Endocrinologia Clínica

O GEN | Grupo Editorial Nacional – maior plataforma editorial brasileira no segmento científico, técnico e profissional – publica conteúdos nas áreas de ciências da saúde, exatas, humanas, jurídicas e sociais aplicadas, além de prover serviços direcionados à educação continuada e à preparação para concursos.

As editoras que integram o GEN, das mais respeitadas no mercado editorial, construíram catálogos inigualáveis, com obras decisivas para a formação acadêmica e o aperfeiçoamento de várias gerações de profissionais e estudantes, tendo se tornado sinônimo de qualidade e seriedade.

A missão do GEN e dos núcleos de conteúdo que o compõem é prover a melhor informação científica e distribuí-la de maneira flexível e conveniente, a preços justos, gerando benefícios e servindo a autores, docentes, livreiros, funcionários, colaboradores e acionistas.

Nosso comportamento ético incondicional e nossa responsabilidade social e ambiental são reforçados pela natureza educacional de nossa atividade e dão sustentabilidade ao crescimento contínuo e à rentabilidade do grupo.

Endocrinologia Clínica

Editor responsável

LUCIO VILAR

Graduado em Medicina pela Universidade Federal de Pernambuco (UFPE). Professor Titular e Coordenador da disciplina de Endocrinologia no Departamento de Medicina Clínica da Universidade Federal de Pernambuco (UFPE). Chefe do Serviço de Endocrinologia do Hospital das Clínicas da UFPE. Doutor em Ciências da Saúde pela Universidade de Brasília (UnB). Especialista em Endocrinologia pela Sociedade Brasileira de Endocrinologia e Metabologia (SBEM). Diretor Científico do Centro de Pesquisas Endocrinológicas de Pernambuco. *Fellowship* no Oxford Centre for Diabetes, Endocrinology and Metabolism, Universidade de Oxford, Inglaterra.

Editores associados

CLAUDIO E. KATER

Graduado em Medicina pela Escola Paulista de Medicina da Universidade Federal de São Paulo (EPM/Unifesp). Especialista, Mestre e Doutor em Endocrinologia pela EPM/Unifesp. Pós-Doutor pela University of California, San Francisco. Professor Titular Aposentado da EPM/Unifesp. Membro da Sociedade Brasileira de Endocrinologia e Metabologia (SBEM).

LUCIANA ANSANELI NAVES

Graduada em Medicina pela Universidade de Brasília (UnB). Especialista em Endocrinologia e Metabologia pela Sociedade Brasileira de Endocrinologia e Metabologia (SBEM). Mestre em Neuroendocrinologia pela Université Lyon I - França. Doutora em Ciências da Saúde pela UnB. Professora Titular na UnB. Membro da SBEM, do Executive Committee of European Neuroendocrine Association, da Endocrine Society, do Comitê de Endocrinologia da Sociedade Brasileira de Patologia Clínica e de Medicina Laboratorial.

MARIA DA CONCEIÇÃO FREITAS

Graduada em Medicina pela Universidade Federal de Pernambuco (UFPE). Especialista em Endocrinologia pela Sociedade Brasileira de Endocrinologia e Metabologia (SBEM). Membro da SBEM.

LUCIANO ALBUQUERQUE

Graduado em Medicina pela Universidade Federal de Pernambuco (UFPE). Especialista em Endocrinologia pela Sociedade Brasileira de Endocrinologia e Metabologia (SBEM). Membro da SBEM.

ERIK TROVÃO DINIZ

Graduado em Medicina pela Universidade Federal de Campina Grande (UFCG). Especialista em Endocrinologia pela Sociedade Brasileira de Endocrinologia e Metabologia (SBEM). Mestre em Neurociências pela Universidade Federal de Pernambuco (UFPE). Membro da SBEM.

DAVIDE CARVALHO

Graduado em Medicina pela Faculdade de Medicina da Universidade do Porto (FMUP). Especialista em Endocrinologia-Nutrição pela Ordem dos Médicos. Doutor em Medicina pela FMUP. Professor Associado com agregação pela FMUP. Membro da Academia Nacional de Medicina. Presidente da European Neuroendocrine Association.

Oitava edição

gen | GUANABARA KOOGAN

- Os autores deste livro e a editora empenharam seus melhores esforços para assegurar que as informações e os procedimentos apresentados no texto estejam em acordo com os padrões aceitos à época da publicação, *e todos os dados foram atualizados pelos autores até a data do fechamento do livro*. Entretanto, tendo em conta a evolução das ciências, as atualizações legislativas, as mudanças regulamentares governamentais e o constante fluxo de novas informações sobre os temas que constam do livro, recomendamos enfaticamente que os leitores consultem sempre outras fontes fidedignas, de modo a se certificarem de que as informações contidas no texto estão corretas e de que não houve alterações nas recomendações ou na legislação regulamentadora.

- Data do fechamento do livro: 30/08/2024.

- Os autores e a editora se empenharam para citar adequadamente e dar o devido crédito a todos os detentores de direitos autorais de qualquer material utilizado neste livro, dispondo-se a possíveis acertos posteriores caso, inadvertida e involuntariamente, a identificação de algum deles tenha sido omitida.

- **Atendimento ao cliente: (11) 5080-0751 | faleconosco@grupogen.com.br**

- Capa: Bruno Sales

- Editoração eletrônica: Estúdio Castellani

- Ficha catalográfica

CIP-BRASIL. CATALOGAÇÃO NA PUBLICAÇÃO
SINDICATO NACIONAL DOS EDITORES DE LIVROS, RJ

E46
8. ed.

Endocrinologia clínica / editor responsável Lucio Vilar ; editores associados Claudio E. Kater ... [et al.]. - 8. ed. - Rio de Janeiro : Guanabara Koogan, 2025.
28 cm.

Apêndice
Inclui bibliografia e índice
ISBN 978-85-277-4070-8

1. Endocrinologia. I. Vilar, Lucio. II. Kater, Claudio E

CDD: 616.4
24-93468 CDU: 616.4

Meri Gleice Rodrigues de Souza - Bibliotecária - CRB-7/6439

Colaboradores estrangeiros

Adrian F. Daly
Médico Assistente e Pesquisador do Departamento de Endocrinologia, Centre Hospitalier Universitaire de Liège. Domaine Universitaire du Sart-Tilman, Liège, Bélgica.

Albert Beckers
Chefe do Departamento de Endocrinologia, Centre Hospitalier Universitaire de Liège, Domaine Universitaire du Sart-Tilman, Liège, Bélgica.

André Lacroix
Endocrinologista e Diretor do Laboratório de Fisiopatologia Endócrina do Centro de Pesquisa do Centre Hospitalier de L'Université de Montréal (CRCHUM). Professor do Departamento de Medicina da Université de Montréal, Canadá.

Andrew J. M. Boulton
Professor de Medicina da University of Manchester. Médico Consultor do Manchester Royal Infirmary, Manchester, Inglaterra.

Athanasios Fountas
Departamento de Endocrinologia, Queen Elizabeth Hospital, University Hospitals Birmingham NHS Foundation Trust, Birmingham. Centre for Endocrinology, Diabetes and Metabolism, Birmingham Health Partners, Birmingham. Institute of Metabolism and Systems Research, College of Medical and Dental Sciences, University of Birmingham, Birmingham, Inglaterra.

Chelsi Flippo
Pediatric Endocrinology Training Program, Eunice Kennedy Shriver National Institute of Child Health and Human Development (NICHD), National Institutes of Health (NIH), Bethesda, EUA. Clinical Center, Eunice Kennedy Shriver National Institute of Child Health and Human Development (NICHD), National Institutes of Health (NIH), EUA.

Constantine Stratakis
Pediatric Endocrinology Training Program, Eunice Kennedy Shriver National Institute of Child Health and Human Development (NICHD), National Institutes of Health (NIH), Bethesda, EUA. Clinical Center, Eunice Kennedy Shriver National Institute of Child Health and Human Development (NICHD), National Institutes of Health (NIH), EUA.

George Kahaly
Professor de Medicina e Endocrinologia/Metabolismo do Departamento de Medicina I do Centro Médico da Johannes Gutenberg-Universitat Mainz, Alemanha.

Guillermo E. Umpierrez
Professor de Medicina. Diretor da Unidade de Pesquisa do Grady Hospital, Emory University School of Medicine, Secção de Diabetes e Endocrinologia, Atlanta, GA, EUA.

Kirstie Catherine Lithgow
Clinical Assistant Professor, Divisão de Endocrinologia, Departamento de Medicina, Cumming School of Medicine, Calgary, AB, Canadá.

Margaret F. Keil
Clinical Center, Eunice Kennedy Shriver National Institute of Child Health and Human Development (NICHD), National Institutes of Health (NIH), Bethesda, EUA.

Maria Chiara Zatelli
Professora de Endocrinologia no Departamento de Ciências Médicas da Università di Ferrara, Itália.

Maria Fleseriu
Professora do Departamento de Medicina e Cirurgia Neurológica. Diretora do Northwest Pituitary Center, Oregon Health & Science University, Portland, Oregon, EUA.

Maria João Martins Bugalho
Graduada em Medicina pela Faculdade de Medicina de Lisboa. Especialista em Endocrinologia. Doutora em Medicina Interna/Endocrinologia pela Faculdade de Ciências Médicas de Lisboa. Professora Associada na Faculdade de Medicina de Lisboa, Portugal.

M. Cecilia Lansang
Professora Associada de Medicina. Diretora do Serviço de Diabetes da Cleveland Clinic. Coordenadora do Health Systems Diabetes Care Committee, na Cleveland Clinic, Cleveland, Ohio, EUA.

Maria Rosaria Ambrosio
Graduada em Medicina e Cirurgia pela Università Degli Studi di Ferrara. Professora Associada de Endocrinologia da Università di Ferrara. Dirigente Médica da Azienda Ospedaliero Universitaria di Ferrara. Membro da Società Italiana di Endocrinologia (SIE), da European Society of Endocrinology (ESE) e da Associazione Medici Endocrinologi (AME).

Martin P. Hansen
Professor do Departamento de Medicina I do Centro Médico da Johannes Gutenberg-Universität Mainz, Alemanha.

Mohit Kumar
Consultant Endocrinologist. Wrightington, Wigan and Leigh NHS Foundation Trust, Wigan, Lancashire, Inglaterra.

Moisés Mercado
Graduado em Medicina pela Universidad Nacional Autónoma de México (UNAM). Especialista em Medicina Interna pela McGill University. Mestre em Endocrinologia pela Northwestern University.

Nicole Lemaitre
Graduada em Medicina pela Universidad Nacional de Tucumán. Especialista e Doutora em Endocrinologia pelo Consejo de Certificación de Especialidades Médicas (CCREM). Membro da Sociedad Argentina de Endocrinología y Metabolismo. Diplomada em Enfermidades Tireóideas e Hipofisárias pela Universidad Nacional de Tucumán.

Niki Karavitaki
Senior Clinical Lecturer in Endocrinology & Honorary Consultant Endocrinologist (Queen Elizabeth Hospital Birmingham). Institute of Metabolism and Systems Research (IMSR). College of Medical and Dental Sciences, University of Birmingham, Birmingham, Inglaterra.

Oscar Domingo Bruno (*in memoriam*)
Professor Titular de Medicina e Consultor do Serviço de Endocrinologia do Hospital de Clínicas da Universidad de Buenos Aires, Argentina.

Paula Freitas
Graduada em Medicina pela Faculdade de Medicina da Universidade de Coimbra. Especialista em Endocrinologia pelo Centro Hospital Universitário São João. Doutora em Medicina pela Faculdade de Medicina da Universidade de Porto. Professora Auxiliar da Faculdade de Medicina da Universidade de Porto, Portugal.

Peter Trainer
Professor de Endocrinologia. The Christie NHS Foundation Trust, Manchester. Manchester Academic Health Sciences Centre, Manchester, Inglaterra.

Rodica Pop-Busui
Professora do Departamento de Medicina Interna, Serviço de Metabolismo, Endocrinologia e Diabetes (MEND), da University of Michigan, Ann Arbor, Michigan, EUA.

Safwaan Adam
Consultant Endocrinologist. The Christie NHS Foundation Trust, Manchester. Manchester Academic Health Sciences Centre, Manchester, Inglaterra.

Terry J. Smith
Graduado em Medicina pela University of Missouri. Especialista e Doutor em Endocrinologia pela University of Chicago. Professor Emérito da University of Michigan.

Valentino Marino Picciola
Graduado em Medicina e Cirurgia pela Universidade de Bologna. Residência em Endocrinologia e Doenças Metabólicas na Università di Ferrara, Itália.

Vladimir Vasilev
Professor Assistente Doutor do Departamento de Endocrinologia da Medical University of Sofia, Sofia, Bulgária.

Colaboradores brasileiros

Alberto J. S. Ramos
Graduado em Medicina pela Faculdade de Medicina da Universidade Federal de Campina Grande (UFCG). Especialista em Endocrinologia pela Sociedade Brasileira de Endocrinologia e Metabologia (SBEM). Mestre em Medicina pela Universidade Federal da Bahia (UFBA). Professor Convidado na Universidade Federal de Campina Grande (UFCG). Membro da SBEM e da Sociedade Brasileira de Diabetes (SBD).

Alexandre Hohl
Graduado em Medicina pela Universidade Federal de Santa Catarina (UFSC). Especialista em Endocrinologia e Metabologia pela Sociedade Brasileira de Endocrinologia e Metabologia (SBEM). Mestre em Neurociências e Doutor em Ciências Médicas pela UFSC. Professor Adjunto de Endocrinologia e Metabologia do Departamento de Clínica Médica da UFSC. Membro da SBEM. Ex-Presidente da SBEM (gestão 2015/2016).

Aline Alves Lopes Albuquerque
Graduada em Medicina pela Universidade Federal da Paraíba (UFPB). Especialista em Endocrinologia e Metabologia pela Sociedade Brasileira de Endocrinologia e Metabologia (SBEM). Mestre em Ciências da Saúde pela Universidade de Pernambuco (UPE). Professora e Preceptora de Endocrinologia da Afya Faculdade de Ciências Médicas Jaboatão dos Guararapes – PE.

Aline Lauda Freitas Chaves
Graduada em Medicina pela Universidade Federal de Minas Gerais (UFMG). Especialista em Oncologia Clínica pela Santa Casa de Belo Horizonte. Mestre em Ciências da Saúde pela Universidade Federal de São João Del Rey. Membro do Grupo Brasileiro de Câncer de Cabeça e Pescoço e da Sociedade Brasileira de Oncologia Clínica. Diretora da DOM Oncologia e Colíder Nacional da Oncologia de Cabeça e Pescoço do Grupo Oncoclínicas.

Alvaro Ferraz
Graduado em Medicina pela Universidade de Pernambuco (UPE). Especialista em Cirurgia Geral pela Universidade Federal de Pernambuco (UFPE). Mestre e Doutor em Cirurgia pela UFPE. Professor Titular na UFPE. Membro da Sociedade Brasileira de Cirurgia Bariátrica e Metabólica. Pesquisador nível 1 do CNPq.

Amanda Athayde
Graduada em Medicina pela Universidade Federal do Rio de Janeiro (UFRJ). Especialista em Endocrinologia pelo Instituto Estadual de Diabetes e Endocrinologia Luiz Capriglione (IEDE) – Pontifícia Universidade Católica do Rio de Janeiro (PUC-Rio). Mestre em Endocrinologia pela PUC-Rio. Professora Adjunta na UFRJ. Membro da Sociedade Brasileira de Endocrinologia e Metabologia (SBEM) e da Endocrine Society.

Amanda Meneses Ferreira Lacombe
Graduada em Medicina pela Universidade Federal do Paraná (UFPR). Especialista em Endocrinologia e Metabologia pela Universidade de São Paulo (USP). Doutora em Ciências pela USP. Professora Associada do Departamento de Clínica Médica da Universidade do Vale do Itajaí. Membro da Sociedade Brasileira de Endocrinologia e Metabologia (SBEM) e da Endocrine Society.

Amélio Godoy-Matos
Graduado em Medicina pela Faculdade de Ciências Médicas de Pernambuco. Especialista em Endocrinologia e Metabologia pela Associação Médica Brasileira (AMB) e pela Sociedade Brasileira de Endocrinologia e Metabologia (SBEM). Mestre em Endocrinologia pela Pontifícia Universidade Católica do Rio de Janeiro (PUC-Rio). Doutor em Fisiopatologia Clínica e Experimental pela Universidade do Estado do Rio de Janeiro (UERJ). Professor Associado da PUC-Rio. Membro da SBEM, da Sociedade Brasileira de Diabetes (SBD), da Endocrine Society e da Associação Brasileira para o Estudo da Obesidade e Síndrome Metabólica (ABESO).

Ana Carolina Thé
Graduada em Medicina pela Universidade Federal de Pernambuco (UFPE). Especialista em Endocrinologia e Metabologia pelo Hospital Agamenon Magalhães (Secretaria Estadual de Saúde de Pernambuco [SES-PE]). Mestre em Saúde Pública pela Fundação Oswaldo Cruz (Fiocruz). Membro da Sociedade Brasileira de Endocrinologia e Metabologia (SBEM) e da Sociedade Brasileira de Diabetes (SBD).

Ana Claudia Latronico
Professora Titular do Departamento de Clínica Médica, disciplina de Endocrinologia e Metabologia, da Faculdade de Medicina da Universidade de São Paulo (FMUSP).

Ana Hermínia de Azevedo Ferreira
Graduada em Medicina pela Universidade Federal de Pernambuco (UFPE). Especialista em Endocrinologia Pediátrica pela Sociedade Brasileira de Pediatria (SBP). Membro da SBP.

Ana Luiza Maia
Graduada em Medicina pela Universidade Federal da Bahia (UFBA). Especialista em Endocrinologia pela Sociedade Brasileira de Endocrinologia e Metabologia (SBEM). Mestre em Fisiologia das Doenças da Tireoide pela Universidade de São Paulo (USP). Doutora em Biologia Molecular pela Harvard Medical School. Professora Titular de Endocrinologia da Universidade Federal do Rio Grande do Sul (UFRGS). Membro da SBEM. Pesquisadora CNPq 1A.

Ana Maria Pita Lottenberg
Graduada em Nutrição pela Faculdade São Camilo. Mestre e Doutora em Nutrição pela Universidade de São Paulo (USP). Coordenadora do curso de Graduação em Nutrição da Faculdade de Ciências da Saúde Albert Einstein. Membro do Departamento de Nutrição da Associação Brasileira para o Estudo da Obesidade e da Síndrome Metabólica (ABESO).

Ana O. Hoff
Graduada em Medicina pela Universidade de Brasília (UnB). Especialista em Endocrinologia pela Baylor College of Medicine. Doutora em Endocrinologia pela Universidade Federal de São Paulo (Unifesp). Professora do Instituto do Câncer do Estado de São Paulo/Universidade de São Paulo (ICESP/USP). Membro da Sociedade Brasileira de Endocrinologia e Metabologia (SBEM), da Endocrine Society, da American Thyroid Association (ATA), da American Society of Clinical Oncology (ASCO) e da European Society for Medical Oncology (ESMO). Chefe da Endocrinologia no ICESP, Faculdade de Medicina da Universidade de São Paulo (FMUSP).

Ana Paula Montenegro
Graduada em Medicina pela Universidade Federal do Ceará (UFC). Especialista em Endocrinologia Pediátrica pela Faculdade de Medicina de Ribeirão Preto, da Universidade de São Paulo (FMRP/USP). Mestre em Pediatria pela FMRP/USP. Doutora em Ciências Médicas pela UFC. Chefe do Serviço de Endocrinologia Pediátrica da Empresa Brasileira de Serviços Hospitalares do Complexo Hospitalar da UFC (EBSERH /UFC).

Ana Paula Santana Gueiros
Graduada em Medicina pela Universidade Federal do Ceará (UFC). Especialista em Nefrologia pela Universidade de São Paulo (USP). Mestre em Nefrologia pela Universidade Federal de São Paulo (Unifesp). Doutora em Medicina Translacional pela Unifesp. Membro da Sociedade Brasileira de Nefrologia. Médica Nefrologista do Hospital das Clínicas da Universidade Federal de Pernambuco (HC-UFPE). Coordenadora do Ambulatório de Distúrbios do Metabolismo Mineral e Ósseo da Doença Renal Crônica.

Ana Pinheiro Machado Canton
Médica Endocrinologista e Endocrinologista Pediátrica. Título de Especialista em Endocrinologia pela Sociedade Brasileira de Endocrinologia e Metabologia (SBEM). Certificado de Atuação em Endocrinologia Pediátrica pela SBEM e pela Sociedade Brasileira de Pediatria (SBP). Pesquisadora Assistente LIM 25, Divisão de Endocrinologia e Metabologia, do Hospital das Clínicas da Faculdade de Medicina da Universidade de São Paulo (HC-FMUSP). Doutora e Pós-Doutora em Endocrinologia pela FMUSP. Pós-Doutora em Endocrinologia Pediátrica pela UPMC/INSERM (Paris 6, Sorbonne).

Ana Teresa Bezerra de Melo
Graduada em Medicina pela Universidade de Pernambuco (UPE). Preceptora da Residência Médica em Endocrinologia do Hospital das Clínicas da Universidade Federal de Pernambuco (UFPE).

Andrea Glezer
Graduada em Medicina pela Faculdade de Medicina da Universidade de São Paulo (FMUSP). Especialista em Endocrinologia e Metabologia pelo Hospital das Clínicas da FMUSP (HC-FMUSP). Doutora em Ciências pela FMUSP. Membro da Sociedade Brasileira de Endocrinologia e Metabologia (SBEM), da Endocrine Society e da Pituitary Society.

Andrea Prestes Nácul
Graduada em Medicina pela Universidade Federal do Rio Grande do Sul (UFRGS). Especialista em Ginecologia e Obstetrícia pelo Complexo Hospitalar Santa Casa de Porto Alegre. Mestre e Doutora em Endocrinologia pela UFRGS. Preceptora da Residência Médica em Reprodução Humana Assistida e Coordenadora da Unidade de Reprodução Humana do Hospital Fêmina - Grupo Hospitalar Conceição. Membro da Comissão Nacional de Ginecologia Endócrina da Federação Brasileira das Associações de Ginecologia e Obstetrícia (Febrasgo).

Andressa Heimbecher Soares
Graduada em Medicina pela Universidade Federal do Paraná (UFPR). Especialista em Endocrinologia e Metabologia pelo Hospital do Servidor Público Estadual de São Paulo. Doutora em Ciências Médicas pela Faculdade de Medicina da Universidade de São Paulo (FMUSP). Professora Instrutora da disciplina de Endocrinologia e Metabologia pela Santa Casa de São Paulo. Membro da Sociedade Brasileira de Endocrinologia e Metabologia (SBEM).

Ane Caroline Thé Bonifácio Freire
Graduada em Medicina pela Universidade Federal do Rio Grande do Norte (UGRN). Especialista em Endocrinologia e Metabologia pela Irmandade Santa Casa de Misericórdia de São Paulo (ISCMSP). Doutora em Ciências pela Faculdade de Medicina da Universidade de São Paulo (FMUSP). Título de Especialista em Endocrinologia e Metabologia pela Sociedade Brasileira de Endocrinologia e Metabologia (SBEM).

Anna Carolina de Castro A. Lessa
Graduada em Medicina pela Universidade de Pernambuco (UPE). Especialista em Endocrinologia e Metabologia pelo Hospital das Clínicas da Universidade Federal de Pernambuco (UFPE). Membro da Sociedade Brasileira de Endocrinologia e Metabologia (SBEM).

Antônio Ribeiro-Oliveira
Graduado em Medicina pela Faculdade Ciências Médicas de Minas Gerais (FCM-MG). Especialista em Endocrinologia pela Sociedade Brasileira de Endocrinologia e Metabologia (SBEM). Mestre e Doutor em Fisiologia pela Universidade Federal de Minas Gerais (UFMG). Professor Titular da UFMG.

Ayrton Custódio Moreira
Graduado em Medicina pela Faculdade de Medicina de Ribeirão Preto, da Universidade de São Paulo (FMRP/USP). Especialista em Endocrinologia e Metabologia pela Sociedade Brasileira de Endocrinologia e Metabologia (SBEM). Mestre e Doutor em Clínica Médica pela FMRP/USP. Professor Titular Emérito e Livre-Docente da FMRP/USP.

Barbara Guiomar Sales Gomes da Silva
Graduada em Medicina pela Universidade de Pernambuco (UPE). Especialista em Endocrinologia Pediátrica pela Universidade Federal de Pernambuco (UFPE). Mestre e Doutora em Neuropsiquiatria e Ciências do Comportamento pela UFPE. Membro da Sociedade Brasileira de Endocrinologia e Metabologia (SBEM).

Beatriz Drobrzenski
Graduada em Medicina pela Universidade Federal do Paraná (UFPR). Especialista em Medicina Interna pelo Hospital de Clínicas da UFPR. Endocrinologista pelo Serviço de Endocrinologia e Metabologia do Hospital de Clínicas da UFPR (SEMPR).

Beatriz Santana Soares
Graduada em Medicina pela Faculdade de Ciências Médicas de Minas Gerais. Especialista em Endocrinologia pela Sociedade Brasileira de Endocrinologia e Metabologia (SBEM). Mestre e Doutora em Farmacologia Bioquímica e Molecular pela Universidade Federal de Minas Gerais (UFMG). Professora Associada da UFMG. *Research fellow* na University of Illinois, Chicago, EUA.

Bruno Freitas Vilar
Diretor do Centro de Pesquisas Endocrinológicas de Pernambuco (CEPEPE), Recife-PE.

Camila F. Caldato
Graduada em Medicina pelo Centro Universitário do Pará (CESUPA).

Carlos Antonio Negrato
Graduado em Medicina pela Universidade de Brasília (UnB). Especialista em Endocrinologia e Metabologia pela Universidade de São Paulo (USP). Doutor em Ciências Médicas pela Universidade Estadual Paulista (Unesp). Professor Doutor na USP.

Carolina Aguiar Moreira
Graduada em Medicina pela Faculdade Evangélica de Medicina do Paraná. Especialista em Endocrinologia e Metabologia pela Universidade Federal do Paraná (UFPR). Mestre em Medicina Interna pela UFPR. Doutora em Endocrinologia pela UFPR e pela Columbia University. Professora Associada na UFPR. Coordenadora do Centro de Pesquisa Acadêmica do Instituto Pró-Renal.

Carolina Rocha Barone
Graduada em Medicina pela Universidade Federal do Rio Grande do Sul (UFRGS). Especialista em Dermatologia pelo Hospital de Clínicas de Porto Alegre (HCPA). Mestre em Medicina: Ciências Cirúrgicas pela UFRGS. Professora Adjunta na Universidade do Rio dos Sinos (UNISINOS). Membro da Sociedade Brasileira de Dermatologia. Professora Coordenadora da Liga de Dermatologia da UNISINOS.

Cejana Hamu
Graduada em Medicina pela Escola Superior de Ciências da Saúde (ESCS). Especialista em Endocrinologia pelo Hospital Regional de Taguatinga, DF.

Ciciliana Maíla Zilio Rech
Graduada em Medicina pela Universidade de Passo Fundo (UPF). Residência Médica em Endocrinologia e Metabologia no Instituto Estadual de Diabetes e Endocrinologia Luiz Capriglione (IEDE). Mestre e Doutora em Ciências – Fisiopatologia Clínica e Experimental – pela Universidade do Estado do Rio de Janeiro (UERJ). Professora Adjunta da Universidade Federal da Fronteira Sul (UFFS). Membro Titulado da Sociedade Brasileira de Endocrinologia e Metabologia (SBEM), do Departamento de Endocrinologia Feminina, Andrologia e Transgeneridade da SBEM (DEFAT) e da Comissão de Educação Médica Continuada da SBEM (biênio 2023-2024).

Clariano Pires de Oliveira Neto
Graduado em Medicina pela Universidade Federal do Maranhão. Especialista em Endocrinologia pela Sociedade Brasileira de Endocrinologia e Metabologia (SBEM). Mestre em Saúde do Adulto pela Universidade Federal do Maranhão. Professor Assistente da Universidade Federal do Maranhão.

Clarice Vilar
Graduada em Medicina pela Faculdade de Medicina de Olinda (FMO). Pós-Graduanda em Endocrinologia. Membro do Centro de Pesquisa Endocrinológica de Pernambuco, Recife.

Clarisse Mourão Melo Ponte
Graduada em Medicina pela Universidade Federal de Ceará (UFC). Especialista em Endocrinologia pela UFC. Mestre em Saúde Pública pela UFC. Doutora em Ciências Médicas pela UFC. Professora no Centro Universitário Christus. Membro da Sociedade Brasileira de Endocrinologia e Metabologia (SBEM).

Cristiano Roberto Grimaldi Barcellos
Graduado em Medicina pelo Centro Universitário Lusíada (UNILUS). Especialista em Endocrinologia pela Pontifícia Universidade Católica de São Paulo (PUC-SP). Doutor em Ciências, área de Endocrinologia, pela Faculdade de Medicina da Universidade de São Paulo (FMUSP). Professor na Universidade Federal de São Paulo (Unifesp). Doutorando em Direito. Membro da Sociedade Brasileira de Endocrinologia e Metabologia (SBEM), da Sociedade Brasileira de Diabetes (SBD) e da Associação Brasileira para o Estudo da Obesidade e Síndrome Metabólica (ABESO).

Cristina F. Sampaio Façanha
Graduada em Medicina pela Universidade Federal do Ceará (UFC). Especialista em Endocrinologia e Metabologia pela Universidade Federal de São Paulo (Unifesp). Mestre em Epidemiologia e Saúde Pública pela UFC. Doutora em Ciências Médicas pela UFC. Professora de Endocrinologia e Metabologia no Centro Universitário Unichristus. Membro da Sociedade Brasileira de Endocrinologia e Metabologia (SBEM) e da Sociedade Brasileira de Diabetes (SBD). Coordenadora do Ambulatório de Diabetes e Gestação do Centro Integrado de Diabetes e Hipertensão do Ceará.

Cynthia Melissa Valerio
Graduada em Medicina pela Pontifícia Universidade Católica do Paraná (PUC-PR). Especialista em Endocrinologia e Metabologia pelo Instituto Estadual de Diabetes e Endocrinologia Luiz Capriglione (IEDE-RJ). Pós-Graduação em Endocrinologia e Metabologia pela PUC-RJ. Mestre em Clínica Médica, área de concentração em Nutrologia, pela Universidade Federal do Rio de Janeiro (UFRJ). Doutoranda em Clínica Médica (Nutrologia) pela UFRJ. Diretora da Associação Brasileira para o Estudo da Obesidade e da Síndrome Metabólica (ABESO). Membro do Departamento de Dislipidemia e Aterosclerose da Sociedade Brasileira de Endocrinologia e Metabologia (SBEM). Endocrinologista e Pesquisadora Clínica do IEDE-RJ.

Daniel Luis Schueftan Gilban
Graduado em Medicina pela Universidade Federal do Rio de Janeiro (UFRJ). Especialista em Endocrinologia Pediátrica e Mestre em Endocrinologia pela UFRJ. Professor Adjunto da Universidade do Grande Rio (Unigranrio).

Daniela Kamel
Graduada em Medicina pela Universidade Federal de Pernambuco (UFPE). Especialista em Endocrinologia e Metabologia pelo Hospital das Clínicas da UFPE. Especialista em Clínica Médica pelo Hospital Barão de Lucena, Pernambuco. Membro da Sociedade Brasileira de Endocrinologia e Metabologia (SBEM), da Associação Brasileira para o Estudo da Obesidade e da Síndrome Metabólica (ABESO) e da Associação Brasileira de Estudos em Medicina e Saúde Sexual (ABEMSS).

Daniela Zago Ximenes
Médica. Residente em Endocrinologia e Metabologia pelo Hospital das Clínicas da Universidade Federal de Pernambuco (UFPE).

Daniella Rêgo
Graduada em Medicina pela Universidade Federal de Pernambuco (UFPE). Especialista em Endocrinologia pela Sociedade Brasileira de Endocrinologia e Metabologia (SBEM). Mestre em Neuropsiquiatria e Ciências do Comportamento pela UFPE. Professora Assistente da Universidade Católica de Pernambuco. Membro da SBEM.

Denise G. Farinelli
Graduada em Medicina pela Universidade de Mogi das Cruzes. Especialista em Endocrinologia e Metabologia pela Beneficência Portuguesa de São Paulo. Mestre em Endocrinologia e Metabologia pela Universidade Federal de São Paulo (Unifesp). Membro da Beneficência Portuguesa de São Paulo.

Denise Momesso
Título de Especialista em Endocrinologia pela Sociedade Brasileira de Endocrinologia e Metabologia (SBEM). Mestre e Doutora em Endocrinologia pela Universidade Federal do Rio de Janeiro (UFRJ). Professora da Faculdade de Medicina da Universidade Federal do Estado do Rio de Janeiro (Unirio). Coordenadora de Endocrinologia e do Programa de Controle Glicêmico da Clínica São Vicente da Gávea, Rede D'Or São Luiz. Coordenadora do Departamento de Controle Glicêmico e Complicações Agudas da Sociedade Brasileira de Diabetes (SBD), biênio 2024-2025. *Research Fellow* Memorial Sloan Kettering, New York, 2013. *Visiting Physician* Mayo Clinic, Rochester, 2011. *Clerkship* Texas Diabetes Institute, University of Texas Health Science Center, 2010.

Diane Belchior Paraiba
Graduada em Medicina pela Universidade Federal do Ceará (UFC). Especialista em Endocrinologia e Metabologia pelo Hospital das Clínicas da Faculdade de Medicina da Universidade de São Paulo (HC-FMUSP). Doutora em Ciências Médicas pelo HC-FMUSP. Membro da Sociedade Brasileira de Endocrinologia e Metodologia (SBEM).

Dolores Pardini
Graduada em Medicina pela Faculdade de Medicina do ABC. Especialista em Endocrinologia e Metabologia pela Sociedade Brasileira de Endocrinologia e Metabologia (SBEM). Mestre e Doutora em Endocrinologia e Metabologia pela Universidade Federal de São Paulo (Unifesp). Preceptora na Unifesp. Membro da SBEM, da Associação Brasileira de Climatério (SOBRAC) e da Associação Brasileira de Estudos em Medicina e Saúde Sexual (ABEMSS). Chefe do Ambulatório de Climatério da disciplina de Endocrinologia da Unifesp. Diretora do Departamento de Endocrinologia Feminina, Andrologia e Transgêneros da SBEM.

Elaine M. Frade Costa
Graduada em Medicina pela Pontifícia Universidade de São Paulo de Sorocaba (PUC-Sorocaba). Especialista em Endocrinologia e Metabologia pela Universidade de São Paulo (USP). Doutora em Endocrinologia e Metabologia pela USP. Livre-Docente na USP. Membro da Sociedade Brasileira de Endocrinologia e Metabologia (SBEM). Membro do Departamento de Endocrinologia Feminina, Andrologia e Transgeneridade da SBEM. Presidente da Comissão de Endocrinologia Ambiental da SBEM. Coordenadora do Curso de Graduação em Medicina da Universidade Nove de Julho. Chefe da Unidade de Endocrinologia do Desenvolvimento do Hospital das Clínicas da FMUSP (HC-FMUSP).

Elaine Sangalli Mallmann
Graduada em Medicina pela Universidade Federal de Santa Maria. Especialista em Ginecologia e Obstetrícia pela Federação Brasileira das Associações de Ginecologia e Obstetrícia (Febrasgo). Mestre e Doutora em Clínica Médica pela Universidade Federal do Rio Grande do Sul (UFRGS).

Eliane Naomi Sakane
Graduada em Medicina pela Escola Paulista de Medicina da Universidade Federal de São Paulo (EPM/Unifesp). Especialista em Endocrinologia pela Sociedade Brasileira de Endocrinologia e Metabologia (SBEM). Mestre em Osteometabolismo pela EPM/Unifesp. Membro da Associação Brasileira de Avaliação Óssea e Osteometabolismo.

Érico Higino de Carvalho
Graduado em Medicina pela Universidade de Pernambuco (UPE). Especialista em Endocrinologia e Metabologia pela Sociedade Brasileira de Endocrinologia e Metabologia (SBEM). Mestre em Ciências da Saúde pela UPE. Doutor em Medicina Tropical pela Universidade Federal de Pernambuco (UFPE). Professor Adjunto da disciplina de Endocrinologia na UFPE. Membro da SBEM. Coordenador do Serviço de Endocrinologia do Instituto de Medicina Integral Professor Fernando Figueira (IMIP), Recife, PE.

Evelin Cavalcante
Graduada em Medicina pela Faculdade Integral Diferencial (FACID) no Piauí. Especialista em Endocrinologia pelo Hospital de Base do Distrito Federal. Membro da Sociedade Brasileira de Endocrinologia e Metabologia (SBEM). Médica do Instituto do Câncer do Estado de São Paulo e da Faculdade de Medicina da Universidade de São Paulo (FMUSP). Doutoranda da FMUSP.

Fabiana Bazanella de Oliveira
Graduada em Medicina pela Universidade Federal do Rio Grande do Sul (UFRGS). Especialista em Dermatologia pelo Hospital de Clínicas de Porto Alegre (HCPA). Mestre em Patologia pela Universidade Federal de Ciências da Saúde de Porto Alegre (UFCSPA). Doutoranda em Patologia pela UFCSPA.

Fabiano M. Serfaty
Graduado em Medicina pela Universidade do Estado do Rio de Janeiro (UERJ). Especialista em Endocrinologia e Clínica Médica pelo Instituto Estadual de Diabetes e Endocrinologia Luiz Capriglione (IEDE). Mestre em Endocrinologia e Doutor em Medicina pela Universidade Federal do Rio de Janeiro (UFRJ). Pós-Doutor e Médico Endocrinologista na Clínica de Hipertensão Arterial e Doenças Metabólicas Associadas (CHAMA) da UERJ. Membro da Sociedade Brasileira de Endocrinologia e Metabologia (SBEM) e da Obesity Society. Diretor Médico da Serfaty Clínicas. Oficial Médico e *Antidoping* da Confederação Sul-Americana de Futebol (CONMEBOL).

Fábio Moura
Graduado em Medicina pela Universidade Federal de Pernambuco (UFPE). Especialista em Endocrinologia pela Sociedade Brasileira de Endocrinologia e Metabologia (SBEM). Mestre em Ciências da Saúde pela Universidade de Pernambuco (UPE). Membro da SBEM, da Associação Brasileira para o Estudo da Obesidade e Síndrome Metabólica (ABESO) e da Sociedade Brasileira de Diabetes (SBD). Preceptor da Residência em Endocrinologia e Metabologia do Instituto de Medicina Integral Professor Fernando Figueira (IMIP).

Fábio R. Trujilho
Graduado em Medicina pela Escola de Medicina da Fundação Técnico-Educacional Souza Marques (FTESM). Especialista em Endocrinologia e Metabologia pelo Instituto Estadual de Diabetes e Endocrinologia Luiz Capriglione (IEDE). Preceptor da Residência Médica em Endocrinologia e Metabologia no Centro de Diabetes e Endocrinologia da Bahia (CEDEBA). Membro e Ex-presidente da Sociedade Brasileira de Endocrinologia e Metabologia (SBEM), gestão 2017/2018. Presidente da Federação Latino-Americana de Obesidade (FLASO), gestão 2024/2027. Vice-Presidente da Associação Brasileira para o Estudo da Obesidade e Síndrome Metabólica (ABESO), gestões 2021-2022 e 2023-2024. Presidente Eleito da ABESO, gestão 2025-2026. Diretor do Departamento de Obesidade da SBEM, gestão 2023-2024.

Fabyan Esberard Lima Beltrão
Graduado em Medicina pela Universidade Federal da Paraíba (UFPB). Especialista em Endocrinologia pela Universidade Federal da Bahia (UFBA). Mestre e Doutor em Nutrição pela UFPB. Coordenador da Residência Médica de Endocrinologia da UFPB. Coordenador da Residência Médica de Clínica Médica do Centro Universitário de João Pessoa (UNIPE). Título de Especialista em Patologia Clínica/Medicina Laboratorial.

Felipe Henning Gaia Duarte
Graduado em Medicina pela Universidade Federal de Alagoas (UFAL). Especialista em Endocrinologia e Metabologia pela Sociedade Brasileira de Endocrinologia e Metabologia (SBEM). Doutor e Pós-Doutor em Ciências pela Faculdade de Medicina da Universidade de São Paulo (FMUSP). Membro da SBEM. Diretor do Serviço de Endocrinologia Oncológica, AC Camargo Cancer Center, São Paulo.

Fernanda Guimarães Weiler
Graduada em Medicina pela Escola Paulista de Medicina da Universidade Federal de São Paulo (EPM/Unifesp). Especialista em Endocrinologia pela EPM/Unifesp. Doutora em Doenças Osteometabólicas pela EPM/Unifesp. Membro da Sociedade Brasileira de Endocrinologia e Metabologia (SBEM) e da Associação Brasileira de Avaliação Óssea e Osteometabolismo.

Fernanda Lima de Vasconcellos Farias
Graduada em Medicina pela Universidade Federal de Campina Grande (UFCG). Especialista em Endocrinologia e Metabologia pelo Hospital das Clínicas da Universidade Federal de Pernambuco (HC-UFPE). Mestre em Modelos de Decisão e Saúde pela Universidade Federal da Paraíba (UFPB). Professora Auxiliar da UFPE.

Fernanda Vaisman
Graduada em Medicina pela Universidade Federal do Rio de Janeiro (UFRJ). Especialista em Endocrinologia pela Sociedade Brasileira de Endocrinologia e Metabologia (SBEM). Mestre e Doutora em Endocrinologia pela UFRJ. Professora Associada da Pós-Graduação *Stricto Sensu* da UFRJ. Membro da Diretoria da Latin American Thyroid Society. Médica e Pesquisadora do Instituto Nacional de Câncer (INCA). Diretora do Departamento de Tireoide da SBEM.

Fernando Kennedy Pereira Chaves
Graduado em Medicina pela Universidade Federal do Ceará (UFC). Especialista em Cirurgia Bariátrica pela Universidade Federal do Pernambuco (UFPE).

Fernando Santa Cruz
Graduado em Medicina pela Universidade Federal de Pernambuco (UFPE). Especialista em Cirurgia Geral pelo Hospital dos Servidores do Estado de Pernambuco. Mestre em Cirurgia Bariátrica pela UFPE.

Fernão Henrique Costa e Alvim
Graduado em Medicina pela Universidade Federal de Pernambuco (UFPE). Especialista em Endocrinologia e Metabologia pelo Hospital das Clínicas da UFPE.

Flávia Regina Pinho Barbosa
Graduada em Medicina pela Universidade Federal do Rio de Janeiro (UFRJ). Especialista em Endocrinologia pela Sociedade Brasileira de Endocrinologia e Metabologia (SBEM). Mestre em Endocrinologia pela UFRJ. Professora Associada da Universidade Federal do Estado do Rio de Janeiro (Unirio). Membro da SBEM e da Associação Brasileira para o Estudo da Obesidade e Síndrome Metabólica (ABESO).

Flavio Kreimer
Graduado em Medicina pela Universidade Federal de Pernambuco (UFPE). Especialista em Cirurgia Geral, Digestiva e Bariátrica pela UFPE. Mestre e Doutor em Cirurgia pela UFPE. Professor Adjunto da Pós-Graduação em Cirurgia da UFPE.

Francisco Antonio Helfenstein Fonseca
Graduado em Medicina pela Universidade de Santo Amaro. Especialista em Cardiologia pela Associação Médica Brasileira (AMB) e pela Sociedade Brasileira de Cardiologia (SBC). Doutor em Cardiologia pela Escola Paulista de Medicina da Universidade Federal de São Paulo (EPM/Unifesp). Professor Adjunto Livre-Docente na EPM/Unifesp. Coordenador do Curso de Pós-Graduação em Cardiologia e do Setor de Lípides, Aterosclerose e Biologia Vascular da EPM/Unifesp.

Gabriel Rieke Calgaro
Graduado em Medicina pela Universidade do Extremo Sul Catarinense (UNESC). Residente de Endocrinologia e Metabologia no Complexo do Hospital de Clínicas da Universidade Federal do Paraná (UFPR).

Gabriel R. de Assis Ferreira
Graduado em Medicina pela Universidade Federal da Paraíba (UFPB). Especialista em Clínica Médica pelo Hospital Heliópolis, São Paulo – SP. Residente de Endocrinologia e Metabologia pelo Hospital das Clínicas da Universidade Federal de Pernambuco (HC-UFPE).

Gabriela Mazzarolo Marcondes Vieira
Graduada em Medicina pela Universidade Federal de Minas Gerais (UFMG). Especialista em Endocrinologia e Metabologia pelo Hospital Felício Rocho. Doutoranda em Endocrinologia na Universidade Federal de São Paulo (Unifesp).

George de Souza Chagas
Graduado em Medicina pela Universidade de Pernambuco (UPE). Especialista em Endocrinologia e Metabologia pelo Hospital das Clínicas da Universidade Federal de Pernambuco (UFPE). Membro da Sociedade Brasileira de Endocrinologia e Metabologia (SBEM).

George Robson Ibiapina
Graduado em Medicina pela Universidade Federal da Paraíba (UFPB). Especialista em Endocrinologia pela Universidade Federal de Pernambuco e em Clínica Médica pela UFPB. Mestre em Medicina da Família pela Faculdade de Enfermagem e Medicina Nova Esperança (FAMENE). Professor Associado da FAMENE. Membro da Sociedade Brasileira de Endocrinologia e Metabologia (SBEM).

Gilvan Cortês Nascimento
Graduado em Medicina pela Universidade Estadual do Pará (UEPA). Especialista em Endocrinologia pela Sociedade Brasileira de Endocrinologia e Metabologia (SBEM). Doutor em Ciências Médicas pela Universidade do Estado do Rio de Janeiro (UERJ). Professor Adjunto da Universidade Federal do Maranhão. Membro da SBEM e da Endocrine Society.

Gisah Amaral de Carvalho
Graduada em Medicina pela Universidade Federal do Paraná (UFPR). Especialista e Mestre em Endocrinologia e Metabologia pela UFPR. Doutora em Endocrinologia e Metabologia pela Universidade Federal de São Paulo (Unifesp). Professora Associada na UFPR. Membro e Diretora da Sociedade Latino-Americana de Tireoide (LATS). Professora da Pós-Graduação do Departamento de Clínica Médica da UFPR.

Grayce Ellen da Cruz Paiva Lima
Graduada em Medicina pela Universidade de Fortaleza (Unifor). Especialista em Endocrinologia pela Universidade Federal do Ceará (UFC). Mestre em Saúde Pública pela UFC. Professora Assistente pela Unifor. Membro da Sociedade Brasileira de Endocrinologia e Metabologia (SBEM). Doutoranda em Ciências Médicas pela UFC.

Hans Graf
Chefe da Unidade de Tireoide do Serviço de Endocrinologia da Universidade Federal do Paraná (SEMPR-UFPR). Coordenador da disciplina de Endocrinologia da UFPR.

Helton Estrela Ramos
Graduado em Medicina pela Escola Bahiana de Medicina. Especialista em Endocrinologia pelo Hospital de Clínicas da Universidade Federal do Paraná (UFPR). Doutor em Endocrinologia Clínica pela Escola Paulista de Medicina da Universidade Federal de São Paulo (EPM/Unifesp). Pós-Doutor em Endocrinologia pela Universitè Paris V/Sorbonne, Paris, França. Pós-Doutor em Oncologia Endócrina pelo Institute Gustave Roussy, Universitè Paris Sud. Professor Associado do Departamento de Biorregulação, Instituto de Ciências e Saúde, da Universidade Federal da Bahia (UFBA). Médico Endocrinologista do AC Camargo Câncer Center, São Paulo, SP. *Fellowship* na Thyroid Study Unit, University of Chicago, Chicago, USA. *Visiting Scientist* – MD Anderson Cancer Center, Houston, Texas, USA.

Henrique Pierotti Arantes
Graduado em Medicina pela Universidade de Taubaté. Especialista em Endocrinologia e Metabologia pela Sociedade Brasileira de Endocrinologia e Metabologia (SBEM). Mestre em Endocrinologia pela Universidade Federal de São Paulo (Unifesp). Professor Titular no IMEPAC Centro Universitário. Membro da SBEM, da Associação Brasileira de Avaliação Óssea e Osteometabolismo e da International Society for Clinical Densitometry.

Heraldo Mendes Garmes
Graduado em Medicina pela Universidade Estadual de Campinas (Unicamp). Especialista em Endocrinologia pela Sociedade Brasileira de Endocrinologia e Metabologia (SBEM).. Mestre e Doutor em Clínica Médica pela Unicamp. Professor Assistente na Unicamp. Membro da Diretoria do Departamento de Neuroendocrinologia da SBEM.

Hermelinda Pedrosa
Graduada em Medicina pela Faculdade de Medicina da Universidade Federal de Campina Grande (UFCG). Especialista em Endocrinologia e Clínica Médica pelo Hospital de Base do Distrito Federal. Ex-Docente do curso de Medicina da Escola Superior de Ciências da Saúde (ESCS-FEPECS). Membro da Sociedade Brasileira de Endocrinologia e Metabologia (SBEM), da Sociedade Brasileira de Diabetes (SBD), do D-foot International e da American Diabetes Association (ADA). *Fellowship* em Diabetes pelo CNPq, Radcliffe Infirmary, Oxford, Reino Unido. Vice-Presidente da Physician International Diabetes Federation (2022-2025).

Humberto B. Ferreira
Graduado em Medicina pelo Centro Universitário Presidente Antônio Carlos (UNIPAC). Especialista em Endocrinologia pela Universidade Federal de Minas Gerais (UFMG). Mestre em Medicamentos pela UFMG. Professor Assistente pela Faculdade Ciências Médicas de Minas Gerais (FCM-MG). Preceptor da Residência de Endocrinologia do Hospital das Clínicas da UFMG. Preceptor da Residência de Clínica Médica da Rede Materdei.

Icaro Sampaio Inácio
Endocrinologista com Título de Especialista pela Sociedade Brasileira de Endocrinologia e Metabologia (SBEM).

Isabela Busto Silva
Graduada em Medicina pela Pontifícia Universidade Católica do Paraná (PUC-PR). Especialista em Clínica Médica pela PUC-PR.

Isabella Cristina Paliares
Graduada em Medicina pela Pontifícia Universidade Católica de São Paulo (PUC-SP). Especialista em Endocrinologia pela Universidade Federal de São Paulo (Unifesp). Mestre Profissional

em Tecnologias e Atenção à Saúde pela Unifesp. Médica Assistente do Serviço de Endocrinologia da Santa Casa de São Paulo.

Isadora de Queiroz Negreiros Batista
Médica. Especialista em Endocrinologia e Metabologia pelo Hospital das Clínicas da Universidade Federal do Pernambuco (UFPE). Membro da Sociedade Brasileira de Endocrinologia e Metabologia (SBEM).

Jacqueline Araújo
Graduada em Medicina pela Universidade de Pernambuco (UPE). Especialista em Endocrinologia Pediátrica pela Santa Casa de São Paulo. Mestre em Saúde da Criança e do Adolescente pela Universidade Federal de Pernambuco (UFPE). Doutora em Ciências Biológicas pela UFPE. Membro da Sociedade Brasileira de Endocrinologia e Metabologia (SBEM).

Jessica F. Cassemiro
Graduanda em Medicina pelo Instituto de Ciências da Saúde da Universidade Federal da Bahia (UFBA).

João Marcello de Araujo Neto
Graduado em Medicina pela Universidade Federal do Rio de Janeiro (UFRJ). Especialista em Hepatologia pela UFRJ. Mestre em Clínica Médica pela UFRJ. Doutor em Oncologia pelo Instituto Nacional do Câncer. Professor Assistente na UFRJ. Membro da Sociedade Brasileira de Hepatologia.

João Pedro Lopes Machado
Graduado em Medicina pela Universidade Federal de São João del Rei. Especialista em Endocrinologia e Metabologia pelo Hospital das Clínicas da Universidade Federal de Minas Gerais (UFMG).

João Roberto de Sá
Graduado em Medicina pela Escola Paulista de Medicina da Universidade Federal de São Paulo (EPM/Unifesp). Especialista em Endocrinologia pela Sociedade Brasileira de Endocrinologia e Metabologia (SBEM). Mestre e Doutor em Endocrinologia pela Escola Paulista de Medicina. Professor Titular da disciplina de Endocrinologia da Faculdade de Medicina do ABC. Membro da Sociedade Brasileira de Diabetes (SBD), da Associação Brasileira de Transplantes do Órgãos, da Endocrine Society e da American.

Joaquim Custódio Jr.
Graduado em Medicina pela Universidade Federal da Bahia (UFBA). Especialista em Endocrinologia e Metabologia pelo Complexo Hospitalar Universitário Prof. Edgard Santos, da UFBA. Mestre em Ciências pela UFBA. Professor Adjunto na Faculdade de Medicina da UFBA. Membro da Sociedade Brasileira de Endocrinologia e Metabologia (SBEM) e da Sociedade Brasileira de Diabetes (SBD). Coordenador do Ambulatório de Diabetes Melito Tipo 2 do Complexo Hospitalar Universitário Prof. Edgard Santos, da UFBA.

José Sgarbi
Graduado em Medicina pela Faculdade de Medicina de Marília (FAMEMA). Especialista em Endocrinologia e Metabologia pela FAMEMA. Mestre em Metabolismo e Nutrição pela Faculdade de Medicina de Botucatu, da Universidade Estadual Paulista (Unesp). Doutor em Endocrinologia Clínica pela Escola Paulista de Medicina da Universidade Federal de São Paulo (EPM/Unifesp). Professor Adjunto da disciplina de Endocrinologia da FAMEMA.

José Edevanilson de Barros Gueiros
Graduado em Medicina pela Universidade Federal de Pernambuco (UFPE). Especialista em Nefrologia pelo Hospital das Clínicas da UFPE. Mestre em Nefrologia pela Universidade de São Paulo (USP). Doutor em Medicina Translacional pela Universidade Federal de São Paulo (Unifesp). Membro da Sociedade Brasileira de Nefrologia.

José Ítalo Soares Mota
Graduado em Medicina pela Universidade Federal do Ceará (UFC). Especialista em Endocrinologia pelo Hospital das Clínicas da Faculdade de Medicina de Ribeirão Preto, da Universidade de São Paulo (FMRP/USP). Doutor em Ciências pela FMRP/USP.

José Maria Correia Lima e Silva
Graduado em Medicina pela Universidade de Brasília (UnB). Especialista em Endocrinologia e Metabologia pelo Hospital das Clínicas da Universidade de São Paulo (USP). Mestre em Saúde Coletiva - Epidemiologia pela Universidade Federal do Piauí (UFPI). Professor Adjunto de Endocrinologia e Metabologia da UFPI. Membro da Sociedade Brasileira de Endocrinologia e Metabologia (SBEM), da Sociedade Brasileira de Diabetes (SBD) e da Endocrine Society.

Josemberg Marins Campos
Presidente da Sociedade Brasileira de Cirurgia Bariátrica e Metabólica (SBCBM). Mestre e Doutor em Cirurgia pela Universidade Federal de Pernambuco (UFPE). Professor Adjunto do Departamento de Cirurgia do Centro de Ciências da Saúde da UFPE (CCS/UFPE). Coordenador do Grupo de Pesquisa em Obesidade e Cirurgia Metabólica (CNPq) da UFPE.

Josivan Gomes de Lima
Graduado em Medicina pela Universidade Federal do Rio Grande do Norte (UFRN). Especialista em Endocrinologia e Metabologia pela Sociedade Brasileira de Endocrinologia e Metabologia (SBEM). Doutor em Ciências da Saúde pela UFRN. Professor Adjunto na UFRN.

Juliana Beaudette Drummond
Graduada em Medicina pela Universidade Federal de Minas Gerais (UFMG). Especialista em Endocrinologia e Metabologia pela Sociedade Brasileira de Endocrinologia e Metabologia (SBEM). Mestre em Farmacologia e Biologia Molecular e Doutora em Neurociências pela UFMG. Membro do Serviço de Endocrinologia e Metabologia do Hospital das Clínicas da UFMG.

Jussana Ellen Alves de Arruda Rangel
Graduada em Medicina pela Universidade de Pernambuco (UPE). Especialista em Endocrinologia e Metabologia pela Sociedade Brasileira de Endocrinologia e Metabologia (SBEM). Membro da SBEM.

Karoline Matias Morais de Medeiros
Graduada em Medicina pela Universidade Federal do Ceará (UFC). Mestre em Ciências da Saúde pela Universidade de Pernambuco (UPE).

Larissa Garcia Gomes
Graduada em Medicina pela Universidade Federal do Espírito Santo (UFES). Especialista em Endocrinologia e Metabologia pela Faculdade de Medicina da Universidade de São Paulo (FMUSP). Doutora em Ciências Médicas pela FMUSP. Professora

Colaboradora e Médica Assistente da disciplina de Endocrinologia e Metabologia do Hospital das Clínicas da Universidade de São Paulo (HC/USP). Membro da Sociedade Brasileira de Endocrinologia e Metabologia (SBEM) e da Endocrine Society.

Laura Marmitt

Graduada em Medicina pela Pontifícia Universidade Católica do Rio Grande do Sul (PUCRS). Especialista em Endocrinologia e Metabologia pela PUCRS. Mestre em Endocrinologia pela Universidade Federal do Rio Grande do Sul (UFRGS). Professora Adjunta da Universidade Luterana do Brasil (ULBRA).

Laura Sterian Ward

Graduada em Medicina pela Escola Paulista de Medicina da Universidade Federal de São Paulo (EPM/Unifesp). Especialista em Endocrinologia pela EPM/Unifesp. Mestre e Doutora em Endocrinologia Clínica pela EPM/Unifesp. Professora Titular da Escola de Ciências Médicas da Universidade Estadual de Campinas (Unicamp).

Layana Tyara Sandes Fraga

Graduada em Medicina pela Universidade Federal de Sergipe (UFS). Especialista em Endocrinologia e Metabologia pelo Hospital Santa Marcelina. Membro da Sociedade Brasileira de Endocrinologia e Metabologia (SBEM). Residência de Clínica Médica pelo Hospital Universitário da UFS.

Leandro Kasuki

Graduado em Medicina pela Universidade Federal do Rio de Janeiro (UFRJ). Especialista em Endocrinologia pela Sociedade Brasileira de Endocrinologia e Metabologia (SBEM). Mestre e Doutor em Endocrinologia pela UFRJ. Presidente do Departamento de Neuroendocrinologia da SBEM – biênio 2023/24.

Lenita Zajdenverg

Graduada em Medicina pela Universidade Federal Fluminense (UFF). Especialista e Mestre em Endocrinologia pela Universidade Federal do Rio de Janeiro (UFRJ). Doutora em Clínica Médica/Nutrologia pela UFRJ. Professora Associada na UFRJ. Membro da Sociedade Brasileira de Diabetes (SBD) e da Sociedade Brasileira de Endocrinologia e Metabologia (SBEM).

Leticia Marinho Del Corso

Graduada em Medicina pela Universidade Estadual de Campinas (Unicamp). Especialista em Endocrinologia pela Universidade Federal do Paraná (UFPR). Mestre em Clínica Médica pela UFPR.

Lucia Helena Coelho Nóbrega

Graduada em Medicina pela Universidade Federal do Rio Grande do Norte (UFRN). Especialista em Endocrinologia pela Sociedade Brasileira de Endocrinologia e Metabologia (SBEM). Mestre em Ciências da Saúde pela Universidade Federal do Rio Grande do Norte. Membro da SBEM.

Lúcia Helena Cordeiro

Graduada em Medicina pela Universidade Federal de Pernambuco (UFPE). Professora Adjunta Doutora da disciplina de Endocrinologia na Universidade Federal de Pernambuco (UFPE).

Luciana Sant'Ana Leone de Souza

Graduada em Medicina pela Escola Bahiana de Medicina e Saúde Pública. Especialista em Endocrinologia pela Universidade Federal da Bahia (UFBA). Mestre e Doutora em Processos Interativos dos Órgãos e Sistemas pela UFBA. Professora da Residência Médica de Endocrinologia no Centro de Referência Estadual para Assistência ao Diabetes e Endocrinologia (CEDEBA). Membro da Sociedade Brasileira de Endocrinologia e Metabologia (SBEM). Coordenadora do Serviço de Endocrinologia da Maternidade de Referência José Maria de Magalhães Netto.

Lucianne Tannus

Graduada em Medicina pela Fundação Técnico-Educacional Souza Marques. Especialista em Endocrinologia e Metabologia pela Universidade do Estado do Rio de Janeiro (UERJ). Doutora em Fisiopatologia Clínica e Experimental pela UERJ. Membro da Sociedade Brasileira de Endocrinologia e Metabologia (SBEM) e da Sociedade Brasileira de Diabetes (SBD). Título de Especialista pela SBEM. Médica do Serviço de Diabetes do Hospital Universitário Pedro Ernesto (HUPE)/UERJ.

Luiz de Gonzaga G. de Azevedo Jr.

Graduado em Medicina pela Universidade Federal da Paraíba (UFPB). Especialista em Endocrinologia pelo Hospital Agamenon Magalhães. Professor Auxiliar na Universidade Federal do Vale do São Francisco (Univasp). Membro da Sociedade Brasileira de Endocrinologia e Metabologia (SBEM).

Luiz Henrique Maciel Griz

Graduado em Medicina pela Faculdade de Ciências de Pernambuco, da Universidade de Pernambuco (UPE). Especialista em Metabolismo Ósseo pelo City Hospital, da Universidade de Nottingham, Reino Unido. Mestre em Hebiatria pela UPE. Doutor em Ciências pela Fundação Oswaldo Cruz (Fiocruz). Professor Adjunto de Endocrinologia na UPE. Membro da American Endocrine Society, da Associação Brasileira de Avaliação Óssea e Osteometabolismo (ABRASSO) e da Sociedade Brasileira de Endocrinologia e Metabologia (SBEM).

Luiz Luna Barbosa

Graduado em Medicina pela Universidade Federal da Paraíba (UFPB). Especialista em Urologia/Nutrologia pelo Hospital do Servidor Público Estadual do Instituto de Assistência Médica ao Servidor Público Estadual de São Paulo (IAMSPE) e pela Associação Brasileira de Nutrologia/Associação Médica Brasileira (ABRAN/AMB). Doutor em Urologia pela Escola Paulista de Medicina da Universidade Federal de São Paulo (EPM/Unifesp). Professor Adjunto da Faculdade de Enfermagem e Medicina Nova Esperança (FAMENE) e da Faculdade de Ciências Médicas da Paraíba-Afya (FCM-PB/Afya). Professor do curso de Pós-Graduação em Nutrologia da ABRAN. Membro da Câmara Técnica de Nutrologia do Conselho Regional de Medicina da Paraíba (CRM-PB).

Maicon Cesar Canuto

Médico Endocrinologista com Residência Médica pela Universidade Estadual de Londrina (UEL) e Residência Médica (ano adicional) pela Faculdade de Medicina da Universidade de São Paulo (FMUSP). Estágio de Formação em Endocrinologia Pediátrica pela FMUSP. Doutorado Direto em curso pela FMUSP.

Manoel Martins

Graduado em Medicina pela Universidade Federal do Ceará (UFC). Especialista em Endocrinologia e Metabologia pela Universidade Federal de São Paulo (Unifesp). Mestre e Doutor em Endocrinologia Clínica pela Unifesp. Professor Associado na UFC. Membro da Sociedade Brasileira de Endocrinologia e Metabologia (SBEM) e da Endocrine Society.

Manuel Faria
Graduado em Medicina pela Universidade Federal de Pernambuco (UFPE). Mestre em Endocrinologia pela Pontifícia Universidade Católica do Rio de Janeiro (PUC-Rio). Doutor em Endocrinologia pela Universidade Federal do Rio de Janeiro (UFRJ) e London University. Professor Emérito da Universidade Federal do Maranhão (UFMA). Membro do Grupo de Pesquisa Clínica e Molecular em Endocrinologia e Metabologia (ENDOCLIM).

Marcello Casaccia Bertoluci
Graduado em Medicina pela Universidade Federal do Rio Grande do Sul (UFRGS). Especialista em Endocrinologia e Metabologia pelo Hospital de Clínicas de Porto Alegre (HCPA) e pela Sociedade Brasileira de Endocrinologia e Metabologia (SBEM). Mestre e Doutor em Clínica Médica pelo Programa de Pós-Graduação em Ciências Médicas da UFRGS (PPGCM). Professor Associado Doutor na UFRGS. Membro da Sociedade Brasileira de Diabetes (SBD), da SBEM e da Associação Brasileira para o Estudo da Obesidade e Síndrome Metabólica (ABESO). Coordenador do Departamento de Diretrizes da SBD.

Marcello Delano Bronstein (*in memoriam*)
Professor Livre-Docente da Faculdade de Medicina da Universidade de São Paulo (FMUSP). Chefe da Unidade de Neuroendocrinologia, disciplina Endocrinologia e Metabologia, do Hospital das Clínicas da FMUSP (HC-FMUSP).

Marcelo Fernando Ronsoni
Graduado em Medicina pela Universidade Federal do Rio Grande do Sul (UFRGS). Especialista em Endocrinologia e Metabologia pela Universidade Federal de Santa Catarina (UFSC). Mestre Profissional em Cuidados Intensivos e Paliativos pela UFSC. Doutor em Ciências Médicas pela UFSC. Professor do Programa de Pós-Graduação em Ciências Médicas da UFSC. Presidente do Departamento de Endocrinologia Feminina, Andrologia e Transgeneridade da Sociedade Brasileira de Endocrinologia e Metabologia (SBEM) (biênio 2023-2024).

Marcelo Magalhães
Graduado em Ciências Biológicas-Biomédica pela Universidade Estadual de Santa Cruz. Mestre em Genética e Biologia Molecular pela Universidade Estadual de Santa Cruz. Doutor em Biotecnologia em Saúde e Medicina Investigativa pela Fundação Oswaldo Cruz (Fiocruz). Membro do Grupo de Pesquisa em Endocrinologia Clínica e Molecular (ENDOCLIM).

Márcio Carlos Machado
Graduado em Medicina pela Universidade Federal do Paraná (UFPR). Especialista em Endocrinologia e Metabologia pela Sociedade Brasileira de Endocrinologia e Metabologia (SBEM). Doutor em Ciências/Endocrinologia pela Faculdade de Medicina da Universidade de São Paulo (FMUSP). Membro da SBEM e da Endocrine Society.

Marcio C. Mancini
Graduado em Medicina pela Faculdade de Medicina da Universidade de São Paulo (FMUSP). Especialista em Endocrinologia e Metabologia pelo Hospital das Clínicas da Faculdade de Medicina da Universidade de São Paulo (HC-FMUSP). Doutor em Ciências na área de Endocrinologia pela USP. Professor Assistente no HC-FMUSP. Membro da Sociedade Brasileira de Endocrinologia e Metabologia (SBEM), da Associação Brasileira para o Estudo da Obesidade e Síndrome Metabólica (ABESO) e da Sociedade Brasileira de Diabetes (SBD).

Marcos Almeida
Médico Assistente do Serviço de Endocrinologia do Hospital das Clínicas da Universidade Federal de Pernambuco (UFPE).

Margaret de Castro
Graduada em Medicina pela Faculdade de Medicina do Triângulo Mineiro. Especialista em Endocrinologia e Metabologia pela Faculdade de Medicina de Ribeirão Preto, da Universidade de São Paulo (FMRP/USP). Mestre e Doutora em Clínica Médica pela FMRP/USP. Professora Titular da FMRP/USP. Membro da Sociedade Brasileira de Endocrinologia e Metabologia (SBEM).

Maria Candida B. Villares Fragoso
Graduada em Medicina pela Pontifícia Universidade Católica de Campinas (PUC-Campinas). Doutora em Endocrinologia e Metabologia pela Universidade de São Paulo (USP). Professora Livre-Docente da Faculdade de Medicina da Faculdade de Medicina da USP (FMUSP). Chefe da Unidade de Suprarrenal da Disciplina de Endocrinologia e Metabologia. Médica Assistente da Unidade de Oncologia Endócrina do Instituto do Câncer do Estado de São Paulo no Hospital das Clínicas da FMUSP (HC-FMUSP).

Maria Cristina Izar
Graduada em Medicina pela Faculdade de Medicina de Ribeirão Preto, da Universidade de São Paulo (FMRP/USP). Especialista em Cardiologia pela Sociedade Brasileira de Cardiologia (SBC). Doutora em Cardiologia pela Universidade Federal de São Paulo (Unifesp). Professora Adjunta Livre-Docente na Unifesp. Presidente da Sociedade de Cardiologia do Estado de São Paulo (2024 a 2025).

Maria Eduarda Amaral de Carvalho
Graduada em Medicina pela Pontifícia Universidade Católica do Paraná (PUC-PR).

Maria Roseneide Torres
Graduada em Medicina pela Universidade Federal da Paraíba (UFPB). Especialista em Endocrinologia pelo Hospital Agamenon Magalhães (Secretaria Estadual de Saúde de Pernambuco [SES-PE]). Mestre e Doutora em Medicina e Saúde pela UFPB. Professora Adjunta na Universidade Federal de Campina Grande (UFCG). Membro do Hospital Universitário de Campina Grande (HUAC/UFCG). Chefe do Ambulatório de Tireoide do HUAC/UFCG.

Maria Silvia Ferrari Lavrador
Graduada em Nutrição pela Universidade Federal de Alfenas, MG. Especialista em Nutrição nas Doenças Crônicas Não Transmissíveis pela Faculdade Israelita de Ciências da Saúde Albert Einstein. Especialista em Nutrição Materno-Infantil pela Universidade Federal de São Paulo (Unifesp). Mestre em Ciências pela Unifesp. Doutora em Ciências pela Faculdade de Medicina da Universidade de São Paulo (FMUSP). Professora Adjunta na Faculdade Israelita de Ciências da Saúde Albert Einstein.

Marília Izar Helfenstein Fonseca
Graduada em Medicina pela Pontifícia Universidade Católica de Campinas (PUC-Campinas). Especialista em Endocrinologia pela PUC-Campinas. Doutora em Epidemiologia pela Faculdade de Saúde Pública da Universidade de São Paulo (USP).

Mariluze Sardinha
Graduada em Medicina pela Escola Bahiana de Medicina e Saúde Pública. Especialista em Oftalmologia pelo Instituto Brasileiro de Oftalmologia e Prevenção da Cegueira (IBOPC). Doutora em Ciências da Saúde pela Universidade de São Paulo (USP). Membro do Conselho Brasileiro de Oftalmologia (CBO). Chefe do setor de Oculoplástica e Órbita da Residência de Oftalmologia da Faculdade de Medicina da Bahia, da Universidade Federal da Bahia (UFBA).

Mario Fritsch Neves
Graduado em Medicina pela Universidade do Estado do Rio de Janeiro (UERJ). Mestre em Cardiologia e Doutor em Biociências pela UERJ. Professor Titular na UERJ. Membro da Sociedade Brasileira de Cardiologia (SBC). Coordenador da Clínica de Hipertensão Arterial e Doenças Metabólicas Associadas (CHAMA) da UERJ.

Marise Lazaretti-Castro
Graduada em Medicina pela Faculdade de Medicina do ABC. Especialista em Endocrinologia pelo Instituto Nacional de Assistência Médica da Previdência. Especialista pela Universidade de Heidelberg. Mestre e Doutora em Endocrinologia pela Escola Paulista de Medicina da Universidade Federal de São Paulo (EPM/Unifesp). Professora Adjunta de Endocrinologia na EPM/Unifesp. Membro da Sociedade Brasileira de Endocrinologia e Metabologia (SBEM). Chefe do Setor de Doenças Osteometabólicas da EPM/Unifesp.

Marta Amaro da Silveira Duval
Graduada em Medicina pela Universidade Federal de Pelotas (UFPel). Especialista em Endocrinologia pelo Hospital São Lucas da Pontifícia Universidade Católica do Rio Grande do Sul (PUCRS). Doutora em Endocrinologia pela Universidade Federal do Rio Grande do Sul (UFRGS).

Mauro A. Czepielewski
Graduado em Medicina pela Universidade Federal de Ciências da Saúde de Porto Alegre (UFCSPA). Especialista em Endocrinologia e Metabologia pelo Hospital de Clínicas de Porto Alegre (HCPA). Mestre em Endocrinologia Clínica pela Escola Paulista de Medicina da Universidade Federal de São Paulo (EPM/Unifesp). Doutor em Endocrinologia Clínica pela EPM/Unifesp. Professor Titular no Departamento de Medicina Interna da Faculdade de Medicina da Universidade Federal do Rio Grande do Sul (UFRGS) e no Serviço de Endocrinologia e Metabologia do HCPA. Membro da Sociedade Brasileira de Endocrinologia e Metabologia (SBEM) e da Endocrine Society. Professor do Programa de Pós-Graduação em Ciências Médicas – Endocrinologia da UFRGS. Especialista em Clínica Médica pelo HCPA. Especialista em Endocrinologia Pediátrica pela SBEM e Sociedade Brasileira de Pediatria (SBP).

Mauro Pinheiro
Graduado em Medicina pela Universidade Federal do Rio de Janeiro (UFRJ). Especialista em Urologia pelo Hospital Naval Marcilio Dias. Membro da Sociedade Brasileira de Urologia (SBU), da American Urological Association (AUA) e da Sexual Medicine Society of North America (SMSNA).

Milena Coelho Fernandes Caldato
Graduada em Medicina pela Universidade Federal do Pará (UFPA). Especialista em Endocrinologia e Metabologia pela Sociedade Brasileira de Endocrinologia e Metabologia (SBEM). Doutora em Medicina – Endocrinologia Clínica pela Universidade Federal de São Paulo (Unifesp). Professor Titular do Centro Universitário do Estado do Pará e Professor Adjunto IV da Universidade do Estado do Pará (UEPA). Membro da SBEM, da Comissão de Formação em Endocrinologia e Metabologia e do Departamento de Adrenal e Hipertensão da SBEM.

Milena Torres Araújo Cavalcanti
Médica-Residente do Serviço de Endocrinologia do Hospital das Clínicas da Universidade Federal de Pernambuco (UFPE).

Mônica de Oliveira
Graduada em Medicina pela Universidade Federal de Pernambuco (UFPE). Especialista em Endocrinologia e Metabologia pelo Instituto Estadual de Diabetes e Endocrinologia Luiz Capriglione (IEDE) – Pontifícia Universidade Católica do Rio de Janeiro (PUC-RJ). Mestre em Medicina Interna pela Universidade de Pernambuco (UPE). Preceptora da Residência de Endocrinologia e Metabologia do Instituto de Medicina Integral Professor Fernando Figueira (IMIP).

Mônica Gadelha
Graduada em Medicina pela Universidade Federal do Rio de Janeiro (UFRJ). Mestre e Doutora em Endocrinologia pela UFRJ. Professora Adjunta da UFRJ. Membro da Academia Nacional de Medicina e Membro Titular da Academia Brasileira de Ciências.

Nina Rosa Musolino (*in memoriam*)
Graduada em Medicina pela Faculdade de Medicina da Universidade de São Paulo FMUSP. Doutora em Endocrinologia pela FMUSP. Médica Assistente da Unidade de Neuroendocrinologia da Divisão de Neurocirurgia do Hospital das Clínicas da FMUSP (HC-FMUSP).

Patrícia Gadelha
Graduada em Medicina pela Universidade Federal de Pernambuco (UFPE). Especialista em Endocrinologia pela Sociedade Brasileira de Endocrinologia e Metabologia (SBEM). Doutora em Cirurgia pela UFPE.

Patricia Medice Dualib
Graduada em Medicina pela Universidade Santo Amaro (UNISA). Especialista em Endocrinologia pela Universidade Federal de São Paulo (Unifesp). Doutora em Endocrinologia e Metabologia pela Unifesp. Membro da Sociedade Brasileira de Diabetes (SBD) e da Sociedade Brasileira de Endocrinologia e Metabologia (SBEM). Coordenadora do Ambulatório de Diabetes e Gestação do Centro de Diabetes da Escola Paulista de Medicina da Unifesp (EPM/Unifesp).

Patricia Muszkat
Graduada em Medicina pela Santa Casa de São Paulo. Especialista em Endocrinologia pela Universidade Federal de São Paulo (Unifesp). Mestre em Metabolismo Ósseo pela Unifesp.

Paula Condé Lamparelli Elias
Graduada em Medicina pela Faculdade de Medicina de Ribeirão Preto, da Universidade de São Paulo (FMRP/USP). Especialista em Endocrinologia pela FMRP/USP. Mestre e Doutora em Clínica Médica pela FMRP/USP. Membro da Sociedade Brasileira de Endocrinologia e Metabologia (SBEM), da Endocrine Society e da European Society of Endocrinology (ESE). Preceptora da Residência de Endocrinologia e Metabologia do Hospital das Clínicas da FMRP/USP.

Paulo Augusto Carvalho Miranda
Graduado em Medicina pela Universidade Federal de Minas Gerais (UFMG). Especialista em Endocrinologia e Metabologia pela Sociedade Brasileira de Endocrinologia e Metabologia (SBEM). Mestre em Clínica Médica e Doutor em Ciências da Saúde pela Faculdade de Medicina da UFMG. Presidente da Sociedade Brasileira de Endocrinologia e Metabologia (SBEM), biênio 2023-2024.

Paulo Cavalcante Muzy
Graduado em Medicina pela Universidade Federal de São Paulo (Unifesp). Especialista em Ortopedia e Traumatologia pela Unifesp. Especialista em Medicina Esportiva pela Sociedade Brasileira de Medicina do Exercício e do Esporte (SBMEE).

Paulo Ferrez Collett-Solberg
Graduado em Medicina pela Universidade Federal do Rio de Janeiro (UFRJ). Especialista em Endocrinologia Pediátrica pelo Children's Hospital of Philadelphia. Doutor em Endocrinologia pela UFRJ. Professor Associado da Universidade do Estado do Rio de Janeiro (UERJ). Membro do Departamento de Endocrinologia Pediátrica da Sociedade de Pediatria do Estado do Rio de Janeiro (SOPERJ).

Pedro Resende Ferreira Rende
Graduando em Medicina pela Universidade Federal da Bahia (UFBA). Pesquisador do Laboratório de Estudo da Tireoide, Instituto de Ciências da Saúde, da UFBA.

Pedro Weslley Souza do Rosario
Graduado em Medicina pela Universidade Federal do Espírito Santo (UFES). Especialista em Endocrinologia pela Sociedade Brasileira de Endocrinologia e Metabologia (SBEM). Doutor em Clínica Médica pela Santa Casa de Belo Horizonte. Docente Permanente da Santa Casa de Belo Horizonte. Chefe do Serviço de Endocrinologia e Metabologia da Santa Casa de Belo Horizonte.

Poli Mara Spritzer
Graduada em Medicina pela Pontifícia Universidade Católica do Rio Grande do Sul (PUCRS). Especialista em Endocrinologia pela pela Sociedade Brasileira de Endocrinologia e Metabologia (SBEM). Mestre em Fisiologia pela Universidade Federal do Rio Grande do Sul (UFRGS). Doutora em Endocrinologia pela Universidade de São Paulo, *campus* Ribeirão Preto (USP-RP). Pós-Doutora em Endocrinologia da Reprodução pela Universidade de Paris, França. Professora Titular de Fisiologia e Endocrinologia na UFRGS.

Priscila Maria Teixeira Aroucha
Graduada em Medicina pela Universidade Federal de Pernambuco (UFPE). Especialista em Endocrinologia e Metabologia pela Universidade Federal de São Paulo (Unifesp).

Raíssa Lyra
Graduada em Medicina pela Faculdade Pernambucana de Saúde. Especialista em Endocrinologia pelo Instituto de Medicina Integral Professor Fernando Figueira (IMIP). Professora Preceptora na Faculdade de Medicina de Olinda. Membro da Sociedade Brasileira de Endocrinologia e Metabologia (SBEM) e da Sociedade Brasileira de Diabetes (SBD). *Fellowship* no Oxford Centre for Diabetes, Endocrinology and Metabolism, University of Oxford, Inglaterra.

Raquel S. Jallad
Graduada em Medicina pela Universidade Federal de Campina Grande (UFCG). Especialista em Endocrinologia pela Faculdade de Medicina da Universidade de São Paulo (FMUSP). Doutora em Endocrinologia e Metabologia pela FMUSP. Pós-Doutora pela FMUSP. Membro da Sociedade Brasileira de Endocrinologia e Metabologia (SBEM) e da Endocrine Society.

Regina Maria Braga Lima da Silva
Médica-Residente do Serviço de Endocrinologia do Hospital das Clínicas da Universidade Federal de Pernambuco (UFPE).

Renan Magalhães Montenegro Júnior
Graduado em Medicina pela Universidade Federal do Ceará (UFC). Especialista em Endocrinologia e Metabologia pela Faculdade de Medicina de Ribeirão Preto, da Universidade de São Paulo (FMRP/USP). Doutor em Medicina (Clínica Médica) pela FMRP/USP. Professor Associado na Faculdade de Medicina da UFC. Pesquisador de Obesidade e Diabetes do INCT/CNPq. Coordenador do Grupo Brasileiro para o Estudo das Lipodistrofias Herdadas e Adquiridas. Diretor do Departamento de Dislipidemia e Aterosclerose da Sociedade Brasileira de Endocrinologia e Metabologia (SBEM). Médica Assistente do Serviço de Endocrinologia do Hospital das Clínicas da Universidade Federal de Pernambuco (UFPE).

Renata de Oliveira Campos
Graduada em Medicina pela Universidade de Pernambuco (UPE). Especialista em Endocrinologia pela Sociedade Brasileira de Endocrinologia e Metabologia (SBEM).

Renata Pinheiro
Doutora pela Universidade Federal do Paraná (UFPR). Mestre em Fisioterapia pela Pontifícia Universidade Católica do Paraná (PUC-PR).

Ricardo de Andrade Oliveira
Graduado em Medicina pela Universidade do Grande Rio (Unigranrio). Especialista em Endocrinologia e Metabologia pela Sociedade Brasileira de Endocrinologia e Metabologia (SBEM). Título de Especialista pela Dubai Health Authority. Mestre em Clínica Médica pela Universidade Federal do Rio de Janeiro (UFRJ). Membro da SBEM, da Sociedade Brasileira de Diabetes (SBD) e da Associação Brasileira para o Estudo da Obesidade e Síndrome Metabólica (ABESO).

Roberta Marcondes Machado
Graduada em Nutrição pela Universidade Anhembi Morumbi. Especialista em Nutrição nas Doenças Crônicas pelo Hospital Israelita Albert Einstein. Doutora em Ciências pela Faculdade de Medicina da Universidade de São Paulo (FMUSP). Professora da Graduação em Nutrição na Faculdade Israelita de Ciências da Saúde Albert Einstein.

Roberto Zagury
Graduado em Medicina pela Universidade Federal do Rio de Janeiro (UFRJ). Especialista em Endocrinologia pela Instituto Estadual de Diabetes e Endocrinologia Luiz Capriglione (IEDE). Mestre em Nutrologia pela UFRJ. *Fellow* da American College of Physicians. Coordenador do Departamento de Diabetes, Exercício e Esporte da Sociedade Brasileira de Diabetes (SBD).

Rodrigo Nunes Lamounier
Médico Especialista em Endocrinologia e Clínica Médica. Doutor em Endocrinologia pela Faculdade de Medicina da

Universidade de São Paulo (FMUSP). Professor Adjunto da Faculdade de Medicina da Universidade Federal de Minas Gerais (UFMG). Coordenador da Equipe de Endocrinologia da Rede Mater Dei, Belo Horizonte/Betim (MG). Diretor Clínico do Centro de Diabetes de Belo Horizonte.

Rodrigo O. Moreira
Endocrinologista Colaborador do Instituto Estadual de Diabetes e Endocrinologia Luiz Capriglione (IEDE). Doutor em Endocrinologia pela Universidade Federal do Rio de Janeiro (UFRJ). Coordenador do curso de Medicina do Centro Universitário Presidente Antônio Carlos (UNIPAC), Juiz de Fora. Professor da Faculdade de Medicina do Centro Universitário de Valença (UNIFAA). Ex-Presidente da Sociedade Brasileira de Endocrinologia e Metabologia (SBEM), biênio 2019-2020. Presidente da Comissão do Título de Especialista em Endocrinologia e Metabologia, biênios 2021-2022 e 2023-2024.

Rodrigo Pessoa Cavalcanti Lira
Graduado em Medicina pela Universidade Federal de Pernambuco (UFPE). Especialista em Oftalmologia e Doutor em Ciências Médicas pela Universidade Estadual de Campinas (Unicamp). Professor Associado na UFPE e Livre-Docente na Unicamp. Membro do Conselho Brasileiro de Oftalmologia.

Rosália de Oliveira Nunes
Graduada em Medicina pela Universidade Federal de Pernambuco (UFPE). Residente de Endocrinologia e Metabologia do Hospital das Clínicas da UFPE.

Ruth Clapauch
Graduada em Medicina pela Universidade Federal do Rio de Janeiro (UFRJ). Especialista em Endocrinologia e Metabologia pelo Instituto Estadual de Diabetes e Endocrinologia Luiz Capriglione (IEDE). Mestre em Endocrinologia pela UFRJ. Doutora em Biociências pela Universidade do Estado do Rio de Janeiro (UERJ). Professora da União das Faculdades dos Grandes Lagos (Unilago). Membro do Centro Avançado de Pesquisas Unilago.

Ruy Lyra
Graduado em Medicina pela Faculdade de Ciências Médicas de Pernambuco. Especialista em Endocrinologia pela Sociedade Brasileira de Endocrinologia e Metabologia (SBEM). Mestre e Doutor em Genética pela Universidade Federal de Pernambuco (UFPE). Professor Adjunto de Endocrinologia do Centro de Ciências Médicas da UFPE.

Sara Toassa Gomes Solha
Graduada em Medicina pela Universidade Federal do Paraná (UFPR). Especialista em Ginecologia e Obstetrícia pela Pontifícia Universidade Católica de São Paulo (PUC-SP). Mestre em Educação nas Profissões da Saúde pela PUC-SP. Professora Preceptora da PUC-SP. Membro da Comissão Nacional Especializada em Gestação de Alto Risco da Federação Brasileira de Ginecologia e Obstetrícia (Febrasgo). Preceptora Chefe da Residência Médica em Ginecologista e Obstetrícia da PUC-SP.

Saulo Cavalcanti
Graduado em Medicina pela Faculdade de Ciências Médicas de Minas Gerais. Especialista em Endocrinologia e Metabologia pela Sociedade Brasileira de Endocrinologia e Metabologia (SBEM). Professor Emérito da disciplina Endocrinologia na Faculdade de Ciências Médicas de Minas Gerais. Coordenador da Residência em Endocrinologia da Santa Casa de Belo Horizonte. Membro Titular e da Diretoria da Academia Mineira de Medicina.

Sérgio Atala Dib
Graduado em Medicina pela Escola Paulista de Medicina da Universidade Federal de São Paulo (EPM/Unifesp). Especialista em Endocrinologia pela Sociedade Brasileira de Endocrinologia e Metabologia (SBEM). Mestre e Doutor em Ciências pela EPM/Unifesp. Professor de Endocrinologia da EPM/Unifesp. Membro da SBEM. Professor Titular Livre-Docente Chefe da disciplina de Endocrinologia da EPM/Unifesp.

Sergio Setsuo Maeda
Graduado em Medicina pela Universidade Estadual de Campinas (Unicamp). Médico Assistente da disciplina de Endocrinologia na Escola Paulista de Medicina da Universidade Federal de São Paulo (EPM/Unifesp).

Silmara A. O. Leite
Graduada em Endocrinologia pelo Cline Research Center. Especialista em Endocrinologia e Metabologia pela Universidade Federal do Paraná (UFPR). Doutora em Ciências Médicas pela Universidade Federal de São Paulo (Unifesp). Membro da Sociedade Brasileira de Diabetes (SBD). International *Fellowship* in Diabetes, International Diabetes Center, Minnesota, EUA.

Simone van de Sande Lee
Graduada em Medicina pela Universidade Federal de Santa Catarina (UFSC). Especialista em Endocrinologia e Metabologia pela Universidade Estadual de Campinas (Unicamp). Doutora em Clínica Médica pela Unicamp. Professora Associada na UFSC. Membro do Departamento de Obesidade da Sociedade Brasileira de Endocrinologia e Metabologia (SBEM), do Departamento Científico da Associação Brasileira para o Estudo da Obesidade e Síndrome Metabólica (ABESO) e do Departamento de Diabetes tipo 2 e Pré-diabetes da Sociedade Brasileira de Diabetes (SBD). Editora Associada da Revista *Archives of Endocrinology and Metabolism*.

Taciana de Andrade Schuler
Graduada em Medicina pela Universidade Federal da Paraíba (UFPB). Especialista em Endocrinologia Pediátrica pelo Hospital das Clínicas da Universidade Federal de Pernambuco (HC-UFPE). Residência Médica de Pediatria pelo Instituto de Medicina Integral Professor Fernando Figueira (IMIP). Preceptora da Residência Médica de Endocrinologia Pediátrica do HC-UFPE e do IMIP.

Talita Letícia Trevisan
Médica Endocrinologista com Título de Especialista pela Sociedade Brasileira de Endocrinologia e Metabologia (SBEM). Preceptora da Residência de Clínica Médica do Hospital e Maternidade Marieta Konder Bornhausen (HMMKB), Santa Catarina.

Tânia Longo Mazzuco
Graduada em Medicina pela Universidade Federal de Santa Catarina (UFSC). Especialista em Endocrinologia pelo Centre Hospitalier Universitaire de Grenoble. Doutora em Fisiopatologia e Farmacologia pela Université Joseph Fourier. Professora Associada da Universidade Estadual de Londrina (UEL). Membro da Sociedade Brasileira de Endocrinologia e Metabologia (SBEM). *Post-doctoral Basic and Clinical Endocrinology Fellowship* pela Université de Montréal.

Tatiana Munhoz da Rocha Lemos Costa
Graduada em Medicina pela Universidade Federal do Paraná (UFPR). Especialista em Endocrinologia e Metabologia pelo Hospital de Clínicas da UFPR. Mestre em Medicina Interna pelo Hospital de Clínicas da UFPR.

Tayane Muniz Fighera
Graduada em Medicina pela Universidade Federal de Santa Maria. Especialista em Endocrinologia e Metabologia. Doutora em Endocrinologia pela Universidade Federal do Rio Grande do Sul (UFRGS). Professora Adjunta na UFRGS. Membro da Sociedade Brasileira de Endocrinologia e Metabologia (SBEM). Diretora do Departamento de Endocrinologia Feminina, Andrologia e Transgeneridade da SBEM. Presidente da Comissão de Valorização de Novas Lideranças da SBEM.

Telma Palomo
Graduada em Medicina pela Universidade do Vale do Sapucaí. Especialista em Endocrinologia e Metabologia pelo Hospital Ipiranga. Doutora em Endocrinologia e Metabologia pela Escola Paulista de Medicina da Universidade Federal de São Paulo (EPM/Unifesp). *Fellowship* no Shriners Hospital for Children. Assessora Médica de Densitometria do Grupo Fleury.

Thaisa D. G. Trujilho
Graduada em Medicina pela Universidade Federal da Bahia (UFBA). Especialista em Endocrinologia e Metabologia pelo Instituto Estadual de Diabetes e Endocrinologia Luiz Capriglione (IEDE). Mestre em Medicina Interna pela UFBA. Residência Médica em Endocrinologia e Metabologia pelo Centro de Diabetes e Endocrinologia da Bahia (CEDEBA). Membro da Sociedade Brasileira de Endocrinologia e Metabologia (SBEM). *Chair* da Academy for Science and Continuing Education in Obesity Program in Brazil.

Thyciara Fontenele Marques
Graduada em Medicina pela Universidade Federal de Campina Grande (UFCG). Especialista em Endocrinologia pelo Hospital Agamenon Magalhães, da Universidade de Pernambuco (UPE). Mestre em Neurociências pela Universidade Federal do Pernambuco (UFPE). Professora Adjunta da Faculdade de Medicina de Juazeiro do Norte. Membro do Departamento de Endocrinologia Feminina, Andrologia e Transgeneridade.

Tiago Donizeti Bertolacini da Silva
Graduado em Medicina pela Faculdade de Medicina do ABC. Especialista em Endocrinologia e Metabologia pela Faculdade de Medicina do ABC. Titulado da Sociedade Brasileira de Endocrinologia e Metabologia (SBEM). Doutorando em Endocrinologia e Metabologia pela Escola Paulista de Medicina da Universidade Federal de São Paulo (EPM/Unifesp).

Tiago Munhoz Vidotto
Graduado em Medicina pela Escola Paulista de Medicina da da Universidade Federal de São Paulo (EPM/Unifesp). Especialista em Endocrinologia pela EPM/Unifesp. Médico Assistente da disciplina de Endocrinologia e Metabologia na Escola Paulista de Medicina da Universidade Federal de São Paulo (EPM/Unifesp).

Vânia dos Santos Nunes Nogueira
Graduada em Medicina pela Faculdade de Medicina de Marília (FAMEMA). Doutora em Endocrinologia e Metabologia pela Faculdade de Medicina da Universidade Estadual Paulista (Unesp). Professora Associada na Faculdade de Medicina da Unesp. Membro da Sociedade Brasileira de Endocrinologia e Metabologia (SBEM) e da Endocrine Society.

Victoria Zeghbi Cochenski Borba
Graduada em Medicina pela Faculdade Evangélica de Medicina do Paraná. Especialista em Endocrinologia e Metabologia pela Universidade Federal do Paraná (UFPR). Mestre em Medicina Interna pela UFPR. Doutora em Endocrinologia pela Universidade de São Paulo (USP). Professora Associada na UFPR. Membro da Sociedade Brasileira de Endocrinologia e Metabologia (SBEM). *Fellow* em Metabolismo Ósseo na University of Arkansas For Medical Sciences.

Vinicius Nahime Brito
Professor Livre-Docente da Faculdade de Medicina da Universidade de São Paulo (FMUSP). Médico Pesquisador do Laboratório de Hormônios e Genética Molecular LIM/42 do Hospital das Clínicas da FMUSP.

Virgínia Oliveira Fernandes
Graduada em Medicina pela Universidade Federal do Ceará (UFC). Especialista em Endocrinologia e Metabologia pela UFC. Mestre em Saúde Pública e Doutora em Ciências Médicas pela UFC. Professora Adjunta na UFC.

Vivianne Almeida da Nóbrega
Médica-Residente do Serviço de Endocrinologia do Hospital das Clínicas da Universidade Federal de Pernambuco (UFPE).

Viviane Canadas
Graduada em Medicina pela Universidade Federal de Pernambuco (UFPE). Especialista em Endocrinologia e Metabologia pela Sociedade Brasileira de Endocrinologia e Metabologia (SBEM). Mestre em Clínica Médica pela UFPE. Membro da SBEM.

Wellington Santana da Silva Júnior
Graduado em Medicina pela Universidade Federal do Maranhão (UFMA). Especialista em Endocrinologia e Metabologia pelo Instituto Estadual de Diabetes e Endocrinologia Luiz Capriglione (IEDE). Doutor em Ciências pela Universidade do Estado do Rio de Janeiro (UERJ). Professor Adjunto na UFMA. Membro da Sociedade Brasileira de Endocrinologia e Metabologia (SBEM) e da Sociedade Brasileira de Diabetes (SBD). Diretor do Departamento de Diabetes da SBEM, Biênio 2023-2024. Membro dos Departamentos de Diabetes Tipo 1 no Adulto, Diabetes Tipo 2 e Pré-Diabetes; e Diabetes e Fígado da SBD, biênio 2024-2025.

Wesdrey Dantas Fernandes
Graduado em Medicina pela Universidade Federal da Paraíba (UFPR). Especialista em Endocrinologia e Metabologia pelo Hospital Agamenon Magalhães, da Universidade de Pernambuco (UPE). Membro da Sociedade Brasileira de Endocrinologia e Metabologia (SBEM). Residência Médica em Medicina do Sono pela Universidade de São Paulo (USP). Pós-Graduando *Stricto Sensu* em Endocrinologia e Metabologia pela Universidade Federal de São Paulo (Unifesp).

William Pedrosa
Graduado em Medicina pela Universidade Federal de Minas Gerais (UFMG). Especialista em Endocrinologia. Mestre em Ciências Aplicadas à Saúde do Adulto e Doutor em Patologia pela Faculdade de Medicina da UFMG. Assessor Científico do Laboratório Hermes Pardini.

Ximene Antunes
Graduada em Medicina pela Universidade Federal Fluminense (UFF). Especialista em Endocrinologia pela Sociedade Brasileira de Endocrinologia e Metabologia (SBEM). Mestre pela Universidade Federal do Rio de Janeiro (UFRJ).

Prefácio

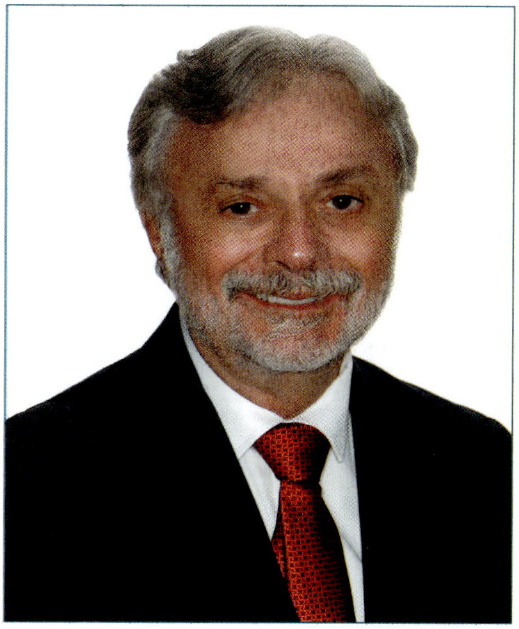

Endocrinologia Clínica tem como objetivo principal proporcionar aos estudantes de graduação e pós-graduação da área médica e, particularmente, aos jovens endocrinologistas e clínicos gerais uma obra de cunho prático e bastante atualizada que os auxilie no diagnóstico clinicolaboratorial e no tratamento dos distúrbios endócrinos mais relevantes da prática clínica diária.

Esta oitava edição, que conta com 99 capítulos, foi atualizada com base em artigos publicados até julho de 2024. Para sua elaboração, contamos com a competente e inestimável colaboração de mais de 100 renomados especialistas das principais instituições acadêmicas brasileiras e 29 eminentes endocrinologistas da Europa, da América do Norte e da Argentina, que escreveram sobre temas nos quais têm vasta experiência. A todos, nossos sinceros agradecimentos.

Somos também muito gratos às pessoas que, direta ou indiretamente, contribuíram para levarmos adiante nosso projeto, e ao grupo GEN pelo fundamental apoio.

Esperamos que *Endocrinologia Clínica* continue a contribuir para melhorar a compreensão e o aprimoramento dos conceitos referentes à abordagem diagnóstico-terapêutica dos distúrbios endócrinos mais importantes.

Lucio Vilar

Sumário

PARTE 1

Neuroendocrinologia

CAPÍTULO

1

Avaliação Diagnóstica da Hiperprolactinemia

Lucio Vilar ■ Luciana Ansaneli Naves ■ Daniella Rêgo ■ Maria Fleseriu

INTRODUÇÃO

A hiperprolactinemia, definida como aumento do nível sérico de prolactina (PRL) acima do limite superior da normalidade, é uma causa frequente de hipogonadismo hipogonadotrófico adquirido.[1,2] Trata-se do distúrbio hormonal mais frequente do eixo hipotalâmico-hipofisário.[3] De fato, está presente em 10 a 25% das mulheres com amenorreia secundária ou oligomenorreia, em aproximadamente 30% das pacientes com galactorreia ou infertilidade e em 75% daquelas com amenorreia e galactorreia.[3,4] Em contrapartida, é rara na população geral (0,4%)[4] e, em uma série de 1.370 pacientes consecutivos com disfunção erétil, somente 1,5% tinha hiperprolactinemia.[5] Tal achado reflete a baixa prevalência de distúrbios endócrinos (2,5%) entre pacientes com disfunção erétil.[5-7] Em mulheres com idade entre 25 e 34 anos, relatou-se que a incidência anual de hiperprolactinemia é de 23,9 por 100.000 pessoas-ano.[8]

FISIOLOGIA DA PROLACTINA

A PRL é primariamente produzida e secretada pelas células lactotróficas da hipófise anterior. Ela é também produzida em locais extra-hipofisários, incluindo ovários, glândulas mamárias e endométrio, próstata, linfócitos e células hematopoéticas, pele, tecido adiposo, timo, sistema linfático, endotélio e cérebro.[3,9-11]

A secreção de PRL pela hipófise apresenta um ritmo circadiano com níveis mais altos durante o sono e menores durante a vigília.[3,9,10] O hipotálamo exerce influência predominantemente inibitória sobre a secreção da PRL por meio de fatores inibitórios da PRL, que alcançam a hipófise via sistema porta-hipotálamo-hipofisário (Figura 1.1). Dentre os fatores inibitórios da PRL, o principal representante é a dopamina, que é vastamente produzida pelas células tuberoinfundibulares e o sistema dopaminérgico túbero-hipofisário-hipotalâmico.[9-11] A dopamina atua mediante a ligação aos receptores D2 (D2R) nas células lactotróficas hipofisárias. Isso resulta em regulação negativa da expressão do gene da PRL, secreção reduzida da PRL e diminuição da proliferação dessas células.[9-12] Outros fatores inibitórios da PRL são o ácido gama-aminobutírico (GABA) e a somatostatina.[3,9] Além disso, a endotelina-1 e o fator de crescimento transformante beta-1 (TGF-β1) atuam como fatores inibitórios parácrinos.[10,11] Tem sido sugerido que vários hormônios e neuropeptídeos são capazes de promover a liberação de PRL, incluindo hormônio liberador de tireotropina (TRH), opioides endógenos, ocitocina, serotonina, vasopressina, polipeptídeo intestinal vasoativo (VIP), neurotensina, galanina e salsolinol.[3,9-12] O estrogênio estimula a transcrição do gene da PRL (localizado no cromossomo 6) e a secreção de PRL. Isso explica por que os níveis de PRL são mais altos no sexo feminino, bem como em mulheres em idade fértil em comparação às que estão na menopausa.[9-11]

O gene do receptor da PRL é um membro da superfamília dos receptores das citocinas. Ele se localiza no cromossomo 5p13 e contém 10 éxons. O receptor da PRL induz fosforilação da tirosina proteica, bem como ativação da quinase JAK2 e da STATS.[10,11] Estudos recentes em ratas fêmeas mostraram que a kisspeptina aumenta a secreção de PRL por meio da inibição dos neurônios dopaminérgicos tuberoinfundibulares.[11,12] Em contrapartida, a PRL inibe a expressão da kisspeptina no núcleo arqueado e, consequentemente, a secreção de hormônio liberador de gonadotrofinas (GnRH) e gonadotrofinas. Tal achado justificaria o hipogonadismo hipogonadotrófico observado na hiperprolactinemia.[10-12]

A função primordial da PRL é propiciar a lactação após o parto, além de participar, durante a gravidez, juntamente com os estrógenos, do desenvolvimento mamário necessário para uma adequada amamentação.[3,10,13] Nas adrenais, a PRL estimula a secreção de andrógenos, cortisol e aldosterona. Ela também tem sido implicada na ativação do eixo hipotalâmico-hipofisário-adrenal induzida pelo estresse.[3,13]

CARACTERÍSTICAS DA PROLACTINA

A prolactina humana é um hormônio heterogêneo nas suas principais formas circulantes.[9-11] A forma monomérica ou de baixo peso molecular (23 kDa) resulta de uma molécula de

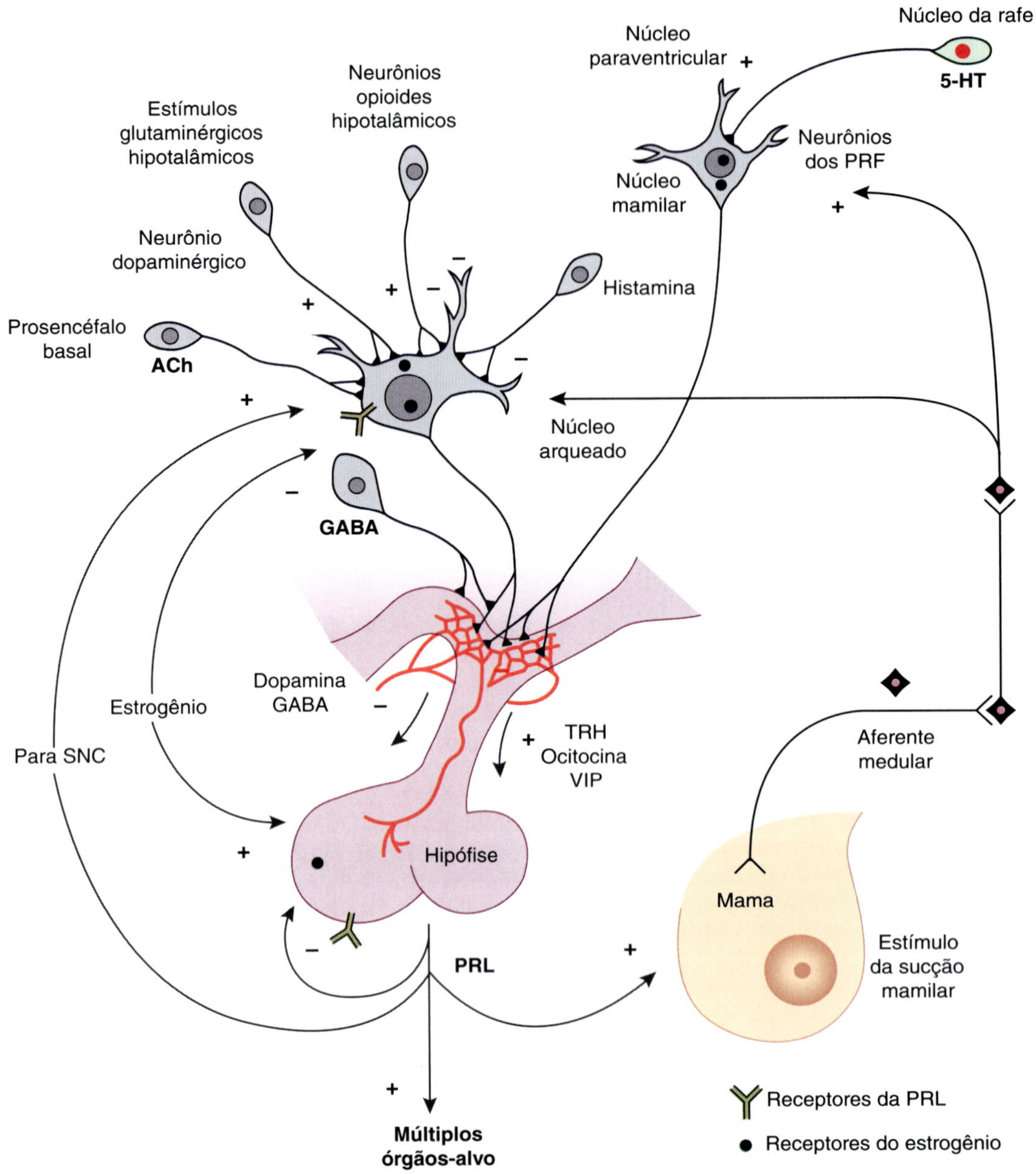

Figura 1.1 Regulação da secreção de prolactina. Fatores estimulatórios (PRF): TRH (hormônio liberador de tireotropina); VIP (polipeptídeo intestinal vasoativo); PACAP (polipeptídeo ativador da adenilato ciclase pituitária); PHM-27 (peptídeo histidina metionina-27); opioide endógeno e serotonina. Fatores inibitórios (PIF): dopamina; GABA (ácido gama-aminobutírico); GAB (peptídeo associado GnRH). ACh: acetilcolina; 5-HT: serotonina; SNC: sistema nervoso central; –: inibição; +: estimulação.

pré-prolactina clivada (26 kDa) e representa a principal isoforma circulante (80 a 95%) do total dos indivíduos saudáveis ou daqueles com prolactinomas.[14] A prolactina dimérica ou *big* prolactina (45 a 60 kDa) e a macroprolactina ou *big big* prolactina (> 150 kDa) correspondem a menos de 10% do total.[14,15] Na maioria dos casos, a macroprolactina é composta por um complexo formado por uma IgG e uma PRL monomérica.[15-18] Em casos raros, já foram demonstradas ligações com outras imunoglobulinas como IgA e IgM.[4,14] Em casos de hiperprolactinemia, quando mais de 60% da PRL circulante é representada pela macroprolactina, essa condição é denominada macroprolactinemia.[14-16]

A caracterização das três formas de PRL é realizada, de preferência, por meio de estudos de cromatografia em colunas de gel-filtração, em que a eluição ocorre em função do peso molecular (Figura 1.2).[16]

ETIOLOGIA

A hiperprolactinemia não é uma doença, e sim uma anormalidade laboratorial que pode resultar de causas fisiológicas, farmacológicas e patológicas.[1-3] Entre 770 casos de hiperprolactinemia não fisiológica acompanhados em dois centros de referência de neuroendocrinologia em Recife, prolactinomas representaram a etiologia mais frequente (31,4%), seguidos do uso de medicamentos (20,2%) e macroprolactinemia (15,7%) (Figura 1.3).[19]

Causas fisiológicas

As mais importantes causas fisiológicas de hiperprolactinemia são gravidez e lactação (Quadro 1.1).[3,6,10] Estresse de qualquer etiologia pode elevar a PRL, seja psicológico, induzido por exercícios, dor ou doença aguda.[6,10,16,20] O exercício aumenta a PRL em uma magnitude proporcional à intensidade e à duração da

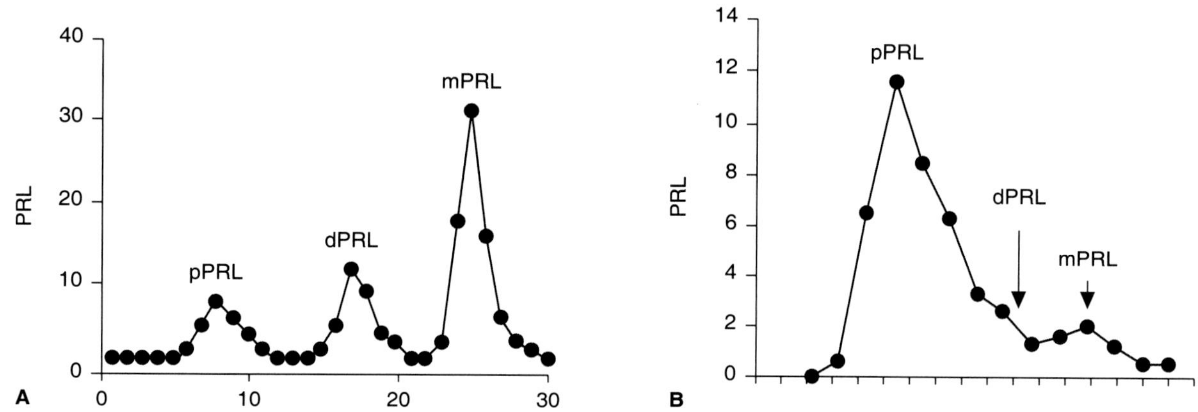

Figura 1.2 Cromatografia de filtração em gel da prolactina (PRL) em indivíduos saudáveis (**A**) e com macroprolactinemia (**B**). dPRL: prolactina dimérica; mPRL: prolactina monomérica; pPRL: prolactina polimérica ou macroprolactina.

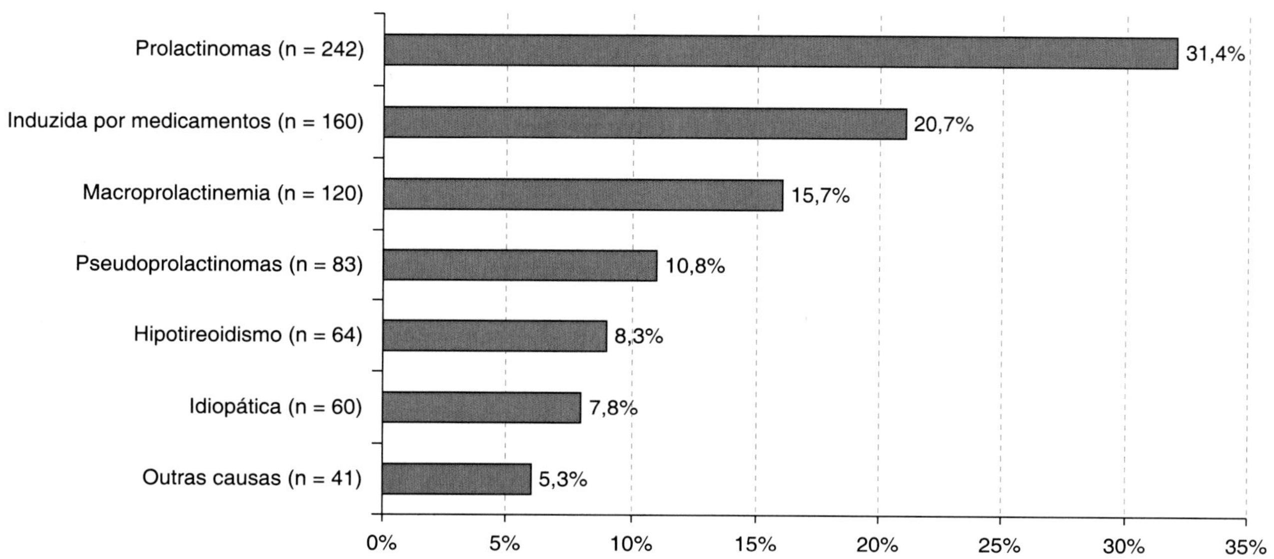

Figura 1.3 Etiologia da hiperprolactinemia entre 770 casos. (Adaptada de Vilar et al., 2024.)[19]

Quadro 1.1 Etiologia da hiperprolactinemia fisiológica.

- Gravidez
- Amamentação
- Ovulação
- Estresse
- Estímulo mamilar
- Atividade física
- Sono
- Coito

Adaptado de Samperi et al., 2019.[3]

atividade. Foi observada elevação da PRL após exercícios aeróbicos e anaeróbicos, mas é maior em exercícios anaeróbicos de alta intensidade. Acredita-se que o pico da PRL ocorra após o exercício e, portanto, sugere-se evitar atividades vigorosas por pelo menos 30 minutos antes da coleta de sangue para medição da PRL. Contudo, o paciente não necessita ficar de repouso para coleta da amostra, diferentemente do que se preconizava no passado.[7,10,16]

Leves aumentos nos níveis de PRL (geralmente < 60 ng/mℓ; máximo de 100 ng/mℓ) podem ser causados pelo estresse da punção venosa – o mesmo é valido para a estimulação mamária.[1,3,6] Como a PRL tem uma secreção pulsátil, pode haver variação dos seus níveis durante o dia.[6-8] Portanto, um valor elevado deve ser confirmado pelo menos uma vez,[3,6] a menos que os níveis estejam inequivocamente elevados (p. ex., > 100 ng/mℓ).[1,3]

O ato de amamentar é um forte estímulo fisiológico para a secreção de PRL, possivelmente pela liberação dos lactotrofos da inibição tônica da dopamina.[3,10] TRH, vasopressina, ocitocina e salsolinol também foram propostos como fatores envolvidos na liberação de PRL induzida pela sucção do mamilo.[3]

A hiperprolactinemia é um achado bem estabelecido durante a gravidez normal, sendo decorrente do hiperestrogenismo gestacional característico.[10] A PRL aumenta progressivamente ao longo da gestação, atingindo valores > 450 ng/mℓ no último trimestre.[3,10,16]

Causas farmacológicas

Elevação da PRL secundária ao uso de medicamentos representa a causa mais comum de hiperprolactinemia não fisiológica (Quadro 1.2).[4,6,21] Diferentes mecanismos estão envolvidos, tais como redução da atividade dopaminérgica no sistema nervoso central, depleção de dopamina (p. ex., metildopa), bloqueio dos

Quadro 1.2 Causas de hiperprolactinemia farmacológica.

Antipsicóticos ▪ Típicos: haloperidol, clorpromazina, tioridazina, tiotixeno, flupentixol ▪ Atípicos: risperidona, paliperidona, molindona, amissulprida, quetiapina, olanzapina, ziprasidona,* clozapina,* aripiprazol*
Antidepressivos ▪ Tricíclicos: clomipramina, amoxapina, amitriptilina, desipramina, imipramina ▪ SSRI: fluoxetina, fluvoxamina, paroxetina, citalopram, escitalopram, sertralina ▪ SNRI: venlafaxina, duloxetina, reboxetina ▪ IMAO: pargilina, clorgilina
Anti-hipertensivos ▪ Verapamil, α-metildopa, reserpina, labetalol (*intravenoso*)
Antieméticos/Procinéticos ▪ Metoclopramida, domperidona, cisaprida, alizaprida, metopimazina
Bloqueadores dos receptores H2 ▪ Cimetidina, ranitidina
Outros ▪ Estrógenos, anestésicos, quimioterápicos, opiáceos (p. ex., tramadol, metadona, morfina, heroína etc.), alprazolam, cocaína, maconha, uso abusivo de álcool etc.

*Raramente. IMAO: inibidores da monoamina oxidase; SNRI: inibidores da recaptação de serotonina e norepinefrina; SSRI: inibidores seletivos da recaptação da serotonina. (Adaptado de Vilar et al., 2018;[1] Samperi et al., 2019;[3] Vilar et al., 2005;[7] Torre e Falorni, 2007;[20] Molitch, 2008.[21])

Quadro 1.3 Prevalência de hiperprolactinemia (HPRL) entre várias medicações.

Classe de fármacos	Sem HPRL significativa	HPRL em < 25% dos pacientes	HPRL em 25 a 50% dos pacientes	HPRL em > 50% dos pacientes
Antipsicóticos típicos	–	Loxapina Pimozida	–	Butirofenonas* Fenotianinas** Tioxantenos***
Antipsicóticos atípicos	Aripiprazol Clozapina Ziprasidona	Olanzapina Quetiapina	–	Amissulprida Risperidona Paliperidona Sultoprida Sulpirida Tiaprida
Antidepressivos tricíclicos	Nortriptilina	Amitriptilina Amoxapina Clomipramina Desipramina Doxepina Imipramina Maprotilina Trimipramina	–	Clomipramina
Inibidores da monoamina oxidase	–	–	–	Clorgilina Pargilina
Antieméticos	–	–	–	Alizaprida Domperidona Metoclopramida Metopimazina Bromoprida
Anti-hipertensivos	–	Metildopa Reserpina	Verapamil	–

*Haloperidol, droperidol, bemperidol etc. **Clorpromazina, trifluorpromazina, tioridazina etc. ***Clorprotixeno, tiotixeno etc. (Adaptado de Samperi et al., 2019.[3])

receptores D2, D2R (p. ex., antipsicóticos, antieméticos etc.), aumento da transmissão serotoninérgica (p. ex., bloqueadores da recaptação de serotonina), estímulo direto da síntese de PRL (p. ex., estrógenos).[20,21]

Neurolépticos, particularmente os antipsicóticos clássicos (butirofenonas e fenotiazinas) e alguns antipsicóticos atípicos (amissulprida, risperidona e paliperidona), bem como antieméticos (domperidona, metoclopramida etc.), são os medicamentos mais frequentemente envolvidos nessa situação (Quadro 1.3).[3,21-25] O uso crônico desses fármacos mantém os níveis de PRL elevados em 40 a 90% dos pacientes.[21,24,26]

Antipsicóticos

Antipsicóticos de primeira geração são normalmente associados a hiperprolactinemia mais intensa (acima de 2 a 3 vezes o limite superior da normalidade).[20,21] Já os antipsicóticos atípicos ou de segunda geração têm menor afinidade pelo D2R e estimulam menos o receptor serotoninérgico 5HT2A, determinando, assim, elevação mais branda da PRL.[3,20] As exceções são risperidona, paliperidona e amissulprida, que podem causar hiperprolactinemia significativa.[20] Em contraste, hiperprolactinemia raramente é observada em pacientes tratados com aripiprazol, uma vez que se trata de um agonista parcial do D2R.[21,27] Deste modo, ele pode, muitas vezes, reverter a hiperprolactinemia induzida por outros antipsicóticos.[21,26,27]

Vale ressaltar que os níveis de PRL tendem a cair para o normal 48 a 96 horas após a interrupção da administração oral do antipsicótico.[8,21] Em nossa experiência, isso ocorre aproximadamente em metade dos pacientes, 4 dias após a retirada do medicamento.

Antidepressivos

Diferentes classes de antidepressivos induzem hiperprolactinemia, sobretudo por estímulo das vias serotoninérgicas.[3,20] Habitualmente, a elevação da PRL é discreta e assintomática.[3,28-31] A exata prevalência da hiperprolactinemia com inibidores seletivos da recaptação de serotonina e com os inibidores da recaptação da norepinefrina é desconhecida.[28-31] Em um estudo com 80 pacientes com níveis normais de PRL, tratados com fluoxetina por 12 semanas, hiperprolactinemia leve (PRL < 40 ng/mℓ) ocorreu em 4,5% dos homens e 22,2% das mulheres.[31] Em um estudo-piloto transversal mais recente com 55 pacientes, hiperprolactinemia leve foi encontrada em 10,9% dos pacientes tratados com escitalopram, paroxetina ou sertralina.[32]

A hiperprolactinemia parece ser ainda mais rara com antidepressivos tricíclicos,[21,24,28] com exceção da clomipramina.[33] Elevações de PRL não foram observadas com o uso crônico de nefazodona, bupropiona, carbamazepina, mirtazapina ou trazodona.[21,24,34-36] Convém mencionar também que há relatos de galactorreia euprolactinêmica associada ao uso de antidepressivos ou antipsicóticos.[28,37,38]

Antieméticos

Antieméticos bloqueadores do D2R (p. ex., domperidona, metoclopramida, bromoprida etc.) são de uso corriqueiro para o manejo das frequentes doenças do refluxo gastresofágico e dispepsia funcional, estando, pois, entre as medicações mais comumente associadas à hiperprolactinemia.[20,39,40] De modo geral, mais de 50% dos pacientes tratados podem apresentar elevação da PRL.[3] Por isso, eles são frequentemente empregados para estimular a produção de PRL em mulheres que estão amamentando.[3,20]

Anti-hipertensivos

Hiperprolactinemia leve tem sido relatada em menos de 10% dos pacientes tratados com verapamil, devido à supressão da dopamina tuberoinfundibular.[20,41] Tal fato não foi descrito com outros bloqueadores dos canais de cálcio não di-hidropiridínicos, como diltiazem e nifedipino.[3]

Hiperprolactinemia foi também relatada com hipotensores usados no passado, como reserpina[20] e metildopa.[42] Reserpina é um alcaloide que reduz a transmissão da dopamina por bloqueio neuronal do transportador de monoamina vesicular do tipo 2.[3] Metildopa é um inibidor competitivo da enzima DOPA descarboxilase e causa hiperprolactinemia por meio da inibição da síntese de dopamina.[3,42]

Estrógenos

É sabido que altos níveis de estrógeno durante a gravidez levam a hiperplasia lactotrófica e hiperprolactinemia.[16,43] No entanto, ainda é controverso se a quantidade de estrógeno nos contraceptivos orais ou na terapia hormonal da menopausa é suficiente para induzir hiperprolactinemia.[21] Em alguns estudos, 12 a 30% das mulheres que receberam contraceptivos orais contendo estrógeno desenvolveram hiperprolactinemia, com pouca influência da dose do estrógeno.[44,45] Por outro lado, outros estudos mostraram aumento mínimo ou inexistente nos níveis de PRL, particularmente com doses de etinilestradiol de até 35 μg/dia.[3,46,47] Em relação à terapia de reposição estrogênica na menopausa, a maioria dos estudos não demonstrou nenhum efeito[48,49] ou um efeito mínimo[50] nos níveis de PRL com doses variadas até 1,25 mg de estrógeno conjugado ou 50 μg de estradiol diariamente. Em nossa experiência, menos de 20% das mulheres que tomam contraceptivos orais combinados contendo 30 μg de etinilestradiol desenvolvem hiperprolactinemia leve.[19]

Miscelânea

Hiperprolactinemia já foi associada a diversas outras substâncias, como inibidores do receptor H2 (p. ex., ranitidina e cimetidina [dados conflitantes]), medicamentos serotoninérgicos (p. ex., fenfluramina, sibutramina etc.), ansiolíticos (p. ex., alprazolam e buspirona), opioides, maconha, cocaína etc.[3,7,20-21]

Desafios

A avaliação da hiperprolactinemia farmacológica pode ser um desafio. O uso abusivo de opioides, álcool e drogas ilícitas também pode aumentar os níveis de PRL, e tal informação pode ser omitida pelo paciente na anamnese.[1,7,21] Além disso, deve-se sempre considerar a possibilidade de concomitância de uma causa patológica na hiperprolactinemia moderada a grave (> 100 ng/mℓ), com repercussões clínicas e/ou hiperprolactinemia prolongada.[51,52] Nesses casos, é recomendado repetir a dosagem de PRL após a interrupção do medicamento por 3 a 4 dias.[8,21,51] Quando a retirada da medicação não for possível, deve-se realizar ressonância magnética (RM) para descartar uma massa selar.[17]

Causas patológicas

Doenças hipotalâmico-hipofisárias

A principal causa de hiperprolactinemia patológica são os prolactinomas, que representam o adenoma hipofisário mais comum (cerca de 40% dos casos).[6,16,17] Outros tumores da região hipotálamo-hipofisária também podem causar hiperprolactinemia, seja pelo aumento da produção de PRL (p. ex., adenomas hipofisários mistos produtores de hormônio do crescimento [GH] e PRL, hormônio tireoestimulante [TSH] e PRL, ou hormônio adrenocorticotrófico [ACTH] e PRL) ou por compressão da haste hipofisária (p. ex., adenomas clinicamente não funcionantes e craniofaringeomas).[6,7,16,17] Esses tumores são chamados de pseudoprolactinomas por alguns autores,[17,16] uma vez que não secretam PRL, mas interferem no aporte de dopamina do hipotálamo para a hipófise.[7,16] Lesões infiltrativas, hipofisite, aneurismas, sela vazia e radioterapia também podem levar à hiperprolactinemia devido à produção hipotalâmica inadequada de dopamina ou à compressão da haste hipofisária (Quadro 1.4).[7,16,17]

Doenças sistêmicas (endócrinas e não endócrinas)

Hiperprolactinemia é encontrada em até 40% dos pacientes com hipotireoidismo primário e em até 22% daqueles com hipotireoidismo subclínico.[7,53,54] Em geral, trata-se de uma elevação leve dos níveis de PRL que normalizam com a reposição de levotiroxina.[1,7,54,55] Além disso, hipotireoidismo primário e prolactinoma podem coexistir.[1,7] Embora rara, essa situação deve ser considerada sempre que níveis elevados de PRL persistirem após a normalização da função tireoidiana com o uso de levotiroxina (Figura 1.4).[1,7] Os glicocorticoides suprimem a expressão do gene da PRL e sua liberação.[16,56] Assim, a hiperprolactinemia pode ocasionalmente ser observada em pacientes com insuficiência adrenal primária, sendo reversível após a introdução da reposição de glicocorticoides.[56]

Quadro 1.4 Etiologia da hiperprolactinemia patológica.

Etiologia
Distúrbios hipotalâmicos ▪ Tumores: craniofaringeoma, meningioma, germinoma, glioma, metástases etc. ▪ Doenças infiltrativas: sarcoidose, tuberculose, histiocitoses sistêmicas (histiocitose de células de Langerhans, doença de Erdheim-Chester), granulomatose de Wegener etc. ▪ Granuloma eosinofílico ▪ Danos causados por radioterapia craniana
Distúrbios hipofisários ▪ Prolactinomas ▪ Pseudoprolactinomas (adenomas clinicamente não funcionantes, somatotropinomas, corticotropinomas, tireotropinomas etc.) ▪ Adenomas mistos secretores de GH/PRL e TSH/PRL ▪ Síndrome da sela vazia ▪ Hipofisites ▪ Doenças infiltrativas: sarcoidose, histiocitoses sistêmicas (histiocitose de células de Langerhans, doença de Erdheim-Chester), granulomatose de Wegener etc. ▪ Doenças infecciosas: tuberculose, abscesso etc.
Distúrbios da haste ▪ Hastite, secção cirúrgica, traumatismo craniano
Outras doenças da região selar ▪ Cisto da bolsa de Rathke, paraganglioma secretor de PRL, aneurisma da carótida interna, meningioma etc.
Doenças sistêmicas ▪ Endócrinas: hipotireoidismo primário, doença de Addison, síndrome dos ovários policísticos (?) ▪ Não endócrinas: cirrose, insuficiência renal crônica, lúpus eritematoso sistêmico, pseudociese etc.
Neurogênicas ▪ Lesões irritativas da parede torácica: herpes-zóster, toracotomia, mastectomia, queimadura, *piercing* de mamilo, prótese mamária etc. ▪ Lesões do cordão medular: ependimoma cervical, siringomielia, tumores extrínsecos, *tabes dorsalis*
Crise convulsiva
Produção ectópica de PRL ▪ Gonadoblastoma, teratoma ovariano, carcinoma broncogênico, hipernefroma etc.
Macroprolactinemia
Hiperprolactinemia idiopática

GH: hormônio do crescimento; PRL: prolactina; TSH: hormônio tireoestimulante.

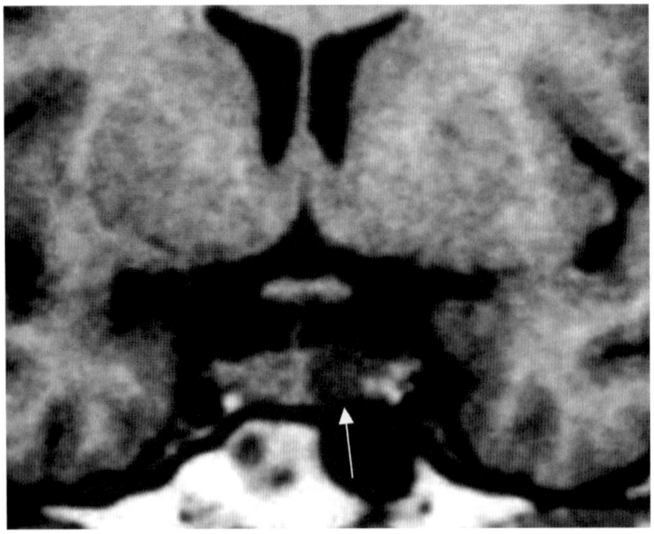

Figura 1.4 Microprolactinoma (0,7 cm) em paciente com hipotireoidismo primário (*seta*). Essa condição deve ser considerada sempre que os níveis de prolactina permanecerem elevados após a normalização do hormônio tireoestimulante (TSH) e da tiroxina (T_4) livre com levotiroxina.

Estudos realizados nos anos 1980 relataram a hiperprolactinemia em até 7% das mulheres com síndrome dos ovários policísticos (SOP). No entanto, dois estudos recentes não confirmaram essa associação.[57-59] Um grupo brasileiro encontrou uma causa adicional de elevação da PRL entre 15 mulheres com SOP e hiperprolactinemia.[58]

Aproximadamente 30% dos pacientes com insuficiência renal crônica e até 80% dos pacientes em hemodiálise apresentam níveis elevados de PRL.[6] Correção de insuficiência renal por transplante resulta em normoprolactinemia, às vezes dentro de poucos dias.[60,61] Hiperprolactinemia leve também é encontrada, com frequências variáveis, nos casos de cirrose alcoólica (16 a 100%) e nos de cirrose não alcoólica (5 a 13%). Acredita-se que o mecanismo seja secundário à diminuição da inibição da PRL mediada por dopamina, bem como ao aumento dos níveis de estrógenos circulantes.[3,6,62,63]

Hiperprolactinemia idiopática

A denominação hiperprolactinemia idiopática tem sido reservada para os pacientes sem uma causa óbvia para a alteração hormonal.[6,7,16] Um microprolactinoma pode estar presente, mas é muito pequeno (2 a 3 mm) para ser detectado pelos exames de imagem. A elevação da PRL também pode resultar de uma alteração da regulação hipotalâmica[16] ou, muito raramente, de mutações com perda de função no gene do receptor de PRL.[64,65] É digno de nota que muitos pacientes inicialmente diagnosticados com hiperprolactinemia idiopática foram mais tarde confirmados como sendo portadores de macroprolactinemia.[1,66,67]

Hiperprolactinemia neurogênica

Estimulação mamária e amamentação levam à elevação da PRL mediada pela ativação de vias aferentes neurais que passam pela medula espinal e interferem na transmissão da dopamina.[3,6] O mesmo mecanismo explicaria a elevação dos níveis de PRL após lesões traumáticas na parede torácica (mastectomia, mamoplastia, toracotomia) ou lesões irritativas (herpes-zóster, queimaduras, *piercing* nos mamilos) e por doenças do cordão medular (ependimoma cervical, siringomielia, *tabes dorsalis* e tumores extrínsecos).[3,7,16,68-70]

Macroprolactinemia

A macroprolactinemia é definida como condição em que mais de 60% da PRL circulante é composta por macroprolactina.[1,7,16,71,72] Na maioria dos estudos *in vitro*, foi demonstrado que a macroprolactina tem baixa atividade biológica.[13,14] Isso é corroborado pela constatação de que a maioria dos pacientes macroprolactinêmicos é assintomática.[66,67,72-79] A hiperprolactinemia relacionada com macroprolactina decorre de menor depuração renal, meia-vida mais longa e menor capacidade de ativar as vias dopaminérgicas hipotalâmicas que regulam negativamente a secreção hipofisária de PRL.[2,80]

Relevância clínica. A macroprolactinemia tem sido descrita mundialmente e sua prevalência em nove séries europeias variou entre 8 e 42% (média 19,6%) nos pacientes com hiperprolactinemia.[66,67,72-77] Em três estudos clínicos brasileiros, a macroprolactinemia representou a terceira causa mais comum de hiperprolactinemia não fisiológica (prevalência próxima a 16%) após os prolactinomas e medicamentos.[19,78,79] A macroprolactinemia é, portanto, um achado comum na prática endocrinológica e geralmente não requer tratamento. Ela deve ser suspeitada principalmente quando pacientes hiperprolactinêmicos não apresentarem os sintomas típicos e/ou a evidência de um tumor hipofisário à RM.[2,16,17] No entanto, muitos pacientes com macroprolactinemia podem ter sintomas de hipogonadismo ou galactorreia,[66,67,72-74,81] provavelmente devido à concomitância de outras doenças (ver adiante).[1,7] Além disso, anormalidades neurorradiológicas também são frequentes.[66,67,72,79] Os níveis de PRL na macroprolactinemia são variáveis e, muitas vezes, sobrepõem-se aos níveis observados na hiperprolactinemia monomérica.[66,67,72,79] Portanto, nenhuma dessas condições pode ser diferenciada com base apenas em características clínicas, achados de RM ou níveis de PRL.[4,7,72,73]

Alguns estudos mostram que a detecção de macroprolactina pode mudar, de forma significativa, o diagnóstico inicial de pacientes hiperprolactinêmicos. De fato, em três séries,[1,66,67] foi encontrada macroprolactinemia em 25 a 68,3% (média, 42,3%) dos pacientes com aparente hiperprolactinemia idiopática. Além disso, o diagnóstico de microprolactinoma mudou para adenoma clinicamente não funcionante (ACNF) em 10 dos 49 pacientes (20%) de um estudo italiano.[66] A macroprolactinemia também pode atrasar ou dificultar o diagnóstico de disfunção erétil psicogênica.[82] Essa situação deve ser sempre considerada nos pacientes com disfunção erétil e hiperprolactinemia que apresentam níveis normais de testosterona.[4,7] Assim, a macroprolactinemia pode representar uma causa relevante de diagnóstico incorreto, investigação desnecessária e tratamento inapropriado.[66,67,79]

Vale ressaltar que ensaios diferentes reconhecem a macroprolactina de maneira distinta.[83] Tem sido demonstrado que alguns ensaios novos mostram menor reação cruzada com macroprolactina; no entanto, o número de amostras definidas como macroprolactina ainda é significativo.[84]

Em resumo, o rastreamento para macroprolactina não deve ser reservado apenas para os pacientes assintomáticos, mas também para aqueles com aparente hiperprolactinemia idiopática, quadros clínicos atípicos, resultados de PRL conflitantes em diferentes ensaios ou quando ocorrer um declínio tardio dos níveis de PRL durante o uso de doses habituais dos agonistas dopaminérgicos.[1,2,53] Por outro lado, a PRL nunca deve ser dosada em pacientes assintomáticos, a fim de evitar a desnecessária detecção da macroprolactinemia.[1,2,17,80]

Tumores extra-hipofisários secretores de PRL

Produção ectópica de PRL é excepcionalmente rara, havendo menos de 20 relatos na literatura recente.[6,85] Tal situação foi descrita, sobretudo, com tumores ovarianos (teratoma, gonadoblastoma etc.) e uterinos (leiomioma, carcinoma de colo, fibroides). Houve também relatos com adenocarcinoma colorretal e tumor de célula epitelioide perivascular.[85] Em função de sua raridade, a secreção ectópica não deve ser pesquisada rotineiramente, a menos que haja um tumor extra-hipofisário clinicamente diagnosticado.[6,70]

Crise convulsiva

Observou-se hiperprolactinemia em, aproximadamente, 12 e 75% dos pacientes que apresentavam convulsão do lobo frontal e do lobo temporal, respectivamente. A elevação transitória da PRL resulta do desequilíbrio dos neurotransmissores da região hipotalâmico-hipofisária.[6,16,70]

Outras causas

A PRL parece também estar envolvida nos mecanismos patogênicos das malignidades e doenças autoimunes. Hiperprolactinemia já foi relatada em pacientes com linfoma, carcinomas de mama e cólon, lúpus eritematoso sistêmico, artrite reumatoide e mieloma múltiplo avançado.[6,16,70]

QUADRO CLÍNICO

As principais manifestações clínicas da hiperprolactinemia crônica são galactorreia, decorrente do estímulo direto da lactação, e sintomas de hipogonadismo, resultantes de inibição da secreção pulsátil de GnRH. Adicionalmente, acne e hirsutismo podem raramente ocorrer em mulheres, sobretudo por aumento da produção de andrógenos adrenais (Figura 1.5). Ganho de peso pode também ocorrer, por mecanismo não bem estabelecido (Quadro 1.5).[1-3,17]

Galactorreia

Galactorreia representa a manifestação mais característica da hiperprolactinemia; ocorre em 30 a 80% das mulheres e em 14 a 33% dos homens com prolactinomas.[7,70] Pode ser espontânea, intermitente ou detectável apenas à compressão mamilar (Figura 1.6). Quanto mais grave o hipogonadismo (níveis de estrogênio mais baixos e de longa evolução), menor a incidência de galactorreia (o estrogênio é necessário para a produção do leite). Por essa razão, galactorreia é incomum na pós-menopausa. Em homens, o achado de galactorreia é quase patognomônico dos prolactinomas.[2,16] Em contrapartida, aproximadamente um terço das mulheres com galactorreia apresenta níveis normais de PRL, caracterizando a chamada *galactorreia idiopática*.[61] A associação de galactorreia e amenorreia é, contudo, um forte indício de hiperprolactinemia.[1-3,70]

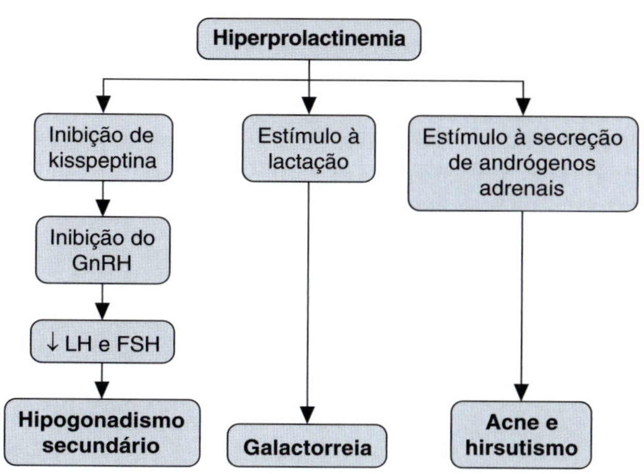

Figura 1.5 Principais manifestações clínicas da hiperprolactinemia. FSH: hormônio foliculestimulante; GnRH: hormônio liberador de gonadotrofina; LH: hormônio luteinizante.

Quadro 1.5 Manifestações clínicas da hiperprolactinemia.

Mulheres	Homens
Galactorreia	Galactorreia
Amenorreia	Ginecomastia
Oligomenorreia	Disfunção erétil
Infertilidade	Infertilidade
Diminuição da libido	Diminuição da libido
Dispareunia	–
Osteoporose	Osteoporose
Acne/hirsutismo	–
Ganho de peso	Ganho de peso

Hipogonadismo

A hiperprolactinemia causa hipogonadismo hipogonadotrófico via inibição da kisspeptina, um potente secretagogo do GnRH.[10] Como consequência, ocorre redução da pulsatilidade dos hormônios luteinizante (LH) e foliculestimulante (FSH), o que leva à menor produção de esteroides sexuais (estrogênio nas mulheres e testosterona nos homens) (ver Figura 1.5).[2,3] Níveis altos de PRL também inibem diretamente as funções ovariana e testicular.[7,10] Pacientes do sexo feminino podem apresentar fase lútea curta, anovulação, infertilidade, oligomenorreia ou amenorreia e diminuição da lubrificação vaginal com dispareunia. Ocasionalmente, existe infertilidade associada a ciclos menstruais regulares.[10,16] A hiperprolactinemia é responsável por até 30% das amenorreias secundárias e por 10% das primárias, bem como por uma importante proporção de casos de infertilidade em mulheres.[10,16] No sexo masculino, em virtude do hipogonadismo, podem ocorrer diminuição da libido, disfunção erétil, oligospermia, infertilidade e, menos frequentemente, ginecomastia.[1-3] Outra complicação do hipogonadismo, em ambos os sexos, é a diminuição da densidade mineral óssea (osteopenia e osteoporose).[2] PRL elevada pode também inibir a 5α-redutase (enzima que converte a testosterona em di-hidrotestosterona) e ter ação direta inibitória sobre as células de Leydig. Por essa razão, homens com hipogonadismo secundário à hiperprolactinemia nem sempre apresentam recuperação da potência sexual se tratados apenas com testosterona, ou seja, é necessária a correção da hiperprolactinemia.[1,2,16]

Acne e hirsutismo

Mulheres com hiperprolactinemia podem raramente exibir acne e/ou hirsutismo em decorrência de: (1) elevação da testosterona livre, por diminuição da globulina ligadora dos hormônios sexuais (SHBG), resultante da deficiência estrogênica; (2) aumento da produção adrenal de sulfato de deidroepiandrosterona (DHEAS), por inibição da atividade da 3β-hidroxiesteroide desidrogenase (ver Figura 1.5).[7,86]

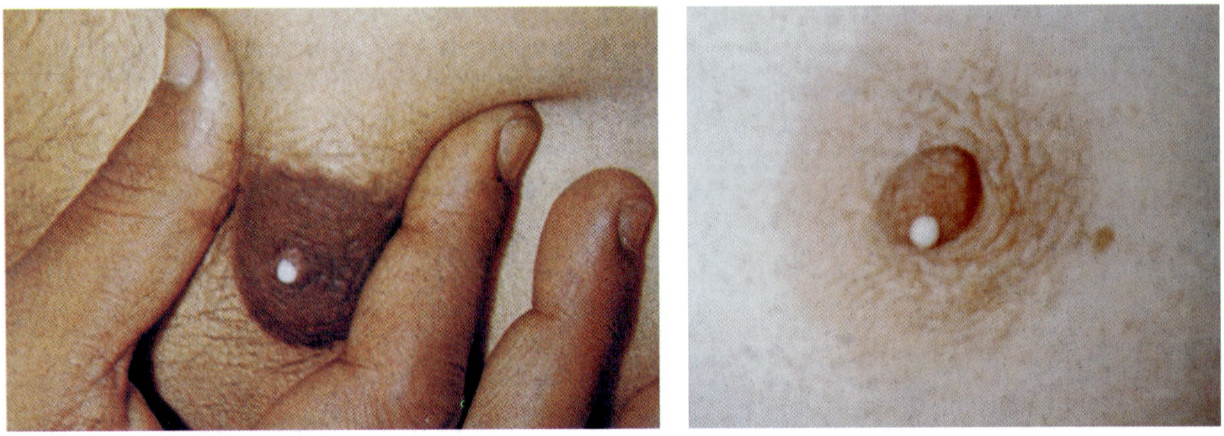

Figura 1.6 A galactorreia representa a manifestação mais característica da hiperprolactinemia. Pode ser intermitente ou constante, espontânea ou apenas evidenciável à compressão mamilar.

Obesidade

Há evidências da associação de hiperprolactinemia com obesidade, mas os mecanismos envolvidos ainda não foram definidos. Com a normalização da PRL, o peso tende a diminuir.[87]

Sinais e sintomas de macroprolactinemia

A macroprolactina tem baixa atividade biológica[13,14] e, devido a seu alto peso molecular, ela não consegue atravessar o capilar para estimular seu receptor nas células-alvo.[16,18] Por isso, pacientes com macroprolactinemia são tipicamente assintomáticos.[16,17] No entanto, sintomas relacionados com hiperprolactinemia (galactorreia, alterações menstruais, infertilidade e disfunção sexual), em diferentes estudos, foram relatados em até 45% dos pacientes.[66,67,72-78] Tal achado provavelmente se deve à concomitância de outras doenças, como SOP, disfunção erétil psicogênica, galactorreia idiopática, tumores hipofisários não funcionantes ou hiperprolactinemia monomérica.[1,7,67,67,79-82]

Em um estudo francês,[72] galactorreia foi encontrada em 46% dos casos de macroprolactinemia, distúrbios menstruais em 39%, infertilidade em 28% e a associação de galactorreia e distúrbios menstruais em 12%. Na série de Vilar et al.,[79] entre 120 pacientes com macroprolactinemia, 42% das mulheres (Figura 1.7) e 50% dos homens eram sintomáticos. Notavelmente, a concomitância de galactorreia e alterações menstruais é pouco frequente na macroprolactinemia, e sua presença aponta para o diagnóstico

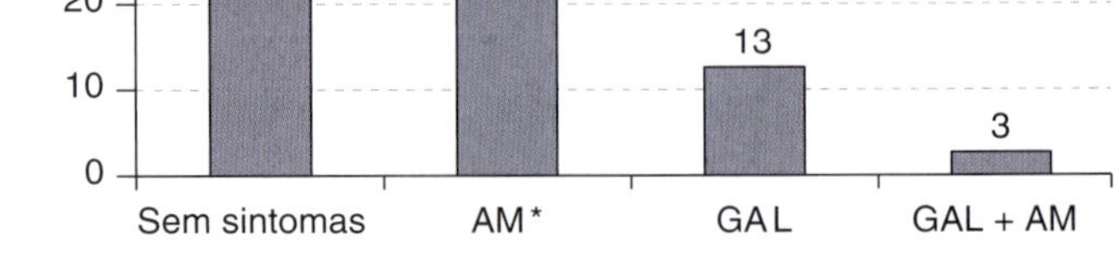

Figura 1.7 Características clínicas de 100 mulheres com macroprolactinemia. *Oligomenorreia ou amenorreia. AM: alterações menstruais; GAL: galactorreia. (Adaptada de Vilar et al., 2018.)[79]

de hiperprolactinemia monomérica.[78-80] Aproximadamente 10% dos pacientes com hiperprolactinemia monomérica podem também ser assintomáticos.[1,71,79,80]

AVALIAÇÃO DIAGNÓSTICA

Diante da suspeita clínica de hiperprolactinemia, deve-se solicitar a dosagem sérica da PRL. Na maioria dos ensaios, os limites superiores dos valores normais são 30 e 20 ng/mℓ em mulheres e homens, respectivamente. Quando o padrão 84/500 da Organização Mundial da Saúde (OMS) é utilizado, 1 μg/ℓ (ng/mℓ) é equivalente a 21,2 mUI/ℓ.[1,6] Elevações discretas podem ocorrer devido ao estresse da punção venosa ou atividade física intensa (em geral, abaixo de 40 ng/mℓ; máximo de 100 ng/mℓ).[6,7,10] Além disso, deve-se orientar as pacientes a evitarem a estimulação mamária nas horas que precedem a dosagem da PRL.[6,7] Outro aspecto muito importante a ser considerado é que a PRL é secretada episodicamente, e seus níveis medidos durante o dia podem eventualmente estar além do limite superior da normalidade.[3,6] Assim, não se deve ter como base um único exame para se estabelecer o diagnóstico de hiperprolactinemia, a menos que a PRL esteja inequivocamente elevada (p. ex., > 100 ng/mℓ).[1,7]

Na identificação correta da etiologia da hiperprolactinemia, alguns parâmetros devem ser levados em consideração como anamnese (sintomas, uso de substâncias que podem aumentar os níveis de PRL, estimulação excessiva das mamas); exame físico (galactorreia, ginecomastia, bócio, aranhas vasculares, ascite, edema facial, lesões na parede torácica, *piercing* nos mamilos), características clínicas, laboratoriais, bem como exames de imagem da sela túrcica.[1,3,16]

Além da determinação da PRL, dosagens de TSH, T_4 livre e creatinina devem ser obtidas para descartar causas secundárias de hiperprolactinemia.[1,6,8,16] Elevação da PRL é encontrada em cerca de um terço dos casos de acromegalia, seja por compressão da haste ou cossecreção de GH e PRL.[7,88] Portanto, dosagem de fator de crescimento semelhante à insulina tipo 1 (IGF-1) está indicada em todos os pacientes com adenoma hipofisário, mesmo na ausência de manifestações típicas da acromegalia.[1,7,84] Finalmente, a dosagem da fração beta da gonadotrofina coriônica humana (β-hCG) é obrigatória em qualquer mulher em idade fértil com amenorreia, ainda que que ela negue categoricamente a possibilidade de gravidez.[6,7,17]

Como comentado anteriormente, o rastreamento para macroprolactinemia deve ser considerado, particularmente em pacientes assintomáticos ou sem causa óbvia para a elevação da PRL.[1,3,7,16,17]

Diabetes insípido (DI) é raro em pacientes com adenomas hipofisários, mesmo quando muito volumosos.[1,7] Assim, quando um paciente com massa selar e hiperprolactinemia apresentar DI, o diagnóstico mais provável incluiria outros tumores selares (disgerminoma, craniofaringeoma, metástase etc.), hipofisite ou doenças infiltrativas.[7,89]

Por fim, como muitos pacientes com hipotireoidismo primário são assintomáticos, a ausência de manifestações clínicas (bócio, intolerância ao frio, sonolência, astenia etc.) não exclui esse diagnóstico, nem a necessidade de avaliar a função tireoidiana.[1,3,7,16]

Rastreio da macroprolactinemia

O padrão-ouro para o diagnóstico de macroprolactinemia é a cromatografia filtração em gel de (ver Figura 1.2), porém ela é trabalhosa, demorada e de alto custo, devendo ser restrita a laboratórios de referência e casos selecionados.[16,71] O método de triagem mais empregado, por sua simplicidade, boa reprodutibilidade e correlação com o método de referência, é a precipitação com polietilenoglicol (PEG). O PEG tem a capacidade de precipitar moléculas pesadas, como a macroprolactina, deixando no sobrenadante a PRL monomérica. Recuperações < 40% são indicativas de predominância de macroprolactina, enquanto as recuperações > 60% apontam para o diagnóstico de hiperprolactinemia monomérica (Figura 1.8).[7,71] A precipitação com PEG torna possível a definição da condição em 85% dos casos.[1,16,71]

É importante atentar à possibilidade de concomitância de macroprolactinemia e hiperprolactinemia monomérica.[1,6,7] Esta última situação deve ser suspeitada quando os níveis de PRL permanecem elevados, a despeito de recuperação de PRL < 40% após a precipitação com PEG (Figura 1.9).[1,2,7]

Classicamente, a pesquisa de macroprolactina tem sido recomendada somente para pacientes assintomáticos.[2,17] Contudo, como mencionado, muitos pacientes com macroprolactinemia podem ter sintomas e alterações à RM, em virtude de concomitância com outras doenças.[72-74,80] Assim, somos favoráveis à pesquisa rotineira da macroprolactina sempre que não houver uma causa óbvia para a hiperprolactinemia.

Exames de imagem

Após a exclusão das diferentes causas de hiperprolactinemia como medicamentos/drogas e doenças sistêmicas (endócrinas e não endócrinas), indica-se fazer a RM da sela túrcica.[7,16] A racionalidade dessa recomendação é o fato de pelo menos 10% da população adulta apresentar um incidentaloma hipofisário, identificado na investigação de cefaleia ou outras distúrbios neurológicos, quando submetida a uma tomografia computadorizada (TC) ou RM cerebral.[89,90] Além disso, no hipotireoidismo primário, devido à hiperplasia hipofisária difusa, pode haver um aumento da glândula e o diagnóstico incorreto de

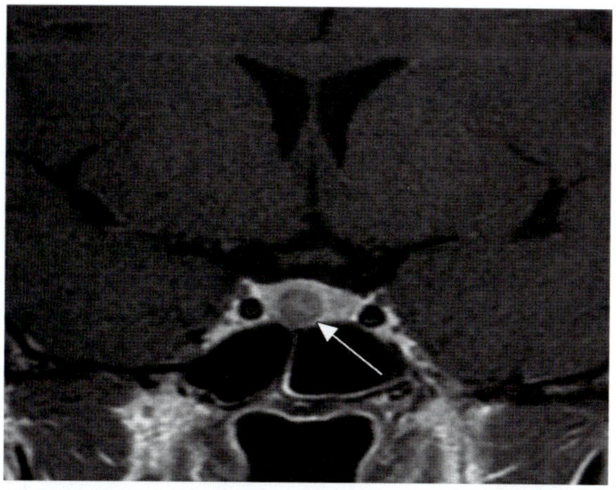

Figura 1.9 Microprolactinoma de 6 mm (*seta*) em mulher de 25 anos de idade com macroprolactinemia e síndrome dos ovários policísticos (prolactina [PRL] basal de 272 ng/mℓ). Após a precipitação do soro com polietilenoglicol (PEG), a recuperação da PRL foi baixa (25%), mas os níveis de PRL monomérica permaneceram elevados (68 ng/mℓ).

um prolactinoma ou ACNF.[91] Esse aumento é reversível com reposição de levotiroxina e normalização de TSH e T_4 livre (Figura 1.10).[91]

Alterações de imagem hipofisária com microadenomas, lesões císticas, sela vazia ou, menos frequentemente, macroadenomas foram relatadas em 8 a 26% dos pacientes com macroprolactinemia.[72-76,79,80] Contudo, essa frequência é semelhante à encontrada na população geral (6 a 20%).[90] Relatos da literatura mostram que a detecção de um adenoma hipofisário em um paciente com macroprolactinemia pode levar ao diagnóstico errado de um prolactinoma, bem como a tratamentos desnecessários e inadequados com agonistas dopaminérgicos e cirurgia hipofisária.[92] Em uma de nossas pacientes com amenorreia secundária, evidenciou-se macroadenoma de 2,5 × 2,0 cm e níveis de PRL de 280 ng/mℓ (valor de referência [VR]: 1,8 a 29,2), o que levou ao diagnóstico inicial de um macroprolactinoma. No entanto, a PRL sérica após a precipitação do PEG foi de 27,1 ng/mℓ (recuperação < 10%). O diagnóstico final foi ACNF e macroprolactinemia (Figura 1.11).[7]

Níveis de prolactina

A magnitude da elevação da PRL pode ser útil para determinar a etiologia da hiperprolactinemia, pois valores mais altos são observados em pacientes com prolactinomas (Quadro 1.6).[1,6,7,16,17,19] De fato, níveis de PRL > 500 ng/mℓ quase sempre indicam a presença de macroprolactinoma (raramente vistos em pacientes com microprolactinomas ou hiperprolactinemia farmacológica).[1,6,7,16,19,25] Por outro lado, a maioria dos pacientes com elevação dos níveis de PRL por compressão da haste hipofisária,

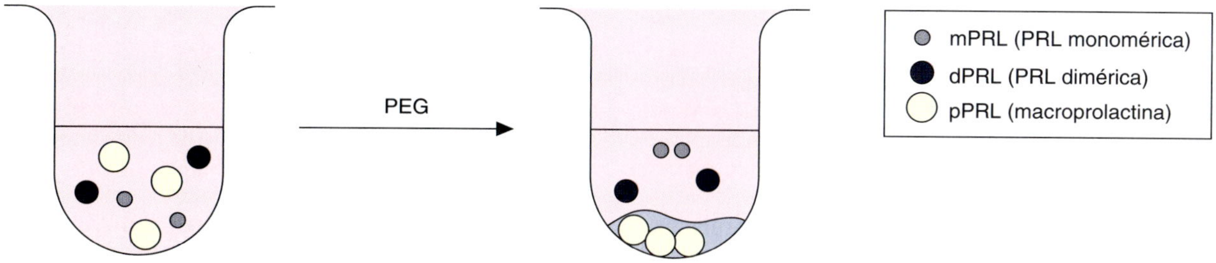

Figura 1.8 Esquematização da pesquisa de macroprolactina pela precipitação com polietilenoglicol (PEG). Recuperação > 60% indica predomínio de prolactina (PRL) monomérica, e recuperação < 40%, predomínio de macroprolactina. (Cortesia do Dr. Marcello D. Bronstein.)

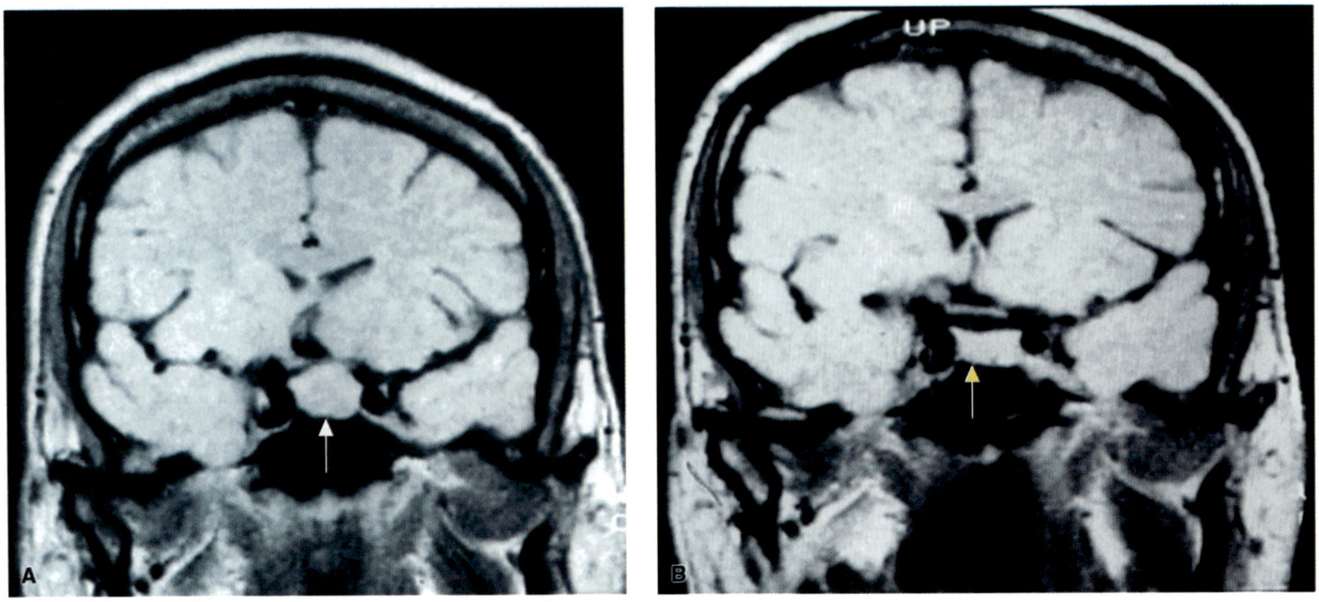

Figura 1.10 Aumento difuso da hipófise com extensão suprasselar em paciente com hiperprolactinemia induzida por hipotireoidismo, antes (*seta branca*) (**A**) e 6 meses após a reposição de levotiroxina (**B**), com reversão da hiperplasia hipofisária (*seta amarela*).

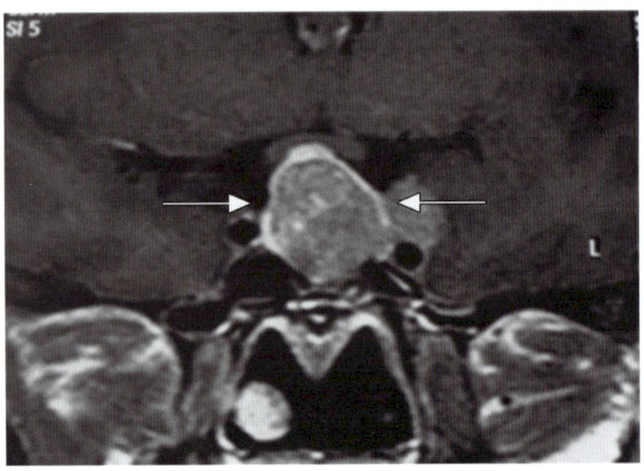

Figura 1.11 Macroadenoma de 2,5 × 2,0 cm (*setas*), inicialmente diagnosticado como macroprolactinoma (prolactina [PRL] = 280 ng/mℓ). Após a precipitação do soro com polietilenoglicol (PEG), a PRL caiu para 27,1 ng/mℓ (recuperação < 10%). Diagnóstico final: adenoma clinicamente não funcionante e macroprolactinemia.

Quadro 1.6 Níveis de prolactina (ng/mℓ) de acordo com a etiologia da hiperprolactinemia em uma coorte de 770 pacientes.

Etiologia	n (%)	PRL média (variação)
Macroprolactinomas	142 (18,4)	1.230,17 ± 2.395,02 (109 a 22.600)
Microprolactinomas	121 (15,7)	196,04 ± 97,86 (51 a 525)
Macroprolactinemia	120 (15,6)	88,70 ± 45,60 (40 a 490)
Farmacológica	160 (20,8)	86,97 ± 112,90 (37 a 720)
Hipotireoidismo primário	73 (9,5)	81,33 ± 49,34 (34 a 253)
ACNF	70 (9,1)	86,97 ± 45,14 (39 a 250)
Idiopática	40 (5,2)	157,50 ± 67,45 (52 a 317)
Acromegalia	30 (3,9)	104,17 ± 65,39 (37 a 310)
Outras etiologias*	14 (1,8)	113,76 ± 61,87 (46 a 226)

*Hipofisites (n=4), craniofaringeomas (n=3), sela vazia (n=2), disgerminomas (n=2), neurossarcoidose (n=1), meningioma (n=1), ou cordoma (n=1). ACNF: adenomas clinicamente não funcionantes. (Adaptado de Vilar L *et al.*, 2024.[19])

hiperprolactinemia induzida por fármacos ou doenças sistêmicas apresenta níveis de PRL < 100 ng/mℓ (ver Quadro 1.6). No entanto, exceções a essas regras não são raras.[1,6,7,19]

Prolactinomas

Em pacientes com prolactinomas, geralmente os níveis circulantes de PRL acompanham o tamanho do tumor.[1,3,7,17] Os microprolactinomas (diâmetro < 10 mm) geralmente apresentam níveis de PRL entre 100 e 200 ng/mℓ. No entanto, até 16% deles podem ser < 100 ng/mℓ e, raramente, acima de 500 ng/mℓ.[6,7,25] Os macroprolactinomas (diâmetro ≥ 10 mm) são tipicamente associados a valores de PRL > 250 ng/mℓ, podendo alcançar 20.000 ng/mℓ ou bem mais.[7,16,25] Na grande maioria dos pacientes com prolactinomas gigantes (diâmetro máximo > 4 cm), os níveis de PRL excederão 1.000 ng/mℓ.[1,6,7,17]

Na série de Pinzone et al.,[93] entre 96 homens com prolactinomas, os níveis de PRL variaram de 16 a 385 μg/ℓ (média de 99) em pacientes com microadenoma e 387 a 67.900 μg/ℓ (média de 1.415) naqueles com macroadenoma.

É também importante ressaltar que macroadenomas volumosos (> 3 cm) podem cursar com níveis de PRL < 200 a 250 ng/mℓ ou, até mesmo, valores normais, em virtude do chamado *efeito gancho*.[1,6,7,94] Esse artefato se caracteriza por níveis falsamente baixos de PRL quando se empregam imunoensaios contendo dois sítios, sejam eles imunorradiométricos (IRMA), por quimioluminescência ou enzima-imunoensaios.[94,95] Nesses ensaios, são utilizados dois anticorpos que formam "complexos sanduíches" com o antígeno (no caso, a PRL), o anticorpo de fase sólida (captura) e o de fase líquida (sinalizador) (Figura 1.12). Quando há níveis muito elevados de PRL, após a ligação da PRL ao anticorpo de captura, o excesso de PRL impede a ligação do segundo anticorpo, o sinalizador, não havendo a formação dos referidos "complexos sanduíches" (Figura 1.13).[95]

O efeito gancho pode ser "desmascarado" por uma nova dosagem da PRL após diluição do soro a 1:100, quando se observa um aumento alarmante do valor do hormônio (Figura 1.14).[1,7,95] Em um caso notável, a PRL inicial era normal e chegou a 89.700 μg/ℓ após diluições seriadas do soro![96]

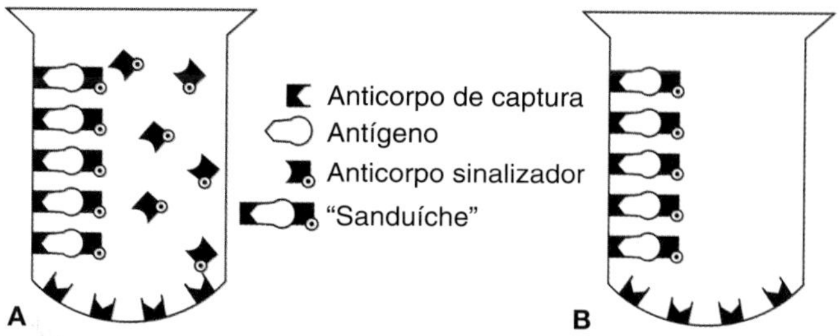

Figura 1.12 Representação esquemática de um imunoensaio de dois sítios. **A.** Ambos os anticorpos de captura e sinalizadores se ligam a locais específicos do antígeno, formando um "sanduíche" e deixando um excesso não ligado de anticorpos de sinalizadores. **B.** A fase líquida é liberada, deixando apenas "complexos sanduíches". A quantidade de anticorpo sinalizador é proporcional à concentração do antígeno. (Adaptada de Frieze et al., 2002.)[95]

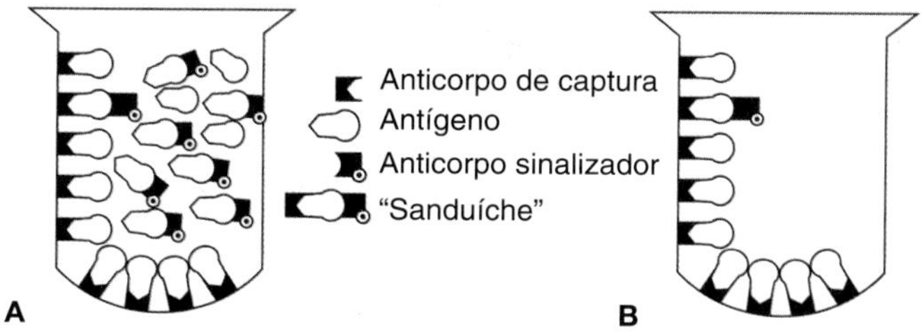

Figura 1.13 Representação esquemática do efeito gancho. **A.** A concentração extremamente alta de antígeno satura ambos os anticorpos de captura e sinalizadores, impedindo a formação do "sanduíche". **B.** Quando a fase líquida é liberada, a maior parte do antígeno é perdida com o anticorpo sinalizador; por isso, a concentração do antígeno (no caso, a prolactina) é medida como baixa. (Adaptada de Frieze et al., 2002.)[95]

Com os ensaios mais modernos, o efeito gancho é raro, apenas ocorrendo na presença de níveis de PRL muito elevados (p. ex., > 10.000 ng/mℓ), somente observado em casos de tumores volumosos.[7] Assim, ele deve apenas ser considerado em casos de tumores grandes (p. ex., ≥ 3 cm).[3,7]

Hiperprolactinemia leve a moderada pode também ser encontrada em pacientes com tumores que apresentam grandes áreas císticas (Figura 1.15).[1,6,7,16] Nessa situação, apesar do grande volume do adenoma, há reduzido número de células lactotróficas produtoras de PRL.[16] Portanto, excluída a possibilidade de efeito gancho e tumores císticos, um valor de PRL < 100 ng/mℓ em um paciente portador de um macroadenoma hipofisário praticamente exclui um macroprolactinoma e é altamente sugestivo de um ACNF.[1,6,7]

Adenoma clinicamente não funcionante e outras massas selares

ACNF e outras massas selares (adenomas secretores de GH, ACTH ou TSH; craniofaringeomas; disgerminomas; hipofisite; metástase) são tipicamente associados com elevação de PRL leve a moderada (geralmente < 100 ng/mℓ).[6,7,16,25] Os níveis máximos de PRL encontrados em pacientes com ACNF ainda são motivo de debate, e valores tão altos quanto 490 ng/mℓ foram relatados em algumas séries, porém nem todos os pacientes foram submetidos à avaliação por imuno-histoquímica.[1,25] Por outro lado, em uma grande série de casos histologicamente confirmados (n = 226), a PRL sérica variou de 0,8 a 167 μg/ℓ, e valores > 100 μg/ℓ foram encontrados em apenas três casos (1,3%).[97] Da mesma maneira, entre 70 pacientes com diagnóstico imuno-histoquímico de ACNF, os níveis de PRL variaram de

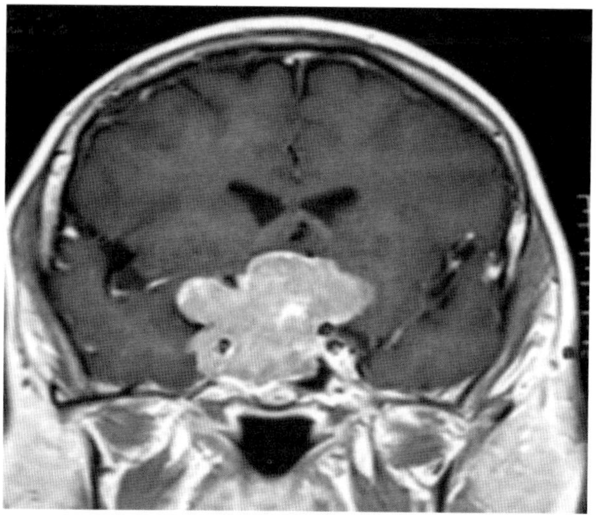

Figura 1.14 Prolactinoma gigante invasivo com nível sérico de prolactina (PRL) falsamente baixo (92 ng/mℓ) devido ao efeito gancho. Os níveis de PRL aumentaram para 21.200 ng/mℓ após a diluição da amostra de soro de 1:100.

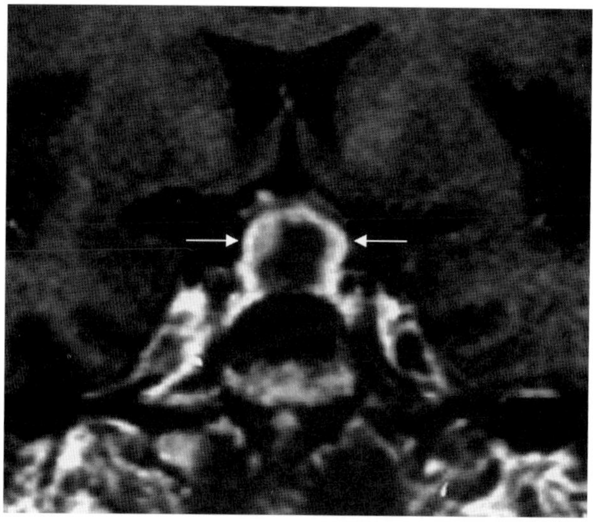

Figura 1.15 Um grande macroprolactinoma cístico (*setas*) com prolactina (PRL) de 88 ng/mℓ. O tratamento com cabergolina não propiciou normalização da PRL.

37 a 250 ng/mℓ (< 100 ng/mℓ em 79%; entre 100 e 250 ng/mℓ em 79%; > 250 ng/mℓ em 0%).[19] Assim, valores de PRL > 250 ng/mℓ são altamente sugestivos de prolactinomas e muito possivelmente excluem ACNF e outras massas selares que comprimam a haste hipofisária como a etiologia da hiperprolactinemia, em pacientes sem macroprolactinemia associada (ver Figura 1.10).[1,7,97] Pacientes com macroadenomas cossecretores de PRL e GH podem, contudo, raramente apresentar níveis de PRL tão altos quanto 5.200 ng/mℓ ou mais.[98]

Doenças sistêmicas

Em pacientes com doenças sistêmicas, endócrinas ou não endócrinas, os níveis de PRL são geralmente < 100 ng/mℓ.[6,7,25] Contudo, hiperprolactinemia acentuada (níveis de PRL tão altos quanto 2.000 ng/mℓ) já foi relatada em pacientes com insuficiência renal crônica em uso de medicamentos que aumentam os níveis de PRL.[99] Entre 73 pacientes com hipotireoidismo primário, os níveis de PRL variaram de 34 a 253 ng/mℓ (média, 81,33 ± 49,34; < 100 ng/mℓ em 74%; entre 100 e 250 ng/mℓ em 24,6%; entre 250 e 300 ng/mℓ em 1,4%).[19]

Hiperprolactinemia induzida por medicamentos

A hiperprolactinemia induzida por medicamentos geralmente apresenta-se com aumentos leves nos níveis de PRL (frequentemente < 100 ng/mℓ). Entre 160 casos, os níveis de PRL variaram de 37 a 720 ng/mℓ (< 100 ng/mℓ em 64%; entre 100 e 250 ng/mℓ em 29%; entre 251 e 500 ng/mℓ em 5%; entre 501 e 720 ng/mℓ em 2%).[19] Níveis de PRL ≥ 250 ng/mℓ foram mais frequentemente relatados com antipsicóticos clássicos e a risperidona, bem como com a domperidona.[19] Surpreendentemente, níveis de PRL muito elevados (712 e 720 ng/mℓ) foram observados em uma jovem com um microadenoma hipofisário em uso de domperidona há 3 meses. Com a descontinuação da medicação, os níveis de PRL caíram para a faixa normal.[19,100]

Macroprolactinemia

Na maioria dos pacientes com macroprolactinemia, os níveis de PRL são < 100 ng/mℓ.[4,7] Em um estudo francês, eles variaram de 20 a 663 μg/ℓ (< 100 μg/ℓ em cerca de 90% dos casos).[72] Segundo dados mais recentes de uma coorte com 120 pacientes, os níveis de PRL variaram de 40 a 490 ng/mℓ (< 100 ng/mℓ em 65%; entre 100 e 250 ng/mℓ em 28%; entre 251 e 500 ng/mℓ em 7%; > 500 ng/mℓ em 0%).[19,79]

Na maioria dos estudos, verificou-se que os níveis de PRL são mais baixos em pacientes com macroprolactinemia do que naqueles com hiperprolactinemia monomérica, mas houve uma grande sobreposição entre os grupos.[19,66,67,72,79]

O Quadro 1.7 apresenta um resumo do comportamento dos níveis de PRL nas diversas etiologias de hiperprolactinemia.

Secreção ectópica de PRL

Nos raríssimos casos de tumores não hipofisários secretores de PRL, os níveis de PRL se mostraram em geral < 250 ng/mℓ.[85] Contudo, em um caso notável de tumor ovariano maligno medindo cerca de 18 cm em seu maior diâmetro, a PRL inicial foi de 24.642 mUI/ℓ (1.162 ng/mℓ), normalizando após a retirada cirúrgica da lesão![101]

CONSIDERAÇÕES FINAIS

A causa da hiperprolactinemia, muitas vezes, representa um grande desafio para os clínicos. Uma avaliação diagnóstica adequada é essencial para a definição do melhor tratamento.[1,3] Atualmente, macroprolactinemia é a terceira causa mais comum de hiperprolactinemia não fisiológica, e sua triagem de rotina deve ser considerada para todos os pacientes assintomáticos e para aqueles com sintomas sem uma causa óbvia de elevação da PRL, particularmente com níveis de PRL até 500 ng/mℓ.[1,7,79]

Um algoritmo proposto para avaliação da hiperprolactinemia é ilustrado na Figura 1.16. Antes de solicitar pesquisa de macroprolactina e RM da hipófise, devem-se excluir causas fisiológicas (p. ex., gravidez, lactação etc.), lesões traumáticas ou irritativas da parede torácica (p. ex., queimaduras, cirurgias recentes, *piercing* de mamilo etc.), hiperprolactinemia farmacológica e doenças sistêmicas (p. ex., hipotireoidismo primário, insuficiência renal e cirrose hepática). Os níveis de PRL são muito úteis na diferenciação entre macroprolactinomas não císticos e macroadenomas hipofisários clinicamente não funcionantes. No entanto, eles têm baixa especificidade para distinguir macroprolactinomas de macroprolactinemia e hiperprolactinemia farmacológica em pacientes com níveis de PRL de até 500 ng/mℓ. Descartar o efeito gancho é mandatório em todos os pacientes com grandes tumores hipofisários (≥ 3 cm) associados a níveis de PRL na faixa normal ou levemente elevados (≤ 250 ng/mℓ).[1,3,7] Em pacientes com um macroadenoma hipofisário e pesquisa de macroprolactina negativa, níveis de PRL > 250 ng/mℓ praticamente confirmam o diagnóstico de macroprolactinoma.[1,7,97]

Resumo

A definição da etiologia da hiperprolactinemia muitas vezes representa um grande desafio e, antes do tratamento, é fundamental um diagnóstico preciso. Os níveis de prolactina (PRL) são úteis na presunção diagnóstica. De fato, valores > 250 ng/mℓ são altamente sugestivos de prolactinomas, enquanto nas demais situações a PRL geralmente está abaixo de 100 ng/mℓ. No entanto, exceções a essas regras não são raras. De fato, até 16% dos pacientes com microprolactinomas podem apresentar-se com níveis de PRL < 100 ng/mℓ, e valores > 300 ng/mℓ são ocasionalmente vistos na hiperprolactinemia induzida por fármacos (sobretudo, antipsicóticos e antieméticos). Adicionalmente, deve-se atentar às condições que podem levar a valores falsamente baixos em pacientes com macroprolactinomas, particularmente tumores císticos e o chamado efeito gancho. Outro desafio importante é a macroprolactinemia, um achado comum que precisa ser identificado, visto que representa a terceira causa mais frequente de hiperprolactinemia e não requer tratamento. Os médicos devem também estar cientes de que incidentalomas hipofisários são encontrados em pelo menos 10% da população adulta. Portanto, a presença de um microadenoma à ressonância magnética não garante necessariamente a existência de um microprolactinoma. Finalmente, em qualquer paciente em idade fértil com amenorreia e elevação de PRL, deve-se descartar gravidez, mesmo que a paciente veementemente negue tal possibilidade.

Quadro 1.7 Níveis de prolactina (PRL) em pacientes com hiperprolactinemia de diferentes etiologias.

Etiologia	Níveis de PRL (ng/mℓ) habituais	Comentários
Microprolactinomas	100 a 250	PRL < 100 ng/mℓ em até 16% dos casos; PRL > 250 ng/mℓ em cerca de 10% dos casos; raramente, > 500 ng/mℓ
Macroprolactinomas	200 a 1.000	PRL < 100 ng/mℓ apenas nos casos de macroprolactinomas císticos ou devido ao efeito gancho; PRL > 1.000 ng/mℓ é frequentemente encontrada em pacientes com prolactinomas gigantes (> 4 cm); valores > 100.000 ng/mℓ já foram relatados
ACNF	30 a 100	PRL < 100 ng/mℓ em até 80% dos casos; PRL entre 100 e 250 ng/mℓ em até 20% dos casos; não há relatos de PRL > 250 ng/mℓ em pacientes com diagnóstico imuno-histoquímico confirmado de ACNF sem macroprolactinemia
Induzida por medicamentos	30 a 100	PRL < 100 ng/mℓ em até 70% dos casos; PRL entre 100 e 250 ng/mℓ em até 30% dos casos; PRL > 250 ng/mℓ em cerca de 5% dos casos (particularmente com antipsicóticos ou procinéticos); PRL > 500 ng/mℓ é muito rara
Hipotireoidismo primário	30 a 100	PRL < 100 ng/mℓ em até 80% dos casos; PRL entre 100 e 250 ng/mℓ em até 20% dos casos; PRL entre 251 e 300 ng/mℓ em 1 a 2% dos casos
Macroprolactinemia	40 a 100	PRL < 100 ng/mℓ em até 70% dos casos; PRL entre 100 e 250 ng/mℓ em até 30% dos casos; PRL entre 251 e 500 ng/mℓ em até 7% dos casos; PRL > 500 ng/mℓ é extremamente rara e geralmente restrita a pacientes com hiperprolactinemia monomérica associada

ACNF: adenoma hipofisário clinicamente não funcionante. (Adaptado de Vilar et al., 2019;[7] Vilar et al., 2024.[19])

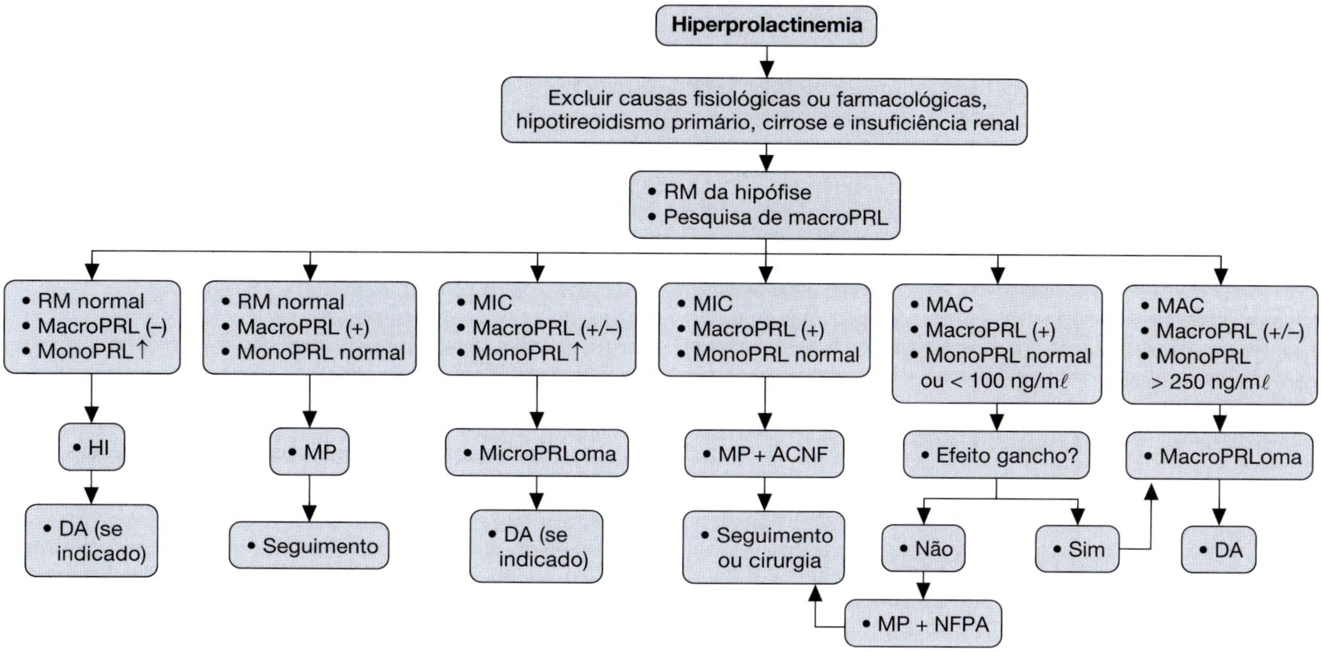

Figura 1.16 Avaliação da hiperprolactinemia. ACNF: adenoma clinicamente não funcionante; DA: agonista dopaminérgico; HI: hiperprolactinemia idiopática; MAC: macroadenoma; macroPRL: macroprolactina; macroPRLoma: macroprolactinoma; microPRLoma: microprolactinoma; MIC: microadenoma; MP: macroprolactinemia; monoPRL: prolactina monomérica; RM: ressonância magnética. ↑ : alta; –: negativa; +: positiva; +/–: positiva ou negativa. (Adaptada de Vilar et al., 2019.[7])

REFERÊNCIAS BIBLIOGRÁFICAS

1. Vilar L, Abucham J, Albuquerque JL et al. Controversial issues in the management of hyperprolactinemia and prolactinomas – An overview by the Neuroendocrinology Department of the Brazilian Society of Endocrinology and Metabolism. Arch Endocrinol Metab. 2018; 62:236-63.
2. Auriemma RS, Pirchio R, Pivonello C et al. Approach to the patient with prolactinoma. J Clin Endocrinol Metab. 2023; 108:2400-23.
3. Samperi I, Lithgow K, Karavitaki N. Hyperprolactinaemia. J Clin Med. 2019; 8:2203.
4. Ciccarelli A, Daly AF, Beckers A. The epidemiology of prolactinomas. Pituitary. 2005; 8:3-6.
5. Buvat J, Lemaire A, Buvat-Herbaut M et al. Prolactin determination in impotence. Presse Med. 1989; 18:11-67.
6. Vilar L, Fleseriu M, Bronstein MD. Challenges and pitfalls in the diagnosis of hyperprolactinemia. Arq Bras Endocrinol Metabol. 2014; 58:9-22.
7. Vilar L, Vilar CF, Lyra R et al. Pitfalls in the diagnostic evaluation of hyperprolactinemia. Neuroendocrinology. 2019; 109:7-19.
8. Kars M, Souverein PC, Herings RM et al. Estimated age-and sex-specific incidence and prevalence of dopamine agonist-treated hyperprolactinemia. J Clin Endocrinol Metab. 2009; 94:2729-34.
9. Freeman ME, Kanyicska B, Lerant A et al. Prolactin: structure, function, and regulation of secretion. Physiol Rev. 2000; 80:1523-631.
10. Grattan DR. 60 years of neuroendocrinology: the hypothalamo-prolactin axis. J. Endocrinol. 2015; 226:T101-T122.
11. Low M. Neuroendocrinology. In: Melmed S, Polonsky KS, Larsen PR et al. (Ed.). William's Textbook of Endocrinology. 12. ed., Philadelphia: W.B. Saunders Co, 2011. pp. 155-262.
12. Javorsky BR, Aron DC, Findling JW et al. Hypothalamus and pituitary gland. In: Shoback D, Gardner DG (editors). Greenspan's Basic & Clinical Endocrinology. 10. ed. Philadelphia:McGraw-Hill. 2018. pp. 69-120.
13. Ignacak A, Kasztelnik M, Sliwa T et al. Prolactin–not only lactotrophin. A "new" view of the "old" hormone. J Physiol. Pharm. 2012; 63:435-43.
14. Kasum M, Orešković S, Čehić E et al. Laboratory and clinical significance of macroprolactinemia in women with hyperprolactinemia. Taiwan J Obstet Gynecol. 2017; 56:719-24.
15. Glezer A, Soares CR, Vieira JG et al. Human macroprolactin displays low biological activity via its homologous receptor in a new sensitive bioassay. J Clin Endocrinol Metab. 2006; 91:1048-55.
16. Bronstein MD. Disorders of prolactin secretion and prolactinomas. In: DeGroot LJ, Jameson JL, editors. Endocrinology. 6. ed. Philadelphia: Saunders/Elsevier; 2010. pp. 333-57.
17. Melmed S, Casanueva FF, Hoffman AR et al. Diagnosis and treatment of hyperprolactinemia: an Endocrine Society clinical practice guideline. J Clin Endocrinol Metab. 2011; 96:273-88.
18. Cavaco B, Leite V, Santos MA et al. Some forms of big big prolactin behave as a complex of monomeric prolactin with an immunoglobulin G in patients with macroprolactinemia or prolactinoma. J Clin Endocrinol Metab. 1995; 80:2342-6.
19. Vilar L, Vilar CF, Lyra R, et al. Usefulness of prolactin levels in predicting the etiology of hyperprolactinemia in a cohort of 770 patients. Arch Endocrinol Metab. 2024 [Epub ahead of print]
20. Torre DL, Falorni A. Pharmacological causes of hyperprolactinemia. Ther Clin Risk Manag. 2007; 3:929-51.
21. Molitch ME. Drugs and prolactin. Pituitary. 2008; 11:209-18.
22. Kinon BJ, Gilmore JA, Liu H et al. Prevalence of hyperprolactinemia in schizophrenic patients treated with conventional antipsychotic medications or risperidone. Psychoneuroendocrinology. 2003; 28(Suppl 2):55-68.
23. Kearns AE, Goff DC, Hayden DL et al. Risperidone-associated hyperprolactinemia. Endocr Pract. 2000; 6:425-9.
24. Ajmal A, Joffe H, Nachtigall LB. Psychotropic-induced hyperprolactinemia: a clinical review. Psychosomatics. 2014; 55:29-36.
25. Vilar L, Freitas MC, Naves LA et al. Diagnosis and management of hyperprolactinemia: results of a Brazilian multicenter study with 1234 patients. J Endocrinol Invest. 2008; 31:436-44.
26. Peuskens J, Pani L, Detraux J et al. The effects of novel and newly approved antipsychotics on serum prolactin levels: a comprehensive review. CNS Drugs. 2014; 28:421-53.
27. Li X, Tang Y, Wang C. Adjunctive aripiprazole versus placebo for antipsychotic-induced hyperprolactinemia: meta-analysis of randomized controlled trials. PLoS One. 2013; 8:e70179.
28. Coker F, Taylor D. Antidepressant-induced hyperprolactinaemia: incidence, mechanisms and management. CNS Drugs. 2010; 24:563-74.
29. Trenque T, Herlem E, Auriche P et al. Serotonin reuptake inhibitors and hyperprolactinaemia: a case/non-case study in the French pharmacovigilance database. Drug Saf. 2011; 34:1161-6.
30. Reeves KW, Okereke OI, Qian J et al. Antidepressant use and circulating prolactin levels. Cancer Causes Control. 2016; 27:853-61.
31. Papakostas GI, Miller KK, Petersen T et al. Serum prolactin levels among outpatients with major depressive disorder during the acute phase of treatment with fluoxetine. J Clin Psychiatry. 2006; 67:952-7.
32. Pacchiarotti I, Murru A, Kotzalidis GD et al. Hyperprolactinemia and medications for bipolar disorder: systematic review of a neglected issue in clinical practice. Eur Neuropsychopharmacol. 2015; 25:1045-59.
33. Whiteman PD, Peck AW, Fowle AS et al. Failure of bupropion to affect prolactin or growth hormone in man. J Clin Psychiatry. 1983; 44:209-10.
34. Bonuccelli U, Murialdo G, Martino E et al. Effects of carbamazepine on prolactin secretion in normal subjects and in epileptic subjects. Clin Neuropharmacol. 1985 8:165-74.
35. Price LH, Charney DS, Heninger GR. Effects of trazodone treatment on serotonergic function in depressed patients. Psychiatry Res. 1988; 24:165-75.

36. Jones RB, Luscombe DK, Groom GV. Plasma prolactin concentrations in normal subjects and depressive patients following oral clomipramine. Postgrad Med J. 1977; 53(Suppl 4):166-71.
37. Mahasuar R, Majhi P, Ravan JR. Euprolactinemic galactorrhea associated with use of imipramine and escitalopram in a postmenopausal woman. Gen Hosp Psychiatry. 2010; 32:341.
38. Pratheesh PJ, Praharaj SK, Srivastava A. Euprolactinemic gynecomastia and galactorrhea with risperidone-fluvoxamine combination. Psychopharmacol Bull. 2011; 44:70-3.
39. Fujino T, Kato H, Yamashita S et al. Effects of domperidone on serum prolactin levels in human beings. Endocrinol Jpn. 1980; 27:521-5.
40. Kauppila A, Leinonen P, V HIko R et al. Metoclopramide-induced hyperprolactinemia impairs ovarian follicle maturation and corpus luteum function in women. J Clin Endocrinol Metab. 1982; 54:955-60.
41. Kelley SR, Kamal TJ, Molitch ME. Mechanism of verapamil calcium channel blockade induced hyperprolactinemia. Am J Physiol. 1996; 270:E96-100.
42. Arze RS, Ramos JM, Rashid HU et al. Amenorrhoea, galactorrhoea, and hyperprolactinaemia induced by methyldopa. Br Med J (Clin Res Ed). 1981; 283:194.
43. Grattan DR, Steyn FJ, Kokay IC et al. Pregnancy-induced adaptation in the neuroendocrine control of prolactin secretion. J Neuroendocrinol. 2008; 20:497-507.
44. Luciano AA, Sherman BM, Chapler FK et al. Hyperprolactinemia and contraception: a prospective study. Obstet Gynecol. 1985; 65:506-10.
45. Reyniak JV, Wenof M, Aubert JM et al. Incidence of hyperprolactinemia during oral contraceptive therapy. Obstet Gynecol. 1980; 55:8-11.
46. Davis JR, Selby C, Jeffcoate WJ. Oral contraceptive agents do not affect serum prolactin in normal women. Clin Endocrinol (Oxf). 1984; 20:427-34.
47. Jung-Hoffmann C, Heidt F, Kuhl H. Effect of two oral contraceptives containing 30 micrograms ethinylestradiol and 75 micrograms gestodene or 150 micrograms desogestrel upon various hormonal parameters. Contraception. 1988; 38:593-603.
48. Castelo-Branco C, Martínez de Osaba MJ, Fortuny A et al. Circulating hormone levels in menopausal women receiving different hormone replacement therapy regimens. A comparison. J Reprod Med. 1995; 40:556-60.
49. Foth D, Römer T. Prolactin serum levels in postmenopausal women receiving long-term hormone replacement therapy. Gynecol Obstet Invest. 1997; 44:124-6.
50. Schlegel W, Petersdorf LI, Junker R et al. The effects of six months of treatment with a low-dose of conjugated oestrogens in menopausal women. Clin Endocrinol (Oxf). 1999; 51:643-51.
51. Grigg J, Worsley R, Thew C et al. Antipsychotic-induced hyperprolactinemia: synthesis of world-wide guidelines and integrated recommendations for assessment, management and future research. Psychopharmacology (Berl). 2017; 234:3279-97.
52. Montejo ÁL, Arango C, Bernardo M et al. Multidisciplinary consensus on the therapeutic recommendations for iatrogenic hyperprolactinemia secondary to antipsychotics. Front Neuroendocrinol. 2017; 45:25-34.
53. Cortet-Rudelli C, Sapin R, Bonneville JF et al. Etiological diagnosis of hyperprolactinemia. Ann Endocrinol (Paris). 2007; 68:98-105.
54. Hekimsoy Z, Kafesçiler S, Güçlü F et al. The prevalence of hyperprolactinaemia in overt and subclinical hypothyroidism. Endocr J. 2010; 57:1011-5.
55. Honbo KS, van Herle AJ, Kellett KA. Serum prolactin levels in untreated primary hypothyroidism. Am J Med. 1978; 64:782-7.
56. Stryker TD, Molitch ME. Reversible hyperthyrotropinemia, hyperthyroxinemia, and hyperprolactinemia due to adrenal insufficiency. Am J Med. 1985; 79:271-6.
57. Robin G, Catteau-Jonard S, Young J et al. Physiopathological link between polycystic ovary syndrome and hyperprolactinemia: myth or reality? Gynecol Obstet Fertil. 2011; 39:141-5.
58. Filho RB, Domingues L, Naves L et al. Polycystic ovary syndrome and hyperprolactinemia are distinct entities. Gynecol Endocrinol. 2007; 23:267-72.
59. Szosland K, Pawlowicz P, Lewiński A. Prolactin secretion in polycystic ovary syndrome (PCOS). Neuro Endocrinol Lett. 2015; 36:53-8.
60. Saha MT, Saha HH, Niskanen LK et al. Time course of serum prolactin and sex hormones following successful renal transplantation. Nephron. 2002; 92:735-7.
61. Huang W, Molitch ME. Evaluation and management of galactorrhea. Am Fam Physician. 2012; 85:1073-80.
62. Morgan MY, Jakobovits AW, Gore MB et al. Serum prolactin in liver disease and its relationship to gynaecomastia. Gut. 1978; 19:170-4.
63. Nardoni A, Marchetti E, Geatti O et al. Prolactin in chronic alcoholic liver diseases with and without gynecomastia. Minerva Med. 1985; 76:37-42.
64. Newey PJ, Gorvin CM, Cleland SJ et al. Mutant prolactin receptor and familial hyperprolactinemia. N Engl J Med. 2013; 369:2012-20.
65. Kobayashi T, Usui H, Tanaka H et al. Variant prolactin receptor in agalactia and hyperprolactinemia. N Engl J Med. 2018; 379:2230-6.
66. Donadio F, Barbieri A, Angioni R et al. Patients with macroprolactinaemia: clinical and radiological features. Eur J Clin Invest. 2007; 37:552-7.
67. Isik S, Berker D, Tutuncu YA et al. Clinical and radiological findings in macroprolactinemia. Endocrine. 2012; 41:327-33.
68. Modest GA, Fangman JJ. Nipple piercing and hyperprolactinemia. N Engl J Med. 2002; 347:1626-7.
69. Marino A, Patel T, Whitten E et al. Persistent hyperprolactinemia following mammoplasty: a rare association. Tenn Med. 2009; 102:47-8.
70. Vance ML, Thorner MO. Prolactinomas. Endocrinol Metab Clin North Am. 1987; 16:731-53.
71. Hauache OM, Rocha AJ, Maia AC Jr et al. Screening for macroprolactinaemia and pituitary imaging studies. Clin Endocrinol (Oxf). 2002; 57:327-31.
72. Vallette-Kasic S, Morange-Ramos I, Selim A et al. Macroprolactinemia revisited: a study on 106 patients. J Clin Endocrinol Metab. 2002; 87:581-8.
73. Strachan MW, Teoh WL, Don-Wauchope AC et al. Clinical and radiological features of patients with macroprolactinaemia. Clin Endocrinol (Oxf). 2003; 59:339-46.
74. Gibney J, Smith TP, McKenna TJ. The impact on clinical practice of routine screening for macroprolactin. J Clin Endocrinol Metab. 2005; 90:3927-32.
75. Theunissen C, De Schepper J, Schiettecatte J et al. Macroprolactinemia: clinical significance and characterization of the condition. Acta Clin Belg. 2005; 60:190-7.
76. Bağdatoğlu C, Bağdatoğlu OT, Muslu N et al. The importance of macroprolactinemia in the differential diagnosis of hyperprolactinemic patients. Turk Neurosurg. 2008; 18:23-7.
77. Parlant-Pinet L, Harthé C, Roucher F et al. Macroprolactinaemia: a biological diagnostic strategy from the study of 222 patients. Eur J Endocrinol. 2015; 172:687-95.
78. Vilar L, Moura E, Canadas V et al. Prevalence of macroprolactinemia among 115 patients with hyperprolactinemia. Arq Bras Endocrinol Metabol. 2007; 51:86-91.
79. Vilar L, Vilar C, Albuquerque L et al. Clinical and MRI findings among 120 patients with macroproprolactinemia: results from a retrospective study. Endocr Abstr. 2018; 56:867.
80. Vilar L, Naves LA, Freitas MC et al. Clinical and laboratory features greatly overlap in patients with macroprolactinemia or monomeric hyperprolactinemia. Minerva Endocrinol. 2007; 32:79-86.
81. Elenkova A, Genov N, Abadzhieva Z et al. Macroprolactinemia in patients with prolactinomas: prevalence and clinical significance. Exp Clin Endocrinol Diabetes. 2013; 121:201-5.
82. Guay AT, Sabharwal P, Varma S et al. Delayed diagnosis of psychological erectile dysfunction because of the presence of macroprolactinemia. J Clin Endocrinol Metab. 1996; 81:2512-4.
83. Smith TP, Suliman AM, Fahie-Wilson MN et al. Gross variability in the detection of prolactin in sera containing big big prolactin (macroprolactin) by commercial immunoassays. J Clin Endocrinol Metab. 2002; 87:5410-5.
84. Vieira JG, Tachibana TT, Ferrer CM et al. Hyperprolactinemia: new assay more specific for the monomeric form does not eliminate screening for macroprolactin with polyethylene glycol precipitation. Arq Bras Endocrinol Metabol. 2010; 54:856-7.
85. Sachdev S, Reyes MC, Snyder PJ. Ectopic prolactin secretion from a uterine leiomyoma. J Endocr Soc. 2020; 4:bvaa035.
86. Paparodis R, Dunaif A. Hirsute woman: challenges in evaluation and management. Endocr Pract. 2011; 17:807-18.
87. Greenman Y, Tordjman K, Stern N. Increased body weight associated with prolactin secreting pituitary adenomas: weight loss with normalization of prolactin levels. Clin Endocrinol (Oxf). 1998; 48:547-53.
88. Vilar L, Vilar CF, Lyra R et al. Acromegaly: clinical features at diagnosis. Pituitary. 2017; 20:22-32.
89. Glezer A, Paraiba DB, Bronstein MD. Rare sellar lesions. Endocrinol Metab Clin North Am. 2008; 37:195-211.
90. Molitch ME. Management of incidentally found nonfunctional pituitary tumors. Neurosurg Clin N Am. 2012; 23:543-53.
91. Atchison JA, Lee PA, Albright AL. Reversible suprasellar pituitary mass secondary to hypothyroidism. JAMA. 1989; 262:3175-7.
92. Olukoga AO, Dornan TL, Kane JW. Three cases of macroprolactinaemia. J R Soc Med. 1999; 92:342-4.
93. Pinzone JJ, Katznelson L, Danila DC et al. Primary medical therapy of micro- and macroprolactinomas in men. J Clin Endocrinol Metab. 2000; 85:3053-7.
94. Fleseriu M, Lee M, Pineyro MM et al. Giant invasive pituitary prolactinoma with falsely low serum prolactin: the significance of 'hook effect'. J Neurooncol. 2006; 79:41-3.
95. Frieze TW, Mong DP, Koops MK. "Hook effect" in prolactinomas: case report and review of literature. Endocr Practice. 2002; 8:296-303.
96. Schöfl C, Schöfl-Siegert B, Karstens JH et al. Falsely low serum prolactin in two cases of invasive macroprolactinoma. Pituitary. 2002; 5:261-5.
97. Karavitaki N, Thanabalasingham G, Shore HC et al. Do the limits of serum prolactin in disconnection hyperprolactinaemia need redefinition? A study of 226 patients with histologically verified non-functioning pituitary macroadenoma. Clin Endocrinol (Oxf). 2006; 65:524-9.
98. Vilar L, Czepielewski MA, Naves LA et al. Substantial shrinkage of adenomas cosecreting growth hormone and prolactin with use of cabergoline therapy. Endocr Pract. 2007; 13:396-402.
99. Hou SH, Grossman S, Molitch ME. Hyperprolactinemia in patients with renal insufficiency and chronic renal failure requiring hemodialysis or chronic ambulatory peritoneal dialysis. Am J Kidney Dis. 1985; 6:245-9.
100. Vilar L, Vilar CF. Very high prolactin levels associated to domperidone therapy. Endocr Abstr. 2018; 56:885.
101. Gururaj S, Nisal K, Davies Q et al. Ectopic prolactin secretion secondary to an ovarian tumour. Endocrinol Diabetes Metab Case Rep. 2013; 2013:130016.

CAPÍTULO

2

Tratamento dos Prolactinomas

Lucio Vilar ▪ Andrea Glezer

INTRODUÇÃO

Os prolactinomas são tumores das células lactotróficas e constituem os tumores hipofisários mais comuns, respondendo por 50 a 66% dos casos. Representam também a principal causa patológica de hiperprolactinemia, embora várias outras etiologias devam ser excluídas no diagnóstico diferencial (Quadro 2.1).[1-3]

O diagnóstico dos prolactinomas habitualmente baseia-se nos achados dos exames de imagem, de preferência a ressonância magnética (RM), e nos níveis séricos de prolactina (PRL).[3,4] O tratamento de escolha dos prolactinomas são os agonistas dopaminérgicos, enquanto a cirurgia transesfenoidal, isoladamente ou associada à radioterapia, é limitada a pacientes pouco responsivos ou intolerantes aos agonistas dopaminérgicos.[1]

Quadro 2.1 Causas de hiperprolactinemia.

Fisiológicas
- Lactação, gravidez, sono, estresse, coito, atividade física

Patológicas
- Doenças hipotalâmicas
  - Doenças infiltrativas (sarcoidose, tuberculose, histiocitose), cisto da bolsa de Rathke, tumores (craniofaringeoma, germinoma, metástases, meningioma etc.)
- Doenças hipofisárias
  - Prolactinoma, acromegalia, hipofisites, adenomas clinicamente não funcionantes (ACNF), doenças infiltrativas ou infecciosas, hiperprolactinemia idiopática, traumatismo, hastite, secção ou compressão da haste hipofisária, síndrome da sela vazia etc.
- Tratamento dos tumores da região selar (cirurgia, radioterapia)
- Doenças sistêmicas/outras causas
  - Lesões da parede torácica (cirurgia, queimaduras, herpes-zóster etc.), insuficiência renal crônica, cirrose hepática, macroprolactinemia, epilepsia/convulsões, estimulação de mama e mamilo, hipotireoidismo primário, doença de Addison
- Macroprolactinemia

Fármacos
- Anestésicos, anticonvulsivantes, antidepressivos (amoxapina, imipramina, amitriptilina etc.), anti-histamínicos H_2 (ranitidina, cimetidina), anti-hipertensivos (α-metildopa, reserpina, verapamil), procinéticos (metoclopramida, bromoprida, domperidona), estrógenos, neurolépticos/antipsicóticos, opiáceos, drogas ilícitas (maconha, cocaína etc.)

Na prática clínica, os microprolactinomas são mais frequentes que os macroprolactinomas e ocorrem com maior frequência no sexo feminino. Nos homens, os sintomas mais importantes são diminuição da libido e/ou disfunção erétil, ambos subestimados pela maioria dos pacientes. Consequentemente, a idade média no diagnóstico é 10 anos atrasada nos homens em relação às mulheres,[1-4] o que provavelmente justificaria a maior incidência de macroprolactinomas com defeitos no campo visual e hipopituitarismo ao diagnóstico em comparação com as mulheres.[3]

Neste capítulo, são resumidos a epidemiologia, a apresentação clínica, o diagnóstico e o tratamento dos prolactinomas.

EPIDEMIOLOGIA

Nos adultos, os prolactinomas têm uma prevalência estimada de 60 a 100 por milhão de habitantes.[3,5] Em 2006, Daly et al.[6] encontraram uma prevalência muito maior de tumores hipofisários em 71.365 habitantes em três distritos diferentes da Bélgica: 1:1.064. Particularmente, os prolactinomas foram relatados como responsáveis por 73,3% de todos os adenomas da hipófise, com maior prevalência em mulheres (78,2%).[6] Mais recentemente, foi relatado que prolactinomas representam 40 a 66% dos tumores hipofisários em um estudo de revisão, incluindo diferentes séries de pacientes,[7] com taxas de incidência padronizadas para adenomas hipofisários variando de 4 a 7,39.[7] Entre 20 e 50 anos de idade, a proporção entre homens e mulheres é estimada em 10:1; enquanto, após a quinta década de vida, a frequência de prolactinomas é semelhante em ambos os sexos.[7-10]

Na idade pediátrica e em adolescentes, os prolactinomas são raros, mas representam cerca de metade de todos os adenomas hipofisários, os quais constituem menos de 2% dos tumores intracranianos.[11,12] Em adolescentes, os prolactinomas podem causar atraso puberal como primeira manifestação.[11,12] Além disso, os prolactinomas são o tipo de tumor de hipófise mais frequente em pacientes com neoplasia múltipla tipo 1 (MEN-1) e demonstraram ser mais agressivos que os prolactinomas esporádicos.[13,14] No entanto, em estudo retrospectivo multicêntrico mais recente,[15] observou-se que prolactinomas em pacientes com MEN-1 respondem bem ao tratamento medicamentoso e que os microadenomas crescem apenas ocasionalmente e após muitos anos sem consequências clínicas.[15]

ASPECTOS CLÍNICOS

As manifestações clínicas dos prolactinomas estão resumidas no Quadro 2.2. Elas estão relacionadas aos efeitos diretos da hiperprolactinemia (hipogonadismo hipogonadotrófico e galactorreia) e aos efeitos de massa determinados pelos macroprolactinomas (sobretudo, cefaleia e distúrbios visuais). Ganho de peso também pode ocorrer, por mecanismo ainda não bem definido.[1-4]

Existem, contudo, diferenças na apresentação clínica entre mulheres e homens, pois a síndrome clássica de amenorreia-galactorreia em mulheres geralmente motiva uma consulta médica, enquanto, nos homens, sintomas mais leves de disfunção erétil e/ou diminuição da libido tendem ser mais frequentemente subestimados ou não valorizados.[1,4] No entanto, também foi hipotetizada uma patogênese diferente em homens e mulheres, uma vez que prolactinomas de rápido crescimento com marcadores de proliferação celular aumentados foram relatados com mais frequência em homens.[17] Em uma série previamente relatada de 219 pacientes recrutados ao diagnóstico, foi encontrada uma diferença na apresentação clínica entre homens e mulheres, pois os homens geralmente eram admitidos por sintomas de compressão do tumor, enquanto as mulheres, por sintomas de disfunção gonadal e galactorreia.[8] Infertilidade e ganho de peso foram mais frequentes em mulheres do que em homens.[8]

Ainda é motivo de debate se os prolactinomas são mais agressivos nos homens do que nas mulheres. O aumento do tamanho do tumor em alguns homens também pode ser devido a atrasos no diagnóstico correto, pois a disfunção sexual precoce é mais difícil em homens, levando a um atraso no diagnóstico. De fato, em homens, o diagnóstico de hiperprolactinemia é realizado em uma idade bastante mais avançada em comparação com as mulheres. Em três estudos independentes,[16,18,19] a idade média do diagnóstico em homens foi relatada em 40 anos ou mais. Além disso, nos homens, a hiperprolactinemia induz disfunção erétil e espermatogênese anormal,[20] e a restauração dos níveis normais de andrógenos pela administração de testosterona por si só não é suficiente para corrigir a disfunção sexual e seminal, sendo necessária a obtenção de normoprolactinemia.[20] Uma possível explicação seria a inibição da enzima 5α-redutase, que converte a testosterona em di-hidrotestosterona.[20] Os dados de análise do sêmen em homens com prolactinomas demonstraram baixa contagem de espermatozoides com oligoestenospermia, motilidade reduzida e progressão rápida com morfologia anormal e diminuição da viabilidade.[20] A disfunção erétil grave tem sido relatada como um marcador precoce da hiperprolactinemia,[21] que exibe um efeito central na função erétil, independentemente do hipogonadismo.[22] O registro noturno de tumescência peniana documentou um baixo número de ereções, o que se normaliza após a supressão dos níveis de PRL pelo tratamento.[23]

Quadro 2.2 Manifestações clínicas da hiperprolactinemia.

Ambos os sexos
▪ Cefaleia, defeitos no campo visual, diminuição da libido, ganho de peso, infertilidade, galactorreia, osteoporose
Mulheres
▪ Oligo-amenorreia, infertilidade, secura vaginal, dispareunia, irritabilidade, depressão
Homens
▪ Disfunção erétil, ginecomastia

Adaptado de Schlechte, 2003;[2] Colao et al., 2003;[8] Walsh e Pullan, 1997.[16]

Pacientes com hiperprolactinemia têm uma composição corporal alterada, com aumento da massa gorda e massa magra reduzida.[24,25] Esse último achado em pacientes com hiperprolactinemia também está alinhado com a conhecida incidência de osteoporose e osteopenia, principalmente devido ao hipogonadismo secundário.[26,27] Em pacientes com hiperprolactinemia, a qualidade de vida é prejudicada.[28]

DIAGNÓSTICO

Para o diagnóstico dos prolactinomas, é mandatório o estudo neurorradiológico com tomografia computadorizada (TC) ou, de preferência, RM, que deve ser analisado juntamente com os níveis de PRL.[29] Aproximadamente 80% dos prolactinomas são microadenomas (diâmetro < 1 cm), mas, entre homens, predominam os macroadenomas (diâmetro ≥ 1 cm) (Figura 2.1).[1,4] Apenas excepcionalmente, os microprolactinomas, após serem diagnosticados, progridem para macroprolactinomas.[3,4] Raramente, esses tumores alcançam grandes proporções, caracterizando os chamados *prolactinomas gigantes* (Figura 2.2) quando seu diâmetro máximo é > 4 cm.[30] Estima-se que representem 1 a 5% dos prolactinomas.[30]

Em geral, existe uma boa correlação entre os níveis de PRL e o tamanho dos prolactinomas.[31-34] Nos pacientes com

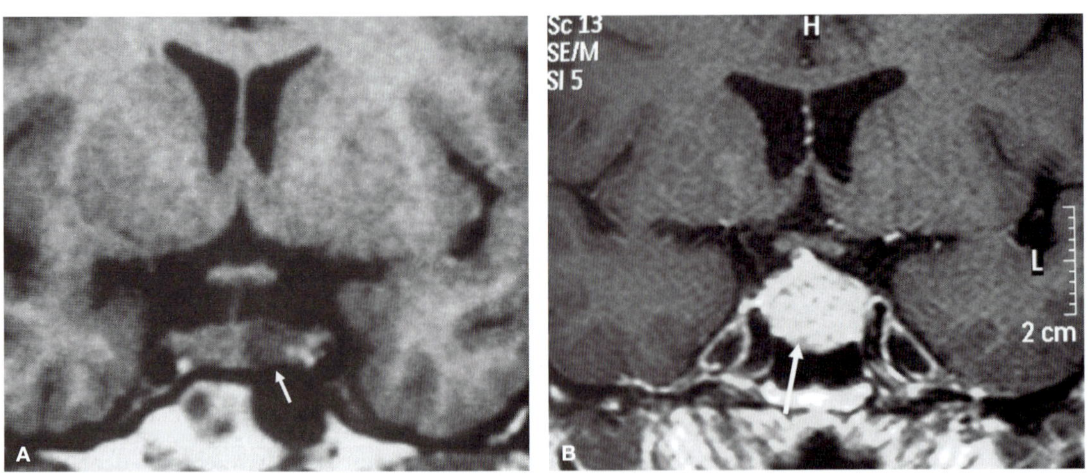

Figura 2.1 Microprolactinomas (**A**) e macroprolactinomas (**B**) (*setas*) predominam no sexo feminino e no masculino, respectivamente. Apenas excepcionalmente os microprolactinomas progridem para macroprolactinomas.

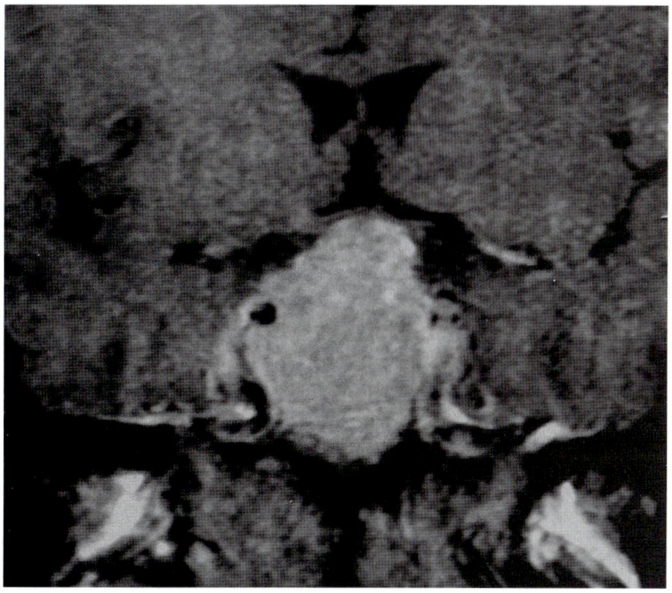

Figura 2.2 Prolactinoma gigante (4,4 cm), com extensão infra, para e suprasselar (corte coronal, em T1). A prolactina inicial foi de 190 ng/mℓ, elevando-se para 18.100 ng/mℓ após a diluição do soro a 1:100, caracterizando o *efeito gancho*.

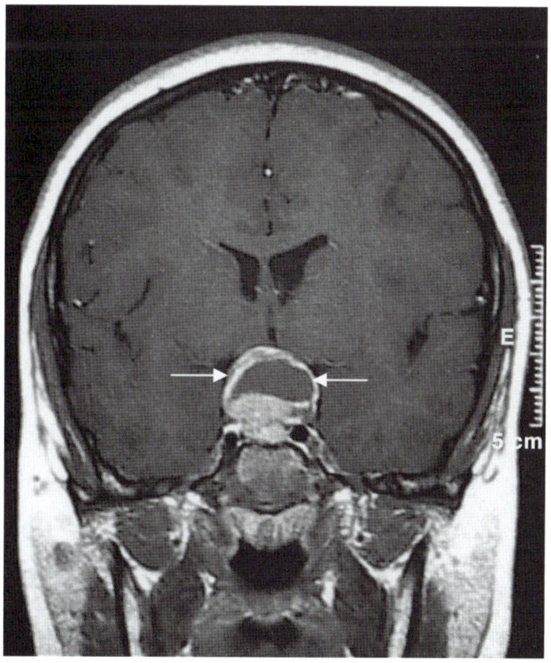

Figura 2.3 Macroprolactinoma com extensão selar e importante componente cístico (*setas*), com prolactina (PRL) inicial de 181 ng/mℓ. Após 6 meses de tratamento com cabergolina (3 mg/semana), o tamanho do tumor reduziu-se apenas em 30%, e a PRL mantinha-se ainda elevada (110 ng/mℓ).

microprolactinomas, os níveis de PRL em geral situam-se entre 100 e 250 μg/ℓ (ng/mℓ) mas, não raramente, eles são < 100 μg/ℓ e, eventualmente, podem exceder 500 μg/ℓ (Figura 2.3).[32] Em contrapartida, em casos de macroprolactinomas, os valores de PRL em geral excedem 250 μg/ℓ e frequentemente superam 1.000 μg/ℓ, podendo ocasionalmente atingir 100.000 μg/ℓ ou mais, em casos de prolactinomas gigantes.[30,33-35] Contudo, macroprolactinomas císticos tendem a se apresentar com valores de PRL não muito elevados e a responder pior aos agonistas dopaminérgicos, em virtude da redução do número de lactotrofos tumorais (Figura 2.4).[2,4,33]

Níveis de PRL falsamente baixos, ocasionalmente dentro da variação normal, podem ser vistos em casos de volumosos macroprolactinomas e acentuada hiperprolactinemia, quando se utilizam determinados tipos de imunoensaios.[33-36] Esse artefato pode ser desmascarado quando se dosa a PRL após diluições seriadas do soro, caracterizando o chamado *efeito gancho* (ver Figura 2.2).[33,36] Em um caso notável de prolactinoma gigante, a PRL inicial e a PRL após diluições do soro foram, respectivamente, 31 e 280.000 μg/ℓ.[36] Com os ensaios mais modernos, o efeito gancho é raro e somente é observado quando as concentrações de PRL são muito elevadas (p. ex., > 10.000 μg/ℓ).[33,34] Portanto, ele somente deve ser suspeitado em pacientes com adenoma hipofisário ≥ 3 cm e elevação discreta da PRL.[34,37,38]

DIAGNÓSTICO DIFERENCIAL

Uma anamnese cuidadosa deve inicialmente ser realizada para incluir ou excluir possíveis causas fisiológicas, farmacológicas e patológicas da hiperprolactinemia. A gravidez deve ser considerada em todas as mulheres na pré-menopausa com hiperprolactinemia, e é recomendável um teste laboratorial confirmatório.[30,33,37]

Os níveis de PRL podem ser úteis na definição da etiologia da hiperprolactinemia.[31,32] Doenças sistêmicas (p. ex., hipotireoidismo primário, insuficiência renal crônica, cirrose hepática etc.), pseudoprolactinomas (tumores que elevam a PRL por compressão da haste hipofisária), macroprolactinemia e medicações geralmente determinam elevações discretas da PRL, com valores < 100 μg/ℓ.[31-34]

O principal diagnóstico diferencial dos macroprolactinomas são os adenomas clinicamente não funcionantes (ACNF) – principais representantes dos pseudoprolactinomas – cujo tratamento, quando indicado, é cirúrgico.[31-35] Em pacientes com ACNF, a prolactinemia habitualmente fica abaixo de 100 μg/ℓ em cerca de 80% dos vezes e, nos casos confirmados por imuno-histoquímica, o máximo valor encontrado foi 250 μg/ℓ.[34,38] Assim, a indicação maior da pesquisa do efeito gancho seriam pacientes com tumores volumosos (> 3 cm) e níveis de PRL ≤ 250 μg/ℓ, visando à distinção entre prolactinomas e ACNF.[31,34]

Embora 85% da PRL circulante seja monomérica (23,5 kDa), o soro também contém um dímero ligado covalentemente, "*big* PRL"

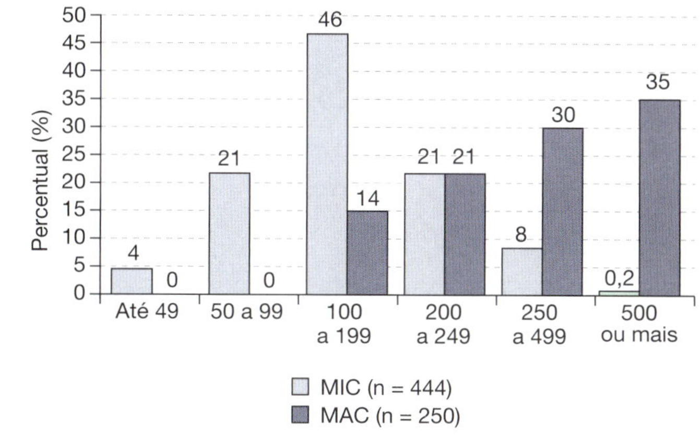

Figura 2.4 Distribuição percentual dos pacientes com microprolactinomas (MIC; n = 444) ou macroprolactinomas (MAC; n = 250) em um estudo multicêntrico brasileiro de acordo com os níveis de prolactina (ng/mℓ). (Adaptada de Vilar et al., 2008.[35])

e uma forma polimérica muito maior (150 kDa), denominada "*big big* PRL" ou macroprolactina (MP).[34,39] O termo macroprolactinemia tem sido utilizado para denominar a condição em que mais de 60% da PRL circulante é representada pela MP.[39-41] Na maioria das vezes, a MP resulta de um complexo antígeno-anticorpo composto por PRL monomérica e imunoglobulina G (IgG),[39] o que lhe confere alto peso molecular e, consequentemente, baixas bioatividade e biodisponibilidade.[41] Por isso, os pacientes acometidos tipicamente são assintomáticos.[33,42] Contudo, sintomas de hipogonadismo ou amenorreia podem ocorrer, supostamente, pela concomitância com outras doenças (p. ex., síndrome dos ovários policísticos, prolactinomas, ACNF, galactorreia idiopática etc.).[31,34,39-42] Cerca de 70 a 80% dos pacientes com macroprolactinemia se apresentam com valores de PRL < 100 μg/ℓ.[31,34,42] Contudo, níveis > 250 μg/ℓ, mas < 500 μg/ℓ, podem ocasionalmente ser encontrados.[31,34,42] Assim, a concomitância de MP e ACNF pode simular o diagnóstico de um prolactinoma.[31,34] O diagnóstico correto de MP é obtido pela dosagem de PRL após a precipitação do soro com polietilenoglicol.[39]

Níveis de PRL > 500 μg/ℓ praticamente confirmam o diagnóstico de macroprolactinoma.[31,33,34] No entanto, podem excepcionalmente ser vistos em pacientes com microprolactinomas[35] ou insuficiência renal crônica,[37] bem como naqueles em uso de medicações que elevem a PRL.[31,34]

TRATAMENTO

As opções terapêuticas disponíveis atualmente para prolactinomas incluem cirurgia, radioterapia e terapia com agonistas dopaminérgicos (DA). Desde meados dos anos 1980, com o desenvolvimento dos DA, a cirurgia e a radioterapia foram substituídas progressivamente pela farmacoterapia.[1,43] Um algoritmo terapêutico é mostrado na Figura 2.5.

Os objetivos terapêuticos dos prolactinomas incluem:

- Controle da secreção hormonal excessiva e suas consequências clínicas (particularmente, infertilidade, disfunção sexual e osteoporose)
- Remoção de tumores e alívio de qualquer distúrbio na visão e na função do nervo craniano
- Preservação da função hipofisária residual
- Se possível, prevenção de recorrência ou progressão da doença.[1,3,43-45]

Diferentemente dos macroprolactinomas, microprolactinomas não tratados não tendem a apresentar crescimento significativo. Assim, pacientes assintomáticos não têm indicação absoluta de tratamento. Este deve ser considerado na presença de uma das seguintes queixas: amenorreia, disfunção sexual, galactorreia incômoda, infertilidade, disfunção erétil e osteoporose prematura.[1,33,43] Mulheres com microprolactinomas e amenorreia que não pretendam engravidar podem ser medicadas com um contraceptivo oral combinado, em vez do DA.[33] Não há, contudo, estudos comparando as duas abordagens.[33] Em contraste, pacientes com macroprolactinomas, a menos que haja contraindicações específicas, devem sempre ser tratados, sendo a escolha inicial os DA, mesmo se houver sintomas decorrentes de compressão tumoral sobre o quiasma óptico.[1,33,43]

Cirurgia

As indicações para neurocirurgia em prolactinomas estão resumidas no Quadro 2.3.[45] Para microprolactinomas e a maioria dos macroprolactinomas, a abordagem transesfenoidal representa a técnica de escolha.[1] Por outro lado, a craniotomia deve ser reservada para tumores inacessíveis por via transesfenoidal, e atualmente é indicada em casos extremamente raros. Além disso, em pacientes com prolactinomas gigantes e invasivos, a cirurgia dificilmente pode ser curativa, independentemente da técnica cirúrgica empregada ou da experiência do neurocirurgião. Nesses casos, o objetivo da cirurgia é a retirada parcial (*debulking*) do tumor para melhorar os sintomas relacionados com efeitos de massa.[1] A cirurgia de *debulking* pode também melhorar a resposta tumoral ao DA.[34,38]

Os dados combinados de 50 séries mostraram remissão cirúrgica inicial, definida como normalização dos níveis de PRL 1 a 12 semanas após a cirurgia, em 74,7% dos microadenomas e 33,9% dos macroadenomas.[1] A análise dos resultados cirúrgicos de 13 séries publicadas, incluindo pelo menos 100 pacientes, mostrou que o controle dos níveis de PRL foi alcançado em aproximadamente 73% dos 1.211 microprolactinomas e 38%

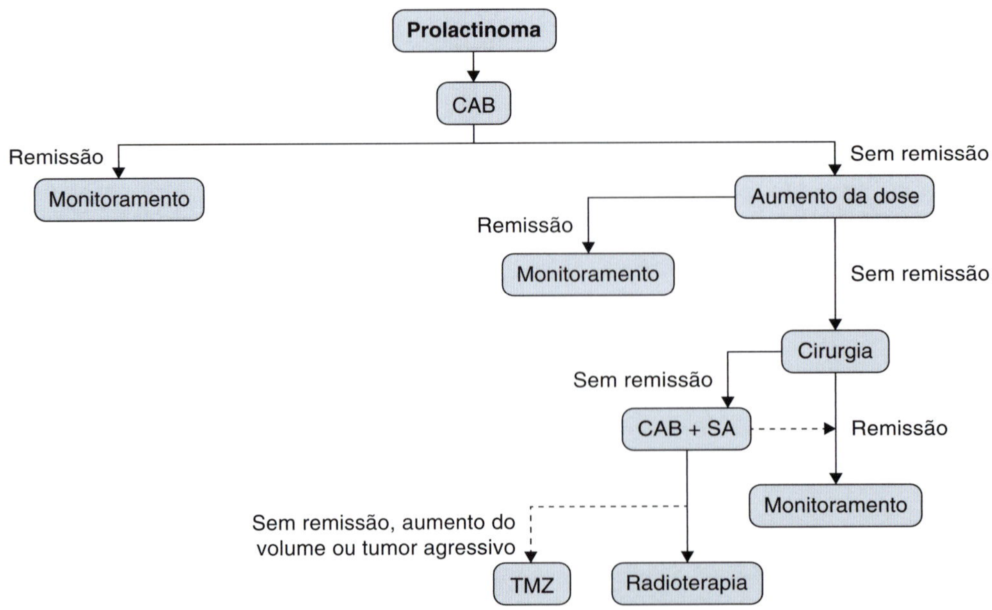

Figura 2.5 Algoritmo proposto pelos autores para o tratamento dos prolactinomas. CAB: cabergolina; SA: análogo da somatostatina; TMZ: temozolomida.

Quadro 2.3 Indicações para cirurgia em prolactinomas.

- Aumento do tamanho do tumor, a despeito do tratamento medicamentoso adequado
- Apoplexia hipofisária
- Intolerância aos agonistas dopaminérgicos
- Resistência aos agonistas dopaminérgicos
- Compressão persistente do quiasma óptico
- Fístula liquórica (rinoliquorreia) durante a administração dos agonistas dopaminérgicos
- Contraindicações aos agonistas dopaminérgicos
- Como terapia inicial dos microprolactinomas (?)

dos 1.480 macroprolactinomas.[43] Esses dados estão alinhados com uma revisão recente sobre cirurgia em microprolactinomas, relatando normoprolactinemia pós-operatória alcançada em 71 a 100% dos casos.[46] Verificou-se que o tamanho do tumor pré-cirúrgico e os níveis basais de PRL são fortes preditores de sucesso cirúrgico, e a chance de cura na cirurgia diminuiu em pacientes com PRL basal > 200 mg/ℓ, mesmo quando estratificados pelo tamanho do tumor.[46] A recente diretriz italiana sobre o manejo dos prolactinomas recomenda considerar a cirurgia como opção inicial de tratamento em casos de microprolactinomas ou pequenos macroadenomas intrasselares, caso se disponha um experiente profissional em cirurgia transesfenoidal (50 ou mais cirurgias por ano).[47] No recente Consenso de diagnóstico e tratamento de prolactinoma da Pituitary Society, os autores citam que a ressecção cirúrgica de microprolactinomas e bem circunscritos macroprolactinomas (grau Knosp 0 e 1) por um experiente neurocirurgião oferece uma alta chance de cura, é custo-efetiva e evita tratamento prolongado com DA.[48] Portanto, essa abordagem terapêutica deve ser considerada como opção de primeira linha nesse subgrupo de pacientes. A escolha da terapêutica dependerá do perfil do paciente, de sua condição clínica e emocional, bem como da disponibilidade de um neurocirurgião experiente e de suporte pós-operatório.[48]

As taxas de recorrência são altamente variáveis entre as séries neurocirúrgicas, variando de 0 a 50% (média de 21,5%) para microprolactinomas e 0 a 100% (média de 24,4%) para macroprolactinomas.[1] No entanto, é necessário levar em consideração vários fatores confundidores, como tempo de seguimento pós-operatório, abandono do seguimento e definições precisas de cura e recorrência. Dessa forma, é possível que séries cirúrgicas com seguimento relativamente curto tendam a subestimar a verdadeira taxa de recorrência, pois a recorrência da hiperprolactinemia em alguns tumores pode demorar um tempo prolongado.[1,43,49] De fato, no estudo de Thomson et al.,[49] recidivas ocorreram 2 a 10 anos (média de 5,3) após a cirurgia.

A taxa de complicações maiores da cirurgia é baixa (1 a 4%): diabetes insípido permanente, 0 a 5%; meningite, 0 a 3%; fístula liquórica, 2 a 5%; DI transitório, 7 a 28%; síndrome da secreção inapropriada do hormônio antidiurético (ADH), 5 a 14%, e hipopituitarismo, 1 a 4%. Por outro lado, melhora da função hipofisária é observada em até 35% dos casos.[1,47]

Radioterapia

O uso da radioterapia em prolactinomas é limitado. A principal indicação é essencialmente a resistência ao DA, com resposta insuficiente ou contraindicação ao agonista dopaminérgico e à cirurgia, bem como uma tendência comprovada de crescimento do tumor após a cirurgia. Essa modalidade de tratamento visa sobretudo ao controle tumoral, o que ocorre em mais de 80% dos casos com a radioterapia fracionada. Já a normalização da PRL é pouco frequente, com uma taxa de normalização geral de 15 a 50%, que pode ser melhorada (40 a 100%) quando a terapia com DA é adicionada.[50] A tecnologia mais frequentemente empregada é a radiocirurgia estereotáxica com uso de *gamma-knife* ou *cyberknife*. Ela fornece um feixe de radiação focado de alta energia para o alvo biológico em uma única fração. Um estudo multicêntrico recente envolvendo o uso de radiocirurgia estereotáxica mostrou controle do crescimento tumoral em 95% dos adenomas tratados e normalização dos níveis de PRL em 43% dos pacientes aos 5 anos e 54% aos 8 anos.[51] O uso de radiação é limitado ou frequentemente atrasado devido a preocupações com possíveis complicações tardias envolvendo a hipófise, o aparelho óptico ou o parênquima cerebral.[52] O hipopituitarismo induzido por radiação é a consequência crônica mais frequente da radioterapia (convencional e estereotáxica) e tem sido associado ao aumento da morbimortalidade.[53,54]. Mais de 50% dos pacientes que recebem radioterapia hipofisária desenvolverão pelo menos uma deficiência de hormônio da hipófise anterior na década seguinte.[55,56] Além disso, embora o hipopituitarismo induzido pela radiação tenda a surgir nos primeiros 5 anos após o tratamento, novas deficiências podem se apresentar até 20 anos depois.[55,56]

Potenciais complicações adicionais da radioterapia incluem acidente vascular cerebral (AVC), tumores cerebrais secundários e lesão do nervo óptico que supostamente são mais frequentes com a radioterapia convencional. Verificou-se que a incidência de AVC aumenta desde o momento da irradiação, de 4% em 5 anos para 11% em 10 anos e 21% em 20 anos.[57] Demonstrou-se que o risco cumulativo de segundos tumores cerebrais varia de 2% com 10 anos, a 2,4% com 20 anos e 8,5% com 30 anos,[58] enquanto a taxa de neuropatia óptica induzida por radiação foi estimada em 0,8% em 10 anos.[59] Necrose induzida por radiação do tecido cerebral adjacente foi relatada em aproximadamente 0,2 a 0,8% dos pacientes submetidos à radioterapia convencional, sendo excepcional com a radioterapia estereotáxica.[1]

Terapia com agonistas dopaminérgicos

Desde os anos 1980, a terapia com DA tem sido indicada como tratamento de primeira linha, tanto de microprolactinomas quanto de macroprolactinomas.[44,60] Bromocriptina (BCR) e cabergolina (CAB) são os mais utilizados em todo o mundo, mas a preferência recai sobre a CAB, devido à sua maior eficácia em reduzir os níveis de PRL e em induzir redução tumoral. Ademais, ela é mais bem tolerada.[33,43] Devido ao maior número de relatos na literatura, quando se decide empregar um agonista dopaminérgico em gestantes, a escolha ainda recai sobre BCR, mas CAB tem se mostrado igualmente segura.[33,43,45] Em alguns países europeus, quinagolida, um agonista dopaminérgico não derivado do *ergot*, também está disponível (Quadro 2.4).[4,43-45]

A exemplo da dopamina, os DA atuam nos receptores dopaminérgicos D_2, encontrados na membrana dos lactotrofos normais e tumorais, inibindo a adenilatociclase, com consequente redução da síntese e da secreção de PRL. Adicionalmente, os DA induzem apoptose dos lactotrofos tumorais, o que justifica a redução do tamanho do tumor habitualmente vista durante o tratamento.[43,44,61]

Quadro 2.4 Agonistas dopaminérgicos.

Fármaco	Nome comercial	Dose usual
Cabergolina	Dostinex®, Cabertrix®	0,5 a 1 mg, 1 a 2 vezes/semana
Bromocriptina	Parlodel®	2,5 mg, 2 a 3 vezes/dia
Quinagolida*	Norprolac®	75 a 225 μg, 1 vez/dia

*Agonista dopaminérgico não *ergot* disponível em alguns países europeus e no Canadá.

Bromocriptina

A BCR tem propriedades de agonista do receptor D_2 e antagonista do D_1, com meia-vida de eliminação relativamente curta. Portanto, geralmente é tomada 2 ou 3 vezes/dia, embora 1 vez/dia possa ser eficaz em alguns pacientes.

Posologia. Em geral, as doses terapêuticas estão na faixa de 2,5 a 15 mg/dia (mediana, 7,5 mg), mas doses de 20 a 30 mg/dia podem ser necessárias em até 30% dos pacientes.[1,35,44]

Eficácia. Em pacientes com microprolactinomas e macroprolactinomas, BCR normaliza os níveis de PRL, restaura a função gonadal e reduz a massa tumoral em quase 80 e 70% dos casos, respectivamente.[1,43-45,61] Na maioria dos macroprolactinomas, a cefaleia e os defeitos do campo visual melhoram dramaticamente poucos dias após a primeira administração de BCR, com a função gonadal e sexual melhorando mesmo antes da normalização completa dos níveis séricos de PRL. A normalização da PRL com BCR também está associada a um aumento na densidade óssea e à melhora da qualidade do sêmen.[23,43,61]

Cabergolina

CAB é o DA mais amplamente utilizado para tratamento dos prolactinomas, sendo seletivo para o receptor D_2. Está disponível em comprimidos de 0,5 mg. CAB apresenta uma duração de ação de até 21 dias após uma dose única oral de 0,3 a 1 mg.[61] Assim, apresenta a grande vantagem de poder ser administrada apenas 1 a 2 vezes/semana (ou, ocasionalmente, a cada 15 dias), enquanto BCR requer uma a três tomadas diárias.[1,33,44,61,62]

Posologia. Recomenda-se iniciar o tratamento com 0,25 a 0,5 mg, 1 vez/semana, com reajustes semanais da dose, até se alcançar 1 a 1,5 mg semanal (em duas tomadas). Esse esquema é suficiente para normalizar os níveis de PRL em muitos pacientes.[62] Não raramente, a dose pode ser reduzida para 0,25 a 0,5 mg/semana, sobretudo em casos de microprolactinomas (MIC), uma vez que o controle da hiperprolactinemia tenha sido alcançado.[1,33,43,61-63] Para alguns pacientes, a administração quinzenal da CAB pode ser satisfatória, especialmente nos portadores de MIC.[33,41,62,63] Entre 455 pacientes, a dose média eficaz foi de 1 mg/semana (variação de 0,5 a 3 mg/semana) para macroprolactinomas (MAC) e 0,5 mg/semana (variação de 0,25 a 1 mg/semana) para MIC e hiperprolactinemia idiopática.[62]

A dose máxima da CAB recomendada em bula é de 2 mg/semana,[44] que possibilita normalização da PRL em cerca de 75 a 80% dos casos.[44,64,65] Com o uso de doses de até 3,5 mg/semana, esse percentual já atinge 90% ou mais,[65] mas alguns pacientes podem se beneficiar de doses maiores. De fato, em um estudo japonês,[64] doses semanais de até 12 mg foram necessárias para normalizar a PRL. Foi também relatado um caso em que níveis de PRL < 100 μg/ℓ apenas foram obtidos com a dose de 21 mg/semana.[66] Na série de Vilar et al.,[67] 18 de 25 pacientes (72%) obtiveram normalização da PRL com doses de CAB de até 9 mg/semana. Nenhum paciente se beneficiou de doses > 7 mg/semana. A preocupação maior com o uso de doses elevadas de CAB é a possibilidade de ocorrência de anormalidades valvares cardíacas (ver adiante).[43,45]

Eficácia. A exemplo da BCR, a eficácia da CAB é menor em casos de MAC.[61] Entre 455 pacientes com hiperprolactinemia patológica tratados com CAB, normalização dos níveis da PRL aconteceu em 92% dos MIC e em 77% dos MAC, com eficácia global de 86% (Quadro 2.5).[62] Dados de várias séries mostram que o uso da CAB possibilitou a normalização da PRL em 81 a 96% dos pacientes com MIC e em 61 a 83% daqueles com MAC.[1,33,44,61,62] Resultou, também, em redução significativa do tamanho de 38 a 92% dos MAC, com desaparecimento da imagem tumoral à RM em 26 a 61% (Figuras 2.6 e 2.7).[1,34,61,68,69] Redução tumoral foi também obtida com 60% dos pacientes tratados anteriormente com outro DA,[34,69] sugerindo, assim, que, mesmo em pacientes que respondem à BCR, algum efeito adicional pode ser obtido quando os pacientes são trocados para CAB. A redução das dimensões do tumor e seu completo desaparecimento foram mais evidentes em pacientes sem tratamento prévio (Figuras 2.8 e 2.9).[69] Além disso, quanto mais acentuada mostrou-se a supressão dos níveis de PRL, maior foi a redução tumoral.[69] Entretanto, eventualmente, pode haver uma desconexão entre a resposta hormonal e a resposta tumoral.[33,61,69]

Quadro 2.5 Eficácia e tolerabilidade da cabergolina em 455 casos de hiperprolactinemia patológica.*

Efeito	Frequência
Normalização da prolactina	–
▪ Microprolactinomas	92
▪ Macroprolactinomas	77
▪ Tumores resistentes à bromocriptina	70
▪ Pacientes intolerantes à bromocriptina	84
Redução tumoral significativa	67
Efeitos colaterais	13
Intolerância	4

*Macroprolactinomas (42%), microprolactinomas (41%), hiperprolactinemia idiopática (16%) e sela vazia (1%). (Adaptado de Verhelst et al., 1999.[62])

O tratamento com CAB mostrou-se também eficaz e seguro em crianças e adolescentes.[1,61] A resposta à CAB tende a ser menor em prolactinomas gigantes, mas respostas dramáticas podem ser eventualmente observadas (Figura 2.10), mesmo em tumores > 6 cm.[70]

Evidências recentes também documentaram um efeito benéfico da CAB na melhora dos parâmetros metabólicos em pacientes com prolactinomas, principalmente aqueles relacionados ao perfil da insulina.[71] Tal achado sugere o uso da CAB para melhorar o perfil metabólico e reduzir a prevalência da síndrome metabólica em pacientes com prolactinomas, possivelmente atuando como modulador direto da disfunção do tecido adiposo e da secreção de insulina.[71]

Cabergolina versus bromocriptina

A responsividade à CAB é maior que a da BCR, tanto nos macroprolactinomas quanto nos microprolactinomas, bem como na hiperprolactinemia não tumoral.[43-45,61] Em diversos estudos, quando comparada à BCR, a CAB apresentou maior eficácia em normalizar a PRL e induzir redução tumoral, possivelmente devido à maior afinidade pelo receptor D_2 e à melhor tolerabilidade, o que facilita a adesão ao tratamento (Quadro 2.6).[43-45,61] Em estudo duplo-cego, randomizado, envolvendo

Quadro 2.6 Comparação de eficácia da cabergolina (CAB) e da bromocriptina (BCR) em estudo multicêntrico brasileiro, em pacientes com macroprolactinomas.

Desfecho	CAB (n = 154)	BCR (n = 128)	Valor do p
% de normalização da prolactina	78	59	0,042
% de redução do tumor > 50%	80	59	0,048
% de desaparecimento completo do tumor	57	34	0,034

Adaptado de Vilar et al., 2008.[35]

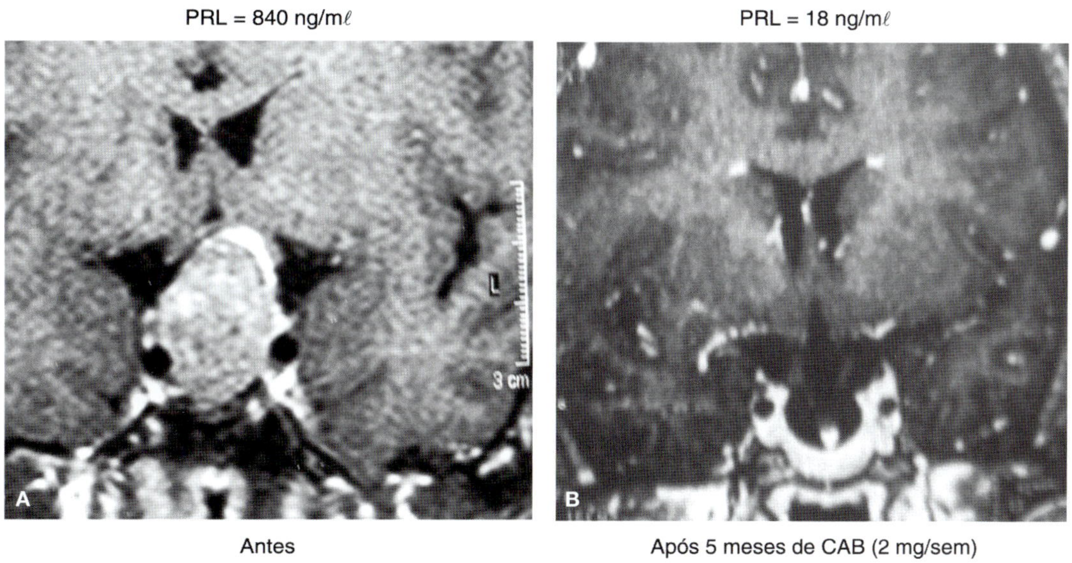

Figura 2.6 Os agonistas dopaminérgicos são o tratamento de escolha para os prolactinomas, mesmo quando existir compressão quiasmática. Neste caso, observa-se a imagem de um volumoso macroprolactinoma, antes (**A**) e depois de 5 meses (**B**) do uso da cabergolina (CAB) (2 mg/semana), com completo desaparecimento do tumor e surgimento de imagem de sela vazia. PRL: prolactina.

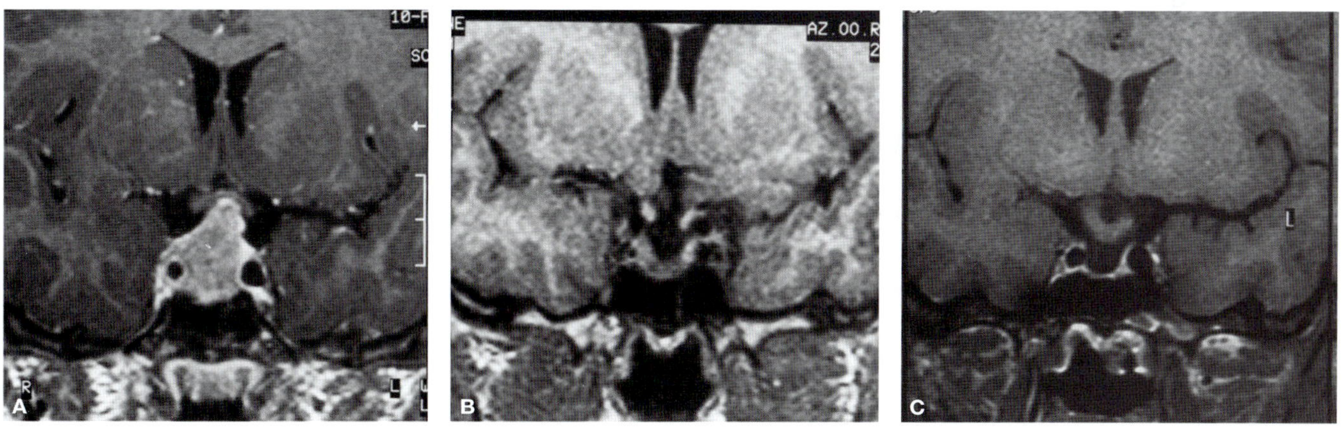

Figura 2.7 Efeito do tratamento com cabergolina (2,5 mg/semana) sobre o volume do tumor em paciente com macroprolactinoma. Ao diagnóstico (**A**), o tumor era claramente invasivo e comprimia o quiasma. Um ano de terapia induziu diminuição do tumor > 50% (**B**). Após 5 anos de tratamento, a ressonância magnética mostrou o desaparecimento completo do tumor (**C**).

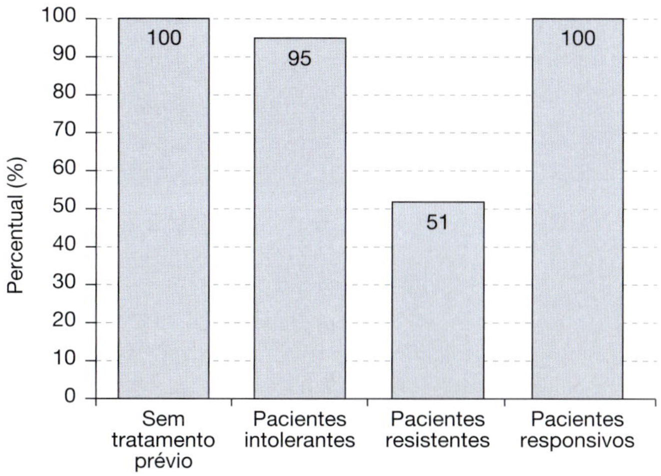

Figura 2.8 Eficácia da cabergolina na normalização da prolactina em 110 macroprolactinomas, de acordo com as características dos pacientes: sem tratamento prévio, e resistentes, intolerantes ou responsivos a outros agonistas dopaminérgicos. (Adaptada de Colao et al., 2000.[69])

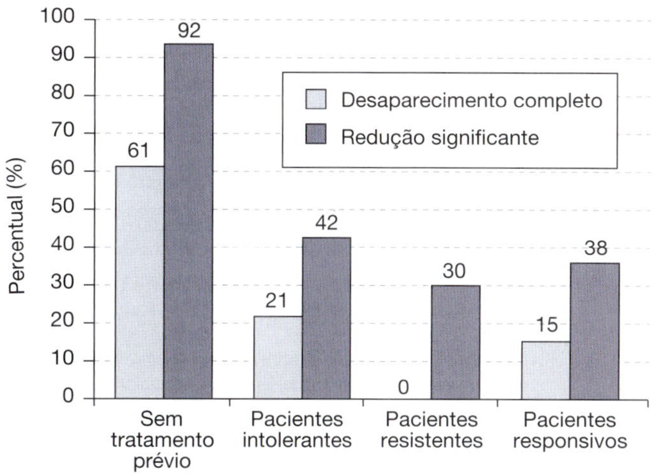

Figura 2.9 Eficácia da cabergolina na redução tumoral em 110 macroprolactinomas, de acordo com as características dos pacientes: sem tratamento prévio, e resistentes, intolerantes ou responsivos a outros agonistas dopaminérgicos. (Adaptada de Colao et al., 2000.[69])

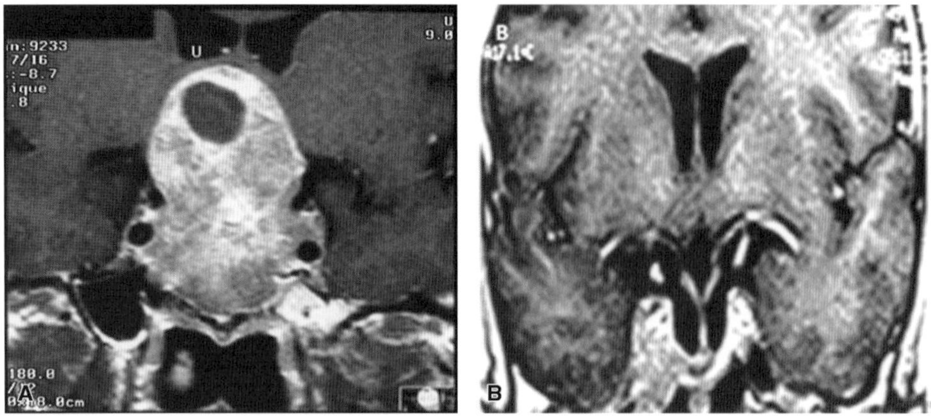

Figura 2.10 Prolactinoma gigante (5,2 cm; prolactina de 12.700 ng/mℓ) ao diagnóstico (**A**) e após 7 meses de tratamento com cabergolina (4 mg/semana) (**B**), com desaparecimento completo do tumor e normalização da prolactina.

459 mulheres com amenorreia hiperprolactinêmica, normalização da PRL, ciclos ovulatórios ou gravidez e taxa de abandono da terapia por intolerância foram, respectivamente, de 59, 72 e 3% com a CAB e de 33, 52 e 12% com a BCR.[72] Além de confirmar a superioridade da CAB, esse estudo mostra que algumas pacientes podem voltar a apresentar ciclos ovulatórios mesmo sem a normalização da PRL.[72]

CAB tem se mostrado muito útil nos casos de *resistência* à BCR e a outros agonistas dopaminérgicos, com normalização da PRL em pelo menos 50% dos casos (Figura 2.11).[1,33,35,44,69] Além disso, nos casos de *intolerância* à BCR, a terapia com CAB levou à normalização da prolactinemia em 84 a 100% dos pacientes, com redução tumoral significativa em até dois terços dos casos, em diferentes séries.[1,35,44,61,69]

Em um estudo multicêntrico brasileiro,[35] normalização da PRL ocorreu em 87% dos pacientes sem tratamento prévio, em 84% dos intolerantes à BCR e em 55% daqueles com tumores resistentes à BCR. No mesmo estudo, somente 67% dos pacientes tratados com BCR lograram normalização da PRL ($p < 0,001$). Além disso, as frequências de redução tumoral > 50% (80% *versus* 59%) ou completo desaparecimento tumoral (57% *versus* 34%) foram significativamente maiores com CAB do que com BCR nos pacientes sem tratamento prévio (ver Quadro 2.6). Finalmente, com BCR, foi significativamente mais elevada a frequência de efeitos colaterais (21% *versus* 43%), intolerância (15% *versus* 8%) e resistência tumoral (19% *versus* 10%) (Figura 2.12).[35]

Efeitos adversos

Os efeitos adversos dos agonistas dopaminérgicos podem ser agrupados em três categorias: gastrintestinal, cardiovascular e neurológica (Quadro 2.7).[1,44,61] Em geral, os sintomas ocorrem após a dose inicial e com o aumento da dose, mas podem ser minimizados com a introdução de todos os medicamentos em baixa dosagem na hora de dormir, pela administração com alimentos e pelo aumento gradual da dose[1,44,61] Os efeitos gastrintestinais mais comuns incluem náuseas (cerca de 30%) e vômitos (cerca de 20%). Até 12% dos pacientes apresentam tolerância reduzida às doses terapêuticas de BCR.[1,61] Em aproximadamente 25% dos pacientes tratados com BCR, hipotensão postural se desenvolve após o início do tratamento e pode resultar em tontura e até síncope. Fenômeno de Raynaud é também mais frequente com BCR, sobretudo com doses elevadas da medicação.[1,61] Os efeitos adversos neurológicos mais frequentes são cefaleia e sonolência. Os efeitos adversos psiquiátricos não são assíduos nas doses necessárias para controlar o excesso de PRL, porém sinais e sintomas de psicose, ou exacerbação de psicose preexistente, foram associados ao

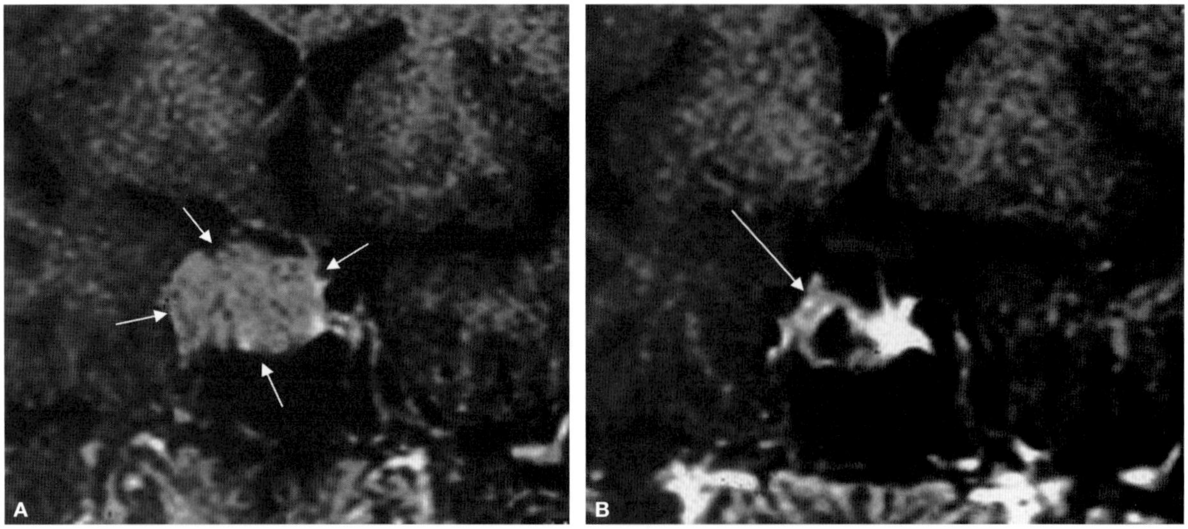

Figura 2.11 A. Macroprolactinoma resistente à bromocriptina. **B.** A terapia com cabergolina (2 mg/semana) resultou em normalização da prolactina e, após 6 meses, redução tumoral de 75%.

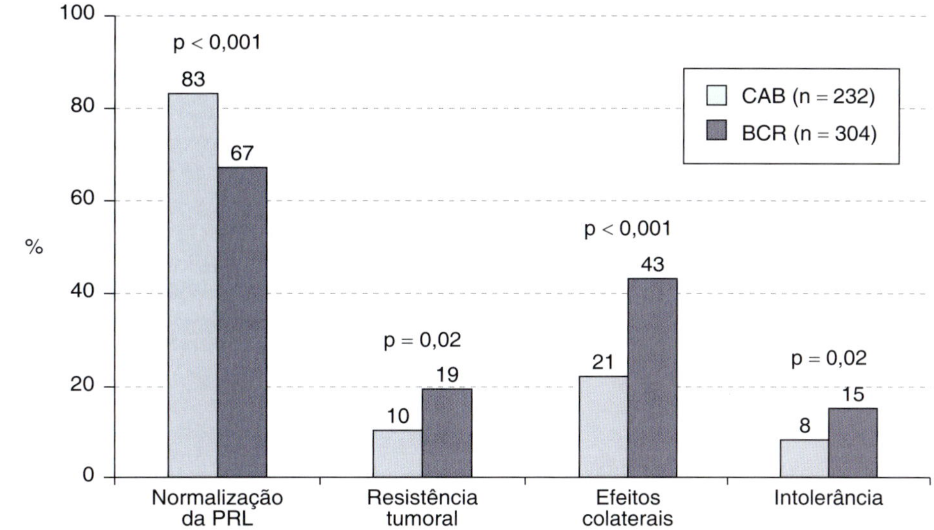

Figura 2.12 Comparação da eficácia (redução da prolactina [PRL]) e da tolerabilidade de cabergolina (CAB) e bromocriptina (BCR) em estudo multicêntrico brasileiro. (Adaptada de Vilar et al., 2008.[35])

Quadro 2.7 Efeitos colaterais dos agonistas dopaminérgicos em pacientes com prolactinomas.

Comuns
- Congestão nasal, tonturas, cefaleia, fadiga, hipotensão postural, espasmo digital induzido pelo frio (fenômeno de Raynaud)
- Náuseas/vômito, constipação intestinal, dor abdominal

Raros
- Depressão, psicose, alucinações auditivas, transtornos de controle dos impulsos
- Rinoliquorreia, herniação do quiasma óptico
- Valvopatia cardíaca

Muito raros
- Fibrose pulmonar, derrames pleurais, espessamento pleural, fibrose retroperitoneal

Adaptado de Schlechte, 2003;[2] Cunnah e Besser, 1991;[4] Vilar et al., 2008;[35] Auriemma et al., 2016.[61]

uso de BCR.[61] Reações psicóticas foram descritas em 8 de 600 (1,3%) pacientes tratados com BCR.[73] Remissão completa dos sintomas, que incluiu alucinações auditivas, ideias delirantes e alterações de humor, ocorreu após a redução da dose ou descontinuação do fármaco.[61,73] Ultimamente, entre pacientes tratados com DA (sobretudo com CAB), têm havido relatos de distúrbios do controle de impulsos, manifestos por um comportamento impulsivo para compras e/ou jogos, hipersexualidade e, menos frequentemente, transtornos alimentares.[61,74] É recomendado investigar ativamente nas consultas os potenciais efeitos colaterais psiquiátricos e, uma vez identificados, reduzir ou suspender a dose do DA e encaminhar o paciente ao especialista psiquiatra. Em pacientes com macroprolactinomas grandes e invasivos que causem erosão do assoalho selar, a redução do tumor pode levar a rinorreia devido a fístula liquórica (rinoliquorreia). Esta rara complicação necessita de correção cirúrgica urgente, em função do risco de meningite.[1,47] Muito raramente, infiltrados pulmonares, fibrose, derrames pleurais, espessamento pleural e fibrose retroperitoneal podem acontecer.[1]

Risco aumentado de regurgitação valvar cardíaca foi relatado em pacientes com doença de Parkinson tomando doses muito elevadas de CAB (até 3 a 5 mg/dia, com doses semanais médias de até 25 mg e doses cumulativas medianas variando de 2.600 a 6.700 mg).[38,75,76] Isto se deve ao fato de que CAB tem uma alta afinidade pelo receptor 2B da 5-hidroxitriptamina (HTR2B) expresso em abundância nas valvas cardíacas, e a ativação desse receptor pode levar a mitogênese e proliferação de fibroblastos.[38,47] Em contrapartida, dados de estudos clínicos e metanálises totalizando mais de 1.600 pacientes tratados cronicamente com CAB para prolactinoma,[77-91] não apoiam preocupação sobre o risco de valvopatia nos pacientes que façam uso de doses padrão (até 2 mg/semana), as quais são suficientes para cerca de 80% dos casos.[35,38,61] Mais de 90% dos pacientes vão atingir valores normais de PRL com doses de até 4 mg/semana.[38,47] Digno de nota, em dois estudos em que os pacientes tomaram doses de CAB de até 9 mg/semana[67] e 12 mg/semana,[64] nenhum paciente desenvolveu anormalidades valvares. Estas últimas foram também descritas com a BCR que é um agonista parcial do referido receptor.[47] É importante também mencionar que anormalidades na valva tricúspide sem repercussão clínica e hemodinâmica são comuns na população geral e sua presença não impede o uso de CAB, nem implica a necessidade de interrupção do tratamento.[38,47,92]

A maioria dos autores recomendam não haver necessidade de realização de ecocardiograma em pacientes em uso de doses de CAB de até 2 mg/semana.[47] Outros autores recomendam realização do ecocardiograma antes do início do tratamento, com repetição após 5 anos em pacientes com doses padrão e anualmente naqueles medicados com doses maiores.[38,93]

Retirada dos agonistas dopaminérgicos

Embora seja bem sabido que os prolactinomas respondem muito bem aos DA, a duração ideal do tratamento ainda não está definida.[1,33,43,94] A maioria dos pacientes vai necessitar de terapia a longo prazo mas, em pelo menos 30% daqueles tratados com CAB, é possível a suspensão sem que isso implique retorno da hiperprolactinemia.[61,94,95] Resta definir a época ideal para interrupção e quais pacientes mais se beneficiarão dessa abordagem. O racional para a suspensão do tratamento seria a prevenção de suas potenciais complicações tardias (p. ex., lesões valvares cardíacas) e a redução dos custos para os pacientes ou para os sistemas públicos de saúde.[1,33,34,43,45]

Nas últimas quatro décadas, diversos estudos têm avaliado a viabilidade da interrupção do DA em pacientes com prolactinomas.[1,43,94-108] Embora os dados cumulativos, oriundos sobretudo de estudos retrospectivos, sejam muito escassos e discordantes para tirar conclusões definitivas, relatou-se que a taxa de remissão após a retirada de BCR varia de 0 a 44%.[1,43,61] Em 2002, um estudo brasileiro mostrou uma taxa de remissão de 20,6% após a descontinuação de BCR.[96] Em 2003, um marcante estudo prospectivo conduzido por Colao et al.[97] mostrou que a estimativa de Kaplan-Meier da taxa de recorrência de hiperprolactinemia após 5 anos de retirada da CAB foi de apenas 24% em pacientes com hiperprolactinemia não tumoral, 32,6% em pacientes com microprolactinomas e 43,3% em pacientes com macroprolactinomas.[98] Não foi encontrada evidência do tumor na RM em nenhum paciente; apenas 10 mulheres (22,2%) e sete homens (38,9%) com hiperprolactinemia recorrente desenvolveram disfunção gonadal.[97] Os níveis basais de PRL, o nadir de PRL, a supressão percentual de PRL, o diâmetro do tumor após CAB, a duração do tratamento e a dose do fármaco foram todos maiores antes da retirada do tratamento em pacientes que desenvolveram recorrência de hiperprolactinemia em comparação com aqueles que obtiveram controle persistente.[97] Os melhores preditores de recorrência de hiperprolactinemia foram o ponto de corte do nadir de PRL de 5,4 μg/ℓ e o diâmetro máximo residual do tumor com tamanho superior a 3,1 mm.[98] Pacientes que atingiram nadir de PRL < 5,4 μg/ℓ e diâmetro máximo do tumor ≤ 3,1 mm na retirada da CAB tiveram uma estimativa Kaplan-Meier significativamente menor de recorrência de hiperprolactinemia (20%) em 24 a 96 meses após a suspensão da medicação.[98]

As elevadas taxas de sucesso desse estudo foram atribuídas a critérios de seleção mais rígidos para a retirada da CAB, incluindo um período prolongado de normoprolactinemia durante o tratamento e a necessidade de prévia redução significativa do tamanho do tumor (> 50%).[97,98] Desde então, vários estudos avaliaram as taxas de recorrência de hiperprolactinemia após a retirada dos DA, proporcionando resultados variados que mostraram maior chance de remissão em pacientes que tinham MIC (em vez de MAC), faziam uso de CAB (em vez de BCR), apresentavam níveis baixos de PRL, haviam cursado com redução tumoral > 50% e recebido tratamento por mais de 24 meses.[95] Contudo, em metanálise de 12 estudos em que se avaliou retirada da CAB, a duração do tratamento não interferiu na taxa de recorrência,[107] diferentemente do observado em metanálise mais recente, com 34 estudos, detalhada adiante.[96]

Em três estudos recentes, as taxas de recorrência após a retirada do CAB variaram de 27 a 54%.[104-106] Entre 74 pacientes (19 MAC e 55 MIC) tratados com CAB por ≥ 3 anos, recidivas ocorreram dentro de 12 meses em 34 (45,9%), independentemente da duração anterior da terapia CAB (até 3 anos, 3 a 5 anos ou > 5 anos) ou tamanho inicial do adenoma.[104] Na série de Dogansen et al.,[105] a taxa de remissão geral foi de 46% (65% em casos de MIC e 36% em indivíduos com MAC). Uma taxa de remissão mais alta foi observada em pacientes tratados com CAB *versus* BCR, tanto para MIC (86% *vs.* 56%) como para MAC (45% *vs.* 27%), respectivamente.[105] Mais recentemente, a descontinuação do tratamento foi avaliada em 11 pacientes com macroprolactinomas tratados com CAB por pelo menos 5 anos.[106] As recorrências de hiperprolactinemia foram observadas em três (27%) pacientes pós-retirada em um tempo médio de três (variação; 2,9 a 11,2) meses, indicando que uma alta porcentagem (73%) manteve a remissão por pelo menos 12 meses após a cessação de CAB.[106]

Um recente metanálise de 34 artigos revelou maiores taxas de remissão nas seguintes situações:

- Tratamento com CAB *versus* BCR (41,2% *vs.* 22,4%)
- MIC tratado com CAB *versus* BCR (40,8% *vs.* 25,9%)
- MAC tratado com CAB *versus* BCR (33,5% *vs.* 15,1%)
- Hiperprolactinemia idiopática tratada com CAB *versus* BCR (73,2% *vs.* 23,4%)
- Prévia redução tumoral > 50% (49,4%)
- Dose de CAB ≤ 0,5 mg/semana *versus* > 0,5 mg/semana (51,5% *vs.* 21,5%)
- Duração do tratamento com CAB > 24 meses *versus* ≤ 24 meses (48,7% *vs.* 24,8%).[95]

Também se observaram maiores taxas de persistente normoprolactinemia em estudos publicados após o ano 2000 (43,1% *versus* 20,3%), o que provavelmente refletiria a melhor seleção dos pacientes e a inclusão de critérios mais rígidos para a retirada do DA.[95]

O acompanhamento após a retirada do DA variou em diferentes estudos. Em geral, os pacientes têm sido observados por 1 a 5 anos após a interrupção do tratamento. A maioria dos pacientes apresenta recidiva da hiperprolactinemia no primeiro ano,[94-106] durante o qual o paciente deve ser submetido a um monitoramento mais rigoroso dos níveis de PRL (p. ex., a cada 3 meses).[33,35,94] Em praticamente todos os estudos, todas as recorrências foram observadas dentro de 24 meses da interrupção do fármaco.[1,43,95,105,106] Convém ressaltar que, nos casos de recorrência da hiperprolactinemia, o risco de crescimento tumoral é muito baixo (< 10%), mas hipogonadismo pode surgir em até 28% dos casos.[1,33,43,94,105]

As diretrizes da Endocrine Society publicadas em 2011 recomendam que os pacientes que tiverem atingido normoprolactinemia por pelo menos 2 anos e que não tenham remanescente tumoral visível à RM podem ser candidatos a uma retirada gradual do DA.[33]

Dois estudos independentes investigaram o resultado de uma segunda tentativa de retirada de CAB em pacientes com recorrência de hiperprolactinemia após a primeira retirada, recebendo terapia adicional com CAB por pelo menos 2 anos.[108,109] Os resultados desses estudos demonstraram que a segunda tentativa de interrupção da CAB após 2 anos adicionais de terapia pode ser bem-sucedida em aproximadamente 30% dos pacientes.[108,109] O monitoramento rigoroso do nível de PRL é obrigatório, especialmente no primeiro ano após a retirada, quando a maioria das recorrências é detectada.[108,109]

Existem poucos estudos que mostram que algumas pacientes podem normalizar espontaneamente as concentrações séricas de PRL após a gravidez. Na série de Auriemma et al.,[110] a gravidez associou-se à normalização da PRL em 68% das pacientes. Além disso, a amamentação não aumentou a taxa de recorrência da hiperprolactinemia.[110] Uma compilação de dados da literatura mostra taxas de remissão espontânea pós-gravidez de 10 a 68% (média de 28%).[38] Assim, a retirada do DA foi sugerida após a gravidez para avaliar a possibilidade de remissão da hiperprolactinemia.[110,111] Prévias cirurgia ou radioterapia hipofisárias também favorecem níveis de PRL persistentes normais após a retirada do DA,[1,35,43] a exemplo da menopausa (devido ao hipoestrogenismo).[112] No entanto, no estudo de Colao et al.,[97,98] a taxa de recorrência de hiperprolactinemia foi semelhante entre pacientes na pré-menopausa e na pós-menopausa.

Em resumo, após 2 anos de tratamento, a retirada da CAB deve ser fortemente considerada em todos os pacientes com prévio MIC ou MAC sem tumor visível à RM ou abrigando pequenos remanescentes tumorais, na presença de níveis de PRL < 10 ng/mℓ sob o uso de CAB em dose ≤ 0,5 mg/semana. Uma segunda tentativa de retirada pode ser realizada após a falha inicial nos pacientes adicionalmente tratados por ao menos 2 anos com CAB.

Resistência aos agonistas dopaminérgicos

Os prolactinomas geralmente exibem graus variados de resposta aos DA, variando de resposta completa à resistência total.[1,43] Dessa forma, a resposta varia também de acordo com o tipo de DA selecionado, e alguns pacientes podem apresentar resposta parcial com um fármaco e resposta completa com outro. Diferentes definições de resistência aos DA têm sido utilizadas na literatura, incluindo falha na normalização dos níveis de PRL, falha em reduzir os níveis de PRL o suficiente para obter a ovulação, falha em induzir uma redução de 30 ou 50% da hiperprolactinemia e/ou falha em reduzir o tamanho do tumor.[1,33] Além disso, diferentes pontos de corte quanto à dose dos DA têm sido propostos para caracterizar os indivíduos como resistentes a esses fármacos.[35] O recente consenso da Pituitary Society, publicado em 2023, definiu "resistência" como falta de normalização dos níveis séricos de PRL ou falta de redução relevante da massa tumoral (redução de pelo menos 30% no diâmetro máximo) quando os pacientes forem tratados com doses padrão de DA (7,5 a 10 mg/dia de BCR ou 2 mg/semana de CAB) por ao menos 6 meses.[48] É importante ressaltar que nem todos os pacientes com resistência requerem mudança de tratamento. A continuidade do tratamento com o DA é uma boa opção, por exemplo, em pacientes sem efeitos de massa, nos quais a redução do tumor não é necessária devido à localização, ou em pacientes com macroprolactinomas, nos quais o adenoma está controlado, mas o hipogonadismo persiste devido à hiperprolactinemia persistente e é gerenciado pela reposição hormonal sexual.[48]

Diferentes estratégias têm sido propostas para o tratamento dos prolactinomas resistentes, discutidas em mais detalhes no Capítulo 3, *Manejo dos Prolactinomas Resistentes*. Entre elas, incluem-se trocar BCR por CAB, aumentar a dose da CAB enquanto for necessário e bem tolerado, cirurgia e radioterapia.[33,35,43,113] Tipicamente, os prolactinomas resistentes respondem mal aos análogos de somatostatina de primeira geração (octreotida e lanreotida).[1,43,113] Recentemente, têm havido relatos favoráveis com a pasireotida, um análogo somatostatínico de segunda geração, com afinidade por todos os subtipos de receptores de somatostatina (SSTR), exceto o SSTR4.[114,115] Resultados conflitantes foram relatados com a metformina.[116-118] Temozolomida, um agente alquilante oral, tem se mostrado útil em pacientes com tumores agressivos ou malignos (ver adiante).[119,120]

Manejo dos prolactinomas agressivos e malignos

A maioria dos tumores da hipófise consiste em lesões não invasivas, benignas e de crescimento lento,[1,61] mas algumas podem exigir acompanhamento cuidadoso: a invasão local é relatada em até 40% dos adenomas da hipófise tratados cirurgicamente,[121,122] a resistência ao tratamento medicamentoso ou à recorrência que leva à terapia multimodal não é incomum,[1,43] e o tempo entre a cirurgia e a recorrência pode ser curto devido a uma alta taxa de proliferação. Tais tumores podem corresponder aos chamados adenomas atípicos, definidos pela classificação da Organização Mundial da Saúde em 2004,[123] caracterizados principalmente por crescimento invasivo, índice mitótico elevado, índice de marcação Ki-67 > 3% e reatividade nuclear extensa para p53.[122] Mais recentemente, uma nova terminologia, ou seja, tumores neuroendócrinos da hipófise, ou PitNET, foi proposta para destacar a complexa heterogeneidade desses tumores em termos de comportamento biológico e curso clínico.[123] Atualmente, tumores hipofisários agressivos são definidos como tumores radiologicamente invasivos com taxa de crescimento rápido incomum ou crescimento clinicamente relevante, apesar da terapia médica ideal, levando a recorrências múltiplas e resistentes a tratamentos convencionais, incluindo radioterapia.[119]

Os carcinomas, responsáveis por menos de 1% de todos os tumores da hipófise, são definidos com base na ocorrência de metástases a distância.[121,122]

Os tumores mais agressivos são hormonalmente ativos, e, sobretudo, secretam PRL e hormônio adrenocorticotrófico (ACTH).[123,124] O prognóstico é ruim, uma vez que tumores agressivos e carcinomas geralmente recorrem após excisão cirúrgica radical, com uma escassa capacidade de resposta à radioterapia ou à quimioterapia.[122-124] Evidências crescentes documentam o uso bem-sucedido da temozolomida, um agente quimioterápico alquilante, no tratamento de tumores e carcinomas hipofisários agressivos,[1,119-122,125] com maior eficácia (até 60%) relatada em tumores agressivos secretores de PRL e ACTH.[120,125] Particularmente, na série de Whitelaw et al.,[120] 15 dos 20 macroprolactinomas resistentes à CAB responderam à temozolomida. Por outro lado, na série de Raverot et al.,[125] a temozolomida se mostrou pouco eficaz em três pacientes com prolactinomas, com metástases em dois pacientes e o tamanho do tumor e os níveis de PRL aumentando em um paciente. No entanto, a temozolomida teve efeito benéfico notável em um paciente com desaparecimento das metástases, redução de 60% no tamanho do tumor e normalização prolongada e sustentada da PRL.[125] Mais recentemente, a capacidade de resposta à temozolomida, definida como uma diminuição de 30% no maior diâmetro do tumor e uma redução de 50% nos níveis hormonais basais, foi relatada em aproximadamente 54% dos pacientes com prolactinomas agressivos em um estudo francês multicêntrico.[123] A eficácia da temozolomida foi considerada dependente da expressão da proteína de reparo do DNA O6-metilguanina-DNA-metiltranferase (MGMT).[120-122,125] No entanto, o valor preditivo positivo da pesquisa de MGMT mostrou-se inconsistente, principalmente devido à falta de um valor de corte evidente.[127] A complexidade na classificação de um tumor e o uso de diferentes anticorpos e métodos de preservação de tecidos nos estudos levam a dificuldades em comparar seus resultados e tornam essa proteína um preditor subótimo de resposta à temozolomida.[125,126] A temozolomida é geralmente bem tolerada. A toxicidade mais comum e limitante da dose é a mielossupressão, com trombocitopenia de grau 3 ou 4 ocorrendo em 7 a 17% nos estudos e neutropenia raramente.[120-122,125,126] Os efeitos colaterais não hematológicos são geralmente leves a moderados e incluem principalmente náuseas/vômito (34%) e fadiga (20%), enquanto cefaleia, anorexia, diarreia e erupção cutânea são menos comumente relatados.[120,122,125,126] Casos raros de pneumonite, síndrome de Stevens-Johnson e perda auditiva também foram descritos.[120,122,125,126] Considerando a toxicidade da temozolomida, seu uso é geralmente considerado após falha de outras formas de tratamento.[125,126] Infelizmente, vários desses prolactinomas muito agressivos escapam dos efeitos supressores da temozolomida após 0,5 a 2,5 anos.[113,120-122]

Manejo dos prolactinomas após a menopausa

Mulheres com microprolactinomas durante a menopausa têm uma chance relevante de normalizar seus níveis de PRL. Na série de Karunakaran et al.,[112] 45% das mulheres alcançaram e mantiveram a normalização espontânea da PRL após a menopausa fora da terapia, em comparação com 24% das avaliadas após a gravidez e 7% dos controles.[128] Isso sugere que a menopausa é uma indicação para reavaliar a necessidade de continuar o tratamento para microprolactinomas.[128-130] A vigilância do aumento do tamanho do tumor hipofisário deve continuar periodicamente. Por outro lado, mulheres com macroadenomas na menopausa devem ser tratadas para impedir o crescimento do tumor.[127] Também seria razoável tratar a hiperprolactinemia em mulheres na pós-menopausa caso a elevação da PRL contribua significativamente para acne, hirsutismo ou galactorreia.[128-130] Além disso, a melhora da homeostase da glicose e da síndrome metabólica induzida pela terapia com DA, principalmente CAB, pode ser ainda mais relevante em mulheres no período pós-menopausa, quando a perda de peso e a melhora da sensibilidade à insulina podem contribuir para reduzir o risco cardiovascular.[71] Portanto, o tratamento com CAB pode ser mantido em mulheres na menopausa, independentemente do *status* da PRL, a fim de manter a ação benéfica do DA no perfil metabólico.[71]

Manejo dos prolactinomas durante a gravidez

De acordo com as últimas diretrizes da Endocrine Society[33] e da Pituitary Society,[48] as mulheres com prolactinomas devem ser instruídas a suspender o DA logo que a gravidez for confirmada. Em pacientes selecionadas com macroadenomas que engravidam enquanto em uso de DA ou que não tiveram terapia anterior, pode ser prudente manter a medicação durante toda a gravidez, especialmente se o tumor for invasivo ou estiver contíguo ao quiasma.[33,131] A Pituitary Society diz que, embora a bromocriptina possa reduzir a exposição fetal devido à sua meia-vida mais curta, CAB é agora preferida na indução da gestação pela maioria dos centros devido ao aumento dos dados de segurança.[48] Existe o risco de crescimento sintomático do tumor durante a gravidez, sendo esse risco maior com macro do que com microadenomas (23% *versus* 5%).[132] Caso ele ocorra, sugere-se reintrodução do DA.[33,131] Cirurgia transesfenoidal pode ser considerada no segundo trimestre da gestação nos raros casos não responsivos aos agonistas dopaminérgicos.[133] O risco de crescimento é mínimo em mulheres previamente submetidas a cirurgia ou radioterapia hipofisárias, bem como naquelas tratadas com DA por pelo menos 12 meses antes da gravidez.[133] Em grande revisão da literatura, verificou-se que o risco de complicações obstétricas e complicações materno-fetais não diferiu significativamente entre as mulheres que engravidaram com ou sem o uso de DA.[132] Contudo, em recente estudo multicêntrico brasileiro retrospectivo, a taxa de abortos espontâneos revelou-se maior em mulheres que mantiveram a CAB após a confirmação da gravidez (38% *versus* 7,5%).[134]

Em algumas pacientes, os níveis de PRL e os tamanhos do tumor no pós-parto são reduzidos em comparação com os valores antes da gravidez.[131] Particularmente, em uma série de 91 pacientes com hiperprolactinemia, observou-se que, após a gravidez, a CAB foi permanentemente descontinuada em 66% das pacientes com microadenomas, em 70% daquelas com macroadenomas e em 100% daquelas com hiperprolactinemia não tumoral.[111] A amamentação não favorece o crescimento do tumor e deve ser estimulada.[111] Os DA inibem a lactação e, portanto, não podem ser administrados durante o período em que a amamentação for desejada.[131]

Resumo

A hiperprolactinemia é o distúrbio neuroendócrino mais frequente na prática clínica, e os prolactinomas são os tumores hipofisários secretores de hormônios mais comuns, representando aproximadamente 40% de todas as neoplasias hipofisárias. A terapia com agonistas dopaminérgicos é o tratamento de escolha dos prolactinomas, particularmente a cabergolina, mesmo quando houver compressão do quiasma óptico ou prolactinomas gigantes (> 4 cm). Diferentemente dos microprolactinomas, macroprolactinomas devem sempre ser tratados, devido à propensão a apresentarem crescimento. Indicações de tratamento para microprolactinomas incluem amenorreia, disfunção sexual, galactorreia incômoda, infertilidade, disfunção erétil e osteoporose prematura. Temozolomida, um agente oral alquilante, é eficaz para prolactinomas agressivos não responsivos às outras formas de tratamento. No futuro, a disponibilidade de novos medicamentos com um perfil mais amplo de receptores poderá melhorar ainda mais a probabilidade de controlar clinicamente todos os pacientes com hiperprolactinemia.

REFERÊNCIAS BIBLIOGRÁFICAS

1. Gillam MP, Molitch ME, Lombardi G et al. Advances in the treatment of prolactinomas. Endocr Rev. 2006; 27:485-534.
2. Schlechte JA. Clinical practice. Prolactinoma. N Engl J Med. 2003; 349:2035-41.
3. Colao A, Lombardi G. Growth hormone and prolactin excess. Lancet. 1998; 352:1455-61.
4. Cunnah D, Besser M. Management of prolactinomas. Clin Endocrinol (Oxf). 1991; 34: 231-5.
5. Ciccarelli A, Daly AF, Beckers A. The epidemiology of prolactinomas. Pituitary. 2006; 8:3-6.
6. Daly AF, Rixhon M, Adam C et al. High prevalence of pituitary adenomas: a cross-sectional study in the province of Liege, Belgium. J Clin Endocrinol Metab. 2006; 91:4769-75.
7. Vroonen L, Daly AF, Beckers A. Epidemiology and management challenges in prolactinomas. Neuroendocrinology. 2019; 109:20-27.
8. Colao A, Sarno AD, Cappabianca P et al. Gender differences in the prevalence, clinicalfeatures and response to cabergoline in hyperprolactinemia. Eur J Endocrinol. 2003; 148:325-31.
9. Mindermann T, Wilson CB. Age-related and gender-related occurrence of pituitary adenomas. Clin Endocrinol (Oxf). 1994; 41:359-64.
10. Kars M, Souverein PC, Herings RM et al. Estimated age- and sex-specific incidence and prevalence of dopamine agonist-treated hyperprolactinemia. J Clin Endocrinol Metab. 2009; 94:2729-34.
11. Colao A. Pituitary tumors in childhood. In: New MI [ed] Endotext.org, 2004.
12. Colao A, Loche S. Prolactinomas in children and adolescents. Endocr Dev. 2010; 17:146-59.
13. Burgess JR, Shepherd JJ, Parameswaran V et al. Prolactinomas in a large kindred with multiple endocrine neoplasia type 1: clinical features and inheritance pattern. J Clin Endocrinol Metab. 1996; 81:1841-5.
14. Vergès B, Boureille F, Goudet P et al. Pituitary disease in MEN type 1 [MEN1]: data from the France-Belgium MEN1 multicenter study. J Clin Endocrinol Metab. 2002; 87:457-65.
15. de Laat JM, Dekkers OM, Pieterman CR et al. Long-term natural course of pituitary tumors in patients with MEN1: Results From the Dutch MEN1 Study Group (DMSG). J Clin Endocrinol Metab. 2015; 100:3288-96.
16. Walsh JP, Pullan PT. Hyperprolactinaemia in males: a heterogeneous disorder. Austral New Zeal J Medicine. 1997; 27:385-90.
17. Delgrange E, Trouillas J, Maiter D et al. Sex-related difference in the growth of prolactinomas: a clinical and proliferation marker study. J Clin Endocrinol Metab. 1997; 82:2102-7.
18. Berezin M, Shimon I, Hadani M. Prolactinoma in 53 men: clinical characteristics and modes of treatment (male prolactinoma). J Endocrinol Invest. 1995; 18:436-41.
19. Pinzone JJ, Katznelson L, Danila DC et al. Primary medical therapy of micro- and macroprolactinomas in men. J Clin Endocrinol Metab. 2000; 85:3053-7.
20. De Rosa M, Zarrilli S, Di Sarno A et al. Hyperprolactinemia in men. Clinical and biochemical features and response to treatment. Endocrine. 2003; 20:75-82.
21. Johri AM, Heaton JP, Morales A. Severe erectile dysfunction is a marker for hyperprolactinemia. Intern J Impotence Res. 2001; 13:176-82.
22. Rehman J, Christ G, Alyskewycz M et al. Experimental hyperprolactinemia in a rat model: alteration in centrally mediated neuroerectile mechanism. Intern J Impotence Res. 2000; 12:23-32.
23. De Rosa M, Zarrilli S, Vitale G et al. Six months of treatment with cabergoline restores sexual potency in hyper-prolactinemic males: an open longitudinal study monitoring nocturnal penile tumescence. J Clin Endocrinol Metab. 2004; 89:621-5.
24. Naliato EC, Violante AH, Caldas D et al. Body fat in nonobese women with prolactinoma treated with dopamine agonists. Clin Endocrinol (Oxf). 2007; 67:845-52.
25. Naliato EC, Violante AH, Gaccione M et al. Body fat in men with prolactinoma. J Endocrinol Invest. 2008; 31:985-90.
26. Kayath MJ, Lengyel AM, Vieira JG. Prevalence and magnitude of osteopenia in patients with prolactinoma. Braz J Med Biol Res. 1993; 26:933-41.
27. Colao A, Di Somma C, Loche S et al. Prolactinomas in adolescents: persistent bone loss after 2 years of prolactin normalization. Clin Endocrinol (Oxf). 2000; 52:319-27.
28. Kars M, van der Klaauw AA, Onstein CS et al. Quality of life is decreased in female patients treated for microprolactinoma. Eur J Endocrinol. 2007; 157:133-9.
29. Cesar de ONE, Dutra VAH, Caldas D et al. Quality of life in women with microprolactinoma treated with dopamine agonists. Pituitary. 2008; 11:247-54.
30. Casanueva FF, Molitch ME, Schlechte JA et al. Guidelines of the Pituitary Society for the diagnosis and management of prolactinomas. Clin Endocrinol (Oxf). 2006; 65:265-73.
31. Vilar L, Vilar CF, Lyra R et al. Pitfalls in the diagnostic evaluation of hyperprolactinemia. Neuroendocrinology. 2019; 109:7-19.
32. Mancini T, Casanueva FF, Giustina A. Hyperprolactinemia and prolactinomas. Endocrinol Metab Clin North Am. 2008; 37:67-99.

33. Melmed S, Casanueva FF, Hoffman AR et al. Diagnosis and treatment of hyperprolactinemia: an Endocrine Society clinical practice guideline. J Clin Endocrinol Metab. 2011; 96:273-88.
34. Vilar L, Abucham J, Albuquerque JL et al. Controversial issues in the management of hyperprolactinemia and prolactinomas – An overview by the Neuroendocrinology Department of the Brazilian Society of Endocrinology and Metabolism. Arch Endocrinol Metab. 2018; 62:236-63.
35. Vilar L, Freitas MC, Naves LA et al. Diagnosis and management of hyperprolactinemia: results of a Brazilian multicenter study with 1234 patients. J Endocrinol Invest. 2008; 31:436-44.
36. Petakov MS, Damjanović SS, Nikolić-Durović MM et al. Pituitary adenomas secreting large amounts of prolactin may give false low values in immunoradiometric assays. The hook effect. J Endocrinol Invest. 1998; 21:184-8.
37. Samperi I, Lithgow K, Karavitaki N. Hyperprolactinaemia. J Clin Med. 2019; 8:2203.
38. Auriemma RS, Pirchio R, Pivonello C et al. Approach to the patient with prolactinoma. J Clin Endocrinol Metab. 2023; 108(9):2400-23.
39. Kasum M, Orešković S, Čehić E et al. Laboratory and clinical significance of macroprolactinemia in women with hyperprolactinemia. Taiwan J Obstet Gynecol. 2017; 56:719-24.
40. Vallette-Kasic S, Morange-Ramos I, Selim A et al. Macroprolactinemia revisited: a study on 106 patients. J Clin Endocrinol Metab. 2002; 87:581-8.
41. Glezer A, Soares CR, Vieira JG et al. Human macroprolactin displays low biological activity via its homologous receptor in a new sen-sitive bioassay. J Clin Endocrinol Metab. 2006; 91:1048-55.
42. Vilar L, Fleseriu M, Bronstein MD. Challenges and pitfalls in the diagnosis of hyperprolactinemia. Arq Bras Endocrinol Metabol. 2014; 58:9-22.
43. Colao A. The prolactinoma. Best Pract Res Clin Endocrinol Metab. 2009; 23:575-96.
44. Molitch ME. Medical management of prolactin-secreting pituitary adenomas. Pituitary. 2002; 5:55-65.
45. Klibanski A. Clinical practice. Prolactinomas. N Engl J Med. 2010; 362: 1219-26.
46. Honegger J, Nasi-Kordhishti I, Aboutaha N et al. Surgery for prolactinomas: a better choice? Pituitary. 2020; 23:45-51.
47. Cozzi R, Auriemma RS, De Menis E et al. Italian guidelines for the management of prolactinomas. Endocr Metab Immune Disord Drug Targets. 2023; 23:1459-79.
48. Petersenn S, Fleseriu M, Casanueva FF et al. Diagnosis and management of prolactin-secreting pituitary adenomas: a Pituitary Society international Consensus Statement. Nat Rev Endocrinol. 2023; 19:722-40.
49. Thomson JA, Gray CE, Teasdale GM. Relapse of hyperprolactinemia after transsphenoidal surgery for microprolactinoma: lessons from long-term follow-up. Neurosurgery. 2002; 50:36-9. discussion 39-40.
50. Loeffler JS, Shih HA. Radiation therapy in the management of pituitary adenomas. J Clin Endocrinol Metab. 2011; 96:1992-2003.
51. McCormack A, Dekkers OM, Petersenn S et al. Treatment of aggressive pituitary tumours and carcinomas: Results of a European Society of Endocrinology (ESE) survey 2016. Eur J Endocrinol. 2018;178:265-76.
52. Elhateer H, Muanza T, Roberge D et al. Fractionated stereotactic radiotherapy in the treatment of pituitary macroadenomas. Curr Oncol. 2008; 15:286-92.
53. Tomlinson JW, Holden N, Hills RK et al. Association between premature mortality and hypopituitarism. West Midlands Prospective Hypopituitary Study Group. Lancet. 2001; 357:425-31.
54. Sherlock M, Ayuk J, Tomlinson JW et al. Mortality in patients with pituitary disease. Endocr Rev. 2010; 31:301-42.
55. Tsang RW, Brierley JD, Panzarella T et al. Radiation therapy for pituitary adenoma: treatment outcome and prognostic factors. Int J Radiat Oncol Biol Phys. 1994; 30:557-65.
56. Littley MD, Shalet SM, Beardwell CG et al. Radiation-induced hypopituitarism is dose-dependent. Clin Endocrinol (Oxf). 1989; 31:363-73.
57. Brada M, Burchell L, Ashley S et al. The incidence of cerebrovascular accidents in patients with pituitary adenoma. Int J Radiat Oncol Biol Phys. 1999; 45:693-8.
58. Minniti G, Traish D, Ashley S et al. Risk of second brain tumor after conservative surgery and radiotherapy for pituitary adenoma: update after an additional 10 years. J Clin Endocrinol Metab. 2005; 800-4.
59. Erridge SC, Conkey DS, Stockton D et al. Radiotherapy for pituitary adenomas: long-term efficacy and toxicity. Radiother Oncol. 2009; 93(3):597-601.
60. Auriemma RS, Pirchio R, De Alcubierre D et al. Dopamine agonists: from the 1970 s to today. Neuroendocrinology. 2019; 109:34-41.
61. Auriemma RS, Grasso LF, Pivonello R et al. The safety of treatments for prolactinomas. Expert Opin Drug Saf. 2016; 15:503-12.
62. Verhelst J, Abs R, Maiter D et al. Cabergoline in the treatment of hyperprolactinemia: a study in 455 patients. J Clin Endocrinol Metab. 1999; 84:2518-22.
63. De Rosa M, Colao A, Di Sarno A et al. Cabergoline treatment rapidly improves gonadal function in hyperprolactinemic males: a comparison with bromocriptine. Eur J Endocrinol. 1998; 138:286-93.
64. Ono M, Miki N, Kawamata T et al. Prospective study of high-dose cabergoline treatment of prolactinomas in 150 patients. J Clin Endocrinol Metab. 1998; 93:4721-7.
65. Delgrange E, Daems T, Verhelst J et al. Characterization of resistance to the prolactin-lowering effects of cabergoline in macroprolactinomas: a study in 122 patients. Eur J Endocrinol. 2009; 160:747-52.
66. Gillam MP, Middler S, Freed DJ et al. The novel use of very high doses of cabergoline and a combination of testosterone and an aromatase inhibitor in the treatment of a giant prolactinoma. J Clin Endocrinol Metab. 2002; 87:4447-51.
67. Vilar L, Vilar C, Albuquerque L et al. Efficacy and tolerability of cabergoline in a cohort of 160 prolactinomas at weekly doses of up to 9 mg. Endocr Abstracts. 2018;56:P882.
68. Colao A, Pivonello R, Di Somma C et al. Medical therapy of pituitary adenomas: effects on tumor shrinkage. Rev Endocr Metab Dis. 2009; 10:111-23.
69. Colao A, Di Sarno A, Landi ML et al. Macroprolactinoma shrinkage during cabergoline treatment is greater in naïve patients than in patients pretreated with other dopamine agonists: a prospective study in 110 patients. J Clin Endocrinol Metab. 2000; 85:2247-52.
70. Moraes AB, Silva CM, Vieira Neto L et al. Giant prolactinomas: the therapeutic approach. Clin Endocrinol (Oxf). 2013; 79:447-56.
71. Auriemma RS, De Alcubierre D, Pirchio R et al. The effects of hyperprolactinemia and its control on metabolic diseases. Expert Rev Endocrinol Metab. 2018; 13:99-106.
72. Webster J, Piscitelli G, Polli A et al. A comparison of cabergoline and bromocriptine in the treatment of hyperprolactinemic amenorrhea. Cabergoline Comparative Study Group. N Engl J Med. 1994; 331:904-9.
73. Turner TH, Cookson JC, Wass JA et al. Psychotic reactions during treatment of pituitary tumours with dopamine agonists. BMJ. 1984; 289:1101-3.
74. Barake M, Klibanski A, Tritos NA. Management of endocrine disease. Impulse control disorders in patients with hyperpolactinemia treated with dopamine agonists: how much should we worry? Eur J Endocrinol. 2018; 179:R287-96.
75. Schade R, Andersohn F, Suissa S et al. Dopamine agonists and the risk of cardiac-valve regurgitation. N Engl J Med. 2007; 356:29-38.
76. Zanettini R, Antonini A, Gatto G et al. Valvular heart disease and the use of dopamine agonists for Parkinson's disease. N Engl J Med. 2007; 356:39-46.
77. Drake WM, Stiles CE, Howlett TA et al. UK Dopamine Agonist Valvulopathy Group. A cross-sectional study of the prevalence of cardiac valvular abnormalities in hyperprolactinemic patients treated with ergot-derived dopamine agonists. J Clin Endocrinol Metab. 2014; 99:90-6.
78. Colao A, Galderisi M, Di Sarno A et al. Increased prevalence of tricuspid regurgitation in patients with prolactinomas chronically treated with cabergoline. J Clin Endocrinol Metab. 2008; 93:3777-8.
79. Bogazzi F, Buralli S, Manetti L et al. Treatment with low doses of cabergoline is not associated with increased prevalence of cardiac valve regurgitation in patients with hyperprolactinemia. Int J Clin Pract. 2008; 62:1864-9.
80. Kars M, Delgado V, Holman ER et al. Aortic valve calcification and mild tricuspid regurgitation, but no clinical heart disease after 8 years of dopamine agonist therapy for prolactinoma. J Clin Endocrinol Metab. 2008; 93:3348-56.
81. Devin JK, Lakhani VT, Byrd 3rd BF et al. Prevalence of valvular heart disease in a cohort of patients taking cabergoline for management of hyperprolactinemia. Endocr Pract. 2008; 14:672-7.
82. Nachtigall L, Valassi E, Lo J et al. Gender effects on cardiac valvular function in hyperprolactinaemic patients receiving cabergoline: a retrospective study. Clin Endocrinol (Oxf). 2010; 72:53-8.
83. Herring N, Szmigielski C, Becher H et al. Valvular heart disease and the use of cabergoline for the treatment of prolactinoma. Clin Endocrinol (Oxf). 2009; 70:104-8.
84. Vallette S, Serri K, Rivera J et al. Long-term cabergoline therapy is not associated with valvular heart disease in patients with prolactinomas. Pituitary. 2009; 12:153-7.
85. Delgado V, Biermasz NR, van Thiel SW et al. Changes in heart valve structure and function in patients treated with dopamine agonists for prolactinomas, a 2-year follow-up study. Clin Endocrinol (Oxf). 2012; 77:99-105.
86. Halperin I, Aller J, Varela C et al. No clinically significant valvular regurgitation in long-term cabergoline treatment for prolactinoma. Clin Endocrinol (Oxf). 2012; 77: 275-80.
87. Elenkova A, Shabani R, Kalinov K et al. Increased prevalence of subclinical cardiac valve fibrosis in patients with prolactinomas on long-term bromocriptine and cabergoline treatment. Eur J Endocrinol. 2012; 167:17-25.
88. Córdoba-Soriano JG, Lamas-Oliveira C, Hidalgo-Olivares VM et al. Valvular heart disease in hyperprolactinemic patients treated with low doses of cabergoline. Rev Esp Cardiol. 2013; 66:410-2.
89. Auriemma RS, Pivonello R, Perone Y et al. Safety of long-term treatment with cabergoline on cardiac valve disease in patients with prolactinomas. Eur J Endocrinol. 2013; 169:359-66.
90. Stiles CE, Tetteh-Wayoe ET, Bestwick J et al. A meta-analysis of the prevalence of cardiac valvulopathy in hyperprolactinemic patients treated with cabergoline. J Clin Endocrinol Metab. 2019; 104:523-38.
91. Auriemma RS, Pivonello R, Ferreri L et al. Cabergoline use for pituitary tumors and valvular disorders. Endocrinol Metab Clin North Am. 2015; 44:89-97.
92. Singh JP, Evans JC, Levy D et al. Prevalence and clinical determinants of mitral, tricuspidal, and aortic regurgitation (the Framingham Heart Study). Am J Cardiol. 1999; 83:897-902.

93. Steeds RP, Stiles CE, Sharma V et al. Echocardiography and monitoring patients receiving dopamine agonist therapy for hyperprolactinaemia: a joint position statement of the British Society of Echocardiography, the British Heart Valve Society and the Society for Endocrinology. Echo Res Pract. 2019;6(1):G1-G8.
94. Souteiro P, Belo S, Carvalho D. Dopamine agonists in prolactinomas: when to withdraw? Pituitary. 2020; 23:38-44.
95. Xia MY, Lou XH, Lin SJ et al. Optimal timing of dopamine agonist withdrawal in patients with hyperprolactinemia: a systematic review and meta-analysis. Endocrine. 2018; 59:50-61.
96. Passos VQ, Souza JJ, Musolino NR et al. Long-term follow-up of prolactinomas: normoprolactinemia after bromocriptine withdrawal. J Clin Endocrinol Metab. 2002; 87:3578-82.
97. Colao A, Di Sarno A, Cappabianca P et al. Withdrawal of long-term cabergoline therapy for tumoral and nontumoral hyperprolactinemia. N Engl J Med. 2003; 349:2023-33.
98. Colao A, Di Sarno A, Guerra E et al. Predictors of remission of hyperprolactinaemia after long-term withdrawal of cabergoline therapy. Clin Endocrinol (Oxf). 2007; 67:426-33.
99. Biswas M, Smith J, Jadon D et al. Long-term remission following withdrawal of dopamine agonist therapy in subjects with microprolactinomas. Clin Endocrinol (Oxf). 2005; 63:26-31.
100. Kharlip J, Salvatori R, Yenokyan G et al. Recurrence of hyperprolactinemia after withdrawal of long-term cabergoline therapy. J Clin Endocrinol Metab. 2009; 94:2428-36.
101. Huda MS, Athauda NB, Teh MM et al. Factors determining the remission of microprolactinomas after dopamine agonist withdrawal. Clin Endocrinol (Oxf). 2010; 72:507-11.
102. Barber TM, Kenkre J, Garnett C et al. Recurrence of hyperprolactinaemia following discontinuation of dopamine agonist therapy in patients with prolactinoma occurs commonly especially in macroprolactinoma. Clin Endocrinol (Oxf). 2011; 75:819-24.
103. Anagnostis P, Adamidou F, Polyzos AS et al. Long term follow-up of patients with prolactinomas and outcome of dopamine agonist withdrawal: a single center experience. Pituitary. 2012; 15:25-9.
104. Sala E, Bellaviti Buttoni P, Malchiodi E et al. Recurrence of hyperprolactinemia following dopamine agonist withdrawal and possible predictive factors of recurrence in prolactinomas. J Endocrinol Invest. 2016; 39:1377-82.
105. Dogansen SC, Selcukbiricik OS, Tanrikulu S et al. Withdrawal of dopamine agonist therapy in prolactinomas: In which patients and when? Pituitary. 2016; 19:303-10.
106. Watanabe S, Akutsu H, Takano S et al. Long-term results of cabergoline therapy for macroprolactinomas and analysis of factors associated with remission after withdrawal. Clin Endocrinol (Oxf). 2017; 86:207-13.
107. Hu J, Zheng X, Zhang W et al. Current drug withdrawal strategy in prolactinoma patients treated with cabergoline: a systematic review and meta-analysis. Pituitary. 2015; 18:745-51.
108. Kwancharoen R, Auriemma RS, Yenokyan G et al. Second attempt to withdraw cabergoline in prolactinomas: a pilot study. Pituitary. 2014; 17:451-6.
109. Vilar L, Albuquerque JL, Gadelha PS et al. Second attempt of cabergoline withdrawal in patients with prolactinomas after a failed first attempt: is it worthwhile? Front Endocrinol (Lausanne). 2015; 6:11.
110. Auriemma RS, Perone Y, Di Sarno A et al. Results of a single-center observational 10-year survey study on recurrence of hyperprolactinemia after pregnancy and lactation. J Clin Endocrinol Metab. 2013; 98:372-9.
111. Araujo B, Belo S, Carvalho D. Pregnancy and tumor outcomes in women with prolactinoma. Exp Clin Endocrinol Diabetes. 2017; 125:642-8.
112. Karunakaran S, Page RC, Wass JA. The effect of the menopause on prolactin levels in patients with hyperprolactinaemia. Clin Endocrinol (Oxf). 2001; 54:295-300.
113. Molitch ME. Management of medically refractory prolactinoma. J Neurooncol. 2014; 117:421-8.
114. Coopmans EC, van Meyel SWF, Pieterman KJ et al. Excellent response to pasireotide therapy in an aggressive and dopamine-resistant prolactinoma. Eur J Endocrinol. 2019; 181:K21-7.
115. Lasolle H, Vasiljevic A, Borson-Chazot F et al. Pasireotide: A potential therapeutic alternative for resistant prolactinoma. Ann Endocrinol (Paris). 2019; 80:84-8.
116. Liu X, Liu Y, Gao J et al. Combination treatment with bromocriptine and metformin in patients with bromocriptine-resistant prolactinomas: pilot study. World Neurosurg. 2018; 115:94-8.
117. Portari LHC, Correa-Silva SR, Abucham J. Prolactin response to metformin in cabergoline-resistant prolactinomas: A pilot study. Neuroendocrinology. 2022; 112:68-73.
118. Vilar L, Vilar CF, Albuquerque L et al. Effectiveness of metformin in patients with cabergoline-resistant prolactinomas: A pilot study. Arch Bras Endocrinol Metab. 2021.
119. Ortiz LD, Syro LV, Scheithauer BW et al. Temozolomide in aggressive pituitary adenomas and carcinomas. Clinics (Sao Paulo). 2012; 67(Suppl 1): 119-23.
120. Whitelaw BC, Dworakowska D, Thomas NW et al. Temozolomide in the management of dopamine agonist-resistant prolactinomas. Clin Endocrinol (Oxf). 2012; 76:877-86.
121. McCormack AI, Wass JA, Grossman AB. Aggressive pituitary tumours: the role of temozolomide and the assessment of MGMT status. Eur J Clin Invest. 2011; 41:1133-48.
122. Colao A, Grasso LF, Pivonello R et al. Therapy of aggressive pituitary tumors. Expert Opin Pharmacother. 2011; 12:1561-70.
123. Asa SL, Casar-Borota O, Chanson P et al. From pituitary adenoma to pituitary neuroendocrine tumor (PitNET): an International Pituitary Pathology Club proposal. Endocr Relat Cancer. 2017; 24:C5-8.
124. Buchfelder M. Management of aggressive pituitary adenomas: current treatment strategies. Pituitary. 2009; 12:256-60.
125. Raverot G, Burman P, McCormack A et al. European Society of Endocrinology Clinical Practice Guidelines for the management of aggressive pituitary tumours and carcinomas. Eur J Endocrinol. 2018; 178:G1-24.
126. Raverot G, Sturm N, de Fraipont F et al. Temozolomide treatment in aggressive pituitary tumors and pituitary carcinomas: a French multicenter experience. J Clin Endocrinol Metab. 2010; 95:4592-9.
127. Maïza JC, Caron P. Pituitary carcinomas and aggressive adenomas: an overview and new therapeutic options. Ann Endocrinol (Paris). 2009; 70(Suppl 1):S12-9.
128. Faje AT, Klibanski A. The treatment of hyperprolactinemia in postmenopausal women with prolactin-secreting microadenomas: cons. Endocrine. 2015; 48:79-82.
129. Pekić S, Medic Stojanoska M, Popovic V. Hyperprolactinemia/prolactinomas in the postmenopausal period: challenges in diagnosis and management. Neuroendocrinology. 2019; 109:28-33.
130. Greenman Y. Prolactinomas and menopause: any changes in management? Pituitary. 2020; 23:58-6.
131. Pivonello R, De Martino MC, Auriemma RS et al. Pituitary tumors and pregnancy: the interplay between a pathologic condition and a physiologic status. J Endocrinol Invest. 2014; 37:99-112.
132. Molitch ME. Endocrinology in pregnancy: management of the pregnant patient with a prolactinoma. Eur J Endocrinol. 2015; 172:R205-13.
133. Glezer A, Bronstein MD. Prolactinomas: how to handle prior to and during pregnancy? Minerva Endocrinol. 2018; 43:423-9.
134. Sant' Anna BG, Musolino NRC, Gadelha MR et al. A Brazilian multicentre study evaluating pregnancies induced by cabergoline in patients harboring prolactinomas. Pituitary. 2020; 23:120-8.

CAPÍTULO 3

Manejo dos Prolactinomas Resistentes

Lucio Vilar

INTRODUÇÃO

Agonistas dopaminérgicos (DA) são o tratamento inicial de escolha para a maioria dos pacientes com prolactinomas, uma vez que a capacidade desses fármacos em normalizar os níveis de prolactina (PRL) e reduzir o tamanho do tumor é consideravelmente maior do que a da cirurgia transesfenoidal.[1,2] No entanto, alguns pacientes não toleram os DA em doses necessárias para normalizar os níveis de PRL, enquanto outros são resistentes a sua ação.[1-4]

Atualmente, dispõe-se de dois DA para o tratamento dos prolactinomas: cabergolina (CAB) e bromocriptina (BCR).[1,2] CAB é considerada a opção de escolha, por ser mais eficaz e mais bem tolerada.[1,2]

DEFINIÇÃO DE RESISTÊNCIA AOS AGONISTAS DOPAMINÉRGICOS

Embora uma variedade de definições para resistência aos DA tenha sido proposta nas últimas três décadas (Quadro 3.1),[3-11] nenhuma delas é plenamente satisfatória. Costuma-se defini-la como a incapacidade para se atingirem níveis normais de PRL e de se conseguir redução de pelo menos 50% no tamanho do tumor com o uso de doses convencionais máximas da medicação (7,5 mg/dia de BCR ou 2 mg/semana de CAB)[4,7] por pelo menos 3 meses.[4,7] Essa definição foi referendada pelas diretrizes da Endocrine Society de 2011.[2] O recente consenso da Pituitary Society, publicado em 2023, definiu "resistência" como falta de normalização dos níveis séricos de PRL ou falta de redução relevante da massa tumoral (redução de pelo menos 30% no diâmetro máximo) quando os pacientes forem tratados com doses padrão de DA (7,5 a 10 mg/dia de bromocriptina ou 2 mg por semana de cabergolina) por pelo menos 6 meses.[9] De acordo com esses critérios, 10 a 15% dos prolactinomas seriam resistentes à CAB e até um terço dos casos, à BCR.[4]

Vale a pena mencionar que, a despeito do critério adotado, a resistência tende a ser superada, na maioria dos casos, com aumentos escalonados da dose da medicação, particularmente com a CAB.[4,11,12]

A maioria dos pacientes que normalizam os níveis de PRL com DA têm redução substancial do tamanho do tumor, mas nem todos o fazem (Figura 3.1).[4] Por outro lado, alguns indivíduos podem ter uma excelente redução tumoral sem normalização dos níveis de PRL.[4] Nessa situação, a possibilidade de macroprolactinemia deve ser considerada.[4] Assim, pode haver discordâncias em relação às respostas. Da mesma maneira, já foram descritos pacientes em que a normalização da PRL apenas ocorreu após vários meses de tratamento, sem que a dose da medicação tivesse sido ajustada ao longo desse período.[8]

Os pacientes que respondem inicialmente a um DA podem, raramente, tornar-se resistentes com o tempo.[4,12-15] Geralmente, isso ocorre devido à não adesão ao tratamento,[4,13] mas outra causa seria a reposição de esteroides gonadais em ambos os sexos.[4] Forte expressão de marcadores angiogênicos à imuno-histoquímica foi relatada em um caso.[14] Excepcionalmente, a resistência tardia resulta de transformação maligna do prolactinoma.[4,16]

Resistência aos DA, por vezes, pode ocorrer com o início da reposição de estrógenos ou testosterona.[4] Os estrógenos podem aumentar a transcrição do gene de PRL,[17] estimular a atividade mitótica[18] e diminuir o efeito inibidor de dopamina na transcrição do gene de PRL, pela diminuição do número de receptores

Quadro 3.1 Definições propostas por diversos autores para a resistência aos agonistas dopaminérgicos (DA) ao longo das últimas 3 décadas.

- Ausência de normalização da PRL
- Não normalização da PRL com doses de bromocriptina, 15 a 30 mg/dia, por pelo menos 3 meses[5]
- Não normalização da PRL após o uso de doses máximas toleradas dos DA[11]
- Não normalização da PRL com doses de CAB de 3,0 mg/semana[6]
- Não normalização da PRL com doses de CAB de 3,5 mg/semana[8]
- Não normalização da PRL + redução tumoral < 30%[10]
- Não normalização da PRL + redução tumoral < 50% com doses convencionais máximas de CAB (2 mg/semana) ou BCR (7,5 mg/dia)[4,7]
- Não normalização da PRL + redução tumoral < 30% com doses padrão de CAB (2 mg/semana) ou BCR (7,5 a 10 mg/dia)[9]

PRL: prolactina; CAB: cabergolina; BCR: bromocriptina.

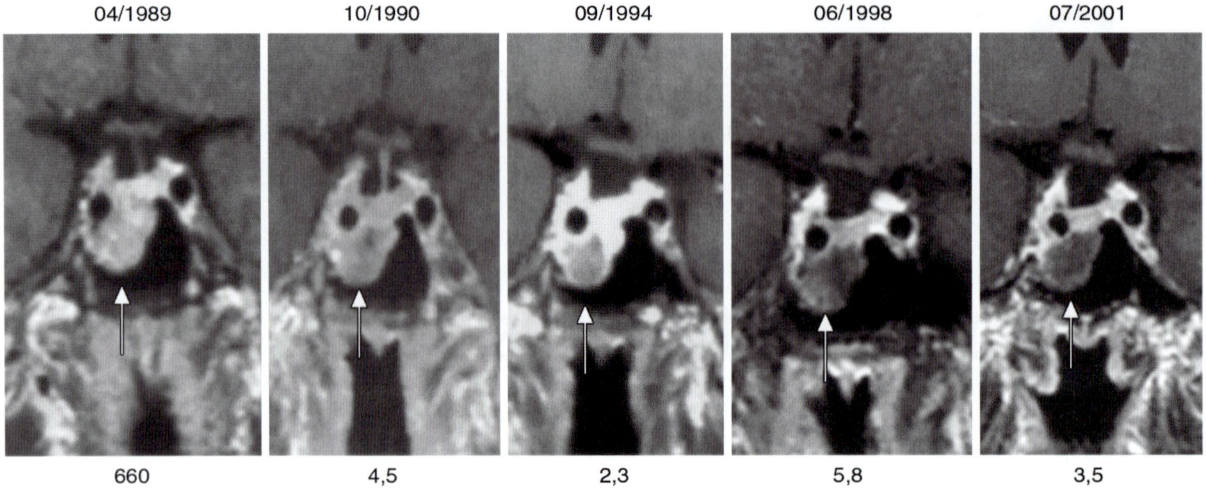

Figura 3.1 A maioria dos pacientes que normalizam os níveis de prolactina com o uso de agonistas dopaminérgicos têm redução substancial do tamanho do tumor. Acima, um exemplo de discordância terapêutica em que houve excelente resposta da prolactina à bromocriptina, não acompanhada de modificação tumoral (*setas*). (Adaptada de Molitch, 2014.[4])

D2 na membrana celular dos lactotrofos.[19] Além disso, o estrogênio pode bloquear a apoptose dos lactotrofos tumorais.[19]

Em homens, a testosterona administrada como reposição pode ser aromatizada em estradiol e, em seguida, provocar uma diminuição na sensibilidade ao DA.[4] Em um caso, injeções de testosterona causaram aumento acentuado nos níveis de estradiol e de PRL, mas a administração de um andrógeno não aromatizável, danazol, não resultou em tais mudanças.[20] Em outro caso, aumento nos níveis de PRL, associado com a administração de testosterona, foi bloqueado quando anastrozol, um inibidor de aromatase, foi adicionado para bloquear a conversão periférica em estrogênio.[21]

Resistência quanto à normalização dos níveis de PRL

Resistência aos DA é relativamente comum.[4] Em compilações de várias séries, entre um total de 1.022 pacientes usando BCR, verificou-se que 24% não foram capazes de alcançar níveis normais de PRL, o mesmo ocorrendo em 14% de 1.103 pacientes tratados com CAB.[4,7]

Nos dois grandes estudos, prospectivos e randomizados, comparando BCR com CAB, níveis normais de PRL foram alcançados com BCR em 65%[22] e 48%,[23] ao passo que, para CAB, níveis normais de PRL foram obtidos em 92%[22] e 93%[23] das mulheres tratadas, respectivamente. Em estudos posteriores, verificou-se que CAB foi eficaz em normalizar os níveis de PRL, em doses de até 2 mg/semana, em 78,7% de 150 pacientes japoneses[24] e em 83% de 122 pacientes em um estudo belga.[8]

Resistência quanto à indução de redução tumoral ≥ 50%

Não há séries prospectivas e randomizadas comparando CAB e BCR no que diz respeito ao tamanho do tumor. No entanto, em dois estudos comparáveis de pacientes com macroadenomas, o tamanho do tumor diminuiu no mínimo pela metade em 64% e 96% dos pacientes tratados com BCR[27] e CAB,[26] respectivamente (Quadro 3.2). Da mesma maneira, em estudo multicêntrico brasileiro entre pacientes com macroprolactinomas, redução tumoral > 50% ocorreu em 58% e 80% dos pacientes tratados com BCR e CAB, respectivamente.[27]

MECANISMOS DE RESISTÊNCIA AOS AGONISTAS DOPAMINÉRGICOS

A resistência aos DA parece ser, em grande parte, resultante de uma diminuição no número dos locais de ligação D2 sobre a membrana dos lactotrofos, com um consequente menor efeito inibitório sobre a atividade da adenilciclase dentro dessas células, e não de qualquer mudança na afinidade para o receptor (D2R).[4,28] Outras diferenças encontradas nos adenomas resistentes são: expressão diminuída do ácido ribonucleico mensageiro (mRNA) do D2R,[4,29] níveis mais baixos da isoforma curta D2R em relação à isoforma longa,[30] diminuição da expressão de Gαi2 (que se acopla ao D2R para regular negativamente a adenilciclase),[4] perfis alterados de expressão de microRNA[31] e aumento da prevalência do polimorfismo D2 *Nco*I T+ do D2R.[3,9]

Mais recentemente, outros possíveis mecanismos de resistência ou recorrência dos prolactinomas foram relatados: (1) expressão de proteínas do citoesqueleto, como filamina-A[32] ou β-arrestinas,[33] conhecidas por atuarem como estruturas para moléculas de sinalização envolvidas na transdução de sinal do D2R em tumores lactotróficos e na neurotransmissão dopaminérgica; (2) expressão aumentada de miR-93-5p[34] e miR-1299,[35] ou (3) expressão reduzida de miR-145.[36]

Na maioria dos estudos, gênero masculino e existência de tumores invasivos foram fatores de risco independentes.[10] Tumores císticos e prolactinomas gigantes (> 4 cm) também

Quadro 3.2 Comparação da eficácia de bromocriptina e cabergolina em reduzir os níveis de prolactina (PRL) e o tamanho tumoral em pacientes com macroprolactinomas.

	Bromocriptina[26]	Cabergolina[27]
Número de indivíduos	27	26
PRL basal média (μg/ℓ)	2.260	1.013
Normalização da PRL	66%	100%
Percentual de pacientes com redução tumoral > 50%	64%	96%
Época de avaliação	12 meses	24 meses

Adaptado de Molitch et al., 1985;[26] Colao et al., 2000.[27]

implicam menor probabilidade de resposta terapêutica adequada.[10] Risco aumentado de resistência aos DA foi igualmente descrito em pacientes cujo prolactinoma faz parte da neoplasia endócrina múltipla tipo 1,[37] bem como naqueles com adenoma hipofisário familiar isolado que abrigam mutações no gene da proteína de interação do receptor aril-hidrocarboneto (AIP).[38]

TRATAMENTO

As abordagens terapêuticas para pacientes resistentes aos DA incluem:

- Mudança para outro DA
- Aumento do DA para além das doses convencionais, se o paciente continuar a responder (escalonamento da dose)
- Ressecção cirúrgica total (quando possível) ou parcial do tumor (cirurgia de *debulking*)
- Radioterapia
- Outros medicamentos.[1,3,4,9,39]

Troca de agonista dopaminérgico

A maior parte dos dados disponíveis sobre a troca de DA referem-se à substituição da BCR pela CAB.[4] Como discutido anteriormente, a CAB é mais bem tolerada que a BCR e muito mais eficaz na normalização dos níveis de PRL e na redução do tamanho tumoral.[4,39,40] Nos casos de resistência à BCR, a normalização da PRL foi relatada em 51 a 96% após a troca para CAB.[3,4,39,40] As razões da maior eficácia da CAB ainda não estão definidas, mas acredita-se que isso se deva à maior afinidade da CAB pelos sítios de ligação da dopamina, a um tempo mais longo de ocupação do receptor D2, e a uma eliminação mais lenta a partir da hipófise.[4,40] Resposta à BCR em pacientes resistentes à CAB é bem mais rara, e há apenas dois casos relatados na literatura (Figura 3.2).[4,41]

Escalonamento da dose do agonista dopaminérgico

Cerca de 80 a 85% dos pacientes que respondem aos DA o fazem rapidamente e com doses baixas.[4,7-10] No entanto, em cerca de 15% dos casos, há uma redução gradual nos níveis de PRL com cada aumento de dose.[7]

Resistência verdadeira ou total aos DA é rara;[3,4,7,9] já a resistência parcial pode frequentemente ser superada ao aumentar-se a dose da CAB gradativamente até a máxima tolerável. Em um estudo com 150 pacientes não tratados previamente (28 homens, 57 macroadenomas), Ono et al.[25] relataram normalização da PRL em todos, exceto um, com doses semanais de CAB de até 12 mg. De modo geral, normalização da PRL ocorreu em 79% com 2 mg/semana, em 84% com 3 mg/semana, em 98% com 9 mg/semana e em 99,3% com 12 mg/semana.[25] Um paciente relatado por Gillam et al.[22] necessitou de até 3 mg/dia de CAB para obter os níveis de PRL < 100 μg/ℓ (Figura 3.3).[22] Em contrapartida, em dois estudos,[40,42] nenhum paciente se beneficiou de doses de CAB > 7 mg/semana em termos de normalização da PRL. Vilar et al.[43] avaliaram uma coorte de 160 pacientes com prolactinomas, dos quais 25 se mostraram refratários à dose de 3 mg/semana. O escalonamento da dose da CAB até 9 mg/semana propiciou normalização da PRL em 18 desses pacientes (72%), assim distribuídos: quatro com 4 mg/semana, sete com 5 mg/semana, cinco com 6 mg/semana e dois com 7 mg/semana (Figura 3.4). Sete pacientes não alcançaram normalização da PRL, a despeito do uso de doses tão altas quanto 9 mg/semana por 6 meses (Figura 3.5).[43] Em contraste com esses achados, no citado estudo belga,[8] doses semanais de CAB > 3,5 mg não se mostraram efetivas.[8]

Em geral, altas doses de CAB são muito bem toleradas, tal como demonstrado em estudos nos quais se usou esse fármaco para tratar a doença de Parkinson.[43] No entanto, essas doses maiores, quando administradas a pacientes com a doença de Parkinson, têm sido associadas a um risco aumentado de desenvolvimento de anormalidades valvares cardíacas,[44,45] porque a CAB tem a capacidade de estimular receptores 2B de serotonina (5-HT2B) que estão presentes em valvas cardíacas.[45] A ativação desses receptores resulta na ativação de diversas vias mitogênicas, causando, por fim, esse distúrbio valvar.[44] No entanto, nas doses comumente empregadas para o tratamento dos prolactinomas, regurgitação valvar clinicamente significativa não tem sido observada.[46] Tal achado tampouco foi relatado nos dois estudos em que doses de CAB de até 9 mg/semama[42] e 12 mg/semana foram utilizadas.[25] A BCR é apenas um agonista parcial dos receptores 5-HT2B; porém, a exemplo da CAB, esteve associada à regurgitação mínima da valva tricúspide em um estudo brasileiro.[47] Contudo, é importante ressaltar que essa anormalidade é frequente na população geral.[48]

Portanto, desde que os efeitos adversos não se desenvolvam, o escalonamento da dose parece ser uma opção terapêutica válida, mas os pacientes devem ser monitorados periodicamente no tocante ao desenvolvimento de valvopatia.[3,4] Também é aconselhável tentar uma redução da dose após se obter a normalização da PRL, uma vez que essa estratégia pode manter um bom controle hormonal na maioria dos casos.[3]

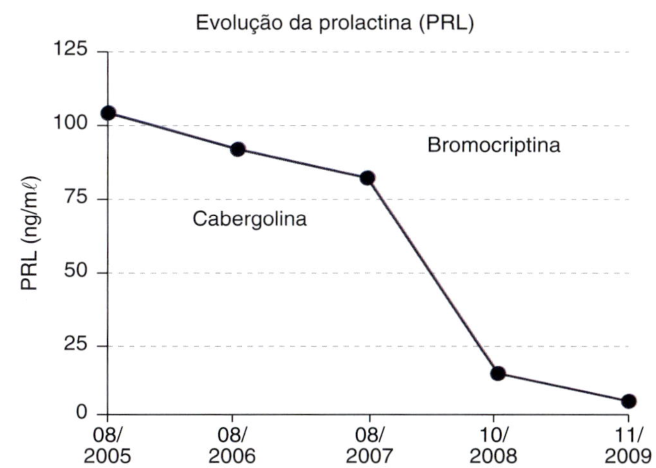

Figura 3.2 Efeito da troca da cabergolina (CAB) pela bromocriptina (BCR) em paciente resistente à CAB, resultando em normalização da prolactina (PRL). Tal resposta é vista excepcionalmente. (Adaptada de Iyer e Molitch, 2011.[42])

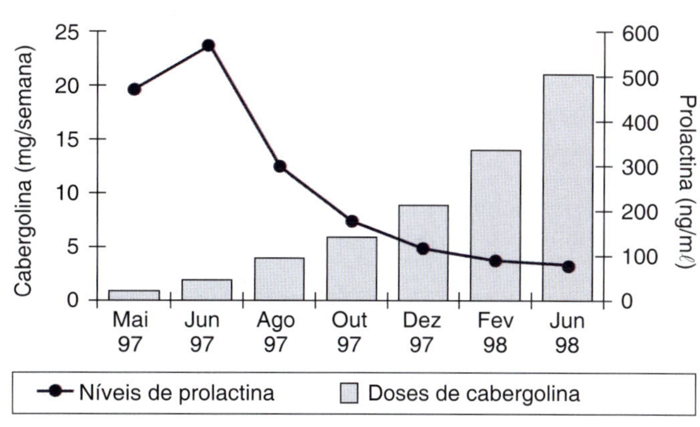

Figura 3.3 Decréscimo gradual nos níveis de prolactina, correspondendo a aumentos graduais na dose de cabergolina em um paciente com macroprolactinoma. (Adaptada de Gillam et al., 2002.[22])

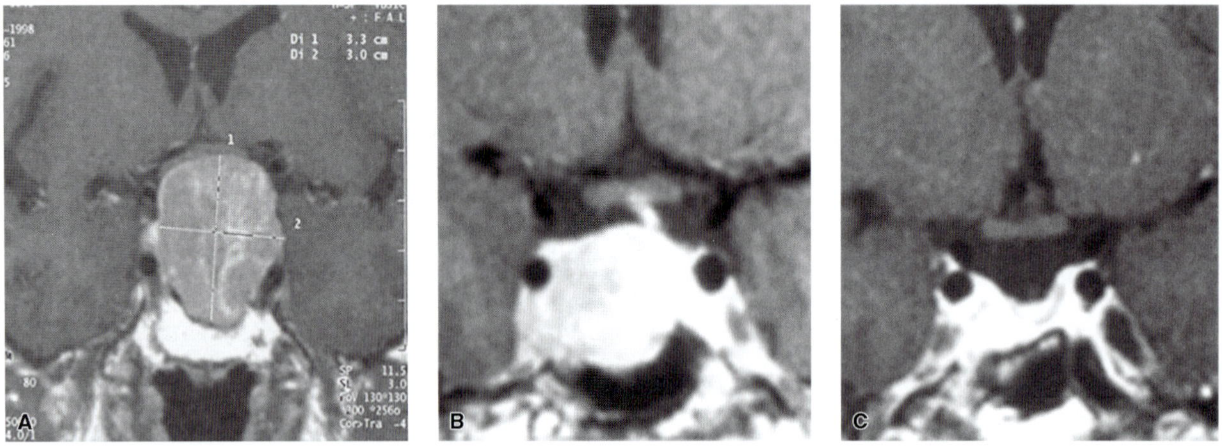

Figura 3.4 Evolução de paciente resistente à cabergolina (CAB) que respondeu favoravelmente ao uso de doses elevadas. **A.** Após 3 meses com CAB 3 mg/semana, a prolactina (PRL) caiu de 2.800 para 1.910 ng/mℓ e houve redução tumoral de 20%. **B.** Após 3 meses com CAB 5 mg/semana, a PRL foi de 870 ng/mℓ. **C.** Após 5 meses com CAB 7 mg/semana, a PRL ficou em 27,8 ng/mℓ (normal, 1,8 a 29,2). (Adaptada de Vilar et al., 2018.[43])

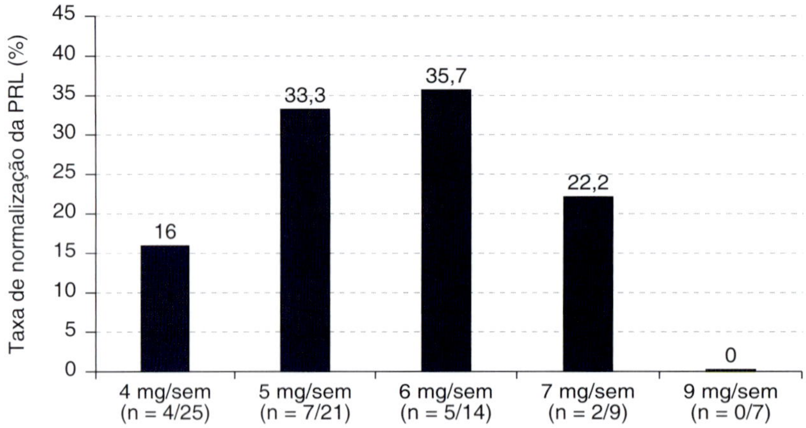

Figura 3.5 Vinte e cinco pacientes refratários à dose semanal de 3 mg de cabergolina tiveram a dose da medicação aumentada até 9 mg/semana, se necessário e bem tolerado. Com um todo, 18 pacientes (72%) alcançaram normalização da prolactina (PRL), com doses entre 4 e 7 mg/semana. Sete pacientes não alcançaram níveis normais de PRL, a despeito do uso de doses de até 9 mg/semana. (Adaptada de Vilar et al., 2018.[43])

Com doses de CAB de até 2 mg/semana, não parece haver qualquer aumento do risco de anormalidades valvares cardíacas.[48,49] No entanto, ainda é incerto a partir de que dose esses efeitos valvares se tornam significativos. Desse modo, considera-se prudente avaliar todos os pacientes recebendo doses > 2 mg/semana com um ecocardiograma anual. Como alterações valvares triviais são comumente encontradas na população saudável,[46] é razoável realizar o primeiro ecocardiograma no início de uma dose > 2 mg/semana, de modo que ecocardiogramas futuros possam ser usados para avaliar surgimento ou modificação de anormalidades prévias.

Transtornos psiquiátricos como compulsões (jogo patológico, hipersexualidade, compras compulsivas) foram recentemente descritos com a CAB e outros agonistas dopaminérgicos;[50] porém, ainda não se sabe se doses mais elevadas de CAB criam um risco aumentado. Os pacientes devem, contudo, ser alertados sobre esse risco.[4]

Cirurgia

Em casos de resistência aos DA, os pacientes podem sempre se submeter a cirurgia transesfenoidal se seu tumor for potencialmente ressecável e um neurocirurgião experiente estiver disponível.[1,2] Entre 61 indivíduos resistentes a BCR ou CAB, operados em um centro de referência norte-americano, 22 (36%) tiveram sua PRL normalizada.[51] De modo similar, na série de Primeau et al.[52] com 26 pacientes resistentes a DA, a normalização pós-cirúrgica da PRL ocorreu em 42% sem medicação e em 27% com medicação. Já no Estudo Multicêntrico Europeu, 56 pacientes resistentes à CAB foram submetidos a cirurgia transesfenoidal, mas a taxa de normalização pós-operatória de PRL foi de apenas 7,8% sem medicação e 5,3% com medicação.[14] Por outro lado, mesmo que não se consiga remoção completa do tumor, a cirurgia de esvaziamento (*debulking*) possibilita melhor resposta aos DA em metade a dois terços dos pacientes com resistência aos DA.[51,52]

Radioterapia

A radioterapia é uma opção clássica nos casos de tumores da hipófise que estejam crescendo apesar do tratamento medicamentoso e da cirurgia. Em estudos retrospectivos, a radioterapia estereotáxica teve boa eficácia no controle do crescimento tumoral, estabilizando-o em até 90% dos pacientes tratados. No entanto, níveis normais de PRL são alcançados em apenas 30 a 50% dos pacientes após um tempo médio de 15 a 30 meses.[1,2,4]

Outros medicamentos

Estrogenoterapia. Para mulheres com microadenomas e com distúrbio menstrual mais sério, mas que não desejam a fertilidade, muitas vezes é suficiente tratá-las apenas com reposição estrogênica ou estroprogestogênica (nas mulheres com útero intacto), sem ser necessária a terapia com DA.[53] Geralmente, não existe aumento no tamanho do tumor com a estrogenoterapia,[53] mas os níveis de PRL devem ser monitorados para detectar a rara paciente que possa ser sensível ao estrogênio.[4]

Indutores de ovulação. Se a fertilidade for uma grande preocupação em pacientes com níveis persistentemente elevados de PRL, o uso de indutores da ovulação, tais como citrato de clomifeno ou letrozol, pode ser indicado.[53] Gonadotrofinas ou bomba de infusão de hormônio liberador de gonadotrofinas (GnRH) poderiam ser consideradas para os casos refratários.[4]

Medicações com ação antiestrogênica. Nesse grupo estão incluídos os moduladores seletivos do receptor estrogênico (SERM) e os inibidores de aromatase.[4] Como anteriormente comentado, a utilização de estrogênios ou de androgênios aromatizáveis para estrogênios pode provocar uma diminuição na eficácia dos DA. Reversão dessa situação foi relatada em algumas pacientes após a adição dos SERM tamoxifeno (20 mg/dia)[54,55] e raloxifeno (60 mg/dia),[56,57] bem como em dois homens, que se beneficiaram da introdução do inibidor de aromatase anastrozol.[4,22] Em estudo recente, o uso de raloxifeno propiciou diminuição de 8 a 55% (média de 25,9%) nos níveis de PRL de 10 dos 14 (71%) pacientes com prolactinoma em doses estáveis de DA, incluindo dois (14%) que atingiram normoprolactinemia.[58]

Reposição de testosterona ou medicações com ação antiestrogênica. A administração de testosterona pode ser considerada para homens com prolactinomas e hipogonadismo secundário sintomático persistente a despeito do uso da máxima dose tolerada de CAB.[4] Eventualmente, a PRL pode elevar-se devido à conversão da testosterona em estradiol via aromatase. Nessa situação, pode-se adicionar o anastrozol (1 mg/dia),[22] como comentado. No entanto, uma conduta mais fisiológica seria administrar o citrato de clomifeno, que agiria "religando" o eixo hipotalâmico-hipofisário-testicular, devido a seu efeito antiestrogênico. O racional para seu uso é o fato de o *feedback* negativo sobre a secreção de GnRH e de gonadotrofinas no homem ser realizado, sobretudo, pelo estradiol. Normalmente, administram-se 50 mg/dia de clomifeno por 8 semanas, o que possibilita normalização da testosterona em até 75% dos casos.[59,60]

Análogos da somatostatina. Em geral, os análogos da somatostatina de primeira geração (octreotida e lanreotida) não são úteis em casos de prolactinomas resistentes, já que eles são mais atuantes sobre o subtipo 2 de receptores da somatostatina (SSTR2), enquanto o SSTR5 é o mais importante no que diz respeito à regulação da secreção da PRL.[61,62] Ademais, notou-se um predomínio do SSTR1 e SSTR5 em prolactinomas resistentes aos DA. Em contrapartida, a pasireotida tem afinidade cerca de 40 vezes maior pelo SSTR5 em comparação com os outros compostos (além de atuar no SSTR1, SSTR2 e SSTR3),[62,63] sendo, pois, a opção de escolha.[64] Ultimamente, têm havido relatos de pacientes com prolactinomas resistentes à CAB que responderam favoravelmente à pasireotida.[64,65] Na literatura recente há apenas um relato de adolescente com resistência à CAB e níveis de PRL persistentemente elevados após duas cirurgias de *debulking* que se beneficiou da adição de octreotida LAR, com estabilização tumoral e normalização da PRL.[66]

Temozolomida. Esse agente alquilante tem se mostrado eficaz em casos de tumores hipofisários agressivos ou malignos.[67] Também se mostrou moderadamente bem-sucedido em alguns volumosos e agressivos prolactinomas resistentes aos DA.[67,68] Em uma revisão de 27 casos, resposta parcial ou completa foi observada em 44%, doença estável em 19% e progressão da doença em 37%.[67] Para tumores hipofisários, temozolomida é geralmente administrada como monoterapia em ciclos.[69] A dose-padrão é 150 a 200 mg/m² por 5 dias, repetida a cada 28 dias.[69] A metilguanina metiltransferase (MGMT) é uma enzima de reparo do DNA que neutraliza o efeito benéfico da temozolomida; geralmente, tumores com baixa expressão de MGMT respondem melhor a esse tratamento.[67,68]

Temozolomida é bem tolerada em comparação com a maioria dos agentes quimioterápicos.[67,68] Mielossupressão (trombocitopenia ou neutropenia) são as toxicidades mais comuns e limitantes da dose.[67] Os efeitos colaterais não hematológicos costumam ser leves, principalmente fadiga, vômitos e náuseas.[67,68] Devido à toxicidade da temozolomida, sua utilização é geralmente considerada como terapia de último recurso após o insucesso das outras opções terapêuticas.[67,68] Infelizmente, um grande número desses tumores muito agressivos escapa dos efeitos supressores da temozolomida após 0,5 a 2,5 anos.[4,67,70]

Outros fármacos. Recentemente houve alguns relatos sobre o uso bem-sucedido de metformina,[71] lapatinibe (inibidor de tirosinoquinases)[72] e everolimo (inibidor da mTOR)[73] em casos de prolactinomas resistentes.

Ultimamente, a metformina tem chamado a atenção como um fármaco capaz de reduzir a proliferação de células lactotróficas e promover sua apoptose, tanto em xenoenxertos de ratos quanto em culturas de células de prolactinoma humano.[74,75] A ativação pela metformina da proteinoquinase ativada por monofosfato de adenosina (AMPK) foi proposta como o mecanismo subjacente, de acordo com a ação da metformina em outros tipos de tumores, com a possível inibição do receptor de estrogênio.[70,76]

Inicialmente, um estudo chinês descreveu dois pacientes com prolactinomas resistentes à bromocriptina (em dose máxima de 15 mg/dia) tratados com metformina.[70] No primeiro caso, uma paciente com níveis de PRL flutuando entre 70 e 488 ng/mℓ foi iniciada com metformina (1.500 mg/dia) após o diagnóstico de diabetes melito, e sua PRL foi reduzida para 56 ng/mℓ em 3 meses e para 28 ng/mℓ em 5 meses. Um segundo paciente com um prolactinoma gigante apresentou dramática resposta à BCR, com a PRL caindo de 1.293 para 17,7 ng/mℓ, mas não houve redução tumoral. Após o início da metformina, os níveis de PRL diminuíram para 2,1 ng/mℓ em 3 meses, e observou-se uma redução de 40% no volume do tumor (também associada a hemorragia).[70] Em estudo piloto com 10 pacientes, nenhum paciente com adenoma resistente à CAB apresentou normalização da PRL quando se adicionou a metformina.[76] Já em um estudo similar, 5 de 10 pacientes tiveram redução de 20 a 50% nos valores da PRL, com normalização em uma paciente cuja PRL era de 55 ng/mℓ (VR: até 29,2), quando se adicionou metformina em doses de 1,5 a 2 g por dia.[77]

CONSIDERAÇÕES FINAIS

Na Figura 3.6 consta um algoritmo proposto pelos autores para o manejo dos prolactinomas resistentes aos DA. Em casos de resistência à BCR, a melhor opção é trocá-la por CAB, com taxa de sucesso esperada de 51 a 80%. Diante de resistência à CAB, aumento da dose da medicação, enquanto necessário e bem tolerado, parece ser a melhor opção. Cirurgia para retirada parcial ou completa (se possível) do tumor deve também ser sempre considerada. É importante ressaltar que a normalização da PRL não é obrigatória quando a fertilidade não for a preocupação maior. Neste caso, por exemplo, um anticonceptivo oral pode ser a única terapia necessária em mulheres com microprolactinomas. O uso de testosterona ou clomifeno pode ser útil nos homens com hipogonadismo. Pasireotida, análogo somatostatínico de segunda geração com alta afinidade pelo SSTR5, tem surgido como uma opção eficaz, mas é muito caro e causa hiperglicemia. Dados preliminares sugerem um potencial papel para a metformina, tanto na redução da PRL quanto na redução

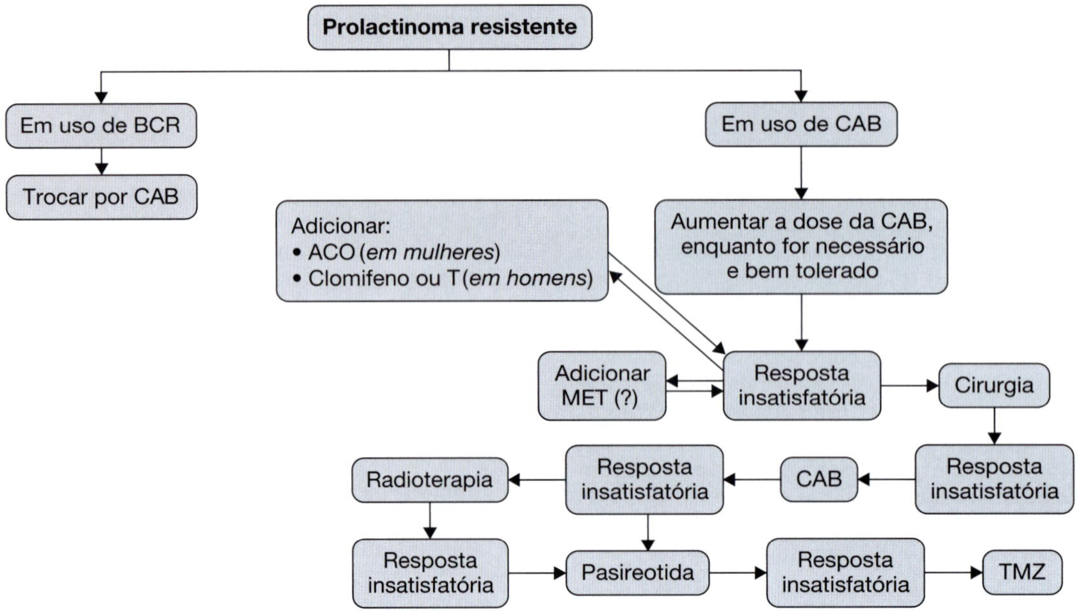

Figura 3.6 Fluxograma sugerido para os prolactinomas resistentes. BCR: bromocriptina; CAB: cabergolina; T: testosterona; MET: metformina; TMZ: temozolomida; ACO: anticonceptivo oral.

tumoral, supostamente por ativação da AMPK e inibição do receptor estrogênico. Radioterapia está prioritariamente indicada para os casos de tumores com comportamento agressivo após a cirurgia. Finalmente, o agente alquilante temozolomida é reservado para os tumores que não respondem às outras modalidades terapêuticas.[3,4,7,10,69,70]

Resumo

A resistência aos agonistas dopaminérgicos (DA) é relativamente comum, dependendo do critério diagnóstico utilizado. As abordagens-padrão de tratamento para pacientes que apresentam resistência são mudar para outro DA ou aumentar a dose do medicamento, desde que haja continuada resposta a esses aumentos e nenhum efeito adverso aconteça. Devido ao risco potencial de anomalias valvares cardíacas, pacientes que receberem doses maiores que doses-padrão de cabergolina (> 2 mg/semana) devem ser monitorados com ecocardiografia. A abordagem cirúrgica permanece sempre uma opção, e mesmo uma retirada parcial (cirurgia de *debulking*) pode melhorar a resposta aos DA. Para o paciente que deseje fertilidade, clomifeno, gonadotrofinas e hormônio liberador de gonadotrofina (GnRH) pulsátil também são opções, mesmo se os níveis de prolactina (PRL) não puderem ser normalizados ou reduzidos o bastante para possibilitar ovulação espontânea ou espermatogênese normal. Medicamentos com efeito antiestrogênico (raloxifeno ou tamoxifeno em mulheres e anastrozol em homens) podem ocasionalmente melhorar a resposta aos DA em casos de resistência induzida pela reposição de esteroides gonadais. Para pacientes amenorreicas com microprolactinomas que se mostrem resistentes aos DA, mas não desejem engravidar, a reposição estroprogestogênica pode ser a única conduta indicada. Em contrapartida, em pacientes com macroadenomas, o controle do crescimento tumoral deve sempre ser uma meta; por isso, os DA são geralmente necessários. Ultimamente, tem havido um número crescente de relatos do sucesso do tratamento com pasireotida, análogo somatostatínico de segunda geração que apresenta alta afinidade pelo subtipo 5 de receptores de somatostatínicos, o qual tem maior influência na secreção de PRL. Resultados conflitantes foram relatados com a metformina. Entre outros fármacos potencialmente promissores, incluem-se inibidores de tirosinoquinase, e inibidores da mTOR. Radioterapia é útil para controle do tamanho tumoral, mas é pouco eficaz na normalização da PRL. Finalmente, temozolomida tem sido reservada para os casos não responsivos às outras medidas terapêuticas.

REFERÊNCIAS BIBLIOGRÁFICAS

1. Gillam MP, Molitch MP, Lombardi G et al. Advances in the treatment of prolactinomas. Endocr Rev. 2006; 27:485-534.
2. Melmed S, Casaneuva FF, Hoffman AR et al. Diagnosis and treatment of hyperprolactinemia: an Endocrine Society Clinical Practice Guideline. J Clin Endocrinol Metab. 2011; 96:273-88.
3. Maiter D. Management of dopamine agonist-resistant prolactinoma. Neuroendocrinology. 2019; 109:42-50.
4. Molitch ME. Management of medically refractory prolactinoma. J Neurooncol. 2014; 117:421-8.
5. Pellegrini I, Rasolonjanahary R, Gunz G et al. Resistance to bromocriptine in prolactinomas. J Clin Endocrinol Metab. 1989; 69:500-9.
6. DiSarno A, Landi ML, Cappabianca P et al. Resistance to cabergoline as compared with bromocriptine in hyperprolactinemia: prevalence, clinical definition, and therapeutic strategy. J Clin Endocrinol Metab. 2001; 86:5256-61.
7. Molitch ME. Pharmacologic resistance in prolactinoma patients. Pituitary. 2005; 8:43-52.
8. Delgrange E, Daems T, Verhelst J et al. Characterization of resistance to the prolactin-lowering effects of cabergoline in macroprolactinomas: a study in 122 patients. Eur J Endocrinol. 2009; 160:747-52.
9. Petersenn S, Fleseriu M, Casanueva FF et al. Diagnosis and management of prolactin-secreting pituitary adenomas: a Pituitary Society international Consensus Statement. Nat Rev Endocrinol. 2023; 19:722-40.
10. Maiter D. Management of dopamine agonist-resistant prolactinoma. Neuroendocrinology. 2019; 109:42-50.
11. Vilar L, Burke CW. Quinagolide efficacy and tolerability in hyperprolactinaemic patients who are resistant to or intolerant of bromocriptine. Clin Endocrinol (Oxf). 1994; 41:821-6.
12. Behan LA, Draman MS, Moran C et al. Secondary resistance to cabergoline therapy in a macroprolactinoma: a case report and literature review. Pituitary. 2011; 14:362-6.
13. Mallea-Gil MS, Cristina C, Perez-Millan MI et al. Invasive giant prolactinoma with loss of therapeutic response to cabergoline: expression of angiogenic markers. Endocr Pathol. 2009; 20:35-40.
14. Vroom L, Jaffrain-Rea ML, Petrossians P et al. Prolactinomas resistant to standard doses of cabergoline: a multicenter study of 92 patients. Eur J Endocrinol. 2012; 167:651-62.
15. Hurel SJ, Harris PE, McNicol AM et al. Metastatic prolactinoma: effect of octreotide, cabergoline, carboplatin and etoposide; immunocytochemical analysis of proto-oncogene expression. J Clin Endocrinol Metab. 1997; 82:2962-5.
16. Maurer RA. Estradiol regulates the transcription of the prolactin gene. J Biol Chem. 1982; 257:2133-6.
17. Lloyd GM, Meares JD, Jacobi J. Effects of oestrogen and bromocriptine on in vivo secretion and mitosis in prolactin cells. Nature. 1975; 255:497-8.
18. Raymond V, Beaulieu M, Labrie F et al. Potent antidopaminergic activity of estradiol at the pituitary level on prolactin release. Science. 1979; 200:1173-5.
19. Pasqualini C, Bojda F, Kerdelhué B. Direct effect of estradiol on the number of dopamine receptors in the anterior pituitary of ovariectomized rats. Endocrinology. 1986; 119:2484-9.

20. Aoki MDP, Aoki A, Maldonado CA. Sexual dimorphism of apoptosis in lactotrophs induced by bromocriptine. Histochem Cell Biol. 2001; 116:215-22.
21. Prior JC, Cox TA, Fairholm D et al. Testosterone-related exacerbation of a prolactin-producing macroadenoma: possible role for estrogen. J Clin Endocrinol Metab. 1987; 64:391-4.
22. Gillam MP, Middler S, Freed DJ et al. The novel use of very high doses of cabergoline and a combination of testosterone and an aromatase inhibitor in the treatment of a giant prolactinoma. J Clin Endocrinol Metab. 2002; 87:4447-51.
23. Webster J, Piscitelli G, Polli A et al. A comparison of cabergoline and bromocriptine in the treatment of hyperprolactinemic amenorrhea: cabergoline comparative study group. N Engl J Med. 1994; 331:904-9.
24. Pascal-Vigneron V, Weryha G, Bose M et al. Hyperprolactinemic amenorrhea: treatment with cabergoline versus bromocriptine. Results of a national multicenter randomized double-blind study. Presse Med. 1995; 24:753-7.
25. Ono M, Miki N, Kawamata T et al. Prospective study of high-dose cabergoline treatment of prolactinomas in 150 patients. J Clin Endocrinol Metab. 2008; 93:4721-7.
26. Molitch ME, Elton RL, Blackwell RE et al. Bromocriptine as primary therapy for prolactin-secreting macroadenomas: results of a prospective multicenter study. J Clin Endocrinol Metab. 1985; 60:698-705.
27. Colao A, DiSarno A, Landi ML et al. Macroprolactinoma shrinkage during cabergoline treatment is greater in naive patients than in patients pretreated with other dopamine agonists: a prospective study in 110 patients. J Clin Endocrinol Metab. 2000; 85:2246-52.
28. Vilar L, Freitas MC, Naves LA et al. Diagnosis and management of hyperprolactinemia: results of a Brazilian multicenter study with 1234 patients. J Endocrinol Invest. 2008; 31:436-44.
29. Passos VQ, Fortes MAHZ, Giannella-Neto D et al. Genes differentially expressed in prolactinomas responsive and resistant to dopamine agonists. Neuroendocrinology. 2009; 89:163-70.
30. Shimazu S, Shimatsu A, Yamada S et al. Resistance to dopamine agonists in prolactinoma is correlated with reduction of dopamine D2 receptor long isoform mRNA levels. Eur J Endocrinol. 2012; 166:383-90.
31. Wu ZB, Zheng WM, Su ZP et al. Expression of D2RmRNA isoforms and ERmRNA isoforms in prolactinomas: correlation with the response to bromocriptine and with tumor biological behavior. J Neurooncol. 2010; 99:25-32.
32. Caccavelli L, Morange-Ramos I, Kordon C et al. Alteration of Gα subunits mRNA levels in bromocriptine resistant adenomas. J Neuroendocrinol. 1996; 8:737-46.
33. Peverelli E, Mantovani G, Vitali E et al. Filamin-A is essential for dopamine d2 receptor expression and signaling in tumorous lactotrophs. J Clin Endocrinol Metab. 2012; 97(3):967-77.
34. Beaulieu JM, Sotnikova TD, Marion S, Lefkowitz RJ, Gainetdinov RR, Caron MG. An Akt/beta-Arrestin 2/PP2A signaling complex mediates dopaminergic neurotransmission and behavior. Cell. 2005; 122(2):261-73.
35. Wu Z, Cai L, Lu J et al. MicroRNA-93 mediates cabergoline-resistance by targeting ATG7 in prolactinoma. J Endocrinol. 2018 [Online ahead of print]
36. Xiao Z, Wang Z, Hu B et al. MiR-1299 promotes the synthesis and secretion of prolactin by inhibiting FOXO1 expression in drug-resistant prolactinomas. Biochem Biophys Res Commun. 2019; 520(1):79-85.
37. Jian M, Du Q, Zhu D et al. Tumor suppressor miR-145-5p sensitizes prolactinoma to bromocriptine by downregulating TPT1. J Endocrinol Invest. 2019; 42(6):639-52.
38. Verges B, Boureille F, Goudet P et al. Pituitary disease in MEN type 1 (MEN1): data from the France-Belgium MEN1 multicenter study. J Clin Endocrinol Metab. 2002; 87:457-65.
39. Daly AF, Tichomirowa MA, Petrossians P et al. Clinical characteristics and therapeutic responses in patients with germ-line AIP mutations and pituitary adenomas: an international collaborative study. J Clin Endocrinol Metab. 2010; 95:E373-83.
40. Olafsdottir A, Schlechte J. Management of resistant prolactinomas. Nature Clin Pract Endocrinol Metab. 2006; 2:552-61.
41. Colao A, DiSarno A, Sarnacchiaro F et al. Prolactinomas resistant to standard dopamine agonists respond to chronic cabergoline treatment. J Clin Endocrinol Metab. 1997; 82:876-83.
42. Iyer P, Molitch ME. Positive prolactin response to bromocriptine in two patients with cabergoline resistant prolactinomas. Endocr Pract. 2011; 17:e55-e58.
43. Vilar L, Vilar C, Albuquerque L et al. Efficacy and tolerability of cabergoline in a cohort of 160 prolactinomas at weekly doses of up to 9 mg. Endocr Abstracts. 2018; 56:P882.
44. Rinne UK, Bracco F, Chouza C et al. Cabergoline in the treatment of early Parkinson's disease: results of the first year of treatment in a double-blind comparison of cabergoline and levodopa. Neurology. 1997; 48:363-8.
45. Antonini A, Poewe W. Fibrotic heart-valve reactions to dopamine-agonist treatment in Parkinson's disease. Lancet Neurol. 2006; 6:826-9.
46. Trifirò G, Mokhles MM, Dieleman JP et al. Risk of cardiac valve regurgitation with dopamine agonist use in Parkinson's disease and hyperprolactinemia. A multi-country, nested case-control study. Drug Saf. 2012; 35:159-71.
47. Auriemma RS, Pivonello R, Ferreri L et al. Cabergoline use for pituitary tumors and valvular disorders. Endocrinol Metab Clin North Am. 2015; 44:89-97.
48. Boguszewski CL, dos Santos CM, Sakamoto KS et al. A comparison of cabergoline and bromocriptine on the risk of valvular heart disease in patients with prolactinomas. Pituitary. 2012; 15:44-9.
49. Steffensen C, Maegbaek ML, Laurberg P et al. Heart valve disease among patients with hyperprolactinemia: a nationwide population-based cohort study. J Clin Endocrinol Metab. 2012; 97:1629-34.
50. Moore TJ, Glenmullen J, Mattison DR. Reports of pathological gambling, hypersexuality, and compulsive shopping associated with dopamine receptor agonist drugs. JAMA Intern Med. 2014; 174;1930-3.
51. Hamilton DK, Vance ML, Roulos PT et al. Surgical outcomes in hyporesponsive prolactinomas: analysis of patients with resistance or intolerance to dopamine agonists. Pituitary. 2005; 8:53-60.
52. Primeau V, Raftopoulos C, Maiter D. Outcomes of transsphenoidal surgery in prolactinomas: improvement of hormonal control in dopamine agonist-resistant patients. Eur J Endocrinol. 2012; 166:779-86.
53. Corenblum B, Donovan L. The safety of physiological estrogen plus progestin replacement therapy and with oral contraceptive therapy in women with pathological hyperprolactinemia. Fertil Steril. 1993; 59:671-3.
54. Radwanska E, McGarrigle HH, Little V et al. Induction of ovulation in women with hyperprolactinemic amenorrhea using clomiphene and human chorionic gonadotropin or bromocriptine. Fertil Steril. 1979; 32:187-92.
55. Lamberts SWJ, Verleun T, Oosterom R. Effect of tamoxifen administration on prolactin release by invasive prolactin-secreting pituitary adenomas. Neuroendocrinology. 1982; 34:339-42.
56. Volker W, Gehring WG, Berning R et al. Impaired pituitary response to bromocriptine suppression: reversal after bromocriptine plus tamoxifen. Acta Endocrinol. 1982; 101:491-500.
57. Lasco A, Cannavò S, Gaudio A et al. Effects of long-lasting raloxifene treatment on serum prolactin and gonadotropin levels in postmenopausal women. Eur J Endocrinol. 2002; 147:461-5.
58. Choudhary C, Hamrahian AH, Bena JF et al. The effect of raloxifene on serum prolactin level in patients with prolactinoma. Endocr Pract. 2019; 25:684-8.
59. Vilar L, Vilar C, Lyra R et al. The role of clomiphene citrate in the resolution of hypogonadism in male patients with prolactinomas under cabergoline therapy. Endocrine Abstracts. 2018; 56:GP208.
60. Ribeiro RS, Abucham J. Recovery of persistent hypogonadism by clomiphene in males with prolactinomas under dopamine agonist treatment. Eur J Endocrinol. 2009; 161:163-9.
61. Jaquet P, Qouafik L, Saveanu A et al. Quantitative and functional expression of somatostatin receptor subtypes in human prolactinomas. J Clin Endocrinol Metab. 1999; 84:3268-76.
62. Sawicka-Gutaj N, Owecki M, Ruchala M. Pasireotide – mechanism of action and clinical applications. Curr Drug Metab. 2018; 19:876-82.
63. Fusco A, Gunz G, Jaquet P et al. Somatostatinergic ligands in dopamine-sensitive and -resistant prolactinomas. Eur J Endocrinol. 2008; 158: 595-603.
64. Lasolle H, Vasiljevic A, Borson-Chazot F et al. Pasireotide: a potential therapeutic alternative for resistant prolactinoma. Ann Endocrinol (Paris). 2019; 80:84-8.
65. Coopmans EC, van Meyel SWF, Pieterman KJ et al. Excellent response to pasireotide therapy in an aggressive and dopamine-resistant prolactinoma. Eur J Endocrinol. 2019; 181:K21-7.
66. Fusco A, Lugli F, Sacco E et al. Efficacy of the combined cabergoline and octreotide treatment in a case of a dopamine-agonist resistant macroprolactinoma. Pituitary. 2011; 14:351-7.
67. Halevy C, Whitelaw BJ. How effective is temozolomide for treating pituitary tumours and when should it be used? Pituitary. 2017; 20:261-6.
68. Lasolle H, Ilie MD, Raverot G. Aggressive prolactinomas: how to manage? Pituitary. 2020; 23:70-7.
69. Whitelaw BC, Dworakowska D, Thomas NQ et al. Temozolomide in the management of dopamine agonist-resistant prolactinomas. Clin Endocrinol (Oxf). 2012; 76:877-86.
70. Souteiro P, Karavitaki N. Dopamine agonist resistant prolactinomas: any alternative medical treatment? Pituitary. 2020; 23:27-37.
71. Liu X, Liu Y, Gao J et al. Combination treatment with bromocriptine and metformin in patients with bromocriptine-resistant prolactinomas: pilot study. World Neurosurg. 2018; 115:94-8.
72. Cooper O, Mamelak A, Bannykh S et al. Prolactinoma ErbB receptor expression and targeted therapy for aggressive tumors. Endocrine. 2014; 46:318-27.
73. Zhang D, Way JS, Zhang X et al. Effect of everolimus in treatment of aggressive prolactin-secreting pituitary adenomas. J Clin Endocrinol Metab. 2019; 104:1929-36.
74. Jin K, Ruan L, Pu J et al. Effect of metformin on proliferation and apoptosis of rat prolactinoma MMQ cells and related mechanisms. Chin J Cell Mol Immunol. 2017; 33:643-8.
75. Gao J, Liu Y, Han G et al. Metformin inhibits growth and prolactin secretion of pituitary prolactinoma cells and xenografts. J Cell Mol Med. 2018; 22:6368-79.
76. Choi YK, Park K-G. Metabolic roles of AMPK and metformin in cancer cells. Mol Cells. 2013; 36:279-87.
77. Portari LHC, Correa-Silva SR, Abucham J. Prolactin response to metformin in cabergoline-resistant prolactinomas: A pilot study. Neuroendocrinology. 2022; 112(1):68-73.
78. Vilar L, Vilar CF, Albuquerque L et al. Effectiveness of metformin in patients with cabergoline-resistant prolactinomas: A pilot study. Arch Bras Endocrinol Metab. 2021.

CAPÍTULO

4

Hipopituitarismo: Etiologia e Diagnóstico

Luciana Ansaneli Naves ▪ Antônio Ribeiro-Oliveira ▪ Vânia dos Santos Nunes Nogueira ▪ Heraldo Mendes Garmes ▪ José Ítalo Soares Mota ▪ Manoel Martins ▪ Lucio Vilar

INTRODUÇÃO

O hipopituitarismo é definido como deficiência isolada ou múltipla de hormônios da adeno-hipófise, resultante de distúrbios hipofisários ou hipotalâmicos adquiridos ou, mais raramente, hereditários.[1] Suas relatadas taxas de incidência (12 a 42 novos casos por milhão ao ano) e prevalência (300 a 455 por milhão) são provavelmente subestimadas, caso se considere a frequente ocorrência (25 a 50%) após traumatismos cranioencefálicos.[2]

Se não adequadamente tratado, o hipopituitarismo resulta em elevada morbimortalidade. O quadro clínico e as complicações do hipopituitarismo dependem da etiologia, do tipo e da gravidade da insuficiência hormonal. A reserva funcional da hipófise é grande, e as manifestações clínicas do hipopituitarismo são evidentes apenas quando ocorre o comprometimento de, pelo menos, 75% de seu parênquima. As deficiências na secreção dos hormônios hipofisários manifestam-se, em geral, na seguinte ordem: gonadotrofinas (hormônio luteinizante [LH], hormônio foliculestimulante [FSH]), hormônio do crescimento (GH) ou somatotrofina, hormônio tireoestimulante (TSH), seguido de hormônio adrenocorticotrófico (ACTH) e, por último, prolactina (PRL). O termo pan-hipopituitarismo tem sido empregado diante da deficiência de dois ou mais hormônios hipofisários.[2,3]

ETIOLOGIA

Hipopituitarismo congênito

O hipopituitarismo congênito ocorre a partir de anomalias estruturais da hipófise ou de distúrbios hereditários que levem a problemas na citodiferenciação e na secreção hormonal de uma ou mais linhagens celulares. Manifesta-se habitualmente na infância e na adolescência, com expressão clínica variável.[1,4]

Anomalias estruturais

As anomalias estruturais congênitas da hipófise são raras e manifestam-se com aplasia (ausência), hipoplasia parcial ou tecidos hipofisários rudimentares ectópicos. Tais alterações podem vir acompanhadas de outras anormalidades, como anencefalia, encefalocele basal e hipoplasia do nervo óptico, além de lábio leporino e palato em ogiva. Quando as crianças sobrevivem, a reposição dos hormônios hipofisários torna-se necessária por toda a vida.[3,4]

Com o surgimento de técnicas de ressonância magnética (RM) para a visualização da hipófise, vários aspectos anatômicos característicos do hipopituitarismo congênito ou adquirido não tumoral passaram a ser mais bem conhecidos. Tais aspectos envolvem glândula de volume diminuído, sela parcial ou completamente vazia, sela túrcica com formato alterado, haste hipofisária ausente ou transeccionada e sinal brilhante da neuro-hipófise ausente ou ectópico.[2,4]

Distúrbios hereditários

Ao nascimento, a adeno-hipófise, também chamada de hipófise anterior, é composta por 5 tipos celulares, classificados de acordo com os hormônios que secretam: corticotrofos (ACTH), tireotrofos (TSH), somatotrofos (GH), gonadotrofos (LH e FSH) e lactotrofos (prolactina). Para diferenciação e proliferação dessas células, existe a participação de vários fatores de transcrição, necessários para que a produção hormonal seja adequada (Figura 4.1).[1,3] Mutações nos genes que codificam esses fatores de transcrição, hormônios ou receptores podem levar a deficiências isoladas ou combinadas dos hormônios hipofisários (Quadro 4.1). Em humanos, a deficiência combinada dos hormônios hipofisários (DCHH) tem frequência de 1 por 3.000 a 4.000 nascidos vivos e é diagnosticada quando há problemas com a produção de dois ou mais desses hormônios.[4-9]

Mutações no *POU1F1*

O gene *POU1F1* (Pit-1 – *pituitary transcription factor type 1*) localiza-se no cromossomo 3 (3p11) e codifica uma proteína com 291 aminoácidos. Esse gene regula a expressão dos genes do GH, da PRL e do TSH-β, e do receptor de hormônio liberador de GH (GHRH), sendo, assim, responsável pelo desenvolvimento e pela proliferação dos somatotrofos, lactotrofos e tireotrofos.[7] Além disso, o *POU1F1* também se autorregula.[5]

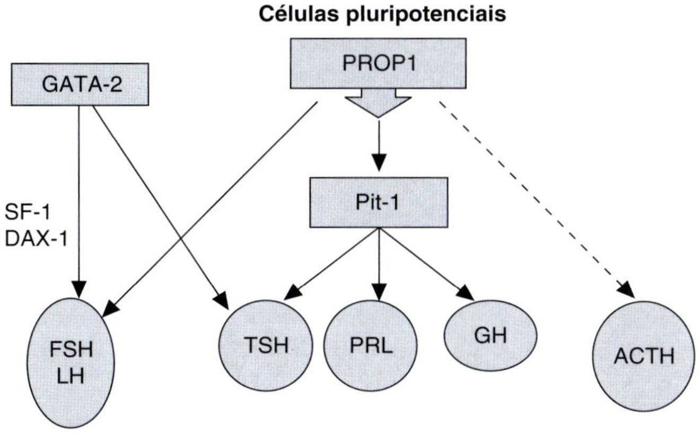

Figura 4.1 Diferenciação das linhagens celulares hipofisárias e os fatores de transcrição envolvidos. FSH: hormônio foliculestimulante; LH: hormônio luteinizante; TSH: hormônio tireoestimulante; PRL: prolactina; GH: hormônio do crescimento; ACTH: hormônio adrenocorticotrófico. (Adaptada de Parks, 2018;[4] Dattani, 2004.[6])

Ele parece interagir com os coativadores e os receptores dos hormônios tireoidianos, do estrogênio e do ácido retinoico, assim como com outros fatores de transcrição (CREB, P-Lim, Ptx-1, HESX1 e Zn-15).[5,7]

Mutações do *POU1F1* causadoras de DCHH podem ter herança autossômica recessiva ou dominante. Elas costumam ser raras, e a dominante R271W tem sido a mais encontrada. De um total de 335 pacientes de diferentes estudos com DCHH, foi encontrada mutação no *POU1F1* em apenas 20% deles.[7] A frequência em outros estudos variou de ausência de mutação a até 11,3%.[7,9] As mutações do *POU1F1* estão associadas a deficiências de GH, PRL e TSH. Alterações nesse gene estão também associadas à deficiência isolada de GH.[4,9]

Manifestações clinicolaboratoriais

A maioria das crianças afetadas têm peso e comprimento normais ao nascimento e não apresentam complicações perinatais. Em geral, a deficiência de GH é grave e, em quase todos os indivíduos, começa a ocorrer na primeira infância. Os pacientes têm baixa estatura relativa e fácies caracterizada por proeminência da testa, hipoplasia do terço médio da face, ponte nasal achatada, olhos profundos e nariz curto, com narinas antevertidas. Na maior parte dos casos, o hipotireoidismo é precoce e grave, podendo, eventualmente, se manifestar entre os 9 e os 20 anos de idade.[4] A RM da região hipofisária pode evidenciar adeno-hipófise normal ou hipoplásica, ao passo que a neuro-hipófise e a haste geralmente estão normais.[3,7]

Mutações no profeta do Pit-1 (*POU1F1*)

O gene *PROP1* localiza-se no cromossomo 5 (5q35) em humanos e codifica uma proteína de 226 aminoácidos. É necessário para a ativação do Pit-1 e tem função bem definida na diferenciação dos somatotrofos, lactotrofos, tireotrofos e gonadotrofos. Expressão tardia ou inadequada desse fator de transcrição pode levar a alterações no desenvolvimento hipofisário.[4,8,9]

Defeitos no *PROP1* são a causa genética mais frequente de DCHH.[8,10,11] Até o momento, pelo menos 22 diferentes mutações foram encontradas em pacientes com essa afecção, sendo todas dentro do homeodomínio no *PROP1*. A mutação encontrada com mais frequência é a deleção de dois pares de base no éxon 2 (c.301_302delAG), presente em 55% dos casos familiares e em 12% dos casos esporádicos.[4,10] A doença tem herança autossômica recessiva, e os indivíduos afetados apresentam deficiência de GH associada ao déficit de PRL, TSH, LH, FSH e, em alguns casos, ACTH.[4,11]

Quadro 4.1 Etiologia do hipopituitarismo hereditário.

Fator de desenvolvimento	Deficiência hormonal
Síndromes genéticas	
Síndrome de Kallmann	FSH, LH
Síndrome de Prader-Willi	FSH, LH
Síndrome de Laurence-Moon-Biedl	FSH, LH
Mutações em genes de receptores específicos	
Receptor de GHRH	GH
Receptor de CRH	ACTH
Receptor de GnRH	FSH, LH
Receptor de TSH	TSH
Receptor de leptina	LH, FSH
Receptor de kisspeptina (KISS1R)	LH, FSH
Anomalias estruturais	
Aplasia hipofisária	Qualquer uma
Hipoplasia hipofisária	Qualquer uma
Massas no SNC; encefalocele	Qualquer uma
Defeitos em fatores de transcrição	
Ptx2	GH
PROP1	GH, PRL, TSH, LH, FSH, ± ACTH
POU1F1	PRL, GH, TSH
HESX1	GH, PRL, TSH, LH, FSH, ACTH
LHx3/LHx4	GH, PRL, TSH, LH, FSH
NR0BI (DAX1)	Adrenal, LH, FSH
TBx19 (TPIT)	ACTH
Mutações em genes hormonais	
GH-1	GH
GH bioinativo	GH
FSH-β	FSH
LH-β	LH
POMC	ACTH
Defeito no processamento de POMC	ACTH
TSH-β	TSH
Kisspeptina	LH, FSH
Leptina	LH, FSH

POMC: pró-opiomelanocortina; SNC: sistema nervoso central. (Adaptado de Parks, 2018;[4] Dattani, 2004.[6])

Mutações no *PROP1* têm sido relatadas em até 57% dos pacientes com DCHH.[7] Entre os 685 acometidos, cerca de 20% apresentavam uma dessas mutações.[4,10] A maior prevalência tem sido relatada, especialmente, nas populações com grande proporção de casos familiares. Estudos que investigaram casos esporádicos comprovaram, na maioria das vezes, frequência baixa ou ausência de mutação no gene *PROP1*.[7]

Manifestações clinicolaboratoriais

Nenhuma correlação foi observada entre as mutações no *PROP1* e o fenótipo dos indivíduos afetados. Por isso, mesmo em indivíduos da mesma família, são bastante variáveis a época de início da doença e o grau de perda de função hipofisária.[4,7,10]

Em geral, o início do quadro caracteriza-se pela deficiência de GH (em cerca de 80%) e TSH (em torno de 20%), pelo hipogonadismo e pela insuficiência adrenal subclínica ou manifesta. A maioria das crianças afetadas têm peso e comprimento normais ao nascer, com um período sem complicações perinatais. Em alguns recém-nascidos, a hipoglicemia pode ser a primeira manifestação. O déficit de crescimento costuma ter início entre 9 meses e 8 anos de idade.[10] Quando não tratada, a baixa estatura é acompanhada de mãos e pés proporcionalmente pequenos, bem como escore Z da altura superior a 3,7 desvios padrões abaixo da média.[11,12] O hipotireoidismo costuma ser leve. Em geral, inicia-se mais tarde e não está associado a deficiência intelectual.[10]

O desenvolvimento dos caracteres sexuais secundários pode ser retardado, ausente ou incompleto. Alguns pacientes entram espontaneamente na puberdade e, posteriormente (entre 15 e 20 anos), desenvolvem manifestações de hipogonadismo central, simulando um defeito adquirido.[9,13] Em algumas meninas, a menarca ocorre antes mesmo da necessidade da reposição hormonal. Os meninos afetados e não tratados podem apresentar micropênis e testículos de tamanhos pré-púberes.[9,10]

Durante muito tempo, acreditou-se que a deficiência de ACTH era rara e, quando presente, manifestava-se na adolescência ou no início da vida adulta. Contudo, estudos de longo acompanhamento têm mostrado que a maioria dos indivíduos acometidos evolui para algum grau de insuficiência adrenal.[11]

Outras manifestações clínicas da síndrome decorrente da mutação no gene *PROP1* são extensibilidade limitada do cotovelo,[10] esclerótica azul, fácies com aspecto de "imaturidade", associada a ponte nasal deprimida e diminuição relativa das suas dimensões verticais.[14] A obesidade é rara na infância, mas comum na vida adulta; a inteligência costuma ser normal.[10] Há pouco tempo, foi descrito um único paciente com mutação no *PROP1* que alcançou altura normal sem tratamento hormonal, o que indica uma nova variação no fenótipo.[15] É provável que isso tenha ocorrido em função de o hipogonadismo ser mais importante do que a deficiência de GH, o que retardou a fusão epifisária.[15]

Na avaliação laboratorial, é comum observar respostas mínimas ou ausentes aos estímulos com hormônio liberador de gonadotrofina (GnRH), hormônio liberador de tireotrofina (TRH), hormônio liberador de corticotrofina (CRH) ou GHRH, bem como à hipoglicemia induzida pela insulina. Os níveis séricos de fator de crescimento semelhante à insulina-1 (IGF-1) e proteína ligadora de IGF tipo 3 (IGFBP-3), em geral, são baixos, ao passo que a concentração sérica dos hormônios tireoidianos está baixa ou no limite inferior da normalidade. A maioria dos pacientes com idade mais avançada também apresenta hiporresposta do cortisol à estimulação com CRH, ACTH ou insulina.[3,13,16]

A hipófise, no exame de RM, pode aparecer hiperplásica, com alterações císticas em alguns casos e, assim, simular craniofaringeoma ou cisto da bolsa de Rathke (Quadro 4.2).[3,17] Há ainda relatos de alterações na morfologia hipofisária ao longo do tempo, em que a imagem inicial demonstra aumento difuso da glândula na época do diagnóstico de mutação no *PROP1* e evolui para hipoplasia hipofisária após 7 anos.[3,4,18]

Mutações no *HESX1*

O gene *HESX1* pertence à classe *paired-like homeobox* e, em humanos, está localizado no cromossomo 3 (3p21.2). Este gene regula os estágios iniciais do desenvolvimento hipofisário, e sua expressão está restrita ao diencéfalo ventral e à bolsa de Rathke.[10]

Foi demonstrado que camundongos com um modelo nocaute para o gene *HESX1* tinham expressão fenotípica similar à da displasia septo-óptica (DSO).[19] Esta última é diagnosticada a partir da existência de, pelo menos, dois dos seguintes critérios:

- Hipoplasia do nervo óptico
- Alterações radiológicas de linha média (ausência do septo pelúcido, agenesia de corpo caloso etc.)
- Hipopituitarismo com hipoplasia hipofisária.[1,4,5]

A endocrinopatia mais comum é a deficiência de GH, que pode ser isolada ou associada a outras deficiências hipofisárias.

Quadro 4.2 Características do hipopituitarismo hereditário por defeitos nos fatores de transcrição.

Gene	Cromossomo	Deficiência hormonal	Aspecto à RM	Malformações associadas	Modo de herança
POU1F1	3p11	DCHH (GH, TSH, PRL)	Adeno-hipófise normal ou hipoplásica	–	Recessiva, dominante
PROP-1	5q35	GH, PRL, TSH, LH, FSH, ± ACTH	Adeno-hipófise normal, hipoplásica, hiperplásica ou cística	–	Recessiva
HESX1	3p21	iGDH; DCHH (GH, PRL, TSH, LH, FSH, ACTH)	Adeno-hipófise hipoplásica ou hiperplásica; neuro-hipófise normal ou ectópica	Displasia septo-óptica	Recessiva, dominante
LHX3	9q34	DCHH (GH, PRL, TSH, LH, FSH)	Adeno-hipófise normal, hipoplásica ou hiperplásica	Pescoço curto, com rigidez da coluna cervical	Recessiva
LHX4	1q25	DCHH (GH, TSH, ACTH)	Adeno-hipófise hipoplásica; neuro-hipófise ectópica	–	Dominante
PTX2	4q25	DCHH (GH, PRL, TSH, LH, FSH)	Neuro-hipófise normal ou ectópica	Síndrome de Rieger	Dominante
TPIT	1q23	ACTH	Normal	–	Recessiva
OTX2	14q22	DCHH (GH, TSH, ACTH, LH, FSH, PRL)	Adeno-hipófise hipoplásica; neuro-hipófise ectópica	Malformações oculares	Dominante/negativa
SIX6	14q22	DCHH (GH, TSH, ACTH)	Hipófise hipoplásica; quiasma ausente	Síndromes braquiorrenal e oculoaurículo-vertebral	Haploinsuficiência
SOX2	3q26	DCHH (GH, FSH, LH)	Adeno-hipófise hipoplásica; defeitos da linha média	Anoftalmia; atresia esofágica	–
SOX3	Xq27	DCHH (GH, TSH, ACTH, FSH, LH)	Adeno-hipófise hipoplásica; neuro-hipófise ectópica	–	Recessiva, ligada ao X

DCHH: deficiência combinada de hormônios hipofisários; iDGH: deficiência de GH isolada; PRL: prolactina; RM: ressonância magnética. (Adaptado de Parks, 2018;[4] Dattani, 2004;[6] Alatzoglou e Datani, 2009;[10] Castinetti et al., 2015.[11])

A maioria dos casos é esporádica e, quando familiar, a doença parece ter uma herança autossômica recessiva.[4,12,13]

Atualmente, já foram descritas 11 mutações no gene *HESX1*, tanto de herança autossômica dominante como recessiva, que levam a fenótipos variados, o que inclui DCHH, deficiência isolada de GH ou DSO.[12,20] Entretanto, é raro o achado dessas mutações em pacientes com DSO. Isso indica que provavelmente outros genes ainda não descritos estejam envolvidos na patogênese da síndrome.[21] Pacientes com mutações no *HESX1* sem características de DSO apresentam hipopituitarismo em geral associado a neuro-hipófise ectópica.[3-5,20,21]

Mutações no *LHX3*

O gene *LHX3* pertence à classe LIM dos genes *homeobox* e, em humanos, está localizado no cromossomo 9 (9q34.3). Sua expressão é detectada desde o início da formação da hipófise até a hipófise de adultos.[4,9]

Até muito recente, 10 mutações em homozigose haviam sido identificadas no *LHX3*. A doença tem herança autossômica recessiva, e os pacientes apresentam deficiência de GH, gonadotrofinas, TSH e PRL, e preservam apenas a função dos corticotrofos. Os pacientes costumam apresentar ombros elevados e antevertidos, associados a grande limitação na rotação cervical, devido à coluna cervical rígida, que impede a dissociação dos movimentos de cabeça e tronco. Porém, essa associação pode não estar presente em todos os pacientes com DCHH e mutação no *LHX3*.[4,22] A RM da região hipofisária pode evidenciar glândula normal, hipoplásica ou aumentada.[3,4]

Mutações no *LHX4*

Estudos recentes têm mostrado que o gene *LHX4*, juntamente com o *LHX3*, exerce papel fundamental na proliferação da linhagem precursora das células hipofisárias, além de uma provável regulação na expressão do *POU1F1*.[4,7,10] Por isso, mutações nesse gene podem apresentar fenótipos variados que envolvem a deficiência de GH, TSH, LH, FSH e ACTH. No total, seis mutações já foram descritas.[4,10]

Em resumo, deficiências hereditárias combinadas de hormônios hipofisários são raras, principalmente quando se trata de casos não familiares. É provável que mutações no gene *PROP1* sejam as mais prevalentes, ao passo que alterações dos demais genes são encontradas com menos frequência. Os pacientes com história familiar de disfunção hipofisária e aqueles com respostas hormonais atenuadas ou mínimas ao estímulo com TRH, GHRH ou GnRH devem ser submetidos ao rastreamento molecular para defeitos de *PROP1* ou *POU1F1*. O relevante fenótipo clínico das mutações no *HESX1* determina a necessidade de análises moleculares adicionais.[1,4,10,23]

Mutações no *PTx2*

Mutações no *PTx2* resultam na síndrome de Rieger (mau desenvolvimento do olho anterior, de dentes e do umbigo), que pode estar associada a deficiência de GH (DGH).[9]

Mutações no *TPIT*

Mutações no *TPIT* têm como consequências deficiência de ACTH isolada e hipocortisolismo de início precoce. Os fenótipos associados são os da deficiência de pró-opiomelanocortina (POMC) – obesidade, pigmentação avermelhada do cabelo – e outros relacionados com deficiências hipofisárias.[4,9,10]

Mutações no fator esteroidogênico-1

O fator esteroidogênico-1 (SF-1) é uma proteína cujo gene está localizado no cromossomo 9p33, tem função de regulação transcricional e participa do desenvolvimento precoce de glândulas adrenais, gônadas, hipotálamo e células gonadotróficas. Além disso, regula os genes necessários para a esteroidogênese adrenal e gonádica, além da subunidade β do LH e da subunidade α dos hormônios glicoproteicos.[24]

Mutações nos genes das subunidades dos hormônios glicoproteicos

Deficiência seletiva de LH ou FSH, decorrente de mutações nos genes das subunidades β desses hormônios, é uma rara causa de hipogonadismo hipogonadotrófico.[25,26]

Outras mutações

Mutações no gene *OTX2* estão relacionadas com deficiências hipofisárias variáveis, neuro-hipófise ectópica e anormalidades oculares. Em pacientes com mutações no gene *SOX2*, são observados hipogonadismo central, hipoplasia da adeno-hipófise, anoftalmia/microftalmia bilateral, alteração de corpo caloso, déficit de aprendizado, atresia de esôfago e/ou perda auditiva neurossensorial.[4,9,10] Mutações no *SOX3* resultam em hipoplasia da hipófise anterior, graus variados de hipopituitarismo, hipoplasia infundibular e/ou neuro-hipófise ectópica, bem como deficiência cognitiva.[4,9,10] Em indivíduos com mutações no *GLI2*, além das anormalidades craniofaciais, tem sido também observado comprometimento na função hipofisária.[4,10]

Além disso, mutações ou deleções genéticas heterozigotas no eixo GH-IGF-1 – por exemplo, nos genes do GH, do receptor de GHRH, do STAT5b, do IGF-1, do receptor de IGF-1 e na subunidade acidolábil – também têm sido observadas em crianças com deficiência de crescimento e baixa estatura.[9,13,27] Em estudos atuais, foi demonstrado que mutações de genes que codificam reguladores de proliferação e divisão celular (p. ex., o gene da pericentrina) também resultariam em graves distúrbios de crescimento.[27]

A rara deficiência isolada de TSH (incidência estimada de 1:65.000) pode se originar de defeitos nos genes que controlam a via da biossíntese do TSH, tais como mutações no gene do receptor de hormônio liberador de TSH (TRHR), da subunidade beta do TSH (TSH-β) ou do recentemente descrito gene localizado no cromossomo X que codifica o membro 1 da superfamília das imunoglobulinas (*IGSF1*).[28] A síndrome de DAVID (do inglês, *deficient anterior pituitary with variable immune deficiency*), caracterizada por hipopituitarismo e graus variados de imunodeficiência, é causada por mutações no gene *NFKB2*.[29]

Doenças congênitas

Síndrome de Laurence-Moon-Biedl

Esse distúrbio autossômico recessivo caracteriza-se por hipogonadismo hipogonadotrófico, retardo mental, obesidade, retinite pigmentosa, hexadactilia, braquidactilia ou sindactilia. No caso dessa doença, aos 30 anos de idade, a maioria dos pacientes está cega. Embora a deficiência de GnRH seja a causa preponderante do hipogonadismo, cerca de 25% dos indivíduos do sexo masculino com a síndrome podem ter insuficiência testicular primária.[1,4]

Síndrome de Prader-Willi

A síndrome de Prader-Willi é um distúrbio genético caracterizado por retardo mental discreto, baixa estatura, hipotonia muscular, hiperfagia intensa e obesidade. Essa condição tem sido atribuída a translocação ou deleção do cromossomo 15. Acredita-se que tal alteração genética leve à disfunção de vários centros hipotalâmicos, sendo comuns a DGH e o hipogonadismo (presente em dois terços dos casos em uma série com

19 pacientes). Nos indivíduos hipogonádicos, o criptorquidismo bilateral e a ausência das pregas escrotais são acompanhados por secreção atenuada de GnRH. Os níveis de LH e FSH, às vezes, podem ser restaurados por meio do tratamento crônico com GnRH. Também têm sido relatados problemas na síntese de ocitocina e vasopressina.[1,4,30] Além disso, os níveis de ghrelina estão elevados, o que pode contribuir para a obesidade e DGH na síndrome de Prader-Willi.[30]

Hipogonadismo hipogonadotrófico congênito

O hipogonadismo hipogonadotrófico congênito (HHC) resulta da deficiência isolada do hormônio liberador de gonadotrofina (GnRH); na sua origem, mutações em mais de 30 genes já foram identificadas em cerca de 40% dos casos.[31] Neste grupo incluem-se a síndrome de Kallmann (SK) e, menos frequentemente, o hipogonadismo hipogonadotrófico idiopático (HHI). A SK se caracteriza por HHC combinado com alterações do olfato (anosmia ou hiposmia). Tal associação é resultado da migração inadequada de neurônios produtores de GnRH e neurônios olfatórios, determinando agenesia ou hipoplasia dos bulbos e tratos olfatórios. No HHI não há distúrbios do olfato, daí ser também chamado de HHC normósmico.[31,32]

Enquanto alguns genes primariamente causam SK, outros causam HHI, e outros, ambas as formas de HHC. Mutações em genes que alteram o desenvolvimento e a migração dos neurônios do GnRH levam à síndrome de Kallmann (p. ex., *KAL1, NSMF, FGFR1, FGF8, FGF17, IL17RD, PROK2, PROKR2, HS6ST1* etc.), ao passo que genes que interferem na fisiologia neuroendócrina da secreção normal do GnRH ou de sua ação na hipófise causam o HHI. Neste grupo, incluem-se os genes do GnRH (*GNRH1*) e de seu receptor (*GNRHR*), os genes da kisspeptina 1 (*KISS1*) e seu receptor (*KISS1R*), os genes da leptina (*LEP*) e seu receptor (*LEPR*) e os genes da taquicina 3 (*TAC3*) e seu receptor (*TACR3*). Contudo, a maioria dos genes identificados são considerados "genes de superposição", estando envolvidos nas duas condições (*NSMF, FGFR1, FGF8, FGF17, IL17RD, PROK2, PROKR2, HS6ST1, CHD7, WDR11, SEMA3A* etc.).[31-35]

O HHC é geneticamente heterogêneo, podendo seu modo de herança ser ligado ao cromossomo X, autossômico dominante ou como um traço autossômico recessivo. O primeiro gene identificado na SK foi o *Anos1* (inicialmente denominado *KAL1*), codificador da anosmina-1. Esta proteína tem forte ligação com a migração dos neurônios olfatórios e produtores de GnRH até o hipotálamo. A anosmina também é expressa no desenvolvimento das células de Purkinje, localizadas no cerebelo, meso e metanéfrons, núcleo oculomotor e mesênquima facial. Isso explica a associação da SK com sincinesia, agenesia renal, anormalidades visuais e defeitos faciais de linha média.[31-33]

Miscelânea

São raros os exemplos em que causas de hipopituitarismo congênito são doenças infecciosas (p. ex., sífilis congênita),[36] agenesia da artéria carótida interna,[37] ausência de haste hipofisária[38] etc. O hipopituitarismo congênito com ectopia da neuro-hipófise pode também vir associado à aplasia ou à hipoplasia do nervo óptico[39] e, em casos mais raros, à *síndrome da glória matinal* (baixa estatura, nistagmo, desvio do olhar para dentro e baixa visão).[40] Também rara é a *síndrome CHARGE*, que tem como principais características coloboma ocular, defeitos cardíacos congênitos, atresia de cóanas, retardo de crescimento e desenvolvimento (às vezes, resultante de DGH), hipoplasia genital e anomalias do ouvido relacionadas com surdez. Em cerca de 75% dos casos, são encontradas mutações autossômicas dominantes no gene *CHD7*.[41]

Hipopituitarismo adquirido

Diversas condições que comprometem a hipófise e/ou o hipotálamo têm sido implicadas na patogênese do hipopituitarismo adquirido (Quadro 4.3).[3,4,42-44] Em um estudo com 172 pacientes,[42] as principais causas do hipopituitarismo foram:

- Tumor hipofisário ou consequência do seu tratamento (cirurgia e/ou radioterapia): 76%
- Tumor extra-hipofisário (craniofaringeomas, cordomas, gliomas, meningiomas): 13%
- Idiopático: 8%
- Doenças inflamatórias e infiltrativas: 1%
- Síndrome de Sheehan: 0,5%.

De 1.034 pacientes com DGH adquirida, cerca de dois terços dos casos se originaram de tumores da região selar (Quadro 4.4).[43] As principais etiologias de hipopituitarismo adquirido serão discutidas a seguir.

Lesões neoplásicas da região selar

Tumores hipofisários

Adenomas hipofisários representam as neoplasias intracranianas mais comuns e são responsáveis por 10,7% dos tumores primários do sistema nervoso central (SNC).[1] Estudos de prevalência demonstraram a presença dessa condição em até 35% das séries de necropsia e em pelo menos 10% da população adulta submetida a avaliações por RM, como incidentalomas.[3,4] O hipopituitarismo pode resultar de compressão ou destruição do parênquima hipofisário ou compressão da haste hipofisária pelo tumor. Pode também ser consequência do tratamento ablativo do tumor por meio de cirurgia ou radioterapia (ver adiante).[1,45,46] Nos casos de prolactinomas, o hipogonadismo hipogonadotrófico resulta da inibição, pela hiperprolactinemia, da secreção de kisspeptina por neurônios hipotalâmicos, uma vez que esse neuropeptídeo é um potente secretagogo da secreção do GnRH.[47] Adenomas hipofisários apenas excepcionalmente cursam com diabetes insípido (DI), mesmo os mais volumosos.[1,44,48] Em contraste, o achado de hipopituitarismo e DI é comum em outras lesões hipofisárias (p. ex., disgerminomas, hipofisites, abscesso, metástases etc.).[1,49]

Linfomas hipofisários

Em alguns casos raros, comprometimento da adeno-hipófise ou do hipotálamo por distúrbios linfoproliferativos é a causa do hipopituitarismo.[50] Os linfomas mais comuns do SNC são linfomas não Hodgkin e, mais raramente, linfoma de células B ou de células T. Manifestam-se à RM com aumento difuso da hipófise, invasão de seios cavernosos e padrão de crescimento rápido.[48,50]

Plasmocitoma intrasselar

Plasmocitomas intrasselares podem ser a primeira manifestação clínica de mieloma múltiplo. Apresentam-se como massas invasivas, paralisia de nervos faciais e, muitas vezes, manutenção da função hipofisária. Devem ser considerados no diagnóstico diferencial de adenomas clinicamente não funcionantes.[48,51]

Tumores suprasselares

Os craniofaringeomas são as lesões suprasselares mais comumente associadas a hipopituitarismo.[1] Outras lesões que ocorrem na região suprasselar e que podem ser difíceis de serem diferenciadas dos craniofaringeomas incluem germinomas, gliomas ópticos, meningiomas, tumores epidermoides e lesões metastáticas (sobretudo de carcinoma de mama e pulmão).[44,51] Excepcionalmente, granulomas de colesterol da região selar são a causa do hipopituitarismo.[52]

Quadro 4.3 Etiologia do hipopituitarismo adquirido.

Lesões neoplásicas da região selar
- Adenoma hipofisário
- Tumores hipotalâmicos (craniofaringeoma, germinoma, ependimoma, glioma, gangliocitoma etc.)
- Meningioma, linfoma, plasmocitoma, cordoma
- Metástases hipofisárias ou hipotalâmicas
- Neoplasias hematológicas (leucemia, linfoma)

Doenças selares compressivas não neoplásicas
- Síndrome da sela vazia, cisto da bolsa de Rathke, cistos dermoide, epidermoide ou aracnóideo

Distúrbios vasculares
- Apoplexia hipofisária, necrose hipofisária pós-parto (síndrome de Sheehan), arterite, aneurismas, anemia falciforme, acidente vascular cerebral isquêmico, síndrome do anticorpo antifosfolipídio (síndrome de Hughes) etc.

Doenças infecciosas ou parasitárias
- Abscesso hipofisário, tuberculose, neurocisticercose, toxoplasmose, infecções virais (p. ex., citomegalovírus, coronavírus) ou fúngicas (p. ex., histoplasmose, aspergilose), meningite aguda (viral ou bacteriana), sífilis, infecção por *Pneumocystis jirovecii*, toxoplasmose etc.

Hipopituitarismo de causa traumática
- Cirurgia, radioterapia, traumatismo cranioencefálico

Doenças infiltrativas
- Sarcoidose, histiocitose das células de Langerhans, histiocitose de células não Langerhans (doença de Erdheim-Chester), granulomatose de Wegener, hemocromatose etc.

Doenças inflamatórias
- Hipofisites (primárias e secundárias)

Hipopituitarismo funcional
- Nutricional (restrição calórica, desnutrição, anorexia nervosa)
- Atividade física excessiva
- Doenças críticas (doenças agudas, AIDS, insuficiência crônica renal ou hepática)
- Distúrbios endócrinos (hipotireoidismo, hipercortisolismo, hiperprolactinemia etc.)
- Medicações (esteroides anabolizantes, glicocorticoides, estrogenoterapia, agonistas do GnRH, análogos da somatostatina etc.)
- Drogas ilícitas: cocaína; maconha, heroína etc.

Induzido por medicações ou drogas
- Inibidores do *checkpoint* imune (nivolumabe, ipilimumabe)
- Imunomoduladores (interferon-α)
- Quimioterápicos
- Cocaína (infarto hipofisário)

Miscelânea
- Picada de serpente, linfomatose intravascular, cetoacidose diabética, choque elétrico
- Hipopituitarismo idiopático

GnRH: hormônio liberador de gonadotrofina. (Adaptado de Pekic e Popovic, 2017;[1] Alexandraki e Grossman, 2019.[43])

Quadro 4.4 Causas de deficiência adquirida de hormônio do crescimento (GH) em 1.034 pacientes adultos com hipopituitarismo.

Causa	%
Tumor hipofisário	53,9
Craniofaringeoma	12,3
Idiopática	10,2
Tumor do sistema nervoso central	4,4
Síndrome da sela vazia	4,2
Síndrome de Sheehan	3,1
Traumatismo craniano	2,4
Hipofisite	1,6
Outras cirurgias	1,5
Doenças granulomatosas	1,3
Radioterapia para tumores hipofisários	1,1
Malformação do sistema nervoso central	1,0
Infecção ou traumatismo perinatal	0,5
Outras causas	2,5

Adaptado de Abs et al., 1999.[44]

Doenças selares compressivas não neoplásicas

Síndrome da sela vazia

Sela vazia, também chamada de *aracnoidocele selar*, é um achado de imagem caracterizado pela presença de herniação aracnóidea para dentro do espaço selar, o que resulta em compressão da hipófise contra o assoalho da sela (Figura 4.2).[3,53] Pode resultar de uma incompetência congênita do diafragma selar, o que caracteriza a chamada *sela vazia primária* (SVP). Esta última é mais comum em mulheres obesas ou multíparas.[53] A terminologia *sela vazia secundária* aplica-se aos casos em que a condição surge após infarto de adenoma hipofisário, necrose hipofisária pós-parto (síndrome de Sheehan), dano no assoalho selar induzido por cirurgia ou radioterapia, hipofisites, doenças infiltrativas, bem como após terapia com agonistas dopaminérgicos ou, menos frequentemente, com análogos da somatostatina.[3,43,53] Embora a sela vazia seja, em geral, um achado acidental, o hipopituitarismo tende a acontecer se mais de 90% do tecido hipofisário estiver comprimido ou atrofiado.[43,53] Estudos atuais mostraram que a sela vazia primária pode ser acompanhada por graus variados de hipopituitarismo, desde pan-hipopituitarismo até deficiência isolada de GH.[53] Entre 175 casos de SVP, cerca de um terço tinha algum grau de hipopituitarismo.[53] A hiperprolactinemia é outra potencial complicação da sela vazia.[47,53]

Lesões císticas

Lesões císticas, como cisto da bolsa de Rathke, cisto dermoide, cisto epidermoide e cisto aracnoide, podem causar hipopituitarismo, sobretudo por compressão da haste hipofisária.[51,54] Outras possíveis manifestações incluem cefaleia, distúrbios visuais, DI e puberdade precoce. Elas também podem se apresentar como lesões suprasselares.[54]

Doenças vasculares

Apoplexia hipofisária

A apoplexia hipofisária (AH) é um distúrbio grave e potencialmente fatal. Resulta de destruição abrupta do tecido hipofisário, devido a infarto agudo ou hemorragia da glândula. Em geral, está associada à presença de tumores hipofisários (dos quais, muitas vezes, pode ser a manifestação inicial) (Figura 4.3), sobretudo macroadenomas, ou decorre de seu tratamento (p. ex., pós-radioterapia ou após o uso de medicamentos, como agonistas dopaminérgicos ou análogos da somatostatina).[1,55,56] Contudo, pode acontecer espontaneamente em uma glândula normal, após hemorragia obstétrica (síndrome de Sheehan), em síndromes de hipertensão intracraniana ou como complicação de anticoagulação sistêmica. Outros fatores precipitantes incluem hipertensão arterial, diabetes melito, gravidez, angiografia das carótidas, cirurgia de *bypass* das coronárias, testes de estímulo com CRH ou TRH, ventilação mecânica e traumatismo cranioencefálico.[55,56] Existem raros relatos de AH em pacientes com hipofisite linfocítica, metástases hipofisárias, craniofaringeoma ou tuberculoma selar.[55,56]

A apresentação clínica da AH é variável e consiste em sinais e sintomas neurológicos e endocrinológicos. A cefaleia é a queixa

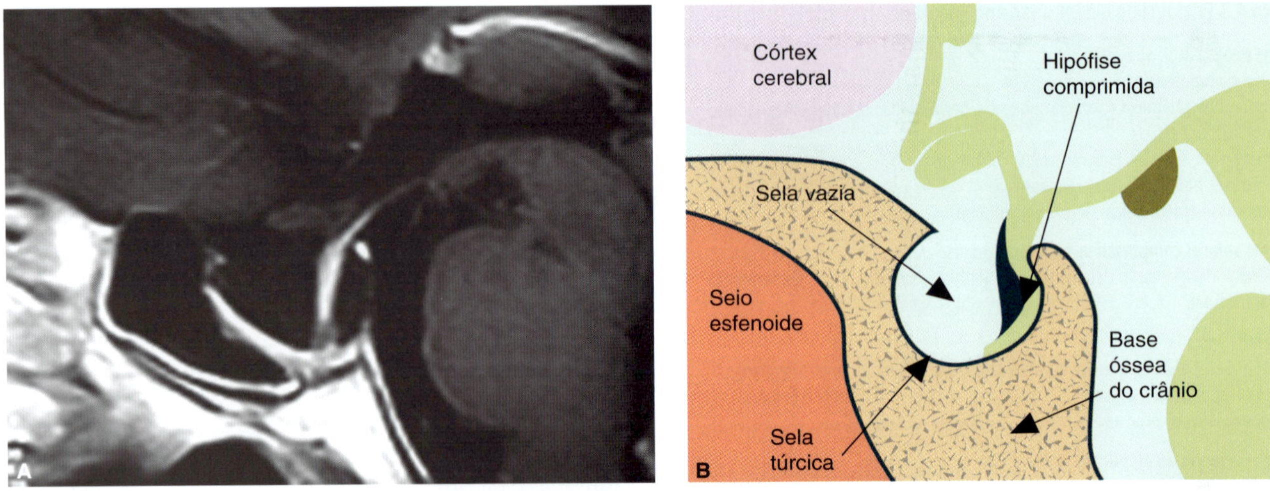

Figura 4.2 Corte sagital de ressonância magnética que mostra sela vazia (SV), situação em que a sela túrcica é preenchida por líquido cerebrospinal. **A.** A glândula aparece afilada e comprimida contra o assoalho ósseo. **B.** Ilustração correspondente da SV.

mais frequente, seguida de déficits visuais, paralisia de nervos cranianos, náuseas e vômitos.[57] Menos comuns são os sintomas de rebaixamento do nível de consciência, e são mais raros ainda os sinais meníngeos, o que pode confundir com hemorragia subaracnóidea aneurismática.[57]

Hipopituitarismo ocorre em cerca de 80% dos casos: deficiência de ACTH, em até 80%; de TSH, em 50%; e de gonadotrofinas, em 75% dos casos.[55] A AH pode ser acompanhada por DI (em 3 a 23% dos casos) ou, bem mais raramente, por secreção inapropriada de hormônio antidiurético.[55,56]

Necrose hipofisária pós-parto: síndromeíndrome de Sheehan

A síndrome de Sheehan (SSh) se caracteriza pelo hipopituitarismo decorrente de necrose hipofisária pós-parto, resultante de hipotensão ou choque, em virtude de hemorragia maciça durante ou logo após o parto.[58] Sua frequência vem caindo em todo o mundo, principalmente em países e regiões mais desenvolvidos, em razão da melhora nos cuidados obstétricos; contudo, ainda é frequente em países em desenvolvimento onde os cuidados obstétricos são mais precários. A SSh pode levar a graus variados de hipopituitarismo, agalactia e hipoplasia hipofisária ou síndrome de sela vazia secundária.[59] Os sinais e sintomas costumam aparecer lentamente, após um período de meses a anos. Existem pacientes cujo diagnóstico foi realizado 2 a 3 décadas após o último parto. Contudo, é frequente a ausência de lactação (agalactia) após o parto.[58,59] Na maioria dos estudos, o principal acometimento foi o da secreção de prolactina e GH (90 a 100%), enquanto as deficiências na secreção de cortisol, TSH e gonadotrofinas variaram de 50 a 100%. A função gonadotrófica pode ficar preservada, e há vários relatos de pacientes com SSh que mantiveram ciclos menstruais regulares e até engravidaram de maneira espontânea.[58-60] A elevada deficiência de GH se explica pelo fato de os somatotrofos estarem localizados nas regiões inferiores e laterais da hipófise, o que os torna bastante suscetíveis à isquemia. DI central parcial pode ocorrer em alguns casos, muito raramente.[58,59]

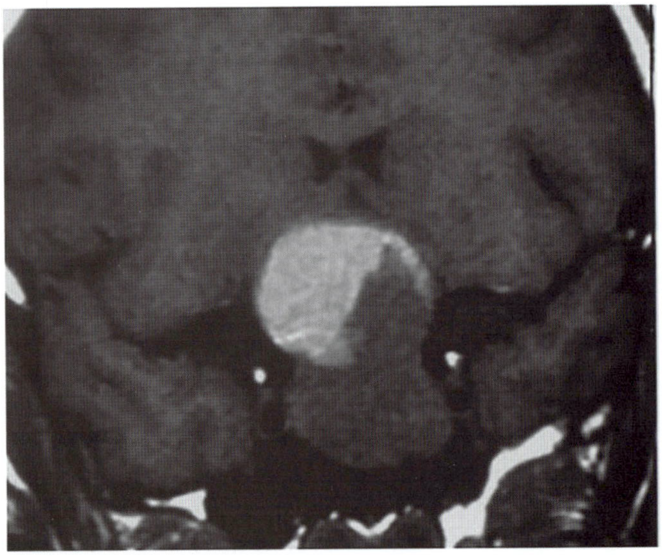

Figura 4.3 Ressonância magnética em T1 (corte coronal), mostrando massa selar e suprasselar (adenoma), com hemorragia crônica hiperintensa.

Anemia falciforme

A anemia falciforme relaciona-se com baixa estatura e retardo puberal por diversos mecanismos, como hipoxemia, aumento da demanda cardiovascular e desnutrição. Todavia, em pacientes com crises falcêmicas frequentes, foi diagnosticada atrofia cerebral e, em raros casos, infartos hipofisários, o que leva ao hipopituitarismo (Figura 4.4).[61] Outros tipos de anemia hemolítica (p. ex., talassemia) podem também ocorrer junto com hipopituitarismo.[3,48]

Outros distúrbios vasculares

Hipopituitarismo já foi também descrito como complicação de aneurisma gigante intrasselar ou de trombose de aneurisma carotídeo,[62] acidente vascular cerebral isquêmico[63] e síndrome antifosfolipídio.[64]

Doenças infiltrativas

Sarcoidose

Trata-se de uma doença granulomatosa multissistêmica de causa desconhecida, com manifestações pulmonares, gastrintestinais, oculares e linfáticas. O envolvimento do SNC pode ocorrer em 3 a 5% dos casos e se manifesta por paralisia de pares cranianos, hidrocefalia, distúrbios cerebelares e massa selar, entre outros. A complicação endócrina mais comum é o DI central, o qual ocorre em até 8% dos casos.[65] Deficiência da hipófise anterior é rara, geralmente combinada, e decorre de processo infiltrativo

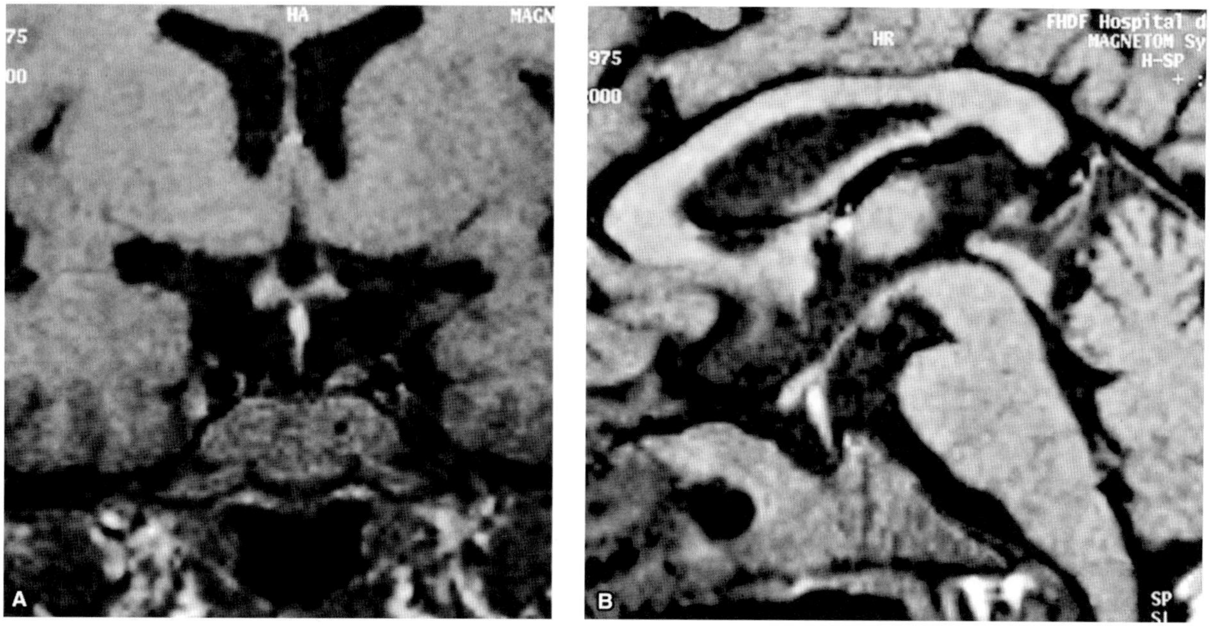

Figura 4.4 Infarto hipofisário em paciente com anemia falciforme, que resulta em sela vazia – cortes sagital (**A**) e coronal (**B**) da ressonância magnética – e em hipopituitarismo.

hipotalâmico. A lesão infiltrativa da sarcoidose pode regredir com a corticoterapia (Figura 4.5) e, em alguns casos, observa-se recuperação da função adeno-hipofisária. No entanto, o DI, em geral, não é reversível.[3,65]

Granulomatose de Wegener

A granulomatose de Wegener é uma doença rara caracterizada por vasculite granulomatosa necrosante. Ela costuma acometer trato respiratório superior, pulmões e rins, porém pode afetar qualquer órgão. Estima-se que em 8% dos casos aconteça envolvimento hipofisário, geralmente manifestado por DI e hipopituitarismo parcial.[66]

Hemocromatose

A hemocromatose é uma doença decorrente do depósito tissular de ferro, seja de causa pós-transfusional ou idiopática. O hipogonadismo costuma ser a manifestação mais precoce e pode ser reversível após a depleção de ferro. O comprometimento na secreção de TSH, GH e ACTH pode ocorrer em fases mais avançadas da doença. A investigação de hemocromatose deve ser realizada em todo paciente com aparente hipopituitarismo idiopático.[1,67]

Histiocitose das células de Langerhans

A histiocitose das células de Langerhans é rara, com incidência de 3 a 5 casos/milhão/ano em crianças e 5 casos/milhão/ano em adultos.[68] Caracteriza-se por acúmulo clonal e/ou proliferação de células dendríticas específicas semelhantes às células de Langerhans epidérmicas normais. Trata-se de uma doença multissistêmica na maioria dos casos. Os locais mais acometidos são ossos, pele, pulmões e SNC.[68,69]

O acometimento hipotalâmico-hipofisário raramente é isolado. Ele tem como manifestação mais frequente o diabetes insípido (12 a 100%; 25 a 30% na maioria dos estudos), seguido de hipopituitarismo.[68] Em um estudo multicêntrico francês (n = 589), 25% dos pacientes tinham disfunção endócrina (25% com DI, 25% com hipopituitarismo e 2% com pan-hipopituitarismo).[69] Os achados mais frequentes à RM da sela túrcica são espessamento da haste, sela vazia, massa suprasselar ou envolvimento hipotalâmico.[68,69] Hipopituitarismo pode também ocorrer na rara histiocitose de células não Langerhans (*doença de Erdheim-Chester*).

Doenças infecciosas ou parasitárias

Várias doenças infecciosas podem acometer a região hipotalâmico-hipofisária e provocar inflamação, seguida de necrose, hemorragia e fibrose. Foram descritos casos de hipopituitarismo em pacientes com neurocisticercose, tuberculoma intrasselar, sífilis e infecções fúngicas.[3,43,51,70] Abscesso hipofisário pode também levar a hipopituitarismo e DI.[43,71] Em alguns casos, pode clinicamente simular uma apoplexia hipofisária.[71] Hipopituitarismo pode também ser uma sequela de meningite viral ou bacteriana.[72] Hipopituitarismo e DI já foram relatados em pacientes imunossuprimidos com toxoplasmose cerebral.[73,74]

Infiltração parasitária da hipófise com *Toxoplasma* já foi descrita em pacientes imunossuprimidos com toxoplasmose cerebral.[73,74]

Doenças inflamatórias: hipofisites

A hipofisite é uma condição rara caracterizada por inflamação da hipófise, frequentemente resultando em hipopituitarismo e aumento da hipófise. A inflamação da hipófise pode ocorrer por processo primário (hipofisite primária granulomatosa, xantomatosa ou, sobretudo, linfocítica) ou ser secundária a doenças sistêmicas inflamatórias ou autoimunes, medicações ou distúrbios da região selar (p. ex., germinoma ou ruptura de cisto da bolsa de Rathke).[75]

A hipofisite linfocítica (HL) é uma doença rara, caracterizada por infiltração difusa de linfócitos e plasmócitos. Ocorre, sobretudo, em mulheres, e 60 a 70% dos casos surgem no final da gravidez ou no período pós-parto.[76] Existem poucos casos descritos em homens, na população pediátrica e em mulheres após a menopausa.[76] A HL pode se manifestar com sintomas relacionados com o efeito de massa (p. ex., cefaleia e distúrbio visual), comprometimento total ou parcial de função adeno-hipofisária (60 a 70% das pacientes), hiperprolactinemia, DI e/ou neuropatia craniana. É particularmente comum a deficiência de ACTH, que, eventualmente, pode vir isolada. Em pelo

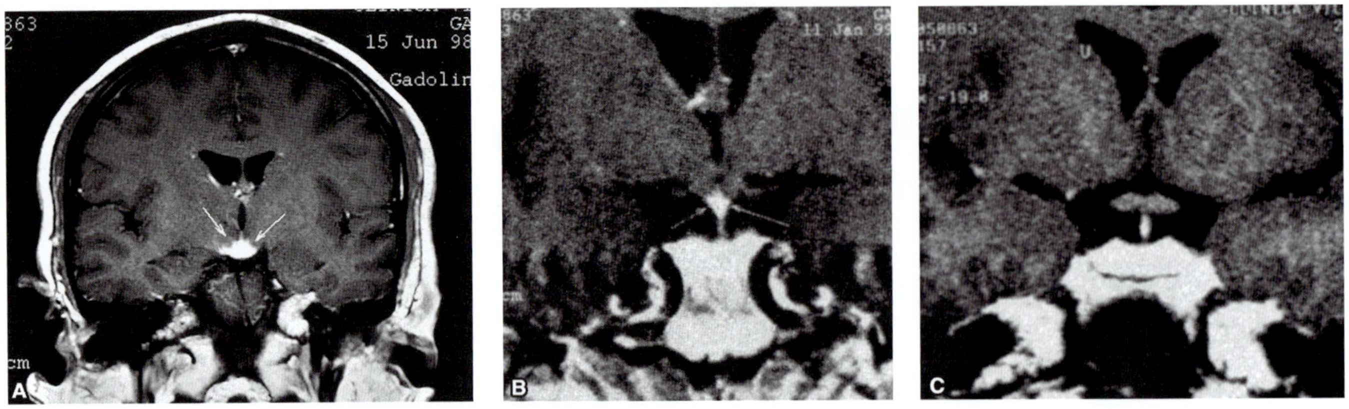

Figura 4.5 Sarcoidose hipotalâmica tendo como manifestação exclusiva da doença o hipopituitarismo. Nota-se a localização na região pré-óptica (**A**). A extensão da lesão regrediu em 60% após 6 meses de corticoterapia (**B**) e em 90% após 12 meses de tratamento (**C**), com recuperação funcional dos eixos gonadotrófico e tireotrófico.

menos 20% dos casos, a HL cursa com acometimento autoimune de outra glândula endócrina.[75,76]

Mais recentemente, hipofisite tem sido descrita em associação com a imunoglobulina G4 (IgG4)[77] e com a terapia com imunomoduladores, como interferon-α (usado no tratamento de hepatite C)[76] e, particularmente, com a imunoterapia para tumores metastáticos agressivos (p. ex., melanomas, carcinomas renal e pulmonar etc.) com inibidores do *checkpoint* imune (sobretudo, ipilimumabe e nivolumabe).[78,79] Para maiores detalhes, ver Capítulo 14, *Hipofisites*.

Hipopituitarismo de causa traumática

Cirurgia

Cirurgia de tumores hipofisários ou hipotalâmicos pode resultar em hipopituitarismo, cuja prevalência é inversamente proporcional à experiência do neurocirurgião, à extensão do procedimento e à via de abordagem (p. ex., maior com a cirurgia transcraniana do que com a transesfenoidal).[3] Em uma série, entre pacientes submetidos a cirurgia por via transesfenoidal, a ocorrência de hipopituitarismo foi 88% com hipofisectomia, 33% com hemi-hipofisectomia e 14% com adenomectomia seletiva.[3]

Radioterapia

Hipopituitarismo é uma complicação frequente do tratamento radioterápico para tumores hipofisários e hipotalâmicos, tumores cerebrais primários, tumores nasofaringianos, tumores de cabeça e pescoço, tumores ósseos que afetam o crânio ou leucemia linfoblástica aguda.[1,43,45,46]

De modo geral, estima-se que graus variados de hipopituitarismo surjam em cerca de 50% dos pacientes, 5 a 10 anos após a radioterapia da região selar.[3,43] A ocorrência de hipopituitarismo parece ser similar às radioterapias convencional e estereotáxica.[3,43] O eixo do GH é o mais vulnerável aos efeitos da radioterapia.[3,43] Em crianças pré-puberais, a irradiação craniana pode resultar em deficiência de gonadotrofinas ou, de modo contraditório, em puberdade precoce.[3]

Traumatismo cranioencefálico

O traumatismo cranioencefálico (TCE) tem emergido como uma das causas mais importantes de hipopituitarismo, à medida que estudos sobre o assunto têm se avolumado nos últimos 15 anos.[80] O TCE que causa hipopituitarismo pode ser caracterizado por um único traumatismo na cabeça, como o de um acidente de trânsito (cerca de 50% dos casos) ou queda, ou por traumatismo craniano repetitivo crônico, como visto em esportes de combate, incluindo boxe, *kickboxing*, hóquei no gelo e futebol americano.[80,81]

Estudos recentes evidenciaram que, independentemente da gravidade do TCE, a deficiência de pelo menos um hormônio hipofisário é encontrada em 25 a 50% dos pacientes 1 ano após o TCE, a maioria sem diagnóstico prévio, nem tratamento.[80-84] Uma revisão sistemática de 14 estudos (931 pacientes), que avaliaram a prevalência do hipopituitarismo em adultos 1 ano após TCE, evidenciou as seguintes frequências de distúrbios hormonais:[83]

- Deficiência de GH em 15 a 18%
- Insuficiência adrenal secundária em 0 a 60%
- Hipotireoidismo central em 0 a 19%
- Hipogonadismo central em 0 a 29%.

Uma revisão sistemática mais recente mostrou que cerca de um terço dos pacientes persiste com algum grau de hipopituitarismo 12 meses ou mais após o TCE.[84]

Entre boxeadores em atividade ou já aposentados, mostraram-se frequentes as deficiências de GH (15 a 50%) e ACTH (cerca de 10%).[85,86] Outro tipo de esporte que pode causar lesão cerebral é o futebol americano. Entre jogadores aposentados com uma qualidade de vida relativamente baixa, 23,5% tinham hipopituitarismo.[87]

O hipopituitarismo pode se tornar evidente logo depois do acidente, mas em 15% dos casos só foi diagnosticado após, no mínimo, 5 anos.[80,82] A história natural do hipopituitarismo pós-traumatismo é desconhecida, e são relatados casos de recuperação funcional espontânea.[80] O padrão de déficit hormonal pode se modificar com o tempo após o TCE. De fato, anormalidades durante a fase aguda podem reverter, enquanto novos distúrbios hormonais podem surgir até 6 meses após o TCE.[80,83]

Hipopituitarismo funcional

O termo *hipopituitarismo funcional* tem sido utilizado para os casos em que não haja lesão orgânica hipotalâmico-hipofisária, sendo potencialmente reversível com a eliminação do fator desencadeante.[43,48]

Importante restrição calórica, anorexia nervosa, perda de peso por outras etiologias e atividade física extenuante prolongada (p. ex., ginastas e bailarinas) podem atenuar a secreção e/ou ação do GnRH e causar hipogonadismo hipogonadotrófico em ambos os sexos.[1-3,43,48,88] Doenças agudas graves ou cronicamente debilitantes (p. ex., cirrose, AIDS, insuficiência renal) podem comprometer o eixo GH-IGF-1, bem como a função adrenal e gonádica.[1,3,48] Hipogonadismo hipogonadotrófico funcional (HHF) é também comum em pacientes com obesidade, síndrome metabólica e/ou diabetes melito tipo 2, sendo potencialmente reversível com a perda de peso e melhora no controle glicêmico.[89,90] O uso de esteroides anabolizantes, opioides e drogas ilícitas (p. ex., cocaína e maconha) também pode causar HHF. Da mesma maneira, supressão da secreção de GnRH e gonadotrofinas pode resultar do uso de estrogênios e análogos do GnRH, bem como de distúrbios endócrinos (p. ex., hiperprolactinemia, hipercortisolismo e hipotireoidismo).[43,48,88]

Hipopituitarismo induzido por medicamentos ou drogas ilícitas

Como já citado, algumas medicações (p. ex., inibidores do *checkpoint* imune, interferon-α etc.) podem causar hipofisite e hipopituitarismo.[78,79] Disfunção hipotalâmico-hipofisária pode também acontecer após quimioterapia de tumores não localizados no SNC.[91] Entre 31 pacientes, 81% tinham deficiência de GH, deficiência de TSH, puberdade precoce e/ou deficiência de gonadotrofinas. Deficiência de GH e/ou de TSH estava presente em cerca de metade dos casos.[91] Infarto hipofisário induzido pelo uso de cocaína já foi relatado.[92]

Miscelânea

Muitas vezes não é possível identificar a etiologia do hipopituitarismo, e esses casos acabam rotulados como idiopáticos.[3,43] Causas raras de hipopituitarismo adquirido incluem picada de serpente[93] e edema cerebral resultante de cetoacidose diabética,[94] entre outras. Já houve também relatos de hipotireoidismo secundário e DI neurogênico transitórios após choque elétrico.[94,95]

MANIFESTAÇÕES CLÍNICAS

Pacientes com lesões hipotalâmico-hipofisárias podem apresentar sintomas compressivos, caracterizados por cefaleia (compressão da dura-máter ou hipertensão intracraniana), alterações de campo visual (compressão do nervo óptico), paralisias de nervos periféricos (extensão lateral da lesão) ou relativos à deficiência hormonal.[2,3,48] Em relação à deficiência hormonal, o quadro clínico é variável e depende do grau de comprometimento da glândula e da época em que a doença surgiu (Quadro 4.5).

Quadro 4.5 Manifestações clínicas do hipopituitarismo.

Deficiência hormonal	Sinais e sintomas
GH (crianças)	Atraso na velocidade de crescimento, baixa estatura, micropênis, implantação anômala de dentes, hipoglicemia, lipodistrofia abdominal, hipotrofia muscular etc.
GH (adultos)	Fraqueza, depressão, osteoporose, labilidade emocional, redução na massa magra e na capacidade para o exercício, aumento da massa gorda (com distribuição predominante no tronco), esteatose hepática, aumento do LDL-colesterol e aumento do risco de doença cardiovascular
ACTH	Fraqueza, astenia, perda ponderal, hipotensão postural, náuseas e vômitos, diarreia, mialgias
TSH	Fraqueza, astenia, constipação intestinal, intolerância ao frio etc.
Gonadotrofinas – LH e FSH (sexo masculino)	Pré-puberal: micropênis, hipotrofia testicular, hábito eunucoide, retardo puberal etc. Pós-puberal: diminuição da libido, disfunção erétil, infertilidade, síndrome metabólica etc.
Gonadotrofinas – LH e FSH (sexo feminino)	Pré-puberal: retardo puberal, amenorreia primária etc. Pós-puberal: distúrbio menstrual (oligomenorreia ou amenorreia), diminuição da libido, infertilidade etc.

Deficiência de hormônio do crescimento

As principais causas de DGH estão listadas no Quadro 4.6. A DGH está invariavelmente presente quando o IGF-1 encontra-se baixo e há deficiência de três ou mais trofinas hipofisárias.[3]

Na criança, a DGH manifesta-se por diminuição na velocidade de crescimento, baixa estatura, implantação anômala dos dentes, micropênis, hipoglicemia, lipodistrofia abdominal, hipotrofia muscular.[96] No adulto, caracteriza-se por fraqueza, depressão, osteoporose, labilidade emocional, redução da massa magra e da capacidade para o exercício, aumento da massa gorda (com distribuição predominante no tronco), esteatose hepática, aumento do LDL-colesterol e aumento do risco de doença cardiovascular.[43,88,97-99] A maior morbimortalidade cardiovascular em adultos com DGH deve-se, pelo menos em parte, à alta prevalência de síndrome metabólica nesses pacientes.[97]

Deficiência de gonadotrofinas

A deficiência de gonadotrofinas ocorre de modo precoce no curso do hipopituitarismo. Quando surge antes da puberdade, os pacientes não apresentam os caracteres sexuais secundários. Após esse período, as principais manifestações clínicas na mulher são amenorreia secundária, perda da libido, atrofia mamária, dispareunia, osteoporose e infertilidade. No homem, o quadro clínico caracteriza-se por redução da massa muscular, astenia, atrofia testicular, ginecomastia, redução do líquido ejaculado e azoospermia.[3,43,88]

Deficiência de hormônio tireoestimulante

Ocorre no momento em que o curso do hipopituitarismo já está bem avançado e tem como manifestações mais marcantes: astenia, sonolência, intolerância ao frio, pele seca e descamativa, voz arrastada, hiporreflexia profunda, edema facial, anemia e bradicardia. Entretanto, muitos pacientes são assintomáticos ou oligossintomáticos. Pacientes com deficiência de TSH tendem a ter menor riqueza de sintomas do que aqueles com hipotireoidismo primário. Isso se deve ao fato de que 10 a 15% da função tireoidiana não dependem do TSH.[3,43,48]

Quadro 4.6 Causas de deficiência de hormônio do crescimento (GH).

Causas
Idiopática ▪ Esporádica ▪ Familiar ▪ Associada ao diabetes insípido
Iatrogênica ▪ Pós-cirurgia ▪ Pós-radioterapia
Tumores selares da região selar
Doenças crônicas ▪ Diabetes melito tipo 1 ▪ Talassemia ▪ Disgenesia gonadal ▪ Displasias ósseas
Mutações nos genes do GH e seu receptor, bem como no receptor do GHRH

Deficiência de hormônio adrenocorticotrófico

A deficiência de ACTH leva à perda da estimulação das camadas fasciculada e reticular das glândulas adrenais, o que prejudica a secreção de glicocorticoides (sobretudo o cortisol) e androgênios. A secreção de mineralocorticoides permanece íntegra, pois é regulada principalmente pelo sistema renina-angiotensina-aldosterona; portanto, são incomuns os sintomas referentes a distúrbios hidreletrolíticos graves. As principais manifestações clínicas são fraqueza, astenia, anorexia, perda de peso, hipotensão postural leve, hipoglicemia e, somente em casos mais graves, hiponatremia.[3,43,100]

Deficiência de prolactina

É bastante rara, pois ocorre apenas quando a hipófise anterior é completamente destruída (p. ex., após apoplexia) ou em pacientes com deficiência congênita de prolactina. É raro surgir após cirurgia e radioterapia da região hipotalâmico-hipofisária. Quando presente, está associada à deficiência grave de outros hormônios, e o principal sinal clínico é a incapacidade para a lactação.[3,101]

DIAGNÓSTICO

A avaliação diagnóstica do paciente com suspeita de hipopituitarismo deve determinar: (1) a presença, o tipo e o grau de deficiência hormonal; (2) a etiologia; e (3) a presença de alterações visuais. Um rastreamento inicial da função hipofisária pode ser realizado a partir das dosagens basais dos hormônios hipofisários e/ou das glândulas-alvo (Quadro 4.7). Geralmente, para o diagnóstico da deficiência de GH e ACTH, fazem-se necessários testes de estímulo, como o teste de tolerância à insulina (ITT) (Quadro 4.8).[1-5,48,102]

Deficiência de TSH

Níveis baixos de TSH e tiroxina (T_4) livre confirmam o diagnóstico de hipotireoidismo central. Entretanto, em alguns indivíduos acometidos, o TSH pode estar normal ou ainda discretamente elevado (< 10 a 15 mUI/ℓ), refletindo um TSH imunologicamente ativo, mas biologicamente inativo.[3,43,48]

Quadro 4.7 Principais características laboratoriais do hipopituitarismo.

Deficiência de GH
▪ GH basal, IGF-1 e IGFBP-3 baixos ou normais ▪ Durante ITT, pico de GH < 5 ng/mℓ em crianças e < 3 a 5 ng/mℓ em adultos ▪ Após a tomada de macimorelina, pico de GH < 2,8 ng/mℓ em adultos
Deficiência de ACTH
▪ ACTH basal: baixo ou normal baixo (< 10 pg/mℓ) ▪ Cortisol basal < 3 μg/dℓ ▪ Durante ITT ou após estímulo com ACTH sintético (250 μg), pico de cortisol < 18 μg/dℓ*
Deficiência de TSH
▪ TSH basal: baixo ou normal; às vezes, algo elevado (em geral, < 10 a 15 mUI/ℓ)** ▪ T_4 livre baixo, T_3 normal ou baixo
Deficiência de gonadotrofinas
▪ LH e FSH basais: baixos ou normais ▪ Testosterona baixa (em homens) e estradiol baixo (em mulheres)

*< 14 a 15 μg/dℓ com os novos ensaios para cortisol. **TSH biologicamente inativo. IGFBP-3: proteína ligadora de IGF tipo 3; ITT: teste de tolerância à insulina.

Deficiência de gonadotrofinas

O diagnóstico de hipogonadismo central fica sugerido por níveis baixos de testosterona (em homens) e estradiol (em mulheres), quando os valores de LH e FSH estiverem baixos ou inapropriadamente normais.[5,48] Não há mais indicação para o teste de estímulo com o GnRH.[5,48,88]

Deficiência de ACTH

Em pacientes com manifestações sugestivas de insuficiência adrenal (p. ex., tontura, hipotensão e hipoglicemia), a detecção, em pelo menos duas ocasiões, de cortisol sérico (CS) basal matinal < 3 μg/dℓ e níveis de ACTH < 10 pg/mℓ praticamente confirma o diagnóstico de insuficiência adrenal (IA) secundária.[100,103] Em contrapartida, no mesmo contexto clínico, um CS > 15 μg/dℓ virtualmente exclui IA.[48,100] Diante de valores de CS entre 3 e 15 μg/dℓ está indicado um teste de estímulo, seja como o ACTH sintético, seja o ITT (Figura 4.6). Nesse último, o CS e a glicemia são dosados 30 e 60 minutos após a administração intravenosa de insulina Regular (0,1 U/kg). Para validar esse

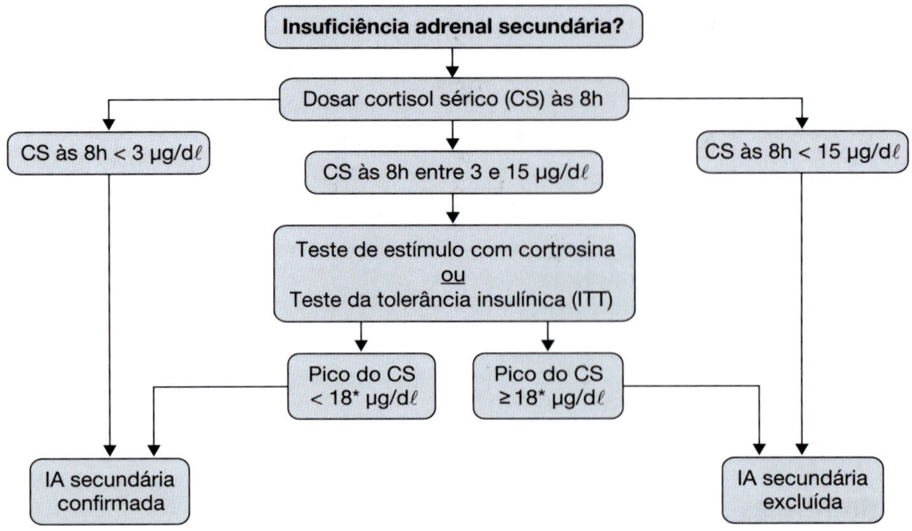

Figura 4.6 Investigação hormonal da insuficiência adrenal secundária. *Com os novos imunoensaios mais específicos para o cortisol, o *cut-off* seria 14 a 15 μg/dℓ, em vez de 18 μg/dℓ. CS: cortisol sério; ITT: teste de tolerância à insulina; IA: insuficiência adrenal.

teste, é imprescindível que a glicemia caia abaixo de 40 mg/dℓ.[5] O racional do ITT é que a hipoglicemia estimula a secreção de GH e ACTH. Hipoglicemias graves são a complicação mais temida do ITT que, assim, não está recomendado para idosos (> 65 anos) nem pacientes com doença cardiovascular, cerebrovascular ou história de convulsões. Desse modo, tem-se preferido o teste de estímulo com ACTH sintético (Cortrosina), por ser isento de efeitos colaterais e, portanto, uma alternativa bem mais segura. Neste teste, administram-se 250 μg da substância por via intravenosa ou intramuscular e dosa-se o CS após 30 e 60 minutos. Este teste avalia a capacidade do córtex adrenal em responder ao ACTH e foi originalmente designado para o diagnóstico da IA primária. Ele não está indicado nos casos de IA secundária recente (< 2 meses), já que nesta situação o córtex adrenal ainda não atrofiou e pode responder ao estímulo com a Cortrosina.[1,43] Outra opção para os casos de contraindicação ao ITT é o teste de estímulo com o glucagon (GST), que tem menor acurácia (com mais resultados falso-positivos), dura 4 horas e pode causar náuseas, vômitos e cefaleia (ver Quadro 4.8).[1,43,48]

Nos dois testes citados um pico de cortisol < 18 μg/dℓ confirma a IA secundária.[100,103] Recentemente foi sugerido que, com uso de novos imunoensaios para o cortisol mais específicos, o ponto de corte desse pico seria menor (14 a 15 μg/dℓ, em vez de 18 μg/dℓ).[104]

Deficiência de hormônio do crescimento

O diagnóstico da DGH é desafiador e mais ainda em adultos, visto que os sintomas são inespecíficos e os níveis basais de GH e IGF-1 são pouco úteis.[102,105-108] Valores baixos de IGF-1 não confirmam o diagnóstico, sendo observados em outras condições: hipotireoidismo não tratado, mulheres em uso de estrogenoterapia, desnutrição, diabetes melito tipo 1 descompensado e doenças hepáticas crônicas, inclusive doença hepática gordurosa não alcoólica.[97,102,108] Esta última tem sido descrita com frequência crescente entre adultos com DGH e excesso de peso.[97,98] Da mesma forma, em até 30% dos casos de DGH em adultos, os valores do IGF-1 podem se encontrar dentro do limite da normalidade.[48,102] Portanto, na grande maioria dos casos, faz-se necessário dosar GH após testes de estímulo farmacológicos, sendo o ITT ainda considerado o padrão-ouro (ver Quadros 4.8 e 4.9).[105-108] Os testes de estímulo com arginina ou L-dopa deixaram de ser recomendados, já que, por serem secretagogos de GH fracos, eles requerem pontos de corte de GH muito baixos com a utilização de ensaios sensíveis de GH (p. ex., 0,5 ng/mℓ com arginina) para atingir uma especificidade adequada. O GHRH deixou de ser comercializado. Assim, as alternativas atuais ao ITT para adultos com DGH são o GST e, mais recentemente, o teste de estímulo com a *macimorelina*, a qual é um potente secretagogo oral do GH, por ser um agonista do receptor da grelina.[102,109] A macimorelina foi aprovada pela Food and Drug Administration (FDA) em dezembro de 2017 como um teste diagnóstico para a DGH em adultos, usando o ponto de corte de 2,8 ng/mℓ para separar os indivíduos normais daqueles com DGH.[108] Contudo, um subsequente estudo multicêntrico internacional mostrou que o ponto de corte de 5,1 ng/mℓ teve maiores sensibilidade (92%)[108] e especificidade (96%).[110] A macimorelina já é comercializada nos EUA (Macrilen™) e tem acurácia diagnóstica comparável à do ITT.[110] Seu principal inconveniente é ter um custo muito elevado (US$ 4700).

Como mostrado no Quadro 4.9, entre as sociedades médicas, não há consenso para os pontos de corte do GH nos diferentes testes. Nas diretrizes de 2019 American Association of Clinical Endocrinologists (AACE),[110] foi proposto que, em adultos, picos de GH ≤ 5 ng/mℓ no ITT e ≤ 2,8 ng/mℓ após macimorelina são indicativos de DGH. Para o GST, os pontos de corte propostos foram de 1 a 3 ng/mℓ, na dependência do índice de massa corporal (IMC) e do *status* de probabilidade pré-teste (ver Quadro 4.9).

Quadro 4.8 Testes dinâmicos para a avaliação da função da adeno-hipófise.

Teste	Procedimento	Resposta normal	Efeitos adversos	Contraindicações
ACTH				
Teste de tolerância à insulina (ITT)*	Coletar amostras para dosagem do cortisol, basal e 30, 60, 90 e 120 min após a administração IV de insulina Regular (0,05 a 0,1 U/kg)	Pico do cortisol ≥ 18 μg/dℓ**	Sudorese, palpitação, tremor; crise convulsiva	Idosos, portadores de doenças vasculares, cardiopatas, indivíduos com história de convulsão
Estímulo com ACTH	Administrar ACTH (250 μg ou 1 μg) IM e dosar cortisol nos tempos 0′, 30′ e 60′	Pico do cortisol ≥ 18 μg/dℓ**	Raros	–
GH				
ITT*	Coletar amostras para dosagem do GH e glicemia basal e 30, 60, 90 e 120 min após a administração IV de insulina Regular (0,05 a 0,1 U/kg)	Pico do GH > 3 ng/mℓ (em adultos) e > 5 ng/mℓ (em crianças)	Sudorese, palpitação, tremor, crise convulsiva	Idosos, portadores de doenças vasculares, cardiopatas, indivíduos com história de convulsão
Teste de estímulo com glucagon	Administrar glucagon 1 mg (1,5 mg, se peso > 90 kg) IM Dosar GH e glicemia nos tempos 0′, 30′, 60′, 90′, 120′, 150′, 180′, 210′ e 240′	▪ Pico do GH > 3 ng/mℓ em pacientes com IMC normal (< 25 kg/m²) ou naqueles com sobrepeso (IMC de 25 a 29,9 kg/m²) e alta probabilidade pré-teste ▪ Pico do GH > 1 ng/mℓ em pacientes com sobrepeso e baixa probabilidade pré-teste e naqueles com obesidade (IMC ≥ 30 kg/m²)	Náuseas, vômitos e cefaleia	–
Teste da macimorelina***	Administrar 0,5 mg/kg VO Dosar GH nos tempos 0′, 30′, 45′, 60′ e 90′	Pico do GH > 2,8 ng/mℓ	Disgeusia, cefaleia, tontura, náuseas, diarreia, sintomas gripais	–

*Durante o ITT, para adequada resposta, é necessário que ocorra hipoglicemia (glicemia < 40 mg/dℓ) após a administração intravenosa de insulina regular. **≥ 14 a 15 μg/dℓ com os novos ensaios para cortisol. ***Não disponível no Brasil em 2024. IM: via intramuscular; IMC: índice de massa corporal; IV: via intravenosa; VO: via oral. (Adaptado de Toogood e Stewart, 2008;[3] Chung et al., 2018;[48] Yuen, 2018.[102])

Quadro 4.9 Pontos de corte de hormônio do crescimento (GH) (μg/ℓ) recomendados por diferentes diretrizes de consenso para o diagnóstico da deficiência de GH em adultos.

Teste	GRS (2007)[106]	AACE (2009)[105]	ES (2011)[107]	AACE (2019)[108]
ITT	< 3,0	≤ 5,0	< 3,0 a 5,0	≤ 5,0
GHRH-arginina				
▪ IMC < 25 kg/m²	< 11,0	≤ 11,0	< 11,0	Sem recomendação (GHRH não mais comercialmente disponível nos EUA)
▪ IMC 25 a 30 kg/m²	< 8,0	≤ 8,0	< 8,0	
▪ IMC ≥ 30 kg/m²	< 4,0	≤ 4,0	< 4,0	
Glucagon				
▪ IMC < 25 kg/m²	< 3,0	≤ 3,0	< 3,0	≤ 3,0
▪ IMC 25 a 30 kg/m²	< 3,0	≤ 3,0	< 3,0	≤ 3,0* ou ≤ 1,0**
▪ IMC ≥ 30 kg/m²	< 3,0	≤ 3,0	< 3,0	≤ 1,0
Macimorelina	Comercialmente indisponível em 2007	Comercialmente indisponível em 2009	Comercialmente indisponível em 2011	≤ 2,8
Arginina	Não recomendada para ser usada	≤ 0,4	Não recomendada para ser usada	Não recomendada para ser usada

*Ponto de corte de GH ≤ 3,0 μg/ℓ para pacientes com alta probabilidade pré-teste. **Ponto de corte de GH ≤ 1,0 μg/ℓ para pacientes com baixa probabilidade pré-teste. AACE: American Association of Clinical Endocrinologists; ES: Endocrine Society; GRS: Growth Hormone Research Society; IMC: índice de massa corporal; ITT: teste de tolerância à insulina. (Adaptado de Yuen, 2018.[102])

Por outro lado, é preciso atentar também ao fato de que, em certas condições, existe menor resposta do GH aos testes de estímulo, como no hipotireoidismo não tratado e na obesidade.[91,109] Da mesma forma, níveis baixos de IGF-1 em pacientes com deficiência de três ou mais hormônios hipofisários já são suficientes para o diagnóstico de DGH.[102,108]

Resumo

Hipopituitarismo refere-se à deficiência de um ou mais hormônios produzidos pela adeno-hipófise. Pode ser congênito ou, mais comumente, adquirido. Está associado a excesso de mortalidade, para o qual contribuem tanto a deficiência de ACTH quanto a reposição excessiva de glicocorticoide. O início do hipopituitarismo pode ser agudo ou insidioso, e a causa mais comum na idade adulta é adenoma hipofisário ou seu tratamento com cirurgia ou radioterapia. Causas adicionais incluem traumatismo cranioencefálico e outras doenças da região selar (p. ex., hipofisite, tuberculose, sarcoidose, metástases, craniofaringeoma etc.). Hipopituitarismo é diagnosticado com base em amostras de sangue basais (dosagem de TSH, hormônios tireoidianos, LH, FSH e hormônios sexuais) para avaliação dos eixos tireotrófico e gonadotrófico. O mesmo se aplica para a dosagem da deficiência de prolactina. Em contraste, para o diagnóstico de deficiência de GH ou ACTH, testes dinâmicos são frequentemente necessários.

REFERÊNCIAS BIBLIOGRÁFICAS

1. Pekic S, Popovic V. Diagnosis of endocrine disease: expanding the cause of hypopituitarism. Eur J Endocrinol. 2017; 176:R269-82.
2. Ascoli P, Cavagnini F. Hypopituitarism. Pituitary. 2006; 9:335-42.
3. Toogood AA, Stewart SM. Hypopituitarism: clinical features, diagnosis, and management. Endocrinol Metab Clin North Am. 2008; 37:235-61.
4. Parks JS. Congenital hypopituitarism. Clin Perinatol. 2018; 45:75-91.
5. Yeliosof O, Gangat M. Diagnosis and management of hypopituitarism. Curr Opin Pediatr. 2019; 31:531-6.
6. Dattani MT. Novel insights into the aetiology and pathogenesis of hypopituitarism. Horm Res. 2004; 62(Suppl 3):1-13.
7. de Graaff LC, Argente J, Veenma DC et al. PROP1, HESX1, POU1F1, LHX3 and LHX4 mutation and deletion screening and GH1 P89 l and IVS3+1/+2 mutation screening in a Dutch nationwide cohort of patients with combined pituitary hormone deficiency. Horm Res Paediatr. 2010; 73:363-71.
8. Turton JP, Mehta A, Raza J et al. Mutations within the transcription factor PROP1 are rare in a cohort of patients with sporadic combined pituitary hormone deficiency (CPHD). Clin Endocrinol (Oxf). 2005; 63:10-8.
9. Pfaffle R, Klammt J. Pituitary transcription factors in the aetiology of combined pituitary hormone deficiency. Best Pract Res Clin Endocrinol Metab. 2011; 25:43-60.
10. Alatzoglou KS, Dattani MT. Genetic forms of hypopituitarism and their manifestation in the neonatal period. Early Hum Dev. 2009; 85:705-12.
11. Castinetti F, Reynaud R, Quentien MH et al. Combined pituitary hormone deficiency: current and future status. J Endocrinol Invest. 2015; 38:1-12.
12. Bottner A, Keller E, Kratzsch J et al. PROP1 mutations cause progressive deterioration of anterior pituitary function including adrenal insufficiency: a longitudinal analysis. J Clin Endocrinol Metab. 2004; 89:5256-65.
13. Reynaud R, Saveanu A, Barlier A et al. Pituitary hormone deficiencies due to transcription factor gene alterations. Growth Horm IGF Res. 2004; 14:442-8.
14. Reynaud R, Castinetti F, Galon-Faure N et al. Genetic aspects of growth hormone deficiency. Arch Pediatr. 2011; 18:696-706.
15. Arroyo A, Pernasetti F, Vasilyev VV et al. A unique case of combined pituitary hormone deficiency caused by a PROP1 gene mutation (R120C) associated with normal height and absent puberty. Clin Endocrinol (Oxf). 2002; 57:283-91.
16. Kiess W, Kratzsch J, Kruis T et al. Genetics of human stature: insight from single gene disorders. Horm Res Paediatr. 2011; 76(Suppl 3):11-3.
17. Osorio MG, Marui S, Jorge AA et al. Pituitary magnetic resonance imaging and function in patients with growth hormone deficiency with and without mutations in GHRH-R, GH-1, or PROP-1 genes. J Clin Endocrinol Metab. 2002; 87:5076-84.
18. Voutetakis A, Argyropoulou M, Sertedaki A et al. Pituitary magnetic resonance imaging in 15 patients with Prop1 gene mutations: pituitary enlargement may originate from the intermediate lobe. J Clin Endocrinol Metab. 2004; 89:2200-6.
19. Dattani MT, Martinez-Barbera JP, Thomas PQ et al. Mutations in the homeobox gene HESX1/Hesx1 associated with septo-optic dysplasia in human and mouse. Nat Genet. 1998; 19:125-33.
20. McNay DE, Turton JP, Kelberman D et al. HESX1 mutations are an uncommon cause of septooptic dysplasia and hypopituitarism. J Clin Endocrinol Metab. 2007; 92:691-7.
21. Cruz JB, Nunes VS, Clara SA et al. Molecular analysis of the PROP1 and HESX1 genes in patients with septo-optic dysplasia and/or pituitary hormone deficiency. Arq Bras Endocrinol Metabol. 2010; 54:482-7.
22. Pfaeffle RW, Savage JJ, Hunter CS et al. Four novel mutations of the LHX3 gene cause combined pituitary hormone deficiencies with or without limited neck rotation. J Clin Endocrinol Metab. 2007; 92:1909-19.
23. Kim SS, Kim Y, Shin YL et al. Clinical characteristics and molecular analysis of PIT1, PROP1, LHX3, and HESX1 in combined pituitary hormone deficiency patients with abnormal pituitary MR imaging. Horm Res. 2003; 60:277-83.
24. Hasegawa T, Fukami M, Sato N et al. Testicular dysgenesis without adrenal insufficiency in a 46,XY patient with a heterozygous inactive mutation of steroidogenic factor-1. J Clin Endocrinol Metab. 2004; 89:5930-5.
25. Lofrano-Porto A, Barra GB, Giacomini LA et al. Luteinizing hormone beta mutation and hypogonadism in men and women. N Engl J Med. 2007; 357:897-904.
26. Lofrano-Porto A, Casulari LA, Nascimento PP et al. Effects of follicle-stimulating hormone and human chorionic gonadotropin on gonadal steroidogenesis in two siblings with a follicle-stimulating hormone beta subunit mutation. Fertil Steril. 2008; 90:1169-74.

27. Kiess W, Kratzsch J, Kruis T et al. Genetics of human stature: insight from single gene disorders. Horm Res Paediatr. 2011; 76(Suppl 3):11-3.
28. Schoenmakers N, Alatzoglou KS, Chatterjee VK et al. Recent advances in central congenital hypothyroidism. J Endocrinol. 2015; 227:R51-71.
29. Brue T, Quentien MH, Khetchoumian K et al. Mutations in NFKB2 and potential genetic heterogeneity in patients with DAVID syndrome, having variable endocrine and immune deficiencies. BMC Med Genet. 2014; 15:139.
30. Goldstone AP, Thomas EL, Brynes AE et al. Elevated fasting plasma ghrelin in Prader-Willi syndrome adults is not solely explained by their reduced visceral adiposity and insulin resistance. J Clin Endocrinol Metab. 2004; 89:1718-26.
31. Young J, Xu C, Papadakis GE et al. Clinical management of congenital hypogonadotropic hypogonadism. Endocr Rev. 2019; 40:669-710.
32. Stamou MI, Georgopoulos NA. Kallmann syndrome: phenotype and genotype of hypogonadotropic hypogonadism. Metabolism. 2018; 86:124-34.
33. Kim SH. Congenital hypogonadotropic hypogonadism and Kallmann syndrome: past, present, and future. Endocrinol Metab (Seoul). 2015; 30:456-66.
34. Nimri R, Lebenthal Y, Lazar L et al. A novel loss-of-function mutation in GPR54/KISS1R leads to hypogonadotropic hypogonadism in a highly consanguineous family. J Clin Endocrinol Metab. 2011; 96:E536-45.
35. Gach A, Pinkier I, Szarras-Czapnik M et al. Expanding the mutational spectrum of monogenic hypogonadotropic hypogonadism: novel mutations in ANOS1 and FGFR1 genes. Reprod Biol Endocrinol. 2020; 18:8.
36. Nolt D, Saad R, Kouatli A. Survival with hypopituitarism from congenital syphilis. Pediatrics. 2002; 109:e63.
37. Moon WJ, Porto L, Lanfermann H et al. Agenesis of internal carotid artery associated with congenital anterior hypopituitarism. Neuroradiology. 2002; 44:138-42.
38. Den Ouden DT, Kroon M, Hoogland PH et al. A 43-year-old male with untreated panhypopituitarism due to absence of the pituitary stalk: from dwarf to giant. J Clin Endocrinol Metab. 2002; 87:5430-4.
39. Brodsky MC, Atreides SP, Fowlkes JL et al. Optic nerve aplasia in an infant with congenital hypopituitarism and posterior pituitary ectopia. Arch Ophthalmol. 2004; 122:125-6.
40. Pierre-Filho PT, Limeira-Soares PH, Marcondes AM. Morning glory syndrome associated with posterior pituitary ectopia and hypopituitarism. Acta Ophthalmol Scand. 2004; 82:89-92.
41. Bergman JE, Janssen N, Hoefsloot LH et al. CHD7 mutations and CHARGE syndrome: the clinical implications of an expanding phenotype. J Med Genet. 2011; 48:334-42.
42. Fleseriu M, Hashim IA, Karavitaki N et al. Hormonal replacement in hypopituitarism in adults: an Endocrine Society Clinical Practice Guideline. J Clin Endocrinol Metab. 2016; 101:3888-921.
43. Alaxandraki KI, Grossman A. Management of hypopituitarism. J Clin Med. 2019; 8:2153.
44. Abs R, Bengtsson BA, Hernberg-Stahl E et al. GH replacement in 1034 growth hormone deficient adults: demographic and clinical characteristics, dosing and safety. Clin Endocrinol (Oxf). 1999; 50:703-13.
45. Darzy KH, Shalet SM. Hypopituitarism following radiotherapy revisited. Endocr Dev. 2009; 15:1-24.
46. Appelman-Dijkstra NM, Kokshoorn NE, Dekkers OMN. Pituitary dysfunction in adult patients after cranial radiotherapy: systematic review and meta-analysis. J Clin Endocrinol Metab. 2011; 96:2330-40.
47. Vilar L, Naves LA, Gadelha M. Armadilhas no diagnóstico da hiperprolactinemia. Arq Brasil Endocrinol Metab. 2003; 47:347-57.
48. Chung TT, Koch CA, Monson JP. Hypopituitarism. In: Feingold KR, Anawalt B, Boyce A et al. (Eds.). Endotext [Internet]. South Dartmouth (MA): MDText.com, Inc.; 2000-2018.
49. Komninos J, Vlassopoulou V, Protopapa D et al. Tumors metastatic to the pituitary gland: case report and literature review. J Clin Endocrinol Metab. 2004; 89:574-80.
50. Layden BT, Dubner S, Toft DJ et al. Primary CNS lymphoma with bilateral symmetric hypothalamic lesions presenting with panhypopituitarism and diabetes insipidus. Pituitary. 2011; 14:194-7.
51. Glezer A, Paraiba DB, Bronstein MD. Rare sellar lesions. Endocrinol Metab Clin North Am. 2008; 37:195-211.
52. Yonezawa K, Shirataki K, Sakagami Y et al. Panhypopituitarism induced by cholesterol granuloma in the sellar region – case report. Neurol Med Chir (Tokyo). 2003; 43:259-62.
53. Guitelman M, Garcia Basavilbaso N, Vitale M et al. Primary empty sella (PES): a review of 175 cases. Pituitary. 2013; 16:270-4.
54. Larkin S, Karavitaki N, Ansorge O. Rathke's cleft cyst. Handb Clin Neurol. 2014; 124:255-69.
55. Glezer A, Bronstein MD. Pituitary apoplexy: pathophysiology, diagnosis and management. Arch Endocrinol Metab. 2015; 59:259-64.
56. Nawar RN, Abdel Mannan D et al. Pituitary tumor apoplexy: a review. J Intensive Care Med. 2008; 23:75-90.
57. Dan NG, Feiner RI, Houang MT et al. Pituitary apoplexy in association with lymphocytic hypophysitis. J ClinNeurosci. 2002; 9:577-80.
58. Soares DV, Conceição FL, Vaisman M. Clinical, laboratory and therapeutics aspects of Sheehan's syndrome. Arq Bras Endocrinol Metabol. 2008; 52:872-8.
59. Roberts DM. Sheehan's syndrome. Am Fam Phys. 1988; 37:223-7.
60. Cenac A, Bianchi G, Gueho C. Pregnancy in Sheehan's syndrome. 4 pregnancies in 2 Nigerian women. Ann Med Int (Paris). 1989; 140:424-6.
61. Robertson JC. A case of hypopituitarism associated with sickle cell trait. Guys Hosp Rep. 1972; 121:223-6.
62. Gondim J, Schops M, Ferreira E. Hypopituitarism and amenorrhea-galactorrhea syndrome caused by thrombosis of both internal carotid artery and giant intrasellar aneurysm: case report. Arq Neuropsiquiatr. 2004; 62:158-61.
63. Karamouzis I, Pagano L, Prodam F et al. Clinical and diagnostic approach to patients with hypopituitarism due to traumatic brain injury (TBI), subarachnoid hemorrhage (SAH), and ischemic stroke (IS). Endocrine. 2016; 52:441-50.
64. da Silva BS, Bonin C, Bueno CB et al. Primary antiphospholipid syndrome and panhypopituitarism: a unique presentation. Acta Reumatol Port. 2012; 37:272-5.
65. Lower EE, Weiss KL. Neurosarcoidosis. Clin Chest Med. 2008; 29:475-92.
66. Santoro SG, Guida AH, Furioso AE et al. Panhypopituitarism due to Wegener's granulomatosis. Arq Bras Endocrinol Metabol. 2011; 55:481-5.
67. Lewis AS, Courtney CH, Atkinson AB. All patients with "idiopathic" hypopituitarism should be screened for hemochromatosis. Pituitary. 2009; 12:273-5.
68. Makras P, Alexandraki KI, Chrousos GP et al. Endocrine manifestations in Langerhans cell histiocytosis. Trends Endocrinol Metab. 2007; 18:252-7.
69. Donadieu J, Rolon MA, Thomas C et al. Endocrine involvement in pediatric-onset Langerhans' cell histiocytosis: a population-based study. J Pediatr. 2004; 144:344-50.
70. Sharma MC, Arora R, Mahapatra AK et al. Intrasellar tuberculoma – an enigmatic pituitary infection: a series of 18 cases. Clin Neurol Neurosurg. 2002; 102:72-7.
71. Colli ML, Migowski W Jr, Czepielewski MA et al. Pituitary abscess simulating apoplexy. Arq Bras Endocrinol Metabol. 2006; 50:1122-6.
72. Tanriverdi F, Alp E, Demiraslan H et al. Investigation of pituitary functions in patients with acute meningitis: a pilot study. J Endocrinol Invest. 2008; 31:489-91.
73. Sanchez JF, Olmedo MC, Pascua FJ et al. Diabetes insipidus as a manifestation of cerebral toxoplasmosis in an AIDS patient. Rev Neurologique. 2000; 30:939-40.
74. Hamdeh S, Abbas A, Fraker J et al. Intracranial toxoplasmosis presenting as panhypopituitarism in an immunocompromised patient. Am J Emerg Med. 2015; 33:1848.
75. Joshi MN, Whitelaw BC, Carroll PV. Hypophysitis: diagnosis and treatment. Eur J Endocrinol. 2018; 179:R151-63.
76. Chiloiro S, Capoluongo ED, Tartaglione T et al. The changing clinical spectrum of hypophysitis. Trends Endocrinol Metab. 2019; 30:590-602.
77. Batista RL, Ramos LS, Cescato VA et al. Thickened pituitary stalk associated with a mass in the sphenoidal sinus: an alarm to a suspect hypophysitis by immunoglobulin G4? Int Arch Otorhinolaryngol. 2015; 19:273-6.
78. Albarel F, Castinetti F, Brue T. Management of endocrine disease: immune check point inhibitors-induced hypophysitis. Eur J Endocrinol. 2019; 181:R107-18.
79. Faje A. Immunotherapy and hypophysitis: clinical presentation, treatment, and biologic insights. Pituitary. 2016; 19:82-92.
80. Caputo M, Mele C, Prodam F et al. Clinical picture and the treatment of TBI-induced hypopituitarism. Pituitary. 2019; 22:261-9.
81. Karaca Z, Tanrıverdi F, Ünlühızarcı K et al. GH and pituitary hormone alterations after traumatic brain injury. Prog Mol Biol Transl Sci. 2016; 138:167-91.
82. Tanriverdi F, Senyurek H, Unluhizarci K et al. High risk of hypopituitarism after traumatic brain injury: a prospective investigation of anterior pituitary function in the acute phase and 12 months after trauma. J Clin Endocrinol Metab. 2006; 91:2105-11.
83. Kokshoorn NE, Wassenaar, MJ, Biermasz NR et al. Hypopituitarism following traumatic brain injury: prevalence is affected by the use of different dynamic tests and different normal values. Eur J Endocrinol. 2010; 162:11-8.
84. Emelifeonwu JA, Flower H, Loan JJ et al. Prevalence of anterior pituitary dysfunction twelve months or more following traumatic brain injury in adults: a systematic review and meta-analysis. J Neurotrauma. 2020; 37:217-26.
85. Kelestimur F, Tanriverdi F, Atmaca H et al. Boxing as a sport activity associated with isolated GH deficiency. J Endocrinol Investig. 2004; 27:RC28-32.
86. Tanriverdi F, Unluhizarci K, Kocyigit I et al. Brief communication: pituitary volume and function in competing and retired male boxers. Ann Intern Med. 2008; 148:827-31.
87. Kelly DF, Chaloner C, Evans D et al. Prevalence of pituitary hormone dysfunction, metabolic syndrome, and impaired quality of life in retired professional football players: a prospective study. J Neurotrauma. 2014; 31:1161-71.
88. Hayes F, Dwyer A, Pitteloud N. Hypogonadotropic hypogonadism (HH) and gonadotropin therapy. In: De Groot LJ, Beck-Peccoz P, Chrousos G et al. (Eds.). Endotext [Internet]. South Dartmouth (MA): MDText.com, Inc., 2000-2013.
89. Zheng R, Cao L, Cao W et al. Risk factors for hypogonadism in male patients with type 2 diabetes. J Diabetes Res. 2016; 2016:5162167.
90. Godoy-Matos AF, Moreira RO, Guedes EP. Aspectos neuroendócrinos da síndrome metabólica. Arq Bras Endocrinol Metab. 2003; 47:410-21.

91. Rose SR, Schreiber RE, Kearney NS et al. Hypothalamic dysfunction after chemotherapy. J Pediatr Endocrinol Metab. 2004; 17:55.
92. Insel JR, Dhanjal N. Pituitary infarction resulting from intranasal cocaine abuse. Endocr Pract. 2004; 10:478-82.
93. James E, Kelkar PN. Hypopituitarism after viperine bite. J Assoc Physicians. India. 2001; 49:937-8.
94. Dunlop KA, Woodman D, Carson DJ. Hypopituitarism following cerebral oedema with diabetic ketoacidosis. Arch Dis Child. 2002; 87:337-8.
95. Ozdemir A, Seymen P, Yurekli OA et al. Transient hypothalamic hypothyroidism and diabetes insipidus after electrical injury. South Med J. 2002; 95:467-8.
96. Rosenfeld RG, Albertsson-Wikland K, Cassorla F et al. Diagnostic controversy: the diagnosis of childhood growth hormone deficiency revisited. J Clin Endocrinol Metab. 1995; 80:1532-40.
97. Ghigo E, Aimaretti G, Corneli G. Diagnosis of adult GH deficiency. Growth Horm IGF Res. 2008; 18:1-16.
98. Verhelst J, Mattsson AF, Luger A et al. Prevalence and characteristics of the metabolic syndrome in 2479 hypopituitary patients with adult-onset GH deficiency before GH replacement: a KIMS analysis. Eur J Endocrinol. 2011; 165:881-9.
99. Carvalho-Furtado ACL, Carvalho-Louro DM, Reggatieri NAT et al. Transient elastography and controlled attenuation parameter (CAP) in the assessement of liver steatosis in severe adult growth hormone deficiency. Front Endocrinol (Lausanne). 2019; 10:364.
100. Burke CW. Adrenocortical insufficiency. Baillières Clin Endocrinol Metab. 1985; 14:947-76.
101. Mukherjee A, Murray RD, Columb B et al. Acquired prolactin deficiency indicates severe hypopituitarism in patients with disease of the hypothalamic–pituitary axis. Clin Endocrinol (Oxf). 2003; 59:743-8.
102. Garmes HM, Boguszewski CL, Miranda PAC et al. Management of hypopituitarism: a perspective from the Brazilian Society of Endocrinology and Metabolism. Arch Endocrinol Metab. 2021; 65:212-30.
103. Javorsky BR, Raff H, Carrol TB et al. New cutoffs for the biochemical diagnosis of adrenal insufficiency after acth stimulation using specific cortisol assays. J Endocr Soc. 2021; 5:bvab022.
104. Yuen KCJ. Growth hormone stimulation tests in assessing adult growth hormone deficiency. In: Feingold KR, Anawalt B, Boyce A et al. (Eds.). Endotext [Internet]. South Dartmouth (MA): MDText.com, Inc.; 2000-2018.
105. Cook DM, Yuen KC, Biller BM et al.; American Association of Clinical Endocrinologists. American Association of Clinical Endocrinologists medical guidelines for clinical practice for growth hormone use in growth hormone-deficient adults and transition patients – 2009 update. Endocr Pract. 2009; 15(Suppl 2):1-29.
106. Ho KK; 2007 GH Deficiency Consensus Workshop Participants. Consensus guidelines for the diagnosis and treatment of adults with GH deficiency II: a statement of the GH Research Society in association with the European Society for Pediatric Endocrinology, Lawson Wilkins Society, European Society of Endocrinology, Japan Endocrine Society, and Endocrine Society of Australia. Eur J Endocrinol. 2007; 157:695-700.
107. Molitch ME, Clemmons DR, Malozowski S et al. Evaluation and treatment of adult growth hormone deficiency: an Endocrine Society clinical practice guideline. J Clin Endocrinol Metab. 2011; 96:1587-609.
108. Yuen KCJ, Biller BMK, Radovick S et al. American Association of Clinical Endocrinologists and American College of Endocrinology Guidelines for management of growth hormone deficiency in adults and patients transitioning from pediatric to adult care. Endocr Pract. 2019; 25:1191-232.
109. Garcia JM, Swerdloff R, Wang C et al. Macimorelin (AEZS-130)-stimulated growth hormone (GH) test: validation of a novel oral stimulation test for the diagnosis of adult GH deficiency. J Clin Endocrinol Metab. 2013; 98:2422-9.
110. Garcia JM, Biller BMK, Korbonits M et al. Sensitivity and specificity of the macimorelin test for diagnosis of AGHD. Endocr Connect. 2021; 10:76-83.

CAPÍTULO

5

Tratamento do Hipopituitarismo na Vida Adulta

Lucio Vilar ■ Heraldo Mendes Garmes

INTRODUÇÃO

O hipopituitarismo decorre da produção deficiente de um ou mais hormônios secretados pela porção anterior da glândula hipófise (adeno-hipófise), causada por doenças congênitas ou adquiridas que acometem a hipófise e/ou o hipotálamo.[1] Os únicos dados epidemiológicos disponíveis que estimam a frequência do hipopituitarismo na população adulta derivam de um estudo espanhol publicado em 2001, mostrando prevalência de 455 casos por 1 milhão de habitantes e incidência de 42,1 casos por 1 milhão de habitantes ao ano.[2] Se considerássemos esses números verdadeiros para a população brasileira, o país teria aproximadamente 100 mil pacientes com hipopituitarismo e cerca de 8.500 novos casos por ano.[3] No entanto, esses números certamente subestimam a frequência do hipopituitarismo, que tem aumentado nos últimos anos devido ao reconhecimento de novas etiologias, como hemorragia cerebral e traumatismo cranioencefálico, ao surgimento de novas etiologias, como a hipofisite induzida por medicamentos, e às melhorias nas ferramentas de diagnóstico.[3,4]

O hipopituitarismo se associa a redução na qualidade de vida, significativas morbidades e aumento da mortalidade – especialmente no sexo feminino – em consequência de eventos cardiovasculares e cerebrovasculares.[5,6] Existem inúmeras explicações possíveis para a maior mortalidade observada em relação à população geral, incluindo doença de base, radioterapia prévia e desenvolvimento de novos tumores cerebrais, assim como falta de tratamento ou tratamento inadequado das deficiências hormonais *per se*. Neste aspecto, a insuficiência estrogênica não tratada e as crises adrenais em situações de estresse ou na vigência de infecções intercorrentes têm sido especialmente associadas a maior mortalidade.[6,7] A morbimortalidade elevada e a cronicidade do quadro ressaltam a importância do tratamento e do monitoramento adequados por toda a vida dos pacientes diagnosticados com hipopituitarismo.

PRINCÍPIOS DO TRATAMENTO

Os hormônios hipofisários apresentam secreção pulsátil e ritmos secretórios sofrem influência de vários fatores. Desse modo, não é possível a reposição fisiológica dos hormônios hipofisários no tratamento do hipopituitarismo, que é feito quase sempre mediante a substituição dos hormônios dos órgãos-alvo. A exceção é o tratamento com hormônio do crescimento (GH), que é produzido pela hipófise, embora este também não reproduza a fisiologia normal. [1,8] O Quadro 5.1 resume os princípios gerais da terapia de reposição hormonal no paciente adulto com hipopituitarismo. A ordem de aparecimento dos déficits hormonais, suas amplitudes, combinações e eventuais reversibilidades variam com a etiologia de cada caso. Dependendo da deficiência hormonal a ser tratada, os objetivos e as abordagens terapêuticas podem variar de acordo com fatores como sexo, faixa etária, custo e disponibilidade das medicações, além de preferências do paciente, conforme detalhado a seguir. Mais importante, entretanto, é o conhecimento das inúmeras interações fisiológicas existentes entre os eixos hipofisários, que são modificadas no hipopituitarismo e afetadas de várias maneiras pelo tratamento (Figura 5.1). Os principais objetivos da terapia do hipopituitarismo são o alívio dos sintomas, a melhora nos diferentes aspectos relacionados com a qualidade de vida e a normalização ou redução das morbidades e das taxas de mortalidade associadas à enfermidade.[1,3,8]

Deficiência de hormônio do crescimento

Os objetivos, o monitoramento e os resultados esperados do tratamento de reposição com GH recombinante humano (rhGH) no hipopituitarismo variam com a fase da vida em que ele é utilizado.[9] Nas crianças com deficiência de GH (DGH) comprovada clínica e laboratorialmente, o objetivo é aumentar o crescimento linear, normalizar a velocidade de crescimento e

Quadro 5.1 Princípios gerais de doses e monitoramento da terapia de reposição hormonal do paciente adulto com hipopituitarismo.

Hormônio	Reposição	Dose habitual	Monitoramento
GH	GH recombinante humano (rhGH)	Dose inicial: 0,1 a 0,3 mg/dia (0,45 a 0,9 UI/dia) SC à noite, com titulação até dose de manutenção (média de 0,43 mg/dia para homens e 0,53 mg/dia para mulheres)	Resposta clínica Composição corporal Qualidade de vida Perfil metabólico IGF-1 (mediana-limite superior)
ACTH	Hidrocortisona	10 a 20 mg/dia VO, 2 a 3 tomadas	Resposta clínica (observar sinais de sub e superdosagem) Cartão de alerta ou bracelete
	Acetato de cortisona	15 a 25 mg/dia VO, 2 a 3 tomadas	
	Prednisona	2,5 a 7,5 mg/dia VO, 1 a 2 tomadas	
TSH	Levotiroxina	Dose inicial: 25 a 100 μg/dia VO, 1 tomada, com titulação até dose de manutenção [0,7 a 1,6 μg/kg/dia (50 a 200 μg/dia)]	T_4 livre (manter no um terço superior) da normalidade
LH e FSH (sexo masculino)	Testosterona	Cipionato de testosterona: 200 mg IM, a cada 2 a 3 semanas Ésteres de testosterona: 250 mg IM, a cada 2 a 3 semanas Undecanoato de testosterona: 1.000 mg IM, a cada 3 meses Testosterona em gel a 1,62%: 40,5 mg/dia	Resposta clínica Testosterona total Hematócrito PSA (> 45 anos) Perfil metabólico e hepático
LH e FSH (sexo feminino)	Estrogênio	Estrogênios conjugados: 0,3 a 1,25 mg/dia VO Estradiol micronizado: 1 a 2 mg/dia VO Etinilestradiol: 0,01 a 0,03 mg/dia VO Valerato de estradiol: 2 mg/dia VO Estrogênios transdérmicos: 25 a 50 μg, 2 vezes/semana Estrogênio em gel hemi-hidratado: 0,5 a 1,5 g/dia	Resposta clínica Perfil metabólico e hepático Perfil cardiovascular Exames ginecológicos
	Progesterona	Medroxiprogesterona: 2,5 a 10 mg/dia VO* Progesterona micronizada: 100 a 200 mg/dia VO* Noretindrona: 0,35 mg/dia VO* Gestodeno: 0,75 mg/dia VO* Levonorgestrel: 0,075 mg/dia VO*	

*7 a 10 dias do ciclo estrogênico. ACTH: hormônio adrenocorticotrófico; FSH: hormônio foliculestimulante; GH: hormônio do crescimento; IGF-1: fator de crescimento semelhante à insulina-1; IM: via intramuscular; LH: hormônio luteinizante; PSA: antígeno prostático específico; SC: via subcutânea; T_4: tiroxina; TSH: hormônio tireoestimulante; VO: via oral.

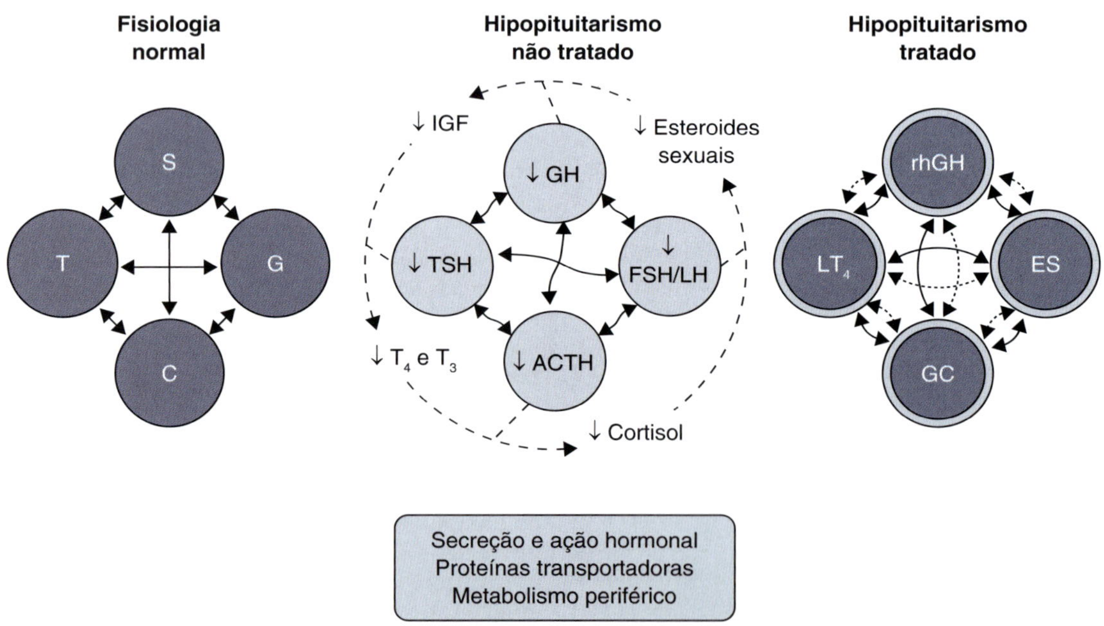

Figura 5.1 Representação esquemática demonstrando as interações entre os eixos somatotrófico (S), gonadotrófico (G), corticotrófico (C) e tireotrófico (T). À esquerda, fisiologia normal: os diferentes eixos se inter-relacionam (*setas*), influenciando a secreção e a ação biológica dos diferentes componentes de cada eixo, suas ligações a proteínas transportadoras e seu metabolismo periférico. Ao centro, hipopituitarismo não tratado: cada deficiência hormonal hipofisária e a consequente redução na produção dos hormônios dos órgãos-alvo promovem modificações fisiológicas que afetam não apenas seus próprios eixos, mas também os demais eixos em nível periférico (*setas tracejadas*) ou central (*setas contínuas*). À direita, hipopituitarismo tratado: a reposição hormonal busca normalizar os níveis hormonais circulantes, mas não restaura a fisiologia normal dos eixos hipofisários (*setas contínuas*), e cada tratamento promove modificações nos outros eixos hipofisários (*setas tracejadas*). ACTH: hormônio adrenocorticotrófico; ES: esteroides sexuais; FSH: hormônio foliculestimulante; GC: glicocorticoides; GH: hormônio do crescimento; LH: hormônio luteinizante; LT_4: levotiroxina; rhGH: GH humano recombinante; TSH: hormônio tireoestimulante.

levar o indivíduo a alcançar uma estatura final dentro do seu alvo familiar. A resposta é influenciada pelo início precoce, pela adesão e pela duração da terapia com rhGH, assim como pela altura no início do tratamento e no início da puberdade. O acompanhamento da curva de crescimento é, assim, a melhor maneira de monitorar o tratamento.[1,9]

A terapia com rhGH deve ser continuada na fase de transição para a vida adulta nos pacientes que persistam com DGH, especialmente naqueles sintomáticos e com diminuição dos índices de qualidade de vida, com baixa massa óssea para a idade e alterações na composição corporal. Nestes casos, o esquema deve seguir o padrão da reposição na vida adulta, com doses menores e não calculadas por peso corporal, e monitoramento por dosagens de fator de crescimento semelhante à insulina-1 (IGF-1). A normalização da composição corporal e a obtenção do pico de massa óssea devem ser acompanhadas anualmente ou a cada 2 anos, utilizando-se a absorciometria de dupla energia de raios X (DXA).[1,10,11]

A terapia com GH nos adultos precisa ser bem indicada. A Endocrine Society e a American Association of Clinical Endocrinologists (AACE) recomendam usá-la em adultos com deficiência de GH comprovada bioquimicamente. [8,11] Em contrapartida, o National Institute for Health and Care Excellence (NICE) recomenda o uso de GH em pacientes adultos com DGH e qualidade de vida comprometida.[12] A terapia com GH deve ser continuada apenas naqueles que mostraram melhora na qualidade de vida após 6 meses de tratamento. Porém, versões recentes do *UpToDate* não recomendam terapia com GH de rotina na maioria dos pacientes adultos com DGH de início na vida adulta, embora reconheça que essa decisão possa ser influenciada pelas preferências do paciente.[13]

Nos adultos, a dose inicial de rhGH é de 0,1 a 0,4 mg/dia (0,45 a 1,2 UI/dia), administrada por via subcutânea ao deitar, sem relação com o peso corporal.[1] Nas deficiências hormonais combinadas, o ideal é começar a reposição com rhGH somente quando os outros déficits já estiverem adequadamente tratados. Na fase de titulação, a dose de rhGH é ajustada a cada 4 a 6 semanas de acordo com eventos adversos e os níveis séricos de IGF-1, que devem ser mantidos entre o valor médio e o limite superior da faixa de referência ajustada para a idade e sexo do paciente. Os ajustes consistem em variação da dose de 0,1 a 0,2 mg/dia para mais ou para menos. Ao se alcançar a dose de manutenção, o monitoramento com IGF-1 pode ser semestral ou anual.[3,14] A dose de manutenção tem grande variabilidade individual, sendo maior nas mulheres, nos pacientes jovens e nos obesos, com doses médias de 0,43 mg/dia nos homens e 0,53 mg/dia nas mulheres.[1,15]

Compostos de GH de longa ação (LAGH) foram recentemente introduzidos com o objetivo de melhorar a adesão ao tratamento, pois são aplicados 1 vez/semana. Foram aprovados no Brasil pela Agência Nacional de Vigilância Sanitária (Anvisa) a somapacitana (Sogroya® – Novo Nordisk) e o somatrogona (Genryzon® – Pfizer/OPKO), análogos do hormônio do crescimento desenvolvidos para serem uma alternativa de tratamento às terapias atuais com somatropina, de uso diário, com menor impacto à vida do paciente, mas igualmente eficazes e bem tolerados. Os novos medicamentos oferecem uma redução drástica no número de aplicações, passando de 365 injeções para apenas 52 ao ano, número 85% menor que o tratamento atual. Eles estão disponibilizados em diferentes apresentações, em caneta portátil, pré-preenchida e pronta para uso.[17]

Por exemplo, a dose da somapacitana para crianças e adolescentes é de 0,16 mg/kg de peso corporal, administrada 1 vez/semana. Em adultos, a dose inicial recomendada é de 1,5 mg, 1 vez/semana, caso o paciente esteja recebendo tratamento com hormônio do crescimento pela primeira vez. Se o paciente já vinha em uso diário de somatropina, a dose inicial recomendada é de 2 mg, 1 vez/semana, e deve ser ajustada de acordo com os níveis de IGF-1.[16-18]

Como esses dois LAGHs são produzidos com diferentes tecnologias, a eficácia, o monitoramento e a segurança também são diferentes e, assim, precisam ser ajustados para cada paciente.

Recomenda-se que as mulheres que façam uso concomitante de terapia estrogênica deem preferência às preparações transdérmicas (gel ou adesivos), pois o estrogênio oral antagoniza os efeitos do GH, tornando necessário o emprego de doses muito mais altas de rhGH, o que reduz a eficácia e eleva significativamente o custo do tratamento.[3,6] O monitoramento terapêutico inclui também avaliação anual da composição corporal e da massa óssea mediante dados antropométricos, bioimpedância e/ou DXA; acompanhamento do perfil metabólico e cardiovascular; e avaliação da qualidade de vida, que pode ser feita de modo genérico ou por questionário específico, já validado no Brasil.[19] É importante atentar para o aparecimento de sinais e sintomas de insuficiência adrenal e hipotireoidismo e monitorar os níveis séricos de cortisol e tiroxina (T_4) livre, pois quadros subclínicos de deficiência de hormônio adrenocorticotrófico (ACTH) e hormônio tireoestimulante (TSH) podem se manifestar com o início do tratamento com rhGH.[8,11-15] Diversos estudos mostraram que o uso do rhGH causa redução do T_4 livre, associada ou não à elevação dos níveis de T_3. Assim, 36 a 47% dos pacientes previamente eutireóideos podem necessitar da reposição de levotiroxina após a introdução do rhGH.[11-15] Na deficiência de GH, observa-se aumento da atividade da 11β-hidroxiesteroide desidrogenase tipo 1 (HSD11B1), enzima que converte a inativa cortisona em cortisol. Com a reposição de rhGH, cessa a hiperatividade da HSD11B1 e o hipocortisolismo pode tornar-se evidente, em função da menor conversão de cortisona em cortisol.[8,11-15]

Pelos mecanismos descritos anteriormente, pode ser necessário um ajuste nas doses de levotiroxina (LT_4) e do glicocorticoide (GC) em uso por pacientes com hipopituitarismo após a introdução da reposição com rhGH.

Os efeitos colaterais mais frequentes do rhGH em adultos são cefaleia, artralgias, mialgias, síndrome do túnel do carpo e edema de extremidades. Esses efeitos são dose-dependentes e têm relação com a retenção hídrica provocada pelo GH. Nos adultos, o início do tratamento com doses baixas, não relacionadas com o peso corporal e progressivamente tituladas até a dose de manutenção, minimiza muito o aparecimento dos efeitos adversos, pois os efeitos colaterais são mais comuns no início do tratamento ou no aumento da dose.[8,11-15,20] As contraindicações absolutas para o tratamento com rhGH são doença maligna ativa, hipertensão intracraniana benigna e retinopatia diabética proliferativa.[8,11-15] Não há contraindicação para seu uso em diabéticos, mas deve-se intensificar o monitoramento mediante dosagens de glicemia de jejum e hemoglobina glicada nos pacientes com mais de 60 anos de idade, nos obesos e naqueles com história familiar de diabetes melito tipo 2.[20] De modo similar, não há evidência de recorrência de lesões hipofisárias ou doenças neoplásicas ou do surgimento de novos tumores com o tratamento.[21] Por esse motivo, o rastreamento de neoplasias na população adulta em tratamento ou previamente tratada com rhGH deve seguir os procedimentos-padrão recomendados para a população geral.[1,20,21]

Recente avaliação crítica da literatura sobre os riscos e benefícios do tratamento com GH em adultos demonstrou resultados conflitantes, sugerindo que outras deficiências hormonais e a etiologia do hipopituitarismo podem influenciar esses indicadores. Como consequência desses resultados inconsistentes, os autores concluíram que a decisão sobre a utilização do GH deve ser individualizada, e que são necessários mais estudos randomizados com grupo placebo para avaliar os resultados da reposição de GH a longo prazo em adultos com hipopituitarismo.[22]

Uma questão ainda não esclarecida na literatura é se há uma idade para a suspensão da terapia com GH em adultos. A reposição com GH pode ser continuada em pacientes que relatam benefícios significativos na qualidade de vida ou em marcadores de risco cardiovascular, densidade mineral óssea, composição corporal e rendimento nas atividades físicas. Se não houver benefícios do tratamento após 12 a 18 meses, pode-se optar pela suspensão da medicação em decisão conjunta com o paciente. Sabe-se que ocorre um declínio progressivo na atividade do eixo GH/IGF-I com o passar da idade. Comumente, indivíduos normais com mais de 60 anos apresentam secreção de GH nas 24 horas, semelhantemente àqueles com DGH.[10,11]

Deficiência de hormônio adrenocorticotrófico: insuficiência adrenal secundária

Em contraste com a insuficiência adrenal primária, não há comprometimento do sistema renina-angiotensina-aldosterona nos quadros de insuficiência adrenal central por deficiência de ACTH. Por isso, não há necessidade de reposição de mineralocorticoides nessa situação.[3,23] Os quadros agudos, como na apoplexia hipofisária, podem colocar o paciente em risco de morte por crise adrenal (hipotensão, hipoglicemia e choque). Esses casos podem ser agravados por vômitos, fadiga extrema e hiponatremia.[24] Nos casos crônicos, a instalação é mais insidiosa, e alguns pacientes com formas brandas de deficiência de ACTH comprovada laboratorialmente são assintomáticos e podem permanecer estáveis clinicamente mesmo sem reposição de GC, mas devem ser sempre alertados e orientados sobre o risco de crise adrenal em situações de estresse.[1,3,4,8,23] Os pacientes com insuficiência adrenal devem ser sempre orientados a levar consigo um cartão de alerta, bracelete ou corrente, com informações sobre sua doença e a possibilidade de crise adrenal, e devem ter facilmente disponível uma preparação de corticosteroide injetável para uso emergencial. Tais medidas são de fundamental importância e devem ser cuidadosamente enfatizadas pelo médico ou profissional de saúde em todas as consultas ambulatoriais.[8]

O objetivo do tratamento é repor, do modo mais fisiológico possível, a menor dose de GC que mantenha o paciente livre dos sintomas de insuficiência adrenal e sem os riscos do hipercortisolismo iatrogênico. Para tanto, é importante lembrar que a produção fisiológica diária de cortisol em indivíduos sadios é de cerca de 5,7 a 11 mg/m^2 de área corporal, correspondendo à dose de reposição de aproximadamente 15 a 20 mg/dia de hidrocortisona.[25] Em crianças, a dose diária calculada de hidrocortisona oral fica entre 10 e 24 mg/m^2 para o tratamento de reposição. Com o tratamento prolongado, mesmo doses suprafisiológicas modestas podem provocar obesidade visceral, aumento de pressão arterial, dislipidemia, perda acentuada de massa óssea e fraturas vertebrais, além de potencial impacto negativo sobre a mortalidade.[1,26,27]

Há várias preparações e esquemas terapêuticos para reposição de GC. Um dos esquemas mais comumente utilizados é com a hidrocortisona por via oral, na dose de 20 mg/dia, administrada da seguinte maneira: 10 mg ao acordar pela manhã, 5 mg ao meio-dia e 5 mg no final da tarde. Muitos autores acreditam que 2 tomadas diárias resultem em níveis muitos baixos de cortisol no final da tarde e à noite, com piora na qualidade de vida dos pacientes.[1,2,8,23] No entanto, alguns pacientes podem evoluir bem com doses de 10 mg/dia em 2 tomadas diárias. Vale ressaltar que o tratamento precisa ser individualizado e que a presença de sintomas clínicos de hipocortisolismo indica a necessidade de aumento da dose utilizada. No entanto, sabe-se que doses diárias superiores a 20 mg de hidrocortisona ou equivalente têm se associado a sinais e sintomas de hipercortisolismo e, portanto, não devem ser rotineiramente empregadas.[26] Aumento de mortalidade foi também relatado em pacientes com pan-hipopituitarismo que recebiam doses diárias de hidrocortisona de 30 mg ou mais.[27] Na Europa, já foi aprovada uma formulação de hidrocortisona que procura replicar o ritmo circadiano do cortisol, isto é, níveis maiores pela manhã ao acordar que vão decaindo progressivamente ao longo do dia, fornecendo aos pacientes um tratamento substitutivo mais fisiológico. O comprimido modificado, tomado em dose única pela manhã ao acordar, possui uma camada externa que promove a liberação imediata de hidrocortisona após a ingestão do medicamento, e uma porção central, que permite a liberação de menores quantidades do fármaco de modo progressivo ao longo do dia.[27]

Outra opção terapêutica é o acetato de cortisona, que é metabolizado para cortisol, com início de ação mais lento e atividade biológica mais prolongada que a hidrocortisona. Ele é usado em doses orais diárias de 15 a 25 mg (15 a 20 mg/m^2/dia) em 2 ou 3 tomadas. Tanto a hidrocortisona quanto o acetato de cortisona estão geralmente apenas disponíveis em farmácias de manipulação no Brasil, levando a preocupações a respeito da origem, da preservação, do armazenamento e da bioequivalência desses sais. Por isso, é mais recomendável dar preferência a compostos sintéticos de curta ação, como prednisona e prednisolona, que são administradas em dose única pela manhã, variando de 2,5 a 5 mg, ou dividida em 2 tomadas diárias (2/3 pela manhã e 1/3 no meio da tarde), com doses de até 7,5 mg/dia.[1,3,8,23] A equivalência de dose de hidrocortisona e prednisona pode ser calculada pela fórmula: 1 mg de prednisona = 4 mg de hidrocortisona.[3]

A prednisolona, também disponível no Brasil, pode ser usada em pacientes com dificuldade em ajustar a dose, pois é disponível na forma líquida.

Estudos comparando os efeitos de vários tipos de reposição de GC quanto aos resultados adversos à saúde apresentam resultados inconsistentes. Nesse sentido, em revisão sistemática incluindo 6.719 pacientes com insuficiência adrenal crônica no total, os autores não encontraram diferença estatisticamente significante quanto à qualidade de vida entre doses diárias totais nem entre o uso de hidrocortisona 1, 2 ou 3 vezes/dia.[28]

O aumento do risco de viés e a imprecisão e a heterogeneidade desses estudos não permitiram nenhuma conclusão definitiva quanto aos riscos e aos benefícios dos diferentes regimes, sendo imperativa a realização de novas avaliações científicas buscando evidências mais robustas para a escolha da terapia mais adequada para esses pacientes.

Ao avaliar a farmacodinâmica da prednisona e da prednisolona por meio de HPLC, demonstrou-se que doses de 5 mg parecem ser suprafisiológicas e que as de 2 a 4 mg são seguras e efetivas, sendo uma demonstração do uso de doses exageradas na prática clínica.[29]

Esses estudos justificam a experiência brasileira com o uso de doses baixas de prednisona no tratamento da insuficiência adrenal central, como demonstrou recente estudo brasileiro, em que 75% dos pacientes utilizavam doses de 2,5 mg/dia.[30] Atualmente, alguns estudos em andamento (PREDAID-NCT03936517 e HYPER-AID-NCT03608943) poderão fornecer evidências mais consistentes para o uso de doses baixas de prednisona na insuficiência adrenal.[31]

As doses de GC podem necessitar de ajustes nos pacientes que iniciam tratamento com rhGH. Na verdade, como visto anteriormente, o início de tratamento com rhGH pode tornar clínica uma insuficiência adrenal secundária não diagnosticada previamente, pois o GH inibe a conversão da cortisona para cortisol (via redução da atividade da 11β-hidroxiesteroide desidrogenase tipo I).[32] Qualquer ajuste neste e em outros casos depende de avaliação clínica, uma vez que nenhuma dosagem hormonal (cortisol sérico ou salivar, cortisol livre urinário, ACTH) é útil para monitorar o tratamento. Nas situações de estresse, como doenças infecciosas agudas, gastrenterites, traumatismos e cirurgias de médio e grande porte, o paciente deve dobrar ou triplicar a dose de GC oral ou fazer reposição por via parenteral. Se houver qualquer sinal de crise adrenal aguda, devem ser administrados 50 a 100 mg de hidrocortisona intravenosa; dependendo da situação, essa dose será repetida outras vezes na evolução até a resolução da crise adrenal e de seu fator desencadeante (a dose habitualmente recomendada é de 200 mg/24 horas), acompanhada de reposição de solução glicossalina e cuidados gerais.[1,3,8,23]

A reposição de deidroepiandrosterona (DHEA) em mulheres para correção da insuficiência androgênica também não é feita rotineiramente, pela falta de preparações farmacêuticas confiáveis e de dados sobre eficácia e segurança.[8,33] Da mesma maneira, existem poucos estudos sobre a eficácia e a segurança da reposição de testosterona para correção de sinais e sintomas de insuficiência androgênica feminina, além de não ser aprovada em bula para esta finalidade terapêutica.[26,27] Assim, o tratamento da insuficiência androgênica feminina permanece como um grande desafio terapêutico, devendo sempre ser individualizado e realizado de comum acordo com a paciente, após orientação cuidadosa sobre os eventuais benefícios na libido e na qualidade de vida, não totalmente corroborados por estudos controlados, e sobre os eventuais riscos de eventos adversos masculinizantes, elevação do hematócrito, alterações hepáticas e piora do perfil lipídico.[1,33,34]

Deficiência de hormônio tireoestimulante: hipotireoidismo central

A reposição com levotiroxina (LT_4) é geralmente feita em doses orais únicas ao acordar pela manhã, aproximadamente 30 minutos antes de se alimentar. Entretanto, alguns estudos demonstram que a reposição ao se deitar pode ser tão efetiva quanto a matinal, sendo uma alternativa terapêutica para certos pacientes.[35] Nos adultos, pode-se iniciar o tratamento com doses variando entre 50 e 100 μg/dia, exceto em idosos e cardiopatas, nos quais convém iniciar com doses mais baixas de 12,5 a 25 μg/dia, ajustando a cada 15 dias até alcançar a dose de manutenção. A dose média de manutenção é de 0,7 a 1,6 μg/kg/dia (variando entre 50 e 200 μg/dia), sendo um pouco maior nos pacientes em uso concomitante de rhGH e estrogênios.[1,12,36] Quando se inicia o tratamento com rhGH ou estrogênios, os níveis séricos de T_4 livre devem ser monitorados em 6 semanas para ajuste da dose da LT_4.[12,36] Com o início de tratamento com rhGH, a queda dos níveis de T_4 livre para faixa mediana dos valores de referência não requer aumento da dose de LT_4, uma vez que ocorre aumento concomitante nos níveis de tri-iodotironina (T_3) sérica, devido à maior conversão de T_4 para T_3 promovida pelo GH. Nesta situação, pode ser necessário monitorar os níveis séricos de T_3 total para detectar o uso de doses excessivas de LT_4.[32,37] O hipocortisolismo deve ser documentado e tratado antes ou ao mesmo tempo da reposição com o hormônio tireoidiano, pois a LT_4 pode aumentar o requerimento por GC e eventualmente precipitar uma crise adrenal. O monitoramento e os ajustes das doses devem ser feitos de acordo com o quadro clínico e os níveis de T_4 livre, que, de modo geral, devem ser mantidos no terço superior da faixa de normalidade.[8,32,36] Os exames devem ser feitos a cada 6 a 8 semanas até atingir a dose de manutenção, e então semestral ou anualmente. O paciente deve ser orientado a tomar LT_4 somente após a coleta de sangue nos dias do exame, para evitar interferência com as dosagens de T_4 livre. Não se deve jamais monitorar o tratamento do hipotireoidismo central com dosagens de TSH, e não há indicação para uso concomitante de T_3.[8,36] De modo geral, o tratamento de reposição com LT_4 nas doses habituais é bem tolerado e praticamente isento de eventos adversos graves. Devem-se evitar doses mais altas de LT_4 em pacientes com deficiência de GH ou hipogonadismo não tratados, pois isso pode elevar o risco de fraturas vertebrais.[1,38]

As necessidades de LT_4 aumentam de 20 a 50% durante a gravidez em pacientes com hipotireoidismo primário, mas aqueles com hipotireoidismo central (HC) geralmente não necessitam de um aumento semelhante devido à preservação da resposta da tireoide ao efeito estimulador da tireoide da gonadotrofina coriônica humana (hCG).[3]

Deficiência de hormônios foliculoestimulante e luteinizante: hipogonadismo hipogonadotrófico

Sexo masculino

Nos homens adultos, a reposição com androgênios proporciona efeitos benéficos sobre composição corporal, densidade mineral óssea, eritropoese, função sexual, humor e comportamento.[39] Entretanto, há diferença na resposta ao tratamento com relação aos sintomas sexuais em pacientes com hipogonadismo recente em comparação aos de longa duração e entre aqueles com doença congênita ou adquirida na vida adulta. O uso de ésteres de testosterona por via intramuscular, em injeções aplicadas na região glútea a intervalos individualizados de 2 a 4 semanas, é uma terapia de custo menor e comumente utilizada na prática clínica, mas que se associa a importantes flutuações ("picos e vales") nos níveis de testosterona. As preparações encontradas no mercado brasileiro são o cipionato de testosterona em ampolas de 2 mℓ com 200 mg, e um combinado de ésteres de testosterona em ampolas de 1 mℓ com 250 mg. Na maioria das vezes, aplica-se a dose de uma ampola inteira, mas doses menores (110 a 150 mg) e mudanças nos intervalos podem ser usadas para tentar evitar as oscilações, especialmente em crianças, adolescentes e idosos. Para evitar as flutuações nos níveis de testosterona, também se dispõe de uma preparação de undecanoato de testosterona de duração prolongada, porém de mais alto custo, apresentada em ampolas de 4 mℓ com 1.000 mg (250 mg/mℓ). O tratamento é feito com intervalo entre a primeira e a segunda injeção intramuscular de 6 semanas, e depois a cada 3 a 4 meses.[1,2,8,39]

Atualmente dispomos também da testosterona em gel a 1,62%. A dose recomendada é 2,5 g de gel (ou seja, 40,5 mg de testosterona), aplicada 1 vez/dia, aproximadamente no mesmo horário, de preferência na parte da manhã, na parte superior dos braços e nos ombros. Para obter 2,5 g de gel, a válvula dosadora deve ser pressionada duas vezes. A dose diária deve ser ajustada caso a caso pelo médico, dependendo da resposta clínica e laboratorial de cada paciente, não podendo ser superior à dose máxima de 5 g de gel por dia (não mais do que 4 pressões da válvula dosadora). As concentrações plasmáticas de testosterona devem ser medidas no período da manhã, antes da aplicação, a partir do terceiro dia após o início do tratamento, e ser avaliadas periodicamente.

Segundo as diretrizes da Endocrine Society,[39] a terapia de reposição androgênica está contraindicada nas seguintes condições: (1) homens com câncer de próstata ou mama. Também não se deve iniciar terapia androgênica em homens sem prévia avaliação urológica que se apresentem com nódulo prostático palpável, ou níveis de antígeno prostático específico (PSA)

> 4 ng/mℓ (> 3 ng/mℓ naqueles com alto risco para câncer de próstata); (2), hematócrito > 48%; (3) presença de apneia obstrutiva do sono grave não tratada; (4) hiperplasia prostática benigna com sintomas urinários significativos (escore internacional de sintomas prostáticos [IPSS] > 19); ou (5) diante de insuficiência cardíaca congestiva classe III ou IV.[39]

O tratamento deve ser inicialmente monitorado a cada 3 a 6 meses, observando-se a sintomatologia clínica, os eventos adversos e os níveis de testosterona total. Após estabilização, o acompanhamento pode ser feito anualmente. A amostra de sangue para dosagem de testosterona total deve ser coletada em jejum pela manhã, no dia anterior ou no mesmo dia da injeção. Nestes casos, os níveis séricos devem estar nos limites inferiores da normalidade. Se a amostra for coletada 1 semana após a aplicação, os níveis séricos devem estar na média da faixa de referência. Para pacientes em tratamento com preparações tópicas de testosterona ou de duração prolongada, o objetivo é manter as concentrações séricas no meio da faixa de referência normal. Hemoglobina, hematócrito, perfil lipídico e função hepática devem ser monitorados trimestralmente após cada ajuste na dose, e depois anualmente. Deve-se considerar interrupção temporária do tratamento caso o hematócrito ultrapasse 54% ou ocorra piora da apneia do sono. Densitometria deve ser feita antes da reposição e, depois, a cada 1 ou 2 anos. Deve-se realizar monitoramento prostático nos pacientes com mais de 45 anos de idade, mediante toque retal, ecografia de próstata e medidas sequenciais de PSA, observando se não ocorrem aumentos maiores do que 1,4 ng/mℓ nas concentrações séricas em um período de 12 meses de tratamento ou PSA maior que 4 ng/mℓ em qualquer tempo.[8,39]

Quando o objetivo terapêutico for promover fertilidade, a reposição de testosterona deve ser interrompida.[3] Nessa situação, pode-se empregar a terapia pulsátil com o hormônio liberador de gonadotrofina (GnRH), restrita a centros de pesquisas, ou o tratamento com gonadotrofinas ou com o citrato de clomifeno (CC).[3,40-43] Este último, na dose de 25 ou 50 mg/dia, tem maior eficácia em homens com hipogonadismo funcional persistente (p. ex., pacientes com prolactinomas, a despeito da terapia com agonistas dopaminérgicos; hipogonadismo após o uso de esteroides anabolizantes etc.), quando frequentemente restaura os níveis normais de testosterona.[3,41,42] Nos casos não responsivos ao CC, pode-se lançar mão da hCG, cuja administração é feita por via intramuscular ou, preferencialmente, por via subcutânea na coxa, em uma dose inicial de 3.000 a 5.000 UI por semana, dividida em pelo menos duas injeções para garantir níveis séricos relativamente estáveis.[3] A concentração sérica de testosterona é medida a cada 2 ou 3 meses, devendo a dose ser ajustada caso os valores não estejam entre 400 e 800 ng/dℓ.[3,43] Muito raramente, a concentração sérica de testosterona não responde à hCG, mesmo em doses muito elevadas, devido a anticorpos contra a hCG.[3] Se a contagem de espermatozoides não atingir 5 a 10 milhões/mℓ e/ou a gravidez não tiver ocorrido dentro de 6 meses após a testosterona sérica estar entre 400 e 800 ng/dℓ, o FSH purificado ou recombinante deve ser adicionado ao esquema com uma dose inicial de 75 a 150 UI em dias alternados (ou 3 vezes por semana). Essa dose é ajustada para cima, se necessário, para atingir a concentração sérica de FSH na faixa fisiológica de 4 a 8 UI/ℓ.[3] Tal abordagem induz o crescimento testicular em quase todos os pacientes, espermatogênese em aproximadamente 80% e a gravidez em 50% dos casos após 12 a 24 meses de tratamento.[40,43] Para mais detalhes, ver Capítulo 47, *Hipogonadismo Masculino: Tratamento*.

Sexo feminino

O hipogonadismo feminino diagnosticado durante o período de menacme é uma condição que interfere negativamente na saúde da mulher, por isso a reposição hormonal deve ser iniciada logo após o diagnóstico, mantida por anos, pelo menos até a idade fisiológica da menopausa. Há várias formas apresentações de estrogênios disponíveis, incluindo comprimidos, adesivos, implantes ou géis. Podem-se usar 1 a 2 mg de 17β-estradiol ou estradiol micronizado, 0,01 a 0,03 mg de etinilestradiol ou 2 mg de valerato de estradiol. Em geral, essas doses determinam níveis séricos de estradiol entre 30 e 50 pg/mℓ, que correspondem aos valores observados no início da fase folicular. A aplicação de uma dose de 1,5 g de gel contendo estradiol hemi-hidratado ou 50 μg de 17β-estradiol transdérmico equivale aproximadamente à dose oral de 1 a 2 mg de estradiol micronizado.[1,3,4,8]

Uma importante desvantagem da estrogenoterapia oral em relação ao uso em gel ou transdérmico é a primeira passagem hepática, que resulta em estímulo para síntese de proteínas pró-inflamatórias e pró-trombóticas, além de ter efeitos indesejáveis sobre a pressão arterial e os níveis de globulina de ligação dos hormônios sexuais. Vale ressaltar que o etinilestradiol apresenta efeito hepático mais acentuado que o 17β-estradiol na produção de proteínas hepáticas, induzindo mais efeitos colaterais. Isso ocorre porque ele não é oxidado pela desidrogenase que oxida o 17β-estradiol. Assim, o etinilestradiol deve ser evitado como reposição no hipogonadismo feminino, principalmente, após os 40 anos de idade (SHBG). Além disso, o estrogênio oral reduz a produção hepática de IGF-1, o que pode implicar a necessidade do uso de doses maiores de rhGH.[16,25] Por outro lado, a terapia oral propicia um perfil lipídico menos aterogênico, por aumentar o HDL-colesterol e diminuir o LDL-colesterol.[19,32]

A reposição de estrogênios em mulheres com útero deve ser sempre acompanhada da administração cíclica ou contínua de progestógenos. A reposição de progesterona evita a hiperplasia endometrial e regulariza a menstruação. A escolha deve ser individualizada para cada mulher, de acordo com a preferência e a resposta terapêutica. As preparações disponíveis incluem o acetato de medroxiprogesterona (2,5 a 10 mg), a progesterona micronizada (100 a 200 mg) e os progestógenos tipo 19-nor: noretindrona 0,35 mg, gestodeno 0,75 mg ou levonorgestrel 0,075 mg. Eles podem ser usados nos últimos 7 a 12 dias do ciclo estrogênico.[1,3,8]

A drospirenona é um esteroide com atividade antimineralocorticoide e antiandrogênica, sendo indicada para pacientes com predisposição à retenção hídrica e com sinais de hiperandrogenismo. Não há consenso na literatura sobre a melhor via de administração, o tipo ou a dose ideal de progestógenos a serem utilizados em relação aos efeitos colaterais e aos benefícios dessa reposição. É importante lembrar que a dose do progestógeno tem relação proporcional com a dose do estrogênio utilizada e com o esquema cíclico de reposição. A progesterona micronizada, considerada a mais natural para reposição, deve ser prescrita na dose de 100 mg/dia para uso contínuo e de 200 mg/dia durante 12 dias do ciclo. Uma opção para pacientes com maior risco de efeitos colaterais é o DIU com progestógenos, que libera menos hormônio na corrente sanguínea sistêmica e apresenta boa proteção endometrial.

A necessidade de reposição androgênica nas pacientes com hipopituitarismo ainda não foi bem avaliada. Sabe-se que essas pacientes não produzem androgênios adequadamente nos ovários nem nas adrenais, e elas parecem apresentar deficiência androgênica.[44] Embora a reposição de testosterona possa ser favorável à sexualidade feminina em mulheres com queixas sugestivas das desordens do desejo e da excitação sexual, a reposição androgênica carece de evidências no sentido de riscos e benefícios a longo prazo.

O monitoramento da terapêutica nas mulheres é baseado no quadro clínico, não sendo úteis as dosagens hormonais de gonadotrofinas ou de esteroides sexuais para determinar a efetividade e a segurança do tratamento. Os cuidados maiores são em relação aos potenciais efeitos adversos sobre peso, sistema cardiovascular, doença tromboembólica e risco de câncer de mama.[1,3,8] Nas mulheres em idade de menopausa que estão se beneficiando da terapia de reposição com esteroides sexuais, sem eventos adversos significativos e sem contraindicações para seu uso, o tratamento pode ser mantido por mais tempo, a depender do julgamento clínico individualizado para cada caso.[1,3]

INTERAÇÕES HORMONAIS NO MANEJO DO HIPOPITUITARISMO

O manejo do hipopituitarismo geralmente requer a reposição de vários hormônios, sendo essencial compreender as principais interações entre os diferentes eixos hipofisários durante a reposição hormonal para otimizar os resultados terapêuticos.[3]

A prescrição de hormônios tireoidianos sem reposição prévia de um GC pode precipitar crise adrenal em pacientes com deficiência de ACTH. Os mecanismos envolvidos na redução do cortisol após o tratamento com LT_4 não são completamente compreendidos, mas podem envolver o catabolismo acelerado do cortisol induzido por um aumento na 11β-hidroxiesteroide desidrogenase renal tipo 2 ou aumento da depuração urinária do cortisol devido ao aumento do fluxo urinário causado pelo tratamento do hipotireoidismo.[3,45,46] Portanto, uma investigação cuidadosa da insuficiência adrenal secundária (IAS) deve ser realizada antes de iniciar a terapia com hormônio tireoidiano em pacientes com hipopituitarismo, enquanto a dose diária do GC pode exigir ajuste em pacientes que iniciam tratamento com LT_4.[3]

Da mesma forma, o *status* do cortisol deve ser monitorado antes e durante a terapia de reposição de GH, uma vez que este reduz a atividade da 11β-hidroxiesteroide desidrogenase tipo 1 no fígado e no tecido adiposo, uma enzima que converte a inativa cortisona no ativo cortisol.[1,3] Consequentemente, a terapia com rhGH pode desmascarar IAS subclínica, exigindo o início ou adequação da reposição de GC.[3,46] Além disso, os pacientes tratados com rhGH podem desenvolver uma redução variável nos níveis de T_4 livre (FT_4) e um ligeiro aumento nos níveis de T_3 livre.[3] Os mecanismos subjacentes provavelmente envolvem aumento da desiodação periférica de T_4 para T_3 devido à ativação da desiodase tipo 1 pelo GH, redução da secreção residual de TSH por aumento no tônus ssomatostatinérgico determinado pela ação do IGF-I no hipotálamo e/ou redução da secreção residual de TSH em decorrência do *feedback* do T_3 na hipófise.[3,46,47] Consequentemente, os níveis de FT_4 devem ser avaliados 6 semanas após o início da terapia com GH, e o início da LT_4 ou o ajuste de dose pode ser necessário em pacientes com hipotireoidismo central estabelecido para manter os níveis de FT_4 na faixa adequada.[3]

A terapia com estrogênio oral pode aumentar os níveis da proteína ligadora de tiroxina (TBG), reduzindo os níveis de FT_4.[48] Consequentemente, a dose média de LT_4 é geralmente mais alta em mulheres sob estrogenoterapia oral de que naquelas que não fazem uso de estrogênio.[1,3] Como mencionado anteriormente, o estrogênio oral pode antagonizar a ação do GH no fígado, implicando a necessidade de doses maiores de rhGH. Esse efeito é induzido pela expressão de uma proteína intracelular denominada "SOCS-2", que bloqueia a sinalização do GH e reduz a geração de IGF-1.[49] Por isso, em mulheres em uso de rhGH, deve-se dar preferência às preparações transdérmicas de estrógenos.[1,3]

Em mulheres hipogonádicas, a indução da ovulação pode ser obtida com o uso de gonadotrofinas, com taxas de sucesso de até 80%. A indução da ovulação pode começar com rhFSH recombinante ou hCG, com cuidadoso acompanhamento por ultrassonografia para observar desenvolvimento folicular e detectar superestimulação ovariana. Na presença de folículo maduro, uma dose única de 5.000 UI de hCG é administrada para estimular a ovulação, que geralmente ocorre após 36 a 48 horas. Uma alternativa às gonadotrofinas é a terapia com hormônio liberador de gonadotrofina (GnRH) pulsátil, habitualmente restrita a centros de pesquisas. Nas pacientes com DGH associada, é importante o tratamento concomitante com rhGH, que favorece a chance de sucesso. O tratamento de infertilidade dessas pacientes é dispendioso e apresenta riscos; por isso, deve ser realizado somente em centros de reprodução com experiência em técnicas de estimulação ovariana.[8,34]

SITUAÇÕES ESPECIAIS

Cirurgias

Pacientes com deficiência de ACTH devem receber doses de estresse de GC parenteral antes de grandes cirurgias e nos primeiros dias de pós-operatório, com retorno gradual para as doses orais habituais ainda no ambiente hospitalar. Nos casos de cirurgias hipofisárias, alguns autores sugerem uma dose profilática de GC parenteral no pós-operatório, mesmo para pacientes com função adrenal normal, até que a integridade do eixo corticotrófico possa ser reavaliada. Em procedimentos cirúrgicos menores, é suficiente duplicar ou triplicar a dose oral habitual durante 48 a 72 horas. A reposição de levotiroxina deve ser mantida inalterada. A deficiência nos eixos somatotrófico e gonadotrófico e o tratamento de reposição com rhGH e esteroides sexuais não têm implicações maiores sobre os riscos cirúrgicos.[1,3,4,8,50]

Gestação

O Quadro 5.2 resume os principais aspectos da conduta terapêutica para a gestante com diagnóstico de hipopituitarismo. A placenta da gestante com hipopituitarismo que engravida

Quadro 5.2 Princípios gerais da terapia de reposição hormonal na gestante com hipopituitarismo.

Hormônio	Reposição	Ajuste de dose	Monitoramento
GH	GH humano **recombinante** (rhGH)	▪ O tratamento é normalmente descontinuado assim que a gestação é confirmada ▪ Alguns estudos sugerem a continuidade da reposição no 1º trimestre (indicação não aprovada em bula)	Desnecessário
ACTH	Hidrocortisona, prednisona ou prednisolona	▪ 1º e 2º trimestres: manter a mesma dose pré-gestacional (exceto se houver sintomas ou sinais clínicos de insuficiência adrenal) ▪ 3º trimestre: pode ser necessário aumento de 30 a 40% da dose até o parto ▪ Parto: 50 a 100 mg de 8/8 h de hidrocortisona por via intravenosa	Resposta clínica
TSH	Levotiroxina sódica	Se necessário, aumentar a dose para manter T_4 livre e T_4 total na metade superior da faixa de normalidade	T_4 livre e T_4 total a cada 4 a 6 semanas

ACTH: hormônio adrenocorticotrófico; GH: hormônio do crescimento; TSH: hormônio tireoestimulante.

com estímulo ovariano sintetiza hCG, que estimula os ovários a produzir os hormônios necessários à gestação, não havendo necessidade de reposição de gonadotrofinas ou hormônios sexuais. Em gestantes com deficiência de ACTH, deve-se dar preferência aos compostos que são degradados pela enzima placentária 11β-hidroxiesteroide desidrogenase-2 (hidrocortisona, prednisona e prednisolona), os quais quase não cruzam a barreira placentária, diferentemente da dexametasona e da betametasona. Durante o trabalho de parto, deve ser administrada uma dose de estresse de 50 mg de hidrocortisona intravenosa; no caso de cesariana, recomendam-se doses de 100 mg a cada 8 horas.[1,51]

Em gestantes com hipotireoidismo central, a reposição de levotiroxina deve ser monitorada com dosagens de T_4 livre ou T_4 total a cada 4 a 6 semanas, podendo ser usadas, quando disponíveis, as tabelas de valores de normalidade específicos para a gestação. Dosagens de TSH não têm utilidade. As doses podem necessitar de reajustes na fase inicial da gestação, assim como nas mulheres com hipotireoidismo primário, embora de modo menos acentuado, uma vez que a tireoide normal das mulheres com hipotireoidismo central pode responder ao estímulo da hCG.[1,14,52]

Embora o tratamento com rhGH possa ser seguro para a mãe e o feto, ele deve ser descontinuado em mulheres com hipopituitarismo que venham a engravidar. Essa descontinuação deve ocorrer, sobretudo, após o primeiro trimestre, uma vez que nessa fase gestacional a produção placentária de GH tem início e substitui, fisiologicamente, a secreção hipofisária de GH.[1,14,53]

Interações medicamentosas

Pacientes com hipopituitarismo que fazem uso de medicamentos que aumentam a atividade hepática da isoenzima CYP450 3A4 (CYP3A4) (rifampicina, mitotano, fenitoína, fenobarbital, carbamazepina, oxcarbazepina, topiramato etc.) podem precisar de aumento nas doses de GC, especialmente aqueles em uso de dexametasona, prednisona e prednisolona. Contraceptivos orais, estrogênios conjugados, eritromicina, indometacina, cetoconazol e naproxeno diminuem o *clearance* dos GC, com consequente aumento das concentrações plasmáticas e necessidade de diminuição da dosagem. As medicações que interferem na CYP3A4 podem também reduzir os níveis séricos dos hormônios sexuais.[54] Por outro lado, o uso combinado de estrogênios e progesterona em mulheres com epilepsia pode reduzir os níveis terapêuticos de certos fármacos, como a lamotrigina, com potencial aumento da atividade epileptogênica nas pacientes. Várias medicações antiepilépticas também interferem no metabolismo do hormônio tireoidiano, e seu uso concomitante em pacientes com hipotireoidismo central requer ajustes nas doses de levotiroxina.[54]

Resumo

O hipopituitarismo se caracteriza pela deficiência de um ou mais hormônios da hipófise anterior. Pode ser congênito, mas, na maioria das vezes, é adquirido, como resultado, sobretudo, da presença de tumores na região selar ou como consequência de seu tratamento. O hipopituitarismo se associa a redução na qualidade de vida, significativas morbidades e aumento da mortalidade, em decorrência de eventos cardiovasculares e cerebrovasculares, daí a importância maior de diagnóstico e tratamento precoces. O tratamento consiste na adequada reposição dos hormônios que estão deficientes, de acordo com cada caso: reposição de hormônio do crescimento (GH), reposição androgênica (no sexo masculino) ou estroprogestogênica (no feminino), administração de um glicocorticoide e/ou terapia com levotiroxina. Adicionalmente, pode-se empregar a terapia com gonadotrofinas ou hormônio liberador de gonadotrofina (GnRH) pulsátil (para propiciar a fertilidade em ambos os sexos).

REFERÊNCIAS BIBLIOGRÁFICAS

1. Boguszewski CL. Tratamento do hipopituitarismo na vida adulta. In: Vilar L (ed.). Endocrinologia clínica. 7. ed. Rio de Janeiro: Guanabara Koogan; 2021. p. 55-61.
2. Regal M, Páramo C, Sierra SM, Garcia-Mayor RV. Prevalence and incidence of hypopituitarism in an adult caucasian population in northwestern Spain. Clin Endocrinol (Oxf). 2001; (6):735-40.
3. Garmes HM, Boguszewski CL, Miranda PAC et al. Management of hypopituitarism: a perspective from the Brazilian Society of Endocrinology and Metabolism. Arch Endocrinol Metab. 2021; 65:212-30.
4. Pekic S, Popovic V. Diagnosis of endocrine disease: expanding the cause of hypopituitarism. Eur J Endocrinol. 2017; 176:R269-82.
5. Pappachan JM, Raskauskiene D, Kutty VR et al. Excess mortality associated with hypopituitarism in adults: a meta-analysis of observational studies. J Clin Endocrinol Metab. 2015; 100:1405-11.
6. Sherlock M, Ayuk J, Tomlinson JW et al. Mortality in patients with pituitary disease. Endocr Rev. 2010; 31:301-42.
7. Burman P, Mattsson AF, Johannsson G et al. Deaths among adult patients with hypopituitarism: hypocortisolism during acute stress, and de novo malignant brain tumors contribute to an increased mortality. J Clin Endocrinol Metab. 2013; 98:1466-75.
8. Fleseriu M, Hashim IA, Karavitaki N et al. Hormonal replacement in hypopituitarism in adults: an Endocrine Society Clinical Practice Guideline. J Clin Endocrinol Metab. 2016; 101:3888-921.
9. Clayton P, Gleeson H, Monson J et al. Growth hormone replacement throsghout life: insights into age-related responses to treatment. Growth Horm IGF Res. 2007; 17:369-82.
10. Lanes R, Boguszewski CL, Calzada R et al. Growth hormone deficiency: transition from adolescence to adulthood. Highlights from a Latin-American Serono Symposia International Foundation Conference. J Pediatr Endocrinol Metab. 2010; 23:225-33.
11. Yuen KCJ, Biller BMK, Radovick S et al. American Association of Clinical Endocrinologists and American College of Guidelines for management of growth hormone deficiency in adults and patients transitioning from pediatric to adult care. Endocr Pract. 2019; 25:1191-232.
12. National Institute for Health and Care Excellence. Human growth hormone (somatropin) in adults with growth hormone deficiency; 2019.
13. Snyder PJ. Growth hormone deficiency in adults. UpToDate; 2024. Disponível em: https://www.uptodate.com/contents/growth-hormone-deficiency-in-adults. Acesso em: 19 abr. 2024.
14. Boguszewski CL. Update on GH therapy in adults. F1000Res. 2017; 6:2017.
15. Van Bunderen CC, Glad C, Johannsson G et al. Personalized approach to growth hormone replacement in adults. Arch Endocrinol Metab. 2019; 63:592-600.
16. Brasil. Ministério da Saúde. Secretaria de Atenção à Saúde. Portaria Conjunta nº 28, de 30 de novembro de 2018. Disponível em: http://bvsms.saude.gov.br/bvs/saudelegis/sas/2018/poc0028_14_12_2018.html. Acesso em: 10/02/20.
17. Paton DM. Somapacitan: a long-acting growth hormone derivative for treatment of growth hormone deficiency. Drugs Today (Barc). 2022; 58:509-17.
18. Isotton AL, Wender MC, Casagrande A et al. Effects of oral and transdermal estrogen on IGF1, IGFBP3, IGFBP1, serum lipids, and glucose in patients with hypopituitarism during GH treatment: a randomized study. Eur J Endocrinol. 2012; 166:207-13.
19. Ribeiro-Oliveira A Jr, Mol SS, Twiss J et al. The Brazilian version of the Quality of Life Assessment of Growth Hormone Deficiency in Adults (QoL-AGHDA): four-stage translation and validation. Arq Bras Endocrinol Metabol. 2010; 54:833-41.
20. Allen DB, Backeljauw P, Bidlingmaier M et al. GH safety workshop position paper: a critical appraisal of recombinant human GH therapy in children and adults. Eur J Endocrinol. 2015; 174:P1-9.
21. Boguszewski CL, Boguszewski MCS. Growth hormone's links to cancer. Endocr Rev. 2019; 40:558-74.
22. He X, Barkan AL. Growth hormone therapy in adults with growth hormone deficiency: a critical assessment of the literature. Pituitary. 2020; 23(3):294-306.
23. Crowley RK, Argese N, Tomlinson JW et al. Central hypoadrenalism. J Clin Endocrinol Metab. 2014; 99:4027-36.
24. Glezer A, Bronstein MD. Pituitary apoplexy: pathophysiology, diagnosis and management. Arch Endocrinol Metab. 2015; 59:259-64.
25. Esteban NV, Loughlin T, Yergey AL et al. Daily cortisol production rate in man determined by stable isotope dilution/mass spectrometry. J Clin Endocrinol Metab. 1991; 72:39-45.
26. Johannsson G, Ragnarsson O. Cardiovascular and metabolic impact of glucocorticoid replacement therapy. Front Horm Res. 2014; 43:33-44.
27. Johannsson G, Skrtic S, Lennernäs H et al. Improving outcomes in patients with adrenal insufficiency: a review of current and future treatments. Curr Med Res Opin. 2014; 30:1833-47.
28. Filipsson H, Johannsson G. GH replacement in adults: interactions with other pituitary hormone deficiencies and replacement therapies. Eur J Endocrinol. 2009; 161:S85-95.

29. Wierman ME, Arlt W, Basson R et al. Androgen therapy in women: a reappraisal: an Endocrine Society clinical practice guideline. J Clin Endocrinol Metab. 2014; 99:3489-510.
30. Weiss RV, Hohl A, Athayde A et al. Testosterone therapy for women with low sexual desire: a position statement from the Brazilian Society of Endocrinology and Metabolism. Arch Endocrinol Metab. 2019; 63:190-8.
31. Al Nofal A, Bancos I, Benkhadra K et al. Glucocorticoid replacement regimens in chronic adrenal insufficiency: a systematic review and meta-analysis. Endocr Pract. 2017; 23(1):17-31.
32. Peacey SR, Wright D, Aye M, Moisey R. Glucocorticoid replacement therapy and fibrinolysis in patients with hypopituitarism. Clin Endocrinol (Oxf). 2012; 77:94-8.
33. Neto PFS, Silva SRC, Nakano BMGM, Abucham J. SAT595 A successful long-time experience of a dose-finding approach for the treatment of central adrenal insufficiency (CAI) with prednisone. J Endocr Soc. 2023; 7(Suppl 1):bvad114.1328.
34. Sharma A, Lazarus K, Papadopoulou D et al. Optimising prednisolone or prednisone replacement in adrenal insufficiency. Endocr Connect. 2023; 12(8):e230097.
35. Geer M, Potter DM, Ulrich H. Alternative schedules of levothyroxine administration. Am J Health Syst Pharm. 2015; 72:373-7.
36. Persani L, Cangiano B, Bonomi M. The diagnosis and management of central hypothyroidism in 2018. Endocr Connect. 2019; 8:R44-54.
37. Martins MR, Doin FC, Komatsu WR et al. Growth hormone replacement improves thyroxine biological effects: implications for management of central hypothyroidism. J Clin Endocrinol Metab. 2007; 92:4144-53.
38. Mazziotti G, Mormando M, Cristiano A et al. Association between L-thyroxine treatment, GH deficiency, and radiological vertebral fractures in patients with adult-onset hypopituitarism. Eur J Endocrinol. 2014; 170:893-9.
39. Bhasin S, Brito JP, Cunningham GR et al. Testosterone therapy in men with hypogonadism: an Endocrine Society clinical practice guideline. J Clin Endocrinol Metab. 2018; 103:1715-44.
40. Boehm U, Bouloux PM, Dattani MT et al. Expert consensus document: European Consensus Statement on congenital hypogonadotropic hypogonadism – pathogenesis, diagnosis and treatment. Nat Rev Endocrinol. 2015; 11:547-64.
41. Marques JVO, Boguszewski CL. Fertility issues in aggressive pituitary tumors. Rev Endocr Metab Disord. 2020. [Epub ahead of print]
42. Wheeler KM, Sharma D, Kavoussi PK et al. Clomiphene citrate for the treatment of hypogonadism. Sex Med Rev. 2019; 7:272-6.
43. Krzastek SC, Sharma D, Abdullah N et al. Long-term safety and efficacy of clomiphene citrate for the treatment of hypogonadism. J Urol. 2019; 202:1029-35.
44. Glowniak JV, Loriaux DL. A double-blind study of perioperative steroid requirements in secondary adrenal insufficiency. Surgery. 1997; 121:123-9.
45. Richard-Eaglin A. Male and female hypogonadism. Nurs Clin North Am. 2018; 53(3):395-405.
46. Alexandraki KI, Grossman A. Management of hypopituitarism. J Clin Med. 2019; 8:E2153.
47. Fierro G, Hoffman AR. Treatment of the adult growth hormone deficiency syndrome with growth hormone: what are the implications for other hormone replacement therapies for hypopituitarism? Growth Horm IGF Res. 2020; 52:101316.
48. Keskin M, Bayramoglu E, Aycan Z. Effects of 1-year growth hormone replacement therapy on thyroid volume and function of the children and adolescents with idiopathic growth hormone deficiency. J Pediatr Endocrinol Metab. 2017; 30:1187-90.
49. Arafah BM. Increased need for thyroxine in women with hypothyroidism during estrogen therapy. N Engl J Med. 2001; 344:1743-9.
50. Leung KC, Johannsson G, Leong GM, Ho KK. Estrogen regulation of growth hormone action. Endocr Rev. 2004; 25:693-721.
51. Kamoun M, Mnif MF, Charfi N et al. Adrenal diseases during pregnancy: pathophysiology, diagnosis and management strategies. Am J Med Sci. 2014; 347:64-73.
52. Du X, Yuan Q, Yao Y et al. Hypopituitarism and successful pregnancy. Int J Clin Exp Med. 2014; 7:4660-5.
53. Wirén L, Boguszewski CL, Johannsson G. Growth hormone (GH) replacement therapy in GH-deficient women during pregnancy. Clin Endocrinol (Oxf). 2002; 57:235-9.
54. Paragliola RM, Prete A, Kaplan PW et al. Treatment of hypopituitarism in patients receiving antiepileptic drugs. Lancet Diabetes Endocrinol. 2015; 3:132-40.

CAPÍTULO

6

Acromegalia: Visão Geral

Lucio Vilar ▪ Luciana Ansaneli Naves ▪ Bruno Freitas Vilar ▪ Moisés Mercado

INTRODUÇÃO

Acromegalia é uma doença sistêmica crônica, decorrente da produção excessiva do hormônio do crescimento (GH; do inglês, *growth hormone*) e do fator de crescimento semelhante à insulina-1 (IGF-1; do inglês, *insulin-like growth factor-1*).[1] Clinicamente, caracteriza-se pelo surgimento de feições grosseiras e crescimento de extremidades.[2] Devido a suas complicações sistêmicas, a acromegalia não adequadamente tratada está associada a elevada morbimortalidade e redução na expectativa de vida.[3] Na sua quase totalidade, é causada por um adenoma hipofisário secretor de GH (somatotropinoma).[2,3]

Neste capítulo, serão revistos os fatores envolvidos na secreção e os mecanismos de ação do GH e do IGF-1. Ademais, serão analisados os aspectos epidemiológicos e etiopatogênicos da acromegalia, bem como suas complicações e seu diagnóstico clinicolaboratorial.

ASPECTOS FISIOLÓGICOS DO EIXO SOMATOTRÓFICO

Durante a organogênese adeno-hipofisária, as células pluripotenciais originam diversos subtipos celulares. Na família mamossomatotrófica, a diferenciação envolve pré-somatotrofos, células mamossomatotróficas e, finalmente, somatotrofos.[4] Muitos fatores de transcrição estão envolvidos, sendo de grande importância o PROP-1 (do inglês, *prophet of Pit-1*) e o POU1F1 (do inglês, *pituitary-specific POU-class homeodomain transcription factor 1*),[4,5] que atuam no processo de citodiferenciação, proliferação celular e atividade hormonal, com possível regulação pelos receptores estrogênicos.[6]

A regulação hormonal ocorre sob o controle principal de dois peptídeos hipotalâmicos: o hormônio liberador do hormônio do crescimento (GHRH), que estimula a secreção do hormônio pela hipófise anterior, e a somatostatina (SST), que inibe tal secreção (Figura 6.1).[7]

O GHRH age em receptores de membrana acoplados à proteína G estimulatória, ativa o monofosfato de adenosina cíclico (cAMP), eleva a adenilatociclase, aumenta o influxo de cálcio intracelular, induz e mantém a função trófica dos somatotrofos, além de estimular a transcrição do gene do GH e sua secreção.[7,8] Outro secretagogo do GH é a ghrelina, hormônio oriundo do trato gastrintestinal, que atua principalmente no hipotálamo e o sinaliza mediante seu receptor tipo Ia (GHS-RIa) para, em sinergismo com o GHRH, induzir a secreção de GH.[9,10] A SST pode ligar-se a cinco subtipos de receptores acoplados à proteína G inibitória (SSTR), dos quais o SSTR2 e o SSTR5 são os mais expressos na hipófise.[7]

A secreção de GH é caracterizada por pulsos episódicos, intercalados com mínima secreção basal, determinada por idade, sexo, nutrientes específicos, neurotransmissores, exercício e estresse. Quando o GH é medido em indivíduos saudáveis por ensaios-padrão, seus níveis são, em geral, indetectáveis (< 0,2 μg/ℓ durante a maior parte do dia). Contudo, existem aproximadamente 10 pulsos intermitentes de GH a cada 24 horas, mais frequentemente à noite, quando seus valores podem ser tão altos quanto 30 μg/ℓ (ng/mℓ), picos esses que são superponíveis aos níveis encontrados em casos de acromegalia. Envelhecimento e obesidade atenuam a secreção do GH, enquanto desnutrição e jejum prolongado resultam em elevação na frequência e amplitude dos pulsos de GH. Na acromegalia, esses pulsos têm frequência e amplitude superiores às observadas nos indivíduos saudáveis (Figura 6.2).[3,7,11]

Mecanismos de ação do GH e IGF-1

O GH age sobre receptores transmembranários expressos principalmente nos músculos, no fígado e nas cartilagens, e sobre um composto de dímeros pré-formados que sofrem modificação conformacional quando ocupados pelo GH, promovendo a sinalização.[12] A clivagem do receptor do GH libera a sua porção extramembranária, que origina uma proteína de ligação do GH sérico (GHBP1). Esta última prolonga a meia-vida e medeia o transporte celular do hormônio. O GH liga-se ao receptor e ativa uma tirosinoquinase intracelular denominada quinase Janus 2 (JAK2). Tanto o receptor quanto a JAK2 são fosforilados,

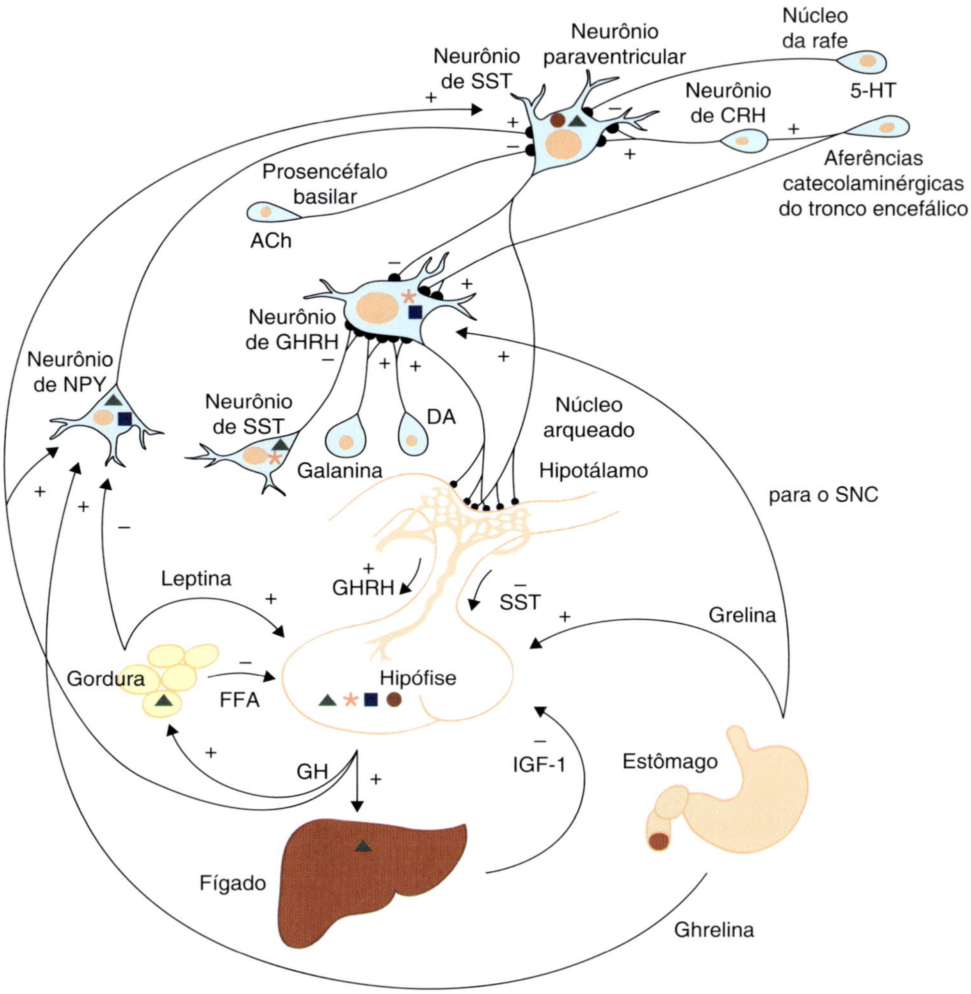

Figura 6.1 Representação do controle do eixo GH-IGF-1. ACh: acetilcolina; 5-HT: 5-hidroxitriptamina; CRH: hormônio liberador de corticotrofina; DA: dopamina; FFA: ácidos graxos livres; GH: hormônio do crescimento; GHRH: hormônio liberador do hormônio do crescimento; IGF-1: fator de crescimento semelhante à insulina-1; NPY: neuropeptídeo Y; SNC: sistema nervoso central; SST: somatostatina.

possibilitando a ligação a esse complexo das proteínas transdutoras de sinal e ativadoras de transcrição (STAT), que são, então, fosforiladas e translocadas para o núcleo, o que inicia a transcrição das proteínas-alvo do GH.[12] A sinalização intracelular do GH é suprimida por diversas proteínas, especialmente os supressores da sinalização das citocinas (Figura 6.3).[12,13]

O GH estimula a geração do IGF-1, um hormônio polipeptídico sintetizado predominantemente no fígado (80%) e nos tecidos extra-hepáticos (principalmente osso, músculo e rim), inclusive na própria glândula hipofisária.[7] O IGF-1 tem importante papel na regulação do eixo somatotrófico pela retroalimentação (*feedback*) sobre o hipotálamo e a hipófise (ver Figuras 6.1 e 6.4). De fato, ele causa diminuição da secreção do GH, não apenas por suprimir diretamente o somatotrofo, mas também por estimular a liberação hipotalâmica de somatostatina.[3,7] Como é um fator de crescimento, o IGF-1 estimula a proliferação celular e inibe a apoptose.[7]

O GH apresenta efeitos somáticos e metabólicos. O crescimento linear ocorre primordialmente de maneira indireta, mediada pelo IGF-1, o qual atua igualmente sobre vários órgãos (Figura 6.4).[7] Os efeitos metabólicos ocorrem por ação direta do GH sobre os carboidratos, lipídios e proteínas.[3,7] No que se refere aos carboidratos, o GH em excesso provoca resistência insulínica, levando ao aumento da produção hepática de glicose e às menores oxidação e captação da glicose pelos tecidos periféricos. Como consequência, ocorrem hiperinsulinismo secundário, tolerância diminuída à glicose e diabetes melito.[7]

O IGF-1 atua de modo endócrino em tecidos a distância, mas pode ser sintetizado localmente em tecidos-alvo, nos quais age de modo autócrino/parácrino.[3,7] Ele circula no plasma ligado a proteínas carreadoras, cujo representante principal é a proteína de ligação 3 do fator de crescimento semelhante à insulina (IGFBP-3; do inglês, *insulin-like growth factor binding protein-3*), também GH-dependente.[14] Age sobre receptores transmembranários, do tipo tirosinoquinase, aos quais se liga com grande afinidade.[14] Os níveis de IGF-1 são mais elevados durante a adolescência tardia e declinam ao longo da vida adulta. Esses níveis, determinados pelo sexo e por fatores genéticos, ficam elevados durante a puberdade e a gravidez, e na acromegalia. Em contrapartida, a produção de IGF-1 encontra-se suprimida em pacientes com desnutrição, doença hepática, hipotireoidismo ou diabetes melito mal controlado.[14,15]

EPIDEMIOLOGIA

A acromegalia é uma doença rara, mas certamente subdiagnosticada. Estudo recente revisou os dados de pesquisas populacionais realizadas nos EUA, na Europa e na Ásia, e estimou prevalência de 2,8 a 13,7 casos/100.000 e incidência anual de 2 a 11 novos casos/milhão.[16-19] Acredita-se que esses dados sejam

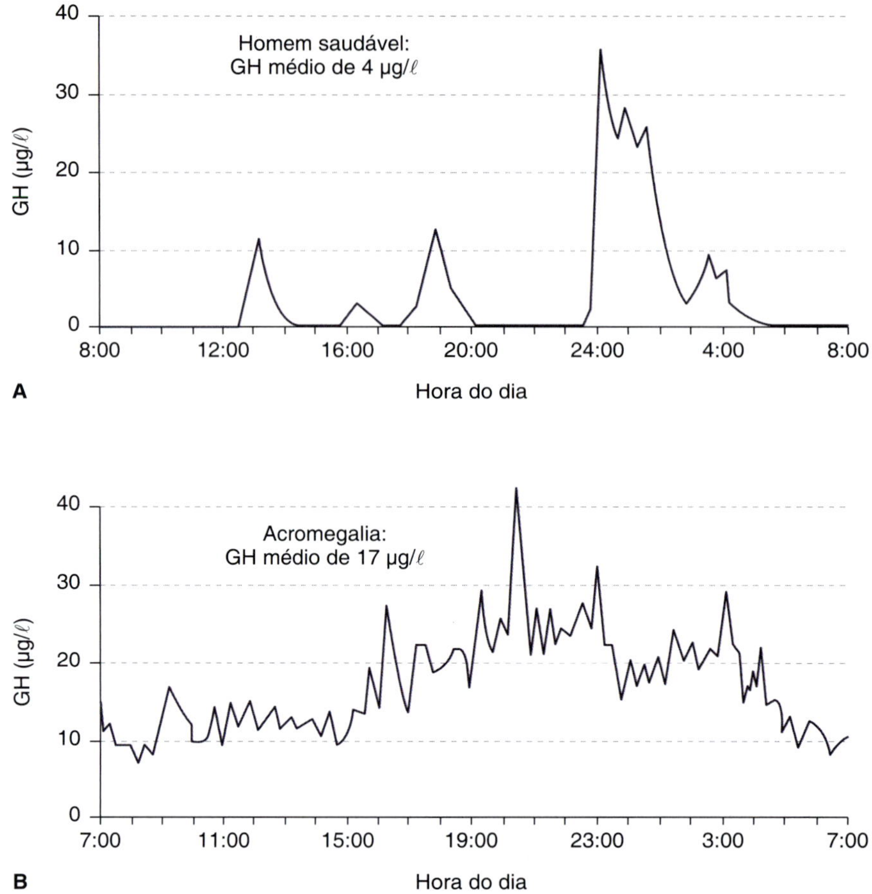

Figura 6.2 Pulsatilidade do hormônio do crescimento (GH) em indivíduo saudável (**A**) e com acromegalia (**B**) ao longo de 24 horas. Na acromegalia, notam-se maiores frequência e amplitude dos pulsos de GH.

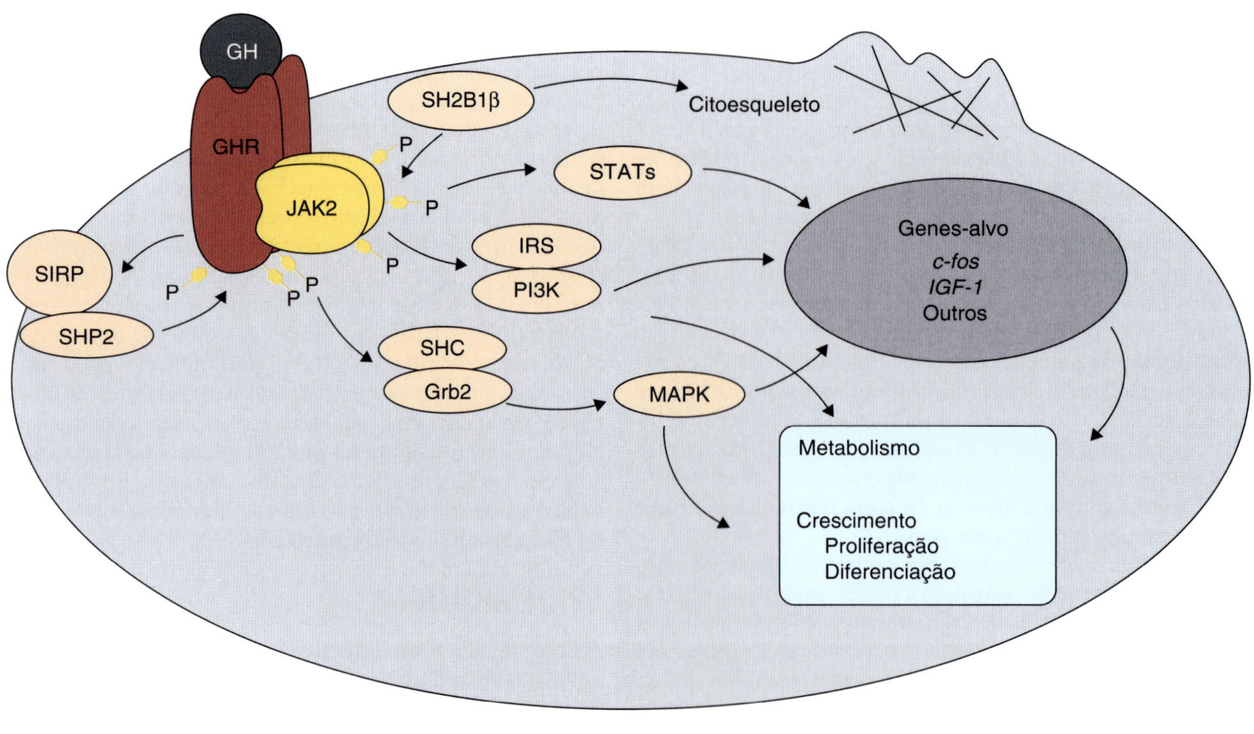

Figura 6.3 Vias de sinalização do hormônio do crescimento (GH). GHR: receptor do GH; IRS: substrato do receptor de insulina; JAK2: quinase Janus 2; MAPK: proteinoquinase ativada por mitógeno; SIRP: proteína reguladora de sinal; STAT: proteínas transdutoras de sinal e ativadoras de transcrição.

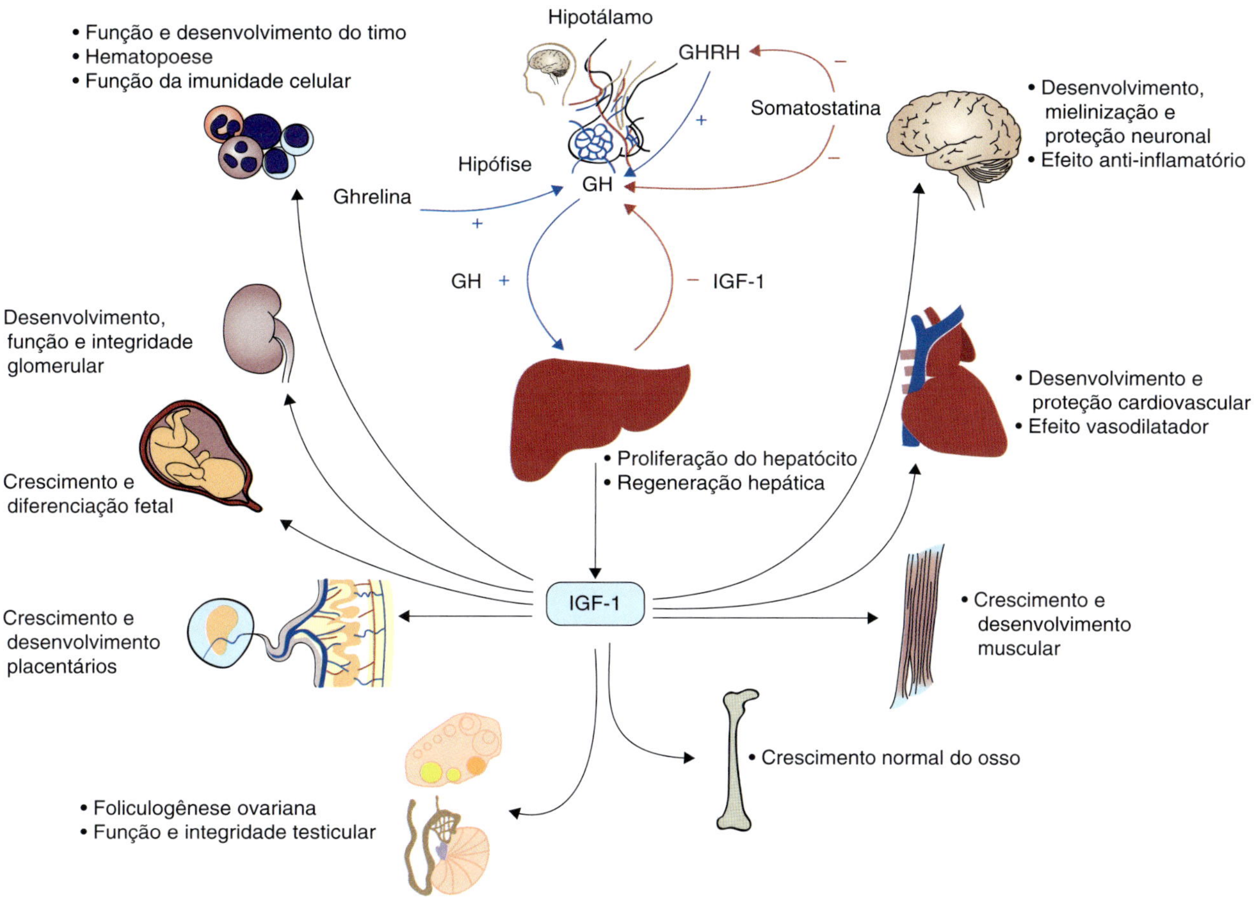

Figura 6.4 Representação das funções metabólicas do fator de crescimento semelhante à insulina-1 (IGF-1). GH: hormônio do crescimento; GHRH: hormônio liberador do GH.

semelhantes aos observados na América Latina; porém, estudos com bases de dados representativas não foram publicados nessa região. A determinação e o conhecimento das características epidemiológicas da acromegalia são fundamentais para o adequado planejamento dos serviços de saúde; entretanto, até o momento, poucos estudos utilizaram ferramentas como georreferenciamento[20] e farmacoeconomia.[21]

A doença ocorre com igual frequência em homens e mulheres, podendo acontecer em qualquer idade, embora seja mais comum entre 30 e 50 anos. Quando a secreção excessiva de GH se inicia antes do fechamento das cartilagens de crescimento, acontecem crescimento linear excessivo e gigantismo, enquanto excesso de GH após a fusão epifisária provoca acromegalia.[3,16,17]

Em razão da evolução insidiosa da doença, seu diagnóstico é frequentemente feito em torno de 5 a 10 anos após o aparecimento dos primeiros sinais e sintomas.[2,3] Em dois estudos europeus, o atraso no diagnóstico foi de 1 a 15 anos na Inglaterra (mediana de 4,5 anos)[17] e 1 a 25 anos na Bélgica (mediana de 5 anos).[18] No Brasil, estudos demonstram atraso médio de 5,8 anos e atraso mediano de 5 anos.[20]

Tal fato é extremamente relevante, uma vez que o diagnóstico e o tratamento mais precoces poderiam evitar ou minimizar o surgimento das complicações cardiovasculares, respiratórias e neoplásicas, principais responsáveis pelo aumento de mortalidade na acromegalia.[3]

ETIOLOGIA

Aproximadamente 98% dos pacientes com acromegalia albergam um adenoma hipofisário secretor de GH (somatotropinoma), que pode ser um adenoma de células puras de GH ou um adenoma misto, com células de GH e prolactina (PRL). Cerca de 80% desses adenomas são macroadenomas (≥ 10 mm) por ocasião do diagnóstico. Muito raramente, a acromegalia resulta de hipersecreção de GHRH, hipotalâmica ou ectópica (cerca de 2% dos casos). Excepcionalmente, tumores ectópicos secretores de GH são a causa da acromegalia; também bastante rara é a acromegalia familiar.[2,3,7,20]

Excesso de GH

Causas hipofisárias

Os somatotropinomas podem ocorrer de maneira esporádica ou, raramente, com agregação familiar.[3] Quando se desenvolvem na infância ou adolescência, antes da fusão das placas epifisárias, apresentam-se com o fenótipo de *gigantismo*; quando o excesso de GH ocorre na vida adulta, desenvolve-se a *acromegalia*. Os somatotropinomas são originalmente monoclonais, e diversas teorias têm sido propostas para a compreensão de sua patogênese.[1,3,17]

Diferentes tipos de adenomas somatotróficos, caracterizados de acordo com sua expressão hormonal e seus aspectos ultraestruturais, podem ser responsáveis por variáveis apresentações clínicas da acromegalia (Quadro 6.1).[22] Em 2017, a Organização Mundial da Saúde (OMS) revisou a classificação de tumores hipofisários, sem necessidade de avaliação dos aspectos ultraestruturais por microscopia eletrônica. Todavia, integrou a designação de linhagens celulares adeno-hipofisárias e sugeriu a avaliação de fatores de transcrição envolvidos na citodiferenciação, salientando a importância do PIT-1 (atualmente, mais chamado de PROP-1) para a linhagem somatotrófica.[23]

Quadro 6.1 Aspectos clínicos e patológicos dos adenomas somatotróficos.

Tipo	Prevalência (%)	Produção hormonal	Aspectos clínicos	Características patológicas
Adenoma de células de GH densamente granuladas	30	GH	Crescimento lento; clinicamente insidioso; responde bem aos análogos da somatostatina (SA)	Assemelha-se aos somatotrofos normais; numerosos grânulos secretórios grandes
Adenoma esparsamente granulado	30	GH	Crescimento lento; frequentemente invasivo; responde mal aos SA	Pleomorfismo celular
Adenoma misto com células secretoras de GH e PRL	25	GH e PRL	Variável	Somatotrofos densamente granulados, lactotrofos esparsamente granulados
Adenoma de células mamossomatotróficas	10	GH e PRL	Comum em crianças; gigantismo, hiperprolactinemia discreta	Ambos, GH e PRL, na mesma célula, frequentemente no mesmo grânulo secretório
Adenoma de célula-tronco acidofílica	2	GH e PRL	De crescimento rápido, invasivo; hiperprolactinemia dominante	Ultraestrutura distinta; mitocôndria gigante
Adenomas pluri-hormonais	2	GH (PRL com αGSU, FSH/LH, TSH ou ACTH)	Os produtos hormonais secundários são, muitas vezes, clinicamente silenciosos	Variáveis; podem ser monomórficos ou plurimórficos
Carcinoma somatotrófico	0,5	GH	Em geral agressivo	Metástases documentadas

ACTH: hormônio adrenocorticotrófico; αGSU: subunidade alfa; FSH: hormônio foliculestimulante; LH: hormônio luteinizante; PRL: prolactina; TSH: hormônio tireoestimulante. (Adaptado de Ben-Shlomo e Melmed, 2008;[3] Low, 2011;[7] Mete e Lopes, 2017;[23] Melmed, 2011.[24])

Sessenta por cento desses tumores são somatotropinomas puros, que contêm grânulos citoplasmáticos positivos para GH, densa ou esparsamente distribuídos. Os primeiros surgem de modo insidioso, têm crescimento lento e se manifestam durante ou após a meia-idade; os últimos crescem rapidamente e aparecem em indivíduos mais jovens, com doença mais grave.[22,23]

Tumores mistos de células de GH e PRL podem expressar a secreção hormonal em células distintas; todavia, em alguns casos, os adenomas mamossomatotróficos expressam tanto GH quanto PRL em uma única célula. Raros tumores podem ser pluri-hormonais (< 5%) e expressar GH com qualquer combinação de PRL, hormônio tireoestimulante (TSH), hormônio adrenocorticotrófico (ACTH) ou subunidade α. Tais pacientes podem apresentar aspectos clínicos de acromegalia, associados a hiperprolactinemia, hipercortisolismo ou, raramente, hipertireoidismo.[22-26]

Carcinomas somatotróficos são extremamente raros, e seu diagnóstico é fundamentado na detecção de metástases a distância.[22] Tumores que exibem atividade mitótica, hipercelularidade e pleomorfismo nuclear sem metástase não devem ser erroneamente classificados como malignos, mesmo que tenham crescimento muito rápido e sejam invasivos.[22,23]

Há, ainda, os *somatotropinomas silenciosos*, que não são acompanhados de manifestações clínicas, a despeito de suas células se mostrarem positivas para o GH à imuno-histoquímica. Os níveis séricos de GH e/ou PRL apresentam-se normais ou modestamente elevados em cerca de metade dos casos.[23,25]

Condições genéticas e moleculares

Nos últimos 20 anos houve grande progresso na compreensão dos mecanismos moleculares envolvidos no desenvolvimento do GHoma, com a identificação de causas genéticas nos casos esporádicos ou familiares (Quadro 6.2).[7,27] As neoplasias endócrinas múltiplas (MEN) tipos 1 e 4 podem cursar com adenomas hipofisários e tumores pancreáticos e paratireoidianos, relacionando-se a mutações no gene *Menin* no cromossomo 11q13 ou mutações *CDKN1B* (*p27*^{Kip1}) no cromossomo 12p13.1, respectivamente.[27] Mutações ativadoras do gene *GNAS1*, no cromossomo 20q13.32, estão relacionadas ao surgimento da síndrome de McCune Albright, em que a acromegalia se associa a hiperostose, macrocefalia e assimetria facial.[27,29] Mutações no *PRKAR1A* (cromossomo 17q24.2) estão ligadas ao complexo de Carney, que pode cursar com mixomas atriais, lentiginose e acromegalia.[27] Mutações no gene da proteína de interação do receptor aril-hidrocarboneto (AIP) no cromossomo 11q13 são a causa mais comum dos adenomas hipofisários familiares isolados (FIPA).[27,30] A síndrome de acrogigantismo ligado ao X (X-LAG) cursa com tumores secretores de GH de comportamento agressivo na infância e está relacionada com a presença de microduplicação no cromossomo Xq26.3, no qual se encontra o gene *GRP101*.[31,32]

Os adenomas hipofisários (particularmente os secretores de GH) podem também surgir em associação com paraganglioma/feocromocitoma em síndrome clínica heterogênea decorrente de mutações em diferentes genes.[33] Esta síndrome é também conhecida como a "associação de 3Ps ou 3PAs" (do inglês, *Association of pheochromocitomas, paragangliomas, and pituitary adenomas*).[32]

Todas essas síndromes serão discutidas mais detalhadamente no Capítulo 12, *Adenomas Hipofisários Familiares*.

Causas extra-hipofisárias

Adenomas hipofisários ectópicos

Adenomas ectópicos secretores de GH podem excepcionalmente surgir de remanescentes hipofisários no seio esfenoidal, no osso temporal petroso, na cavidade nasofaringiana ou na região suprasselar (Quadro 6.3).[33,34]

Tumores periféricos secretores de GH

O GH imunorreativo foi identificado em tecidos normais de fígado, pulmão, cólon, estômago e cérebro, bem como em extratos de adenocarcinoma de pulmão, câncer de mama e tecidos ovarianos, sem evidência clínica de acromegalia.[33,34] Na literatura, há apenas dois casos de acromegalia por secreção ectópica de GH: um tumor de ilhotas pancreáticas intramesentérico[34,35] e um linfoma não Hodgkin.[36]

Quadro 6.2 Síndromes genéticas associadas ao desenvolvimento do adenoma hipofisário secretor de hormônio do crescimento.

Síndrome clínica	Gene	Cromossomo	Aspectos clínicos	Características patológicas	Herança
Adenomas hipofisários familiares isolados (FIPA)	*AIP*	11q13	Pacientes jovens	Adenomas grandes	Autossômica dominante ou esporádica
MEN-1	*Menin*	11q13.1	Tumores pancreáticos, paratireóideos ou hipofisários	Adenoma	Autossômica dominante
MEN-4	*CDKN1B*	12p13.1	–	Adenoma	Autossômica dominante
Síndrome de McCune-Albright	*PRKAR1A*	20q13.32	Hiperfunção hormonal, manchas café com leite, assimetria facial	Hiperplasia de células somatotróficas	Esporádica
Complexo de Carney	*PRKAR1A*	17q24.2	Mixomas atriais, adenoma hipofisário, lentiginose	Adenoma	Autossômica dominante
Síndrome de acrogigantismo ligado ao X (X-LAG)	*GPR101*	Xq26.3	Gigantismo na primeira infância	Hiperplasia e macroadenomas invasivos	Ligada ao X ou esporádica
3PA feocromocitoma, paraganglioma e adenoma hipofisário	*SDHA* *SDHB* *SDHC* *SDHD*	5p15.33, 1p36.13 1p23.3 11q23.1	Hipertensão, paroxismos, adenoma hipofisário	Hipertensão, paroxismos, adenoma hipofisário	Autossômica dominante ou esporádica, ou *imprinting* genômico para SDHD

MEN-1: neoplasia endócrina múltipla do tipo 1; MEN-4: neoplasia endócrina múltipla do tipo 4. (Adaptado de Colao et al., 2019;[1] Tatsi e Stratakis, 2020;[27] Horvath e Stratakis, 2008.[28])

Quadro 6.3 Acromegalia associada à produção ectópica.

Local de produção	Frequência (%)	Produtos hormonais	Aspectos clínicos	Características patológicas
Excesso de secreção de GH				
Tumor de ilhotas pancreáticas	< 1	GH	Geralmente no contexto de MEN-1 ou tumores carcinoides	Hipoplasia hipofisária
Linfoma não Hodgkin	< 1	GH	Quadro clínico do linfoma	Hipoplasia hipofisária
Adenoma hipofisário ectópico (seio esfenoidal ou parafaríngeo)	0,2	GH	Massa ectópica	Adenoma somatotrófico ectópico
Excesso de secreção de GHRH				
Central – hamartoma, glioma, coristoma e ganglioneuroma hipotalâmicos	< 1	GH	Massa hipotalâmica	Hiperplasia somatotrófica
Periférico – tumores carcinoides (brônquios, trato gastrintestinal, pâncreas), tumor de ilhotas pancreáticas, carcinoma pulmonar de pequenas células, adenoma adrenal, carcinoma medular de tireoide, feocromocitoma etc.	1	GH, PRL	Aspectos sistêmicos	Hiperplasia somatotrófica, raramente adenoma

GH: hormônio do crescimento; GHRH: hormônio liberador de GH; MEN-1: neoplasia endócrina múltipla do tipo 1. (Adaptado de Low, 2011;[7] Melmed, 1991;[33] Melmed, 2006;[34] Osella et al., 2003.[40])

Iatrogenia

Características acromegálicas (p. ex., aumento do tamanho dos pés, nariz e mandíbula) podem aparecer durante a administração exógena de GH em indivíduos sem deficiência do hormônio, com o intuito de melhorar o desempenho atlético[37] ou como tratamento antienvelhecimento.[38]

Excesso de GHRH

Causas hipotalâmicas

Produção excessiva de GHRH por patologias hipotalâmicas (p. ex., hamartomas, coristomas, gliomas e, sobretudo, gangliocitomas) pode resultar em acromegalia por induzir hiperplasia somatotrófica ou, muito raramente, a formação de um adenoma secretor de GH.[1,39,40] A acromegalia por secreção hipotalâmica ou extra-hipotalâmica de GHRH representa menos de 2% dos casos de acromegalia.[40]

Causas extra-hipotalâmicas

A acromegalia pode, muito raramente, resultar da secreção de GHRH por tumores ectópicos, sobretudo os carcinoides brônquicos e tumores neuroendócrinos pancreáticos (cerca de 130 casos relatados na literatura até 2022).[39] Outras neoplasias envolvidas incluiriam feocromocitoma, carcinoides do trato digestivo, carcinoide tímico, tumor neuroendócrino hepático etc. Em cerca de 50% desses tumores, já se evidenciam metástases à ocasião do diagnóstico.[39-41]

MANIFESTAÇÕES CLÍNICAS

Acromegalia é um distúrbio insidioso, com progressão gradual dos sinais e sintomas, os quais podem resultar de: compressão do tumor sobre as estruturas adjacentes (cefaleia, distúrbios visuais ou hipopituitarismo); exposição prolongada e excessiva ao GH (aumento das mãos e dos pés, alterações cutâneas, modificações fisionômicas e manifestações musculoesqueléticas, osteoartrite, síndrome do túnel do carpo, apneia do sono); ou complicações (cardiovasculares, respiratórias, endócrinas, metabólicas e neoplásicas) resultantes do excesso de GH[42-44] (Quadro 6.4). Em uma análise de 310 pacientes, observou-se que 40% tiveram seu diagnóstico estabelecido ao acaso, por meio de exame físico, odontológico ou radiológico (Quadro 6.5).[42] Em coorte de 64 pacientes, observou-se que a queixa principal que motivou a consulta inicial em mulheres foram distúrbios menstruais (25%) e, em homens, sintomas de hipogonadismo (20%). Três dos pacientes diagnosticados casualmente foram ao endocrinologista na qualidade de acompanhantes.[44]

As modificações fisionômicas na acromegalia caracterizam-se por alargamento do nariz, aumento dos lábios, crescimento exagerado da mandíbula com prognatismo (causando separação dos dentes e má oclusão dentária), macroglossia, aumento dos arcos zigomáticos e fronte proeminente (Figuras 6.5 e 6.6).

Quadro 6.4 Manifestações da acromegalia em 100 pacientes.

Manifestação	Frequência (%)
Manifestações do excesso de GH	
Crescimento das extremidades	100
Crescimento de partes moles	100
Hiperidrose	88
Letargia ou fraqueza	87
Ganho de peso	73
Parestesias	70
Artralgias	60
Papilomas	45
Hipertricose	35
Bócio	32
Acantose *nigricans*	29
Hipertensão	24
Cardiomegalia	16
Nefrolitíase	11
Distúrbios de outras funções endócrinas	
Hiperinsulinemia	70
Intolerância à glicose	50
Diabetes melito	20
Hiperprolactinemia	30
Distúrbios menstruais	60
Diminuição da libido	46
Galactorreia	13
Hipotireoidismo	13
Ginecomastia	8
Insuficiência adrenal	4
Manifestações locais	
Aumento da sela túrcica	90
Cefaleia	65
Déficit visual	20

GH: hormônio do crescimento. (Adaptado de Vilar et al., 2017.[44])

Apesar de serem bastante características, devido ao caráter insidioso de seu surgimento, elas são o motivo da consulta inicial em apenas cerca de 10% dos pacientes (ver Quadro 6.5).[1,44] Contudo, alguns pacientes podem ter alterações fisionômicas mínimas ou mesmo ausentes no início da doença (Figura 6.7). Uma análise de fotografias antigas pode revelar que tais características já estavam presentes vários anos antes do diagnóstico. Em geral, esse atraso é de 6 a 10 anos. Ainda como resultado da hipersecreção do GH, podem acontecer visceromegalias (língua, tireoide, coração, glândulas salivares, fígado, baço e rins),[1,2,42,44] como também hipertrofia prostática.[45] Hepatoesplenomegalia clinicamente aparente é, contudo, rara.[1,2]

Há aumento das extremidades (Figura 6.8) em praticamente 100% dos casos, mas é motivo da consulta inicial em apenas cerca de 10% deles. O crescimento das mãos e dos pés faz com que anéis, luvas e sapatos fiquem apertados, obrigando o paciente a usar tamanhos maiores; alguns indivíduos atribuem esse fato ao ganho de peso. Artralgia ocorre em 70% dos casos, enquanto artropatia (20 a 60% de prevalência) pode resultar em doença articular degenerativa em juntas sujeitas à sobrecarga de peso (joelhos, quadril e coluna). Hiperidrose e pele oleosa com odor desagradável são sinais precoces e comuns, ocorrendo em até 70% dos pacientes. Também é comum o espessamento da pele. Acrocórdons (*skin tags*) são vistos em até 45% dos casos e podem ser importantes marcadores para a existência concomitante de pólipos colônicos adenomatosos (Figura 6.9). O fenômeno de Raynaud pode ser observado em até um terço dos acromegálicos.[1,2,42-44]

Não raramente o diagnóstico da acromegalia é estabelecido de modo casual (Figura 6.10) ou a partir das complicações da doença, tais como irregularidades menstruais, diabetes melito (Figura 6.11), insuficiência cardíaca, apneia do sono (Figura 6.12), hiperplasia prostática ou síndrome do túnel do carpo. Esta última, detectada em 20 a 64% dos pacientes ao diagnóstico, resulta de compressão do nervo mediano, por aumento de partes moles.[1,42,44]

Quadro 6.5 Motivo da consulta inicial em 310 pacientes com acromegalia.

Queixa principal	Frequência (%)
Alterações menstruais	13
Mudanças fisionômicas/crescimento de extremidades	11
Cefaleia	8
Parestesias/síndrome do túnel do carpo	6
Diabetes melito/tolerância alterada à glicose	5
Doença cardíaca	3
Alteração visual	3
Diminuição da libido/disfunção erétil	3
Artropatia	3
Distúrbio tireoidiano	2
Hipertensão	1
Gigantismo	1
Fadiga	0,3
Hiperidrose	0,3
Sonolência	0,3
Outras	5
Ao acaso (detectada por exame físico, avaliação odontológica ou radiológica)	40

Adaptado de Molitch, 1992.[42]

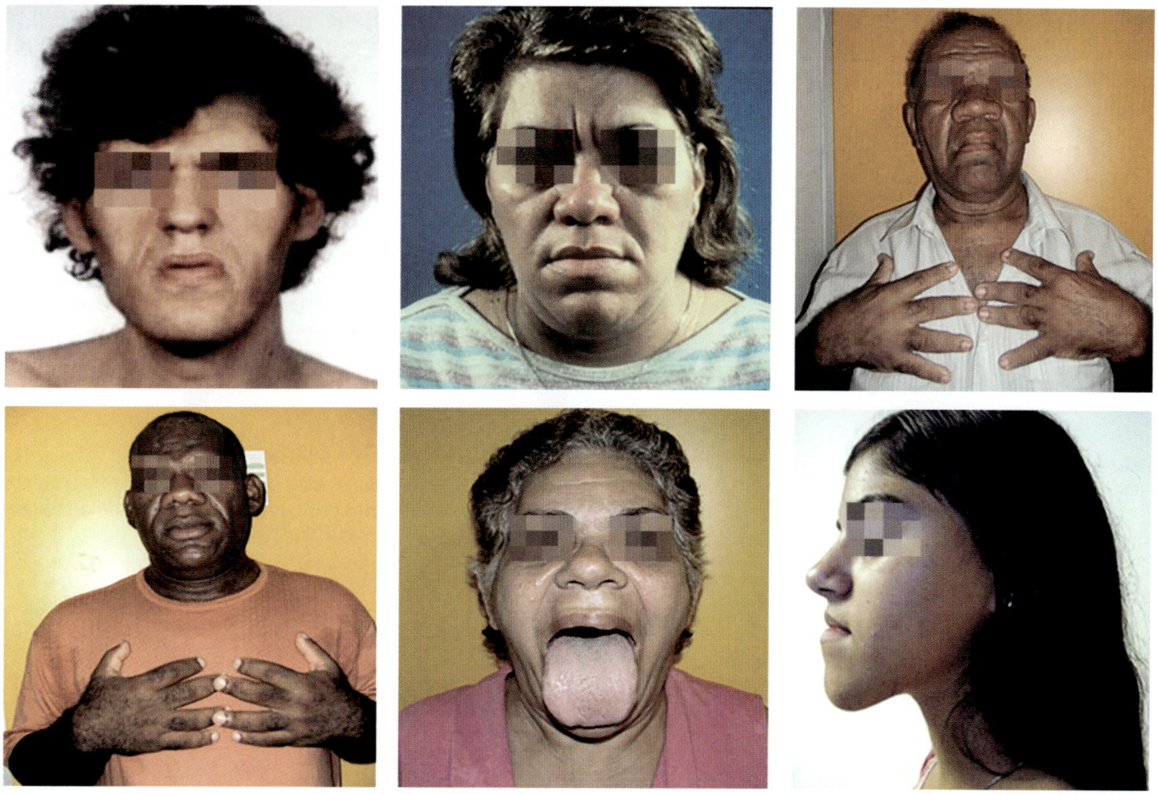

Figura 6.5 Modificações fisionômicas clássicas da acromegalia, caracterizadas por proeminência frontal, alargamento do nariz, aumento dos arcos zigomáticos e crescimento exagerado da mandíbula com prognatismo. Notar a macroglossia, outro achado comum na acromegalia, e as mãos grandes e largas.

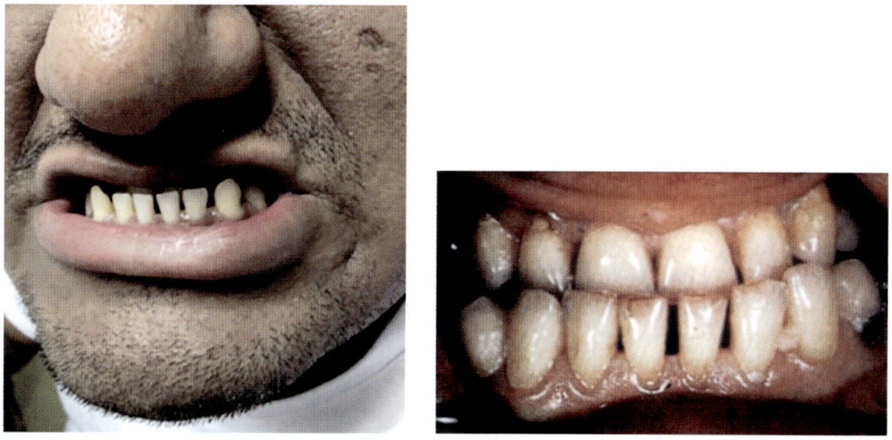

Figura 6.6 No adulto com acromegalia, o único osso que cresce é a mandíbula, causando prognatismo. Como consequência, ocorre protrusão da arcada dentária inferior, ocasionando separação e má oclusão dos dentes.

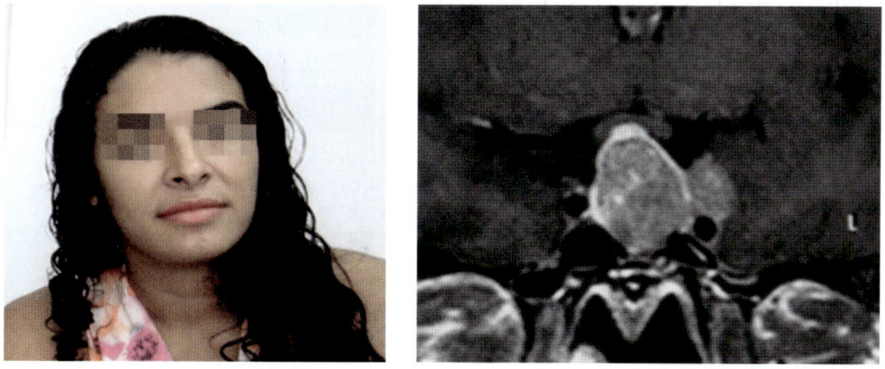

Figura 6.7 Acromegalia em mulher de 25 anos de idade com alterações faciais sutis e adenoma de 2,5 cm, que procurou assistência médica devido a amenorreia secundária. Como a prolactina estava elevada (225 ng/dℓ), o diagnóstico inicial foi de um macroprolactinoma.

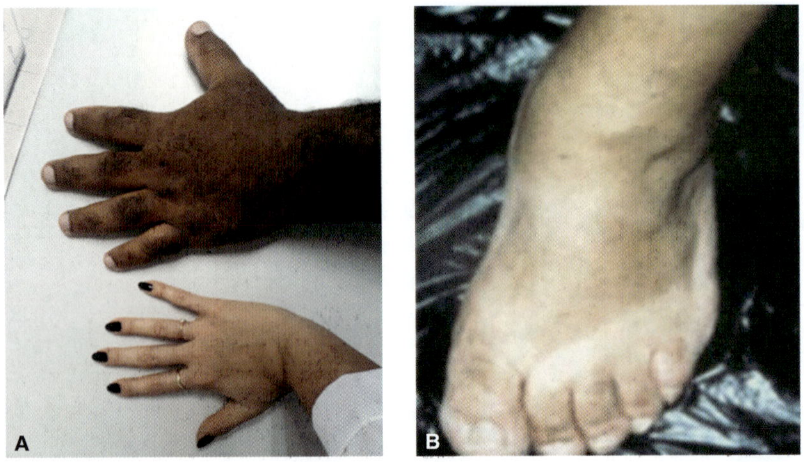

Figura 6.8 Crescimento de extremidades está presente em cerca de 100% dos casos de acromegalia. A. Mão de um paciente com acromegalia (larga e com dedos grossos e aparentemente curtos), comparada à da médica examinadora. B. O crescimento dos pés leva à necessidade de calçados com um número maior do que o habitual. O crescimento de mãos e pés na acromegalia se deve ao aumento de partes moles.

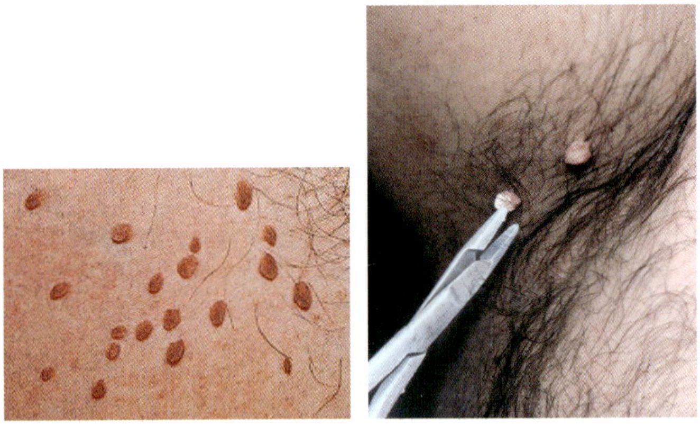

Figura 6.9 Acrocórdons (*skin tags*) podem ser marcadores da existência de pólipos e neoplasias do cólon em acromegálicos.

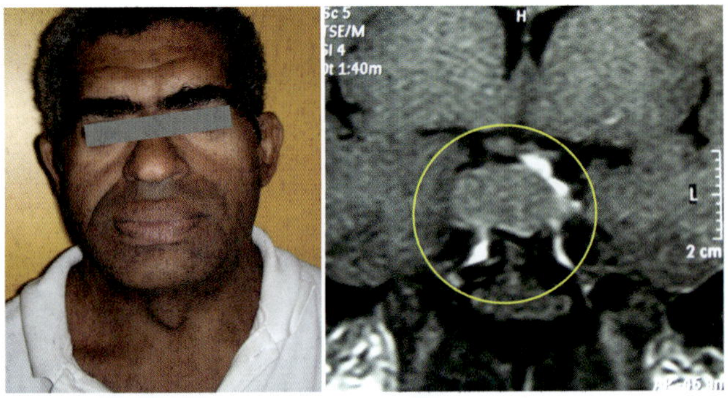

Figura 6.10 Este paciente com acromegalia teve a doença diagnosticada ao acaso, quando foi ao consultório do endocrinologista como acompanhante de sua esposa, portadora de diabetes melito. Os exames iniciais mostraram GH basal de 15,8 ng/mℓ, nadir do GH durante teste oral de tolerância à glicose (TOTG) de 5,9 ng/mℓ, IGF-1 elevado e macroadenoma hipofisário.

Eventualmente, apoplexia hipofisária pode também ser a manifestação inicial dos somatotropinomas e outros adenomas hipofisários.[46] Pode ocorrer espontaneamente ou estar relacionada com várias condições, tais como testes diagnósticos (p. ex., administração de hormônio liberador de tireotrofina [TRH], hormônio liberador de corticotrofina [CRH] ou hormônio liberador de gonadotrofina [GnRH], ou, menos comumente, teste oral de tolerância à glicose [TOTG]), procedimentos invasivos (p. ex., angiografias), traumatismo craniano, uso de agonistas dopaminérgicos ou clomifeno, gravidez etc.[46] Cefaleia intensa e súbita, acompanhada ou não de perda de consciência, paralisia de pares cranianos ou perda da visão são as manifestações mais comuns da apoplexia, a qual pode ser, contudo, oligossintomática.[46,47] A "cura" da acromegalia, com normalização do GH e do IGF-1, pode acontecer em razão da completa destruição do tumor pela apoplexia.[47]

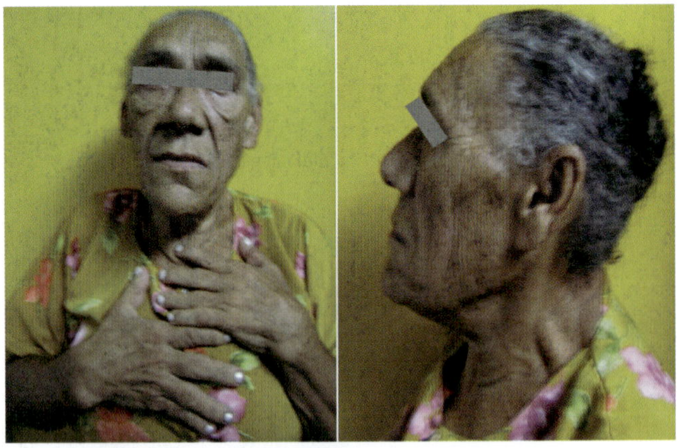

Figura 6.11 Paciente com acromegalia de 72 anos de idade, cujo motivo da consulta inicial com o endocrinologista foi o diabetes melito, surgido 10 anos antes. Até então, a paciente vinha sendo acompanhada por clínicos gerais. Notar a fácies bem característica e as mãos volumosas.

Gigantismo

Crescimento linear exagerado e gigantismo acontecem quando a secreção excessiva de GH ocorre antes do fechamento das placas epifisárias; no entanto, essa situação é vista em menos de 5% dos pacientes com somatotropinomas. O diagnóstico de gigantismo deve ser considerado em crianças que estejam mais de três desvios padrões acima da altura média para a idade ou mais de dois desvios padrões além da altura ajustada em relação à dos pais. O diagnóstico bioquímico é similar ao da acromegalia. Cerca de 20% dos casos estão associados à síndrome de McCune-Albright, com hiperplasia somatotrófica, ou a verdadeiros adenomas hipofisários. Gigantismo na infância por hiperplasia somatotrófica tem sido relatado, sugerindo que,

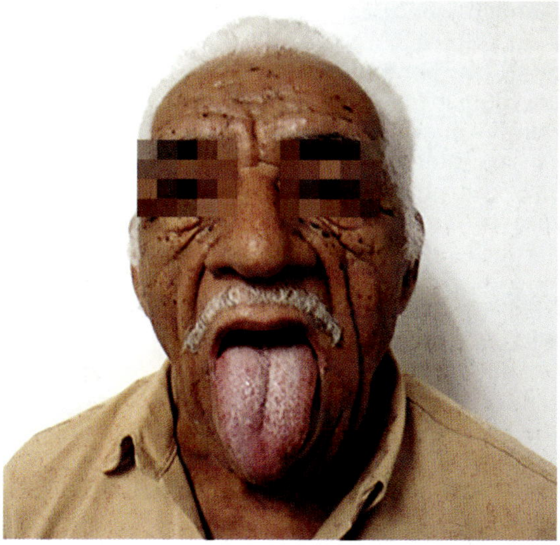

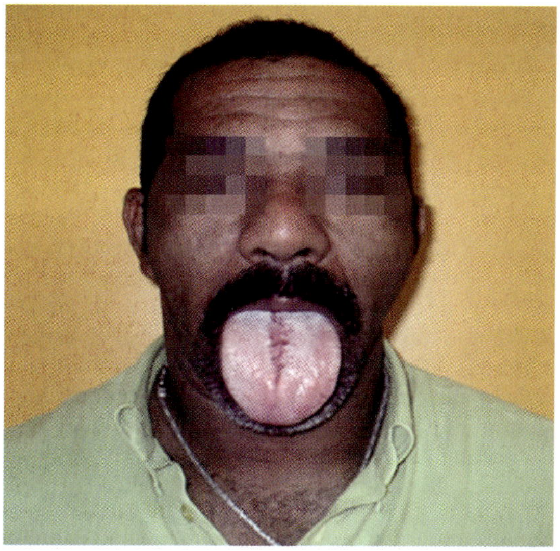

Figura 6.12 Apneia obstrutiva do sono é observada em até 80% dos acromegálicos, para a qual muito contribui a macroglossia.

nesses casos, a hipersecreção precoce de GHRH seria responsável pelo excesso de GH e IGF-1.[1,27,28]

Estudos sugerem que mais de 50% dos pacientes que manifestam hipersomatotropismo na fase pré-puberal podem apresentar mutações na AIP ou a X-LAG em contextos familiares ou esporádicos.[27,31] Como já mencionado, essas condições se caracterizam por gigantismo com início em jovens ou na primeira infância, devendo ser investigadas para intervenção mais precoce e multidisciplinar.[27,28,31]

Na história recente, o caso mais notável de gigantismo hipofisário foi o de Robert Wadlow, conhecido como o "gigante de Alton". Ao morrer, com 22 anos, em 1940, ele media 2,72 m e pesava cerca de 240 kg (Figura 6.13).

Complicações sistêmicas

A exposição crônica a níveis séricos elevados de GH e IGF-1 acarreta o desenvolvimento de complicações sistêmicas, como distúrbios cardiovasculares, respiratórios e neoplásicos,[48,49] as quais respondiam, respectivamente, por 60, 25 e 15% das mortes nos indivíduos com acromegalia, de acordo com artigo de revisão publicado em 2004.[15] No entanto, em quatro estudos posteriores, neoplasias malignas foram a principal causa de óbitos (27 a 36% dos casos), seguidas das doenças cardiovasculares, como observado na população geral.[50-53] Também são comuns alterações endócrinas, metabólicas e reumatológicas (Quadro 6.6).[15,48,49] Complicações cardiovasculares, respiratórias, reumatológicas ou metabólicas muitas vezes são o motivo que leva os pacientes a procurarem o médico.[15,48]

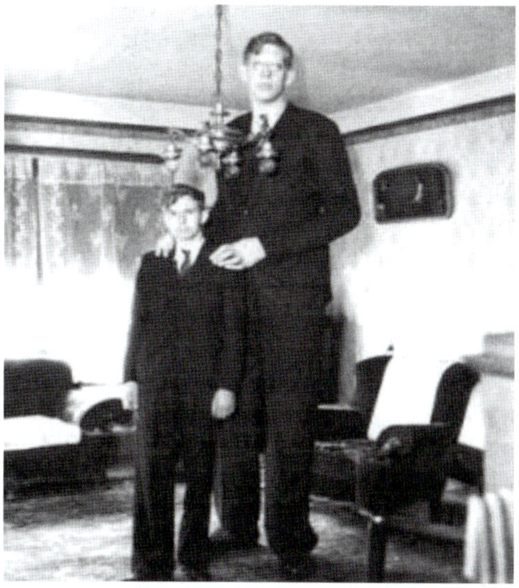

Figura 6.13 Robert Wadlow, conhecido como "gigante de Alton". Ao morrer, com 22 anos de idade, ele media 2,72 m.

Quadro 6.6 Complicações da acromegalia.

Cardiovasculares ▪ Hipertensão ▪ Cardiomegalia ▪ Hipertrofia ventricular ▪ Arritmias ▪ Acidente vascular cerebral
Respiratórias ▪ Obstrução das vias respiratórias superiores (apneia do sono) ▪ Depressão dos centros respiratórios centrais (narcolepsia; apneia do sono) ▪ Defeitos de ventilação-perfusão (hipoxemia) ▪ Calcificação traqueal ▪ Artropatia da junta cricoaritenóidea
Endócrinas ▪ Hiperprolactinemia ▪ Hipopituitarismo ▪ Anormalidades menstruais ▪ Disfunção erétil
Metabólicas ▪ Tolerância alterada à glicose/diabetes melito ▪ Hipertrigliceridemia ▪ Hipercalcemia ▪ Hipercalciúria
Neoplásicas benignas ▪ Tireoide ▪ Pólipos (estômago, cólon)
Neoplásicas malignas ▪ Cólon ▪ Esôfago ▪ Mama ▪ Estômago ▪ Tireoide

Adaptado de Colao et al., 2004.[15]

Complicações cardiovasculares

A hipertrofia do ventrículo esquerdo (HVE) é a anormalidade mais frequentemente descrita ao ecocardiograma e foi observada em 11 a 78% dos casos, em diferentes séries publicadas na última década.[48] No entanto, em um estudo brasileiro (n = 40) em que se utilizou a ressonância magnética (RM) cardíaca, considerada o exame de imagem padrão-ouro para fibrose e HVE, somente dois casos (5%) de HVE foram encontrados.[54] Anormalidades eletrocardiográficas, caracterizadas por arritmias, defeitos de condução e alterações da onda T e dos segmentos ST, são encontradas em 50% dos pacientes com acromegalia.[15] Arritmias ventriculares podem ser causa de morte súbita.[55] O desenvolvimento ou o agravamento de valvulopatias, sobretudo a mitral e a aórtica, são também achados comuns.[48,56] Ectasia de raiz aórtica foi detectada em até 26% dos pacientes avaliados.[57]

Entre os diversos tipos de acometimento cardiovascular, destaca-se a miocardiopatia acromegálica, condição caracterizada, inicialmente, pelo estado hiperdinâmico, seguida de HVE concêntrica e disfunção diastólica por déficit de relaxamento, culminando, em estágios mais tardios, em disfunção sistólica e, nos casos não adequadamente tratados, insuficiência cardíaca franca.[55,57]

O principal distúrbio funcional na cardiomiopatia acromegálica é a disfunção diastólica, observada em 11 a 58% dos pacientes, sendo geralmente leve e sem repercussões clínicas.[15,57] Em geral, a progressão para disfunção sistólica é incomum, encontrada em menos de 3% dos pacientes. Consequentemente, a presença de insuficiência cardíaca franca evidente é rara na acromegalia, variando entre 1 e 4% em pacientes não tratados ou não controlados.[57] Na última década, a miocardiopatia acromegálica tem sido relatada com frequência e gravidade decrescentes, supostamente por uma melhoria nas opções de tratamento da acromegalia em si e de suas complicações, como hipertensão, diabetes melito e dislipidemia.[48]

A hipertensão arterial sistêmica (HAS) também é frequente.[15,48] Em 18 séries, sua prevalência variou de 18 a 60% (média de 33%).[15] Contudo, ela tende a ser mais frequente nos casos de acromegalia não controlada.[43] Na gênese da HAS, podem contribuir retenção de sódio, expansão do volume extracelular, resistência insulínica e hiperatividade do sistema nervoso simpático.[15,45]

A despeito de apresentarem fatores de risco para doença aterosclerótica (resistência insulínica, diabetes melito, dislipidemia e HAS), os pacientes com acromegalia parecem não ter uma ocorrência aumentada de doença coronariana e doença cerebrovascular.[48] Contudo, nos acromegálicos submetidos à radioterapia, a doença cerebrovascular tem incidência e mortalidade claramente elevadas,[58] a exemplo do observado com outros adenomas hipofisários.[48] Foi também descrita em acromegálicos uma ocorrência aumentada de aneurismas saculares intracranianos.[59]

Complicações respiratórias

Complicações respiratórias são frequentes em acromegálicos e uma importante causa de mortalidade nessa população (10 a 20%, de acordo com estudos mais recentes).[48] A síndrome da apneia do sono (SAS) e a insuficiência respiratória são as manifestações mais graves.[15,48]

A SAS é definida como episódios recorrentes de apneia (cessação do fluxo respiratório por mais de 10 segundos) ou hipopneia (redução no fluxo de ar para menos de 50% do normal). Ela é causada pelo total ou parcial colapso faríngeo e obstrução temporária das vias respiratórias superiores (apneia obstrutiva do sono e/ou depressão central do impulso respiratório (apneia central do sono), resultando em repetidos episódios de hipoxia e hipercapnia.[60,61] Na acromegalia, a SAS é predominantemente obstrutiva; porém, em cerca de um terço dos casos, há também um componente central.[2,61] O edema das vias respiratórias superiores e a macroglossia são os fatores predisponentes principais.[2,61]

Em estudos transversais, a frequência da SAS variou de 27 a 88% (com predomínio no sexo masculino).[48,61] Ela é uma causa comum de roncos noturnos e sono fragmentado, resultando em má qualidade do sono e sonolência diurna. Essa condição pode ainda favorecer o aparecimento de HAS, arritmias cardíacas (desde bradicardia sinusal até taquicardia ventricular e assistolia), doença coronariana, acidente vascular cerebral (AVC) e cardiomiopatia. A polissonografia é o exame utilizado para confirmar o diagnóstico.[2,61]

O tratamento da acromegalia melhora a SAS em um número substancial de pacientes;[48] no entanto, o quadro pode persistir em até 40% dos que obtiverem normalização hormonal.[2]

Complicações endócrinas

A hiperprolactinemia, com ou sem galactorreia, é encontrada em cerca de um terço dos pacientes com acromegalia. Ela resulta de cossecreção de PRL pelo tumor ou por compressão da haste hipofisária. Geralmente, os níveis de PRL situam-se abaixo de 100 ng/mℓ.[62] Contudo, valores tão altos quanto 5.250 ng/mℓ já foram relatados em casos de cossecreção de GH e PRL.[63] Galactorreia é encontrada ocasionalmente na ausência de hiperprolactinemia, resultante de um estímulo direto do GH sobre os locais de ligação da PRL na mama.[34] Hipopituitarismo pode surgir por compressão do tumor sobre o tecido hipofisário normal adjacente ou sobre a haste. Amenorreia ou disfunção erétil são encontradas em aproximadamente metade dos casos de acromegalia, enquanto até 20% podem desenvolver insuficiência adrenal ou tireoidiana secundárias. Hipogonadismo pode resultar em osteopenia e favorecer a ocorrência de fraturas vertebrais.[2,5,48]

Bócio é um achado comum na acromegalia; ocorre em 25 a 92% dos casos (em média, 55%), podendo ser difuso ou, mais frequentemente, nodular.[64] Em estudos multicêntricos, 54% dos indivíduos apresentavam nódulos tireoidianos (aproximadamente 25% com nódulos tóxicos), 18 a 20% com bócio difuso e 1,2 a 7,2% com carcinomas papilíferos.[65]

Complicações metabólicas

Embora estimule a síntese de insulina, o GH causa hiperglicemia por induzir resistência insulínica via redução da produção de transportadores de glicose (GLUT1 e GLUT4) e estímulo da síntese de adipocinas.[48] Em diferentes séries, a prevalência de diabetes melito (DM) variou de 11 a 53%.[48] Em um grande estudo multicêntrico (n = 307), as frequências observadas de tolerância diminuída à glicose (IGT), combinação de glicemia de jejum alterada e IGT, DM e glicemia normal foram de 6,2, 10,7, 33,3 e 49,8%, respectivamente.[66]

Dislipidemia com padrão altamente aterogênico pode também surgir na acromegalia e contribuir para aumento no risco cardiovascular dessa doença. Caracteriza-se por redução do colesterol da lipoproteína de alta densidade (HDL-c), hipertrigliceridemia, elevação da lipoproteína(a) [Lp(a)] e aumento de partículas de lipoproteína de baixa densidade (LDL) pequenas e densas.[15,67,68]

Avaliando a prevalência de fatores de risco cardiovascular clássicos e não clássicos em 62 indivíduos com acromegalia, Vilar et al.[68] constataram que 14,5% tinham DM; 26%, pré-diabetes (glicemia de jejum alterada), 32%, resistência insulínica (avaliada pelo HOMA-IR); 40%, níveis baixos de HDL-c; 63%, elevação da Lp(a); 35,5%, aumento do fibrinogênio; e 56%, hipertrigliceridemia.[51] Tais anormalidades foram significativamente mais frequentes nos pacientes com acromegalia do que no grupo-controle.[68]

Hipercalcemia e hipercalciúria têm sido relatadas, respectivamente, em 5 a 10% e 47 a 68% dos casos de acromegalia.[48] Isso se deve a um hiperparatireoidismo primário concomitante (MEN-1) ou à elevação da 1,25 $(OH)_2$ vitamina D, decorrente da ativação da 1α-hidroxilase renal pelo GH, resultando em aumentada absorção intestinal de cálcio.[15,48]

Complicações reumatológicas

Artropatia acomete até 70% dos indivíduos com acromegalia.[48] Praticamente todas as articulações são envolvidas, levando a mobilidade reduzida, dor e deformidade física (p. ex., cifose). As mais frequentemente afetadas são ombro, joelho e quadril, comprometendo a função física e a qualidade de vida.[15,48,69] Os ossos também sofrem alterações patológicas na acromegalia, com a formação de osteófitos, sobretudo nas vértebras. Crescimento ósseo excessivo e edema de partes moles também podem levar a aprisionamento de nervos. Por isso, a síndrome do túnel do carpo sintomática (p. ex., dormência e dor na mão, mais especificamente nos três primeiros dedos e na metade do dedo anelar,), decorrente de compressão do nervo mediano, é uma condição comum na acromegalia (prevalência de 20 a 64% ao diagnóstico).[48,69] Além disso, manifestações radiológicas da osteoartrite em pelo menos um local da articulação estão presentes em quase todos os pacientes, principalmente na coluna e no quadril.[70]

Pessoas com acromegalia têm risco cerca de oito vezes maior de fraturas vertebrais radiológicas em comparação ao grupo-controle, independentemente da densidade mineral óssea. Em estudos transversais, a prevalência de fraturas vertebrais variou de 11 a 60%. Também foi observado que elas são mais frequentes em pacientes com doença ativa.[48,71]

Como as alterações articulares e da cartilagem são irreversíveis, o diagnóstico precoce e o tratamento efetivo da acromegalia são fundamentais para reduzir o risco de artropatia.[2,48]

Complicações neoplásicas

Estudos recentes sugerem aumento na expectativa de vida e na mortalidade por câncer em pacientes com acromegalia.[48,50-53] Isso porque o GH e IGF-1 promovem proliferação e diferenciação celular, síntese de proteínas e angiogênese, além de inibirem a apoptose, o que favorece teoricamente o desenvolvimento de tumores.[48,72] No entanto, mecanismos opostos (envolvendo IGFBP-3, proteínas e receptores de IGF) modulam as ações de IGF-1 para limitar o crescimento tumoral.[48,73] Por isso, a relação entre excesso de GH/IGF-1 e carcinogênese tem sido sempre motivo de preocupação e de muito debate na última década.[43,48,72,74]

Um risco aumentado de câncer, particularmente de cólon e tireoide, e, em menor intensidade, de mama e próstata, tem sido sugerido em pacientes com acromegalia, principalmente por estudos epidemiológicos.[73-77] Como o risco de câncer é dependente da idade, alguns autores têm sugerido que o aumento na incidência nesses pacientes parece relacionado à maior longevidade, semelhantemente ao observado na população geral.[43,72,73]

A verdadeira incidência e o risco real de malignidade na acromegalia permanecem desconhecidos. Uma revisão recente da prevalência e incidência de câncer na acromegalia em 17 séries publicadas até 2015 mostrou uma prevalência média de câncer de 10,8% (4,8 a 21,3%), significativamente maior do que na população global (prevalência de câncer em 5 anos estimada em 0,59%).[73] Uma recente metanálise de 23 estudos revelou taxas de incidência padronizada (SIR) elevadas para cânceres colorretal (2,6), de tireoide (9,2), mamário (1,6), gástrico (2,0) e do trato urinário (1,5).[78]

Vários pequenos estudos, mas não todos, mostraram que pacientes com acromegalia (em comparação com a população geral) apresentam um risco significativamente maior de desenvolver pólipos colônicos adenomatosos e câncer colorretal.[74] Uma metanálise de 701 pacientes acromegálicos, oriundos de nove estudos e comparados com 1.573 controles, revelou que os riscos de adenoma e câncer colônicos foram, respectivamente, 2,5 e 4,3 vezes maiores entre as pessoas com acromegalia.[75]

Em uma coorte multicêntrica italiana de 1.512 pacientes com acromegalia, o risco de câncer se mostrou significativamente maior do que na população geral (SIR 1,41; intervalo de confiança de 95% [IC95%]; 1,18 a 1,68, $p < 0,001$).[79] Em particular, estavam elevadas as incidências de câncer colorretal (SIR 1,67; $p = 0,022$), câncer de tireoide (SIR 3,99; $p < 0,001$) e câncer renal (SIR 2,87; $p < 0,001$).[79]

Em um estudo turco, em que 105 pacientes acromegálicos foram avaliados, neoplasias malignas foram identificadas em 16 deles (15%).[76] A mais frequente foi o carcinoma de tireoide (cinco casos; 4,7%), seguido dos carcinomas de mama (três casos; 2,8%), cólon (dois casos; 1,9%) e pulmão (dois casos; 1,9%).[76] Corroborando esses achados, em estudo multicêntrico brasileiro, a prevalência de carcinoma de tireoide mostrou-se significativamente maior na acromegalia do que em pacientes com outros tumores hipofisários (*odds ratio* de 14,30).[77]

Em contraste, em estudos de coorte de base populacional dinamarquês[80] e alemão,[81] o risco de câncer em pacientes com acromegalia revelou-se similar ao da população geral.

No rastreio de lesões colônicas, ainda é controversa a época ideal para se fazer a colonoscopia[2,48,74] Contudo, como neoplasias malignas podem ser detectadas em até 20% dos pacientes com menos de 40 anos,[82] as diretrizes da Endocrine Society de 2014 sugerem que o exame seja realizado ao diagnóstico.[2] Após o tratamento, é sugerido que colonoscopia seja repetida a cada 5 anos nos pacientes com IGF-1 persistentemente elevado ou com pólipo detectado no exame anterior.[2,82] Para aqueles com IGF-1 normal e sem pólipos, a recomendação é repeti-la a cada 10 anos.[2,82]

PROGNÓSTICO

As complicações da hipersecreção do GH não controlada de longa duração resultam em uma excessiva taxa de mortalidade (Figura 6.14), com redução de 5 a 10 anos na expectativa de vida.[2,3,83,84] DM ou doença cardíaca estão associados a um prognóstico significativamente menos favorável (Figura 6.15).[15,48,84] Estudo italiano recente avaliou os efeitos do controle hormonal e suas flutuações em seguimento de até 15 anos e sua relação com o aparecimento de comorbidades, sugerindo que o controle adequado reduza o risco relativo de aparecimento de complicações cardiovasculares e de diabetes melito, mas parece não reverter os problemas osteoarticulares.[49]

O último valor conhecido do nível do GH é o principal fator preditivo da mortalidade.[3,34] Assim, o diagnóstico precoce e o controle efetivo da acromegalia são essenciais para reduzir a morbidade e a mortalidade a longo prazo.[3,34,45] Como comentado, há evidências de que essa excessiva mortalidade possa ser revertida pela obtenção de níveis séricos de GH pós-tratamento $< 2,5\ \mu g/\ell$ (com radioimunoensaio policlonal) ou $< 1\ \mu g/\ell$ (com imunoensaios mais sensíveis), bem como pela normalização do IGF-1.[45,48]

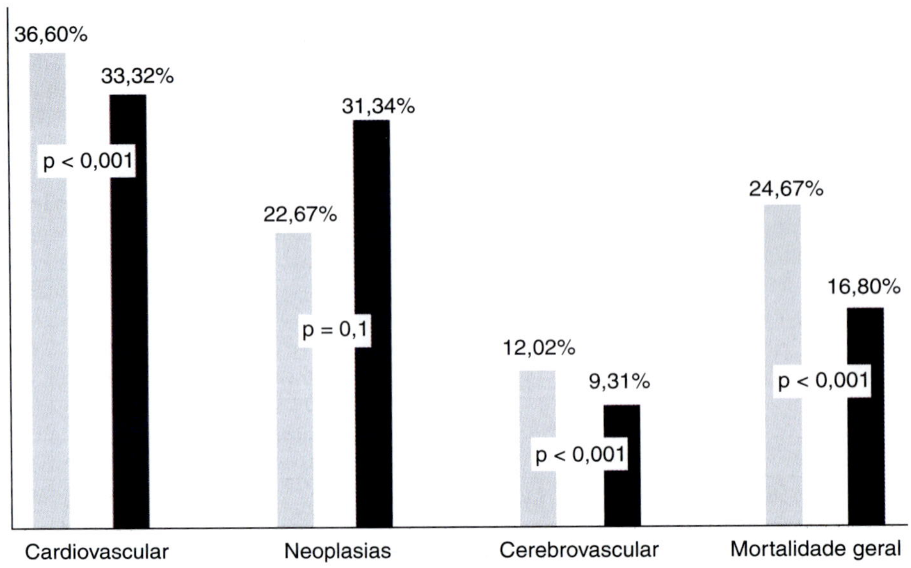

Figura 6.14 Mortalidade geral e por causas específicas em uma série de 366 óbitos de pacientes acromegálicos. (Adaptada de Orme et al., 1998.[83])

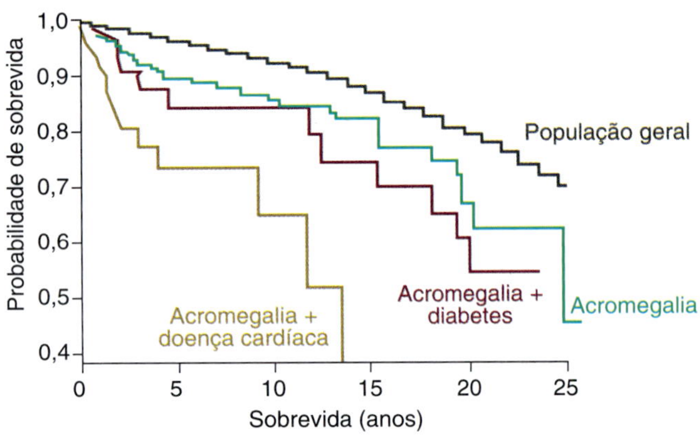

Figura 6.15 O impacto da acromegalia na sobrevida é ainda maior se houver cardiomiopatia. (Adaptada de Holdaway et al., 2004.[84])

Um estudo de metanálise demonstrou redução da mortalidade da acromegalia na última década, sobretudo em pacientes em uso de análogos da somatostatina como terapia adjuvante. O aumento da expectativa de vida associou-se ao maior número de mortes relatadas por câncer.[85] Historicamente, doenças cardiovasculares respondiam pela principal causa de morte em casos de acromegalia.[15] Contudo, em três séries mais recentes, neoplasias malignas representaram a principal causa de mortalidade nessa população.[50-53]

DIAGNÓSTICO

O diagnóstico da acromegalia envolve a avaliação de aspectos clínicos, laboratoriais e radiológicos. O rastreamento é realizado com as dosagens basais do GH e IGF-1, cujos níveis séricos estão elevados na grande maioria dos casos.[2,34] Nos casos duvidosos, dosa-se o GH durante o teste oral de tolerância à glicose (TOTG) (Figura 6.16).[2,86,87] Resultados discordantes entre GH e

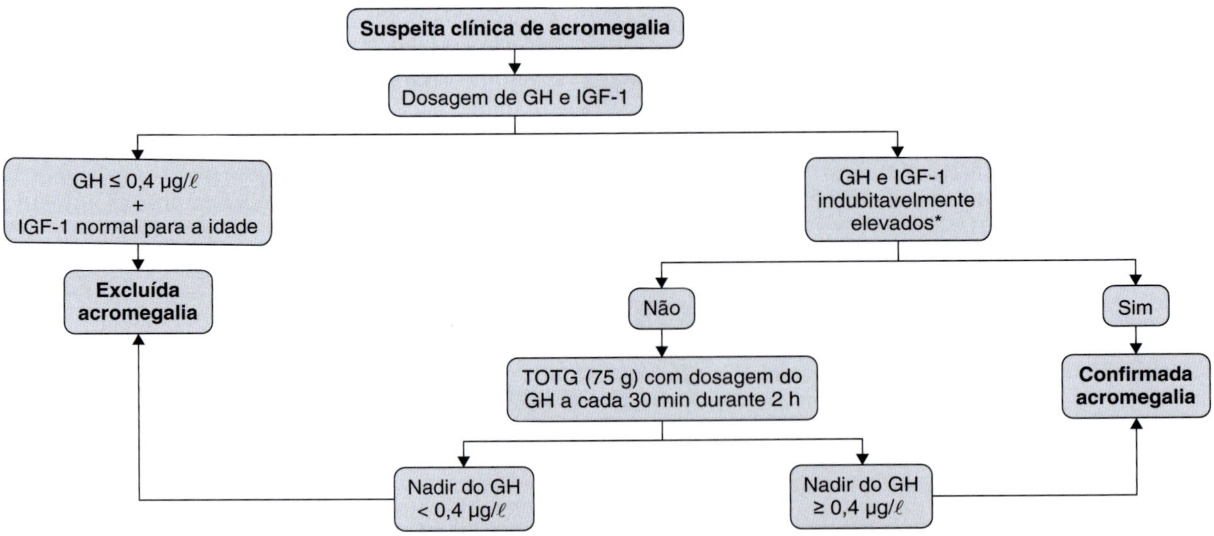

Figura 6.16 Fluxograma para o diagnóstico laboratorial da acromegalia. *IGF > 1,3 vez: o limite superior da normalidade. Após a exclusão de resultados falso-negativos. Após a exclusão de resultados falso-positivos. GH: hormônio do crescimento; IGF-1: fator de crescimento semelhante à insulina-1; TOTG: teste oral de tolerância à glicose. (Adaptada de Katznelson et al., 2014;[2] Giustina et al., 2024.[88])

IGF-1 não são raros.[87,88] De fato, uma metanálise de 39 estudos totalizando 7.071 pacientes mostrou que a taxa de discordância global foi de 25,7%, sendo o formato predominante a elevação do IGF-1 com GH normal.[89]

Os critérios diagnósticos para acromegalia têm mudado ao longo dos anos, juntamente com o desenvolvimento de novos ensaios para GH e IGF-1 (Quadro 6.7).[2,34,90,91] Por exemplo, durante TOTG o valor do nadir normal do GH caiu de 2,5 mg/ℓ para 1 mg/ℓ e depois para 0,4 mg/ℓ.[2,34] Como mostrado no Quadro 6.7, o TOTG já foi considerado como o padrão-ouro para o diagnóstico da doença. Em contraste, de acordo com consenso publicado em 2024, a partir dos dados da *14th Acromegaly Consensus Conference*, a dosagem do GH no TOTG deve ficar restrita aos casos com níveis de IGF-1 persistentemente indefinidos.[88] Ainda segundo esse consenso, o diagnóstico de acromegalia se confirma pela detecção de valores de IGF-1 além de 1,3 vez o limite superior da normalidade (LSN) em pacientes com características clínicas da doença.[88]

Exames adicionais para o diagnóstico da acromegalia incluem RM da sela túrcica, radiografias de mãos e pés e, diante da suspeita dos raros casos de acromegalia por produção ectópica de GHRH, dosagem do GHRH e exames de imagem toracoabdominais (Quadro 6.8).[1-3,34]

Dosagem do GH basal

Em mais de 90% dos pacientes com acromegalia, o GH basal é superior a 10 ng/mℓ e ocasionalmente excede 500 ng/mℓ (valor médio de aproximadamente 50 ng/mℓ).[92] Embora níveis elevados de GH aleatórios sejam indicativos de acromegalia, eles não são plenamente confiáveis.[92-94] O GH é secretado pela glândula pituitária anterior de forma pulsátil, principalmente sob a regulação de dois peptídeos hipotalâmicos: o GHRH estimula a síntese e a secreção do GH, enquanto a somatostatina inibe a liberação do GH.[89] Os valores máximos de concentração de GH em indivíduos saudáveis podem, às vezes, atingir os valores de GH observados em pacientes com acromegalia.[92] Outras condições também podem aumentar os níveis de GH devido à resistência hepática ao GH (p. ex., doença hepática, doença renal crônica, desnutrição, diabetes melito mal controlado etc.).[91,95]

Em contraste, a obesidade e a exposição crônica a glicocorticoides exógenos reduzem os níveis de GH por vários mecanismos, incluindo a inibição da secreção e a pulsatilidade do GH, bem como o aumento da depuração do GH.[94] Da mesma forma, a liberação basal e estimulada de GH é atenuada no hipotireoidismo, o que resulta em menor secreção de IGF-1 pelo fígado.[94] Além disso, a biotina pode reduzir falsamente os níveis de GH quando imunoensaios baseados em biotina-estreptavidina são utilizados.[96,97] Tal interferência pode ser evitada interrompendo a ingestão de biotina 24 a 48 horas antes do exame de sangue.[96,97] Níveis mais baixos de GH podem também estar relacionados à obesidade.[88] De fato, a obesidade suprime, de modo reversível, a secreção do GH, impulsionado por níveis elevados de ácidos graxos livres, enquanto os níveis séricos de IGF-1,] permanecem normais ou elevados devido a níveis elevados de insulina portal.[88,94] Finalmente, alguns pacientes com acromegalia podem se apresentar com GH basal aparentemente normal.[87,93] Tal condição foi chamada de micromegalia (já que a maioria dos pacientes tinha microadenomas) por Ariel Barkan e seu grupo em 2002.[87]

Quadro 6.7 Diagnóstico bioquímico da acromegalia.

Critérios de exclusão
▪ GH ao acaso < 0,4 μg/ℓ* + IGF-1 normal para a idade (Giustina et al., 2000)[90]
Critérios de confirmação
▪ Nadir do GH durante TOTG > 1 μg/ℓ** + IGF-1 aumentado para a idade (Giustina et al., 2000)[90]
▪ Nadir do GH durante TOTG > 1 μg/ℓ** + IGF-1 aumentado para a idade (Giustina et al., 2010)[91]
▪ Nadir do GH durante TOTG > 0,4 μg/ℓ** + IGF-1 aumentado para a idade (Katznelson et al., 2014)[2]
▪ IGF-1 > 1,3 vez o LSN + manifestações clínicas da acromegalia (Giustina et al., 2024)[88]

*μg/ℓ = ng/mℓ; **> 0,4 μg/ℓ, com o uso de ensaios fluorimétricos e quimioluminescentes ultrassensíveis; IGF-1: fator de crescimento semelhante à insulina-1; LSN: limite superior de normalidade; TOTG: teste oral de tolerância à glicose.

Quadro 6.8 Exames utilizados no diagnóstico da acromegalia.

Dosagens hormonais
▪ GH basal ▪ GH durante o TOTG ▪ IGF-1 ▪ Prolactina ▪ GHRH*
Exames de imagem
▪ Ressonância magnética da sela túrcica ▪ Radiografia de crânio, mãos e pés ▪ TC/ressonância magnética de tórax e abdome* ▪ Cintilografia com ^{111}In-pentetreotida (OctreoScan®)*
Exames adicionais
▪ Cálcio sérico e PTH**

*Diante da suspeita de acromegalia extra-hipofisária. **Diante da suspeita de MEN-1. GH: hormônio do crescimento; GHRH: hormônio liberador de GH; IGF-1: fator de crescimento semelhante à insulina-1; PTH: paratormônio; TC: tomografia computadorizada; TOTG: teste oral de tolerância à glicose.

Dosagem do GH durante o teste oral de tolerância à glicose

Nos pacientes em que o diagnóstico não puder ser descartado ou confirmado com as dosagens basais de GH e IGF-1, está indicado o TOTG com a administração de 75 g de glicose anidra e dosagens subsequentes de GH e glicemia a cada 30 minutos por 2 horas (Figura 6.17).[2,34]

O racional deste teste é que, enquanto a secreção de GH pelas células somatotróficas é inibida pela hiperglicemia, tal resposta tipicamente não ocorre com os somatotrofos tumorais. De fato, o GH tende a não cair e, em cerca de um terço dos pacientes, tende a se elevar (em até 50%).[92,94] Como mencionado, inicialmente, usou-se o *cut-off* de menos de 2,5 μg/ℓ (ng/mℓ) como nadir do GH durante o TOTG para se definir se havia ou não supressão dos níveis do GH.[34] Como o desenvolvimento de ensaios ultrassensíveis para o GH passou-se o usar o *cut-off* de 1 μg/ℓ e, depois, 0,4 μg/ℓ.[2,90,91] Rigorosamente, nenhum valor de GH durante o TOTG consegue com 100% de certeza diferenciar acromegalia de indivíduos normais.[88,94] Contudo, recentemente foi proposto que um nadir do GH < 0,2 μg/ℓ e < 0,4 μg/ℓ tornaria acromegalia bastante improvável em indivíduos com índice de massa corpórea (IMC) ≥ 25 kg/m² e < 25 kg/m², respectivamente.[88,94]

Causas de resultados falso-positivos na dosagem do GH no TOTG incluem DM descompensado, doença renal ou hepática crônica, hipertireoidismo, anorexia nervosa, uso de opioides, desnutrição e adolescência (Quadros 6.9 e 6.10).[2,3,88,94] Resultados falso-negativos no TOTG são bastante raros.[2,3,95] Tal situação ocorre principalmente em pacientes idosos e/ou com microadenoma, ou naqueles em uso de biotina.[2,88,96,97]

Classicamente, era recomendado que pacientes com DM não deviam ser submetidos ao TOTG, dando-se preferência ao GH basal e ao IGF-1.[2,34] Contudo, um estudo recente demonstrou que o TOTG pode ser utilizado com segurança para diagnóstico de acromegalia em pacientes com intolerância à glicose e DM bem controlado (hemoglobina glicada [HbA_{1c}] < 7%), com um ensaio ultrassensível para o GH.[88,94]

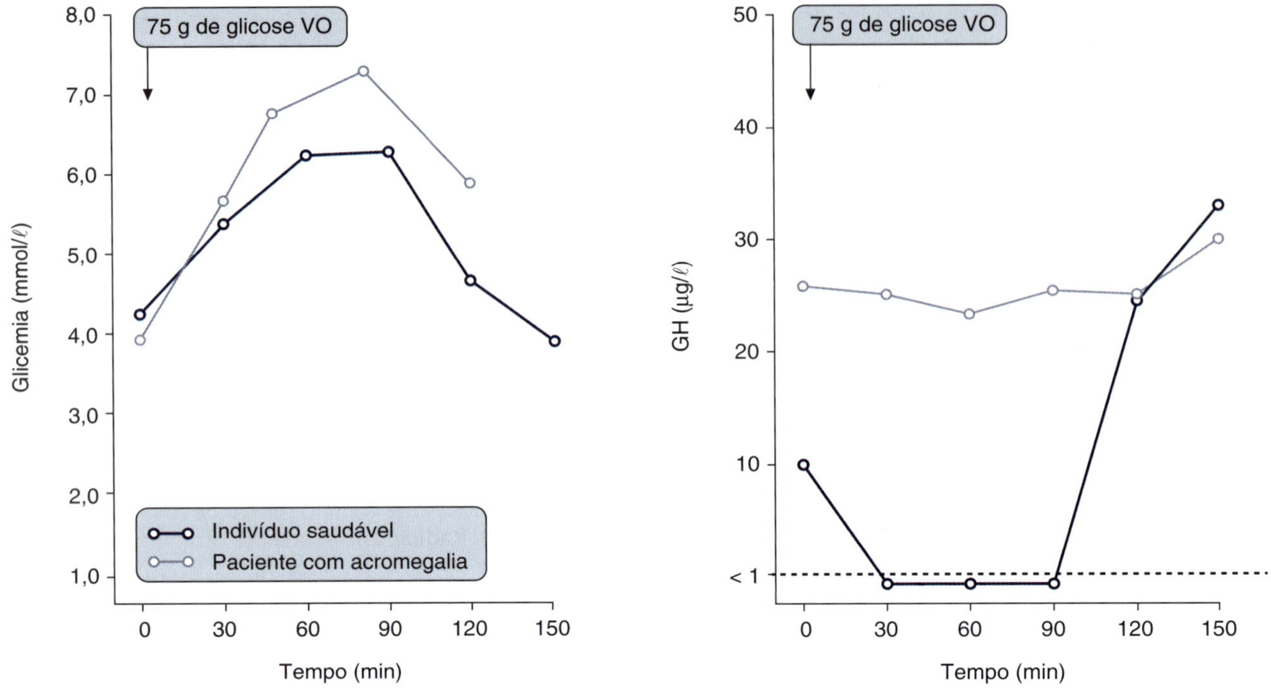

Figura 6.17 Comportamento do hormônio do crescimento (GH) sérico e da glicemia no teste oral de tolerância à glicose. Supressão do GH para valores < 1 µg/ℓ ocorre habitualmente nos indivíduos saudáveis, mas em menos de 5% dos acromegálicos. VO: via oral.

Dosagem do IGF-1

A dosagem do IGF-1 é o melhor teste de triagem para acromegalia porque é um marcador de secreção integrada de GH.[2] Além disso, ao contrário da secreção pulsátil de GH, o IGF-1 é secretado continuamente, tem meia-vida mais longa (aproximadamente 15 horas) e apresenta concentrações mais estáveis no sangue. Também o IGF-1 pode ser medido a qualquer hora do dia, sem necessidade de jejum. Seus níveis são proporcionais aos níveis médios de GH, mas esta correlação entre GH e IGF-1 pode ser perdida em valores mais elevados de GH, possivelmente devido à saturação dos receptores hepáticos de GH.[9,34,86,88,94]

Os valores de IGF-1 devem ser determinados de acordo com a idade e a população estudada.[88] Causas de resultados falso-positivos na dosagem de IGF-1 incluem puberdade, gravidez, hipertireoidismo e uso de suplementos proteicos, enquanto níveis diminuídos desse hormônio resultam de desnutrição, anorexia nervosa, hipotireoidismo, DM descompensado, uso de biotina, doença hepática crônica e renal, bem como estrogenoterapia oral (Quadros 6.10 e 6.11).[1-3,88,94] Elevação do IGF-1 também pode resultar da reposição excessiva de testosterona, pois a testosterona estimula a secreção de GH durante a noite.[95]

O achado de IGF-1 elevado com valores aparentemente normais de GH precisa ser interpretado principalmente com base nos achados clínicos do paciente, pois isso pode refletir "micromegalia" ou, como comentado anteriormente, resultados falso-negativos de GH.[2,94,95] A elevação isolada do IGF-1 também pode resultar de armadilhas pré-analíticas e técnicas. A definição do intervalo normal utilizando um intervalo de confiança de 95% indica que 2,5% da população normal apresentarão níveis acima do limite superior do intervalo normal em qualquer teste. Portanto, alguns casos com elevações leves de IGF-1, GH suprimível e sem características acromegálicas, podem representar apenas essa parte da população normal.[95] Uma causa comum de IGF-1 falsamente elevado é uma definição inadequada de faixas normais ajustadas para sexo e idade. Outros problemas do ensaio de IGF-1 incluem falta de padronização entre diferentes laboratórios, presença de anticorpos heterófilos, bem como fatores técnicos que alteram o desempenho

Quadro 6.9 Condições outras, além da acromegalia, que podem resultar em não supressão do hormônio do crescimento ao teste oral de tolerância à glicose.

- Diabetes melito
- Hipertireoidismo
- Uremia
- Desnutrição
- Doenças hepáticas
- Anorexia nervosa
- Adolescência
- Uso de opioides

Quadro 6.10 Condições que afetam os níveis de IGF-1 e GH (basais e durante o TOTG).

Condição	IGF-1	GH	Nadir do GH
Puberdade	Alto	Alto	Alto
Gravidez	Alto	Alto	Alto
DM mal controlado	Baixo/normal	Alto	Alto
Doença renal crônica	Baixo/normal	Alto	Alto
Doença real	Baixo/normal	Alto	Alto
Desnutrição	Baixo/normal	Alto	Alto
Estrogênio oral	Baixo/normal	Alto	Alto
Doença crônica	Baixo/normal	Alto	Alto
Hipotireoidismo	Baixo	Baixo	Baixo
Hipertireoidismo	Alto	Baixo/normal	Baixo/normal
Obesidade	Normal/alto	Baixo	Baixo
Uso de biotina*	Baixo	Baixo	Baixo

*Quando ensaios baseados na reação biotina-estreptavidina são utilizados. GH: hormônio do crescimento; IGF-1: fator de crescimento semelhante à insulina-1. (Adaptado de Akirov et al., 2021.[94])

Quadro 6.11 Causas de resultados falso-positivos e falso-negativos na dosagem do fator de crescimento semelhante à insulina-1.

Falso-positivos
■ Puberdade, gravidez, adolescência e hipertireoidismo e uso de suplementos proteicos
Falso-negativos
■ Desnutrição, anorexia nervosa, hipotireoidismo, diabetes melito descompensado, doença hepática e renal, uso de biotina, uso de estrogênio oral ou SERM (raloxifeno e clomifeno)

SERM: moduladores seletivos do receptor estrogênico.

do ensaio, como coleta e manuseio de amostras. De fato, o soro ou plasma devem ser separados das células sanguíneas dentro de 2 horas para evitar aumento artificial do IGF-1.[94,95]

Por outro lado, na ausência de condições clínicas que diminuam os níveis séricos de IGF-1 (como diabetes melito não controlado, hipotireoidismo, insuficiência renal ou hepática, distúrbios alimentares, perda de peso > 5% nos últimos três meses e IMC < 18,5 kg/m^2, estrogênios orais e ingestão de altas doses de biotina), níveis normais de IGF-1 geralmente excluem acromegalia, mesmo com nadir de GH > 0,4 μg/ℓ durante o TOTG.[94,95]

Em uma coorte de 100 casos de acromegalia, 7 (7%) tinham IGF-1 normal, achado atribuído a estrogenoterapia oral (n=2), uso de biotina (n=2), doença hepática crônica (n= 2) e congestão hepática devido a insuficiência cardíaca grave (n=1). Um total de 7 pacientes (7%) apresentavam-se com GH basal < 2 ng/mℓ, oito (8%) tinham nadir do GH no TOTG < 1 ng/mℓ (< 0,4 ng/mℓ em duas pacientes) mas 100% dos casos tinham IGF-1 elevado ou nadir do GH > 1 ng/mℓ (Figura 6.18).[98]

Dosagem do hormônio liberador de hormônio do crescimento

Está indicada nos casos de acromegalia com GH e/ou IGF-1 elevados, em que a RM não mostre nenhum tumor da região hipotalâmico-hipofisária ou sugira hiperplasia hipofisária. Níveis elevados de GHRH indicam secreção desse hormônio por tumor ectópico, localizado no abdome ou, mais comumente, no tórax. No caso de tumores hipotalâmicos, os níveis periféricos de GHRH não se encontram elevados, uma vez que o GHRH hipotalâmico não entra na circulação sistêmica.[2,7,34,40]

Exames de imagem

Como mais de 95% dos acromegálicos têm um adenoma hipofisário secretor de GH, uma RM com contraste da hipófise deve ser realizada depois que o diagnóstico bioquímico tiver sido estabelecido, para avaliar o tamanho do tumor, a magnitude da eventual extensão extrasselar e a relação do tumor com o quiasma óptico (Figura 6.19). Quando houver macroadenomas (80% dos casos), um exame dos campos visuais se faz necessário, para avaliar compressão do nervo óptico.[2,34]

A imagem de sela vazia em acromegálicos é mais comumente vista após apoplexia hipofisária. Entretanto, a associação de sela vazia primária à acromegalia hipofisária[99] ou produção ectópica de GHRH[40] já foi descrita.

A localização anatômica de tumores extra-hipofisários é conseguida por RM e tomografia computadorizada (TC) de tórax e abdome. No entanto, pequenos tumores ectópicos podem não ser visualizados por esses procedimentos. Nesta situação, o ^{68}Ga-DOTATE PET/CT pode se mostrar muito útil para a localização.[2,3,34]

Na radiografia simples do crânio de pacientes acromegálicos, podem ser observadas alterações da sela túrcica (aumento do volume, imagem de duplo assoalho selar, erosão das clinoides etc.), alargamento dos seios da face e protrusão da mandíbula (Figura 6.20). Radiografias das mãos caracteristicamente mostram aumento de partes moles, tufos em forma de pontas de seta nas falanges distais, alargamento da base das falanges com formação de osteófitos, aumento dos espaços intra-articulares e alterações císticas nos ossos do carpo (Figura 6.21). Nas radiografias dos pés, observam-se mudanças similares, com aumento do índice calcâneo (valor normal < 22 mm) (Figura 6.22).[3,7,34]

DIAGNÓSTICO DIFERENCIAL

Outras causas de hipersecreção do GH

Níveis elevados do GH sérico podem, também, ser observados em indivíduos com produção ou ação deficiente do IGF-1 ou de suas proteínas carreadoras, como nos casos de: diabetes melito descompensado, cirrose, anorexia nervosa, uremia, doenças agudas, síndrome da imunodeficiência adquirida (AIDS), desnutrição etc.[3,7,88]

Doenças que cursam com manifestações clínicas similares: pseudoacromegalia

No tocante às modificações fisionômicas e acrais, o principal diagnóstico diferencial da acromegalia é a *paquidermoperiostose*, que clinicamente se assemelha à acromegalia, mas cursa com níveis de GH e IGF-1 normais e sem evidência de tumor hipofisário ou extra-hipofisário.[100-102] A paquidermoperiostose (osteoartropatia hipertrófica primária [PHO] ou síndrome de Touraine-Solente-Golé) é uma síndrome genética rara, caracterizada por derrame articular progressivo associado a paquidermia, periostose e aumento de extremidades com baqueteamento

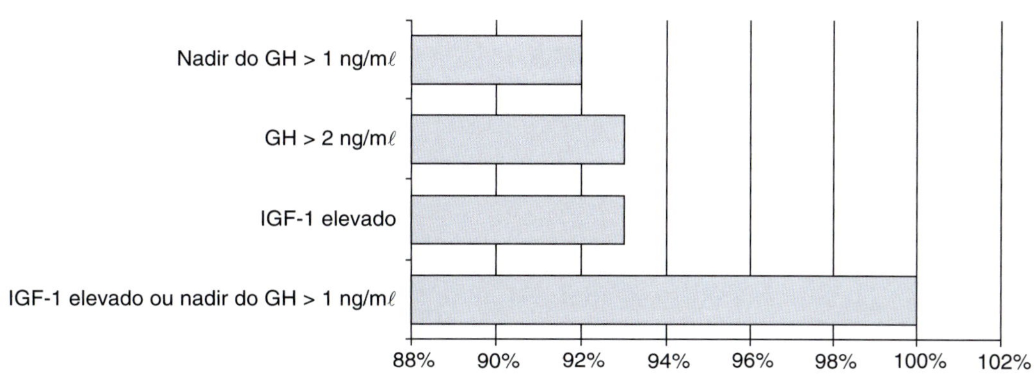

Figura 6.18 Níveis de hormônio do crescimento (GH) e fator de crescimento semelhante à insulina-1 (IGF-1) ao diagnóstico em uma coorte de 100 pacientes com acromegalia. (Adaptada de Vilar et al., 2024.[98])

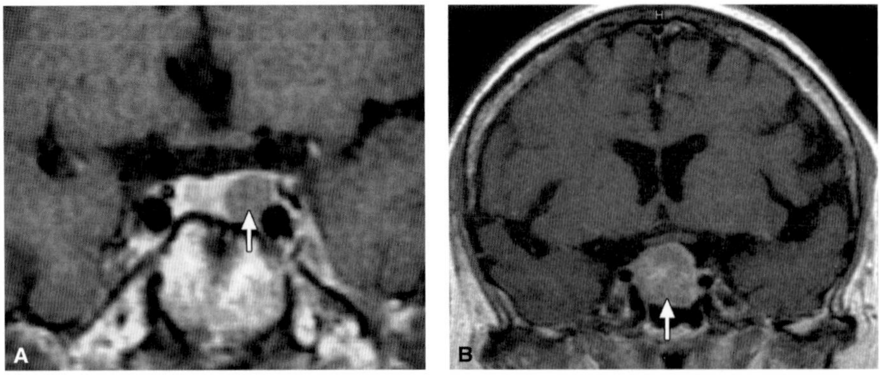

Figura 6.19 Microadenomas (**A**) e macroadenomas (**B**) (*setas*) representam, respectivamente, 10 a 20% e 80 a 90% dos casos de somatotropinomas.

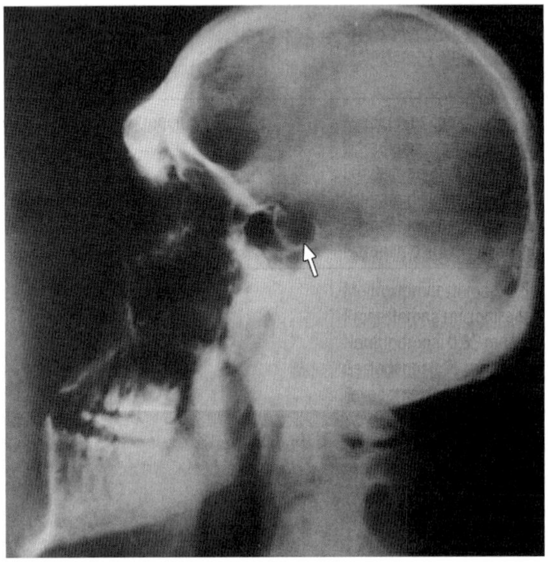

Figura 6.20 As alterações radiológicas características do crânio incluem aumento de volume da sela túrcica (*seta*), erosão das clinoides, aumento dos seios da face e protrusão da mandíbula.

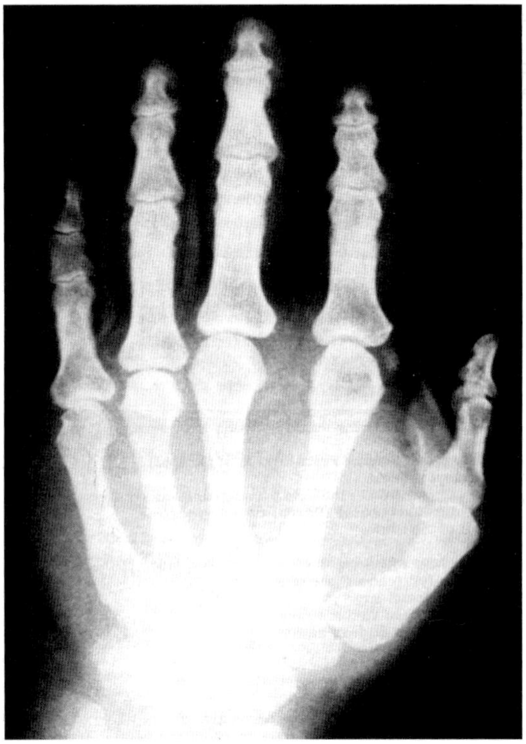

Figura 6.21 Alterações radiológicas características das mãos na acromegalia. Notar o acentuado aumento das partes moles, os tufos na extremidade superior das falanges distais e a aparência espessada dos outros ossos.

digital.[100,101] Outros achados incluem fácies leonina, sudorese excessiva e alterações características do couro cabeludo, evidenciadas por excesso de pele e dobras espessas (*cutis verticis gyrata*) (Figura 6.23).[100] A PHO geralmente é familiar e costuma iniciar-se na puberdade. Mutações no gene da 15-hidroxiprostaglandina desidrogenase (*SLCO2A1*) têm sido recentemente descritas em casos familiares de PHO.[100-102] A rara concomitância de paquidermoperiostose e acromegalia já foi demonstrada.[103]

Foi também relatado o surgimento de alterações fisionômicas similares às observadas na acromegalia devido ao uso crônico de minoxidil em doses excessivas.[104] Ademais, pseudoacromegalia (face acromegaloide) é descrita em um subgrupo de pacientes com síndromes associadas a intensa resistência insulínica (p. ex., síndrome de Berardinelli-Seip; síndrome de Rabson Mendenhall etc.). Finalmente, convém lembrar que feições grosseiras, quando não há qualquer doença, podem estar relacionadas com características individuais ou raciais.

Doenças que cursam com estatura elevada

O gigantismo pode ser causado por várias condições (Quadro 6.12). Por isso, alta estatura familiar, síndrome de Klinefelter, síndrome de Marfan, síndrome de Proteus e homocistinúria devem ser descartadas antes de se considerarem as causas endócrinas para a alta estatura.[105]

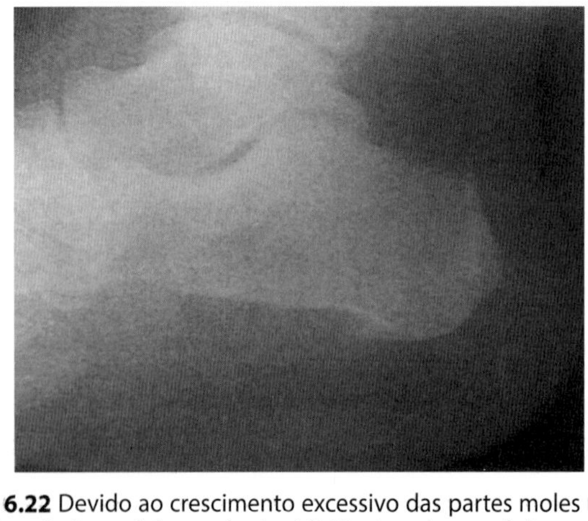

Figura 6.22 Devido ao crescimento excessivo das partes moles na acromegalia, o índice calcâneo-plantar (distância entre o calcâneo e a pele) costuma exceder 22 mm.

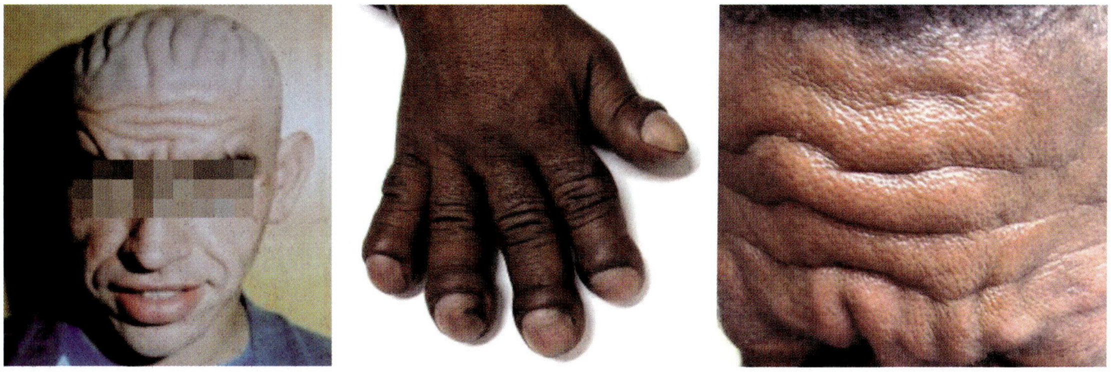

Figura 6.23 Características da paquidermoperiostose. Notar a *cutis verticis gyrata* (crescimento excessivo da pele, caracterizado por pregas e sulcos) no couro cabeludo e na fronte, as unhas hipocráticas (em vidro de relógio) e o baqueteamento digital.

Quadro 6.12 Causas de estatura elevada.

Genéticas
- Alta estatura familiar
- Síndrome de Klinefelter
- Síndrome de Marfan
- Síndrome de Proteus
- Homocistinúria

Endocrinometabólicas
- Hiperplasia ou adenomas de células somatotróficas
- Hiperinsulinismo
- Diabetes lipoatrófico
- Hipertireoidismo
- Excesso pré-puberal de esteroides sexuais

Não classificada
- Gigantismo cerebral

Resumo

Acromegalia é uma doença sistêmica crônica, rara, mas subdiagnosticada, decorrente da produção excessiva de hormônio do crescimento (GH) e fator de crescimento semelhante à insulina-1 (IGF-1). Clinicamente, caracteriza-se por surgimento de feições grosseiras e crescimento de extremidades. No entanto, o mais relevante e preocupante na acromegalia são suas complicações sistêmicas oriundas dos níveis elevados de GH e IGF-1, sobretudo as cardiovasculares, que implicam elevada morbimortalidade. Em mais de 95% dos casos, a acromegalia é causada por um adenoma hipofisário secretor de GH, dos quais cerca de 80% são macroadenomas (≥ 1 cm) ao diagnóstico. Casos resultantes da secreção de hormônio liberador do GH (GHRH) ou secreção ectópica de GH são excepcionalmente raros. O melhor exame para estabelecer o diagnóstico é a dosagem do IGF-1. Excluindo-se gravidez, adolescência e hipertireoidismo, níveis elevados de IGF-1 são muito indicativos de acromegalia. Devido ao caráter pulsátil do GH, seus níveis têm menor acurácia na distinção entre os indivíduos saudáveis e os acromegálicos. Raramente, os valores do GH podem estar normais na acromegalia.

REFERÊNCIAS BIBLIOGRÁFICAS

1. Colao A, Grasso LFS, Giustina A et al. Acromegaly. Nat Rev Dis Primers. 2019; 5:20.
2. Katznelson L, Laws ER Jr, Melmed S et al. Acromegaly: an Endocrine Society clinical practice guideline. J Clin Endocrinol Metab. 2014; 99:3933-51.
3. Ben-Shlomo A, Melmed S. Acromegaly. Endocrinol Metab Clin North Am. 2008; 37:101-22.
4. Asa S, Ezzat S. Molecular determinants of pituitary cytodifferentiation. Pituitary. 1999; 1:159-68.
5. Puy LA, Asa SL. The ontogeny of PIT-1 expression in the human fetal pituitary gland. Neuroendocrinology. 1996; 63:349-55.
6. Zafar M, Ezzat S, Ramyar L et al. Cell-specific expression of estrogen receptor in the human pituitary and its adenomas. J Clin Endocrinol Metab. 1995; 80:3621-7.
7. Low MJ. Neuroendocrinology. In: Melmed S et al. (Eds.). Williams textbook of Endocrinology. 12. ed. Philadelphia: W.B. Saunders; 2011. pp. 103-74.
8. Mayo KE, DeAlmeida V, Godfrey P et al. Regulation of the pituitary somatotroph cell by GHRH and its receptor. Recent Prog Horm Res. 2000; 55:237-66.
9. Kojima M, Hosoda H, Date Y et al. Ghrelin is a growth-hormone-releasing acylated peptide from stomach. Nature. 1999; 402:656-60.
10. Casanueva FF, Camiña JP, Carreira MC et al. Growth hormone releasing hormone as an agonist of the ghrelin receptor GHS-R1a. Proc Natl Acad Sci EUA. 2008; 105:20452-7.
11. Ho KY, Veldhuis JD, Johnson ML et al. Fasting enhances growth hormone secretion and amplifies the complex rhythms of growth hormone secretion in man. J Clin Invest. 1988; 81:968-75.
12. Brown RJ, Adams JJ, Pelekanos RA et al. Model for growth hormone receptor activation based on subunit rotation within a receptor dimer. Nat Struct Mol Biol. 2005; 12:814-21.
13. Argetsinger LS, Campbell GS, Yang X et al. Identification of JAK2 as a growth hormone receptor-associated tyrosine kinase. Cell. 1993; 74:237-44.
14. Clemmons D. Insulin-like growth factor 1 and its binding proteins. In: DeGroot LJ, Jameson JL (Eds.). Endocrinology. Philadelphia: Elsevier Saunders; 2006. pp. 643-73.
15. Colao A, Ferone D, Marzullo P et al. Systemic complications of acromegaly: epidemiology, pathogenesis, and management. Endocr Rev. 2004; 25:102-52.
16. Fernandez A, Karavitaki N, Wass JAH. Prevalence of pituitary adenomas: a community-based, cross-sectional study in Banbury (Oxfordshire, UK) Clin Endocrinol (Oxf). 2010; 72:377-82.
17. Gatto F, Trifirò G, Lapi F et al. Epidemiology of acromegaly in Italy: analysis from a large longitudinal primary care database. Endocrine. 2018;61:533-54.
18. Daly AF, Rixhon M, Adam C et al. High prevalence of pituitary adenomas: a cross-sectional study in the province of Liege, Belgium. J Clin Endocrinol Metab. 2006; 91:4769-75.
19. Lavrentaki A, Paluzzi A, Wass JAH et al. Epidemiology of acromegaly: review of population studies. Pituitary. 2017; 20:4-9.
20. Naves LA, Porto LB, Rosa JW et al. Geographical information system (GIS) as a new tool to evaluate epidemiology based on spatial analysis and clinical outcomes in acromegaly. Pituitary. 2015; 18:8-15.
21. Porto LB, Zimmermann IR, Naves LA. Economics of acromegaly treatment in Brazil: a budget impact analysis of pituitary surgery compared to long-term Octreotide LAR. Pharmacoeconon Open. 2019; 3:247-54.
22. Scheithauer BW, Kurtkaya-Yapicier O, Kovacs KT et al. Pituitary carcinoma: a clinicopathological review. Neurosurgery. 2005; 56:1066-74.
23. Mete O, Lopes MB. Overview of the 2017 WHO classification of pituitary tumors. Endocr Pathol. 2017; 28:228-43.
24. Melmed S. Pathogenesis of pituitary tumors. Nat Rev Endocrinol. 2011; 7:257-66.
25. Horvath E, Kovacs K. Pathology of acromegaly. Neuroendocrinology. 2006; 83:161-5.
26. Levy A. Molecular and trophic mechanisms of pituitary tumourigenesis. Horm Res Paediatr. 2011; 76(Suppl 1):2-6.
27. Tatsi C, Stratakis CA. The genetics of pituitary adenomas. J Clin Med. 2020; 9:E30.
28. Horvath A, Stratakis CA. Clinical and molecular genetics of acromegaly: MEN1, Carney complex, McCune-Albright syndrome, familial acromegaly and genetic defects in sporadic tumors. Rev Endocr Metab Disord. 2008; 9:1-11.
29. Baszko-Błaszyk D, Slynko J et al. Difficulties in diagnosis and treatment of acromegaly in a patient with a McCune-Albright syndrome. A case report and a review of literature. Neuro Endocrinol Lett. 2010; 31:594-6.
30. Daly AF, Beckers A. Familial isolated pituitary adenomas (FIPA) and mutations in the aryl hydrocarbon receptor interacting protein (AIP) gene. Endocrinol Metab Clin North Am. 2015; 44:19-25.

31. Naves LA, Daly AF, Dias LA et al. Aggressive tumor growth and clinical evolution in a patient with X-linked acro-gigantism syndrome. Endocrine. 2016; 51:236-44.
32. Guerrero-Pérez F, Fajardo C, Torres Vela E et al. 3 P association (3 PAs): Pituitary adenoma and pheochromocytoma/paraganglioma. A heterogeneous clinical syndrome associated with different gene mutations. Eur J Intern Med. 2019;69:14-19.
33. Melmed S. Extrapituitary acromegaly. Endocrinol Metab Clin North Am. 1991; 20:507-18.
34. Melmed S. Acromegaly. N Engl J Med. 2006; 355:2558-73.
35. Melmed S, Ezrin K, Kovacs K et al. Acromegaly due to secretion of growth hormone by an ectopic pancreatic islet-cell tumor. N Engl J Med. 1985; 312:9-17.
36. Beuschlein F, Strasburger CJ, Siegerstetter V et al. Acromegaly caused by secretion of growth hormone by a non-Hodgkin's lymphoma. N Engl J Med. 2000; 342:1871-6.
37. Nelson AE, Ho KK. Abuse of growth hormone by athletes. Nat Clin Pract Endocrinol Metab. 2007; 3:198-9.
38. Perls TT, Reisman NR, Olshansky SJ. Provision or distribution of growth hormone for "antiaging": clinical and legal issues. JAMA. 2005; 294:2086-90.
39. Zendran I, Gut G, Kałużny M, et al. Acromegaly caused by ectopic growth hormone releasing hormone secretion: a review. Frontiers in Endocrinology (Lausanne). 2022; 13:867965.
40. Osella G, Orlandi F, Caraci P et al. Acromegaly due to ectopic secretion of GHRH by bronchial carcinoid in a patient with empty sella. J Endocrinol Invest. 2003; 26:163-9.
41. Garby L, Caron P, Claustrat F et al. Clinical characteristics and outcome of acromegaly induced by ectopic secretion of growth hormone-releasing hormone (GHRH): a French nationwide series of 21 cases. J Clin Endocrinol Metab. 2012; 97:2093-104.
42. Molitch ME. Clinical manifestations of acromegaly. Clin Endocrinol Metab. 1992; 21:597-614.
43. Giustina A, Barkan A, Beckers A et al. A consensus on the diagnosis and treatment of acromegaly comorbidities: an update. J Clin Endocrinol Metab. 2020; 105:e137-46.
44. Vilar L, Vilar CF, Lyra R et al. Acromegaly: clinical features at diagnosis. Pituitary. 2017; 20:22-32.
45. Colao A, Marzullo P, Ferone D et al. Prostatic hyperplasia: an unknown feature of acromegaly. J Clin Endocrinol Metab. 1998; 83:775-9.
46. Glezer A, Bronstein MD. Pituitary apoplexy: pathophysiology, diagnosis and management. Arch Endocrinol Metab. 2015; 59:259-64.
47. Tamasawa N, Kurahashi K, Baba T et al. Spontaneous remission of acromegaly after pituitary apoplexy following head trauma. J Endocrinol Invest. 1988; 11:429-32.
48. Gadelha MR, Kasuki L, Lim DST et al. Systemic complications of acromegaly and the impact of the current treatment landscape: an update. Endocr Rev. 2019; 40:268-332.
49. Colao A, Grasso LFS, Di Cera M et al. Association between biochemical control and comorbidities in patients with acromegaly: an Italian longitudinal retrospective chart review study. J Endocrinol Invest. 2020; 43:529-38.
50. Mercado M, Gonzalez B, Vargas G et al. Successful mortality reduction and control of comorbidities in patients with acromegaly followed at a highly specialized multidisciplinary clinic. J Clin Endocrinol Metab. 2014; 99:4438-46.
51. Maione L, Brue T, Beckers A et al. Changes in the management and comorbidities of acromegaly over three decades: the French Acromegaly Registry. Eur J Endocrinol. 2017; 176:645-55.
52. Arosio M, Reimondo G, Malchiodi E et al. Predictors of morbidity and mortality in acromegaly: an Italian survey. Eur J Endocrinol. 2012; 167:189-98.
53. Bogazzi F, Colao A, Rossi G et al. Comparison of the effects of primary somatostatin analogue therapy and pituitary adenomectomy on survival in patients with acromegaly: a retrospective cohort study. Eur J Endocrinol. 2013; 169:367-76.
54. dos Santos Silva CM, Gottlieb I, Volschan I et al. Low frequency of cardiomyopathy using cardiac magnetic resonance imaging in an acromegaly contemporary cohort. J Clin Endocrinol Metab. 2015; 100:4447-55.
55. Clayton RN. Cardiovascular function in acromegaly. Endocr Rev. 2003; 24:272-7.
56. Casini AF, Neto LV, Fontes R et al. Aortic root ectasia in patients with acromegaly: experience at a single center. Clin Endocrinol (Oxf). 2011; 75:495-500.
57. Saccà L, Cittadini A, Fazio S. Growth hormone and the heart. Endocr Rev. 1994; 15:555-73.
58. Ayuk J, Clayton RN, Holder G et al. Growth hormone and pituitary radiotherapy, but not serum insulin-like growth factor-I concentrations, predict excess mortality in patients with acromegaly. J Clin Endocrinol Metab. 2004; 89:1613-7.
59. Manara R, Maffei P, Citton V et al. Increased rate of intracranial saccular aneurysms in acromegaly: an MR angiography study and review of the literature. J Clin Endocrinol Metab. 2011; 96:1292-300.
60. Rodrigues MP, Naves LA, Viegas CA et al. Prevalence of lung structure abnormalities in patients with acromegaly and their relationship with gas exchange: cross-sectional analytical study with a control group. Sao Paulo Med J. 2015; 133:394-400.
61. Attal P, Chanson P. Endocrine aspects of obstructive sleep apnea. J Clin Endocrinol Metab. 2010; 95:483-95.
62. Vilar L, Vilar CF, Lyra R et al. Pitfalls in the diagnostic evaluation of hyperprolactinemia. Neuroendocrinology. 2019; 109:7-19.
63. Vilar L, Czepielewski MA, Naves LA et al. Substantial shrinkage of adenomas cosecreting growth hormone and prolactin with use of cabergoline therapy. Endocr Pract. 2007; 13:396-402.
64. Dąbrowska AM, Tarach JS, Kurowska M et al. Thyroid diseases in patients with acromegaly. Arch Med Sci. 2014; 10:837-45.
65. Gasperi M, Martino E, Manetti L et al.; Acromegaly Study Group of the Italian Society of Endocrinology. Prevalence of thyroid diseases in patients with acromegaly: results of an Italian multicenter study. J Endocrinol Invest. 2002; 25:240-5.
66. Ciresi A, Amato MC, Pivonello R et al. The metabolic profile in active acromegaly is gender-specific. J Clin Endocrinol Metab. 2013; 98:E51-9.
67. Tamburrano G, Durante C, Baldelli R. Therapy of diabetes and dyslipidemia in Acromegaly. Pituitary. 2002; 5:27-31.
68. Vilar L, Naves LA, Costa SS et al. Increase of classic and nonclassic cardiovascular risk factors in patients with acromegaly. Endocr Pract. 2007; 13:363-72.
69. Barkan AL. Acromegalic arthropathy. Pituitary. 2001; 4:263-4.
70. Wassenaar MJ, Biermasz NR, van Duinen N et al. High prevalence of arthropathy, according to the definitions of radiological and clinical osteoarthritis, in patients with long-term cure of acromegaly: a case-control study. Eur J Endocrinol. 2009; 160:357-65.
71. Mazziotti G, Bianchi A, Porcelli T et al. Vertebral fractures in patients with acromegaly: a 3-year prospective study. J Clin Endocrinol Metab. 2013; 98:3402-10.
72. Boguszewski CL, Boguszewski MCDS. Growth hormone's links to cancer. Endocr Rev. 2019; 40:558-74.
73. Boguszewski CL, Ayuk J. Management of endocrine disease: acromegaly and cancer, an old debate revisited. Eur J Endocrinol. 2016; 175:R147-56.
74. Dworakowska D, Grossman AB. Colonic cancer and acromegaly. Front Endocrinol (Lausanne). 2019; 10:390.
75. Rokkas T, Pistiolas D, Sechopoulos P et al. Risk of colorectal neoplasm in patients with acromegaly: a meta-analysis. World J Gastroenterol. 2008; 14:3484-9.
76. Gullu BE, Celik O, Gazioglu N et al. Thyroid cancer is the most common cancer associated with acromegaly. Pituitary. 2010; 13:242-8.
77. Santos MC, Nascimento GC, Nascimento AG et al. Thyroid cancer in patients with acromegaly: a case-control study. Pituitary. 2013; 16:109-14.
78. Dal J, Leisner MZ, Hermansen K et al. Cancer incidence in patients with acromegaly: a cohort study and meta-analysis of the literature. J Clin Endocrinol Metab. 2018; 103:2182-8.
79. Terzolo M, Reimondo G, Gasperi M et al. Colonoscopic screening and follow-up in patients with acromegaly: a multicenter study in Italy. J Clin Endocrinol Metab. 2005; 90:84-90.
80. Dal J, Feldt-Rasmussen U, Andersen M et al. Acromegaly incidence, prevalence, complications and long-term prognosis: a nationwide cohort study. Eur J Endocrinol. 2016; 175:181-90.
81. Petroff D, Tönjes A, Grussendorf M et al. The incidence of cancer among acromegaly patients: results from the German Acromegaly Registry. J Clin Endocrinol Metab. 2015; 100:3894-902.
82. Dworakowska D, Gueorguiev M, Kelly P et al. Repeated colonoscopic screening of patients with acromegaly: 15-year experience identifies those at risk of new colonic neoplasia and allows for effective screening guidelines. Eur J Endocrinol. 2010; 163:21-8.
83. Orme SM, McNally RJ, Cartwright RA et al. (United Kingdom Acromegaly Study Group). Mortality and cancer incidence in acromegaly: a retrospective cohort study. J Clin Endocrinol Metab. 1998; 83:2730-4.
84. Holdaway IM, Bolland MJ, Gamble GD. A meta-analysis of the effect of lowering serum levels of GH and IGF-I on mortality in acromegaly. Eur J Endocrinol. 2008; 159:89-95.
85. Bolfi F, Neves AF, Boguszewski CL et al. Mortality in acromegaly decreased in the last decade: a systematic review and meta-analysis. Eur J Endocrinol. 2018; 179:59-71.
86. Vieira Neto L, Abucham J, Araujo LA et al. Recommendations of Neuroendocrinology Department from Brazilian Society of Endocrinology and Metabolism for diagnosis and treatment of acromegaly in Brazil. Arq Bras Endocrinol Metabol. 2011; 55:91-105.
87. Dimaraki IV, Jaffe CA, DeMott-Friberg R et al. Acromegaly with apparently normal GH secretion: implications for diagnosis and follow-up. J Clin Endocrinol Metab. 2002; 87:3537-42.
88. Giustina A, Biermasz N, Casanueva FF et al. Consensus on criteria for acromegaly diagnosis and remission. Pituitary. 2024; 27:7-22.
89. Kanakis GA, Chrisoulidou A, Bargiota A et al. The ongoing challenge of discrepant growth hormone and insulin-like growth factor I results in the evaluation of treated acromegalic patients: a systematic review and meta-analysis. Clin Endocrinol (Oxford). 2016; 85:681-8.
90. Giustina A, Barkan A, Casanueva FF et al. Criteria for cure of acromegaly: a consensus statement. J Clin Endocrinol Metab. 2000; 85:526-9.

91. Giustina A, Chanson P, Bronstein MD et al. A consensus on criteria for cure of acromegaly. J Clin Endocrinol Metab. 2010; 95:3141-8.
92. Javorsky BR, Aron DC, Findling JW, Tyrrell JB. Acromegaly. In: Gardner DG, Shoback D (Editors). Greenspan's basic & clinical endocrinology. (10. ed). New York: McGraw-Hill, 2018. p.109-14.
93. Vilar L, Naves LA, Martins MR, Ribeiro-Oliveira A Jr. "Micromegaly": Acromegaly with apparently normal GH, an entity on its own? Best Pract Res Clin Endocrinol Metab 2024 [Epub ahead of print].
94. Akirov A, Masri-Iraqi H, Dotan I, Shimon I. The biochemical diagnosis of acromegaly. J Clin Med. 2021; 10:1147.
95. Peixe C, Sanchez-García M, Grossmann AB et al. Biochemical discrepancies in the evaluation of the somatotroph axis: Elevated GH or IGF-1 levels do not always diagnose acromegaly. GH & IGF Res. 2022;64:101467.
96. Piketty ML, Polak M, Flechtner I et al. False biochemical diagnosis of hyperthyroidism in streptavidin-biotin-based immunoassays: the problem of biotin intake and related interferences. Clinical Chemistry and Laboratory Medicine. 2017;55:780-8.
97. Ghazal K, Brabant S, Prie D, Piketty ML. Hormone immunoassay interference: A 2021 update. Ann Lab Med. 2022;42:3-23.
98. Vilar L, Vilar CF, Albuquerque LA et al. Clinical and biochemical features of 100 patients with acromegaly. Endocr Connect. 2024 [Submitted].
99. Hekimsoy Z, Yunten N, Sivrioglu S. Coexisting acromegaly and primary empty sella syndrome. Neuro Endocrinol Lett. 2004; 25:307-9.
100. Marques P, Stelmachowska-Banas M, Collier D et al. Pachydermoperiostosis mimicking the acral abnormalities of acromegaly. Endocrine. 2020; 67:499-500.
101. Bergmann C, Wobser M, Morbach H et al. Primary hypertrophic osteoarthropathy with digital clubbing and palmoplantar hyperhidrosis caused by 15-PGHD/HPGD loss-of-function mutations. Exp Dermatol. 2011; 20:531-3.
102. Zhang Z, He JW, Fu WZ et al. Two novel mutations in the SLCO2A1 gene in a Chinese patient with primary hypertrophic osteoarthropathy. Gene. 2014; 534:421-3.
103. Shimizu C, Kubo M, Kijima H et al. A rare case of acromegaly associated with pachydermoperiostosis. J Endocrinol Invest. 1999; 22:386-9.
104. Nguyen KH, Marks JG Jr. Pseudoacromegaly induced by the long-term use of minoxidil. J Am Acad Dermatol. 2003; 48:962-5.
105. Corredor B, Dattani M, Gertosio C et al. Tall stature: a challenge for clinicians. Curr Pediatr Rev. 2019; 15:10-21.

CAPÍTULO 7

Tratamento da Acromegalia

Leandro Kasuki ▪ Ximene Antunes ▪ Mônica Gadelha

INTRODUÇÃO

O tratamento da acromegalia evoluiu consideravelmente nas últimas décadas, de modo que múltiplas opções terapêuticas estão disponíveis.[1] Os objetivos do tratamento são a normalização dos níveis séricos de GH (*growth hormone* – hormônio de crescimento) e de IGF-1 (*insulin-like growth factor type* 1 – fator de crescimento semelhante à insulina tipo 1) e, consequentemente, a redução da mortalidade e da morbidade, além do controle da massa tumoral, preservando a função hipofisária.[2] A acromegalia se associa a mortalidade 1,7 vez maior do que a da população normal, porém a normalização dos níveis séricos de IGF-1 de acordo com a faixa etária se associa à normalização dessa mortalidade.[3]

Três modalidades terapêuticas estão disponíveis para o tratamento da acromegalia: cirurgia, tratamento medicamentoso e radioterapia. Considerando as diversas opções de tratamento e a raridade da doença, o manejo dos pacientes com acromegalia deve ser realizado em centros de referência e por uma equipe multiprofissional, composta por neuroendocrinologistas, neurocirurgiões, neuropatologistas, neurorradiologistas e radioterapeutas.[4]

Neste capítulo abordaremos as diversas opções terapêuticas, enfatizando seus prós e contras.

TRATAMENTO CIRÚRGICO

A cirurgia é o único tratamento da acromegalia que apresenta chance de cura imediata. Quando realizada por neurocirurgiões experientes (aqueles que realizam ao menos 50 cirurgias hipofisárias/ano), tem também baixas taxas de complicação.[5,6] Dessa forma, é considerada a terapia de primeira escolha no tratamento da acromegalia na maioria dos casos.[2] Outra vantagem da cirurgia é fornecer tecido tumoral para análise histopatológica e molecular, o que permite melhor caracterização do tumor e, consequentemente, tratamento adjuvante mais apropriado, quando a cura não é alcançada.[2]

Geralmente a cirurgia é realizada por via transesfenoidal (microscópica e/ou endoscópica), porém, raramente, pode ser necessária a abordagem transcraniana, principalmente em tumores de grandes dimensões com volumosa expansão suprasselar. O uso de técnicas modernas, como a neuronavegação, aumenta a segurança do procedimento.[7] Apesar de a cirurgia endoscópica permitir melhor visualização da região selar, inclusive permitindo ressecções mais extensas de tumores com expansão para os seios cavernosos, estudos comparativos com a técnica microscópica não demonstraram taxas de cura superiores até o presente momento.[8,9]

Indicações

Tratamento primário para todos os pacientes, exceto em caso de:

- Risco cirúrgico inaceitável
- Recusa do paciente
- Tumor quase todo irressecável (p. ex., tumor quase todo localizado dentro de um dos seios cavernosos).

Eficácia

A chance de cura é significativa em microadenomas e em macroadenomas sem invasão de estruturas vizinhas.[5] Em centros de referência, microadenomas apresentam chance de cura de aproximadamente 80 a 95%, e macroadenomas, de 40 a 74%.[6] Lesões > 2 cm no maior diâmetro, invasão de estruturas vizinhas (principalmente seio cavernoso) e níveis séricos de GH > 50 μg/ℓ parecem associar-se a diminuição de sucesso cirúrgico.[10,11] Além disso, a chance de cura é proporcional à experiência do neurocirurgião.[6,12] É interessante observar que mesmo lesões maiores e com possível invasão de estruturas vizinhas são passíveis de ressecção completa, mesmo em uma proporção menor de pacientes.[5] A Figura 7.1 apresenta exemplos de tumores de diferentes tamanhos curados com a cirurgia em nosso centro. Entretanto, a invasão do seio cavernoso, definida radiologicamente mediante o critério de Knosp, parece ser a grande limitação da ressecção cirúrgica.[11,13] Neste critério, são considerados invasivos os tumores que ultrapassam lateralmente uma linha imaginária traçada na porção lateral das carótidas internas (grau 3) ou que englobam completamente a

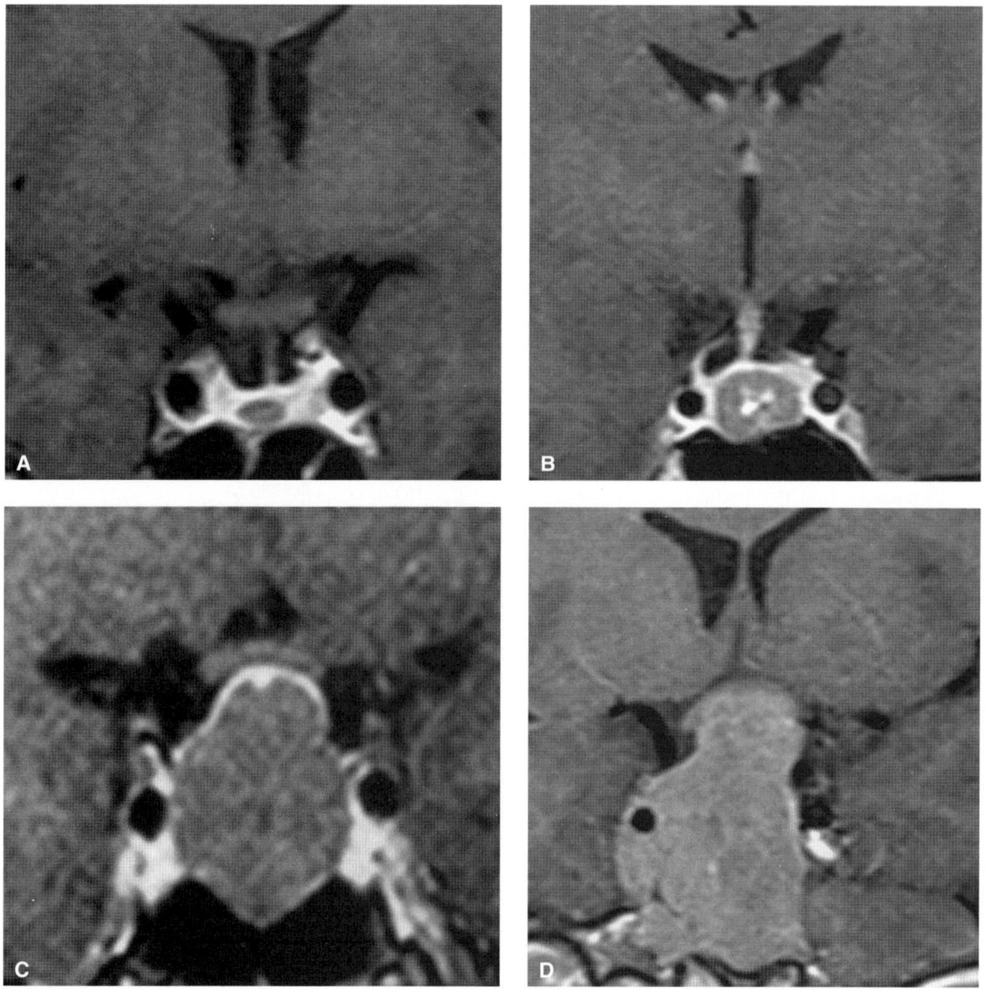

Figura 7.1 Exemplos de ressonância magnética de sela túrcica pré-operatória de pacientes com acromegalia curados com tratamento primário cirúrgico (corte coronal, sequência pesada em T1, após administração de gadolínio). **A.** Microadenoma intrasselar. **B.** Macroadenoma intrasselar. **C.** Macroadenoma com expansão infrasselar e suprasselar com rechaço superior do quiasma óptico. **D.** Macroadenoma com expansão infrasselar, suprasselar com compressão de quiasma óptico e parasselar direita (a possível invasão de seio cavernoso à direita não se confirmou durante o procedimento cirúrgico).

carótida interna (grau 4). A Figura 7.2 apresenta um exemplo de somatotropinoma com grau 4 de Knosp.

Conforme ilustrado em uma metanálise da literatura, comparando estudos que incluíram tratamento primário cirúrgico e tratamento primário com análogos da somatostatina (AS) de 1ª geração, a taxa de controle (GH < 1,0 μg/ℓ e IGF-1 normal para faixa etária) com a cirurgia foi maior do que com o tratamento medicamentoso (67% × 45%, respectivamente, p = 0,02).[14] Além disso, as taxas de controle do tratamento com ligante do receptor de somatostatina (LRS) de 1ª geração são maiores em pacientes previamente operados do que nos pacientes tratados primariamente com medicação.[2,15] Baseando-se nesses dados, as últimas diretrizes da Endocrine Society e do *Acromegaly Consensus Group* só não recomendam a cirurgia como tratamento primário nos casos de tumores quase totalmente irressecáveis ou para pacientes que não aceitem a cirurgia ou que tenham risco cirúrgico inaceitável.[2,16] Esta também é a conduta em nosso centro, sendo a cirurgia o tratamento primário para quase todos os pacientes com acromegalia.

Cuidados perioperatórios

Na presença de hipotireoidismo e/ou insuficiência adrenal centrais, as deficiências hormonais devem ser corrigidas antes da cirurgia. Em caso de deficiência corticotrófica, o glicocorticoide deve ser prescrito durante a cirurgia para cobertura de situação de estresse cirúrgico. A função corticotrófica deve ser reavaliada após uma semana da cirurgia, e as funções tireoidiana e gonadal devem ser reavaliadas com 4 semanas de pós-operatório. Caso a avaliação seja normal, não há necessidade de reavaliação posterior. Pode haver recuperação da função hipofisária após a retirada do adenoma.[5]

Nos pacientes com queixa visual antes da cirurgia e/ou com tumores tocando as vias ópticas, deve ser solicitada campimetria visual manual (pelo método de Goldmann) e a mesma deve ser repetida após 1 mês de cirurgia.

Complicações da cirurgia

Considerando as cirurgias pela via transesfenoidal, a mortalidade pós-operatória é baixa (< 1%) e as complicações correlacionam-se inversamente com a experiência do cirurgião. As complicações mais frequentes são: (1) diabetes insípido (DI) transitório (20 a 30%) ou permanente (2 a 7%); (2) secreção inapropriada do hormônio antidiurético (SIADH, 10 a 20%); (3) sinusite (8%); (4) fístula liquórica (5%); (5) epistaxe (2%); meningite (1%); e, raramente, (6), paralisias oculomotoras, perda visual e lesão da carótida.[6,8,10]

É necessário o monitoramento do balanço hídrico por até 2 semanas de pós-operatório, pois pode ocorrer SIADH em até 20% dos pacientes e DI transitório em até 30% dos pacientes.[17-19]

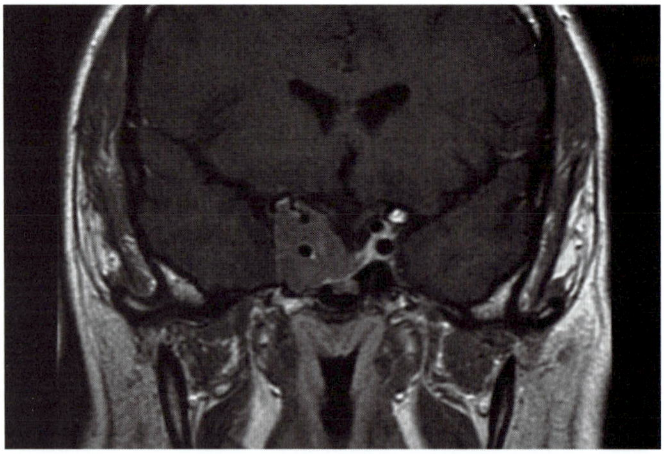

Figura 7.2 Exemplos de ressonância magnética de sela túrcica, no corte coronal T1 pós-contraste, de paciente com acromegalia que apresenta macroadenoma hipofisário que invade o seio cavernoso e circunda a carótida interna direita (Knosp-4).

A SIADH manifesta-se por hiponatremia, cujo quadro clínico é inespecífico e pode se confundir com o quadro de insuficiência adrenal (hiporexia, náuseas, tontura, redução do nível de consciência). A hiponatremia é mais comum nas primeiras 48 horas de pós-operatório, mas um segundo pico de incidência de hiponatremia sintomática ocorre com 7 a 8 dias de cirurgia.[18] Deste modo, é muito importante monitorar a natremia do paciente nesse período.

Em nosso centro monitoram-se diurese horária, balanço hídrico e natremia nas primeiras 48 horas de pós-operatório. Se não houver alterações compatíveis com diagnóstico de DI ou SIADH, o paciente recebe alta com novo pedido para dosagem de sódio sérico com 1 semana de pós-operatório.

Avaliação de cura cirúrgica

De acordo com o mais recente consenso, os níveis de IGF-1 devem ser medidos 12 semanas após a cirurgia e devem estar na faixa normal para faixa etária para se considerar cura cirúrgica.[16] Os pacientes curados devem ser reavaliados com 3 e 6 meses e depois anualmente, pois pode haver recorrência em até 10 a 15 anos da cirurgia, apesar de ser bastante rara (0,4%).[5,10] A ressonância magnética (RM) de sela túrcica deve ser realizada 3 meses após a cirurgia.[2]

TRATAMENTO MEDICAMENTOSO

Três classes de medicamentos estão disponíveis para tratamento da acromegalia: LRS, agonistas dopaminérgicos (AD) e antagonistas do receptor de GH. Os fármacos comercialmente disponíveis no Brasil e as doses utilizadas estão descritos no Quadro 7.1.

São considerados controlados com o tratamento medicamentoso os pacientes com níveis séricos de IGF-1 até 1,3 vez o limite superior da normalidade (LSN) para a idade.[16]

Ligantes do receptor de somatostatina

Os LRS, também denominados AS, são utilizados no tratamento da acromegalia desde a década de 1980.[6] Octreotida, na forma de liberação rápida e de liberação prolongada (octreotida LAR [OCT-LAR]), e lanreotida autogel (LAN-ATG) são classificados como LRS de 1ª geração. Desde 2018 também dispomos do pasireotida, um LRS de 2ª geração.[20] Os LRS atuam por meio da ligação aos receptores de somatostatina (*somatostatin receptors* – SST), sendo os subtipos 2, 5, 3 e 1 expressos nos somatotropinomas (em ordem decrescente quanto à frequência de expressão).[21]

Quadro 7.1 Classes de drogas disponíveis para tratamento da acromegalia no Brasil.

Classes de drogas	Medicamentos	Apresentações	Doses (inicial a máxima)
Análogos da somatostatina	Octreotida LAR (Sandostatin LAR®)	Amp. de 10, 20 e 30 mg para administração IM	20 a 30 mg a cada 4 semanas
	Lanreotida Autogel (Somatuline® Autogel)	Amp. de 90 e 120 mg para administração SC profunda	90 a 120 mg a cada 4 semanas
	Pasireotida LP (Signifor LP®)	Amp. de 20, 40 e 60 mg para administração IM	40 a 60 mg a cada 4 semanas
Agonistas dopaminérgicos	Cabergolina (Dostinex®, Cabertrix®, Caberedux®, Cabergolina genérica)	Comprimidos de 0,5 mg	1,5 a 3,5 mg/semana
Antagonistas do receptor do GH	Pegvisomanto (Somavert®)	Amp. de 10, 15 e 20 mg para administração SC	10 a 30 mg/dia

Amp.: ampola; IM: intramuscular; SC: subcutânea.

Análogos da somatostatina de 1ª geração

Os LRS de 1ª geração (OCT-LAR e LAN-ATG) se ligam com maior afinidade ao SST2, subtipo de receptor expresso na grande maioria dos somatotropinomas, sendo o mais expresso em cerca de 45% dos casos.[21-23]

Indicações

- Terapia adjuvante em pacientes não curados pela cirurgia
- Terapia primária nos pacientes em que a ressecção cirúrgica completa é bastante improvável (tumor quase todo localizado na região parasselar), na ausência de sintomas neuro-oftalmológicos
- Pacientes com risco cirúrgico elevado e/ou que recusam cirurgia.

Eficácia sobre GH e IGF-1

Na maior metanálise da literatura, a taxa de controle do GH (< 2,5 μg/ℓ) e do IGF-1 foi de 57% e 67%, respectivamente, em 612 pacientes utilizando OCT-LAR.[24] Entretanto, cerca de 80% dos pacientes incluídos nos estudos analisados foram pré-selecionados com base na resposta ao tratamento prévio com octreotida de ação rápida, sendo possível que os vieses de seleção dos estudos incluídos tenham influenciado o resultado, superestimando os percentuais de controle. Isso é corroborado pelos dados encontrados em estudos multicêntricos prospectivos em que a taxa de controle da acromegalia (considerando GH randômico < 2,5 μg/ℓ e IGF-1 normal para a faixa etária) foi de aproximadamente 20 a 30%.[25-27] Já nos estudos que descrevem a eficácia desses fármacos na prática diária em grandes centros, a eficácia se situa em torno de 40%.[27] Pelos dados da literatura até a presente data, não parece haver diferença de eficácia significativa entre as duas apresentações de LRS de longa duração de 1ª geração disponíveis no Brasil (OCT-LAR e LAN-ATG).[28]

Em pacientes que foram tratados primariamente com LRS, a cirurgia para ressecção de massa tumoral, denominada *debulking*, permite obter controle da doença em alguns pacientes que tiveram resposta parcial aos LRS, sendo uma opção terapêutica nesses casos.[2,6]

Eficácia na redução tumoral

Controle do volume tumoral é observado na maioria dos pacientes, sendo que diminuição do volume tumoral maior do que 20%, o que é considerado significativo, é observada em 66% dos pacientes com OCT-LAR (redução média de 51%) e em 63% dos pacientes com LAN-ATG (redução média de 27%).[29,30] A avaliação do volume tumoral deve ser realizada a cada 6 a 12 meses durante o tratamento, por meio de RM, com aumento do intervalo para 2 a 3 anos em pacientes com doença controlada.[31]

Doses e formas de administração

A dose inicial do OCT-LAR é de 20 mg por via intramuscular (IM) e do LAN-ATG é de 90 mg por via subcutânea (SC) profunda, a cada 4 semanas, com a primeira reavaliação do tratamento sendo realizada após três aplicações da medicação (imediatamente antes da quarta aplicação).[6] Para o LAN-ATG, alguns estudos demonstraram a possibilidade de autoaplicação ou aplicação por parentes do paciente, sem perda da eficácia.[32,33]

O controle do tratamento deve ser feito apenas com dosagem de GH randômico e de IGF-1, sendo o uso do teste oral de tolerância à glicose (TOTG) com dosagem de GH não recomendado, pois apresenta baixa acurácia para predizer controle.[34]

Se não for obtido controle da doença, a dose deve ser aumentada para 30 mg no caso do OCT-LAR e para 120 mg no caso do LAN-ATG. Nos pacientes controlados após a primeira avaliação, a dose inicial pode ser mantida, e, naqueles cujos níveis de IGF-1 estão abaixo do nível inferior da normalidade, deve-se reduzir a dose de OCT-LAR para 10 mg e do LAN-ATG para 60 mg. Alternativamente, o intervalo entre as aplicações do OCT-LAR e do LAN-ATG pode ser ampliado para 6 ou 8 semanas.[35] Deve-se destacar que, embora haja estudos utilizando intervalos estendidos para o OCT-LAR,[36] apenas o LAN-ATG tem liberação das agências reguladoras e previsão em bula para dose estendida (até 56 dias de intervalo para dose de 120 mg).

Apesar de 30 e 120 mg a cada 4 semanas serem convencionalmente as doses máximas do OCT-LAR e do LAN-ATG, respectivamente, alguns estudos avaliaram o uso de doses maiores ou intervalos menores entre as aplicações.[37,38] A dose de OCT-LAR de 40 mg não é liberada em bula no Brasil, mas já está autorizada em diversos outros países. Em relação a doses ainda maiores, 60 mg de OCT-LAR mostraram-se eficazes em um estudo,[37] assim como a dose de 180 mg de LAN-ATG se revelou efetiva em um estudo randomizado.[38] Não foi observado benefício no grupo de intervalo menor com octreotida, sendo notado um controle adicional em 27% dos pacientes com intervalos menores de lanreotida.[37,38]

Alguns pacientes podem apresentar níveis discordantes de GH e IGF-1 durante o acompanhamento (até 35% da casuística em algumas séries).[39] Ajuda a diminuir esse achado a realização dos exames sempre com a mesma metodologia e em laboratório com normatização dos valores. Como alternativa, pode ser realizado um perfil de GH (dosagens a cada 30 minutos por 2 horas) com valor médio de GH $< 1{,}0\ \mu g/\ell$, indicando controle bioquímico. Caso mantenham-se os valores discordantes, é importante basear a conduta na avaliação clínica do paciente.[31]

Duração do tratamento

O tratamento com LRS a princípio deve ser mantido indefinidamente; porém, em alguns estudos com amostra pequena (variando de 12 a 27 pacientes), foi avaliada a possibilidade de suspensão dos LRS nos pacientes com doença controlada, principalmente em uso de doses baixas da medicação, com aproximadamente 22% dos pacientes mantendo-se em remissão.[40-43] Entretanto, um estudo multicêntrico brasileiro, (n = 58) mostrou taxa de remissão de apenas 5% após 72 semanas.[44] Desta forma, a suspensão rotineira dos LRS de 1ª geração não está recomendada.[2]

Efeitos colaterais

Os efeitos adversos geralmente são leves e transitórios. As alterações gastrintestinais (flatulência, aumento do trânsito intestinal, náuseas) são as mais frequentes, ocorrendo em aproximadamente 50% dos pacientes.[45] Colelitíase assintomática ocorre em cerca de 15 a 30% dos pacientes.[46] Deve ser realizada ultrassonografia de abdome superior antes de iniciar o tratamento, que deve ser repetida apenas diante de clínica sugestiva de doença biliar.[2] São também descritos queda transitória de cabelos, dor no local da aplicação, hipotireoidismo central e bradicardia sinusal assintomática.[47]

Um efeito deletério sobre o metabolismo glicídico também pode ocorrer, por meio da inibição da secreção pancreática de insulina.[48] Em até 15% dos pacientes, são observadas alterações do metabolismo glicídico; no entanto, estas são imprevisíveis, pois muitos pacientes beneficiam-se da redução dos níveis de GH, com melhora da glicemia (especialmente os pacientes diabéticos nos quais o componente de resistência insulínica predomina sobre a insulinopenia).[49] Os níveis de glicemia e HbA_{1c} devem ser monitorados periodicamente.

Tratamento pré-operatório com ligantes do receptor de somatostatina

A utilização de LRS de 1ª geração por curto período de tempo (3 a 6 meses) antes da cirurgia já foi proposta na tentativa de aumentar a chance de cura cirúrgica.[50] Apesar de ser demonstrado benefício em estudos a curto prazo, o aumento da probabilidade de cura cirúrgica não se confirmou a longo prazo e só foi verdadeiro em centros cujas taxas de cura cirúrgica eram baixas em relação ao descrito nos centros com experiência em cirurgia hipofisária.[51-53] Considerando esses dados, o uso pré-operatório de LRS por curto prazo não deve ser recomendado de rotina, por atrasar a cirurgia e aumentar os custos do tratamento, sem ter um benefício bem estabelecido.[1] O tratamento pré-operatório poderia também ser considerado em pacientes clinicamente descompensados, visando melhorar as condições clínicas para a cirurgia (p. ex., reduzir o edema de vias respiratórias, facilitando a intubação orotraqueal), porém isso ainda não está completamente estabelecido na literatura.[2,54] Pacientes com macroglossia importante que dificulte a intubação são também potenciais candidatos ao tratamento pré-operatório (Figura 7.3).

Análogos da somatostatina de 1ª geração

A pasireotida é uma molécula do grupo dos LRS com potencial de ligação a todos os SST, com exceção do SST4, ligando-se ao SST1, ao SST3 e ao SST5 com afinidade 30, 5 e 40 vezes maior do que a octreotida, respectivamente, e ligando-se ao SST2 com afinidade 2 vezes menor (Figura 7.4).[55]

Indicação

Em pacientes não respondedores aos LRS de 1ª geração nos quais se tenha preocupação com a massa tumoral.[1]

Eficácia

Dois grandes estudos multicêntricos prospectivos avaliaram o tratamento com pasireotida LP na acromegalia.[56,57] Em um primeiro estudo, 358 pacientes virgens de tratamento medicamentosa foram randomizados para tratamento com pasireotida

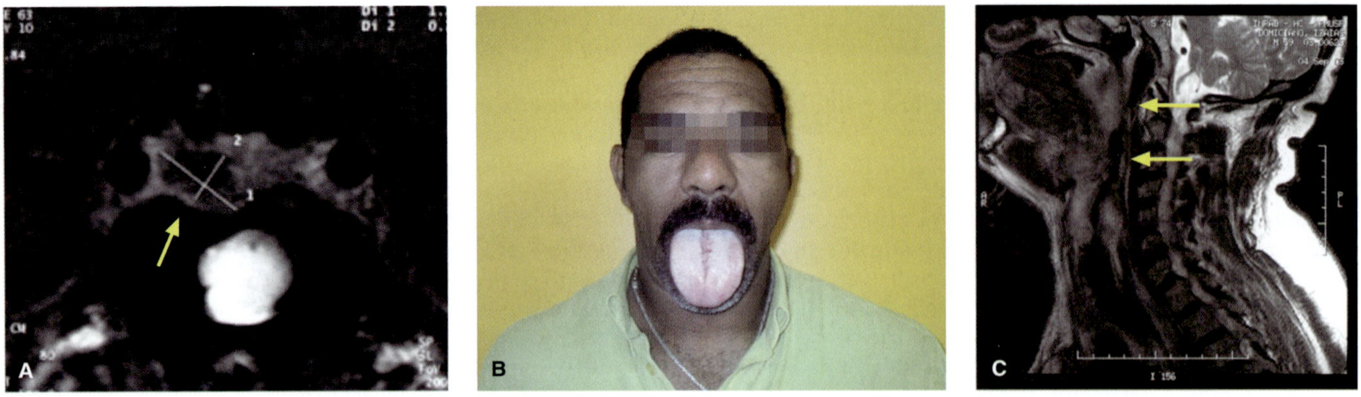

Figura 7.3 Paciente com microadenoma (**A**) que precisou ser tratado por 6 meses com octreotida LAR, devido à dificuldade de intubação gerada pela macroglossia (**B** e **C**). (Cortesia do Dr. Lucio Vilar.)

LP 40 mg ou OCT-LAR 20 mg, com a possibilidade de ajuste da dose de pasireotida LP para 60 mg e de OCT-LAR para 30 mg.[57] Após 12 meses de tratamento, 31% dos pacientes no grupo de pasireotida LP apresentaram níveis normais de IGF-1 e GH < 2,5 μg/ℓ em comparação com apenas 19% no grupo de OCT-LAR (p = 0,007).[57]

Um segundo estudo incluiu 198 pacientes resistentes ao tratamento com LRS de 1ª geração, que foram randomizados em três grupos: um grupo manteve tratamento com os LRS de 1ª geração e outros dois grupos foram tratados com pasireotida LP 40 ou 60 mg.[56] Após 24 semanas de tratamento, as taxas de controle foram 0%, 15% e 20% para os grupos de LRS de 1ª geração, pasireotida LP 40 mg e 60 mg, respectivamente. Dessa forma, demonstrou-se que pasireotida LP pode ser uma opção para pacientes resistentes ao tratamento com LRS de 1ª geração.

Redução de volume tumoral maior do que 20% em pacientes virgens de tratamento foi observada em 81% dos pacientes prospectivamente, com seguimento de 12 meses.[57] Nenhum paciente apresentou crescimento tumoral significativo nesse mesmo estudo.

Em um estudo posterior multicêntrico de vida real, a taxa de controle foi de 54% em pacientes resistentes aos LRS de 1ª geração cujo tratamento foi trocado para pasireotida LP.[58] Nosso centro publicou o maior estudo de centro único de vida real, incluindo 50 pacientes tratados com pasireotidea LP, com a mesma taxa de controle da doença (54%) sendo observada.[59] Importante destacar que a maioria dos pacientes incluídos, eram resistentes aos LRS de primeira geração.

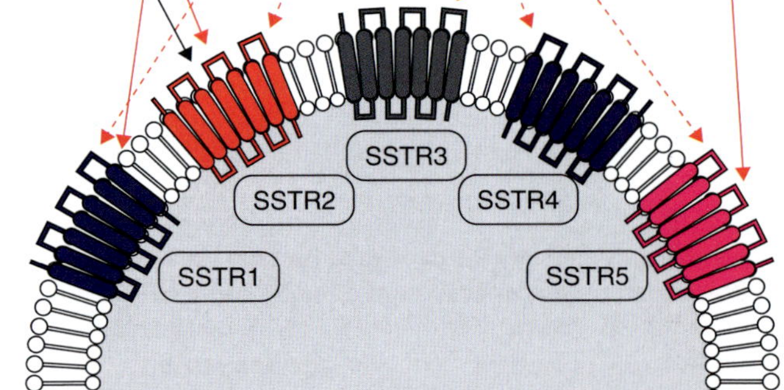

Figura 7.4 A pasireotida tem potencial de ligação a todos os subtipos de receptores da somatostatina (SSTR), com exceção do SSTR4. Octreotida e lanreotida se ligam sobretudo ao SSTR2, tendo baixa afinidade pelo SSTR5.

Doses e forma de administração

A pasireotida LP deve ser administrada por via intramuscular e sua dose inicial é de 40 mg a cada 4 semanas. O controle do tratamento deve ser feito após a terceira aplicação (imediatamente antes da quarta aplicação). Em caso de não controle dos níveis séricos de GH e IGF-1, a dose deve ser aumentada para 60 mg a cada 4 semanas. Se houver diminuição dos níveis de IGF-1 abaixo do valor normal para a faixa etária, a dose pode ser reduzida para 20 mg.

Efeitos colaterais

A pasireotida LP apresenta os mesmos efeitos colaterais dos LRS de 1ª geração e com frequência similar, sendo a única exceção seu efeito no metabolismo glicídico.[57]

Estudos em voluntários saudáveis mostraram que a pasireotida inibe provavelmente com maior potência a secreção de insulina do que os LRS de 1ª geração, sem alterar a sensibilidade da mesma, mas também tem efeito importante na redução da secreção de incretinas e tem menor potência em inibir a secreção de glucagon.[60] Tais efeitos foram responsáveis por maior incidência de hiperglicemia nos estudos clínicos com pasireotida LP do que previamente observado com os LRS de 1ª geração. No estudo que incluiu pacientes virgens de tratamento medicamentoso, 57,3% dos pacientes apresentaram efeito colateral relacionado à hiperglicemia no grupo de pasireotida LP e 21,7% no grupo de OCT-LAR.[57] Nove pacientes tiveram que descontinuar o tratamento com pasireotida LP devido à hiperglicemia. Entretanto, apesar da possibilidade de ser grave, na maioria dos casos o aumento da glicemia é leve a moderado, com aumento da HbA_{1c} em relação aos níveis basais nesse estudo de 0,87, 0,64 e 0,75% em pacientes previamente diabéticos, pré-diabéticos e que tinham glicemia normal, respectivamente.[57] Além disso, de acordo com a experiência em nosso centro, esses efeitos no metabolismo glicídico são reversíveis com a suspensão do fármaco.

Considerando esses dados, recomenda-se monitoramento regular da glicemia, mesmo em pacientes com glicemia normal previamente ao tratamento, especialmente nos três primeiros meses, pois a maioria dos pacientes que apresentará hiperglicemia o fará no início do tratamento. Em nosso centro, recomenda-se aos pacientes o automonitoramento glicêmico (AMG), de acordo com os níveis de glicemia antes do início da aplicação da substância. Pacientes com glicemia normal realizam AMG,

2 vezes/semana, nos primeiros 3 meses de tratamento, e, caso a mesma mantenha-se normal, o monitoramento é suspenso. Pacientes com qualquer grau de hiperglicemia pré-tratamento ou aqueles que a desenvolvem após o início do mesmo, realizam AMG diariamente, em jejum por 3 meses (ou 3 vezes/dia, caso monitoramento mais estrito da glicemia seja necessário), e, posteriormente, conforme necessário, de acordo com o julgamento clínico. Diante de elevação da glicemia, deve-se iniciar tratamento com metformina, já que a acromegalia associa-se a aumento da resistência insulínica. Caso a glicemia mantenha-se elevada, a melhor opção seria adicionar um inibidor da DPP-4 (dipeptidil peptidase-4) ou um análogo do GLP-1 (peptídeo semelhante ao glucagon tipo 1) ao tratamento.[20,61]

Agonistas dopaminérgicos

Dos agonistas dopaminérgicos (AD) comercialmente disponíveis no Brasil, apenas a cabergolina (CAB) deve ser utilizada no tratamento da acromegalia, devido à baixa eficácia do controle da doença com a bromocriptina (normalização do IGF-1 em menos de 10% dos pacientes).[31] A CAB apresenta meia-vida mais prolongada, níveis séricos mais estáveis e maior afinidade de ligação ao receptor D2 da dopamina e este está expresso em praticamente todos os somatotropinomas, sejam eles mistos (cossecreção de prolactina [PRL]) ou naqueles que apenas secretam GH.[62]

Indicações

- Terapia adjuvante em pacientes não curados pela cirurgia e que apresentem, no pós-operatório, níveis séricos pouco elevados de GH e IGF-1 (até 2 vezes o limite superior da normalidade [LSN])[63]
- Em associação aos LRS de 1ª geração (terapia combinada), principalmente nos pacientes não controlados com dose máxima destes e que apresentem níveis pouco elevados de GH (< 4 a 5 μg/ℓ) e IGF-1 (< 2,2 × LSN) em uso dos LRS.[64,65]

Eficácia

Em uma metanálise da literatura, normalização do IGF-1 foi obtida em 34% e níveis séricos de GH inferiores a 2,5 μg/ℓ em 48% dos pacientes com a monoterapia adjuvante com cabergolina.[66] A redução do IGF-1 correlacionou-se positivamente com a dose de CAB, a duração de tratamento e a presença de hiperprolactinemia, bem como negativamente com os níveis basais de IGF-1. Entretanto, alguns estudos incluídos tinham pré-seleção de pacientes (foram incluídos pacientes que respondiam previamente à bromocriptina), o que pode ter superestimado a eficácia da cabergolina.[67] Estudos que avaliam a eficácia da CAB em monoterapia adjuvante na "vida real" mostram eficácia bem menor.[68] Recentemente, nosso grupo publicou a maior casuística de centro único de tratamento com CAB em monoterapia (n = 28), mostrando controle da doença (GH < 1,0 μg/ℓ e IGF-1 normal para idade) em apenas 18% dos pacientes.[69] Vale ressaltar que nosso estudo foi retrospectivo e só iniciamos CAB em monoterapia em nosso centro para pacientes com doença leve (IGF-1 até 2 × LSN) e, portanto, a eficácia do fármaco pode estar superestimada em nossa série.

A CAB em monoterapia parece ter eficácia menor do que os LRS. No entanto, por ser administrada por via oral e ter custo significativamente menor, CAB poderia ser considerada como terapia inicial em pacientes selecionados, com doença leve a moderada (IGF-1 até 2 × o LSN).

Na mesma metanálise previamente citada, foram incluídos cinco estudos (77 pacientes) que analisaram a terapia combinada de CAB com LRS em pacientes não controlados com LRS de 1ª geração.[66] Houve normalização do IGF-1 em 52% dos pacientes após a adição da CAB ao tratamento.[66] Nessa metanálise, apenas os níveis de IGF-1 pré-tratamento foram preditores de resposta ao tratamento combinado. Em dois estudos prospectivos brasileiros publicados posteriormente, a taxa de normalização de IGF-1 foi de aproximadamente 40%, com melhores resultados naqueles pacientes que apresentavam níveis de IGF-1 até 2,2 × LSN e níveis de GH < 4,0 a 5,0 μg/ℓ antes da associação da CAB.[64,65] No maior estudo em centro único avaliando associação de CAB e LRS, nosso grupo estudou 82 pacientes, e a taxa de controle da doença após tempo médio de 38 meses foi de 23% no fim do seguimento, tendo ocorrido escape em 30% dos pacientes ao longo do tratamento.[69]

É importante ressaltar que nem a presença de imunomarcação positiva para prolactina no somatotropinoma nem níveis séricos elevados de prolactina são preditores de resposta à terapia combinada com CAB e não devem ser utilizados como critério para selecionar pacientes.[66]

Em relação ao tamanho tumoral, redução do volume tumoral (> 20%) foi observada em 34% dos pacientes em monoterapia adjuvante e correlacionou-se com a presença de hiperprolactinemia e com níveis mais elevados de IGF-1.[66] A redução tumoral obtida com a CAB geralmente é modesta, mas, ocasionalmente, respostas substanciais podem acontecer em casos de tumores cossecretores de GH e PRL (Figura 7.5).[70] O acompanhamento dos exames de imagem deve ser realizado na mesma frequência recomendada para o tratamento com LRS.[31]

Em resumo, o uso da CAB pode eventualmente ser considerado como alternativa aos LRS em pacientes com elevações discretas de GH e IGF-1 após não cura cirúrgica. Também se deve considerar a adição de CAB a pacientes parcialmente resistentes aos LRS. Finalmente, para pacientes com tumores cossecretores de GH e PRL que se apresentem com marcante hiperprolactinemia, CAB pode ser a opção inicial de tratamento.

Vale a pena ressaltar que a maioria dos dados relacionados à terapia com CAB baseiam-se em estudos pequenos, sendo a maioria retrospectivos, e em uma metanálise, não possibilitando estimar com precisão a eficácia dessa substância no tratamento da acromegalia.[67] Também não estão disponíveis dados conclusivos em relação ao seu efeito na massa tumoral. São necessários, pois, estudos controlados e randomizados para melhor comparação da eficácia da CAB com as outras classes de drogas.

Doses e forma da administração

A dose mínima recomendada para o tratamento da acromegalia é de 1,5 mg/semana, por via oral, devendo-se começar o tratamento com 0,5 mg na 1ª semana, com escalonamento gradual da dose até alcançar os três comprimidos/semana. A substância deve ser administrada após uma refeição, preferencialmente após o jantar. O acompanhamento dos níveis de GH e IGF-1 deve ser mensal, com incremento progressivo da dose nos pacientes não controlados, até a dose máxima de 3,5 mg/semana.[71]

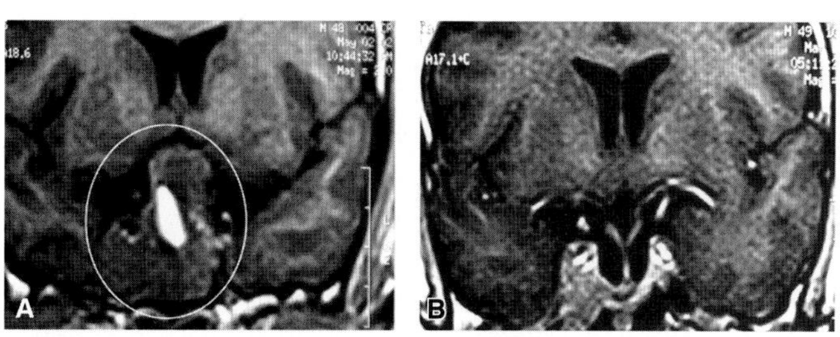

Figura 7.5 Volumoso macroadenoma secretor de GH e prolactina (PRL = 5.400 ng/mℓ), antes (**A**) e 3 meses depois (**B**) do tratamento com cabergolina, na dose de 1,5 mg, 2 vezes/semana. (Cortesia do Dr. Mauro Czepielewski, Porto Alegre, RS.)

Efeitos colaterais

Intolerância à CAB tem sido relatada em apenas 3 a 4% dos pacientes nas séries em que ela foi testada, e os efeitos colaterais mais frequentes incluem náuseas, cefaleia, tonturas, constipação intestinal, xerostomia, congestão nasal e hipotensão postural.[72]

Distúrbios compulsivos já foram descritos em pacientes com Parkinson e prolactinoma tratados com CAB.[73,74] Tais distúrbios são caracterizados por falha em resistir ao impulso ou à tentação de realizar um ato que pode ser deletério para si mesmo ou para outros e inclui hipersexualidade, compulsão para compras e jogos, e transtornos compulsivos alimentares, entre outros.[73] Embora ainda não descritas em pacientes com acromegalia tratados com CAB, tais alterações devem ser monitoradas. Uma outra preocupação com o uso crônico de CAB é o risco de regurgitação valvar, que foi descrita com o uso de doses elevadas para o tratamento da doença de Parkinson (> 3 mg/dia).[75,76] As doses utilizadas no tratamento da acromegalia são, portanto, bem menores, e nenhum estudo utilizando as doses recomendadas para tratamento da acromegalia mostrou risco de regurgitação valvar até este momento.[77] Apesar da falta de evidências de lesão valvar nas doses de CAB utilizadas para o tratamento da acromegalia, recomenda-se a realização de um ecocardiograma basal e anualmente durante o seguimento nos pacientes em uso de doses superiores a 2 mg/semana.[2]

Antagonistas do receptor de GH

O pegvisomanto (PEG-V) é a única medicação dessa classe de fármacos disponível atualmente.[1] Trata-se de uma molécula análoga ao GH, que se liga ao seu receptor, porém impede a sua dimerização, com consequente bloqueio da via de sinalização pós-receptor e da síntese de IGF-1 (Figura 7.6).[78]

Indicações

Falência do tratamento cirúrgico e do tratamento com LRS de 1ª geração, seja em monoterapia ou em associação com outras classes de fármacos.[1,2]

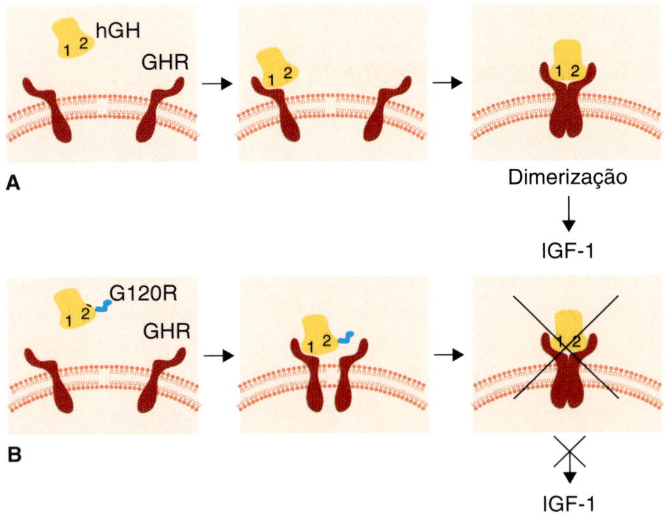

Figura 7.6 Mecanismo de ação do pegvisomanto, em comparação com o hormônio do crescimento (GH). **A.** Representação esquemática da sinalização normal do GH, na qual o GH se liga a dois receptores idênticos na superfície celular (*em vermelho*), resultando em dimerização e geração de fator de crescimento semelhante à insulina tipo 1 (IGF-1). **B.** Em comparação com o GH, pegvisomanto tem afinidade aumentada pelo primeiro receptor, mas baixa afinidade pelo segundo. Consequentemente, não acontece uma adequada dimerização, e o receptor é bloqueado, sem geração de IGF-1.

Eficácia

Os ensaios clínicos iniciais com PEG-V em monoterapia mostravam eficácia de até 97% na normalização do IGF-1, com doses variando de 10 a 40 mg/dia.[79,80] Entretanto, a análise mais recente dos dados do Acrostudy, que é um banco de dados observacional internacional, mostrou normalização do IGF-1 em um percentual menor (73% de um total de 2.090 pacientes).[81] Uma das possíveis explicações foi a falha em escalonar corretamente a dose da medicação. Outra hipótese aventada foi a baixa adesão dos pacientes ao tratamento em relação àqueles que participam dos ensaios clínicos controlados.[81]

Como o PEG-V possui meia-vida > 70 horas, alguns grupos propuseram a administração semanal da droga, na tentativa de melhorar a adesão do paciente ao tratamento.[82] Em pacientes previamente controlados com a aplicação diária, foi possível redução da dose do PEG-V em uma parte dos pacientes após troca do esquema para administração semanal, com manutenção do controle bioquímico.[82,83]

Além da monoterapia, o PEG-V pode ser utilizado em combinação com os LRS de 1ª geração, com eficácia superior a 95%.[84-87] O tratamento combinado tem como grande vantagem permitir a ação também no tumor, reduzindo o risco de crescimento tumoral, e é superior ao uso isolado de LRS em relação ao metabolismo glicídico.[88] Deve, portanto, ser considerado principalmente em pacientes que permanecem com resíduo tumoral no pós-operatório e apresentaram redução ou estabilização do tamanho do tumor durante o tratamento com LRS, como também em pacientes que apresentaram diminuição dos níveis de GH e IGF-1 com os LRS, em monoterapia, especialmente naqueles que já apresentam alteração do metabolismo glicídico.[1] Com a manutenção do LRS, é possível utilizar uma dose menor do PEG-V.[84] Isso é possível, porque os LRS reduzem a síntese hepática de IGF-1, a produção tumoral de GH e aumentam os níveis séricos do PEG-V.[85] A grande preocupação com o tratamento combinado é a incidência de hepatotoxicidade, que ocorre em cerca de 15% dos pacientes, porém é leve na maioria dos casos.[85] É importante excluir colestase (pelo uso do LRS) antes de atribuir a hepatotoxicidade ao PEG-V.[85]

Em um estudo multicêntrico brasileiro, envolvendo 109 pacientes de 10 centros de referência, foram avaliadas a eficácia e a segurança do PEG-V em monoterapia e em terapia combinada com CAB ou LRS, com média de duração de 30,5 meses.[89] A normalização do IGF-1 foi obtida em 80 pacientes (74%), 11 de 12 (92%) em monoterapia e 69 de 97 (71%) em terapia combinada.[89]

A associação de PEG-V e CAB também já foi descrita em dois estudos na literatura com pequeno número de pacientes (24 e 14 pacientes), mostrando-se superior ao uso de PEG-V isolado nos pacientes avaliados.[90,91]

A associação de PEG-V com pasireotida foi descrita em um estudo recente que incluiu 61 pacientes previamente controlados com a combinação PEG-V + LRS de 1ª geração.[92] Nestes pacientes, o LRS de 1ª geração foi trocado por pasireotida, permitindo uma redução de 66% da dose do PEG-V. Entretanto, a frequência de diabetes melito aumentou de 33% para 69%.

Doses e forma de administração

A dose inicial deve ser de 10 mg/dia SC, ajustada com base apenas nos níveis séricos de IGF-1, os quais devem ser dosados após 4 a 6 semanas do início do tratamento. O GH não deve ser utilizado no acompanhamento, pois não há redução da liberação do mesmo (a substância não atua no tumor) e porque pode ocorrer reação cruzada com o PEG-V no ensaio de GH, dependendo do método utilizado.[93] Se a normalização do IGF-1 não for obtida, devem-se realizar incrementos da dose de 5 mg/dia a cada 4 a 6 semanas (até a dose máxima de 30 mg/dia), objetivando alcançar níveis de IGF-1 ajustados para idade entre 0 e + 2 desvios padrões. Desse modo, evita-se o desenvolvimento de deficiência de GH, que pode ocorrer caso o IGF-1 fique próximo do limite inferior da normalidade. Após a estabilização da dose, os níveis de IGF-1 podem ser dosados a cada 3 a 6 meses, e a RM deve ser solicitada após 6 meses do início do PEG-V e, depois, anualmente.[31]

Efeitos colaterais

Uma das principais preocupações no início do uso clínico do PEG-V era o aumento do volume tumoral, já que há bloqueio da ação periférica do GH, sem ação direta no tumor. No entanto, esse efeito não tem sido observado na maioria dos estudos.[81,94] Aumento do tamanho tumoral atribuído ao PEG-V é apenas encontrado em cerca de 3% dos pacientes, número similar ao encontrado com outros tratamentos, como o com LRS de 1ª geração.[29,94] Portanto, pelos dados disponíveis na literatura, o tratamento com PEG-V não parece estar relacionado com risco aumentado de crescimento tumoral, com risco ainda menor quando se considera o tratamento combinado com LRS.

A hepatotoxicidade é o principal efeito colateral do PEG-V, ocorrendo em torno de 3% dos pacientes em monoterapia.[81] Entretanto, a elevação das transaminases é geralmente branda e transitória, ocorrendo, na maioria dos casos, no primeiro ano de tratamento (principalmente nos três primeiros meses), e é dose-independente.[80] Normalmente ocorre normalização das transaminases mesmo com a manutenção do tratamento.[94] Elevação das enzimas hepáticas acima de 3 vezes o LSN é contraindicação para o início do PEG-V, devendo-se realizar uma investigação da etiologia da lesão hepática nesses pacientes.[1] Caso as transaminases estejam elevadas, porém até 3 vezes o LSN, a medicação pode ser iniciada. O monitoramento das transaminases deve ser realizado em todos os pacientes, devendo ser mensal nos 6 primeiros meses em pacientes com transaminases normais antes do tratamento e posteriormente bianual (manter monitoramento mensal por 1 ano em pacientes com elevações de transaminases até 3 vezes o LSN pré-tratamento).[31] No caso de elevação de transaminases até 3 vezes o LSN, o tratamento pode ser mantido.[2]

Outro efeito colateral possível é a lipo-hipertrofia que ocorre no local de aplicação da medicação pelo bloqueio completo da ação do GH naquele local, permitindo efeito lipogênico da insulina. Isso pode ser minimizado pela realização de rodízio dos locais de aplicação.[94]

Uso na acromegalia de fármacos com outras indicações prévias

A temozolomida é um agente alquilante inicialmente utilizado no tratamento dos glioblastomas que vem sendo empregado no tratamento de adenomas hipofisários agressivos e carcinomas hipofisários desde 2006.[95] A administração é oral, em ciclos com duração de 5 dias de tratamento a cada 28 dias. Em geral, a substância é utilizada por 3 a 12 ciclos na dose de 150 a 200 mg/m^2/dia.[96] Boa resposta à temozolamida já foi descrita em somatotropinomas agressivos e carcinomas produtores de GH.[96-99] Por ser um agente quimioterápico, apresenta efeitos colaterais significativos, como o risco de neutropenia grave em até 14% dos casos.[96,100] Deve ser restrita, portanto, para os casos de tumores agressivos que tenham falhado com todos os tratamentos estabelecidos para acromegalia (cirurgia, medicamentos aprovados e radioterapia). Por ser um agente quimioterápico, a participação de um oncologista na equipe é importante.

O clomifeno é um modulador seletivo do receptor de estrogênio (SERM) utilizado no tratamento da infertilidade e do hipogonadismo.[101,102] O estrogênio e os SERM podem bloquear a síntese hepática de IGF-1.[103] O uso de clomifeno possibilitou normalização do IGF-1 em 7 de 16 (44%) pacientes com acromegalia, em um estudo prospectivo.[104] Estudos maiores e com maior seguimento são necessários para a definição do real papel do clomifeno no manejo da acromegalia e do seu perfil de segurança.

O uso de estrogênio foi recentemente avaliado por nosso grupo em um estudo prospectivo incluindo oito mulheres em idade fértil que foram tratadas com etinilestradiol 0,03 mg e levonorgestrel 0,15 mg por 6 meses, com normalização de IGF-1 sendo observada em três pacientes (37%).[105]

RADIOTERAPIA

A radioterapia é uma modalidade terapêutica eficaz no controle da doença, mas seu uso é restrito por segurança, devido ao potencial de graves efeitos colaterais a médio e longo prazos e, principalmente, pela disponibilidade de outras modalidades terapêuticas mais seguras.[1,2]

Indicação

Terceira linha de opção terapêutica: indicada para tumores não controlados com os tratamentos cirúrgico e medicamentoso.[2]

Eficácia

A radioterapia estereotáxica (direcionada) deve ser a preferida, a menos que somente a técnica convencional esteja disponível.[106] A radioterapia estereotáxica pode ser aplicada em poucas doses (radiocirurgia – dose única) ou de forma fracionada.[107]

Tanto a técnica convencional como a estereotáxica possibilitam o controle do volume tumoral em mais do que 95% dos casos.[108,109] As taxas de controle bioquímico são muito variáveis entre os estudos e têm influência de diversos fatores, como tempo de seguimento, já que o efeito da radioterapia pode demorar até 20 anos para acontecer.[109,110] Em uma metanálise da literatura, a taxa de controle com a radiocirurgia foi de 52% e com a radioterapia convencional fracionada, de 36%.[110]

Os LRS talvez estejam associados à radioproteção por diminuição do metabolismo celular. Apesar de controverso, alguns autores sugerem a suspensão dos LRS por cerca de 3 meses antes da realização da radioterapia.[111]

Como o efeito da radioterapia pode demorar anos, há necessidade de terapia medicamentosa até que ocorra o controle hormonal. Recomenda-se retirada periódica da medicação para avaliação de cura.[2]

Efeitos colaterais

Os efeitos colaterais são os principais fatores limitantes da radioterapia. Hipopituitarismo é o mais frequente, acometendo até 80% dos pacientes com a técnica convencional após seguimento de 15 anos.[112] A frequência parece ser menor com as técnicas estereotáxicas, porém o tempo de seguimento com essas técnicas é ainda menor.[110,112] É necessária a avaliação anual da função hipofisária por um longo período.[2]

Além do hipopituitarismo, podem ocorrer lesão de vias ópticas ou de pares cranianos, déficit cognitivo, doença cerebrovascular e malignidade secundária.[103,107] Esses efeitos adversos estão mais bem documentados com a técnica convencional, mas deve-se destacar novamente que o tempo de seguimento com as técnicas estereotáxicas é mais curto, não sendo possível, até o momento, avaliar o real risco dessas complicações com as mesmas.

ESQUEMA DE TRATAMENTO ATUAL

Considerando o exposto previamente, a recomendação atual é que, salvo nas poucas exceções citadas, o tratamento primário da acromegalia deva ser cirúrgico. Em caso de ausência de cura com a cirurgia, uma nova cirurgia pode ser considerada, caso ainda haja tumor ressecável.[2] No paciente não curado com a cirurgia, o tratamento medicamentoso deve ser iniciado, sendo os LRS de 1ª geração indicados para a maioria dos pacientes (a CAB pode ser considerada em pacientes com doença leve).[1,2]

Como a cirurgia só será curativa em cerca de 50% dos casos, mesmo nos melhores centros de tratamento, e os LRS de 1ª geração só propiciam o controle da doença em cerca de 40% dos casos, um percentual de pacientes permanecerá com doença em atividade, apesar desses tratamentos. Para esses pacientes, o próximo passo do tratamento deve considerar diversos fatores, tais como: níveis de GH e IGF-1, resíduo tumoral, perfil de segurança (p. ex., metabolismo glicídico), preferências do paciente e disponibilidade no sistema de saúde, entre outros (Figura 7.7).

Diversas opções podem ser utilizadas para os pacientes não controlados com os LRS 1ª geração, como associação de CAB, pasireotida LP, cirurgia de *debulking*, PEG-V em monoterapia ou associado aos LRS de 1ª geração e radioterapia. Essa escolha deve ser feita em centros de referência para tratamento da acromegalia.

Na Figura 7.8 consta o fluxograma para o manejo dos pacientes com acromegalia não controlada com os LRS de 1ª geração, o qual está em acordo com as recomendações do *Acromegaly Consensus Group*.[1]

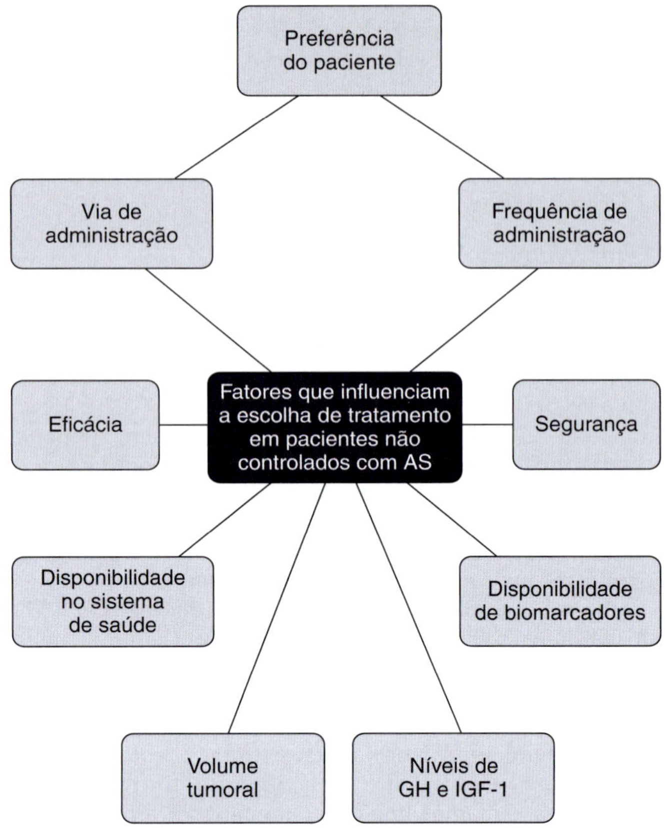

Figura 7.7 Fatores que influenciam a escolha do tratamento em pacientes não controlados durante tratamento com análogos da somatostatina (AS) de 1ª geração. GH: hormônio do crescimento; IGF-1: fator de crescimento semelhante à insulina tipo 1.

PERSPECTIVAS FUTURAS

Atualmente as recomendações dos consensos baseiam-se em uma conduta de "tentativa e erro", com algum grau de personalização do tratamento apenas fundamentado em dados como níveis de GH e IGF-1, metabolismo glicídico e preocupação com resíduo tumoral, conforme previamente descrito. Entretanto, as recomendações ainda são muito generalizadas para todos os pacientes. Considerando a gama de opções disponíveis neste momento para o tratamento da acromegalia, o futuro do tratamento será a adoção de uma medicina de precisão, com o auxílio de biomarcadores.

Diversos biomarcadores de resposta aos LRS de 1ª geração já foram propostos, com melhor resposta à substância sendo observada em pacientes que apresentem menores níveis de GH e IGF-1 pré-tratamento com estes medicamentos e tumores que apresentem maior expressão do SST2, padrão densamente granulado, baixa expressão do Ki-67 e sinal hipointenso na sequência pesada em T2 da RM.[113-116] No entanto, nenhuma publicação sobre esses marcadores isoladamente apresenta dados que possibilitem preterir essa classe de substâncias como tratamento medicamentoso primário, até este momento. Além disso, não existem marcadores robustos de resposta à CAB, ao PEG ou à pasireotida LP. Com o contínuo avanço da medicina translacional, espera-se que, no futuro, o tratamento da acromegalia seja individualizado, de modo que se indique o tratamento mais adequado para determinado paciente e no momento ideal, conforme já sugerido pelo nosso grupo.[117,118]

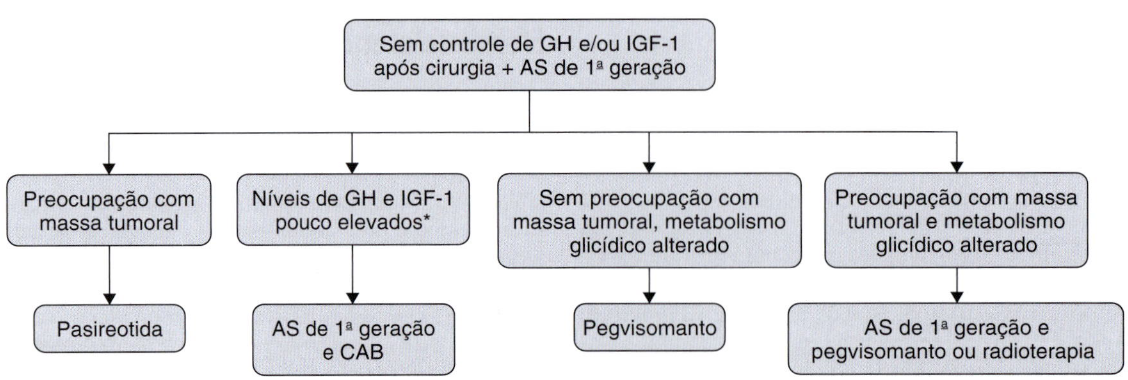

Figura 7.8 Fluxograma para o manejo dos pacientes com acromegalia não controlada após tratamento com cirurgia e análogos da somatostatina (AS) de 1ª geração. *Hormônio do crescimento (GH) < 4 a 5 μg/ℓ e fator de crescimento semelhante à insulina tipo 1 (IGF-1) < 2,2 × limite superior da normalidade. CAB: cabergolina.

Resumo

Os objetivos do tratamento da acromegalia são a normalização dos níveis séricos de GH e IGF-1 e, consequentemente, reduções da mortalidade e da morbidade, além do controle da massa tumoral, preservando a função hipofisária. A cirurgia transesfenoidal é o tratamento de escolha para a maioria dos pacientes. No entanto, mesmo nas mãos de um neurocirurgião experiente, as chances de cura para microadenomas (10 a 20% dos somatotropinomas) e macroadenomas são de aproximadamente 80 a 95% e 40 a 74%, respectivamente. Globalmente, o percentual de cura é inferior a 50%. Entre os medicamentos disponíveis, os LRS de 1ª geração são a opção de escolha (normalização do IGF-1 em 30 a 40% dos casos). Cabergolina pode ser igualmente efetiva em pacientes com doença leve (IGF-1 até 2 vezes o limite superior da normalidade). Não há, contudo, estudos em que essas medicações tenham sido comparadas. A pasireotida, um LRS de 2ª geração, é eficaz em cerca de 20% dos pacientes resistentes aos LRS de 1ª geração, com maior eficácia em redução tumoral, porém se associa a maiores taxas de hiperglicemia. Finalmente, o PEG-V é a substância mais eficaz na normalização do IGF-1 (63 a 97%), porém não atua no tumor. Sua maior efetividade seria, pois, em combinação com os LRS. A radioterapia é a opção terapêutica de 3ª linha indicada para tumores não controlados com os tratamentos cirúrgico e medicamentoso. O agente alquilante temozolomida pode ser utilizado com sucesso nos casos de tumores agressivos ou malignos.

REFERÊNCIAS BIBLIOGRÁFICAS

1. Melmed S, Bronstein MD, Chanson P et al. A Consensus Statement on acromegaly therapeutic outcomes. Nat Rev Endocrinol. 2018; 14:552-61.
2. Katznelson L, Laws Jr. ER, Melmed S et al. Acromegaly: an endocrine society clinical practice guideline. J Clin Endocrinol Metab. 2014; 99:3933-51.
3. Holdaway IM, Bolland MJ, Gamble GD. A meta-analysis of the effect of lowering serum levels of GH and IGF-I on mortality in acromegaly. Eur J Endocrinol. 2008; 159:89-95.
4. Casanueva FF, Barkan AL, Buchfelder M et al. Criteria for the definition of Pituitary Tumor Centers of Excellence (PTCOE): A Pituitary Society Statement. Pituitary. 2017; 20:489-98.
5. Nomikos P, Buchfelder M, Fahlbusch R. The outcome of surgery in 668 patients with acromegaly using current criteria of biochemical 'cure'. Eur J Endocrinol. 2005; 152:379-87.
6. Melmed S, Colao A, Barkan A et al. Guidelines for acromegaly management: an update. J Clin Endocrinol Metab. 2009; 94:1509-17.
7. Mert A, Micko A, Donat M, Maringer M et al. An advanced navigation protocol for endoscopic transsphenoidal surgery. World Neurosurg. 2014; 82(6 Suppl):S95-105.
8. Fathalla H, Cusimano MD, Di Ieva A et al. Endoscopic versus microscopic approach for surgical treatment of acromegaly. Neurosurg Rev. 2015; 38:541-8; discussion 548-9.
9. Starke RM, Raper DM, Payne SC et al. Endoscopic vs microsurgical transsphenoidal surgery for acromegaly: outcomes in a concurrent series of patients using modern criteria for remission. J Clin Endocrinol Metab. 2013; 98:3190-8.
10. Barkan A, Bronstein MD, Bruno OD et al. Management of acromegaly in Latin America: expert panel recommendations. Pituitary. 2010; 13:168-75.
11. Antunes X, Ventura N, Camilo GB et al. Predictors of surgical outcome and early criteria of remission in acromegaly. Endocrine. 2018; 60:415-22.
12. Barker FG, Klibanski A, Swearingen B. Transsphenoidal surgery for pituitary tumors in the United States, 1996-2000: mortality, morbidity, and the effects of hospital and surgeon volume. J Clin Endocrinol Metab. 2003; 88:4709-19.
13. Micko AS, Wohrer A, Wolfsberger S, Knosp E. Invasion of the cavernous sinus space in pituitary adenomas: endoscopic verification and its correlation with an MRI-based classification. J Neurosurg. 2015; 122:803-11.
14. Abu Dabrh AM, Mohammed K, Asi N et al. Surgical interventions and medical treatments in treatment-naive patients with acromegaly: systematic review and meta-analysis. J Clin Endocrinol Metab. 2014; 99:4003-14.
15. Karavitaki N, Turner HE, Adams CB et al. Surgical debulking of pituitary macroadenomas causing acromegaly improves control by lanreotide. Clin Endocrinol (Oxf). 2008; 68:970-5.
16. Giustina A, Biermasz N, Casanueva FF et al. Consensus on criteria for acromegaly diagnosis and remission. Pituitary. 2024; 27:7-22.
17. Dallapiazza RF, Jane Jr. JA. Outcomes of endoscopic transsphenoidal pituitary surgery. Endocrinol Metab Clin North Am. 2015; 44:105-15.
18. Jahangiri A, Wagner J, Tran MT et al. Factors predicting postoperative hyponatremia and efficacy of hyponatremia management strategies after more than 1000 pituitary operations. J Neurosurg. 2013; 119:1478-83.
19. Kristof RA, Rother M, Neuloh G, Klingmuller D. Incidence, clinical manifestations, and course of water and electrolyte metabolism disturbances following transsphenoidal pituitary adenoma surgery: a prospective observational study. J Neurosurg. 2009;111:555-62.
20. McKeage K. Pasireotide in acromegaly: a review. Drugs. 2015; 75:1039-48.
21. Taboada GF, Luque RM, Neto LV et al. Quantitative analysis of somatostatin receptor subtypes (1-5) gene expression levels in somatotropinomas and correlation to in vivo hormonal and tumor volume responses to treatment with octreotide LAR. Eur J Endocrinol. 2008; 158:295-303.
22. Wildemberg LE, Neto LV, Costa DF et al. Low somatostatin receptor subtype 2, but not dopamine receptor subtype 2 expression predicts the lack of biochemical response of somatotropinomas to treatment with somatostatin analogs. J Endocrinol Invest. 2013; 36:38-43.
23. Neto LV, Machado EO, Luque RM et al. Expression analysis of dopamine receptor subtypes in normal human pituitaries, nonfunctioning pituitary adenomas and somatotropinomas, and the association between dopamine and somatostatin receptors with clinical response to octreotide-LAR in acromegaly. J Clin Endocrinol Metab. 2009; 94:1931-7.
24. Freda PU, Katznelson L, van der Lely AJ et al. Long-acting somatostatin analog therapy of acromegaly: a meta-analysis. J Clin Endocrinol Metab. 2005; 90:4465-73.
25. Colao A, Cappabianca P, Caron P et al. Octreotide LAR vs. surgery in newly diagnosed patients with acromegaly: a randomized, open-label, multicentre study. Clin Endocrinol (Oxf). 2009; 70:757-68.
26. Melmed S, Cook D, Schopohl J et al. Rapid and sustained reduction of serum growth hormone and insulin-like growth factor-1 in patients with acromegaly receiving lanreotide Autogel therapy: a randomized, placebo-controlled, multicenter study with a 52 week open extension. Pituitary. 2010; 13:18-28.
27. Colao A, Auriemma RS, Pivonello R et al. Interpreting biochemical control response rates with first-generation somatostatin analogues in acromegaly. Pituitary. 2016; 19:235-47.
28. Tutuncu Y, Berker D, Isik S et al. Comparison of octreotide LAR and lanreotide autogel as post-operative medical treatment in acromegaly. Pituitary. 2012; 15:398-404.
29. Caron PJ, Bevan JS, Petersenn S et al. Tumor shrinkage with lanreotide autogel 120 mg as primary therapy in acromegaly: results of a prospective multicenter clinical trial. J Clin Endocrinol Metab. 2014; 99:1282-90.
30. Giustina A, Mazziotti G, Torri V et al. Meta-analysis on the effects of octreotide on tumor mass in acromegaly. PLoS One. 2012; 7:e36411.
31. Vieira Neto L, Abucham J, Araujo LA et al. Recommendations of Neuroendocrinology Department from Brazilian Society of Endocrinology and Metabolism for diagnosis and treatment of acromegaly in Brazil. Arq Bras Endocrinol Metabol. 2011; 55:91-105.
32. Salvatori R, Nachtigall LB, Cook DM et al. Effectiveness of self- or partner-administration of an extended-release aqueous-gel formulation of lanreotide in lanreotide-naive patients with acromegaly. Pituitary. 2010; 13:115-22.
33. Bevan JS, Newell-Price J, Wass JA et al. Home administration of lanreotide Autogel by patients with acromegaly, or their partners, is safe and effective. Clin Endocrinol (Oxf). 2008; 68:343-9.
34. Carmichael JD, Bonert VS, Mirocha JM, Melmed S. The utility of oral glucose tolerance testing for diagnosis and assessment of treatment outcomes in 166 patients with acromegaly. J Clin Endocrinol Metab. 2009; 94:523-7.
35. Neggers SJ, Pronin V, Balcere I et al. Lanreotide autogel 120 mg at extended dosing intervals in patients with acromegaly biochemically controlled with octreotide LAR: the LEAD study. Eur J Endocrinol. 2015; 173:313-23.
36. Biermasz NR, van den Oever NC, Frolich M et al. Sandostatin LAR in acromegaly: a 6-week injection interval suppresses GH secretion as effectively as a 4-week interval. Clin Endocrinol (Oxf). 2003; 58:288-95.
37. Giustina A, Bonadonna S, Bugari G et al. High-dose intramuscular octreotide in patients with acromegaly inadequately controlled on conventional somatostatin analogue therapy: a randomised controlled trial. Eur J Endocrinol. 2009; 161:331-8.
38. Giustina A, Mazziotti G, Cannavo S et al. High-dose and high-frequency lanreotide autogel in acromegaly: a randomized multicenter study. J Clin Endocrinol Metab. 2017; 102:2454-64.
39. Alexopoulou O, Bex M, Abs R et al. Divergence between growth hormone and insulin-like growth factor-i concentrations in the follow-up of acromegaly. J Clin Endocrinol Metab. 2008; 93:1324-30.
40. Vilar L, Fleseriu M, Naves LA et al. Can we predict long-term remission after somatostatin analog withdrawal in patients with acromegaly? Results from a multicenter prospective trial. Endocrine. 2014; 46:577-84.
41. Ramirez C, Vargas G, Gonzalez B et al. Discontinuation of octreotide LAR after long term, successful treatment of patients with acromegaly: is it worth trying? Eur J Endocrinol. 2012; 166:21-6.
42. Hatipoglu E, Bozcan S, Kadioglu P. Discontinuation of somatostatin analogs while acromegaly is in long-term remission. Pituitary. 2015; 18:554-60.
43. Ronchi CL, Rizzo E, Lania AG et al. Preliminary data on biochemical remission of acromegaly after somatostatin analogs withdrawal. Eur J Endocrinol. 2008; 158:19-25.
44. Casagrande A, Bronstein MD, Jallad RS et al. Long-term remission of acromegaly after octreotide withdrawal is an uncommon and frequently unsustainable event. Neuroendocrinology. 2017; 104:273-9.

45. Colao A, Ferone D, Marzullo P, Lombardi G. Systemic complications of acromegaly: epidemiology, pathogenesis, and management. Endocr Rev. 2004; 25:102-52.
46. Dowling RH, Hussaini SH, Murphy GM et al. Gallstones during octreotide therapy. Metabolism. 1992; 41(9 Suppl 2):22-33.
47. Newman CB, Melmed S, Snyder PJ et al. Safety and efficacy of long-term octreotide therapy of acromegaly: results of a multicenter trial in 103 patients-a clinical research center study. J Clin Endocrinol Metab. 1995; 80:2768-75.
48. Baldelli R, Battista C, Leonetti F et al. Glucose homeostasis in acromegaly: effects of long-acting somatostatin analogues treatment. Clin Endocrinol (Oxf). 2003; 59:492-9.
49. Correa LL, Taboada GF, van Haute FR et al. Evaluation of glucose metabolism in acromegalic patients before and after treatment with octreotide LAR. Arq Bras Endocrinol Metabol. 2008; 52:55-64.
50. Carlsen SM, Lund-Johansen M, Schreiner T et al. Preoperative octreotide treatment in newly diagnosed acromegalic patients with macroadenomas increases cure short-term postoperative rates: a prospective, randomized trial. J Clin Endocrinol Metab. 2008; 93:2984-90.
51. 51. Carlsen SM, Svartberg J, Schreiner T et al. Six-month preoperative octreotide treatment in unselected, de novo patients with acromegaly: effect on biochemistry, tumour volume, and postoperative cure. Clin Endocrinol (Oxf). 2011;74:736-43.
52. Fougner SL, Bollerslev J, Svartberg J et al. Preoperative octreotide treatment of acromegaly: long-term results of a randomised controlled trial. Eur J Endocrinol. 2014; 171:229-35.
53. Pita-Gutierrez F, Pertega-Diaz S, Pita-Fernandez S et al. Place of preoperative treatment of acromegaly with somatostatin analog on surgical outcome: a systematic review and meta-analysis. PLoS One. 2013; 8:e61523.
54. Annamalai AK, Webb A, Kandasamy N et al. A comprehensive study of clinical, biochemical, radiological, vascular, cardiac, and sleep parameters in an unselected cohort of patients with acromegaly undergoing presurgical somatostatin receptor ligand therapy. J Clin Endocrinol Metab. 2013; 98:1040-50.
55. Hofland LJ, van der Hoek J, van Koetsveld PM et al. The novel somatostatin analog SOM230 is a potent inhibitor of hormone release by growth hormone- and prolactin-secreting pituitary adenomas in vitro. J Clin Endocrinol Metab. 2004; 89:1577-85.
56. Gadelha MR, Bronstein MD, Brue T et al. Pasireotide versus continued treatment with octreotide or lanreotide in patients with inadequately controlled acromegaly (PAOLA): a randomised, phase 3 trial. Lancet Diabetes Endocrinol. 2014; 2:875-84.
57. Colao A, Bronstein MD, Freda P et al. Pasireotide versus octreotide in acromegaly: a head-to-head superiority study. J Clin Endocrinol Metab. 2014; 99: 791-9.
58. Shimon I, Adnan Z, Gorshtein A et al. Efficacy and safety of long-acting pasireotide in patients with somatostatin-resistant acromegaly: a multicenter study. Endocrine. 2018; 62:448-55.
59. Gadelha M, Marques NV, Fialho C et al. Long-term efficacy and safety of pasireotide in patients with acromegaly: 14 years of single-center real-world experience. J Clin Endocrinol Metab. 2023; 108:e1571-e9.
60. Henry RR, Ciaraldi TP, Armstrong D et al. Hyperglycemia associated with pasireotide: results from a mechanistic study in healthy volunteers. J Clin Endocrinol Metab. 2013; 98:3446-53.
61. Breitschaft A, Hu K, Hermosillo Resendiz K et al. Management of hyperglycemia associated with pasireotide (SOM230): healthy volunteer study. Diabetes Res Clin Pract. 2014; 103:458-65.
62. Neto LV, Machado Ede O, Luque RM et al. Expression analysis of dopamine receptor subtypes in normal human pituitaries, nonfunctioning pituitary adenomas and somatotropinomas, and the association between dopamine and somatostatin receptors with clinical response to octreotide-LAR in acromegaly. J Clin Endocrinol Metab. 2009; 94:1931-7.
63. Giustina A, Chanson P, Kleinberg D et al. Expert consensus document: a consensus on the medical treatment of acromegaly. Nat Rev Endocrinol. 2014; 10:243-8.
64. Mattar P, Martins MRA, Abucham J. Short- and long-term efficacy of combined cabergoline and octreotide treatment in controlling IGF-I levels in acromegaly. Neuroendocrinology. 2010; 92:120-7.
65. Vilar L, Azevedo MF, Naves LA et al. Role of the addition of cabergoline to the management of acromegalic patients resistant to longterm treatment with octreotide LAR. Pituitary. 2011; 14:148-56.
66. Sandret L, Maison P, Chanson P. Place of cabergoline in acromegaly: a meta-analysis. J Clin Endocrinol Metab. 2011; 96:1327-35.
67. Kasuki L, Vieira Neto L, Gadelha MR. Cabergoline treatment in acromegaly: cons. Endocrine. 2014; 46:220-5.
68. Vandeva S, Elenkova A, Natchev E et al. Treatment outcome results from the Bulgarian Acromegaly Database: adjuvant dopamine agonist therapy is efficient in less than one fifth of non-irradiated patients. Exp Clin Endocrinol Diabetes. 2015; 123:66-71.
69. Kasuki L, Dalmolin MD, Wildemberg LE, Gadelha MR. Treatment escape reduces the effectiveness of cabergoline during long-term treatment of acromegaly in monotherapy or in association with first-generation somatostatin receptor ligands. Clin Endocrinol (Oxf). 2018; 88:889-95.
70. Vilar L, Czepielewsk MA, Naves LA et al. Substantial shrinkage of adenomas cosecreting growth hormone and prolactin with use of cabergoline therapy. Endocr Pract. 2007; 13:396-402.
71. Giustina A, Chanson P, Kleinberg D et al. Expert consensus document: a consensus on the medical treatment of acromegaly. Nat Rev Endocrinol. 2014; 10:243-8.
72. Cook DM. Long-term management of prolactinomas--use of long-acting dopamine agonists. Rev Endocr Metab Disord. 2005; 6:15-21.
73. Ioachimescu AG, Fleseriu M, Hoffman AR et al. Psychological effects of dopamine agonist treatment in patients with hyperprolactinemia and prolactin-secreting adenomas. Eur J Endocrinol. 2019; 180:31-40.
74. Martinez-Martin P, Wan YM, Ray Chaudhuri K et al. Impulse control and related behaviors in Parkinson's disease with dementia. Eur J Neurol. 2020.
75. Zanettini R, Antonini A, Gatto G et al. Valvular heart disease and the use of dopamine agonists for Parkinson's disease. N Engl J Med. 2007; 356:39-46.
76. Schade R, Andersohn F, Suissa S et al. Dopamine agonists and the risk of cardiac-valve regurgitation. N Engl J Med. 2007; 356:29-38.
77. Auriemma RS, Pivonello R, Perone Y et al. Safety of long-term treatment with cabergoline on cardiac valve disease in patients with prolactinomas. Eur J Endocrinol. 2013; 169:359-66.
78. Kopchick JJ, Parkinson C, Stevens EC, Trainer PJ. Growth hormone receptor antagonists: discovery, development, and use in patients with acromegaly. Endocr Rev. 2002; 23:623-46.
79. Trainer PJ, Drake WM, Katznelson L et al. Treatment of acromegaly with the growth hormone-receptor antagonist pegvisomant. N Engl J Med. 2000; 342:1171-7.
80. van der Lely AJ, Hutson RK, Trainer PJ et al. Long-term treatment of acromegaly with pegvisomant, a growth hormone receptor antagonist. Lancet. 2001; 358:1754-9.
81. Buchfelder M, van der Lely AJ, Biller BMK et al. Long-term treatment with pegvisomant: observations from 2090 acromegaly patients in ACROSTUDY. Eur J Endocrinol. 2018; 179:419-27.
82. Higham CE, Thomas JD, Bidlingmaier M et al. Successful use of weekly pegvisomant administration in patients with acromegaly. Eur J Endocrinol. 2009; 161:21-5.
83. Neggers SJ, de Herder WW, Feelders RA, van der Lely AJ. Conversion of daily pegvisomant to weekly pegvisomant combined with long-acting somatostatin analogs, in controlled acromegaly patients. Pituitary. 2011; 14:253-8.
84. van der Lely AJ, Bernabeu I, Cap J et al. Coadministration of lanreotide Autogel and pegvisomant normalizes IGF1 levels and is well tolerated in patients with acromegaly partially controlled by somatostatin analogs alone. Eur J Endocrinol. 2011; 164:325-33.
85. Neggers SJ, van der Lely AJ. Combination treatment with somatostatin analogues and pegvisomant in acromegaly. Growth Horm IGF Res. 2011; 21:129-33.
86. Neggers SJ, Franck SE, de Rooij FW et al. Long-term efficacy and safety of pegvisomant in combination with long-acting somatostatin analogs in acromegaly. J Clin Endocrinol Metab. 2014; 99:3644-52.
87. Franck SE, Muhammad A, van der Lely AJ, Neggers SJ. Combined treatment of somatostatin analogues with pegvisomant in acromegaly. Endocrine. 2015; 52:206-13.
88. Urbani C, Sardella C, Calevro A et al. Effects of medical therapies for acromegaly on glucose metabolism. Eur J Endocrinol. 2013; 169:99-108.
89. Boguszewski CL, Huayllas MKP, Vilar L et al. Brazilian multicenter study on pegvisomant treatment in acromegaly. Arch Endocrinol Metab. 2019; 63:328-36.
90. Higham CE, Atkinson AB, Aylwin S et al. Effective combination treatment with cabergoline and low-dose pegvisomant in active acromegaly: a prospective clinical trial. J Clin Endocrinol Metab. 2012; 97:1187-93.
91. Bernabeu I, Alvarez-Escola C, Paniagua AE et al. Pegvisomant and cabergoline combination therapy in acromegaly. Pituitary. 2013; 16:101-8.
92. Muhammad A, van der Lely AJ, Delhanty PJD et al. Efficacy and safety of switching to pasireotide in patients with acromegaly controlled with pegvisomant and first-generation somatostatin analogues (PAPE Study). J Clin Endocrinol Metab. 2018; 103:586-95.
93. Paisley AN, Hayden K, Ellis A et al. Pegvisomant interference in GH assays results in underestimation of GH levels. Eur J Endocrinol. 2007; 156:315-9.
94. van der Lely AJ, Biller BM, Brue T et al. Long-term safety of pegvisomant in patients with acromegaly: comprehensive review of 1288 subjects in ACROSTUDY. J Clin Endocrinol Metab. 2012; 97:1589-97.
95. Lim S, Shahinian H, Maya MM et al. Temozolomide: a novel treatment for pituitary carcinoma. Lancet Oncol. 2006; 7:518-20.
96. McCormack AI, Wass JA, Grossman AB. Aggressive pituitary tumours: the role of temozolomide and the assessment of MGMT status. Eur J Clin Invest. 2011; 41:1133-48.
97. Losa M, Bogazzi F, Cannavo S et al. Temozolomide therapy in patients with aggressive pituitary adenomas or carcinomas. J Neurooncol. 2016; 126:519-25.
98. Bengtsson D, Schroder HD, Andersen M et al. Long-term outcome and MGMT as a predictive marker in 24 patients with atypical pituitary adenomas and pituitary carcinomas given treatment with temozolomide. J Clin Endocrinol Metab. 2015; 100:1689-98.

99. McCormack A, Dekkers OM, Petersenn S et al. Treatment of aggressive pituitary tumours and carcinomas: results of a European Society of Endocrinology (ESE) survey 2016. Eur J Endocrinol. 2018; 178:265-76.
100. Villano JL, Seery TE, Bressler LR. Temozolomide in malignant gliomas: current use and future targets. Cancer Chemother Pharmacol. 2009; 64:647-55.
101. Roth LW, Ryan AR, Meacham RB. Clomiphene citrate in the management of male infertility. Semin Reprod Med. 2013; 31:245-50.
102. Ramasamy R, Scovell JM, Kovac JR, Lipshultz LI. Testosterone supplementation *versus* clomiphene citrate for hypogonadism: an age matched comparison of satisfaction and efficacy. J Urol. 2014; 192:875-9.
103. Stone JC, Clark J, Cuneo R et al. Estrogen and selective estrogen receptor modulators (SERMs) for the treatment of acromegaly: a meta-analysis of published observational studies. Pituitary. 2014; 17:284-95.
104. Duarte FH, Jallad RS, Bronstein MD. Clomiphene citrate for treatment of acromegaly not controlled by conventional therapies. J Clin Endocrinol Metab. 2015; 100:1863-9.
105. Magalhães J, Ventura N, Lamback EB et al. A prospective study on the efficacy of oral estrogen in female patients with acromegaly. Pituitary. 2022; 25:433-43.
106. Marquez Y, Tuchman A, Zada G. Surgery and radiosurgery for acromegaly: a review of indications, operative techniques, outcomes, and complications. Int J Endocrinol. 2012; 2012:386401.
107. Minniti G, Scaringi C, Enrici RM. Radiation techniques for acromegaly. Radiat Oncol. 2011; 6:167.
108. Jenkins PJ, Bates P, Carson MN et al. Conventional pituitary irradiation is effective in lowering serum growth hormone and insulin-like growth factor-I in patients with acromegaly. J Clin Endocrinol Metab. 2006; 91:1239-45.
109. Lee CC, Vance ML, Xu Z et al. Stereotactic radiosurgery for acromegaly. J Clin Endocrinol Metab. 2014; 99:1273-81.
110. Abu Dabrh A, Asi N, Farah W et al. Radiotherapy vs. radiosurgery in treating patients with acromegaly: systematic review and meta-analysis. Endocr Pract. 2015; 18:1-33.
111. Landolt AM, Haller D, Lomax N et al. Octreotide may act as a radio+ protective agent in acromegaly. J Clin Endocrinol Metab. 2000; 85:1287-9.
112. Loeffler JS, Shih HA. Radiation therapy in the management of pituitary adenomas. J Clin Endocrinol Metab. 2011; 96:1992-2003.
113. Minniti G, Traish D, Ashley S et al. Risk of second brain tumor after conservative surgery and radiotherapy for pituitary adenoma: update after an additional 10 years. J Clin Endocrinol Metab. 2005; 90:800-4.
114. Gadelha MR, Kasuki L, Korbonits M. Novel pathway for somatostatin analogs in patients with acromegaly. Trends Endocrinol Metab. 2013; 24:238-46.
115. Kasuki L, Wildemberg LE, Neto LV et al. Ki-67 is a predictor of acromegaly control with octreotide LAR independent of SSTR2 status and relates to cytokeratin pattern. Eur J Endocrinol. 2013; 169:217-23.
116. Wildemberg LE, Vieira Neto L, Costa DF et al. Low somatostatin receptor subtype 2, but not dopamine receptor subtype 2, expression predicts the lack of biochemical response of somatotropinomas to treatment with somatostatin analogs. J Endocrinol Invest. 2013; 36:38-43.
117. Kasuki L, Wildemberg LE, Gadelha MR. Management of endocrine disease: Personalized medicine in the treatment of acromegaly. Eur J Endocrinol. 2018; 178:R89-100.
118. Gadelha MR. A paradigm shift in the medical treatment of acromegaly: from a 'trial and error' to a personalized therapeutic decision-making process. Clin Endocrinol (Oxf). 2015; 83:1-2.

CAPÍTULO

8

Manejo dos Adenomas Hipofisários Não Funcionantes

Kirstie Catherine Lithgow ■ Athanasios Fountas ■ Niki Karavitaki

INTRODUÇÃO

Os adenomas hipofisários não funcionantes (ANF) são tumores benignos que surgem da expansão de uma única linhagem de células adeno-hipofisárias precursoras. Ao contrário dos adenomas funcionantes, eles não estão associados a evidências clínicas de hipersecreção hormonal e são, portanto, clinicamente "silenciosos".[1,2] Os ANF representam 14 a 54% de todos os adenomas hipofisários.[3-12] Eles podem apresentar-se clinicamente com características de efeito de massa ou, de modo alternativo, ser detectados incidentalmente no exame de imagem.[13] Seu manejo requer colaboração multidisciplinar entre especialistas, incluindo endocrinologistas, neurocirurgiões, patologistas, neuro-oftalmologistas, neurorradiologistas e oncologistas, e deve ser coordenado em centros de excelência em atendimento hipofisário.[14]

É importante notar que um número substancial de pacientes com ANF apresenta comorbidades relacionadas ao tumor e sua possível recorrência, bem como aos tratamentos oferecidos. Em geral, as taxas de mortalidade padronizadas de pacientes com ANF sugerem números mais altos do que os da população geral, com óbitos atribuídos principalmente a causas circulatórias, respiratórias e infecciosas.[15,16]

Neste capítulo, o manejo abrangente dos ANF será revisado, incluindo classificação patológica, avaliação inicial, estratégias de gerenciamento, prognóstico e monitoramento a longo prazo.

CLASSIFICAÇÃO PATOLÓGICA

A classificação histopatológica atual dos ANF é pautada nas diretrizes da Organização Mundial da Saúde (OMS) (2017)[17] e se baseia na coloração imuno-histoquímica (IHQ) para hormônios adeno-hipofisários, combinada com o uso de fatores de transcrição para determinar a linhagem do tumor.[2] Os subtipos de ANF com base em IHQ e fatores de transcrição são mostrados no Quadro 8.1. A classificação da OMS reconhece os ANF como variantes de suas contrapartes funcionais, com os adenomas de células nulas (*null cells*) permanecendo o único subtipo sem uma contraparte funcional.[2] À medida que o uso de fatores de transcrição se torna mais proeminente na prática clínica, as proporções relativas dos diferentes subtipos de ANF - o subtipo de células nulas em particular - parecem estar evoluindo.[18] Com o uso apenas da IHQ, cerca de 25% de todos os ANF foram classificados como de células nulas, mas essa proporção foi reduzida para 1% quando IHQ e fatores de transcrição foram usados.[18,19] Com base em dados de fatores de transcrição, a maioria dos ANF que foram previamente classificados como células nulas foram reclassificados como adenomas gonadotróficos silenciosos, e uma proporção menor, como adenomas corticotróficos silenciosos.[19]

Quadro 8.1 Classificação dos subtipos de adenomas hipofisários não funcionantes com base em coloração imuno-histoquímica (IHQ) e fatores de transcrição.

Tipo de adenoma	IHQ	Fatores de transcrição
Gonadotrófico	βLH/βFSH/αSU	SF-1, ERα, GATA-2
Corticotrófico	ACTH	T-pit
Lactotrófico	PRL	Pit-1 (ERα)
Tireotrófico	TSH, αSU	Pit-1 (GATA-2)
Somatotrófico	GH	Pit-1
Pluri-hormonal Pit-1	GH, PRL, TSH, αSU	Pit-1
Null cells	Nenhum	Nenhum

ACTH: hormônio adrenocorticotrófico; βFSH: subunidade beta do hormônio foliculestimulante; ERα: receptor alfa de estrogênio; GH: hormônio do crescimento; βLH: subunidade beta do hormônio luteinizante; SF-1: fator 1 esteroidogênico; αSU: subunidade alfa; PRL: prolactina; TSH: hormônio tireoestimulante. (Adaptado de Manojlovic-Gacic et al., 2018.[2])

AVALIAÇÃO INICIAL

Avaliação clínica e bioquímica

O diagnóstico de ANF é baseado em achados de imagem compatíveis com um adenoma hipofisário na ausência de achados bioquímicos que sugiram hipersecreção hormonal. Os ANF podem apresentar manifestações clínicas de hipopituitarismo, incluindo hipogonadismo, hipotireoidismo e insuficiência adrenal devido a deficiências de hormônio foliculestimulante/hormônio luteinizante (FSH/LH), hormônio tireoestimulante (TSH) e hormônio adrenocorticotrófico (ACTH), respectivamente.[20] Assim, qualquer indivíduo com sinais e sintomas sugestivos de tumor hipofisário, ou achado de tumor hipofisário em exames de imagem, deve ser submetido a uma avaliação clínica e bioquímica.[21] Deve ser realizado um exame físico completo para avaliar sinais de hipopituitarismo, hipersecreção hormonal e/ou efeito de massa. As investigações iniciais devem incluir dosagem de fator de crescimento semelhante à insulina-1 (IGF-1), prolactina, FSH/LH, testosterona ou estradiol, cortisol matinal (ou um teste dinâmico para avaliar a reserva de ACTH), TSH e T_4 livre em todos os pacientes.[21] Características de hiperprolactinemia, incluindo hipogonadismo e galactorreia, também podem estar presentes devido à compressão da haste hipofisária por um ANF que interrompa a inibição tônica da prolactina via fibras dopaminérgicas.[22] Isso está comumente associado a uma elevação da prolactina de menos de 2.000 mU/ℓ (< 100 μg/ℓ) em cerca de 80 a 90% dos casos.[23] Em estudo recente, entre pacientes submetidos à cirurgia e à avaliação tumoral por imuno-histoquímica, o valor máximo de PRL encontrado foi de 250 μg/ℓ.[24]

Exames de imagem

A ressonância magnética (RM) realçada com gadolínio é a modalidade de imagem transversal preferida para visualizar a região selar.[24] Os ANF podem ser microadenomas (< 1 cm) ou macroadenomas (≥ 1 cm) na apresentação.[3] Em imagens ponderadas em T1, os microadenomas geralmente são isointensos à hipófise normal e, após a administração de gadolínio, mostram realce tardio em comparação com a glândula remanescente. Macroadenomas geralmente são isointensos à substância cinzenta e mostram realce após a administração de gadolínio em imagens ponderadas em T1. As características do sinal também podem mudar, dependendo dos componentes do tumor, como hemorragia, transformação cística ou necrose.[25]

Embora os adenomas hipofisários sejam o tipo mais comum de tumor selar, o diagnóstico diferencial de lesões nessa área é amplo e inclui craniofaringeoma, cisto de bolsa de Rathke, meningioma, cordoma, hipofisite e metástases hipofisárias. Portanto, achados de imagem atípicos devem levar em consideração outros diagnósticos potenciais.[25-27] Extensões parasselares podem estar presentes, assim como extensão suprasselar, causando contato ou compressão do quiasma óptico. Da mesma maneira, pode haver extensão lateral para o(s) seio(s) cavernoso(s), ou extensão inferior para o seio esfenoidal.[28] O sistema de classificação de Knosp é uma ferramenta para graduar a extensão da invasão do seio cavernoso[29] e é clinicamente relevante, pois com o aumento dos graus de invasão, a probabilidade de ressecção total diminui.[30]

Avaliação neuro-oftalmológica

O comprometimento visual é uma característica comum de apresentação do ANF.[20] Defeitos do campo visual, redução da acuidade visual e paralisia dos nervos cranianos podem ocorrer devido à extensão superior comprimindo os nervos ópticos/quiasma ou à extensão lateral levando à compressão dos nervos cranianos III, IV e VI dentro do seio cavernoso.[31] Embora a hemianopsia bitemporal seja o padrão mais comum de perda de campo visual, outros padrões de comprometimento podem ocorrer, dependendo da natureza do contato entre o adenoma e as vias ópticas.[31]

Déficits visuais são mais comumente associados a ANF do que a outros tipos de adenomas hipofisários, presumivelmente devido a maior atraso no diagnóstico quando comparados com tumores funcionantes.[31-33] A avaliação neuro-oftalmológica deve ser realizada em todos os casos em que houver contato ou compressão com o quiasma óptico.[21,31] Isso é válido mesmo na ausência de sintomas relativos à visão, pois os déficits visuais frequentemente passam despercebidos pelos pacientes.[31]

Os componentes da avaliação visual inicial incluem acuidade visual, visão de cores, campos visuais, motilidade ocular e avaliação de outras causas de disfunção visual.[31] A tomografia de coerência óptica é uma técnica de imagem não invasiva que mede a espessura da camada de fibra nervosa da retina e pode auxiliar na avaliação do prognóstico para recuperação visual após descompressão cirúrgica.[31,34]

MANEJO

Abordagem conservadora

Para os ANF que não requerem cirurgia ao diagnóstico (microadenomas ou macroadenomas sem disfunção visual), uma estratégia de manejo conservadora de vigilância ativa pode ser realizada.[35,36] As taxas cumulativas de aumento dos ANF nesse cenário foram relatadas como 10% para microadenomas e 23% para macroadenomas.[35] No entanto, as taxas de crescimento são altamente variáveis nas séries de casos individuais: entre 0 e 40% para microadenomas e 0 e 50% para macroadenomas.[35,37-52] Potencialmente contribuindo para essa variabilidade estão as diferenças na duração do acompanhamento, a falta de critérios acordados para a definição do aumento do tumor, bem como o potencial para caracterização incorreta de cistos de bolsa de Rathke e outras lesões hipofisárias como os ANF.

A ocorrência de aumento clinicamente significativo que requeira intervenção (geralmente devido à morbidade visual) é de interesse, e se aplica principalmente a macroadenomas. O crescimento que demanda intervenção cirúrgica foi relatado em 0 a 35% dos ANF que foram detectados como macroadenomas.[37-50]

Não há estudos prospectivos de alta qualidade que ofereçam orientação para o protocolo de vigilância ideal para ANF conduzidos de maneira conservadora.[35] A opinião de especialistas sugere RM anual por pelo menos 3 anos para microadenomas e RM após 6 meses e, depois, anualmente por ao menos 3 anos para macroadenomas.[35]

Cirurgia combinada ou não com radioterapia

As indicações para ressecção cirúrgica de ANF incluem: (1) efeito de massa no quiasma óptico ou nos nervos cranianos do seio cavernoso, levando a disfunção visual ou oftalmoparesia; (2) efeito de massa sem disfunção visual, mas com sinais anatômicos sugestivos de perda visual iminente; e (3) apoplexia hipofisária com comprometimento grave ou progressivo da visão ou com comprometimento do nível de consciência.[53-55] O hipopituitarismo como indicação cirúrgica é controverso, pois a cirurgia pode melhorar a função endócrina em até 30% dos pacientes com hipopituitarismo pré-operatório,[25,56] mas também propicia o risco de novos déficits hormonais hipofisários.

A técnica cirúrgica mais comumente utilizada é a abordagem transnasal transesfenoidal por endoscopia ou microscopia.[25,53] O objetivo principal dessa cirurgia é a remoção segura da maior massa tumoral possível, levando à descompressão do quiasma óptico e/ou dos nervos cranianos e à preservação da hipófise normal.[53] A cirurgia hipofisária deve ser realizada por cirurgiões experientes em centros de excelência.[14]

Pacientes com insuficiência adrenal confirmada ou suspeita devem receber dose suplementar de glicocorticoides no peroperatório, por se tratar de situação de estresse.[53] As complicações neurológicas pós-operatórias incluem fístula liquórica, meningite e lesão vascular e, raramente, deterioração da visão devido a lesões do nervo óptico durante a cirurgia ou devido a um hematoma pós-operatório.[25,31] As complicações endócrinas no pós-operatório imediato incluem diabetes insípido (que pode ser transitório ou permanente), síndrome de secreção inapropriada de hormônio antidiurético (SIADH) e insuficiência adrenal; portanto, monitoramento cuidadoso é necessário.[25,57]

Avaliações adicionais da função hipofisária são realizadas rotineiramente em torno de 6 semanas após a cirurgia.[53] Indivíduos com evidência de insuficiência adrenal peroperatória devem ser submetidos à reavaliação do eixo hipotálamo-hipófise-adrenal periodicamente durante o primeiro ano pós-operatório, pois a recuperação é possível e pode ocorrer até 9 a 12 meses após a cirurgia.[58] A RM deve ser realizada de 3 a 6 meses no pós-operatório para avaliar a extensão da ressecção do tumor.[53] Para pacientes com disfunção visual pré-operatória, avaliação neuro-oftalmológica regular deve ser realizada a fim de avaliar o grau de recuperação visual.[31] Os momentos mais apropriados para avaliação da função visual não foram estabelecidos, mas melhoras contínuas na visão após 1 ano foram relatadas.[31,34] As taxas de crescimento tumoral em 10 anos após a cirurgia variam entre 77 e 80% se houver resíduo extrasselar remanescente, 42 e 53% se houver resíduo intrasselar e 0 e 6% após a remoção total.[59,60]

Devido ao risco, a longo prazo, de crescimento do ANF após o tratamento primário,[60,61] é necessário ter vigilância ao longo da vida. Fatores que podem predizer menor probabilidade de crescimento são a radioterapia pós-operatória (que poderia ser oferecida em casos selecionados de alto risco de crescimento do tumor, como um tratamento adjuvante após a cirurgia) e a ressecção total do tumor.[61,62] As diretrizes da OMS (2017) recomendam o uso do índice mitótico e do Ki-67 para prognóstico, embora não haja um ponto de corte específico do Ki-67 para determinar o potencial agressivo.[17] O maior risco de crescimento também é afetado pela extensão do resíduo do tumor e por sua capacidade de invasão.[60,63] Finalmente, alguns subtipos de ANF foram considerados como tendo um comportamento clínico mais agressivo, incluindo o adenoma corticotrófico silencioso, o adenoma pluri-hormonal Pit-1 positivo e o adenoma de células de Crooke.[17,18] No entanto, a literatura anterior sobre adenomas corticotróficos silenciosos apresentou resultados conflitantes, e uma revisão sistemática e metanálise não apontou taxa de recorrência mais alta de adenomas corticotróficos silenciosos em comparação com outros ANF.[64]

A frequência ideal para realização de exames de imagem de vigilância após o tratamento primário não foi estabelecida. Uma abordagem sugerida é a imagem anual nos primeiros 5 anos após a cirurgia, seguida por exames a cada 2 anos nos 5 anos seguintes. O protocolo de seguimento com imagem 10 anos após a ressecção do adenoma é individualizado.

Pacientes com ANF que cresce novamente após o tratamento primário podem ser apenas monitorados ou tratados com cirurgia, radioterapia ou a combinação destes. Nesses casos, existe um risco considerável de progressão do tumor adicional, e a estratégia escolhida para o novo crescimento é o principal fator que determina o resultado. Assim, foi demonstrado que a abordagem conservadora tem um risco superior a 60% de progressão em 5 anos; logo, um número substancial de pacientes acabará por necessitar de intervenção.[61]

Terapia medicamentosa

O papel da terapia medicamentosa para o manejo dos ANF não está bem definido devido à falta de ensaios clínicos randomizados.[65,66]

Agonistas dopaminérgicos

A maioria dos ANF expressa receptores de dopamina, o que levou à investigação da administração de agonistas dopaminérgicos (DA) para tratamento desses tumores.[66] O maior estudo até o momento é um caso-controle de 79 pacientes com resíduo de ANF após ressecção cirúrgica, em um seguimento médio de 80 meses.[67] Observou-se que o DA resultou no controle do tumor em 87% dos casos, quando usado como uma estratégia preventiva, e em 58%, quando usado como um tratamento corretivo, em comparação com 47% no grupo controle.[67] Os resultados combinados de uma série de casos menores foram semelhantes.[66] Estudos adicionais são necessários para fornecer evidências robustas sobre o papel dos DA no algoritmo de tratamento dos ANF. Contudo, o uso da cabergolina (1 a 3 mg/semana) poderia ser considerado como uma alternativa à radioterapia em pacientes com progressão tumoral após a cirurgia.

Análogos da somatostatina

Como ANF expressam receptores de somatostatina, análogos da somatostatina também foram investigados como um potencial tratamento medicamentoso.[65,68] No entanto, a maioria dos dados sobre esse tópico se limita a relatos de casos e pequenas séries de casos, principalmente usando octreotide por via subcutânea com curta duração de acompanhamento, não permitindo extrair fortes evidências sobre esse tópico.[69]

Terapias em estudo

Relatos de casos têm descrito o uso de terapia com radionuclídeos para receptor de peptídeo em ANF, com resultados mistos; porém, mais investigações nesse campo são necessárias.[65,66] Outros tratamentos em investigação incluem a administração de medicações citotóxicas direcionadas ao tumor, mediadas pelo octreotide, o direcionamento de fármacos mediados pelo receptor de folato e o uso de agentes direcionados à via PI3K/AKT/mTOR. No entanto, essas terapias ainda não foram testadas em estudos clínicos.[66]

ADENOMAS HIPOFISÁRIOS AGRESSIVOS: CARCINOMA HIPOFISÁRIO

Uma pequena proporção de ANF pode exibir comportamento agressivo, definido como tumor radiologicamente invasivo com crescimento extraordinariamente rápido ou clinicamente relevante após terapias convencionais.[70] Em casos raros, tumores agressivos podem metastatizar, sendo então definidos como carcinoma hipofisário.[70] Deve-se notar que a maioria dos tumores hipofisários agressivos e carcinomas hipofisários originam-se de tumores funcionantes e são menos comumente associados ao subtipo ANF.[71,72] A cirurgia e a radioterapia têm lugar no manejo desses casos, enquanto a temozolomida é recomendada como quimioterapia de primeira linha para tumores agressivos e carcinomas após crescimento tumoral documentado (resposta melhor em casos de tumores funcionantes).[70,73] O esquema padrão de temozolomida é de ciclos de 150 a 200 mg/m^2 por dia durante 5 dias consecutivos a cada 28 dias, com avaliação da resposta ao tratamento após três ciclos e descontinuação da terapia se progressão for documentada.[70] Em casos com rápida progressão do tumor e sem resposta à temozolomida, outras quimioterapias citotóxicas sistêmicas podem ser testadas, incluindo lomustina em combinação com fluorouracil ou doxorrubicina em combinação com lomustina.[70] No entanto, as evidências nessa área são extremamente limitadas.

Resumo

Os adenomas hipofisários não funcionantes (ANF) representam 14 a 54% dos adenomas hipofisários e podem manifestar-se clinicamente com características de efeito de massa ou, de modo alternativo, ser detectados incidentalmente em exames de imagem. Eles estão associados principalmente a deficiências hormonais e comprometimento visual. A vigilância por imagem é recomendada para microadenomas ou macroadenomas sem disfunção visual, mas a duração desse seguimento não está bem definida. Quando a cirurgia é indicada, seu objetivo principal é a remoção segura do maior volume tumoral possível, levando à descompressão de vias ópticas e/ou nervos cranianos e à preservação da glândula hipofisária normal. A radioterapia adjuvante pós-operatória pode impedir o crescimento do tumor e ser considerada em casos selecionados. A extensão do resíduo tumoral e a capacidade de invasão do tumor são marcadores clínicos que predizem o novo crescimento da lesão. O valor do tratamento medicamentoso ainda não foi claramente estabelecido. Pacientes com ANF necessitam de acompanhamento por toda a vida.

REFERÊNCIAS BIBLIOGRÁFICAS

1. Melmed S. Pathogenesis of pituitary tumors. Nat Rev Endocrinol. 2011; 7:257-66.
2. Manojlovic-Gacic E, Engstrom BE, Casar-Borota O. Histopathological classification of non-functioning pituitary neuroendocrine tumors. Pituitary. 2018; 21:119-29.
3. Ntali G, Wass JA. Epidemiology, clinical presentation and diagnosis of non-functioning pituitary adenomas. Pituitary. 2018; 21:111-8.
4. Daly AF, Rixhon M, Adam C et al. High prevalence of pituitary adenomas: a cross-sectional study in the province of Liege, Belgium. J Clin Endocrinol Metab. 2006; 91:4769-75.
5. Fernandez A, Karavitaki N, Wass JA. Prevalence of pituitary adenomas: a community-based, cross-sectional study in Banbury (Oxfordshire, UK). Clin Endocrinol (Oxf). 2010; 72:377-82.
6. Fontana E, Gaillard R. Epidemiology of pituitary adenoma: results of the first Swiss study]. Rev Med Suisse. 2009; 5:2172-4.
7. Gruppetta M, Mercieca C, Vassallo J. Prevalence and incidence of pituitary adenomas: a population based study in Malta. Pituitary. 2013; 16:545-53.
8. Raappana A, Koivukangas J, Ebeling T et al. Incidence of pituitary adenomas in Northern Finland in 1992-2007. J Clin Endocrinol Metab. 2010; 95:4268-75.
9. Agustsson TT, Baldvinsdottir T, Jonasson JG et al. The epidemiology of pituitary adenomas in Iceland, 1955-2012: a nationwide population-based study. Eur J Endocrinol. 2015; 173:655-64.
10. Tjornstrand A, Gunnarsson K, Evert M et al. The incidence rate of pituitary adenomas in western Sweden for the period 2001-2011. Eur J Endocrinol. 2014; 171:519-26.
11. Al-Dahmani K, Mohammad S, Imran F et al. Sellar masses: an epidemiological study. Can J Neurol Sci. 2016; 43:291-7.
12. Day PF, Loto MG, Glerean M et al. Incidence and prevalence of clinically relevant pituitary adenomas: retrospective cohort study in a Health Management Organization in Buenos Aires, Argentina. Arch Endocrinol Metab. 2016; 60:554-61.
13. Melmed S. Pituitary-tumor endocrinopathies. N Engl J Med. 2020; 382: 937-50.
14. Casanueva FF, Barkan AL, Buchfelder M et al. Criteria for the definition of Pituitary Tumor Centers of Excellence (PTCOE): A Pituitary Society Statement. Pituitary. 2017; 20:489-98.
15. Ntali G, Capatina C, Fazal-Sanderson V et al. Mortality in patients with non-functioning pituitary adenoma is increased: systematic analysis of 546 cases with long follow-up. Eur J Endocrinol. 2016; 174:137-45.
16. Tampourlou M, Fountas A, Ntali G et al. Mortality in patients with non-functioning pituitary adenoma. Pituitary. 2018; 21:203-7.
17. Lloyd RV, Osamura RY, Klöppel G et al. WHO classification of tumours of endocrine organs. International agency for research on cancer (IARC). Disponível em: www.iarc.fr/news-events/who-classification-of-tumours-of-endocrine-organs.
18. Drummond J, Roncaroli F, Grossman AB et al. Clinical and pathological aspects of silent pituitary adenomas. J Clin Endocrinol Metab. 2019; 104:2473-89.
19. Nishioka H, Inoshita N, Mete O et al. The complementary role of transcription factors in the accurate diagnosis of clinically nonfunctioning pituitary adenomas. Endocr Pathol. 2015; 26:349-55.
20. Chen L, White WL, Spetzler RF et al. A prospective study of nonfunctioning pituitary adenomas: presentation, management, and clinical outcome. J Neurooncol. 2011; 102:129-38.
21. Freda PU, Beckers AM, Katznelson L et al. Pituitary incidentaloma: an Endocrine Society clinical practice guideline. J Clin Endocrinol Metab. 2011; 96:894-904.
22. Samperi I, Lithgow K, Karavitaki N. Hyperprolactinaemia. J Clin Med. 2019; 8(12).
23. Karavitaki N, Thanabalasingham G, Shore HC et al. Do the limits of serum prolactin in disconnection hyperprolactinaemia need re-definition? A study of 226 patients with histologically verified non-functioning pituitary macroadenoma. Clin Endocrinol (Oxf). 2006; 65:524-9.
24. Vilar L, Vilar CF, Lyra R et al. Usefulness of prolactin levels in predicting the etiology of hyperprolactinemia in a cohort of 770 patients. Arch Endocrinol Metab. 2024 [Epub ahead of print].
25. Esposito D, Olsson DS, Ragnarsson O et al. Non-functioning pituitary adenomas: indications for pituitary surgery and post-surgical management. Pituitary. 2019; 22:422-34.
26. Vasilev V, Rostomyan L, Daly AF et al. Management of endocrine disease - pituitary 'incidentaloma': neuroradiological assessment and differential diagnosis. Eur J Endocrinol. 2016; 175:R171-84.
27. Corsello SM, Paragliola RM. Differential diagnosis of pituitary masses at magnetic resonance imaging. Endocrine. 2017; 58:1-2.
28. Bonneville JF, Bonneville F, Cattin F. Magnetic resonance imaging of pituitary adenomas. Eur Radiol. 2005; 15:543-8.
29. Knosp E, Steiner E, Kitz K et al. Pituitary adenomas with invasion of the cavernous sinus space: a magnetic resonance imaging classification compared with surgical findings. Neurosurgery. 1993; 33:610-7; discussion 617-8.
30. Micko AS, Wohrer A, Wolfsberger S et al. Invasion of the cavernous sinus space in pituitary adenomas: endoscopic verification and its correlation with an MRI-based classification. J Neurosurg. 2015; 122:803-11.
31. Lithgow K, Batra R, Matthews T et al. Management of endocrine disease: visual morbidity in patients with pituitary adenoma. 2019:EJE-19-0349.
32. Jahangiri A, Lamborn KR, Blevins L et al. Factors associated with delay to pituitary adenoma diagnosis in patients with visual loss. J Neurosurg. 2012; 116:283-9.
33. Musluman AM, Cansever T, Yilmaz A et al. Surgical results of large and giant pituitary adenomas with special consideration of ophthalmologic outcomes. World Neurosurg. 2011; 76:141-8.
34. Danesh-Meyer HV, Wong A, Papchenko T et al. Optical coherence tomography predicts visual outcome for pituitary tumors. J Clin Neurosci. 2015; 22:1098-104.
35. Huang W, Molitch ME. Management of nonfunctioning pituitary adenomas (NFAs): observation. Pituitary. 2018; 21:162-7.
36. Rogers A, Karavitaki N, Wass JA. Diagnosis and management of prolactinomas and non-functioning pituitary adenomas. BMJ (Clinical research ed). 2014; 349:g5390.
37. Karavitaki N, Collison K, Halliday J et al. What is the natural history of nonoperated nonfunctioning pituitary adenomas? Clin Endocrinol (Oxf). 2007; 67:938-43.
38. Reincke M, Allolio B, Saeger W et al. The 'incidentaloma' of the pituitary gland. Is neurosurgery required? JAMA. 1990; 263:2772-6.
39. Nishizawa S, Ohta S, Yokoyama T et al. Therapeutic strategy for incidentally found pituitary tumors ("pituitary incidentalomas"). Neurosurgery. 1998; 43:1344-8; discussion 1348-50.
40. Donovan LE, Corenblum B. The natural history of the pituitary incidentaloma. Arch Intern Med. 1995; 155:181-3.
41. Feldkamp J, Santen R, Harms E et al. Incidentally discovered pituitary lesions: high frequency of macroadenomas and hormone-secreting adenomas – results of a prospective study. Clin Endocrinol (Oxf). 1999; 51:109-13.
42. Igarashi T, Saeki N, Yamaura A. Long-term magnetic resonance imaging follow-up of asymptomatic sellar tumors – their natural history and surgical indications. Neurol Med Chir (Tokyo). 1999; 39:592-8; discussion 598-9.

43. Sanno N, Oyama K, Tahara S et al. A survey of pituitary incidentaloma in Japan. Eur J Endocrinol. 2003; 149:123-7.
44. Arita K, Tominaga A, Sugiyama K et al. Natural course of incidentally found nonfunctioning pituitary adenoma, with special reference to pituitary apoplexy during follow-up examination. J Neurosurg. 2006; 104:884-91.
45. Dekkers OM, Hammer S, de Keizer RJ et al. The natural course of non-functioning pituitary macroadenomas. Eur J Endocrinol. 2007; 156:217-24.
46. Anagnostis P, Adamidou F, Polyzos SA et al. Pituitary incidentalomas: a single-centre experience. Int J Clin Pract. 2011; 65:172-7.
47. Ryu WH, Tam S, Rotenberg B et al. Conservative management of pituitary macroadenoma contacting the optic apparatus. Can J Neurol Sci. 2010; 37:837-42.
48. Levy MJ, Robertson IJ, Khalk N et al. Long-term follow-up of a large prospective cohort of patients with nonfunctioning pituitary adenomas: the outcome of a conservative management policy. Clin Endocrinol (Oxf). 2018; 89:354-9.
49. Iglesias P, Arcano K, Triviño V et al. Prevalence, clinical features, and natural history of incidental clinically non-functioning pituitary adenomas. Horm Metab Res. 2017; 49:654-9.
50. Lenders N, Ikeuchi S, Russell Awn et al. Longitudinal evaluation of the natural history of conservatively managed nonfunctioning pituitary adenomas. Clin Endocrinol (Oxf). 2016; 84:222-8.
51. Day PF, Guitelman M, Artese R et al. Retrospective multicentric study of pituitary incidentalomas. Pituitary. 2004; 7:145-8.
52. Esteves C, Neves C, Augusto L et al. Pituitary incidentalomas: analysis of a neuroradiological cohort. Pituitary. 2015; 18:777-81.
53. Penn DL, Burke WT, Laws ER. Management of non-functioning pituitary adenomas: surgery. Pituitary. 2018; 21:145-53.
54. Capatina C, Inder W, Karavitaki N et al. Management of endocrine disease: pituitary tumour apoplexy. Eur J Endocrinol. 2015; 172:R179-90.
55. Wass JA, Karavitaki N. Nonfunctioning pituitary adenomas: the Oxford experience. Nat Rev Endocrinol. 2009; 5:519-22.
56. Murad MH, Fernandez-Balsells MM, Barwise A et al. Outcomes of surgical treatment for nonfunctioning pituitary adenomas: a systematic review and meta-analysis. Clin Endocrinol (Oxf). 2010; 73:777-91.
57. Hensen J, Henig A, Fahlbusch R et al. Prevalence, predictors and patterns of postoperative polyuria and hyponatraemia in the immediate course after transsphenoidal surgery for pituitary adenomas. Clin Endocrinol (Oxf). 1999; 50:431-9.
58. Pofi R, Gunatilake S, Macgregor V et al. Recovery of the hypothalamo-pituitary-adrenal axis after transsphenoidal adenomectomy for non-ACTH-secreting macroadenomas. J Clin Endocrinol Metab. 2019; 104:5316-24.
59. O'Sullivan EP, Woods C, Glynn N et al. The natural history of surgically treated but radiotherapy-naïve nonfunctioning pituitary adenomas. Clin Endocrinol (Oxf). 2009; 71:709-14.
60. Reddy R, Cudlip S, Byrne JV et al. Can we ever stop imaging in surgically treated and radiotherapy-naive patients with non-functioning pituitary adenoma? Eur J Endocrinol. 2011; 165:739-44.
61. Tampourlou M, Ntali G, Ahmed S et al. Outcome of nonfunctioning pituitary adenomas that regrow after primary treatment: a study from two large UK centers. J Clin Endocrinol Metab. 2017; 102:1889-97.
62. Maletkovic J, Dabbagh A, Zhang D et al. Residual tumor confers a 10-fold increased risk of regrowth in clinically nonfunctioning pituitary tumors. J Endocr Soc. 2019; 3:1931-41.
63. Trouillas J, Roy P, Sturm N et al. A new prognostic clinicopathological classification of pituitary adenomas: a multicentric case-control study of 410 patients with 8 years post-operative follow-up. Acta neuropathologica. 2013; 126:123-35.
64. Fountas A, Lavrentaki A, Subramanian A et al. Recurrence in silent corticotroph adenomas after primary treatment: a systematic review and meta-analysis. J Clin Endocrinol Metab. 2018: 10.1210/jc.2018-01956.
65. Even-Zohar N, Greenman Y. Management of NFAs: medical treatment. Pituitary. 2018; 21:168-75.
66. Greenman Y. Management of endocrine disease: present and future perspectives for medical therapy of nonfunctioning pituitary adenomas. Eur J Endocrinol. 2017; 177:R113-24.
67. Greenman Y, Cooper O, Yaish I et al. Treatment of clinically nonfunctioning pituitary adenomas with dopamine agonists. Eur J Endocrinol. 2016; 175:63-72.
68. Fusco A, Giampietro A, Bianchi A et al. Treatment with octreotide LAR in clinically non-functioning pituitary adenoma: results from a case-control study. Pituitary. 2012; 15:571-8.
69. Colao A, Di Somma C, Pivonello R et al. Medical therapy for clinically non-functioning pituitary adenomas. Endocr Relat Cancer. 2008; 15:905-15.
70. Raverot G, Burman P, McCormack A et al. ESo. European Society of Endocrinology Clinical Practice Guidelines for the management of aggressive pituitary tumours and carcinomas. Eur J Endocrinol. 2018; 178:G1-24.
71. Trouillas J, Burman P, McCormack A et al. Aggressive pituitary tumours and carcinomas: two sides of the same coin? Eur J Endocrinol. 2018; 178:C7-9.
72. Mercado M, Melgar V, Salame L et al. Clinically non-functioning pituitary adenomas: Pathogenic, diagnostic and therapeutic aspects. Endocrinol Diabetes Nutr. 2017; 64:384-95.
73. Kolitz T, Greenman Y. Refractory nonfunctioning pituitary adenomas. Pituitary. 2023; 26:278-80.

CAPÍTULO 9

Manejo dos Incidentalomas Hipofisários

Davide Carvalho ■ Paula Freitas

INTRODUÇÃO

A história da imagem desde a descoberta dos raios X tem sido a de um exponencial aumento no volume e precisão da informação adquirida, inicialmente em um contexto de cada vez maior invasibilidade, mas que se reduziu progressivamente, porém também de custos crescentes. Depois de a imagem ser realizada para clarificação de sintomas, passou, por vezes, a ser usada como rastreio em assintomáticos.

Nessas condições, um incidentaloma da hipófise (IH) é uma lesão hipofisária previamente não suspeitada que é descoberta em um estudo de imagem cerebral realizado por um motivo não relacionado.[1] O estudo da imagem não é realizado por um sintoma especificamente relacionado com a lesão, como perda visual ou manifestação clínica de hipopituitarismo ou excesso hormonal, cefaleia ou traumatismo craniano.[1] Alguns estudos excluem lesões císticas e incluem apenas aqueles que preenchem os critérios radiográficos de tumor neuroendócrino hipofisário (TNEH),[2] enquanto outros incluem todas as lesões,[3,4] nomeadamente artefactos técnicos ou aumento do volume hipofisário fisiológico ou compensatório.

Os IH podem ser classificados como micro (< 10 mm) ou macroincidentalomas (≥ 10 mm ou 1 cm), de acordo com a sua dimensão. Essa classificação é importante para definir o algoritmo diagnóstico. Na maioria dos casos, os IH são detectados por tomografia computadorizada (TC) ou ressonância magnética (RM) durante a avaliação de sintomas neurológicos inespecíficos, cefaleias ou traumatismo craniano.[5] Mesmo assim, a definição de IH não é necessariamente tão linear quanto parece.[6] Também é claro que nem todas as lesões detectadas são IH verdadeiros, pois alguns sinais e sintomas que não estão prontamente ligados a uma doença hipofisária são reconhecidos apenas no final da avaliação diagnóstica. Fundamentando a importância de um diagnóstico precoce, Maquiavel, no seu livro *O Príncipe*, dizia: "de início a doença é fácil de tratar mas difícil de diagnosticar; porém, com a passagem do tempo, se não reconhecida e tratada na sua fase inicial, torna-se fácil de diagnosticar mas difícil de tratar."

EPIDEMIOLOGIA

Em estudos de necropsia, em 1.000 autópsias não selecionadas, acharam-se 61 lesões selares, das quais 37 eram cistos da bolsa de Rathke, 18 tumores neuroendócrinos da hipófise, e 2 com hiperplasia, enfarte e hemorragia.[6] No entanto, os TNEH são um achado comum, como ilustrado por uma revisão de 29 estudos de autópsia que incluíram mais de 18.000 glândulas hipofisárias.[7] A frequência de TNEH foi de 10,7% e quase todos eram microadenomas (< 10 mm). Os macroadenomas foram apenas 0,37%. As frequências foram semelhantes para homens e mulheres e entre os diferentes grupos etários em adultos.

Em RM realizadas na população geral, a frequência de macroadenomas foi de 0,3% (seis casos), semelhante ao detectado em autópsias.[8] Entre os adultos submetidos a estudos de imagem por TC ou RM por outros motivos que não sejam sintomas ou doença da hipófise, a frequência de anormalidades de sinal descobertas incidentalmente (< 10 mm) é maior e varia de 4 a 20% para a TC[9] e 10 a 38% para a RM.[10,11] Essa maior frequência de lesões em estudos clínicos *versus* estudos da população geral parece sugerir que os IH se associam a pequenas alterações (subclínicas?) que conduzem à realização de estudos de imagem hipofisários.

Em nossas séries, entre 68 pacientes adultos[12] e 41 do grupo pediátrico,[13] cefaleia foi o motivo principal para a realização dos exames de imagem que culminaram na detecção do IH (Quadro 9.1).

DIAGNÓSTICO DIFERENCIAL

O método de imagem de eleição para o estudo da região hipofisária é a RM (Figuras 9.1 e 9.2). A TC fica reservada para os doentes que têm contraindicação para realizar RM, para o complemento do estudo dos limites ósseos da sela turca e para a pesquisa da existência de possíveis calcificações.[14] O protocolo de RM poderá incluir, para avaliação da hipófise e regiões supra e laterosselares, imagens ponderadas em T1 nos planos sagital e coronal, antes e após injeção intravenosa de produto de contraste, e ponderadas em T2 no plano coronal,

Quadro 9.1 Razões que motivaram o pedido de ressonância magnética ou tomografia computadorizada.

Motivos para a realização dos exames de imagem	Pacientes pediátricos	Pacientes adultos
Cefaleias	21 (51,2%)	23 (33,8%)
Sinais neurológicos	7 (17,1%)	14 (20,6%)
Traumatismo	–	7 (10,3%)
Alterações do desenvolvimento neuropsicomotor	4 (9,8%)	–
Vertigem/zumbido/hipoacusia	–	6 (8,8%)
Demência/distúrbios do comportamento	–	3 (4,4%)
Sintomas oculares e visuais não relacionados com o tumor	3 (7,3%)	2 (3%)
Dismorfia craniana	3 (7,3%)	–
Galactorreia não relacionada	–	1 (1,5%)
Sintomas da coluna vertebral	–	1 (1,5%)
Outras doenças do SNC	–	2 (2,9%)
Outras razões	3 (7,3%)	9 (13,2%)

SNC: sistema nervoso central. (Adaptado de Esteves et al., 2015;[13] Souteiro et al., 2019.[14])

em cortes finos, bem como estudo dinâmico T1 após contraste, quando existe suspeita de microadenoma hipofisário. Deve ser geralmente incluída sequência T2 para estudo encefálico, para melhor caracterização da intensidade de sinal e da extensão de uma possível lesão selar/suprasselar, e para excluir outros achados patológicos. Em casos de suspeita de aneurisma, a angiografia por RM ou TC pode ser um complemento útil como método não invasivo. O hipersinal na ponderação em T2 poderá ser indicador de melhor resposta dos adenomas somatotróficos à terapêutica com análogos da somatostatina de 2ª geração.[15]

Quando uma lesão hipofisária é acidentalmente revelada por um exame de imagem, o diagnóstico diferencial praticamente inclui todas as doenças tumorais e não tumorais que podem ser encontradas nas regiões selar e perisselar.[8,16] De longe, os adenomas hipofisários são a causa mais comum de IH (Figura 9.3) em adultos, sendo responsáveis por 70 a 80% dos casos em

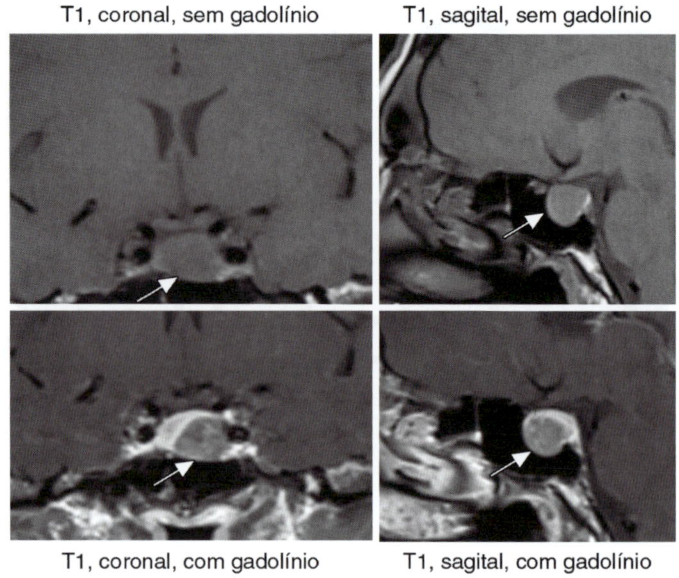

Figura 9.2 Ressonância magnética, em cortes coronal e sagital, com e sem gadolínio, revelando macroadenoma hipofisário (*setas*).

coortes neurorradiológicas e cirúrgicas, seguidos por cistos da bolsa de Rathke e craniofaringeomas (Quadro 9.2)[7,8,12] Entre os adenomas detectados acidentalmente, há um nítido predomínio dos microadenomas em relação aos macroadenomas.[7,8,12]

As lesões selares que podem ser imagiologicamente semelhantes aos TNEH e constituir incidentalomas são múltiplas (Quadro 9.3).[16]

Hiperplasia hipofisária

A hiperplasia hipofisária (HP) pode ser interpretada como IH. A HP pode estar presente durante a adolescência, menopausa, gravidez e também no hipotireoidismo primário, podendo inclusive causar alterações visuais. Os achados imagiológicos que são pistas para a HP incluem hipófise simétrica alargada, convexidade superior, por vezes em tenda, sinais normais da adeno e neuro-hipófise e realce homogêneo do contraste (Figura 9.4).[17] Em um estudo francês de 7 mulheres com HP referenciadas por suspeita de tumor da hipófise, durante um seguimento de 2 a 8 anos, a RM manteve-se estável,[17] porém 2 pacientes foram

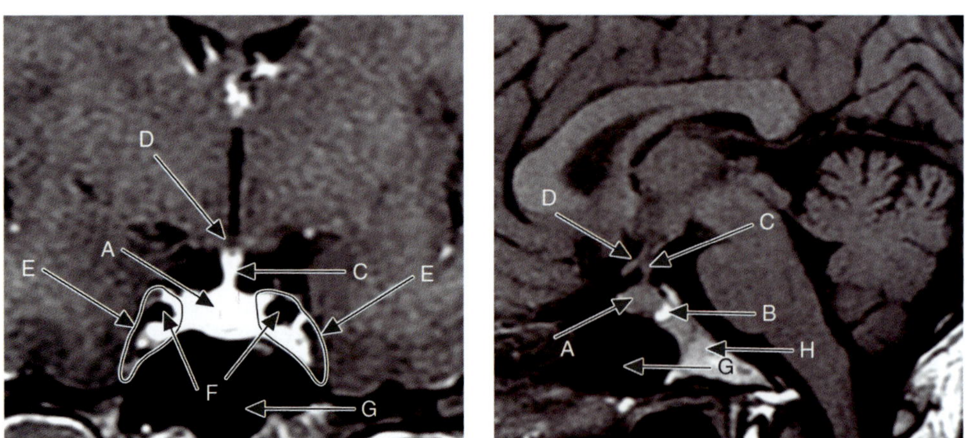

Figura 9.1 Ressonância magnética. Imagens ponderadas em T1 nos planos coronal (*à esquerda*) e sagital (*à direita*). As seguintes estruturas selares e parasselares são sinalizadas: adeno-hipófise (**A**), neuro-hipófise (**B**), haste hipofisária (**C**), quiasma (**D**), seios cavernosos (**E**), artérias carótidas internas (**F**), seio esfenoidal (**G**); clivo (**H**).

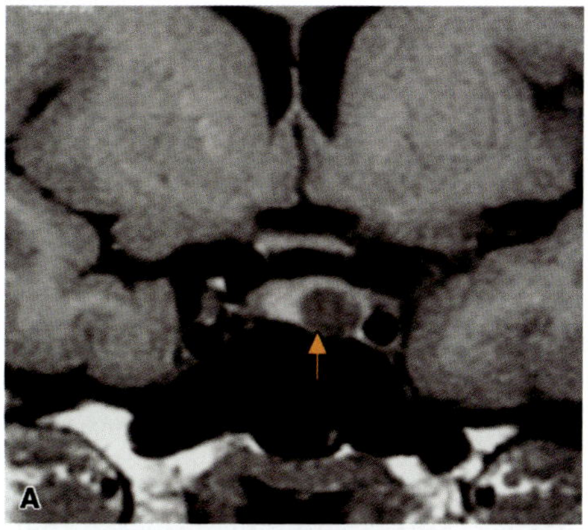

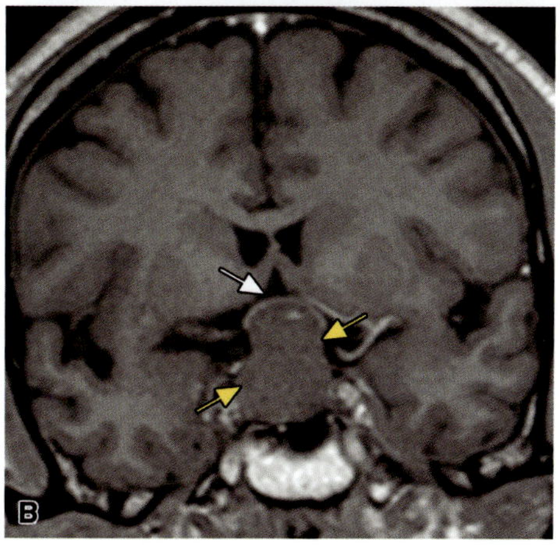

Figura 9.3 Adenomas hipofisários respondem por 70 a 80% dos incidentalomas hipofisários, sobretudo os microadenomas (diâmetro < 1 cm). **A.** Microadenoma com 0,8 cm (*seta laranja*). **B.** Macroadenoma volumoso (3,5 cm) com compressão quiasmática (*seta branca*). Notar o formato em "8" ou de "boneco de neve", muitas vezes observado (*setas amarelas*), resultante da constrição tumoral pelo diafragma selar.

Quadro 9.2 Etiologias do incidentaloma hipofisário.

Etiologias	Pacientes pediátricos (n = 41)	Pacientes adultos (n = 68)
Hiperplasia hipofisária	12 (29,3%)	5 (7,3%)
Cisto aracnóideo	7 (17,1%)	–
Adenoma	6 (14,6%)	48 (70,6%)
▪ Microadenoma	–	18 (37,5)
▪ Macroadenoma	–	30 (62,5%)
Cisto da bolsa de Rathke	5 (12,2%)	9 (13,2)
Alterações da neuro-hipófise	3 (7,3%)	–
Espessamento da haste hipofisária	3 (7,3%)	–
Meningioma	–	2 (3%)
Hipoplasia hipofisária	1 (2,4%)	–
Apoplexia hipofisária	1 (2,4%)	–
Hamartoma	1 (2,4%)	–
Craniofaringeoma	1 (2,4%)	–
Astrocitoma	–	1 (1,5)
Lesão cística indeterminada	1 (2,4%)	3 (4,4%)

Adaptado de Esteves et al., 2015;[13] Souteiro et al., 2019.[14]

submetidos à cirurgia transesfenoidal. O diagnóstico de HP é extremamente importante para evitar intervenções laboratoriais, imagiológicas e, eventualmente, cirúrgicas desnecessárias e potencialmente prejudiciais. Vale a pena realçar que esses casos não refletem lesões hipofisárias e não devem ser tratados com as mesmas recomendações que os IH.

Meningiomas

Os meningiomas são os tumores primários intracranianos não astrocíticos e os tumores extra-axiais mais frequentes, perfazendo cerca de 15% dos tumores primários intracranianos.[18,19] Raros na população pediátrica, têm o seu pico de incidência entre os 40 e os 70 anos de idade, e são mais frequentes no sexo feminino. Existe uma forte associação com neurofibromatose tipo 2. Aproximadamente 5 a 10% dos meningiomas ocorrem na região selar. Os meningiomas suprasselares geralmente têm origem no diafragma ou no tubérculo da sela turca, podendo também ser encontrados nas apófises clinoides anteriores, bordo superior do dorso da sela ou no sulco do quiasma óptico. Alguns meningiomas que se desenvolvem na parede lateral do seio cavernoso ou na bainha do nervo óptico podem se estender até a cisterna suprasselar.[1,18,19]

Quadro 9.3 Diagnóstico diferencial dos incidentalomas hipofisários.[11]

Anormalidades da hipófise anterior
- Adenoma da hipófise (Figuras 9.2 e 9.3)
- Hiperplasia da hipófise (Figura 9.4)
- Carcinoma da hipófise

Tumores da hipófise posterior
- Pituicitoma (Figura 9.15)
- Tumores de células granulares

Tumores parasselares benignos
- Meningioma (Figura 9.5)
- Craniofaringeoma (Figuras 9.6 e 9.7)
- Neurinoma
- Lipoma (Figura 9.10)

Tumores malignos
- Gliomas
- Germinomas (Figura 9.16)
- Linfoma primário
- Cordoma
- Condrossarcoma
- Condroma
- Ependimoma
- Plasmocitoma
- Metástase hipofisária (Figura 9.17)

Lesões malformativas
- Cisto da bolsa de Rathke (Figuras 9.8 e 9.9)
- Cisto dermoide
- Cisto epidermoide
- Cisto aracnoide
- Hamartoma

Lesões inflamatórias e granulomatosas
- Hipofisite linfocítica
- Hipofisite granulomatosa
- Histiocitose de células de Langerhans
- Tuberculose (Figura 9.13)
- Sarcoidose
- Abscesso hipofisário (Figura 9.14)

Lesões vasculares
- Aneurismas (Figura 9.19)
- Angioma cavernoso
- Trombose do seio cavernoso

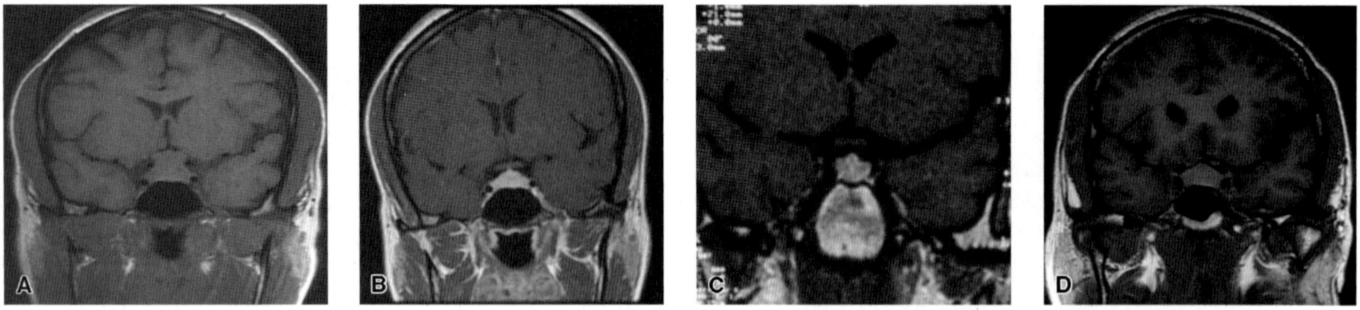

Figura 9.4 Hiperplasia hipofisária relacionada com gestação (**A**), puberdade (**B**), menopausa (**C**) e hipotireoidismo primário (**D**).

Os meningiomas comportam-se na região selar como em outras localizações: bem delimitados, habitualmente isointensos em relação à substância cinzenta nas ponderações T1 e T2, apesar de o sinal em T2 ser mais variável. Captam contraste intensa e homogeneamente. Os meningiomas geralmente distinguem-se bem da glândula hipófise, devido ao padrão diferente de realce após contraste, mais intenso nesta. Podem invadir os seios cavernosos e envolver as artérias carótidas internas. A maioria tem base nas meninges e apresenta uma "cauda" dural após contraste (Figura 9.5). Nas imagens de TC, revelam-se discretamente hiperdensos; podem induzir hiperostose do osso adjacente, e apresentam calcificações em 20 a 50% dos casos. Pode ser difícil o diagnóstico diferencial entre um tumor hipofisário com extensão suprasselar e um tumor pré ou suprasselar a invadir o compartimento selar. Os meningiomas do diafragma da sela são especialmente problemáticos, uma vez que pode ser impossível demonstrar em estudos de imagem a diferença de sinal entre o tumor e o parênquima hipofisário normal. As sequências ponderadas em T2 e os estudos de angio-TC podem ser úteis.[1,8,14,18,19]

Craniofaringeoma

Os craniofaringeomas representam 5 a 10% de todas as neoplasias intracranianas na população pediátrica (tumor não glial mais frequente) e 50% de todos os tumores suprasselares nas crianças.[19,20] Classicamente estão descritos como apresentando uma distribuição bimodal, a maioria ocorrendo em crianças e adultos jovens.[19] Um segundo pico (menor) surge entre a quinta e a sexta década de vida. No entanto, alguns autores encontraram em vez de dois, três picos na distribuição etária.[19] Os craniofaringeomas são intrasselares e suprasselares em cerca de 70% dos casos e apenas suprasselares em 20%. Pensa-se que derivem de células adeno-hipofisárias metaplásicas ou de remanescentes de células epiteliais da bolsa de Rathke. Apresentam frequentemente componentes sólidos e císticos, estes últimos delimitados por uma camada de células epiteliais, com conteúdo de queratina, colesterol, proteínas, produtos de necrose e sangue (Figura 9.6).[15] Na imagem por TC, são massas bem delimitadas, multiloculadas; os componentes císticos geralmente têm uma densidade semelhante à do liquor, mas podem ser hipodensos em proporção ao seu conteúdo de colesterol, ou hiperdensos em função do seu conteúdo proteico. As calcificações são muito frequentes, sobretudo nos tumores pediátricos, em que surgem em cerca de 90% dos casos (Figura 9.7). Nos estudos de RM, o sinal dos componentes císticos de um craniofaringeoma é altamente variável, pelo já exposto, mas normalmente é hipointenso nas imagens ponderadas em T1 e hiperintenso em T2. Regra geral, observa-se captação nodular ou à periferia de produto de contraste.

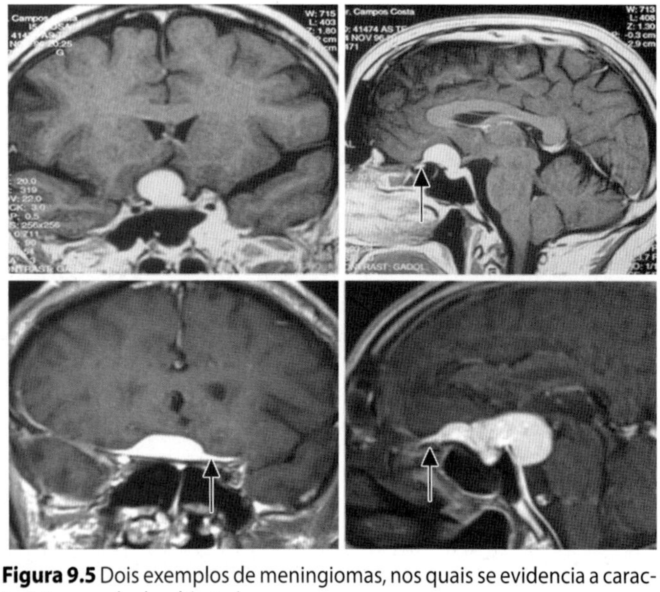

Figura 9.5 Dois exemplos de meningiomas, nos quais se evidencia a característica cauda dural (*setas*).

Cistos não neoplásicos/congênitos

O diagnóstico diferencial entre cistos não neoplásicos e neoplásicos é por vezes difícil, e baseia-se em uma análise semiológica muito detalhada dos estudos de imagem.[18]

Cisto da bolsa de Rathke

Os cistos da bolsa de Rathke são comuns (Figuras 9.8 e 9.9); no entanto, a maioria é microscópica, e, portanto, invisível em estudos de imagem.[21] Pensa-se que derivem de remanescentes da bolsa de Rathke. Predominam no sexo feminino e normalmente são assintomáticos. Aqueles que justificam sintomatologia são geralmente lesões císticas selares suprasselares, como cistos não calcificados localizados na linha média, com conteúdo de densidade/sinal variável em TC/RM, que varia de seroso a mucoide. Cerca de dois terços são hiperintensos nas imagens ponderadas em T1, e um terço tem sinal semelhante ao do liquor. O sinal em T2 é pouco previsível.[19,21] Lesões unicamente suprasselares são raras. A parede do cisto é, em geral, fina. Calcificações e captação de contraste estão em regra ausentes, o que auxilia no diagnóstico diferencial com craniofaringeoma. Alguns autores defendem a existência de um espectro histológico contínuo entre cisto da bolsa de Rathke e craniofaringeoma.

Cisto aracnoide

São cistos benignos, secundários a uma malformação das meninges; são revestidos por uma fina camada de células da aracnoide, com liquor no seu interior.[18,22] Os cistos aracnoides representam

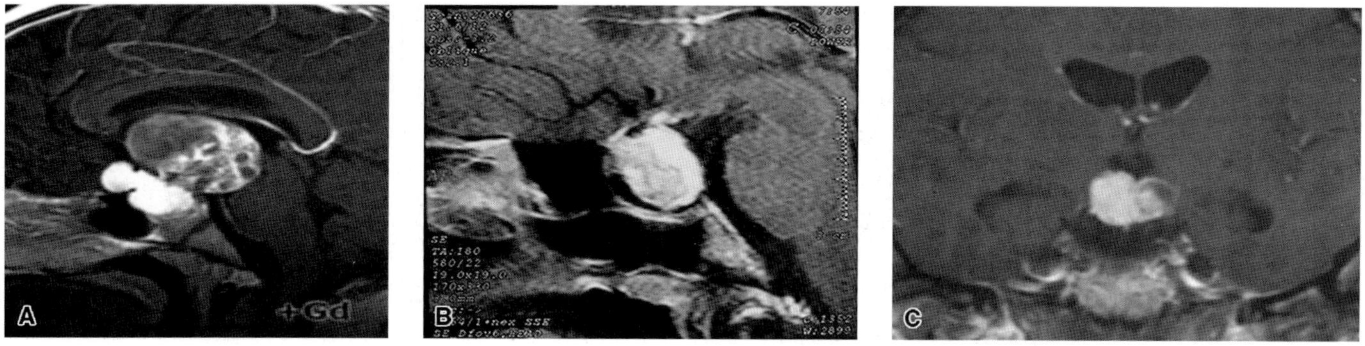

Figura 9.6 Craniofaringeomas à ressonância magnética na imagem em T1. **A.** Intra e suprasselar. **B.** Intrasselar. **C.** Suprasselar. Notar a presença de componentes sólidos e císticos em todas as lesões.

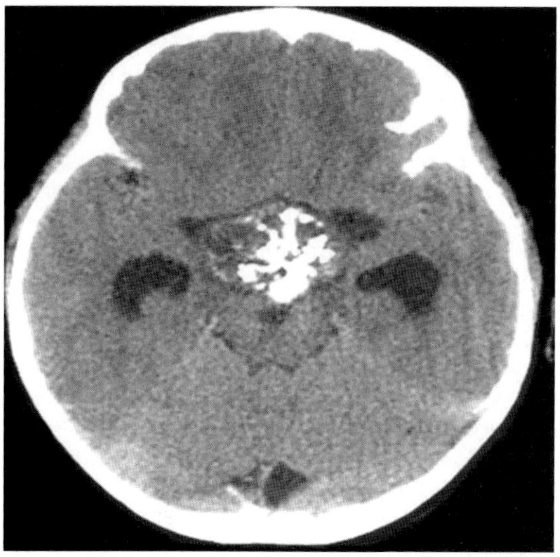

Figura 9.7 Craniofaringeoma detectado por tomografia computadorizada na investigação de cefaleia. Notar a estrutura cística calcificada na região suprasselar.

1% de todas as lesões ocupantes de espaço intracranianas; 75% ocorrem em crianças, sendo mais frequentes no sexo masculino. Aproximadamente 10% desses cistos ocorrem na região suprasselar. Apresentam densidade/sinal homogêneo, idêntica à do liquor, não captam produto de contraste, nem apresentam calcificações. A parede do cisto não é bem definida nos estudos de imagem, dada a sua fina espessura. É importante não confundir, após contraste, um desvio da haste, com um foco de captação de contraste da parede de uma lesão cística. Os cistos da aracnoide podem, por vezes, ser complicados por hemorragia.[1,18,22]

Cisto epidermoide

Os cistos epidermoides são cistos que têm origem durante o desenvolvimento embrionário; são cistos de inclusão epitelial ectodérmica.[1,18,23] São mais comuns nas cisternas do ângulo ponto-cerebeloso e suprasselar e entre os 30 e os 60 anos de idade. Os seus limites são irregulares e têm uma tendência para se infiltrarem em todos os interstícios. Geralmente, têm sinal aproximado ao do liquor nas imagens ponderadas em T1 e T2 convencionais, mas que não suprime em T2 FLAIR (sequência de supressão de liquor). Devem ser suspeitados quando o sinal não é exatamente o do liquor, ou quando este é discretamente heterogêneo. O seu conteúdo é de colesterol, restos celulares e queratina, revestidos por epitélio pavimentoso estratificado, não visível nos estudos de imagem. As calcificações e a captação de produto de contraste são atípicas dessas lesões. É difícil o diagnóstico diferencial com cisto aracnoide; os cistos epidermoides geralmente são discretamente hiperintensos nas imagens ponderadas em densidade protônica (DP) e tendencialmente envolvem as estruturas vizinhas, enquanto os cistos da aracnoide as desviam. Os estudos de difusão podem ser úteis, uma vez que os cistos epidermoides apresentam restrição à difusão (hipersinal em DWI), com coeficiente aparente de difusão (ADC) semelhante ao do parênquima encefálico (isossinal). Os cistos aracnóideos não apresentam restrição à difusão, e o seu sinal suprime em T2 FLAIR, uma vez que contêm apenas líquido livre.[1,8,16,18,22]

Cisto dermoide e lipoma

Os cistos dermoides são, tal como os epidermoides, cistos de inclusão epiteliais ectodérmicos de desenvolvimento, porém quatro a nove vezes menos frequentes.[18,24] Predominam discretamente no sexo masculino. Geralmente, são sintomáticos durante a terceira década de vida. São massas bem delimitadas, lobuladas,

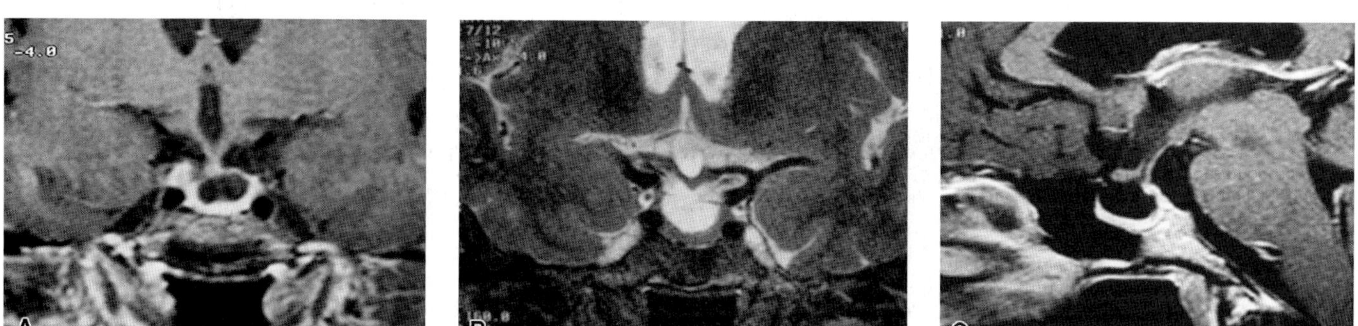

Figura 9.8 Cisto da bolsa de Rathke. **A.** Coronal, T1. **B.** Coronal, T2. **C.** Sagital, T1.

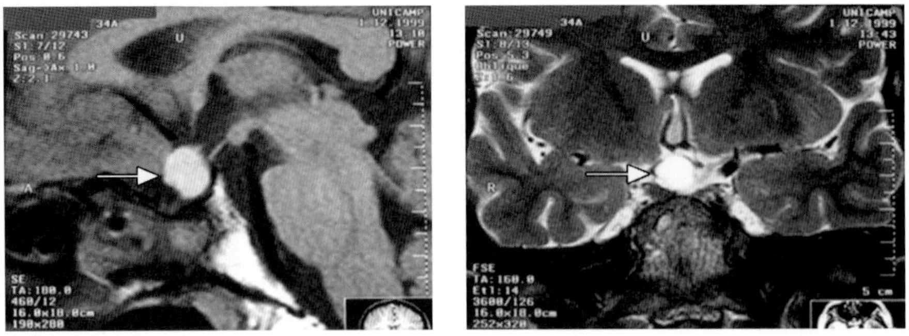

Figura 9.9 Cisto da bolsa de Rathke, hiperintenso em T1 (*à esquerda*) e em T2 (*à direita*).

que tipicamente têm topografia mediana. A sua localização mais comum é o canal raquidiano lombossacral, seguindo-se a região parasselar. Da mesma forma que os cistos epidermoides, são limitados por epitélio pavimentoso, e contêm restos celulares; contêm ainda folículos pilosos, glândulas sebáceas e sudoríparas e suas secreções. Assim sendo, apresentam densidade/sinal de gordura na TC/RM; as calcificações são frequentes, por alterações distróficas ou devidas à presença de tecidos dentários.[18,24]

Tal como os cistos dermoides, os lipomas apresentam densidade/sinal idênticos aos da gordura (Figura 9.10).[25] São ainda mais raros e geralmente de menores dimensões. Representam uma persistência anormal e malformação de um derivado mesenquimatoso da crista neural. Também têm preferência pelas estruturas medianas, como o corpo caloso, onde são mais prováveis. As calcificações são comuns. As sequências de supressão de gordura são úteis no seu diagnóstico, uma vez que o seu sinal suprime completamente nesse tipo de estudos de RM.[25,26]

Outras lesões congênitas

Verdadeiras lesões congênitas hipofisárias são raras. A mais comum destas é a existência de uma glândula pequena ou ausente, associada a pan-hipopituitarismo primário. A haste hipofisária é geralmente pequena ou inexistente. Uma neuro-hipófise ectópica, hipotalâmica, com o hipersinal em T1 correspondente nessa localização, é frequentemente observada nesses casos (Figura 9.11). Por vezes, a sela turca apresenta pequenas dimensões, e a neuro-hipófise ectópica é isointensa em relação ao encéfalo, mas o seu sinal realça intensamente após contraste. Em outras situações de pan-hipopituitarismo congênito, podem também surgir massas da adeno-hipófise, que tendem a regredir com a idade, dando origem à sela turca vazia; algumas mutações genéticas foram implicadas nesses casos, como o gene *PROP1*.[27]

A duplicação da hipófise, incluindo a haste, é uma malformação muito mais rara.As malformações descritas associam-se frequentemente a outras anomalias das estruturas medianas, incluindo craniofaciais (Figura 9.12).[28]

Astrocitoma do quiasma óptico/hipotálamo

Os astrocitomas quiasmo-hipotalâmicos são tumores pediátricos que raramente ocorrem na idade adulta. Os astrocitomas com origem no hipotálamo, quiasma óptico, nervo óptico e vias ópticas representam aproximadamente 30% das neoplasias da infância.[18,19] O tipo histológico mais frequente é o astrocitoma pilocítico, que é um tumor infiltrativo de baixo grau. A neurofibromatose tipo I está presente em cerca de 33% desses doentes. Na TC são iso/hipodensos; podem condicionar erosão do dorso da sela e alargamento dos canais ópticos. Em RM, esses astrocitomas geralmente apresentam-se como lesões sólidas de hipossinal nas imagens ponderadas em T1 e hipersinal em T2. A captação de produto de contraste é discreta a moderada. Raramente estão associados a calcificações, hemorragia ou a alterações císticas. As alterações descritas não são exclusivas dos gliomas quiasmo-hipotalâmicos. Devem ser considerados outros diagnósticos, sobretudo quando não são evidentes outras características da síndrome de neurofibromatose tipo I.[18,19]

Outras doenças raras

Muitas outras doenças podem ser encontradas na região selar, de natureza infeciosa, como a tuberculose (que surge por via hematogênica ou por extensão direta a partir de uma meningite tuberculosa – Figura 9.13);[29,30] ou abscesso selar/parasselar (Figura 9.14);[1,18] de natureza; inflamatória/imunológica, como as hipofisites, a sarcoidose e a histiocitose de células de Langerhans; de natureza neoplásica, como o germinoma, o linfoma, as metástases, o coristoma e o pituicitoma (Figura 9.15). Os dois últimos são neoplasias da neuro-hipófise, incluindo a região do infundíbulo.[1,8,16,18]

A TC, sobretudo a RM, tem excelente sensibilidade para a deteção das lesões supracitadas; contudo, suas especificidades são muito baixas.[8,16,18]

Os germinomas intracranianos têm preferência pelas estruturas medianas e são mais frequentes na região da glândula

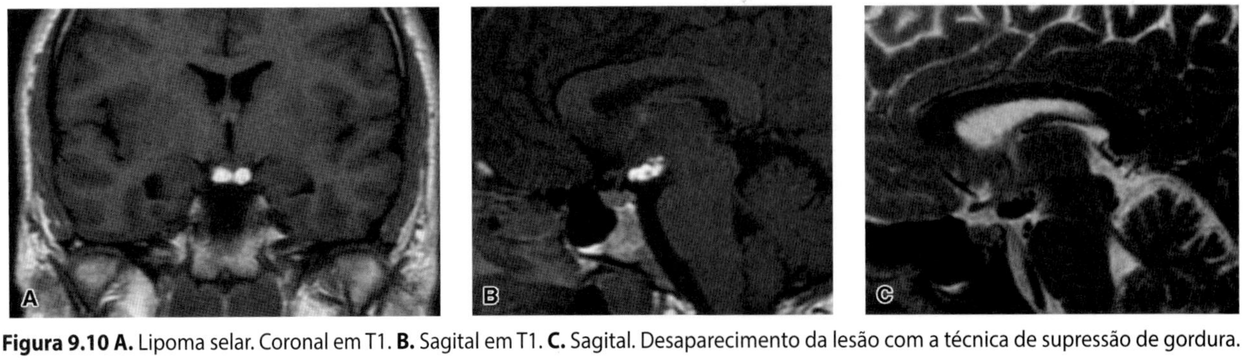

Figura 9.10 A. Lipoma selar. Coronal em T1. **B.** Sagital em T1. **C.** Sagital. Desaparecimento da lesão com a técnica de supressão de gordura.

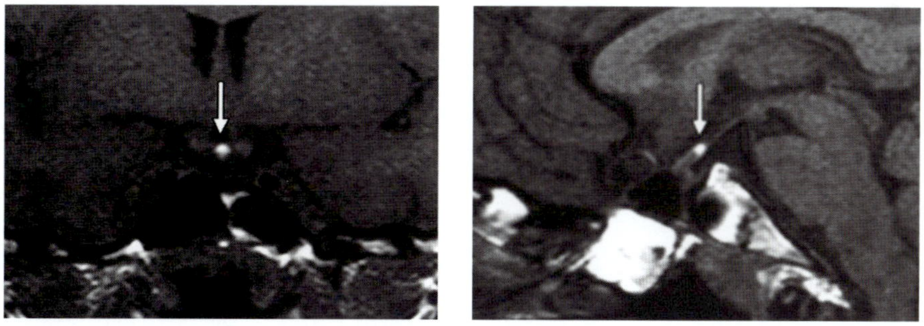

Figura 9.11 Neuro-hipófise ectópica (*setas*). Coronal em T1 (*à esquerda*) e sagital em T1 (*à direita*).

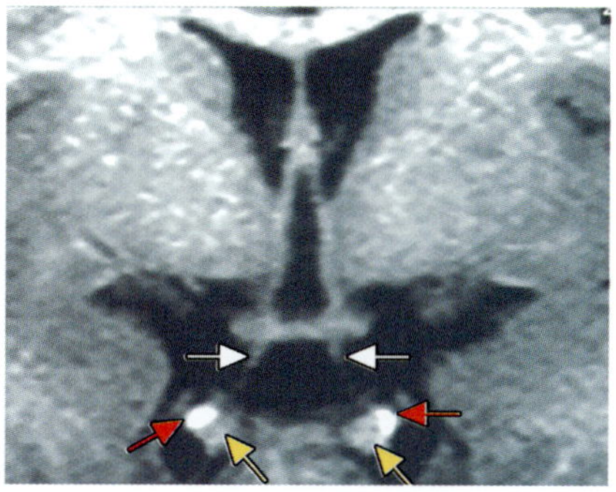

Figura 9.12 Imagem coronal em T1 mostrando duplicação de hipófise (*setas amarelas*) e haste (*setas brancas*). Notar o hipersinal bilateral correspondente às neuro-hipófises (*setas vermelhas*). (Cortesia do Dr. Lucio Vilar.)

pineal, sendo a cisterna suprasselar a sua segunda localização mais frequente. Lesões síncronas da glândula pineal e da cisterna suprasselar representam 10% dos germinomas intracranianos (Figura 9.16). Os germinomas suprasselares ocorrem igualmente no sexo masculino e no feminino, enquanto os da pineal são quase exclusivos do sexo masculino. São tumores do adulto jovem. Mais frequentemente são supra e intrasselares; ocasionalmente, envolvem apenas a haste hipofisária. Os estudos de RM mostram massa infiltrativa de isossinal em T1 e discreto hipersinal em T2, que realça homogeneamente após contraste.[1,8,16,18]

O linfoma ocorre em adultos de mais idade; é típico o envolvimento selar e suprasselar.[1,8,16,18]

A maioria das metástases do eixo hipotálamo-hipofisário são de carcinoma da mama na mulher e carcinoma do pulmão no homem e de localização suprasselar, ou supra e intrasselar; tendem a ocorrer no *tuber cinereum*, haste hipofisária e hipófise posterior inicialmente, devido à inexistência de barreira hematoencefálica nessas regiões (Figura 9.17).[1,8,16,18]

Tumores do clivo (cordoma) ou laterosselares (condroma, condrossarcoma), por vezes desenvolvem-se na direção da cisterna suprasselar (Figura 9.18).[1,8,16,18]

Aneurismas

Inúmeras lesões podem se apresentar como IH. Nenhuma é tão importante excluir como um aneurisma, pelas consequências catastróficas que pode ter uma simples biópsia.[18] Os aneurismas dessa região têm origem nas artérias do polígono de Willis ou no segmento intracavernoso da artéria carótida interna. O seu aspeto morfológico é muito variável, devido à possível presença de calcificações e/ou trombose do aneurisma.[30] A natureza vascular dessas lesões pode ser suspeitada por TC/RM, devendo, no entanto, ser confirmada por angiografia por cateter se a dúvida permanecer (Figura 9.19). Na TC são em geral massas contíguas aos vasos do polígono de Willis, espontaneamente hiperdensas, frequentemente com calcificações à periferia; captam contraste intensamente (exceto se completamente trombosados), com morfologia arredondada. Podem moldar a sela turca. Em RM as suas características de sinal são dependentes da quantidade de fluxo no seu interior; se este for significativo, observa-se o característico hipossinal do vazio de sinal em todas as ponderações; a presença de trombose condiciona sinal variável em T1 e T2, por vezes heterogêneo. Os estudos de angio-TC e sequências de angio-RM podem ser úteis no diagnóstico diferencial entre lesão vascular e não vascular, sobretudo quando se trata de aneurismas gigantes.[31]

Traumatismo

Não são infrequentes as lesões traumáticas das estruturas da cisterna suprasselar.[32,33] As manifestações mais comuns são hipovisão, com ou sem hemianopsia bitemporal por contusão ou secção do quiasma óptico, e disfunção endócrina. Deficiência de um (geralmente, o hormônio do crescimento) ou mais

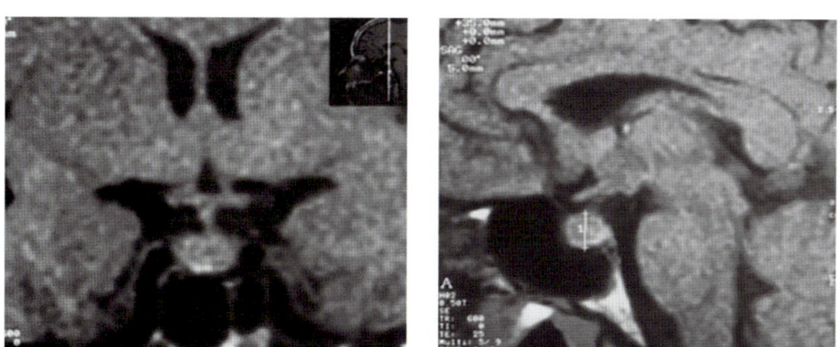

Figura 9.13 Tuberculoma selar associado a espessamento da haste hipofisária.

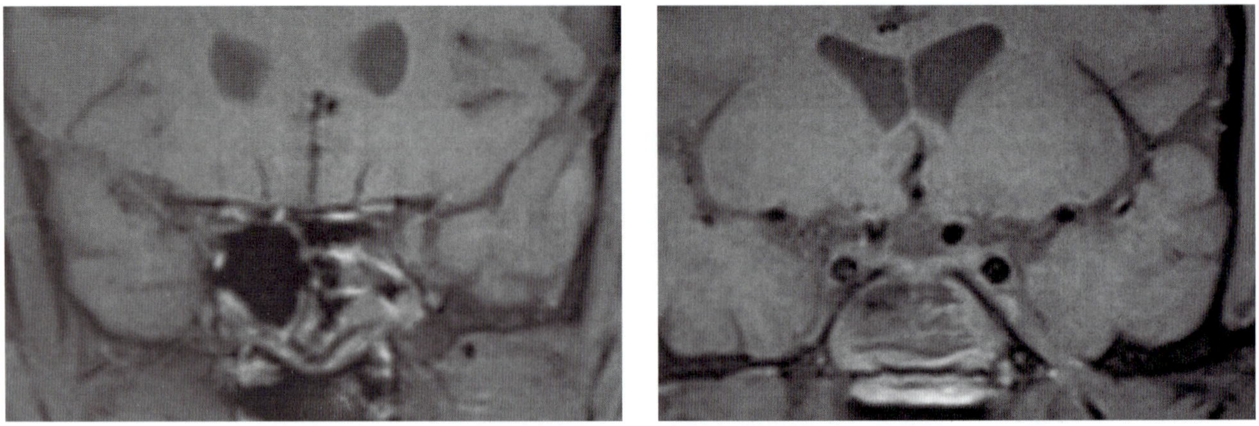

Figura 9.14 Abscesso parasselar.

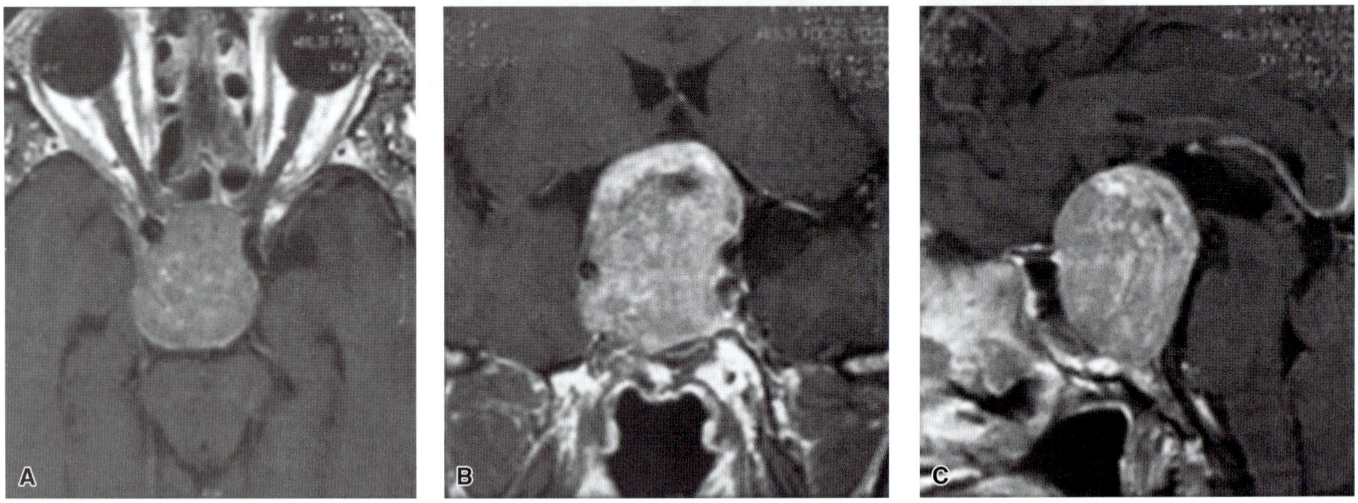

Figura 9.15 Pituicitoma. Lesão selar na classificação neurorradiológica de Hardy II D com extensão supra e parasselar e heterogênea. **A.** Plano axial. **B.** Plano coronal. **C.** Plano sagital.

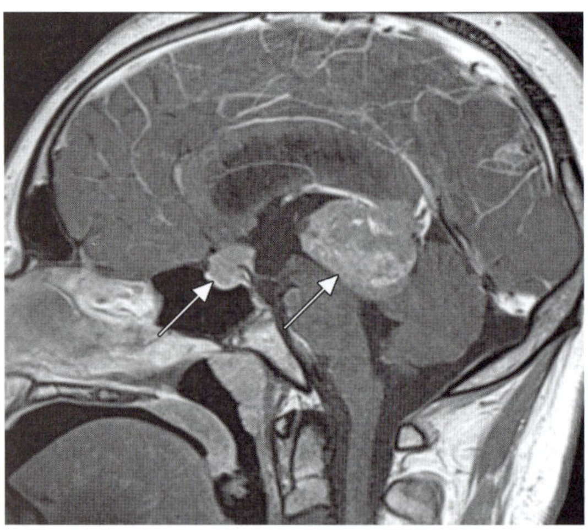

Figura 9.16 Germinoma selar e pineal (*setas*) em menino de 10 anos de idade (corte sagital, T1). (Cortesia do Prof. Lucio Vilar.)

hormônios hipofisários é encontrada a longo prazo em cerca de 50% dos sobreviventes de traumatismo cranioencefálico, apesar de a gravidade dos sintomas não estar necessariamente relacionada com a gravidade do traumatismo. Os estudos de imagem podem ser normais ou revelar fratura da base do crânio (sela turca), hematoma da glândula hipófise/hipotálamo, ou secção da haste associada a hipersinal hipotalâmico por retenção de material neurossegregado.[32,33]

O PET *scan*, com frequência utilizado no estadiamento e na localização de metástases, tem contribuído para o diagnóstico diferencial das lesões selares e parasselares, mas também tem sido origem de pacientes com IH.[34,35]

Uma lesão descoberta incidentalmente coloca o doente em maior risco de um resultado final adverso? Os doentes referenciados para avaliação por terem sido encontradas anormalidades de sinal na RM descobertas incidentalmente na sela tendem a ter lesões maiores e maior incidência de alterações neurológicas do que seria esperado em autópsias e séries de RM de doentes não selecionados.[36] Presumivelmente, isso reflete o processo de seleção de uma população de referência. Em uma análise de uma série de 328 doentes referenciados, 233 apresentaram lesões de 10 mm ou maiores.[37] Dos 328, 179 foram diagnosticados como TNEH clinicamente não funcionantes (CNF), 47 como cistos da bolsa de Rathke, 37 como prolactinomas, 16 como somatotrofinomas e 7 como corticotrofinomas. Mais da metade tinha uma ou mais deficiências hormonais.[37] Na maior série relatada de massas selares descobertas incidentalmente, com 506 doentes, obtida em resposta a um questionário, a maioria tinha dimensões superiores a 10 mm.[38] Durante o seguimento de 45,5 meses, 33 pacientes (13,3%) tiveram crescimento

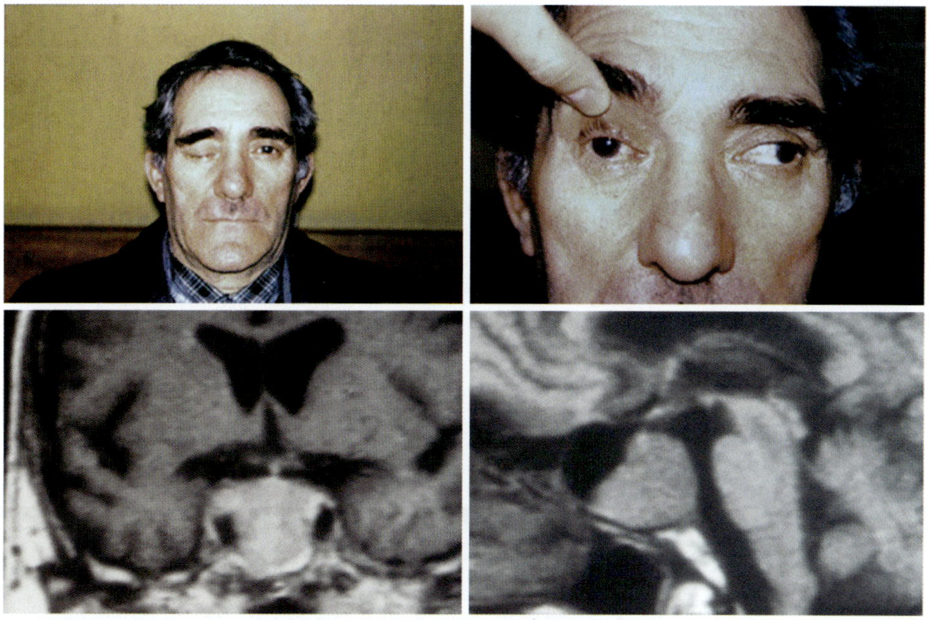

Figura 9.17 Metástase selar de carcinoma do pulmão em paciente diabético encaminhado por suspeita de mononeuropatia diabética: ptose palpebral à direita, anisocoria não reativa (D > E); campos visuais normais.

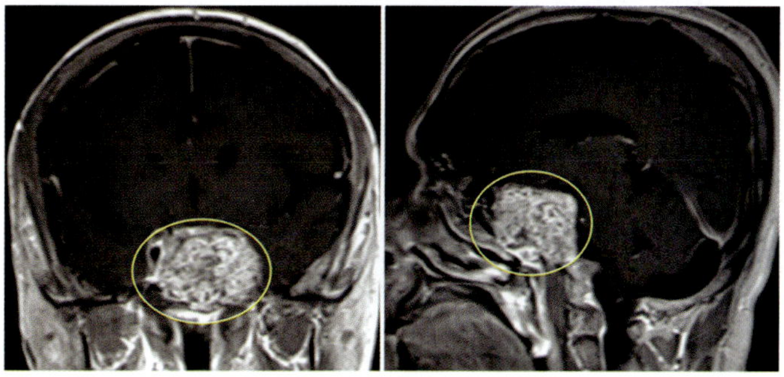

Figura 9.18 Cordoma detectado na investigação de cefaleia. A ressonância magnética, com imagem ponderada em T1, mostra destruição do clivo pelo tumor que invade as regiões selar e suprasselar (*círculos*).

lesional.[38] As hiperplasias hipofisárias que podem aparecer como IH incluem as situações de hipofunção primária, mas também as situações de resistência hormonal.[39]

Portanto, os incidentalomas que são TNEH terão um prognóstico semelhante aos tumores diagnosticados clinicamente, mas os dados são escassos.

Os indivíduos com síndromes tratáveis podem ser diagnosticados com precisão? A frequência relativa dos diferentes tipos de TNEH descobertos como IH não é conhecida, porque muitas das grandes séries de lesões selares diagnosticadas incidentalmente excluem intencionalmente pacientes com lesões hipersecretoras.

Em nossa experiência, é comum que um IH esteja associado a outras manifestações, incluindo manifestações visuais e hipersecreção hormonal. Alguns desses pacientes tinham manifestações clínicas óbvias da hipersecreção (p. ex., acromegalia ou hipertireoidismo) que não haviam sido reconhecidas até a descoberta da massa. Hipossecreção hormonal grave, incluindo hipotireoidismo e hipocortisolismo, também pode ser observada.

Na avaliação clínica de um indivíduo com um incidentaloma, é indispensável uma história clínica cuidadosa, bem como um exame físico completo. Para além disso, fazemos uma avaliação laboratorial procurando excluir hiperfunção e hipofunção. Macroadenomas podem mais facilmente causar hipopituitarismo por compressão das células hipofisárias normais, mas também por compressão da haste hipofisária e dos vasos porta.[1,8,18]

A evolução dos incidentalomas é diferente dos adenomas sintomáticos? A informação disponível sobre a história natural dos IH é escassa.[8,38] Na série de 506 doentes descritos anteriormente, 258 foram submetidos à cirurgia logo após a descoberta da massa e 248 foram monitorizados com RM por uma média de 26,9 meses (intervalo de 6 a 173 meses).[38] O tamanho da massa selar aumentou em 30 (20 dos 123 com lesões originalmente > 10 mm e 10 dos 57 com lesões originalmente < 10 mm). Entre os últimos, apenas 3 (todos ≥ 5 mm) aumentaram para além de 10 mm em 65 a 84 meses de observação.[40] Em uma revisão de 40 ACNF em que foi mantida uma atitude expectante, 12,5% (2 de 16) dos microadenomas e 50% (12 de 24) dos macroadenomas aumentaram de tamanho durante um seguimento médio de 41 meses de observação. Em nenhum, esse aumento teve relevância clínica.[40] Em uma revisão sistemática e metanálise de estudos que incluíram 865 doentes com ACNF descobertos incidentalmente, os macroadenomas tiveram aproximadamente quatro vezes mais possibilidades de ter crescimento durante o acompanhamento do que os microincidentalomas (incidência 12,5 *versus* 3,3 por 100 pessoas-ano, respectivamente).[41]

O tratamento dessa síndrome é mais efetivo em doentes pré-sintomáticos? A avaliação de um doente em que se encontrou incidentalmente uma lesão na hipófise depende do tamanho da lesão (Figura 9.20).[42] Vários algoritmos para o diagnóstico têm sido propostos. Os macroadenomas têm maior probabilidade de estar associados a alterações visuais e hormonais no momento em que são descobertos e têm maior probabilidade de demonstrar aumento dimensional durante a observação do que lesões menores.[40-42]

Os macroincidentalomas devem ser avaliados como uma massa sintomática do mesmo tamanho. A visão deve ser avaliada clinicamente e por testes formais de acuidade e campimetria. Sugerimos que esses pacientes sejam submetidos à avaliação clínica e bioquímica para hipersecreção hormonal e hipopituitarismo. Avaliamos a função de acordo com o Quadro 9.4.

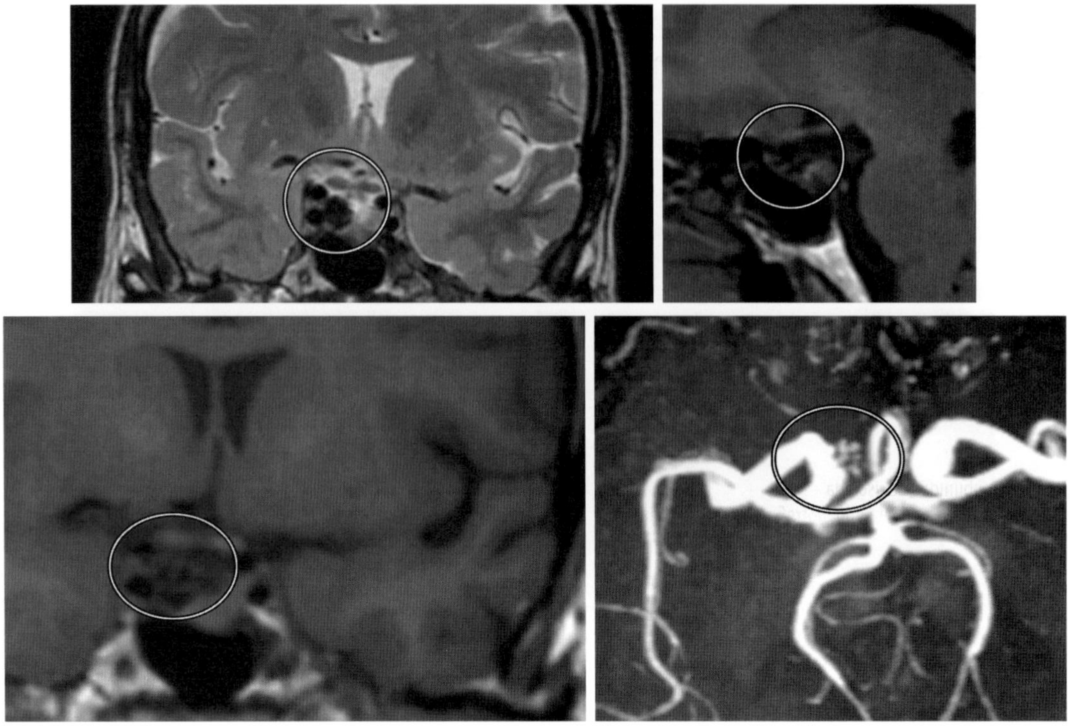

Figura 9.19 Aneurisma selar (*círculos*) em paciente com adenoma da hipófise produtor de somatotrofina. Foi tratado com terapêutica médica e embolização.

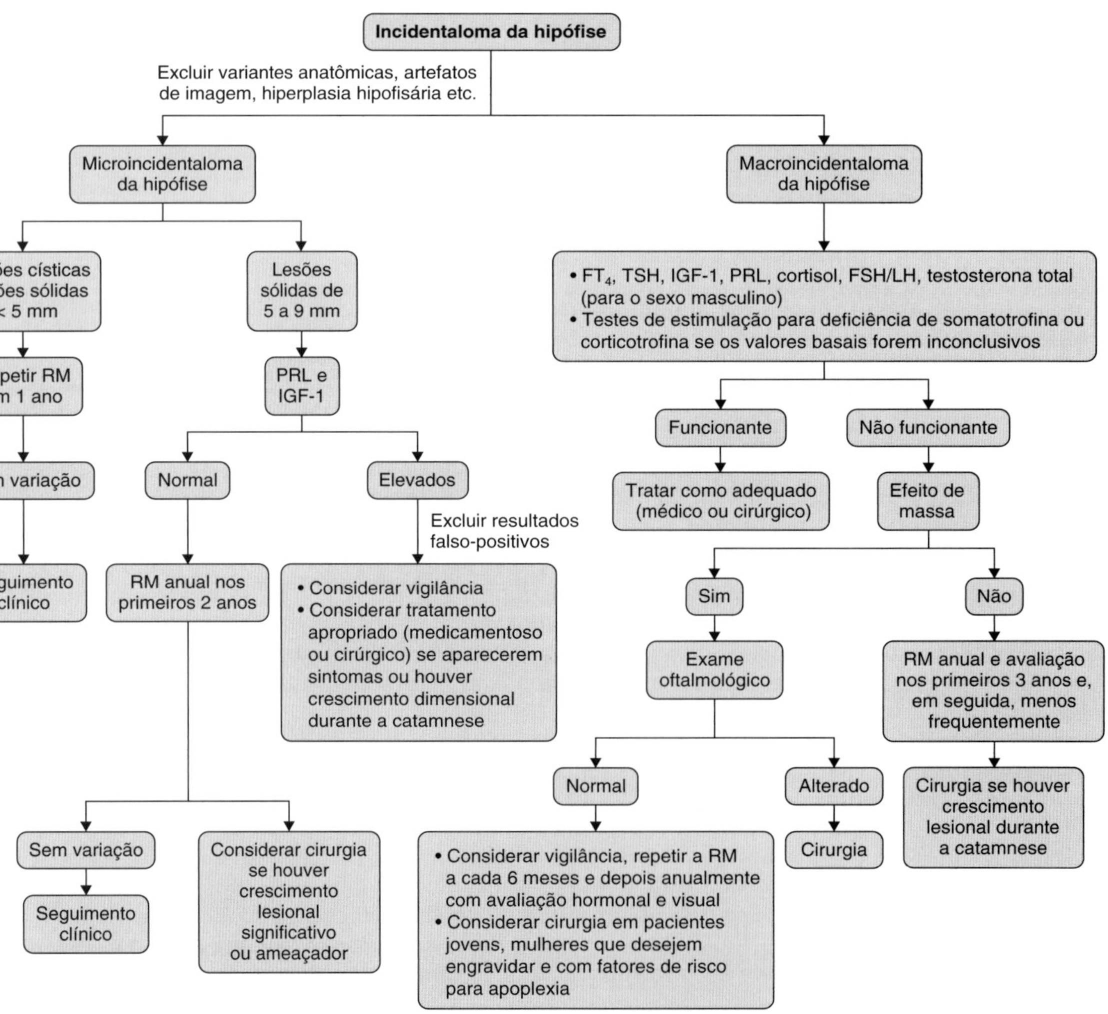

Figura 9.20 Fluxograma para investigação e manejo do incidentaloma hipofisário. PRL: prolactina; FSH: hormônio foliculestimulante; IGF-1: fator de crescimento semelhante à insulina-1; LH: hormônio luteinizante; TSH: hormônio tireoestimulante. RM: ressonância magnética; FT_4: T_4 livre.

Quadro 9.4 Avaliação hormonal dos incidentalomas hipofisários.

- Dosar IGF-1, cortisol às 8 h da manhã, prolactina, FSH/LH, subunidade alfa, estradiol (mulheres), testosterona (homens), TSH e T_4 livre
- Avaliação de hipersecreção hormonal
  - Se IGF-1 elevado, confirmar com dosagem do hormônio do crescimento (GH) durante o teste oral de tolerância à glicose (TOTG)
  - Rastreio do excesso de glicocorticoides: o teste de supressão noturna com 1 mg de dexametasona e da dosagem do cortisol salivar no final da noite são os testes mais indicados. Uma alternativa seria a dosagem do cortisol livre urinário
  - Em mulheres na pós-menopausa, massa selar pode ser reconhecida como um adenoma gonadotrófico bioquimicamente pela combinação de uma subunidade FSH e/ou α elevada e uma LH suprimida. Os valores da subunidade α devem ser interpretados no contexto dos valores normais para o grupo de pacientes específicos. A concentração sérica da subunidade α isolada pode estar elevada em mulheres em três situações fisiológicas:
    - Menopausa, na qual as células gonadotróficas da hipófise hipersecretam FSH e LH intactos e subunidade α isolada
    - Gravidez, na qual a placenta secreta gonadotrofina coriônica humana (hCG) intacta e a subunidade α isolada
    - Estimulação ovárica com gonadotrofinas exógenas (gonadotrofina coriônica humana [hCG], gonadotrofina menopáusica humana [hMG] e FSH recombinante para o tratamento da infertilidade
- Avaliação de hipopituitarismo
  - Na suspeita de deficiência de GH (GHD), recomenda-se um teste de estímulo. Não é necessário fazer o teste em pacientes com características clínicas de GHD e pelo menos 3 outras deficiências documentadas de hormônios hipofisários. O teste da tolerância à insulina (ITT) ou o teste do glucagon são atualmente os mais empregados, sendo normal um pico de GH > 3 a 5 $\mu g/\ell$
  - Nível de cortisol < 3 $\mu g/d\ell$ é indicativo de insuficiência adrenal (IA), enquanto valor > 15 $\mu g/d\ell$ provavelmente exclui esse diagnóstico. Para os níveis intermediários de cortisol, avalia-se deficiência de ACTH pelo teste de estímulo com tetracosactídeo (250 μg) ou ITT. Valores < 18 $\mu g/d\ell$, aos 30 ou 60 minutos, indicam IA

ACTH: hormônio adrenocorticotrófico; FSH: hormônio foliculestimulante; IGF-1: fator de crescimento semelhante à insulina-1; LH: hormônio luteinizante; TSH: hormônio tireoestimulante. (Adaptado de Freda et al., 2011;[1] Molitch, 2008;[7] Boguszewski et al., 2019.[42])

Em uma análise recente da nossa série de 119 doentes com ACNF, 47,1% tinham sido diagnosticados incidentalmente. Os descobertos incidentalmente tinham menos hipopituitarismo (41,1 *versus* 66,7%) e apenas 20,7% eram microadenomas.[43,44] Apenas metade dos descobertos incidentalmente foi operada, comparativamente com 75,8% dos ACNF sintomáticos.[44] Em outra série de 210 macroadenomas não funcionantes (um terço dos quais detectado acidentalmente), a frequência de hipopituitarismo foi semelhante (45%), mas a taxa de cirurgias foi de apenas 18% (38 doentes).[45] Nessa série, no grupo de doentes em vigilância, a taxa de crescimento dimensional foi de 10% ao ano. A cirurgia mostrou-se mais eficaz em preservar a função hipofisária intacta do que restaurar as alterações observadas. Sendo assim, os autores sugerem que uma intervenção cirúrgica mais precoce, antes do início das alterações hormonais, poderá ser mais benéfica.[45]

Os pacientes com TNEH silenciosos, com secreção de prolactina, GH ou ACTH apenas evidenciada pela imuno-histoquímica, devem ser tratados como outros pacientes com quadros clínicos manifestos. Para os portadores de gonadotrofinomas e outros ACNF que causam perturbações visuais ou outros sintomas neurológicos, a cirurgia transesfenoidal é o tratamento de escolha como abordagem inicial.[46,47]

Para doentes com TNEH < 20 mm, sem hipersecreção hormonal clinicamente importante e sem alterações visuais ou outras alterações neurológicas, sugerimos uma vigilância ativa.[48] Os parâmetros a vigiar são as dimensões, as alterações visuais e a função hormonal. Essa vigilância deve ser inicialmente de 6 em 6 meses e depois anualmente até 5 anos e depois com menor frequência.

Os indivíduos com microadenomas incidentais devem ser avaliados clinicamente quanto à hipersecreção hormonal e bioquimicamente para qualquer hipersecreção clinicamente suspeita. Há várias recomendações a sugerir que apenas a prolactina sérica deve ser medida, se não houver suspeita clínica de hipersecreção hormonal. Um estudo de custo-efetividade demonstrou que era atitude mais econômica do que efetuar vários doseamentos hormonais ou RM de 6 a 12 meses.[49] Não seriam necessárias avaliações de possível hipopituitarismo ou de alterações visuais. A nossa abordagem inclui uma avaliação clínica inicial para exclusão de hipersecreção ou hipossecreção, mas também laboratorial, dado que, na nossa experiência, quer em adultos, quer em crianças, há casos de hipersecreção ou hipofunção hormonal.[50,51]

A avaliação endocrinológica dos doentes adultos revelou hipersecreção em seis (8,8%): cinco prolactinomas e um adenoma somatotrófico.[50] Hipopituitarismo foi detectado em 45,2% dos macroadenomas e em nenhum caso de microadenoma.[50] No grupo pediátrico, 90,2% dos doentes avaliados não apresentavam achados clínicos e laboratoriais sugestivos de hipopituitarismo ou hipersecreção hormonal.[51]

As sugestões para pacientes com lesões não associadas à hipersecreção hormonal são as seguintes:

- Lesões de 2 a 4 mm de diâmetro: não realizar mais testes, pois mais exames não parecem afetar o seguimento
- Lesões de 5 a 9 mm de diâmetro: realização de RM da hipófise anualmente durante 2 anos; se a lesão for estável nesse período, a frequência pode ser reduzida para bianual até os 6 anos e depois de 5 em 5 anos.

Em conclusão, os incidentalomas hipofisários continuarão a ser diagnosticados e, cada vez, com maior frequência. São necessários estudos multicêntricos que respondam a algumas questões suscitadas e para as quais necessitamos de mais dados.

Resumo

Lesões na região selar clinicamente inaparentes são demonstradas por meio da ressonância magnética ou tomografia computadorizada em pelo menos 10% da população adulta submetida a exames de imagem na investigação, sobretudo de sintomas neurológicos inespecíficos (p. ex., cefaleia) ou de traumatismo craniano. De longe, os adenomas hipofisários são a causa mais comum de incidentalomas hipofisários em adultos, sendo responsáveis por 70 a 80% dos casos em coortes neurorradiológicas e cirúrgicas, seguidos por cistos da bolsa de Rathke e craniofaringeomas. Já no nosso grupo pediátrico, a hiperplasia hipofisária foi a etiologia mais prevalente (cerca de 30% dos casos). Na avaliação clínica de paciente com incidentaloma, é indispensável uma história clínica cuidadosa e um exame físico completo. Além disso, fazemos uma avaliação laboratorial procurando excluir hiperfunção e hipofunção hipofisária.

REFERÊNCIAS BIBLIOGRÁFICAS

1. Freda PU, Beckers AM, Katznelson L et al. Pituitary incidentaloma: an Endocrine Society clinical practice guideline. J Clin Endocrinol Metab. 2011; 96:894-04.
2. Asa SL, Casar-Borota O, Chanson P et al. From pituitary adenoma to pituitary neuroendocrine tumor (PitNET): an International Pituitary Pathology Club proposal. Endocrine-Related Cancer. 2017; 24,C5-C8.
3. Feldkamp J, Santen R, Harms E et al. Incidentally discovered pituitary lesions: high frequency of macroadenomas and hormone-secreting adenomas – results of a prospective study. Clin Endocrinol (Oxf). 1999; 51:109-13.

4. Arita K, Tominaga A, Sugiyama K et al. Natural course of incidentally found nonfunctioning pituitary adenoma, with special reference to pituitary apoplexy during follow-up examination. J Neurosurg. 2006; 104:884-91.
5. Soule SG, Jacobs HS. The evaluation and management of subclinical pituitary disease. Postgrad Med J. 1996; 72:258-62.
6. Teramoto A, Hirakawa K, Sanno N et al. Incidental pituitary lesions in 1,000 unselected autopsy specimens. Radiology. 1994; 193:161-4.
7. Molitch ME. Nonfunctioning pituitary tumors and pituitary incidentalomas. Endocrinol Metab Clin North Am. 2008; 37:151-71, xi.
8. Vernooij MW, Ikram MA, Tanghe HL et al. Incidental findings on brain MRI in the general population. N Engl J Med. 2007; 357:1821-8.
9. Peyster RG, Adler LP, Viscarello RR et al. CT of the normal pituitary gland. Neuroradiology. 1986; 28:161-5.
10. Hall WA, Luciano MG, Doppman JL et al. Pituitary magnetic resonance imaging in normal human volunteers: occult adenomas in the general population. Ann Intern Med. 1994; 120:817-20.
11. Chong BW, Kucharczyk W, Singer W et al. Pituitary gland MR: a comparative study of healthy volunteers and patients with microadenomas. AJNR Am J Neuroradiol. 1994; 15:675-9.
12. Pressman BD. Pituitary imaging. Endocrinol Metab Clin North Am. 2017; 46:713-40.
13. Esteves C, Neves C, Augusto L et al. Pituitary incidentalomas: analysis of a neuroradiological cohort. Pituitary. 2015; 18:777-81.
14. Souteiro P, Maia R, Santos-Silva R et al. Pituitary incidentalomas in paediatric age are different from those described in adulthood. Pituitary. 2019; 22:124-8.
15. Ruiz S, Gil J, Biagetti B et al. Magnetic resonance imaging as a predictor of therapeutic response to pasireotide in acromegaly Clin Endocrinol (Oxf). 2023; 99:378-85.
16. Vasilev V, Rostomyan L, Daly AF et al. Management of endocrine disease: pituitary 'incidentaloma': neuroradiological assessment and differential diagnosis. Eur J Endocrinol. 2016; 175:R171-84.
17. Chanson P, Daujat F, Young J et al. Normal pituitary hypertrophy as a frequent cause of pituitary incidentaloma: a follow-up study. J Clin Endocrinol Metab. 2001; 86:3009-15.
18. Zee CS, Go JL, Kim PE et al. Imaging of the pituitary and parasellar region. Neurosurg Clin N Am. 2003; 14:55-80, vi.
19. Dietemann JL, Cromero C, Tajahmady T et al. CT and MRI of suprasellar lesions. J Neuroradiol. 1992; 19:1-22.
20. Barbosa AP, Varela A, Carvalho D et al. Craniopharyngiomas. Clinicopathological aspects in different age groups. Acta Med Port. 2002; 15:123-9.
21. Riva G, Meli GA, Chiaramonte R et al. Imaging of Rathke's cleft cysts: criteria for a differential diagnosis. Neuroradiol J. 2007; 20:617-21.
22. Dubuisson AS, Stevenaert A, Martin DH et al. Intrasellar arachnoid cysts. Neurosurgery. 2007; 61:505-13; discussion 13.
23. Khan AB, Goethe EA, Hadley CC et al. Infundibular epidermoid cyst: case report and systematic review. World Neurosurg. 2019; 130:110-4.
24. Pan YB, Sun ZL, Feng DF. Intrasellar dermoid cyst mimicking pituitary apoplexy: A case report and review of the literature. J Clin Neurosci. 2017; 45:125-8.
25. MacFarlane MR, Soule SS, Hunt PJ. Intraosseous lipoma of the body of the sphenoid bone. J Clin Neurosci. 2005; 12:105-8.
26. Giacomozzi C, Nicolì L, Sozzi C et al. Case report: lipoma of the tuber cinereum mimicking a pituitary gland abnormality in a girl with central precocious puberty Front Endocrinol (Lausanne). 2021; 12:766253.
27. Lemos MC, Gomes L, Bastos M et al. PROP1 gene analysis in Portuguese patients with combined pituitary hormone deficiency. Clin Endocrinol (Oxf). 2006; 65:479-85.
28. Huisman TA, Fischer U, Boltshauser E et al. Pituitary duplication and nasopharyngeal teratoma in a newborn: CT, MRI, US and correlative histopathological findings. Neuroradiology. 2005; 47:558-61.
29. Pereira J, Vaz R, Carvalho D, Cruz C. Thickening of the pituitary stalk: a finding suggestive of intrasellar tuberculoma? Case report. Neurosurgery. 1995; 36:1013-5; discussion 5-6.
30. Sharma MC, Arora R, Mahapatra AK et al. Intrasellar tuberculoma – an enigmatic pituitary infection: a series of 18 cases. Clin Neurol Neurosurg. 2000; 102:72-7.
31. Inoue H, Kawano T, Ohmori Y et al. Internal carotid artery aneurysms diagnosed after stereotactic radiosurgery for a growth hormone-secreting pituitary adenoma: a case report and literature review. Acta Neurochir (Wien). 2019; 161:1191-5.
32. Agha A, Phillips J, O'Kelly P et al. The natural history of post-traumatic hypopituitarism: implications for assessment and treatment. Am J Med. 2005; 118:1416.
33. Kawai K, Aoki M, Nakayama H et al. Posterior pituitary hematoma in a case of posttraumatic diabetes insipidus. Case report. J Neurosurg. 1995; 83:368-71.
34. Miljic D, Manojlovic-Gacic E, Skender-Gazibara M et al. All that glitters on PET is not cancer! 18F-deoxy-glucose avidity versus tumor biology: pituitary incidentaloma in a survivor of two previous unrelated malignancies. Endokrynol Pol. 2017; 68:352-9.
35. Currie GM, Trifunovic M, Kiat H et al. Pituitary incidentaloma found on O-(2-18F-fluoroethyl)-l-tyrosine PET. J Nucl Med Technol. 2014; 42:218-22.
36. Reincke M, Allolio B, Saeger W. The 'incidentaloma' of the pituitary gland. Is neurosurgery required? JAMA. 1990; 263:2772-6.
37. Imran SA, Yip CE, Papneja N et al. Analysis and natural history of pituitary incidentalomas. Eur J Endocrinol. 2016; 175:1-9.
38. Sanno N, Oyama K, Tahara S et al. A survey of pituitary incidentaloma in Japan. Eur J Endocrinol. 2003; 149:123-7.
39. Sriphrapradang C, Srichomkwun P, Refetoff S et al. A novel thyroid hormone receptor beta gene mutation (G251V) in a Thai patient with resistance to thyroid hormone coexisting with pituitary incidentaloma. Thyroid. 2016; 26:1804-6.
40. Constantinescu SM, Duprez T, Fomekong E et al. Natural history and surgical outcome of incidentally discovered clinically nonfunctioning pituitary macroadenomas. Endocr Connect. 2023; 12:e230224.
41. Fernandez-Balsells MM, Murad MH et al. Natural history of nonfunctioning pituitary adenomas and incidentalomas: a systematic review and metaanalysis. J Clin Endocrinol Metab. 2011; 96:905-12.
42. Boguszewski CL, de Castro Musolino NR, Kasuki L. Management of pituitary incidentaloma. Best Pract Res Clin Endocrinol Metab. 2019; 33:(2)101268.
43. Karavitaki N, Collison K, Halliday J et al. What is the natural history of nonoperated nonfunctioning pituitary adenomas? Clin Endocrinol (Oxf). 2007; 67:938-43.
44. Guerreiro V, Mendonça F, Urbano-Ferreira H et al. Incidental versus symptomatic nonfunctioning pituitary adenomas; are they different? Endocrinol Diabetes Metab. 2023; 6(6):e445.
45. Wade AN, Baccon J, Grady MS et al. Clinically silent somatotroph adenomas are common. Eur J Endocrinol. 2011; 165:(1)39-44.
46. Karavitaki N, Ansorge O, Wass JA. Silent corticotroph adenomas. Arq Bras Endocrinol Metabol. 2007; 51:1314-8.
47. Dekkers OM, Hammer S, de Keizer RJ et al. The natural course of nonfunctioning pituitary macroadenomas. Eur J Endocrinol. 2007; 156:217-24.
48. Esteves C, Neves C, Augusto L et al. Pituitary incidentalomas: analysis of a neuroradiological cohort. Pituitary. 2015; 18:777-81.
49. King JT Jr., Justice AC, Aron DC. Management of incidental pituitary microadenomas: a cost-effectiveness analysis. J Clin Endocrinol Metab. 1997; 82:3625-32.
50. Souteiro P, Maia R, Santos-Silva R et al. Pituitary incidentalomas in paediatric age are different from those described in adulthood. Pituitary. 2019; 22:124-8.

CAPÍTULO 10

Adenomas Hipofisários Secretores de TSH: Diagnóstico e Tratamento*

Maria Chiara Zatelli ▪ Valentino Marino Picciola ▪ Maria Rosaria Ambrosio

*Tradução do Dr. Lucio Vilar.

INTRODUÇÃO

Os adenomas hipofisários secretores do hormônio estimulador da tireoide (TSH-omas), também chamados de adenomas tireotróficos ou tireotropinomas, são uma causa rara de hipertireoidismo.[1] Eles são caracterizados por uma secreção autônoma de TSH que não responde ao *feedback* negativo exercido pelos hormônios tireoidianos (HTs). A hiperestimulação contínua do TSH na tireoide leva à hipersecreção de T_4 e T_3, e esta condição é classificada como "hipertireoidismo central".[2,3] Os TSH-omas são classificados como TSH PitNETs na 5ª edição da Classificação de Tumores Endócrinos e Neuroendócrinos da Organização Mundial da Saúde (OMS).[4]

O uso rotineiro de ensaios imunométricos ultrassensíveis para dosagem de TSH, juntamente com a dosagem de T_4 e T_3 livres (FT_4 e FT_3) circulantes, melhorou significativamente o diagnóstico de TSH-omas, possibilitando o reconhecimento de pacientes com secreção não suprimida de TSH na presença de níveis elevados de FT_4 e FT_3.[2,5] Esses achados bioquímicos também são observados em indivíduos com resistência aos hormônios tireoidianos (RHT).[6]

Tradicionalmente, os TSH-omas eram diagnosticados na fase de macroadenoma invasivo, o que dificultava a cura cirúrgica. Entretanto, o advento dos ensaios imunométricos ultrassensíveis, que passaram a ser realizados rotineiramente como exame de primeira linha da função tireoidiana, possibilitou não apenas um aumento significativo no número de casos da doença, mas também seu diagnóstico em estágio mais precoce.[1,5]

Os TSH-omas são uma doença rara, embora o número de casos notificados tenha triplicado na última década.[3,5] Representam 0,5 a 2% de todos os tumores hipofisários e têm uma prevalência estimada de um a dois casos por milhão de habitantes.[1,5] No entanto, estes números parecem estar subestimados. Os dados oriundos de um estudo sueco (Registro Pituitário Sueco) demonstraram um aumento na incidência de TSH-omas ao longo do tempo (de 0,05 por 1 milhão por ano entre 1990 e 1994 para 0,26 por 1 milhão por ano entre 2005 e 2009). A prevalência na Suécia em 2010 era de 2,8 por milhão de habitantes.[7]

Até recentemente, havia cerca de 600 casos de TSH-omas relatados na literatura, com adenomas "mistos" (TSH/hormônio do crescimento [GH], TSH/prolactina [PRL] e TSH/hormônio luteinizante [LH]/hormônio foliculoestimulante [FSH]) sendo observados em 42% dos tumores submetidos à avaliação imuno-histoquímica.[3,8] A cossecreção mais frequente é com GH, seguida de PRL.[3,8] Beck-Peccoz et al.[3] compilaram 598 casos cujas características patológicas estão resumidas no Quadro 10.1.

A presença de TSH-oma tem sido relatada em idades que variam de 8 a 84 anos.[1,3,5,9-12] Entretanto, a maioria dos pacientes é diagnosticada na quinta ou na sexta década de vida, e a média de idade ao diagnóstico é de 46 ± 6 anos. Os TSH-omas ocorrem com igual frequência em homens e mulheres,[1-5,8] o que contrasta com a predominância feminina observada em outras doenças da tireoide.[11] Em uma série brasileira com 11 pacientes (nove macroadenomas) com idade entre 18 e 80 anos, houve um atraso de 6 anos em média na confirmação diagnóstica, variando de 0,5 a 25 anos (mediana de 2 anos).[10]

Quadro 10.1 Aspectos patológicos de 598 casos de tireotropinomas (TSH-omas) "puros" e "mistos".

	Número	Percentual total
Adenomas secretores de TSH (TSH-omas)	598	100
TSH-omas puros	450	75,2
TSH-omas com hipersecreção associada de outros hormônios hipofisários (TSH-omas mistos)	148	24,8
TSH/GH-omas mistos	90	15,1
TSH/PRL-omas mistos	50	8,4
TSH/FSH/LH-omas mistos	8	1,3

GH: hormônio do crescimento; LH: hormônio luteinizante; PRL: prolactina; TSH/GH-omas: adenomas hipofisários secretores de TSH e GH; TSH/FSH/LH-omas: adenomas hipofisários secretores de TSH, FSH e LH; TSH/PRL-omas: adenomas hipofisários secretores de TSH e PRL. (Adaptado de Beck-Peccoz et al., 2022.[3])

ASPECTOS PATOLÓGICOS

As células secretoras de TSH representam menos de 5% das células da hipófise anterior, o que pode explicar a raridade dos TSH-omas.[2,3] A maioria dos TSH-omas (cerca de 60 a 70%) secreta apenas TSH, muitas vezes acompanhada por hipersecreção desequilibrada da subunidade alfa dos hormônios glicoproteicos (α-GSU).[3,8] Curiosamente, foi demonstrado que os TSH-omas são compostos de dois tipos de células diferentes: um que secreta apenas α-GSU e outro que cossecreta α-GSU e TSH (adenomas mistos de TSH/α-GSU).[12] A presença de um adenoma misto de TSH/α-GSU é sugerida pelo achado de uma proporção molar α-GSU-GSU/TSH extremamente alta e/ou pela observação de respostas dissociadas do TSH e da α-GSU ao hormônio liberador de tireotropina (TRH).[3,8,13] A consistência dos TSH-omas é geralmente muito fibrosa e às vezes tão dura que merece o nome de "pedra hipofisária".[3]

A cossecreção de TSH com outros hormônios da hipófise anterior é encontrada em aproximadamente 25% dos pacientes com TSH-omas (ver Quadro 10.1).[2,3] A hipersecreção de GH e/ou PRL resultando em acromegalia e/ou síndrome da amenorreia/galactorreia é a mais frequente associação.[2,3,14] Isto pode se dever ao fato de que as células somatotróficas e lactotróficas compartilham fatores de transcrição comuns com as tireotróficas, como Prop-1 e Pit-1.[12,15] A ocorrência de mistura TSH/gonadotrofina é rara[3] e foi também descrita em pacientes pediátricos.[16] Além disso, foi documentado um paciente com PitNET hipersecretando TSH e hormônio adrenocorticotrófico (ACTH).[17] Vale a pena ressaltar também que já foram relatados TSH-omas clínica e bioquimicamente silenciosos.[18-20] Além disso, há poucos relatos da concomitância de TSH-oma com tireoidite de Hashimoto,[21-23] doença de Graves (DG)[24-28] e carcinoma papilífero da tireoide.[29-32] Os carcinomas hipofisários secretores de TSH são extremamente raros.[33] Alguns relatos descreveram a associação entre TSH-oma e síndrome da resistência ao hormônio tireoidiano com a mutação P453T no gene *TRβ*,[34] que foi identificada em TSH-omas.[35,36]

A maioria dos TSH-omas relatados na literatura foi diagnosticada no estágio de macroadenoma[37,38] e mostrou invasividade localizada ou difusa nas estruturas circundantes, especialmente na dura-máter e nos ossos.[1,8,39,40] Também na população pediátrica, os macroadenomas são mais frequentes.[41] A porcentagem de macroadenoma tendeu a ser maior entre os casos de PitNET cossecretores de GH/TSH do que nos casos de PitNET que produzem apenas TSH (100% *versus* 77%).[38]

Uma extensão supra e/ou parasselar está presente na maioria dos casos (Figura 10.1).[38] A ocorrência de macroadenomas invasivos é particularmente elevada nos pacientes com ablação prévia da tireoide por cirurgia ou radioiodo devido ao diagnóstico incorreto de hipertireoidismo primário.[2,5] Supostamente, a perda do *feedback* negativo dos hormônios tireoidianos nos tireotrofos aumentaria o crescimento do tumor, daí a grande importância de um diagnóstico precoce e adequado de TSH-oma.[1,3]

Foram registrados microadenomas (diâmetro < 1 cm) em menos de 15% dos casos antes de 1996.[8] Um estudo recente mostrou resultados semelhantes (18%).[38] No entanto, sua prevalência tem aumentado progressivamente devido à melhora dos ensaios para dosagem de TSH e à maior conscientização entre endocrinologistas e clínicos gerais. De fato, em séries mais recentes, até 30% dos TSH-omas eram microadenomas.[3,42]

GENÉTICA

Os TSH-omas são quase sempre esporádicos,[1-3,42] mas já foram descritos como parte da neoplasia endócrina múltipla tipo 1 (MEN-1)[9] em um único paciente com a síndrome de adenoma hipofisário familiar isolado (FIPA), bem como em associação à mutação germinativa na proteína interagente do receptor de aril-hidrocarbonetos (AIP).[43]

Foram investigadas mutações somáticas adicionais atribuíveis a TSH-omas esporádicos. Em 3 de 13 casos de TSH PitNET esporádicos, foi observada perda de heterozigosidade (LOH) do cromossomo 11q13, onde o gene *MEN1* geralmente está localizado. Em particular, observou-se uma LOH completa em um tumor e uma perda alélica parcial em dois tumores. Nenhum dos tumores apresentou mutação no *MEN1* ou agressividade aumentada.[44]

Mutações esporádicas no gene do receptor dos hormônios tireoidianos (TR) também foram investigadas porque as células tumorais do TSH PitNET são resistentes ao *feedback* negativo dos hormônios tireoidianos. Mutações somáticas que substituem a histidina por tirosina no códon 435 do *TRβ1* e no códon 450 do

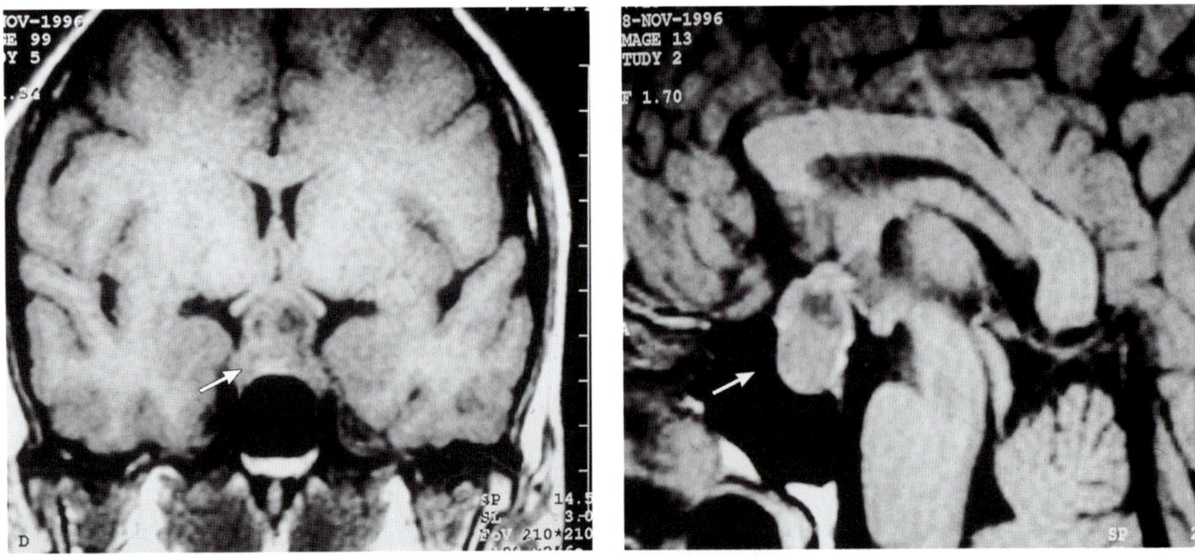

Figura 10.1 Macroadenoma secretor de hormônio tireoestimulante (TSH) (*setas*) com extensão suprasselar (comprimindo o quiasma óptico) e parasselar em homem de 46 anos.

TRβ2, bem como uma deleção de 135 pb no éxon 6 do *TRβ2*, foram relatadas como responsáveis pela resistência das células tumorais aos hormônios tireoidianos em cinco TSH-omas ressecados cirurgicamente. Este mutante *TRβ2* tinha ligação prejudicada ao T_3, com consequente redução da regulação transcricional dependente do T_3. Essa mutação, de fato, bloqueia o *feedback* negativo dos hormônios tireoidianos na expressão e na secreção de TSH em modelos animais.[35] Além disso, um estudo anterior encontrou uma deleção de 135 pb na região do gene *TRβ2* que corresponde ao domínio de ligação ao ligante que impede a ligação do hormônio tireoidiano e, consequentemente, bloqueia a regulação negativa do TSH dependente de T_3 em modelos animais.[36] Esses estudos confirmam a hipótese de que a mutação no *TRβ* pode desencadear o desenvolvimento de TSH-omas. Ao mesmo tempo, foram identificadas mutações germinativas no *TRβ* na síndrome da resistência ao hormônio tireoidiano.[45]

Foram descobertas variantes de DNA somáticas em seis genes em oito TSH-omas, incluindo duas encontradas em genes com papel estabelecido na tumorigênese maligna (*SMOX* e *SYTL3*), e quatro tinham funções desconhecidas (*ZSCAN23*, *ASTN2*, *R3HDM2* e *CWH43*).[46] Finalmente, os TSH PitNET não apresentam mutações no gene *Ras5*, no gene *GNAS* que codifica a subunidade α da proteína G e nos genes que codificam outras subunidades da proteína G, que são αq, α11 e αi2,[47] bem como em PIT-1.[5]

MANIFESTAÇÕES CLÍNICAS

A maioria dos pacientes com TSH-oma tem sinais e sintomas de hipertireoidismo (presentes em até 75% dos casos), perda de visão, defeitos de campo visual e/ou perda da função hipofisária anterior, todos devidos à compressão das estruturas anatômicas circundantes pelo adenoma (Figura 10.2).[3,8] Um estudo recente confirmou que a apresentação inicial mais comum são sintomas relacionados ao hipertireoidismo (59%), e a segunda são testes de tireoide anormais assintomáticos em exames de rotina (17%) seguidos de hipogonadismo (12%) e efeitos de massa (12%).[38]

No passado, quando o TSH era dosado usando-se métodos com sensibilidade muito baixa, muitos pacientes eram diagnosticados erroneamente como portadores de hipertireoidismo primário (doença de Graves), e aproximadamente um terço recebia tratamento inadequado com ablação da tireoide por tireoidectomia e/ou iodo radioativo.[2,5,7,8]

Uma verdadeira coexistência de DG e TSH-oma foi relatada em alguns pacientes.[3,24-28,38] Devido à extensão suprasselar ou à invasividade, sinais e sintomas de massa tumoral em expansão predominantes em muitos pacientes. Hipopituitarismo parcial ou total foi observado em cerca de 25% dos casos, cefaleia em 20 a 25% dos pacientes e defeitos no campo visual estão presentes em cerca de 50% dos pacientes (ver Figura 10.2).[3]

As características clínicas do hipertireoidismo são geralmente mais leves do que o esperado, provavelmente devido à longa duração da doença. Além disso, vários pacientes com TSH-oma não tratados foram descritos como clinicamente eutireoidianos.[3,23] Por outro lado, foram relatadas formas mais graves, com crise tireotóxica, fibrilação atrial, insuficiência cardíaca ou episódios típicos de paralisia periódica hipopotassêmica.[1,39,48] Curiosamente, as características do hipertireoidismo podem ser ofuscadas pelas da acromegalia em pacientes com adenomas mistos (TSH/GH).[1,3,49] Mais uma vez, esse achado destaca a importância da dosagem sistemática de TSH e T_4 livre em pacientes com tumor hipofisário para excluir hiper ou hipotireoidismo centrais.[3]

Os tumores hipofisários com início na adolescência podem ser maiores do que os que ocorrem nos pacientes adultos e estar associados a níveis basais de TSH, T_3 e T_4 significativamente mais elevados. Não foram observadas diferenças significativas na proporção de gênero, no atraso no diagnóstico e na incidência de complicações cardíacas entre pacientes adolescentes e adultos.[41]

A presença de bócio é comum (85%),[38] mesmo em pacientes com tireoidectomia parcial prévia, pois o tecido residual da tireoide pode voltar a crescer como resultado da hiperestimulação do TSH. Pode acontecer bócio uni ou multinodular (em cerca de 72% dos casos relatados), mas a progressão para a autonomia funcional parece ser rara.[3,50] Carcinomas diferenciados foram documentados em vários pacientes, o que sugere um possível papel da hipersecreção de TSH no desenvolvimento de tumores tireoidianos.[3,30-32,51] Portanto, os indivíduos com nódulos devem ser submetidos à avaliação ultrassonográfica periódica e, se necessário, à punção aspirativa com agulha fina.[3] Há relatos de pacientes que desenvolveram DG após cirurgia hipofisária, enquanto outros apresentaram exoftalmia bilateral devido à coexistência de tireoidite autoimune ou DG. Pode ocorrer exoftalmia unilateral devido à invasão orbital pelo TSH-oma (Figura 10.3).[2,3,5]

Estão presentes distúrbios menstruais em um terço dos casos relatados, principalmente em adenomas mistos (TSH/PRL).[3,5] Também foram encontrados hipogonadismo central, puberdade tardia e diminuição da libido em alguns pacientes com TSH-omas e/ou adenomas mistos (TSH/PRL ou FSH). Foi observado hipopituitarismo parcial ou total em cerca de um quarto dos casos, e cefaleia foi relatada em 20 a 25% dos pacientes, enquanto defeitos no campo visual estiveram presentes em cerca de 50% dos casos (ver Figura 10.2).[2,3,5]

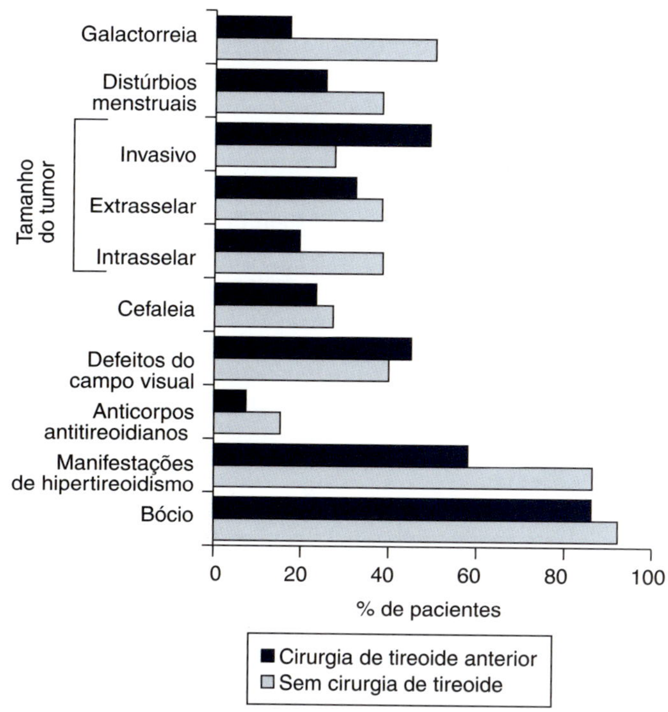

Figura 10.2 Manifestações clínicas em pacientes com adenomas secretores de hormônio tireoestimulante (TSH). Os pacientes foram divididos em duas categorias de acordo com a cirurgia de tireoide anterior. A presença de bócio é comum, mesmo em indivíduos com tireoidectomia parcial. As características do hipertireoidismo podem ser ofuscadas por aquelas associadas à hipersecreção ou a deficiência de outros hormônios hipofisários. São vistos tumores invasivos em cerca de metade dos pacientes com tireoidectomia anterior e em um quarto daqueles não tratados ($p < 0,01$). (Adaptada de Beck-Peccoz et al., 2022.[3])

Um estudo recente encontrou uma alta frequência (59,1%) de fraturas vertebrais radiológicas em pacientes com TSH-omas em comparação com 22,7% naqueles com adenomas não funcionantes.[52]

ACHADOS LABORATORIAIS

Altas concentrações de FT_4 e FT_3 na presença de níveis elevados de TSH são os achados mais característicos do hipertireoidismo relacionado aos TSH-omas.[1-3,5] Contudo, 17 a 30% dos pacientes com TSH-oma e tireoide intacta se apresentam com níveis de TSH dentro dos limites normais.[1-3,38] Vale a pena mencionar que já foi descrita secreção cíclica de TSH com alternância de hipertireoidismo e eutireoidismo.[53]

Independentemente de prévia ablação tireoidiana, os níveis circulantes de α-GSU livre e a razão molar α-GSU/TSH estão claramente elevados na maioria dos pacientes com TSH-oma devido à secreção desequilibrada da subunidade ou à presença de cossecreção pelo adenoma de TSH e α-GSU.[3,29] O cálculo da razão molar α-GSU/TSH aumenta a sensibilidade diagnóstica da dosagem hormonal; de fato, uma razão molar α-GSU/TSH acima de 1 se associou à presença de TSH-oma.[5,8] No entanto, é preciso atentar ao fato de que produção aumentada de α-GSU pode ocorrer em outras situações, como em casos de gonadotropinomas, adenomas não funcionantes, tumores secretores de GH ou PRL, doença inflamatória intestinal, tumores carcinoides e menopausa.[3,54]

ESTUDOS DE IMAGEM E LOCALIZAÇÃO TUMORAL

Assim como em outros tumores da região selar, a ressonância magnética (RM) é o método de imagem preferido para a visualização de um TSH-oma.[1] A tomografia computadorizada (TC) de alta resolução é a investigação alternativa no caso de contraindicações à RM, como os pacientes com marca-passo. A maioria dos TSH-omas já é diagnosticada no estágio de macroadenomas, e vários graus de extensão suprasselar ou invasão do seio esfenoidal são observados em dois terços dos casos (ver Figura 10.3).[1,3,38] Contudo, os microadenomas têm sido relatados com frequência cada vez maior e representam cerca de 15 a 30% de todos os casos registrados em séries clínicas e cirúrgicas.[1,3,7,38,42]

Muito raramente, os TSH-omas podem ter localização ectópica, e há 15 relatos na literatura; a maioria dos tumores surgiu na nasofaringe.[55-57] Nestes casos, o ^{68}Ga DOTATATE PET/CT pode ser útil na identificação de uma lesão ectópica.[3]

DIAGNÓSTICO DIFERENCIAL

O principal diagnóstico diferencial dos TSH-omas é a RHT, já que ambas as condições cursam com elevação de HT e TSH não suprimido (elevado ou normal), caracterizando um hipertireoidismo cental.[6] A RHT resulta, na maioria das vezes, de mutação no gene do receptor β dos hormônios tireoidianos.[6] Nessa distinção, diferentes parâmetros podem ser considerados, conforme resumido no Quadro 10.2.[3,6,58] A existência de sinais e sintomas neurológicos de expansão da massa intracraniana (distúrbios visuais, cefaleia) ou das características clínicas da hipersecreção concomitante de outros hormônios hipofisários (acromegalia, galactorreia/amenorreia) aponta para a presença de um TSH-oma.[3,58] Alterações selares à RM ou à TC fortemente apoiam o diagnóstico; no entanto, essa distinção pode ser difícil quando o adenoma é muito pequeno ou, no caso de uma imagem conflitante, como uma sela vazia. Além disso, a possibilidade de um incidentaloma hipofisário deve sempre ser considerada devido à sua elevada prevalência. Na experiência do grupo do professor Beck-Peccoz em Milão, cerca de 20% dos portadores de RHT tinham alguma lesão hipofisária à RM.[1-3,5]

Não foram observadas diferenças significativas no tocante a idade, sexo, ablação prévia da tireoide, níveis de TSH ou concentrações livres de T_3 (FT_3) e T_4 (FT_4) entre pacientes com TSH-oma e aqueles com RHT.[2,3,6] No entanto, em contraste com os pacientes com RHT, casos familiares de TSH-oma nunca foram documentados.[3] Níveis séricos de TSH dentro da faixa normal são encontrados com mais frequência na RTH, enquanto concentrações elevadas de α-GSU e/ou uma razão molar α-GSU/TSH elevada estão tipicamente presentes em pacientes com TSH-omas. Além disso, a falta de resposta do TSH à estimulação do TRH e/ou ao teste de supressão de T_3 favorece a presença de TSH-oma. A administração crônica de análogos da somatostatina de ação prolongada (LA-SA) em pacientes com hipertireoidismo central causa uma diminuição acentuada nos níveis de FT_3 e FT_4 em quase todos os pacientes com TSH-oma, enquanto os pacientes com RHT não respondem de forma alguma.[3] Assim, a administração de LA-SA por pelo menos 2 meses pode ser útil no diagnóstico diferencial em casos problemáticos de hipertireoidismo central (ver Quadro 10.2).[3]

Os índices de ação dos hormônios tireoidianos em nível tecidual (p. ex., níveis de globulina ligadora de hormônios sexuais [SHBG] e/ou c-telopeptídeo [CTx]) estão na faixa do hipertireoidismo na maioria dos pacientes com TSH-oma, e geralmente revelam-se normais ou baixos na RHT. As exceções são os achados de níveis normais de SHBG em pacientes com adenoma misto GH/TSH devido à ação inibitória do GH na

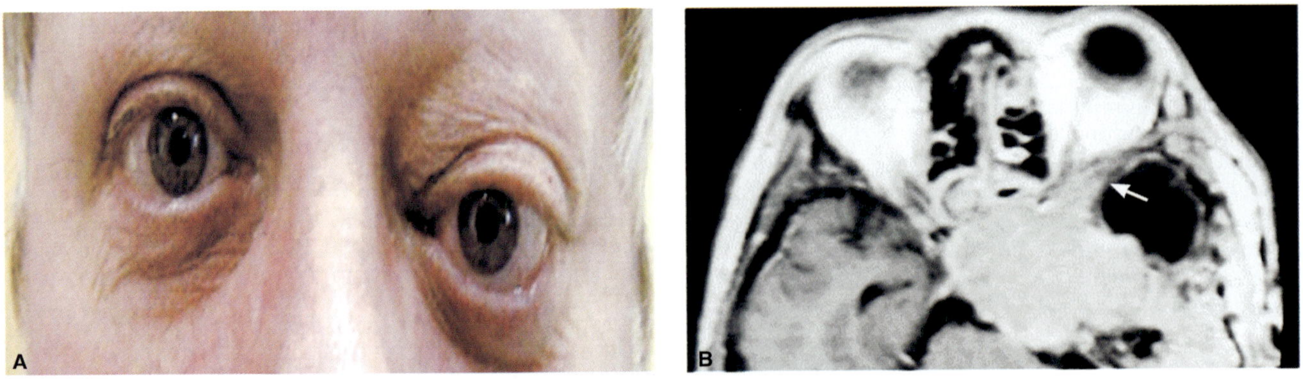

Figura 10.3 A. Exoftalmia unilateral. **B.** Ressonância magnética (corte axial) mostrando invasão da órbita e proptose à esquerda em um paciente com volumoso TSH-oma (*seta*).

Quadro 10.2 Diagnóstico diferencial entre adenomas secretores de hormônio tireoestimulante (TSH-omas) e resistência aos hormônios tireoidianos (RHT). Somente os indivíduos com tireoide intacta foram levados em conta. Os dados são expressos como média ± desvio-padrão (DP).

Parâmetro	TSH-omas	RHT	p
Relação mulheres/homens	1,3	1,4	ns
Casos familiares	0%	85%	< 0,0001
TSH (mU/ℓ)	3 ± 0,4	2,3 ± 0,3	ns
FT_4 (pmol/ℓ)	38,8 ± 3,9	29,9 ± 2,3	ns
FT_3 (pmol/ℓ)	14 ± 1,2	11,3 ± 0,8	ns
Lesões à TC ou à RM	99%	23%	< 0,0001
Mutações germinativas no gene do receptor-β dos hormônios tireoidianos	0%	84%	< 0,0001
Alta atividade biológica do TSH circulante	38%	90%	ns
Níveis elevados de α-GSU	69%	3%	< 0,0001
Elevada relação molar α-GSU/TSH	81%	2%	< 0,0001
Níveis elevados de SHBG e/ou CTx	90%	8%	< 0,0001
Resposta diminuída do TSH ao teste do TRH (< 3 mU/ℓ em homens e < 5 mU/ℓ em mulheres) (%)	87%	2%	< 0,0001
Resposta anormal do TSH à supressão com T_3[a,b]	100%	100%[b]	ns
Redução ou normalização de FT_4/FT_3 durante o uso de análogos somatostatínicos de longa ação[c]	92%	0%	< 0,0001

[a]Teste de Werner (80 a 100 μg T_3 por 8 a 10 dias). Respostas quantitativamente normais ao T_3, isto é, completa inibição dos níveis de TSH, nunca foram registradas em qualquer dos grupos de pacientes. [b]Embora anormal em termos quantitativos, a resposta do TSH ao teste de supressão com T_3 foi qualitativamente normal em 45 de 47 dos pacientes com RHT. [c]Duas ou mais injeções de análogos da somatostatina (p. ex., octreotida LAR 20 a 30 mg a cada mês ou lanreotida autogel 120 mg a cada 6 a 8 semanas). CTx: c-telopeptídeo; α-GSU: subunidade alfa dos hormônios glicoproteicos; FT_3: T3 livre; FT_4: T4 livre; ns: não significativo; RM: ressonância magnética; SHBG: globulina ligadora de hormônios sexuais; TC: tomografia computadorizada; TRH: hormônio liberador de tireotropina.

síntese e na secreção de SHBG, e de SHBG elevada em pacientes com RHT tratados com estrogênios ou que apresentam um hipogonadismo grave. A análise genética do gene *TR*β pode ser útil no diagnóstico diferencial, uma vez que mutações no *TR*β no DNA leucocitário são exclusivas da RHT (presentes em 85% dos casos) (ver Quadro 10.2).

A DG também pode ser um diagnóstico diferencial. Os pacientes com esta doença apresentam TSH diminuído e positividade para anticorpos antitireoidianos (anti-TPO e TRAb), enquanto os pacientes com TSH PitNET apresentam TSH aumentado ou normal e títulos negativos dos referidos anticorpos. A imagem hipofisária compatível com um PitNET apoia a existência de um TSH-oma e é negativa nos pacientes com DG. Os medicamentos antitireoidianos são eficazes nos pacientes com DG, mas não naqueles com TSH PitNET.[59] O TSH-oma pode coexistir com a DG, o que torna seu diagnóstico ainda mais difícil.[24-28] Em contrapartida, o hipotireoidismo primário pode induzir hiperplasia hipofisária (HH) em cerca de 25 a 81% dos pacientes.[60] Nestes casos, a RM hipofisária mostra isointensidade em T1, hiperintensidade em T2, realce uniforme, e ausência de imagem definida do PitNET, de desvio da haste hipofisária ou de invasão do seio cavernoso. Os TSH-omas normalmente apresentam uma intensidade de sinal mais baixa em comparação com o tecido cerebral normal. A terapia de reposição com L-tiroxina leva à normalização do tamanho da hipófise e dos níveis hormonais nos pacientes com HH.[61]

TRATAMENTO E DESFECHO

Cirurgia transesfenoidal

A ressecção cirúrgica é a terapia recomendada para TSH-omas com o objetivo de remover tecido neoplásico e restaurar a função normal da hipófise/tireoide.[58] No entanto, a remoção radical de grandes tumores, que ainda representam a maioria dos TSH-omas, é particularmente difícil devido à acentuada fibrose desses tumores e à invasão local envolvendo o seio cavernoso, a artéria carótida interna ou o quiasma óptico.[58] Se a cirurgia for contraindicada ou recusada, bem como em caso de falha cirúrgica, a radioterapia hipofisária e/ou o tratamento médico com um SA (p. ex., lanreotida autogel ou octreotida LAR) são alternativas válidas.[58] As taxas de restauração em direção ao eutireoidismo após a cirurgia variam de 75 a 83% nos pacientes com TSH-omas.[3,58]

Na maior série já publicada (n = 90), a remoção completa do tumor com restauração do eutireoidismo foi alcançada em 76 pacientes (83%), incluindo todos os 16 pacientes (100%) com microadenomas e 60 (81%) dos 74 pacientes com macroadenomas.[62] Uma recente revisão sistemática e metanálise que incluiu 23 artigos e 536 pacientes com TSH-omas mostrou remissão bioquímica em 70% dos casos e uma taxa global de remoção completa do tumor de 54% (87% com microadenomas, 49% com macroadenomas e 16% com tumores que invadiram o seio cavernoso).[8] Em comparação aos pacientes adultos, aqueles em que a doença se inicia na adolescência apresentam menor remissão e maior recorrência.[41]

A remoção parcial do tumor (cirurgia de *debulking*) deve ser considerada para os pacientes com tumores muito grandes ou muito invasivos, que devem posteriormente receber radioterapia ou tratamento com um SA.[58]

Antes da cirurgia, deve-se tentar restaurar o eutireoidismo com um antitireoidiano de síntese (p. ex., metimazol ou propiltiouracil) ou um SA e propranolol. Os SA são preferíveis porque, além de melhorarem os sinais e os sintomas de hipertireoidismo em um número significativo de pacientes, reduzem o tamanho do adenoma.[3,33,38,63] A tempestade tireoidiana é uma complicação rara, mas importante, da cirurgia hipofisária.[3,58]

Após a cirurgia, pode ocorrer hipopituitarismo parcial ou completo. A avaliação da função hipofisária, particularmente da secreção de ACTH, deve ser realizada cuidadosamente imediatamente após a cirurgia e iniciada a terapia de reposição hormonal, se necessário.[2,3,5]

Tratamento medicamentoso

A opção de escolha são os SA de ação prolongada (p. ex., octreotida LAR e lanreotida autogel), uma vez que a somatostatina inibe a secreção não apenas de GH, mas também de TSH.[58,64] Os subtipos 1, 2, 3 e 5 dos receptores de somatostatina (SSTR) são encontrados nos TSH-omas, com predomínio do SSTR2.[58,65] O tratamento com SA proporciona redução do TSH e da secreção de α-GSU em quase todos os casos, e a restauração do estado eutireoidiano ocorre na maioria deles.[2,58] Em alguns casos, a inibição da secreção de TSH pelo tumor pode ser tão intensa que pode até levar ao hipotireoidismo central.[3] Durante o tratamento com SA, ocorre redução do tumor em aproximadamente 50% dos pacientes e melhora da visão em 75%.[3,42] Redução muito rápida do tumor já foi descrita.[3] Resistência ao tratamento com octreotida foi documentada em uns poucos casos.[3,58]

Devido à elevada eficácia dos SA, alguns autores sugerem seu uso como terapia de primeira linha para os TSH-omas, sobretudo nos casos de tumores invasivos.[3,62,66,67] Contudo, a maioria dos especialistas reserva seu uso para os casos de falha cirúrgica.[1,3,58] No geral, o tratamento pós-operatório com SA induziu remissão bioquímica em 76% dos pacientes e levou a doença estável em 81,3% dos casos com tumor residual.[3]

Os SA também são a melhor opção para o controle pré-operatório do hipertireoidismo, como já comentado.[68,69] Os pacientes em uso de SA devem ser cuidadosamente monitorados quanto a efeitos colaterais indesejáveis que possam ocorrer, como colelitíase e hiperglicemia.[1,3,64]

Agonistas dopaminérgicos, sobretudo a cabergolina, já foram utilizados, com resultados variáveis, em alguns pacientes com TSH-omas; porém, os melhores desfechos ocorreram em indivíduos com adenomas mistos de TSH e PRL.[70,71]

Radioterapia

No caso de radioterapia, a dose recomendada não é inferior a 45 Gy fracionados em 2 Gy por dia ou 10 a 25 Gy em dose única se o *gamma knife* estereotáxico estiver disponível.[58,72] A radioterapia e a radiocirurgia são eficazes na normalização da função tireoidiana em 37% dos pacientes em 2 anos.[58] Entretanto, na metanálise de Cossu et al.,[8] a radioterapia, como terapia adjuvante à cirurgia, proporcionou normalização da função tireoidiana em 66% dos pacientes tratados. Losa et al.[73] descreveram a maior série de pacientes tratados com radiocirurgia *gamma knife*, e mostraram que, durante um acompanhamento médio de aproximadamente 10 anos com ressonância magnética, nenhum dos pacientes apresentou crescimento recorrente do tumor hipofisário, nem precisou de tratamento adicional para controlar o crescimento tumoral. Além disso, mais de 60% dos pacientes apresentaram uma ligeira diminuição no tamanho do tumor. A remissão do hipertireoidismo, na ausência do uso de antitireoidianos de síntese ou do tratamento com SA, ocorreu em 81,8% dos pacientes. Não ocorreu piora da função visual nem déficits nos nervos oculomotores. A função hipofisária não se alterou na maioria dos casos. Portanto, a radiocirurgia *gamma knife* é um tratamento adjuvante eficaz e seguro para pacientes selecionados com TSH-omas residuais ou recorrentes, e constitui uma alternativa ao tratamento medicamentoso vitalício com SA.[73]

Outros tratamentos

Em caso de falha cirúrgica e na presença de hipertireoidismo com risco à vida, pode-se considerar a tireoidectomia total ou a ablação da tireoide com iodo radioativo.[3,58]

CRITÉRIOS DE CURA E SEGUIMENTO

Devido à raridade da doença e à grande heterogeneidade dos métodos utilizados, os critérios de cura dos pacientes com TSH-omas operados ou irradiados não estão claramente estabelecidos. A ablação prévia da tireoide torna alguns desses critérios inaplicáveis (Quadro 10.3).

A remoção completa do TSH-oma leva à resolução do hipertireoidismo. No entanto, os achados de concentrações normais de hormônios tireoidianos ou índices de ação periférica dos mesmos (SHBG, CTx etc.) nem sempre são indicativos de remoção completa ou destruição de células tumorais, uma vez que é possível a remissão clínica transitória acompanhada pela normalização da função tireoidiana.[53] O desaparecimento dos sinais e sintomas neurológicos é um evento de bom prognóstico, mas carece de sensibilidade e especificidade, pois mesmo uma redução de volume incompleta do tumor pode causar o desaparecimento de defeitos no campo visual e cefaleia. Os critérios de normalização dos níveis circulantes de TSH

Quadro 10.3 Critérios para a avaliação do desfecho do tratamento.

Critérios	Comentários
Remissão das manifestações do hipertireoidismo (clínicas e bioquímicas)	A melhora clínica pode ser transitória Sem valor preditivo
Desaparecimento de manifestações neurológicas (imagem de adenoma, defeitos de campo visual, cefaleia)	Pode ser transitório Baixo valor preditivo
Normalização dos níveis de hormônios tireoidianos livres	A remissão bioquímica pode ser transitória Baixo valor preditivo
Normalização dos níveis de TSH	Não aplicável a pacientes com TSH normal Baixo valor preditivo
TSH indetectável 1 semana após a cirurgia	Aplicável a pacientes hipertireóideos que pararam o tratamento pelo menos 10 dias antes da cirurgia Bom valor prognóstico
Normalização dos níveis de α-GSU e da razão molar α-GSU/TSH	Não aplicável a pacientes com valores normais antes da neurocirurgia Falta de sensibilidade
Teste de supressão com T_3 positivo com TSH indetectável e sem resposta ao TRH (ou hipotireoidismo central)	Não aplicável a pacientes idosos ou com doença cardíaca Excelentes sensibilidade/especificidade e valor preditivo

GSU: hormônios glicoproteicos; TSH: hormônio tireoestimulante. (Adaptado de Beck-Peccoz et al., 2022.[3])

não são aplicáveis aos pacientes previamente tireoidectomizados e aos 26% dos pacientes com valores basais normais de TSH.[3,42] Níveis indetectáveis de TSH 1 semana após a cirurgia provavelmente indicarão adenomectomia completa, desde que o paciente fosse hipertireóideo e os tratamentos pré-cirúrgicos tenham sido interrompidos antes da cirurgia (ver Quadro 10.3).[3,42] Em uma série de 31 TSH-omas, o nível de TSH pós-operatório imediato 12 horas após a cirurgia foi o mais forte preditor de cura, com um ponto de corte de 0,62 μIU/mℓ.[74] A normalização da α-GSU e/ou da razão molar α-GSU/TSH é em geral um bom índice para a avaliação da eficácia da terapia. No entanto, ambos os parâmetros são caracterizados por uma sensibilidade abaixo do ideal, pois são normais em cerca de 25% dos pacientes com TSH-oma.[3,42] O teste mais sensível e específico para documentar a remoção completa do adenoma continua sendo, na ausência de contraindicação, o teste de supressão com T_3. Na verdade, apenas os pacientes nos quais a administração de T_3 inibe completamente a secreção de TSH basal e estimulada por TRH parecem estar verdadeiramente curados.[3,58]

Poucos dados foram relatados sobre as taxas de recorrência do TSH-oma em pacientes considerados curados após cirurgia ou radioterapia. Entretanto, a recorrência do adenoma não parece ser frequente, pelo menos nos primeiros anos após uma cirurgia bem-sucedida.[3,58] Em geral, o paciente deve ser avaliado clínica e bioquimicamente 2 ou 3 vezes no primeiro ano de pós-operatório e, a seguir, a cada ano. A imagem da hipófise deve ser realizada a cada 2 ou 3 anos, mas deve ser realizada imediatamente sempre que ocorrer um aumento nos níveis de TSH e hormônios tireoidianos ou sintomas clínicos.[58]

Resumo

Os adenomas hipofisários secretores de TSH (tireotropinomas [TSH-omas] ou TSH PitNET) são os tumores hipofisários mais raros (1 a 3%) e, até recentemente, havia cerca de 600 casos relatados na literatura. No entanto, sua incidência quase triplicou nas últimas 3 décadas, possivelmente devido ao desenvolvimento de ensaios mais sensíveis para dosar o TSH e à melhoria dos exames de imagem da hipófise. A maioria são macroadenomas (pelo menos 70%), muitos deles invasivos. A manifestação dos TSH-omas é o hipertireoidismo associado a valores de TSH elevados (em 70 a 80% dos casos) ou normais, e os pacientes são frequentemente diagnosticados erroneamente com hipertireoidismo primário (bócio nodular tóxico ou doença de Graves). O tratamento de escolha é a cirurgia (taxa de sucesso de 75 a 83%). Para os casos não curados, a opção é a terapia com análogos da somatostatina, que proporciona normalização da função tireoidiana na maioria dos casos. Uma alternativa menos eficaz é a cabergolina. A radioterapia cura 37% dos casos em 2 anos. No entanto, a radiocirurgia *gamma knife* representa um tratamento adjuvante possivelmente melhor, eficaz e seguro para pacientes selecionados com TSH-omas residuais ou recorrentes.

REFERÊNCIAS BIBLIOGRÁFICAS

1. Beck-Peccoz P, Giavoli C, Lania A. A 2019 update on TSH-secreting pituitary adenomas. J Endocrinol Invest. 2019; 42:1401-6.
2. Beck-Peccoz P, Brucker-Davis F, Persani L et al. Thyrotropin-secreting pituitary tumors. Endocr Rev. 1996; 17:610-38.
3. Beck-Peccoz P, Persani L, Lania A. Thyrotropin-secreting pituitary adenomas. In: Feingold KR, Anawalt B, Boyce A et al. (eds.). Endotext [Internet]. South Dartmouth (MA): MDText.com, Inc.; 2000-2022 Oct 13.
4. Asa SL, Mete O, Perry A et al. Overview of the 2022 WHO classification of pituitary tumors. Endocr Pathol. 2022; 33:6-26.
5. Beck-Peccoz P, Lania A, Persani L. TSH-producing adenomas. In: Jameson JL, DeGroot LJ (eds.). Endocrinology. 7. ed. Philadelphia: W.B. Saunders Pub; 2015. p. 266-74.
6. Gurnell M, Visser TJ, Beck-Peccoz P et al. Resistance to thyroid hormone. In: Jameson LJ, DeGroot LJ (Eds.). Endocrinology, adult and pediatric. 7. ed. v. II. Philadelphia, PA: Saunders Elsevier; 2015. p. 1648-65.
7. Önnestam L, Berinder K, Burman P et al. National incidence and prevalence of TSH-secreting pituitary adenomas in Sweden. J Clin Endocrinol Metab. 2013; 98:626-35.
8. Cossu G, Daniel RT, Pierzchala K et al. Thyrotropin-secreting pituitary adenomas: a systematic review and meta-analysis of postoperative outcomes and management. Pituitary. 2019; 22:79-88.
9. Nakayama Y, Jinguji S, Kumakura S et al. Thyroid-stimulating hormone (thyrotropin)-secretion pituitary adenoma in an 8-years-old boy: case report. Pituitary. 2012; 15:110-5.
10. Nazato DM, Abucham J. Diagnosis and treatment of TSH-secreting adenomas: review of a longtime experience in a reference center. J Endocrinol Invest. 2018; 41:447-54.
11. Socin HV, Chanson P, Delemer B et al. The changing spectrum of TSH-secreting pituitary adenomas: diagnosis and management in 43 patients. Eur J Endocrinol. 2003; 148:433-42.
12. Terzolo M, Orlandi F, Bassetti M et al. Hyperthyroidism due to a pituitary adenoma composed of two different cell types, one secreting alpha-subunit alone and another cosecreting alpha-subunit and thyrotropin. J Clin Endocrinol Metab. 1991; 72:415-21.
13. Costa C, Matos T, López-Presa D et al. Thyrotropin-secreting microadenoma and the importance of a prompt diagnosis: a case report. Hippokratia. 2022; 26:157-60.
14. Yu N, Duan L, Hu F et al. Clinical features and therapeutic outcomes of GH/TSH cosecreting pituitary adenomas: experience of a single pituitary center. Front Endocrinol (Lausanne). 2023; 14:1197244.
15. Pereira BD, Raimundo L, Mete O et al. Monomorphous plurihormonal pituitary adenoma of Pit-1 lineage in a giant adolescent with central hyperthyroidism. Endocr Pathol. 2016; 27:25-33.
16. Ceraudo M, Criminelli Rossi D, Di Iorgi N et al. Pediatric pituitary adenoma with mixed FSH and TSH immunostaining and FSH hypersecretion in a 6-years-old girl with precocious puberty: case report and multidisciplinary management. Int J Neurosci. 2022; 132:362-9.
17. Lindboe CF, Unsgård G, Myhr G et al. ACTH and TSH producing ectopic suprasellar pituitary adenoma of the hypothalamic region: a case report. Clin Neuropathol. 1993; 12:138-41.
18. Banerjee AK, Sharma BS, Kak VK. Clinically and biochemically silent thyrotroph adenoma with oncocytic change. Neurol India. 2000; 48:374-7.
19. Cyprich J, Donoho DA, Brunswick A et al. Surgical management of clinically silent thyrotropin pituitary adenomas: A single center series of 20 patients. J Clin Neurosci. 2020; 71:70-5.
20. Kirkman MA, Jaunmuktane Z, Brandner S et al. Active and silent thyroid-stimulating hormone-expressing pituitary adenomas: presenting symptoms, treatment, outcomes, and recurrence. World Neurosurg. 2014; 82:1224-31.
21. Iskandar SB, Supit E, Jordan RM et al. Thyrotropin-secreting pituitary tumor and Hashimoto's disease: a novel association. South Med J. 2003; 96:933-6.
22. Li J, Li J, Jiang S et al. Case report of a pituitary thyrotropin-secreting macroadenoma with Hashimoto thyroiditis and infertility. Medicine (Baltimore). 2018; 97:e9546.
23. Marucci G, Faustini-Fustini M, Righi A et al. Thyrotropin-secreting pituitary tumours: significance of "atypical adenomas" in a series of 10 patients and association with Hashimoto thyroiditis as a cause of delay in diagnosis. J Clin Pathol. 2009; 62:455-9.
24. Lee MT, Wang CY. Concomitant Graves hyperthyroidism with thyrotrophin-secreting pituitary adenoma. South Med J. 2010; 103:347-9.
25. Kamoun M, d'Herbomez M, Lemaire C et al. Coexistence of thyroid-stimulating hormone-secreting pituitary adenoma and Graves' hyperthyroidism. Eur Thyroid J. 2014; 3:60-4.
26. Li J, Tan H, Huang J et al. Case report of recurrent atrial fibrillation induced by thyrotropin-secreting pituitary adenoma with Graves' disease. Medicine (Baltimore). 2018; 97(24):e11047.
27. Fu J, Wu A, Wang X et al. Concurrent Graves' Disease and TSH secreting pituitary adenoma presenting suppressed thyrotropin levels: a case report and review of the literature. Front Endocrinol (Lausanne). 2020; 11:523.
28. Khan AA, Ibrahim SI, Ata F et al. Clinical characteristics and outcomes of patients with TSH-secreting pituitary adenoma and Graves' disease – a case report and systematic review. Thyroid Res. 2024; 17:3.
29. Gasparoni P, Rubello D, Persani L et al. Unusual association between a thyrotropin-secreting pituitary adenoma and a papillary thyroid carcinoma. Thyroid. 1998; 8:181-3.
30. Nguyen HD, Galitz MS, Mai VQ et al. Management of coexisting thyrotropin/growth-hormone-secreting pituitary adenoma and papillary thyroid carcinoma: a therapeutic challenge. Thyroid. 2010; 20:99-103.
31. Safi S, Benabdelfedil Y, Derrou S et al. Simultaneous coexistence of thyrotropin-prolactin-secreting adenoma and papillary thyroid carcinoma. Case Rep Endocrinol. 2021; 2021:6564765.
32. Poggi M, Monti S, Pascucci C et al. A rare case of follicular thyroid carcinoma in a patient with thyrotropin-secreting pituitary adenoma. Am J Med Sci. 2009; 337:462-5.

33. Lee W, Cheung AS, Freilich R. TSH-secreting pituitary carcinoma with intrathecal drop metastases. Clin Endocrinol (Oxf). 2012; 76:604-6.
34. Teng X, Jin T, Brent GA et al. A patient with a thyrotropin-secreting microadenoma and resistance to thyroid hormone (P453T). J Clin Endocrinol Metab. 2015; 100: 2511-4.
35. Ando S, Sarlis NJ, Oldfield EH et al. Somatic mutation of TR-beta can cause a defect in negative regulation of TSH in a TSH-secreting pituitary tumor. J Clin Endocrinol Metab. 2001; 86:5572-6.
36. Ando S, Sarlis NJ, Krishnan J et al. Aberrant alternative splicing of thyroid hormone receptor in a TSH-secreting pituitary tumor is a mechanism for hormone resistance. Mol Endocrinol. 2001; 15:1529-38.
37. De Herdt C, Philipse E, De Block C. Endocrine tumors: thyrotropin-secreting pituitary adenoma: a structured review of 535 adult cases. Eur J Endocrinol. 2021; 185:R65-74.
38. Heo J, Suh YL, Kim SH et al. Clinical characteristics, diagnosis, and treatment of thyroid stimulating hormone-secreting pituitary neuroendocrine tumor (TSH PitNET): a single-center experience. Endocrinol Metab (Seoul). 2024.
39. Kon YC, Loh KC, Tambyah JA et al. Thyrotropin (TSH)-secreting pituitary macroadenoma with cavernous sinus invasion. Singapore Med J. 2001; 42:433-9.
40. Sanno N, Teramoto A, Osamura RY. Thyrotropin-secreting pituitary adenomas. Clinical and biological heterogeneity and current treatment. J Neurooncol. 2001; 54:179-86.
41. Yang Y, Liu J, Deng K et al. Clinical and therapeutic characteristics of pituitary TSH-secreting adenoma in adolescent-onset patients: six case studies and literature review. Front Endocrinol (Lausanne). 2021; 12:771673.
42. Malchiodi E, Profka E, Ferrante E et al. Thyrotropin-secreting pituitary adenomas: outcome of pituitary surgery and irradiation. J Clin Endocrinol Metab. 2014; 99:2069-76.
43. Taylor TJ, Donlon SS, Bale AE et al. Treatment of a thyrotropinoma with octreotide-LAR in a patient with multiple endocrine neoplasia-1. Thyroid. 2010; 10:1001-7.
44. Asteria C, Anagni M, Persani L et al. Loss of heterozygosity of the MEN1 gene in a large series of TSH-secreting pituitary adenomas. J Endocrinol Invest. 2001; 24:796-801.
45. Refetoff S, Weiss RE, Usala SJ. The syndromes of resistance to thyroid hormone. Endocr Rev. 1993; 14:348-99.
46. Sapkota S, Horiguchi K, Tosaka M et al. Whole-exome sequencing study of thyrotropin- secreting pituitary adenomas. J Clin Endocrinol Metab. 2017; 102:566-75.
47. Dong Q, Brucker-Davis F, Weintraub BD et al. Screening of candidate oncogenes in human thyrotroph tumors: absence of activating mutations of the G alpha q, G alpha 11, G alpha s, or thyrotropin-releasing hormone receptor genes. J Clin Endocrinol Metab. 1996; 81:1134-40.
48. Yoshiki K, Sasagawa Y, Shimojima M et al. Thyrotropin-secreting pituitary adenomas induce left atrial enlargement with subclinical atrial fibrillation: an echocardiographic study. Pituitary. 2021; 24:778-86.
49. Fujio S, Ashari, Habu M et al. Thyroid storm induced by TSH-secreting pituitary adenoma: a case report. Endocr J. 2014; 61:1131-6.
50. Abs R, Stevenaert A, Beckers A. Autonomously functioning thyroid nodules in a patient with a thyrotropin-secreting pituitary adenoma: possible cause-effect relationship. Eur J Endocrinol. 1994; 131:355-8.
51. Perticone F, Pigliaru F, Mariotti S et al. Is the incidence of differentiated thyroid cancer increased in patients with thyrotropin-secreting adenomas? Report of three cases from a large consecutive series. Thyroid. 2015; 25: 417-24.
52. Frara S, Losa M, Doga M et al. High prevalence of radiological vertebral fractures in patients with TSH-secreting pituitary adenoma. Endocr Soc. 2018; 2:1089-99.
53. Okuma H, Hashimoto K, Ohashi T et al. A case of TSH-secreting pituitary adenoma with cyclic fluctuations in serum TSH levels. Endocr J. 2018; 65:737-46.
54. Beck-Peccoz P, Persani L, Faglia G. Glycoprotein hormone a-subunit in pituitary adenomas. Trends Endocrinol Metab. 1992; 3:41-5.
55. Yoshihara A, Isozaki O, Hizuka N et al. Expression of type 5 somatostatin receptor in TSH-secreting pituitary adenomas: a possible marker for predicting long-term response to octreotide therapy. Endocr J. 2007; 54:133-8.
56. Losa M, Magnani P, Mortini P et al. Indium-111 pentetreotide single-photon emission tomography in patients with TSH-secreting pituitary adenomas: correlation with the effect of a single administration of octreotide on serum TSH levels. Eur J Nucl Med. 1997; 24:728-31.
57. Ortiz E, Peldoza M, Eduardo Monnier E et al. Ectopic pituitary adenoma of the TSH-secreting sphenoidal sinus with excellent response to somatostatin analogs. Theory of the embryogenesis and literature review from a clinical case. Steroids. 2020; 154:108535.
58. Beck-Peccoz P, Lania A, Beckers A et al. 2013 European thyroid association guidelines for the diagnosis and treatment of thyrotropin-secreting pituitary tumors. Eur Thyroid J. 2013; 2:76-82.
59. Luo P, Zhang L, Yang L et al. Progress in the pathogenesis, diagnosis, and treatment of TSH-secreting pituitary neuroendocrine tumor. Front Endocrinol (Lausanne). 2020; 11:580264.
60. Franceschi R, Rozzanigo U, Failo R et al. Pituitary hyperplasia secondary to acquired hypothyroidism: a case report. Ital J Pediatr. 2011; 37:15.
61. Cao J, Lei T, Chen F et al. Primary hypothyroidism in a child leads to pituitary hyperplasia: a case report and literature review. Medicine. 2018: 97:e12703.
62. Yamada S, Fukuhara N, Horiguchi K et al. Clinicopathological characteristics and therapeutic outcomes in thyrotropin-secreting pituitary adenomas: a single-center study of 90 cases. J Neurosurg. 2014; 121:1462-73.
63. Herguido NG, Fuentes ED, Venegas-Moreno E et al. Surgical outcome and treatment of thyrotropin-secreting pituitary tumors in a tertiary referral center. World Neurosurg. 2019; 130:e634-e639.
64. D, Persani L, Vannucchi G et al. Different responses to chronic somatostatin analogues in patients with central hyperthyroidism. Clin Endocrinol (Oxf). 2005; 62:176-81.
65. Ortiga-Carvalho TM, Sidhaye AR, Wondisford FE. Thyroid hormone receptors and resistance to thyroid hormone disorders. Nat Rev Endocrinol. 2014; 10:582-91.
66. Gatto F, Grasso LF, Nazzari E et al. Clinical outcome and evidence of high rate post-surgical anterior hypopituitarism in a cohort of TSH-secreting adenoma patients: Might somatostatin analogs have a role as first-line therapy? Pituitary. 2015; 18:583-91.
67. Rimareix F, Grunenwald S, Vezzosi D et al. Primary medical treatment of thyrotropin-secreting pituitary adenomas by first-generation somatostatin analogs: a case study of seven patients. Thyroid. 2015; 25:877-88.
68. Wallace IR, Healy E, Cooke RS et al. TSH-secreting pituitary adenoma: benefits of pre-operative octreotide. Endocrinol Diabetes Metab Case Rep. 2015; 2015:150007.
69. Fukuhara N, Horiguchi K, Nishioka H et al. Short-term preoperative octreotide treatment for TSH-secreting pituitary adenoma. Endocr J. 2015; 62:21-7.
70. Mulinda JR, Hasinski S, Rose LI. Successful therapy for a mixed thyrotropin-and prolactin-secreting pituitary macroadenoma with cabergoline. Endocr Pract. 1999; 5:76-9.
71. Mouton F, Faivre-Defrance F, Cortet-Rudelli C et al. TSH-secreting adenoma improved with cabergoline. Ann Endocrinol (Paris). 2008; 69:244-8.
72. Daousi C, Foy PM, MacFarlane IA. Ablative thyroid treatment for thyrotoxicosis due to thyrotropin-producing pituitary tumours. J Neurol Neurosurg Psychiatry. 2007; 78:93-5.
73. Losa M, Albano L, Barzaghi LR et al. Gamma knife radiosurgery is effective in patients with thyrotropin-secreting pituitary adenomas. J Endocrinol Invest. January 20, 2024.
74. Kim SH, Ku CR, Na M et al. Immediate postoperative measurement of thyroid-stimulating hormone as an early predictor of remission in thyroid-stimulating hormone-secreting pituitary adenomas. J Neurosurg. 2020; 134:794-800.

CAPÍTULO

11

Manejo dos Tumores Hipofisários na Gestação

Andrea Glezer ■ Raquel S. Jallad ■ Márcio Carlos Machado ■ Diane Belchior Paraiba ■ Marcello Delano Bronstein (*in memoriam*)

INTRODUÇÃO

Os tumores hipofisários são responsáveis por 10 a 15% das neoplasias intracranianas e podem acometer mulheres em idade fértil que desejem gestar. No entanto, esses tumores podem cursar com hipogonadismo hipogonadotrófico (HH), levando a diminuição da libido, amenorreia e infertilidade. O efeito compressivo tumoral diretamente sobre as células gonadotróficas normais ou por desconexão hipotálamo-hipofisária, os tratamentos prévios (cirurgia e/ou radioterapia) e/ou a presença de hiperprolactinemia associada são os principais mecanismos fisiopatológicos envolvidos no HH.[1-3]

A gravidez em pacientes com tumor hipofisário (TH) associa-se, de forma variável, a maior risco de consequências adversas materno-fetais, razão pela qual, no passado, essas pacientes eram aconselhadas a não engravidar. Com a melhora das técnicas de reprodução assistida, da acuidade diagnóstica e dos recursos terapêuticos, a gravidez tornou-se realidade para as pacientes portadoras desses tumores.[1-3] Ainda assim, gestantes com diagnóstico de TH previamente à gestação e gestantes com diagnóstico de TH durante a gravidez são consideradas de alto risco e requerem acompanhamento multidisciplinar, a fim de minimizar as complicações no período gravídico-puerperal.

Na gestação, as mudanças hormonais no eixo hipotálamo-hipofisário materno-fetal são parcialmente explicadas pela unidade materno-fetal da placenta, uma glândula temporária. Em um número limitado de pacientes, a gravidez pode representar alto risco, com contraindicação formal de gestação. Na ausência de contraindicações, o aconselhamento preconcepção, a avaliação de risco materno-fetal e a revisão de medicamentos antes da concepção devem ser realizados, a fim de se obter o controle da doença antes da concepção.

A avaliação clínica de potencial crescimento tumoral (cefaleia, alterações visuais, apoplexia) deve ser realizada rotineiramente no acompanhamento dessas gestantes. Em pacientes com microadenoma ou macroadenoma intrasselar, a avaliação deve ser realizada a cada 3 meses e, em pacientes com macroadenoma com extensão extrasselar, a cada 1 a 2 meses. A avaliação neuro-oftalmológica e/ou a ressonância magnética (RM) de hipófise sem gadolínio (preferencialmente após o 1º trimestre) devem ser realizadas se houver quadro clínico sugestivo de crescimento tumoral.[4]

O manejo terapêutico dos THs durante a gravidez tem como base relatos e séries de casos da literatura. Em geral, gestantes são excluídas dos ensaios clínicos, razão pela qual a maioria das informações disponíveis acerca da segurança dos fármacos na gravidez provém de estudos em animais, de exposições inadvertidas durante a gravidez ou de relatos de casos. Desse modo, as decisões terapêuticas devem ser discutidas com a equipe multiprofissional, com a paciente e com seus familiares.

A cirurgia transesfenoidal fica reservada para as gestantes com quadro clínico grave e/ou comprometimento visual e/ou neurológico, devendo ser realizada preferencialmente no 2º trimestre.[5] Os agonistas dopaminérgicos (AD), os ligantes dos receptores da somatostatina (LRS) e o antagonista do receptor do hormônio do crescimento (GH), pegvisomanto, são medicamentos que pertencem à categoria B da Food and Drug Administration (FDA). Portanto, recomenda-se a suspensão dessas medicações 2 a 3 meses antes da concepção nas gestações planejadas e ao diagnóstico nas gestações não planejadas.[6] No entanto, após a suspensão, as pacientes, principalmente com macroadenomas, devem ser monitoradas quanto ao eventual crescimento tumoral, e a reintrodução do medicamento deve ser ponderada naquelas com crescimento tumoral sintomático, a fim de evitar a cirurgia transesfenoidal. A avaliação individualizada para manutenção dessas medicações deve ser realizada nos casos cujo tumor tenha risco significativo de crescimento.[6-10]

As particularidades do diagnóstico e do tratamento de cada tipo de TH serão abordadas a seguir.

PROLACTINOMA

O adenoma secretor de prolactina (PRL), ou prolactinoma, é o tumor hipofisário mais prevalente, correspondendo a 40 a 60% dos casos.[6-8,11] Os prolactinomas incidem mais frequentemente em mulheres entre a 3ª e a 4ª década de vida, e a proporção de microprolactinomas é bem maior nessa população. O quadro clínico é caracterizado por hipogonadismo, galactorreia e sintomatologia neurológica nos macroprolactinomas. O hipogonadismo ocorre principalmente pela interferência na pulsatilidade do hormônio liberador de gonadotrofina (GnRH), pela redução da secreção das gonadotrofinas (hormônio foliculoestimulante [FSH] e hormônio luteinizante [LH]),[12] bem como por diminuição da secreção de esteroides sexuais por ação direta nos ovários.[13] A alteração na pulsatilidade do GnRH não ocorre por inibição direta da PRL, mas sim indiretamente, via redução da liberação de kisspeptina pelos neurônios KNDy.[14] Como resultado, pode haver infertilidade associada à fase lútea curta, oligomenorreia e até mesmo amenorreia.[12,13,15]

A terapia com AD, especialmente a cabergolina (CAB),[16] mas também a bromocriptina (BRC), é considerada de primeira linha no tratamento dos prolactinomas, normalizando os níveis de PRL em 80 a 90% das pacientes e restaurando a fertilidade na maioria dos casos, permitindo, assim, a gestação.[9,12,13,15,17] A cirurgia transesfenoidal também pode levar à remissão na maioria das pacientes, principalmente naquelas com microprolactinomas, e é indicada de forma individualizada.[18-19] A neurocirurgia também pode ser indicada em casos de macroprolactinoma parcialmente resistente aos AD, sem redução significativa das dimensões tumorais, em pacientes com desejo de engravidar.[20]

Fisiologia do eixo lactotrófico na gestação

Na gestação, níveis elevados de estrógenos induzem hipertrofia e hiperplasia das células lactotróficas hipofisárias, bem como o recrutamento de somatotrofos em lactotrofos, tornando o setor lactotrófico responsável por até 50% da população celular da hipófise anterior até o final da gravidez.[21] Em consequência, no decorrer da gestação, os níveis séricos de PRL aumentam progressivamente, e o volume da glândula hipofisária sofre incremento de até 136%.[21-25]

Os níveis séricos de PRL aumentam paralelamente aos dos estrogênios, podendo alcançar valores de até 250 ng/mℓ no 3º trimestre da gestação, aproximadamente 10 vezes os valores normais de referência em mulheres não gestantes.[25] A hipófise é a principal fonte produtora de PRL no 1º trimestre da gestação, ao passo que, nos 2º e 3º trimestres, a produção principal ocorre pela decídua placentária.[22-25] A PRL também pode ser secretada e/ou detectada no útero, na placenta, no líquido amniótico, nas células epiteliais da glândula mamária e até mesmo no leite materno. Essa molécula de PRL (*prolactin-like*) é indistinguível da PRL hipofisária, mas seu real papel ainda é desconhecido.[26]

A hipersecreção de PRL é essencial para o crescimento e o desenvolvimento da glândula mamária e, consequentemente, para a lactação (galactopoese). Níveis elevados de PRL aumentam a sensibilidade da mama à insulina e ao cortisol, levando, respectivamente, ao crescimento de células mamárias epiteliais e à produção de lactoproteínas.

Outros estímulos para a secreção de PRL, como o hormônio liberador da tireotrofina (TRH), também contribuem para a hiperprolactinemia fisiológica da gestação. O estímulo da sucção mamária, por meio do reflexo neuroendócrino clássico, é essencial para a manutenção da amamentação, levando a picos de PRL sérica. Os níveis de PRL gradualmente vão retornando àqueles pré-gestacionais até o 3º mês após o parto, independentemente do tempo e/ou da frequência de amamentação, reforçando o papel da elevação da PRL na indução da galactopoese, e não na sua manutenção.[25]

Quadro clínico

Os sinais e sintomas de crescimento tumoral nas pacientes gestantes com prolactinoma, quando presentes, estão relacionados com o efeito de massa devido ao provável aumento do volume tumoral, estimulado pelo alto nível estrogênico, associado ao aumento da hipófise normal. Cefaleia e/ou alteração visual são as queixas mais comuns nesses casos.

O risco de aumento tumoral em gestantes com microprolactinoma é baixo. Crescimento tumoral sintomático e assintomático foi relatado em 2,4 e 5% das pacientes, respectivamente.[27,28] O comportamento dos macroprolactinomas costuma ser mais agressivo; nesses casos, o risco de aumento tumoral é mais elevado. Em um estudo recente que compilou diversas séries da literatura, houve crescimento tumoral com sintomas em 18% de 288 gestantes com macroadenomas tratadas clinicamente e em 7% das 148 gestantes com macroadenomas com tratamento prévio cirúrgico e/ou radioterápico.[3] O tempo de tratamento antes da concepção também pode ser considerado um fator prognóstico associado à chance de crescimento tumoral sintomático nos macroprolactinomas. As complicações relacionadas com o crescimento tumoral ocorreram em 7 de 41 gestações, e essas pacientes tinham sido tratadas com BRC por menos de 12 meses antes da concepção.[23] Em um estudo multicêntrico brasileiro, também se demonstrou que tempo mais prolongado de tratamento com CAB antes da gravidez (24 *versus* 12 meses) foi associado a menor possibilidade de crescimento tumoral sintomático na gestação.[23-29]

Portanto, em pacientes com tumores extrasselares, a gravidez deve ser encorajada somente após a redução das dimensões tumorais para os limites selares,[30] especialmente nos casos com extensão suprasselar. Em relação à extensão para o seio cavernoso, o risco potencial de comprometimento dos nervos cranianos deve ser considerado.[31] Se uma redução tumoral satisfatória não ocorrer durante o tratamento clínico com AD, o procedimento cirúrgico, preferencialmente por via transesfenoidal, estará indicado antes da concepção.[16,18,32]

Diagnóstico e monitoramento durante a gestação

A avaliação clínica de potencial crescimento tumoral deve ser realizada a cada 3 meses nas pacientes portadoras de microprolacinomas ou macroprolactinomas intrasselares e mensalmente em macroprolactinomas expansivos/invasivos. Nestes últimos, também está indicada a avaliação neuro-oftalmológica trimestral.[7] Em contrapartida, a dosagem de PRL sérica não é rotineiramente indicada, por não apresentar benefício prognóstico.[16,25,33]

Tratamento

Um dos principais objetivos do tratamento da paciente com prolactinoma é restaurar a fertilidade. Na gestação, a maior preocupação é o aumento tumoral, estimulado pelo alto nível estrogênico, que pode levar a cefaleia e/ou alteração visual, principalmente nas pacientes com macroprolactinoma. Por isso, o principal objetivo do tratamento nessa situação clínica é manter o tumor com dimensões controladas e dentro dos limites da sela túrcica.[34] Para evitar complicações durante a gestação e selecionar o tratamento mais adequado, devem ser considerados os seguintes pontos: dimensões tumorais (microprolactinoma e macroprolactinoma); tempo de tratamento prévio com AD; resistência ou intolerância ao AD; cirurgia transesfenoidal *versus* tratamento clínico em casos selecionados.[7]

Com base nos dados descritos anteriormente, o uso dos ADs deve ser suspenso assim que a gravidez for confirmada, nos casos de tumores intrasselares.[2,3,7,35,36] Nas portadoras de macroprolactinomas, ainda com expansão extrasselar, após a confirmação da gestação, a decisão de manter o AD durante todo o período gestacional deve ser individualizada (Figura 11.1). Pacientes portadoras de macroprolactinoma tratadas previamente à concepção com cirurgia e/ou radioterapia bem-sucedidas devem ser manejadas como nos casos de microprolactinoma, por apresentarem risco de crescimento tumoral semelhante.

O tratamento com AD deve ser reintroduzido a qualquer momento durante a gestação se houver confirmação de crescimento tumoral relevante e/ou sintomático pela RM de hipófise sem contraste e/ou pela campimetria visual (ver Figura 11.1).[2,3,7,36,37]

O uso dos ADs durante a gestação continua sendo um tema de debate na literatura. Neurônios dopaminérgicos aparecem no início da formação fetal, sugerindo que a dopamina seja importante no desenvolvimento motor e cognitivo.[38] Em um estudo prévio, demonstrou-se que a BRC atravessa a barreira placentária.[39] Estudos em animais confirmam o mesmo achado para a CAB.[39-40] Contudo, a CAB apresenta meia-vida maior que a BRC e é detectada na circulação até 30 dias após a suspensão do seu uso.[41] Assim, o risco da exposição fetal durante o período crítico da organogênese, principalmente à CAB, permanece uma grande preocupação. No entanto, dados compilados da literatura com CAB e BRC não mostraram, até o momento, diferença no desfecho da gestação e nas anormalidades fetais em comparação com a população geral não exposta a esses medicamentos.[7,42]

Os trabalhos que demonstram a segurança do uso da CAB em gestantes com prolactinoma têm aumentado. Até o momento, a literatura compila mais de mil gestações que foram concebidas em uso de CAB, comparadas com 6.272 gestações induzidas com BRC.[3] Todos os estudos demonstraram que a prevalência de abortamento e malformação fetal nesses casos foi semelhante à da população geral e não houve aumento do risco materno-fetal. Contudo, é importante ressaltar que tanto a CAB como a BRC foram descontinuadas no começo da gestação na maioria dos casos relatados. Em um estudo recentemente publicado, confirmou-se a segurança no uso de CAB na indução de gestação quanto à sua evolução e à presença de malformações. No entanto, a taxa de abortamento foi maior nos casos em que não houve suspensão da CAB após a confirmação da gravidez.[29] Em virtude de ser um estudo retrospectivo, mais dados são necessários para confirmar esse achado.

Embora a BRC possa reduzir a exposição fetal devido à sua meia-vida mais curta, a CAB é atualmente o AD de escolha para a indução de gestação pela maioria dos centros clínicos, devido ao aumento dos dados de segurança.[16,43]

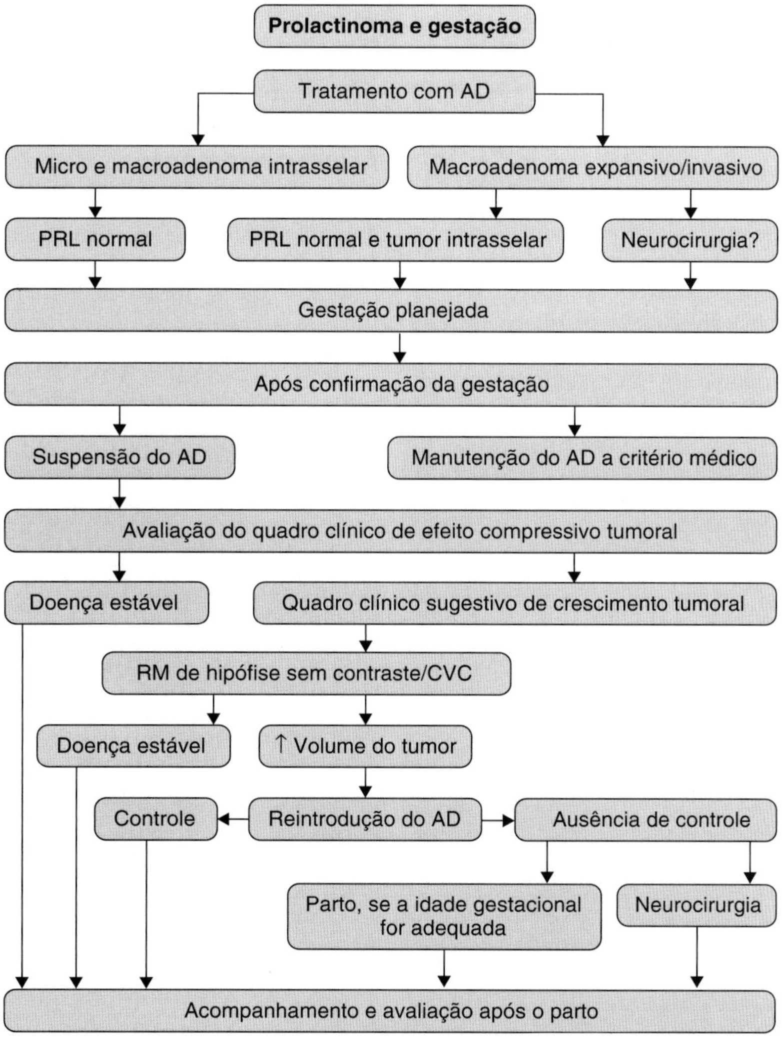

Figura 11.1 Algoritmo para o manejo do prolactinoma durante a gestação. AD: agonista dopaminérgico; CVC: campimetria visual computadorizada; PRL: prolactina; RM: ressonância magnética.

O desenvolvimento neuropsicomotor de crianças cujas mães utilizaram CAB para o tratamento de prolactinomas foi avaliado em quatro estudos, e houve relato de dois casos de atraso na fluência verbal leve, um caso de dificuldade na aquisição da continência urinária, dois casos de epilepsia e outros dois casos de transtorno pervasivo do comportamento em 237 crianças.[44-46] A administração de altas dose de CAB em mulheres com micro e macroprolactinoma, incluindo casos intolerantes e resistentes à BRC, induziu gestações com desfecho seguro.[47]

Em pacientes com sintomas relacionados com efeito de massa tumoral, o AD que foi eficaz no controle tumoral e hormonal antes da gestação deve ser reintroduzido, obtendo-se melhora na maioria dos casos previamente responsivos a esses fármacos. Monitoramento cuidadoso é necessário, e, nos casos de ausência de resposta satisfatória e rápida ao tratamento clínico, a julgamento clínico por no máximo 2 a 3 semanas, a cirurgia por via transesfenoidal está indicada, preferencialmente no 2º trimestre da gestação, nos casos de sintomas neurológicos importantes, como deficiência visual (ver Figura 11.1).[3,33,48] Se a gestação estiver próxima do termo e houver maturidade fetal, a antecipação do parto também pode ser uma opção nos casos com sintomas neurológicos sem resposta adequada aos ADs, após avaliação multidisciplinar, incluindo a equipe obstétrica.[7,33]

Os dados de segurança sobre o uso de AD durante todo o curso da gestação são ainda mais escassos. Em mais de 100 gestações com o uso de BRC, foram descritos: um caso de criptorquidia; um caso de deformidade em talipe; um caso de agenesia de corpo caloso, que evoluiu para óbito fetal com 27 semanas; e um caso de prematuridade.[7,27,44,49] Glezer e Bronstein[38] compilaram 15 gestações da literatura com o uso de CAB durante todo o período, e houve um óbito fetal por pré-eclâmpsia e um caso de prematuridade. Lambert et al.[45] não encontraram desfechos desfavoráveis em cinco casos de uso de CAB durante toda a gestação. Mais recentemente, Rastogi et al.[50] descreveram 25 gestações nas quais a CAB foi mantida até o final da gestação e relataram três casos de aborto espontâneo, três de aborto induzido por malformação (defeito de tubo neural) e dois partos prematuros. Adicionalmente, Karaca et al.[2] relataram um caso de aborto espontâneo em três gestações nas quais a CAB foi mantida após a confirmação da gravidez. Desfechos materno-fetais foram avaliados em uma grande coorte francesa, que incluiu 57.408 gestantes, expostas ou não aos ADs.[51] Houve associação entre abortamento e prematuridade com o uso de AD, entre os quais a BRC foi o mais utilizado.[51] Desse modo, mais estudos são necessários para confirmar a segurança dos ADs durante todo o curso da gestação.

Não há relatos de crescimento tumoral durante a amamentação, provavelmente porque o estímulo da sucção é bem menos importante que o estímulo estrogênico que ocorre durante a gestação.[52] Portanto, não existe contraindicação para mulheres com prolactinomas que desejem amamentar.[16] No entanto, as pacientes que tiveram o AD reintroduzido durante a gestação deverão ser cuidadosamente avaliadas quanto à manutenção da medicação no pós-parto ou à sua retirada para permitir a amamentação.[33,51,52]

Relato de caso

Paciente de 20 anos com macroprolactinoma e intolerância à BRC, acompanhada em nosso serviço, estava em uso de CAB por 12 meses e obteve normalização dos níveis de PRL e diminuição das dimensões tumorais. Após a confirmação da gestação, com cerca de 8 semanas, a CAB foi suspensa. No 6º mês de gestação, a paciente apresentou cefaleia de forte intensidade, associada à diminuição do campo visual. A RM de hipófise revelou apoplexia tumoral (Figura 11.2 A). A CAB foi reintroduzida (0,5 mg/dia), mas os sintomas persistiram, e não houve qualquer redução tumoral após 7 dias de tratamento (Figura 11.2 B). A cirurgia transesfenoidal foi indicada, com resolução dos sintomas. O parto foi a termo e não houve comprometimento fetal.

Acompanhamento

A paciente deve ser avaliada no período de, no máximo, 2 a 3 meses após o parto ou logo quando a amamentação for suspensa.[7] O nível de PRL sérica normalmente diminui (50 a 72% dos casos) ou até normaliza (8 a 29% dos casos) após a gestação, quando comparado com níveis pré-gestacionais.[53] Além disso, pode haver diminuição ou desaparecimento da imagem tumoral em 27% das pacientes.[54,55]

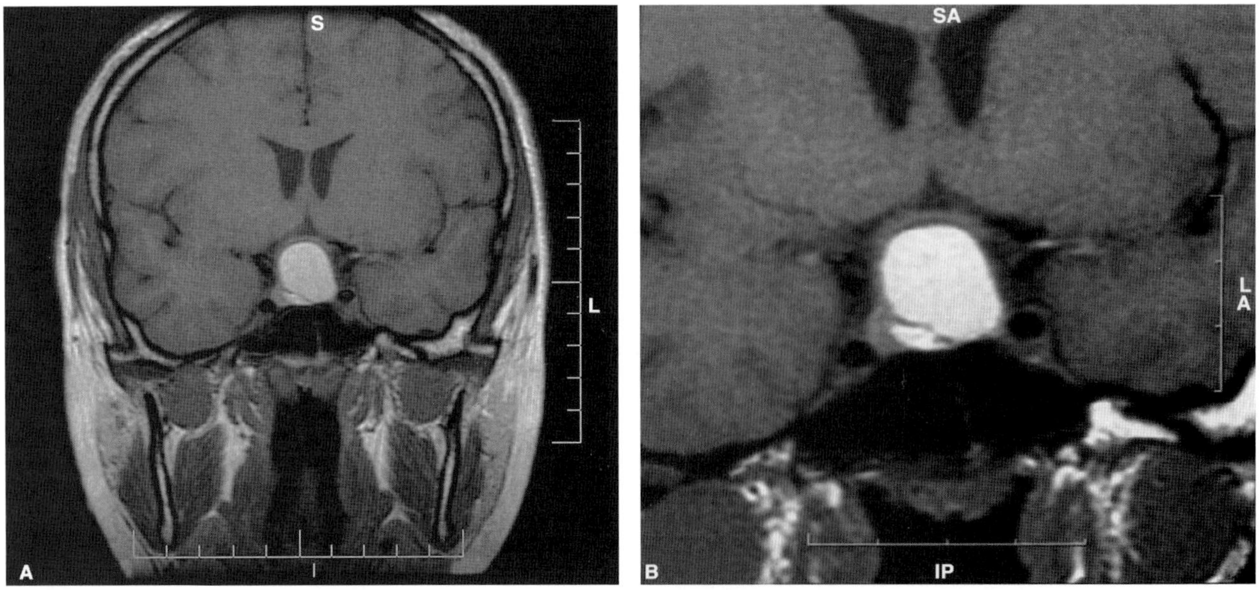

Figura 11.2 Ressonância magnética (corte coronal). Sexto mês de gestação sem cabergolina (**A**) e 7 dias após a reintrodução da cabergolina 0,5 mg/dia, quando não se observou redução tumoral (**B**).

Gestação em portadoras de prolactinoma na ausência de tratamento também já foi relatada em mulheres com gestações prévias em tratamento com AD.[56] O mecanismo para esses achados ainda não é totalmente conhecido. Microinfartos e necrose no adenoma secundários ao forte estímulo estrogênico durante a gestação têm sido aventados.[56,57]

Em resumo, os ADs são a primeira escolha no tratamento dos prolactinomas, incluindo a indução da gestação. No entanto, se houver intolerância ou resistência ao AD ou em casos selecionados, a cirurgia transesfenoidal pode ser indicada.

ACROMEGALIA

A acromegalia é uma doença crônica insidiosa resultante da hipersecreção de GH e, consequentemente, do fator de crescimento semelhante à insulina-1 (IGF-1).[58,59] Mais de 95% dos casos são decorrentes de um tumor hipofisário secretor de GH.[59] Retardo no diagnóstico da acromegalia, hipogonadismo central, hiperprolactinemia (cossecreção de GH e PRL ou compressão da haste hipofisária), disfunção ovariana (síndrome ovário policístico) e comorbidades (hiperinsulinemia, diabetes melito, hipertensão arterial, hiperandrogenemia, cardiopatia etc.) são fatores responsáveis por distúrbio menstrual e infertilidade em mulheres com acromegalia em idade fértil.[3,10]

No passado, a gestação em pacientes com acromegalia era um evento bastante incomum. As dificuldades reprodutivas, o receio de progressão tumoral e de comorbidades, bem como os potenciais riscos materno-fetais, eram restrições da gravidez em acromegalia. Uma revisão recente da literatura relata cerca de 200 gestações em pacientes com acromegalia, com poucos casos em que o diagnóstico da doença foi feito durante a gravidez.[1,60,61] Os avanços no tratamento cirúrgico e medicamentoso da acromegalia, a disponibilidade de técnicas de reprodução assistida e o maior conhecimento no manejo de pacientes gestantes com acromegalia têm proporcionado alento ao desejo de maternidade e segurança de uma gravidez com menor risco nessas pacientes. Assim, o planejamento familiar em mulheres com acromegalia em idade fértil deve ser abordado, avaliando o impacto no quadro clínico e nas alternativas terapêuticas da acromegalia.[60,62] Mais de 95% dos casos são decorrentes de um AH secretor de GH.[59] O retardo no diagnóstico da acromegalia, a alta prevalência de hipogonadismo central e a presença de disfunção ovariana e comorbidades (hiperinsulinemia, diabetes melito, hipertensão arterial, hiperandrogenemia, cardiopatia etc.) contribuem para a diminuição da taxa de fertilidade na acromegalia.[10,63]

Fisiologia do eixo GH-IGF-1 na gestação

Os somatotróficos acidófilos constituem cerca de 50% das células hipofisárias. Eles são localizados principalmente nas asas laterais e contêm grânulos secretores citoplasmáticos proeminentes de GH. O GH é codificado por um gene localizado no braço longo do cromossomo 17(q22-q24), em uma região com um grupo de cinco genes distintos: GH-N (*growth hormone-normal gene*, ou *GH1 gene*), GH-V (*growth hormone-variant gene*, ou *GH2 gene*), CS-A (*chorionic somatomammotropin-A gene*), CS-B (*chorionic somatomammotropin-B gene*) e CS-L (*chorionic somatomammotropin-like gene*) (Figura 11.3).[63] Os genes GH-N e GH-V codificam o GH, hipofisário (GH-N ou GH-1) e placentário (GH-V ou GH2), respectivamente, e os outros três genes codificam a somatomamotropina coriônica (hCS), também conhecida como hormônio lactogênio placentário (hPL) (ver Figura 11.3).[63]

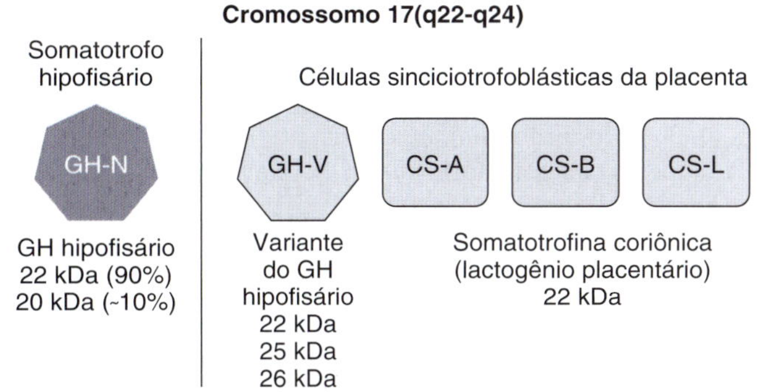

Figura 11.3 Representação esquemática do *cluster* dos cinco genes relacionados com a seção de hormônio do crescimento (GH).

O GH-N é secretado pela hipófise, de forma pulsátil e sob controle hipotalâmico, em duas formas principais e com pesos moleculares diferentes: 22K-GH e 20K-GH.[63] A isoforma 22 K-GH é a principal isoforma circulante em homens saudáveis, mulheres não grávidas e pacientes com acromegalia.[63] O GH-V é o GH variante ou placentário, secretado de forma tônica pela placenta, sendo, portanto, detectável na circulação materna apenas durante a gravidez e/ou a lactação.[63] Há similaridades entre o GH-V e o GH-N quanto a meia-vida, afinidade pela proteína ligadora de GH (GHBP), ações somatogênicas e metabólicas e supressão pela hiperglicemia. Em contraste com o GH-N, o GH-V não tem sua secreção tônica controlada pelo hipotálamo, tem ação lactogênica inferior ao 22 K-GH e não é liberado após a injeção de TRH (resposta paradoxal).[63] O hPL ou hCS é um hormônio produzido pela placenta, com estrutura e função semelhante ao GH-N (homologia entre 80 e 90%), mas com menor afinidade para o receptor de GH, que atua por meio de receptores lactogênicos.[63] O hPL apresenta níveis crescentes a partir do 2º trimestre, podendo chegar ao final da gestação a níveis mil vezes superiores às concentrações normais do GH-N.[63] O hPL e o GH-V estimulam a produção de IGF-1 durante a gestação, modulam o desenvolvimento embrionário, regulam o metabolismo intermediário e estimulam a produção do surfactante pulmonar (Figura 11.4).[63]

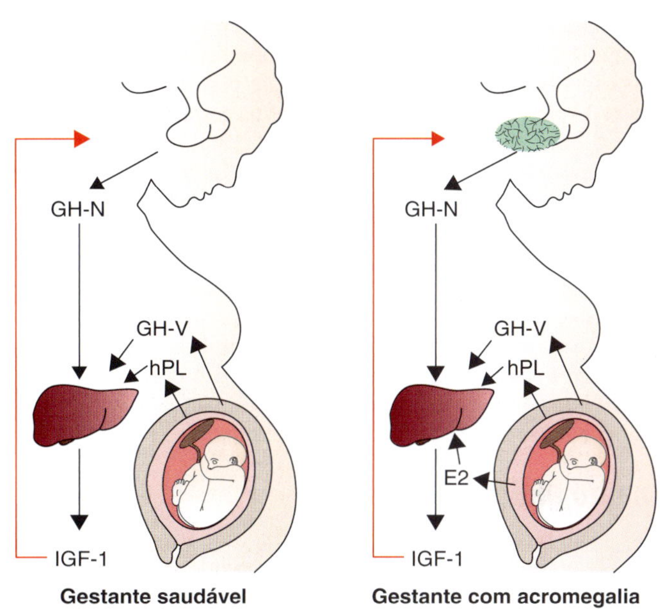

Figura 11.4 Eixo somatotrófico em gestantes saudáveis e em gestantes com acromegalia.

Na gestante saudável, GH-N é a forma predominante de GH na circulação materna durante o 1º trimestre da gestação, mas não atravessa a barreira placentária. O aumento fisiológico de estrogênios e progesterona diminui a sensibilidade do fígado à ação do GH, levando à redução fisiológica no IGF-1 circulante, sem aumento compensatório no GH-N, que permanece estável.[63] Após a 20ª a 24ª semanas de gestação, o GH-N é progressivamente substituído pelo GH-V.[63] No 3º trimestre, os níveis de GH-N são indetectáveis.[63] A secreção placentária de GH-V, contínua e não pulsátil, é detectada pela primeira vez na 5ª semana de gestação, aumenta progressivamente a partir da 10ª semana, torna-se a principal forma circulante de GH entre a 20ª e a 24ª semana e atinge o pico em torno da 37ª semana. No 1º trimestre da gravidez, a pequena redução dos níveis de IGF-1 pode também ser decorrente da menor sensibilidade do fígado ao estímulo do GH-N.[63] A partir da 10ª semana de gestação, a elevação progressiva do GH-V supera a resistência hepática ao GH e determina aumento de 2 a 3 vezes nos níveis circulantes maternos de IGF-1 em relação aos valores pré-gestação, atingindo um pico na 37ª semana, mas há grande variabilidade interindividual. As concentrações de IGF-2 também parecem mostrar um aumento modesto (20 a 25%) no decorrer da gravidez.[63] Portanto, na gravidez normal, ocorre um estado de "acromegalia gestacional", que participa do crescimento feto placentário.[63] No pós-parto, o GH-V desaparece nas primeiras 24 horas, o IGF-1 diminui acentuadamente nos primeiros 2 dias e o GH-N aumenta gradualmente (ver Figura 11.4).[63]

Na gestante com acromegalia, há secreção autônoma de GH-N pelo adenoma hipofisário, de forma que os níveis de GH-N e de GH-V permanecem persistentemente elevados durante toda a gestação.[63,64] Assim, as gestantes com acromegalia apresentam níveis mais elevados de GH do que as gestantes sem acromegalia. Como resultado da secreção autônoma do adenoma, não há *feedback* negativo do IGF-1 nos níveis de GH-N. Tendo em vista que ele não atravessa a placenta, não se observam efeitos negativos do GH-N sobre o feto, mesmo em pacientes com acromegalia.[63] A hiperestrogenemia também determina a diminuição da sensibilidade hepática ao GH na acromegalia. De modo similar à gestação normal, há aumento no IGF-1 sérico no final da gravidez.[63] Durante a gestação, algumas pacientes normalizam os níveis de GH/IGF-1, que retornam aos valores elevados no pós-parto.[63] No entanto, mesmo nas pacientes em que não haja normalização, o feto é protegido da hipersecreção GH/IGF-1, pois esses hormônios não atravessam a placenta. Há algumas hipóteses para a normalização do IGF-1 na gestação: (1) aumento da sensibilidade aos LRS, induzida pela gestação, nas pacientes que fizeram uso prévio do LRS. No entanto, interroga-se se a ação do LRS seria prolongada o suficiente para explicar a diminuição do IGF-1 até o fim da gestação nas pacientes que suspenderam a medicação; (2) apoplexia assintomática, mas essa hipótese não condiz com o aumento dos níveis de IGF-1 observado no pós-parto; (3) hiperestrogenismo que leva à resistência hepática ao GH, inibindo a via JAK-STAT,[4] sensibilidade parcial dos somatotrofos à retroalimentação negativa exercida pelo GH-V, como visto em gestantes com síndrome de McCune-Albright.[65] A opção 3 parece ser a mais relevante.

Quadro clínico

Em geral, na acromegalia controlada, o quadro clínico permanece estável ou melhora durante a gravidez.[10,66,67] Na acromegalia em atividade, há risco aumentado de complicações, como obesidade, hiperglicemia, pré-eclâmpsia, parto prematuro, retardo de crescimento fetal intrauterino e macrossomia, em comparação com gestantes sem acromegalia.[10,66,67] Há um aumento da prevalência de alterações glicêmicas nas gestantes com acromegalia.[10] Entre os potenciais fatores contribuintes, tem-se a idade das pacientes, o rastreio sistemático de diabetes melito (DM) gestacional, mesmo em pacientes sem fatores de risco clássicos, a idade das pacientes e a elevação do GH/IGF-1. A gravidez em si é um estado de resistência à insulina, e o GH é um potente antagonista da insulina, ambos podendo explicar as alterações glicêmicas nas pacientes com acromegalia. Assim, recomenda-se o controle eficaz da acromegalia, a fim de reduzir os riscos durante a gravidez.[68]

Em geral, os microadenomas tendem a seguir um curso benigno, com baixo risco de aumento tumoral. Apesar de os macroadenomas terem maior risco de expansão tumoral, poucas pacientes tiveram aumento do tumor durante a gravidez.[2]

Em geral, as gestantes e os conceptos não apresentam complicações durante o parto ou o pós-parto.[68] Malformações fetais significativas não têm sido observadas.[68]

Um estudo multicêntrico recente avaliou 31 gestações em 20 mulheres com acromegalia. Antes da gravidez, apenas 14 pacientes já haviam realizado tratamento para acromegalia.[10] Em 23 mulheres, os níveis de IGF-1 normalizaram durante a gestação. Após o parto, os níveis de IGF-1 se elevaram, não corroborando a hipótese de apoplexia assintomática. Alterações nos níveis pressóricos (45%) e no metabolismo dos carboidratos (32%) foram as complicações mais comuns. Quatro gestantes com acromegalia em atividade e complicações apresentaram abortamento espontâneo. Em 16 gestações, o parto foi cesariano. Vinte e sete gestações evoluíram com nascidos vivos (um nascimento de gêmeos). Não houve óbito materno ou fetal. Esse estudo reforça os dados da literatura sobre a necessidade de melhor controle da doença antes da gestação, a fim de minimizar as complicações.[10]

Diagnóstico

Em geral, observa-se uma melhora nos sintomas clínicos das pacientes com acromegalia durante a gravidez.[1,68]

O diagnóstico bioquímico da acromegalia durante a gravidez pode ser um desafio.[1,69,70] Em alguns casos, a confirmação da doença e/ou de sua atividade será mais bem definida após o parto. Devido à grande homologia entre GH-N e GH-V, a avaliação hormonal com imunoensaios competitivos com frequência resulta em níveis falsamente elevados de GH durante a gravidez.[69-71] A avaliação por meio de ensaio imunométrico de dois passos, alternando as posições dos anticorpos, pode ser uma estratégia eficaz para eliminar tais interferências.[70] Algumas diferenças entre o comportamento fisiológico do GH-N e do GH-V podem ser usadas em uma tentativa de esclarecer o diagnóstico. Desse modo, a natureza pulsátil da secreção de GH e a resposta do GH no teste de estímulo com TRH eventualmente podem ser úteis. A avaliação do GH durante o teste de tolerância à glicose não é indicada durante a gestação.[63,69,71]

Na maioria dos casos, os níveis séricos de IGF-1 apresentam pouco valor no diagnóstico, visto que, dependendo do tempo de gestação, podem estar diminuídos, normais ou elevados, tanto em pacientes saudáveis como em pacientes com acromegalia.[10,63,69,71] Os valores séricos de IGF-1 irão depender da interação entre GH-N e GH-V e do grau de resistência hepática à ação GH, que pode ser superada após a segunda metade da gestação. Valores de IGF-1 > 1,5 a 2 vezes o limite superior da normalidade orientam a vigilância de eventual aparecimento ou agravamento de sinais e sintomas de acromegalia, principalmente queixas de cefaleia e alterações visuais. RM de região selar sem contraste pode ser efetuada, sobretudo a partir do 1º trimestre.[10,63,69,71]

Tratamento

As opções de tratamento da acromegalia durante a gestação incluem: cirurgia e tratamento medicamentoso.[1,3,10,30,34,36,63,66,67,69,71,72]

Cirurgia

Em casos de gestação planejada, a cirurgia transesfenoidal é a abordagem mais adequada para as mulheres com microadenoma, macroadenoma intrasselar e até mesmo em alguns casos de macroadenomas expansivos e/ou invasivos, visando à redução do volume tumoral.[5,10,36] As pacientes que engravidam com doença em atividade ou cujo diagnóstico de acromegalia é realizado durante a gestação podem apresentar quadro clínico resultante do aumento do volume tumoral (cefaleia intensa, alteração da visão ou de pares cranianos). A abordagem cirúrgica, de preferência no 2º trimestre da gestação, fica reservada às pacientes que apresentarem intolerância importante ao tratamento medicamentoso, ausência de controle do quadro clínico com tratamento medicamentoso e/ou quadro clínico de compressão tumoral importante ou apoplexia hipofisária.[5] Em geral, não há crescimento tumoral relevante durante a gestação, por isso a cirurgia quase nunca é indicada durante a gravidez.[5]

Tratamento medicamentoso

As diretrizes recomendam a adoção de conduta expectante em gestantes com acromegalia como opção de escolha de abordagem terapêutica.[3,5,30,34,36] Essa conduta é embasada no fato de a maioria das pacientes gestantes apresentarem quadro clínico estável, não haver evidência de crescimento tumoral e de haver limitação dos dados de segurança do tratamento medicamentoso da acromegalia na gestação.

Nas gestações planejadas, recomenda-se a suspensão do tratamento medicamentoso no período de 2 meses antes da concepção até 3 a 6 meses após o parto. A suspensão no período após o parto é indicada nas pacientes que optam pela amamentação. O tratamento com octreotida subcutânea pode ser introduzido no intervalo entre a suspensão do tratamento e o aguardo da concepção. Em geral, após a suspensão do tratamento, o controle clínico e bioquímico tende a melhorar, e o risco de expansão tumoral sintomática é raro. Os riscos e benefícios da suspensão devem ser ponderados nas pacientes com a doença em atividade e nas pacientes com tumores próximos do quiasma óptico. O monitoramento clínico é sempre recomendado para todas as pacientes com acromegalia. Na evidência de queixas sugestivas de aumento do volume tumoral, como cefaleia intensa e/ou alteração visual, recomenda-se avaliação neuro-oftalmológica e, eventualmente, RM de região selar sem contraste. Nesses casos, o tratamento medicamentoso deve ser considerado com monitoramento do desenvolvimento fetal. A opção inicial pode ser o tratamento com agonistas dopaminérgicos, uma vez que os sintomas compressivos podem ser secundários ao aumento fisiológico da hipófise. No entanto, em casos de crescimento evidente do tumor hipofisário, a recomendação é o tratamento com LRS. Na ausência de eficácia dos LRS, a abordagem cirúrgica deve ser considerada, idealmente no 2º trimestre de gravidez.

Ligantes do receptor da somatostatina

Octreotida e lanreotida são as medicações de escolha, por proporcionarem controle hormonal e redução tumoral. Todos os cinco subtipos de receptores de somatostatina estão presentes na placenta e no cordão umbilical, sugerindo que eles desempenhem um papel no crescimento intrauterino e pós-natal.[73] Os dados sobre LRS e gestação são limitados a aproximadamente 50 casos de exposição intrauterina.[63,74,75] Caron et al.[67] não mostraram alterações nos níveis de GH-V e de IGF-1 durante o tratamento com octreotida.

Os LRS atravessam a barreira placentária, podendo ter ação sobre a hemodinâmica materno-fetal.[76] Há relatos de recém-nascido com baixo peso em gestantes que permaneceram em uso dos LRS durante a gestação. No entanto, geralmente se admite que a placenta poupa o feto dos efeitos dos LRS, permitindo níveis suficientes de IGF-1 para o desenvolvimento fetal normal, uma vez que recém-nascidos de mulheres com acromegalia tratada com LRS costumam ter tamanho e peso normais.[77]

Agonistas dopaminérgicos

A experiência com o uso de BRC e CAB em gestantes com acromegalia é limitada.[1,36] Há relato de melhora clínica e hormonal, bem como redução tumoral durante o uso de CAB. Não existem evidências sugestivas de aumento do risco de malformações fetais. Em geral, os dados de segurança se baseiam no uso dos ADs em casos de prolactinomas.

Antagonista do receptor do hormônio do crescimento

O banco de dados do laboratório Pfizer compilou dados de 35 casos de pacientes com acromegalia expostas ao pegvisomanto (PEG) durante a gravidez.[78] O PEG foi usado como monoterapia ou combinado com um LRS. A dose diária de PEG variou de 14 a 40 mg, com dose média de 15,3 mg/dia.[78] Como esperado, a maioria das pacientes em uso do PEG interrompeu a medicação imediatamente após a detecção de gravidez. Não existem dados disponíveis de IGF-1 para as pacientes que continuaram com a medicação durante toda a gravidez. Houve passagem de quantidade discreta de PEG pela placenta.[78] Níveis do PEG não foram clinicamente significativos na placenta e no leite materno.[78] Tampouco houve evidências de eventos adversos materno-fetais.[78] Assim, embora a casuística ainda seja limitada, o PEG pode ser introduzido em casos bem selecionados.[78]

Abordagem da acromegalia durante a gestação

Acromegalia controlada. Se as pacientes estiverem em uso de LRS ou CAB, deve-se avaliar o impacto da suspensão do tratamento sobre o volume tumoral e as comorbidades. Nas pacientes controladas sem medicação, devem-se monitorar queixas relacionadas com o volume tumoral, quando este for considerável (Figura 11.5).

Acromegalia em atividade. Avaliar necessidade de tratamento ou se uma conduta expectante pode ser adotada, deixando o tratamento definitivo para após o parto (ver Figura 11.5).

Parto

No tocante à via de parto, a acromegalia por si só não é motivo para parto cesáreo. Na ausência de alterações maternas ou fetais que contraindiquem a via vaginal, esta deve ser considerada como primeira opção.[1,3,10,30,34,36,63,66,67,69,71,72]

Após o parto, a RM deve ser repetida em todas as pacientes com acromegalia para avaliar as dimensões tumorais e afastar potencial apoplexia.[1,3,10,30,34,36,63,66,67,69,71,72]

Amamentação

Nas gestações sem intercorrências, a amamentação é permitida antes do início do tratamento farmacológico, devido à falta de complicações documentadas em lactantes com acromegalia. A amamentação não foi associada ao agravamento da doença e/ou a complicações neonatais.[1,3,10,30,34,36,63,66,67,69,71,72]

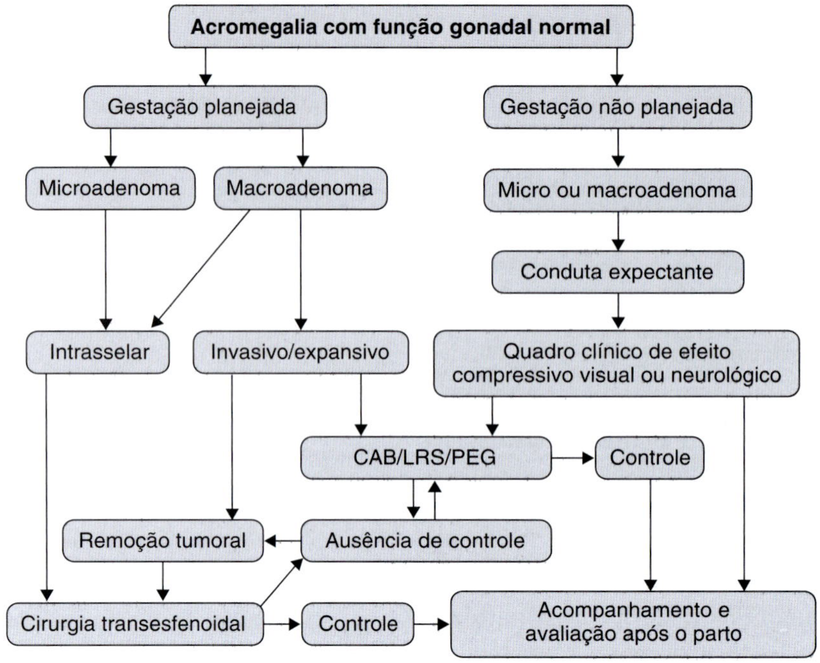

Figura 11.5 Algoritmo para tratamento da acromegalia durante a gestação. CAB: cabergolina; LRS: ligante do receptor da somatostatina; PEG: pegvisomanto.

SÍNDROME DE CUSHING

A gestação é um evento excepcional na síndrome de Cushing (SC), devido à grande prevalência de infertilidade nessas pacientes. O hipercortisolismo e a hiperandrogenemia inibem o eixo hipotalâmico-hipofisário-ovariano, determinando irregularidade menstrual e anovulação em cerca de 70% das pacientes.[79] Até o momento, foram relatadas aproximadamente 263 gestações em 220 pacientes com SC.[80,81]

Entre as gestantes com SC, a principal etiologia são os tumores adrenais benignos (50 a 60% dos casos).[82] A doença de Cushing (DC), causada por adenoma secretor de hormônio adrenocorticotrófico (ACTH), representa 15 a 40% dos casos, ao passo que os carcinomas adrenais são relatados em menos de 10% das pacientes.[80,83] Na literatura, há relato de apenas 50 casos de DC na gestação. Isso contrasta com pacientes não grávidas nas quais a principal etiologia do hipercortisolismo endógeno é a DC (70 a 80% dos casos). Não há razão estabelecida para essa diferença. Postula-se que, na DC, haja maior comprometimento gonadotrófico do que nos adenomas adrenais, nos quais a hiperandrogenemia geralmente é discreta.[83,84] SC transitória induzida pela gestação tem sido raramente relatada.[85] Nesses casos, a gonadotrofina coriônica humana (hCG) elevada estimula o receptor LH/hCG (LHCGR) ectópico expresso nas glândulas adrenais, havendo hiperplasia adrenal macronodular bilateral induzida pela gravidez e SC transitória.[86,87]

A gravidez normal é considerada um estado de "hipercortisolismo", em decorrência da ativação fisiológica do eixo hipotalâmico-hipofisário-adrenal (HHA).[88] A placenta secreta o hormônio liberador de corticotrofina (CRH-p) e ACTH (ACTH-p) progressivamente a partir da 7ª semana até o final da gravidez. O CRH-p tem estrutura molecular indistinguível do CRH materno, mas não apresenta ritmo circadiano (Figura 11.6). O CRH-p estimula a glândula hipofisária materna a produzir ACTH, o que determina a elevação dos níveis maternos de cortisol sérico e urinário ao longo da gestação. Normalmente, o ritmo circadiano do cortisol é mantido, mas pode estar ausente durante o 3º trimestre. O aumento da globulina ligadora dos corticosteroides (CBG) determina elevação do cortisol materno total, redução do cortisol livre e aumento do ACTH materno. Com isso, há normalização do cortisol materno livre. As concentrações do cortisol materno alcançam níveis 2 a 4 vezes acima dos observados em não grávidas, com valores no final do 2º e do 3º trimestre comparáveis aos observados na SC (ver Figura 11.6). O cortisol materno regula negativamente o CRH, de forma que a capacidade de resposta do eixo HHA ao estresse fisiológico e psicológico fica atenuada durante a gravidez (ver Figura 11.6). No entanto, via mecanismo de retroalimentação positiva, o cortisol materno estimula a síntese e a liberação de CRH. O eixo HHA materno é relativamente protegido do excesso de CRH-p pelo aumento fisiológico concomitante da proteína de ligação do CRH (CRH-BP), que inativa grande parte do CRH-p (Figura 11.7).

Em relação ao feto, a placenta é responsável pela produção da maior parte do CRH plasmático fetal (CRH-f). A CRH-BP está ausente no feto. O CRH-p estimula o eixo HHA fetal, com aumento da secreção fetal de ACTH (ACTH-f), cortisol fetal e andrógenos. O ACTH-f é detectável em torno da 12ª semana de gestação, resultando quase que exclusivamente da estimulação pelo CRH-p. O cortisol fetal estimula a produção do CRH-p (ver Figura 11.7).

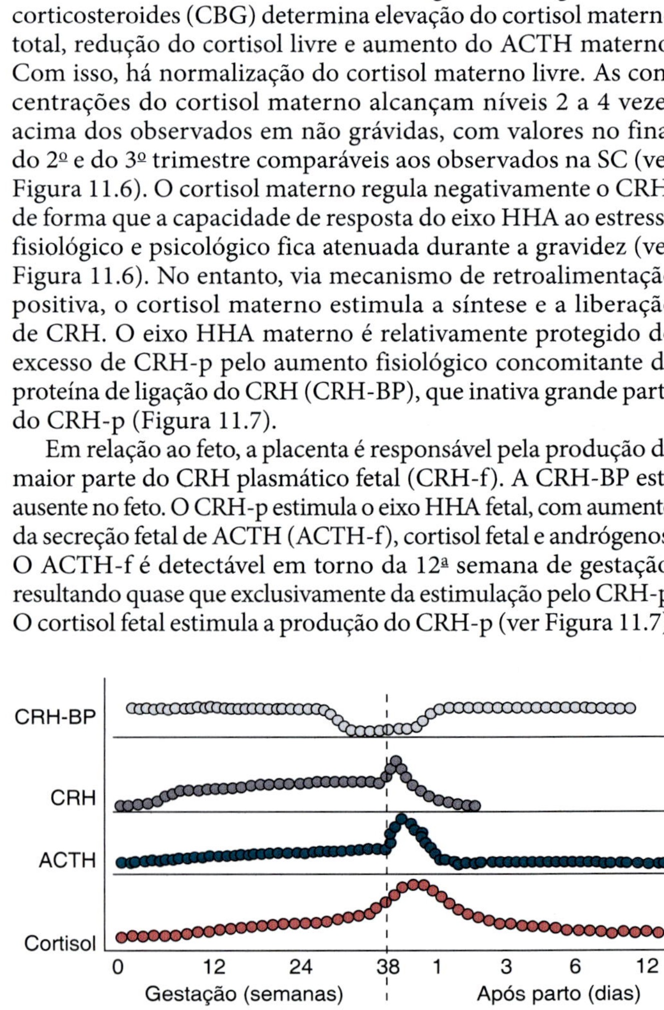

Figura 11.6 Eixo corticotrófico em gestantes saudáveis.

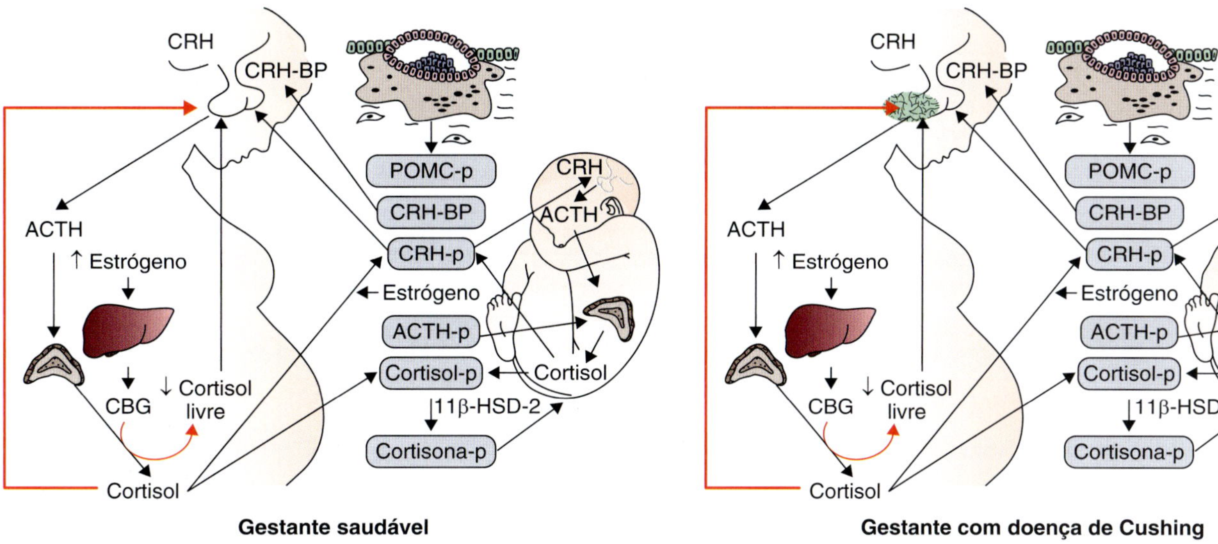

Figura 11.7 Eixo corticotrófico em gestantes saudáveis e em gestantes com doença de Cushing.

Na placenta, a enzima 11-beta-hidroxiesteroide-desidrogenase do tipo 2 (11β-HSD-2) converte 50 a 90% do cortisol em cortisona, molécula biologicamente inativa, e o fígado imaturo do feto não pode convertê-lo suficientemente em cortisol (ver Figura 11.7). Assim, o hipercortisolismo fetal fisiológico temporário pode não ser deletério, sendo essencial para o crescimento fetal e a estimulação da produção pulmonar de surfactante.

Quadro clínico

As características clínicas do hipercortisolismo da SC podem se sobrepor às decorrentes da hiperatividade fisiológica do eixo HHA na gravidez normal. Por exemplo, ganho de peso, irregularidade menstrual, estrias cutâneas, fadiga, dor lombar, alterações de humor e alterações faciais (arredondamento) são comuns na gravidez e na SC. Fraqueza muscular proximal, equimoses fáceis e estrias largas e violáceas são, contudo, características clínicas que favorecem o diagnóstico de SC e são menos prováveis de ocorrer na gravidez normal.[3,80,88-90]

Complicações maternas ocorrem em cerca de 70% das pacientes.[81,91] As comorbidades metabólicas e obstétricas foram mais prevalentes em pacientes com SC em atividade do que nas pacientes com SC controlada, ou seja, hipertensão arterial (50 *versus* 2,3%), diabetes melito (36,9 *versus* 2,3%), pré-eclâmpsia (26,3 *versus* 2,3%), perda fetal (23,6 *versus* 8,5%) e morbidade fetal (33,3 *versus* 4,9%). Insuficiência cardíaca, osteoporose, fraturas e mortalidade materna são observadas em 2 a 4% das gestantes com SC.

Cerca de 50% dos recém-nascidos são prematuros, com taxa de mortalidade de 25 a 40%. Outras complicações observadas são retardo de crescimento intrauterino (5%) e hipoadrenalismo (2%).[81]

Diagnóstico

O diagnóstico da SC durante a gravidez é um grande desafio, sendo muitas vezes negligenciado. Diante da suspeita clínica de SC gestacional, há necessidade de confirmação laboratorial do hipercortisolismo. Entretanto, alguns aspectos fisiológicos da gestação normal devem ser levados em consideração na avaliação de SC.

Na gestação normal, há aumento real da secreção materna de cortisol (sérico, salivar e urinário). Os valores de cortisol livre na urina de 24 horas (CLU-24h) podem alcançar até 3 vezes o limite superior da normalidade (LSN), especialmente nos 2º e 3º trimestres, atingindo níveis similares aos observados na SC.[83,87]

Na gestação normal, há preservação da ritmicidade dos níveis de cortisol. Entretanto, assim como ocorre com o CLU, ocorre um aumento real das concentrações do cortisol salivar noturno (CSN), que pode atingir até 3 vezes o valor do LSN no 3º trimestre.[92]

Os níveis séricos maternos de ACTH também podem aumentar durante a gravidez, e o aumento da CBG estrógeno-induzida pode interferir na avaliação do excesso do cortisol, que pode não ser suprimido pela dexametasona, provocando um teste falso-positivo para SC.[80,81]

A caracterização laboratorial do hipercortisolismo endógeno (SC) na gravidez é realizada por meio da pesquisa de CSN e CLU, em pelo menos duas amostras de cada método.[88,93-95] Em gestantes, a avaliação do cortisol sérico (Cs) após a dose baixa de dexametasona não é considerada um método válido. Cerca de 60% das mulheres gestantes sem SC apresentam ausência de supressão do Cs, configurando um resultado falso-positivo para SC durante a gestação (87,93). O CSN e o CLU são métodos que avaliam a fração livre do cortisol. No entanto, os valores de referência de CSN durante a gravidez ainda necessitam ser mais bem validados. Assim, durante a gravidez, o diagnóstico de SC baseia-se na dosagem de CSN e CLU, que devem ter valores pelo menos 3 vezes superiores aos normais (Figura 11.8).

Uma vez confirmada a SC, procede-se ao diagnóstico etiológico, hipofisário ou adrenal, não menos trabalhoso que a etapa anterior. Dosagem de ACTH plasmático, teste de supressão do cortisol sérico após dose alta de dexametasona (dexa-8 mg *overnight*) e estudos de imagem são utilizados para a definição e a localização da fonte da produção hormonal. O hipercortisolismo adrenal primário normalmente cursa com níveis suprimidos de ACTH, ao passo que, na DC, o ACTH está normal ou elevado.[88] Entretanto, em decorrência das alterações fisiológicas do eixo HHA na gestação, nem todas as pacientes com DC clássica suprimem o Cs no dexa-8 mg *overnight*. No entanto, o limiar de supressão > 50% do Cs identificou quase todos os casos de SC ACTH-dependente. Esse grau de supressão é improvável na SC ACTH-independente. Testes dinâmicos como o teste da desmopressina e CRH já foram utilizados nessa etapa diagnóstica, mas não há estudos com número suficiente

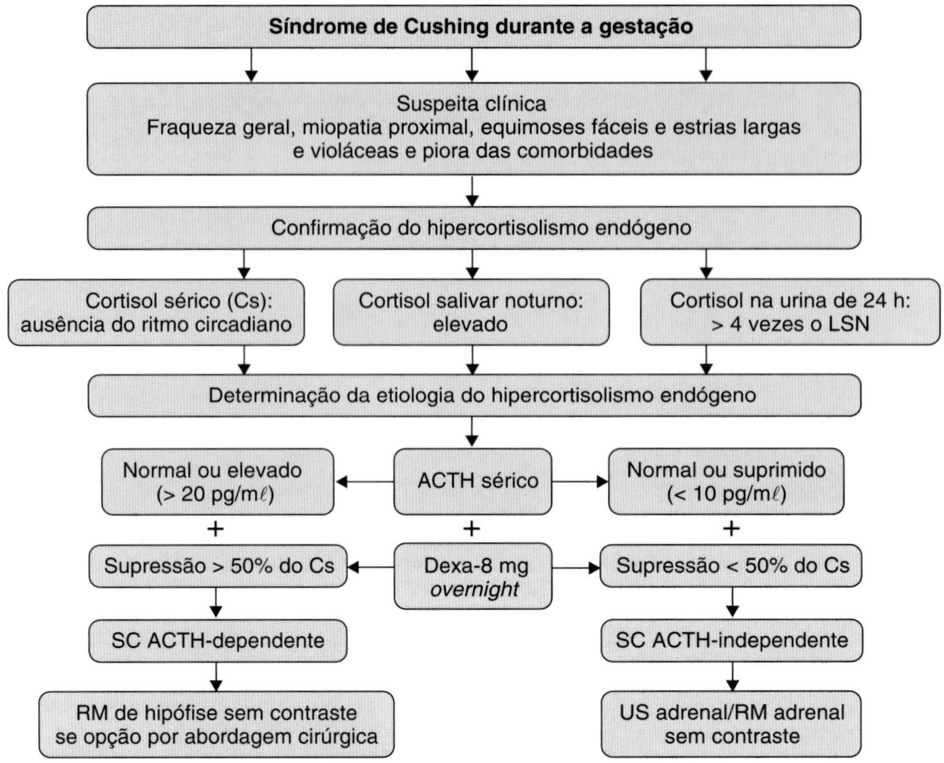

Figura 11.8 Algoritmo para o diagnóstico da síndrome de Cushing (SC) durante a gestação. ACTH: hormônio adrenocorticotrófico; LSN: limite superior da normalidade; RM: ressonância magnética; US: ultrassonografia.

de casos para uma definição de valores de corte e acurácia para um emprego rotineiro desses métodos. Do mesmo modo, o cateterismo bilateral do seio petroso inferior já foi realizado nessas pacientes, porém, de modo geral, é evitado atualmente, devido aos riscos do procedimento, como radiação e eventos trombóticos.[96] A RM de hipófise (após o 1º trimestre, sem contraste) deve ser realizada quando a abordagem cirúrgica estiver indicada. Nos casos de doença adrenal, a imagem de escolha é a ultrassonografia do abdome, pela ausência de irradiação. Caso necessário, está indicada a RM adrenal não contrastada (ver Figura 11.8).

Tratamento

O controle do hipercortisolismo na gestação é essencial e deve ser realizado precocemente. Não há consenso sobre o manejo da SC durante a gravidez. A etiologia e a gravidade do hipercortisolismo, o tempo de gestação no momento do diagnóstico e os potenciais riscos e benefícios do tratamento para a mãe e o feto devem ser levados em consideração para a decisão terapêutica. A introdução do tratamento diminui em 3 a 4 vezes o risco de perda fetal, mas não protege da prematuridade (Figura 11.9).[81]

O manejo clínico das comorbidades hipertensão arterial sistêmica, diabetes melito e distúrbios eletrolíticos não deve ser negligenciado e independe da abordagem terapêutica para SC.

Geralmente no 1º trimestre, o tratamento medicamentoso é a opção de escolha. Dependendo da gravidade da hipercortisolemia, a remoção do tumor é planejada para o 2º trimestre, devido ao menor risco de complicações materno-fetais.[97] No caso de SC diagnosticada no 3º trimestre da gravidez, o tratamento de escolha é o medicamentoso, devendo a cirurgia ser realizada no pós-parto (ver Figura 11.9).[98]

Cirurgia

A abordagem terapêutica de primeira escolha é a cirurgia hipofisária ou adrenal. A ressecção de adenoma hipofisário por via transesfenoidal foi eficaz em cerca de 13 pacientes com DC.[98-100] A adrenalectomia laparoscópica levou à resolução do hipercortisolismo na maioria das pacientes.[101-103]

Tratamento medicamentoso

O tratamento medicamentoso da SC geralmente é indicado após o insucesso da cirurgia. No entanto, ele pode ser usado primariamente nos casos de contraindicação cirúrgica (ver Figura 11.9).

As opções terapêuticas na SC durante a gestação incluem medicamentos inibidores da esteroidogênese adrenal ou medicamentos com ação direta sobre o tumor hipofisário. Em geral, menos opções dessas classes terapêuticas são indicadas durante a gestação, devido à raridade da situação e ao perfil de segurança.

Dos medicamentos com atuação na esteroidogênese adrenal, o mais utilizado é a metirapona, que foi administrada em cerca de 69% das pacientes (embora não tenha sido aprovada pela FDA para uso na gravidez). Em geral, ela é iniciada a partir da 14ª semana de gestação e mantida até o parto, em doses que variam entre 0,5 e 3,0 g, baseadas no valor do CLU e no quadro clínico. A maioria das pacientes obteve controle do hipercortisolismo.[104,105] Como inconveniente, a metirapona determina aumento dos precursores, como 11-deoxicorticosterona, o que pode levar à hipertensão arterial, predispondo ao surgimento de pré-eclâmpsia, além de aumentar o risco de parto prematuro. Embora atravesse a membrana placentária em animais, nenhuma anormalidade neonatal congênita tem sido relatada em humanos. A metirapona não está disponível no Brasil.

O cetoconazol atravessa a placenta e pode inibir a síntese de testosterona no útero, levando à feminização do feto masculino.

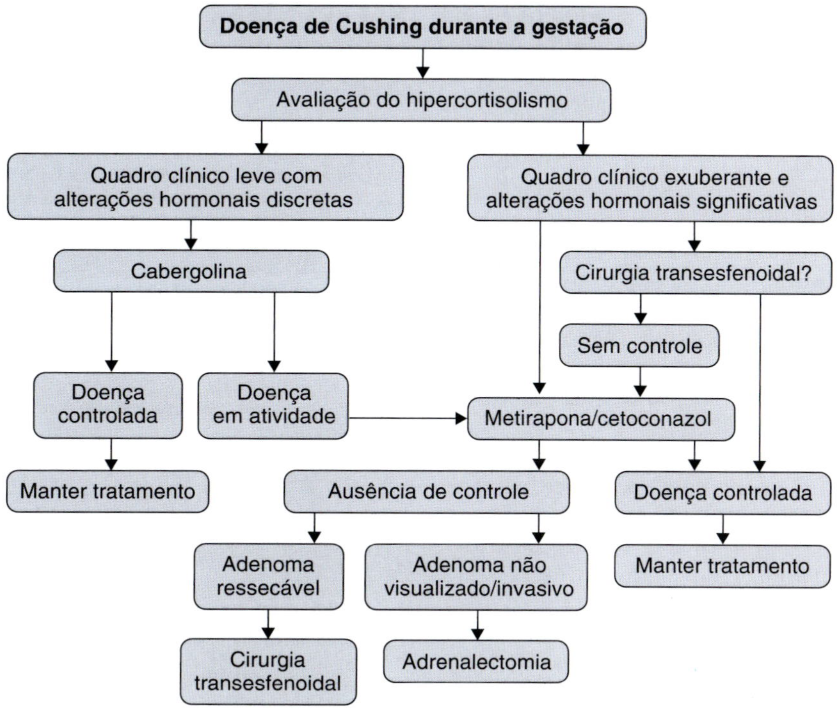

Figura 11.9 Algoritmo para tratamento da doença de Cushing (DC) durante a gestação.

Os estudos em humanos são limitados, mas há relatos da eficácia da medicação em casos de SC, sem aparentes efeitos adversos materno-fetais.[106-108] O cetoconazol é classificado pela FDA como categoria C.

Mitotano e etomidato não são recomendados na gestação, uma vez que atravessam a placenta e são teratogênicos.[80]

A CAB foi usada com sucesso para DC durante a gravidez em uma minoria de pacientes, sem grandes efeitos adversos observados.[109-111] A dose de CAB para DC nas gestações variou de 1 a 10 mg/semana (com dose média de 3,5 mg/semana), em comparação com doses mais baixas de CAB (0,125 a 4 mg/semana) usadas para tratar hiperprolactinemia em pacientes grávidas.[112] Ela é considerada categoria B pela FDA, não havendo ensaios clínicos que tenham testado sua segurança em altas doses para a DC na gravidez. No entanto, nos relatos de caso, o desfecho materno-fetal foi favorável.[109-112] A combinação de cetoconazol e CAB em doses relativamente baixas se mostrou eficaz e aparentemente segura em quatro casos de DC recorrente, sem complicações maternas ou fetais evidentes.[110-113]

Na literatura, não há relatos de uso de pasireotida em gestantes com DC.

ADENOMAS HIPOFISÁRIOS CLINICAMENTE NÃO FUNCIONANTES

A gestação em portadoras de adenomas clinicamente não funcionantes (ACNF) é um evento raro, por ser esta uma condição clínica normalmente diagnosticada em pacientes após a idade reprodutiva. Além disso, a fertilidade pode ser prejudicada pelo hipogonadismo resultante do comprometimento do eixo gonadotrófico pela desconexão hipotalâmico-hipofisária ou pelo comprometimento da hipófise, bem como pela hiperprolactinemia de desconexão.[3]

Durante a gravidez, o hiperestrogenismo leva ao aumento fisiológico da hipófise, que, associado à massa tumoral nessa região, pode causar sintomas. Na literatura, foram relatadas 27 gestações em pacientes com ACNF; em 10 casos, o diagnóstico foi anterior à gravidez. Os sintomas de efeito de massa foram relatados em sete pacientes, no 2º e no 3º trimestre, e os distúrbios visuais e a ptose palpebral foram os achados mais frequentes. Em cinco dos sete casos sintomáticos, o uso de AD foi indicado (BRC em três e CAB em dois), com sucesso em quatro casos.[36,114] Especula-se que a redução do efeito de massa pelo AD possa estar associada à redução da hiperplasia lactotrófica fisiológica.[5,115] Não foram relatadas malformações. A cirurgia deve ser reservada para os casos sem melhora após o tratamento medicamentoso e, preferencialmente, durante o 2º trimestre.[33] No entanto, se a gravidez estiver próxima do termo e a paciente apresentar sintomas importantes de efeito de massa, o parto, preferencialmente cesáreo, deve ser realizado, seguido de cirurgia da hipófise.[45,115-117]

ADENOMAS HIPOFISÁRIOS SECRETORES DE HORMÔNIO TIREOESTIMULANTE

Os adenomas secretores de hormônio tireoestimulante (TSH), denominados TSH-omas ou tireotropinomas, são raros, compreendendo 1 a 2% de todos os adenomas hipofisários. Na gestação, eles são ainda mais raros, com apenas oito casos relatados. As informações sobre o TSH-oma durante a gravidez se baseiam nos relatos de casos clínicos.[66,118-123] Similarmente às pacientes não gestantes, o tireotropinoma é suspeito em pacientes com manifestações clínicas de hipertireoidismo, elevação dos hormônios tireoidianos e níveis de TSH elevados ou inapropriadamente normais.[124] Em geral, são macroadenomas, que requerem estratégias combinadas de tratamento. As abordagens terapêuticas incluem cirurgia transesfenoidal, tratamento com AD e LRS e radioterapia.[124] Nos TSH-omas, há expressão dos subtipos de receptor de somatostatina SSTR 1, 2A, 3 e 5.[124] O LRS apresenta eficácia na melhora visual (66%), na redução tumoral (40%) e na reversão da hipersecreção hormonal

(> 95%).[124] Com frequência, os LRS são bem tolerados, e a resistência aos LRS é rara.[36] No entanto, os LRS atravessam a placenta, e existem SSTRs na hipófise fetal, levando ao risco teórico de inibição do crescimento. Os pacientes devem ser monitorados quanto a efeitos colaterais, como hiperglicemia e colelitíase.[36] A administração do LRS durante a gestação não determinou malformações fetais. Todos os três casos publicados de tireotropinoma na gravidez tratados com octreotida tiveram boa resposta, demonstrada pela redução da massa tumoral e por eutireoidismo bioquímico.[66,118-123] Todas as três pacientes, incluindo uma que apresentava subfertilidade, alcançaram a concepção natural vários meses depois.[66,118-123] A resposta dos tireotropinomas aos LRS de primeira geração costuma ser excelente, embora sujeita à taquifilaxia. Em uma paciente, o tratamento com propiltiouracil e BRC não foi eficaz no controle tumoral, havendo necessidade de abordagem cirúrgica durante a gestação.[66,118-123] Nos três casos, os recém-nascidos eram saudáveis.[66,118-123] Surpreendentemente, dois TSH-omas tiveram recorrências pós-operatórias, no pós-parto, que exigiram tratamento medicamentoso, indicando que é necessária uma vigilância rigorosa.[66,118-123]

O tireotropinoma na gravidez é uma entidade extremamente rara, em parte devido à escassez desse tumor, mas também provavelmente devido à subfertilidade secundária à presença de um macroadenoma. O diagnóstico precoce é importante, pois há riscos de efeito de massa tumoral e estado de hipertireoidismo. O tratamento conservador com monitoramento clínico rigoroso é a abordagem de escolha na gestação. Os tratamentos medicamentosos e cirúrgicos podem ser postergados para após o parto, reduzindo o risco materno e fetal. A princípio, a gestação não é contraindicada em pacientes com tireotropinoma.

Resumo

Pacientes com tumores hipofisários frequentemente têm dificuldade para engravidar devido à ocorrência comum de hipogonadismo e/ou anovulação crônica. Dessa forma, o diagnóstico e o manejo de tumores hipofisários em gestantes são um grande desafio para o endocrinologista e requerem cuidados especiais. Nas pacientes com prolactinomas, de modo geral, recomenda-se a interrupção do agonista dopaminérgico (AD) tão logo a gravidez seja confirmada. É preciso, contudo, atentar à possibilidade de crescimento tumoral, que torna necessária a reintrodução do AD ou mesmo a indicação cirúrgica. Em pacientes com acromegalia, a doença deve estar controlada antes da gestação, e o uso de ligantes do receptor da somatostatina (LRS) ou até mesmo de cirurgia é indicado para pacientes não controladas que apresentem distúrbios metabólicos ou efeito de massa significativos. O diagnóstico de acromegalia durante a gravidez torna-se mais difícil devido ao aumento fisiológico de fator de crescimento semelhante à insulina tipo 1 (IGF-1) que ocorre durante a gestação, graças à produção placentária de hormônio do crescimento (GH). O diagnóstico da síndrome de Cushing (SC) durante a gravidez é um grande desafio, devido à existência de: (1) aspectos clínicos comuns às duas condições (p. ex., ganho de peso, estrias, diabetes melito e hipertensão); (2) hiperativação fisiológica do eixo hipotalâmico-hipofisário-adrenal durante a gravidez, relacionada à produção placentária de hormônio liberador de corticotrofina (CRH) e hormônio adrenocorticotrófico (ACTH). Ademais, o hiperestrogenismo eleva a globulina de ligação dos corticosteroides (CBG) e, consequentemente, o cortisol sérico. Níveis do cortisol livre urinário de até 3 vezes o limite superior da normalidade (LSN) são encontrados em gestantes saudáveis, por isso somente valores > 4 vezes o LSN têm valor diagnóstico para a SC. A determinação do cortisol salivar no final da noite também pode ser útil, sobretudo no 1º e no 2º trimestre da gravidez.

REFERÊNCIAS BIBLIOGRÁFICAS

1. Petersenn S, Christ-Crain M, Droste M et al. Pituitary disease in pregnancy: special aspects of diagnosis and treatment. Geburtshilfe Frauenheilkd. 2019; 79:365-74.
2. Karaca Z, Yarman S, Ozbas I et al. How does pregnancy affect the patients with pituitary adenomas: a study on 113 pregnancies from Turkey. J Endocrinol Invest. 2018; 41:129-41.
3. Huang W, Molitch ME. Pituitary tumors in pregnancy. Endocrinol Metab Clin North Am. 2019; 48:569-81.
4. Bulas D, Egloff A. Benefits and risks of MRI in pregnancy. Semin Perinatol. 2013; 37:301-4.
5. Graillon T, Cuny T, Castinetti F et al. Surgical indications for pituitary tumors during pregnancy: a literature review. Pituitary. 2020; 23:189-99.
6. Greene MF. FDA drug labeling for pregnancy and lactation drug safety monitoring systems. Semin Perinatol. 2015; 39:520-3.
7. Glezer A, Bronstein MD. Prolactinomas in pregnancy: considerations before conception and during pregnancy. Pituitary. 2020; 23:65-9.
8. Melmed S, Polonsky KS, Reed Larsen P et al. Williams textbook of endocrinology E-Book. Elsevier Health Sciences; 2011. 1920 p.
9. Ben-Shlomo A, Melmed S. Somatostatin agonists for treatment of acromegaly. Mol Cell Endocrinol. 2008; 286:192-8.
10. Jallad RS, Shimon I, Fraenkel M et al. Outcome of pregnancies in a large cohort of women with acromegaly. Clin Endocrinol. 2018; 88:896-907.
11. Daly AF, Beckers A. The Epidemiology of Pituitary Adenomas. Endocrinol Metab Clin North Am. 2020; 49:347-55.
12. Glass MR, Shaw RW, Butt WR et al. An abnormality of oestrogen feedback in amenorrhoea-galactorrhoea. Br Med J. 1975; 3:274-5.
13. Demura R, Ono M, Demura H et al. Prolactin directly inhibits basal as well as gonadotropin-stimulated secretion of progesterone and 17 beta-estradiol in the human ovary. J Clin Endocrinol Metab. 1982; 54:1246-50.
14. Sonigo C, Bouilly J, Carré N et al. Hyperprolactinemia-induced ovarian acyclicity is reversed by kisspeptin administration. J Clin Invest. 2012; 122:3791-5.
15. Glezer A, Bronstein MD. Prolactinoma. Arq Bras Endocrinol Metabol. 2014; 58:118-23.
16. Petersenn S, Fleseriu M, Casanueva FF et al. Diagnosis and management of prolactin-secreting pituitary adenomas: a Pituitary Society international Consensus Statement. Nat Rev Endocrinol. 2023; 19:722-40.
17. Vilar L, Abucham J, Albuquerque JL et al. Controversial issues in the management of hyperprolactinemia and prolactinomas – An overview by the Neuroendocrinology Department of the Brazilian Society of Endocrinology and Metabolism. Arch Endocrinol Metab. 2018; 62:236-63.
18. Melmed S, Casanueva FF, Hoffman AR et al. Diagnosis and treatment of hyperprolactinemia: an Endocrine Society clinical practice guideline. J Clin Endocrinol Metab. 2011; 96:273-88.
19. Abreu A, Tovar AP, Castellanos R et al. Challenges in the diagnosis and management of acromegaly: a focus on comorbidities. Pituitary. 2016; 19:448-57.
20. Pivonello R, De Martino MC, Auriemma RS et al. Pituitary tumors and pregnancy: the interplay between a pathologic condition and a physiologic status. J Endocrinol Invest. 2014; 37:99-112.
21. Heaney AP, Fernando M, Melmed S. Functional role of estrogen in pituitary tumor pathogenesis. J Clin Invest. 2002; 109:277-83.
22. Ferriani RA, Silva-de-Sá MF, de-Lima-Filho EC. A comparative study of longitudinal and cross-sectional changes in plasma levels of prolactin and estriol during normal pregnancy. Braz J Med Biol Res. 1986; 19:183-8.
23. Holmgren U, Bergstrand G, Hagenfeldt K et al. Women with prolactinoma-effect of pregnancy and lactation on serum prolactin and on tumour growth. Acta Endocrinol. 1986; 111:452-9.
24. Gonzalez JG, Elizondo G, Saldivar D et al. Pituitary gland growth during normal pregnancy: an in vivo study using magnetic resonance imaging. Am J Med. 1988; 85:217-20.
25. Hu Y, Ding Y, Yang M, Xiang Z. Serum prolactin levels across pregnancy and the establishment of reference intervals. Clin Chem Lab Med. 2018; 56:838-42.
26. Paraiba DB, Soares CRJ, Bartolini P et al. Lymphocytic prolactin does not contribute to systemic lupus erythematosus hyperprolactinemia. Clin Exp Rheumatol. 2010; 28:866-72.
27. Bronstein MD, Salgado LR, de Castro Musolino NR. Medical management of pituitary adenomas: the special case of management of the pregnant woman. Pituitary. 2002; 5:99-107.
28. Bronstein MD. Prolactinomas and pregnancy. Pituitary. 2005;8:31-8.
29. Sant'Anna BG, Musolino NRC, Gadelha MR et al. A Brazilian multicentre study evaluating pregnancies induced by cabergoline in patients harboring prolactinomas. Pituitary. 2020 Apr;23(2):120-8.
30. Glezer A, Jallad RS, Machado MC et al. Pregnancy and pituitary adenomas. Minerva Endocrinol. 2016; 41:341-50.
31. Glezer A, Soares CRJ, Vieira JG et al. Human macroprolactin displays low biological activity via its homologous receptor in a new sensitive bioassay. J Clin Endocrinol Metab. 2006 Mar; 91(3):1048-55.
32. Molitch ME, Findling JW, Clemmons DR. Excellence in the treatment of patients with pituitary tumors. Pituitary. 2018 Feb; 21(1):107.

33. Luger A, Broersen LHA, Biermasz NR et al. ESE Clinical Practice Guideline on functioning and nonfunctioning pituitary adenomas in pregnancy. Eur J Endocrinol. 2021 Aug 23; 185(3):G1-33.
34. Araujo PB, Vieira Neto L, Gadelha MR. Pituitary tumor management in pregnancy. Endocrinol Metab Clin North Am. 2015 Mar; 44(1):181-97.
35. Almalki MH, Alzahrani S, Alshahrani F et al. Managing prolactinomas during pregnancy. Front Endocrinol. 2015 May 26; 6:85.
36. Bronstein MD, Paraiba DB, Jallad RS. Management of pituitary tumors in pregnancy. Nat Rev Endocrinol. 2011 May; 7(5):301-10.
37. Calina D, Docea AO, Golokhvast KS et al. Management of endocrinopathies in pregnancy: a review of current evidence. Int J Environ Res Public Health. 2019; 16(5).
38. Glezer A, Bronstein MD. Prolactinomas, cabergoline, and pregnancy. Endocrine. 2014 Sep; 47(1):64-9.
39. Bigazzi M, Ronga R, Lancranjan I et al. A pregnancy in an acromegalic woman during bromocriptine treatment: effects on growth hormone and prolactin in the maternal, fetal, and amniotic compartments. J Clin Endocrinol Metab. 1979 Jan; 48(1):9-12.
40. Beltrame D, Longo M, Mazué G. Reproductive toxicity of cabergoline in mice, rats, and rabbits. Reprod Toxicol. 1996 Nov-Dec; 10(6):471-83.
41. Persiani S, Sassolas G, Piscitelli G et al. Pharmacodynamics and relative bioavailability of cabergoline tablets vs solution in healthy volunteers. J Pharm Sci. 1994 Oct; 83(10):1421-4.
42. Molitch ME. Endocrinology in pregnancy: management of the pregnant patient with a prolactinoma. Eur J Endocrinol. 2015 May; 172(5):R205-13.
43. Benetti-Pinto CL, Prestes Nácul A, Rosa-E-Silva ACJ de S et al. Treatment of hyperprolactinemia in women: A Position Statement from the Brazilian Federation of Gynecology and Obstetrics Associations (Febrasgo) and the Brazilian Society of Endocrinology and Metabolism (SBEM). Arch Endocrinol Metab. 2024 Apr 5; 68:e230504.
44. Krupp P, Monka C. Bromocriptine in pregnancy: safety aspects. Klin Wochenschr. 1987 Sep 1; 65(17):823-7.
45. Lambert K, Rees K, Seed PT et al. Macroprolactinomas and Nonfunctioning Pituitary Adenomas and Pregnancy Outcomes. Obstet Gynecol. 2017 Jan; 129(1):185-94.
46. Raymond JP, Goldstein E, Konopka P et al. Follow-up of children born of bromocriptine-treated mothers. Horm Res. 1985; 22(3):239-46.
47. Ono M, Miki N, Amano K et al. Individualized high-dose cabergoline therapy for hyperprolactinemic infertility in women with micro- and macroprolactinomas. J Clin Endocrinol Metab. 2010 Jun; 95(6):2672-9.
48. Chrisoulidou A, Boudina M, Karavitaki N et al. Pituitary disorders in pregnancy. Hormones. 2015 Jan-Mar; 14(1):70-80.
49. Galvão A, Gonçalves D, Moreira M et al. Prolactinoma and pregnancy – a series of cases including pituitary apoplexy. J Obstet Gynaecol. 2017; 37(3):284-7.
50. Rastogi A, Bhadada SK, Bhansali A. Pregnancy and tumor outcomes in infertile women with macroprolactinoma on cabergoline therapy. Gynecol Endocrinol. 2017 Apr; 33(4):270-3.
51. Hurault-Delarue C, Montastruc JL, Beau AB et al. Pregnancy outcome in women exposed to dopamine agonists during pregnancy: a pharmacoepidemiology study in EFEMERIS database. Arch Gynecol Obstet. 2014 Aug; 290(2):263-70.
52. Domingue ME, Devuyst F, Alexopoulou O et al. Outcome of prolactinoma after pregnancy and lactation: a study on 73 patients. Clin Endocrinol. 2014 May; 80(5):642-8.
53. Auriemma RS, Pirchio R, Pivonello C et al. Approach to the patient with prolactinoma. J Clin Endocrinol Metab. 2023 Aug 18; 108(9):2400–23.
54. Crosignani PG, Mattei AM, Severini V et al. Long-term effects of time, medical treatment and pregnancy in 176 hyperprolactinemic women. Eur J Obstet Gynecol Reprod Biol. 1992 May 13; 44(3):175-80.
55. Badawy SZ, Marziale JC, Rosenbaum AE et al. The long-term effects of pregnancy and bromocriptine treatment on prolactinomas--the value of radiologic studies. Early Pregnancy. 1997 Dec; 3(4):306-11.
56. Yamada M, Miyake A, Koike K et al. Spontaneous pregnancy after a pregnancy induced by treatment in hyperprolactinemic women. Eur J Obstet Gynecol Reprod Biol. 1990 May-Jun; 35(2-3):125-9.
57. Freeman R, Wezenter B, Silverstein M et al. Pregnancy-associated subacute hemorrhage into a prolactinoma resulting in diabetes insipidus. Fertil Steril. 1992 Aug; 58(2):427-9.
58. Melmed S, Polonsky KS, Reed Larsen P et al. Williams textbook of endocrinology. 13. ed. Philadelphia: Elsevier, 2016.
59. Giustina A, Biermasz N, Casanueva FF et al. Correction: consensus on criteria for acromegaly diagnosis and remission. Pituitary. 2024; 27:88.
60. Jiao R, Ju J, Wang L et al. Safety of pregnancy in acromegaly patients and maternal and infant outcomes after pregnancy: single-center experience from China and review of the literature. BMC Endocr Disord. 2023 May 9; 23(1):104.
61. Bandeira DB, Olivatti TOF, Bolfi F et al. Acromegaly and pregnancy: a systematic review and meta-analysis. Pituitary. 2022; 25:352-62.
62. Das L, Dutta P, Thirunavukkarasu B et al. Course and outcomes of pregnancy in women treated for acromegaly: Discerning a contemporary cohort. Growth Horm IGF Res. 2021; 60-61:101417.
63. Kovacs CS, Deal CL. Maternal-fetal and neonatal endocrinology: physiology, pathophysiology, and clinical management. Academic Press; 2019. 1038 p.
64. Persechini ML, Gennero I, Grunenwald S et al. Decreased IGF-1 concentration during the first trimester of pregnancy in women with normal somatotroph function. Pituitary. 2015; 18:461-4.
65. Obuobie K, Mullik V, Jones C et al. McCune-Albright syndrome: growth hormone dynamics in pregnancy. J Clin Endocrinol Metab. 2001; 86:2456-8.
66. Caron P, Gerbeau C, Pradayrol L et al. Successful pregnancy in an infertile woman with a thyrotropin-secreting macroadenoma treated with somatostatin analog (octreotide). J Clin Endocrinol Metab. 1996; 81:1164-8.
67. Caron P, Broussaud S, Bertherat J et al. Acromegaly and pregnancy: a retrospective multicenter study of 59 pregnancies in 46 women. J Clin Endocrinol Metab. 2010 Oct; 95(10):4680-7.
68. Chanson P, Vialon M, Caron P. An update on clinical care for pregnant women with acromegaly. Expert Rev Endocrinol Metab. 2019 Mar; 14(2):85-96.
69. Abucham J, Bronstein MD, Dias ML. Management of endocrine disease: Acromegaly and pregnancy: a contemporary review. Eur J Endocrinol. 2017 Jul; 177(1):R1-12.
70. Dias ML, Vieira JGH, Abucham J. Detecting and solving the interference of pregnancy serum, in a GH immunometric assay. Growth Horm IGF Res. 2013 Feb-Apr; 23(1-2):13-8.
71. Molitch ME. Pregnancy and endocrine disorders, an issue of endocrinology and metabolism clinics of North America. Elsevier Health Sciences; 2019.
72. Winn HN, Chervenak FA, Romero R. Clinical maternal-fetal. 2. ed. 2014. 1100 p.
73. Benirschke K, Kaufmann P, Baergen RN. Pathology of the human placenta, 5. ed. Springer Science & Business Media; 2006. 1050 p.
74. Winn HN, Chervenak FA, Romero R. Clinical maternal-fetal medicine. CRC Press; 2021. 855 p.
75. Fassnacht M, Capeller B, Arlt W et al. Octreotide LAR treatment throughout pregnancy in an acromegalic woman. Clin Endocrinol (Oxf). 2001 Sep; 55(3):411-5.
76. Caron P, Gerbeau C, Pradayrol L. Maternal-fetal transfer of octreotide. N Engl J Med. 1995 Aug 31; 333(9):601-2.
77. Takano T, Saito J, Soyama A et al. Normal delivery following an uneventful pregnancy in a Japanese acromegalic patient after discontinuation of octreotide long acting release formulation at an early phase of pregnancy. Endocr J. 2006 Apr; 53(2):209-12.
78. van der Lely AJ, Gomez R, Heissler JF et al. Pregnancy in acromegaly patients treated with pegvisomant. Endocrine. 2015 Aug; 49(3):769-73.
79. Vilar L, Freitas M da C, Lima LHC et al. Cushing's syndrome in pregnancy: an overview. Arq Bras Endocrinol Metabol. 2007 Nov; 51(8):1293-302.
80. Caimari F, Corcoy R, Webb SM. Cushing's disease: major difficulties in diagnosis and management during pregnancy. Minerva Endocrinol. 2018 Dec; 43(4):435-45.
81. Caimari F, Valassi E, Garbayo P et al. Cushing's syndrome and pregnancy outcomes: a systematic review of published cases. Endocrine. 2017; 55: 555-63.
82. Lekarev O, New MI. Adrenal disease in pregnancy. Best Pract Res Clin Endocrinol Metab. 2011 Dec; 25(6):959-73.
83. Machado MC, Fragoso MCBV, Bronstein MD. Pregnancy in patients with Cushing's syndrome. Endocrinol Metab Clin North Am. 2018 Jun; 47(2):441-9.
84. Brue T, Amodru V, Castinetti F. Management of endocrine disease: Management of Cushing's syndrome during pregnancy: solved and unsolved questions. Eur J Endocrinol. 2018 Jun; 178(6):R259-66.
85. Plöckinger U, Chrusciel M, Doroszko M et al. Functional implications of LH/hCG receptors in pregnancy-induced cushing syndrome. J Endocr Soc. 2017 Jan 1; 1(1):57-71.
86. Lacroix A, Bourdeau I, Lampron A et al. Aberrant G-protein coupled receptor expression in relation to adrenocortical overfunction. Clin Endocrinol. 2010 Jul; 73(1):1-15.
87. Lindsay JR, Jonklaas J, Oldfield EH et al. Cushing's syndrome during pregnancy: personal experience and review of the literature. J Clin Endocrinol Metab. 2005 May; 90(5):3077-83.
88. Lindsay JR, Nieman LK. The hypothalamic-pituitary-adrenal axis in pregnancy: challenges in disease detection and treatment. Endocr Rev. 2005 Oct; 26(6):775-99.
89. Dong D, Li H, Xiao H. The diagnosis and management of Cushing syndrome during pregnancy. J Obstet Gynaecol. 2015 Jan; 35(1):94-6.
90. Prebtani AP, Donat D, Ezzat S. Worrisome striae in pregnancy. Lancet. 2000 May 13; 355(9216):1692.
91. St-Jean M, MacKenzie-Feder J, Bourdeau I et al. Exacerbation of Cushing's syndrome during pregnancy: stimulation of a cortisol-secreting adrenocortical adenoma by ACTH originating from the foeto-placental unit. Endocrinol Diabetes Metab Case Rep [Internet]. 2019 Feb 7;2019. Available from: http://dx.doi.org/10.1530/EDM-18-0115.
92. Lopes LML, Francisco RPV, Galletta MA et al. Determination of nighttime salivary cortisol during pregnancy: comparison with values in non-pregnancy and Cushing's disease. Pituitary. 2016 Feb; 19(1):30-8.

93. Nieman LK. Diagnosis of Cushing's syndrome in the modern era. Endocrinol Metab Clin North Am. 2018 Jun; 47(2):259-73.
94. Katulski K, Podfigurna-Stopa A, Maciejewska-Jeske M et al. Cushing's syndrome in pregnancy: a case report and mini review of the literature. Gynecol Endocrinol. 2014 May; 30(5):345-9.
95. Ambroziak U, Kondracka A, Bartoszewicz Z et al. The morning and late-night salivary cortisol ranges for healthy women may be used in pregnancy. Clin Endocrinol. 2015 Dec; 83(6):774-8.
96. Pinette MG, Pan YQ, Oppenheim D et al. Bilateral inferior petrosal sinus corticotropin sampling with corticotropin-releasing hormone stimulation in a pregnant patient with Cushing's syndrome. Am J Obstet Gynecol. 1994 Aug; 171(2):563-4.
97. Sam S, Molitch ME. Timing and special concerns regarding endocrine surgery during pregnancy. Endocrinol Metab Clin North Am. 2003 Jun; 32(2):337-54.
98. Lim WH, Torpy DJ, Jeffries WS. The medical management of Cushing's syndrome during pregnancy. Eur J Obstet Gynecol Reprod Biol. 2013 May; 168(1):1-6.
99. Jolly K, Darr A, Arlt W et al. Surgery for Cushing's disease in pregnancy: our experience and a literature review. Ann R Coll Surg Engl. 2019 Jan; 101(1):e26-31.
100. Abbassy M, Kshettry VR, Hamrahian AH et al. Surgical management of recurrent Cushing's disease in pregnancy: A case report. Surg Neurol Int. 2015 Nov 25; 6(Suppl 25):S640–5.
101. Martínez García R, Martínez Pérez A, Domingo del Pozo C et al. Cushing's syndrome in pregnancy. Laparoscopic adrenalectomy during pregnancy: the mainstay treatment. J Endocrinol Invest. 2016; 39:273-6.
102. Wang W, Yuan F, Xu D. Cushing's syndrome during pregnancy caused by adrenal cortical adenoma: a case report and literature review. Front Med. 2015 Sep; 9(3):380-3.
103. Eschler DC, Kogekar N, Pessah-Pollack R. Management of adrenal tumors in pregnancy. Endocrinol Metab Clin North Am. 2015 Jun; 44(2):381-97.
104. Connell JM, Cordiner J, Davies DL et al. Pregnancy complicated by Cushing's syndrome: potential hazard of metyrapone therapy. Case report. Br J Obstet Gynaecol. 1985; 92:1192-5.
105. Hána V, Dokoupilová M, Marek J et al. Recurrent ACTH-independent Cushing's syndrome in multiple pregnancies and its treatment with metyrapone. Clin Endocrinol. 2001; 54:277-81.
106. Boronat M, Marrero D, López-Plasencia Y et al. Successful outcome of pregnancy in a patient with Cushing's disease under treatment with ketoconazole during the first trimester of gestation. Gynecol Endocrinol. 2011; 27(9):675-7.
107. Berwaerts J, Verhelst J, Mahler C et al. Cushing's syndrome in pregnancy treated by ketoconazole: case report and review of the literature. Gynecol Endocrinol. 1999 Jun; 13(3):175-82.
108. Costenaro F, Rodrigues TC, de Lima PB et al. A successful case of Cushing's disease pregnancy treated with ketoconazole. Gynecol Endocrinol. 2015 Mar; 31(3):176-8.
109. Cocks Eschler D, Javanmard P, Cox K, Geer EB. Prolactinoma through the female life cycle. Endocrine. 2018 Jan; 59(1):16-29.
110. Nakhleh A, Saiegh L, Reut M et al. Cabergoline treatment for recurrent Cushing's disease during pregnancy. Hormones. 2016 Jul; 15(3):453-8.
111. Woo I, Ehsanipoor RM. Cabergoline therapy for Cushing disease throughout pregnancy. Obstet Gynecol. 2013 Aug; 122(2 Pt 2):485-7.
112. Sek KSY, Deepak DS, Lee KO. Use of cabergoline for the management of persistent Cushing's disease in pregnancy. BMJ Case Rep. 2017 Jul 14; 2017.
113. Borgundvaag B, Kudlow JE, Mueller SG et al. Dopamine receptor activation inhibits estrogen-stimulated transforming growth factor-alpha gene expression and growth in anterior pituitary, but not in uterus. Endocrinology. 1992 Jun; 130(6):3453-8.
114. Chung JH, Rho JH, Jung TH et al. Anesthetic management of a parturient for combined cesarean section and surgical removal of pituitary tumor – A case report. Korean J Anesthesiol. 2012 Jun; 62(6):579-83.
115. Masding MG, Lees PD, Gawne-Cain ML et al. Visual field compression by a non-secreting pituitary tumour during pregnancy. J R Soc Med. 2003 Jan; 96(1):27-8.
116. Ennaifer H, Jemel M, Kandar H et al. Developed diplopia due to a pituitary macroadenoma during pregnancy. Pan Afr Med J. 2018 Jan 17; 29:39.
117. Karaca Z, Tanriverdi F, Unluhizarci K et al. Pregnancy and pituitary disorders. Eur J Endocrinol. 2010 Mar; 162(3):453-75.
118. Ng CH, Chow WS, Lam KSL et al. An undiagnosed TSH-secreting pituitary macroadenoma found during pregnancy. Endocrinol Diabetes Metab Case Rep [Internet]. 2021 Mar 16;2021. Available from: http://dx.doi.org/10.1530/EDM-20 a 0210.
119. Perdomo CM, Árabe JA, Idoate MÁ et al. Management of a pregnant woman with thyrotropinoma: a case report and review of the literature. Gynecol Endocrinol. 2017 Mar 4; 33(3):188-92.
120. Chaiamnuay S, Moster M, Katz MR et al. Successful management of a pregnant woman with a TSH secreting pituitary adenoma with surgical and medical therapy. Pituitary. 2003 Sep; 6(2):109-13.
121. Blackhurst G, Strachan MW, Collie D et al. The treatment of a thyrotropin-secreting pituitary macroadenoma with octreotide in twin pregnancy. Clin Endocrinol. 2002 Sep; 57(3):401-4.
122. Okuyucu K, Alagoz E, Arslan N et al. Thyrotropinoma with Graves' disease detected by the fusion of indium-111 octreotide scintigraphy and pituitary magnetic resonance imaging. Indian J Nucl Med. 2016; 31(2):141.
123. Wu YF, Ng HY, Namboodiri D et al. Thyrotropinoma with silent somatotroph and lactotroph adenoma during pregnancy. Endocrinol Diabetes Metab Case Rep. 2022; 2022.
124. 124. Beck-Peccoz P, Giavoli C, Lania A. A 2019 update on TSH-secreting pituitary adenomas. J Endocrinol Invest. 2019; 42:1401-6.

CAPÍTULO

12

Adenomas Hipofisários Familiares

Luciana Ansaneli Naves ▪ Vladimir Vasilev ▪ Adrian F. Daly ▪ Albert Beckers

INTRODUÇÃO

Os adenomas hipofisários são tumores intracranianos comuns, que correspondem a 10 a 15% dos casos neurocirúrgicos e a 6 a 23% dos casos de necropsia.[1] Esses tumores são responsáveis por 20% de todas as neoplasias do sistema nervoso central (SNC) e representam o segundo tipo de tumor mais frequente pela histologia entre adultos jovens (20 a 34 anos), de acordo com o Registro de Tumores Cerebrais dos EUA.[2] Em geral, os adenomas hipofisários associam-se à hipersecreção hormonal ou a sinais e sintomas compressivos relacionados à invasão de estruturas adjacentes. Por muitos anos, essa patologia foi considerada uma rara condição clínica, com base em estudos populacionais que relataram prevalência entre 1:3.571 e 1:5.263.[3,4] Todavia, uma metanálise, ao avaliar séries radiológicas e de necropsia, evidenciou alta prevalência na população geral (16,7%).[5] Um estudo realizado na população belga demonstrou que a prevalência de tumor hipofisário clinicamente relevante é de 1:1.064 indivíduos, 3 a 5 vezes superior à que havia sido previamente estimada.[6] Tais achados foram confirmados em estudos similares no Reino Unido e na Suíça, com prevalência de 74 a 98 casos por 100.000 habitantes.[7,8]

A maioria dos tumores hipofisários ocorre de forma esporádica. Todavia, publicações recentes constataram que cerca de 5% desses tumores podem ocorrer no contexto de síndromes familiares.

A condição de adenomas hipofisários familiares isolados (FIPA) é definida quando pelo menos dois membros de uma família apresentam diagnóstico de adenomas hipofisários na ausência de condições sindrômicas concomitantes.[9]

Diversas condições associam-se a anormalidades genéticas que levam à predisposição hereditária (Quadro 12.1), incluindo a neoplasia endócrina múltipla tipo 1 (MEN-1), o complexo de Carney (CNC), adenomas hipofisários familiares isolados (FIPA) e, mais recentemente, a MEN-4. Há cerca de 20 anos, havia poucos relatos na literatura sobre adenomas hipofisários familiares, sobretudo na acromegalia, os quais foram descritos como somatotropinomas familiares isolados. O primeiro grande estudo de coorte que avaliou os casos de adenomas familiares não relacionados com MEN-1 ou CNC foi desenvolvido em Liege (Bélgica), nos anos 1990, e possibilitou a identificação inicial de 27 famílias.[10] Foi então caracterizada uma nova entidade clínica, e o termo "adenomas hipofisários familiares isolados" foi adotado.[11-14] Estudos multicêntricos internacionais permitiram a identificação de mais de 200 famílias com diversos fenótipos de FIPA.[13-16] Outras síndromes clínicas cursam com o desenvolvimento de tumores hipofisários, e o objetivo deste capítulo será descrever as características clínicas e moleculares desse grupo heterogêneo de pacientes.

Quadro 12.1 Frequência dos adenomas hipofisários esporádicos e familiares.

Adenomas	Distribuição percentual
Esporádicos	95%
Familiares	5%
Neoplasia endócrina múltipla tipo 1 (MEN-1)	2%
Adenomas hipofisários familiares isolados (FIPA)	3%
Complexo de Carney	Raro
Acrogigantismo ligado ao X (X-Lag)	Raro

GENÉTICA MOLECULAR DOS ADENOMAS HIPOFISÁRIOS

A compreensão dos mecanismos envolvidos na biologia dos adenomas hipofisários é complexa, e análises pangenômicas de larga escala vêm sendo aplicadas para estudar o transcriptoma, o miRNAoma e o metiloma, e para permitir a análise integrada das alterações genéticas e epigenéticas.[9,17]

Alterações genéticas descritas na predisposição e no desenvolvimento dos adenomas hipofisários relacionam-se com defeitos germinativos, somáticos (que ocorrem no tecido tumoral), além de fatores epigenéticos, variações no número de cópias, alterações de metilação e anormalidades nos microRNA (miRNA).[18]

Mutações de oncogenes são raramente constatadas; porém, nos adenomas somatotróficos, mutações do *GNAS* são recorrentes, assim como mutações do *USP8*, nos corticopropinomas. O equilíbrio entre oncogenes e genes supressores tumorais exerce papel importante na regulação da proliferação celular e na progressão tumoral (Figura 12.1).[9]

O oncogene mais estudado no desenvolvimento de adenomas hipofisários é o *gsp*, que codifica a proteína Gsα, uma proteína ligada à guanina, que regula o efeito estimulatório do hormônio liberador de hormônio do crescimento (GHRH) nos somatotrofos. Mutações no *gsp* têm sido associadas ao desenvolvimento dos somatotropinomas e podem ocorrer em até 40% desses tumores.[17] Mutações ativadoras do *gsp* inibem a hidrólise do trifosfato de guanosina (GTP), o que mantém a Gsα em um estado constitutivamente ativado. Estudos demonstraram que a Gsα é expressa de maneira monoalélica na hipófise normal e bialélica nos tumores e, na maioria dos casos, a mutação ocorre no alelo materno.[19] Grande variedade de genes supressores e oncogenes foi descrita no desenvolvimento dos adenomas hipofisários (Quadro 12.2).

Anormalidades genéticas somáticas raras descritas em portadores de adenomas hipofisários esporádicos ou familiares estão resumidas no Quadro 12.3.

ASPECTOS GENÉTICOS DOS ADENOMAS HIPOFISÁRIOS FAMILIARES ISOLADOS

Embora o gene envolvido na patogênese da maioria dos FIPA ainda seja desconhecido, nos últimos anos, mais de 50 mutações no gene da proteína de interação do receptor de aril-hidrocarbono (AIP) foram envolvidas na fisiopatologia dos tumores hipofisários, em cerca de 20% das famílias FIPA.[19,20] O gene da AIP (*AIP*) localiza-se no cromossomo 11q13, próximo à localização do gene da MEN-1 (*MEN1*).[21-23] Esse gene é composto de 6 éxons e codifica a proteína ácida cochaperona de 330 aminoácidos, com importantes ações intracelulares, potencial de transativação e estabilidade de receptores nucleares.[24] A terminação carboxila da proteína AIP forma três domínios tetratricopeptídeos (TPR), compostos por resíduos de 34 aminoácidos formando duas α-hélices (hélices A e B) e uma α-hélice do tipo A. Essa estrutura C-terminal é importante para AIP, sobretudo na interação proteína-proteína.[25] A proteína AIP apresenta distribuição tissular ampla,[25,26] com expressão na hipófise normal, nos lactotrofos e somatotrofos.[25] É provável que mutações heterozigotas no gene *AIP* aumentem a predisposição hereditária à tumorigênese hipofisária, porém o mecanismo

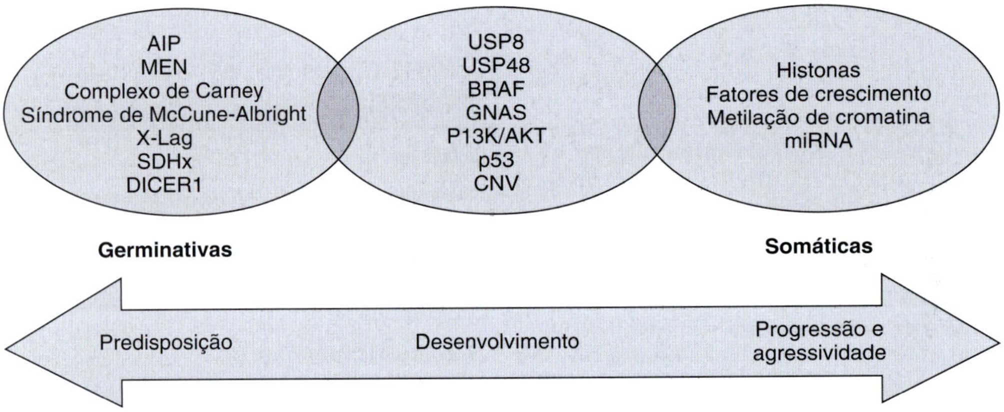

Figura 12.1 Mecanismos genéticos potencialmente envolvidos no desenvolvimento dos adenomas hipofisários.

Quadro 12.2 Anormalidades genéticas germinativas e/ou somáticas, associadas a síndromes familiares que cursam com adenomas hipofisários.

Síndrome clínica	Gene	Cromossomo	Anormalidade
Adenomas hipofisários familiares isolados (FIPA)	*AIP*	11q13.2	Mutações germinativas e perda de heterozigosidade em 15% dos casos FIPA. Observadas em GHomas esporádicos e familiares, adenomas cossecretores de GH e PRL, PRLomas, ACNF e corticotropinomas
Neoplasia endócrina múltipla tipo 1 (MEN-1)	*MEN1*	11q13.1	Mutações inativadoras de gene supressor tumoral, aumentando instabilidade genômica e transcrição
Neoplasia endócrina múltipla tipo 4 (MEN-4)	*CDKN1B* ($p27^{Kip1}$)	12p13.1	Mutação germinativa sem sentido (*nonsense*) em heterozigoto na MEN-4 (uma nova síndrome rara semelhante à MEN-1)
Síndrome de McCune-Albright	*GNAS*	20q13.32	Ativação da proteína reguladora Gsα, estimula a liberação de cAMP
Complexo de Carney	*PRKAR1A*	17q24.2	Mutações truncadoras no complexo de Carney que levam a hiperplasia somatolactotrófica e adenomas
Acrogigantismo ligado ao X	*X-Lag*	Xq26.3	Microduplicação Xq23 e mutação no *GPR101* levando ao acrogigantismo ligado ao X
Associação 3P: ▪ Adenomas hipofisários (*pituitary adenomas*) ▪ Feocromocitomas (*pheocromocytomas*) ▪ Paragangliomas	*SDHx, VHL, MEN1, RET* e *MAX*	Variável de acordo com o gene	Regulação na produção de energia, perda da função de supressão tumoral, proliferação celular e apoptose, de acordo com o gene envolvido
Neurofibromatose tipo 1	*NF1*	17q11.2	Proteína ativadora do sistema Ras/Raf/MEK e Ras/PI3K/TSC/mTOR

ACNF: adenoma clinicamente não funcionante; cAMP: monofosfato de adenosina cíclico; GH: hormônio do crescimento; GHoma: somatotropinoma; PRL: prolactina; PRLoma: prolactinoma. (Adaptado de Tatsi e Stratakis, 2019.[18])

Quadro 12.3 Anormalidades genéticas somáticas raras descritas em pacientes com adenomas hipofisários esporádicos ou familiares.

Proteína	Mecanismo fisiopatológico descrito
BMP-4	Expressão reduzida no prolactinoma
CDKN2A ($p16^{INK4A}$)	Metilação de região promotora em adenomas hipofisários
CDKN2C ($p18^{INK4C}$)	Metilação de região promotora em adenomas hipofisários
Ciclina D1	Hiperexpressão em ACNF e GHomas
D_2R	Expressão reduzida nos PRLomas resistentes
GADD45G	Metilação de região promotora nos ACNF, PRLomas e GHomas
MEG3a	Metilação de região promotora nos ACNF e gonadotropinomas
p53	Mutações inativadoras somáticas e hiperexpressão nos carcinomas hipofisários
Pdt-FGFR4	Transcrição alternativa em adenomas hipofisários
PKC	Mutações pontuais em adenomas hipofisários invasivos
PTTG	Aumento da expressão em tumores hipofisários mais agressivos
RAS	Mutações ativadoras somáticas em carcinomas hipofisários
Retinoblastoma	Metilação da região promotora do gene em diversos tipos de adenomas
$SSTR_2$/$SSTR_5$	Expressão reduzida em GHomas resistentes à octreotida
USP8	Corticotropinomas
WIF1	Metilação da região promotora do gene em diversos tipos de adenomas
ZAC	Metilação da região promotora do gene em ACNF

ACNF: adenoma clinicamente não funcionante; PRLomas: prolactinomas; GHomas: somatotropinomas.

molecular exato ainda precisa ser esclarecido, uma vez que a proteína AIP interage em diversas vias de ativação do receptor de aril-hidrocarbono (AhR), fosfodiesterases, survivina, proteínas G e RET.[25,27]

Em torno de 15 a 25% das famílias FIPA apresentam mutações no gene *AIP*.[28-33] Até os dias atuais, foram identificadas cerca de 49 variantes gênicas da AIP, deleções, inserções e duplicações de segmentos, além de mutações de promotores, trocas de aminoácidos, mutações sem sentido, mutações por substituição de aminoácidos e grandes deleções de éxons. Essas mutações podem ocorrer ao longo da extensão do gene. As nove variantes com substituição de aminoácidos (algumas correspondendo a raros polimorfismos) que foram consideradas patogênicas afetaram regiões próximas aos dois domínios TPR ou à terminação carbóxi da α-hélice.[27,28]

Esses achados reforçam a hipótese de que o terceiro domínio TPR e os cinco últimos aminoácidos da porção carboxiterminal (C-terminal) são necessários para a atividade biológica da AIP.[24] Todavia, outras mutações no promotor, assim como grandes deleções, foram descritas ao longo de todo o gene *AIP*.[20,27,29] Dessa maneira, além de realizar o sequenciamento de éxons, junções éxons-íntrons e regiões promotoras, o rastreamento de grandes deleções gênicas com a técnica de amplificação da *probe* multiplex ligante-dependente (MLPA) ou similar poderia aumentar a acurácia diagnóstica, pois, em cerca de 10% das famílias negativas para a mutação no *AIP*, grandes deleções genômicas foram demonstradas.[32,34,35]

Os estudos indicam que as mutações *AIP* mais comuns ocorrem nos resíduos 304, 271 e 81.[19,27-29] Cerca de dois terços das mutações interferem na bioatividade da porção C-terminal da molécula da AIP. A mutação na posição R304 é relativamente frequente e ocorre no sítio CpGsit ("CpG"– nucleotídios de citosina e guanina, separados por um fosfato). Identificaram-se as mutações c.910 C>T, p.R304X e c.911 G>A, p.R304Q em famílias independentes e pacientes com tumores esporádicos.[25,27,30] Outros sítios potenciais para mutações frequentes (*hotspots*) são: c.241C>T, p.R81X34,[25,35,36] c.721A>G, p.K241E, c.721A>T, p.K241X e c.811C>T, e p.R271W.[29,37,38] Apesar da comprovação de mutações importantes que afetam a função da proteína, da sua interação com outras proteínas e da perda da capacidade de inibir a proliferação celular, o papel patogênico de algumas mutações no *AIP* ainda é questionável.[27,39]

FUNÇÕES DA PROTEÍNA AIP

Autores que avaliaram perda da heterozigosidade, dados clínicos e estudos funcionais acreditam que os FIPA estejam relacionados com mutações inativadoras de um gene supressor tumoral.[22] Experimentos realizados na linhagem celular GH3 reforçam o papel do *AIP* como gene supressor tumoral. Dessa maneira, mutações no *AIP* estimulam o desenvolvimento do adenoma em pacientes com FIPA que apresentam mutações inativadoras no *AIP*.[16,30]

No entanto, o RNA mensageiro e a expressão da proteína AIP são paradoxalmente aumentados nos adenomas hipofisários esporádicos, o que indica que a redução na expressão da AIP não tem papel importante na formação desses tumores.[27]

CARACTERÍSTICAS CLÍNICAS DOS ADENOMAS HIPOFISÁRIOS FAMILIARES ISOLADOS

Os FIPA têm herança autossômica dominante e se caracterizam por grande heterogeneidade genética. A penetrância é baixa e variável, e dados de grandes famílias apontam algo em torno de 33%.[40-43] Dados coletados em famílias menores indicam uma penetrância maior, talvez em razão da falha em se elaborar um heredograma mais completo. Nos FIPA, podem ocorrer tumores hipofisários do mesmo tipo em todos os afetados da mesma família (apresentação homogênea) ou, em outros casos, tumores de diferentes tipos celulares (apresentação heterogênea). Até o momento, já foram descritas famílias FIPA com mais de quatro membros com diagnóstico de tumor hipofisário. Os prolactinomas foram inicialmente descritos como o tipo de tumor mais prevalente nos FIPA.[18] Todavia, evidências recentes apontam maior prevalência de somatotropinomas.[16] Em uma grande série com 96 pacientes FIPA com mutações no *AIP*, as frequências dos tipos de tumores foram: somatotropinoma (78,1%); prolactinoma (13,5%); adenoma clinicamente não funcionante (ACNF) (7,3%); e tireotropinoma (1%) (Quadro 12.4).[16,18] Tumores gonadotróficos e corticotróficos também foram descritos, porém ocorrem mais raramente em famílias FIPA de fenótipo heterogêneo.[16]

As relações de primeiro grau entre membros afetados ocorrem em cerca de 75% das famílias FIPA. A média de idade dos primeiros sintomas é de 18 anos, o que indica que o início do problema pode ter ocorrido na infância e na adolescência. A apresentação clínica dos tumores hipofisários em pacientes FIPA ocorre cerca de 4 anos antes do que ocorre nos tumores esporádicos. Em famílias com múltiplas gerações de pacientes afetados, observou-se que a idade de diagnóstico nos filhos/netos costuma ser bem mais precoce (em torno dos 20 anos) do que a idade de diagnóstico de seus pais/avós. Os macroadenomas correspondem a cerca de 90% dos casos, e há evidências de que os tumores são mais invasivos em mais de 50% da coorte de pacientes.[16] Os prolactinomas nos FIPA são predominantemente microadenomas em mulheres e macroadenomas em

Quadro 12.4 Características de adenomas hipofisários em 96 pacientes com mutações no gene *AIP*.

Características	Todos (n = 96)	GHoma (n = 75)	PRLoma (n = 13)	ACNF (n = 7)	TSHoma (n = 1)
Sexo (*% de homens*)	61M/35F (*63,6%*)	46M/29F (*61,3%*)	10M/3F (*76,9%*)	4M/3F (*57,1%*)	1M/0F (*100%*)
Idade em anos ao diagnóstico (*variação*)	23 (*8 a 74*)	22,5 (*8 a 60*)	22 (*12 a 39*)	31 (*12 a 74*)	39
Idade em anos dos primeiros sintomas (*variação*)	18 (*4 a 67*)	17,8 (*4 a 50*)	18,0 (*12,0 a 39,0*)	31 (*12 a 74*)	39
Atraso médio em anos no diagnóstico (*variação*)	2 (*0 a 19*)	2 (*0 a 19*)	0 (*0 a 6*)	0 (*0 a 7*)	0
Diâmetro médio do tumor em mm (*variação*)	25 (*6 a 85*)	22,5 (*7 a 60*)	31 (*6 a 85*)	27,5 (*14 a 35*)	30
Macroadenoma	93,3%	93,1%	92,3%	100%	100%
Extensão extrasselar	79,5%	65,1%	91,7%	85,7%	0%
Invasão	56,3%	51,7%	69,2%	57,1%	0%

ACNF: adenoma clinicamente não funcionante; GHoma: somatotropinoma; PRLoma: prolactinoma; TSHoma: tireotropinoma. (Adaptado de Daly et al., 2010.[30])

homens, refletindo as mesmas características epidemiológicas dos prolactinomas esporádicos.[44] Os prolactinomas presentes na famílias FIPA de apresentação heterogênea são mais invasivos do que nos casos esporádicos.[16] Os adenomas não funcionantes que ocorrem nos pacientes FIPA heterogêneos são invasivos e diagnosticados 8 anos antes, em relação aos casos esporádicos.[16,30]

Os somatotropinomas nas famílias FIPA surgem de maneira homogênea em 50% dos casos (acromegalia familiar) e, na heterogênea, podem combinar-se com prolactinomas, ACNF e outros tipos de tumor. A maior parte dos adenomas somatotróficos é do subtipo esparsamente granulado.[28,43] Os pacientes FIPA com mutações no *AIP* têm tumores hipofisários mais invasivos do que os casos esporádicos ou aqueles sem mutações.[16,18,27,30,31,43-45]

As mutações do *AIP* podem também ter impacto negativo sobre a eficácia do tratamento. Assim, os somatotropinomas em pacientes com tais mutações apresentaram menor taxa de controle com a primeira cirurgia e menor resposta ao tratamento com análogos da somatostatina em termos de normalização do hormônio do crescimento (GH) e do fator de crescimento semelhante à insulina-1 (IGF-1) e redução tumoral.[16,30,43,44] Esses pacientes são encaminhados à radioterapia e podem não obter normalização do IGF-1 com pegvisomanto, o que torna desafiador o acompanhamento clínico dos acromegálicos com mutação no *AIP*.[16,30] Do mesmo modo, cerca de 50% dos prolactinomas com mutações no *AIP* não alcançam controle clínico com agonistas dopaminérgicos, e o tratamento requer múltiplas cirurgias e radioterapia.[30]

Se considerarmos que apenas cerca de 20% dos macroadenomas hipofisários são diagnosticados antes dos 30 anos de idade, os dados publicados indicam que pacientes mais jovens com tumores agressivos são candidatos à investigação quanto à possibilidade de mutações no *AIP*.[16,30] Um estudo multicêntrico descreveu a prevalência de mutações no *AIP* em uma coorte de 163 pacientes com macroadenomas esporádicos diagnosticados antes dos 30 anos de idade.[45] Os autores encontraram mutações germinativas do *AIP* em 11,7% dos indivíduos < 30 anos de idade e em 20,5% dos pacientes pediátricos com tumores esporádicos.[45] Desse modo, em pacientes que se apresentem com tumores hipofisários aparentemente esporádicos, o rastreamento de mutações no *AIP* deve ser feito em pacientes mais jovens e com tumores agressivos.[16,45] De acordo com os dados disponíveis, não há correlação entre genótipo e fenótipo em famílias com mutações no *AIP* em termos de subtipo de adenoma e nível de penetrância.[16]

A resistência a tratamentos convencionais pode ocorrer nos tumores familiares e é considerada um fator preditor de agressividade e proliferação tumoral.[46] Marcadores radiológicos e moleculares, como a hiperintensidade em T2 e a baixa expressão de receptores para a somatostatina, têm sido descritos nos somatotropinomas resistentes.[47] Os mecanismos envolvidos na resistência aos agonistas dopaminérgicos nos prolactinomas envolvem a expressão dos receptores D2, a estabilidade do seu mRNA, a proporção na expressão de receptores D2S/D2L e a expressão da proteína do citoesqueleto denominada filamina-A. Além disso, o papel das β-arrestinas foi muito bem discutido em duas revisões.[48] A expressão na matriz extracelular de metaloproteinase 9 (MMP9) parece relacionar-se ao aumento da angiogênese e da nutrição tumoral.[49]

SÍNDROMES ASSOCIADAS A TUMORES HIPOFISÁRIOS

Diversas condições são associadas a defeitos genéticos que predispõem a tumorigênese hipofisária, como MEN-1, MEN-4/MEN-X e complexo de Carney.[16] Síndromes clínicas menos comuns, como acrogigantismo ligado ao X (X-Lag), síndrome de McCune-Albright, associação 3P, MEN-2A/MEN-2B e DICER1 podem cursar com adenomas hipofisários esporádicos ou familiares e terão suas principais características descritas a seguir.

MEN-1

Aproximadamente 3% dos casos de adenomas hipofisários associam-se à MEN-1. Essa condição, que pode coexistir com tumores não endócrinos, caracteriza-se por, no mínimo, duas de três endocrinopatias: hiperparatireoidismo (em mais de 90% dos casos); tumores neuroendócrinos enteropancreáticos (em 30 a 80%); e adenomas hipofisários (em 20 a 50%). A doença é autossômica dominante com alta penetrância, e o defeito genético primário consiste na mutação do gene *MEN1*, situado no 11q13. O *MEN1* é um gene supressor tumoral composto por 10 éxons, e codifica uma proteína de 610 aminoácidos, denominada *menin*, cuja atividade biológica permanece em investigação. A *menin* é uma proteína predominantemente nuclear, que controla a atividade promotora de diversos genes endócrinos e não endócrinos.[50-52] Sua interação com a JunD leva à formação de um complexo que inibe a proliferação celular. A *menin* também interage com proteínas da família Smad, que exerce papel de reguladora do ciclo celular, controle de apoptose e estrutura da célula. Até o momento, foram descritas mais de 550 mutações diferentes no *MEN1*,[53] que se encontram distribuídas ao longo de toda a sequência codificadora. Nos pacientes com MEN-1, o prolactinoma é o tumor mais frequente (42 a 62% dos casos), seguido pelos adenomas clinicamente não funcionantes (15 a 42%), somatotropinomas (6,5 a 9%) e adenomas secretores de ACTH (3 a 4%).[50] Os adenomas na MEN-1 podem ser maiores e mais agressivos do que os esporádicos sem mutações no *MEN1*. Além disso, os macroadenomas representam 85% dos tumores hipofisários vistos na MEN-1.[54] Tais tumores são menos responsivos ao tratamento farmacológico. A agressividade dos tumores associados à MEN-1, particularmente nos mais jovens, foi confirmada por achados histológicos, em que foram evidenciados tumores pluri-hormonais e, até mesmo, adenomas múltiplos.[55]

MEN-4

Apesar do grande número de mutações identificadas nas regiões codificadoras do gene *MEN1*, 10 a 30% dos pacientes com características clínicas de MEN-1 não apresentam mutações no *MEN1*.[16,56] Esse cenário pode estar associado ao envolvimento de outros genes no desenvolvimento de condições semelhantes à MEN-1. Entre 2002 e 2004, identificou-se uma mutação no gene *CDKN1B* (inibidor p27 codificador da quinase ciclina-dependente) em ratos com sintomas semelhantes aos da MEN.[57] Os animais tinham múltiplos tumores neuroendócrinos, tais como feocromocitoma, paragangliomas, carcinoma medular da tireoide, hiperplasia pancreática e adenomas hipofisários.[55,56] Nos seres humanos, o gene *CDKN1B* está localizado no cromossomo 12p13, e o seu produto de p27 tem um papel importante na regulação do ciclo celular por inibição da ciclina/complexos de quinase ciclina-dependentes.[16,56,57]

A primeira mutação sem sentido (*nonsense*) no *CDKN1B* foi descrita em uma família alemã com acromegalia, hiperparatireoidismo primário, angiomiolipoma renal e câncer testicular em vários membros. Depois disso, um paciente holandês com diagnóstico de doença de Cushing, associada a um tumor carcinoide, hiperparatireoidismo e ausência de mutações para o *MEN1*, apresentou mutação no *CDKN1B*.[57] Alguns casos de adenomas hipofisários foram descritos, dois somatotropinomas, dois corticotropinomas e um adenoma clinicamente não funcionante.[18,57-59] O fenótipo semelhante à MEN-1 relacionado com mutações do *CDKN1B* foi descrito como uma entidade clínica distinta, aparentemente muito rara, e a nomenclatura MEN-4 foi, então, proposta.

A completa descrição do fenótipo associado a mutações do *CDKN1B* precisa ser mais bem esclarecida. Contudo, em um grande estudo com 426 casos suspeitos, a mutação foi identificada em apenas 11 (2,4%), dos quais 4 ainda permanecem assintomáticos.[59] Portanto, MEN-4 parece ser bastante rara, e mutações no *CDKN1B* explicariam menos de 3% dos casos com fenótipo de MEN-1 em indivíduos sem mutações no *MEN1*.[16]

Complexo de Carney

O complexo de Carney (CNC) é uma rara doença autossômica dominante caracterizada por mixomas atriais, hiperpigmentação cutânea (lentiginose) e hiperatividade endócrina.[60-63] As anormalidades mais comuns são hiperplasia nodular adrenocortical, tumores testiculares (tumores de células de Sertoli calcificantes de grandes células, tumores de células de Leydig), tumores tireoidianos e acromegalia (em 10% dos casos). Cerca de 500 casos foram descritos, sendo que 70% apresentavam características familiares.[64] Em mais de 70% dos pacientes com CNC, foram identificadas mutações na subunidade regulatória 1α da proteinoquinase A (PKA), situada no cromossomo 17q22-24.[16,65] Outro *locus*, no cromossomo 2p16, também foi associado a CNC, mas ainda precisa ser mais bem caracterizado.[66] O *PRKAR1A* é um gene supressor tumoral, e a maior parte das mutações causa parada prematura da transcrição, o que acarreta instabilidade no mRNA e redução ou ausência na expressão da proteína.[66] Em humanos, os somatotropinomas aparecem na terceira década de vida; todavia, anormalidades no eixo somatotrófico são observadas frequentemente na adolescência, com elevação dos níveis de GH e IGF-1.[62] Os adenomas hipofisários apresentam imunorreatividade ao GH e à prolactina, mas apenas eventualmente para outros hormônios adeno-hipofisários. O desenvolvimento da acromegalia é insidioso, e múltiplos focos de hiperplasia mamossomatotrófica são evidenciados sobre a hipófise normal.[67] Apesar das evidências clínicas e patológicas, as dificuldades diagnósticas persistem. A identificação das manifestações cutâneas é essencial, pois aparecem em até 80% dos casos, podendo ser reconhecidas em idades precoces e predizer o desenvolvimento de mixomas atriais. Outros genes podem estar envolvidos, visto que 60% e 25%, respectivamente, dos casos esporádicos e familiares são negativos para mutações no *PRKAR1A*.[73,64,67]

Acrogigantismo ligado ao X (X-Lag)

Uma nova síndrome clínica foi descrita em 2014,[68] caracterizada por gigantismo com início na primeira infância, que cursa com tumor hipofisário secretor de GH ou GH e prolactina.[69] São geralmente macroadenomas invasivos, com grande capacidade de produção hormonal e resistentes ao tratamento farmacológico com análogos da somatostatina. Pode manifestar-se como tumor hipofisário esporádico ou em contexto familiar e geralmente associa-se a retardo mental e distúrbios no comportamento alimentar.[69,70]

A fisiopatologia relaciona-se à presença de microduplicação no cromossomo Xq26.3, onde se encontra o gene *GPR101*, o qual codifica um receptor órfão para a proteína G, que, quando ativado, estimula potentemente a adenilatociclase e a sinalização do monofosfato de adenosina cíclico (cAMP), e contribui para a proliferação celular e tumorigênese somatotrófica e somatolactotrófica.[70-72]

Síndrome de McCune-Albright

A síndrome de McCune-Albright apresenta-se classicamente como displasia fibrótica poliostótica, manchas café com leite e puberdade precoce. Cursa com hiperatividade de glândulas endócrinas, incluindo hipersecreção de GH em até 21% dos casos, o que contribui para o pior prognóstico da displasia óssea e macrocefalia. O mecanismo fisiopatológico relaciona-se com presença de mutações ativadoras no produto gênico do GNAS1, proteína reguladora do cAMP na subunidade alfa da proteína G (Gsα).[18,73]

Associação 3P

Recentemente foi descrita uma condição clínica envolvendo adenomas hipofisários, feocromocitomas e/ou paragangliomas, gerando o mnemônico 3P (do inglês, *pituitary adenomas, pheochromocitomas, paragangliomas*). Os adenomas mais comuns são prolactinomas, somatotropinomas e adenomas clinicamente não funcionantes, os quais podem ter comportamento biológico mais agressivo. A associação 3P possui agregação familiar, e o mecanismo fisiopatológico relaciona-se com mutações na succinato desidrogenase (SDHB e SDHD), que faz parte do complexo mitocondrial II, importante na geração de energia do ciclo de Krebs e cadeia respiratória.[18,74]

MEN-2A e 2B

As síndromes MEN-2A e 2B são causadas por mutações no gene *RET* e são raramente associadas a adenomas hipofisários, com poucos casos descritos. A proteína RET codifica para um receptor transmembranário com atividade tirosinoquinase, que atua como proto-oncogene, podendo relacionar-se com maior proliferação celular e desenvolvimento tumoral.[18,74,75]

DICER1

De transmissão autossômica dominante, a DICER1 é caracterizada pelo desenvolvimento de vários tumores, incluindo blastoma hipofisário, blastoma pleuropulmonar, nefromas, tumores testiculares e bócio multinodular. O mecanismo fisiopatológico envolve mutações na proteína DICER1, que codifica para endonucleases que clivam as cadeias de RNA em pequenos RNA interferentes e miRNA.[18,76]

Outros mecanismos moleculares

Alterações na metilação em genes supressores tumorais e reguladores do ciclo celular (p. ex., *CASP8*, *ttp73*, *RASSF1*, *Rb*, *p16* e *p18*, entre outros) têm sido descritas em associação com algumas características tumorais e prognóstico, como volume ao diagnóstico, capacidade secretória e invasão de tecidos adjacentes; todavia, os achados não são confirmados em todos os estudos.[18,77-79] Fatores de crescimento podem regular a replicação das células hipofisárias tumorais. Menor expressão de FGFR2 tem sido descrita em 50% dos adenomas e pode estar relacionada com o aumento da metilação do promotor gênico, aumentando a expressão das quinases dependentes de ciclinas, como a p21 e a p27.[18,80-82]

Estudos sugerem que modificações nas histonas e na cromatina podem levar a alterações na expressão de genes reguladores do ciclo celular, como a proteína do retinoblastoma, p21 e p27, que podem aumentar a replicação e a sobrevivência das células hipofisárias.[18,82] Os miRNA são pequenos RNA não codificadores, envolvidos no ciclo celular e no controle da expressão de diversos genes. Diferentes miRNA têm sido estudados; eles podem apresentar-se hiperexpressos ou suprimidos, afetando a proliferação celular, a apoptose, o prognóstico e a resposta terapêutica.[83,84]

Resumo

A herança genética de mutações germinativas pode aumentar a suscetibilidade aos adenomas hipofisários. Os casos familiares correspondem a apenas 5 a 8% de todos os adenomas hipofisários. A identificação de casos familiares é importante, pois parece que esses tumores são mais agressivos do que os esporádicos. Os adenomas hipofisários familiares isolados (FIPA) estão sendo cada vez mais reconhecidos como entidade clínica e caracterizam-se pela presença de dois ou mais casos de adenomas hipofisários na mesma família, na ausência de MEN-1 ou complexo de Carney. As mutações no gene *AIP* ocorrem em cerca de 15% das famílias FIPA. Em pacientes com mutações no *AIP*, os adenomas hipofisários aparentam ser mais agressivos e ocorrer em idade mais precoce do que nos casos esporádicos. A MEN-1 e o complexo de Carney aumentam o risco de desenvolvimento de tumores hipofisários. A MEN-4 é uma nova e rara entidade clínica, associada a adenomas hipofisários. Existem muitas famílias e síndromes envolvendo adenomas hipofisários, que não apresentam mutações nos genes *MEN1*, *PRKAR1A*, *CDKN1B* ou *AIP*. Além disso, 85% dos FIPA não demonstram anormalidades genéticas identificadas. Esforços colaborativos possibilitarão a identificação de novos genes que predispõem ao desenvolvimento de tumores hipofisários.

REFERÊNCIAS BIBLIOGRÁFICAS

1. Kovacs K, Horvath E. Pathology of pituitary tumors. Endocrinol Metab Clin North Am. 1987; 16:529-51.
2. Central Brain Tumor Registry of the United States 2007-2008. Central Brain Tumor Registry of the United States Statistical Report, 2008.
3. Clayton RN. Sporadic pituitary adenomas: from epidemiology to use of databases. Baillieres Best Pract Res Clin Endocrinol Metab. 1999; 13:451-60.
4. Ambrosi B, Faglia G. Epidemiology of pituitary tumors. In: Faglia G, Beck-Peccoz P, Ambrosi B. Pituitary adenomas: new trends in basic and clinical research. Amsterdam: Elsevier; 1991.
5. Ezzat S, Asa SL, Couldwell WT et al. The prevalence of pituitary adenomas: a systematic review. Cancer. 2004; 101:613-9.
6. Daly AF, Rixhon M, Adam C et al. High prevalence of pituitary adenomas: a cross-sectional study in the province of Liège, Belgium. J Clin Endocrinol Metab. 2006; 91:4769-75.
7. Fontana E, Gaillard R. Epidemiology of pituitary adenoma: results of the first Swiss study. Rev Med Suisse. 2009; 5:2172-4.
8. Fernandez A, Karavitaki N, Wass JA. Prevalence of pituitary adenomas: a community-based, cross-sectional study in Banbury (Oxfordshire, UK). Clin Endocrinol (Oxf). 2010; 72:377-82.
9. Melmed S, Kaiser UB, Lopes MB et al. Clinical biology of the pituitary adenoma. Endocr Rev. 2022; 43:1003-37.
10. Valdes-Socin H, Poncin J, Stevens V et al. Adenomes hypophysaires familiaux isoles non lies avec la mutation somatique NEM-1. Suivi de 27 patients. Ann Endocrinol. 2000; 61:301.
11. Valdes Socin H, Poncin J et al. Familial isolated pituitary adenomas not related to the MEN1 syndrome. In: 5th European Congress of Endocrinology, 9-13 June 2001. Abstract book.
12. Valdes Socin H, Jaffrain Réa ML, Tamburrano G et al. Familial isolated pituitary adenomas: clinical and molecular studies in 80 patients. In: The Endocrine Society's 84th Annual Meeting, San Francisco 19-22 June 2002. Abstract book: p. 647. P3-663.
13. Vasilev V, Daly AF, Petrossians P et al. Familial pituitary tumor syndromes. Endocr Pract. 2011; 17:41-6.
14. Verloes A, Stevenaert A, Petrossians P et al. Familial acromegaly: case report and review of the literature. Pituitary. 2009; 1:273-7.
15. Daly AF, Jaffrain-Rea ML, Ciccarelli A et al. Clinical characterization of familial isolated pituitary adenomas. J Clin Endocrinol Metab. 2006; 91:3316-23.
16. Vierimaa O, Georgitsi M, Lehtonen R et al. Pituitary adenoma predisposition caused by germline mutations in the AIP gene. Science. 2006; 312:1228-30.
17. Neou M, Villa C, Armignacco R et al. Pangenomic classification of pituitary neuroendocrine tumors. Cancer Cell. 2020; 37:123-34.e5.
18. Tatsi C, Stratakis CA. The genetics of pituitary adenomas. J Clin Med. 2019; 9. pii: E30.
19. Hayward BE, Barlier A, Korbonits M et al. Imprinting of the G(s)alpha gene GNAS1 in the pathogenesis of acromegaly. J Clin Invest. 2001; 107:R31-6.
20. Beckers A, Aaltonen LA, Daly AF et al. Familial isolated pituitary adenomas (FIPA) and the pituitary adenoma predisposition due to mutations in the aryl hydrocarbon receptor interacting protein (AIP) gene. Endocr Rev. 2013; 34:239-77.
21. Gadelha MR, Une KN, Rohde K et al. Isolated familial somatotropinomas: establishment of linkage to chromosome 11q13.1-11q13.3 and evidence for a potential second locus at chromosome 2p16-12. J Clin Endocrinol Metab. 2000; 85:707-14.
22. Soares BS, Eguchi K, Frohman LA. Tumor deletion mapping on chromosome 11q13 in eight families with isolated familial somatotropinoma and in 15 sporadic somatotropinomas. J Clin Endocrinol Metab. 2005; 90:6580-7.
23. Naves LA, Daly AF, Vanbellinghen JF et al. Variable pathological and clinical features of a large Brazilian family harbouring a mutation in the aryl hydrocarbon receptor-interacting protein gene. Eur J Endocrinol. 2007; 157:383-91.
24. Petrulis JR, Perdew GH. The role of chaperone proteins in the aryl hydrocarbon receptor core complex. Chemico-Biol Interactions. 2002; 141:25-40.
25. Ma Q, Whitlock JP. A novel cytoplasmic protein that interacts with the Ah receptor, contains tetratricopeptide repeat motifs, and augments the transcriptional response to 2,3,7,8-tetrachlorodibenzo-p-dioxin. J Biol Chem. 1997; 272:8878-84.
26. Toledo RA, Lourenco DM Jr, Liberman B et al. Germline mutation in the aryl hydrocarbon receptor interacting protein gene in familial somatotropinoma. J Clin Endocrinol Metab. 2007; 92:1934-7.
27. Leontiou CA, Gueorguiev M, van der Spuy J et al. The role of the aryl hydrocarbon receptor-interacting protein gene in familial and sporadic pituitary adenomas. J Clin Endocrinol Metab. 2008; 93:2390-401.
28. Cazabat L, Libe R, Perlemoine K et al. Germline inactivating mutations of the aryl hydrocarbon receptor–interacting protein gene in a large cohort of sporadic acromegaly: mutations are found in a subset of young patients with macroadenomas. Eur J Endocrinol. 2007; 157:1-8.
29. Daly AF, Vanbellinghen JF, Khoo SK et al. Aryl hydrocarbon receptor-interacting protein gene mutations in familial isolated pituitary adenomas: analysis in 73 families. J Clin Endocrinol Metab. 2007; 92:1891-6.

30. Daly AF, Tichomirowa MA, Petrossians P et al. Clinical characteristics and therapeutic responses in patients with germ-line AIP mutations and pituitary adenomas: an international collaborative study. J Clin Endocrinol Metab. 2010; 95:373-83.
31. Georgitsi M, Raitila A, Karhu A et al. Molecular diagnosis of pituitary adenoma predisposition caused by aryl hydrocarbon receptor-interacting protein gene mutations. Proc Nat Acad Sci EUA. 2007; 104:4101-5.
32. Georgitsi M, Heliovaara E, Paschke R et al. Large genomic deletions in AIP in pituitary adenoma predisposition. J Clin Endocrinol Metab. 2008; 93:4146-51.
33. Chahal HS, Chapple JP, Frohman LA et al. Clinical, genetic and molecular characterization of patients with familial isolated pituitary adenomas. Trends Endocrinol Metab. 2010; 21:420-7.
34. Barlier A, Vanbellinghen JF, Daly AF et al. Mutations in the aryl hydrocarbon receptor interacting protein gene are not highly prevalent among subjects with sporadic pituitary adenomas. J Clin Endocrinol Metab. 2007; 92:1952-5.
35. Ozfirat Z, Korbonits M. AIP gene and familial isolated pituitary adenomas. Mol Cell Endocrinol. 2010; 326:71-9.
36. Luccio-Camelo DC, Une KN, Ferreira RE et al. A meiotic recombination in a new isolated familial somatotropinoma kindred. Eur J Endocrinol. 2004; 150:643-8.
37. Beckers A, Vanbellinghen JF, Boikos S et al. Germline AIP, MEN1, PRKAR1A, CDKN1B (p27Kip1) and CDKN2C (p18INK4c) gene mutations in a large cohort of pediatric patients with pituitary adenomas occurring in isolation or with associated syndromic features. In: Proceedings of the 90th Annual Meet of the Endocrine Society 2008, OR38-1.
38. Jennings J, Georgitsi M, Holdaway I et al. Aggressive pituitary adenomas occurring in young patients in a large Polynesian kindred with a germline R271W mutation in the AIP gene. Eur J Endocrinol. 2009; 161:799-804.
39. Bolger GB, Peden AH, Steele MR et al. Attenuation of the activity of the cAMP-specific phosphodiesterase PDE4A5 by interaction with the immunophilin XAP2. J Biol Chem. 2003; 278:33351-63.
40. Naves LA, Daly AF, Vanbellinghen JF et al. Variable pathological and clinical features of a large Brazilian family harbouring a mutation in the aryl hydrocarbon receptor-interacting protein gene. Eur J Endocrinol. 2007; 157:383-91.
41. Tichomirowa MA, Daly AF, Beckers A. Familial pituitary adenomas. J Inter Med. 2009; 266:5-18.
42. Daly AF, Tichomirowa MA, Beckers A. The epidemiology and genetics of pituitary adenomas. Best Pract Res Clin J Clin Endocrinol Metab. 2009; 23:543-54.
43. Beckers A, Daly AF. The clinical, pathological, and genetic features of familial isolated pituitary adenomas. Eur J Endocrinol. 2007; 157:371-82.
44. Hernández-Ramírez LC, Gabrovska P, Dénes J et al. Landscape of familial isolated and young-onset pituitary adenomas: prospective diagnosis in AIP mutation carriers. J Clin Endocrinol Metab. 2015; 100:E1242-54.
45. Tichomirowa MA, Barlier A, Daly AF et al. High prevalence of AIP gene mutations following focused screening in young patients with sporadic pituitary macroadenomas. Eur J Endocrinol. 2011; 165:509-15.
46. Auriemma RS, Gahete MD, Gatto F. Editorial: Resistance to medical therapy in pituitary tumors. Front Endocrinol (Lausanne). 2022; 13:861230.
47. Corica G, Ceraudo M, Campana C et al. Octreotide-resistant acromegaly: challenges and solutions. Ther Clin Risk Manag. 2020; 16:379-91.
48. Pivonello C, Patalano R, Negri M et al. Resistance to dopamine agonists in pituitary tumors: molecular mechanisms. Front Endocrinol (Lausanne). 2022; 12:791633.
49. Turner HE, Nagy Z, Esiri MM et al. Role of matrix metalloproteinase 9 in pituitary tumor behavior. J Clin Endocrinol Metab. 2000; 85:2931-5.
50. Sayo Y, Murao K, Imachi H et al. The multiple endocrine neoplasia type 1 gene product, menin, inhibits insulin production in rat insulinoma cells. Endocrinology. 2002; 143:2437-40.
51. Namihira H, Sato M, Murao K et al. The multiple endocrine neoplasia type 1 gene product, menin, inhibits the human prolactin promoter activity. J Mol Endocrinol. 2002; 29:297-304.
52. La P, Schnepp RW, Petersen CD et al. Tumor suppressor menin regulates expression of insulin-like growth factor binding protein 2. Endocrinology. 2004; 145:3443-50.
53. Lemons M, Thakker RV. Multiple endocrine neoplasia type 1 (MEN1): analysis of 1336 mutations reported in the first decade following identification of the gene. Hum Mutat. 2008; 29:22-32.
54. Vergès B, Boureille F, Goudet P et al. Pituitary disease in MEN type 1 (MEN1): data from the France-Belgium MEN1 multicenter study. J Clin Endocrinol Metab. 2002; 87:457-65.
55. Trouillas J, Labat-Moleur F, Sturm N et al. Groupe d'études des Tumeurs Endocrines. Pituitary tumors and hyperplasia in multiple endocrine neoplasia type 1 syndrome (MEN1): a case-control study in a series of 77 patients versus 2509 non-MEN1 patients. Am J Surg Pathol. 2008; 32:534-43.
56. Georgitsi M. MEN-4 and other multiple endocrine neoplasias due to cyclin-dependent kinase inhibitors (p27[Kip1] and p18[INK4C]) mutations. Best Pract Res Clin Endocrinol Metab. 2010; 24:425-37.
57. Pellegata NS, Quintanilla-Martinez L, Siggelkow H et al. Germ-line mutations in p27 Kip1 cause a multiple endocrine neoplasia syndrome in rats and humans. Proc Natl Acad Sci USA. 2006; 103:15558-63.
58. Georgitsi M, Raitila A, Karhu A et al. Germline CDKN1B/p27 Kip1 mutation in multiple endocrine neoplasia. J Clin Endocrinol Metab. 2007; 92:3321-5.
59. Georgitsi M. MEN-4 and other multiple endocrine neoplasias due to cyclin-dependent kinase inhibitors (p27(Kip1) and p18(INK4C)) mutations. Best Pract Res Clin Endocrinol Metab. 2010; 24:425-37.
60. Bossis I, Voutetakis A, Bei T et al. Protein kinase A and its role in human neoplasia: the Carney complex paradigm. Endocr Relat Cancer. 2004; 11:265-80.
61. Boikos SA, Stratakis CA. Carney complex: pathology and molecular genetics. Neuroendocrinol. 2006, 83:189-99.
62. Boikos SA, Stratakis CA. Pituitary pathology in patients with Carney complex: growth-hormone producing hyperplasia or tumors and their association with other abnormalities. Pituitary. 2006; 9:203-9.
63. Bertherat J. Carney complex (CNC). Orphanet J Rare Dis. 2006; 1:21.
64. Rothenbuhler A, Stratakis CA. Clinical and molecular genetics of Carney complex. Best Pract Res Clin Endocrinol Metab. 2010; 24:389-99.
65. Boikos SA, Stratakis CA. Carney complex: the first 20 years. Curr Opin Oncol. 2007; 19:24-9.
66. Stratakis CA, Carney JA, Lin JP et al. Carney complex, a familial multiple neoplasia and lentiginosis syndrome. Analysis of 11 kindreds and linkage to the short arm of chromosome 2. J Clin Invest. 1996; 97:699-705.
67. Pack SD, Kirschner LS, Pak E et al. Genetic and histologic studies of somatomammotropic pituitary tumors in patients with the "complex of spotty skin pigmentation, myxomas, endocrine overactivity and schwannomas" (Carney complex). J Clin Endocrinol Metab. 2000; 85:3860-5.
68. Trivellin G, Daly AF, Faucz FR et al. Gigantism and acromegaly due to Xq26 microduplications and GPR101 mutation. N Engl J Med. 2014; 371:2363-74.
69. Rostomyan L, Daly AF, Petrossians P et al. Clinical and genetic characterization of pituitary gigantism: an international collaborative study in 208 patients. Endocr Relat Cancer. 2015; 22:745-57.
70. Naves LA, Daly AF, Dias LA et al. Aggressive tumor growth and clinical evolution in a patient with X-linked acro-gigantism syndrome. Endocrine. 2016; 51:236-44.
71. Beckers A, Lodish MB, Trivellin G et al. X-linked acrogigantism syndrome: clinical profile and therapeutic responses. Endocr Relat Cancer. 2015; 22:353-67.
72. Daly AF, Yuan B, Fina F et al. Somatic mosaicism underlies X-linked acrogigantism (XLAG) syndrome in sporadic male subjects. Endocr Relat Cancer. 2016; 23:221-33.
73. Weinstein LS, Shenker A, Geiman PV et al. Activating mutations of stimulatory Protein G in McCune Albright syndrome. N Engl J Med. 1991; 325:1688-9.
74. Lemelin A, Lapoirie M, Abeillon J et al. Pheochromocytoma, paragangliomas, and pituitary adenoma: An unusual association in a patient with an SDHD mutation. Case report. Medicine (Baltimore). 2019; 98:e16594.
75. Traugott AL, Moley JF. The RET protooncogene. Cancer Treat Res. 2010; 153:303-19.
76. Solarski M, Rotondo F, Foukes WD et al. DICER1 gene mutations in endocrine tumors. Endocr Relat Cancer. 2018; 25:R197-208.
77. Seeman N, Kuhn D, Wrocklage C et al. CDNK2A/p16 inactivation related to pituitary adenoma and assize. J Pathol. 2001; 193:491-7.
78. Gu Y, Zhou X, Hu F et al. Differential DNA methylome profiling of nonfunctioning pituitary adenomas suggesting tumor invasion is correlated with cell adhesion. J Neurooncol. 2016; 129:23-31.
79. Yoshino A, Katayama Y, Ogino A et al. Promoter hypermethylation profile of cell regulator genes in pituitary adenomas. J Neurooncol. 2007; 83:153-62.
80. Zhu X, Lee L, Asa SL et al. Epigenetic silencing through DNA and histone methylation of fibroblast growth factor receptor 2 in neoplastic pituitary cells. Am J Patol. 2007; 170:1618-28.
81. Zhu X, Mao X, Hurren R et al. Deoxyribonucleic acid methyltransferase 3B promotes epigenetic silencing through histone 3 chomatin modifications in pituitary cells. J Clin Endocrinol Metab. 2008; 93:3610-17.
82. Abbass SA, Asa SL, Ezzat S. Altered expression of fibroblast growth factor receptors in pituitary adenomas. J Clin Endocrinol Metab. 1997; 82:1160-6.
83. Zhang T, Yang Z, Gao H. Advancements in the study of miRNA regulation during the cell cycle in human pituitary adenomas. J Neurooncol. 2017; 134:253-8.
84. Németh K, Darvasi O, Likó I et al. Comprehensive analysis of circulating microRNAs in plasma of patients with pituitary adenomas. J Clin Endocrinol Metab. 2019;104:4151-68.

CAPÍTULO

13

Craniofaringeoma: Patogênese, Diagnóstico, Tratamento e Complicações

Clariano Pires de Oliveira Neto ▪ Gilvan Cortês Nascimento ▪ Marcelo Magalhães ▪ Manuel Faria

INTRODUÇÃO

Craniofaringiomas são tumores cerebrais raros originários de células remanescentes do epitélio do ducto craniofaríngeo, conhecido como bolsa de Rathke.[1] Representam 1,2 a 4,6% de todas as neoplasias primárias intracranianas, com distribuição bimodal (um pico na população pediátrica e outro pico em adultos na 6ª década de vida) e são responsáveis por 5 a 11% dos tumores intracranianos em crianças; acometem igualmente homens e mulheres.[2] Embora essas lesões sejam classificadas como benignas, sua capacidade invasiva e a proximidade com estruturas nobres, como as vias ópticas, o 3º ventrículo, a hipófise e o hipotálamo, são associadas a déficits visuais, hormonais e neurológicos, assim como à perda da qualidade de vida conforme o crescimento tumoral. Desse modo, consistem em uma doença agressiva e com terapêutica limitada.[3] A transformação maligna é extremamente incomum.[4-6]

PATOLOGIA E PATOGÊNESE

Existem dois tipos de craniofaringioma – adamantinomatoso e papilífero –, os quais diferem em sua apresentação clínica e radiológica, aspectos histopatológicos, gênese e genética (Quadro 13.1).[2,7]

O *tipo adamantinomatoso* é o mais comum, responsável por até 90% dos casos. Ocorre em todas as idades, em particular na população pediátrica, porém com distribuição bimodal, apresentando um outro pico de incidência por volta da 6ª década de vida.[8,9] Apresenta histologia semelhante ao adamantinoma da mandíbula ou do tecido embrionário formador de dentina, com uma camada de células basais colunares com arranjo em paliçada, que constituem o elemento principal no diagnóstico do adamantinoma (Figura 13.1). São tumores predominantemente císticos ou sólido-císticos e podem ser multilobulados, apresentando um líquido de coloração escura de elevado teor proteico, calcificações, cristais de colesterol e queratina.[10]

O *tipo papilífero*, quase exclusivo do adulto, é composto de epitélio escamoso papilífero, pode apresentar cistos, mas raramente calcifica, e tem como principal diagnóstico diferencial o adenoma hipofisário, mais comum nessa faixa etária. Na histologia, observa-se somente o epitélio escamoso, sem componente adamantinomatoso e com maior tendência a ser sólido (Figura 13.2). O conteúdo cístico, quando presente, não contém cristais de colesterol e apresenta coloração amarelada e aspecto viscoso. A calcificação é um achado raro.[11] Diferentemente do tipo adamantinomatoso, apresenta discreta gliose peritumoral, sem evidência de ilhotas tumorais, o que justifica a menor propensão a recidivas.[12]

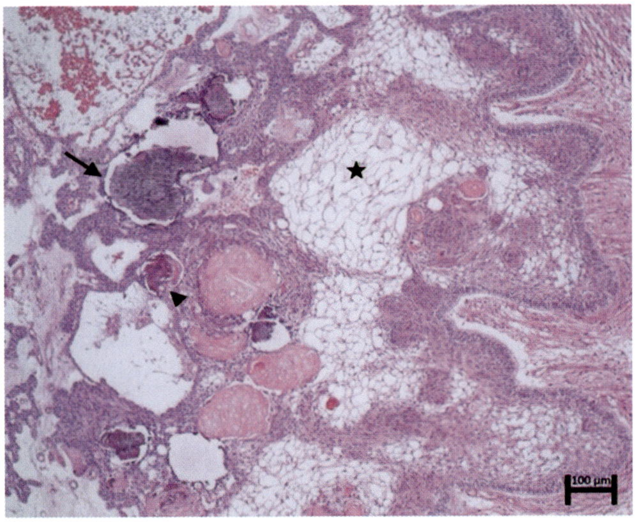

Figura 13.1 Tipo adamantinomatoso. Neoplasia composta de ilhas e cordões de células epiteliais com paliçada delimitando o estroma, composto de células retículo-estreladas (*asterisco*). Ninhos de células escamosas anucleadas (*ponta de seta*) e focos de calcificação (*seta*).

Quadro 13.1 Comparação entre os craniofaringiomas adamantinomatosos e papilíferos.

Características	Adamantinomatoso	Papilífero
Incidência	0,5 a 2,5 casos por milhão/ano	
Frequência	90%	10%
Faixa etária (anos)	5 a 15 e 45 a 60	40 a 55
Apresentação clínica	Assintomático (incomum). Sintomas ao diagnóstico: hipertensão intracraniana, alteração visual, hipopituitarismo, obesidade	
Macroscopia	Tumor cístico com ou sem componente sólido	Predominantemente sólido
Microscopia	Multicístico; "retículo-estrelado"; "queratina úmida"; calcificação ocasional; protrusões *finger-like* na borda cerebral, delimitadas por células em paliçada; inflamação crônica no tecido cerebral peritumoral	Padrão de crescimento papilar com epitélio escamoso não queratinizado; sem queratina úmida; sem calcificação; epitélio neoplásico bem circunscrito, infiltração de tecido cerebral adjacente geralmente ausente
Localização	Intra/suprasselar	Suprasselar
Ressonância magnética	Cistos hiperintensos em T1	Cistos hipointensos em T1
Tomografia computadorizada	Presença de calcificações e predomínio de áreas císticas	Ausência de calcificações e predomínio de área sólida
Calcificações	Frequentes	Raras
Marcadores moleculares	Mutação *CTNNB1*	Mutação *BRAF V600E*

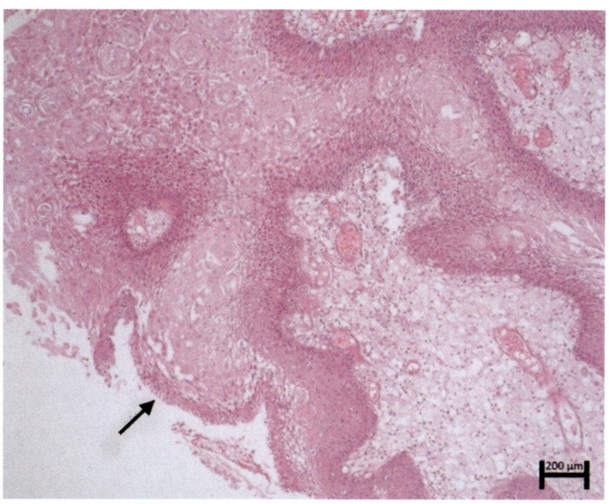

Figura 13.2 Tipo papilífero. Eixos conjuntivos fibrovasculares formando papilas revestidas por epitélio escamoso bem diferenciado com paliçada (*seta*).

Embora de fisiopatologia não esclarecida, estudos recentes apontam para a origem genética diferente entre os dois tipos histológicos. O comportamento agressivo, do ponto de vista clínico e biológico, aponta para uma doença molecular complexa. A rigor, os mecanismos biológicos envolvidos na base da natureza agressiva de uma lesão neoplásica são: proliferação celular, falha de via apoptótica e ativação de via antiapoptótica, anaplasia celular, invasividade local, neoangiogênese e resposta imune. Tais mecanismos parecem estar presentes no desenvolvimento de craniofaringiomas (Quadro 13.2).[13-16]

Numerosas citocinas e mediadores inflamatórios são expressos em craniofaringiomas, tanto nos componentes sólidos quanto nos componentes císticos. Concentrações particularmente elevadas das citocinas IL-6, IL-8 e IL-10 são relatadas no fluido cístico de craniofaringiomas adamantinomatosos. Essas moléculas podem promover a fuga da vigilância imunológica em craniofaringiomas, favorecendo vias pró-tumorigênese.[17-19]

Estudos iniciais apontaram para associação entre mutações no gene *CTNNB1* e o craniofaringioma adamantinomatoso,[20] o que foi confirmado em estudos em camundongos geneticamente modificados.[21] Esse gene codifica a β-catenina, que tem papel

Quadro 13.2 Patogênese de craniofaringiomas.

Proliferação celular	Mutação *CTNNB1* (acúmulo de β-catenina) Mutação *BRAF V600E* (ativação da via MAPK)
Anaplasia celular	Receptor do ácido retinoico (RAR)
Invasividade	Catepsinas
Neoangiogênese	Fator de crescimento de endotélio vascular (VEGF)
Resposta do sistema imune	IL-6, IL-8 e IL-10

IL: interleucina.

regulatório na via Wnt. Mutações no éxon 3 do *CTNNB1* são frequentes no craniofaringioma adamantinomatoso (prevalência de 56 a 92%) (ver Quadro 13.1). Além disso, foi observado acúmulo de β-catenina, nuclear e citoplasmática, em 90 a 94% desse tipo de craniofaringioma.[13,22-24] No tipo papilífero, são identificadas mutações no oncogene *BRAF V600E* em até 95% dos casos, resultando na ativação da via MAPK e culminando no processo de tumorigênese.[25-27]

DIAGNÓSTICO

Pacientes com craniofaringioma normalmente apresentam, ao diagnóstico, características de aumento da pressão intracraniana e/ou anormalidades hormonais. Por apresentar crescimento lento, o diagnóstico desses tumores costuma ter atraso de meses a anos.[28-30] O achado incidental dessa neoplasia em exames de imagem é incomum e ocorre em menos de 2% dos casos.[31] O diagnostico diferencial deve ser realizado com outros tumores da região hipotálamo-hipofisária, tais como adenomas hipofisários, gliomas de baixo grau, tumores de células germinativas e cistos da bolsa de Rathke.[32]

Manifestações clínicas

A apresentação clínica é variável e está relacionada com a idade do paciente, o tamanho, a localização e a expansão do tumor e o grau de comprometimento da função hipofisária.[2,33-36] Na infância, sintomas secundários ao aumento da pressão intracraniana, notadamente cefaleia, mas também náuseas e vômitos, são muito comuns à apresentação clínica; a baixa estatura e o ganho ponderal podem estar presentes anos antes de o diagnóstico ser estabelecido.[28,37] Déficits visuais são comuns, podendo estar presentes em até 84% dos casos e com manifestação em qualquer faixa etária. O grau de deficiência visual depende da topografia anatômica do tumor no que diz respeito à compressão do quiasma óptico (Quadro 13.3).[38]

O excesso de peso decorrente de disfunção hipotalâmica também pode ser encontrado com frequência em pacientes com craniofaringioma, geralmente como manifestação tardia; contudo, pode estar presente em até 20% das crianças ao diagnóstico. Esse achado é atribuído à disfunção nos núcleos hipotalâmicos controladores da fome/saciedade e do gasto energético, bem como ao hipopituitarismo subjacente (ver Quadro 13.3).[39]

Alterações hormonais

Os déficits endócrinos são a primeira manifestação clínica na história da doença em 40 a 87% dos pacientes com diagnóstico de craniofaringioma, incluindo deficiência de arginina-vasopressina (AVP), que é observada em 17 a 27% dos pacientes antes do diagnóstico. As alterações hormonais são frequentemente causadas por distúrbios relacionados ao tumor e/ou ao tratamento no eixo hipotálamo-hipófise que afetam a secreção de hormônio do crescimento (GH) (75%), gonadotrofinas (40%), hormônio tireoestimulante (TSH) (25%) e hormônio adrenocorticotrófico (ACTH) (25%).[2,28,37]

Alterações radiológicas

A avaliação radiológica desempenha um papel crucial na identificação, na caracterização e no manejo dos craniofaringiomas, já que esses tumores podem apresentar uma variedade de características distintas em exames de imagem. Podem ser exclusivamente sólidos (18 a 39% dos casos), císticos (46 a 64% dos casos) e mistos (8 a 36% dos casos). A grande maioria (95 a 96%) tem um componente suprasselar; 20 a 41%, apenas suprasselar; 53 a 75%, intra e suprasselar; e 5 a 6%, puramente intrasselar. Na ressonância magnética sem contraste, as partes sólidas, incluindo tecido calcificado, e as paredes dos cistos de craniofaringiomas, em particular, podem exibir uma variedade de sinais em T1, variando de hipointensos a hiperintensos. Craniofaringiomas adamantinomatosos apresentam cistos com conteúdo hiperintenso em T1, ao passo que o tipo papilífero, quando cístico, apresenta conteúdo hipointenso (Figuras 13.3 e 13.4). Nas imagens ponderadas em T2, os tumores geralmente aparecem hipointensos e hiperintensos, devido à distribuição não homogênea das calcificações e à ampla variação individual do sinal de calcificações. Calcificações são encontradas em 45 a 57% dos casos (menos comuns em adultos) e podem ser úteis no diagnóstico diferencial, embora possam ocorrer em outros tumores selares, particularmente nos adenomas hipofisários. A confirmação da presença ou ausência de calcificações em craniofaringiomas geralmente não é possível apenas pela ressonância magnética. São necessárias sequências em T2* para identificar calcificações, o que pode ser dificultado pelo conteúdo de ar dos seios da base central do crânio. Nesse contexto, a tomografia computadorizada (TC) é considerada o padrão-ouro para a identificação de calcificações em craniofaringiomas. Às vezes, calcificações podem ser vistas mesmo à radiografia simples de crânio.[8,37,40]

Quadro 13.3 Manifestações clínicas dos craniofaringiomas.

Efeito de massa	Hipertensão intracraniana • Cefaleia • Náuseas • Vômitos Déficit visual
Alterações hormonais	Déficit somatotrófico: baixa estatura Déficit gonadotrófico: atraso puberal Déficit tireotrófico: hipotireoidismo Déficit corticotrófico: insuficiência adrenal
Alterações hipotalâmicas	Obesidade hipotalâmica Deficiência de arginina-vasopressina (AVP) Desregulação da temperatura corporal Distúrbio do sono Disfunção cognitiva

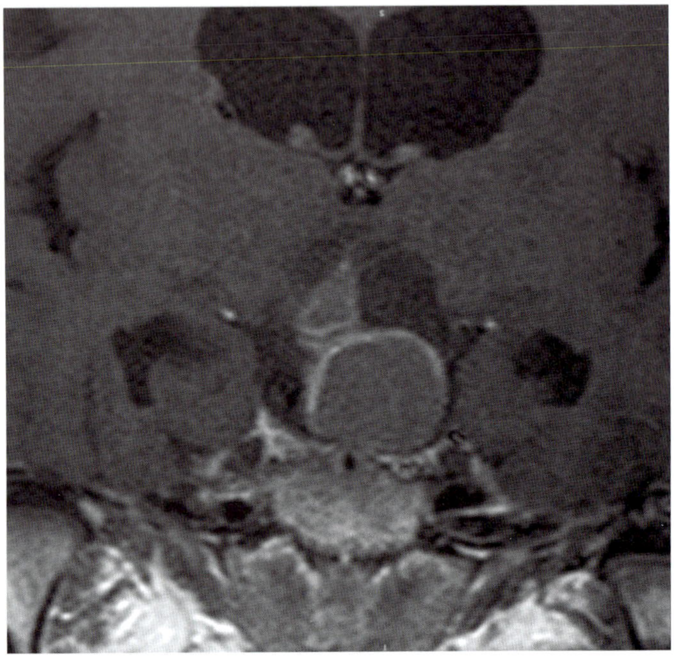

Figura 13.3 Imagem de ressonância magnética. Corte coronal mostrando craniofaringioma adamantinomatoso cístico na fase T1 pós-contraste. O conteúdo do cisto é hiperintenso.

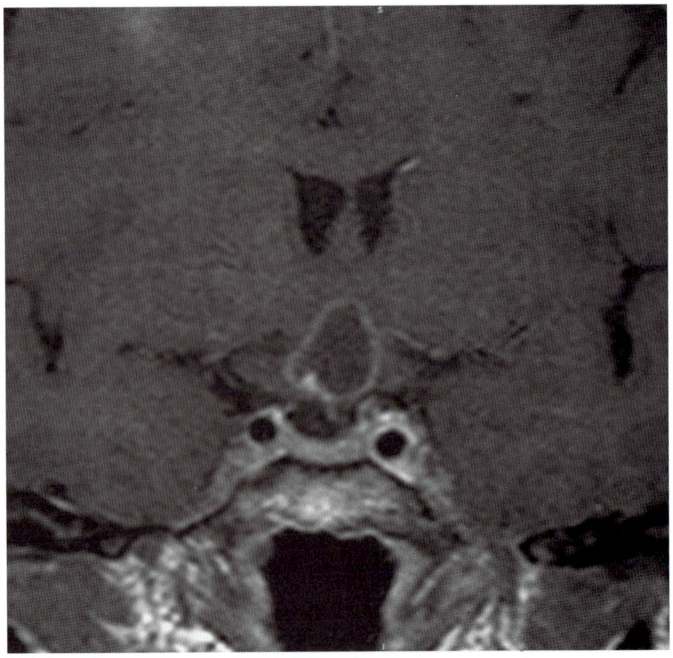

Figura 13.4 Imagem de ressonância magnética. Corte coronal mostrando craniofaringioma papilífero cístico na fase T1 pós-contraste. O conteúdo do cisto é hipointenso.

TRATAMENTO

À exceção de tumores pequenos e estáveis, o tratamento convencional para craniofaringiomas geralmente envolve uma abordagem multimodal, que pode consistir em uma ou mais intervenções cirúrgicas, combinadas ou não com radioterapia e tratamentos intracísticos. Entre os objetivos do tratamento, são listados: confirmação diagnóstica, resolução do quadro neurológico e oftalmológico, recuperação ou preservação da função hipofisária, prevenção de recidivas e preservação da qualidade de vida (Quadro 13.4).[37]

Cirurgia

A cirurgia atualmente é o tratamento de escolha para craniofaringiomas, sobretudo quando há possibilidade de ressecção tumoral completa, o que diminui drasticamente o risco de recidiva. No entanto, cirurgias mais amplas são relacionadas com maior morbidade hipofisária e hipotalâmica, além de comprometimento da qualidade de vida. Dessa forma, tem se considerado terapia cirúrgica parcial associada a outras estratégias de tratamento, como a radioterapia, com o intuito de preservar as estruturas adjacentes ao tumor, diminuindo o impacto da cirurgia na promoção de morbidades, na qualidade de vida e no prognóstico à custa de aumento do risco de recidiva.[41]

O risco de complicações induzidas pelo grau de ressecção cirúrgica pode ser avaliado pela ressonância magnética pré-operatória, que permite a visualização do grau de adesão ou compressão das estruturas hipotalâmicas. Qualquer cirurgia para recorrência do tumor está associada a menor eficácia cirúrgica do que a cirurgia inicial e a um risco aumentado de complicações, incluindo mortalidade, o que leva cada vez mais a uma preferência pela radioterapia adjuvante como terapia complementar. Para craniofaringiomas puramente císticos, uma abertura cística no terceiro ventrículo, seguida por uma estratégia expectante, também pode representar uma opção segura, principalmente naqueles pacientes com predomínio de hipertensão intracraniana. Em alguns casos, cirurgia de emergência para descompressão quiasmática ou redução da pressão intracraniana podem ser necessárias.[42]

A via de acesso para ressecção cirúrgica será escolhida a depender de características do tumor, como tamanho, localização (selar ou suprasselar), expansão (linha média ou fora da linha média) e presença de calcificações, entre outras, bem como de características da sela túrcica e do seio esfenoidal. Em casos de tumores predominantemente císticos, com sela túrcica aumentada, poucas calcificações e tumor sem grande extensão fora da linha média, a via transesfenoidal com abordagem microscópica e/ou endoscópica é a principal opção. Para casos com sela túrcica pequena, com hipófise normal presente e funcionante inferior ao tumor, ou em casos com grande extensão fora da linha média, a via transcraniana é geralmente a melhor opção. Acesso endoscópico estendido com abertura ampla do plano esfenoidal ou clivo tem sido indicado mesmo em tumores com expansão fora da linha média, mas os autores têm tentado identificar critérios que poderiam auxiliar o prognóstico do resultado cirúrgico, especialmente para evitar dano hipotalâmico, além do desenvolvimento de técnicas de correção da fístula liquórica intraoperatória provocada por esse acesso.[37,43]

Quadro 13.4 Opções terapêuticas em craniofaringeomas.

Cirurgia	Vantagens ▪ Possibilidade de ressecção tumoral completa ▪ Redução do efeito de massa ▪ Avaliação histológica Desvantagens ▪ Risco operatório ▪ Risco de hipopituitarismo e disfunção hipotalâmica ▪ Recorrência
Radioterapia	Vantagens ▪ Tratamento conservador (tumores inoperáveis) ▪ Evita riscos relacionados com a cirurgia ▪ Redução do tamanho tumoral Desvantagens ▪ Complicações a longo prazo no tecido adjacente ▪ Tempo prolongado para resposta ao tratamento ▪ Necessidade de múltiplas sessões ▪ Recorrência
	Terapia intracística Vantagens ▪ Abordagem direta em tumores císticos ▪ Aplicação de substâncias esclerosantes da parede cística Desvantagens ▪ Efetividade variável ▪ Neurotoxicidade ▪ Recorrência
Terapias-alvo (inibidores de tirosinoquinase)	Vantagens ▪ Tratamento personalizado ▪ Menor toxicidade ▪ Redução tumoral (tipo papilífero) Desvantagens ▪ Resistência tumoral ▪ Custo elevado ▪ Necessidade de testes moleculares ▪ Restrito ao tipo papilífero

Radioterapia

A radioterapia é uma importante arma terapêutica nos craniofaringiomas, seja por técnica estereotáxica fracionada, seja em dose única ou intracística.[22,23] Quando combinada com a cirurgia, a radioterapia pode ser empregada imediatamente após uma cirurgia parcial, ou após a cirurgia total, durante o acompanhamento do paciente, quando surge um novo remanescente tumoral, ou se um remanescente tumoral previamente conhecido demonstra progressão. A radioterapia externa é geralmente indicada após a ressecção parcial ou no momento de recidiva/recrescimento, mas pode ser ainda tratamento primário após a confirmação do diagnóstico por biópsia estereotáxica em casos em que a localização da lesão leve a aumento da morbidade cirúrgica e o tumor não apresente efeito de massa que indique urgência na redução do volume tumoral. A radioterapia externa também pode ser indicada em lesões císticas que tenham tido seu conteúdo aspirado por punção estereotáxica ou pela colocação de cateteres intracísticos. Existe, ainda, a opção de radioterapia intracística com a utilização de material radioativo coloidal aplicado por meio de cateteres intracísticos. Em crianças menores, geralmente com idade inferior a 7 anos, a radioterapia é evitada, devido aos riscos de alteração cognitiva.[44]

A radioterapia não tem efeito imediato no volume tumoral, com a diminuição do tumor geralmente tendo início em 6 a 12 meses após o procedimento e continuando ao longo do tempo.[45]

Terapia intracística

A colocação de cateter intracístico que permita esvaziamento por punção de câmara localizada no subcutâneo do couro cabeludo também é uma alternativa em cistos recidivados até que a radioterapia alcance o objetivo de evitar a recidiva. O cateter também pode permitir aplicação de substâncias que poderiam levar à esclerose da parede e evitar o recrescimento do cisto.

Os tratamentos intracísticos são uma opção alternativa à ressecção cirúrgica em pacientes bem selecionados com craniofaringiomas predominantemente císticos. Particularmente úteis nos pacientes mais jovens, as terapias intracísticas podem auxiliar o adiamento da radioterapia, mas devem ser realizadas apenas por equipes experientes. O tratamento intracístico com interferon-α (IFN-α) proporciona menor risco de efeitos adversos, mas é limitado à porção cística, sem efeito no componente sólido do tumor. O uso de bleomicina intracística é associado a complicações graves ligadas a extravasamento pela parede do cisto, resultando em neurotoxicidade irreversível ou mesmo morte; revisões recentes não apoiam essa terapia em crianças com base nos benefícios e efeitos nocivos. Até o momento, os estudos sobre terapias intracísticas são pequenos e com pouco poder estatístico, com dados limitados para apoiar a sua utilização.[46]

Em casos que se apresentem com hidrocefalia, a derivação ventriculoperitoneal pode ser indicada como procedimento de urgência, até mesmo antes de qualquer tratamento dirigido ao craniofaringioma.

COMPLICAÇÕES E PROGNÓSTICO

Os pacientes com craniofaringioma têm mortalidade global 3 a 5 vezes mais elevada do que a observada na população geral. Morbidade aumentada é igualmente constatada com relação a hipopituitarismo, lesão hipotalâmica, déficit visual e cognitivo, declínio na qualidade de vida e desenvolvimento de fatores de risco cardiovascular, consequentes à obesidade hipotalâmica. Outras manifestações de disfunção hipotalâmica que também estão ligadas sobretudo à redução da qualidade de vida são distúrbios da sede e da termorregulação, sonolência e apneia do sono.[47]

Obesidade e craniofaringioma

Obesidade é uma complicação frequente e grave do craniofaringioma em si e de seu tratamento. O ganho de peso é comum, especialmente após a cirurgia, e ocorre em 26 a 61% dos pacientes cirurgicamente tratados. Mecanismos diversos podem estar envolvidos. Entre os mais importantes, está a destruição ou o grave comprometimento pelo tumor ou pela cirurgia mais agressiva dos núcleos hipotalâmicos que controlam a ingestão alimentar e o gasto energético. Redução da saciedade e hiperfagia são achados frequentes. Em consequência à obesidade, é comum o surgimento de diabetes melito tipo 2 (DM2), dislipidemia, hipertensão arterial e síndrome metabólica. Em comparação com a população geral, foi relatada, na Suécia, uma incidência aumentada em 7 vezes para infarto cerebral e em 5,6 vezes para DM2.[39]

O tratamento da obesidade hipotalâmica se baseia nas mudanças do estilo de vida, que, isoladamente, não costumam ser efetivas, associadas ao uso de medicações para controle do peso. Pacientes com craniofaringeoma e obesidade parecem apresentar uma boa resposta aos análogos do peptídeo semelhante ao glucagon 1 (GLP-1) (exenatida e liraglutida), mesmo em doses relativamente baixas. Cirurgia bariátrica está indicada para os casos de obesidade grave refratária ao tratamento clínico.[48]

Deficiências hormonais

As deficiências endócrinas do eixo hipotálamo-hipófise resultam na necessidade de substituição hormonal ao longo da vida. Deficiências hormonais hipofisárias estão presentes em 54 a 100% dos pacientes. A deficiência pós-operatória de ACTH ocorre em 55 a 88% dos pacientes; a de GH, em 88 a 100% dos pacientes; a de TSH, em 39 a 95% dos pacientes; a de gonadotrofinas, em 80 a 95% dos pacientes; e a de AVP, em 25 a 86% dos pacientes. Em caso de hipopituitarismo não tratado ou reposição hormonal insuficiente, são comuns efeitos adversos graves, como baixa estatura (para deficiência de GH) ou situações de emergência com risco à vida, como crise adrenal (para deficiência de ACTH). A terapia de reposição com GH recombinante é segura em relação aos riscos de progressão e recorrência tumoral, com melhora da qualidade de vida, peso e altura.[43,49]

Distúrbios hidroeletrolíticos

No pós-operatório, as alterações hidroeletrolíticas são as de manejo mais difícil e importante. A presença de deficiência de AVP antes da cirurgia deve ser tratada com reposição adequada de desmopressina, que deve ser mantida no pré e pós-operatório imediato. No intra e pós-operatório imediato, a necessidade de administração de desmopressina injetável (por via subcutânea ou intravenosa) em pequenas doses (0,5 ou 1 μg) deverá ser monitorada a intervalos curtos (2 a 4 horas) a partir da avaliação do sódio sérico e do volume urinário. Em pacientes com consciência preservada, a presença de sede pode auxiliar a indicação da administração da desmopressina e de líquidos que possam ser liberados por via oral o mais precocemente possível.[50]

Alterações visual e neurológica são complicações dependentes da compressão do tumor ou do tratamento, como cirurgia e radioterapia, e também são significativas para o comprometimento da qualidade de vida desses pacientes.

Mortalidade e craniofaringioma

A mortalidade geral em craniofaringiomas é relatada como 3 a 5 vezes maior do que aquela observada na população geral. A sobrevida global descrita em coortes pediátricas varia de 83 a 96% em 5 anos e de 65 a 100% em 10 anos, e é, em média, de 62% em 20 anos. Em coortes mistas de pacientes pediátricos e adultos, a sobrevida global está na faixa de 54 a 96% em 5 anos, 40 a 93% em 10 anos e 66 a 85% em 20 anos. Se a idade no diagnóstico de craniofaringioma é um fator prognóstico para a sobrevivência ainda é uma questão controversa. Vários estudos demonstraram que os pacientes mais jovens apresentam melhor sobrevida do que pacientes adolescentes e adultos. Além disso, foi relatado um melhor prognóstico para os craniofaringiomas papilíferos do que para os craniofaringiomas adamantinomatosos, porém com resultados ainda inconsistentes.[2,47]

A mortalidade a longo prazo está associada a fatores de risco relacionados com o tumor e/ou o tratamento, como doença progressiva com múltiplas recorrências, doença cerebrovascular, deficiências neuroendócrinas crônicas, síndrome hipotalâmica, DM2 e convulsões. A mortalidade global padronizada variou de 2,88 a 9,28 vezes em estudos de coorte publicados; pacientes com craniofaringiomas apresentam taxa de mortalidade cardiovascular associada à síndrome metabólica aumentada de 3 a 19 vezes quando comparados com a população geral. Uma taxa de risco cardiovascular ainda maior é observada em pacientes do sexo feminino com craniofaringioma, provavelmente causada por deficiência de estrogênio, devido ao hipogonadismo secundário.[51]

TERAPIAS-ALVO

Embora represente apenas 10% de todos os craniofaringiomas, o tipo papilífero apresenta a mutação *BRAF V600E* na quase totalidade das vezes. Por esse motivo, inibidores da tirosinoquinase (sobretudo dabrafenibe, isolado ou em combinação com trametinibe) têm despontado como fármacos potencialmente úteis nos casos mais graves, com múltiplas recorrências. Existem vários relatos de casos na literatura que mostraram uma redução tumoral de até 90% em pacientes com craniofaringioma papilífero tratados com esses fármacos, levantando a questão do uso de inibidores de MAPK como terapia neoadjuvante antes de considerar a redução cirúrgica e/ou a radioterapia (Figura 13.5).[52-54]

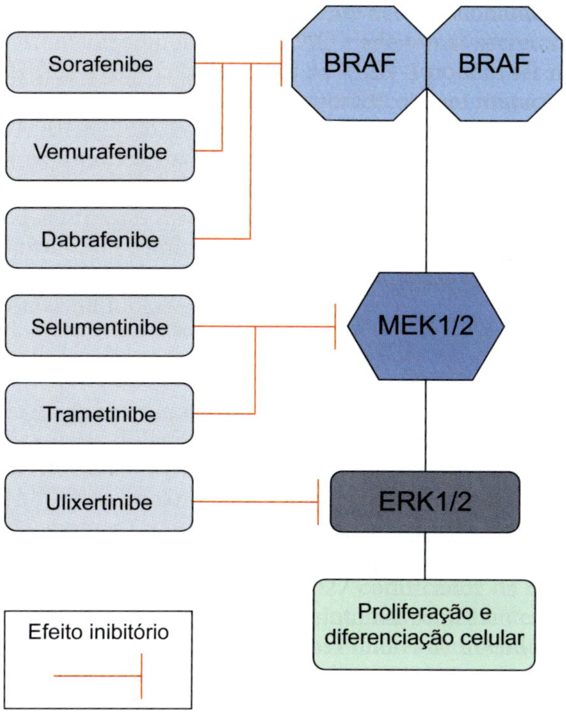

Figura 13.5 Componentes da via MAPK e inibidores de intermediários da via. O uso isolado ou combinado dessas substâncias tem sido estudado no tratamento de craniofaringeomas papilíferos.

Ao se considerarem os craniofaringiomas adamantinomatosos, atualmente não existem terapias médicas disponíveis que tenham mostrado resultados semelhantes aos observados com inibidores BRAF/MEK em craniofaringiomas papilíferos. No entanto, a recente demonstração de que a via MAPK/ERK é ativada nas protrusões *finger-like* do craniofaringioma adamantinomatoso, seguida de redução da proliferação e aumento da apoptose em culturas de células desses tumores tratadas com trametinibe, indica que novas vias médicas podem surgir em um futuro próximo.[43,55,56] Além disso, persistem lacunas nos mecanismos patogenéticos dos craniofaringiomas, e estudos vêm sendo realizados com o intuito de proporcionar maior compreensão das vias fisiopatológicas implicadas na oncogênese desses tumores, de modo a oferecer opções terapêuticas mais eficazes. Isso poderia contribuir com melhora significativa do resultado terapêutico, possibilitando maior racionalidade na abordagem dessa patologia de difícil manejo médico e de escassas opções terapêuticas.

Resumo

Craniofaringiomas são tumores cerebrais raros e representam 1,2 a 4,6% das neoplasias intracranianas primárias, com distribuição bimodal. Embora benignos, sua localização próxima a estruturas nobres causa déficits neurológicos e hormonais, comprometendo a qualidade de vida. Existem dois tipos histológicos: adamantinomatoso e papilífero, cada um deles com características específicas. O adamantinomatoso é o mais comum, ao passo que o papilífero é mais prevalente em adultos. Estudos recentes apontam para diferenças genéticas entre os tipos, com mutações no gene *CTNNB1* sendo características do adamantinomatoso e mutações *BRAF V600E* associadas ao papilífero. O diagnóstico muitas vezes é tardio, com sintomas relacionados com aumento da pressão intracraniana e déficits visuais e hormonais. O tratamento é multimodal e inclui cirurgia, radioterapia e tratamentos intracísticos. A cirurgia é a abordagem principal, buscando a ressecção completa, mas pode estar associada a complicações. A radioterapia é indicada principalmente em casos de ressecção parcial ou recorrência. Terapias intracísticas são alternativas em tumores predominantemente císticos. As complicações incluem obesidade, distúrbios hormonais, alterações hidroeletrolíticas e déficits neurológicos e visuais. A obesidade é uma complicação comum e grave, muitas vezes relacionada com a disfunção hipotalâmica. A sobrevida varia e é influenciada pela idade e pelo grau de ressecção cirúrgica. Os pacientes requerem monitoramento contínuo, devido ao risco de recidiva e às complicações tardias. Novas abordagens moleculares, como inibidores de tirosinoquinase para craniofaringeomas papilíferos, estão sendo exploradas para melhorar o tratamento dessas neoplasias intracranianas complexas.

REFERÊNCIAS BIBLIOGRÁFICAS

1. Faria M, Nascimento G, Vaz L. Craniofaringioma. In: Salgado L, Boguszewski C, Czepielewski M, editors. Hipófise: uma glândula fundamental em endocrinologia. 2nd ed. São Paulo: Ed Atheneu; 2013. p. 90-5.
2. Müller HL, Merchant TE, Warmuth-Metz M et al. Craniopharyngioma. Nat Rev Dis Primers [Internet]. 2019; 5:75.
3. Martinez-Barbera JP, Andoniadou CL. Biological behaviour of craniopharyngiomas. Neuroendocrinology. 2020; 110:797-804.
4. Gupta K, Kuhn MJ, Shevlin DW et al. Metastatic craniopharyngioma. AJNR Am J Neuroradiol. 1999; 20:1059-60.
5. Frangou EM, Tynan JR, Robinson CA et al. Metastatic craniopharyngioma: case report and literature review. Childs Nerv Syst [Internet]. 2009; 25:1143-7.
6. Wang XY, Xu SJ, Li XG. Post-operative implantation metastasis of craniopharyngioma: a case report. J Int Med Res. 2010; 38:1876-82.
7. Piloni M, Gagliardi F, Bailo M et al. Craniopharyngioma in pediatrics and adults. Adv Exp Med Biol. 2023; 1405:299-329.
8. Müller HL, Martinez-Barbera JP. Adamantinomatous craniopharyngioma: Genomics, radiologic findings, clinical, and prognosis. In: Kohn B. (ed). Pituitary disorders of childhood. Contemporary Endocrinology. Totowa, NJ: Humana Press, Cham; 2019. p. 41-70.
9. Momin AA, Recinos MA, Cioffi G et al. Descriptive epidemiology of craniopharyngiomas in the United States. Pituitary [Internet]. 2021; 24:517-22.
10. Karavitaki N, Cudlip S, Adams CBT et al. Craniopharyngiomas. Endocr Rev. 2006; 27:371-97.
11. Jannelli G, Calvanese F, Paun L et al. Current advances in papillary craniopharyngioma: State-of-the-art therapies and overview of the literature. Brain Sci. 2023;13.
12. Wu J, Wu X, Yang YQ et al. Association of histological subtype with risk of recurrence in craniopharyngioma patients: a systematic review and meta-analysis. Neurosurg Rev. 2022; 45:139-50.
13. Campanini ML, Almeida JP, Martins CS et al. The molecular pathogenesis of craniopharyngiomas. Arch Endocrinol Metab. 2023; 67:266-75.
14. Larkin S, Karavitaki N. Recent advances in molecular pathology of craniopharyngioma. F1000Res. 2017; 6:1202.
15. Guadagno E, De Divitiis O, Solari D et al. Can recurrences be predicted in craniopharyngiomas? β-catenin coexisting with stem cells markers and p-ATM in a clinicopathologic study of 45 cases. J Exp Clin Cancer Res. 2017; 36:95.
16. Shah A, Jung H. Important prognostic markers for craniopharyngioma recurrence. Clin Neurol Neurosurg. 2015; 139:247.
17. Pettorini BL, Inzitari R, Massimi L et al. The role of inflammation in the genesis of the cystic component of craniopharyngiomas. Childs Nerv Syst. 2010; 26:1779-84.
18. Mori M, Takeshima H, Kuratsu JI. Expression of interleukin-6 in human craniopharyngiomas: a possible inducer of tumor-associated inflammation. Int J Mol Med. 2004; 14:505-9.
19. Donson AM, Apps J, Griesinger AM et al. Molecular analyses reveal inflammatory mediators in the solid component and cyst fluid of human adamantinomatous craniopharyngioma. J Neuropathol Exp Neurol. 2017; 76:779-8.
20. Sekine S, Shibata T, Kokubu A et al. Craniopharyngiomas of adamantinomatous type harbor beta-catenin gene mutations. Am J Pathol. 2002; 161:1997-2001.
21. Martinez-Barbera JP, Buslei R. Adamantinomatous craniopharyngioma: pathology, molecular genetics and mouse models. J Pediatr Endocrinol Metab. 2015; 28:7-17.
22. Larkin SJ, Ansorge O. Pathology and pathogenesis of craniopharyngiomas. Pituitary. 2013; 16:9-17.
23. Jucá CEB, Colli LM, Martins CS et al. Impact of the canonical Wnt pathway activation on the pathogenesis and prognosis of adamantinomatous craniopharyngiomas. Horm Metab Res. 2018; 50:575-81.
24. Campanini ML, Colli LM, Paixao BMC et al. CTNNB1 gene mutations, pituitary transcription factors, and microRNA expression involvement in the pathogenesis of adamantinomatous craniopharyngiomas. Horm Cancer. 2010; 1:187-96.

25. Brastianos PK, Santagata S. Endocrine tumors: BRAF V600E mutations in papillary craniopharyngioma. Eur J Endocrinol. 2015; 174:R139-44.
26. Cimino PJ, Gonzalez-Cuyar LF, Perry A et al. Lack of BRAF-V600E mutation in papillary tumor of the pineal region. Neurosurgery. 2015; 77:621-8.
27. Kim JH, Paulus W, Heim S. BRAF V600E mutation is a useful marker for differentiating Rathke's cleft cyst with squamous metaplasia from papillary craniopharyngioma. J Neurooncol. 2015; 123(1):189-91.
28. Hoffmann A, Boekhoff S, Gebhardt U et al. History before diagnosis in childhood craniopharyngioma: associations with initial presentation and long-term prognosis. Eur J Endocrinol [Internet]. 2015; 173(6):853-62.
29. Müller HL. The diagnosis and treatment of craniopharyngioma. Neuroendocrinol. 2020; 110:753-66.
30. Martinez-Gutierrez JC, D'Andrea MR, Cahill DP et al. Diagnosis and management of craniopharyngiomas in the era of genomics and targeted therapy. Neurosurg Focus. 2016; 41:E2.
31. Boekhoff S, Bison B, Eveslage M et al. Craniopharyngiomas presenting as incidentalomas: results of KRANIOPHARYNGEOM 2007. Pituitary. 2019; 22:532-41.
32. Müller HL, Gebhardt U, Faldum A et al. Xanthogranuloma, Rathke's cyst, and childhood craniopharyngioma: results of prospective multinational studies of children and adolescents with rare sellar malformations. J Clin Endocrinol Metab. 2012; 97:3935-43.
33. Losa M, Vimercati A, Acerno S et al. Correlation between clinical characteristics and proliferative activity in patients with craniopharyngioma. J Neurol Neurosurg Psychiatry. 2004; 75:889-92.
34. Pascual JM, Prieto R. Craniopharyngiomas in adults: Are these tumors pituitary or hypothalamic centered? Clin Neuropathol. 2021; 40:299-301.
35. Hofmann BM, Hoelsken A, Fahlbusch R et al. Hormone receptor expression in craniopharyngiomas: A clinicopathological correlation. Neurosurgery. 2010; 67:617-25.
36. Del Can Sánchez DJ, Ortega AJM, Moreno EV et al. Aggressive craniopharyngiomas. Rev Argent Endocrinol Metab. 2021; 58 (Suppl. 1):193.
37. Müller HL. The diagnosis and treatment of craniopharyngioma. Neuroendocrinology. 2020; 110:753-66.
38. Wan MJ, Zapotocky M, Bouffet E et al. Long-term visual outcomes of craniopharyngioma in children. J Neurooncol. 2018; 137:645-51.
39. Iughetti L, Bruzzi P. Obesity and craniopharyngioma. Ital J Pediatr. 2011; 37:38.
40. Lim EA, Alves CAPF, Picariello S et al. Neuroimaging of paediatric pineal, sellar and suprasellar tumours: a guide to differential diagnosis. Child's Nervous System. 2022; 38:33-50.
41. Hong CS, Omay SB. The role of surgical approaches in the multi-modal management of adult craniopharyngiomas. Curr Oncol [Internet]. 2022; 29:1408-21.
42. Yaxian D, Chunmei Y, Juanyu X et al. An analysis of clinical characteristics and postoperative complications in children craniopharyngioma. Childs Nerv Syst. 2021; 37:3033-40.
43. Cuny T, Buchfelder M, Dufour H et al. The challenging management of craniopharyngiomas in adults: Time for a reappraisal? Cancers (Basel). 2022; 14:3831.
44. Albano L, Losa M, Flickinger J et al. Radiotherapy of parasellar tumours. Neuroendocrinology. 2020; 110:848-58.
45. Shi Z, Esiashvili N, Janss AJ et al. Transient enlargement of craniopharyngioma after radiation therapy: pattern of magnetic resonance imaging response following radiation. J Neurooncol. 2012; 109:349-55.
46. Schmutzer-Sondergeld M, Quach S et al. Risk-benefit analysis of surgical treatment strategies for cystic craniopharyngioma in children and adolescents. Front Oncol. 2024; 14:1274705.
47. Wijnen M, Olsson DS, van den Heuvel-Eibrink MM et al. Excess morbidity and mortality in patients with craniopharyngioma: a hospital-based retrospective cohort study. Eur J Endocrinol. 2018; 178:93-102.
48. Müller HL. Management of hypothalamic obesity. Endocrinol Metab Clin North Am. 2020; 49:533-52.
49. Boguszewski MCS, Boguszewski CL, Chemaitilly W et al. Safety of growth hormone replacement in survivors of cancer and intracranial and pituitary tumours: a consensus statement. Eur J Endocrinol. 2022; 186:P35-52.
50. Musolino N, Cescato V. Craniofaringioma: Diagnóstico, tratamento e complicações. In: Vilar L (editor). Endocrinologia clínica. 7. ed. Rio de Janeiro: Guanabara Koogan; 2021. p. 154-8.
51. Pereira AM, Schmid EM, Schutte PJ et al. High prevalence of long-term cardiovascular, neurological and psychosocial morbidity after treatment for craniopharyngioma. Clin Endocrinol (Oxf). 2005; 62:197-204.
52. Agosti E, Zeppieri M, Antonietti S et al. Advancing craniopharyngioma management: A systematic review of current targeted therapies and future perspectives. Int J Mol Sci. 2024; 25:723.
53. Fasano M, Della Corte CM, Caterino M et al. Dramatic therapeutic response to dabrafenib plus trametinib in BRAF V600E mutated papillary craniopharyngiomas: A case report and literature review. Front Med (Lausanne). 2021; 8:652005.
54. Rao M, Bhattacharjee M, Shepard S et al. Newly diagnosed papillary craniopharyngioma with BRAF V600E mutation treated with single-agent selective BRAF inhibitor dabrafenib: a case report. Oncotarget. 2019; 10:6038-42.
55. Apps JR, Carreno G, Gonzalez-Meljem JM et al. Tumour compartment transcriptomics demonstrates the activation of inflammatory and odontogenic programmes in human adamantinomatous craniopharyngioma and identifies the MAPK/ERK pathway as a novel therapeutic target. Acta Neuropathol. 2018; 135:757-77.
56. Iglesias P. Targeted therapies in the medical management of craniopharyngioma. Pituitary. 2022; 25:383-92.

CAPÍTULO

14

Hipofisites

Lucio Vilar ▪ Felipe Henning Gaia Duarte ▪ Flávia Regina Pinho Barbosa ▪ Paulo Augusto Carvalho Miranda ▪ Nina Rosa Musolino (*in memoriam*)

INTRODUÇÃO

Hipofisite é um termo genérico que inclui uma variedade de condições que causam inflamação da hipófise, resultando em sintomas decorrentes da compressão selar e das deficiências de hormônios hipofisários.[1,2] Trata-se de uma condição rara, com prevalência de cerca de 0,24 a 0,88%,[2-4] de acordo com dados cirúrgicos de massas hipofisárias e estudos de necropsia. Sua incidência anual estimada é de aproximadamente 1 em 9 milhões de casos cirúrgicos e de 2,4 em cada 10 milhões para casos cirúrgicos e não cirúrgicos. No entanto, esses números parecem ser subestimados.[2-6]

As hipofisites podem ser classificadas de acordo com a localização anatômica do envolvimento da hipófise (adeno-hipofisite, infundíbulo-neuro-hipofisite ou pan-hipofisite), o aspecto histológico e a causa (formas primárias ou secundárias) (Quadro 14.1).[3] As formas primárias são caracterizadas por um processo inflamatório idiopático confinado à glândula hipofisária, enquanto as formas secundárias são desencadeadas por uma etiologia definida (medicamentos e doenças intracranianas ou sistêmicas).[4,5,7] De acordo com as características histopatológicas, existem duas formas principais de hipofisites primárias, incluindo a hipofisite linfocítica[8-10] e a hipofisite granulomatosa,[3,9,11] bem como três variantes raras, entre elas a hipofisite xantomatosa,[12] a hipofisite relacionada com IgG4,[13-18] a hipofisite necrosante[19] e outras formas mistas[3,7] (ver Quadro 14.1).[3,4] A hipofisite linfocítica é a forma mais comum de hipofisite e ocorre com mais frequência em mulheres durante o final da gravidez e no período pós-parto.[3,8]

Na adeno-hipofisite, responsável por cerca de 65% dos casos de hipofisite primária, a inflamação envolve a hipófise anterior. Na infundíbulo-neuro-hipofisite (10% dos casos), a inflamação acomete a hipófise posterior e a haste. Na pan-hipofisite (25% dos casos), a inflamação acomete toda a glândula.[3,4,8]

As medicações mais frequentemente associadas ao desenvolvimento são os imunobiológicos, particularmente os inibidores do *checkpoint* imune, anticorpos monoclonais em uso crescente, na última década, para o tratamento de várias malignidades sólidas e hematológicas.[5,7,20]

Quadro 14.1 Classificação das hipofisites.

Baseada na localização anatômica do envolvimento hipofisário
- Adeno-hipofisite
- Infundíbulo-neuro-hipofisite
- Pan-hipofisite

Baseada no aspecto histológico
- Linfocítica
- Granulomatosa
- Xantomatosa
- Necrosante
- Associada à IgG4
- Formas mistas (linfogranulomatosa, xantogranulomatosa)

Baseada na causa
- Primária (idiopática)
- Secundária
  - Doenças selares (germinoma, cisto da bolsa de Rathke, craniofaringeoma, adenoma hipofisário)
  - Doenças sistêmicas (granulomatose de Wegener, tuberculose, sarcoidose, sífilis, infecções virais etc.)
  - Terapia com fármacos imunomoduladores (inibidores de *checkpoint* imune [ipilimumabe, nivolumabe e pembrolizumabe]), interferon-α, ribavirina, ustequinumabe

Adaptado de Prete e Salvatori, 2021;[3] Fukuoka, 2015.[4]

HIPOFISITES PRIMÁRIAS

A hipofisite primária é uma doença rara, com incidência estimada de cerca de 1 em 9 milhões de habitantes/ano.[3,6] A hipofisite linfocítica é a forma mais comum (68 a 71%), seguida por hipofisite granulomatosa (18,6 a 20%), hipofisite relacionada com IgG4 e a hipofisite xantomatosa (3,3%).[3,5,6,8] Embora a hipofisite relacionada com IgG4 tenha sido demonstrada como rara, sua incidência, na realidade, pode estar subestimada.[11,17] Existem poucos casos relatados de hipofisite necrosante.[4,19] A hipofisite predominante na gravidez é a linfocítica, com casos esporádicos de hipofisite granulomatosa e, até o momento, nenhum relato de hipofisite xantomatosa.[2-5] O Quadro 14.2 resume as características epidemiológicas e histopatológicas dessas variantes.[3,6]

Quadro 14.2 Características das várias formas de hipofisite primária.

	Linfocítica	Granulomatosa	Xantomatosa	Relacionada com IgG4	Necrosante
Prevalência	O subtipo mais comum (68%)	O segundo subtipo mais comum (20%)	Muito rara (3%)	Muito rara (4%) Alta prevalência no Japão e na Coreia	Extremamente rara (< 1%)
Sexo predominante	Feminino (cerca de 3:1)	Feminino (cerca de 3:1)	Feminino (cerca de 3:1)	Masculino (cerca de 2:1)	Masculino (cerca de 3:1)
Associação com gravidez	Sim Cerca de 70% dos casos surgem durante a gestação ou no puerpério	Não	Não	Não	Não
Idade média de aparecimento	4ª década (*mulheres*) 5ª década (*homens*)	5ª década	4ª década	7ª década	Quatro casos relatados (12, 20, 33 e 39 anos de idade)
Histopatologia	▪ Infiltração linfocítica difusa da hipófise (principalmente, células T) ▪ Folículos linfoides podem ser observados; ocasionalmente, plasmócitos, eosinófilos e fibroblastos também ▪ Fibrose e atrofia hipofisárias podem ocorrer em estágios avançados da doença	▪ Grande número de células gigantes e histiócitos com formação de granuloma	▪ Histiócitos espumosos (macrófagos ricos em lipídios) sem a presença de granulomas; plasmócitos pequenos e linfócitos maduros e arredondados são também observados ▪ Fibrose hipofisária pode ser observada em estágios avançados da doença	▪ Extensa infiltração glandular por plasmócitos com alto grau de positividade de IgG4 ▪ Fibrose estoriforme* é observada ▪ Fibrose e atrofia hipofisárias podem ocorrer em estágios avançados da doença, se não tratada	▪ Necrose difusa não hemorrágica com linfócitos, plasmócitos e eosinófilos circundantes

*Fibrose estoriforme: densos fios de colágeno fibróticos irradiando para fora de um ponto central. (Adaptado de Prete e Salvatori, 2021;[3] Faje, 2016;[6] Caturegli et al., 2005.[8])

As hipofisites primárias, com exceção das variante necrosante e da relacionada com IgG4, ocorrem com maior frequência em mulheres jovens, sendo raras em crianças e idosos. As manifestações clínicas de todas as formas de hipofisite primária são semelhantes e estão ligadas ao grau de envolvimento da hipófise e às deficiências hormonais associadas.[3,6,8]

A patogênese da hipofisite é complexa e ainda não completamente definida.[4] De acordo com estudos histológicos, as lesões são caracterizadas por diferentes graus de infiltração linfocítica e destruição glandular.[4,8] As evidências que apoiam uma origem autoimune incluem a resposta clínica a medicamentos imunossupressores (glicocorticoides, azatioprina e metotrexato), a presença de autoanticorpos hipofisários e a associação, em 25 a 50% dos casos, com outras doenças autoimunes, tais como tireoidite de Hashimoto, doença de Graves, síndrome poliglandular autoimune e lúpus eritematoso sistêmico (ver Quadro 14.2).[2,4,6,8]

Classificação

Hipofisite linfocítica

A hipofisite linfocítica é a variante histológica mais comum da hipofisite primária, com aproximadamente 500 casos histologicamente comprovados relatados na literatura.[3,6,21] Ela mostra uma associação temporal impressionante com a gravidez, com cerca de 70% dos casos surgindo na gestação (geralmente, no último mês) ou nos dois primeiros meses pós-parto.[3,8] As evidências que apoiam a origem autoimune da hipofisite linfocítica incluem a resposta clínica a imunossupressores, a presença de autoanticorpos hipofisários, a relação com antígenos leucocitários humanos específicos, bem como a associação, em 25 a 50% dos casos, com outros distúrbios autoimunes, como tireoidite de Hashimoto, doença de Graves, diabetes melito tipo 1, síndrome poliglandular autoimune tipo 2 e lúpus eritematoso sistêmico, entre outros (Quadro 14.3).[4,8,21]

Hipofisite granulomatosa

A hipofisite granulomatosa é o segundo subtipo mais comum de hipofisite primária e sua etiologia é desconhecida.[3] Antes de concluir que um caso de hipofisite granulomatosa é "primário" (*i. e.*, idiopático), possíveis causas conhecidas de infiltração granulomatosa da hipófise devem ser excluídas. Nestas últimas, incluem-se tuberculose, sarcoidose, sífilis, histiocitose de Langerhans e granulomatose de Wegener.[3,4,9]

Hipofisite xantomatosa

Caracteriza-se por áreas de liquefação semelhantes a cistos, infiltradas por macrófagos ricos em lipídios. Foi sugerido que muitos casos de hipofisite xantomatosa podem representar uma resposta inflamatória a componentes de um cisto da bolsa de Rathke rompido.[17,22,23]

Hipofisite relacionada com IgG4

A hipofisite relacionada com IgG4 pode ser isolada (hipofisite primária), mas geralmente é uma manifestação de doença sistêmica com envolvimento de múltiplos órgãos.[13-15] Alguns autores incluem hipofisite relacionada com IgG4 entre as variantes histológicas da hipofisite primária, enquanto outros relatam isso entre as formas secundárias de hipofisite.[3,24] Considerando que o diagnóstico e o tratamento não mudam de acordo com a classificação usada, discutiremos os aspectos da hipofisite relacionada com IgG4 neste tópico.

A etiologia dessa doença é pouco conhecida e pode envolver autoimunidade ou tolerância anormal a alergênios não especificados e agentes infecciosos.[25,26] A doença relacionada com IgG4 é diagnosticada com mais frequência em homens mais velhos e é caracterizada por uma infiltração linfoplasmocítica densa com predominância de células plasmáticas positivas para IgG4 no tecido afetado e fibrose estoriforme nos estágios mais avançados da doença (ver Quadro 14.2).[3,13,14,26] Um ou vários órgãos podem ser afetados, incluindo linfonodos, pâncreas, fígado, glândulas salivares e lacrimais, retroperitônio, aorta, pericárdio, tireoide, pulmões, rins, pele, estômago, próstata, ovários e hipófise.[14-16] No geral, a prevalência de envolvimento hipofisário na doença relacionada com IgG4 é baixa (2 a 8%).[11,13,14]

A doença relacionada com IgG4 é historicamente considerada uma causa rara de hipofisite.[14,16] No entanto, um grupo japonês

Quadro 14.3 Associação entre hipofisite linfocítica e outras doenças autoimunes.*

Condição associada	Nº de pacientes	% do total de pacientes com hipofisite linfocítica
Tireoidite de Hashimoto	28	7,4
SPA tipo 2	27	1,8
Doença de Graves	6	1,6
Lúpus eritematoso sistêmico	5	1,3
Síndrome de Sjögren	3	0,8
Diabetes melito tipo 1	3	0,8
Neurite óptica	3	0,8
Gastrite autoimune	2	0,5
Doença de Addison	2	0,5
Sarcoidose	2	0,5
Cirrose biliar primária	1	0,3
Miocardite	1	0,3
Arterite temporal	1	0,3
Doença de Behçet	1	0,3
Eritema nodoso	1	0,3
Artrite reumatoide	1	0,3
Púrpura trombocitopênica idiopática	1	0,3

*A associação foi relatada em 67/376 pacientes (18%) com hipofisite linfocítica. SPA: síndrome poliglandular autoimune. (Adaptado de Caturegli et al., 2005.[8])

relatou uma prevalência notavelmente alta de hipofisite relacionada com IgG4 em 170 pacientes consecutivos com hipopituitarismo/diabetes insípido central e diagnóstico clínico de hipofisite (4 e 30%, respectivamente).[16] Além disso, Bernreuther et al.[14] em 2017, revisaram retrospectivamente 29 casos de hipofisite primária comprovada por biopsia, diagnosticada anteriormente como "linfocítica" ou "não especificada de outra forma, não granulomatosa", e descobriram que 41,4% dos casos preenchiam os critérios para hipofisite relacionada com IgG4. Esses achados sugerem, portanto, ser essa entidade mais frequente do que se supunha.[3,7]

O diagnóstico de hipofisite relacionada com IgG4 é confirmado por achados histopatológicos característicos na biopsia da hipófise. Esta, entretanto, é um procedimento invasivo e outros critérios podem ser utilizados para estabelecer o diagnóstico, como mostrado no Quadro 14.4.

É importante ressaltar que envolvimento de múltiplos órgãos é encontrado em 60 a 90% dos pacientes com hipofisite relacionada com IgG4.[3,27] Portanto, eles devem receber uma avaliação ampla para estabelecer a extensão da doença após o diagnóstico inicial. A investigação diagnóstica deve incluir exame físico, avaliação laboratorial e imagem corporal.[3]

Hipofisite necrosante

Hipofisite necrosante foi relatada em quatro pacientes, dos quais apenas três foram comprovados por biopsia.[19,28] Todos apresentavam algum grau de hipofunção da hipófise anterior e três apresentavam diabetes insípido.[19]

Diagnóstico

Em termos de manifestações clínicas e aspectos à ressonância magnética (RM), a hipofisite muito se assemelha a outras doenças hipofisárias. Confirmação diagnóstica somente pode ser conseguida por meio de exame microscópico do tecido hipofisário coletado. No entanto, alguns parâmetros podem ser úteis, como características clínicas, marcadores imunológicos e estudos de imagem.[8,15,18,23]

Quadro 14.4 Critérios diagnósticos para a hipofisite relacionada com IgG4.

Critério 1
Histopatologia hipofisária: infiltração mononuclear da glândula hipofisária, rica em linfócitos e plasmócitos, com mais de 10 células IgG4 positivas por campo de alta potência*

Critério 2
Ressonância magnética da hipófise: massa selar ou espessamento da haste

Critério 3
Outro envolvimento: envolvimento comprovado por necropsia em outros órgãos

Critério 4
Sorologia: nível sérico de IgG4 > 140 mg/dℓ (1,4 g/ℓ)

Critério 5
Resposta ao tratamento: redução da massa hipofisária e melhora dos sintomas com glicocorticoides

Diagnóstico estabelecido
- Critério 1 *ou*
- Critérios 2 + 3 *ou*
- Critérios 2 + 4 + 5

*Baixo nível de infiltração pode ser observado se o paciente estiver recebendo tratamento com glicocorticoides. (Adaptado de Prete e Salvatori, 2021.[3])

Apresentação clínica

Conforme mostrado no Quadro 14.5, os sintomas variam, dependendo se a hipofisite autoimune afeta o lobo anterior, o lobo posterior ou ambos. Distúrbios visuais, hipocortisolismo e incapacidade de amamentar (pela deficiência de prolactina [PRL]) são mais comuns na adeno-hipofisite do que em casos de infundíbulo-neuro-hipofisite ou pan-hipofisite, o inverso ocorrendo com o diabetes insípido (DI).[21,28]

As características clínicas da hipofisite consistem em efeitos da massa selar (cefaleia, náuseas, vômitos e alterações do campo visual), hipopituitarismo, diabetes insípido e hiperprolactinemia.[2,3,8,28] No entanto, a especificidade desses critérios clínicos é baixa para prever hipofisite. A associação com a gravidez e o pós-parto é, contudo, mais útil para o diagnóstico. Uma vez que apoplexia hipofisária, incluindo síndrome de Sheehan, ocorre frequentemente durante a gravidez e no pós-parto, tal possibilidade deve ser descartada. Apoplexia hipofisária tem, em geral, início agudo, enquanto hipofisite evolui com piora gradual da cefaleia.[29,30]

O hipopituitarismo, que pode ser permanente ou transitório, ocorre em cerca de 60% dos pacientes.[8,31] O sistema corticotrópico é o mais afetado (56%), seguido pelo tireóideo e o gonadal (45%).[4,31] A deficiência de PRL se manifesta como incapacidade de amamentar no pós-parto, com prevalência média de 11% em casos de adeno-hipofisite linfocítica.[8] Em contrapartida, mais comum é a hiperprolactinemia (resultante, sobretudo, da redução do aporte de dopamina aos lactotrofos) que ocorre em 5 a 23% dos casos e se manifesta sobretudo por galactorreia e oligomenorreia/amenorreia (ver Quadro 14.5).[8]

Discrepância entre a intensidade do hipopituitarismo e o tamanho relativamente pequeno da massa hipofisária deve levar à suspeita de hipofisite. Nesta última, a ordem sequencial decrescente de deficiência hormonal é a seguinte: ACTH > TSH > LH/FSH > PRL > GH.[7,8,15,26] Deficiência de hormônio adrenocorticotrófico (ACTH) isolada pode ser observada na adeno-hipofisite linfocítica. No entanto, deve-se ter em mente a

Quadro 14.5 Apresentação clínica e prevalência de anormalidades hormonais ao diagnóstico da hipofisite primária de acordo com o grau de envolvimento hipofisário.

	Adeno-hipofisite (cerca de 65% dos casos)	Infundíbulo-neuro-hipofisite (cerca de 10% dos casos)	Pan-hipofisite (cerca de 25% dos casos)	Todas as formas*
Sinais e sintomas ao diagnóstico	▪ Cefaleia: 53% ▪ Distúrbios visuais: 43% ▪ Insuficiência adrenal: 42% ▪ Hiperprolactinemia: 23% ▪ Hipotireoidismo: 18% ▪ Hipogonadismo: 12% ▪ Falha da lactação: 11% ▪ Polidipsia/poliúria: 1%	▪ Polidipsia/poliúria: 98% ▪ Cefaleia: 13% ▪ Insuficiência adrenal: 8% ▪ Hiperprolactinemia: 5% ▪ Hipogonadismo: 3% ▪ Distúrbios visuais: 3% ▪ Hipotireoidismo: 0% ▪ Falha da lactação: 0%	▪ Polidipsia/poliúria: 83% ▪ Cefaleia: 41% ▪ Insuficiência adrenal: 19% ▪ Distúrbios visuais: 18% ▪ Hipotireoidismo: 17% ▪ Hiperprolactinemia: 17% ▪ Hipogonadismo: 14% ▪ Falha da lactação: 5%	▪ Cefaleia: 47% ▪ Insuficiência adrenal: 35% ▪ Polidipsia/poliúria: 35% ▪ Distúrbios visuais: 31% ▪ Hipotireoidismo: 16% ▪ Hipogonadismo: 20% ▪ Hiperprolactinemia: 20% ▪ Falha da lactação: 8%
Anormalidades hormonais hipofisárias ao diagnóstico	▪ Deficiência de ACTH: 56% ▪ Deficiência de TSH: 44% ▪ Deficiência de LH/FSH: 42% ▪ Redução do GH: 26% ▪ Hipoprolactinemia: 25% ▪ Hiperprolactinemia: 23%*** ▪ Deficiência de ADH: 0%	▪ Deficiência de ADH: 98% ▪ Deficiência de LH/FSH: 8%** ▪ Hiperprolactinemia: 5%*** ▪ Hipoprolactinemia: 0% ▪ Deficiência de ACTH: 0% ▪ Deficiência de TSH: 0% ▪ Redução do GH: 0%**	▪ Deficiência de ADH: 95% ▪ Redução do GH: 51% ▪ Deficiência de LH/FSH: 47% ▪ Deficiência de ACTH: 46% ▪ Hiperprolactinemia: 40%*** ▪ Deficiência de TSH: 39% ▪ Hipoprolactinemia: 16%	▪ Deficiência de ACTH: 60% ▪ Deficiência de LH/FSH: 55% ▪ Deficiência de TSH: 52% ▪ Deficiência de ADH: 39% ▪ Redução do GH: 38% ▪ Hiperprolactinemia: 37%*** ▪ Hipoprolactinemia: 26%

*Outros possíveis sintomas ao diagnóstico incluem ganho ponderal (18%) e desregulação da temperatura (raro). **Algumas séries de casos relataram alta prevalência de deficiência de GH e FSH/LH em pacientes com infundíbulo-neuro-hipofisite. ***Hiperprolactinemia pode estar relacionada à compressão da haste hipofisária ou à destruição imunomediada dos lactotrofos. ACTH: hormônio adrenocorticotrófico; ADH: hormônio antidiurético; FSH: hormônio foliculestimulante; GH: hormônio do crescimento; LH: hormônio luteinizante; TSH: hormônio tireoestimulante. (Adaptado de Prete e Salvatori, 2021.[3])

ocorrência de deficiência de ACTH isolada, sem hipofisite.[22,32] Deficiência de hormônio do crescimento (GH) é geralmente mais frequente em pacientes com adenomas hipofisários, hipopituitarismo induzido por radiação e hipopituitarismo por lesão cerebral traumática.[33,34] Na maioria dos estudos, há predomínio de deficiência de ACTH. Contudo, em recente estudo alemão, o hipogonadismo hipogonadotrófico foi a alteração mais prevalente (62%) entre 76 casos de hipofisite primária.[28]

Diabetes insípido central (por deficiente produção de vasopressina), manifesto por poliúria hipotônica e polidipsia, ocorre principalmente em casos de infundíbulo-neuro-hipofisite (em até 98% dos casos) e pan-hipofisite (em até 83%), mas é também visto em 14 a 20% dos pacientes com adeno-hipofisite.[3,8,21] É importante comentar que, em alguns casos de pan-hipofisite, o quadro de DI pode não ser evidente em função da concomitância de insuficiência adrenal. De fato, o hipocortisolismo pode mascarar as manifestações causadas pelos baixos níveis de vasopressina.[4,8,31]

Ganho de peso foi demonstrado em 18% dos casos de hipofisite no estudo alemão, sugerindo distúrbio hipotalâmico,[28] mas raramente havia sido relatado em estudos anteriores.[4] É raro que a hipofisite autoimune se apresente como um incidentaloma hipofisário.[8]

Marcadores imunológicos

Uma vez que a patogênese da hipofisite é atribuída à doença autoimune, vários marcadores imunológicos foram testados para diagnosticar a doença. Anticorpos anti-hipofisários (APA) estão aprovados para o uso clínico em imunofluorescência indireta. Sua sensibilidade é 26 a 36% na adeno-hipofisite linfocítica e 10% na pan-hipofisite linfocítica.[4,8] No entanto, a especificidade dos APA para hipofisite é baixa, visto que têm sido detectados em várias outras doenças, tais como adenomas hipofisários, síndrome da sela vazia, síndrome de Sheehan, tireoidite de Hashimoto, doença de Graves e diabetes melito tipo 1.[4] Embora a utilidade diagnóstica dos APA seja limitada, eles podem ser usados como um marcador para predizer a ocorrência futura de hipopituitarismo.[35]

Recentemente, a *rabfilina-3A* foi identificada e parece ser um antígeno promissor para diagnosticar a infundíbulo-neuro-hipofisite linfocítica. De fato, anticorpos antirrabfilina-3A foram detectados em 76% dos pacientes com essa condição.[36] Esses anticorpos foram detectados em 11% dos pacientes com adeno-hipofisite linfocítica, e estavam ausentes em 34 pacientes com massa selar/suprasselar sem hipofisite linfocítica, incluindo 53% com DI. A expressão da proteína rabfilina-3A foi detectada na hipófise posterior (mas não na anterior) e em neurônios da vasopressina.[36] Ela poderia, pois, ser um marcador diagnóstico específico.[4]

Exames de imagem

Não existem achados específicos na RM para distinguir com segurança os diferentes tipos de hipofisite linfocítica dos macroadenomas hipofisários, embora alguns achados possam ser mais prevalentes em cada situação (Quadro 14.6). Portanto, a correlação com a história clínica e estudos laboratoriais é essencial para a interpretação adequada.[3,4]

O achado mais indicativo de hipofisite linfocítica é aumento simétrico da glândula, com realce homogêneo após administração de gadolínio (Figura 14.1 A).[37,38] Extensão suprasselar é comum, e compressão quiasmática poderá ocorrer.[37,38] Os macroadenomas hipofisários tipicamente são assimétricos, causam erosão do assoalho selar, realçam-se de modo heterogêneo com gadolínio e deslocam a haste hipofisária (ver Quadro 14.6). Contudo, em alguns casos, as duas condições têm aparência similar à RM

Quadro 14.6 Comparação dos achados à ressonância magnética na adeno-hipofisite linfocítica e nos macroadenomas hipofisários.

Achados	Adeno-hipofisite linfocítica	Macroadenoma
Massa assimétrica	–	+
Sinal pré-contraste homogêneo	+	–
Assoalho selar intacto	+	–
Extensão suprasselar	+	+
Espessamento da haste	+	–
Deslocamento da haste	–	+
Realce homogêneo	+	–
Perda da hiperintensidade posterior*	+	–

*Vista quando a infundíbulo-neuro-hipófise é envolvida. +: mais comum; –: menos comum. (Adaptado de Fukuoka, 2015.[4])

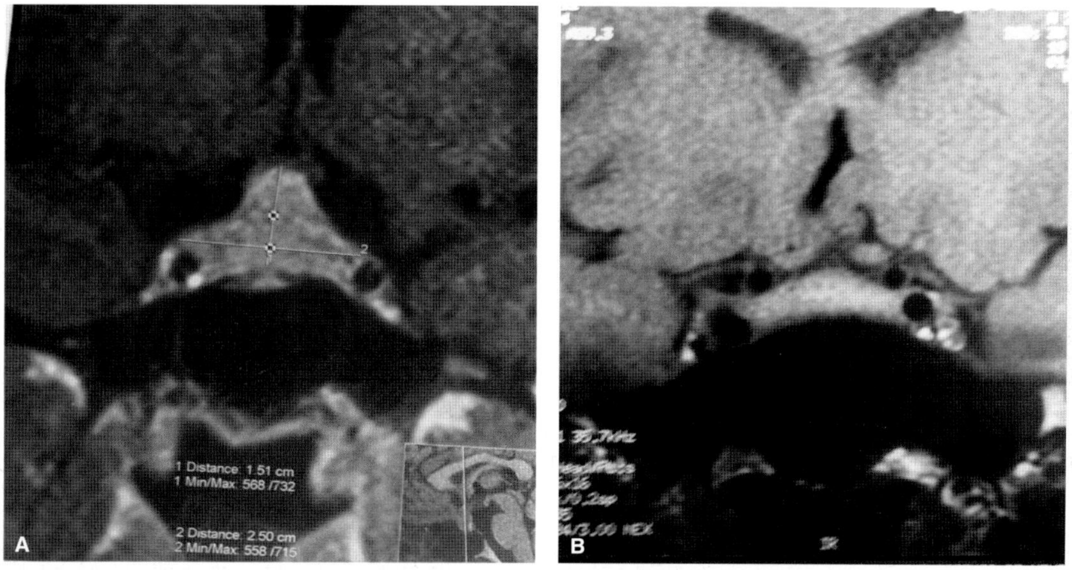

Figura 14.1 Ressonância magnética, corte coronal em T1, pós-gadolínio, em mulher de 25 anos de idade com hipofisite linfocítica, ao diagnóstico (**A**) e após 3 meses de tratamento com prednisona em altas doses (**B**).

(Figura 14.2).[3,4] Na infundíbulo-neuro-hipofisite linfocítica, os achados mais comuns são a perda do sinal brilhante posterior correspondente à neuro-hipófise e o espessamento da haste hipofisária (Figura 14.3). No diagnóstico diferencial da infundíbulo-neuro-hipofisite linfocítica, incluem-se outras condições infiltrativas, como histiocitose de células de Langherans e a granulomatose de Wegener.[21,37,38] No mencionado estudo alemão, espessamento da haste hipofisária foi o sinal neurorradiológico mais prevalente (86%).[28] Atrofia hipofisária pode ocorrer após fibrose inflamatória crônica, resultando em síndrome de sela. O sinal da cauda dural é ocasionalmente observado.[37]

Tratamento

O tratamento da hipofisite compreende o manuseio imediato, incluindo descompressão da massa hipofisária, prevenção de crise adrenal e reposição hormonal crônica.[7]

A escolha do tratamento inclui observação, sem tratamento específico; farmacoterapia; cirurgia; ou radioterapia.[8] Observação foi a escolha mais frequente (40%) no estudo retrospectivo alemão, que mostrou regressão (em 46%), não modificação (em 27%) e progressão (em 27%) do tamanho da massa.[28]

Farmacoterapia

Os glicocorticoides são muito úteis, uma vez que têm um potente efeito anti-inflamatório e podem diminuir a massa hipofisária, reverter o hipopituitarismo, além de impedir o desenvolvimento de crise adrenal em pacientes com hipocortisolismo.[3,4,8] A resposta aos glicocorticoides pode ser rápida, com redução da massa inflamatória dentro de poucas semanas,[4,8,28] como mostrado na Figura 14.1 B. Já o efeito sobre o DI habitualmente é limitado.[3,4,28] Nos casos não responsivos aos glicocorticoides, desfechos favoráveis foram relatados com imunossupressores (p. ex., azatioprina e metotrexato)[3,4,28,39] e, mais recentemente, com o rituximabe.[40]

Um esquema inicial típico é o uso da prednisona 30 a 40 mg/dia (ou equivalente), que deve ser continuada por 2 a 4 semanas e, depois, reduzida gradualmente ao longo de 2 a 6 meses.[3] Recidiva é possível, e vários cursos de glicocorticoides são frequentemente necessários.[3,4,28,39]

Alternativamente, pode-se utilizar a pulsoterapia com metilprednisolona, visando à redução da massa hipofisária e dos sintomas relacionados à compressão significativa da sela.[3,28,39,41] Diferentes protocolos foram propostos, entre eles o uso de altas doses de metilprednisolona (120 mg/dia durante 2 semanas,

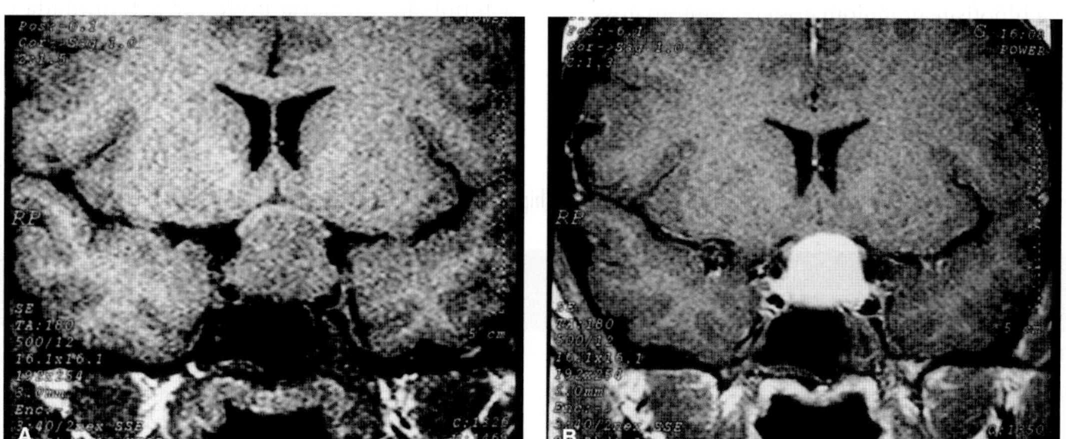

Figura 14.2 Mulher de 35 anos de idade com cefaleia, hipopituitarismo e hiperprolactinemia. Hipofisite linfocítica mimetizando macroadenoma hipofisário. Imagens em T1, sem (**A**) e com (**B**) contraste.

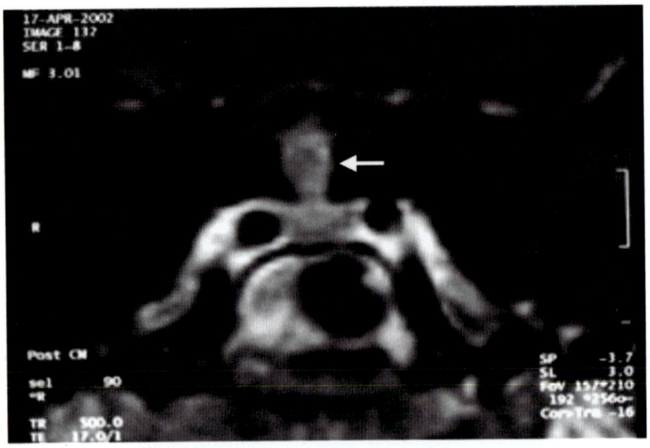

Figura 14.3 Infundíbulo-neuro-hipofisite, aparecendo na imagem em T1 da ressonância magnética com espessamento da haste hipofisária (*seta*).

ou 1 g/dia durante 3 dias, seguido de diminuição gradual da dose).[3,4,41] A função da hipófise anterior pode se recuperar após pulsoterapia, porém mais de 70% dos pacientes necessitam de reposição a longo prazo com um ou mais hormônios. Já o DI central raramente se recupera.[3,4,28]

Honegger et al.[28] documentaram excelentes respostas iniciais à pulsoterapia com glicocorticoides, com melhora radiológica, estabilidade e progressão da lesão em 65%, 31% e 4% dos casos, respectivamente. Em contraste, as deficiências hormonais melhoraram apenas em 15% dos pacientes, enquanto permaneceram estáveis ou pioraram em 70% e 15% dos casos, respectivamente.[28] Foi também observada recidiva da inflamação hipofisária em 38% dos casos, 2 a 17 meses após o início da pulsoterapia.[28] Além disso, a terapia implicou risco aumentado de efeitos colaterais, tais como ganho de peso, sintomas psiquiátricos, edema periférico, diabetes melito e glaucoma.[28]

Lupi et al.[39] realizaram uma revisão da literatura e encontraram desfechos melhores com a terapia medicamentosa envolvendo glicocorticoides (orais e intravenosos) e azatioprina: (1) redução da massa hipofisária em 84% dos casos; (2) melhora da função da hipófise anterior em 45%; (3) reversão do DI em 41%; e (4) baixo risco de recidiva (14%) (Quadro 14.7).[39] Um estudo mais recente mostrou que presença de DI central é um fator prognóstico desfavorável para a resposta aos glicocorticoides. De fato, reversão do hipopituitarismo não ocorreu em nenhum paciente com DI concomitante.[41] Ademais, entre os pacientes com infundíbulo-hipofisite, o DI persistiu nos casos tratados ou não com glicocorticoides. A corticoterapia também se mostrou menos eficaz na hipofisite granulomatosa ou xantomatosa.[3]

Cirurgia

Cirurgia pode ser prescrita para pacientes que têm compressão de estruturas circunvizinhas, incluindo o quiasma, e/ou para aqueles que precisam de confirmação diagnóstica. Embora a indicação de cirurgia permaneça controversa, ela deve ser considerada em pacientes que apresentem déficits visuais progressivos, sintomas graves ou resistência ao tratamento medicamentoso.[3,4,8,28,42]

Radioterapia

A radioterapia estereotáxica, em dose única (radiocirurgia *gamma-knife*) ou fracionada, mostrou-se eficaz em reduzir os sintomas em pacientes com recidiva após a cirurgia e resistentes aos glicocorticoides.[4,43]

Correção das deficiências hormonais

Os déficits hormonais devem ser corrigidos da maneira mais fisiológica possível. A reposição de glicocorticoide pode ser feita, quer com hidrocortisona oral (20 mg/dia) ou com prednisona (5 mg/dia). Quando indicada, a reposição de L-tiroxina e hormônios gonadais (testosterona para os homens e estrógenos/progestógenos de modo cíclico para mulheres) deve ser instituída de modo preventivo. O DI é tratado com desmopressina por via oral ou *spray* nasal.[4,8,31]

Como as deficiências hormonais são transitórias ou reversíveis, é prudente avaliar a reserva hipofisária cerca de 6 meses após o evento agudo. Embora um cortisol sérico pela manhã > 15 μg/dℓ possa indicar um adequado funcionamento corticotrópico, é preferível a realização do teste de hipoglicemia induzida pela insulina para estabelecer a normalidade da reserva corticotrófica.[8] Terapia de reposição hormonal a longo prazo é necessária em 73% dos casos de hipofisite.[4,8]

Em resumo, duas abordagens principais são utilizadas para tratar pacientes com hipofisite primária que apresentam sintomas de compressão selar: a remoção cirúrgica da hipófise infiltrada[4,8,28] ou o uso de doses suprafisiológicas de glicocorticoides.[9,31] A literatura atual favorece começar com a segunda abordagem (Figura 14.4).[3,4,8,28] Deste modo, se o diagnóstico de hipofisite for suspeitado com base em critérios clínicos e radiológicos, na ausência de distúrbios visuais urgentes que requeiram descompressão cirúrgica, deve-se primeiro tentar reduzir a massa hipofisária por meio de medicamentos, enquanto são monitorados o *status* endócrino do paciente e a morfologia hipofisária à RM. Caso os sintomas persistam ou se agravem, ou se o paciente não tolerar altas doses de glicocorticoides, a cirurgia transesfenoidal deve ser realizada.[3,4,8,28]

História natural

A hipofisite primária pode ser autolimitada e ter remissão espontânea (Figura 14.5). Faltam, contudo, dados robustos sobre sua história natural em virtude de sua raridade.[3,8,21] No entanto, evidências sugerem que a hipofisite primária evolui frequentemente para fibrose e atrofia hipofisária nos estágios crônicos

Quadro 14.7 Efeitos da terapia medicamentosa na função hipofisária e na massa hipofisária em 44 pacientes com hipofisite linfocítica (resultados de revisão da literatura).

Tratamento	n	Antes do tratamento			Após o tratamento		
		Hipopit.	DI	Massa hipof.	Melhora do hipopit.	Melhora do DI	Melhora da massa hipof.
Glicocorticoides VO	23	13	11	23	6 (46%)	2 (18%)	20 (87%)
Glicocorticoides IV	16	13	9	16	7 (54%)	6 (66%)	12 (75%)
Azatioprina	5	5	2	5	1 (20%)	1 (50%)	5 (100%)
Total	44	31	22	44	14 (45%)	9 (41%)	37 (84%)

DI: diabetes insípido; hipopit.: hipopituitarismo; hipof.: hipofisária; VO: via oral; IV: via intravenosa. (Adaptado de Lupi et al., 2011.[39])

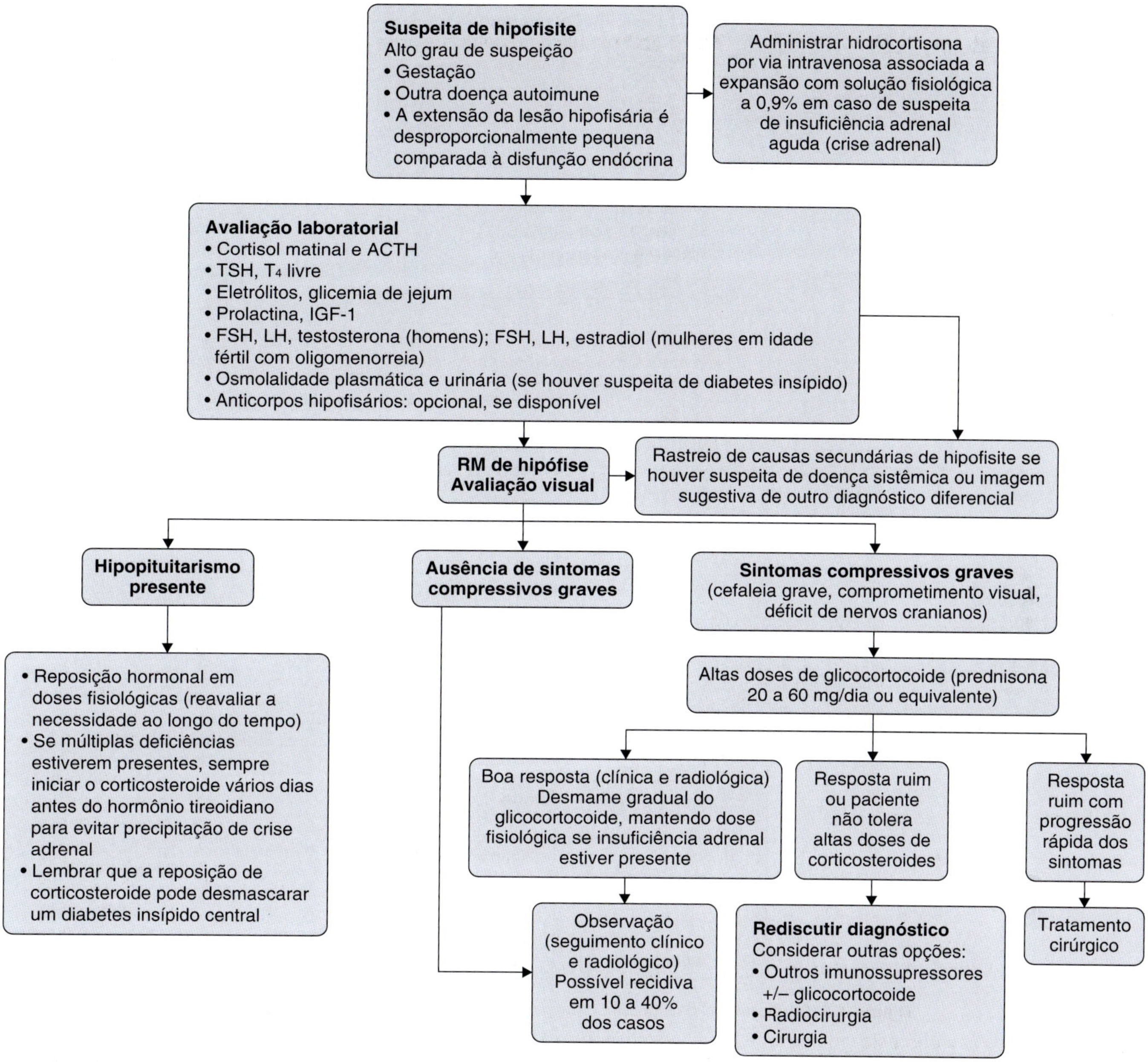

Figura 14.4 Avaliação diagnóstica e tratamento da hipofisite primária. T_4: tiroxina; RM: ressonância magnética; IGF-1: fator de crescimento semelhante à insulina-1. (Adaptada de Prete e Salvatori, 2018.[3])

da doença, com comprometimento da função hipofisária e o eventual desenvolvimento de uma sela vazia (ver Figura 14.5).[3]

Uma revisão alemã recente de 76 casos de hipofisite primária mostrou que pacientes que não receberam nenhum tratamento ativo apresentaram melhora, estabilidade ou progressão do envolvimento da hipófise à RM em 46%, 27% e 27% dos casos, respectivamente; as deficiências hipofisárias melhoraram, permaneceram estáveis ou pioraram em 27%, 55% e 18% dos pacientes, respectivamente.[28] Um estudo anterior mostrou que resolução espontânea dos sintomas de compressão da sela ocorreu em todos os pacientes tratados de forma conservadora e que 33% tiveram recuperação completa ou parcial da função hipofisária.[12] Ainda é motivo de debate se o tratamento com glicocorticoides tem um impacto positivo na história natural da hipofisite primária.[3,4]

Uma taxa de mortalidade de 7% foi descrita em grandes séries de casos de pacientes com hipofisite primária e provavelmente está relacionada à insuficiência adrenal aguda não reconhecida.[3,4,6,8]

HIPOFISITES SECUNDÁRIAS

Hipofisites podem ser secundárias a doenças da região selar (germinoma, ruptura de cisto da bolsa de Rathke, craniofaringeoma etc.), doenças sistêmicas (p. ex., sarcoidose, infecções virais, bacterianas ou fúngicas etc.), bem como, sobretudo, a medicamentos (Quadro 14.8). Neste capítulo, vamos focar nas hipofisites induzidas por medicamentos, em virtude de suas maiores frequência e relevância. No contexto das infeções virais, vale a pena mencionar que recentemente documentamos o desenvolvimento de diabetes insípido (n = 2), pan-hipopituitarismo (n = 4) ou deficiência isolada de gonadotrofinas (n = 1) e ACTH (n = 2) em pacientes que tiveram covid-19 (Vilar et al., 2024).[44]

Hipofisite induzida por imunobiológicos

Vários medicamentos podem estar relacionados com o surgimento de inflamação na hipófise. Ao longo da última década, a

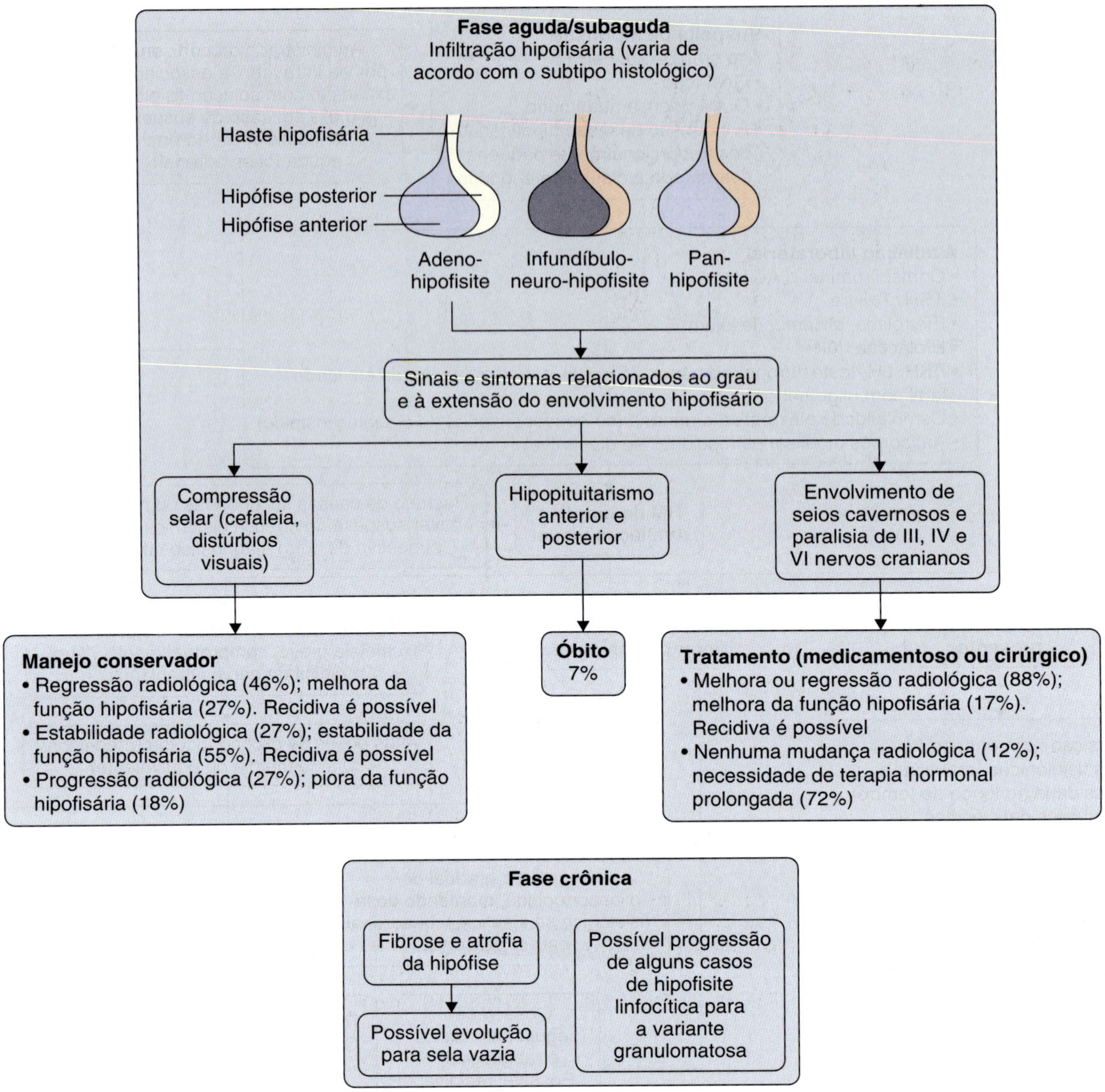

Figura 14.5 História natural da hipofisite primária. (Adaptada de Prete e Salvatori, 2021.[3])

terapêutica oncológica tem envolvido cada vez mais medicamentos de ação imunobiológica que atuam inibindo mecanismos de autorregulação imunológica, aumentando a resposta do sistema imune contra as células cancerígenas.[3,5] Entre eles, uma classe de anticorpos monoclonais denominados inibidores de *checkpoint* imune (ICI) tem sido bastante utilizada, mostrando-se especialmente importante no tratamento de tumores com opções limitadas de medicamentos como o melanoma e os cânceres de pulmão e rim irressecáveis ou metastáticos (Quadro 14.9).[45] A despeito de sua elevada eficácia, os ICI podem se associar a diversos efeitos adversos imunomediados, endócrinos e não endócrinos (Quadro 14.10).[3,45,46] Entre os ICI, o mais frequentemente associado à hipofisite é o ipilimumabe, um anticorpo monoclonal contra o antígeno 4 de linfócito T citotóxico (CTLA-4), expresso na hipófise (ver Quadro 14.10). Também foi relatada com anticorpos contra a proteína de morte celular programada 1 (PD1) (anti-PD1).[3,45,46]

Hipofisite induzida por ICI afeta principalmente homens acima de 60 anos, com um risco 2 a 5 vezes maior em relação às mulheres. Tem sido relatada em cerca de 0,7 a 15% dos pacientes tratados com esses fármacos. As diferentes taxas de incidência dependem do tipo de medicamento utilizado, se o tratamento foi em monoterapia ou na forma de combinação de dois ICI, bem como do tempo do uso.[45-50]

Em uso isolado, a frequência de hipofisite induzida pelos ICI tem sido relatada entre 4 e 20% dos casos com ipilimumabe *versus* 0,6% com nivolumabe e 0,6% com pembrolizumabe.[50,51] Quando associados (anti-CTLA-4 + anti-PD1), a incidência de hipofisite é maior, atingindo 12% ou mais.[52,53] O surgimento do quadro ocorre, em média, entre 2 e 5 meses após início da terapia imunobiológica naqueles que estão fazendo uso isolado (de anti-CTLA-4 ou anti-PD1).[49,53,54] Já nos pacientes que estão fazendo uso de associação dessas duas classes, o tempo de início da hipofisite é menor, podendo ocorrer já em cerca de 30 dias após o início do tratamento.[52]

Fisiopatologia

No processo do controle da autoimunidade, existem pontos de controle (*checkpoints*) que limitam a atividade do sistema de defesa, evitando o surgimento de uma resposta autoimune excessiva e inadequada, semelhante ao mecanismo de *feedback* negativo que conhecemos na endocrinologia.[45]

Quadro 14.8 Etiologias da hipofisite secundária.

Medicamentos ▪ Inibidores de *checkpoint* imune ▪ Interferon-α ▪ Ribavirina ▪ Ustequinumabe
Doenças selares e parasselares ▪ Germinoma ▪ Cisto da bolsa de Rathke ▪ Craniofaringeoma ▪ Adenoma hipofisário ▪ Linfoma primário da hipófise
Doenças sistêmicas ▪ Doença relacionada com IgG4 ▪ Sarcoidose ▪ Granulomatose com poliangiite ▪ Histiocitose de células de Langerhans ▪ Doença de Erdheim-Chester ▪ Doença de Rosai-Dorfman ▪ Pseudotumor inflamatório ▪ Síndrome de Tolosa-Hunt ▪ Arterite de Takayasu ▪ Síndrome de Cogan ▪ Doença de Crohn ▪ Timoma
Infecções ▪ Bactérias (*Mycobacterium tuberculosis, Treponema pallidum, Tropheryma whipplei, Borrelia, Brucella*) ▪ Vírus (citomegalovírus, herpes simples, vírus varicela-zóster, influenza, coronavírus, enterovírus, Coxsackie, vírus da encefalite do carrapato, hantavírus) ▪ Fungos (*Aspergillus, Nocardia, Candida albicans, Pneumocystis jirovecii*) ▪ Parasitos (*Toxoplasma gondii*)

Adaptado de Prete e Salvatori, 2021.[3]

Esses *checkpoints* são moléculas que interagem com as células de defesa limitando sua atividade. Um dos exemplos dessas moléculas é a PD1. Essa molécula é expressa na superfície das células T efetoras, nas células B, nas células apresentadoras de antígenos e nas células *natural killer*.[45,55] Ela se liga seletivamente aos receptores, ligantes, da PD1 (PD-L1 e PD-L2) expressos na superfície das células do sistema imune.[55] As proteínas PD-L1 e PD-L2 podem estar expressas (ou hiperexpressas) em alguns tumores. A interação dessas proteínas localizadas na superfície tumoral com a proteína PD1 localizada nas células e também na superfície das células T pode causar apoptose, anergia e exaustão das células de defesa, protegendo as células tumorais da citólise mediada por células T CD8$^+$, configurando assim um modo de escapar de resposta imunológica antitumoral do paciente.[49,55,56]

O CTLA-4 é um receptor de membrana expresso nas células T imaturas (homólogas ao CD28) que está envolvido na fase de desenvolvimento (*priming phase*) dessas células. A presença de CTLA-4 nas células tumorais exerce um efeito negativo na ação anticâncer da resposta imune. O CTLA-4 é expresso nas células da hipófise e, quando bloqueado por inibidores (como o ipilimumabe), leva à deposição de componentes do complemento, à infiltração da hipófise e à formação de anticorpos anti-hipófise, podendo causar hipofisite.[47,52,56]

Medicamentos que atuam inibido a ação do CTLA-4, ou bloqueando a PD1 ou PD-L1, podem levar à melhora da resposta imunológica antitumoral aumentando a proliferação e a atividade das células T e a ação delas contra o câncer.[47,55,56] Contudo, uma série de efeitos adversos envolvendo vários órgãos tem sido relacionada com essa ativação imunológica excessiva (ver Quadro 14.9),[47-49] como já comentado.

Diagnóstico

O diagnóstico de hipofisite induzida por ICI é feito com base na história clínica de uso destes, associada a sintomas clínicos, além da avaliação laboratorial dos hormônios hipofisários e das glândulas correlatas (tireoide, adrenal e gônadas). Os sintomas clínicos podem ser decorrentes do efeito de massa, como cefaleia ou perda de campos visuais por compressão do quiasma óptico, ou podem ser decorrentes de sintomas gerados pela deficiência de secreção de hormônios hipofisários.[49-53]

Pacientes com hipofisite induzida por ICI apresentam deficiências hipofisárias, geralmente afetando vários hormônios, especialmente hormônio tireoestimulante (TSH) (84%), ACTH (80%) e gonadotrofinas (76%), conforme relatado pelos quatro principais estudos de coorte longitudinal, focados na hipofisite induzida por ICI.[45-48] Prolactinemia anormal (elevação em 6% ou redução em 61%) ou deficiência de GH (29%) são menos frequentes.[45-48] Embora nenhum caso de DI tenha sido encontrado nesses estudos, alguns casos de DI transitório e/ou parcial foram descritos na literatura, Assim, a maioria dos casos de hipofisite induzida por ICI envolve apenas a hipófise anterior.[45-48] Em uma análise posterior de 94 casos, ipilimumabe foi o ICI mais envolvido, isoladamente (43%) ou em combinação com nivolumabe (14%).[50] Deficiência de ACTH e TSH ocorreram em 80 e 38% dos pacientes com casos induzidos pelo ipilimumabe, respectivamente. Nenhum caso de DI foi detectado.[50] O período mediano para o desenvolvimento de hipofisite, após o início do tratamento com ICI, foi significativamente menor com ipilimumabe sozinho ou combinado com nivolumabe (83 dias; mínimo de 14; máximo de 506) do que com nivolumabe ou pembrolizumabe sozinho (165 dias; mínimo de 5; máximo de 686; $p = 0{,}0001$).[50] Recentemente foram publicados dados de 276 pacientes, com resultados similares aos de estudos anteriores, porém DI central teve frequência de 3% (Quadro 14.11).[57]

Para todos os pacientes que vão iniciar o uso de ICI, é recomendada uma determinação basal dos hormônios hipofisários e tireoidianos, associada à determinação dos anticorpos antitireoide. Algumas diretrizes recomendam a repetição do cortisol e hormônios tireoidianos mensalmente nos pacientes em uso de anti-CTLA-4 e após 3 meses nos casos de uso de anti-PD1 ou anti-PD-L1.[3,50,51]

A RM deve ser realizada frente à suspeita de hipofisite induzida por ICI, podendo ser útil para avaliação morfológica da hipófise e para a exclusão de outras lesões. A alteração mais comumente vista nesses casos é apenas alargamento homogêneo da hipófise, com captação intensa do contraste após a injeção de gadolínio. Compressão do quiasma óptico, associada ao alargamento da haste, achado frequentemente visto nas hipofisites primárias, raramente é observada na hipofisite induzida pelos ICI.[51,52] Também rara é a perda do sinal brilhante da neuro-hipófise, indicativa de deficiência de vasopressina.[51,52]

Em geral, a necropsia hipofisária não é necessária para o diagnóstico, devido à invasividade e ao risco de danos adicionais, especialmente quando a história clínica e demais dados de imagem e hormonais forem altamente sugestivos.[3,51,52]

No Quadro 14.12 são comparadas algumas características da hipofisite primária e a hipofisite induzida por ICI. A hipofisite primária difere da hipofisite medicamentosa pela maior ocorrência de deficiência de TSH, bem como pelas frequências significativamente menores de hiperprolactinemia e DI central. Ausência de anormalidades hipofisárias à RM é um achado mais frequente na hipofisite induzida por ICI (23 *versus* 2%).[3] Da mesma forma, diferentemente da hipofisite primária, é pouco frequente o achado de compressão do quiasma óptico, associada a alargamento da haste, ao contrário do observado na hipofisite primária.[51,52]

Quadro 14.9 Inibidores de *checkpoint* imune e risco de hipofisite.

Categoria	Fármaco	Indicações aprovadas e *off-label*	Prevalência de hipofisite relatada em estudos clínicos
Anti-CTLA-4	Ipilimumabe	Melanoma irressecável ou metastático; tratamento adjuvante de melanoma; recidiva de neoplasia hematológica	Até 17,4%
	Tremelimumabe	Mesotelioma maligno; carcinoma hepatocelular	0 a 2,6%
Anti-PD1	Nivolumabe	Câncer colorretal metastático; câncer de cabeça e pescoço de células escamosas recorrente ou metastático; carcinoma hepatocelular; linfoma de Hodgkin clássico; melanoma irressecável ou metastático; tratamento adjuvante em melanoma; câncer pulmonar progressivo e metastático de não pequenas células; câncer pulmonar progressivo de pequenas células; câncer renal avançado; carcinoma urotelial; câncer de ovário resistente à platina	0 a 3%
	Pembrolizumabe	Câncer gástrico localmente avançado, metastático ou recorrente; câncer de cabeça e pescoço de células escamosas, recorrente ou metastático; linfoma de Hodgkin clássico recidivado ou refratário; leucemia linfocítica crônica recidivada; melanoma irressecável ou metastático; câncer de pulmão metastático de não pequenas células; carcinoma urotelial localmente avançado ou metastático; carcinoma de células de Merkel avançado	0 a 4,8%
Anti-PD1-L1	Atezolizumabe	Câncer de pulmão metastático de não pequenas células; carcinoma urotelial localmente avançado ou metastático	1%
	Avelumabe	Carcinoma de células de Merkel metastático; carcinoma urotelial localmente avançado ou metastático; câncer de pulmão metastático de não pequenas células	0%
	Durvalumabe	Câncer de pulmão de não pequenas células avançado; carcinoma urotelial localmente avançado ou metastático	0%
Terapia combinada	Ipilimumabe + nivolumabe	Melanoma irressecável ou metastático; câncer pulmonar progressivo de pequenas células; câncer de pulmão de células não pequenas; câncer de células renais avançado; mesotelioma maligno; glioblastoma recorrente	> 12%
	Ipilimumabe + pembrolizumabe	Melanoma avançado; carcinoma avançado de células renais	0 a 9,1%
	Durvalumabe + tremelimumabe	Câncer de pulmão avançado de células não pequenas	0%

CTLA-4: antígeno 4 de linfócito T citotóxico; PD1: proteína de morte celular programada 1; PD1-L1: ligante da proteína de morte celular programada 1. (Adaptado de Prete e Salvatori, 2021.[3])

Quadro 14.10 Eventos adversos imunomediados associados ao uso dos inibidores de *checkpoint* imune.

Endocrinopatias
- Hipófise: hipofisite*
- Tireoide: tireoidite (hipo e hipertireoidismo), oftalmopatia de Graves (eutireóidea)
- Glândulas adrenais: adrenalite
- Pâncreas: diabetes melito insulinopênico

Outros órgãos
- Pele: erupção/dermatite inflamatória, dermatoses bolhosas, síndrome de Stevens-Johnson, necrólise epidérmica tóxica, síndrome DRESS, síndrome de hipersensibilidade induzida por medicamento, pustulose exantemática aguda generalizada, alopecia areata, vitiligo, psoríase
- Sistema digestório: colite, hepatite, pancreatite
- Pulmões: pneumonite
- Sistema musculoesquelético: artrite, miosite, vasculite
- Rins: nefrite
- Sistema cardiovascular: miocardite, pericardite, arritmias, insuficiência cardíaca, vasculite, tromboembolismo venoso
- Sistema nervoso: síndrome de Guillain-Barré, miastenia *gravis*, neuropatia periférica, neuropatia autonômica, meningite asséptica, encefalite, mielite transversa
- Sistema hematológico: anemia hemolítica autoimune, púrpura trombocitopênica trombótica, síndrome hemolítico-urêmica, anemia aplásica, linfopenia, trombocitopenia imune, hemofilia adquirida
- Olhos: uveíte, irite, episclerite, blefarite

*Inibidores de *checkpoint* imune podem causar insuficiência adrenal primária (raro) ou secundária (mais frequente). DRESS: *rash* cutâneo com eosinofilia e sintomas sistêmicos. (Adaptado de Prete e Salvatori, 2021.[3])

Quadro 14.11 Frequência de alterações hormonais entre 276 pacientes com hipofisite induzida por inibidores de *checkpoint* imune (dados de quatro estudos de coorte).

Distúrbio hormonal	Frequência
Deficiência de ACTH	96%
Deficiência de TSH	63%
Deficiência de FSH/LH	59%
Deficiência de GH	19%
Hiperprolactinemia	11%
Diabetes insípido central	3%*

Adaptado de Dalmazi et al., 2019.[51]

Tratamento

De acordo com a intensidade dos sintomas e a gravidade da doença, a hipofisite induzida por ICI é classificada de 1 a 4 (Quadro 14.13). Toxicidade de grau 3 ou pior (incluindo morte) foi descrita em 2 a 10% dos casos relatados de hipofisite.[3] O tratamento da doença vai depender de sua gravidade.[3,51,54-56]

Os glicocorticoides (GC) em doses elevadas têm sido considerados a pedra angular no tratamento de pacientes com doença crítica (graus 3-4), relacionada com hipofisite ou hipopituitarismo, e com sinais e sintomas de hiponatremia significativa, cefaleia intensa, anomalias visuais ou crescimento hipofisário com efeito de massa no quiasma óptico.[51,58] Existe, contudo, o

Quadro 14.12 Comparação entre a hipofisite primária e a induzida por inibidores de *checkpoint* imune.

	Hipofisite primária	Hipofisite induzida por inibidores de *checkpoint* imune
Etiologia	▪ Autoimune	▪ Hipersensibilidade tipos II e IV
Epidemiologia	▪ É mais prevalente em mulheres jovens (cerca de 3:1), exceto a forma rara relacionada com IgG4, que é mais comum em homens idosos (cerca de 2:1) ▪ O início do subtipo linfocítico é fortemente associado ao período final da gestação e ao puerpério	▪ A razão feminino:masculino é cerca de 1:4 ▪ A idade média de aparecimento é 59 anos ▪ É provável que a epidemiologia seja influenciada pela malignidade subjacente
Tempo após o evento inicial	▪ Desconhecido; a duração média dos sintomas antes da apresentação clínica varia de acordo com a localização anatômica do envolvimento da hipófise: • Adeno-hipofisite (durante a gravidez): 4 meses • Adeno-hipofisite (fora da gravidez): 12 meses • Infundíbulo-neuro-hipofisite: 3 meses • Pan-hipofisite: 4 meses	▪ Ipilimumabe: tempo médio de início – 9 a 11 semanas (variação 1 a 35 semanas)* ▪ Pembrolizumabe: tempo médio de início – 16 semanas (variação 1 a 52 semanas)* ▪ Nivolumabe: tempo médio de início – 21 a 22 semanas (variação 6 a 48 semanas)* ▪ Ipilimumabe + nivolumabe: tempo médio de início – 11 a 12 semanas (variação 3 a 32 semanas)*
Sintomas na apresentação	▪ Cefaleia: 47% ▪ Insuficiência adrenal: 35% ▪ Polidipsia/poliúria: 35% ▪ Distúrbios visuais: 31% ▪ Hipotireoidismo: 16% ▪ Hipogonadismo: 20%	▪ Insuficiência adrenal: 72% ▪ Cefaleia: 60% ▪ Hipotireoidismo: 20% ▪ Hipogonadismo: 15% ▪ Distúrbios visuais: 3% ▪ Polidipsia/poliúria: 0,9%
Anormalidades hormonais hipofisárias	▪ Deficiência de ACTH: 60% ▪ Deficiência de FSH/LH: 55% ▪ Deficiência de TSH: 52% ▪ Deficiência de AVP: 39% ▪ Deficiência de GH: 38% ▪ Hiperprolactinemia: 37%	▪ Deficiência de ACTH: 91 a 95% ▪ Deficiência de TSH: 63 a 84% ▪ Deficiência de FSH/LH: 59 a 83% ▪ Deficiência de GH: 19 a 43% ▪ Hiperprolactinemia: 9 a 11% ▪ Deficiência de ADH: 0 a 3%
Ressonância magnética	▪ Anormal: 97% ▪ Normal: 3%	▪ Anormal: 64%** ▪ Normal: 36%
Histopatologia	▪ Acentuada infiltração linfocitária da hipófise, geralmente acompanhada de células plasmáticas dispersas, eosinófilos e fibroblastos, e fibrose nos estágios mais avançados da doença	▪ Infiltração de células, fixação do complemento dependente de IgG e fagocitose
Tratamento	▪ Costuma apresentar boa resposta aos glicocorticoides, sobretudo na redução da massa hipofisária; o DI geralmente persiste	▪ Boa resposta aos glicocorticoides dos sintomas relacionados com compressão selar
Desfecho	▪ Variável: da recuperação completa ao hipopituitarismo persistente	▪ O aumento da hipófise tende a regredir ▪ As deficiências de TSH e FSH/LH geralmente se recuperam, enquanto a insuficiência adrenal central persiste quase invariavelmente

*Dados das informações de prescrição de ipilimumabe, pembrolizumabe e nivolumabe. **Anormalidades na ressonância magnética podem preceder os sintomas clínicos em cerca de 50% dos pacientes. ACTH: hormônio adrenocorticotrófico; AVP: arginina vasopressina; CTLA-4: antígeno 4 de linfócito T citotóxico; DI: diabetes insípido; FSH: hormônio foliculestimulante; LH: hormônio luteinizante; GH: hormônio do crescimento; RM: ressonância magnética; TSH: hormônio tireoestimulante. (Adaptado de Prete e Salvatori, 2021.[3])

Quadro 14.13 Classificação da hipofisite induzida por ICI de acordo com sua gravidade.

Grau 1	Grau 2	Grau 3	Grau 4	Grau 5
Assintomática ou com sintomas leves; intervenção não indicada	Sintomas moderados; pacientes aptos a realizarem AVD; intervenção mínima, local ou não invasiva indicada	Sintomas graves; consequências clínicas relevantes, mas sem risco imediato à vida; pacientes inaptos para realizarem AVD; compressão quiasmática; indicação de internação ou prolongamento de internação existente; suspensão do ICI	Sintomas graves; consequências de risco à vida; intervenção urgente indicada, bem como a suspensão do ICI	Morte

AVD: atividades de vida diária; ICI: inibidores do *checkpoint* imune.

temor de que o uso de doses elevadas de GC possa antagonizar o efeito da imunoterapia. De fato, em um estudo, o uso de GC em doses elevadas implicou a redução da sobrevida de pacientes com melanomas metastáticos.[58]

A terapia de reposição hormonal deve ser realizada com base na documentação de deficiências comprovadas. No caso de hipofisite induzida por ICI, como o paciente é portador de câncer em atividade, avaliação da deficiência de GH é desnecessária e sua reposição é contraindicada. Em relação aos esteroides sexuais, a sua reposição depende do tipo de câncer, sendo obviamente contraindicada em caso de câncer de mama, endométrio e próstata.[3,49-51]

A reposição de GC em doses fisiológicas deve ser feita e não tem sido considerada uma contraindicação para a manutenção do tratamento oncológico. O uso de doses elevadas deve ser reservado para aqueles casos mais graves nos quais há compressão do quiasma óptico ou de algum nervo (par) craniano com perda de função. Cefaleia grave por efeito compressivo nas meninges também tem sido considerada um critério (por alguns) para uso de doses imunossupressoras de GC.[46,51,56,58]

A manutenção ou a suspensão do uso dos ICI deve ser discutida entre o endocrinologista e o oncologista, levando-se em conta a gravidade dos efeitos sobre a hipófise e os efeitos benéficos do tratamento sobre o câncer. Para os casos com deficiência hipofisária leve e de fácil manejo, o uso de ICI pode ser mantido, apesar de alguns autores opinarem que estes fármacos devem ser suspensos na fase aguda até que as deficiências hormonais sejam corrigidas.[57,59] Já nos casos graves (graus 3 e 4), o uso de ICI deve ser suspenso, até que o controle do efeito de massa induzido pelo alargamento da hipófise seja adequadamente tratado. Em caso de retorno do tratamento com ICI após a suspensão temporária, caso haja nova agudização dos sintomas, a troca do ICI deve ser considerada.[59]

Em casos de sintomas graves de efeito de massa ou hipoadrenalismo grave, o uso de metilprednisolona na dose de 1 a 2 mg/kg IV/dia, durante 3 a 5 dias, é recomendado pelas diretrizes da Sociedade Europeia de Oncologia Clínica para o manejo de toxicidades de imunoterapia, seguido de prednisona oral 1 a 2 mg/kg, com redução gradual em 4 semanas. Alternativamente, pode-se usar prednisona ou equivalente, na dose de 1 a 2 mg/kg/dia, para hipofisite de grau 3-4.[51,58]

A indicação da cirurgia hipofisária para o tratamento da lesão com efeito de massa pode ser considerada em casos selecionados que não sejam responsivos à terapia imunossupressora ou evoluam com piora dos sintomas neurológicos, e em pacientes cujo diagnóstico não esteja claro.[56-59]

Seguimento

Após o diagnóstico de hipofisite induzida por ICI, a avaliação clinicolaboratorial deve ser feita mensalmente para ajuste da reposição hormonal. A RM de hipófise pode ser realizada em intervalos variáveis, por exemplo, a cada 3 meses nos casos mais simples, depois progredindo para semestralmente, frente à boa evolução. Nos casos mais graves, com lesão exercendo efeito compressivo, sugere-se realizar a RM mensalmente até a resolução do quadro.[51,56]

Resumo

A hipofisite primária é uma condição rara, com suposta etiologia autoimune na maioria dos casos. Contudo, um crescente número de casos de hipofisite causada por inibidores de *checkpoint* imune tem sido relatado nos últimos anos. Hipofisites podem se manifestar por sintomatologia de efeito de massa, hipopituitarismo transitório ou permanente, hiperprolactinemia e/ou diabetes insípido. O diagnóstico sem a retirada de tecido hipofisário para exames é ainda um desafio. Avaliação cuidadosa do quadro clínico, marcadores imunológicos e exames de imagem são ferramentas úteis para um diagnóstico confiável. Um novo marcador, antirrabfilina-3A, parece promissor para a hipofisite primária linfocítica. O tratamento da hipofisite compreende observação, farmacoterapia (os glicocorticoides são a opção de escolha), cirurgia e radioterapia na fase aguda, bem como reposição hormonal na fase crônica, se necessário.

REFERÊNCIAS BIBLIOGRÁFICAS

1. Langlois F, Varlamov EV, Fleseriu M. Hypophysitis, the growing spectrum of a rare pituitary disease. J Clin Endocrinol Metab. 2022; 107:10-28.
2. Joshi MN, Whitelaw BC, Caroll PV. Mechanisms in endocrinology: Hypophysitis: diagnosis and treatment. Eur J Endocrinol. 2018; 179:R151-63.
3. Prete A, Salvatori R. Hypophysitis. In: Feingold KR, Anawalt B, Blackman MR et al. (Eds.). Endotext [Internet]. South Dartmouth (MA): MDText.com, Inc.; 2021.
4. Fukuoka H. Hypophysitis. Endocrinol Metab Clin North Am. 2015; 44:143-9.
5. Gubbi S, Hannah-Shmouni F, Verbalis JG et al. Hypophysitis: An update on the novel forms, diagnosis and management of disorders of pituitary inflammation. Best Pract Res Clin Endocrinol Metab. 2019; 33:101371.
6. Faje A. Hypophysitis: evaluation and management. Clin Diabetes Endocrinol. 2016; 2:15.
7. Yuen KCJ, Popovic V, Trainer PJ. New causes of hypophysitis. Best Pract Res Clin Endocrinol Metab. 2019; 33:101276.
8. Caturegli P, Newschaffer C, Olivi A et al. Autoimmune hypophysitis. Endocr Rev. 2005; 26:599-614.
9. Hunn BHM, Martin WG, Simpson S Jr et al. Idiopathic granulomatous hypophysitis: a systematic review of 82 cases in the literature. Pituitary. 2014; 17:357-65.
10. Imura H, Nakao K, Shimatsu A et al. Lymphocytic infundibuloneurohypophysitis as a cause of central diabetes insipidus. N Engl J Med. 1993; 329:683-9.
11. Hanna B, Li YM, Beutler T et al. Xanthomatous hypophysitis. J Clin Neurosci. 2015; 22:1091-7.
12. Khare S, Jagtap VS, Budyal SR et al. Primary (autoimmune) hypophysitis: a single centre experience. Pituitary. 2015; 18:16-22.
13. Leporati P, Landek-Salgado MA, Lupi I et al. IgG4-related hypophysitis: a new addition to the hypophysitis spectrum. J Clin Endocrinol Metab. 2011; 96:1971-80.
14. Bernreuther C, Illies C, Flitsch J et al. IgG4-related hypophysitis is highly prevalent among cases of histologically confirmed hypophysitis. Brain Pathol. 2017; 27:839-45.
15. Decker L, Crawford AM, Lorenzo G et al. IgG4-related hypophysitis: Case report and literature review. Cureus. 2016; 8:e907.
16. Bando H, Iguchi G, Fukuoka H et al. The prevalence of IgG4-related hypophysitis in 170 consecutive patients with hypopituitarism and/or central diabetes insipidus and review of the literature. Eur J Endocrinol. 2013; 170:161-72.
17. Shikuma J, Kan K, Ito R et al. Critical review of IgG4-related hypophysitis. Pituitary. 2017; 20:282-91.
18. Lin W, Lu S, Chen H et al. Clinical characteristics of immunoglobulin G4-related disease: a prospective study of 118 Chinese patients. Rheumatology (Oxford). 2015; 54:1982-90.
19. Ahmed SR, Aiello DP, Page R et al. Necrotizing infundibulo-hypophysitis: a unique syndrome of diabetes insipidus and hypopituitarism. J Clin Endocrinol Metab. 1993; 76:1499-504.
20. Duan L, Wang L, Wang H et al. Clinical diagnosis and treatment of immune checkpoint inhibitors-related endocrine dysfunction. Thorac Cancer. 2020; 11:1099-104.
21. Falorni A, Minarelli V, Bartoloni E et al. Diagnosis and classification of autoimmune hypophysitis. Autoimmun Rev. 2014; 13:412-6.
22. Kleinschmidt-DeMasters BK, Lillehei KO, Hankinson TC. Review of xanthomatous lesions of the sella. Brain Pathol. 2017; 27:377-95.
23. Duan K, Asa SL, Winer D et al. Xanthomatous hypophysitis is associated with ruptured Rathke's cleft cyst. Endocr Pathol. 2017; 28:83-90.
24. Weindorf SC, Frederiksen JK. IgG4-related disease: a reminder for practicing pathologists. Arch Pathol Lab Med. 2017; 141:1476-83.
25. Kuruma S, Kamisawa T, Tabata T et al. Allergen-specific IgE antibody serologic assays in patients with autoimmune pancreatitis. Intern Med. 2014; 53:541-3.
26. Stone JH, Zen Y, Deshpande V. IgG4-related disease. N Engl J Med. 2012; 366:539-51.
27. Gutenberg A, Caturegli P, Metz I et al. Necrotizing infundibulo-hypophysitis: an entity too rare to be true? Pituitary. 2012; 15:202-8.
28. Honegger J, Schlaffer S, Menzel C et al. Diagnosis of primary hypophysitis in Germany. J Clin Endocrinol Metab. 2015; 100:3841-9.
29. Rivera JA. Lymphocytic hypophysitis: disease spectrum and approach to diagnosis and therapy. Pituitary. 2006; 9:35-45.
30. Landek-Salgado MA, Gutenberg A, Lupi I et al. Pregnancy, postpartum autoimmune thyroiditis, and autoimmune hypophysitis: intimate relationships. Autoimmun Rev. 2010; 9:153-7.
31. Cheung CC, Ezzat S, Smyth HS et al. The spectrum and significance of primary hypophysitis. J Clin Endocrinol Metab. 2001; 86:1048-53.
32. Sauter NP, Toni R, McLaughlin CD et al. Isolated adrenocorticotropin deficiency associated with an autoantibody to a corticotroph antigen that is not adrenocorticotropin or other proopiomelanocortin-derived peptides. J Clin Endocrinol Metab.1990; 70:1391-7.
33. Nagai Y, Ieki Y, Ohsawa K et al. Simultaneously found transient hypothyroidism due to Hashimoto's thyroiditis, autoimmune hepatitis and isolated ACTH deficiency after cessation of glucocorticoid administration. Endocr J. 1997; 44:453-8.
34. Molitch ME, Clemmons DR, Malozowski S et al. Evaluation and treatment of adult growth hormone deficiency: an Endocrine Society clinical practice guideline. J Clin Endocrinol Metab. 2011; 96:1587-609.
35. Bellastella G, Rotondi M, Pane E et al. Predictive role of the immunostaining pattern of immunofluorescence and the titers of antipituitary antibodies at presentation for the occurrence of autoimmune hypopituitarism in patients with autoimmune polyendocrine syndromes over a five-year follow-up. J Clin Endocrinol Metab. 2010; 95:3750-7.

36. Iwama S, Sugimura Y, Kiyota A et al. Rabphilin-3A as a targeted autoantigen in lymphocytic infundibulo-neurohypophysitis. J Clin Endocrinol Metab. 2015; 100:E946-54.
37. Powrie JK, Powell M, Ayers AB et al. Lymphocytic hypophysitis: Magnetic resonance imaging features of two new cases and a review of the literature. Clin Endocrinol (Oxf). 1995; 42:315-22.
38. Sato N, Sze G, Endo K. Hypophysitis: endocrinologic and dynamic MR findings. Am J Neuroradiol. 1998; 19:439-44.
39. Lupi I, Manetti L, Raffaelli V et al. Diagnosis and treatment of autoimmune hypophysitis: a short review. J Endocrinol Invest. 2011; 34:e245-52.
40. Schreckinger M, Francis T, Rajah G et al. Novel strategy to treat a case of recurrent lymphocytic hypophysitis using rituximab. J Neurosurg. 2012; 116:1318-23.
41. Yamagami K, Yoshioka K, Sakai H et al. Treatment of lymphocytic hypophysitis by high-dose methylprednisolone pulse therapy. Intern Med. 2003; 42:168-73.
42. Lupi I, Cosottini M, Caturegli P et al. Diabetes insipidus is an unfavorable prognostic factor for response to glucocorticoids in patients with autoimmune hypophysitis. Eur J Endocrinol. 2017; 177:127-35.
43. Selch MT, DeSalles AA, Kelly DF et al. Stereotactic radiotherapy for the treatment of lymphocytic hypophysitis. Report of two cases. J Neurosurg. 2003; 99:591-6.
44. Vilar L, Vilar CF, Albuquerque L et al. Diabetes insipidus and hypopituitarism in patients who developed COVID-19. Endocr Connect. 2024 [Submitted]
45. Fukuda I. Immune checkpoint inhibitors and associated pituitary dysfunctions: a mini-review. J Nippon Med Sch. 2023; 90:149-56.
46. Faje AT, Sullivan R, Lawrence D et al. Ipilimumab-induced hypophysitis: a detailed longitudinal analysis in a large cohort of patients with metastatic melanoma. J Clin Endocrinol Metab. 2014; 99:4078-85.
47. Min L, Hodi FS, Giobbie-Hurder A et al. Systemic high-dose corticosteroid treatment does not improve the outcome of ipilimumab-related hypophysitis: a retrospective cohort study. Clin Cancer Res. 2015; 21:749-55.
48. Fernandes S, Varlamov EV, McCartney S et al. A novel etiology of hypophysitis: immune checkpoint inhibitors. Endocrinol Metab Clin North Am. 2020; 49:387-99.
49. Albarel F, Castinetti F, Brue T. Management of endocrine disease. Immune check point inhibitors-induced hypophysitis. Eur J Endocrinol. 2015; 172:195-204.
50. Garon-Czmil J, Petitpain N, Rouby F et al. Immune check point inhibitors-induced hypophysitis: a retrospective analysis of the French Pharmacovigilance database. Sci Rep. 2019; 9:19419.
51. Chiloiro S, Capoluongo ED, Tartaglione T al. The changing clinical spectrum of hypophysitis. Trends Endocrinol Metab. 2019; 30:590-602.
52. Scott ES, Long GV, Guminski A et al. The spectrum, incidence, kinetics and management of endocrinopathies with immune checkpoint inhibitors for metastatic melanoma. Eur J Endocrinol. 2018; 178:173-80.
53. Joshi MN, Whitelaw BC, Palomar MT et al. Immune checkpoint inhibitor-related hypophysitis and endocrine dysfunction: clinical review. Clin Endocrinol (Oxf). 2016; 85:331-9.
54. Eigentler TK, Hassel JC, Berking C et al. Diagnosis, monitoring and management of immune-related adverse drug reactions of anti-PD-1 antibody therapy. Cancer Treat Rev. 2016; 45:7-18.
55. Angelousi A, Chatzellis E, Kaltsas G. New molecular, biological, and immunological agents inducing hypophysitis. Neuroendocrinology. 2018; 106:89-100.
56. Faje A. Immunotherapy and hypophysitis: clinical presentation, treatment, and biologic insights. Pituitary. 2016; 19:82-92.
57. Dalmazi G, Ippolito S, Lupi I et al. Hypophysitis induced by immune checkpoint inhibitors: a 10-year assessment. Expert Rev Endocrinol Metab. 2019; 14:381-98.
58. Byun DJ, Wolchok JD, Rosenberg LM et al. Cancer immunotherapy – immune checkpoint blockade and associated endocrinopathies. Nat Rev Endocrinol. 2017; 13:195-207.
59. Higham CE, Olsson-Brown A, Carroll P et al. Society for Endocrinology Endocrine Emergency Guidance: Acute management of the endocrine complications of checkpoint inhibitor therapy. Endocr Connect. 2018; 7:G1-7.

CAPÍTULO 15

Diabetes Insípido: Visão Geral

Paula Condé Lamparelli Elias ▪ Margaret de Castro ▪ Ayrton Custódio Moreira

INTRODUÇÃO

A argininina vasopressina (AVP), também chamada vasopressina ou hormônio antidiurético (ADH), é o principal hormônio regulador da homeostase corporal. Sua síntese e secreção são estimuladas primordialmente pela elevação da osmolalidade plasmática (pOsm), particularmente sódio-dependente. A sensação de sede, também estimulada pela elevação da pOsm, atua como resposta fisiológica complementar no controle da homeostase corpórea. Uma vez liberada, a AVP atua nos seus receptores renais V2, promovendo permeabilidade tubular, reabsorção de água livre e consequente concentração urinária.[1,2]

O diabetes insípido (DI) é caracterizado por poliúria hipotônica (osmolalidade urinária [uOsm] baixa) e polidipsia, decorrentes, sobretudo, de deficiência de AVP ou insensibilidade renal a esse hormônio.[3-6] Assim, a classificação do DI depende da sua fisiopatologia. Ele é denominado *DI central* (*DIC*) ou *neurogênico* quando decorre da destruição completa ou parcial dos neurônios produtores de AVP, com consequente deficiência de síntese e secreção da mesma (80 a 85% dos casos).[5,6] O *DI nefrogênico* é definido pela resistência renal à AVP,[7] enquanto o raro *DI gestacional* decorre do aumento da degradação da AVP pela vasopressinase placentária.[5]

Com o intuito de evitar a frequente confusão entre o diabetes melito e o diabetes insípido, tanto por parte dos pacientes quanto pelos profissionais de saúde, recentemente, foi proposta a troca do nome diabetes insípido por deficiência da vasopressina (D-AVP) em substituição a DIC e resistência à vasopressina (R-AVP) em substituição da DI nefrogênico. Tal mudança evitaria que pacientes com estas condições fossem submetidos a procedimentos equivocados como dosagens seriadas de glicosimetria ou prescrição de medicamentos para diabetes melito, assim como omissão de prescrição da desmopressina.[8]

Poliúria hipotônica pode também ocorrer na *polidipsia primária*, condição resultante da ingestão excessiva de água, o que leva à supressão fisiológica da secreção de AVP e poliúria.[9] Ela tem sido mais comumente descrita em pacientes com transtorno do espectro da esquizofrenia, daí ser também chamada de *polidipsia psicogênica*.[9] Com a crescente popularidade dos programas de estilo de vida e a concepção comum de que consumir vários litros de líquidos por dia é saudável, a prevalência desse fenômeno está aumentando, principalmente fora do ambiente psiquiátrico.[9] Uma causa mais rara é a alteração do limiar da sede, condição frequentemente chamada de *DI dipsogênico* ou *DI adípsico*.[4,5,10] Mais recentemente, o DI e a polidipsia primária têm sido coletivamente referidos por muitos *experts* como *síndrome poliúria-polidipsia*,[3,4,6] cujas principais etiologias estão listadas no Quadro 15.1.

SISTEMA NEURO-HIPOFISÁRIO

O sistema neuro-hipofisário é composto pelos neurônios magnocelulares, cujos corpos celulares estão localizados nos núcleos hipotalâmicos supraópticos e paraventriculares. Os axônios neuronais se estendem pela haste hipofisária, terminando na neuro-hipófise ou hipófise posterior (Figura 15.1).[1,2] O gene da vasopressina-neurofisina-II (*AVPNP-II*), localizado no cromossomo 20p13, é composto por três éxons que codificam a AVP, a neurofisina-II (NP-II), proteína carreadora rica em cisteína altamente conservada entre as espécies, e a copeptina.[1] Os neurônios magnocelulares têm a capacidade de sintetizar a AVP, peptídeo composto de nove aminoácidos, que é secretada em quantidades equimolares à copeptina, um glicopeptídeo sem função biológica definida.[11] Homodímeros do pré-hormônio migram por microtúbulos do corpo celular até a neuro-hipófise em grânulos neurossecretórios, onde ocorre a clivagem dos três componentes (Figura 15.2). Na neuro-hipófise, a AVP permanece armazenada nos grânulos, que, se estimulados, sofrem fusão com a membrana celular, promovendo a liberação da AVP juntamente com a NP-II e a copeptina para o espaço perivascular e o sistema capilar da neuro-hipófise.[1,2,12] Outro hormônio também sintetizado pelos neurônios magnocelulares e armazenado na neuro-hipófise é a ocitocina.[11]

A secreção da AVP é modulada por alterações na pOsm, respondendo de maneira linear e diretamente proporcional a elevações da mesma.[2] Os osmorreceptores estão presentes no hipotálamo anterior, junto ao órgão vascular da lâmina terminal. Fenestrações presentes na barreira hematencefálica permitem a percepção de elevações da pOsm pelos osmorreceptores, os

Quadro 15.1 Etiologias da síndrome poliúria-polidipsia.

Diabetes insípido central, neurogênico ou hipotalâmico

- Neoplásico
  - Craniofaringeoma
  - Germinoma
  - Meningioma
  - Macroadenoma hipofisário invasivo (*excepcionalmente*)
  - Metástases (hipofisárias e/ou hipotalâmicas)
- Traumático
  - Traumatismo cranioencefálico
  - Cirurgia intracraniana
  - Cirurgia hipofisária transesfenoidal
- Infeccioso
  - Meningite
  - Encefalite
  - Tuberculose
  - Abscesso hipofisário ou hipotalâmico
- Induzido por fármacos ou toxinas
  - Fenitoína
  - Inibidores de *checkpoint* imunológico
  - Álcool etílico
  - Veneno de serpente
- Vascular
  - Infarto/hemorragia hipotalâmica
  - Infarto/hemorragia cerebral
  - Ligação de aneurisma da artéria comunicante anterior
  - Síndrome de Sheehan
  - Anemia falciforme
- Autoimune/inflamatório
  - Hipofisite linfocítica
  - Hipofisite relacionada à IgG4
  - Hipofisite xantogranulomatosa
  - Anticorpos antineurônios de AVP
  - Síndrome de Guillain-Barré
- Granulomatoso
  - Sarcoidose
  - Histiocitose de células de Langerhans
  - Doença de Erdheim-Chester
- Congênito/genético
  - Alterações autossômicas dominantes no gene da AVP-neurofisina II
  - Síndrome de Wolfram (DIDMOAD)
  - Displasia septo-óptica
  - Síndrome de Schinzel-Giedion
  - Síndrome de Culler-Jones
  - Síndrome de Alstrom
  - Síndrome de Hartsfield
  - Síndrome de Webb-Dattani
  - Defeitos recessivos ligados ao X com níveis subnormais de AVP
- Idiopático

Diabetes insípido nefrogênico

- Distúrbios metabólicos
  - Hipocalemia
  - Hipercalcemia
- Doença renal
  - Doença renal crônica
  - Doença renal policística
  - Uropatia obstrutiva
- Vascular
  - Infarto renal
  - Anemia falciforme
- Induzido por fármacos
  - Lítio
  - Demeclociclina
  - Metoxiflurano
  - Cisplatina
  - Pemetrexede
  - Aminoglicosídeos
  - Anfotericina B
- Doença sistêmica
  - Amiloidose
  - Sarcoidose
  - Síndrome de Sjögren
- Congênito/genético
  - Diabetes insípido nefrogênico congênito ligado ao X (*mutações no gene da aquaporina-2*)
  - Diabetes insípido nefrogênico congênito autossômico recessivo ou dominante (*mutações no gene do receptor V2 da AVP*)
  - Síndrome polidrâmnio, megalencefalia e epilepsia sintomática (PMSE)
  - Síndrome de Bartter tipo 4B

Diabetes insípido induzido pela gravidez (DI gestacional)

- Metabolismo aumentado da AVP induzido por cisteína aminopeptidase placentária

Polidipsia primária

- Polidipsia psicogênica
- Induzida por fármacos (anticolinérgicos, fenotiazinas)
- Doenças intracranianas (sarcoidose, meningite tuberculosa, tumores hipotalâmicos)
- Redução do limiar hipotalâmico para a sede (DI "adípsico")

AVP: arginina vasopressina; DI: diabetes insípido; DIDMOAD: diabetes insípido, diabetes melito, atrofia óptica e surdez (*deafness*); IgG4: imunoglobulina G4; PMSE: síndrome polidrâmnio, megalencefalia e epilepsia sintomática. (Adaptado de Gubbi et al., 2019.[6])

quais sofrerão despolarização, culminando com a sinalização para os núcleos supraóptico e paraventricular. Assim, aumentos de 1 a 2% acima do limiar de resposta já são capazes de promover a secreção de AVP.[2,3] Outro importante fator modulador da secreção de AVP é o volume intravascular mediado por barorreceptores, presentes no arco aórtico, nas carótidas e nos átrios, respondendo a quedas do volume intravascular ou da pressão arterial. Entretanto, a resposta induzida por esse estímulo é inversamente proporcional e exponencial, requerendo alterações em maior grau (quedas de 8 a 10%) para desencadear a secreção de AVP (Figura 15.3).[1,2,11,12]

As ações da AVP nos órgãos-alvo são mediadas por três receptores de AVP: V1a (ou V1), V1b (ou V3) e V2, todos pertencentes à grande família dos receptores de membrana ligados à proteína G com sete domínios transmembrana (Quadro 15.2).[1,12] Localizados nas plaquetas, no fígado e no endotélio vascular, os receptores V1a medeiam a síntese de prostaglandinas, a glicogenólise hepática e a contração da musculatura vascular. O receptor V1b está presente na adeno-hipófise, onde a AVP atua como secretagogo de hormônio adrenocorticotrófico (ACTH, também denominado corticotrofina) e potencializa a ação do hormônio liberador da corticotrofina (CRH; do inglês, *corticotropin releasing hormone*). O receptor V2 (AVPR2) está localizado na membrana basolateral das células dos ductos coletores renais e, sob a ação da AVP, promove a reabsorção de água livre.[11,12] A ativação do AVPR2 pela AVP viabiliza a sua interação com a proteína $G_S\alpha$, ativando a adenilatociclase, com consequente aumento de monofosfato de adenosina cíclico (cAMP). A sinalização desencadeará uma cascata de eventos intracelulares com ativação da proteinoquinase A e fosforilação da aquaporina 2 (AQP2).[13] Esta, que fica localizada nas vesículas intracelulares, sofrerá translocação em homotetrâmeros de AQP2, para a membrana apical, com consequente reabsorção de água livre da membrana apical para a membrana basolateral, que possui os canais AQP3 e AQP4 constitutivamente expressos (Figura 15.4).[13,14]

APRESENTAÇÃO CLÍNICA E ETIOLOGIA

Diabetes insípido central (Deficiência de AVP)

O DI neurogênico ou central é a principal forma de DI (85% dos casos) e é definido pela deficiência da secreção de vasopressina, incluindo alterações envolvendo núcleos hipotalâmicos, haste hipofisária ou neuro-hipófise. Ele pode ser congênito ou, bem mais frequentemente, adquirido.[3,4,9]

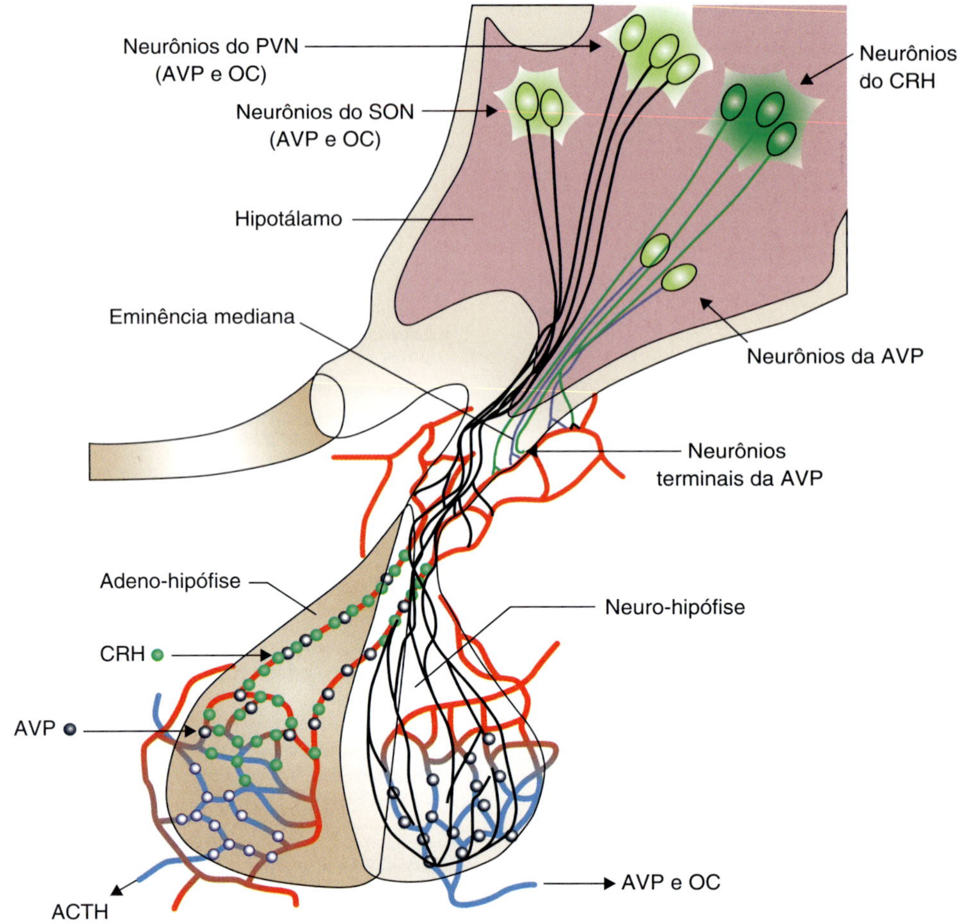

Figura 15.1 Secreção de arginina vasopressina (AVP) e ocitocina (OC) pelo sistema neuro-hipofisário. Ambas são sintetizadas nos neurônios magnocelulares do núcleo supraóptico (SON) e do núcleo paraventricular (PVN) hipotalâmicos. Esses neurônios se projetam para a neuro-hipófise, local de armazenamento da OC e AVP, hormônios que alcançam a neuro-hipófise por meio de transporte axonal. Um grupo separado de neurônios de AVP envia axônios (*em cor azul*) que terminam na eminência mediana, onde a AVP é secretada no sistema porta e transportada para a adeno-hipófise, na qual se sinergiza com o hormônio liberador da corticotrofina (CRH) para a secreção regular de hormônio adrenocorticotrófico (ACTH).

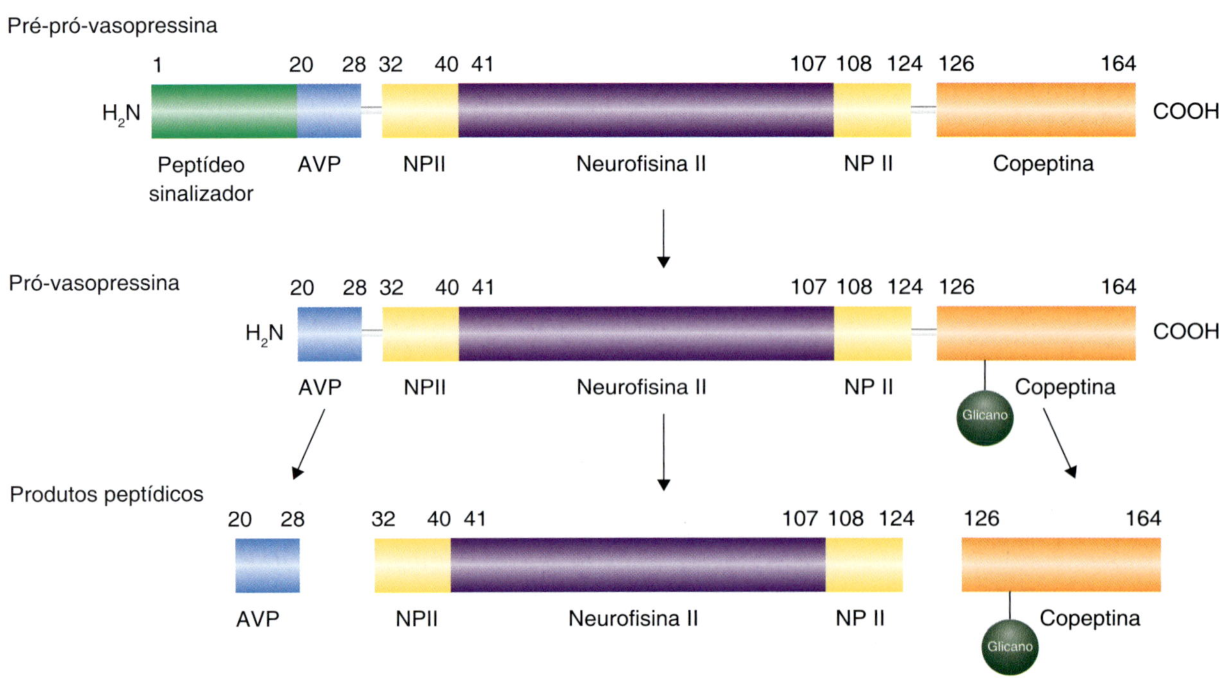

Figura 15.2 Processamento pós-transcrição da vasopressina e peptídeos relatados. AVP: arginina vasopressina; NP-II: neurofisina-II.

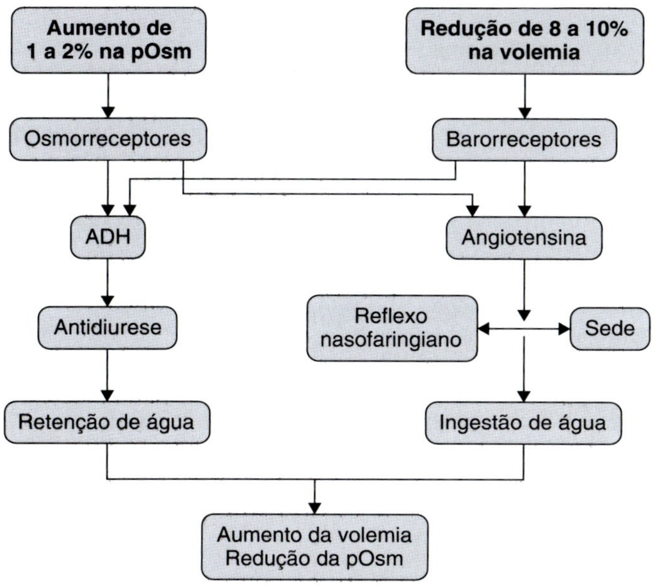

Figura 15.3 Principais mecanismos envolvidos na síntese e na secreção de arginina vasopressina (AVP). A interação de estímulos de osmorreceptores, barorreceptores e sistema renina-angiotensina-aldosterona, além dos mecanismos da sede e reflexo nasofaringiano, propiciam a manutenção do equilíbrio hidreletrolítico e a normalidade da volemia e da osmolalidade plasmática (pOsm). Aumentos de 1 a 2% acima do limiar de resposta já são capazes de promover a secreção de AVP. (Adaptada de Robinson e Verbalis, 2011.[2])

Quadro 15.2 Subtipos de receptores da vasopressina.

	Receptor da vasopressina		
	V1a ou V1	**V1b ou V3**	**V2**
Expressão	▪ Vasos dos músculos lisos ▪ Fígado ▪ Plaquetas ▪ SNC	Corticotrofos hipofisários	Membrana basolateral do néfron distal
Estrutura em humanos	▪ 418 aminoácidos	424 aminoácidos	370 aminoácidos
Sistema de segundo mensageiro	▪ Ativação da fosfolipase C mediada por Gq/11: mobilização de Ca^{2+}, trifosfato de inositol e diacilglicerol	Como V1a	Ativação da adenilatociclase mediada pela Gs: produção de cAMP e estimulação da proteinoquinase A
Efeitos fisiológicos	▪ Contração do músculo liso ▪ Estímulo da glicogenólise ▪ Maior adesão plaquetária ▪ Função neurotransmissora e neuromodulatória	Aumento da secreção de ACTH	Aumento da síntese e montagem de aquaporina 2

ACTH: hormônio adreno-corticotrófico; cAMP: monofosfato de adenosina cíclico; SNC: sistema nervoso central. (Adaptado de Ball, 2017.[11])

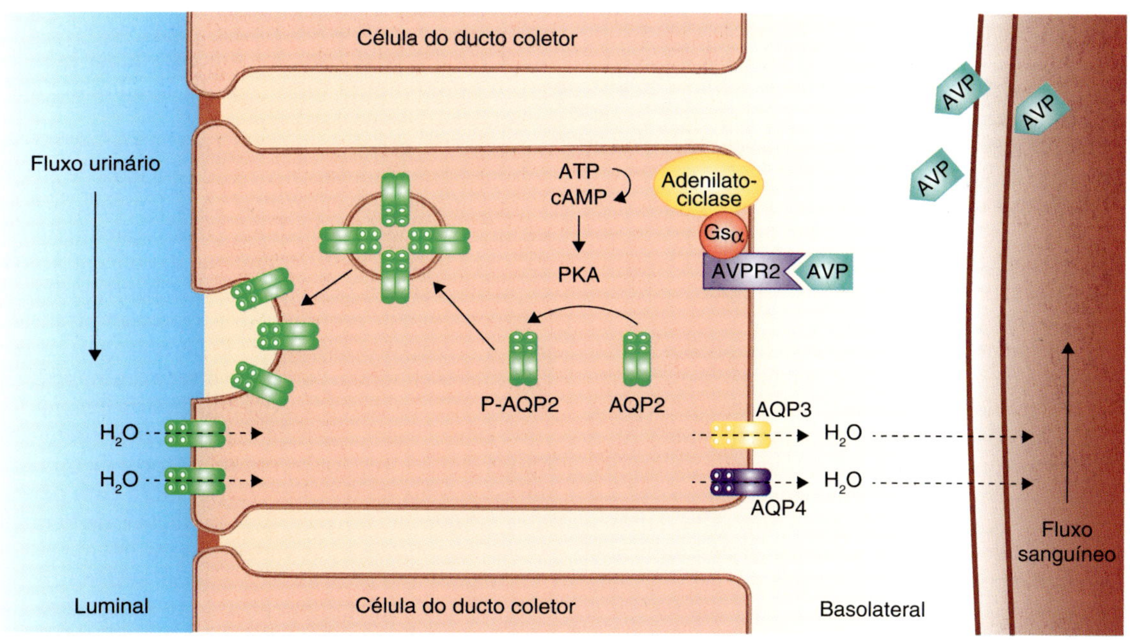

Figura 15.4 Mecanismo de ação da arginina vasopressina (AVP) no túbulo renal. AQP: aquaporina; ATP: trifosfato de adenosina; AVPR2: receptor V2; cAMP: monofosfato de adenosina; PKA: proteinoquinase A.

Causas de diabetes insípido adquirido

Traumatismo é a principal etiologia de DIC, sobretudo após cirurgias em lesões da região selar. DI também é comum após traumatismo cranioencefálico (TCE); no entanto, o DI traumático é majoritariamente transitório. Na maior parte das séries, a incidência média de DI após a cirurgia transesfenoidal (CTE) é < 20%. Estudos recentes têm demonstrado menor incidência de DI transitório em pacientes submetidos à CTE endoscópica em comparação com a CTE microscópica (2,5 a 15,2 *versus* 1,6 a 45,6%).[15] Já as taxas de DI permanente entre as duas abordagens são semelhantes (0 a 8,8% microscópica *versus* 0 a 7,1% endoscópica).[15]

Nemergut et al.[16] avaliaram 857 pacientes em pós-operatório de CTE e encontraram uma incidência de DIC de 18,3%, mas apenas 2% com doença permanente. Os autores descrevem como fatores preditivos para a ocorrência de DIC transitório e permanente a presença de fístula liquórica no intraoperatório, assim como cirurgias para craniofaringeomas e cistos da bolsa de Rathke.[16] Maior ocorrência de DIC transitório foi observada após cirurgias em adenomas secretores de

ACTH (22%) e em pacientes com microadenomas, em comparação àqueles com macroadenomas (21,6% *versus* 14,3%).[16] Entretanto, a maioria dos procedimentos dessa casuística ocorreu antes do advento da cirurgia endoscópica transesfenoidal, e os autores não realizaram análise de risco uni ou multivariada. Em uma série mais recente,[15] foi descrita associação de CTE e DIC apenas em pacientes portadores de craniofaringeoma (risco de 7,83; intervalo de confiança [IC] 1,20 a 51,53) e cisto de bolsa de Rathke (risco 3,94; IC 1,28 a 12,12).[15] Da mesma maneira, em diferentes séries de pacientes com craniofaringeoma submetidos à CTE ou à cirurgia transcraniana, em adultos e crianças, a incidência pós-operatória de DIC variou de 60 a 80% dos casos,[17,18] significativamente maior do que a encontrada nos pós-operatórios de adenomas hipofisários.

Em 3 a 4% dos pacientes com DIC pós-cirúrgico, o quadro clínico pode apresentar um padrão clínico trifásico caracterizado por poliúria do 1º ao 4º dia pós-operatório, secundária à secção da haste hipofisária, e edema local com interrupção imediata da secreção de AVP. Do 3º ao 6º dia pós-operatório ocorre normalização da diurese acompanhada ou não de hiponatremia, caracterizando a secreção inapropriada de AVP ou ADH (SIADH), decorrente da destruição da neuro-hipófise com liberação errática de AVP. O posterior restabelecimento da poliúria ocorre pela lesão cirúrgica aos núcleos hipotalâmicos, com instalação definitiva da deficiência de AVP.[19]

Os TCE moderados e graves também podem levar a DIC, com incidência de 3 a 26%.[20-22] Entretanto, um estudo prospectivo demonstrou que a maioria apresentou a deficiência transitória, e apenas 6% mantiveram o DIC após 12 meses de seguimento.[20] A alta prevalência de deficiência transitória sugere, com maior probabilidade, um mecanismo indireto decorrente do edema ou de lesões de pequenos vasos e com menor frequência pela secção da haste hipofisária.[23]

É excepcional ou mesmo inexistente a ocorrência de DI em pacientes com adenomas da adeno-hipófise, mesmo se muito volumosos.[24] Na prática clínica, as lesões selares e suprasselares mais frequentemente associadas ao DIC são os craniofaringeomas, com incidência pré-operatória de 16 a 55%.[18,25,26] Os germinomas suprasselares são mais raros que os craniofaringeomas, mas até 80% dos casos cursam com DIC.[27]

DI é também frequente em pacientes com hipofisites primárias[28,29] e outros distúrbios hipofisários, como metástases,[24] doenças infecciosas (tuberculose e abscesso)[30] e doenças infiltrativas (sarcoidose e histiocitose de células de Langerhans).[24,31,32] A manifestação clínica neuroendócrina mais frequente da histiocitose de células de Langerhans é o DI (incidência de 8 a 12%).[31,32]

Em uma parcela significativa de pacientes (15 a 50%), a definição da etiologia do DIC pode permanecer desconhecida, apesar de seguimento cuidadoso a longo prazo.[33,34] Esses casos costumam ser rotulados como idiopáticos e supostamente têm etiologia autoimune, em sua maioria.[33]

Malformações congênitas do sistema nervoso central, como os defeitos de linha média e, particularmente, as grandes malformações cerebrais, também são causa de DIC. Entre elas se incluem a holoprosencefalia (frequência de 70%) e a displasia septo-óptica (frequência de 6%).[35,36]

Causas de diabetes insípido congênito

As formas hereditárias de DIC são raras e correspondem a menos de 2% dos casos.[37] A maioria é decorrente de mutações no gene *AVPNP-II*, na região codificadora da NP-II, de transmissão autossômica dominante com efeito dominante negativo.[37,38] Mais raramente descrita, a forma autossômica recessiva ocorre por mutações na região codificadora da vasopressina.[39,40] Na forma autossômica dominante, a poliúria e a polidipsia se instalam progressivamente na primeira década de vida.[40] A proteína NP-II mutada não é capaz de migrar adequadamente pelo axônio neuronal até a neuro-hipófise, e seu acúmulo no corpo neuronal leva a um processo de gliose gradual, com destruição progressiva dos neurônios magnocelulares e instalação de DIC ao longo da primeira década de vida. Nas formas recessivas, a abertura do quadro ocorre mais precocemente, ao nascimento ou antes do primeiro ano de vida.[37]

O DIC também pode estar presente na síndrome de Wolfram, também denominada DIDMOAD (diabetes insípido, diabetes melito, atrofia óptica e surdez ([*deafness*]), de herança autossômica recessiva, precedido de diabetes melito não autoimune, atrofia óptica e surdez.[41] Essa síndrome é causada por mutação no gene *WFS1*, que codifica a glicoproteína wolframina,[42] envolvida na resposta ao estresse do retículo endoplasmático.[43] Na síndrome de Wolfram, o DI ocorre em 48 a 78% dos pacientes e comumente surge mais tarde, anos após a instalação do diabetes melito e da atrofia óptica.[44]

Diabetes insípido nefrogênico (Resistência à AVP)

O DI nefrogênico caracteriza-se pela insensibilidade renal à vasopressina e tem como principal etiologia as formas adquiridas decorrentes de medicações como lítio, demeclociclina, anfotericina B e vincristina.[6,9] Outras causas incluem alterações séricas eletrolíticas (p. ex., hipocalemia e hipercalcemia) e, em menor prevalência, doenças tubulointersticiais renais (p. ex., amiloidose e anemia falciforme). Uma vez estabelecida a alteração renal, a apresentação clínica é similar às demais formas de DI, com poliúria hipo-osmolar igualmente distribuída ao longo das 24 horas e polidipsia.[6,9]

O uso do carbonato de lítio é a causa mais comum de DI nefrogênico em adultos, ocorrendo em mais de 20% dos pacientes que utilizam esse fármaco.[45] As alterações de sinalização do V2 induzidas pelo lítio incluem a inativação da glicogênio sintase quinase 3 beta (GSK3β), o aumento da concentração intracelular de prostaglandina 2 e a redução da transcrição gênica de AQP2, com consequente diminuição da expressão e translocação desta para a membrana apical.[46,47] O DI nefrogênico secundário à hipocalemia também parece envolver a diminuição da expressão da AQP2[48] por degradação autofágica da mesma.[49]

O DI nefrogênico hereditário é raro, com diferentes genes-alvo envolvidos. O tipo mais comum decorre de mutações inativadoras no gene do receptor V2 (*AVPR2*), com perda parcial ou completa de sua função. Essas mutações, de herança ligada ao X, são responsáveis por 90% dos casos.[50,51]

Mutações no gene da AQP2, localizado no cromossomo 12 (12q13), respondem por cerca de 10% dos casos de DI nefrogênico hereditário.[8,50] A transmissão genética é autossômica recessiva na maior parte dos casos, com 10% sendo autossômicos dominantes.[37] Na forma autossômica recessiva, as mutações do gene *AQP2* podem ocorrer em homozigose ou heterozigose composta, acometendo, em sua maioria, os domínios transmembrana e alças, o que leva a alterações na conformação da AQP2 com retenção desta no retículo endoplasmático e consequente degradação.[8] A forma autossômica dominante decorre de mutações na região carboxiterminal do gene *AQP2*, região determinante na fosforilação e translocação da AQP2 para a membrana apical.[8] A formação de heterotetrâmeros com AQP2 mutada e não mutada resultarão em sua retenção no complexo de Golgi e na alteração do seu fluxo para os lisossomos ou a membrana basolateral, determinando efeito dominante negativo.[8,50]

Uma pequena parcela de pacientes com DI nefrogênico hereditário (2%) não apresenta mutações nos genes *AVPR2* ou *AQP2*.[50] Um gene candidato para esses casos seria o gene codificador da molécula estromal de interação 1 (*STIM1*), um sensor que detecta depleções de cálcio no retículo endoplasmático, transmitindo a informação para a membrana celular e desencadeando toda a resposta de influxo de cálcio para o citosol.[51,52] Mamenko et al.[52] demonstraram em ratos espontaneamente hipertensos da linhagem SHR-A3 a presença de mutação no gene *STIM1*. Esses ratos apresentavam DI nefrogênico com aumento do volume urinário e da pOsm, polidipsia e deficiência na concentração urinária, associada a aumento nos níveis plasmáticos de AVP.[52]

Diabetes insípido adípsico

Lesões na região hipotalâmica anterior, junto ao terceiro ventrículo, podem levar a alterações dos osmorreceptores, com comprometimento da secreção de AVP e da sensação de sede, caracterizando o chamado *DI adípsico* ou *dipsogênico*.[5,10] As cirurgias de aneurisma da artéria comunicante anterior do polígono de Willis também são consideradas algumas das causas mais comuns de DI adípsico.[54] Nesse subtipo raro de DI, os pacientes mantêm a responsividade do sistema neuro-hipofisário aos barorreceptores. De maneira peculiar podem apresentar hipernatremia sem sede e desidratação moderada a grave sem poliúria. Com a normalização do sódio e da osmolalidade plasmáticos e, portanto, expansão com normalização volêmica, a secreção de AVP (previamente estimulada pela hipovolemia) cessa, e a poliúria se instala.[10,54] Por outro lado, pacientes com DI adípsico secundário à extensa cirurgia para craniofaringeoma apresentam ausência de resposta da AVP tanto à estimulação osmótica quanto ao estímulo por hipotensão mediada pelos barorreceptores, apresentando poliúria hipo-osmolar mesmo em condição de hipovolemia. Pela perda da sensação de sede, resposta fisiológica da manutenção da homeostase, pacientes com DI adípsico representam um desafio no diagnóstico e maior complexidade no seu tratamento. Apresentam maiores variações de natremia com hipernatremias graves e hiponatremias mais frequentes durante o seguimento, além do aumento da prevalência de eventos tromboembólicos.[54]

Diabetes insípido central pós-operatório

DIC resultante de neurocirurgia (transcraniana ou transesfenoidal) pode ter apresentações distintas. A definição do diagnóstico baseia-se na presença de poliúria (200 a 300 mℓ/hora por 2 a 3 horas) e hipernatremia, dispensando testes funcionais. A prevalência é de 8 a 20%, sendo a maioria de caráter transitório, com resolução espontânea. Ocasionalmente o DI transitório pode persistir por até 6 a 12 meses. A prevalência do DIC definitivo é rara, variando de 1 a 3%, mais frequentemente encontrado em pacientes operados por craniofaringeoma.[55]

Quando presente, a poliúria se instala entre o 1º e o 4º dia pós-operatório. Uma forma peculiar de apresentação do DI pós-operatório é o DI com padrão trifásico. Classicamente o paciente apresenta a poliuria nos primeiros dias pós-operatórios, resultante da injúria cirúrgica com choque axonal e deficiência funcional dos neurônios danificados. Na segunda fase, ocorre normalização da diurese, por vezes associada a hiponatremia, caracterizando síndrome de antidiurese inapropriada pela liberação errática de AVP por degeneração da neuro-hipófise. Finalmente, na terceira fase há recorrência da poliúria, seja por transecção da haste hipofisária ou por injúria dos corpos celulares dos neurônios vasopressinérgicos nos núcleos hipotalâmicos.[55]

Polidipsia primária

A *polidipsia psicogênica* é a etiologia mais frequente da polidipsia primária. Ela tipicamente é observada em pacientes com distúrbio de comportamento, com frequência portadores de doença psiquiátrica, que ingerem cronicamente grande quantidade de líquidos independentemente da sensação de sede, mantendo o sistema neuro-hipofisário inibido, com consequente poliúria. Estima-se uma incidência de até 20% entre pacientes com esquizofrenia ou doenças afins. Além da condição psiquiátrica, essa situação também pode estar presente em indivíduos que fazem uso de medicações que causam secura bucal (p. ex., anticolinérgicos), bem como naqueles que aumentam a tomada de líquido por recomendação médica ou são adeptos de programas de estilo de vida que preconizam como muito salutar uma elevada ingestão hídrica.[8,9,53]

Diabetes insípido gestacional

O DI gestacional, também chamado DI transitório da gravidez, é uma condição bastante rara, decorrente do excesso de atividade da enzima vasopressinase placentária, que promove a metabolização da AVP circulante.[56] A secreção de vasopressinase tem relação direta com o tamanho placentário; por isso, o quadro clínico é mais prevalente no segundo ou terceiro trimestres da gestação e em gestações múltiplas. Por sua vez, a vasopressinase é metabolizada pelo fígado, podendo ser encontrada maior atividade dessa enzima em gestantes com doença hepática. O DI gestacional se caracteriza por poliúria e polidipsia, assim como as demais formas de DI; porém, tem caráter transitório, com remissão em 4 a 6 semanas pós-parto, quando a vasopressina se torna indetectável no sangue.[56] Surge mais frequentemente no segundo e terceiro trimestres gestacionais, quando é maior a produção da enzima.[56] Já foi relatado caso de DI agudo e grave no pós-parto imediato de gravidez gemelar complicada por descolamento de placenta, atribuído à liberação aumentada de vasopressinase na corrente sanguínea durante o parto cesáreo.[57] Casos de DI gestacional recorrente em subsequentes gestações foram também descritos.[58]

MANIFESTAÇÕES CLÍNICAS

Os principais sintomas do DI são poliúria e polidipsia, que se manifestam durante o dia e à noite. O início da poliúria, em geral, é abrupto apenas no DIC. Nictúria está quase sempre presente nos pacientes com DIC e DI nefrogênico; muitas vezes, é o motivo que os leva a procurar assistência médica. Em contraste, ela geralmente não é observada nos casos de polidipsia psicogênica, com os pacientes geralmente se queixando apenas de poliúria diurna.[5,59]

No DIC, o volume urinário varia de poucos litros, em caso de deficiência parcial de AVP, a um máximo que geralmente não excede 12 ℓ/dia.[59] No caso de DI parcial, a doença pode ser somente diagnosticada quando os pacientes são submetidos à restrição hídrica.[5,59]

Os pacientes com DIC decorrente de massa selar ou suprasselar podem também apresentar sintomas de hipopituitarismo (p. ex., astenia, sonolência, redução da libido, disfunção erétil, distúrbios menstruais etc.), bem como cefaleia e distúrbios visuais.[5,53,59]

Em alguns casos, o DI gestacional se manifesta como oligoidrâmnio, reversível com a terapia com desmopressina.[60] A gravidez pode também desmascarar um DI subclínico ou exacerbar a poliúria em casos previamente diagnosticados.[56] Por outro lado, a lactação, por estimular a liberação da AVP, pode reduzir a intensidade dos sintomas em pacientes com DIC leve a moderado.[56]

A apresentação clínica das formas hereditárias de DI nefrogênico ocorre logo após o nascimento, com poliúria e desidratação crônica, baixo ganho pôndero-estatural, eventual histórico de febre sem foco infeccioso definido e discreto atraso no desenvolvimento neuropsicomotor.[61,62] O atraso no diagnóstico e no tratamento resulta em desidratações graves, podendo acarretar crises convulsivas. Entretanto, edema cerebral pode instalar-se caso a correção da desidratação seja feita muito rapidamente.[61,62] Apesar de a maioria dos casos de DI nefrogênico hereditários serem graves na sua apresentação clínica e insensibilidade à AVP, formas parciais têm sido descritas, com apresentação clínica mais branda, tanto em mutações no gene *AVPR2* quanto na AQP2, particularmente a forma autossômica dominante.[63]

DIAGNÓSTICO

A abordagem inicial na investigação diagnóstica do DI consiste em confirmar a presença de poliúria, que é definida por diurese maior que 3 ℓ/dia (ou 50 mℓ/kg/dia) em adultos e maior que 150 mℓ/kg/dia em neonatos, 100 mℓ/kg/dia em crianças menores de 2 anos e 50 mℓ/kg/dia quando maiores de 2 anos de idade.[3-5] Uma vez confirmada a poliúria, outras causas mais frequentes devem ser afastadas, como hiperglicemia, alterações da função renal, hipocalemia e hipercalcemia. A correção desses distúrbios eletrolíticos deve ser realizada antes de dar prosseguimento à investigação diagnóstica.[3-5,59,64]

É importante avaliar se o paciente é portador de hipotireoidismo ou insuficiência adrenal, achados particularmente frequentes em pacientes com lesões selares e suprasselares. Nas duas situações, há redução do *clearance* de água livre, e pode haver mascaramento do DI, com surgimento da poliúria apenas após o início da corticoterapia ou da reposição com levotiroxina.[3-5,59,64]

O DI geralmente se apresenta com poliúria hipotônica, caracterizada por baixas densidade urinária (< 1,010) e uOsm (< 300 mOsm/kg), embora valores entre 300 e 800 mOsm/kg possam ser encontrados nas suas formas parciais. Já uma uOsm > 800 mOsm/kg indica níveis plasmáticos de AVP e resposta renal ao hormônio apropriados, excluindo, assim, o diagnóstico de DI.[3-5,59,64]

DIAGNÓSTICO DIFERENCIAL

A diferenciação entre as diversas categorias de DI é tarefa relativamente fácil quando os distúrbios estão presentes na sua forma clássica e completa. Entretanto, com frequência ocorrem manifestações parciais da síndrome, e algumas doenças podem causar tanto DIC como DI nefrogênico (p. ex., sarcoidose).[4,5,59,64]

Na definição da etiologia, devem-se levar em conta aspectos clínicos e laboratoriais, bem como os dados da anamnese do paciente. História de TCE ou de distúrbio na região selar aponta para o diagnóstico de DIC. Uso de carbonato de lítio ou histórico de doença renal crônica sugerem DI nefrogênico. Já história de doença psiquiátrica e/ou de poliúria diurna sem nictúria é indicativa de polidipsia primária.[5,59,64]

Dentre dos achados laboratoriais, destacam-se os valores de sódio e pOsm tipicamente elevados no DIC e no DI nefrogênico, mas baixos na polidipsia primária. O teste da privação hídrica visa, sobretudo, à distinção das formas parciais de DI com a polidipsia primária.[5,53,64] Mais recentemente, tem sido proposto, com entusiasmo crescente, a dosagem da copeptina para a definição da etiologia da síndrome poliúria-polidipsia.[3,65-68]

ACHADOS LABORATORIAIS

Na avaliação inicial do DI, devem ser determinados os valores da pOsm, da uOsm e do sódio sérico.[4,5] Hipostenúria persistente, com densidade específica < 1,010 e uOsm < 300 mOsm/kg, está entre as principais características de todas as formas de DI.[5,6] Os valores da pOsm e do sódio sérico geralmente se mostram dentro da faixa de normalidade e superponíveis na maioria dos pacientes com síndrome poliúria-polidipsia. Entretanto, se esses valores estiverem claramente elevados (p. ex., pOsm > 300 mOsm/kg e sódio sérico > 145 mEq/ℓ), em condições de ingestão irrestrita de água, o diagnóstico de polidipsia primária ficará excluído; assim, a diferenciação passará a ser entre DIC e DI nefrogênico. Nessa situação, pode-se lançar mão da dosagem da copeptina ou avaliar a resposta renal à desmopressina. Em contraste, valores baixos de pOsm (< 280 mOsm/kg) e sódio sérico (< 135 mEq/ℓ) apontam para o diagnóstico de polidipsia primária.[5,59,64]

Avaliação da resposta renal à desmopressina

Nos pacientes com elevação da pOsm e hipernatremia, e uOsm < 800 mOsm/kg, não há necessidade do teste de restrição hídrica, pois o diagnóstico de DI já está estabelecido. A distinção entre DIC e DI nefrogênico pode ser obtida pela resposta renal à administração da desmopressina ou 1-desamino-8-D-arginina vasopressina (DDAVP), análogo sintético da AVP, na dose de 20 a 40 μg por via intranasal ou 10 a 20 μg por via subcutânea, por 2 a 3 dias. Concentração da urina apenas ocorrerá no DIC.[4,5,59] Mais recentemente, foi mostrado que valores basais de copeptina > 21,4 pg/mℓ são diagnósticos do DI nefrogênico.[4,51]

Teste da restrição hídrica

Este teste possibilita estabelecer se o paciente com síndrome poliúria-polidipsia tem DIC, DI nefrogênico ou polidipsia primária. Ele está indicado quando não houver uma causa óbvia para DI (p. ex., recentes TCE ou cirurgia hipofisária; distúrbios eletrolíticos, como hipocalemia ou hipercalcemia; doença renal crônica; tratamento com carbonato de lítio etc.).[9,59,60]

O teste foi descrito por Moses e Miller em 1970.[69] Apesar de ainda ser considerado o padrão-ouro no diagnóstico de DI, trata-se de um teste indireto que se baseia nas concentrações urinárias e plasmáticas frente à desidratação, e na capacidade de concentração urinária em resposta à desmopressina, um análogo sintético da AVP. Além disso, é demorado (por durar até 17 horas) e tem baixa acurácia (em torno de 70 a 75%), com maior poder de discriminação entre as formas graves de DI e a polidipsia primária.[4,5,64]

Procedimento

O teste de restrição hídrica deve ser iniciado pela manhã, com determinações basais do peso corporal do indivíduo, das concentrações séricas de sódio e potássio, bem como dos valores de pOsm e uOsm. Na maioria dos pacientes, tanto o sódio sérico quanto a pOsm se encontram na faixa de normalidade. Os indivíduos que apresentarem, nas dosagens basais, pOsm > 300 mOsm/kg, hipernatremia e uOsm < 300 mOsm/kg não deverão ser submetidos à restrição hídrica, podendo ser administrada a desmopressina para avaliação da resposta de concentração urinária.[5,6,59,69]

Uma vez iniciada a restrição hídrica, devem ser determinados, a cada hora, o peso corporal, o volume urinário e a uOsm, bem como, a cada 2 horas, o sódio sérico e a pOsm. A fase de restrição hídrica ou desidratação é suspensa quando a uOsm do paciente alcança o platô de concentração urinária, definida como três pOsm consecutivas com diferenças < 30 mOsm/kg, associado a elevação da natremia ≥ 145 mEq/ℓ e pOsm ≥ 300 mOsm/kg. Em crianças, a perda ponderal de 5% do peso inicial também é critério para interrupção da fase de restrição hídrica, independentemente da uOsm.[5,6,59,69]

Interpretação do teste

Em indivíduos normais, a restrição hídrica estimulará a secreção de AVP; consequentemente, a concentração urinária irá elevar-se gradualmente, atingindo uma uOsm > 800 mOsm/kg após várias horas de restrição, mantendo o equilíbrio hidro-osmolar. Pacientes com formas graves de DIC ou DI nefrogênico rapidamente elevam sua pOsm sem apresentar elevação concomitante da concentração urinária, que se mantém < 300 mOsm/kg. Já aqueles com formas parciais de DIC ou DI nefrogênico, com DI psicogênico ou dipsogênico, podem apresentar algum grau de concentração urinária (300 a 800 mOsm/kg) ao longo do teste. Uma vez atingido o platô de uOsm com valor < 800 mOsm/kg, administra-se desmopressina por via intravenosa ou intramuscular na dose de 2 mg em adultos (0,5 mg/m^2 em crianças), para avaliar a resposta renal ao análogo da vasopressina.[59,69,83]

Imediatamente após a medicação, a ingestão de água é liberada ao paciente, em volume igual à metade da diurese apresentada durante o período de restrição hídrica. Nas 12 horas seguintes, após a administração da desmopressina, libera-se a ingestão correspondente ao volume de diurese que o paciente apresenta após a medicação. Esse cuidado visa evitar a intoxicação hídrica e possibilita a reidratação do paciente.[59,69]

Após a desmopressina, intravenosa novas amostras de sódio sérico, pOsm e uOsm devem ser coletadas a cada hora, por 4 horas, após a medicação. Pacientes com uOsm < 300 mOsm/kg ao final do jejum que apresentarem elevação da uOsm > 50% serão definidos como portadores de DIC. Aqueles com elevação < 50% receberão o diagnóstico de DI nefrogênico. Já valores de uOsm ao final da restrição hídrica entre 300 e 800 mOsm serão sugestivos de formas parciais de DIC, nefrogênico ou psicogênico. Nesses pacientes, a elevação da uOsm após a desmopressina é comumente < 50%; assim, o diagnóstico diferencial será com base em dados complementares de história clínica, achados à ressonância magnética (RM) de sela e resposta terapêutica à desmopressina.[5,49] Portanto, o teste de restrição hídrica apresenta excelente desempenho diagnóstico na diferenciação entre as formas graves de DIC e DI nefrogênico.[4] Entretanto, esse desempenho é falho na diferenciação quando a deficiência ou a resistência são parciais,[28] ou ainda em pacientes com redução da capacidade de concentração urinária por lavagem da medula renal secundária à polidipsia primária crônica.[2,4] Nesses casos, a resposta ao tratamento com desmopressina pode ser útil, já que DI nefrogênico não apresenta resposta e, na polidipsia primária, diferentemente do DIC, a desmopressina associada à polidipsia compulsiva tende a causar hiponatremia.[2,5,9,59]

Dosagem de arginina vasopressina plasmática basal

Na década de 1980, Zerbe e Robertson[70] propuseram a dosagem direta da vasopressina por radioimunoensaio em resposta ao teste da infusão de solução salina hipertônica como melhor método para diagnóstico diferencial das formas parciais de DI. Entretanto, as dificuldades técnicas dos ensaios de vasopressina, que devem ser extremamente sensíveis, associadas à instabilidade pré-analítica desse peptídeo, tornam a dosagem direta da vasopressina pouco utilizada, e não recomendada na prática clínica.[65,66]

Dosagem da copeptina

A copeptina tem sido demonstrada como biomarcador diagnóstico do DI em substituição à dosagem de AVP.[65,66] As vantagens da dosagem da copeptina incluem:

- O fato de ser liberada na corrente sanguínea em concentrações equimolares à AVP em diferentes pOsm
- Ser composta de 39 aminoácidos e, portanto, mais termoestável e passível de ser dosada por ensaios ultrassensíveis que utilizam o princípio de sanduíche.

Em 2018, em estudo multicêntrico,[67] 156 pacientes com poliúria hipotônica foram submetidos ao teste de restrição hídrica e ao teste de infusão salina hipertônica com dosagem plasmática de copeptina. A acurácia diagnóstica do teste de infusão salina hipertônica com dosagem de copeptina, 96,5% (IC 95%: 92,1 a 98,6; p < 0,001), foi superior à acurácia da restrição hídrica (76,6%; IC 95%: 68,9 a 83,2). Mostrou-se também com acurácia de 95,2% na distinção entre polidipsia primária e DIC parcial.[67] Assim, esse novo teste funcional parece promissor na substituição do teste prolongado de restrição hídrica no diagnóstico diferencial dos quadros de poliúria hipo-osmolar.[67,68]

No Brasil, a dosagem da copeptina por ensaios ultrassensíveis já se encontra disponível. Assim, o teste de infusão salina hipertônica com dosagem de copeptina já pode ser realizado, porém o mesmo não é isento de riscos, e está contraindicado em crianças menores de 12 anos.

Um novo teste de estímulo para avaliação da reserva neuro-hipofisária foi descrito após a demonstração de elevação da copeptina em resposta ao estímulo com arginina em indivíduos normais. Este estudo mostrou que o teste da arginina, habitualmente utilizado na avaliação da reserva de hormônio de crescimento (GH), foi capaz de estimular a copeptina, e quando utilizado no diagnóstico diferencial de síndrome polidipsia-poliúria de pacientes adultos e pediátricos, foi capaz de diagnosticar DIC com sensibilidade de 93% e especificidade de 92%, utilizando um ponto de corte para copeptina de 3,8 pmol/ℓ aos 60 minutos após a infusão de arginina.[65] Outros grupos também demonstraram elevação da copeptina à infusão de arginina com sensibilidade e especificidade de 100% no diagnóstico do diabetes insípido central.[68]

Teste de infusão salina com dosagem de copeptina

O protocolo do teste de infusão salina inicia-se com a confirmação de normonatremia antes do seu início. São puncionados dois acessos calibrosos (preferencialmente veia cubital) nos dois membros superiores, um para infusão e o outro para coleta dos exames.

Na situação basal, determinar osmolaridade urinária e peso do paciente. Após repouso de 30 minutos, são coletados osmolalidade plasmática, sódio, creatinina, potássio e copeptina. A infusão de salina a 3% é iniciada com infusão de 250 mℓ em menos de 15 minutos, e mantida em seguida com infusão a 0,15 mℓ/kg/minuto, por até 180 minutos. Durante a infusão são coletados sódio, potássio, copeptina, osmolalidade a cada 30 minutos e ao término do teste. O sódio deve ser determinado logo após cada coleta. A infusão deverá ser interrompida se sódio maior que 150 mEq/ℓ ou ao completar 180 minutos de infusão.

Após término da infusão de salina, são ofertados 30 mℓ/kg de água a ser ingerida em 30 minutos, seguida de infusão de 500 mℓ de soro glicosado 5% em 30 a 40 minutos, para normalização da natremia. Coletar sódio a cada 15 minutos durante infusão de glicose e após 1 hora do término da infusão do soro glicosado. Monitorar sinais vitais a cada 30 minutos durante todo teste.

O valor de corte da copeptina estimulada por solução salina hipertônica maior que 4,9 pmol/ℓ foi capaz de discriminar polidipsia primária de DIC com sensibilidade de 93,2% (IC 95%, 83,5 a 98,1) e especificidade de 100% (IC 95%, 95,5 a 100,0).[67]

Na Figura 15.5 consta fluxograma para a investigação da síndrome poliúria-polidipsia, com base na dosagem da copeptina (basal) ou teste de restrição hídrica.

EXAMES DE IMAGEM

A RM de sela túrcica é o exame de imagem indicado para complementação diagnóstica etiológica de todos os pacientes com DIC. Ela possibilita avaliar as características da haste hipofisária, bem como visualizar lesões tumorais (p. ex., germinoma e craniofaringeoma) ou infiltrativas (p. ex., sarcoidose) que frequentemente causam DI.[71] Ademais, o hipersinal da neuro-hipófise nas sequências ponderadas em T1, determinado pelas vesículas celulares contendo vasopressina, neurofisina e copeptina, está caracteristicamente ausente nos pacientes com DIC, refletindo depleção do conteúdo de vasopressina na neuro-hipófise (Figura 15.6).[71] Entretanto, indivíduos normais apresentam o hipersinal em frequência bastante variável (50 a 100%),[5,65,72] e pacientes com DI nefrogênico por mutação no gene do AVPR2 podem apresentar ausência do hipersinal se expostos a situações de hiperosmolalidade plasmática.[73] Da mesma maneira, portadores de DIC hereditário autossômico dominante podem apresentar a persistência do hipersinal quando jovens, com perda progressiva do mesmo com o avançar da idade.[74] Além disso, um estudo prospectivo mostrou que 36% dos pacientes com DIC apresentavam o hipersinal da neuro-hipófise persistente, o qual se encontrava ausente em 36% dos casos de PP.[73] Portanto, o diagnóstico funcional de DI não deve basear-se no achado de hipersinal da neuro-hipófise, o qual tem baixa acurácia diagnóstica.[73]

A avaliação da haste hipofisária à RM é de relevante importância em pacientes com DIC sem lesão selar ou suprasselar evidente, classificados como idiopáticos. Na presença de espessamento de haste hipofisária (> 3 mm),[75] deve-se complementar a avaliação diagnóstica com a dosagem dos marcadores de tumores de células germinativas (alfa fetoproteína e gonadotrofina coriônica humana), radiografia de esqueleto e crânio para identificação de lesões ósseas líticas, presentes em 85% dos pacientes com histiocitose de células de Langerhans. Outros diagnósticos diferenciais de espessamento de haste hipofisária incluem hipofisite linfocítica, tuberculose, metástase, glioma, neurossarcoidose e doença de Erdheim-Chester.[5,59]

Em um estudo prospectivo a longo prazo com pacientes com DI idiopático, o grau de acometimento funcional de um ou mais eixos adeno-hipofisários apresentou correlação direta com o grau de espessamento da haste e o tempo de seguimento. Assim, 85% dos pacientes com espessamento mínimo de haste (3,1 a 3,9 mm) desenvolveram uma ou mais falências

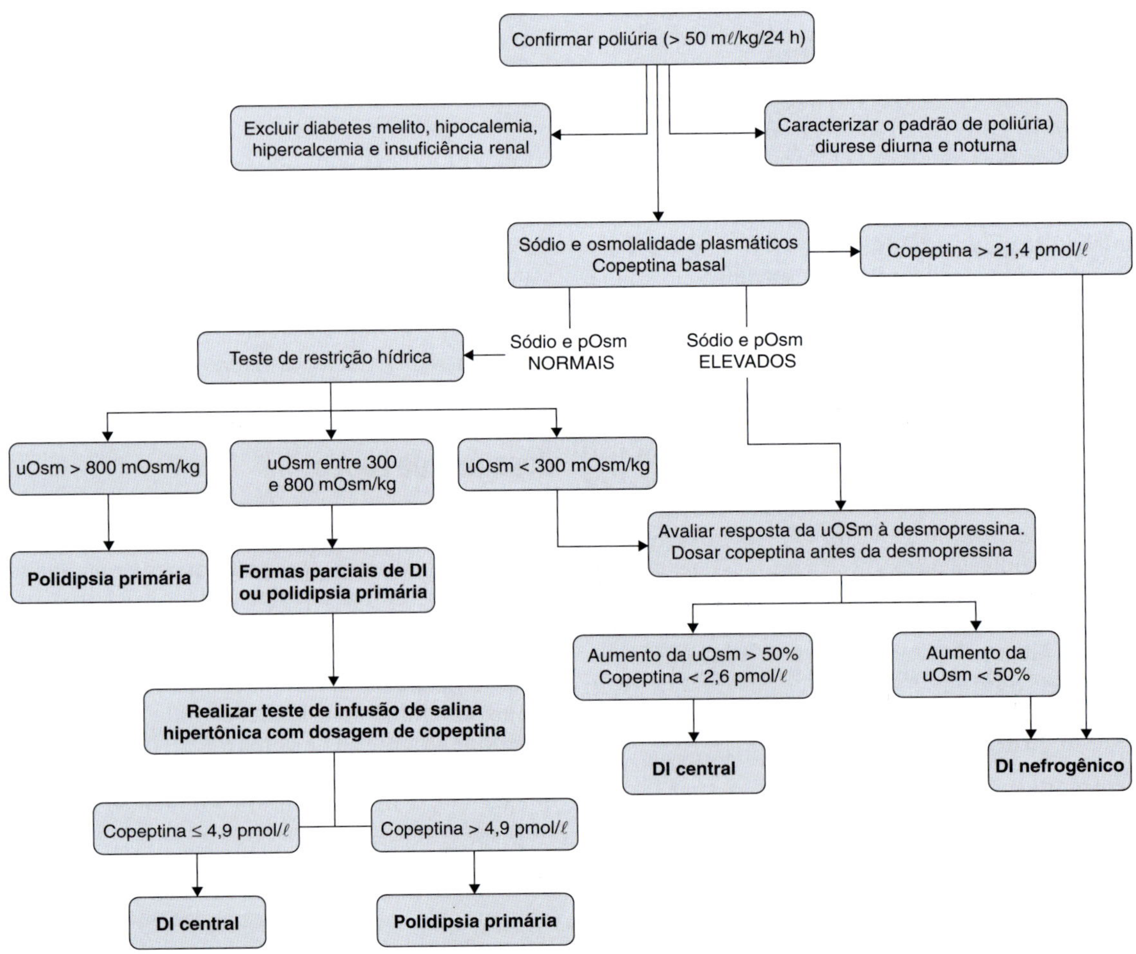

Figura 15.5 Fluxograma para a investigação da síndrome poliúria-polidipsia, com base na dosagem da copeptina (basal) ou teste de restrição hídrica. O teste de infusão de solução salina hipertônica com dosagem de copeptina poderá ser realizado como primeiro teste, ou caso o resultado do teste de restrição hídrica seja inconclusivo. DI: diabetes insípido; pOsm: osmolalidade plasmática; uOsm: osmolalidade urinária. (Adaptada de Christ-Crain et al., 2019.[66])

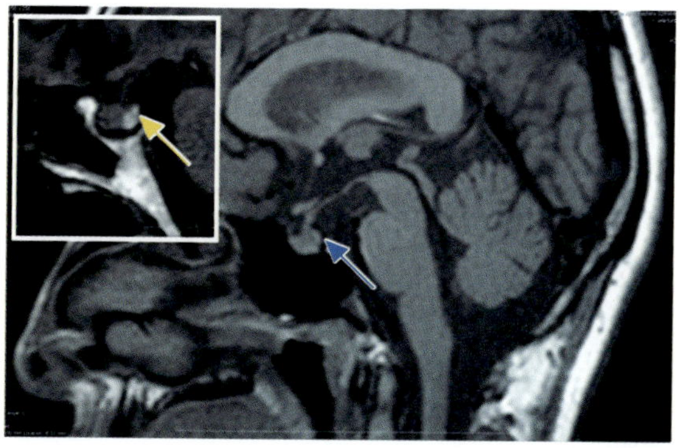

Figura 15.6 Ressonância magnética de região selar (corte sagital em T1, sem contraste). No quadrado menor, nota-se o brilho espontâneo da neuro-hipófise em indivíduo-controle (*seta amarela*). Na figura maior, observa-se a ausência do hipersinal da neuro-hipófise (*seta azul*) em paciente com diabetes insípido central idiopático.

adeno-hipofisárias, enquanto 86% daqueles com espessamento moderado (4,0 a 6,5 mm) apresentaram pan-hipopituitarismo.[76] A realização de biopsia da haste hipofisária deve ser considerada, para esclarecimento diagnóstico e conduta terapêutica específica, em pacientes que apresentem espessamento de haste superior a 6,5 a 7 mm, particularmente no caso de comprometimento visual, nos quais o diagnóstico etiológico não tenha sido confirmado por outros exames.[76]

É importante ressaltar que, mesmo pacientes com diagnóstico inicial de DIC idiopático e, portanto, sem evidência de tumores na imagem inicial, devem ser acompanhados com novos exames de RM, visto que, em alguns casos, os tumores podem aparecer apenas alguns anos após o diagnóstico de DI.[5,75]

Independentemente da etiologia da poliúria, mas em particular no DI nefrogênico hereditário, o achado de dilatação de vias urinárias pode ser evidenciado por exame de ultrassonografia. As alterações podem incluir desde uma discreta dilatação ureteral até a presença de hidronefrose e disfunção vesicoureteral não neurogênica.[77]

TRATAMENTO

Diabetes insípido central

O tratamento específico para o DIC é a reposição de AVP. O medicamento de escolha é a desmopressina ou 1-desamino-8-D-arginina vasopressina (DDAVP), um análogo sintético da AVP com efeito pressor mínimo, maior atividade antidiurética e meia-vida prolongada, perdurando sua ação por 6 a 24 horas.[78-81] As formulações disponíveis no Brasil são: ampolas de 4 μg/mℓ para uso parenteral (intravenoso ou subcutâneo); solução intranasal de 0,1 mg/mℓ com cânula (0,1 mℓ equivale à dose de 10 μg) ou *spray* nasal (10 μg/jato); e comprimidos de acetato de desmopressina (0,1 e 0,2 mg). Há também a apresentação de comprimidos sublinguais (liofilizado oral) de 60, 120 e 240 μg, ainda não comercializada no Brasil.

Posologia da DDAVP

Em pacientes adultos ambulatoriais, deve-se iniciar o tratamento com uma dose noturna de 5 a 10 μg intranasal. Como a desmopressina intranasal mantém seu efeito por 6 a 14 horas, a maioria dos pacientes necessita de duas doses diárias e, excepcionalmente, de até três doses. Portanto, a dose diária habitual varia de 5 a 20 μg em duas a três doses diárias. Contudo, pacientes com a forma parcial de DIC central podem ficar bem controlados com apenas uma dose noturna de desmopressina.[78-81] Gestantes com DIC podem manter o uso da desmopressina, já que ela é resistente à vasopressinase e não apresenta efeito pressórico significativo.[56,82] Em crianças menores de 2 anos, a dose inicial é de 1,25 μg (0,0125 mℓ), que pode ser administrada 1 a 2 vezes/dia.[83] Em crianças maiores de 2 anos, a dose inicial é de 2,5 μg (0,025 mℓ), com dose média entre 2,5 e 5 μg, 2 a 3 vezes/dia.[84] O uso de *spray* nasal não é recomendado em pacientes pediátricos devido à impossibilidade de titulação de doses menores que 10 μg.[84]

A dose habitual de *desmopressina oral* é de 0,1 a 0,6 mg/dia, dividida em duas a três doses em adolescentes e adultos.[78-81] Em crianças com mais de 2 anos, a dose diária varia de 0,1 a 0,3 mg, dividida em duas a três tomadas.[83,84] A dose em neonatos e lactentes não está estabelecida na literatura, e seu uso deve ser feito com cautela.[84] Os pacientes devem ser orientados a beber água sempre, e não apenas quando estiverem com sede. A principal complicação é a hiponatremia, rara em adultos[78] e mais frequente em lactentes com alimentação exclusiva ou predominantemente composta de líquidos (Quadro 15.3).[83]

A *apresentação injetável* é utilizada em pacientes cujo acesso intranasal esteja indisponível, como a colocação de tampões nasais em pós-operatórios de cirurgias transesfenoidais, em pacientes inconscientes e em pacientes com DIC pós-trauma. Pacientes em pós-operatório de neurocirurgia da região selar e parasselar que apresentarem diurese hipo-osmolar e volume > 200 a 300 mℓ/hora, mantida por 2 a 3 horas, associada a hipernatremia, têm critério diagnóstico de DI central e devem receber tratamento específico com desmopressina.[78,79] A dose inicial é 1 a 2 μg, aplicada por via subcutânea ou intravenosa. Novas doses devem ser prescritas conforme reavaliação clínico-laboratorial de balanço hídrico e sódio sérico a cada 12 horas. Esse cuidado minimiza o risco de hiponatremia, já que existe a possibilidade de o DIC ser transitório, assim como de ocorrer o padrão trifásico de DIC, com período de secreção inapropriada de ADH.

Pacientes com *DI adípsico* devem receber como prescrição a água a ser ingerida ao longo do dia (2 a 3 ℓ), além da desmopressina em dose habitual. Pelo maior risco de disnatremias, devem ser seguidos com consultas e exames mais frequentes.[10]

Diabetes insípido nefrogênico

Em pacientes com DI nefrogênico secundário a medicações, como o lítio, ou a alterações eletrolíticas, como a hipocalemia, a suspensão do fármaco ou a correção do potássio sérico devem ser as condutas iniciais para melhora ou reversão do quadro de poliúria.[7,45,85]

Não há, até o momento, tratamento específico para o DI nefrogênico. O uso da desmopressina não é eficaz. No entanto, resposta parcial pode ocorrer, com doses suprafisiológicas, em

Quadro 15.3 Populações com diabetes insípido central com maior risco de desenvolver hipo ou hipernatremia durante o tratamento com desmopressina.

Pacientes idosos
- Maior risco de hiponatremia
- Acamados sem acesso à água

Neonatos e crianças < 2 anos
- Aporte de líquidos é maior que nas demais faixas etárias
- Dependência de terceiros para acesso a líquidos
- Necessidade de diluição da desmopressina (desmopressina:solução fisiológica 1:10) para titulação da dose, ou aplicação sublingual (menor absorção que a mucosa nasal)

Pós-operatório de neurocirurgia
- Prescrição de infusões intravenosas
- Rebaixamento do nível de consciência – mecanismo de sede sem compensação
- Adipsia

portadores de formas hereditárias com expressão parcial de AVPR2 ou AQP2.[7,63] Nos demais pacientes com DI nefrogênico, as medicações utilizadas são os diuréticos tiazídicos, como a *hidroclorotiazida* (25 a 100 mg/dia em adultos; 2 a 4 mg/kg/dia em crianças), associados à dieta hipossódica e a *amilorida* (10 a 20 mg/dia em adultos; 0,3 mg/kg/dia em crianças), com o intuito de minimizar a hipocalemia induzida pelo tiazídico.[7,85] A hiponatremia e a hipovolemia relativas promovidas pela associação dos diuréticos e da dieta hipossódica desencadeiam um mecanismo compensatório renal de reabsorção de sódio nos ductos renais proximais, com reabsorção concomitante de água, reduzindo, assim, o volume urinário. O efeito esperado com essa terapêutica é a diminuição de 40 a 70% do volume de diurese inicial.[5,51]

A *indometacina* (50 a 150 mg em adultos; 2 mg/kg/dia em crianças) também pode ser utilizada isoladamente ou em associação com a hidroclorotiazida. Acredita-se que, com a redução das prostaglandinas nas células dos ductos coletores induzida pela indometacina, aconteça uma diminuição do efeito inibitório das mesmas na resposta celular à vasopressina, resultando em redução do volume urinário em torno de 30 a 50%.[7,8,85]

Mais recentemente, têm havido relatos isolados sobre a eficácia do tratamento com *sildenafila* na redução da poliúria em pacientes com DI nefrogênico congênito.[86]

Diabetes insípido gestacional

No caso de DI por excessiva degradação da AVP por vasopressinases, o fármaco de escolha é DDAVP, que se mostra seguro tanto para a mãe quanto para o feto.[86] As doses necessárias são geralmente maiores do que as requeridas por não gestantes. Esse medicamento deve ser suspenso tão logo cesse o DI, o que normalmente ocorre na primeira ou segunda semana após o parto. O uso de DDAVP não contraindica a amamentação.[56,86] Deve-se evitar a administração excessiva de líquidos durante o parto, o que pode levar a intoxicação hídrica e hiponatremia.[56]

Resumo

Em humanos, o hormônio antidiurético (ADH) é a vasopressina, sintetizada pelos neurônios magnocelulares, cujos corpos celulares estão localizados nos núcleos hipotalâmicos supraópticos e paraventriculares. O diabetes insípido (DI) é uma síndrome caracterizada por poliúria hipo-osmolar e polidipsia, podendo resultar de várias doenças congênitas ou adquiridas, uso de medicações ou alterações eletrolíticas. Três diferentes mecanismos fisiopatológicos estão envolvidos na patogênese do DI: (1) diminuição de síntese e secreção de vasopressina (DI central, neurogênico ou hipotalâmico; 80 a 85% dos casos); (2) falta de resposta apropriada dos rins à vasopressina (DI nefrogênico); (3) exacerbação do metabolismo de vasopressina por enzimas placentárias (DI gestacional). O principal diagnóstico diferencial do DI é com a polidipsia primária, decorrente da ingestão excessiva de água. Coletivamente, o DI e a polidipsia primária têm sido referidos como síndrome poliúria-polidipsia. O tratamento com carbonato de lítio é a principal etiologia de DI nefrogênico. Desmopressina, análogo sintético da vasopressina, é o tratamento de escolha do DI central.

REFERÊNCIAS BIBLIOGRÁFICAS

1. Murphy D, Konopacka A, Hindmarch C et al. The hypothalamo-neurohypophyseal system: from genome to physiology. J Neuroendocrinol. 2012; 24:539-53.
2. Robinson AG, Verbalis JH. The posterior pituitary. In: Melmed S et al. (eds.). Williams textbook of endocrinology. 12. ed. Philadelphia: Saunders Elsevier; 2011. p. 291-323.
3. Christ-Crain M, Bichet DG, Fenske WK et al. Diabetes insipidus. Nat Rev Dis Primers. 2019; 5:54.
4. Ball S. Diabetes Insipidus. In: Feingold KR, Anawalt B, Boyce A et al. (eds.). Endotext [Internet]. South Dartmouth (MA): MDText.com; 2018.
5. Robertson GL. Diabetes insipidus: differential diagnosis and management. Best Pract Res Clin Endocrinol Metab. 2016; 30:205-18.
6. Gubbi S, Hannah-Shmouni F, Koch CA et al. Diagnostic testing for diabetes insipidus. In: Feingold KR, Anawalt B, Boyce A et al. (eds.). Endotext [Internet]. South Dartmouth (MA): MDText.com. Last Update; 2019.
7. Bockenhauer D, Bichet DG. Pathophysiology, diagnosis and management of nephrogenic diabetes insipidus. Nat Rev Nephrol. 2015; 11:576-88.
8. Working Group for renaming diabetes insipidus; Arima H, Cheetham T, Christ-Crain M et al. Changing the name of diabetes insipidus: a position statement of The Working Group for Renaming Diabetes Insipidus. Endocr J. 2022; 69:1281-4.
9. Sailer C, Winzeler B, Christ-Crain M. Primary polydipsia in the medical and psychiatric patient: characteristics, complications and therapy. Swiss Med Wkly. 2017; 147:w14514.
10. Eisenberg Y, Frohman LA. Adipsic diabetes insipidus: a review. Endocr Pract. 2016; 22:76-83.
11. Ball S. The neurohypophysis: endocrinology of vasopressin and oxytocin. In: Feingold KR, Anawalt B, Boyce A et al. (eds.). Endotext [Internet]. South Dartmouth (MA): MDText.com; 2017.
12. Knepper MA, Kwon TH, Nielsen S. Molecular physiology of water balance. N Engl J Med. 2015; 372:1349-58.
13. Agre P. Nobel Lecture. Aquaporin water channels. Biosci Rep. 2004; 24:127-63.
14. Tradtrantip L, Jin BJ, Yao X et al. Aquaporin-targeted therapeutics: state-of-the-field. Adv Exp Med Biol. 2017; 969:239-50.
15. Schreckinger M, Walker B, Knepper J et al. Post-operative diabetes insipidus after endoscopic transsphenoidal surgery. Pituitary. 2013; 16:445-51.
16. Nemergut EC, Zuo Z, Jane JA Jr. et al. Predictors of diabetes insipidus after transsphenoidal surgery: a review of 881 patients. J Neurosurg. 2005; 103:448-54.
17. Muller HL. Childhood craniopharyngioma – current concepts in diagnosis, therapy and follow-up. Nat Rev Endocrinol. 2010; 6:609-18.
18. Pratheesh R, Swallow DM, Rajaratnam S et al. Incidence, predictors and early post-operative course of diabetes insipidus in paediatric craniopharygioma: a comparison with adults. Childs Nerv Syst. 2013; 29:941-9.
19. Loh JA, Verbalis JG. Diabetes insipidus as a complication after pituitary surgery. Nat Clin Pract Endocrinol Metab. 2007; 3:489-94.
20. Agha A, Sherlock M, Phillips J et al. The natural history of post-traumatic neurohypophysial dysfunction. Eur J Endocrinol. 2005; 152:371-7.
21. Boughey JC, Yost MJ, Bynoe RP. Diabetes insipidus in the head-injured patient. Am Surg. 2004; 70:500-3.
22. Hadjizacharia P, Beale EO, Inaba K et al. Acute diabetes insipidus in severe head injury: a prospective study. J Am Coll Surg. 2008; 207:477-84.
23. Capatina C, Paluzzi A, Mitchell R et al. Diabetes insipidus after traumatic brain injury. J Clin Med. 2015; 4:1448-62.
24. Glezer A, Paraiba DB, Bronstein MD. Rare sellar lesions. Endocrinol Metab Clin North Am. 2008; 37:195-211.
25. Ghirardello S, Hopper N, Albanese A et al. Diabetes insipidus in craniopharyngioma: postoperative management of water and electrolyte disorders. J Pediatr Endocrinol Metab. 2006; 19:413-21.
26. Yamada S, Fukuhara N, Oyama K et al. Surgical outcome in 90 patients with craniopharyngioma: an evaluation of transsphenoidal surgery. World Neurosurg. 2010; 74:320-30.
27. Ono N, Kakegawa T, Zama A et al. Suprasellar germinomas; relationship between tumour size and diabetes insipidus. Acta Neurochir. 1992; 114:26-32.
28. Joshi MN, Whitelaw BC, Carroll PV. Hypophysitis: diagnosis and treatment. Eur J Endocrinol. 2018; 179:R151-63.
29. Yuen KCJ, Popovic V, Trainer PJ. New causes of hypophysitis. Best Pract Res Clin Endocrinol Metab. 2019; 33:101-276.
30. Freda PU, Post KD. Differential diagnosis of sellar masses. Endocrinol Metab Clin North Am. 1999; 28:81-117.
31. Gadner H, Minkov M, Grois N et al. Therapy prolongation improves outcome in multisystem Langerhans cell histiocytosis. Blood. 2013; 121:5006-14.
32. Maia RC, de Rezende LM, Robaina M et al. Langerhans cell histiocytosis: differences and similarities in long-term outcome of paediatric and adult patients at a single institutional centre. Hematology. 2015; 20:83-92.
33. Di Iorgi N, Allegri AE, Napoli F et al. Central diabetes insipidus in children and young adults: etiological diagnosis and long-term outcome of idiopathic cases. J Clin Endocrinol Metab. 2014; 99:1264-72.
34. Batista SL, Moreira AC, Antunes-Rodrigues J et al. Clinical features and molecular analysis of arginine-vasopressin neurophysin II gene in long-term follow-up patients with idiopathic central diabetes insipidus. Arq Bras Endocrinol Metabol. 2010; 54:269-73.
35. Hahn JS, Hahn SM, Kammann H et al. Endocrine disorders associated with holoprosencephaly. J Pediatr Endocrinol Metab. 2005; 18:935-41.
36. Cemeroglu AP, Coulas T, Kleis L. Spectrum of clinical presentations and endocrinological findings of patients with septo-optic dysplasia: a retrospective study. J Pediatr Endocrinol Metab. 2015; 28:1057-63.
37. Schernthaner-Reiter MH, Stratakis CA, Luger A. Genetics of diabetes insipidus. Endocrinol Metab Clin North Am. 2017; 46:305-34.

38. Rutishauser J, Beuret N, Prescianotto-Baschong C et al. Hereditary neurohypophyseal diabetes insipidus. Exp Suppl. 2019; 111:299-315.
39. Christensen JH, Rittig S. Familial neurohypophyseal diabetes insipidus - an update. Semin Nephrol. 2006; 26:209-23.
40. Elias PC, Elias LL, Torres N et al. Progressive decline of vasopressin secretion in familial autosomal dominant neurohypophyseal diabetes insipidus presenting a novel mutation in the vasopressin-neurophysin II gene. Clin Endocrinol (Oxf). 2003; 59:511-8.
41. Barrett TG, Bundey SE, Macleod AF. Neurodegeneration and diabetes: UK nationwide study of Wolfram (DIDMOAD) syndrome. Lancet. 1995; 346:1458-63.
42. Strom TM, Hortnagel K, Hofmann S et al. Diabetes insipidus, diabetes mellitus, optic atrophy and deafness (DIDMOAD) caused by mutations in a novel gene (wolframin) coding for a predicted transmembrane protein. Hum Mol Genet. 1998; 7:2021-8.
43. Fonseca SG, Fukuma M, Lipson KL et al. WFS1 is a novel component of the unfolded protein response and maintains homeostasis of the endoplasmic reticulum in pancreatic beta-cells. J Biol Chem. 2005; 280:39609-15.
44. Medlej R, Wasson J, Baz P et al. Diabetes mellitus and optic atrophy: a study of Wolfram syndrome in the Lebanese population. J Clin Endocrinol Metab. 2004; 89:1656-61.
45. Finch CK, Kelley KW, Williams RB. Treatment of lithium-induced diabetes insipidus with amiloride. Pharmacotherapy. 2003; 23:546-50.
46. Alsady M, Baumgarten R, Deen PM et al. Lithium in the kidney: friend and foe? J Am Soc Nephrol. 2016; 27:1587-95.
47. Marples D, Christensen S, Christensen EI et al. Lithium-induced downregulation of aquaporin-2 water channel expression in rat kidney medulla. J Clin Invest. 1995; 95:1838-45.
48. Marples D, Frokiaer J, Dorup J et al. Hypokalemia-induced downregulation of aquaporin-2 water channel expression in rat kidney medulla and cortex. J Clin Invest. 1996; 97:1960-8.
49. Khositseth S, Uawithya P, Somparn P et al. Autophagic degradation of aquaporin-2 is an early event in hypokalemia-induced nephrogenic diabetes insipidus. Sci Rep. 2015; 5:18311.
50. Moeller HB, Rittig S, Fenton RA. Nephrogenic diabetes insipidus: essential insights into the molecular background and potential therapies for treatment. Endocr Rev. 2013; 34:278-301.
51. Smyth JT, Hwang SY, Tomita T et al. Activation and regulation of store-operated calcium entry. J Cell Mol Med. 2010; 14:2337-49.
52. Mamenko M, Dhande I, Tomilin V et al. Defective store-operated calcium entry causes partial nephrogenic diabetes insipidus. J Am Soc Nephrol. 2015; 2015:2014121200.
53. Garrahy A, Moran C, Thompson CJ. Diagnosis and management of central diabetes insipidus in adults. Clin Endocrinol (Oxf). 2019; 90:23-30.
54. Cuesta M, Hannon MJ, Thompson CJ. Adipsic diabetes insipidus in adult patients. Pituitary. 2017; 20:372-80.
55. Loh JA, Verbalis JG. Diabetes insipidus as a complication after pituitary surgery. Nat Clin Pract Endocrinol Metab. 2007;3:489-94.
56. Chanson P, Salenave S. Diabetes insipidus and pregnancy. Ann Endocrinol (Paris). 2016; 77:135-8.
57. Wallia A, Bizhanova A, Huang W et al. Acute diabetes insipidus mediated by vasopressinase after placental abruption. J Clin Endocrinol Metab. 2013; 98:881e6.
58. Nigro N, Grossmann M, Chiang C et al. Polyuria-polydipsia syndrome: a diagnostic challenge. Intern Med J. 2018; 48:244-53.
59. Loh JA, Verbalis JG. Disorders of water and salt metabolism associated with pituitary disease. Endocrinol Metab Clin North Am. 2008; 37:213-34.
60. Hanson RS, Powrie RO, Larson L. Diabetes insipidus in pregnancy: a treatable cause of oligohydramnios. Obstet Gynecol. 1997; 89:816-7.
61. van Lieburg AF, Knoers NV, Monnens LA. Clinical presentation and follow-up of 30 patients with congenital nephrogenic diabetes insipidus. J Am Soc Nephrol. 1999; 10:1958-64.
62. Wesche D, Deen PM, Knoers NV. Congenital nephrogenic diabetes insipidus: the current state of affairs. Pediatr Nephrol. 2012; 27:2183-204.
63. Canfield MC, Tamarappoo BK, Moses AM et al. Identification and characterization of aquaporin-2 water channel mutations causing nephrogenic diabetes insipidus with partial vasopressin response. Hum Mol Genet. 1997; 6: 1865-71.
64. Refardt J, Winzeler B, Christ-Crain M. Copeptin and its role in the diagnosis of diabetes insipidus and the syndrome of inappropriate antidiuresis. J Clin Endocrinol (Oxf). 2019; 91:22-32.
65. Christ-Crain M, Fenske WK. Copeptin in the differential diagnosis of hypotonic polyuria. J Endocrinol Invest. 2020; 43:21-30.
66. Christ-Crain M, Bichet DG, Fenske WK et al. Diabetes insipidus. Nat Rev Dis Primers. 2019;5:54.
67. Fenske W, Refardt J, Chifu I et al. A copeptin-based approach in the diagnosis of diabetes insipidus. N Engl J Med. 2018; 379:428-39.
68. Tuli G, Munarin J, De Sanctis L. The diagnostic role of arginine-stimulated copeptin in the differential diagnosis of polyuria-polydipsia syndrome (PPS) in pediatric age. Endocrine. 2024; 84:677-82.
69. Miller M, Dalakos T, Moses A et al. Recognition of partial defects in antidiuretic hormone secretion. Ann Intern Med. 1970; 73:721-9.
70. Zerbe RL, Robertson GL. A comparison of plasma vasopressin measurements with a standard indirect test in the differential diagnosis of polyuria. N Engl J Med. 1981; 305:1539-46.
71. Fujisawa I. Hyperintense signal on MR images of the pituitary gland. AJNR Am J Neuroradiol. 1991; 12:581-3.
72. Cote M, Salzman KL, Sorour M et al. Normal dimensions of the posterior pituitary bright spot on magnetic resonance imaging. J. 2014; 120:357-62.
73. Christ-Crain M. EJE AWARD 2019: New diagnostic approaches for patients with polyuria polydipsia syndrome. Eur J Endocrinol. 2019;181:R11-R21.
74. Mahoney CP, Weinberger E, Bryant C et al. Effects of aging on vasopressin production in a kindred with autosomal dominant neurohypophyseal diabetes insipidus due to the DeltaE47 neurophysin mutation. J Clin Endocrinol Metab. 2002; 87:870-6.
75. Simmons GE, Suchnicki JE, Rak KM et al. MR imaging of the pituitary stalk: size, shape, and enhancement pattern. AJR Am J Roentgenol. 1992; 159:375-7.
76. Di Iorgi N, Morana G, Maghnie M. Pituitary stalk thickening on MRI: when is the best time to re-scan and how long should we continue re-scanning for? Clin Endocrinol. 2015; 83:449-55.
77. Caletti MG, Balestracci A, Di Pinto D. Pre- and post-treatment urinary tract findings in children with nephrogenic diabetes insipidus. Pediatr Nephrol. 2014; 29:487-90.
78. Qureshi S, Galiveeti S, Bichet DG et al. Diabetes insipidus: celebrating a century of vasopressin therapy. Endocrinology. 2014; 155:4605-21.
79. Garrahy A, Thompson CJ. Management of central diabetes insipidus. Best Pract Res Clin Endocrinol Metab. 2020 [Online ahead of print].
80. Singer I, Oster JR, Fishman LM. The management of diabetes insipidus in adults. Arch Intern Med. 1997; 157:1293-301.
81. Richardson DW, Robinson AG. Desmopressin. Ann Intern Med. 1985; 103:228-39.
82. Chanson P, Salenave S. Treatment of neurogenic diabetes insipidus. Ann Endocrinol (Paris). 2011; 72:496-9.
83. Patti G, Ibba A, Morana G, Napoli F, Fava D, di Iorgi N, Maghnie M. Central diabetes insipidus in children: Diagnosis and management. Best Pract Res Clin Endocrinol Metab. 2020 Sep;34(5):101440. doi: 10.1016/j.beem.2020.101440. Epub 2020 Jun 29. PMID: 32646670.
84. Dabrowski E, Kadakia R, Zimmerman D. Diabetes insipidus in infants and children. Best Pract Res Clin Endocrinol Metab. 2016; 30:317-28.
85. Assadi F, Sharbaf FG. Sildenafil for the treatment of congenital nephrogenic diabetes insipidus. Am J Nephrol. 2015; 42:65-9.
86. Ray JG. DDAVP use during pregnancy: an analysis of its safety for mother and child. Obstet Gynecol Surv. 1998; 53:450-5.

CAPÍTULO 16

Síndrome da Antidiurese Inapropriada

Juliana Beaudette Drummond ■ Beatriz Santana Soares ■ João Pedro Lopes Machado ■ William Pedrosa

INTRODUÇÃO

Distúrbios do metabolismo da água são comuns na prática médica, já que diferentes condições clínicas interferem no delicado equilíbrio entre a ingestão e a excreção de água e solutos. Como a água é o principal determinante da osmolalidade do líquido extracelular (LEC), estados que cursam com excesso de água em relação aos solutos são classificados como hipo-osmolares e se caracterizam por hiponatremia,[1] condição definida como sódio (Na^+) sérico ≤ 135 mEq/ℓ, podendo ser subdividida em leve (Na^+ = 130 a 135 mEq/ℓ), moderada (Na^+ = 125 a 129 mEq/ℓ) e grave (Na^+ < 125 mEq/ℓ).[2] A síndrome da antidiurese inapropriada (SIAD), anteriormente conhecida como síndrome da secreção inapropriada de hormônio antidiurético, é a causa mais frequente de hiponatremia e se caracteriza por retenção excessiva de água, mediada, na maior parte das vezes, pela secreção "inapropriada" (não osmótica) do hormônio arginina vasopressina (AVP), também conhecido como hormônio antidiurético, que, por sua vez, estimula a retenção de água nos túbulos coletores renais.[3]

FISIOPATOLOGIA

Em indivíduos saudáveis, a osmolalidade sérica (S_{Osm}) é mantida dentro de uma estreita faixa de normalidade. Pequenos incrementos da S_{Osm} na faixa de 1 a 2% são capazes de estimular a secreção de AVP,[4] hormônio nonapeptídeo sintetizado nos neurônios magnocelulares, localizados nos núcleos supraóptico e paraventricular do hipotálamo. O AVP, por sua vez, liga-se aos receptores de vasopressina 2 (V2R) e estimula a inserção de canais aquosos aquaporina 2 na membrana apical das células dos ductos coletores, facilitando o transporte de água do lúmen para o meio intracelular. A água é, então, transportada do meio intracelular para a circulação medular renal pelos canais aquosos aquaporina 3 e aquaporina 4, constitutivamente presentes na membrana basal, o que resulta em excreção de urina concentrada e com volume reduzido.[1,5] O hormônio AVP estimula, ainda, o aumento da expressão de canais epiteliais de Na^+ (ENaC) e de transportadores de ureia (UT-A1s), com consequente aumento de reabsorção tubular de Na^+ e ureia, do gradiente osmótico medular intersticial e da reabsorção de água do filtrado renal.[6,7]

Em condições fisiológicas, a ingestão de grandes volumes de água causa a redução da S_{Osm} para valores inferiores a 280 mOsm/kg, inibindo a secreção de AVP, o que permite a excreção da água ingerida. Em contrapartida, na maior parte dos pacientes com SIAD, a ingestão de água não é capaz de inibir a secreção de AVP, a urina se mantém concentrada e há retenção de água, aumentando o volume de água corporal total. O aumento da água corporal total causa hiponatremia dilucional e determina expansão transitória do volume do LEC, supressão da secreção de aldosterona e aumento da secreção de peptídeo natriurético atrial, com consequente natriurese secundária, o que, por sua vez, contribui para a normalização do volume do LEC, porém reduzindo ainda mais a concentração de Na^+ sérico. Além da responsividade aos estímulos osmóticos, a secreção de AVP é regulada de forma inibitória pelos barorreceptores periféricos. Na vigência de hipotensão ou hipovolemia, há redução da atividade barorreceptora, com consequente estímulo de secreção de AVP pelos neurônios magnocelulares.[3]

Aproximadamente 80% dos pacientes com SIAD apresentam níveis de AVP plasmático dentro da faixa fisiológica, porém inapropriadamente normais diante da hipotonicidade dos fluidos corporais. Alguns padrões de perda de regulação de secreção de AVP já foram identificados e, até o presente momento, são conhecidos cinco subtipos de SIAD, com diferentes prevalências, dependendo das séries avaliadas[8] (Quadro 16.1). Não há, entretanto, clara implicação clínica para essa subdivisão, visto que, na grande maioria dos casos, a abordagem terapêutica é semelhante.

ETIOLOGIA

Um grande espectro de condições clínicas pode determinar SIAD (Quadro 16.2). Não raramente, mais de uma causa de base pode ser identificada em um mesmo paciente. Entre as principais

Quadro 16.1 Padrões de secreção de arginina-vasopressina (AVP) em pacientes com síndrome da antidiurese inapropriada (SIAD).

Padrão	Características principais
Tipo A	Secreção errática de AVP: níveis muito elevados de AVP independentes do controle osmótico; osmolalidade urinária em geral muito elevada
Tipo B	Reajuste do osmostato: o limiar para secreção de AVP se encontra abaixo do limiar fisiológico. Níveis plasmáticos de AVP não são aumentados. Há inibição da secreção de AVP quando a osmolalidade sérica cai abaixo do limiar do osmostato. Níveis séricos de sódio geralmente estão estáveis entre 125 e 135 mEq/ℓ. Maior prevalência entre idosos
Tipo C	"Vazamento" de AVP: secreção constante de AVP, não passiva de supressão. Níveis plasmáticos de AVP dentro da faixa fisiológica da normalidade, porém não responsivos às oscilações da osmolalidade
Tipo D	Não há perda da regulação osmótica da secreção de AVP. Fisiopatologia ainda não bem determinada, trazendo como possibilidades: mutação ativadora de AVPR2, defeito pós-receptor no transporte da aquaporina 2 ou secreção aumentada de peptídeo AVP-símile
Tipo E	Observa-se redução dos níveis plasmáticos de AVP em resposta ao aumento do Na^+ sérico durante a infusão de solução salina hipertônica. O mecanismo proposto é a sinalização alterada dos barorreceptores, em que mínimas reduções de volume ou pressão arterial determinam aumento expressivo da secreção de AVP

causas etiológicas, incluem-se neoplasias, distúrbios do sistema nervoso central, medicamentos e doenças pulmonares.[2,9]

Em pacientes submetidos à ressecção de tumores hipotálamo-hipofisários por via transesfenoidal, hiponatremia é observada em cerca de 20 a 30% dos casos.[10] Ela decorre de grande liberação de AVP por lesão da hipófise posterior, além de haver possível contribuição da deficiência de cortisol, quando presente. A hiponatremia é transitória e geralmente se instala 6 a 7 dias após o procedimento cirúrgico.[11] Outros fatores causais de hiponatremia, como uso de soluções hipotônicas, medicações e, raramente, síndrome cerebral perdedora de sal (SCPS), também devem ser considerados no diagnóstico diferencial. O desenvolvimento de hiponatremia pode ser isolado ou parte da resposta trifásica, situação em que a hiponatremia é precedida por poliúria inicial.[12] Em ambos os casos, é necessário monitoramento, já que alguns pacientes evoluem com deficiência de AVP (diabetes insípido central) permanente. Pacientes submetidos à ressecção de tumores hipotálamo-hipofisários por via transesfenoidal devem ser, portanto, orientados quanto ao risco de hiponatremia tardia, que, em geral, se instala após a alta hospitalar.

Em um recente estudo retrospectivo e prospectivo misto, a estratégia combinada de restrição hídrica de 1.000 mℓ/dia entre o 4º e o 9º dia de pós-operatório, associada à dosagem de sódio no sétimo dia de pós-operatório mostrou-se eficaz para redução de casos de hiponatremia pós-cirúrgica e reinternações hospitalares.[13] Um estudo prospectivo e randomizado comparando a prescrição de restrição hídrica *versus* nenhuma restrição nesse grupo de pacientes está em andamento (NCT03636568) e, até que mais dados estejam disponíveis, a educação dos pacientes quanto ao risco de hiponatremia tardia e a prescrição de restrição hídrica em indivíduos sem poliúria e polidipsia têm sido encorajadas.[14]

Em pacientes hospitalizados, anestesia geral, dor, náuseas e estresse constituem estímulos potentes da secreção de AVP e são causas frequentes de SIAD. Diferentes substâncias, prescritas ou ilícitas, causam SIAD por estimularem a secreção de AVP e/ou por potencializarem sua ação nos túbulos coletores renais; ainda há medicações cujo mecanismo indutor de hiponatremia é desconhecido. Os antidepressivos e os diuréticos são os

Quadro 16.2 Condições clínicas causadoras de síndrome da antidiurese inapropriada (SIAD).

Neoplasias Pulmonares/mediastinais: carcinoma de pulmão; mesotelioma; timoma Tumores extratorácicos: carcinoma duodenal; carcinoma pancreático; carcinoma ureteral; carcinoma prostático; carcinoma uterino; carcinoma nasofaríngeo; neuroblastoma olfatório; leucemia; linfoma; sarcoma
Distúrbios do sistema nervoso central Lesões expansivas: tumores; abscessos cerebrais; hematoma subdural Doenças infecciosas e inflamatórias: encefalites; meningites; lúpus eritematoso sistêmico; porfiria intermitente aguda; malária; febre maculosa Doenças degenerativas/desmielinizantes: síndrome de Guillain-Barré; lesões do cordão espinal; esclerose múltipla; síndrome de Shy-Drager Miscelânea: hemorragia subaracnóidea; traumatismo cranioencefálico; psicose aguda; *delirium tremens*; interrupção da haste hipofisária; ressecção de tumores hipofisários por via transesfenoidal; hidrocefalia; vasculite; trombose do seio cavernoso; acidente vascular cerebral
Medicamentos e outras substâncias Antipsicóticos (fenotiazinas, butirofenonas, haloperidol, clozapina); antidepressivos (tricíclicos, inibidores da recaptação de serotonina, inibidores da monoaminoxidase, venlafaxina); anticonvulsivantes (carbamazepina e oxcarbazepina, lamotrigina, valproato de sódio); antineoplásicos (ciclofosfamida, ifosfamida, metotrexato, vincristina, vimblastina, melfalana, pentostatina, compostos platínicos); hipoglicemiantes orais (clorpropamida, tolbutamida, pioglitazona); análogos da AVP (desmopressina; ocitocina); anti-inflamatórios não esteroides; agentes natriuréticos que simulam SIAD (por aumento da natriurese): tiazídicos, indapamida, amilorida, diuréticos de alça, cisplatina, trimetoprima Miscelânea: nicotina; narcóticos; inibidores da enzima conversora da angiotensina; clofibrato; MDMA (*ecstasy*); inibidores da bomba de prótons; amiodarona; levamisol; interferona; anticorpos monoclonais; bromocriptina; ciprofloxacino; sibutramina; *Gingko biloba*
Doenças pulmonares Infecções: tuberculose; pneumonia bacteriana ou viral aguda; aspergilose; bronquiectasia; empiema Distúrbios mecânicos/ventilatórios: insuficiência respiratória aguda; doença pulmonar obstrutiva crônica; asma; fibrose cística; ventilação por pressão positiva
Outras AIDS Exercício extenuante Arterite de células gigantes Anestesia geral Estresse, náuseas, dor Transplante de células-tronco
SIAD hereditária Mutações com ganho de função no AVPR2 Mutações com ganho de função da proteína Gsα Polimorfismos com perda de função do osmorreceptor hipotalâmico TRPV4
SIAD idiopática

AIDS: síndrome da imunodeficiência adquirida; ARV: arginina-vasopressina; Gsα: proteína G estimulatória subunidade alfa; TRPV4: canal receptor de potencial transitório vaniloide 4. (Adaptado de Spasovski et al., 2014[2] Cuesta e Thompson, 2016.[9])

medicamentos mais comumente associados ao desenvolvimento de hiponatremia. Os inibidores da recaptação de serotonina e os tiazídicos podem induzir hiponatremia em até 30% dos pacientes em uso crônico, sobretudo em mulheres com idade > 65 anos e baixo peso.[15]

Recentemente, diferentes distúrbios genéticos causadores de SIAD foram identificados. A SIAD nefrogênica é causada por mutações ativadoras do gene do V2R[16] e apresenta herança recessiva ligada ao X. O quadro clínico se caracteriza por grande variabilidade fenotípica, incluindo desde pacientes com hiponatremia grave na infância até indivíduos paucissintomáticos. Outros distúrbios genéticos causadores de SIAD incluem a mutação ativadora do gene *GNAS1*, que codifica a subunidade alfa da proteína G estimuladora,[17] e polimorfismos com perda de função do osmorreceptor hipotalâmico TRPV4 (canal receptor de potencial transitório vaniloide 4).[18] Apesar de algumas séries relatarem alta prevalência de SIAD idiopática, este é um diagnóstico de exclusão.

EPIDEMIOLOGIA

Estudos que avaliaram taxas de prevalência da hiponatremia reportam números variados, uma vez que há diferenças em relação ao grau de hiponatremia, à população estudada e ao contexto clínico. Dois grandes estudos prospectivos europeus relataram prevalência de hiponatremia entre 15 e 30% em pacientes hospitalizados, utilizando valor de corte de Na^+ < 135 a 136 mEq/ℓ.[19,20] No entanto, a prevalência de hiponatremia grave é significativamente menor, acometendo cerca de 2 a 3% dos pacientes hospitalizados. Já na população adulta da comunidade, uma coorte prospectiva que avaliou indivíduos com idade superior a 55 anos reportou prevalência de 7,7% utilizando o limiar ≤ 135 mEq/ℓ e de cerca de 0,5% utilizando o limiar ≤ 125 mEq/ℓ.[21]

Apesar da constatação de que grande parte dos pacientes com hiponatremia não são submetidos à propedêutica completa e da reconhecida dificuldade de se definir o estado volêmico do paciente pelo exame clínico, estudos epidemiológicos evidenciaram que, entre as diferentes causas de hiponatremia, a SIAD é a mais frequente. Em um estudo prospectivo conduzido em um único hospital na Alemanha, a SIAD foi a causa da hiponatremia em 35% dos pacientes, seguida de hipovolemia, hipervolemia (insuficiência cardíaca, insuficiência hepática, angioedema), hiponatremia induzida por diuréticos, polidipsia primária e insuficiência adrenal.[22]

MANIFESTAÇÕES CLÍNICAS, MORBIDADE E MORTALIDADE ASSOCIADAS À HIPONATREMIA

As manifestações clínicas da hiponatremia são, primariamente, neurológicas e decorrem do edema cerebral causado pela entrada de água no cérebro por estímulo osmótico.[23] O quadro clínico pode variar desde sinais inespecíficos, como cefaleia e confusão mental, até manifestações mais graves, como redução do sensório, crises convulsivas, manifestações cardiorrespiratórias associadas ao aumento da pressão intracraniana, coma e morte. A gravidade dos sintomas se correlaciona tanto com o grau quanto com a velocidade de instalação da hiponatremia. A queda abrupta da osmolalidade está associada a sintomas mais graves, ao passo que a instalação gradual em dias ou semanas está geralmente associada a sintomatologia menos intensa, mesmo em vigência de concentrações de Na^+ muito baixas. Trata-se de um processo de adaptação do cérebro ao edema cerebral, que envolve a extrusão de solutos extra e intracelulares, incluindo potássio (K^+) e pequenas moléculas orgânicas (osmoles orgânicos).[24] Esse é um processo tempo-dependente; portanto, quando a hiponatremia se instala rapidamente, o edema cerebral se instala antes que tal mecanismo de adaptação possa ocorrer. Além disso, a presença de outras doenças de base, neurológicas ou não, pode interferir no grau de hiponatremia necessário para o aparecimento dos sintomas.

A hiponatremia grave não é definida pelo valor do sódio sérico, mas sim pela presença de sinais e sintomas associados ao edema cerebral que demandam tratamento em caráter de urgência. A categorização da hiponatremia em relação ao tempo de instalação, ou seja, aguda (menos de 48 horas) ou crônica (mais de 48 horas ou duração desconhecida), leva em consideração o tempo de adaptação cerebral à hiponatremia e tem implicações práticas, uma vez que pacientes com hiponatremia crônica são mais vulneráveis à supercorreção da natremia e ao desenvolvimento da síndrome de desmielinização osmótica (SDO), complicação neurológica que pode concorrer com consequentes sequelas neurológicas permanentes e até mesmo morte.

Até recentemente, considerava-se a hiponatremia crônica uma condição assintomática, mas novos achados sugerem que esta possa estar associada a maiores taxas de distúrbios cognitivos, quedas, comprometimento da qualidade óssea, além de conferir maior risco de mortalidade. Não obstante, grande parte das evidências científicas disponíveis no presente momento se baseiam em estudos observacionais, não sendo possível excluir a hipótese de que a presença de hiponatremia seja um marcador de maior comprometimento do estado de saúde, e não necessariamente um fator causal.

No que tange à disfunção cognitiva, postulam-se como possíveis mecanismos responsáveis a depleção adaptativa de osmoles orgânicos, incluindo o glutamato, e o alentecimento do processamento neuronal. Resultados de um estudo observacional prospectivo que comparou os resultados de testes de cognição, humor e desempenho motor de 130 pacientes com hiponatremia moderada a grave com 50 pacientes sem hiponatremia evidenciou piores resultados nos pacientes com hiponatremia, particularmente naqueles com sódio < 120 mEq/ℓ.[25] Além disso, a correção da hiponatremia se associou à melhora do desempenho cognitivo desses pacientes. Um recente estudo clínico randomizado cruzado de curta duração (4 semanas), que avaliou a utilização do inibidor do cotransportador de sódio-glicose 2 (SGLT2) empaglifozina no tratamento da SIAD crônica em um grupo de 14 pacientes ambulatoriais, demonstrou melhora do desempenho cognitivo, associado ao aumento dos níveis de sódio nos pacientes tratados com empaglifozina quando comparado com o grupo-controle.[26]

O aumento de risco de queda em pacientes com hiponatremia é uma observação consistente em estudos retrospectivos e observacionais.[27,28] Possíveis mecanismos que contribuem para o maior risco de queda em indivíduos com hiponatremia incluem distúrbios de equilíbrio, marcha e atenção. Além disso, a hiponatremia crônica parece estar associada à deterioração de massa e qualidade ósseas, cujos complexos mecanismos ainda não foram completamente elucidados, mas parecem envolver tanto o aumento da reabsorção como a redução da formação óssea. Em um grande estudo caso-controle populacional americano, a presença de hiponatremia crônica foi associada a maior risco de osteoporose e fraturas por fragilidade óssea, e o risco foi proporcionalmente maior naqueles indivíduos com menores níveis de sódio sérico.[29]

Por fim, a associação positiva e significativa entre a presença de hiponatremia e o aumento de risco de mortalidade foi elegantemente demonstrada em uma metanálise que incluiu cerca de 148 mil pacientes portadores de hiponatremia.[30] O risco de morte foi 2 a 3 vezes maior nos pacientes com hiponatremia e inversamente proporcional ao grau de hiponatremia. A diferença média dos níveis de sódio entre os pacientes que faleceram e aqueles que sobreviveram foi de 4,8 mEq/ℓ (130,1 *versus* 134,9 mEq/ℓ). Em uma metanálise subsequente conduzida pelo mesmo grupo, o aumento dos níveis de sódio nos pacientes que receberam tratamento para hiponatremia se associou à redução significativa da taxa de mortalidade.[31] O *Hyponatremia Intervention Trial* (HIT – NCT03557957) é um estudo internacional, multicêntrico, randomizado e controlado que está sendo conduzido com o objetivo de avaliar se o tratamento da hiponatremia em pacientes hospitalizados reduz, entre outros desfechos, a taxa de mortalidade.[32]

DIAGNÓSTICO

A principal característica para o diagnóstico de SIAD é a secreção de AVP independentemente da S_{Osm} efetiva. Esse distúrbio leva a uma antidiurese inapropriada e à instalação de hiponatremia, caracterizada por níveis de sódio ≤ 135 mEq/ℓ. A hiponatremia reflete a baixa S_{Osm} efetiva nesses casos. Assim, em pacientes com hiponatremia, o cenário caracterizado por níveis de S_{Osm} absoluta inferior a 280 mOsm/kg/H_2O e osmolalidade urinária (U_{Osm}) superior a 100 mOsm/kg/H_2O sugere o diagnóstico de SIAD. Critérios designados como essenciais estão discriminados no Quadro 16.3.

A osmolalidade sérica ou plasmática, em geral determinada pelo método de depressão do ponto de congelamento (crioscópico), é considerada normal com valores entre 280 e 295 mOsm/kg/H_2O. É expressa como a concentração de soluto por quilo de solvente. Empiricamente, pode ser calculada pela seguinte fórmula:

$$2\,[Na^+ \text{ (em mEq/}\ell)] + \text{glicose (em mg/d}\ell)/18 + \text{ureia (em mg/d}\ell)/6$$

A osmolalidade efetiva é aquela percebida pelos osmorreceptores, representada basicamente pelos sais de sódio e glicose. A osmolalidade também inclui contribuições de ureia, etanol e outros alcoóis ou glicóis, que são considerados não efetivos para a tonicidade, visto que alcançam equilíbrio através das membranas, contribuindo pouco para o movimento da água. Pacientes com insuficiência renal avançada ou intoxicação por álcool podem ter alta osmolalidade sanguínea, mas pouca tonicidade.[33,34]

Na hiponatremia hipotônica, a concentração baixa de sódio é primariamente secundária ao excesso relativo de água livre circulante com ou sem déficit de sódio. Contudo, eventualmente, podem ser encontrados quadros de hiponatremia não hipotônica (Figura 16.1).

Em laboratórios clínicos, o método mais utilizado para dosagem do sódio é o do eletrodo íon-seletivo indireto, que requer a diluição da amostra previamente à sua análise, sendo suscetível a um artefato conhecido como pseudo-hiponatremia. Nesses casos, na presença de hiperlipidemia ou hiperproteinemia (condições que determinam redução relativa da parte líquida do soro/plasma), a mensuração do sódio pode estar reduzida sem necessariamente haver redução da osmolalidade. Já os métodos de eletrodos íons-seletivos diretos são utilizados com analisadores de gases sanguíneos ou em aparelhos *point-of-care* sem diluição da amostra e empregam sangue total como matriz, não sendo, portanto, suscetíveis ao artefato laboratorial de pseudo-hiponatremia. A coexistência de ambos os métodos é comum em centros com unidades de cuidados intensivos ou de emergência. Diferenças de 2 a 4 mEq/ℓ na concentração de sódio já foram observadas em um mesmo centro médico ao empregar um ou outro método, mesmo na ausência de hiperlipidemia ou hiperparaproteinemia. Em casos em que a divergência entre os métodos é comprovada, observa-se a necessidade de harmonização dos seus resultados ou o emprego de intervalos de referência distintos.[35] Outra situação possível de hiponatremia sem hipotonicidade é a hiponatremia translocacional, causada pela presença no sangue de um soluto osmoticamente em excesso de forma significativa, como, por exemplo, na hiperglicemia, ou associada ao uso de manitol, que se caracteriza, no último caso, pela presença do *gap* osmolar (osmolalidade medida – osmolalidade calculada > 10 mOsm/kg).

Pacientes com SIAD são clinicamente euvolêmicos, ou seja, não apresentam sinais de depleção (desidratação, hipotensão ortostática, taquicardia) ou excesso (edema, ascite ou anasarca) do volume extracelular. Pacientes com quadro de hiponatremia secundária à hipovolemia podem, eventualmente, apresentar-se clinicamente euvolêmicos, haja vista a insensibilidade para tal caracterização clínica dos sinais relacionados à hipovolemia. Esses pacientes tendem a apresentar normalização dos níveis de sódio após a correção do volume efetivo com infusão de soro fisiológico.

A concentração de sódio urinário em amostra única é um exame com boa acurácia na avaliação da volemia, além de apresentar baixo custo e ampla disponibilidade. Em vigência de hipovolemia,

Quadro 16.3 Critérios para o diagnóstico de síndrome da antidiurese inapropriada (SIAD).

- Osmolalidade sérica efetiva < 280 mOsm/kg/H_2O
- Osmolalidade urinária > 100 mOsm/kg/H_2O
- Euvolemia clínica
- Concentração urinária de sódio > 30 mEq/ℓ (com ingestão usual de sal e água)
- Ausência de insuficiência renal, adrenal ou tireoidiana
- Ausência de uso recente de diurético tiazídico

Adaptado de Spasovski et al., 2014.[2]

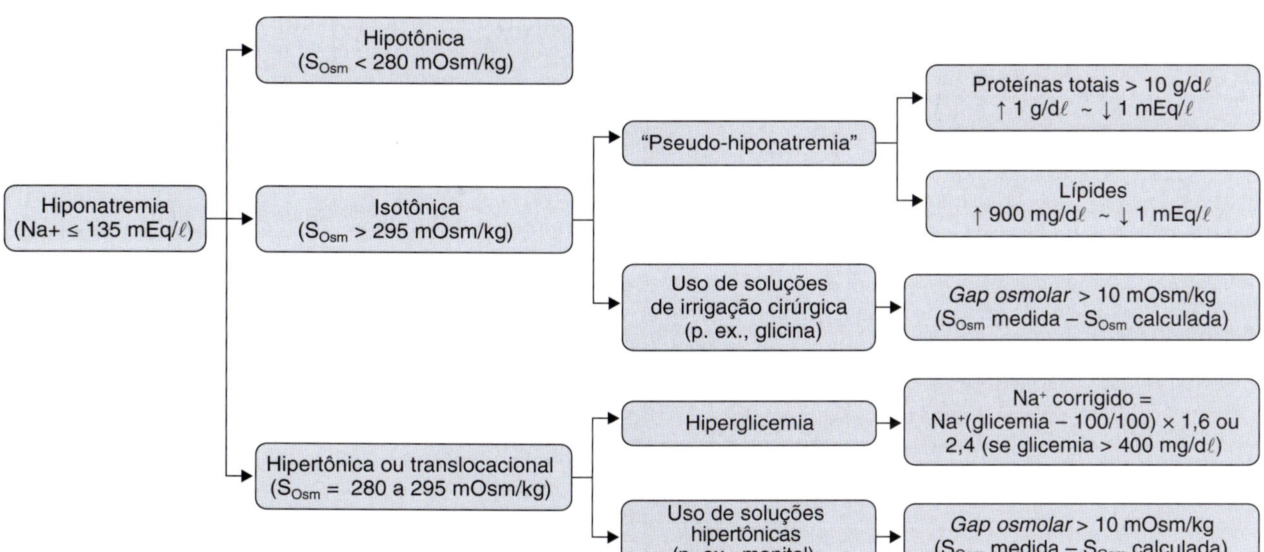

Figura 16.1 Classificação da hiponatremia conforme a osmolalidade sérica.

há aumento da reabsorção renal de sal por mecanismos compensatórios e, consequentemente, redução da natriurese. Diferentes valores de corte de sódio urinário (entre 20 e 50 mEq/ℓ) já foram propostos. O valor de corte < 30 mEq/ℓ foi capaz de predizer hipovolemia com 80% de sensibilidade e 100% de especificidade.[36] Dessa forma, a avaliação do valor de sódio urinário ≥ 30 mEq/ℓ apresenta, para o diagnóstico de SIAD, excelente sensibilidade para afastar os pacientes com hipovolemia discreta, porém ainda necessita dos outros critérios para o diagnóstico final. É importante ressaltar, entretanto, que a dosagem do sódio urinário pode apresentar grande variabilidade individual e entre indivíduos. Fatores dietéticos (ingestão de sal) e alcalose metabólica afetam a acurácia do sódio urinário. A Figura 16.2 sugere a avaliação inicial em pacientes com hiponatremia hipotônica

DIAGNÓSTICO DIFERENCIAL

Para o correto diagnóstico de SIAD, é necessária a exclusão de outras condições capazes de estimular a liberação de AVP e/ou causar hiponatremia, como hipotireoidismo, insuficiência adrenal, doença renal crônica, hepatopatia crônica e uso de diuréticos. Portanto, uma avaliação bioquímica ampla e a determinação do cortisol sérico e da função tireoidiana são mandatórias.

Parâmetros suplementares que auxiliam o diagnóstico de SIAD são concentrações séricas de ácido úrico < 4 mg/dℓ e de ureia< 10 mg/dℓ.[37,38] Tais achados são consequentes à maior depuração renal de ácido úrico e ureia em decorrência da expansão volumétrica. O cálculo da fração de excreção de ácido úrico {(Ac U urina × Cr sérica/Ac U sérico × Cr urina) × 100} quando > 12% sugere SIAD e parece ser útil mesmo em pacientes em uso de diuréticos.[39] A hipouricemia também parece estar associada à estimulação dos receptores V1b por AVP, por mecanismos ainda não bem estabelecidos.[40] Todavia, nem todos os pacientes com SIAD apresentam hipouricemia e/ou baixas concentrações de ureia; assim, a ausência de tais achados não exclui o diagnóstico.

A SCPS tem sido sempre relacionada como diagnóstico diferencial para a SIAD. Entretanto, sua ocorrência tem sido debatida, além de ser descrita como extremamente rara.[41] A diferenciação diagnóstica entre SIAD e SCPS em pacientes com hiponatremia e doença cerebral é particularmente difícil. Ambas as condições clínicas cursam com hiponatremia hipotônica, sódio urinário > 30 mEq/ℓ e, na maior parte dos casos, hipouricemia.[42] A SCPS é menos prevalente do que a SIAD e tem como fator determinante a depleção de volume.[43] Na dúvida diagnóstica, em pacientes com hiponatremia moderada a grave e doença intracraniana, recomenda-se tratamento precoce com solução salina hipertônica a 3%. Tanto a restrição hídrica quanto a infusão de solução fisiológica (salina) devem ser evitadas, devido ao risco de piora da hipovolemia em pacientes com SCPS e à possível exacerbação da hiponatremia em pacientes com SIAD, respectivamente.[3]

A dosagem de AVP não é realizada rotineiramente. Limitações analíticas importantes impediram sua incorporação rotineira em laboratórios clínicos. Por estar presente em concentrações muito baixas, a dosagem de AVP necessita de etapas de concentração da amostra a partir do fluido biológico, além de extração e/ou purificação. Além disso, tem baixa estabilidade, mesmo em temperaturas de congelamento habituais.[33] Em contrapartida, a dosagem de copeptina, peptídeo glicosilado de 39 aminoácidos derivado do precursor proteico pré-provasopressina, tem se mostrado uma ferramenta de alta acurácia na avaliação dos estados de alteração do equilíbrio hídrico, particularmente na diferenciação diagnóstica da síndrome de poliúria e polidipsia.[44] Em pacientes com hiponatremia não há, entretanto, indicação da mensuração rotineira da copeptina para a definição diagnóstica de SIAD. Suas concentrações estão elevadas na grande maioria dos quadros diagnósticos de hiponatremia, não permitindo diferenciação diagnóstica acurada.[44] Exceção se faz nos raros casos de SIAD nefrogênica associados à mutação ativadora do AVPR2, que cursa com níveis suprimidos de copeptina. A detecção de níveis de copeptina < 2 pmol/ℓ em pacientes com hiponatremia sem polidipsia deve suscitar a suspeita diagnóstica e a realização de teste genético confirmatório para mutações no gene *AVPR2*.[8]

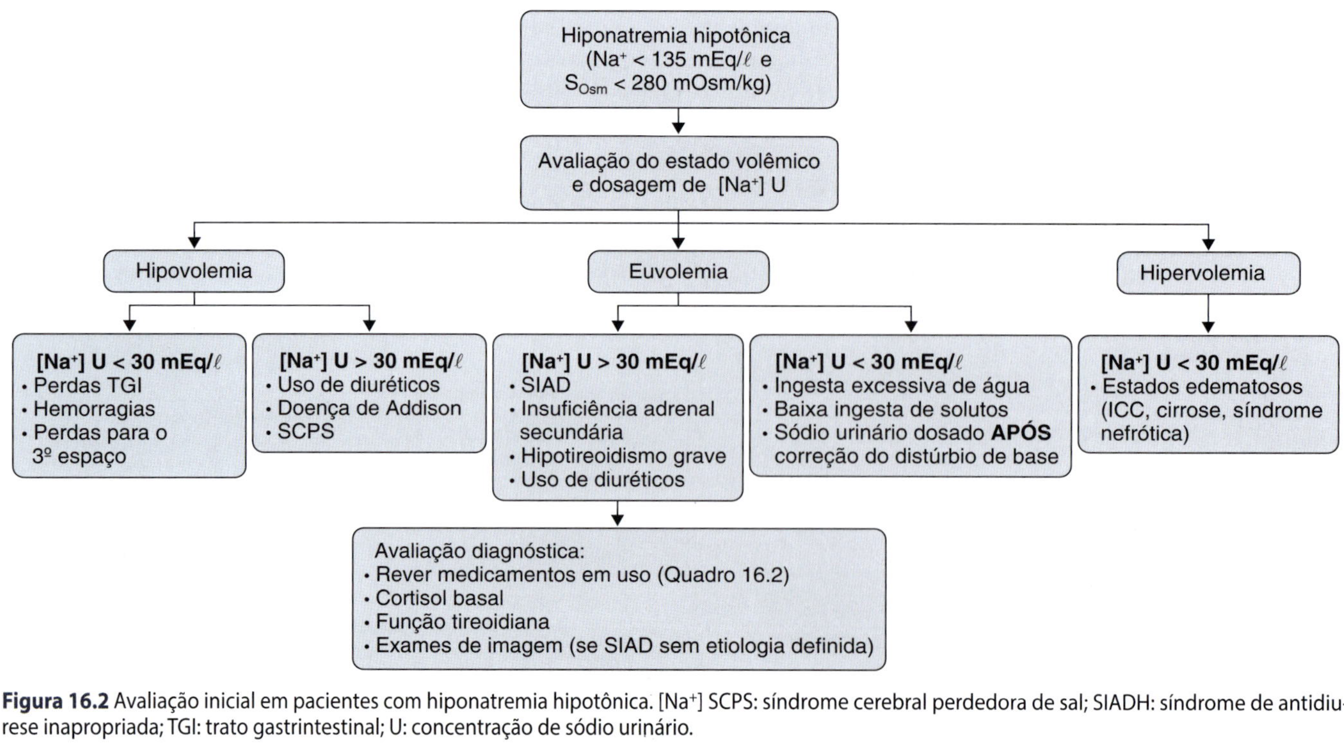

Figura 16.2 Avaliação inicial em pacientes com hiponatremia hipotônica. [Na^+] SCPS: síndrome cerebral perdedora de sal; SIADH: síndrome de antidiurese inapropriada; TGI: trato gastrintestinal; U: concentração de sódio urinário.

TRATAMENTO

Considerações gerais

Ao se avaliar a conduta terapêutica em pacientes com SIAD, três aspectos importantes devem ser considerados:

- Identificação e tratamento da causa de base
- Correção inicial, objetivando a normalização dos níveis de Na^+ sérico
- Tratamento a longo prazo dos pacientes com SIAD persistente.

O tratamento da SIAD contempla várias abordagens terapêuticas, que incluem desde a restrição hídrica e a infusão de solução salina hipertônica (NaCl a 3%) até o uso de antagonistas de AVP. É importante lembrar que, por vezes, a simples suspensão de medicações potencialmente causadoras resulta em normalização do Na^+ sérico. A abordagem terapêutica depende, primariamente, das manifestações clínicas, ou seja, da presença e da gravidade dos sintomas neurológicos, que, por sua vez, estão relacionados com a velocidade de instalação da hiponatremia (Figuras 16.3 e 16.4).

Pacientes com hiponatremia aguda associada a sintomas graves

O tratamento imediato visando ao rápido aumento das concentrações do Na^+ sérico é a abordagem recomendada para pacientes que apresentem sintomas neurológicos graves, como crises convulsivas, rebaixamento do sensório e coma.[3,45] Esses sintomas são comumente observados em pacientes que apresentam queda abrupta dos níveis de Na^+ sérico para valores inferiores a 120 mEq/ℓ em 48 horas (hiponatremia grave aguda). Nesse contexto, está indicada a infusão de NaCl a 3%, cuja concentração de Na^+ é de 513 mEq/ℓ, objetivando-se o aumento de 4 a 6 mEq/ℓ dos níveis séricos de Na^+ nas primeiras 2 a 4 horas.

A administração de 100 mℓ de NaCl 3% em *bolus*, inicialmente descrita para o tratamento da hiponatremia aguda em corredores de maratona,[46] determina a elevação de 1,5 a 2 mEq/ℓ dos níveis séricos de Na^+ e é atualmente recomendada para todos os pacientes com hiponatremia aguda.[3,45] Caso não se observe melhora dos sintomas, o *bolus* pode ser repetido mais 1 ou 2 vezes em intervalos de 10 minutos. O uso de solução salina hipertônica deve ser suspenso assim que houver melhora dos sintomas, e as concentrações de Na^+ sérico devem ser monitoradas a cada 2 a 3 horas. Recomenda-se que a taxa de correção não ultrapasse 8 mEq/ℓ em 24 horas,[3,45] pois a supercorreção aumenta o risco de complicações neurológicas tardias associadas à SDO. Em recente estudo retrospectivo, 22 pacientes com SIAD que receberam NaCl a 3% em *bolus* apresentaram elevação mais rápida do Na^+ e melhor desempenho na escala de coma de Glasgow, em comparação com 28 pacientes que receberam infusão contínua de NaCl a 3% na taxa de 20 mℓ/hora.[47] O uso de um terceiro *bolus* se associou a maior necessidade de uso de soluções hipotônicas ou desmopressina para prevenção de supercorreção; entretanto, nenhum paciente do estudo desenvolveu a SDO.[47]

Anteriormente conhecida como mielinólise pontina central, a SDO é uma grave complicação neurológica associada à supercorreção da hiponatremia. Esse distúrbio, que inclui mielinólises pontina e extrapontina centrais, resulta da lesão direta de astrócitos e oligodendrócitos, células cruciais para o processo de mielinização e manutenção da barreira hematencefálica.[48] O quadro em geral se instala 2 a 6 dias após o evento de supercorreção e se caracteriza por disfagia, disartria, paraparesia ou tetraparesia, confusão mental, desorientação, crises convulsivas e coma.[49] Além da velocidade de correção, outros fatores de risco para o desenvolvimento da SDO são hiponatremia crônica (mais de 48 horas), sódio sérico inferior a 105 mEq/ℓ, alcoolismo, hepatopatia, desnutrição e hipopotassemia. É importante ressaltar que a suplementação de potássio durante o tratamento da hiponatremia também aumenta o nível de sódio sérico, colaborando para o risco de supercorreção. A hipopotassemia com frequência se associa à hiponatremia, já que a saída dos íons K^+ do meio intracelular para o meio extracelular é um dos mecanismos adaptativos da resposta reguladora de volume celular. Conforme a equação de Edelman ($[Na^+] = Na^+_{permutável} + K^+_{permutável}/\text{água corporal total}$), a

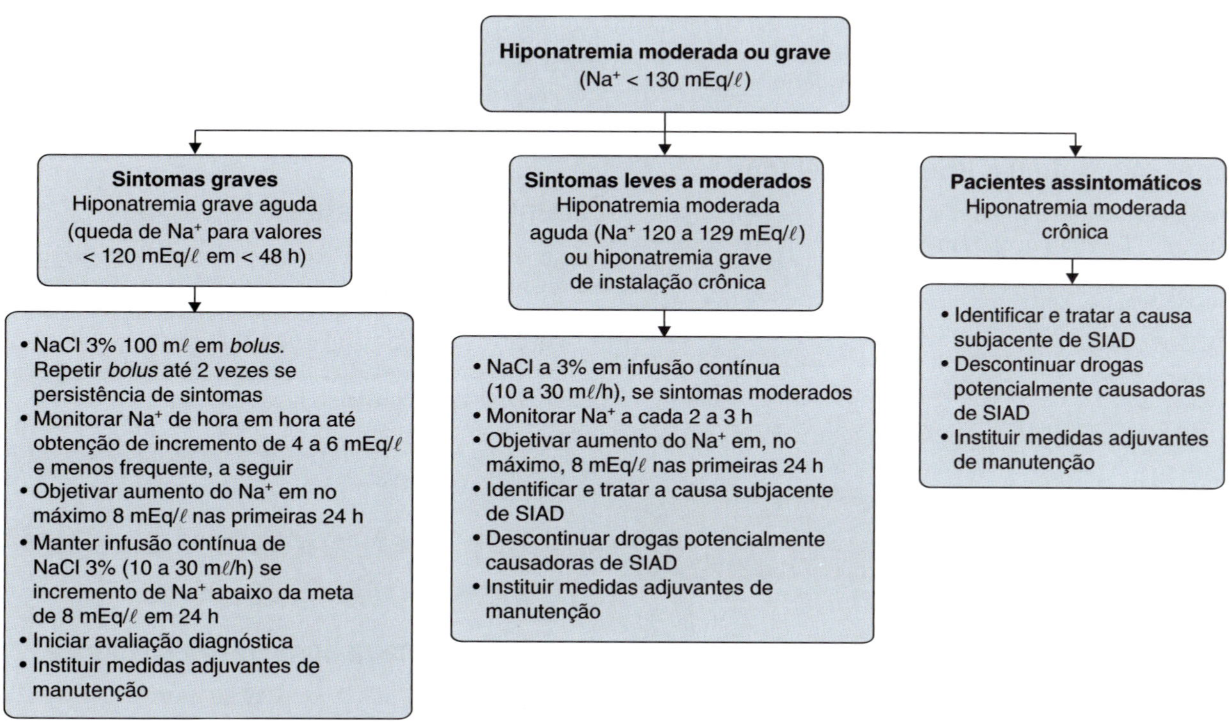

Figura 16.3 Abordagem terapêutica de pacientes com hiponatremia moderada ou profunda.

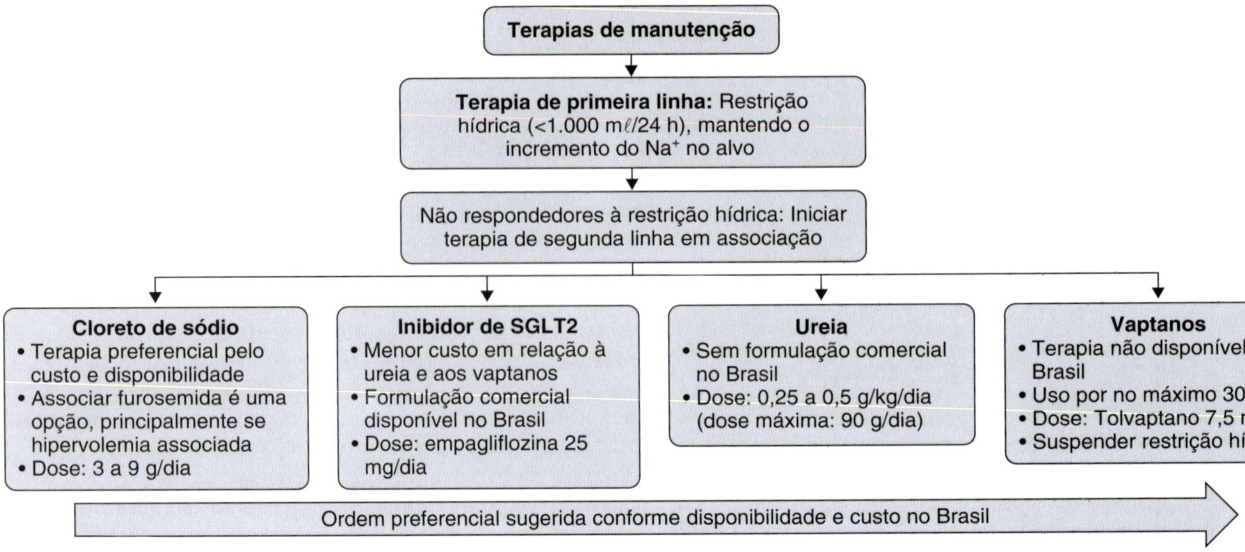

Figura 16.4 Terapias de manutenção para pacientes com hiponatremia moderada ou profunda. SGLT2: cotransportador de sódio-glicose 2.

concentração de sódio sérico depende da concentração de Na^+ e K^+ osmoticamente ativos (não ligados ao osso) em relação à água corporal total. Dessa forma, a reposição de potássio na taxa de 2 mEq/kg pode aumentar o sódio sérico em até 4 mEq/ℓ, considerando-se que a água corporal total corresponda a 50% do peso corporal.[45]

A SDO apresenta alta morbimortalidade, e seus sintomas em geral são irreversíveis.[50] O Quadro 16.4 sugere os alvos de correção do Na^+ sérico nos pacientes com hiponatremia estratificados pelo risco de desenvolverem SDO. Em pacientes cujo incremento do Na^+ seja significativamente menor do que o alvo terapêutico, apesar da melhora dos sintomas, pode-se considerar o uso de infusão contínua de NaCl a 3% na taxa de 10 a 30 mℓ/hora, juntamente à restrição hídrica e ao monitoramento seriado do Na^+ sérico. Já naqueles pacientes cuja correção se dê muito rapidamente, ultrapassando 8 a 10 mEq/ℓ em 24 horas ou 16 mEq/ℓ em 48 horas, deve-se lançar mão de estratégias que estabilizem ou reduzam as concentrações do Na^+ sérico, como o uso de solução glicosada a 5%, cujo volume administrado é, em geral, calculado de acordo com o débito urinário a cada hora, e/ou desmopressina, na dose de 1 a 2 μg IV ou subcutânea.[2,3]

Pacientes com sintomas leves a moderados

Sintomas neurológicos, como distúrbios de marcha, tontura, confusão mental e letargia, são em geral observados em pacientes com hiponatremia moderada de instalação aguda (menos de 48 horas) e em pacientes com hiponatremia grave de instalação crônica. Em pacientes mais sintomáticos, particularmente naqueles de instalação aguda, o uso da infusão de NaCl a 3% deve ser

Quadro 16.4 Alvos para elevação do sódio (Na^+) sérico em pacientes com hiponatremia.

Risco de desenvolvimento de SDO	Correção mínima necessária do Na^+ sérico em 24 h (mEq/ℓ)	Limites máximos para correção do Na^+ sérico em 24 h (mEq/ℓ)
Normal	4 a 8	10 a 12[a]
Alto[b]	4 a 6	8

[a]Inferior a 18 mEq/ℓ em 48 horas em pacientes com risco normal. [b]Pacientes com Na^+ sérico < 105 mEq/ℓ, hipopotassemia, alcoolismo, desnutrição, doença hepática, hiponatremia crônica ou tempo de instalação desconhecido. SDO: síndrome de desmielinização osmótica. (Adaptado de Verbalis, 2014.;[1] Verbalis et al., 2016.[52])

considerado; entretanto, a taxa de correção não deve ultrapassar 3 a 4 mEq/ℓ nas primeiras 3 a 4 horas e 8 mEq/ℓ nas primeiras 24 horas.[3,45] Em pacientes com hiponatremia crônica ou de tempo de instalação desconhecido, o risco da SDO é ainda maior, e o monitoramento seriado das concentrações de Na^+ sérico a cada 2 a 3 horas é indispensável, a fim de se prevenir a supercorreção.

O uso de solução salina isotônica a 0,9%, cuja concentração de Na^+ é de 154 mEq/ℓ, não é rotineiramente recomendado, devendo ser restrito a pacientes hipovolêmicos e àqueles que apresentem concentração de Na^+ urinário inferior a 30 mEq/ℓ. Enquanto a reposição volêmica com tratamento intravenoso com solução salina a 0,9% reduz a secreção de AVP nos pacientes hipovolêmicos, a administração dessa solução para pacientes euvolêmicos com hiponatremia é ineficaz, podendo agravar a hiponatremia e causar sobrecarga hídrica.[51]

Pacientes com SIAD que apresentem sintomas mais leves são classicamente tratados com restrição hídrica e, se necessário, aumento da ingestão de solutos e/ou farmacoterapia. Da mesma forma, pacientes inicialmente sintomáticos tratados com NaCl a 3% devem receber tratamento de manutenção para prevenir uma nova redução dos níveis séricos de Na^+ e o reaparecimento de sintomas.[52]

Pacientes assintomáticos

Em geral, pacientes com SIAD e hiponatremia moderada crônica são assintomáticos. Entretanto, sintomas menos evidentes, como cefaleia, náuseas, dificuldade de concentração, disfunção cognitiva e distúrbio de marcha associado ao aumento do risco de quedas, já foram descritos nesse grupo de pacientes[53-54] Assim, sugere-se que pacientes com sintomas neurológicos discretos que possam estar associados à hiponatremia sejam tratados, objetivando-se concentrações de $Na^+ \geq 130$ mEq/ℓ; não obstante, não há evidências na literatura que comprovem a eficácia dessa meta específica.[3]

MEDIDAS TERAPÊUTICAS DE MANUTENÇÃO E TRATAMENTO FARMACOLÓGICO

Terapia de primeira linha: restrição hídrica

Em pacientes com SIAD, a restrição hídrica (RH) é a terapia mais amplamente recomendada pelas diretrizes. A RH tem as vantagens de ser gratuita e facilmente acessível; no entanto, a adesão do paciente, a precisão do monitoramento do equilíbrio hídrico, a necessidade de uso de medicações concomitantes que requerem administração de fluido oral ou intravenoso e a baixa tolerabilidade em relação à sede são fatores dificultadores para sua aplicação. Este último se torna particularmente importante, já que se sabe que o limiar da sede nos pacientes com SIAD crônica é menor quando comparados com os controles.[55]

O efeito da RH no aumento do Na^+ sérico se dá pela obtenção de um balanço hídrico negativo. A maioria dos estudos disponíveis sugere uma RH na faixa de 500 a 1.000 mℓ de líquidos, e não apenas água, em 24 horas.[45] A taxa média de elevação do Na^+ sérico com a RH é de aproximadamente 2 mEq/ℓ nas primeiras 24 horas de tratamento e menos que 5 mEq/ℓ em 72 horas.[52] Recentemente, foi avaliada a eficácia da RH de 1.000 mℓ de líquidos em comparação com ausência de tratamento (permitido fluido *ad libitum*, ingestão média de 1,5 ℓ) em 46 pacientes com hiponatremia crônica assintomática (Na^+ basal médio de 127 mEq/ℓ).[56] Após 3 dias, observou-se aumento do Na^+ sérico em 3 mEq/ℓ em pacientes em RH, em comparação com 1 mEq/ℓ nos pacientes sem tratamento. No entanto, 39% dos pacientes designados para RH não responderam, e 9 de 23 (39%) participantes que não receberam tratamento alcançaram Na^+ sérico maior ou igual a 130 mEq/ℓ, sugerindo a existência de uma correção espontânea em alguns casos.

A RH pode ser não ser efetiva em alguns casos, como demonstrado em um grande estudo de registro de hiponatremia que avaliou 1.524 pacientes com SIAD, cuja resposta ao tratamento foi observada em menos de 50% destes.[52] Fatores que predizem uma resposta ruim à RH incluem alta osmolalidade urinária (> 500 mOsm/ℓ), baixo volume de urina (< 1.500 mℓ/dia) e alta concentração de Na^+ urinário. De fato, a alta relação entre a soma das concentrações urinárias de Na^+ e K^+ divididas pela concentração do Na^+ sérico (eletrólitos urina/eletrólito sérico, ou seja, [(UNa + UK)/pNa > 1)] implicam a ausência da depuração de água livre urinária, causando menor resposta à RH.[57]

Pacientes com SIAD por reajuste do osmostato (tipo B), em grande parte assintomáticos, também podem ter resposta refratária à RH. A condição se caracteriza por níveis séricos de Na^+ entre 125 e 135 mEq/ℓ e alta capacidade de excreção (80%) de água ofertada durante o teste de sobrecarga hídrica (10 a 15 mℓ/kg via oral ou intravenosa).[58] A identificação desse subtipo é importante, pois, em virtude de os pacientes apresentarem preservação da capacidade de excreção de água livre, raramente desenvolvem hiponatremia grave. A resposta ao tratamento convencional com frequência é frustrada, uma vez que há aumento dos níveis plasmáticos de AVP e da sede à medida que as concentrações de sódio se elevam.[59] A abordagem deve priorizar a identificação e o tratamento da doença de base, tendo como causas mais frequentes: estados hipovolêmicos, desnutrição crônica, quadriplegia, psicose e tuberculose.

A RH deve ser evitada em pacientes hipovolêmicos, pacientes internados em unidades de terapia intensiva e, particularmente, naqueles com SIAD associada à hemorragia subaracnóidea, por apresentarem risco aumentado de vasospasmo e infarto cerebral.[60] Esses pacientes devem ser tratados com NaCl a 3% para preservar a perfusão cerebral e prevenir complicações associadas ao edema cerebral induzido pela hiponatremia.[61]

Terapias de segunda linha

Aumento da ingestão de solutos

Em pacientes com SIAD, o débito urinário não é determinado majoritariamente pela ingestão de água, mas sim pela taxa de excreção de solutos (sais de Na^+ e K^+ e ureia), visto que a secreção de AVP é fixa, e os rins não são capazes de excretar urina diluída. Assim, a prescrição de uma dieta rica em sal e proteínas, ou a administração de ureia, aumenta a taxa de solutos a ser excretada, determinando, consequentemente, o aumento do volume urinário e da excreção de água livre. O aumento da excreção de água aliado à restrição da ingestão oral permite a elevação das concentrações do Na^+ sérico.

Ureia

A administração oral de ureia aumenta a concentração desse soluto no filtrado glomerular, determinando diurese osmótica e maior excreção de água livre de solutos. Alguns estudos observacionais mostraram resultados favoráveis ao uso de ureia como terapia para tratamento da SIAD. Em um desses estudos, 36 pacientes com câncer e SIAD (sódio sérico médio de 123 mEq/ℓ) foram tratados com 15 a 30 gramas de ureia por dia, sem associar restrição hídrica, e obtiveram uma elevação média do sódio sérico de 5 mEq/ℓ em 24 horas, sem descrição de supercorreção.[62] Níveis de sódio sérico superiores a 135 mEq/ℓ foram observados em 86% dos pacientes ao final de 30 dias de tratamento. Outro estudo observacional conduzido em 12 pacientes com SIAD crônica comparou a eficácia da suplementação de ureia com o uso prévio de vaptanos, após a interrupção destes por 8 dias. Ao final do estudo, observaram-se níveis de sódio pós-tratamento equivalentes (Na^+ médio de 135 mEq/ℓ) e tolerância similar em ambas as terapias.[63]

As doses de ureia recomendadas para tratamento da hiponatremia crônica variam de 0,25 a 0,5 g/kg/dia, e a maior dose estuda com segurança foi de 90 gramas/dia.[64,65] O principal efeito adverso que leva à descontinuação dessa terapia é o sabor amargo. Há uma preparação, ainda não disponível no Brasil, que adiciona sabor cítrico à formulação, tornando-a mais palatável e tolerável pelos pacientes. Pacientes em uso de nutrição enteral são bons candidatos ao tratamento com ureia, uma vez que a palatabilidade não é um problema e o uso da restrição hídrica é limitado pela obrigatoriedade da administração de fluidos como parte da terapia nutricional/medicamentosa.[1]

As taxas de supercorreção associadas ao uso de ureia nos estudos, todos observacionais, são heterogêneas e não estabelecem causalidade. De todo modo, não há casos de síndrome de SDO descritos nesses estudos. Dados oriundos de estudos em animais apontam, ainda, para um potencial efeito protetor da ureia em relação à SDO.[66] Por apresentar permeabilidade às membranas celulares, postula-se que a ureia contribua para o restabelecimento do *pool* de osmoles intracelulares, reduzindo o risco de desidratação neuronal durante a correção da hiponatremia crônica. É importante ressaltar que, durante o tratamento, a dosagem de ureia sérica pode dobrar em relação ao basal do paciente, sem, no entanto, representar lesão renal associada.[67] No Brasil, o uso de ureia no manejo de SIAD ainda é limitado, devido à indisponibilidade de uma formulação comercial e à dificuldade em se conseguir a manipulação desta em formulações orais.

Suplementação oral de sal associada ou não ao uso de diuréticos de alça

A suplementação oral de sal na forma de cápsulas ou sachês é proposta como terapia para pacientes que necessitam de tratamento crônico da SIAD, e as doses estudadas variam de 3 a 9 g de sal (fornecimento de 51 a 154 mEq de Na^+, respectivamente, por dia). A suplementação de sal promove o aumento da diurese de forma dose-dependente, mas o uso de doses mais altas é frequentemente limitado por baixa palatabilidade, possível indução de náuseas e estimulação do mecanismo da sede.

Em teoria, a associação da suplementação de sal com diurético de alça poderia trazer benefício adicional, particularmente se osmolalidade urinária > 500 mOsm/kg, em virtude de interferir no mecanismo de contracorrente, inibindo a reabsorção de cloreto de sódio na alça de Henle.[68] Um recente estudo randomizado envolvendo 92 pacientes comparou essas estratégias de tratamento em três braços abertos: restrição hídrica isolada, restrição hídrica e furosemida e restrição hídrica associada à suplementação de sal e furosemida. O uso isolado da suplementação oral de sal não foi avaliado, e a dose máxima de sal utilizada foi de 3 g/dia.[69] Nesse estudo, não foi observada diferença no tempo para normalização do sódio sérico nos três grupos, e houve maior incidência de eventos adversos nos grupos que receberam sal e furosemida ou furosemida isolada, incluindo lesão renal aguda e hipopotassemia. Assim, ao contrário de pacientes com hiponatremia e hipervolemia, que se beneficiam do uso de diuréticos de alça, o uso dessas drogas tem sido desencorajado no contexto de SIAD, visto que o aumento da natriurese pode determinar hipovolemia, com consequente estimulação da secreção de AVP e piora da hiponatremia.[3]

Mais recentemente, a terapia com suplementação de sal tem sido pouco encorajada, devendo ser considerada na indisponibilidade de outros tratamentos e, especialmente, em pacientes com depleção crônica de sal (como no caso de uso crônico de tiazídicos). Se utilizada, os níveis de K^+ sérico devem ser monitorados, uma vez que pacientes com SIAD são particularmente suscetíveis à hipopotassemia. No caso de hipopotassemia, é recomendada a suplementação oral com sais de K^+ ou a adição de diuréticos poupadores de K^+.

Suplementação proteica

Sabe-se que cada 10 g de proteína dietética fornecem aproximadamente 50 miliosmoles de ureia. Em uma dieta ocidental típica, as proteínas dietéticas fornecem aproximadamente 300 a 500 miliosmoles de ureia. A baixa ingestão de proteínas na dieta reduz a excreção urinária de ureia, diminuindo, assim, o volume urinário e aumentando a fração do soluto urinário composta de eletrólitos. Um recente estudo conceitual comparou o efeito da suplementação proteica (90 g/dia) com ureia oral (30 g/dia) em 17 pacientes ambulatoriais com hiponatremia crônica secundária à SIAD.[70] Após 7 dias, a suplementação proteica aumentou a natremia em 3 mEq/ℓ, ao passo que a ureia oral aumentou o sódio plasmático em 2 mEq/ℓ. A ureagênese induzida por proteínas fornece uma absorção de ureia mais constante para os rins em comparação com a administração oral de ureia, permitindo que a concentração tubular de ureia se acumule e cause uma diurese osmótica. Além disso, tanto a suplementação proteica quanto a ureia oral reduzem a natriurese e causam um balanço positivo de sódio. A tentativa de prescrição dietética hiperproteica pode ser uma boa estratégia para pacientes idosos, adultos desnutridos e/ou com sarcopenia, já que a hiponatremia muitas vezes coexiste e contribui para a própria sarcopenia.

Inibidores de SGLT2

A classe dos inibidores de SGLT2 (iSGLT2) emergiu como potencial terapia para SIAD, tendo em vista seu mecanismo de promover diurese osmótica ao inibir a reabsorção de sódio e glicose nos túbulos contorcidos proximais do rim. Um estudo randomizado conduzido em 87 pacientes hospitalizados com hiponatremia associada à SIAD comparou um grupo que recebeu empagliflozina 25 mg associada à restrição hídrica de 1.000 mℓ com o grupo que recebeu placebo em associação ao mesmo grau de restrição hídrica. Observou-se um aumento de 10 mEq/ℓ no grupo da empagliflozina contra 7 mEq/ℓ no grupo placebo ao final de 4 dias de acompanhamento. Vale ressaltar que, nesse estudo, as etiologias de SIAD foram desequilibradas, podendo resultar em diferentes taxas de autocorreção nos dois grupos.[71]

Outro recente estudo randomizado comparou empagliflozina 25 mg com placebo em pacientes ambulatoriais portadores de SIAD crônica (*n* = 14) por 4 semanas. Nesse estudo, os pacientes não foram orientados a realizar restrição hídrica. Houve um aumento do sódio sérico basal de 131 mEq/ℓ para 134 mEq/ℓ contra 130 mEq/ℓ no grupo placebo.[72] A possibilidade de aumento de risco de cetoacidose, efeito colateral conhecido dessa classe em estudos com pacientes portadores de diabetes melito, é uma preocupação que limita o uso dessa terapia nos pacientes internados em contexto de doenças potencialmente graves.[73] Questiona-se, também, se suplementar glicose associada ao iSGLT2 poderia potencializar o efeito do tratamento, tendo em vista que a diurese osmótica proporcionada por essa classe reduz com a queda dos níveis glicêmicos.[74]

Um estudo randomizado e controlado (NCT04447911) com o objetivo de avaliar a eficácia e a segurança do uso da empaglifozina em pacientes com hiponatremia euvolêmica ou hipervolêmica está em andamento.

Antagonistas dos receptores de arginina vasopressina

Os antagonistas dos receptores de AVP, também chamados de vaptanos, aumentam a excreção de água sem alterar a excreção renal de Na^+ e K^+, permitindo a elevação das concentrações de Na^+ sérico. As formulações disponíveis por via oral (tolvaptana, mozavaptana, satavaptana e lixivaptana) são antagonistas seletivos dos V2R, ao passo que a formulação venosa (conivaptana) bloqueia também os receptores V1b. Os vaptanos são recomendados por alguns autores como tratamento de segunda linha em pacientes com SIAD e hiponatremia leve a moderada, refratários à restrição hídrica,[3,9,52] porém seu uso não é universalmente preconizado. Vale ressaltar que os vaptanos não estão indicados para o tratamento da hiponatremia hipovolêmica.[3]

Os vaptanos se mostraram mais efetivos do que o placebo para o tratamento da hiponatremia em diferentes estudos randomizados e controlados.[75-78] Contudo, a maior parte desses trabalhos incluiu apenas pacientes com sintomas leves a moderados, e o aumento do Na^+ sérico em relação ao grupo placebo foi modesto. Observa-se, ainda, aumento significativo da sede em pacientes tratados com esses fármacos, o que pode ser um fator limitante de sua eficácia. Os vaptanos devem ser iniciados durante regime de internação hospitalar, considerando-se que há risco de supercorreção durante a fase ativa de tratamento da hiponatremia, e os níveis de sódio sérico devem ser reavaliados 6 e 12 horas após a administração da dose. A incidência de correção de Na^+ sérico acima de 12 mEq/ℓ em 24 horas foi de 2% em estudo randomizado e controlado que avaliou o uso do tolvaptana em pacientes com Na^+ sérico médio inicial de 129 mEq/ℓ.[78] Já estudos observacionais com a tolvaptana em pacientes com hiponatremia moderada a grave relataram taxas altamente distintas de supercorreção, variando de 0 a 30% dos casos.[79-81] Altas taxas de supercorreção também são observadas em populações específicas, como aquelas tratadas em unidades de pronto atendimento e após cirurgias hipofisárias, que provavelmente incluem um número considerável de pacientes com SIAD associada a causas prontamente reversíveis.[82-84] Mais recentemente, alguns autores têm sugerido o início do tratamento com doses menores (7,5 mg, em vez de 15 mg) com o objetivo de minimizar o risco de supercorreção.[3,85] Deve-se preferir a administração do fármaco no período da manhã, de forma que a "aquarese" ocorra preferencialmente durante o dia. Uma vez iniciado o tratamento com vaptanos, a restrição hídrica deve ser interrompida.

O uso dos vaptanos é contraindicado em pacientes com hiponatremia aguda e sintomas graves. Considerando-se relatos de hepatotoxicidade, incluindo hepatite fulminante, durante o uso crônico desses fármacos em pacientes com doença renal policística autossômica dominante, a agência regulatória norte-americana Food and Drug Administration (FDA) recomenda que a tolvaptana não seja administrada em pacientes com doenças hepáticas e em qualquer paciente por tempo superior a 30 dias.[86,87] O uso concomitante de vaptanos com medicações inibidoras ou indutoras da isoenzima hepática CYP3A4 pode interferir na resposta ao tratamento.[74] Por fim, o alto custo dos vaptanos e sua indisponibilidade no mercado brasileiro limitam ainda mais a sua utilização em nosso meio.

Outros

A demeclociclina, antibiótico da família das tetraciclinas, antagoniza a ação de AVP nos túbulos coletores renais, porém seu exato mecanismo de ação ainda é desconhecido.[88,89] A dose preconizada é de 600 a 1.200 mg/dia, e o tempo para seu início de ação varia de 2 a 5 dias, o que pode dificultar o ajuste de dose. Os efeitos colaterais do medicamento incluem fotossensibilidade, intolerância gastrintestinal, supercrescimento bacteriano, candidíase, hipernatremia, nefrotoxicidade e insuficiência renal reversível. Recentemente, o uso da demeclociclina tem sido desencorajado, devido à escassez de evidências científicas de alta qualidade no que tange a sua eficácia e segurança.[90]

Resumo

A hiponatremia, definida como níveis de sódio (Na^+) sérico ≤ 135 mEq/ℓ, representa o distúrbio eletrolítico mais comum na prática médica, tanto em pacientes hospitalizados (frequência de 15 a 30%) quanto nos que estão em acompanhamento ambulatorial (1 a 8%). Esse percentual pode alcançar 35% em vítimas de traumatismo cranioencefálico e no pós-operatório de cirurgia hipofisária. A síndrome da antidiurese inapropriada (SIAD) se caracteriza por secreção excessiva de AVP, o que ocasiona retenção de água, acúmulo de água no líquido extracelular (LEC) e, em consequência, hiponatremia dilucional. A SIAD é a principal causa de hiponatremia em pacientes hospitalizados, mas, para confirmar seu diagnóstico, é necessária a exclusão de outras causas de hiponatremia, como como perdas volêmicas, insuficiência adrenal, hipotireoidismo, cirrose, insuficiência cardíaca e insuficiência renal. São diversas as causas subjacentes de SIAD, incluindo medicamentos, neoplasias e doenças pulmonares e do sistema nervoso central. Na prática clínica, a etiologia da hiponatremia é frequentemente multifatorial. A apresentação clínica da SIAD pode ser aguda ou crônica e pode variar desde quadros paucissintomáticos até quadros graves. O manejo da SIAD é dinâmico, o que demanda a reavaliação constante do estado clínico e dos exames laboratoriais do paciente. Novos estudos têm evidenciado aumento de morbimortalidade dos pacientes acometidos com SIAD crônica, como disfunção cognitiva e maior risco de queda e fraturas. Na ausência de sintomas graves que exijam intervenção urgente, a restrição hídrica é amplamente endossada como tratamento de primeira linha para SIAD, estando as terapias de segunda linha – reposição de solutos (ureia, sal e proteínas), inibidores de SGLT2 e vaptanos – reservadas para os casos em que a restrição hídrica não tenha sucesso, o que ocorre em cerca de metade dos casos. No que tange às terapias de segunda linha, poucas são as evidências baseadas em estudos de alta qualidade, e novos estudos randomizados e controlados são necessários para comparar a real efetividade das diferentes estratégias terapêuticas.

REFERÊNCIAS BIBLIOGRÁFICAS

1. Verbalis JG. Disorders of water metabolism: diabetes insipidus and the syndrome of inappropriate antidiuretic hormone secretion. Handb Clin Neurol. 2014; 124:37-52.
2. Spasovski G, Vanholder R, Allolio B et al.; Hyponatraemia Guideline Development Group. Clinical practice guideline on diagnosis and treatment of hyponatraemia. Nephrol Dial Transplant. 2014; 29 Suppl 2:i1-i39.
3. Warren AM, Grossmann M, Christ-Crain M et al. Syndrome of inappropriate antidiuresis: from pathophysiology to management. Endocr Rev. 2023; 44:819-861.
4. Robertson GL. The regulation of vasopressin function in health and disease. Recent Prog Horm Res. 1976; 33:333-85.
5. Knepper MA. Molecular physiology of urinary concentrating mechanism: regulation of aquaporin water channels by vasopressin. Am J Physiol. 1997; 272:F3-12.
6. Mironova E, Chen Y, Pao AC et al. Activation of ENaC by AVP contributes to the urinary concentrating mechanism and dilution of plasma. Am J Physiol Renal Physiol. 2015; 308:F237-43.
7. Sands JM, Blount MA, Klein JD. Regulation of renal urea transport by vasopressin. Trans Am Clin Climatol Assoc. 2011; 122: 82-92.
8. Fenske W, Sandner B, Christ-Crain M. A copeptin-based classification of the osmoregulatory defects in the syndrome of inappropriate antidiuresis. Best Pract Res Clin Endocrinol Metab. 2016; 30:219-33.
9. Cuesta M, Thompson CJ. The syndrome of inappropriate antidiuresis (SIAD). Best Pract Res Clin Endocrinol Metab. 2016; 30:175-87.
10. Kristof RA, Rother M, Neuloh G et al. Incidence, clinical manifestations, and course of water and electrolyte metabolism disturbances following transsphenoidal pituitary adenoma surgery: a prospective observational study. J Neurosurg. 2009; 111:555-62.
11. Sane T, Rantakari K, Poranen A et al. Hyponatremia after transsphenoidal surgery for pituitary tumors. J Clin Endocrinol Metab. 1994; 79:1395-8.
12. Hoorn EJ, Zietse R. Water balance disorders after neurosurgery: the triphasic response revisited. NDT Plus. 2010; 3:42-4.
13. Cooper O, Lis R, Bonert V et al. Fluid restriction reduces delayed hyponatremia and hospital readmissions after transsphenoidal surgery. J Clin Endocrinol Metab. 2023; 108:e623-e633.
14. Monnerat S, Christ-Crain M, Refardt J. One liter a day, keeps the doctor away. J Clin Endocrinol Metab. 2023; 108:e1452-e1453.
15. Adrogué HJ, Tucker BM, Madias NE. Diagnosis and management of hyponatremia: a review. JAMA. 2022; 328:280-91.
16. Carpentier E, Greenbaum LA, Rochdi D et al. Identification and characterization of an activating F229V substitution in the V2 vasopressin receptor in an infant with NSIAD. J Am Soc Nephrol. 2012; 23:1635-40.
17. Miyado M, Fukami M, Takada S et al. Germline-derived gain-of-function variants of Gsα-coding *GNAS* gene identified in nephrogenic syndrome of inappropriate antidiuresis. J Am Soc Nephrol. 2019; 30:877-89.
18. Tian W, Fu Y, Garcia-Elias A et al. A loss-of-function nonsynonymous polymorphism in the osmoregulatory TRPV4 gene is associated with human hyponatremia. Proc Natl Acad Sci U S A. 2009; 106:14034-9.
19. Holland-Bill L, Christiansen CF, Heide-Jørgensen U et al. Hyponatremia and mortality risk: a Danish cohort study of 279508 acutely hospitalized patients. Eur J Endocrinol. 2015; 173:71-81.
20. Hoorn EJ, Lindemans J, Zietse R. Development of severe hyponatraemia in hospitalized patients: treatment-related risk factors and inadequate management. Nephrol Dial Transplant. 2006; 21: 70-6.
21. Liamis G, Rodenburg EM, Hofman A et al. Electrolyte disorders in community subjects: prevalence and risk factors. Am J Med. 2013; 126:256-63.
22. Fenske W, Maier SK, Blechschmidt A et al. Utility and limitations of the traditional diagnostic approach to hyponatremia: a diagnostic study. Am J Med. 2010; 123:652-57.
23. Verbalis JG. Brain volume regulation in response to changes in osmolality. Neuroscience. 2010; 168:862-70.
24. Gullans SR, Verbalis JG. Control of brain volume during hyperosmolar and hypoosmolar conditions. Annu Rev Med. 1993; 44:289-301.
25. Suárez V, Norello D, Sen E et al. Impairment of Neurocognitive functioning, motor performance, and mood stability in hospitalized patients with euvolemic moderate and profound hyponatremia. Am J Med. 2020; 133:986-993.e5.
26. Refardt J, Imber C, Nobbenhuis R et al. Treatment effect of the SGLT2 inhibitor empagliflozin on chronic syndrome of inappropriate antidiuresis: results of a randomized, double-blind, placebo-controlled, crossover trial. J Am Soc Nephrol. 2023; 34:322-32.
27. Renneboog B, Musch W, Vandemergel X et al. Mild chronic hyponatremia is associated with falls, unsteadiness, and attention deficits. Am J Med. 2006; 119:71.e1-71.e8.
28. Tachi T, Yokoi T, Goto C, Umeda M et al. Hyponatremia and hypokalemia as risk factors for falls. Eur J Clin Nutr. 2015; 69:205-10.
29. Usala RL, Fernandez SJ, Mete M et al. Hyponatremia is associated with increased osteoporosis and bone fractures in a large us health system population. J Clin Endocrinol Metab. 2015; 100:3021-31.
30. Corona G, Giuliani C, Parenti G et al. Moderate hyponatremia is associated with increased risk of mortality: evidence from a meta-analysis. PLoS One. 2013; 8:e80451.

31. Corona G, Giuliani C, Verbalis JG et al. Hyponatremia improvement is associated with a reduced risk of mortality: evidence from a meta-analysis. PLoS One. 2015; 10:e0124105.
32. Refardt J, Pelouto A, Potasso L et al. Hyponatremia intervention trial (HIT): Study protocol of a randomized, controlled, parallel-group trial with blinded outcome assessment. Front Med (Lausanne). 2021; 8:729545.
33. Schindler ELB, Scott M. Electrolytes and blood gases. In: Rifai N, Horvath AR, Wittwer CT (Eds.). Tietz textbook of clinical chemistry and molecular diagnostics. 6. ed. St. Louis: Elsevier; 2018. p. 604-25.
34. Sterns RH. Diagnostic evaluation of adults with hyponatremia. UpToDate; 2024. Disponível em: www.uptodate.com/contents/diagnostic-evaluation-of-adults-with-hyponatremia. Acesso em abril de 2024.
35. den Elzen WP, Cobbaert CM, Arbous MS et al. Interchangeability of sodium and chloride measurements by indirect and direct ISE assays: Stakeholders, take responsibility! Pract Lab Med. 2019; 16:e00126.
36. Chung HM, Kluge R, Schrier RW, Anderson RJ. Clinical assessment of extracellular fluid volume in hyponatremia. Am J Med. 1987; 83:905-8.
37. Beck LH. Hypouricemia in the syndrome of inappropriate secretion of antidiuretic hormone. N Engl J Med. 1979; 301:528-30.
38. Decaux G, Schlesser M, Coffernils M et al. Uric acid, anion gap and urea concentration in the diagnostic approach to hyponatremia. Clin Nephrol. 1994; 42:102-8.
39. Fenske W, Störk S, Koschker AC et al. Value of fractional uric acid excretion in differential diagnosis of hyponatremic patients on diuretics. J Clin Endocrinol Metab. 2008; 93:2991-7.
40. Decaux G, Namias B, Gulbis B, Soupart A. Evidence in hyponatremia related to inappropriate secretion of ADH that V1 receptor stimulation contributes to the increase in renal uric acid clearance. J Am Soc Nephrol. 1996; 7:805-10.
41. Hannon MJ, Behan LA, O'Brien MM et al. Hyponatremia following mild/moderate subarachnoid hemorrhage is due to SIAD and glucocorticoid deficiency and not cerebral salt wasting. J Clin Endocrinol Metab. 2014; 99:291-8.
42. Maesaka JK, Venkatesan J, Piccione JM et al. Abnormal urate transport in patients with intracranial disease. Am J Kidney Dis. 1992; 19:10-5.
43. Sherlock M, O'Sullivan E, Agha A et al. The incidence and pathophysiology of hyponatraemia after subarachnoid haemorrhage. Clin Endocrinol (Oxf). 2006; 64:250-4.
44. Christ-Crain M, Refardt J, Winzeler B. Approach to the patient: "utility of the copeptin assay". J Clin Endocrinol Metab. 2022; 107:1727-38.
45. Adrogué HJ, Tucker BM, Madias NE. Diagnosis and Management of Hyponatremia: A Review. JAMA. 2022; 328:280-91.
46. Ayus JC, Arieff A, Moritz ML. Hyponatremia in marathon runners. N Engl J Med. 2005; 353:427-8; author reply 427-8.
47. Garrahy A, Dineen R, Hannon AM et al. Continuous versus bolus infusion of hypertonic saline in the treatment of symptomatic hyponatremia caused by SIAD. J Clin Endocrinol Metab. 2019; 104:3595-602.
48. Gankam-Kengne F, Couturier BS, Soupart A et al. Osmotic stress-induced defective glial proteostasis contributes to brain demyelination after hyponatremia treatment. J Am Soc Nephrol. 2017; 28:1802-13.
49. Sterns RH, Riggs JE, Schochet SS Jr. Osmotic demyelination syndrome following correction of hyponatremia. N Engl J Med. 1986; 314:1535-42.
50. Aegisdottir H, Cooray C, Wirdefeldt K et al. Incidence of osmotic demyelination syndrome in Sweden: A nationwide study. Acta Neurol Scand. 2019; 140:342-49.
51. Steele A, Gowrishankar M, Abrahamson S et al. Postoperative hyponatremia despite near-isotonic saline infusion: a phenomenon of desalination. Ann Intern Med. 1997; 126:20-5.
52. Verbalis JG, Greenberg A, Burst V et al. Diagnosing and treating the syndrome of inappropriate antidiuretic hormone secretion. Am J Med. 2016; 129:537.e9-537.e23.
53. Renneboog B, Musch W, Vandemergel X et al. Mild chronic hyponatremia is associated with falls, unsteadiness, and attention deficits. Am J Med. 2006; 119:71.e1-8.
54. Corona G, Norello D, Parenti G et al. Hyponatremia, falls and bone fractures: A systematic review and meta-analysis. Clin Endocrinol (Oxf). 2018; 89:505-13.
55. Smith D, Moore K, Tormey W, Baylis PH, Thompson CJ. Downward resetting of the osmotic threshold for thirst in patients with SIADH. Am J Physiol Endocrinol Metab. 2004; 287: E1019-E1023.
56. Garrahy A, Galloway I, Hannon AM et al. Fluid restriction therapy for chronic SIAD; results of a prospective randomized controlled trial. J Clin Endocrinol Metab. 2020; 105:dgaa619.
57. Berl T. Impact of solute intake on urine flow and water excretion. J Am Soc Nephrol. 2008; 19:1076-8.
58. Rose BD, Post TW. Clinical physiology of acid-base and electrolyte disorders. 5. ed. New York: Mc-Graw-Hill; 2001.
59. Kahn T. Reset osmostat and salt and water retention in the course of severe hyponatremia. Medicine (Baltimore). 2003; 82(3):170-6.
60. Wijdicks EF, Vermeulen M, Murray GD et al. The effects of treating hypertension following aneurysmal subarachnoid hemorrhage. Clin Neurol Neurosurg. 1990; 92:111-7.
61. Woo CH, Rao VA, Sheridan W, Flint AC. Performance characteristics of a sliding-scale hypertonic saline infusion protocol for the treatment of acute neurologic hyponatremia. Neurocrit Care. 2009; 11:228-34.
62. Nervo A, D'Angelo V, Rosso D et al. Urea in cancer patients with chronic SIAD-induced hyponatremia: Old drug, new evidence. Clin Endocrinol (Oxf). 2019; 90:842-84.
63. Soupart A, Coffernils M, Couturier B et al. Efficacy and tolerance of urea compared with vaptans for long-term treatment of patients with SIADH. Clin J Am Soc Nephrol. 2012; 7:742-7.
64. Decaux G, Genette F. Urea for long-term treatment of syndrome of inappropriate secretion of antidiuretic hormone. Br Med J (Clin Res Ed). 1981; 283:1081-3.
65. Lockett J, Berkman KE, Dimeski G et al. Urea treatment in fluid restriction-refractory hyponatraemia. Clin Endocrinol (Oxf). 2019; 90(4):630-6.
66. Soupart A, Penninckx R, Stenuit A et al. Azotemia (48 h) decreases the risk of brain damage in rats after correction of chronic hyponatremia. Brain Res. 2000; 852:167-72.
67. Rondon-Berrios H, Tandukar S, Mor MK et al. Urea for the treatment of hyponatremia. Clin J Am Soc Nephrol. 2018; 13:1627-32.
68. Decaux G, Waterlot Y, Genette F et al. Inappropriate secretion of antidiuretic hormone treated with frusemide. Br Med J (Clin Res Ed). 1982; 285:89-90.
69. Krisanapan P, Vongsanim S, Pin-On P et al. Efficacy of furosemide, oral sodium chloride, and fluid restriction for treatment of syndrome of inappropriate antidiuresis (SIAD): an open-label randomized controlled study (the EFFUSE-FLUID trial). Am J Kidney Dis. 2020; 76:203-12.
70. Monnerat S, Atila C, Baur F et al. Effect of protein supplementation on plasma sodium levels in the syndrome of inappropriate antidiuresis: a monocentric, open-label, proof-of-concept study-the TREASURE study. Eur J Endocrinol. 2023; 189:252-61.
71. Refardt J, Imber C, Sailer CO et al. A randomized trial of empagliflozin to increase plasma sodium levels in patients with the syndrome of inappropriate antidiuresis. J Am Soc Nephrol. 2020; 31:615-24.
72. Refardt J, Imber C, Nobbenhuis R et al. Treatment effect of the SGLT2 inhibitor empagliflozin on chronic syndrome of inappropriate antidiuresis: results of a randomized, double-blind, placebo-controlled, crossover trial. J Am Soc Nephrol. 2023; 34:322-32.
73. Hamblin PS, Wong R, Ekinci EI et al. SGLT2 inhibitors increase the risk of diabetic ketoacidosis developing in the community and during hospital admission. J Clin Endocrinol Metab. 2019; 104:3077-87.
74. Sterns, RH. Treatment of hyponatremia: Syndrome of inappropriate antidiuretic hormone secretion (SIADH) and reset osmostat. UptoDate, 2024. Acesso em abril de 2024.
75. Zeltser D, Rosansky S, van Rensburg H et al. Conivaptan Study Group. Assessment of the efficacy and safety of intravenous conivaptan in euvolemic and hypervolemic hyponatremia. Am J Nephrol. 2007; 27:447-57.
76. Abraham WT, Decaux G, Josiassen R et al. HARMONY Study Group. Oral lixivaptan effectively increases serum sodium concentrations in outpatients with euvolemic hyponatremia. Kidney Int. 2012; 82:1215-22.
77. Saito T, Ishikawa S, Abe K et al. Acute aquaresis by the nonpeptide arginine vasopressin (AVP) antagonist OPC-31260 improves hyponatremia in patients with syndrome of inappropriate secretion of antidiuretic hormone (SIADH). J Clin Endocrinol Metab. 1997; 82:1054-7.
78. Schrier RW, Gross P, Gheorghiade M et al. Tolvaptan, a selective oral vasopressin V2-receptor antagonist, for hyponatremia. N Engl J Med. 2006; 355:2099-112.
79. Tzoulis P, Waung JA, Bagkeris E et al. Real-life experience of tolvaptan use in the treatment of severe hyponatraemia due to syndrome of inappropriate antidiuretic hormone secretion. Clin Endocrinol (Oxf). 2016; 84:620-6.
80. Humayun MA, Cranston IC. In-patient tolvaptan use in SIADH: care audit, therapy observation and outcome analysis. BMC Endocr Disord. 2017; 17(1):69.
81. Estilo A, McCormick L, Rahman M. Using tolvaptan to treat hyponatremia: results from a post-authorization pharmacovigilance study. Adv Ther. 2021; 38:5721-36.
82. Kleindienst A, Georgiev S, Schlaffer SM et al. Tolvaptan versus fluid restriction in the treatment of hyponatremia resulting from SIADH following pituitary surgery. J Endocr Soc. 2020; 4:bvaa068.
83. Indirli R, Ferreira de Carvalho J, Cremaschi A et al. Tolvaptan in the management of acute euvolemic hyponatremia after transsphenoidal surgery: a retrospective single-center analysis. Front Endocrinol (Lausanne). 2021; 12:689887.
84. Morris JH, Bohm NM, Nemecek BD et al. Rapidity of correction of hyponatremia due to syndrome of inappropriate secretion of antidiuretic hormone following tolvaptan. Am J Kidney Dis. 2018; 71:772-82.
85. Castello LM, Baldrighi M, Panizza A et al. Efficacy and safety of two different tolvaptan doses in the treatment of hyponatremia in the emergency department. Intern Emerg Med. 2017; 12:993-1001.
86. Torres VE, Chapman AB, Devuyst O et al. Tolvaptan in patients with autosomal dominant polycystic kidney disease. N Engl J Med. 2012; 367:2407-18.
87. Food and Drug Administration (FDA). FDA Drug Safety Communication: FDA limits duration and usage of Samsca (tolvaptan) due to possible liver injury leading to organ transplant or death. 2013. Disponível em: www.fda.gov/drugs/drug-safety-and-availability/fda-drug-safety-communication-fda-limits-duration-and-usage-samsca-tolvaptan-due-possible-liver.
88. Singer I, Rotenberg D. Demeclocycline-induced nephrogenic diabetes insipidus. In-vivo and in-vitro studies. Ann Intern Med. 1973; 79:679-83.
89. Forrest JN Jr, Cox M, Hong C et al. Superiority of demeclocycline over lithium in the treatment of chronic syndrome of inappropriate secretion of antidiuretic hormone. N Engl J Med. 1978; 298:173-7.
90. Miell J, Dhanjal P, Jamookeeah C. Evidence for the use of demeclocycline in the treatment of hyponatraemia secondary to SIADH: a systematic review. Int J Clin Pract. 2015; 69:1396-417.

PARTE 2

Crescimento e Desenvolvimento

CAPÍTULO

17

Investigação da Criança com Baixa Estatura

Jacqueline Araújo ■ Barbara Guiomar Sales Gomes da Silva ■ Taciana de Andrade Schuler ■ Ana Hermínia de Azevedo Ferreira

INTRODUÇÃO

O crescimento humano é regulado por uma combinação de fatores, incluindo genética, hormônios, nutrição e influências ambientais. Esses elementos interagem e resultam em um complexo processo de replicação celular em todos os tecidos do corpo. Quando ocorrem desvios da normalidade, seja na altura, no peso ou na velocidade de crescimento (VC), isso pode ser indicativo de doenças que afetam diversos sistemas e órgãos. A baixa estatura (BE) é um dos motivos mais comuns para encaminhamento de crianças ao endocrinologista pediatra. Embora seja difícil estabelecer sua prevalência exata, estima-se que afete aproximadamente 3 a 5% da população pediátrica.[1-5]

FISIOLOGIA DO CRESCIMENTO

A altura humana é uma característica com elevado grau de hereditariedade, grande variabilidade genética e classicamente poligênica. Estudos de associação genômica ampla (GWAS) identificaram cerca de 700 variantes independentes localizadas dentro de 423 *loci*, que, juntas, explicam aproximadamente 20% da hereditariedade da altura.[6,7]

O crescimento humano é um processo dinâmico, inicia-se na concepção e prossegue por vários estágios do desenvolvimento. Depende da placa de crescimento, do sistema neuroendócrino (hormônios e fatores de transcrição), além de fatores genéticos, nutricionais e ambientais, que se combinam para determinar a altura do indivíduo. Muitos genes foram identificados nas últimas décadas e são essenciais para o desenvolvimento normal e o adequado funcionamento da hipófise.[8]

O hormônio do crescimento (GH) é produzido pelos somatotrofos hipofisários, sob a ação do hormônio liberador do hormônio do crescimento (GHRH; ação excitatória) e da somatostatina (ação inibitória), ambos sintetizados no hipotálamo como resultado de influências sistêmicas e corticais. A liberação do GH também é inibida pelo fator de crescimento semelhante à insulina 1 (IGF-1), o hormônio produzido nos tecidos periféricos em resposta à estimulação do GH. O IGF-1 estimula a somatostatina em retroalimentação e exerce efeitos diretos sobre a hipófise.[9] O IGF-1 derivado da síntese hepática faz parte de um mecanismo de liberação de GH por retroalimentação negativa clássica. O GH, hormônio mais abundante da hipófise, é liberado na circulação sistêmica, e a maior parte (60%) liga-se à proteína carreadora do GH. Sob o estímulo do GH, o IGF-1 é produzido no fígado e é o principal responsável pelo crescimento. O equilíbrio entre o GHRH (estimulador) e a somatostatina (inibidora) é controlado por uma variedade de fatores neurogênicos, metabólicos e hormonais, em especial os hormônios tireoidianos, glicocorticoides, esteroides sexuais e IGF-1, mas também catecolaminas, dopamina e certos sinais metabólicos, como a glicose e os aminoácidos.[1,9] A grelina (hormônio produzido predominantemente no estômago, mas também na hipófise e em outros tecidos) é, da mesma maneira, um potente liberador de GH e age pelo receptor específico, GHSR (do inglês *growth hormone secretagogue receptor*) (Figura 17.1).[9,10]

O efeito fisiológico mais importante do GH consiste na estimulação do crescimento longitudinal pós-natal, mas esse hormônio também desempenha um papel na regulação do metabolismo de substratos e na diferenciação dos adipócitos; na manutenção e no desenvolvimento do sistema imune; e na regulação das funções cerebral e cardíaca. O GH estimula o crescimento longitudinal, aumentando a formação de novo osso e cartilagem. Os efeitos desse hormônio no crescimento não são de importância crítica durante o período gestacional, mas iniciam de modo gradativo durante o primeiro e segundo anos de vida, alcançando seu máximo na puberdade. Antes da fusão das epífises dos ossos longos, o GH estimula a condrogênese e o alargamento das placas epifisárias cartilaginosas, seguidos de deposição de matriz óssea. Acredita-se que os efeitos do GH na placa de crescimento epifisária sejam mediados diretamente pela

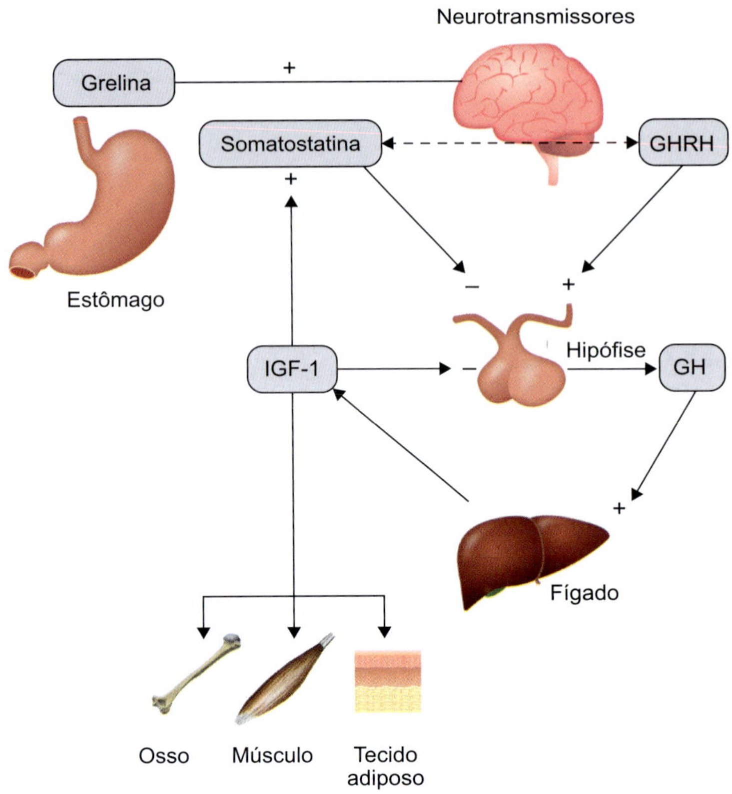

Figura 17.1 Visão esquemática do controle da secreção do eixo GH-IGF-1. GH: hormônio do crescimento; GHRH: hormônio liberador do hormônio do crescimento; IGF-1: fator de crescimento semelhante à insulina 1.

estimulação da diferenciação dos precursores dos condrócitos e indiretamente pelo aumento da produção local e da responsividade ao IGF-1, que, por sua vez, atua de modo autócrino ou parácrino, estimulando a expansão clonal dos condrócitos em processo de diferenciação.[1,9]

O GH pode exercer efeitos diretos sobre as respostas celulares por sua ligação ao receptor do GH (GHR) nos tecidos-alvo e, indiretamente, pela estimulação da produção e da liberação do IGF-1. O IGF-1 está presente na circulação, especialmente em complexos de proteínas de ligação homólogas (IGFBP, do inglês *insulin growth factor binding protein*). A principal é a IGFBP-3, à qual se ligam 70 a 95% do IGF-1 circulante. Ela faz parte de um grande complexo ternário, constituído por uma molécula de IGF-1, uma molécula de IGFBP-3 e uma molécula de uma proteína, denominada subunidade ácido-lábil (ALS). Ambas (IGFBP-3 e ALS) são produzidas no fígado sob efeito direto do GH. Menos de 1% do IGF-1 circulante encontra-se no estado livre.[9] Existe, também, produção autócrina e parácrina de IGF-1 em outros tecidos que não o fígado. A hipótese do efetor duplo afirma que, nos ossos, o GH tem ação direta na diferenciação dos pré-condrócitos em condrócitos precoces que secretam IGF-1. Este último, por sua vez, estimula a expansão clonal e a maturação dos condrócitos, bem como o crescimento. Cerca de 20% do crescimento influenciado pelo GH foi atribuído ao IGF-1 autócrino-parácrino.[9,11]

CRESCIMENTO NORMAL

O crescimento estatural humano é um processo dinâmico que se desdobra em quatro fases distintas, cada uma delas com características e ritmos de crescimento notoriamente distintos: período intrauterino, lactância, infância e adolescência. Durante o período intrauterino, o organismo em desenvolvimento atinge a maior velocidade de crescimento. Após o nascimento, inicia-se uma fase de desaceleração do crescimento, que é sucedida por um período de aumento estatural prolongado e mais estável durante a infância. Essa fase é interrompida por uma breve desaceleração fisiológica prévia ao estirão puberal. Segue-se uma etapa de crescimento residual, que representa a fase final do desenvolvimento estatural.[1,2,12]

O crescimento normal é, em média, de 25 cm no primeiro ano de vida; 12 cm no segundo; e 8 cm no terceiro. Na infância, entre 3 e 12 anos, ou até o início da puberdade, o crescimento estatural é, em média, de 5 a 6 cm por ano (Quadro 17.1). Há, entretanto, um período de alentecimento fisiológico do crescimento no período pré-puberal e na fase inicial da puberdade, fenômeno que é especialmente proeminente em meninos com retardo constitucional de crescimento e puberdade (RCCP).[1,12]

A puberdade é um período de crescimento rápido. Nas meninas, o início do estirão ocorre logo no começo da puberdade, coincidindo com as fases iniciais da telarca, mas podendo

Quadro 17.1 Velocidade de crescimento anual esperada por faixa etária.

Faixa etária	cm/ano
Nascimento até 12 meses	20 a 28
12 a 24 meses	10 a 12
24 a 26 meses	7,5 a 10
2 anos até a puberdade	5 a 6
Estirão puberal	
Meninas	8
Meninos	10

iniciar-se pouco tempo antes do aparecimento do broto mamário. Nos meninos, o estirão é mais tardio, tem início nas fases mais avançadas do desenvolvimento puberal, coincide com volume testicular entre 10 e 12 mℓ e o pico na velocidade de crescimento (VC) é atingido em média aos 14 anos, com volume testicular de 15 mℓ. Nas meninas, esse pico é alcançado 2 anos mais cedo em relação aos meninos. O estirão puberal dura, em média, 2 anos, com VC extremamente variável (em média, 8 cm/ano nas meninas e 10 cm/ano nos meninos). No sexo feminino, a menarca geralmente marca o final do estirão, o que, em geral, coincide com idade óssea por volta de 12 a 13 anos. No sexo masculino, não há um marco fisiológico, porém a idade óssea de 15 anos geralmente coincide com o fim do estirão. Após essa fase de crescimento rápido, há um crescimento residual lento, que dura cerca de 2 anos, com declínio progressivo. A partir do início da puberdade até o final do crescimento, os meninos crescem, em média, 25 a 30 cm, e as meninas, 20 a 25 cm, variando com a idade no início da puberdade.[12-14]

Os números referidos refletem somente a média do crescimento anual em cada fase da vida. A forma mais precisa de avaliação é com a utilização rotineira dos gráficos de velocidade de crescimento, que distribuem o ritmo de crescimento em percentis de acordo com a idade e o sexo. Esses percentis existem porque as crianças não crescem todas no mesmo padrão ano após ano. Na prática, sugere-se que seja feita a medida da altura, de maneira precisa, em duas ocasiões, com intervalo mínimo de 6 meses; a VC deve ser plotada em relação à idade e ao sexo da criança, no meio caminho entre as duas mensurações para encontrar o percentil correspondente da VC. Quando abaixo do percentil 3, mesmo que avaliada em um período curto de 6 meses, requer investigação imediata para esclarecimento da etiologia. Quando a VC for abaixo do percentil 25 por 2 ou mais anos, também é considerada baixa e requer investigação.[15,16]

QUANDO AVALIAR A BAIXA ESTATURA

O termo baixa estatura refere-se geralmente a qualquer criança cuja altura se encontre abaixo do percentil 2 ou 3, dependendo do gráfico utilizado. No entanto, o fato de uma criança estar, por exemplo, no percentil 25 do gráfico de crescimento não necessariamente indica que esteja normal, uma vez que seu potencial familiar pode corresponder a um percentil maior, e sua VC pode estar comprometida. Recomenda-se, portanto, a investigação de crianças com estatura igual ou abaixo de –2 DP (desvio-padrão) para idade e sexo, crianças com estatura abaixo do potencial familiar (> 1,5 DP abaixo do percentil da estatura-alvo) ou aquelas com VC baixa, independentemente do percentil da estatura.[1,2,12,13,17] Quanto mais DPs distantes da média populacional ou da estatura-alvo o paciente estiver, mais provável será a presença de uma causa patológica e, portanto, maior será a necessidade de investigação rápida. Um estudo demonstrou que 90% das crianças têm sua altura variando 1,5 DP para mais ou para menos em relação à sua altura-alvo, e que apenas 1% têm > 2 DP.[17]

A melhor maneira de avaliar o crescimento é por meio de mensurações seriadas que possibilitem determinar a VC, ou seja, quanto a criança cresceu no período de 1 ano (ver Quadro 17.1). A VC pode ser extrapolada a partir de períodos mais curtos; por exemplo, uma criança que cresceu 2,5 cm em um período de 6 meses tem VC de 5 cm/ano. Não se deve utilizar um período inferior a 3 meses, nem maior que 1 ano.[1,13,18] A criança que apresenta VC acima da média durante anos consecutivos provavelmente será um adulto alto, assim como uma criança que cresce no percentil 25 ou abaixo por anos sucessivos será um adulto baixo.[15]

No Quadro 17.2, estão resumidos os principais critérios para a investigação da baixa estatura patológica.

COMO AVALIAR A BAIXA ESTATURA

A investigação adequada da baixa estatura inclui história e exame físico cuidadosos, seguimento clínico da criança, a fim de determinar sua VC, e realização de exames laboratoriais e radiológicos adequados.

História e exame físico

A avaliação deve começar com uma história completa, incluindo:[12,13,16,21]

- História da queixa atual: histórico do crescimento (complementada com medidas prévias ou gráfico da criança), saúde geral, interrogatório sintomatológico completo e grau de preocupação com a baixa estatura
- Histórico alimentar (amamentação, introdução alimentar e padrão alimentar atual)
- Uso de medicamentos (p. ex., glicocorticoides)
- História médica pregressa: informação sobre a gravidez (doenças, uso de drogas ilícitas ou álcool, evolução da gestação). Eventos perinatais, peso e comprimento ao nascimento, história de hipoglicemia e icterícia no período neonatal. Aparecimento de sinais de puberdade. História de doenças crônicas (p. ex., asma brônquica; cardiopatia congênita etc.) ou de anormalidades no *status* psicossocial. Antecedentes de traumatismos cranianos, infecções ou alterações neurológicas. Eventos cirúrgicos (p. ex., orquidopexia)
- Histórico familiar: consanguinidade, história do crescimento e da puberdade dos pais e irmãos.

O exame físico também deve ser completo e cuidadoso, incluindo a medida da altura em pé e sentada e dos segmentos corporais, peso, estadiamento puberal e palpação da tireoide. A percepção de alguns estigmas durante essa avaliação inicial pode ajudar na investigação posterior de alguma doença específica, como síndromes genéticas. Os pais devem ser medidos, e não apenas utilizar a altura relatada.[1,13,21]

Aferição adequada da altura da criança

Para avaliação adequada do crescimento, é necessário ter precisão na mensuração. Até os 2 anos, a criança deve ser medida deitada, utilizando-se o infantômetro horizontal; a partir de então, utiliza-se a posição supina, com a recomendação de utilizar o estadiômetro de Harpenden, ou outro estadiômetro rígido que torne possível a aferição precisa. Recomenda-se que a criança seja medida três vezes no mesmo dia pelo mesmo avaliador,

Quadro 17.2 Quando investigar a baixa estatura.

- Estatura abaixo do percentil 3 (≥ –2 desvios-padrões (DP) da média para idade, sexo e etnia)
- Velocidade de crescimento menor do que o percentil 3 por 6 meses, abaixo do percentil 10 por 1 ano ou menor do que o percentil 25 por 2 anos
- Altura significativamente abaixo do potencial genético (> 1,5 DP abaixo da média da altura dos pais)
- Declínio progressivo da altura no gráfico de crescimento para percentis mais baixos (após os 18 a 24 meses)
- Retardo na idade óssea em relação à idade-altura

Adaptado de Argente, 2016;[2] Wit et al., 2008;[19] GH Research Society, 2000.[20]

a variação seja menor que 0,3 cm (3 mm) e a altura média resultante das 3 medidas seja registrada. Os lactentes devem ser pesados e medidos a cada visita, ao menos 3 ou 4 vezes por ano, durante os primeiros 2 anos. A partir daí, a mensuração deve ser feita anualmente ou com mais frequência, se houver suspeita de crescimento deficiente. A avaliação da VC utilizando intervalos muito curtos de mensuração pode induzir ao erro, pois o crescimento não ocorre de modo linear e regular ao longo do ano, havendo uma variação sazonal da VC já documentada na literatura. O intervalo das aferições de altura não deve ser < 3 meses, e o ideal é a cada 6 meses.[1,12,18,21]

As curvas de crescimento são construídas utilizando-se dados transversais (mensurações únicas em muitos indivíduos, em todas as faixas etárias) ou longitudinais (medidas seriadas e regulares em um número menor de indivíduos). Alguns países utilizam suas próprias curvas, mas a maioria utiliza os gráficos da Organização Mundial da Saúde (OMS) e dos Centers for Disease Control and Prevention/National Center for Health Statistics (CDC/NCHS). Os gráficos da OMS foram elaborados por meio de um estudo híbrido (dados longitudinais e transversais) envolvendo seis países e descrevem o crescimento de crianças saudáveis, com adequado aleitamento materno. O NCHS recomenda o uso das curvas da OMS de 0 a 2 anos e do CDC para aquelas de 2 anos ou mais.[1,12] No Brasil, a maioria dos pediatras utiliza as curvas da OMS, e os endopediatras seguem as recomendações do NCHS. Ambas são adequadas e disponibilizam gráficos de VC para o sexo e a idade. O mais importante é saber interpretá-las adequadamente. O ideal seria que todas as crianças tivessem seu gráfico de crescimento completo e atualizado e que sempre o levassem para a consulta com o endocrinologista pediatra.

A utilização do gráfico de crescimento possibilita o direcionamento mais preciso para a causa da baixa estatura. Por exemplo, a projeção da altura no percentil 50 permite a determinação da idade-altura, ao passo que a projeção do peso no percentil 50 determina a idade-peso do paciente. Esses dados podem nos guiar na investigação diagnóstica da baixa estatura. Doenças endócrinas costumam comprometer muito a idade-altura sem comprometimento da idade-peso. Por outro lado, pacientes que exibem um comprometimento maior da idade-peso em relação à idade-altura podem apresentar doenças sistêmicas crônicas, como doença celíaca, alergias alimentares, fibrose cística e desnutrição.[1-3,12]

Avaliação das proporções corporais

As proporções corporais podem ser determinadas pela medida do perímetro cefálico, da envergadura, dos segmentos inferior (SI) e superior (SS) e da altura sentada. A altura sentada representa 70% da altura total de um recém-nascido, 57% aos 3 anos e cerca de 52% no final da puberdade, e é obtida por um estadiômetro específico ou de forma adaptada (Figura 17.2). Os valores dessas medidas devem ser comparados de acordo com idade e sexo em tabelas e curvas-padrão. As relações SS/SI e

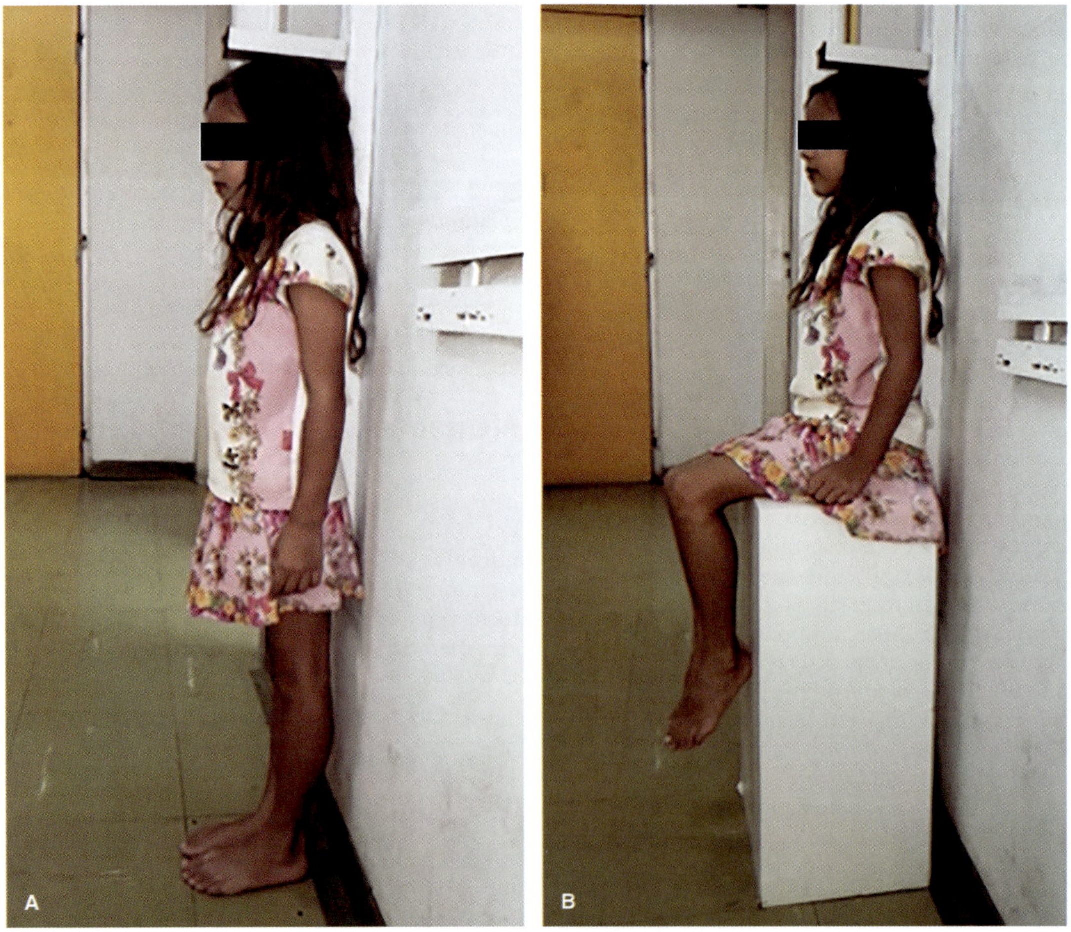

Figura 17.2 Altura em pé (**A**) e altura em posição sentada (**B**), que pode ser obtida por meio de estadiômetro, adaptando uma caixa removível de madeira com 60 cm de altura e base de 25 × 30 cm, colocada com o estadiômetro. O paciente deve ser medido com a coluna colada ao estadiômetro, mantendo o tronco em um ângulo reto em relação às coxas e estas em relação às pernas. (Adaptada de Jorge et al., 2008.[24])

altura sentada/estatura são úteis na avaliação da baixa estatura desproporcionada, como nas displasias ósseas e outras doenças osteometabólicas.[1,22,23]

Relação com a altura média dos pais

A altura final de um indivíduo é influenciada por fatores genéticos complexos, conhecidos como herança poligênica. Essa altura mostra uma correlação significativa com a estatura dos pais. Por exemplo, pais que estão no percentil 10 de altura geralmente têm filhos que, após o segundo ano de vida, tendem a seguir um padrão de crescimento que se aproxima do percentil 10. Pesquisas indicam que cerca de 90% das crianças apresentam uma altura que está dentro de 1,5 DP ou dois percentis da média da altura dos pais.[17] A estatura-alvo é um conceito útil para estimar o potencial de crescimento de uma criança e pode ser calculada utilizando as seguintes fórmulas matemáticas:

$$\text{Meninos: estatura-alvo} = \frac{(\text{altura da mãe} + 13\text{ cm}) + (\text{altura do pai})}{2} (\pm 5\text{ cm})$$

$$\text{Meninas: estatura-alvo} = \frac{(\text{altura do pai} - 13\text{ cm}) + (\text{altura da mãe})}{2} (\pm 5\text{ cm})$$

Exames laboratoriais e radiológicos

Somente após uma avaliação clínica cuidadosa é que devem ser solicitados os exames de investigação, de acordo com as hipóteses diagnósticas formuladas por meio da história clínica e do exame físico. Os exames laboratoriais iniciais podem revelar as causas da falha no crescimento, como hipotireoidismo, doença renal crônica ou má-absorção. Entre esses exames, estão:[12,13,16,25]

- Hemograma completo
- Velocidade de hemossedimentação (VHS)
- Perfil bioquímico sérico (cálcio, fósforo, fosfatase alcalina, creatinina, ionograma, albumina)
- Hormônio tireoestimulante (TSH) e T_4 livre
- Avaliação radiológica da idade óssea.

Alguns exames específicos podem estar indicados para determinação da causa da baixa estatura, tais como:[1-3,13,16]

- Cariótipo (meninas com baixa estatura, sem causa aparente)
- IGF-1, IGFBP-3 (na suspeita de deficiência de GH [DGH])
- Anticorpos antitransglutaminase IgA e dosagem sérica da IgA (na suspeita de doença celíaca)
- Calprotectina fecal (na suspeita de doença inflamatória intestinal ou alergias alimentares)
- Em crianças ≤ 3 anos, gasometria venosa (na suspeita de acidose tubular renal)
- Testes de estímulo para o GH (na suspeita de DGH)
- Radiografia de esqueleto (na suspeita de displasias ósseas)
- Ressonância magnética (RM) de crânio e sela túrcica (na suspeita de defeitos congênitos ou tumores da região hipotálamo-hipofisária).

Com a evolução contínua das técnicas de avaliação genética, além do cariótipo, outros exames moleculares mais detalhados e específicos podem ser necessários para o diagnóstico etiológico da BE. Tais exames incluem: CGH-*array* (hibridização genômica comparativa em microarranjos), que permite a detecção de variações no número de cópias genômicas em alta resolução; painéis genéticos, que são conjuntos de testes direcionados para genes associados a condições hereditárias específicas; estudo de metilação, essencial para compreender as alterações epigenéticas que podem influenciar a expressão gênica; sequenciamento de Sanger, uma metodologia clássica para a determinação de sequências de DNA; amplificação multiplex de sondas dependente de ligação (MLPA), uma técnica versátil para a análise de variações no número de cópias de múltiplos genes simultaneamente; e avaliação de exoma, que consiste no sequenciamento de todas as regiões codificantes do genoma, proporcionando uma visão abrangente das variantes genéticas potencialmente patogênicas.[26] Esses métodos avançados possibilitam um diagnóstico molecular preciso, permitindo a identificação de mutações genéticas que podem estar na origem de diversas doenças genéticas. A integração dessas ferramentas diagnósticas na prática clínica tem revolucionado a medicina personalizada, favorecendo intervenções terapêuticas mais direcionadas e eficazes.

Idade óssea

A avaliação da idade óssea é reconhecida como uma ferramenta essencial no diagnóstico e no manejo de crianças com baixa estatura, pois reflete a idade biológica da criança. Esse processo ajuda a determinar se o padrão de crescimento de uma criança está dentro dos limites normais para sua idade cronológica e pode indicar possíveis distúrbios do crescimento ou endócrinos.

Os métodos mais comuns para avaliar a idade óssea são o Greulich-Pyle (GP) e o Tanner-Whitehouse 3 (TW3). O método de GP compara radiografias da mão e do punho da criança com um atlas de padrões normais. Já o TW3 é mais detalhado, avaliando o desenvolvimento de centros de ossificação específicos e atribuindo escores que são somados para determinar a idade óssea. Esses métodos podem ser subjetivos e apresentam variações inter e intraobservador.[27] Além disso, foram desenvolvidos com base em populações específicas, o que pode não ser representativo de todas as crianças, especialmente em contextos multiétnicos. Outra limitação é o tempo necessário para a análise, que pode ser considerável, sobretudo para o TW3; por esse motivo, o método de GP é mais utilizado na prática clínica.[28] Recomenda-se que o endocrinologista pediatra desenvolva a habilidade de fazer a leitura da IO para reduzir as variações de interpretação interobservador.

Com a introdução dos computadores e da inteligência artificial, o uso da avaliação automatizada da IO tornou-se uma opção atraente. Com o progresso geral no campo da imagem médica, *softwares* mais sofisticados puderam ser desenvolvidos, como o BoneXpert (Visiana, Dinamarca), que atualmente é o único sistema automatizado autorizado para uso clínico na Europa. Ele avalia tanto a IO pelo GP quanto pelo TW3 a partir de uma radiografia padrão da mão e do punho.[29] Outros métodos automatizados estão regulamentados em alguns países, como Canadá e Coreia do Sul. O uso da inteligência artificial reduz a subjetividade e o potencial de erro humano, fornecendo resultados mais consistentes, precisos e reprodutíveis. Além disso, esses sistemas podem ser atualizados e individualizados para refletir melhor a diversidade das populações atuais.[30]

Muitos parâmetros se correlacionam melhor com a IO do que com a idade cronológica (IC), como velocidade de crescimento, menarca, massa muscular e densidade mineral óssea. A IO é atrasada em crianças com atraso constitucional do crescimento, deficiência de GH, hipotireoidismo, desnutrição e doença crônica. Ela é avançada quando uma criança teve elevação prolongada dos níveis de esteroides sexuais, como na puberdade precoce ou na hiperplasia adrenal congênita.[28]

Em resumo, a avaliação da idade óssea é uma ferramenta valiosa na pediatria. Embora os métodos convencionais apresentem certas restrições, a evolução contínua das tecnologias de automação tem contribuído significativamente para aumentar a exatidão e a eficácia dessa prática indispensável.

DIAGNÓSTICO DIFERENCIAL DE BAIXA ESTATURA

A baixa estatura pode originar-se de uma variedade de condições, incluindo doenças crônicas não relacionadas ao sistema endócrino, anomalias genéticas, como a síndrome de Turner, ou desordens endócrinas, como a deficiência do hormônio de crescimento (DGH), hipotireoidismo e síndrome de Cushing, conforme ilustrado no Quadro 17.3. Além disso, parte das crianças apresenta o que se chamam variantes do crescimento normal, tais como a baixa estatura familiar (BEF) e o retardo constitucional do crescimento e da puberdade (RCCP).[1,3,5,13] Contudo, existe uma parcela significativa de casos que, mesmo após investigações detalhadas, não se encaixam em categorias etiológicas estabelecidas, de modo que são categorizados como portadores de baixa estatura idiopática (BEI).[2,16]

Quadro 17.3 Causas de baixa estatura.

Variantes do crescimento normal: ▪ Baixa estatura familiar ▪ Retardo constitucional de crescimento e puberdade
Pequeno para a idade gestacional
Síndromes genéticas: ▪ Síndrome de Turner ▪ Síndrome de Noonan ▪ Síndrome de Silver-Russel ▪ Síndrome de Prader-Willi ▪ Outras síndromes (síndrome KGB, síndrome de Down, síndrome de Laurence-Moon, síndrome de Bardet-Biedl, progéria, síndrome de Cockayne)
Displasias esqueléticas: osteocondrodisplasias ▪ Acondroplasia, hipocondroplasia ▪ Discondrosteose de Léri-Weill ▪ Defeitos no gene *SHOX* ▪ Osteogênese imperfeita ▪ Outras formas de displasia esquelética
Doenças sistêmicas crônicas (não endócrinas): ▪ Desnutrição ▪ Doenças respiratórias (asma, fibrose cística) ▪ Doenças gastrointestinais (doença inflamatória intestinal, doenças hepáticas crônicas, doença celíaca) ▪ Doenças renais (rins hipoplásicos, acidose tubular renal, nefrite crônica) ▪ Doenças cardíacas (cardiopatias congênitas, insuficiência cardíaca congestiva) ▪ Doenças hepáticas ▪ Doenças hematológicas (talassemia, anemia falciforme) ▪ Doenças reumáticas ▪ Distúrbios imunológicos (doenças do tecido conjuntivo, artrite reumatoide juvenil) ▪ Infecções crônicas
Doenças endócrinas: ▪ Deficiência de GH e suas variantes ▪ Resistência ao GH ▪ Insensibilidade ao IGF-1 ▪ Hipotireoidismo ▪ Hipercortisolismo (síndrome de Cushing) ▪ Diabetes melito tipo 1 (mal controlado) ▪ Pseudo-hipoparatireoidismo ▪ Distúrbios do metabolismo da vitamina D ▪ Deficiência de IGF-1
Baixa estatura psicossocial
Baixa estatura idiopática

GH: hormônio do crescimento; IGF-1: fator de crescimento semelhante à insulina 1.

Variantes do crescimento normal

Baixa estatura familiar

A BEF caracteriza-se por estatura abaixo do terceiro percentil, porém dentro do alvo familiar, desenvolvimento puberal adequado para a idade e maturação óssea também compatível com a idade cronológica. A VC é adequada para a idade cronológica, porém geralmente abaixo do percentil 50. Em algumas situações, os pais não apresentam baixa estatura importante, mas está presente em outro parente próximo, como, por exemplo, os avós ou tios de primeiro grau. Com o avanço dos estudos moleculares, é crescente o número de pacientes que anteriormente eram classificados como BEF e que apresentam, na verdade, mutações genéticas que comprometem o crescimento adequado.[21] Portanto, se um dos pais tiver estatura muito baixa, torna-se necessário fazer o diagnóstico diferencial com causas como as displasias ósseas, deficiência de hormônio do crescimento, entre outras, antes de ser classificado como BEF.[2,16,31]

Retardo constitucional de crescimento e puberdade

O RCCP é 2 vezes mais comum no sexo masculino, variando entre 50 e 82% dos casos de atraso puberal em meninos.[32] É resultado de uma deficiência transitória de GH, seu diagnóstico é de exclusão e deve ser considerado em pacientes com estatura abaixo do padrão genético, exame físico normal, atraso da idade óssea, início tardio da puberdade, história familiar de atraso puberal e sem sintomas ou sinais de outras doenças sistêmicas.[33] A queda na VC costuma ocorrer entre 3 e 6 anos, mas o atendimento especializado geralmente é buscado após essa fase, quando a baixa estatura se torna perceptível. Diferentemente da BEF, a idade óssea está atrasada 2 anos ou mais. Adolescentes com RCCP têm o potencial de crescimento de indivíduos muito mais jovens e continuam a crescer depois que a maioria dos indivíduos da sua faixa etária já parou, alcançando altura adulta normal, na metade inferior da média familiar. Contudo, a estatura final pode ficar 3 a 5 cm abaixo da estatura prevista no diagnóstico. A altura mais baixa no início da puberdade, a duração mais curta entre o início da puberdade e o estirão puberal, com um menor pico de velocidade de crescimento, e a presença do segmento superior curto devido ao atraso puberal são as possíveis justificativas para explicar essa diferença na estatura final.[34]

Convém mencionar que aproximadamente um terço desses pacientes pode ter um comprometimento importante na sua altura final. Em geral, são pacientes que apresentam retardo no crescimento e, apesar do atraso na idade óssea, não apresentam atraso no início da puberdade, o que leva à piora do prognóstico de altura final. É comum a associação de BEF e RCCP.[1,34]

Pacientes com BEF e/ou RCCP que apresentam prognóstico de altura final baixa em relação ao padrão populacional ou ao seu padrão familiar são classificados como BEI.[19]

Pequeno para a idade gestacional

Cerca de 2,3 a 10% dos nascimentos resultam em crianças pequenas para a idade gestacional (PIG). São assim classificadas quando o peso e/ou o comprimento de nascimento estiverem abaixo de –2 DP para o sexo e a idade gestacional, de acordo com a população/etnia do paciente avaliado.[35-37] Estima-se que um terço dos recém-nascidos PIG sejam decorrentes de causas fetais (p. ex., cromossomopatias, síndromes genéticas, anomalias congênitas), e o restante, por causas maternas (p. ex., desnutrição, infecção, uso de drogas) ou uteroplacentárias (p. ex., malformações uterinas, artéria umbilical única). Se o paciente PIG apresentar, no exame físico, dismorfismos ou baixa estatura desproporcionada, deve-se considerar avaliação pelo geneticista e/ou alguns testes genéticos, com objetivo de pesquisar síndromes genéticas ou displasias ósseas.[35,36]

Aproximadamente 85 a 90% das crianças nascidas PIG apresentam recuperação espontânea do crescimento, o que ocorre até o segundo ano de vida, ou até o quarto ano de idade nos pacientes PIG que nascem prematuros. Cerca de 10 a 15% permanecem com baixa estatura durante toda a infância e alcançam altura final abaixo do padrão familiar e da média populacional.[36] Crianças nascidas PIG podem ter atraso na idade óssea, porém isso não significa melhor prognóstico de altura final, provavelmente devido a um processo anormal de maturação óssea nesse grupo de pacientes, que tendem a antecipar a puberdade e a progredir de forma mais rápida que o normal. Além do risco de baixa estatura, os pacientes PIG apresentam maior risco de obesidade, síndrome metabólica, doenças cardiovasculares, principalmente relacionadas com o ganho de peso excessivo nos primeiros anos de vida, além de alterações no desenvolvimento neurológico, hipospadia e criptorquidia em meninos e adrenarca precoce e síndrome dos ovários policísticos em meninas.[36,37]

Os pacientes que não recuperam o canal de crescimento no período esperado podem se beneficiar do tratamento com somatropina para melhora da estatura final, principalmente se iniciada de forma precoce. Quando a altura adulta prevista ainda é baixa no início da puberdade, pode-se associar o uso do análogo do GnRH.[36,37]

Síndromes genéticas

Muitas síndromes genéticas apresentam baixa estatura como parte do fenótipo. De particular interesse, pela frequência e possibilidade de tratamento com GH recombinante humano, destacam-se: síndrome de Turner, síndrome de Noonan, síndrome de Silver-Russel e síndrome de Prader-Willi. Outras síndromes também apresentam quadro clínico de baixa estatura, como síndrome de Down, progéria, síndrome de Laurence-Moon e síndrome de Bardet-Biedl. A grande quantidade de síndromes associadas à baixa estatura torna praticamente impossível para o clínico lembrar-se de todos os fenótipos. Portanto, uma criança com baixa estatura associada a estigmas sindrômicos e/ou retardo mental também deve ser avaliada pelo geneticista.

Síndrome de Turner

A síndrome de Turner (ST) ocorre exclusivamente no sexo feminino, com incidência, provavelmente subestimada, de 1 em cada 2.000 a 2.500 nascidos vivos. Representa a causa mais comum de baixa estatura feminina associada a distúrbios cromossômicos e tem como característica principal a disgenesia gonadal 45, X. Formas incompletas podem ser vistas com mosaicismo (45,X/46,XX ou 45, X/47,XXX ou 45,X com mosaicos e anomalias cromossômicas). Outras alterações incluem: isocromossomo Xq, cromossomo X em anel, deleção no Xp ou Xq e mosaicismo no cromossomo Y. A presença e o grau de mosaicismo podem variar entre os diferentes tecidos, o que influencia o fenótipo das meninas afetadas.[38-40]

Baixa estatura está presente em quase 100% das pacientes com ST. Em pelo menos dois terços dos casos, a etiologia é a haploinsuficiência do gene *SHOX*. A altura média final das pacientes não tratadas com GH é de 143 cm, variando de 133 a 153 cm, devendo-se plotar as estaturas em gráficos específicos para ST.[40] Outras características somáticas da ST são alterações faciais (caracterizadas por micrognatia, pregas epicânticas e ptose palpebral), orelhas proeminentes, com implantação baixa e discretamente rodadas para trás, implantação baixa de cabelos na nuca, aumento da distância intermamilar, tórax proeminente, cúbito valgo, genuvalgo, bem como pescoço curto e alado (Figura 17.3). Também são comuns encurtamento do

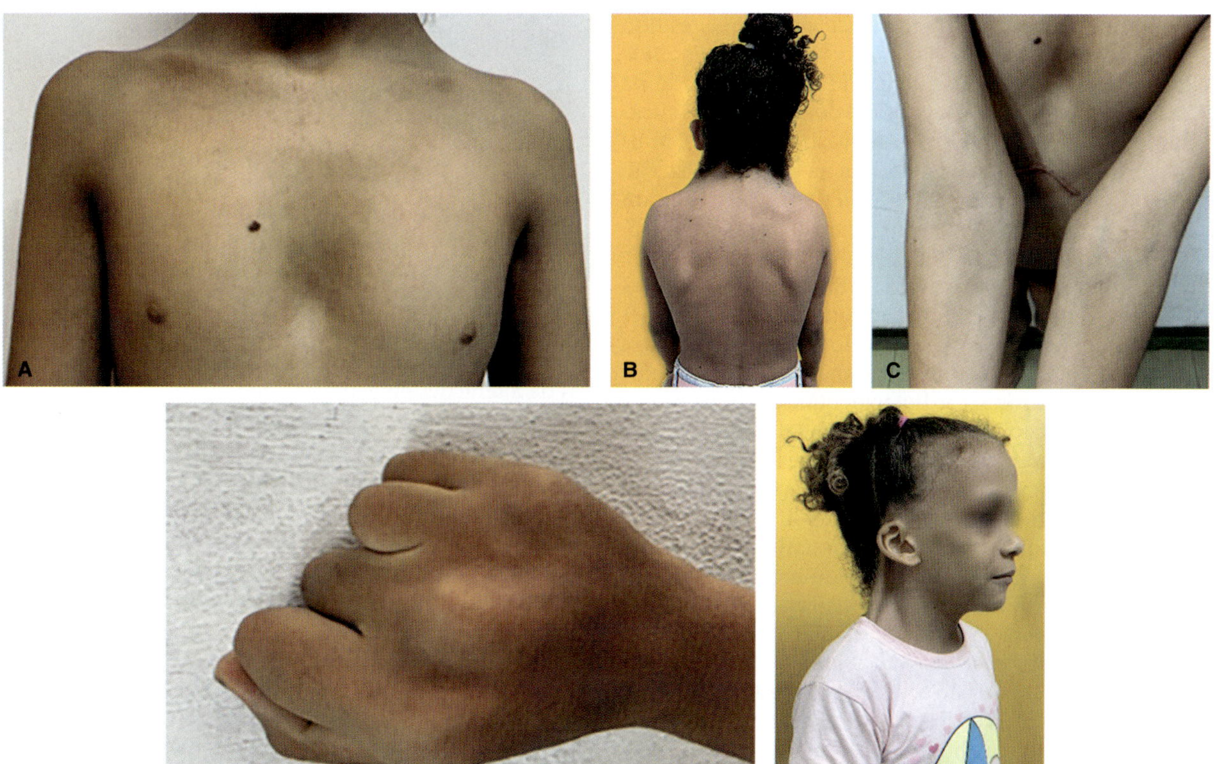

Figura 17.3 Características clínicas na síndrome de Turner: hipodesenvolvimento somatopuberal, hipertelorismo mamário e nevo pigmentado (**A**), pescoço curto e alado, implantação baixa de cabelo e em tridente (**B**), cúbito valgo (**C**), encurtamento de metacarpos (**D**) e implantação baixa de orelhas (**E**).

quarto metacarpo, múltiplos nevos pigmentados e linfedema congênito dos pés e das mãos. O QI costuma ser normal, mas problemas psicológicos relacionados com fenótipo, imaturidade emocional e alterações específicas de aprendizado são vistos com frequência.[38,41]

Outra característica da ST é a maior propensão para certas doenças, como distúrbios autoimunes (p. ex., tireoidite de Hashimoto, doença de Graves, diabetes melito tipo 1 [DM1], doença celíaca etc.), obesidade, hipertensão, malformações renais e otite média recorrente. A associação com cardiopatias, principalmente a coarctação da aorta, está bem documentada. A realização de ecocardiograma é recomendada em todos os casos, devido à prevalência aumentada de valva aórtica bicúspide e de dilatação da aorta com formação e ruptura de aneurismas.[38,41]

Em geral, suspeita-se de ST diante da associação de baixa estatura, atraso puberal e características fenotípicas mencionadas. A ST também deve ser considerada em toda menina com baixa estatura, mesmo na ausência dos estigmas característicos da síndrome, sempre que não houver uma etiologia evidente para o crescimento deficiente. Raramente, pacientes com cariótipo 45,X podem desenvolver maturação puberal espontânea, menarca e gravidez. O achado laboratorial mais característico da ST é a elevação das gonadotrofinas, sobretudo o hormônio foliculoestimulante (FSH), detectada no primeiro ano de vida e após os 9 a 10 anos.[38,41]

O hormônio de crescimento pode aumentar a estatura final em aproximadamente 5 a 8 cm. A resposta é mais eficaz em pacientes que iniciam o tratamento de forma precoce e depende também da idade de início da puberdade espontânea ou induzida.[40,41]

Síndrome de Noonan

A síndrome de Noonan (SN), de herança autossômica dominante, tem incidência estimada de 1:1.000 a 1:2.500. É mais frequente que a ST, porém é menos suspeitada, devido à diversidade da apresentação clínica, e menos diagnosticada, pois requer estudo molecular para confirmação do diagnóstico, e tais exames ainda têm custo elevado. Mutações no gene *PTPN11*, localizado na região 12q24.1, estão presentes em até 50% dos pacientes clinicamente diagnosticados e em até 100% dos casos familiares. Mais recentemente, outros genes que interferem na via de sinalização da RAS-MAPK (do inglês *mitogen activated proteinkinase*) foram identificados como causadores da síndrome de Noonan: *KRAS, SOS1, RAF1, SHOC2, NRAS, CBL, BRAF, MAP2K1, SOS2, LZTR1, MEK1*, entre outros. Além da ST, a SN tem características clínicas semelhantes a outras síndromes causadas por mutações em genes que codificam componentes do RAS/MAPK, entre elas síndrome Leopard, síndrome de Noonan-*like* com cabelos anágenos frouxos, síndrome cardiofaciocutânea, síndrome de Costello, neurofibromatose tipo 1 e síndrome de Legius.[42-44]

A SN apresenta características clínicas heterogêneas que podem se modificar com a idade. Entre as alterações fenotípicas, destacam-se baixa estatura, cardiopatia congênita, dismorfismos faciais e alterações esqueléticas, que se assemelham à ST. O desenvolvimento puberal pode ser tardio ou incompleto, e, no sexo masculino, criptorquidismo é comum. Retardo mental, em graus variados, ocorre em 25 a 50% dos casos.[42-44]

O diagnóstico clínico baseia-se em critérios propostos por van der Burgt et al.,[45] citados no Quadro 17.4. Na Figura 17.4, são apresentadas algumas das características fenotípicas da SN, a fim de verificar como a forma de apresentação clínica pode ser variada.

O cariótipo é normal em ambos os sexos, e o diagnóstico molecular pode ser feito com painel de genes para RASopatias ou sequenciamento do exoma.[42-44]

Quadro 17.4 Critérios de van der Burgt para o diagnóstico da síndrome de Noonan.

Características	Critérios	
	Maiores	Menores
Faciais	Típica (face triangular, fenda palpebral oblíqua com o ângulo esternal voltado para baixo, hipertelorismo ocular, ptose palpebral, pavilhão auricular malformado e de implantação baixa, micrognatia, pescoço alado)	Sugestiva
Cardíacas	Estenose valvar pulmonar e/ou miocardiopatia hipertrófica	Outras
Altura	< 3º percentil	< 10º percentil
Torácicas	*Pectus carinatum* e/ou *pectus excavatum*	Alargado
História familiar	Parente de primeiro grau com diagnóstico de síndrome de Noonan	Parente de primeiro grau sugestivo de síndrome de Noonan
Outros	Retardo mental, criptorquidia e displasia linfática (todos os três)	Retardo mental, criptorquidia ou displasia linfática (qualquer dos três)

Diagnóstico de síndrome de Noonan: face típica + um outro critério maior ou dois menores; face sugestiva + dois outros critérios maiores ou três menores. (Adaptado de van der Burgt et al., 1994.[45])

Síndrome de Silver-Russel

A síndrome de Silver-Russel (SSR) pode variar de 1:30.000 a 1:100.000 casos mundiais[46] e tem como achados mais comuns: restrição de crescimento intrauterino grave, falha de crescimento pós-natal, hemi-hipertrofia congênita e aspecto facial característico (face pequena e triangular, que pode ser assimétrica; fronte proeminente, micrognatia e malformações dentárias) (Figura 17.5). Achados não específicos incluem hipoglicemia no período neonatal, dificuldade em ganhar peso, escleras azuladas, puberdade precoce, fechamento tardio das fontanelas e atraso da idade óssea. O sistema de pontuação clínica Netchine-Harbison (NH-CSS) (Quadro 17.5),[47] proposto por Azzi et al. em 2015 e desenvolvido a partir de dados prospectivos, tem alta sensibilidade (98%) e elevado valor preditivo negativo (89%), o que confere alto grau de confiança ao método. O sistema é fácil de usar na prática clínica diária.[48]

A altura adulta final na SSR, sem tratamento, fica em torno de –4 DP abaixo da média. Cerca de 60% dos casos são decorrentes de alterações epigenéticas que induzem à hipometilação do gene que codifica o IGF-2, fator importante no crescimento fetal, diminuindo sua expressão, por alterações no cromossomo 11p15, evidenciando-se aumento de IGFBP-3 e características endócrinas de insensibilidade ao IGF-1.[37,46] Estima-se que cerca de 7% dos pacientes apresentam dissomia uniparental materna no cromossomo 7, sendo evidenciados, nesses casos, mais dificuldade de aprendizado e distúrbios da fala que os sinais típicos da síndrome.[46]

Síndrome de Prader-Willi

A síndrome de Prader-Willi é uma doença rara (frequência de 1:10.000 a 30.000 nascimentos vivos), com herança autossômica dominante. Caracteriza-se por hipotonia e dificuldade de sucção no período neonatal e de lactente. Por volta dos 3 anos, iniciam-se hiperfagia intensa, ganho de peso progressivo e obesidade. Nos meninos, observam-se micropênis e criptorquidia, ao passo que, nas meninas, pode-se encontrar hipoplasia de clitóris e pequenos

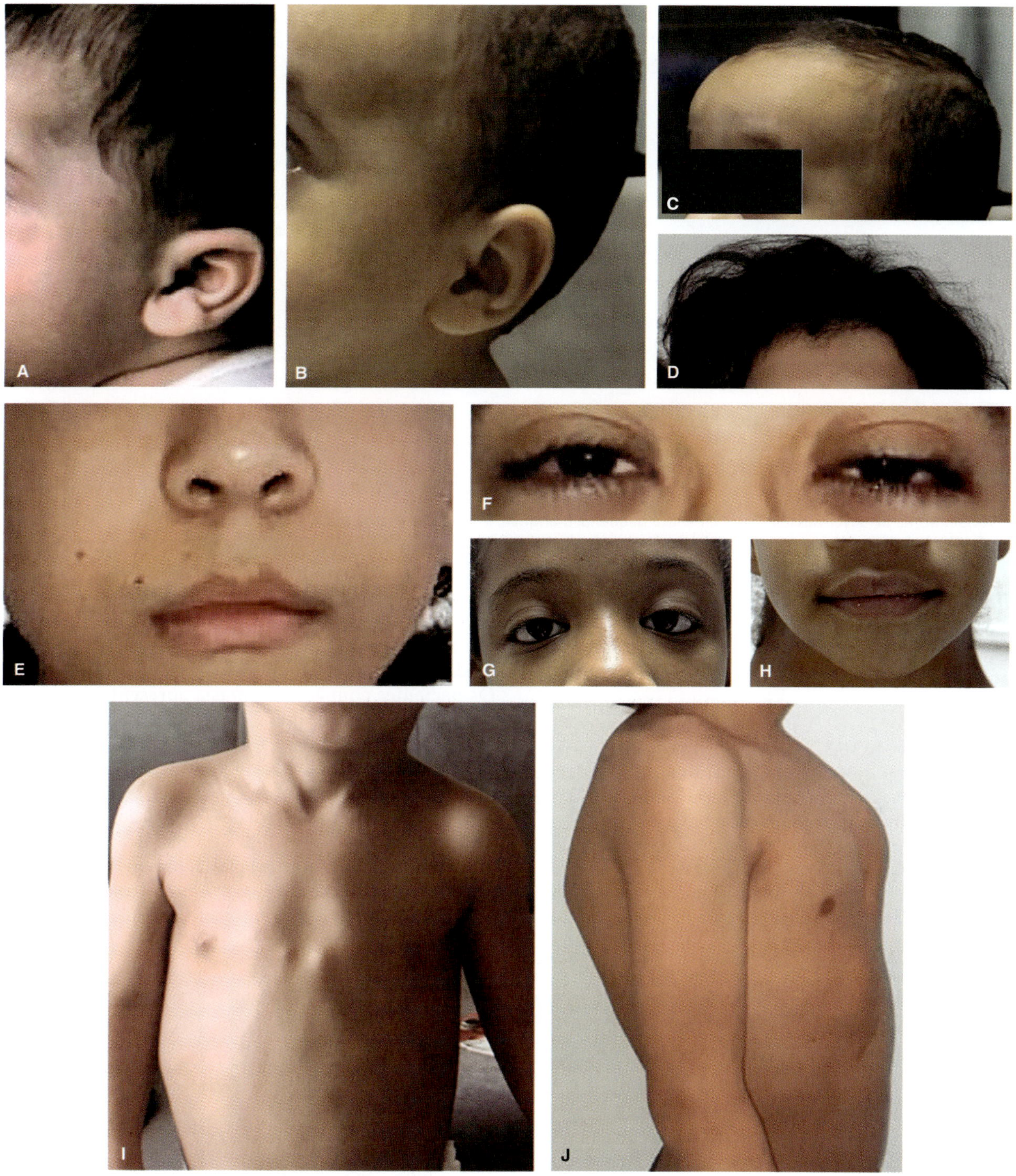

Figura 17.4 Entre as principais manifestações da síndrome de Noonan, além da BE, são observadas: orelhas com implantação baixa (mais evidente em **A** e menos marcante em **B**); linha anterior dos cabelos com implantação alta, cabelos finos (**C**); mas o cabelo também pode ser volumoso e encaracolado (**D**); nariz bulboso com base alargada, lábio superior com sulco profundo (**E**); hipertelorismo ocular, ptose palpebral, prega epicântica (**F**); ptose palpebral, hipertelorismo ocular, fenda palpebral oblíqua (**G**); pescoço alado (**H**); deformidade torácica, *pectus escavatum* e *carinatum* (**I** e **J**).

lábios. Ambos apresentam mãos e pés pequenos.[49,50] A síndrome de Prader-Willi, em geral, é esporádica, e casos familiares são raros. Essa síndrome é atribuída a comprometimento no cromossomo 15 herdado paternamente, na região crítica 15q11.2q13. Acredita-se que tal alteração genética leve à disfunção de vários centros hipotalâmicos, sendo comuns DGH, hipogonadismo, hipotireoidismo e insuficiência adrenal centrais. Os níveis de grelina estão elevados, o que pode contribuir para hiperfagia, obesidade e DGH.[49,50]

Displasias esqueléticas: osteocondrodisplasias

As displasias esqueléticas englobam um grupo heterogêneo de doenças caracterizadas por anormalidades de cartilagens, ossos ou ambos, com prevalência de 2 a 5/10.000 nascidos vivos. Existem até o momento 771 tipos conhecidos, envolvendo 552 genes, porém nem todos cursam com repercussões no crescimento. As mais frequentes e que levam à baixa estatura são a acondroplasia, seguida da hipocondroplasia.[51]

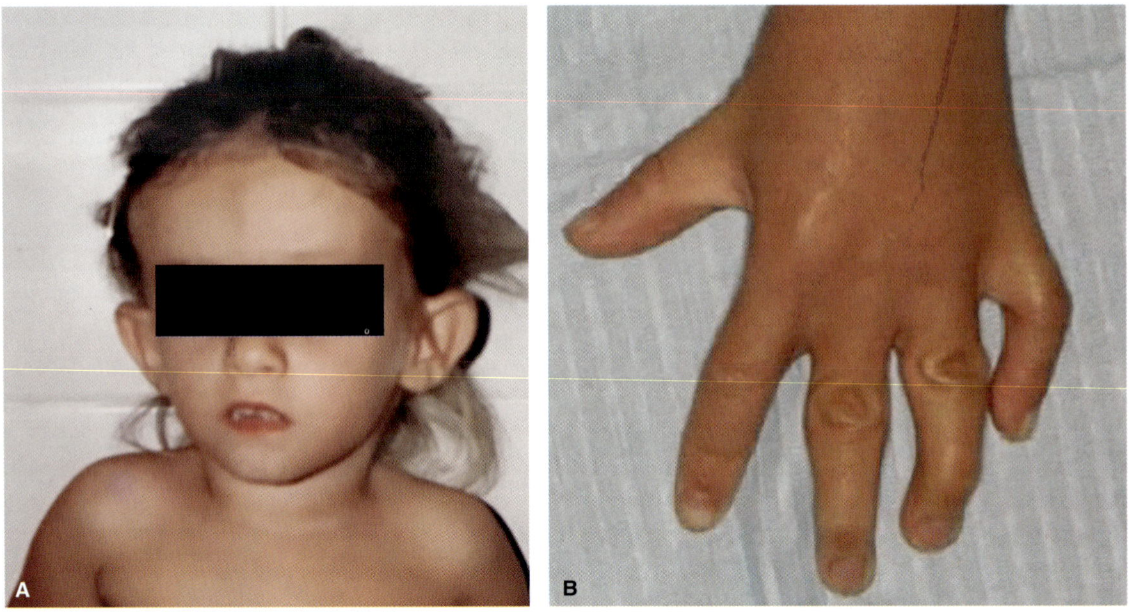

Figura 17.5 Síndrome de Silver-Russell. Observar a face pequena, triangular, assimétrica e comissuras labiais voltadas para baixo (**A**) e clinodactilia do quinto dedo (**B**).

Acondroplasia e hipocondroplasia

A acondroplasia tem herança autossômica dominante, mas a maioria dos casos resulta de mutações *de novo*. A incidência estimada de 1:25.000 a 1:30.000 resulta de mutação em heterozigose, com ganho de função no domínio transmembrana do gene do receptor FGF (*FGFR3*), localizado no braço curto do cromossomo 4 (4p.16.3). Mais de 95% dos casos carreiam a mesma mutação (Gly380Arg). A ativação do *FGFR3* leva ao prejuízo da ossificação endocondral, culminando em encurtamento ósseo e outras alterações esqueléticas.[51,52]

As características fenotípicas principais da acondroplasia são extremidades curtas (rizomelia), mão em tridente, cabeça relativamente grande, fronte proeminente e ponte nasal achatada, lordose lombar (tardiamente) etc. (Figura 17.6). Diminuição da VC está presente desde os primeiros anos, embora a baixa estatura possa não ser evidente até os 2 anos, observa-se, ainda, que não há estirão puberal nesses pacientes. A altura adulta média é de 130 cm para homens e 120 cm para mulheres.[53,54] Os pacientes com acondroplasia apresentam complicações relacionadas com as alterações esqueléticas, como apneia do sono, estenose de forame magno, alterações otorrinolaringológicas e ortopédicas.[54]

A hipocondroplasia ocorre por mutações no domínio citoplasmático do *FGFR3* e, em cerca de 50 a 75% dos casos, encontra-se a mutação Asn540 Lys.[53] Tem características clínicas e radiológicas semelhantes à acondroplasia, porém de forma mais leve, e pode se manifestar por baixa estatura com membros curtos ou desenvolvimento aparentemente normal até a puberdade,

Quadro 17.5 Sistema de pontuação clínica de Netchine-Harbison.

Critérios clínicos	Definição
PIG (peso e/ou comprimento ao nascimento)	≤ −2 DP para a idade gestacional
Déficit de crescimento pós-natal	Altura aos 2 anos ± 1 mês ≤ −2 DP ou altura ≤ −2 DP abaixo da média da estatura-alvo
Macrocefalia relativa ao nascimento	Perímetro cefálico ao nascimento ≥ 1,5 DP acima do DP de peso e/ou de comprimento ao nascimento
Fronte proeminente	Fronte em perfil projetando-se além do plano facial em crianças com idade entre 1 e 3 anos
Assimetria corporal	Diferença no comprimento das pernas ≥ 0,5 cm ou < 0,5 cm com pelo menos duas outras partes assimétricas do corpo (uma delas sem ser face) ou assimetria de braços
Dificuldades alimentares ou IMC baixo	IMC ≤ −2 DP aos 2 anos ou uso atual de sonda de alimentação ou cipro-heptadina para estimulação do apetite

Diagnóstico clínico: considerado quando tiver pelo menos quatro de seis desses critérios. Se todos os testes moleculares forem normais e outros diagnósticos diferenciais foram descartados, os pacientes pontuaram pelo menos quatro dos seis critérios, incluindo fronte proeminente e macrocefalia relativa, deve ser diagnosticada como síndrome clínica de Silver-Russell. DP: desvio-padrão. (Adaptado de Wakeling et al, 2017.[47])

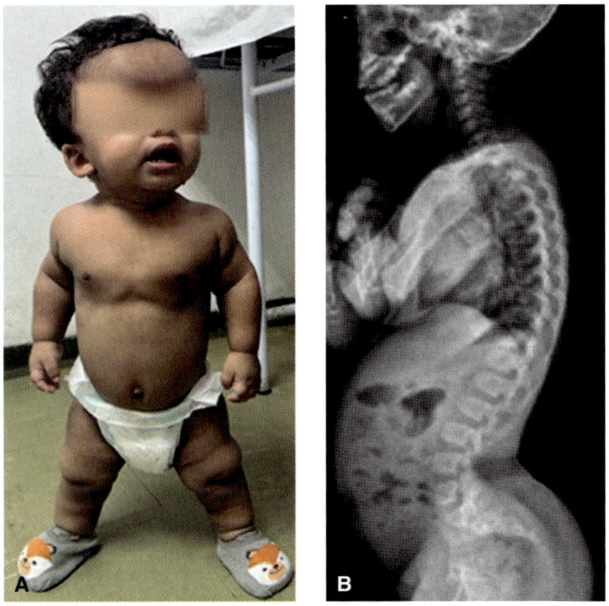

Figura 17.6 Menino com acondroplasia. Encurtamento dos membros, hiperlordose lombar e cabeça relativamente grande.

com estirão puberal ausente ou limitado, o que vai resultar em baixa estatura na idade adulta. A altura adulta habitual se situa entre 128 e 165 cm. Em casos eventuais, a baixa estatura desproporcional somente se torna aparente na idade adulta.[55]

Recentemente, foi aprovado no Brasil o análogo do peptídeo C natriurético (vosoritida) para tratamento de crianças com acondroplasia, melhorando a ossificação endocondral e o crescimento esquelético.[52]

Discondrosteose de Léri-Weill

A discondrosteose de Léri-Weill tem frequência entre 1:2.000 e 1:4.000, com herança autossômica dominante, e caracteriza-se por baixa estatura desproporcional, encurtamento mesomélico dos membros e limitação da movimentação das articulações do cotovelo e do punho. Está frequentemente associada à deformidade de Madelung (luxação dorsal da porção distal da ulna). As alterações radiológicas observadas na deformidade de Madelung são: triangularização da epífise distal do rádio com fusão precoce da sua porção ulnar, piramidalização do carpo e transparência da borda ulnar do rádio.[56]

Estima-se que 66 a 100% dos pacientes com discondrosteose de Léri-Weill apresentem mutações de ponto ou deleções no gene *SHOX*, permitindo a confirmação da suspeita clínica.[56,57]

Defeitos do gene SHOX

O gene *SHOX* (do inglês *short stature homeobox gene*) é fundamental na regulação do crescimento estatural e está situado na região pseudoautossômica dos cromossomos sexuais X e Y. A haploinsuficiência desse gene, definida pela perda de uma cópia funcional, está associada a diversas condições clínicas que resultam em baixa estatura. É responsável por cerca de dois terços dos casos de baixa estatura na ST. Além disso, mutações heterozigotas no *SHOX* são identificadas nos pacientes com discondrosteose de Leri-Weill e em cerca de 2 a 15% das crianças com BEI, tornando os defeitos nesse gene a principal causa monogênica de baixa estatura. A prevalência de defeitos do gene *SHOX* em indivíduos com baixa estatura é comparável àquelas observadas na DGH e na ST. Estima-se que a incidência de baixa estatura relacionada à haploinsuficiência do *SHOX* esteja entre 1:2.000 e 1:5.000 na população geral.[22,58]

A medida da altura sentada em relação à altura total (Z da AS/AT para idade e sexo) é uma forma simples de identificar a desproporção corpórea e, juntamente a um exame físico detalhado, auxilia a seleção de pacientes para o estudo molecular do *SHOX*. O diagnóstico é realizado por meio da identificação de deleções e mutações pontuais, o que permite a confirmação e a orientação genética adequada, além da possibilidade de tratamento com hormônio de crescimento.[22]

Osteogênese imperfeita

A osteogênese imperfeita (OI) é uma doença hereditária do tecido conjuntivo, resultante, na maioria das vezes, da deficiência do colágeno tipo 1. Atualmente, mais de 20 tipos de OI foram descritos, com diferenças no padrão de herança e no gene acometido, cujos aspectos clínicos variam de uma forma letal no período neonatal a formas mais brandas, eventualmente diagnosticadas apenas na idade adulta.[59]

Sua característica principal é a fragilidade óssea, evidenciada pelas fraturas recorrentes ao mínimo esforço ou traumatismo, resultando em deformidades ósseas (Figura 17.7). Outras manifestações associadas à osteogênese imperfeita são: baixa estatura, macrocefalia, escleras azuladas, dentinogênese imperfeita, perda auditiva e complicações neurológicas e pulmonares.[59]

Outras formas de displasia esquelética

As displasias ósseas variam amplamente em termos de manifestações clínicas, gravidade e prognóstico. Um exemplo de uma forma específica de displasia óssea encontra-se na Figura 17.8, a colagenopatia tipo II, doença genética rara que afeta a produção do colágeno tipo II, essencial para a formação de cartilagem e ossos saudáveis.

Doenças sistêmicas crônicas (não endócrinas)

Diversas enfermidades sistêmicas, com destaque especial para a desnutrição, podem afetar o crescimento e a puberdade da criança em graus variados. Os principais mecanismos que levam

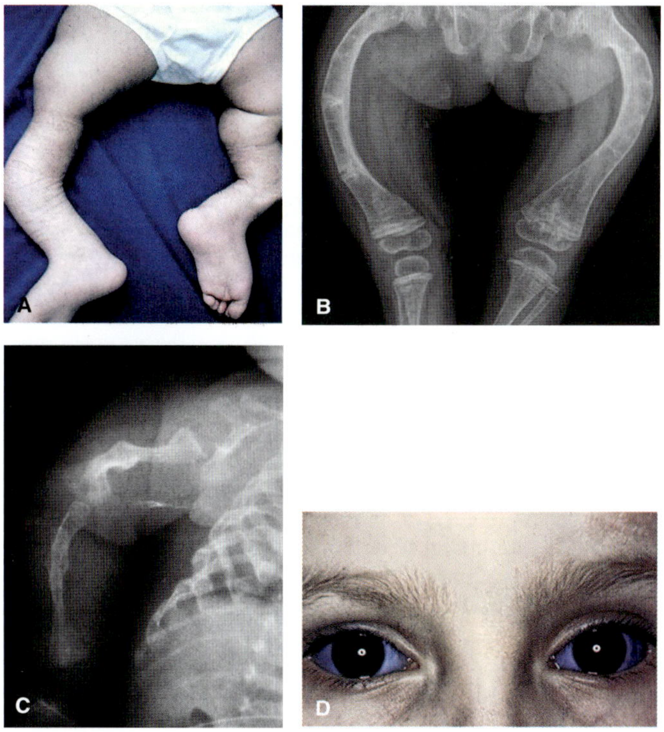

Figura 17.7 Exemplos de alterações na osteogênese imperfeita. Deformidades ósseas com fraturas e esclerótica azulada.

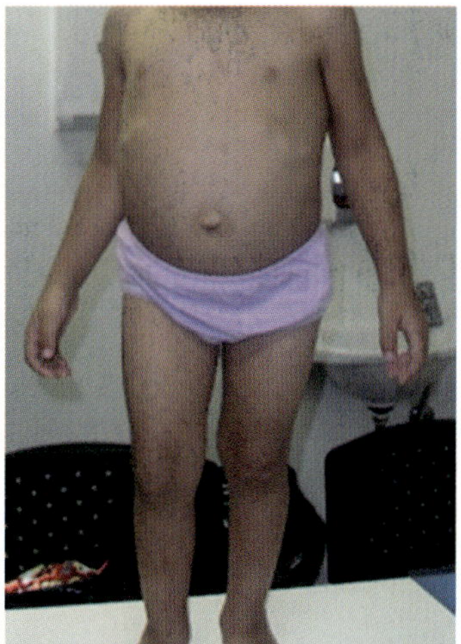

Figura 17.8 Menina com colagenopatia tipo II. Apresenta BE, desproporção entre o tronco e os membros e deformidade torácica.

ao crescimento inadequado e à baixa estatura nas doenças crônicas são: desnutrição secundária à doença crônica específica, secreção de citocinas pró-inflamatórias, uso de corticosteroides, atraso de desenvolvimento puberal, hipoxia, distúrbios metabólicos e resistência parcial ao GH.[1,3-5]

Desnutrição

A desnutrição é uma causa importante de falha no crescimento em todo o mundo, podendo causar danos graves e irreversíveis. Mundialmente, 148,1 milhões de crianças com idade inferior a 5 anos (22,3%) apresentam crescimento deficiente. Cerca de 45 milhões de crianças menores de 5 anos (6,8%) foram afetadas por desnutrição, das quais 13,6 milhões (2,1%) sofrem de desnutrição grave. De acordo com dados do Unicef, a prevalência de desnutrição vem diminuindo ao longo das últimas décadas, porém ainda existiam 400 mil crianças nessa situação na América do Sul em 2022.[60]

A desnutrição não é exclusivamente consequência da escassez alimentar ou de deficiências na distribuição de alimentos. Pode resultar também de dietas restritivas, transtornos alimentares (p. ex., anorexia nervosa), doenças crônicas e má-absorção (doença celíaca, parasitoses crônicas, doença inflamatória intestinal, fibrose cística etc.).[1,5] Embora o controle nutricional do crescimento seja predominante nas primeiras fases da vida, continua sendo um importante regulador do crescimento nas faixas etárias mais velhas, pois é diretamente influenciado por fatores endócrinos e ambientais.[61]

Na avaliação antropométrica, observa-se baixo peso para estatura, e a idade-peso encontra-se mais baixa que a idade estatural.[1]

Doenças respiratórias

O retardo de crescimento e da puberdade também pode ocorrer em condições que cursam com hipoxia crônica, além de infecções recorrentes, má-absorção de nutrientes e uso crônico de glicocorticoides (p. ex., fibrose cística, bronquiectasia, imunodeficiências, displasia broncopulmonar etc.), bem como em pacientes com rinite alérgica.[62,63] Deve-se acompanhar o crescimento de crianças com asma, especialmente aquelas diagnosticadas antes dos 4 anos, pois a altura final poderá ser afetada.[64]

Doenças gastrointestinais

As doenças gastrointestinais tendem a se apresentar com maior comprometimento de peso do que de estatura. A doença celíaca pode ter como apresentação inicial crescimento inadequado, que, em cerca de 20% dos casos, antecede os sintomas gastrointestinais. O diagnóstico precoce pode ser feito pela dosagem de anticorpos; recomenda-se o anticorpo antitransglutaminase IgA como triagem inicial, associado à dosagem sérica de IgA para excluir deficiência seletiva de IgA.[65] Com a instituição da dieta sem glúten, os pacientes apresentam recuperação do crescimento, que é maior no primeiro ano de tratamento, mas que ainda continua durante vários anos. Pode haver prejuízo na estatura final, dependendo do período sem diagnóstico e tratamento.[66]

Outras doenças que cursam com má-absorção e doença inflamatória intestinal (doença de Crohn, fibrose cística etc.) também podem levar à baixa estatura. Crescimento inadequado é encontrado em 40% dos pacientes com doença inflamatória intestinal, mas o mecanismo subjacente desta e de outras manifestações extraintestinais é apenas parcialmente conhecido.[67]

Doenças renais (nefropatias)

Tanto doenças glomerulares quanto tubulares podem cursar com crescimento deficiente e prejuízo da estatura final, como uremia, acidose tubular renal e síndrome de Fanconi. A falha do crescimento na doença renal crônica é multifatorial e pode resultar da necessidade de dietas hipoproteicas, perda de proteína na urina, anemia, desnutrição, acidose metabólica crônica, raquitismo e uso de glicocorticoides. Todos esses fatores interferem no crescimento, perturbando a fisiologia normal da placa de crescimento. Além disso, pode haver resistência ao GH, devido ao excesso de proteína de ligação para o IGF-1.[1,68]

Doenças cardíacas (cardiopatias)

Na presença de cardiopatias, tanto congênitas quanto adquiridas, observa-se diminuição da VC, atribuída a fatores como hipoxia, acidose e subnutrição. Fatores de risco para a restrição do crescimento em pacientes com tais condições incluem anemia pré-operatória, disfunção sistólica do ventrículo esquerdo, menor idade, complexidade aumentada da doença coronariana, baixo peso ao nascimento e presença de síndromes genéticas. O impacto na estatura é particularmente acentuado em cardiopatias cianóticas, mas pode ser atenuado ou mesmo evitado com a intervenção cirúrgica realizada em estágios iniciais.[69,70]

Doenças hepáticas (hepatopatias)

O comprometimento do crescimento estatural é frequente em crianças diagnosticadas com atresia das vias biliares e obstrução portal. Essa condição é consequência direta da insuficiência hepática no fornecimento adequado de substratos essenciais, principalmente lipídios, e da reduzida síntese hepática do IGF-1. A deficiência de IGF-1, um mediador crítico do crescimento somático e do desenvolvimento ósseo, está intimamente associada a distúrbios no crescimento nessas situações. Além disso, a má-absorção de nutrientes e a consequente desnutrição exacerbam o retardo do crescimento, tornando a gestão nutricional e o acompanhamento médico contínuo componentes vitais no tratamento desses pacientes.[71]

Doenças hematológicas

O atraso no desenvolvimento somático e puberal é uma ocorrência comum em distúrbios hematológicos crônicos, tais como anemia falciforme e talassemia. Estudos recentes apontam para a possibilidade de que disfunções no eixo do GH e do IGF-1, bem como na IGFBP-3, desempenhem um papel significativo na etiologia da baixa estatura observada nesses quadros clínicos.[72,73]

Doenças reumáticas

As doenças reumáticas crônicas, como a artrite idiopática juvenil (AIJ), são frequentemente associadas a alterações no crescimento, devido ao aumento de citocinas pró-inflamatórias, à diminuição do apetite e ao uso de corticoterapia em altas doses.[74]

Com o avanço da terapia com imunobiológicos, observa-se melhora na recuperação do crescimento em pacientes com AIJ. No entanto, ainda ocorre redução da velocidade de crescimento nos primeiros anos após o diagnóstico. Estudos de acompanhamento a longo prazo são necessários para avaliar o impacto na altura final desses pacientes.[75]

Outras

Crescimento deficiente é um achado comum em crianças com acidemias orgânicas. Outras causas são erros inatos do metabolismo, imunodeficiências e infecções crônicas, como parasitoses intestinal ou sistêmica (p. ex., esquistossomose mansônica).[1,76]

Doenças endócrinas

As causas endócrinas mais importantes de falha do crescimento são o hipotireoidismo primário (congênito ou adquirido), a

DGH e o excesso de glicocorticoides. A seguir, são comentados alguns aspectos dos distúrbios endócrinos que se associam à baixa estatura, com maior ênfase para a DGH e a síndrome de IGH primária.

Deficiência de hormônio do crescimento e suas variantes

A DGH pode ser congênita ou adquirida, isolada ou combinada com outras deficiências hipofisárias. Pode resultar da falência na produção ou ação do GHRH, de distúrbios congênitos ou genéticos no desenvolvimento hipofisário ou ser secundária a disfunções do sistema nervoso central (SNC), como tumores, cirurgia, trauma, radiação ou infiltração por doenças inflamatórias.[77] Apesar de todos os avanços diagnósticos nos exames de imagem e na genética, grande parte das DGHs ainda permanecem como idiopáticas. Uma recente revisão sistemática mostrou prevalência de DGH de 1 em 1.107 a 1 em 8.646 indivíduos.[78]

Deficiência de hormônio do crescimento congênita isolada

A incidência de DGH congênita isolada (DGHCI) varia entre 1 em 4.000 a 10.000 nascidos vivos, e, apesar de ser mais comumente esporádica, entre 3 e 30% dos casos são familiares.[25,78] Mutações em genes conhecidos são identificadas em aproximadamente 11% dos casos, mais comumente em casos familiares do que em esporádicos. Os genes mais comumente implicados na etiologia genética da DGHCI são aqueles que codificam o GH (GH1) e o receptor do GHRH (GHRH-R), mas pode ser a única ou primeira apresentação de mutações nos genes que codificam fatores de transcrição hipofisários.[79]

Quatro tipos de DGHCI que divergem de acordo com a intensidade da deficiência hormonal e o modo de herança já estão bem estabelecidos:[25]

Tipo IA. É a forma mais grave, tem herança autossômica recessiva e caracteriza-se por ausência do GH endógeno. Ocorre em virtude principalmente de grandes deleções no gene do GH (*GH1*), localizado no cromossomo 17q23. Como o GH nunca foi produzido, mesmo na vida fetal, os indivíduos são imunologicamente intolerantes a esse hormônio e, em geral, desenvolvem anticorpos anti-GH (GHAb) após o início de GH recombinante humano (rhGH). A parada do crescimento ocorre dentro de poucos meses após o início do tratamento. Com as novas preparações de GH sintético, o desenvolvimento de anticorpos parece ser menos frequente.

Tipo IB. Forma mais frequente, tem herança autossômica recessiva e cursa com níveis de GH intensamente diminuídos. Resulta de mutações no *GH1* e no gene do GHRH-R, localizado no cromossomo 7p14. Os pacientes não desenvolvem GHAb e respondem bem à terapia com rhGH.

Tipo II. Tem herança autossômica dominante e se apresenta com níveis séricos de GH muito diminuídos. A maioria resulta de mutações que levam à perda do éxon 3 do *GH1*. Não há desenvolvimento de GHAb, e a resposta ao rhGH é satisfatória. Recentemente, foi mostrado que alguns pacientes podem desenvolver posteriormente deficiência de outros hormônios hipofisários.

Tipo III. Trata-se da forma mais rara, com herança ligada ao X e achados clínicos complexos. Em algumas famílias, está associado à agamaglobulinemia.

Os "anões de Itabaianinha" são homozigotos para uma mutação tipo *splicing* no início do íntron 1 do gene do GHRH-R, com uma substituição de guanina por adenina. Essa mutação impede a formação do RNA mensageiro do GHRH-R, abolindo completamente sua expressão.[80]

Deficiência de hormônio do crescimento congênita combinada

A DGH congênita combinada (DGHCC) é caracterizada pela alteração da função de dois ou mais hormônios hipofisários. Aproximadamente 30 genes têm sido envolvidos na patogênese da DGHCC. Os defeitos genéticos mais comumente envolvidos na DGHCC incluem mutações em *PROP1, POU1F1, HESX1, LHX3, LHX4, OTX2, GLI2* e *SOX3*. Mutações do *PROP1* são as mais comuns na maioria das séries.[81]

A displasia septo-óptica é uma condição muito heterogênea que envolve um fenótipo variável de hipoplasia do nervo óptico, anormalidades da linha média do cérebro e hipoplasia hipofisária. É uma condição rara com incidência estimada entre 1 em cada 9.000 a 1 em 40.000 nascidos vivos. A DGH pode ocorrer de maneira isolada ou em combinação com deficiência de gonadotrofinas, TSH e hormônio adrenocorticotrófico (ACTH). O diagnóstico de displasia septo-óptica deve ser considerado em crianças com crescimento deficiente associado a nistagmo ou comprometimento visual. A maioria dos casos é esporádica; mutações nos genes *HESX1, SOX1* e *SOX2* são descritas nas formas familiares.[25,82]

Muito raramente, DGH e hipopituitarismo resultam da ausência congênita da hipófise, que ocorre com padrão autossômico recessivo. A sela túrcica é rasa ou se encontra ausente.[25] Na realização de RM, o estudo KIGS mostrou que 26% dos pacientes com DGH apresentavam anomalias anatômicas variadas, como sela túrcica vazia, displasia septo-óptica, hipoplasia hipofisária isolada ou com a tríade: hipoplasia hipofisária, interrupção da haste e neuro-hipófise ectópica.[83]

Novas causas de deficiência de hormônio do crescimento congênita combinada

Mutações no *PROKR2* têm sido identificadas em pacientes com DGHCC, incluindo displasia septo-óptica, o que sugere um papel da via PROK2 no desenvolvimento hipofisário.[84] Mutações heterozigotas no gene *ROBO1* foram encontradas em casos de deficiência combinada de hormônios hipofisários associada a retardo no desenvolvimento neuropsicomotor (DNPM), perda auditiva neurossensorial, estrabismo e alterações faciais e alterações características de hipopituitarismo à ressonância magnética, como interrupção da haste, neuro-hipófise ectópica e hipoplasia da hipófise.[85] Também foi encontrada mutação com perda de função no gene *BMP4*, causando deficiência hipofisária múltipla.[86]

No Quadro 17.6, estão descritos os principais genes associados à DGH isolada ou combinada identificados até o momento, as características clínicas, o modo de herança, as deficiências hormonais encontradas e o aspecto da hipófise anterior e posterior na RM.

Deficiência de hormônio do crescimento adquirida

A DGH pode ser secundária a lesões do SNC, que incluem tumores, infecções, processos infiltrativos, radioterapia e trauma. Entre os tumores, o craniofaringeoma é a neoplasia mais comum na área hipotálamo-hipofisária em crianças. Raramente, DGH também pode ser de origem autoimune (p. ex., hipofisite linfocítica).[77]

Manifestações clínicas da deficiência de hormônio do crescimento

O quadro clínico depende de idade de início, etiologia e gravidade da deficiência hormonal. Nos casos de DGH congênita, o peso e a estatura apresentam-se normais ao nascimento. A VC diminui, geralmente, a partir dos primeiros anos de vida, levando à baixa estatura proporcional, com retardo da idade óssea, que costuma ser equivalente ao atraso da idade estatural. A VC situa-se, em média, na metade da taxa normal.[87,88]

Quadro 17.6 Genes associados à deficiência congênita isolada ou combinada de hormônio do crescimento (GH) e suas características clínicas.

Gene	Herança	Deficiências hormonais	Adeno-hipófise	Neuro-hipófise	Outras características
GH1	Recessiva	DGHCI 1A	↓ ou NL	Tópica	Baixa estatura grave GH sérico indetectável Anticorpos anti-GH
	Recessiva	DGHCI 1B	↓ ou NL	Tópica	Baixa estatura leve a moderada Níveis séricos baixos de GH
	Dominante	DGHCI II	↓ ou NL	Tópica	Baixa estatura leve a moderada Níveis séricos baixos de GH
GHRHR	Recessiva	DGHCI 1B	↓ ou NL	Tópica	Baixa estatura leve a moderada Níveis séricos baixos de GH
POU1F1	Dominante ou recessiva	DGHCC	↓ ou NL	Tópica	Nenhum
PROP1	Recessiva	DGHCC	↑ (transitório), ↓ ou NL	Tópica	Nenhum
HESX1	Dominante ou recessiva	DGHCI ou DGHCC	↓	Ectópica	Displasia septo-óptica Níveis séricos baixos de GH
LHX3	Recessiva	DGHCC	↑ (transitório), ↓ ou NL	Tópica	Perda auditiva neurossensorial, rotação cervical limitada, coluna cervical curta
LHX4	Dominante ou recessiva	DGHCC	↓	Tópica	Anormalidades cerebelares, insuficiência cardíaca
SOX3	Ligada ao X	DGHCI ou DGHCC	↓	Ectópica	Déficit intelectual Níveis séricos baixos de GH Agamaglobulinemia
OTX2	Dominante	DGHCC	↓	Ectópica	Anoftalmia, microftalmia, retardo no desenvolvimento, anormalidades cerebelares, Wolff-Parkinson-White
GLI2	Dominante	DGHCI, DGHCC	↓	Ectópica/NV	Polidactilia, HPE, malformações craniofaciais
FGF8	Recessiva	HH, DGHCI ou DGHCC	↑ ou NL	Tópica	DSO, HPE, SK, síndrome de Moebius
FGFR1	Dominante	HH ou DGHCC	NL ou ↓	Ectópica ou tópica	DSO, malformações craniofaciais de linha média, anormalidades do corpo caloso
PAX6	Dominante	DGHCI, DGHCC	↓	Tópica	Malformações craniofaciais de linha média, anormalidades oftalmológicas
GLI3	Dominante	DGHCI, DGHCC	A ou ↓	Tópica	Síndrome de Pallister-Hall
ARNT2	Recessiva	DGHCC	↓	Tópica	Anormalidades cerebrais, oculares, renais e do trato urinário, anormalidades do corpo caloso
CDON	Dominante	DGHCC	A	Tópica ou ectópica	HPE, exposição maternal ao etanol piora o fenótipo
GPR161	Recessiva	DGHCI, DGHCC	↓	Ectópica	–
IGSF1	Ligada ao X	DGHCC	NL	Tópica	Macrorquidismo, prolactina indetectável
PROKR2	Dominante ou recessiva	HH, DGHCI ou DGHCC	NL ou ↓	Tópica ou ectópica	DSO, doença de Hirschsprung
TGIF1	Dominante	DGHCC	↓	Ectópica	HPE, malformações craniofaciais de linha média
PROK2	Dominante	DGHCC	NL	Ectópica	Digênico, hipogonadismo hipogonadotrófico
TCF7L1	Dominante	DGHCI	↓	NV	DSO
RNPC3	Recessiva	DGHCI	↓	Tópica	BE grave GH sérico indetectável

BE: baixa estatura; DGHCC: deficiência de GH congênita combinada; DGHCI: deficiência de GH congênita isolada; DSO: displasia septo-óptica; HH: hipogonadismo hipogonadotrófico; HPE: holoprosencefalia; NL: normal; NV: não visualizado; SK: síndrome de Kallmann. (Adaptado de Vasques et al., 2020.[87])

Os achados físicos mais característicos dos casos de DGH congênita grave são: fronte proeminente, base nasal achatada e mandíbula pequena, que proporcionam aparência imatura e arredondada à face (fácies de anjo querubim ou de boneca) (Figura 17.9). Podem também estar presentes implantação anômala dos dentes permanentes e voz fina e aguda, além de peso excessivo, com aumento da gordura no tronco (ver Figura 17.9 C). A microfalia (pênis com comprimento < 2 DP para a idade) pode ocorrer na DGH isolada ou associada à deficiência de gonadotrofinas. A puberdade geralmente é atrasada mesmo sem deficiência de gonadotrofinas. No entanto, esses dados clínicos podem não estar presentes em muitos pacientes. Deve-se cogitar DGH congênita em todo recém-nascido ou lactente jovem que se apresente com nistagmo congênito, hipoglicemia e/ou icterícia prolongada por acúmulo de bilirrubina direta. A hipoglicemia tende a ser mais acentuada se houver deficiência de ACTH associada.[1,77,88]

Quando investigar a deficiência de hormônio do crescimento

A avaliação para DGH em uma criança com baixa estatura só deve ser iniciada após a exclusão de outras potenciais causas de

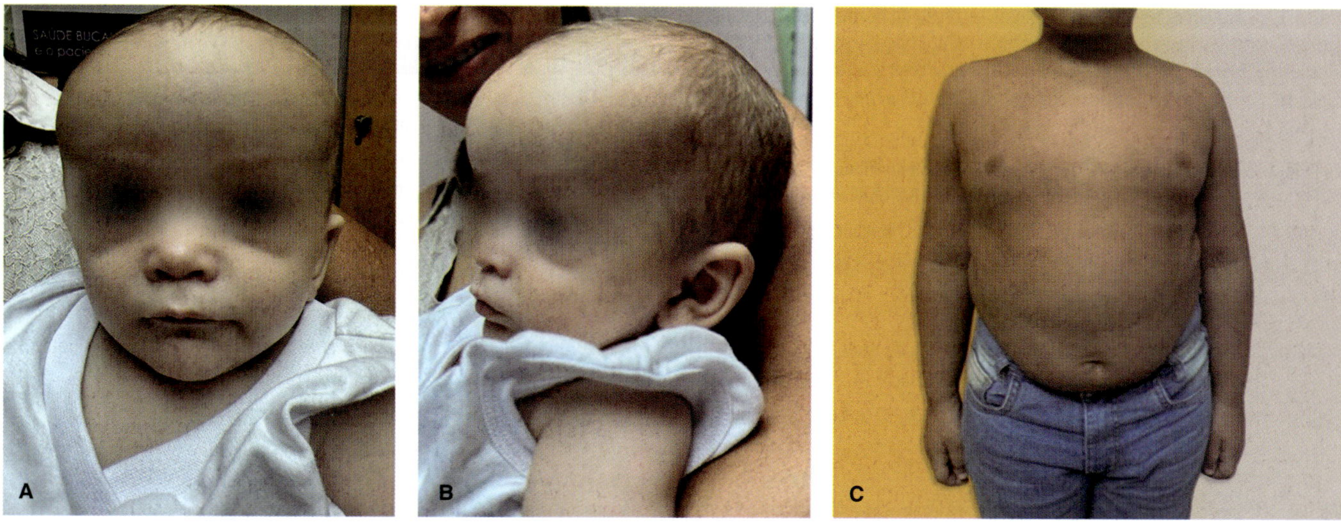

Figura 17.9 Manifestações da deficiência de hormônio do crescimento congênita. **A** e **B.** Fronte proeminente, base nasal achatada. **C.** Na DGH congênita ou adquirida, gordura acumulada em tronco.

crescimento deficiente, como hipotireoidismo, desnutrição e outras doenças sistêmicas crônicas. Condições predisponentes podem ser irradiação craniana, traumatismo craniano, infecção do SNC, consanguinidade e/ou um membro com DGH na família. Dados indicativos são VC subnormal, declínio progressivo no percentil da altura e retardo na idade óssea, além dos sinais clínicos anteriormente descritos.[25,88]

As recomendações do consenso da Growth Hormone Research Society (GRS) para iniciar investigação imediata de DGH, após exclusão de outras potenciais causas de baixa estatura, estão resumidas no Quadro 17.7.[88]

Como diagnosticar a deficiência de hormônio do crescimento

A maneira adequada para firmar o diagnóstico de DGH permanece controversa. Em geral, baseia-se em cuidadosa avaliação auxológica e na avaliação adequada do sistema GH-IGF-1.

Dosagem sérica de IGF-1 e IGFBP-3

A dosagem sérica de IGF-1 é comumente usada como teste de triagem para deficiência de GH. Sua concentração costuma estar no limite inferior da normalidade nas crianças com DGH; entretanto, há uma sobreposição de valores entre crianças saudáveis ou com DGH. Em menores de 3 anos, os valores normais podem não ser detectados pelos ensaios quando estão no limite inferior, e a IGFBP-3 é mais confiável nessa faixa etária. Quando os valores de IGF-1 estão acima da média em qualquer idade, isso torna o diagnóstico de DGH pouco provável.[1,89]

Quadro 17.7 Critérios para investigação de deficiência de hormônio do crescimento.

- Baixa estatura grave, definida como altura > 3 DP abaixo da média (sem outras causas aparentes)
- Altura > 1,5 DP abaixo da média da altura dos pais
- Altura > 2 DP abaixo da média, associada à VC abaixo do percentil 10 para sexo e idade cronológica durante 1 ano ou decréscimo no DP da altura de mais de 0,5 durante 1 ano, em crianças cuja idade seja > 2 anos
- Na ausência de baixa estatura, VC abaixo do percentil 10 para sexo e idade cronológica durante 1 ano ou abaixo do percentil 25 por 2 anos
- Evidências de lesão intracraniana
- Sinais de deficiência múltipla de hormônios hipofisários
- Sintomas neonatais de DGH

DP: desvio-padrão; VC: velocidade de crescimento. (Adaptado de Growth Hormone Research Society, 2000.[20])

É importante que sejam descartadas outras doenças que levam à redução dos níveis de IGF-1, como hipotireoidismo, desnutrição, DM descompensado e doença hepática crônica, bem como casos de insensibilidade ao GH (IGH).[88] Uma metanálise recente mostrou que ambos, IGF-1 e IGFBP-3, têm baixa sensibilidade (66 e 49%, respectivamente) e alta especificidade (69 e 79%, respectivamente) no diagnóstico de DGH.[89] No período neonatal, baixos níveis de IGF-1 e IGFBP-3 (esta última mais adequada para esse período) e valores de GH basal < 7 ng/mℓ nos primeiros 7 dias de vida sugerem o diagnóstico de DGH.[90]

Dosagem sérica de hormônio do crescimento

Avaliação da produção hipofisária de GH é problemática, devido ao seu padrão pulsátil fisiológico. Amostras de GH obtidas ao acaso não são úteis, exceto quando os níveis do hormônio estão elevados, o que pode acontecer como resultado do estresse decorrente da venopunção. Portanto, utiliza-se a dosagem do GH após a estimulação provocativa com estímulos fisiológicos (exercício, jejum ou sono) ou agentes farmacológicos (insulina, clonidina, arginina, L-DOPA, glucagon etc.). Esses vários estímulos provocam liberação de GHRH, suprimem a somatostatina ou agem dos dois modos, simultaneamente (Quadro 17.8).[25,88] Os testes de estímulo são classicamente divididos em testes de triagem (exercício, jejum, levodopa e clonidina) – caracterizados por fácil administração, baixa toxicidade e baixo risco – e testes definitivos (arginina, insulina e glucagon). A dosagem do GH após atividade física (p. ex., subir escadas, ergometria) está praticamente abolida, devido à sua baixa sensibilidade. Em pacientes com doenças do SNC definidas, múltiplas deficiências hormonais, história de irradiação ou defeito genético, geralmente um teste é suficiente.[88] O acetato de macimorrelina é um agonista sintético do receptor da grelina que está sendo usado em adultos para teste de estímulo de GH nos EUA.[91] Ainda há poucos estudos em crianças.

Para confirmar a DGH, os pacientes precisam ter resposta inadequada em pelo menos dois testes, ou resposta inadequada em um teste se houver alteração em exame de imagem. O teste de tolerância à insulina (ITT) é considerado o padrão-ouro.[25] No nosso serviço, utilizamos o teste da clonidina como triagem inicial. Caso a resposta do GH seja considerada normal e a suspeita de DGH permaneça, realizamos o ITT. Se a resposta do GH ao teste inicial for baixa, realizamos a RM de sela túrcica, seguida do ITT, caso haja suspeita de múltiplas deficiências

Quadro 17.8 Principais testes de estímulo de secreção do hormônio do crescimento (GH).

Estímulo	Ação	Procedimento	Tempo de coleta	Comentários
Clonidina	Receptores alfa-adrenérgicos	0,1 a 0,15 mg/m² de área corporal VO	0, 30, 60 e 90 min	Sonolência, astenia e hipotensão postural normalmente fugaz
Arginina	Receptores alfa-adrenérgicos (liberação de GHRH)	0,5 g/kg (máximo: 30 g) infusão IV de arginina a 10% em solução salina isotônica, durante 30 min	0, 30, 45, 60, 90 e 120 min	Realizar com cautela em pacientes com doenças renais ou hepáticas graves
Insulina	Supressão da somatostatina – Receptores alfa-adrenérgicos	0,05 a 0,1 unidade/kg de insulina regular IV (na presença de pan-hipopituitarismo, usar 0,05 U/kg)	0, 15, 30, 45, 60 e 90 min	Risco de hipoglicemia grave; inadequado em pacientes com epilepsia, doença cardíaca Para interpretação do teste, é necessário que ocorra glicemia ≤ 40 mg% ou < 50% do valor basal
Glucagon	Receptores alfa-adrenérgicos	0,03 mg/kg IM (máx. de 1 mg)	0, 30, 60, 90, 120, 150 e 180 min	Podem ocorrer náuseas e, eventualmente, vômitos
L-DOPA	Receptores alfa-adrenérgicos	10 mg/kg VO (máx. de 500 mg)	0, 30, 60, 90 e 120 min	Baixa sensibilidade; melhor em combinação com outros estímulos Podem ocorrer náuseas, vômitos e cefaleia

GHRH: hormônio liberador de hormônio do crescimento; IM: via intramuscular; IV: via intravenosa; VO: via oral. (Adaptado de Growth Hormone Research Society, 2000;[20] Jorge et al., 2021.[1])

hormonais. Em crianças próximas ao início da puberdade ou no estágio inicial da puberdade, recomenda-se administrar esteroides sexuais antes desses testes, com o objetivo de aumentar a sensibilidade deles e, assim, diminuir as falsas respostas subnormais, frequentes no período peripuberal.[88] Os testes de estímulo devem ser monitorados cuidadosamente por uma equipe experiente. Convulsão por hipoglicemia é o principal risco do ITT; hipotensão e sonolência podem surgir após a administração da clonidina.

Os valores de referência para esses testes podem variar, e devem ser feitos de acordo com o ensaio utilizado e com a faixa etária do paciente. Consideram-se respostas indicativas de DGH picos de GH < 5 ng/mℓ (quimioluminescência, imunoensaio fluorimétrico), < 7 ng/mℓ (ensaio imunorradiométrico [IRMA]) e < 10 ng/mℓ (radioimunoensaio [RIA]) em crianças com características clínicas sugestivas de DGH. Em adultos, picos < 3 ng/mℓ durante o ITT são indicativos de DGH grave.[20,88]

Pacientes com baixa estatura e baixa VC, alteração anatômica da região hipotálamo-hipofisária e deficiência de algum outro hormônio hipofisário podem ter o diagnóstico de DGH sem a necessidade de teste provocativo. Grimberg et al.[92] sugerem que o hipopituitarismo congênito pode ser diagnosticado sem testes provocativos em um recém-nascido que, na vigência de hipoglicemia, não atinja a concentração de GH acima de 5 ng/mℓ e tenha deficiência de pelo menos mais um hormônio hipofisário ou alteração na imagem da região hipotálamo-hipofisária.

Os testes de estímulo para o GH têm inconvenientes e limitações, entre eles:[20,25,88]

- Não são fisiológicos. Nenhum dos testes mimetiza a secreção normal do GH
- A definição de resposta normal é arbitrária
- Pelo menos dois testes provocativos, em dias separados, são necessários para confirmação ou exclusão do diagnóstico da DGH, pois 10% ou mais das crianças sadias não têm pico de GH adequado apenas com um teste de estímulo
- Resposta deficiente do GH ao estímulo pode ocorrer na ausência de doença endócrina, por exemplo, durante a fase de crescimento lento da pré-puberdade
- A reprodutibilidade dos testes é baixa, mesmo quando a concentração do GH é determinada com o mesmo ensaio. Ademais, existe uma grande variabilidade interindividual na resposta de um dia para o outro
- Há uma fraca correlação entre as respostas aos testes e o crescimento, ou seja, crianças com dois testes normais de GH podem ter crescimento inadequado durante o seguimento, ao passo que aquelas com dois testes alterados podem, em casos eventuais, crescer adequadamente
- Existe grande variabilidade nos ensaios. A característica do método laboratorial (calibradores, diluentes, anticorpos monoclonais ou policlonais) e a heterogeneidade molecular do GH no sangue periférico são fatores adicionais que contribuem para que os níveis de GH de uma mesma amostra de sangue se mostrem com valores bastante diversos, quando dosados em diferentes laboratórios
- São caros, desconfortáveis e com riscos de efeitos colaterais.

A interpretação dos testes depende da idade e do gênero. Crianças com retardo constitucional do crescimento e puberdade podem ter baixos níveis de GH no teste na ausência de DGH verdadeira. A adiposidade pode influenciar a resposta do GH ao teste provocativo, e crianças obesas podem ter respostas diminuídas ao estímulo.[93] Portanto, os melhores parâmetros para a avaliação da criança com crescimento inadequado são a história clínica detalhada, a análise cuidadosa da altura e da VC ao longo do tempo e a avaliação do prognóstico de altura final. Os testes de GH, embora continuem sendo importantes na abordagem laboratorial, não devem ser vistos como o único fator decisivo para tratar ou não uma criança com rhGH.[88]

Exames de imagem

Exames de imagem do crânio e da sela túrcica estão sempre indicados quando os testes de estímulo para GH forem alterados ou mesmo quando forem considerados normais, mas permanece forte a suspeita clínica da DGH. A RM é o método radiológico padrão-ouro para avaliação da região hipotálamo-hipofisária (Figura 17.10).[77]

Deficiências hipofisárias congênitas são associadas a malformações da região hipotálamo-hipofisaria em 50 a 100% dos casos de deficiências combinadas de hormônios e, mais raramente, em casos de DGH isolada congênita (12% em revisão recente, 21% se DGH grave).[94] Essas anormalidades incluem: (a) adeno-hipófise hipoplásica (< 3 mm); (b) neuro-hipófise ectópica associada ou não à interrupção da haste hipofisária (haste fina [< 1 mm] ou interrompida) com ou sem aplasia ou hipoplasia da adeno-hipófise; (c) aumento do volume hipofisário; (d) sela túrcica vazia; (e) displasia septo-óptica definida por pelo menos 2 dos seguintes achados: hipoplasia do nervo óptico, anormalidades de linha média (ausência do septo pelúcido e/ou agenesia do corpo caloso) e hipopituitarismo.[95]

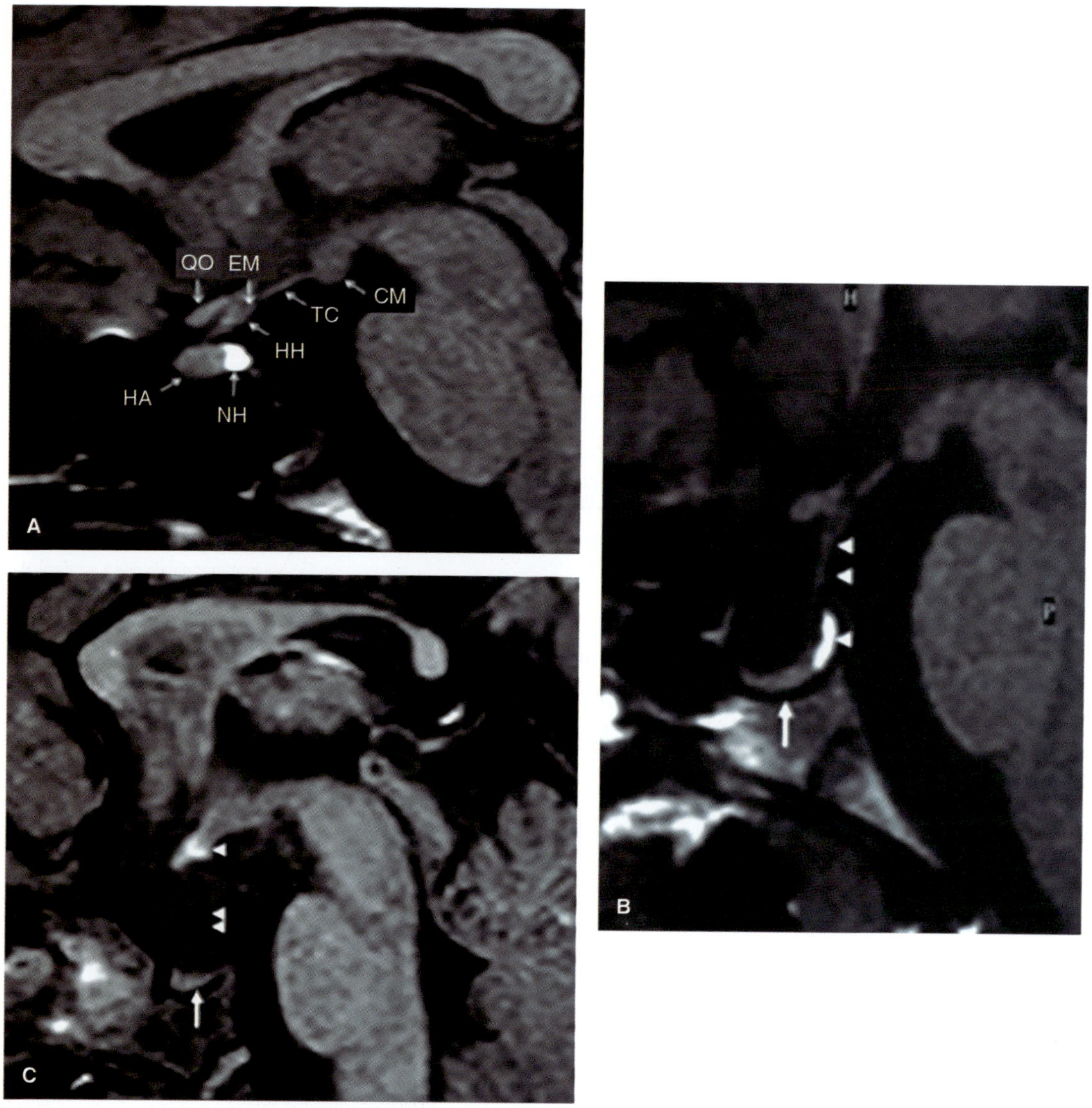

Figura 17.10 A. Imagem normal da região hipotálamo-hipofisária. **B.** Hipoplasia da adeno-hipófise (*seta*), com neuro-hipófise normal (*ponta de seta*) e haste hipofisária normal (*ponta de seta dupla*). **C.** Hipoplasia da adeno-hipófise (*seta*), neuro-hipófise ectópica localizada no nível da eminência média (*ponta de seta*); haste hipofisária não visualizada (*ponta de seta dupla*). QO: quiasma óptico; EM: eminência média; CM: corpos mamilares; TC: tubérculo *cinerium*; HH: haste hipofisária; NH: neuro-hipófise; HA: adeno-hipófise. (Adaptada de Maghnie et al., 2013.[83])

As alterações hipofisárias também podem estar associadas a outras malformações do SNC, como holoprosencefalia e malformação de Chiari. Alargamento da adeno-hipófise pode ocorrer em pacientes com mutações do *PROP1*.[77]

Longui et al.[96] desenvolveram um protocolo de RM chamado FAST-RM, no qual não é utilizado contraste ou sedação, dura em torno de 3,5 minutos e consegue identificar o sinal de neuro-hipófise ectópica em pacientes com DGH. Eles propõem uma mudança na sequência de exames para investigação da DGH, iniciando por FAST-RM. Se alterada, realiza-se apenas um teste de estímulo para confirmação diagnóstica; se normal, prossegue-se com a investigação conforme descrito anteriormente neste capítulo.

Insensibilidade ao hormônio do crescimento

A síndrome da IGH primária é um grupo de distúrbios hereditários, em que há ausência ou diminuição dos efeitos biológicos do GH, apesar de produção e secreção normais por anormalidades no GHR. Caracteriza-se por crescimento deficiente e níveis circulantes normais ou aumentados de GH. O modelo clássico ocorre nos pacientes com a síndrome de Laron, causada por mutações no gene do GHR,[97,98] mas pode ocorrer também por mutações na via pós-receptor de GH.[99]

A resistência ao GH pode ser dividida em três categorias: (1) alterações na sinalização do GH causadas por variantes homozigotos ou heterozigotos de genes que codificam o receptor do GH (GHR) ou o STAT5B (transdutor de sinal e ativador de transcrição 5B); (2) defeitos na secreção de IGF-1 (IGF1), no transporte do IGF-1 (IGFALS) e na biodisponibilidade do IGF-1 (PAPPA2); e (3) insensibilidade ao IGF-1 (IGF1R).[100]

IGH secundária é uma condição adquirida, e, em sua etiologia, estão incluídos desnutrição, doença renal crônica, DM1 descompensado, anticorpos contra o GH, entre outros.[101]

Epidemiologia

A antropologia genética da IGH primária é bastante curiosa, e sua localização étnica/geográfica permanece inexplicada. Entre os pacientes, muitos são oriundos do Oriente Médio, região mediterrânea ou península índica. De 230 pacientes com origem étnica relatada, 65% são de origem semítica, inclusive árabes e judeus orientais, além de convertidos (judeus espanhóis que se converteram ao catolicismo durante a Inquisição). A maior coorte de pacientes com IGH causada por deficiência do GHR provém do Equador (71 pacientes, de 52 famílias), todos de origem judaica (judeus orientais ou convertidos).[97] No Brasil, até o momento, há 21 casos descritos na literatura. Análises genéticas dos pacientes com síndrome de Laron identificaram mais de 70 tipos de mutação no gene do GHR. Apesar da variabilidade desses eventos moleculares, os fenótipos observados são similares.[102]

Manifestações clínicas

Nos casos de IGH por mutação no GHR, além da baixa estatura importante (4 a 10 DP abaixo da altura média normal), os pacientes apresentam anormalidades faciais características, tais como face pequena, triangular ou arredondada, fronte proeminente e base nasal achatada (Figura 17.11), micropênis na infância e retardo puberal, mas a função reprodutiva é normal (Quadro 17.9).[97]

Alterações laboratoriais

A combinação de níveis baixos de IGF-1 e IGFBP-3 com aumento das concentrações séricas de GH é altamente sugestiva do diagnóstico de IGH. Para a confirmação diagnóstica, realiza-se o teste de geração de IGF-1, que demonstra resposta inadequada do IGF-1 à administração do rhGH.[98]

Insensibilidade ao fator de crescimento semelhante à insulina 1

Pacientes podem apresentar, ainda, resistência ao IGF-1 como causa de baixa estatura, devido a mutações heterozigotas no gene do receptor do IGF-1 (IGF-1R). Diferentemente dos pacientes com DGH, apresentam marcante restrição de crescimento intrauterino (RCIU), nascem PIG e frequentemente apresentam

Quadro 17.9 Aspectos clínicos da insensibilidade ao hormônio do crescimento primária.

Crescimento e puberdade	▪ Peso normal ao nascimento; comprimento normal ou baixo ao nascimento ▪ Falência de crescimento grave desde o nascimento, com VC em torno de 50% abaixo do normal ▪ Idade óssea atrasada, mas avançada para a idade e a altura ▪ Mãos ou pés pequenos ▪ Micropênis ▪ Relação dos segmentos corporais normal para a idade óssea em crianças; anormal nos adultos (diminuição da relação do segmento superior/inferior e da envergadura) ▪ Limitação da extensão do cotovelo após os 5 anos ▪ Atraso puberal, reprodução normal ▪ Inteligência normal
Características craniofaciais	▪ Face hipoplásica ▪ Cabelos finos e esparsos, com retração frontotemporal da linha de implantação ▪ Fronte proeminente ▪ Cabeça mais normal do que a estatura, dando a impressão de aumento do perímetro cefálico ▪ Ponte nasal hipoplásica; órbitas rasas ▪ Sinal do pôr do sol em crianças com idade < 10 anos ▪ Escleras azuis ▪ Prolongada retenção da dentição primária; dentes permanentes comprimidos; ausência dos terceiros molares ▪ Ptose unilateral; assimetria facial
Composição corporal e musculoesquelética	▪ Voz fina (com alta tonalidade) em todas as crianças e na maioria dos adultos ▪ Pele fina, prematuramente envelhecida ▪ Limitada extensibilidade do cotovelo ▪ Crianças com baixo peso para a altura; peso excessivo para a altura na maioria dos adultos; diminuição importante da relação massa magra/massa gorda, em todas as idades ▪ Densidade mineral óssea baixa

VC: velocidade de crescimento. (Adaptado de Rosenbloom, 2016;[97] 2000.[103])

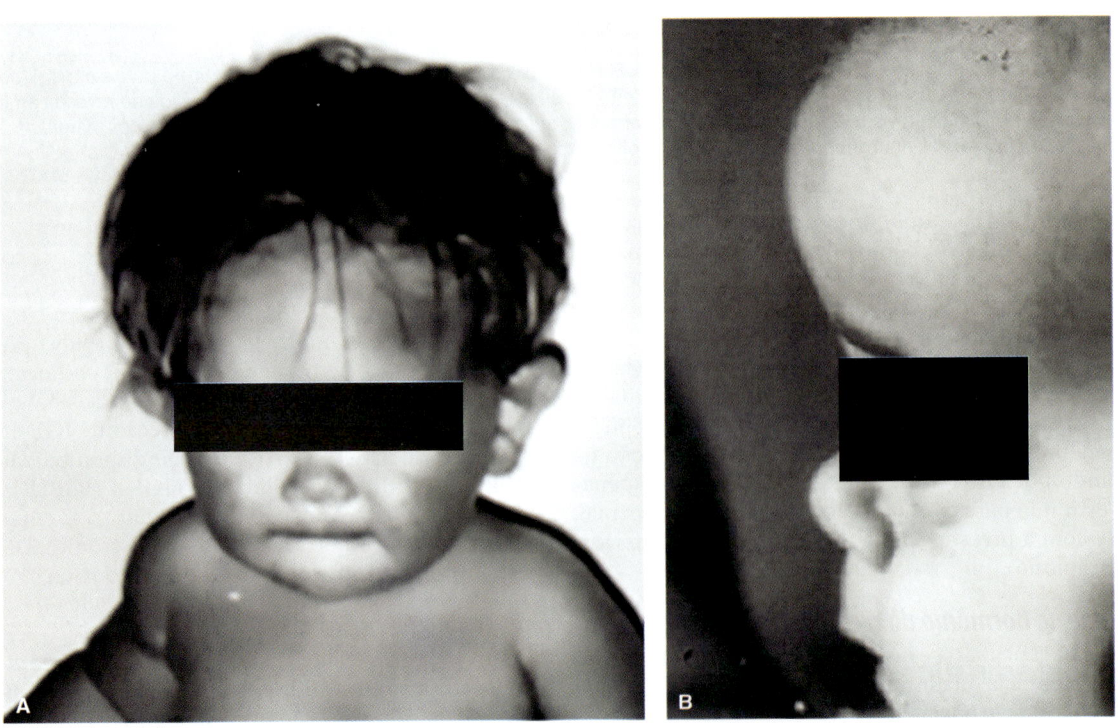

Figura 17.11 Aspectos característicos da síndrome de Laron. **A.** Face pequena, arredondada, fronte proeminente, cabelos finos e rarefeitos e acúmulo de gordura em tronco. **B.** Fronte proeminente e base nasal achatada.

microcefalia. A insensibilidade ao IGF-1 devido a mutações nulas homozigotas do gene do IGF-1R é letal em camundongos e, provavelmente, em humanos. Já mutações homozigotas com diminuição da sinalização de receptores podem ser compatíveis com a vida em humanos. Por outro lado, indivíduos com mutações heterozigotas do gene do IGF-1R geralmente apresentam baixa estatura leve a moderada proporcionada, microcefalia e graus variáveis de falha de crescimento intrauterino e pós-natal, com níveis de IGF-1 e IGFBP-3 na faixa normal superior ou francamente elevados.[104]

Hipotireoidismo

O hipotireoidismo grave causa retardo no crescimento e atraso marcante na maturação esquelética, devido à ossificação e à mineralização alentecidas. Essa condição patológica é frequentemente acompanhada por uma diminuição nos níveis do GH e do IGF-1. A introdução da terapia com levotiroxina desencadeia um período de crescimento compensatório, caracterizado por aceleração marcante na idade óssea, o que pode, paradoxalmente, conduzir a uma estatura final inferior ao potencial genético.[105] Além disso, o hipotireoidismo é reconhecido como uma causa primária de resposta inadequada do GH durante testes de estímulo. Portanto, é imperativo que tal condição seja rigorosamente investigada e, quando diagnosticada, prontamente tratada antes da realização de testes de estímulo do GH, a fim de evitar interpretações errôneas dos resultados e garantir a eficácia do diagnóstico.

Hipercortisolismo (síndrome de Cushing)

A síndrome de Cushing deve ser suspeitada em toda criança com ganho de peso excessivo e crescimento deficiente (Figura 17.12). O excesso de glicocorticoides em crianças, seja por síndrome de Cushing endógena ou por terapia crônica com glicocorticoide (GC), causa redução na VC, secundária à diminuição na secreção e na função do GH e por efeito direto na placa de crescimento.[106]

No caso de crianças que necessitem de terapia crônica com GC, algumas medidas podem ser úteis para minimizar seu efeito sobre o crescimento: usar o GC durante o menor tempo possível; usar fármacos de ação curta (p. ex., prednisona, em vez de dexametasona), se possível, em dias alternados; e dar preferência a glicocorticoides administrados por via inalatória, que têm menor efeito sistêmico.[107]

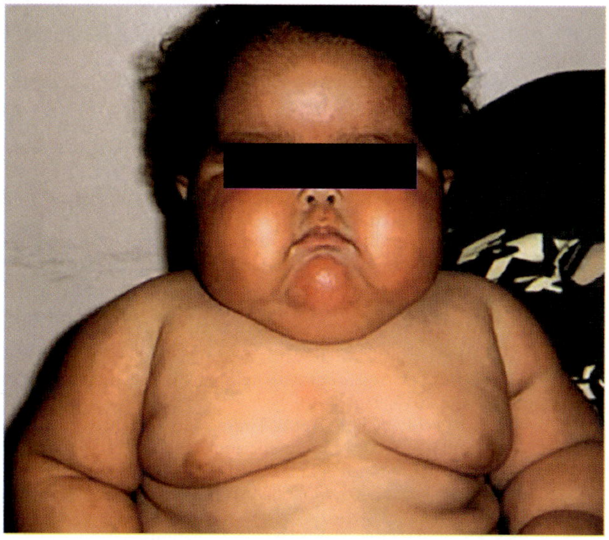

Figura 17.12 Criança de 1 ano e 4 meses com síndrome de Cushing devido a uso de corticosteroide tópico potente a cada troca de fraldas, em substituição a pomadas de prevenção de assaduras. Além de ganho excessivo de peso e queda nos percentis da curva de crescimento desde os 2 meses, apresentava fácies típica de síndrome de Cushing, com pletora facial, hipertricose e hipertensão arterial.

Diabetes melito tipo 1 (mal controlado)

Tem sido demonstrado que o controle metabólico e a duração do DM1 podem influenciar o padrão de crescimento linear das crianças e a estatura final. Pacientes com DM1 apresentam alterações no eixo GH-IGF-1, caracterizadas por redução de IGF-1 e IGFBP-3, hipersecreção de GH pela falta do *feedback* negativo do IGF-1 e aumento dos níveis de IGFBP-1, que inibe a bioatividade do IGF-1.[108]

Os mecanismos precisos que relacionam o mau controle glicêmico no DM1 ao eixo GH–IGF-1 ainda precisam ser definitivamente determinados. A resistência ao GH com baixo IGF-I, como é visto em pacientes com DM1, está frequentemente relacionada com a hipoinsulinização portal e a falta de regulação positiva dos receptores de GH.[109]

Pseudo-hipoparatireoidismo

O pseudo-hipoparatireoidismo (PHP) é uma síndrome rara caracterizada por defeitos moleculares que diminuem a atividade da subunidade alfa da proteína Gs, causando resistência ao paratormônio (PTH) e, em alguns casos, a outros hormônios. Laboratorialmente, manifesta-se por hipocalcemia, hiperfosfatemia e níveis elevados de PTH. Os tipos 1A e 1C também são caracterizados por osteodistrofia hereditária de Albright (AHO), que inclui ossos metacarpianos curtos, face arredondada, fechamento precoce da placa de crescimento, baixa estatura e ossificações ectópicas. Em alguns pacientes, as características físicas da AHO podem ocorrer na ausência de resistência hormonal (pseudopseudo-hipoparatireoidismo).[110]

Distúrbios do metabolismo da vitamina D

Baixa estatura e crescimento deficiente são características marcantes do raquitismo – distúrbio caracterizado por alteração na mineralização da matriz óssea. Várias causas de raquitismo já foram identificadas e incluem: deficiência ou resistência à vitamina D, disfunção tubular renal, raquitismo hipofosfatêmico relacionado com FGF23, depleção de fósforo, entre outros. Suas principais características clínicas são baixa estatura e deformidades ósseas, como genuvaro ou genuvalgo, rosário raquítico, deformidades na coluna, craniotabes e abertura de fontanelas.[111]

Baixa estatura psicossocial

Neste grupo, enquadram-se casos decorrentes de transtornos emocionais graves, resultantes, em geral, de problemas familiares (p. ex., dificuldade de relacionamento com os pais, sentimento de rejeição, castigos ou punições excessivas, separação dos pais etc.), que geralmente vêm combinados com alimentação inadequada da criança. A baixa estatura psicossocial, ou nanismo psicossocial, é comum em famílias com grande número de filhos e costuma afetar apenas um deles. As crianças com baixa estatura psicossocial apresentam deficiência transitória de GH (inclusive com baixa resposta do GH aos testes de estímulos), devido à incapacidade do hipotálamo em estimular a hipófise para produzir o GH e voltar a crescer normalmente uma vez solucionado(s) o(s) problema(s), ou quando deixam o ambiente que lhes era hostil.[112]

Apesar da recuperação do crescimento, as crianças que sofreram privação psicossocial precoce podem persistir com alterações no sistema hipotálamo-hipófise-adrenal, puberdade precoce, risco aumentado de síndrome metabólica, além de sequelas cognitivas, comportamentais e emocionais.[1]

Baixa estatura idiopática

Trata-se de uma condição na qual não se consegue identificar a causa para a baixa estatura. Embora não seja um diagnóstico, descreve um grande grupo heterogêneo de crianças que são pequenas e frequentemente crescem no limite inferior da normalidade. A hipótese diagnóstica de BEI deve ser aplicada às crianças com estatura abaixo de –2 DP para o sexo e a idade, com tamanho e peso normais ao nascimento, proporções corporais normais, sem evidências de doenças orgânicas crônicas, sem alterações psicossociais e com nutrição adequada. A resposta do GH aos testes de estímulo, em geral, é normal.[1,2] Também estão incluídas nesse diagnóstico aquelas crianças que têm características sugestivas de BEF ou RCCP cujo prognóstico de altura final é baixo. Estima-se que 60 a 80% de todas as crianças com baixa estatura se enquadrem no conceito de BEI.[19]

Nas últimas duas décadas, a BEI vem sendo gradativamente desvendada, e diversas causas genéticas têm sido elucidadas, com prevalência de cerca de 13% para variações no número de cópias e 1 a 2% para defeitos heterozigóticos dos genes *SHOX*, *NPR2*, *ACAN*, *IHH* e *NPPC*, entre outros.[4] Tem sido proposto que muitas das crianças classificadas como BEI possam ter um defeito monogênico; parte desse grupo representa o espectro mais leve da variabilidade fenotípica de condições sindrômicas. Além disso, genes que regulam a placa de crescimento, que já haviam sido associados a displasias esqueléticas, foram recentemente apontados como responsáveis por alguns casos de BEI. Entre as causas de BEI, certamente estão incluídas a deficiência parcial do GH, formas parciais de insensibilidade ao GH (IGH) e outras doenças ainda desconhecidas.[4,19,113,114]

Resumo

A baixa estatura é um motivo comum para encaminhamento de crianças ao endocrinologista. Estima-se que afete de 3 a 5% da população pediátrica, e vários fatores estão envolvidos, incluindo genética, fatores familiares, psicossociais, nutricionais e hormonais. Entre as doenças endócrinas, destacam-se o hipotireoidismo, a deficiência do hormônio do crescimento (GH), o hipercortisolismo e a insensibilidade ao GH. No entanto, na prática clínica diária, a baixa estatura de causa endócrina é rara, e a maioria das crianças avaliadas apresenta baixa estatura idiopática (que vem sendo gradualmente elucidada) ou uma variante do normal. Entre as causas genéticas de baixa estatura em meninas, a síndrome de Turner é a mais importante, e deve ser suspeitada mesmo na ausência de características clínicas típicas. Na avaliação de crianças com baixa estatura, o parâmetro mais relevante é a velocidade de crescimento (VC). A investigação para baixa estatura é recomendada em crianças com estatura abaixo do percentil 3, crianças com estatura maior que 1,5 desvio-padrão abaixo do potencial familiar ou aquelas com VC baixa para idade e sexo, independentemente do percentil da estatura. Os testes de estímulo para o GH são indicados apenas quando há suspeita de deficiência de GH.

REFERÊNCIAS BIBLIOGRÁFICAS

1. Jorge A, Grimberg A, Dattani MT et al. Disorders of childhood Growth. In: Sperling MA, Majzoub J, Menon R, Stratakis C, org. Sperling pediatric disorders. 5. ed. Philadelphia: Elsevier; 2021. p. 299-356.
2. Argente J. Challenges in the management of short stature. Horm Res Paediatr. 2016; 85:2-10.
3. Patel R, Bajpai A. Evaluation of short stature in children and adolescents. Indian J Pediatr. 2021; 88:1196-202.
4. Wit JM, Kamp GA, Oostdijk W. Towards a rational and efficient diagnostic approach in children referred for growth failure to the general paediatrician. Horm Res Paediatr. 2019; 91:223-40.
5. Donaldson M, Gregory J, Van-Vliet G et al. Short stature. In: Donaldson M, Gregory J, Van-Vliet G, Wolfsdorf J, org. Practical endocrinology and diabetes in children. 4. ed. London: Wiley-Blackwell; 2019. p. 71-104.
6. Wood AR, Esko T, Yang J et al. Defining the role of common variation in the genomic and biological architecture of adult human height. Nat Genet. 2014; 46:1173-86.
7. Marouli E, Graff M, Medina-Gomez C et al. Rare and low-frequency coding variants alter human adult height. Nature. 2017; 542:186-90.
8. Gregory LC, Cionna C, Cerbone M et al. Identification of genetic variants and phenotypic characterization of a large cohort of patients with congenital hypopituitarism and related disorders. Genetics Med. 2023; 25:100881.
9. Molina PE. Molina PE, organizador. Adeno-hipófise. Fisiologia Endócrina. 5. ed. Porto Alegre: AMGH; 2021. p. 65-92.
10. Akalu Y, Molla MD, Dessie G et al. Physiological effect of ghrelin on body systems. Int J Endocrinol. 2020; 2020:1-26.
11. Yakar S, Liu JL, Stannard B et al. Normal growth and development in the absence of hepatic insulin-like growth factor I. Proceed Nation Academy Sci. 1999; 96:7324-9.
12. Donaldson MDC, Gregory JW, Van Vliet G et al. Short stature. Donaldson MDC, Gregory JW, Van Vliet G, Wolfsdorf J, org. Practical endocrinology and diabetes in children. London: Wiley-Blackwell; 2019. 71-104 p.
13. Polidori N, Castorani V, Mohn A et al. Deciphering short stature in children. Ann Pediatr Endocrinol Metab. 2020; 25(2):69-79.
14. Carrascosa A, Yeste D, Moreno-Galdó A et al. Crecimiento puberal de 1.453 niños sanos según la edad de inicio de la pubertad. Estudio longitudinal de Barcelona. An Pediatr (Engl Ed). 2018; 89:144-52.
15. Bozzola M, Meazza C. Growth velocity curves: what they are and how to use them. Handbook of growth monitoring in health and disease. 1. ed. Preedy org. VR, New York: Springer; 2012. p. 2999-3011.
16. Chiarelli F, Primavera M, Mastromauro C. Evaluation and management of a child with short stature. Minerva Pediatr. 2021; 72(6):452-61.
17. Wright CM, Cheetham TD. The strengths and limitations of parental heights as a predictor of attained height. Arch Dis Child. 1999; 81:257-60.
18. Marshall WA. Evaluation of growth rate in height over periods of less than one year. Arch Dis Child. 1971; 46:414-20.
19. Wit JM, Clayton PE, Rogol AD et al. Idiopathic short stature: Definition, epidemiology, and diagnostic evaluation. Growth Horm IGF Res. 2008; 18:89-110.
20. GH Research Society. Consensus Guidelines for the Diagnosis and treatment of growth hormone (GH) deficiency in childhood and adolescence: Summary statement of the GH Research Society. J Clin Endocrinol Metab. 2000; 85:3990-3.
21. Wit JM, Kamp GA, Oostdijk W. Towards a rational and efficient diagnostic approach in children referred for growth failure to the general paediatrician. Horm Res Paediatr. 2019; 91:223-40.
22. Jorge AAL, Funari MF, Nishi MY et al. Short stature caused by isolated SHOX gene haploinsufficiency: update on the diagnosis and treatment. Pediatr Endocrinol Rev. 2010; 8:79-85.
23. Malaquias AC, Scalco RC, Fontenele EGP et al. The sitting height/height ratio for age in healthy and short individuals and its potential role in selecting short children for SHOX analysis. Horm Res Paediatr. 2013; 80:449-56.
24. Jorge AAL, Nishi MY, Funari MFA et al. Baixa estatura por haploinsuficiência do gene SHOX: do diagnóstico ao tratamento. Arq Brasil Endocrinol Metabol. 2008; 52:765-73.
25. Alatzoglou KS, Webb EA, Le Tissier P et al. Isolated growth hormone deficiency (GHD) in childhood and adolescence: Recent advances. Endocr Rev. 2014; 35:376-432.
26. Zhou E, Hauser BR, Jee YH. Genetic evaluation in children with short stature. Curr Opin Pediatr. 2021; 33:458-63.
27. Lynnerup N, Belard E, Buch-Olsen K et al. Intra- and interobserver error of the Greulich–Pyle method as used on a Danish forensic sample. Forensic Sci Int. 2008; 179:242.e1-242.e6.
28. Martin DD, Wit JM, Hochberg Z et al. The use of bone age in clinical practice – Part 1. Horm Res Paediatr. 2011; 76:1-9.
29. Thodberg HH, Thodberg B, Ahlkvist J et al. Autonomous artificial intelligence in pediatric radiology: the use and perception of BoneXpert for bone age assessment. Pediatr Radiol. 2022; 52:1338-46.
30. Lee BD, Lee MS. Automated Bone age assessment using artificial intelligence: The future of bone age assessment. Korean J Radiol. 2021; 22:792.
31. Wit JM, Kamp GA, Oostdijk W. Towards a rational and efficient diagnostic approach in children referred for growth failure to the general paediatrician. Horm Res Paediatr. 2019; 91:223-40.
32. Jonsdottir-Lewis E, Feld A, Ciarlo R et al. Timing of pubertal onset in girls and boys with constitutional delay. J Clin Endocrinol Metab. 2021; 106:e3693-703.
33. Federici S, Goggi G, Quinton R et al. New and consolidated therapeutic options for pubertal induction in hypogonadism: In-depth review of the literature. Endocr Rev. 2022; 43:824-51.
34. Poyrazoğlu S, Günöz H, Darendeliler F et al. Constitutional delay of growth and puberty: from presentation to final height. J Pediatr Endocrinol Metab. 2005; 18:171-9.
35. Saenger P, Czernichow P, Hughes I et al. Small for gestational age: Short stature and beyond. Endocr Rev. 2007; 28:219-51.
36. Hokken-Koelega ACS, van der Steen M, Boguszewski MCS et al. International consensus guideline on small for gestational age: Etiology and management from infancy to early adulthood. Endocr Rev. 2023; 44:539-65.

37. Boguszewski MC, Mericq V, Bergada I et al. Latin American consensus: Children born small for gestational age. BMC Pediatr. 2011; 11:66.
38. Gravholt CH, Viuff M, Just J et al. The changing face of Turner syndrome. Endocr Rev. 2023; 44:33-69.
39. Gravholt CH, Andersen NH, Christin-Maitre S et al. Clinical practice guidelines for the care of girls and women with Turner syndrome. Eur J Endocrinol. 2024; 190(6):G53-151.
40. Isojima T, Yokoya S. Growth in girls with Turner syndrome. Front Endocrinol (Lausanne). 2023; 13:1068128.
41. Gravholt CH, Andersen NH, Conway GS et al. Clinical practice guidelines for the care of girls and women with Turner syndrome: proceedings from the 2016 Cincinnati International Turner Syndrome Meeting. Eur J Endocrinol. 2017; 177:G1-70.
42. Zenker M, Edouard T, Blair JC et al. Noonan syndrome: improving recognition and diagnosis. Arch Dis Child. 2022; 107:1073-8.
43. Hebron KE, Hernandez ER, Yohe ME. The RASopathies: from pathogenetics to therapeutics. Dis Model Mech. 2022; 15.
44. Tartaglia M, Aoki Y, Gelb BD. The molecular genetics of RASopathies: An update on novel disease genes and new disorders. Am J Med Genet C Semin Med Genet. 2022; 190:425-39.
45. Van Der Burgt I, Berends E, Lommen E et al. Clinical and molecular studies in a large Dutch family with Noonan syndrome. Am J Med Genet. 1994; 53:187-91.
46. Singh A, Pajni K, Panigrahi I et al. Clinical and molecular heterogeneity of Silver-Russell syndrome and therapeutic challenges: A systematic review. Curr Pediatr Rev. 2023; 19:157-68.
47. Wakeling EL, Brioude F, Lokulo-Sodipe O et al. Diagnosis and management of Silver–Russell syndrome: first international consensus statement. Nat Rev Endocrinol. 2017; 13:105-24.
48. Azzi S, Salem J, Thibaud N et al. A prospective study validating a clinical scoring system and demonstrating phenotypical-genotypical correlations in Silver-Russell syndrome. J Med Genet. 2015; 52:446-53.
49. Höybye C, Tauber M. Approach to the patient with Prader–Willi syndrome. J Clin Endocrinol Metab. 2022; 107:1698-705.
50. Muscogiuri G, Formoso G, Pugliese G et al. Prader-Willi syndrome: An uptodate on endocrine and metabolic complications. Rev Endocr Metab Disord. 2019; 20:239-50.
51. Unger S, Ferreira CR, Mortier GR et al. Nosology of genetic skeletal disorders: 2023 revision. Am J Med Genet A. 2023; 191:1164-209.
52. Llerena J, Kim CA, Fano V et al. Achondroplasia in Latin America: practical recommendations for the multidisciplinary care of pediatric patients. BMC Pediatr. 2022; 22:492.
53. Pauli RM. Achondroplasia: a comprehensive clinical review. Orphanet J Rare Dis. 2019; 14:1.
54. Hoover-Fong J, Cheung MS, Fano V et al. Lifetime impact of achondroplasia: Current evidence and perspectives on the natural history. Bone. 2021; 146:115872.
55. Bober M, Bellus G, Nikkel S et al. Hypochondroplasia. Gene Rev. 1999.
56. Jorge AAL, Souza SC, Nishi MY et al. SHOX mutations in idiopathic short stature and Leri-Weill dyschondrosteosis: frequency and phenotypic variability. Clin Endocrinol (Oxf). 2007; 66:130-5.
57. Belin V, Cusin V, Viot G et al. SHOX mutations in dyschondrosteosis (Leri-Weill syndrome). Nat Genet. 1998; 19:67-9.
58. Leka S, Kitsiou-Tzeli S, Kalpini-Mavrou A et al. Short stature and dysmorphology associated with defects in the SHOX gene. Hormones. 2006; 5:107-18.
59. Chan E, DeVile C, Ratnamma VS. Osteogenesis imperfecta. BJA Educ. 2023; 23:182-8.
60. United Nations Children's Fund (UNICEF) WHO (WHO), IB for R and DW-Bank. Levels and trends in child malnutrition: UNICEF/WHO/World Bank Group Joint Child Malnutrition Estimates: Key findings of the 2023 edition. Em New York; 2023.
61. Inzaghi E, Pampanini V, Deodati A et al. The effects of nutrition on linear growth. Nutrients. 2022; 14(9).
62. Baum W, Schneyer U, Lantzsch A et al. Delay of growth and development in children with bronchial asthma, atopic dermatitis and allergic rhinitis. Exper Clin Endocrinol Diabetes. 2002; 110:53-9.
63. Heras A, Chambers R, Solomon Z et al. Nutrition-based implications and therapeutics in the development and recovery of bronchopulmonary dysplasia. Semin Perinatol. 2023; 47:151818.
64. Chen W, Yang H, Hou C et al. The influence of childhood asthma on adult height: evidence from the UK Biobank. BMC Med. 2022; 20:94.
65. Sahin Y. Celiac disease in children: A review of the literature. World J Clin Pediatr. 2021; 10:53-71.
66. Troncone R, Kosova R. Short stature and catch-up growth in celiac disease. J Pediatr Gastroenterol Nutr. 2010; 51.
67. Amaro F, Chiarelli F. Growth and Puberty in children with inflammatory bowel diseases. Biomedicines. 2020; 8:458.
68. Fernández-Iglesias Á, López JM, Santos F. Growth plate alterations in chronic kidney disease. Pediatric Nephrology. 2020; 35:367-74.
69. Hapuoja L, Kretschmar O, Rousson V et al. Somatic growth in children with congenital heart disease at 10 years of age: Risk factors and longitudinal growth. Early Hum Dev. 2021; 156:105349.
70. He Q, Lin X, Zhou Z et al. Failure to thrive in pediatric patients with congenital heart disease: a cross-sectional study of 13,256 patients. Lancet Reg Health West Pac. 2024; 44:101002.
71. El Koofy N, Moawad EMI, Fahmy M et al. Anthropometric, biochemical and clinical assessment of malnutrition among Egyptian children with chronic liver diseases: a single institutional cross-sectional study. BMC Gastroenterol. 2019; 19:223.
72. Carsote M, Vasiliu C, Trandafir AI et al. New entity–thalassemic endocrine disease: Major beta-thalassemia and endocrine involvement. Diagnostics. 2022; 12:1921.
73. Chikani UN, Bisi-Onyemaechi A, Ohuche I et al. The effect of sickle cell anemia on the linear growth of Nigerian children. J Pediatr Endocrinol Metab. 2021; 34:1283-90.
74. d'Angelo DM, Di Donato G, Breda L et al. Growth and puberty in children with juvenile idiopathic arthritis. Pediatric Rheumatol. 2021; 19:28.
75. McErlane F, Carrasco R, Kearsley-Fleet L et al. Growth patterns in early juvenile idiopathic arthritis: Results from the Childhood Arthritis Prospective Study (CAPS). Semin Arthritis Rheum. 2018; 48:53-60.
76. Goudouris ES, Segundo GRS, Poli C. Repercussions of inborn errors of immunity on growth. J Pediatr (Rio J). 2019; 95:49-58.
77. Di Iorgi N, Morana G, Allegri AEM et al. Classical and non-classical causes of GH deficiency in the paediatric age. Best Pract Res Clin Endocrinol Metab. 2016; 30:705-36.
78. Mameli C, Guadagni L, Orso M et al. Epidemiology of growth hormone deficiency in children and adolescents: a systematic review. Endocrine. 2024.
79. Giordano M. Genetic causes of isolated and combined pituitary hormone deficiency. Best Pract Res Clin Endocrinol Metab. 2016; 30(6):679-91.
80. Aguiar-Oliveira MH, Gill MS, de ES et al. Effect of severe growth hormone (GH) deficiency due to a mutation in the GH-releasing hormone receptor on insulin-like growth factors (IGFs), IGF-binding proteins, and ternary complex formation throughout life. J Clin Endocrinol Metab. 1999; 84:4118-26.
81. Zygmunt-Górska A, Wójcik M, Gilis-Januszewska A et al. Comparison of clinical characteristics of a pediatric cohort with combined pituitary hormone deficiency caused by mutation of the PROP1 gene or of other origins. Hormones. 2024; 23:69-79.
82. Al-Salihi MM, Qassim T, Aji N et al. The clinical aspects of septo-optic dysplasia: A narrative review with illustrative case report. Int J Surg Case Rep. 2023; 109:108575.
83. Maghnie M, Lindberg A, Koltowska-Häggström M et al. Magnetic resonance imaging of CNS in 15043 children with GH deficiency in KIGS (Pfizer International Growth Database). Eur J Endocrinol. 2013; 168:211-7.
84. Kardelen AD, Najaflı A, Baş F et al. PROKR2 mutations in patients with short stature who have isolated growth hormone deficiency and multiple pituitary hormone deficiency. J Clin Res Pediatr Endocrinol. 2023; 15:338-47.
85. Misgar RA, Chhabra A, Qadir A et al. Pituitary stalk interruption syndrome due to novel *ROBO1* mutation presenting as combined pituitary hormone deficiency and central diabetes insipidus. J Pediatric Endocrinol Metab. 2024; 37:477-81.
86. Rodríguez-Contreras FJ, Marbán-Calzón M, Vallespín E et al. Loss of function *BMP4* mutation supports the implication of the BMP/TGF-β pathway in the etiology of combined pituitary hormone deficiency. Am J Med Genet A. 2019; 179:1591-7.
87. Vasques GA, Andrade NLM, Correa FA et al. Update on new GH-IGF axis genetic defects. Arch Endocrinol Metab. 2020; 63:608-17.
88. Collett-Solberg PF, Ambler G, Backeljauw PF et al. Diagnosis, genetics, and therapy of short stature in children: A growth hormone research society international perspective. Horm Res Paediatr. 2019; 92:1-14.
89. Shen Y, Zhang J, Zhao Y et al. Diagnostic value of serum IGF-1 and IGFBP-3 in growth hormone deficiency: a systematic review with meta-analysis. Eur J Pediatr. 2015; 174:419-27.
90. Binder G, Weidenkeller M, Blumenstock G et al. Rational approach to the diagnosis of severe growth hormone deficiency in the newborn. J Clin Endocrinol Metab. 2010; 95(5):2219-26.
91. Garcia JM, Biller BMK, Korbonits M et al. Sensitivity and specificity of the macimorelin test for diagnosis of AGHD. Endocr Connect. 2021; 10:76-83.
92. Grimberg A, DiVall SA, Polychronakos C et al. Guidelines for growth hormone and insulin-like growth factor-I treatment in children and adolescents: Growth hormone deficiency, idiopathic short stature, and primary insulin-like growth factor-I deficiency. Horm Res Paediatr. 2016; 86:361-97.
93. Lee HS, Hwang JS. Influence of body mass index on growth hormone responses to classic provocative tests in children with short stature. Neuroendocrinology. 2011; 93:259-64.
94. Alyahyawi NY. Auxological, clinical, and MRI abnormalities in pediatric patients with isolated growth hormone deficiency. Cureus. 2024 ; 16(2):e54904.
95. Castets S, Thomas-Teinturier C, Villanueva C et al. Diagnosis and management of congenital hypopituitarism in children. Archive Pédiatrie. 2024; 31:165-71.
96. Longui CA, Rocha AJ, Menezes DMB et al. Fast acquisition sagittal T1 magnetic resonance imaging (FAST1-MRI): A new imaging approach for the diagnosis of growth hormone deficiency. J Ped Endocrinol Metab. 2004; 17.

97. Rosenbloom AL. A half-century of studies of growth hormone insensitivity/Laron syndrome: A historical perspective. Growth Horm IGF Res. 2016; 28:46-50.
98. Laron Z. Laron Syndrome (primary growth hormone resistance or insensitivity): The personal experience 1958–2003. J Clin Endocrinol Metab. 2004; 89:1031-44.
99. Domené HM, Fierro-Carrión G. Genetic disorders of GH action pathway. Growth Horm IGF Res. 2018; 38:19-23.
100. Savage MO, Storr HL. GH Resistance is a component of idiopathic short stature: Implications for rhGH therapy. Front Endocrinol (Lausanne). 2021; 12.
101. Storr HL, Chatterjee S, Metherell LA et al. Nonclassical GH insensitivity: Characterization of mild abnormalities of GH action. Endocr Rev. 2019; 40:476-505.
102. Villela TR, Freire BL, Braga NTP et al. Growth Hormone insensitivity (Laron syndrome): Report of a new family and review of Brazilian patients. Genet Mol Biol. 2019; 42.
103. Rosenbloom AL. Physiology and disorders of the growth hormone receptor (GHR) and GH-GHR signal transduction. Endocrine. 2000; 12:107-20.
104. Gkourogianni A, Andrade AC, Jonsson B et al. Pre- and postnatal growth failure with microcephaly due to two novel heterozygous IGF1R mutations and response to growth hormone treatment. Acta Paediatr. 2020; 109:2067-74.
105. Dujovne NV, Gazek NA, Lazzati JM et al. Predictive outcome measures of adult short stature in patients with severe acquired autoimmune hypothyroidism. Arch Argent Pediatr. 2019; 117.
106. Tack L, Tatsi C, Stratakis C et al. Effects of glucocorticoids on bone: What we can learn from pediatric endogenous Cushing's syndrome. Horm Metab Res. 2016; 48:764-70.
107. Savage MO, Scommegna S, Carroll PV et al. growth in disorders of adrenal hyperfunction. Horm Res Paediatr. 2002; 58(Suppl. 1):39-43.
108. Muñoz MT, Barrios V, Pozo J et al. Insulin-like growth factor I, its binding proteins 1 and 3, and growth hormone-binding protein in children and adolescents with insulin-dependent diabetes mellitus: Clinical implications. Pediatr Res. 1996; 39:992-8.
109. Nambam B, Schatz D. Growth hormone and insulin-like growth factor-I axis in type 1 diabetes. Growth Horm IGF Res. 2018; 38:49-52.
110. Mantovani G, Bastepe M, Monk D et al. Diagnosis and management of pseudohypoparathyroidism and related disorders: first international Consensus Statement. Nat Rev Endocrinol. 2018; 14:476-500.
111. Baroncelli GI, Comberiati P, Aversa T et al. Diagnosis, treatment, and management of rickets: a position statement from the Bone and Mineral Metabolism Group of the Italian Society of Pediatric Endocrinology and Diabetology. Front Endocrinol (Lausanne). 2024; 15:1383681.
112. Saitoh H, Kamoda T, Fukushima T. The status of the GH-IGF-I axis in a child with psychosocial short stature. J Ped Endocrinol Metab. 2003; 16.
113. Zhao Q, Li Y, Shao Q et al. Clinical and genetic evaluation of children with short stature of unknown origin. BMC Med Genomics. 2023; 16(1):194.
114. Cohen LE, Rogol AD. Invited Review – Children with idiopathic short stature (ISS): an expanding role for genetic investigation in their medical evaluation. Endocr Pract. 2024; 30(7):679-86.

CAPÍTULO 18

Uso do Hormônio do Crescimento Recombinante Humano na Baixa Estatura: Quando, Como e Por Quanto Tempo?

Paulo Ferrez Collett-Solberg ■ Daniel Luis Schueftan Gilban

INTRODUÇÃO E HISTÓRICO

O crescimento estatural é um processo biológico complexo e multifatorial que ocorre em um período limitado da nossa vida. Do ponto de vista evolutivo, o crescimento é um paradoxo. Ele não é considerado fundamental para a nossa sobrevivência como espécie, mas demanda alto gasto energético. O crescimento pode, portanto, ser entendido como um excelente indicador do estado geral de saúde de uma criança, visto que, em vigência de quadros patológicos sistêmicos, o crescimento rapidamente sofre limitações para contenção desse gasto energético "dispensável".

A estatura de um indivíduo é tradicionalmente reconhecida como um dos componentes do seu bem-estar e da sua qualidade de vida, com influências em oportunidades de carreira e relações interpessoais. Assim, a baixa estatura pode afetar negativamente o comportamento e a saúde psicossocial e emocional de crianças e adolescentes, mesmo na ausência de doenças de base. Essas crianças parecem sofrer mais frequentemente *bullying*.[1] Assim, estratégias para potencializar o crescimento, como o uso de hormônio do crescimento (GH) recombinante humano (rhGH), podem ter efeito protetor sobre esses fatores.

A história da administração de GH humano começou em 1958, quando o Dr. Maurice Raben relatou o primeiro caso bem-sucedido de tratamento de paciente com deficiência de GH (DGH) utilizando GH extraído de hipófises de cadáveres. A dependência de cadáveres e o processo de purificação do hormônio tornavam o suprimento bastante limitado para uso. Quase três décadas depois, com o GH humano sendo utilizado apenas em pacientes diagnosticados com DGH grave, 194 casos de doença de Creutzfeldt-Jakob, uma doença neurodegenerativa grave, foram reportados por todo o mundo, levando à proibição do uso de rhGH em diversos países. Em 1985, a Food and Drug Administration (FDA) e a European Medicines Agency (EMA; Agência Europeia de Medicamentos) aprovaram o uso do rhGH para crianças com DGH.[2,3]

O novo processo de obtenção do rhGH, via engenharia genética, permitiu a rápida expansão das possibilidades de tratamento, tanto em termos de dosagem utilizada quanto em termos de indicações de uso. Os próprios critérios para diagnóstico da deficiência de GH foram relaxados, e o rhGH passou a ser estudado em diversas outras condições associadas à baixa estatura, mesmo aquelas consideradas não patológicas. Esse processo culminou, em 2003, com a aprovação do uso de rhGH para a baixa estatura idiopática (BEI), primeiramente nos EUA e depois em outros países, incluindo o Brasil. Entretanto, globalmente, o rhGH tem sido utilizado para uma variedade de indicações de maneira "*off label*", com grande parte das prescrições não estando relacionadas à DGH. As implicações éticas dessa perigosa guinada à "cosmetologia do crescimento" serão discutidas ao fim do capítulo.[4]

CRESCIMENTO DEFICIENTE

Apesar de a baixa estatura não ser, por si só, uma doença, o crescimento inadequado pode ser um sinal precoce de doença subjacente e, portanto, um fator de atenção. Entretanto, mais frequentemente, é uma variação de normalidade em crianças saudáveis.

São três as situações que devem levantar suspeitas e indicativas de investigação clínica, a saber:

- **Crescimento abaixo de dois desvios-padrão (DP) da média para a idade**: a estatura abaixo da variação esperada da média estatural para a idade é a definição da baixa estatura

- **Crescimento abaixo da estatura-alvo prevista para o padrão estatural familiar**: as crianças que não são necessariamente baixas quando comparadas com a população geral, mas crescem abaixo do previsto para o padrão familiar
- **Velocidade de crescimento (VC) reduzida**: crianças que não crescem no ritmo esperado para a faixa etária, de modo que acabam desviando para percentis inferiores na curva de crescimento.

A tentativa de diferenciar o crescimento normal do crescimento patológico envolve uma avaliação minuciosa do estado geral de saúde, a obtenção da VC, a pesquisa sobre o alvo genético e a avaliação das proporções corporais, além das estimativas sobre potencial de crescimento restante.[5,6] Com frequência, além da anamnese e do exame físico, é recomendada uma investigação mediante exames complementares, como detalhado no Capítulo 17, *Investigação da Criança com Baixa Estatura*.

A maior parte das causas de crescimento deficiente não têm relação com doenças endócrinas. Condições que afetam primariamente o crescimento, como síndromes genéticas e displasias esqueléticas, devem ser lembradas, bem como aquele percentual (cerca de 15%) de pacientes nascidos pequenos para a idade gestacional (PIG) que não tiveram a recuperação estatural esperada. A desnutrição continua sendo a causa de crescimento deficiente, bem como doenças crônicas sistêmicas. Entre as causas endócrinas, deve-se dar atenção ao hipotireoidismo e à DGH.[5,6]

A DGH pode ocorrer por consequência de uma desordem hipofisária ou na cascata de funções e estruturas cerebrais que regulam a sua secreção. A maioria dos peptídeos da família IGF (IGF-1, IGF-BP3 e ALS) são dependentes e quantitativamente relacionados com os níveis séricos adequados de GH no período pós-natal, além de outros fatores, como nutrição e puberdade. Sabe-se que, no nível celular na cartilagem de crescimento, as presenças tanto de GH quanto de IGF-1 são necessárias para a promoção do crescimento.[5,6]

Do ponto de vista clínico, a DGH pode ser entendida e classificada de acordo com características descritivas, como:

- **Início do quadro**: congênito × adquirido
- **Grau de extensão da deficiência hipofisária**: deficiência isolada × combinada (hipopituitarismo)
- **Causalidade**: doença orgânica ou variante genética demonstrável × idiopática
- **Existência ao longo da vida**: permanente × transitória.

CONSIDERAÇÕES GERAIS DE USO, ADERÊNCIA E MONITORAMENTO

O GH é um polipeptídeo produzido e secretado por células especializadas localizadas na hipófise anterior cuja principal função é a promoção do crescimento e do desenvolvimento corporal. Além disso, ele participa da regulação do metabolismo de proteínas, lipídeos e carboidratos. O eixo fisiológico GH/fator de crescimento insulina-*like* (IGF-1) exerce efeitos cardiovasculares relevantes, regulando o crescimento cardíaco e a contratilidade miocárdica e contribuindo para a manutenção da função cardíaca.

O rhGH é uma medicação de uso subcutâneo, com aplicação através de seringas ou canetas. Os sítios de aplicação são os mesmos recomendados para outras medicações que usam a via de aplicação, como a insulina (notadamente braços, coxas, abdome e nádegas). A aplicação é diária, com preferência para o período noturno, para mimetizar o ciclo circadiano da produção do GH. Estudos não demonstraram queda na eficácia do tratamento com seis aplicações semanais, em vez de sete, sendo uma opção para famílias que desejam ter uma "noite de folga" do tratamento, mantendo a dose semanal total.[6] Em 2023, foi aprovado o GH para aplicação semanal.

O princípio geral que rege as intervenções médicas para potencialização do crescimento é o da "janela de oportunidade". Dessa forma, quanto mais precoce for o início do tratamento, maior será o potencial de impacto na estatura adulta do indivíduo. Esse ponto é especialmente verdadeiro quando consideramos o efeito da entrada na puberdade na estatura adulta do indivíduo. Sabidamente, durante a puberdade, ocorre o aumento da VC mediada pelo estímulo dos esteroides sexuais. Entretanto, os esteroides sexuais, principalmente o estradiol, também terão efeito no amadurecimento e no fechamento das epífises de crescimento, o que, em última análise, levará o indivíduo a atingir sua estatura adulta. Um dos melhores indicadores da estatura adulta de uma pessoa é a estatura no momento da entrada na puberdade. Dessa forma, o impacto do tratamento com rhGH após a entrada na puberdade é nitidamente diminuído, e o adiamento do uso em crianças pré-púberes que já tenham indicação de tratamento é um erro comumente visto na prática clínica.

A decisão sobre o início do tratamento com rhGH envolve uma comunicação aberta e efetiva entre o profissional de saúde prescritor, os pais/responsáveis e o jovem que receberá o medicamento, sempre respeitando os limites de entendimento e autonomia do último.[1,7] Vale lembrar que apenas na DGH estaremos diante de uma situação em que o uso de rhGH traz benefícios inquestionáveis e amplamente apoiados pela literatura científica. Nas demais indicações de uso, como será visto na próxima seção, o uso de rhGH será mais considerado como possibilidade do que necessidade; portanto, a conversa e as ponderações sobre o uso se tornam ainda mais relevantes.

O aconselhamento pré-início de tratamento com rhGH pode incluir os itens descritos no acrônimo BLACK:[1]

- **B**: benefícios esperados com o uso da medicação para o caso específico
- **L**: limitações da terapia, manejo das expectativas antes e durante o tratamento
- **A**: adversidades do tratamento, discutindo o perfil de segurança da medicação
- **C**: custo financeiro e emocional do tratamento a longo prazo
- **K**: (*knowledge*) conhecimento e habilidades para o uso correto da medicação com boa aderência.

De acordo com a Organização Mundial da Saúde (OMS), a aderência corresponde ao grau em que o comportamento pessoal corresponde às recomendações médicas acordadas. Trata-se de um conceito de difícil definição no contexto do uso de rhGH. Estabelecer os parâmetros indicadores de uma boa aderência é um desafio, na medida em que a resposta também é influenciada por fatores individuais, e os pacientes que respondem bem ao tratamento dificilmente podem ser previamente conhecidos.[8]

A maior parte dos estudos relata impacto na eficácia do tratamento com rhGH com omissão de mais de duas aplicações ao mês. As falhas consistentes na aplicação correta da medicação costumam ocorrer principalmente nos adolescentes, nos jovens que não contam com a supervisão de um responsável e naqueles que já estão em uso de rhGH há mais de 2 anos. Limitações na aderência ao tratamento com rhGH também já foram relatadas em famílias com nível socioeconômico mais baixo e nos dispositivos de aplicação que tenham maior complexidade em seu manejo e manuseio.[8,9]

A resposta ao tratamento com rhGH é analisada principalmente em intervalos anuais, e pode ser expressa pela VC em centímetros/ano, pela mudança na VC quando comparada com um período anterior ao tratamento ou pela mudança no DP da estatura ao longo do tempo, que também pode ser avaliada por meio do gráfico de crescimento. A VC é um parâmetro robusto para acompanhamento da resposta, simples de ser calculada e plotada, além de ser graficamente visualizada por meio da inclinação da curva de crescimento do paciente. O objetivo principal do tratamento é o aumento ou a normalização da VC, bem como da estatura ao longo da infância, para que esses benefícios se traduzam em aumento da estatura adulta do indivíduo.[6]

A melhor resposta ao tratamento com rhGH costuma ocorrer no primeiro ano de tratamento, evoluindo para um estado mais estável e sustentado na VC até o término da terapia. Diversos indicadores de boa resposta ao tratamento já foram e continuam sendo utilizados como pontos de corte na separação entre os pacientes bons e maus respondedores à terapia com rhGH, sobretudo quando avaliados no primeiro ano. Os principais marcadores são:

- Incremento de pelo menos 3 cm/ano na VC em relação ao valor pré-tratamento
- Incremento de pelo menos um DP na VC em relação aos valores pré-tratamento
- Ganho de pelo menos 0,3 ou 0,5 DP na estatura em relação à estatura pré-tratamento.

O monitoramento antropométrico da resposta ao tratamento é assistido por um acompanhamento laboratorial por meio da dosagem periódica da IGF-1. O objetivo do tratamento é a manutenção dos níveis séricos desse peptídeo perto da mediana para crianças com DGH e no limite superior da normalidade para a faixa etária nas outras indicações, preferencialmente sem ultrapassar o limite superior da referência. Algumas crianças com indicação de rhGH que não DGH necessitam de uma IGF-1 um pouco acima do limite superior da normalidade para obterem um crescimento adequado. Alguns autores sugerem a dosagem adicional da IGF-BP3, sua proteína transportadora, para que se calcule a fração livre da IGF-1 como acompanhamento do tratamento. Há dados insuficientes sobre o uso de outros marcadores de ação do rhGH, como a dosagem de leptina e marcadores de metabolismo ósseo.[5] A resposta ao tratamento é potencializada quando a dose de rhGH é ajustada individualmente para a obtenção desses objetivos, utilizando os marcadores auxológicos e laboratoriais, como mostrado a seguir.

INDICAÇÕES DE USO E DOSAGEM RECOMENDADA

As indicações de uso do rhGH cresceram gradativamente nas últimas décadas, bem como a disponibilidade do medicamento no mercado, desde a sua introdução em 1985 para o tratamento exclusivo da baixa estatura grave por DGH.[3,4]

A DGH continua sendo a indicação com melhores níveis de evidência e benefício incontestável com o uso de rhGH. Entretanto, outras condições que se apresentam com crescimento deficiente foram estudadas e, aos poucos, acrescentadas à liberação de uso. Nessas condições, apesar de o benefício estatural não ser tão significativo quanto o da DGH, o ganho estatural obtido e o perfil de segurança atenderam aos critérios de aprovação pelas agências reguladoras.

Ademais, as ações metabólicas positivas do rhGH motivaram o uso da medicação em condições em que o foco é a melhora do perfil metabólico,[10] mesmo sem grande efeito ou nenhum efeito em ganho estatural. Assim, condições como a DGH em adultos, síndromes catabólicas graves, síndrome de Prader-Willi e alguns casos de crianças nascidas PIG sem recuperação estatural também passaram a ser estudadas, mas aquelas nos quais o crescimento não é fundamental não serão o foco deste capítulo, que tratará apenas do uso de rhGH em condições associadas à baixa estatura.

Para o USFDA e a Agência Nacional de Vigilância Sanitária (Anvisa), as seguintes condições estão aprovadas para uso de rhGH: DGH em crianças e adultos, síndrome de Turner, PIG que não tiveram recuperação estatural espontânea, haploinsuficiência do gene *SHOX*, síndrome de Noonan, síndrome de Prader-Willi, doença renal crônica e BEI.

A seguir, serão discutidas brevemente as indicações que visam ao ganho estatural e que também estão aprovadas pela Anvisa para uso em território nacional.

Deficiência de GH em crianças e adolescentes

O uso do rhGH é indiscutível e considerado o padrão-ouro de tratamento para a condição, com evidências robustas de eficácia e segurança adequadas. A rhGH está indicada na dose 0,025 a 0,035 mg/kg/dia ou 0,075 a 0,10 UI/kg/dia, administrada por via subcutânea, à noite, 7 vezes por semana, ajustada conforme o peso corporal, a VC e os níveis de IGF-1. A dose total semanal também pode ser dividida em seis aplicações.[5,6]

Síndrome de Turner

Baixa estatura é o achado mais consistente da síndrome de Turner. Caracteristicamente, há retardo leve do crescimento na fase intrauterina, redução progressiva da VC durante a infância e uma marcada ausência de crescimento na fase puberal. Pacientes com síndrome de Turner que não utilizam rhGH apresentam alturas médias muito inferiores ao limite inferior da população feminina geral (136 a 147 cm), variando de acordo com a origem genética familiar. Está indicada a rhGH na dose de 0,135 a 0,15 UI/kg/dia (0,045 a 0,050 mg/kg/dia) administrados por via subcutânea, à noite, 7 vezes por semana. A dose total semanal também pode ser dividida em seis aplicações. Excepcionalmente, doses de até 0,2 U/kg/dia podem ser prescritas em casos de baixa VC e comprometimento da altura final, mantidos níveis de IGF-1 dentro dos valores de normalidade (idealmente, abaixo de +2DP da média para idade).[5,6]

Crianças nascidas pequenas para a idade gestacional

As crianças nascidas PIG normalmente fazem um crescimento de recuperação, uma aceleração da VC no sentido de retornar ao alvo genético familiar até os 2 a 4 anos. Entretanto, cerca de 15% dessa população não conseguem essa recuperação estatural espontânea, de modo que permanecerão abaixo da altura prevista. Esses pacientes passam, então, a serem candidatos ao uso de rhGH, na dose de 0,05 mg/kg/dia (ou 0,15 UI/kg/dia). De modo alternativo, em crianças com baixa estatura grave (escore Z de estatura abaixo de –3 DP), pode-se começar na dose de 0,068 mg/kg/dia (ou 0,2 UI/kg/dia) e não ajustar posteriormente de acordo com o ganho de peso da criança até que a dose atinja 0,047 mg/kg/dia novamente, de acordo com o consenso latino-americano.[5,6]

Crianças com baixa estatura por doença renal crônica

A doença renal crônica é um estado de aumento de circulação de citocinas inflamatórias, com frequente impacto no crescimento somático, tanto na fase pré-transplante quanto eventualmente nos pacientes pós-transplantados renais. Essa população também se beneficia do uso de rhGH, na dose de 0,05 mg/kg/dia (ou 0,15 UI/kg/dia).[5,6]

Síndrome de Noonan

Trata-se de uma síndrome genética com achados fenotípicos típicos, incluindo baixa estatura, cardiopatia e fácies típica. Acomete ambos os sexos, e a mutação mais frequente é no gene *PTPN11*. Cerca de 30% dos pacientes com síndrome de Noonan têm DGH demonstrável por meio de testes provocativos. A desaceleração do crescimento ocorre nos dois primeiros anos de vida. Posteriormente, a VC mantém-se estável até os 10 anos, mas insuficiente para recuperação estatural. Está aprovado, desde 2007, o uso de rhGH na dose de até 0,066 mg/kg/dia (ou até 0,19 UI/kg/dia).[11]

Síndrome de Prader-Willi

Além de baixa estatura, a síndrome é causadora de obesidade grave, com compulsão alimentar, déficit cognitivo e hipogonadismo. A hipotonia é significativa nos primeiros anos de vida, com impacto na obtenção dos marcos adequados de desenvolvimento. A prevalência de DGH, quando demostrada por meio de testes provocativos, chega a 74%. O uso de rhGH, na dose de 0,03 a 0,06 mg/kg/dia (0,1 a 0,2 UI/kg/dia) promove melhora na VC dessa população, mas o uso é recomendado independentemente, em virtude dos ganhos metabólicos e no desenvolvimento psicomotor desde a sua aprovação, em 2000, após campanhas de grupos de defesa de pacientes.[12]

Crianças com baixa estatura idiopática

São as crianças cuja baixa estatura não pode ser justificada por qualquer causa patológica, havendo, portanto, um diagnóstico de exclusão. Inclui as variações de normalidade, como a baixa estatura familiar e o atraso constitucional do crescimento e da puberdade. É uma indicação mais controversa, por sugerir a medicalização de crianças saudáveis e por sua eficácia ser comparativamente menor nesse heterogêneo grupo. Entretanto, o perfil de segurança satisfez as condições para aprovação de uso nas crianças abaixo de −2 DP de estatura, na dose de até 0,067 mg/kg/dia (até 0,2 UI/kg/dia).[13]

RESULTADOS E EFICÁCIA

O início de tratamento com rhGH é normalmente seguido de um aumento significativo da VC nos primeiros 12 a 24 meses, que decai e estabiliza em um ritmo normal e sustentado até o término do tratamento. Há uma clara relação entre a dose utilizada e a resposta obtida nos dois primeiros anos de tratamento. Os resultados em termos de ganho na estatura adulta são variáveis, e são mais significativos nas crianças com DGH.[5]

Nas demais indicações de uso, crianças e familiares com frequência se sentem frustrados com o que consideram um ritmo lento do ganho estatural. Esse tipo de informação deve ser discutido individualizando os resultados para a indicação e as características individuais de cada paciente.

Modelos de predição de resposta foram criados com base em grandes bancos de dados fornecidos pela indústria farmacêutica. Eles ainda carecem de evidências que suportem o seu uso rotineiro, mas fatores incluindo início precoce de uso de rhGH, alvo genético mais elevado e melhor resposta ao final do primeiro ano de tratamento parecem se correlacionar com as melhores respostas observadas.[1]

Para além dos indicadores objetivos de ganho estatural em cada indicação de uso, crianças com baixa estatura significativa apresentam piores escores de qualidade de vida, e o tratamento com rhGH parece trazer melhora a esses indicadores ao longo do tratamento, com correlação entre ganho estatural e melhora da qualidade de vida. Esses dados são complicados por um indicador chamado de "estatura percebida". Um estudo mostrou que pacientes e seus pais tendem a superestimar a própria altura, e que, quando a percepção da própria estatura não é tão baixa quanto a altura real, os pacientes apresentam melhores indicadores de saúde mental.[1,13]

Dentro do espectro de respostas possíveis ao tratamento com rhGH, em um polo extremo (e positivo), tem-se o uso em crianças com deficiência clássica de GH com resultados muito baixos em testes provocativos e níveis séricos reduzidos de IGF-1. Esses pacientes respondem dramaticamente, mesmo a baixas doses de rhGH, em geral atingindo estaturas finais normais. A comparação com controles históricos de pacientes não tratados mostra ganhos de 4 a 6 DP de estatura, algo entre 20 e 30 cm ao final do tratamento. Além de normalização do crescimento, o tratamento com rhGH na DGH também impacta positivamente a saúde e o bem-estar físico, como sugerido em metanálises recentes, com melhora na densidade mineral óssea, aquisição de massa magra e perfil lipídico mais favorável, sendo, inclusive, indicada a manutenção do tratamento na vida adulta desses pacientes.

As crianças com BEI, grupo diverso e heterogêneo de pacientes, têm respostas mais modestas e menos consistentes com o rhGH, além de mais difíceis de serem previstas.[13] Em um recente estudo clínico randomizado e controlado, o ganho médio de altura após um tempo médio de 6 anos de terapia com rhGH foi de 8 cm, equivalente a 1,3 DP de estatura, com grande efeito de dose-dependência. Outros estudos mencionam ganho médio de 4,8 cm, o que seria abaixo do marco de 10 cm que a maioria dos familiares mencionam como ganho esperado a fim de mitigar os efeitos negativos na qualidade de vida que a baixa estatura traria. O consenso de uso de rhGH em BEI menciona ganhos entre 3,5 e 7,5 cm ao final do tratamento, com respostas altamente variáveis. Parece haver uma correlação entre níveis de IGF-1 baixos e melhor resposta ao tratamento com rhGH tanto em DGH quanto em BEI.[14]

As demais indicações de uso não relacionadas com a DGH estão em um perfil intermediário de resposta clínica.[15] Estudos de curto e longo prazos de acompanhamento mostraram um ganho significativo e consistente de cerca de 0,6 a 1,8 DP de estatura em crianças com síndrome de Noonan,[11] com as melhores respostas relacionados com o início precoce da terapia. Crianças transplantadas renais obtiveram ganho de 0,68 DP na estatura após 1 ano de tratamento com rhGH. Na síndrome de Prader-Willi,[12] há ganho demonstrável de 1,67 DP na estatura, sem mencionar a queda do índice de massa corporal (IMC) em cerca de 0,67 DP, além de melhoras significativas no desenvolvimento motor e cognitivo dessas crianças, sobretudo em habilidades de comunicação adaptativa. Na síndrome de Turner, ganhos de 0,5 a 1,5 desvio-padrão na estatura são observados, com melhores respostas nas meninas com pais de estatura mais elevada. Já entre os pacientes PIG sem crescimento de recuperação espontâneo, houve ganho de 1,5 DP na estatura, além de melhora em indicadores de composição corporal, força muscular e qualidade de vida.[6]

EFEITOS ADVERSOS E SEGURANÇA

O desenvolvimento da doença de Creutzfeldt-Jakob com o uso do GH extraído da hipófise de cadáveres no início da década de 1980 pavimentou o caminho para o monitoramento sistemático de eventos adversos relacionados com o rhGH, realizados por meio de bancos de registro de dados pós-*marketing* por parte das empresas fabricantes. Esses desfechos clínicos continuam sendo publicados e demonstraram que o rhGH é em geral seguro, com taxa total de eventos adversos entre 6 e 7% durante a terapia e abaixo da frequência esperada quando comparada com os riscos de excesso de GH endógeno nas situações de gigantismo ou acromegalia. A maioria desses efeitos pode ser manejada por meio de uma simples redução temporária da dose em uso ou mesmo a suspensão transitória, com bons resultados.[16-20] Entretanto, vale ressaltar que esses bancos de dados não seguiram longitudinalmente os pacientes a longo prazo após a interrupção da terapia. Para preencher esse vácuo de informações longitudinais, surge o estudo *Safety and Appropriateness of Growth Hormone Treatments in Europe* (SAGhE), estudo colaborativo multicêntrico para avaliar as causas específicas de mortalidade e incidência de câncer em adultos que usaram rhGH entre 1985 e 1997.[21-24] A seguir, são apresentados os dados de segurança no uso de rhGH.

- **Hipertensão intracraniana**: incidência de 28 casos para cada 100 mil pacientes tratados ao ano. Quase 60% desses casos ocorrem nos 6 primeiros meses de tratamento. A maioria se resolve com a descontinuação do tratamento, e há raras recidivas após o retorno da medicação. Os grupos de pacientes mais afetados são as crianças com DGH orgânica, com síndrome de Turner e com doença renal crônica
- **Deslizamento da cabeça do fêmur**: incidência de 73 casos para cada 100 mil pacientes tratados ao ano, a maior parte em meninos com aumento significativo da VC, especialmente se obesidade estiver presente. O tratamento é cirúrgico
- **Progressão da escoliose**: o crescimento rápido também pode contribuir para a piora de uma escoliose subjacente, sobretudo em crianças com síndromes de Turner e Prader-Willi, ocorrendo em média 4,5 anos após o início do tratamento. Alguns estudos de base populacional demonstraram associação entre o uso de rhGH e o diagnóstico de escoliose juvenil idiopática, com risco até 3 vezes maior para adolescentes – provavelmente devido ao rápido crescimento da coluna vertebral
- **Resistência à insulina**: como o GH é um hormônio contrarregulador da insulina, é justificável um agravamento da resistência à insulina nos pacientes tratados com rhGH. O risco de desenvolvimento de diabetes melito é baixo, mas o monitoramento deve ser mantido, especialmente em pacientes com síndrome de Prader-Willi, síndrome de Turner e aqueles nascidos PIG. A coorte SAGhE não mostrou aumento de risco de diabetes nos pacientes que usaram rhGH
- **Apneia obstrutiva do sono**: o crescimento de tecidos adenotonsilares pode prejudicar a passagem de ar nas vias aéreas superiores e é um problema significativo para pacientes com síndrome de Prader-Willi. Com a descrição de alguns casos de morte súbita por apneia do sono de componentes obstrutivos e centrais, a polissonografia tornou-se imperativa para garantia de uso e acompanhamento do grupo de pacientes que estejam em uso de rhGH
- **Insuficiência adrenal e hipotireoidismo**: nos pacientes com diagnóstico de DGH, há a possibilidade de um quadro de múltiplas deficiências hipofisárias subjacentes, como hipopituitarismo, especialmente em casos em que se demostraram alterações anatômicas hipofisárias ou em casos de tumores intracranianos subjacentes. O GH aumenta a conversão periférica de T_4 em T_3 e inibe a resposta do TSH ao TRH. Além disso, diminui a conversão de cortisona em cortisol por inibição da 11-β-hidroxiesteroide desidrogenase tipo 1
- **Risco de neoplasias**: estudos epidemiológicos já fizeram associação de risco entre estados com aumento sérico de IGF-1 e maior risco de neoplasias de mama, próstata e cólon. Processos oncogênicos interagem com a via GH-IGF-1, então é compreensível a preocupação com o risco aumentado de neoplasias nos pacientes que usaram rhGH. Felizmente, esse risco tem se provado apenas teórico, com a maior parte dos estudos sugerindo que crianças sem um risco basal aumentado para neoplasias, como determinadas mutações e síndromes genéticas, por exemplo, não apresentam risco maior de malignidades a longo prazo. Nas crianças com risco aumentado, os dados a longo prazo ainda são insuficientes. Entretanto, especificamente na síndrome de Noonan com mutação do gene *PTPN11*, uma vigilância constante deve ser exercida, principalmente em virtude de surgimento de tumores neuroepiteliais do sistema nervoso central. Em alguns estudos, incluindo a coorte SAGhE, foi reportado um aumento do risco relativo de uma segunda neoplasia em usuários de rhGH, especialmente meningiomas e gliomas. Assim, até que o nível de evidência dessa informação seja confirmado e validado, pacientes sobreviventes de tumores que estejam considerando o uso de rhGH devem ser adequadamente orientados quanto a essa informação. Vale lembrar que o craniofaringeoma é um tumor que não costuma apresentar receptores para GH, sendo um exemplo de uso seguro. De qualquer forma, esses pacientes devem ser manejados em conjunto com oncologistas
- **Risco cardiovascular**: em 2012, a coorte francesa do SAGhE[21,25] reportou um risco relativo de 6 a 7 vezes no risco de mortalidade por causas cardiovasculares (sobretudo acidentes vasculares cerebrais hemorrágicos) em usuários de rhGH, notadamente nos pacientes que utilizaram maiores doses. Entretanto, esse achado não foi confirmado em estudos posteriores.[24]

CRITÉRIOS PARA INTERRUPÇÃO DE TRATAMENTO

A obtenção da estatura quase final, caracterizada por uma VC abaixo de 2 cm/ano e idade óssea compatível com 16 anos no sexo masculino ou 15 anos no sexo feminino, costuma ser o principal critério para a interrupção do uso do rhGH.[5,6]

No caso das indicações de uso não relacionadas com a DGH, há ainda a possibilidade de suspensão da terapia em caso de pacientes maus respondedores no primeiro ano de tratamento, ou em qualquer momento por desejo dos pacientes e responsáveis.

ASSOCIAÇÃO COM OUTROS MEDICAMENTOS E PERSPECTIVAS

A terapia de incremento de crescimento com rhGH pode, em determinados contextos clínicos, ser potencializada por meio de medicamentos que impeçam a rápida maturação óssea, que é esperada durante a puberdade por ação dos esteroides sexuais. A forma mais clássica de se atingir esse objetivo é por meio da terapia combinada de rhGH com análogos de longa duração do GnRH (aGnRH), utilizados para bloqueio do eixo gonadotrófico. Vale ressaltar que se trata de uso *off label* nesses casos, já que a medicação originalmente é utilizada para casos de puberdade precoce central.

Há dados disponíveis em diversos estudos sobre a associação entre rhGH e aGnRH, especialmente na população de pacientes PIG, que, com frequência, passam por uma puberdade rapidamente progressiva. No entanto, de acordo com os principais consensos de especialistas, essa associação não pode ser recomendada de maneira rotineira, devendo ser avaliada em casos específicos.

A outra forma de obtenção do objetivo de atrasar a maturação óssea é por meio da terapia com os inibidores da aromatase, uma possibilidade para meninos púberes. Essa hipótese foi postulada após a observação de que pacientes com deficiência de aromatase exibem grande atraso na maturação óssea, possibilitando crescimento por tempo prolongado. Os inibidores de terceira geração, como o anastrozol e o letrozol, têm sido estudados, mas seu uso ainda é *off label* e empírico. Mais dados a respeito de estatura final nesse grupo devem ser publicados no futuro.

Existe, ainda, uma série de ferramentas emergentes que visam a melhorias na terapêutica com rhGH.

O uso de uma medicação por um longo período, sobretudo por via de aplicação injetável e de uso diário, traz desafios e esforços inerentes a uma boa aderência ao tratamento. Com os resultados de desfechos de grandes grupos de pacientes em uso de rhGH, ficou claro o efeito negativo de uma adesão subótima em relação ao potencial de ganho estatural. Também há uma tendência à piora na aderência descrita com o passar do tempo de tratamento.

Nesse contexto, há décadas se buscam formulações de longa duração do rhGH na expectativa de que, com o maior conforto posológico, se torne possível um ganho na aderência ao tratamento a longo prazo.

O rhGH de ação prolongada em aplicações semanais já é uma realidade no mercado nacional, uma vez que foi aprovado para uso em crianças com DGH com idade a partir dos 2/3 anos, com estudos comprovando não inferioridade em relação à aplicação diária e redução significativa do número de aplicações. Dados relacionados com farmacocinética, efeitos em tecidos-alvo e variabilidade de níveis séricos de IGF-1 já começam a surgir.[26]

Em contrapartida, os perfis de expressão gênica adaptada à farmacogenômica poderão predizer a responsividade à terapia com rhGH, identificando, assim, os melhores candidatos prospectivamente.

Já os secretagogos orais de GH são postulados como alternativa futura ao incremento do crescimento de crianças com formas mais moderadas de DGH.

REFLEXÕES ÉTICAS

A visão social predominante de que a alta estatura está relacionada com maiores taxas de sucesso pessoal, profissional e financeiro, especialmente nos homens, já foi descrita em alguns estudos, porém não de maneira conclusiva e determinante. Diversos autores apontam falhas metodológicas e vieses que indicam essa direção. Todavia, a questão subsequente não é se essa diferença na expectativa de sucesso realmente existe, mas por que a sociedade acredita majoritariamente nela.

Essa crença pode nos levar a um cenário perigoso e poderoso de mercantilização dos centímetros, com base em um preconceito contra pessoas de baixa estatura. As pressões sociais podem exercer influência direta sobre a indicação de terapia, especialmente no contexto da BEI. Assim, vale lembrar que as decisões compartilhadas e a educação de pacientes são boas estratégias para reconhecer os bons candidatos ao uso de rhGH.

O custo da terapia com rhGH é alto. A crença na melhora de qualidade de vida torna o tratamento um investimento, não somente financeiro, mas emocional, no uso prolongado de uma medicação injetável de uso diário, muitas vezes sem garantia de resultados ou de benefícios a longo prazo. É necessário cautela ao se propor medicalização como resposta ao tratamento de uma criança baixa sem doença demonstrada e sem considerar possíveis intervenções menos invasivas, como psicoterapia, por exemplo.

No tocante à saúde pública, é irreal considerar um gasto elevado em terapia com rhGH para crianças saudáveis. No entanto, as próprias limitações inerentes aos testes diagnósticos da DGH podem levar a resultados falso-positivos, levando ao tratamento desnecessário de crianças sem DGH, como resultados falso-negativos, nos quais crianças com DGH parcial perdem a oportunidade de tratamento com rhGH. Em 1997, o endocrinologista pediátrico Ron Rosenfeld resumiu o dilema: "A DGH é a doença endócrina mais fácil de ser tratada e a mais difícil de ser diagnosticada." A combinação de questões como definição de normalidade, acurácia de testes diagnósticos, definição de pontos de corte específicos, predição de resposta ao tratamento, pressões sociais e comerciais e cuidados com a segurança do tratamento a longo prazo torna a decisão relativa ao uso de rhGH particularmente complexa.

Há dados recentes que mostram que os jovens desejam, dentro de sua autonomia e capacidade decisória, ser ouvidos no processo de tomada de decisão que envolve o tratamento de sua própria saúde. Isso pode garantir maiores eficácia e competência a respeito do autocuidado e do uso correto de medicações. Uma comunicação clara e suporte familiar são a chave para que a decisão sobre o uso de rhGH possa ser acertada e com consequências positivas para todos os envolvidos.[7]

Resumo

A principal indicação para o tratamento com o rhGH é a deficiência de hormônio do crescimento. Resultados favoráveis também são observados em pacientes com baixa estatura idiopática (BEI), em crianças nascidas PIG sem recuperação espontânea do crescimento, em crianças com baixa estatura por doença renal crônica, na síndrome de Turner, na síndrome de Noonan e na síndrome de Prader-Willi. O tratamento é bem tolerado.

REFERÊNCIAS BIBLIOGRÁFICAS

1. Kaira S, Aggarwal S, Kumar A. Counseling for growth hormone therapy. Turk Arch Pediatr. 2021; 56:411-14.
2. Buchman M, Bell S, Kopchick JJ. Growth hormone discovery and structure. Pediatr Endocrinol Rev. 2018; 16(Suppl 1):2-10.
3. Parks JS. Gene sequence and production of recombinant MetGH/hGH. Pediatr Endocrinol Rev. 2018; 16(Suppl 1):17-27.
4. Ranke MB. Pediatric growth hormone deficiency (GHD) in the recombinant human GH (rhGH) era. Pediatr Endocrinol Rev. 2018; 16(Suppl 1):63-9.
5. Collett-Solberg PF, Ambler G, Backeljauw PF et al. Diagnosis, genetics, and therapy of short stature in children: a growth hormone research society international perspective. Horm Res Paediatr. 2019; 92:1-14.
6. Collett-Solberg PF, Jorge AAL, Boguszewski MCS et al. Growth hormone therapy in children; research and practice – A review. Growth Horm IGF Res. 2019 Feb; 44:20-32.
7. Fremont ER, Friedrich EA, Feudtner C et al. Perceptions of youth and parent decision-making roles regarding recombinant human growth hormone treatment. Endocrine. 2022; 3:590-600.
8. de Arriba Muñoz A, Muñiz VC, Saez JJA et al. Impact of adherence on growth response during the first 2 years of growth hormone treatment. Endocrine. 2021; 72:513-23.
9. Gonzalez-Briceño L, Viaud M, Polak M. Adherence and quality of life in children receiving rhGH treatment. Arch Pediatrie. 2022; 28:853-8.

10. Ferruzzi A, Vrech M, Pietrobelli A et al. The influence of growth hormone on pediatric body composition: A systematic review. Front Endocrinol (Lausanne). 2023; 14:1093691.
11. Stagi S, Ferrari V, Ferrari M et al. Inside the Noonan "universe": Literature review on growth, GH/IGF axis and rhGH treatment: Facts and concerns. Front Endocrinol (Lausanne). 2022; 13:951331.
12. Passone CGB, Franco RR, Ito SS et al. Growth hormone treatment in Prader-Willi syndrome patients: systematic review and meta-analysis. BMJ Paediatr Open. 2020; 4:e000630.
13. Halas JG, Grimberg A. Dilemmas of growth hormone treatment for GH deficiency and idiopathic short stature: defining, distinguishing and deciding. Minerva Pediatr. 2020; 72:206-25.
14. Al Khalifah RA, Alhakami A, Al Ruthia Y et al. The long-term growth, cost-effectiveness, and glycemic effects of growth hormone therapy on children born small for gestational age over 10 years: a retrospective cohort study. J Pediatr Endocrinol Metab. 2022; 35:1357-68.
15. Trujillo RMU, Sanz PE, Castellanos MTG et al. Response to growth hormone treatment in patients with sufficient secretion. Endocrinol Diabetes Nutr. 2023; 70:326-34.
16. Bamba V, Shankar RK. Safety of growth hormone replacement in children and adolescents. J Clin Endocrinol Metab. 2022; 107:847-61.
17. Boguszewski MCS, Boguszewski CL, Chemaitilly W et al. Safety of growth hormone replacement in survivors of cancer and intracranial and pituitary tumours: a consensus statement. Eur J Endocrinol. 2022; 186:35-52.
18. Bell JJ, Lippe B, Romano AA, Cernich JT et al. National Cooperative Growth Study: 25 years of growth hormone data, insights, and lessons for future registries. Pediatr Endocrinol Rev. 2018; 16:240-55.
19. Bell J, Parker KL, Swinford RD et al. Long-term safety of recombinant human growth hormone in children. J Clin Endocrinol Metab. 2010; 95: 167-77.
20. Maghnie M, Ranke MB, Geffner ME et al. Safety and efficacy of pediatric growth hormone therapy: Results from the full KIGS Cohort. J Clin Endocrinol Metab. 2022; 107:3287-301.
21. Carel JC, Ecosse E, Landier F et al. Long-term mortality after recombinant growth hormone treatment for isolated growth hormone deficiency or childhood short stature: preliminary report of the French SAGhE study. J Clin Endocrinol Metab. 2012; 97:416-25.
22. Sävendahl L, Maes M, Albertsson-Wikland K et al. Long-term mortality and causes of death in isolated GHD, ISS, and SGA patients treated with recombinant growth hormone during childhood in Belgium, The Netherlands, and Sweden: preliminary report of 3 countries participating in the EU SAGhE study. J Clin Endocrinol Metab. 2012; 97:E213-7.
23. Swerdlow AJ, Cooke R, Beckers D et al. Cancer risks in patients treated with growth hormone in childhood: The SAGhE European Cohort Study. J Clin Endocrinol Metab. 2017; 102:1661-72.
24. Sävendahl L, Cooke R, Tidblad A et al. Long-term mortality after childhood growth hormone treatment: the SAGhE cohort study. Lancet Diabetes Endocrinol. 2020; 8:683-92.
25. Poidvin A, Touzé E, Ecosse E et al. Growth hormone treatment for childhood short stature and risk of stroke in early adulthood. Neurology. 2014; 83:780-6.
26. Pampanini V, Deodati A, Inzaghi E, Cianfarani S. Long acting growth hormone preparations and their use in children with growth hormone deficiency. Horm Res Paediatr. 2023; 96:553-9.

CAPÍTULO 19

Retardo Puberal: Avaliação e Tratamento

Elaine M. Frade Costa ■ Maicon Cesar Canuto

DESENVOLVIMENTO PUBERAL NORMAL

A puberdade, caracterizada pela maturação sexual e pelo desenvolvimento da capacidade reprodutiva, ocorre geralmente entre os 8 e os 13 anos de idade nas meninas, e entre os 9 e os 14 anos nos meninos.[1]

O eixo hipotalâmico-hipofisário-gonadal (HHG), ativado inicialmente no período fetal, se mantém ativo durante o período conhecido como minipuberdade, nos primeiros 3 a 6 meses de vida. Após o longo período de quiescência da infância, o processo que dá início ao período puberal é caracterizado pela reativação da atividade neuronal de hormônio liberador de gonadotrofina (GnRH), controlado por diversos neurotransmissores, neuropeptídeos e fatores genéticos altamente complexos.[2,3] Estes induzem a redução dos sinais inibitórios dos neurônios do GnRH, bem como a amplificação de seus estímulos excitatórios, aumentando a frequência e a amplitude dos pulsos do GnRH.[2] A secreção pulsátil do GnRH estimula a secreção hipofisária das gonadotrofinas, de hormônio luteinizante (LH) e hormônio foliculestimulante (FSH), essenciais para a maturação gonadal, que é evidenciada pela secreção dos esteroides sexuais e pela produção dos gametas maduros (espermatozoides e/ou oócitos). Concentrações elevadas dos esteroides sexuais induzem o aparecimento das características sexuais secundárias, a aceleração do crescimento e, por fim, a fertilidade.[1,4]

A puberdade normal é decorrente de dois processos distintos: ativação e maturidade do eixo gonadal e aumento da secreção dos androgênios adrenais (*adrenarca*). Esta última, que é independente do HHG, se manifesta pelo surgimento de acne, pelos corporais (axilares e pubianos) e odor axilar. Ela se inicia, aproximadamente, à idade de 6 a 7 anos em meninas e 7 a 8 anos em meninos, e se mantém até os 13 a 15 anos.[1,4]

Nas meninas, o primeiro sinal da puberdade é o aparecimento das mamas (*telarca*), que, em geral, ocorre entre 8 e 13 anos de idade; logo após surgem pelos pubianos (*pubarca*). A aceleração do crescimento linear ocorre no mesmo período do surgimento da telarca e antecede a primeira menstruação. Este fenômeno, conhecido como *menarca*, ocorre cerca de 2 anos após a telarca. Após a menarca, o crescimento das meninas persiste por 1 a 2 anos, porém em velocidade muito baixa. O crescimento adicional em altura das meninas não ultrapassa 2,5 cm na maioria dos casos, uma vez que as cartilagens epifisárias se fecham por volta dos 14 anos de idade óssea (IO).[5] Nos meninos, a primeira manifestação clínica da puberdade é o aumento do volume testicular. Em geral, o comprimento longitudinal do testículo ≥ 2,5 cm (o que equivale ao volume de 3 mℓ) indica início da puberdade. A pubarca ocorre posteriormente e depende dos andrógenos testiculares. O pico de velocidade de crescimento em meninos, denominado "estirão", costuma ocorrer 2 anos após o início da puberdade, o que geralmente corresponde a uma idade óssea de 13 a 15 anos. Após 1 a 2 anos do estirão, as cartilagens epifisárias se fecham, ou seja, o crescimento para aproximadamente aos 16 anos de IO.[1,4]

RETARDO PUBERAL

Definição e etiopatogenia

A ausência dos sinais do início da puberdade (aumento testicular em meninos ou desenvolvimento mamário em meninas) em idade cronológica superior a 2 ou 2,5 desvios padrões (DP) da média populacional é definida como retardo puberal (RP).[6-9] Tradicionalmente, este DP corresponde a 13 anos em meninas e 14 anos em meninos; entretanto, o atraso puberal também pode ser caracterizado por menarca ausente aos 15 anos de idade em meninas ou estirão de crescimento ausente em meninos aos 16 anos.[10] O RP afeta cerca de 2% dos adolescentes.

Apesar da forte evidência de hereditariedade e de avanços dos estudos nesta área, a fisiopatologia neuroendócrina e sua regulação genética permanecem incertas na maioria dos pacientes com RP.[11] Até o momento, a patogênese da puberdade tardia parece estar associada a defeitos de migração e desenvolvimento dos neurônios do GnRH, anormalidades no receptor de GnRH e regulação transcricional do eixo HHG.[12] Entre os principais genes associados ao RP já descritos, encontram-se genes relacionados à sinalização ou à função de GnRH, como *GNRH1*, *GnRHR*,[13] *FGFR1*, *HS6ST1*,[14] *TAC3*, *TACR3*,[13] *IGSF10*;[15] genes envolvidos no desenvolvimento hipofisário, como *POU1F1*, *TENM2*, *LGR4*; e genes associados à homeostase energética, incluindo *FTO*.[16] Estes achados sugerem que a fisiopatologia do RP seja compartilhada com outras formas de hipogonadismo, incluindo hipogonadismo congênito e hipogonadismo funcional, como a amenorreia hipotalâmica.[9,17]

Recentemente, o papel complexo da rede de fatores de transcrição que atuam como repressores e ativadores do sistema kisspeptina e GnRH, bem como o seu controle por diversos mecanismos epigenéticos, têm despertado grande interesse.[12] Uma nova mutação de fator de transcrição EAP1 foi identificada em duas famílias com RP,[18] demonstrando a importância de regulação transcricional do GnRH.[12,19]

Uma grande variedade de fatores epigenéticos e ambientais também pode afetar o eixo HHG em diferentes momentos da vida, incluindo os períodos fetal, pós-natal e puberal.[20] Entre os fatores ambientais, distúrbios homeostáticos metabólicos e energéticos são implicados na patogênese do RP. Variáveis como aumento da adiposidade, resistência à insulina, hábitos alimentares, atividade física e fatores psicológicos foram descritas como possíveis mediadores da mudança observada no tempo puberal.[21-24]

O excesso de peso está fortemente associado à antecipação da puberdade em meninas.[21] Por outro lado, estados de subnutrição e baixo peso devido a doenças crônicas ou anorexia nervosa podem resultar em retardo puberal.[25,26] Em meninos, o efeito do excesso de peso sobre o início da puberdade parece ser mais complexo e ainda não é totalmente estabelecido.[27] Entretanto, dados recentes de uma grande e diversificada amostra de meninos norte-americanos demonstram que a obesidade masculina pode estar associada ao atraso do início da puberdade.[28] Embora os mecanismos não sejam totalmente compreendidos, os autores desse estudo sugerem que o excesso de tecido adiposo poderia inibir o eixo gonadotrófico mediante o aumento da conversão periférica de testosterona em estradiol pela atividade exacerbada da enzima aromatase.[28]

Outro potencial efeito deletério sobre o desenvolvimento puberal e sexual se atribui à exposição a substâncias químicas, conhecidas como desreguladores endócrinos (DEs).[29] Diversas substâncias, como bisfenol, atrazina e ftalatos, são relatadas como possíveis mediadores de alterações da biologia puberal.[29] Interessantemente, além dos possíveis efeitos deletérios causados em período próximo à puberdade, a exposição a estes contaminantes parece interferir em diferentes níveis do eixo HHG, principalmente por exposição intraútero no período fetal e logo após o nascimento.[30] Em um estudo recente em humanos, a exposição de fetos masculinos a DEs, como os ftalatos, foi associada a defeitos de desenvolvimento de formação de genitália masculina, que incluíam distância anogenital reduzida e descenso testicular incompleto.[31]

A kisspeptina é parte de um conjunto de neuropeptídeos com importante atuação na maturação do eixo gonadotrófico (Figura 19.1). Nos últimos anos, tem-se despertado interesse em estabelecer a influência da exposição aos DE na produção dos hormônios sexuais e nos níveis de kisspeptina. Dados recentes demonstraram que a exposição à mistura de agrotóxicos determinou alterações epigenéticas no gene da kisspeptina, elevando as concentrações urinárias dessa proteína e, consequentemente, as concentrações de LH. Os autores também demonstraram uma correlação negativa entre os níveis séricos de kisspeptina e a metilação do seu DNA, sugerindo que essa proteína pode ser um biomarcador promissor.[32]

Diagnóstico diferencial

Etiologicamente, o retardo puberal pode ser classificado em quatro categorias: hipogonadismo hipergonadotrófico, hipogonadismo hipogonadotrófico funcional (HHF), hipogonadismo hipogonadotrófico permanente (HHP) e retardo constitucional de crescimento e puberdade (RCCP).[6,8,12,33]

Embora a causa mais comum de retardo puberal se deva a uma patologia benigna e limitada conhecida como *retardo constitucional de crescimento e puberdade* (RCCP), este é um diagnóstico de exclusão e só pode ser definido após serem descartadas causas orgânicas, genéticas, nutricionais ou psicológicas (Quadro 19.1).[7,8,17,34]

Didaticamente, com base nos níveis de gonadotrofinas, as categorias descritas anteriormente são divididas em dois grandes grupos: RP com gonadotrofinas elevadas e RP com gonadotrofinas baixas ou inapropriadamente normais. O Quadro 19.2 apresenta a frequência detalhada de RP dos quatro grupos.

Retardo puberal com gonadotrofinas elevadas

Hipogonadismo hipergonadotrófico. Caracteriza-se por níveis elevados de gonadotrofinas em decorrência da falta de *feedback* negativo dos esteroides sexuais, que se encontram baixos devido

Quadro 19.1 Etiologias do retardo puberal.

Com gonadotrofinas baixas ou inapropriadamente normais
- Atraso ou retardo constitucional de crescimento e puberdade
- Hipogonadismo hipogonadotrófico
  - Deficiência isolada de gonadotrofinas congênita
    - Síndrome de Kallmann
    - Hipogonadismo hipogonadotrófico normósmico
    - Associado a hipoplasia adrenal congênita
    - Deficiência isolada de LH ou FSH
    - Idiopático
  - Pan-hipopituitarismo
    - Lesões do sistema nervoso central: tumores (craniofaringeomas, germinomas, adenomas hipofisários), histiocitose X, malformações congênitas, traumatismos, lesões vasculares, radiação
    - Deficiências congênitas de fatores de transcrição: PROP-1, LHX3, HESX-1
  - Síndromes genéticas: Prader-Willi, Laurence-Moon, Bardet-Biedl, Bloom
- Hipogonadismo hipogonadotrófico transitório ou funcional
  - Doenças sistêmicas: fibrose cística, doença inflamatória intestinal, doença celíaca, artrite reumatoide juvenil, anorexia nervosa/bulimia, anemia falciforme, talassemias, doença renal crônica e AIDS
  - Doenças endócrinas: diabetes melito, hipotireoidismo, hiperprolactinemia, síndrome de Cushing, obesidade
  - Exercícios extenuantes
  - Má nutrição
  - Traumatismo craniano

Com gonadotrofinas elevadas
- Hipogonadismo hipergonadotrófico
  - Síndromes genéticas
    - Síndrome de Turner
    - Síndrome de Noonan
    - Síndrome de Klinefelter
  - Disgenesias gonadais
  - Criptorquidia
  - Ooforite autoimune
  - Radioterapia ou quimioterapia
  - Traumatismos/cirurgias/castrações/infecções
  - Defeitos na esteroidogênese (defeitos na 5α-redutase, 17,20-liase)
  - Síndromes de resistência androgênica

AIDS: síndrome da imunodeficiência adquirida; FSH: hormônio foliculoestimulante; LH: hormônio luteinizante.

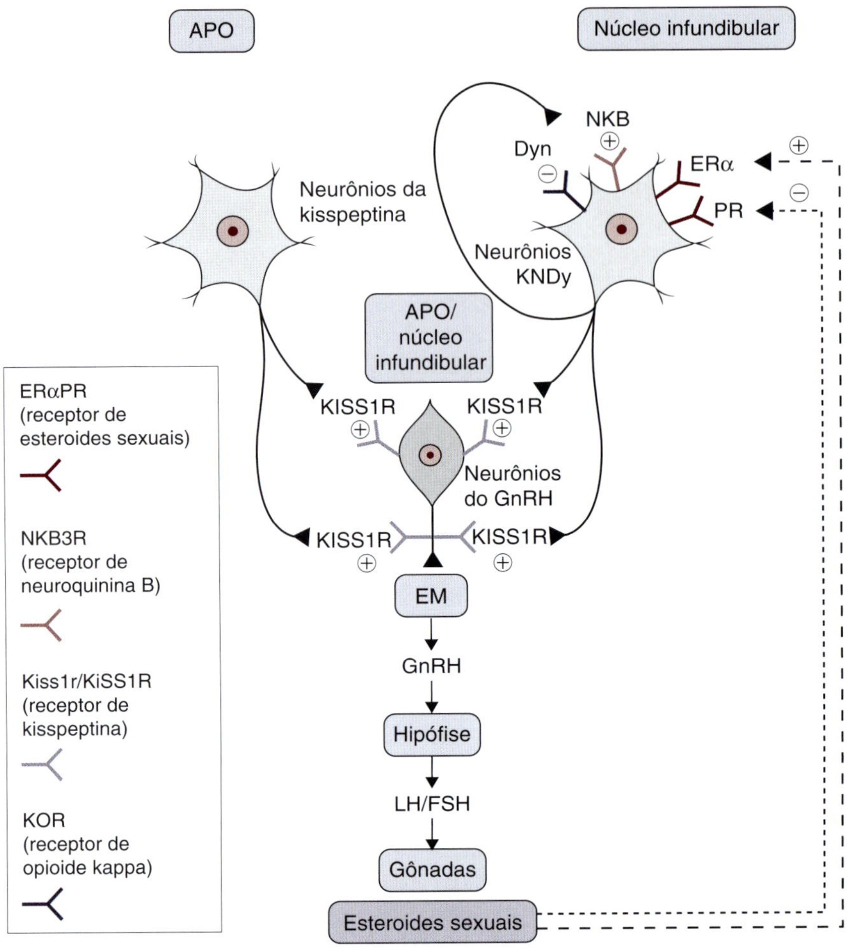

Figura 19.1 A kisspeptina é um potente estimulador da secreção de hormônio liberador de gonadotrofina (GnRH) e desempenha importante função na sinalização para o início da puberdade. Ela atua por meio de seu receptor KISS1R, presente nos neurônios do GnRH. Ela é produzida por neurônios hipotalâmicos localizados na região periventricular rostral do terceiro ventrículo (RP3V) e no núcleo arqueado (ARC). Esses neurônios se projetam e ativam os neurônios do GnRH no hipotálamo e estimulam a secreção de GnRH. Os esteroides sexuais gonadais estimulam os neurônios da kisspeptina no RP3V, mas inibem os neurônios da kisspeptina no ARC, que é o mecanismo subjacente ao *feedback* positivo e negativo, respectivamente. Acredita-se que os neurônios da kisspeptina do ARC ajam como o gerador de pulsos do GnRH. APO: área pré-óptica; EM: eminência mediana; LH: hormônio luteinizante; FSH: hormônio foliculestimulante. (Adaptada de Yeo et al., 2018;[26] Rodriguez-Carillo et al., 2023).[32]

Quadro 19.2 Frequências de doenças associadas ao retardo puberal.

Doença	Meninos	Meninas
RCCP	242/330 (73%)	61/140 (43%)
HHF	47/330 (16%)	28/140 (20%)
▪ Transtornos do SNC	6/57 (13%)	–
▪ Má nutrição	–	6/28 (21%)
▪ Anorexia nervosa	–	4/28 (14%)
▪ Deficiência de GH	5/47 (11%)	–
HHP	27/330 (8%)	21/140 (15%)
▪ HHI	14/27 (56%)	8/21 (38%)
▪ Tumores do SNC	5/27 (19%)	6/21 (29%)
▪ Síndromes	6/27 (22%)	–
Hipogonadismo hipergonadotrófico	14/330 (4%)	30/140 (21%)
▪ Síndromes	10/14 (71%)	8/30 (27%)
▪ Falência ovariana precoce	–	7/30 (23%)

GH: hormônio do crescimento; HHI: hipogonadismo hipogonadotrófico isolado; HHF: hipogonadismo hipogonadotrófico funcional; HHP: hipogonadismo hipogonadotrófico permanente; RCCP: retardo constitucional de crescimento e puberdade; SNC: sistema nervoso central. (Adaptado de Ravio e Miettinen, 2019.[34])

a distúrbios gonadais.[6,8,12,33] Pode ser congênito ou adquirido e corresponde a 4% dos casos de retardo puberal em meninos e 21% em meninas.[17,33] A causa mais comum de hipogonadismo hipergonadotrófico em ambos os sexos ocorre devido a alterações cromossômicas, como a *síndrome de Turner*, em meninas,[35] e a *síndrome de Klinefelter*, em meninos.[35,36] Outras causas descritas são disgenesias gonadais isoladas e danos gonadais autoimunes, traumáticos ou induzidos por medicamentos (ver Quadro 19.1).[37,38]

Retardo puberal com níveis baixos ou inapropriadamente normais de gonadotrofinas

Hipogonadismo hipogonadotrófico funcional (HHF). Corresponde a cerca de 20% dos casos de atraso puberal em ambos os sexos.[17,33] É caracterizado por baixos níveis de esteroides sexuais e gonadotrofinas causados por retardo na maturação do eixo HHG, podendo ser transitório. Os principais fatores associados ao HHF são: doenças crônicas sistêmicas, má nutrição, exercícios físicos intensos e transtornos psicológicos (ver Quadro 19.1).[24,39]

Hipogonadismo hipogonadotrófico permanente. Caracteriza-se por níveis baixos dos esteroides sexuais associados a níveis baixos de gonadotrofinas ou inapropriadamente normais, devido a distúrbios hipofisários ou hipotalâmicos.[5,40] Corresponde a 8%

dos casos de atraso puberal em meninos e 15% dos casos em meninas.[17,33] O hipogonadismo hipogonadotrófico (HH) pode ser classificado em isolado ou associado a outras deficiências hormonais hipofisárias (*pan-hipopituitarismo*), de origem genética ou adquirida[40] (ver Quadro 19.1).

Hipogonadismo hipogonadotrófico adquirido. Neste caso, o hipogonadismo pode ser isolado ou associado a outras deficiências de hormônios hipofisários (*hipopituitarismo*).[5,41] Pode ocorrer devido a traumatismos, lesões hipofisárias tumorais ou infiltrativas, e posteriormente à radioterapia da região selar.[5,42]

Hipogonadismo hipogonadotrófico congênito. É causado por alterações na migração ou na diferenciação neuronal de GnRH, na secreção de GnRH ou defeitos no seu receptor. Caracteriza-se por deficiência isolada de gonadotrofinas, sem outras deficiências hormonais hipofisárias e sem lesão estrutural da hipófise.[5,43] Clinicamente, manifesta-se com ausência de desenvolvimento de caracteres sexuais secundários após os 18 anos de idade, podendo ser parcial ou completo.[44] Quando associado a alterações olfatórias como anosmia ou hiposmia, é conhecido como *síndrome de Kallmann*. Na ausência de alterações olfatórias, é chamado de hipogonadismo hipogonadotrófico isolado, normósmico (HHIn),[44] sendo este o principal diagnóstico diferencial do RCCP.[34] Evidências atuais demonstram que o hipogonadismo hipogonadotrófico isolado (HHI) pode reverter espontaneamente em 10 a 20% dos casos.[45-47] O mecanismo da reversibilidade ainda não é bem estabelecido, porém se acredita que os esteroides sexuais promovam neuroplasticidade dos neurônios do GnRH, ativando a produção endógena de gonadotrofinas. Embora pareça haver uma sobreposição clínica entre a reversão do HHIC e o RCCP em espectro de deficiência de GnRH, a base genética das duas entidades parece ser distinta.[17,48]

Retardo constitucional de crescimento e puberdade (RCCP). Parece ser uma variação da normalidade na qual indivíduos saudáveis crescem mais lentamente que seus pares, iniciando a puberdade espontânea tardiamente (após os 13 anos em meninas e 14 anos em meninos).[4] Embora seja mais frequente no sexo masculino, o RCCP é a causa mais comum de RP em ambos os sexos.[6,7,49] A prevalência estimada é de 73% em meninos e 43% em meninas.[17,33]

O RCCP resulta do atraso na reativação do pulso gerador de GnRH, determinando uma deficiência funcional da secreção de GnRH e de gonadotrofinas em relação à idade cronológica (Figura 19.2).[1,50] Nestes casos, o atraso puberal está de acordo com o estágio do desenvolvimento fisiológico compatível com a idade óssea.[9,22] A apresentação típica do RCCP é um menino de 14 ou 15 anos com baixa estatura em relação à idade cronológica, associada a velocidade de crescimento (VC) e idade estatural compatíveis com idade óssea atrasada.[7,17] A VC reduzida é causada pela diminuição transitória e funcional da secreção de hormônio do crescimento (GH) e de fator de crescimento semelhante à insulina tipo 1 (IGF-1).[51] Em geral, quando a idade óssea atinge 12 a 14 anos nos meninos e 11 a 13 anos nas meninas, as primeiras características sexuais secundárias tornam-se evidentes.[8] A Figura 19.2 mostra a ativação normal do eixo gonadotrófico (*linha cheia*) e a ausência ou o atraso da ativação do eixo (*linha tracejada*).

A adrenarca também ocorre tardiamente em casos de RCCP evidenciada pelas concentrações baixas de sulfato de deidroepiandrosterona (DHEA-S) para a idade cronológica.[8] Os níveis circulantes dos esteroides gonadais, estradiol (E2) e testosterona, e das gonadotrofinas estão igualmente baixos para a idade cronológica. Contudo, com o avançar da maturação óssea, a secreção pulsátil de LH/FSH e os valores de E2 e testosterona se elevam, refletindo a maturação do eixo HHG.[9]

A etiologia do RCCP ainda é desconhecida na grande maioria dos casos. Embora a base genética não seja totalmente compreendida,[9,52] observa-se importante hereditariedade, uma vez que aproximadamente 50 a 75% dos pacientes com RCCP têm história familiar de RP.[52] Essa herança frequentemente é consistente com um padrão autossômico dominante, com ou sem penetrância completa.[12] O RCCP e o HHI parecem fazer parte de um espectro clínico comum. Cerca de 10% dos familiares de pacientes diagnosticados com HHI relatam história de puberdade tardia, prevalência 4 a 5 vezes maior do que na população geral.[13] Em um recente estudo brasileiro, 25% dos pacientes com RCCP familiar ou esporádico apresentavam raras variantes em heterozigose de genes implicados na migração dos neurônios do GnRH e no metabolismo, sugerindo heterogeneidade genética dessa condição.[53] Variantes alélicas no gene da superfamília 10 da imunoglobulina (IGSF10) foram identificadas em seis famílias finlandesas com RCCP.[15] No entanto, o papel dessas variantes ainda não foi estabelecido, e a relação IGSF10 com RCCP permanece incerta.[34,48] Embora haja grande semelhança clínica entre os dois diagnósticos, mutações dos genes que causam HHI são raramente identificadas em pacientes com RCCP,[48,54] sugerindo que essa condição tenha mecanismo molecular distinto do HHI.[48,55]

Atualmente, o RCCP não é considerado uma condição totalmente benigna e pode estar associado a resultados adversos para a saúde, incluindo baixa estatura, baixa densidade mineral óssea em mulheres, resultados psicológicos negativos e possível aumento do risco de doença cardiovascular.[56,57] Por outro lado, o atraso puberal parece estar associado à proteção de risco de cânceres de mama e próstata, independentemente do índice de massa corporal.[58]

Avaliação clínica e laboratorial

A avaliação diagnóstica de um paciente com RP se inicia já na história clínica, com ênfase para os "sinais de alerta". Este novo conceito baseado em extensa experiência clínica, recentemente

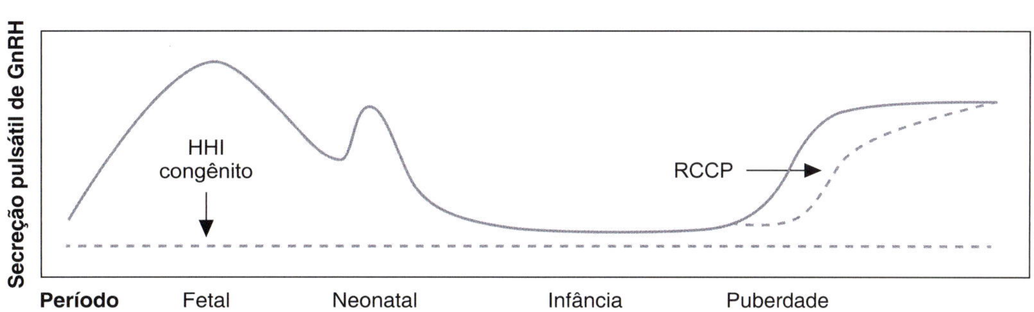

Figura 19.2 Representação da atividade do eixo gonadotrófico em diferentes fases da vida. GnRH: hormônio liberador de gonadotrofina; HHI: hipogonadismo hipogonadotrófico isolado; RCCP: retardo constitucional de crescimento e puberdade. (Adaptada de Palmert e Boepple, 2001.[77])

sugerido por Raivio e Miettinen,[34] é uma ferramenta útil para a exclusão de diagnósticos distintos ao RCCP, como HHF, HHP e hipogonadismo hipergonadotrófico.[17,34,50] Esses sinais de alerta estão descritos no Quadro 19.3.

O exame físico deve incluir medidas precisas de altura, peso, envergadura e relação púbis – chão/púbis – vértice; avaliação de características sexuais secundárias; medidas de pênis e testículos; classificação de estágios do desenvolvimento segundo os critérios de Tanner; avaliação de presença ou não de ginecomastia, criptorquidismo ou micropênis (definido como tamanho peniano menor que 2,5 DP em relação à média de pessoas com a mesma idade); pesquisa de estigmas físicos que indiquem alguma síndrome genética; detecção de anormalidades visuais, olfatórias, alterações de linha média (fenda palatina e lábio leporino).

O estadiamento da puberdade é realizado de acordo com os critérios universalmente utilizados descritos por Marshall e Tanner, que incluem a avaliação do desenvolvimento de mamas, testículos e pelos pubianos, como descrito a seguir (Quadros 19.4 e 19.5; Figuras 19.3 a 19.5).

Quando não se encontram sinais de alerta, a história familiar positiva para atraso puberal torna o diagnóstico de RCCP muito provável, sendo desnecessária, nestes casos, uma avaliação laboratorial muito extensa.[34]

Realiza-se avaliação laboratorial mais extensa quando se suspeita de etiologia de RP diferente de RCCP, sendo necessário descartar outras patologias e/ou causas potencialmente reversíveis de HHF como, por exemplo, hiperprolactinemia e hipotireoidismo (Figura 19.6).[34,59]

A seguir estão descritos os principais exames laboratoriais a serem realizados e sua implicação clínica.

Gerais. Hemograma, exames bioquímicos, testosterona (em meninos) e estradiol (em meninas).[50]

LH. Níveis elevados indicam hipogonadismo hipergonadotrófico (apesar de o FSH ser um parâmetro melhor para falência gonadal primária). Valores > 0,6 UI/ℓ por ensaios imunofluorométricos (IFMA) são específicos, mas não sensíveis para o início da puberdade central.[50,60]

Quadro 19.3 Sinais de alerta para diferenciação diagnóstica entre as causas de retardo puberal.

Sinais de alerta	Possíveis etiologias
Dor abdominal, constipação intestinal, diarreia ou hematoquezia	Doença intestinal inflamatória, doença celíaca
Ganho de peso, intolerância ao frio, fadiga	Hipotireoidismo
Perda de peso, intolerância ao calor, insônia	Hipertireoidismo
Restrição alimentar, atividade física intensa	Anorexia nervosa
História de traumatismo testicular, irradiação ou quimioterapia	Hipogonadismo hipergonadotrófico adquirido
Criptorquidismo, micropênis	Hipogonadismo hipogonadotrófico congênito
Alteração de olfato	Síndrome de Kallmann
Cefaleias, convulsões, alterações visuais	Tumor do sistema nervoso central
Malformações	HHI sindrômico (CHARGE)
História familiar de atraso puberal	RCCP
História familiar de doenças crônicas	Avaliar individualmente

HHI: hipogonadismo hipogonadotrófico isolado; RCCP: retardo constitucional de crescimento e puberdade. (Adaptado de Raivio e Miettinen, 2019.[34])

FSH. Na puberdade atrasada, valores acima do limite superior da normalidade são marcadores de falência gonadal primária com altas especificidade e sensibilidade. É importante notar que as dosagens basais das gonadotrofinas (LH e FSH) trazem pouca informação diagnóstica adicional na diferenciação entre HH e RCCP.

Prolactina. Níveis elevados de prolactina inibem a liberação de gonadotrofinas, levando ao HH. Hiperprolactinemia pode ser indicativa de tumores hipofisários e, nesses casos, outras deficiências hormonais hipofisárias podem estar presentes.[61]

Radiografia de mãos e punhos para determinação da idade óssea. Embora não seja específico dessa condição, o atraso na idade óssea é um achado muito frequente no RCCP.[59]

TSH e tiroxina (T_4) livre. Úteis para o rastreamento do hipotireoidismo, que, com frequência, pode causar retardo puberal.[50]

IGF-1. Deficiência de GH deve ser pesquisada nas seguintes situações: (1) a altura do paciente é < 2 DP abaixo da média e sua velocidade de crescimento é 1 DP abaixo da média há pelo menos 1 ano; ou (2) o paciente tem estatura normal, mas sua velocidade de crescimento é de 2 DP abaixo da média por 1 ano ou 1,5 DP abaixo da média por 2 anos.[13]

Quadro 19.4 Desenvolvimento puberal em meninas, segundo os estágios de Tanner.

Mamas		Pelos	
Estágio	Características	Estágio	Características
M-1	Mamas pré-púberes; apenas elevação do mamilo	P-1	Sem pelos
M-2	Brotos mamários; elevação da mama e do mamilo; aumento do diâmetro da aréola	P-2	Pelos longos, esparsos, principalmente nos grandes lábios
M-3	Maior aumento da aréola, sem distinção de seus contornos	P-3	Pelos mais grossos e escuros, cobrindo o monte pubiano
M-4	Projeção da aréola e do mamilo, formando um segundo monte	P-4	Pelos adultos que ainda não chegam até as coxas
M-5	Mamas adultas, apenas com projeção do mamilo	P-5	Pelos adultos, que chegam até a face medial das coxas

Quadro 19.5 Desenvolvimento puberal em meninos, segundo os estágios de Tanner.

Genitália		Pelos	
Estágio	Características	Estágio	Características
G-1	Pré-púberes, testículos < 2,5 cm	P-1	Sem pelos
G-2	Testículos maiores e saco escrotal mais espesso e algo pigmentado	P-2	Pelos esparsos, pouco curvos, na base do pênis
G-3	Pênis maior e mais largo com saco escrotal mais escuro	P-3	Pelos mais espessos e curvos, alcançando o monte pubiano
G-4	Pênis ainda maior, assim como testículos, e maior pigmentação	P-4	Pelos adultos, sem chegar às coxas
G-5	Genitália adulta em tamanho e forma	P-5	Pelos adultos, que chegam até as coxas

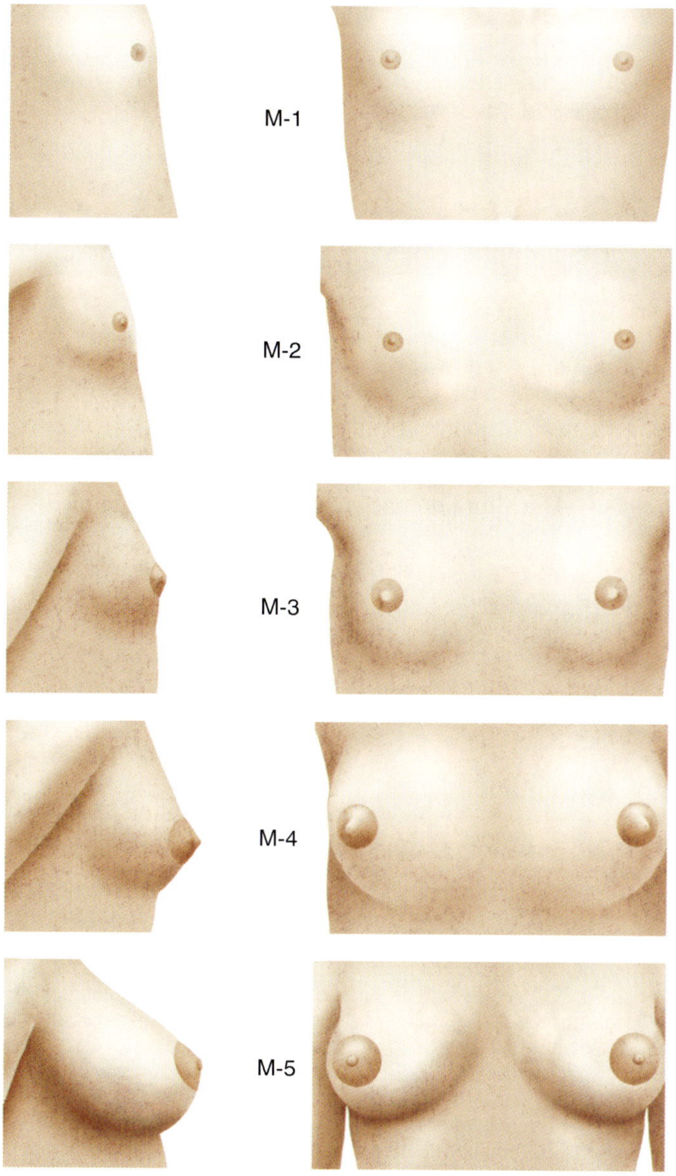

Figura 19.3 Desenvolvimento das mamas em meninas, segundo os estágios de Tanner.

Imagens do sistema nervoso central. São úteis nos pacientes com HH, principalmente quando associado a outras deficiências hormonais hipofisárias. Também são indicadas quando houver diabetes insípido (DI) ou sinais de aumento da pressão intracraniana (p. ex., cefaleia, papiledema etc.) ou anormalidades visuais resultantes de compressão quiasmática (p. ex., hemianopsia bitemporal etc.). Em pacientes com a síndrome de Kallmann, evidencia-se hipoplasia/aplasia de sulcos e bulbos olfatórios, o que pode ajudar no diagnóstico diferencial com outras causas de HH (Figura 19.7).[6,7,50]

Cariótipo. Deve ser solicitado nos casos de hipogonadismo hipergonadotrófico para meninas com baixa estatura associada para investigação da síndrome de Turner, bem como para meninos na investigação da síndrome de Klinefelter.[43,50]

Estudos moleculares. Pacientes com hipogonadismo, com o cariótipo normal e outras características clínicas que sugerem HH congênito (como criptorquidismo, anosmia, história familiar positiva) são candidatos à análise genética de mutações em genes conhecidamente associados a essa condição.[34]

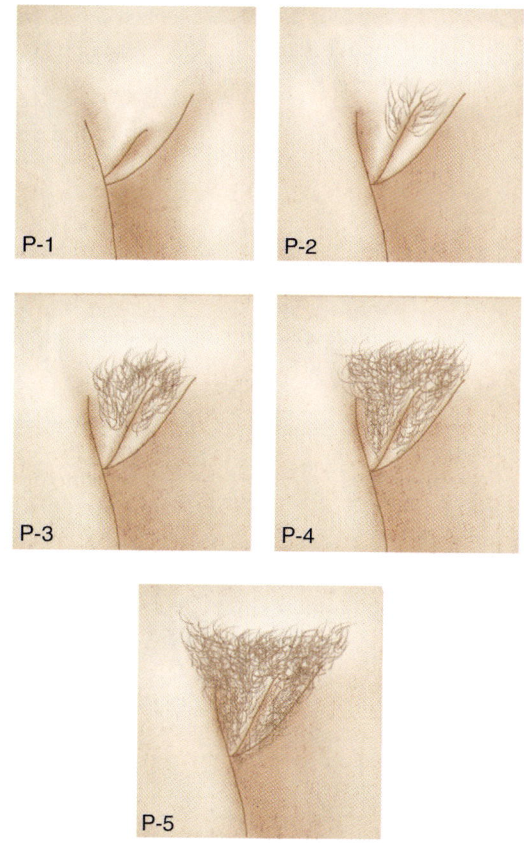

Figura 19.4 Desenvolvimento dos pelos pubianos em meninas, segundo os estágios de Tanner.

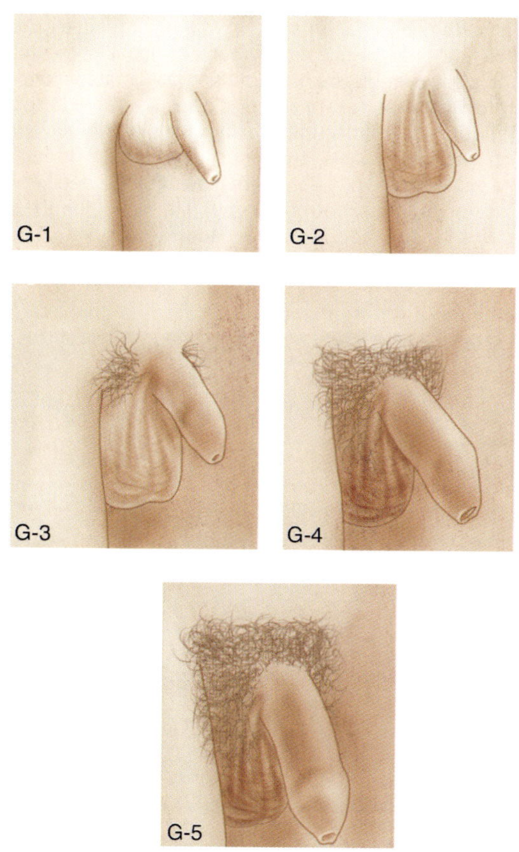

Figura 19.5 Desenvolvimento da genitália em meninos, segundo os estágios de Tanner.

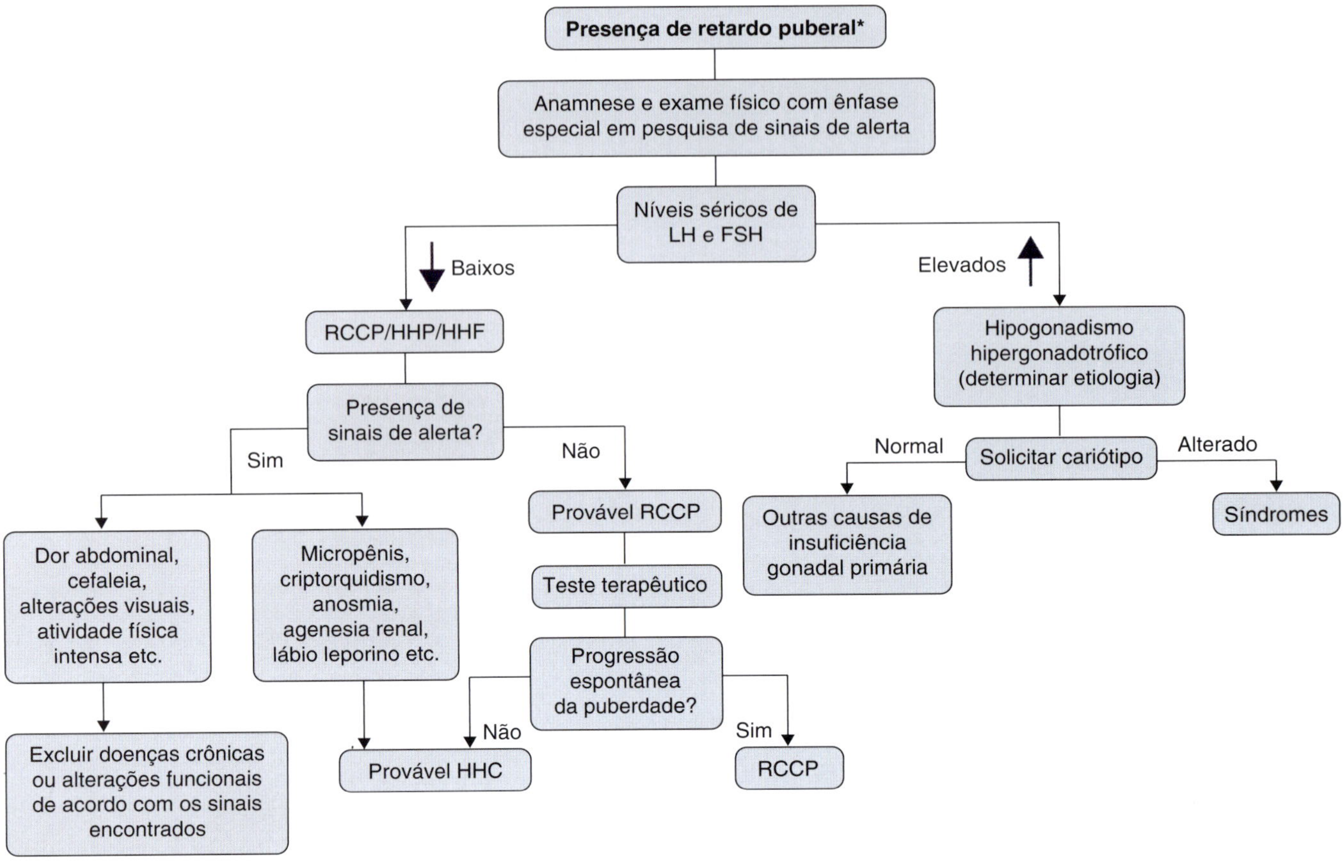

Figura 19.6 Fluxograma de abordagem ao paciente com retardo puberal (RP). A avaliação clínica inicial inclui a pesquisa de sinais de alerta (descritos no Quadro 19.3) e a dosagem laboratorial de gonadotrofinas (hormônio luteinizante [LH] e hormônio foliculestimulante [FSH]). Gonadotrofinas elevadas apontam para hipogonadismo hipergonadotrófico, indicando realização de cariótipo em ambos os sexos. Gonadotrofinas baixas ou inapropriadamente normais apontam para as outras três categorias: hipogonadismo hipogonadotrófico permanente (HHP), hipogonadismo hipogonadotrófico funcional (HHF) e retardo constitucional de crescimento e puberdade (RCCP). A presença de sinais de alerta aponta para diagnósticos distintos ao RCCP, e, nestes casos, investigação laboratorial mais extensa é indicada, em busca de patologias associadas aos principais sinais encontrados. História familiar de RP e ausência de sinais de alerta sugerem fortemente o diagnóstico de RCCP. Nestes casos, indica-se o teste terapêutico com baixas doses de testosterona em meninos e estrogênio em meninas. Quando se observa evolução espontânea de puberdade após 3 a 6 meses do teste terapêutico, define-se o diagnóstico de RCCP. *Ausência de desenvolvimento de mamas até os 13 anos em meninas e ausência de aumento do volume testicular até os 14 anos em meninos. Para detalhes sobre os sinais de alerta, ver Quadro 19.3. FSH: hormônio foliculoestimulante; HHC: hipogonadismo hipogonadotrófico congênito; HHF: hipogonadismo hipogonadotrófico funcional; HHP: hipogonadismo hipogonadotrófico permanente; HHI: hipogonadismo hipogonadotrófico isolado; LH: hormônio luteinizante; RCCP: retardo constitucional de crescimento e puberdade. (Adaptada de Raivio et al., 2019;[34] Young et al., 2019.[72])

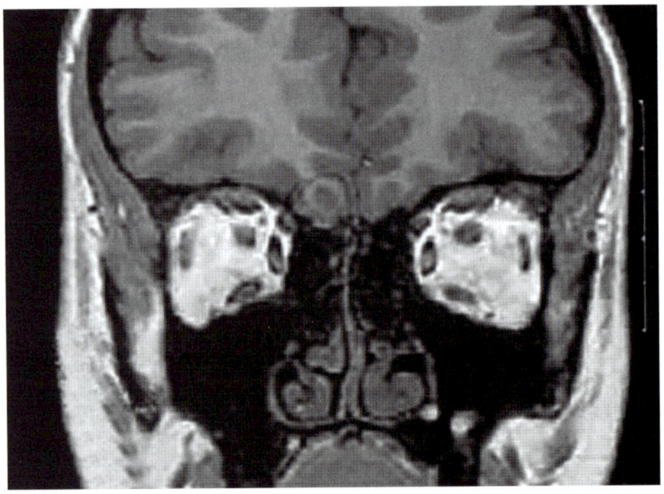

Figura 19.7 Ressonância magnética do rinencéfalo; cortes sagitais em T1 com ausência de sulcos olfatórios em um paciente com síndrome de Kallmann.

Diagnóstico diferencial entre RCCP e HHI: principal desafio da prática clínica

O diagnóstico diferencial entre estas duas condições é desafiador, porém necessário, uma vez que a conduta médica frente às duas entidades é distinta. Nenhum achado clínico ou laboratorial é capaz de diferenciar completamente estas duas condições clínicas. O diagnóstico definitivo só é possível quando ocorre a puberdade efetiva e completa de forma espontânea antes dos 18 anos de idade, quando, então, seria possível excluir o diagnóstico de HHI.[6,34,55]

O Quadro 19.6 descreve alguns importantes achados clínicos e laboratoriais que podem auxiliar na diferenciação diagnóstica.

Velocidade de crescimento. A análise da velocidade de crescimento é muito importante na avaliação do RCCP. Na grande maioria dos casos, ocorre um atraso durante a infância, e esses indivíduos costumam ter estatura inferior à dos outros indivíduos da mesma faixa etária. Embora não seja a regra, é comum que esses pacientes não alcancem seu potencial alvo genético, resultando

Quadro 19.6 Diagnóstico diferencial entre hipogonadismo hipogonadotrófico isolado (HHI) e retardo constitucional de crescimento e puberdade (RCCP).

Atraso puberal	HHI	RCCP
Frequência	Raro (1:10.000)	Comum
Crescimento	Normal	Baixa estatura
Idade óssea	Normal	Atrasada
Volume testicular	< 1,1 mℓ	> 2 mℓ
Adrenarca	Em idade normal (parcial)	Atrasada
Duração	Permanente*	Recuperação completa e espontânea
Idade	Ausência de puberdade após 16 anos (♀) e 18 anos (♂)	Desenvolvimento após 13 anos (♀) e 14 anos (♂)
Massa óssea	Diminuída	Normal
Progressão espontânea da puberdade após 1 a 2 ciclos de esteroides sexuais em baixas doses (teste terapêutico)	Não	Sim

*Pode ser reversível em 10 a 20% dos casos. ♀: sexo feminino; ♂: sexo masculino.

em estatura inferior à de seus familiares, quando não tratados.[62] Por outro lado, pacientes com HHI mais comumente têm VC normal durante a infância, apresentando diferença estatural entre outros indivíduos de mesma faixa etária apenas pelo atraso do estirão puberal.[34]

Idade óssea. No RCCP, a idade óssea está normalmente abaixo da idade cronológica. Esses pacientes normalmente apresentam início da puberdade atrasada, bem como atraso em todas as fases do desenvolvimento puberal, equivalente ao desenvolvimento e à maturação óssea. Os pacientes com HHI costumam ter idade óssea compatível com a cronológica.[59]

Volume testicular. Testículos pequenos e de volume reduzido (1 a 2 mℓ) podem sugerir o diagnóstico de HHI.[63] Volume testicular inferior a 1,1 mℓ tem sensibilidade de 100% e especificidade de 91% para HHI.[17]

Criptorquidismo. A presença de criptorquidismo está associada ao diagnóstico de HHI em 5 a 40% dos casos, sugerindo defeito de maturação sexual ao final da vida intrauterina e no início da vida pós-natal.[62] No entanto, a prevalência de criptorquidismo em casos de HHI parcial é semelhante à da população geral, variando de 3 a 5% ao nascimento.[6,7,22]

Idade. Em meninos que não iniciam desenvolvimento puberal até os 15 anos de idade, o diagnóstico de HHI é aproximadamente 7 vezes mais frequente que o de RCCP.[59] História familiar de padrão de desenvolvimento puberal similar corrobora o diagnóstico.

Estudos moleculares. Recente estudo comparou a frequência de mutações relacionadas à disfunção do GnRH, que foi significativamente superior em pacientes com HHI (51% com HHI *versus* 7% com RCCP), sugerindo que os perfis genéticos dessas condições sejam distintos na maioria das vezes.[48]

LH e FSH. Os níveis basais de LH e FSH são geralmente mais baixos no HHI do que no RCCP, mas há grande superposição de valores.[6,60]

Inibina B sérica. Embora o ponto de corte ideal ainda não tenha sido identificado,[20] dados recentes indicam que dosagem sérica de inibina B pode auxiliar na diferenciação entre as duas situações, já que valores mais altos de inibina são encontrados no RCCP.[64] Um estudo demonstrou que níveis de LH basal < 0,3 UI/ℓ e inibina B < 110 pg/mℓ tiveram especificidade para HHI de 88% e 92%, respectivamente. A dosagem combinada do LH basal < 0,3 UI/ℓ e inibina B < 110 pg/mℓ propiciou maior especificidade (98,1%).[65] Recentemente, Varimo et al.[17] demonstraram que, quando avaliados em conjunto, o volume testicular muito reduzido (< 1 mℓ) associado a níveis baixos de inibina B (10 a 49 ng/ℓ) sugere HHI (em até 90%). Por outro lado, volume testicular entre 1,1 e 2 mℓ, acompanhado de níveis séricos de inibina entre 111 e 212 ng/ℓ, praticamente exclui HHI.[17]

Hormônio antimülleriano (AMH). Os níveis de AMH pré-púberes são um reflexo da integridade das células de Sertoli, e tanto a inibina B quanto o AMH são produzidos por essas células sob estímulo do FSH. Em pré-púberes, as concentrações de AMH são menores no HH que no RCCP, demonstrando menor quantidade de células de Sertoli. Valores de AMH > 110 pmol/ℓ são mais frequentes em pacientes com RCCP do que com HHI; no entanto, o AMH apresenta baixo desempenho na diferenciação entre HHI e RCCP.[63]

Teste de estímulo com GnRH. Respostas pré-puberais são obtidas em alguns pacientes com RCCP, bem como naqueles com HH, mas valores de LH após GnRH < 0,8 UI/ℓ (IFMA) são mais indicativos de HH em meninos.[6,33] A melhor distinção entre RCCP e HH parece ser obtida com o estímulo com potentes agonistas do GnRH, como a triptorrelina. Em estudo recente, entre meninos com retardo puberal, um valor de LH < 5,3 UI/ℓ 4 horas após a injeção de triptorrelina (0,1 mg) teve 100% de especificidade para HHI.[65] Entretanto, quando se comparou a dosagem basal associada de inibina B e LH basal após estímulo com análogo do GnRH, concluiu-se que a dosagem dos níveis basais é tão eficaz quanto o teste com análogo do GnRH na diferenciação entre HH e RCCP, tendo a vantagem de ser menos invasiva, menos onerosa e mais prática.[34,59]

Teste terapêutico. Este teste visa estimular a eclosão do processo puberal, usando 1 a 3 ciclos terapêuticos com esteroides sexuais em baixas doses. A falta de progressão espontânea da puberdade após a indução terapêutica torna o diagnóstico de RCCP menos provável e reforça a possibilidade de diagnóstico de HHI.[5]

Tratamento

O manejo de adolescentes com distúrbios pubertários depende da causa subjacente. A observação expectante é apropriada em variantes benignas da puberdade e naquelas com formas mais brandas de puberdade tardia, sem previsão de resultados negativos de sua condição. Entretanto, quando se percebe que o atraso puberal causa desconforto psicossocial ao adolescente, bem como ansiedade e/ou depressão, intervenções medicamentosas e aconselhamento psicológico são considerados.

Indução puberal no RCCP

As opções convencionais de tratamento para pacientes com RCCP são baixas doses de esteroides sexuais (testosterona em meninos e estrogênios em meninas),[10] já que não há indicação de uso de gonadotrofinas no RCCP.[6] Evidências atuais indicam que a indução puberal com esteroides sexuais em doses baixas e gradativas aumenta a velocidade de crescimento e a maturação sexual, levando a melhora do bem-estar psicossocial, sem prejuízo na altura final e sem aceleração excessiva da idade óssea.[5,7]

Em meninos, a terapêutica hormonal para indução da puberdade consiste na administração intramuscular de 50 a 100 mg de ésteres de testosterona (sendo o cipionato de testosterona o mais utilizado), a cada 30 dias, por 3 a 6 meses.[10,66] A progressão espontânea da puberdade, com aumento testicular e elevação dos níveis plasmáticos de testosterona endógena, deve ser observada durante o tratamento ou após 3 a 6 meses do início da indução. A progressão espontânea da puberdade pode ser avaliada pelo aumento de volume testicular, bem como pela dosagem de gonadotrofinas, esteroides sexuais e inibina B, coletados no período da manhã. Quando a progressão da puberdade ou adequada virilização não ocorre após o período de 3 a 6 meses do esquema inicial, uma investigação mais rigorosa em busca dos sinais de alerta deve ser realizada.[6] Entretanto, o esquema terapêutico pode ser repetido, aumentando a dose de testosterona em 25 a 50 mg. É importante que a dose mensal de testosterona não exceda 100 mg, para não induzir avanço excessivo de idade óssea.[5,6,67] Um estudo recente comparou o uso de um inibidor de aromatase, letrozol, ao uso de baixas doses de testosterona intramuscular. Observou-se que a dose de oral diária 2,5 mg/dia de letrozol pelo período de 6 meses foi capaz de induzir a ativação do eixo gonadotrófico e o aumento do volume testicular de forma mais rápida e efetiva. Ambos os tratamentos foram bem tolerados e aceleraram a velocidade de crescimento, porém a testosterona acelerou um pouco mais que o letrozol.[68] Esses resultados sugerem que o inibidor de aromatase oral é capaz de ativar o eixo HHG e pode ser usado como uma nova modalidade de tratamento para meninos com RCCP.[68]

Por inibirem a conversão periférica de testosterona em estradiol, o uso de inibidores de aromatase (IA) também vem sendo estudado como opção terapêutica em meninos com RCCP e baixa estatura com o objetivo de reduzir o avanço da idade óssea e, portanto, prolongar o período de crescimento e aumentar a estatura final. Entretanto, embora pareça um tratamento seguro, um recente estudo não observou ganho na estatura final de meninos submetidos a intervenção com letrozol por período de 2 anos.[69] Por outro lado, a associação de IA com GH por período de 24 a 36 meses parece aumentar o potencial de crescimento de meninos, quando comparada a intervenções com GH ou inibidor de aromatase isolados.[70]

Nas meninas, as opções para indução puberal são a forma oral ou transdérmica de 17β-estradiol ou estrógenos conjugados pelo período de 3 meses. O estrogênio conjugado, considerado anteriormente como a primeira opção terapêutica para indução puberal (0,15 mg/dia, por via oral), teve sua disponibilidade limitada nos últimos anos, e é possível que sua comercialização seja interrompida definitivamente em breve. Entretanto, embora poucos estudos estejam disponíveis nesta faixa etária, os resultados para o uso de 17β-estradiol por via transdérmica são mais favoráveis por ser uma opção eficaz e segura,[66] sendo utilizado como primeira opção nesses casos. No Brasil, a apresentação em gel do 17β-estradiol não permite o ajuste para baixas doses, o que impossibilita seu uso para essas pacientes. Utiliza-se, portanto, a apresentação em adesivo transdérmico disponível de 25 μg, sendo cortado em 4 partes iguais para equivaler à dose de 6,25 μg contínuos, com substituição dos adesivos 2 vezes/semana, pelo período de 3 meses.[66]

A progressão espontânea da puberdade pode ser avaliada pelo aumento de mamas, bem como pela dosagem sérica de gonadotrofinas, esteroides sexuais e inibina B. Caso não haja progressão da puberdade com o esquema inicial após período de 3 a 6 meses, o esquema pode ser repetido até 3 vezes.[6]

A falta de progressão espontânea da puberdade após a indução terapêutica com esteroides sexuais, em ambos os sexos, torna o diagnóstico de RCCP menos provável e aponta para o diagnóstico de HHI.[34] Nesse caso, faz-se necessária a manutenção da terapêutica hormonal.[5,44]

Indução puberal no HHP

A terapia do hipogonadismo hipogonadotrófico permanente consiste na reposição dos esteroides sexuais e das outras deficiências hormonais, quando associado ao pan-hipopituitarismo.

Em *meninos*, caso seja possível estabelecer o diagnóstico de HHP precocemente, o ideal é que o início da reposição androgênica seja entre os 12 e 13 anos de idade cronológica e antes dos 14 anos de idade óssea, visando evitar desproporções corporais e característica eunucoide. O início da terapia hormonal (TH) é similar ao da indução puberal do RCCP, descrito anteriormente. Após o início da indução puberal, a dose de testosterona é aumentada gradativamente até a dose plena, que equivale a 200 mg por via intramuscular de cipionato de testosterona a cada 2 semanas.[5,71] Outras apresentações de testosterona disponíveis e eficazes para a TH em homens não foram testadas ou aprovadas para indução puberal ou uso em indivíduos do sexo masculino com idade inferior a 16 anos (Quadro 19.7).

A TH é efetiva para o desenvolvimento adequado de caracteres sexuais secundários, porém não é esperado que estimule o desenvolvimento testicular e a espermatogênese. Como alternativa à TH, o tratamento com gonadotrofina coriônica humana (hCG) também pode ser utilizado para a indução puberal em meninos com HHI, com a vantagem adicional de estimular o crescimento testicular.[72] Diversos protocolos foram descritos, incluindo uso isolado de hCG ou associada a FSH recombinante.[72] O efeito de virilização com uso de hCG 5.000 UI/semana é semelhante ao obtido pela indução puberal com testosterona.[73] Doses baixas de hCG também demonstram resultados similares, iniciando com 250 a 500 UI 2 vezes/semana, aumentando a dose em 500 UI a cada 6 meses.[74]

Em *meninas* com HHI, o período ideal para iniciar a reposição estrogênica é aos 11 ou 12 anos de idade cronológica e antes dos 13 anos de idade óssea.[10] O início do tratamento é semelhante ao das meninas com RCCP, com aumento progressivo da dose de estrogênio ao longo de 12 a 24 meses. Após o desenvolvimento completo das mamas e/ou presença de sangramento vaginal, associa-se a reposição cíclica de progesterona. As principais

Quadro 19.7 Apresentações de testosterona disponíveis para indução puberal e terapia hormonal masculina.

Tipo de testosterona	Via de administração	Dose de indução puberal	Dose de manutenção (adulto com HHI)
Ésteres de testosterona	Intramuscular	–	250 mg a cada 2 semanas
Cipionato de testosterona	Intramuscular	50 a 100 mg a cada 30 dias, por 3 a 6 meses	200 mg a cada 2 semanas
Undecilato de testosterona	Intramuscular	–	1.000 mg a cada 10 a 12 semanas
Testosterona gel (sachê) *Pump*	Transdérmica	–	5 g/dia (50 mg) 88 mg/dia
Alternativa à testosterona para indução puberal em RCCP			
Letrozol	Oral	2,5 mg/dia por 6 meses	–
Alternativa à testosterona para indução puberal em HHI			
hCG	Subcutânea ou intramuscular	250 a 500 UI 2 vezes/semana ou 5.000 UI/semana	5.000 UI/semana

hCG: gonadotrofina coriônica humana; HHI: hipogonadismo hipogonadotrófico isolado; RCCP: retardo constitucional de crescimento e puberdade.

opções de progestógenos são o acetato de medroxiprogesterona, na dose de 5 a 10 mg/dia, ou, preferencialmente, a progesterona natural micronizada, na dose de 200 mg/dia, do 1º ao 12º dia do mês.[5,10,75] Esse tratamento é capaz de induzir desenvolvimento de caracteres sexuais femininos e volume uterino, contribuindo para o bem-estar e a atividade sexual feminina. Entretanto, a terapia de reposição hormonal não é capaz de restaurar a ovulação, devendo ser reavaliada quando houver desejo de fertilidade.

Embora ainda não esteja disponível em nosso meio, o uso de GnRH pulsátil, aplicado por bombas de infusão, pode ser utilizado para maturação gonadal e indução de fertilidade no hipogonadismo hipogonadotrófico em ambos os sexos.[67]

No Quadro 19.8 encontram-se as opções de estrógenos disponíveis para reposição hormonal.

Perspectivas

O uso de kisspeptina isolada em uma dose única foi empregado em 11 meninos e 4 meninas com RP, com resposta variada entre os casos avaliados. Considerando que a kisspeptina não induz a secreção de LH em pacientes adultos com HHI, é possível que a administração de kisspeptina em pacientes pediátricos ajude a diferenciar pacientes com RCCP (responde ao estímulo da kisspeptina) daqueles com formas parciais de CHH.[76,77]

Vale ressaltar que, nos últimos anos, a kisspeptina tem apresentado um papel cada vez mais relevante na saúde reprodutiva da mulher. Em estudo recente, foi demonstrado que um agonista do receptor da kisspeptina induziu sinalização mais potente e mais prolongada do sistema KISS do que sua forma natural, sugerindo um potencial terapêutico para tratamento de distúrbios reprodutivos femininos.[78]

Quadro 19.8 Estrógenos disponíveis para indução puberal e terapia de reposição hormonal.

Tipo de estrógeno	Via de administração	Dose de indução puberal	Dose de reposição
17β-estradiol	Adesivo transdérmico	6,25 μg/dia (2 vezes/semana)	100 a 200 μg/dia
	Gel transdérmico	0,1 mg	1,5 a 2 mg/dia
Valerato de estradiol	Oral	–	2 a 3 mg/dia

Resumo

O retardo puberal é definido como a ausência dos sinais do início da puberdade (aumento testicular em meninos ou desenvolvimento mamário em meninas) em idade cronológica superior a 2 ou 2,5 desvios padrões da média populacional (tradicionalmente, 14 anos em meninos e 13 anos em meninas). Na sua gênese estão envolvidos fatores genéticos, epigenéticos e ambientais, incluindo fatores nutricionais e exposição a desreguladores endócrinos. A causa mais comum de retardo puberal é normalmente autolimitada, conhecida como retardo constitucional de crescimento e puberdade (RCCP). Entretanto, este é um diagnóstico de exclusão e só pode ser definido após ampla avaliação para excluir outras patologias. Características importantes do RCCP são forte história familiar e baixa estatura associada a idade óssea atrasada frequentemente encontrada nesses pacientes. Seu principal diagnóstico diferencial é com o hipogonadismo hipogonadotrófico isolado (HHI), e até o momento não há nenhum teste com acurácia plena para a exata distinção entre as duas condições. O desenvolvimento puberal progressivo endógeno antes dos 18 anos de idade ainda é o padrão-ouro para diferenciar o RCCP do HHI. No entanto, a kisspeptina é um neuropeptídeo promissor no diagnóstico diferencial entre RCCP e hipogonadismo hipogonadotrófico e no tratamento da infertilidade feminina.

REFERÊNCIAS BIBLIOGRÁFICAS

1. Cartault A, Edouard T, Pienkowski C, Tauber M. [Normal puberty]. Rev Prat. 2008; 58:1311-6.
2. Marques P, Skorupskaite K, George JT, Anderson RA. Physiology of GnRH and gonadotropin secretion. In: Feingold KR, Anawalt B, Boyce A et al. Endotext. South Dartmouth (MA); 2000.
3. Zhu J, Kusa TO, Chan YM. Genetics of pubertal timing. Curr Opin Pediatr. 2018; 30:532-40.
4. Wolf RM, Long D. Pubertal development. Pediatr Rev. 2016; 37:292-300.
5. Silveira LF, Latronico AC. Approach to the patient with hypogonadotropic hypogonadism. J Clin Endocrinol Metab. 2013; 98:1781-8.
6. Palmert MR, Dunkel L. Clinical practice. Delayed puberty. N Engl J Med. 2012; 366:443-53.
7. Dye AM, Nelson GB, Diaz-Thomas A. Delayed puberty. Pediatr Ann. 2018; 47:e16-22.
8. Reiter EO, Lee PA. Delayed puberty. Adolesc Med. 2002; 13:101-18, vii.
9. Howard SR, Dunkel L. Delayed puberty-phenotypic diversity, molecular genetic mechanisms, and recent discoveries. Endocr Rev. 2019; 40: 1285-317.
10. Dwyer AA, Phan-Hug F, Hauschild M et al. Transition in endocrinology: hypogonadism in adolescence. Eur J Endocrinol. 2015; 173:R15-24.
11. Howard SR. Genes underlying delayed puberty. Mol Cell Endocrinol. 2018; 476:119-28.
12. Howard SR. The genetic basis of delayed puberty. Front Endocrinol (Lausanne). 2019; 10:423.
13. Zhu J, Choa RE, Guo MH et al. A shared genetic basis for self-limited delayed puberty and idiopathic hypogonadotropic hypogonadism. J Clin Endocrinol Metab. 2015; 100:E646-54.
14. Howard SR, Oleari R, Poliandri A et al. HS6ST1 insufficiency causes self-limited delayed puberty in contrast with other GnRH deficiency genes. J Clin Endocrinol Metab. 2018; 103:3420-9.
15. Howard SR, Guasti L, Ruiz-Babot G et al. IGSF10 mutations dysregulate gonadotropin-releasing hormone neuronal migration resulting in delayed puberty. EMBO Mol Med. 2016; 8:626-42.
16. Howard SR, Guasti L, Poliandri A et al. Contributions of function-altering variants in genes implicated in pubertal timing and body mass for self-limited delayed puberty. J Clin Endocrinol Metab. 2018; 103:649-59.
17. Varimo T, Miettinen PJ, Kansakoski J et al. Congenital hypogonadotropic hypogonadism, functional hypogonadotropism or constitutional delay of growth and puberty? An analysis of a large patient series from a single tertiary center. Hum Reprod. 2017; 32:147-53.
18. Mancini A, Howard SR, Cabrera CP et al. EAP1 regulation of GnRH promoter activity is important for human pubertal timing. Hum Mol Genet. 2019; 28:1357-68.
19. Li C, Li P. Enhanced at puberty-1 (Eap1) expression critically regulates the onset of puberty independent of hypothalamic Kiss1 expression. Cell Physiol Biochem. 2017; 43:1402-12.
20. Morrison KE, Rodgers AB, Morgan CP, Bale TL. Epigenetic mechanisms in pubertal brain maturation. Neuroscience. 2014; 264:17-24.
21. Aksglaede L, Juul A, Olsen LW, Sorensen TI. Age at puberty and the emerging obesity epidemic. PLoS One. 2009; 4:e8450.
22. Chulani VL, Gordon LP. Adolescent growth and development. Prim Care. 2014; 41:465-87.
23. Sorensen K, Aksglaede L, Petersen JH, Juul A. Recent changes in pubertal timing in healthy Danish boys: associations with body mass index. J Clin Endocrinol Metab. 2010; 95:263-70.
24. Gordon CM. Clinical practice. Functional hypothalamic amenorrhea. N Engl J Med. 2010; 363:365-71.
25. Frisch RE, McArthur JW. Menstrual cycles: fatness as a determinant of minimum weight for height necessary for their maintenance or onset. Science. 1974; 185:949-51.
26. Yeo SH, Colledge WH. The role of Kiss1 neurons as integrators of endocrine, metabolic, and environmental factors in the hypothalamic-pituitary-gonadal axis. Front Endocrinol (Lausanne). 2018; 9:188.
27. Li W, Liu Q, Deng X et al. Association between obesity and puberty timing: a systematic review and meta-analysis. Int J Environ Res Public Health. 2017; 14:(10)1266.
28. Lee JM, Wasserman R, Kaciroti N et al. Timing of puberty in overweight versus obese boys. Pediatrics. 2016; 137:e20150164.
29. Mouritsen A, Aksglaede L, Sorensen K et al. Hypothesis: exposure to endocrine-disrupting chemicals may interfere with timing of puberty. Int J Androl. 2010;33:346-59.
30. Parent AS, Franssen D, Fudvoye J et al. Developmental variations in environmental influences including endocrine disruptors on pubertal timing and neuroendocrine control: revision of human observations and mechanistic insight from rodents. Front Neuroendocrinol. 2015; 38:12-36.
31. Swan SH, Main KM, Liu F et al. Decrease in anogenital distance among male infants with prenatal phthalate exposure. Environ Health Perspect. 2005; 113:1056-61.

32. Rodriguez-Carrillo A, Remy S, D'Cruz SC et al. Kisspeptin as potential biomarker of environmental chemical mixture effect on reproductive hormone profile: a pilot study in adolescent males. Sci Total Environ. 2023; 10:868:161668.
33. Sedlmeyer IL, Palmert MR. Delayed puberty: analysis of a large case series from an academic center. J Clin Endocrinol Metab. 2002; 87:1613-20.
34. Raivio T, Miettinen PJ. Constitutional delay of puberty versus congenital hypogonadotropic hypogonadism: genetics, management and updates. Best Pract Res Clin Endocrinol Metab. 2019; 33:101316.
35. Kingery SE, Wintergerst KA. Turner syndrome and Klinefelter syndrome. Adolesc Med State Art Rev. 2015; 26:411-27.
36. Paulsen CA, Gordon DL, Carpenter RW et al. Klinefelter's syndrome and its variants: a hormonal and chromosomal study. Recent Prog Horm Res.1968; 24:321-63.
37. Macedo DB, Abreu AP, Reis AC et al. Central precocious puberty that appears to be sporadic caused by paternally inherited mutations in the imprinted gene makorin ring finger 3. J Clin Endocrinol Metab. 2014; 99:E1097-103.
38. Bhagavath B, Podolsky RH, Ozata M et al. Clinical and molecular characterization of a large sample of patients with hypogonadotropic hypogonadism. Fertil Steril. 2006; 85:706-13.
39. Munoz MT, Argente J. New concepts in anorexia nervosa. J Pediatr Endocrinol Metab. 2004; 17(Suppl 3):473-80.
40. Layman LC. Hypogonadotropic hypogonadism. Endocrinol Metab Clin North Am. 2007; 36:(2)283-96.
41. Castinetti F, Reynaud R, Quentien MH et al. Combined pituitary hormone deficiency: current and future status. J Endocrinol Invest. 2015; 38:1-12.
42. Darzy KH, Shalet SM. Hypopituitarism as a consequence of brain tumours and radiotherapy. Pituitary. 2005; 8:203-11.
43. Boehm U, Bouloux PM, Dattani MT et al. Expert consensus document: European Consensus Statement on congenital hypogonadotropic hypogonadism – pathogenesis, diagnosis and treatment. Nat Rev Endocrinol. 2015; 11:547-64.
44. Ghervan C, Young J. Congenital hypogonadotropic hypogonadism and Kallmann syndrome in males. Presse Med. 2014; 43:152-61.
45. Dwyer AA, Raivio T, Pitteloud N. Management of endocrine disease: reversible hypogonadotropic hypogonadism. Eur J Endocrinol. 2016; 174:(6) R267-74.
46. Laitinen EM, Tommiska J, Sane T et al. Reversible congenital hypogonadotropic hypogonadism in patients with CHD7, FGFR1 or GNRHR mutations. PLoS One. 2012; 7:e39450.
47. Raivio T, Falardeau J, Dwyer A et al. Reversal of idiopathic hypogonadotropic hypogonadism. N Engl J Med. 2007; 357:863-73.
48. Cassatella D, Howard SR, Acierno JS et al. Congenital hypogonadotropic hypogonadism and constitutional delay of growth and puberty have distinct genetic architectures. Eur J Endocrinol. 2018; 178:377-88.
49. Lawaetz JG, Hagen CP, Mieritz MG et al. Evaluation of 451 Danish boys with delayed puberty: diagnostic use of a new puberty nomogram and effects of oral testosterone therapy. J Clin Endocrinol Metab. 2015; 100:1376-85.
50. Abitbol L, Zborovski S, Palmert MR. Evaluation of delayed puberty: what diagnostic tests should be performed in the seemingly otherwise well adolescent? Arch Dis Child. 2016; 101:767-71.
51. Martha PM Jr, Reiter EO. Pubertal growth and growth hormone secretion. Endocrinol Metab Clin North Am. 1991; 20:165-82.
52. Howard SR, Dunkel L. The genetic basis of delayed puberty. Neuroendocrinology. 2018; 106:283-91.
53. Barroso PS, Jorge AAL, Lerario AM et al. Clinical and genetic characterization of a constitutional delay of growth and puberty cohort. Neuroendocrinology. 2019. 2020;110:959-66.
54. Beneduzzi D, Trarbach EB, Min L et al. Role of gonadotropin-releasing hormone receptor mutations in patients with a wide spectrum of pubertal delay. Fertil Steril. 2014; 102:838-46.
55. Harrington J, Palmert MR. Clinical review: distinguishing constitutional delay of growth and puberty from isolated hypogonadotropic hypogonadism: critical appraisal of available diagnostic tests. J Clin Endocrinol Metab. 2012; 97:3056-67.
56. Zhu J, Chan YM. Adult consequences of self-limited delayed puberty. Pediatrics. 2017; 139(6):e20163177.
57. Day FR, Elks CE, Murray A et al. Puberty timing associated with diabetes, cardiovascular disease and also diverse health outcomes in men and women: the UK Biobank study. Sci Rep. 2015; 5:11208.
58. Day FR, Thompson DJ, Helgason H et al. Genomic analyses identify hundreds of variants associated with age at menarche and support a role for puberty timing in cancer risk. Nat Genet. 2017; 49:834-41.
59. Bozzola M, Bozzola E, Montalbano C et al. Delayed puberty versus hypogonadism: a challenge for the pediatrician. Ann Pediatr Endocrinol Metab. 2018; 23:57-61.
60. Resende EA, Lara BH, Reis JD et al. Assessment of basal and gonadotropin-releasing hormone-stimulated gonadotropins by immunochemiluminometric and immunofluorometric assays in normal children. J Clin Endocrinol Metab. 2007; 92:1424-9.
61. Bolyakov A, Paduch DA. Prolactin in men's health and disease. Curr Opin Urol. 2011; 21:527-34.
62. Rohani F, Alai MR, Moradi S, Amirkashani D. Evaluation of near final height in boys with constitutional delay in growth and puberty. Endocr Connect. 2018; 7:456-9.
63. Dwyer AA, Jayasena CN, Quinton R. Congenital hypogonadotropic hypogonadism: implications of absent mini-puberty. Minerva Endocrinol. 2016; 41:188-95.
64. Coutant R, Biette-Demeneix E, Bouvattier C et al. Baseline inhibin B and anti-Mullerian hormone measurements for diagnosis of hypogonadotropic hypogonadism (HH) in boys with delayed puberty. J Clin Endocrinol Metab. 2010; 95:5225-32.
65. Binder G, Schweizer R, Blumenstock G, Braun R. Inhibin B plus LH vs GnRH agonist test for distinguishing constitutional delay of growth and puberty from isolated hypogonadotropic hypogonadism in boys. Clin Endocrinol (Oxf). 2015; 82(1):100-5.
66. Matthews D, Bath L, Hogler W et al. Hormone supplementation for pubertal induction in girls. Arch Dis Child. 2017; 102:975-80.
67. Howard S, Dunkel L. Sex steroid and gonadotropin treatment in male delayed puberty. Endocr Dev. 2016; 29:185-97.
68. Varimo T, Huopio H, Kariola L et al. Letrozole versus testosterone for promotion of endogenous puberty in boys with constitutional delay of growth and puberty: a randomised controlled phase 3 trial. Lancet Child Adolesc Health. 2019; 3:109-20.
69. Varimo T, Toiviainen-Salo S, Raivio T et al. Letrozole monotherapy in pre- and early-pubertal boys does not increase adult height. Front Endocrinol (Lausanne). 2019; 10:201.
70. Mauras N, Ross JL, Gagliardi P et al. Randomized trial of aromatase inhibitors, growth hormone, or combination in pubertal boys with idiopathic, short stature. J Clin Endocrinol Metab. 2016; 101:4984-93.
71. Dwyer AA, Pitteloud N. Transition of care from childhood to adulthood: congenital hypogonadotropic hypogonadism. Endocr Dev. 2018; 33:82-98.
72. Young J, Xu C, Papadakis GE et al. Clinical management of congenital hypogonadotropic hypogonadism. Endocr Rev. 2019; 40:669-710.
73. Bistritzer T, Lunenfeld B, Passwell JH, Theodor R. Hormonal therapy and pubertal development in boys with selective hypogonadotropic hypogonadism. Fertil Steril.1989; 52:302-6.
74. Rohayem J, Hauffa BP, Zacharin M et al. Testicular growth and spermatogenesis: new goals for pubertal hormone replacement in boys with hypogonadotropic hypogonadism? A multicentre prospective study of hCG/rFSH treatment outcomes during adolescence. Clin Endocrinol (Oxf). 2017; 86:75-87.
75. Zacharin M. Pubertal induction in hypogonadism: current approaches including use of gonadotrophins. Best Pract Res Clin Endocrinol Metab. 2015; 29:367-83.
76. Chan YM, Lippincott MF, Kusa TO, Seminara SB. Divergent responses to kisspeptin in children with delayed puberty. JCI Insight. 2018; 3(8): e99109.
77. Palmert MR, Boepple PA. Variation in the timing of puberty: clinical spectrum and genetic investigation. J Clin Endocrinol Metab. 2001; 86:2364-68.
78. Abbara A, Ufer M, Pette CV et al. Endocrine profile of the kisspeptin receptor agonist MVT-602 in healthy premenopausal women with and without ovarian stimulation: results from 2 randomized, placebo-controlled clinical trials. Fertil Steril. 2024; 121:95-106.

CAPÍTULO 20

Manejo da Puberdade Precoce

Vinicius Nahime Brito ■ Ana Pinheiro Machado Canton ■ Ana Claudia Latronico

INTRODUÇÃO

A puberdade é um processo fisiológico que compreende o período de transição entre a infância e a vida adulta, marcado por aparecimento dos caracteres sexuais secundários, aceleração do crescimento linear e maturação gonadal (ovários no sexo feminino e testículos no sexo masculino), resultando na aquisição da função reprodutiva e em modificações psicológicas em ambos os sexos.[1,2]

O desenvolvimento puberal é constituído por dois eventos fisiológicos independentes: a adrenarca, definida como o aumento de andrógenos adrenais e de seus precursores, principalmente deidroepiandrosterona (DHEA) e sua forma sulfatada (DHEA-S), e a gonadarca, caracterizada pela reativação do eixo hipotalâmico-hipofisário-gonadal (eixo gonadotrófico). O evento hormonal que determina a gonadarca é o incremento de amplitude e frequência dos pulsos do hormônio liberador de gonadotrofina (GnRH) na circulação porto-hipofisária. O GnRH, por sua vez, atua na hipófise anterior, na qual se liga a seu receptor específico no gonadotrofo, estimulando a síntese e a secreção das gonadotrofinas, o hormônio luteinizante (LH) e o hormônio foliculestimulante (FSH).[1]

A secreção de hormônio liberador de gonadotrofina (GnRH) é coordenada por uma rede neuronal complexa, constituída de neurônios secretores de fatores estimulatórios (kisspeptina, neurocinina B, glutamato, glicina, norepinefrina, dopamina, serotonina) e/ou inibitórios (opioides endógenos, ácido gama-aminobutírico, dinorfina, MKRN3, neuropeptídeo Y, peptídeo intestinal vasoativo, hormônio liberador de corticotrofina [CRH], melatonina) e pela ativação recíproca de mecanismos de comunicação glia-neurônio.[3,4]

O padrão de atividade do eixo gonadotrófico é variável durante as fases do desenvolvimento. No período neonatal, a secreção de LH e FSH encontra-se elevada devido à imaturidade dos mecanismos hipotalâmicos regulatórios da secreção de gonadotrofinas, o que resulta em síntese e secreção de testosterona no sexo masculino, e de estradiol no sexo feminino, porém sem manifestação clínica de puberdade.[4] A secreção de FSH é maior no sexo feminino durante os 2 primeiros anos de vida, ao passo que a secreção de LH predomina no neonato do sexo masculino nos primeiros 6 meses de vida. Esse período denominado "minipuberdade" é seguido por um período de quiescência hormonal, durante o qual o eixo gonadotrófico apresenta baixa atividade, devido aos mecanismos inibitórios hipotalâmicos dependentes e independentes dos esteroides sexuais.[4] Na puberdade, a redução dessa atividade inibitória, concomitantemente ao predomínio dos fatores estimulatórios da secreção de GnRH, culmina na reativação da secreção pulsátil de GnRH.[1,3,4]

No sexo feminino, o LH é o principal regulador da biossíntese de esteroides nos ovários, nos quais estimula a conversão do colesterol em pregnenolona e a síntese de andrógenos nas células da teca e intersticiais. Por sua vez, o FSH regula o processo final de conversão dos andrógenos a estrógenos, estimulando o processo de aromatização nas células da granulosa. Na vida adulta, as ações coordenadas do LH e do FSH no ovário regulam o crescimento folicular, a ovulação e a manutenção do corpo-lúteo. No sexo masculino, o LH estimula a síntese e a secreção da testosterona pelas células de Leydig, ao passo que o FSH atua principalmente nas células de Sertoli, com ação primordial nas fases iniciais da espermatogênese.[1]

Além dos fatores hormonais, fatores genéticos, epigenéticos, metabólicos, nutricionais e socioeconômicos também estão envolvidos no início do processo puberal, indicando que o mecanismo do início da puberdade humana é complexo e multifatorial.

PUBERDADE PRECOCE

A puberdade é considerada precoce quando o aparecimento dos caracteres sexuais secundários ocorre antes dos 8 anos no sexo feminino e antes dos 9 anos no sexo masculino.[2] Esse conceito baseia-se em estudos longitudinais europeus da década de 1960.[2] Os limites de idade cronológica que definem puberdade precoce foram objeto de extensa discussão.[5] Em 1999, o Comitê da Lawson Wilkins Pediatric Endocrine Society apontou novos limites para definição de puberdade precoce no sexo feminino, ou seja, idade < 7 anos em meninas brancas e < 6 anos nas afro-americanas.[6] Tais recomendações basearam-se no estudo americano de

Herman-Giddens et al.,[7] que incluiu 17 mil meninas com idade entre 3 e 12 anos, examinadas em 65 consultórios pediátricos. Nesse estudo, 15,4% das meninas afro-americanas e 5% das brancas com idade < 7 anos e 37,8% das negras e 10,5% das brancas aos 8 anos de idade já apresentavam desenvolvimento mamário.[7] Em relação aos pelos pubianos, 17,6% das afro-americanas e 2,8% das brancas aos 7 anos de idade, bem como 34,3% das meninas afro-americanas e 7,7% das brancas aos 8 anos já apresentavam pubarca.[7] No entanto, tal estudo apresentou limitações metodológicas importantes; por exemplo, a amostra não era randomizada, e o estadiamento puberal foi baseado em inspeção, e não em palpação das mamas, o que poderia levar à difícil distinção entre lipomastia e telarca.[7] Contudo, resultados semelhantes foram observados em um estudo posterior que envolveu 1.623 meninas com idade entre 8 e 16 anos.[6] Nesse estudo, 11,4% das meninas brancas e 27,8% das afro-americanas tiveram desenvolvimento mamário aos 8 anos.[6] Recentemente, dados de um estudo com 1.239 meninas entre 7 e 8 anos de idade provenientes de três centros americanos distintos (examinadas pela palpação das mamas) demonstraram que, aos 7 anos, 10,4% das meninas brancas e 23,4% das afro-americanas apresentavam desenvolvimento mamário, ao passo que aos 8 anos esse percentual foi de 18,3% para as brancas e 42,9% para as afro-americanas.[8] Dessa maneira, esses estudos em conjunto mostram alta incidência de desenvolvimento precoce de mamas e de pelos pubianos na população americana, principalmente entre afrodescendentes.

Embora haja tendência de a idade cronológica da telarca e da pubarca no sexo feminino ser mais precoce atualmente, a idade da menarca não tem se modificado significativamente. De fato, o intervalo entre a idade da telarca e da menarca aumentou significativamente de 2,3 ± 1,1 anos, relatado por Marshall e Tanner na década de 1960, para uma média de 3,3 anos, com base em um estudo dinamarquês recente.[9] De acordo com esses dados, o conceito de puberdade precoce não foi modificado. Além disso, uma revisão de 223 pacientes com precocidade sexual ocorrendo entre 7 e 8 anos de idade em meninas brancas e 6 e 8 anos em afro-americanas encontrou uma forma não idiopática de precocidade sexual em 12% dos casos, indicando que o desenvolvimento puberal entre 6 e 8 anos de idade não é necessariamente benigno e merece investigação e acompanhamento.[10]

Mais recentemente, a investigação da idade de início da puberdade em meninos americanos revelou antecipação de 6 meses a 2 anos em comparação com estudos anteriores. Semelhantemente aos estudos conduzidos no sexo feminino, observou-se início mais precoce do desenvolvimento puberal nos meninos de acordo com a etnia. Meninos afro-americanos apresentaram início de puberdade (volume testicular maior ou igual a 4 mℓ) significativamente mais cedo do que caucasianos (9,71 e 9,95 anos, respectivamente).[11]

Classificação

A puberdade precoce (PP) é classificada como *puberdade precoce central* (PPC), também chamada de puberdade precoce verdadeira ou dependente de gonadotrofinas, e *puberdade precoce periférica* (PPP), também conhecida como pseudopuberdade precoce ou independente de gonadotrofinas.[2,12] Na PPC, o desenvolvimento dos caracteres sexuais secundários é decorrente da ativação prematura do eixo gonadotrófico.[2] Em contrapartida, a PPP resulta da produção autônoma dos esteroides sexuais, de origem gonadal, adrenal, ou decorrente de exposição a esteroides sexuais exógenos.[2] A PP também é classificada como isossexual, quando os caracteres puberais são concordantes com o sexo biológico, ou heterossexual, quando há discordância entre os caracteres puberais e o sexo biológico do indivíduo: virilização no sexo feminino e feminização no sexo masculino.[2] A PPC é sempre isossexual, enquanto a PPP pode ser iso ou heterossexual.[2,12]

Variantes do desenvolvimento puberal normal, caracterizadas pelo aparecimento isolado e prematuro dos caracteres sexuais secundários (telarca precoce, pubarca precoce e sangramento vaginal precoce) sem reativação prematura do eixo gonadotrófico, são queixas frequentes de consulta ao endocrinologista pediátrico.[2] Apesar de geralmente representarem uma situação benigna e não progressiva, é recomendado o acompanhamento endocrinológico para o diagnóstico diferencial com as formas completas e progressivas de puberdade precoce.[12] A classificação da precocidade sexual está resumida no Quadro 20.1.

Telarca precoce isolada

A expressão telarca precoce isolada (TPI) representa o aumento unilateral ou bilateral das mamas nas meninas antes dos 8 anos de idade sem outros sinais de maturação sexual.[2] Trata-se de uma condição clínica benigna, que pode regredir espontaneamente ou permanecer até o desenvolvimento puberal na idade normal. O diagnóstico diferencial com lipomastia pode ser difícil nas meninas com sobrepeso ou obesidade. A maior incidência de telarca precoce isolada ocorre antes dos 3 anos, reduzindo após essa idade e novamente se elevando após os 6 anos. A fisiopatologia da TPI não está completamente esclarecida, e alguns mecanismos são propostos, incluindo:

- Ativação transitória do eixo gonadotrófico com secreção excessiva e predominante de FSH
- Aumento da sensibilidade do tecido mamário às pequenas concentrações de estrogênios circulantes
- Secreção transitória de estrogênio por cistos ovarianos
- Ingestão de alimentos com substâncias que atuem como desreguladores endócrinos (bisfenol A, ftalatos).[13]

Laboratorialmente, as pacientes com TPI apresentam valores de gonadotrofinas e esteroides sexuais dentro da faixa pré-puberal normal. A idade óssea, diferentemente das formas completas de precocidade sexual, não se encontra substancialmente avançada. A ultrassonografia (US) pélvica pode ser útil na distinção entre TPI e estágios iniciais da puberdade precoce.

Um estudo envolvendo 124 meninas com TPI (em 52 delas, identificada ao nascimento; em 53, entre 1 e 24 meses; e em 19, entre 2 e 8 anos de idade) identificou regressão do quadro em 50,8% dos casos, persistência da telarca em 36,3% e progressão em 3,2% das pacientes.[13] Evolução cíclica da telarca foi identificada em 9,7% dos casos. A progressão para puberdade precoce ocorreu em 13% das meninas.[13] O acompanhamento ambulatorial de pacientes com TPI é necessário, uma vez que 13 a 20,5% das meninas com essa condição podem evoluir para um quadro de puberdade precoce completa, de acordo com as diferentes casuísticas estudadas.[14] Não há fatores clínicos ou laboratoriais que possam predizer a evolução da TPI para

Quadro 20.1 Classificação da precocidade sexual.

Variantes do desenvolvimento puberal normal (formas incompletas e não progressivas)
- Telarca precoce isolada
- Pubarca precoce isolada
- Sangramento vaginal precoce isolado (causas não hormonais ou hormonais)
- Puberdade precoce (formas completas e progressivas)
- Puberdade precoce central (verdadeira ou dependente de gonadotrofinas)
- Puberdade precoce periférica (pseudopuberdade precoce ou independente de gonadotrofinas)

puberdade precoce. Portanto, o recomendado é que as pacientes sejam monitoradas clinicamente, e os pais sejam alertados sobre a possível progressão para puberdade precoce.

Pubarca precoce isolada

Consiste no aparecimento isolado dos pelos pubianos antes dos 8 anos de idade nas meninas e dos 9 anos de idade nos meninos, sem outros sinais de virilização ou maturação sexual.[15] A expressão adrenarca precoce é utilizada para definir a elevação precoce dos andrógenos adrenais que, com frequência, se associa à pubarca precoce isolada. Em metade dos casos, as concentrações de andrógenos – androstenediona, DHEA e, sobretudo, DHEA-S – estão elevadas para a idade cronológica, mas compatíveis com os valores do estágio Tanner II de desenvolvimento puberal.[16,17] A etiologia da adrenarca precoce não é conhecida e tem sido atribuída à maturação prematura da zona reticular do córtex adrenal, levando ao aumento dos andrógenos adrenais, o que, por sua vez, leva ao aparecimento prematuro da pubarca.[16,17] O aparecimento de odor e pelos axilares, acne, aumento da velocidade de crescimento e discreto avanço da idade óssea pode ser também observado, porém sem comprometimento da estatura final e da progressão da puberdade.

As crianças com quadro clínico de adrenarca prematura devem ser investigadas para excluir outras condições patológicas, como a forma não clássica da hiperplasia adrenal congênita, tumores gonadais ou adrenais virilizantes, administração exógena de andrógenos, puberdade precoce ou causas raras como a síndrome de Cushing na infância.[17] A contaminação inadvertida de crianças pré-púberes por esteroides sexuais tópicos (cremes e pomadas com testosterona) tem sido observada como causa de pubarca precoce.[18]

A investigação laboratorial inicial inclui as dosagens de DHEA-S, 17-hidroxiprogesterona, androstenediona e testosterona, bem como radiografia de mão e punho dominantes para avaliação da idade óssea. Evidências de exposição androgênica, como clitoromegalia nas meninas e desenvolvimento avançado de pelos pubianos nos meninos, impõem a realização de exames de imagem de glândulas adrenais (US, ressonância magnética [RM]) para excluir processos neoplásicos, além do teste de estímulo com hormônio adrenocorticotrófico (ACTH) sintético (cortrosina, Synacthen®) para excluir hiperplasia adrenal congênita. Crianças nascidas pequenas para a idade gestacional ou prematuras apresentam maior probabilidade de desenvolver pubarca precoce isolada.[15] Maior incidência de síndrome dos ovários policísticos (SOP) e síndrome metabólica ocorre na vida adulta em crianças que apresentem pubarca precoce isolada. Além disso, sobrepeso, obesidade e resistência insulínica na infância têm sido associados à adrenarca precoce.[15]

Sangramento vaginal isolado precoce

O sangramento vaginal isolado, acíclico, pode ocorrer na fase pré-puberal, sem outros sinais puberais e sem anormalidades dos genitais. Tais episódios são mais frequentes no inverno. Nos casos não relacionados ao estímulo hormonal, não há avanço de idade óssea nem evidência de reativação do eixo gonadotrófico, estando os valores de gonadotrofinas e estradiol na faixa pré-puberal. Recomenda-se investigação clínica, incluindo história detalhada para afastar possíveis traumatismos ou manipulações, bem como exame da genitália externa. Hemangiomas e verrugas intravaginais, incisões vaginais, vaginites, doença inflamatória pélvica, corpo estranho intravaginal, prolapso e carúncula de uretra, líquen escleroso e abuso sexual também podem ser causa de sangramento vaginal não hormonal em meninas pré-púberes. As causas hormonais incluem ingestão de estrógenos exógenos, puberdade precoce, síndrome de McCune-Albright e tumores ovarianos. A US pélvica pode auxiliar no diagnóstico diferencial entre causas hormonais ou não hormonais.[16,19]

PUBERDADE PRECOCE CENTRAL

Epidemiologia

A frequência de PPC varia de acordo com os registros populacionais.[19] Registros dos anos 1980 mostraram uma incidência estimada em meninas americanas de 1 em 5.000 a 1 em 10.000. Nas últimas duas décadas, a prevalência estimada em meninas variou de 3,7 por 10.000 na Espanha a 5,5 por 10.000 na Coreia. Nesses estudos, a prevalência estimada em meninos variou de 0,05 por 10.000 na Espanha a 0,17 por 10.000 na Coreia. Além disso, a incidência anual na França foi estimada em 2,68 por 10.000 em meninas e 0,24 por 10.000 em meninos.[20] Recentemente, um amplo estudo populacional na Dinamarca identificou uma incidência anual de 9,2 por 10.000 em meninas e 0,9 por 10.000 em meninos, sugerindo um aumento na incidência de PPC em ambos os sexos nas últimas duas décadas naquele país.[21] Independentemente da coorte, a PPC é tipicamente mais frequente no sexo feminino, em uma proporção de 3 a 23:1, principalmente a forma idiopática, caracterizada por ausência de lesões relacionadas à PPC identificadas em exame de imagem do sistema nervoso central (SNC).[2] Em caso de presença de lesões congênitas ou adquiridas do SNC, como hamartoma hipotalâmico, cistos aracnoides, hidrocefalia e tumores, a PPC é denominada orgânica. No sexo masculino, a prevalência das causas orgânicas varia entre 33 e 90% nos casos de PPC, ao passo que, no sexo feminino, essa frequência é de 8 a 30%.[12] O mecanismo da reativação prematura do eixo gonadotrófico decorrente de uma lesão intracraniana ainda é desconhecido, mas especula-se que um fator mecânico poderia alterar a regulação inibitória dos neurônios secretores de GnRH ou alguns tipos de lesão poderiam secretar substâncias que estimulam a secreção do GnRH.[12]

Etiologia

As principais causas de PPC são apresentadas no Quadro 20.2.

Causas genéticas

A forte participação de fatores genéticos no controle da puberdade tem sido indicada por diversas evidências, como: correlação entre idade de menarca de mães e filhas e entre indivíduos do mesmo grupo étnico; maior concordância de tempo de puberdade entre gêmeos monozigóticos; e estudos populacionais de associação genômica de larga escala. Entre os pacientes com PPC, um fator que evidencia a contribuição genética é a ocorrência de formas familiares desse distúrbio.[22] A forma familiar de PPC é caracterizada pela existência de mais de um indivíduo afetado na mesma família (considerando parentes de 2º ou 3º graus), reforçando a influência de fatores genéticos como moduladores da idade de início da puberdade. Em uma casuística de 156 crianças israelenses com PPC idiopática, 43 (27,5%) apresentavam a forma familiar. O estudo da segregação familiar sugeriu uma forma de herança autossômica dominante com penetrância incompleta, sexo-dependente.[23] Posteriormente, em uma casuística francesa de 395 pacientes com PPC idiopática, 25% apresentaram PPC familial com potenciais transmissão paterna e transmissão materna em proporções similares.[24] Mais recentemente, um estudo multicêntrico, com predominância de casos em Brasil e Espanha, incluindo 421 pacientes (de 396 famílias) com PPC idiopática identificou que aproximadamente

Quadro 20.2 Etiologias da puberdade precoce central (PPC).

Congênitas	Adquiridas
Com lesão no SNC ▪ Hamartoma hipotalâmico (HH) ▪ Glioma de vias ópticas – neurofibromatose tipo 1 (NF1) ▪ Cisto aracnoide suprasselar ▪ Mielomeningocele ▪ Malformação de Chiari tipo 2 ▪ Outras condições: hidrocefalia, duplicação hipofisária, esclerose tuberosa (*TSC1*), malformação de Chiari tipo 1, displasia septo-óptica, PPC sindrômica	**Com lesão no SNC** ▪ Causas tumorais: astrocitoma, ependimoma, pinealoma, glioma hipotalâmico ou das vias ópticas, craniofaringeoma, disgerminoma (não secretor de hCG), meningioma ▪ Pós-insultos: infecções neonatais, doença granulomatosa, acidentes cerebrovasculares, hidrocefalia, traumatismo cranioencefálico, irradiação craniana, encefalopatias ▪ Paralisia cerebral
Sem lesão no SNC ▪ Mutação ativadora em genes da via da kisspeptina (*KISS1/KISS1R*) ▪ Mutação de perda de função no *MKRN3* ▪ Mutação de perda de função no *DLK1* ▪ Mutação de perda de função no *MECP2* ▪ PPC associada a síndromes genéticas ou epigenéticas	**Sem lesão no SNC** ▪ Exposição aos desreguladores endócrinos ▪ Adoção internacional ▪ Exposição prévia a esteroides sexuais (PPC secundária): após tratamento da hiperplasia adrenal congênita, após exérese de tumores gonadais ou adrenais, testotoxicose, puberdade precoce de origem ovariana (síndrome de McCune-Albright)

SNC: sistema nervoso central. (Adaptado de Brito et al., 2008.[2])

26% dos casos tinham a forma familiar de PPC.[25] A análise de modo de transmissão identificou que 39% dos casos eram de transmissão materna, 38% de transmissão paterna, 19% de transmissão indeterminada (apenas dois irmãos afetados) e 4% de transmissão materna e paterna.[25]

Defeitos genéticos na kisspeptina (*KISS1*) e no seu receptor (*KISS1R*) foram implicados na patogênese da PPC em casos muito raros.[25,26] O estudo do gene *KISS1R* em 67 crianças brasileiras com PPC idiopática identificou uma mutação ativadora no *KISS1R* (p.Arg386Pro) em uma menina adotada, com antecedente de telarca precoce desde o nascimento, que aos 7 anos de idade evoluiu com progressão do quadro de precocidade sexual.[25] Os estudos *in vitro* evidenciaram que essa mutação prolonga a ativação das vias de sinalização intracelular em resposta ao estímulo com kisspeptina, sendo uma mutação ativadora não constitutiva.[25] Na mesma casuística, foi identificada uma mutação ativadora (p.Pro74Ser) no gene *KISS1* em um menino com PPC idiopática desde o primeiro ano de vida.[26] A segregação familiar mostrou que a mãe e a avó materna do menino eram portadoras da mesma mutação, porém sem história de PPC, o que sugeriu penetrância incompleta sexo-dependente.[26] Os estudos *in vitro* da mutação p.Pro47Ser demonstraram sua maior capacidade de estimular o sinal de transdução intracelular quando comparado com o selvagem, indicando maior estabilidade dessa variante e maior resistência à degradação.[26]

Em 2013, um estudo inédito de sequenciamento exômico global revelou mutações de perda de função no gene com *imprinting Makorin ring finger 3* (*MKRN3*) em 5 de 15 famílias com PPC familiar.[27] O gene *MKRN3* está localizado no cromossomo 15q11.2, em uma região de *imprinting* relacionada à síndrome de Prader-Willi. O estudo de segregação das famílias afetadas indicou uma herança autossômica dominante com *imprinting* materno. Nesse modo de herança, o alelo materno é silenciado e apenas alelo paterno é expresso (expressão monoalélica), levando ao padrão de PPC familial com transmissão paterna. Subsequentemente, mutações de perda de função do gene *MKRN3* foram também reconhecidas em meninas brasileiras com PPC sem relato inicial de puberdade precoce na família, caracterizando uma PPC aparentemente esporádica.[28] Entretanto, a análise de segregação das mutações demonstrou que os pais eram carreadores assintomáticos, estabelecendo-se a origem familial da PPC em todos os casos afetados. O produto do gene *MKRN3* participa da degradação de proteínas (ubiquitinação). Estudos em modelos animais revelaram uma expressão elevada do *Mkrn3* na fase pré-púbere, seguida de redução significativa no início da puberdade, sugerindo um potencial efeito inibitório desse fator na secreção de GnRH.[27] Fortes evidências mostram que o *MKRN3* age como um inibidor da secreção de GnRH durante a infância, tendo como potenciais mecanismos de ação processos de ubiquitinação, autoubiquitinação, alterações na expressão do *GNRH1* e interações com fatores de transcrição. Em 2020, um estudo básico apontou um potencial mecanismo de ação do *MKRN3* caracterizado pela repressão da transcrição da kisspeptina e da neurocinina B por meio do processo de ubiquitinação.[29] No mesmo ano, outro elegante estudo identificou que o *MKRN3* regula processo epigenético subjacente ao desenvolvimento da puberdade em mamíferos por meio da ubiquitinação da proteína MBD3 (membro da família de proteínas com domínio *methyl-CpG-binding*), levando ao silenciamento da transcrição do *GNRH1*.[30]

Desde o pioneiro estudo de 2013, mais de 65 mutações distintas de perda de função no gene *MKRN3* foram descritas em pacientes de diversos países, incluindo mutações na região codificadora *frameshift*, *nonsense* ou *missense*), defeitos na anormalidades na região promotora (deleção ou substituição) e deleções completas do gene.[2] A prevalência das mutações varia de acordo com a coorte, a forma de PPC e o sexo dos indivíduos. Entre os casos com PPC familial, a frequência de mutações foi estimada em 22% em um estudo multiétnico, chegando a 46% em um estudo de crianças francesas.[25] Em uma revisão sistemática, Valadares et al.[31] estimaram uma prevalência global de mutações no *MKRN3* em pacientes com PPC idiopática de aproximadamente 9% (7% em meninas e 22% em meninos). Esses dados indicam que defeitos desse gene representam a causa genética mais comum de ativação prematura do eixo gonadotrófico em ambos os sexos.[31] Notavelmente, o quadro clínico de PPC em pacientes afetados por mutações no *MKRN3* foi indistinguível dos casos de PPC idiopática. Um estudo com 71 indivíduos com PPC causada por mutação no *MKRN3* mostrou que a média da idade cronológica de início dos sinais puberais foi de 6,2 anos em meninas e 7,1 anos em meninos.[32]

Em 2017, Dauber et al.[33] estudaram uma família brasileira com cinco membros afetados (duas irmãs, duas meias-irmãs paternas e a avó paterna das meninas), usando análise de *linkage* seguida de sequenciamento genômico global. Os estudos genéticos identificaram um defeito complexo em heterozigose (deleção completa no primeiro éxon seguida de duplicação no terceiro íntron) no gene *Delta-like 1 homolog* (*DLK1*). O *DLK1* tem padrão de herança semelhante ao *MKRN3*, ou seja, autossômica dominante, *imprinting* materno e transmissão paterna. Assim, um indivíduo carreador de defeito no *DLK1* apenas manifesta fenótipo se o defeito estiver no alelo herdado de seu pai, semelhantemente aos indivíduos carreadores de defeito no *MKRN3*.

O *DLK1*, também chamado de fator pré-adipócito 1 (Pref-1), é uma proteína transmembrana com domínio extracelular contendo repetições tipo fator de crescimento epidérmico (EGF, do inglês *epidermal growth factor*). Ele é um ligante não canônico na via de sinalização *Delta-Notch*, com papel na diferenciação de diversos tipos celulares, principalmente na inibição da diferenciação de adipócitos.[34] O *DLK1* humano está localizado no cromossomo 14q32.2, uma região que abrange um grupo de genes com *imprinting*. Dissomia uniparental materna (UPDmat), epimutações ou deleções paternas no cromossomo 14q32.2 levam à perda da expressão dos genes paternalmente expressos dessa região, incluindo o *DLK1*. Essas anormalidades moleculares estão associadas a uma síndrome epigenética denominada síndrome de Temple, a qual se caracteriza por PPC não orgânica em até 90% dos casos, bem como por déficit de crescimento pré e pós-natal, mãos e pés pequenos, atraso motor e na fala na infância, bem como distúrbios metabólicos, especialmente sobrepeso/obesidade, na infância e na vida adulta.[34]

Subsequentemente, Gomes et al.[35] investigaram um grupo de 60 mulheres com PPC ou história de menarca precoce, encontrando três mutações distintas do tipo *frameshift* (mutações de perda de função) no alelo paterno do *DLK1* em cinco pacientes de três famílias não relacionadas (p.Gly199Alafs*11; p.Val271Cysfs14*; e p.Pro160Leufs*50). Nesse estudo, as pacientes com mutações no *DLK1* apresentaram distúrbios metabólicos na vida adulta em maior frequência em comparação com um grupo de pacientes adultas jovens com história de PPC idiopática, sugerindo que o *DLK1* pudesse representar um novo elo entre reprodução e metabolismo. As anormalidades metabólicas mais prevalentes foram obesidade central, intolerância à glicose/diabetes melito tipo 2 e hiperlipidemia. Estas condições são também características de pacientes com síndrome de Temple.[34] Além disso, nesse estudo, duas mulheres adultas com mutações no *DLK1* apresentaram SOP, sugerindo que essa condição poderia fazer parte do espectro clínico das mutações nesse gene. Recentemente, estudos de distintos países identificaram mutações de perda de função no gene *DLK1* em pacientes com PPC de ambos os sexos.[8,9] Interessantemente, até o momento, as concentrações séricas de *DLK1* (medidas por ELISA) foram não detectáveis em todos os pacientes com mutações de perda de função no gene, sugerindo que essa medida sérica possa ser usada como potencial triagem para investigar a deficiência de DLK1 em crianças afetadas.[33,35]

Um novo fator relacionado à PPC foi identificado recentemente. Em um estudo multiétnico envolvendo 404 pacientes com PPC idiopática provenientes de 5 países, Canton et al.[36] identificaram 4 mutações no gene *Methyl-CpG-binding protein 2* (*MECP2*) em 7 meninas com PPC esporádica (4 com variantes *de novo*). Um espectro clínico foi identificado de acordo com a gravidade das variantes, em que as meninas com variantes mais severas tiveram PPC associada a distúrbios do neurodesenvolvimento leves (autismo e microcefalia). Nesse trabalho, uma análise em camundongos identificou a expressão do *MECP2* em núcleos hipotalâmicos responsáveis pela regulação do GnRH, bem como a colocalização do *MECP2* com o GnRH em mais de 70% dos neurônios GnRH visualizados.

O *MECP2* está no cromossomo Xq28, sendo um gene ligado ao X e sujeito à inativação do X. A MECP2 é uma proteína integrante da maquinaria humana da metilação do DNA com funções na repressão ou na ativação da transcrição gênica (fator de transcrição) e no remodelamento da cromatina, apresentando um papel estabelecido no neurodesenvolvimento.[36] Mutações de perda de função no *MECP2* são associadas a distúrbios do neurodesenvolvimento de diversos espectros, especialmente com a síndrome de Rett, um grave distúrbio do neurodesenvolvimento marcado por regressão das capacidades adquiridas (perda da fala, da motricidade das mãos e da marcha) entre 12 e 30 meses de vida. Notavelmente, desenvolvimento puberal precoce tem sido descrito em pacientes com síndrome de Rett por mutação no *MECP2*. A idade média de telarca em uma grande coorte de meninas com síndrome de Rett foi ao redor de 7,1 anos, enquanto casos de PPC têm sido descritos entre os pacientes com síndrome de Rett.[37]

Apesar de ser frequentemente descrita como uma entidade clínica isolada, de fato a PPC tem sido descrita em pacientes com síndromes genéticas e epigenéticas, aumentando as evidências sobre a contribuição dos mecanismos genéticos e epigenéticos no controle da puberdade. Um estudo brasileiro investigou uma coorte de 197 pacientes com PPC aparentemente idiopática.[38,39] A análise clínica detalhada mostrou que aproximadamente 36 casos (18%) eram formas sindrômicas de PPC (descrita como PPC associada a distúrbios do neurodesenvolvimento e/ou outras manifestações clínicas não reprodutivas). As características clínicas associadas mais prevalentes foram distúrbios do metabolismo (obesidade, diabetes tipo 2 de início precoce), distúrbios do crescimento (pequeno para idade gestacional e déficit de crescimento) e distúrbios do neurodesenvolvimento e cognição (atraso motor, atraso na fala, transtorno do espectro autista e distúrbios de aprendizado). Estudos moleculares realizados nos casos de PPC sindrômica identificaram defeitos genéticos e epigenéticos em 33% deles, incluindo síndrome de Temple, síndromes raras de deleções e duplicações (variantes de número de cópias) e mutações de ponto.[38,39]

A PPC tem sido relatada como parte do espectro clínico das seguintes condições:

- Síndrome de Temple (dissomia uniparental materna, epimutação ou deleção paterna do cromossomo 14q32.2; PPC em 80 a 90% dos casos)
- Síndrome de Silver-Russell (dissomia uniparental materna do cromossomo 7 ou epimutação do cromossomo 11p15.5)
- Síndrome de Prader-Willi (deleção paterna do cromossomo 15q11-q13; PPC em 4 a 10% dos casos)
- Síndrome de Williams-Beuren (deleção do cromossomo 7q11.23; PPC em 10% dos casos)
- Síndrome de Rett (mutações de perda de função no gene *MECP2*; casos raros com PPC).[34]

Distúrbios do sistema nervoso central

Praticamente qualquer distúrbio intracraniano pode causar PPC, seja ele congênito (hidrocefalia, cistos aracnoides, cistos da bolsa de Rathke, rubéola, toxoplasmose, hamartomas, entre outros)[39,40-42] ou adquirido (traumatismo craniano, doenças granulomatosas ou infecciosas, processos inflamatórios, síndromes convulsivas, anoxia perinatal, prolactinomas e tumores hipotalâmicos ou da região do terceiro ventrículo, entre outros) (ver Quadro 20.2).[39,40-42] Um número crescente de casos tem sido descrito após radioterapia para leucemia linfoblástica aguda do SNC ou radioterapia prévia a transplante de medula óssea (sobretudo, doses < 18 Gy).[38] PPC também já foi descrita após radioterapia hipofisária.[39] Gliomas ópticos, neoplasias hipotalâmicas (gliomas, astrocitomas, ependimomas, germinomas e, raramente, craniofaringeomas) ou outros tumores do SNC podem igualmente causar PPC.[18,39] Em alguns casos, precocidade sexual pode ser a única manifestação de um tumor do SNC.[18] PPC pode também acontecer em crianças com hipoplasia do nervo óptico,[43] bem como em crianças com neurofibromatose tipo 1 (doença de von Recklinghausen), sobretudo pela sua propensão em desenvolver gliomas ópticos.[44] Algumas anormalidades do SNC associadas à PPC estão ilustradas na Figura 20.1.

Hamartoma hipotalâmico

O hamartoma hipotalâmico é uma malformação congênita, não neoplásica, constituída por massa ectópica de tecido hipotalâmico, localizada na base do cérebro, no assoalho do terceiro ventrículo, próximo ao *tuber cinereum* ou aos corpos mamilares.[45] Alguns hamartomas são constituídos por neurônios secretores de GnRH, funcionando como um foco ectópico da secreção de

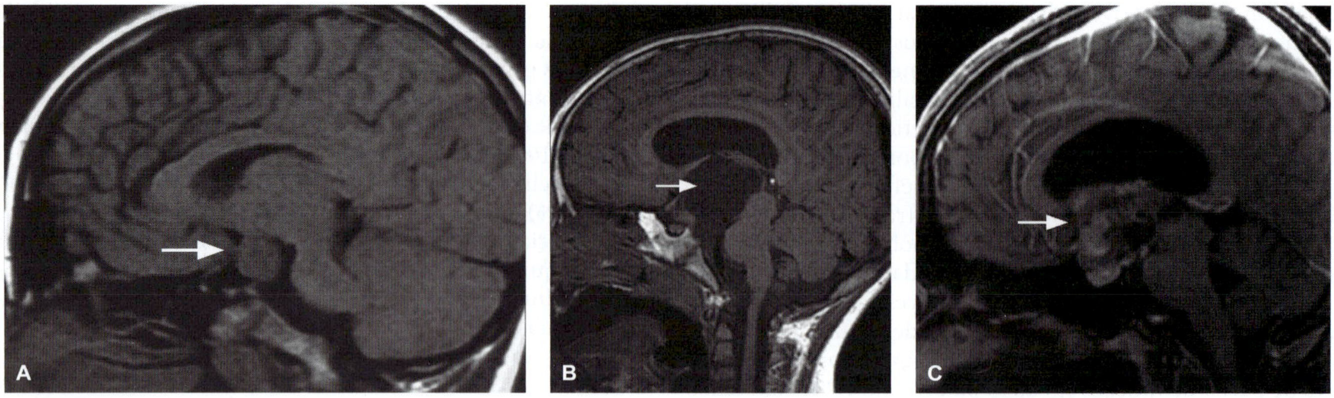

Figura 20.1 Anormalidades do sistema nervoso central, indicadas pelas *setas*, associadas à puberdade precoce central. **A.** Hamartoma hipotalâmico. **B.** Cisto aracnóideo. **C.** Astrocitoma pilocítico.

GnRH e/ou por neurônios secretores dos fatores de crescimento dos fibroblastos (TGF) alfa que estimulam a secreção de GnRH via fatores gliais.[46]

Clinicamente, os hamartomas hipotalâmicos podem ser assintomáticos; quando sintomáticos, a manifestação endócrina de PPC ocorre em aproximadamente 80% dos casos. Manifesta-se por início prematuro dos caracteres sexuais secundários, geralmente antes dos 4 anos de idade cronológica (ver Figura 20.1).[2,47-49] Manifestações neurológicas podem estar associadas a esse tipo de PPC, sendo a mais comum a epilepsia gelástica, caracterizada por crises de riso imotivado. Podem ocorrer também crises convulsivas focais ou, mesmo, crises tônico-clônicas generalizadas de difícil controle. A localização, o tamanho e o tipo do hamartoma podem estar correlacionados à ocorrência de PPC e às manifestações neurológicas.[50] Hamartomas para-hipotalâmicos com forma pedunculada são mais associados à PPC, ao passo que os hamartomas intra-hipotalâmicos e maiores de 10 mm apresentam maior risco de desenvolver manifestações neurológicas, principalmente no sexo masculino.[50] Além das crises convulsivas, são descritas alterações comportamentais, alterações cognitivas de grau variável e deficiência intelectual.[51]

O diagnóstico de hamartoma hipotalâmico baseia-se nos achados obtidos na RM do SNC.[2,49] Esse exame possibilita caracterizar os hamartomas como sésseis (intra-hipotalâmicos) ou pedunculados (para-hipotalâmicos). Os hamartomas apresentam-se como massa de intensidade semelhante ao hipotálamo normal, sem realce pós-contraste (ver Figura 20.1). A avaliação hormonal revela resposta puberal das gonadotrofinas ao teste de estímulo com GnRH em ambos os sexos, concentrações elevadas de testosterona no sexo masculino e, eventualmente, estradiol elevado no sexo feminino.[45]

Exposição a desreguladores endócrinos

Diversos desreguladores endócrinos (DE), como fitoestrógenos, pesticidas (diclorodifeniltricloretano [DDT]), produtos químicos industriais (bisfenol A) e ftalatos, foram identificados como possíveis agentes que afetam o desenvolvimento puberal em humanos.[49] Os efeitos dos DE no sistema endócrino dependem da dose e da duração da exposição, bem como do estágio do desenvolvimento no qual o indivíduo foi exposto e da suscetibilidade individual.[49]

Os DE apresentam propriedades semelhantes aos hormônios e afetam o sistema endócrino por atuarem como agonistas ou antagonistas específicos.[49] Desse modo, os DE influenciam a puberdade devido a seus efeitos estrogênicos, antiestrogênicos, androgênicos ou antiandrogênicos, ou por seus efeitos diretos no GnRH hipotalâmico. A exposição a DE com atividade estrogênica (DDT e seus metabólitos, dioxina, bisfenol A, endossulfano, fitoestrógenos, metoxicloro, metopreno e bifenilpoliclorado [BCP]) e antiandrogênica (dioxina, DDT, vinclozolin, ftalatos) pode resultar em puberdade precoce.[49]

Exposição crônica a esteroides sexuais

PPC pode ser desencadeada pela exposição crônica prévia a esteroides sexuais, geralmente denominada PPC secundária, a qual resulta em aceleração do crescimento linear, avanço da idade óssea e maturação hipotalâmica. Ocorre geralmente quando a idade óssea se situa entre 10 e 13 anos. O principal exemplo dessa condição é a PPC que ocorre após a supressão dos esteroides sexuais em virtude do tratamento tardio de formas virilizantes de hiperplasia adrenal congênita, testotoxicose ou síndrome de McCune-Albright, bem como após a ressecção de tumores secretores de esteroides sexuais.[12,17]

PUBERDADE PRECOCE CENTRAL IDIOPÁTICA

A puberdade precoce central é classificada como idiopática na ausência de um fator causal da ativação do eixo gonadotrófico. A história clínica (ausência de história de traumatismos, cirurgias ou infecções), o exame de imagem do SNC sem anormalidades anatômicas (preferencialmente por RM) e a investigação genético-molecular negativa apontam para esse diagnóstico. A PPC idiopática é mais comum no sexo feminino, respondendo por aproximadamente 70 a 90% dos casos de PPC em meninas. No entanto, aproximadamente 70% dos meninos apresentam uma causa identificável para sua puberdade precoce. A PPC idiopática tende a se manifestar mais tardiamente do que nos casos em que há lesões do SNC, sobretudo o hamartoma hipotalâmico. Em meninas, o início ocorre entre 6 e 7 anos de idade em cerca de 50% dos casos e entre 2 e 6 anos em 25%; em 18%, o início da puberdade ocorre antes dos 2 anos de idade.[2]

Diagnóstico diferencial

A distinção entre PPC e PPP tem implicação direta na opção terapêutica, devendo constituir o primeiro passo frente ao quadro clínico de puberdade precoce progressiva.[2] Do ponto de vista clínico, a PPC mimetiza a puberdade fisiológica em uma idade precoce; logo, o aparecimento dos caracteres sexuais geralmente segue esta ordem: telarca, pubarca e, posteriormente, menarca. O intervalo de evolução de um estágio puberal é, em média, de 6 meses. Diferentemente, as formas periféricas de puberdade precoce podem ser caracterizadas por rápida evolução e aparecimento desordenado dos sinais puberais.[2]

Em ambas as formas de puberdade precoce, iso ou heterossexual, as concentrações elevadas dos esteroides sexuais determinam aceleração da velocidade de crescimento e da maturação esquelética, culminando em fusão prematura das epífises ósseas e comprometimento da estatura final nos casos não submetidos a tratamento adequado. O diagnóstico diferencial com a telarca precoce isolada também é necessário.[2]

Avaliação clínica

A história clínica cuidadosa pode inferir dados relevantes no diagnóstico etiológico da puberdade precoce. São informações úteis:

- Idade de aparecimento e ritmo de evolução dos caracteres sexuais secundários (mamas e pelos pubianos nas meninas e aumento de testículos e pelos pubianos nos meninos)
- Ocorrência de sangramento vaginal esporádico ou cíclico
- Uso de medicamentos que contenham esteroides
- Relatos de traumatismos, infecções do SNC e sintomas neuro-oftalmológicos
- Antecedentes pessoais (condições de parto, período neonatal, doenças crônicas)
- Aceleração do crescimento linear
- História familiar de precocidade sexual.

Dados clínicos prévios à consulta, como peso e altura anteriores, podem auxiliar na análise da velocidade de crescimento (VC).[2,18]

Ao exame físico, devem ser aferidos e avaliados os dados de peso e altura, bem como a idade estatural, utilizando-se as curvas de crescimento adequadas e o cálculo do desvio padrão (DP) da altura e do índice de massa corporal (IMC) para a idade cronológica, pelo uso de tabelas apropriadas. Deve-se proceder à descrição dos caracteres sexuais secundários, incluindo a medida dos testículos nos meninos e o desenvolvimento mamário nas meninas, classificando-os de acordo com os critérios de Marshall e Tanner (estágios de 1 a 5).[46,47] A medida de volume testicular maior ou igual a 4 $m\ell^3$ ou de comprimento testicular acima de 2,5 cm indica estimulação testicular e caracteriza início do processo puberal nos meninos. Na PPC, ambos os testículos estão aumentados e simétricos. Embora um volume testicular reduzido seja o esperado na PPP, existem algumas situações em que ambos os testículos apresentam tamanho aumentado (testotoxicose, tumores produtores de hCG, restos adrenais testiculares e mutação no gene *DAX-1*).[2] Assimetria testicular pode ocorrer em pacientes com tumores das células de Leydig.[2,18]

Os pelos pubianos devem ser avaliados em ambos os sexos e classificados de acordo com os critérios de Tanner (estágios de 1 a 5).[50] Outros sinais físicos devem ser pesquisados, como acne, oleosidade excessiva da pele e do cabelo, pelos axilares, odor corporal, desenvolvimento muscular, palpação tireoidiana e abdominal, visando à detecção de bócio e massas abdominais ou pélvicas, respectivamente. Lesões cutâneas podem contribuir para o diagnóstico de condições específicas, como síndrome de McCune-Albright ou neurofibromatose tipo 1.[18]

Avaliação hormonal

O diagnóstico diferencial entre as formas de precocidade sexual baseia-se nas dosagens das gonadotrofinas em condição basal e/ou após estímulo com GnRH (GnRH-teste). Diferentes valores de corte de LH basal e após estímulo foram sugeridos, dependendo do método laboratorial empregado. Classicamente, o teste de estímulo consiste na administração de 100 μg de GnRH por via intravenosa,[51] com coletas do LH e FSH nos tempos 0, 15, 30, 45 e 60 minutos. Com o método imunofluorométrico (IFMA), um pico de LH > 9,6 U/ℓ nos meninos e > 6,9 U/ℓ nas meninas representa resposta puberal e, consequentemente, confirma o diagnóstico de PPC.[51] Já com o uso do método de quimioluminescência (ICMA), um pico de LH > 5 U/ℓ evidencia ativação do eixo gonadotrófico em ambos os sexos.[52]

O GnRH-teste pode ser simplificado, utilizando-se apenas as dosagens do LH após 30 a 120 minutos da primeira aplicação do análogo de GnRH de ação prolongada.[53] Uma abordagem simplificada é a dosagem de LH 2 horas após a administração parenteral (por via subcutânea ou intramuscular) de 3,75 mg do acetato de leuprorrelina *depot*. Nesse contexto, estudos evidenciaram um teste indicativo de resposta puberal, sugerindo PPC, quando demonstra valores de LH > 10 U/ℓ pelo método IFMA[53] ou > 8 U/ℓ pelo método de eletroquimioluminescência (ECLIA) em ambos os sexos.[54] Valores de LH após estímulo com GnRH/aGnRH entre 5 e 8 U/ℓ devem ser interpretados de acordo com o quadro clínico.

Com o desenvolvimento de métodos laboratoriais que utilizam anticorpos monoclonais, tais como IFMA, ICMA e ECLIA, de maiores sensibilidade e especificidade, pode-se determinar a ativação do eixo gonadotrófico pelos valores basais de gonadotrofinas.[2,51] Nesta conjuntura, uma concentração basal de LH > 0,6 U/ℓ pelo método IFMA[46] ou ≥ 0,3 U/ℓ pelos métodos ICMA ou ECLIA é suficiente para estabelecer o diagnóstico de PPC em ambos os sexos, dispensando o GnRH-teste.[53,54] Entretanto, um valor de LH basal inferior ao ponto de corte específico de cada método indica a necessidade do GnRH-teste.[53-55]

Um estudo brasileiro que avaliou crianças saudáveis demonstrou, utilizando o método ICMA, que o valor basal de LH > 0,2 U/ℓ discriminou concentrações pré-púberes de púberes com 100% de sensibilidade no sexo masculino, porém no sexo feminino houve superposição dos valores basais de LH entre crianças pré-púberes e púberes.[56] Outros trabalhos da literatura, utilizando o método ICMA, sugerem que o pico de LH > 5 UI/ℓ é indicativo de maturação do eixo gonadotrófico.[49] Um estudo argentino, utilizando o método ECLIA, demonstrou que a dosagem de LH realizada 3 horas após a administração de triptorrelina > 7 UI/ℓ (IFMA) ou > 8 UI/ℓ (ECLIA) confirma a ativação do eixo gonadotrófico.[55] Além disso, valores de estradiol 24 horas após a primeira ampola de triptorrelina 3,75 mg > 80 pg/mℓ (método ECLIA) indicaram ativação do eixo gonadotrófico.[54] Os valores de corte de LH que indicam ativação do eixo gonadotrófico, de acordo com a metodologia laboratorial utilizada, estão resumidos no Quadro 20.3.

Os valores de FSH, tanto em condição basal quanto após estímulo com GnRH, não são úteis para o diagnóstico diferencial das formas de precocidade sexual, exceto quando estão suprimidos, indicando PPP.[51] No sexo masculino, a testosterona é um excelente marcador de precocidade sexual, tanto na forma central quanto na periférica, uma vez que valores pré-púberes desse hormônio excluem o diagnóstico de puberdade precoce.[2] Entretanto, meninos em estágios iniciais (Tanner 2) de PPC podem se apresentar com valores de LH púberes e de testosterona ainda pré-púberes. No sexo feminino, concentrações pré-púberes de estradiol não afastam o diagnóstico de puberdade precoce. De fato, um número significativo de meninas com precocidade sexual (em torno de 40%) apresenta estradiol sérico na faixa pré-puberal.[51] Concentrações elevadas de estradiol com valores suprimidos ou baixos de gonadotrofinas são sugestivas de PPP. A dosagem das concentrações de hCG em meninos deve ser realizada com o objetivo de diagnosticar tumores gonadais e extragonadais produtores de hCG.[2] Outras dosagens importantes incluem hormônio tireoestimulante (TSH) e tiroxina (T_4) livre,

Quadro 20.3 Valores de corte de hormônio luteinizante (LH) basal e após estímulo com hormônio liberador de gonadotrofina (GnRH) indicativos da ativação do eixo gonadotrófico.

Autores	Protocolo	Tempo (min) de pico de LH	Método	Valor de corte
Neely et al., 1995[53]	LH basal	–	ICMA	> 0,1 UI/ℓ
Neely et al.,1995[53]	Pico de LH após GnRH (100 mg)	30	ICMA	> 5 UI/ℓ
Brito et al., 1999[52]	LH basal	–	IFMA	> 0,6 UI/ℓ
Brito et al., 1999[52]	Pico de LH após GnRH (100 mg)	30 a 45	IFMA	> 6,9 UI/ℓ (meninas) > 9,6 UI/ℓ (meninos)
Brito et al., 2004[54]	LH 2 h após acetato de leuprorrelina *depot* 3,75 mg	120	IFMA	> 10 UI/ℓ (meninas)
Harrington et al., 2014[52]	LH basal	_	ICMA	≥ 0,3 UI/ℓ
Freire et al., 2016[55]	LH após triptorrelina	180	ECLIA	> 8 UI/ℓ

ECLIA: método de eletroquimioluminescência; ICMA: método de quimioluminescência; IFMA: método imunofluorométrico.

assim como os precursores dos andrógenos adrenais.[18] Um fluxograma para investigação clinicolaboratorial da puberdade precoce com estratégia para diagnóstico diferencial da PPC é apresentado na Figura 20.2.

Exames de imagem

A radiografia de punho e mão não dominantes, em ambos os sexos, torna possível a avaliação da idade óssea por meio de diferentes métodos disponíveis (Greulich-Pyle, Tanner-Withehouse e modelos computacionais).[2,18] No sexo feminino, a US pélvica possibilita a verificação das dimensões do útero e dos ovários, além da detecção de cistos e processos neoplásicos ovarianos. Foi demonstrado que um diâmetro uterino > 3,1 cm em meninas com menos de 6 anos de idade e > 3,8 cm naquelas entre 6 e 8 anos de idade é uma ferramenta adicional no diagnóstico diferencial entre PPC e telarca precoce isolada. Volume ovariano > 1,5 cm^3 sugere estímulo gonadotrófico.[57]

A avaliação anatômica do SNC, após a confirmação laboratorial de PPC, é indicada em todos os pacientes, sendo realizada preferencialmente por RM, que apresenta alta sensibilidade para detecção de lesões expansivas do SNC, bem como de hamartomas hipotalâmicos de pequenas dimensões.[12] A RM deve, portanto, ser solicitada em todos os meninos com idade inferior a 9 anos, em meninas com menos de 6 anos e em meninas entre 6 e 8 anos de idade com sintomas neuro-oftalmológicos em função da elevada possibilidade de lesões do SNC.[58] Não há consenso sobre a indicação de RM do SNC em meninas entre 6 e 8 anos, devido incidência da forma idiopática nesse grupo etário, embora alguns estudos tenham revelado incidência significativa de causas orgânicas após os 6 anos de idade.[18,58] Um estudo dinamarquês com 229 meninas com PPC demonstrou lesão na RM em 54 casos, sendo 34 meninas com anormalidades relacionadas à PPC (hamartomas hipotalâmicos, cistos aracnoides, astrocitomas, hidrocefalia e outras) e 20 consideradas achados incidentais (cistos de glândula pineal, microadenomas ou alargamento ou assimetria hipofisárias).[59]

Em 2018, uma metanálise envolvendo 15 estudos e incluindo 1.853 meninas com PPC identificou uma prevalência de lesões de SNC relacionadas à PPC de 25% em meninas com menos de 6 anos de idade e de 3% em meninas entre 6 e 8 anos de idade, concluindo que o benefício da RM de SNC de rotina no último grupo permanecia indefinido.[60] Já em 2019, um consórcio internacional de atualização sobre manejo de PPC recomendou a discussão dos prós e contras da RM de SNC com os pais ou familiares responsáveis para uma tomada de decisão informada.[61]

Tratamento

Com a síntese dos aGnRH de ação prolongada na década de 1980, tais agentes tornaram-se o tratamento de escolha da PPC.[62] Esses compostos atuam na hipófise anterior, ligando-se aos receptores de GnRH de maneira competitiva com o GnRH endógeno, e promovendo dessensibilização e redução no número de receptores de GnRH (*down-regulation*).[62] Os aGnRH determinam um estímulo inicial da síntese e da secreção de gonadotrofinas, porém sua administração crônica resulta na supressão da produção desses hormônios, com consequente supressão da produção dos esteroides sexuais pelas gônadas.[52,62]

Objetivos

O tratamento da PPC tem como principais objetivos:[2,62]

- Detectar e tratar as lesões expansivas intracranianas
- Interromper a maturação sexual até a idade normal para o desenvolvimento puberal
- Promover a regressão ou a estabilização dos caracteres sexuais secundários
- Desacelerar a maturação esquelética
- Preservar o potencial de estatura normal (dentro do intervalo da estatura-alvo)
- Evitar desproporções corporais
- Prevenir os problemas emocionais da criança e aliviar a ansiedade dos pais
- Reduzir o risco de abuso sexual e o início precoce da atividade sexual
- Prevenir a ocorrência de gestação em idade precoce
- Diminuir o risco de cânceres estrógeno-dependentes.

Indicações de bloqueio puberal

As formas progressivas de puberdade precoce exigem bloqueio puberal.[12] A distinção entre formas não progressivas e progressivas de PPC é resumida no Quadro 20.4.

As indicações de bloqueio puberal baseiam-se em parâmetros antropométricos e psicológicos:[62]

- Desenvolvimento puberal acelerado (progressão de um estágio puberal para o seguinte em um período de tempo mais curto do que o normal)
- Potencial de altura adulta anormal
  - Predição de altura adulta abaixo do percentil 2,5
  - Predição de altura adulta abaixo da estatura-alvo
  - DP da altura para a idade óssea < –2
  - Perda de potencial de altura durante o acompanhamento

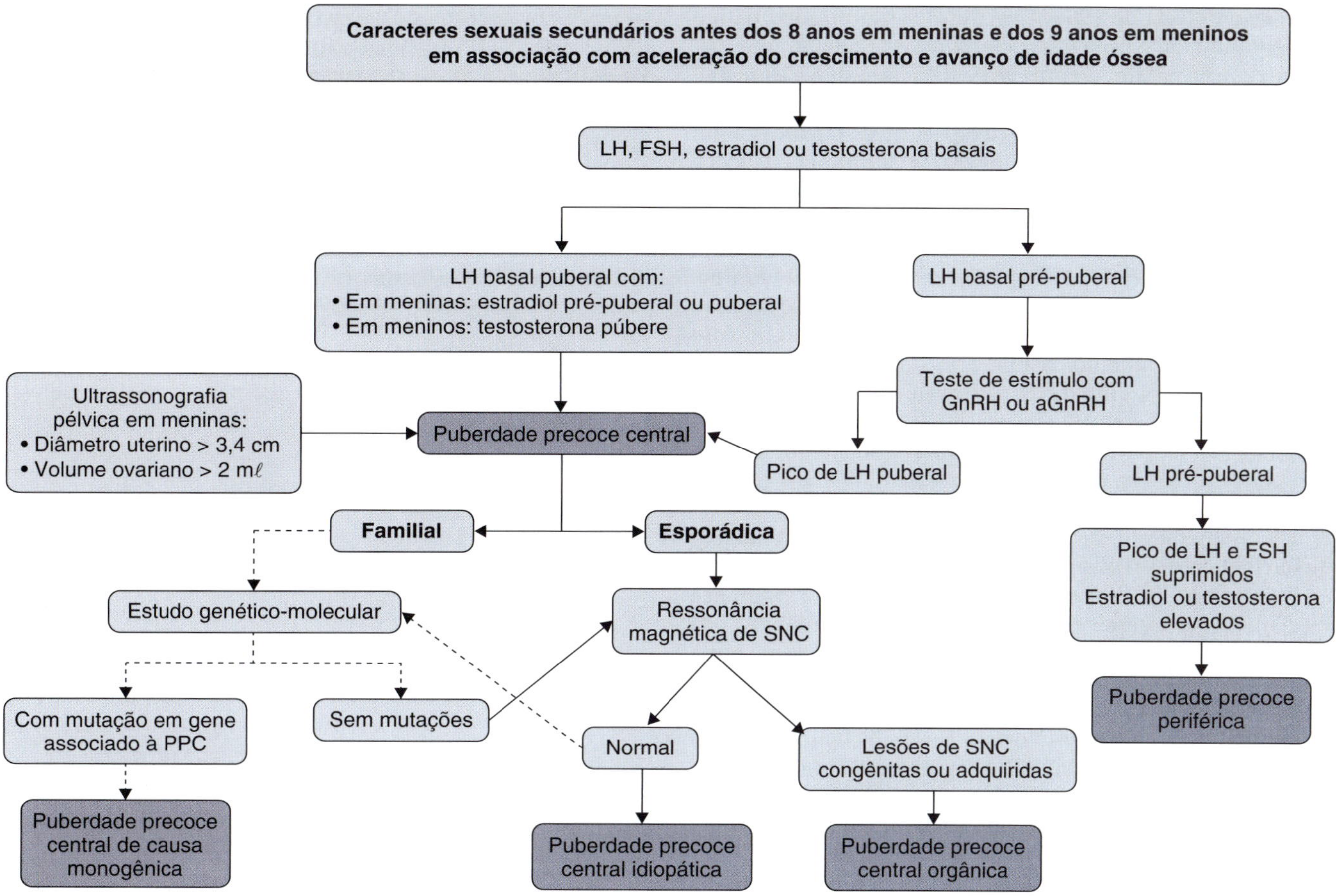

Figura 20.2 Fluxograma de investigação clinicolaboratorial da puberdade precoce com estratégia para diagnóstico diferencial da puberdade precoce central. *Setas tracejadas*: etapas para serem consideradas caso haja disponibilidade de investigação genético-molecular; estudo genético: sequenciamento dos genes *MKRN3* e *DLK1*; em casos de PPC familial com transmissão paterna ou indeterminada. aGnRH: análogo agonista de GnRH; FSH: hormônio foliculestimulante; GnRH: hormônio liberador de gonadotrofina; LH: hormônio luteinizante; SNC: sistema nervoso central; USG: ultrassonografia. (Adaptada da Latronico et al., 2016.[19])

Quadro 20.4 Diagnóstico diferencial entre as formas de puberdade precoce progressiva e não progressiva.

Quadro clínico e laboratorial	Puberdade precoce progressiva	Puberdade precoce não progressiva
Estágio puberal	Rápida progressão (3 a 6 meses)	Estabilização ou regressão
Velocidade de crescimento	Acelerada (> 6 cm/ano)	Normal para a idade
Idade óssea	Avanço > 1 ano	Normal ou avanço < 1 ano
Predição de estatura adulta	Abaixo da estatura-alvo	Dentro do intervalo da estatura-alvo
LH basal e/ou pico após estímulo com GnRH	Faixa puberal	Pré-puberal
Estradiol (sexo feminino)	Normal ou aumentado	Indetectável
Testosterona (sexo masculino)	Aumentada	Pré-puberal
Ultrassonografia pélvica	Aumento de diâmetro uterino (> 3,4 cm) Aumento do volume ovariano (> 1,5 cm³)	Útero < 3,4 cm Volume ovariano < 1,5 cm³

GnRH: hormônio liberador de gonadotrofina. (Adaptado de Carel e Leger, 2008.[12])

- Motivos psicossociais
  - Distúrbios comportamentais
  - Imaturidade emocional
  - Deficiência intelectual.

De acordo com o primeiro consenso sobre o uso de aGnRH em crianças publicado em 2009, o desenvolvimento puberal progressivo e a aceleração da VC devem ser preferencialmente documentados por 3 a 6 meses antes do início do tratamento.[58] Esse período de observação não é necessário se a criança apresentar estadiamento puberal Tanner 3 para mamas e avanço de idade óssea.[58] As meninas com início de PPC progressiva antes dos 6 anos de idade são mais beneficiadas com o tratamento em termos de estatura adulta.[55] No entanto, alguns estudos revelam ganho estatural mesmo no caso de pacientes que iniciam o tratamento entre 6 e 8 anos de idade, as quais constituem o maior grupo de pacientes que procuram o endocrinologista em função do quadro de puberdade precoce.[58] O tratamento da PPC deve ser instituído em todos os meninos com início de PPC antes dos 9 anos de idade que apresentem potencial de estatura comprometido.[58]

Convém ressaltar que a indicação de uso de aGnRH, considerando exclusivamente os aspectos psicossociais da puberdade precoce ou com o intuito apenas de retardar a ocorrência da menarca, deve ser cuidadosamente avaliada em cada caso.[62]

Desde a década de 1980, os aGnRH são utilizados para o bloqueio puberal, e uma vasta literatura está atualmente disponível, confirmando a segurança e a eficácia desse esquema terapêutico para a PPC.[63] Nos últimos anos, têm sido utilizadas posologias mais cômodas, como aGnRH de uso trimestral ou semestral, e os estudos recentes revelaram a mesma eficácia e segurança dos aGnRH de uso mensal.[64-69] As características das diferentes posologias e as formas de administração dos aGnRH disponíveis no Brasil estão resumidas no Quadro 20.5.

Dentre os aGnRH *depot* disponíveis, o acetato de leuprorrelina e a triptorrelina são os mais utilizados. Os aGnRH são geralmente bem tolerados por crianças e adolescentes. A dose utilizada para tratamento da PPC é 75 a 100 μg/kg, o que na prática representa 1 ampola de 3,75 mg a cada 28 dias por via intramuscular (IM) ou subcutânea (SC).[2,62] A via SC é a preferida, visto que a aplicação IM causa mais dor. Alguns grupos americanos propõem doses mais elevadas (200 a 300 μg/kg), iniciando o bloqueio puberal com a dose de 7,5 mg a cada 28 dias.[58] No entanto, nenhum estudo demonstrou vantagem adicional quando se utilizam doses mais elevadas de aGnRH.[65]

Diversos estudos clínicos demonstraram eficácia e segurança dos aGnRH *depot* para aplicação trimestral no tratamento da PPC (acetato de leuprorrelina 11,25 mg).[12,64-69] Esse regime terapêutico possibilita reduzir de 12 para 4 as aplicações anuais, favorecendo a adesão ao tratamento da PPC. O bloqueio puberal pode ser iniciado com a posologia mensal (3,75 ou 7,5 mg) ou trimestral (11,25 mg) dos aGnRH, ou alternativamente com a posologia mensal e posterior migração para a posologia trimestral.[19] Constatou-se, ainda, que o tratamento trimestral tem segurança e eficácia comparáveis às da terapia mensal.[58,65,66]

Um estudo multicêntrico europeu avaliou 64 crianças (54 meninas e 10 meninos) com PPC tratadas com triptorrelina (11,25 mg IM) a cada 3 meses durante 1 ano.[59] Esse estudo revelou, entre as meninas, regressão (em 69%) ou estabilização do desenvolvimento mamário (em 31%), bem como redução da velocidade de crescimento.[59] A diferença entre a idade óssea e a idade cronológica permaneceu estável. Os valores de estradiol basal foram suprimidos em 96% das meninas em 3 meses, em 98% aos 6 meses e em 100% ao final dos 12 meses. Nos meninos, os valores de testosterona estavam suprimidos em 70% aos 3 e 6 meses de avaliação e, em apenas 50%, ao final dos 12 meses. Se a adesão ao tratamento com 11,25 mg de triptorrelina for ideal, supõe-se que resultará em boa eficácia em 97% dos casos.[59]

Um estudo multicêntrico americano avaliou a eficácia e a segurança a curto prazo do acetato de leuprorrelina 11,25 mg ou 30 mg de uso trimestral em 84 pacientes com PPC, e demonstrou controle clínico e supressão hormonal adequados.[65] A dose de 30 mg não está disponível no Brasil. Posteriormente, os autores relataram eficácia clínica e laboratorial do acetato de leuprorrelina 11,25 mg em 34 pacientes que foram tratados por 36 meses.[66]

Recentemente, análogos de GnRH de uso semestral (a cada 24 semanas) foram aprovados no Brasil para tratamento da PPC. Nos estudos clínicos, o acetato de leuprorrelina 45 mg, via subcutânea, e a triptorrelina 45 mg, via intramuscular, mostraram-se efetivos e seguros no bloqueio puberal de crianças acima de 2 anos de idade cronológica.[70,71] Dessa forma, com a disponibilidade de diferentes apresentações dos análogos de GnRH de ação prolongada para o bloqueio da PPC, a escolha dependerá do tempo de tratamento, da preferência do paciente e dos familiares e da disponibilidade do medicamento. A migração entre as diferentes posologias deve ser individualizada, visando manter o bom controle clínico e laboratorial do bloqueio puberal.

Implantes subdérmicos de aGnRH (histrelina 50 mg) representam uma opção terapêutica, porém não estão disponíveis no Brasil. Sua utilização depende da implantação por meio cirúrgico, e sua eficácia no bloqueio puberal se estende por 12 a 24 meses. Efeitos colaterais potenciais incluem infecção local e extrusão espontânea.[70]

Quadro 20.5 Características dos análogos de hormônio liberador de gonadotrofina (GnRH) de ação prolongada.

Características	*Depot* mensal	*Depot* trimestral	*Depot* semestral
Posologia	A cada 4 semanas	A cada 12 semanas	A cada 24 semanas
Pico de concentração sérica	10 a 45 min	4 a 8 h	4 h
Início de ação	4 semanas	1 mês	1 mês
Vantagens	Eficácia e segurança comprovadas em diversos estudos clínicos	Menor número de injeções e melhor adesão	Comodidade posológica
Desvantagens	Dor local/adesão subótima	Dor local	Dor local
Tipos e apresentações	▪ Acetato de leuprorrelina 3,75 mg ▪ Acetato de leuprorrelina 7,5 mg ▪ Triptorrelina 3,75 mg ▪ Gosserrelina 3,6 mg	▪ Triptorrelina 11,25 mg ▪ Gosserrelina 10,8 mg	▪ Histrelina 50 mg* ▪ Embonato de triptorrelina 22,5 mg, via intramuscular

Efeitos colaterais

Os efeitos colaterais são similares tanto na aplicação mensal quanto na trimestral dos aGnRH.[71,72] Entre eles se incluem: reação alérgica local (5 a 10% dos casos); dor no local da aplicação; cefaleia; sangramento vaginal após a primeira dose do aGnRH; náuseas; e sintomas vasomotores, devido ao hipoestrogenismo e à hiperprolactinemia. Tais efeitos podem ser de intensidade leve a grave. A reação alérgica local constitui um efeito colateral de particular importância. De fato, ela pode ser acompanhada da formação de um abscesso estéril que resulta em hiperemia, dor local e formação de nodulação, potencialmente levando a prejuízo na absorção do aGnRH e falha na supressão hormonal.[73]

A conduta em caso de reação alérgica local inclui desde uso de anti-histamínicos e dessensibilização ao aGnRH (utilizando-se doses baixas e crescentes), até substituição do aGnRH por uma terapia alternativa, como acetato de ciproterona ou medroxiprogesterona.[2,17]

Monitoramento

O monitoramento do tratamento da PPC com os análogos de GnRH baseia-se na avaliação clínica trimestral, constituída de exame físico e verificação do estadiamento puberal, avaliação antropométrica (peso e altura), cálculo da VC e exame do local de aplicação da medicação.[2] Ao exame físico, são parâmetros de bom controle a estabilização ou regressão dos caracteres sexuais secundários, a diminuição da VC e a melhora da previsão de estatura adulta. A idade óssea deve ser solicitada anualmente nos casos com bom controle clínico e hormonal ou semestralmente nos casos que sugerirem controle inadequado.

Do ponto de vista laboratorial, o objetivo do tratamento é a redução dos valores de gonadotrofinas e esteroides sexuais (testosterona nos meninos e estradiol nas meninas) para valores dentro da faixa pré-puberal. Em ambos os sexos, a dosagem dos esteroides sexuais, realizada imediatamente antes da aplicação da nova dose do análogo, deve estar suprimida (testosterona < 12 pg/dℓ e estradiol < 15 pg/mℓ, por ECLIA).[52] A dosagem de estradiol 24 horas após aplicação do análogo de GnRH em meninas com PPC também deve estar suprimida (< 15 pg/mℓ, ECLIA) e representa uma forma alternativa de monitorar o tratamento.[54] Os valores de LH basal durante o bloqueio puberal com análogos de GnRH não constituem um bom parâmetro de controle, visto que, principalmente naqueles pacientes em uso de posologias estendidas (a cada 12 ou 24 semanas), os valores podem ser mais elevados e não indicar necessariamente bloqueio puberal inadequado. Valores de corte para o LH basal variando de 0,6 e 1,0 UI/ℓ são propostos na literatura, com variação na sensibilidade e especificidade.[2] O melhor parâmetro laboratorial para monitoramento do bloqueio puberal é a obtenção da dosagem de LH após estímulo com GnRH de ação curta ou aGnRH. Um pico de LH < 2,3 U/ℓ após 100 μg de GnRH exógeno indica bom controle hormonal.[2,52] Interpretação semelhante pode, alternativamente, ser obtida pela obtenção de níveis de LH < 6,6 U/ℓ (IFMA), 2 horas após a aplicação do aGnRH *depot* (3,75 mg).[52] Os valores de LH obtidos após o teste clássico de estímulo com GnRH de ação curta são significativamente correlacionados com aqueles observados após o estímulo com os análogos do GnRH *depot*.[52] Outros trabalhos sugerem que níveis de LH < 4,0 UI/ℓ (ICMA), verificados 40 ou 60 minutos após a aplicação do análogo de GnRH *depot*, são indicativos de resposta satisfatória ao tratamento da PPC.[65]

O valor de corte do pico de LH que indica um bom controle hormonal durante o tratamento da PPC depende da metodologia laboratorial utilizada, do protocolo utilizado e difere entre os estudos.[32,69,74-76] Um resumo dos valores de corte do pico de LH indicativos de bom controle hormonal é apresentado no Quadro 20.6.

Nos pacientes que apresentam controle clínico e laboratorial inadequados, a dose de aGnRH de uso mensal deve ser aumentada (7,5 mg/mês). Se o paciente está em tratamento com a posologia trimestral (11,25 mg), é recomendado inicialmente retornar à posologia mensal (3,75 mg) e posteriormente, se o controle ainda for inadequado, aumentar a dose mensal para 7,5 mg.[19] Os análogos de GnRH de uso semestral (a cada 24 semanas) podem ser instituídos desde o início do tratamento ou naqueles pacientes já em uso de análogos de GnRH a cada 4 semanas (mensal) ou 12 semanas (trimestral), sendo uma alternativa para migração, que resulta na maior comodidade posológica, com mesma eficácia e segurança.[15,16] Se, apesar do aumento da dose do análogo de GnRH *depot*, o controle clínico e laboratorial não for alcançado, o diagnóstico etiológico da puberdade precoce deve ser reavaliado.[2]

O monitoramento clínico e laboratorial do tratamento da PPC com aGnRH de aplicação mensal (a cada 4 semanas), trimestral (a cada 12 semanas) ou semestral (a cada 24 semanas) é semelhante, e os critérios laboratoriais são os mesmos, principalmente da dosagem de LH após estímulo com análogo de GnRH de ação curta ou *depot*.

A *suspensão do tratamento* deve se basear em vários critérios, como idade cronológica e adequação psicossocial do paciente. A idade óssea em torno de 12,5 anos em meninas e 13,5 anos em meninos indica o melhor momento de suspensão com o objetivo de alcançar uma estatura adulta normal, dentro do potencial genético.[73] Alguns estudos indicam que suspensão do tratamento aos 11 anos de idade cronológica e 12 anos de idade óssea está associada a melhor resultado na estatura adulta.[73] No caso de meninas com puberdade precoce progressiva, demonstra-se ganho na estatura adulta em relação à altura predita antes do tratamento ou quando comparadas a controles não tratados.[77] No sexo masculino, poucos relatos estão disponíveis e se mostram menos positivos, porém confirmam o efeito benéfico do tratamento quando se comparam os pacientes tratados com os controles não tratados.[77] Os métodos de previsão de estatura adulta, como o Bayley-Pinneau, mais utilizado na prática clínica, superestimam em até 13 cm a estatura adulta. A aplicação das tabelas de Bayley-Pinneau para idade óssea normal, em vez daquelas para idade óssea acelerada, resulta em uma previsão mais acurada da estatura adulta.[78]

Acompanhamento a longo prazo

Diversos parâmetros são de interesse no acompanhamento de pacientes com PPC: estatura adulta, composição corporal, densidade mineral óssea, função reprodutiva e aspectos psicológicos.[55] Preservar o potencial de estatura adulta é um dos objetivos do tratamento da PPC. Carel et al.[78] analisaram os resultados de vários estudos descritivos e demonstraram que a média de estatura obtida em aproximadamente 400 meninas tratadas até a idade de 11 anos com aGnRH mensal foi de 160 cm. Uma metanálise que analisou os resultados da estatura adulta de 637 meninas com PPC tratadas com aGnRH mensal evidenciou que 75% das meninas alcançaram o potencial genético.[62] Do mesmo modo, os melhores resultados foram obtidos em meninas que iniciaram o tratamento mais precocemente. O ganho estatural médio das meninas tratadas antes dos 6 anos de idade é de 9 a 10 cm sobre a estatura predita antes do tratamento, enquanto as meninas tratadas entre 6 e 8 anos de idade ganham em média 4 a 5 cm.[62] Nos meninos, os dados sobre estatura adulta são escassos devido ao pequeno número de pacientes. A média de estatura adulta de 26 meninos com PPC tratados com aGnRH mensal até a idade de 12 anos foi de 172,9 cm.

Quadro 20.6 Valores de corte de hormônio luteinizante (LH) que indicam bom controle hormonal durante o tratamento da puberdade precoce central com análogo agonista de hormônio liberador de gonadotrofina (aGnRH).

Autores	Protocolo	Tempo do pico de LH (min)	Método	Valor de corte
Bhatia et al., 2002[76]	LH após acetato de leuprorrelina *depot* 7,5 mg	40 a 60	ICMA	< 3 UI/ℓ
Lawson e Cohen, 1999[72]	Pico de LH após GnRH (100 mg)	40	ICMA	< 2 UI/ℓ
Brito et al., 2004[54]	Pico de LH após GnRH (100 mg)	30 a 45	IFMA	< 2,3 UI/ℓ (meninas)
Brito et al., 2004[54]	LH 2 h após acetato de leuprorrelina *depot* 3,75 mg	120	IFMA	< 6,6 UI/ℓ (meninas)
Badaru et al., 2006[70]	LH após acetato de leuprorrelina *depot* 7,5 mg	30 a 45	ICMA	< 4,5 UI/ℓ
Demirbilek et al., 2012[77]	LH após GnRH (100 mg)	90	ICMA	< 2,5 UI/ℓ
Freire et al., 2016[55]	LH após triptorrelina	180	ECLIA	< 4 UI/ℓ

ECLIA: método de eletroquimioluminescência; ICMA: método de quimioluminescência; IFMA: método imunofluorométrico.

O tratamento com aGnRH não apresenta aparente efeito deletério sobre o IMC. Aproximadamente 42% das pacientes apresentam sobrepeso antes do início do tratamento e quando alcançam a estatura adulta.[63] A análise da composição corporal de 20 pacientes com PPC tratados com triptorrelina demonstrou aumento da massa gorda total no acompanhamento longitudinal avaliada por DEXA (*dual-energy X-ray absorptiometry*), mesmo sem efeitos significativos sobre o IMC.[79]

Os estudos longitudinais avaliando a densidade mineral óssea dos pacientes com PPC tratados com aGnRH não demonstram comprometimento significativo na aquisição de massa óssea.[54]

Em relação à função reprodutiva, os estudos revelam que a menstruação ocorre em média 16 meses após a suspensão do tratamento da PPC (variação de 2 a 61 meses).[16] Ciclos ovarianos regulares ocorreram em 60 a 96% das pacientes, e infertilidade não foi constatada. Contudo, uma prevalência elevada (30 a 32%) de SOP foi encontrada em um estudo italiano que incluiu 46 pacientes.[80] O padrão dos ciclos menstruais foi normal na maioria dessas pacientes, enquanto o fenótipo de SOP foi caracterizado por hiperandrogenismo bioquímico e/ou clínico associado à morfologia de ovários multipolicísticos.[80] Esses dados indicam que o monitoramento clínico e laboratorial dessas pacientes é necessário para estabelecer possíveis implicações na fertilidade ou nas complicações metabólicas. No sexo masculino, poucos relatos indicam função gonadal normal.[2]

O acompanhamento a longo prazo de pacientes com PPC causada por hamartoma hipotalâmico é de interesse, visto que se trata de um subgrupo que foi tratado por longo período com aGnRH, uma vez que a PPC inicia precocemente. Estes pacientes atingiram estatura adulta normal. Os aspectos reprodutivos foram avaliados em alguns estudos, e o hamartoma por si não causa anormalidades reprodutivas na vida adulta. Quanto ao aspecto metabólico, apesar de maior prevalência de sobrepeso e obesidade ter sido demonstrada no sexo feminino, uma relação causal do hamartoma hipotalâmico com obesidade não pode ser confirmada.[79-81]

Onze pacientes com PPC causada por mutação no *MKRN3* foram acompanhadas após o tratamento com aGnRH, e os parâmetros antropométricos, metabólicos e reprodutivos não diferiram em comparação a um grupo de pacientes com PPC idiopática tratado com aGnRH, sugerindo que a resposta ao tratamento com aGnRH é similar à do grupo com PPC idiopática.[81]

PUBERDADE PRECOCE PERIFÉRICA

A PPP, também denominada pseudopuberdade precoce ou independente de gonadotrofinas, é decorrente da secreção autônoma de esteroides sexuais de origem principalmente gonadal, adrenal ou exógena, independentemente da ativação do eixo gonadotrófico. A PPP é muito mais rara do que a PPC e pode decorrer de distúrbios genéticos ou doenças adquiridas.[81,82] Não há dados epidemiológicos de incidência e prevalência da PPP. Nos últimos anos, os avanços em biologia molecular têm contribuído notavelmente para a compreensão de algumas condições genéticas, e as técnicas de imagem e determinações hormonais possibilitam estabelecer o diagnóstico precoce, principalmente das causas tumorais de PPP.

As principais causas de PPP, de acordo com o sexo e a forma iso ou heterossexual, são listadas nos Quadros 20.7 e 20.8.

Causas adquiridas

Tumores testiculares

Os tumores de células de Leydig representam 1 a 3% de todos os tumores testiculares. São geralmente benignos, porém 10% deles podem apresentar comportamento maligno. Manifestam-se clinicamente com puberdade precoce e aumento unilateral do testículo, às vezes nodular. Concentrações elevadas de testosterona acompanhadas por valores pré-puberais ou suprimidos de gonadotrofinas indicam o diagnóstico de PPP. A US testicular é útil para detectar nodulação. A ressecção cirúrgica do tumor é o tratamento de escolha.[82]

Cistos foliculares autônomos

Cistos ovarianos foliculares secretam estrógenos de modo transitório, causando desenvolvimento mamário ou até mesmo hemorragia vaginal. Cistos foliculares maiores podem determinar rotação sobre o pedículo e infarto, levando a um quadro de abdome agudo que requer intervenção cirúrgica.[82]

Tumores ovarianos

Os tumores ovarianos são raros, porém de importância reconhecida na idade pediátrica. Dor abdominal é manifestação clínica frequente. O valor de estradiol pode ser muito elevado, seguido por concentrações suprimidas de gonadotrofinas. A US pélvica geralmente torna possível o diagnóstico.[82]

Quadro 20.7 Etiologia da puberdade precoce periférica no sexo feminino.

Isossexual
- Causas adquiridas
  - Cistos ovarianos autônomos
  - Tumor feminizante ovariano ou adrenal
  - Hipotireoidismo primário
  - Iatrogênica
- Causas genéticas
  - Síndrome de McCune-Albright (mutação ativadora no gene *GNAS*)
  - Síndrome do excesso de aromatase (mutação ativadora no gene *CYP19A1*)

Heterossexual
- Causas adquiridas
  - Tumor virilizante ovariano ou adrenal
  - Iatrogênica
- Causas genéticas
  - Hiperplasia adrenal congênita (mutações inativadoras nos genes *CYP21A2*, *CYP11* e *HSDB2*)
  - Síndrome de resistência ao cortisol (mutação inativadora no gene do receptor do glicocorticoide)

Quadro 20.8 Etiologia da puberdade precoce periférica no sexo masculino.

Isossexual
- Causas adquiridas
  - Tumores adrenais
  - Tumores secretores de hCG (hepatomas, corioepitelioma gonádico, teratomas extragonádicos)
  - Tumores testiculares
  - Hipotireoidismo primário
  - Iatrogênica
- Causas genéticas
  - Hiperplasia adrenal congênita (mutações inativadoras nos genes *CYP21A2*, *CYP11* e *HSDB2*)
  - Testotoxicose (mutação ativadora no gene do receptor do LH)
  - Síndrome de McCune-Albright (mutação ativadora no gene *GNAS*)
  - Hipoplasia adrenal congênita (mutação no gene *NROB1*, antigo *DAX-1*)
  - Síndrome de resistência ao cortisol (mutação inativadora no gene do receptor do glicocorticoide)

Heterossexual
- Causas adquiridas
  - Tumor feminizante testicular ou adrenal
- Causas genéticas
  - Síndrome do excesso de aromatase (mutação ativadora no gene *CYP19A1*)
  - Iatrogênica

Germinomas

Tumores que secretam hCG podem causar PPP, principalmente no sexo masculino.[82] Teratomas, corioepiteliomas ou tumores mistos de células germinativas localizados em hipotálamo, mediastino, pulmões, gônadas ou retroperitônio foram associados à precocidade sexual. A dosagem sérica de hCG é indicada em todos os casos de puberdade precoce no sexo masculino. Nos casos selecionados, a avaliação de hCG e alfafetoproteína no líquido cefalorraquidiano pode auxiliar no diagnóstico de germinoma de SNC. Uma extensa investigação radiológica para localizar a neoplasia é necessária. Neoplasias embrionárias secretoras de hCG, sobretudo as do mediastino, são particularmente comuns em meninos com a síndrome de Klinefelter pura ou em mosaico. Hepatomas e hepatoblastomas também podem secretar hCG. No sexo feminino, esses tumores raramente causam PPP, visto que a presença isolada de LH sem aumento concomitante de FSH não é suficiente para desencadear puberdade precoce.[82]

Hipotireoidismo primário

Hipotireoidismo primário de longa duração, grave e não tratado representa uma forma de puberdade precoce em que se observam crescimento deficiente e retardo da idade óssea, caracterizando a síndrome de van Wyk-Grumbach.[76] O quadro é reversível com a reposição de levotiroxina.[2] Cistos ovarianos (solitários ou múltiplos) podem ser observados à US pélvica. Em meninos, os testículos estão aumentados devido ao aumento do tamanho dos túbulos seminíferos, mas sinais de virilização ou maturação das células de Leydig estão ausentes. A síndrome é causada pelo TSH elevado, que pode atuar sobre os receptores do FSH, causando efeitos gonadotróficos.[76]

Causas monogênicas

Do ponto de vista etiológico, diversas causas genéticas foram identificadas para a PPP.[2,81]

Puberdade precoce familial limitada ao sexo masculino: testotoxicose

A testotoxicose é uma condição genética rara com herança autossômica dominante, causada por mutações ativadoras constitutivas do gene do receptor de LH (*LHCGR*).[83] A doença geralmente apresenta-se em torno de 2 a 4 anos com virilização progressiva, aumento da velocidade de crescimento e avanço da idade óssea, levando à baixa estatura na idade adulta, devido ao fechamento prematuro das epífises ósseas.[83] Os testículos encontram-se aumentados de volume, com testosterona bastante elevada, porém com resposta bloqueada de LH e FSH ao estímulo com GnRH. Contudo, o aumento do volume testicular é habitualmente discreto, uma vez que a mutação no receptor de LH ativa as células de Leydig, mas não os túbulos seminíferos (maiores responsáveis pelo aumento do volume testicular).[83] Eventualmente, os pacientes afetados podem desenvolver ativação secundária do eixo hipotalâmico-hipofisário-gonadal após o início da terapia antiandrogênica. Meninas portadoras de mutações ativadoras do gene do receptor do LH não desenvolvem PPP e apresentam função reprodutiva normal.[84]

Síndrome de McCune-Albright

A síndrome de McCune-Albright (SMA) é uma condição clínica esporádica e heterogênea caracterizada principalmente por uma tríade clássica: manchas café com leite com bordas irregulares (85%), displasia óssea fibrosa poliostótica (97%) e puberdade precoce periférica (52%) (Figura 20.3). Ela é mais frequente no sexo feminino e tem incidência estimada em 1/100.000 a 1/1.000.000 casos por ano.[81,85]

A base molecular da SMA consiste em mutações somáticas ativadoras pós-zigóticas do gene *GNAS* (localizado no cromossomo 20q13.2) que codifica a subunidade alfa da proteína Gs, resultando no incremento da atividade da adenilciclase e produção elevada de monofosfato de adenosina (AMP) cíclico intracelular.[85,86] Essa mutação é quase sempre caracterizada pela substituição de um resíduo de arginina na posição 201 por histidina ou cisteína.[86]

O diagnóstico da SMA é clínico, não sendo necessária a confirmação do defeito genético. A detecção da mutação p.Arg201His/Cys em DNA de sangue periférico é desafiadora, exigindo técnicas sensíveis para identificar pequenas frações de alelos mutados (mosaicismo). Dessa forma, o sequenciamento paralelo de larga escala e a reação em cadeia da polimerase (PCR) digital têm se mostrado mais úteis no diagnóstico genético de pacientes com SMA, identificando a mutação no *GNAS* em DNA de sangue periférico em cerca de 40 a 50% dos casos.[87]

No sexo feminino, a puberdade precoce da SMA resulta do desenvolvimento esporádico de cistos ovarianos funcionantes, que produzem elevações transitórias do estradiol, independentemente da secreção de gonadotrofinas.[88] As concentrações de estrogênio sérico tendem a flutuar drasticamente, provocando manifestações episódicas de puberdade precoce. Esses sinais clínicos de puberdade precoce frequentemente ocorrem nos primeiros 2 anos de vida e incluem aumento transitório da mama, estrogenização da mucosa vaginal, crescimento acelerado e aparecimento súbito de sangramento menstrual que decorre da queda dos valores estrogênicos, em função da resolução espontânea do cisto ovariano.[2] A sequência de progressão puberal também é incomum, de modo que menstruação sem significativo desenvolvimento mamário é muitas vezes a manifestação inicial. Diante da suspeita de SMA, a radiografia de esqueleto e a cintilografia óssea podem revelar displasia fibrosa poliostótica.[81]

A doença óssea da SMA ocorre quando as células da medula óssea são afetadas pela mutação no *GNAS* e é caracterizada por lesões displásicas que consistem em tecido fibroso anormal no espaço medular.[89] À radiografia, as lesões apresentam aspecto lítico ou cístico (vidro fosco).[88] O córtex ósseo adjacente é afinado e, algumas vezes, o osso inteiro está alargado. As áreas mais acometidas são o fêmur proximal e a base do crânio. A cintilografia óssea revela captação aumentada do traçador nas áreas acometidas. Marcadores de formação e reabsorção óssea estão aumentados, principalmente se as lesões forem múltiplas.[89] As fraturas têm incidência maior entre 6 e 10 anos de idade, mas podem ocorrer em qualquer fase da vida.[89] A transformação maligna das lesões da fibrodisplasia óssea deve ser considerada, principalmente após exposição à radioterapia.

Outras síndromes de hiperfunção endócrina na SMA incluem hipertireoidismo, síndrome de Cushing ACTH-independente, acromegalia, hiperprolactinemia, hiperparatireoidismo e raquitismo hipofosfatêmico hiperfosfatúrico.[85,88]

Doenças adrenais

As causas de PPP de origem adrenal incluem as formas virilizantes de hiperplasia adrenal congênita, resistência ao glicocorticoide e defeitos do gene *NR0B1*,[2,81,90,91] temas discutidos mais detalhadamente em outros capítulos deste livro.

Fluxogramas para investigação clinicolaboratorial e diagnóstico diferencial da puberdade precoce periférica em meninas e meninos são apresentados nas Figuras 20.4 e 20.5, respectivamente.

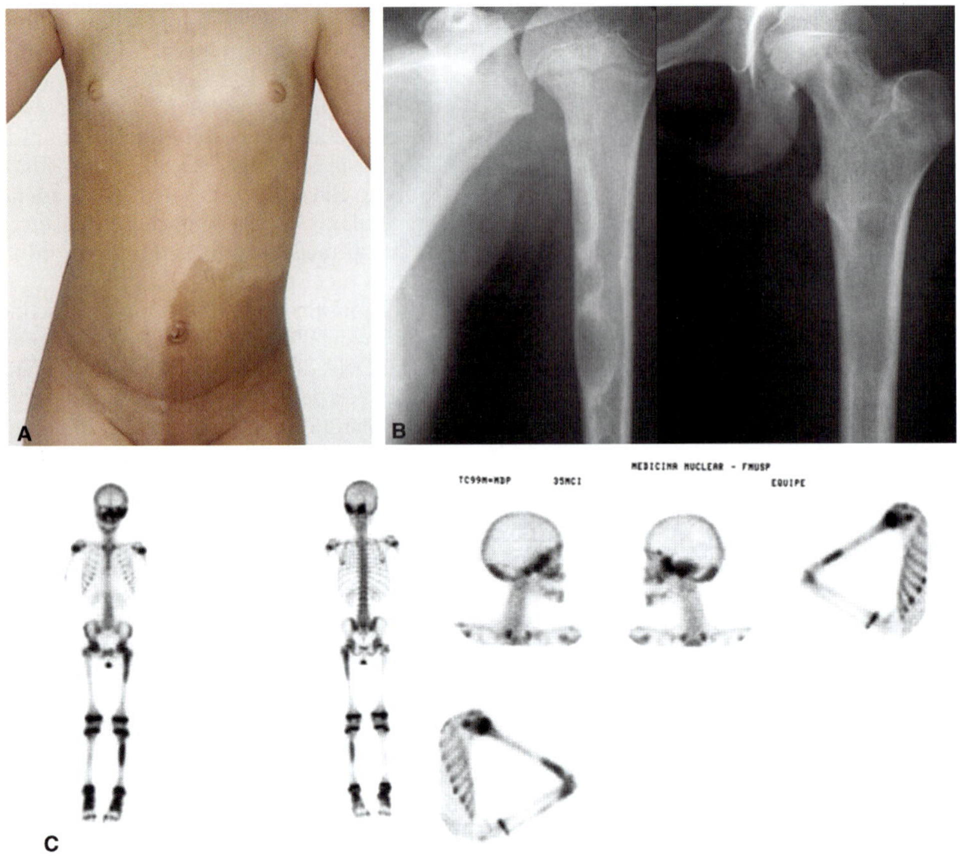

Figura 20.3 Síndrome de McCune-Albright. **A.** Menina de 4 anos com telarca precoce, mancha café com leite em abdome e membro inferior esquerdo. **B.** Radiografia de úmero e fêmur esquerdo revelando lesões líticas. **C.** Cintilografia óssea evidenciando displasia fibrosa poliostótica (acometimento de fêmur, úmero e maxila).

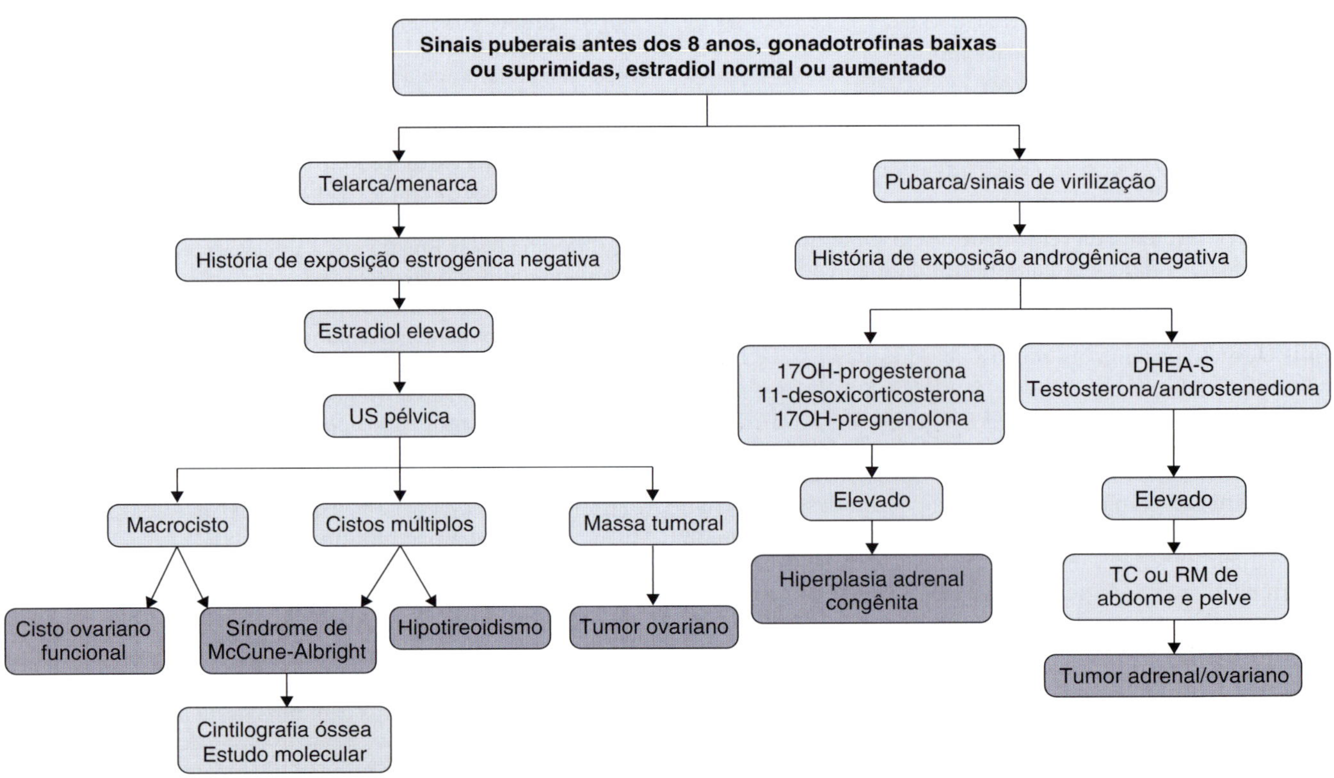

Figura 20.4 Investigação clinicolaboratorial e diagnóstico diferencial de puberdade precoce periférica no sexo feminino. RM: ressonância magnética; TC: tomografia computadorizada; US: ultrassonografia. (Adaptada de Atay et al., 2016.[92])

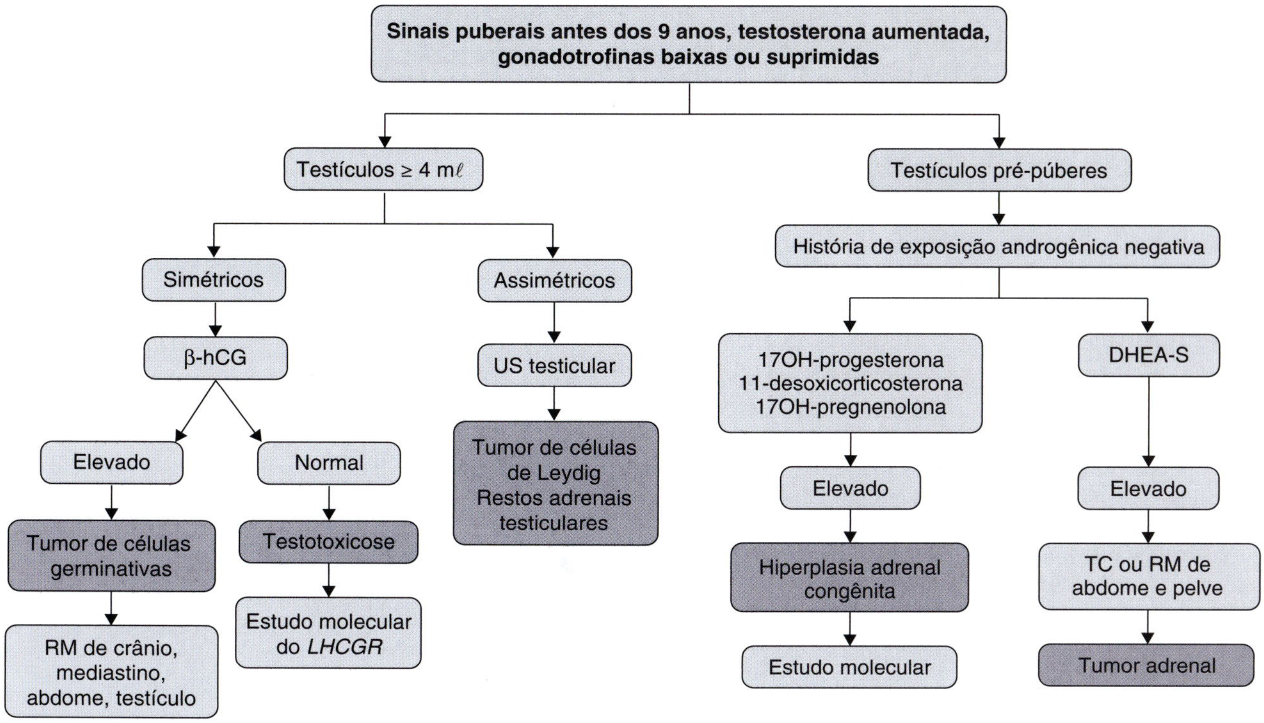

Figura 20.5 Investigação clinicolaboratorial e diagnóstico diferencial de puberdade precoce periférica no sexo masculino. RM: ressonância magnética; TC: tomografia computadorizada; US: ultrassonografia. (Adaptada de Atay et al., 2016.[92])

Tratamento medicamentoso

O tratamento clínico da PPP é constituído pela administração de medicamentos que bloqueiem a síntese ou a ação dos esteroides sexuais. As opções terapêuticas incluem: agentes progestacionais, antiandrogênicos (espironolactona e acetato de ciproterona), derivados imidazólicos (cetoconazol), moduladores seletivos do receptor de estrógeno (tamoxifeno) e inibidores da aromatase (anastrozol e letrozol).[2,92-94] Os principais agentes terapêuticos utilizados no tratamento clínico da PPP estão listados no Quadro 20.9.

Tratamento da puberdade precoce da síndrome de McCune-Albright

A história natural da puberdade precoce em meninas com SMA é variável, sendo difícil predizer a frequência de sangramento vaginal. As pacientes com doença progressiva e exposição estrogênica recorrente apresentarão aceleração do crescimento e avanço da maturação óssea, beneficiando-se, assim, do tratamento clínico.[95] Os inibidores de aromatase de terceira geração (anastrozol e letrozol) foram avaliados no tratamento da puberdade precoce em pacientes com SMA. Apesar de relatos de eficácia, um estudo demonstrou que o anastrozol foi ineficaz no controle clínico e laboratorial destas pacientes. O estudo avaliou 28 meninas com SMA por 1 ano e não demonstrou melhora significativa nos parâmetros clínicos (frequência de sangramento vaginal, velocidade de crescimento) ou laboratoriais (idade óssea, volume uterino e ovariano à ultrassonografia). Apesar de seguro, anastrozol não foi recomendado para tratamento da puberdade precoce da SMA. Por outro lado, estudos demonstraram benefício do letrozol no tratamento da puberdade precoce da SMA, com redução significativa na velocidade de crescimento e no avanço da idade óssea, bem como redução na frequência de sangramento vaginal. Os valores séricos de estradiol e volumes ovarianos reduziram após 6 meses de tratamento. O letrozol é bem tolerado, embora uma paciente tenha apresentado aumento de volume de cisto ovariano e torção, necessitando de tratamento cirúrgico.[96] Estrada et al.[97] avaliaram a eficácia e a segurança do letrozol (2,5 mg/dia) a longo prazo em 28 pacientes e concluíram que o tratamento resultou em benefício sustentado na maturação esquelética, na velocidade de crescimento e na predição de estatura adulta. Nenhum efeito colateral foi relatado no trabalho. Outra classe de medicamento que tem sido utilizada com algum sucesso em

Quadro 20.9 Tratamento da puberdade precoce periférica, de acordo com a etiologia.

Etiologia	Tratamento
Tumores testiculares, ovarianos ou adrenais; tumores extragonádicos produtores de hCG	Cirurgia Radioterapia e quimioterapia (*se necessário*)
Testotoxicose	Cetoconazol Antiandrogênios (acetato de ciproterona, espironolactona, bicalutamida) Antiandrogênio + inibidor da aromatase (espironolactona + testolactona; bicalutamida + letrozol)
Síndrome de McCune-Albright	Inibidor de aromatase (letrozol) Tamoxifeno Cetoconazol Antiandrogênios (acetato de ciproterona) Progestógenos (acetato de medroxiprogesterona) Antiandrogênio + inibidor da aromatase
Hipotireoidismo primário	Levotiroxina
Hiperplasia adrenal congênita	Glicocorticoide Glicocorticoide + antiandrogênio + inibidor de aromatase

Nota: análogos de GnRH devem ser adicionados em casos de desenvolvimento secundário de puberdade precoce central.

meninas com SMA é a dos moduladores seletivos do receptor estrogênico, tamoxifeno e fulvestranto. O tamoxifeno resultou em benefícios clínicos e laboratoriais em um estudo multicêntrico de 25 meninas com SMA e puberdade precoce.[93] Os episódios de sangramento vaginal reduziram, enquanto a velocidade de crescimento e a maturação óssea diminuíram significativamente. Houve aumento inesperado de volume uterino, resultando em questionamento sobre a segurança do tamoxifeno a longo prazo. Logo, pacientes em uso de tamoxifeno devem ser submetidas a US pélvica periódica.[93]

Monitoramento

Algumas peculiaridades no monitoramento do tratamento da PPP devem ser consideradas. Em todas as etiologias, deve-se realizar o acompanhamento clínico, avaliando dados antropométricos e sinais puberais, bem como idade óssea semestral ou anualmente e previsão de estatura adulta. Diferentemente da PPC, o controle laboratorial não se baseia na supressão dos valores de esteroides sexuais e das gonadotrofinas basais ou após estímulo com GnRH.[2] De acordo com a etiologia, os exames de imagem devem ser repetidos periodicamente. Os critérios para suspensão do tratamento clínico obedecem às mesmas diretrizes da PPC. No entanto, devido à maior raridade dessas condições, a conduta deve ser individualizada, sendo recomendável o acompanhamento a longo prazo para documentar a estatura adulta e a função reprodutiva.

Resumo

Classicamente, a puberdade é considerada precoce quando o aparecimento dos caracteres sexuais secundários ocorre antes dos 8 anos de idade no sexo feminino e antes dos 9 anos de idade no sexo masculino. A puberdade precoce pode ser central (PPC) ou periférica (PPP). A incidência da PPC varia com os registros, mas, independentemente da coorte, é marcadamente mais frequente no sexo feminino (3 a 23:1), sobretudo a *forma idiopática*, caracterizada por ausência de lesões orgânicas no sistema nervoso central (SNC). A PPC *orgânica* é mais comum em meninos (33 a 90% dos casos de PPC) do que em meninas (8 a 30%) e resulta de lesões congênitas ou adquiridas do SNC (tais como hamartoma hipotalâmico, cistos aracnoides, hidrocefalia e tumores). Nos últimos anos, defeitos genéticos têm sido identificados em pacientes com PPC de ambos os sexos de forma crescente, sugerindo que a etiologia genética é uma causa relevante de PPC. Análogos do hormônio liberador de gonadotrofina (GnRH) de ação prolongada são o tratamento de escolha da PPC em todas as formas (orgânica, genética e idiopática).

A PPP, também denominada pseudopuberdade precoce ou independente de gonadotrofinas, é decorrente da secreção autônoma de esteroides sexuais de origem principalmente gonadal, adrenal ou exógena, independentemente da ativação do eixo gonadotrófico. A PPP é muito mais rara do que a PPC e pode decorrer de distúrbios genéticos (p. ex., hiperplasia adrenal congênita, síndrome de McCune-Albright, testotoxicose) ou doenças adquiridas (p. ex., hipotireoidismo primário; tumores ovarianos, testiculares ou adrenais; tumores extragonadais produtores de gonadotrofina coriônica humana [hCG]).

REFERÊNCIAS BIBLIOGRÁFICAS

1. Bordini B, Rosenfield RL. Normal pubertal development: Part I: The endocrine basis of puberty. Pediatr Rev. 2011; 32:223-9.
2. Brito VN, Latronico AC, Arnhold IJ et al. Update on the etiology, diagnosis and therapeutic management of sexual precocity. Arq Bras Endocrinol Metabol. 2008; 52:18-31.
3. Ojeda SR, Lomniczi A, Mastronardi C et al. Minireview: the neuroendocrine regulation of puberty: is the time ripe for a systems biology approach? Endocrinology. 2006; 147:1166-74.
4. Grumbach MM. The neuroendocrinology of human puberty revisited. Horm Res. 2002; 57(Suppl 2):2-14.
5. Parent AS, Teilmann G, Juul A et al. The timing of normal puberty and the age limits of sexual precocity: variations around the world, secular trends, and changes after migration. Endocr Rev. 2003; 24:668-93.
6. Kaplowitz PB, Oberfield SE. Reexamination of the age limit for defining when puberty is precocious in girls in the United States: implications for evaluation and treatment. Drug and Therapeutics and Executive Committees of the Lawson Wilkins Pediatric Endocrine Society. Pediatrics. 1999; 104:936-41.
7. Herman-Giddens ME, Slora EJ, Wasserman RC et al. Secondary sexual characteristics and menses in young girls seen in office practice: a study from the Pediatric Research in Office Settings Network. Pediatrics. 1997; 99:505-12.
8. Biro FM, Galvez MP, Greenspan LC et al. Pubertal assessment method and baseline characteristics in a mixed longitudinal study of girls. Pediatrics. 2010; 126:e583-90.
9. Kaplowitz P. Update on precocious puberty: girls are showing signs of puberty earlier, but most do not require treatment. Adv Pediatr. 2011; 58:243-58.
10. Midyett LK, Moore WV, Jacobson JD. Are pubertal changes in girls before age 8 benign? Pediatrics. 2003; 111:47-51.
11. Herman-Giddens ME, Steffes J, Harris D et al. Secondary sexual characteristics in boys: data from the Pediatric Research in Office Settings Network. Pediatrics. 2012; 130:e1058-68.
12. Carel JC, Leger J. Clinical practice. Precocious puberty. N Engl J Med. 2008; 358:2366-77.
13. de Vries L, Guz-Mark A, Lazar L et al. Premature thelarche: age at presentation affects clinical course but not clinical characteristics or risk to progress to precocious puberty. J Pediatr. 2010; 156:466-71.
14. Pasquino AM, Pucarelli I, Passeri F et al. Progression of premature thelarche to central precocious puberty. J Pediatr. 1995; 126:11-4.
15. Ibanez L, Diaz R, Lopez-Bermejo A et al. Clinical spectrum of premature pubarche: links to metabolic syndrome and ovarian hyperandrogenism. Rev Endocr Metab Disord. 2009; 10:63-76.
16. Kaplowitz P, Bloch C; Section on Endocrinology. Evaluation and referral of children with signs of early puberty. Pediatrics. 2016; 137:1-6.
17. Williams RM, Ward CE, Hughes IA. Premature adrenarche. Arch Dis Child. 2012; 97:250-4.
18. Ramos CO, Macedo DB, Bachega TASS et al. Premature pubarche due to exogenous testosterone gel or intense diaper rash prevention cream use: a case series. Horm Res Paediatr. 2019; 91:411-5.
19. Latronico AC, Brito VN, Carel JC. Causes, diagnosis, and treatment of central precocious puberty. Lancet Diabetes Endocrinol. 2016; 4:265-74.
20. Soriano-Guillén L, Argente J. Central precocious puberty, functional and tumor-related. Best Pract Res Clin Endocrinol Metab. 2019; 33:101262.
21. Bräuner EV, Busch AS, Eckert-Lind C et al. Trends in the incidence of central precocious puberty and normal variant puberty among children in Denmark, 1998 to 2017. JAMA Netw Open. 2020; 3:e2015665
22. Teles MG, Silveira LF, Tusset C et al. New genetic factors implicated in human GnRH-dependent precocious puberty: the role of kisspeptin system. Mol Cell Endocrinol. 2011; 346:84-90.
23. de Vries L, Kauschansky A, Shohat M et al. Familial central precocious puberty suggests autosomal dominant inheritance. J Clin Endocrinol Metab. 2004; 89:1794-800.
24. Harbulot C, Lessim S, Simon D et al. Prevalence and clinical characteristics of isolated forms of central precocious puberty: a cohort study at a single academic center. Eur J Endocrinol. 2021;184:243-51.
25. Tinano FR, Canton APM, Montenegro LR et al. Clinical and genetic characterization of familial central precocious puberty. J Clin Endocrinol Metab. 2023; 108:1758-67.
26. Silveira LG, Noel SD, Silveira-Neto AP et al. Mutations of the KISS1 gene in disorders of puberty. J Clin Endocrinol Metab. 2010; 95:2276-80.
27. Abreu AP, Dauber A, Macedo DB et al. Central precocious puberty caused by mutations in the imprinted gene MKRN3. N Engl J Med. 2013; 368:2467-75.
28. Macedo DB, Abreu AP, Reis AC et al. Central precocious puberty that appears to be sporadic caused by paternally inherited mutations in the imprinted gene makorin ring finger 3. J Clin Endocrinol Metab. 2014; 99:E1097-103.
29. Abreu AP, Toro CA, Song YB et al. MKRN3 inhibits the reproductive axis through actions in kisspeptin-expressing neurons. J Clin Invest. 2020; 130:4486-500.
30. Li C, Lu W, Yang L et al. MKRN3 regulates the epigenetic switch of mammalian puberty via ubiquitination of MBD3. Natl Sci Rev. 2020; 7:671-85.
31. Valadares LP, Meireles CG, De Toledo IP et al. MKRN3 mutations in central precocious puberty: a systemati review and meta-analysis. J Endocr Soc. 2019; 3:979-95.
32. Seraphim CE, Canton APM, Montenegro L et al. Genotype-phenotype correlations in central precocious puberty caused by MKRN3 mutations. J Clin Endocrinol Metab. 2021; 106:1041-50.
33. Dauber A, Cunha-Silva M, Macedo DB et al. Paternally inherited DLK1 deletion associated with familial central precocious puberty. J Clin Endocrinol Metab. 2017; 102:1557-67.
34. Canton APM, Seraphim CE, Brito VN et al. Pioneering studies on monogenic central precocious puberty. Arch Endocrinol Metab. 2019; 63:438-44.

35. Gomes LG, Cunha-Silva M, Crespo RP et al. DLK1 is a novel link between reproduction and metabolism. J Clin Endocrinol Metab. 2019; 104:2112-20.
36. Canton APM, Tinano FR, Guasti L et al. Rare variants in the MECP2 gene in girls with central precocious puberty: a translational cohort study. Lancet Diabetes Endocrinol. 2023; 11:545-54.
37. Ivy AS, Standridge SM. Rett syndrome: a timely review from recognition to current clinical approaches and clinical study updates. Semin Pediatr Neurol. 2021; 37:100881.
38. Damiani D. Diagnóstico laboratorial da puberdade precoce. Arq Brasil Endocrinol Metab. 2002; 46:79-84.
39. Longui CA, Calliari LEP, Monte O. Revisão crítica do diagnóstico e tratamento da puberdade precoce central. Arq Bras Endocrinol Metab. 2001; 45:48-57.
40. Setian N, Andrade RS, Kuperman H et al. Precocious puberty: an endocrine manifestation in congenital toxoplasmosis. J Pediatr Endocrinol Metab. 2002; 15:1487-90.
41. Monzavi R, Kelly DF, Geffner ME. Rathke's cleft cyst in two girls with precocious puberty. J Pediatr Endocrinol Metab. 2004;17:781-5.
42. Huang HP, Tung YC, Tsai WY et al. Arachnoid cyst with GnRH-dependent sexual precocity and growth hormone deficiency. Pediatr Neurol. 2004; 30:143-5.
43. Oatman OJ, McClellan DR, Olson ML, Garcia-Filion P. Endocrine and pubertal disturbances in optic nerve hypoplasia, from infancy to adolescence. Int J Pediatr Endocrinol. 2015; 2015:8.
44. Birkebaek NH, Patel L, Wright NB et al. Endocrine status in patients with optic nerve hypoplasia: relationship to midline central nervous system abnormalities and appearance of the hypothalamic-pituitary axis on magnetic resonance imaging. J Clin Endocrinol Metab. 2003; 88:5281-6.
45. Habiby R, Silverman B, Listerenick R et al. Precocious puberty in children with neurofibromatosis type I. J Pediatr. 1995; 126;364-7.
46. de Brito VN, Latronico AC, Arnhold IJ et al. Treatment of gonadotropin dependent precocious puberty due to hypothalamic hamartoma with gonadotropin releasing hormone agonist depot. Arch Dis Child. 1999; 80:231-4.
47. Jung H, Carmel P, Schwartz MS et al. Some hypothalamic hamartomas contain transforming growth factor alpha, a puberty-inducing growth factor, but not luteinizing hormone-releasing hormone neurons. J Clin Endocrinol Metab. 1999; 84:4695-701.
48. Jung H, Neumaier Probst E, Hauffa BP et al. Association of morphological characteristics with precocious puberty and/or gelastic seizures in hypothalamic hamartoma. J Clin Endocrinol Metab. 2003; 88:4590-5.
49. Cukier P, Castro LH, Banaskiwitz N et al. The benign spectrum of hypothalamic hamartomas: infrequent epilepsy and normal cognition in patients presenting with central precocious puberty. Seizure. 2013; 22:28-32.
50. Mouritsen A, Aksglaede L, Sorensen K et al. Hypothesis: exposure to endocrine-disrupting chemicals may interfere with timing of puberty. Int J Androl. 2010; 33:346-59.
51. Marshall WA, Tanner JM. Variations in pattern of pubertal changes in girls. Arch Dis Child. 1969; 44:291-303.
52. Brito VN, Batista MC, Borges MF et al. Diagnostic value of fluorometric assays in the evaluation of precocious puberty. J Clin Endocrinol Metab. 1999; 84:3539-44.
53. Neely EK, Hintz RL, Wilson DM et al. Normal ranges for immunochemiluminometric gonadotropin assays. J Pediatr. 1995; 127:40-6.
54. Brito VN, Latronico AC, Arnhold IJ et al. A single luteinizing hormone determination 2 hours after depot leuprolide is useful for therapy monitoring of gonadotropin-dependent precocious puberty in girls. J Clin Endocrinol Metab. 2004; 89:4338-42.
55. Freire AV, Gryngarten MG, Ballerini MG et al. Assessment of estradiol response after depot triptorelin administration in girls with central precocious puberty. Horm Res Paediatr. 2016; 85:58-64.
56. Bradley SH, Lawrence N, Steele C et al. Precocious puberty. BMJ. 2020; 368:l6597.
57. Resende EA, Lara BH, Reis JD et al. Assessment of basal and gonadotropin-releasing hormone-stimulated gonadotropins by immunochemiluminometric and immunofluorometric assays in normal children. J Clin Endocrinol Metab. 2007; 92:1424-9.
58. Badouraki M, Christoforidis A, Economou I et al. Evaluation of pelvic ultrasonography in the diagnosis and differentiation of various forms of sexual precocity in girls. Ultrasound Obstet Gynecol. 2008; 32:819-27.
59. Carel JC, Eugster EA, Rogol A et al. Consensus statement on the use of gonadotropin-releasing hormone analogs in children. Pediatrics. 2009; 123:e752-62.
60. Mogensen SS, Aksglaede L, Mouritsen A et al. Pathological and incidental findings on brain MRI in a single-center study of 229 consecutive girls with early or precocious puberty. PLoS One. 2012; 7:e29829.
61. Cantas-Ordesmir S, Garb JL, Allen HF. Prevalence of cranial MRI findings in girls with central precocious puberty: a systematic review and meta-analysis. J Pediatr Endocrinol Metab. 2018; 31:701-10.
62. Krishna KB, Fuqua JS, Rogol AD et al. Use of gonadotropin-releasing hormone analogs in children: update by an International Consortium. Horm Res Paediatr. 2019; 91:357-72.
63. Heger S, Sippell WG, Partsch CJ. Gonadotropin-releasing hormone analogue treatment for precocious puberty. Twenty years of experience. Endocr Dev. 2005; 8:94-125.
64. Brito VN, Latronico AC, Cukier P et al. Factors determining normal adult height in girls with gonadotropin-dependent precocious puberty treated with depot gonadotropin-releasing hormone analogs. J Clin Endocrinol Metab. 2008; 93:2662-9.
65. Carel JC, Lahlou N, Jaramillo O et al. Treatment of central precocious puberty by subcutaneous injections of leuprorelin 3-month depot (11.25 mg). J Clin Endocrinol Metab. 2002; 87:4111-6.
66. Carel JC, Blumberg J, Seymour C et al. Three-month sustained-release triptorelin (11.25 mg) in the treatment of central precocious puberty. Eur J Endocrinol. 2006; 154:119-24.
67. Fuld K, Chi C, Neely EK. A randomized trial of 1- and 3-month depot leuprolide doses in the treatment of central precocious puberty. J Pediatr. 2011; 159:982-7.
68. Mericq V, Lammoglia JJ, Unanue N et al. Comparison of three doses of leuprolide acetate in the treatment of central precocious puberty: preliminary results. Clin Endocrinol (Oxf). 2009; 71:686-90.
69. Eugster EA, Clarke W, Kletter GB et al. Efficacy and safety of histrelin subdermal implant in children with central precocious puberty: a multicenter trial. J Clin Endocrinol Metab. 2007; 92:1697-704.
70. Badaru A, Wilson DM, Bachrach LK et al. Sequential comparisons of one-month and three-month depot leuprolide regimens in central precocious puberty. J Clin Endocrinol Metab. 2006; 91:1862-7.
71. Klein KO, Freire A, Gryngarten MG et al. Phase 3 trial of a small-volume subcutaneous 6-month duration leuprolide acetate treatment for central precocious puberty. J Clin Endocrinol Metab. 2020; 105:e3660-71.
72. Klein K, Yang J, Aisenberg J et al. Efficacy and safety of triptorelin 6 month formulation in patients with central precocious puberty. J Pediatr Endocrinol Metab. 2016; 29:1241-8.
73. Lee PA, Klein K, Mauras N et al. 36-month treatment experience of two doses of leuprolide acetate 3-month depot for children with central precocious puberty. J Clin Endocrinol Metab. 2014; 99:3153-9.
74. Manasco PK, Pescovitz OH, Blizzard RM. Local reactions to depot leuprolide therapy for central precocious puberty. J Pediatr. 1993; 123:334-5.
75. Silverman LA, Neely EK, Kletter GB et al. Long-term continuous suppression with once-yearlyhistrelin subcutaneous implants for the treatment of central precocious puberty: a final report of a phase 3 multicenter trial. J Clin Endocrinol Metab. 2015; 100:2354-63.
76. Bhatia S, Neely EK, Wilson DM. Serum luteinizing hormone rises within minutes after depot leuprolide injection: implications for monitoring therapy. Pediatrics. 2002; 109:E30.
77. Demirbilek H, Alikasifoglu A, Gonc NE et al. Assessment of gonadotrophin suppression in girls treated with GnRH analogue for central precocious puberty; validity of single luteinizing hormone measurement after leuprolide acetate injection. Clin Endocrinol (Oxf). 2012; 76:126-30.
78. Carel JC, Lahlou N, Roger M et al. Precocious puberty and statural growth. Hum Reprod Update. 2004; 10:135-47.
79. Kauli R, Galatzer A, Kornreich L et al. Final height of girls with central precocious puberty, untreated versus treated with cyproterone acetate or GnRH analogue. A comparative study with re-evaluation of predictions by the Bayley-Pinneau method. Horm Res. 1997; 47:54-61.
80. Chiocca E, Dati E, Baroncelli GI et al. Body mass index and body composition in adolescents treated with gonadotropin-releasing hormone analogue triptorelin depot for central precocious puberty: data at near final height. Neuroendocrinology. 2009; 89:441-7.
81. Franceschi R, Gaudino R, Marcolongo A et al. Prevalence of polycystic ovary syndrome in young women who had idiopathic central precocious puberty. Fertil Steril. 2010; 93:1185-91.
82. Kalantaridou SN, Chrousos GP. Clinical review 148: monogenic disorders of puberty. J Clin Endocrinol Metab. 2002; 87:2481-94.
83. Soriano Guillen L, Argente J. Peripheral precocious puberty: clinical, diagnostic and therapeutical principles. An Pediatr (Barc). 2012; 76:229.e1-10.
84. Latronico AC, Shinozaki H, Guerra G Jr et al. Gonadotropin-independent precocious puberty due to luteinizing hormone receptor mutations in Brazilian boys: a novel constitutively activating mutation in the first transmembrane helix. J Clin Endocrinol Metab. 2000; 85:4799-805.
85. Latronico AC, Lins TS, Brito VN et al. The effect of distinct activating mutations of the luteinizing hormone receptor gene on the pituitary-gonadal axis in both sexes. Clin Endocrinol (Oxf). 2000; 53:609-13.
86. Bercaw-Pratt JL, Moorjani TP, Santos XM et al. Diagnosis and management of precocious puberty in atypical presentations of McCune-Albright syndrome: a case series review. J Pediatr Adolesc Gynecol. 2012; 25:e9-13.
87. Narumi S, Matsuo K, Ishii T et al. Quantitative and sensitive detection of GNAS mutations causing McCune-Albright syndrome with next generation sequencing. PLoS One. 2013; 8:e60525.
88. Weinstein LS, Shenker A, Gejman PV et al. Activating mutations of the stimulatory G protein in the McCune-Albright syndrome. N Engl J Med. 1991; 325:1688-95.

89. Volkl TM, Dorr HG. McCune-Albright syndrome: clinical picture and natural history in children and adolescents. J Pediatr Endocrinol Metab. 2006; 19(Suppl 2):551-9.
90. Plotkin H, Rauch F, Zeitlin L et al. Effect of pamidronate treatment in children with polyostotic fibrous dysplasia of bone. J Clin Endocrinol Metab. 2003; 88:4569-75.
91. Domenice S, Latronico AC, Brito VN et al. Adrenocorticotropin-dependent precocious puberty of testicular origin in a boy with X-linked adrenal hypoplasia congenita due to a novel mutation in the DAX1 gene. J Clin Endocrinol Metab. 2001; 86:4068-71.
92. Atay Z, Yesilkaya E, Erdeve SS et al. The etiology and clinical features of non-CAH gonadotropin-independent precocious puberty: a multicenter study. J Clin Endocrinol Metab. 2016;101:1980-8.
93. Almeida MQ, Brito VN, Lins TS et al. Long-term treatment of familial male-limited precocious puberty (testotoxicosis) with cyproterone acetate or cetoconazol. Clin Endocrinol (Oxf). 2008; 69:93-8.
94. Eugster EA, Rubin SD, Reiter EO et al. Tamoxifen treatment for precocious puberty in McCune-Albright syndrome: a multicenter trial. J Pediatr. 2003; 143:60-6.
95. Lenz AM, Shulman D, Eugster EA et al. Bicalutamide and third-generation aromatase inhibitors in testotoxicosis. Pediatrics. 2010; 126:e728-33.
96. Schoelwer M, Eugster EA. Treatment of peripheral precocious puberty. Endocr Dev. 2016; 29:230-9.
97. Estrada A, Boyce AM, Brillante BA et al. Long-term outcomes of letrozole treatment for precocious puberty in girls with McCune-Albright syndrome. Eur J Endocrinol. 2016; 175:477-83.

PARTE 3

Doenças da Tireoide

CAPÍTULO

21

Fatores de Interferência na Avaliação da Função Tireoidiana

Luciano Albuquerque ▪ Patrícia Gadelha ▪ Gabriel R. de Assis Ferreira ▪ Lucio Vilar

INTRODUÇÃO

Muitas condições, além dos distúrbios intrínsecos de hipo e hiperfunção da tireoide, podem afetar a síntese, o transporte, o metabolismo extratireóideo, a absorção e/ou a ação dos hormônios tireoidianos (HT), mimetizando uma disfunção da tireoide. Isso inclui, por exemplo, doenças não tireoidianas, gravidez e alguns medicamentos.[1,2] Assim, o conhecimento da fisiologia da glândula e dos possíveis fatores interferentes no seu funcionamento normal auxilia o profissional a não cair em armadilhas na interpretação dos testes de função tireoidiana.[3,4]

FISIOLOGIA DA TIREOIDE

A principal função da tireoide é produzir HT para atender às demandas periféricas. Os dois principais HT são a tri-iodotironina (T_3) e a tetraiodotironina (também denominada tiroxina ou T_4). A síntese desses hormônios envolve as seguintes etapas:

- Transporte ativo de iodeto (I^-) para o interior da célula tireoidiana, por meio do cotransportador de sódio e iodeto (NIS)
- Oxidação do I^- e ligação a resíduos tirosil da tireoglobulina, formando a monoiodotirosina (MIT) e a di-iodotirosina (DIT), reações catalisadas pela tireoperoxidase
- Acoplamento de duas moléculas de DIT para formar T_4, e de MIT + DIT para formar T_3
- Proteólise da tireoglobulina, com liberação dos hormônios livres na circulação.[5,6]

A tireoide é controlada pela atividade do eixo hipotalâmico-hipofisário-tireoidiano. O hormônio tireoestimulante (TSH), também chamado de tireotrofina, é produzido pelas células tireotróficas da hipófise anterior e se liga a receptores específicos nas células tireoidianas, estimulando todas as etapas da síntese de T_4 e T_3, bem como sua liberação pela glândula. A síntese e a secreção do TSH, por sua vez, são inibidas pelos HT (*feedback* negativo) e estimuladas pelo hormônio liberador de tireotrofina (TRH), produzido no hipotálamo (Figura 21.1). Deste modo, se a função hipotalâmico-hipofisária estiver intacta, pequenas

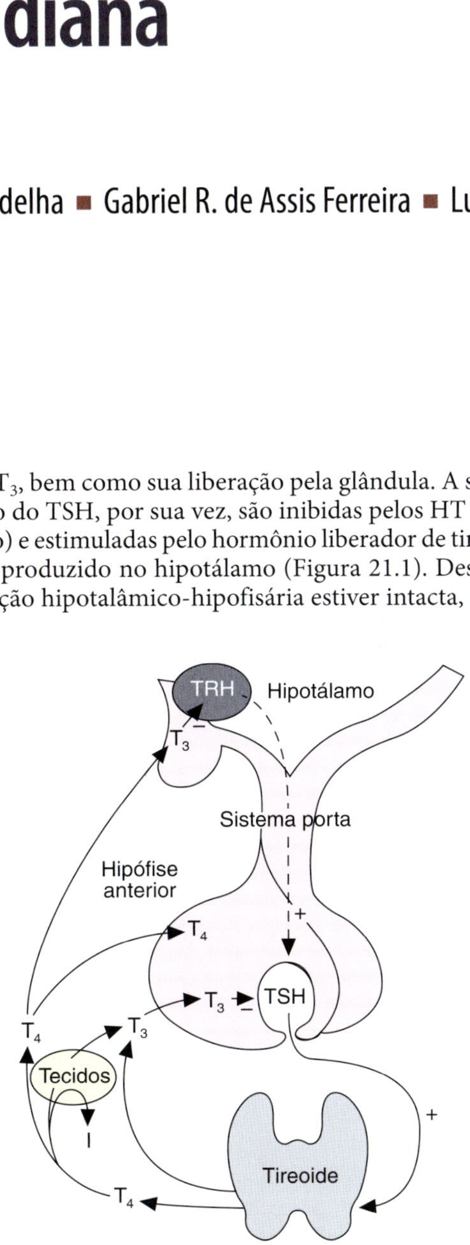

Figura 21.1 Esquematização do funcionamento do eixo hipotalâmico-hipofisário-tireoidiano. O hormônio liberador de tireotrofina (TRH), produzido no hipotálamo, estimula a secreção hipofisária de hormônio tireoestimulante (TSH). Este, por sua vez, controla todas as etapas da síntese dos hormônios tireoidianos. A secreção de TRH e TSH é primariamente inibida pelo T_3, 80% do qual se originam da conversão periférica do T_4. (Adaptada de Cooper e Ladenson, 2011.[5])

alterações nos níveis dos HT livres provocam grandes alterações nos valores séricos do TSH (relação log-linear entre os HT e o TSH). Por isso, o TSH constitui-se no melhor indicador de alterações discretas da produção hormonal da tireoide.[1,5,6]

A tireoide normal produz todo o T_4 circulante e cerca de 20% do T_3 circulante. Os 80% restantes do T_3 circulante provêm da deiodinação periférica do T_4, por meio da ação das deiodinases tipo 1 (D1) e tipo 2 (D2).[5-7] A D1 encontra-se presente principalmente no fígado e nos rins, enquanto a D2, mais eficiente que a D1, atua no sistema nervoso central, na hipófise e na musculatura esquelética. A principal função da D2 é controlar a concentração intracelular de T_3, mas também tem a função de proteger os tecidos dos efeitos deletérios do hipotireoidismo, mantendo a conversão local intracelular de T_4 para T_3. Em situações de eutireoidismo e hipotireoidismo, a D2 é a principal fonte de T_3. Já no hipertireoidismo ocorre aumento da atividade da D1, sendo esta a principal responsável pela elevação do T_3 circulante. Em contraste, a deiodinase tipo 3 (D3) converte T_4 em T_3 reverso (rT_3), bem como T_3 em T_2, ambos hormônios biologicamente inativos, limitando, assim, a ação dos HT. Sua atividade também está aumentada no hipertireoidismo (Figura 21.2 e Quadro 21.1).[5-7] Conforme mostra o Quadro 21.2, algumas condições podem diminuir a conversão periférica de T_4 em T_3.[5,6]

O transporte dos HT através das membranas plasmáticas é essencial para seu metabolismo intracelular. Ele é mediado por proteínas transportadoras específicas, sendo as principais o transportador monocarboxilato 8 (MCT8) e ânion orgânico transportador do polipeptídeo 1C1 (OATP1C1). Ambos são importantes para a regulação da atividade dos HT no cérebro e, assim, para o seu desenvolvimento.[5-7]

Quadro 21.1 Principais características das deiodinases tipo 1 (D1), tipo 2 (D2) e tipo 3 (D3).

Característica	D1	D2	D3
Papel fisiológico	Fornece T_3 ao plasma	Fornece T_3 ao meio intracelular	Inativa T_3 e T_4
Localização	Fígado, rim, tireoide	Músculos cardíaco e esquelético, hipófise, cérebro, placenta, tireoide, tecido adiposo marrom	Útero, placenta, tecidos fetais, cérebro, pele e hipófise
Substrato preferencial	$rT_3 > T_4 > T_3$	$T_4 > T_3$	$T_3 > T_4$
Na presença de hipotireoidismo	Atividade diminuída	Atividade aumentada	Atividade diminuída
Na presença de hipertireoidismo	Atividade aumentada	Atividade diminuída	Atividade aumentada

T_3: tri-iodotironina; T_4: tiroxina; rT3: T_3 reverso.

Quadro 21.2 Condições associadas à diminuição da conversão de tiroxina (T_4) em tri-iodotironina (T_3).

- Vida fetal
- Restrição calórica
- Doença hepática
- Doenças sistêmicas graves
- Medicamentos*
- Deficiência de selênio

*Propiltiouracil, propranolol, em altas doses, glicocorticoides, amiodarona e contrastes iodados radiopacos utilizados em tomografias computadorizadas (ácido iopanoico e ipodato de sódio). (Adaptado de Graf e Carvalho, 2002.[2])

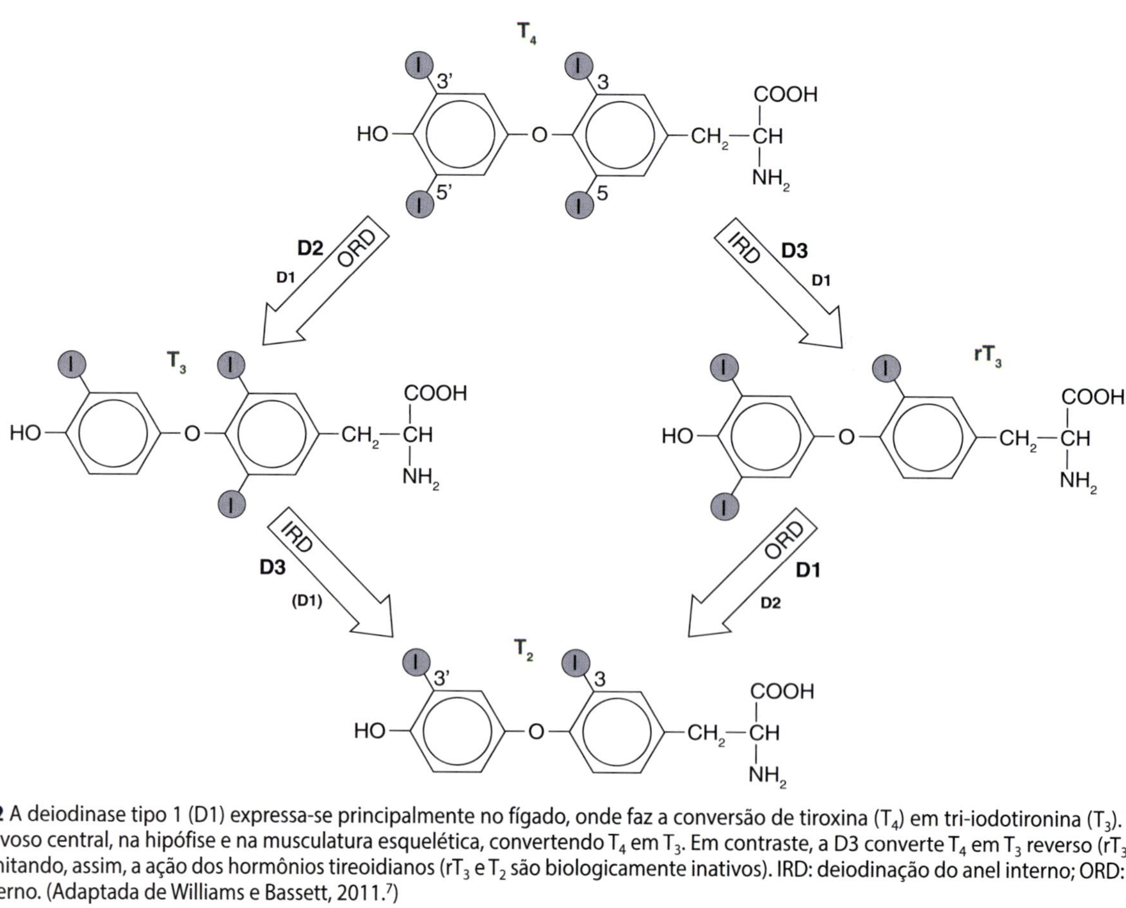

Figura 21.2 A deiodinase tipo 1 (D1) expressa-se principalmente no fígado, onde faz a conversão de tiroxina (T_4) em tri-iodotironina (T_3). A D_2 atua no sistema nervoso central, na hipófise e na musculatura esquelética, convertendo T_4 em T_3. Em contraste, a D3 converte T_4 em T_3 reverso (rT_3), bem como T_3 em T_2, limitando, assim, a ação dos hormônios tireoidianos (rT_3 e T_2 são biologicamente inativos). IRD: deiodinação do anel interno; ORD: deiodinação do anel externo. (Adaptada de Williams e Bassett, 2011.[7])

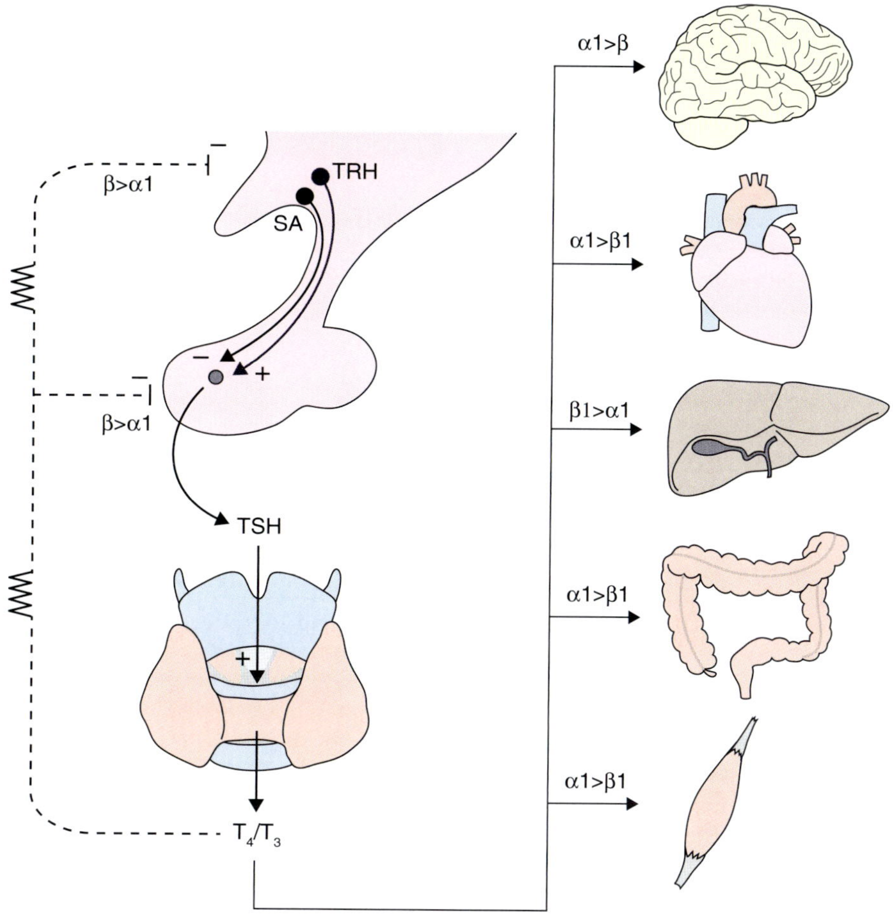

Figura 21.3 Representação esquemática do eixo hipotalâmico-hipofisário-tireoidiano e dos tipos de receptores predominantes nos tecidos-alvo principais. TRH: hormônio liberador de tireotrofina; SA: somatostatina; α1: TRα1; β1: TRβ1; β2: TRβ2. (Adaptada de Koulouri et al., 2013.[4])

A maior parte da atividade biológica dos HT provém dos efeitos celulares do T_3, que tem afinidade de ligação pelo receptor do hormônio tireoidiano (TR; do inglês, *thyroid receptor*) 10 a 30 vezes maior em comparação ao T_4.[5] Os TR são intranucleares e são codificados por dois genes localizados em cromossomos diferentes. O *TRβ*, localizado no cromossomo 3, codifica três isoformas de ligação ao T_3 (TRβ1, TRβ2 e TRβ3). O *TRα*, localizado no cromossomo 17, codifica uma isoforma de ligação ao T_3 (TRα1) e duas variantes de emenda (TRα2 e TRα3). Essas isoformas têm diferentes expressões nos diversos tecidos: TRα1 (predominante no cérebro e no coração), TRβ1 (predominante no fígado) e TRβ2 (predominante na hipófise) (Figura 21.3).[1,4]

O T_3 se liga ao seu receptor nuclear, ativando-o. Uma vez ativado, o TR frequentemente forma heterodímeros com o receptor do ácido retinoico (RXR), o que permite uma ligação mais efetiva aos elementos responsivos aos HT (TRE), localizados nas regiões promotoras dos genes-alvo. A maioria do T_3 intracelular provém da conversão local de T_4, via D2 (Figura 21.4).[1,4]

Uma vez liberados na circulação, mais de 99% do T_4 e do T_3 se ligam, de maneira reversível, a três proteínas plasmáticas: globulina ligadora de tiroxina (TBG), transtirretina (TTR) e albumina. Aproximadamente 70 a 75% do T_4 e do T_3 são ligados à TBG, enquanto o restante, por sua vez, liga-se à TTR e à albumina. Somente 0,02 a 0,04% do T_4 e 0,2 a 0,4% do T_4 circulam na forma livre. T_4 livre e T_3 livre são as formas metabolicamente ativas (Quadro 21.3).[5,6,8,9]

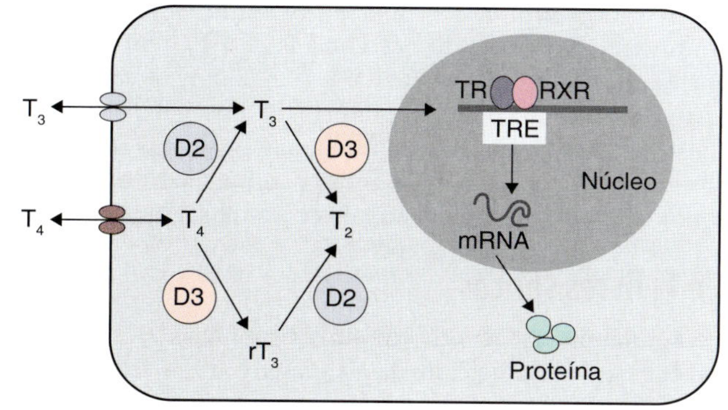

Figura 21.4 O T_3 atua ligando-se a seu receptor nuclear. A maior parte do T_3 intracelular provém da conversão local de T_4 em T_3, mediada pela deiodinase tipo 2 (D2). mRNA: ácido ribonucleico mensageiro; TR: receptor tireoidiano; RXR: receptor de ácido retinoico; TRE: elementos responsivos aos hormônios tireoidianos.

Quadro 21.3 Transporte dos hormônios tireoidianos no plasma (distribuição relativa).

Proteína plasmática	T_4 (%)	T_3 (%)
Globulina ligadora de tiroxina (TBG)	70 a 75	70 a 75
Albumina	5 a 15	25 a 30
Transtirretina	10 a 20	< 5
Forma livre	0,02 a 0,04	0,2 a 0,4

Adaptado de Cooper e Ladenson, 2011;[5] Gouveia, 2016.[9]

TESTES LABORATORIAIS USADOS NA AVALIAÇÃO DA FUNÇÃO TIREOIDIANA

Existem diversos métodos para mensuração do TSH, T_4 total, T_4 livre e T_3 total e T_3 livre. Na maioria dos laboratórios, o ensaio usado para dosagem do TSH é o imunoensaio automatizado por quimioluminescência de 3ª geração, enquanto para os HT são usados imunoensaios de ligação competitiva do tipo "sanduíche".[2,4] A dosagem do rT3 apresenta indicações muito limitadas e pouco usadas na prática; isso inclui avaliar condições mais raras como hipotireoidismo consumptivo (complicação incomum de algumas neoplasias malignas), mutações específicas de síndromes genéticas ou para diferenciação de hipotireoidismo central da síndrome do eutireóideo doente (SED).

Hormônio tireoestimulante sérico

O TSH sérico é o principal teste para rastreio de hipotireoidismo primário em todas as faixas etárias. Hoje em dia, sua dosagem está presente na maioria dos laboratórios brasileiros através do imunoensaio automatizado por quimioluminescência de 3ª geração, cujo limiar de detecção é de 0,01 mU/ℓ. Em alguns laboratórios, ainda se encontram os exames de 2ª geração, cujo limiar de detecção é 0,1 mU/ℓ. Os valores de referência são controversos, mas os limites inferiores e superiores mais aceitos são 0,4 a 0,5 mU/ℓ e 4,5 a 5,0 mU/ℓ, respectivamente. Os níveis de TSH podem variar de acordo com sexo, *status* reprodutivo, uso de medicações, etnias e, sobretudo, faixa etária, visto que os valores tendem a ser maiores na idade mais avançada. O Quadro 21.4 mostra a faixa de normalidade de TSH encontrado em um estudo populacional com 13.296 pessoas sem doença tireoidiana.

T_4 e T_3 totais séricos

T_4 e T_3 são geralmente avaliados por imunoensaios do tipo "sanduíche". Os valores de referência para o T_4 total variam de 4,5 a 12 μg/dℓ, enquanto T_3 total é 70 a 200 ng/dℓ, mas isso é variável de acordo com o laboratório. As dosagens das formas totais dos HT sofrem interferência das proteínas de ligação, sobretudo a TBG, e por esse motivo, caso sejam solicitados, devem ter seus resultados avaliados com mais cuidado.

T_4 e T_3 livres séricos

T_4 e T_3 totais livres são os hormônios disponíveis para interação com os receptores nucleares das células, e por isso teoricamente são os HT de preferência para avaliação. Antigamente, utilizava-se um cálculo para estimação da fração livre dos HT, mas hoje em dia é possível dosagem direta de ambos os HT. A dosagem direta do T_4 livre é preferível à do T_4 total, por não sofrer interferências das proteínas de ligação, e é realizada pela maioria dos laboratórios brasileiros através de imunoensaios do tipo "sanduíche". Os valores de referência variam de acordo com o laboratório. A dosagem direta do T_3 livre utiliza imunoensaios semelhantes, porém os níveis séricos de T_3 circulantes são inferiores ao T_4 e há também menor a afinidade às proteínas de ligação. Com isso, as dosagens de T_3 livre podem sofrer maior interferência de ácidos graxos livres e outros fármacos presentes na circulação e, por esse motivo, a Associação Americana de Tireoide (ATA) recomenda que, caso seja indicada a avaliação de T_3, deve-se dar preferência para a dosagem do T_3 total, por ser mais confiável do que a dosagem do T_3 livre.

Quadro 21.4 Distribuição por faixa etária da média e dos percentis 2,5 e 97,5 dos valores séricos do hormônio tireoestimulante (TSH) obtidos de 13.296 pacientes de todas as raças e etnias e sem doença tireoidiana.

	TSH (mUI/ℓ)		
Idade (anos)	**Percentil 2,5**	**Média**	**Percentil 97,5**
13 a 19	0,41	1,30	3,78
20 a 29	0,40	1,30	3,60
30 a 39	0,38	1,25	3,60
40 a 49	0,44	1,40	3,90
50 a 59	0,49	1,50	4,20
60 a 69	0,46	1,66	4,70
70 a 79	0,47	1,74	5,60
> 80	0,44	1,90	6,30

Adaptado de Bartalena e Robbins, 1992.[8]

DISTÚRBIOS TIREOIDIANOS

Diversas condições podem cursar com hipofunção ou hiperfunção tireoidianas, facilmente diagnosticadas pela dosagem de TSH e T_4 livre. A medida do T_3 é útil em casos de hipertireoidismo, sem a qual não é possível fazer a distinção entre hipertireoidismo subclínico (caracterizado por TSH baixo, com T_4 e T_3 normais) e T_3-toxicose (TSH baixo, T_4 normal e T_3 elevado), nem diagnosticar a tireotoxicose induzida pela ingestão de T_3 (TSH baixo e T_4 baixo, com T_3 elevado).[2,4]

Hipotireoidismo

No hipotireoidismo primário, caracteristicamente há falta do *feedback* dos HT sobre os tireotrofos e, assim, devido à redução no T_4 livre, observa-se elevação do TSH, enquanto o T_3 pode estar baixo ou normal.[2,5,10] No hipotireoidismo central, o TSH pode se encontrar suprimido, normal ou, em até 15% dos casos, um pouco elevado (geralmente < 10 mUI/ℓ). Nesses casos de hipotireoidismo central com níveis de TSH levemente mais altos, trata-se, contudo, de um TSH com anomalias de glicosilação e maior conteúdo de ácido siálico, que lhe conferem baixa atividade biológica, maior tempo de meia-vida, por inibição da depuração renal, mas preservação de imunorreatividade, permitindo sua detecção no ensaio.

Níveis elevados de TSH, sem alteração dos HT, caracterizam o hipotireoidismo subclínico (HSC).[11] Contudo, inúmeras outras condições podem cursar com TSH aumentado e T_4 livre normal, simulando HSC, como obesidade (o TSH se eleva devido ao aumento de leptina), presença de anticorpos heterofílicos ou existência de macro-TSH (complexo de TSH e anticorpo anti-TSH, geralmente uma imunoglobulina G [IgG]), entre outras (Quadro 21.5).[9,11-13] A detecção laboratorial é feita pela dosagem do TSH no sobrenadante do tubo após precipitação do soro com polietilenoglicol (PEG), sendo o exame confirmatório a cromatografia de gel-filtração.[12,13] Em 12 casos, os valores do TSH se mostraram bastante variáveis, chegando a exceder 200 mUI/ℓ; na maioria dos casos, a recuperação do TSH após PEG foi < 20%.[12] Entre cerca de 500 amostras de soro com TSH > 10 mUI/ℓ, a prevalência de macro-TSH foi de 0,6%.[13] Essa condição deve ser suspeitada diante de marcante elevação do TSH, em pacientes assintomáticos e com níveis normais dos HT.[12,13]

Entre indivíduos com hipotireoidismo primário tratados com levotiroxina (L-T_4), elevação do TSH com T_4 livre normal pode refletir inadequação da dose ou baixa adesão ao tratamento.

Quadro 21.5 Condições que podem cursar com hormônio tireoestimulante (TSH) elevado e T_4 livre normal.

Adquiridas
- Hipotireoidismo subclínico (autoimune ou pós-radioiodo)
- Início do tratamento com levotiroxina (antes de 6 a 8 semanas)
- Terapia intermitente com levotiroxina ou uso de subdoses
- Medicamentos (amiodarona, lítio, interferon-α etc.)
- Fase de recuperação da síndrome do eutireóideo doente
- Macro-TSH
- Presença de anticorpos heterófilos
- Obesidade
- Insuficiência adrenal não tratada

Congênitas
- Defeitos no receptor do TSH
- Resistência ao TSH
- Defeitos na síntese de tireoglobulina
- Síndrome de Pendred

Adaptado de Graf e Carvalho, 2002;[2] Dayan, 2001;[3] Biondi e Cooper, 2008.[11]

É preciso lembrar também que, uma vez iniciada a L-T_4 ou ajustada sua dosagem, são necessárias cerca de 4 a 12 semanas para a normalização do TSH, enquanto a do T_4 livre é mais precoce.[1-4]

Tireotoxicose e hipertireoidismo

Tireotoxicose e hipertireoidismo são frequentemente usados como sinônimos. No entanto, a tireotoxicose é mais bem definida como a síndrome clínica resultante da exposição dos tecidos a elevados níveis circulantes de HT. Na grande maioria dos casos, a tireotoxicose ocorre devido a uma hiperatividade da glândula tireoide, ou seja, ao hipertireoidismo.[4,14] Outras causas de tireotoxicose incluem ingestão excessiva de HT, excessiva liberação de HT na circulação devido a uma tireoidite destrutiva ou, mais raramente, produção excessiva de HT por tecido tireoidiano ectópico.[14,15] Tanto no hipertireoidismo como na tireotoxicose, os níveis de TSH estão quase sempre suprimidos,[4,14] exceto nos raros casos de adenoma hipofisário secretor de TSH[16,17] ou resistência hipofisária aos hormônios tireoidianos quando o TSH se mostra elevado ou normal.[18,19] É possível haver alguns casos de hipertireoidismo com níveis de T_4 normais: a *T_3-toxicose*, situação ocasionalmente observada em casos não graves de bócio nodular tóxico ou na fase inicial da doença de Graves.[14,15] Finalmente, o *hipertireoidismo subclínico* se caracteriza por TSH suprimido com T_4 e T_3 normais.[8,11]

A ingestão de doses excessivas de HT suprime o TSH, devido ao *feedback* negativo. O uso de T_3 em doses elevadas causa tireotoxicose com um padrão hormonal único, caracterizado por TSH e T_4 livre baixos, e T_3 elevado.[4,20]

CONDIÇÕES EXTRATIREOIDIANAS

Variações populacionais dos níveis séricos dos hormônios tireoidianos

Estudos transversais populacionais com pessoas eutireóideas mostram que os valores laboratoriais de referência para os HT podem variar de acordo com a etnia do indivíduo. Em um desses estudos, com avaliação de TSH e T_4 livre de 22.116 pessoas, a população negra apresentou menores médias tanto de TSH (1,01 mUI/ℓ *versus* 1,24 mUI/ℓ) quando de T_4 livre (1,36 ng/dℓ *versus* 1,42 ng/dℓ), ambos com p <0,0001, quando comparados com a população branca. Outro estudo mostra que aproximadamente 3% das pessoas negras eutireóideas apresentam TSH < 0,4 mU/mℓ. Esse achado de TSH associado ao T_4 livre na faixa de normalidade poderia sugerir o diagnóstico de hipertireoidismo subclínico e, por esse motivo, a variação étnica da distribuição normal do TSH deve entrar no diagnóstico diferencial de pacientes nessa situação laboratorial. Contudo, um TSH muito baixo (<0,1 mU/mℓ) tornaria a probabilidade de estado eutireóideo muito mais improvável.

Fatores ambientais

Jejum prolongado e dietas restritivas diminuem a valores subnormais as concentrações séricas das frações total e livre do T_3. Paralelamente à diminuição de T_3, ocorre aumento da concentração de rT_3. Essas alterações são similares às da síndrome do eutireóideo doente (ver adiante).[2,5,9]

Alterações nas proteínas transportadoras de hormônio tireoidiano

Alterações quantitativas e/ou qualitativas das proteínas carreadoras de HT resultam em aumento ou diminuição da fração total de HT, sem alterar, contudo, a fração livre.[5,6,9]

Globulina ligadora de tiroxina

Várias doenças e alguns medicamentos podem alterar os níveis de TBG,[1-4] como listado no Quadro 21.6. Elevação e redução da TBG resultam, respectivamente, em aumento e diminuição de T_3 e T_4 totais, sem modificar a fração livre dos HT, nem o TSH.[5,6] O hiperestrogenismo da gravidez e a terapia estrogênica, como as usadas no anticoncepcional combinado oral ou e na terapia hormonal da menopausa, aumentam o conteúdo de ácido siálico na molécula de TBG, o que resulta em diminuição da sua depuração metabólica e aumento de seus níveis séricos.[2,9] Pelo mesmo raciocínio, mulheres em uso de alguns moduladores seletivos do receptor estrogênico (SERMs), como tamoxifeno e raloxifeno, podem aumentar a TBG sérica, assim como outros fármacos, como mitotano (ver Quadro 21.6). Estrogênio transdérmico tem menos efeito no aumento da TBG em relação ao estrogênio usado por via oral. Excesso hereditário de TBG é uma rara condição observada em 1 em cada 25.000 recém-nascidos do sexo masculino.[22]

Redução da TBG está associada a doenças que comprometam sua produção hepática (p. ex., cirrose hepática, desnutrição proteica etc.) ou aumentem sua excreção renal (p. ex., síndrome nefrótica), bem como ao uso de certos medicamentos (p. ex., andrógenos e glicocorticoides).[2,21] Pode também resultar da deficiência congênita de TBG, uma rara condição ligada ao X (incidência de 1:4.000 a 1:15.000 recém-nascidos do sexo masculino).[9,22]

Quadro 21.6 Fatores que influenciam os níveis séricos de globulina ligadora de tiroxina (TBG) e sua ligação aos hormônios tireoidianos (HT).

Aumento da TBG
- Congênito
- Estados hiperestrogênicos: gravidez
- Doenças: hepatite infecciosa aguda, hipotireoidismo, cirrose biliar, infecção pelo HIV, porfiria aguda intermitente
- Fármacos e substâncias: estrogênios orais, tamoxifeno, raloxifeno, opioides (heroína, metadona) mitotano, clofibrato, capecitabina e 5-fluoruracil

Redução da TBG
- Congênita
- Fármacos: andrógenos, glicocorticoides, L-asparaginase, danazol, niacina (vitamina B3)
- Doenças: cirrose, desnutrição proteica, síndrome nefrótica, hipertireoidismo, enteropatia perdedora de proteínas

Substâncias que afetam a ligação dos HT às proteínas de ligação, em especial à TBG
- Salicilatos, fenilbutazona, fenitoína, carbamazepina, heparina, furosemida

HIV: vírus da imunodeficiência humana. (Adaptado de Soh e Aw, 2019;[1] Graf e Carvalho, 2002;[2] Burch, 2019;[21] Uytfanghe, 2023.[3])

Albumina

Uma vez que a albumina carreia apenas 10 a 15% dos HT circulantes, alterações na sua concentração têm pouca influência sobre os níveis dos HT.[2,9] Seu papel na fisiologia tireoidiana torna-se, contudo, importante em pacientes com *hipertiroxinemia disalbuminêmica familiar* (HDF), um distúrbio autossômico dominante que predomina em caucasianos e decorre de mutações no gene da albumina.[23] A HDF caracteriza-se pela presença no plasma de uma albumina anormal (25% do total) com elevada afinidade pelo T_4, mas não pelo T_3. Em consequência, observa-se elevação dos níveis de T_4 total, enquanto TSH, T_4 livre, T_3 total e T_3 livre tipicamente permanecem normais.[2,23] No entanto, valores falsamente elevados de T_4 e T_3 livres podem ocasionalmente ser encontrados, dependendo da mutação existente e do tipo de ensaio utilizado.[9,23,24]

Transtirretina

Mutações no gene da transtirretina (substituição da treonina pela alanina no códon 109) podem determinar maior afinidade da proteína pelo T_4, induzindo, às vezes, elevação do T_4 total.[4,9]

Presença de anticorpos

Duas categorias principais de anticorpos são responsáveis por interferências nos testes de função tireoidiana: autoanticorpos e anticorpos heterófilos.[2,4,9] Os autoanticorpos são sobretudo representados pelo anti-T_3 e pelo anti-T_4, com prevalência de até 1,8% na população geral e até 40% nos casos de doença tireoidiana autoimune. Dependendo do método utilizado, a presença desses autoanticorpos pode ocasionar resultados falsamente elevados ou diminuídos dos HT, tanto da fração livre quanto daquela ligada às proteínas.[2,4,9] Em contraste, na deficiência ou no excesso de TBG, a fração livre dos HT não se altera significativamente.[2,4]

Conforme já mencionado, o macro-TSH é uma molécula composta de TSH e um anticorpo anti-TSH (geralmente, IgG). Seu alto peso molecular implica redução do *clearance* renal (elevando o TSH no plasma) e baixa bioatividade, a exemplo da macroprolactinemia.[12,13] Já os anticorpos heterófilos são anticorpos contra imunoglobulinas animais, induzidos a partir de vacinas, contato ambiental ou doenças autoimunes.[2,9] Presentes em 0,2 a 15% da população geral, eles podem, por reatividade cruzada, interferir na dosagem de TSH e provocar valores falsamente elevados. Deve-se suspeitar dessa interferência quando os níveis elevados de TSH permanecerem relativamente estáveis, a despeito de mudanças nos HT ou quando existirem valores discrepantes de TSH entre laboratórios que usem metodologias diferentes.[5,9]

Gestação

Em decorrência do aumento das demandas metabólicas que ocorrem na gestação, alterações adaptativas fisiológicas na função tireoidiana acontecem durante toda a gravidez. De fato, o hiperestrogenismo leva a aumento de síntese hepática e da meia-vida da TBG, provocando elevação de seus níveis séricos e, consequentemente, das concentrações de T_3 total e T_4 total (de até 1,5 vez o limite superior da normalidade para não gestantes). Esse aumento se dá a partir da 6ª à 8ª semana de gestação e atinge pico entre a 16ª e a 20ª semana.[25,26]

A gonadotrofina coriônica humana (hCG), produzida pela placenta, tem estrutura semelhante à do TSH e pode estimular diretamente a tireoide materna quando presente em altas concentrações no soro. Coincidindo com seu pico, no final do 1º trimestre, pode ocorrer aumento de T_4 livre e supressão do TSH, cujos níveis podem se tornar indetectáveis. A partir de então, o TSH sérico retorna aos níveis normais, se a ingestão de iodo for adequada, e permanece inalterado.[4,25]

Resistência ao hormônio tireoidiano

A resistência ao hormônio tireoidiano (RHT) é uma síndrome hereditária rara (incidência de 1 em cada 40.000 nascidos vivos), caracterizada por reduzida responsividade dos tecidos-alvo aos HT.[17] O receptor mutado tem menor afinidade pelos HT, daí as manifestações clinicolaboratoriais da síndrome.[17,18] A RHT resulta, na quase totalidade dos casos, de mutações germinativas no gene do receptor β dos HT (*TR*β), caracterizando a resistência ao hormônio tireoidiano β (RHTβ). Somente recentemente foram identificadas mutações no gene do receptor α dos HT em um pequeno número de pacientes, determinando uma nova forma de RHT, a RHTα.[17,18]

A RHTβ se manifesta por bócio, taquicardia sinusal, transtorno de déficit de atenção e hiperatividade, no contexto de níveis aumentados de T_3 e T_4, associados a valores de TSH normais ou um pouco elevados (Figura 21.5).[17] A taquicardia ocorre devido ao fato de os HT agirem no coração principalmente por meio dos receptores α1, que não são afetados na RHTβ.[17] Os poucos pacientes descritos até agora com RHTα apresentavam discreta alteração nos HT e TSH, retardo mental de grau variável, baixa estatura, face grosseira, macroglossia, constipação intestinal crônica e bradicardia (Figura 21.6).[18]

O principal diagnóstico diferencial da RHTβ é o adenoma hipofisário secretor de TSH ou tireotropinoma (TSHoma).[16-18] Os parâmetros a seguir podem ser usados para distinguir essas condições.

História familiar de alterações dos HT e TSH. O relato de casos familiares é mais indicativo de RHT, em função da raridade dos TSHomas familiares.[16]

Ressonância magnética de hipófise. Mostra-se alterada em casos de TSHoma, geralmente demonstrando um macroadenoma hipofisário. Contudo, presença de um microadenoma hipofisário não permite excluir definitivamente a hipótese de RHT, uma vez que a lesão pode corresponder a um adenoma hipofisário clinicamente não funcionante.[15,16]

Dosagem da subunidade α (Su-α). A razão molar Su-α/TSH encontra-se elevada (> 1) nos TSH-omas e < 1 em casos de RHT.[4,16]

Dosagem de marcadores séricos da ação de HT. Em função do hipertireoidismo, ocorre aumento de marcadores periféricos da ação dos HT nos TSHomas, como o telopeptídeo C-terminal do colágeno tipo I (CTX), a ferritina e a globulina ligadora de hormônios sexuais (SHBG), considerada o marcador mais discriminatório.[4] Em contraste, tais valores se mantêm dentro da normalidade em pacientes com função tireoidiana normal ou com RHT.[16] No entanto, outras condições podem elevar a produção de SHBG, sobretudo estrogenoterapia, envelhecimento e deficiência androgênica. Da mesma forma, há condições que reduzem a SHBG, com destaque para obesidade, hiperinsulinemia e excesso de hormônio do crescimento (GH) (cerca de 20% dos TSHomas cossecretam GH). Essas interferências prejudicam a acurácia da SHBG na distinção entre TSHoma e RHTβ.[4,16]

Teste do TRH. Dosa-se o TSH 20 e 60 minutos após a administração de 200 μg de TRH. Aumento do TSH < 1,5 vez é altamente sugestivo de TSHoma (presente em 80 a 90% dos pacientes com macro-TSHomas). Em casos de RHTβ, esse aumento tipicamente é > 5 vezes.[4]

Teste genético. A demonstração da mutação no gene do receptor β dos HT estabelece o diagnóstico definitivo de RHTβ (presente em 85% dos casos).[4,16,17]

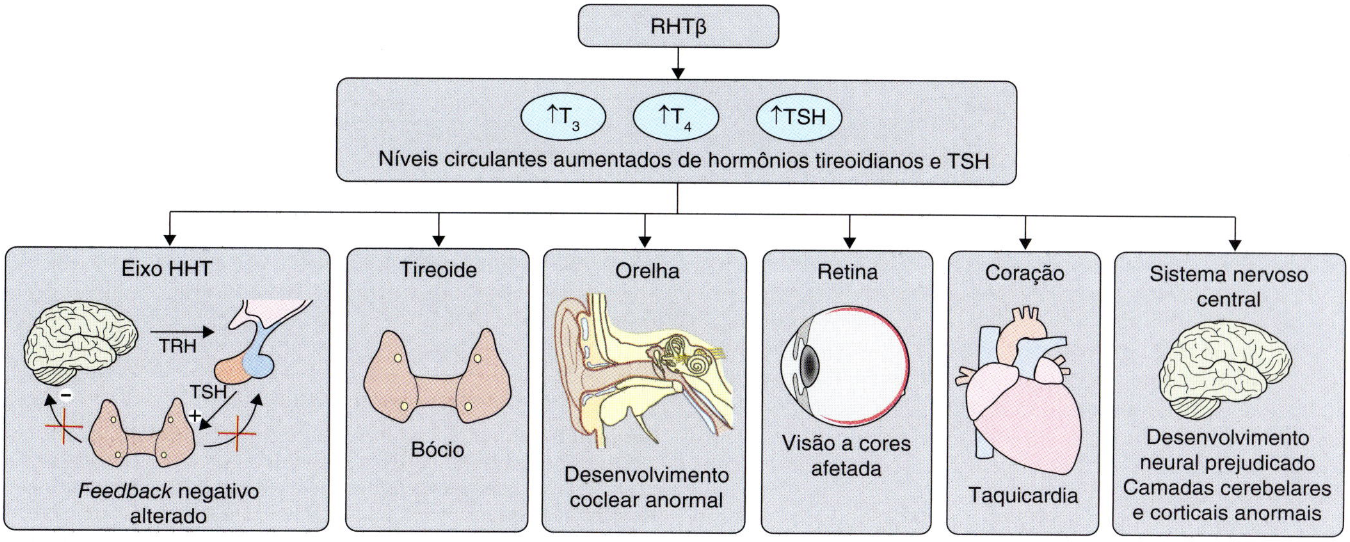

Figura 21.5 Representação esquemática das consequências clinicolaboratoriais da resistência aos hormônios tireoidianos beta (RHTβ). HHT: hipotalâmico-hipofisário-tireoidiano.

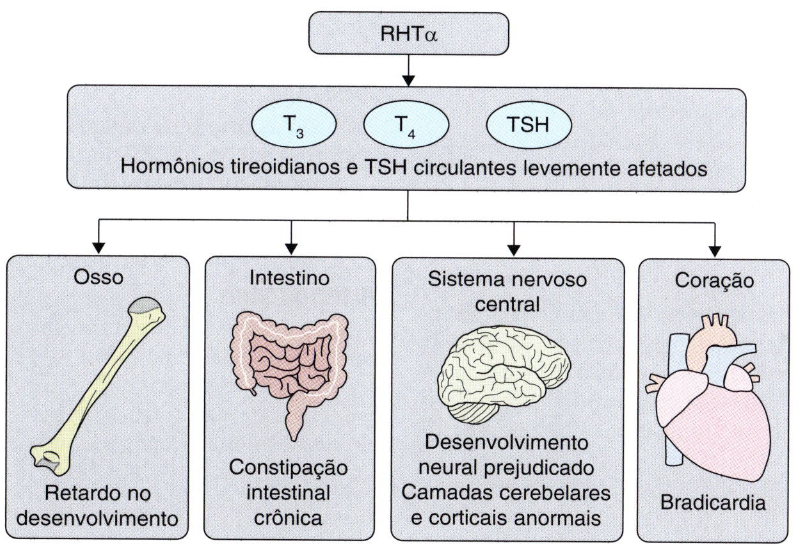

Figura 21.6 Representação esquemática das consequências clinicolaboratoriais da resistência aos hormônios tireoidianos alfa (RHTα).

Doenças não tireoidianas

Síndrome do eutireóideo doente

Exames de função tireoidiana não devem ser solicitados em pacientes hospitalizados graves, a não ser que haja forte suspeita de disfunção dos HT. Muitos fatores podem influenciar no testes de função tireoidiana, ao ponto de cerca de 40 a 75% dos doentes hospitalizados apresentarem alterações compatíveis com a síndrome do eutireóideo doente (SED), também denominada síndrome do T_3 baixo ou síndrome de doença não tireoidiana. Ela pode ocorrer em qualquer grupo etário e suas etiologias são múltiplas (Quadro 21.7).[27-31]

A fisiopatologia da SED não é plenamente compreendida.[30] Em sua fase aguda, a síndrome parece ser causada predominantemente por um aumento da inativação periférica dos hormônios tireoidianos, na qual a ingestão nutricional reduzida desempenha um papel. As evidências atuais sugerem que essas alterações periféricas agudas fazem parte de uma adaptação benéfica do corpo para reduzir o gasto de energia e ativar a resposta imune inata, importante para a sobrevivência, e por esse motivo a SED corresponderia, em alguns pacientes, a um hipotireoidismo central transitório. Em pacientes com doença grave e prolongada, uma supressão central adicional para produção dos HT altera e agrava ainda mais o fenótipo da SED.[29-31]

A SED se caracteriza inicialmente por redução dos níveis de T_3 (por diminuição da atividade da D1) e elevação de T_3 reverso (por aumento da atividade da D3), mantendo-se normais o TSH e o T_4 (Figura 21.7). Em alguns pacientes, sobretudo em idosos ou com doenças psiquiátricas, observa-se elevação transitória de T_4 (pela redução da conversão em T_3 e aumento da TBG).[29] À medida que a gravidade e a duração da doença aumentam, os níveis totais de T_4 caem abaixo da faixa normal. Contribuintes para esse achado são:[27,29]

- Diminuição na ligação de T_4 às proteínas transportadoras
- Menor secreção ou menor pulsatilidade do TSH, levando à diminuição da produção tireoidiana de T_4
- Aumento na atividade nas vias não deiodinativas do metabolismo de T_4.

Quadro 21.7 Etiologias da síndrome do eutireóideo doente.

▪ Pneumonia	▪ Estresse
▪ Sepse	▪ Inanição
▪ Infarto do miocárdio	▪ Hipotermia
▪ Malignidades	▪ Cirurgias de grande porte
▪ Insuficiência cardíaca congestiva	▪ Circulação extracorpórea
▪ Cirrose	▪ Anorexia nervosa
▪ Insuficiência renal	▪ Doença inflamatória intestinal
▪ Cetoacidose diabética	▪ Queimaduras

Adaptado de Langouche et al., 2019;[30] Ganesan e Wadud, 2020.[31]

Nos casos mais graves, valores suprimidos de TSH são também observados (pelo hipercortisolismo crônico e o excesso de citocinas inflamatórias, com menor secreção de TRH). Aumento da atividade da D2 hipofisária também contribui para a queda do TSH (inibição pelo T_3) e, consequentemente, dos HT (Figura 21.8).[27-29]

O declínio nos níveis séricos de T_4 se correlaciona com o prognóstico na unidade de terapia intensiva, com a mortalidade aumentando quando os níveis de T_4 caem abaixo de 4 μg/dℓ, aproximando-se de 80% com $T_4 < 2$ μg/dℓ.[29,32] O último estágio da SED é o da recuperação, que ocorre após resolução da doença de base. Ele se caracteriza por normalização de T_4 e T_3 e elevação modesta transitória do TSH (geralmente < 10 a 20 mUI/ℓ) (ver Figura 21.8).[27-29] Esta fase é prolongada, e a normalização hormonal completa pode apenas ocorrer várias semanas ou meses após a alta hospitalar.[29] Pacientes que apresentem TSH > 10 mUI/ℓ podem ter doença tireoidiana subjacente e eventualmente se beneficiar da reposição de levotiroxina nesse momento.

Doenças psiquiátricas

Hipertiroxinemia transitória ocorre na fase aguda de algumas doenças psiquiátricas (sobretudo, depressão maior e psicoses). A remissão ocorre até 2 semanas após o início do tratamento dirigido à doença de base.[9,30] Nos distúrbios alimentares, sobretudo na anorexia nervosa, ocorrem disfunção hipotalâmica e alterações hormonais compatíveis com a SED.[4,30]

Doenças hepáticas

Em casos de hepatite aguda, hepatite autoimune ativa crônica e cirrose biliar primária, a destruição dos hepatócitos leva à liberação de TBG para a circulação, contribuindo para a elevação de T_3 e T_4 totais.[9,29] Em contraste, na cirrose há menor produção hepática de TBG, com queda desses hormônios.[4] Além disso, o T_4 livre pode aumentar pela menor conversão de T_4 em T_3 (menor atividade da D1 hepática e renal).[2,4,9]

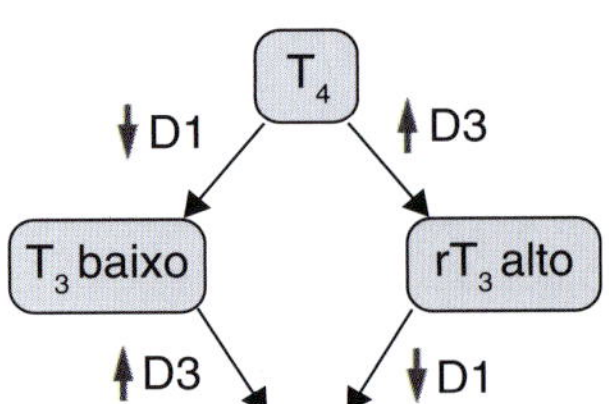

Figura 21.7 Modificações na expressão e na atividade das deiodinases contribuem para a síndrome do eutireóideo doente. As principais alterações são: redução da atividade da deiodinase tipo 1 (D1) hepática, limitando a conversão de T_4 em T_3; e aumento da atividade da D3, favorecendo a conversão de T_4 em T_3 reverso (rT_3) e de T_3 em T_2. (Adaptada de Koulouri et al., 2013;[4] Fliers et al., 2015.[27])

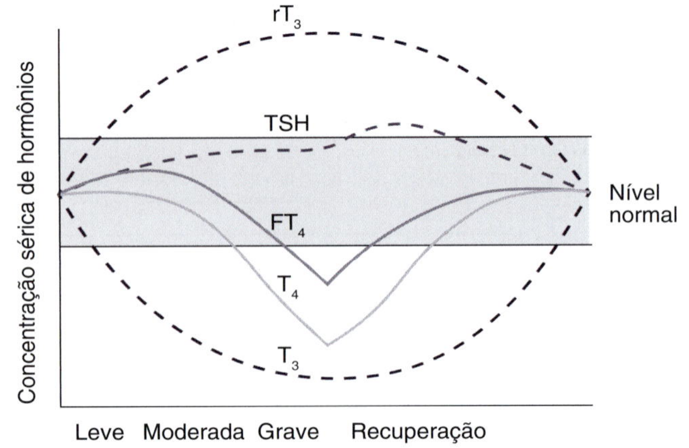

Figura 21.8 Modificações nos níveis dos hormônios tireoidianos e do hormônio tireoestimulante (TSH) em pacientes com síndrome do eutireóideo doente, consequentes a alterações nas atividades de deiodinases e menor secreção de liberador de tireotrofina (TRH) e TSH. A alteração mais precoce é redução do T_3, por *downregulation* da deiodinase tipo 1 (D1), seguida de aumento da do T_3 reverso (rT_3), devido a *upregulation* da D3. Com a progressão da gravidade da doença, reduzem-se também os níveis do T_4 e, em alguns casos, do TSH. Na fase de recuperação, normalizam-se T_3 e T_4 e observa-se elevação transitória do TSH. FT_4: T_4 livre. (Adaptada de Koulouri et al., 2013;[4] Fliers et al., 2015.[27])

Obesidade

Em pessoas com obesidade grave, é possível haver elevação de TSH com níveis de HT na faixa de normalidade, simulando hipotireoidismo subclínico. A hiperleptinemia típica da obesidade aumenta a expressão do TRH no núcleo paraventricular hipotalâmico, assim estimulando a secreção de TSH.[33]

Doenças renais

Graus variados de hipotireoidismo primário são frequentes na insuficiência renal crônica (IRC). Em casos de síndrome nefrótica, a perda urinária de proteínas carreadoras dos HT, bem como de suas frações livres, resulta em redução dos níveis séricos hormonais e em necessidade aumentada de levotiroxina. As alterações associadas à IRC são geralmente revertidas após o transplante renal.[2,4,9]

Doenças adrenais

Elevação de TSH e prolactina, na ausência de disfunção tireoidiana, pode ocorrer na doença de Addison, revertendo após a introdução da corticoterapia. O hipocortisolismo estimula a expressão dos genes do TSH e da prolactina.[2]

Fármacos

Inúmeros medicamentos podem interferir no metabolismo extratireóideo, no transporte, na absorção e na ação dos HT, bem como na secreção do TSH (Quadro 21.8).[21] O uso desses fármacos deve, pois, ser sempre pesquisado.[21]

Fármacos que interferem na secreção de hormônio tireoestimulante

É preciso atentar às várias medicações que podem exercer efeitos supressivos na secreção de TSH, sem, contudo, interferir significativamente nos níveis de T_4 livre. São elas: glicocorticoides, agonistas dopaminérgicos, dopamina, dobutamina, opioides, análogos de somatostatina, metoclopramida e, mesmo, metformina, entre outros.[1,4,21]

Inibidores do *checkpoint* imune, – drogas utilizadas em neoplasias malignas avançadas –, sobretudo aqueles que inibem o antígeno

Quadro 21.8 Fármacos e substâncias que interferem no metabolismo, no transporte, na absorção, na ação, na síntese e na secreção dos hormônios tireoidianos (HT), bem como na secreção do hormônio tireoestimulante (TSH).

Efeito sobre metabolismo extratireóideo dos HT
▪ Inibição da conversão periférica do T_4 em T_3: glicocorticoides, amiodarona, lítio, propranolol, contrastes iodados, propiltiouracil ▪ Aumento da depuração de T_4 e T_3: rifampicina, fenitoína, carbamazepina, fenobarbital, sertralina ▪ Inibidores de heterófilos
Efeito sobre as proteínas transportadoras dos HT
▪ Competição na ligação dos HT à TBG: salicilatos, heparina (*in vitro*), furosemida, anti-inflamatórios não esteroides, fenitoína, carbamazepina ▪ Aumento da TBG: estrogênio, SERM (tamoxifeno e raloxifeno), heroína, clofibrato, mitotano, 5-fluoruracil, capecitabina ▪ Diminuição da TBG: andrógenos, glicocorticoides, ácido nicotínico, L-asparaginase
Efeito sobre síntese e secreção dos HT
▪ Alteração na síntese: metimazol, propiltiouracil, iodo, lítio ▪ Inibição da secreção: iodo, lítio, glicocorticoides ▪ Efeito citotóxico direto: amiodarona, lítio, inibidores de heterófilos ▪ Aumento da autoimunidade tireoidiana: inibidores do *checkpoint* imune, interferon-α, interleucina-2, lítio, amiodarona, alentuzumabe
Efeito sobre a ação dos HT
▪ Amiodarona
Efeito sobre a secreção do TSH
▪ Inibição: glicocorticoides, dopamina, dobutamina, levotiroxina, tri-iodotironina, ácido tri-iodotiroacético, agonistas dopaminérgicos, análogos da somatostatina, mitotano, bexaroteno, inibidores do *checkpoint* imune, interferon-α, metformina ▪ Estímulo: anfetaminas, metoclopramida, amiodarona, lítio, agentes de contraste iodados

SERM: moduladores específicos do receptor estrogênico. (Adaptado de Graf e Carvalho, 2002;[2] Gouveia, 2016;[9] Burch, 2019;[21] Uytfanghe, 2023.[3])

4 do linfócito T citotóxico (CTLA-4), como o ipilimumabe, nivolumabe e pembrolizumabe, podem causar autoimunidade contra diversas glândulas endócrinas, incluindo a adeno-hipófise (hipofisite), com graus variados de hipotireoidismo, insuficiência adrenal e hipogonadismo centrais ocorrendo em até 3 a 10% dos pacientes tratados.[21,34] Hipotireoidismo central é também bastante frequente em pacientes tratados com bexaroteno (40 a 70%) ou mitotano.[21] Os HT e seus análogos (p. ex., o tiratricol, também conhecido como TRIAC ou ácido tri-iodotiroacético) podem suprimir a secreção de TSH mediante mecanismo de *feedback* negativo.[2,14] Em contrapartida, anfetaminas estimulam a secreção de TSH e podem determinar elevação de T_4 total e T_4 livre.[9] Metoclopramida e fármacos que comprometam a produção e a liberação dos HT (p. ex., amiodarona, lítio) podem igualmente estimular a secreção de TSH.[9] Outras drogas que interferem com a secreção de TSH estão citadas no Quadro 21.7.

Fármacos que afetam a síntese dos hormônios tireoidianos e/ou a integridade da tireoide

O excesso de iodo intratireoidiano pode causar inibição da síntese hormonal (*efeito Wolff-Chaikoff*), especialmente em pacientes com função tireoidiana comprometida por tireoidite linfocítica ou cirurgia tireoidiana prévias.[2,21] Por outro lado, pode provocar tireotoxicose, por *fenômeno de Jod-Basedow*, em pacientes com doença autônoma tireoidiana prévia.[4,21] Alguns fármacos comuns podem ser fonte de excesso de iodo: contrastes iodados, amiodarona e até alguns suplementos usados como expectorantes.[21,35]

A amiodarona é uma molécula rica em iodo; um único comprimido de 200 mg desse fármaco contém, aproximadamente, 50 vezes a necessidade diária de iodo de um indivíduo normal.[35,36] Além da sobrecarga de iodo, pode também causar disfunção tireoidiana por outros mecanismos, como: inibição da conversão periférica de T_4 em T_3, reação autoimune, ação tóxica direta, bloqueio da entrada do HT nas células-alvo e diminuição da ligação do T_3 com seus receptores.[21,35,36]

Estimativas mais antigas sugeriam disfunção tireoidiana em até 24% dos pacientes tratados com amiodarona. Dados mais recentes indicam prevalências de 5 a 10% para hipotireoidismo e 0,9 a 10% para hipertireoidismo.[36]

O hipertireoidismo ocorre mais em áreas deficientes em iodo e está relacionado com uma síntese hormonal excessiva induzida pelo iodo em pacientes previamente predispostos (tireotoxicose induzida por amiodarona tipo 1 [AIT-1]) ou tireoidite destrutiva por ação tóxica direta da amiodarona (tireotoxicose induzida por amiodarona tipo 2 [AIT-2]).[35-37] Formas mistas, com manifestações dos dois tipos de AIT, não são incomuns, tornando o diagnóstico e o tratamento ainda mais desafiadores.[35]

Uso de lítio pode causar bócio e hipotireoidismo primário. O elemento é concentrado pela glândula, reduzindo a captação do iodo, o acoplamento dos resíduos de iodotirosina e a liberação de HT devido à inibição da pinocitose do coloide. Adicionalmente, ele pode causar uma tireoidite indolor.[30,38] Tireotoxicose tem sido raramente descrita em indivíduos tratados a longo prazo com lítio.[39]

Alguns inibidores de tirosinoquinase, como sunitinibe, e sorafenibe, podem causar tireoidite destrutiva e isquemia decorrente da inibição dos fatores de crescimento endotelial vascular.[21]

Fármacos que modificam os níveis de TBG

Fármacos e substâncias que estimulem a síntese hepática de TBG ou reduzam sua depuração metabólica (heterófilo oral, tamoxifeno, raloxifeno, mitotano etc.) causam elevação de T_3 e T_4 totais, sem afetar significativamente as frações livres dos HT e o TSH.[2,9] Um efeito oposto sobre os HT é determinado por substâncias que reduzem a TBG (andrógenos, glicocorticoides, ácido nicotínico etc.) (ver Quadro 21.8).[2,21]

Fármacos que aumentam a autoimunidade tireoidiana

Assim como na hipófise, os inibidores do *checkpoint* imune também podem desencadear autoimunidade contra a tireoide e causar disfunção tireoidiana primária, observada em 5 a 10% dos pacientes tratados com inibidores do CTLA-4 (p. ex., ipilimumabe), em 10 a 20% daqueles tratados com inibidores do receptor de morte celular programada-1 (PD-1) (p. ex., nivolumabe) e em até 50% dos indivíduos medicados com terapia combinada.[31,34] A maioria apresenta tireoidite indolor, com tireotoxicose transitória seguida de hipotireoidismo.[32] É raro o surgimento de doença de Graves com o uso desses fármacos.[21]

Uso de interleucina-2 e interferon-α para tratamento de carcinoma de células renais, melanoma e hepatite C resulta em disfunção tireoidiana em 15 a 50% dos pacientes. Lítio e amiodarona podem também induzir autoimunidade tireoidiana em indivíduos suscetíveis.[21,36]

Alentuzumabe é um anticorpo monoclonal anti-CD52 usado para o tratamento de esclerose múltipla e pode levar a disfunção tireoidiana.[21] Entre 248 pacientes tratados com esse fármaco, 102 (41%) desenvolveram disfunção tireoidiana, principalmente doença de Graves (71,6%), 2 a 107 meses após a última dose.[40]

Fármacos que afetam a ligação dos hormônios tireoidianos às proteínas transportadoras

Anticonvulsivantes (p. ex., fenitoína e carbamazepina), salicilatos (doses ≥ 2 g/dia), alguns anti-inflamatórios não esteroides, furosemida em altas doses (≥ 80 mg/dia por via intravenosa) e heparina podem deslocar os HT das proteínas ligadoras (sobretudo o T_4), mas a importância clínica dessas alterações geralmente é mínima.[1,4,21] Contudo, está contraindicado o uso do ácido acetilsalicílico no manejo da hipertermia em casos de crise tireotóxica, visto que pode agravar o hipertireoidismo (por aumentar as frações livres dos HT).[41]

O uso crônico de heparina pode ocasionar níveis falsamente elevados de T_4 e T_3 livres.[2] A heparina ativa a lipase lipoproteica endotelial e a lipase hepática *in vivo*, estimulando a produção de ácidos graxos livres (AGL) a partir dos triglicerídeos séricos. *In vitro*, durante o armazenamento e a incubação da amostra de sangue, os AGL deslocam os HT ligados às proteínas de ligação, aumentando as frações livres dos HT.[2,9,21]

Fármacos que afetam a ação, o metabolismo e a excreção dos hormônios tireoidianos

Diminuição da conversão periférica de T_4 em T_3 (por inibição da D1) pode resultar do uso de vários fármacos, incluindo amiodarona, dexametasona, propranolol em acima de 140 mg/dia, agentes colecistográficos (ipodato de sódio e ácido iopanoico) e propiltiouracil (em doses $\geq$ 600 mg/dia).[2,22] A amiodarona promove também a inibição da D2, ocasionando diminuição do transporte intracelular de T_4 e da ligação do T_3 aos receptores hipofisários.[9]

O tratamento com medicamentos indutores de enzimas hepáticas, incluindo fenobarbital, fenitoína, carbamazepina, rifampicina e esquemas de terapia antirretrovirais contendo ritonavir, aumenta o *clearance* dos HT, o que pode ocasionalmente gerar redução dos níveis de T_4 e necessidade de aumento na dose da levotiroxina.[4,42]

Os inibidores de tirosinoquinase podem levar a hipotireoidismo por diversos mecanismos diferentes, não só a tireoidite destrutiva previamente mencionada: essa classe de imunoterápicos parece aumentar o metabolismo hepático de HT via aumento da atividade da D3, inibir a deiodases tipos 1 e 2, inibir indiretamente a atividade da TPO e, no nível do intestino, pode promover redução na absorção da L-T_4. Por esse motivo, pacientes em uso prévio de L-T_4 frequentemente precisam de ajuste de dose após início de inibidores de tirosinoquinase.[43]

Biotina: artefato nos testes de função tireoidiana

A biotina é uma vitamina do complexo B (vitamina B_7), cuja ingestão recomendada diária é de 30 a 70 µg.[44] Nos últimos anos, têm-se observado, com frequência crescente, anormalidades nos testes de funções tireoidiana em pacientes que fazem uso empírico de altas doses (até 30.000 µg/dia ou mais) de biotina para reduzir queda de cabelo e melhorar as condições da pele e das unhas.[44] Isso se justifica porque níveis séricos muito elevados dessa vitamina podem interferir nas dosagens bioquímicas ou hormonais cuja leitura utilize um sistema de detecção fluorescente contendo biotina-estreptavidina.[21,44] Nessas situações, os ensaios que usam método de ligação competitiva, como os utilizados para medir T_3 total, T_4 livre e o anticorpo antirreceptor do TSH (TRAb), apresentam valores falsamente elevados, enquanto os ensaios que usam imunoensaios do tipo sanduíche, como o usado para dosagem de TSH, apresentam valores falsamente baixos. Esses resultados simulam perfeitamente as alterações laboratoriais presentes no hipertireoidismo por doença de Graves.[44,45] Portanto, pessoas que consomem suplementos contendo pelo menos 5.000 µg (5 mg) de biotina devem sempre suspender a ingestão dessa vitamina por no mínimo 48 horas antes de avaliar a função tireoidiana.[21]

Armadilhas dos testes de função tireoidiana em pacientes em uso de levotiroxina

Frequentemente, pacientes com hipotireoidismo e em uso de L-T_4 apresentam resultados anormais nos testes de função tireoidiana, os quais podem ter múltiplas etiologias (Quadro 21.9).[4,9,46]

Quadro 21.9 Causas de alterações nos testes de função tireoidiana em pacientes submetidos à terapia com levotiroxina (L-T_4).

Alteração encontrada	Causa	Comentários
TSH ↑; FT_4 baixo ou no limite inferior da normalidade (necessidade de altas doses de L-T_4 para normalizar o TSH)	Má administração	Os pacientes devem ser orientados a ingerir a L-T_4 em jejum; alguns alimentos (p. ex., fibras, café expresso, produtos de soja) e algumas medicações (p. ex., ferro, cálcio, IBP, sucralfato, hidróxido de alumínio, colestiramina etc.) podem interferir na absorção da L-T_4. Devem ser ingeridos pelo menos 4 h após a tomada da L-T_4
	Síndromes de má-absorção	Acloridria, doença celíaca, doença de Crohn e intolerância à lactose são condições que podem resultar em má-absorção
	Redução na absorção intestinal por drogas ou outras substâncias	Sulfato ferroso, carbonato de cálcio, hidróxido de alumínio, inibidores de bomba de prótons (p. ex., omeprazol), sequestradores de ácidos biliares (colestiramina, colestipol e colesevelam), orlistate, preparações com soja, raloxifeno, sucralfato, sevelâmer, poliestirenossulfonato de cálcio (Sorcal®), cromo e inibidores de tirosinoquinase
	Metabolismo ou excreção aumentada dos hormônios tireoidianos (HT)	Fenitoína, carbamazepina, fenobarbital, rifampicina e alguns inibidores de tirosinoquinase (p. ex., imatinibe) aumentam o metabolismo hepático dos HT, resultando em necessidade de aumento da dose da L-T_4. Igualmente, na síndrome nefrótica ocorre redução dos HT por perda urinária da fração ligada às proteínas carreadoras e da fração livre
	Capacidade aumentada de ligação dos HT	Estrógenos orais ou gonadotrofinas (p. ex., fertilização *in vitro*) aumentam a TBG e a ligação dos HT, podendo levar à necessidade de aumento na dose de L-T_4; SERM e mitotano podem ter efeito similar
TSH ↑; FT_4 ↓, ↑ ou normal, apesar de doses crescentes de L-T_4	Má adesão	Pela diferença de meia-vida, o uso irregular de L-T_4 pode cursar com níveis normais ou elevados de HT, porém sem normalização do TSH
Mudança inesperada na dose necessária de L-T_4 para manter o eutireoidismo	Troca do medicamento contendo T_4	Nem todas as L-T_4 comercialmente disponíveis têm potência ou biodisponibilidade equivalentes; as trocas devem, pois, ser evitadas, mas, caso ocorram, faz-se necessário monitorar a função tireoidiana
TSH ↑; FT_4 normal	Interferência no ensaio laboratorial	Anticorpos heterófilos podem interferir, ocasionando níveis falsamente elevados de TSH, os quais não normalizam, a despeito do uso de doses crescentes de L-T_4. Pseudoelevação do TSH também ocorre na presença de macro-TSH
Necessidade de doses elevadas de L-T_4 para normalizar TSH; FT_4 ↑, FT_3 ↑	Resistência ao hormônio tireoidiano	Causada, quase sempre, por mutação no gene do receptor β dos HT (*THRB*)

FT_4: T_4 livre: FT_3: T_3 livre; IBP: inibidores de bomba de prótons; HT: hormônios tireoidianos; TBG: globulina ligadora de tiroxina; SERM: moduladores seletivos de receptor de estrógenos. (Adaptado de Koulouri et al., 2013;[4] Uytfanghe, 2023.[3])

Por exemplo, não normalização do TSH a despeito do uso de doses crescentes de L-T_4 pode resultar de baixa adesão ao tratamento ou, menos frequentemente, de fatores que interfiram na absorção da L-T_4, tais como síndromes de má absorção, giardíase, intolerância à lactose (algumas formulações de levotiroxina contêm lactose) ou uso de medicamentos (p. ex., sais de ferro, sais de cálcio ou inibidores da bomba de prótons), entre outros.[1,4,46] Necessidade de aumento da dose diária de L-T_4 pode também resultar do uso de medicamentos que reduzam a conversão periférica de T_4 em T_3 (p. ex., amiodarona, glicocorticoides etc.) ou, raramente, de fármacos que elevem a TBG, diminuindo a fração livre dos HT.[1,4,21,46]

A Figura 21.9 e o Quadro 21.10 representam esquematicamente os diferentes padrões de resultados dos testes de função tireoidiana e suas causas em condições patológicas e fisiológicas. Diante de resultados anormais, faz-se mandatória a confirmação desses achados em uma segunda avaliação, exceto quando as manifestações clínicas da doença suspeitada forem muito contundentes.[1-4]

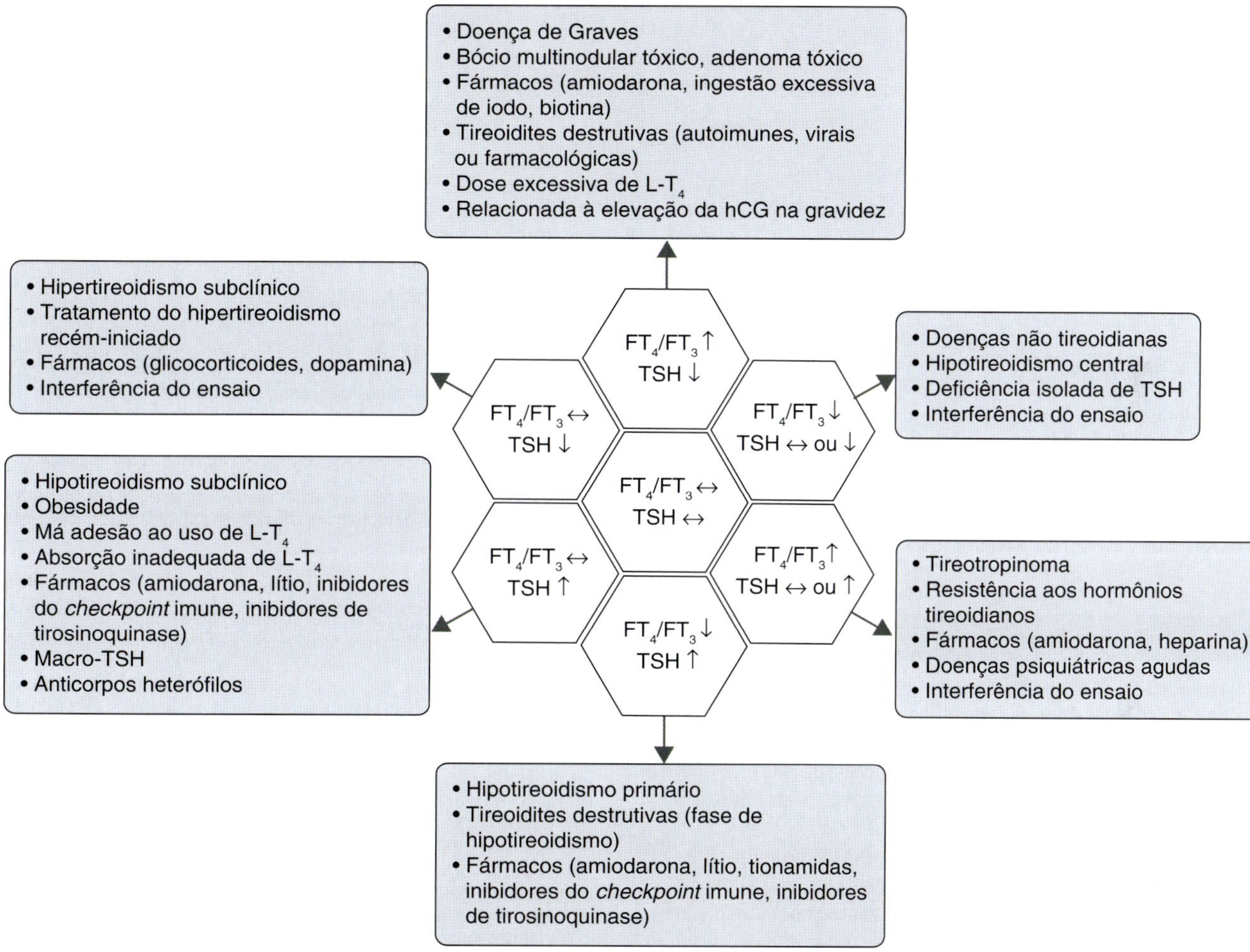

Figura 21.9 Diferentes padrões de resultados dos testes de função tireoidiana e suas possíveis causas. FT_4: tiroxina livre; FT_3: tri-iodotironina livre; L-T_4: levotiroxina; hCG: gonadotrofina coriônica humana; ↑: aumentado; ↔: inalterado; ↓: diminuído. (Adaptada de Koulouri et al., 2013;[4] Gouveia, 2016;[9] Fliers et al., 2015.[27])

Quadro 21.10 Frequentes padrões de alterações nos testes de função tireoidiana e suas etiologias.

Padrão hormonal	Diagnóstico	Mecanismo
↑ T_4 e T_3 + FT_4, FT_3 e TSH normais	↑ TBG	No aumento da TBG, elevam-se o T_3 e o T_4 ligados à proteína, sem alterar FT_4, FT_3 e TSH
↑ T_4 + FT_4, T_3 e TSH normais	HDF	Mutação no gene da albumina, levando a aumento da afinidade da albumina pelo T_4
↑ marcante do TSH + FT_4 e T_3 normais	Macro-TSH Anticorpo heterófilo (AH)	–
↑ TSH (< 20 mUI/ℓ) + FT_4 e T_3 normais	Hipotireoidismo subclínico Obesidade Fase de recuperação da SED Doença de Addison não tratada Resistência aos hormônios tireoidianos Uso de amiodarona ou lítio	–

(*continua*)

Quadro 21.10 Frequentes padrões de alterações nos testes de função tireoidiana e suas etiologias. (*continuação*)

Padrão hormonal	Diagnóstico	Mecanismo
↓T_4 + FT_4 e TSH normais	Uso de anticonvulsivantes (p. ex., fenitoína, carbamazepina)	Deslocamento do T_4 das proteínas ligadoras
↑FT_4 e T_4 + FT_3, T_3 e TSH normais	Presença de autoanticorpo anti-T_4 ou AH	O autoanticorpo e o AH interferem na leitura para a dosagem dos HT
↑FT_3 e T_3 + FT_4, T_4 e TSH normais	Presença de autoanticorpo anti-T_3 Presença de AH	O autoanticorpo e o AH interferem na leitura para a dosagem dos HT
↓T_3 + T_4 normal ou alto + TSH normal	Fase inicial da SED Uso de amiodarona	Ambas as situações caracterizadas por diminuída atividade da D1
↑T_3 + T_4 normal + ↓TSH	T_3-toxicose	Ocasionalmente observada na DG e no BNT
↑T_3 + ↓T_4 + ↓TSH	Tireotoxicose induzida pela ingestão de T_3	Inibição do TSH e, consequentemente, do T_4, pelo T_3 ingerido
↓T_4 + T_3 normal ou baixo + TSH baixo, normal ou discretamente elevado (< 10 mUI/ℓ)	Hipotireoidismo central	O TSH se eleva devido a aumento no teor no ácido siálico, resultando em menor *clearance* metabólico (TSH imunologicamente ativo, mas biologicamente inativo)
↓T_4, T_3 e TSH	Hipotireoidismo central SED Uso de TRIAC	O TRIAC é um análogo dos HT e, por isso, suprime o TSH
T_4, T_3 e TSH, normais + ↑TRAb	DG eutireóidea	Observada na fase inicial da DG em pacientes com orbitopatia
↑T_3 + ↑T_4 + ↓TSH + ↑TRAb	DG Uso de biotina (≥ 5 mg/dia)	O uso de altas doses de biotina pode mimetizar a DG; a FT normaliza dentro de 48 a 72 h após suspensão do fármaco
↑T_3 + ↑T_4 + TSH alto ou normal	Tireotropinoma (TSHoma) RHT	Nos raros TSHoma e RHT, a hipófise não responde plenamente ao *feedback* negativo dos HT, daí o TSH alto ou normal

↑: aumento; ↓: diminuição; FT_4: T_4 livre; FT_3: T_3 livre; TBG: globulina de ligação da tiroxina; HDF: hipertiroxinemia disalbuminêmica familiar; SED: síndrome do eutireóideo doente; AH: anticorpos heterófilos; HT: hormônios tireoidianos; DG: doença de Graves; TRIAC: ácido tri-iodotiroacético; TRAb: anticorpo contra o receptor do TSH; RHT: resistência aos hormônios tireoidianos; BNT: bócio nodular tóxico. (Adaptado de Soh e Aw, 2019;[1] Graf e Carvalho, 2002;[2] Koulouri et al., 2013;[4] Gouveia, 2016.[9])

Resumo

O conhecimento da fisiologia tireoidiana é importante para a adequada interpretação dos testes de função tireoidiana. Condições extratireoidianas comumente afetam os resultados desses testes, particularmente gravidez, uso de medicações (sobretudo, amiodarona e carbonato de lítio) e existência de doenças sistêmicas graves ou certos transtornos psiquiátricos não controlados.

A medida do hormônio tireoestimulante (TSH) permanece como parâmetro mais sensível na detecção de alterações discretas da produção hormonal tireoidiana. Para os hormônios tireoidianos, as recomendações mais atuais sugerem a dosagem do T_4 livre para evitar valores falsamente anormais, devido a aumento ou diminuição nos níveis da globulina ligadora de tiroxina (TBG). Entretanto, há preferência para o T_3 total devido à variabilidade na dosagem direta da fração livre desse hormônio. A presença de anticorpos no soro, bem como a ingestão de megadoses de biotina, podem falsamente alterar os valores de TSH, de hormônios tireoidianos e, mesmo, de autoanticorpos. Tais situações devem ser suspeitadas quando não houver sinais ou sintomas de disfunção tireoidiana. Por fim, diante de resultados anormais, faz-se mandatória a confirmação desses achados em uma segunda avaliação, exceto quando as manifestações clínicas da doença suspeitada forem muito contundentes.

REFERÊNCIAS BIBLIOGRÁFICAS

1. Soh SB, Aw TC. Laboratory testing in thyroid conditions – Pitfalls and clinical utility. Ann Lab Med. 2019; 39:3-14.
2. Graf H, Carvalho GA. Fatores interferentes na interpretação de dosagens laboratoriais no diagnóstico do hiper e hipotiroidismo. Arq Bras Endocrinol Metab. 2002; 46:51-64.
3. Uytfanghe KV, Ehrenkranz J, Halsall D et al. Thyroid stimulating hormone and thyroid hormones (triiodothyronine and thyroxine): an American Thyroid Association -commissioned review of current clinical and laboratory status. Thyroid. 2023; 33:1013-28.
4. Koulouri O, Moran C, Halsall D et al. Pitfalls in the measurement and interpretation of thyroid function tests. Best Pract Res Clin Endocrinol Metab. 2013; 27:745-62.
5. Cooper DS, Ladenson PW. The thyroid gland. In: Gardner DG, Shoback D (Eds.). Greenspan's basic & clinical endocrinology. 9. ed. New York: McGraw-Hill; 2011. pp. 163-226.
6. Salvatore D, Davies TF, Schlumberger MJ et al. Thyroid physiology and diagnostic evaluation of patients with thyroid disorders. In: Larsen PR et al. (Eds.). Williams textbook of endocrinology. 12. ed. Philadelphia: W. B. Saunders; 2011. pp. 327-57.
7. Williams GR, Bassett JH. Deiodinases: the balance of thyroid hormone – Local control of thyroid hormone action: role of type 2 deiodinase. J Endocrinol. 2011; 209:261-72.
8. Bartalena L, Robbins J. Variations in thyroid hormone transport proteins and their clinical implications. Thyroid. 1992; 2:237-45.
9. Gouveia S. Fatores de interferência no estudo da função tiroideia. Rev Port Endocrinol Diabetes Metab. 2016; 11:277-86.
10. Devdhar M, Ousman YH, Burman KD. Hypothyroidism. Endocrinol Metab Clin North Am. 2007; 36:595-615.
11. Biondi B, Cooper DS. The clinical significance of subclinical thyroid dysfunction. Endocr Rev. 2008; 29:76-131.
12. Loh TP, Kao SL, Halsall DJ et al. Macro-thyrotropin: a case report and review of literature. J Clin Endocrinol Metab. 2012; 97:1823-8.
13. Mills F, Jeffery J, Mackenzie P et al. An immunoglobulin G complexed form of thyroid-stimulating hormone (macro thyroid-stimulating hormone) is a cause of elevated serum thyroid-stimulating hormone concentration. Ann Clin Biochem. 2013; 50:416-20.
14. Bahn RS, Burch HB, Cooper DS et al. Hyperthyroidism and other causes of thyrotoxicosis: management guidelines of the American Thyroid Association and American Association of Clinical Endocrinologists. Thyroid. 2011; 21:593-646.
15. Beck-Peccoz P, Persani L. Thyrotropinomas. Endocrinol Metab Clin North Am. 2008; 37:123-34.
16. Beck-Peccoz P, Giavoli C, Lania A. A 2019 update on TSH-secreting pituitary adenomas. J Endocrinol Invest. 2019; 42:1401-6.
17. Ortiga-Carvalho TM, Sidhaye AR, Wondisford FE. Thyroid hormone receptors and resistance to thyroid hormone disorders. Nat Rev Endocrinol. 2014; 10:582-91.
18. Onigata K, Szinnai G. Resistance to thyroid hormone. Endocr Dev. 2014; 26:118-29.
19. De Leo S, Lee SY, Braverman LE. Hyperthyroidism. Lancet. 2016; 388:906-18.

20. Vorasart P, Sriphrapradang C. Factitious thyrotoxicosis: how to find it. Diagnosis (Berl). 2020; 26:141-5.
21. Burch H. Drugs effects on the thyroid. N Engl J Med. 2019; 381:749-61.
22. Pappa T, Ferrara AM, Refetoff S. Inherited defects of thyroxine-binding proteins. Best Pract Res Clin Endocrinol Metab. 2015; 29:735-47.
23. Fukaishi T, Sekiguchi Y, Hara Y et al. Familial dysalbuminemic hyperthyroxinemia that was inappropriately treated with thiamazole due to pseudo-thyrotoxic symptoms. Intern Med. 2017; 56:2175-80.
24. Nagano H, Nakagawa Y, Ishikawa N et al. Seven familial dysalbuminemic hyperthyroxinemia cases in three unrelated japanese families and high-performance liquid chromatography analysis of the thyroxine binding profile. Endocr Pract. 2017; 23:1325-32.
25. Maciel LM, Magalhães PK. Thyroid and pregnancy. Arq Bras Endocrinol Metabol. 2008; 52:1084-95.
26. Stagnaro-Green A, Abalovich M, Alexander E et al. Guidelines of the American Thyroid Association for the diagnosis and management of thyroid disease during pregnancy and postpartum American Thyroid Association; Task force on Thyroid Disease during Pregnancy and Postpartum. Thyroid. 2011; 21:1081-125.
27. Fliers E, Bianco AC, Langouche L et al. Thyroid function in critically ill patients. Lancet Diabetes Endocrinol. 2015; 3:816-25.
28. Maiden MJ, Torpy DJ. Thyroid hormones in critical illness. Crit Care Clin. 2019; 35:375-88.
29. Lee S, Farwell AP. Euthyroid sick syndrome. Compr Physiol. 2016; 6:1071-80.
30. Langouche L, Jacobs A, Berghe GV. Nonthyroidal illness syndrome across the ages. J Endocr Soc. 2019; 3:2313-25.
31. Ganesan K, Wadud K. Euthyroid sick syndrome. StatPearls [Internet]. Treasure Island: StatPearls Publishing; 2020.
32. Slag MF, Morley JE, Elson MK et al. Hypothyroxinemia in critically ill patients as a predictor of high mortality. JAMA. 1981; 245:43-5.
33. Longhi S, Radetti G. Thyroid function and obesity. J Clin Res Pediatr Endocrinol. 2013; 5(Suppl 1):40-44.
34. Jannin A, Penel N, Ladsous M et al. Tyrosine kinase inhibitors and immune checkpoint inhibitors-induced thyroid disorders. Crit Rev Oncol Hematol. 2019; 141:23-35.
35. Barrett B, Hawkes CP, Isaza A et al. The effects of amiodarone on thyroid function in pediatric and young adult patients. J Clin Endocrinol Metab. 2019; 104:5540-6.
36. Trohman RG, Sharma PS, McAninch EA et al. Amiodarone and thyroid physiology, pathophysiology, diagnosis and management. Trends Cardiovasc Med. 2019; 29:285-95.
37. Elnaggar MN, Jbeili K, Nik-Hussin N et al. Amiodarone-induced thyroid dysfunction: a clinical update. Exp Clin Endocrinol Diabetes. 2018; 126:333-41.
38. Lazarus JH. Lithium and thyroid. Best Pract Res Clin Endocrinol Metab. 2009; 23:723-33.
39. Barclay ML, Brownlie BEW, Turner JG et al. Lithium associated thyrotoxicosis: a report of 14 cases, with statistical analysis of incidence. Clin Endocrinol (Oxf). 1994; 40:759-64.
40. Pariani N, Willis M, Muller I et al. Alemtuzumab-induced thyroid dysfunction exhibits distinctive clinical and immunological features. J Clin Endocrinol Metab. 2018; 103:3010-8.
41. Warnock AL, Cooper DS, Burch HB. Life-threatening thyrotoxicosis. In: Matfin G (Ed.). Endocrine and metabolic medical emergencies: a clinician's guide. 2. ed. Hoboken: John Wiley; 2018. pp. 262-83.
42. Curran PG, DeGroot LJ. The effect of hepatic enzyme-inducing drugs on thyroid hormones and the thyroid gland. Endocr Rev. 1991; 12:135-50.
43. Abdulrahman RM, Verloop H, Hoftijzer H et al. Sorafenib-induced hypothyroidism is associated with increased type 3 deiodination. J Clin Endocrinol Metab. 2010; 95:3758-62.
44. Ardabilygazir A, Afshariyamchlou S, Mir D et al. Effect of high-dose biotin on thyroid function tests: case report and literature review. Cureus. 2018; 10:e2845.
45. Kummer S, Hermsen D, Distelmaier F. Biotin treatment mimicking Graves' disease. N Engl J Med. 2016; 375:704-6.
46. Jonklaas J, Bianco AC, Bauer AJ et al. Guidelines for the treatment of hypothyroidism: Prepared by the American Thyroid Association Task Force on Thyroid Hormone Replacement. Thyroid. 2014; 24:1670-751.

CAPÍTULO

22

Nódulos Tireoidianos: Avaliação Diagnóstica e Manejo

Luciano Albuquerque ■ Aline Alves Lopes Albuquerque ■ Clarice Vilar ■ Lucio Vilar

INTRODUÇÃO

Nódulos tireoidianos (NT), caracterizados por lesões radiologicamente distintas do parênquima tireoidiano subjacente, são um achado clínico comum, com prevalência de 5 a 7% com base na palpação da região cervical (Figura 22.1).[1-3] À ultrassonografia (US), a prevalência de NT na população geral é estimada em 20 a 76%, percentual similar ao relatado em estudos de necropsia.[4,5] Além disso, em 20 a 48% dos pacientes com um nódulo tireoidiano palpável, são encontrados outros nódulos na investigação por US.[5,6] Os NT são mais comuns em pessoas idosas, mulheres, indivíduos com deficiência de iodo e naqueles com história de exposição à radiação. A taxa de incidência anual estimada de 0,1% nos EUA indica que 300 mil novos NT são detectados naquele país a cada ano.[7,8]

A grande importância no manejo dos NT, apesar de a maioria representar lesões benignas, é descartar a possibilidade de câncer da tireoide, que ocorre em 5 a 10% dos casos em adultos e em até 26% em crianças. Esses percentuais não diferem significativamente se a glândula apresentar nódulo único ou múltiplos nódulos.[8-10]

A doença nodular da tireoide, que contempla nódulos solitários e bócio multinodular, é, portanto, um problema clínico corriqueiro, com etiologias diversas e preponderantemente benignas (Quadro 22.1). As causas mais frequentes de NT são cistos coloides e tireoidites (80% dos casos), além de neoplasias foliculares benignas (10 a 15%) e carcinoma (5 a 10%).[2,8-10]

O mecanismo de formação de NT não é bem compreendido. Entre os fatores causais estudados, estão o hormônio

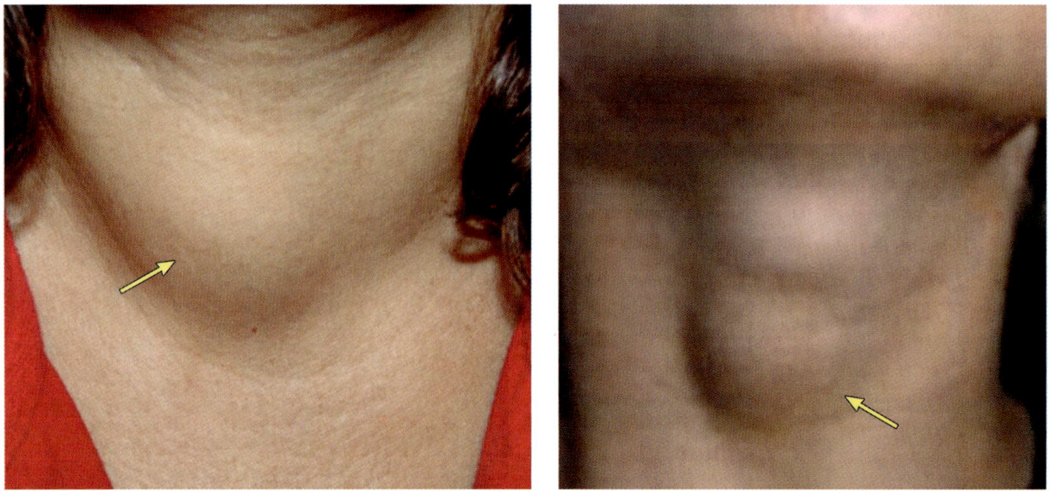

Figura 22.1 Nódulos tireoidianos (*setas*) são um achado bastante comum (prevalência de 5 a 7% à palpação e 20 a 76% à ultrassonografia). Pelo menos, 90% são benignos.

Quadro 22.1 Principais causas de nódulos tireoidianos.

- Bócio coloide ou adenomatoso
- Cistos simples ou secundários a outras lesões da tireoide
- Tireoidites (de Hashimoto, linfocítica, granulomatosa, aguda ou de Riedel)
- Doenças granulomatosas
- Neoplasias: adenomas, carcinomas, linfomas, tumores raros, lesões metastáticas
- Doença tireoidiana policística

tireoestimulante (TSH), fatores de crescimento e mutações como *BRAF* e *Ras*, porém a literatura atual ainda carece de evidências claras sobre o mecanismo fisiopatológico envolvido na formação da doença nodular da tireoide.[7-9]

AVALIAÇÃO DIAGNÓSTICA

NT mostram-se, em geral, com evolução insidiosa e assintomática, sendo frequentemente descobertos em exame clínico de rotina, ou acidentalmente, em avaliações por imagens da região cervical anterior, caracterizando os chamados *incidentalomas tireoidianos*. Estes últimos são, geralmente, não palpáveis e têm diâmetro < 1 cm. Estudos com US mostram NT em 13 a 50% dos pacientes sem anormalidades à palpação cervical.[8-10]

Quando se detecta um nódulo na tireoide, é fundamental descartar a possibilidade de neoplasia maligna e caracterizar o *status* funcional e anatômico da glândula. Essa investigação inclui história clínica completa, exame físico cuidadoso, testes de função tireoidiana, exames de imagem e, se necessário, punção aspirativa por agulha fina (PAAF).[10]

História clínica

Apesar de a história clínica, na maioria das vezes, não ser sensível ou específica, existem alguns fatores que interferem no risco para malignidade em NT (Quadro 22.2), entre os quais se destacam os descritos a seguir.

Sexo. Embora nódulos sejam 8 vezes mais comuns em mulheres, o risco de malignidade no sexo masculino é 2 a 3 vezes maior.[11]

Idade. O risco de malignidade é maior em crianças (10 a 26% dos nódulos são malignos) e pessoas idosas, mas a maioria das lesões nodulares em qualquer faixa etária é benigna. Nódulos em indivíduos com menos de 20 anos e acima de 70 anos de idade apresentam maior risco de serem malignos.[9-10]

Sintomas locais. Sintomas como rápido crescimento do nódulo, rouquidão persistente ou mudança da voz e, mais raramente, disfagia e dor podem indicar invasão tissular local por um tumor. Entretanto, pacientes com câncer de tireoide geralmente evoluem sem sintomas. Lesões benignas mais vascularizadas podem apresentar rápido crescimento e dor em decorrência de hemorragia intranodular, achado mais frequente em neoplasias benignas, como os adenomas. A disfunção do nervo recorrente laríngeo, em 17 a 50% dos casos, resulta de patologias tireoidianas sem malignidade.[11,12]

Quadro 22.2 Achados clínicos que indicam o diagnóstico de carcinoma tireoidiano em um paciente com um nódulo solitário, de acordo com o grau de suspeita.

Alta suspeita
- História familiar de carcinoma medular ou neoplasia endócrina múltipla
- Prévia radioterapia de cabeça ou pescoço
- Crescimento rápido, especialmente durante a terapia supressiva com L-tiroxina
- Nódulo muito firme ou endurecido
- Fixação do nódulo às estruturas adjacentes
- Paralisia das cordas vocais
- Linfadenopatia satélite
- Metástase a distância

Moderada suspeita
- Idade < 20 anos ou > 70 anos
- Sexo masculino
- História de radioterapia de cabeça ou pescoço
- Nódulo > 4 cm
- Presença de sintomas compressivos

Adaptado de Hegedüs, 2004;[4] Hegedüs et al., 2003.[12]

Doenças associadas. Embora os dados da literatura sejam controversos sobre o tema, existem evidências de maior prevalência de nódulos tireoidianos e câncer de tireoide em pacientes com doença de Graves, em comparação à população geral.[13,14] Da mesma forma, foi relatado que um nódulo em paciente com tireoidite autoimune teria um risco significativamente maior de ser maligno.[14] Uma possível explicação seria o fato de que TSH e anticorpo antirreceptor de TSH (TRAb) têm efeitos mitogênicos e antiapoptóticos sobre as células foliculares tireoidianas.[15] Por outro lado, a maioria dos casos do raro linfoma primário da tireoide ocorre em pacientes com tireoidite de Hashimoto.[16]

Outros fatores. Neste item, incluem-se história familiar de câncer de tireoide ou síndromes hereditárias como neoplasia endócrina múltipla do tipo 2 (MEN-2), síndrome de Cowden, síndrome de Pendred, síndrome de Werner, polipose adenomatosa familiar, bem como radioterapia externa do pescoço durante a infância ou a adolescência.[10-12] Existem evidências de que, quanto mais elevado o TSH, maior o risco de o nódulo ser maligno (Quadro 22.3).[17,18]

Exame físico

A avaliação de um paciente com um ou mais NT deve incluir o exame detalhado do pescoço, com especial ênfase para algumas características do nódulo (tamanho, consistência, mobilidade e sensibilidade) e adenopatia cervical. Nódulo solitário, de consistência endurecida, pouco móvel à deglutição e associado à linfadenomegalia regional representa um achado bastante sugestivo de câncer, embora essas características sejam pouco específicas.[10-12] Na interpretação do exame físico cervical, algumas considerações são importantes:

- A consistência do nódulo pode ser enganosa, uma vez que alguns adenomas hemorrágicos ou calcificados têm aparência suspeita à palpação, e carcinomas papilíferos eventualmente se apresentam com consistência cística. A palpação da tireoide tem baixa sensibilidade para identificar nódulos, assim como para determinar o número real de nódulos presentes. A US detecta nódulos em pacientes com exame cervical normal. De fato, em 20 a 48% dos pacientes com um nódulo palpável, detectam-se nódulos adicionais à US[8,10-12]
- A tireoidite de Hashimoto pode parecer aderente às estruturas locais, e a rara tireoidite de Riedel tem consistência

Quadro 22.3 Hormônio tireoestimulante (TSH) como fator preditor independente de malignidade.

Sexo	Idade (anos)	Tipo de bócio	TSH (mμ/ℓ)	Risco calculado de malignidade (%)
Feminino	40	Nódulo solitário	0,3	8,1
Feminino	40	Nódulo solitário	0,5	8,4
Feminino	40	Nódulo solitário	1,0	9,4
Feminino	40	Nódulo solitário	3,0	14,6
Feminino	40	Nódulo solitário	5,0	21,9
Feminino	40	Nódulo solitário	6,0	26,4

Adaptado de Holm et al., 1985.[16]

pétrea, além de ser localmente invasiva (Figura 22.2). Doença benigna da tireoide já foi demonstrada em 30% de nódulos endurecidos ou com aparente fixação às estruturas locais[10,11]

- Linfonodos cervicais são encontrados em cerca de 25 a 33% dos pacientes com carcinoma papilífero, mas já foram relatados em igual percentual de pacientes com doenças benignas.[8,10]

Em estudos prospectivos e retrospectivos, as taxas de sensibilidade e especificidade para diagnosticar malignidade tireoidiana por meio da história e do exame físico ficaram em torno de 60 e 80%, respectivamente.[10] Convém também comentar que a prevalência de câncer relatada para lesões tireoidianas não palpáveis (entre 5,4 e 7,7%) parece ser semelhante à descrita para nódulos palpáveis (5,0 a 6,5%).[2] Da mesma maneira, a incidência de câncer parece não diferir em glândulas com nódulos solitários ou múltiplos.[2,10,12] Por fim, já foi demonstrado que a frequência de malignidade é comparável em nódulos maiores ou menores de 1 cm.[10,11]

Avaliação laboratorial da função tireoidiana

A dosagem de TSH e tiroxina (T_4) livre deve obrigatoriamente fazer parte da avaliação inicial. A maioria dos pacientes com câncer de tireoide se apresenta eutireóidea. O achado de hipertireoidismo em paciente com bócio nodular é um forte indicativo contra o diagnóstico de neoplasia maligna.[2,10] Anticorpos antitireoperoxidase (anti-TPO), em títulos elevados, confirmam o diagnóstico de tireoidite de Hashimoto, mas não descartam a concomitância de uma neoplasia tireoidiana.[17,18]

A elevação da calcitonina sérica (sCT) é o achado mais característico do carcinoma medular da tireoide (CMT).[19] A mensuração de rotina da sCT em todos os pacientes com NT não selecionados ainda é motivo de debate, principalmente devido à raridade do CMT.[1,2,20] Ela é, contudo, realizada na Europa, onde os estudos demonstram que o diagnóstico mais precoce do CMT possibilita um melhor prognóstico.[1,15]

Dosagem da sCT é imperativa em pacientes com histórico ou suspeita clínica de CMT familiar ou MEN-2.[20] Também é recomendada se os resultados citológicos das amostras obtidas por PAAF forem sugestivos de CMT, NT com citologia indeterminada ou achados suspeitos à US.[2] Além disso, a dosagem de sCT também deve ser realizada em pacientes com bócio nodular a serem submetidos a lobectomia ou técnicas cirúrgicas minimamente invasivas, para evitar que o paciente se submeta a uma abordagem cirúrgica menos extensa do que a necessária (p. ex., lobectomia, em vez de tireoidectomia total).[2,21,22]

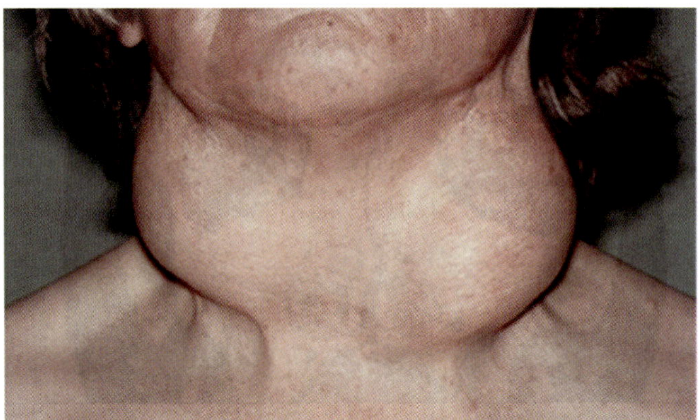

Figura 22.2 A rara tireoidite de Riedel tem consistência pétrea, além de ser localmente invasiva e poder simular carcinoma.

Vale a pena salientar que os níveis de calcitonina podem estar aumentados em pacientes com tumores endócrinos de pâncreas e pulmão, insuficiência renal, doença autoimune tireoidiana ou hipergastrinemia (p. ex., resultante da terapia com inibidores da bomba de prótons). Outros fatores que provocam aumento de calcitonina são consumo de álcool, tabagismo, sepse, bem como anticorpos heterofílicos anticalcitonina.[2,23] Além disso, sexo, idade, peso, aumento dos níveis de cálcio e o ensaio em si também afetam a concentração sérica da calcitonina.[2,23] Estudos sugerem pontos de corte para selecionar e separar os pacientes com elevação da sCT decorrente de origem do CMT ou de outras causas, sendo sugeridos os seguintes valores: > 30 pg/mℓ para mulheres e > 34 pg/mℓ para homens, para considerar suspeito de CMT.[23]

Avaliação por imagem

Cintilografia

A cintilografia com radioiodo ou tecnécio tem pouco valor para distinguir lesões malignas de benignas. A maior parte dos nódulos mostra-se hipocaptante ("frios") ou normocaptante à cintilografia (> 90%), porém não mais do que 15% dos nódulos "frios" são malignos (Figura 22.3). Em contrapartida, é excepcional o achado de malignidade em nódulos "quentes" ou hipercaptantes (1 a 2%).[9-11]

Devido a sua baixa especificidade, a cintilografia deve ser reservada para algumas situações específicas. A principal indicação seria a patologia nodular associada ao hipertireoidismo, para um preciso diagnóstico do adenoma tóxico ou do bócio multinodular tóxico (Figura 22.4).[10,13] Em caso de nódulo normo ou hipocaptante, deverá ser seguido o protocolo de investigação com PAAF, mesmo quando detectado em pacientes com doença de Graves. Nos casos com diagnóstico citológico de neoplasia folicular, a cintilografia com radioiodo ou tecnécio poderá ser realizada na tentativa de se identificar um adenoma hipercaptante autônomo, o que reduziria o risco de malignidade.[2,11]

Deve-se também considerar a utilização da cintilografia diante da suspeita de tecido tireoidiano ectópico, bócio retroesternal ou para avaliar elegibilidade ao tratamento com iodo radioativo.[2]

É preciso estar igualmente atento à ocorrência de hemiagenesia tireoidiana congênita, que pode simular a presença de bócio nodular (devido ao aumento compensatório do lobo único) e que, à cintilografia, pode se manifestar com um nódulo autônomo. A associação de hemiagenesia tireoidiana com doença de Graves, tireoidite de Hashimoto ou câncer de tireoide já foi relatada.[24]

Ultrassonografia

A US da tireoide é o melhor exame de imagem para a detecção de nódulos, com sensibilidade de aproximadamente 95%, superior a outros métodos mais sofisticados, como a tomografia computadorizada (TC) e a ressonância magnética (RM).[10,24] A US torna possível a visualização de nódulos não palpáveis, avalia com precisão as características desses nódulos (volume, número) e diferencia cistos simples, que têm baixo risco de malignidade, de nódulos sólidos ou mistos. Além disso, a US pode também servir como guia para procedimentos diagnósticos (p. ex., PAAF) e terapêuticos (p. ex., aspiração de cistos, injeção de etanol e terapia com *laser*), assim como para o monitoramento de crescimento do nódulo.[10,24]

Na tireoidite de Hashimoto, embora a presença de contornos irregulares com padrão ecotextural difusamente grosseiro e noduliforme (pseudonódulos) seja o achado mais característico, formações nodulares verdadeiras, sólidas, hipo e/ou hiperecoicas também podem ser encontradas.[9,25]

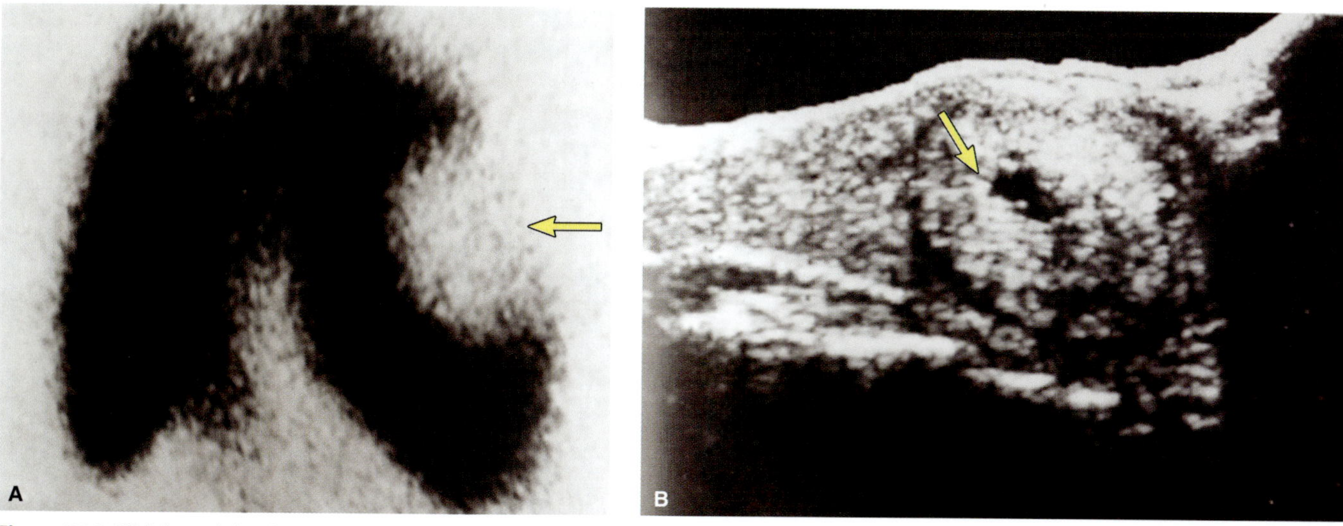

Figura 22.3 Nódulo no lobo direito (*setas*), hipocaptante à cintilografia (**A**) e sólido à ultrassonografia (**B**). Não mais de 15% dos nódulos com essas características são malignos.

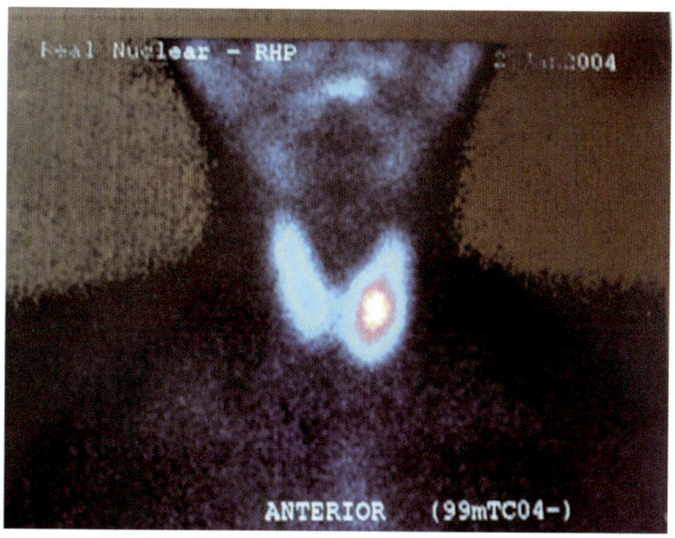

Figura 22.4 Cintilografia com ^{99m}Tc-pertecnetato, que mostra um bócio nodular tóxico à esquerda (no lobo contralateral, tipicamente, não há captação do marcador).

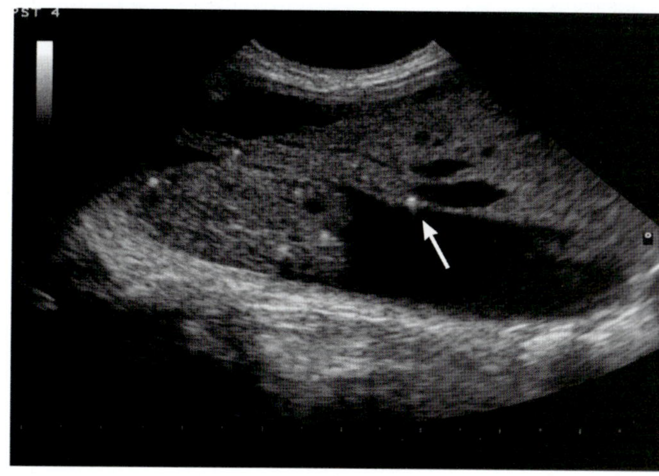

Figura 22.5 A presença do artefato "cauda de cometa" alongada (*seta*) em áreas císticas, indicativo de coloide espesso, é indício de benignidade.

A grande maioria (82 a 91%) dos cânceres de tireoide são sólidos ou com pouco conteúdo cístico. Entre 360 pacientes, 88% eram sólidos ou minimamente císticos (menos de 5%); 9% eram menos de 50% císticos; e somente 3% eram mais de 50% císticos.[11] A presença do artefato "cauda de cometa" indica benignidade para o nódulo, especialmente quando associada a área cística, quando o foco hiperecogênico representa o coloide espessado (Figura 22.5).[26] Em nódulo sólido, a presença de "cauda de cometa curta" associada a focos ecogênicos puntiformes pode representar microcalcificações.[26]

De acordo com a ecogenicidade, os nódulos sólidos podem ser classificados como *hipoecoicos*, *isoecoicos* ou *hiperecoicos*, quando apresentam amplitude de ecos, respectivamente, menor, igual ou maior que o parênquima tireoidiano normal (Figura 22.6). A hipoecogenicidade tem elevada sensibilidade (55 a 95%), porém com menor especificidade, visto que a maioria dos nódulos hipoecoicos são benignos. Nódulos classificados como marcadamente hipoecoicos (ecogenicidade menor ou igual à musculatura adjacente) apresentam risco bastante aumentado para malignidade.[9,10,25,26]

Além de hipoecogenicidade, outras características ultrassonográficas são associadas a maior risco de malignidade. De fato, as especificidades relatadas para prever malignidade foram de 41,4 a 92,2% para marcante hipoecogenicidade; 44,2 a 95% para microcalcificações (Figura 22.7); 48,3 a 91,8% para margens infiltrativas, irregulares ou microlobuladas; e cerca de 80% para o arranjo caótico ou imagens vasculares intranodulares.[2,10,25,27]

Outros achados associados a maior risco de malignidade são aumento do diâmetro anteroposterior em relação ao transverso (Figura 22.8) e, particularmente, adenomegalia regional suspeita.[2,25,28]

A classificação proposta por Chammas et al.[28] separa os nódulos em cinco padrões, de acordo com os achados do Doppler colorido (nódulo "mais alto que largo") (Figura 22.9), em que o predomínio do fluxo central seria associado ao maior risco de malignidade. Estudos recentes têm desvalorizado tal achado. Um estudo com 700 neoplasias mostrou que 63% dos casos malignos não apresentavam predomínio de fluxo central na US pré-operatória.[29] De fato, as diretrizes recentes sobre manejo de doença nodular não utilizam o padrão de vascularização na estratificação de risco.[1,2,25]

É importante ressaltar que não existe um achado ultrassonográfico que possibilite a distinção de lesões malignas; os

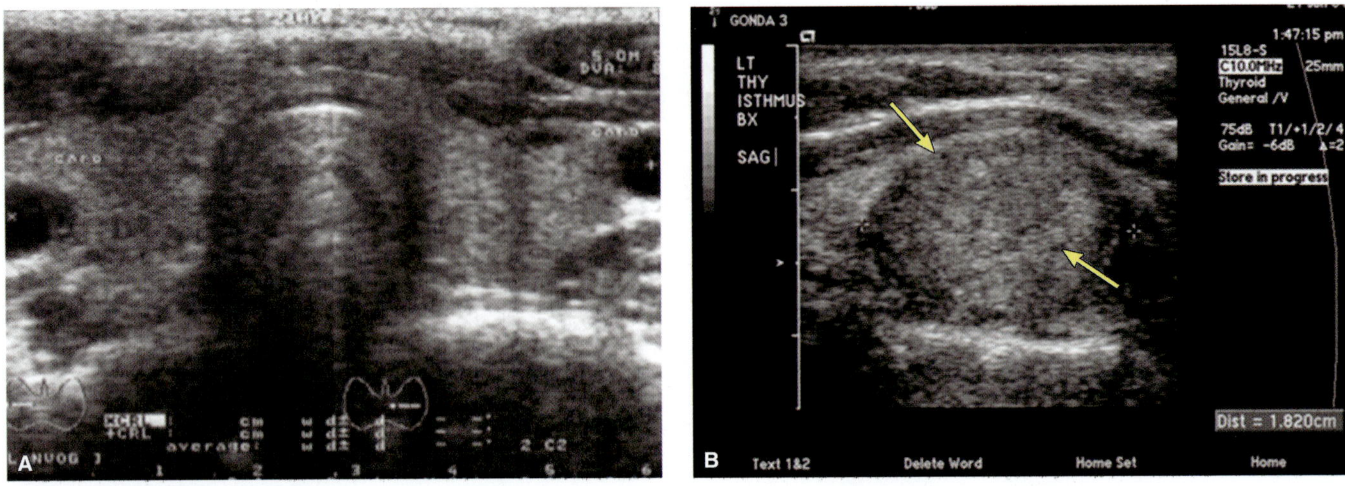

Figura 22.6 Ultrassonografia tireoidiana. **A.** Aspecto normal. **B.** Nódulo hipoecoico de 0,8 cm (*setas*), com limites bem precisos, detectado incidentalmente.

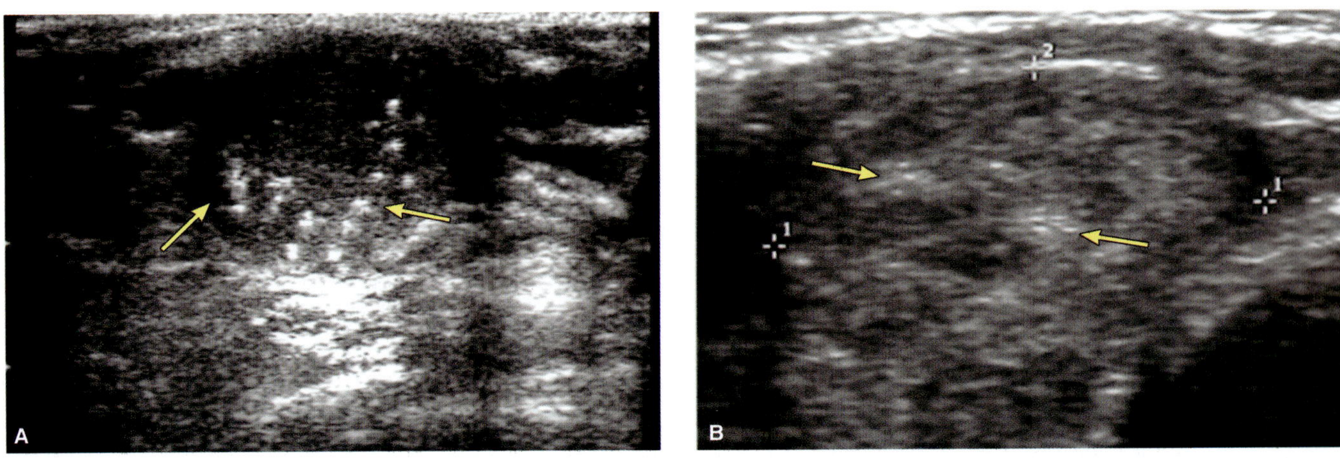

Figura 22.7 A e **B.** Microcalcificações (*setas*) são comuns no carcinoma papilífero, mas podem ser vistas em outros tipos de carcinomas, bem como em lesões benignas. Contudo, nódulos sólidos hipoecoicos de contornos irregulares e com microcalcificações em seu interior têm até 90% de chance de serem malignos.

escores e as classificações levam em consideração o somatório de achados de forma a aumentar a acurácia da US na avaliação dos nódulos de tireoide. Tais achados descritos são característicos das lesões papilares; outros tipos de lesões, como o carcinoma folicular ou medular, podem apresentar achados ultrassonográficos distintos.[1,2,25]

Classicamente, nódulos císticos são considerados benignos. Contudo, a presença de vegetação sólida, vascularizada, de localização intracística pode indicar malignidade em cerca de 50% dos casos.[26] Além disso, aproximadamente 25% dos carcinomas papilíferos contêm elementos císticos em seu interior.[9,10,26]

Em uma coorte de 101 casos de carcinoma papilífero, 36% tinham menos de 1,5 cm, enquanto 64% mediam entre 1,5 e 3,5 cm, com ocorrência semelhante em tireoide uni ou multinodular à US (47 *versus* 53%).[30] As características ultrassonográficas de uma coorte de pacientes com carcinoma papilífero estão resumidas no Quadro 22.4.

Na exploração dos linfonodos cervicais, a configuração de sua forma e o seu padrão ecotextural podem auxiliar na identificação de lesões suspeitas de malignidade. Linfonodos com diâmetro > 5 mm que apresentem calcificações finas e/ou degeneração cística em seu interior têm quase sempre uma etiologia maligna. Na ausência dessas características, o achado de forma arredondada, ausência de hilo e contornos irregulares ou espiculados são também fortes indicativos de malignidade (Figura 22.10). Em contrapartida, a detecção de linfonodos de forma alongada com mediastino ecogênico indica benignidade. A análise do fluxo sanguíneo pelo Doppler ajuda no diagnóstico diferencial, revelando hipervascularização periférica ou mista nos casos malignos.[24,26,29,31,32]

Na presença de linfonodos "suspeitos" à US, a avaliação da citologia por PAAF tem menor sensibilidade; porém, sua combinação com a dosagem de tireoglobulina no aspirado da agulha possibilita uma definição etiológica com elevada sensibilidade e especificidade de até 100%.[2,6,10]

Elastografia

A despeito do entusiasmo inicial com a elastografia, os dados mais recentes mostraram ser sua acurácia diagnóstica inferior à da US.[1]

Tomografia computadorizada e ressonância magnética

Avaliações por meio de TC ou RM não possibilitam diferenciar lesões benignas de malignas, e sua utilidade na avaliação dos nódulos tireoidianos fica restrita quando há suspeita de bócios mergulhantes e compressão traqueal.[33]

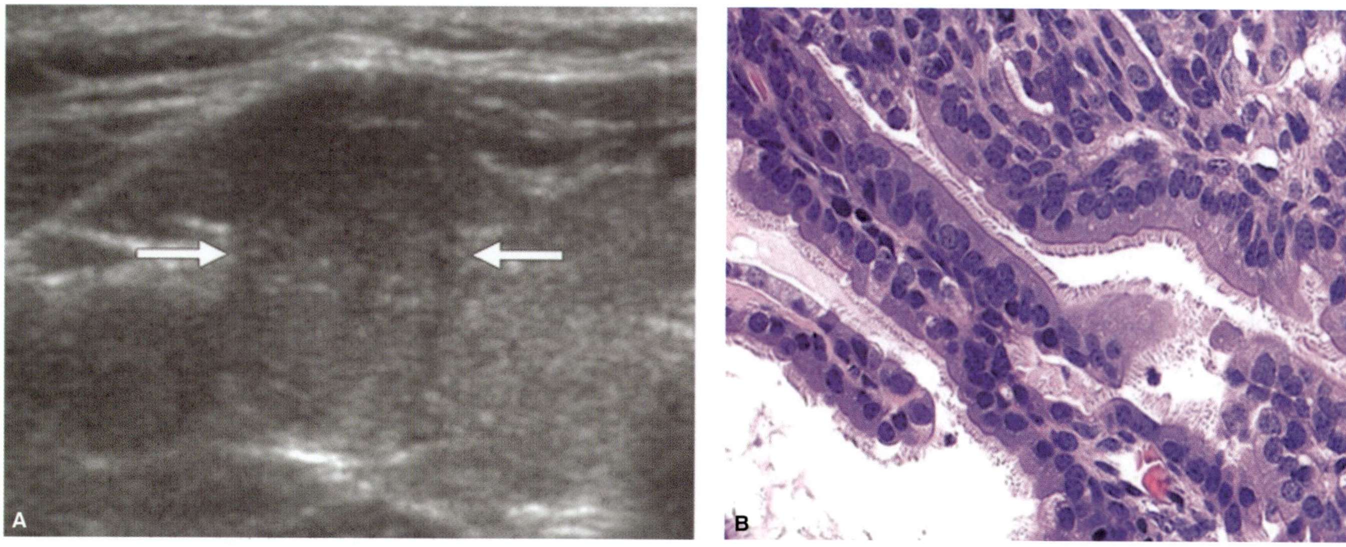

Figura 22.8 A. Nódulo tireoidiano hipoecoico com 1,8 cm e altura maior do que a largura (*setas*). **B.** A punção aspirativa por agulha fina confirmou tratar-se de carcinoma papilífero.

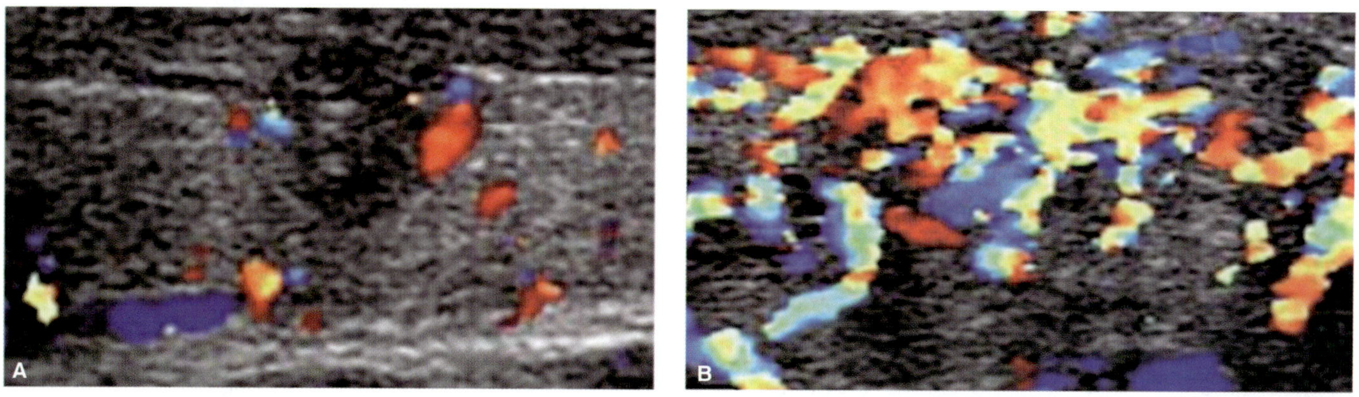

Figura 22.9 Doppler colorido em nódulos tireoidianos, de acordo com a classificação de Chammas. **A.** Fluxo com padrão II (vascularização exclusivamente periférica). **B.** Fluxo com padrão IV (vascularização predominantemente central).

Quadro 22.4 Características ultrassonográficas em uma coorte de 101 casos de carcinoma papilífero.

Característica	Frequência (%)
Nódulo sólido e hipoecogênico	87
Contornos irregulares ou anfractuosos	27
Calcificações finas	28
Adenomegalia cervical	14

Adaptado de Moura et al., 2005.[30]

Tomografia por emissão de pósitrons

O valor da tomografia por emissão de pósitrons com 18-fluorodesoxiglicose (18-FDG PET) na distinção entre lesões nodulares benignas e malignas ainda não está estabelecido. Em um estudo-piloto, envolvendo 15 pacientes com diagnóstico citológico de neoplasia folicular, esse procedimento revelou ter baixa acurácia diagnóstica: sensibilidade de 57%, especificidade de 50%, valor preditivo positivo (VPP) de 50% e valor preditivo negativo (VPN) de 57%.[34] Em outro estudo,[35] a sensibilidade e a especificidade do método para detectar lesões malignas em pacientes com resultados indeterminados à PAAF foram de 100 e 39%, respectivamente. Resultados falso-positivos (captação intensa), indicativos de lesão maligna, foram relatados em casos de tireoidite de Hashimoto.[36] No entanto, nódulos tireoidianos detectados ao acaso pela 18-FDG PET (incidentalomas tireoidianos) devem ser puncionados devido ao risco elevado de malignidade (1 em cada 3 é maligno).[1,2]

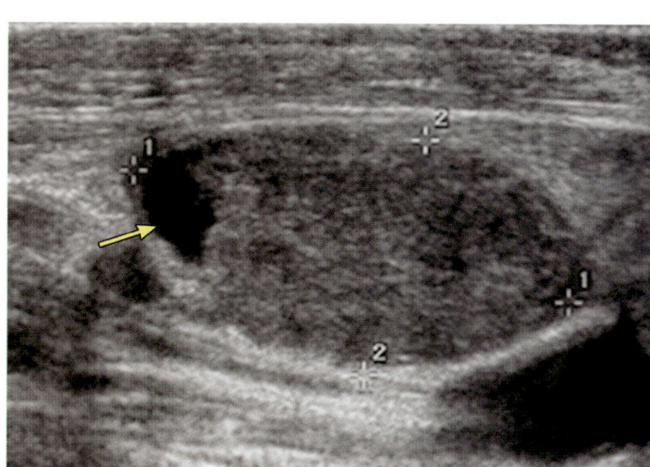

Figura 22.10 Linfonodo cervical metastático de carcinoma papilífero. Observar a área de degeneração cística (*seta*).

Punção aspirativa por agulha fina

A PAAF é o melhor método para diferenciação entre lesões benignas e malignas da tireoide, sendo tecnicamente simples e de fácil execução ambulatorial (Figura 22.11).[10,11]

Interpretação

Para padronizar a interpretação dos resultados citológicos da PAAF, adota-se no Brasil o sistema Bethesda para a classificação dos laudos citopatológicos, o que propicia uniformidade e estima o risco de malignidade (R_M) (Quadro 22.5).[37,38] As amostras são classificadas em 6 categorias: I – amostra não diagnóstica (R_M de 5 a 20%); II – benigno (2 a 7%); III – atipia de significado indeterminado (3 a 34%); IV – neoplasia folicular (25 a 40%); V – suspeita para malignidade (67 a 86%); e VI – maligno (97 a 100%).[37,38]

Acurácia

A PAAF representa o procedimento mais sensível e específico para o diagnóstico etiológico dos nódulos tireoidianos, com sensibilidade de 68 a 98% (média de 83%) e especificidade de 72 a 100% (média de 92%).[2,39] A taxa média relatada de falso-negativos em PAAF guiadas por palpação variou de 1 a 11% (média de 5%).[39] No entanto, com o uso da PAAF guiada por US (US-PAAF), essa proporção reduz para aproximadamente 1 a 2%[40,41] e diminui ainda mais com repetidas US-PAAF.[40,41] Os erros mais comuns ocorrem em lesões > 4 cm ou < 1 cm, assim como nos nódulos císticos.[40-42] A incidência relatada de resultados falso-positivos varia de menos de 1 a 7,7%.[2,39-42]

A PAAF tem como *principal limitação* diagnóstica a distinção das neoplasias foliculares e oncocíticas quanto a sua natureza benigna ou maligna.[40-42] Entre as lesões malignas, o carcinoma papilífero é o mais comum e o mais facilmente diagnosticado pela citologia, com raríssimos resultados falso-negativos.[37,39,40]

Indicação

Na indicação para PAAF, deve-se levar em conta o tamanho do nódulo e, sobretudo, seu aspecto ultrassonográfico.

Em 2017, o American College of Radiology (ACR) recomendou a avaliação dos nódulos tireoidianos por sistema de pontos, semelhante ao que já havia para outros órgãos. Nesse sistema, chamado de *Thyroid Imaging Reporting and Data System* (TI-RADS), são atribuídas pontuações a cinco características ultrassonográficas: composição, ecogenicidade, forma, margens e presença de focos ecogênicos, devendo ser escolhida apenas uma opção em cada característica (Quadro 22.6).[43,44] A pontuação de cada característica deve ser somada e, ao final, estima-se o risco de malignidade e são atribuídos pontos de corte como recomendações para PAAF (Quadro 22.7).[43,44]

A European Thyroid Association (ETA) também desenvolveu um algoritmo de avaliação das características ultrassonográficas dos NTs para estratificação de risco de malignidade, o *European*

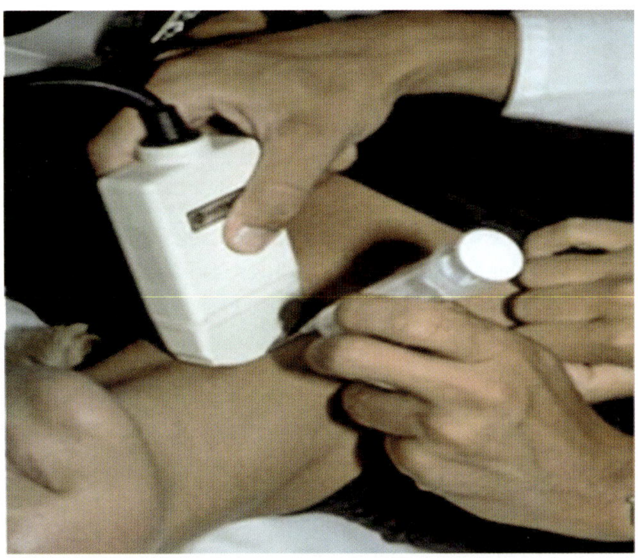

Figura 22.11 Punção aspirativa por agulha fina guiada por ultrassonografia.

Quadro 22.5 Sistema Bethesda para laudos citopatológicos de tireoide.

Categorias	Risco de malignidade estimado (%)*
I – Amostra não diagnóstica	13 (5 a 20)
II – Benigno	4 (2 a 7)
III – Atipia de significado indeterminado (AUS)	22 (13 a 30)
IV – Neoplasia folicular (FN)	30 (23 a 34)
V – Suspeito para malignidade	74 (67 a 83)
VI – Maligno	97 (97 a 100)

*Considerando neoplasia folicular tireoidiana não invasiva com aspectos nucleares semelhantes ao carcinoma papilífero (NIFTP) como lesão maligna (ver Capítulo 24, *Carcinoma Diferenciado de Tireoide: Tratamento e Seguimento*). (Adaptado de Ali et al., 2023.[37])

Quadro 22.6 Escore de pontos para avaliação de nódulos tireoidianos segundo o sistema ACR TI-RADS.

Características	Pontuação
Composição	
Cístico ou predominantemente cístico	0 ponto
Espongiforme	0 ponto
Misto (cístico e sólido)	1 ponto
Sólido ou predominantemente sólido	2 pontos
Ecogenicidade	
Anecoico	0 ponto
Hiperecogênico ou isoecogênico	1 ponto
Hipoecogênico	2 pontos
Marcadamente hipoecogênico	3 pontos
Forma	
Largura maior que altura	0 ponto
Altura maior que largura	3 pontos
Margens	
Regulares	0 ponto
Mal definidas	0 ponto
Lobuladas ou irregulares	2 pontos
Extensão extratireoidiana	3 pontos
Focos ecogênicos	
Ausentes ou artefato "cauda de cometa" alongada	0 ponto
Macrocalcificação	1 ponto
Calcificações periféricas em aro	2 pontos
Focos ecogênicos puntiformes (microcalcificações)	3 pontos

Adaptado de Tessler et al., 2017.[43]

Quadro 22.7 Recomendações para punção aspirativa por agulha fina (PAAF) segundo o sistema ACR TI-RADS.

Pontuação	Classificação	Risco de malignidade	Ponto de corte para PAAF
0 ponto	TR1	Benigno	PAAF não sugerida
2 pontos	TR2	Não suspeito	PAAF não sugerida
3 pontos	TR3	Levemente suspeito	PAAF se ≥ 2,5 cm Acompanhamento ultrassonográfico se ≥ 1,5 cm
4 a 6 pontos	TR4	Moderadamente suspeito	PAAF se ≥ 1,5 cm Acompanhamento ultrassonográfico se ≥ 1 cm
7 ou mais pontos	TR5	Altamente suspeito	PAAF se ≥ 1 cm Acompanhamento ultrassonográfico se ≥ 0,5 cm

Adaptado de Tessler et al., 2017.[43]

Thyroid Imaging and Reporting Data System (EU-TIRADS), que os classifica, quanto ao risco de malignidade, em benigno, baixo, intermediário ou alto, com recomendações de diâmetros para a indicação de PAAF (Figura 22.12), bem como seguimento ultrassonográfico (Quadro 22.8).[45]

Nódulos < 1 cm, a princípio, não devem ser puncionados, exceto em indivíduos com padrão ultrassonográfico de alto risco ou se houver adenomegalia cervical de aspecto não reacional.[1,10] Tal abordagem se baseia nas dificuldades técnicas para a adequada coleta da amostra (maior risco de falso-negativo ou amostra insatisfatória) e, sobretudo, no habitual bom prognóstico do microcarcinoma papilífero (< 1 cm).[1,7,10] Estudo brasileiro sugere situações clínicas e laboratoriais em que a PAAF poderia ser realizada em nódulos < 1 cm (Quadro 22.9).[46]

Repetição

A PAAF deve ser repetida diante de um resultado citológico insatisfatório ou indeterminado (Classificação citológica de Bethesda 3 – atipia de significado indeterminado), ou quando ocorre discrepância entre a estratificação de risco na US e os achados citológicos (p. ex., US com características que conferem alto risco de malignidade – TIRADS 5 – e citologia benigna).[2] Geralmente, recomenda-se aguardar para realizar um novo exame, para evitar alterações reativas da punção prévia. Porém, esse intervalo entre os procedimentos ainda não está bem definido na literatura.[37] A sugestão anterior de aguardar 3 meses para nova PAAF não é obrigatória; esse período deve ser menor quando houver suspeita maior de malignidade.[1,37]

As diretrizes da ETA[2] e da American Thyroid Association (ATA),[1] bem como o consenso brasileiro,[10] são mais favoráveis ao

Quadro 22.8 Seguimento ultrassonográfico dos nódulos tireoidianos (NT) de acordo com EU-TIRADS.[45]

Classificação EU-TIRADS	Tamanho	Seguimento por US
2 e 3	5 a 10 mm	Não seguir
2 e 3	10 a 20 mm	Seguimento por US em 3 a 5 anos
4	< 15 mm	Seguimento por US em 12 meses
5	< 10 mm	Seguimento por US em 6 a 12 meses

US: ultrassonografia. (Adaptado de Russ et al., 2017.[45])

Quadro 22.9 Indicação de punção aspirativa por agulha fina (PAAF) em nódulos < 1cm.

- Idade < 40 anos ou metástases a distância conhecidas
- Nódulos com evidência ultrassonográfica de extensão extratireoidiana ou adjacente à traqueia ou ao nervo laríngeo recorrente
- Presença de múltiplos nódulos suspeitos à ultrassonografia
- Presença de linfonodos suspeitos de metástases
- Presença de hipercalcitoninemia (sugestivo de carcinoma medular de tireoide)
- Situações em que a presença de microcarcinoma papilífero confirmada pela citologia da PAAF indicaria terapia com levotiroxina*
- Desejo do paciente

*Terapia com levotiroxina para manter TSH entre 0,5 e 2 mU/ℓ pode ser prescrita para pacientes < 65 anos com TSH entre 2,5 e 4 mU/ℓ e é recomendada para aqueles com TSH > 4,0 mU/ℓ. (Adaptado de Rosario et al., 2019.[46])

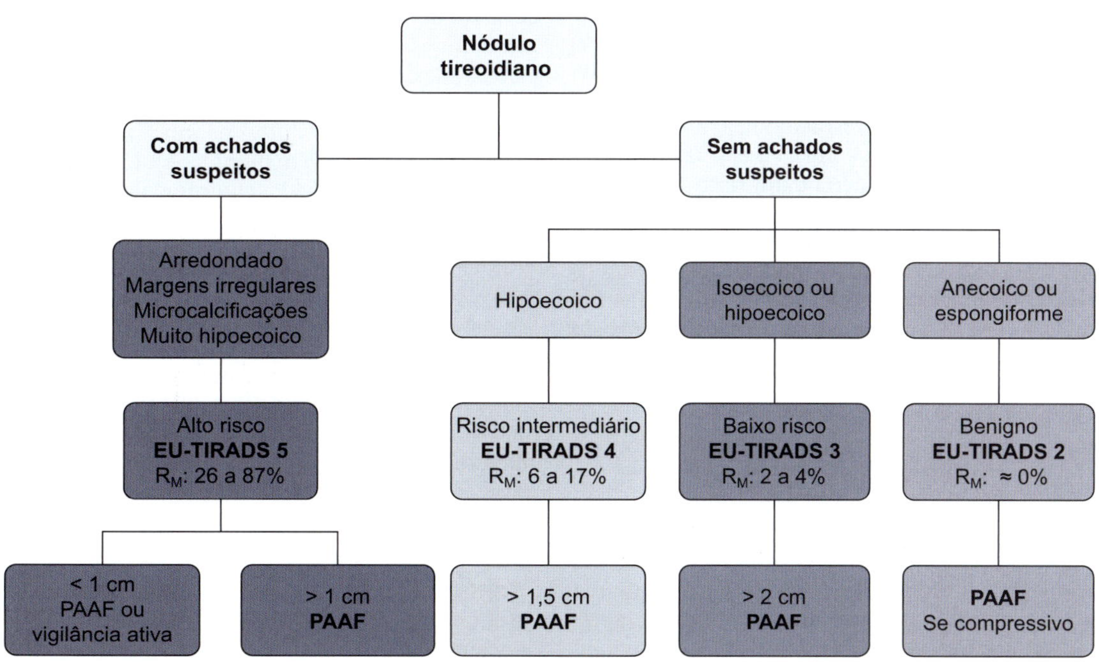

Figura 22.12 Algoritmo EU-TIRADS para estratificação de risco de malignidade e recomendações para punção aspirativa por agulha fina (PAAF). R_M: risco de malignidade. (Adaptada de Russ et al., 2017.[45])

acompanhamento clínico, com realização de US 6 a 24 meses após a PAAF inicial, repetindo-se o procedimento apenas se o nódulo aumentar em mais de 20% em pelo menos duas dimensões, tiver aumento de volume > 50% ou caso surjam características ultrassonográficas indicativas de malignidade. Essa recomendação baseia-se na baixa ocorrência de resultados falso-negativos (1 a 2%), em centros com larga experiência em PAAF, quando a amostra é retirada por meio de PAAF guiada por US.[1,2]

Papel dos marcadores moleculares

Testes moleculares foram desenvolvidos para melhorar a acurácia da PAAF nos casos em que o diagnóstico citológico é indeterminado (categorias III e IV, que respondem por 15 a 30% dos casos), particularmente quando se está em dúvida em relação à indicação cirúrgica, considerando, principalmente, seu papel em excluir malignidade (*rule out*).[47,48] Juntas, as mutações *BRAF*, *RAS*, *TERT* e *PAX8/PPARγ*, bem como as translocações *RET/PTC*, representam cerca de 70% de todas as alterações genéticas conhecidas no carcinoma diferenciado de tireoide (CDT).[47] Enquanto a presença de mutações nos genes *BRAF* e *TERT* indica malignidade em 100% dos casos, sugerindo ainda maior agressividade, mutações no *RAS* ocorrem também em adenomas foliculares, associadas a variantes de menor agressividade.[47-49]

Nos últimos anos, os testes moleculares têm sido aperfeiçoados, com aumento no número de genes avaliados e, consequentemente, incremento de sensibilidade e VPN no diagnóstico do CDT. Inicialmente foi utilizado um painel molecular de 7 genes que tinha elevada especificidade (86 a 94%) e alto VPP (87 a 100%), mas baixa sensibilidade (67%). Dentre os testes posteriormente desenvolvidos, destacam-se o Afirma® GEC e os ThyroSeq® v2 e v3. No Afirma® GEC, são analisados 167 genes, resultando em alto VPN (94 a 96%) nas categorias III e IV de Bethesda.[47-49] No ThyroSec® v2, são analisados 52 genes (sensibilidade de 90%) e, no ThyroSec® v3, 112 genes (sensibilidade de 94%).[47]

Atualmente, os testes moleculares são divididos em dois grupos: *rule-in* e *rule-out*, com objetivos de, respectivamente, confirmar e descartar malignidade e, com isso, definir quanto à indicação cirúrgica.[47-49] O teste *rule-out* disponível no mercado é o Afirma® GEC (o Rosetta GX Reveal® atualmente não está disponível); ThyroSeq® v2 e v3 e ThyraMIR® apresentam capacidade de identificar lesões benignas e malignas e, portanto, são classificados como *rule-in* e *rule-out*.[49] Para o teste afastar malignidade com segurança, com resultado negativo quanto à presença de mutação genética (*rule-out*), é necessário o VPN mínimo de 94%, o que corresponderia a um risco residual de malignidade comparável à categoria citológica II de Bethesda. No entanto, o VPN é variável de acordo com a prevalência do agravo na população, e seria necessário um teste com sensibilidade mínima de 90% para garantir VPN ≥ 94%.[49-51] Para confirmar malignidade com segurança (*rule-in*), não há consenso do valor mínimo necessário de VPP considerado adequado, mas sugere-se que um bom teste *rule-in* deveria ter especificidade mínima de 80% para garantir VPP > 60%.[49-51]

Em parceria com o Hospital de Câncer de Barretos, a empresa ONKOS Diagnósticos Moleculares LTDA desenvolveu e validou o teste molecular brasileiro mir-THYpe®, o único criado e validado exclusivamente para a população brasileira de portadores de NT com citologia indeterminada. O mir-THYpe® utiliza como material a lâmina confeccionada após a PAAF, analisando a expressão de 11 microRNA. Em seu estudo de validação, apresentou resultado satisfatório tanto como teste *rule-in*, quanto *rule-out*, alcançando VPN de 96%, VPP de 76%, sensibilidade de 94,6% e especificidade de 81%.[52]

Em seu estudo de mundo real, o teste alcançou sensibilidade de 89,3%, especificidade de 81,65%, VPP de 66,2% e VPN de 95%, apoiando 92,3% das decisões clínicas.[53]

Destaca-se que, na interpretação do resultado do ThyroSeq® v2 e v3, alguns aspectos são relevantes. O resultado "positivo" vem acompanhado dos aspectos prognósticos: mutações positivas do *RAS* são geralmente caracterizadas como "baixo risco", com o "alto risco" reservado para positividade das mutações *BRAF* e *TERT*. Para o resultado "negativo", são descritas duas possibilidades. A primeira é que não tenham sido encontradas mutações para câncer de tireoide na amostra e que o resultado negativo seja realmente característico de lesão benigna. A segunda possibilidade é descrita quando se encontram mutações pontuais em pequenos nichos celulares ou mutações de baixo risco de progressão de doença, que isoladamente seriam insuficientes para o desenvolvimento do câncer de tireoide, a exemplo das mutações do *PTEN*. Esses casos são descritos como "atualmente negativos", e sugere-se a vigilância ativa para esses pacientes, com repetição da PAAF e, eventualmente, do teste molecular durante o acompanhamento destes pacientes.[51] No entanto, os testes moleculares ainda têm elevado custo, o que limita sua utilização.

MANEJO DOS NÓDULOS TIREOIDIANOS

Condutas na avaliação de um nódulo tireoidiano variam de um serviço a outro. No entanto, hoje é consenso que a PAAF representa o principal exame de investigação e, sempre que possível, deve ser guiada por US. A conduta adotada pelos autores deste capítulo está esquematizada na Figura 22.13. Inicialmente, solicitam-se TSH, T_4 livre e US. Na ausência de hipertireoidismo, todo nódulo sólido ou predominantemente sólido hipoecoico ≥ 1 cm (ou ≥ 1,5 cm, se for iso ou hiperecoico) deve ser puncionado. No caso de nódulos menores (≥ 0,6 e < 1 cm), a PAAF só deve ser indicada se houver aspectos fortemente sugestivos de malignidade (ver Quadro 22.9). Na dependência do laudo citopatológico, o caso será conduzido conforme a seguir.

Categoria I (não diagnóstico). Submete-se o paciente à nova PAAF (sempre guiada por US), que possibilitará a definição diagnóstica em cerca de 60 a 80% dos casos, sobretudo quando o componente cístico for < 50%.[1,37] Persistindo a indefinição, indica-se a cirurgia para os pacientes considerados de alto risco pela avaliação clínica e ultrassonográfica (p. ex., presença de sintomas compressivos; nódulos ≥ 4 cm ou nódulos menores que apresentem aspectos de suspeita maior para malignidade à US). Os demais pacientes poderão ser acompanhados clinicamente, com acompanhamento periódico por meio de US.

Categoria II (benigno). O seguimento do paciente poderá ser feito com US, inicialmente a cada ano e depois em intervalos maiores. As diretrizes atuais recomendam repetir a PAAF apenas em caso de detecção de crescimento nodular > 20% em pelo menos duas dimensões, aumento no volume total > 50% ou aparecimento de características ultrassonográficas sugestivas de malignidade.[1,2] Se a segunda amostra citológica for benigna, as chances de falso-negativo para malignidade são praticamente nulas.[1] Tanto o ACR TI-RADS quanto o EU-TIRADS têm suas respectivas orientações de seguimento ultrassonográfico dos nódulos benignos[43,45] (ver Quadro 22.8).

Categoria III (AUS). Nesta situação, o risco estimado de malignidade varia de 13 a 30%.[1,37,54] Deve-se, pois, repetir a PAAF e, diante da manutenção do resultado indeterminado, costuma-se indicar a cirurgia (em geral, lobectomia), na dependência de fatores de risco, aspectos ultrassonográficos e preferência do paciente. Os

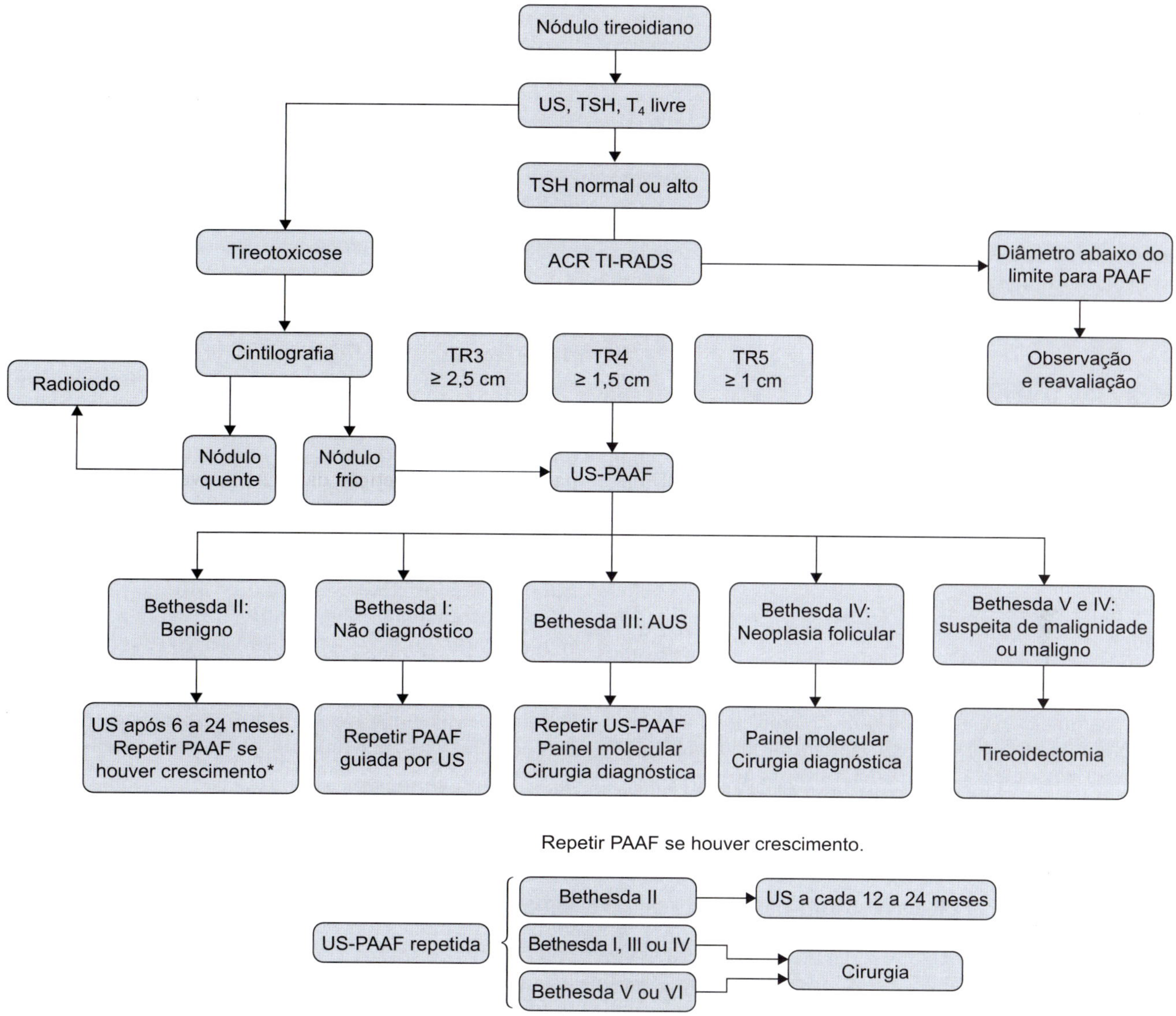

Figura 22.13 Fluxograma proposto pelos autores para o manejo do nódulo tireoidiano. As condutas mais indicadas diante de citologias compatíveis com AUS (Bethesda III) são: repetição da PAAF, painel molecular, cirurgia diagnóstica (preferencialmente lobectomia) ou, em casos menos suspeitos, vigilância clínica. Diante do resultado de neoplasia folicular (FN/Bethesda IV), as condutas adotadas são: avaliação por painel molecular ou cirurgia diagnóstica (prioritariamente lobectomia). Os painéis moleculares podem ser úteis quando se está em dúvida com relação à indicação cirúrgica nas duas situações indeterminadas (Bethesda III e IV). *Sempre que possível, a PAAF deve ser guiada por ultrassonografia (US). As diretrizes atuais não recomendam a repetição rotineira da PAAF se a amostra citológica inicial for benigna. Ela está indicada se, na US realizada 6 a 24 meses após a PAAF inicial, forem constatados achados ultrassonográficos sugestivos de malignidade ou se houver crescimento significativo do nódulo (aumento > 50% no volume total ou > 20% em pelo menos duas dimensões). Pacientes com alto risco para malignidade: sexo masculino, idades extremas (crianças e idosos), exposição à irradiação na infância (cabeça e pescoço), história familiar de carcinoma tireoidiano, diâmetro > 4 cm, sintomas compressivos e certas características dos nódulos (p. ex., aspectos de alto risco à US; crescimento rápido, consistência pétrea, pouca mobilidade à deglutição). AUS: atipia de significado indeterminado (Bethesda III); FN: neoplasia folicular (Bethesda IV); PAAF: punção aspirativa por agulha fina; T_4: tiroxina; TSH: hormônio tireoestimulante; US: ultrassonografia.

testes moleculares podem também ser úteis na decisão da cirurgia.[50,52] O risco de malignidade da AUS é maior nos pacientes que apresentam atipia nuclear, em comparação com os outros padrões caracterizados por atipia arquitetural isolada, atipia linfocítica ou predominância de células oncocíticas.[38] Nesses casos, opta-se por condutas mais intervencionistas, devido ao maior risco de malignidade.[38]

Categoria IV (FN). Nesta categoria, o risco estimado de malignidade é de 23 a 34%.[1,37,53,54] As opções de conduta para essa categoria incluem avaliação por painel molecular ou cirurgia diagnóstica. Lobectomia é a conduta mais habitualmente recomendada. Contudo, ela poderia não ser considerada de imediato em pacientes com NT de baixo risco, sem aspecto de sugestivo alto risco à US e teste molecular negativo para malignidade. Por outro lado, nódulos citologicamente classificados como AUS ou FN, e que sejam positivos para mutações de *BRAF*^{V600E}, *RET/PTC* ou *PAX8/PPARγ*, têm um risco estimado de malignidade > 95% e devem, pois, ser considerados como categoria similar a carcinoma da tireoide citologicamente confirmado.[1] Para esses casos, a tireoidectomia total seria preferível à lobectomia.

Categoria V (suspeito de malignidade). Nesta situação, a conduta é sempre cirúrgica, devido ao estimado risco de 67 a 83% para malignidade. Em alguns estudos, esse risco foi confirmado em até 87% das vezes à histopatologia.[1,37,53,54]

Categoria VI (maligno). Nesta situação, indica-se tireoidectomia total, seguida, na maioria das vezes, de ablação do tecido tireoidiano remanescente com iodo radioativo, 8 a 12 semanas após cirurgia.[1,10,37]

No caso de nódulos puramente císticos, não está indicada PAAF, exceto quando são muito volumosos ou quando está programada alcoolização. Indica-se cirurgia para os cistos recidivantes e mais volumosos, bem como para aqueles em que haja uma vegetação sólida intracística à US. Acompanham-se clinicamente, pela US, cistos menores, aqueles que permaneceram colabados ou que foram tratados com etanol ou do critério radiológico preferencialmente adotado (ACR TI-RADS/EU-TIRADS).[1,10,43,45]

Manejo em situações especiais

Incidentalomas tireoidianos

Diante do achado incidental de NT em exames por imagem cervical, avalia-se inicialmente a função tireoidiana. Para pacientes sem hipertireoidismo, a PAAF (de preferência, guiada por US) está prioritariamente indicada para lesões ≥ 1 cm ou ≥ 1,5 cm, na dependência das características ultrassonográficas do nódulo.[1,10]

Gravidez

Na ausência de hipertireoidismo, devem ser puncionados nódulos ≥ 1 ou 1,5 cm, dependendo de suas características ultrassonográficas.[1,10] Se o laudo citopatológico for compatível com malignidade, deve-se esperar o término da gravidez para submeter a paciente à cirurgia. Esta última pode, contudo, ser realizada mais precocemente (antes da 24ª à 26ª semana de gestação), caso aconteça crescimento nodular significativo ou a US revele linfonodos cervicais suspeitos de doença metastática.[1]

Nódulos ≥ 4 cm

Alguns estudos, mas não todos, revelaram que nódulos ≥ 4 cm têm maior risco de ser malignos e/ou maior propensão a resultados falso-negativos à PAAF.[55,56] Assim, tireoidectomia total ou quase total pode ser considerada para esses casos, mesmo se a citologia for benigna.[1,55]

Nódulos tireoidianos na população pediátrica

Nódulos tireoidianos são menos comuns na população infantil, com estudos de necropsia evidenciando prevalência de 1 a 1,5% em crianças e até 13% nos adolescentes. No entanto, eles apresentam maior risco de malignidade, com até 26% de nódulos malignos. Por isso, a população pediátrica deve realizar rastreio com US de tireoide na vigência de exposição prévia à radiação, histórico familiar de doença tireoidiana ou presença de síndromes genéticas que aumentem o risco de câncer de tireoide. A diretriz da ATA[1] recomenda que a avaliação e a condução dos NT em crianças sejam realizadas de modo semelhante ao dos adultos. Após realização da US-PAAF, nódulos com citologia indeterminada ou suspeita devem ser conduzidos cirurgicamente.[56]

Outras formas de tratamento

Terapia supressiva

No passado, costumava-se empregar a terapia supressiva com levotiroxina (L-T_4) em pacientes cujos nódulos se mostrassem benignos à PAAF, com intuito de inibir o crescimento desses nódulos pela supressão do TSH.[10,11] No entanto, além de ser pouco eficaz, essa conduta não é isenta de riscos, podendo predispor a osteoporose (principalmente em mulheres na pós-menopausa) e distúrbios cardíacos importantes, como taquicardia, fibrilação atrial e aumento da massa ventricular esquerda, entre outros.[2,8,57] Terapia com L-T4 pode ser indicada em pacientes com menos de 65 anos com diagnóstico de microcarcinoma papilífero que optaram por vigilância ativa. Essa conduta está indicada para aqueles que apresentem TSH entre 2,5 e 4 mU/ℓ e para pacientes com TSH > 4 mU/ℓ, com o objetivo de manter o TSH entre 0,5 e 2 mU/ℓ.[46]

Injeção percutânea com etanol

A injeção percutânea com etanol (PEI) ou "escleroterapia com etanol" foi inicialmente utilizada no tratamento de nódulos autônomos. Mais recentemente, também se passou a utilizar esse tipo de terapia em nódulos císticos e sólidos considerados benignos pela PAAF, com indicação terapêutica, seja por queixas compressivas, seja por motivos estéticos. Estudos prospectivos evidenciaram excelentes resultados a longo prazo no tratamento dos nódulos císticos tireoidianos com o etanol.[9,57] Estudos recentes demonstraram que esse procedimento pode ser utilizado como tratamento adjuvante à ablação de nódulos sólidos, com o objetivo de otimizar os resultados obtidos pela técnica.[58] O método apresenta a vantagem de ser realizado em nível ambulatorial e ser menos doloroso, quando comparado ao procedimento cirúrgico. Dor, febre e extravasamento do etanol para tecidos adjacentes estão entre os principais efeitos adversos da PEI. A necessidade frequente de múltiplas sessões é um importante inconveniente para o procedimento.[1,58]

Radioiodoterapia

Outra possibilidade terapêutica (ainda pouco utilizada) para o bócio multinodular nodular é o iodo radioativo (^{131}I). Em um estudo, foi observada redução significativamente maior do tamanho do bócio com ^{131}I do que com a supressão com L-T_4 (44% *versus* 1%), após 2 anos.[59] O ^{131}I também foi mais bem tolerado, mas 45% dos pacientes tratados desenvolveram hipotireoidismo. A administração do TSH recombinante humano (Thyrogen®), em dose única (0,45 mg), pode otimizar esse modo de tratamento, já que o TSH pode duplicar a captação e provocar uma distribuição mais homogênea do ^{131}I, aumentando, assim, a efetividade do tratamento.[60] Outra estratégia em estudo seria o uso prévio de metimazol, que inibe a síntese dos hormônios tireoidianos, para promover elevação do TSH e aumentar a captação do ^{131}I.[61]

Ablação percutânea com laser guiada por US

Trata-se de uma modalidade terapêutica ainda pouco utilizada no Brasil, que tem sido reservada sobretudo para nódulos benignos atóxicos, propiciando redução do volume nodular e dos sintomas compressivos. Trata-se de ablação térmica induzindo necrose devido ao calor, que pode ser realizada ambulatorialmente.[62,63] Pode ser uma alternativa potencial para a cirurgia em pacientes de alto risco cirúrgico com sintomas de compressão, ou naqueles que se recusem a se submeter à cirurgia.[62,63] Em um estudo multicêntrico italiano, com 1.531 pacientes, a redução do volume nodular após 1 ano variou de 48 a 96%, com média de 72%.[64] Entre 30 nódulos tratados em um serviço de São Paulo, a redução volumétrica média após 12 meses foi de 53%.[65] A redução volumétrica do NT demonstra ser prolongada, conforme avaliada por outro estudo após 5 anos de única sessão de ablação térmica, com redução volumétrica média de 67%.[66]

Resumo

A doença nodular da tireoide, que contempla nódulos solitários e bócio multinodular, é um problema clínico corriqueiro, com etiologias diversas e preponderantemente benignas (cerca de 90%), mais comum em mulheres, idosos e em regiões com deficiência de iodo. As causas mais frequentes de nódulos tireoidianos são cistos coloides e tireoidites (80% dos casos), além de neoplasias foliculares benignas (10 a 15%) e carcinomas (5 a 10%). Na investigação dos nódulos, devem-se avaliar os achados ultrassonográficos, a função tireoidiana e, se houver hipertireoidismo, a cintilografia tireoidiana. O bócio nodular tóxico deve ser tratado com radioiodoterapia ou cirurgia. Uma vez excluído o hipertireoidismo, está indicada a punção aspirativa por agulha fina (PAAF), preferencialmente guiada por ultrassonografia (US, e do critério preferencialmente adotado (ACR TI-RADS/EU-TIRADS). A PAAF é o procedimento de escolha na diferenciação entre lesões benignas e malignas. O ponto de corte para realização da PAAF depende do risco para malignidade, de acordo com os achados da US. A PAAF não está indicada em pacientes com lesões puramente císticas, bem como naqueles com nódulos < 1 cm, excluídos casos particulares com alto risco de malignidade.

REFERÊNCIAS BIBLIOGRÁFICAS

1. Haugen BR, Alexander EK, Bible KC et al. 2015 American Thyroid Association management guidelines for adult patients with thyroid nodules and differentiated thyroid cancer: the American Thyroid Association guidelines task force on thyroid nodules and differentiated thyroid cancer. Thyroid. 2016; 26:1-133.
2. Durante C, Hegedüs L, Czarniecka A et al. 2023 European Thyroid Association Clinical Practice Guidelines for thyroid nodule management. Eur Thyroid J. 2023; 12:e230067.
3. AlSaedi AH, Almalki DS, ElKady RM. Approach to thyroid nodules: diagnosis and treatment. Cureus. 2024;16:e52232.
4. Hegedüs L. Clinical practice. The thyroid nodule. N Engl J Med. 2004; 351:1764-71.
5. Ezzat S, Sarti DA, Cain DR et al. Thyroid incidentalomas: prevalence by palpation and ultrasonography. Arch Intern Med. 1994; 154:1838-40.
6. Tan GH, Gharib H. Thyroid incidentalomas: management approaches to nonpalpable nodules discovered incidentally on thyroid imaging. Ann Intern Med. 1997; 126:226-31.
7. Paschke R, Hegedüs L, Alexander E et al. Thyroid nodule guidelines: agreement, disagreement and need for future research. Nat Rev Endocrinol. 2011; 7:354-61.
8. Gharib H, Papini E. Thyroid nodules: clinical importance, assessment, and treatment. Endocrinol Metab Clin North Am. 2007; 36:707-35.
9. Rapkin L, Pashankar FD. Management of thyroid carcinoma in children and young adults. J Hematol Oncol Pediatr. 2012; 34(Suppl 2):S39-46.
10. Maia AL, Ward LS, Carvalho GA et al. Thyroid nodules and differentiated thyroid cancer: Brazilian consensus. Arq Bras Endocrinol Metabol. 2007; 51:867-93.
11. Burch HB. Evaluation and management of the solid thyroid nodule. Endocrinol Metab Clin North Am. 1995; 24:663-710.
12. Hegedüs L, St Bonnema SJ, Bennedbaek FN et al. Management of simple nodular goiter: current status and future perspectives. Endocr Rev. 2003; 24:102-32.
13. Gerenova J, Buysschaert M, de Burbure CY et al. Prevalence of thyroid cancer in Graves' disease: a retrospective study of a cohort of 103 patients treated surgically. Eur J Intern Med. 2003; 14:321-5.
14. Tam AA, Kaya C, Kılıç FB et al. Thyroid nodules and thyroid cancer in Graves' disease. Arq Bras Endocrinol Metabol. 2014; 58:933-8.
15. Fiore E, Rago T, Latrofa F et al. Hashimoto's thyroiditis is associated with papillary thyroid carcinoma: role of TSH and of treatment with L-thyroxine. Endocr Relat Cancer. 2011; 18:429-37.
16. Holm LE, Blomgren H, Löwhagen T. Cancer risks in patients with chronic lymphocytic thyroiditis. N Engl J Med. 1985; 312:601-4.
17. Boelaert K, Horacek J, Holder RL et al. Serum thyrotropin concentration as a novel predictor of malignancy in thyroid nodules investigated by fine-needle aspiration. J Clin Endocrinol Metab. 2006; 91:4295-301.
18. Golbert L, de Cristo AP, Faccin CS et al. Serum TSH levels as a predictor of malignancy in thyroid nodules: a prospective study. PLoS One. 2017; 12:e0188123.
19. Ahmed SR, Ball DW. Clinical review: incidentally discovered medullary thyroid cancer: diagnostic strategies and treatment. J Clin Endocrinol Metab. 2011; 96:1237-45.
20. Brandi ML, Gagel RF, Angeli A et al. Guidelines for diagnosis and therapy of MEN type 1 and type 2. J Clin Endocrinol Metab. 2001; 86:5658-71.
21. Vilar L, Albuquerque JL, Lyra R et al. Routine measurement of serum calcitonin in patients with nodular thyroid diseases: is worthwhile? Arch Endocrinol Metab. 2015; 59(Suppl 2):S20.
22. Elisei R, Bottici V, Luchetti F et al. Impact of routine measurement of serum calcitonin on the diagnosis and outcome of medullary thyroid cancer: experience in 10,864 patients with nodular thyroid disorders. J Clin Endocrinol Metab. 2004; 89:163-8.
23. Fugazzola L, Di Stefano M, Censi S et al. Basal and stimulated calcitonin for the diagnosis of medullary thyroid cancer: updated thresholds and safety assessment. J Endocrinol Invest. 2021; 44:587-97.
24. Peteiro-Gonzalez D, Cabezas-Agricola JM, Casanueva FF. Thyroid hemiagenesis: report of five cases and literature review. Endocrinol Nutr. 2013; 60:e15-7.
25. Hegedüs L. Thyroid ultrasound. Endocrinol Metab Clin North Am. 2001; 30:339-60.
26. Camargo RY, Tomimori EK. Usefulness of ultrasound in the diagnosis and management of well-differentiated thyroid carcinoma. Arq Bras Endocrinol Metabol. 2007; 51:783-92.
27. Ito Y, Amino N, Yokozawa T et al. Ultrasonographic evaluation of thyroid nodules in 900 patients: comparison among ultrasonographic, cytological, and histological findings. Thyroid. 2007; 17:1269-76.
28. Chammas MC, Gerhard R, Oliveira IRS et al. Thyroid nodules: evaluation with power Doppler and duplex Doppler ultrasound. Otolaryngol Head Neck Surg. 2005; 132:874-82.
29. Yang GCH, Fried KO. Most thyroid cancers detected by sonography lack intranodular vascularity on color Doppler imaging: review of the literature and sonographic-pathologic correlations for 698 thyroid neoplasms. J Ultrasound Med. 2017; 36:89-94.
30. Moura E, Vilar L, Brito AM et al. Carcinoma de tireoide: análise retrospectiva de 200 casos atendidos no Hospital das Clínicas-UFPE, entre 1995 e março de 2005. Arq Brasil Endocrinol Metab. 2005; 49:S222.
31. Sultan LR, Xiong H, Zafar HM et al. Vascularity assessment of thyroid nodules by quantitative color Doppler ultrasound. Ultrasound Med Biol. 2015; 41:1287-93.
32. Papini E, Guglielm R, Bianchini A et al. Risk of malignancy in nonpalpable thyroid nodules: predictive valor of ultrasound and color-Doppler features. J Clin Endocrinol Metab. 2002; 87:1941-6.
33. Jennings A. Evaluation of substernal goiters using computed tomography and MR imaging. Endocrinol Metab Clin North Am. 2001; 30:401-14.
34. Hales NW, Krempl GA, Medina JE. Is there a role for fluorodeoxyglucose positron emission tomography/computed tomography in cytologically indeterminate thyroid nodules? Am J Otolaryngol. 2008; 29:113-8.
35. Sebastianes FM, Cerci JJ, Zanoni PH et al. Role of 18F-fluorodeoxyglucose positron emission tomography in preoperative assessment of cytologically indeterminate thyroid nodules. J Clin Endocrinol Metab. 2007; 92:4485-8. Erratum in: J Clin Endocrinol Metab. 2008; 93:81.
36. Yoshihara A, Isozaki O, Okubo Y et al. Huge thyroid uptake of 18F-FDG in a patient with Hashimoto's thyroiditis referred for a malignant thyroid lesion. Thyroid. 2008; 18:579-80.
37. Ali SZ, Baloch ZW, Cochand-Priollet B et al. The 2023 Bethesda system for reporting thyroid cytopathology. Thyroid. 2023; 33(9):1039-44.
38. Alden J, Lambrou D, Yang J. Two-tier subclassification of the Bethesda category III (atypia of undetermined significance/follicular lesion of undetermined significance) in thyroid cytology. Diagn Cytopatohl. 2024; 52:156-62.
39. Baloch ZW, LiVolsi VA. Fine-needle aspiration of the thyroid: today and tomorrow. Best Pract Res Clin Endocrinol Metab. 2008; 22:929-39.
40. Graf H. Thyroid nodular disease. Arq Bras Endocrinol Metabol. 2004; 48:93-104.
41. Sidoti M, Marino G, Resmini E et al. The rational use of fine needle aspiration biopsy (FNAB) in diagnosing thyroid nodules. Minerva Endocrinol. 2006; 31:159-72.
42. Orija IB, Piñeyro M, Biscotti C et al. Value of repeating a nondiagnostic thyroid fine-needle aspiration biopsy. Endocr Pract. 2007; 13:735-42.
43. Orlandi A, Puscar A, Capriata E et al. Repeated fine-needle aspiration of the thyroid in benign nodular thyroid disease: critical evaluation of long-term follow-up. Thyroid. 2005; 15:274-8.
44. Tessler FN, Middleton WD, Grant EG et al. ACR thyroid imaging, reporting and data system (TI-RADS): white paper of the ACR TI-RADS committee. J Am Coll Radiol. 2017;14:587-95.
45. Russ G, Bonnema SJ, Erdogan MF et al. European Thyroid Association Guidelines for Ultrasound Malignancy Risk Stratification of Thyroid Nodules in Adults: The EU-TIRADS. Eur Thyroid J. 2017; 6:225-37.
46. Rosario PW, Ward LS, Graf H et al. Thyroid nodules ≤ 1 cm and papillary thyroid microcarcinomas: Brazilian experts opinion. Arch Endocrinol Metab. 2019; 63:456-61.
47. Mehta V, Nikiforov YE, Ferris RL. Use of molecular biomarkers in FNA specimens to personalize treatment for thyroid surgery. Head Neck. 2013; 35:1499-506.
48. Colombo C, Muzza M, Pogliaghi G et al. The thyroid risk score (TRS) for nodules with indeterminate cytology. Endocrine-Related Cancer. 2021; 28:225-35.

49. Ferraz C. Can current molecular tests help in the diagnosis of indeterminate thyroid nodule FNAB?. Arch Endocrinol Metab. 2018; 62:576-84.
50. Vargas-Salas S, Martínez JR, Urra S et al. Genetic testing for indeterminate thyroid cytology: review and meta-analysis. Endocr Relat Cancer. 2018; 25:R163-77.
51. Danilovic DL, Marui S. Critical analysis of molecular tests in indeterminate thyroid nodules. Arch Endocrinol Metab. 2018; 62:572-5.
52. Santos MTD, Buzolin AL, Gama RR et al. Molecular classification of thyroid nodules with indeterminate cytology: development and validation of a highly sensitive and specific new mirna-based classifier test using fine-needle aspiration smear slides. Thyroid. 2018; 28:1618-26.
53. Santos MT, Rodrigues BM, Shizukuda S et al. Clinical decision support analysis of a microRNA-based thyroid molecular classifier: a real-world, prospective and multicentre validation study. EBioMedicine. 2022; 82:104137.
54. Straccia P, Rossi ED, Bizzarro T. A meta-analytic review of the Bethesda System for Reporting Thyroid Cytopathology: has the rate of malignancy in indeterminate lesions been underestimated? Cancer Cytopathol. 2015; 123:713-22.
55. Wharry LI, McCoy KL, Stang MT et al. Thyroid nodules (≥ 4 cm): can ultrasound and cytology reliably exclude cancer? World J Surg. 2014; 38:614-21.
56. Francis GL, Waquespack SG, Bauer AJ et al. American Thyroid Association Guidelines Task Force. Management guidelines for children with thyroid nodules and differentiated thyroid cancer. Thyroid. 2015; 25:716-59.
57. Zelmanovitz F, Genro S, Gross JL. Supressive therapy with levo-thyroxine for solitary thyroid nodules: a double-blind controlled clinical study and cumulative metaanalyses. J Clin Endocrinol Metab. 1998; 83:3881-5.
58. Clark RDE, Luo X, Issa PP et al. A clinical practice review of percutaneous ethanol injection for thyroid nodules: state of the art for benign, cystic lesions. Gland Surg. 2024; 13:108-16.
59. Wesche MFT, Tiel-v Buul MMC, Lips P et al. A randomized trial comparing levothyroxine with radioactive iodine in the treatment of sporadic nontoxic goiter. J Clin Endocrinol Metab. 2001; 86:998-1005.
60. Silva MN, Rubio IG, Romao R et al. Administration of a single dose of recombinant human thyrotrophin enhances the efficacy of radioiodine treatment of large compressive multinodular goitres. Clin Endocrinol. (Oxf). 2004; 60:300-8.
61. Albino CC, Graf H, Sampaio AP et al. Thiamazole as an adjuvant to radioiodine for volume reduction of multinodular goiter. Expert OpinInvestig Drugs. 2008; 17:1781-6.
62. Piana S, Riganti F, Froio E et al. Pathological findings of thyroid nodules after percutaneous laser ablation: a series of 22 cases with cyto-histological correlation. Endocr Pathol. 2012; 23:94-100.
63. Papini E, Monpeyssen H, Frasoldati A et al. 2020 European Thyroid Association Clinical Practice Guideline for the use of image-guided ablation in benign thyroid nodules. Eur Thyroid J. 2020; 9:172-85.
64. Pacella CM, Mauri G, Achille G et al. Outcomes and risk factors for complications of laser ablation for thyroid nodules: a multicenter study on 1531 patients. J Clin Endocrinol Metab. 2015; 100:3903-10.
65. Rahal A Jr, Falsarella PM, Mendes GF et al. Percutaneous laser ablation of benign thyroid nodules: a one year follow-up study. 2018; 16:eAO4279.
66. Deandrea M, Trimboli P, Garino F. Long term efficacy of a single session of RFA of benign nodules: a longitudinal 5-years observational study. J Clin Endocrinol Metab. 2019; 104:3751-6.

CAPÍTULO

23

Câncer de Tireoide: Classificação e Diagnóstico

Pedro Weslley Souza do Rosario ▪ Luciano Albuquerque ▪ Aline Alves Lopes Albuquerque ▪ Lucio Vilar

INTRODUÇÃO

O câncer de tireoide é raro (cerca de 1% de todas as neoplasias), mas, entre as neoplasias endócrinas malignas, é o mais frequente.[1,2] Sua incidência anual é baixa e variável, dependendo da população estudada. Nos EUA, estima-se que seja de 5 a 9 casos por 100.000 mulheres e 2 a 4 casos por 100.000 homens, mas ela vem se elevando em mais 5% ao ano.[3-5] Por outro lado, a prevalência de carcinomas ocultos é significativamente maior do que a das neoplasias clinicamente aparentes, alcançando 2 a 36% em achados de necropsia, 3 a 7% em pacientes submetidos à tireoidectomia por bócio multinodular e 2,8 a 4,5% em pacientes tratados cirurgicamente por doença de Graves.[6,7] Em um estudo brasileiro, a prevalência de microcarcinomas ocultos foi de 7,8% em 166 necropsias consecutivas e 7,2% em 261 glândulas ressecadas cirurgicamente por doenças tireoidianas em geral.[8]

As neoplasias malignas tireoidianas podem se originar de três diferentes tipos de células: foliculares, parafoliculares e outras células existentes na tireoide. As células foliculares, que constituem a quase totalidade dos elementos celulares da tireoide, são responsáveis por 90% ou mais dos carcinomas tireoidianos. Nesses casos, há nítida diferenciação histológica entre os carcinomas bem diferenciados e os indiferenciados. Os *bem diferenciados*, que são a maioria absoluta dos derivados das células foliculares (mais de 90%), são subdivididos em: *papilíferos, foliculares, papilíferos variante folicular encapsulados invasivos de células oncocíticas*. Os *indiferenciados* ou *anaplásicos* constituem menos de 5% dos carcinomas tireoidianos. Há ainda os carcinomas poucos diferenciados e os *diferenciados de alto grau*, que representam um grupo intermediário. Por outro lado, os *carcinomas medulares* são derivados das células parafoliculares, produtoras de calcitonina, representam 3 a 4% dos carcinomas tireoidianos e podem ser esporádicos (75 a 80% dos casos) ou, menos comumente, hereditários ou familiares (isoladamente ou associados à neoplasia endócrina múltipla tipo 2). Entre os tumores mais raros (até 5% do total), destacam-se *linfomas, sarcomas, metástases, teratomas* e *hemangioendoteliomas* (Quadro 23.1).[2,9-14]

Apesar da semelhança quanto à apresentação clínica usual, ou seja, doença nodular atóxica, há importantes diferenças entre os principais tipos de câncer de tireoide, as quais estão detalhadas no Quadro 23.2. Ademais, eles apresentam evolução

Quadro 23.1 Classificação simplificada dos tumores tireoidianos com base na classificação da Organização Mundial da Saúde.

Benignos
- Adenoma folicular
- Adenoma oncocítico

Limítrofes ou de baixo risco
- Tumor trabecular hialinizante
- NIFTP
- Tumor folicular de potencial maligno incerto
- Tumor bem diferenciado de potencial maligno incerto

Malignos
- Carcinoma bem diferenciado
  - Carcinoma papilífero clássico
  - Microcarcinoma papilífero
  - Carcinoma papilífero, variante folicular
  - Outras variantes: células altas; células colunares; oxifílico; *Hobnail*; esclerosante difusa; oxifílico; trabecular-sólido; morular
    - Carcinoma papilífero
    - Clássico
    - Outros subtipos: folicular infiltrativo, células altas, células colunares, oxifílico, *Hobnail*, esclerosante difuso
  - Carcinoma papilífero variante folicular encapsulado invasivo
  - Carcinoma folicular
    - Minimamente invasivo
    - Angioinvasivo
    - Extensamente invasivo
    - Carcinoma oncocítico
      - Minimamente invasivo
      - Angioinvasivo
      - Extensamente invasivo
    - Carcinoma diferenciado de alto grau
- Carcinoma pouco diferenciado
- Carcinoma indiferenciado (anaplásico)
- Carcinoma medular

NIFTP: neoplasia folicular tireoidiana não invasiva com aspectos nucleares semelhantes ao carcinoma papilífero.

Quadro 23.2 Comportamento biológico dos principais cânceres tireoidianos.

Tumor	Idade	Crescimento	Características hormonais	Metástases (MET)	Prognóstico
Papilífero	Todas	Lento	Eutireoidismo	MET-Linf > MET-D	Bom
Folicular e oncocítico	> 40 anos	Lento	Eutireoidismo; muito raramente, tireotoxicose (metástases funcionantes)	MET-D > MET-Linf (folicular) MET-Linf e MET-D (oncocítico)	Bom
Medular	Todas	Moderado	Eutireoidismo; secreção de calcitonina	Ao diagnóstico, MET-Linf em 50% e MET-D em 20%	Sobrevida em 10 anos: 20 a 90%
Indiferenciado (anaplásico)	Idosos	Rápido	Eutireoidismo; muito raramente, hipotireoidismo	MET-Linf e MET-D são frequentes	Letalidade > 90%

MET-Linf: metástases para linfonodos; MET-D: metástases a distância.

clínica bastante variável. De fato, embora a maioria dos pacientes com carcinoma diferenciado de tireoide (CDT) tenham bom prognóstico quando tratados adequadamente, apresentando índices de mortalidade similares aos da população geral, recidivas são comuns.[2,3,10] Ademais, alguns deles apresentam doença agressiva, com metástases já ao diagnóstico.[10,12] O carcinoma medular tem pior prognóstico, já que metástases são comuns ao diagnóstico. Finalmente, o raro carcinoma anaplásico é um tumor altamente agressivo, e a maior parte dos pacientes falece a curto ou médio prazo.[2,3]

CARCINOMAS DIFERENCIADOS DE TIREOIDE

Neste grupo, incluem-se o carcinoma papilífero (80% ou mais dos casos), papilífero variante folicular encapsulado invasivo, folicular, oncocítico e diferenciado de alto grau.[2,13-15] Os CDT habitualmente são encontrados na tireoide que apresenta um ou mais nódulos, em um indivíduo eutireóideo.[10,15-17] Excepcionalmente, o carcinoma diferenciado pode se apresentar como nódulo tireoidiano autônomo e hipertireoidismo.[18] Carcinoma folicular[19] ou papilífero[20] dentro de um *struma ovarii* também já foi relatado. CDT, sobretudo o carcinoma papilífero, muito raramente pode ser encontrado em tireoides linguais (cerca de 50 casos descritos)[21] e cistos do ducto tireoglosso.[22] Ocasionalmente, as metástases podem ser a manifestação inicial dos carcinomas diferenciados, mesmo na ausência de nódulo tireoidiano palpável.

Mecanismos genéticos e moleculares

Os CDT são caracteristicamente esporádicos, mas raramente podem ter agregação familiar, de forma isolada, ou surgir associados a doenças hereditárias complexas, como doença de Cowden, síndrome de Gardner ou complexo de Carney, entre outras (Quadro 23.3). Eles também podem ocorrer como uma síndrome familiar independente em 5 a 10% dos casos.[5]

No carcinoma papilífero de tireoide (CPT) esporádico, a prevalência média da mutação no gene *BRAFV600E* é de 55%, seguida de fusão *RET/PTC* em 8%, mutação do *RAS* em 6%, fusão *NTRK* em 2% e *rearranjo PAX8/PPARγ* em 1%. A via MAPK é ativada em 65 a 70% dos casos. No carcinoma folicular de tireoide (CFT) esporádico, são mais frequentes mutações no *RAS* (40 a 50%), fusão *PAX8/PPARγ* (em até 35%), fusão *THADA* e mutações do *PTEN* com perda da heterozigosidade (em até 27%), via PI3K-Akt-mTOR. Mutações no gene *EIF1AX* são encontradas em lesões foliculares benignas e malignas, assim como no carcinoma anaplásico.[23-25]

Em algumas das alterações, predominam certos fenótipos histopatológicos e determinados aspectos clínicos:

- Mutação *BRAFV600E*: altamente específica para malignidade (CPT principalmente, mas também CAT). Predomina nos subtipos clássico e de células altas do CPT, bem como nos tumores com achados de maior agressividade na apresentação. Presente nos tumores menos diferenciados originados de CPT. Ausente nas lesões benignas foliculares e no CFT. Controverso papel no risco para metástases a distância e recorrências[23-25] mas, de acordo com a American Thyroid Association (ATA), a presença da mutação BRAFV600E em CPT (mesmo restrito à tireoide) > 1 cm já estratifica o paciente como de risco intermediário de recidiva
- *RET/PTC*: mais prevalente nos subtipos clássico e sólido do CPT. Associado também a linfonodos metastáticos, exposição prévia à radiação ionizante e CPT em jovens[23-25]

Quadro 23.3 Raras síndromes hereditárias associadas ao carcinoma diferenciado de tireoide (CDT).

Síndrome	Apresentação clínica	Tumor	Gene e localização
CA papilífero familiar	Associado a CA papilífero renal	CPT	*Locus* no cromossomo 1q21
CA familiar não medular	–	CPT	*Locus* no 2q21
Tumores tireoidianos com oxifilia	–	Nódulos benignos e CPT	*Locus* no 19p13.2
CA papilífero sem oxifilia	–	CPT	*Locus* no 19p13
Polipose familiar	Pólipos no cólon e outros tumores gastrintestinais	–	*APC* no 5q21
Síndrome de Gardner	Pólipos no intestino delgado e cólon; osteomas; fibromas; lipomas	Carcinoma cribriforme-morular	*APC* no 5q21
Síndrome de Turcot	Pólipos no cólon; tumores cerebrais	–	*APC* no 5q21
Doença de Cowden	Hamartomas múltiplos e tumores de mama	Doença nodular folicular, adenoma e CA (frequência mais alta do carcinoma folicular)	Desconhecidos
Complexo de Carney	Nódulos pigmentados adrenais; adenomas hipofisários; manchas cutâneas pigmentadas; mixomas	Doença nodular folicular, adenomas; menos comumente CDT	*PRKAR1A*, localizado no 17q23-q24, enquanto o complexo de Carney tipo 2 foi mapeado no cromossomo 2p16

CA: carcinoma; CPT: carcinoma papilífero de tireoide. (Adaptado de Pacini e DeGroot, 2013.[5])

- Mutações *RAS*: maior prevalência no CFT, mas também no CPT variante folicular encapsulado invasivo, e subtipo folicular infiltrativo do PTC. Também encontrado em neoplasias benignas (adenomas foliculares), de baixo risco ou limítrofes (NIFTP, tumor de potencial maligno incerto) e no carcinoma anaplásico de tireoide. Neoplasias diferenciadas mutadas em *RAS* estão associadas a melhor prognóstico[23-25]
- *PAX8/PPARγ*: predomina no CFT (36 a 45%); raramente visto no CPT, com exceção do CPT variante folicular encapsulado invasivo e subtipo folicular infiltrativo do CPT; presente também em 37,5% em neoplasias benignas e de baixo risco ou limítrofes[23-25]
- Mutações do promotor da telomerase da transcriptase reversa (TERT): presentes em 10 a 13% dos CDT, estão associadas a maior agressividade do tumor e risco aumentado para metástases a distância e recorrência. A presença dessa mutação muitas vezes vem acompanhada de *BRAFV600E*. De acordo com a ATA, o encontro da mutação TERT em CDT > 1 cm, mesmo intratireoidianos, e sobretudo em associação com *BRAFV600E*, classifica o câncer como de alto risco para recorrência com elevada prevalência de doença metastática.[26] *p53* e *PIK3CA*: embora não exclusivas do carcinoma anaplásico da tireoide, estas mutações são típicas desse carcinoma indiferenciado.

Carcinoma papilífero

Em diversos estudos, o CPT representa mais de 80% dos carcinomas tireoidianos. Ocorre em qualquer faixa etária, porém predomina em indivíduos mais jovens (entre a 3ª e a 5ª década de vida). Seu crescimento, em geral, é lento e apresenta baixo grau de progressão, de modo que sua detecção leva um longo período. De maneira geral, o prognóstico é bom, e mais de 90% dos pacientes permanecem vivos cerca de 10 anos após o diagnóstico. Costuma ter excelente evolução nos adultos jovens e raramente leva a óbito pacientes com menos de 40 a 45 anos de idade.[1,11,27,28]

A disseminação do CPT dá-se por meio dos linfáticos intraglandulares, evoluindo do foco inicial para as outras partes da tireoide e para linfonodos cervicais. Dessa forma, lesões multicêntricas na tireoide são comuns, e, por ocasião da apresentação, mais de 25% dos pacientes têm metástases cervicais detectáveis (cN1), mais de 20% têm invasão extratireoidiana e 5% apresentam metástases a distância, especialmente para os pulmões. As metástases pulmonares podem ter distribuição miliar (geralmente com boa resposta ao radioiodo) ou podem apresentar-se na forma de imagens numulares (Figura 23.1).[4,15,16,28]

Os 5 a 10% dos casos de CPT que evoluem para morte são essencialmente constituídos pelos grupos com idade superior a 45 anos que apresentam lesões aderentes às estruturas adjacentes, com metástases invasivas cervicais ou a distância e subtipos histológicos mais agressivos, como o de células altas ou colunares ou invasão vascular.[15,16,27]

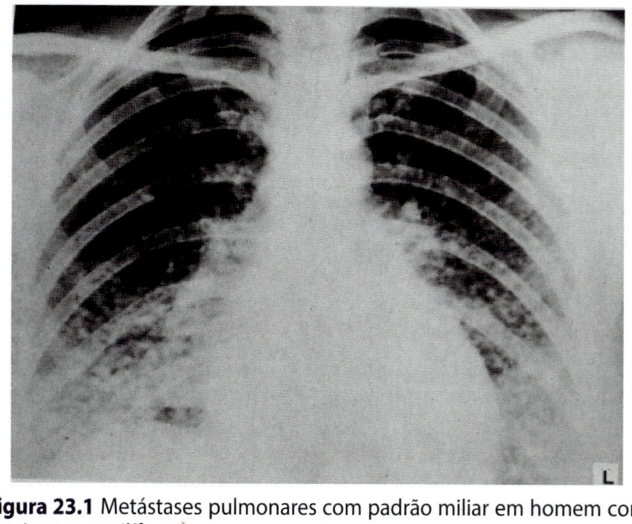

Figura 23.1 Metástases pulmonares com padrão miliar em homem com carcinoma papilífero.

Carcinoma folicular

O carcinoma folicular de tireoide corresponde a até 10% de todos os carcinomas tireoidianos e apresenta maior prevalência em regiões onde a ingestão de iodo é deficiente. Ocorre em um grupo etário mais avançado do que o CPT, com pico de incidência na 5ª década de vida. A exemplo do CPT, o carcinoma folicular geralmente é diagnosticado pelo achado de nódulo único na tireoide, descoberto casualmente. Outras vezes, porém, apresenta-se como crescimento recente de um nódulo em bócio de longa duração ou por metástase a distância (15 a 20% dos casos), com envolvimento pulmonar (Figura 23.2) ou comprometimento ósseo (Figuras 23.3 e 23.4), associado ou não a fraturas patológicas.[3,11,15,16,29] Vale ressaltar que metástases a distância podem ser a manifestação inicial do carcinoma folicular, mesmo quando o tumor é pequeno (Figura 23.5).[30] Menos comuns são as metástases cerebrais, que, excepcionalmente, são tão volumosas como as da paciente da Figura 23.6. Diferentemente do carcinoma papilífero, o folicular raramente cursa com metástases para linfonodos cervicais.[10,12,15,31] Além disso, são também raras metástases cutâneas (Figura 23.7), hepáticas, adrenais, renais, cardíacas ou para a região selar.[31-35] Existem alguns relatos de casos de tireotoxicose ocasionada por metástases funcionantes localizadas em pulmões, esqueleto e, mais raramente, fígado ou glândulas adrenais.[36-39]

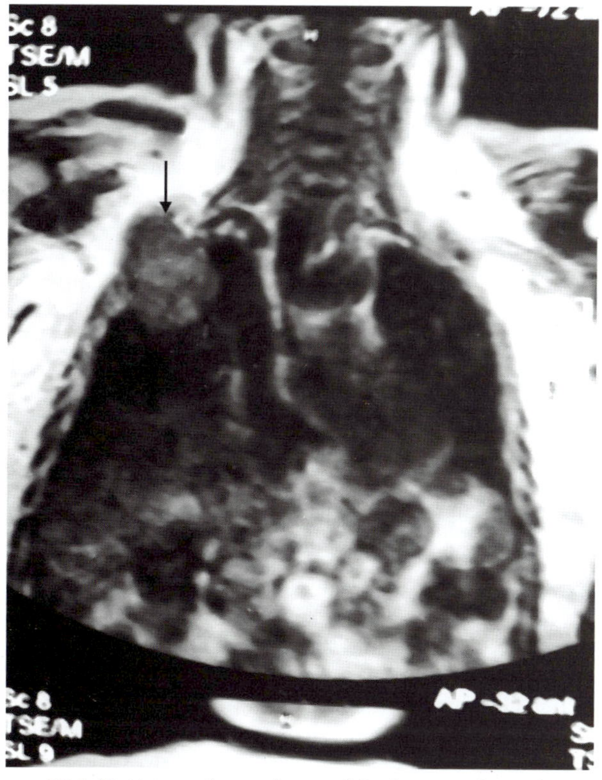

Figura 23.2 Metástase de carcinoma folicular, manifestando-se por volumoso nódulo no ápice do pulmão direito (*seta*).

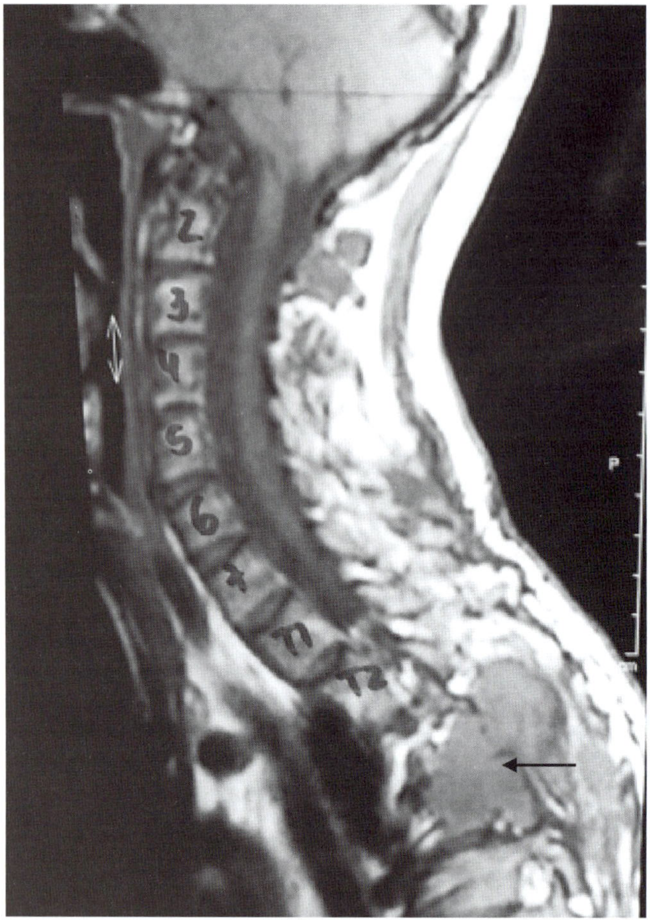

Figura 23.3 Carcinoma folicular cuja manifestação inicial foi dificuldade progressiva para deambulação, consequente à lesão metastática que comprometia os corpos vertebrais T3 e T4 e invadia o canal medular (*seta*).

Manifestações clinicolaboratoriais

A apresentação típica do CDT é de um nódulo, associado a valores normais de hormônio tireoestimulante (TSH). Na literatura há poucos relatos de CDT em um bócio nodular tóxico, e isso geralmente reflete a concomitância das duas condições. Também é rara a produção de T_4 e tri-iodotironina (T_3) por metástases de carcinoma folicular, levando eventualmente a tireotoxicose.[36-39]

Na maioria das vezes, o CDT é descoberto incidentalmente, seja por meio de ultrassonografia cervical, seja pelo paciente ou pelo médico, à inspeção ou palpação do pescoço. Cada vez menos, CDT é detectado como massa que causa sintomas compressivos, levando a rouquidão, disfagia, disfonia e/ou dificuldades para respirar.

Prognóstico

Quanto aos fatores prognósticos do CDT, a idade parece ser o mais relevante.[12,28] De fato, a mortalidade aumenta a partir dos 45 anos, e a taxa de recorrência é maior nos extremos de idade (< 20 e > 60 anos).[11,31] Da mesma maneira, o diagnóstico de invasão vascular ou extratireoidiana macroscópica, bem como de metástases a distância, está associado a pior evolução.[11,12,25] Globalmente, a taxa de recidiva e mortalidade em 30 anos para o carcinoma papilífero é de 31% e 6%, respectivamente, e, para o carcinoma folicular, de 24% e 15%.[12,15,31] Os carcinomas foliculares e oncocíticos parecem ter pior prognóstico quando angioinvasivos com muitos vasos acometidos, e particularmente os tumores amplamente invasivos.[40] O mesmo se aplica a subtipos do CPT, como de células altas, colunares, *Hobnail*, que também tendem a ser mais agressivos.[1,27]

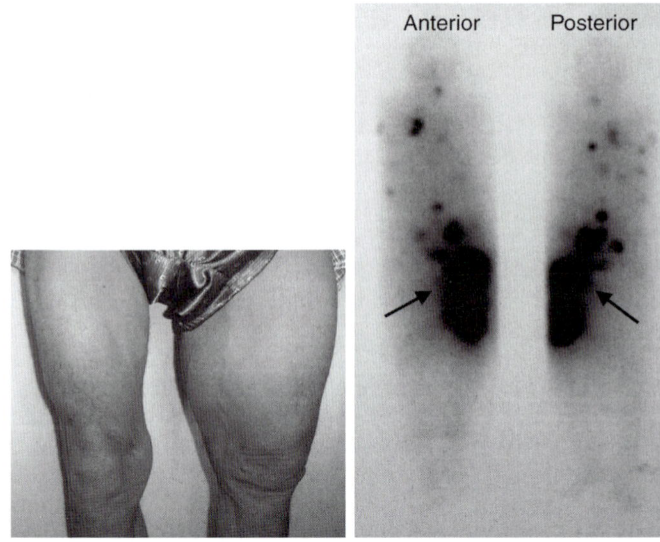

Figura 23.4 Extensa metástase de carcinoma folicular no fêmur esquerdo, com intensa captação do radioiodo (^{131}I) à pesquisa de corpo inteiro (*setas*).

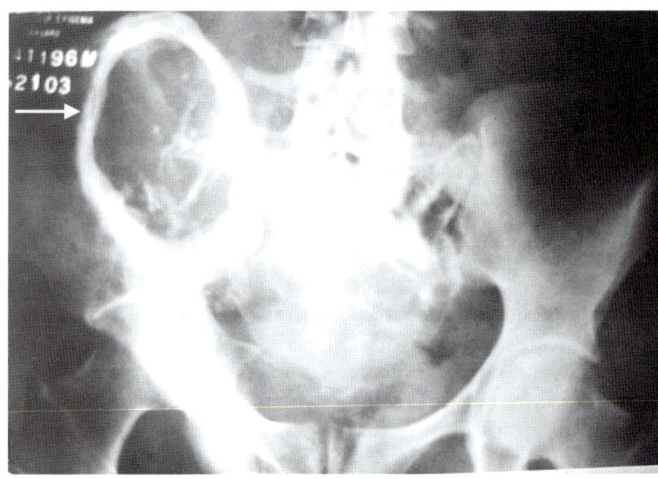

Figura 23.5 Extensa metástase osteolítica na bacia, como manifestação inicial de um carcinoma folicular (*seta*).

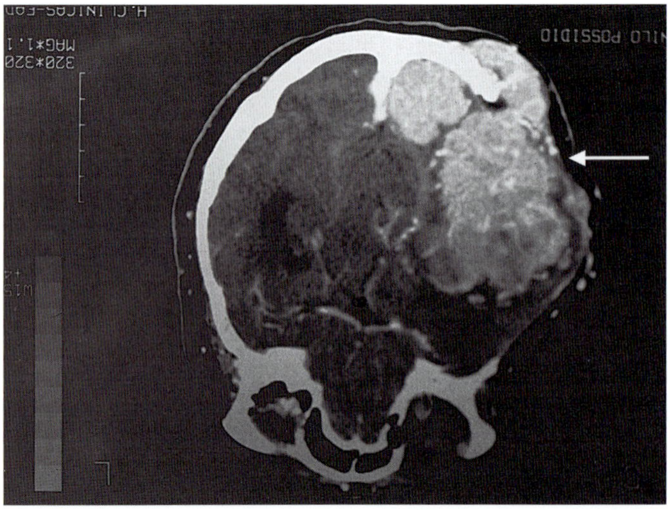

Figura 23.6 Carcinoma folicular e metástase cerebral volumosa (*seta*) na região temporoparietal direita. A apresentação inicial do tumor foi uma metástase para a calota craniana, retirada cirurgicamente, 3 anos antes.

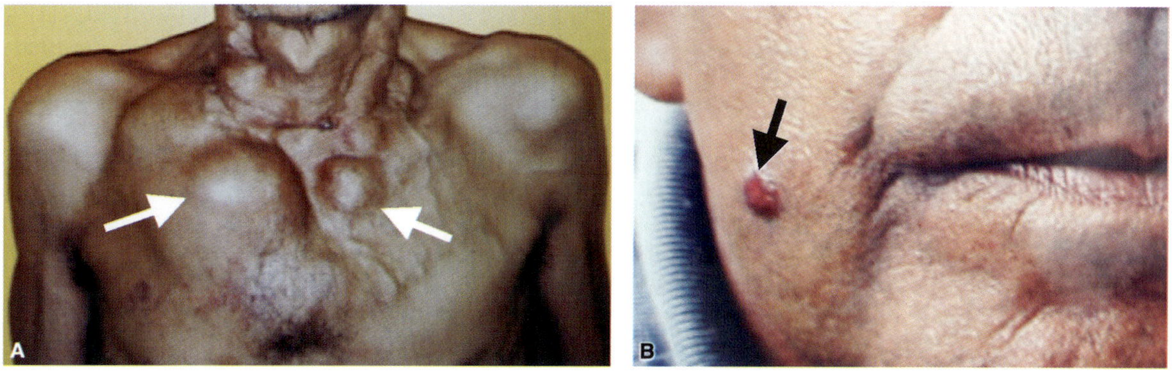

Figura 23.7 Metástases de carcinoma folicular, manifestando-se por nódulos subcutâneos (**A**) e lesão papular eritematosa facial (**B**), indicados pelas *setas*.

Neoplasia folicular tireoidiana não invasiva com aspectos nucleares semelhantes ao carcinoma papilífero

Descrita em 2016, a neoplasia folicular tireoidiana não invasiva com aspectos nucleares semelhantes ao carcinoma papilífero (*NIFTP*; do inglês, *noninvasive follicular thyroid neoplasm with papillary-like nuclear features*) faz parte do espectro de neoplasias foliculares, subgrupo *RAS-like*. É atualmente considerada uma neoplasia de muito baixo risco e progressão indolente.[41]

O seu diagnóstico requer o exame histopatológico, com critérios estritos e padronizados, incluindo: lesão encapsulada (ou com nítida limitação da lesão e restante do parênquima tireoidiano normal), padrão de crescimento e organização folicular sem a presença de papilas bem formadas ou dos corpos psamomatosos, aspectos nucleares semelhantes ao carcinoma papilífero de tireoide, ausência de invasão de cápsula ou invasão vascular, ausência de necrose tumoral ou de alto índice de atividade mitótica.[41,42] Ainda, na NIFTP classicamente não há mutações que indiquem agressividade, como *BRAFV600E* ou promotor do TERT.[43]

Alguns autores consideram a NIFTP como lesão pré-maligna.[42] Em estudo multicêntrico com 109 pacientes com tumores > 1 cm, não houve surgimento de metástases em seguimento de até 10 anos, mesmo sem tratamento adjuvante com radioiodoterapia, reforçando o bom prognóstico dessa neoplasia.[42] Assim, como não é considerado um tumor maligno, não há necessidade de classificação dos sistemas de estadiamento tumoral, como o TNM.[44,45]

Não há consenso sobre como deve ser o seguimento a longo prazo dos pacientes que receberam o diagnóstico de NIFTP. Nas atuais diretrizes da ATA, consta que o seguimento com exames laboratoriais (tireoglobulina e antitireoglobulina), bem como ultrassonografia cervical, não são obrigatórios.[1] De fato, na ausência de lesões suspeitas no lobo remanescente e de outros fatores preocupantes na avaliação pós-operatória inicial (linfonodos atípicos ou tireoglobulina elevada), o acompanhamento deve ser semelhante ao do adenoma folicular.[42]

CARCINOMA MEDULAR DE TIREOIDE

Características gerais

O carcinoma medular de tireoide (CMT) se origina das células C ou parafoliculares e pode apresentar-se de duas formas: esporádica ou familiar (Quadro 23.4). Cerca de 75 a 80% desses tumores são de origem esporádica, enquanto 20 a 25% podem fazer parte da síndrome genética conhecida como neoplasia endócrina múltipla do tipo 2 (MEN-2). Esta última é transmitida de modo autossômico dominante (ou seja, 50% dos filhos de um indivíduo afetado têm o risco de apresentar a doença), com alta penetrância e expressão variável. O CMT pode vir isoladamente (CMT familiar [CMTF]) ou como parte da MEN-2A clássica e da MEN-2B, com penetrância > 90%.[46-49] A concomitância de CMT e carcinoma papilífero ou folicular já foi relatada, mas é bastante rara.[50]

Quadro 23.4 Tipos de carcinoma medular de tireoide (CMT).

- Forma esporádica (75 a 80%)
- Forma familiar (20 a 25%)
  - Neoplasia endócrina múltipla do tipo 2A (MEN-2A)
    - CMT
    - Feocromocitoma
    - Hiperparatireoidismo primário
    - Líquen amiloidótico cutâneo
    - Doença de Hirschsprung
  - Neoplasia endócrina múltipla do tipo 2B (MEN-2B)
    - CMT
    - Feocromocitoma
    - Fenótipo anormal
      - Neuromas mucosos
      - Hábito marfanoide
  - CMT familiar isolado

Entre as formas familiares ou hereditárias do CMT, a MEN-2A é a doença mais comum (55 a 80% dos casos), seguida pelo CMTF (15 a 35%) e a MEN-2B (5%). Na MEN-2A, o CMT está quase sempre presente e vem associado a feocromocitoma (presente em 50% dos casos) e/ou hiperparatireoidismo primário (25%).[51,52] Líquen amiloidótico cutâneo e doença de Hirschsprung também podem estar presentes na MEN-2A.[51] A MEN-2B representa a forma mais agressiva e mais precoce de CMT. Suas manifestações incluem CMT (> 90%), feocromocitoma (45%), ganglioneuromatose (100%), hábito marfanoide (65%) e anormalidades oculares (p. ex., espessamento dos nervos corneanos, ceratoconjuntivite *sicca* e incapacidade de produzir lágrimas).[48,51] A ganglioneuromatose se expressa por neuromas múltiplos de língua, pálpebras e mucosa oral, acompanhados de ganglioneuromas espalhados pelo sistema digestório, que podem provocar quadros clínicos que variam de megacólon a diverticulite.[47-49,51]

O CMTF é considerado uma variante da MEN-2A, e seu diagnóstico baseia-se na ausência de feocromocitoma ou hiperparatireoidismo, em duas ou mais gerações da família, ou na presença de mutações classicamente associadas a CMTF.[47]

Genética

As formas hereditárias do CMT são causadas por mutações ativadoras no proto-oncogene *RET* (*rearranged during transfection*), o qual está localizado no cromossomo 10q11.2. Mutações germinativas, localizadas nos éxons 8, 10, 11, 13 e 14, são encontradas em 95% dos pacientes com MEN-2A e em 85% daqueles com CMTF. A mutação característica da MEN-2B ocorre no éxon 16, códon 918 (encontrado em 95 a 98% dos pacientes). Contudo, em mais de 50% dos pacientes com MEN-2B e em 5 a 10% dos casos de MEN-2A e CMTF, não há história familiar, devido à ocorrência de mutações *de novo*.[47,48,52]

Em relação ao CMT esporádico, não há mutações germinativas, mas cerca de 50% dos casos exibem mutações somáticas no gene *RET*.[44,49] Há evidências de que essas mutações confiram maior agressividade ao CMT esporádico. Mais importante ainda, em 1 a 7% dos casos de CMT aparentemente esporádico são encontradas mutações germinativas do *RET*. Portanto, tais mutações devem ser pesquisadas em todo paciente com CMT.[47,52]

Epidemiologia

O CMT tem leve predominância no sexo feminino e apresenta-se em qualquer faixa etária.[47] A forma esporádica tem pico de incidência durante a 5ª e a 6ª década de vida, enquanto as formas familiares manifestam-se mais precocemente. A forma familiar isolada tem idade típica de aparecimento na 3ª década; MEN-2A, na 2ª década; e MEN-2B, em pessoas com menos de 10 anos, inclusive no 1º ano de vida.[48,49] O CMT que se apresenta na MEN-2B é muito mais agressivo que aquele observado na MEN-2A e, ao diagnóstico, frequentemente está associado a extensão extratireoidiana e metástases para linfonodos regionais e mesmo a distância.[47-49] Poucos pacientes com MEN-2B sobrevivem além dos 20 anos de idade quando o CMT é detectado clinicamente, e não por rastreamento genético. É importante ressaltar que, com o início do rastreamento genético, o diagnóstico e o tratamento do CMT têm sido cada vez mais precoces.[47-49]

Partindo do princípio de que a porcentagem de CMT é semelhante à relatada em outros países, cerca de 430 novos casos de CMT seriam diagnosticados anualmente no Brasil.[47]

Biopatologia

Na qualidade de tumor neuroendócrino, além de calcitonina (CT), o CMT pode secretar diversas substâncias bioativas, listadas no Quadro 23.5. Entre elas se incluem antígeno carcinoembriogênico (CEA), cromogranina A, prostaglandinas, serotonina, hormônio adrenocorticotrófico (ACTH), hormônio liberador de corticotrofina (CRH), peptídeo intestinal vasoativo (VIP), hormônio liberador de tireotrofina (TRH) etc. Entre esses marcadores, CT e CEA são os mais úteis clinicamente para fins diagnósticos e prognósticos. De fato, quanto mais elevados os níveis desses marcadores, maior o risco de metástases a distância (ver adiante).[47-49]

Quadro 23.5 Produtos secretados pelo carcinoma medular de tireoide.

Calcitonina	
Outros hormônios polipeptídeos	
▪ ACTH ▪ Endorfina ▪ VIP ▪ TRH	▪ CRH ▪ Somatostatina ▪ POMC ▪ Peptídeo liberador da gastrina, entre outros
Aminas bioativas e enzimas	
▪ Dopamina ▪ Histaminase ▪ Prostaglandinas ▪ Substância P	▪ Dopa-descarboxilase ▪ Serotonina ▪ Betaendorfina ▪ Enolase neurônio-específica
Outras substâncias	
▪ CEA ▪ Prostaglandinas ▪ Melanina	▪ Cromogranina A ▪ Fator de crescimento do nervo ▪ Outros

ACTH: hormônio adrenocorticotrófico; VIP: peptídeo intestinal vasoativo; TRH: hormônio liberador de tireotrofina; CRH: hormônio liberador de corticotrofina; POMC: pró-opiomelanocortina; CEA: antígeno carcinoembriogênico.

Quadro clínico

Os pacientes com CMT, seja da forma esporádica ou familiar, apresentam-se geralmente com um nódulo palpável, duro, localizado nos dois terços superiores da tireoide, onde concentram-se as células parafoliculares. Eventualmente, o tumor pode ser detectado incidentalmente em exames de imagem da região cervical. O CMT esporádico, em geral, é um tumor indolente e solitário, enquanto o hereditário normalmente é multicêntrico. Sintomas como disfagia, rouquidão e pressão local são pouco frequentes e dependem do tamanho e da invasibilidade do tumor.[47-49]

Metástases linfonodais ocorrem em 50% dos pacientes ao diagnóstico e podem ser o primeiro achado ao exame físico. Metástases para fígado, pulmão e ossos são observadas em 20% dos pacientes ao diagnóstico.[37-40] Mais raras são metástases para pele, glândulas adrenais, cérebro ou mamas.[53-58]

A produção das citadas substâncias bioativas pelo CMT justifica muitas de suas manifestações sistêmicas, tais como diarreia aquosa ou rubor (*flushing*) facial e torácico. Encontrados em um terço dos pacientes, esses sintomas são mais frequentes naqueles com grandes tumores e, raramente, podem ser a manifestação clínica inicial.[47,48] Síndrome de Cushing pode também ocorrer, devido à produção tumoral de ACTH.[59] Outras possíveis manifestações são dor e fraturas, decorrentes de metástases ósseas.[53]

Manifestações específicas dos outros componentes da MEN-2A, como feocromocitoma e hiperparatireoidismo, podem preceder o CMT, ocorrer simultaneamente ou, mais comumente, posteriormente a ele.[47,48,50] Os neuromas de mucosa (congênitos ou de aparecimento na infância), mais comuns em lábios e língua, bem como o hábito marfanoide, são características fenotípicas da MEN-2B que facilitam o diagnóstico.[51]

Diagnóstico

Dosagens hormonais

Laboratorialmente, o CMT se caracteriza por função tireoidiana normal e níveis séricos elevados de CT, observados na grande maioria dos pacientes.[46-49] Valores de CT > 100 pg/mℓ basais são altamente sugestivos de CMT, na ausência de insuficiência renal. Podem, contudo, ser também observados em pacientes com hiperplasia de células C (HCC), que pode preceder o CMT. Níveis < 10 pg/mℓ praticamente excluem esse diagnóstico, ao passo que valores entre 20 e 100 pg/mℓ implicam um risco de 25%.[47-49,60] Níveis basais de CT > 100 pg/mℓ são observados em 50% ou mais dos casos de CMT. Quando há valores entre 10 e 100 pg/mℓ, deve-se dosar a CT após estímulo com pentagastrina (não disponível no Brasil) ou com cálcio (Quadro 23.6).[60,61] Valores de 30 a 100 pg/mℓ após pentagastrina ou cálcio sugerem hiperplasia de células C (HCC), enquanto níveis > 100 pg/mℓ já são suspeitos para CMT, embora também ocorram na HCC. Convém comentar que não há consenso sobre os pontos de corte para a CT estimulada (eCT), e valores preditivos positivos entre 22 e 100% foram relatados para níveis de eCT > 100 pg/mℓ.[47,48] Para a CT após estímulo com cálcio, Mian et al.[61] propuseram pontos de corte de 79 pg/mℓ para mulheres (100% de sensibilidade e 76,6% de

Quadro 23.6 Testes de estímulo para investigação do carcinoma medular de tireoide (CMT).

Teste	Procedimento	Interpretação
Pentagastrina	Infusão intravenosa de pentagastrina (0,5 μg/kg em 5 a 10 s), seguida da dosagem dos níveis de CT após 0, 2, 5 e 10 min	▪ CT entre 30 e 100 pg/mℓ: indicativa de HCC ▪ CT > 100 pg/mℓ: indicativa de CMT (mas pode ser HCC)
Cálcio	Infusão intravenosa de gliconato de cálcio a 10% (25 mg/kg, 10 mℓ/min), seguida da dosagem dos níveis de CT após 0, 2, 5 e 10 min	▪ CT entre 30 e 100 pg/mℓ: sugestiva de HCC ▪ CT > 100 pg/mℓ: sugestiva de CMT (mas pode ser HCC) ▪ CT > 521 pg/mℓ em mulheres e > 622 pg/mℓ em homens: 100% de especificidade para o CMT (estudo brasileiro)[63]

CT: calcitonina; HCC: hiperplasia de células C. (Adaptado de Maia et al., 2014;[47] Wells et al., 2015;[48] Mian et al., 2014;[61] Rosario e Calsolari, 2017.[63])

especificidade) e 544 pg/mℓ para homens (77,8% de sensibilidade e 85,4% de especificidade). Papadakis et al.[62] sugeriram 274 pg/mℓ para mulheres (100% de sensibilidade e 74% de especificidade) e 452 pg/mℓ para homens (75% de sensibilidade e 80% de especificidade). Já no estudo de Rosario e Calsolari,[63] especificidade de 100% para o CMT foi observada com CT estimulada > 521 pg/mℓ em mulheres e > 622 pg/mℓ em homens.[63] Neste estudo, 14,6% dos pacientes com CT basal > 10 e < 100 pg/mℓ tinham CMT com valor mínimo de 28 pg/mℓ.[63]

Em pacientes com CMT, os níveis de CT no pré-operatório correlacionam-se com tamanho do tumor e presença de metástases.[47-49] Níveis de CT < 100 pg/mℓ estão associados a diâmetro médio do tumor de 3 mm, enquanto níveis > 1.000 pg/mℓ estão associados a diâmetro médio de 2,5 cm. Valores de CT > 400 pg/mℓ são suspeitos para metástases a distância.[47,63-65] Os valores do CEA também são úteis para estratificação de risco no CMT. De fato, níveis > 30 ng/mℓ são sugestivos de metástases em linfonodos nos compartimentos ipsilaterais centrais e laterais do pescoço, enquanto valores > 100 ng/mℓ correlacionam-se com metástases em linfonodos contralaterais e metástases a distância.[47,66]

Convém também ressaltar que a dosagem da calcitonina igualmente está sujeita a resultados falso-positivos e falso-negativos (Quadro 23.7).[61] De fato, níveis elevados de CT podem ser encontrados em algumas condições, como insuficiência renal, doenças granulomatosas, hiperparatireoidismo, doença hepática crônica, outras neoplasias malignas (carcinoma pulmonar, carcinoma de próstata, hepatoma, feocromocitoma e tumor de ilhotas pancreáticas), carcinomas papilífero e folicular tireoidianos, presença de anticorpos heterofílicos e, questionavelmente, tireoidites autoimunes crônicas.[41,56,61,67-70] Estímulos como exercícios ou ingestão de bebidas alcoólicas, bem como hipercalcemia e uso de inibidores da bomba de prótons (p. ex., omeprazol, pantoprazol etc.), podem também aumentar a calcitonina (ver Quadro 23.7).[47,71] Nessas situações, os níveis de CT geralmente são < 100 pg/mℓ.[67] Contudo, valores maiores podem ser observados na presença de insuficiência renal grave.[70] Níveis de CT falsamente baixos podem resultar de efeito gancho, mais frequente em pacientes com CMT disseminado e valores de CT muito elevados, ou nos poucos casos (< 5%) de CMT não secretores de CT.[47-49]

Punção aspirativa por agulha fina

A sensibilidade da citologia obtida por punção aspirativa por agulha fina (PAAF) para diagnosticar CMT em um nódulo tireoidiano varia entre 45 e 89%.[41,72] Em metanálise de 12 estudos, a sensibilidade média ficou abaixo de 50%.[48] Em estudo envolvendo 245 casos de CMT, a PAAF sugeriu CMT ou possível CMT em apenas 45,7%.[47] O diagnóstico diferencial entre CMT e outras neoplasias malignas da tireoide (lesões foliculares, particularmente categoria Bethesda III ou IV) pode ser difícil, devido à semelhança dos achados citológicos.[72-74]

A dosagem de CT no lavado da agulha tem sido recomendada para melhorar a acurácia diagnóstica da PAAF em casos de CMT.[75] Em um estudo retrospectivo,[75] a citologia detectou CMT em 21 de 37 lesões (sensibilidade de 56,8%), enquanto a dosagem de CT no lavado apresentou taxas de sensibilidade e especificidade de 100% quando se utilizou um ponto de corte de 39,6 pg/mℓ. Na série de Rosario e Calsolari,[63] o valor mínimo no lavado em casos de CMT foi de 84 pg/mℓ, enquanto o valor máximo para os pacientes sem distúrbios de células parafoliculares ficou em torno de 18,5 pg/mℓ, mas nódulos hiperplásicos de células C podem resultar em falso-positivos. As avaliações imunocitoquímica e de microRNAs (como miR-375) podem também ser úteis nos casos duvidosos.[47,48] Uma vez feito o diagnóstico de CMT, todos os pacientes devem ser submetidos à pesquisa de mutações germinativas do proto-oncogene *RET*, mesmo nos casos aparentemente esporádicos.[48]

Quadro 23.7 Causas de hipercalcitoninemia em pacientes sem carcinoma medular de tireoide.

Fármacos
- Inibidores da bomba de prótons
- Betabloqueadores
- Glicocorticoides
- Glucagon
- Pancreozimina

Doenças não tireoidianas
- Hipergastrinemias
- Hiperparatireoidismo e outras causas de hipercalcemia
- Insuficiência renal
- Neoplasias malignas
  - Tumores neuroendócrinos (paraganglioma/feocromocitoma, tumores neuroendócrinos pancreáticos, tumores carcinoides etc.)
  - Carcinomas (pulmão, próstata etc.)
  - Hepatoma

Doenças tireoidianas
- Hiperplasia de células C
- Carcinomas (papilífero e folicular)
- Tireoidite de Hashimoto (?)

Causas analíticas
- Macrocalcitonina
- Anticorpos heterofílicos

Adaptado de Maia et al., 2014;[47] Wells et al., 2015;[48] Leboulleux et al., 2004.[49]

Rastreamento

Uma vez confirmado o CMT, devem-se submeter os pacientes à análise direta do DNA para mutações do *RET*.[48] Se a pesquisa for positiva, o rastreamento nos familiares de primeiro grau deve ser realizado o quanto antes, já que o encontro da mutação torna possíveis o diagnóstico e o tratamento precoces do CMT, ou mesmo sua profilaxia.[47,48]

Prognóstico

O CMT é um tumor bem mais agressivo que os carcinomas bem diferenciados da tireoide, implicando redução de sobrevida, a qual está significativamente relacionada com idade, sexo e estádio da doença.[46-48] A sobrevida em 10 anos é cerca de 90%

em doença confinada à tireoide, 70% no comprometimento de linfonodos cervicais e 20% quando há metástases a distância. A forma mais agressiva de CMT é aquela associada à MEN-2B.[47,48]

CARCINOMA INDIFERENCIADO OU ANAPLÁSICO

O carcinoma anaplásico de tireoide (CAT) é o tipo mais grave e o menos comum das neoplasias malignas próprias da tireoide, respondendo por, no máximo, 1 a 3% dos casos.[70,71] Mais prevalente em áreas de deficiência de iodo, ele tipicamente predomina em idosos (pico entre 65 e 70 anos). É raro em pessoas com menos de 50 anos de idade.[76,77] Em uma série recente de 479 pacientes (246 homens e 233 mulheres), a idade ao diagnóstico variou de 21 a 92 anos (mediana de 65), e a sobrevida mediana foi de 9,5 meses.[78]

É importante ressaltar que cerca de 50% desses tumores surgem de uma lesão benigna ou de um carcinoma diferenciado de longa duração.[76-78] Embora a terapia com radioiodo (^{131}I) para os cânceres diferenciados tenha sido responsabilizada por essa perda da diferenciação, a evidência atual é contra essa hipótese.[4]

O CAT é uma das formas mais agressivas e resistentes de cânceres, com crescimento rápido, invasão local precoce e prognóstico extremamente desfavorável. A invasão local pode causar dificuldade para respirar ou engolir, e traqueostomia é frequentemente necessária. Esses tumores provocam, com frequência, metástases para linfonodos cervicais e metástase a distância (sobretudo para os pulmões). Metástases ósseas são caracteristicamente raras.[4,76-79]

Diagnóstico laboratorial

A função tireoidiana, em geral, é normal.[79] Raramente, a necrose rápida da tireoide induz hipertireoidismo, por um mecanismo similar ao da tireoidite subaguda.[80] A ocorrência de hipercalcemia por produção de proteína relacionada ao hormônio da paratireoide (PTHrP) já foi relatada, mas também é rara.[81]

Se a PAAF não permitir uma definição diagnóstica, pode-se fazer uma biopsia por fragmento (*core biopsy*) ou a céu aberto.[78,79]

Prognóstico

O CAT é uma das neoplasias mais letais em humanos.[77,80] A maioria dos portadores de CAT morre da doença.[82] A sobrevida pós-operatória em 5 anos é de 3,6 a 10%[78,89,82] Contudo, já foram relatados casos excepcionais com sobrevida pós-cirúrgica prolongada (p. ex., 6 e 12 anos).[83]

Fatores que favorecem um melhor prognóstico são idade mais jovem, tumor < 5 a 6 cm e ausência de metástase a distância ao diagnóstico, bem como cirurgia radical associada à radioterapia (RxT) ou a combinação de RxT e quimioterapia.[76,78,82] Recentemente, terapias-alvo dirigidas, selecionadas de acordo com a mutação presente, têm apresentado resultados favoráveis para pacientes com CAT.[78]

LINFOMA PRIMÁRIO DE TIREOIDE

O linfoma primário de tireoide (LPT) é relativamente raro e responde por cerca de 1% dos cânceres tireoidianos. Habitualmente, ocorre em mulheres idosas com tireoidite de Hashimoto de longa duração e, na maioria das vezes, é do tipo não Hodgkin. A idade média de ocorrência é de 62 anos. O LPT mostra-se 2 a 3 vezes mais comum no sexo feminino.[84,85]

Diferentemente de outras neoplasias tireoidianas, o LPT geralmente se manifesta como massas de crescimento rápido, e sintomas locais são frequentes, enquanto sintomas sistêmicos são incomuns. Vários pacientes se queixam de dor, rouquidão, disfagia, dispneia ou estridor. Muitas vezes, ocorre rouquidão quando não há paralisia das cordas vocais. Raramente, os pacientes têm a síndrome da veia cava superior.[4,84,85]

A incidência de hipotireoidismo, no momento do diagnóstico, é variável (0 a 60%).[85] A concomitância de tireoidite de Hashimoto tem variado de 30 a 87%.[5,84]

METÁSTASES

Apesar de a tireoide ter um suprimento sanguíneo intenso, metástases nessa glândula não são frequentes. As neoplasias mais comumente envolvidas são melanoma, câncer de mama, carcinoma renal, câncer de pulmão e cânceres de cabeça e pescoço.[86,87] Em uma série com 15 pacientes,[87] o local primário mais envolvido foi o rim (4 casos). Em 5 pacientes, a metástase foi a manifestação inicial da neoplasia. Outros tumores citados na literatura são lipossarcoma, adenocarcinomas de esôfago e reto, leiomiossarcoma gástrico, carcinomas de língua, cólon, fígado, parótidas, entre outros.[88-92] Ocasionalmente, o aspecto citológico das metástases pode mimetizar o do câncer tireoidiano primário,[93] sendo a imuno-histoquímica e a *core* biopsia importantes nessa distinção. Por outro lado, metástase de neoplasia colorretal para um câncer primário de tireoide também já foi relatada.[94]

Resumo

O câncer de tireoide representa a neoplasia endócrina maligna mais frequente. Cerca de 95% são representados pelos carcinomas diferenciados de tireoide (carcinomas papilífero, folicular, papilífero variante folicular encapsulado invasivo, oxifílico, diferenciado de alto grau), que têm bom prognóstico, ao passo que o carcinoma anaplásico é altamente agressivo, e a maioria dos pacientes morre em curto prazo após o diagnóstico. De prognóstico intermediário, o carcinoma medular, originário das células parafoliculares, caracteriza-se pela secreção de calcitonina. A apresentação usual do câncer de tireoide é um bócio nodular atóxico.

REFERÊNCIAS BIBLIOGRÁFICAS

1. Haugen BR, Alexander EK, Bible KC et al. 2015 American Thyroid Association management guidelines for adult patients with thyroid nodules and differentiated thyroid cancer: the American Thyroid Association guidelines task force on thyroid nodules and differentiated thyroid cancer. Thyroid. 2016; 26:1-133.
2. Perros P, Boelaert K, Colley S et al.; British Thyroid Association. Guidelines for the management of thyroid cancer. Clin Endocrinol. (Oxf). 2014; 81(Suppl 1):1-122.
3. Bauer AJ. Thyroid nodules and differentiated thyroid cancer. Endocr Dev. 2014; 26:183-201.
4. Francis GL, Waguespack SG, Bauer AJ et al. Management guidelines for children with thyroid nodules and differentiated thyroid cancer. Thyroid. 2015; 25:716-59.
5. Pacini F, DeGroot LJ. Thyroid cancer. In: De Groot LJ et al. (Ed.). Endotext [Internet]. South Dartmouth (MA): MDText.com, Inc.; 2000-2013.
6. Mazzaferri EL. Managing thyroid microcarcinomas. Yonsei Med J. 2012; 53:1-14.
7. Pelizzo MR, Bernante P, Toniato A et al. Frequency of thyroid carcinoma in a recent series of 539 consecutive thyroidectomies for multinodular goiter. Tumori. 1997; 83:653-5.
8. de Matos PS, Ferreira AP, Ward LS. Prevalence of papillary microcarcinoma of the thyroid in Brazilian autopsy and surgical series. Endocr Pathol. 2006; 17:165-73.
9. Pacini F, Schlumberger M, Dralle H et al. European consensus for the management of patients with differentiated thyroid carcinoma of the follicular epithelium. Eur J Endocrinol. 2006; 154:787-803.
10. Rosario PW, Ward LS, Carvalho GA et al. Thyroid nodules and differentiated thyroid cancer: update on the Brazilian consensus. Arq Bras Endocrinol Metabol. 2013; 57:240-64.
11. Maciel RMB. Carcinoma diferenciado da tireoide (papilífero e folicular): diagnóstico e conduta. Arq Brasil Endocrinol Metab. 1998; 42:299-305.
12. Maia AL, Ward LS, Carvalho GA et al. Thyroid nodules and differentiated thyroid cancer: Brazilian consensus. Arq Bras Endocrinol Metabol. 2007; 51:867-93.

13. Wartofsky L. Increasing world incidence of thyroid cancer: increased detection or higher radiation exposure? Hormones (Athens). 2010; 9:103-8.
14. Gharib H, Papini E, Paschke R et al. American Association of Clinical Endocrinologists, Associazione Medici Endocrinologi, and European Thyroid Association Medical guidelines for clinical practice for the diagnosis and management of thyroid nodules: executive summary of recommendations. Endocr Pract. 2010; 16:468-75.
15. Mazzaferri EL. An overview of the management of papillary and follicular thyroid carcinoma. Thyroid. 1999; 9:421-7.
16. Castro MR, Gharib H. Thyroid nodules and cancer. When to wait and watch, when to refer. Postgrad Med. 2000; 107:113-24.
17. Rogeski MT, Gharib H. Nodular thyroid disease: evaluation and management. N Engl J Med. 1985; 313:428-36.
18. Schneider PW, Meier DA, Balon H. A clear cell variant of follicular carcinoma presenting as an autonomously functioning thyroid nodule. Thyroid. 2000; 10:269-73.
19. Bhansali A, Jain V, Rajwanshi A et al. Follicular carcinoma in a functioning strumaovarii. Postgrad Med J. 1999; 75:617-8.
20. Boutross-Tadross O, Saleh R, Asa SL. Follicular variant papillary thyroid carcinoma arising in strumaovarii. Endocr Pathol. 2007; 18:182-6.
21. Sturniolo G, Violi MA, Galletti B et al. Differentiated thyroid carcinoma in lingual thyroid. Endocrine. 2016; 51:189-98.
22. Gordini L, Podda F, Medas F et al. Tall cell carcinoma arising in a thyroglossal duct cyst: a case report. Ann Med Surg (Lond). 2015; 4:129-32.
23. Kim JG. Molecular pathogenesis and targeted therapies in well-differentiated thyroid carcinoma. Endocrinol Metab (Seoul). 2014; 29:211-6.
24. Nikiforov YE, Nikiforova MN. Molecular genetics and diagnosis of thyroid cancer. Nat Rev Endocrinol. 2011; 7:569-80.
25. Buffet C, Groussin L. Molecular perspectives in differentiated thyroid cancer. Ann Endocrinol (Paris). 2015; 76(1 Suppl 1):1S8-15.
26. Alzahrani AS, Alsaadi R, Murugan AK et al. TERT promoter mutations in thyroid cancer. Horm Cancer. 2016; 7:165-77.
27. Hay ID, Bergstralh, Goellner JR et al. Predicting outcome in papillary thyroid carcinoma: development of a reliable prognostic scoring system in a cohort of 1779 patients surgically treated at one institution during 1940 through 1989. Surgery. 1993; 114:1050-8.
28. Mazzaferri EL, Jhiang SM. Long-term impact of initial surgical and medical therapy on papillary and follicular thyroid cancer. Am J Med. 1994; 97:418-28.
29. Witt RL. Initial surgical management of thyroid cancer. Surg Oncol Clin N Am. 2008; 17:71-91.
30. Moura E, Campos R, Vilar L et al. Carcinoma folicular da tireoide com menos de 1 cm – diagnóstico com metástase a distância. Arq Brasil Endocrinol Metab. 1996; 40(Suppl 2):S143.
31. De Groot LJ, Kaplan EL, Shukla MS et al. Morbidity and mortality in follicular thyroid cancer. J Clin Endocrinol Metab. 1995; 80:2946-53.
32. Alwaheeb S, Ghazarian D, Boerner SL et al. Cutaneous manifestations of thyroid cancer: a report of four cases and review of the literature. J Clin Pathol. 2004; 57:435-8.
33. Shah DH, Samuel AM. Metastasis to the liver in well-differentiated carcinoma of the thyroid. Thyroid. 1996; 6:607-11.
34. Paparel P, Tatou E, Krause D et al. Adrenal metastasis from follicular thyroid carcinoma with intracardiac thrombus. Prog Urol. 2004; 14:203-4.
35. Simon N, Quyyumi SA, Rothman JG. Follicular thyroid cancer presenting as a sellar mass: case report and review of the literature. Endocr Pract. 2004; 10:62-6.
36. Salvatori M, Saletnich I, Rufini V et al. Severe thyrotoxicosis due to functioning pulmonary metastases of well-differentiated thyroid cancer. J Nucl Med. 1998; 39:1202-7.
37. Ikejiri K, Furuyama M, Muranaka T et al. Carcinoma of the thyroid manifested as hyperthyroidism caused by functional bone metastasis. Clin Nucl Med. 1997; 22:227-30.
38. Guglielmi R, Pacella CM, Dottorini ME et al. Severe thyrotoxicosis due to hyperfunctioning liver metastasis from follicular carcinoma: treatment with (131)I and interstitial laser ablation. Thyroid. 1999; 9:173-7.
39. Yunta PJ, Ponce JL, Prieto M et al. Solitary adrenal gland metastasis of a follicular thyroid carcinoma presenting with hyperthyroidism. Ann Endocrinol (Paris). 2001; 62:226-9.
40. Chindris AM, Casler JD, Bernet VJ et al. Clinical and molecular features of Hürthle cell carcinoma of the thyroid. J Clin Endocrinol Metab. 2015; 100:55-62.
41. Nikiforov YE, Seethala RR, Tallini G et al. Nomenclature revision for encapsulated follicular variant of papillary thyroid carcinoma: a paradigm shift to reduce overtreatment of indolent tumors. JAMA Oncol. 2016; 2:1023-9.
42. Rosario PW, Mourão GF. Noninvasive follicular thyroid neoplasm with papillary-like nuclear features (NIFTP): a review for clinicians. Endocr Relat Cancer. 2019; 26:259-66.
43. Nikiforov YE, Baloch ZW, Hodak SP et al. Change in diagnostic criteria for noninvasive follicular thyroid neoplasm with papillary-like nuclear features. JAMA Oncol. 2018; 4:1125-6.
44. Lloyd RV, Osamura RY, Klöppel G et al. (Eds.). WHO classification of tumours of endocrine organs. International agency for research on cancer (IARC); 2017.
45. Parente DN, Kluijfhout WP, Bongers PJ et al. Clinical safety of renaming encapsulated follicular variant of papillary thyroid carcinoma: is NIFTP truly benign?. World J Surg. 2018; 42:321-6.
46. Mitchell AL, Gandhi A, Scoot-Coombes D et al. Management of thyroid cancer: United Kingdom National Multidisciplinary Guidelines. J Laryngol Otol. 2016; 130:S150-60.
47. Maia AL, Siqueira DR, Kulcsar MAV et al. Diagnosis, treatment, and follow-up of medullary thyroid carcinoma: recommendations by the Thyroid Department of the Brazilian Society of Endocrinology and Metabolism. Arq Brasil Endocrinol Metab. 2014; 58:667-700.
48. Wells SA Jr, Asa SL, Dralle H et al. Revised American Thyroid Association guidelines for the management of medullary thyroid carcinoma. Thyroid. 2015; 25:567-610.
49. Leboulleux S, Baudin E, Travagli JP et al. Medullary thyroid carcinoma. Clin Endocrinol (Oxf). 2004; 61:299-310.
50. Mazeh H, Orlev A, Mizrahi I et al. Concurrent medullary, papillary, and follicular thyroid carcinomas and simultaneous Cushing's syndrome. Eur Thyroid J. 2015; 4:65-8.
51. Marx SJ, Wells S Jr. Multiple endocrine neoplasia. In: Melmed S, Polonsky KS, Larsen PR et al. (Eds.). Williams textbook of endocrinology. 12. ed. Philadelphia: Saunders Elsevier; 2011. pp. 1728-67.
52. Puñales MK, Graf H, Gross JL et al. RET codon 634 mutations in multiple endocrine neoplasia type 2: variable clinical features and clinical outcome. J Clin Endocrinol Metab. 2003; 88:2644-9.
53. Yanardag H, Tetikkurt C, Tetikkurt S. Synchronous lung and liver metastases from medullary thyroid carcinoma. Can Respir J. 2003; 10:39-41.
54. Redleaf MI, Bauman NM, Robinson RA et al. Medullary carcinoma of the thyroid metastatic to the temporal bone. J Laryngol Otol. 1995; 109:1200-3.
55. Pitale SU, Melian E, Thomas C et al. Brain metastases from medullary thyroid carcinoma in a patient with multiple endocrine neoplasia type 2A. Thyroid. 1999; 9:1123-5.
56. Jee MS, Chung YI, Lee MW et al. Cutaneous metastasis from medullary carcinoma of thyroid gland. Clin Exp Dermatol. 2003; 28:670-1.
57. Maroto P, Bellet M, Cruz F et al. A woman with a unilateral adrenal mass. The adrenal metastasis of a medullary carcinoma of the thyroid. Rev Clin Esp. 1995; 195:847-8.
58. Kiely N, Williams N, Wilson G et al. Medullary carcinoma of the thyroid metastatic to breast. Postgrad Med J. 1995; 71:744-5.
59. Barroso-Sousa R, Lerario AM, Evangelista J et al. Complete resolution of hypercortisolism with sorafenib in a patient with advanced medullary thyroid carcinoma and ectopic ACTH (adrenocorticotropic hormone) syndrome. Thyroid. 2014; 24:1062-6.
60. Costante G, Meringolo D, Durante C et al. Predictive value of serum calcitonin levels for preoperative diagnosis of medullary thyroid carcinoma in a cohort of 5817 consecutive patients with thyroid nodules. J Clin Endocrinol Metab. 2007; 92:450-5.
61. Mian C, Perrino M, Colombo C et al. Refining calcium test for the diagnosis of medullary thyroid cancer: cutoffs, procedures, and safety. J Clin Endocrinol Metab. 2014; 99:1656-64.
62. Papadakis G, Keramidas I, Triantafillou E et al. Association of basal and calcium-stimulated calcitonin levels with pathological findings after total thyroidectomy. Anticancer Res. 2015; 35:4251-8.
63. Rosario PW, Calsolari MR. Basal serum calcitonin, after calcium stimulation, and in the needle washout of patients with thyroid nodules and mild or moderate basal hypercalcitoninemia. Horm Metab Res. 2017; 49:129-34.
64. Cohen R, Campos JM, Salaun C et al. Preoperative calcitonin levels are predictive of tumor size and postoperative calcitonin normalization in medullary thyroid carcinoma. Groupe d'Etudes des Tumeurs a Calcitonine (GETC). J Clin Endocrinol Metab. 2000; 85:919-22.
65. Machens A, Schneyer U, Holzhausen HJ et al. Prospects of remission in medullary thyroid carcinoma according to basal calcitonin level. J Clin Endocrinol Metab. 2005; 90:2029-34.
66. Machens A, Ukkat J, Hauptmann S et al. Abnormal carcinoembryonic antigen levels and medullary thyroid cancer progression: a multivariate analysis. Arch Surg. 2007; 142:289-93.
67. Guesgen C, Willms A, Zwad A et al. Investigation of factors potentially influencing calcitonin levels in the screening and follow-up for medullary thyroid carcinoma: a cautionary note. BMC Clin Pathol. 2013;13:27.
68. Scheuba C, Kaserer K, Moritz A et al. Sporadic hypercalcitoninemia: clinical and therapeutic consequences. Endocr Relat Cancer. 2009; 16:243-53.
69. Karanikas G, Moameni A, Poetzi C et al. Frequency and relevance of elevated calcitonin levels in patients with neoplastic and nonneoplastic thyroid disease and in healthy subjects. J Clin Endocrinol Metab. 2004; 89:515-9.
70. Sabia R, Wagner M, Susa K et al. Calcitonin concentrations in patients with chronic kidney disease on hemodialysis in reference to parathyroidectomy. Kidney Int. 2006; 70:2014-20.
71. Karanikas G, Moameni A, Poetzi C et al. Frequency and relevance of elevated calcitonin levels in patients with neoplastic and nonneoplastic thyroid disease and in healthy subjects. J Clin Endocrinol Metab. 2004; 89:515-9.
72. Essig GF Jr, Porter K, Schneider D et al. Fine needle aspiration and medullary thyroid carcinoma: the risk of inadequate preoperative evaluation

and initial surgery when relying upon FNAB cytology alone. Endocr Pract. 2013; 19:920-7.
73. Trimboli P, Guidobaldi L, Bongiovanni M et al. Use of fine-needle aspirate calcitonin to detect medullary thyroid carcinoma: a systematic review. Diagn Cytopathol. 2016; 44:45-51.
74. Shah SS, Faquin WC, Izquierdo R et al. FNA of misclassified primary malignant neoplasms of the thyroid: impact on clinical management. Cytojournal. 2009; 6:1.
75. Trimboli P, Cremonini N, Ceriani L et al. Calcitonin measurement in aspiration needle washout fluids has higher sensitivity than cytology in detecting medullary thyroid cancer: a retrospective multicentre study. Clin Endocrinol (Oxf). 2014; 80:135-40.
76. Smallridge RC, Ain KB, Asa SL et al. American Thyroid Association guidelines for management of patients with anaplastic thyroid cancer. Thyroid 2012; 22:1104-39.
77. Polistena A, Monacelli M, Lucchini R et al. Thyroid anaplastic carcinoma: the impact of multimodality treatment on survival. The experience of a referral center for endocrine surgery. Minerva Chir. 2014; 69:261-9.
78. Maniakas A, Dadu R, Busaidy NL et al. Evaluation of overall survival in patients with anaplastic thyroid carcinoma, 2000-2019. JAMA Oncol. 2020 Aug 6 [Online ahead of print].
79. Neff RL, Farrar WB, Kloos RT et al. Anaplastic thyroid cancer. Metab Clin North Am. 2008; 37:525-38.
80. Oppenheim A, Miller M, Anderson GH Jr et al. Anaplastic thyroid cancer presenting with hyperthyroidism. Am J Med. 1983; 75:702-4.
81. Iwai H, Ohno Y, Aoki N. Anaplastic thyroid carcinoma with humoral hypercalcemia of malignancy (HHM): an autopsy case report. Endocr J. 2004; 51:303-10.
82. Sugitani I, Miyauchi A, Sugino K et al. Prognostic factors and treatment outcomes for anaplastic thyroid carcinoma: ATC research consortium of Japan cohort study of 677 patients. World J Surg. 2012; 36:1247-54.
83. Ursino S, Fiorica F, Stefanelli A. Anaplastic thyroid cancer: a case report of a long term survival patient and review of literature data. Eur Rev Med Pharmacol Sci. 2014; 18:1368-72.
84. Widder S, Pasieka JL. Primary thyroid lymphomas. Curr Treat Options Oncol. 2004; 5:307-13.
85. Alzouebi M, Goepel JR, Horsman JM et al. Primary thyroid lymphoma: the 40 year experience of a UK lymphoma treatment centre. Int J Oncol. 2012; 40:2075-80.
86. Giuffrida D, Ferrau F, Pappalardo A et al. Metastasis to the thyroid gland: a case report and review of the literature. J Endocrinol Invest. 2003; 26:560-3.
87. Wood K, Vini L, Harmer C. Metastases to the thyroid gland: the Royal Marsden experience. Eur J Surg Oncol. 2004; 30:583-8.
88. Azar AR, Weynand B, Daumerie C et al. Metastatic liposarcoma of the thyroid gland. Br J Radiol. 2003; 76:750-2.
89. Poon D, Toh HC, Sim CS. Two case reports of metastases from colon carcinoma to the thyroid. Ann Acad Med Singapore. 2004; 33:100-2.
90. Hacker U, Lenz G, Brehm G et al. Metastasis of a rectal adenocarcinoma to the thyroid gland: diagnostic and therapeutic implications. Anticancer Res. 2003; 23:4973-6.
91. Koo HL, Jang J, Hong SJ et al. Renal cell carcinoma metastatic to follicular adenoma of the thyroid gland. A case report. Acta Cytol. 2004; 48:64-8.
92. Masuda T, Fukuya T, Ono M et al. Thyroid metastasis from hepatocellular carcinoma as an initial presentation: a case report. Radiat Med. 2001; 19:43-6.
93. Haraguchi S, Hioki M, Yamashita K et al. Metastasis to the thyroid from lung adenocarcinoma mimicking thyroid carcinoma. Jpn J Thorac Cardiovasc Surg. 2004; 52:353-6.
94. Cherk MH, Moore M, Serpell J et al. Metastatic colorectal cancer to a primary thyroid cancer. World J Surg Oncol. 2008; 6:122.

CAPÍTULO

24

Carcinoma Diferenciado de Tireoide: Tratamento e Seguimento

Denise Momesso ▪ Fernanda Vaisman

INTRODUÇÃO

O carcinoma diferenciado de tireoide (CDT) é a neoplasia endócrina mais comum, pois representa o tumor de cabeça e pescoço mais frequente na população geral. Atualmente, está sendo observado aumento na incidência global de CDT, particularmente de carcinoma papilífero, com o predomínio de novos casos diagnosticados de tumores pequenos e localizados.[1-3] Esse aumento na incidência de CDT é multifatorial e está relacionado principalmente com o aumento da detecção devido ao amplo uso da ultrassonografia de tireoide e outros exames de imagem. Entretanto, as evidências atuais sugerem haver um aumento real da ocorrência dessa neoplasia, fato relacionado com o melhor reconhecimento dos subtipos histológicos, com a exposição a fatores de risco conhecidos (radiação ionizante, conteúdo de iodo da dieta, obesidade, resistência insulínica, fatores genéticos, disruptores endócrinos) e, possivelmente, também com fatores de risco desconhecidos.[3-6]

O CDT (carcinoma papilífero e carcinoma folicular) caracteriza-se por manter algumas das propriedades do tireócito normal, como a captação de iodeto e a síntese e a secreção de tireoglobulina (Tg).[3-6] A Tg é uma iodoglicoproteína específica do tecido tireoidiano e é útil como marcador tumoral durante o seguimento. Tanto o carcinoma papilífero quanto o folicular apresentam variantes que se diferenciam não somente com relação às características histológicas, mas também quanto à agressividade tumoral.[7] As variantes mais agressivas e indiferenciadas podem perder a capacidade de captar iodo e/ou produzir Tg.[3]

O comportamento biológico do CDT pode variar consideravelmente. O prognóstico, em geral, é favorável, com elevada sobrevida livre de doença na maioria dos casos diagnosticados em estágio inicial com risco baixo ou intermediário. De fato, a mortalidade tem se mantido estável nos CDTs de baixo risco; entretanto se observa uma tendência ao aumento da mortalidade nos casos avançados. Ademais, alguns tumores podem apresentar um prognóstico desfavorável com doença persistente ou mesmo recorrência que pode se manifestar após muitos anos, sendo importante o acompanhamento a longo prazo.[4-6]

Atualmente, existe um interesse crescente na individualização no manejo do CDT com base nas estratificações de risco com o objetivo de definir tratamentos e acompanhamentos individualizados. A preocupação reside em instituir a melhor estratégia terapêutica a fim de reduzir a morbimortalidade e evitar um tratamento em excesso com seus possíveis efeitos colaterais. Dessa forma, os pacientes com tumores agressivos e de alto risco são submetidos a tratamentos e acompanhamento mais intensivos, enquanto aqueles com tumores de baixo risco recebem estratégias mais conservadoras.[8-11]

ESTRATIFICAÇÕES INICIAIS DE RISCO

As estratificações iniciais de risco são baseadas em dados clínicos, cirúrgicos, histopatológicos, tumorais e moleculares presentes ao diagnóstico, e proporcionam estimativas dos riscos iniciais de morte e de recorrência/persistência tumoral. As estratificações iniciais de risco são importantes para o planejamento do tratamento e do acompanhamento iniciais, pois permitem definir a extensão cirúrgica e a indicação de terapias adjuvantes (radioiodoterapia e terapia supressiva com levotiroxina).[9-11]

Os diversos fatores presentes ao diagnóstico devem ser avaliados a fim de estimar o risco inicial de recorrência/persistência tumoral e morte, conforme descrito no Quadro 24.1. São de grande importância relatórios histopatológicos detalhados do tumor primário e de focos metastáticos, bem como dados clínicos, cirúrgicos, laboratoriais e moleculares, quando disponíveis.[11]

Quadro 24.1 Principais fatores para avaliação inicial de risco do carcinoma diferenciado de tireoide.

Pré-operatórios	Exame físico	Comprometimento linfonodal (N1) ao exame clínico Rouquidão ou estridor laríngeo Lesão fixa às estruturas adjacentes (imóvel)
	Aspectos clínicos	Dor óssea inexplicada Suspeita de metástases a distância
	Exames de imagem	Ultrassonografia Tomografia computadorizada Ressonância magnética PET-*scan* com ^{18}F-FDG
Perioperatórios	Achados clínicos	Extensão da cirurgia tireoidiana Descrição de invasão extratireoidiana grosseira Completude da ressecção Extensão da dissecção linfonodal Ressecção ou danos a estruturas nobres adjacentes
Pós-operatórios	Histologia/dados moleculares Achados clínicos	Laudo histopatológico Perfil molecular Tg ultrassensível Títulos de anticorpos anti-Tg TSH sérico US pós-operatória

Anti-Tg: antitireoglobulina; FDG: fluordesoxiglicose; PET: tomografia por emissão de pósitrons; Tg: tireoglobulina; TSH: hormônio tireoestimulante; US: ultrassonografia. (Adaptado de Momesso e Tuttle, 2014.[11])

Estadiamento segundo o sistema da 8ª edição do American Joint Committee on Cancer/Union for International Cancer Control (AJCC/UICC)

O sistema TNM (*tumor-node-metastasis*) do AJCC/UICC, 8ª edição, 2018 (Quadros 24.2 e 24.3), é o estadiamento mais amplamente utilizado na estratificação de risco inicial pós-operatória como preditor de risco de morte por câncer de tireoide.[12,13] No CDT, o sistema TNM tem grande utilidade na predição do risco de mortalidade específica atribuída à neoplasia, mas é menos acurado na predição de recorrência/persistência tumoral. A sobrevida estimada para os estádios I, II, III e IV, segundo a 8ª edição do TNM, é de 98 a 100%, 85 a 95%, 60 a 77% e < 50%, respectivamente.[12,13,16] O estadiamento TNM para o CDT tem como particularidade considerar a idade como fator de risco, e na sua última atualização em 2018 (8ª edição), o ponto de corte foi alterado para 55 anos.[12,14,15] Outra particularidade é a subdivisão da definição N0 nas categorias N0a – definida como evidência de linfonodos não comprometidos na citopatologia ou na histopatologia – e N0b na ausência de evidência clínica ou radiológica de linfonodos acometidos nas avaliações de rotina pré e pós-operatórias (exame clínico, exames de imagem e achados intraoperatórios, não sendo necessária confirmação histopatológica em todos os casos).[12]

Estratificação de risco de recorrência/persistência tumoral

A mortalidade por CDT é baixa; entretanto, a recorrência/persistência tumoral pode se dar na região cervical e/ou a distância muito anos após o diagnóstico inicial. A fim de avaliar adequadamente o risco de recorrência/persistência tumoral, diferentes estratificações de risco foram desenvolvidas pelas sociedades American Thyroid Association (ATA),[9] Sociedade Brasileira de Endocrinologia e Metabologia (SBEM),[8] European Society of Endocrinology[17] e Latin American Thyroid Society (LATS).[18]

Quadro 24.2 Sistema TNM do AJCC/UICC para estadiamento do carcinoma diferenciado de tireoide.

Tumor primário (T)	Tx – Tumor primário não pode ser acessado T0 – Sem evidências de tumor primário T1a – Tumor ≤ 1 cm limitado à tireoide T1b – Tumor > 1 e ≤ 2 cm limitado à tireoide T2 – Tumor > 2 e ≤ 4 cm limitado à tireoide T3a – Tumor > 4 cm limitado à tireoide T3b – Tumor de qualquer tamanho com extensão extratireoidiana envolvendo apenas a musculatura T4a – Tumor de qualquer tamanho com extensão extratireoidiana grosseira moderada incluindo invasão de tecidos moles subcutâneos, laringe, traqueia, esôfago e/ou nervo laríngeo recorrente T4b – Tumor de qualquer tamanho com extensão extratireoidiana grosseira avançada incluindo invasão de fáscia pré-vertebral, artéria carótida e/ou vasos mediastinais Nota: As categorias T devem ser subdivididas em tumor solitário (s) ou tumor multifocal (m) (o maior foco tumoral definirá a categoria T nos tumores multifocais)
Linfonodos regionais (N)	Nx – Linfonodos não podem ser acessados N0a – Sem evidências citológicas ou histopatológicas de metástases linfonodais regionais com um ou mais linfonodos benignos confirmados por citopatologia ou histopatologia N0b – Sem evidências clínicas ou radiológicas de metástases linfonodais locorregionais N1a – Metástases para linfonodos dos níveis VI e VII (pré-traqueais, paratraqueais, pré-laríngeos/linfonodos de Delphian e/ou mediastinais superiores) unilaterais ou bilaterais N1b – Metástases para linfonodos cervicais unilaterais, bilaterais ou contralaterais (níveis I, II, III, IV ou V), ou retrofaríngeos
Metástase a distância (M)	M0 – Ausência de metástases a distância M1 – Presença de metástases a distância

Adaptado de American Joint Committee on Cancer (AJCC), 2018.[12]

Quadro 24.3 Estadiamento TNM do AJCC para carcinoma diferenciado de tireoide.

Idade < 55 anos			
Estádio I	Qualquer T	Qualquer N	M0
Estádio II	Qualquer T	Qualquer N	M1
Idade ≥ 55 anos			
Estádio I	T1a, T1b, T2	N0	M0
Estádio II	T3	N0	M0
	T1, T2, T3	N1	M0
Estádio III	T4a	Qualquer N	M0
Estádio IVa	T4b	Qualquer N	M0
Estádio IVb	Qualquer T	Qualquer N	M1

Fonte: adaptado de American Joint Committee on Cancer (AJCC), 2018.[12]

A estratificação de risco mais utilizada na atualidade é a da ATA,[9] que define três categorias de risco: baixo, intermediário e alto (Quadro 24.4). Estima-se que as categorias de riscos baixo, intermediário e alto pela ATA estejam associadas a risco de recorrência/persistência de doença estrutural de < 1 a 8%, 10 a 30% e > 40%, respectivamente.[9]

O risco de recorrência/persistência tumoral deve ser individualizado e entendido como uma gradação contínua de risco considerando-se as características histopatológicas, clínicas e moleculares dos tumores, quando disponíveis, presentes no momento do diagnóstico (Figura 24.1). Com a evolução do

Quadro 24.4 Estratificação de risco da American Thyroid Association (ATA, 2015).

Baixo risco	▪ Carcinoma papilífero com todas as seguintes características: ausência de metástases locorregionais ou a distância, ressecção tumoral completa, ausência de invasão tumoral a tecidos locorregionais, ausência de histologia agressiva (variantes de células altas, *hobnail*, células colunares, esclerosante difusa), ausência de invasão vascular, N0 ou N1 com ≤ 5 micrometástases linfonodais < 0,2 cm, ausência de captação de radioiodo fora do leito tireoidiano nos casos que realizaram PCI ▪ Carcinoma folicular bem diferenciado intratireoidiano com invasão capsular mínima e invasão vascular mínima (< 4 focos de invasão vascular) ▪ Carcinoma papilífero de tireoide intratireoidiano uni ou multifocal
Risco intermediário	▪ Invasão microscópica do tumor nos tecidos peritireoidianos ▪ Focos metastáticos em região cervical na PCI após RAI ▪ Histologia agressiva (variantes de células altas, *hobnail*, células colunares, esclerosante difusa) ▪ Carcinoma papilífero com invasão vascular ▪ Metástases linfonodais clinicamente evidentes (N1) e/ou > 5 linfonodos acometidos com < 3 cm em suas maiores dimensões ▪ Carcinoma papilífero multifocal com extensão extratireoidiana e mutação no gene *BRAF* (quando disponível)
Alto risco	▪ Invasão macroscópica do tumor nos tecidos peritireoidianos (extensão extratireoidiana grosseira) ▪ Ressecção tumoral incompleta ▪ Metástases a distância ▪ Tg sérica pós-operatória sugestiva de metástases a distância ▪ Metástases linfonodais (N1) com qualquer linfonodo ≥ 3 cm e/ou extensão extranodal ▪ Carcinoma folicular com invasão vascular extensa (≥ 4 focos de invasão vascular)

PCI: pesquisa de corpo inteiro com ^{131}I; RAI: radioiodoterapia; Tg: tireoglobulina. (Adaptado de Haugen et al., 2016.[9])

conhecimento e o surgimento de novos dados e estudos sobre fatores prognósticos no CDT, haverá atualizações nas categorias de risco de recorrência/persistência tumoral, principalmente na categoria de risco intermediário.

TRATAMENTO INICIAL

A abordagem inicial ao CDT envolve a definição do tratamento cirúrgico, da radioiodoterapia (RAI), da terapia supressiva com levotiroxina e/ou da vigilância ativa. Os objetivos do tratamento inicial são instituir a melhor estratégia terapêutica a fim de reduzir a morbimortalidade evitando-se, todavia, o tratamento em excesso e seus possíveis efeitos colaterais. Para isso, preconiza-se o manejo individualizado e com base nas estratificações de risco.[8,9,17-19]

Tratamento cirúrgico: tireoidectomias total e parcial

A tireoidectomia total é o procedimento cirúrgico clássico e habitualmente indicado para o tratamento do CDT. Entretanto, as evidências atuais demonstram que alguns casos de CDT de risco baixo ou intermediário podem ser submetidos a cirurgias menos extensas com boa resposta ao tratamento e bom prognóstico.[19-28] A indicação de tireoidectomia total ou parcial para os carcinomas bem diferenciados depende de determinados critérios, que podem ser definidos no pré ou no transoperatório.

As diretrizes da ATA 2015 recomendam que a tireoidectomia total deve sempre ser realizada na presença de um ou mais dos seguintes fatores: tumores maiores do que 4 cm, extensão extratireoidiana grosseira (T4), metástases linfonodais clinicamente aparentes ou presença de metástase a distância. A lobectomia pode ser considerada suficiente em tumores de baixo risco, ou seja, com 1 a 4 cm, sem extensão extratireoidiana, sem acometimento linfonodal (N0) e sem metástases a distância (M0). A lobectomia pode ser indicada para os tumores menores de 1 cm, unifocais, sem extensão extratireoidiana e sem acometimento linfonodal (T1a N0 M0; microcarcinoma).[9] De forma

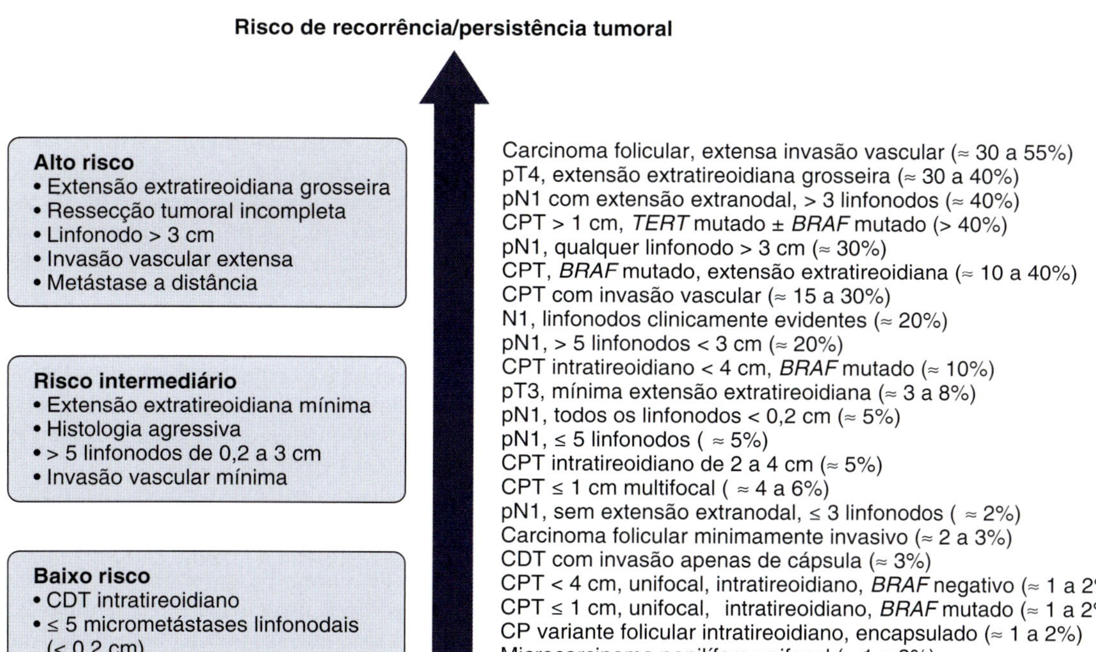

Figura 24.1 Risco de recorrência/persistência de doença estrutural em pacientes sem evidência de doença estrutural após tratamento inicial. (Adaptada de Haugen et al., 2016.[9])

semelhante, as diretrizes da National Comprehensive Cancer Network® (NCCN®), versão 2.2024, recomendam tireoidectomia parcial para os pacientes com microcarcinoma que não sejam bons candidatos ao seguimento ativo, bem como admitem tireoidectomia parcial ou total como possibilidades de tratamento para os pacientes com tumores de 1 a 4 cm sem evidência de extensão extratireoidiana (ETE), desde que na ausência de histórico de irradiação prévia no pescoço e de metástases cervicais ou a distância.[19] Já a tireoidectomia total será mandatória na vigência de qualquer das características a seguir: tamanho maior que 4 cm; doença metastática a distância, para o compartimento lateral ou grosseira para o compartimento central. Além disso, a tireoidectomia total deve ser considerada como opção terapêutica quando houver irradiação prévia ou nódulos contralaterais.[19]

As vantagens da tireoidectomia total incluem: evitar reintervenção cirúrgica nos casos de tipos histológicos agressivos; assegurar remoção de todos os focos tumorais, uma vez que no carcinoma papilífero de tireoide é comum a presença de multicentricidade, bilateralidade e de focos microscópicos; e permitir negativação da Tg, o que facilita o acompanhamento. A tireoidectomia tem como riscos: lesão do nervo laríngeo recorrente ou nervo laríngeo superior, hipoparatireoidismo transitório ou permanente e lesão vascular de vasos locais. A tireoidectomia subtotal ou lobectomia tem como vantagens o menor risco de complicações cirúrgicas e a menor incidência de hipotireoidismo pós-operatório.[8,9]

Tratamento cirúrgico: linfadenectomia cervical

Nos carcinomas bem diferenciados, o esvaziamento cervical – seja do compartimento central somente, seja acompanhado do compartimento lateral – é em geral realizado apenas como intervenção terapêutica para doença linfonodal conhecida.[9,19,20]

Na dissecção linfonodal, deve ser realizado um esvaziamento ganglionar completo da(s) cadeia(s) acometida(s) de acordo com os níveis de acometimento. Não é indicada a ressecção apenas do linfonodo acometido. O esvaziamento cervical central (nível VI) deve contemplar os linfonodos pré-laríngeos, pré-traqueais e paratraqueais (uni ou bilaterais), enquanto o esvaziamento lateral é do tipo seletivo e inclui os níveis IIa, III, IV e Vb. A menos que existam achados que indiquem dissecção dos compartimentos Ia, Ib, IIb e Va, a dissecção de rotina desses níveis não é necessária.[9,19,20]

O esvaziamento cervical profilático do compartimento central não é indicado de maneira rotineira; entretanto, pode ser considerado em algumas situações, como nos tumores T3 ou T4, devido à alta chance de metástases linfonodais. Já o esvaziamento profilático do compartimento lateral, além de não demonstrar melhora na sobrevida, é acompanhado do maior risco complicações, como síndrome do ombro caído, fístula quilosa e dor crônica local.[9,17-20]

Ultrassonografia (US) cervical pré-operatória deve ser realizada em todos os pacientes em busca de linfonodos suspeitos, com avaliação dos compartimentos central e laterais.[8,9] O envolvimento linfonodal no CDT pode estar evidente ao diagnóstico em 20 a 50% dos casos. A US pré-operatória identifica cerca de metade desses casos, sendo os demais identificados no ato cirúrgico. Na US, os aspectos dos linfonodos suspeitos incluem: aumento do tamanho, ausência de hilo gorduroso (sensibilidade [S] = 100%; especificidade [E] = 29%), alterações císticas (S = 10 a 34%; E = 91 a 100%), microcalcificações (S = 5 a 69%; E = 93 a 100%), formato arredondado (S = 37%; E = 70%), hiperecoicos (S = 30 a 87%; E = 43 a 95%) e vascularização periférica (S = 37%; E = 70%).[27,28] A realização de tomografia computadorizada (TC) ou ressonância magnética (RM) com contraste é indicada no pré-operatório de pacientes com suspeita de doença invasiva e extensa. O uso rotineiro de tomografia por emissão de pósitrons (^{18}F-FDG PET/CT) não é indicado.[9]

Avaliação pós-operatória

A avaliação pós-operatória do *status* da doença é de grande importância na avaliação da adequação do procedimento cirúrgico inicial e da seleção adequada dos pacientes para tratamentos adicionais com RAI. Para tal, devem ser aplicadas as estratificações iniciais de risco. Ademais, deve ser realizada dosagem da Tg sérica e avaliada uma indicação de exames de imagem, como US cervical, cintilografia de tireoide e pesquisa de corpo inteiro (PCI) com ^{131}I ou ^{123}I.[8,9,33]

Os níveis séricos de Tg têm relação com a extensão cirúrgica, o tamanho do remanescente tireoidiano e/ou a presença de doença tumoral residual. O nadir da Tg sérica é obtido após 4 semanas da cirurgia, e a dosagem da Tg sérica deve ser realizada idealmente 3 meses após a cirurgia com um período mínimo de 4 a 6 semanas.[38,39] Deve ser considerada a sensibilidade funcional do ensaio utilizado e idealmente usar o mesmo ensaio para acompanhamento. A dosagem da Tg deve ser acompanhada pela dosagem sérica dos anticorpos antitireoglobulina (AATg), pois na presença dos mesmos pode haver interferência na determinação da Tg, o que resulta em valores falsamente baixos nos ensaios imunométricos e falsamente elevados no radioimunoensaio. A dosagem da Tg sérica pode ser realizada com o uso de levotiroxina (Tg não estimulada) ou sob estímulo, seja após a administração do hormônio tireoestimulante (TSH) recombinante humano (Thyrogen®), seja durante o hipotireoidismo resultante da suspensão da levotiroxina. A Tg não estimulada tem sido preferida e mais utilizada devido à melhora da sensibilidade funcional dos ensaios disponíveis e à facilidade de obtenção.[9,38]

A Tg sérica pós-operatória apresenta valor prognóstico e correlação com o risco de recorrência/persistência tumoral. De acordo com os estudos, em sua maioria retrospectivos, os níveis de Tg estimulada pós-operatória < 2 ng/mℓ, entre 2 e 10 ng/mℓ e > 10 ng/mℓ estiveram associados ao risco de recorrência/persistência de doença de aproximadamente 1 a 3%, 2 a 8% e > 20%, respectivamente.[33,39-51] A Tg não estimulada também demonstrou ser útil; níveis indetectáveis (< 0,2 ng/mℓ) em pacientes de risco baixo ou intermediário estão associados a risco de recorrência/persistência < 1% em diversas coortes.[52-55] Ademais, existe uma aparente correlação linear com níveis de Tg não estimulada < 0,2 ng/mℓ e 5 ng/mℓ correspondendo à Tg estimulada < 2 ng/mℓ e de aproximadamente 10 ng/mℓ, respectivamente.[56] O valor preciso de Tg pós-operatória que deve ser utilizada para definir a indicação de RAI permanece controverso.[9,31] Os estudos demonstram que pacientes de risco baixo ou intermediário com Tg pós-operatória indetectável e Tg estimulada < 1 ng/mℓ não apresentam benefícios com a RAI.[35,40,44,52-55] Por outro lado, os pacientes com níveis de Tg elevados podem se beneficiar da RAI.[9]

A US da região cervical tem como objetivo avaliar a presença de remanescentes extensos e/ou presença locorregional em leito tireoidiano ou linfonodos cervicais.[9,31] A US cervical apresenta alta sensibilidade, porém baixa especificidade, sendo comuns achados inespecíficos, principalmente quando o exame é realizado próximo à cirurgia. Por isso, a US deve idealmente ser realizada após 3 meses do tratamento cirúrgico inicial, podendo ser feita antes nos pacientes que apresentem alterações significativas no exame clínico.[57,58] A presença de remanescentes tireoidianos extensos e/ou persistência de doença tumoral locorregional pode indicar a necessidade de nova intervenção cirúrgica antes da RAI.[9] A PCI diagnóstica com $^{131}I^1$ ou ^{123}I pré-RAI pode ser considerada no CDT de alto risco ou risco intermediário-alto, além de nos casos em que o *status* da doença tumoral não possa ser corretamente avaliado por meio dos dados disponíveis do exame histopatológico e/ou dos exames complementares. A PCI diagnóstica deve idealmente utilizar ^{123}I devido ao menor risco de interferência com a captação do iodo da RAI e ser acompanhada de SPECT-TC.[9]

Radioiodoterapia ou terapia com iodo radioativo (^{131}I)

A radioiodoterapia, ou terapia com iodo radioativo (RAI), pode ser realizada após tireoidectomia total e tem como objetivos: ablação dos remanescentes tireoidianos (visando facilitar o acompanhamento); terapia adjuvante (visando reduzir o risco de recorrência/persistência tumoral pela destruição de possíveis focos tumorais microscópicos); ou tratamento de doença persistente (visando detectar e tratar focos de doença persistente após cirurgia).[9,29] A RAI não deve ser realizada nos pacientes submetidos a lobectomia.[9]

A seleção adequada de pacientes para tireoidectomia total deve ser individualizada, considerando-se as estratificações iniciais de risco e a avaliação pós-operatória.[9,29]

A RAI é indicada como tratamento adjuvante para pacientes classificados como em alto risco de recidiva, com ressecção tumoral incompleta ou com metástases clinicamente detectáveis.[9,31] Nos pacientes de alto risco, a RAI adjuvante ou terapêutica está associada ao aumento de sobrevida e sobrevida livre de doença.[9,34,36,37]

Nos pacientes de baixo risco, a RAI não é rotineiramente indicada. Os dados da literatura mais recentes demonstram que o benefício da iodoterapia adjuvante é limitado quando os pacientes de baixo risco são selecionados adequadamente. Nos pacientes de baixo risco sem evidência de doença após tireoidectomia total, a RAI não esteve associada a melhora do prognóstico.[21-23,30-33] A RAI pode ser considerada com o objetivo de ablação de remanescentes tireoidianos a fim de facilitar o acompanhamento em pacientes específicos de acordo com suas características individuais, tumorais, níveis séricos de Tg e rotina de acompanhamento local (disponibilidade de exames e avaliações clínicas periódicas). Nestes casos, a RAI adjuvante proporciona melhora da especificidade da Tg sérica e a possibilidade de detecção precoce de metástases por meio de PCI realizada após a dose terapêutica. A RAI não é indicada e não deve ser realizada após lobectomia.[9,31]

O uso selecionado de RAI deve ser considerado após tireoidectomia total no CDT de risco intermediário de acordo com as características individuais, tumorais, níveis séricos de Tg e rotina de acompanhamento local (disponibilidade de exames e avaliações clínicas periódicas).[9,31] Os tumores de risco intermediário apresentam heterogeneidade no prognóstico, e a RAI pode ser efetiva em reduzir o risco de recorrência em casos selecionados, principalmente nos tumores de risco intermediário-alto ou com níveis de Tg detectáveis.[9,31,34,36]

A atividade de iodo administrada deve considerar o objetivo primário da RAI, a estratificação de risco do paciente e os níveis séricos de Tg. Dois estudos prospectivos demonstraram, em pacientes com CDT de baixo risco, que a eficácia da ablação foi semelhante com atividades de 30 mCi e 100 mCi[59,60] e que não houve maior necessidade de novos tratamentos ou risco de recorrência com o uso de baixa dose durante 5 anos de acompanhamento.[54,61] Dessa forma, nos poucos pacientes de baixo risco e para os de risco intermediário com indicação de RAI para ablação de remanescentes tireoidianos, recomenda-se a administração de baixa atividade com doses de 30 mCi. Entretanto, atividades mais elevadas podem ser consideradas na presença de fatores de risco (doses de 30 a 100 mCi). Para a terapia adjuvante nos pacientes de risco intermediário ou alto, recomenda-se a individualização da dose com administração de 100 a 150 mCi. Para o tratamento de metástases a distância nos pacientes de alto risco, recomenda-se a administração de atividades mais elevadas com doses de 100 a 200 mCi (Figura 24.2).[9,31,35]

O preparo para a RAI envolve dieta pobre em iodo por 1 a 2 semanas e exames para afastar a possibilidade de gestação nas mulheres em idade fértil. A RAI só deve ser realizada 3 a 6 meses após a realização de exames com contraste iodado. Devem ser aplicadas medidas de radioproteção em todos os pacientes. É necessária a internação em quarto terapêutico com administração de atividades > 50 mCi. A RAI deve ser realizada com TSH elevado (TSH > 30 mUI/ℓ), o que pode ser obtido com hipotireoidismo por meio da suspensão da levotiroxina por 3 a 4 semanas, ou pelo uso do TSH recombinante humano (hrTSH). O hrTSH deve ser administrado em duas doses de 0,9 mg 48 e 24 horas antes da administração da dose. Para fins prognósticos, devem ser dosados Tg e AATg estimulados (em vigência de TSH elevado) antes da RAI. Cintilografia com PCI deve ser realizada em todos os pacientes 5 a 10 dias após realização da RAI, com os objetivos de detectar as áreas de captação do ^{131}I e diagnosticar possíveis metástases locorregionais e/ou a distância.[9]

A RAI é um tratamento geralmente seguro; entretanto, pode apresentar efeitos adversos potencialmente graves (p. ex., aplasia medular, fibrose pulmonar e tumor secundário), que são mais frequentes com doses acumuladas > 600 mCi. As complicações precoces e, em geral, transitórias incluem sialadenite, xerostomia, xeroftalmia, alterações gastrintestinais, supressão de medula óssea e lesão gonadal. As complicações tardias e raras são tumor secundário, aplasia de medula, fibrose pulmonar e efeitos genéticos. É importante orientar os pacientes sobre a necessidade de evitarem concepção por 6 a 12 meses para as mulheres e 3 meses para os homens. A RAI é contraindicada na gestação, e todas as mulheres em idade fértil devem ter um exame de gravidez negativo antes de receberem o ^{131}I.[9,62,63]

Terapia supressiva com levotiroxina no tratamento inicial

A terapia supressiva com levotiroxina tem como racional a realização de reposição de levotiroxina com o objetivo de reduzir o TSH, evitando-se o potencial estímulo do TSH ao crescimento tumoral.[9,64] Nos pacientes com tumores de alto risco, avançados e/ou metastáticos, a terapia supressiva com levotiroxina atua como terapia-alvo reduzindo a progressão tumoral e melhorando o prognóstico. Por outro lado, nos pacientes de baixo risco, não foram demonstrados benefícios prognósticos.[64-69] Dessa forma, a indicação de terapia supressiva com levotiroxina e os níveis de supressão do TSH devem ser individualizados de acordo com as estratificações de risco.[9]

Na fase inicial, a indicação de terapia supressiva com levotiroxina baseia-se na estratificação inicial de risco da ATA:[9]

- CDT de alto risco: recomenda-se supressão completa, mantendo níveis de TSH < 0,1 mUI/ℓ
- CDT de risco intermediário: recomenda-se supressão leve, mantendo níveis de TSH entre 0,1 e 0,5 mUI/ℓ
- CDT de baixo risco: não se recomenda terapia supressiva com levotiroxina, mantendo níveis de TSH entre 0,5 e 2 mUI/ℓ.

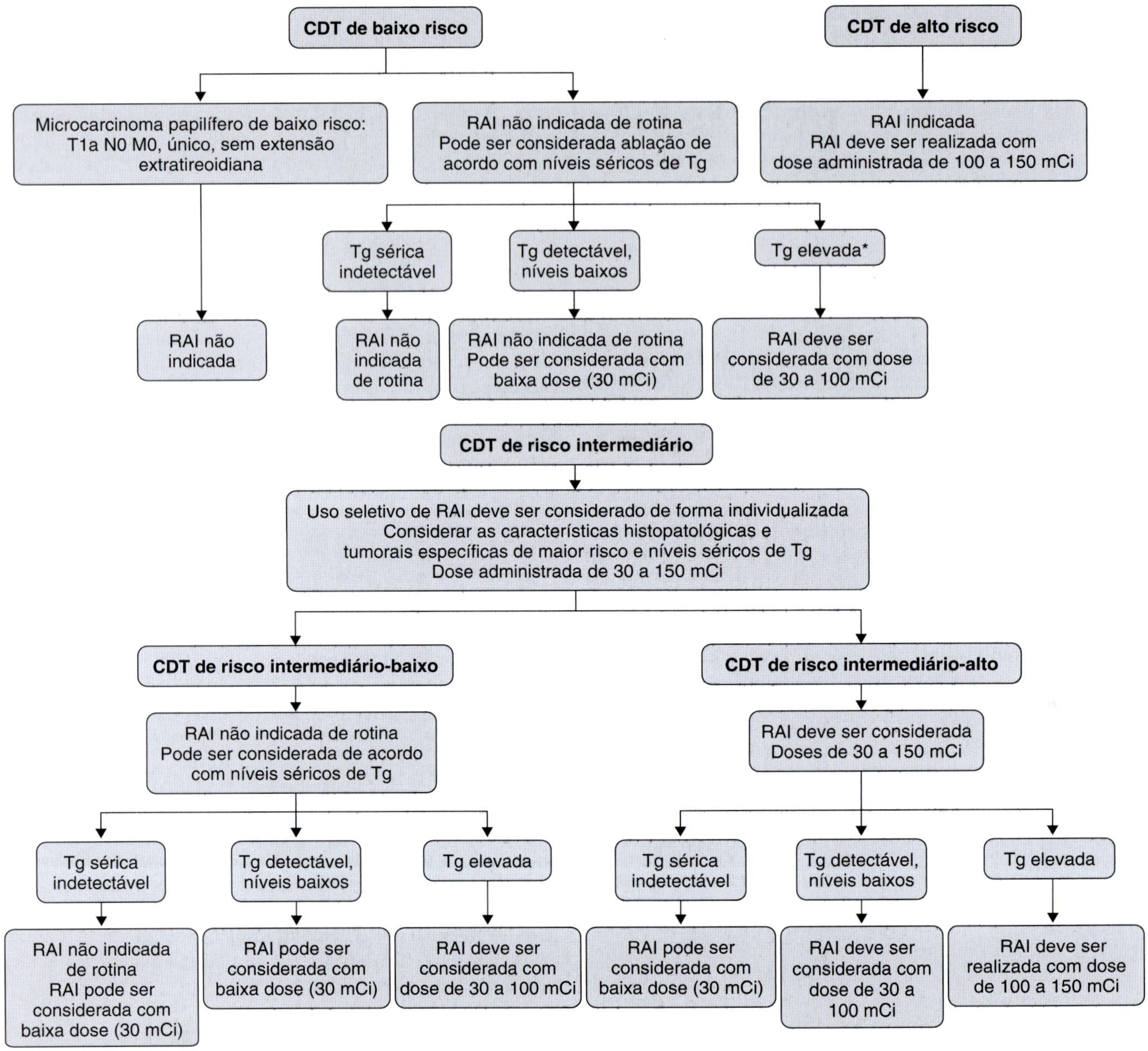

Figura 24.2 Sugestão de fluxograma para indicação de radioiodoterapia (RAI) em pacientes com carcinoma diferenciado de tireoide (CDT) sem evidência de doença estrutural. Tg: tireoglobulina.

Vigilância ativa para microcarcinoma papilífero de tireoide de baixo risco

O microcarcinoma papilífero, definido como tumor ≤ 1 cm, apresenta bom prognóstico na maioria dos casos.[22,23,72] Ademais, são tumores frequentemente encontrados em necropsias de pacientes com óbito de causa não relacionada à tireoide ou em pacientes submetidos a tireoidectomia por doenças benignas da tireoide.[72-75] Estima-se que a prevalência de microcarcinoma papilífero em US de tireoide de pacientes assintomáticos, sem alterações à palpação e sem histórico familiar ou fatores de risco para CDT, seja de 1,2%.[76]

Todos esses fatores mostram que a progressão do microcarcinoma papilífero para estágio clinicamente manifesto ocorre em uma minoria dos casos e que a grande maioria desses tumores tem um comportamento indolente.

Tratamento minimalista com vigilância ativa tem sido proposto em casos de microcarcinoma papilífero de baixo risco; esse procedimento consiste no acompanhamento clínico sem realização de cirurgia imediata.[9,10,72,77] A vigilância ativa foi inicialmente proposta no Japão[78-80] e atualmente vem sendo realizada em diferentes países.[79-88] Considerando um total de 2.480 pacientes com tumores únicos de 1 a 1,5 cm sem extensão extratireoidiana e sem acometimento linfonodal submetidos a vigilância ativa em diferentes centros, os seguintes desfechos foram observados durante o acompanhamento: crescimento tumoral > 3 mm em 5,2% (3,6 a 8,4%) dos casos; acometimento linfonodal em 1% (0 a 1,5%) dos casos; ausência de metástase a distância ou óbito. Ademais, os pacientes submetidos à tireoidectomia apresentaram uma resposta excelente ao tratamento. Dessa forma, o tratamento minimalista com vigilância ativa nos microcarcinomas papilíferos de baixo risco adequadamente selecionados mostrou ser seguro e apresentar ótimos desfechos.[72,78-88]

A vigilância ativa pode ser uma opção terapêutica para os pacientes com microcarcinoma papilífero (tumor < 1cm) de baixo risco, T1a N0 M0, e que atenda aos critérios de elegibilidade descritos no Quadro 24.5.[9,10,72,77] Para a identificação de pacientes candidatos ao tratamento minimalista, devem ser consideradas as características tumorais presentes na US (tamanho tumoral, localização, velocidade de crescimento, presença de extensão extratireoidiana, metástases linfonodais); as características do paciente (idade, preferências pessoais, comorbidades, suporte familiar e da equipe de profissionais de saúde); e as características da equipe de profissionais de saúde (disponibilidade de exames de imagem, time multiprofissional, experiência com manejo minimalista), conforme descrito também no Quadro 24.5.[6,9-11,77]

A vigilância ativa envolve a realização de exame clínico e US de tireoide e região cervical a cada 6 meses. Devem ser avaliados: dimensões e volume tumorais, surgimento de novos nódulos suspeitos, presença de linfonodos suspeitos, extensão extratireoidiana, e relação do tumor com a traqueia e o nervo laríngeo recorrente.[10,77]

A tireoidectomia deve ser indicada na presença de rápido crescimento tumoral (aumento de 100% do volume ou maior do que 3 mm em diâmetro); invasão direta de estruturas extratireodianas; presença de metástase ganglionar ou a distância; nos pacientes que não preencham mais os critérios descritos como ideais ou apropriados; ou devido ao desejo do paciente. É importante que os pacientes em vigilância ativa compreendam a necessidade de manter o acompanhamento, a adesão ao tratamento e a possibilidade de intervenção cirúrgica futura se houver indicação clínica.[10,77]

SEGUIMENTO E MANEJO A LONGO PRAZO DO CARCINOMA DIFERENCIADO DE TIREOIDE

O acompanhamento e o manejo a longo prazo dos pacientes com CDT devem ser individualizados, com os objetivos de identificar adequadamente a doença estrutural recorrente/persistente, instituir terapias adicionais oportunas, evitar excesso de exames e impedir tratamentos fúteis.

Estratificação dinâmica de risco baseada na resposta ao tratamento

As estratificações iniciais de risco são avaliações estáticas de risco baseadas nos dados clínicos presentes ao diagnóstico e são importantes para a definição do manejo inicial do CDT. Entretanto, dependendo do comportamento biológico do tumor e da resposta ao tratamento inicial, o risco individual do paciente pode modificar-se ao longo do tempo. As estratificações dinâmicas de risco permitem a modificação contínua do risco e do prognóstico ao longo do acompanhamento por meio da incorporação da resposta ao tratamento e de novos dados clínicos obtidos durante o acompanhamento, como as modificações dos níveis séricos de Tg e anti-Tg e os resultados de exames de imagem anatômicos, funcionais e/ou híbridos.[9-11]

A estratificação dinâmica de risco com base na resposta ao tratamento define quatro categorias:[9]

- Resposta excelente ao tratamento: corresponde à ausência de evidências clínicas, bioquímicas ou estruturais de doença tumoral
- Resposta bioquímica incompleta: presença de Tg anormalmente elevada e/ou Tg em ascensão e/ou anticorpos anti-Tg em ascensão e ausência de evidências de doença estrutural nos exames de imagem
- Resposta estrutural incompleta: presença de recorrência/persistência tumoral locorregional ou metástase a distância
- Resposta indeterminada ao tratamento: corresponde aos achados bioquímicos e/ou estruturais em exames de imagem não específicos que não permitem classificação em malignos ou benignos.

Os critérios clínicos para as diferentes categorias estão descritos no Quadro 24.6.

A estratificação dinâmica de risco é altamente dependente dos níveis séricos de Tg. Estes têm relação com a extensão cirúrgica e com o tamanho do remanescente tireoidiano e/ou remanescente

Quadro 24.5 Critérios de elegibilidade para vigilância ativa no microcarcinoma papilífero.

Estratificação de risco	Achados clínicos e tumorais	Características dos pacientes	Características da equipe de profissionais de saúde
Ideal (candidato a vigilância ativa)	▪ Nódulo único ▪ Margens bem definidas ▪ Envolto por 2 mm ou mais de tecido tireoidiano normal ▪ Sem evidência de extensão extratireoidiana ▪ Estabilidade à US ▪ Ausência de linfonodos suspeitos (N0) ▪ Ausência de metástase a distância (M0)	▪ Idade maior ou igual a 60 anos ▪ Aceita vigilância ativa ▪ Compreende que cirurgia pode ser necessária no futuro ▪ Aderente ao acompanhamento ▪ Comorbidades graves	▪ Time multidisciplinar experiente ▪ US de alta qualidade ▪ Coleta prospectiva de dados ▪ Programa estruturado a fim de garantir acompanhamento correto
Apropriado (pode ser considerada vigilância ativa)	▪ Multifocalidade ▪ Localização subcapsular ▪ Sem evidência de extensão extratireoidiana ▪ Distante do nervo laríngeo recorrente e traqueia ▪ Margens bem definidas ▪ US com achados que podem dificultar acompanhamento (tireoidite, linfonodos não suspeitos, nódulos císticos e/ou de aspecto benigno)	▪ Idade entre 18 e 59 anos ▪ Histórico familiar de carcinoma papilífero ▪ Deseja engravidar	▪ Endocrinologista e cirurgião experientes ▪ US de confiança e rotineiramente disponível
Inapropriado	▪ Citologia agressiva na PAAF ▪ Localização subcapsular ou próximo ao nervo laríngeo recorrente ▪ Extensão extratireoidiana ▪ Invasão do nervo laríngeo recorrente ou traqueia ▪ Metástase linfonodal (N1) ▪ Metástase a distância (M1) ▪ US com evidência de crescimento tumoral maior ou igual a 3 mm ou de 100% do volume	▪ Idade menor do que 18 anos ▪ Não aceita vigilância ativa ▪ Baixa probabilidade de aderir ao acompanhamento	▪ US não disponível rotineiramente ▪ Pouca experiência da equipe de profissionais de saúde no manejo de câncer de tireoide

PAAF: punção aspirativa por agulha fina; US: ultrassonografia.

Quadro 24.6 Estratificação dinâmica de risco baseada na resposta ao tratamento.

Estratificação dinâmica de risco		Tratamento inicial	
Resposta ao tratamento	**Tireoidectomia total com RAI**	**Tireoidectomia total sem RAI**	**Lobectomia**
Resposta excelente	Tg não estimulada < 0,2 ng/mℓ* *ou* Tg estimulada < 1 ng/mℓ* *e* Anti-Tg indetectável *e* Exames de imagem negativos	Tg não estimulada < 0,2 ng/mℓ* *ou* Tg estimulada < 2 ng/mℓ* *e* Anti-Tg indetectável *e* Exames de imagem negativos	Exames de imagem negativos
Resposta bioquímica incompleta	Tg não estimulada > 1 ng/mℓ* *e/ou* Tg estimulada > 10 ng/mℓ* *e/ou* Anti-Tg em ascensão *e* Exames de imagem negativos	Tg não estimulada > 5 ng/mℓ* *e/ou* Tg estimulada > 10 ng/mℓ* *e/ou* Aumento de Tg com mesmos níveis de TSH *e/ou* Anti-Tg em ascensão *e* Exames de imagem negativos	----
Resposta estrutural incompleta	Evidência de doença estrutural em exames de imagem	Evidência de doença estrutural em exames de imagem	Evidência de doença estrutural em exames de imagem
Resposta indeterminada	Tg não estimulada 0,2 a 1 ng/mℓ* *e/ou* Tg estimulada 1 a 10 ng/mℓ* *e/ou* Anti-Tg positivo estável ou em queda *e/ou* Exames de imagem com achados inespecíficos *e/ou* Captação discreta em região cervical na PCI diagnóstica	Tg não estimulada 0,2 a 5 ng/mℓ* *e/ou* Tg estimulada 2 a 10 ng/mℓ* *e/ou* Anti-Tg positivo estável ou em queda *e/ou* Exames de imagem com achados inespecíficos	Exames de imagem com achados inespecíficos

*Na ausência de interferência por antitireoglobulina (anti-Tg). PCI: pesquisa de corpo inteiro; RAI: radioiodoterapia.

tumoral.[56] Portanto, diferentes pontos de corte de Tg foram estabelecidos para os pacientes submetidos à tireoidectomia total e RAI e à tireoidectomia total sem RAI.[9-11] Os pontos de corte de Tg foram determinados baseados na sensibilidade funcional dos ensaios disponíveis e nos dados da literatura associando níveis séricos de Tg com o prognóstico. Dessa forma, é importante que os pontos de corte de Tg para cada categoria sejam entendidos de maneira conceitual, pois poderão ser atualizados ao longo do tempo de acordo com as novas evidências científicas.[9-11] A Tg não estimulada tem sido preferida e mais utilizada devido à melhora da sensibilidade funcional dos ensaios disponíveis e à facilidade de obtenção. O nadir da Tg sérica é obtido 4 semanas após a cirurgia e a dosagem da Tg sérica deve ser realizada idealmente 3 meses (período mínimo de 4 a 6 semanas) após a cirurgia.[9,56]

Tradicionalmente, a estratificação dinâmica de risco baseada na resposta ao tratamento foi descrita nos primeiros 6 a 24 meses após o tratamento inicial.[93,94] Entretanto, foi validada e pode ser realizada em qualquer momento durante acompanhamento.[11] É importante reforçar que a estratificação dinâmica de risco deve ser utilizada de forma complementar às estratificações iniciais de risco, pois ela não substitui as classificações do AJCC (TNM) e da ATA.

Os pacientes classificados como resposta excelente ao tratamento têm bom prognóstico e elevada sobrevida livre de doença. Os pacientes com risco baixo ou intermediário pela ATA que forem classificados como resposta excelente ao tratamento podem ser entendidos com risco ainda mais baixo de recorrência/persistência tumoral e mortalidade. Da mesma forma, aqueles com alto risco pela ATA e excelente resposta ao tratamento podem ser considerados com bom prognóstico; entretanto, deve haver maior cautela no seu manejo.[9-11,52,92-94]

A classificação com resposta bioquímica incompleta está associada a um bom prognóstico, apesar da evidência bioquímica de doença demonstrada pela presença de Tg sérica e/ou anti-Tg detectável.[9-11] A Tg sérica da maioria desses pacientes tende a cair progressivamente ao longo do tempo sem nenhum tratamento adicional. Por outro lado, um aumento progressivo da Tg indica maior risco de identificar doença estrutural recorrente/persistente local e/ou a distância.[52,92-95]

A resposta estrutural incompleta representa o diagnóstico de doença tumoral recorrente/persistente. O prognóstico é variável, pois depende dos achados tumorais, e o manejo deve ser individualizado.[9-11]

Na prática, é comum encontrarmos pacientes com achados inespecíficos laboratoriais ou em exames de imagem que não permitem classificá-los em resposta excelente ou incompleta, sendo, portanto, classificados como resposta indeterminada. Estes achados inespecíficos incluem: Tg detectável em baixos níveis séricos e/ou anti-Tg detectável estável ou em queda na ausência de doença estrutural; e achados inespecíficos em exames de imagem, como pequenos nódulos avasculares em leito tireoidiano, linfonodos cervicais atípicos, captação discreta de iodo em região cervical na cintilografia ou na PCI e nódulos pulmonares inespecíficos.[10,11] O prognóstico destes pacientes é em geral bom, sendo intermediário entre o da resposta excelente e o da bioquímica incompleta. A maioria deles permanece livre de doença ao longo do acompanhamento, mas até 20% deles podem eventualmente ser reclassificados como respostas bioquímica ou estrutural incompletas ao longo dos anos.[92-94]

Exames de imagem no seguimento do carcinoma diferenciado de tireoide

Para uma classificação adequada das diferentes categorias de resposta ao tratamento inicial, devem ser realizados os exames de imagem apropriados para cada paciente com base no risco inicial de recorrência/persistência tumoral.[9-11]

A US cervical é melhor exame para detecção de recorrência cervical. As características ultrassonográficas que geram suspeitas de metástases linfonodais são linfonodos > 5 mm e de forma arredondada, microcalcificações, degeneração cística, perda do halo ecogênico e vascularização periférica ao Doppler. A US de região cervical é indicada a partir de 3 meses após a cirurgia para detecção de possíveis metástases locorregionais.[30,58] Uma possível limitação da US são os falso-positivos, visto que a linfadenopatia cervical de outra etiologia é frequente. Portanto, a punção aspirativa por agulha fina (PAAF) do linfonodo suspeito com análise citopatológica do material e dosagem de Tg no líquido obtido do lavado da agulha ajuda a determinar a presença de tumor.[9-11]

A PCI diagnóstica (3 a 5 mCi) não é rotineiramente recomendada, mas pode ser realizada 9 a 12 meses após tratamento inicial do CDT de alto risco nos pacientes submetidos à RAI.

Os outros exames de imagem são realizados de forma individualizada. A TC de tórax pode ser considerada no CDT de alto risco com Tg elevada (em geral > 10 ng/mℓ) em busca de metástases pulmonares. RMs de crânio, RM óssea, TC ou RM de abdome em busca de metástases para o sistema nervoso central (SNC), ossos e fígado, respectivamente, podem ser consideradas no CDT de alto risco com Tg elevada com demais exames negativos. A realização de ^{18}FDG PET/CT é reservada para o CDT de alto risco com Tg elevada e PCI negativa em busca de metástases não captantes de I^{131}.[9-11]

Seguimento de pacientes submetidos a tireoidectomia total e radioiodoterapia

Nos pacientes submetidos a tireoidectomia total e RAI, o prognóstico e o manejo clínico serão determinados considerando-se a estratificação dinâmica de risco baseada na resposta ao tratamento com tireoidectomia total e RAI (ver Quadro 24.6) da seguinte maneira:

- Resposta excelente ao tratamento:
  - Prognóstico: excelente, com 1 a 4% de risco de recorrência/persistência tumoral e mortalidade específica < 1%[9-11,92-95]
  - Manejo: os pacientes classificados como resposta excelente ao tratamento devem ter redução da frequência e da intensidade dos exames.[9-11] Nos pacientes de risco baixo ou intermediário-baixo, o acompanhamento pode ser realizado de forma individualizada a cada 6 a 24 meses com dosagem de Tg não estimulada e AATg; considerar realização de US cervical (primeiros 2 anos). Nos pacientes de risco alto ou intermediário-alto, o acompanhamento pode ser realizado com exame físico, dosagem de Tg não estimulada e AATg a cada 6 a 12 meses; considerar realização de US cervical a cada 12 meses. Os alvos de TSH devem ser revisados e deve ser considerada a redução da supressão de TSH (Quadro 24.7)
- Resposta bioquímica incompleta:
  - Prognóstico: 8 a 17% de risco de progressão para doença estrutural e mortalidade específica < 1%. Um percentual significativo de pacientes (± 30%) evolui espontaneamente para remissão sem tratamento adicional conforme os níveis séricos de Tg declinam ao longo do tempo. Cerca de 20 a 30% deles com resposta bioquímica incompleta que apresentam recidiva/recorrência tumoral tornam-se livres de doença após uma terapia adicional de resgate[9-11,92-95]
  - Manejo: os pacientes com resposta bioquímica incompleta e níveis séricos de Tg estáveis ou em queda devem ser observados com vigilância ativa, e podem ser acompanhados com exame físico, dosagem de Tg não estimulada e anti-Tg a cada 6 a 12 meses; considerar realização de US cervical a cada 12 meses. Os pacientes com níveis séricos de Tg ou AATg ascendentes devem ser submetidos a uma investigação adicional com exames de imagem: US cervical, TC de tórax, TC de crânio e/ou PCI diagnóstica em casos selecionados; nos casos de exames iniciais de imagem e PCI negativos, pode-se indicar a ^{18}F-FDG PET/CT.[9-11] Os alvos de TSH podem ser diferentes com base nos níveis séricos e na curva da Tg. Deve-se considerar maior supressão do TSH na presença de curva de Tg ascendente e menor supressão de TSH na presença de baixos níveis de Tg estáveis ou em queda (ver Quadro 24.7)[9]
- Resposta estrutural incompleta:
  - Prognóstico: reservado; 50 a 85% dos casos permanecem com doença estrutural persistente apesar de realizarem terapia adicional de resgate. Nos casos de metástases locorregionais, remissão após terapia adicional de resgate pode ser observada em 29 a 51% dos casos. A mortalidade específica é de 11% na presença de metástase locorregional e de 57% nos casos de metástase a distância[9-11,92-95]
  - Manejo: a presença de resposta estrutural incompleta pode indicar tratamentos adicionais ou observação com vigilância ativa na dependência de múltiplos fatores clínicos e histopatológicos.[9-11] Deve ser mantida a terapia supressiva com levotiroxina (ver Quadro 24.7)
- Resposta indeterminada:
  - Prognóstico: 20% de risco de progressão para doença estrutural e mortalidade específica < 1%. Na maioria dos pacientes, os achados inespecíficos permanecem estáveis ou desaparecem ao longo do acompanhamento[9-11,92-95]
  - Manejo: os pacientes classificados como resposta indeterminada ao tratamento devem ter redução da frequência e da intensidade dos exames e dos níveis de supressão de TSH. O acompanhamento deve ser realizado com vigilância clínica e realização de exames clínico, laboratoriais e de imagem com periodicidade individualizada na dependência dos achados. Os casos de achados inespecíficos estáveis podem ser acompanhados com exame físico, dosagem de Tg não estimulada e anti-Tg a cada 6 a 12 meses; considerar US cervical a cada 12 a 24 meses e de forma individualizada.[9-11,92-95]

Seguimento de pacientes submetidos a tireoidectomia total sem radioiodoterapia

Os pacientes adequadamente submetidos a tireoidectomia total sem RAI devem ser acompanhados com US cervical (6 meses após tratamento inicial e, em seguida, considerar a realização em intervalos de 12 a 24 meses de forma individualizada); e dosagem de Tg não estimulada, AATg e curva de Tg não estimulada,

Quadro 24.7 Alvos de hormônio tireoestimulante (TSH) no manejo a longo prazo do carcinoma diferenciado da tireoide.

Fatores de risco para efeitos adversos da supressão de TSH	Resposta excelente ao tratamento	Resposta indeterminada	Resposta bioquímica incompleta*	Resposta estrutural incompleta
Fatores de risco ausentes	Risco baixo-intermediário: TSH 0,5 a 2 mUI/ℓ Alto risco:** TSH 0,1 a 0,5 mUI/ℓ	Baixo risco: TSH 0,5 a 2 mUI/ℓ Risco intermediário: TSH 0,1 a 0,5 mUI/ℓ Alto risco: TSH < 0,1 mUI/ℓ	Baixo risco: TSH 0,1 a 0,5 mUI/ℓ Risco intermediário:* TSH < 0,1 mUI/ℓ	TSH < 0,1 mUI/ℓ
Menopausa	Risco baixo-intermediário: TSH 0,5 a 2 mUI/ℓ Alto risco:** TSH 0,1 a 0,5 mUI/ℓ	Baixo risco: TSH 0,5 a 2 mUI/ℓ Risco intermediário: TSH 0,1 a 0,5 mUI/ℓ Alto risco: TSH < 0,1 mUI/ℓ	Risco baixo-intermediário: TSH 0,1 a 0,5 mUI/ℓ Alto risco: TSH < 0,1 mUI/ℓ	TSH < 0,1 mUI/ℓ
Taquicardia	Risco baixo-intermediário: TSH 0,5 a 2 mUI/ℓ Alto risco:** TSH 0,1 a 0,5 mUI/ℓ	Baixo risco: TSH 0,5 a 2 mUI/ℓ Risco intermediário: TSH 0,1 a 0,5 mUI/ℓ Alto risco: TSH < 0,1 mUI/ℓ	Risco baixo-intermediário: TSH 0,1 a 0,5 mUI/ℓ Alto risco: TSH < 0,1 mUI/ℓ	TSH < 0,1 mUI/ℓ
Osteopenia	Risco baixo-intermediário: TSH 0,5 a 2 mUI/ℓ Alto risco:** TSH 0,1 a 0,5 mUI/ℓ	Baixo risco: TSH 0,5 a 2 mUI/ℓ Risco intermediário: TSH 0,1 a 0,5 mUI/ℓ Alto risco: TSH < 0,1 mUI/ℓ	Risco baixo-intermediário: TSH 0,1 a 0,5 mUI/ℓ Alto risco: TSH < 0,1 mUI/ℓ	TSH < 0,1 mUI/ℓ
Idade > 60 anos	Risco baixo-intermediário: TSH 0,5 a 2 mUI/ℓ Alto risco:** TSH 0,1 a 0,5 mUI/ℓ	Risco baixo-intermediário: TSH 0,5 a 2 mUI/ℓ Alto risco: TSH < 0,1 mUI/ℓ	Risco baixo-intermediário: TSH 0,1 a 0,5 mUI/ℓ Alto risco: TSH < 0,1 mUI/ℓ	TSH < 0,1 mUI/ℓ
Osteoporose	Risco baixo-intermediário: TSH 0,5 a 2 mUI/ℓ Alto risco:** TSH 0,1 a 0,5 mUI/ℓ	Risco baixo-intermediário: TSH 0,5 a 2 mUI/ℓ Alto risco: TSH < 0,1 mUI/ℓ	Risco baixo-intermediário: TSH 0,1 a 0,5 mUI/ℓ Alto risco: TSH < 0,1 mUI/ℓ	TSH < 0,1 mUI/ℓ
Fibrilação atrial	Risco baixo-intermediário: TSH 0,5 a 2 mUI/ℓ Alto risco:** TSH 0,1 a 0,5 mUI/ℓ	Risco baixo-intermediário: TSH 0,5 a 2 mUI/ℓ Alto risco:** TSH 0,1 a 0,5 mUI/ℓ	Risco baixo-intermediário: TSH 0,5 a 2 mUI/ℓ Alto risco:** TSH < 0,1 mUI/ℓ ou 0,1- 0,5	TSH 0,1 a 0,5 mUI/ℓ

*Os alvos de TSH podem ser diferentes de acordo com os níveis séricos e a curva da tireoglobulina (Tg). Considerar maior supressão de TSH na presença de curva de Tg ascendente. Considerar menor supressão de TSH na presença de baixos níveis de Tg estáveis ou em queda. **Os pacientes de alto risco devem ser mantidos com TSH suprimido por um período mínimo de 5 anos. TSH 0,5 mUI/ℓ representa o limite inferior de normalidade do ensaio e valor pode variar dependendo do ensaio utilizado.

realizada com os mesmos níveis séricos de TSH (6 meses após o tratamento inicial e, a seguir, considerar a realização em intervalos de 6 a 12 meses de forma individualizada). A curva de Tg não estimulada com os mesmos níveis de TSH pode ser útil no acompanhamento de pacientes com CDT tratados sem RAI.[9-11]

O prognóstico e o manejo clínico serão determinados considerando-se a estratificação dinâmica de risco baseada na resposta ao tratamento com tireoidectomia total sem RAI (ver Quadro 24.6) da seguinte maneira:

- Resposta excelente ao tratamento:
  - Prognóstico: excelente, com < 1% de risco de recorrência/persistência tumoral e mortalidade específica de 0%[10,11,50,93,94]
  - Manejo: os pacientes classificados como excelente resposta ao tratamento devem ter redução da frequência e da intensidade dos exames. Não há indicação de terapia supressiva; o TSH pode ser mantido entre 0,5 e 2 mUI/ℓ[9-11]
- Resposta bioquímica incompleta:
  - Prognóstico: 30 a 40% de risco de progressão para doença estrutural locorregional e mortalidade específica de 0%[10,11,50,93,94]
  - Manejo: os pacientes com resposta bioquímica incompleta e níveis séricos de Tg estáveis ou em queda devem ser observados com vigilância ativa. Os pacientes com níveis séricos de Tg e/ou AATg ascendentes devem ser submetidos a uma investigação adicional com exames de imagem e terapia individualizada. Manter leve supressão do TSH (entre 0,1 e 0,5 mUI/ℓ)[9-11]
- Resposta estrutural incompleta:
  - Prognóstico: a doença estrutural locorregional é observada na maioria dos casos, com remissão após terapia adicional de resgate em até 99% dos casos. A probabilidade de metástases a distância é baixa e de mortalidade específica é de < 1%[10,11,50,93,94]
  - Manejo: terapia adicional de resgate de forma individualizada[9-11]
- Resposta indeterminada:
  - Prognóstico: bom, com < 2% de risco de progressão para doença estrutural e mortalidade específica de 0%. Na maioria dos pacientes (60%), os achados inespecíficos desaparecem ao longo do acompanhamento[10,11,50,93,94]
  - Manejo: os pacientes classificados como resposta indeterminada ao tratamento podem ter redução da frequência e da intensidade dos exames. Não há indicação de supressão do TSH, que pode ser mantido entre 0,5 e 2 mUI/ℓ.[9-11]

Seguimento de pacientes submetidos a lobectomia

Os pacientes adequadamente submetidos a lobectomia são os indivíduos com baixo risco de recorrência e que receberam um tratamento minimalista. Logo, o acompanhamento deve seguir a mesma linha e envolver a realização de poucos exames. A US cervical é o melhor exame para diagnóstico de recorrência/persistência tumoral, que ocorre em geral no pescoço, em linfonodos cervical e/ou no lobo tireoidiano contralateral. Portanto, o acompanhamento deve ser realizado com US cervical (6 meses após o tratamento inicial e, em seguida, considerar a realização em intervalos de 12 a 24 meses de forma individualizada).

A dosagem de Tg não estimulada, AATg e curva de Tg não estimulada realizada com os mesmos níveis séricos de TSH foi proposta no acompanhamento dos pacientes submetidos à lobectomia. Alguns estudos demonstraram que a curva de Tg com mesmos níveis de TSH ascendente (aumento > 20%) poderia ser utilizada como indicação de avaliação de doença estrutural por meio de exames de imagem.[52,96-99] Entretanto, devido à baixa reprodutibilidade e à dificuldade em manter os pacientes após lobectomia com níveis de TSH similares, o uso da Tg no acompanhamento após lobectomia não é amplamente recomendado, mas pode ser utilizada com cautela a curva de Tg com os mesmos níveis de TSH.[96-99] Importante reforçar que a Tg é um marcador tumoral e uma curva de Tg ascendente isolada não é diagnóstica de recorrência/persistência tumoral e não deve ser tratada.

O prognóstico e o manejo clínico serão determinados considerando-se a estratificação dinâmica de risco baseada na resposta ao tratamento com lobectomia (ver Quadro 24.6) da seguinte maneira:

- Resposta excelente ao tratamento:
  - Prognóstico: excelente, com < 1% de risco de recorrência/persistência tumoral e mortalidade específica de 0%[10,11,50,93,94]
  - Manejo: pacientes classificados com excelente resposta ao tratamento devem ter redução da frequência e da intensidade dos exames. Não há indicação de terapia supressiva; o TSH pode ser mantido entre 0,5 e 2 mUI/ℓ[9-11]
- Resposta estrutural incompleta:
  - Prognóstico: doença estrutural locorregional é observada na maioria dos casos, com remissão após terapia adicional de resgate em até 99% deles. A probabilidade de metástases a distância é baixa e a de mortalidade específica é de 0%[10,11,50,93,94]
  - Manejo: acompanhamento com vigilância ativa ou terapia adicional de resgate de forma individualizada[9-11]
- Resposta indeterminada:
  - Prognóstico: bom, com < 2% de risco de progressão para doença estrutural e mortalidade específica de 0%. Na maioria dos pacientes, os achados inespecíficos desaparecem ao longo do acompanhamento[10,11,50,93,94]
  - Manejo: os pacientes classificados como resposta indeterminada ao tratamento podem ter redução da frequência e da intensidade dos exames. Não há indicação de supressão do TSH, que pode ser mantido entre 0,5 e 2 mUI/ℓ.[9-11]

Terapia supressiva com levotiroxina a longo prazo

No manejo a longo prazo, os alvos de TSH devem considerar as estratificações dinâmicas de risco e os potenciais efeitos adversos da terapia supressiva com levotiroxina, conforme descrito no Quadro 24.8. Os pacientes de alto risco e resposta excelente ao tratamento podem permanecer com TSH de 0,1 a 0,5 mUI/ℓ por no mínimo 5 anos, enquanto aqueles com resposta indeterminada ou incompleta devem permanecer com TSH < 0,1 mUI/ℓ por tempo indeterminado. Nos pacientes de risco intermediário ou baixo com resposta excelente ao tratamento, não há indicação de supressão de TSH. Já naqueles com resposta estrutural incompleta, é indicada a supressão de TSH, enquanto níveis variáveis de TSH são indicados na presença de resposta indeterminada ou bioquímica incompleta.[9]

Quadro 24.8 Indicações de terapia sistêmica em pacientes com carcinoma.

Progressão estrutural (Critérios RECIST)	Extensão tumoral: Pequeno volume tumoral (poucas lesões < 1 cm)	Extensão tumoral: Grande volume tumoral (múltiplas lesões de 1 a 2 cm)
Rapidamente progressiva (crescimento tumoral em período < 12 a 14 meses)	Terapia sistêmica não indicada	Terapia sistêmica indicada
Lentamente progressiva (crescimento tumoral em período > 12 a 14 meses ou desconhecido)	Terapia sistêmica não indicada	Considerar terapia sistêmica individualizada na presença de sintomas e/ou lesão tumoral volumosa e/ou localização de risco

Crescimento tumoral ou doença progressiva: aumento de 20% na soma dos maiores diâmetros com aumento absoluto de pelo menos 5 mm. RECIST: *response evaluation criteria in solid tumours.*

Os riscos a longo prazo da terapia supressiva com levotiroxina estão relacionados com os ossos (perda de massa óssea, osteoporose) e com o sistema cardiovascular (arritmias, taquicardia, fibrilação atrial). As mulheres na pós-menopausa sem terapia de reposição hormonal e os indivíduos acima de 60 anos ou com osteoporose estão sob maior risco de efeitos ósseos adversos. Os indivíduos com taquicardia, idade > 60 anos e fibrilação atrial estão sob maior risco de eventos adversos cardiovasculares.[9,64,71]

Manejo do carcinoma diferenciado de tireoide metastático

O manejo do CDT metastático envolve terapias adicionais ou vigilância ativa na dependência de múltiplos fatores clínicos e histopatológicos, como localização, tamanho, extensão e volume tumorais; avidez por iodo; avidez por ^{18}F-FDG; e histopatologia específica da lesão. Muitos pacientes com carcinoma de tireoide metastático podem apresentar doença estável ou de crescimento lento por muitos anos.[8,9,17,18]

Os tratamentos preferenciais para tumores metastáticos devem ser considerados hierarquicamente da seguinte maneira: ressecção cirúrgica de metástases locorregionais em pacientes potencialmente curáveis; RAI para metástases responsivas à radioiodoterapia; radioterapia para lesões localizadas não ressecáveis ou com contraindicação à cirurgia e não responsivas à RAI; e terapia sistêmica com inibidores de tirosinoquinase em tumores refratários ao ^{131}I com grande volume e rapidamente progressivos.[8,9,17,18,101,102]

Metástases locorregionais

A metástase para linfonodos cervicais deve ser tratada com ressecção terapêutica dos compartimentos acometidos na presença de linfonodos clinicamente aparentes (linfonodos centrais ≥ 8 mm e linfonodos laterais ≥ 10 mm no menor diâmetro). O momento da reintervenção cirúrgica também é um ponto controverso, uma vez que o paciente frequentemente necessita de várias cirurgias durante o acompanhamento.[9,101]

As pequenas metástases linfonodais (menores que 5 a 8 mm) podem ser acompanhadas com vigilância ativa e seguimento por US, ainda que com diagnóstico comprovado por PAAF ou biopsia excisional, e a cirurgia pode ser postergada até que elas atinjam um tamanho > 1 cm, o que aumenta a eficácia da cirurgia e diminui a morbidade associada ao procedimento.[9,101]

Após a cirurgia, é indicada a RAI, reservando-se a radioterapia externa para os casos não responsivos.[9,101]

O prognóstico do paciente está relacionado com a excisão completa de toda a lesão macroscópica.

Metástases a distância

O pulmão é o sítio mais comum de metástase a distância do CDT. As metástases pulmonares podem ser divididas em micronodulares e macronodulares. As metástases micronodulares são, em geral, responsivas à RAI e devem ser tratadas com este procedimento a cada 12 a 18 meses enquanto houver comprovação de captação de ^{131}I pela lesão e de resposta bioquímica e/ou estrutural ao tratamento com RAI. A atividade administrada para as metástases pulmonares deve ser de 100 a 200 mCi por sessão de RAI. Resposta à RAI com remissão completa é observada, em geral, na presença de micrometástases pulmonares, não sendo comum nas macrometástases. A maioria dos tumores que evoluem com remissão completa à RAI respondem com atividades acumuladas < 600 mCi (96%). Os pacientes com acometimento pulmonar difuso que recebem altas doses de radioiodo devem ter acompanhamento da função pulmonar, uma vez que podem ocorrer pneumonite e fibrose.[8,9,37,101,105]

As metástases ósseas (MO) são o segundo tipo mais comum de doença a distância no CDT, ocorrendo entre 2 e 13% dos casos. As lesões ósseas podem ser assintomáticas, se apresentar como dor localizada ou, eventualmente, com eventos compressivos. Ocorrem com maior frequência no carcinoma folicular quando comparado ao papilífero. As metástases ósseas com avidez e captação de ^{131}I devem ser tratadas com RAI a cada 12 a 18 meses e atividade administrada de 100 a 200 mCi por sessão enquanto houver comprovação de captação de ^{131}I pela lesão e de resposta bioquímica e/ou estrutural ao tratamento com RAI. A cirurgia é indicada para lesões únicas, fixação profilática ou descompressão cirúrgica, mas raramente é curativa. A radioterapia externa ou a radiocirurgia estereotáxica podem ser consideradas para lesões de crescimento rápido e/ou localização de risco. Outras terapias locais disponíveis são a ablação térmica e a embolização arterial, em geral com resposta transitória. Os bisfosfonatos (zolendronato) ou o denosumabe devem ser considerados nos pacientes com metástases ósseas difusas e/ou sintomáticas.[8,9,101,102,106,107]

As metástases cerebrais são mais raras e devem ser tratadas preferencialmente com ressecção cirúrgica ou radioterapia externa. No caso das metástases para o SNC com avidez e captação de ^{131}I, a RAI pode ser considerada. Contudo, recomenda-se o uso concomitante de glicocorticoides, assim como uma avaliação por meio de radioterapia externa antes da RAI para evitar edema tumoral pós-RAI e lesão cerebral por efeito de massa.[8,9,101,102]

Manejo do carcinoma diferenciado de tireoide refratário à radioiodoterapia

Alguns tumores avançados e metastáticos são refratários à RAI por não apresentarem e/ou perderem a sua capacidade de captar ^{131}I. O prognóstico desses tumores refratários é mais reservado, com sobrevida significativamente menor do que os tumores responsivos à RAI (sobrevida em 5 anos < 50%, sobrevida em 10 anos de ± 10%). Entretanto, muitos deles permanecem como uma doença estrutural metastática estável por muitos anos ou com lenta progressão.[101,102]

Diversos mecanismos moleculares implicados na refratariedade ao radioiodo estão sendo descritos. A expressão do cotransportador de sódio e iodeto (NIS) está reduzida nas células desses tumores, e ocorre aumento da expressão de transportador de glicose-1 (GLUT-1), o que promove redução da captação de ^{131}I e aumento da captação de glicose, respectivamente (fenômeno *flip-flop*). Dessa forma, as lesões tumorais refratárias ao radioiodo apresentam PCI negativa e podem apresentar captação positiva na ^{18}F-FGD PET/CT.[9,101,102]

O carcinoma de tireoide é considerado refratário ao iodo na presença de pelo menos um dos critérios a seguir:[101,102]

- Ausência de captação inicial de ^{131}I pelo tecido tumoral: PCI pós-dose terapêutica negativa desde o diagnóstico, apesar da presença de doença metastática; estudo realizado com preparo adequado e na ausência de contaminação por iodo
- Tecido tumoral com perda da capacidade de captar ^{131}I após evidências prévias de captação
- Ausência de captação de ^{131}I em algumas lesões e presença de captação em outras lesões tumorais
- Progressão da doença metastática, apesar da concentração significativa de ^{131}I pelas lesões tumorais: considerar em tumores com progressão estrutural significativa 12 a 14 meses após RAI com dose acumulada > 600 mCi.

Os pacientes com doença metastática refratária ao radioiodo não têm evolução uniforme. Alguns casos apresentam progressão rápida e, portanto, necessitam de intervenção e tratamento, enquanto em uma parcela significativa dos pacientes a doença pode ser indolente mesmo nesta condição, com indivíduos assintomáticos e progressão mínima ao longo do tempo.[9,95,96]

O manejo do carcinoma refratário ao radioiodo deve levar em consideração: localização da lesão tumoral, extensão e volume tumorais, velocidade de progressão tumoral e presença de sintomas, conforme descrito no fluxograma da Figura 24.3 e no Quadro 24.9.[9,95,96]

Doença avançada estável e controle clínico

Em muitos pacientes com CDT localmente avançado ou metastático refratário a iodo, a doença terá um curso clínico indolente. Esses indivíduos apresentarão uma progressão mínima ou lenta e se manterão assintomáticos por longo tempo, possibilitando um período de vigilância ativa. O racional desta abordagem é resumido no Quadro 24.9.

Doença avançada progressiva e terapias sistêmicas

A terapia sistêmica deve ser considerada no carcinoma de tireoide refratário à RAI com doença metastática rapidamente progressiva (progressão da doença estrutural pelos critérios radiográficos RECIST < 12 a 14 meses) com grande volume tumoral (mínimo de 1 a 2 cm), progressão sintomática e impossibilidade de terapias localizadas (ver Quadro 24.8).[9,101-104]

Sabe-se de longa data que o CDT apresenta pouca resposta à quimioterapia citotóxica convencional, de modo que esse tratamento não é preconizado. Nos últimos 20 anos, muitos avanços foram feitos em relação à compreensão dos mecanismos moleculares envolvidos na carcinogênese e na progressão do CDT. Essa evolução do conhecimento possibilitou o desenvolvimento de terapias sistêmicas com maior ação sobre as cascatas de sinalização celular e as vias de proliferação envolvidas no desenvolvimento e na progressão desses tumores.[101-104]

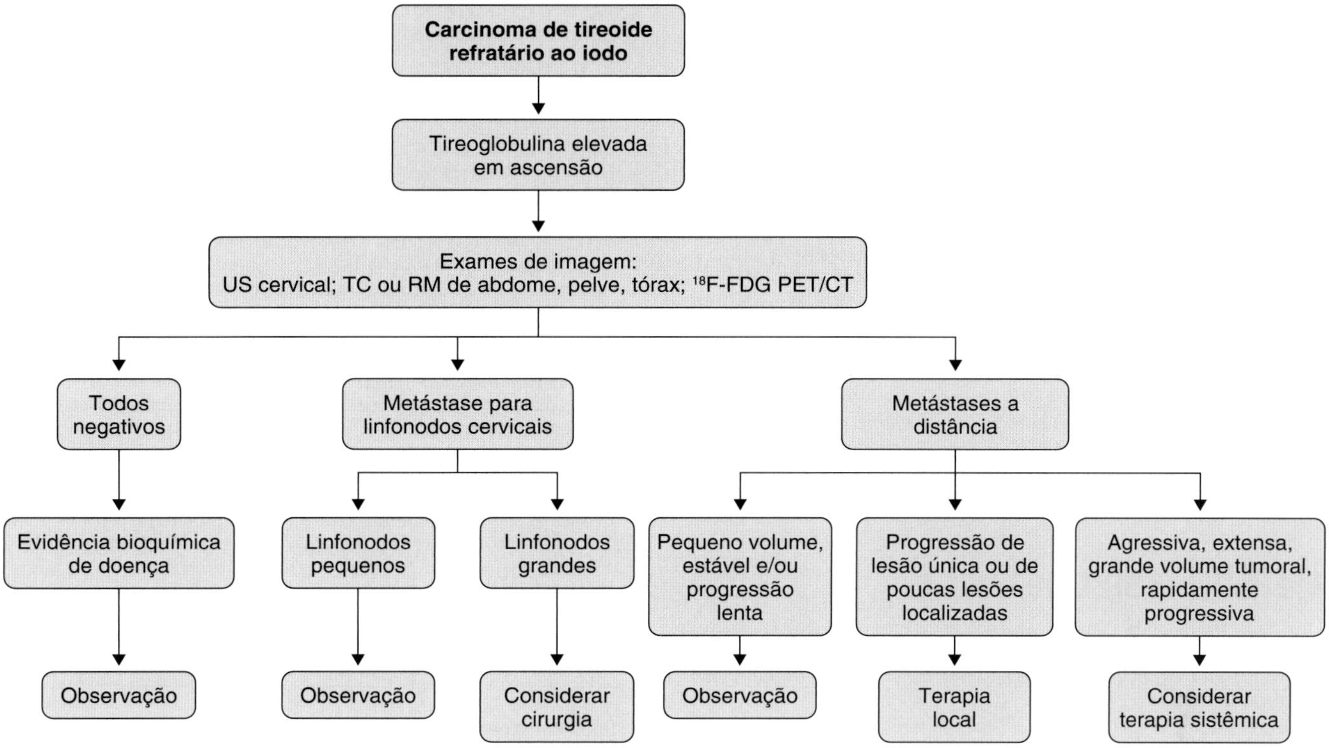

Figura 24.3 Manejo do carcinoma de tireoide refratário à radioiodoterapia. RM: ressonância magnética; TC: tomografia computadorizada; US: ultrassonografia.

Quadro 24.9 Racional para observação em pacientes com carcinoma diferenciado de tireoide metastático.

- As terapias com inibidores multiquinase não são curativas e seu uso contínuo é necessário para manutenção da resposta.
- O benefício clínico das terapias sistêmicas atualmente disponíveis tem duração limitada e com o passar do tempo a doença progride.
- A despeito do aumento na sobrevida livre de progressão, o benefício das terapias sistêmicas na sobrevida global ainda precisa ser estabelecido.
- Os efeitos colaterais da terapia sistêmica podem comprometer a qualidade de vida dos pacientes previamente assintomáticos.
- Os efeitos colaterais da terapia sistêmica podem ser graves e gerar potencial dano aos pacientes tratados.

Adaptado de Cabanilas et al., 2019.[103]

Os primeiros fármacos aprovados para o tratamento de CDT metastático refratário ao iodo foram os inibidores de multiquinase (do inglês *multikinase inhibitors* [MKI]). Estudos clínicos multicêntricos, controlados, randomizados, duplos-cegos avaliando a terapia sistêmica com os MKI sorafenibe e lenvatinibe demonstraram benefícios com melhora da sobrevida livre de progressão de doença estrutural, porém sem aumento da sobrevida global. O sorafenibe e o lenvatinibe foram aprovados para uso no carcinoma de tireoide refratário à RAI no Brasil. No estudo de fase 3 DECISION, o sorafenibe (400 mg por via oral [VO] de 12/12 horas) esteve associado a sobrevida livre de progressão de 10,8 meses em comparação com 5,8 meses no grupo placebo (risco relativo [RR] 0,59; intervalo de confiança [IC] 95% 0,45 a 0,76; $p < 0,001$).[109] No estudo de fase 3 SELECT, lenvatinibe (24 mg/dia VO) esteve associado a sobrevida livre de progressão de 18,3 meses *versus* 3,6 meses com o placebo (RR 0,21; IC 95% 0,14 a 0,34; $p < 0,001$).[110] Além do sorafenibe e do lenvatinibe, outros agentes dessa classe vêm sendo avaliados para o tratamento desse subgrupo de pacientes com CDT, entre eles sunitinibe, vandetanibe e cabozatinibe. Recentemente, o cabozatinibe, medicamento já aprovado para o tratamento de carcinoma medular metastático progressivo, foi avaliado como segunda e terceira linhas em CDT refratário à RAI.[101-104,111]

Os MKI podem estar associados a diversos efeitos adversos, tais como síndrome mão-pé (principalmente o sorafenibe), hipertensão (principalmente o lenvatinibe), astenia, fadiga, aumento do TSH sérico e alterações gastrintestinais.[101-105,109-111]

Dentre outras classes de medicações mais recentes para o tratamento de CDT refratário ao iodo, podemos destacar os inibidores de TRK, os inibidores de BRAF e inibidores de RET. O vemurafenibe e o dabrafenibe são duas dessas medicações e vêm sendo avaliados para CDT em estudos de fase II, com respostas promissoras até o momento.[112] O larotrectinibe é um inibidor de TRK aprovado recentemente no Brasil para tumores que possuem fusão do gene *NTRK*. Trata-se de um fármaco agnóstico. Seu estudo fase III demonstrou atividade em diversos tipos de tumores, incluindo os carcinomas de tireoide.[113] Mais recentemente, os inibidores de RET foram estudados, e os resultados foram muito promissores para aqueles portadores de mutações ou rearranjos cromossômicos desta natureza.[114]

Apesar de todos esses avanços no desenvolvimento de novas possíveis terapias, a experiência com essas medicações para o CDT ainda é modesta em nosso meio. O início de terapias sistêmicas para o CDT metastático refratário à RAI deve ser ponderado na presença de doença rapidamente progressiva ou sintomática não passível de terapia localizada em pacientes com o *status* adequado. O momento de início deve ser avaliado de acordo com o time de especialistas considerando-se ainda comorbidades, contraindicações e disponibilidade de tratamentos. Ademais, devem ser considerados os potenciais efeitos adversos, assim como as medidas preventivas e de detecção precoce. Portanto, recomenda-se que o uso desses medicamentos seja realizado por uma equipe multiprofissional habilitada (*tumor board*) com participação de endocrinologistas, oncologistas, cirurgiões, médicos nucleares e enfermeiros, entre outros.[101-105,109-111]

Resumo

O carcinoma diferenciado de tireoide (CDT) é a neoplasia endócrina mais comum, tendo em geral bom prognóstico. O tratamento do CDT deve ser individualizado e envolve definições a respeito de extensão cirúrgica, radioiodoterapia e terapia supressiva com levotiroxina. A vigilância ativa pode ser oferecida para pacientes selecionados com microcarcinoma papilífero de baixo risco. As estratificações iniciais de risco são importantes para o planejamento de tratamento e acompanhamento iniciais. As estratificações iniciais de risco são baseadas em dados clínicos, cirúrgicos, histopatológicos, tumorais e moleculares presentes ao diagnóstico, e proporcionam estimativas dos riscos iniciais de morte e de recorrência/persistência tumoral. O sistema TNM do AJCC/UICC, 8ª edição, 2018 é um importante preditor de mortalidade no CDT e a estratificação de risco da American Thyroid Association (2019) proporciona melhor estimativa de recorrência/persistência tumoral e mortalidade. Para a definição do seguimento e manejo a longo prazo, recomenda-se o uso da estratificação dinâmica de risco baseada na resposta ao tratamento.

REFERÊNCIAS BIBLIOGRÁFICAS

1. Instituto Nacional de Câncer. Incidência do câncer no Brasil. Disponível em: www.inca.gov.br.
2. World Health Organization. Global Cancer Observatory. Disponível em: https://gco.iarc.fr.
3. Fagin JA, Wells AS. Biological and clinical perspectives on thyroid cancer. N Engl J Med. 2016; 375:1054-67.
4. Lim H, Devesa SS, Sosa JA et al. Trends in thyroid cancer incidence and mortality in the United States, 1974-2013. JAMA. 2017; 317:1338-48.
5. Sierra MS, Soerjomataram I, Forman D. Thyroid cancer burden in Central and South America. Cancer Epidemiol. 2016: S150-7.
6. Udelsman R, Zhang Y. The epidemic of thyroid cancer in the United States: the role of the endocrinologists and ultrasounds. Thyroid. 2014; 24:472-9.
7. Spencer CA, Lopresti JS. Measuring thyroglobulin and thyroglobulin autoantibody in patients with differentiated thyroid cancer. Nat Clin Pract Endocrinol Metab. 2008; 4:223-33.
8. Rosario PW, Ward LS, Carvalho GA et al. Nódulo e câncer de tireoide: atualização do consenso brasileiro. Arq Bras Endocrinol Metab. 2013; 57(4):240-64.
9. Haugen BR, Alexander EK, Bible KC et al. 2015 American Thyroid Association management guideline for adult patients with thyroid nodules and differentiated thyroid cancer: The American Thyroid Association Task Force on thyroid nodules and differentiated thyroid cancer. Thyroid. 2016; 26(1):1-133.
10. Tuttle R, Alzahrani AS. Risk stratification in differentiated thyroid cancer: from detection to final follow-up. J Clin Endocrinol Metab. 2019; 104:4087-100.
11. Momesso DP, Tuttle RM. Update on differentiated thyroid cancer staging. Endocrinol Metab Clin N Am. 2014; 43:401-21.
12. American Joint Committee on Cancer. Disponível em: https://cancerstaging.org.
13. Tuttle RM, Haugen BR, Perrier, ND. Updated American Joint Committee on Cancer/Tumor-Node-Metastasis Staging System for differentiated and anaplastic thyroid cancer (Eight Edition): What changed and why? Thyroid. 2017; 27:751-6.
14. Gainly I, Nixon IJ, Wang LY et al. Survival from differentiated thyroid cancer: what has age got to do with it? Thyroid. 2015; 25:1106-14.
15. Nixon IJ, Wang LY, Migliacci JC et al. An international multi-institutional validation of age 55 years as a cutoff for risk stratification in the AJCC/UICC Staging System for Well-Differentiated Thyroid Cancer. Thyroid. 2016; 26:373-80.
16. Kim M, Kim WG, Oh HS et al. Comparison of the 7th and 8th edition of the AJCC/TNM staging system for differentiated thyroid cancer. Thyroid. 2017; 27:1149-55.
17. Pacini F, Schlumberger M, Dralle H et al. European Thyroid Cancer Taskforce. European consensus for the management of patients with differentiated thyroid cancer of the follicular epithelium. Eur J Endocrinol. 2006; 154:787-803.
18. Pitoia F, Ward L, Wohllk N et al. Recommendations of the Latin American Thyroid Society on diagnosis and management of differentiated thyroid cancer. Arq Bras Endocrinol Metabol. 2009; 53:884-7.
19. National Comprehensive Cancer Network® (NCCN®) Guidelines, version 2.2024. Disponível em: https://www.nccn.org/guidelines/guidelines.
20. Farias T, Kowalski LP, Dias F et al. Guidelines from the Brazilian Society of Surgical Oncology regarding indications and technical aspects of neck dissection in papillary, follicular, and medullary thyroid cancers. Arch Endocrinol Metab. 2023; 67(4):e000607.
21. Mazzaferri EL, Kloos RT. Clinical review 128: current approaches to primary therapy for papillary and follicular thyroid cancer. J Clin Endocrinol Metab. 2001; 86:1447-63.
22. Hay ID, Hutchinson ME, Gonzalea-Losada T et al. Papillary microcarcinoma: a study of 900 cases observed in a 60-years period. Surgery. 2008; 144(6):980-7.
23. Momesso DP, Vaisman F, Caminha LS et al. Surgical approach and radioactive iodine therapy for small well-differentiated thyroid cancer. J Endocrinol Invest. 2014; 37(1):57-64.
24. Momesso DP, Vaisman F, Cordeiro de Noronha Pessoa CH et al. Small differentiated thyroid cancer: time to reconsider clinical management and treatment. Surg Oncol. 2012; 21(4):257-62.
25. Vaisman F, Shaha A, Fish S et al. Initial therapy with either thyroid lobectomy or total thyroidectomy without radioactive remnant ablation is associated with very low rates of structural disease recurrence in properly selected patients with differentiated thyroid cancer. Clin Endocrinol (Oxf). 2011; 75(1):112-9.
26. Vaisman F, Momesso D, Bulzico DA et al. Thyroid lobectomy is associated with excellent clinical outcomes in properly selected differentiated thyroid cancer patients with primary tumors greater than 1 cm. J Thyroid Res. 2013; 398194.
27. Tuttle RM. Controversial issues in thyroid cancer management. J Nucl Med. 2018; 59:1187-94.
28. Matsuzu K, Sugino K, Masudo K et al. Thyroid lobectomy for papillary thyroid cancer: long-term follow-up study of 1,088 cases. World J Surg, 2014; 38 (1):68-79.
29. O'Connell K, Yen TW, Quiroz F et al. The utility of routine preoperative cervical ultrasonography in patients undergoing thyroidectomy for differentiated thyroid cancer. Surgery. 2013; 154:697-701.
30. Leboulleux S, Girard E, Rose M et al. Ultrasound criteria of malignancy for cervical lymph nodes in patients followed up for differentiated thyroid cancer. J Clin Endocrinol Metab. 2007; 92:3590-4.
31. Tuttle RM, Ahuja S, Avram AM et al. Controversies, consensus, and collaboration in the use of 131I therapy in differentiated thyroid cancer: a joint statement from the American Thyroid Association, the European Association of Nuclear Medicine, the Society of Nuclear Medicine and Molecular Imaging, and the European Thyroid Association. Thyroid. 2019; 29:461-70.
32. Schvartz C, Bonnetain F, Debakuyo S et al. Impact on overall survival of radioactive iodine in low-risk differentiated thyroid cancer patients. J Clin Endocrinol Metab. 2012; 97:1526-35.
33. Durante C, Montesano T, Attard M et al.; PTC Study Group. Long term surveillance of papillary thyroid cancer patients who do not undergo postoperative radioiodine remnant ablation: is there a role for serum thyroglobulin measurement? J Clin Endocrinol Metab. 2012; 97:2748-53.
34. Nixon IJ, Ganly I, Patel SG et al. The results of selective use of radioactive iodine on survival and on recurrence in the management of papillary thyroid cancer based on Memorial Sloan-Kettering Cancer Center risk group stratification. Thyroid. 2013; 23:683-94.
35. Lamartina L, Leboulleux S, Terroir M et al. An update on the management of low-risk differentiated thyroid cancer. Endocr Relat Cancer. 2019; 26:R597-610.
36. Schimidt M, Girges R, Drzezga A et al. A matter of controversy: is radioiodine therapy favorable in differentiated thyroid carcinoma? J Nucl Med. 2018; 59:1195-201.
37. Durante C, Haddy N, Baudin E et al. Long-term outcome of 444 patients with distant metastases from papillary and follicular thyroid carcinoma: benefits and limits of radioiodine therapy. J Clin Endocrinol Metab. 2006; 91:2892-9.
38. Giovanella L, Ceriani L, Maffioli M. Postsurgery serum thyroglobulin disappearance kinetic in patients with differentiated thyroid carcinoma. Head Neck. 2010; 32(5):568-71.
39. Giovanella L, Maffioli M, Ceriani L et al. Unstimulated high sensitive thyroglobulin measurement predicts outcome of differentiated thyroid carcinoma. Clin Chem Lab Med. 2009; 47:1001-4.
40. Rosario PW, Mineiro Filho AF, Prates BS et al. Postoperative stimulated thyroglobulin of less than 1 ng/mL as a criterion to spare low-risk patients with papillary thyroid cancer from radioactive iodine ablation. Thyroid. 2012; 22:1140-3.
41. Piccardo A, Arecco F, Morbelli S et al. Low thyroglobulin concentrations after thyroidectomy increase the prognostic value of undetectable thyroglobulin levels on levothyroxine suppressive treatment in low-risk differentiated thyroid cancer. J Endocrinol Invest. 2010; 33:83-7.
42. Nascimento C, Borget I, Al Ghuzlan A et al. Persistent disease and recurrence in differentiated thyroid cancer patients with undetectable postoperative stimulated thyroglobulin level. Endocr Relat Cancer. 2011; 18:R29-40.
43. Webb RC, Howard RS, Stojadinovic A et al. The utility of serum thyroglobulin measurement at the time of remnant ablation for predicting disease-free status in patients with differentiated thyroid cancer: a meta-analysis involving 3,947 patients. J Clin Endocrinol Metab. 2012; 97:2754-63.
44. Rosario PW, Xavier AC, Calsolari MR. Value of post-operative thyroglobulin and ultrasonography for the indication of ablation and 131I activity in patients with thyroid cancer and low risk of recurrence. Thyroid. 2011; 21:49-53.

45. Vaisman A, Orlov S, Yip J et al. Application of post-surgical stimulated thyroglobulin for radioiodine remnant ablation selection in low-risk papillary thyroid carcinoma. Head Neck. 2010; 32:689-98.
46. Kim TY, Kim WB, Kim ES et al. Serum thyroglobulin levels at the time of 131I remnant ablation just after thyroidectomy are useful for early prediction of clinical recurrence in low-risk patients with differentiated thyroid carcinoma. J Clin Endocrinol Metab. 2005; 90:1440-5.
47. Nascimento C, Borget I, Troalen F et al. Ultrasensitive serum thyroglobulin measurement is useful for the follow-up of patients treated with total thyroidectomy without radioactive iodine ablation. Eur J Endocrinol. 2013; 16:689-93.
48. Piccardo A, Arecco F, Puntoni M et al. Focus on high-risk DTC patients: high postoperative serum thyroglobulin level is a strong predictor of disease persistence and is associated to progression-free survival and overall survival. Clin Nucl Med. 2013; 38:18-24.
49. Toubeau M, Touzery C, Arveux P et al. Predictive value for disease progression of serum thyroglobulin levels measured in the postoperative period and after 131I ablation therapy in patients with differentiated thyroid cancer. J Nucl Med. 2004; 45:988-94.
50. Nascimento C, Borget I, Troalen F et al. Ultrasensitive serum thyroglobulin measurement is useful for the follow-up of patients treated with total thyroidectomy without radioactive iodine ablation. Eur J Endocrinol. 2013; 16:689-93.
51. Giovanella L, Ceriani L, Suriano S et al. Thyroglobulin measurement before rsTSH-aided 131I ablation in detecting metastases from differentiated thyroid carcinoma. Clin Endocrinol. 2008; 69:659-63.
52. Momesso DP, Vaisman F, Yang SP et al. Dynamic risk stratification in patients with differentiated thyroid cancer treated without radioactive iodine. J Clin Endocrinol Metab. 2016; 101:2692-700.
53. Imbrahimpasic T, Nixon IJ, Palmer FL et al. Undetectable thyroglobulin after total thyroidectomy in patients with low-and intermediate-risk papillary thyroid cancer – Is there need for radioactive iodine therapy? Surgery. 2012; 152:1096-105.
54. Mourão GF, Rosario PW, Calsolari MR. Low postoperative nonstimulated thyroglobulin as a criterion to spare radioiodine ablation. Endocr Relat Cancer. 2016; 23:47-52.
55. Rosario PW. Postoperative unstimulated thyroglobulin for the decision to use radioactive iodine in patients with low-or intermediate-risk papillary thyroid carcinoma. Ann Surg Oncol. 2019; 26:867-8.
56. Spencer C, Fatemi S, Singer P et al. Serum basal thyroglobulin measured by a second-generation assay correlates with the recombinant human thyrotropin-stimulated thyroglobulin response in patients treated for differentiated thyroid cancer. Thyroid. 2010; 20:587-95.
57. Yang SP, Bach AM, Tuttle RM et al. Serial neck ultrasound is more likely to identify false-positive abnormalities than clinically significant disease in low-risk papillary thyroid cancer patients. Endocr Pract. 2015; 21:1372-9.
58. Leenhardt L, Erdogan MF, Hegedüs L et al. 2013 European Thyroid Association guidelines for cervical ultrasound scan and ultrasound-guided techniques in the postoperative management of patients with thyroid cancer. Eur Thyroid J. 2013; 2:147-59.
59. Schlumberger M, Catargi B, Borget I et al. Tumeurs de la thyroïde refractaires network for the essaiy stimulation ablation equivalence trial. Strategies of radioiodine ablation in patients with low-risk thyroid cancer. N Engl J Med. 2012; 366:1663-73.
60. Mallick U, Harmer C, Yap B et al. Ablation with low-dose radioiodine and thyrotropin alfa in thyroid cancer. N Eng J Med. 2012; 366:1674-85.
61. Schlumberger M, Leboulleux S, Catargi B et al. Outcome after ablation in patients with low-risk thyroid cancer (ESTIMABL1): 5-years follow-up results of a randomised, phase 3, equivalence trial. Lancet Diabetes Endocrinol. 2018; 6:618-26.
62. Fard-Esfahani A, Emami-Ardekani A, Fallahi B et al. Adverse effects of radioactive iodine-131 treatment for differentiated thyroid carcinoma. Nucl Med Commun. 2014; 35:808-17.
63. Souza MC, Momesso DP, Vaisman F et al. Is radioactive iodine-131 treatment related to the occurrence of non-synchronous second primary malignancy in patients with differentiated thyroid cancer? Arch Endocrinol Metab. 2016; 60:9-15.
64. Biondi B, Cooper DS. Benefits of thyrotropin suppression versus the risks of adverse effects in differentiated thyroid cancer. Thyroid. 2010; 20:135-46.
65. Cooper DS, Specker B, Ho M et al. Thyrotropin suppression and disease progression in patients with differentiated thyroid cancer: results from the National Thyroid Cancer Treatment Cooperative Registry. Thyroid. 1998; 8:737-44.
66. Diessl S, Holzberger B, Mader U et al. Impact of moderate vs stringent TSH suppression on survival in advanced differentiated thyroid carcinoma. Clin Endocrinol (Oxf). 2012; 76:586-92.
67. Hovens GC, Stokkel MP, Kievit J et al. Associations of serum thyrotropin concentrations with recurrence and death in differentiated thyroid cancer. J Clin Endocrinol Metab. 2007; 92:2610-5.
68. Jonklaas J, Sarlis NJ, Litofsky D et al. Outcomes of patients with differentiated thyroid carcinoma following initial therapy. Thyroid. 2006; 16:1229-42.
69. Sugitani I, Fujimoto Y. Does postoperative thyrotropin suppression therapy truly decrease recurrence in papillary thyroid carcinoma? A randomized controlled trial. J Clin Endocrinol Metab. 2010; 95:4576-83.
70. Sawin CT, Geller A, Wolf PA et al. Low serum thyrotropin concentrations as a risk factor for atrial fibrillation in older persons. N Engl J Med. 1994; 331:1249-52.
71. Sugitani I, Fujimoto Y. Effect of postoperative thyrotropin suppressive therapy on bone mineral density in patients with papillary thyroid carcinoma: a prospective controlled study. Surgery. 2011; 150:1250-7.
72. Rosario PW, Ward LS, Graf H et al. Thyroid nodules less or equal to 1 cm and papillary microcarcinomas: Brazilian experts opinion. Arch Endocrinol Metab. 2019; 63:5.
73. Bisi H, Fernandes VS, de Camargo RY et al. The prevalence of unsuspected thyroid pathology in 300 sequential autopsies with special reference to the incidental carcinoma. Cancer. 1989; 64(9):1888-93.
74. Basílio-De-Oliveira CA. Infectious and neoplastic disorders of the thyroid in AIDS patients: an autopsy study. Braz J Infect Dis. 2000; 4(2):67-75.
75. de Matos PS, Ferreira AP, Ward LS. Prevalence of papillary microcarcinoma of the thyroid in Brazilian autopsy and surgical series. Endocr Pathol. 2006; 17:165-73.
76. Rosario PW, Mineiro Filho AF, Prates BS et al. Ultrasonographic screening for thyroid cancer in siblings of patients with apparently sporadic papillary carcinoma. Thyroid. 2012; 22(8):805-8.
77. Brito JP, Ito Y, Miyauchi A et al. A clinical framework to facilitate risk stratification when considering an active surveillance alternative to immediate biopsy and surgery in papillary microcarcinoma. Thyroid. 2016; 26:144-9.
78. Ito Y, Uruno T, Nakano K et al. An observation trial without surgical treatment in patients with papillary microcarcinoma of the thyroid. Thyroid. 2003; 13(4):381-7.
79. Ito Y, Miyauchi A, Kihara M et al. Patient age is significantly related to the progression of papillary microcarcinoma of the thyroid under observation. Thyroid. 2014; 24(1):27-34.
80. Sugitani I. Active surveillance for very low-risk papillary thyroid carcinoma: experience and perspectives from Japan. Ann Thyroid. 2018; 3:26.
81. Tuttle RM, Fagin JA, Minkowitz G et al. Natural history and tumor volume kinetics of papillary thyroid cancers during active surveillance. JAMA Otolaryngol Head Neck Surg. 2017; 143(10):1015-20.
82. Sanabria A. Active surveillance in thyroid microcarcinoma in a Latin-American cohort. JAMA Otolaryngol Head Neck Surg. 2018; 144:947-8.
83. Oh HS, Ha J, Kim H et al. Active surveillance of low-risk papillary thyroid microcarcinoma: a multi-center cohort study in Korea. Thyroid. 2018; 28:1587-94.
84. Kwon H, Oh HS, Kim M et al. Active surveillance for patients with papillary thyroid microcarcinoma: a single center's experience in Korea. J Clin Endocrinol Metab. 2017; 102:1917-25.
85. Miyauchi A et al. Long-term outcomes of active surveillance and immediate surgery for adult patients with low-risk papillary thyroid microcarcinoma: 30-years experience. Thyroid, 2023: 33:817-25.
86. Kim HI, Jang HW, Ahn HS et al. High serum TSH level is associated with progression of papillary thyroid microcarcinoma during active surveillance. J Clin Endocrinol Metab. 2018; 103(2):446-51.
87. Rosario PW, Mourão GF, Calsolari MR. Active surveillance in adults with low risk papillary thyroid microcarcinomas: a prospective study. Horm Metab Res. 2019; 51:703-8.
88. Shaha AR, Shah JP, Loree TR. Risk group stratification and prognostic factors in papillary carcinoma of thyroid. Ann Surg Oncol. 1996; 3:534-8.
89. Mazzaferri EL, Kloos RT. Clinical review 128: current approaches to primary therapy for papillary and follicular thyroid cancer. J Clin Endocrinol Metab. 2001; 86:1447-63.
90. RM, Leboeuf R, Martorella AJ. Papillary thyroid cancer: monitoring and therapy. Endocrinol Metab Clin North Am. 2007; 36:753-78.
91. Tuttle RM, Lobeuf R. Follow-up approaches in thyroid cancer thyroid cancer: a risk adapted approach. Endocrinol Metab Clin North Am. 2008; 37:419-35.
92. Tuttle RM, Tala H, Shah J et al. Estimating risk of recurrence in differentiated thyroid cancer after total thyroidectomy and radioactive iodine remnant ablation: using response to therapy variables to modify the initial risk estimates predicted by the new American Thyroid Association Staging System. Thyroid. 2010; 20:1341-9.
93. Vaisman F, Tala H, Grewal R et al. In differentiated thyroid cancer and incomplete structural response to therapy is associated with significantly worse clinical outcomes than only an incomplete thyroglobulin response. Thyroid. 2011; 21:1317-22.
94. Castagna MG, Maino F, Cipri C et al. Delayed risk stratification, to include the response to initial therapy (surgery and radioiodine ablation), has better outcome predictivety in differentiated thyroid cancer patients. Eur J Endocrinol. 2011; 165:441-6.
95. Vaisman F, Momesso D, Bulzico DA et al. Spontaneous remission in thyroid cancer patients after biochemical incomplete response to initial therapy. Clin Endocrinol (Oxf). 2012; 77:132-8.

96. Park S, Kim WG, Song E et al. Dynamic risk stratification for predicting recurrence in patients with differentiated thyroid cancer treated without radioactive iodine remnant ablation therapy. Thyroid. 2017; 27:524-30.
97. Ritter A, Mizrachi A, Bachar G et al. Detecting recurrence following lobectomy for thyroid cancer: role of thyroglobulin and thyroglobulin antibodies. J Clin Endocrinol Metab. 2020; 105:dgaa152.
98. Xu S, Huang H, Zhang X et al. Predictive value of serum thyroglobulin for structural recurrence following lobectomy for papillary thyroid carcinoma. Thyroid. 2021; 31:1391-9.
99. Cho JW, Lee YM, Lee YH et al. Dynamic risk stratification system in post-lobectomy low-risk and intermediate-risk papillary thyroid carcinoma patients. Clin Endocrinol (Oxf). 2018; 89:100-9.
100. Cho JS, Kim HK. Thyroglobulin levels as a predictor of papillary cancer recurrence after thyroid lobectomy. Anticancer Res. 2022; 42:5619-27.
101. Vaisman F, Carvalho DP, Vaisman M. A new appraisal of iodine refractory thyroid cancer. Endocr Relat Cancer. 2015; 22:R301-10.
102. Schlumberger M, Brose M, Elisei R et al. Definition and management of radioactive iodine-refractory differentiated thyroid cancer. Lancet Diabetes Endocrinol. 2014; 2:356-8.
103. Cabanillas ME, Ryder M, Jimenez C. Targeted therapy for advanced thyroid cancer: kinase inhibitors and beyond. Endocr Rev. 2019; 40:1573-604.
104. Brose MS, Smit J, Lin CC et al. Timing of multikinase inhibitor initiation in differentiated thyroid cancer. Endocr Relat Cancer. 2017; 24:237-42.
105. Tuttle RM, Brose MS, Grande E et al. Novel concepts for initiating multitargeted kinase inhibitors in radioactive iodine refractory differentiated thyroid cancer. Best Practice Research Clin Endocrinol Metab. 2017; 31:295-305.
106. Ronga G, Filesi M, Montesano T et al. Lung metastases from differentiated thyroid carcinoma. A 40 years' experience. Q J Nucl Med Mol Imaging. 2004; 48:129.
107. Bernier MO, Leenhardt L, Hoang C et al. Survival and therapeutic modalities in patients with bone metastases of differentiated thyroid carcinomas. J Clin Endocrinol Metab. 2001; 86:1568-73.
108. Andrade F, Probstner D, Decnop M et al. The impact of zoledronic acid and radioactive iodine therapy on morbi-mortality of patients with bone metastases of thyroid cancer derived from follicular cells. Eur Thyroid J. 2019; 8(1):46-55.
109. Brose MS, Nutting CM, Jarzab B et al. Sorafenib in radioactive iodine-refractory, locally advanced or metastatic differentiated thyroid cancer: a randomized, double-blind, phase 3 trial. Lancet. 2014; 384(9940):319-28.
110. Schlumberger M, Tahara M, Wirth LJ et al. Lenvatinib versus placebo in radioiodine-refractory thyroid cancer. N Engl J Med. 2015; 372:621-30.
111. Viola D, Valerio L, Molinaro E et al. Treatment of advanced thyroid cancer with targeted therapies: ten years of experience. Endocr Relat Cancer. 2016; 4:R185-205.
112. Agrawal VR et al. Update on multikinase inhibitor therapy for differentiated thyroid cancer. Drugs of Today. 2018; 54:535-45.
113. Waguespack SG et al. Efficacy and safety of larotrectinib in patients with TRK fusion-positive thyroid carcinoma. Europ J Endocrinol. 2022; 186: 631-43.
114. Lu S et al. Patient-reported outcomes following selpercatinib treatment in Chinese patients with advanced RET fusion-positive non-small-cell lung cancer and thyroid cancer, and RET-mutant medullary thyroid cancer in the phase II LIBRETTO-321 trial. Therap Adv Med Oncol. 2023; 15:17588359231189429.

CAPÍTULO 25

Tratamento do Carcinoma Medular de Tireoide

Marta Amaro da Silveira Duval ■ Laura Marmitt ■ Ana Luiza Maia

INTRODUÇÃO

O carcinoma medular de tireoide (CMT) é um tipo de tumor raro com origem nas células C ou parafoliculares, cujo principal produto de secreção é a calcitonina, utilizada tanto para diagnóstico quanto para acompanhamento laboratorial.

O CMT se apresenta de duas formas: esporádica ou familiar. A forma familiar é causada por mutação germinativa no gene *RET*, associada ao desenvolvimento da neoplasia endócrina múltipla do tipo 2 (MEN-2).[1] De acordo com os órgãos envolvidos, a MEN-2 é subdividida em:

- MEN-2A: CMT (95%), feocromocitoma (50%) e hiperparatireoidismo (20%)
- MEN-2B: CMT (90%), feocromocitoma (45%), ganglioneuromatose (100%), hábito marfanoide (65%), além de anormalidades oculares (p. ex., nervos da córnea espessados, conjuntivite seca e inabilidade de chorar com lágrimas).[1]

Assim, existe a recomendação para que todos os pacientes com diagnóstico de CMT sejam submetidos à pesquisa genética dessa mutação, assim como os familiares de 1º grau de pacientes com MEN-2, considerando a possibilidade de diagnóstico precoce e cirurgia profilática.[2,3]

Na forma esporádica, cerca de 50% dos casos apresentam mutações somáticas do gene *RET*.[4]

Embora represente apenas aproximadamente 2% das neoplasias malignas da tireoide, o CMT é responsável por 13,4% de todas as mortes por câncer dessa glândula.[5] A taxa de mortalidade do CMT varia de 13,5 a 38% em 10 anos.[4,6] Fatores prognósticos classicamente associados ao desfecho são idade, tamanho tumoral, metástases locais e distância, mutação somática M918T do *RET*, bem como tempo de duplicação da calcitonina e do antígeno carcinoembrionário (CEA). Adicionalmente, o estádio tumoral ao diagnóstico e a possibilidade de ressecção cirúrgica completa são os principais determinantes de cura da doença.[7]

TRATAMENTO

Avaliação pré-operatória e planejamento cirúrgico

Inicialmente, é importante determinar se existe a mutação no *RET*. Nos portadores da mutação, ou quando a pesquisa genética não estiver disponível, recomenda-se a investigação de feocromocitoma, tendo em vista o risco cirúrgico associado e a necessidade de tratamento previamente à tireoidectomia. O mesmo pode ser aplicado à avaliação para hiperparatireoidismo; porém, quando firmado tal diagnóstico, o tratamento é simultâneo à tireoidectomia (Figura 25.1).[2,3]

Cabe lembrar que nem sempre é possível uma avaliação pré-operatória adequada, pois muitas vezes o CMT é diagnosticado incidentalmente em pacientes com outras doenças tireoidianas. De fato, CMT foi diagnosticado ao acaso em 0,3% dos pacientes com bócio multinodular.[8] O diagnóstico pré-operatório do CMT possibilita a avaliação multidisciplinar e otimiza o tratamento cirúrgico, permitindo uma abordagem individualizada e a redução de complicações e morbidade cirúrgicas.[2,3]

Relevância dos níveis de calcitonina

À ocasião do diagnóstico, até 75% dos pacientes com lesão palpável têm metástases locorregionais, enquanto 7 a 17% apresentam metástases a distância (MD).[2] A dosagem de calcitonina sérica é fundamental na avaliação pré-operatória. O risco de metástases linfonodais é quase nulo quando a calcitonina pré-operatória está abaixo de 20 pg/mℓ. Entretanto, quando excede 20, 50, 200 e 500 pg/mℓ, pode estar, respectivamente, associada a metástases em linfonodos ipsilaterais centrais e laterais, contralaterais centrais, contralaterais laterais e em mediastino superior.[9] Entre 300 pacientes com CMT avaliados antes da cirurgia, nenhum caso de MD foi encontrado com níveis de calcitonina < 500 pg/mℓ.[9]

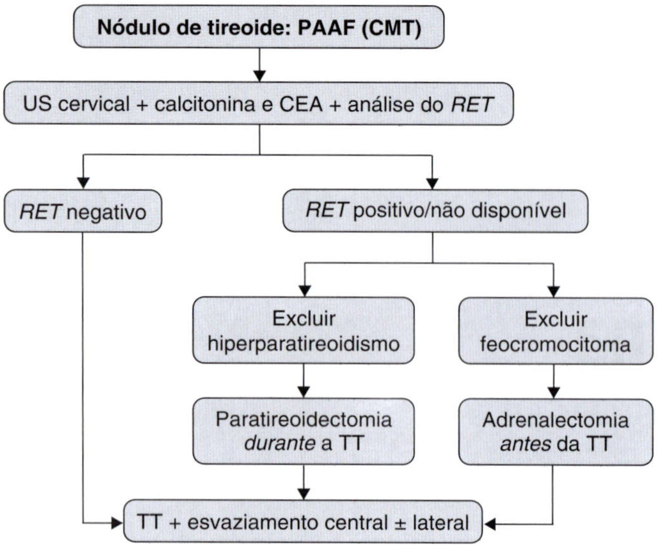

Figura 25.1 Conduta cirúrgica inicial em caso de carcinoma medular de tireoide (CMT). CEA: antígeno carcinoembrionário; PAAF: punção aspirativa por agulha fina; TT: tireoidectomia total; US: ultrassonografia.

De acordo com as diretrizes atuais, a pesquisa pré-operatória de MD está indicada em uma das seguintes situações:

- Calcitonina > 400 a 500 pg/mℓ
- Presença de doença cervical extensa
- Evidências clínicas de MD.[2,3]

Exames de imagem

A ultrassonografia cervical é mandatória para todos os pacientes na avaliação pré-operatória e influencia na extensão da cirurgia. Além disso, se houver doença cervical extensa ou sinais e sintomas de doença metastática, exames de imagem adicionais devem ser solicitados.[2,3]

MD são detectadas em 7 a 17% de todos os casos ao diagnóstico e frequentemente surgem em múltiplos locais.[2] Os mais frequentes são fígado (49%), ossos (45%) e pulmões (35%).[2,10] Menos frequentemente, cérebro e pele são afetados.[6,10] A tomografia computadorizada é o exame mais acurado para visualizar metástases no pulmão e em linfonodos mediastínicos, enquanto a ressonância magnética (RM) com contraste revela até 100% das lesões hepáticas. A cintilografia óssea e a RM do esqueleto axial são complementares na investigação de metástases ósseas.[2,3,10] A combinação desses exames deve, portanto, ser solicitada. Vale a pena ressaltar que a detecção de MD é improvável quando os valores de calcitonina forem < 250 pg/mℓ.[2]

Havendo suspeita de MD, se os exames de imagem convencionais forem negativos, indica-se a combinação de tomografia por emissão de pósitrons e tomografia computadorizada (PET/CT), usando como traçadores [^{18}F]-fluoro-2-deoxi-D-glicose (F-FDG) ou [^{18}F]-di-hidroxifenilalanina (F-DOPA).[2,3] Nesta situação, as evidências indicam superioridade da ^{18}F-DOPA-PET/CT sobre a ^{18}F-FDG-PET/CT.[11]

Extensão da cirurgia e resultados

Tireoidectomia total é o procedimento cirúrgico de escolha, uma vez que a cirurgia é a única opção terapêutica curativa para o CMT.[2,3,12] A extensão da abordagem cirúrgica para os compartimentos cervicais centrais e/ou laterais depende dos níveis de calcitonina e dos achados da ultrassonografia cervical pré-operatória, o que reforça a importância desses exames no planejamento terapêutico.[2,3,11-13]

A cura bioquímica é obtida em até 95% dos pacientes sem envolvimento de linfonodos por ocasião da cirurgia inicial (os quais infelizmente representam < 50% dos pacientes operados).[12] Entre pacientes com comprometimento linfonodal, mesmo se submetidos a tratamento agressivo, apenas 20 a 30% serão curados.[12] Em um estudo multicêntrico francês, entre 863 pacientes operados, 371 (43%) foram considerados curados após a cirurgia.[5] Recidiva ocorreu em 18 pacientes (5%).[5]

Indicações de tireoidectomia profilática

O rastreamento genético de mutações no *RET* em familiares de pacientes com neoplasia endócrina múltipla permite o diagnóstico precoce em fases assintomáticas da doença, possibilitando a cura mediante a retirada cirúrgica da tireoide. A American Thyroid Association (ATA) propõe uma classificação para o risco de desenvolvimento precoce de CMT com base no tipo de mutação do *RET*: carreadores da mutação M918T são classificados como de "muito alto risco"; carreadores das mutações C634F/G/R/S/W/Y e A883F, como de "alto risco"; e todas as demais mutações, como de "risco moderado".[3] Aos pacientes com muito alto risco é recomendada a cirurgia no 1º ano de vida. Havendo mutações de alto risco, recomenda-se tireoidectomia antes dos 5 anos de idade. Pacientes com moderado risco podem ser acompanhados com dosagem de calcitonina a cada 6 a 12 meses, sendo a cirurgia programada de acordo com a elevação dos níveis séricos da calcitonina (Figura 25.2).[3]

Devido ao maior risco de complicações pós-operatórias e à escassez de cirurgiões com alto volume de tireoidectomias em crianças, tem-se avaliado a possibilidade de adiar a cirurgia, de acordo com os níveis séricos de calcitonina sérica basal, mesmo para mutações de alto risco.[14,15] Níveis de calcitonina abaixo de 60 pg/mℓ costumam estar associados à doença intratireoidiana.[16] Além disso, Machens et al. demonstraram que metástases nodais podem ocorrer quando os níveis basais de CTN excedem 40 pg/mℓ.[17] Elisei et al.[16] relataram recentemente excelentes resultados de vigilância ativa para carreadores de mutações *RET* de risco alto e moderado, sugerindo que a tireoidectomia precoce pode ser uma alternativa à tireoidectomia profilática, mantendo elevada taxa de cura e reduzindo o risco de complicações.[18]

Os testes de estímulo de calcitonina, embora amplamente utilizados no passado, apresentam resultados semelhantes à dosagem de calcitonina basal, tendo em vista os novos ensaios e o aumento da sensibilidade funcional da dosagem de calcitonina.[2,16]

Avaliação pós-operatória e acompanhamento

A dosagem de calcitonina sérica é o principal marcador na avaliação de doença residual após o tratamento cirúrgico inicial. Assim como na avaliação pré-operatória, os níveis de calcitonina contribuem para definir a estratégia diagnóstica e terapêutica.[2,5] Níveis de calcitonina pós-cirúrgicos acima de 150 pg/mℓ são sugestivos de MD, enquanto valores < 150 pg/mℓ indicam metástases locorregionais.[2] Outro marcador utilizado para o acompanhamento da doença é o CEA, devendo ser dosado com a calcitonina após a cirurgia. Embora o nadir dos níveis de calcitonina e CEA ocorra entre 2 e 3 meses após a cirurgia e este seja o tempo preconizado para avaliação pós-operatória,[2,3] um estudo recente mostrou excelente correlação da dosagem de calcitonina 1 mês após a cirurgia com a resposta ao tratamento inicial, principalmente nos casos com resposta excelente.[19] Essa avaliação precoce pode ser uma opção para alinhamento de expectativas e prognóstico em um período curto após a cirurgia. Se os níveis de calcitonina forem indetectáveis, o paciente está bioquimicamente em remissão e seu seguimento será feito com

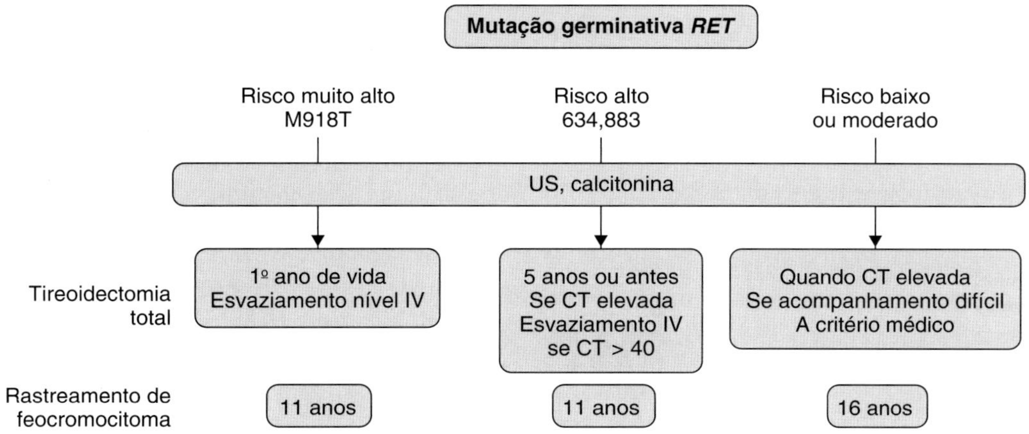

Figura 25.2 Indicação de tireoidectomia profilática e rastreamento de feocromocitoma de acordo com a mutação *RET*. CT: calcitonina. MEN: neoplasia endócrina múltipla; US: ultrassonografia.

dosagens semestrais ou anuais de calcitonina por um período de tempo indeterminado. A dosagem de calcitonina estimulada por pentagastrina não está recomendada.[2,3,12]

Nos casos com MD, as sensibilidades dos exames de imagem convencionais variam de 50 a 80%.[10] A probabilidade de identificar doença metastática é maior em indivíduos com níveis de calcitonina > 150 pg/mℓ.[2,11] O ^{18}F-DOPA PET/CT parece ser a melhor opção para detecção tumoral em pacientes com CMT persistente ou recorrente e exames de imagem convencionais negativos.[11] Na série de Romero-Lluch et al.,[11] a sensibilidade do ^{18}F-DOPA PET/CT (n = 12) superou a do ^{18}F-FDG PET/CT (n = 9): 66,7% *versus* 50%; (p < 0,01). As sensibilidades de ambos os procedimentos foram maiores com calcitonina ≥ 150 pg/mℓ do que com calcitonina < 150 pg/mℓ: F-DOPA, 90,9 *vs.* 28,6%, p = 0,013; F-FDG-PET/CT, 72,7 *vs.* 14,3%; (p = 0,025).

Fatores determinantes do prognóstico

Os principais fatores prognósticos de sobrevida incluem idade (menos metástases e maior sobrevida < 45 anos) e estadiamento do tumor ao diagnóstico, bem como o tempo de duplicação (DT; do inglês, *doubling time*) dos níveis de calcitonina e CEA. Outros fatores incluem extensão da ressecção tumoral, existência de metástases e presença de mutações somáticas.[5,6] Em pacientes com CMT hereditário, o principal fator preditor de sobrevida e cura é a realização de tireoidectomia profilática.[2]

Recentemente, foi proposta uma nova classificação prognóstica para o CMT denominada *International MTC Grading System* (IMTCGS), que avalia características histológicas como índice mitótico, necrose tumoral e índice proliferativo Ki67, já amplamente utilizadas para outros tumores neuroendócrinos. Esse novo sistema classifica os tumores em dois níveis: alto ou baixo grau. São considerados de alto grau tumores com pelo menos uma das seguintes características: índice mitótico ≥ 5 por 2 mm^2, índice proliferativo Ki67 ≥ 5% e/ou necrose tumoral. Pacientes classificados como alto grau tiveram menor sobrevida global e doença-específica, tempo menor de sobrevida livre de recorrência locorregional e de MD.[20]

Pacientes com doença intratireoidiana apresentam sobrevida de 95,6% em 10 anos, enquanto aqueles com doença regional ou MD apresentam sobrevida geral de 75,5 e 40%, respectivamente.[21] Ademais, o número absoluto de metástases linfonodais parece impactar as chances de cura bioquímica após intervenção cirúrgica adicional. Scollo et al.[13] encontraram elevadas taxas de normalização da calcitonina em pacientes com menos de 10 metástases linfonodais, quando comparados com pacientes com maior número (57 *vs.* 4%).[13] Finalmente, em indivíduos com idade < 45 anos, as taxas de sobrevida são maiores, o controle regional da doença é melhor, bem como é menor a ocorrência de MD.[6,15]

O cálculo do DT (disponível em www.thyroid.org/professionals/calculators/thyroid-cancer-carcinoma) é considerado a melhor ferramenta na avaliação de progressão de doença.[3,21] São necessárias pelo menos quatro dosagens em 2 anos de acompanhamento para o cálculo adequado. A sobrevida em 5 anos é de 25% quando o DT da calcitonina é menor que 6 meses, chegando a 92% nos casos com DT entre 6 e 24 meses. Ao se observar a sobrevida em 10 anos, esses números chegam a 8 e 37%, respectivamente.[22] Quando em níveis detectáveis, o DT do CEA também deve ser determinado. Ocorre concordância entre os dois marcadores em até 80% dos casos, porém o DT da calcitonina se correlaciona melhor com sobrevida e recorrência tumoral.[22,23] Elevações isoladas dos níveis de CEA, com queda dos níveis de calcitonina, podem indicar indiferenciação tumoral e pior prognóstico.[22,23] Mais recentemente, o aumento dos níveis séricos de CA 19-9 foi identificado como marcador prognóstico de agressividade tumoral no CMT.[24,25]

Classicamente, a estratificação de risco pós-operatória é realizada pela classificação TNM (que avalia o tamanho tumoral, as metástases linfonodais e as MD). Recentemente, Sosa et al.[26] propuseram uma revisão da estratificação de risco TNM, visando reduzir o risco de *overtreatment*. Os autores relatam que pacientes com MD têm pior prognóstico, diferindo em relação àqueles com tumores T4 e/ou N1b. Assim, na nova classificação, permaneceriam no estádio IV apenas os pacientes com MD. Nesta nova proposta, a sobrevida global em 5 anos foi 94% para o estádio I, 86% para o estádio II, 69% para o estádio III e 53% para o estádio IV.[26]

A estratificação dinâmica de risco, baseada na resposta ao tratamento inicial, é uma excelente ferramenta prognóstica. Os níveis de calcitonina pós-operatória podem ser utilizados para modificar o risco inicial, classicamente estimado pela classificação TNM.[27] A recorrência em 5 e 10 anos varia de menos de 1 a 8,5% em pacientes que atingiram uma resposta excelente, definida como calcitonina indetectável após cirurgia. Além disso, a nomenclatura *excelente*, *bioquímica incompleta* e *estrutural incompleta*, que foi utilizada para classificar a resposta à terapia inicial e predizer o desfecho no carcinoma diferenciado de tireoide, também se mostrou útil no CMT.[27-29] Recentemente, a calcitonina pós-operatória (POCal) indetectável 3 a 6 meses após a cirurgia se mostrou um excelente marcador de sobrevida livre de doença a longo prazo em uma grande coorte de pacientes com CMT. Após um acompanhamento médio de 7,7 anos, 127 (90,1%) pacientes com POCal indetectável estavam livres de doença e nenhum paciente com POCal indetectável apresentava doença estrutural persistente ou morte relacionada à doença. Uma análise posterior usando um modelo multivariado identificou POCal indetectável como uma variável prognóstica independente para o estado livre de doença (*hazard ratio* [HR] = 5,33; intervalo de confiança [IC] = 2,86 a 9,94; $p < 0{,}001$).[30]

Pacientes com doença cervical persistente ou recorrente são candidatos a novas intervenções cervicais. Entretanto, se houver doença cervical volumosa ou MD, cirurgias extensas não são associadas a maiores taxas de cura e, assim, procedimentos menos agressivos devem ser considerados.[21,31] Em contrapartida, pacientes operados por outro motivo e com diagnóstico incidental de CMT esporádico, sem evidência de doença residual, podem ser cuidadosamente observados após cirurgias menos extensas.[31]

A Figura 25.3 resume o tratamento e o acompanhamento do CMT.

Carcinoma medular de tireoide metastático

No planejamento da melhor estratégia terapêutica do CMT com doença metastática a distância, algumas questões devem ser consideradas:

- O paciente apresenta sintomas?
- A doença locorregional está controlada?
- Onde as metástases estão localizadas?
- Qual é a velocidade de progressão da doença?
- Qual o *performance status* do paciente?

É essencial ter em mente que muitos pacientes com CMT metastático apresentam uma doença com comportamento indolente e relativamente estável a longo prazo, enquanto outros desenvolvem uma doença com comportamento agressivo e rápida progressão, necessitando de avaliação e tratamento imediatos.[27-29]

A ressecção cirúrgica é a primeira opção para pacientes com doença localizada; contudo, dependendo da localização e do tamanho da lesão, nem sempre é uma opção viável. Atualmente, não há nenhuma opção terapêutica com possibilidade real de cura para pacientes com doença a distância ou localmente avançada não candidatos à cirurgia. Tanto a quimioterapia quanto a radioterapia cervical apresentam resultados pouco satisfatórios.[32,33] A resposta relatada à quimioterapia citotóxica é de aproximadamente 20%, sendo a maior parte dos estudos com pequeno número de pacientes e sem avaliação de critérios como RECIST (*response evaluation criteria in solid tumours*).[34] A radioterapia deve ser considerada nos casos com elevado risco de recidiva cervical; entretanto, estudos mostram apenas controle local da doença, sem benefício na sobrevida.[35] Infelizmente, pacientes com doença metastática progressiva ainda constituem um desafio na prática clínica.[35-37]

Conduta expectante é uma opção para pacientes assintomáticos, com doença indolente. Tratamento imediato é indicado quando há lesões com elevado risco de complicações, como metástases cerebrais extensas, compressão da medula espinal ou da via respiratória, e metástases ósseas com risco de fratura.[27-29] Embolização ou crioablação podem ter benefícios em casos selecionados, visando reduzir o crescimento tumoral, a dor ou a diarreia refratária associada a metástases hepáticas.[38] Radioterapia localizada e/ou administração de bisfosfonatos ou denosumabe (inibidor RANKL) deve ser considerada em

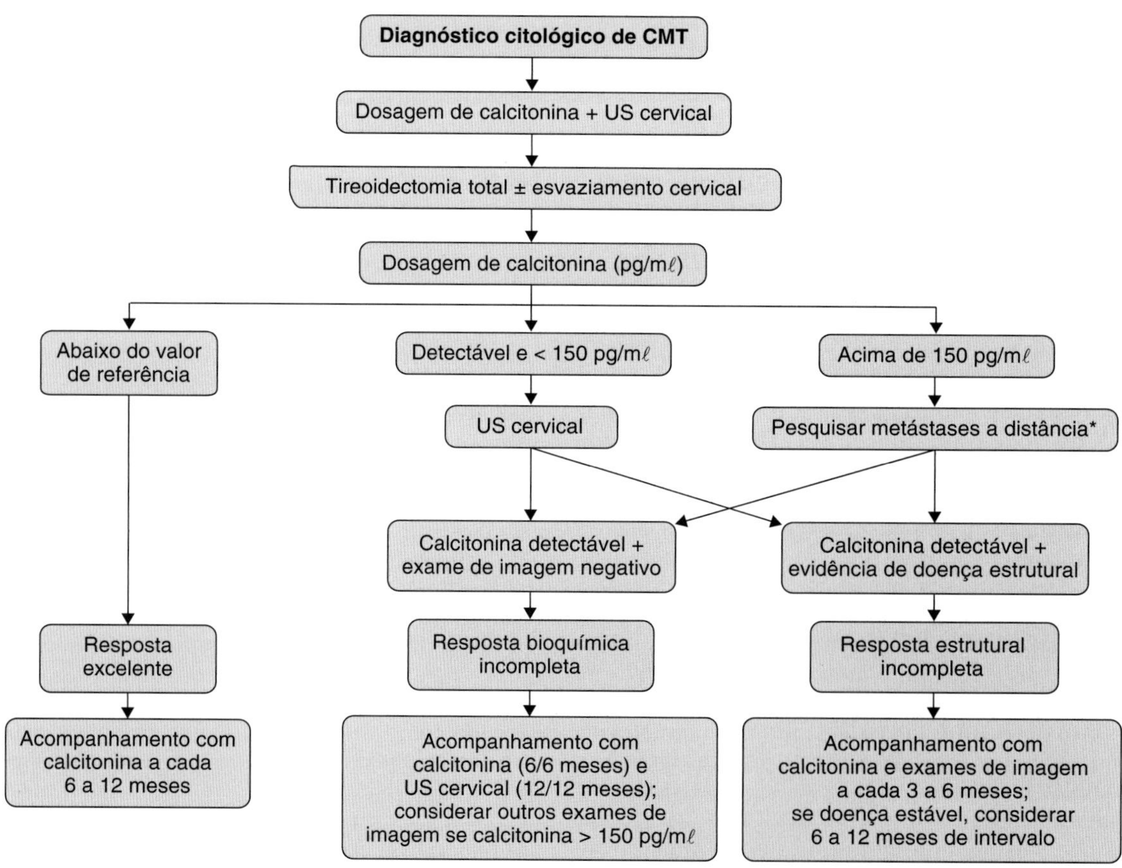

Figura 25.3 Fluxograma esquemático para o tratamento do carcinoma medular de tireoide (CMT) com estratificação dinâmica de risco e acompanhamento pós-operatório. *Diante de imagem negativa à tomografia computadorizada e/ou à ressonância magnética, submeter o paciente a ^{18}F-FDG-PET/CT ou ^{18}F-DOPA-PET/CT (de maior sensibilidade). US: ultrassonografia.

casos de metástases ósseas dolorosas e prevenção de fraturas.[39,40] Denosumabe parece ter benefício em relação aos bisfosfonatos, com melhora da qualidade de vida e menor risco de lesão renal em estudos de fase III com tumores sólidos, embora ainda não haja dados específicos para CMT.[41]

Em casos de CMT avançado, pode ocorrer diarreia paraneoplásica secundária à hipersecreção de calcitonina, de peptídeo intestinal vasoativo (VIP) ou ao aumento da motilidade intestinal.[42,43] Agentes antimotilidade (p. ex., loperamida e codeína) podem ser utilizados como primeira linha de tratamento. Nos casos não responsivos, podem-se utilizar análogos da somatostatina.[44,45] Para os pacientes com metástases hepáticas extensas, ressecção cirúrgica, ablação percutânea por radiofrequência ou quimioembolização arterial podem ser consideradas, visando reduzir os níveis de calcitonina.[38] Em raros casos, pode haver secreção hormonal pelas células tumorais, sendo os hormônios de secreção ectópica mais comuns o hormônio liberador de corticotrofina (CRH) e o hormônio adrenocorticotrófico (ACTH), podendo causar síndrome de Cushing ectópica (0,7% dos casos).[46] A síndrome de Cushing, quando não tratada, é associada a extrema morbimortalidade, sendo as complicações secundárias ao hipercortisolismo responsáveis por 50% da mortalidade nesses casos de CMT. Recentemente, a utilização de inibidores de tirosinoquinase (ITQ) tem mostrado resposta satisfatória no controle da síndrome.[47-49]

Terapia sistêmica com inibidores multiquinase e inibidores seletivos da RET-quinase

O estudo e o avanço do conhecimento das diversas vias de sinalização intracelulares e das alterações genéticas envolvidas na patogênese do CMT possibilitaram o desenvolvimento de terapias sistêmicas alvo-específicas. Vias de sinalização como RET, RAS/MAPK, PI3K, c-MET e mTOR modulam diversos processos intracelulares, incluindo proliferação celular, diferenciação, migração e apoptose, sendo que alterações nessas vias de sinalização estão envolvidas na carcinogênese do CMT.[50-52]

A ativação descontrolada do *RET*, assim como a superexpressão do fator de crescimento endotelial (VEGF) e do fator de crescimento de hepatócitos (c-MET), é importante na patogênese, na progressão e na recorrência tumoral no CMT.[53,54] Todas essas moléculas atuam mediante a ativação de seus receptores do tipo tirosinoquinase. Os inibidores multiquinase (IMQ) são agentes de administração oral que competem com o trifosfato de adenosina no local de ligação no receptor, levando à inibição das proteínas envolvidas na transdução do sinal.

O tratamento com IMQ promoveu uma nova perspectiva no tratamento do CMT metastático. Como esses pacientes muitas vezes apresentam doença indolente e longa expectativa de vida, o desfecho utilizado nos estudos é a sobrevida livre de progressão, uma vez que os IMQ aumentam tal parâmetro, sem, contudo, impactar a sobrevida geral.[34,55,56] Pacientes com *status* adequado, com metástases sintomáticas e em crescimento são candidatos a iniciar o uso da terapia sistêmica.[57]

Na era das terapias direcionadas, as seleções terapêuticas são ditadas pela presença de mutações genéticas específicas ou anormalidades nas vias de sinalização.[58] Idealmente, os pacientes com indicação de terapia sistêmica devem ter avaliação molecular do tumor primário ou de focos metastáticos para identificar a presença de mutação somática do *RET* ou de outras mutações oncogênicas.[59] Em caso de mutação *RET* identificada, sugere-se o uso de um inibidor seletivo da *RET*-quinase como escolha inicial – selpercatinibe.[60] Caso não se identifique mutação *RET* ou outra mutação-alvo (ou se a análise de mutação não estiver disponível), sugere-se o uso de um IMQ como escolha inicial – vandetanibe ou cabozantinibe. Sorafenibe, sunitinibe ou lenvatinibe são opções razoáveis para pacientes que falham com um ou ambos.[57]

No estudo LIBRETTO-531 comparando selpercatinibe com cabozantinibe ou vandetanibe em 291 pacientes com CMT *RET*-positivo, a sobrevida livre de progressão em 12 meses foi melhor com selpercatinibe (86,8 *versus* 65,7% com cabozantinibe ou vandetanibe). A resposta completa ocorreu em 11,9% e 4%, respectivamente, e a resposta parcial em 57,5% e 34,7%, respectivamente. Houve menos eventos adversos de grau ≥ 3 no grupo do selpercatinibe e menos pacientes interromperam o tratamento devido a eventos adversos.[61]

Vandetanibe foi o primeiro fármaco aprovado e é seletivo para os receptores RET, VEGF e EGF,[62] enquanto o cabozantinibe atua em c-MET, VEGFR2 e RET. Um estudo avaliando 331 pacientes com CMT metastático demonstrou aumento significativo da sobrevida livre de progressão nos pacientes tratados com vandetanibe (300 mg/dia) em relação ao placebo (30,2 *vs*. 19,2 meses; risco relativo [RR] = 0,46, 95% IC = 0,31 a 0,69).[55] A medicação também se mostrou eficaz no tratamento de crianças com MEN-2B.[63] Posteriormente, outro estudo com 330 indivíduos com CMT metastático progressivo mostrou aumento significativo da sobrevida livre de progressão no grupo tratado com cabozantinibe (11,2 *vs*. 4,0 meses; RR = 0,28, 95% IC = 0,19 a 0,4, p < 0,0001).[56]

Adicionalmente, um estudo de fase 2 com lenvatinibe (n = 59), IMQ seletivo para VEGFR-1, 2 e 3, FGFR-1–4, PDGFRa, RET e KIT, mostrou 80% de controle da doença (95% IC: 67 a 89%), a maior taxa já apresentada. Os resultados obtidos foram independentes do uso prévio de outros anti-VEGF, confirmando a ausência de resistência cruzada entre os diferentes IMQ.[64] Outros IMQ já estudados incluem motesanibe,[65] sorafenibe,[66,67] sunitinibe,[68] axitinibe,[69] imatinibe,[70] pazopanibe[71] e anlotinibe.[72]

Os principais efeitos adversos dos IMQ são diarreia, erupção cutânea/síndrome mão-pé (Figura 25.4), hipertensão, exacerbação de hipotireoidismo e prolongamento do intervalo QT, fadiga e náuseas (Quadro 25.1). A escolha do medicamento deve levar em conta não só o perfil de efeitos adversos, como também fatores de risco, história médica pregressa e perfil de tolerância do paciente, visando ao menor impacto negativo possível na qualidade de vida.[73-75] Vandetanibe deve ser evitado em casos de arritmias, visto que ele pode causar prolongamento do intervalo QT.[76,77] Entretanto, trata-se da medicação de escolha para pacientes que façam trabalhos manuais ou maratonistas, por causar menos síndrome mão-pé do que o cabozantinibe.[74,75] A maior parte dos efeitos adversos é de leve a moderada intensidade (grau 1 ou 2), podendo ser manejados com sintomáticos, conforme descrito no Quadro 25.1. Contudo, diante de efeitos adversos grau 2 não responsivos ou grau 3, deve-se realizar redução de dose ou suspensão seguida de reintrodução em dose menor. A necessidade de redução de dose costuma ocorrer em até 79% dos casos com cabozantinibe e 35% com vandetanibe.[56,78] É importante ressaltar que se deve ter especial atenção ao prescrever IMQ para pacientes com histórico de hemorragias, tumores envolvendo estruturas vitais do pescoço e histórico de tratamento prévio com radioterapia, uma vez que esses pacientes apresentam maior risco de fístulas e hemorragias, efeitos adversos raros, porém graves, do tratamento com IMQ.[79]

Apesar de os IMQ conseguirem conter a progressão da doença, esse efeito é transitório. De fato, as células tumorais desenvolvem um mecanismo de escape, fazendo com que o tumor volte a crescer após um período variável de tratamento, independentemente do tipo de IMQ ou de tumor tratado.[80] Nestes casos, deve-se utilizar um segundo IMQ, visto que a descontinuação do tratamento com IMQ pode determinar o crescimento rápido do tumor e a progressão da doença.[81,82]

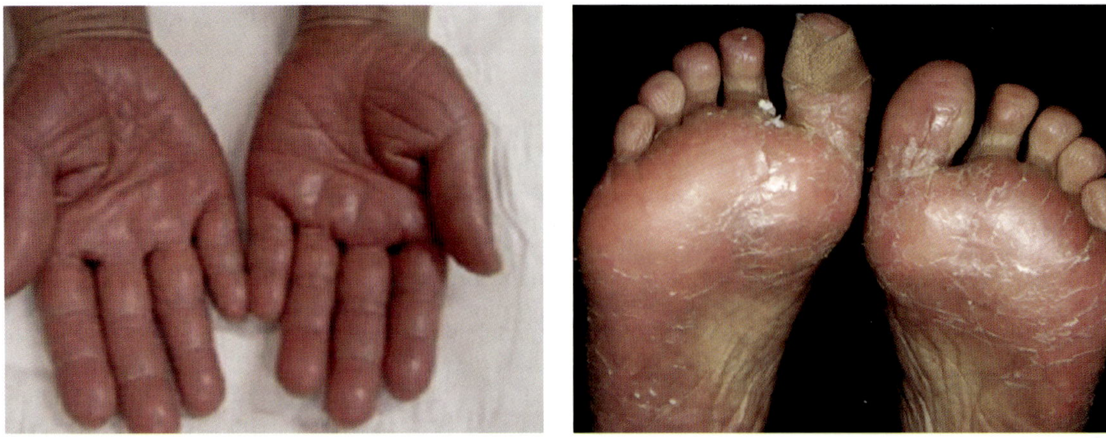

Figura 25.4 Síndrome mão-pé induzida por vandetanibe, caracterizada por hiperemia, edema, descamação, dormência e sensação de queimor. Nos casos mais graves, podem surgir dor intensa, bolhas e úlceras.

Quadro 25.1 Manejo dos principais efeitos adversos dos inibidores de multiquinase.

Efeito adverso	Tratamento
Diarreia	▪ O tratamento de primeira escolha é loperamida (2 mg de 4/4 h), podendo-se associar codeína, se necessário. Em casos refratários, é possível utilizar análogos da somatostatina ▪ Atentar para risco de desidratação e depleção eletrolítica – risco de arritmias
Erupção cutânea/síndrome mão-pé	▪ Prevenção (deve ser orientada para todos os pacientes antes de iniciar o tratamento) com proteção solar (uso de protetores com FPS ≥ 30 + proteção física com chapéu e roupas próprias para exposição solar) e hidratação de mãos e pés com creme contendo ureia (5 a 10%) ▪ A primeira opção terapêutica é ibuprofeno (600 mg de 8/8 h) ▪ Utilizar clobetasol ou triancinolona 0,05% nas áreas eritematosas (evitar face, axila, mamas e virilha) 4 vezes/dia, se for moderado/grave ou caso não melhore após o tratamento inicial ▪ Analgesia tópica (lidocaína 2%) pode ser considerada para alívio da dor
Hipertensão arterial	▪ Não iniciar a medicação se PAS > 150 mmHg ▪ Anlodipino ou outros bloqueadores de canais de cálcio são primeira opção terapêutica. Associar IECA, BRA ou diurético, se necessário
Mucosite, estomatite	▪ Sucralfato, bicarbonato de sódio e formulações *spray* com lidocaína
Hemorragias, perfurações, fístulas e úlceras	▪ Não iniciar a medicação se houver história de hemorragia ou hemoptise recente ▪ Caso o paciente vá realizar cirurgia, a medicação deve ser suspensa entre 10 dias e 4 semanas antes, dependendo do procedimento ▪ Atenção para locais de anastomose e irradiação prévia, pois são mais suscetíveis
Exacerbação de hipotireoidismo	▪ Monitorar TSH e T_4 livre após o início do tratamento em 2 a 4 semanas, 8 a12 semanas e, depois, a cada 3 meses
Prolongamento do intervalo QT	▪ Avaliar detalhadamente a história pregressa de doenças cardiovasculares, uso de medicações antiarrítmicas, presença de bradicardia ou distúrbios hidreletrolíticos antes de iniciar a medicação ▪ O manejo é realizado pela correção de fatores predisponentes. A associação de fármacos que prolongam o intervalo QT deve ser evitada, sempre que possível* ▪ Em caso de intervalo QT > 500 ms ou > 60 ms acima da linha de base, a medicação deve ser suspensa e o fator predisponente deve ser corrigido; após normalização do intervalo QT, a medicação pode ser reiniciada em dose reduzida

*Lista dessas medicações está disponível em www.crediblemeds.org. BRA: bloqueador do receptor da angiotensina; FPS: fator de proteção solar; IECA: inibidor da enzima conversora de angiotensina; PAS: pressão arterial sistólica; T_4: tiroxina; TSH: hormônio tireoestimulante. (Adaptado de Maia et al., 2017;[75] Resteghini et al., 2017;[81] Brose et al., 2018.[83])

Perspectivas futuras

O papel das mutações e dos rearranjos ativadores do *RET* na tumorigênese foi estabelecido durante as últimas três décadas. O advento de inibidores altamente seletivos do *RET* com respostas promissoras faz com que as pesquisas se voltem para novas estratégias terapêuticas buscando abordagens de tratamento personalizadas no CMT. Embora as durações atuais das respostas sejam relativamente limitadas, elas sugerem a perspectiva de uma melhoria gradual nas terapias ao longo do tempo, à medida que a nossa compreensão da biologia molecular se desenvolve. Além disso, as terapias combinadas que exploram a inibição simultânea do *RET* e outras vias relacionadas fornecerão informações sobre a utilidade clínica de tais estratégias.[57,58]

Resumo

A tireoidectomia total, associada à dissecção de compartimentos cervicais, é o tratamento-padrão para o carcinoma medular de tireoide (CMT). Cura bioquímica é obtida em até 95% dos pacientes com doença restrita à tireoide, mas em menos de 50% quando incluídos os pacientes com envolvimento de linfonodos cervicais. Pior desfecho é observado em pacientes com idade > 45 anos, quando há metástases a distância (presentes ao diagnóstico em até cerca de 20% dos casos) e nos casos em que o tempo necessário para dobrar o valor da calcitonina é < 6 meses (sobrevida em 5 e 10 anos de 25 e 8%, respectivamente). A probabilidade de cura é mínima nos pacientes com metástases a distância. A estratégia terapêutica para pacientes com metástases locorregionais e distantes deve ser individualizada, levando em conta o curso indolente do CMT, a morbidade associada aos tratamentos disponíveis, bem como a localização das metástases e os riscos iminentes e sintomas associados a essas metástases (p. ex., lesões cerebrais, lesões ósseas dolorosas ou com risco de fratura, risco de obstrução brônquica etc.). As opções terapêuticas para esses casos incluem cirurgia, intervenções percutâneas, embolização de metástases hepáticas, radioterapia e uso de inibidores de multiquinase e inibidores da RET-quinase. Esses fármacos não impactam a sobrevida geral, mas prolongam o tempo de sobrevida livre de progressão da doença.

REFERÊNCIAS BIBLIOGRÁFICAS

1. Ceolin L, Siqueira DR, Romitti M et al. Molecular basis of medullary thyroid carcinoma: the role of RET polymorphisms. Int J Mol Sci. 2012; 13:221-39.
2. Maia AL, Siqueira DR, Kulcsar MA et al. Diagnosis, treatment, and follow-up of medullary thyroid carcinoma: recommendations by the Thyroid Department of the Brazilian Society of Endocrinology and Metabolism. Arq Brasil Endocrinol Metab. 2014; 58:667-700.
3. Wells Jr SA, Asa SL, Dralle H et al. Revised American Thyroid Association guidelines for the management of medullary thyroid carcinoma. Thyroid. 2015; 25:567-610.
4. Kuo EJ, Sho S, Li N et al. Risk factors associated with reoperation and disease-specific mortality in patients with medullary thyroid carcinoma. JAMA Surgery. 2018; 153:52-9.
5. Modigliani E, Cohen R, Campos JM et al. Prognostic factors for survival and for biochemical cure in medullary thyroid carcinoma: results in 899 patients. The GETC Study Group. Groupe d'etude des tumeurs a calcitonine. Clin Endocrinol (Oxf). 1998; 48:265-73.
6. Girelli ME, Nacamulli D, Pelizzo MR et al. Medullary thyroid carcinoma: clinical features and long-term follow-up of seventy-eight patients treated between 1969 and 1986. Thyroid. 1998; 8:517-23.
7. Meijer JA, le Cessie S, van den Hout WB et al. Calcitonin and carcinoembryonic antigen doubling times as prognostic factors in medullary thyroid carcinoma: a structured meta-analysis. Clin Endocrinol (Oxf). 2010; 72:534-42.
8. Ahmed SR, Ball DW. Incidentally discovered medullary thyroid cancer: diagnostic strategies and treatment. JCEM. 2011; 96:1237-45.
9. Machens A, Dralle H. Biomarker-based risk stratification for previously untreated medullary thyroid cancer. J Clin Endocrinol Metab. 2010; 95:2655-63.
10. Giraud AL, Vanel D, Leboulleux S et al. Imaging medullary thyroid carcinoma with persistent elevated calcitonin levels. J Clin Endocrinol Metab. 2007; 92:4185-90.
11. Romero-Lluch AR, Cuenca-Cuenca JI, Guerrero-Vazquez R et al. Diagnostic utility of PET/CT with 18F-DOPA and 18F-FDG in persistent or recurrent medullary thyroid carcinoma: the importance of calcitonin and carcinoembryonic antigen cutoff. Eur J Nucl Med Mol Imaging. 2017; 44:2004-13.
12. Leboulleux S, Baudin E, Travagli JP et al. Medullary thyroid carcinoma. Clin Endocrinol (Oxf). 2004; 61:299-310.
13. Scollo C, Baudin E, Travagli JP et al. Rationale for central and bilateral lymph node dissection in sporadic and hereditary medullary thyroid cancer. J Clin Endocrinol Metab. 2003; 88:2070-5.
14. Rohmer V, Vidal-Trecan G, Bourdelot A et al. Prognostic factors of disease-free survival after thyroidectomy in 170 young patients with a RET germline mutation: a multicenter study of the Groupe Francais d'Etude des Tumeurs Endocrines. J Clin Endocrinol Metab. 2011;96(3):E509-18.
15. Opsahl EM, Brauckhoff M, Schlichting E et al. A nationwide study of multiple endocrine neoplasia type 2a in Norway: predictive and prognostic factors for the clinical course of medullary thyroid carcinoma. Thyroid. 2016; 26(9):1225-38.
16. Elisei R, Romei C, Renzini G et al. The timing of total thyroidectomy in RET gene mutation carriers could be personalized and safely planned on the basis of serum calcitonin: 18 years experience at one single center. J Clin Endocrinol Metab. 2012; 97:426-35.
17. Machens A, Schneyer U, Holzhausen HJ et al. Prospects of remission in medullary thyroid carcinoma according to basal calcitonin level. J Clin Endocrinol Metab. 2005; 90:2029-34.
18. Prete A, Matrone A, Gambale C et al. Active surveillance in RET gene carriers belonging to families with multiple endocrine neoplasia. Cancers. 2021; 13(21):5554.
19. Andrade F, Rondeau G, Boucai L et al. Serum calcitonin nadirs to undetectable levels within 1 month of curative surgery in medullary thyroid cancer. Arch Endocrinol Metab. 2019; 63(2):137-41.
20. Xu B, Fuchs TL, Ahmadi S et al. International Medullary Thyroid Carcinoma Grading System: a validated grading system for medullary thyroid carcinoma. J Clin Oncol. 2022; 40(1):96-104.
21. Roman S, Lin R, Sosa JA. Prognosis of medullary thyroid carcinoma: demographic, clinical, and pathologic predictors of survival in 1252 cases. Cancer. 2006; 107:2134-42.
22. Giraud AL, Al Ghulzan A, Auperin A et al. Progression of medullary thyroid carcinoma: assessment with calcitonin and carcinoembryonic antigen doubling times. Eur J Endocrinol. 2008; 158:239-46.
23. Elisei R, Lorusso L, Piaggi P et al. Elevated level of serum carbohydrate antigen 19.9 as predictor of mortality in patients with advanced medullary thyroid cancer. Eur J Endocrinol. 2015; 173(3):297-304.
24. Alencar R, Kendler DB, Andrade F et al. CA19-9 as a predictor of worse clinical outcome in medullary thyroid carcinoma. Eur Thyroid J. 2019; 8(4):186-91.
25. Sosa JA, Duh QY, Doherty G. Striving for clarity About the best approach to thyroid cancer screening and treatment: is the pendulum swinging too far? JAMA Surg. 2017; 152:721-2.
26. Lindsey SC, Ganly I, Palmer F et al. Response to initial therapy predicts clinical outcomes in medullary thyroid cancer. Thyroid. 2015; 25:242-9.
27. Kwon H, Kim WG, Sung TY et al. Changing trends in the clinicopathological features and clinical outcomes of medullary thyroid carcinoma. J Surg Oncol. 2016; 113:152-8.
28. Choi JB, Lee SG, Kim MJ et al. Dynamic risk stratification in medullary thyroid carcinoma: single institution experiences. Medicine. 2018; 97:e9686.
29. Duval MADS, Ferreira CV, Marmitt L et al. An undetectable postoperative calcitonin level is associated with long-term disease-free survival in medullary thyroid carcinoma: results of a retrospective cohort study. Thyroid. 2023; 33(1):82-90.
30. Randle RW, Balentine CJ, Leverson GE et al. Trends in the presentation, treatment, and survival of patients with medullary thyroid cancer over the past 30 years. Surgery. 2017; 161:137-46.
31. Brierley JD, Tsang RW. External radiation therapy in the treatment of thyroid malignancy. Endocrinol Metab Clin North Am. 1996; 25:141-57.
32. Nocera M, Baudin E, Pellegriti G et al. Treatment of advanced medullary thyroid cancer with an alternating combination of doxorubicin-streptozocin and 5 FU-dacarbazine. Groupe d'Etude des Tumeurs à Calcitonine (GETC). Brit J Cancer. 2000; 83:715-8.
33. Hadoux J, Schlumberger M. Chemotherapy and tyrosine-kinase inhibitors for medullary thyroid cancer. Best Pract Res Clin Endocrinol Metab. 2017; 31:335-47.
34. Brierley J, Sherman E. The role of external beam radiation and targeted therapy in thyroid cancer. Sem Radiat Oncol. 2012; 22:254-62.
35. Schwartz DL, Rana V, Shaw S et al. Postoperative radiotherapy for advanced medullary thyroid cancer – local disease control in the modern era. Head Neck. 2008; 30:883-8.
36. Call JA, Caudill JS, McIver B et al. A role for radiotherapy in the management of advanced medullary thyroid carcinoma: the mayo clinic experience. Rare Tumors. 2013; 5:e37.
37. Fromigue J, De Baere T, Baudin E et al. Chemoembolization for liver metastases from medullary thyroid carcinoma. J Clin Endocrinol Metab. 2006; 91:2496-9.
38. Beuselinck B, Wolter P, Karadimou A et al. Concomitant oral tyrosine kinase inhibitors and bisphosphonates in advanced renal cell carcinoma with bone metastases. Br J Cancer. 2012; 107:1665-71.
39. Farooki A, Leung V, Tala H et al. Skeletal-related events due to bone metastases from differentiated thyroid cancer. J Clin Endocrinol Metab. 2012; 97:2433-39.
40. Yee AJ, Raje NS. Denosumab for the treatment of bone disease in solid tumors and multiple myeloma. Future Oncol. 2018; 14:195-203.
41. Cox TM, Fagan EA, Hillyard CJ et al. Role of calcitonin in diarrhoea associated with medullary carcinoma of the thyroid. Gut. 1979; 20:629-33.
42. Rambaud JC, Jian R, Flourie B et al. Pathophysiological study of diarrhoea in a patient with medullary thyroid carcinoma. Evidence against a secretory mechanism and for the role of shortened colonic transit time. Gut. 1988; 29:537-43.
43. Mahler C, Verhelst J, de Longueville M et al. Long-term treatment of metastatic medullary thyroid carcinoma with the somatostatin analogue octreotide. Clin Endocrinol (Oxf). 1990; 33:261-9.
44. Zatelli MC, Piccin D, Tagliati F et al. Selective activation of somatostatin receptor subtypes differentially modulates secretion and viability in human medullary thyroid carcinoma primary cultures: potential clinical perspectives. J Clin Endocrinol Metab. 2006; 91:2218-24.
45. Barbosa SL, Rodien P, Leboulleux S et al. Ectopic adrenocorticotropic hormone-syndrome in medullary carcinoma of the thyroid: a retrospective analysis and review of the literature. Thyroid. 2005; 15:618-23.
46. Barroso-Sousa R, Lerario AM, Evangelista J et al. Complete resolution of hypercortisolism with sorafenib in a patient with advanced medullary thyroid carcinoma and ectopic ACTH (adrenocorticotropic hormone) syndrome. Thyroid. 2014; 24:1062-6.
47. Nella AA, Lodish MB, Fox E et al. Vandetanib successfully controls medullary thyroid cancer-related Cushing syndrome in an adolescent patient. J Clin Endocrinol Metab. 2014; 99:3055-9.
48. Wijewardene A, Glastras S, Learoyd D et al. ACTH-secreting medullary thyroid cancer: a case series. Endocrinol Diabetes Metab Case Reports. 2107; 1:1-6.
49. Santarpia L, Myers JN, Sherman SI et al. Genetic alterations in the RAS/RAF/mitogen- activated protein kinase and phosphatidylinositol 3-kinase/Akt signaling pathways in the follicular variant of papillary thyroid carcinoma. Cancer. 2010; 116:2974-83.
50. Mulligan LM. RET revisited: expanding the oncogenic portfolio. Nat Rev Cancer. 2014; 14:173-86.
51. Ceolin L, Duval M, Benini A et al. Medullary thyroid carcinoma beyond surgery: advances, challenges, and perspectives. Endocr Relat Cancer. 2019; 26:R499-518.
52. Capp C, Wajner SM, Siqueira DR et al. Increased expression of vascular endothelial growth factor and its receptors, VEGFR-1 and VEGFR-2, in medullary thyroid carcinoma. Thyroid. 2010; 20:863-71.
53. Papotti M, Olivero M, Volante M et al. Expression of hepatocyte growth factor (HGF) and its receptor (MET) in medullary carcinoma of the thyroid. Endocr Pathol. 2000; 11:19-30.

54. Wells Jr SA, Robinson BG, Gagel RF et al. Vandetanib in patients with locally advanced or metastatic medullary thyroid cancer: a randomized, double-blind phase III trial. J Clin Oncol. 2012; 30:134-41.
55. Elisei R, Schlumberger MJ, Muller SP et al. Cabozantinib in progressive medullary thyroid cancer. J Clin Oncol. 2013; 31:3639-46.
56. Wedge SR, Ogilvie DJ, Dukes M et al. ZD6474 inhibits vascular endothelial growth factor signaling, angiogenesis, and tumor growth following oral administration. Cancer Res. 2002; 62:4645-55.
57. Angelousi A, Hayes AR, Chatzellis E et al. Metastatic medullary thyroid carcinoma: a new way forward. Endocr Relat Cancer. 2022;29(7):R85-R103.
58. Subbiah V, Yang D, Velcheti V et al. State-of-the-art strategies for targeting ret-dependent cancers. J Clin Oncol. 2020; 38:1209.
59. Haddad RI, Bischoff L, Ball D et al. Thyroid Carcinoma, Version 2.2022, NCCN Clinical Practice Guidelines in Oncology. J Natl Compr Canc Netw. 2022;20(8):925-51.
60. Subbiah V, Velcheti V, Tuch BB et al. Selective RET kinase inhibition for patients with RET-altered cancers. Ann Oncol. 2018; 29:1869.
61. Hadoux J, Elisei R, Brose MS et al. Phase 3 trial of selpercatinib in advanced ret-mutant medullary thyroid cancer. N Engl J Med. 2023; 389:1851.
62. Fox E, Widemann BC, Chuk MK et al. Vandetanib in children and adolescents with multiple endocrine neoplasia type 2B associated medullary thyroid carcinoma. Clin Cancer Res. 2013; 19:4239-48.
63. Schlumberger M, Jarzab B, Cabanillas ME et al. A phase II trial of the multitargeted tyrosine kinase inhibitor lenvatinib (E7080) in advanced medullary thyroid cancer. Clin Cancer Res. 2015; 22:44-53.
64. Schlumberger MJ, Elisei R, Bastholt L et al. Phase II study of safety and efficacy of motesanib in patients with progressive or symptomatic, advanced or metastatic medullary thyroid cancer. J Clin Oncol. 2009; 27:3794-801.
65. Lam ET, Ringel MD, Kloos RT et al. Phase II clinical trial of sorafenib in metastatic medullary thyroid cancer. J Clin Oncol. 2010; 28:2323-30.
66. de Castro Neves LA, Negrao MV, de Freitas RM et al. Sorafenib for the treatment of progressive metastatic medullary thyroid cancer: efficacy and safety analysis. Thyroid. 2016; 26:414-9.
67. Carr LL, Mankoff DA, Goulart BH et al. Phase II study of daily sunitinib in FDG-PET-positive, iodine-refractory differentiated thyroid cancer and metastatic medullary carcinoma of the thyroid with functional imaging correlation. Clin Cancer Res. 2010; 16:5260-8.
68. Cohen EE, Rosen LS, Vokes EE et al. Axitinib is an active treatment for all histologic subtypes of advanced thyroid cancer: results from a phase II study. J Clin Oncol. 2008; 26:4708-13.
69. de Groot JW, Zonnenberg BA, van Ufford-Mannesse PQ et al. A phase II trial of imatinib therapy for metastatic medullary thyroid carcinoma. J Clin Endocrinol Metab. 2007; 92:3466-9.
70. Bible KC, Suman VJ, Molina JR et al. A multicenter phase 2 trial of pazopanib in metastatic and progressive medullary thyroid carcinoma: MC057 H. J Clin Endocrinol Metab. 2014; 99:1687-93.
71. Sun Y, Du F, Gao M et al. Anlotinib for the treatment of patients with locally advanced or metastatic medullary thyroid cancer. Thyroid. 2018; 28:1455-61.
72. Grande E, Kreissl MC, Filetti S et al. Vandetanib in advanced medullary thyroid cancer: review of adverse event management strategies. Adv Therapy. 2013; 30:945-66.
73. Bastholt L, Kreissl MC, Fuhrer D et al. Effect of an outreach programme on vandetanib safety in medullary thyroid cancer. Eur Thyroid J. 2016; 5:187-94.
74. Maia AL, Wajner SM, Vargas CV. Advances and controversies in the management of medullary thyroid carcinoma. Curr Opin Oncol. 2017; 29:25-32.
75. Massicotte MH, Borget I, Broutin S et al. Adjuvant external beam radiation for medullary thyroid carcinoma. J Surgical Oncol. 2010; 102:175-8.
76. Cabanillas ME, Hu MI, Jimenez C. Medullary thyroid cancer in the era of tyrosine kinase inhibitors: to treat or not to treat – and with which drug – those are the questions. J Clin Endocrinol Metab. 2014; 99:4390-6.
77. Viola D, Valerio L, Molinaro E et al. Treatment of advanced thyroid cancer with targeted therapies: ten years of experience. Endocr Relat Cancer 2016; 23:R185-205.
78. Blevins DP, Dadu R, Hu M et al. Aerodigestive fistula formation as a rare side effect of antiangiogenic tyrosine kinase inhibitor therapy for thyroid cancer. Thyroid. 2014; 24:918-22.
79. Arao T, Matsumoto K, Furuta K et al. Acquired drug resistance to vascular endothelial growth factor receptor 2 tyrosine kinase inhibitor in human vascular endothelial cells. Anticancer Res. 2011; 31:2787-96.
80. Resteghini C, Cavalieri S, Galbiati D et al. Management of tyrosine kinase inhibitors (TKI) side effects in differentiated and medullary thyroid cancer patients. Best Pract Res Clin Endocrinol Metab. 2017; 31:349-61.
81. Trimboli P, Castellana M, Virili C et al. Efficacy of vandetanib in treating locally advanced or metastatic medullary thyroid carcinoma according to RECIST criteria: a systematic review and meta-analysis. Front Endocrinol. 2018; 9:224.
82. Brose MS, Bible KC, Chow LQM et al. Management of treatment-related toxicities in advanced medullary thyroid cancer. Cancer Treat Rev. 2018; 66:64-73.

CAPÍTULO

26

Diagnóstico e Tratamento do Carcinoma Anaplásico de Tireoide

Pedro Resende Ferreira Rende ▪ Jessica F. Cassemiro ▪ Aline Lauda Freitas Chaves ▪ Fabyan Esberard Lima Beltrão ▪ Helton Estrela Ramos

INTRODUÇÃO

O carcinoma anaplásico de tireoide (CAT) é raro e representa a forma mais agressiva e indiferenciada das neoplasias tireoidianas. É responsável por cerca de 1% dos casos de câncer de tireoide, porém está associado a mais de 50% das mortes causadas pela doença.[1] A incidência de CAT na população americana é estimada em 0,12 a 0,2 caso por 100 mil habitantes.[2] A doença acomete mais pacientes do sexo feminino (60 a 70%), brancos não hispânicos (80%) e com idade > 50 anos (90%).[3-5] Por ocasião do diagnóstico, o tamanho mediano do tumor é de 6,1 cm (variação de 4,5 a 8 cm), e cerca de 40 a 50% dos pacientes têm metástases a distância, predominantemente pulmonares. Mesmo entre os pacientes diagnosticados inicialmente com doença limitada ao pescoço, 25% desenvolvem metástases a distância (MD) na evolução.[6,7]

Em geral, o paciente com CAT relata dor e disfonia associada a massa cervical anterior de crescimento rápido, endurecida e aderente aos planos adjacentes. Com frequência, há história de bócio de longa duração, e 20 a 30% dos pacientes têm carcinoma diferenciado de tireoide (CDT) concomitante.[8] Uma série de 123 casos de CAT avaliados na Mayo Clinic, nos EUA, mostrou que quase todos os pacientes (97%) apresentam massa tireoidiana de crescimento rápido, resultando em disfonia, disfagia, paralisia de corda vocal (ou rouquidão), dor cervical, dispneia, tosse ou hemoptise (nos casos de invasão da traqueia). Outras manifestações incluem anorexia, perda de peso, astenia e febre.[7,9]

Pulmões e pleuras são os locais de metástases mais comuns. Também são frequentes as metástases ósseas (5 a 15%) e cerebrais (5%). Outros locais metastáticos menos frequentes incluem pele, fígado, rins, pâncreas, coração e glândulas adrenais.[8-10]

Apesar de diferentes esquemas de tratamento, o CAT cresce rapidamente e invade tecidos adjacentes, e a maioria dos pacientes morre por invasão tumoral locorregional não controlada e insuficiência respiratória.[10-13] Ainda hoje, não há um tratamento 100% eficaz contra o CAT; historicamente e antes da última década, a sobrevida em 1 ano era estimada em 20%, com sobrevida média de cerca de 5 meses.[14] No entanto, neste capítulo, discutiremos novas estratégias diagnósticas e de tratamento que estão modificando drasticamente o prognóstico dos pacientes com CAT.

ETIOPATOGENIA

Em decorrência da frequente associação com o bócio multinodular e com o CDT, já se postulava que o CAT pudesse ser originário de um processo de desdiferenciação celular com aquisição de novas mutações somáticas. Os estudos MSKCC e TGCA forneceram um suporte ainda maior para essa hipótese. Utilizando NGS (do inglês *next generation sequence*), eles avaliaram um grande número de CDT, carcinomas pouco diferenciados (CPDT) e CAT. Um total de 38% dos CAT apresentou mutações *BRAF*^{V600E}, ao passo que 25% tinham mutações no gene *RAS* como *driver* oncogênico. Além disso, quanto mais indiferenciado for o tumor, maior será o número de outras mutações acumuladas, frequentemente: na região promotora do gene *TERT* (do inglês *telomerase reverse transcriptase*), *TP53*, na via *PIK3CA-PTEN-AKT-mTOR*, *EIF1AX* e *SWI-SNF*, além de histometiltransferases e *mismatch repair genes*.[15,16] Portanto, acredita-se que o CDT se inicie principalmente por mutações que ativam a cascata de sinalização MAPK, normalmente nas oncoproteínas BRAF ou RAS. Em seguida, pode haver evolução para formas mais agressivas (CPDT e CAT), com a aquisição de novas alterações genéticas que desregulam vias-chave.[17,18]

DIAGNÓSTICO E AVALIAÇÃO

Uma abordagem urgente, para eliminar atrasos desnecessários e obter um diagnóstico preciso, é crucial no manejo do CAT. É importante o diagnóstico mediante a avaliação patológica do material obtido por biopsia de lesão tumoral, incluindo avaliação imuno-histoquímica, por punção aspirativa por agulha fina (PAAF), seguida de avaliação citopatológica (que consegue determinar o diagnóstico em 60% dos casos) ou biopsia por agulha grossa (*core-biopsy*), consideradas por alguns como método preferencial para a avaliação de lesões tumorais de crescimento rápido.[19,20] Prefere-se realizar PAAF com uma agulha de calibre 21 a 25 em uma seringa de 10 cc sob orientação ultrassonográfica, com até oito passagens de agulha, dependendo da adequação julgada no local do material obtido. O diagnóstico correto, baseado na PAAF e na citologia, requer imuno-histoquímica (IHQ) em blocos de células de aspirados ricos em células.[21] O CAT pode apresentar necrose extensa, e não surpreende que a PAAF muitas vezes não detecte tumor viável. Nas situações em que a PAAF não fornecer material suficiente, a biopsia por agulha grossa (*core-biopsy*) definitivamente será necessária para definição diagnóstica.[22,23] Nesse contexto, a ultrassonografia pode constituir uma ferramenta valiosa para identificar áreas sólidas – mais apropriadas para biopsia – em detrimento de áreas necróticas ou inflamatórias.[22] Os pontos-chave da abordagem do CAT são apresentados no Quadro 26.1.[22]

Imuno-histoquímica e outros testes moleculares

A análise de IHQ é essencial para o diagnóstico do CAT, assim como a exclusão de outras condições com melhor prognóstico.[22] Como se trata de um tumor desdiferenciado, tem-se, com frequência, a ausência das proteínas tireoide-específicas, como tireoglobulina (Tg), e de alguns marcadores da célula folicular tireoidiana, como o fator de transcrição da tireoide 1 (TTF-1). Por outro lado, o PAX8, outro marcador, pode ser expresso em 40 a 60% dos casos, sugerindo origem da célula folicular que se desdiferenciou.[22,24] A análise desses marcadores consta na avaliação recomendada na abordagem inicial à suspeita clínica de CAT, ilustrada na Figura 26.1. A aplicação de IHQ para citoqueratinas pode ser útil em tumores CAT que apresentem natureza epitelial, como célula fusiforme e variante de células gigantes. No entanto, a sua ausência não elimina o diagnóstico de CAT.[25] Em geral, o marcador de proliferação Ki-67 encontra-se elevado no CAT, normalmente > 30%.[24] Além disso, nota-se mutação do gene *TP53*, marco molecular do CAT, mediante alteração de expressão de p53,[26] achado não específico do CAT, que ocorre em muitas neoplasias de alto grau.[22,26]

A imunorreatividade para *BRAF*^{V600E} pode apoiar o diagnóstico rápido (e custo-efetivo) de CAT, embora estas mutações também estejam presentes no CDT. A importância da testagem para o *BRAF*^{V600E} reside na possibilidade do uso de terapias-alvo, conforme detalhado mais adiante.[22] Na avaliação da mutação *BRAF*^{V600E}, pode-se utilizar IHQ no material obtido pela PAAF ou no material da *core-biopsy*.[21] É importante entender que a correlação entre imunorreatividade positiva (que significa detecção proteica) e a confirmação da mutação não é completa, necessitando de diagnósticos moleculares confirmatórios (sequenciamento direto, reação em cadeia da polimerase [PCR] *real-time* ou NGS).[22]

Para uma avaliação mais abrangente do perfil genômico do tumor e a identificação de outras mutações (*drivers* e *passengers*), será necessária a realização de testes moleculares mais complexos baseados na análise de DNA e RNA. Uma mutação *driver* (ou condutora) é uma alteração que confere à célula cancerígena uma vantagem fundamental de crescimento para a sua transformação neoplásica e normalmente está presente desde o surgimento do câncer. Ela difere das mutações *passengers* (ou passageiras),

Quadro 26.1 Pontos-chave na abordagem do carcinoma anaplásico de tireoide (CAT).

Determinação rápida e definitiva do diagnóstico	CAT é um tumor altamente desdiferenciado que mantém poucas características das células de tireoide normais, de modo que chegar a um diagnóstico definitivo pode ser desafiador. O tempo é um fator essencial, já que a intervenção precoce pode minimizar o comprometimento catastrófico da via respiratória
Abordagem por equipe multiprofissional	O envolvimento de uma equipe multiprofissional e coordenada, composta de cirurgião, oncologista, radioterapeuta, endocrinologista e profissionais de cuidado paliativo, é essencial para chegar à opção de melhor cuidado ao paciente
Determinação da extensão da doença	Compreende o estadiamento (IVA, IVB, IVC) por meio de exames de imagem (PET-TC, TC, RM)
Discussão acerca das metas do tratamento	A discussão e o aconselhamento devem envolver o paciente e a sua rede de apoio, sendo realizados pela equipe clínica, cirúrgica e de cuidados paliativos, a fim de avaliar os riscos e benefícios para o estabelecimento das metas do tratamento
Avaliação das opções de tratamento	O objetivo primário para pacientes classificados nos estágios IVA e IVB é o controle da lesão, com ou sem terapia neoadjuvante (tratamento sistêmico que precede a cirurgia, com o intuito de redução de volume tumoral), para ressecção e transição para terapia adjuvante (geralmente radioterapia concomitante à quimioterapia) – nesses pacientes, uma sobrevida a longo prazo é passível de ser alcançada. No CAT estágio IVC, o benefício limitado da cirurgia deve ser considerado com cautela, levando-se em consideração outras abordagens paliativas, incluindo a radioterapia e a terapia sistêmica. A análise da mutação *BRAF*^{V600E} é fundamental para definir os rumos do tratamento
Avaliação cirúrgica da ressectabilidade do tumor	■ Deve ser avaliado se existe invasão de laringe, traqueia, esôfago e grandes vasos cervicais. Devem ser considerados riscos e benefícios acerca da morbidade da cirurgia e vantagens para o prognóstico do paciente. Além disso, deve-se considerar: • Presença de metástases a distância • Extensão de invasão local de traqueia e esôfago • Necessidade de traqueostomia, levando-se em consideração que ela melhora a obstrução da via respiratória, mas demanda educação no cuidado e entendimento de que o crescimento do tumor pode levar a uma manutenção mais complexa • Expectativas do paciente quanto ao tratamento e disposição em aceitar a morbidade da cirurgia
Abordagem não cirúrgica	As opções podem incluir tratamento neoadjuvante – quimioterapia ou inibidor de BRAF/MEK (se paciente com mutação de BRAF) –, seguido de cirurgia ou quimioterapia concomitante à radioterapia. A decisão deve ser baseada no estado geral do paciente, no perfil molecular do tumor (se disponível) e, principalmente, nas expectativas do paciente e na disposição para aceitar os benefícios e efeitos adversos de cada abordagem
Manter aberta a discussão sobre cuidados paliativos	Dado o prognóstico reservado do CAT, principalmente no estágio IVC, os pacientes devem sempre ser encaminhados para cuidados paliativos, paralelo aos cuidados oncológicos. Um diálogo realístico e franco acerca do prognóstico é fundamental para permitir que o paciente possa tomar sua melhor decisão individualizada sobre a meta do tratamento

Adaptado de Bible et al., 2021.[22]

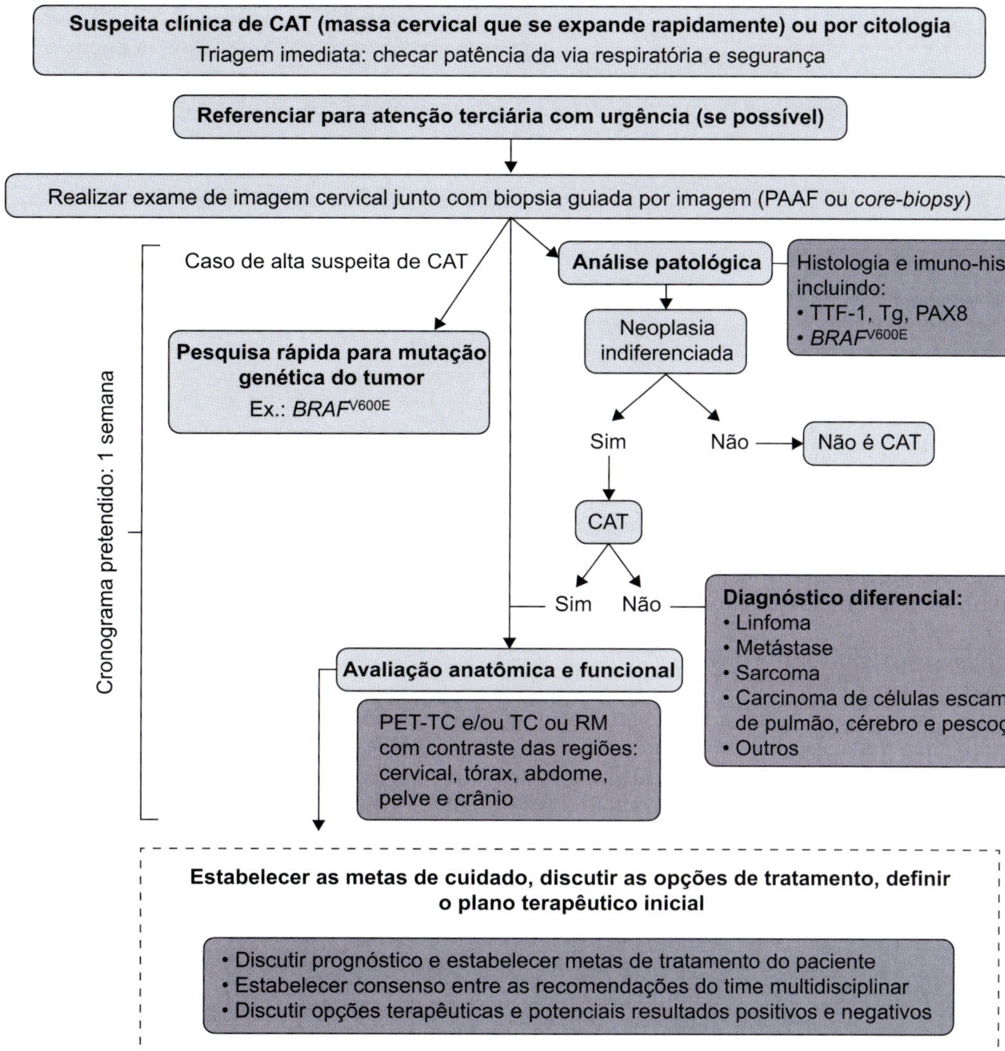

Figura 26.1 Algoritmo do diagnóstico do carcinoma anaplásico de tireoide. BRAF^{V600E}: mutação do tipo BRAF que liga a célula, mantendo-a ativa – V600E descreve a natureza e a localização da mutação (V e E representam os aminoácidos que sofreram mutação, valina [V] e ácido glutâmico[E]), 600 refere-se à localização da mutação (aminoácido 600 dentro da proteína); CAT: carcinoma anaplásico de tireoide; PAX8: *paired box 8*; TTF-1: fator de transcrição da tireoide 1; PET-TC: tomografia por emissão de pósitrons; RM: ressonância magnética; TC: tomografia computadorizada; Tg: tireoglobulina. (Adaptada de Bible et al., 2021;[22] Haddad et al., 2022.[28])

pois estas não determinam necessariamente o desenvolvimento, mas impactam a evolução e a agressividade do câncer.[27] Hoje, essa análise é preferencialmente feita por técnicas como NGS (com análise de DNA e RNA), com preferência para testes com direcionamento específico para câncer ou tireoide ou tumores sólidos de uma forma geral, com possíveis resultados em cerca de 1 a 2 semanas.[22] O estudo do perfil molecular do tumor pode fornecer informações essenciais para decisões relacionadas ao uso de terapias-alvo. Por isso, a American Thyroid Association (ATA) e a National Comprehensive Cancer Network (NCCN) orientam que esse teste seja realizado no momento do diagnóstico do CAT.[22,28] Para além dos dois principais genes mutados, *BRAF*^{V600E} e *RAS*, é fundamental avaliar a presença de outras alterações que possam oferecer oportunidade para tratamento em ensaios clínicos de fase 1 e 2 ou fusões gênicas dos genes *ALK*, *NTRK* e *RET*.[29]

Avaliações radiológica e metabólica

A avaliação radiológica do tumor precisa determinar a extensão da lesão (estadiamento do câncer), crucial para a escolha da estratégia terapêutica e o monitoramento da resposta ao tratamento. É essencial realizar uma tomografia computadorizada (TC) com contraste para pescoço, tórax, abdome e pelve, além de uma avaliação do crânio (com TC ou ressonância magnética). A tomografia com emissão de pósitrons (PET) associada ao uso de ^{18}F-fluorodeoxiglucose (FDG), preferencialmente, de todo o corpo também pode ser útil para a identificação de novos sítios metastáticos e do comportamento metabólico da lesão.[22]

ESTADIAMENTO

Segundo a oitava edição do sistema TNM para estadiamento de tumores malignos, a categoria T segue as mesmas definições usadas para cânceres diferenciados de tireoide. Além disso, todos os CAT são considerados como estádio IV. Tumores restritos à tireoide são classificados como estádio IVA. Lesões tumorais que apresentem invasão grosseira de tecidos extratireoidianos e/ou tenham comprometimento locorregional são classificadas como IVB. Caso haja presença de metástases a distância (incluindo mediastino), o CAT é estadiado como IVC.[30]

TRATAMENTO

O CAT representa um grande desafio terapêutico para o endocrinologista e toda a equipe multidisciplinar que cuida dos pacientes com essa doença. Com a progressão da doença, o uso de outras formas de tratamento deve levar em consideração a manutenção da qualidade de vida dos pacientes.[28,31,32]

Cirurgia e radioterapia

Normalmente, pacientes com tumores intratireoidianos são submetidos à lobectomia com margens amplas, na medida em que a tireoidectomia total não aumenta a sobrevida e eleva a taxa de complicações.[9] Entretanto, já que 20 a 30% dos casos apresentam carcinoma diferenciado de tireoide concomitante, alguns autores preferem a realização de tireoidectomia total e dissecção de compartimentos laterais.[33] Recomenda-se a avaliação de cordas vocais por meio de laringoscopia por fibra óptica, devido à frequente paralisia de cordas vocais causada pelo tumor.[22,33]

Embora a cirurgia seja considerada o tratamento de primeira linha para pacientes com tumores restritos à tireoide ou localmente invasivos (IVA e IVB), mas com doença ressecável, a grande maioria dos pacientes apresenta doença que não será significativamente ressecável, devido ao envolvimento significativo de vasos ou invasão laringotraqueoesofágica e mediastinal. Nos últimos 5 anos, terapias-alvo moleculares têm aumentado dramaticamente o paradigma de tratamento do CAT. Quando há lesões infiltrativas muito extensas ou metástases a distância, o prognóstico dos pacientes se agrava. Por isso, cirurgias extensas, como laringectomia e esofagectomia, não são recomendadas nesses casos.[34] Não é infrequente a necessidade de medidas paliativas, principalmente para prevenção de óbito secundário à asfixia. A obstrução das vias respiratórias pode ocorrer por compressão tumoral externa, invasão tumoral intraluminal ou, ainda, por paralisia bilateral das cordas vocais. Assim, pacientes que apresentem cornagem ou crescimento tumoral rápido devem ser avaliados para possível traqueostomia.[34] Nessas situações, a TC consegue determinar a extensão da estenose da via respiratória e/ou a presença de massa tumoral intraluminal.[35]

Entre 25 e 40% dos pacientes com CAT têm a mutação *BRAF*^{V600E}.[36] A inibição *BRAF/MEK* é agora o tratamento-padrão para CAT positivo para essas mutações, mas ainda muito poucos pacientes alcançam resposta completa (CR), com a maioria apresentando doença residual. No entanto, tumores IVB e IVC parecem se beneficiar primeiramente de terapia neoadjuvante com inibidores *BRAF/MEK*, que reduz acentuadamente a carga tumoral, resultando em maior capacidade de ressecção das lesões (anteriormente inoperáveis), com diminuição da extensão da ressecção cirúrgica que envolve estruturas vitais.[36] Neste momento, a terapia dirigida contra *BRAF* é geralmente continuada após a cirurgia por tempo indeterminado, mesmo entre pacientes sem evidência estrutural da doença. No entanto, com o uso prolongado de inibidores *BRAF* (como o dabrafenibe), sabe-se que a maioria dos tumores com a mutação *BRAF*^{V600E} acaba desenvolvendo resistência, como a aquisição de novas mutações.[36]

Zhao et al. investigaram o uso da terapia direcionada para *BRAF* em pacientes com tumores em estágios IVB e IVC com mutação *BRAF*^{V600E}. Os resultados mostraram que, nos indivíduos que receberam terapia neoadjuvante seguida por cirurgia, a sobrevida em 12 meses foi de 93,6%, com uma taxa de progressão livre de doença de 84,4% no período. Por outro lado, nos pacientes que não foram submetidos à cirurgia após a terapia direcionada para *BRAF*, a sobrevida em 12 meses foi de 74,1%, com uma taxa de progressão livre de doença de 50% no mesmo período.[36] Portanto, as recomendações mais recentes da ATA estabelecem que, em indivíduos com tumores não ressecáveis, *BRAF*^{V600E} – positivo, em estádio IVB, a neoadjuvância com quimiorradioterapia ou com inibidores *MEK/BRAF* representa uma alternativa à terapia inicial com cirurgia.[22]

A radiação por feixe externo (EBRT) parece aumentar a sobrevida em alguns pacientes, melhorar o controle local e ser também aplicada no contexto de paliação, como na prevenção de asfixia.[37,38] Portanto, independentemente da realização da cirurgia, nas situações em que se tem tumor locorregional, a radioterapia deve ser considerada como uma das próximas etapas no manejo terapêutico.[37,38]

A combinação da radioterapia adjuvante com a terapia sistêmica tem sido objeto de estudo, revelando que o tratamento trimodal (composto pela associação de cirurgia, radioterapia e terapia sistêmica) proporciona melhor sobrevida em comparação com o manejo bimodal, que inclui apenas cirurgia e quimioterapia. Nos tumores considerados ressecáveis, não existem evidências que falem a favor da radioterapia neoadjuvante. Raramente, em pacientes com doença não ressecável, a quimiorradioterapia pode permitir ressecção posterior, devendo ser considerada em pacientes com bom *status performance* e sem doença metastática significativa, lembrando-se de que a terapia-alvo também pode ser uma alternativa na neoadjuvância.[22]

A abordagem cirúrgica seguida da radioterapia de intensidade modulada (IMRT) concomitante a taxanos mostrou melhora significativa na sobrevida global em 1 ano (43 contra 10%) quando comparada com a abordagem pré-IMRT. No entanto, essa diferença foi estatisticamente significativa apenas para pacientes com tumores em estágio IVA e IVB.[39] Em um estudo conduzido por Troch et al.[40] que envolveu seis pacientes, a combinação de docetaxel e IMRT resultou em quatro respostas completas e duas respostas parciais. Além disso, cinco dos pacientes apresentaram uma sobrevida global superior a 21 meses. Entre os agentes radiossensibilizantes a serem considerados, destacam-se o docetaxel e o paclitaxel, que podem ser administrados isoladamente ou em combinação com doxorrubicina ou agentes à base de platina (cisplatina ou carboplatina).[22] Em outro estudo envolvendo 37 pacientes tratados semanalmente com doxorrubicina (10 mg/m^2) associada à radioterapia hiperfracionada (3 dias por semana), a mediana de sobrevida foi de 6 meses, com 28% dos pacientes vivos após 1 ano. O tempo livre de progressão foi de 10,1 meses.[41] Outro estudo avaliou a combinação de cirurgia com cisplatina (120 mg/m^2) e doxorrubicina (60 mg/m^2) antes e após a radioterapia hiperfracionada. Para 30 pacientes, a média de sobrevida foi de 10 meses, com uma taxa de sobrevivência de 27% em 3 anos.[42] Além disso, o uso de IMRT é recomendado como uma forma de se reduzir a toxicidade do tratamento radioterápico.[22,43]

A recomendação atual fornecida pela ATA é de que, após uma abordagem cirúrgica com margens negativas (R0) ou margens microscópicas positivas (R1) em indivíduos sem doença metastática, seja indicada a terapia adjuvante com IMRT com fracionamento padrão, associada à terapia sistêmica quimioterápica (radiossensibilizante) concomitante.[22] Nos casos de ressecção R0 ou R1, a terapia adjuvante, geralmente em conjunto com quimioterapia, deve ser iniciada assim que o paciente estiver recuperado da cirurgia, idealmente 2 a 3 semanas de pós-operatório.[28] Para indivíduos com ressecção macroscópica positiva (R2) ou doença não ressecável, mas sem metástases, pode-se oferecer IMRT com fracionamento convencional associado à terapia sistêmica quimioterápica. Em casos de doença não ressecada ou incompletamente ressecada, a RT, geralmente concomitante à quimioterapia, deve ser iniciada o mais rápido possível.[28] De modo alternativo, nesses casos, se houver positividade para mutação *BRAF*^{V600E}, pode-se considerar o uso de inibidores de *BRAF/MEK*, conforme descrito detalhadamente no próximo tópico.[22] Além disso, no caso dos indivíduos com tumores de estádio IVC não ressecáveis, pode-se optar por manejo mais agressivo; se estiverem aptos a receber radioterapia, recomenda-se a administração de IMRT, associada ou não à quimioterapia citotóxica paliativa, ou, alternativamente, terapia-alvo, se possível.[22] A Figura 26.2 traz orientações sobre o manejo do CAT recém-diagnosticado. A Figura 26.3 complementa informações acerca da abordagem do CAT de acordo com o estadiamento tumoral.

Tratamento sistêmico

Terapia-alvo e inibidores de multiquinase

Em função dos desfechos desfavoráveis associados à abordagem terapêutica tradicional, todos os pacientes, independentemente da ressecção cirúrgica, devem ser considerados para ensaios clínicos e avaliação de mutações somáticas tumorais.[28] Diversas estratégias de terapia sistêmica já foram testadas: (i) isoladamente: anlotinibe, lenvatinibe, dabrafenibe + trametinibe e vemurafenibe; (ii) em combinação com imunoterapia: pembrolizumabe + dabrafenibe + trametinibe, pembrolizumabe + lenvatinibe e pembrolizumabe + trametinibe + sorafenibe.[44]

Observa-se regressão tumoral imediata e significativa mediante a administração do dabrafenibe (inibidor *BRAF*) associado ao trametinibe (inibidor *MEK*) em tumores *BRAF*^{V600E} – positivos.[22] A resposta às terapias-alvo ocorre em cerca de 30 a 70% dos casos e é mais durável que a da quimioterapia citotóxica, embora recorrência invariavelmente ocorra, seguida por óbito.[45] Em geral, a resposta ocorre alguns dias após o início da medicação, principalmente nas primeiras 8 semanas.[46]

No ensaio clínico *Rare oncology agnostic research* (ROAR, NCT02034110), foram inicialmente incluídos 16 pacientes com CAT e *BRAF*^{V600E} – positivo, sendo feita a administração de 150 mg de dabrafenibe (2 vezes/dia) e 2 mg de trametinibe (1 vez/dia), com avaliação após 8 semanas de tratamento. Destes, 1 (6%) apresentou resposta completa; 10 (63%), resposta parcial; e 3 (19%), doença estável. Foram relatados poucos efeitos colaterais, principalmente fadiga, febre e náuseas.[47] Esse estudo foi posteriormente ampliado, totalizando 36 pacientes, dos quais 3 (8%) exibiram resposta completa; 17 (47%), resposta parcial; e, 11 (31%) doença estável. Além disso, o estudo demonstrou médias relativas à duração de resposta e sobrevida global de, respectivamente, 6,7 e 14,5 meses. As taxas referentes ao período livre de progressão e à sobrevida global em 12 meses foram de 43,2 e 51,7%, respectivamente; e, em 24 meses, a sobrevida global foi de 31,5%.[46] Um estudo subsequente, avaliando pacientes do "mundo real", confirmou os dados iniciais: 50% (3 pacientes) apresentaram resposta parcial, e 33% (2 pacientes), doença estável. Embora a amostra seja pequena, foi observado que o tempo de sobrevida livre de doença foi de 5,2 meses, ao passo que o tempo médio de sobrevida foi de 9,3 meses.[48] Um algoritmo referente à abordagem cirúrgica e à complementação com imunoterapia e radioterapia em função do estadiamento e da mutação *BRAF*^{V600E} é ilustrado na Figura 26.2.

Em outro estudo realizado por Hyman et al., que investigou o uso de vemurafenibe em regime de monoterapia em pacientes com CAT positivos para a mutação *BRAF*^{V600E}, observou-se uma resposta completa em um caso e uma resposta parcial em outro.[49]

Apesar da potencial resposta inicial, a duração de resposta ainda é curta, e a resistência ao tratamento é um importante desafio, impedindo a sobrevida a longo prazo dos portadores de CAT positivos para mutação *BRAF*^{V600E}. A exposição prolongada aos inibidores de *BRAF* parece selecionar mutações adicionais, resultando na perda de diferenciação e conferindo significativas vantagens de agressividade ao tumor.

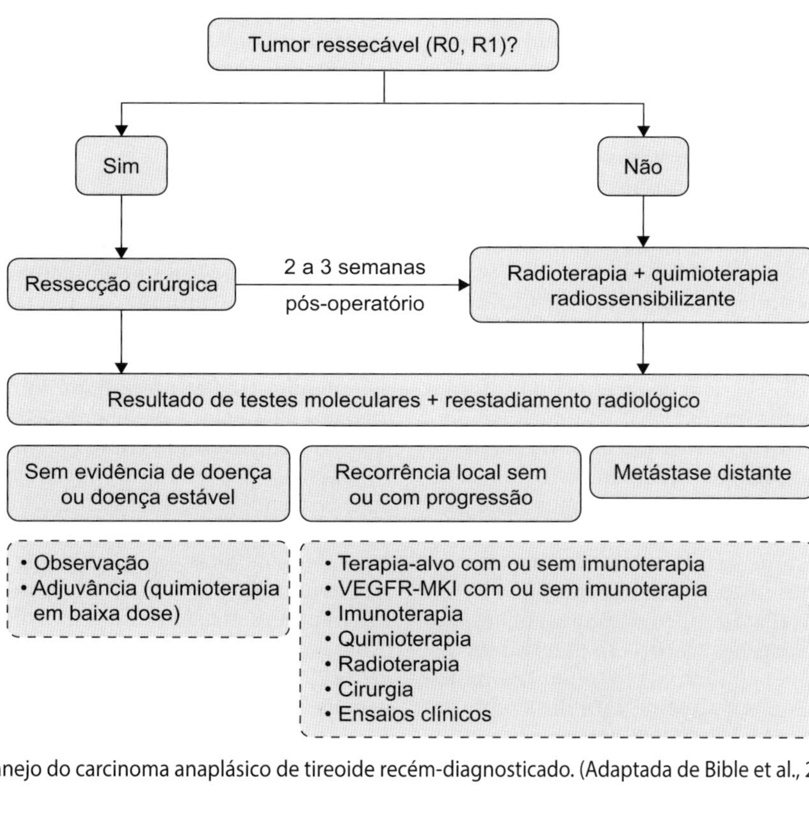

Figura 26.2 Algoritmo do manejo do carcinoma anaplásico de tireoide recém-diagnosticado. (Adaptada de Bible et al., 2021;[22] Haddad et al., 2022.[28])

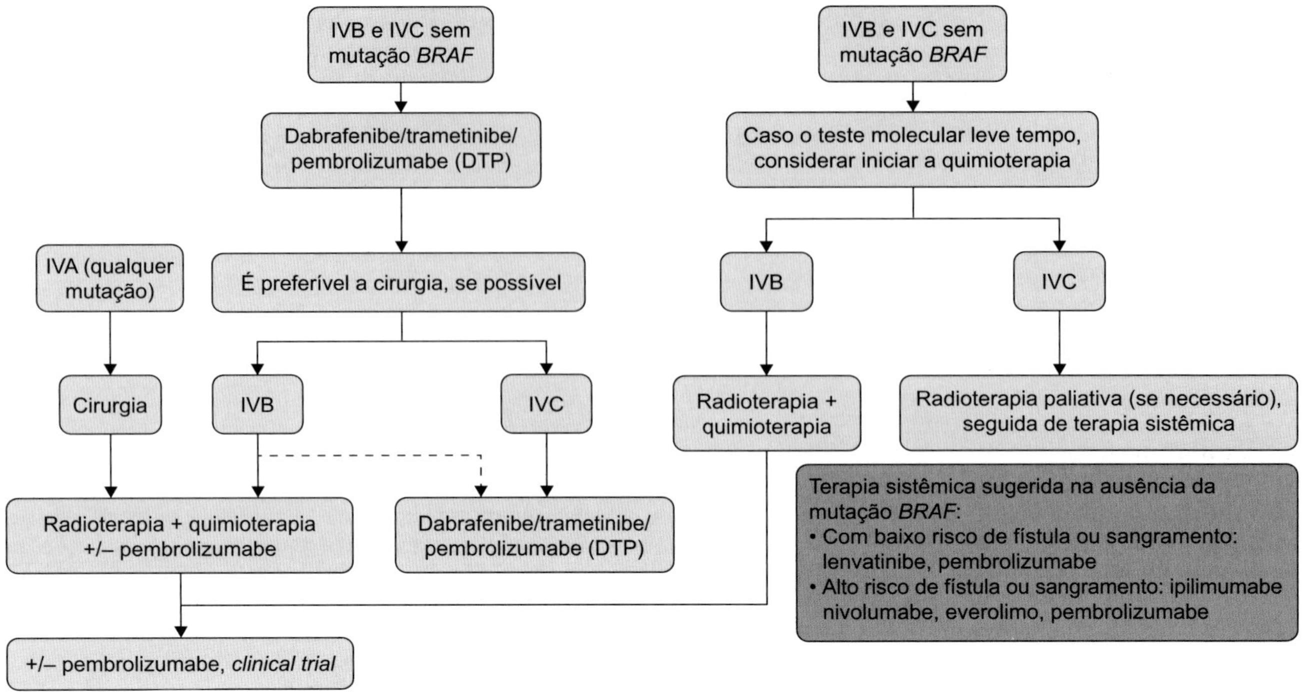

Figura 26.3 Algoritmo do manejo do carcinoma anaplásico de tireoide de acordo com o estadiamento tumoral. (Adaptada de Smallridge, 2012.[31])

Bagheri-Yarmand et al. identificaram que um dos potenciais mecanismos para essa resistência está associado à amplificação do gene *RAC1* mutado ou selvagem, resultando em aumento da proliferação celular e resistência à inibição do *BRAF*.[50] Cabanillas et al. descreveram, ainda, que o surgimento de uma mutação *RAS* após a inibição *BRAF/MEK* também parece levar à resistência e à progressão da doença.[51]

Lenvatinibe, um inibidor de multiquinase (MKI) com maior potência para VEGFR (VEGFR-MKI), já foi aprovado para CDT avançado, mas ainda com efeitos limitados no CAT.[44] Uma metanálise baseada em estudos de vida real aponta que MKIs oferecem relativa eficácia com mediana de sobrevida livre de progressão de 5,50 meses, associada à mediana de sobrevida global de 6,37 meses, com taxa de controle da doença (DCR) de 40%.[52] No entanto, quase metade dos pacientes com CAT apresentam envolvimento de grandes vasos sanguíneos, que representa grande risco de sangramento (às vezes fatal).[53]

Em casos de tumores negativos para a mutação *BRAF*^{V600E}, é importante investigar a presença de outras mutações-alvo. Destacam-se os inibidores seletivos das quinases TRK, como o larotrectinibe e o entrectinibe, que podem constituir uma alternativa terapêutica para tumores que apresentem positividade para fusão *NTRK1-3*.[22] Em um estudo conduzido por Waguespack et al., que analisou o uso do larotrectinibe, foram incluídos sete pacientes diagnosticados com CAT e positivos para a fusão *NTRK*, com dois destes apresentando resposta parcial ao tratamento.[54] Em um estudo adicional realizado por Drilon et al., que envolveu 55 pacientes com tumores sólidos positivos para fusão do gene *NTRK*, incluindo cinco casos de câncer de tireoide, foram observadas quatro respostas completas e uma resposta parcial. No entanto, os tipos histológicos tumorais não foram descritos.[55] Doebele et al. avaliaram cinco pacientes com câncer de tireoide com mutações nos genes *NTRK1-3* e observaram que um dos tumores (carcinoma papilífero de tireoide) respondeu ao tratamento com entrectinibe.[56] O selpercatinibe e o praseltinibe, inibidores da quinase RET, também parecem constituir alternativas para os tumores positivos para fusão do gene *RET*. Em um estudo conduzido por Wirth et al., foram incluídos dois pacientes com CAT positivos para fusão de *RET*, e, destes, um apresentou resposta positiva, mantida por 18 meses.[57] Com isso, a ATA recomenda o uso de inibidores *NTRK* (larotrectinibe ou entrectinibe) ou *RET* (selpercatinibe ou praseltinibe) para pacientes com CAT em estágio IVC que tenham positividade para fusão *NTRK* ou *RET*, respectivamente.[22] Já a fusão do gene *ALK* é bastante rara no CAT, e existe apenas um relato de tratamento bem-sucedido com o uso de inibidor de ALK (crizotinibe), com resposta quase completa e duração de 36 meses até a progressão tumoral. Posteriormente, foi iniciado ceritinibe, com regressão significativa do tumor, que permaneceu até 16 meses, quando o paciente foi a óbito em função de um tumor esofágico induzido por radiação.[58] O Quadro 26.2 traz orientações sobre a terapia sistêmica no CAT.

Imunoterapia

Alguns estudos têm descrito que a duração da resposta dos pacientes com CAT pode ser aumentada pela adição de imunoterapia. A associação com pembrolizumabe, um anticorpo anti-PD1, parece promissora. Em estudo realizado por Hamidi et al. que incluiu 72 pacientes, foram comparadas as terapias de dabrafenibe associado ao trametinibe e a combinação de dabrafenibe, trametinibe e pembrolizumabe. Observou-se uma melhora na mediana de sobrevida livre de progressão no grupo tratado com a terapia tripla (17 meses em comparação com 9 meses; $p = 0,037$), bem como uma diferença significativa na taxa de resposta (11 meses em comparação com 4 meses; $p = 0,049$). Ademais, no contexto de neoadjuvância, foi constatada uma mediana de sobrevida livre de progressão de 63 meses.[59] Iyer et al. identificaram 12 pacientes que foram tratados com MKI em associação com pembrolizumabe no momento de progressão da doença. Resposta parcial foi identificada em 5/12 (42%), e 4/12 (33%) apresentaram doença estável, com os demais (3/12; 25%) exibindo progressão da doença. A média da sobrevida global e período livre de progressão da doença foi de, respectivamente, 6,93 meses e 2,96 meses.[60]

O spartalizumabe, outro anticorpo anti-PD-1, foi avaliado em um estudo de Capdevila et al.[61] que incluiu 28 pacientes com CATs positivos para PD-L1, com taxa de resposta de 29% (8/28) e resultados ainda melhores nos pacientes com PD-L1 ≥ 50% (6/17; 35%). Foi observada sobrevida de 1 ano em 52,1% dos indivíduos.[61] Com isso, a ATA recomenda que, nos indivíduos com CAT em estádio IVC e elevada expressão de PD-L1, seja administrado um inibidor de *checkpoint* (PD-L1, PD1) como primeira terapia, na ausência de outras alterações que possam ser utilizadas como alvo, especialmente no contexto de um ensaio clínico.[22] Em resumo, nos pacientes com CAT, a terapia anti-PD-L1 mostrou resultados positivos no subconjunto de pacientes com PD-L1 ≥ 50%, com uma taxa de resposta de 35%.[61]

Outra investigação realizada por Cabanillas et al. identificou que o uso de atezolizumabe (anti-PD1) associado a vemurafenibe (inibidor *BRAF*) e cobimetinibe (inibidor *MEK*) em indivíduos com CAT positivo para mutação *BRAF*^{V600E} resultou em uma taxa de resposta de 71% (12/17), com um paciente apresentando resposta completa, 11 apresentando resposta parcial e quatro mantendo doença estável. Em se tratando de um ensaio clínico em andamento (NCT03181100), a sobrevida global média ainda não foi descrita.[62] O melhor esquema de tratamento do CAT ainda está em discussão, mas já está claro que a imunoterapia associada a *VEGFR*-MKI ou a inibidores *BRAF-MEK* tem potencial para ser a primeira linha de tratamento.

Quadro 26.2 Opções de terapia sistêmica no carcinoma anaplásico de tireoide (CAT).

Terapia-alvo	Dose recomendada	Posologia
Dabrafenibe/trametinibe* (positivo para mutação *BRAF*^{V600E})	Dabrafenibe 150 mg VO e Trametinibe 2 mg VO	2 vezes/dia 1 vez/dia
Latrotectinibe* (positivo para fusão NTRK)	100 mg VO	2 vezes/dia
Entrectinibe (positivo para fusão NTRK)	600 mg VO	1 vez/dia
Praseltinibe (positivo para fusão RET)	400 mg VO	1 vez/dia
Selpercatinibe* (positivo para fusão RET)	120 mg VO (< 50 kg) ou 150 mg VO (≥ 50 kg)	2 vezes/dia
Outros tratamentos/quimioterapia		
Paclitaxel	50 a 90 mg/m^2 IV ou 135 a 200 mg/m^2 IV	Semanal A cada 3 a 4 semanas
Doxorrubicina	10 mg/m^2 IV ou 60 a 75 mg/m^2 IV	Semanal A cada 3 semanas
Paclitaxel/carboplatina	Paclitaxel 60 a 100 mg/m^2, carboplatina AUC 2 IV ou Paclitaxel 135 a 175 mg/m^2, carboplatina AUC 5 a 6 IV	Semanal A cada 3 a 4 semanas
Docetaxel/doxorrubicina	Docetaxel 60 mg/m^2 IV, doxorrubicina 60 mg/m^2 IV (com pegfilgrastim) ou Docetaxel 20 mg/m^2 IV, doxorrubicina 20 mg/m^2 IV	
Doxorrubicina/cisplatina	Doxorrubicina 60 mg/m^2 IV, cisplatina 40 mg/m^2 IV	A cada 3 semanas
Imunoterapia		
Pembrolizumabe**	200 mg IV ou 400 mg IV	A cada 3 semanas A cada 6 semanas

*Fármacos-alvo aprovados no Brasil como terapia agnóstica (incluindo CAT). **Imunoterapia aprovada no Brasil se presença de TMB maior que 10 ou MSI-H (instabilidade microssatélite) como terapia agnóstica (incluindo CAT). AUC: área sob a curva (do inglês, *area under the curve*); IV: intravenoso; VO: via oral. (Adaptado de Haddad et al., 2022.[28])

Tratamento do carcinoma anaplásico de tireoide sem mutação acionável

Em pacientes sem mutações somáticas acionáveis por terapia-alvo ou não respondedores à imunoterapia isolada ou associada a MKI e que já apresentam progressão da doença, há poucos dados para apoiar o uso de outras medicações. A quimioterapia citotóxica tem sido historicamente utilizada, porém com respostas curtas.

Nesse cenário, medicamentos antiangiogênicos são utilizados, com destaque para o lenvatinibe, um inibidor multiquinase de *VEGFR1-3*, *FGFR1-4*, *PDGFR*, *RET* e *kit*. Em um estudo desenvolvido por Iñiguez-Ariza et al., que incluiu três pacientes com CAT metastático que obtiveram controle local da doença com cirurgia ou quimiorradioterapia combinada, foi ofertado o lenvatinibe como segunda, terceira ou quarta linha terapêutica durante a progressão metastática. Como resultado, dois pacientes apresentaram respostas parciais à terapia, com regressão estrutural do tumor metastático em 1 a 2 meses, ao passo que um paciente alcançou doença estável. A sobrevida média após o início do tratamento foi de 2, 6 e 7 meses, respectivamente.[63]

Outras opções utilizadas como monoterapia não exibiram resultados promissores (sorafenibe, gefitinibe e pazopanibe). O sorafenibe é um VEGFR-MKI que inibe *VEGFR-2* e *VEGFR-3*, *PDGFR*, *Flt-3*, *RET*, *c-Kit*, *c-Raf1* e *BRAF*. Em um estudo de fase I, dos 16 pacientes tratados com sorafenibe, 15 puderam ser avaliados no final do estudo, e, destes, 13% tiveram resposta parcial, ao passo que 27% evoluíram com estabilização do quadro. Todavia, a sobrevida média foi de 3,5 meses (1 a 26 meses), o que não é diferente do que se observa na evolução habitual do CAT. Já no estudo de fase II, 10% dos pacientes apresentaram resposta parcial e 25% permaneceram com a doença estável. A sobrevida média foi de 3,9 meses, ao passo que a sobrevida em 6 e 12 meses atingiu 30 e 20%, respectivamente.[64] O pazopanibe, por sua vez, praticamente não trouxe benefício na evolução do CAT quando avaliado em 15 pacientes.[65] Um estudo de fase II com imatinibe obteve resposta parcial em 25% dos casos, em 8 semanas, e estabilização da doença em 50%. Nesse estudo, 36% dos pacientes (3/8) conseguiram ficar livres da progressão da doença por 6 meses.[66] Já o gefitinibe é um inibidor do receptor do fator de crescimento epidérmico (EGFR) que mostrou estabilização de doença em um caso de CAT (sobrevida de 12 meses). Houve resultados semelhantes também em associação com docetaxel.[67] Mutações somáticas no gene do EGFR têm sido encontradas em pacientes com CAT. Seguindo esse raciocínio, dois grupos relataram resposta parcial e sobrevida livre de progressão usando erlotinibe (outro inibidor do EGFR) em pacientes cujos tumores apresentavam essa mutação específica.[68,69] Estudos com o everolimo (um inibidor da proteína mTor), que tem ação antiangiogênica, tampouco foram animadores.[70]

Em um estudo de fase I, a fosbretabulina (fosfato de combretastatina A-4) foi avaliada em neoplasias avançadas, das quais três eram CAT. Um dos pacientes apresentou remissão completa e ainda estava vivo após 30 meses, quando o estudo foi publicado.[71] O mesmo fármaco, quando avaliado em estudo de fase II, mostrou boa tolerância. Já a sobrevida média foi de 4,7 meses; 34% dos pacientes estavam vivos aos 6 meses de estudo, e 23%, após 12 meses. A fosbretabulina foi avaliada também em associação com carboplatina e paclitaxel. Quando associada aos quimioterápicos, a sobrevida média foi de 5,2 meses, comparada com 4,7 meses naqueles que usaram somente os quimioterápicos. Ademais, a sobrevida em 1 ano foi superior nos pacientes que usaram fosbretabulina (27 *versus* 9%). No entanto, não houve diferença estatisticamente significativa.[72,73]

Apesar dos esforços realizados para encontrar substâncias ou associações de substâncias que contenham a evolução do CAT, essa doença continua levando inexoravelmente os pacientes a óbito. Melhores resultados são alcançados – taxas mais altas de respostas parciais ou estabilização da doença – quando os pacientes têm algum alvo acionável. Recomenda-se incluir os pacientes em estudos clínicos, se disponíveis.[74,75] Assim, os protocolos de pesquisa devem ser incentivados, e os pacientes, triados para protocolos realmente promissores. Além disso, as atuais diretrizes da ATA reforçam a necessidade de que a equipe que assiste esse tipo de paciente seja multiprofissional e enfoque, além do tratamento, os cuidados paliativos. É preciso lembrar que, no caso de metástases ósseas, o manejo da dor deve ser realizado. Além disso, o uso de bisfosfonatos ou inibidores de receptor ativador do fator nuclear kappa B (RANK), além da radioterapia, deve ser considerado quando houver metástases ósseas.

Quimioterapia

O tratamento isolado com antraciclinas e taxanos normalmente não é efetivo para CAT em estágios avançados, com resposta modesta e atividade transiente (Quadro 26.3). Em geral, tem-se quimiorresistência, com tempo livre de progressão inferior a 3 meses. No entanto, alguns pacientes podem exibir resposta ou estabilizar a doença.[45]

O uso do paclitaxel como agente único pode beneficiar alguns pacientes recém-diagnosticados com CAT, sendo identificado aumento da sobrevida em pacientes no estádio IVB.[76,77] Ain et al. relataram 53% de resposta com paclitaxel quando administrado semanalmente ou a cada 3 semanas. Pacientes que responderam ao tratamento obtiveram sobrevida de 32 semanas em média, ao passo que a sobrevida foi de 7 semanas naqueles que não obtiveram resposta.[77] Outro estudo, incluindo sete pacientes que receberam paclitaxel em monoterapia na dose de 60 mg/m² a cada 3 semanas, demonstrou uma taxa de resposta de 14% e controle da doença em 43%, com um tempo médio de progressão de 16 semanas.[78] Alguns estudos indicam que a associação de manumicina com paclitaxel pode melhorar os resultados obtidos com paclitaxel isoladamente. Esse efeito decorreria da inibição da angiogênese, impedindo que as células neoplásicas tenham suprimentos para crescer.[79] Em um ensaio clínico desenvolvido por Shimaoka et al., foram incluídos 39 pacientes com CAT, demonstrando uma resposta completa em três casos e resposta parcial em outros três casos nos indivíduos submetidos à doxorrubicina combinada com cisplatina ($n = 21$), ao passo que, nos pacientes que receberam doxorrubicina em esquema de monoterapia ($n = 18$), não foi observada resposta completa em nenhum dos pacientes e apenas um exibiu resposta parcial.[80]

De forma geral, a quimioterapia é utilizada com a radioterapia no contexto terapêutico do CAT em estádios não avançados, conforme descrito anteriormente. Há poucos dados sobre a quimioterapia ideal a ser utilizada. É recomendado que, nos pacientes que recebem radiação com intento curativo, seja administrado um quimioterápico citotóxico, como um taxano (paclitaxel ou docetaxel), associado ou não a uma antraciclina (doxorrubicina) ou platina (cisplatina ou carboplatina).[22] Já nos pacientes com doença avançada ou não ressecável, a quimioterapia citotóxica pode ser utilizada como ponte até que os resultados do teste molecular estejam disponíveis, ou, ainda, que terapias específicas possam ser iniciadas.[22] Além disso, nos indivíduos com doença metastática que não apresentem outras opções terapêuticas, incluindo ensaios clínicos, a ATA sugere o uso de quimioterapia citotóxica, incluindo um taxano e/ou uma antraciclina ou um taxano com ou sem cisplatina ou carboplatina.[22]

Quadro 26.3 Esquemas quimioterápicos radiossensibilizantes/adjuvantes.

Fármacos	Dose	Período
Paclitaxel/carboplatina	Paclitaxel 50 mg/m², carboplatina AUC 2 IV	Semanal
Docetaxel/doxorrubicina	Docetaxel 20 mg/m², doxorrubicina 20 mg/m² IV	Semanal
Paclitaxel	30 a 50 mg/m² IV	Semanal
Docetaxel	20 mg/m² IV	Semanal
Doxorrubicina	10 a 20 mg/m²	Semanal

Adaptado de Haddad et al., 2022.[28]

CONSIDERAÇÕES FINAIS

Apesar de o CAT ser a forma mais agressiva de tumor tireoidiano e o avanço das terapias atuais mostrarem benefício com possível ganho de sobrevida, cada paciente deve ser cuidadosamente avaliado, e todas as opções terapêuticas e paliativas devem ser oferecidas.

Diante das evidências dos estudos mais recentes, novas diretrizes estão sendo aguardadas. Entretanto, as recomendações de que os pacientes sejam encaminhados para serviços especializados e incluídos em protocolos de estudos com equipes multiprofissionais devem ser encorajadas. Possivelmente, o tratamento multimodal continuará a ser preconizado e poderá ser utilizado como "ponte" para os tratamentos alvo-dirigidos, quando possível. Para tanto, a caracterização molecular do tumor será fundamental: a detecção da mutação $BRAF^{V600E}$ e da expressão de PDL-1, por exemplo, já pode ser imediatamente feita por meio de imuno-histoquímica, além da caracterização molecular mais abrangente do tumor por painéis de NGS com análise de DNA e RNA. Recentes avanços, como terapia neoadjuvante antes da cirurgia e associação de terapia-alvo ou VEGFR-MKI com imunoterapia, têm contribuído para o aumento do controle da doença.

Resumo

O carcinoma anaplásico de tireoide (CAT) é um dos tumores malignos mais agressivos. Apesar de diferentes esquemas terapêuticos, ele cresce rapidamente e invade tecidos adjacentes, e a maioria dos pacientes morre por invasão tumoral não controlada e insuficiência respiratória. Melhores desfechos são obtidos com o diagnóstico precoce e a ressecção completa, o que somente acontece na minoria dos casos da lesão. A sobrevida varia de 2,3 a 60 meses (mediana < 4 meses). O tratamento do CAT representa, pois, um grande desafio para o endocrinologista. Cirurgia, quimioterapia e radioterapia isoladamente se mostram, em geral, pouco eficazes. Uma resposta mais favorável é observada com a combinação dessas terapias. Recentes avanços, como terapia neoadjuvante antes da cirurgia e a associação de terapia-alvo ou inibidores de multiquinase com imunoterapia, têm contribuído para o aumento do controle da doença.

REFERÊNCIAS BIBLIOGRÁFICAS

1. Ragazzi M, Ciarrocchi A, Sancisi V et al. Update on anaplastic thyroid carcinoma: Morphological, molecular, and genetic features of the most aggressive thyroid cancer. Int J Endocrinol. 2014; 2014:1-13.
2. Janz TA, Neskey DM, Nguyen SA et al. Is the incidence of anaplastic thyroid cancer increasing: a population based epidemiology study. World J Otorhinolaryngol Head Neck Surg. 2019; 5:34-40.
3. Brignardello E, Gallo M, Baldi I et al. Anaplastic thyroid carcinoma: clinical outcome of 30 consecutive patients referred to a single institution in the past 5 years. Eur J Endocrinol. 2007; 156:425-30.
4. Sugitani I, Kasai N, Fujimoto Y et al. Prognostic factors and therapeutic strategy for anaplastic carcinoma of the thyroid. World J Surg. 2001; 25:617-22.
5. Nagaiah G, Hossain A, Mooney CJ et al. Anaplastic thyroid cancer: A review of epidemiology, pathogenesis, and treatment. J Oncol. 2011; 2011:1-13.
6. Bisof V, Rakusic Z, Despot M. Treatment of patients with anaplastic thyroid cancer during the last 20 years: Whether any progress has been made? Eur Arch Oto-Rhino-Laryngol. 2015; 272:1553-67.
7. Sugitani I, Miyauchi A, Sugino K et al. Prognostic factors and treatment outcomes for anaplastic thyroid carcinoma: ATC research consortium of Japan Cohort Study of 677 patients. World J Surg. 2012; 36:1247-54.
8. Nel CJC, van Heerden JA, Goellner JR et al. Anaplastic carcinoma of the thyroid: A clinicopathologic study of 82 cases. Mayo Clin Proc. 1985; 60:51-8.
9. McIver B, Hay ID, Giuffrida DF et al. Anaplastic thyroid carcinoma: A 50-year experience at a single institution. Surgery. 2001; 130:1028-34.
10. Pasieka JL. Anaplastic thyroid cancer. Curr Opin Oncol. 2003; 15:78-83.
11. Are C, Shaha AR. Anaplastic thyroid carcinoma: biology, pathogenesis, prognostic factors, and treatment approaches. Ann Surg Oncol. 2006; 13:453-64.
12. Mani N, McNamara K, Lowe N et al. Management of the compromised airway and role of tracheotomy in anaplastic thyroid carcinoma. Head Neck. 2016; 38:85-8.
13. Shaha AR, Ferlito A, Owen RP et al. Airway issues in anaplastic thyroid carcinoma. Eur Arch Oto-Rhino-Laryngol. 2013; 270:2579-83.
14. Smallridge RC, Copland JA. Anaplastic thyroid carcinoma: pathogenesis and emerging therapies. Clin Oncol. 2010; 22:486-97.
15. Xu B, Ghossein R. Genomic landscape of poorly differentiated and anaplastic thyroid carcinoma. Endocr Pathol. 2016; 27:205-12.
16. Li Z, Zhang Y, Wang R et al. Genetic alterations in anaplastic thyroid carcinoma and targeted therapies. Exp Ther Med. 2019; 18:2369-77.
17. Leandro-García LJ, Landa I. Mechanistic insights of thyroid cancer progression. Endocrinology. 2023;164: bqad118.
18. Zeng PYF, Prokopec SD, Lai SY et al. The genomic and evolutionary landscapes of anaplastic thyroid carcinoma. Cell Rep. 2024; 43:113826.
19. Jin M, Jakowski J, Wakely PE. Undifferentiated (anaplastic) thyroid carcinoma and its mimics: a report of 59 cases. J Am Soc Cytopathol. 2016; 5:107-15.
20. Eilers SG, LaPolice P, Mukunyadzi P et al. Thyroid fine-needle aspiration cytology: Performance data of neoplastic and malignant cases as identified from 1558 responses in the ASCP Non-GYN Assessment program thyroid fine-needle performance data. Cancer Cytopathol. 2014; 122:745-50.
21. Smith AL, Williams MD, Stewart J et al. Utility of the BRAF p.V600E immunoperoxidase stain in FNA direct smears and cell block preparations from patients with thyroid carcinoma. Cancer Cytopathol. 2018; 126:406-13.
22. Bible KC, Kebebew E, Brierley J et al. 2021 American Thyroid Association guidelines for management of patients with anaplastic thyroid cancer. Thyroid. 2021; 31:337-86.
23. Ha EJ, Baek JH, Lee JH et al. Core needle biopsy could reduce diagnostic surgery in patients with anaplastic thyroid cancer or thyroid lymphoma. Eur Radiol. 2016; 26:1031-6.
24. Deeken-Draisey A, Yang G-Y, Gao J et al. Anaplastic thyroid carcinoma: an epidemiologic, histologic, immunohistochemical, and molecular single-institution study. Hum Pathol. 2018; 82:140-8.
25. Venkatesh YS, Ordonez NG, Schultz PN et al. Anaplastic carcinoma of the thyroid. A clinicopathologic study of 121 cases. Cancer. 1990; 66:321-30.
26. Nakamura T, Yana I, Kobayashi T et al. p53 gene mutations associated with anaplastic transformation of human thyroid carcinomas. Japan J Cancer Res. 1992; 83:1293-8.
27. Aparisi F, Amado-Labrador H, Calabuig-Fariñas S et al. Passenger mutations in cancer evolution. Cancer Rep Rev. 2019; 3.
28. Haddad RI, Bischoff L, Ball D et al. Thyroid carcinoma, Version 2.2022, NCCN Clinical Practice Guidelines in Oncology. J Nat Comprehensive Cancer Network. 2022; 20:925-51.
29. Xu B, Fuchs T, Dogan S et al. Dissecting anaplastic thyroid carcinoma: a comprehensive clinical, histologic, immunophenotypic, and molecular study of 360 cases. Thyroid. 2020; 30:1505-17.
30. Tuttle RM, Haugen B, Perrier ND. Updated American Joint Committee on Cancer/Tumor-Node-Metastasis Staging System for Differentiated and Anaplastic Thyroid Cancer (Eighth Edition): What changed and why? Thyroid. 2017; 27:751-6.
31. Smallridge RC. Approach to the patient with anaplastic thyroid carcinoma. J Clin Endocrinol Metab. 2012; 97:2566-72.
32. Parenti R, Salvatorelli L, Magro G. Anaplastic thyroid carcinoma: Current treatments and potential new therapeutic options with emphasis on TfR1/CD71. Int J Endocrinol. 2014; 2014:1-11.
33. Smallridge RC, Ain KB, Asa SL et al. American Thyroid Association guidelines for management of patients with anaplastic thyroid cancer. Thyroid. 2012; 22:1104-39.
34. Xu J, Liao Z, Li J-J et al. The role of tracheostomy in anaplastic thyroid carcinoma. World J Oncol. 2015; 6:262-4.
35. Takashima S, Morimoto S, Ikezoe J et al. CT evaluation of anaplastic thyroid carcinoma. American Journal of Roentgenology. 1990; 154:1079-85.
36. Zhao X, Wang JR, Dadu R et al. Surgery after BRAF-directed therapy is associated with improved survival in BRAF ^{V600E} mutant anaplastic thyroid cancer: A single-center retrospective cohort study. Thyroid. 2023; 33:484-91.
37. Akaishi J, Sugino K, Kitagawa W et al. Prognostic factors and treatment outcomes of 100 cases of anaplastic thyroid carcinoma. Thyroid. 2011; 21:1183-9.
38. Pezzi TA, Mohamed ASR, Sheu T et al. Radiation therapy dose is associated with improved survival for unresected anaplastic thyroid carcinoma: Outcomes from the National Cancer Data Base. Cancer. 2017; 123:1653-61.
39. Prasongsook N, Kumar A, Chintakuntlawar AV et al. Survival in response to multimodal therapy in anaplastic thyroid cancer. J Clin Endocrinol Metab. 2017; 102:4506-14.
40. Troch M, Koperek O, Scheuba C et al. High efficacy of concomitant treatment of undifferentiated (Anaplastic) thyroid cancer with radiation and docetaxel. J Clin Endocrinol Metab. 2010; 95:E54-7.
41. Sherman EJ, Lim SH, Ho AL et al. Concurrent doxorubicin and radiotherapy for anaplastic thyroid cancer: A critical re-evaluation including uniform pathologic review. Radiotherapy and Oncology. 2011; 101:425-30.
42. De Crevoisier R, Baudin E, Bachelot A et al. Combined treatment of anaplastic thyroid carcinoma with surgery, chemotherapy, and hyperfractionated accelerated external radiotherapy. International Journal of Radiation Oncology*Biology*Physics. 2004; 60:1137-43.
43. Haymart MR, Banerjee M, Yin H et al. Marginal treatment benefit in anaplastic thyroid cancer. Cancer. 2013; 119:3133-9.
44. Yuan J, Guo Y. Targeted therapy for anaplastic thyroid carcinoma: Advances and Management. Cancers (Basel). 2022; 15:179.
45. Jannin A, Escande A, Al Ghuzlan A et al. Anaplastic Thyroid Carcinoma: An Update. Cancers (Basel). 2022; 14:1061.
46. Subbiah V, Kreitman RJ, Wainberg ZA et al. Dabrafenib plus trametinib in patients with BRAF V600E-mutant anaplastic thyroid cancer: updated analysis from the phase II ROAR basket study. An Oncol. 2022; 33:406-15.
47. Subbiah V, Kreitman RJ, Wainberg Z et al. Dabrafenib and trametinib treatment in patients with locally advanced or metastatic BRAF V600–mutant anaplastic thyroid cancer. J Clin Oncol. 2018; 36:7-13.
48. Iyer PC, Dadu R, Ferrarotto R et al. Real-world experience with targeted therapy for the treatment of anaplastic thyroid carcinoma. Thyroid. 2018; 28:79-87.
49. Hyman DM, Puzanov I, Subbiah V et al. Vemurafenib in multiple nonmelanoma cancers with BRAF V600 mutations. N Engl J Med. 2015; 373:726-36.
50. Bagheri-Yarmand R, Busaidy NL, McBeath E et al. RAC1 alterations induce acquired dabrafenib resistance in association with anaplastic transformation in a papillary thyroid cancer patient. Cancers (Basel). 2021; 13:4950.
51. Cabanillas ME, Dadu R, Iyer P et al. Acquired secondary RAS mutation in BRAF^{V600E} – mutated thyroid cancer patients treated with BRAF inhibitors. Thyroid. 2020; 30:1288-96.
52. Kuang B-H, Zhang W-X, Lin G-H et al. Tyrosine kinase inhibitors in patients with advanced anaplastic thyroid cancer: an effective analysis based on real-world retrospective studies. Front Endocrinol (Lausanne). 2024; 15.
53. Obata K, Sugitani I, Ebina A et al. Common carotid artery rupture during treatment with lenvatinib for anaplastic thyroid cancer. Int Cancer Conf J. 2016; 5:197-201.
54. Waguespack SG, Drilon A, Lin JJ et al. Efficacy and safety of larotrectinib in patients with TRK fusion-positive thyroid carcinoma. Eur J Endocrinol. 2022; 186:631-43.
55. Drilon A, Laetsch TW, Kummar S et al. Efficacy of larotrectinib in *TRK* fusion–positive cancers in adults and children. N Engl J Med. 2018; 378:731-9.
56. Doebele RC, Drilon A, Paz-Ares L et al. Entrectinib in patients with advanced or metastatic NTRK fusion-positive solid tumours: integrated analysis of three phase 1–2 trials. Lancet Oncol. 2020; 21:271-82.
57. Wirth LJ, Sherman E, Robinson B et al. Efficacy of selpercatinib in RET-altered thyroid cancers. N Engl J Med. 2020; 383:825-35.
58. Leroy L, Bonhomme B, Le Moulec S et al. Remarkable response to ceritinib and brigatinib in an anaplastic lymphoma kinase-rearranged anaplastic thyroid carcinoma previously treated with crizotinib. Thyroid. 2020; 30:343-4.
59. Hamidi S, Iyer PC, Dadu R et al. Checkpoint inhibition in addition to dabrafenib/trametinib for BRAF^{V600E} -mutated anaplastic thyroid carcinoma. Thyroid. 2024; 34:336-46.
60. Iyer PC, Dadu R, Gule-Monroe M et al. Salvage pembrolizumab added to kinase inhibitor therapy for the treatment of anaplastic thyroid carcinoma. J Immunother Cancer. 2018; 6:68.
61. Capdevila J, Wirth LJ, Ernst T et al. PD-1 blockade in anaplastic thyroid carcinoma. J Clin Oncol. 2020; 38:2620-7.

62. Cabanillas ME, Dadu R, Ferrarotto R et al. Atezolizumab combinations with targeted therapy for anaplastic thyroid carcinoma (ATC). J Clin Oncol. 2020; 38:6514.
63. Iñiguez-Ariza NM, Ryder MM et al. Salvage lenvatinib therapy in metastatic anaplastic thyroid Cancer. Thyroid. 2017; 27:923-7.
64. Savvides P, Nagaiah G, Lavertu P et al. Phase II trial of sorafenib in patients with advanced anaplastic carcinoma of the thyroid. Thyroid. 2013; 23:600-4.
65. Bible KC, Suman VJ, Menefee ME et al. A multiinstitutional phase 2 trial of pazopanib monotherapy in advanced anaplastic thyroid cancer. J Clin Endocrinol Metab. 2012; 97:3179-84.
66. Ha HT, Lee JS, Urba S et al. A phase ii study of imatinib in patients with advanced anaplastic thyroid cancer. Thyroid. 2010; 20:975-80.
67. Sherman SI. Targeted therapy of thyroid cancer. Biochem Pharmacol. 2010; 80:592-601.
68. Hogan T, Jing Jie Yu, Williams HJ et al. Oncocytic, focally anaplastic, thyroid cancer responding to erlotinib. J Oncol Pharm Pract. 2009; 15:111-7.
69. Masago K, Miura M, Toyama Y et al. Good clinical response to erlotinib in a patient with anaplastic thyroid carcinoma harboring an epidermal growth factor somatic mutation, L858R, in Exon 21. J Clin Oncol. 2011; 29:e465-7.
70. Molinaro E, Romei C, Biagini A et al. Anaplastic thyroid carcinoma: from clinicopathology to genetics and advanced therapies. Nat Rev Endocrinol. 2017; 13:644-60.
71. Dowlati A, Robertson K, Cooney M et al. A phase I pharmacokinetic and translational study of the novel vascular targeting agent combretastatin a-4 phosphate on a single-dose intravenous schedule in patients with advanced cancer. Cancer Res. 2002; 62:3408-16.
72. Deshpande HA, Roman S, Sosa JA. New targeted therapies and other advances in the management of anaplastic thyroid cancer. Curr Opin Oncol. 2013; 25:44-9.
73. Sosa JA, Elisei R, Jarzab B et al. Randomized safety and efficacy study of fosbretabulin with paclitaxel/carboplatin against anaplastic thyroid carcinoma. Thyroid. 2014; 24:232-40.
74. Hsu K-T, Yu X-M, Audhya AW et al. Novel approaches in anaplastic thyroid cancer therapy. Oncologist. 2014; 19:1148-55.
75. Tsimberidou AM, Vaklavas C, Wen S et al. Phase I clinical trials in 56 patients with thyroid cancer: The M. D. Anderson Cancer Center Experience. J Clin Endocrinol Metab. 2009; 94:4423-32.
76. Higashiyama T, Ito Y, Hirokawa M et al. Induction chemotherapy with weekly paclitaxel administration for anaplastic thyroid carcinoma. Thyroid. 2010; 20:7-14.
77. Ain KB, Egorin MJ, DeSimone PA. Treatment of anaplastic thyroid carcinoma with paclitaxel: phase 2 trial using ninety-six-hour infusion. Thyroid. 2000; 10:587-94.
78. Kawada K, Kitagawa K, Kamei S et al. The feasibility study of docetaxel in patients with anaplastic thyroid cancer. Jpn J Clin Oncol. 2010; 40:596-9.
79. Yeung SC, Xu G, Pan J et al. Manumycin enhances the cytotoxic effect of paclitaxel on anaplastic thyroid carcinoma cells. Cancer Res. 2000; 60: 650-6.
80. Shimaoka K, Schoenfeld DA, Dewys WD et al. A randomized trial of doxorubicin versus doxorubicin plus cisplatin in patients with advanced thyroid carcinoma. Cancer. 1985; 56:2155-60.

CAPÍTULO 27

Etiologia e Diagnóstico do Hipotireoidismo

Maria da Conceição Freitas ■ Clarice Vilar ■ Lucio Vilar

INTRODUÇÃO

O hipotireoidismo é uma síndrome clínica resultante da deficiente produção ou ação dos hormônios tireoidianos (HT), com consequente alentecimento generalizado dos processos metabólicos. Pode ser classificado como *primário* (por mau funcionamento da própria tireoide), *secundário* (de causa hipofisária, por deficiência de hormônio tireoestimulante [TSH], também denominado tireotrofina) ou *terciário* (por deficiência hipotalâmica do hormônio liberador de tireotrofina [TRH]). A terminologia *hipotireoidismo central* é preferível, porque nem sempre é possível distinguir entre causas hipofisárias e hipotalâmicas.[1-5] O hipotireoidismo pode também ser classificado como *periférico* ou *extratireoidiano*, situação rara decorrente de resistência à ação periférica dos HT ou de sua metabolização aumentada (Quadro 27.1).[1]

O hipotireoidismo primário (HTP) é uma doença muito prevalente em todo o mundo e responde por 95% do total de casos de hipotireoidismo. Pode ser endêmica em regiões com deficiência de iodo, mas também se mostra comum em áreas com adequado aporte alimentar de iodo.[2,3] A prevalência de hipotireoidismo franco na população geral varia entre 0,3 e 3,7% nos EUA e entre 0,2 e 5,3% na Europa,[1,6] dependendo da definição usada.[1,6] Uma metanálise de estudos em 9 países europeus estimou em torno de 5% a prevalência de hipotireoidismo não diagnosticado.[7] Em levantamento feito no Rio de Janeiro, a prevalência de HTP (clínico e subclínico) variou de 9,4% em mulheres com 35 a 44 anos de idade a 19,1% naquelas com 75 anos de idade ou mais (média de 10,3%).[8] Bem menos comum é o hipotireoidismo central, cuja prevalência estimada na população geral é de 1:20.000 a 80.000.[5,9] O hipotireoidismo congênito primário ocorre em 1 em cada 4.000 a 5.000 recém-nascidos,[10] enquanto o hipotireoidismo congênito secundário é bem mais raro (até 1:160.000 recém-nascidos).[9]

FATORES DE RISCO DO HIPOTIREOIDISMO PRIMÁRIO

Diversas condições, listadas no Quadro 27.2, implicam risco aumentado para HTP. Entre elas se destacam envelhecimento (idade > 60 anos), sexo feminino, presença de doença tireoidiana ou extratireoidiana autoimune, história familiar de doença tireoidiana e certas enfermidades genéticas, como as síndromes de Down e de Turner. Em contraste, tabagismo e consumo moderado de bebidas alcoólicas diminuem o risco de HTP.[1-3]

ETIOLOGIA DO HIPOTIREOIDISMO PRIMÁRIO

A frequência das diversas causas de HTP é variável e depende de fatores dietéticos e geográficos – como quantidade de iodo

Quadro 27.1 Etiologia do hipotireoidismo.

Hipotireoidismo primário
- Tireoidites, doenças infiltrativas, deficiência de iodo etc.
- Fármacos (amiodarona, lítio, tionamidas, inibidores de tirosinoquinase, inibidores do *checkpoint* imune etc.)
- Iatrogênica: radioiodoterapia, tireoidectomia etc.
- Disgenesias tireoidianas, distúrbios genéticos

Hipotireoidismo central
- Tumores hipofisários/hipotalâmicos e seu tratamento com cirurgia e/ou radioterapia; hipofisites etc.
- Necrose hipofisária pós-parto (p. ex., síndrome de Sheehan, apoplexia tireoidiana, traumatismo cranioencefálico etc.
- Distúrbios genéticos
- Fármacos (dopamina, análogos de somatostatina, glicocorticoides, bexaroteno etc.)

Hipotireoidismo periférico (extratireoidiano)
- Hipotireoidismo consuntivo
- Resistência aos hormônios tireoidianos

Adaptado de Chaker et al., 2017.[1]

Quadro 27.2 Fatores associados ao risco aumentado de hipotireoidismo primário.

- Idade > 60 anos
- Sexo feminino
- Bócio
- Doença nodular tireoidiana
- História familiar de doença tireoidiana
- História de radioterapia para cabeça e pescoço (radiação externa e iodo radioativo)
- Doença autoimune tireoidiana e extratireoidiana
- Fármacos (amiodarona, lítio, tionamidas, interferon-α etc.)
- Baixa ingestão de iodo, síndrome de Down, síndrome de Turner

alimentar, ingestão de bocígenos alimentares, características genéticas da população etc. – e, sobretudo, da faixa etária dos pacientes (se adultos ou crianças) (Quadro 27.3).[3,10]

Etiologia em adultos

Doenças tireoidianas

Na maioria dos países, a tireoidite de Hashimoto é a causa mais comum de hipotireoidismo.[3,4] Trata-se de doença autoimune, caracterizada por títulos elevados de anticorpos antitireoperoxidase (anti-TPO).[2] A doença de Graves pode, também, ter essa doença como estágio final, devido à agressão glandular pelo processo imunológico. Da mesma maneira, pacientes com hipertireoidismo autoimune podem evoluir para hipotireoidismo e vice-versa, em função de mudanças no tipo predominante de anticorpos contra o receptor do TSH (de estimuladores para bloqueadores).[4,11] As *tireoidites subagudas* (granulomatosa, linfocítica e pós-parto) com frequência levam ao hipotireoidismo, que nesse caso é transitório na grande maioria das vezes.[12] Cerca de 20 a 30% das mulheres com tireoidite pós-parto desenvolverão HTP após 5 anos (risco maior naquelas com altos títulos de anti-TPO).[13] O hipotireoidismo ocorre também em 30 a 40% dos pacientes com tireoidite de Riedel, resultado da substituição do tecido tireoidiano por tecido fibroso.[14] Algumas vezes, o hipotireoidismo é decorrente de doenças infiltrativas, como hemocromatose, sarcoidose, esclerose sistêmica progressiva, amiloidose ou cistinose (até 86% em adultos). O *câncer* da tireoide tipicamente *não* causa hipotireoidismo.[2,4,11]

Tratamento do hipertireoidismo

Em regiões iodo-suficientes, a terapia com ^{131}I (radioiodoterapia) representa a segunda causa mais comum de hipotireoidismo. Este último, em geral, ocorre no primeiro ano após o tratamento (com retorno espontâneo ao eutireoidismo em alguns pacientes), mas pode levar vários anos para se manifestar.[2-4] Em uma série,[15] entre pacientes com a doença de Graves, a incidência cumulativa foi de 24% (após 1 ano), 59% (após 10 anos) e 82% (após 25 anos), sendo os percentuais correspondentes de 4, 15 e 32%, respectivamente, em casos de bócio multinodular tóxico. O hipotireoidismo pós-tireoidectomia subtotal tende a ser mais tardio, sendo observado em até 40% dos pacientes acompanhados por 10 anos. As tionamidas (metimazol e propiltiouracil), em doses excessivas, podem também causar hipotireoidismo por bloquearem a síntese de tri-iodotironina (T_3) e tiroxina (T_4).[2-4]

Quadro 27.3 Etiologia do hipotireoidismo primário.

Diminuição do tecido tireoidiano funcionante
- Tireoidite de Hashimoto
- Tireoidites subagudas (granulomatosa e linfocítica)
- Tireoidite pós-parto
- Tireoidite de Riedel
- Doença de Graves e tratamento do hipertireoidismo
- Doenças infiltrativas (amiloidose, hemocromatose, cistinose, esclerose sistêmica progressiva, sarcoidose)
- Agenesia e ectopia tireoidianas
- Radioterapia externa de cabeça e pescoço e de corpo inteiro

Defeitos funcionais na biossíntese e na liberação dos hormônios tireoidianos
- Disormonogênese congênita
- Deficiência de iodo grave
- Fármacos (antitireoidianos de síntese, iodo, lítio, amiodarona, contrastes radiológicos, valproato de sódio, sunitinibe, fármacos bocígenos sintéticos ou naturais etc.)

Outros fármacos

Além das tionamidas, algumas substâncias, como o iodo (em quantidade excessiva), e vários fármacos podem resultar em graus variados de hipotireoidismo, como medicamentos ricos em iodo (*amiodarona*, *contrastes radiológicos*) ou o *carbonato de lítio*.[16-18] Tal fato ocorre, sobretudo, em pacientes com tireoidite de Hashimoto, história prévia de tireoidite pós-parto ou tireoidite indolor, bem como em pacientes que já foram submetidos a cirurgia tireoidiana ou terapia com ^{131}I.[2,4] O tratamento a longo prazo com lítio resulta no surgimento de bócio (prevalência de até 60%) e hipotireoidismo, cuja prevalência variou de 0 a 23,3% (média de 3,4%) entre 4.681 pacientes tratados com lítio.[16] Revisões mais recentes indicam que hipotireoidismo acomete 5 a 10% dos pacientes tratados com amiodarona, sendo essa doença mais frequente em regiões onde o aporte alimentar de iodo é elevado.[17]

O uso de *interferon-α* e *interleucina-2* para o tratamento de tumores malignos ou da hepatite B ou C pode resultar em tireoidite indolor e hipotireoidismo (em 5 a 20% dos pacientes).[3,18]

O uso dos inibidores de tirosinoquinase (p. ex., *sunitinibe*, *sorafenibe*, *imatinibe*, *motesanibe* etc.), empregados no tratamento de diversos tipos de tumores, resulta em graus variados de hipotireoidismo em uma alta proporção de pacientes (14 a 85%).[19] Ultimamente também tem havido um número crescente de relatos de hipotireoidismo, resultante de tireoidite destrutiva, em pacientes submetidos à terapia antineoplásica com inibidores do *checkpoint* imune, sobretudo os anticorpos monoclonais anti-PD-1 (p. ex., nivolumabe e pembrolizumabe), isoladamente ou em combinação com o ipilimumabe, um anticorpo anti-CTLA-4.[20]

Hipotireoidismo foi relatado também com fármacos que há décadas deixaram de ser comercializados, como ácido paraminossalicílico, fenilbutazona, aminoglutetimida, talidomida e etionamida.[2,18]

Radioterapia externa

Hipotireoidismo primário pode, ainda, ser decorrente de radioterapia externa da cabeça e do pescoço. É bastante comum (25 a 50%) após a irradiação de linfomas de Hodgkin e não Hodgkin, sobretudo quando a tireoide não foi protegida e quando contrastes radiológicos contendo iodo foram usados antes da radioterapia. Irradiação corporal total, com subsequente transplante de medula para tratar leucemia aguda ou anemia aplásica, pode causar hipotireoidismo subclínico ou hipotireoidismo franco em cerca de 25% e 3% dos pacientes, respectivamente.[2-4,21]

Etiologia em crianças

Hipotireoidismo adquirido

A etiologia do hipotireoidismo adquirido é similar em crianças e adultos. Tireoidite de Hashimoto constitui a etiologia mais comum de hipotireoidismo e bócio atóxico adquiridos em crianças e adolescentes. A doença é rara antes dos 4 anos de idade, mas raramente pode se manifestar no 1º ano de vida.[10,22] Em regiões endêmicas para baixa ingestão de iodo, esta constitui a causa mais comum de hipotireoidismo em crianças.[10]

Hipotireoidismo congênito

O hipotireoidismo detectado no período neonatal pode ser permanente ou transitório.[10,23] As principais causas de hipotireoidismo congênito transitório são ingestão excessiva (ou deficiente) de iodo pela mãe; ingestão de tionamidas (metimazol ou propiltiouracil) por mães portadoras de hipertireoidismo; e passagem placentária de anticorpos maternos bloqueadores do receptor de TSH. Habitualmente, ele reverte até a idade de 3 anos.[23]

O hipotireoidismo congênito permanente é o distúrbio endócrino congênito mais frequente, tem incidência que varia de 1:2.000 a 1:4.000 crianças nascidas vivas e é uma das principais causas de retardo mental que pode ser prevenido.[23] A causa mais frequente de hipotireoidismo congênito permanente (85% dos casos) são defeitos na formação glandular durante a embriogênese, denominados disgenesias tireoidianas, em que caracteristicamente não há bócio.[24] Este grupo inclui ectopia, agenesia, hemiagenesia e hipoplasia tireoidianas.[25] Em 10 a 15% dos casos, o hipotireoidismo congênito é consequência de defeitos em alguma das etapas da síntese dos hormônios tireoidianos, referidos como disormonogênese, e a presença de bócio é obrigatória.[10] Nesse grupo estão a *síndrome de Pendred*, bem como defeitos no transporte do iodeto, na síntese de tireoglobulina e na expressão ou função da peroxidase tireoidiana.[10] O defeito no transporte do iodeto resulta de mutações no gene da proteína NIS (*sodium-iodide symporter*).[24] A síndrome de Pendred se caracteriza por surdez neurossensorial bilateral e bócio, com ou sem hipotireoidismo. Resulta de mutações no gene *SLC26A4*.[26]

Hiporresponsividade ao TSH, devido a mutações inativadoras no gene do receptor de TSH, pode levar a hipoplasia tireoidiana.[24] Um segundo tipo de anormalidade que pode levar à hiporresponsividade ao TSH é visto no pseudo-hipoparatireoidismo tipo 1A, o qual decorre de mutação inativadora no gene da proteína Gsα (*GNAS1*).[10,24]

A embriogênese tireoidiana é controlada por pelo menos três fatores de transcrição (TITF1, FOXE1 e PAX8), que regulam cronologicamente o desenvolvimento glandular desde a invaginação do endoderma até a diferenciação e proliferação celular. Assim, mutações em um ou mais desses genes podem contribuir para as disgenesias tireoidianas.[25]

Ectopia tireoidiana tem incidência de 1 em cada 100.000 a 300.000 entre indivíduos saudáveis, elevando-se para 1 em cada 4.000 a 8.000 naqueles com doença da tireoide.[27] Resulta de falha de migração embriológica da tireoide. Em até 90% dos casos, a tireoide ectópica encontra-se na região da língua. Possíveis locais adicionais são faringe, esôfago, traqueia e mediastino.[27] Em cerca de 30% dos pacientes coexiste tecido tireóideo normal cervical, por isso hipotireoidismo nem sempre está presente.[28] Casos de ectopia dupla ou tripla já foram relatados.[27,28]

ETIOLOGIA DO HIPOTIREOIDISMO CENTRAL

Adquirido

O hipotireoidismo central pode se originar de qualquer processo neoplásico, inflamatório, infiltrativo, isquêmico ou traumático que comprometa a capacidade secretória da hipófise anterior e/ou do hipotálamo (Quadro 27.4). *Em adultos*, as causas mais comuns são lesões tumorais da região hipotalâmico-hipofisária e o tratamento cirúrgico e/ou radioterápico dessas lesões. A deficiência de TSH pode ser isolada, mas, em geral, vem associada à de outras trofinas hipofisárias. Nessa situação, com frequência sucede a deficiência de hormônio do crescimento (GH) e gonadotrofinas. Causas menos comuns de hipotireoidismo central são traumatismo cranioencefálico, necrose hipofisária pós-parto (*síndrome de Sheehan*), hipofisite linfocítica, apoplexia hipofisária, doenças infiltrativas etc.[2-5,11] *Em crianças*, a maioria dos casos é decorrente de tumores da região selar (sobretudo, os craniofaringeomas) e de seu tratamento com cirurgia e/ou radioterapia.[5,10]

Quadro 27.4 Etiologia do hipotireoidismo central.

Perda de tecido funcionante
- Tumores (adenoma hipofisário, craniofaringeoma, meningioma, disgerminoma, glioma, metástases etc.)
- Traumatismo (cirurgia, radioterapia, traumatismo craniano)
- Comprometimento vascular (síndrome de Sheehan, apoplexia hipofisária, secção da haste, aneurisma da carótida interna, anemia falciforme, AVC isquêmico)
- Infecções (abscesso, tuberculose, sífilis, toxoplasmose)
- Doenças infiltrativas (sarcoidose, histiocitose, hemocromatose)
- Hipofisites
- Lesões congênitas (hipoplasia hipofisária, displasia septo-óptica, encefalocele basal)

Defeitos funcionais na biossíntese e na liberação do TSH
- Mutações nos genes do receptor do TSH e TRH, ou nos genes do TSH-β, *POU1F1*, *PROP1* e *HESX1*
- Fármacos: dopamina, dobutamina, glicocorticoides, bexaroteno; interrupção da terapia com levotiroxina

AVC: acidente vascular cerebral; TRH: hormônio liberador de tireotrofina; TSH: hormônio tireoestimulante.

Quantidades suprafisiológicas de glicocorticoides, endógenas ou exógenas, bem como o tratamento a longo prazo com análogos da somatostatina podem levar à diminuição na liberação do TSH, porém é bem difícil ocorrer queda nos níveis de T_4. Dopamina e dobutamina, a exemplo de doenças graves, podem também suprimir a secreção de TSH.[2,4] Uma nova causa de hipotireoidismo central iatrogênico é o uso de bexaroteno (agonista seletivo do receptor do retinoide X) para o tratamento do linfoma cutâneo de células T.[18] Foi relatado que hipotireoidismo ocorre em até 70% dos pacientes tratados com doses diárias > 300 mg/m^2.[18]

Congênito

Defeitos congênitos na estimulação ou na síntese do TSH, ou na estrutura desse hormônio, representam raras causas de hipotireoidismo central congênito (HCC). São decorrentes de defeitos em vários genes *homeobox*, como *POU1F1*, *PROP1* e *HESX1*. Mutações dos genes *POU1F1* e *PROP1* causam hipotireoidismo hereditário, em geral acompanhado de deficiência de GH e prolactina.[4,24] O hipotireoidismo familiar pode também resultar de mutações *nonsense* no gene da subunidade beta do TSH.[29] Mutação no gene do receptor de TRH é uma causa muito rara de HCC.[30] Lesões estruturais (p. ex., hipoplasia hipofisária, defeitos da linha média e cistos da bolsa de Rathke) são outras possíveis causas de HCC.[4] HCC transitório pode resultar da supressão dos tireotrofos fetais por hipertireoidismo materno não adequadamente tratado.[31]

ETIOLOGIA DO HIPOTIREOIDISMO PERIFÉRICO

Hipotireoidismo consuntivo

Esta denominação tem sido aplicada aos raros casos em que hipotireoidismo resulta de excessiva inativação dos hormônios tireoidianos pela enzima iodotironina deiodinase do tipo 3 (D3) produzida por tumores. Foi inicialmente descrita em crianças com volumosos hemangiomas,[32] mas posteriormente relatou-se também sua ocorrência em adultos com outros tipos de tumores.[33] D3 é uma selenodeiodinase que atua como um inativador fisiológico de T_3 (conversão em T_2) e T_4 (conversão em T_3 reverso).[2]

Resistência aos hormônios tireoidianos

Resistência aos hormônios tireoidianos (RHT) é outra rara condição resultante de mutações nos genes dos receptores beta ou alfa (muito raramente) dos HT.[34] Na RHT beta (RHTβ), com incidência estimada de 1:40.000 nascidos vivos, são demonstradas mutações germinativas no gene beta em 85% dos casos. Os 15% restantes poderiam resultar de mosaicismo em uma mutação *de novo* ou de causas ainda não identificadas.[35] Laboratorialmente, a RHTβ caracteriza-se por elevação de T_3 e T_4, com TSH normal ou discretamente elevado. Dependendo do tipo de receptor tireoidiano nos tecidos, características de excesso e deficiência de hormônios tireoidianos podem coexistir, embora a maioria dos indivíduos seja clinicamente eutireóidea à custa de altos níveis circulantes de hormônios tireoidianos.[35] Sinais e sintomas característicos de hipo ou hipertireoidismo tendem a estar ausentes; quando presentes, podem ser sutis e inconstantes. Manifestações de hipertireoidismo incluem hiperatividade (frequência de 33 a 68%), taquicardia (33 a 75%) e taxa de metabolismo basal elevada. Características de hipotireoidismo incluem retardo de maturação óssea e crescimento, dificuldade de aprendizado, surdez e nistagmo. A predominância do receptor α1 no coração e no cérebro justificariam a taquicardia e a hiperatividade, respectivamente.[35]

Somente recentemente foram identificadas mutações no gene do receptor alfa, caracterizando a RHTα. Os poucos pacientes descritos até agora apresentavam retardo mental de grau variável, baixa estatura, feições grosseiras, macroglossia, constipação intestinal crônica e bradicardia.[34]

Hipotireoidismo periférico com grave retardo psicomotor (*síndrome de Allan-Herndon-Dudley*) pode também decorrer de mutação no gene do transportador monocarboxilato 8 (MCT8), responsável pelo transporte dos HT através das membranas plasmáticas, sendo, assim, essencial para seu metabolismo intracelular e para o desenvolvimento cerebral.[1,36]

SINAIS E SINTOMAS

O hipotireoidismo compromete o organismo de maneira global, com alentecimento do metabolismo. Ele tem como manifestações mais marcantes: astenia, sonolência, intolerância ao frio, voz arrastada, pele seca e áspera, hiporreflexia profunda, edema periorbital, anemia e bradicardia (Quadro 27.5 e Figura 27.1). Entretanto, muitos pacientes são assintomáticos ou oligossintomáticos ao diagnóstico, sobretudo aqueles com doença menos intensa ou de menor duração, sendo detectados, muitas vezes, em exames de rotina.[2-4,37] Entre 100 mulheres com hipotireoidismo primário, 30 (30%) eram assintomáticas quando diagnosticadas (ver Quadro 27.5). A idade das pacientes variou entre 18 e 72 anos (média de 49,2 ± 15,27; mediana de 51).[37] Bócio difuso estava presente em 37%. Em contraste, no hipotireoidismo secundário, tipicamente não há bócio devido à falta de estímulo do TSH. A expressão plena do hipotireoidismo é conhecida como *mixedema*.[2,4]

Ganho de peso pode ocorrer em até 50% dos pacientes, porém ele é geralmente modesto e consequente, sobretudo, à retenção hídrica.[4] Na nossa coorte de 100 mulheres com hipotireoidismo primário, ganho de peso foi relatado na consulta inicial por

Quadro 27.5 Manifestações clínicas ao diagnóstico entre 100 mulheres com hipotireoidismo primário.

Sinais e sintomas	Frequência (%)	Sinais e sintomas	Frequência (%)
Astenia	67	Palidez	30
Pele seca ou áspera	60	Ausência de sintomas	30
Alentecimento do reflexo aquileu	57	Queda de cabelos	28
Parestesias	57	Cefaleia	22
Sonolência	56	Rarefação do terço distal das sobrancelhas (madarose)	20
Intolerância ao frio	56	Voz arrastada	20
Edema periorbital	46	Bradicardia	15
Distúrbios menstruais*	43	Diminuição da audição	15
Aumento de peso	41	Dispneia	15
Fraqueza	40	Hipertensão diastólica	14
Bócio	37	Cardiomegalia (por derrame pericárdico)	10
Constipação intestinal	37	Derrame pleural	6
Déficit de memória, dificuldade de concentração	35	Dor precordial	4
Rouquidão	33	Ascite	4
Dor muscular, artralgias, câibras	30		

*Entre as mulheres não menopausadas. (Adaptado de Vilar et al., 2020.[37])

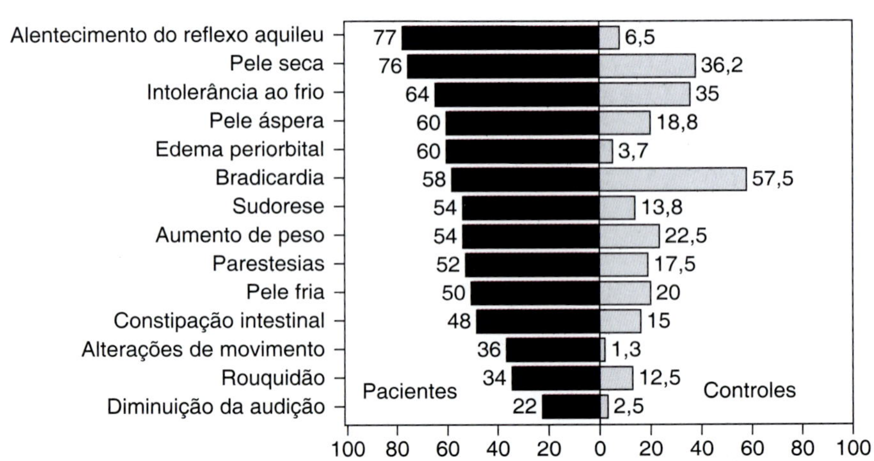

Figura 27.1 Frequência (%) de sinais e sintomas em 50 pacientes com hipotireoidismo franco e 80 controles. (Adaptada de Brent e Davies, 2011.[11])

41 pacientes (41%), assim distribuídos: 35 (85,4%) ganharam até 5 kg; 5 (12,2%) ganharam entre 5,1 e 10 kg, enquanto somente 1 (2,4%) ganhou mais de 10 kg.[37] Contudo, 50 pacientes (50%) tinham índice de massa corporal (IMC) normal, 36 (36%) tinham sobrepeso (IMC de 25 a 29,9 kg/m^2) e apenas 14 (14%) apresentavam obesidade (IMC $\geq$ 30 kg/m^2),[37] percentuais inferiores aos da população geral brasileira (63% com excesso de peso; 21% com obesidade). Portanto, ao contrário da frequente crença popular, ganho de peso excessivo *não* costuma ser uma complicação habitual do hipotireoidismo.

Alterações metabólicas

A alteração lipídica mais característica do hipotireoidismo é a elevação do LDL-colesterol, a qual pode vir isolada ou associada à hipertrigliceridemia (em geral modesta e resultante de baixa atividade da lipase lipoproteica). Raramente ocorre elevação isolada dos triglicerídeos. O HDL-colesterol encontra-se inalterado ou um pouco baixo.[37,38] O aumento do LDL-colesterol resulta da diminuição T_3-dependente da expressão do gene do receptor hepático de LDL. As partículas LDL dos hipotireóideos parecem ser mais suscetíveis à oxidação, o que potencialmente as torna mais aterogênicas. Uma suposta maior degradação do receptor de LDL pela pró-proteína convertase subtilisina quexina tipo 9 (PCSK9) contribuiria também para a elevação do LDL-colesterol.[38]

Doença hepática gordurosa não alcoólica é também comum no hipotireoidismo.[39] Outros fatores de risco cardiovascular em geral encontrados nessa população são elevação de proteína C reativa ultrassensível, homocisteína e lipoproteína (a).[40] Elevação de transaminases, creatinoquinase e desidrogenase láctica pode também acontecer (Quadro 27.6).[37] Todas essas anormalidades metabólicas revertem com o tratamento adequado do hipotireoidismo.[3,4,40]

Alterações endócrinas

Várias alterações endócrinas podem ocorrer no hipotireoidismo (ver Quadro 27.6). Dentre as mais importantes destacam-se hiperprolactinemia, redução nos níveis de fator de crescimento semelhante à insulina-1 (IGF-1) e proteína ligadora 3 de IGF (IGFBP3) (por diminuição da secreção de GH, resultante do aumento no tônus somatostatinérgico), e hiporresponsividade do GH aos testes de estímulo.[2,4,10,41]

Presente em 30 a 40% dos casos, a hiperprolactinemia se origina de aumento do TRH, bem como da diminuição do tônus dopaminérgico.[42]

Nos casos de hipotireoidismo primário de longa duração não tratado, pode-se observar aumento de volume hipofisário à ressonância magnética, inclusive com extensão suprasselar, em função da hiperplasia das células tireotróficas e lactotróficas.[41,42]

Manifestações oftalmológicas, neurológicas e psiquiátricas

Entre as alterações neurológicas, a mais grave é o coma mixedematoso (ver adiante). Manifestações mais comuns são cefaleia, tontura, zumbido, astenia, adinamia, fala lenta ou arrastada, hiporreflexia profunda, alterações vestibulares, déficits cognitivos, distúrbios visuais, deficiência auditiva, parestesias etc. (Quadro 27.7).[2,4] Outras manifestações neurológicas são ataxia, nistagmo e tremores. São raros os casos em que os pacientes mostram-se com um quadro de agitação intensa e/ou sintomas psicóticos, caracterizando a *loucura mixedematosa*.[2,4] Esta última, em geral, é observada em caso de HTP de longa duração, sem tratamento adequado. Em estudos recentes, constatou-se risco aumentado para glaucoma no hipotireoidismo.[43]

Quadro 27.6 Possíveis alterações bioquímicas e hormonais no hipotireoidismo.

Parâmetro	Alteração
Alterações metabólicas	
Colesterol total	Aumento
LDL-colesterol	Aumento
HDL-colesterol	Diminuição
Triglicerídeos	Aumento modesto
Apoproteína B	Aumento
Lipoproteína (a)	Aumento
Homocisteína	Aumento
Transaminases, CPK, CK-MB, DHL e CEA	Aumento
PCR ultrassensível	Aumento
Sódio sérico	Diminuição
25(OH) vitamina D, amilase e lipase	Diminuição
Alterações hormonais	
Resposta do GH aos testes de estímulo	Diminuição
IGF-1 e IGFBP3	Diminuição
Vasopressina	Aumento
Prolactina	Aumento
PTH e $1,25(OH)_2D$	Aumento
SHBG, testosterona e estradiol totais	Diminuição
Resposta do LH/FSH ao GnRH	Diminuição

CEA: antígeno carcinoembrionário; CPK: creatinofosfoquinase; CK-MB: creatinoquinase isoenzima MB; DHL: desidrogenase láctica; FSH: hormônio foliculestimulante; GH: hormônio do crescimento; GnRH: hormônio liberador de gonadotrofina; LH: hormônio luteinizante; IGFBP3: proteína ligadora 3 de IGF; IGF-1: fator de crescimento semelhante à insulina-1; PCR: proteína C reativa; PTH: paratormônio; $1,25(OH)_2D$: 1,25-di-hidroxicolecalciferol; SHBG: globulina ligadora de hormônios sexuais.

Coma mixedematoso

Trata-se da complicação mais grave do hipotireoidismo, com mortalidade muito elevada (pode chegar a 60% ou mais), mesmo quando as medidas terapêuticas são realizadas em tempo hábil. Ocorre nos casos de hipotireoidismo grave de longa duração não diagnosticados ou naqueles tratados de maneira inadequada.[2,4] O manejo do coma mixedematoso será abordado no Capítulo 99, *Emergências Endócrinas*.

Pele e fâneros

Hipotireóideos crônicos se apresentam frequentemente com alterações cutâneas caracterizadas por pele seca, descamativa e áspera, que pode ficar amarelada devido ao acúmulo de caroteno. Cabelos secos e quebradiços, queda de cabelos, fragilidade ungueal, rarefação do terço distal das sobrancelhas (*madarose*) e edema facial são outros achados comuns, mas inespecíficos (Figura 27.2). Também podem ser encontrados edema de membros inferiores ou generalizado, bem como lenta cicatrização de feridas e ulcerações.[2-4]

Sistema cardiovascular

Bradicardia (a despeito da anemia), redução do débito cardíaco, hipofonese das bulhas cardíacas, baixa voltagem do QRS e alterações inespecíficas do ST-T são manifestações mais características do hipotireoidismo de longa duração não tratado. Cardiomegalia, por insuficiência cardíaca congestiva ou, sobretudo, por derrame pericárdico, pode também estar presente. Essas manifestações, em

Quadro 27.7 Manifestações neurológicas e psiquiátricas do hipotireoidismo.

Alterações neurológicas
- Cefaleia
- Parestesias
- Ataxia cerebelar
- Surdez (nervosa ou de condução)
- Tontura, zumbidos no ouvido
- Nistagmo e tremores
- Cegueira noturna
- Hiporreflexia profunda
- Déficits cognitivos: de cálculo, memória, atenção e concentração
- Baixa amplitude de ondas teta e delta ao EEG
- Potenciais evocados prolongados
- Apneia obstrutiva do sono
- Elevação de proteínas do LCR
- Coma mixedematoso

Síndromes psiquiátricas
- Depressão (acinética ou agitada)
- Psicoses esquizoides ou afetivas
- Transtorno bipolar
- Demência

EEG: eletroencefalograma; LCR: líquido cefalorraquidiano.

geral, revertem com o tratamento (Figura 27.3). Hipotireóideos apresentam, ainda, risco aumentado para doença arterial coronariana aterosclerótica (Quadro 27.8).[40,44,45]

Sistema digestório

Anorexia, constipação intestinal e distensão gasosa são as manifestações mais comuns. As duas últimas resultam de menor ingestão alimentar, retardo no esvaziamento gástrico e alentecimento do trânsito intestinal. Algumas vezes, pode haver grave retenção fecal ou íleo paralítico. Megacólon pode ser constatado por exames radiológicos. Completa acloridria ocorre em mais de 50% dos pacientes (Quadro 27.9). Macroglossia é manifestação tardia do hipotireoidismo não tratado, e ascite mixedematosa é rara (Figura 27.4).[2,3,5] Finalmente, doença hepática gordurosa não alcoólica (esteatose e esteato-hepatite) é mais frequente entre hipotireóideos do que na população geral.[39]

Sistema respiratório

O hipotireoidismo pode cursar com respirações lentas e rasas, bem como respostas ventilatórias alteradas a hipercapnia ou hipoxia. Ocorre dispneia em cerca de 50% dos pacientes. Pode haver também derrame pleural, bem como apneia do sono obstrutiva. É comum insuficiência respiratória em pacientes com coma mixedematoso.[2-4]

Sistema musculoesquelético

Pacientes com hipotireoidismo podem manifestar fadiga muscular generalizada, mialgias e câibras. Artralgias, derrames articulares, síndrome do túnel do carpo e pseudogota também podem ocorrer. Em geral, não se observa alteração dos níveis séricos do cálcio e do fosfato, nem da densidade mineral óssea. Entretanto, há evidências de redução da remodelação óssea e de resistência à ação do paratormônio (PTH), o que justificaria a elevação dos níveis desse hormônio e da $1,25(OH)_2D$.[2,4] Hipotireoidismo é um dos fatores de risco para a miotoxicidade das estatinas, mesmo quando usadas em doses relativamente baixas.[46]

Manifestações renais e distúrbios eletrolíticos

No hipotireoidismo, pode haver diminuição do fluxo sanguíneo renal e da taxa de filtração glomerular, em função de redução do

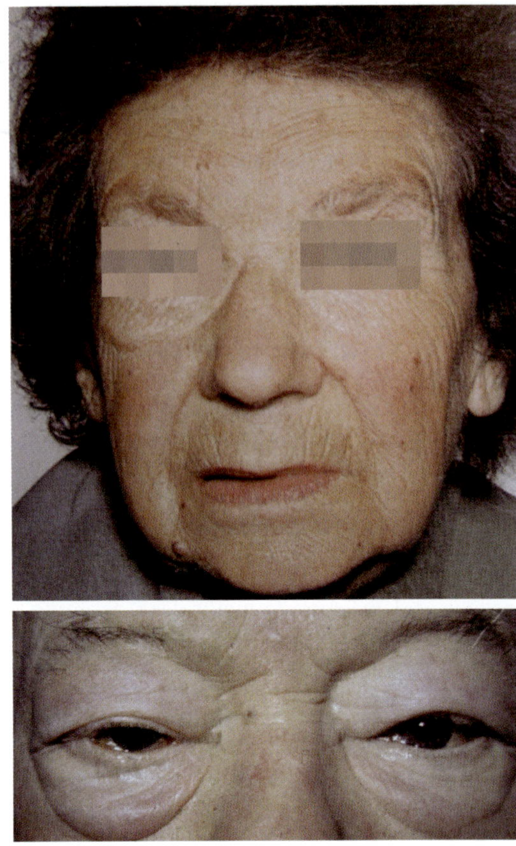

Figura 27.2 Fácies mixedematosa, em duas pacientes, com inchação, palidez, edema periorbital e rarefação do terço distal das sobrancelhas (madarose).

débito cardíaco e do volume sanguíneo. Como consequência, ocorre elevação dos níveis séricos de creatinina, ácido úrico e magnésio. Além disso, proteinúria discreta se faz presente, muitas vezes secundária à insuficiência cardíaca ou ao aumento da transudação capilar de proteínas.[4,5] Finalmente, já foi relatada nefropatia perdedora de sal, consequente a mau desempenho dos mecanismos de reabsorção tubular, resultando em poliúria, hiponatremia, hipocalemia, hipocloremia, hipocalcemia, hipomagnesemia e hipofosfatemia.[47]

Sistema reprodutivo

Em mulheres, o hipotireoidismo acompanha-se de irregularidades menstruais (oligomenorreia, amenorreia primária ou secundária e, sobretudo, menorragia), anovulação e infertilidade. Em homens, podem ser observadas redução da libido, disfunção erétil e oligospermia.[2-4] Contribuem para esses sintomas o hipotireoidismo em si, bem como o hipogonadismo induzido pela hiperprolactinemia leve a moderada (presente em até 40% dos casos).[2-4,41]

Sistema hematopoético

Anemia leve a moderada é um achado comum, com frequência bem variável (32 a 84%). A anemia causada pelo hipotireoidismo *per se* pode ser normocítica ou macrocítica e responde à reposição de levotiroxina. Anemia hipocrômica e microcítica pode também ocorrer, caso surja deficiência de ferro, secundária à menorragia. A anemia macrocítica também resulta de absorção deficiente de vitamina B_{12}, que pode ser multifatorial: diminuição do fator intrínseco, redução da produção renal de eritropoetina ou

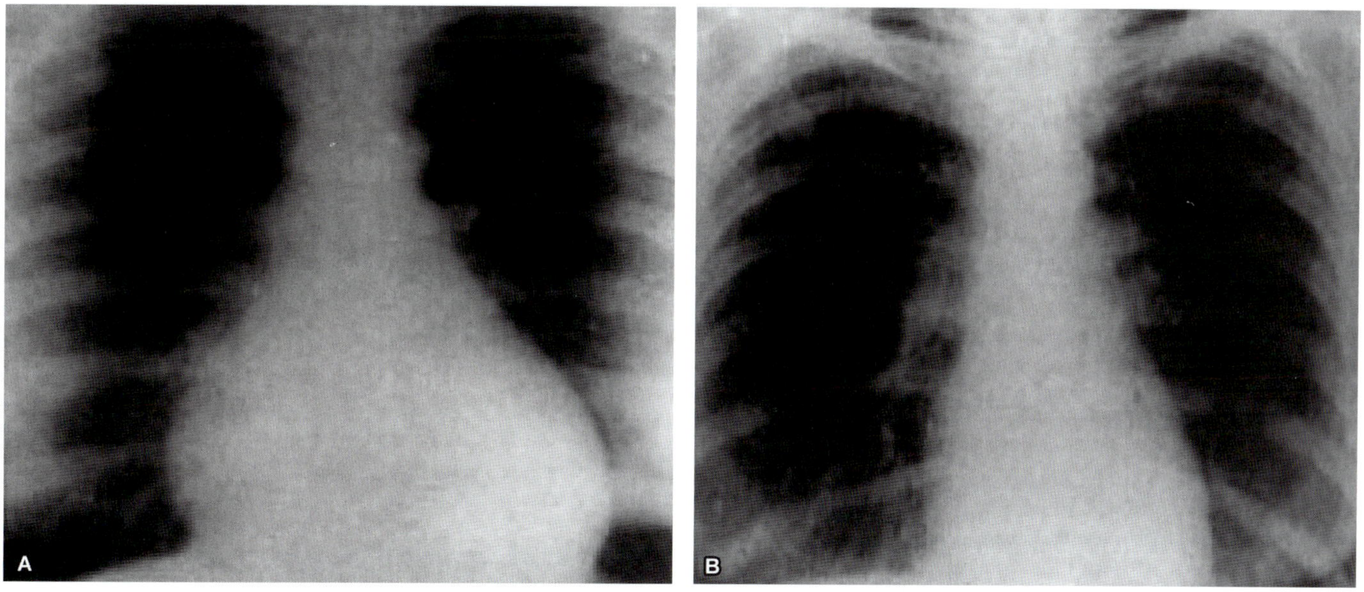

Figura 27.3 Cardiomegalia por derrame pericárdico, antes (**A**) e depois (**B**) da reposição de levotiroxina.

Quadro 27.8 Manifestações cardiovasculares do hipotireoidismo.

Fisiopatologia
- Contratilidade miocárdica reduzida
- Baixo débito cardíaco
- Resistência vascular periférica aumentada
- Diminuição do volume sanguíneo
- Permeabilidade capilar aumentada
- Dispneia

Sintomas
- Tolerância diminuída aos exercícios
- Angina

Sinais
- Bradicardia
- Hipertensão diastólica
- Cardiomegalia
- Derrame pericárdico
- Edema de membros inferiores
- Baixa voltagem do ECG, com distúrbios de condução e mudanças inespecíficas do ST-T

EGG: eletrocardiograma.

Quadro 27.9 Manifestações gastrintestinais do hipotireoidismo.

Sintomas
- Anorexia
- Distensão gasosa
- Constipação intestinal

Sinais
- Esvaziamento gástrico prolongado
- Alentecimento do trânsito intestinal
- Absorção intestinal diminuída
- Íleo paralítico ou ascite (raro)
- Elevação de enzimas hepáticas e CEA
- Hipotonia da vesícula biliar
- Doença hepática gordurosa não alcoólica

CEA: antígeno carcinoembrionário.

associação à anemia perniciosa (vista em até 14% dos pacientes e decorrente da presença de anticorpos contra as células parietais da mucosa gástrica). Nesses casos, a administração parenteral de vitamina B_{12} é necessária.[2-4]

Exame da tireoide

Bócio detectado nos primeiros meses ou anos de vida é indicativo de defeito congênito na síntese dos hormônios tireoidianos. Pode ser, ainda, secundário à tireoidite de Hashimoto ou à grave deficiência alimentar de iodo. Em adultos, hipotireoidismo com bócio é quase sempre secundário à tireoidite de Hashimoto. Hipotireoidismo central cursa *sempre* sem bócio. O mesmo se aplica aos casos de hipotireoidismo primário decorrente de ectopia, hipoplasia ou aplasia tireoidianas.[2-4]

Hipotireoidismo na infância

No recém-nascido, o hipotireoidismo manifesta-se por persistência da icterícia fisiológica, choro rouco, constipação intestinal,

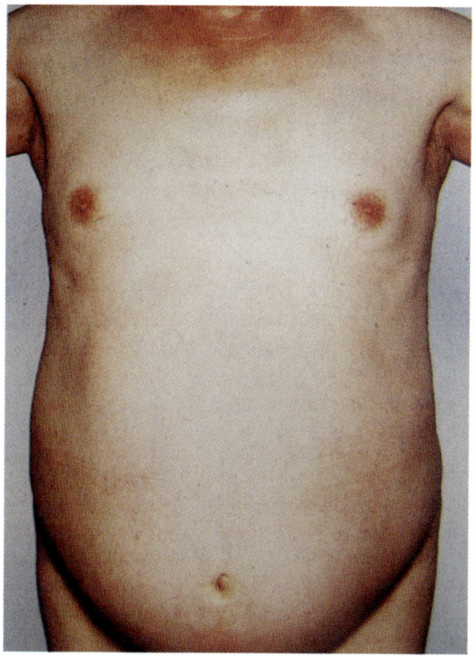

Figura 27.4 Ascite mixedematosa. Derrames pericárdico e pleural podem também estar presentes.

sonolência, problemas relacionados com a alimentação, hérnia umbilical, atraso significativo da maturação óssea, e – se não tratado de maneira adequada e precoce – ocorre importante e irreversível retardo mental. No entanto, a maioria dos casos de hipotireoidismo congênito (prevalência de 1:200 a 1:4.000) não tem, ao nascimento, sinais ou sintomas da doença, a qual deve ser rastreada em todo neonato com a utilização do "teste do pezinho".[10,24]

Quando o hipotireoidismo se inicia após os 2 anos de idade, não ocorre retardo mental, e a síndrome se manifesta por baixa estatura (associada a retardo da idade óssea e hiporresponsividade do GH aos testes de estímulo), desempenho escolar deficitário, atraso no desenvolvimento puberal e graus variáveis dos sinais e sintomas observáveis nos adultos.[4,10,11] Em contrapartida, em casos raros, o hipotireoidismo primário grave pode se exteriorizar por um quadro de puberdade precoce incompleta (*síndrome de van Wyk-Grumbach*), reversível com a reposição de levotiroxina.[48]

Cretinismo é o termo utilizado para casos de hipotireoidismo congênito associado ao retardo mental, à baixa estatura e a uma característica inchação da face e das mãos (Figura 27.5). Com frequência, acompanha-se de surdo-mudez e sinais neurológicos de anormalidades dos tratos piramidal e extrapiramidal.[4,10]

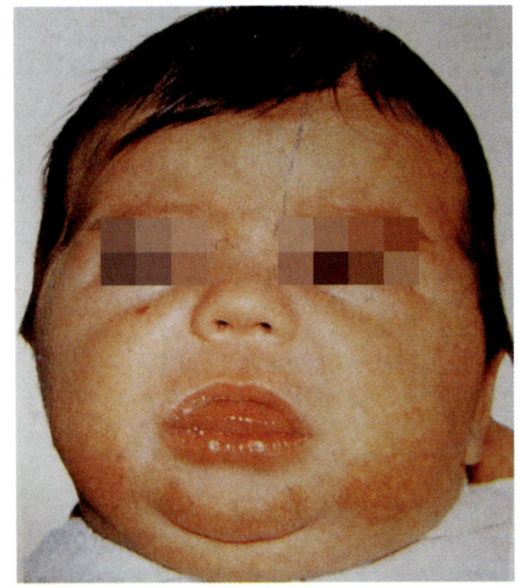

Figura 27.5 Aspecto facial característico do cretinismo em um recém-nascido com hipoplasia da tireoide.

DIAGNÓSTICO LABORATORIAL

Hipotireoidismo primário

As alterações clássicas são: TSH elevado e níveis baixos de T_4 livre (FT_4) e T_3. De início, observa-se apenas elevação do TSH, caracterizando o *hipotireoidismo subclínico*; a seguir, reduzem-se o T_4 e, em uma fase posterior, o T_3. Pode haver, também, secreção preferencial de T_3, de modo que, em pelo menos um terço dos hipotireóideos, os níveis de T_3 estão normais. Por essa razão, diante da suspeita de hipotireoidismo, a dosagem de T_3 sérico torna-se desnecessária, já que a redução de seus níveis séricos sempre sucede a redução de T_4.[2-4,49]

A Figura 27.6 apresenta um algoritmo para investigação e manejo do hipotireoidismo.

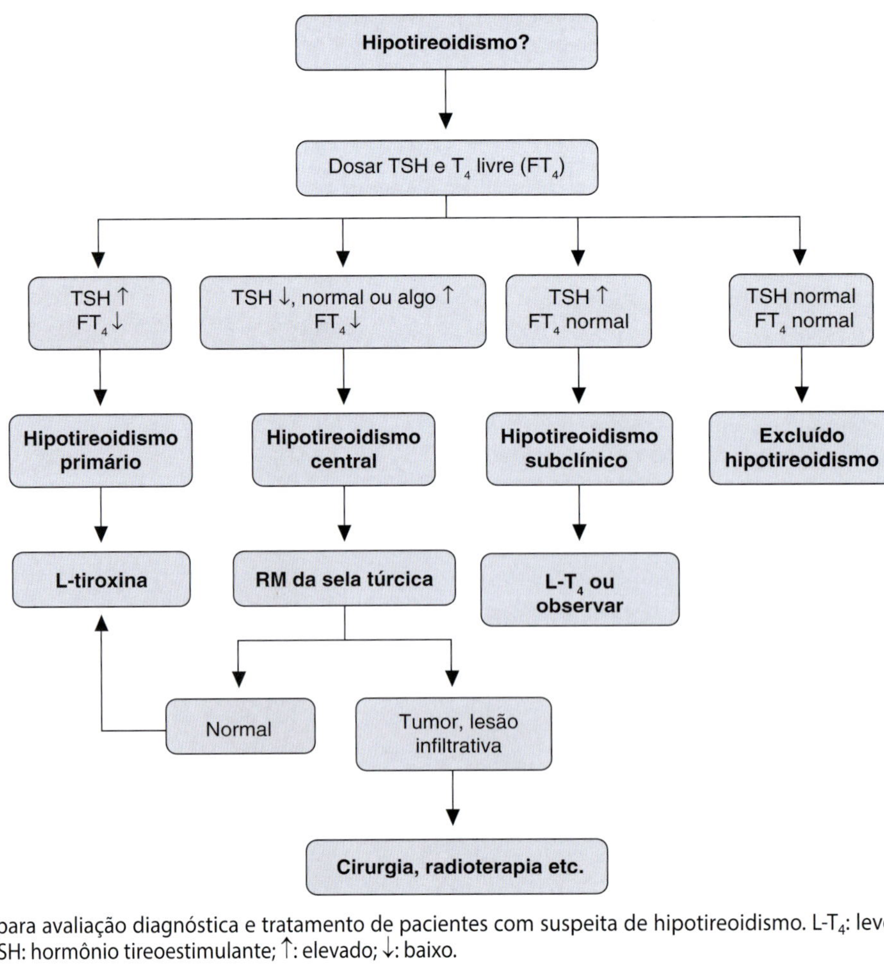

Figura 27.6 Algoritmo para avaliação diagnóstica e tratamento de pacientes com suspeita de hipotireoidismo. L-T_4: levotiroxina; RM: ressonância magnética; T_4: tiroxina; TSH: hormônio tireoestimulante; ↑: elevado; ↓: baixo.

Hipotireoidismo central

O hipotireoidismo central caracteriza-se por níveis séricos de FT_4 baixos, enquanto os do TSH podem estar normais, baixos ou, até mesmo, um pouco elevados (em geral < 10 mUI/ℓ).[4,49,50] Trata-se, contudo, de um TSH com reduzida bioatividade intrínseca, em função do aumento do conteúdo de ácido siálico no hormônio.[50] Em uma série,[50] na ocasião do diagnóstico de 108 casos de hipotireoidismo central, o TSH encontrava-se baixo em 8%, elevado em 8% e normal no restante. Há elevação do TSH também em casos de mutações no gene da subunidade beta do TSH,[35] bem como em casos de resistência a esse hormônio.[9] Os pacientes com hipotireoidismo central apresentam, com frequência, deficiência de outras trofinas hipofisárias.[4,9]

Resumo

O hipotireoidismo é uma doença frequente, resultante da incapacidade da tireoide em secretar quantidades adequadas de tri-iodotironina (T_3) e tiroxina (T_4). Essa incapacidade pode decorrer de deficiente secreção de hormônio tireoestimulante (TSH), causada por disfunção hipofisária e/ou hipotalâmica (*hipotireoidismo central*), mas cerca de 95% dos casos são decorrentes de uma doença tireoidiana (*hipotireoidismo primário*). Em áreas suficientes em iodo, a tireoidite de Hashimoto representa a causa mais comum de hipotireoidismo primário. A apresentação clínica depende, sobretudo, da intensidade e da duração do hipotireoidismo. Assim, muitos pacientes podem ser assintomáticos ou oligossintomáticos, sendo diagnosticados em exames de rotina ou na avaliação de bócio. O hipotireoidismo pode implicar efeitos bastante deletérios para vários sistemas e, se não tratado, torna-se uma condição que pode ser fatal.

REFERÊNCIAS BIBLIOGRÁFICAS

1. Chaker L, Bianco AC, Jonklaas J et al. Hypothyroidism. Lancet. 2017; 390:1550-62.
2. Wiersinga WM. Adult hypothyroidism. In: De Groot LJ, Beck-Peccoz P, Chrousos G et al. (Eds.). Endotext [Internet]. South Dartmouth: MDText.com, Inc.; 2000-2014.
3. Devdhar M, Ousman YH, Burman KD. Hypothyroidism. Endocrinol Metab Clin North Am. 2007; 36:595-615.
4. Roberts CG, Ladenson PW. Hypothyroidism. Lancet. 2004; 363:793-803.
5. Lania A, Persani L, Beck-Peccoz P. Central hypothyroidism. Pituitary. 2008; 11:181-6.
6. Vanderpump MPJ, Tunbridge WMG, French JM et al. The incidence of thyroid disorders in the community: a twenty-year follow-up of the Whickham Survey. Clin Endocrinol (Oxf). 1995; 43:55-68.
7. Garmendia Madariaga A, Santos Palacios S, Guillen-Grima F et al. The incidence and prevalence of thyroid dysfunction in Europe: a meta-analysis. J Clin Endocrinol Metab. 2014; 99:923-31.
8. Vaisman M, Baima J, Marante T et al. Prevalence of hypothyroidism in a probabilistic sample of women over 35 years from the city of Rio de Janeiro, Brazil. Program of the 87th Annual Meeting of the Endocrine Society. San Diego, CA, 2005 [Abstract P2-554].
9. Beck-Peccoz P, Rodari G, Giavoli C et al. Central hypothyroidism – a neglected thyroid disorder. Nat Rev Endocrinol. 2017; 13:588-98.
10. Setian NS. Hypothyroidism in children: diagnosis and treatment. J Pediatr (Rio J). 2007; 83(5 Suppl):S209-16.
11. Brent GA, Davies TF. Hypothyroidism and thyroiditis. In: Melmed S, Polonsky KS, Larsen PR et al. (Eds.). Williams textbook of endocrinology. 12. ed. Philadelphia: W.B. Saunders; 2011. pp. 405-39.
12. Bindra A, Braunstein GD. Thyroiditis. Am Fam Physician. 2006; 73:1769-76.
13. Stagnaro-Green A. Postpartum thyroiditis. Best Pract Res Clin Endocrinol Metab. 2004; 18:303-16.
14. Papi G, LiVolsi VA. Current concepts on Riedel thyroiditis. Am J Clin Pathol. 2004; 121(Suppl):S50-63.
15. Metso S, Jaatinen P, Huhtala H et al. Long-term follow-up study of radioiodine treatment of hyperthyroidism. Clin Endocrinol (Oxf). 2004; 61:641-8.
16. Lazarus JH. The effects of lithium therapy on thyroid and thyrotropin-releasing hormone. Thyroid. 1998; 8:909-13.
17. Trohman RG, Sharma PS, McAninch EA et al. Amiodarone and thyroid physiology, pathophysiology, diagnosis and management. Trends Cardiovasc Med. 2019; 29:285-95.
18. Burch H. Drugs effects on the thyroid. N Engl J Med. 2019; 381:749-61.
19. Illouz F, Laboureau-Soares S, Dubois S et al. Tyrosine kinase inhibitors and modifications of thyroid function tests: a review. Eur J Endocrinol. 2009; 160:331-6.
20. Agrawal L, Bacal A, Jain S et al. Immune checkpoint inhibitors and endocrine side effects, a narrative review. Postgrad Med. 2020;10:1-9.
21. Ishiguro H, Yasuda Y, Tomita Y et al. Long-term follow-up of thyroid function in patients who received bone marrow transplantation during childhood and adolescence. J Clin Endocrinol Metab. 2004; 89:5981-6.
22. Demirbilek H, Kandemir N, Gonc EM et al. Hashimoto's thyroiditis in children and adolescents: a retrospective study on clinical, epidemiological and laboratory properties of the disease. J Pediatr Endocrinol Metab. 2007; 20:1199-205.
23. Maciel LMZ, Kimura ET, Nogueira CR et al. Hipotireoidismo congênito: recomendações do Departamento de Tireoide da Sociedade Brasileira de Endocrinologia e Metabologia. Arq Bras Endocrinol Metab. 2013; 57:184-92.
24. Park SM, Chatterjee VK. Genetics of congenital hypothyroidism. J Med Genet. 2005; 42:379-89.
25. Cerqueira TLO, Ramos YR, Strappa GB et al. Mutation screening in the genes PAX-8, NKX2-5, TSH-R, HES-1 in cohort of 63 Brazilian children with thyroid dysgenesis. Arch Endocrinol Metab. 2018; 62:466-71.
26. Napiontek U, Borck G, Muller-Forell W et al. Intrafamilial variability of the deafness and goiter phenotype in Pendred syndrome caused by a T416P mutation in the SLC26A4 gene. J Clin Endocrinol Metab. 2004; 89:5347-51.
27. Abu-Khudir R, Larrivée-Vanier S, Wasserman JD et al. Disorders of thyroid morphogenesis. Best Pract Res Clin Endocrinol Metab. 2017; 31:143-59.
28. Ibrahim NA, Fadeyibi IO. Ectopic thyroid: etiology, pathology and management. Hormones (Athens). 2011; 10:261-9.
29. Bonomi M, Proverbio MC, Weber G et al. Hyperplastic pituitary gland, high serum glycoprotein free-alpha-subunit, and variable circulating thyrotropin (TSH) levels as hallmark of central hypothyroidism due to mutations of the TSH gene. J Clin Endocrinol Metab. 2001; 86:1600-4.
30. Collu R, Tang J, Castagne J et al. A novel mechanism for isolated central hypothyroidism: inactivating mutations in the thyrotropin-releasing hormone receptor gene. J Clin Endocrinol Metab. 1997; 82:1561-5.
31. Kempers MJ, van Tijn DA, van Trotsenburg AS et al. Central congenital hypothyroidism due to gestational hyperthyroidism: detection where prevention failed. J Clin Endocrinol Metab. 2003; 88:5851-7.
32. Huang SA, Tu HN, Harney JW et al. Severe hypothyroidism caused by type 3 iodothyronine deiodinase in infantile hemangiomas. N Engl J Med. 2000; 343:185-9.
33. Ruppe MD, Huang SA, Jan de Beur SM. Consumptive hypothyroidism caused by paraneoplastic production of type 3 iodothyronine deiodinase. Thyroid. 2005; 15:1369-72.
34. Moran C. Resistance to thyroid hormone due to defective thyroid receptor alpha. Best Pract Res Clin Endocrinol Metab. 2015; 29:647-57.
35. Ortiga-Carvalho TM, Sidhaye AR, Wondisford FE. Thyroid hormone receptors and resistance to thyroid hormone disorders. Nat Rev Endocrinol. 2014; 10:582-91.
36. Wirth EK, Rijntjes E, Meyer F et al. High T_3, low T_4 serum levels in MCt8 deficiency are not caused by increased hepatic conversion through type i deiodinase. Eur Thyroid J. 2015; 4(Suppl 1):87-91.
37. Vilar L, Vilar CF, Albuquerque L et al. Clinical and biochemical findings among 100 women with primary hypothyroidism. Endocr Connect. 2020. [Submitted]
38. Duntas LH, Brenta G. A renewed focus on the association between thyroid hormones and lipid metabolism. Front Endocrinol (Lausanne). 2018; 9:511.
39. Ludwig U, Holzner D, Denzer C et al. Subclinical and clinical hypothyroidism and non-alcoholic fatty liver disease: a cross-sectional study of a random population sample aged 18 to 65 years. BMC Endocr Disord. 2015; 15:41.
40. Neves C, Alves M, Medina JL et al. Thyroid diseases, dyslipidemia and cardiovascular pathology. Rev Port Cardiol. 2008; 27:1211-36.
41. Vilar L, Gusmão A, Moura E et al. Hipotireoidismo primário associado a hiperprolactinemia e imagem pseudotumoral hipofisária à ressonância magnética – Relato de um caso. Arq Brasil Endocrinol Metab. 2004; 48 (Suppl 2):S470.
42. Vilar L, Fleseriu M, Bronstein MD. Challenges and pitfalls in the diagnosis of hyperprolactinemia. Arq Bras Endocrinol Metab. 2014; 58:9-22.
43. Girkin CA, McGwin Jr G, McNeal SF et al. Hypothyroidism and the development of open-angle glaucoma in a male population. Ophthalmology. 2004; 111:1649-52.
44. Gonzalez Vilchez F, Castillo L et al. Cardiac manifestations of primary hypothyroidism: determinant factors and treatment response. Rev Esp Cardiol. 1998; 51:893-900.
45. Binu AJ, Cherian KE, Kapoor N et al. The heart of the matter: cardiac manifestations of endocrine disease. Indian J Endocrinol Metab. 2017; 21:919-25.
46. Robison CD, Bair TL, Horne BD et al. Hypothyroidism as a risk factor for statin intolerance. J Clin Lipidol. 2014; 8:401-7.
47. Bautista AA, Duya JE, Sandoval MA. Salt-losing nephropathy in hypothyroidism. BMJ Case Rep. 2014; 2014. pii: bcr2014203895.
48. Browne LP, Boswell HB, Crotty EJ et al. Van Wyk and Grumbach syndrome revisited: imaging and clinical findings in pre-and postpubertal girls. Pediatr Radiol. 2008; 38:538-42.
49. Soares DV, Conceição FL, Vaisman M. Clinical, laboratory and therapeutics aspects of Sheehan's syndrome. Arq Bras Endocrinol Metabol. 2008; 52:872-8.
50. Alexopoulou O, Beguin C, De Nayer P et al. Clinical and hormonal characteristics of central hypothyroidism at diagnosis and during follow-up in adult patients. Eur J Endocrinol. 2004; 150:1-8.

CAPÍTULO 28

Tratamento do Hipotireoidismo Franco no Adulto

Beatriz Drobrzenski ■ Gabriel Rieke Calgaro ■ Isabela Busto Silva ■ Gisah Amaral de Carvalho

INTRODUÇÃO

O hipotireoidismo é uma condição caracterizada pela deficiência na produção dos hormônios tireoidianos, a qual é regulada pelo eixo hipotálamo-hipófise-tireoide e por mecanismos de *feedback*.[1] O controle inicia-se com o hormônio liberador de tireotrofina (TRH, do inglês *thyrotropin-releasing hormone*), que é sintetizado em neurônios dos núcleos paraventriculares do hipotálamo e direcionado à adeno-hipófise, promovendo, dessa maneira, a liberação do hormônio tireotrófico (TSH, do inglês *thyroid-stimulating hormone*). O TSH, por sua vez, estimula a produção de tiroxina (T_4) e tri-iodotironina (T_3) pela glândula tireoide.[2]

Os sinais e sintomas do hipotireoidismo são, em sua maioria, inespecíficos. Pelo fato de sua apresentação ser bastante variada, a avaliação laboratorial torna-se imprescindível. Utiliza-se o termo hipotireoidismo primário franco quando, laboratorialmente, são identificados níveis elevados de TSH e reduzidos de T_4 livre. Em situações nas quais se observam níveis elevados de TSH e normais de T_4 livre, independentemente da presença de sintomas, emprega-se o termo hipotireoidismo subclínico.[1]

A prevalência do hipotireoidismo franco pode variar a depender do *status* de iodo de uma população. Estima-se que até 3% da população geral dos EUA e até 5% da população europeia apresentem esse diagnóstico.[3] No Brasil, um estudo prospectivo com 4 anos de seguimento e que incluiu 9.705 participantes identificou uma incidência de 1,8% de hipotireoidismo franco e 3,8% de hipotireoidismo subclínico.[4]

Neste capítulo, serão abordados o tratamento do hipotireoidismo franco, bem como seu monitoramento e suas particularidades em circunstâncias especiais.

FARMACOLOGIA

A levotiroxina (LT_4) é o tratamento de escolha para os pacientes com hipotireoidismo, com experiência de uso a longo prazo e comercialização desde 1949.[5,6] Apresenta boa eficácia, bom perfil de segurança, pouco efeitos adversos e baixo custo.[5]

A LT_4 é absorvida majoritariamente no jejuno e no íleo, e a acidez gástrica é um fator bastante importante para a ocorrência desse processo.[5,7] A absorção em jejum é em torno de 75 a 80%, com redução para aproximadamente 65% quando administrada próximo de uma refeição.[5,7,8] A concentração máxima do medicamento ocorre 2 a 3 horas após a sua administração, e o tempo de meia-vida é de cerca de 7 dias.[7] Tendo em vista a farmacocinética da LT_4, alguns suplementos e alimentos podem comprometer de forma mais expressiva sua eficácia, devendo-se evitar o consumo em horários próximos à tomada do medicamento. Da mesma maneira, algumas condições clínicas acarretam prejuízo significativo. Há uma extensa lista de interferentes nesse processo, sendo as principais listadas no Quadro 28.1.[5,8,9]

Idealmente, a LT_4 deve ser administrada em jejum pela manhã, com orientação de aguardar 60 minutos para que o paciente possa ingerir alimentos. Se houver dificuldade para seguir essa orientação, uma alternativa é tomá-la antes de dormir, desde que haja um intervalo superior a 3 horas da última refeição. Deve-se, também, evitar trocas entre as marcas de LT_4, pelo potencial de alteração na dose.[8] No caso de troca de marca de medicamento, deve-se repetir exames de função tireoidiana 6 a 8 semanas após a troca.

Com o racional de maior absorção e menor interferência de fatores como pH gástrico, ingestão concomitante de alimentos e medicamentos, foram desenvolvidas preparações líquidas de LT_4, que podem ser disponibilizadas como cápsulas em gel ou soluções. Todavia, até o momento, não há recomendação para seu uso de forma rotineira, mesmo nas situações citadas. Sua utilização pode ser considerada em raros casos de alergia aos excipientes dos comprimidos. Embora aprovadas pela Food and Drug Administration (FDA), não são comercializadas no Brasil e ainda não têm aprovação pela Agência Nacional de Vigilância Sanitária (Anvisa).[5,8]

Quadro 28.1 Interferentes no transporte, no metabolismo ou na absorção da levotiroxina que podem exigir ajustes na dose.

Necessidade de aumento na dose de LT_4
Alimentos ▪ Fibras ▪ Soja ▪ Café
Condições clínicas ▪ Infecção por *Helicobacter pylori* ▪ Gastrite atrófica ▪ Doença celíaca ▪ Intolerância à lactose ▪ Parasitoses
Medicamentos ▪ Aumento da TBG: estrógeno VO, moduladores seletivos dos receptores de estrogênio ▪ Aumento do metabolismo hepático via citocromo p450: fenobarbital, fenitoína, carbamazepina, rifampicina, sertralina ▪ Prejuízo na absorção: carbonato e citrato de cálcio, sulfato ferroso, quelantes de fósforo, inibidores da bomba de prótons, hidróxido de alumínio, sequestrantes de ácidos biliares
Necessidade de redução na dose de LT_4
Medicamentos ▪ Redução da TBG ou da ligação dos hormônios tireoidianos à TBG: andrógenos, salicilatos, furosemida, anti-inflamatórios não esteroides

LT_4: levotiroxina; TBG: globulina ligadora de tiroxina; VO: via oral. (Adaptado de Jonklass, 2022;[5] Jonklass et al., 2014;[8] Lips et al., 2004.[9])

AVALIAÇÃO DA RESPOSTA TERAPÊUTICA E MONITORAMENTO

A dose inicial preconizada de LT_4 para o tratamento do hipotireoidismo franco em pacientes adultos é de 1,6 a 1,8 μg/kg/dia. O objetivo é restabelecer o eutireoidismo, ou seja, manter os níveis de TSH e T_4 livre dentro do intervalo de referência. Em indivíduos com idade inferior a 60 anos, pode-se ter como alvo níveis de TSH de 1 a 2,5 mU/ℓ, embora estudos prospectivos não tenham sido capazes de demonstrar diferença em parâmetros clínicos e de qualidade de vida quando compararam metas mais estreitas com aquelas que se destinavam a manter o TSH na faixa de normalidade do laboratório.[5,10-13] Nos idosos, por outro lado, o controle deve ser menos rígido, e será discutido mais adiante.[5,8,10]

A monoterapia com LT_4 é capaz de melhorar os sintomas do hipotireoidismo na maioria dos casos, porém uma pequena parcela dos pacientes persiste com queixas, a despeito de níveis normais de TSH.[5] Devido a isso, é questionado se, nesse grupo, haveria comprometimento da conversão de T_4 para T_3 em nível tissular.[14] A princípio, indivíduos com hipotireoidismo apresentam um processo normal de deiodação de T_4 para T_3 pela deiodinase tipo 2 (DIO2). Contudo, em modelos roedores tireoidectomizados, a monoterapia com LT_4 não atingiu níveis normais de T_3 nos tecidos, diferentemente do que ocorreu quando administrada a combinação de LT_4 e liotironina (LT_3).[10,14-16] Existem especulações de se polimorfismos na DIO2, como a variante Thr92Ala, poderiam justificar a permanência dos sintomas em pacientes tratados com LT_4 e com níveis normais de TSH.[14] No entanto, a pesquisa dessa variação fenotípica é realizada apenas em protocolos de pesquisa.

Apesar dos resultados obtidos em modelos animais, revisões sistemáticas não demonstraram superioridade da combinação $LT_4 + LT_3$ em relação ao tratamento isolado com LT_4 em humanos.[17] Desse modo, à luz dos conhecimentos atuais, a combinação rotineira de $LT_4 + LT_3$ não é recomendada.[10,18,19]

O posicionamento da European Thyroid Association (ETA) coloca a combinação $LT_4 + LT_3$ como uma possibilidade, em caráter de teste terapêutico, para um subgrupo bastante específico de pacientes, devendo ser suspensa se não houver melhora dos sintomas após 3 meses.[19] No Brasil, ressalta-se que não existem formulações de T_3 com autorização de comercialização pela Anvisa, e a manipulação de hormônios tireoidianos não deve ser realizada. Ademais, há carência de padronização nas proporções de LT_4 e LT_3 utilizadas, e sabe-se da grande variabilidade da dosagem laboratorial da T_3 ao longo do dia.[19,20]

Recomenda-se o monitoramento do tratamento com TSH e T_4 livre. A coleta deve ser feita 6 a 8 semanas após cada ajuste na dose, com a finalidade de evitar sub ou supertratamento. Assim que atingidas as metas de tratamento, pode-se espaçar o acompanhamento para semestral e, posteriormente, para anual.[10] Não se aconselha a dosagem de T_3 total e T_3 livre para o seguimento do hipotireoidismo.[20]

MANEJO DO HIPOTIREOIDISMO REFRATÁRIO

Ainda que o tratamento do hipotireoidismo seja de amplo acesso e baixo custo, grande parte dos pacientes não atinge as metas de TSH. Segundo dados de um estudo brasileiro multicêntrico com 2.292 participantes, 42,7% dos pacientes encontravam-se sem controle adequado, e aproximadamente 30% deles estavam com subtratamento.[21]

Quando há necessidade de doses elevadas de LT_4, em geral acima de 2,5 μg/kg/dia ou 250 a 300 μg/dia, utiliza-se o termo *hipotireoidismo refratário*.[22] Um dos principais motivos para que isso ocorra é a adesão ruim ao tratamento, de modo que é de extrema importância o questionamento sobre a tomada da medicação nas consultas. Uma vez que o paciente refira uso regular da LT_4, devem ser investigadas situações que podem interferir na absorção do medicamento, como aquelas já listadas no Quadro 28.1.[5,8,9,22]

É possível, também, a realização do teste de absorção da LT_4 para distinção entre má-absorção e má adesão (pseudomá-absorção). O teste é seguro e com protocolos variados, mas, em geral, consiste na administração de 1.000 μg de LT_4 em jejum com dosagens basais de TSH, T_4 livre e T_4 total e novas coletas a cada hora por 4 a 6 horas.[22,23] A má-absorção é excluída quando ocorre elevação de T_4 total acima de 50% ou aumento de 2 a 3 vezes da T_4 livre e diminuição de 40% do TSH após 2 horas.[22]

HIPOTIREOIDISMO EM SITUAÇÕES ESPECIAIS

No idoso

O hipotireoidismo pode afetar até 20% das mulheres e 8% dos homens com idade superior a 70 anos.[24] Devido à similaridade dos sintomas com o processo de senescência (Quadro 28.2) e à apresentação frequentemente atípica quando comparados com os pacientes mais jovens, o início do tratamento geralmente é atrasado.[25] Diante de pacientes idosos com piora da dislipidemia, elevações de creatinofosfoquinase, hiponatremia, constipação intestinal recente ou importante, insuficiência cardíaca restritiva ou anemia macrocítica inexplicada, o diagnóstico é mais provável, e o início do tratamento deve ser considerado com celeridade.[26]

A taxa de filtração glomerular reduzida e a menor massa magra observadas nessa população levam à diminuição do *clearance* da LT_4. Isso implica uma redução de até 30% na dose de hormônio tireoidiano normalmente prescrita para adultos jovens. Doses maiores predispõem o idoso a doenças ósseas, como a osteoporose, além de a maior catabolismo muscular e eventos cardiovasculares adversos. Um estudo retrospectivo

Quadro 28.2 Similaridades e diferenças entre o hipotireoidismo e o envelhecimento normal.

Indicadores	Hipotireoidismo	Envelhecimento
Fadiga muscular	Sim	Sim
Hiporreflexia	Sim	Sim
Intolerância ao frio	Sim	Sim
Redução do apetite	Sim	Sim
Depressão	Sim	Sim
Constipação intestinal	Sim	Sim
Queda de cabelo	Sim	Sim
Xerodermia	Sim	Sim
Ginecomastia	Não	Sim
Redução da libido	Sim	Possivelmente
Bradicardia	Sim	Sim
Hipertensão	Sim	Sim
Osteoporose	Não	Sim
Aumento da adiposidade	Não	Sim

Adaptado de Rizzo et al., 2020.[25]

com mais de 23 mil pacientes hospitalizados, com idade entre 65 e 70 anos, mostrou uma prevalência de fibrilação atrial de 13% quando níveis de TSH eram < 0,4 mUI/ℓ, comparados com 2,3% no grupo eutireoidiano.[27]

Em *The Third National Health and Nutrition Examination Survey* (NHANES III), o limite superior do TSH observado (intervalo de confiança de 97,5%) foi de 3,56 mUI/ℓ dos 20 aos 29 anos e de 7,9 mUI/ℓ em pessoas com mais de 80 anos.[28] Sendo assim, há consenso no tratamento do hipotireoidismo franco em pacientes com mais de 65 a 70 anos e TSH acima de 7,0 mUI/ℓ. Apesar das divergências quanto ao *cuttoff* ideal para o início da LT_4 em octogenários, alguns autores sugerem tratá-los somente com TSH acima de 10 mUI/ℓ.[29]

Em virtude da maior sensibilidade à LT_4 e pela concomitância de condições como cardiopatias e pneumopatias nos idosos, a dose inicial deve ser a menor possível. Propõe-se iniciar com 12,5 a 50 µg/dia, dependendo do risco cardiovascular, e aconselham-se elevações graduais de 25 µg a cada 3 a 6 semanas. É fundamental checar possíveis interações com outros medicamentos frequentemente utilizados por esse grupo e que podem influenciar no metabolismo do hormônio tireoidiano, a exemplo de amiodarona, lítio, anticoagulantes, digoxina e neurolépticos.[30]

O uso isolado de T_3 e a terapia combinada $T_4 + T_3$ não são recomendados, pois aumentam vertiginosamente o risco de complicações cardiovasculares em idosos.[19]

No cardiopata

Em estados de metabolismo reduzido, como no hipotireoidismo franco, uma queda do débito cardíaco é esperada. Ocorrem efeitos genômicos diretos no cardiomiócito, com alterações de contração e relaxamento cardíacos, além de queda do consumo de oxigênio dessas células.[31] Em geral, as consequências tanto da deficiência hormonal quanto da sua reposição inadvertida são mais evidentes em pacientes com doença cardíaca prévia, como insuficiência cardíaca, fibrilação atrial, síndrome de Wolff-Parkinson-White e doença arterial coronariana.[32]

Doses tão baixas quanto 12,5 µg/dia de LT_4 podem ser necessárias para o início do tratamento em pacientes de maior risco,

Quadro 28.3 Dose inicial de levotiroxina em pacientes com hipotireoidismo franco, conforme idade e comorbidades.

Grupo	Dose
< 60 anos	Iniciar com 1,6 a 1,8 µg/kg/dia
≥ 60 anos ou cardiopatia	Iniciar com 12,5 a 50 µg/dia

Adaptado de Wilson et al., 2021.[33]

já que reposições com doses maiores podem acarretar arritmias, descompensação da insuficiência cardíaca e morte súbita (Quadro 28.3). Em grupos de menor risco, a dose inicial de 25 a 50 µg/dia é prudente, com incremento lento e progressivo.[33] A avaliação cardiológica completa com eletrocardiograma deve ser realizada idealmente em todos os retornos periódicos do paciente. Sugere-se uma dose de manutenção que atinja controle de alguns dos sintomas de hipotireoidismo, evitando a piora da doença cardiológica. Portanto, a meta do tratamento nem sempre será a normalização dos níveis de TSH.[34]

Quando a doença franca é identificada em um contexto de infarto agudo do miocárdio ou angina *pectoris*, o paciente precisa ser estabilizado clinicamente antes da administração do hormônio tireoidiano. Existe a descrição na literatura de que o estado de hipotireoidismo não afetaria a morbidade pós-operatória de pacientes submetidos à revascularização miocárdica; desse modo, a cirurgia não deve ser postergada com a intenção de normalizar o TSH antes do procedimento.[35]

No paciente com pan-hipopituitarismo e na insuficiência adrenal

O hipotireoidismo central decorre de alterações hipofisárias ou hipotalâmicas, que resultam em estímulo insuficiente de produção hormonal por uma glândula tireoide saudável. É uma condição relativamente rara, com etiologia heterogênea e que pode ser congênita ou, mais comumente, adquirida.

Embora possa ser diagnosticado como uma alteração isolada, é mais frequentemente associado a outras deficiências hormonais hipofisárias, muitas vezes identificado em um contexto de pan-hipopituitarismo.[36]

Algumas das principais etiologias do hipotireoidismo central estão listadas nos Quadros 28.4 e 28.5.

Quadro 28.4 Causas adquiridas de hipotireoidismo central.

Lesões invasivas	Tumores hipofisários Craniofaringeomas Meningiomas, gliomas e germinomas Metástases Cisto da bolsa de Rathke
Traumatismo cranioencefálico	
Iatrogenia	Pós-cirúrgico Radioterapia
Infiltrativas	Sarcoidose Hemocromatose Histiocitose
Vasculares	Apoplexia hipofisária Necrose pós-parto (Síndrome de Sheehan)
Hipofisites	Hipofisite linfocítica Hipofisite por imunoglobulina G4 (IgG4) Hipofisite secundária a medicamentos, como inibidores de *checkpoint*, especialmente anti-CTLA4

Adaptado de Beck-Peccoz et al., 2017.[36]

Quadro 28.5 Causas congênitas de hipotireoidismo central.

Gene	Manifestações
TSHB	Hipotireoidismo central isolado e de início precoce. Hiperplasia de hipófise
TRHR	Hipotireoidismo central isolado e retardo de crescimento
IGSF1	Hipotireoidismo central. Herança ligada ao X, podendo haver deficiência de GH e prolactina em homens, além de macrorquidia e atraso puberal
TBL1X	Hipotireoidismo central isolado e surdez
LHX3	Hipotireoidismo central grave, associado a deficiência de GH, prolactina, LH e FSH. Hiperplasia ou hipoplasia hipofisária e surdez
LHX4	Hipotireoidismo central associado a deficiências combinadas de GH, LH, FSH e ACTH. Anormalidades em cerebelo e sela túrcica pequena
HESX1	Hipotireoidismo central associado a deficiências combinadas de GH, prolactina, LH, FSH, ACTH e vasopressina. Displasia septo-óptica
PROP1	Hipotireoidismo central, moderado a grave, associado a deficiências combinadas de GH, prolactina, LH, FSH e ACTH. Hiperplasia ou hipoplasia hipofisárias
POU1F1	Hipotireoidismo central, moderado a grave, associado à deficiência de GH e prolactina. Fronte proeminente e hipoplasia facial
LEPR	Hipotireoidismo central associado a deficiências de FSH e LH, além de hiperfagia e obesidade grave

ACTH: hormônio adrenocorticotrófico; FSH: hormônio foliculoestimulante; GH: hormônio do crescimento; *HESX1*: *homeobox* expresso em células ES1; *IGSF1*: membro da superfamília de imunoglobulina 1; *LEPR*: receptor de leptina; LH: hormônio luteinizante; *LHX3*: LIM *homeobox* proteína 3; *LHX4*: LIM *homeobox* proteína 4; *POU1F1*: POU classe 1 *homeobox*; *PROP1*: *paired-like homeobox* 1; *TBL1X*: proteína 1X semelhante à transducina β; *TRHR*: receptor de TRH; *TSHB*: TSH subunidade β. (Adaptado de Beck-Peccoz et al., 2017.[36])

Os sinais e sintomas do hipotireoidismo central se assemelham aos do hipotireoidismo primário, embora possam ser clinicamente menos pronunciados. A intensidade e a gravidade dos sintomas podem variar a depender da etiologia do hipotireoidismo, bem como da idade do paciente ao diagnóstico e da presença de outras deficiências associadas.[37]

O diagnóstico é feito mediante a dosagem de TSH e T_4 livre, que demonstram níveis reduzidos de T_4 livre e níveis baixos ou inapropriadamente normais de TSH, os quais preferencialmente devem ser confirmados em duas avaliações.[37]

O tratamento é realizado com LT_4 com dose média de 1,6 μg/kg/dia em adultos. Entretanto, há necessidade de uma atenção especial antes de iniciá-lo, tendo em vista que, em muitos casos, os pacientes apresentam insuficiência adrenal de forma concomitante. É fundamental confirmar que o paciente apresenta uma secreção de cortisol adequada, pois, se a insuficiência adrenal não estiver satisfatoriamente manejada, o início da LT_4 antes da reposição do corticoide pode desencadear uma crise adrenal.[37,38]

O monitoramento e o ajuste de dose no hipotireoidismo central são realizados com base no T_4 livre, com objetivo de deixá-lo no terço superior do valor de referência, de modo que é dispensável a solicitação do TSH no acompanhamento.[38]

No hipotireoidismo secundário ao uso de amiodarona e outros medicamentos

Medicamentos utilizados para tratar doenças não tireoidianas podem causar hipotireoidismo. Como exemplos, têm-se amiodarona, *interferon alfa*, inibidores de tirosinoquinase e imunoterapia com inibidores de *checkpoint*.

Amiodarona

Trata-se de um medicamento antiarrítmico de classe III, associado à disfunção tireoidiana devido ao seu alto teor de iodo, já que 100 mg de amiodarona contêm uma quantidade 250 vezes maior que a necessidade diária recomendada. Pode haver também um efeito tóxico direto na tireoide.[39] Acredita-se que os principais determinantes da disfunção tireoidiana induzida por esse medicamento sejam o estado subjacente da tireoide e a ingestão de iodo na dieta. Pacientes com tireoidite de Hashimoto ou anticorpos antitireoidianos positivos têm maior probabilidade de desenvolver hipotireoidismo persistente.[40] Além disso, em áreas com quantidade suficiente de iodo, como o Brasil, o hipotireoidismo é mais comum que o hipertireoidismo e pode ocorrer em até 20% dos pacientes tratados com amiodarona.[41] O hipotireoidismo pode se desenvolver em intervalos variados, de 2 semanas a 39 meses após o início da terapia.[42]

Interferon alfa

A anormalidade tireoidiana mais comum é o desenvolvimento de anticorpos antitireoidianos sem doença clínica. Aproximadamente 5 a 10% das pessoas desenvolvem doenças clínicas da tireoide, incluindo tireoidite indolor, tireoidite de Hashimoto ou doença de Graves. Essas alterações geralmente aparecem após 3 meses de terapia, mas podem ocorrer enquanto há manutenção do tratamento.[43]

Inibidores de quinase (sunitinibe, sorafenibe, imatinibe, motesanibe)

O hipotireoidismo pode ocorrer em pacientes com função tireoidiana previamente normal e, em algumas situações, é precedido por uma tireoidite destrutiva e por supressão transitória do TSH. O tratamento com sorafenibe está associado ao aumento da deiodinase tipo 3, aumentando o metabolismo de T_4 e T_3, o que justifica, em parte, o aumento das necessidades de hormônios tireoidianos nesses pacientes.[44] Dos inibidores da quinase, o sunitinibe parece causar disfunção tireoidiana com mais frequência, com hipotireoidismo subclínico relatado em 30 a 80%.[45]

Inibidores de checkpoint imunológico

Os inibidores de *checkpoint* imunológico (ICI) são anticorpos imunomoduladores utilizados no tratamento de diferentes tipos de câncer. No entanto, apesar dos importantes benefícios clínicos, estão associados a um espectro único de efeitos colaterais conhecidos, como eventos adversos relacionados ao sistema imunológico (irAE), que incluem o hipotireoidismo e outros eventos endócrinos. De acordo com diretrizes da American Society of Clinical Oncology (ASCO; Sociedade Americana de Oncologia Clínica), o TSH, com a opção de incluir também o T_4 livre, pode ser verificado a cada 4 a 6 semanas como parte do monitoramento clínico de rotina para pacientes assintomáticos em terapia com ICIs. Nesses casos, a disfunção tireoidiana pode ser atribuída a um hipotireoidismo primário devido a uma tireoidite destrutiva, mas também a um hipotireoidismo central por hipofisite, e, menos frequentemente, devido ao hipertireoidismo autoimune.[46]

Na gestação

O hipotireoidismo, principalmente na sua forma franca, está associado a diversas complicações obstétricas e neonatais.[47,48] Os sintomas clínicos do hipotireoidismo durante a gravidez são semelhantes àqueles que ocorrem em pacientes não gestantes.[49] O último posicionamento brasileiro, publicado em 2022 em conjunto com a Federação Brasileira das Associações de Ginecologia e Obstetrícia (Febrasgo), é favorável à avaliação apresentada no Quadro 28.6.

O manejo inicial está representado nos fluxogramas das Figuras 28.1 e 28.2 e depende de se a paciente já apresentava diagnóstico prévio do hipotireoidismo.[49,50]

O ajuste pós-parto engloba situações com necessidade de suspensão da LT_4 ou redução de dose.

Quadro 28.6 Indicações de rastreamento, interpretação e metas de hormônio tireotrófico (TSH) na gestação.

Rastreamento

Em locais com condições técnicas e financeiras, a dosagem de TSH deve ser realizada para todas as gestantes, idealmente no início do primeiro trimestre. Se esse não for o caso, deve-se identificar as pacientes sob maior risco de desenvolver disfunção da tireoidiana e, então, solicitar TSH. Os fatores de risco estão listados a seguir:

- História de irradiação de cabeça e pescoço
- Obesidade mórbida
- Autoimunidade tireoidiana prévia pessoal ou familiar, presença de bócio
- Diabetes melito tipo 1 ou outra doença autoimune
- História de perda fetal, parto prematuro ou infertilidade
- Uso de amiodarona, lítio ou administração recente de contraste iodado
- Idade > 30 anos
- ≥ 2 gestações

Interpretação dos níveis de TSH

Na ausência de referências validadas em populações locais, considera-se normal um TSH ≤ 4,0 mUI/ℓ. Se TSH > 4,0 mUI/ℓ e ≤ 10,0 mUI/ℓ, deve-se solicitar T_4 livre

Meta terapêutica

O objetivo é atingir o TSH na metade inferior do intervalo de referência específico do trimestre gestacional. Se não for disponível, buscar TSH < 2,5 mUI/ℓ

Adaptado de Solha et al., 2022.[49]

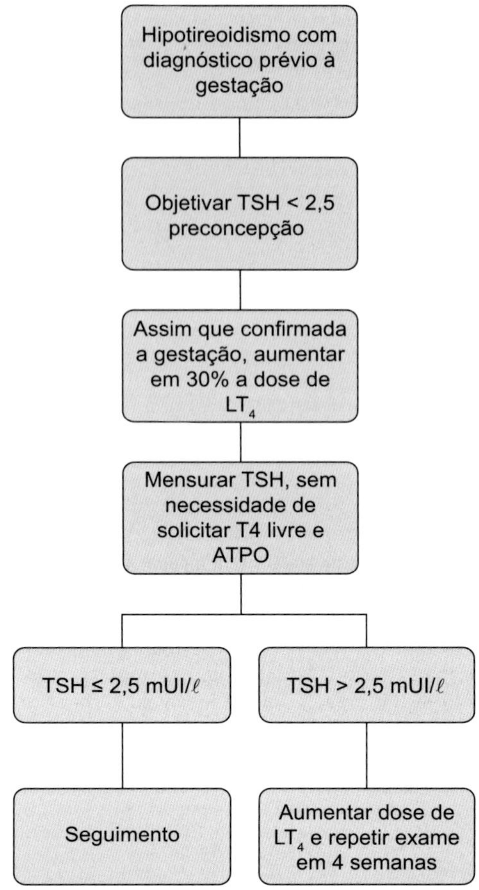

Figura 28.1 Manejo da gestante com hipotireoidismo e diagnóstico anterior à gestação. ATPO: anticorpo antitireoperoxidase; LT_4: levotiroxina. (Adaptada de Solha et al., 2022.[49])

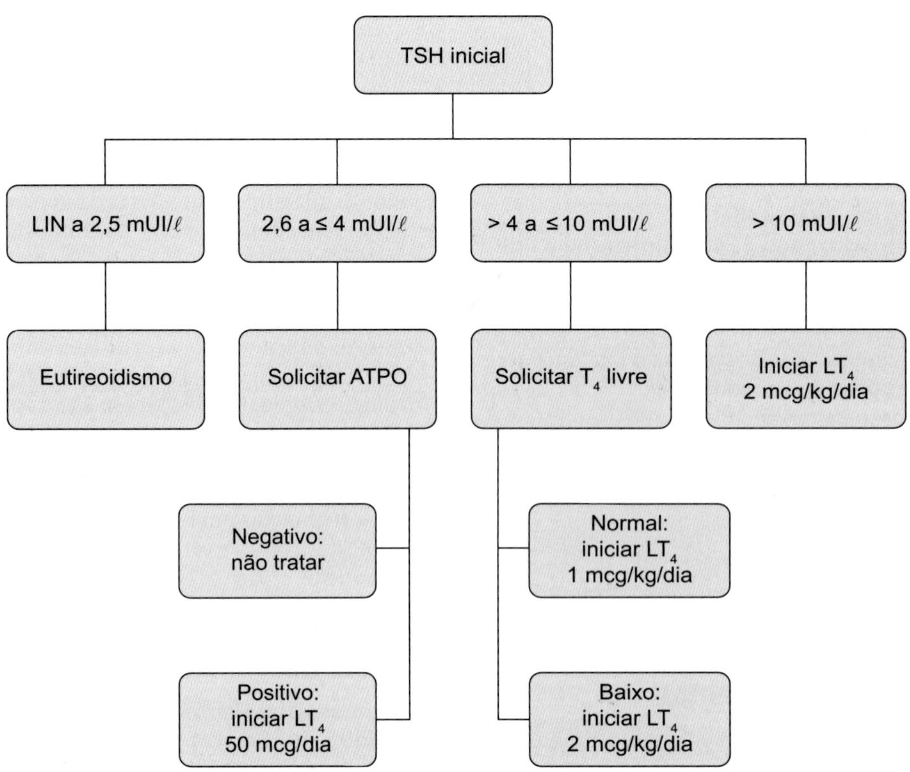

Figura 28.2 Manejo da gestante sem diagnóstico prévio de hipotireoidismo. ATPO: anticorpo antitireoperoxidase; LIN: limite inferior da normalidade; LT_4: levotiroxina. (Adaptada de Solha et al., 2022;[49] Alexander et al., 2017.[50])

Manejo da levotiroxina no pós-parto

Pós-parto

A dose materna de LT_4 deve ser ajustada para a dose utilizada antes da gestação, e o TSH, reavaliado em 6 semanas. Por outro lado, em algumas mulheres com doença autoimune da tireoide, nas quais a LT_4 foi iniciada durante a gravidez, o hormônio tireoidiano pode ser suspenso, especialmente quando a dose de LT_4 é ≤ 50 mcg/dia. Caso tenha sido iniciada na gestação e a dose em uso for > 50 mcg/dia, não se recomenda suspensão inicial, mas sim a sua redução em 25 a 50%.

LT_4: levotiroxina. (Adaptado de Solha et al., 2022.[49])

Resumo

A levotiroxina (LT_4) é o tratamento de escolha para os pacientes com hipotireoidismo. Apresenta boa eficácia, bom perfil de segurança, pouco efeitos adversos e baixo custo. Ela é absorvida majoritariamente no jejuno e no íleo, sendo a acidez gástrica um fator bastante importante para a ocorrência desse processo. A absorção em jejum é em torno de 75 a 80%, com redução para aproximadamente 65% quando administrada próximo de uma refeição. A dose usual para adultos com hipotireoidismo franco é de 1,6 a 1,8 μg/dia, a ser tomada em jejum. A necessidade de aumento da dose da LT_4 pode ser determinada por condições que interfiram na absorção da medicação, como infecção por *Helicobacter pylori*, gastrite atrófica, doença celíaca, doença de Crohn, intolerância à lactose, parasitoses intestinais, sais de cálcio e ferro, inibidores de bomba de prótons, hidróxido de alumínio, sequestrantes de ácidos biliares etc. O mesmo se aplica ao uso concomitante de fármacos que acelerem a metabolização hepática da LT_4 via citocromo p450 – fenobarbital, fenitoína, carbamazepina, rifampicina e sertralina.

REFERÊNCIAS BIBLIOGRÁFICAS

1. Chaker L, Bianco AC, Jonklaas J et al. Hypothyroidism. Lancet. 2017; 390:1550-62.
2. Roelfsema F, Boelen A, Kalsbeek A et al. Regulatory aspects of the human hypothalamus-pituitary-thyroid axis. Best Pract Res Clin Endocrinol Metab. 2017; 31:487-503.
3. Taylor PN, Albrecht D, Scholz A et al. Global epidemiology of hyperthyroidism and hypothyroidism. Nat Rev Endocrinol. 2018; 14:301-316.
4. Benseñor IM, Sgarbi JA, Janovsky CCPS et al. Incidence of thyroid diseases: Results from the Brazilian Longitudinal Study of Adult Health (ELSA-Brasil). Arch Endocrinol Metab. 2021; 65:468-78.
5. Jonklaas J. Optimal thyroid hormone replacement. Endocr Rev. 2022; 43:366-404.
6. Slater S. The discovery of thyroid replacement therapy. Part 3: A complete transformation. J R Soc Med. 2011; 104:100-6.
7. Colucci P, Yue CS, Ducharme M et al. A review of the pharmacokinetics of levothyroxine for the treatment of hypothyroidism. Eur Endocrinol. 2013; 9:40-7.
8. Jonklaas J, Bianco AC, Bauer AJ et al. Guidelines for the treatment of hypothyroidism: prepared by the American Thyroid Association task force on thyroid hormone replacement. Thyroid. 2014; 24:1670-751.
9. Lips DJ, van Reisen MT, Voigt V et al. Diagnosis and treatment of levothyroxine pseudomalabsorption. Neth J Med. 2004; 62(4):114-118.
10. Brenta G, Vaisman M, Sgarbi JA et al. Clinical practice guidelines for the management of hypothyroidism. Arq Bras Endocrinol Metabol. 2013; 57:265-91.
11. Samuels MH, Kolobova I, Niederhausen M et al. Effects of altering levothyroxine (L-T4) doses on quality of life, mood, and cognition in L-T4 treated subjects. J Clin Endocrinol Metab. 2018; 103:1997-2008.
12. Walsh JP, Ward LC, Burke V et al. Small changes in thyroxine dosage do not produce measurable changes in hypothyroid symptoms, well-being, or quality of life: results of a double-blind, randomized clinical trial. J Clin Endocrinol Metab. 2006; 91:2624-30.
13. Boeving A, Paz-Filho G, Radominski RB et al. Low-normal or high-normal thyrotropin target levels during treatment of hypothyroidism: a prospective, comparative study. Thyroid. 2011; 21:355-60.
14. Jonklaas J, Bianco AC, Cappola AR et al. Evidence-based use of levothyroxine/liothyronine combinations in treating hypothyroidism: A consensus document. Thyroid. 2021; 31:156-82.
15. Escobar-Morreale HF, Obregón MJ, Escobar del Rey F et al. Replacement therapy for hypothyroidism with thyroxine alone does not ensure euthyroidism in all tissues, as studied in thyroidectomized rats. J Clin Invest. 1995; 96:2828-38.
16. Escobar-Morreale HF, del Rey FE, Obregón MJ et al. Only the combined treatment with thyroxine and triiodothyronine ensures euthyroidism in all tissues of the thyroidectomized rat. Endocrinology. 1996; 137:2490-502.
17. Grozinsky-Glasberg S, Fraser A, Nahshoni E et al. Thyroxine-triiodothyronine combination therapy versus thyroxine monotherapy for clinical hypothyroidism: meta-analysis of randomized controlled trials. J Clin Endocrinol Metab. 2006; 91:2592-99.
18. Idrees T, Palmer S, Maciel RMB et al. Liothyronine and desiccated thyroid extract in the treatment of hypothyroidism. Thyroid. 2020; 30:1399-413.
19. Wiersinga WM, Duntas L, Fadeyev V et al. 2012 ETA Guidelines: The use of L-T4 + L-T3 in the treatment of hypothyroidism. Eur Thyroid J. 2012; 1:55-71.
20. Dora JM, Biscolla RPM, Caldas G et al. Choosing wisely for thyroid conditions: Recommendations of the Thyroid Department of the Brazilian Society of Endocrinology and Metabolism. Arch Endocrinol Metab. 2021; 65:248-52.
21. Vaisman F, Coeli CM, Ward LS et al. How good is the levothyroxine replacement in primary hypothyroidism patients in Brazil? Data of a multicentre-study. J Endocrinol Invest. 2013; 36:485-88.
22. da Silva Mazeto GMF, Sgarbi JA, Estrela Ramos H et al. Approach to adult patients with primary hypothyroidism in some special situations: a position statement from the Thyroid Department of the Brazilian Society of Endocrinology and Metabolism (SBEM). Arch Endocrinol Metab. 2022; 66:871-82.
23. Gonzales KM, Stan MN, Morris JC 3rd et al. The levothyroxine absorption test: A four-year experience (2015-2018) at the Mayo Clinic. Thyroid. 2019; 29:1734-42.
24. Laurberg P, Andersen S, Bülow Pedersen I et al. Hypothyroidism in the elderly: pathophysiology, diagnosis, and treatment. Drugs Aging. 2005; 22: 23-8.
25. Rizzo LFL, Mana DL. Treatment of hypothyroidism in special situations. Medicina (B Aires). 2020; 80 Suppl 6:83-93.
26. Duntas LH, Yen PM. Diagnosis and treatment of hypothyroidism in the elderly. Endocrine. 2019; 66: 63-9.
27. Auer J, Scheibner P, Mische T et al. Subclinical hyperthyroidism as a risk factor for atrial fibrillation. Am Heart J. 2001; 142:838-42.
28. Hollowell JG, Staehling NW, Flanders WD et al. Serum TSH, T4, and thyroid antibodies in the United States population (1988 to 1994): National Health and Nutrition Examination Survey (NHANES III). J Clin Endocrinol Metab. 2002; 87:89-99.
29. Mooijaart SP, Du Puy RS, Stott DJ et al. Association between levothyroxine treatment and thyroid-related symptoms among adults aged 80 years and older with subclinical hypothyroidism. JAMA. 2019: 1-11.
30. Ruggeri RM, Trimarchi F, Biondi B. L-thyroxine replacement therapy in the frail elderly: a challenge in clinical practice. Eur J Endocrinol 2017; 177: R199-217.
31. Danzi S, Klein I. Thyroid disease and the cardiovascular system. Endocrinol Metab Clin N Am. 2014; 43:517-28.
32. Fazio S, Palmieri EA, Lombardi G et al. Effects of thyroid hormone on the cardiovascular system. Recent Prog Horm Res. 2004; 59:31-50.
33. Wilson SA, Stem LA, Bruehlman RD. Hypothyroidism: Diagnosis and treatment. Am Fam Physician. 2021; 103:605-13.
34. Biondi B, Cooper DS. Thyroid hormone therapy for hypothyroidism. Endocrine. 2019; 66:18-26.
35. Becker C. Hypothyroidism and atherosclerotic heart disease: pathogenesis, medical management, and the role of coronary artery bypass surgery. Endocr Rev. 1985; 6:432-40.
36. Beck-Peccoz P, Rodari G, Giavoli C et al. Central hypothyroidism – A neglected thyroid disorder. Nat Rev Endocrinol. 2017; 13:588-98.
37. Persani L, Brabant G, Dattani MA et al. 2018 European Thyroid Association (ETA) guidelines on the diagnosis and management of central hypothyroidism. Eur Thyroid J. 2018; 7:225-37.
38. Fleseriu M, Hashim IA, Karavitaki N et al. hormonal replacement in hypopituitarism in adults: An Endocrine Society clinical practice guideline. J Clin Endocrinol Metab. 2016; 101:3888-21.
39. Basaria S, Cooper DS. Amiodarone and the thyroid. Am J Med. 2005; 118:706.
40. Martino E, Aghini-Lombardi F, Mariotti S et al. Amiodarone iodine-induced hypothyroidism: risk factors and follow-up in 28 cases. Clin Endocrinol (Oxf). 1987; 26:227.
41. Dunn JT. Guarding our nation's thyroid health. J Clin Endocrinol Metab. 2002; 87:486.
42. Christidis G, Lammert F, Krawczyk M. Amiodarone and hypothyroidism. Lancet. 2021; 397:704.
43. Carella C, Mazziotti G, Amato G et al. Clinical review 169: Interferon-alpha-related thyroid disease: pathophysiological, epidemiological, and clinical aspects. J Clin Endocrinol Metab. 2004; 89:3656.
44. Abdulrahman RM, Verloop H, Hoftijzer H et al. Sorafenib-induced hypothyroidism is associated with increased type 3 deiodination. J Clin Endocrinol Metab. 2010; 95:3758.
45. Makita N, Iiri T. Tyrosine kinase inhibitor-induced thyroid disorders: a review and hypothesis. Thyroid. 2013; 23:151.
46. Schneider BJ, Naidoo J, Santomasso BD et al. Management of immune-related adverse events in patients treated with immune checkpoint inhibitor therapy: ASCO Guideline Update. J Clin Oncol. 2021; 39:4073.
47. Korevaar TI, Schalekamp-Timmermans S, de Rijke YB et al. Hypothyroxinemia and TPO-antibody positivity are risk factors for premature delivery: the generation R study. J Clin Endocrinol Metab. 2013; 98:4382.
48. Lee SY, Cabral HJ, Aschengrau A, Pearce EN. Associations between maternal thyroid function in pregnancy and obstetric and perinatal outcomes. J Clin Endocrinol Metab. 2020; 105:e2015-e2023.
49. Solha ST, Mattar R, Teixeira PF et al. Rastreio, diagnóstico e manejo do hipotireoidismo na gestação. Febrasgo Position Statement, 2022.
50. Alexander EK, Pearce EN, Brent GA et al. 2017 Guidelines of the American Thyroid Association for the diagnosis and management of thyroid disease during pregnancy and the postpartum. Thyroid. 2017; 27:315-89.

CAPÍTULO

29

Diagnóstico e Tratamento da Doença de Graves

Maria da Conceição Freitas ■ Luciano Albuquerque ■ Viviane Canadas ■ Lucio Vilar

INTRODUÇÃO

A doença de Graves (DG) representa a etiologia mais comum de hipertireoidismo (80% dos casos).[1] Ela tem origem autoimune e sua prevalência é incerta, mas estima-se que afete 3% das mulheres e 0,5% dos homens ao longo de suas vidas.[2] Na Suécia, sua incidência vem aumentando nos anos 2000, chegando a 20 a 30 casos por 100.000 indivíduos a cada ano.[3] A DG demonstra ser 5 a 10 vezes mais habitual em mulheres do que em homens, e seu pico de incidência ocorre entre 30 e 60 anos de idade, mas pode se manifestar em qualquer faixa etária.[2] Mostra-se mais comum na raça branca, mas dados recentes sugerem um possível aumento da incidência de DG em jovens negros americanos.[4]

Apesar de ser uma doença autoimune órgão-específica, a DG cursa com manifestações ou complicações sistêmicas, tanto autoimunes quanto decorrentes do excesso de hormônios tireoidianos.[5-7]

A DG pode estar associada a outros distúrbios autoimunes endócrinos (p. ex., diabetes melito tipo 1, doença de Addison, ooforite autoimune, deficiência isolada de hormônio adrenocorticotrófico [ACTH] etc.) e não endócrinos (p. ex., miastenia *gravis*, lúpus eritematoso sistêmico [LES], artrite reumatoide, doença de Sjögren, anemia perniciosa, hepatite crônica ativa, vitiligo etc.).[5-7]

Em torno de 10 a 20% dos pacientes com DG apresentam remissão espontânea, e cerca de 50% tornam-se hipotireóideos no seguimento a longo prazo, mesmo na ausência de qualquer tratamento. Isso ocorre, mais provavelmente, em virtude da contínua destruição da tireoide pelo processo autoimune. Contudo, em função das complicações cardiovasculares do hipertireoidismo (taquiarritmias, insuficiência cardíaca e fenômenos tromboembólicos), a DG não tratada mostra-se potencialmente fatal, sendo de suma importância que seu diagnóstico e tratamento sejam precoces.[5-7]

A DG e a tireoidite linfocítica crônica (tireoidite de Hashimoto [TH]) compõem o espectro da chamada *doença tireoidiana autoimune* (DTA). Na DG, o principal sítio antigênico é o receptor do hormônio tireoestimulante (TSHR). O hipertireoidismo se origina da produção pelos linfócitos B de anticorpos contra o TSHR (TRAb). Tais anticorpos se ligam ao TSHR e ativam complexos de sinalização das proteínas Gsα e Gq, o que, em última análise, resulta em aumento de volume, vascularização e produção dos hormônios tireoidianos (Figura 29.1).[2,6] Ao se ligarem ao receptor do hormônio tireoestimulante (TSH), os TRAb vão estimular a síntese e a liberação dos hormônios tireoidianos (tri-iodotironina [T_3] e tiroxina [T_4]), que, por sua vez, exercem retroalimentação negativa sobre a hipófise, mas não sobre os TRAb. Como consequência, surgirá elevação de T_3 e T_4, associada à supressão do TSH.[2,6]

Existem também os TRAb bloqueadores, observados em menos de 10% dos casos de TH e, mais raramente, na DG.[8,9] TRAb estimuladores são raros na TH. Ocasionalmente, em pacientes com DTA, pode ocorrer modificação (temporária ou permanente) do tipo predominante de TRAb, o que pode levá-los evoluir do hipo para o hipertireoidismo e vice-versa.

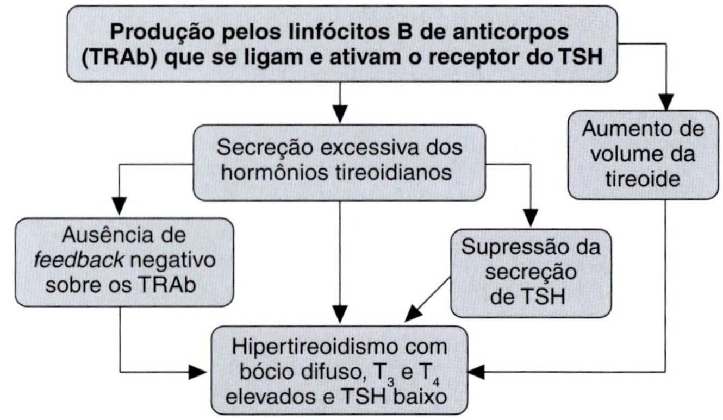

Figura 29.1 Patogênese do hipertireoidismo na doença de Graves. TSH: hormônio tireoestimulante; T_3: tri-iodotironina; T_4: tiroxina.

Além disso, em alguns pacientes com DG, o hipertireoidismo pode estar ausente (transitoriamente ou não), devido a um equilíbrio entre anticorpos bloqueadores e estimuladores.[2,5,10] Ensaios laboratoriais imunométricos não diferenciam o tipo de TRAb, sendo para tal finalidade usados os novos ensaios celulares.[8,9]

FATORES PREDISPONENTES

A DG é poligênica e multifatorial; desenvolve-se como resultado de uma interação complexa entre a suscetibilidade genética e fatores ambientais ou endógenos, o que conduz à perda da tolerância imunológica a antígenos da tireoide e, em particular, ao receptor do TSH.[11]

Fatores genéticos

Na DG, há uma nítida predisposição familiar, especialmente materna; 15% dos pacientes têm um parente próximo com DG, e cerca de 50% dos parentes de pacientes com a doença apresentam anticorpos antitireoidianos. Além disso, a ocorrência da doença é maior em gêmeos monozigóticos do que em dizigóticos (17 a 35% *versus* 2 a 5%). Análises de estudos de gêmeos sugerem que fatores genéticos contribuem com cerca de 80% para o desenvolvimento da DG, mas ainda há muito a ser definido.[2,11] Na propensão aumentada para a DG, estariam envolvidos polimorfismos em genes imunomoduladores (região do antígeno leucocitário humano [HLA], *CTLA4, CD25, CD40, PTPN22, FCRL3* e *CD226*) e genes específicos da tireoide (gene codificador do receptor do TSH e gene da tireoglobulina) (Quadro 29.1).[7,11]

Fatores ambientais e endógenos

Informação considerável tem se acumulado sobre os fatores ambientais que podem induzir DG, que incluem danos à tireoide, por radiação ou por injeção de etanol, com a liberação de antígenos tireoidianos na circulação.[11] Foi relatado aumento da ocorrência de DG em pacientes com linfoma submetidos à radioterapia cervical,[11] bem como em crianças e adolescentes vitimados pela explosão de Chernobyl.[12] Tratamento com iodo radioativo (RAI) para bócio multinodular (tóxico e atóxico) e injeção de etanol para cura de bócios nodulares tóxicos pode ser seguido do surgimento de TRAb e desenvolvimento de DG.[13,14] De fato, cerca de 1% dos pacientes com bócio nodular tóxico desenvolve DG após RAI, sendo tal incidência 10 vezes maior se anticorpos antitireoperoxidase (anti-TPO) estiverem presentes.[14]

Quadro 29.1 Genes associados à doença de Graves.

Gene	Cromossomo	PNS	*Odds ratio*
HLA	6p21	–	2,0 a 4,0
CTLA4	2q33	60	1,5 a 2,2
PTPN22	1p13	250	1,4 a 1,9
CD40	20q11	125	1,3 a 1,8
IL2RA	10p15	594	1,1 a 1,4
FCRL3	1q23	99	1,1 a 1,3
Tg	8q24	1.698	1,3 a 1,6
TSHR	14q31	984	1,4 a 2,6

CD40: grupo de diferenciação 40; CTLA4: antígeno 4 do linfócito T citotóxico; FCRL3: receptor Fc L3; HLA: antígeno leucocitário humano; IL2RA: receptor α da interleucina-2; PNS: polimorfismos de nucleotídio simples; PTPN22: proteína tirosina fosfatase não receptora tipo 22; Tg: tireoglobulina; TSHR: receptor do hormônio estimulador da tireoide.

Indução de autoimunidade tireoidiana, incluindo a DG, pode ser consequente à utilização terapêutica de interleucina (IL-1 α, IL-2), bem como interferon-α e β. DG também tem sido associada à terapia antirretroviral altamente ativa (HAART; do inglês, *highly active antiretroviral treatment*), bem como tratamento com carbonato de lítio, amiodarona e alentuzumabe.[2,6,7,11]

Em alguns pacientes, situações adversas – tais como privação, aflição, divórcio, perda de emprego etc. (ou até mesmo programas agressivos de perda de peso) – antecedem a eclosão da DG. Isso sugere a participação do estresse como fator iniciante da doença por meio das vias neuroendócrinas.[6,11] O tabagismo aumenta em duas vezes o risco para DG e está mais fortemente relacionado com o desenvolvimento da orbitopatia, a qual é mais frequente e tende a ser mais acentuada em fumantes.[15] Também têm sido aventadas como fatores desencadeantes certas infecções, como as causadas pelo vírus Coxsackie, pelo SARS-CoV-2, por retrovírus (HTLV-1, HFV, HIV e SV40), bem como pelas bactérias *Yersinia enterocolitica, Borrelia burgdorferi* e *Helicobacter pylori*.[2,6,11]

DIAGNÓSTICO CLÍNICO

A DG apresenta-se com três manifestações principais: hipertireoidismo com bócio difuso, oftalmopatia (orbitopatia) e dermopatia (mixedema pré-tibial). Raramente, os pacientes com DG podem desenvolver um quadro de hipertireoidismo grave (tempestade tireoidiana ou crise tireotóxica), que será abordado com mais detalhes no Capítulo 99, *Emergências Endócrinas*. Também é raro o achado de inflamação subperióstea em falanges de mãos e pés (osteopatia tireoidiana).[2,5-7] A frequência dos principais sintomas e dos sinais da DG está especificada nos Quadros 29.2 e 29.3, respectivamente.

Hipertireoidismo

As manifestações clínicas do hipertireoidismo são decorrentes do efeito estimulatório dos hormônios tireoidianos sobre o metabolismo e os tecidos. Entre as mais características, incluem-se nervosismo, insônia, emagrecimento (apesar da polifagia),

Quadro 29.2 Frequência dos sintomas da doença de Graves.

Sintomas	%	Sintomas	%
Nervosismo	99	Queixas oculares	54
Sudorese excessiva	91	Edema de membros inferiores	35
Intolerância ao calor	89	Hiperdefecação (sem diarreia)	33
Palpitação	89	Diarreia	23
Fadiga	88	Distúrbios menstruais	20
Perda de peso	85	Anorexia	9
Dispneia	75	Constipação intestinal	4
Fraqueza	70	Ganho ponderal	2
Aumento do apetite	65		

Quadro 29.3 Frequência dos sinais da doença de Graves.

Sinais	%	Sinais	%
Taquicardia	100	Alterações oculares	71
Bócio	97	Fibrilação atrial	10
Tremor nas mãos	97	Esplenomegalia	10
Pele quente e úmida	90	Ginecomastia	10
Sopro sobre a tireoide	77	Eritema palmar	8

taquicardia, palpitações, intolerância ao calor, sudorese excessiva com pele quente e úmida, tremores, fraqueza muscular e hiperdefecação (ver Quadro 29.2).[6,7,16]

Há, contudo, um quadro chamado de *hipertireoidismo apático*, observado em pacientes idosos, em que não há os sintomas de hiperatividade adrenérgica (agitação, nervosismo etc.), mas astenia intensa, fraqueza muscular e prostração ou depressão grave. Muitas vezes, predominam manifestações cardiovasculares (p. ex., fibrilação atrial e/ou insuficiência cardíaca refratárias ao tratamento usual). De modo geral, quanto mais idoso o paciente, mais atípicas são as manifestações da DG (Quadro 29.4).[7,17,18]

Uma distinção pode ser feita entre hipertireoidismo e tireotoxicose. Tireotoxicose representa a síndrome clínica resultante do excesso circulante de T_3 e T_4; hipertireoidismo implica a hiperfunção da tireoide como a fonte do excesso hormonal. Entretanto, essas denominações comumente são usadas como sinônimos.[6,7]

Bócio

Na DG, o bócio é caracteristicamente difuso (Figura 29.2), sendo observado em 97% dos casos. Pode ser assimétrico ou lobular, com volume variável. Em alguns pacientes, há frêmito e sopro sobre a glândula, produzidos por um notável aumento do fluxo sanguíneo, sendo esse achado exclusivo da doença. Qualquer paciente com bócio difuso e hipertireoidismo tem DG até que se prove o contrário.[6,16] Em idosos, quando presente, o bócio tende a ser pequeno.[18]

Quadro 29.4 Manifestações da tireotoxicose em idosos.

Manifestação	%	Manifestação	%
Tremor	38 a 89	*Lid-lag*	12 a 35
Tireoide normal ou impalpável	37 a 68	Bócio difuso	12 a 22
Palpitações	36 a 42	Bócio uni ou multinodular	10 a 51
Perda de peso	35 a 44	Exoftalmia	8
Fibrilação atrial	32 a 39	Intolerância ao calor	4 a 63
Taquicardia	28 a 58	Ausência de sintomas	8
Nervosismo	20 a 38		

Adaptado de Burch, 2013;[16] Boelaert et al., 2010.[17]

Oftalmopatia

A oftalmopatia, orbitopatia ou doença ocular da tireoide tem a mesma etiopatogênese autoimune do hipertireoidismo da DG e pode ser exacerbada tanto pela hipofunção como pela hiperfunção tireoidiana. Os anticorpos reagem provocando autoagressão intraorbitária, como no tecido tireoidiano. A oftalmopatia pode preceder hipertireoidismo (20% das vezes), sucedê-lo (40%) ou surgir concomitantemente a ele (40%).[19,20] Os casos em que a oftalmopatia, transitória ou permanentemente, não se faz acompanhar de hipertireoidismo são denominados *doença de Graves eutireóidea*.[19,20]

Oftalmopatia clinicamente evidente ocorre em 20 a 50% dos pacientes com DG. Decorre do espessamento dos músculos extraoculares (Figura 29.3) e aumento da gordura retrobulbar, o que leva a um incremento da pressão intraorbitária. Como consequência, podem ocorrer protrusão do globo ocular (proptose ou exoftalmia) e diminuição da drenagem venosa, resultando em edema periorbital, edema da conjuntiva (quemose) e hiperemia conjuntival (Figura 29.4). As manifestações oculares mais comuns na DG são a retração palpebral (RP), o olhar fixo ou assustado e o sinal de *lid-lag* (retardo na descida da pálpebra superior quando o globo ocular é movido para baixo). No entanto, elas ocorrem em qualquer forma de tireotoxicose, por serem consequentes à hiperatividade adrenérgica. Em contrapartida, o achado de edema periorbital e exoftalmia praticamente confirma o diagnóstico de DG. Além disso, diplopia pode acontecer em 5 a 10% dos pacientes, em virtude do comprometimento funcional da musculatura extrínseca ocular. Oftalmoplegia (Figura 29.5) e ptose palpebral também podem ser ocasionalmente observadas. Finalmente, nos casos graves, pode haver disfunção do nervo óptico (por compressão ou isquemia), defeitos nos campos visuais, distúrbios da visão em cores e/ou perda da visão (Quadro 29.5). Homens idosos e fumantes apresentam maior risco de desenvolver oftalmopatia grave.[6,7,18,19]

Em geral, a exoftalmia na DG é bilateral, mas pode ser unilateral (em até 10% dos casos). Nessa situação, precisa ser diferenciada de um tumor retrobulbar ou malformação arteriovenosa por meio de tomografia computadorizada (TC) ou ressonância magnética (RM) (Figura 29.6). Exoftalmia grave impede o fechamento da pálpebra durante o sono, podendo levar à inflamação da córnea (queratite) por exposição. A quemose pode ser leve, apenas evidenciável por pressão da

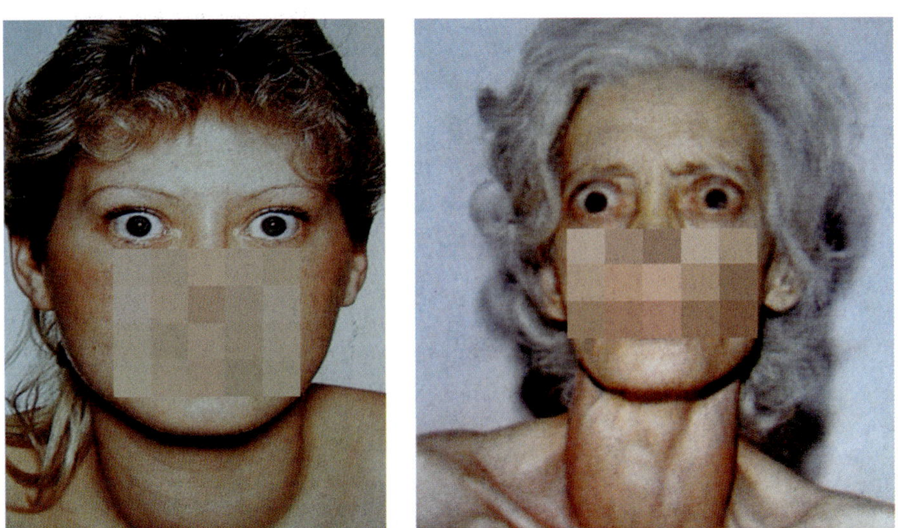

Figura 29.2 Típica apresentação da doença de Graves com bócio difuso, proptose e retração palpebral bilaterais.

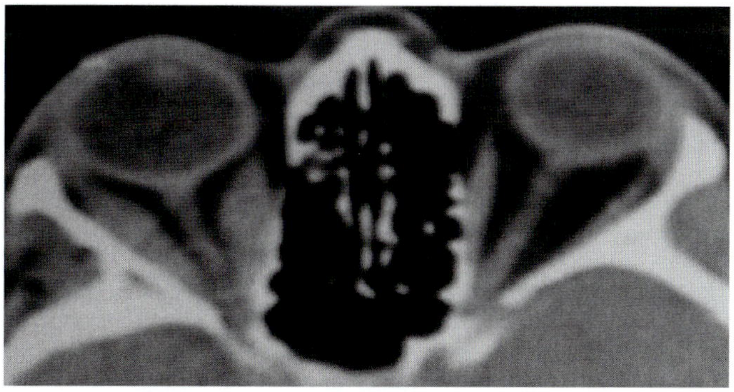

Figura 29.3 Aspecto característico da oftalmopatia de Graves à tomografia computadorizada, com evidente espessamento da musculatura retrorbital, sobretudo à esquerda.

Quadro 29.5 Manifestações oculares no hipertireoidismo.

Oftalmopatia de Graves
- Achados clássicos
  - Aumento de volume dos músculos extraoculares
  - Proptose ou exoftalmia unilateral ou, em geral, bilateral
  - Edema periorbital
  - Quemose e hiperemia conjuntival
  - Fotofobia
- Achados ocasionais
  - Diplopia
  - Oftalmoplegia
  - Ptose palpebral
- Achados nos casos mais graves
  - Disfunção do nervo óptico
  - Defeitos nos campos visuais
  - Perda da visão

Decorrentes da hiperatividade adrenérgica
- Retração palpebral
- Olhar assustado
- Sinal de *lid-lag* presente

pálpebra inferior sobre a conjuntiva, ou grave, com prolapso da conjuntiva edemaciada (Figura 29.7).[6,7,18,19]

A melhor maneira de se certificar da existência da proptose e estabelecer sua magnitude é por meio do exoftalmômetro de Hertel (Figura 29.8).

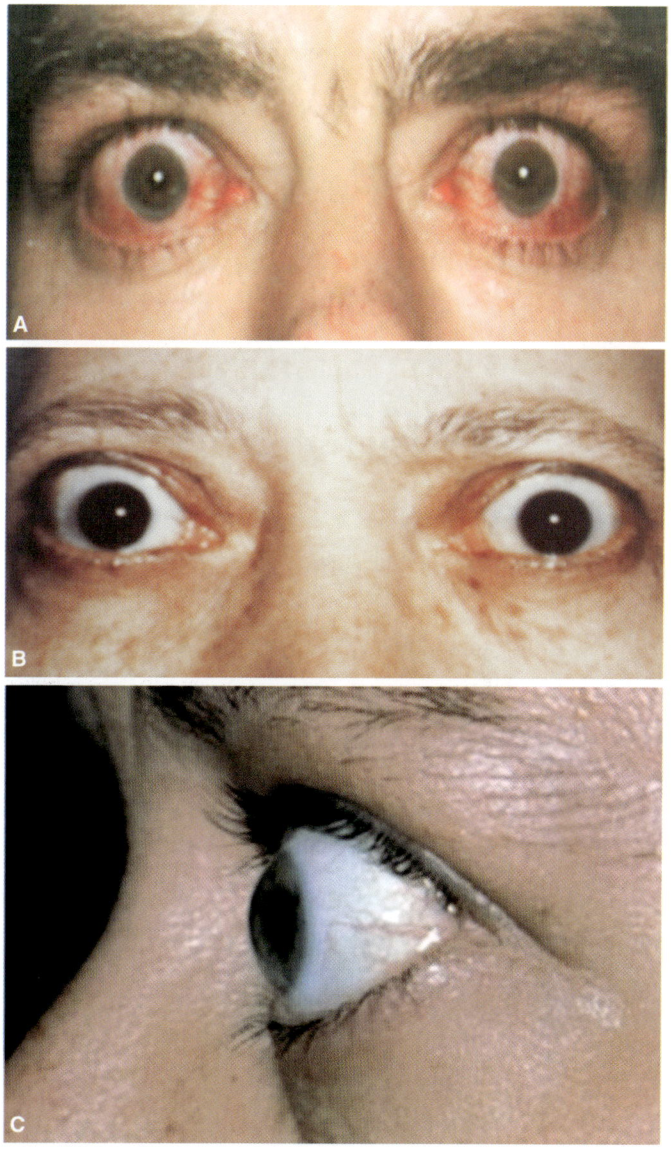

Figura 29.4 A e **B.** Oftalmopatia de Graves, com graus variados de retração palpebral (RP), proptose e hiperemia conjuntival. Observe o olhar assustado, resultante, juntamente com a RP, de hiperatividade adrenérgica. **C.** Perfil de paciente com oftalmopatia de Graves. Observar o edema periorbital e a proptose.

Dermopatia: mixedema pré-tibial

A dermopatia acomete apenas 5 a 10% dos pacientes com DG e, na maioria das vezes, está associada à oftalmopatia (geralmente grave) e a títulos elevados de TRAb.[21] Excepcionalmente, é vista em pacientes eutireóideos com DG[22] ou com TH.[23] Consiste no espessamento da pele, particularmente na área pré-tibial, devido ao acúmulo de glicosaminoglicanos. As lesões são apresentadas em placas e, nelas, a pele está bastante espessada, com aspecto de casca de laranja e coloração violácea (Figura 29.9). Às vezes, a dermopatia envolve toda a parte inferior da perna e pode se estender até os pés. Raramente (menos de 1% dos casos), pode ser vista em outros locais (p. ex., mãos ou ombros), sobretudo após traumatismo prolongado.[7,21] Muito raramente, o mixedema pré-tibial é a manifestação inicial da DG.[24]

Uma manifestação mais comum da DG, envolvendo pele e fâneros, é a *onicólise* (*unhas de Plummer*), que se caracteriza pela separação da unha de seu leito (Figura 29.10). Em geral, reverte espontaneamente, com a melhora do hipertireoidismo.[6,7]

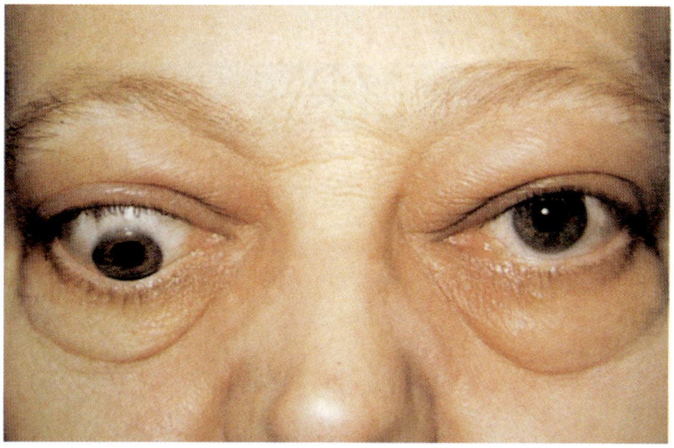

Figura 29.5 A oftalmoplegia raramente ocorre como um sinal isolado e quase invariavelmente se acompanha de outros sinais oculares da doença de Graves.

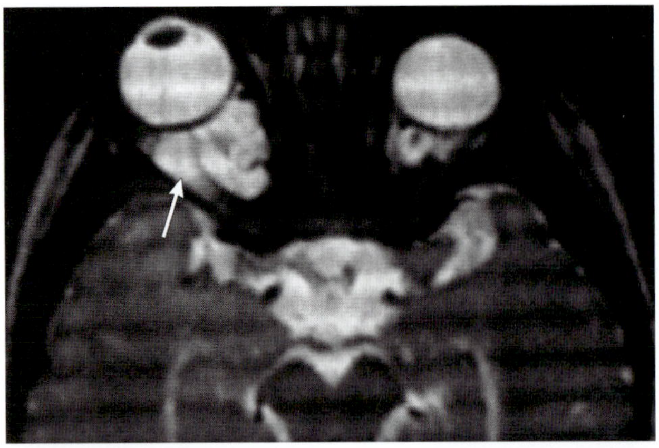

Figura 29.6 Exoftalmia unilateral resultante de um tumor retrorbital (linfangioma) à direita, evidenciado à ressonância magnética (*seta*).

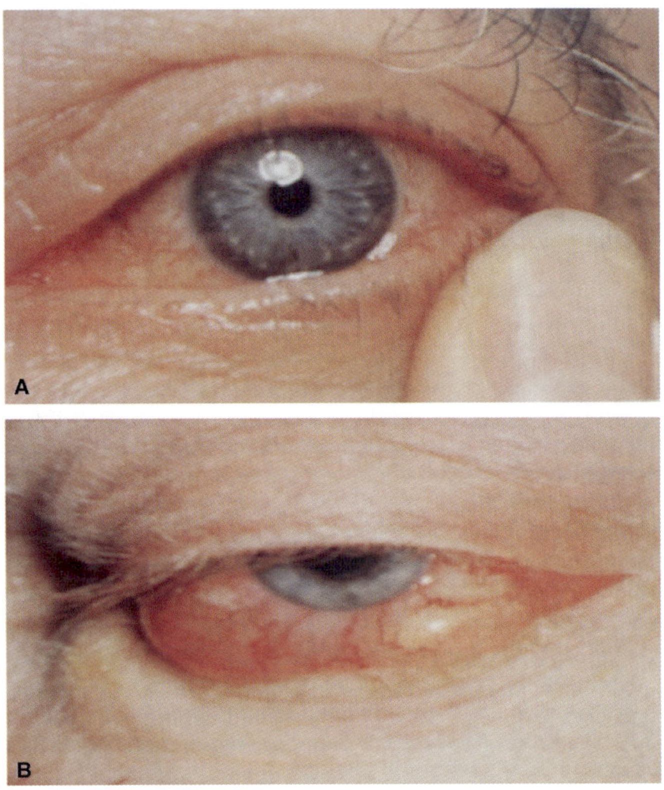

Figura 29.7 Quemoses leve (**A**) e intensa (**B**) em pacientes com oftalmopatia de Graves.

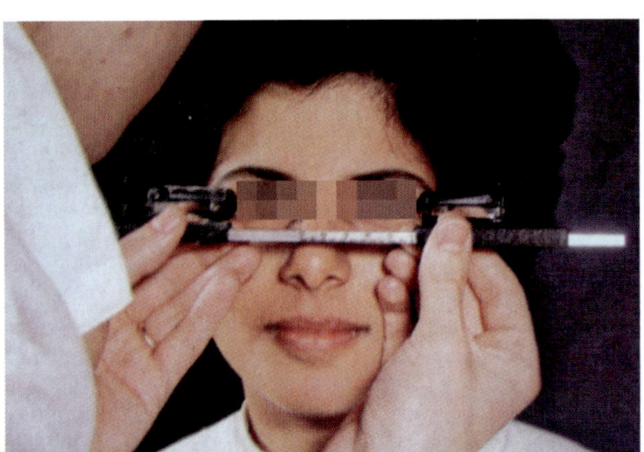

Figura 29.8 Maneira correta de se usar o exoftalmômetro de Hertel.

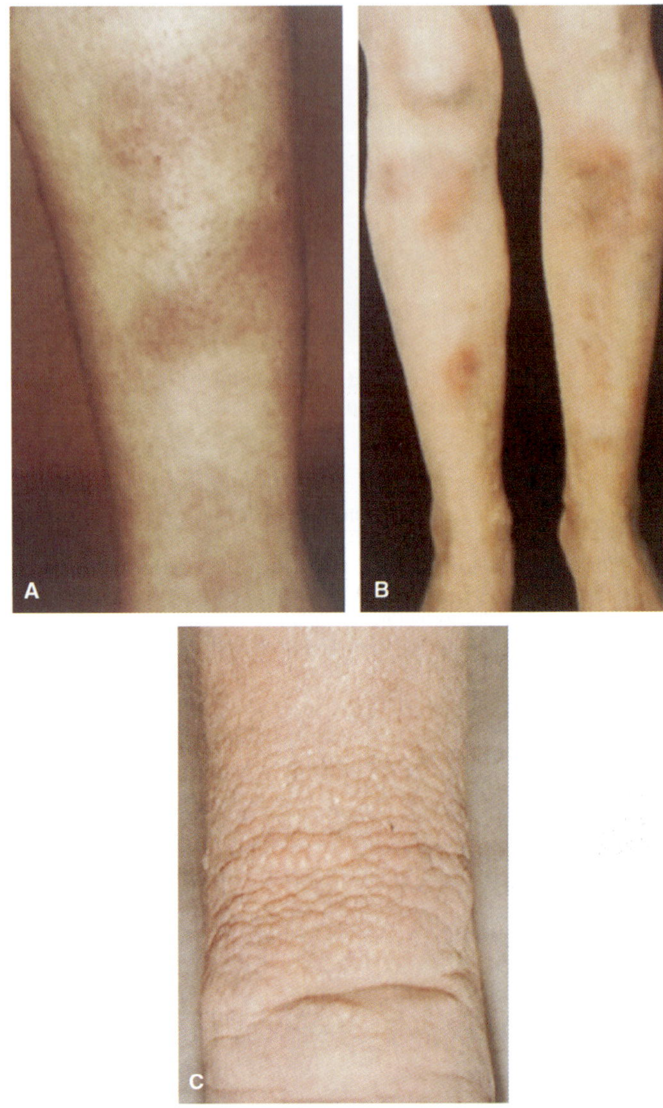

Figura 29.9 A e **B.** Mixedema pré-tibial em graus variados de intensidade. **C.** Observar o aspecto em "casca de laranja" da lesão.

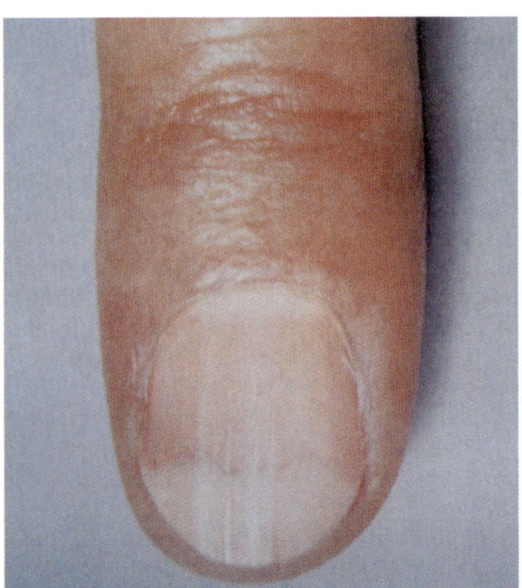

Figura 29.10 A onicólise (*unhas de Plummer*) se caracteriza pela separação da unha do leito ungueal.

DIAGNÓSTICO LABORATORIAL

Exames bioquímicos e hormonais

Função tireoidiana

A DG e quase todas as outras causas de tireotoxicose endógena significativa têm como características níveis baixos ou indetectáveis de TSH, associados à elevação das frações total (ligada à globulina de ligação da tiroxina [TBG]) e livre de T_4 e T_3. Ocasionalmente, apenas o T_3 está elevado, acompanhando a supressão do TSH (*T_3-toxicose*). Tal situação é mais comum na fase inicial da doença ou em casos de recidiva. Além disso, inicialmente, podemos encontrar apenas níveis baixos de TSH, com T_4 e T_3 normais, caracterizando o *hipertireoidismo subclínico*.[5,6,25]

TRAb

A dosagem de TRAb na avaliação diagnóstica inicial do hipertireoidismo é recomendada pelas diretrizes atuais da European Thyroid Association (ETA),[1] publicadas em 2018, e da American Thyroid Association (ATA),[5] publicadas em 2016 para confirmação da DG. Ela não seria, contudo, obrigatória nos pacientes com bócio difuso e manifestações clássicas da DG (p. ex., orbitopatia ou dermopatia).[26-28] Em um passado não muito distante, costumava-se reservar a dosagem de TRAb para situações específicas: (1) no diagnóstico da DG eutireóidea; (2) no diagnóstico do hipertireoidismo apático; (3) na distinção entre DG e tireoidite pós-parto ou tireoidite subaguda linfocítica; (4) na avaliação do risco de recidiva do hipertireoidismo após a suspensão do tratamento com as tionamidas e (5) em gestantes com DG.[28-31]

A dosagem de TRAb ao diagnóstico pode ser útil também na escolha do tratamento inicial da DG, uma vez que um recente estudo retrospectivo mostrou que, diante de um TRAb ≥ 12 U/ℓ, a chance de remissão definitiva com os antitireoidianos de síntese seria muito baixa.[32]

Os TRAb incluem anticorpos estimuladores (TSI; do inglês, *thyroid-stimulating immunoglobulin*) e bloqueadores. Os primeiros predominam na DG, enquanto os bloqueadores predominam na TH. Assim, a ocorrência de TRAb em pacientes hipertireóideos é altamente específica para a DG (presentes em 90 a 100% dos casos).[6-9] Os ensaios de TRAb de segunda e terceira gerações têm acurácia superior, mas ainda não estão amplamente disponíveis. Uma recente metanálise mostrou elevadas sensibilidade (97,1 a 97,4%) e especificidade (98,3 a 99,2%).[27]

Existem dois métodos para se dosarem os TRAb. O mais frequentemente usado é um ensaio de competição que mede a inibição da ligação um anticorpo monoclonal marcado para o TSHR ou TSH marcado a um TSHR recombinante. Tal ensaio não diferencia os TSI dos TRAb bloqueadores.[5] Mais recentemente, bioensaios específicos para os TSI têm sido desenvolvidos, com sensibilidade e especificidade de até 98,6% quando se emprega o IMMULITE® 2000.[8]

Outros anticorpos antitireoidianos

Entre os pacientes com DG, até 50% apresentam anticorpos antitireoglobulina (anti-Tg) e até 90%, anticorpos antitireoperoxidase (anti-TPO), em títulos mais baixos do que os observados na TH.[2,7,26]

Parâmetros hematológicos e bioquímicos

Na DG não tratada, observam-se leucopenia (comum), hipercalciúria e hipercalcemia (ocasionais), elevação de transaminases (em até 1/3 dos casos) e hiperbilirrubinemia (nos casos mais graves). Além disso, pode ser encontrada redução do colesterol total e do LDL-colesterol.[1,2,26]

Exames de imagem

Captação do iodo radioativo nas 24 horas

A captação elevada do iodo radioativo nas 24 horas (RAIU/24 h) normal em nosso meio fica entre 15 e 35%. Encontra-se elevada em praticamente 100% dos casos de DG, o que possibilita facilmente sua diferenciação com os casos de tireotoxicose secundária à tireoidite subaguda linfocítica e tireoidite pós-parto, situações em que a RAIU/24 h está caracteristicamente muito baixa ou ausente.[6,7,33] Portanto, esse exame somente deve ser solicitado quando houver dúvida diagnóstica entre a DG e as mencionadas patologias.[6,32,33] Uma alternativa para fazer essa distinção é a determinação dos níveis dos TRAb.[1,7]

Ultrassonografia

A ultrassonografia (US) tem sensibilidade semelhante à RAIU/24 h para o diagnóstico da DG (95,2 *versus* 97,4%, respectivamente).[34] As vantagens da US consistem em ausência de exposição à radiação ionizante, maior precisão na detecção de eventuais nódulos tireoidianos e custo mais baixo. Além disso, a US com Doppler colorido pode diferenciar a DG (glândula hipoecogênica difusamente aumentada) da tireotoxicose induzida pela destruição folicular (volume glandular e fluxo sanguíneo diminuídos).[5,34]

Em um estudo francês realizado entre 263 endocrinologistas em 992 pacientes com hipertireoidismo, US e cintilografia tireoidianas foram usadas em 93,8 e 40,3% dos casos, respectivamente.[34]

Cintilografia tireoidiana

Cintilografia com iodo radioativo (^{123}I ou ^{131}I) ou tecnécio deve ser realizada em pacientes hipertireóideos com nódulos identificados à US, a fim de avaliar se tais nódulos são "quentes" ou "frios".[30]

Punção aspirativa por agulha fina

Estará indicada quando forem encontrados nódulos tireoidianos normo ou hipocaptantes à cintilografia. Alguns estudos sugeriram que tais nódulos teriam maior risco para malignidade em pacientes com DG, porém estudos mais recentes não confirmaram essa possibilidade.[35]

DIAGNÓSTICO DIFERENCIAL

Doença de Graves *versus* outras causas de tireotoxicose

Como mostrado no Quadro 29.6, o hipertireoidismo pode ter várias etiologias. Na distinção entre elas, alguns dados clínicos e laboratoriais podem ser úteis (Quadro 29.7). Por exemplo, a existência de orbitopatia ou mixedema pré-tibial em pacientes com hipertireoidismo é suficiente para confirmar o diagnóstico de DG. Além disso, qualquer paciente com bócio difuso tóxico, até que se prove o contrário, tem DG. Entretanto, na ausência de orbitopatia e ou de dermopatia, pode-se considerar o envolvimento de outras doenças na gênese da tireotoxicose, sobretudo a tireoidite subaguda linfocítica (TSL) e o bócio nodular tóxico. A possibilidade de TSL, ainda que baixa, mostra-se maior em pacientes com bócios pequenos, tireotoxicose pouco intensa e de curta duração (< 3 meses) e relação $T_3/T_4 < 20$.[33] A importância dessa distinção, mais bem evidenciada pela RAIU/24 h (elevada na DG e muito baixa ou ausente na TSL), reside no fato de que o tratamento da tireotoxicose na TSL limita-se ao uso de betabloqueadores, uma vez que não há síntese excessiva de T_3 e T_4, mas liberação exagerada dos mesmos, resultante da destruição dos folículos tireoidianos pelo processo autoimune.[6,7]

Quadro 29.6 Causas de hipertireoidismo.

Dependentes de produção aumentada de hormônios tireoidianos*
- Estimulação anormal da tireoide por anticorpos TRAb
  - Doença de Graves
- Estimulação anormal da tireoide por gonadotrofina coriônica humana (hCG)
- Mola hidatiforme
- Coriocarcinoma
- Produção excessiva de TSH
  - Tumor hipofisário secretor de TSH (tirotropinoma)
  - Resistência hipofisária ao T_3 e T_4
- Produção autônoma excessiva de T_3 e T_4 (independente do TSH)
  - Adenoma tóxico (mutação no receptor do TSH)
  - Bócio multinodular tóxico
  - Carcinoma folicular
  - Efeito Jod-Basedow (hipertireoidismo induzido por excesso de iodo ou amiodarona)

Independentes de produção aumentada de hormônios tireoidianos**
- Liberação aumentada de T_3 e T_4
  - Tireoidite subaguda granulomatosa (dolorosa)
  - Tireoidite subaguda linfocítica (indolor)
- Fonte extratireoidiana de T_3 e T_4
  - Tireotoxicose factícia (ingestão excessiva de T_3 ou T_4)
  - Tireotoxicose por hambúrguer
- Produção ectópica de T_3 e T_4
  - Teratoma ovariano (*struma ovarii*)
  - Metástase funcionante de carcinoma folicular

*Associadas à captação elevada do iodo radioativo nas 24 horas (RAIU/24 h). **Associadas à baixa RAIU/24 h. TRAb: anticorpos contra o receptor do TSH; TSH: hormônio tireoestimulante; T_3: tri-iodotironina; T_4: tiroxina.

Raramente, a DG e o bócio nodular tóxico coexistem, caracterizando a *síndrome de Marine-Lenhart*.[37,38] Tal possibilidade deve ser suspeitada sempre que o tratamento do hipertireoidismo requerer altas doses de antitireoidianos de síntese ou quando recidiva acontecer logo após a suspensão dos mesmos.[38]

Tireotropinomas (TSHomas) são bastante raros (menos de 600 casos descritos na literatura). Laboratorialmente, distinguem-se da DG pelos níveis de TSH, que se encontram normais (em 23% dos casos) ou elevados (em 77% dos casos).[39] Na DG não tratada, o TSH está sempre suprimido.[14] Eventualmente, pode haver exoftalmia unilateral por invasão da órbita pelo TSHoma.[39] Resistência hipofisária aos hormônios tireoidianos é outra causa de hipertireoidismo central.[6,7]

Nas pacientes com tireotoxicose e baixa captação do ^{131}I, além das tireoidites subagudas, outras considerações diagnósticas incluem tireotoxicose factícia (por uso de hormônios tireoidianos), metástases funcionantes de carcinoma folicular e o raro *struma ovarii* (teratoma ovariano com tecido tireoidiano ectópico).[16] Este último é um teratoma ovariano contendo exclusiva ou predominantemente tecido tireoidiano.[40] Ele pode se manifestar por massa pélvica, tireotoxicose ou síndrome de Meigs (ascite, derrame pleural e tumor ovariano).[40] A tireotoxicose ocorre em aproximadamente um terço dos casos, geralmente associada a tumores maiores (≥ 3 cm), podendo ser verificada hipercaptação de ^{131}I na região pélvica na cintilografia.[6,7,40] Coexistência do *struma ovarii* com a DG já foi relatada, mas é muito rara.[41]

Quadro 29.7 Diagnóstico diferencial da tireotoxicose.

Diagnóstico	Achados clínicos	Achados laboratoriais	Achados nos exames de imagem	Outras características
Doença de Graves	Bócio difuso; orbitopatia	Elevação de FT_4 e T_3, com TSH suprimido; TRAb positivo	RAIU/24 h aumentada; captação tireoidiana difusa do RAI na cintilografia; vascularização tireoidiana aumentada na US com Doppler	Predomínio no sexo feminino
Bócio multinodular tóxico	Bócio multinodular	Elevação de FT_4 e T_3, com TSH suprimido; TRAb negativo	Múltiplos nódulos hiperfuncionantes	Mais comum em pessoas mais idosas, mulheres e em áreas com relativa deficiência de iodo
Adenoma tóxico (bócio nodular tóxico)	Nódulo tireoidiano solitário volumoso (> 3 cm)	Elevação de FT_4 e T_3, com TSH suprimido; TRAb negativo	Nódulo solitário hiperfuncionante, com supressão do tecido paranodular e do lobo contralateral	Mais comum em pessoas mais idosas, mulheres e em áreas com relativa deficiência de iodo
Tireoidite subaguda linfocítica ou indolor	Hipertireoidismo leve e pequeno bócio indolor; condição autolimitada (em geral, < 2 a 3 meses)	Elevação variável de FT_4 (frequentemente, 1,6 a 2,0 × LSN); T_3 aumentado (frequentemente, 1,0 a 1,5 × LSN); anti-TPO geralmente positivo	RAIU/24 h ausente ou muito baixa (0 a 5%); vascularização tireoidiana normal ou diminuída na US com Doppler	Predileção pelo período pós-parto; pode recidivar em mais de uma ocasião
Tireoidite subaguda de De Quervain ou granulomatosa	Tireoide aumentada muito dolorosa que frequentemente ocorre após infecção do trato respiratório superior	Elevação variável de FT_4 (frequentemente, 1,6 a 2,0 × LSN); T_3 aumentado (frequentemente, 1,0 a 1,5 × LSN); anti-TPO geralmente positivo; VHS muito alta (tipicamente > 50 mm/h)	RAIU/24 h ausente ou muito baixa (0 a 5%)	Em geral, não associada à sequela permanente
Tireoidite induzida por medicações	Tireoide levemente aumentada	Elevação variável de FT_4 (frequentemente, 1,6 a 2,0 × LSN); T_3 aumentado (frequentemente, 1,0 a 1,5 × LSN)	RAIU/24 h ausente ou muito baixa (0 a 5%)	Associada ao uso de amiodarona, lítio, interferon-α e outros inibidores de tirosinoquinases
Hipertireoidismo induzido por iodo	Hipertireoidismo em dias ou meses após a exposição a iodo em pacientes com doença tireoidiana prévia, geralmente um bócio multinodular	Elevação variável de FT_4 (frequentemente, 1,6 a 2,0 × LSN); T_3 aumentado (frequentemente, 1,0 a 1,5 × LSN)	RAIU/24 h ausente ou muito baixa (0 a 5%)	Associado à exposição ao iodo, geralmente na forma de amiodarona ou contrastes radiológicos iodados

(*continua*)

Quadro 29.7 Diagnóstico diferencial da tireotoxicose. (*continuação*)

Diagnóstico	Achados clínicos	Achados laboratoriais	Achados nos exames de imagem	Outras características
Ingestão de hormônios tireoidianos	Sinais e sintomas de tireotoxicose, sem bócio	Elevação de FT_4 e T_3 em pacientes tomando L-T_4; T_3 elevado, com FT_4 baixo, em pacientes ingerindo T_3	RAIU/24 h ausente ou muito baixa (0 a 5%)	Pode ser intencional ou não
Struma ovarii	Sinais e sintomas de tireotoxicose, sem bócio	Elevação de FT_4 e T_3; TSH suprimido	Captação aumentada de RAI na pelve	Teratoma ovariano contendo tecido tireoidiano
Gravidez molar e coriocarcinoma	Sinais e sintomas de tireotoxicose, sem bócio	Elevação de FT_4 e T_3 (frequentemente, 1,6 a 2,0 × LSN); TSH suprimido	RAIU/24 h aumentada	Tireotoxicose causada por altos níveis de hCG, os quais têm ação estimuladora da tireoide
Tireotropinoma	Bócio geralmente difuso, sem orbitopatia	Elevação de FT_4 e T_3, com TSH elevado ou normal (cerca de 25%)	RAIU/24 h aumentada; macroadenoma hipofisário em mais de 80% dos casos em RM	Muito raro (cerca de 500 casos descritos)

FT_4: tiroxina livre; hCG: gonadotrofina coriônica humana; LSN: limite superior da normalidade; L-T_4: levotiroxina; anti-TPO: anticorpo antitireoperoxidase; RAI: tratamento com iodo radioativo; RAIU/24 h: captação do iodo radioativo nas 24 horas; RM: ressonância magnética; VHS: velocidade de hemossedimentação. (Adaptado de Burch e Cooper, 2018.[36])

A tireotoxicose induzida pela amiodarona (AIT) é mais prevalente em áreas deficientes em iodo, afeta cerca de 3 a 4% dos indivíduos tratados e pode surgir 4 meses a 3 anos após o início da terapia ou após sua interrupção.[42,43] A AIT é classificada em tipo 1 ou tipo 2 (Figura 29.11). A AIT tipo 1 (AIT 1) é uma forma de hipertireoidismo induzido pelo iodo (efeito Jod-Basedow), desenvolve-se em indivíduos com doença tireoidiana subjacente ou positividade para os anti-TPO e resulta do aumento da síntese e liberação de hormônios tireoidianos.[43] A AIT tipo 2 (AIT 2) representa uma tireoidite destrutiva, e a tireotoxicose resulta da liberação excessiva de T_3 e T_4 na circulação (ver Capítulo 34, *Tireoidites: Diagnóstico e Tratamento*).[42,43]

Tireotoxicose, em virtude de tireoidite destrutiva, pode também ocorrer durante o tratamento antineoplásico com inibidores das tirosinoquinases (p. ex., sorafenibe, sunitinibe etc.) ou inibidores do *checkpoint* imune (ipilimumabe, nivolumabe etc.).[44] É raro o surgimento de DG nos pacientes tratados com esses fármacos.[44]

Mais recentemente, foram descritas alterações laboratoriais compatíveis com o diagnóstico de DG (inclusive, positividade para TRAb) em pacientes ingerindo megadoses de biotina, por interferência dessa vitamina nos ensaios. Tais alterações regridem dentro de poucos dias após a suspensão do medicamento.[45]

No diagnóstico diferencial da DG, devem-se levar em conta também as diversas condições que determinam supressão do

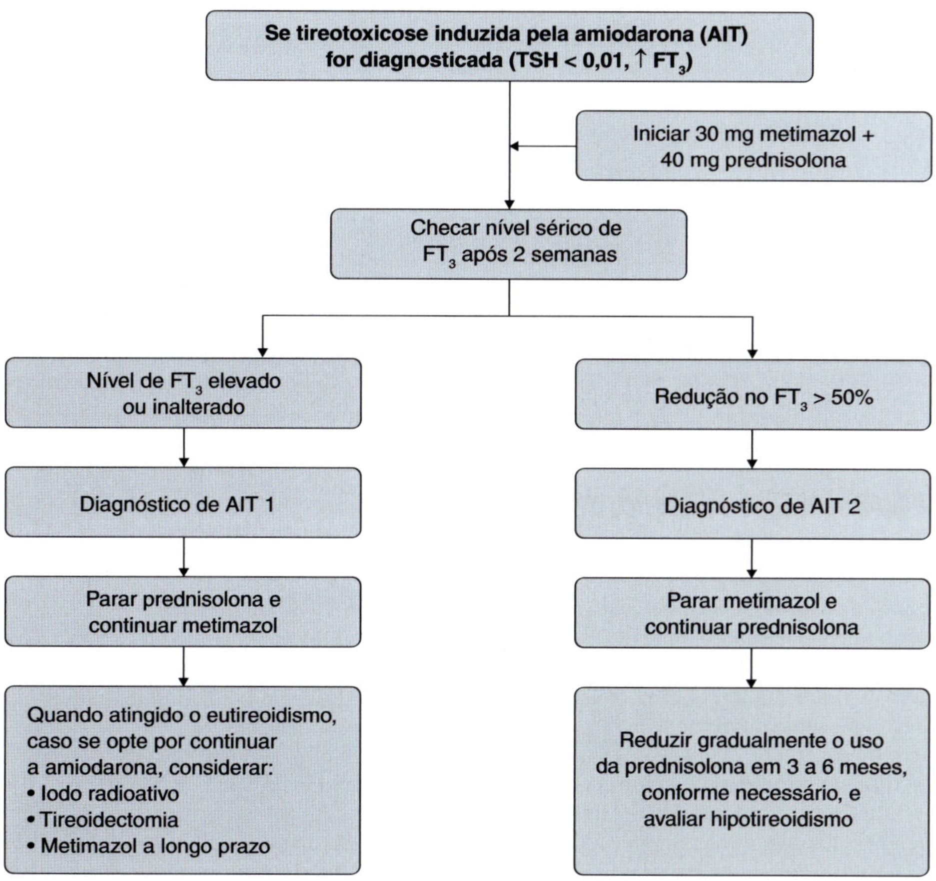

Figura 29.11 Fluxograma para diferenciação entre AIT 1 e AIT 2 com base na resposta à combinação de metimazol e prednisolona. FT_3: T_3 livre; TSH: hormônio tireoestimulante.

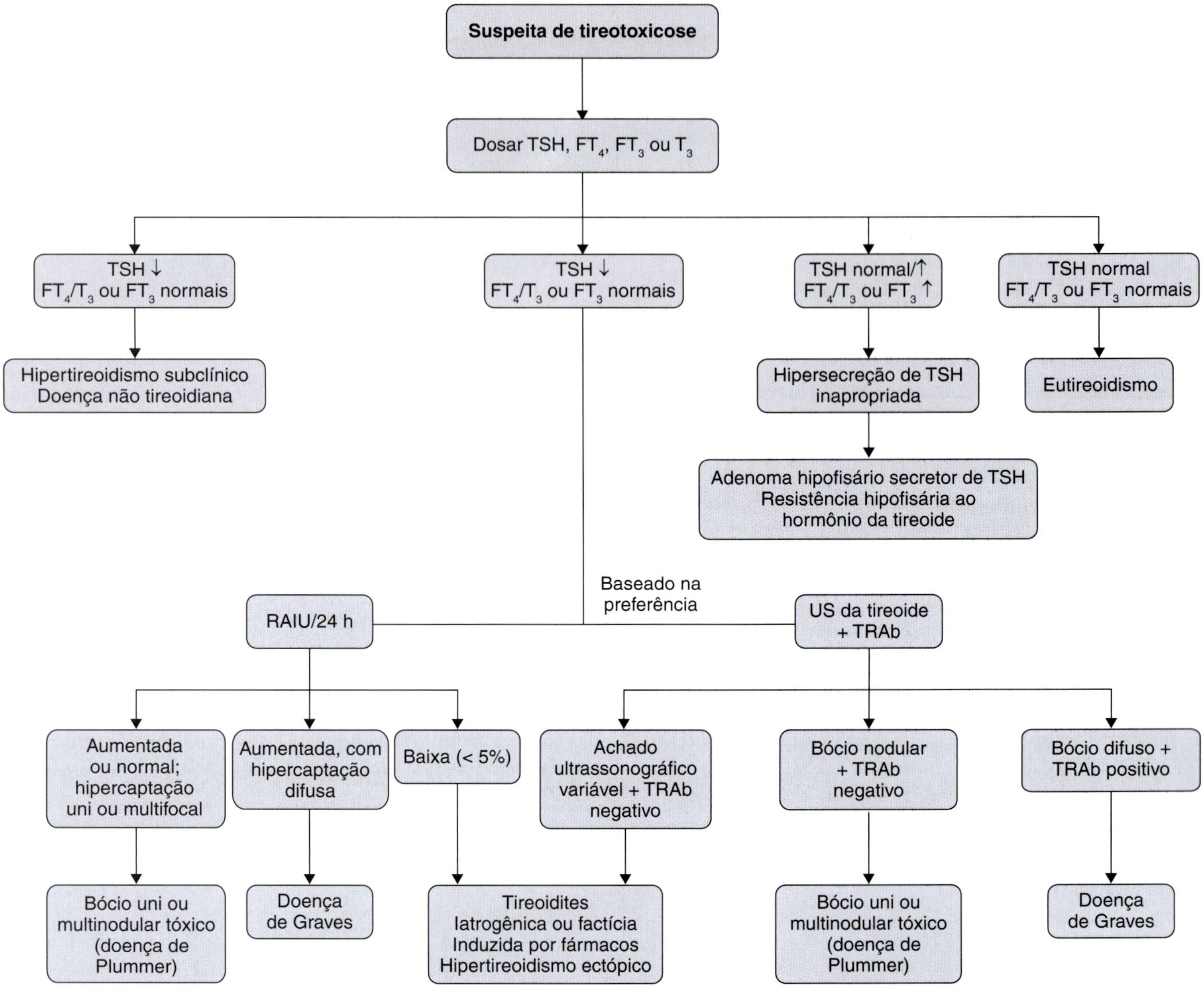

Figura 29.12 Fluxograma para investigação diagnóstica de pacientes com tireotoxicose. FT_4: T_4 livre; FT_3: T_3 livre; RAIU/24 h: captação do iodo radioativo nas 24 horas; TRAb: anticorpos contra o receptor do hormônio tireoestimulante (TSH).

TSH ou elevação de T_4 e/ou T_3, na ausência de hipertireoidismo. Para mais detalhes, ver Capítulo 21, *Fatores de Interferência na Avaliação da Função Tireoidiana*. Na Figura 29.12, consta um fluxograma para investigação diagnóstica de pacientes com suspeita clínica de tireotoxicose.

Formas atípicas de apresentação da doença de Graves

Ocasionalmente, a DG pode apresentar-se de modo bastante atípico, dificultando o diagnóstico. Em idosos, conforme mencionado, podemos encontrar o *hipertireoidismo apático*, em que as manifestações clássicas da DG habitualmente estão ausentes, com predomínio da sintomatologia cardíaca.[16-18] Assim, DG deve ser considerada em qualquer paciente com fibrilação atrial ou insuficiência cardíaca sem causa aparente e/ou refratárias ao tratamento usual. Além disso, DG deve ser aventada em casos de *amenorreia* ou *infertilidade*, uma vez que algumas mulheres jovens podem apresentar essas condições como manifestação primária do hipertireoidismo.[6,7] Raramente, a DG pode se manifestar, sobretudo em homens asiáticos e latinos, com um quadro súbito de paralisia flácida e hipocalemia (*paralisia periódica tireotóxica hipocalêmica*). Tal paralisia é geralmente de resolução espontânea e pode ser a manifestação inicial do hipertireoidismo; o tratamento pode ser feito por suplementação de potássio e uso de betabloqueadores. Ela é curada pelo tratamento adequado do hipertireoidismo.[46] Arritmias cardíacas importantes podem decorrer de hipocalemia grave.[47] Outras manifestações atípicas da DG incluem ginecomastia, anemia, pancitopenia, vômitos, icterícia colestática, hipertensão pulmonar e insuficiência cardíaca direita.[26]

TRATAMENTO

O hipertireoidismo devido à DG é tratado com uma das seguintes abordagens: (1) uso de drogas antitireoidianas (DAT), também denominadas antitireoidianos de síntese ou tionamidas, para normalizar a produção de T_3 e T_4; (2) destruição da tireoide, usando o RAI; ou (3) remoção cirúrgica da tireoide.[1,2,5,36,48,49] Essas opções são as mesmas há aproximadamente 7 décadas e apresentam vantagens e desvantagens (Quadro 29.8).[36,48-51] Devem sempre ser apresentadas ao paciente, caso ele tenha capacidade de discernir.

A escolha de uma modalidade em detrimento de outras deve ser feita com base em características clínicas, socioeconômicas e preferências do médico assistente e do paciente.[28,31]

Quadro 29.8 Tratamento primário da doença de Graves.

Modalidade	Vantagens	Hipotireoidismo depois da terapia	Mecanismo de ação	Outras considerações
Antitireoidianos (metimazol, carbimazol, propiltiouracil)	Não ablativos (remissão em cerca de 50% dos pacientes; taxas mais elevadas naqueles com doença mais branda e valores menores de TRAb)	Não (mas pode ocorrer com dosagem excessiva ou pelo processo autoimune)	Interferência na síntese de novos hormônios da tireoide	▪ É necessário cuidadoso ajuste da dose para controlar hipertireoidismo e evitar hipotireoidismo (começar doses de metimazol entre 10 e 30 mg/dia, dependendo da gravidade) ▪ Potencial para não adesão ▪ Possíveis reações adversas
Iodo radioativo (^{131}I)	Geralmente curativo (cerca de 85% dos pacientes ficam eutireoidianos ou com hipotireoidismo após uma única dose)	Taxa de 80% de hipotireoidismo no 1º ano com terapia de alta dose (≥ 200 µCi/g de tecido tireoidiano)	Destruição da tireoide por emissão de partículas beta	▪ Potencial para início ou exacerbação da orbitopatia de Graves em 15 a 20% dos pacientes (especialmente aqueles que fumam e que têm doença mais grave) ▪ Não aceitação do paciente por medo da radiação ▪ Piora transitória da função da tireoide em cerca de 10% dos pacientes (justificando pré-tratamento antitireoidiano em pacientes mais velhos e naqueles com doença cardiovascular) ▪ Contraindicado em gestantes e lactantes ▪ Necessidade de precauções pela radiação ▪ Mais barato
Cirurgia (tireoidectomia total)	Definitiva (taxa de recorrência de 10 a 15% com tireoidectomia subtotal *vs*. taxa de quase 0% com tireoidectomia total)	Inevitável após a tireoidectomia total	Eliminação física de tecido tireoidiano	▪ Preparação usual envolve tratamento com drogas antitireoidianas e terapia com iodeto de potássio ▪ Dor, formação de cicatrizes, tempo de recuperação ▪ Complicações cirúrgicas possíveis (hipotireoidismo transitório [cerca de 25%] e permanente [cerca de 4%], paralisia do nervo recorrente laríngeo [< 1%]) ▪ Taxas mais baixas com cirurgiões experientes ▪ Pode ser preferida durante a gravidez (< 6 meses) ▪ Preferida em pacientes com grandes bócios, coexistindo nódulos suspeitos ou malignos, ou hiperparatireoidismo primário ▪ Preferida em pacientes com doença ocular da tireoide significativa que não podem usar drogas antitireoidianas ▪ Forma mais cara de terapia

TRAb: anticorpos contra o receptor do TSH

Historicamente, as DAT são a terapia predominante na América Latina, Europa, Ásia e Oceania, enquanto o radioiodo tem a preferência dos endocrinologistas americanos.[28-30] No entanto, um estudo retrospectivo envolvendo 8.217 pacientes com DG atendidos por meio de seguradoras de saúde privadas entre 2005 e 2014 mostrou que as DAT foram o tratamento mais frequente (58%; metimazol [MMI] em 87% e propiltiouracil [PTU] em 13%), seguidas por RAI (35%) e cirurgia (6%).[52] Em um levantamento realizado entre membros da ETA em 2013, o uso de DAT foi o tratamento escolhido como de primeira linha (83,8%), enquanto a radioiodoterapia foi selecionada por 14% e a tireoidectomia, por 2%.[28]

Tratamento medicamentoso

Antitireoidianos de síntese: tionamidas

Existem duas opções principais: MMI e PTU. Em alguns países europeus e asiáticos, está também disponível o carbimazol (CBZ), que não é uma substância ativa e tem de ser descarboxilado em MMI no fígado (10 mg de CBZ originam cerca de 6 mg de MMI).[47,49] Uma dose de 100 mg de PTU equivale a aproximadamente 5 mg de MMI (15 a 20:1).[49]

A longa duração do MMI (até 24 horas ou mais) torna possível sua administração em dose única diária, o que facilita a melhor adesão ao tratamento. Contudo, uma dose do MMI dividida em duas tomadas pode ser mais efetiva inicialmente nos casos mais graves.[2] Em contrapartida, o PTU deve ser administrado, pelo menos inicialmente, em duas a três doses diárias.[5,36]

Em comparação ao PTU, o MMI possibilita a obtenção do eutireoidismo de modo mais frequente e mais rápido, além de ser mais bem tolerado e causar menos hepatotoxicidade.[36,48,53] Por isso, as atuais diretrizes da ETA[1] e da ATA,[5] bem como do Departamento de Tireoide da Sociedade Brasileira de Endocrinologia e Metabologia (SBEM),[31] recomendam que é necessário escolher o MMI como primeira opção. PTU deve ser reservado para o primeiro trimestre da gravidez (ver adiante) e para pacientes com grave intolerância ao MMI.[5,36,48] As diretrizes da ETA também recomendam o uso do PTU para mulheres que pretendam engravidar,[1] porém não há consenso sobre isso.[36]

Mecanismo de ação

As tionamidas, também chamadas drogas antitireoidianas, não inibem a captação do iodo pela tireoide nem afetam a liberação dos hormônios já sintetizados e estocados dentro da glândula. Por isso, seu efeito terapêutico pleno é mais bem observado após cerca de 10 a 15 dias.[50] O mecanismo de ação principal desses fármacos é a inibição da síntese de tiroxina (T_4) e tri-iodotironina (T_3) dentro das células foliculares, por interferirem na organificação (formação de MIT e DIT) e no acoplamento (junção de MIT e DIT para formar T_3 e T_4) das iodotirosinas, pelo bloqueio da peroxidase tireoidiana, enzima responsável pela iodinação dos resíduos tirosínicos na tireoglobulina.[48,49] Além disso, PTU, mas não MMI, inibe a conversão periférica de T_4 em T_3 por ação na deiodinase tipo 1, com consequente queda nos níveis séricos de T_3 e aumento do T_3 reverso, quando usado em doses elevadas (p. ex., > 600 mg/dia).[31,50] Há, contudo, pouca evidência de que esse efeito seja clinicamente relevante, exceto, possivelmente, em pacientes com tireotoxicose muito grave.[36,48]

As tionamidas também exercem efeitos imunossupressores que podem resultar de ação direta do fármaco ou indiretamente, em função da diminuição na secreção hormonal.[36,54] Entre esses efeitos, incluem-se a redução nos níveis séricos dos TRAb e de outras moléculas imunologicamente importantes (p. ex., molécula de adesão intracelular, IL-2 solúvel e receptores para IL-6). Além disso, há evidências de que as tionamidas possam induzir apoptose dos linfócitos intratireoidianos, diminuição da expressão de HLA classe II e aumento da quantidade circulante de células T *helper*, células *natural killers* e células T intratireoidianas.[36,48,49]

Posologia

Segundo as diretrizes da ETA, a *dose inicial* deve ser de 10 a 30 mg/dia de MMI (em dose única), 15 a 40 mg/dia de CBM (em 2 a 3 doses) ou 100 mg/dia de PTU 3 vezes/dia, na dependência da gravidade do hipertireoidismo.[1] As atuais diretrizes da ATA, publicadas em 2016, recomendam que a dose inicial seja baseada no grau de elevação de T_4 livre (FT_4): 5 a 10 mg/dia, se FT_4 estiver 1 a 1,5 vez o limite superior da normalidade (LSN); 10 a 20 mg/dia se FT_4 entre 1,5 e 2 × LSN; 30 a 40 mg/dia, se FT_4 2 a 3 × LSN (Quadro 29.9).[5]

Após o início do tratamento, os pacientes devem ser avaliados a cada 4 a 6 semanas. Uma vez alcançado o eutireoidismo, a dose da tionamida deve ser reduzida gradualmente até que se obtenha a menor dose que mantenha os pacientes eutireóideos. A partir daí, as visitas ao médico passam a ser trimestrais. A *dose usual de manutenção* é de 5 a 10 mg/dia para o MMI e de 50 a 100 mg 2 vezes/dia para o PTU.[2,5,7] A dose de manutenção do CBZ corresponde a 140% daquela do MMI e pode ser administrada em tomada única diária.[1,2,47]

Um esquema de bloqueio e reposição (combinação de doses altas doses de DAT [p. ex., 40 a 60 mg/dia de MMI] e levotiroxina [L-T_4]) foi usado no passado, mas implica maior custo e maior risco de efeitos colaterais, sem aumento de eficácia.[48,50] Ocasionalmente, a terapia combinada pode ser empregada quando, durante a terapia de manutenção com MMI, doses baixas de MMI são difíceis de serem tituladas (p. ex., 10 mg/dia mantêm o TSH suprimido e 15 mg/dia, elevado). Nessa situação, pode-se utilizar o esquema de 10 mg/dia de MMI, associado com 12,5 a 25 μg/dia de L-T_4.

Duração do tratamento

As atuais diretrizes recomendam como ideal uma duração de 12 a 18 meses para adultos.[1,5,31] Uma revisão sistemática mostrou que a taxa de remissão em adultos não é melhorada quando se mantém o tratamento por um período superior a 18 meses.[53] Na nossa experiência, o percentual de pacientes que permaneceu em remissão após 2 anos foi superior naqueles tratados por 18 meses, em comparação àqueles em que o MMI foi suspenso após 12 meses.[55] Em adultos, caso os títulos de TRAb estejam elevados ao resolver interromper o tratamento, recomenda-se manter o MMI por mais 12 meses ou submeter o paciente a um tratamento definitivo (cirurgia ou radioiodo). Alternativamente, pode-se manter o MMI em uso prolongado na menor dose que garanta o eutireoidismo.[1,36]

Já em crianças e adolescentes, tem sido recomendada duração de pelo menos 24 meses (de preferência 36 meses), devido ao maior risco de recidivas nesse grupo etário (ver adiante).[56] Alguns autores sugerem administrar MMI nesses pacientes por 3 a 6 anos, se bem tolerado, dependendo da idade do paciente, da gravidade da doença no diagnóstico e da persistência do TRAb.[57]

Quadro 29.9 Doses iniciais sugeridas pela ATA baseadas nos níveis de T_4 livre.

Elevação do T_4 livre	Metimazol (mg/dia)	Carbimazol (mg/dia)	Propiltiouracil (mg/dia)
1 a 1,5 × LSN	5 a 10	10 a 15	100 a 200
1,5 a 2 × LSN	10 a 20	20 a 30	200 a 400
2 a 3 × LSN	30 a 40	50 a 70	600 a 800

ATA: American Thyroid Association; LSN: limite superior da normalidade.

Eficácia do tratamento

Entre os pacientes que toleram e tomam regularmente as tionamidas, a maioria alcançará normalização hormonal. No entanto, recidivas são frequentes. Remissão do hipertireoidismo na DG é habitualmente definida com persistência de níveis normais de TSH e hormônios tireoidianos 12 meses após a suspensão da DAT.[36] Alguns estudos mostram que remissão a longo prazo é de 30% em crianças e 40 a 60% em adultos.[1,36] Em uma revisão recente sistemática de 26 estudos clínicos randomizados, a taxa de recidiva foi estimada em 50 a 55%.[54] Outra metanálise confirmou a alta taxa de recidiva após DAT (57%) em comparação com RAI (15%, *odds ratio* [OR] 6,25) ou cirurgia (10%, OR 9,09), juntamente com perfil significativo de efeitos adversos desses fármacos (13%).[36]

As recidivas são mais comuns no primeiro ano pós-suspensão do tratamento (cerca de 75% dos primeiros 6 meses).[1,36] Somente 10% das recidivas ocorrem após 18 meses,[36] porém há descrições em que isso ocorreu após 4 a 5 anos.[50] Pacientes com maior risco de recorrência são aqueles com hipertireoidismo grave, bócios volumosos, orbitopatia, duração do tratamento inferior a 12 meses, elevada relação T_3:T_4, TSH persistentemente suprimido e, sobretudo, altas concentrações de TRAb no início ou no final do tratamento etc. (Quadro 29.10).[1,2,5,36,50] Em caso de recidiva, o mais recomendado é optar por radioterapia ou cirurgia.[1,5,31] Contudo, MMI pode ser uma alternativa terapêutica segura e eficaz, principalmente para os pacientes com orbitopatia ativa ou aqueles que não desejem um tratamento definitivo.[1,58]

Quadro 29.10 Fatores que interferem nas chances de remissão definitiva após o tratamento com as tionamidas.

Menor chance
- Bócio grande
- Doença em crianças e adolescentes
- Doença com elevação predominante de T_3
- TRAb em títulos elevados ao diagnóstico (> 12 U/ℓ) ou ao final do tratamento
- Uso de tionamidas por menos de 1 ano
- Supressão do TSH ao final do tratamento
- Presença de oftalmopatia
- Rinite alérgica
- Elevada ingestão de iodo
- Tabagismo
- Estresse (?)
- Hipoecogenicidade tireoidiana à ultrassonografia
- Presença de polimorfismos do *PTPN22 C/T* e ou HL
- Presença de HLADQB1*02 e/ou DQA1*05 e DRB1*03

Maior chance
- Bócio pequeno
- Idade > 40 anos
- Níveis iniciais de T_3 pouco elevados
- TRAb < 12 U/ℓ ao diagnóstico ou com valores normais ao final do tratamento
- Uso de tionamida por 12 a 18 meses
- Supressão normal da tireoide ao T_3

T_3: tri-iodotironina; TRAb: anticorpos contra o receptor do hormônio tireoestimulante (TSH). (Adaptado de Ross et al., 2016;[5] Maia et al., 2013;[31] Shyamasunder e Abraham, 2017.[32])

Fatores que influenciam a resposta a longo prazo

Duração do tratamento com as tionamidas. Pacientes tratados por 6 meses têm resposta menos favorável em comparação aos medicados por 12 a 24 meses.[36,49] Uma metanálise mostrou que a taxa de remissão em adultos não é melhorada quando se mantém o tratamento por um período superior a 18 meses.[53]

Dose da tionamida. De acordo com a maioria dos estudos, a taxa de remissão definitiva parece ser similar com o uso de doses altas ou baixas de DAT (p. ex., 10 a 20 ou 40 mg/dia de MMI).[36,50] A obtenção do eutireoidismo parece ser, contudo, mais rápida com o uso de doses mais altas.[36,50]

Idade/sexo. Em um estudo com 536 pacientes, a remissão foi menor em homens do que em mulheres (20 *vs.* 40%), bem como nos indivíduos com menos de 40 anos de idade em relação aos mais idosos (33 *vs.* 48%).[59] Classicamente, crianças e adolescentes, em comparação aos adultos, apresentam taxa de remissão significativamente menor, bem como recidivas mais frequentes.[56,57]

Tamanho do bócio. Quase todos os estudos confirmaram relação inversa entre o tamanho inicial do bócio e a probabilidade de remissão. Indivíduos com grandes bócios (≥ 80 g) são os menos propensos a responderem favoravelmente.[5,50,53]

Função tireoidiana. Níveis iniciais de T_3 > 500 ng/dℓ estão associados a maior chance de recidiva, o mesmo ocorrendo nos casos com TSH persistentemente suprimido ao final do tratamento.[50,53]

TRAb. Níveis elevados de TRAb ao final do tratamento estão associados a maior taxa de recidiva do hipertireoidismo, em comparação a títulos baixos desses anticorpos (75 a 92% *vs.* 20 a 50%, respectivamente, em séries antigas).[36,50] De acordo com recente artigo de revisão, as maiores taxas de recidiva são observadas nos pacientes com TRAb > 12 U/ℓ ao diagnóstico (60% com 2 anos e 84% com 4 anos), > 7,5 U/ℓ após 12 meses de DAT ou > 3,85 U/ℓ após 18 meses ou ao término do tratamento.[32] Ainda de acordo com esse estudo, pacientes com TRAb > 12 U/ℓ ao diagnóstico deveriam ser preferencialmente tratados com radioiodo.[32] Finalmente, as recidivas são mais precoces nos pacientes TRAb-positivos ao final do tratamento.[60]

Outros fatores. Uma taxa muito alta de recorrência do hipertireoidismo ocorreu no período pós-parto em mulheres que se encontravam em remissão durante a gestação. Maior tendência à recidiva foi também associada à oftalmopatia, bem como ao uso de iodo ou fármacos contendo iodo. Em alguns estudos, mas não em todos, tabagistas (sobretudo do sexo masculino) representaram um grupo de maior risco para recorrência.[49,53] Polimorfismos do *PTPN22 C/T* e HLA subtipos DQB1*02, DQA1*05 e DRB1*03 seriam preditores independentes para maior risco de recidiva.[36]

Tratamento prolongado

Alguns pacientes – tanto jovens quanto idosos – não optam por uma terapia definitiva com cirurgia ou radioiodo, diante da recidiva do hipertireoidismo. Nesses casos, é razoável considerar duas possibilidades: (1) manutenção de terapia a longo prazo, com baixas doses de tionamidas (p. ex., 5 a 10 mg de MMI, diariamente ou em dias alternados), ou (2) cursos intermitentes de tionamidas sempre que a condição ressurgir. Não há evidências de que a incidência de efeitos colaterais seja afetada por essas estratégias.[1,5,31,49]

Efeitos colaterais

No Quadro 29.11, estão listados os principais efeitos colaterais das tionamidas, os quais se mostram mais comuns nos primeiros 3 a 6 meses de tratamento.[48-50,61] Parecem ser dose-dependentes com o MMI (menos frequentes com doses < 10 a 20 mg/dia), porém não há relação clara entre a dose e a toxicidade do PTU.[36] As reações mais usuais são de natureza alérgica (p. ex., prurido, erupção cutânea, febre e artralgias), observadas em 5% dos pacientes. Ocasionalmente, também se observam epigastralgia, cãibras, dores musculares, edema, fadiga geral, queda ou pigmentação anormal dos cabelos e alteração do paladar (mais comum com o MMI). Entre os efeitos colaterais graves das DAT, destacam-se as alterações hematológicas (sobretudo; a agranulocitose) e a hepatotoxicidade. Outras raras reações adversas graves incluem poliartrite, vasculite, glomerulonefrite e síndrome lúpus-símile, bem mais comuns com PTU do que com MMI.[2,5,61,62] Manifestações hematológicas adicionais sérias são trombocitopenia e, mais raramente, aplasia medular.[63] Raramente ocorre psicose tóxica.[49]

Quadro 29.11 Efeitos colaterais das tionamidas.

Reações leves	Frequência (%)	Reações graves	Frequência (%)
Erupção cutânea	2,5 a 7	Trombocitopenia	< 0,8
Prurido	2 a 7	Aplasia medular	< 0,8
Intolerância gástrica	2 a 4,5	Hepatite colestática	0,2 a 0,8
Artralgia	1,3 a 5,8	Agranulocitose	0,2 a 0,5
Neutropenia	1 a 5	Necrose hepatocelular	0,1 a 1,3
Febre	1 a 5	Hipoglicemia (por anticorpos anti-insulina)	< 0,1
Queda de cabelos ou alopecia	1 a 5	Vasculite ANCA-positiva	–
Anemia	< 1	Poliartrite	–
Diminuição ou perda do paladar	< 1	Glomerulonefrite	–

Adaptado de Ross et al., 2016;[5] Maia et al., 2013;[31] Burch e Cooper, 2018.[36]

Em casos de efeitos colaterais leves (p. ex., erupção cutânea, febre, artralgia etc.), pode-se trocar por outra tionamida de modo cauteloso, visto que, em até 30 a 50% dos casos, esses efeitos colaterais podem surgir com a medicação substituta. Às vezes, a adição de um anti-histamínico torna possível a resolução espontânea da erupção cutânea em poucos dias, a despeito da manutenção da tionamida. Pacientes que desenvolverem reação adversa séria (p. ex., vasculite, hepatite, agranulocitose ou aplasia medular) com uma tionamida não devem ser medicados com outro composto do mesmo grupo.[2,5,61,62]

Agranulocitose. De suposta etiologia autoimune, representa a principal e mais temida reação adversa às tionamidas e se caracteriza pelo achado de uma contagem absoluta de granulócitos < 500/mm³.[27] Desenvolve-se em 0,2 a 0,5% dos pacientes e mostra-se potencialmente fatal caso o fármaco seja mantido. Os sintomas da agranulocitose geralmente estão relacionados com infecções da orofaringe (dor de garganta e/ou febre); entretanto, sepse, infecções de pele e outras infecções sistêmicas, bem como diarreia e mialgias, são possíveis formas adicionais de apresentação.[1,5] Monitoramento de rotina da contagem leucocitária não é recomendado pelas diretrizes atuais, uma vez que a agranulocitose geralmente surge de maneira súbita. Além disso, leucopenia é um achado frequente na DG (12 a 25% dos casos). Daí a importância de se fazer um leucograma antes do início da terapia com as DAT.[1,2,5] No entanto, em alguns pacientes, a queda no número de granulócitos é gradual e poderia eventualmente ser detectada por hemogramas periódicos.[36] Os pacientes em uso de tionamidas devem ser alertados a descontinuar a medicação e a contatar seus médicos, para realização de um leucograma, caso haja ocorrência de febre, dor de garganta, úlceras de boca ou outros sintomas de infecção.[5,36] Tem sido recomendada a interrupção do tratamento se a contagem de granulócitos cair para menos de 1.500 mm^3.[1,5] Em uma série, *Pseudomonas aeruginosa* foi a bactéria mais comumente isolada no sangue de pacientes com sepse associada à agranulocitose.[49]

A agranulocitose parece ser mais comum em pacientes com mais de 40 anos de idade, após o uso descontínuo do PTU ou com doses de MMI a partir de 20 mg/dia e, sobretudo, 30 mg/dia.[49,50] Em um estudo, doses de 120 mg/dia de MMI resultaram em agranulocitose em 8% dos pacientes.[50] Em outro estudo, todos os casos de agranulocitose induzidos por MMI ocorreram com doses de 20 mg ou mais, 55% dos quais com doses iguais ou superiores a 40 mg/dia.[49] A maioria (85%) dos episódios surge nos primeiros 3 meses de tratamento. Entretanto, há raros casos descritos com doses de 10 mg/dia ou que surgiram após 12 meses ou mais do início do tratamento.[50] Com o PTU, a dose-dependência é bem menos evidente.[49] Existem evidências de que os alelos HLA-B*38:02 e HLA-DRB1*08:03 são *loci* de suscetibilidade independentes para agranulocitose. Nos portadores de ambos esses alelos, o risco de agranulocitose seria quase 50 vezes maior.[5,36]

O *tratamento* da agranulocitose consiste em descontinuação da tionamida e hospitalização para monitoramento e terapia com antibióticos de amplo espectro. Os glicocorticoides não se mostraram eficazes, mas há relatos referenciando o uso do fator estimulador de colônias de granulócitos humanos ou filgrastrima (Granulokine®), o qual propicia recuperação mais rápida.[2,5,36,50] Aplasia medular é mais rara, mas implica pior prognóstico e mortalidade de até 20%.[5]

Hepatotoxicidade. A hepatotoxicidade induzida por MMI é frequentemente colestática,[64] enquanto o uso de PTU tem sido associado com lesão hepatocelular, incluindo hepatite fulminante (Figura 29.13), levando à morte ou à necessidade de transplante de fígado.[65] Recentemente, dois estudos asiáticos relataram que MMI pode produzir toxicidade hepatocelular semelhante à vista com PTU.[66,67] A frequência de hepatotoxicidade grave com a terapia antitireoidiana é incerta, mas foi de 0,3 por 1.000 pacientes-ano para MMI ou CBZ e de 0,7 por 1.000 pacientes-ano para PTU em um desses estudos.[68] A disfunção hepática geralmente ocorre nos primeiros 3 meses após o início do tratamento, e o reconhecimento imediato e a descontinuação das tionamidas são vitais.[2,68]

Elevação de transaminases é observada em até um terço dos pacientes ao diagnóstico. Daí a importância de realizar a dosagem antes do início do tratamento. A presença de doença hepática subjacente, de alterações da função hepática, ou de ambas, não é contraindicação para o MMI;[68] porém, tanto MMI como PTU são geralmente evitados em pacientes com valores basais de transaminases acima de 3 a 5 vezes o LSN.[2] PTU e MMI devem ser interrompidos se os níveis de transaminases se mostrarem persistentemente além de 3 vezes o LSN. Diante do surgimento de icterícia, mal-estar ou urina escura, o tratamento também deve ser descontinuado.[5,50]

Outras reações adversas. Aplasia congênita da cútis é raramente encontrada em bebês de mães que tomaram MMI no primeiro trimestre. Caracteriza-se por ausência circunscrita da pele que geralmente acomete o couro cabeludo. Em geral, cura espontaneamente.[69] Manifestações mais raras da suposta embriopatia

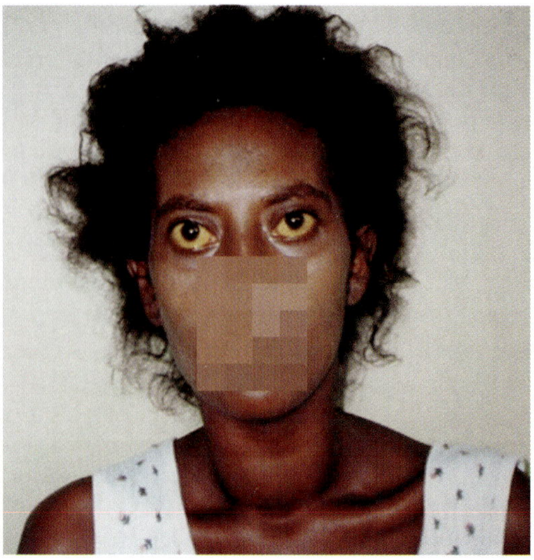

Figura 29.13 Paciente de 20 anos de idade que desenvolveu hepatite fulminante (transaminases > 1.000 U/ℓ e bilirrubina total > 40 mg/dℓ após o uso de propiltiouracil, com evolução fatal).

associada ao MMI são atresia de cóanas e esôfago ou fístula traqueoesofágica.[70,71] Tais efeitos adversos muito raramente ocorrem com o PTU que, contudo, implica maior risco de hepatotoxicidade durante a gravidez em relação ao MMI.[5,72] No entanto, tem sido questionado se DAT seriam mesmo responsáveis por essas malformações ou se elas decorreriam do hipertireoidismo mal controlado durante o primeiro trimestre gestacional ou em parte dele.[5] Em pacientes em uso concomitante de varfarina e tionamidas, a anticoagulação pode ser ineficaz, havendo necessidade de ajuste de dose da varfarina.[73]

Vasculites associadas ao anticorpo antineutrofílico citoplasmático (ANCA) são raras, podem ocorrer após meses a anos de terapia e estão mais relacionadas com o uso de PTU.[74] Tipicamente, os pacientes apresentam poliartrite, febre e púrpura, enquanto glomerulonefrite e pneumonite podem acontecer nos casos mais graves.[2] O tratamento envolve interrupção da DAT e possível uso de glicocorticoides e outras imunoterapias.[2]

Que tionamida escolher? De acordo com as recentes diretrizes da ATA/AACE[5] e SBEM,[31] o MMI deve ser a opção de escolha para praticamente todos os pacientes, exceto durante o primeiro trimestre da gravidez, quando o PTU é preferível. A partir do segundo semestre, o PTU deve ser trocado por MMI.[5,36]

MMI e PTU aparecem no leite materno em pequenas e similares concentrações. Estudos de lactentes de mães que tomaram DAT demonstraram função tireoidiana e desenvolvimento intelectual posterior normais.[65] No entanto, em virtude do potencial para necrose hepática tanto na mãe quanto no bebê, devido ao uso materno de PTU, MMI é também o fármaco preferido em mulheres que estão amamentando.[5] Tem sido recomendado que, em mulheres que estejam amamentando, a dose do MMI não ultrapasse 20 mg/dia e a do PTU, 450 mg/dia, a fim de não comprometer o funcionamento da tireoide da criança.[5,48]

Betabloqueadores

Os betabloqueadores têm como indicação principal pacientes idosos com tireotoxicose sintomática e outros pacientes tireotóxicos com frequência cardíaca de repouso > 90 bpm ou doença cardiovascular coexistente.[5] Eles são particularmente úteis na fase inicial do tratamento da DG com tionamidas, quando ainda não se alcançou o eutireoidismo, em virtude de seu rápido efeito sobre as manifestações que resultam do sinergismo entre os hormônios tireoidianos e o sistema nervoso simpático (nervosismo, insônia, taquicardia, palpitações, tremor, sudorese etc.).[5,53] Em doses elevadas, também causam modesta redução nos níveis de T_3 sérico, bloqueando a conversão periférica de T_4 em T_3. *Propranolol* (40 a 120 mg/dia, em duas a três doses) é a opção mais utilizada. Como alternativa, podem-se usar fármacos β-1 seletivos (p. ex., *atenolol*, 50 a 100 mg/dia). Os betabloqueadores são geralmente suspensos após as primeiras 3 ou 4 semanas. Caso estejam contraindicados (p. ex., pacientes com asma brônquica, doença pulmonar obstrutiva crônica ou bloqueio cardíaco), a taquicardia pode ser controlada com os antagonistas do cálcio *diltiazem* ou *verapamil*.[1,2,5,53]

Iodo radioativo

O iodo radioativo, ou radioiodo (^{131}I), vem sendo utilizado no tratamento do hipertireoidismo desde 1941. Tem como objetivo controlar o hipertireoidismo, tornando o paciente hipotireóideo. É facilmente administrado por via oral, em solução ou cápsulas, e tem baixo custo. Pode ser empregado como terapia inicial ou como terapia definitiva de segunda linha, nos casos de recidiva após o uso das DAT. Em comparação aos outros tipos de tratamento da DG, ^{131}I é considerado o de melhor custo-benefício.[2,3,31]

Dose

A dose ideal de ^{131}I ainda é motivo de controvérsia.[75] No nosso meio, a maioria dos especialistas prefere o uso de doses fixas (10, 12, 15 ou, ate mesmo, 20 mCi), por sua maior simplicidade.[31,75-77] Outros, no entanto, preferem que a dose seja calculada em microcuries (μCi) ou megabecquerels (MBq) por grama (g) de tecido tireoidiano, com base no tamanho da tireoide e na captação de ^{131}I de 24 horas. Costuma-se recomendar 160 a 200 μCi/g (5,9 a 7,4 MBq/g) para assegurar o tratamento bem-sucedido.[5,31] Com o uso de doses fixas ou calculadas, a eficácia parece ser a mesma.[31]

Eficácia

A taxa de resposta satisfatória à radioiodoterapia, com consequente surgimento de hipo ou eutireoidismo, depende da dose administrada.[31,77] Doses mais elevadas propiciam sucesso terapêutico mais precoce e, em geral, mais expressivo; doses mais baixas (p. ex., < 10 mCi) tendem a resultar em taxas de falha e recorrência mais acentuadas.[5,31,77] Em estudos clínicos randomizados, observaram-se 69% de sucesso com 8,2 mCi (302 MBq), 74% com 10 mCi (370 MBq), 81% com 15 mCi (555 MBq) e 86% com 15,7 mCi (580 MBq).[5] A maioria dos pacientes responde à terapia com radioiodo com normalização dos testes de função tireoidiana e melhora dos sintomas clínicos dentro de 4 a 8 semanas. O hipotireoidismo pode ocorrer a partir de 4 semanas, com 40% dos pacientes estando hipotireóideos após 8 semanas e mais de 80% dentro de 16 semanas.[78] Essa transição pode ocorrer rapidamente, porém mais comumente o faz entre 2 e 6 meses.[5]

Na série de Canadas et al.,[77] as doses fixas de 10 e 15 mCi (370 a 450 MBq) mostraram-se igualmente eficazes na reversão do hipertireoidismo, em avaliação realizada 12 meses após a administração de ^{131}I. O controle do hipertireoidismo foi, contudo, mais rápido com 15 mCi.[77] Resultados similares foram relatados por outros autores.[75] Mais recentemente, um estudo brasileiro avaliou retrospectivamente a eficácia de ^{131}I em 258 pacientes com DG.[76] A dose inicial média foi de 21,42 ± 6,5 mCi, e a taxa de sucesso global chegou a 86%. Para os grupos I (≤ 15 mCi), II (16 a 20 mCi) e III (≥ 21 mCi), as taxas de sucesso foram de 74, 85 e 89% ($p < 0{,}05$), enquanto o tempo médio necessário para o sucesso do tratamento foi de 8,1, 4,6 e 2,9 meses, respectivamente ($p < 0{,}001$). Interessantemente, quando 20 mCi foram administrados empiricamente, 85% dos pacientes obtiveram sucesso no tratamento, a maioria dentro de 3 meses (média de 3,9).[76] Atualmente, temos empregado doses fixas de 15 ou 20 mCi de ^{131}I, na dependência das características do paciente e da gravidade do hipertireoidismo.

Até cerca de 40% dos pacientes podem requerer mais de uma dose do ^{131}I para debelar o hipertireoidismo, mas somente poucos necessitarão de três ou mais doses. Tais pacientes têm resistência à radiação por motivos desconhecidos.[79] Uma segunda dose de ^{131}I é geralmente recomendada para pacientes que permaneçam hipertireóideos 6 meses após a primeira dose terapêutica.[31,51]

Fatores que influenciam a resposta ao radioiodo

Entre os vários fatores que podem interferir na resposta ao ^{131}I, o volume do bócio parece ser o mais importante. Bócios menores são os que respondem melhor e os que evoluem mais frequentemente para o hipotireoidismo, sobretudo com doses fixas. Entre as características clínicas mais associadas à falha terapêutica, incluem-se: sexo masculino, tabagismo, bócio grande (> 50 g); RAIU/24 h muito elevada (> 90%) e marcante elevação dos níveis de T_3 (> 500 ng/mℓ).[5,31,77,80,81]

Complicações

O principal inconveniente da radioiodoterapia é o *hipotireoidismo*, cuja frequência a curto prazo (p. ex., no primeiro ano pós-tratamento) depende da dose utilizada (maior com doses de 12 a 20 mCi do que com 8 a 10 mCi). A longo prazo, entretanto, o número de pacientes com hipotireoidismo independerá da dose de ^{131}I, chegando a pelo menos 80% daqueles adequadamente tratados.[51,53,78] Na dose de 12 a 15 mCi, temos observado uma frequência de hipotireoidismo de cerca de 50% no primeiro ano e, em seguida, em torno de 5% ao ano. O hipotireoidismo pós-^{131}I pode ser, contudo, transitório. Isso ocorre em cerca de 25% dos pacientes que se tornam hipotireóideos nos primeiros 6 meses pós-dose. Se o paciente for muito sintomático, deve-se iniciar L-T_4 e suspender o tratamento após 6 meses, a fim de verificar se houve reversão do quadro. Quando o hipotireoidismo se desenvolve ou persiste após 1 ano, quase sempre ele é permanente.[31,75,78,79]

Outra complicação da radioiodoterapia é a *tireoidite actínica* ou *por radiação*, que é transitória e ocorre em até 3% dos pacientes tratados, aproximadamente. Pode causar dor na região cervical anterior (com duração de 3 a 4 semanas) e, às vezes, exacerbação do quadro do hipertireoidismo, devido à liberação de T_3 e T_4 na corrente sanguínea. Elevação dos hormônios tireoidianos tem sido relatada em até 10% dos pacientes, podendo resultar de tireoidite actínica ou aumento do TRAb, observado 3 a 6 meses após a tomada de ^{131}I. Excepcionalmente (< 0,35% dos casos), uma *crise tireotóxica* pode, também, resultar do uso do radioiodo, especialmente nos pacientes muito descompensados; geralmente se manifesta nos primeiros 6 dias após a radioiodoterapia.[25,50,51]

Adicionalmente, a radioiodoterapia pode ocasionalmente precipitar ou exacerbar a doença ocular tireoidiana (*ver adiante*).[82] Raramente, recidiva do hipertireoidismo acontece em pacientes que se tornaram hipotireóideos após o uso de ^{131}I. Em um caso notável, essa recidiva manifestou-se após 22 anos de reposição com L-T_4.[83]

Radioiodo e doença ocular tireoidiana

O tratamento com radioiodo (RAI) pode precipitar ou exacerbar a doença ocular tireoidiana em um pequeno percentual de pacientes. O tabagismo é o principal fator de risco para surgimento ou piora da oftalmopatia após radioiodoterapia.[5]

Essa complicação pode ser prevenida pela terapia profilática com glicocorticoides, a qual deve ser considerada principalmente nas seguintes condições: (1) indivíduos fumantes, (2) presença de oftalmopatia ativa (mesmo se leve a moderada) e (3) hipertireoidismo grave; (4) TRAb > 8,8 U/ℓ.[5,82] Além disso, para esses casos, antes da administração de RAI, sempre que possível, deve-se conseguir o eutireoidismo com as tionamidas, de preferência com o MMI, uma vez que o efeito radioprotetor do PTU parece ser bem mais prolongado.[31,82] Em contrapartida, a radioiodoterapia não é recomendável para os casos de DG grave em que há ameaça à visão, devendo-se sempre, nessa situação, fazer a opção por tionamidas ou cirurgia.[82]

Diferentes esquemas de corticoterapia profilática têm sido propostos. Um dos mais recomendados é o uso de 0,4 a 0,5 mg de prednisona, iniciado 1 a 3 dias após a administração de radioiodo e mantido por 30 dias, com posterior descontinuação gradual ao longo de 2 meses.[5,82] Um esquema alternativo seria o uso de doses menores de prednisona (0,2 mg/kg/dia), com indicação para pacientes com doença ocular leve ou aqueles sem orbitopatia, mas com risco aumentado para essa complicação (p. ex., tabagistas ou com TRAb muito alto).[5,82]

Há também evidências de que a doença ocular tireoidiana possa piorar caso o paciente desenvolva hipotireoidismo após o tratamento. Por essa razão, deve-se considerar a introdução mais precoce de L-T_4, diante de evidências de hipofunção tireoidiana.[2,5,31] Nos pacientes com hipertireoidismo mais grave, MMI pode ser temporariamente reintroduzido 7 dias após a tomada de ^{131}I.[31]

Preparação para o iodo radioativo com tionamidas

A administração de RAI sem tratamento prévio com DAT é mais comum nos EUA (62%) que na Europa (30%) e no Brasil. Tal abordagem deve, contudo, ser evitada em pacientes idosos, assim como naqueles com importantes comorbidades (p. ex., cardiopatia, diabetes melito descompensado etc.) ou hipertireoidismo grave (p. ex., T_4 livre acima de 2 a 3 vezes o limite superior da normalidade) (Quadro 29.12).[5]

Devido ao suposto efeito radioprotetor do PTU, deve-se sempre dar preferência ao MMI. Este último deve ser administrado até que o eutireoidismo seja alcançado, com suspensão do fármaco 5 a 7 dias antes da dose do ^{131}I, e sua eventual reintrodução 4 a 7 dias após.[31] Tem-se recomendado também um aumento de 25% na dose de radioiodo em pacientes previamente tratados com PTU.[31]

Contraindicações

O ^{131}I está contraindicado para pacientes que estejam grávidas ou amamentando. Além disso, costuma-se recomendar que ele não seja administrado a homens e mulheres que estejam planejando ter filhos no período de 4 a 6 meses seguintes. Entretanto, não foi evidenciado risco de teratogenicidade com o radioiodo. Outras contraindicações relativas incluem bócios muito volumosos, recusa do paciente e oftalmopatia infiltrativa grave. Alergia ao iodo *não* representa contraindicação para ^{131}I.[5,31,50,78]

Radioiodo e nódulos tireoidianos

Há controvérsias se nódulos têm maior risco de malignidade em casos de DG. Por isso, tem sido sugerido que pacientes com nódulos não funcionantes ≥ 1 cm (hipoecoicos) ou ≥ 1,5 cm (iso ou hiperecoicos) sejam submetidos a uma punção aspirativa por agulha fina (PAAF) antes da administração de ^{131}I.[31]

Monitoramento após o iodo radioativo

Os pacientes devem ter a função tireoidiana checada após 15 dias e, depois, mensalmente ou a cada 2 meses. Tal recomendação visa à detecção precoce do hipotireoidismo. A reposição de L-T_4 deve ser introduzida de imediato diante de evidências laboratoriais de hipotireoidismo. Elevação do TRAb sérico pode ocorrer 3 a 6 meses após a radioiodoterapia e, ocasionalmente, levar à exacerbação do hipertireoidismo.[2,5-7]

A administração de uma nova dose de ^{131}I deve ser considerada nas seguintes situações: (1) persistência do hipertireoidismo após 6 meses e (2) resposta mínima ao tratamento após 3 meses.[1] Contudo, convém mencionar que podem ser necessários 6 meses ou mais para o TSH se normalizar.[5,31]

Tireoidectomia

Apenas cerca de 1% dos casos é conduzido cirurgicamente nos EUA, mas esse percentual é consideravelmente maior em vários centros europeus.[5-7] A cirurgia está indicada, sobretudo, nas seguintes situações: (1) bócios muito volumosos (> 150 g), (2) existência de sintomas compressivos locais ou nódulos com suspeita de malignidade após PAAF e (3) opção do paciente (Quadro 29.13).[5,31,84]

As vantagens da tireoidectomia sobre as demais formas de tratamento incluem rápida normalização de T_3 e T_4 e maior efetividade nos casos com sintomas compressivos. As desvantagens são o custo, a necessidade de hospitalização, o risco anestésico e as complicações inerentes ao ato cirúrgico em si (p. ex., hipoparatireoidismo, lesões do nervo recorrente laríngeo, sangramento, infecção e hipotireoidismo).[80,84]

O procedimento de escolha é a tireoidectomia total (TT) que propicia taxa de cura em torno de 100% para hipertireoidismo da DG.[5,31,85] O risco de recorrência é de quase 0% após TT, enquanto a tireoidectomia subtotal (TST) implica probabilidade de 5 a 20% (8%, em média) de persistência ou recorrência do hipertireoidismo em 5 anos.[31,85] Ademais, com exceção do hipotireoidismo precoce, as taxas de complicações com TT e TST podem ser comparáveis quando o paciente for operado

Quadro 29.12 Indicações para o controle do hipertireoidismo com metimazol antes da administração de radioiodo.

Hipertireoidismo grave
- Pacientes muito sintomáticos ou com T_4 livre > 2 a 3 × LSN
- Idosos

Pacientes com importantes comorbidades
- Complicações cardiovasculares (fibrilação atrial, ICC ou hipertensão pulmonar)
- Insuficiência renal
- Infecção grave
- Diabetes melito mal controlado
- Doença cerebrovascular ou pulmonar

ICC: insuficiência cardíaca congestiva; LSN: limite superior da normalidade; T_4: tiroxina.

Quadro 29.13 Principais indicações para o tratamento cirúrgico na doença de Graves.

- Pacientes que não controlaram a doença com tionamidas que recusem ^{131}I
- Doença com bócios volumosos não controlada pelas tionamidas
- Pacientes com suspeita de terem uma neoplasia tireoidiana associada
- Desejo da paciente em engravidar dentro de 6 meses
- Casos de hiperparatireoidismo primário associado
- Como segunda opção, em crianças e adolescentes não responsivos às tionamidas ou que recidivaram após o uso delas

Adaptado de Ross et al., 2016;[5] Maia et al., 2013;[31] Alsanea e Clark, 2000.[84]

por um cirurgião experiente (mais de 100 tireoidectomias/ano): hipocalcemia transitória, 9,6 *versus* 7,4%; hipoparatireoidismo definitivo, 1,6 *versus* 1,0%; lesão do recorrente laríngeo, 0,9 *versus* 0,7%, respectivamente.[85] Contudo, em recente metanálise e revisão sistemática, o risco para hipoparatireoidismo (transitório ou permanente) se mostrou significativamente maior com TT.[86] Em poucos centros, tem sido realizada a tireoidectomia minimamente invasiva por via endoscópica.[87]

Preparo pré-operatório

Antes de submetermos o paciente à cirurgia, sempre que possível, ele deve ser tratado com uma tionamida (MMI, de preferência, pelo efeito mais rápido) até a obtenção do eutireoidismo (em geral, cerca de 4 a 8 semanas são necessárias).[31,88] Caso seja necessário realizar a cirurgia com maior urgência ou se o paciente for intolerante às tionamidas, pode-se usar um *esquema alternativo*: dexametasona (2 mg de 6/6 horas, por via oral ou intravenosa) + solução saturada de iodeto de potássio (2 gotas por via oral, 3 vezes/dia) + propranolol (40 mg de 8/8 horas) + colestiramina (4 g 4 vezes/dia) durante 5 dias.[31,88] Recentemente, foi relatado o uso da plasmaférese na preparação para cirurgia em pacientes impossibilitados de usar tionamidas.[89]

Nos 10 dias que antecedem a cirurgia, deve-se administrar também iodeto de potássio na forma de solução saturada (50 mg de iodeto/gota; 1 a 2 gotas) ou solução de lugol (8 mg de iodeto/gota; 5 a 7 gotas) 3 vezes/dia, misturado em água ou suco. Esse tratamento é benéfico porque diminui o fluxo sanguíneo para a tireoide, torna a glândula menos vascularizada e reduz a perda de sangue durante a cirurgia.[31,84,88]

Complicações

As complicações precoces mais comuns após a tireoidectomia são hipocalcemia (que pode ser transitória ou permanente), lesão dos nervos recorrente laríngeo ou laríngeo superior e sangramento pós-operatório e complicações relacionadas com a anestesia geral. Como comentado, nas mãos de um cirurgião experiente, a frequência dessas complicações é muito baixa, excetuando-se o hipotireoidismo.[86,88] Hipotireoidismo ocorre precocemente em todo paciente submetido à TT, bem como, a longo prazo, na maioria dos pacientes submetidos à TST. Pacientes com títulos elevados de anticorpos antitireoperoxidase (anti-TPO) são mais propensos ao hipotireoidismo pós-cirúrgico.[84] Em estudo recente,[90] após 1 ano da realização da tireoidectomia subtotal, 49,35% dos pacientes estavam eutireóideos; 45,45%, hipotireóideos; e 5,2% apresentaram recidiva do hipertireoidismo.

Crise tireotóxica peri ou pós-operatória é uma rara complicação da cirurgia.[88,91] Também chamada de *tempestade tireoidiana*, representa uma grave exacerbação do hipertireoidismo, sendo potencialmente fatal se não for adequadamente tratada (ver Capítulo 99, *Emergências Endócrinas*).[31,88] Pode ser prevenida pela obtenção do eutireoidismo antes da cirurgia.[2,88]

Embolização de artérias tireóideas

Uma nova modalidade terapêutica vem sendo utilizada no tratamento do hipertireoidismo: a embolização arterial tireóidea, que provoca processo inflamatório e morte celular. Inicialmente, pode haver aumento do volume tireoidiano e piora das queixas referentes ao hipertireoidismo, pois os hormônios tireoidianos estocados são liberados na corrente sanguínea.[92] A taxa de normalização da função tireoidiana é de 50 a 60%, associada à redução dos níveis de TRAb.[93]

Tratamento da doença de Graves na infância

A DG é uma condição rara na infância, correspondendo a apenas 1 a 5% de todos os pacientes com DG.[56] No entanto, representa a causa mais frequente de hipertireoidismo na faixa etária pediátrica. Com predomínio no sexo feminino, sua frequência aumenta com a idade, e alcança o pico na adolescência.[93-95]

A maioria dos pacientes apresenta os sinais e sintomas clássicos de hipertireoidismo, incluindo taquicardia, bócio, diarreia e perda de peso. Pode haver aceleração no crescimento com avanço na idade óssea. No entanto, frequentemente, as manifestações iniciais são sutis e inespecíficas, tais como astenia, distúrbios do sono, irritabilidade, labilidade emocional, distúrbio da atenção e diminuição do desempenho escolar. A oftalmopatia de Graves é menos frequente e geralmente menos intensa que na população adulta.[56,93-95]

O diagnóstico laboratorial baseia-se no TSH suprimido acompanhado de TRAb positivo e elevação de T_4 livre e T_3. Ocasionalmente, o T_4 livre está normal, com elevação isolada do T_3 (*T_3 toxicose*).[1,93,96]

As DAT ou tionamidas são geralmente recomendadas como tratamento inicial de escolha para o hipertireoidismo em crianças e adolescentes.[96-98] No entanto, é difícil conseguir a adesão a longo prazo, e a taxa de recaída é alta.[57,98] Além disso, a frequência de efeitos adversos é maior que em adultos.[56,94] A radioiodoterapia e a cirurgia estão potencialmente indicadas diante de recidiva após um curso adequado de tratamento com DAT, falta de adesão às mesmas ou importante toxicidade.[56,57,99]

Tionamidas

MMI deve ser utilizado na dose inicial de 0,5 a 1 mg/kg/dia, com uma dose máxima de 30 mg/dia, 1 vez/dia. PTU é contraindicado pelo risco elevado de hepatotoxicidade, maior ainda em crianças que em adultos.[56,93,96,97]

Eficácia

Em adultos, a taxa média de remissão após 12 a 24 meses de tratamento é em torno de 50%.[5,36] No grupo pediátrico, essa taxa é geralmente < 30% após 2 anos de tratamento.[56,94] Recidivas são observadas em torno de 30% dos pacientes após a retirada de DAT,[93] mas taxas tão altas quanto 80% ou mais já foram relatadas.[56,98] Cerca de 75% dos pacientes recidivam em um período de 6 meses, enquanto apenas 10% o fazem após 18 meses.[57,93]

Em uma série de 291 crianças com diagnóstico de DG, 268 foram inicialmente tratadas com uma tionamida, enquanto as demais se submeteram a iodo radioativo ou tireoidectomia.[100] Um total de 57 pacientes (21%) obteve remissão, mas 16 deles (28%), posteriormente, recidivaram, quase sempre em um período de 16 meses.[100]

Por isso, atualmente, o mais recomendado é que a duração do tratamento com MMI seja de, no mínimo, 2 anos; se MMI for bem tolerado, a terapêutica pode ser estendida, para alcançar 3 a 6 anos, dependendo da idade do paciente, da gravidade da doença e dos níveis de TRAb. Com o tratamento estendido, a taxa de remissão pode chegar a 50%.[56,57,93,96,97]

Efeitos colaterais

Em crianças, as DAT estão associadas a reações adversas de menor gravidade e transitórias (prurido, urticária, artralgia, problemas gastrintestinais) em cerca de 5 a 25% dos casos.[86,93] A frequência de agranulocitose, efeito adverso mais grave, está entre 0,2 e 0,5% para ambos os fármacos. Outros efeitos colaterais raros, observados principalmente com o PTU, são: a hepatite induzida por fármaco e a produção de anticorpos antineutrófilos citoplasmáticos. A vasculite anticorpo-positivo ocorre apenas em casos excepcionais.[36,93,94]

Betabloqueadores

O tratamento adicional com betabloqueadores (atenolol, 1 a 2 mg/kg, 1 vez/dia, ou propranolol, 1 a 2 mg/kg, em 2 a 3 doses/dia), durante as primeiras 2 a 4 semanas de tratamento, pode ser recomendado até ser alcançada a normalização dos hormônios tireoidianos.[93-96]

Cirurgia e radioiodo

Casos sem resposta adequada ao tratamento medicamentoso devem ser submetidos a tratamento definitivo, sendo a cirurgia a modalidade de escolha, especialmente nos mais jovens (< 5 anos de idade), em bócios mais volumosos (80 g) e no raro adenoma tóxico.[56,93,94] A ablação com ^{131}I tem crescido como opção terapêutica, podendo ser utilizada a partir dos 5 anos de idade, porém costuma-se reservá-la para após a puberdade. Deve ser empregada em dose suficiente para induzir hipotireoidismo (em geral, 200 a 300 μCi/g, com dose máxima de 10 mCi em crianças com idade < 10 anos).[5,7] O RAI deve ser evitado em crianças muito jovens (p. ex., < 5 anos de idade), em virtude de risco potencial de neoplasias.[93,94,99]

Resumo

De etiologia autoimune, a doença de Graves (DG) representa a etiologia mais frequente de hipertireoidismo (80% dos casos). Tem como manifestações mais características a tríade: bócio difuso, hipertireoidismo e oftalmopatia infiltrativa. Mais raras são a dermopatia e a acropatia de Graves. A dose do anticorpo contra o receptor do hormônio tireoestimulante (TRAb) é útil para confirmar o diagnóstico. Há cerca de 70 anos, as opções de tratamento são as mesmas para a DG: tionamidas (propiltiouracil [PTU] e metimazol [MMI]), radioiodoterapia (RAI) e tireoidectomia – todas com vantagens e desvantagens. Entre as tionamidas, o MMI é a opção de escolha por ser mais eficaz, mais bem tolerado e menos hepatotóxico que o PTU. Os principais inconvenientes das tionamidas são a necessidade de tratamento por, no mínimo, 12 meses e a alta taxa de recidiva após sua suspensão (cerca de 50%). Títulos elevados de TRAb ao final do tratamento ou valores de TRAb > 12 U/ℓ ao diagnóstico aumentam o risco de recidiva. RAI é muito eficaz em reverter o hipertireoidismo, mas, a médio ou longo prazo, cerca de 80% dos pacientes desenvolverão hipotireoidismo. A cirurgia está particularmente indicada em pacientes com bócios muito volumosos não responsivos às tionamidas.

REFERÊNCIAS BIBLIOGRÁFICAS

1. Kahaly GJ, Bartalena L, Hegedüs L et al. 2018 European Thyroid Association guideline for the management of Graves' hyperthyroidism. Eur Thyroid J. 2018; 7:167-86.
2. De Leo S, Lee SY, Braverman LE. Hyperthyroidism. Lancet. 2016; 388:906-18.
3. Nystrom HF, Jansson S, Berg G. Incidence rate and clinical features of hyperthyroidism in a long-term iodine sufficient area of Sweden (Gothenburg) 2003-2005. Clin Endocrinol (Oxf). 2013; 78:768-76.
4. McLeod DS, Caturegli P, Cooper DS et al. Variation in rates of autoimmune thyroid disease by race/ethnicity in US military personnel. JAMA. 2014; 311:1563-5.
5. Ross DS, Burch HB, Cooper DS et al. 2016 American Thyroid Association guidelines for diagnosis and management of hyperthyroidism and other causes of thyrotoxicosis. Thyroid. 2016; 26:1343-421.
6. Smith TJ, Hegedüs L. Graves' disease. N Engl J Med. 2016; 375:1552-65.
7. Mandel SJ, Reed Larsen P et al. Thyrotoxicosis. In: Melmed S et al. (Ed.). Williams textbook of endocrinology. 12. ed. Philadelphia: Elsevier Saunders; 2012. p. 362-405.
8. Bitcon V, Donnelly J, Kiaei D. Sensitivity of assays for TSH-receptor antibodies. J Endocrinol Invest. 2016; 39:1195-6.
9. Kahaly GJ, Diana T, Glang J et al. Thyroid stimulating antibodies are highly prevalent in Hashimoto's thyroiditis and associated orbitopathy. J Clin Endocrinol Metab. 2016; 101:1998-2004.
10. Marinò M, Latrofa F, Menconi F et al. Role of genetic and non-genetic factors in the etiology of Graves' disease. J Endocrinol Invest. 2015; 38:283-94.
11. Rafał Płoski R, Szymański K, Bednarczuk T. The genetic basis of Graves' disease. Curr Genomics. 2011; 12:542-63.
12. Vermiglio F, Castagna MG, Volnova E et al. Post-Chernobyl increased prevalence of humoral thyroid autoimmunity in children and adolescents from a moderately iodine-deficient area in Russia. Thyroid. 1999; 9:781-6.
13. Monzani F, Del Guerra P, Caraccio N et al. Appearance of Graves' disease after percutaneous ethanol injection for the treatment of hyperfunctioning thyroid adenoma. J Endocrinol Invest. 1997; 20:294-8.
14. Nygaard B, Knudsen JH, Hegedüs L et al. Thyrotropin receptor antibodies and Graves' disease, a side effect of 131-I treatment in patients with nontoxic goiter. J Clin Endocrinol Metab. 1997; 82:2926-30.
15. Holm IA, Manson JE, Michels KB et al. Smoking and other lifestyle factors and the risk of Graves' hyperthyroidism. Arch Intern Med. 2005; 165:1606-11.
16. Burch HB. Overview of the clinical manifestations of thyrotoxicosis. In: Braverman LE (Ed.). Werner & Ingbar's the thyroid. 10. ed. Philadelphia: Lippincott Williams & Wilkins; 2013. p. 434-40.
17. Boelaert K, Torlinska B, Holder RL et al. Older subjects with hyperthyroidism present with a paucity of symptoms and signs: a large cross-sectional study. J Clin Endocrinol Metab. 2010; 95:2715-26.
18. Greenspan S, Resnick NM. Geriatric endocrinology. In: Greenspan F, Gardner DG (Ed.). Basic & clinical endocrinology. 7. ed. McGraw-Hill Co., 2004. p. 842-66.
19. Bartalena L, Wiersinga WM, Pinchera A. Graves' ophthalmopathy: state of the art and perspectives. J Endocrinol Invest. 2004; 27:295-301.
20. Bahn RS. Graves' ophthalmopathy. N Engl J Med. 2010; 362:726-38.
21. Schwartz KM, Fatourechi V, Ahmed DD et al. Dermopathy of Graves' disease (pretibial myxedema): long-term outcome. J Clin Endocrinol Metab. 2002; 87:438-46.
22. Buljan-Cvijanovic M, Neal JM, Zemtsov A. Euthyroid pretibial myxedema. Endocr Pract. 1998; 4:375-7.
23. Cannavo SP, Borgia F, Vaccaro M et al. Pretibial myxoedema associated with Hashimoto's thyroiditis. J Eur Acad Dermatol Venereol. 2002; 16:625-7.
24. Georgala S, Katoulis AC, Georgala C et al. Pretibial myxedema as the initial manifestation of Graves' disease. J Eur Acad Dermatol Venereol. 2002; 16:380-3.
25. Copper DS. Hyperthyroidism. Lancet. 2003; 362:459-68.
26. DeGroot LJ. Graves' Disease and the Manifestations of Thyrotoxicosis. In: DeGroot LJ et al. (Ed.). Endotext [Internet]. South Dartmouth (MA): MDText.com, Inc.; 2000-2015 Jul 11.
27. Tozzoli R, Bagnasco M, Giavarina D et al. TSH receptor autoantibody immunoassay in patients with Graves' disease: improvement of diagnostic accuracy over different generations of methods. Systematic review and meta-analysis. Autoimmun Rev. 2012; 12:107-13.
28. Kahaly GJ, Bartalena L, Hegedus L. The American Thyroid Association/American Association of Clinical Endocrinologists guidelines for hyperthyroidism and other causes of thyrotoxicosis: a European perspective. Thyroid. 2011; 21:585-91.
29. Burch HB, Burman KD, Cooper DSA. A 2011 survey of clinical practice patterns in the management of Graves' disease. J Clin Endocrinol Metab. 2012; 97:4549-58.
30. Yamashita S, Amino N, Shong YK. The American Thyroid Association and American Association of Clinical Endocrinologists hyperthyroidism and other causes of thyrotoxicosis guidelines: viewpoints from Japan and Korea. Thyroid. 2011; 21:577-80.
31. Maia AL, Scheffel RS, Meyer EL et al.; the Brazilian Society of Endocrinology and Metabolism. The Brazilian consensus for the diagnosis and treatment of hyperthyroidism: recommendations by the Thyroid Department of the Brazilian Society of Endocrinology and Metabolism. Arq Bras Endocrinol Metabol. 2013; 57:205-32.
32. Shyamasunder AH, Abraham P. Measuring TSH receptor antibody to influence treatment choices in Graves' disease. Clin Endocrinol (Oxf). 2017; 86:652-7.
33. Bindra A, Braunstein GD. Thyroiditis. Am Fam Physician. 2006; 73:1769-76.
34. Cappelli C, Pirola I, De Martino E et al. The role of imaging in Graves' disease: a cost-effectiveness analysis. Eur J Radiol. 2008; 65:99-103.
35. Carnell NE, Valente WA. Thyroid nodules in Graves' disease: classification, characterization, and response to treatment. Thyroid. 1998; 8:571-6.
36. Burch HB, Cooper DS. Anniversary review: Antithyroid drug therapy: 70 years later. Eur J Endocrinol. 2018; 179:R261-74.
37. Cakir M. Marine-Lenhart syndrome. J Natl Med Assoc. 2005; 97:1036-8.
38. Cakir M. Diagnosis of Marine-Lenhart syndrome. Thyroid. 2004; 14:555.
39. Beck-Peccoz P, Lania A, Persani L. TSH-producing adenomas. In: Jameson JL, DeGroot LJ (Ed.). Endocrinology. 7. edition. WB Saunders; 2015. p. 266-74.
40. Lamblin G, Gallice C, Bournaud C et al. Benign struma ovarii: report of 7 cases and review of the literature. Gynecol Obstet Fertil. 2016; 44:263-8.
41. Sussman SK, Kho SA, Cersosimo E et al. Coexistence of malignant struma ovarii and Graves' disease. Endocr Pract. 2002; 8:378-80.
42. Bogazzi F, Tomisti L, Bartalena L. Amiodarone and the thyroid: a 2012 update. J Endocrinol Invest. 2012; 35:340-8.
43. Theodoraki A, Vanderpump MPJ. Thyrotoxicosis associated with the use of amiodarone: the utility of ultrasound in patient management. Clin Endocrinol (Oxf). 2016; 84:172-6.
44. Burch H. Drugs effects on the thyroid. N Engl J Med. 2019; 381:749-61.

45. Barbesino G. Misdiagnosis of Graves' disease with apparent severe hyperthyroidism in a patient taking biotin megadoses. Thyroid. 2016; 26:860-3.
46. Thethi TK, Parks R, Katalenich B et al. Case of thyrotoxic periodic paralysis in a Caucasian male and review of literature. Case Rep Med. 2014; 2014:314262.
47. Hakami O, Ahmad MM, Al Johani N. A case of nonfatal ventricular arrhythmia due to thyrotoxic periodic paralysis in a Saudi patient as an initial presentation of Graves' disease. Clin Med Insights Case Rep. 2016; 9:5-9.
48. Prunty JJ, Heise CD, Chaffin DG. Graves' disease pharmacotherapy in women of reproductive age. Pharmacotherapy. 2016; 36:64-83.
49. Cooper DS. Antithyroid drugs. N Engl J Med. 2005; 352:905-17.
50. Leech NJ, Dayan CM. Controversies in the management of Graves' disease. Clin Endocrinol (Oxf). 1998; 49:273-80.
51. Muldoon BT, Mai VQ, Burch HB. Management of Graves' disease: an overview and comparison of clinical practice guidelines with actual practice trends. Endocrinol Metab Clin North Am. 2014; 43:495-516.
52. Brito JP, Schilz S, Singh Ospina N et al. Antithyroid drugs-the most common treatment for Graves' disease in the United States: a nationwide population-based study. Thyroid. 2016; 26:1144-5.
53. Abraham P, Avenell A, Park CM et al. A systematic review of drug therapy for Graves' hyperthyroidism. Eur J Endocrinol. 2005; 153:489-98.
54. Pearce EN, Braverman LE. Hyperthyroidism: advantages and disadvantages of medical therapy. Surg Clin North Am. 2004; 84:833-47.
55. Vilar l, Vilar CF, Albuquerque JL et al. Efeito da duração do tratamento com metimazol sobre a remissão prolongada (> 2 anos) do hipertiroidismo em pacientes com doença de Graves. Arch Endocrinol Metab. 2018; 62(Supl. 3).
56. Léger J, Oliver I, Rodrigue D et al. Graves' disease in children. Ann Endocrinol (Paris). 2018; 79:647-55.
57. Léger J, Carel JC. Management of endocrine disease: Arguments for the prolonged use of antithyroid drugs in children with Graves' disease. Eur J Endocrinol. 2017; 177:R59-67.
58. Villagelin D, Romaldini JH, Santos RB et al. Outcomes in relapsed Graves' disease patients following radioiodine or prolonged low dose of methimazole treatment. Thyroid. 2015; 25:1282-90.
59. Allahabadia A, Daykin J, Holder RL et al. Age and gender predict the outcome of treatment for Graves' hyperthyroidism. J Clin Endocrinol Metab. 2000; 85(3):1038-42.
60. Carella C, Mazziotti G, Sorvillo F et al. Serum thyrotropin receptor antibodies concentrations in patients with Graves' disease before, at the end of methimazole treatment, and after drug withdrawal: evidence that the activity of thyrotropin receptor antibody and/or thyroid response modify during the observation period. Thyroid. 2006; 16:295-302.
61. Werner MC, Romaldini JH, Bromberg N et al. Adverse effects related to thionamide drugs and their dose regimen. J Med Sci. 1989; 297:216-20.
62. Bartalena L, Bogazzi F, Martino E. Adverse effects of thyroid hormone preparations and antithyroid drugs. Drug Saf. 1996; 15:53-63.
63. Yamamoto A, Katayama Y, Tomiyama K et al. Methimazole-induced aplastic anemia caused by hypocellular bone marrow with plasmacytosis. Thyroid. 2004; 14:231-5.
64. Woeber KA. Methimazole-induced hepatotoxicity. Endocr Pract. 2002; 8:222-4.
65. Bahn RS, Burch HB, Cooper DS et al. The role of propylthiouracil in the management of Graves' disease in adults: report of a meeting jointly sponsored by the American Thyroid Association and the Food and Drug Administration. Thyroid. 2009; 19:673-4.
66. Wang MT, Lee WJ, Huang TY et al. Antithyroid drug-related hepatotoxicity in hyperthyroidism patients: a population-based cohort study. Br J Clin Pharmacol. 2014; 78:619-29.
67. Yang J, Li LF, Xu Q et al. Analysis of 90 cases of antithyroid drug-induced severe hepatotoxicity over 13 years in China. Thyroid. 2015; 25:278-83.
68. Navarro VJ, Senior JR. Drug-related hepatotoxicity. N Engl J Med. 2006; 354:731-9.
69. Karg E, Bereg E, Gaspar L et al. Aplasia cutis congenita after methimazole exposure in utero. Pediatr Dermatol. 2004; 21:491-4.
70. Barbero P, Ricagni C, Mercado G et al. Choanal atresia associated with prenatal methimazole exposure: three new patients. Am J Med Genet. 2004; 129A:83-6.
71. Gripp KW, Kuryan R, Schnur RE. Grade 1 microtia, wide anterior fontanel and novel type tracheo-esophageal fistula in methimazole embryopathy. Am J Med Genet A. 2011; 155A:526-33.
72. Chattaway JM, Klepser TB. Propylthiouracil versus methimazole in treatment of Graves' disease during pregnancy. Ann Pharmacother. 2007; 41:1018-22.
73. Akin F, Yaylali GF, Bastemir M et al. Effect of methimazole on warfarin anticoagulationcoagula in a case of Graves' disease. Blood Coag Fibrinolysis. 2008; 19:89-91.
74. Harper L, Chin L, Daykin J et al. Propylthiouracil and carbimazole associated-antineutrophil cytoplasmic antibodies (ANCA) in patients with Graves' disease. Clin Endocrinol (Oxf). 2004; 60:671-5.
75. Ross DS. Radioiodine therapy for hyperthyroidism. N Engl J Med. 2011; 364:542-50.
76. Sztal-Mazer S, Nakatani VY, Bortolini LG et al. Evidence for higher success rates and successful treatment earlier in Graves' disease with higher radioactive iodine doses. Thyroid. 2012; 22:991-5.
77. Canadas V, Vilar L, Moura E et al. Evaluation of radioiodine therapy with fixed doses of 10 and 15 mCi in patients with Graves' disease. Arq Bras Endocrinol Metabol. 2007; 51:1069-76.
78. Stan MN, Durski JM, Brito JP et al. Cohort study on radioactive iodine-induced hypothyroidism: implications for Graves' ophthalmopathy and optimal timing for thyroid hormone assessment. Thyroid. 2013;23:620-5.
79. Hershman JMS, Resnick NM. Hypothyroidism and hyperthyroidism. In: Lavin N (Ed.). Manual of endocrinology and metabolism. 2. ed. Boston: Little, Brown and Company; 1994. pp. 367-80.
80. Alfadda A, Malabu VH, El-Desouki MI et al. Treatment of Graves' hyperthyroidism-prognostic factors for outcome. Saudi Med J. 2007; 28:225-30.
81. Andrade VA, Gross JL, Maia AL. The effect of methimazole pretreatment on the efficacy of radioactive iodine therapy in Graves' hyperthyroidism: one-year follow-up of a prospective, randomized study. J Clin Endocrinol Metab. 2001; 86:3488-93.
82. Bartalena L. The dilemma of how to manage Graves' hyperthyroidism in patients with associated orbitopathy. J Clin Endocrinol Metab. 2011; 96:592-9.
83. Tan GH, Gharib H. Recurrent hyperthyroidism after radioiodine-induced hypothyroidism: report of two cases and literature review. Endocr Pract. 1995; 1:158-60.
84. Alsanea O, Clark OH. Treatment of Graves' disease: the advantages of surgery. Endocrinol Metab Clin. 2000; 29:321-37.
85. Palit TK, Miller CC 3rd, Miltenburg DM. The efficacy of thyroidectomy for Graves' disease: a meta-analysis. J Surg Res. 2000; 90:161-5.
86. Feroci F, Rettori M, Borrelli A et al. A systematic review and meta-analysis of total thyroidectomy versus bilateral subtotal thyroidectomy for Graves' disease. Surgery. 2014; 155:529-40.
87. Radford PD, Ferguson MS, Magill JC et al. Meta-analysis of minimally invasive video assisted thyroidectomy. Laryngoscope. 2011; 121:1675-81.
88. Langley RW, Burch HB. Perioperative management of the thyrotoxic patient. Endocrinol Metab Clin North Am. 2003; 32:519-34.
89. Ozbey N, Kalayoglu-Besisik S, Gul N et al. Therapeutic plasmapheresis in patients with severe hyperthyroidism in whom antithyroid drugs are contraindicated. Int J Clin Pract. 2004; 58:554-8.
90. Quérat C, Germain N, Dumollard JM et al. Surgical management of hyperthyroidism. Eur Ann Otorhinolaryngol Head Neck Dis. 2015; 132:63-6.
91. Grimes CM, Muniz H, Montgomery WH et al. Intraoperative thyroid storm: a case report. AANA J. 2004; 72:53-5.
92. Zhao W, Gao BL, Yang HY et al. Thyroid arterial embolization to treat Graves'disease. Acta Radiol. 2007; 48:186-92.
93. Léger J, Carel JC. Hipertireoidismo na infância: causas e manuseio. In: Vilar L (Ed.). Endocrinologia clínica. 6. ed. Rio de Janeiro: Guanabara Koogan; 2016. pp. 335-41.
94. Léger J. Graves' disease in children. Endocr Dev. 2014; 26:171-82.
95. Azizi F, Amouzegar A. Management of thyrotoxicosis in children and adolescents; 35 years of experience in 304 patients. J Pediatr Endocrinol Metab. 2018; 31:159-65.
96. Rivkees SA. Controversies in the management of Graves' disease in children. J Endocrinol Invest. 2016; 39:1247-57.
97. Azizi F, Amouzegar A. Management of thyrotoxicosis in children and adolescents; 35 years of experience in 304 patients. J Pediatr Endocrinol Metab. 2018; 31:159-65.
98. Kaplowitz P, Vaidyanathan P. Radioactive iodine therapy for pediatric Graves' disease: a single center experience over a 10 year period. J Pediatr Endocrinol Metab. 2020; 33:383-9.
99. Laurberg P, Krejbjerg A, Andersen SL. Relapse following antithyroid drug therapy for Graves' hyperthyroidism. Curr Opin Endocrinol Diabetes Obes. 2014; 21:415-21.
100. Rabon S, Burton AM, White PC. Graves' disease in children: long term outcomes of medical. 2016; 85:632-5.

CAPÍTULO 30

Tratamento da Doença Ocular da Tireoide

Helton Estrela Ramos ▪ Mariluze Sardinha ▪ Jessica F. Cassemiro ▪ Terry J. Smith

INTRODUÇÃO

A doença ocular da tireoide (DOT), também chamada orbitopatia de Graves, oftalmopatia endócrina ou oftalmopatia de Graves, é a manifestação extratireoidiana mais comum da doença de Graves (DG). No entanto, muitos pacientes não apresentam envolvimento ocular quando são inicialmente diagnosticados com hipertireoidismo. A doença é relativamente rara, com prevalência geral calculada entre 90 e 250/100.000, acometendo cerca de 40% dos indivíduos com DG.[1] Pode apresentar-se concomitantemente, preceder ou surgir posteriormente ao diagnóstico de DG. Cerca de 15% dos pacientes com DG que não apresentam sinais clínicos de DOT no início da doença irão desenvolvê-la nos primeiros 3 a 6 meses. Apesar do progresso na compreensão fisiopatológica, ainda há dúvidas e controvérsias quanto ao manejo clínico da doença, e, com frequência, a DOT é diagnosticada como quadro alérgico e conjuntivite. Ademais, o tratamento ideal nem sempre está imediatamente disponível.[2,3]

As manifestações oculares mais comuns da DOT são retração palpebral, exoftalmia e acometimento de musculatura extraocular (MEOs). Em casos muito graves, pode ocorrer perda visual por compressão do nervo óptico ou ceratopatia de exposição. Há, também, associação com tireoidite de Hashimoto e bócio multinodular.[4]

Em sua maioria, os pacientes manifestam a doença na forma leve, podendo passar despercebidos à atenção dos profissionais de saúde, ao passo que alguns não têm acesso a um sistema de saúde de alta qualidade. A prevalência da doença nas populações feminina/masculina é da razão de 1:9. Existem dois picos de incidência por idade, 40 a 44 anos e 60 a 64 anos em mulheres, e 45 a 49 anos e 65 a 69 anos em homens. Homens, em especial os de idade mais avançada, tendem a desenvolver DOT em sua forma mais grave e ameaçadora à visão. Quadros mais graves de DOT são comumente associados a indivíduos tabagistas. A DOT tem fatores de risco bem definidos: (1) não modificáveis (idade, sexo feminino, etnia e polimorfismos genéticos) e (2) modificáveis (tabagismo, tratamento com iodo radioativo, níveis elevados de colesterol total e lipoproteína de baixa densidade (LDL), histórico de infecções virais, como covid-19, e níveis elevados de autoanticorpos contra receptores do hormônio estimulador da tireoide (TRAb).[5,6] Alguns outros fatores, como estresse, transtornos mentais e personalidade dos pacientes, podem afetar o curso da DG, mas seu exato papel influenciador da DOT permanece obscuro.[5] O diagnóstico precoce, o controle e a remoção de fatores de risco modificáveis e o tratamento precoce das formas leves de DOT (tratamento local e selênio) podem reduzir o risco de progressão para formas mais graves.[7]

A DOT expressa-se como doença complexa associada a inúmeras apresentações clínicas, incluindo desfiguração facial, perda de visão e diminuição da qualidade de vida. Caracteriza-se por uma fase inicial de inflamação e deterioração funcional gradual que dura de 6 a 12 meses. Depois que os aspectos inflamatórios desaparecem, os sinais e sintomas tendem a melhorar até um platô, que raramente atinge o estado normal anterior. Esse platô, que representa a quiescência da inflamação, é chamado de fase crônica ou "inativa" e dura de 2 a 3 anos.[7] Para explicar a história natural da DOT, com frequência é utilizada a curva de Rundle, que representa graficamente a gravidade da doença orbital ao longo do tempo (Figura 30.1). Essa temporalidade da DOT corresponde ao transcorrer de um curso complexo de eventos moleculares. Em geral, é difícil (ou, ainda, impossível) julgar corretamente se um paciente está na fase "ativa" ou "estável". A duração das fases é altamente variável, e a fase aguda pode durar de meses até vários anos. A fase estável é normalmente vista como um período ao longo da vida em que as manifestações da DOT param de se modificar. A gravidade da doença deixa de progredir ou há alguma melhora durante essa fase. O tratamento para combater a inflamação é tradicionalmente iniciado durante a fase "ativa". Isso inclui imunomoduladores e radioterapia. A cirurgia é normalmente reservada para a fase "inativa", quando fica mais apropriado fazer a correção de alterações palpebrais, musculares e do globo ocular.[8] Entre as características clínicas mais comuns, encontram-se: retração palpebral, edema e congestão de tecidos moles e inflamação das pálpebras – sinais que, de certa forma, são inespecíficos e podem ocorrer em outras patologias. "Olhar arregalado", proptose (exoftalmia), diplopia,

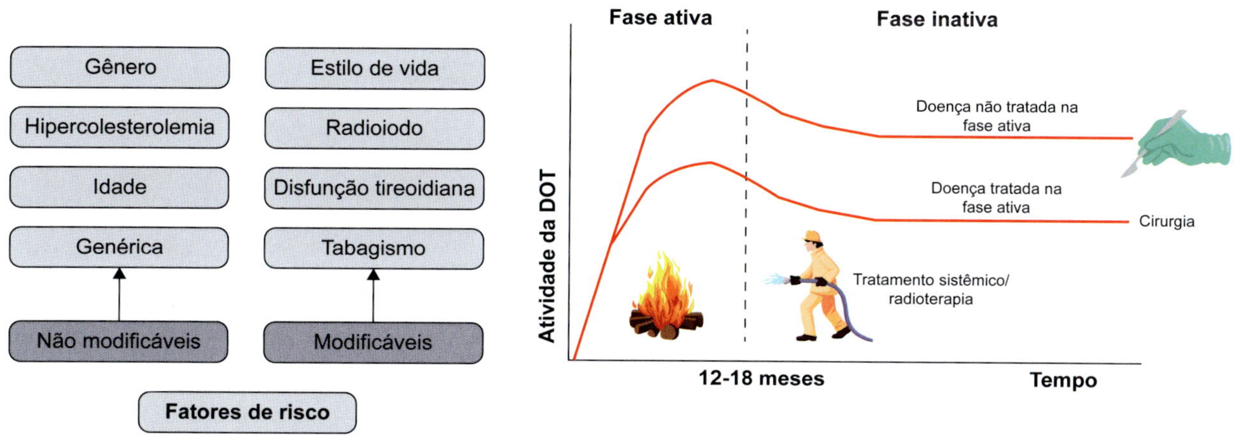

Figura 30.1 Fatores de risco (modificáveis e não modificáveis) da doença ocular de tireoide (DOT) e a curva de Rundle. De acordo com a curva de Rundle, a DOT piora durante uma fase inicial (inflamatória) até um pico de gravidade máxima, depois melhora e atinge um platô estático, com a curva de atividade precedendo a curva de gravidade em alguns meses. A menos que a curva da curva de Rundle seja achatada durante a fase de atividade da DOT, mediante o controle de fatores agravantes (p. ex., tabagismo) e de tratamento específico (p. ex., corticoterapia, radioterapia e outras terapias sistêmicas), é possível ter sequelas e complicações mais graves na fase inativa (p. ex., estrabismo, diplopia, neuropatia óptica, proptose e menor qualidade de vida).

sensibilidade à luz, visão embaçada, dor ocular/periocular e olho seco também estão presentes na DOT.

Cerca de 10% dos pacientes com DOT que chegam na fase estável irão manifestar uma recaída, com piora da doença. Nesses casos, a recidiva da doença pode ser limitada ao reaparecimento ou à piora da proptose ou da diplopia. No início da jornada de um paciente com DOT, não é possível estimar, com acurácia, se ele irá desenvolver a forma grave, ameaçadora à visão, ou se apresentará a doença na forma leve, autolimitada e de curta duração. O que se sabe é que a doença persiste ao longo da vida como um processo molecular e celular, implicando um fardo significativo na saúde dos pacientes acometidos por ela.[1]

PATOGÊNESE

O eixo fisiopatológico de ambas as doenças, DG e DOT, consiste na perda da tolerância imune ao receptor do hormônio tireoestimuante (TSH) [TSHR].[9] Essa perda de tolerância tem como consequência a produção de autoanticorpos anti-TSHR (TRAb), alguns dos quais são estimulatórios, causando hipertireoidismo, encontrado na vasta maioria dos pacientes. O papel exato do TSHR na DOT não é totalmente compreendido. De certa forma, o processo de ativação e remodelamento de tecidos assemelha-se ao ocorrido na artrite reumatoide (AR) e em outras doenças autoimunes. Devido ao fato de que a AR tem sido estudada mais extensivamente que a DOT, muitos dos conceitos encontrados nos resultados de pesquisas de uma são utilizados para expandir o entendimento e fornecer orientações para a outra.

Na DOT, diversos tipos celulares diferentes participam da patogênese da doença, sobretudo células estruturais, como os fibroblastos orbitais (FO), que interagem ativamente com o sistema imune, etapa crítica para o desenvolvimento e a manutenção da doença em todas as suas fases (Figura 30.2).

Os FOs exibem características fenotípicas bem específicas e são diferentemente estimulados nas fases ativa e inativa da doença, contribuindo para a maior suscetibilidade das órbitas na DG (ver Figura 30.2). Eles respondem com robustez a múltiplas citocinas e outros intermediadores inflamatórios e, em virtude de sua capacidade de diferenciação, podem se diferenciar em células de gordura (adipócitos) ou em miofibroblastos de cicatrização. Ainda, eles podem sintetizar diferentes citocinas, pequenas moléculas capazes de serem liberadas e atuarem em células vizinhas. Os FOs também sintetizam macromoléculas, incluindo glicosaminoglicanos, como ácido hialurônico, que consegue atrair grandes volumes de água, resultando em edema dos tecidos. É o teor de ácido hialurônico que pode estar por trás da rápida expansão do tecido adiposo orbital e da musculatura ocular extrínseca na DOT. A explicação da diferença nessa resposta vigorosa e da maior síntese de macromoléculas entre os FOs e os de outras regiões do corpo parece estar relacionada à expressão de diversos fatores de transcrição, o que possibilita a indução mais potente de determinados genes.[11]

Portanto, a ativação dos FOs leva à degradação física (mecânica) e funcional com os danos na visão. Essas células são heterogêneas, e a distinção entre elas pode ser feita por meio de marcadores celulares específicos. Esses marcadores diferenciam subgrupos de fibroblastos, com expressão, comportamento e resposta a estímulos bem característicos e específicos. Por isso, com essa tamanha diversidade de fenótipos de fibroblastos, também é possível observar diversas formas de apresentação da doença. Diferentemente dos FOs encontrados em uma órbita saudável, aqueles oriundos de pacientes acometidos pela DOT têm uma população heterogênea em relação à presença de CD34, uma molécula de superfície que tem sido associada a monócitos da medula óssea. Essas células são antígenos da linhagem de monócitos mieloides que participam na ativação de células T e, assim, auxiliam a determinação da natureza da resposta imune. As células com presença de CD34 podem ser identificadas em maiores concentrações na circulação de pacientes com DG do que em indivíduos saudáveis, e são chamadas de fibrócitos, com expressão de uma variedade de proteínas que anteriormente se acreditava serem exclusivas da glândula da tireoide (tireoglobulina, cotransportador de sódio-iodo e tireoperoxidase). Assim, a expressão aumentada de proteínas específicas da tireoide também pode explicar as manifestações locais da DOT na órbita de pacientes com DG.[11]

O TSHR é encontrado em muitos outros tecidos e tipos celulares além das células epiteliais da tireoide. Nos FOs, a estimulação do TSHR resulta na ativação de diversas cascatas de sinalização e de seus genes-alvo. Além do TSHR, outro receptor de superfície celular importante apresentado pelos FOs é o do fator de crescimento semelhante à insulina 1 (IGF-1R, do inglês

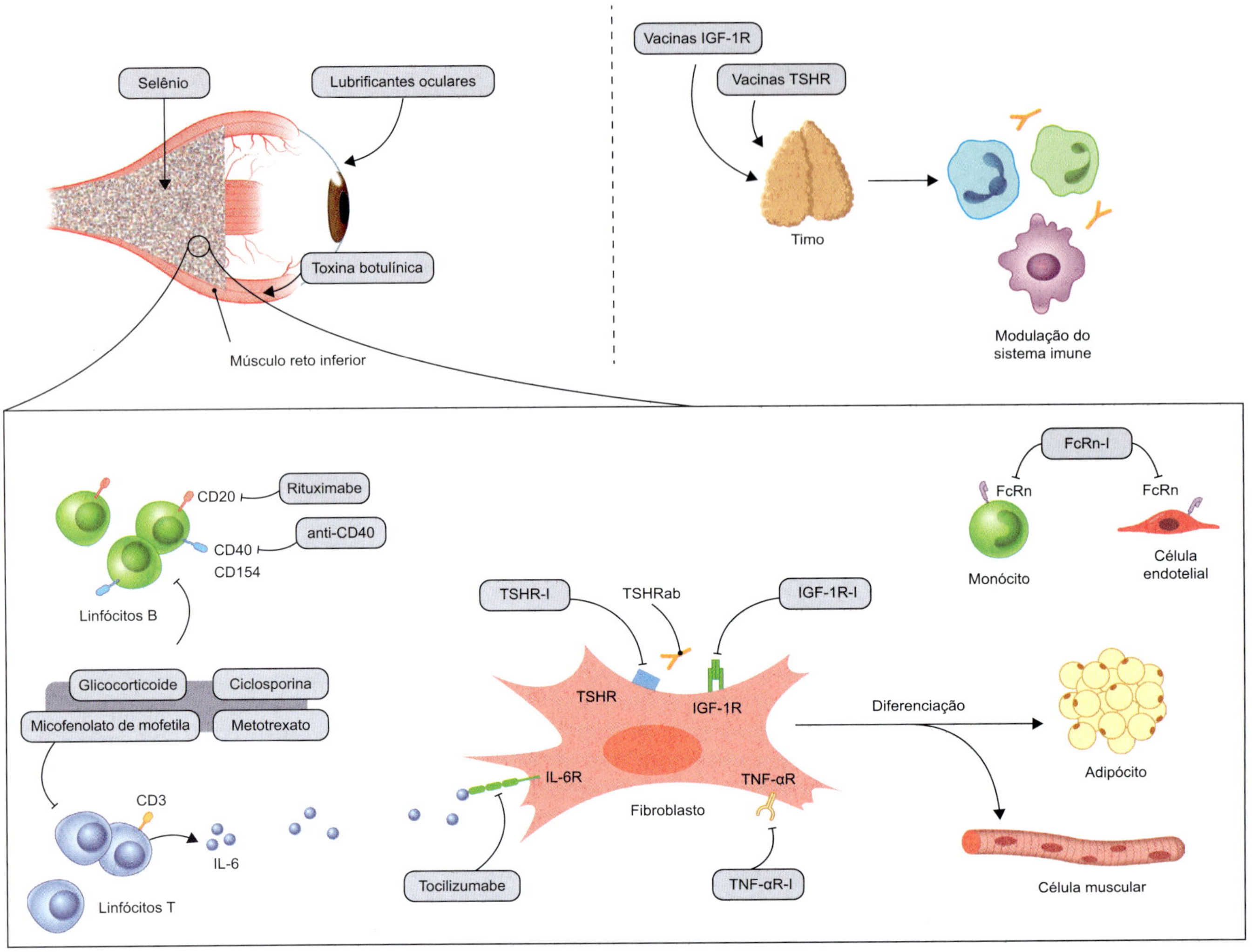

Figura 30.2 Novos aspectos da fisiopatogênese da doença ocular da tireoide (DOT), com foco na participação dos fibroblastos orbitais (FO) na DOT ativa e nos alvos terapêuticos atualmente disponíveis e em fase de estudos pré-clínicos e clínicos. O receptor de IGF-1 (IGF-1R) é superexpresso nos FOs nas fases ativa e crônica. Na fase ativa, a ativação da via IGF-1R/TSHR leva à proliferação de citocinas inflamatórias, produção de ácido hialurônico (e outras proteínas da matriz extracelular) e diferenciação em adipócitos ou miofibroblastos, resultando na expansão tecidual e em inflamação, que se traduz clinicamente em edema, vermelhidão, proptose e limitação de movimentos oculares (ou diplopia). Na fase crônica, a superexpressão do IGF-1R nos FOs persiste e mantém a expansão tecidual, embora haja menos produção de substâncias pró-inflamatórias. (Adaptada de Ugradar et al., 2022.[10])

insulin-like growth factor receptor). O IGF-1R pertence à família dos receptores de tirosinoquinase que estão intimamente envolvidos na proliferação, na sobrevivência e no metabolismo celular. O IGF-1R encontra-se amplamente expresso no corpo humano e desempenha um papel importante na regulação de diversas funções fisiológicas. A atuação do IGF-1 é essencial para o desenvolvimento humano normal e para a manutenção da homeostase. Essa molécula tem sido relacionada com o desenvolvimento de muitos tipos de câncer, e acredita-se que também participe em mecanismos envolvidos em diversas terapias oncológicas. Na DG e na DOT, o IGF-1R está altamente expresso nos FOs, linfócitos B e linfócitos T.[12-16] Além disso, a ativação de autoanticorpos contra não apenas o TSHR, mas também contra o IGF-1R, foi estabelecida em pacientes com a doença. O IGF-1R acopla-se física e funcionalmente ao TSHR da membrana plasmática dos FOs, assim como ao de outras células relevantes na DG.[14] É a interação desses dois receptores que parece estar por trás da sinalização patogênica iniciada pelo sistema imune presente na DOT. Além de estarem física e funcionalmente cooperando, esses dois receptores dividem ainda a cadeia de sinalização pós-receptor, e suas ativações provocam padrões de expressão gênica similares. É importante salientar que já se sabe que qualquer atenuação de atividade de um receptor leva à ruptura da sinalização advinda de ambos os receptores. Dessa forma, a sinalização iniciada pelo TSHR pode ser bloqueada pela inibição da atividade do IGF-1R. Assim, o papel do IGF-1R na mediação do mecanismo patogênico da DOT deve ser considerado tanto direta como indiretamente na atuação dos FOs, por sua atuação tanto local como sistêmica. Ademais, células T autorreativas antígeno-específicas também estão envolvidas na doença da órbita. As células T produzem citocinas, que, por sua vez, ativam a produção de glicosaminoglicanos pelos FOs, aumentando, assim, a capacidade de ligação de água e a expansão de volume tecidual.

A combinação dessa complexa rede de mecanismos provoca: (1) aumento do volume da musculatura ocular extrínseca, causando estrabismos e diplopia, com acometimento preferencial dos músculos reto inferior e medial; (2) acúmulo de gordura retro-ocular, resultando em proptose (exoftalmia); e (3) inflamação e/ou fibrose do músculo de Müller, levando à retração palpebral.

MANIFESTAÇÕES CLÍNICAS

A anamnese e o exame físico são cruciais no manejo da DOT. O início do quadro é, em geral, insidioso, com sintomas de irritação ocular, sensação de corpo estranho, fotofobia, lacrimejamento e dor no globo ocular à movimentação dos olhos, em um contexto de vermelhidão do olho e/ou das pálpebras. Na fase aguda, há progressiva deterioração clínica (atividade), que pode durar vários meses e reflete a exacerbação de um intenso processo inflamatório autoimune. A proptose (exoftalmia) nem sempre está presente e, idealmente, deve ser avaliada de maneira objetiva, empregando-se um exoftalmômetro. Muitos pacientes apresentam retração palpebral (sobretudo da pálpebra superior) e podem relatar inchaço nos olhos e incapacidade de fechá-los completamente, o que indica risco para a córnea, já que uma ceratopatia por exposição pode ocorrer sobretudo na presença de olho seco (também muito comum na DOT). Alterações visuais podem estar presentes na forma de diplopia, visão turva, discromatopsia (perda da capacidade de perceber as cores) e, raramente, cegueira. Em seguida, ocorre uma fase de estabilização da inflamação (fase de platô) lenta e gradual, com subsequente evolução para uma fase de melhora de aspectos inflamatórios.[17] Contudo, a doença ainda pode ser grave (ver definição subsequente de gravidade), e podem surgir fibrose e sequelas, como alteração da aparência, proptose e disfunção da musculatura ocular extrínseca, gerando diplopia. A avaliação da atividade e da gravidade da DOT é extremamente importante para a correta abordagem terapêutica.[4,18,19] A Figura 30.3 mostra diferentes aspectos do espectro clínico da DOT.

O Quadro 30.1 resume as principais recomendações para o diagnóstico clínico. Deve-se sempre realizar uma cuidadosa história clínica e um exame oftalmológico detalhado, que inclui: avaliação de acuidade visual, visão colorida e movimentação dos olhos em todas as direções, para averiguar a função da musculatura ocular extrínseca; medida da pressão ocular; fundoscopia; avaliação do reflexo fotomotor; e exame complementar de campo visual computadorizado quando houver suspeita de neuropatia óptica compressiva. É essencial obter, se ainda não realizada, a avaliação da função tireoidiana (TSH, T_4 livre e T_3), juntamente à dosagem do TRAb, que pode ser útil não só para o diagnóstico, mas também como medida de gravidade e de resposta ao tratamento proposto.[4,18,20]

Quadro 30.1 Diagnóstico clínico da doença ocular da tireoide (DOT).

Sintomas iniciais de pacientes sem diagnóstico de DOT	▪ Vermelhidão nos olhos ou nas pálpebras ▪ Inchaço ou sensação de pressão em uma ou ambas as pálpebras superiores ▪ "Bolsas de líquido" nos olhos ▪ Olhos com aspecto de excessivamente abertos (exoftalmia) ▪ Dor dentro ou atrás dos olhos
Pontos a favor do diagnóstico de DOT	▪ Disfunção de tireoide (confirmada ou suspeita), sobretudo se > 18 meses ▪ Sintomas que não melhoram com antibiótico tópico ▪ Retração palpebral superior ou inferior ▪ Novas "bolsas de líquido" em pálpebras superiores ou inferiores ▪ Mudanças no aspecto dos olhos e das pálpebras, principalmente se houver protrusão do globo ocular, edema ou retração palpebral
Sinais frequentemente associados à DOT	Visão dupla e dificuldade para fechar completamente os olhos
Pontos contrários ao diagnóstico de DOT	▪ Prurido, predominantemente nos olhos e nas pálpebras ▪ Descarga mucoide ou purulenta nos olhos ▪ Outros membros da família simultaneamente recém-afetados por sintomas semelhantes ▪ Ptose da pálpebra superior ▪ Sintomas e sinais unilaterais (embora a DOT possa ser assimétrica e unilateral em 15% dos casos)

Adaptado de Perros et al., 2015.[20]

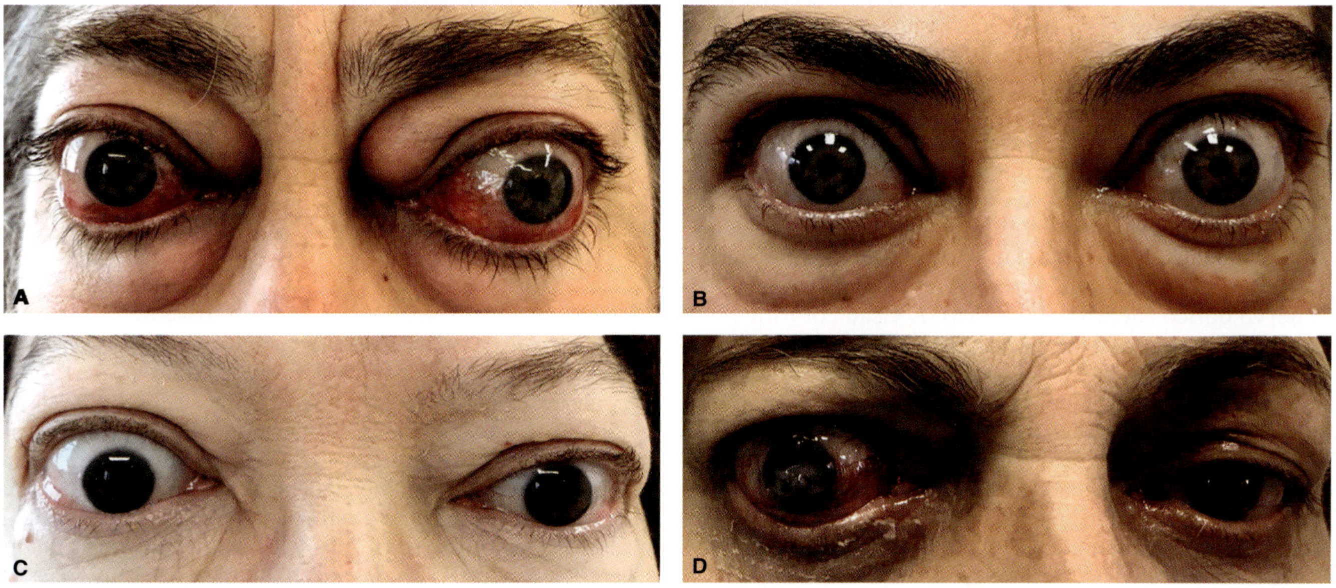

Figura 30.3 Espectro clínico de paciente com doença ocular da tireoide (DOT) moderada a grave em fase ativa (inflamatória) e resposta ao tratamento sistêmico com glicocorticoide intravenoso. **A.** Paciente com DOT ativa moderada a grave, apresentando eritema palpebral, edema palpebral, eritema de conjuntiva, quemose e edema de carúncula e/ou plica. **B.** Paciente com DOT ativa moderada a grave, 6 meses após o tratamento com corticosteroide intravenoso, apresentando remissão do processo inflamatório, com edema palpebral e leve eritema de conjuntiva. **C.** Paciente com DOT inativa moderada a grave, apresentando retração palpebral e estrabismo. **D.** Paciente com DOT ativa moderada a grave, unilateral, com risco de cegueira por ulceração de córnea.

AVALIAÇÃO CLÍNICA: ATIVIDADE *VERSUS* GRAVIDADE

Para o manejo clínico adequado, sobretudo nas escolhas terapêuticas, é fundamental avaliar a atividade e a gravidade da DOT de maneira independente uma da outra. Para isso, existem alguns sistemas de avaliação, entre eles o proposto pelo European Group on Graves' Orbitopathy (EUGOGO)[18] e o *Vision, Inflammation, Strabismus, Appearance* (VISA),[21] mais utilizados na Europa e na América do Norte, respectivamente. Ainda com o intuito de melhorar a abordagem e favorecer o diagnóstico e o tratamento precoces, assim como abreviar o encaminhamento para centros especializados, um protocolo de avaliação inicial, com cinco etapas, foi desenvolvido para endocrinologistas – a *Thyroid Eye Disease Amsterdam Declaration* (TEAMeD) (Quadro 30.2).[22] Nos casos mais leves, geralmente o tratamento de suporte e/ou a administração de selênio são recomendados, conforme será discutido posteriormente. No entanto, na DOT ativa, com gravidade moderada a intensa, é necessário tratamento anti-inflamatório e imunomodulador. Na fase inflamatória, exatamente quando os tratamentos imunomoduladores podem ser eficazes, o paciente com DOT apresenta-se mais sintomático e queixoso, podendo referir sensação de corpo estranho, lacrimejamento, fotofobia, dor orbital e irritação ocular, entre outros vários sintomas.[18,23] O exame ocular, idealmente, pode ser feito com o auxílio de atlas fotográficos para determinação do Escore de Atividade Clínica (CAS, do inglês *Clinical Activity Score*), muito útil para definir o grau de inflamação orbital e, portanto, essencial para o manejo terapêutico.[24] Em resumo, um ponto será atribuído quando cada um dos seguintes itens estiverem presentes: dor retrobulbar espontânea, dor orbital ao movimento ocular, eritema palpebral, edema palpebral, eritema de conjuntiva, quemose e edema de carúncula e/ou plica. CAS < 3 é, então, considerado como doença inativa ou levemente ativa; e ≥ 3, doença em atividade.[24] Os Quadros 30.2 e 30.3 explicam como avaliar a atividade e a gravidade da DOT.

Com relação à medida da gravidade da DOT, pode ser utilizada a ferramenta do EUGOGO que define a doença em leve, moderada ou grave e com ameaça à visão (ver Quadro 30.3), muito utilizada na prática clínica e em pesquisas. Além da classificação do EUGOGO, é possível medir a gravidade da DOT utilizando o VISA (mais utilizado em pesquisas) e o NOSPECS. Na estimativa da gravidade da doença, é sempre mais útil a avaliação dos seguintes sinais: proptose, motilidade ocular, acuidade visual e visão colorida. Comumente, a proptose é medida com um exoftalmômetro de Hertel. A acuidade visual é essencial para a avaliação da gravidade, ocorrendo diminuição nos casos de acometimento e/ou compressão do nervo óptico (neuropatia óptica). A visão colorida pode ser testada com as cartelas pseudoisocromáticas de Ishihara (Quadro 30.4).[4,25]

Na avaliação da DOT, deve-se considerar o uso de imagem, particularmente a ressonância magnética (RM) das órbitas, objetivando a identificação de pacientes com doença ativa, para se lograr melhor seleção daqueles que responderiam adequadamente à terapia de imunossupressão. A RM também pode ser útil na avaliação de casos atípicos e de proptose unilateral, quando o diagnóstico diferencial com outras doenças é crucial (p. ex., tumor ou cisto retro-orbitais), bem como diante da suspeita de compressão do nervo óptico que causa neuropatia óptica. A tomografia computadorizada de órbitas é mais acessível do que a RM e se mostra bastante útil na avaliação para preparação de cirurgia de descompressão de órbitas.[4,18]

Quadro 30.2 Recomendações para a avaliação da atividade na doença ocular da tireoide.

Atividade/CAS – o escore final (máximo 7) é a soma dos itens a seguir:

- Dor retrobulbar espontânea
- Dor na movimentação ocular para baixo ou para cima
- Eritema palpebral
- Eritema conjuntival
- Edema palpebral
- Inflamação de carúncula e/ou plica
- Edema conjuntival

CAS: escore de atividade clínica (*clinical activity score*). (Adaptado de Bartalena et al., 2021;[18] Mourits et al., 1997.[24])

Quadro 30.3 Classificação quanto à gravidade da doença ocular da tireoide.

Leve	Quadro clínico com mínimo impacto na vida diária e que não justifica tratamento imunossupressor ou cirúrgico. Em geral, apresenta um ou mais dos seguintes achados: retração palpebral < 2 mm, envolvimento leve de partes moles, proptose < 3 mm acima do limite de referência para sexo e grupo étnico, diplopia ausente/intermitente, pequena exposição de córnea que melhora com o uso de colírios lubrificantes
Moderada/grave	Pacientes com doença cujo impacto nas atividades diárias seja suficientemente grande, que justifique o risco de imunossupressão (se doença ativa) ou intervenção cirúrgica (se doença crônica). Presença de um ou mais dos seguintes achados: retração palpebral > 2 mm, envolvimento moderado/grave de partes moles, proptose > 3 mm acima do limite de referência para sexo e grupo étnico, diplopia inconstante/constante
Grave/ameaça à visão	Pacientes com neuropatia óptica e/ou acometimento de córnea, que necessitam de intervenção imediata

(Adaptado de Bartalena et al., 2021;[18] Wang et al., 2018.[19])

Quadro 30.4 Protocolo TEAMeD de avaliação inicial.

- Realizar o diagnóstico de doença ocular da tireoide (DOT) com precisão, medindo o TRAb
- Rastrear DOT em todos os pacientes com DG a cada consulta médica
- Informar todos os pacientes com DG sobre o risco de DOT
- Prevenir DOT: incentivar a interrupção do tabagismo, alcançar eutireoidismo com a maior brevidade possível, evitar administração de radioiodo em pacientes com DOT ativa, evitar hipotireoidismo após o tratamento com radioiodo
- Encaminhar pacientes com DOT moderada a grave para centros especializados em DOT

DG: doença de Graves; TEAMeD: *Thyroid Eye Disease Amsterdam Declaration*; TRAb: autoanticorpos contra receptores do hormônio estimulador da tireoide. (Adaptado de Perros et al., 2015;[20] Perros e Wiersinga 2010.[22])

TRATAMENTO CLÍNICO DA DOENÇA OCULAR DA TIREOIDE

Historicamente, a ausência de um tratamento efetivo e seguro para a DOT deixou os pacientes órfãos de boas opções para o manejo da doença. Muitos pacientes eram aconselhados a "esperar para ver", até sua doença se tornar inativa. A DOT é, em geral, leve e autolimitada, com apenas 2 a 5% dos casos evoluindo para estágios mais graves.[4] Medidas estratégicas simples, como interrupção do tabagismo ou uso do selênio, podem ser fatores controladores da doença. Alcançar e manter o eutireoidismo é muito importante, já que tanto o hipertireoidismo quanto o hipotireoidismo são fatores deletérios para a DOT, por exacerbarem a autoimunidade.[18] O Quadro 30.5 destaca algumas recomendações cruciais na abordagem ao paciente com DOT. As principais novidades em opções de tratamento da DOT associadas aos seus alvos celulares estão resumidas na Figura 30.2. Na Figura 30.4, é apresentada uma proposta de abordagem ao paciente com doença moderada a grave.

Quadro 30.5 Recomendações iniciais na abordagem clínica da doença ocular da tireoide (DOT).

- Considerar a possibilidade de DOT em pacientes diagnosticados como apresentando "conjuntivite" ou alergia ocular quando os sintomas forem persistentes e houver falha do tratamento proposto
- Solicitar testes de função tireoidiana em todos os pacientes com diagnóstico recente ou suspeita de DOT
- Para todos os pacientes com doença de Graves e/ou DOT tabagistas: aconselhar interrupção do tabagismo e referenciar para serviços auxiliares de tratamento do tabagismo
- Fornecer informações de boa qualidade sobre os efeitos do tabagismo na DOT
- Pacientes com diagnóstico recente de DOT leve: iniciar tratamento com selenito de sódio, 100 mg, 2 vezes/dia, durante 6 meses
- Corrigir imediatamente o hipotireoidismo com introdução ou ajuste na dose de levotiroxina
- No diagnóstico inicial de DOT e evidências bioquímicas de hipertireoidismo subclínico: iniciar fármaco antitireoidiano tão logo quanto possível, com monitoramento cuidadoso, para evitar o hipotireoidismo
- Se sintomas sugestivos de exposição da córnea: usar colírios lubrificantes

Adaptado de Bartalena et al., 2021;[18] Perros et al., 2015.[20]

Tratamento sintomático

As lágrimas artificiais ou colírios para lubrificação ocular podem aliviar os sintomas de acometimento da córnea (lacrimejamento excessivo e sensação de corpo estranho), sobretudo durante o período de leitura prolongada ou uso de dispositivos, como computador ou telefone celular.[18] O uso noturno de pomadas lubrificantes com propriedades osmoprotetoras e bandagem (oclusão) noturna pode melhorar as queixas matinais, principalmente se houver lagoftalmo, proptose ou proeminente retração palpebral, visto que propiciam maior proteção epitelial da córnea.[18] Outras medidas sintomáticas, como compressas frias, proteção contra a luz (chapéus, óculos escuros) e toxina botulínica para retração palpebral superior, também são possíveis recursos para melhorar os sintomas.[26]

Tabagismo

A interrupção ou a diminuição do tabagismo deve ser fortemente incentivada, pois melhora a evolução e a resposta ao tratamento clínico. Os pacientes com DG e DOT devem ser veementemente encorajados a parar de fumar, já que o cigarro é um enorme fator de risco para o surgimento e a progressão da DOT, além de afetar negativamente a resposta ao tratamento, por provavelmente induzir adipogênese e síntese de glicosaminoglicanos.[26,28]

Selênio

A suplementação com selênio (100 mg, 2 vezes/dia) pode ter efeito na estabilização da DOT levemente ativa em áreas reconhecidamente selênio-deficientes; contudo, não existem dados concretos da sua utilidade na profilaxia ou em casos de DOT de atividade moderada a grave.[29] Observou-se que o uso prolongado de selênio em altas doses (200 a 300 mg/dia) pode aumentar o risco de diabetes melito tipo 2, doença vascular periférica, glaucoma e mortalidade geral, além de interferir com antiagregantes plaquetários e anticoagulantes; por isso, limita-se seu uso a um máximo de 6 meses.[30]

Corticoterapia

A corticoterapia pode atenuar a inflamação decorrente da DOT e reduzir o edema de tecidos moles, porém os corticosteroides são efetivos apenas em cerca de metade dos pacientes com a doença em fase ativa. Ademais, eles falham na redução da proptose e da diplopia presentes na DOT e são associados a sérios efeitos adversos que limitam a dose e a duração do tratamento. Alguns pacientes apresentam rebote com reativação da doença uma vez que a terapia com corticoide é interrompida, com reaparecimento da inflamação.[11]

Corticosteroide oral

O corticosteroide oral (CTO) é útil na profilaxia do desenvolvimento ou na progressão da DOT após o tratamento com radioiodo na DG com DOT levemente ativa, ou quando houver fatores de risco para surgimento de DOT pós-radioiodo.[18,24] Em pacientes com DOT leve ou de alto risco (p. ex., tabagistas), recomenda-se prednisona na dose de 0,3 a 0,5 mg/kg.[31-33] Já em indivíduos com baixo risco, admite-se o uso da medicação em dose reduzida (0,2 a 0,3 mg/kg), com duração de 2 a 3 semanas.[33] O CTO tem efeito nos sinais inflamatórios, como edema e dismotilidade ocular, mas tem resultado bastante limitado na proptose. Na doença ativa, quando utilizado precocemente, pode reduzir sequelas causadas pela intensa atividade inflamatória na musculatura ocular extrínseca, reduzindo o risco de fibrose pós-inflamatória e diplopia.[34,35] Mesmo não sendo mais utilizada como primeira linha de tratamento, se usada na DOT moderada a grave, a prednisona deve ser administrada em doses altas, como 80 a 100 mg/dia (ou 1 mg/kg/dia), e, em geral, necessita ser mantida por longos períodos (3 a 6 meses), resultando, com frequência, em efeitos adversos e risco de recidiva da inflamação após a descontinuação do tratamento.[35] Por isso, a tendência atual é substituir a CTO pela corticoterapia intravenosa (CTIV) com metilprednisolona.[18,27]

Corticosteroide intravenoso

Vários estudos demonstram que a CTIV é superior quanto à eficácia e à tolerabilidade ao tratamento com CTO, de modo que representa a primeira opção no tratamento da DOT ativa moderada a grave (Figura 30.5).[33,35,36] Ela é, sobretudo, mais eficaz na melhora da inflamação local e do acometimento muscular, com efeito insignificante na proptose.[35,36] O tratamento com CTIV pode resultar em melhora do quadro em prazos curtos, como 1 semana.[37]

Existem vários protocolos de pulsoterapia IV com metilprednisolona, com diferentes doses, intervalos entre doses, duração de tratamento, dose cumulativa e associação ou não com a radioterapia ou o micofenolato.[36] Em geral, deve ser prescrita na dose inicial, que varia de 0,25 a 0,75 g (geralmente 0,5 g), em esquema de *bolus* semanal (com duração de 6 a 12 semanas) e dose cumulativa máxima de 6 a 8 g. O esquema mais empregado utiliza seis *bolus* semanais de 0,5 g, seguidos de outros seis *bolus* semanais de 0,25 g de metilprednisolona.[26] Em caso de diplopia, um esquema com doses maiores pode ser preferido (seis *bolus* semanais de 0,75 g, seguidos de outros seis *bolus* semanais de 0,5 g de metilprednisolona, com dose cumulativa máxima de 7,5 g).[26,36] Nos casos de neuropatia óptica (NO), o esquema com dose de 0,75 g, em dias alternados, por 14 dias consecutivos, pode ser empregado.[26] A atividade e a gravidade da doença devem ser cuidadosamente reavaliadas após 6 semanas de CTIV.[38] Pacientes que não apresentam melhora dentro desse prazo têm menor probabilidade de se beneficiarem da continuidade do tratamento. Aproximadamente apenas um terço de pacientes não responsivos apresentam melhora com o uso do fármaco após esse prazo, e, por isso, após 6 semanas, o tratamento deve ser suplementado ou substituído por fármacos de segunda linha.[38,39]

É indispensável que uma minuciosa avaliação hepática, incluindo marcadores virais e de hepatite autoimune, e de outras

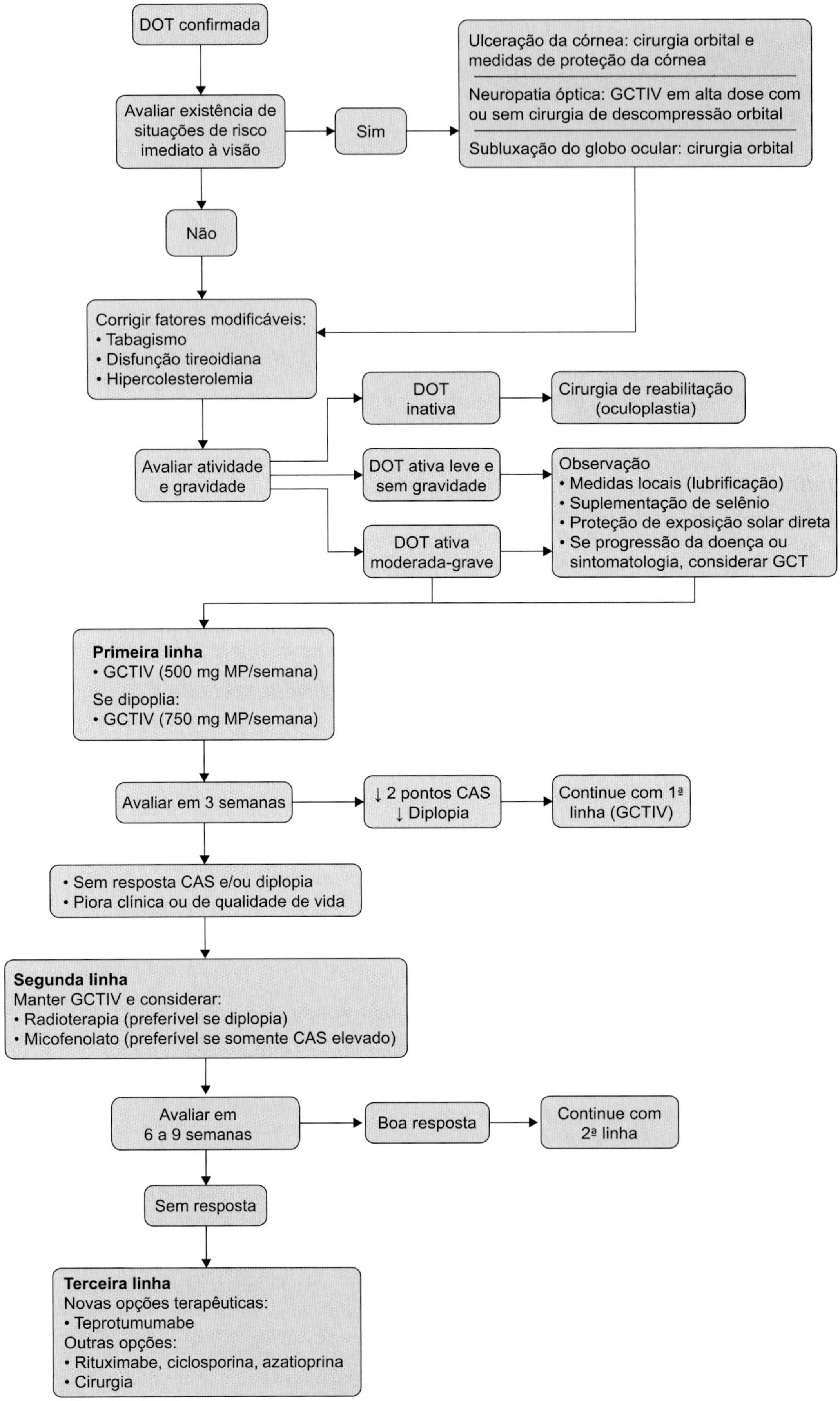

Figura 30.4 Fluxograma do tratamento da doença ocular da tireoide (DOT). CAS: escore de atividade clínica; GCT: terapia com glicocorticoide; GCTIV: terapia intravenosa com glicocorticoide. (Adaptada de Davies, 2020.[38])

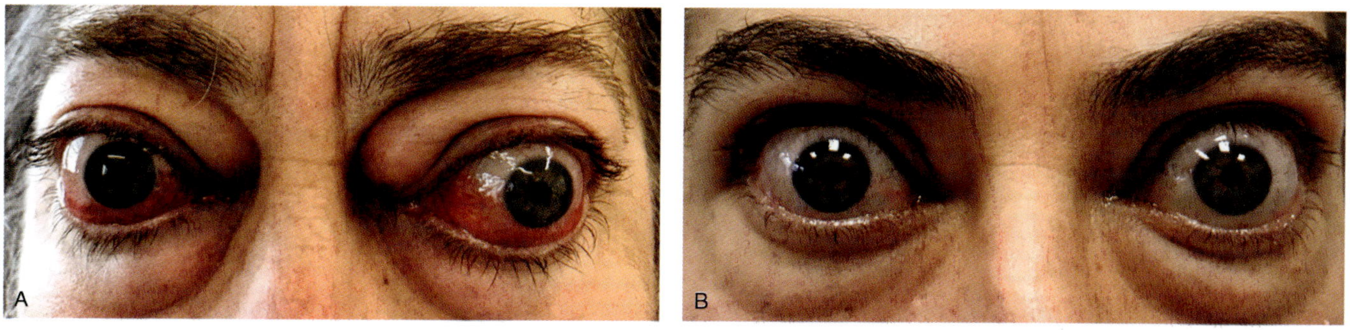

Figura 30.5 A. Doença ocular da tireoide moderada a grave, em fase ativa (CAS 6), apresentando eritema palpebral, edema palpebral, eritema de conjuntiva, quemose e inflamação de carúncula. **B.** Seis meses após o tratamento com metilprednisolona intravenosa.

situações de risco para imunossupressão (p. ex., tuberculose, estrongiloidíase, covid-19, infecção pelo HIV etc.), seja feita antes do tratamento.[23] Na área médica, recomenda-se o tratamento com antiparasitários antes da CTIV. Metilprednisolona em altas doses, geralmente *bolus* excedendo 0,5 g ou dose cumulativa maior que 8,5 g, pode exercer efeito citotóxico, dose-dependente, no fígado e contribuir para hepatite e/ou insuficiência hepática grave, com casos fatais já relatados na literatura.[40] Por isso, a função hepática deve ser regularmente acompanhada, de preferência semanalmente, durante o uso de CTIV e até 6 meses após o término do tratamento, assim como outros parâmetros metabólicos e cardiovasculares.[18,35,41]

Caso o risco de efeitos colaterais ultrapasse os benefícios, o emprego de CTIV deve ser interrompido, iniciando-se um tratamento alternativo, como a associação com radioterapia, novos medicamentos emergentes ou cirurgia de descompressão orbital.[18,26,35]

Radioterapia orbital

A radioterapia exerce ação direta nos linfócitos que infiltram as órbitas; portanto, tem efeito anti-inflamatório, sobretudo em partes moles e na musculatura ocular extrínseca (em casos de diplopia), inclusive potencializando o efeito da corticoterapia.[35,36] Em geral, os protocolos utilizados aplicam doses totais de 20 Gy/órbita, fracionadas em um período total de 2 semanas (10 doses), embora alguns estudos já demonstrem a eficácia de doses reduzidas (10 Gy).[42] Doses mais elevadas não são recomendadas.[36] A combinação de radioterapia e CTIV se mostrou mais efetiva do que cada modalidade de tratamento isolada,[43] diferentemente do que foi observado com a associação de radioterapia e CTO.[44]

Alguns princípios básicos da radioterapia aplicada à DOT merecem ser ressaltados: (a) não é aplicável ao tratamento meramente estético; (b) não está indicada aos casos de DOT ativa leve ou inativa; (c) é indicada nos casos de DOT ativa moderada a grave; (d) há maior eficácia de radioterapia associada ao CTO, quando comparada com o CTO isoladamente; (e) a combinação de radioterapia e CTIV é mais eficaz do que a de CTO e radioterapia; (f) quanto mais avançado for o processo inflamatório fibrótico, menor será a chance de resposta; (g) a resposta à radioterapia é tardia, necessitando de mais de 6 meses após a sua administração.[42,44]

O efeito adverso mais frequente da radioterapia é o surgimento de catarata. Contudo, é preciso considerar que a própria corticoterapia pode precipitar seu aparecimento. Outros efeitos adversos observados são alopecia de sobrancelhas e olho seco. A radioterapia não provoca complicações graves, exceto alterações visuais ou cegueira no contexto de retinopatia diabética preexistente, o que contraindica o seu uso.[42,44]

Antagonistas do IGF-1R

Moléculas que atuam especificamente no IGF-1R (anticorpos monoclonais e pequenas moléculas) foram inicialmente desenvolvidas para o tratamento do câncer, mas sem eficácia demonstrada. Posteriormente, esses fármacos foram considerados como potenciais terapias no manejo da DOT. A ação do teprotumumabe, um anticorpo monoclonal completamente humano que tem como alvo o IGF-1R, é voltada ao tecido conjuntivo orbital e parece influenciar o sistema imune na circulação periférica. Evidências recentes sugerem que o fármaco pode reduzir a velocidade da resposta imune/inflamatória associada à DOT.[45] Especificamente, células mononucleares presentes em pacientes acometidos, quando tratados com antagonistas de IGF-1R, são menos propensas a interações celulares que ocorrem entre células T e células que apresentam o antígeno. Essas interações são dificultadas pela redução da expressão de moléculas coestimulatórias em células que apresentam o antígeno, tais como CD80, CD86 e PD-L1, e agem na redução da expressão de moléculas de MHC classe 2. Como a inibição do IGF-1R pode atenuar a sinalização iniciada tanto pelo IGF-1R como pelo TSHR, essa propriedade de sinalização interconectada entre os dois receptores de classes distintas (RTKs e GPCRs) pode "matar dois coelhos com uma cajadada só", ampliando as possibilidades de respostas clínicas positivas. Após o sucesso de dois estudos clínicos que avaliaram o uso de teprotumumabe como tratamento para a forma ativa de DOT moderada a grave, a medicação foi aprovada pela Food and Drug Administration (FDA) dos EUA para o tratamento da doença. No Brasil, o teprotumumabe também foi aprovado pela Agência Nacional de Vigilância Sanitária (Anvisa) e está disponível para uso no país, embora o acesso seja dificultado pelo alto custo do tratamento.[45-49] O teprotumumabe liga-se ao receptor do IGF-1 (IGF-1R) com alta afinidade e comporta-se farmacologicamente como bloqueador funcional da ativação dele por seus ligantes (IGF-1 e IGF-2), causando, também, sua internalização.[27] Ele é administrado por via intravenosa (IV) na dose inicial de 10 mg/kg, seguida de 20 mg/kg a cada 3 semanas, em um total de oito infusões.[49,50]

Em um estudo clínico multicêntrico envolvendo pacientes com DOT ativa moderada a grave, obteve-se excelente resultado, já alcançado entre as primeiras 6 a 12 semanas de tratamento: (a) efeito anti-inflamatório, com redução de 3,4 pontos (± 0,2 desvio-padrão [DP]) no CAS; (b) 2,5 mm (± 0,2 DP) na proptose; (c) melhora da diplopia e da qualidade de vida.[49] Ao todo, 83% dos pacientes tiveram pelo menos 2 mm de redução na proptose, comparados com 16% do grupo placebo. Em estudo prévio semelhante, os percentuais correspondentes foram de 77 e 10%, respectivamente.[49] Esses resultados são considerados clinicamente significativos, já que podem reduzir consideravelmente danos na córnea. O teprotumumabe é o único imunossupressor que propicia melhora significativa da proptose.[27,51] A medicação mostrou-se no mínimo tão efetiva quanto resultados cirúrgicos na redução da proptose, um efeito sem precedentes em relação a outros tratamentos clínicos. Hiperglicemia, distúrbios auditivos, espasmos musculares, náuseas, alopecia, diarreia, fadiga, ageusia, cefaleia e xerostomia estão entre os efeitos adversos relatados.[48,49]

Outros imunossupressores

Quando há dificuldade de controle da doença com estratégias consideradas como de primeira linha (uso de CTIV ou inibidor do IGF-1R), o uso de outros imunossupressores como segunda linha de tratamento precisa ser considerado (p. ex., micofenolato de mofetila, rituximabe, etanercepte, adalimumabe, tocilizumabe, metotrexato, azatioprina, ciclosporina, ciclofosfamida etc.) para DOT moderada a grave.[18,27,34]

Micofenolato de mofetila

Trata-se de um imunossupressor que inibe a resposta proliferativa de linfócitos T e B, além de modular a produção de anticorpos por linfócitos B e o processo de quimiotaxia no tecido inflamado.[52] Nos últimos anos, alguns estudos clínicos demonstraram sua eficácia quando usado em combinação com o CTIV em casos de DOT.[52-54] No entanto, o micofenolato não se mostrou capaz de efeito clínico relevante na redução de proptose e/ou da diplopia.[54,55] A equivalência de doses entre o micofenolato de mofetila e o micofenolato de sódio é de 500 para 360 mg, respectivamente. Na DOT, a dose utilizada geralmente é: (a) micofenolato de mofetila, 1 g, 2 vezes/dia, por via oral, durante 24 semanas; ou (b) micofenolato de sódio, 360 mg, 2 vezes/dia, por via oral, durante 24 semanas.[52-54]

Rituximabe

Esse anticorpo monoclonal tem como efeito principal a redução do número de células B CD20$^+$, que parecem ser cruciais na fisiopatologia da DOT. De fato, ele age como inibidor da ação dos linfócitos B como célula apresentadora de antígenos e, adicionalmente, leva à redução de células produtoras de autoanticorpos (contra receptores do TSH e do IGF-1).[27,34] Em dois estudos clínicos prospectivos, duplos-cegos e randomizados, em que se avaliou o rituximabe (RTX) em casos de DOT moderada a grave e ativa com CAS > 3, os resultados do tratamento foram bastante discrepantes.[56,57] No estudo europeu, RTX (2 × 1.000 mg IV, com intervalo de 2 semanas; ou 1 × 500 mg) foi comparado com o CTIV (metilprednisolona, 7,5 g IV, distribuído em 12 semanas).[56] O CAS diminuiu em ambos os grupos, mas o declínio foi mais proeminente no grupo RTX, com 24 semanas após o tratamento ($p < 0{,}006$). Valores de CAS < 3 foram observados em 69% do grupo CTIV *versus* 100% no grupo RTX ($p = 0{,}043$). Recidiva da doença não foi observada no grupo RTX, mas foi detectada em 30% dos pacientes que receberam CTIV.[56] Em contrapartida, no estudo americano, em que RTX foi comparado com o placebo, não houve diferença na proporção de pacientes com resposta satisfatória no tocante à redução do CAS.[57]

A tamanha discrepância de resposta ao tratamento com RTX entre os dois estudos clínicos citados talvez possa ser atribuída a diferenças existentes entre as suas populações, como idade, duração da DOT e níveis do TRAb. Em metanálise de quatro estudos, em que 113 pacientes com RTX foram comparados com 108 do grupo-controle (tratados com glicocorticoides ou solução salina), a redução no CAS com 24 semanas foi significativamente maior no grupo do RTX. Em contraste, não houve diferença significativa na redução da proptose entre os dois grupos.[58]

Em caso de suspeita ou predisposição à neuropatia óptica, RTX deve ser evitado, já que a lise maciça de linfócitos B orbitais pode levar a rápido edema tissular e piora do quadro de compressão do nervo óptico.[59]

Tocilizumabe

É um anticorpo monoclonal antirreceptor de interleucina 6 (IL-6). A razão do seu uso se baseia no fato de que, na DOT ativa, em virtude da infiltração orbital por linfócitos T-CD4$^+$, ocorre franca elevação dos níveis de IL-6, provocando liberação de citocinas e, consequentemente, produção de glicosaminoglicanos, edema e adipogênese.[60] Em dois estudos totalizando 50 pacientes, o uso do tocilizumabe demonstrou-se eficaz na melhora do CAS e da proptose.[27,60] No entanto, esses dados precisam ser replicados em estudos maiores.

Ciclosporina

Indispensável no manejo de pacientes transplantados, é capaz de bloquear a secreção de IL-2 por linfócitos T. Após alguns resultados satisfatórios em séries de casos envolvendo pacientes com DOT, outros estudos demonstraram sua ineficácia quando usada como monoterapia.[27,61-63] Contudo, seu uso em combinação com um CTO se demonstrou superior à corticoterapia oral isolada no manejo de DOT ativa moderada a grave. Os efeitos adversos mais observados da ciplosporina são: toxicidade hepática ou renal, hiperplasia gengival e hipertensão.[61-63]

Azatioprina

Trata-se de um agente imunomodulador e antiproliferativo, com mecanismo de ação semelhante ao do micofenolato de mofetila, sobretudo usado como alternativa à corticoterapia. No tratamento da DOT, a azatioprina mostrou-se ineficaz em monoterapia.[64] Dados escassos sugerem que, se usada em combinação com CTO, ela pode promover a redução de recidiva da atividade da doença após a suspensão da corticoterapia, com ação direta inibitória da adipogênese.[65] No entanto, por questões de eficácia e tolerabilidade, o micofenolato de mofetila é considerado o agente antiproliferativo de escolha.[27,34]

Inibidores do fator de necrose tumoral alfa (TNF-α), como etarnecepte e adalimumabe, já foram usados em estudos menores, com resultados anti-inflamatórios modestos na DOT ativa. Contudo, nenhum estudo clínico randomizado foi efetuado.[44,66]

Tratamento clínico da neuropatia óptica

A neuropatia óptica é uma emergência médica que exige imediata hospitalização para tratamento com CTIV e, em alguns casos resistentes, adicional cirurgia de descompressão orbital. Alguns relatos de caso reportam resposta a agentes imunomoduladores, como infliximabe e tocilizumabe.[61,62]

Tratamento cirúrgico da doença ocular da tireoide

O tratamento cirúrgico da DOT tem evoluído ao logo do tempo e pode ser indicado basicamente em duas situações: (1) na fase de atividade inflamatória da doença, quando houver risco de perda visual apesar do tratamento clínico adequado – nessa situação, a cirurgia indicada é a descompressão da órbita; (2) na fase inativa da doença, após a estabilização do quadro inflamatório orbital e o controle da função tireoidiana, visando à reabilitação funcional e estética do paciente mediante cirurgias para correção de proptose, estrabismo e alterações palpebrais.[22,67]

Tratamento cirúrgico da fase ativa da doença ocular da tireoide

A cirurgia de descompressão orbital (CDO), o tratamento com corticosteroides e a radioterapia orbital constituem os três pilares para o tratamento dos pacientes com DOT durante a fase ativa e que apresentam quadro moderado a grave da doença.[22,67,68] A CDO fica reservada para indivíduos com exoftalmia acentuada, apresentando grave ceratopatia de exposição e neuropatia óptica refratárias ao tratamento clínico adequado (Figura 30.6).[22,68] A CDO é realizada por meio da remoção de parte do componente ósseo da órbita, de uma ou mais paredes, com o objetivo de expandir o espaço para o conteúdo orbital que aumentou de volume.[67,69] A ressecção parcial da gordura orbital também pode ser empregada, com a finalidade de reduzir o volume do conteúdo orbital e melhorar os resultados da cirurgia.[69,70] A CDO não atua diretamente no mecanismo patogênico da DOT, mas é bastante eficaz em reduzir proptose e ceratopatia de exposição, congestão venosa, pressão intraocular e compressão do nervo óptico, sendo esta última a principal causa de perda visual em pacientes com quadro muito grave de DOT na fase ativa.[67,69-71]

A neuropatia óptica é uma complicação potencialmente capaz de levar à cegueira e ocorre em até 5% dos pacientes. Em casos de neuropatia óptica persistente, a despeito de tratamento clínico adequado (glicocorticoide intravenoso ou oral), a descompressão da parede medial da órbita, por via externa ou transnasal endoscópica, promove melhora rápida e tem sido considerada a abordagem mais eficaz para esses casos.

Tratamento cirúrgico da fase inativa da doença ocular da tireoide

A maioria dos cirurgiões concorda que o tratamento cirúrgico com a finalidade de reabilitação funcional e estética deve ser postergado até que o paciente esteja eutireóideo e que as manifestações da DOT estejam estáveis por pelo menos 6 meses.[67,69,70] Se for necessário mais de um procedimento, a sequência mais aceita é que seja realizada primeiro a CDO, seguida da cirurgia de estrabismo e, por fim, da cirurgia para correção das alterações palpebrais.[72-75]

Descompressão orbital. Na fase inativa da DOT, os pacientes que apresentam proptose desfigurante podem realizar CDO de uma, duas ou três paredes (Figura 30.7). A técnica empregada vai depender do grau de proptose, da opção do cirurgião, entre outros fatores. Nos casos leves, pode-se optar por descomprimir apenas a parede lateral. Nos casos mais acentuados, tem sido indicada a descompressão das paredes lateral e medial, que tem como objetivo reduzir a proptose e o risco de diplopia.[72,73]

A descompressão das paredes lateral, medial e inferior pode ser necessária nos casos mais graves.[70,73]

Cirurgia de estrabismo. Na fase inativa da DOT, a cirurgia muscular está indicada para pacientes com diplopia que apresentam estrabismo restritivo, causado pela fibrose muscular, ou que cursam com alteração da motilidade ocular extrínseca após a CDO.[70]

Cirurgia das pálpebras. A cirurgia para correção da retração palpebral superior vai depender da gravidade da condição de cada paciente. A müllerectomia transconjuntival isolada ou combinada com o recuo da aponeurose do músculo levantador da pálpebra superior é a técnica mais empregada.[70]

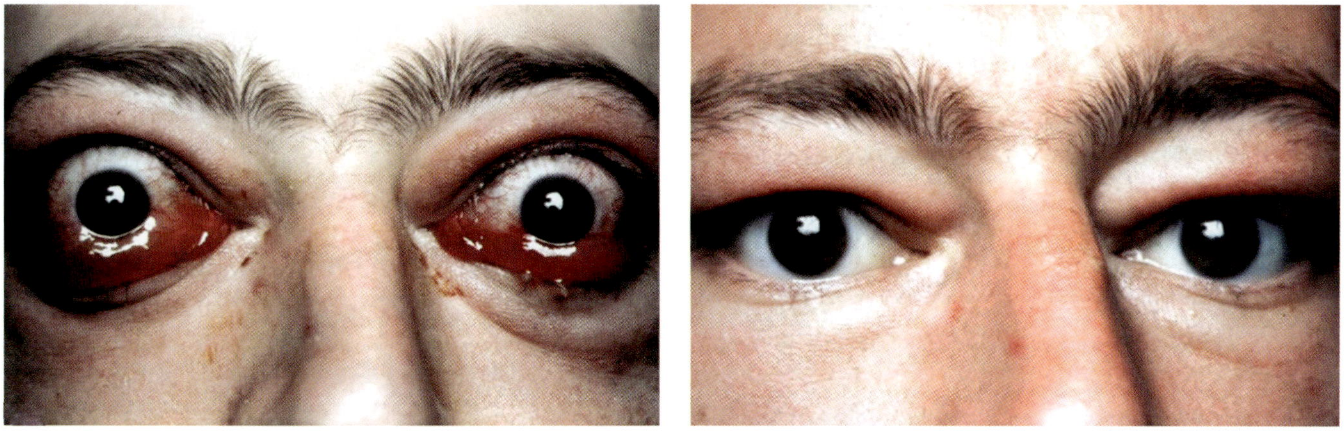

Figura 30.6 Caso grave de doença ocular da tireoide ativa em que a cirurgia por descompressão transpalpebral/endonasal combinada se mostrou plenamente eficaz. (Cortesia do Prof. George Kahaly.)

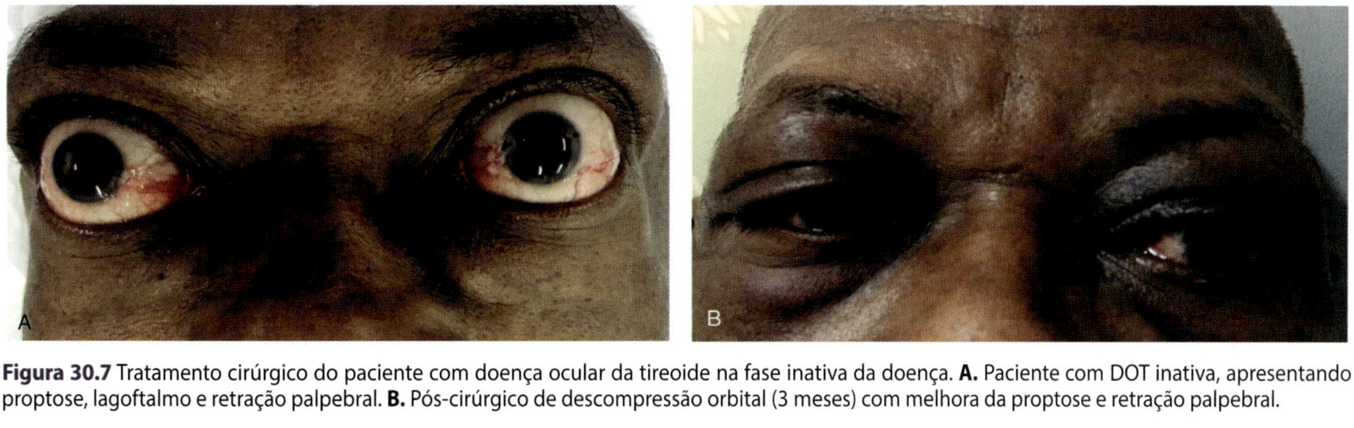

Figura 30.7 Tratamento cirúrgico do paciente com doença ocular da tireoide na fase inativa da doença. **A.** Paciente com DOT inativa, apresentando proptose, lagoftalmo e retração palpebral. **B.** Pós-cirúrgico de descompressão orbital (3 meses) com melhora da proptose e retração palpebral.

Resumo

Antes de iniciar um tratamento específico para a doença ocular da tireoide (DOT), recomendam-se a correção de qualquer disfunção tireoidiana e a eliminação dos fatores de risco (tabagismo). O primeiro passo é determinar se a DOT é grave e ativa. Na DOT não grave, medidas de apoio são habitualmente suficientes (em até 80% dos casos), mesmo se a doença ocular apresentar algum grau de atividade. Se a DOT for grave, o grau de atividade da doença ocular deve ser avaliado. A DOT ativa e grave deve ser tratada clinicamente (glicocorticoides intravenosos, micofenolato de mofetila, radioterapia orbitária, terapia anti-IGF-1R etc.) ou cirurgicamente (descompressão orbitária). Deve-se ter em mente que o tratamento clínico não afasta a possibilidade nem a necessidade de uma descompressão cirúrgica subsequente e vice-versa, se a DOT permanecer ativa a despeito de qualquer tratamento. Se a DOT é grave, mas tem um grau limitado de atividade, a descompressão orbitária é preferida, pois o tratamento clínico é pouco eficaz. A cirurgia de reabilitação para corrigir as manifestações residuais da doença é realizada posteriormente, depois da descompressão clínica ou cirúrgica, e apenas quando há firme evidência de que a DOT permaneceu inativa por vários meses. A cirurgia dos músculos oculares deve preceder a cirurgia das pálpebras. A descompressão orbitária pode ser considerada em casos de proptose inaceitável em termos cosméticos.

REFERÊNCIAS BIBLIOGRÁFICAS

1. Bartalena L, Piantanida E, Gallo D et al. Epidemiology, Natural history, risk factors, and prevention of Grave's orbitopathy. Front Endocrinol (Lausanne). 2020; 11:615993.
2. Wiersinga W et al. Predictive score for the development or progression of Grave's orbitopathy in patients with newly diagnosed Grave's hyperthyroidism. Eur J Endocrinol. 2018; 178:635-43.
3. Bahn RS. Current Insights into the pathogenesis of Grave's ophthalmopathy. Horm Metab Res. 2015; 47:773-8.
4. Fox TJ, Anastasopoulou C. Graves orbitopathy. In: StatPearls [Internet]. Treasure Island (FL): StatPearls Publishing; 2024.
5. Lee MH et al. Risk factors of thyroid eye disease. Endocr Pract. 2001; 27:245-5.
6. Rossetti CL et al. Covid-19 and thyroid function: what do we know so far? Front Endocrinol (Lausanne). 2022; 13:1041676.
7. Bartalena L, Gallo D, Tanda ML et al. Thyroid eye disease: epidemiology, natural history, and risk factors. Ophthal Plast Reconstr Surg. 2023; 39:S2-S8.
8. Denisova K, Barmettler A. Evaluating the thyroid eye disease patient. Int Ophthalmol Clin. 2021; 61:33-52.
9. Smith BR, Hall R. Thyroid-stimulating immunoglobulins in Grave's disease. Lancet. 1974; 2:427-31.
10. Ugradar S et al. Teprotumumab for the treatment of chronic thyroid eye disease. Eye (Lond). 2022; 36:1553-9.
11. Smith TJ. Understanding pathogenesis intersects with effective treatment for thyroid eye disease. J Clin Endocrinol Metab. 2022; 107:S13-S26.
12. Pritchard J, Horst N, Cruikshank W et al. Igs from patients with Graves' disease induce the expression of T cell chemoattractants in their fibroblasts. J. Immunol.2002; 168:942-50.
13. Pritchard J, Han R, Horst N et al. Immunoglobulin activation of T cell chemoattractant expression in fibroblasts from patients with Graves' disease is mediated through the insulin-like growth factor I receptor pathway. J. Immunol. 2003; 170:6348-54.
14. Tsui S et al. Evidence for an association between thyroid-stimulating hormone and insulina-like growth factor 1 receptors: a tale of two antigens implicated in Graves' disease. J. Immunol. 2008; 181:4397-405.
15. Douglas RS, Gianoukakis AG, Kamat S et al. Aberrant expression of the insulin-like growth factor-1 receptor by T cells from patients with Grave's disease may carry functional consequences for disease pathogenesis. J Immunol. 2007; 178:3281-7.
16. Douglas RS et al. B cells from patients with Grave's disease aberrantly express the IGF-1 receptor: implications for disease pathogenesis. J Immunol. 2008; 181:5768-74.
17. Hoang TD, Stocker DJ, Chou EL et al. 2022 Update on clinical management of Grave's disease and thyroid eye disease. Endocrinol Metab Clin North Am. 2022; 51:287-304.
18. Bartalena L et al. The 2021 European Group on Grave's orbitopathy (EUGOGO) clinical practice guidelines for the medical management of Grave's orbitopathy. Eur J Endocrinol. 2021; 185:G43-G67.
19. Wang Y et al. Thyroid orbitopathy. Int Ophthalmol Clin. 2018; 58:137-79.
20. Perros P et al. Management of patients with Grave's orbitopathy: initial assessment, management outside specialised centres and referral pathways. Clin Med. 2015; 15:173-8.
21. Dolman PJ, Rootman J. VISA Classification for Graves orbitopathy. Ophthal Plast Reconstr Surg. 2006; 22:319-24.
22. Perros P, Wiersinga WM. The Amsterdam declaration on Grave's orbitopathy. Thyroid. 2010; 20:245-6.
23. Lee V, Avari P, Williams B et al. A survey of current practices by the British Oculoplastic Surgery Society (BOPSS) and recommendations for delivering a sustainable multidisciplinary approach to thyroid eye disease in the United Kingdom. Eye (Lond). 2020; 34:1662-71.
24. Mourits MP, Prummel M, Wiersinga WM et al. Clinical activity score as a guide the management of patients with Grave's ophthalmopathy.1997; 47:9-14.
25. Werner SC. Modification of the classification of the eye changes of Grave's disease. Am J Ophthalmol. 1977; 83:725-7.
26. Drui D, Du Pasquier Fediaevski L, Vignal Clermont C et al. Grave's orbitopathy: diagnosis and treatment. Ann Endocrinol (Paris). 2018; 79:656-64.
27. Genere N, Stan MN. Current and emerging treatment strategies for Grave's Orbitopathy. Drugs. 2019; 79:109-24.
28. Cawood TJ, Moriarty P, O'Farrelly C et al. Smoking and thyroid-associated ophthalmopathy: a novel explanation of the biological link. J Clin Endocrinol Metab. 2007; 92:59-64.
29. Marinò M, Dottore GR, Leo M et al. Mechanistic pathways of selenium in the treatment of Graves' disease and Grave's orbitopathy. Horm Metab Res. 2018; 50:887-93.
30. Rayman MP et al. Effect of long-term selenium supplementation on mortality: Results from a multiple-dose, randomised controlled trial. Free Radic Biol Med. 2018; 127:46-54.
31. Shiber S, Stiebel-Kalish H, Shimon I et al. Glucocorticoid regimens for prevention of Graves' ophthalmopathy progression following radioiodine treatment: systematic review and meta-analysis. Thyroid. 2014; 24:1515-23.
32. Bartalena L. Prevention of Grave's ophthalmopathy. Best Pract Res Clin. Endocrinol Metab. 2012; 26:371-9.
33. Bartalena L. The dilemma of how to manage Grave's hyperthyroidism in patients with associated orbitopathy. J Clin Endocrinol Metab. 2011; 96:592-9.
34. Kotwal A, Stan M. Current and future treatments for Grave's disease and Grave's ophthalmopathy. Horm Metab Res. 2018; 50:871-86.
35. Dickinson J, Perros P. Thyroid-associated orbitopathy: who and how to treat. Endocrinol Metab Clin North Am. 2009; 38:373-88.
36. Wiersinga WM. Management of Grave's ophthalmopathy. Nat Clin Pract Endocrinol Metab. 2007; 3:396-404.
37. Hart RH, Kendall-Taylor P, Crombie A et al. Early response to intravenous glucocorticoids for severe thyroid-associated ophthalmopathy predicts treatment outcome. J Ocul Pharmacol Ther. 2005; 21:328-36.
38. Davies TF et al. Grave's disease. Nat Rev Dis Prim. 2020; 6(1):52.
39. Bartalen L et al. Does early response to intravenous glucocorticoids predict the final outcome in patients with moderate-to-severe and active Graves' orbitopathy? J Endocrinol Invest. 2017; 40:547-53.
40. Moleti M et al. Acute liver damage following intravenous glucocorticoid treatment for Grave's ophthalmopathy. Endocrine. 2016; 54:259-68.
41. Bartalena, L. Grave's disease: Complications. In: Feingold KR et al. (ed.). Endotext [internet]. South Dartmouth (MA): MDText.com, Inc.; 2000.
42. Vilar-González S et al. Thyroid orbitopathy, an overview with special attention to the role of radiotherapy. Endocrinol y Nutr. 2015; 62:188-99.
43. Oeverhaus M et al. Combination therapy of intravenous steroids and orbital irradiation is more effective than intravenous steroids alone in patients with Grave's orbitopathy. Horm Metab Res. 2017; 49:739-47.
44. Rajendram R et al. Combined immunosuppression and radiotherapy in thyroid eye disease (CIRTED): a multicentre, 2 × 2 factorial, double-blind, randomised controlled trial. Lancet Diabetes Endocrinol. 2018; 6:299-309.
45. Fernando R, Caldera O, Smith TJ. Therapeutic IGF-I receptor inhibition alters fibrocyte immune phenotype in thyroid-associated ophthalmopathy. Proc Natl Acad Sci EUA. 2021; 118.
46. U.S. Food and Drug Administration (FDA). U.S. Food and Drug Administration (FDA). FDA approves first treatment for thyroid eye disease.
47. Strianese D. Efficacy and Safety of immunosuppressive agents for thyroid eye disease. Ophthal Plast Reconstr Surg. 2018; 34:S56-S59.
48. Łacheta D et al. Immunological aspects of Grave's ophthalmopathy. Biomed Res Int. 2019; 2019:7453260.
49. Smith TJ et al. Teprotumumab for thyroid-associated ophthalmopathy. N Engl J Med. 2017; 376:1748-61.
50. Douglas RS et al. Teprotumumab for the treatment of active thyroid eye disease. N Engl J Med. 2020; 382:341-52.
51. Wiersinga WM. Advances in treatment of active, moderate-to-severe Grave's ophthalmopathy. Lancet Diabetes Endocrinol. 2017; 5:134-42.
52. Kahaly GJ et al. Mycophenolate plus methylprednisolone versus methylprednisolone alone in active, moderate-to-severe Grave's orbitopathy (MINGO): a randomised, observer-masked, multicentre trial. Lancet Diabetes Endocrinol. 2018; 6:287-98.
53. Lee ACH, Riedl M, Frommer L et al. Systemic safety analysis of mycophenolate in Grave's orbitopathy. J Endocrinol Invest. 2020; 43:767-77.

54. Ye X et al. Efficacy and safety of mycophenolate mofetila in patients with active moderate-to-severe Grave's orbitopathy. Clin Endocrinol (Oxf). 2017; 86:247-55.
55. Taylor PN et al. New insights into the pathogenesis and nonsurgical management of Grave's orbitopathy. Nat Rev Endocrinol. 2020; 16:104-16.
56. Salvi M et al. Efficacy of B-cell targeted therapy with rituximabe in patients with active moderate to severe Grave's orbitopathy: a randomized controlled study. J Clin Endocrinol Metab. 2015; 100:422-31.
57. Stan MN et al. Randomized controlled trial of rituximabe in patients with Grave's orbitopathy. J. Clin Endocrinol Metab. 2015; 100:432-41.
58. Stan MN, Salvi M. Management of endocrine disease: rituximabe therapy for Grave's orbitopathy – lessons from randomized control trials. Eur J Endocrinol. 2017; 176:R101-R109.
59. Salvi M, Vannucchi G, Beck-Peccoz P. Potential utility of rituximabe for Grave's orbitopathy. J Clin Endocrinol Metab. 2013; 98:4291-9.
60. Perez-Moreiras JV et al. Efficacy of tocilizumabe in patients with moderate-to-severe corticosteroid-resistant Grave's orbitopathy: a randomized clinical trial. Am J Ophthalmol. 2018; 195:181-90.
61. Pascual-Camps I, Molina-Pallete R, Bort-Martí MA et al. Tocilizumabe as first treatment option in optic neuropathy secondary to Grave's orbitopathy. Orbit. 2018; 37:450-3.
62. Kahaly G, Yuan JP, Krause U et al. Ciclosporina and thyroid-stimulating immunoglobulins in endocrine orbitopathy. Res Exp Med. 1989; 189:355-62.
63. Kahaly G et al. Ciclosporina and prednisone vs. prednisone in treatment of Grave's ophthalmopathy: a controlled, randomized and prospective study. Eur J Clin Invest. 1986; 16:415-22.
64. Prummel MF et al. Prednisone and cyclosporine in the treatment of severe Grave's ophthalmopathy. N Engl J Med. 1989; 321:1353-9.
65. Perros P, Weightman DR, Crombie AL et al. Azathioprine in the treatment of thyroid-associated ophthalmopathy. Acta Endocrinol (Copenh). 1990; 122:8-12.
66. Paridaens D, van den Bosch WA, van der Loos TL et al. The effect of etanercept on Grave's ophthalmopathy: a pilot study. Eye (Lond). 2005; 19:1286-9.
67. Ayabe R, Rootman DB, Hwang CJ et al. Adalimumabe as steroid-sparing treatment of inflammatory-stage thyroid eye disease. Ophthal Plast Reconstr Surg. 2014; 30:415-9.
68. Krieger CC, Perry JD, Morgan SJ et al. TSH/IGF-1 receptor cross-talk rapidly activates extracellular signal-regulated quinases in multiple cell types. Endocrinology. 2017; 158:3676-83.
69. Chang EL, Bernardino CR, Rubin PAD. Transcaruncular orbital decompression for management of compressive optic neuropathy in thyroid-related orbitopathy. Plast Reconstr Surg. 2003; 112:739-47.
70. Burch HB. Grave's ophthalmopathy: current concepts regarding pathogenesis and management. Endocr Rev. 1993; 14:747-93.
71. Li Z, Cestari DM, Fortin E. Thyroid eye disease: what is new to know? Curr Opin Ophthalmol. 2018; 29:528-34.
72. Kacker A, Kazim M, Murphy M et al. "Balanced" orbital decompression for severe Grave's orbitopathy: technique with treatment algorithm. Otolaryngol Neck Surg Off J Am Acad. 2003; 128:228-35.
73. Mourits MP et al. Outcome of orbital decompression for disfiguring proptosis in patients with Grave's orbitopathy using various surgical procedures. Br J Ophthalmol. 2009; 93:1518-23.
74. Lee J, Lee H, Park M et al. Modified full thickness graded blepharotomy for upper eyelid retraction associated with thyroid eye disease in east Asians. Ann Plast Surg. 2016; 77:592-6.
75. Trokel S, Kazim M, Moore S. Orbital fat removal: decompression for Grave's orbitopathy. Ophthalmology. 1993; 100:674-82.

CAPÍTULO

31

Manejo do Bócio Nodular Tóxico

Tayane Muniz Fighera ■ Maria Eduarda Amaral de Carvalho ■ Hans Graf ■ Gisah Amaral de Carvalho

INTRODUÇÃO

A epidemiologia global de doenças tireoidianas está fortemente relacionada ao *status* de iodo da população. Em áreas suficientes em iodo, o hipertireoidismo afeta até 0,5% da população, tendo a doença de Graves como principal causa. Já em áreas com deficiência de iodo, a prevalência de hipertireoidismo (clínico ou subclínico) é ainda maior, podendo atingir 10 a 15% da população. Nesses casos, o bócio nodular tóxico (BNT) corresponde à principal causa, sendo mais comum que a doença de Graves.[1] Independentemente da causa do hipertireoidismo, dados de quase duas décadas de seguimento mostraram aumento de 27 e 29% na mortalidade por todas as causas e na mortalidade cardiovascular, respectivamente, em comparação a pacientes com bócio multinodular atóxico (BMNA),[2] ressaltando a importância do pronto reconhecimento e manejo dessa condição.

A doença tireoidiana nodular benigna constitui um grupo heterogêneo de distúrbios da tireoide.[3] O BNT pode ser uninodular também chamado "adenoma tóxico (AT)" ou, mais frequentemente, multinodular, conforme a funcionalidade do nódulo.[4-6] De acordo com a funcionalidade do nódulo e a captação observada na cintilografia, 85% dos nódulos podem ser frios (captação reduzida), 10% normais (captação normal) e 5% quentes (captação aumentada).

A condição afeta principalmente indivíduos, após os 50 anos, do gênero feminino e moradores de áreas com baixa ingestão de iodo na dieta.[1] A incidência do BNT varia de 3 a 6/100.000/ano em áreas suficientes em iodo e de 20 a 40 casos/100.000/ano. Portanto, é esperado que a correção dessa deficiência com medidas de saúde pública possa reduzir a ocorrência de BNT.[1,4,7] Na Suíça, após 15 anos do aumento da suplementação de iodo pelo sal de cozinha, observou-se uma redução de 73% na prevalência de bócio multinodular tóxico (BMNT).[8]

No bócio multinodular, frequentemente nota-se uma associação de nódulos hipo e hiperfuncionantes na mesma glândula. O balanço final da atuação de cada nódulo determinará o *status* funcional tireoidiano, que pode variar entre eutireoidismo, hipertireoidismo subclínico e hipertireoidismo clínico. No primeiro cenário, usa-se o termo BMNA, enquanto nos demais, BMNT.[6,7]

Esta classificação de acordo com o *status* funcional do nódulo é, contudo, dinâmica. Habitualmente, os pacientes com BMNT apresentam histórico de BMNA por muitos anos. Nestes casos, os nódulos desenvolvem autonomia e passam a produzir hormônios tireoidianos independentemente dos níveis do hormônio tireoestimulante (TSH) ou de anticorpos antirreceptor do TSH (TRAb).[3,6,7]

PATOGÊNESE

O AT é um adenoma folicular verdadeiro, na maioria das vezes monoclonal. A base patogenética, na maior parte dos casos de BNT (em 62 a 82%), é uma mutação pontual somática no gene do receptor do TSH (TSHR), frequentemente na terceira alça transmembrânica do receptor (Figura 31.1).[9-12] Essas substituições isoladas de nucleotídios provocam alterações pontuais nos aminoácidos que levam à ativação constitutiva do TSHR na ausência do TSH.[5,9,10] As mutações somáticas do gene do TSHR produzem uma ativação constitutiva da proteína de membrana G, gerando uma expansão clonal das células foliculares afetadas e sua hiperfunção, com o desenvolvimento posterior de um adenoma hiperfuncionante.[9-11,13]

Em cerca de 5% dos AT, são observadas mutações da subunidade alfa da proteína de membrana G, codificadas pelo gene *GNAS1*.[3,11,13] Também são descritas mutações do gene *RAS*, que ativam uma proteinoquinase ativadora da mitogênese (MAPK).[3,14] Entretanto, esse tipo de mutação é inespecífica, sendo comum no carcinoma folicular, nos adenomas foliculares e nas variantes foliculares do carcinoma papilífero. Adicionalmente foram descritas mutações em p21, associadas a formas ativas do *RAS* e que se associam à aneuploidia.[3,14,15] Outras associações inespecíficas relacionam-se a rearranjos PAX8-PPAR-gama, que podem ser vistos também nos adenomas e nos carcinomas foliculares.[3,11-15] Em até um terço dos casos, não se consegue identificar a mutação responsável pela autonomia do nódulo.[3,15]

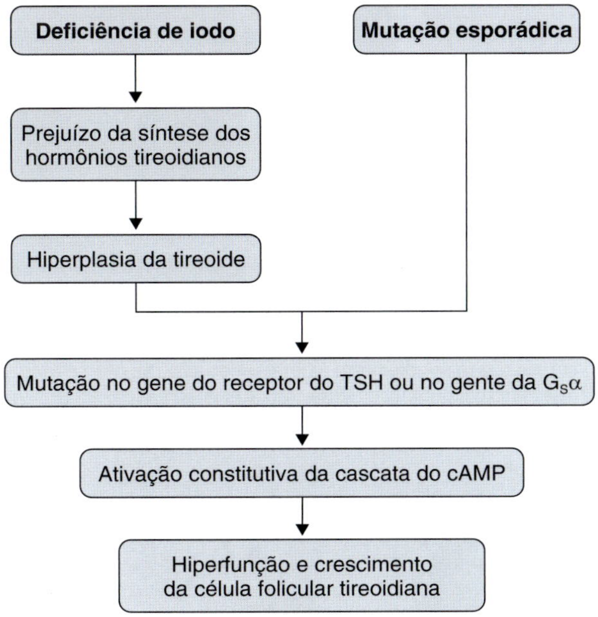

Figura 31.1 Patogênese do bócio nodular tóxico. cAMP: monofosfato de adenosina cíclico; TSH: hormônio tireoestimulante. (Adaptada de Ross et al., 2016.[11])

Os mecanismos patogênicos do BMNT parecem ser similares aos dos AT e, na maioria das vezes, encontram-se mutações no gene do TSHR.[3,13] No entanto, elas diferem das encontradas no AT e não têm origem monoclonal. Convém também notar que diferentes mutações podem ser encontradas em dois ou mais adenomas dentro da mesma glândula.[3,13,15]

HISTÓRIA NATURAL

Alguns pacientes podem se apresentar com nódulos autônomos solitários (hipercaptantes à cintilografia) e função tireoidiana normal. Nestes casos, a taxa de progressão para hipertireoidismo clínico, globalmente estimada entre 0 e 6%,[16-18] parece ter como fator determinante principal o tamanho do nódulo.[18] Na verdade, o risco de progressão é maior na presença de adenoma $\geq$ 3 cm, pacientes mais idosos ou em indivíduos que vivem em áreas com baixa ingestão de iodo.[6,16-18] A tomada de iodo ou medicamentos ricos em iodo (p. ex., amiodarona) pode precipitar hipertireoidismo nos pacientes eutireóideos.[16,17] Em um estudo com 349 pacientes portadores de nódulos hiperfuncionantes, acompanhados durante 6 anos, nódulos maiores que 3 cm apresentaram risco de 20% de progressão para hipertireoidismo, comparado a risco de 2 a 5% em nódulos com menos de 2,5 cm.[18] O BMNT, na maioria das vezes, é uma complicação tardia do BMNA.[3,6,13] O processo se inicia com um lento e progressivo aumento da glândula tireoide, ao longo de anos e que, em determinado momento, apresenta áreas de autonomia funcional, não raro refletindo uma mutação no receptor do TSH, da mesma forma que ocorre no adenoma tóxico, embora sem origem monoclonal.[3,13]

APRESENTAÇÃO CLÍNICA

Os achados clínicos em pacientes com AT e BMNT podem estar associados aos sintomas compressivos causados pelo aumento da tireoide e/ou aos sinais e sintomas de hipertireoidismo. Em geral os níveis dos hormônios tireoidianos apresentam correlação com a gravidade da apresentação clínica. Diferentemente do quadro clínico observado em pacientes com doença de Graves, indivíduos com bócio nodular atóxico apresentam sintomas de hipertireoidismo de início gradual, frequentemente associados a longos períodos de hipertireoidismo subclínico.[6,19]

Os sinais e sintomas secundários à estimulação adrenérgica, como taquicardia e ansiedade, são mais evidentes em indivíduos jovens e/ou com bócio volumoso. Em idosos, há predomínio de manifestações cardiopulmonares, como taquicardia, fibrilação atrial, dispneia e edema. O termo "tireotoxicose apática" é usado para descrever pacientes cujo quadro clínico limita-se a fraqueza e astenia. Apesar de a perda de peso ser um achado comum, seu acréscimo também pode ocorrer devido ao aumento do apetite.[6,20]

Sintomas compressivos podem ser observados, especialmente em pacientes com bócios volumosos e extensão intratorácica. Contudo, não há um ponto de corte para o volume tireoidiano a partir do qual o indivíduo comece a apresentar sintomas. Pode ocorrer compressão esofágica e traqueal, bem como problemas estéticos. Sintomas de compressão traqueal incluem dispneia, estridor, tosse e sensação de sufocamento. Sintomas de compressão esofágica são menos comuns e em geral ocorrem em pacientes com bócios mais volumosos e extensão intratorácica. Pacientes com bócios mergulhantes podem apresentar quadro de compressão da veia cava superior, com tosse, dispneia e pletora facial, especialmente à elevação dos braços acima da cabeça (*sinal de Pemberton*).[6]

Historicamente, a prevalência de carcinoma de tireoide em nódulos tóxicos é muito baixa.[11,19] No entanto, Cerci et al.[21] evidenciaram uma prevalência de 9% entre 124 pacientes com BMNT (73% < 1 cm), muito similar à observada nos 170 pacientes com BMNA (10,6%). Resultados similares foram relatados em estudo mais recente que incluiu BMNT, AT e bócios nodulares atóxicos.[22] Habitualmente não se recomenda a punção aspirativa com agulha fina (PAAF) em nódulos hiperfuncionantes.[11] A exceção poderiam ser nódulos com aspectos ultrassonográficos suspeitos de malignidade, após o controle do hipertireoidismo com metimazol.[6,19,22] Uma alternativa à PAAF seria submeter o paciente ao tratamento cirúrgico do BNT, com subsequente avaliação histopatológica do(s) nódulo(s).[11,22]

DIAGNÓSTICO LABORATORIAL

A exemplo da doença de Graves (DG), o hipertireoidismo do BNT caracteriza-se por supressão do TSH (em geral < 0,01 mU/ℓ), associada à elevação dos níveis séricos de T_4 livre e T_3. Contudo, em casos de hipertireoidismo leve a moderado, os níveis de T_4 livre podem estar normais, com aumento isolado do T_3. Esta situação é denominada *T_3-toxicose* e pode representar os estágios iniciais da DG e do BNT.[20] Da mesma forma, poderá apenas haver hipertireoidismo subclínico, caracterizado por supressão do TSH, associado a valores normais de T_4 livre e T_3.[11] Laboratorialmente, a DG e o BNT assemelham-se, sendo a principal diferença entre eles os títulos elevados do TRAb, característicos da DG.[20]

A confirmação do diagnóstico do AT ocorre pela demonstração do nódulo hipercaptante ("quente") à cintilografia com iodo-131 (^{131}I) ou tecnécio-99m (^{99m}Tc), com supressão total ou parcial da atividade do restante da glândula (Figura 31.2). Em pacientes com BMNT, a captação na cintilografia apresenta aspecto heterogêneo, correspondente às áreas de autonomia funcional, com hipercaptação confinada a um ou poucos nódulos, e hipocaptação no restante da glândula (Figuras 31.3 e 31.4).[11,23]

Diante da suspeita de BNT, a ultrassonografia (US) da tireoide é útil para a avaliação das características anatômicas da glândula tireoide, particularmente o número, o tamanho e a ecogenicidade dos nódulos.[24] Além disso, em situações nas quais a cintilografia não possa ser realizada, seja contraindicada (gestação e lactação)

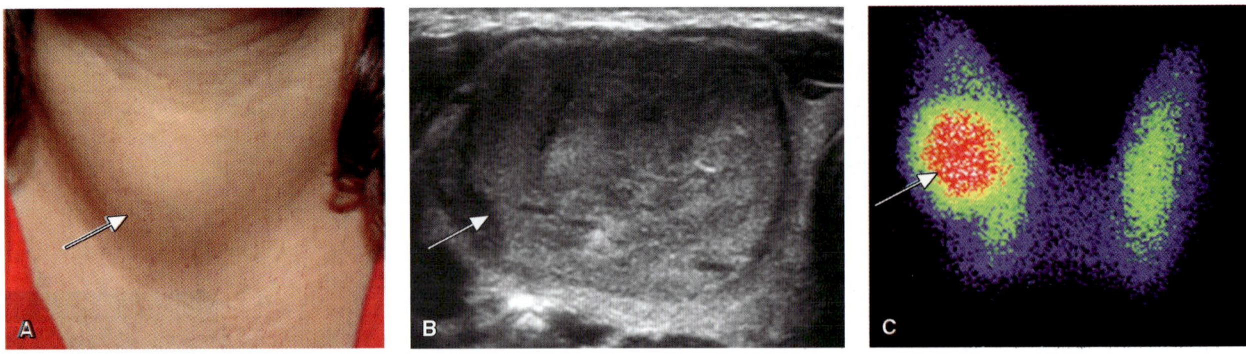

Figura 31.2 Paciente com hipertireoidismo e nódulo no lobo direito (**A**), com 3,4 cm em seu maior diâmetro à ultrassonografia (**B**), que se mostrou hipercaptante à cintilografia, sem visualização do lobo contralateral (**C**), sendo este o aspecto cintilográfico clássico do adenoma tóxico.

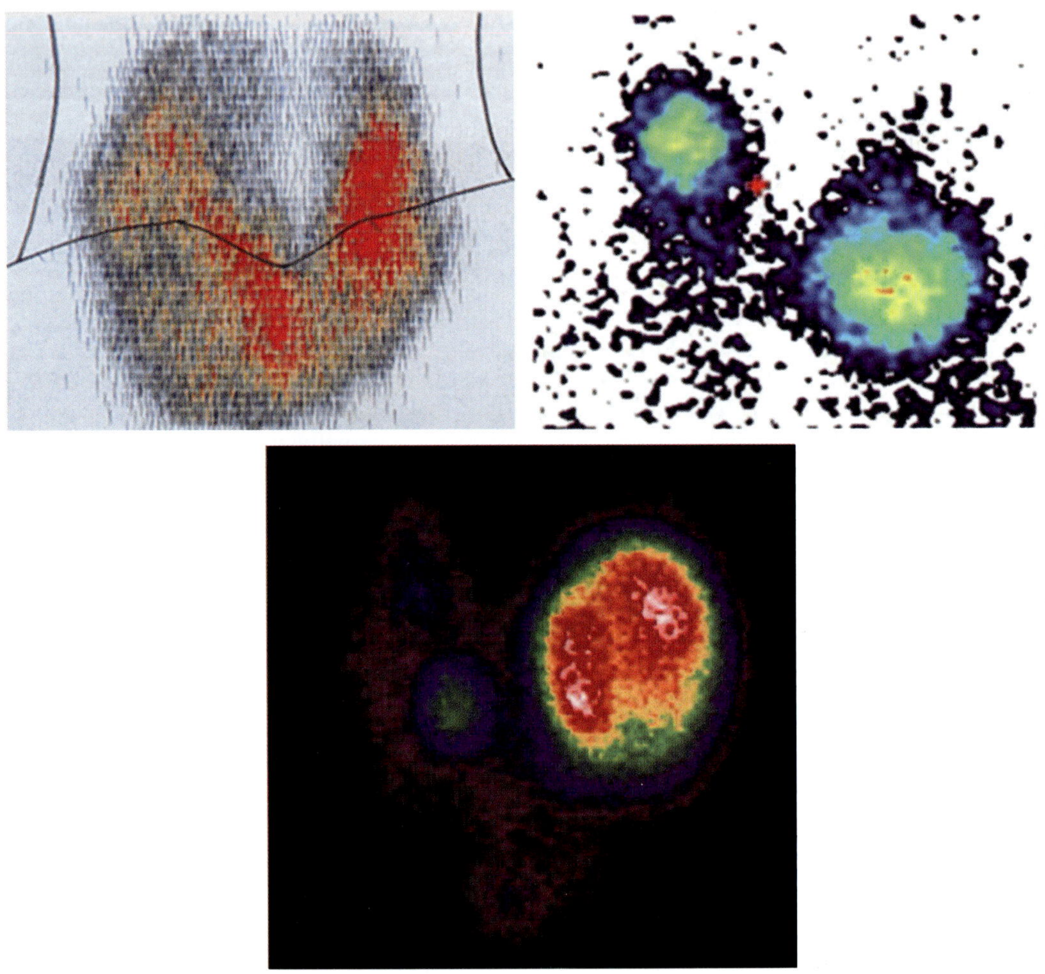

Figura 31.3 Achados cintilográficos típicos do bócio multinodular tóxico, com captação heterogênea do ^{99m}Tc-pertecnetato pela tireoide, evidenciadas por áreas de hipo e hipercaptação.

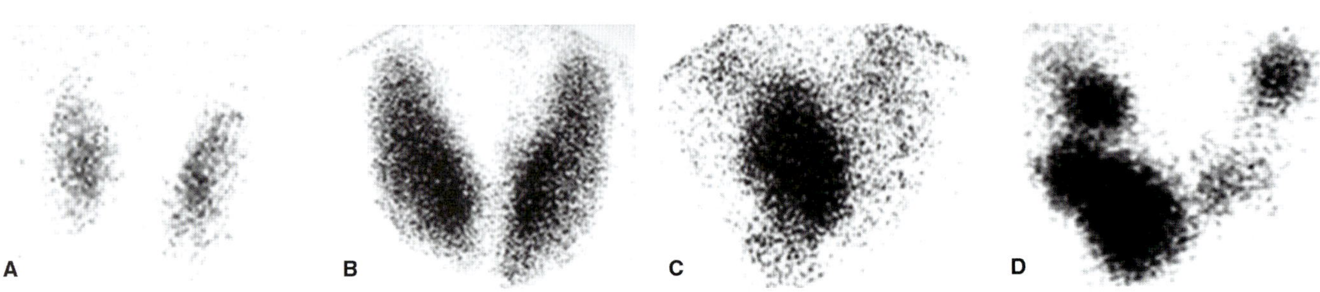

Figura 31.4 Achados característicos da cintilografia tireoidiana com ^{131}I: **A.** Aspecto normal. **B.** Doença de Graves. **C.** Adenoma tóxico. **D.** Bócio multinodular tóxico.

ou inconclusiva (exposição recente a iodo), a US com Doppler pode complementar a investigação.[20,23,24]

A PAAF de nódulos autônomos é frequentemente duvidosa ou insatisfatória, em geral com padrão de neoplasia folicular, com atipia nuclear e hipercelularidade, o que pode confundir o diagnóstico. Este procedimento deve ser reservado para casos com nódulos hipofuncionantes associados e/ou suspeita de malignidade à US.[11,19,23]

Importante ressaltar que, apesar do menor risco de câncer de tireoide observado, nódulos autônomos podem ocorrer no contexto de malignidade e devem ser investigados se houver achados clínicos ou ecográficos suspeitos.[25-27]

DIAGNÓSTICO DIFERENCIAL

O principal diagnóstico diferencial do BNT é a doença de Graves, mas ambas têm em comum apenas o hipertireoidismo e o aumento da captação do radioiodo em 24 horas.[6,20,23] Raramente, as duas condições coexistem (*síndrome de Marine-Lenhart*).[28-30] Bócio difuso com sopro ou frêmito, orbitopatia (hiperemia conjuntival e palpebral, edema palpebral, quemose, paralisia de músculos extraoculares e exoftalmia), dermopatia infiltrativa e positividade para o TRAb confirmam o diagnóstico de DG.[20] Contudo, sinais de retração palpebral, olhar fixo e sinal de *lid-lag* ocorrem por hiperatividade adrenérgica e podem estar presentes em pacientes com tireotoxicose de qualquer etiologia.[11,23] Os achados à cintilografia com ^{131}I ou ^{99m}Tc também são distintos (nódulo hipercaptante no AT ou captação heterogênea no BMNT e captação difusa na DG),[11,20,22,23] como mostrado na Figura 31.4.

Convém comentar que pacientes com hemiagenesia tireoidiana que desenvolvem doença de Graves podem se apresentar com aumento assimétrico da tireoide (simulando bócio nodular) e aspecto cintilográfico indistinguível do BNT (Figura 31.5).[31] Para estes casos, a ultrassonografia é fundamental na definição diagnóstica.

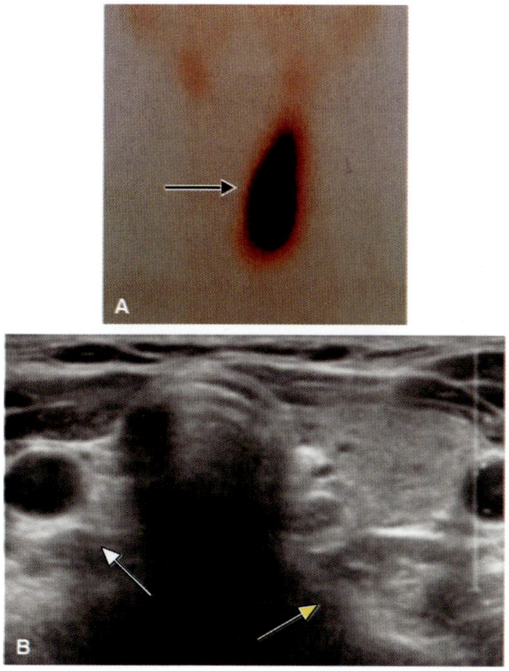

Figura 31.5 A. Cintilografia com ^{99m}Tc-pertecnetato revelando imagem sugestiva de adenoma tóxico (*seta preta*) em um paciente com doença de Graves e hemiagenesia do lobo direito. **B.** Ultrassonografia tireoidiana mostrando lobo direito ausente (*seta branca*) e lobo esquerdo aumentado (*seta amarela*). (Cortesia do Prof. Lucio Vilar.)

TRATAMENTO

A decisão de tratar o BNT depende do grau de disfunção tireoidiana e do risco de desenvolver complicações e progressão da doença. Em geral, pacientes com hipertireoidismo clínico apresentam indicação de tratamento. Naqueles com a forma subclínica, o tratamento está indicado no caso de TSH < 0,1 μUI/mℓ ou TSH 0,1 a 0,4 μUI/mℓ em indivíduos com 65 anos ou mais e risco de complicações cardiovasculares, perda de massa óssea, fraturas e demência (Quadro 31.1).[11,32]

BMNT e AT estão entre as causas mais comuns de hipertireoidismo em idosos, e associados a mutações ativadoras no receptor do TSH na célula tireoidiana.[23] A inibição da síntese hormonal com drogas antitireoidianas (DAT) controla o hipertireoidismo, mas não é suficiente para induzir remissão permanente. De modo raro, pode ocorrer remissão espontânea por hemorragia ou infarto do tecido autonômico em indivíduos usando DAT.[20] Contudo, evidências consistentes sugerem que o uso prolongado de DAT em baixas doses pode ser uma alternativa eficaz e segura em casos selecionados, bem como na restauração do eutireoidismo antes da cirurgia ou da radioidoterapia.[1,11,23] As opções de tratamento definitivo consistem em ablação do tecido tireoidiano com iodo radioativo (RAI) ou tireoidectomia (Quadro 31.2).[11,20,23,24,33] Terapias alternativas como injeção de etanol e ablação percutânea com *laser* ou radiofrequência podem ser indicadas em casos selecionados.[11,20,34]

A diretriz brasileira apresenta a cirurgia como tratamento de escolha para BMNT e AT.[20] Ainda, as diretrizes da American Thyroid Association recomendam que, na decisão do tratamento, sejam considerados vários fatores clínicos e demográficos, bem como a preferência do paciente.[11] Algumas condições têm indicação inquestionável de cirurgia: (1) bócios volumosos (≥ 80 g) e sintomas compressivos graves; (2) mulheres que planejem engravidar em menos de 6 meses ou estejam amamentando; (3) nódulo tireoidiano com suspeita de malignidade; (4) coexistência de hiperparatireoidismo com indicação cirúrgica (ver Quadro 31.2).[11,20,23]

Pacientes que apresentam nódulo solitário autônomo sem hipertireoidismo estabelecido podem apenas ser observados clinicamente.[11,23] Deve-se considerar tratamento definitivo para pacientes com hipertireoidismo subclínico com mais de 65 anos ou para aqueles mais jovens com osteoporose e/ou doença cardiovascular estabelecida, sintomas de hipertireoidismo, bem como mulheres na pós-menopausa que não estejam em uso de estrogênio ou bisfosfonatos (ver Quadro 31.1).[11,35]

Drogas antitireoidianas

O tratamento do hipertireoidismo secundário ao BNT com DAT, em geral, não é suficiente para induzir remissão completa.

Quadro 31.1 Indicações para tratamento no hipertireoidismo subclínico.

Fator	TSH < 0,1 μUI/mℓ	TSH entre 0,1 e 0,44 μUI/mℓ
Idade ≥ 65 anos	Tratar	Considerar tratar
Idade < 65 anos com comorbidades: • Doença cardíaca • Sintomas de hipertireoidismo • Osteoporose • Mulheres na pós-menopausa, que não estejam em uso de estrogênio ou bisfosfonato	Tratar	Considerar tratar
Idade < 65 anos sem comorbidades	Considerar tratar	Observar

TSH: hormônio tireoestimulante. (Adaptado de Ross et al., 2016.[11])

Quadro 31.2 Modalidades de tratamento do bócio nodular tóxico.

Condição clínica	Iodo radioativo	Drogas antitireoidianas	Cirurgia
Gravidez ou plano de gestação < 6 meses	*X*	*V V!*	*V!*
Idade avançada; contraindicação ou recusa à cirurgia; *ou* expectativa de vida reduzida	*V V*	*V*	*X*
Cirurgia ou radioterapia cervical prévia	*V V*	*V*	*!*
Dificuldade de acesso a cirurgião experiente	*V V*	*V*	*!*
Bócio volumoso e/ou sintomas compressivos	*V*	–	*V V*
Suspeita de malignidade	*X*	*X*	*V V*
Coexistência de hiperparatireoidismo com indicação de cirurgia	–	–	*V V*

–: não é a primeira escolha de tratamento, mas pode ser considerada, dependendo das circunstâncias; *!*: uso com cautela; *X*: tratamento contraindicado; *V*: terapia aceitável; *V V*: terapia de escolha. (Adaptado de Ross et al., 2016.[1])

Contudo, indivíduos idosos com múltiplas comorbidades, expectativa de vida reduzida e/ou com contraindicação à cirurgia e ao iodo radioativo podem ser tratados com baixas doses de DAT por longos períodos. Dados recentes comparando DAT e RAI por pelo menos 120 meses em pacientes com BNT mostraram melhor controle do hipertireoidismo e menor incidência de hipotireoidismo com uso prolongado de metimazol. Eutireoidismo foi alcançado em 96% dos pacientes tratados com metimazol, em comparação aos 46% do grupo que recebeu RAI. Além disso, o tempo para atingir o eutireoidismo foi de 4 e 16 meses em pacientes tratados com DAT e RAI, respectivamente, com risco significativamente maior de hipotireoidismo ao fim do seguimento no grupo que recebeu terapia com iodo (4 *versus* 46%).[36] A dose de metimazol necessária para manutenção nesses casos é baixa, entre 5 e 10 mg/dia.[11,20] Além disso, pacientes com hipertireoidismo grave devem receber tratamento com DAT para alcançar o eutireoidismo antes do tratamento definitivo. A medicação de escolha nesses casos é o metimazol (10 a 30 mg/dia).[11,20,23,33]

Ablação com iodo radioativo

A radioiodoterapia tem como vantagens maiores a simplicidade de administração, o baixo custo e a boa tolerabilidade, além de evitar os potenciais riscos inerentes à tireoidectomia e à anestesia geral.[11] Sua administração está particularmente indicada nas seguintes situações: (1) pacientes idosos com comorbidades; (2) pacientes com reduzida expectativa de vida; (3) contraindicação ou recusa à cirurgia; (4) hipertireoidismo persistente ou recidivante após a cirurgia.[11,23] Esta modalidade de terapia é contraindicada para gestantes, lactantes ou mulheres que pretendam engravidar nos 6 meses seguintes à radioiodoterapia.[11,20]

Dose do radioiodo

Como a captação da tireoide é em geral menor em pacientes com BNT comparada à de pacientes com a doença de Graves, são necessárias doses maiores de RAI, que variam de 30 a 50 mCi (1.100 a 1.850 MBq) para pacientes com BMNT e de 10 a 20 mCi (370 a 740 MBq) para pacientes com AT. A dose calculada com base no tamanho do nódulo é 150 a 250 μCi (5,5 a 7,4 MBq)/grama de tecido corrigida para a captação de ^{131}I em 24 horas.[11,20,23,37] Cerca de 10 a 20% dos pacientes apresentam falha em controlar o hipertireoidismo após a primeira dose e necessitam de dose adicional, frequentemente casos mais severos com bócios maiores.[32] O uso de TSH recombinante humano pode ser uma alternativa para aumentar a captação de ^{131}I pela glândula em casos de BMNT.[38]

Eficácia

Em pacientes com BMNT, a taxa de resposta (resolução do hipertireoidismo) é de 50 a 60% em 3 meses e 80% em 6 meses, com uma taxa média de falha de 15%.[11,39-43] Diminuição no volume no bócio é observada em até 3 meses, com decréscimo adicional ocorrendo ao longo de 24 meses, atingindo, em geral, redução total de 40 a 50%.[11,42-45]

Para pacientes com AT, a taxa de resposta observada é de 75% após 3 meses e 89% após 1 ano do tratamento (Figura 31.6),[40,44]

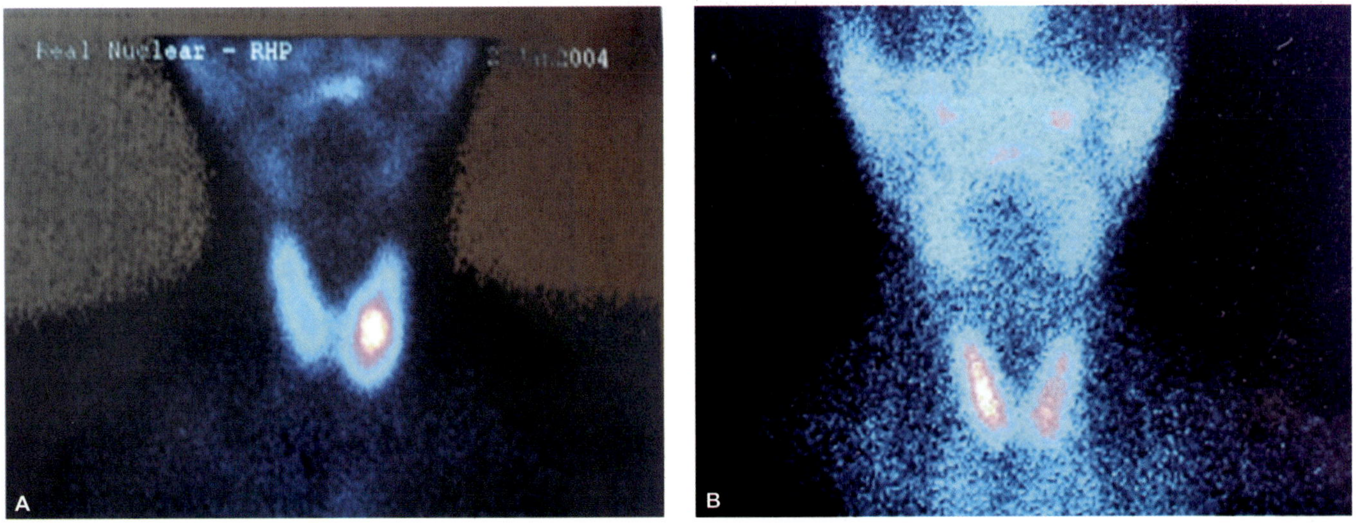

Figura 31.6 Bócio nodular tóxico em mulher de 24 anos, antes (**A**) e 6 meses depois (**B**) da terapia com 20 mCi de ^{131}I. Notar a recuperação funcional da glândula, com captação bilateral e homogênea do ^{99m}Tc-pertecnetato.

com riscos de 6 a 18% de hipertireoidismo persistente e 3 a 5,5% de hipertireoidismo recorrente.[44,46] A redução média no tamanho do nódulo após 2 anos é inferior a 50%.[11,44] Entre 100 pacientes com hipertireoidismo, a taxa de sucesso do RAI (resolução do hipertireoidismo, com hipotireoidismo ou eutireoidismo permanentes) após 3 anos ficou em torno de 94% para o AT, 81% para o BMNT e 87% para a doença de Graves.[46] Em um grande estudo polonês (n = 4.140), resolução do hipertireoidismo após 1 ano foi observada em 97% dos casos de AT e em 93% dos pacientes com BMNT.[47] Mais recentemente, um estudo com 100 pacientes submetidos ao RAI mostrou redução média do volume dos nódulos tóxicos de 80,5%, com incidência anual de hipotireoidismo de 1,5 a 2% entre 3 e 10 anos de seguimento após a dose.[48] Dados similares foram descritos em uma coorte retrospectiva com média de 6,2 ± 2,9 anos de seguimento após dose de iodo de 15 mCi para tratamento de BMNT.[49] A resolução do hipertireoidismo foi observada em 89% dos pacientes, com redução de 60% do volume inicial da tireoide, sendo a maior redução reportada no primeiro ano após iodo (30 ± 17%). Hipotireoidismo ocorreu em 27% dos pacientes ao fim do seguimento, após tempo médio de 2,7 ± 2,4 anos, mostrando associação com maior redução do volume da tireoide.

É importante ressaltar que a radioiodoterapia raramente erradicará o nódulo, e o acompanhamento clínico deve ser considerado e individualizado.[44,46] Além disso, nódulos tóxicos tratados com RAI podem apresentar achados ultrassonográficos suspeitos para malignidade, o que deve ser considerado na história médica para evitar procedimentos desnecessários.[48]

Complicações

Diferentemente do que acontece na DG, a maior parte dos pacientes com BNT não evolui com hipotireoidismo, uma vez que o radioiodo se acumula preferencialmente nas regiões hiperfuncionantes da tireoide. A ocorrência de hipotireoidismo após o RAI em pacientes com BNT é progressiva e acelerada pela presença de anticorpos antitireoidianos ou de um TSH não suprimido no momento do tratamento.[11,50,51] A taxa de hipotireoidismo parece não depender da dose utilizada, porém o hipotireoidismo seria mais precoce nos pacientes tratados com doses maiores.[11] Em um estudo recente, a taxa de hipotireoidismo foi similar àquela observada em pacientes tratados com cirurgia (58 e 64% para RAI e cirurgia, respectivamente), e 5% dos pacientes tratados com RAI necessitaram de três ou mais doses para controle do hipertireoidismo.[52]

Estudos de seguimento a longo prazo mostram um aumento progressivo no risco de hipotireoidismo clínico e subclínico de cerca de 8% em 1 ano e 60% em 20 anos em casos de AT, bem como uma taxa média de 3% em 1 e 64% em 20 anos em pacientes com BMNT.[11,50]

Entre 684 pacientes com AT tratados com RAI, a prevalência de hipotireoidismo (subclínico e franco) foi de 7,6% em 1 ano, 28% em 5 anos, 46% em 10 anos e 60% em 20 anos.[51]

A doença de Graves pode se desenvolver em até 5% dos pacientes com BNT submetidos ao RAI.[11,53-55] Esses pacientes desenvolvem piora do hipertireoidismo dentro de alguns meses da radioiodoterapia, com o desenvolvimento de anticorpos antirreceptor do TSH (TRAb). Alguns autores estimam ser esse risco 10 vezes maior nos pacientes positivos para os anticorpos antitireoperoxidase.[56] Entre os vários mecanismos fisiopatológicos sugeridos para explicar o desenvolvimento do hipertireoidismo autoimune após o RAI incluem-se aumento nas imunoglobulinas estimuladoras da tireoide na circulação e comprometimento do equilíbrio imunológico induzido por radiação entre os linfócitos T *helper* e supressores.[54-56]

Cirurgia

As principais vantagens da cirurgia em relação ao RAI incluem controle mais rápido do hipertireoidismo, maior resolução de sintomas compressivos e possibilidade de ressecção de lesão potencialmente maligna.[4,11,20,45]

A tireoidectomia total ou quase total é o procedimento recomendado para pacientes com BMNT. Já em pacientes com AT, recomenda-se lobectomia ipsilateral com ou sem istmectomia. Em ambos os casos, o hipertireoidismo deve ser previamente controlado com DAT, antes da realização de qualquer procedimento cirúrgico.[11,20,23]

Eficácia e segurança

Para pacientes com BMNT, o risco de falha pela cirurgia é inferior a 1%,[16,40,45] comparado ao risco de falha terapêutica de até 20% observado após uma única dose de iodo radioativo.[11,40,44] O eutireoidismo é atingido dentro de alguns dias após a cirurgia, sendo esse período habitualmente não inferior a 4 semanas com o RAI.[40,51] Outra vantagem da cirurgia é a resolução dos sintomas compressivos em todos os pacientes com bócios volumosos,[11,23,40] o que é observado em menos de 50% dos pacientes tratados com RAI.[11,40] Contudo, o risco de hipotireoidismo é de 100% após tireoidectomia total ou quase total.[11,40,45,56] Em pacientes com AT, o risco de falha terapêutica após ressecção do nódulo (lobectomia com ou sem istmectomia) é inferior a 1%, e o risco de hipotireoidismo varia entre 2 e 3%.[40,45,56,57] As possíveis complicações da tireoidectomia total incluem hipoparatireoidismo permanente (< 2%) e lesão do nervo laríngeo recorrente (< 2%).[45,56,57] Este risco é menor para a ressecção de AT com lobectomia.[40,45]

Injeção percutânea de etanol e novas perspectivas terapêuticas

Algumas modalidades de tratamento podem ser consideradas em casos de contraindicação ou recusa do paciente à cirurgia e ao iodo radioativo, desde que haja disponibilidade de centros habilitados em tais procedimentos.[11,20] A injeção percutânea de etanol (Figura 31.7) é uma opção de tratamento para nódulos císticos e autônomos. A maioria dos pacientes relata dor leve/moderada com o procedimento, que costuma ser bem tolerado, seguro, eficaz e com baixo custo.[58-61] Contudo, sua eficácia é limitada nos nódulos sólidos.[11] Nestes casos, pode-se considerar a ablação percutânea com *laser* ou radiofrequência, também segura e eficaz.[62-64]

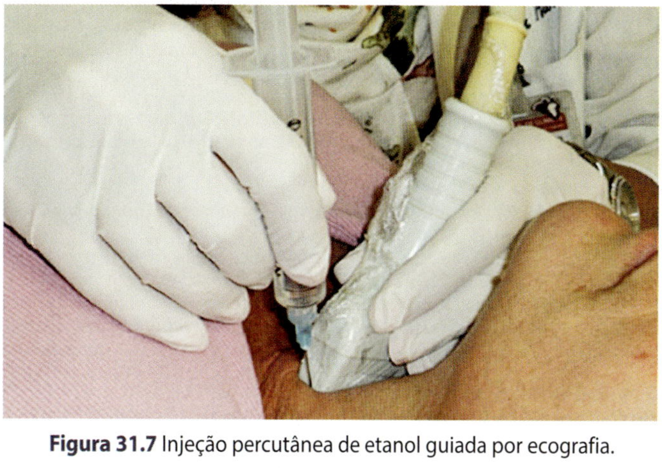

Figura 31.7 Injeção percutânea de etanol guiada por ecografia.

Resumo

O bócio nodular tóxico (BNT), representado pelo bócio multinodular tóxico (BMNT) e pelo adenoma tóxico (AT), predomina em áreas com carência de iodo na dieta, nas quais podem corresponder a mais de 30% dos casos de hipertireoidismo. O BMNT é, na maioria das vezes, uma complicação tardia do bócio multinodular atóxico (BMNA). Tem predominância no sexo feminino e ocorre em pacientes com mais de 50 anos de idade, mais caracteristicamente naqueles com histórico de BMNA há vários anos. O AT pode manifestar-se em qualquer idade, mas em geral afeta indivíduos mais jovens quando comparado ao BMNT, tipicamente na 3ª ou 4ª década de vida. Cirurgia e radioiodoterapia são os tratamentos definitivos do BNT, sendo a tireoidectomia considerada a opção de escolha pela diretriz brasileira. Já as diretrizes da American Thyroid Association recomendam que sejam considerados fatores clínicos e demográficos, bem como a preferência do paciente, na escolha do tratamento. Injeção percutânea de etanol e ablação percutânea com *laser* ou radiofrequência são alternativas para casos selecionados. O uso prolongado de metimazol pode também ser considerado em pacientes com contraindicação para cirurgia e radioiodoterapia.

REFERÊNCIAS BIBLIOGRÁFICAS

1. Chaker L, Cooper DS, Walsh JP et al. Hyperthyroidism. Lancet. 2024; 403:768-80.
2. Giesecke P, Rosenqvist M, Frykman V et al. Increased cardiovascular mortality and morbidity in patients treated for toxic nodular goiter compared to Graves' disease and nontoxic Goiter. Thyroid. 2017; 27:878-85.
3. Krohn K, Fuhrer D, Bayer Y et al. Molecular pathogenesis of euthyroid and toxic multinodular goiter. Endocr Rev. 2005; 26:504-24.
4. Kang AS, Grant CS, Thompson GB et al. Current treatment of nodular goiter with hyperthyroidism (Plummer's disease): surgery versus radioiodine. Surgery. 2002; 132:916-23.
5. Kopp P. Thyrotoxicosis of other etiologies. In: De Groot LJ, Beck-Peccoz P, Chrousos G et al. (Eds.). Endotext [Internet]. South Dartmouth (MA): MDText.com, Inc.; 2000-2010.
6. Hay I, Morris J. Toxic adenoma and toxic multinodular goiter. In: Braverman LE, Utiger RD (Eds.). Werner and Ingbar's the thyroid. 7. ed. Philadelphia: Lippincott-Raven Publishers; 1996. pp. 566-72.
7. Laurberg P, Pedersen KM, Vestergaard H et al. High incidence of multinodular toxic goitre in the elderly population in a low iodine intake area vs. high incidence of Graves' disease in the young in a high iodine intake area: comparative surveys of thyrotoxicosis epidemiology in East-Jutl and Denmark and Iceland. J Intern Med. 1991; 229:415-20.
8. Baltisberger BL, Minder CE, Bürgi H. Decrease of incidence of toxic nodular goitre in a region of Switzerland after full correction of mild iodine deficiency. Eur J Endocrinol. 1995; 132:546-9.
9. Kleinau G, Biebermann H. Constitutive activities in the thyrotropin receptor: regulation and significance. Adv Pharmacol. 2014; 70:81-119.
10. Arturi F, Scarpelli D, Coco A et al. Thyrotropin receptor mutations and thyroid hyperfunctioning adenomas ten years after their first discovery: unresolved questions. Thyroid. 2003; 13:341-3.
11. Ross DS, Burch HB, Cooper DS et al. 2016 American Thyroid Association guidelines for diagnosis and management of hyperthyroidism and other causes of thyrotoxicosis. Thyroid. 2016; 26:1343-421.
12. Franklyn JA, Boelaert K. Thyrotoxicosis. Lancet. 2012; 379:1155-66.
13. De Leo S, Lee SY, Braverman LE. Hyperthyroidism. Lancet. 2016; 388:906-18.
14. Krohn K, Paschke R. Somatic mutations in thyroid nodular disease. Mol Genet Metab. 2002; 75:202-8.
15. Palos-Paz F, Perez-Guerra O, Cameselle-Teijeiro J et al. Prevalence of mutations in TSHR, GNAS, PRKAR1A and RAS genes in a large series of toxic thyroid adenomas from Galicia, an iodine – deficient area in NW Spain. Eur J Endocrinol. 2008; 159:623-31.
16. Corvilain B. The natural history of thyroid autonomy and hot nodules. Ann Endocrinol (Paris). 2003; 64:17-22.
17. Belfiore A, Sava L, Runello F et al. Solitary autonomously functioning thyroid nodules and iodine deficiency. J Clin Endocrinol Metab. 1983; 56:283-7.
18. Hamburger JI. Evolution of toxicity in solitary nontoxic autonomously functioning thyroid nodules. J Clin Endocrinol Metab. 1980; 50:1089-93.
19. Rosario PW, Ward LS, Carvalho GA et al. Thyroid nodules and differentiated thyroid cancer: update on the Brazilian consensus. Arq Bras Endocrinol Metabol. 2013; 57:240-64.
20. Maia AL, Scheffel RS, Meyer EL et al. The Brazilian consensus for the diagnosis and treatment of hyperthyroidism: recommendations by the Thyroid Department of the Brazilian Society of Endocrinology and Metabolism. Arq Bras Endocrinol Metabol. 2013; 57:205-32.
21. Cerci C, Cerci SS, Eroglu E et al. Thyroid cancer in toxic and non-toxic multinodular goiter. J Postgrad Med. 2007; 53:157-60.
22. Tam AA, Ozdemir D, Alkan A et al. Toxic nodular goiter and thyroid cancer: Is hyperthyroidism protective against thyroid cancer? Surgery. 2019; 166:356-61.
23. Siegel RD, Lee SL. Toxic nodular goiter: toxic adenoma and toxic multinodular goiter. Endocrinol Metab Clin N Am. 1998; 27:151-68.
24. Bogazzi F, Vitti P. Could improved ultrasound and power Doppler replace thyroidal radioiodine uptake to assess thyroid disease? Nat Clin Pract Endocrinol Metab. 2008; 4:70-1.
25. Mohamed TZ, Sultan AAEA, Tag El-Din M et al. Incidence and risk factors of thyroid malignancy in patients with toxic nodular goiter. Int J Surg Oncol. 2022; 2022:1054297.
26. Tam AA, Ozdemir D, Alkan A et al. Toxic nodular goiter and thyroid cancer: Is hyperthyroidism protective against thyroid cancer? Surgery. 2019; 166:356-61.
27. Lau LW, Ghaznavi S, Frolkis AD et al. Malignancy risk of hyperfunctioning thyroid nodules compared with non-toxic nodules: systematic review and a meta-analysis. Thyroid Res. 2021; 14:3.
28. Joven MH, Anderson RJ. Marine-Lenhart syndrome. Endocrine. 2015; 49:570-1.
29. Neuman D, Kuker R, Vendrame F. Marine-Lenhart syndrome: case report, diagnosis, and management. Case Rep Endocrinol. 2018; 24:3268010.
30. Giuffrida G, Giovinazzo S, Certo R et al. An uncommon case of Marine-Lenhart syndrome. Arq Bras Endocrinol Metabol. 2014; 58:398-401.
31. Cansu GB,Taşkıran B, Bahçeci T. Thyroid hemiagenesis associated with Graves' disease: a case report and review of the literature. Acta Endocrinol (Buchar). 2017; 13:342-8.
32. Ross DS. Treatment of toxic adenoma and toxic multinodular goiter. UpToDate [cited 2024 April 18].
33. Donangelo I, Suh SY. Subclinical hyperthyroidism: when to consider treatment. Am Fam Physician. 2017; 95:710-6.
34. Portefield Jr. JR, Thompson GB, Farley DR et al. Evidence-based management of toxic multinodular goiter (Plummer's Disease). World J Surg. 2008; 32:1278-84.
35. Hegedus L. Treatmentof Graves' hyperthyroidism: evidence based and emerging modalities. Endocrinol Metab Clin North Am. 2009; 38:355-71.
36. Azizi F, Saadat N, Takyar MA et al. Efficacy and safety of long-term methimazole versus radioactive iodine in the treatment of toxic multinodular goiter. Endocrinol Metab (Seoul). 2022; 37:861-9.
37. Zakavi SR, Mousavi Z, Davachi B. Comparison of four different protocols of I-131 therapy for treating single toxic thyroid nodule. Nucl Med Commun. 2009; 30:169-75.
38. Graf H, Pacini F, Pinchera A et al. Modified-release recombinant human TSH (MRrhTSH) augments the effect of 131I therapy in benign multinodular goiter: results from a multicenter international, randomized, placebo-controlled study. J Clin Endocrinol Metab. 2011; 96:1368-76.
39. Hegedus L, Bonnema SJ, Bennedbaek FN. Management of simple nodular goiter: current status and future perspectives. Endocr Rev. 2003; 24:102-32.
40. Erickson D, Gharib H, Li H, van Heerden JA Treatment of patients with toxic multinodular goiter. Thyroid. 1998; 8:277-82.
41. Nygaard B, Hegedus L, Ulriksen P et al. Radioiodine therapy for multinodular toxic goiter. Arch Intern Med. 1999; 159:1364-8.
42. Erkan ME, Demirin H, Asik M et al. Efficiency of radioactive I-131 therapy in geriatric patients with toxic nodular goiter. Aging Clin Exp Res. 2012; 24:714-7.
43. Haugen BRM, Alexander EK, Bible KC et al. American Thyroid Association management guidelines for adult patients with thyroid nodules and differentiated thyroid cancer. Thyroid. 2015; 26:1-133.
44. Nygaard B, Hegedus L, Nielsen KG et al. Long-term effect of radioactive iodine on thyroid function and size in patients with solitary autonomously functioning toxic thyroid nodules. Clin Endocrinol (Oxf). 1999; 50:197-202.
45. Vidal-Trecan GM, Stahl JE, Eckman MH. Radioiodine or surgery for toxic thyroid adenoma: dissecting an important decision. A cost-effectiveness analysis. Thyroid. 2004; 14:933-45.
46. Tarantini B, Ciuoli C, Di Cairano G et AC. Effectiveness of radioiodine (131-I) as definitive therapy in patients with autoimmune and non-autoimmune hyperthyroidism. J Endocrinol Invest. 2006; 29:594-8.
47. Szumowski P, Rogowski F, Abdelrazek S et al. Iodine isotope ^{131}I therapy for toxic nodular goitre: treatment efficacy parameters. Nucl Med Rev Cent East Eur. 2012; 15:7-13.
48. Koç I, Bahçecioğlu AB, AvcıMerdin F et al. Long-term effects of radioiodine treatment on thyroid functions and ultrasonographic features in patients with toxic adenoma and toxic multinodular goitre. Ann Nucl Med. 2023; 37:371-9.
49. Roque C, Santos FS, Pilli T et al. Long-term effects of radioiodine in toxic multinodular goiter: thyroid volume, function, and autoimmunity. J Clin Endocrinol Metab. 2020; 105:dgaa214.
50. Holm LE, Lundell G, Israelsson A et al. Incidence of hypothyroidism occurring long after iodine-131 therapy for hyperthyroidism. J Nucl Med. 1982; 23:103-7.

51. Ceccarelli C, Bencivelli W, Viti P et al. Outcome of radioiodine-131 therapy in hyperfunctioning thyroid nodules: a 20 years' retrospective study. Clin Endocrinol (Oxf). 2005; 62:331-5.
52. Sjölin G, Watt T, Byström K et al. Long term outcome after toxic nodular goitre. Thyroid Res. 2022; 15:20.
53. Meller J, Siefker U, Hamann A et al. Incidence of radioiodine induced Graves' disease in patients with multinodular toxic goiter. Exp Clin Endocrinol Diabetes. 2006; 114:235-9.
54. Nygaard B, Faber J, Veje A et al. Transition of nodular toxic goiter to autoimmune hyperthyroidism triggered by ^{131}I therapy. Thyroid. 1999; 9:477-81.
55. Yürekli Y, Cengiz A, Güney E. Graves disease induced by radioiodine therapy for toxic nodular goiter: a case report. Mol Imaging Radionucl Ther. 2015; 24:135-7.
56. Schmidt M, Gorbauch E, Dietlein M et al. Incidence of postradioiodine immunogenic hyperthyroidism/Graves' disease in relation to a temporary increase in thyrotropin receptor antibodies after radioiodine therapy for autonomous thyroid disease. Thyroid. 2006; 16:281-8.
57. Wahl RA, Rimpl I, Saalabian S et al. Differentiated operative therapy of thyroid autonomy (Plummer's disease). Exp Clin Endocrinol Diabetes. 1998; 106 (Suppl 4):S78-84.
58. Lippi F, Ferrari C, Manetti L et al. Treatment of solitary autonomous thyroid nodules by percutaneous ethanol injection: results of an Italian multicenter study. The Multicenter Study Group. J Clin Endocrinol Metab. 1996; 81:3261-4.
59. Braga-Basaria M, Trippia MA, Stolf AR et al. Treatment of autonomous and cystic thyroid nodules with intranodular ethanol injection. Rev Assoc Med Bras. 2002; 48:335-40.
60. Perez CL, Fighera TM, Miasaki F et al. Evaluation of percutaneous ethanol injections in benign thyroid nodules. Arq Bras Endocrinol Metabol. 2014; 58:912-7.
61. Tarantino L, Francica G, Sordelli I et al. Percutaneous ethanol injection of hyperfunctioning thyroid nodules: long-term follow-up in 125 patients. AJR Am J Roentgenol. 2008; 190:800-8.
62. Dossing H, Bennebaek FN, Karstrup S et al. Benign solitary solid cold thyroid nodules: US-guided interstitial laser photocoagulation – initial experience. Radiology. 2002; 225:53-7.
63. Papini E, Guglielmi R, Bizarri G et al. Ultrasound-guided laser thermal ablation for treatment of benign thyroid nodules. Endocr Pract. 2004; 10:276-83.
64. Cesareo R, Palermo A, Benvenuto D et al. Efficacy of radiofrequency ablation in autonomous functioning thyroid nodules. a systematic review and meta-analysis. Rev Endocr Metab Disord. 2019; 20:37-44.

CAPÍTULO

32

Manejo da Disfunção Tireoidiana Subclínica

José Sgarbi ▪ Laura Sterian Ward

INTRODUÇÃO

A disfunção tireoidiana subclínica (DTS) é definida bioquimicamente por concentrações séricas do hormônio tireoestimulante (TSH) fora de seus valores de referência normais (VRN), na presença de concentrações normais dos hormônios tireoidianos. Tanto o hipotireoidismo subclínico (hipoS) quanto o hipertireoidismo subclínico (hiperS) são relativamente frequentes na população geral e usualmente assintomáticos.[1,2] Contudo, se não diagnosticados e adequadamente tratados, podem se associar com desfechos desfavoráveis, particularmente para o sistema cardiovascular.[2-4]

Apesar de avanços no entendimento sobre o significado clínico da DTS, o manejo da DTS persiste como um dos principais desafios ao endocrinologista clínico. Alterações dos níveis séricos do TSH podem ser fisiológicas, transitórias e associada a condições não tireoidianas. Além disso, os efeitos da DTS podem ser diferentes de acordo com a faixa etária e seu tratamento controverso em razão da escassez de estudos randomizados sobre seu benefícios. Assim, a decisão de tratar permanece baseada nos riscos de desfechos e em características clínicas individuais dos pacientes.[5-7]

Neste capítulo, revisamos objetivamente o significado clínico, o diagnóstico diferencial e o tratamento da DTS.

HIPOTIREOIDISMO SUBCLÍNICO

O hipoS, também conhecido como disfunção tireoidiana mínima, é definido por níveis séricos elevados do TSH na presença de concentrações normais do T_4 livre (FT_4).[2-4] De acordo com sua evolução, o hipoS pode ser classificado em transitório ou persistente, se as alterações laboratoriais permanecerem por um período de 3 a 6 meses.[2-4] Com relação à sua gravidade, o hipoS pode ser classificado de acordo com os níveis do TSH em: grau 1, TSH 4,5 a 9,9 mUI/ℓ ou grau 2, TSH ≥ 10 mUI/ℓ (Quadro 32.1).[2]

Epidemiologia

O hipoS é a disfunção tireoidiana mais comum na população geral, com prevalência global estimada de até 10%.[1] Nos EUA, a prevalência foi estimada entre 4,3 e 9,5% da população geral, enquanto na Europa, em torno de 6,7%.[1] No Brasil, dois estudos epidemiológicos mostraram prevalências relativamente elevadas na população adulta, de 5,4%[8] e 9%.[9] O Estudo ELSA-Brasil estimou a incidência de hipoS no Brasil próxima de 1% ao ano.[10] Em geral, o hipoS é mais comum em regiões suficientes em iodo, no sexo feminino, em caucasianos e em idosos.[1]

História natural

O curso natural do hipoS é variável, podendo progredir ao hipotireoidismo franco (hipoF), manter-se em hipoS por período longo ou regredir espontaneamente ao eutireoidismo, dependendo de características individuais e da população estudada.[2-4] Em um estudo de comunidade, aproximadamente 50% dos participantes tiveram normalização dos níveis séricos do TSH em uma segunda determinação, mostrando o caráter transitório da sua elevação.[11]

Em 20 anos de seguimento da coorte de Whickham, a taxa anual de progressão ao hipoF foi 4,3% para indivíduos com níveis do TSH sérico > 6,0 mUI/ℓ e anticorpos antitireoidianos

Quadro 32.1 Classificação e características bioquímicas das doenças tireoidianas subclínicas.

Condição	Níveis de TSH	Hormônios tireoidianos	Comentários
Eutireoidismo	0,4 a 4,5 mUI/ℓ	VRN	–
Hipotireoidismo subclínico	> 4,5	VRN	Determinação do T_3 é desnecessária
▪ Grau 1	4,5 a 9,9 mUI/ℓ	VRN	
▪ Grau 2	≥ 10 mUI/ℓ	VRN	
Hipertireoidismo subclínico	< 0,45 mUI/ℓ	VRN	Determinação do T_3 é obrigatória
▪ Grau 1	0,1 a 0,44 mUI/ℓ	VRN	
▪ Grau 2	< 0,1 mUI/ℓ	VRN	

TSH: hormônio tireoestimulante; VRN: valores de referência normais.

(AAT) positivos e menor para aqueles com níveis de TSH < 6,0 mUI/ℓ e/ou AAT negativos.[12]

Em outro estudo prospectivo observacional incluindo 107 pacientes > 55 anos de idade com hipoS, 28 (26,8%) pacientes progrediram ao hipoF, 40 (37,4%) persistiram em hipoS e 39 (36,4%) regrediram espontaneamente ao eutireoidismo. A incidência de hipoF foi de 1,76%, 19,7% e de 73,5% para pacientes com níveis de TSH sérico < 10 mU/ℓ, de 10 a 14,9 mUI/ℓ e de 15 a 19,9 mUI/ℓ, respectivamente.[13]

Em idosos, aproximadamente 60% retornam espontaneamente ao eutireoidismo em 1 ano ou a persistência em hipoS pode ser longa, enquanto a progressão ao hipoF é mais provável em pacientes com níveis de TSH > 10 mUI/ℓ.[14]

Um estudo brasileiro mostrou que, em pacientes com hipoS e AAT negativos, aspectos ultrassonográficos compatíveis com tireoidite autoimune, caracterizados por hipoecogenicidade e ecotextura heterogênea difusa, associaram-se com maior risco de evolução ao hipoF durante 3 anos de acompanhamento.[15]

Os dados sugerem que níveis de TSH > 10 mUI/ℓ e a autoimunidade tireoidiana constituem-se nos principais preditores associados à progressão ao hipoF. Idosos, particularmente > 80 anos, têm menor risco de progressão ao hipoF.

Quadro 32.2 Causas de hormônio tireoestimulante (TSH) elevado.

Causas tireoidianas
- Tireoidites autoimunes
- Tireoidites aguda ou subaguda
- Tireoidite de Riedel
- Lobectomia tireoidiana
- Tratamento do hipertireoidismo com radioiodo
- Radioterapia externa da região cervical
- Tratamento inadequado do hipotireoidismo franco
- Induzido por fármacos (amiodarona, lítio, interferon-α, inibidores da tirosinoquinase, inibidores de *checkpoints* imunes

Causas não tireoidianas
- Envelhecimento
- Obesidade
- Síndrome do eutireóideo doente
- Doença de Addison não tratada
- Anticorpos heterófilos anti-TSH
- Macro-TSH
- Síndromes de resistência ao hormônio tireoidiano

Causas de elevação transitória do TSH
- Recuperação das tireoidites (qualquer etiologia)
- Recuperação da síndrome do eutireóideo doente
- Interrupção de tratamento crônico com levotiroxina em paciente eutireóideo
- Tratamento do hipertireoidismo com radioiodo

Diagnóstico

O diagnóstico do hipoS é determinado pela presença de concentrações elevadas do TSH sérico e normais do FT_4; a determinação do T_3 ou T_3 livre é desnecessária. Condições não tireoidianas que podem cursar com elevação do TSH devem ser excluídas, como o envelhecimento, a obesidade e a síndrome do eutireóideo doente (Quadro 32.2).[2-4] Em pacientes idosos ou obesos, o diagnóstico pode representar um desafio clínico. Sabe-se que os VRN do TSH aumentam com o envelhecimento, independentemente da presença de uma doença tireoidiana real, tornando importante avaliar os limites específicos do TSH de acordo com a faixa etária.[16] No Brasil, um estudo de uma população idosa saudável relatou que os VRN para TSH foram de 0,4 a 4,3 mUI/ℓ; 0,4 a 5,8 mUI/ℓ e de 0,4 a 6,7 mUI/ℓ para as faixas etárias de 20 a 59 anos, 60 a 79 anos e > 80 anos, respectivamente.[17] O aumento dos níveis do TSH associado ao envelhecimento tem sido relacionado a mecanismos adaptativos fisiológicos de proteção.[17,18] Assim, o diagnóstico de hipoS em idosos deve levar em consideração o VRN local para a faixa etária.

Níveis elevados do TSH em pacientes com obesidade grave (IMC ≥ 40 kg/m²) devem ser analisados com cautela. A hiperleptinemia associada à obesidade pode estimular a secreção do TSH por ação direta sobre os neurônios hipotalâmicos secretores do hormônio estimulador da tirotrofina (TRH). Assim, concentrações aumentadas (< 10 mUI/ℓ) de TSH no obeso grave podem não representar disfunção tireoidiana. A presença de AAT positivo e níveis de TSH > 10 mUI/ℓ sugerem hipoS, enquanto AAT negativo e TSH < 10 mUI/ℓ podem representar um aumento de TSH associado à hiperleptinemia.[19]

Pacientes criticamente enfermos podem cursar com alterações na função tireoidiana caracterizadas por níveis baixos do T_3, altos do rT_3 e inapropriadamente normais ou baixos do TSH, condição conhecida como síndrome do T_3 baixo ou do eutireóideo doente. Na fase de recuperação, os níveis do TSH sérico podem elevar-se, em geral não superiores a 10 mUI/ℓ. Em tais circunstâncias, a investigação de doença tireoidiana deve ser evitada e solicitada apenas se a doença tireoidiana for fortemente suspeitada. Outras causas menos comuns de elevação do TSH na ausência de doença tireoidiana são mostradas no Quadro 32.2.[2-4]

O hipoS é transitório em aproximadamente 50% dos pacientes.[11] Entre as principais causas (ver Quadro 32.2), incluem-se fase de recuperação das tireoidites, iodoterapia no tratamento da doença de Graves (DG), síndrome do eutireóideo doente, entre outras.[2-4] Apenas o hipoS persistente, definido pela manutenção das alterações laboratoriais por período de 3 a 6 meses, deve ser considerado para o tratamento. Assim, o segundo passo na abordagem diagnóstica do paciente com elevação do TSH , após excluir as causas não tireoidianas (Quadro 32.2), é a repetição do TSH em 3 a 6 meses (Quadro 32.3).[20] A Figura 32.1 mostra um fluxograma passo a passo do manejo diagnóstico e clínico do paciente com TSH elevado na presença de níveis séricos do FT_4 normais.

Significado clínico

O hipoS tem sido classificado, de acordo com os valores de TSH, em grau 1 (TSH 4,5 a 9,9 mUI/ℓ) e grau 2 (TSH ≥ 10 mUI/ℓ) (ver Quadro 32.1). Pacientes com hipoS grau 1 geralmente são assintomáticos, têm menor progressão ao hipoF e a desfechos cardiovasculares em comparação aos com hipoS grau 2.[2-4]

Qualidade de vida

A associação do hipoS com as manifestações clínicas clássicas do hipotireoidismo, alterações da função cognitiva e piora da qualidade de vida é controversa.[2-4] Uma revisão sistemática encontrou associação significativa entre hipoS e alterações da função cognitiva em participantes com idade < 75 anos, mas não naqueles com idade > 75 anos.[21] No entanto, outra revisão sistemática não encontrou melhora nos sintomas após tratamento do hipoS com levotiroxina.[22] Em idosos, em um estudo randomizado incluindo 737 participantes com hipoS, o tratamento com levotiroxina não se associou a qualquer benefício nas manifestações clínicas, qualidade de vida e sintomas psiquiátricos.[23]

Dados sobre associação do hipoS com a depressão também são conflitantes na literatura. Um estudo brasileiro encontrou frequência significativamente elevada de sintomas psiquiátricos e neuromusculares em pacientes com hipoS comparados aos controles, com melhora após tratamento com levotiroxina,[24] enquanto em outros estudos nenhuma associação significativa foi observada.[25]

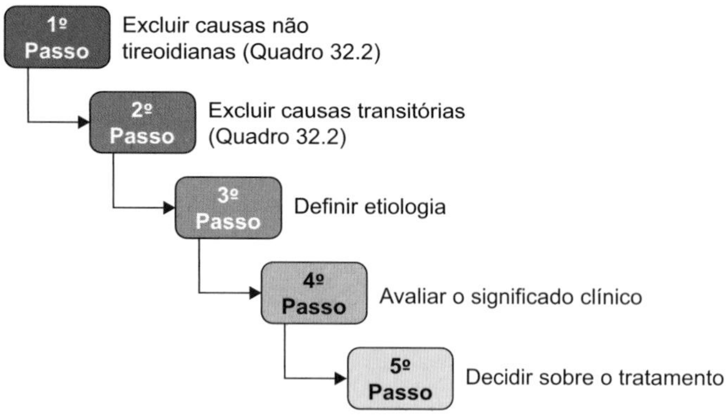

Figura 32.1 Manejo do paciente com hormônio tireoestimulante elevado.

Assim, não há evidência conclusiva da associação do hipoS com as manifestações clínicas do hipotireoidismo, a piora da qualidade de vida e os transtornos psiquiátricos, assim como com os benefícios do tratamento.

Dislipidemia e síndrome metabólica

Os hormônios tireoidianos exercem efeitos fisiológicos importantes no metabolismo lipídico, tais como *upregulation* ("regulação para cima") dos receptores da lipoproteína de baixa densidade (LDL), estimulação da proteína de transferência de ésteres de colesterol (CETP), ativação da lipase lipoproteica e da lipase hepática, além da inibição da oxidação da LDL. O conjunto dessas ações resulta na redução do colesterol sérico. Assim, o hipoF associa-se com aumento do colesterol total e do colesterol da LDL (LDL-c) em virtude da redução da degradação de lipoproteínas. Alterações similares têm sido relatadas no hipoS, particularmente de grau 2.[19,26] Da mesma forma, estudos randomizados duplos-cegos observaram um efeito favorável do tratamento do hipoS com levotiroxina sobre o perfil lipídico.[27,28] Uma metanálise incluindo 940 participantes de 12 estudos randomizados encontrou efeitos benéficos claros do tratamento com levotiroxina no perfil lipídico de paciente com hipoS grau 2.[29]

Especula-se associação do hipoS com a síndrome metabólica, mas os resultados entre os estudos são divergentes. Entre os potenciais mecanismos de conexão incluem-se os efeitos dos hormônios tireoidianos no metabolismo glicídico e lipídico, gasto energético e peso corporal, além de resistência insulínica.[19]

Em resumo, há evidências claras de associação do hipoS grau 2 com piora do perfil lipídico e de efeitos benéficos do seu tratamento com levotiroxina, mas a associação entre hipoS e síndrome metabólica permanece incerta.

Risco cardiovascular e mortalidade

O hipoF associa-se com redução da contratilidade cardíaca, aumento da resistência vascular periférica, hipertensão arterial diastólica, bradicardia, dilatação das câmaras cardíacas, derrame pericárdico, insuficiência cardíaca (IC) e maior risco de mortalidade. Todas essas anormalidades são reversíveis após obtenção do estado de eutireoidismo sob tratamento com levotiroxina.[30] De forma similar, o hipoS também tem sido associado com anormalidades cardiovasculares, tais como hipertensão arterial diastólica, disfunção diastólica do ventrículo esquerdo, disfunção sistólica, aterosclerose, disfunção endotelial, doença arterial coronariana (DAC) e IC.[31]

Os mecanismos envolvidos nessas alterações são complexos. Os hormônios tireoidianos exercem efeitos marcantes no sistema cardiovascular, como na regulação positiva do gene da miosina de cadeia pesada-alfa (α-MHC), principal miosina cardíaca contrátil, e do gene Ca^{++}-ATPase do retículo sarcoplasmático (SERCA2), responsável pela remoção de íons Ca^{++}, com efeito em contração e relaxamento musculares. Por outro lado, regulam negativamente o gene da fosfolambam, proteína inibidora do SERCA2 do músculo cardíaco.[3,33]

A disfunção diastólica do ventrículo esquerdo é a anormalidade cardíaca mais comum no hipoS; caracteriza-se por relaxamento lento do miocárdio e prejuízo do enchimento ventricular precoce, tanto em repouso como após o exercício. A deficiência do hormônio tireoidiano causa redução na internalização de cálcio no miócito, estimula a transcrição de β-miosina e diminui a transcrição da α-miosina, com consequente redução na capacidade contrátil do miócito e atrofia cardíaca.[30-32] Esse mecanismo, associado a prejuízos das funções sistólica e diastólica, aumento da resistência vascular periférica e hipertensão diastólica, poderia explicar o maior risco de IC no hipoS grau 2, principalmente em idosos.[33,34] O hipoS persistente também parece impactar o risco de hospitalização e morte em pacientes com IC comparados aos controles em eutireoidismo.[34]

Em metanálise envolvendo mais de 55 mil participantes de 11 estudos prospectivos, o risco de eventos não fatais de DAC foi quase duas vezes maior em participantes com hipoS grau 2 em comparação aos em eutireoidismo, enquanto o risco de eventos fatais de DAC foi cerca de 1,5 vez maior em hipoS tanto grau 1 (com TSH > 7 mUI/ℓ) quanto grau 2.[35] Uma metanálise posterior incluindo mais de 555 mil participantes de 35 estudos prospectivos confirmou esses dados, particularmente nos participantes < 65 anos de idade e com elevado risco cardiovascular.[36] Outra metanálise de estudos prospectivos associou o hipoS com maior risco de eventos fatais e não fatais de acidente vascular cerebral (AVC) nos participantes < 65 anos de idade.[37]

Os efeitos prejudiciais do hipoS sobre o risco cardiovascular e mortalidade parecem ser dependentes da idade, limitando-se a indivíduos < 65 anos de idade.[2-4,16] Em um estudo populacional em octogenários, níveis elevados do TSH sérico (até 10 mUI/ℓ) associaram-se com maior taxa de sobrevivência em 4 anos de seguimento.[16] Em uma metanálise recente de participantes ≥ 80 anos, o hipoS não foi associado a resultados funcionais adversos ou com mortalidade.[38] Uma análise retrospectiva do Reino Unido mostrou que pacientes com hipoS e idade < 70 anos de idade tratados com levotiroxina tiveram redução do risco cardiovascular, comparados aos não tratados, enquanto nenhum benefício foi encontrado nos pacientes acima de > 70 anos.[39]

O Quadro 32.3 resume as principais evidências sobre o significado clínico do hipoS.

Tratamento

A despeito do acúmulo de evidências da associação do hipoS com desfechos cardiovasculares desfavoráveis, seu tratamento permanece incerto e ainda controverso. Não há estudo randomizado suficientemente forte sobre os benefícios do tratamento do hipoS.[2-5] Uma metanálise[5] incluindo 2.192 pacientes de 21 estudos randomizados encontrou nenhum ou poucos benefícios do tratamento do hipoS em qualquer desfecho, resultando em recomendação de tratamento apenas para pacientes muito sintomáticos ou com níveis de TSH ≥ 20 mUI/ℓ. Tal recomendação é controversa, porque uma proporção significativa dos participantes incluídos na metanálise tinha hipoS grau 1, com níveis basais medianos de TSH de 6,4 mUI/ℓ. Como discutido anteriormente, uma elevação moderada do TSH (< 10 mUI/ℓ) em idosos parece ser um efeito fisiológico de proteção ao envelhecimento e não

Quadro 32.3 Resumo das evidências do significado clínico do hipotireoidismo subclínico.

	Força de associação		Benefício do tratamento
	TSH 4,5 a 9,9 mUI/ℓ	TSH ≥ 10 mUI/ℓ	
Qualidade de vida	Insuficiente	Insuficiente	Fraca
Dislipidemia	Fraca	Forte	Forte (≥ 10 mUI/ℓ)
Síndrome metabólica	Fraca	Fraca	Sem evidência
Doença arterial coronariana	Forte (> 7 mUI/ℓ)	Forte	Sem evidência
Acidente vascular cerebral	Fraca	Fraca	Sem evidência
Morte cardiovascular	Forte (> 7 mUI/ℓ)	Forte	Sem evidência
Morte por todas as causas	Fraca	Forte	Sem evidência

TSH: hormônio tireoestimulante.

representar disfunção tireoidiana. Não há associação clara do hipoS com piora da qualidade de vida, sintomas neuropsiquiátricos, desfechos cardiovasculares e de mortalidade em idosos. Ademais, nenhum estudo randomizado ou de metanálise[23,40,41] mostrou qualquer benefício do tratamento.

Assim, a decisão de tratar ou não um paciente é baseada nos riscos do não tratamento e deve levar em conta, além das diretrizes disponíveis,[20,42,43] fatores específicos inerentes a cada paciente, como idade, intensidade da doença, manifestações clínicas, qualidade de vida, presença de comorbidades, risco cardiovascular, preferências do paciente e o julgamento clínico individual.[7]

O tratamento do hipoS deve ser considerado apenas para os pacientes com doença persistente e após exclusão de causas não tireoidianas e transitórias de elevação do TSH (ver Quadro 32.2).

Dois aspectos são norteadores no processo de decisão: a idade do paciente e o valor do TSH (Figura 32.2). No hipoS grau 2, o tratamento é recomendado para todos pacientes em virtude do maior risco de progressão ao hipoF e de morbimortalidade cardiovascular.[20,44] Para pacientes com idade superior a 65 anos, particularmente aqueles > 80 a 85 anos, o tratamento é mais controverso e a decisão deve levar em conta análise cuidadosa entre benefícios e riscos. Um posicionamento recente da Sociedade Brasileira de Endocrinologia e Metabologia (SBEM) recomenda que o tratamento deve ser considerado para pacientes ≥ 65 anos com níveis persistentes de TSH acima de 10 mUI/ℓ, particularmente para aqueles com alto risco cardiovascular. Contudo, recomenda-se uma abordagem mais cautelosa e conservadora para os doentes mais idosos (≥ 80 anos), particularmente para aqueles com mais de 85 anos de idade, nos quais o risco do tratamento pode superar os potenciais benefícios. Assim, uma abordagem mais conservadora, incluindo o monitoramento regular da função tireoidiana, parece ser a melhor estratégia.

Em geral, nenhum tratamento é recomendado para pacientes com hipoS grau 1. Entretanto, o tratamento pode ser considerado aos pacientes ≤ 65 anos de idade com TSH sérico ≥ 7 mU/ℓ, na presença de doença cardiovascular preexistente ou de risco cardiovascular elevado, em virtude da associação do hipoS grau 1 e níveis de TSH ≥ 7 mUI/ℓ com maior risco de incidência e morte por DAC ou AVC.[20,35-37] O tratamento pode ainda ser considerado em pacientes com risco de progressão ao hipoF (sexo feminino, aumento progressivo do TSH , anti-TPO positivo e/ou ultrassonografia típica de autoimunidade). Em pacientes com manifestações clínicas associadas ao hipotireoidismo, um teste terapêutico com levotiroxina pode ser útil. Se não houver melhora após normalização laboratorial por pelo menos 3 meses, o tratamento deverá ser interrompido.[20]

O tratamento do hipoS deve seguir os mesmos princípios do tratamento do hipoF. A medicação de escolha é a levotiroxina, em dose única diária, ingerida com água pelo menos 30 a 60 minutos antes do desjejum. Em geral, a dose inicial utilizada é não superior a 50 μg/dia. Não há qualquer evidência para o tratamento combinado de levotiroxina com tri-iodotironina. Pacientes com hipoS persistente não tratados devem manter seguimento ambulatorial semestral ou anual.[20,42-44]

A Figura 32.2 mostra um fluxograma do tratamento do hipoS persistente.

HIPERTIREOIDISMO SUBCLÍNICO

Definição

O hipertireoidismo subclínico (hiperS) é definido bioquimicamente pela presença de níveis de TSH sérico abaixo da faixa inferior de referência, em face de concentrações normais dos hormônios tireoidianos.[44] Pode ser de origem "exógena" ou "endógena". O hiperS exógeno ocorre pelo uso de doses excessivas de levotiroxina no tratamento do hipotireoidismo, câncer de tireoide avançado ou pelo uso indevido para o tratamento da obesidade. O hiperS endógeno ocorre quando o excesso relativo de hormônios tireoidianos tem origem primária tireoidiana, pela liberação de hormônios tireoidianos previamente armazenados em processos destrutivos (como ocorre nas tireoidites) ou por aumento da biossíntese e secreção de hormônios tireoidianos.

De acordo com a gravidade, o hiperS tem sido classificado em duas categorias (ver Quadro 32.1) de acordo com os níveis de TSH: em **grau 1**, níveis de TSH baixo, mas não suprimido (0,1 a 0,44 mUI/ℓ) e **grau 2**: níveis de TSH suprimido (< 0,1 mUI/ℓ).[45,46]

Epidemiologia

A prevalência do hiperS endógeno varia de acordo com valor de corte do TSH usado na definição, conteúdo de iodo na dieta, sexo, idade e etnia. Em países ocidentais suficientes em iodo, a prevalência geralmente não excede 1 a 2%. No clássico estudo de Whickham, a prevalência foi de 4,3% na amostra total, mas de apenas 0,6% entre os participantes não medicados com levotiroxina. Em países considerados insuficientes em iodo, a prevalência do hiperS é maior, variando de 2 a 15% em comparação às regiões com ingestão normal do iodo.[1] No Brasil, a prevalência de hiperS é relativamente elevada, variando de 1,3 a 6,2%.[8,9] Na maioria dos estudos populacionais, a prevalência do hiperS foi maior no sexo feminino e em idosos, bem como inversamente proporcional ao conteúdo de iodo na dieta.[1]

Etiologia

As causas do hiperS (Quadro 32.4) são as mesmas do hipertireoidismo franco (hiperF).[46-48] O hiperS exógeno é frequente entre pacientes com hipotireoidismo em uso de levotiroxina, podendo variar de 13 a 20%.[49]

As principais causas (ver Quadro 32.4) do hiperS endógeno[46-48] são doença de Graves, doença nodular autônoma da tireoide (adenoma tóxico e bócio multinodular tóxico), tireoidites subagudas e induzidas, indução por iodo ou por fármacos, como a amiodarona. A doença de Graves é a causa mais frequente (cerca de 40%) de hiperS endógeno em regiões suficientes em

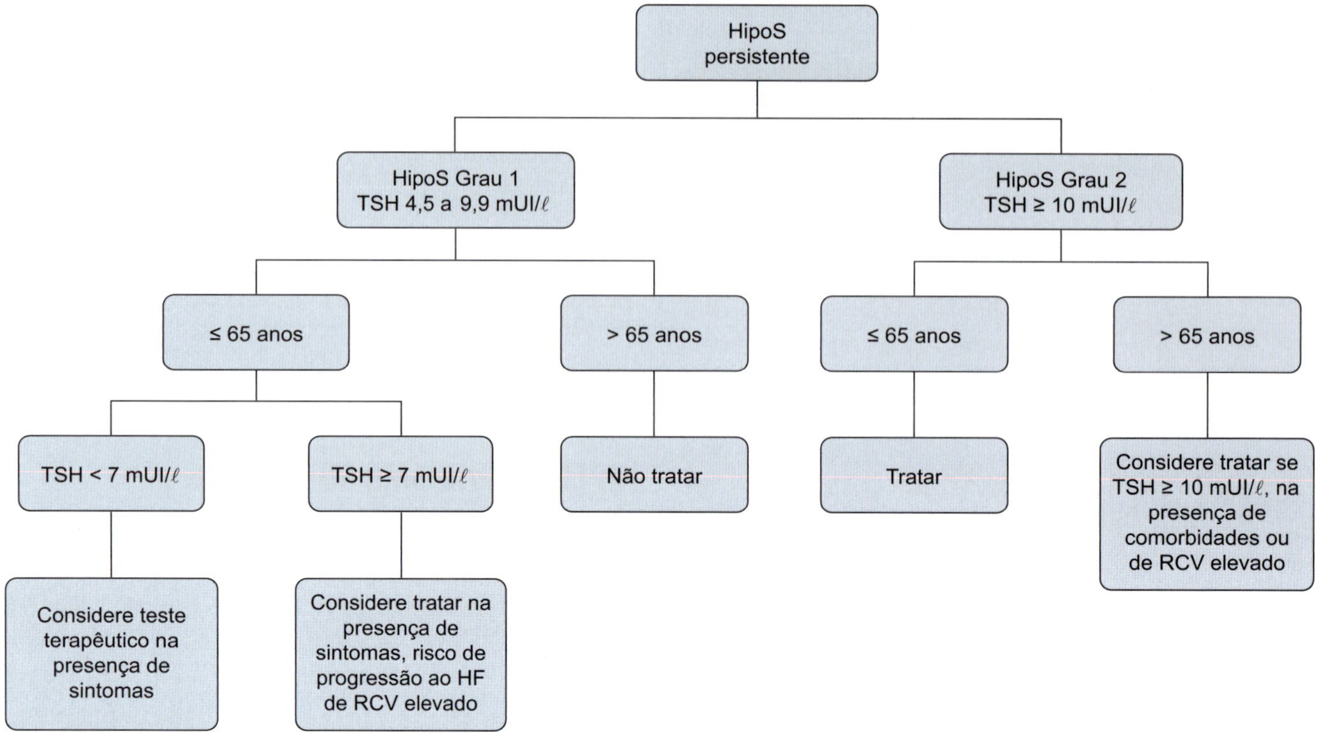

Figura 32.2 Fluxograma para o tratamento do hipotireoidismo persistente. DCV: doença cardiovascular; HF: hipotireoidismo franco; HipoS: hipotireoidismo subclínico; RCV: risco cardiovascular. (Adaptada de Sgarbi et al., 2013.[20])

iodo, enquanto a doença nodular autônoma da tireoide é mais comum sob condições de insuficiência iódica.[1,46]

O hiperS é ainda classificado, de acordo com sua evolução, em persistente, quando as alterações laboratoriais permanecem inalteradas por ao menos 3 a 6 meses de acompanhamento, ou transitório, quando os níveis séricos do TSH retornam aos valores normais espontaneamente. Nenhum tratamento é necessário para as causas transitórias (Quadro 32.5).

História natural

O risco de progressão do hiperS ao hiperF é um dos parâmetros que devem ser analisados no processo de decisão sobre o tratamento do hiperS.

Em um estudo retrospectivo realizado com 323 pacientes (idade média, 71 anos) com hiperS endógeno, 11,8% progrediram ao hiperF, 31,6% reverteram ao eutireoidismo e 56,7% permaneceram em hiperS em 32 meses de seguimento.[50] Em outra análise retrospectiva em pacientes idosos, a taxa média de progressão anual ao hiperF foi de 9,7%.[51] Em uma coorte escocesa, envolvendo 2.024 participantes com hiperS, a taxa anual de progressão ao hiperF foi de 6,1%; 35,6% retornaram ao eutireoidismo e 63% persistiram em hiperS.[52] No Brasil, em um estudo prospectivo com 102 mulheres, 2,9% progrediram para o hiperF, 23,5% retornaram ao eutireoidismo e 69,5% persistiram em hiperS em 4 anos de seguimento.[53] Em comum, esses estudos mostraram que o melhor fator preditor de progressão ao hiperS foi o nível de TSH basal < 0,1 mU/ℓ.

Alguns estudos sugerem que o curso natural do hiperS dependeria ainda da etiologia do hipertireoidismo e da idade do paciente, sendo frequentemente reversível ou ocasionalmente progressivo na doença de Graves e provavelmente persistente na doença nodular autônoma da tireoide e em idosos.[54,55]

Quadro 32.4 Causas de hipertireoidismo subclínico.

Hipertireoidismo subclínico endógeno
- Doença de Graves
- Adenoma tóxico
- Bócio multinodular tóxico
- Tireoidite subaguda
- Hipertireoidismo transitório da gestação
- Hipertireoidismo induzido por iodo
- Amiodarona

Hipertireoidismo subclínico exógeno
- Dose excessiva de levotiroxina no tratamento do hipotireoidismo
- Doses supressivas de levotiroxina no tratamento do câncer de tireoide
- Tireotoxicose factícia pelo uso inadvertido de levotiroxina e/ou tri-iodotironina

Diagnóstico

Em pacientes com um resultado inicial de TSH baixo ou suprimido, sem evidências clínicas de tireotoxicose, uma segunda determinação do TSH associado às dosagens do FT_4 e T_3 (ou FT_3) deve ser programada para período de 3 a 6 meses, com objetivo de excluir causas transitórias da alteração do TSH (ver Quadro 32.5). A dosagem do T_3 é obrigatória para excluir a possibilidade de tireotoxicose por T_3.[46-48]

As formas persistentes (doença de Graves, adenoma tóxico e bócio multinodular tóxico) podem oferecer maior grau de dificuldade na diferenciação diagnóstica, principalmente em pacientes idosos com bócios não palpáveis. Sinais característicos da orbitopatia, dermopatia ou acropatia de Graves estabelecem o diagnóstico clínico da doença de Graves. Na ausência dessas características, a presença do anticorpo antirreceptor do TSH (TRAb) é patognomônica da doença de Graves. A cintilografia de tireoide com captação de ^{131}I ou $^{99m}TcO_4$ (pertecnetato) é um método valioso para o diagnóstico etiológico do hiperS. A hipercaptação com distribuição difusa do radiotraçador é o aspecto típico da doença de Graves; o adenoma tóxico

Quadro 32.5 Causas de hormônio tireoestimulante (TSH) baixo.

Causas não tireoidianas
- Gravidez (1º trimestre)
- Síndrome do eutireóideo doente
- Retardo na recuperação de tireotrofos hipofisários após tratamento do hipertireoidismo
- Hipotireoidismo central
- Fármacos (biotina, glicocorticoides, dopamina, análogos de somatostatina, dobutamina, anfetaminas, bromocriptina etc.)
- Alteração fisiológica do TSH em idosos (redução do *clearance* renal de hormônios tireoidianos ou por alteração do *set point* hipofisário do TSH)
- Anticorpos heterófilos

Causas transitórias
- Síndrome do eutireóideo doente
- Dose excessiva de levotiroxina (tratamento do hipotireoidismo)
- Tireoidites subagudas (virais e autoimunes)
- Hipertireoidismo gestacional transitório
- Tratamento do hipertireoidismo com tionamida ou radioiodo
- Induzido pela administração ou ingestão recente de iodo
- Fármacos (amiodarona; interferon-α; inibidores de tirosinoquinase etc.)

caracteriza-se pela imagem de nódulo único quente e o bócio multinodular tóxico por distribuição heterogênea do radiotraçador com áreas de hiper (quentes) e hipocaptação (frias). A presença de hipocaptação acentuada de iodo em paciente com hiperS sugere tireotoxicose sem hipertireoidismo, determinada pelas diversas formas de tireoidite destrutiva ou exposição excessiva ao iodo. Quando a cintilografia for contraindicada (gravidez, lactação, exposição recente ao iodo), o Doppler colorido da artéria tireoidiana pode ser útil no diagnóstico diferencial de tireotoxicose. O fluxo sanguíneo tireoidiano difusamente aumentado com pico de velocidade sistólica da artéria tireoidiana inferior (ou superior) > 40 cm/s é altamente sugestivo de doença de Graves.[56]

O hiperS deve ser diferenciado de condições não tireoidianas (ver Quadro 32.5), as quais podem cursar com alterações laboratoriais similares, como a síndrome do eutireóideo doente, supressão prolongada do eixo hipotálamo-hipófise-tireoide após tratamento do hipertireoidismo, uso de fármacos (biotina, glicocorticoides, dopamina, dobutamina, anfetaminas e bromocriptina etc.), hipotireoidismo central, anticorpos heterófilos ao TSH ou outras situações que interfiram na secreção hipofisária do TSH. Em idosos, a concentração baixa do TSH pode ser fisiológica pela redução do *clearance* renal dos hormônios tireoidianos ou por alteração no *set point* hipofisário para secreção do TSH. Em pacientes hospitalizados criticamente enfermos, com doenças crônicas agudizadas ou em fase de convalescença, a interpretação dos testes de avaliação da função tireoidiana pode ser difícil, devendo-se evitar sua solicitação, exceto se a suspeita para disfunção tireoidiana for muito forte.[3,49-51]

Significado clínico

As consequências clínicas do hiperF estão bem estabelecidas. Um corpo crescente de evidências de alta qualidade tem associado o hiperS a um risco aumentado de DAC, fibrilação atrial, fraturas ósseas e menor expectativa de vida. Menos consistentemente, hiperS tem sido associado a diminuição da qualidade de vida, comprometimento cognitivo e demência.[44-48]

Sintomas e qualidade de vida

O hiperS é comumente uma condição assintomática; no entanto, em estudos utilizando índices clínicos específicos envolvendo pacientes jovens[57] e adultos de meia-idade,[58] nos últimos anos, o hiperS tem sido associado a comprometimento cognitivo e demência em estudos populacionais em idosos,[59,60] inclusive no Brasil,[61] particularmente o hiperS grau 2. Esses dados foram confirmados em uma metanálise recente de estudos prospectivos.[62,63]

Em resumo, não há evidências definitivas sobre a associação de hiperS com piora da qualidade de vida, mas há evidências de associação com comprometimento cognitivo e demência em idosos.

Osteoporose e fraturas

Os hormônios tireoidianos são essenciais para o desenvolvimento do esqueleto e importantes reguladores da manutenção óssea em adultos. A hiperfunção tireoidiana pode resultar em desequilíbrio entre a reabsorção e a formação óssea. Historicamente, o hiperF associa-se com perda da densidade mineral óssea (DMO), osteoporose e fraturas.[64] No hiperS, esses mesmos efeitos também podem ocorrer, particularmente em mulheres na pós-menopausa e em idosos.[3,46] Em duas metanálises, mulheres na pós-menopausa sob tratamento supressivo prolongado com levotiroxina tiveram perda significativa de DMO comparadas ao grupo controle.[65,66] Pacientes com hiperS endógeno ou exógeno,[67] principalmente de grau 2, tiveram maior risco de fratura osteoporótica comparados aos controles em eutireoidismo em 20 e 4,5 anos de seguimento, respectivamente.

Dados mais contundentes da associação do hiperS com maior risco de fraturas são provenientes de metanálises de coortes prospectivas, as quais mostraram maior risco de fraturas de quadril e por outras causas em pacientes com hiperS, particularmente em idosos e com hiperS grau 2.[68-71]

Concluindo, há evidências robustas de associação do hiperS grau 2 (endógeno e exógeno) com perda da DMO em mulheres na pós-menopausa e com maior risco de fraturas em idosos.

Fibrilação atrial

A fibrilação atrial (FA) é uma arritmia cardíaca sustentada comum, a qual se associa a maior risco de IC, AVC e morte.[72] O hiperF é uma das principais causas de FA, mas há também um corpo consistente de evidências de forte associação entre hiperS e maior risco de FA, particularmente em idosos > 65 anos de idade.[73-76]

Um estudo populacional prospectivo mostrou que participantes > 60 anos de idade e hiperS grau 2 apresentaram risco quase três vezes maior de FA em 10 anos de seguimento, comparados aos controles eutireóideos.[73] Em outro estudo prospectivo incluindo 3.233 participantes ≥ 65 anos de idade, o risco de FA foi quase 2 vezes maior tanto nos participantes com hiperS grau 1 quanto grau 2.[74] Estudos de metanálises de estudos prospectivos confirmaram essa associação.[75,76]

Analisados em conjunto, os dados sugerem que idosos ≥ 65 anos de idade com hiperS são expostos a maior risco de FA, independentemente dos níveis de TSH.

Insuficiência cardíaca

A IC é uma causa comum de hospitalização seguida de morte, particularmente em idosos ≥ 65 anos de idade. Entre as condições associadas com o seu desenvolvimento e progressão, incluem-se hipertensão arterial, taquicardia, taquiarritmia, alterações da contratilidade e hipertrofia cardíaca, alterações também associadas ao hipertireoidismo. Os mecanismos de desenvolvimento ou piora da progressão da IC no hipertireoidismo envolvem efeitos genômicos e não genômicos do T_3 no miócito cardíaco e no sistema cardiovascular.[31]

Em um estudo populacional de coorte retrospectiva incluindo 47.327 participantes com idade média de 48,6 anos, hiperS foi um fator de risco para IC, eventos adversos cardiovasculares maiores (MACE) e mortalidade por todas as causas, independentemente dos níveis séricos do TSH. Além disso, IC foi a principal causa de mortalidade cardiovascular no hiperS.[77,78] Em idosos com doença cardiovascular preexistente, a incidência de hospitalização por IC foi maior naqueles com hiperS comparados aos eutireóideos.[34] Em uma metanálise com 25.390 participantes de coortes prospectivas, o risco de IC foi significativamente elevado nos participantes com hiperS grau 2 comparados aos eutireóideos.[35] Finalmente, o hiperS grau 2 foi associado a pior prognóstico e maior risco de mortalidade em pacientes com IC em estudos prospectivo[78] e de metanálise.[79]

Concluindo, há evidência de associação de hiperS grau 2 com maior risco de IC. Além disso, o hiperS parece associar-se a pior prognóstico e maior mortalidade por IC.

Doença arterial coronariana e mortalidade

A associação do hiperS com DAC e mortalidade cardiovascular e por todas as causas tem sido objeto de vários estudos nas últimas duas décadas, mas os resultados são conflitantes. Um estudo populacional prospectivo analisando 1.191 participantes ≥ 60 anos de idade mostrou associação significativa entre hiperS (TSH < 0,5 mUI/ℓ) e mortalidade total, particularmente por causa cardiovascular, em 10 anos de seguimento.[80,81] No Brasil, um estudo prospectivo observacional mostrou que participantes com hiperS tiveram maior risco de morte cardiovascular e por todas as causas em 7,5 anos de seguimento, em comparação ao eutireoidismo.[9] Um consórcio internacional de estudos prospectivos (Thyroid Studies Collaboration) demonstrou em metanálise envolvendo 52.674 participantes que o hiperS associou-se com maior risco de eventos fatais e não fatais de DAC e de mortalidade total, particularmente nos participantes com hiperS grau 2 (TSH < 0,10 mUI/ℓ), em comparação aos em eutireoidismo.[82] Esses resultados foram confirmados em outras duas metanálises mais recentes de estudos prospectivos.[83,84]

Os dados analisados em conjunto sugerem efeito do hiperS, particularmente grau 2, no risco de eventos fatais e não fatais de DAC e de mortalidade. O Quadro 32.6 mostra um sumário das evidências do significado clínico do hiperS.

Quadro 32.6 Resumo das evidências do significado clínico do hipertireoidismo subclínico (hiperS).

	Força de associação		
	HiperS grau 1 (0,1 a 0,44 mUI/ℓ)	**HiperS grau 2 (≤ 0,1 mUI/ℓ)**	**Benefício do tratamento**
Sintomas e qualidade de vida	Insuficiente	Insuficiente	Insuficiente
Osteoporose e fraturas ósseas	Fraca	Forte	Forte
Fibrilação atrial	Forte (≥ 65 anos de idade)	Forte	Sem evidência
Insuficiência cardíaca	Fraca	Forte	Sem evidência
Acidente vascular cerebral	Insuficiente	Insuficiente	Sem evidência
Doença arterial coronariana e mortalidade	Fraca	Forte	Sem evidência

Tratamento

Não há estudo randomizado sobre potenciais benefícios do tratamento na qualidade de vida e em desfechos cardiovasculares associados ao hiperS. Assim, a indicação para seu tratamento permanece com base principalmente no risco de não tratar.

Em pacientes com hiperS exógeno por dose inadequada de levotiroxina no tratamento do hipotireoidismo, recomenda-se titulação da dose com objetivo de normalização dos níveis de TSH, de acordo com valores de referência para a faixa etária. Em pacientes com câncer de tireoide e indicação de terapia supressiva com levotiroxina, o uso de betabloqueador pode ser considerado, particularmente para pacientes com sintomas de hiperatividade adrenérgica, idade > 60 anos, com risco cardiovascular ou com doença cardiovascular prévia.[46-48] Em mulheres na pós-menopausa, sobretudo para aquelas sem reposição estrogênica e DMO diminuída, deve-se realizar monitoramento com densitometria óssea e avaliar a necessidade de suplementação de cálcio e vitamina D combinados ou não com bisfosfonatos, calcitonina, SERMs ou anticorpos monoclonais inibidores da reabsorção óssea; quando aplicáveis, auxiliam a prevenir maior perda óssea, promovem a formação óssea e reduzem o risco de fraturas. A incorporação de modificações no estilo de vida e a prática de exercícios de levantamento de peso complementam sinergicamente a eficácia dessas intervenções médicas, bem como de tratamento específico com inibidores da reabsorção óssea.

Em pacientes com hiperS endógeno persistente, o tratamento deve ser considerado apenas após avaliação clínica cuidadosa. Assim como no hipoS, a idade do paciente e o valor basal do TSH sérico são fatores norteadores do tratamento, devendo-se ainda levar em consideração a etiologia do hipertireoidismo (Quadro 32.7).

Apesar da ausência de evidência de benefício, no hiperS grau 2 (TSH < 0,1 mUI/ℓ), o tratamento é recomendado para todos os pacientes ≥ 65 anos de idade, objetivando reduzir o risco de fraturas ósseas, FA, DAC e mortalidade. Nos pacientes < 65 anos de idade, o tratamento pode ser considerado em pacientes com risco cardiovascular elevado, doença cardíaca preexistente, osteoporose ou em mulheres na pós-menopausa com osteopenia e sem reposição estrogênica ou uso de bisfosfonatos e em pacientes sintomáticos.[46-48]

No hiperS grau 1 (TSH 0,1 a 0,45 mUI/ℓ), o tratamento deve ser considerado em indivíduos ≥ 65 anos de idade, em função do maior risco de FA, e naqueles com idade < 65 anos que apresentem doença cardíaca preexistente ou sintomas de hipertireoidismo. Não há evidências suficientes a favor do tratamento do hiperS endógeno para adultos jovens ou mulheres na pré-menopausa com hiperS grau 1 e sem comorbidades.[46-48] Nesses casos, uma conduta expectante e acompanhamento semestral ou anual estão recomendados.

Quadro 32.7 Indicações para tratamento do hipertireoidismo subclínico.

Fator	TSH < 0,1 mUI/ℓ	TSH 0,1 a 0,44 mUI/ℓ
Idade ≥ 65 anos	Tratar	Considere tratar
Idade < 65 anos com comorbidades (DCV, RCV alto, insuficiência cardíaca, taquiarritmias, mulher na pós-menopausa sem TRH com osteopenia, osteoporose, sintomas de hipertireoidismo)	Tratar	Considere tratar
Idade < 65 anos sem comorbidades	Considere tratar	Observar

DCV: doença cardiovascular; RCV: risco cardiovascular; TRH: terapia de reposição hormonal; TSH: hormônio tireoestimulante. (Adaptado de Ross et al., 2016.[48])

Quando decidido, o tratamento do hiperS deve ser de acordo com a etiologia do hipertireoidismo e particularidades de cada paciente. O tratamento com droga antitireoidiana, particularmente o metimazol, é a primeira escolha para pacientes com doença de Graves < 65 anos de idade, enquanto a terapia com radioiodo é preferível naqueles com doença nodular autônoma da tireoide e em pacientes ≥ 65 anos de idade. A cirurgia é indicada em casos específicos, tais como diante de bócios volumosos, na impossibilidade de tratamento medicamentoso ou com radioiodo ou na suspeita de câncer de tireoide associado.[44-46]

A Figura 32.3 mostra fluxograma para o manejo do hiperS proposto pelos autores.

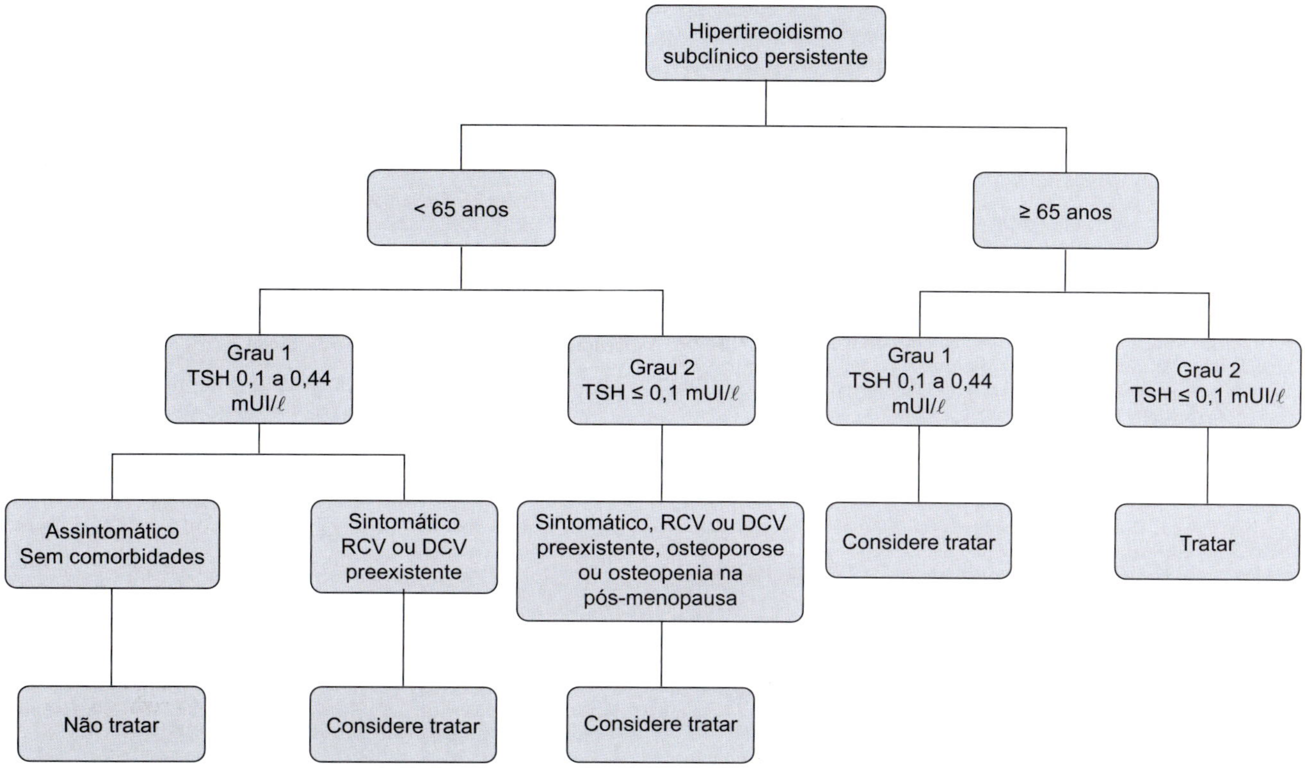

Figura 32.3 Fluxograma para o manejo do hipertireoidismo subclínico. DCV: doença cardiovascular; RCV: risco cardiovascular; TSH: hormônio tireoestimulante. (Adaptada de Ross et al., 2016.)[48]

Resumo

Disfunção tireoidiana subclínica (DTS) é definida como a presença de níveis alterados de hormônio tireoestimulante (TSH), diante de concentrações normais dos hormônios tireoidianos. Em estudos de diferentes países, a prevalência do hipotireoidismo subclínico (hipoS) variou de 4 a 12%, chegando a 20% nos indivíduos com mais de 60 anos de idade. A prevalência de hipertireoidismo subclínico (hiperS) é menor, situando-se em torno de 1 a 2%. Ambas as condições podem ser, não raramente, transitórias e, nos casos persistentes, têm sido associadas a piora da qualidade de vida, alterações cognitivas e maiores riscos cardiovascular e de mortalidade. No entanto, o significado clínico e a necessidade de tratamento da DTS permanecem controversos. Em geral, indica-se o tratamento do hipoS para pacientes < 65 anos com TSH ≥ 10 mUI/ℓ, devido ao maior risco de progressão para hipotireoidismo franco e comorbidades. Em idosos, particularmente aqueles > 80 anos, recomenda-se maior cautela e uma conduta mais conservadora parece mais apropriada. No hiperS, o tratamento é fortemente recomendado para todo paciente com idade ≥ 65 anos, e em menores faixas etárias na presença de sintomas, risco cardiovascular aumentado ou perda de massa óssea.

REFERÊNCIAS BIBLIOGRÁFICAS

1. Taylor PN, Albrecht D, Scholz A et al. Global epidemiology of hyperthyroidism and hypothyroidism. Nat Rev Endocrinol. 2018; 14:301-16.
2. Biondi B, Cappola AR, Cooper DS. Subclinical Hypothyroidism: a review. JAMA. 2019; 322:153-60.
3. Cooper DS, Biondi B. subclinical thyroid disease. Lancet. 2012; 379:1142-54.
4. Peeters RP. Subclinical Hypothyroidism. N Engl J Med. 2017; 376:2556-65.
5. Bekkering GE, Agoritsas T, Lytvyn L et al. Thyroid hormones treatment for subclinical hypothyroidism: a clinical practice guideline. BMJ. 2019; 365:l2006.
6. Taylor P, Bianco AC. Urgent need for further research in subclinical hypothyroidism. Nat Rev Endocrinol. 2019;15: 503-4.
7. Sawka AM, Cappola AR, Peeters RP et al. Patient context and thyrotropin levels are important when considering treatment of subclinical hypothyroidism. Thyroid. 2019; 29:1359-63.
8. Olmos RD, Figueiredo RC, Aquino EM et al. Gender, race and socioeconomic influence on diagnosis and treatment of thyroid disorders in the Brazilian Longitudinal Study of Adult Health (ELSA-Brasil). Braz J Med Biol Res. 2015; 48:751-8.
9. Sgarbi JA, Matsumura LK, Kasamatsu TS et al. Subclinical thyroid dysfunctions are independent risk factors for mortality in a 7.5-year follow-up: the Japanese-Brazilian thyroid study. Eur J Endocrinol. 2010; 162:569-77.
10. Benseñor IM, Sgarbi JA, Janovsky CCPS et al. Incidence of thyroid diseases: results from the Brazilian Longitudinal Study of Adult Health (ELSA-Brasil). Arch Endocrinol Metab. 2021; 65:468-78.
11. Meyerovitch J, Rotman-Pikielny P, Sherf M et al. Serum thyrotropin measurements in the community: five-year follow-up in a large network of primary care physicians. Arch Intern Med. 2007; 167:1533-8.
12. Vanderpump MP, Tunbridge WM, French JM et al. The incidence of thyroid disorders in the community: a twenty-year follow-up of the Whickhan Survey. Clin Endocrinol (Oxf). 1995; 43:55-68.
13. Diez JJ, Iglesias P. Spontaneous subclinical hypothyroidism in patients older than 55 years: an analysis of natural course and risk factors for the development of overt thyroid failure. J Clin Endocrinol Metab. 2004; 89:4890-7.
14. van der Spoel E, van Vliet NA, Poortvliet RKE et al. Incidence and determinants of spontaneous normalization of subclinical hypothyroidism in older adults. J Clin Endocrinol Metab. 2024; 109:1167-74.

15. Rosário PW, Bessa B, Valadão MM et al. Natural history of mild subclinical hypothyroidism: prognostic value of ultrasound. Thyroid. 2009; 9:9-12.
16. Biondi B, Cappola AR. Subclinical hypothyroidism in older individuals. Lancet Diabetes Endocrinol. 2022; 10:129-41.
17. Fontes R, Coeli CR, Aguiar F, Vaisman M. Reference interval of thyroid stimulating hormone and free thyroxine in a reference population over 60 years old and in very old subjects (over 80 years): comparison to young subjects. Thyroid Res. 2013; 6:13.
18. Fiore V, Barucca A, Barraco S et al. Hypothyroidism in older adults: a narrative review. Endocr Metab Immune Disord Drug Targets. 2024; 24:879-84.
19. Biondi B. Subclinical hypothyroidism in patients with obesity and metabolic syndrome: A narrative review. Nutrients. 2023; 16:87.
20. Sgarbi JA, Teixeira PF, Maciel LM et al. The Brazilian consensus for the clinical approach and treatment of subclinical hypothyroidism in adults: recommendations of the thyroid Department of the Brazilian Society of Endocrinology and Metabolism. Arq Bras Endocrinol Metabol. 2013; 57:166-83.
21. Pasqualetti G, Pagano G, Rengo G et al. Subclinical hypothyroidism and cognitive impairment. J Clin Endocrinol Metab. 2015;100: 4240-8.
22. Rugge JB, Bougatsos C, Chou R. Screening and treatment of thyroid dysfunction: an evidence review for the U.S. Preventive Services Task Force. Ann Intern Med. 2015; 162:35-45.
23. Stott DJ, Rodondi N, Kearney PM et al. Thyroid hormone therapy for older adults with subclinical hypothyroidism. N Engl J Med. 2017; 376:2534-44.
24. Reuters VS, Almeida C de P, Teixeira P de F et al. Effects of subclinical hypothyroidism treatment on psychiatric symptoms, muscular complaints, and quality of life. Arq Bras Endocrinol Metabol. 2012; 56:128-36.
25. Blum MR, Wijsman LW, Virgini VS et al. PROSPER study group. Subclinical thyroid dysfunction and depressive symptom among the elderly. Neuroendocrinology. 2016; 103:291-9.
26. Duntas LH, Brenta G. A renewed focus on the association between thyroid hormones and lipid metabolism. Front Endocrinol (Lausanne). 2018; 9:511.
27. Razvi S, Ingoe L, Keeka G et al. The beneficial effect of L-thyroxine on cardiovascular risk factors, endothelial function, and quality of life in subclinical hypothyroidism: randomized, crossover trial. J Clin Endocrinol Metab. 2007; 92:1715-23.
28. Teixeira P de F, Reuters VS, Ferreira MM et al. Lipid profile in different degrees of hypothyroidism and effects of levothyroxine replacement in mild thyroid failure. Transl Res. 2008; 151:224-31.
29. Li X, Wang Y, Guan Q et al. The lipid-lowering effect of levothyroxine in patients with subclinical hypothyroidism: A systematic review and meta-analysis of randomized controlled trials. Clin Endocrinol (Oxf). 2017; 1:1-9.
30. Kahaly GJ, Dillmann WH. Thyroid hormone action in the heart. Endocr Rev. 2005; 26:704-28.
31. Razvi S, Jabbar A, Pingitore A et al. Thyroid hormones and cardiovascular function and diseases. J Am Coll Cardiol. 2018; 71:1781-96.
32. Roos A, Links TP, Wolffenbuttel BH. Subclinical thyroid disease and heart failure. Eur J Heart Fail. 2014; 16:119-21.
33. Gencer B, Collet TH, Virgini V et al. Subclinical thyroid dysfunction and the risk of heart failure events: an individual participant data analysis from 6 prospective cohorts. Circulation. 2012; 126:1040-6.
34. Nanchen D, Gussekloo J, Westendorp R et al. Subclinical thyroid dysfunction and the risk of heart failure in older persons at high cardiovascular risk. J Clin Endocrinol Metab. 2012; 97:852-61.
35. Rodondi N, den Elzen WP, Bauer DC et al. Subclinical hypothyroidism and the risk of coronary heart disease and mortality. JAMA. 2010; 304:1365-74.
36. Moon S, Kim MJ, Yu JM et al. Subclinical hypothyroidism and the risk of cardiovascular disease and all-cause mortality: A meta-analysis of prospective cohort studies. Thyroid. 2018; 9:1101-10.
37. Du Puy RS, Poortvliet RKE, Mooijaart SP et al. Outcomes of thyroid t RKE, Mooijaart SP et al. Outcomes of thyroid dysfunction in people aged eighty years and older: an individual patient data meta-analysis of four prospective studies (towards understanding longitudinal international older people studies consortium). Thyroid. 2021; 31:552-62.
38. Razvi S, Shakoor A, Vanderpump M et al. The influence of age on the relationship between subclinical hypothyroidism and ischemic heart disease: a meta-analysis. J Clin Endocrinol Metab. 2008; 93:2998-3007.
39. de Montmollin M, Feller M, Beglinger S et al. L-thyroxine therapy for older adults with subclinical hypothyroidism and hypothyroid symptoms: secondary analysis of a randomized trial. Ann Intern Med. 2020; 172:709-16.
40. Feller M, Snel M, Moutzouri E et al. Association of thyroid hormone therapy with quality of life and thyroid-related symptoms in patients with subclinical hypothyroidism: A systematic review and meta-analysis. JAMA. 2018; 320:1349-59.
41. Garber JR, Cobin RH, Gharib H et al.; American Association of Clinical Endocrinologists and American Thyroid Association Task force on hypothyroidism in adults. Clinical practice guidelines for hypothyroidism in adults: cosponsored by the American Association of Clinical Endocrinologists and the American Thyroid Association. Thyroid. 2012; 22:1200-35.
42. da Silva Mazeto GMF, Sgarbi JA, Estrela Ramos H et al. Approach to adult patients with primary hypothyroidism in some special situations: a position statement from the Thyroid Department of the Brazilian Society of Endocrinology and Metabolism (SBEM). Arch Endocrinol Metab. 2022; 66:871-82.
43. Sgarbi JA, Ward LS. A practical contemporary approach to decision-making on subclinical hypothyroidism. Arch Endocrinol Metab. 2021; 65:32-9.
44. Tsai K, Leung AM. Subclinical hyperthyroidism: a review of the clinical literature. Endocr Pract. 2021; 27:254-60.
45. Pearce SH, Brabant G, Duntas LH et al. 2013 ETA guideline: management of subclinical hypothyroidism. Eur Thyroid J. 2013; 2:215-28.
46. Biondi B, Cooper DS. Subclinical hyperthyroidism. N Engl J Med. 2018; 378:2411-19.
47. Biondi B, Bartalena L, Cooper DS et al. The 2015 European Thyroid Association Guidelines on diagnosis and treatment of endogenous subclinical hyperthyroidism. Eur Thyroid J. 2015; 4:149-63.
48. Ross DS, Burch HB, Cooper DS et al. 2016 American Thyroid Association Guidelines for diagnosis and management of hyperthyroidism and other causes of thyrotoxicosis Thyroid. 2016; 26:1343-421.
49. Vaisman F, Coeli CM, Ward LS et al. How good is the levothyroxine replacement in primary hypothyroidism patients in Brazil? Data of a multicentre study. J Endocrinol Invest. 2013; 36:485-8.
50. Das G, Ojewuyi TA, Baglioni P et al. Serum thyrotrophin at baseline predicts the natural course of subclinical hyperthyroidism. Clin Endocrinol (Oxf). 2012; 77:146-51.
51. Díez JJ, Iglesias P. An analysis of the natural course of subclinical hyperthyroidism. Am J Med Sci. 2009; 337:225-32.
52. Vadiveloo T, Donnan PT, Cochrane L et al. The Thyroid Epidemiology, Audit, and Research Study (TEARS): the natural history of endogenous subclinical hyperthyroidism. J Clin Endocrinol Metab. 2011; 96:E1-8.
53. Rosario PW. The natural history of subclinical hyperthyroidism in patients below the age of 65 years. Clin Endocrinol (Oxf). 2008; 68:491-2.
54. Biondi B. Natural history, diagnosis and management of subclinical thyroid dysfunction. Best Pract Res Clin Endocrinol Metab. 2012; 26:431-46.
55. Rosario PW. Natural history of subclinical hyperthyroidism in elderly patients with TSH between 0.1 and 0.4 mIU/l: a prospective study. Clin Endocrinol (Oxf). 2010; 72:685-8.
56. Chaker L, Cooper DS, Walsh JP, Peeters RP. Hyperthyroidism. Lancet. 2024; 403:768-80
57. Biondi B, Palmieri EA, Fazio S et al. Endogenous subclinical hyperthyroidism affects quality of life and cardiac morphology and function in young and middle-aged patients. J Clin Endocrinol Metab. 2000; 85:4701-5.
58. Sgarbi JA, Villaça FG, Garbeline B et al. The effects of early antithyroid therapy for endogenous subclinical hyperthyroidism on clinical and heart abnormalities. J Clin Endocrinol Metab. 2003; 88:1672-7.
59. Moon JH, Park YJ, Kim TH et al. Lower-but-normal serum TSH level is associated with the development or progression of cognitive impairment in elderly: Korean Longitudinal Study on Health and Aging (KLoSHA). J Clin Endocrinol Metab. 2014; 99:424-32.
60. Aubert CE, Bauer DC, da Costa BR et al. The association between subclinical thyroid dysfunction and dementia: The Health, Aging and Body Composition (Health ABC) Study. Clin Endocrinol (Oxf). 2017; 87:617-26.
61. Bensenor IM, Lotufo PA, Menezes PR et al. Subclinical hyperthyroidism and dementia: the Sao Paulo Ageing & Health Study (SPAH). BMC Public Health. 2010; 10:298.
62. Rieben C, Segna D, da Costa BR et al. Subclinical thyroid dysfunction and the risk of cognitive decline: a meta-analysis of prospective cohort studies. J Clin Endocrinol Metab. 2016; 101:4945-54.
63. Ma LY, Zhao B, Ou YN, et al. Association of thyroid disease with risks of dementia and cognitive impairment: A meta-analysis and systematic review. Front Aging Neurosci. 2023; 15:1137584.
64. Williams GR, Bassett JHD. Thyroid diseases and bone health. J Endocrinol Invest. 2018; 41:99-109.
65. Faber J, Galloe AM. Changes in bone mass during prolonged subclinical hyperthyroidism due to L-thyroxine treatment: a meta-analysis. Eur J Endocrinol. 1994; 130:350-6.
66. Uzzan B, Campos J, Cucherat M et al. Effects on bone mass of long term treatment with thyroid hormones: a meta-analysis. J Clin Endocrinol Metab. 1996; 81:4278-89.
67. Flynn RW, Bonellie SR, Jung RT et al. Serum thyroid-stimulating hormone concentration and morbidity from cardiovascular disease and fractures in patients on long-term thyroxine therapy. J Clin Endocrinol Metab. 2010; 95:186-93.
68. Blum MR, Bauer DC, Collet TH et al. Subclinical thyroid dysfunction and fracture risk: a meta-analysis. JAMA. 2015; 313:2055-65.
69. Yan Z, Huang H, Li J et al. Relationship between subclinical thyroid dysfunction and the risk of fracture: a meta-analysis of prospective cohort studies. Osteoporos Int. 2016; 27:115-25.
70. Segna D, Bauer DC, Feller M et al. Association between subclinical thyroid dysfunction and change in bone mineral density in prospective cohorts. J Intern Med. 2018; 283: 56-72.
71. Delitala AP, Scuteri A, Doria C. Thyroid hormone diseases and osteoporosis. J Clin Med. 2020; 9: E1034.

72. Roberts JD. Thyroid function and the risk of atrial fibrillation: exploring potentially causal relationships through mendelian randomization. JAMA Cardiol. 2019; 4:97-99.
73. Sawin CT, Geller A, Wolf PA et al. Low serum thyrotropin concentrations as a risk factor for atrial fibrillation in older persons. N Engl J Med. 1994; 331:1249-52.
74. Cappola AR, Fried LP, Arnold AM et al. Thyroid status, cardiovascular risk, and mortality in older adults. JAMA. 2006; 295:1033-41.
75. Collet TH, Gussekloo J, Bauer DC et al. Subclinical hyperthyroidism and the risk of coronary heart disease and mortality. Arch Intern Med. 2012; 172:799-809.
76. Singh H, Shahid MZ, Harrison SL, et al. Subclinical thyroid dysfunction and the risk of incident atrial fibrillation: a systematic review and meta-analysis. PLoS One. 2024; 19:e0296413.
77. Selmer C, Olesen JB, Hansen ML et al. Subclinical and overt thyroid dysfunction and risk of all-cause mortality and cardiovascular events: a large population study. J Clin Endocrinol Metab. 2014; 99:2372-82.
78. Rodondi N, Bauer DC, Cappola AR et al. Subclinical thyroid dysfunction, cardiac function, and the risk of heart failure. The Cardiovascular Health study. J Am Coll Cardiol. 2008; 52:1152-9.
79. Yang G, Wang Y, Ma A et al. Subclinical thyroid dysfunction is associated with adverse prognosis in heart failure patients with reduced ejection fraction. BMC Cardiovasc Disord. 2019; 19:83.
80. Parle JV, Maisonneuve P, Sheppard MC et al. Prediction of all-cause and cardiovascular mortality in elderly people from one low serum thyrotropin result: a 10-year cohort study. Lancet. 2001; 358:861-5.
81. Collet TH, Gussekloo J, Bauer DC et al. Subclinical hyperthyroidism and the risk of coronary heart disease and mortality. Arch Intern Med. 2012; 172:799-809.
82. Sun J, Yao L, Fang Y et al. Relationship between subclinical thyroid dysfunction and the risk of cardiovascular outcomes: a systematic review and meta-analysis of prospective cohort studies. Int J Endocrinol. 2017; 2017:8130796.
83. Sohn SY, Lee E, Lee MK et al. The association of overt and subclinical hyperthyroidism with the risk of cardiovascular events and cardiovascular mortality: meta-analysis and systematic review of cohort studies. Endocrinol Metab (Seoul). 2020; 35:786-800.
84. Branstetter RM 4th, Islam RK, Toups CA et al. Mechanisms and treatment options for hyperthyroid-induced osteoporosis: a narrative review. Cureus. 2023; 15:e48798.

CAPÍTULO 33

Tireoide e Gestação

Luciana Sant'Ana Leone de Souza ▪ Pedro Resende Ferreira Rende ▪ Sara Toassa Gomes Solha ▪ Helton Estrela Ramos

INTRODUÇÃO

Para os profissionais que cuidam de mulheres grávidas, o conhecimento sobre as alterações fisiológicas da função tireoidiana é necessário para evitar erros diagnóstico comuns de hipotireoidismo e hipertireoidismo durante a gravidez. Tais erros podem resultar em ansiedade para as pacientes e familiares, e são facilmente evitados pela compreensão do comportamento normal da tireoide durante a gravidez.

A tireoide responde à gravidez aumentando a produção de hormônios tireoidianos (HT) para acomodar as demandas metabólicas da mãe e fornecer HT ao feto. Durante a gestação, ocorrem diversos mecanismos adaptativos na função tireoidiana:

- Maior inativação placentária dos HT por ação das desiodades (DIO), pois a placenta humana expressa DIO tipos 2 e 3 (DIO2 e DIO3), que convertem, respectivamente, T_4 em T_3 e T_3 em T_2 ou T_4 em rT_3
- Grande transferência dos HT maternos para o feto por intermédio de transportadores de transmembrana desses hormônios, sendo que até a 16ª semana de gestação o desenvolvimento fetal é dependente desse processo (já que a produção fetal de HT ocorre por volta da 14ª à 18ª semana)
- Redução das frações livres dos HT secundária ao incremento da produção hepática de globulina ligadora de tiroxina (TBG, do inglês *thyroxine-binding globulin*) provocado pela elevação do estrogênio sérico (E2) – este processo decorre do aumento da sialilação, que reduz o *clearance* hepático e prolonga a meia-vida da TBG
- Maior estímulo do eixo hipotalâmico-hipofisário-tireoidiano decorrente de redução sérica de T_3 e T_4 livres, resultando em aumento das concentrações séricas do hormônio tireoestimulante (TSH) e consequente estimulação global da biossíntese de HT pela tireoide materna
- Elevação dos níveis séricos do hormônio gonadotrofina coriônica humana (hCG), que exerce crucial ativação cruzada no receptor de TSH (TSHR), contribuindo também para adicional incremento na função tireoidiana. A hCG é capaz de estimular fracamente os TSHR em função da semelhança estrutural entre essas duas glicoproteínas, ambas constituídas por uma subunidade alfa semelhante e subunidades beta específicas
- Modificações no *pool* de iodo materno com significativa transferência transplacentária de iodo e progressivo aumento da demanda fetal, sobretudo a partir da 14ª semana de gestação, quando se inicia a produção dos HT por parte da tireoide em desenvolvimento
- Também há maior perda desses micronutrientes por conta do aumento da taxa de filtração glomerular e consequente elevação do *clearance* renal de iodo. Por isso, na gestação, a necessidade diária de iodo aumenta de 150 para 220 a 250 µg/dia. No entanto, não deve ultrapassar 500 µg/dia por causa do risco de efeitos deletérios fetais associados a doses excessivas. Esse cuidado se justifica pela incapacidade do feto em escapar do efeito Wolff-Chaikoff – um mecanismo homeostático que inibe a organificação e a liberação dos HT após ingestão elevada de iodo. Como resultado, o feto pode desenvolver hipotireoidismo se a ingestão materna for cronicamente excessiva (Figura 33.1).[1-9]

A concentração sérica de hCG aumenta após a fertilização e atinge seu pico fisiológico entre a 7ª e a 11ª semana gestacionais. Neste instante, ocorre um estímulo fisiológico da função tireoidiana, que se manifesta com elevação dos níveis de T_3 e T_4 livres, assim como uma redução da concentração sérica de TSH (Figura 33.2).[11]

Em até 5% das gestações, observam-se TSH < 0,01 mUI/ℓ (ou indetectável) e quadro clínico brando e transitório de hipertireoidismo, conhecido como *hipertireoidismo gestacional transitório* (HGT).[5] Essa situação é esperada e deve ser diferenciada de outros quadros patológicos de tireotoxicose na mulher grávida (Quadro 33.1). O HGT é, geralmente, pouco intenso, mas pode associar-se à hiperêmese gravídica (quando há níveis mais elevados de hCG) devidamente acompanhada de algumas das suas manifestações (vômitos, desidratação, perda ponderal e cetonúria).[5,6,12,13] Normalmente, a partir do início do

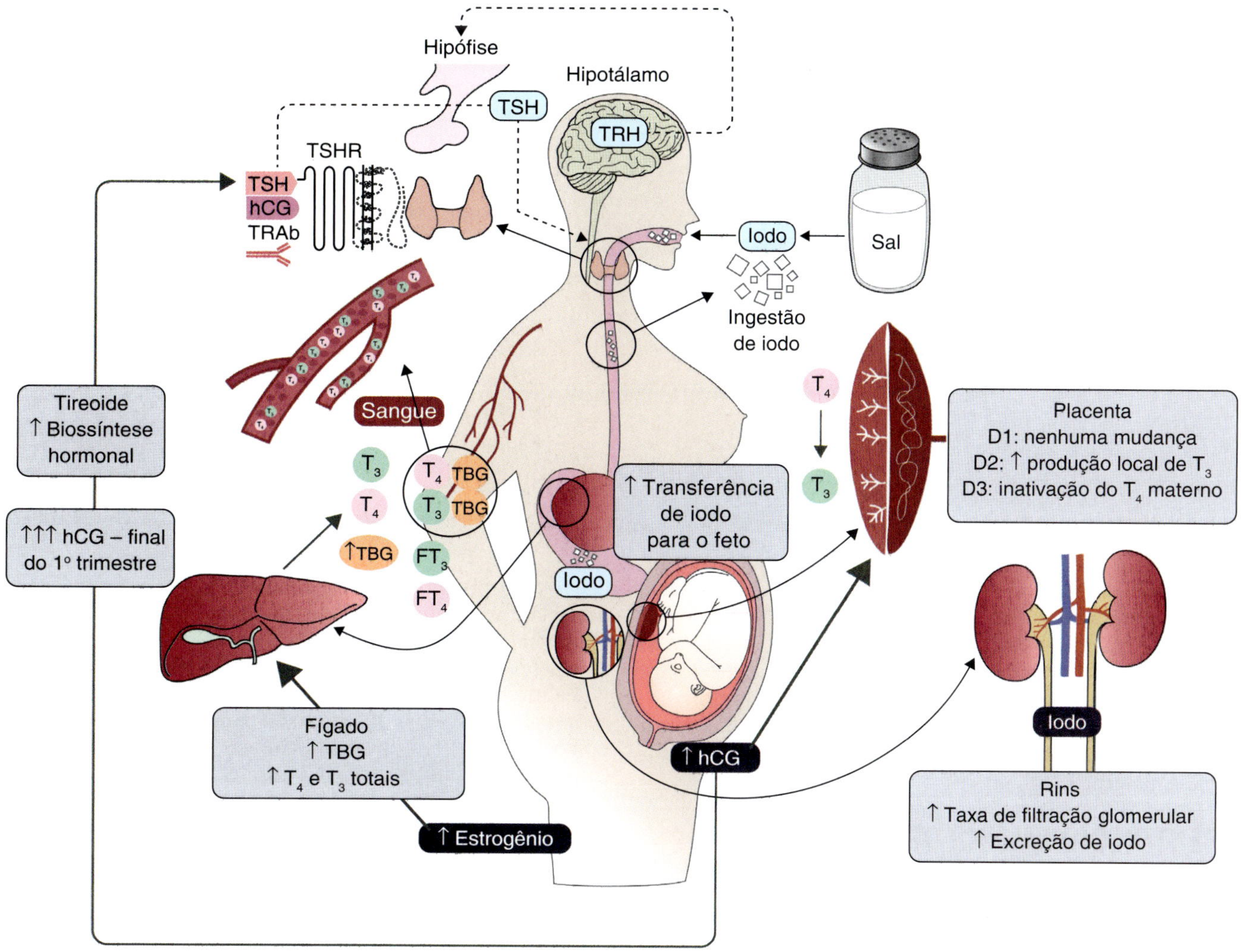

Figura 33.1 Adaptações fisiológicas da tireoide na gestação. D1: desiodase tipo 1; D2: desiodase tipo 2; D3: desiodase tipo 3; FT_3: tri-iodotironina livre; FT_4: tetraiodotironina livre; hCG: gonadotrofina coriônica humana; TBG: globulina ligadora de tiroxina; TRAb: anticorpo antirreceptor do TSH; TRH: hormônio liberador de tirotropina; TSH: hormônio tireoestimulante; TSHR: receptor de TSH. (Adaptada de Glinoer, 1997.[10])

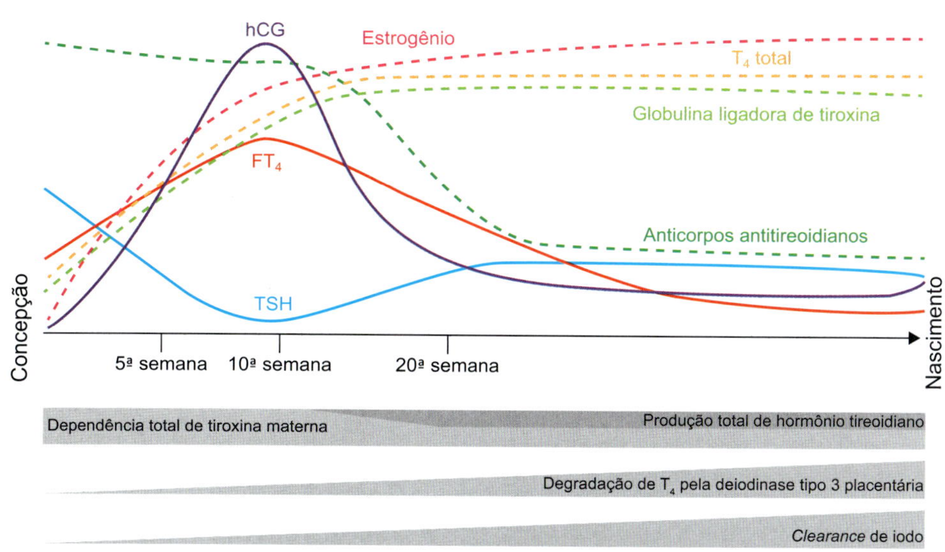

Figura 33.2 Mudanças na fisiologia da tireoide durante a gravidez quando ocorrem: (1) aumento na globulina ligadora de tiroxina (TBG), (2) aumento no consumo de T_4 pelo feto, (3) aumento na expressão da desiodase tipo 3 (D3) na placenta. Tudo isso exige uma regulação positiva da produção de hormônio tireoidiano para manter a disponibilidade adequada de hormônio tireoidiano, sobretudo mediado por aumento da estimulação da tireoide pela hCG e consequente aumento da T_4 livre (FT_4) sérica e subsequente diminuição na concentração sérica de TSH. (Adaptada de Korevaar et al., 2017.[34])

Quadro 33.1 Diagnóstico diferencial entre hipertireoidismo gestacional transitório e hipertireoidismo primário.

	Hipertireoidismo gestacional transitório (fisiológico)	Outras causas de tireotoxicose na gestação (patológico)
Momento do diagnóstico	1º trimestre	Condição preconcepção (não diagnosticada) Quadro mais estável durante a gestação Piora no puerpério
Prevalência	1 a 3%	0,1 a 1%
Doença ocular da tireoide	Ausente	Presente em pacientes com DG
Aumento do volume glandular	Ausente ou leve (< 2×)	Comum (difuso ou nodular)
Autoimunidade tireoidiana (TRAb, ATPO)	Ausente	Presente em pacientes com DG
US	Leve aumento glandular sem alteração da ecogenicidade	Padrão da tireoidite autoimune ou bócio uni/multinodular
Quadro clínico	Náuseas, vômitos, perda de peso, taquicardia, desidratação	Taquicardia, intolerância ao calor, sudorese, tremor fino nas mãos e perda ponderal Outra doença autoimune associada
TSH	< 0,1 mUI/mℓ	< 0,01 mUI/ℓ
FT_4	≤ 150% do VR	> 150% do VR

ATPO: anticorpo antitireoperoxidase; DG: doença de Graves; FT_4: tetraiodotironina livre; TRAb: anticorpo antirreceptor do hormônio tireoestimulante (TSH); US: ultrassonografia da tireoide; VR: valor de referência.

segundo trimestre (14ª a 18ª semana), o HGT perde intensidade e há progressiva normalização do TSH sérico.[10] Nos casos de hiperêmese gravídica grave, há a necessidade de maior atenção no manejo da desidratação e dos distúrbios hidroeletrolíticos, mas o uso de metimazol (MMZ) é contraindicado no primeiro trimestre por causa do risco de malformação fetal, enquanto a terapia com propiltiouracil (PTU) implica risco de hepatotoxicidade materna.[5]

HIPERTIREOIDISMO NA GESTAÇÃO

A prevalência da doença de Graves (DG) durante a gestação é muito baixa: 0,5 a 1%.[13] O hipertireoidismo é causado por produção e/ou liberação excessiva de HT. Sua principal etiologia é a citada DG. Nesta condição, o hipertireoidismo é causado pela ação de anticorpos antirreceptor do TSH (TRAb). Outras causas de hipertireoidismo são: adenoma tóxico, bócio uni ou multinodular, tireoidite subaguda e iatrogênico (por ingestão excessiva de HT ou iodo ou, ainda, de medicamentos como a amiodarona). Nesses casos os níveis séricos de TRAb estão negativos.[5,13,14]

O TRAb sabidamente atravessa a barreira placentária e pode causar hipertireoidismo no concepto ou, muito raramente, por ação inibitória, hipotireoidismo fetal. A imunossupressão gestacional e ainda o aumento das globulinas carreadoras que reduzem a fração livre biologicamente ativa dos HT promovem uma tendência à melhora das manifestações da DG na gestação.[13,15]

Contudo, o hipertireoidismo na gestação é muito mais frequentemente causado por uma condição específica do ciclo gravídico: a *tireotoxicose transitória gestacional* (TTG), também denominada *hipertireoidismo gestacional transitório*, citado anteriormente. Esta manifestação é restrita à primeira metade da gestação. É induzida por altos níveis circulantes de hCG, também considerada um agonista dos TSHR. As gestações com níveis mais elevados de hCG (p. ex., gestação gemelar e mola hidatiforme) apresentam risco aumentado para TTG e comumente cursam com um quadro de hiperêmese gravídica associada.[14]

Os principais sinais e sintomas do hipertireoidismo são: palpitações, taquicardia, elevação da pressão arterial, insônia, irritabilidade, nervosismo, intolerância ao calor e a exercícios físicos, perda de peso ou redução do ganho de peso e tremores finos. A presença de bócio difuso, exoftalmia (ou proptose), e mixedema pré-tibial são estigmas da DG.[16,17] As complicações materno-fetais mais comumente relacionadas ao hipertireoidismo não tratado são: abortamento, síndromes hipertensivas incluindo pré-eclâmpsia, prematuridade, restrição do crescimento fetal, óbito fetal, bócio fetal, hipo ou hipertireoidismo fetal, descolamento prematuro de placenta e crise tireotóxica.[5,16,18,19]

Laboratorialmente, o hipertireoidismo se manifesta com supressão do TSH (< 0,1 mUI/ℓ) associada a valores de FT_4 normais (hipertireoidismo subclínico [hiperSC]) ou elevados (hipertireoidismo franco). Comumente, a DG se apresenta com hipertireoidismo franco e o diagnóstico se confirma pela detecção de títulos elevados de TRAb. Por sua vez, a TTG tem expressão clínica mais frustra e mais frequentemente apresenta-se na forma de hiperSC.[5,18] No Quadro 33.1 são comparadas as características da TTG com outras formas de hipertireoidismo (DG e bócio nodular tóxico [doença de Plummer]) na gravidez).

Os casos com diagnóstico na preconcepção relacionados sobretudo à DG já previamente conhecida podem apresentar diferentes cenários clínicos, a saber:

- Remissão sem uso de drogas antitireoidianas (DAT): mulheres que atingiram o eutireoidismo e puderam ter o uso de DAT suspenso. Essas pacientes devem ser monitoradas durante a gestação; caso se mantenham na faixa de normalidade dos HT, não haverá necessidade de DAT. No entanto, será preciso cuidado especial no puerpério, período no qual podem ocorrer risco de rebote autoimune com tireoidite pós-parto (TPP) ou exacerbação da DG
- DG pós-tratamento com radioiodo (^{131}I) ou cirurgia: são mulheres em uso de suplementação exógena de levotiroxina (L-T_4), mas que necessitam de monitoramento do TRAb – que pode manter-se em altos títulos séricos mesmo após a terapia com ^{131}I ou cirurgia, podendo, por passagem placentária, ocasionar hipertireoidismo ou hipotireoidismo fetal
- DG controlada com doses baixas de DAT: PTU = 50 a 200 mg/dia ou MMZ = 5 a 10 mg/ dia. A suspensão da DAT somente será feita na ausência de fatores de risco para recorrência (Quadro 33.2)
- DG em uso de doses elevadas de DAT: se, a despeito de doses altas de DAT, o descontrole se mantiver, são recomendadas a tireoidectomia com ^{131}I ou a cirurgia
- Outras causas de hipertireoidismo preconcepção (achados muito raros como adenoma tóxico, bócio uni ou multinodular, entre outras): a sugestão é um tratamento definitivo antes da gestação, não sendo necessário monitoramento do TRAb durante o ciclo gravídico.[5,16,18]

O Quadro 33.2 resume as principais características no diagnóstico do hipertireoidismo na gravidez. Quando o hipertireoidismo ocorre na gestação, os achados laboratoriais apoiam o esclarecimento diagnóstico das seguintes formas:

- Hipertireoidismo subclínico: TSH suprimido (< 0,1 mUI/ℓ) com FT_4 na faixa de normalidade. Não há necessidade de uso de DAT. O diagnóstico mais provável é TTG
- Hipertireoidismo franco: TSH suprimido (< 0,1 mUI/ℓ) com FT_4 acima do valor de referência. O diagnóstico mais provável é DG, que é confirmado pela demonstração de títulos elevados do TRAb.[5,13,18]

Tratamento

O tratamento com DAT (PTU e MMZ) é reservado aos casos de hipertireoidismo franco. Independentemente da etiologia do hipertireoidismo subclínico, o uso de DAT não é normalmente recomendado para tais casos. Nessa situação, as pacientes sintomáticas são tratadas com o uso de um betabloqueador.[18]

As DAT atravessam a barreira placentária e podem causar hipotireoidismo fetal por interferência na síntese de HT pelo feto. A busca pela menor dose possível a ser usada na gestação é um dos objetivos do tratamento. Ademais, tanto o PTU como o MMZ são teratogênicos. As mulheres que planejam engravidar devem buscar atingir o eutireoidismo antes da concepção. Se já estão em uso de DAT, existe a preferência pelo PTU devido ao menor risco de embriopatia. Quando em uso de MMZ, devemos trocá-lo pelo PTU até no máximo a 5ª semana gestacional. Na gravidez, até a 16ª semana, o PTU é a medicação de escolha por causa do menor risco de malformações embrionárias em comparação ao MMZ. A frequência e a gravidade das malformações atribuídas ao PTU são menores. Após a 16ª semana de gestação, o PTU deve ser trocado pelo MMZ, já que existe maior risco de hepatite medicamentosa associada àquele fármaco.[13] O MMZ é a escolha também para o período de lactação, visto que propicia menor intolerância gastrintestinal no bebê, sendo a dose máxima sugerida de 20 mg/dia. As DAT são excretadas em quantidades mínimas no leite materno e não há risco de hipotireoidismo neonatal.[13,18,20]

As malformações associadas ao MMZ são: aplasia *cutis* (mais frequente); atresias cloacal e esofágica; defeitos da formação da parede abdominal; além de malformações oculares, cardíacas e do trato urinário. Com relação ao PTU, a teratogênese é de menor gravidade, mas há relatos de cistos cervicais e anomalias do trato urinário masculino. Pelo menos em relação ao MMZ, doses mais elevadas e maior tempo de exposição (> 7 semanas) podem significar risco aumentado de teratogenicidade.[21-23]

Os efeitos adversos das DAT na gestante ocorrem em 3 a 5% dos casos e, em sua maioria, são reações dermatológicas eruptivas ou sintomas gastrintestinais. No entanto, raramente a agranulocitose ou a insuficiência hepática podem surgir (0,1 a 0,15%). Neste cenário, não se recomenda trocar as DAT entre si pelo risco de reação cruzada. As DAT devem, pois, ser suspensas e a gestante encaminhada a um serviço de urgência. Se agranulocitose for confirmada, deve ser iniciada a antibioticoterapia e pode ser considerada a tireoidectomia, sobretudo no segundo trimestre gestacional. A equivalência de dose entre MMZ e PTU é de 1:20, ou seja, 5 mg de MMZ equivalem a 100 mg de PTU.[21,24]

O monitoramento do tratamento com DAT é feito pela dosagem dos níveis séricos de FT_4. Não se objetiva a correção dos níveis suprimidos de TSH. Este não será um parâmetro para monitorar o controle da doença – o TSH permanece suprimido por tempo prolongado e a FT_4 é mais adequada para nortear o tratamento com o objetivo de deixá-lo no limite superior da normalidade (LSN) laboratorial ou um pouco acima do mesmo.[5,18,22,25]

O Quadro 33.3 sugere a dose a ser prescrita para o início do tratamento na gestação baseado nos níveis de FT_4.[13,18]

Deve-se almejar o uso da menor da dose possível da DAT que mantenha a FT_4 no LSN ou, mesmo, levemente acima do mesmo. Tal recomendação deve-se ao fato de que as DAT atravessam a barreira placentária e causam hipotireoidismo fetal, além de serem teratogênicas. Eventualmente, pode-se suspender a DAT no último trimestre da gestação. No entanto, algumas condições de alto risco para recorrência da DG devem ser consideradas ao se planejar uma suspensão das DAT. Não se deve, pois, suspendê-las, mesmo se usadas em baixas doses, quando os critérios de alto risco apresentados no Quadro 33.4 estiverem presentes.[5,18]

O propranolol, na dosagem total de 40 a 240 mg/dia fracionada em 2 a 3 vezes/dia, pode ser usado para o controle dos sintomas do estado hiperdinâmico, sobretudo quando a frequência cardíaca materna exceder 100 bpm. Ele atua como um

Quadro 33.2 Diagnóstico de hipertireoidismo/tireotoxicose na gestação.

Tipo	Diagnóstico	TSH	T_4 livre	TRAb
Hipertireoidismo diagnosticado previamente à gestação	DG em remissão	Normal	Normal	Não é necessário
	DG após tratamento com RAI ou cirurgia em terapia com FT_4	Normal	Normal	Solicitar
	DG controlada em uso de doses baixas de DAT	Normal	Normal	Solicitar
	DG não controlada em uso de doses elevadas de DAT	Baixo	Elevado	Solicitar
	Outras causas de hipertireoidismo (BMNT ou BNT)	Normal ou reduzido	Normal ou elevado	Não é necessário
Hipertireoidismo com diagnóstico na gestação	Hipertireoidismo subclínico Diagnóstico provável: TTG, sobretudo se achado no primeiro trimestre	< 0,1 mUI/ℓ	Normal	Solicitar somente se existir suspeita de DG
	Hipertireoidismo franco Diagnóstico provável	< 0,1 mUI/ℓ DG	Elevado	Solicitar

BMNT: bócio multinodular tóxico; BNT: bócio nodular tóxico; DAT: droga antitireoidiana; DG: doença de Graves; FT_4: tetraiodotironina livre; RAI: terapia com iodo radioativo; TRAb: anticorpo antirreceptor do hormônio tireoestimulante (TSH); TSH: hormônio tireoestimulante; T_4 livre: tetraiodotironina. (Adaptado de Marganha et al., 2022.[18])

Quadro 33.3 Doses de MMZ e PTU sugeridas para início de tratamento em gestantes de acordo com o nível de FT_4.

Nível de FT_4 (número de vezes em relação ao limite superior normal)	Metimazol mg (MMZ)	Propiltiouracil mg (PTU)
Até 2 vezes	5 a 10	100 a 200
Entre 2 e 3 vezes	10 a 20	200 a 400
Acima de 3 vezes	20 a 30	400 a 600

FT_4: tetraiodotironina livre; MMZ: metimazol; PTU: propiltiouracil. (Adaptado de Ross et al., 2016;[13] Maganha et al., 2022.[18])

Quadro 33.4 Critérios de alto risco para recorrência da doença de Graves após suspensão das drogas antitireoidianas (DAT) em gestantes.

- Níveis elevados de TRAb (3 × o limite superior de normalidade)
- Uso de DAT por menos de 6 meses
- TSH suprimido em uso de DAT
- Bócio volumoso
- Presença de orbitopatia de Graves

TRAb: anticorpos antirreceptor do hormônio tireoestimulante (TSH). (Adaptado de Maganha et al., 2022.[18])

coadjuvante do tratamento junto às DAT nos casos de hipertireoidismo franco ou no preparo cirúrgico, e também é indicado como medicação exclusiva nos casos de hipertireoidismo subclínico. Os efeitos colaterais mais observados no concepto são hipoglicemia e restrição de crescimento intrauterino.[26]

O tratamento com radioiodo (^{131}I) é contraindicado na gestação porque ele atravessa a barreira placentária e causa hipotireoidismo fetal, além da exposição à radiação. Recomenda-se um intervalo mínimo de 4 meses para gravidez após tal terapia. No período de lactação, caso o radioiodo seja indicado, deve-se suspender a amamentação, aguardar 3 meses, e somente após ser retomado devido ao risco de câncer de mama associado à radiação.[27,28]

A cintilografia de tireoide é tradicionalmente contraindicada durante a gestação. A American Thyroid Association (ATA) permite, contudo, o uso de exames com ^{123}I ou tecnécio-99m (^{99m}Tc) para o diagnóstico de hipertireoidismo durante a lactação.[5]

O tratamento cirúrgico na gestação fica reservado aos casos com contraindicação ao uso de DAT ou altas doses de PTU (> 600 mg/dia) e MMZ (> 40 mg/dia) em doença ainda não controlada. Se necessário, o segundo trimestre gestacional é o período indicado para tal.[5]

No primeiro ano pós-parto, pode ocorrer um "rebote" imunológico reativo ao período de imunossupressão da gestação.[29] Pode se manifestar por TPP, bem como por recidiva ou surgimento da DG. A TPP é uma inflamação indolor caracterizada por intensa infiltração linfocítica na glândula.[18] Pode cursar com fases de hiper ou hipotireoidismo isoladas ou apresentar-se com uma fase de hipertireoidismo seguida de uma fase de hipotireoidismo. É autolimitante e a remissão espontânea geralmente ocorre em torno de 1 ano pós-parto, porém há casos de hipotireoidismo persistente.[29,30] A TPP deve ser diferenciada da possível reagudização ou manifestação primária da DG. O Quadro 33.5 apresenta a diferenciação entre as duas condições.[5,18]

Utilização do anticorpo antirreceptor de hormônio tireoestimulante na gestação

Cerca de 95% das mulheres portadoras de DG apresentam TRAb positivo. Tal anticorpo é um importante marcador para o esclarecimento da etiologia do hipertireoidismo. As mulheres

Quadro 33.5 Diagnóstico diferencial entre tireoidite pós-parto (TPP) e doença de Graves (DG).

	TPP	DG
Instalação após o parto	< 3 a 6 meses	> 3 a 6 meses
TRAb	Negativo	Positivo
Anti-TPO	Presente	Pode estar presente
Relação T_3:T_4	Baixa (T_4>T_3)	Elevada (T_3>T_4)
Vascularização da tireoide	Normal	Aumentada

Anti-TPO: anticorpo antitireoperoxidase; TRAb: anticorpo antirreceptor do hormônio tireoestimulante (TSH). (Fonte: Maganha et al., 2022.[18])

com DG pós-tratamento cirúrgico ou radioiodoterápico podem permanecer com altos níveis circulantes de TRAb (> 3 vezes o LSN laboratorial). Portanto, mesmo que o eutireoidismo já tenha sido atingido após tais terapias, a vigilância dos níveis de TRAb e de suas repercussões para o feto deve continuar.[5,12,16-18]

As gestantes com DG devem dosar o TRAb no primeiro trimestre. Se as concentrações forem > 3 vezes o LSN, nova dosagem deve ser repetida entre a 18ª e a 22ª semana devido ao maior risco de passagem transplacentária e hipertireoidismo fetal. Em torno da 20ª semana de gestação, a tireoide fetal está anatômica e funcionalmente amadurecida. A ultrassonografia morfológica, nesta fase, auxilia na identificação de bócio fetal. Na persistência de elevação do TRAb, nova dosagem deve ser realizada ao final da gestação, entre a 30ª e a 34ª semana. Ultrassonografias seriadas devem fazer parte do acompanhamento pré-natal dessas gestantes a fim de reconhecimento de sinais de hipertireoidismo: bócio fetal, maturação óssea acelerada, restrição de crescimento fetal, insuficiência cardíaca congestiva e hidropsia fetal.[5,10,31]

Em 2022, a Federação Brasileira de Ginecologia e Obstetrícia (Febrasgo), em conjunto com a Sociedade Brasileira de Endocrinologia e Metabologia (SBEM), realizou o consenso sobre tireoidopatias na gestação.[18] A Figura 33.3 sintetiza as principais recomendações, para o manejo do hipertireoidismo.

HIPOTIREOIDISMO NA GESTAÇÃO

O hipotireoidismo ocorre em 0,1 a 4% das gestações. A apresentação subclínica (HSC) é mais frequente, sendo encontrado em 3 a 7% das gestantes quando comparada ao hipotireoidismo franco (HF), observado em 0,3 a 0,5% das gestações.[5,32,33]

Os HT são fundamentais para o adequado desenvolvimento do sistema nervoso central do concepto, pois determinam seu futuro neurocognitivo. No entanto, a tireoide fetal somente atinge as maturidades anatômica e funcional após a 18ª à 20ª semana de gestação. O aporte de HT ao concepto será quase que exclusivamente ofertado pela gestante, sobretudo no primeiro trimestre.[5,32-34] As adaptações fisiológicas da gestação asseguram a possibilidade deste suprimento hormonal extra. No entanto, situações de hipofuncionamento tireoidiano materno podem acarretar grave comprometimento neonatal.[34]

A tireoidite de Hashimoto (TH) é a etiologia mais comum de hipotireoidismo na gestação. Em cerca de 85 a 90% dos casos, há a presença de anticorpos antitireoidianos (AAT) circulantes, em especial o anticorpo antitireoperoxidase (ATPO).[5,32,33,35-37] Porém, devemos lembrar de outras causas, a saber: tireoidectomia parcial ou total por nódulos ou câncer de tireoide, DG pós-tratamento com iodo radioativo e hipotireoidismo central.[21,36-38]

Os limites da normalidade do TSH na gestante sofrem variações de acordo com a etnia, o estado nutricional de iodo, o

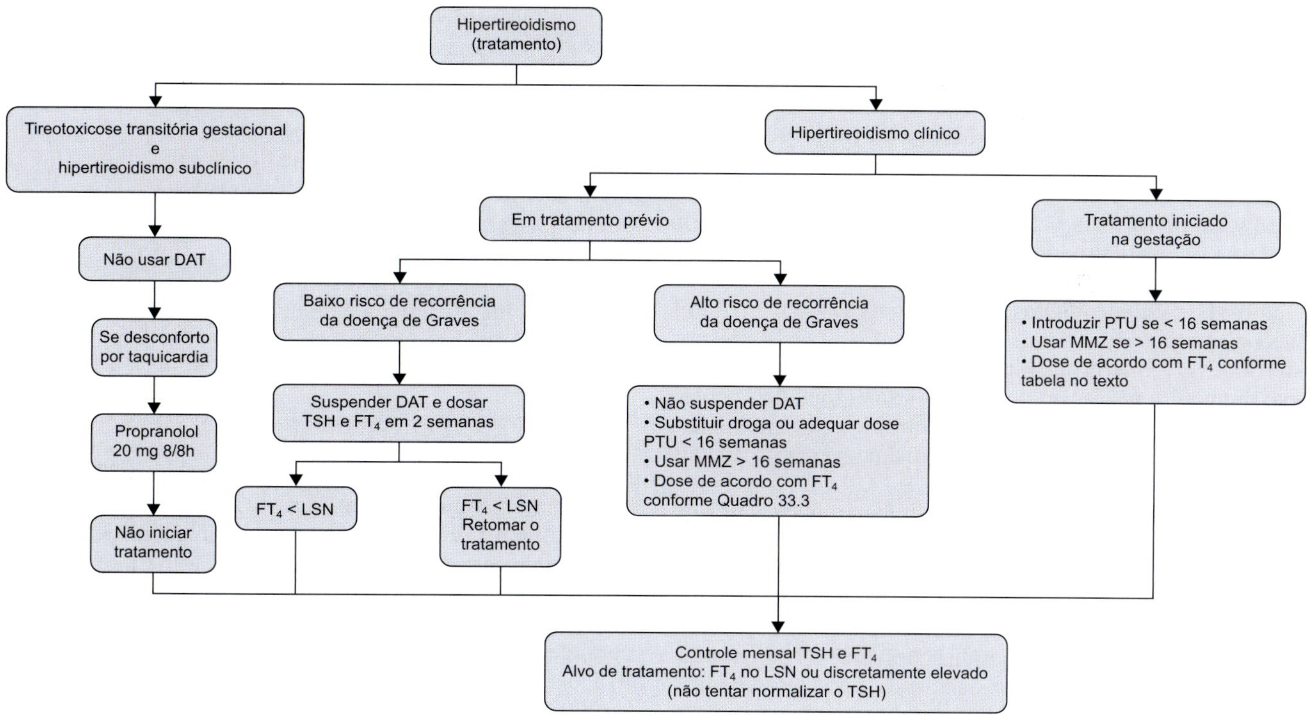

Figura 33.3 Algoritmo do manejo de hipertireoidismo na gestação. DAT: droga antitireoidiana; FT_4: tetraiodotironina livre; LSN: limite superior da normalidade; MMZ: metimazol; PTU: propiltiouracil; TSH: hormônio tireoestimulante. (Adaptada de Maganha, 2022.[18])

trimestre de gestação e a positividade para o ATPO. Deste modo, idealmente, cada serviço deveria providenciar seus próprios valores de referência.[5] No Rio de Janeiro, um estudo recente demonstrou, na avaliação de 270 gestantes saudáveis, que a aplicação de tal recomendação é adequada e de acordo com o valor de referência encontrado para a população de gestantes. Nesse estudo, recomendou-se utilização do *cut-off* máximo de 3,6 mUI/ℓ para o TSH sérico.[5,39,40] A ATA reconhece, no entanto, haver uma considerável inviabilidade para a execução de estudos locais que representem adequadamente cada população assistida.[5,32,33] Portanto, em 2017, a entidade sugeriu que, na ausência de tais estudos, para o primeiro trimestre gestacional, recomenda-se reduzir o limite inferior do TSH em 0,4 mUI/ℓ e também reduzir o LSN em 0,5 mUI/ℓ em relação às mulheres não grávidas. Assim, em geral, 0,1 a 4 mUI/ℓ seriam os limites de referência aceitáveis de TSH na gestação. A recomendação é a de que, para o primeiro trimestre gestacional, na ausência de intervalos de referência estabelecidos para a localidade, valores de TSH > 4 mUI/ℓ sejam considerados diagnósticos de hipotireoidismo na gestação. Porém, também é sabido que, conforme a gestação avança, tem-se um retorno gradual dos valores ao intervalo observado em mulheres não grávidas.[5,32,33]

O rastreio universal para disfunção tireoidiana, idealmente preconizado para ser realizado no primeiro trimestre gestacional, é controverso. O TSH é o exame de escolha para esta triagem.[5,21,32,33,41] A maioria das sociedades, pautadas nas atuais evidências, apoia o rastreio apenas para os casos com fatores de risco (Quadro 33.6).[33,42-48] No entanto, este é um ponto de intensa controvérsia entre seus próprios membros.[5,32,42,43,45,46] Trata-se de um "dilema desconcertante", segundo a ATA, a carência de evidências que apoiem o rastreio universal.[5] O ponto crucial é que a maioria dos trabalhos sobre a temática não consegue incluir, em seus grupos amostrais, mulheres que estejam nas primeiras semanas da gestação. Entende-se que a melhor janela de oportunidade para qualquer impacto positivo da terapia com L-T_4 seja o primeiro trimestre gestacional. Além disso, a despeito da falta de evidências com relação aos benefícios do tratamento do HSC, diversas sociedades o recomendam.[33,43,46,49]

O Consenso Febrasgo/SBEM publicado em 2022 reconhece a escassez de dados que apoiem o rastreio universal. No entanto, busca dar a oportunidade para os executores da prática clínica se posicionarem, haja vista a gama de controvérsias que ainda paira sobre o assunto.[32] O documento orienta que, se houver condições financeiras e técnicas plenas, deve-se realizar a avaliação de função tireoidiana de forma universal na gestação o mais precocemente possível, preferencialmente no primeiro trimestre.[32] Quando tal condição não se fizer presente, o rastreio por fatores de risco deve ser adotado conforme proposta da ATA (ver Quadro 33.6).[32,33]

Diante de níveis normais de TSH compatíveis com eutireoidismo, ou seja, valores de TSH ≤ 2,5 mUI/ℓ, não há a necessidade de repetir o rastreio ao longo da gestação.[5,32] Um grupo particular de pacientes refere-se àquelas com TSH > 2,5 mUI/ℓ e ≤ 4 mUI/ℓ. Nesse grupo, a dosagem de ATPO pode auxiliar na tomada de

Quadro 33.6 Fatores de risco para hipotireoidismo na gestação.

- Histórico de radiação de cabeça e pescoço
- Cirurgia da tireoide ou radioiodoterapia prévias
- Bócio ou anticorpos antitireoidianos positivos, principalmente o ATPO
- Diabetes melito tipo 1 ou outras doenças autoimunes associadas
- Pacientes provenientes de áreas com insuficiência de iodo
- Histórico de hipo/hipertireoidismo
- Sinais ou sintomas relacionados ao hipotireoidismo
- Obesidade grau 3 (IMC ≥ 40 kg/m^2)
- Histórico familiar de hipotireoidismo ou doença autoimune tireoidiana
- Antecedente de infertilidade, prematuridade ou aborto
- Uso de amiodarona, lítio ou contraste iodado
- Residência em área com insuficiência moderada a grave de iodo
- ≥ 2 gestações
- Idade > 30 anos

ATPO: anticorpo antiperoxidase; IMC: índice de massa corporal. (Adaptado de Alexander et al., 2017.[5])

decisões. Caso o ATPO seja positivo, ou seja, acima do LSN laboratorial, a repetição do rastreio é recomendada. Se houver suspeita de disfunção tireoidiana ou presença de outros fatores de risco de maior relevância – a saber, histórico de radioterapia de cabeça e pescoço, cirurgia tireoidiana ou radioiodoterapia prévias, presença de diabetes melito tipo 1 ou outras doenças autoimunes –, o rastreio também pode ser repetido. Ele deve ser realizado de forma seriada até o final da primeira metade da gestação e, eventualmente, obtém-se nova amostra em torno da 30ª semana gestacional.[5,32]

Tanto o HF não adequadamente tratado na gestação quanto a deficiência moderada-grave de iodo associam-se com desfechos obstétricos (pré-eclâmpsia, hipertensão gestacional e descolamento prematuro de placenta), fetais (aborto espontâneo, aborto de repetição, retardo de crescimento intrauterino) e neonatais desfavoráveis, incluindo déficit intelectual irreversível na prole (Quadro 33.7).[5,32,33,50-55]

Por sua vez, o HSC em gestantes também se associa com desfechos obstétricos e fetais desfavoráveis. Perda fetal é uma das complicações obstétricas mais frequentes, e parece haver uma relação linear positiva entre perda fetal e elevação das concentrações de TSH, com aumento estimado de 60% para cada duplicação do TSH.[1] Outras complicações do HSC na gestação são: hipertensão gestacional, pré-eclâmpsia, descolamento prematuro de placenta, diabetes melito gestacional, prematuridade e maior número de admissões de crianças em unidade de terapia intensiva, defeitos visuais e retardo do desenvolvimento neurológico.[56-60] Os desfechos obstétricos desfavoráveis do HSC parecem ser incrementados pela concomitância da autoimunidade tireoidiana. Porém, tais desfechos também são observados com elevações mínimas do TSH na ausência de AAT circulantes.[61-64]

Mesmo em faixas de eutireoidismo, quando a autoimunidade está presente, em especial representada pela positividade de ATPO, ocorre maior associação com desfechos obstétricos adversos, sobretudo abortamento e parto prematuro. Ademais, este grupo de mulheres apresenta uma prole com maior incidência de hiperatividade, déficit de atenção e autismo.[65,66]

Quadro 33.7 Efeitos associados ao hipotireoidismo franco (HF) na gestação.

Preconcepção	▪ Infertilidade
Gravidez	▪ Anemia ▪ Déficit neurocognitivo ▪ Hipertensão ▪ Baixo peso ao nascer ▪ Aborto ▪ Pré-eclâmpsia ▪ Prematuridade ▪ Óbito fetal
Pós-parto	▪ Disfunção tireoidiana materna ▪ Hemorragias ▪ Cretinismo na criança

Adaptado de Carney et al., 2014.[54]

Diagnóstico

Na gestação, o diagnóstico do hipotireoidismo baseia-se na determinação laboratorial dos níveis de TSH. Isto ocorre devido à maior dificuldade, durante o período gravídico, de adequada interpretação clínica dos sintomas do hipotireoidismo, os quais se confundem com os sintomas gestacionais rotineiros.[5,32] Em decorrência das adaptações fisiológicas da tireoide na gestação, admitem-se valores de referência mais baixos para o TSH.[5] Na ausência de estudos determinantes de intervalos específicos para a população da localidade assistida, fica confirmada a elevação do TSH determinando hipotireoidismo quando o TSH excede 4 mUI/ℓ no primeiro trimestre gestacional.[5,32] Nesse cenário, deve-se mensurar a FT_4 para a classificação do hipotireoidismo, seja o franco, seja o subclínico (Quadro 33.8).[5,32]

Estudos recentes desencorajaram os outrora praticados valores mais baixos de *cut-off* de TSH por trimestre gestacional. Levavam a excesso de diagnósticos quando de sua aplicação universalizada, inclusive demonstrando prejuízo cognitivo da prole de gestantes com níveis muito altos de FT_4.[61,67-69]

O consenso de 2017 da ATA norteou a elaboração das recomendações da Febrasgo/SBEM de 2022.[5,32] Ambas definem o HF nas seguintes situações: (1) níveis de TSH > 10 mUI/ℓ independentemente do valor de FT_4; (2) valores de TSH no intervalo compreendido entre > 4 e ≤ 10 mUI/ℓ associados à diminuição da FT_4 (abaixo do limite inferior da normalidade). No caso deste último intervalo de TSH, quando a dosagem de FT_4 estiver dentro da faixa de normalidade, o diagnóstico é de HSC.[5,32,33,49,70] Para os casos de eutireoidismo com TSH no intervalo > 2,5 mUI/ℓ e ≤ 4 mUI/ℓ recomenda-se a pesquisa do ATPO.[5,32,33,49,70]

Quadro 33.8 Diagnóstico dos hipotireoidismos franco e subclínico na gestante.

	TSH	FT_4	Diagnóstico	ATPO
Hipotireoidismo diagnosticado previamente à gestação	≤ 2,5 mUI/ℓ	Não solicitar	Hipotireoidismo adequadamente tratado na gestação	Não solicitar
	> 2,5 mUI/ℓ	Resultado não modificará a conduta	Hipotireoidismo não adequadamente tratado na gestação	Resultado não modificará a conduta
Diagnóstico na gestação	> 10 mUI/ℓ	Não solicitar (resultado não modificará a conduta)	Hipotireoidismo clínico	Não solicitar (resultado não modificará a conduta)
	> 4 e ≤ 10 mUI/ℓ	Dentro dos valores de referência informados pelo laboratório	Hipotireoidismo subclínico	Não solicitar Conduta proposta no HSC independe do ATPO
	> 4 e ≤ 10 mUI/ℓ	Abaixo do limite inferior da referência informado pelo laboratório	Hipotireoidismo clínico	Não solicitar (resultado não modificará a conduta)
	> 2,5 até ≤ 4 mUI/ℓ	Dentro dos valores de referência informados pelo laboratório	Eutireoidismo	Caso ATPO+ Considerar tratamento
	≤ 2,5	Não solicitar (resultado não modificará a conduta)	Eutireoidismo	Não solicitar (resultado não modificará a conduta proposta para o 1º trimestre na maioria das pacientes)

ATPO: anticorpo antiperoxidase; FT_4: tetraiodotironina livre; HSC: hipotireoidismo subclínico; TSH: hormônio tireoestimulante. (Adaptado de Solha et al., 2022.[32])

Os casos com autoimunidade presente, ou seja, ATPO acima do LSN, apresentam maior predisposição à progressão para HSC ou HF, sobretudo no primeiro trimestre gestacional, haja vista as demandas gestacionais já mencionadas.[65,66]

Tratamento

Nas gestantes com hipotireoidismo, o tratamento precoce é a melhor estratégia para a redução das complicações materno-fetais.[5,32] Deve-se prontamente indicar a L-T_4 em doses de 1 a 2 μg/kg/dia, a depender da situação apresentada.

A dose a ser introduzida não deve ser escalonada, haja vista as alterações gravídicas previamente mencionadas, sobretudo o aumento das globulinas carreadoras e a consequente menor disponibilização das frações livres e, ainda, a maior degradação dos HT pelas desiodases placentárias ou o incremento de sua excreção renal.[5,32] A dose a ser introduzida inicialmente deve ser plena, conforme o peso da paciente, e diferenciada somente pelo tipo de hipotireoidismo: franco ou subclínico.

Nas gestantes com diagnóstico de HF, é indicada a administração de L-T_4 em dose plena (dose inicial de 1,6 a 1,8 μg/kg/dia) acrescida de 25% referente às maiores demandas da gestação, o que corresponde a aproximadamente 2 μg/kg/dia, objetivando restabelecer o eutireoidismo de forma mais rápida possível.[5,32,33,43,49,56,71] Nas grávidas com HSC, opta-se pelo início de L-T_4 em dose plena de 1 μg/kg/dia.[5,32,33,43,49] A L-T_4 também pode ser indicada, mas em dose fixa de 50 μg/dia em gestantes eutireóideas com TSH > 2,5 e ≤ 4 mUI/ℓ, desde que associadas a ATPO positivo, visando mitigar a progressão para as formas clínicas ou subclínicas, sobretudo no primeiro trimestre da gestação.[5,32,33,43,49] O benefício desta terapêutica para reduzir a ocorrência de parto prematuro e abortamento neste grupo de mulheres ainda não encontra robusta comprovação na literatura.[72,73]

O objetivo do tratamento é alcançar valores séricos de TSH na metade inferior do intervalo específico para o trimestre gestacional. Quando indisponível, tem-se como alvo os valores entre 0,1 e 2,5 mUI/ℓ. O TSH deve ser dosado seriadamente a cada 4 semanas até se atingir a meta terapêutica mencionada.[5,32,33,57,74] Pode haver necessidade de reajuste da dose de L-T_4, a qual será feita de acordo com a concentração sérica do TSH (Quadro 33.9 e Figura 33.4).[57,75]

Quadro 33.9 Tratamento do hipotireoidismo na gestação.

Dose inicial de L-T_4	
Hipotireoidismo franco: 2 μg/kg/dia Hipotireoidismo subclínico: 1 μg/kg/dia	
Reajuste da dose de L-T_4	
TSH > 4 mUI/ℓ	Adicionar 25 a 50 μg/dia
TSH > 10 e ≤ 20 mUI/ℓ	Adicionar 50 a 75 μg/dia
TSH > 20 mUI/ℓ	Adicionar 75 a 100 μg/dia

L-T_4: levotiroxina. (Adaptado de Mandel, 2004.[75])

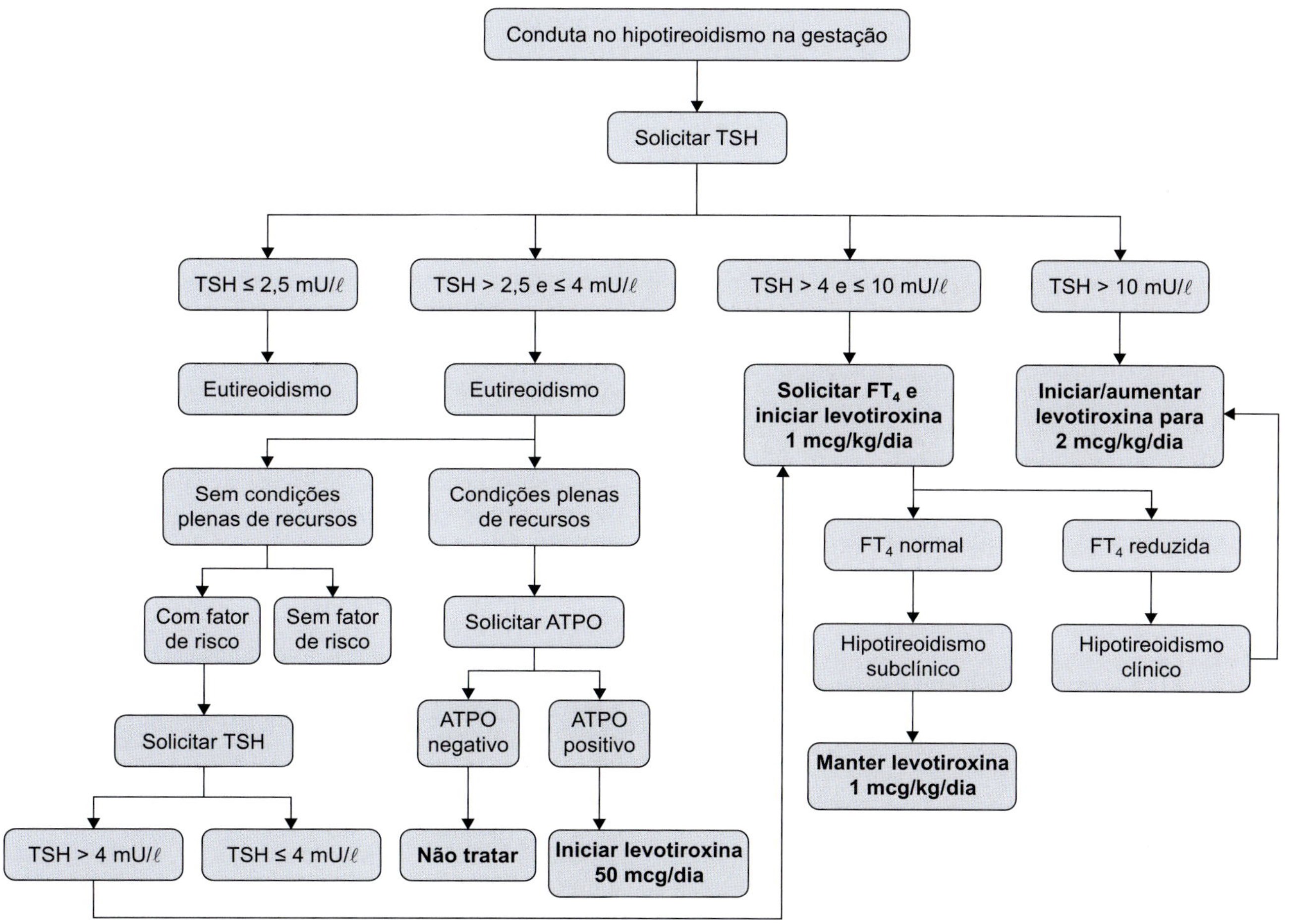

Figura 33.4 Tratamento do hipotireoidismo na gestação. ATPO: anticorpo antiperoxidase; FT_4: tetraiodotironina livre; TSH: hormônio tireoestimulante. (Adaptada de Solha et al., 2022.[32])

Algumas recomendações para que se tenha uma absorção ótima da L-T_4 incluem a sua administração aproximadamente 30 a 60 minutos antes do café da manhã ou na hora de dormir (pelo menos 3 horas após a última refeição) separada por, pelo menos, 4 horas após as outras medicações, como sulfato ferroso, carbonato de cálcio, hidróxido de alumínio e inibidores da bomba de prótons.[76] As preparações que apresentem tri-iodotironina (T_3) em sua constituição devem ser evitadas na gestação.[5,32,76,77]

Se o hipotireoidismo já foi diagnosticado antes da gestação, a dose de L-T_4 deve ser ajustada ainda na preconcepção para garantir que, no diagnóstico de gravidez, os níveis de TSH estejam na faixa considerada alvo e ideal para uma gestante (0,1 a 2,5 mUI/ℓ).[5,32] Quando a gravidez for confirmada em mulheres que já usam L-T_4, a dose deve ser imediatamente aumentada em cerca de 30%, sabendo-se que no primeiro trimestre gestacional há um aumento da demanda de HT. Na prática, independentemente da dose de L-T_4 em uso, pode-se recomendar à gestante que acrescente dois comprimidos de L-T_4 a mais na semana (p. ex., se a dose usada antes da gestação for de 100 µg/dia, a gestante irá escolher 2 dias da semana para usar 200 µg, e manterá 100 µg nos dias restantes).[5,32,33] São necessários controles seriados a cada 4 semanas para reajuste da dose até se atingir a meta terapêutica.

No período pós-parto, a dose materna de L-T_4 deve ser ajustada para os níveis prévios à gestação, devendo ser feita a dosagem de TSH após 6 semanas. Além disso, a descontinuação da L-T_4 pode ser considerada, especialmente se a dose utilizada for inferior a 50 µg/dia.[5,32,33] As puérperas com autoimunidade presente necessitam de uma vigilância maior no pós-parto devido ao risco aumentado para a ocorrência de TPP ainda no primeiro ano pós-gestação. Trata-se de um rebote autoimune com uma atividade inflamatória exacerbada.[5,13,29,32,33,78]

O HF materno pode levar à disfunção neonatal transitória da tireoide (hipotireoidismo congênito transitório). Por isso, alguns estudos sugerem uma reavaliação do neonato entre 15 e 30 dias após o nascimento por meio de um segundo teste de triagem neonatal para o TSH (teste do pezinho), que é menos invasivo e mais barato que a dosagem sérica deste hormônio.[79,80]

DOENÇA TIREOIDIANA AUTOIMUNE NA GESTAÇÃO

A doença autoimune da tireoide (DAIT) é o distúrbio autoimune mais prevalente em mulheres na idade reprodutiva, com uma incidência estimada de até 10%.[2,81] Trata-se de uma condição representada pela presença de anticorpos anti-TPO (ATPO) ou anti-Tg (ATG) circulantes. Com frequência, a DAIT permanece não diagnosticada na medida em que pode persistir sem causar disfunção tireoidiana franca por vários anos.[2,81]

A DAIT tem estado associada com desfechos obstétricos e fetais adversos, mesmo em gestantes com função tireoidiana nos limites da normalidade.[65,66,82-84] A presença de níveis séricos elevados do ATPO em mulheres eutireóideas parece estar associada com risco 2 a 3 vezes maior de abortamento espontâneo quando comparada à que ocorre em mulheres sem o anticorpo.[83,85] Em se tratando de abortamento recorrente, tem-se evidências menos robustas.[5] Além disso, na população com ATPO positivo, o risco de nascimento pré-termo aumenta em, aproximadamente, duas vezes.[5,85,86] Não está claro se a presença de ATPO, *per se*, em gestantes eutireóideas se correlaciona com os desenvolvimentos cognitivo ou comportamental da criança. Em um estudo holandês, não foram observadas alterações nas funções cognitivas verbais e não verbais, porém houve associação com maior taxa de distúrbio de atenção e hiperatividade (*odds ratio* [OR] = 1,77; intervalo de confiança [IC] de 95%: 1,15 a 2,72; p = 0,01).[87]

A ATA define que, em função do risco de elevação do TSH e progressão para HSC ou HF, assim como de desfechos obstétricos e fetais desfavoráveis, deve ser feito o monitoramento dos níveis séricos de TSH na confirmação da gestação e a cada 4 semanas ao longo de todo o período gestacional em gestantes com ATPO positivo, mesmo quando eutireóideas, o que difere, em parte, da conduta da FEBRASGO/SBEM, que não recomenda a avaliação do ATPO se o TSH for < 2,5 mU/ℓ.[32]

Nas gestantes eutireóideas com ATPO positivo, o tratamento hormonal com L-T_4 é controverso. Há relatos na literatura que sugerem melhora das taxas de abortamento espontâneo e parto prematuro com o uso da L-T_4.[88-92] No entanto, outros trabalhos demonstram ausência de efeito significativo nos desfechos gestacional ou neonatal.[73,93,94] Com isso, a ATA estabelece que as evidências atuais não permitem uma recomendação definitiva favorável ou contrária ao uso de L-T_4 em gestantes eutireóideas com ATPO positivo. No entanto, considerando-se o potencial benefício em comparação com um risco mínimo, a administração de L-T_4 em baixas doses (25 a 50 µg) pode ser considerada em gestantes eutireóideas com ATPO positivo e histórico de perda gestacional.[5]

HIPOTIROXINEMIA ISOLADA NA GESTAÇÃO

De acordo com as recomendações da ATA, define-se a hipotiroxinemia isolada na gestação (HIG) quando os níveis de TSH encontram-se na faixa da normalidade para a gestação, porém os níveis de FT_4 situam-se abaixo do percentil 5 (formas graves) ou 10 (formas leves) para uma faixa de referência específica da população gestante.[5] Entretanto, destaca-se que muitos autores e a European Thyroid Association (ETA) consideram HIG somente quando os níveis de FT_4 estão abaixo do percentil 2,5 (para a mesma faixa de referência). Alternativamente, os níveis de T_4 total também abaixo de tal percentil (para uma faixa de referência específica de gestantes) podem ser definidores de HIG.[12]

A etiologia da HIG é pouco conhecida, mas pode haver associação com insuficiência iódica. Cerca de 25 a 30% das gestantes em áreas com insuficiência leve a moderada de iodo apresentam HIG. Especula-se que, em tais situações, haveria uma secreção preferencial adaptativa e compensatória de T_3, o que seria responsável pela manutenção de níveis normais de TSH associados a T_4 baixa.[95] Apesar de tais hipóteses, os estudos demonstraram que a suplementação de 150 µg/dia de iodo no primeiro trimestre gestacional até o período pós-parto não é capaz de modificar esse padrão de alteração hormonal.[95] Recentemente, alguns disruptores endócrinos também têm sido implicados na etiopatogênese da HIG.[95]

As consequências materno-fetais da HIG são ainda menos evidentes do que as existentes nos casos do HSC e do HF e, portanto, elas permanecem incertas. Cleary-Goldman et al.[96] descreveram uma possível associação entre HIG e trabalho de parto prematuro (*adjusted odds ratio* [aOR] 1,62; IC 1 a 2,62) e macrossomia (aOR 1,97; IC 1,37 a 2,83) no primeiro trimestre, além de diabetes gestacional (aOR 1,71; IC 1,02 a 2,84) no segundo trimestre.[96] Um estudo realizado por Furnica et al.[97] identificou que as gestantes com HIG apresentaram maior risco de apresentação pélvica (14,3% contra 3,6%; p = 0,006), aumento de macrossomia (14,3% contra 4,9%; p = 0,026) e maior incidência de cesarianas (32,7% contra 17,6%; p = 0,026).[9] De forma retrospectiva, Yang et al.[98] também relataram uma associação entre HIG e macrossomia (aOR 2,22; IC 1,13 a 4,85). Já no trabalho desenvolvido por Zhang et al.,[99] foi encontrada uma associação entre HIG e pré-eclâmpsia em gestantes no primeiro e no terceiro trimestre (aOR 2,62; IC 1,23 a 5,62). Nazarpour et al.[100] encontraram relação entre HIG e ruptura prematura de membranas (aOR 5,43; IC 1,40 a 21,1) e baixo peso ao nascimento (aOR 2,53; IC 1,01 a 6,33).[100] Contudo, outros estudos não corroboram tais achados, como o de Morchiladze et al.,[101] que não encontrou diferenças significativas no que diz respeito a abortamentos espontâneos (OR 1,73; IC 0,75 a 4,08) e trabalho de parto prematuro (OR 1,28; IC 0,34 a 5,21).[101] De forma semelhante, Chen et al.[102] não identificaram diferenças significativas relativas a complicações maternas ou perinatais associadas à HIG, incluindo trabalho de parto prematuro e ruptura prematura de membranas.[102]

O déficit intelectual pode ser mais comum em prole exposta à HIG, especialmente durante o primeiro trimestre gestacional, quando há maior dependência dos HT maternos.[103] Em um estudo descrito por Nelson et al.,[104] não foram encontradas associações significativas entre HIG e impacto no desempenho escolar da prole (OR 0,81; IC 0,48 a 1,37).[1] No entanto, Ghassabian et al.[105] identificaram que as crianças nascidas de gestantes portadoras de HIG exibiram uma redução de 4,3 pontos de coeficiente de inteligência (QI; IC –6,68 a –1,81).[1] Já no trabalho descrito por Henrichs et al.,[106] foi identificado atraso no desenvolvimento verbal (OR 1,80; IC 1,24 a 2,62) em associação com HIG leve e grave, assim como atraso no desenvolvimento não verbal (OR 2,03; IC 1,22 a 3,39) relacionado à HIG grave.[106] Levie et al.[107] apresentaram dados que corroboram essa descrição ao encontrarem uma associação entre HIG e menor QI verbal (OR –2,1; IC –4,8 a –0,1) e não verbal (OR –3; IC –4,4 a –1,6), porém sem associação com o transtorno de déficit de atenção (TDAH). Por outro lado, Andersen et al.[108] relataram uma correlação entre HIG e transtornos do neurodesenvolvimento na prole do sexo feminino, com destaque para o transtorno do espectro autista (TEA; *adjusted hazard ratio* [aHR] 4,92; IC 2,03 a 11,9) e o TDAH (aHR 2,28; IC 1,21 a 4,29).[108] Em um estudo longitudinal realizado por Oostenbroek et al.,[109] identificou-se maior relato de sintomas de TDAH por parte de professores nas crianças que integravam a prole de gestantes com HIG grave (OR 1,70; IC 1,01 a 2,86), mas não naquelas descendentes de gestantes portadoras de HIG leve.

Quanto ao manejo terapêutico, os estudos desenvolvidos por Casey et al.[110] e Lazarus et al.[111] não encontraram benefícios em relação ao desfecho cognitivo da prole no contexto do tratamento da HIG. Dessa forma, diante da falta de evidências científicas comprovando benefícios, não há uma recomendação generalizada para o tratamento da HIG, e a conduta deve ser individualizada. No entanto, a ETA recomenda o tratamento da HIG diagnosticada no primeiro trimestre gestacional.[5,12,21]

SUPLEMENTAÇÃO DE IODO E SELÊNIO NA GESTAÇÃO

Nos EUA, a ATA recomenda rotineiramente a suplementação de iodo às suas gestantes.[5] No entanto, é crucial conhecer a realidade do *status* iódico das gestantes de qualquer região antes de se universalizar tal recomendação. É importante refletir que tanto a deficiência quanto o excesso iódico estão associados a riscos maternos e fetais e disfunções hormonais.[112]

No maior estudo brasileiro, conduzido no Rio de Janeiro, avaliando o *status* nutricional de iodo em 629 amostras de urina de 244 mulheres saudáveis no primeiro trimestre gestacional, evidenciou-se que a conduta de suplementação iódica universalizada possivelmente não pode ser extrapolada para as gestantes brasileiras. Os resultados revelaram que a mediana da iodúria nas gestantes no primeiro trimestre do estado do Rio de Janeiro era normal, ou seja, essa população apresenta suficiência de iodo. Nesta população, 48,7% das mulheres apresentaram deficiência de iodo (concentração urinária de iodo [CUI] < 150 μg/ℓ) e 4,5% tinham uma CUI excessiva (≥ 500 μg/ℓ) em pelo menos uma das amostras urinárias fornecidas. A iodúria tendeu a se correlacionar positivamente com o TSH, e as gestantes com excesso de ingestão de iodo apresentaram maior positividade para o ATPO e associação independente com HSC, o que indica que a suplementação de iodo nas gestantes brasileiras deve ser cautelosa e individualizada.[113]

Em outro estudo que avaliou um subgrupo populacional de 241 gestantes com alto risco de complicações gestacionais (gravidez de alto risco) na cidade de Salvador, Bahia, os pesquisadores encontraram que a mediana de CUI apontou deficiência de iodo (DI) leve nesta população. Uma DI foi detectada em 61,8% das pacientes; destas, 19,1% tinham DI grave. Nesse estudo, 53% das gestantes adotavam uma dieta com baixo teor de sal e 32,5% tinham hipertensão. A adesão a uma dieta com restrição de sal esteve associada à DI (OR = 1,82; IC 95% 1,073 a 3,088; p = 0,026). Dentre as mulheres hipertensas que aderiram à dieta restrita em sal, houve aumento de 112% no risco de DI (OR = 2,127; IC 95% 1,178 a 3,829; p = 0,011). Tais dados podem indicar que a suplementação de iodo poderia ser considerada para as gestantes que necessitam manter uma dieta com baixo teor de sal, como no caso das portadoras de hipertensão arterial crônica.[55] Torna-se irrefutável que a prática de suplementação de iodo universalizada, ou mesmo o uso de substâncias ricas em iodo (p. ex., lugol), em gestantes pode ser perigoso e prejudicial.

O selênio (Se), por sua vez, também é um oligoelemento fundamental para o bom funcionamento da tireoide, sobretudo no período gestacional, quando ocorre a exigência de aumento na produção dos HT em cerca de 50%.[114-117] Os estudos atuais vêm demonstrando que o *status* nutricional baixo de Se tem estado associado com resultados adversos na gravidez, como abortos espontâneos, defeitos do tubo neural, nascimento prematuro, baixo peso ao nascer, pré-eclâmpsia, intolerância à glicose, diabetes gestacional e até hérnia diafragmática.[113,118]

Para promover uma nutrição adequada de Se, recomenda-se que as gestantes tenham a ingestão de 60 μg/dia deste oligoelemento.[119,120] A castanha-do-pará é a fonte alimentar mais rica em Se e suas concentrações podem variar de 8 a 250 μg Se/g, dependendo do solo e das condições climáticas da região onde é cultivada. A castanha-do-pará proveniente da região Amazônica apresenta alta concentração de Se, haja vista que o solo dessa região também tem uma concentração mais elevada do mineral.[121] O Se também pode ser obtido em menores quantidades a partir de frutas e vegetais, e 30 a 40% da ingestão alimentar é encontrada em carnes, peixes e aves.[119,120,122,123] Importante ressaltar, no entanto, que a ingestão excessiva de Se aumenta o risco de toxicidade (selenose); e que, embora a suplementação de Se tenha se mostrado promissora para os resultados da gravidez, atualmente não há recomendação oficial para sua suplementação.[124-126]

No que diz respeito aos estudos nacionais, a última Pesquisa de Orçamentos Familiares do Ministério da Saúde (2008-2009) demonstrou que a população brasileira consome aproximadamente 107,6 μg de Se por dia, mais do que o adequado, e que o maior consumo é observado no sexo masculino e na região Norte do país. Contudo, as gestantes não foram incluídas nessa avaliação.[119,120] O maior estudo realizado foi uma coorte transversal e envolveu 388 gestantes no estado de Alagoas. Este mostrou uma ingestão média de Se de 48,3 ± 42,9 μg (variação de 8,4 a 477,5 μg) com 60,8% considerados como ingestão insuficiente de Se.[127] da Silva et al., no Rio Grande do Sul, em estudo caso-controle realizado em 90 gestantes, observaram que a população estudada era extremamente deficiente em Se.[128]

Portanto, reforça-se a necessidade de mais estudos nacionais que tragam informações sobre a ingestão de Se e de iodo em gestantes, visto que o Brasil apresenta grande heterogeneidade nas características sociodemográficas, geográficas e climáticas, e nutricionais.[129]

DOENÇA NODULAR E CÂNCER DE TIREOIDE NA GESTAÇÃO

A doença nodular tireoidiana (DNT) e, eventualmente, o carcinoma de tireoide (CT) diagnosticados durante a gestação tornaram-se situações comuns na prática clínica, merecendo atenção especial dos profissionais envolvidos.[28] A prevalência de nódulos tireoidianos variou entre 3 e 21% em três importantes estudos envolvendo gestantes.[130-132] A etiologia e o comportamento dos nódulos tireoidianos durante a gestação não estão bem esclarecidos. Como já descrito previamente, a hCG, por causa de sua homologia com o TSH, comporta-se como um fator trófico para a tireoide, levando ao aumento fisiológico na função da glândula normal, mas não está bem estabelecido seu papel no surgimento e/ou no crescimento de nódulos durante o período da gestação. O papel tumorigênico do estrogênio na tireoide também tem sido objeto de estudo, mas sem dados conclusivos ainda.[133]

A presença de nódulos benignos diagnosticados previamente à gestação não demanda vigilância durante o período gravídico.[5] Além disso, a abordagem à DNT na gestante pode ser extrapolada a partir da empregada na população geral.[134] A punção aspirativa por agulha fina (PAAF) pode ser postergada para o período pós-gestacional em alguns casos, especialmente se existe a intenção de transferir o tratamento cirúrgico para o período citado. Com isso, evita-se um estresse desnecessário à paciente. A realização da ultrassonografia cervical é importante para a caracterização de risco de malignidade do nódulo investigado e, obviamente, para a identificação de linfonodos atípicos, assim como para acompanhar o crescimento nodular ou o surgimento de uma linfadenopatia suspeita.[5,28,135] No caso de uma PAAF com citologia sugestiva ou compatível com malignidade (Bethesda V ou VI), deve-se considerar a realização de tireoidectomia (subtotal ou total) com base em diversos fatores clínicos (p. ex., tamanho do nódulo, presença de linfonodos cervicais suspeitos etc.), e a decisão pelo momento ideal da cirurgia é o grande motivo de discussão. Os desfechos de recorrência e cura parecem semelhantes e independem de a cirurgia ser realizada durante ou após a gestação. Portanto, é aceitável que a cirurgia seja postergada para o período pós-parto, exceto nos casos de doença avançada ou agressiva ao diagnóstico.[5,28,134]

No entanto, alguns estudos trazem a preocupação quanto à possibilidade de a gravidez interferir negativamente no comportamento do CT.[136,137] Portanto, o monitoramento dos casos de CT diagnosticados durante a gestação deve ser cauteloso. Idealmente, como anteriormente mencionado, a cirurgia ficará reservada para o período pós-gestacional. É proposto um acompanhamento seriado com ultrassonografia (vigilância ativa) até a 24ª ou a 26ª semana de gestação. Com isso, pode-se avaliar a presença de um crescimento importante (definido como aumento de 50% do volume ou 20% em duas dimensões) ou, ainda, a disseminação para linfonodos cervicais. Nos casos de doença estável até o período de acompanhamento citado anteriormente e sem envolvimento linfonodal ou nos casos em que o diagnóstico ocorre após este período (terceiro trimestre), a cirurgia é reservada para o pós-parto.[5,138] Na presença de carcinoma medular de tireoide ou de carcinoma anaplásico de tireoide, a abordagem cirúrgica pode ser fortemente recomendada, além dos protocolos habituais para esses subtipos tumorais.[5,139]

Decidindo-se pela cirurgia, esta deve ser realizada no segundo trimestre da gestação, quando o diagnóstico é confirmado no primeiro ou no segundo trimestre.[5] Com isso, evitam-se maiores inferências na embriogênese, abortamento precoce e complicações associadas ao trabalho de parto prematuro. Nos casos em que o diagnóstico foi feito no terceiro trimestre, aceita-se que a abordagem cirúrgica seja postergada para o período pós-parto, conforme descrito anteriormente.[5,28] Optando-se por postergar a intervenção cirúrgica para o período pós-gestacional, pode-se considerar o uso de L-T4 com o objetivo de suprimir os níveis de TSH. A faixa ideal de TSH para a otimização do prognóstico é de 0,1 a 2 mUI/ℓ.[139] Níveis de TSH superiores a 2 mUI/ℓ podem estar associados a estágio mais avançado da doença no momento da cirurgia.[139] O TSH deve ser monitorado a cada 4 semanas até a 16ª ou a 20ª semana e, ao menos uma vez, entre a 26ª e a 32ª semana de gestação.[5,28] Não se recomenda acompanhar os níveis de tireoglobulina na gestação.[5]

As pacientes previamente operadas por carcinoma diferenciado de tireoide e em uso de L-T_4, sobretudo as que apresentam doença estrutural residual ou alto risco inicial de recorrência, devem manter TSH inferior abaixo de 0,1 mUI/ℓ de forma indefinida em toda a gestação. O HSC exógeno na gestação, conforme as evidências, não demonstra complicações maternas e/ou neonatais. As pacientes que engravidam com uma resposta excelente ao tratamento após 1 ano do diagnóstico do câncer, no entanto, podem manter a meta de TSH na metade inferior do intervalo de referência.[28,55]

A radiodoterapia não é indicada na gestação e as pacientes que foram submetidas previamente ao tratamento com ^{131}I devem idealmente aguardar 6 meses para as tentativas de gestação.[5,28]

DISFUNÇÃO TIREOIDIANA E INFERTILIDADE

A infertilidade conjugal é definida como a falha em engravidar espontaneamente após 12 meses ou mais de relações sexuais regulares e desprotegidas.[140] Estima-se que, nas mulheres com infertilidade, cerca de 5 a 7% cursam com HSC, 2 a 4,5% com HF, 0,5 a 1% com hipertireoidismo e 5 a 10% com autoimunidade da tireoide.[141] Na medida em que a tireoide exerce importante papel no controle da função reprodutiva da mulher, a disfunção tireoidiana franca pode estar associada a maior risco de infertilidade.[5,142] Não existem dados suficientes que permitam a associação entre infertilidade e HSC com ATPO negativo.[5,143] A autoimunidade da tireoide é mais prevalente nas mulheres com infertilidade idiopática, podendo estar associada em até 25% das mulheres com infertilidade e síndrome dos ovários policísticos, além de apresentar maior prevalência naquelas com redução da reserva ovariana e insuficiência ovariana prematura.[144-147]

A falta dos HT pode levar a menores picos pulsáteis do hormônio luteinizante (LH), hiperprolactinemia e distúrbios menstruais/ovulatórios com queda na geração de folículos antrais.[2,148] Além disso, as disfunções da tireoide podem ter impacto direto no manejo da infertilidade, e há a possibilidade de influenciar os níveis de estradiol alcançados; o número de ovócitos a serem coletados; a maturação, a fertilização e a implantação embrionárias; e a taxa de gravidez clínica e de nascidos vivos.[2,149,150]

Medicamentos como as gonadotrofinas, os análogos do hormônio liberador de gonadotrofina (GnRH) ou os antagonistas do GnRH combinados com uma gonadotrofina são comumente utilizados no processo de hiperestimulação ovariana (HO), que é necessária para as mais diversas técnicas de reprodução assistida (TRA). O aumento drástico e suprafisiológico dos níveis de estradiol pode interferir na função tireoidiana pela elevação dos níveis séricos da TBG e, em seguida, redução sérica dos níveis de HT livres com aumento do TSH, que pode levar ao hipotireoidismo nas mulheres com autoimunidade tireoidiana.[143,151,152]

A ATA, a American Society for Reproductive Medicine (ASRM) e a ETA recomendam uma avaliação rotineira de TSH para toda mulher infértil que tenta engravidar, conforme a Figura 33.5.[5,140,143,153] A ETA também preconiza a determinação de ATPO de rotina e a dosagem de A-Tg diante de TSH[3] ≥ 2,5 mUI/ℓ e ATPO negativo, embora esta também possa ser feita de rotina.[143]

As entidades recomendam a administração preconcepção de L-T_4, com dose variável conforme a linha de base de TSH e peso nas mulheres com disfunção tireoidiana que serão submetidas à reprodução assistida. Quando são observados níveis de TSH > 4 mUI/ℓ, independentemente da presença de AAT, deve-se ter como alvo terapêutico o TSH < 2,5 mUI/ℓ. Nas mulheres que já são tratadas com L-T_4, deve ser feito o ajuste da dose pelo menos 4 semanas antes da HO e com o mesmo alvo terapêutico. Já nas mulheres que apresentem TSH entre 2,5 mUI/ℓ e 4 mUI/ℓ, (ou na faixa de referência normal) e com autoimunidade documentada, pode-se considerar tratamento inicial com baixas doses de L-T_4 (25 a 50 μg/dia). Nesses casos, embora não haja evidências conclusivas quanto à melhoria do desfecho gestacional com o uso de L-T_4, o tratamento com baixas doses pode ser considerado devido aos seus potenciais benefícios em comparação ao seu risco mínimo.[5,143,153] A ETA orienta que a terapia de baixas doses deve ser iniciada se houver histórico de perda gestacional recorrente, idade > 35 anos ou causas ovarianas de infertilidade. Não é recomendado o tratamento prévio à HO de mulheres eutireóideas sem autoimunidade tireoidiana. Após a HO, o TSH deve ser determinado nas mulheres com autoimunidade da tireoide em tratamento com L-T_4. Nas mulheres eutireóideas, a dosagem de TSH deve ser realizada apenas nos casos em que há uso de L-T_4.[143]

Sabe-se que, sobretudo na presença de autoimunidade tireoidiana, podem ser observadas alterações nos líquidos foliculares oriundos das captações oocitárias de ciclos assistidos para fertilização *in vitro* (FIV), além de interferências na zona pelúcida e no próprio endométrio.[154-156] Por isso, na mulher infértil com positividade para ATPO, sugerem-se protocolos de FIV com injeção intracitoplasmática de espermatozoides (ICSI) na tentativa de se evitarem os efeitos citotóxicos e embriotóxicos diretos dos AAT.[143,149,157]

DESREGULADORES ENDÓCRINOS, TIREOIDE, FERTILIDADE E GESTAÇÃO

Os desreguladores endócrinos químicos (EDC), também conhecidos como disruptores endócrinos, são compostos químicos que podem levar ao desenvolvimento de distúrbios mediante a interferência em diversas funções hormonais, desde a síntese e a secreção até o transporte e a eliminação. A suscetibilidade aos

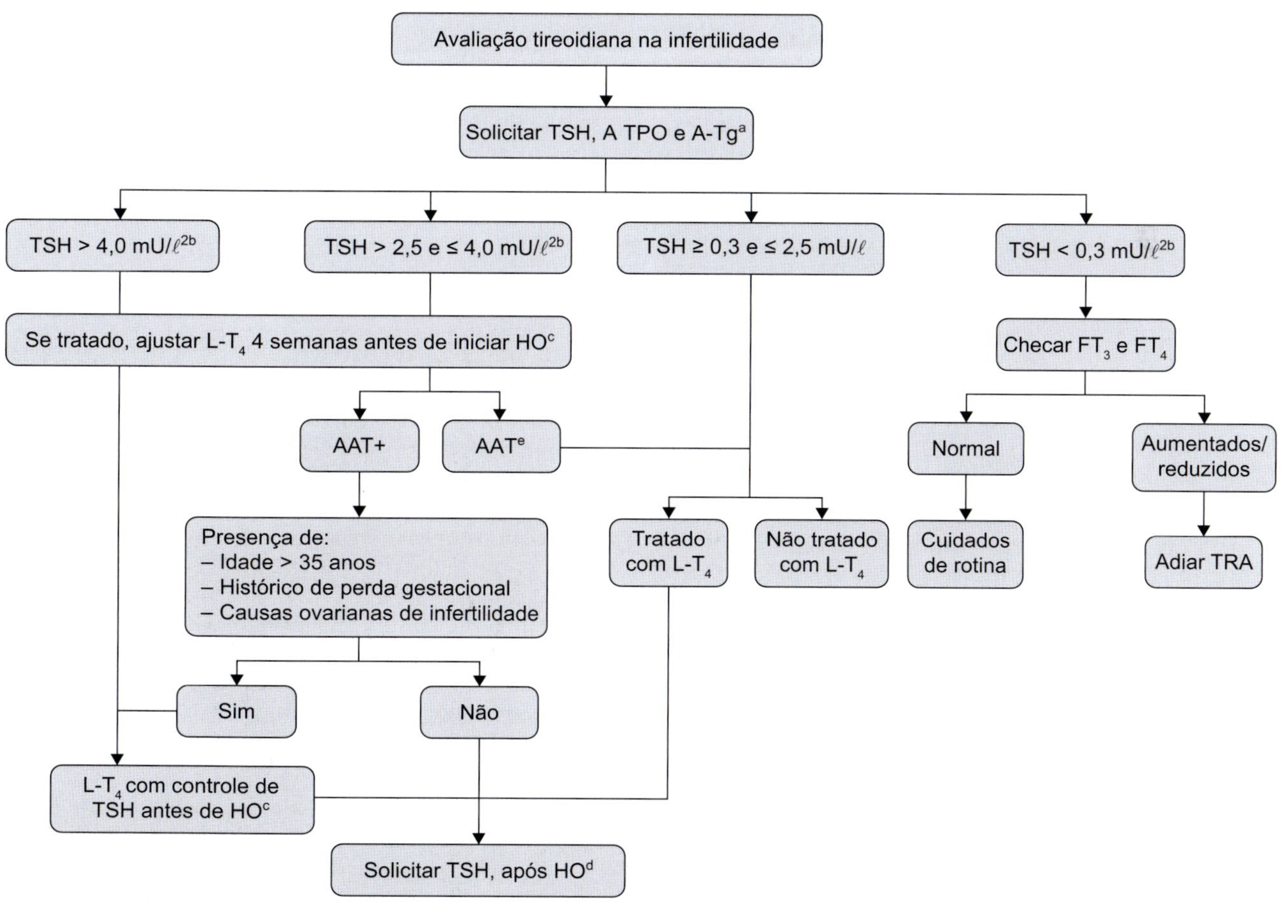

Figura 33.5 Avaliação tireoidiana na infertilidade, [a]Checar A-Tg quando TSH > 2,5 mUI/ℓ associado a ATPO negativo. [b]0,3 = limite inferior e 4,0 = limite superior da normalidade. Usar limite de referência local, se disponível. [c]Dose de L-T_4 conforme TSH basal e peso com alvo < 2,5 mUI/ℓ. [d]Em caso de gestação, no dia da medida confirmatória (segunda) de β-hCG. [5]Ponderar necessidade de tratamento com L-T_4. AAT: anticorpos antitireoidianos; ATG: antitireoglobulina; ATPO: anticorpo antitireoperoxidase; FT_3: T_3 livre; FT_4: T_4 livre; HO: hiperestimulação ovariana; L-T_4: levotiroxina; TRA: técnicas de reprodução assistida; TSH: hormônio tireoestimulante. (Adaptada de Poppe et al., 2020.[143])

EDC varia de acordo com polimorfismos genéticos distintos, e a exposição crônica a vários EDC aumenta a propensão do desenvolvimento de um distúrbio.[158]

A tireoide parece ser afetada com a exposição a alguns EDC, com impacto potencial na fertilidade e no desenvolvimento fetal.[159] Dentre os compostos que parecem afetar a função tireoidiana na gestação, destacam-se o per e o polifluoroalquil (PFAS), o bisfenol A (BPA) e os ftalatos.

O PFAS, um impermeabilizante utilizado em cosméticos, embalagens alimentares e tecidos, parece estar associado a um distúrbio na função reprodutiva da mulher com impacto na fertilidade.[160,161] Há a hipótese de que esses efeitos podem ser atribuídos a distúrbios tireoidianos causados pelo composto. Nas mulheres em investigação para infertilidade expostas ao PFAS, foi observada redução dos níveis de T_3 total e aumento da razão T_4/T_3 livres, porém sem associação com positividade de ATPO ou ATG.[161]

A exposição aos EDC durante a gestação parece estar relacionada à diminuição dos níveis de T_4 e T_3 livres, juntamente com um aumento do TSH. Os estudos epidemiológicos têm demonstrado essa associação com a exposição aos ftalatos.[162] Além disso, fenômeno semelhante parece ocorrer com os PFAS – especialmente nos indivíduos com autoimunidade da tireoide – e foi observada associação em estudos epidemiológicos e com modelos animais.[163] Além disso, a redução da concentração sérica de β-hCG resultante de menor síntese placentária ou de um metabolismo aumentado parece ocorrer por causa da exposição a diferentes EDC, como os ftalatos e o BPA. Esse fenômeno pode ser relevante, pois a secreção de β-hCG está diretamente ligada à otimização da produção de HT.[164]

Em síntese, a exposição aos EDC durante a gestação parece impactar negativamente a função tireoidiana, com desfechos adversos relativos à fertilidade e ao desenvolvimento fetal. Embora as evidências epidemiológicas e experimentais sustentem essa associação, a compreensão completa dos mecanismos e das consequências requer mais investigações.

Resumo

A gestação é um período associado a diversas alterações adaptativas no funcionamento da tireoide objetivando o aporte suficiente de HT, essenciais ao desenvolvimento fetal adequado, especialmente no primeiro trimestre, quando a glândula fetal ainda não está funcionante. A disfunção tireoidiana acomete pelo menos 2 a 3% das gestantes, e cerca de 10% sofrem de doença tireoidiana autoimune. Nem o hipotireoidismo nem o hipertireoidismo impedem a mulher de conceber, mas implicam risco aumentado de complicações materno-fetais durante a gravidez.

O hipertireoidismo é encontrado em 0,1 a 1% das gestações. Entre suas complicações, estão hipertensão arterial e pré-eclâmpsia (14 a 22%), insuficiência cardíaca (60%), crise tireotóxica (21%) e até 88% de partos prematuros por indicação médica. Além disso, foi relatada maior frequência de abortamentos, infecção, anemia e descolamento placentário. Existem poucos estudos que avaliaram a prevalência de hipotireoidismo durante a gravidez. Nos EUA, ela foi estimada em 0,3% para hipotireoidismo clínico ou manifesto e em 2,5% para hipotireoidismo subclínico. As complicações fetais do hipotireoidismo materno inadequadamente tratado incluem risco aumentado para abortamento, malformações congênitas, prematuridade, comprometimento do quociente de inteligência (QI) e hipotireoidismo congênito. A dosagem de levotiroxina precisa, muitas vezes ser reajustada durante a gravidez. A meta em relação ao hormônio tireoestimulante (TSH) deve ser na metade inferior do intervalo específico para o trimestre gestacional. Quando indisponível, tem-se como alvo os valores entre 0,1 e 2,5 mUI/ℓ. Nas pacientes com a doença de Graves, recomenda-se usar o propiltiouracil (PTU) no primeiro trimestre (devido ao risco de embriopatia supostamente induzida pelo metimazol), trocando-o depois pelo metimazol por conta do maior risco de hepatotoxicidade com o PTU.

REFERÊNCIAS BIBLIOGRÁFICAS

1. Diéguez M, Herrero A, Avello N et al. Prevalence of thyroid dysfunction in women in early pregnancy: does it increase with maternal age? Clin Endocrinol (Oxf). 2016; 84:121-6.
2. Krassas GE, Poppe K, Glinoer D. Thyroid function and human reproductive health. Endocr Rev. 2010; 31:702-55.
3. Bianco AC, Dumitrescu A, Gereben B et al. Paradigms of dynamic control of thyroid hormone signaling. Endocr Rev. 2019; 40:1000-47.
4. Delshad H, Azizi F. Iodine nutrition in pregnant and breastfeeding women: sufficiency, deficiency, and supplementation. Hormones. 2020; 19:179-86.
5. Alexander EK, Pearce EN, Brent GA et al. 2017 Guidelines of the American Thyroid Association for the diagnosis and management of thyroid disease during pregnancy and the postpartum. Thyroid. 2017; 27:315-89.
6. Glinoer D. The regulation of thyroid function during normal pregnancy: importance of the iodine nutrition status. Best Pract Res Clin Endocrinol Metab. 2004; 18:133-52.
7. Markou K, Georgopoulos N, Kyriazopoulou V, Vagenakis AG. Iodine-induced hypothyroidism. Thyroid. 2001; 11:501-10.
8. Ain KB, Mori Y, Refetoff S. Reduced clearance rate of thyroxine-binding globulin (TBG) with increased sialylation: a mechanism for estrogen-induced elevation of serum tbg concentration. J Clin Endocrinol Metab. 1987; 65:689-96.
9. Calvo RM, Jauniaux E, Gulbis B et al. Fetal tissues are exposed to biologically relevant free thyroxine concentrations during early phases of development. J Clin Endocrinol Metab. 2002; 87:1768-77.
10. Glinoer D. The regulation of thyroid function in pregnancy: Pathways of endocrine adaptation from physiology to pathology. Endocr Rev. 1997; 18:404-33.
11. Ballabio M, Poshyachinda M, Ekins RP. Pregnancy-induced changes in thyroid function: role of human chorionic gonadotropin as putative regulator of maternal thyroid. J Clin Endocrinol Metab. 1991; 73:824-31.
12. Lazarus J, Brown RS, Daumerie C et al. 2014 European Thyroid Association guidelines for the management of subclinical hypothyroidism in pregnancy and in children. Eur Thyroid J. 2014; 3:76-94.
13. Ross DS, Burch HB, Cooper DS et al. 2016 American Thyroid Association guidelines for diagnosis and management of hyperthyroidism and other causes of thyrotoxicosis. Thyroid. 2016; 26:1343-421.
14. Melmed S, Koenig R, Rosen C, Auchus R, Goldfine A. Williams textbook of endocrinology. 14. ed. Philadelphia: Elsevier; 2019.
15. Salmeen KE, Block-Kurbisch IJ. Thyroid physiology during pregnancy, postpartum, and lactation. Maternal-fetal and neonatal endocrinology. Elsevier; 2020. pp. 53-60.
16. No authors listed. Thyroid disease in pregnancy: ACOG Practice Bulletin, Number 223. Obstet Gynecol. 2020; 135:e261-74.
17. Cooper DS, Laurberg P. Hyperthyroidism in pregnancy. Lancet Diabetes Endocrinol. 2013; 1:238-49.
18. Maganha CA, Mattar R, Mesa Júnior CO et al. Screening, diagnosis and management of hyperthyroidism in pregnancy. Rev Bras Ginecol Obstet. 2022; 44:806-18.
19. Millar LK, Wing DA, Leung AS et al. Low birth weight and preeclampsia in pregnancies complicated by hyperthyroidism. Obstet Gynecol. 1994; 84:946-9.
20. Azizi F, Khoshniat M, Bahrainian M, Hedayati M. Thyroid function and intellectual development of infants nursed by mothers taking methimazole. J Clin Endocrinol Metab. 2000; 85:3233-8.
21. De Groot L, Abalovich M, Alexander EK et al. Management of thyroid dysfunction during pregnancy and postpartum: An Endocrine Society clinical practice guideline. J Clin Endocrinol Metab. 2012; 97:2543-65.
22. Laurberg P, Bournaud C, Karmisholt J, Orgiazzi J. Management of Graves' hyperthyroidism in pregnancy: focus on both maternal and fetal thyroid function, and caution against surgical thyroidectomy in pregnancy. Eur J Endocrinol. 2009; 160:1-8.
23. Seo GH, Kim TH, Chung JH. Antithyroid drugs and congenital malformations. Ann Intern Med. 2018; 168:405.
24. Andersen SL, Olsen J, Laurberg P. Antithyroid drug side effects in the population and in pregnancy. J Clin Endocrinol Metab. 2016; 101:1606-14.
25. Korevaar TIM, Pearce EAPS. Thyroid disorders during preconception, pregnancy, and the postpartum period. In: Braverman LE, Cooper DS. Werner & Ingbar's the thyroid: A fundamental and clinical text. Philadelphia: Lippincott Williams & Wilkins; 2021. pp. 922-40.
26. Gerald B, Roger F, Yaffe S. Drugs in pregnancy and lactation: A reference guide to fetal and neonatal risk. 9 ed. Philadelphia: Lippincott Williams & Wilkins; 2011.
27. Gorman CA. Radioiodine and pregnancy. Thyroid. 1999; 9:721-6.
28. Haugen BR, Alexander EK, Bible KC et al. 2015 American Thyroid Association management guidelines for adult patients with thyroid nodules and differentiated thyroid cancer: The American Thyroid Association Guidelines Task Force on thyroid nodules and differentiated thyroid cancer. Thyroid. 2016; 26:1-133.
29. Stagnaro-Green A. Approach to the patient with postpartum thyroiditis. J Clin Endocrinol Metab. 2012; 97:334-42.

30. Lazarus JH, Kokandi A. Thyroid disease in relation to pregnancy: A decade of change. Clin Endocrinol (Oxf). 2000; 53:265-78.
31. Kahaly GJ, Bartalena L, Hegedüs L et al. 2018 European Thyroid Association Guideline for the management of Graves' hyperthyroidism. Eur Thyroid J. 2018; 7:167-86.
32. Solha STG, Mattar R, Teixeira P de F dos S et al. Screening, diagnosis and management of hypothyroidism in pregnancy. Rev Bras Ginecol Obstet. 2022; 44:999-1010.
33. Ross D. Hypothyroidism during pregnancy: clinical manifestations, diagnosis, and treatment. UpToDate. 2022. Disponível em: https://pro.uptodatefree.ir/Show/16609. Acesso em: 15 jul. 2024.
34. Korevaar TIM, Medici M, Visser TJ, Peeters RP. Thyroid disease in pregnancy: new insights in diagnosis and clinical management. Nat Rev Endocrinol. 2017; 13:610-22.
35. Garber JR, Cobin RH, Gharib H et al. Clinical Practice Guidelines for hypothyroidism in adults. Endocr Pract. 2012; 18:988-1028.
36. Almandoz JP, Gharib H. Hypothyroidism: Etiology, diagnosis, and management. Med Clin N America. 2012; 96:203-21.
37. McDermott M. Hypothyroidism. Ann Intern Med. 2020; 173:ITC1–16.
38. Ross DS, Burch HB, Cooper DS et al. 2016 American Thyroid Association guidelines for diagnosis and management of hyperthyroidism and other causes of thyrotoxicosis. Thyroid. 2016; 26:1343-421.
39. Amouzegar A, Ainy E, Khazan M et al. Local versus international recommended TSH references in the assessment of thyroid function during pregnancy. Horm Metab Res. 2014; 46:206-10.
40. Morais NA de O e S de, Assis ASA de, Corcino CM et al. Recent recommendations from ATA guidelines to define the upper reference range for serum TSH in the first trimester match reference ranges for pregnant women in Rio de Janeiro. Arch Endocrinol Metab. 2018; 62:386-91.
41. Vandana, Kumar A, Khatuja R, Mehta S. Thyroid dysfunction during pregnancy and in postpartum period: treatment and latest recommendations. Arch Gynecol Obstet. 2014; 289:1137-44.
42. Vaidya B, Hubalewska-Dydejczyk A, Laurberg P et al. Treatment and screening of hypothyroidism in pregnancy: results of a European survey. Eur J Endocrinol. 2012; 166:49-54.
43. Medeiros MF da S, Cerqueira TL de O et al. An international survey of screening and management of hypothyroidism during pregnancy in Latin America. Arq Brasil Endocrinol & Metabol. 2014; 58:906-11.
44. Chang DLF, Pearce EN. Screening for maternal thyroid dysfunction in pregnancy: a review of the clinical evidence and current guidelines. J Thyroid Res. 2013; 2013:851326.
45. Srimatkandada P, Stagnaro-Green A, Pearce EN. Attitudes of ATA survey respondents toward screening and treatment of hypothyroidism in pregnancy. Thyroid. 2015; 25:368-9.
46. Azizi F, Amouzegar A, Mehran L et al. Screening and management of hypothyroidism in pregnancy: Results of an Asian survey. Endocr J. 2014; 61: 697-704.
47. Jouyandeh Z, Hasani-Ranjbar S, Qorbani M, Larijani B. Universal screening versus selective case-based screening for thyroid disorders in pregnancy. Endocrine. 2015; 48:116-23.
48. Vaidya B, Anthony S, Bilous M al. Detection of thyroid dysfunction in early pregnancy: universal screening or targeted high-risk case finding? J Clin Endocrinol Metab. 2007; 92:203-7.
49. Pearce SHS, Brabant G, Duntas LH et al. 2013 ETA Guideline: Management of subclinical hypothyroidism. Eur Thyroid J. 2013; 2:215-28.
50. Benhadi N, Wiersinga WM, Reitsma JB et al. Higher maternal TSH levels in pregnancy are associated with increased risk for miscarriage, fetal or neonatal death. Eur J Endocrinol. 2009; 160:985-91.
51. Negro R, Stagnaro-Green A. Clinical aspects of hyperthyroidism, hypothyroidism, and thyroid screening in pregnancy. Endocrine Practice. 2014; 20:597-607.
52. Tehrani FR, Behboudi-Gandevani S. Hypothyroidism in pregnancy. Ann Thyroid. 2018; 3:22.
53. Haddow JE, Palomaki GE, Allan WC et al. Maternal thyroid deficiency during pregnancy and subsequent neuropsychological development of the child. N Engl J Med. 1999; 341:549-55.
54. Carney LA, Quinlan JD, West JM. Thyroid disease in pregnancy. Am Fam Physician. 2014; 89:273-8.
55. Sant'Ana Leone de Souza L, de Oliveira Campos R, dos Santos Alves V et al. Hypertension and salt-restrictive diet promotes low urinary iodine concentration in high-risk pregnant women: Results from a cross-sectional study conducted after salt iodination reduction in Brazil. Biol Trace Elem Res. 2020; 197:445-53.
56. Su P-Y, Huang K, Hao J-H et al. Maternal thyroid function in the first twenty weeks of pregnancy and subsequent fetal and infant development: A prospective population-based cohort study in China. J Clin Endocrinol Metab. 2011; 96:3234-41.
57. Batistuzzo A, Ribeiro MO. Clinical and subclinical maternal hypothyroidism and their effects on neurodevelopment, behavior and cognition. Arch Endocrinol Metab. 2020; 64:89-95.
58. Casey BM, Dashe JS, Wells CE et al. Subclinical hypothyroidism and pregnancy outcomes. Obstet Gynecol. 2005; 105:239-45.
59. Fan X, Wu L. The impact of thyroid abnormalities during pregnancy on subsequent neuropsychological development of the offspring: a meta-analysis. J Maternal-Fetal & Neonatal Med. 2016; 29:3971-6.
60. Ghassabian A, Bongers-Schokking JJ, Henrichs J et al. Maternal thyroid function during pregnancy and behavioral problems in the offspring: The Generation R Study. Pediatr Res. 2011; 69:454-9.
61. Jansen TA, Korevaar TIM, Mulder TA et al. Maternal thyroid function during pregnancy and child brain morphology: a time window-specific analysis of a prospective cohort. Lancet Diabetes Endocrinol. 2019; 7:629-37.
62. Maraka S, Ospina NMS, O'Keeffe DT et al. Subclinical hypothyroidism in pregnancy: A systematic review and meta-analysis. Thyroid. 2016; 26:580-90.
63. Negro R, Schwartz A, Gismondi R et al. Increased pregnancy loss rate in thyroid antibody negative women with TSH levels between 2.5 and 5.0 in the first trimester of pregnancy. J Clin Endocrinol Metab. 2010; 95:E44-8.
64. Reid SM, Middleton P, Cossich MC et al. Interventions for clinical and subclinical hypothyroidism pre-pregnancy and during pregnancy. Cochrane Database System Rev. 2013; (5):CD007752.
65. Negro R, Schwartz A, Gismondi R et al. Thyroid antibody positivity in the first trimester of pregnancy is associated with negative pregnancy outcomes. J Clin Endocrinol Metab. 2011; 96:E920-4.
66. Moleti M, Sturniolo G, Di Mauro M et al. Autoimmune thyroid diseases and pregnancy. Ann Thyroid. 2018; 3:18.
67. Korevaar TIM. The upper limit for TSH during pregnancy: why we should stop using fixed limits of 2.5 or 3.0 mU/L? Thyroid Res. 2018; 11:5.
68. Korevaar TIM, Nieboer D, Bisschop PHLT et al. Risk factors and a clinical prediction model for low maternal thyroid function during early pregnancy: two population-based prospective cohort studies. Clin Endocrinol (Oxf). 2016; 85:902-9.
69. Medici M, de Rijke YB, Peeters RP et al. Maternal early pregnancy and newborn thyroid hormone parameters: The Generation R Study. J Clin Endocrinol Metab. 2012; 97:646-52.
70. ACOG Practice Bulletins (2020). Clinical management guidelines for obstetrician – gynecologists. Obstet Gynecol. 2020; 133:168-86.
71. Melse-Boonstra A, Gowachirapant S, Jaiswal N et al. Iodine supplementation in pregnancy and its effect on child cognition. J Trace Elem Med Biology. 2012; 26:134-6.
72. Consortium on Thyroid and Pregnancy–Study Group on Preterm Birth. Korevaar TIM, Derakhshan A, Taylor PN et al. Association of thyroid function test abnormalities and thyroid autoimmunity with preterm birth: A systematic review and meta-analysis. JAMA. 2019; 322:632-41.
73. Dhillon-Smith RK, Middleton LJ, Sunner KK et al. Levothyroxine in women with thyroid peroxidase antibodies before conception. N Engl J Med. 2019; 380:1316-25.
74. Dickens LT, Cifu AS, Cohen RN. Diagnosis and management of thyroid disease during pregnancy and the postpartum period. JAMA. 2019; 321:1928.
75. Mandel SJ. Hypothyroidism and chronic autoimmune thyroiditis in the pregnant state: maternal aspects. Best Pract Res Clin Endocrinol Metab. 2004; 18:213-24.
76. Jonklaas J, Bianco AC, Bauer AJ et al. Guidelines for the treatment of hypothyroidism: prepared by the American Thyroid Association task force on thyroid hormone replacement. Thyroid. 2014; 24:1670-751.
77. Abalovich M, Alcaraz G, Kleiman-Rubinsztein J et al. The relationship of preconception thyrotropin levels to requirements for increasing the levothyroxine dose during pregnancy in women with primary hypothyroidism. Thyroid. 2010; 20:1175-8.
78. Amino N, Arata N. Thyroid dysfunction following pregnancy and implications for breastfeeding. Best Pract Res Clin Endocrinol Metab. 2020; 34:101438.
79. Rovelli R, Vigone MC, Giovanettoni C et al. Newborn of mothers affected by autoimmune thyroiditis: the importance of thyroid function monitoring in the first months of life. Ital J Pediatr. 2010; 36:24.
80. Cavarzere P, Palma L, Nicolussi Principe L et al. Benefits of rescreening newborns of mothers affected by autoimmune hypothyroidism. Eur Thyroid J. 2022; 11.
81. Poppe K, Velkeniers B, Glinoer D. Thyroid disease and female reproduction. Clin Endocrinol (Oxf). 2007; 66:309-21.
82. Brabant G, Peeters RP, Chan SY et al. Management of subclinical hypothyroidism in pregnancy: are we too simplistic? Eur J Endocrinol. 2015; 173:P1-11.
83. Chen L, Hu R. Thyroid autoimmunity and miscarriage: a meta-analysis. Clin Endocrinol (Oxf). 2011; 74:513-9.
84. Stagnaro-Green A, Glinoer D. Thyroid autoimmunity and the risk of miscarriage. Best Pract Res Clin Endocrinol Metab. 2004; 18:167-81.
85. Thangaratinam S, Tan A, Knox E et al. Association between thyroid autoantibodies and miscarriage and preterm birth: meta-analysis of evidence. BMJ. 2011; 342:d2616-d2616.
86. Korevaar TIM, Derakhshan A, Taylor PN et al. Association of thyroid function test abnormalities and thyroid autoimmunity with preterm birth. JAMA. 2019; 322:632.
87. Ghassabian A, Bongers-Schokking JJ, de Rijke YB et al. Maternal thyroid autoimmunity during pregnancy and the risk of attention deficit/hyperactivity problems in children: the Generation R Study. Thyroid. 2012; 22:178-86.

88. Negro R, Formoso G, Mangieri T et al. Levothyroxine treatment in euthyroid pregnant women with autoimmune thyroid disease: Effects on obstetrical complications. J Clin Endocrinol Metab. 2006; 91:2587-91.
89. Lepoutre T, Debiève F, Gruson D, Daumerie C. Reduction of miscarriages through universal screening and treatment of thyroid autoimmune diseases. Gynecol Obstet Invest. 2012; 74:265-73.
90. Nazarpour S, Ramezani Tehrani F, Simbar M et al. Effects of levothyroxine treatment on pregnancy outcomes in pregnant women with autoimmune thyroid disease. Eur J Endocrinol. 2017; 176:253-65.
91. Sun X, Hou N, Wang H et al. A meta-analysis of pregnancy outcomes with levothyroxine treatment in euthyroid women with thyroid autoimmunity. J Clin Endocrinol Metab. 2020; 105:1009-19.
92. Negro R, Schwartz A, Stagnaro-Green A. Impact of levothyroxine in miscarriage and preterm delivery rates in first trimester thyroid antibody-positive women with TSH less than 2.5 mIU/ℓ. J Clin Endocrinol Metab. 2016; 101:3685-90.
93. van Dijk MM, Vissenberg R, Fliers E et al. Levothyroxine in euthyroid thyroid peroxidase antibody positive women with recurrent pregnancy loss (T4 LIFE trial): a multicentre, randomised, double-blind, placebo-controlled, phase 3 trial. Lancet Diabetes Endocrinol. 2022; 10:322-9.
94. Akhtar MA, Agrawal R, Brown J et al. Thyroxine replacement for subfertile women with euthyroid autoimmune thyroid disease or subclinical hypothyroidism. Cochrane Database System Rev. 2019; 6:CD011009.
95. Dosiou C, Medici M. Management of endocrine disease: Isolated maternal hypothyroxinemia during pregnancy: knowns and unknowns. Eur J Endocrinol. 2017; 176:R21-38.
96. Cleary-Goldman J, Malone FD et al. Maternal thyroid hypofunction and pregnancy outcome. Obstet Gynecol. 2008; 112:85-92.
97. Furnica RM, Gruson D, Lazarus JH et al. First trimester isolated maternal hypothyroxinemia: adverse maternal metabolic profile and impact on the obstetrical outcome. Clin Endocrinol (Oxf). 2017; 86:576-83.
98. Yang J, Liu Y, Liu H et al. Associations of maternal iodine status and thyroid function with adverse pregnancy outcomes in Henan Province of China. J Trace Elem Med Biology. 2018; 47:104-10.
99. Zhang Y, Dai X, Yang S et al. Maternal low thyroxin levels are associated with adverse pregnancy outcomes in a Chinese population. PLoS One. 2017; 12:e0178100.
100. Nazarpour S, Ramezani Tehrani F, Rahmati M et al. Effects of isolated maternal hypothyroxinemia on adverse pregnancy outcomes. Arch Gynecol Obstet. 2022; 305:903-11.
101. Morchiladze N, Tkeshelashvili B, Gagua T, Gagua D. Importance of isolated gestational hypothyroxinemia in the development of obstetric and somatic pathologies. Georgian Med News. 2018; 39-45.
102. Chen L, Yang H, Ye E et al. Insignificant effect of isolated hypothyroxinemia on pregnancy outcomes during the first and second trimester of pregnancy. Front Endocrinol (Lausanne). 2020; 11.
103. Pop VJ, Brouwers EP, Vader HL et al. Maternal hypothyroxinemia during early pregnancy and subsequent child development: a 3-years follow-up study. Clin Endocrinol (Oxf). 2003; 59:282-8.
104. Nelson SM, Haig C, McConnachie A et al. Maternal thyroid function and child educational attainment: prospective cohort study. BMJ. 2018; k452.
105. Ghassabian A, El Marroun H, Peeters RP et al. Downstream effects of maternal hypothyroxinemia in early pregnancy: Nonverbal IQ and brain morphology in school-age children. J Clin Endocrinol Metab. 2014; 99: 2383-90.
106. Henrichs J, Bongers-Schokking JJ, Schenk JJ et al. Maternal thyroid function during early pregnancy and cognitive functioning in early childhood: the Generation R Study. J Clin Endocrinol Metab. 2010; 95:4227-34.
107. Levie D, Korevaar TIM, Bath SC et al. Thyroid function in early pregnancy, child IQ, and autistic traits: A meta-analysis of individual participant data. J Clin Endocrinol Metab. 2018; 103:2967-79.
108. Andersen SL, Andersen S, Vestergaard P, Olsen J. Maternal thyroid function in early pregnancy and child neurodevelopmental disorders: A Danish nationwide case-cohort study. Thyroid. 2018; 28:537-46.
109. Oostenbroek MHW, Kersten RHJ, Tros B et al. Maternal hypothyroxinemia in early pregnancy and problem behavior in 5-years-old offspring. Psychoneuroendocrinology. 2017; 81:29-35.
110. Casey BM, Thom EA, Peaceman AM et al. Treatment of subclinical hypothyroidism or hypothyroxinemia in pregnancy. N Engl J Med. 2017; 376:815-25.
111. Lazarus JH, Bestwick JP, Channon S et al. Antenatal thyroid screening and childhood cognitive Function. N Engl J Med. 2012; 366:493-501.
112. Pearce EN, Lazarus JH, Moreno-Reyes R, Zimmermann MB. Consequences of iodine deficiency and excess in pregnant women: an overview of current knowns and unknowns. Am J Clin Nutr. 2016; 104:918S-923S.
113. Saraiva DA, Morais NA de O e S de, Martins Corcino C et al. Iodine status of pregnant women from a coastal Brazilian state after the reduction in recommended iodine concentration in table salt according to governmental requirements. Nutrition. 2018; 53:109-14.
114. Tinkov AA, Ajsuvakova OP, Filippini T et al. Selenium and selenoproteins in adipose tissue physiology and obesity. Biomolecules. 2020; 10:658.
115. Menezes de Oliveira AC, Albuquerque Santos A, Rodrigues Bezerra A et al. Ingestão e coeficiente de variabilidade de nutrientes antioxidantes por gestantes com pré-eclâmpsia. Rev Port Cardiol. 2016; 35:469-76.
116. Wang L, Song L, Liu B et al. Association between maternal urinary selenium during pregnancy and newborn telomere length: results from a birth cohort study. Eur J Clin Nutr. 2022; 76:716-21.
117. Vianna CMDC. Perfil de selênio e zinco em gestantes saudáveis [Mestrado]. [Araraquara]: Universidade Estadual Paulista; 2016.
118. Duntas LH. Selenium and at-risk pregnancy: challenges and controversies. Thyroid Res. 2020; 13:16.
119. Tureck C, Gesser Correa VG, Peralta RM, Koehnlein EA. Intakes of antioxidant vitamins and minerals in the Brazilian diet. Nutrición clínica y dietética hospitalaria. 2013; 33:30-8.
120. Tureck C, Locateli G, Corrêa VG, Koehnlein EA. Avaliação da ingestão de nutrientes antioxidantes pela população brasileira e sua relação com o estado nutricional. Rev Brasil Epidemiol. 2017; 20:30-42.
121. Cozzolino SMF. Biodisponibilidade de nutrientes. 4 ed. Barueri: Manole; 2012.
122. Grande F. Reformulação da base de dados da Tabela Brasileira de Composição de Alimentos (TBCA). [São Paulo]: Universidade de São Paulo; 2018.
123. Brough L, Rees G. Micronutrients intake and status during pregnancy and lactation. Basel: MDPI; 2019.
124. Mirone M, Giannetta E, Isidori AM. Selenium and reproductive function. A systematic review. J Endocrinol Invest. 2013; 36:28-36.
125. Bodnar M, Szczyglowska M, Konieczka P, Namiesnik J. Methods of selenium supplementation: bioavailability and determination of selenium compounds. Crit Rev Food Sci Nutr. 2016; 56:36-55.
126. Lemire M, Philibert A, Fillion M et al. No evidence of selenosis from a selenium-rich diet in the Brazilian Amazon. Environ Int. 2012; 40:128-36.
127. Silva Neto LGR, Tenório MB, Ferreira RC, Oliveira ACM. Intake of antioxidants nutrients by pregnant women: Associated factors. Rev Nutr. 2018; 31:353-62.
128. da Silva AC, Martins-Costa SH, Valério EG, Lopes Ramos JG. Comparison of serum selenium levels among hypertensive and normotensive pregnant women. Hypertens Pregnancy. 2017; 36:64-9.
129. Campos R de O, Barreto I dos S, Maia LR de J et al. Iodine nutritional status in Brazil: a meta-analysis of all studies performed in the country pinpoints to an insufficient evaluation and heterogeneity. Arch Endocrinol Metab. 2015; 59:13-22.
130. Struve CW, Haupt S, Ohlen S. Influence of frequency of previous pregnancies on the prevalence of thyroid nodules in women without clinical evidence of thyroid disease. Thyroid. 1993; 3:7-9.
131. Glinoer D, Soto MF, Bourdoux P et al. Pregnancy in patients with mild thyroid abnormalities: maternal and neonatal repercussions. J Clin Endocrinol Metab. 1991; 73:421-7.
132. Kung AWC, Chau MT, Lao TT et al. The effect of pregnancy on thyroid nodule formation. J Clin Endocrinol Metab. 2002; 87:1010-4.
133. Yasmeen S, Cress R, Romano PS et al. Thyroid cancer in pregnancy. Int J Gynecol Obstet. 2005; 91:15-20.
134. Tessler FN, Middleton WD, Grant EG et al. ACR thyroid imaging, reporting and data system (TI-RADS): White paper of the ACR TI-RADS Committee. J Am Coll Radiol. 2017; 14:587-95.
135. Smith LH, Danielsen B, Allen ME, Cress R. Cancer associated with obstetric delivery: results of linkage with the California cancer registry. Am J Obstet Gynecol. 2003; 189:1128-35.
136. Vannucchi G, Perrino M, Rossi S et al. Clinical and molecular features of differentiated thyroid cancer diagnosed during pregnancy. Eur J Endocrinol. 2010; 162:145-51.
137. Messuti I, Corvisieri S, Bardesono F et al. Impact of pregnancy on prognosis of differentiated thyroid cancer: clinical and molecular features. Eur J Endocrinol. 2014; 170:659-66.
138. Uruno T, Shibuya H, Kitagawa W et al. Optimal timing of surgery for differentiated thyroid cancer in pregnant women. World J Surg. 2014; 38:704-8.
139. McLeod DSA, Watters KF, Carpenter AD et al. Thyrotropin and thyroid cancer diagnosis: A systematic review and dose-response meta-analysis. J Clin Endocrinol Metab. 2012; 97:2682-92.
140. Penzias A, Bendikson K, Falcone T et al. Evidence-based treatments for couples with unexplained infertility: a guideline. Fertil Steril. 2020; 113:305-22.
141. Valdés S, Maldonado-Araque C, Lago-Sampedro A et al. Population-based national prevalence of thyroid dysfunction in Spain and associated factors: Di@bet.es Study. Thyroid. 2017; 27:156-66.
142. Dosiou C. Thyroid and fertility: Recent advances. Thyroid. 2020; 30:479-86.
143. Poppe K, Bisschop P, Fugazzola L et al. 2021 European Thyroid Association Guideline on thyroid disorders prior to and during assisted reproduction. Eur Thyroid J. 2020; 9:281-95.
144. Janssen O, Mehlmauer N, Hahn S et al. High prevalence of autoimmune thyroiditis in patients with polycystic ovary syndrome. Eur J Endocrinol. 2004; 363-9.
145. Kowalczyk K, Franik G, Kowalczyk D et al. Thyroid disorders in polycystic ovary syndrome. Eur Rev Med Pharmacol Sci. 2017; 21:346-60.

146. Grossmann B, Saur S, Rall K et al. Prevalence of autoimmune disease in women with premature ovarian failure. Eur J Contraception Reprod Health Care. 2020; 25:72-5.
147. van den Boogaard E, Vissenberg R, Land JA et al. Significance of (sub)clinical thyroid dysfunction and thyroid autoimmunity before conception and in early pregnancy: a systematic review. Hum Reprod Update. 2011; 17:605-19.
148. Fedail JS, Zheng K, Wei Q et al. Roles of thyroid hormones in follicular development in the ovary of neonatal and immature rats. Endocrine. 2014; 46:594-604.
149. Busnelli A, Paffoni A, Fedele L, Somigliana E. The impact of thyroid autoimmunity on IVF/ICSI outcome: a systematic review and meta-analysis. Hum Reprod Update. 2016; 22:775-90.
150. Karmon AE, Batsis M, Chavarro JE, Souter I. Preconceptional thyroid-stimulating hormone levels and outcomes of intrauterine insemination among euthyroid infertile women. Fertil Steril. 2015; 103:258-263.e1.
151. Poppe K, Unuane D, D'Haeseleer M et al. Thyroid function after controlled ovarian hyperstimulation in women with and without the hyperstimulation syndrome. Fertil Steril. 2011; 96:241-5.
152. Mintziori G, Goulis DG, Toulis KA et al. Thyroid function during ovarian stimulation: a systematic review. Fertil Steril. 2011; 96:780-5.
153. Practice Committee of the American Society for Reproductive Medicine. Subclinical hypothyroidism in the infertile female population: a guideline. Fertil Steril. 2015; 104:545-53.
154. Monteleone P, Parrini D, Faviana P et al. Female infertility related to thyroid autoimmunity: the ovarian follicle hypothesis. Am J Reprod Immunol. 2011; 66:108-14.
155. Medenica S, Garalejic E, Arsic B et al. Follicular fluid thyroid autoantibodies, thyrotropin, free thyroxine levels and assisted reproductive technology outcome. PLoS One. 2018; 13:e0206652.
156. Kelkar RL, Meherji PK, Kadam SS et al. Circulating auto-antibodies against the zona pellucida and thyroid microsomal antigen in women with premature ovarian failure. J Reprod Immunol. 2005; 66:53-67.
157. Ke H, Hu J, Zhao L et al. Impact of thyroid autoimmunity on ovarian reserve, pregnancy outcomes, and offspring health in euthyroid women following in vitro fertilization/intracytoplasmic sperm injection. Thyroid. 2020; 30:588-97.
158. Diamanti-Kandarakis E, Bourguignon J-P, Giudice LC et al. Endocrine-disrupting chemicals: An Endocrine Society Scientific Statement. Endocr Rev. 2009; 30:293-342.
159. Braun JM. Early-life exposure to EDCs: Role in childhood obesity and neurodevelopment. Nat Rev Endocrinol. 2017; 13:161-73.
160. Rickard BP, Rizvi I, Fenton SE. Per- and polyfluoroalkyl substances (PFAS) and female reproductive outcomes: PFAS elimination, endocrine-mediated effects, and disease. Toxicology. 2022; 465:153031.
161. Zhang Y, Mustieles V, Korevaar TIM et al. Association between per- and polyfluoroalkyl substances exposure and thyroid function biomarkers among females attending a fertility clinic. Environmental Pollution. 2024; 346:123513.
162. Yao H, Han Y, Gao H et al. Maternal phthalate exposure during the first trimester and serum thyroid hormones in pregnant women and their newborns. Chemosphere. 2016; 157:42-8.
163. Coperchini F, Croce L, Ricci G et al. Thyroid disrupting effects of old and new generation PFAS. Front Endocrinol (Lausanne). 2021; 11.
164. Derakhshan A, Shu H, Broeren MAC et al. Association of endocrine disrupting chemicals exposure with human chorionic gonadotropin concentrations in pregnancy. Environ Int. 2023; 178:108091.

CAPÍTULO 34

Tireoidites: Diagnóstico e Tratamento

Maria da Conceição Freitas ▪ Clarice Vilar ▪ Vivianne Almeida da Nóbrega ▪ Milena Torres Araújo Cavalcanti ▪ Maria Roseneide Torres

INTRODUÇÃO

As tireoidites representam uma gama de doenças com diferentes etiologias, caracterizadas por um processo inflamatório da glândula tireoide, podendo levar à disfunção tireoidiana transitória ou permanente. De acordo com sua evolução clínica, são classificadas em agudas, subagudas e crônicas (Quadro 34.1).[1-3]

TIREOIDITE AGUDA

A tireoidite aguda (TA), também chamada de *tireoidite supurativa aguda ou infecciosa*, é uma doença rara, mas sua incidência tem aumentado em decorrência da elevação do número de pacientes imunodeprimidos. Em geral, a TA tem origem bacteriana (70% dos casos) e, teoricamente, qualquer microrganismo pode estar envolvido. Os agentes etiológicos mais comuns são *Staphylococcus aureus*, *Streptococcus pyogenes* e *Streptococcus pneumoniae*. Tireoidites agudas por fungos (*Aspergillus, Coccidioides immitis, Candida albicans* etc.) e *Pneumocystis jirovecii* têm sido descritas, sobretudo, em imunodeprimidos, representando cerca de 15% dos casos. Na literatura, também há relatos raros de TA secundária a sífilis, tuberculose, parasitoses (p. ex., equinococose) e tripanossomíase (Quadro 34.2).[1-5]

A baixa frequência da TA resulta da resistência da tireoide a infecções, em função de sua encapsulação, seu alto teor de iodo, seu rico suprimento sanguíneo e sua extensa drenagem linfática.[3-5] A TA é mais frequente em indivíduos com doença tireoidiana prévia (câncer, tireoidite de Hashimoto [TH] e bócio multinodular) ou com anomalias congênitas (p. ex., persistência do cisto tireoglosso ou fístula do seio piriforme; anormalidades do terceiro e quarto arcos). Em adultos sem doenças preexistentes ou inatas, a causa mais habitual é a disseminação hematogênica ou linfática de infecção oriunda de vias respiratórias superiores ou a distância para a tireoide com alteração prévia.[2-4] TA também é mais observada em imunodeprimidos, debilitados ou idosos. Ela é particularmente comum em portadores de síndrome da imunodeficiência adquirida (AIDS), nos quais infecções por *Pneumocystis jirovecii* e outros germes oportunistas têm sido relatadas. Outros fatores de risco raramente descritos foram endocardite, punção aspirativa por agulha fina (PAAF) e abscesso dentário. TA também é mais prevalente em crianças do que em adultos.[2-5]

Quadro 34.1 Tireoidites: classificação e etiologia.

Tipos	Etiologia
Aguda ou supurativa*	Bacteriana
Subaguda	
Granulomatosa ou de De Quervain	Viral
Linfocítica ou indolor	Autoimune
Pós-parto	Autoimune
Crônica	
Tireoidite de Hashimoto	Autoimune
Tireoidite de Riedel	Idiopática

*Eventualmente, pode ser causada por fungos ou *Pneumocystis jirovecii*, sobretudo em imunodeprimidos.

Quadro 34.2 Microbiologia da tireoidite aguda.

Organismos usuais
- Aeróbios: *Staphylococcus aureus*, *Streptococcus pyogenes*, *Staphylococcus epidermidis*, *Streptococcus pneumoniae*, *Escherichia coli*
- Anaeróbios: *Clostridium septicum*
- Bacilos gram-negativos

Organismos raros
- Bactérias: micobactéria atípica, *Clostridium perfringens*, *Eikenella corrodens*, Enterobacteriaceae, *Haemophilus influenzae*, *Klebsiella* spp., *Mycobacterium tuberculosis*, *Salmonella*, *Streptococcus viridans*, *Treponema pallidum*, etc.
- Fungos: *Aspergillus* spp., blastomicose, *Candida* spp., *Coccidioides immitis*, *Pneumocystis jirovecii*
- Parasitos: *Trypanosoma cruzi*, *Echinococcus*

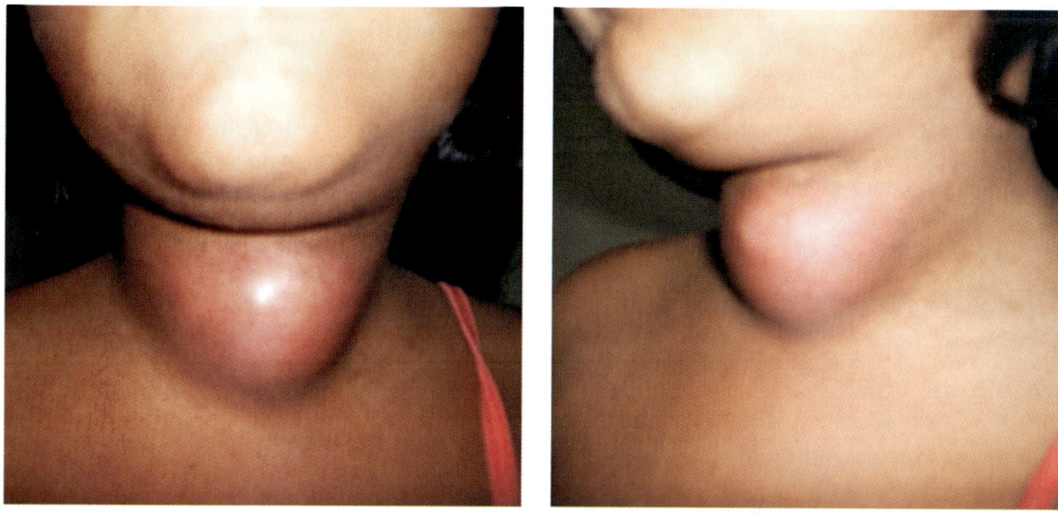

Figura 34.1 Tumoração na região cervical anterior com sinais flogísticos e formação de abscesso, secundária à tireoidite aguda bacteriana, em menina de 6 anos de idade.

Diagnóstico

Manifestações clínicas

Normalmente o quadro da TA tem início súbito, mas pode desenvolver-se gradualmente, dependendo do microrganismo envolvido. O acometimento é, em geral, assimétrico. Os sintomas mais usuais são dor cervical anterior unilateral (podendo irradiar-se para a mandíbula ou o ouvido homolateral), febre, sudorese e astenia. Podem ocorrer calafrios, se houver bacteriemia; disfonia e disfagia também podem ser observadas. O quadro pode ocasionalmente agravar-se, com desenvolvimento de sepse. Os sintomas, geralmente mais óbvios em crianças do que em adultos, frequentemente são precedidos por uma infecção aguda do trato respiratório superior.[2-5] Em adultos, a TA pode muito raramente manifestar-se por massa indolor na face anterior do pescoço, simulando um carcinoma.[6] Sintomas de hipertireoidismo são excepcionalmente detectados, ocorrendo quando a tireoidite for difusa (situação mais comum diante de infecção por fungos ou micobactérias).[7-9]

Ao *exame físico,* notam-se sinais flogísticos no lado acometido da tireoide, com pele eritematosa, intensa dor à palpação e, às vezes, flutuação (Figura 34.1). O lobo esquerdo tireoidiano é mais atingido, sobretudo quando existe uma fístula piriforme. Linfadenomegalia cervical é comum.[2-5] Sinais de hipertireoidismo (p. ex., taquicardia, pele quente, tremor nas mãos etc.) são excepcionalmente encontrados.[7]

Alterações laboratoriais

Leucocitose com desvio à esquerda e elevação da velocidade de hemossedimentação (VHS) ocorrem na maioria dos casos; sua ausência pode indicar infecção anaeróbica. A função tireoidiana mostra-se geralmente normal, com anticorpos antitireoidianos (antitireoperoxidase [anti-TPO] e antitireoglobulina [anti-Tg]) comumente indetectáveis. A ocorrência de hipertireoidismo é excepcional, como já comentado, e resulta da liberação de uma grande quantidade de hormônios tireoidianos na circulação.[3,4] A captação do iodo radioativo nas 24 horas (RAIU/24 h) pela tireoide é normal; contudo, pode estar reduzida, se a inflamação da glândula for difusa. Na cintilografia, hipocaptação pode ser observada na região envolvida.[2-4]

A ultrassonografia (US) da tireoide geralmente possibilita a localização do abscesso ou do processo supurativo (Figura 34.2). O diagnóstico da TA é confirmado por citologia obtida por PAAF. O material coletado é submetido a bacterioscopia e cultura. Histologicamente, encontra-se na TA um infiltrado de leucócitos polimorfonucleares e linfócitos, o qual pode vir associado a franca necrose tireoidiana e formação de abscesso.[2-5]

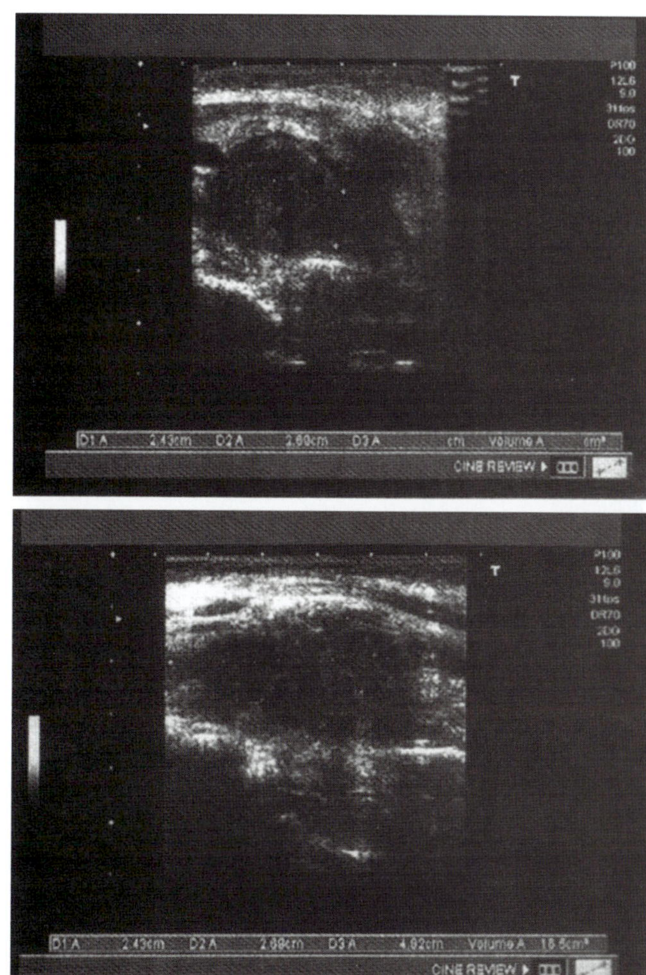

Figura 34.2 Ultrassonografia tireoidiana revelando áreas hipoecoicas mal definidas e formação expansiva hipoecoica no lobo direito, correspondentes a um abscesso tireoidiano.

Diagnóstico diferencial

A principal distinção a ser feita é com a tireoidite granulomatosa subaguda (TGSA) (Quadro 34.3), uma vez que ambas são clinicamente similares, mas requerem tratamentos distintos. Na TA, em geral, a dor tem maior intensidade, e também é mais comum a linfadenomegalia cervical. Da mesma maneira, eritema ou formação de abscesso aponta para o diagnóstico de TA. Leucocitose com desvio à esquerda e elevação da VHS são comuns em ambas as situações, mas sinais de hipertireoidismo são bem mais frequentes na TGSA. Evidência laboratorial de hipertireoidismo com captação cervical ausente ou muito baixa (em geral, < 2%) do radioiodo à cintilografia praticamente confirma o diagnóstico de TGSA.[5,8]

Quadro 34.3 Achados úteis na diferenciação entre tireoidite aguda (TA) e tireoidite granulomatosa subaguda (TGSA).

	Características	TA (%)	TGSA (%)
História	Infecção prévia do trato respiratório	88	17
	Febre	100	54
	Sintomas de tireotoxicose	Raros	47
	Dor de garganta	90	36
Exame físico da tireoide	Dor tireoidiana à deglutição	100	77
	Envolvimento do lobo esquerdo	85	Não especificado
	Dor tireoidiana com irradiação	Possível	27
	Eritema	83	Não usual
Exames laboratoriais	Leucocitose	57	25 a 50
	VHS aumentada (> 30 mm/h)	100	85
	Diminuição ou aumento dos hormônios tireoidianos	5 a 10	60
	Elevação da fosfatase alcalina e das transaminases	Rara	Comum
Citologia por punção aspirativa por agulha fina (PAAF)	Purulenta, com bactérias ou fungos presentes	~ 100	0
	Linfócitos, macrófagos, algumas células gigantes	0	~ 100
Alterações radiológicas ou cintilográficas	Baixa captação do ^{131}I	Infrequente	~ 100
	Cintilografia com gálio positiva	~ 100	~ 100
	Exame com bário mostrando fístula	Comum	0
Curso clínico	Resposta clínica aos glicocorticoides	Transitória	100
	Necessidade de incisão e drenagem	85	Não
	Recidiva após drenagem cirúrgica	16	Não
	Detecção de fístula do seio piriforme	96	Não

VHS: velocidade de hemossedimentação. (Adaptado de Sweeney et al., 2014;[1] Szabo e Allen, 1989.[8])

Tratamento

A terapêutica consiste em antibioticoterapia apropriada, orientada por bacterioscopia e cultura do material obtido pela PAAF.[1-3] Nos casos mais graves, o paciente deve ser internado para receber antibioticoterapia ou terapia antifúngica parenteral. Se nenhuma bactéria for isolada, pode-se iniciar tratamento empírico de amplo espectro. Em pacientes pediátricos, deve-se realizar tomografia computadorizada (TC) ou ressonância magnética (RM) da região cervical para investigar se há fístula comunicante, como a do seio piriforme, que é o sítio mais frequente de infecção em crianças. Caso essas fístulas sejam encontradas, elas devem ser removidas para prevenir recorrências da TA.[8] Qualquer abscesso deve ser drenado, seja por PAAF ou por cirurgia.[2-4]

Prognóstico

As infecções tireoidianas são potencialmente letais e seu prognóstico depende de pronto reconhecimento e tratamento adequado.[2,3] A taxa de mortalidade pode chegar a 12%.[5] A resposta ao tratamento clínico é geralmente satisfatória. Em alguns pacientes, entretanto, a destruição da tireoide pode ser tão intensa que resulte em hipotireoidismo.[2-4] Assim, pacientes com tireoidite difusa devem ser avaliados periodicamente, para que se determine o *status* funcional tireoidiano.[2,5] Além disso, casos de evolução fatal podem acontecer, se houver atraso no diagnóstico e no tratamento (taxa de mortalidade de até 12%).[2-4]

TIREOIDITES SUBAGUDAS

Nesta seção, incluem-se a TGSA, que caracteristicamente é dolorosa, a tireoidite linfocítica subaguda (TLSA), que é indolor, e a tireoidite pós-parto. A TLSA surge de modo esporádico ou após partos ou abortos, caracterizando a chamada *tireoidite pós-parto*.[1-5,10,11]

Tireoidite granulomatosa subaguda

Apresenta uma multiplicidade de sinônimos, sendo os mais usados: tireoidite de De Quervain, tireoidite subaguda dolorosa, tireoidite de células gigantes e tireoidite granulomatosa.[5,10-14]

A TGSA é um processo inflamatório autolimitado que constitui a causa mais comum de dor na tireoide.[10-14] Pode ocorrer em qualquer idade, mas acomete principalmente indivíduos entre a terceira e a quinta década de vida. Apenas 9% dos casos surgem antes dos 30 anos de idade, e crianças raramente são acometidas. A incidência é cinco vezes maior no sexo feminino.[2,3,5,10,11]

Acredita-se que a TGSA seja causada direta ou indiretamente por infecção viral da glândula tireoidiana.[10-15] Frequentemente, ela surge após infecção aguda do trato respiratório superior, e sua incidência é maior no verão, correlacionando-se com o pico de incidência do enterovírus.[3,5,10] Outros estudos relacionam a TGSA com caxumba, sarampo, doença da arranhadura do gato, encefalite de Saint Louis e outros vírus (influenza, adenovírus, ecovírus, Coxsackie, Epstein-Barr etc.).[3-5,10] Recentemente, a TGSA foi relacionada com a covid-19,[13] a infecção pelo influenza H1N1,[14] com a vacinação contra esse vírus[14] e com a vacinação contra o influenza,[15] bem como com a doença mão-pé-boca (causada pelo vírus Coxsackie B-4).[15] Uma predisposição genética é provável em razão da associação frequente com antígenos de histocompatibilidade HLA-Bw35.[2-4]

Histologicamente, a TGSA é caracterizada por infiltração de polimorfonucleares, mononucleares e células gigantes, com formação de microabscessos e fibrose. Isso resulta em destruição dos folículos e proteólise da tireoglobulina.[2,4,8]

Diagnóstico

Manifestações clínicas

O quadro da TGSA tende a começar com uma fase prodrômica, caracterizada por astenia, mal-estar, artralgia, mialgia, faringite e febre baixa. Posteriormente, intensifica-se a febre (pode chegar a 40°C) e surge dor na região da tireoide, moderada ou intensa, que pode inicialmente comprometer apenas um dos lobos, ou já de início envolver toda a glândula. Ela agrava-se com a tosse, a deglutição e a movimentação do pescoço. Além disso, pode irradiar-se para a região occipital, parte superior do pescoço, mandíbula, garganta ou ouvidos, o que leva alguns pacientes a procurar inicialmente um otorrinolaringologista. Pode, também, irradiar-se para a parte superior do tórax. Aproximadamente 50 a 60% dos pacientes apresentam sintomas e sinais de hipertireoidismo, porém a dor e a hipersensibilidade local são os aspectos dominantes da doença.[1-5] A ausência de dor *não* exclui, contudo, o diagnóstico, havendo na literatura o relato de casos de TGSA indolor, confirmados por biopsia.[16] Paralisia transitória das cordas vocais também ocorre ocasionalmente.[3,11]

Caracteristicamente, a evolução da TGSA consiste em quatro fases: (1) fase dolorosa aguda inicial com hipertireoidismo, (2) eutireoidismo, (3) hipotireoidismo e (4) eutireoidismo (Figura 34.3). Entretanto, nem todos os pacientes seguem essa evolução, e alguns deles podem cursar apenas com um leve hipertireoidismo, seguido de recuperação funcional da glândula. Além disso, as fases de hiper ou hipotireoidismo podem passar despercebidas ou ter uma duração menor nos casos menos graves.[2-5,10,11]

A fase dolorosa aguda inicial e o hipertireoidismo são transitórios, geralmente regredindo no período de 2 a 6 semanas, mesmo no paciente não tratado. Em alguns pacientes, uma tireoidite sintomática, mas não o hipertireoidismo, pode persistir por vários meses. O hipertireoidismo resulta do processo de destruição dos folículos, com consequente liberação de tireoglobulina, hormônios tireoidianos e outras aminas iodadas na circulação. Em função da destruição do parênquima tireoidiano, até 70% dos pacientes podem apresentar hipotireoidismo, o qual é geralmente transitório (duração variável, de algumas semanas a meses) e pode ser subclínico ou manifesto. É precedido pela fase de eutireoidismo, que pode prolongar-se por várias semanas. A maioria dos pacientes com hipotireoidismo é assintomática. Em regra, a glândula é totalmente reconstituída, e a função tireoidiana normaliza-se; entretanto, hipotireoidismo permanente pode acontecer.[2,3,10,11]

Ao exame da tireoide, encontra-se um bócio nodular, de consistência firme, bastante doloroso e, na maioria das vezes, unilateral. A dor e a hipersensibilidade local muitas vezes não tornam possível ao médico delimitar a lesão. Raramente pode haver eritema e calor na pele sobrejacente, casos em que o processo inflamatório é mais intenso. Adenopatia cervical é rara.[1-4,10,11]

Alterações laboratoriais

A alteração mais marcante da TGSA é a intensa elevação da VHS, a qual geralmente excede 50 mm/hora. Aumento dos níveis de proteína C reativa (PCR) também é comum. Há leve anemia normocítica, normocrômica, e a contagem leucocitária é normal ou discretamente elevada. Alteração da função hepática pode ocorrer na fase inicial da doença.[1-4,8,10,11]

Na fase de hipertireoidismo, observa-se elevação (geralmente moderada) dos níveis séricos de tireoglobulina, tri-iodotironina (T_3) e tiroxina (T_4), refletindo o extravasamento dessas substâncias para a circulação, em razão da ruptura dos folículos. Os níveis séricos de T_4 são desproporcionalmente elevados em relação aos de T_3 (relação $T_3/T_4 < 20$), em função das maiores concentrações intratireoidianas de T_4. Caracteristicamente o hormônio tireoestimulante (TSH) está suprimido. Na fase de hipotireoidismo, observam-se valores baixos de tiroxina livre (FT_4) e elevação do TSH.[2-4,10,11]

A RAIU/24 h é muito baixa (geralmente < 1% e sempre < 5%) durante o processo inflamatório agudo, conforme mencionado. Nessa fase, a cintilografia com iodo radioativo mostra um padrão irregular de distribuição do radioisótopo ou a glândula totalmente "apagada". A captação de tecnécio pela tireoide pode, entretanto, estar normal, observando-se, à cintilografia, área de hipocaptação no local afetado.[2-4,10,11]

À US, observam-se áreas hipoecoicas irregulares e mal delimitadas, localizadas nas regiões subcapsulares (Figura 34.4). O mapeamento com Doppler colorido mostra vascularização normal ou reduzida devido ao edema do parênquima.[2,3,10]

A concentração sérica dos anticorpos antitireoidianos geralmente é normal, mas pode elevar-se transitoriamente em alguns pacientes. Isso se deve a uma resposta imunológica secundária a antígenos liberados pela tireoide.[2,4,10]

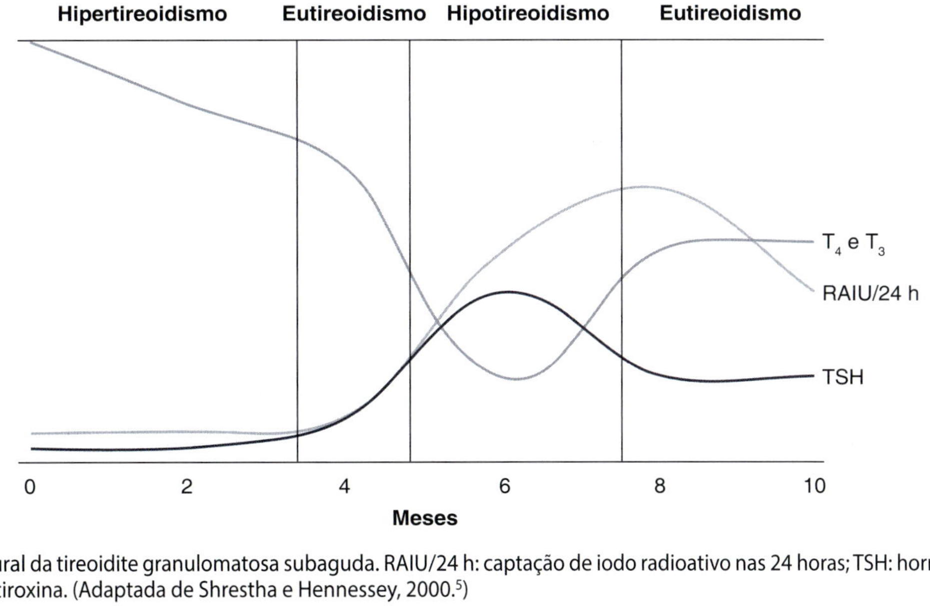

Figura 34.3 Curso natural da tireoidite granulomatosa subaguda. RAIU/24 h: captação de iodo radioativo nas 24 horas; TSH: hormônio tireoestimulante; T_3: tri-iodotironina; T_4: tiroxina. (Adaptada de Shrestha e Hennessey, 2000.[5])

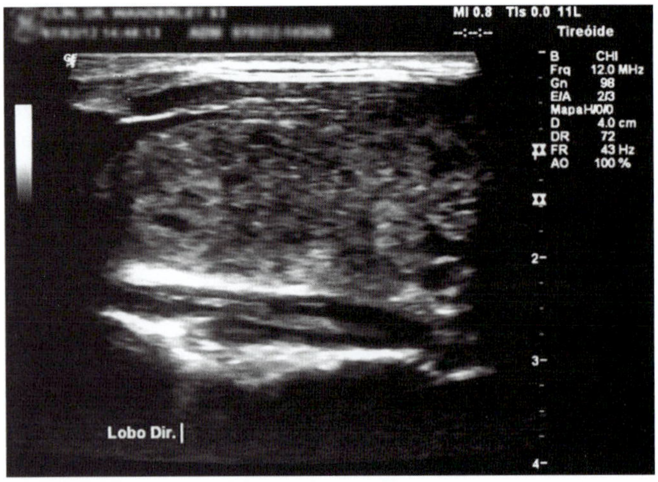

Figura 34.4 Ultrassonografia de mulher com tireoidite granulomatosa subaguda. Observam-se áreas hipoecoicas dispersas no parênquima.

Em resumo, a fase aguda da TGSA caracteriza-se por dor na região cervical anterior e evidências clinicolaboratoriais de hipertireoidismo, associadas a RAIU/24 h muito baixa ou ausente.

Diagnóstico diferencial

TGSA e hemorragia em cisto ou adenoma tireoidianos representam mais de 90% dos casos de tumoração cervical anterior dolorosa. Outras condições são: tireoidite aguda, celulite, infecção em cisto do ducto tireoglosso ou cisto branquial, hemorragia em carcinoma tireoidiano e, raramente, TH dolorosa.[1,3,10,11] TGSA deve também ser diferenciada de condições que cursam com tireotoxicose e baixa RAIU (p. ex., tireotoxicose factícia, tireotoxicose por hambúrguer etc.).[3,4,10] Nos casos de TGSA indolor, deve ser feita a distinção com a doença de Graves (DG).[11,17]

Um quadro similar à TSGA foi descrito na tireoidite por *Pneumocystis jirovecii*. Essa possibilidade diagnóstica deve ser considerada em indivíduos com AIDS, especialmente naqueles submetidos à terapia profilática com pentamidina em aerossol, a qual protege contra pneumonia por *P. jirovecii*, mas possibilita que esse organismo infecte outros tecidos.[2-4,17]

Tratamento

O tratamento da TGSA visa, sobretudo, ao alívio do quadro doloroso. Quando necessário, devem-se controlar os sintomas de tireotoxicose e tratar o hipotireoidismo.

Controle da dor

Anti-inflamatórios não esteroides. Devem ser tentados inicialmente, mas só se mostram eficazes nos casos mais brandos. Podem-se usar o ácido acetilsalicílico (AAS), na dose de 500 mg a cada 4 a 6 horas, ou outros anti-inflamatórios mais potentes (nimesulida, naproxeno, piroxicam etc.), nas doses usuais. Se não houver melhora em 2 ou 3 dias, inicia-se o uso de um glicocorticoide.[2,11]

Glicocorticoides (GC). São indicados nos casos de dor refratária aos anti-inflamatórios não esteroides. O alívio dos sintomas ocorre nas primeiras 24 a 48 horas. Caso contrário, o diagnóstico deve ser questionado. Em geral, emprega-se a prednisona, na dose inicial de 40 a 60 mg/dia, ou um outro GC, em dose equivalente, com diminuição gradual durante 4 a 6 semanas (iniciar 1 semana após o desaparecimento da dor e da hipersensibilidade local). Em caso de recidiva ou agravamento da dor, a dose da prednisona deve ser aumentada, e, posteriormente, deve-se tentar uma nova redução gradual.[2,4,10] Um estudo japonês recente mostrou que a maioria dos pacientes responde a 15 mg/dia de prednisolona.[18]

Cirurgia. Tireoidectomia pode ocasionalmente ser necessária nos casos de tireoidite dolorosa não responsiva aos GC.[10,11]

Controle dos sintomas de hipertireoidismo

Betabloqueadores. Representam a melhor opção. Mais comumente, usa-se o propranolol, cuja dose habitual é de 40 mg, 2 a 4 vezes/dia.[2-4]

Antitireoidianos de síntese (metimazol, propiltiouracil). Não são indicados, porque não há síntese hormonal excessiva, mas, sim, liberação demasiada dos hormônios estocados dentro da glândula, devido à destruição dos folículos tireoidianos.[2,4,13]

Controle do hipotireoidismo

Levotiroxina (L-T_4). A maioria dos pacientes com hipotireoidismo tem sintomas leves e não requer tratamento. Nos casos mais graves ou mais sintomáticos, administram-se 50 ou 100 mg/dia de L-T_4 por 6 a 8 semanas. Depois desse período, a medicação deve ser descontinuada, com nova avaliação da função tireoidiana após 4 a 6 semanas, para confirmar se o hipotireoidismo é permanente ou não.[2-4,13]

Prognóstico

Hipotireoidismo permanente tem sido relatado em até 15% dos casos. A recidiva da TSGA é rara (2 a 4%), sendo mais comum nos pacientes que fizeram uso de corticoterapia.[4,10,13]

Tireoidite linfocítica subaguda

A TLSA pode ocorrer espontaneamente ou após o término da gravidez, caracterizando a chamada *tireoidite pós-parto* (TTP) (ver adiante). Por motivos didáticos, serão descritas separadamente.[2-4,8]

Estudos imunológicos e histopatológicos têm sugerido que a TLSA seria uma doença autoimune. Alguns autores acreditam que ela poderia ser uma forma subaguda da TH, pois os achados histológicos de infiltrado linfocítico são semelhantes aos desta última, porém bem menos intensos. A TLSA tem sido também descrita em associação com outras doenças autoimunes.[13,17] Foi detectada uma frequência aumentada de HLA-DRw3 e HLA-DRw5 na TLSA, o que torna provável a predisposição genética para essa forma de tireoidite.[2-4,11]

Os *achados histológicos* da tireoidite silenciosa são semelhantes aos da TH, embora muitas vezes menos acentuados. Durante a fase tireotóxica, há infiltração linfocítica acentuada, que pode ser difusa ou focal. No período de recuperação ou de hipotireoidismo, encontra-se infiltração linfocítica discreta, com folículos em regeneração contendo pouco coloide. Meses ou anos depois ainda pode-se reconhecer uma tireoidite linfocítica leve.[2-4,8]

A forma espontânea da TLSA tem sido também denominada *tireoidite linfocítica indolor* (TLI) ou silenciosa.[2-4,8] Ela é mais frequente no sexo feminino (na proporção de 1,5:1 a 2:1) e pode ocorrer em qualquer faixa etária (mais comum entre os 30 e os 60 anos de idade).[2,3] Pode responder por, aproximadamente, 1% de todos os casos de tireotoxicose.[4,11]

Diagnóstico

Manifestações clínicas

A exemplo da TGSA, a TLI também pode cursar com quatro fases: hipertireoidismo inicial, seguido de eutireoidismo, hipotireoidismo e, finalmente, recuperação funcional da glândula. A doença é, geralmente, diagnosticada na fase de hipertireoidismo, com duração de, aproximadamente, 6 semanas a 3 a 4 meses (raramente mais). Os pacientes queixam-se de intolerância ao calor, nervosismo, palpitações, emagrecimento etc. Algumas vezes, essa fase inicial pode passar despercebida, sendo a doença detectada já por sintomas de hipotireoidismo ou apenas pelo bócio, que ocorre em cerca de 50% dos casos e é indolor, difuso, com consistência firme e dimensão pequena (duas a três vezes o normal). O hipotireoidismo ocorre em 25 a 40% dos casos, pode ser assintomático e geralmente tem um curso de 8 a 12 semanas, mas há a possibilidade de tornar-se permanente.[2-4,10,11]

Alterações laboratoriais

O comportamento da função tireoidiana bem como os achados cintilográficos e ultrassonográficos são similares aos da TGSA e dependem da fase em que a doença é detectada. Na fase inicial de hipertireoidismo, há elevação dos níveis séricos de T_3 e T_4 livre e da tireoglobulina (pela destruição tecidual), com supressão do TSH. Além disso, a RAIU/24 h está sempre baixa. Elevação dos anticorpos antitireoidianos é bem mais frequente do que na TGSA: anticorpos anti-Tg em 24 a 100% (dependendo do ensaio utilizado) e anti-TPO em 60%. A VHS encontra-se normal (em cerca de 40% dos casos) ou apenas discretamente elevada. O hemograma geralmente é normal (leucocitose ocasional).[2-5] A imagem com Doppler colorido geralmente mostra redução da vascularização.[10,11,17]

Diagnóstico diferencial

O principal diagnóstico diferencial da tireoidite indolor é com a DG, da qual se distingue principalmente pela ausência de orbitopatia, pela baixa RAIU/24 h e por valores dos anticorpos antirreceptores do TSH (TRAb) habitualmente normais (Quadro 34.4).[10,11,17] Por outro lado, a destruição da tireoide pelo processo inflamatório pode raramente estimular a produção de TRAb, ocasionalmente desencadeando a DG.[19]

Conforme já mencionado, a TGSA raramente é indolor.[16] As principais diferenças entre a TGSA e a TLI estão resumidas no Quadro 34.5.

Tratamento

Em virtude do caráter transitório da doença e da ausência de dor, a terapêutica da TLI objetiva o controle dos sintomas de hiper ou hipotireoidismo, se necessário.[2-4,17]

Controle dos sintomas de hipertireoidismo

Como a tireotoxicose na tireoidite silenciosa é geralmente leve, muitas vezes não requer tratamento. Quando necessário, utiliza-se um *betabloqueador* (p. ex., propranolol, 40 mg a cada 6 ou 8 horas) para alívio das manifestações hipertireóideas (tremor, palpitações, insônia, nervosismo etc.). Raramente são necessárias outras medidas, como o uso de *GC*, que deve ser reservado para os casos sem resposta adequada aos fármacos

Quadro 34.4 Diferenciação entre a tireoidite indolor e a doença de Graves.

Característica	Tireoidite indolor	Doença de Graves
Início	Súbito	Gradativo
Gravidade habitual dos sintomas	Leve a moderada	Moderada a intensa
Duração dos sintomas	< 3 meses	> 3 meses
Bócio	Pequeno, difuso	Volumoso, difuso
Sopro tireoidiano	Ausente	Geralmente presente
Exoftalmia, dermopatia	Ausentes	Podem estar presentes
Relação T_3/T_4	< 20:1	> 20:1

Adaptado de Singer, 1991.[3]

Quadro 34.5 Diferenciação entre tireoidite indolor e tireoidite granulomatosa subaguda (TGSA).

Característica	Tireoidite indolor	TGSA
Etiologia	Autoimune	Viral
Dor cervical anterior	Ausente	Presente (excepcionalmente ausente)
Evolução com 4 fases	Presente	Presente
Disfunção tireoidiana permanente	Comum	Rara
VHS > 50 mm/h	Rara	Frequente
Anticorpos antitireoidianos	Frequentes	Pouco comuns
Relação T_3/T_4	< 20:1	< 20:1
RAIU/24 h	Suprimida	Suprimida

RAIU/24 h: captação do iodo radioativo nas 24 horas; VHS: velocidade de hemossedimentação. (Adaptado de Singer, 1991.[3])

mencionados. Inicia-se com 40 a 60 mg/dia de prednisona e reduz-se a dose, após 1 a 2 semanas, em 7,5 a 10 mg/semana. A resposta aos GC é habitualmente satisfatória.[2-5] Nos casos de tireoidite recidivante, excepcionalmente *radioiodo* ou *tireoidectomia subtotal* pode ser necessário.[2-4,11]

Tratamento do hipotireoidismo

Após a fase tireotóxica, vários pacientes tornam-se temporariamente hipotireóideos. Entretanto, a reposição de L-T_4, em geral, não é necessária nesse período. Somente uma pequena proporção de pacientes permanece com hipotireoidismo definitivo, requerendo doses terapêuticas plenas de L-T_4.[2,4,9,10]

Prognóstico

O risco do desenvolvimento de disfunção tireoidiana e bócio permanentes é significativamente maior na TLSA do que na TGSA. Hipotireoidismo crônico residual ocorre em 20% dos casos de TLSA. As recidivas também são bem mais frequentes.[4]

Tireoidite pós-parto

A tireoidite pós-parto (TPP) é uma doença tireoidiana relativamente comum, com incidência variando entre 1,1 e 16,7%.[20,21] É mais comum em mulheres com altos títulos de anti-TPO no primeiro trimestre ou imediatamente após o parto, assim como no caso de existência de outras doenças autoimunes, como diabetes tipo 1 ou história familiar de doenças tireoidianas autoimunes. A positividade do anti-TPO no primeiro trimestre relaciona-se com a TPP em mais de 80% dos casos.[20-23] Ela também foi relatada após abortos espontâneos ou induzidos.[23]

Diagnóstico

Manifestações clínicas

A TPP pode apresentar-se por uma das três seguintes maneiras:

- Apenas hipertireoidismo transitório
- Apenas hipotireoidismo transitório
- Hipertireoidismo transitório seguido de hipotireoidismo transitório e, depois, recuperação com eutireoidismo.[20,23]

Em aproximadamente 20 a 30% dos casos de TPP, observa-se a sequência característica de hipertireoidismo (geralmente começa 1 a 4 meses após o parto e dura de 4 a 8 semanas), seguido de hipotireoidismo (com duração de 2 a 8 semanas) e, depois, recuperação. Em contrapartida, 20 a 40% apresentam apenas hipertireoidismo, e os 40 a 50% restantes cursam apenas com hipotireoidismo, que se inicia 2 a 6 meses após o parto.[22,23]

Os sintomas de hipertireoidismo, quando ocorrem, geralmente são leves e consistem, sobretudo, em ansiedade, fraqueza, irritabilidade, palpitações, taquicardia e tremor. As manifestações do hipotireoidismo também costumam ser discretas, tais como astenia, falta de energia e pele seca. Além disso, o hipotireoidismo pode associar-se à depressão pós-parto e talvez, também, agravá-la. A maioria das mulheres com TPP tem bócio difuso, pequeno e indolor que desaparece após o retorno ao eutireoidismo.[20-23]

Alterações laboratoriais

Os achados laboratoriais da TPP são semelhantes aos da tireoidite silenciosa. Na fase hipertireóidea, observam-se níveis altos ou no limite superior da normalidade de T_3 e T_4, com supressão do TSH e baixa RAIU/24 h. Na fase de hipotireoidismo, encontram-se TSH elevado e T_4 baixo ou normal. Nas mulheres com hipertireoidismo seguido de hipotireoidismo, os níveis séricos de T_4 podem permanecer baixos por vários dias ou semanas antes que a concentração do TSH exceda os valores normais, em razão da supressão do TSH durante a fase de hipertireoidismo.[2,4,23]

Títulos elevados de anti-TPO são detectados em até 85% das pacientes, sendo mais altos durante a fase hipotireóidea ou logo depois dela. Anti-Tg são também encontrados em concentrações elevadas, e os TRAb podem raramente ser demonstrados, em títulos baixos, durante as fases de hipotireoidismo ou recuperação. Resultariam de autoimunização durante a fase de agressão tireoidiana ativa. A VHS pode mostrar-se levemente aumentada em algumas pacientes.[4,20,23]

Em casos de TPP, a US pode mostrar aumento da tireoide, com hipoecogenicidade multifocal ou difusa (quase sempre presente), bem como calcificações e áreas císticas.[24]

Diagnóstico diferencial

O principal diagnóstico diferencial da fase de hipertireoidismo da TPP é feito com a DG.[2,3] O hipertireoidismo na TPP é geralmente leve (clínico e laboratorialmente) e transitório, o aumento tireoidiano é mínimo, e não há orbitopatia.[4,23,25] As duas doenças podem, com frequência, ser diferenciadas por meio de reavaliação após 3 a 4 semanas. Nessa época, a maioria das mulheres com TPP terá melhorado, e o estado daquelas com DG permanecerá inalterado.[22,23] A melhor maneira de distinguir os dois distúrbios tireoidianos é pela determinação da RAIU/24 h (baixa na TPP e alta na DG), mas este exame não pode ser feito em mulheres que estejam amamentando, e pela demonstração de títulos elevados do TRAb (presentes em 80 a 100% dos casos de DG).[23-25] Já foram descritos casos de TPP que posteriormente desenvolveram DG.[26]

Prevenção

Existem limitadas evidências de que a administração de selênio em gestantes anti-TPO-positivas reduza os títulos desses anticorpos e a incidência de TPP.[24]

Tratamento

A maioria das mulheres com TPP não necessitará de tratamento durante a fase de hiper ou hipotireoidismo. Em casos de sintomas incômodos de hipertireoidismo, deve-se administrar um betabloqueador (40 a 120 mg/dia de propranolol ou 25 a 50 mg/dia de atenolol, diariamente) até que as concentrações séricas de T_4 se normalizem. As pacientes com hipotireoidismo sintomático devem ser tratadas com 50 a 100 mg/dia de L-T_4, durante 8 a 12 semanas. Depois desse período, a medicação deve ser descontinuada, e a paciente, reavaliada após 4 a 6 semanas.[5,20,23]

Rastreamento

Apesar de ainda não haver consenso quanto ao modo de rastreamento da TPP, alguns autores têm preconizado, como medida inicial, a determinação dos anti-TPO no primeiro trimestre, seguida de avaliações periódicas do *status* tireoidiano, nos casos positivos, durante 6 a 12 meses após o parto.[20,21] Como mencionado, pacientes anti-TPO-positivas no início da gravidez apresentam risco elevado (33 a 50%) de desenvolver TPP.[21,23] Entretanto, tal condição também afeta até 30% das mulheres anti-TPO-negativas.[20,21] A determinação precoce dos anti-TPO na gravidez serviria, também, para identificar mulheres com alto risco de aborto espontâneo. Observou-se que, em pacientes anti-TPO-positivas, a frequência dessa complicação obstétrica foi duas a três vezes maior, em comparação às anti-TPO-negativas.[20,21] Outros autores não encontraram, contudo, tal associação.[27]

Segundo as diretrizes da American Thyroid Association[28] e da Endocrine Society,[29] o rastreamento da TPP é indicado, quando houver história pessoal de hipotireoidismo, hipertireoidismo, bócio, positividade para anticorpos anti-TPO, TPP prévia, tireoidectomia parcial, história familiar de doença tireoidiana, sintomas ou sinais de hipo ou hipertireoidismo (incluindo anemia), hipercolesterolemia e hiponatremia, diabetes melito tipo 1 (DM1) ou outras doenças autoimunes, história de irradiação de cabeça e pescoço, e de abortamento espontâneo.[28,29] Nas gestantes consideradas de alto risco, deve-se rastrear a TPP antes da gravidez ou imediatamente após a confirmação dessa condição.[23] Esse rastreamento seria particularmente benéfico para mulheres com diagnóstico prévio de TPP, nas quais a prevalência de tireoidite recorrente chega a 75%, e para mulheres com DM1 (prevalência de até 25%).[20,28,29]

Prognóstico

Em estudos a longo prazo, a incidência de hipotireoidismo permanente variou de 30 a 50% em 9 anos.[2,20,22] Pacientes com TSH > 20 mUI/mℓ, altos títulos de anti-TPO e hipoecogenicidade à US têm maiores chances de apresentar hipotireoidismo permanente a longo prazo.[28] A recidiva da TPP em uma gravidez subsequente é bastante comum, sendo observada em até 75% dos casos.[28,29]

TIREOIDITES CRÔNICAS

Neste item, incluem-se a TH, de origem autoimune, e a rara tireoidite de Riedel (TR), sem etiologia definida.[1-5]

Tireoidite de Hashimoto

Descrita pela primeira vez por Hakaru Hashimoto, em 1912, a TH, ou tireoidite linfocítica crônica, tem etiologia autoimune e é a forma mais comum de tireoidite. Também representa a causa mais comum de hipotireoidismo.[2-4,30,31]

Epidemiologia

A TH tem prevalência estimada em 0,3 a 1,5 por 1.000 indivíduos e predomina no sexo feminino (7 a 10 vezes mais frequente). Ocorre em qualquer faixa etária, mas tem pico de incidência entre 40 e 60 anos de idade.[3,4,30]

Fatores de risco

A patogênese da TH ainda não está totalmente esclarecida. Estima-se que fatores intrínsecos contribuam com cerca de 70 a 80% e fatores extrínsecos, com aproximadamente 20 a 30% para a patogênese da doença tireoidiana autoimune (DTA).[32]

Fatores intrínsecos

Genética. A importância do envolvimento de fatores genéticos na suscetibilidade para TH torna-se evidente sobretudo por seu risco aumentado em irmãos de indivíduos afetados e pela maior taxa de concordância em gêmeos monozigóticos, em comparação aos dizigóticos.[2,3]

Os genes imunomoduladores de suscetibilidade à TH, identificados e confirmados, são o *CTLA-4* e o da proteína tirosina fosfatase-22 (*PTPN22*).[30,31] Os estudos de associação da TH com antígenos HLA são pouco consistentes, tendo sido descritas associações a HLA-DR3 e DQB1*0301 em caucasianos, HLA-DRw53 em japoneses e HLA-DR9 em chineses. A TH com bócio foi associada à HLA-DR5, e TH atrófica, à HLA-DR3. A molécula CTLA-4 é o principal regulador negativo da ativação dos linfócitos T, pela competição da ligação da proteína B7 (expressa na célula apresentadora de antígeno) à proteína coestimuladora CD28. Portanto, mutações no gene *CTLA-4* poderiam resultar em ativação exagerada dos linfócitos T e desenvolvimento de autoimunidade.[2,3,30,31]

Idade. Parece ter um papel importante na patogênese da TH, uma vez que a prevalência de autoanticorpos tireoidianos (TAb) aumenta com a idade. Alguns dados mostram que a incidência de TAb em mulheres aumentou de 9,8 para 15%, quando a faixa etária ultrapassou 60 anos de idade. Acredita-se que a idade aumentaria o tempo de exposição aos agentes ambientais e produziria alterações na imunorregulação, que poderiam contribuir para o surgimento da tireoidite autoimune.[3,32]

Sexo. A TH é dez vezes mais frequente no sexo feminino em comparação ao masculino. O cromossomo X poderia estar envolvido nessa diferença. No entanto, o mais provável seria um efeito dos hormônios sexuais no sistema imune, em que os estrógenos teriam papel exacerbador e a testosterona, efeito protetor. O uso de contraceptivos orais também tem sido citado como outro fator que contribuiria para a maior prevalência de TH em mulheres.[1,3,32]

Outros fatores. Alteração na composição do microbioma poderia também ter influência no surgimento da TH.[30]

Fatores extrínsecos

Vários fatores ambientais podem desencadear doenças autoimunes em pacientes geneticamente predispostos. Esses gatilhos incluem, entre outros, infecções bacterianas e virais, tabagismo, microquimerismo materno-fetal, bem como exposição a compostos químicos e à radiação.[30]

Iodo e medicamentos que contêm iodo. Estudos populacionais têm correlacionado um crescimento na incidência da TH com o incremento na ingestão de iodo, em regiões com quantidades adequadas de iodo.[32] Medicamentos ricos em iodo (p. ex., amiodarona [AMD]) precipitam tireoidite autoimune em populações suscetíveis.[32] Nestas, o excesso de iodo aumenta a quantidade intratireoidiana de linfócitos Th17 e inibe o desenvolvimento de células T regulatórias, enquanto ele gera uma expressão anormal da citocina TRAIL (*tumor necrosis factor-related apoptosis-inducing ligand*) nos tireócitos, induzindo, assim, apoptose e destruição do parênquima.[30,32]

Selênio. É um micronutriente essencial para a produção de selenoproteínas que exercem um papel importante na síntese, no metabolismo e na ação dos hormônios tireoidianos.[32,33] Sua deficiência foi associada a bócio e hipoecogenicidade da tireoide, aspectos característicos da TH; sua suplementação parece modificar a resposta imune, reduzindo de modo significativo os títulos de anti-TPO e a ecogenicidade da tireoide em pessoas com tireoidite autoimune.[32] Em recente revisão sistemática e metanálise, a suplementação de selênio em pacientes com TH mostrou-se capaz de reduzir os níveis de TSH e anti-TPO.[33]

Vitamina D. Pacientes com níveis baixos de vitamina D têm maior prevalência de anti-TPO. Contudo, ainda não há estudos de intervenção com a administração de vitamina D nesses casos.[32]

Citocinas. O tratamento de pacientes com interleucina-2 (IL-2) ou interferon-α pode precipitar o aparecimento de DTA na forma de TH ou DG.[34]

Radiação. Uma série de estudos mostrou que a exposição à radiação (terapêutica ou acidental) é capaz de induzir o surgimento de anticorpos antitireoidianos e DTA.[35,36]

Infecção. Um dos desencadeadores ambientais mais intrigantes das DTA são as infecções.[32] Evidências que apoiam uma causa infecciosa para DTA incluem sazonalidade em sua incidência, variação geográfica e evidência sorológica de uma recente infecção bacteriana ou viral.[1,3,32] Vários agentes infecciosos têm sido implicados na patogênese das DTA, incluindo *Yersinia enterocolitica*, vírus Coxsackie B, retrovírus, *Helicobacter pylori* e *Borrelia*.[32,37,38] Em contrapartida, o vírus da hepatite C (HCV) é o único agente infeccioso que, por mecanismo ainda não estabelecido, está claramente associado a risco aumentado para DTA.[31,32,39]

Histopatologia

Cito-histologicamente, a TH caracteriza-se por um infiltrado de linfócitos, plasmócitos e macrófagos no parênquima tireoidiano, com graus variáveis de atrofia e fibrose. As células foliculares podem ser pequenas ou hiperplasiadas com epitélio colunar alto. Um achado quase patognomônico são achados de células de Hürthle ou células de Askanazy, manifestas como células grandes com núcleo hipercromático, vacuolizado e citoplasma eosinofílico.[1,2,4,30]

Patogênese

Os mecanismos patogênicos da TH não são plenamente conhecidos. No entanto, é sabido que as células T CD4+ excessivamente estimuladas desempenham o papel principal nesse processo.[30,31] As células T executam duas funções na patogênese da TH.[40] De fato, as células T *helper* do tipo 2 (Th2) promovem excessivas estimulação e produção de células B e plasmócitos que produzem anticorpos contra antígenos tireoidianos, causando tireoidite.[40,41] Ademais, as células Th1 ativam linfócitos e macrófagos citotóxicos, os quais diretamente afetam o tecido tireoidiano, destruindo suas células foliculares.[40-42]

Pesquisas recentes têm demonstrado um papel cada vez maior de células recentemente descobertas, como Th17 (CD4+IL-17+) ou células T reguladoras (CD4+CD25+FoxP3+) na indução de doenças autoimunes.[40,41] O processo de morte celular programada também desempenha um papel igualmente importante na patogênese e no desenvolvimento de hipotireoidismo.[42,43]

O bloqueio do receptor de TSH por autoanticorpos, que atuam como antagonistas do TSH, pode ser a causa de alguns casos da forma atrófica da doença de Hashimoto.[1,30,31]

A TH relacionada ao IgG4 é um novo subtipo dessa doença, caracterizada por inflamação tireoidiana rica em plasmócitos IgG4-positivos e fibrose acentuada. Ela pode ser parte da doença sistêmica relacionada à IgG4.[44]

Diagnóstico

Manifestações clínicas

A maioria dos pacientes com TH é assintomática. Geralmente, o diagnóstico é feito por investigação a partir de anormalidades em exames de rotina ou pela detecção de um bócio discreto ao exame físico. Sintomas de hipotireoidismo são a queixa inicial do paciente com TH em 10 a 20% dos casos. O hipertireoidismo é bem menos frequente, ocorrendo em menos de 5% dos casos. Alguns pacientes cursam com alternância de hipo e hipertireoidismo.[3,4,30,31]

Bócio é observado na maioria dos casos.[30,45] Geralmente é difuso, mas, não raramente, pode ser uni ou multinodular. Em geral, é indolor, de consistência firme, superfície irregular ou lobulado e de tamanho variável. Mais comumente, o volume da tireoide corresponde a 2 a 4 vezes o normal. Ocasionalmente pode haver queixa de dor, em geral de intensidade leve, ou apenas desconforto local. Muito raramente, o quadro doloroso pode mimetizar a tireoidite granulomatosa. Nos casos de crescimento rápido do bócio, pode haver sintomas de disfagia, dispneia e rouquidão por pressão sobre estruturas cervicais.[1,31,45] Existe ainda a tireoidite atrófica, que seria a evolução tardia da TH, com anticorpos também positivos, porém sem bócio e geralmente cursando com hipotireoidismo.[2,3] No passado, era chamada de *mixedema primário*.[3]

Na TH, há uma relação temporal quanto às suas manifestações clínicas. O hipotireoidismo incide progressivamente com o avançar da idade. Já a ocorrência de bócio é inversamente proporcional.[2,4,30]

Alterações laboratoriais

A principal característica laboratorial da TH são os anticorpos anti-TPO, encontrados em títulos elevados em cerca de 80 a 99% dos pacientes. Anticorpos anti-Tg são detectados em até 60% dos casos (Quadro 34.6).[46] Sua dosagem rotineira não é indicada. De fato, enquanto 95% dos pacientes positivos para anti-Tg também o são para anti-TPO, cerca de 50 a 60% dos soropositivos para anti-TPO são negativos para anti-Tg.[2-4] Em pacientes jovens com TH, os anti-TPO tendem a se apresentar com níveis séricos mais baixos do que os dos adultos.[47] Os TRAb podem ser positivos em 6 a 60% dos casos de TH, mas com nítida predominância de TRAb bloqueadores (ver Quadro 34.6).[48]

Na TH, os níveis de FT_4 e TSH podem estar compatíveis com hipotireoidismo, eutireoidismo ou, raramente, hipertireoidismo. É comum o achado de hipotireoidismo subclínico (TSH elevado com FT_4 normal). Esses pacientes tendem a progredir para o hipotireoidismo franco. Em alguns estudos, a taxa de progressão foi de 3 a 5% ao ano, sendo prevalente em mulheres com mais de 60 anos de idade.[1,4,45]

A RAIU/24 h pode estar normal, baixa ou elevada, sendo de pouca utilidade para o diagnóstico, assim como a cintilografia.[2-4] O aspecto ultrassonográfico da TH foi bem estudado e é descrito como uma tireoide difusamente aumentada, heterogênea e hipervascular, com micronódulos, septações ecogênicas e diminuição da ecogenicidade.[49] Tais características ultrassonográficas podem anteceder as alterações bioquímicas e são muito sugestivas (Figuras 34.5 e 34.6).[48] Na fase final da tireoidite crônica, a glândula apresenta-se de tamanho reduzido com contornos irregulares e mal definidos e com textura heterogênea em razão da intensa fibrose (Figura 34.7). São comuns os achados de pseudonódulos e calcificações.[30,49]

Quadro 34.6 Prevalência dos anticorpos antitireoidianos.

	Anti-Tg	Anti-TPO	TRAb
População geral (%)	10	10 a 15	0
Tireoidite subaguda linfocítica, tireoidite pós-parto (%)	< 50	60	0
Tireoidite de Hashimoto (%)	35 a 60	80 a 99	6 a 60%*
Doença de Graves (%)	12 a 30	45 a 80	80 a 100**

*TRAb bloqueador. **TRAb estimulador. Anti-Tg: antitireoglobulina; anti-TPO: antitireoperoxidase; TRAb: antirreceptor do TSH. (Adaptado de Maciel, 2002.[46])

A avaliação citológica pela PAAF confirma o diagnóstico, porém não é fundamental. Torna-se mandatória no caso de dor local, crescimento rápido ou palpação de nódulos, para investigação da possibilidade de neoplasias associadas.

Diagnóstico diferencial

A TH deve sempre ser a primeira hipótese diagnóstica em pacientes com hipotireoidismo primário ou bócio difuso atóxico. Nessas situações, achados de anticorpos anti-TPO em títulos elevados confirmam o diagnóstico. Devem, também, ser considerados em qualquer paciente com bócio nodular atóxico, mas nesses casos a PAAF torna-se obrigatória para pesquisa de uma eventual neoplasia tireoidiana. Em pacientes com hipertireoidismo e bócio difuso, a oftalmopatia infiltrativa e anti-TPO em títulos não muito elevados são mais indicativos da DG.[2-4,17] Raramente, oftalmopatia infiltrativa pode ser observada em pacientes com TH, na ausência de hipertireoidismo.[50] Na realidade, TH e DG são síndromes muito intimamente relacionadas e compõem o espectro das DAT.[1,4,17,32]

Doenças associadas

Doenças autoimunes. A TH pode ser associada a outras doenças autoimunes, endócrinas ou não, caracterizando a síndrome poliglandular autoimune. A associação mais comum é com o diabetes melito tipo 1 (ver Capítulo 93, *Síndromes Poliglandulares Autoimunes*).[31]

Neoplasias tireoidianas. A concomitância de TH com o carcinoma papilífero de tireoide (CPT) é comum (risco 1,6 maior em comparação à população geral),[30] mas aparentemente não tem relação causal.[51] Nessa situação, o CPT parece ser menos agressivo e cursar com menor tamanho, bem como com taxas de recorrência e mortalidade mais baixas.[52,53] Em contrapartida, a maioria dos casos de linfoma primário da tireoide ocorre em pacientes com TH (risco 60 a 80 vezes maior).[30,51,54] Deve-se sempre pensar nessa associação, diante de um nódulo de crescimento rápido em pacientes com TH.[54]

Células de Hürthle são encontradas normalmente à PAAF na TH. Entretanto, caso sejam abundantes na amostra, com pouco ou nenhum macrófago ou linfócito, a hipótese de um tumor de células de Hürthle deve sempre ser considerada.

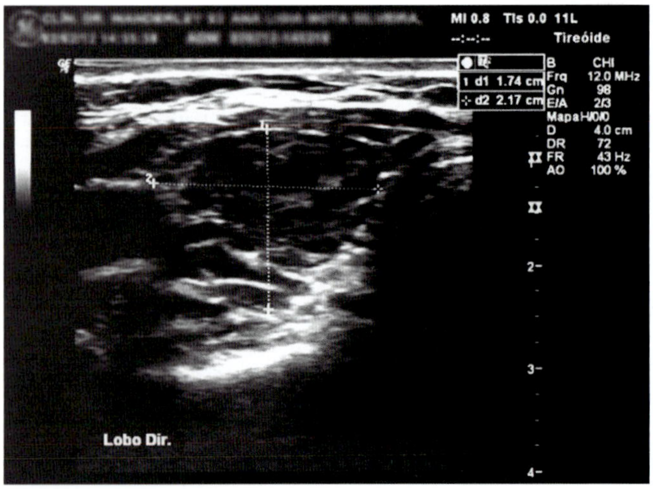

Figura 34.5 Ultrassonografia revelando área pseudonodular em tireoide heterogênea, achado comum na tireoidite de Hashimoto.

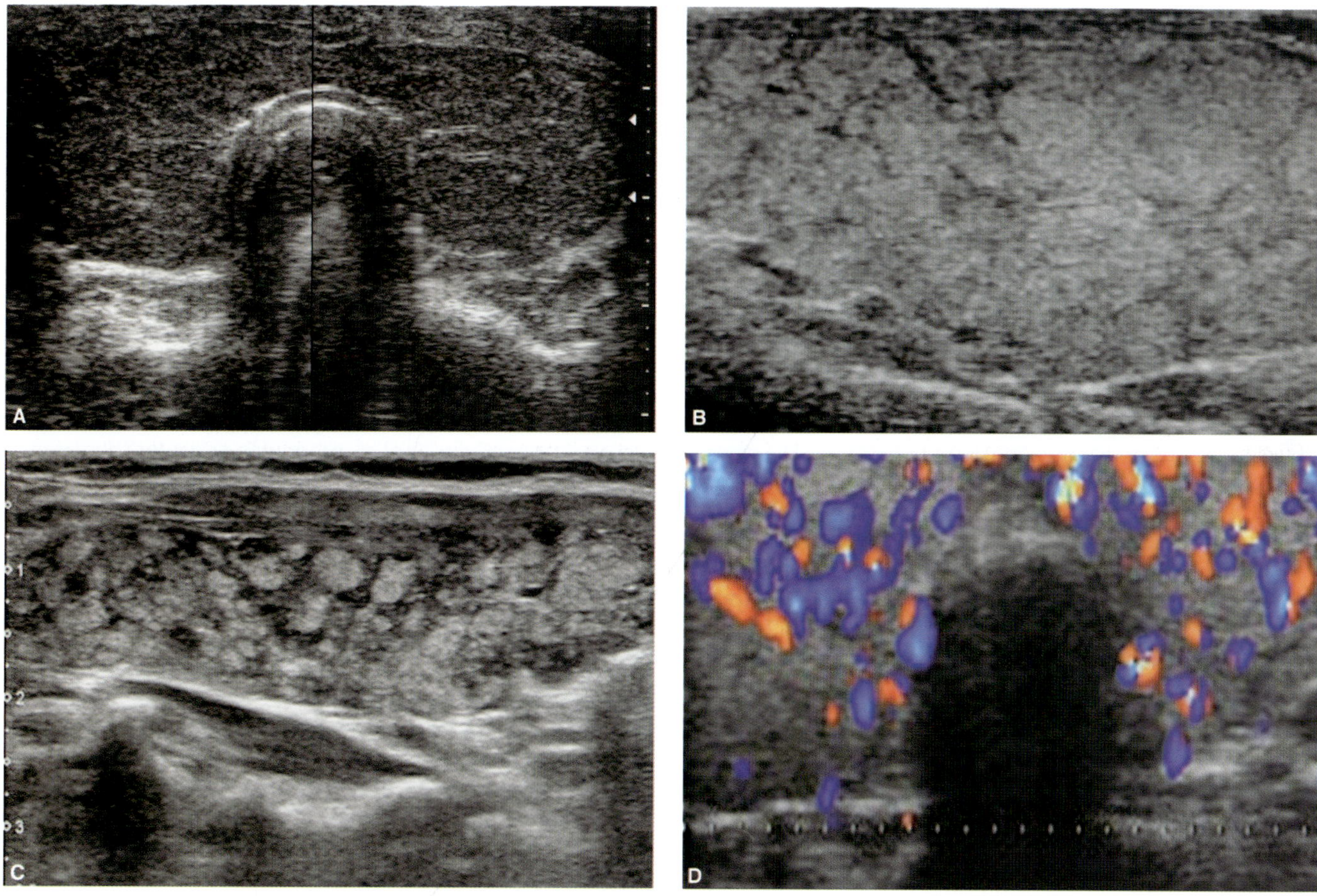

Figura 34.6 Os achados ultrassonográficos mais característicos da tireoidite de Hashimoto incluem glândula aumentada difusamente com textura heterogênea e hipoecogenicidade (**A** e **B**), pseudonódulos (**C**), áreas de fibrose e parênquima hipervascularizado (**D**).

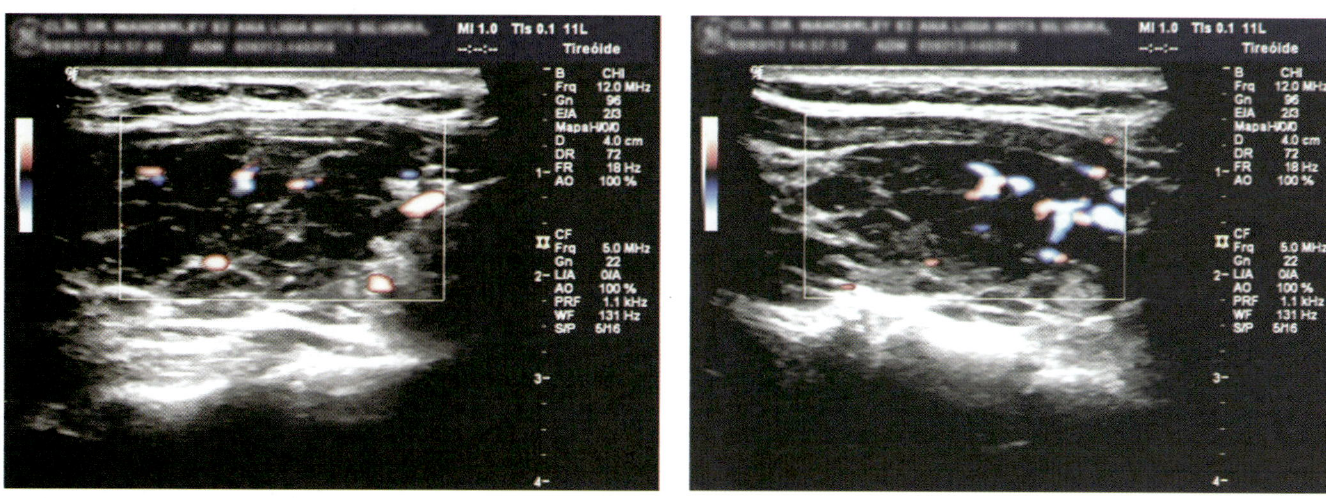

Figura 34.7 Imagens de ultrassonografia mostrando tireoide difusamente heterogênea, áreas de fibrose e parênquima hipervascularizado.

É importante ter em mente que a imagem da TH à tomografia por emissão de pósitrons com fluorodesoxiglicose (18F-FDG-PET) pode raramente mimetizar aquela dos carcinomas.[55]

Outras enfermidades. Pacientes com síndrome de Down[56] ou síndrome de Turner[57] têm risco aumentado para TH. O mesmo parece acontecer com a síndrome dos ovários policísticos, conforme recentemente relatado.[58]

Encefalopatia de Hashimoto (EH). Trata-se de uma condição com prevalência estimada de 2,1:100.000 e caracteriza-se por encefalopatia e altos títulos de anticorpos anti-TPO no soro, com boa resposta à terapia com GC.[59] Até o momento, não foi definido se esses anticorpos representam um epifenômeno imune em um subgrupo de pacientes com processos encefalopáticos ou se realmente estão envolvidos nos mecanismos patogênicos da EH.[59,60]

Entre 83 pacientes (14 homens e 69 mulheres), com idade média de 44 anos, 27% tinham sinais similares aos de um acidente vascular cerebral (AVC); 66%, convulsões; 38%, psicose; 78%, aumento de proteínas do liquor; e 98%, alterações eletroencefalográficas. A função tireoidiana variou de hipo a hipertireoidismo francos, mas a anormalidade mais comum foi hipotireoidismo subclínico (35%). Entre os pacientes tratados com GC, 96% melhoraram.[60] Os achados da RM variam de isquemia subcortical transitória a alterações multifocais na intensidade do sinal, gradualmente progressivas, com atrofia cerebelar.[60] Casos com resolução espontânea já foram relatados.[61,62]

Tratamento

Pacientes com TH e eutireoidismo, em geral, não requerem tratamento. A reposição com L-T_4 está prioritariamente indicada para pacientes hipotireóideos. GC e cirurgia raramente são necessários.[4,38]

Reposição de levotiroxina

A dose da L-T_4 deve ser suficiente para reduzir o TSH a valores entre 0,5 e 2,5 μUI/mℓ (em geral, 75 a 125 μg/dia em mulheres e 100 a 200 μg/dia em homens).[63,64] Também tem se recomendado o uso da L-T_4 em pacientes com TH que apresentem hipotireoidismo subclínico (TSH elevado, com T_3 e T_4 normais), uma vez que é elevada a progressão para o hipotireoidismo franco nesses casos.[65]

Uma vez iniciada, em geral, a reposição de L-T_4 não tem prazo definido.[64] Entretanto, estima-se que até 10% dos pacientes inicialmente hipotireóideos futuramente poderão recuperar a função tireoidiana normal. Isso poderia resultar da redução de anticorpos citotóxicos, modulação de anticorpos bloqueadores para o receptor do TSH ou algum outro mecanismo.[66] A função tireoidiana em 129 crianças e adolescentes com TH foi reavaliada após acompanhamento médio de 50 meses.[67] Entre os pacientes inicialmente eutireóideos, 77% continuavam inalterados, e 21% haviam se tornado hipotireóideos. Dentre estes, 70% permaneciam com o mesmo *status* funcional, e 30% tornaram-se eutireóideos.[67] Entre outra série pediátrica, normalização de anti-TPO não ocorreu em nenhum caso tratado a longo prazo com L-T_4.[68]

Alguns pacientes podem alternar hipo e hipertireoidismo e, assim, são de difícil condução. Para tais pacientes, a radioiodoterapia parece ser a melhor opção.[63,64]

Além do alívio sintomático, o tratamento com L-T_4 pode reduzir o tamanho do bócio e geralmente leva à diminuição dos níveis de anti-TPO, mas a normalização dos mesmos, na prática diária, não é frequente. Em uma série de 38 pacientes, essa redução foi de 45 e 70% após 3 e 5 anos de tratamento, respectivamente, ao passo que 16% cursaram com normalização dos anti-TPO.[69]

Glicocorticoides

GC podem ser úteis nos raros casos acompanhados de dor tireoidiana importante, ou nos casos com bócio de crescimento rápido que leve a sintomas compressivos, mas essa apresentação é, também, bastante infrequente.[4]

Cirurgia

Tireoidectomia subtotal geralmente é indicada no caso de sintomas compressivos ou de dor refratária ao tratamento medicamentoso. Motivações estéticas (bócios muito volumosos) ou malignidade (confirmada ou suspeitada) em nódulo tireoidiano são outras indicações cirúrgicas.[4,70]

Tireoidite de Riedel

Também chamada de *tireoidite fibrosa invasiva*, a tireoidite de Riedel (TR) é a tireoidite mais rara e tem etiopatogênese desconhecida. Sua incidência é de apenas 0,05% entre pacientes submetidos à tireoidectomia. Na Mayo Clinic, nos EUA, foram confirmados histologicamente 20 casos entre 42.000 tireoidectomias realizadas entre 1920 e 1955. TR acomete, em geral, indivíduos entre a quarta e a sexta década de vida, embora existam casos descritos em indivíduos de 23 a 78 anos de idade. É 2 a 4 vezes mais comum no sexo feminino.[2,4,71,72]

Manifestações clínicas

A TR é caracterizada por fibrose extensa da glândula tireoide, que também afeta os tecidos adjacentes. Clinicamente, ela se assemelha a linfoma ou carcinoma anaplásico tireoidianos, apresentando-se como um bócio de consistência endurecida. Geralmente, existe história de crescimento cervical indolor, com progressão e evolução variáveis, de poucas semanas a vários anos. Os sintomas frequentes são compressão esofágica ou traqueal, disfagia, sensação de peso ou pressão em região cervical, rouquidão e estridor (por lesão do nervo laríngeo recorrente) e sintomas respiratórios (dispneia, tosse, sensação de sufocamento e até asfixia). A queixa de dor é incomum. Pode ocorrer hipotireoidismo, se o comprometimento da glândula for extenso. A maioria dos pacientes apresenta astenia e adinamia, mesmo sendo eutireóideos.[2-4,71,72] Ocasionalmente pode haver hipoparatireoidismo associado, o qual pode, às vezes, preceder a TR.[73]

Entre 21 casos atendidos na Mayo Clinic, 17 (81%) eram mulheres (idade média de 42 anos) e os sintomas iniciais incluíram dor cervical (24%), disfagia (33%), paralisia de cordas vocais (29%) e estreitamento traqueal (48%). Três pacientes (14,3%) tinham hipoparatireoidismo associado e 16 (76%), história de tabagismo.[74]

O *exame físico* revela massa cervical de consistência endurecida, descrita como lenhosa, normalmente indolor, de dimensões que podem variar de pequenas a muito grandes, em geral de comprometimento difuso, podendo ser unilateral. É aderente e invade estruturas circunjacentes, como músculos, vasos e nervos. A sua consistência tende a ser mais endurecida do que a dos carcinomas. Raramente ocorre linfadenomegalia e, quando há, está associada a grandes lesões. Uma vez diagnosticado o comprometimento tireoidiano, deve-se ficar atento a possíveis alterações em outros locais, principalmente à fibrose retroperitoneal.[2,4,71]

Doenças associadas

Foram descritas associações da TR com fibrose de glândulas salivares, de glândulas lacrimais, fibrose mediastinal, retroperitoneal, colangite esclerosante e pseudotumor de órbita. Trata-se de uma mesma enfermidade com amplo espectro de manifestações. É raro ocorrer fibrose extracervical em mais de uma localização. Um terço dos pacientes com TR acompanhados a longo prazo desenvolvem alguma forma de fibrose extracervical; no entanto, menos de 1% dos pacientes com fibrose peritoneal apresenta TR associada.[2-4,71,72]

Na série da Mayo Clinic, fibrose mediastinal estava presente em 4 pacientes (19%); fibrose orbital, em 1 (4,7%); fibrose retroperitoneal, em 3 (14,3%); e fibrose pancreática, em 1 (4,7%). Ao todo, 38% apresentavam processos fibróticos extracervicais.[3,74]

Mais recentemente foram descritas características clinicopatológicas de TR em pacientes com a doença associada à IgG4.[75]

Diagnóstico laboratorial

A PAAF, na maioria dos casos, não é elucidativa. Esse procedimento é de difícil execução, dada a rigidez do tecido. O diagnóstico deve ser confirmado por biopsia a céu aberto. O exame histológico é essencial, já que clinicamente a TR pode ser confundida com carcinoma.[2,4,71]

Devido à extensa fibrose ou à concomitância de TH, hipotireoidismo primário pode acometer 25 a 80% dos pacientes com TR.[5] Títulos elevados de anticorpos antitireoidianos são encontrados em 67 a 90% dos casos.[5] Entretanto, não está definido se esses anticorpos são uma causa ou consequência da destruição fibrótica da tireoide.[4] O hemograma geralmente está normal ou revela leucocitose. A VHS mostra-se um pouco elevada.[4,71,72]

A RAIU/24 h em regra está normal. À cintilografia, podem-se evidenciar áreas frias, que correspondem à extensão da lesão. Tanto a US quanto a TC são úteis para delimitar o envolvimento tireoidiano.[2-4]

O *exame histopatológico* tem como característica uma fibrose intensa comprometendo a glândula total ou parcialmente e que se estende além da cápsula, podendo envolver nervos, vasos, tecido muscular, adiposo e até as paratireoides.[1,4,71]

Tratamento

Nos casos em que há sintomas compressivos ou suspeita de malignidade, é indicado o tratamento cirúrgico.[2-4,72] Alívio dos sintomas compressivos nos estágios iniciais da doença já foi relatado com os GC,[73,76] tamoxifeno[77,78] e metotrexato.[4] Os hormônios tireoidianos também têm sido utilizados, porém essa indicação não está bem clara quando não há hipotireoidismo.[4]

Prognóstico

O curso da TR é benigno, com progressão geralmente lenta, podendo estacionar ou mesmo involuir sem nenhuma terapêutica. Melhora dos sintomas compressivos não responsivos ao tratamento medicamentoso é obtida com a cirurgia.[72,73]

TIREOIDITE INDUZIDA POR MEDICAMENTOS

Poucos medicamentos são sabidamente capazes de provocar tireoidite autoimune ou inflamatória destrutiva. Entre eles, os três principais são AMD, lítio, interferon-α, inibidores de tirosinoquinase e inibidores do *checkpoint* imune (Quadro 34.7).[79,80]

Amiodarona

AMD é um antiarrítmico rico em iodo (37,3% mg de iodo para cada 100 mg de substância ativa), com alguma semelhança estrutural com os hormônios da tireoide.[81] Mesmo a terapia oral em baixa dose (200 mg/dia) pode elevar a ingestão diária de iodo em 50 a 100 vezes.[82] A exata incidência de disfunção tireoidiana induzida pela AMD (hipo ou hipertireoidismo subclínico ou franco) é incerta e tem variação geográfica, de acordo com conteúdo de iodo na dieta.[81,83] Alguns autores estimam que 15 a 20% tratados com AMD desenvolvem hipo ou hipertireoidismo, durante ou até mesmo após a retirada da medicação.[83] Contudo, revisões mais recentes da literatura observaram que o hipotireoidismo ocorre em 5 a 10% e o hipertireoidismo afeta aproximadamente 0,9 a 10% dos pacientes tratados.[82,84] O hipotireoidismo é mais frequente em áreas suficientes em iodo, e o hipertireoidismo predomina em regiões com baixa ingestão dietética de iodo.[81,82]

A tireotoxicose induzida pela amiodarona (AIT) manifesta-se em duas formas clinicopatológicas, cuja diferenciação é fundamental, uma vez que requerem tratamentos distintos (Quadro 34.8).[81,85,86] A AIT tipo 1 (AIT-1) é consequência do aumento da biossíntese dos hormônios tireoidianos, devido ao excesso de iodo em pacientes com um distúrbio tireoidiano preexistente (bócio nodular ou DG latente).[86,87] A AIT-2 tipicamente ocorre em indivíduos com a tireoide previamente normal. Trata-se de uma tireoidite consequente ao efeito tóxico direto da AMD e de seu principal metabólito, desetilamiodarona, nos folículos tireoidianos, o que resulta na destruição inflamatória da glândula.[88] A liberação excessiva para a circulação dos hormônios tireoidianos estocados na glândula torna os pacientes tireotóxicos.[81,87]

A AIT pode ocorrer precocemente ou, mais frequentemente, após vários meses de tratamento, com a AIT-2 surgindo mais tardiamente.[81,87,89] Em um estudo italiano retrospectivo com 200 pacientes (79% com AIT-2 e 21% com AIT-1), o tempo mediano de início da tireotoxicose foi de 3,5 meses (variação, 1 a 61 meses) no grupo AIT-1 e de 30 meses (variação de 1 a 95 meses) no grupo AIT-2.[89] Dos 200 pacientes, 38 (19%) desenvolveram tireotoxicose após a retirada da AMD: 2 pacientes no grupo AIT-1 (4,8%), após 1 e 12 meses, e 36 pacientes no grupo AIT-2 (22,9%, p = 0,007), após 2 a 18 meses (mediana, 5,5 meses).[89]

Diagnóstico

Para confirmar o diagnóstico de AIT, é necessária a presença de tireotoxicose em um paciente atualmente ou previamente tratado com AMD.[81,83] Distúrbio preexistente da tireoide ou

Quadro 34.7 Substâncias indutoras de tireoidites.

Efeito citotóxico
- Amiodarona
- Ioxaglato de sódio e ioxaglato de meglumina (Hexabrix®)
- Lítio
- Minociclina

Desregulação imune
- Lítio
- IFN-α, IFN-β, IL-2
- Etanercepte
- Inibidores de tirosinoquinase
- Denileucina diftitox
- Lenalidomida
- Anticorpos monoclonais: anti-TNF-α (infliximabe); anti-PD1 (pembrolizumabe, nivolumabe); anti-CTLA-4 (ipilimumabe)

Efeito isquêmico
- Inibidores de tirosinoquinase (bloqueio do VEGFR)

CTLA-4: antígeno 4 associado ao linfócito T citotóxico; IFN-α: interferon-α; IFN-β: interferon-β; IL-2: interleucina-2; PD1: proteína da morte celular programada 1; TNF-α: fator de necrose tumoral alfa; VEGFR: receptor do fator de crescimento endotelial vascular. (Adaptado de Rizzo et al., 2017.[80])

Quadro 34.8 Classificação da tireotoxicose induzida por amiodarona (AIT).

Parâmetros	AIT tipo 1	AIT tipo 2
Bócio/autoanticorpos antitireoidianos	Frequentemente presentes	Em geral, ausentes
RAIU/24 h	Baixa/normal/ aumentada*	Baixa/suprimida
Cintilografia com ^{99m}Tc-sestamibi	Positiva	Negativa
Fluxo vascular intratireoidiano na US com Doppler	Aumentado	Diminuído ou ausente
Níveis de interleucina-6**	Levemente aumentados	Intensamente aumentados
Resposta terapêutica às tionamidas	Sim	Não
Resposta terapêutica aos glicocorticoides	Provavelmente, não	Sim
Resposta terapêutica à radioterapia	Sim	Sim (?)
Hipotireoidismo subsequente	Não	Possível

*Quase sempre baixa nos EUA e em áreas com ingestão suficiente de iodo. **Formas mistas com anormalidades tireoidianas subjacentes e concomitante fenômeno destrutivo tireoidiano (com níveis séricos de IL-6 intensamente elevados) também existem. RAIU/24 h: captação do iodo radioativo nas 24 horas; US: ultrassonografia. (Adaptado de Piga et al., 2008;[85] Bogazzi et al., 2012;[87] Macchia, 2015.[88])

achado de um bócio (difuso ou nodular) é sugestivo da AIT-1. Uma razão $T_3/T_4 > 4$ é mais compatível com o diagnóstico de AIT-2, devido à destruição glandular e à consequente liberação excessiva desses hormônios na circulação.[85,86] Anticorpos antitireoidianos (anti-Tg e anti-TPO) estão frequentemente presentes na AIT-1 e geralmente ausentes na AIT-2, mas sua detecção não exclui esse diagnóstico.[81,87] Devido ao processo inflamatório da AIT-2, é frequente uma expressiva elevação dos níveis séricos de interleucina-6 (IL-6) e PCR; contudo, esse achado tem limitada especificidade para ser usado como confiável critério diagnóstico.[85]

Quanto aos exames de imagem, bócio difuso ou nodular à US aponta para o diagnóstico de AIT-1, e glândula atrofiada indica AIT-2.[81] No Doppler em cores, o fluxo vascular intratireoidiano revela-se aumentado na AIT-1 (padrão II-III) e diminuído ou ausente na AIT-2 (padrão 0).[81,87] A captação do radioiodo nas 24 h (RAIU/24 h) tem utilidade limitada na distinção das AIT. Enquanto os casos de AIT-2 tipicamente cursam com RAIU/24 h < 1% (valor de referência [VR]: 15 a 35%), na AIT-1 ela mostra-se normal, elevada (em regiões com deficiente aporte de iodo) ou invariavelmente baixa nas áreas iodossuficientes.[87] Existem escassas evidências de que a cintilografia com ^{99m}Tc-sestamibi também possa ser útil, uma vez que a captação mostrar-se-ia presente apenas na AIT-1.[85,88] Na prática diária, o diagnóstico diferencial entre os dois tipos de AIT é complexo e formas mistas, com características dos dois tipos coexistindo, não são raras.[81,82,86]

Tratamento

O tratamento da AIT permanece um grande desafio. É importante salientar que a AIT leve pode ter resolução espontânea em cerca de 20% dos casos.[86] Ademais, geralmente a AIT-2 é uma condição autolimitada, com restauração da função tireoidiana normal em poucos meses na metade dos casos.[87]

Como na AIT-1 existem excessivas síntese e liberação de hormônios tireoidianos, seu tratamento de escolha são as tionamidas em doses elevadas (40 a 60 mg/dia de metimazol ou 400 a 600 mg/dia de propiltiouracil) para bloquear a síntese de hormônios tireoidianos. A resposta às tionamidas é geralmente modesta devido aos altos níveis de iodo em pacientes que tomam amiodarona.[81,83] Por isso, o perclorato de sódio (Irenat®) ou o perclorato de potássio (ambos não comercializados no Brasil) podem também ser utilizados para aumentar a sensibilidade da glândula às tionamidas, por bloquearem a captação de iodo pela tireoide. Tais compostos devem ser utilizados por no máximo 30 dias, em uma dose diária < 1 g/dia, visto que, especialmente em doses mais elevadas, estão associados a aplasia medular ou agranulocitose, além toxicidade gástrica e renal.[87] Quando os hormônios tireoidianos normalizarem, o tratamento definitivo do hipertireoidismo deve ser considerado. Se a RAIU/24 h for suficiente (> 10%), o ^{131}I pode ser usado.[83-85] Tireoidectomia total é uma boa alternativa.[81,86]

A terapia de escolha para a AIT-2 são os GC. Um dos esquemas comumente propostos inclui a prednisona, na dose inicial de 0,5 a 0,7 mg/kg/dia, sendo o tratamento geralmente continuado durante 3 meses. Se o agravamento da tireotoxicose ocorrer durante a redução da medicação ou sua suspensão, a dose deve ser aumentada novamente, ou a prednisona, reinstituída.[81,86] Geralmente tionamidas não são úteis na AIT-2. Para os pacientes com hipertireoidismo persistente, a tireoidectomia total é a escolha ideal. No preparo para a cirurgia, pode-se empregar a associação do ácido iopanoico (se disponível no mercado), propiltiouracil (reduz a conversão periférica de T_4 em T_3), um GC (reduz a conversão periférica de T_4 em T_3, bem como a secreção de T_3 e T_4), e um betabloqueador.[81,85] Diante de contraindicação para cirurgia, pode-se eventualmente lançar mão do ^{131}I. Em estudo recente, a radioiodoterapia mostrou-se efetiva, a despeito da baixa RAIU, na dose de 800 MBq (22 mCi).[92]

Caso a tireotoxicose piore após controle inicial de uma aparente AIT-1, deve-se considerar a existência de uma forma mista de AIT e introduzir a corticoterapia.[82,83,87] A adição do carbonato de lítio, em pequenas doses e por curto período (p. ex., 600 mg/dia durante 4 semanas), pode ocasionalmente ser eficaz nos casos não responsivos à combinação de tionamida e corticoterapia.[81]

Lítio

Fármaco mais usado para o tratamento do distúrbio bipolar. Ele causa tireoidite por meio de mecanismo citotóxico, bem como por favorecer desregulação imune.[79,80] Em várias séries, a prevalência de hipotireoidismo induzido por lítio variou entre 6 e 52%, sendo mais comum em mulheres com tireoidite de Hashimoto.[93] O hipotireoidismo geralmente é subclínico,[93] porém formas mais graves, e mesmo coma mixedematoso, já foram relatadas.[94] Tireotoxicose também pode ocorrer mais raramente.[95]

Interferon-α

Estudos prospectivos têm mostrado que até 15% dos pacientes com hepatite C tratados com interferon-α desenvolvem hipo ou hipertireoidismo (subclínico ou franco), e até 40% apresentam anticorpos antitireoidianos.[96] A tireoidite induzida por interferon-α pode ter origem autoimune ou inflamatória.[80,96]

Inibidores de tirosinoquinases

O uso dos inibidores da tirosinoquinase (p. ex., *sunitinibe, sorafenibe, imatinibe, motesanibe* etc.), empregados no tratamento de diversos tipos de tumores, resulta em graus variados de hipotireoidismo em uma alta proporção de pacientes (14 a 85%).[79,97] Tais fármacos causam tireoidite isquêmica por bloquearem o fator de crescimento endotelial vascular (VEGF), com consequente marcante regressão capilar.[79,80]

Inibidores do *checkpoint* imune

Ultimamente, tem havido um crescente número de relatos de efeitos adversos endócrinos da terapia antineoplásica com inibidores do *checkpoint imune* em pacientes, sobretudo hipofisite e tireoidite.[79,98] Em um estudo de 190 pacientes, a prevalência de disfunção tireoidiana foi de 23% com ipilimumabe (um anticorpo monoclonal anti-CTLA-4), 39% com anticorpos monoclonais anti-PD1 (p. ex., nivolumabe e pembrolizumabe) e 50% com terapia combinada de ipilimumabe e nivolumabe.[99]

Outros fármacos

Um quadro similar ao da tireoidite granulomatosa foi relatado durante a terapia com *etanercepte* para artrite reumatoide.[100] Minociclina pode raramente causar tireoidite por um mecanismo citotóxico e causar pigmentação escura da tireoide, resultando em tireotoxicose e hipotireoidismo transitórios.[101,102]

OUTRAS CAUSAS DE TIREOIDITE

Tireoidite pode também resultar de radioterapia externa (linfomas, câncer de mama etc.), terapia com ^{131}I (tireoidite actínica), traumatismo tireoidiano ou doenças granulomatosas (p. ex., sarcoidose).[1,4]

Resumo

Tireoidite é um termo geral que engloba vários distúrbios clínicos caracterizados por inflamação da glândula tireoide. As tireoidites costumam ser classificadas como agudas, subagudas e crônicas. A mais comum é a tireoidite de Hashimoto, de origem autoimune, que representa a causa mais comum de hipotireoidismo nos locais com aporte dietético adequado de iodo, caracterizando-se níveis elevados de anticorpos antitireoperoxidase (anti-TPO). A tireoidite aguda tem etiologia infecciosa, geralmente bacteriana, e tipicamente manifesta-se por dor intensa e sinais flogísticos na região cervical anterior em indivíduos com função tireoidiana normal. As tireoidites subagudas (TSA) têm curso autolimitado e podem ter etiologia viral (TSA granulomatosa) ou autoimune (TSA linfocítica), a qual pode acontecer esporadicamente ou após o término de gestação, parto ou abortamentos (tireoidite pós-parto). Tireoidites podem também resultar do uso de certos medicamentos, sobretudo amiodarona, lítio, interferon-α, inibidores de tirosinoquinases e inibidores do *checkpoint* imune.

REFERÊNCIAS BIBLIOGRÁFICAS

1. Sweeney LB, Stewart C, Gaitonde DY. Thyroiditis: an integrated approach. Am Fam Physician. 2014; 90:389-96.
2. Bindra A, Braunstein GD. Thyroiditis. Am Fam Physician. 2006; 73:1769-76.
3. Singer PA. Thyroiditis. Acute, subacute, and chronic. Med Clin North Am. 1991; 75:61-77.
4. Pearce EN, Farwell AP, Braverman LE. Thyroiditis. N Engl J Med. 2003; 348:2646-55.
5. Shrestha RT, Hennessey J. Acute and subacute, and Riedel's thyroiditis. In: Feingold KR, Anawalt B, Boyce A et al. (Eds.). Endotext [Internet]. South Dartmouth (MA): MDText.com, Inc.; 2000-2015 Dec 8.
6. Ogawa M, Yamashita SI, Saishoji T et al. Acute suppurative thyroiditis in an asymptomatic woman: an atypical presentation simulating carcinoma. Clin Endocrinol (Oxf). 1994; 40:137-44.
7. Shies A, Nemet D, Rathaus V et al. Transient hyperthyroidism due to acute suppurative thyroiditis in an adolescent female. J Pediatr Endocrinol Metab. 2011; 24:205-7.
8. Szabo SM, Allen DB. Thyroiditis. Differentiation of acute suppurative and subacute. Case report and review of the literature. Clin Pediatr. 1989; 28:171-4.
9. Fatourechi V, Aniszewski JP, Fatourechi GZ et al. Clinical features and outcome of subacute thyroiditis in an incidence cohort: Olmsted County, Minnesota, study. J Clin Endocrinol Metab. 2003; 88:2100-5.
10. Engkakul P, Mahachoklertwattana P, Poomthavorn P. Eponym: de Quervain thyroiditis. Eur J Pediatr. 2011; 170:427-31.
11. Samuels MH. Subacute, silent, and postpartum thyroiditis. Med Clin North Am. 2012; 96:223-33.
12. Dimos G, Pappas G, Akritidis N. Subacute thyroiditis in the course of novel H1N1 influenza infection. Endocrine. 2010; 37:440-1.
13. Rossetti CL, Cazarin J, Hecht F et al. COVID-19 and thyroid function: What do we know so far? Front Endocrinol (Lausanne). 2022; 13:1041676.
14. Girgis CM, Russo RR, Benson K. Subacute thyroiditis following the H1N1 vaccine. J Endocrinol Invest. 2010; 33:506.
15. Engkakul P, Mahachoklertwattana P, Poomthavorn P. De Quervain thyroiditis in a young boy following hand-foot-mouth disease. Eur J Pediatr. 2011; 170:527-9.
16. Bianda T, Schmid C. DeQuervain's subacute thyroiditis presenting as a painless solitary thyroid nodule. Postgrad Med J. 1998; 74:602-3.
17. Slatosky J, Shipton B, Wahba H. Thyroiditis: differential diagnosis and management. Am Fam Physician. 2000; 61:1047-52.
18. Kubota S, Nishihara E, Kudo T et al. Initial treatment with 15 mg of prednisolone daily is sufficient for most patients with subacute thyroiditis in Japan. Thyroid. 2013; 23:269-72.
19. Sarlis NJ, Brucker-Davis F, Swift JP et al. Graves' disease following thyrotoxic painless thyroiditis. Analysis of antibody activities against the thyrotropin receptor in two cases. Thyroid. 1997; 7:829-36.
20. Amino N, Tada H, Hidaka Y et al. Therapeutic controversy: screening for postpartum thyroiditis. J Clin Endocrinol Metab. 1999; 84:1813-21.
21. Stagnaro-Green A. Clinical review 152: postpartum thyroiditis. J Clin Endocrinol Metab. 2002; 87:4042-7.
22. Lazarus JH. Thyroid dysfunction: reproduction and postpartum thyroiditis. Semin Reprod Med. 2002; 20:381-8.
23. Lazarus JH. The continuing saga of postpartum thyroiditis. J Clin Endocrinol Metab. 2011; 96:614-6.
24. Premawardhana LD, Parkes AB, Ammari F et al. Postpartum thyroiditis and long-term thyroid status: prognostic influence of thyroid peroxidase antibodies and ultrasound echogenicity. J Clin Endocrinol Metab. 2000; 85:71-5.
25. Stagnaro-Green A. Postpartum thyroiditis. Best Pract Res Clin Endocrinol Metab. 2004; 18:303-16.
26. Papi G, Corrado S, Carapezzi C et al. Postpartum thyroiditis presenting as a cold nodule and evolving to Graves' disease. Int J Clin Pract. 2003; 57:556-8.
27. Esplin MS, Branch DW, Silver R et al. Thyroid autoantibodies are not associated with recurrent pregnancy loss. Am J Obstet Gynecol. 1998; 179:1583-6.
28. Stagnaro-Green A, Abalovich M, Alexander E et al. American Thyroid Association Taskforce on Thyroid Disease During Pregnancy and Postpartum. Guidelines of the American Thyroid Association for the diagnosis and management of thyroid disease during pregnancy and postpartum. Thyroid. 2011; 21:1081-125.
29. Abalovich M, Amino N, Barbour LA et al. Management of thyroid dysfunction during pregnancy and postpartum: an Endocrine Society Clinical Practice Guideline. J Clin Endocrinol Metab. 2007; 92(8 Suppl):S1-47.
30. Klubo-Gwiezdzinska J, Wartofsky L. Hashimoto thyroiditis: an evidence-based guide to etiology, diagnosis and treatment. Pol Arch Intern Med. 2022; 132:16222.
31. Ragusa F, Fallahi P, Elia G et al. Hashimotos' thyroiditis: epidemiology, pathogenesis, clinic and therapy. Best Pract Res Clin Endocrinol Metab. 2019; 33:101367.
32. Wiersinga WM. Clinical relevance of environmental factors in the pathogenesis of autoimmune thyroid disease. Endocrinol Metab (Seoul). 2016; 31:213-22.
33. Huwiler VV, Maissen-Abgottspon S, Stanga Z et al. Selenium supplementation in patients with Hashimoto thyroiditis: a systematic review and meta-analysis of randomized clinical trials. Thyroid. 2024; 34:295-313.
34. Carella C, Mazziotti G, Morisco F et al. The addition of ribavirin to interferon-alpha therapy in patients with hepatitis C virus-related chronic hepatitis does not modify the thyroid autoantibody pattern but increases the risk of developing hypothyroidism. Eur J Endocrinol. 2002; 146:743-9.
35. Nagataki S, Shibata Y, Inoue S et al. Thyroid diseases among atomic bomb survivors in Nagasaki. JAMA. 1994; 272:364-70.
36. Skla C, Whitton J, Mertens A et al. Abnormalities of the thyroid in survivors of Hodgkin's disease: data from the childhood cancer survivor study. J Clin Endocrinol Metab. 2000; 85:3227-32.
37. Valtonen VV, Ruutu P, Varis K et al. Serological evidence for the role of bacterial infections in the pathogenesis of thyroid diseases. Acta Med Scand. 1986; 219:105-11.
38. Chatzipanagiotou S, Legakis JN, Boufidou F et al. Prevalence of Yersinia plasmid-encoded outer protein (Yop) class-specific antibodies in patients with Hashimoto's thyroiditis. Clin Microbiol Infect. 2001; 7:138-43.
39. Antonelli A, Ferri C, Fallahi P et al. Thyroid disorders in chronic hepatitis C virus infection. Thyroid. 2006; 16:563-72.
40. Yokoi K, Kawai H, Akaike M et al. Presence of human T-lymphotropic virus type II-related genes in DNA of peripheral leukocytes from patients with autoimmune thyroid diseases. J Med Virol. 1995; 45:392-8.
41. Tomoyose T, Komiya I, Takara M et al. Cytotoxic T-lymphocyte antigen-4 gene polymorphisms and human T-cell lymphotrophic virus-1 infection: their associations with Hashimoto's thyroiditis in Japanese patients. Thyroid. 2002; 12:673-7.
42. Stassi G, Di Liberto D, Todaro M et al. Control of target cell survival in thyroid autoimmunity by T-helper cytokines via regulation of apoptotic proteins. Nat Immunol. 2000; 1:483-8.
43. Phelps E, Wu P, Bretz J et al. Thyroid cell apoptosis: a new understanding of thyroid autoimmunity. Endocrinol Metab Clin North Am. 2000; 29:375-88.
44. Vara Luiz H, Gonçalves D, Silva TN et al. IgG4-related Hashimoto's thyroiditis-a new variant of a well known disease. Arq Bras Endocrinol Metabol. 2014; 58:862-8.
45. Piraino P, Sepúlveda A, Cavada G. Hashimoto chronic thyroiditis. Retrospective analysis of 228 patients. Rev Med Chil. 2010; 138:827-31.
46. Maciel RMB. O laboratório no diagnóstico e seguimento de doenças autoimunes e neoplásicas de tireoide. Arq Bras Endocrinol Metab. 2002; 46:65-71.
47. Demirbilek H, Kandemir N, Gonc EN et al. Hashimoto's thyroiditis in children and adolescents: a retrospective study on clinical, epidemiological and laboratory properties of the disease. J Pediatr Endocrinol Metab. 2007; 20:1199-205.
48. Kahaly GJ, Diana T, Olivo PD. TSH receptor antibodies: relevance & utility. Endocr Pract. 2020; 26:97-106.
49. Wu G, Zou D, Cai H et al. Ultrasonography in the diagnosis of Hashimoto's thyroiditis. Front Biosci (Landmark Ed). 2016; 21:1006-12.
50. Yoshihara A, Yoshimura Noh J, Nakachi A et al. Severe thyroid-associated orbitopathy in Hashimoto's thyroiditis. Endocr J. 2011; 58:343-8.
51. Noureldine SI, Tufano RP. Association of Hashimoto's thyroiditis and thyroid cancer. Curr Opin Oncol. 2015; 27:21-5.
52. Huang BY, Hseuh C, Chao TC et al. Well-differentiated thyroid carcinoma with concomitant Hashimoto's thyroiditis present with less aggressive clinical stage and low recurrence. Endocr Pathol. 2011; 22:144-9.
53. Nasiri S, Mahmoodzadeh H, Sharifi M. Thyroid lymphoma arising from Hashimoto's thyroiditis. ANZ J Surg. 2008; 78:1134.

54. Matsubayashi S, Kawai K, Matsumoto Y et al. The correlation between papillary thyroid carcinoma and lymphocytic infiltration in the thyroid gland. J Clin Endocrinol Metab. 1995; 80:3421-4.
55. Schmid DT, Kneifel S, Stoeckli SJ et al. Increased 18F-FDG uptake mimicking thyroid cancer in a patient with Hashimoto's thyroiditis. Eur Radiol. 2003; 13:2119-21.
56. Popova G, Paterson WF, Brown A et al. Hashimoto's thyroiditis in Down's syndrome: clinical presentation and evolution. Horm Res. 2008; 70:278-84.
57. Jørgensen KT, Rostgaard K, Bache I et al. Autoimmune diseases in women with Turner's syndrome. Arthritis Rheum. 2010; 62:658-66.
58. Ganie MA, Marwaha RK, Aggarwal R et al. High prevalence of polycystic ovary syndrome characteristics in girls with euthyroid chronic lymphocytic thyroiditis: a case-control study. Eur J Endocrinol. 2010; 162:1117-22.
59. de Holanda NC, de Lima DD, Cavalcanti TB et al. Hashimoto's encephalopathy: systematic review of the literature and an additional case. J Neuropsychiatry Clin Neurosci. 2011; 23:384-90.
60. Schiess N, Pardo CA. Hashimoto's encephalopathy. Ann N Y Acad Sci. 2008; 1142:254-65.
61. Katoh N, Yoshida T, Shimojima Y et al. An 85-year-old case with Hashimoto's encephalopathy, showing spontaneous complete remission. Intern Med. 2007; 46:1613-6.
62. Li L, Zheng FP, Wang G et al. Recurrent Hashimoto's encephalopathy, showing spontaneous remission: a case report. Intern Med. 2011; 50:1309-12.
63. Devdhar M, Ousman YH, Burman KD. Hypothyroidism. Endocrinol Metab Clin North Am. 2007; 36:595-615.
64. Todd CH. Management of thyroid disorders in primary care: challenges and controversies. Postgrad Med J. 2009; 85:655-9.
65. Biondi B, Cooper DS. The clinical significance of subclinical thyroid dysfunction. Endocr Rev. 2008; 29:76-131.
66. Takasu N, Yamada T, Takasu M et al. Disappearance of thyrotropin-blocking antibodies and spontaneous recovery from hypothyroidism in autoimmune thyroiditis. N Engl J Med. 1992; 326:513-8.
67. Demirbilek H, Kandemir N, Gonc EN et al. Assessment of thyroid function during the long course of Hashimoto's thyroiditis in children and adolescents. Clin Endocrinol (Oxf). 2009; 71:451-4.
68. Lee HS, Hwang JS. The natural course of Hashimoto's thyroiditis in children and adolescents. J Pediatr Endocrinol Metab. 2014; 27:807-12.
69. Schmidt M, Voell M, Rahlff I et al. Long-term follow-up of antithyroid peroxidase antibodies in patients with chronic autoimmune thyroiditis (Hashimoto's thyroiditis) treated with levothyroxine. Thyroid. 2008; 18:755-60.
70. Pradeep PV, Ragavan M, Ramakrishna BA. Surgery in Hashimoto's thyroiditis: indications, complications, and associated cancers. J Postgrad Med. 2011; 57:120-2.
71. Papi G, LiVolsi VA. Current concepts on Riedel thyroiditis. Am J Clin Pathol. 2004; 121(Suppl):S50-63.
72. Perimenis P, Marcelli S, Leteurtre E et al. Riedel's thyroiditis: current aspects. Presse Med. 2008; 37:1015-21.
73. Nazal EM, Belmatoug N, de Roquancourt A et al. Hypoparathyroidism preceding Riedel's thyroiditis. Eur J Intern Med. 2003; 14:202-4.
74. Fatourechi MM, Hay ID, McIver B et al. Invasive fibrous thyroiditis (Riedel thyroiditis): the Mayo Clinic experience, 1976-2008. Thyroid. 2011; 21:765-72.
75. Takeshima K, Inaba H, Ariyasu H et al. Clinicopathological features of Riedel's thyroiditis associated with IgG4-related disease in Japan. Endocr J. 2015; 62:725-31.
76. Vaidya B, Harris PE, Barrett P et al. Corticosteroid therapy in Riedel's thyroiditis. Postgrad Med J. 1997; 73:817-9.
77. Few J, Thompson NW, Angelos P et al. Riedel's thyroiditis: treatment with tamoxifen. Surgery. 1996; 120:993-8.
78. De M, Jaap A, Dempster J. Tamoxifen therapy in steroid-resistant Riedel's disease. Scott Med J. 2002; 47:12-3.
79. Burch H. Drugs effects on the thyroid. N Engl J Med. 2019; 381:749-61.
80. Rizzo LFL, Mana DL, Serra HA. Drug-induced hypothyroidism. Medicina (B Aires). 2017; 77(5):394-404.
81. Martino E, Bartalena L, Bogazzi F et al. The effects of amiodarone on the thyroid. Endocr Rev. 2001; 22:240-54.
82. Trohman RG, Sharma PS, McAninch EA et al. Amiodarone and thyroid physiology, pathophysiology, diagnosis and management. Trends Cardiovasc Med. 2019; 29:285-95.
83. Eskes SA, Wiersinga WM. Amiodarone and thyroid. Best Pract Res Clin Endocrinol Metab. 2009; 23:735-51.
84. Cohen-Lehman J, Dahl P, Danzi S et al. Effects of amiodarone therapy on thyroid function. Nat Rev Endocrinol. 2010; 6:34-41.
85. Piga M, Serra A, Boi F et al. Amiodarone-induced thyrotoxicosis. A review. Minerva Endocrinol. 2008; 33:213-28.
86. Macchia PE, Feingold KR. Amiodarone induced thyrotoxicosis. In: Feingold KR, Anawalt B, Boyce A et al. (Eds.). Endotext [Internet]. South Dartmouth (MA): MDText.com, Inc.; 2000-2018 Dec 24.
87. Bogazzi F, Tomisti L, Bartalena L. Amiodarone and the thyroid: a 2012 update. J Endocrinol Invest. 2012; 35:340-8.
88. Macchia PE. Amiodarone induced thyrotoxicosis. In: De Groot LJ, Beck-Peccoz P, Chrousos G et al. (Ed.). Endotext [Internet]. South Dartmouth (MA): MDText.com, Inc.; 2000-2015 Apr 12.
89. Bartalena L, Bogazzi F, Chiovato L et al. 2018 European Thyroid Association (ETA) guidelines for the management of amiodarone-associated thyroid dysfunction. Eur Thyroid J. 2018; 7:55-66.
90. Elnaggar MN, Jbeili K, Nik-Hussin N et al. Amiodarone-induced thyroid dysfunction: a clinical update. Exp Clin Endocrinol Diabetes. 2018; 126:333-41.
91. Tomisti L, Rossi G, Bartalena L et al. The onset time of amiodarone-induced thyrotoxicosis (AIT) depends on AIT type. Eur J Endocrinol. 2014; 171:363-8.
92. Hermida JS, Tcheng E, Jarry G et al. Radioiodine ablation of the thyroid to prevent recurrence of amiodarone-induced thyrotoxicosis in patients with resistant tachyarrhythmias. Europace. 2004; 6:169-74.
93. Perrild H, Hegedus L, Baastrup PC et al. Thyroid function and ultrasonically determined thyroid size in patients receiving long-term lithium treatment. Am J Psychiatry. 1990; 147:1518-21.
94. Mir SA, Wani AI, Masoodi SR et al. Lithium toxicity and myxedema crisis in an elderly patient. Indian J Endocrinol Metab. 2013; 17:S654-6.
95. Miller KK, Daniels GH. Association between lithium use and thyrotoxicosis caused by silent thyroiditis. Clin Endocrinol (Oxf). 2001; 55:501-8.
96. Mandac JC, Chaudhry S, Sherman KE et al. The clinical and physiological spectrum of interferon-alpha induced thyroiditis. Hepatology. 2006; 43:661-72.
97. Illouz F, Laboureau-Soares S, Dubois S et al. Tyrosine kinase inhibitors and modifications of thyroid function tests: a review. Eur J Endocrinol. 2009; 160:331-6.
98. Agrawal L, Bacal A, Jain S et al. Immune checkpoint inhibitors and endocrine side effects, a narrative review. Postgrad Med. 2020; 10:1-9.
99. Morganstein DL, Lai Z, Spain L et al. Thyroid abnormalities following the use of cytotoxic T-lymphocyte antigen-4 and programmed death receptor protein-1 inhibitors in the treatment of melanoma. Clin Endocrinol (Oxf). 2017; 86:614-20.
100. Yasuji I. Subacute thyroiditis in a patient with juvenile idiopathic arthritis undergoing etanercept treatment: a case report and review of the literature. Mod Rheumatol. 2013; 23:397-400.
101. Taurog A, Dorris ML, Doerge DR. Minocycline and the thyroid: antithyroid effects of the drug, and the role of thyroid peroxidase in minocycline-induced black pigmentation of the gland. Thyroid. 1996; 6:211-9.
102. Millington K, Charrow A, Smith J. Case series: minocycline-associated thyroiditis. Horm Res Paediatr. 2019; 18:1-8.

PARTE

4

Doenças das Adrenais

CAPÍTULO 35

Manejo dos Incidentalomas Adrenais

Lucio Vilar

INTRODUÇÃO

Os incidentalomas adrenais (IA) constituem massas adrenais de 1 cm ou mais de diâmetro descobertas ao acaso durante exames de imagem para investigação de distúrbios não relacionados com doenças adrenais.[1-3]

Desde a sua descrição inicial, há mais de três décadas, os IA têm sido detectados com frequência crescente, devido à maior utilização de diferentes exames de imagem com maiores resolução e sensibilidade.[4-7] De fato, em séries de tomografia computadorizada (TC) avaliadas nas décadas de 1980 e 1990, essa frequência variou de 0,35 a 1,9%,[7-9] mas estudos mais recentes relataram uma frequência de cerca de 4,2 a 7,3%.[10-12] A prevalência de IA aumenta com a idade, sendo 0,2% em indivíduos jovens, 3% nos de meia-idade e 7 a 10% no grupo etário acima de 70 anos.[5-7,13] Outros estudos revelaram que 60% dos IA ocorrem entre a sexta e a oitava década de vida, a uma idade média de 56 ± 12,9 anos.[14] Esses números estão de acordo com achados de estudos de necropsias nos quais a prevalência média de massas adrenais incidentais foi de 2,3% entre cerca de 71.000 indivíduos, variando de 1 a 8,7%, sem diferença significativa entre os gêneros, mas prevalecendo nos mais idosos.[5-7,13]

A detecção de IA impõe um difícil e desafiante dilema em termos de manejo, uma vez que podem ser um achado clínico benigno ou implicar elevadas morbidade e mortalidade em função de sua atividade hormonal ou histologia maligna.[15-18] Entretanto, na maioria das vezes, os IA são lesões benignas e não funcionantes.[2-5] Diferentes protocolos têm sido propostos para avaliar os IA, como estratégias para investigação hormonal, exames de imagem e seguimento.[1,7,13,14]

ETIOLOGIA

Pelo menos 38 diferentes diagnósticos foram identificados em pacientes com IA.[18] As categorias principais são adenomas corticais não funcionantes (70 a 80%), feocromocitomas (FEO) (1,1 a 11%), hipercortisolismo subclínico (HCSC; 5 a 20%), aldosteronismo primário (1 a 2%), carcinomas adrenocorticais (CAC; < 5%) e metástases (0 a 18%).[2-7,16] As prevalências relativas de cada uma dessas condições varia entre as diferentes séries, possivelmente influenciadas por vieses de seleção e distintos critérios diagnósticos empregados (Quadro 35.1).[2,4,6] As doenças que podem se apresentar como IA estão listadas no Quadro 35.2. Convém ressaltar que lesões não adrenais também podem se apresentar como IA.[7,9,13]

Os IA podem ser unilaterais ou, menos comumente, bilaterais (11 a 16% dos casos).[2,7,9,13] Entre as massas unilaterais, a

Quadro 35.1 Frequência dos diferentes tipos de incidentaloma adrenal.

Tipo	Média (%)	Variação
Estudos clínicos*		
▪ Adenoma	80	33 a 96
• Não funcionante	75	71 a 84
• Secretor de cortisol	12	1 a 29
• Secretor de aldosterona	2,5	1,6 a 3,3
▪ Feocromocitoma	7	1,5 a 14
▪ Carcinoma	8	1,2 a 11
▪ Metástase	5	0 a 18
Estudos cirúrgicos**		
▪ Adenoma	55	49 a 69
• Não funcionante	69	52 a 75
• Secretor de cortisol	10	1 a 15
• Secretor de aldosterona	6	2 a 7
▪ Feocromocitoma	10	11 a 23
▪ Carcinoma	11	1,2 a 12
▪ Mielolipoma	8	7 a 15
▪ Cisto	5	4 a 22

*Dados de três estudos. **Dados de oito estudos. (Adaptado de Terzolo et al., 2011.[15])

Quadro 35.2 Condições que podem se apresentar como incidentaloma adrenal.

- Massas do córtex adrenal
  - *Benignas*: adenoma; hiperplasia nodular; hiperplasia adrenal congênita
  - *Malignas*: carcinoma
- Tumores da medula adrenal: feocromocitoma; ganglioneuroma; neuroblastoma
- Outros tumores adrenais
  - *Benignos*: mielolipoma; teratoma; hamartoma; lipoma; hemangioma; linfangioma; tumor adenomatoide adrenal
  - *Malignos*: metástases; linfoma adrenal primário; melanoma adrenal primário
- Infecções: fúngicas (histoplasmose, coccidioidomicose, blastomicose etc.); virais (citomegalovírus); parasitárias (equinococose); bacterianas (tuberculose, sífilis)
- Doenças infiltrativas: sarcoidose; amiloidose
- Outros distúrbios adrenais: cistos e pseudocistos; hemorragia; hematoma
- Distúrbios não adrenais: schwannoma; leiomiossarcoma; lipoma retroperitoneal
- Pseudoincidentalomas:* divertículo gástrico; nódulo hepático regenerativo; angiomiolipoma do rim, cisto broncogênico subdiafragmático; nódulos decorrentes de esplenose após esplenectomia; fundo gástrico etc.

*Achados de imagem que podem simular massa adrenal. (Adaptado de Kloos et al., 1995;[8] Mansmann et al., 2004;[13] Vilar et al., 2008.[17])

principal etiologia são os adenomas adrenais (cerca de 80% dos casos), a maioria deles não funcionantes.[3,5] Metástases, doenças infiltrativas e hiperplasia adrenal respondem pela maioria dos casos de massas bilaterais.[2,7,14-16,19]

Em uma revisão de nove estudos, com diferentes critérios de seleção e diagnóstico, os principais diagnósticos etiológicos foram: adenomas em 41%, metástases em 19%, carcinomas em 10%, mielolipomas (MLP) em 9% e FEO em 8%. A maioria dos casos restantes foi de lesões benignas, como cistos adrenais.[13] Séries cirúrgicas de IA tendem a superestimar o número de lesões malignas ou funcionantes.[14] Aplicando rigorosos critérios de inclusão e exclusão para a seleção de estudos, Cawood et al.[20] identificaram nove estudos que simulavam com mais precisão o cenário clínico de um paciente encaminhado para avaliação de um IA. Ao analisar esses estudos, eles relataram uma prevalência média de 88,1% para adenomas adrenais não funcionantes, 6% para adenomas secretores de cortisol; 3% para FEO; 1,2% para aldosteronomas, 1,4% para CAC; e 0,2% para metástases.[20]

Entre 200 casos de IA, constatamos que os adenomas não funcionantes corresponderam à etiologia mais frequente (56,5%), com metástases e carcinomas respondendo por 6,5% dos casos (Figura 35.1), enquanto MLP constituíram 3% (Quadro 35.3).[16] Um total de 61 lesões (30,5%) eram funcionantes: 45 casos de HCSC, 10 de FEO e 6 de aldosteronomas. Esse aparente excesso de IA funcionantes, em relação às outras séries, possivelmente deveu-se ao um viés de seleção, uma vez que muitos pacientes foram encaminhados por outros médicos para uma definição de diagnóstico ou conduta.

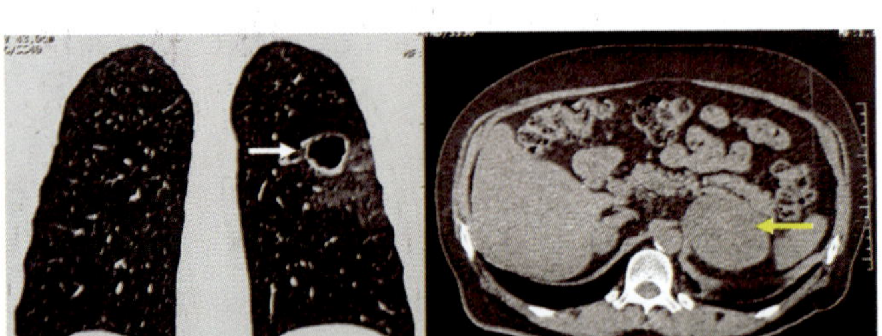

Figura 35.1 Carcinoma pulmonar com imagem cavitária (*seta branca*), simulando tuberculose, associada a massa de 10,5 cm na adrenal esquerda (*seta amarela*). A biopsia guiada por tomografia computadorizada comprovou tratar-se de metástase do tumor.

Quadro 35.3 Etiologia de 201 casos de incidentalomas adrenais.

Etiologia	Número de casos	(%)
Adenomas não funcionantes	113	56,5
Adenomas secretores de cortisol	45	22,5
Feocromocitomas	10	5,0
Metástases	8	4,0
Aldosteronomas	6	3,0
Mielolipomas	6	3,0
Carcinomas	5	2,5
Tuberculose	3	1,5
Cistos	3	1,5
Linfomas	2	1,0

Adaptado de Vilar et al., 2024.[16]

Adenomas

Adenomas adrenais são bem mais frequentes do que carcinomas e têm sido observados em 1,4 a 8,7% dos estudos de necropsias.[13] Geralmente, os adenomas são pequenos, com diâmetro médio de 2 a 3 cm, mas respondem por 15% das lesões > 6 cm.[13] Embora a maioria seja não funcionante, 5 a 24% secretam cortisol, e 1,6 a 3,3%, aldosterona. Adenomas secretores de androgênios ou estrogênios são extremamente raros.[4,7,13,14]

Carcinomas

O carcinoma adrenocortical (CAC) é raro e responde por apenas 0,05 a 0,2% de todos os cânceres.[21] Sua incidência é estimada em um a dois casos/1 milhão/ano, sendo mais frequente no sexo feminino (65 a 90%). Ocorre com uma distribuição bimodal – em crianças menores de 5 anos e adultos na quarta e quinta décadas de vida.[21,22] Entre 40 e 60% dos CAC são funcionantes,[2] dos quais cerca de 45% secretam cortisol, 25% produzem cortisol e andrógenos, e em torno de 10% apenas secretam androgênios.[2,23] Lesões secretoras de estrogênio (levando à feminização) ou mineralocorticoides (causando hiperaldosteronismo primário) são bem mais raras (menos de 10% dos casos).[2] Secreção de dois tipos distintos de esteroides pelo tumor é altamente sugestiva de CAC, já que não ocorre com os adenomas.[2] Cerca de 90% dos carcinomas descobertos ao acaso são não funcionantes.[13]

A frequência relativa do carcinoma em pacientes com IA varia consideravelmente entre diferentes estudos. Uma metanálise relatou 26 casos entre 630 incidentalomas (média de 4%, com uma variação de 0 a 25%).[13] Na casuística de Mantero et al.,[14] a prevalência foi de 4% em relação aos 1.004 casos analisados e de 12% entre os tumores submetidos à cirurgia. Na nossa série (n = 200),[16] a prevalência foi de 2,5%, e na de Cawood et al.,[20] de 1,4%.

Ao diagnóstico, os CAC geralmente se mostram com massas volumosas, com áreas de necrose e calcificações.[4,13] No estudo multicêntrico italiano, cerca de 90% tinham 4 cm ou mais, com o ponto de corte de 4 cm conferindo sensibilidade de 93% na detecção do CAC.[14] Na nossa série, o diâmetro variou de 5,5 a 12,7 cm (média de 8,2 cm).[16]

Metástases

Devido a sua elevada vascularização das adrenais, metástases são as lesões malignas mais frequentes dessas glândulas, podendo ser uni ou, mais frequentemente, bilaterais (Figura 35.2) Em uma série de 464 pacientes com lesões metastáticas nas glândulas adrenais, 90% eram originárias de carcinomas, sendo o restante

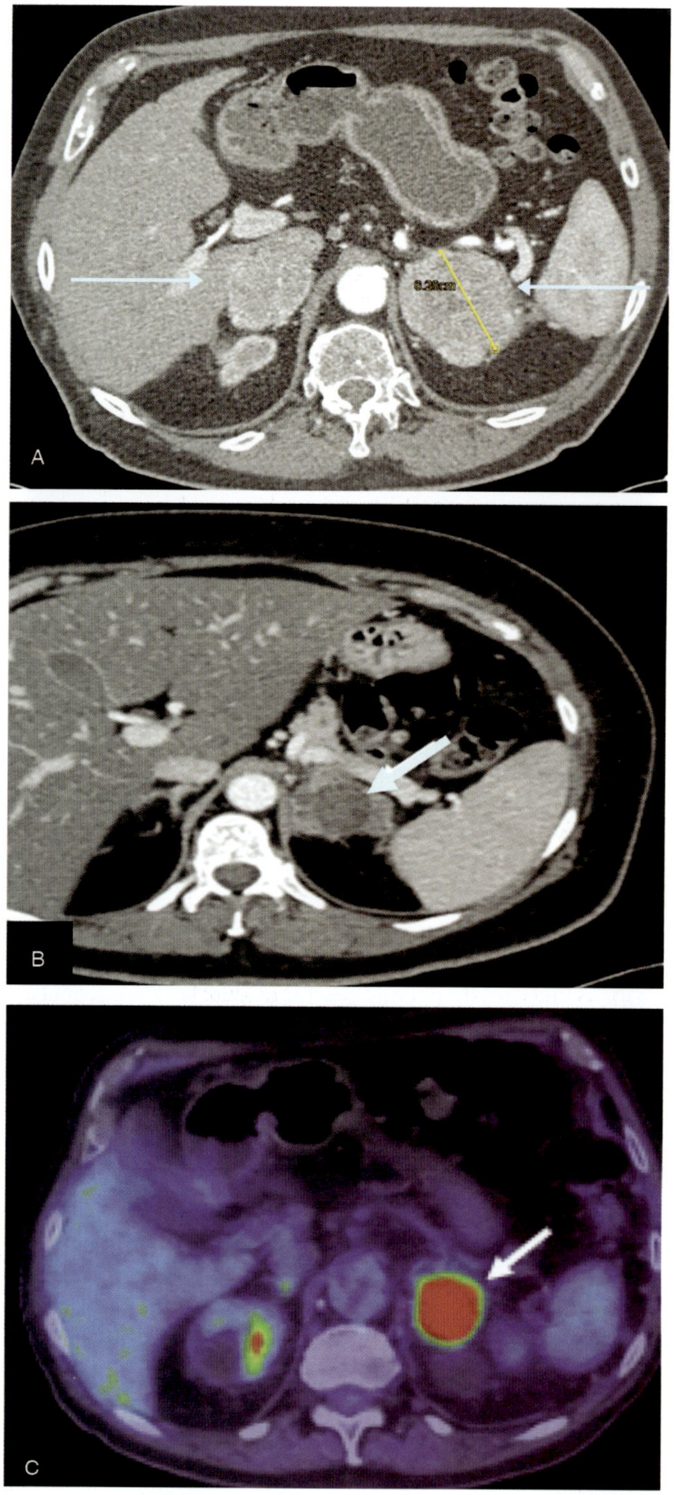

Figura 35.2 Metástases adrenais bilaterais de carcinoma renal (*setas*) (**A**); metástase unilateral de carcinoma de mama à tomografia computadorizada (**B**) e na ^{18}F-FDG-PET/CT (**C**).

oriundo de tumores hematológicos, sarcomas ou melanomas.[24] Entre os carcinomas, o sítio primário mais comum foi o pulmão (35% dos casos), seguido por carcinomas gastrintestinal, renal e mamário.[24] Envolvimento adrenal bilateral foi observado em quase metade dos pacientes nessa série de casos.[24] Quando muito extenso, pode causar manifestações de insuficiência adrenal.[13]

Embora a maior parte dos casos ocorra em pacientes com múltiplas metástases, a adrenal pode, eventualmente, ser o único local afetado (em menos de 1% dos pacientes oncológicos).[7,13] Em pacientes com uma conhecida malignidade, até dois terços dos IA representam metástases.[13] Muito raramente, a metástase adrenal pode ser a manifestação inicial do tumor primário.[13,24]

Feocromocitoma

Os FEO são tumores secretores de catecolaminas que, apesar de raros, implicam elevadas morbidade e mortalidade.[25] Estima-se que sejam encontrados em 1 de cada 500 a 1.000 hipertensos.[19] Aproximadamente 10% dos FEO são diagnosticados como massas adrenais clinicamente inaparentes.[26,27] Em 19 estudos (com 3.100 IA), FEO representaram 1,5 a 23% dos casos (média de 8%).[13] Cerca de 10% deles são bilaterais, e 10 a 13%, malignos.[27]

Os sintomas mais característicos dos FEO estão relacionados com a secreção excessiva de catecolaminas (p. ex., cefaleia, diaforese, palpitações e nervosismo), mas, não raramente, podem estar ausentes. Hipertensão é verificada em cerca de 90% dos pacientes e pode ser mantida ou intermitente.[25-27] Em um estudo multicêntrico italiano,[14] curiosamente, nenhum dos 42 pacientes com FEO e IA tinha sintomas paroxísticos, enquanto quase 50% eram normotensos. Foi também observado que os tumores apresentavam um diâmetro médio de 5 cm (variação de 2,1 a 10 cm), com 73% medindo mais de 4 cm.[14] Na nossa casuística, o tamanho dos FEO variou de 2,5 a 6 cm; dois pacientes eram hipertensos e, quando questionados, relataram sintomas paroxísticos. Os outros dois eram assintomáticos, mas hipertensos.[16] Em uma série de 201 pacientes com FEO comprovado, apenas 10% dos casos tinham a tríade de sintomas típicos (sudorese, cefaleia e palpitações), enquanto 12,5% dos casos acidentalmente encontrados eram normotensos.[26] Portanto, deve ser pesquisado FEO em *qualquer* paciente com IA, exceto naqueles com densidade pré-contraste à TC ≤ 10 unidades de Hounsfield (HU), característica dos adenomas adrenais.[3]

A concomitância de um FEO e um adenoma não funcionante em uma mesma glândula já foi relatada, mas é excepcional.[27]

Mielolipoma

Com prevalência de 0,08 a 0,4% em estudos de necropsia, MLP adrenais são tumores benignos compostos de gordura e tecido hematopoético, em proporções variadas.[13,28-31] A maioria é não funcionante e detectada casualmente. Em geral, os pacientes são assintomáticos; contudo, lesões maiores podem causar dor ou se manifestar com hemorragia retroperitoneal.[13,28,30] MLP têm crescimento lento e comumente não excedem 5 cm; porém, MLP gigantes, com até 20 cm ou mais, já foram relatados.[31] Além disso, eles representam cerca de 13% das massas adrenais > 6 cm.[13] Na série de Mantero et al.,[14] o diâmetro dos MLP variou de 2,5 a 12 cm (média de 5 cm). Um de nossos casos de MLP media 12,5 cm, enquanto os demais tinham menos de 6 cm.[16] MLP adrenais podem vir associados, na mesma glândula, a adenomas não funcionantes ou adenomas secretores de cortisol ou aldosterona.[32]

Outras doenças

Outras possíveis causas de IA são cistos, ganglioneuromas, infecções (sobretudo tuberculose e histoplasmose), hiperplasias adrenais, hematomas e doenças raras, tais como linfoma, angiomiolipoma, schwannoma, carcinoma epitelial maligno, angiossarcoma epitelioide, coriocarcinoma, oncocitoma e neurinoma, entre outras.[13,20,33,34] O linfoma adrenal primário é raro (menos de 100 casos relatados na literatura), mas seu reconhecimento é importante, uma vez que se trata de uma doença potencialmente curável. Em 60% das situações há envolvimento adrenal bilateral.[35] Insuficiência adrenal está presente à ocasião do diagnóstico em dois terços dos pacientes.[35] Hematopoese extramedular constitui uma causa extremamente rara de massa adrenal.[36]

O envolvimento adrenal pela tuberculose é, em geral, bilateral (Figura 35.3).[37] Entretanto, eventualmente, a doença pode manifestar-se como massa adrenal unilateral assintomática ou associada a sintomas de hipocortisolismo.[37-39]

Massas adrenais bilaterais

As causas mais comuns de massas adrenais bilaterais estão discriminadas no Quadro 35.4, representando 10 a 15% dos casos de IA.[18,19] Lesões metastáticas devem ser a primeira hipótese a ser considerada, já que são observadas em até 67% dos IA bilaterais se houver uma neoplasia primária extra-adrenal comprovada.[7,13,19,39,40] Infecções fúngicas ou tuberculose são prováveis diante de outros focos dessas doenças infecciosas, geralmente nos pulmões.[41,42] Contudo, envolvimento isolado das adrenais pode raramente acontecer.[13,41] Tais infecções podem levar à insuficiência adrenal e precisam ser diagnosticadas o mais precocemente possível.[43] Outra causa frequente de massa adrenal bilateral é a hemorragia adrenal bilateral,[44] que deve ser sempre lembrada em pacientes com coagulopatias ou em terapia anticoagulante, especialmente durante períodos de estresse, como no infarto agudo do miocárdio.[13,19] Clinicamente, os pacientes apresentam dor no flanco, náuseas, vômitos, febre e hipotensão.[7,13] O raro linfoma adrenal primário, como mencionado, é bilateral na maioria das vezes.[35] Doenças infiltrativas e MLP são outras possíveis causas de IA bilaterais.[7,8,19,29,44]

Entre as massas bilaterais funcionantes, as principais a serem lembradas são hiperplasia adrenal congênita por deficiência da 21-hidroxilase, hiperplasia adrenal macronodular primária, hiperaldosteronismo primário (forma hiperplásica) e FEO (cerca de 10% são bilaterais).[7,13,19] De modo geral, as três principais causas de IA bilaterais são metástases, hiperplasia adrenal macronodular bilateral primária e adenoma bilateral cortical.

Carcinomas adrenais raramente são bilaterais (em torno de 2 a 10% dos casos).[13,21] Adenomas podem também ser bilaterais, geralmente não funcionantes.[13,44] Ocasionalmente, encontra-se de um lado um adenoma não funcionante e, contralateralmente, um tumor secretor de hormônios (adenoma ou FEO).[40] Adenomas funcionantes bilaterais são excepcionais.[45]

Entre 1.790 pacientes com IA registrados em um único centro endocrinológico polonês, 371 (19,6%) eram bilaterais. Um total de 69 foram tratados por cirurgia, cujos achados histológicos revelaram tumores malignos (metástases [9]; CAC [7]; e linfomas [5]) e benignos (adenomas [24]; hiperplasia nodular [14], MLP [4] e FEO [4]).[46]

Quadro 35.4 Causas mais comuns de massas adrenais bilaterais.

Lesões funcionantes
- Hiperplasia adrenal congênita
- Feocromocitoma
- Síndrome de Conn (forma hiperplásica)
- Adenomas
- Hiperplasia adrenal macronodular primária

Lesões não funcionantes
- Adenomas
- Metástases
- Carcinomas
- Mielolipomas
- Infecções (micoses, tuberculose)
- Linfomas
- Hemorragia
- Amiloidose

Adaptado de Mansmann et al., 2004.[13]

Todos os pacientes com massas adrenais não secretoras bilaterais devem ser avaliados para hipofunção adrenocortical.[2,15,19]

Pseudoincidentalomas adrenais

Raramente, alguns achados de imagem podem simular massas adrenais, como fundo gástrico (Figura 35.4), divertículo gástrico, nódulo hepático regenerativo, cisto broncogênico subdiafragmático e nódulos decorrentes de esplenose após esplenectomia (ver Figura 35.4), entre outros.[7,13,47-50] Da mesma maneira, alguns tumores extra-adrenais podem eventualmente mimetizar massa adrenal, como já descrito para angiomiolipomas do rim, linfomas periadrenais, paragangliomas etc. (Quadro 35.5).[7,13,49-53]

INVESTIGAÇÃO

Diante de um paciente com um IA, a principal preocupação diagnóstica é se a lesão representa um tumor maligno ou uma neoplasia adrenal funcionante, duas situações em que a intervenção cirúrgica em geral se faz necessária. Na distinção entre lesões benignas e malignas, dois aspectos devem ser particularmente considerados: o tamanho da lesão e os achados dos exames de imagem, particularmente TC e ressonância magnética (RM).[2-8]

É muito importante, também, definir se o tumor adrenal é primário ou metastático. IA por metástases são mais comuns em pacientes com uma neoplasia confirmada (prevalência de 32 a 73%) do que naqueles sem diagnóstico prévio de malignidade (até 21%).[5-7,13] No rastreamento de neoplasias extra-adrenais, devem ser feitos: exame cuidadoso das mamas (em mulheres), radiografia do tórax, toque retal e pesquisa de sangue oculto nas fezes. A biopsia

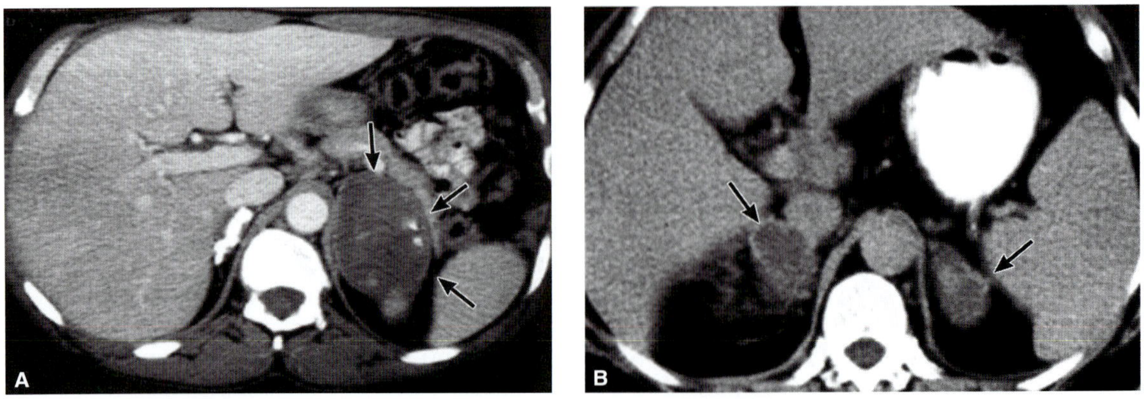

Figura 35.3 Tuberculose adrenal, manifesta como massa adrenal (*setas*) unilateral (**A**) e bilateral (**B**).

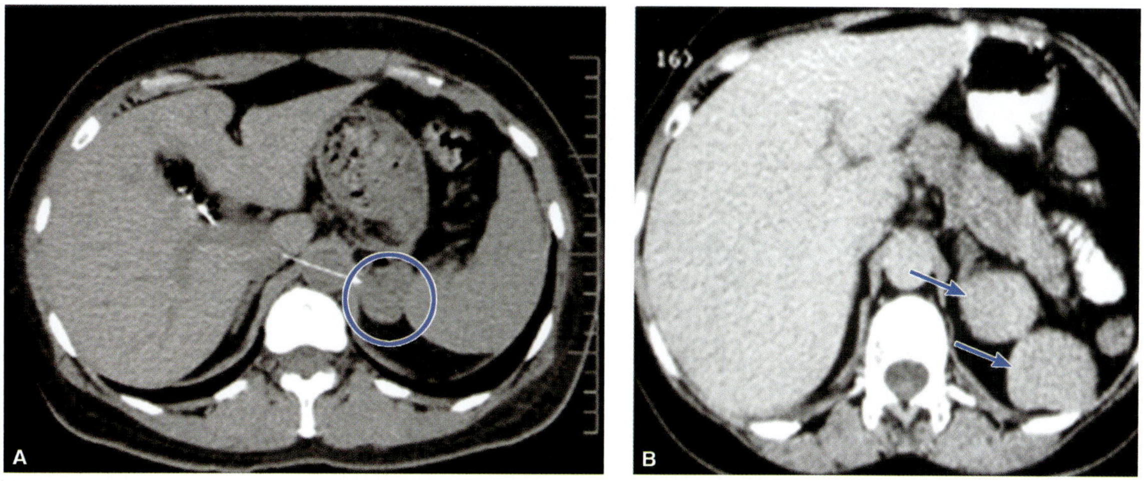

Figura 35.4 Pseudoincidentalomas adrenais. **A.** Fundo gástrico (*círculo*). **B.** Nódulos devido à esplenose em paciente esplenectomizada (*setas*).

Quadro 35.5 Condições ou achados de imagem que podem mimetizar massa adrenal (pseudoincidentalomas adrenais).

Tumores extra-adrenais	Outras condições
▪ Angiomiolipoma do rim ▪ Linfoma periadrenal ▪ Paragangliomas ▪ Teratomas retroperitoneais ▪ Tumor miofibroblástico inflamatório	▪ Fundo gástrico ▪ Divertículo gástrico ▪ Nódulo hepático regenerativo ▪ Cisto broncogênico subdiafragmático ▪ Esplenose

Adaptado de Kloos et al., 1995;[8] McCarthy et al., 2016;[49] Taffel et al., 2012;[50] Mayo-Smith et al., 2001.[52]

adrenal percutânea pode ser útil na distinção entre lesões malignas primárias ou secundárias, mas raramente se faz necessária.[7,13]

Para determinar se uma lesão é funcionante ou não, é preciso fazer uma avaliação endócrina dos pacientes – detalhada mais adiante, em "Avaliação endócrina" –, cuja extensão ainda é motivo de controvérsia, variando de um serviço para outro.

Distinção entre lesões benignas e malignas

Tamanho dos incidentalomas

Em um estudo, entre 12.000 necropsias, foram detectados apenas três adenomas com mais de 6 cm (tamanho máximo de 10,5 cm).[13] Em contrapartida, o carcinoma adrenocortical adrenal (CAC) foi raro em lesões adrenais com menos de 5 a 6 cm.[4,15] De acordo com resultados de séries cirúrgicas, o CAC representa 2% de todos os tumores com diâmetro menor ou igual a 4 cm, 6% daqueles com 4,1 a 6 cm e 25% das lesões > 6 cm (causa mais comum) (Figura 35.5).[13] Entretanto, casos de CAC com diâmetro de 1,2 a 3,5 cm já foram relatados na literatura.[23] Os adenomas compreendem 65% das massas adrenais ≤ 4 cm e 18% daquelas > 6 cm.[13] CAC < 5 cm é mais frequente em crianças.[13,21]

Em um estudo italiano multicêntrico,[14] o ponto de corte de 4 cm apresentou a maior sensibilidade (93%) na distinção entre CAC e lesões benignas. Nesse estudo, houve alguma superposição entre o tamanho dos diferentes tipos de tumores, mas os carcinomas foram as lesões maiores (até 25 cm, com média de 7,5 cm). O diâmetro médio dos adenomas foi de 3,5 cm (variação de 1 a 15 cm) (Quadro 35.6).[14] Metástases adrenais, em geral, têm tamanho intermediário entre adenomas e carcinomas.[3,5] No estudo italiano, mediram entre 3,5 e 12 cm (média de 6,4 cm).[14]

Existe, portanto, uma considerável superposição no tamanho de lesões benignas e malignas adrenais. Assim, mais importante que as dimensões do IA são suas características nos exames de imagem, comentadas a seguir.[2,4,7,8,18]

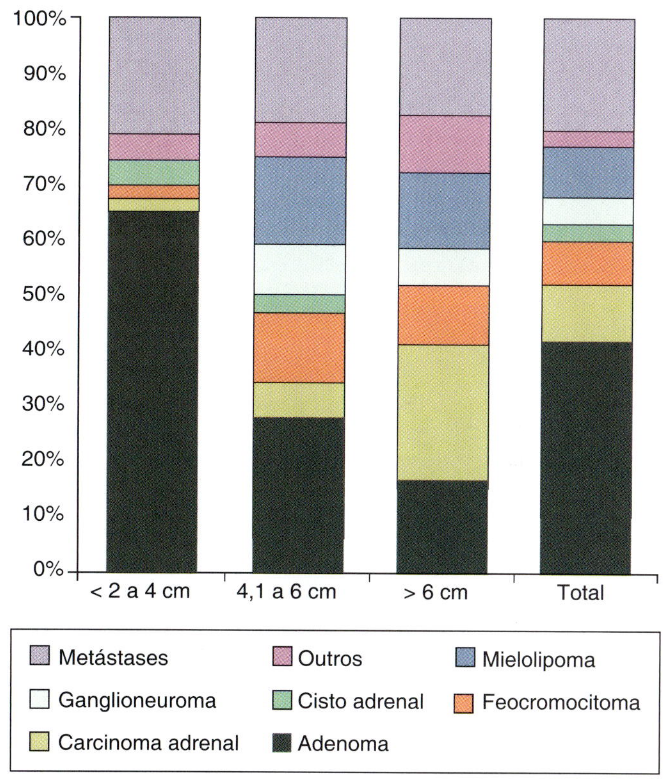

Figura 35.5 Distribuição do diagnóstico dos incidentalomas adrenais de acordo com o tamanho da lesão. (Adaptada de Mansmann et al., 2004.[13])

Achados dos exames de imagem

Tomografia computadorizada

Em 97 a 99% dos pacientes, a TC torna possível a visualização de ambas as glândulas adrenais, cujo formato normal é o de um Y invertido (Figura 35.6).[3,5] Continua sendo o método de imagem mais empregado para o estudo das adrenais, devido a sua elevada acurácia na avaliação de localização, tamanho, forma e densidade da massa. A TC fornece, entretanto, limitada informação sobre a etiologia do IA. Considera-se que o MLP seja a única lesão que apresenta uma imagem patognomônica (gordura em seu interior) (Figura 35.7). *Cistos* adrenais apresentam-se também com imagem muito característica (Figura 35.8).[13,17,30,49,51]

Quadro 35.6 Relação entre o aspecto histológico e o tamanho da lesão em 380 casos de incidentalomas adrenais submetidos à cirurgia.

Histologia	Número de casos (%)	Diâmetro médio em cm (variação)
Adenoma	198 (52,0)	3,5 (1,0 a 15,0)
Carcinoma	47 (12,3)	7,5 (2,6 a 25,0)
Feocromocitoma	42 (11,0)	5,0 (2,1 a 10)
Mielolipoma	30 (7,90)	5,0 (2,5 a 12)
Cisto	20 (5,26)	4,5 (2,8 a 18)
Ganglioneuroma	15 (3,94)	5,0 (2,6 a 11,5)
Lesões metastáticas	7 (1,84)	6,4 (3,5 a 12)
Outros	21 (5,52)	4,2 (1,7 a 11)

Adaptado de Mantero et al., 2000.[14]

Adenomas

Adenomas comumente apresentam-se como lesões pequenas (geralmente < 3 cm), ovais ou arredondadas, com contornos bem delimitados e densidade homogênea que não se altera – ou o faz minimamente – após a injeção do contraste radiológico.

Devido a sua habitual grande quantidade intracelular de lipídios, adenomas tipicamente se apresentam com baixo valor de atenuação na TC sem contraste (geralmente menos de 10 HU).[4,13,17,49] No entanto, até 30% dos adenomas têm baixo teor de lipídios e podem ser indistinguíveis de outras lesões não adenomatosas, tanto na TC sem contraste quanto na RM (ver adiante).[4,13,17,49]

Embora IA > 4 cm e, sobretudo, > 6 cm tenham maior risco de ser malignos,[4,7,13] seis estudos (n = 730) mostraram que uma densidade ≤ 10 HU na TC sem contraste teve a melhor acurácia (sensibilidade de 96 a 100% e especificidade de 50 a 100%) na diferenciação entre massas adrenais benignas e malignas.[15]

Outra característica marcante dos adenomas é um clareamento (*washout*) do contraste intravenoso na TC mais rápido do que o observado com outras lesões adrenais (Figura 35.9; Quadros 35.7 e 35.8).[2,7,13,18] Assim, foi relatado que, para o diagnóstico dos adenomas, um clareamento absoluto (CAbs) do contraste > 60% dentro de 10 a 15 minutos após sua administração intravenosa apresentou 86 a 100% de sensibilidade e 83 a 92% de especificidade.[42] Os números correspondentes para um clareamento relativo > 40% foram de 82 a 97% e 92 a 100%, respectivamente.[18] Em contrapartida, o clareamento do contraste é mais lento em metástases, FEO e carcinoma.[49-52] Contudo, CAbs > 60% pode raramente ser observado em pacientes com metástases de tumor primário muito vascularizado, FEO ou CAC.[18,50,53] Na nossa série, todos os pacientes com adenomas pobres apresentaram CAbs > 60% após 15 minutos (Figura 35.10).Já em casos de metástases, carcinoma adrenal e FEO, a CAbs foi invariavelmente < 50%.[16] Em contrapartida, um estudo recente evidenciou que o melhor parâmetro na distinção entre adenomas e lesões malignas foi um clareamento relativo do contraste > 58%.[54]

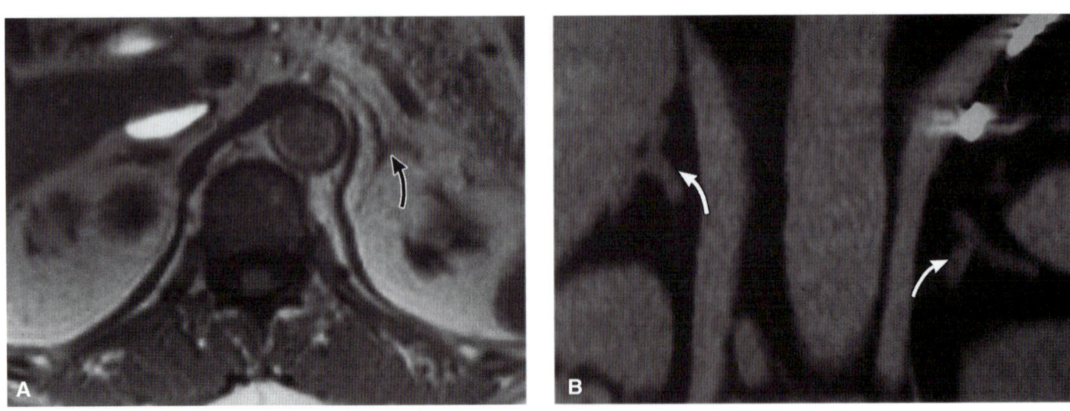

Figura 35.6 Aparência normal das adrenais (em Y invertido) à ressonância magnética (**A**) e à tomografia computadorizada (**B**) (*setas*).

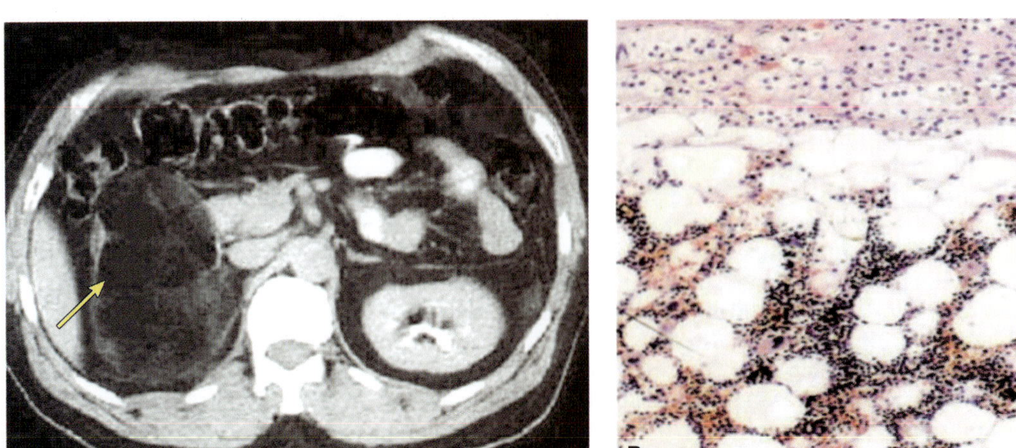

Figura 35.7 Mielolipoma volumoso na adrenal direita (**A**), com 11 × 5 cm (*seta*). Trata-se de um tumor benigno composto de gordura e tecido hematopoético em proporções variáveis (**B**).

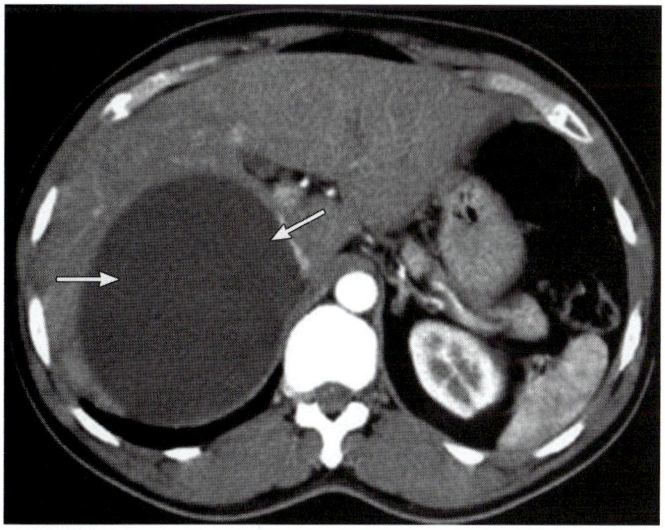

Figura 35.8 Volumoso cisto (11,6 × 10,7 cm) na adrenal direita (*setas*).

Carcinomas

Os CAC têm como aparência mais característica uma lesão ≥ 6 cm, com contornos irregulares e densidade não homogênea, que tende a se intensificar na imagem pós-contraste (Figuras 35.11 e 35.12).[18,53] Entretanto, muitas vezes os carcinomas < 6 cm são homogêneos e podem assemelhar-se aos adenomas. Calcificações e áreas de necrose são comuns.[4,18] Ademais, CAC tipicamente se mostram com densidade > 25 a 30 HU na TC sem contraste e lento clareamento do contraste.[49-53]

Metástases

Frequentemente bilaterais, metástases se apresentam à TC com forma arredondada ou oval, margens mal definidas e tamanho bastante variável, geralmente entre 4 e 6 cm.[18,50] Lesões maiores podem ter áreas císticas irregulares, resultantes de hemorragia ou necrose. Calcificação é rara. Os valores de atenuação sem contraste são mais altos nas metástases do que nos adenomas (ainda que possa haver superposição com adenomas pobres em lipídios). Contudo, em pacientes com uma conhecida neoplasia maligna, valores < 10 HU podem ser observados em até 7% dos casos.[1,18,51,52] Embora tipicamente as metástases exibam um clareamento absoluto do contraste < 60%, um comportamento similar ao dos adenomas pode ocasionalmente ser visto em casos de metástases originárias do carcinoma de células renais ou do carcinoma hepatocelular.[18]

Feocromocitomas

A TC tem sensibilidade de 93 a 100% na detecção dos FEO. Geralmente, eles aparecem como massa arredondada ou oval, com densidade similar à do fígado na imagem sem contraste. Lesões maiores podem ter um componente cístico devido a necrose central ou hemorragia. Raramente, FEO são puramente císticos. Calcificações são observadas em cerca de 10% dos casos. Aproximadamente um terço dos FEO tem um aspecto inespecífico que se superpõe ao do carcinoma.[49-53]

Os FEO costumam ser chamados por alguns radiologistas de *tumores-camaleão* devido à heterogeneidade e à variabilidade de sua aparência à TC e à RM,[50] podendo inclusive mimetizar adenomas.[18,52,53]

Mielolipomas

O diagnóstico do MLP é obtido pela demonstração de gordura dentro de massa adrenal e pode ser facilmente exequível com TC ou RM.[18,30,51,52] A massa tipicamente tem uma atenuação variável de –30 a –120 HU. A presença de hemorragia pode, contudo, dificultar o diagnóstico.[13,49]

Ressonância magnética

A RM pouco acrescenta às informações fornecidas pela TC (com exceção dos FEO), mas tem eficácia similar na distinção entre lesões benignas e malignas, mais bem avaliadas pela técnica do deslocamento ou desvio químico (*chemical shift*).[52,53] Esta última, que se baseia no princípio das diferentes taxas de frequência de ressonância dos prótons na gordura e na água, tem sido mais usada para diferenciar lesões benignas das malignas.[51,52] Assim, pacientes com adenomas ricos em lipídios apresentam queda do sinal nas imagens fora de fase em comparação ao fígado ou, de preferência, ao baço (para evitar confundimento com esteatose hepática), o que comumente não ocorre com outros tumores (sensibilidade de 84 a 100% e especificidade de 92 a 100%) (Figura 35.13; ver Quadro 35.7).[4,18,49-52] Perda do sinal raramente

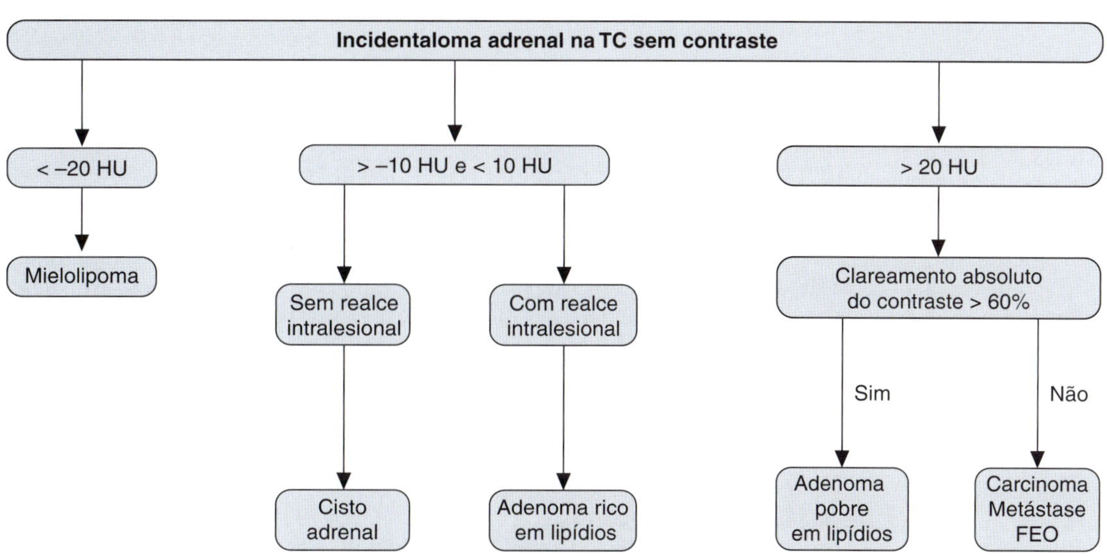

Figura 35.9 Estratégia diagnóstica de acordo com os achados da tomografia computadorizada (TC): densidade pré-contraste e clareamento do contraste. FEO: feocromocitoma.

Quadro 35.7 Características de imagem dos incidentalomas adrenais.

Variável	Adenoma	Carcinoma	Feocromocitoma	Metástase
Tamanho	Pequeno (em geral, diâmetro ≤ 3 cm)	Grande (em geral, diâmetro > 4 cm)	Grande (em geral, diâmetro > 3 cm)	Variável (frequentemente < 3 cm)
Forma	Redondo ou oval, com margens bem definidas	Irregular, com margens mal definidas	Redondo ou oval, com margens bem definidas	Oval ou irregular, com margens mal definidas
Textura	Homogênea	Heterogênea, com densidades mistas	Heterogênea, com áreas císticas	Heterogênea, com densidades mistas
Lateralidade	Em geral, solitário, unilateral	Em geral, solitário, unilateral	Em geral, solitário, unilateral	Frequentemente bilateral
Atenuação (densidade) na TC sem contraste	≤ 10 HU	> 10 HU (em geral > 25 HU)	> 10 HU (em geral > 25 HU)	> 10 HU (em geral > 25 HU)
Vascularidade na TC com contraste	Pouco vascularizado	Em geral, vascularizado	Em geral, vascularizado	Em geral, vascularizado
Clareamento do contraste na TC após 10 a 15 min	Absoluto ≥ 60% Relativo ≥ 40%	Absoluto < 60% Relativo < 40%	Absoluto < 60% Relativo < 40%	Absoluto < 60% Relativo < 40%
Aspecto mais característico à RM	Isointenso em relação ao fígado na imagem em T2; com perda de sinal na imagem fora de fase	Hiperintenso em relação ao fígado na imagem em T2; sem perda de sinal na imagem fora de fase	Intensamente hiperintenso em relação ao fígado na imagem em T2; sem perda de sinal na imagem fora de fase	Hiperintenso em relação ao fígado na imagem em T2; sem perda de sinal na imagem fora de fase
Necrose e/ou calcificações	Raras	Comuns	Comuns	Ocasionais
Taxa de crescimento	Em geral, estável com o tempo ou muito lenta (< 1 cm/ano)	Em geral, rápida (> 2 cm/ano)	Em geral, lenta (0,5 a 1 cm/ano)	Variável (lenta a rápida)
Avidez pela FDG na PET	Raramente (< 5% dos casos)	Sim	Ocasional	Sim

FDG: fluorodesoxiglicose; HU: unidades de Hounsfield; PET: tomografia por emissão de pósitrons; RM: ressonância magnética; TC: tomografia computadorizada. (Adaptado de Sherlock et al., 2020;[1] Ioachimescu et al., 2015.[18])

Quadro 35.8 Características dos incidentalomas adrenais à tomografia computadorizada (TC) e à ressonância magnética (RM).

Tipo de incidentaloma	Tamanho usual	Valor de atenuação na TC sem contraste	Clareamento absoluto do contraste na TC após 15 min	Aspecto na RM (imagem fora de fase)	Taxa de crescimento
Adenomas ricos em lipídios	< 3 cm	≤ 10 HU	> 60%	Perda de sinal	Tamanho geralmente estável
Adenomas pobres em lipídios	< 3 cm	> 10 HU	> 60%	Sem perda de sinal	Tamanho geralmente estável
Feocromocitomas	Variável	> 10 HU	< 60%	Sem perda de sinal	Crescimento lento
Carcinomas	> 5 cm	> 10 HU	< 60%	Sem perda de sinal	Crescimento geralmente significativo
Metástases	Variável	> 10 HU	< 60%	Sem perda de sinal	Crescimento geralmente significativo

HU: unidades de Hounsfield. (Adaptado de Chatzellis e Kaltsas, 2019;[6] McDermott et al., 2015.[53])

pode ser em casos de FEO e CAC, bem como metástases de carcinoma renal de células claras e carcinoma hepatocelular.[18]

Os tumores adrenais costumam comportar-se diferentemente nas imagens em T1 e T2 à RM. Assim, nas imagens em T2, geralmente, adenomas permanecem isointensos em relação ao fígado, enquanto carcinomas, metástases e, principalmente, FEO se revelam hiperintensos (aspecto de "lâmpada brilhante") (Figura 35.14).[18,53] Na verdade, cerca de dois terços dos FEO cursam com sinal intermediário a alto, enquanto os demais podem até apresentar-se com sinal de baixa intensidade.[53]

Cintilografia

No passado, utilizou-se a cintilografia com ^{75}Se-selenometil-19-norcolesterol (NP-59) na distinção de lesões adrenais benignas ou malignas (sensibilidade de 71 a 100% e especificidade de 50 a 100%) e para avaliar a autonomia funcional das massas adrenais.[5,6,50-53]

A cintilografia com os radiofármacos ^{131}I-metil-iodobenzil-guanidina (MIBG) e ^{123}I-MIBG é utilizada na investigação do FEO, com sensibilidade de 77 a 90% e 83 a 100%, respectivamente, e especificidade de 95 a 100% (Figura 35.15).[13,50-53] Resultados falso-positivos foram relatados com adenomas e carcinomas adrenais,[7,13,51] bem como com angiomiolipomas.[7,13] Exames falso-negativos podem ser causados pela não adesão às instruções para interromper medicações que interfiram com a captação do MIBG (p. ex., antidepressivos tricíclicos, simpaticomiméticos, labetalol etc.), bem como devido a necrose ou desdiferenciação tumoral.[7,13,51] O exame com ^{111}In-pentetreotida (OctreoScan®) é menos sensível, mas é capaz de, eventualmente, visualizar tumores não detectados pelo ^{123}I-MIBG.[7,13,50] A fusão das imagens da cintilografia com MIBG (marcado com ^{131}I ou ^{123}I) e da TC por emissão de fóton único (SPECT-CT) pode ter acurácia superior à imagem plana da cintilografia, particularmente na detecção de metástases.[7,13,50]

Tomografia por emissão de pósitrons

O uso da PET com ^{18}F-fluordesoxiglicose (^{18}F-FDG) acoplada à TC (^{18}F-FDG PET/CT) está prioritariamente indicado nos

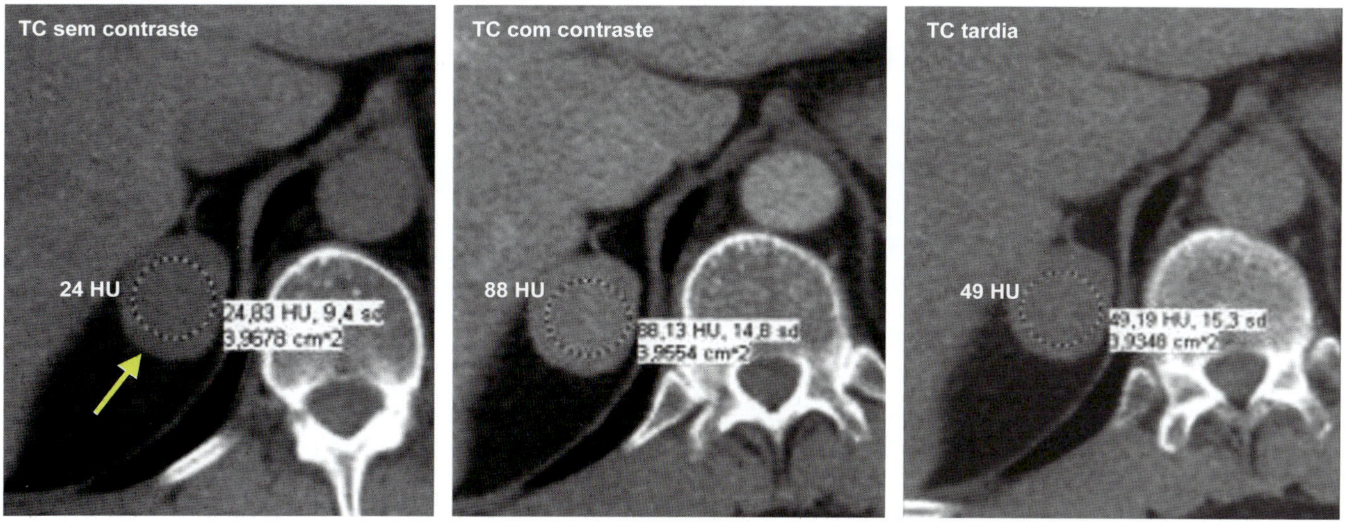

$$\textbf{Clareamento absoluto} = \frac{\text{TC com contraste (HU)* – TC tardia** (HU)}}{\text{TC com contraste (HU)* – TC sem contraste (HU)}} \times 100\% = \frac{88 - 49}{88 - 24} = 62\%$$

$$\textbf{Clareamento relativo} = \frac{\text{TC com contraste (HU)* – TC tardia** (HU)}}{\text{TC sem contraste (HU)}} \times 100\% = \frac{88 - 49}{88} = 44\%$$

Figura 35.10 Adenoma pobre em lipídios de 2,5 cm, com densidade pré-contraste de 24 HU (*seta*). O clareamento absoluto de 62% e o relativo de 44% confirmaram tratar-se de um adenoma. *Imagem obtida 60 a 90 segundos após a injeção do contraste. **Imagem obtida 15 minutos após a injeção do contraste.

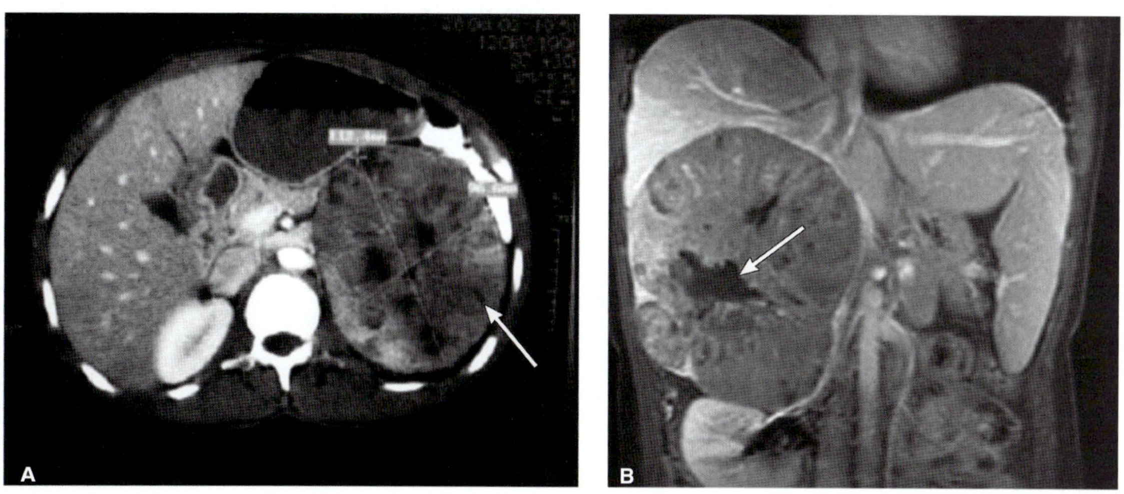

Figura 35.11 Carcinomas adrenais, evidenciados como volumosas lesões heterogêneas (*setas*), com áreas de necrose à tomografia computadorizada (**A**) e à ressonância magnética (**B**).

casos em que a distinção entre IA benignos e malignos não for possível com TC e RM.[50,52] Essa diferenciação pode ser particularmente útil entre adenomas pobres em lipídios e pequenas metástases.[49-51] Nesse exame, os tumores malignos metabolicamente ativos retêm ^{18}F-FDG dentro das células, enquanto a maioria das lesões benignas não o faz (Figura 35.16).[50] Em recente metanálise de 29 estudos envolvendo 2.421 pacientes, a PET/CT se mostrou com alta precisão diagnóstica para caracterização de massas adrenais, com sensibilidade e especificidade de 91%.[55] Resultados falso-positivos (taxa de até 5%) podem ocorrer em casos de adenomas funcionantes, cistos endoteliais, FEO não metastáticos e lesões inflamatórias ou infecciosas (p. ex., tuberculose).[2,49,55] Achados falso-negativos são vistos em lesões adrenais com necrose ou hemorragia, tumores pequenos (< 10 mm), nódulos metastáticos ou metástases de carcinomas não ávidos pela ^{18}F-FDG.[48-50,54]

Quando a cintilografia com MIBG for negativa, a ^{18}F-FDG PET/CT pode detectar o tumor, com sensibilidade de 58 a 77% para FEO benignos e 83 a 88% para os malignos.[56] Existem também traçadores específicos para PET/CT, como ^{18}F-fluorodopamina, ^{18}F-fluorodi-hidroxifenilalanina (^{18}F-DOPA) ou ^{11}C-hidroxifedrina que podem ser testados quando disponíveis.[2,50,56] A PET com ^{18}F-DOPA é uma ferramenta promissora na detecção do FEO, particularmente no caso de tumores metastáticos (sensibilidade de até 97%).[56] De modo geral, sua acurácia é similar à da cintilografia com

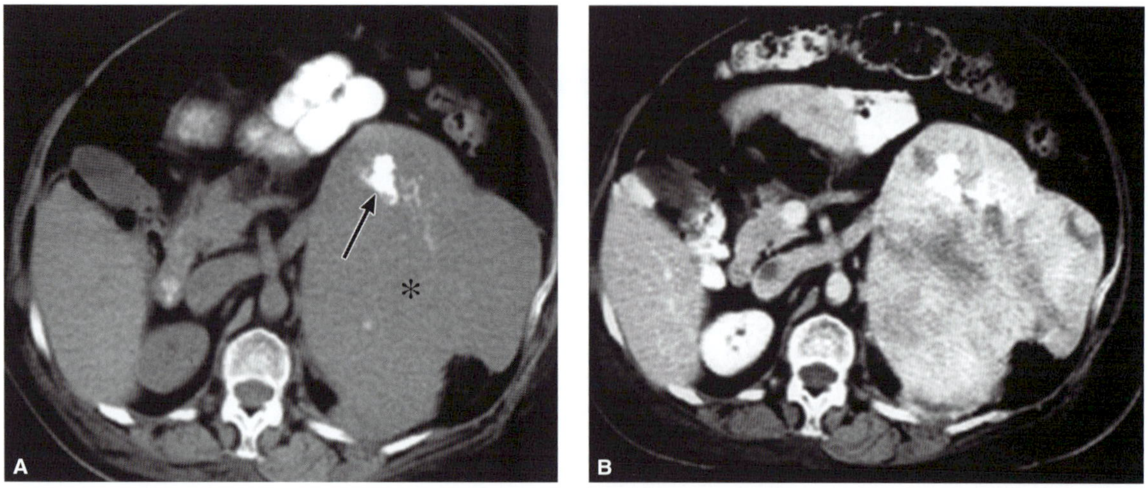

Figura 35.12 Carcinoma adrenal não funcionante à esquerda. **A.** Tomografia computadorizada pré-contraste, apresentando massa heterogênea de 12,2 cm (*asterisco*), com calcificações (*seta*). **B.** Realce moderado da massa após o contraste.

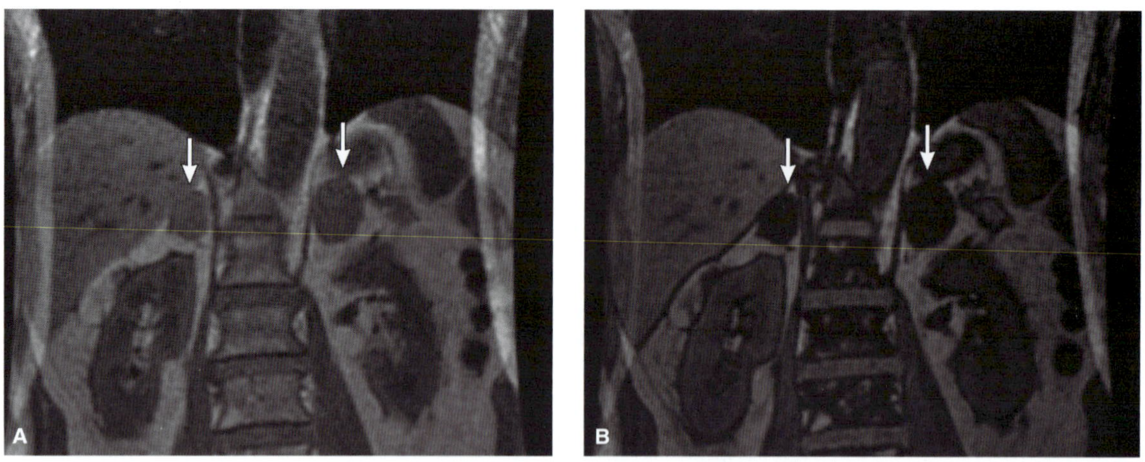

Figura 35.13 Ressonância magnética com imagens coronais T1 GRE em fase (**A**) e fora de fase (**B**) que demonstram lesão adrenal bilateral (*setas*). A queda de sinal na sequência fora de fase possibilita o diagnóstico de adenoma rico em gordura microscópica.

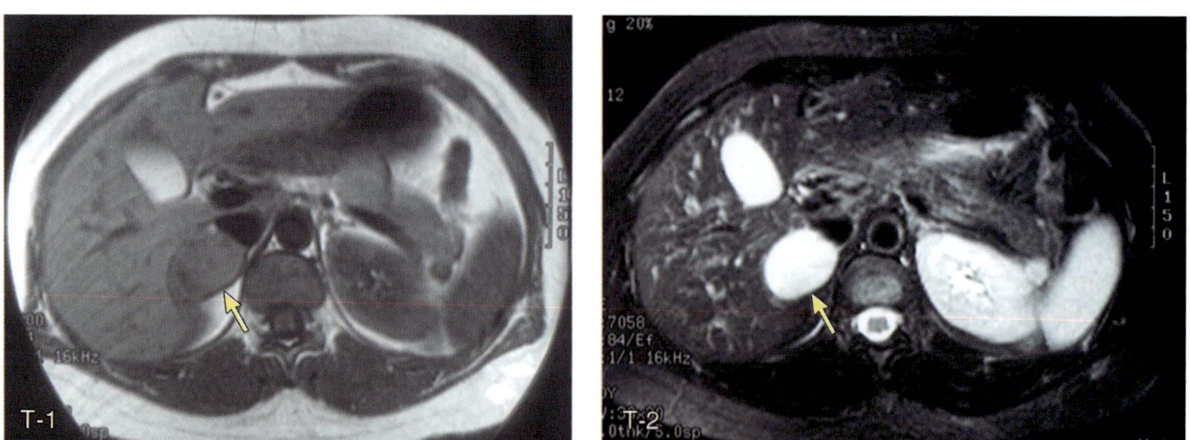

Figura 35.14 Ressonância magnética mostrando feocromocitoma (3 cm) na adrenal direita (*setas*), com o hipersinal característico em T2.

MIBG para os FEO benignos.[56] Ultimamente, o desempenho diagnóstico da imagem do receptor da somatostatina aumentou com o desenvolvimento de análogos somatostatínicos marcados com gálio-68. Assim, sensibilidade de até 100% tem sido relatada com o ^{68}Ga-DOTATOC-PET/CT na detecção dos FEO.[56] Adicionalmente, a PET/CT usando como traçador o ^{11}C-metomidato pode ser utilizada na distinção entre lesões adrenocorticais (adenoma, hiperplasia e CAC) e outros tipos de tumores (FEO, mielolipoma, metástases etc.) com sensibilidade de 89% e especificidade de 96%.[56] Alguns autores têm também sugerido sua utilização como alternativa ao cateterismo de veias adrenais na localização do aldosteronoma.[1,2,56]

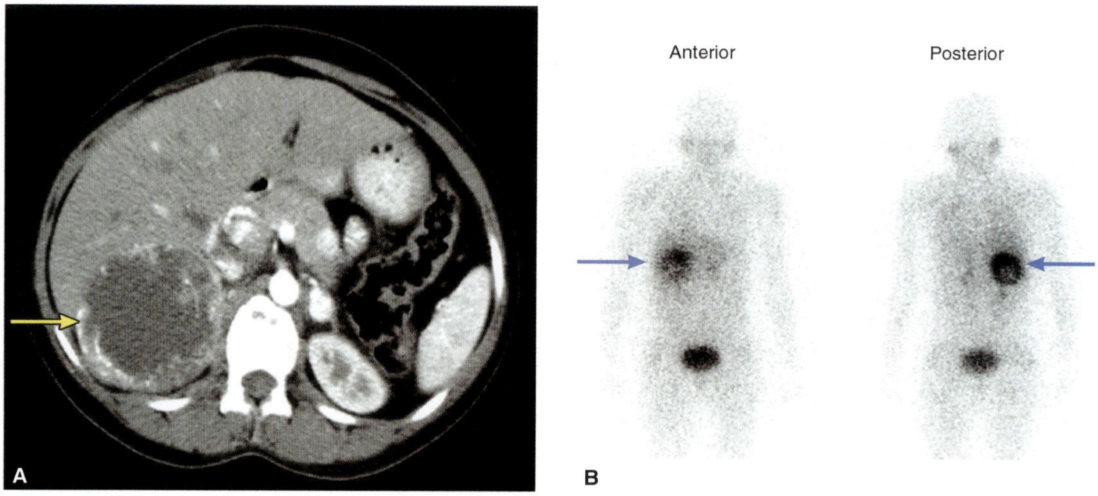

Figura 35.15 Feocromocitoma (7,5 cm) na adrenal direita à ressonância magnética (**A**) e à cintilografia com ^{131}I-MIBG (**B**) (*setas*).

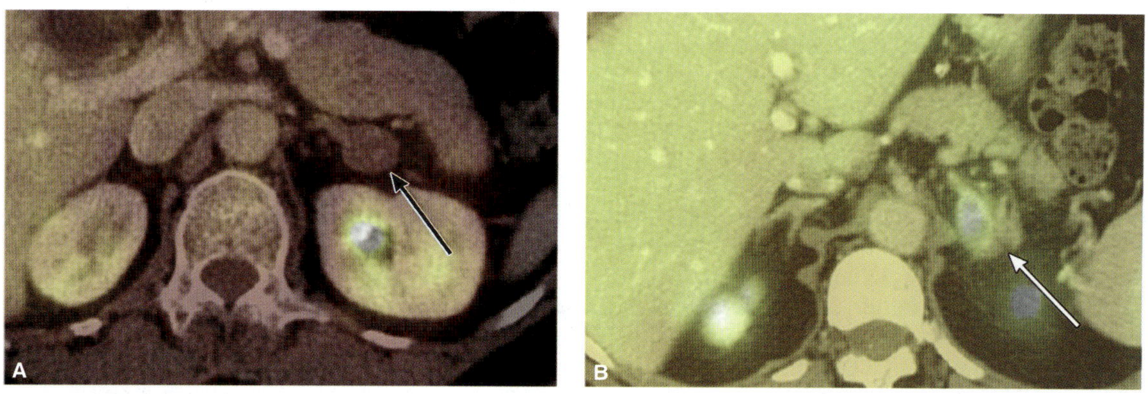

Figura 35.16 ^{18}F-FDG-PET/CT adrenal. **A.** Mulher com carcinoma de cólon e lesão adrenal com densidade < 10 HU na tomografia computadorizada sem contraste e não ávida pelo FDG (adenoma; *seta preta*). **B.** Lesão ávida pelo FDG na adrenal esquerda em mulher de 64 anos, com carcinoma pulmonar, consistente com metástase (*seta branca*).

Achados da biopsia percutânea

A biopsia de aspiração percutânea com agulha fina (BAAF), guiada por ultrassonografia (US) ou TC, é raramente indicada.[2,15] Tem como indicação maior os casos cujos aspectos fenotípicos de imagem sugiram infecção ou metástase.[57,58] Sua principal limitação é não conseguir diferenciar um adenoma de um carcinoma adrenal primário.[5,7,13] Estudos têm relatado sensibilidade de 81 a 96% e especificidade de 99 a 100% na identificação de massas malignas. Entretanto, 6 a 50% das biopsias foram relatadas como inconclusivas.[13,57,58] A BAAF pode também evidenciar o acometimento das adrenais por linfomas e infecções.[59,60]

As complicações da BAAF guiada por imagem são raras, com frequência de 2,8% em um série de 277 biopsias.[57] No entanto, elas são potencialmente graves e envolvem dor abdominal, pneumotórax (a mais comum), hemotórax, hematoma adrenal, duodenal, hepático ou renal, hematúria, formação de abscesso adrenal, peritonite, pancreatite e disseminação tumoral ao longo do percurso da agulha.[2,4,13] É importante notar que, antes da realização da BAAF, deve-se descartar a existência de um FEO; caso contrário, pode-se induzir uma crise hipertensiva potencialmente letal, em função da liberação de catecolaminas pelo tumor.[4,13,57,58]

Outras considerações

Outro exame que eventualmente pode ser útil na distinção entre lesões adrenais benignas e malignas é a dosagem do sulfato de deidroepiandrosterona (DHEA-S). Níveis elevados desse hormônio são observados em cerca de 30% dos carcinomas e em menos de 5% dos adenomas. Em contrapartida, diminuição da sua concentração sérica ocorre em até 65% dos pacientes com adenomas adrenais e em até 50% daqueles com carcinomas.[7,13,15] Na série de Mantero et al.,[14] a sensibilidade e a especificidade da elevação do DHEA-S como marcador do carcinoma adrenocortical foram de 17 e 93%, respectivamente.

Avaliação endócrina

Há basicamente quatro tipos de massas adrenais secretórias ou funcionantes: adenomas ou carcinomas adrenais secretores de cortisol, FEO, aldosteronomas e lesões secretoras de androgênios.[2,5]

Tumores secretores de cortisol

Esses tumores secretam pequenas quantidades de cortisol, as quais muitas vezes não são suficientes para elevar a excreção do cortisol livre urinário (UFC), mas são capazes de causar alguma supressão do eixo hipotalâmico-hipofisário.[3,61] Caracteristicamente, não há manifestações cushingoides; por isso, essa condição tem sido denominada *hipercortisolismo subclínico* (HCSC)[61-63] ou, mais recentemente, *secreção autônoma de cortisol* (SAC).[2] Raramente ela é vista em pacientes com carcinoma adrenal.[1-3]

Em diversas séries, HCSC (SAC) foi relatado em 5 a 30% dos pacientes com IA, utilizando-se distintos critérios diagnósticos.[2,13,16] Em estudo multicêntrico italiano,[15] eles representaram 61,3% das lesões funcionantes e 9,2% do total de casos (Quadro 35.9). Da mesma maneira, metanálise de 13 estudos evidenciou SAC em 5,3% de 2.005 pacientes com IA.[3]

História natural

O percentual de pacientes com SAC que evolui para a síndrome de Cushing clássica é incerto, mas estima-se que seja < 0,5 a 1%.[61-63] Isso fica bem sugerido pela prevalência significativamente maior de SAC (0,028%) em comparação à da síndrome de Cushing por tumor adrenal (1,4 por milhão).[13]

Manifestações clínicas

Dependendo da quantidade de cortisol secretada pelo tumor, o espectro clínico da SAC varia de um ritmo diurno de cortisol discretamente diminuído à completa atrofia da glândula contralateral.[13,15] Embora os pacientes com SAC não tenham os estigmas clássicos do hipercortisolismo, eles apresentam, em comparação à população geral, maior prevalência de complicações metabólicas (principalmente diabetes melito tipo 2, hipertensão arterial, obesidade central e dislipidemia), anormalidades nos parâmetros de coagulação, doenças cardiovasculares, osteoporose e fraturas vertebrais.[61-64] Foi igualmente relatado aumento no risco de mortalidade em casos de SAC quando comparados a pacientes com IA por adenoma não funcionante.[61] Entre os 45 pacientes com SAC de nossa série, nenhum exibia características cushingoides, mas 55,5% tinham sobrepeso ou obesidade, 37,8% eram hipertensos, enquanto 31,1% apresentavam glicemia de jejum alterada, e 24,4%, diabetes melito tipo 2.[16]

Diagnóstico

Não existe ainda consenso sobre a melhor maneira de investigar a SAC, nem sobre os seus critérios.[1-3,61] O teste de rastreamento mais recomendado é o teste de supressão noturna com 1 mg de dexametasona (1 mg-DST), em que se administra 1 mg de dexametasona às 23 horas e se dosa o cortisol sérico (CS) na manhã seguinte às 8h.[61-63] Os critérios para resposta anormal do CS no 1 mg-DST em diversos estudos têm variado de 1,8 a 5,0 μg/dℓ.[61-63] Tem sido proposto que níveis de CS ≤ 1,8 μg/dℓ (50 mmol/ℓ) praticamente excluem secreção autônoma de cortisol, com sensibilidade > 95%, mas especificidade de 62 a 80%.[15,61] No entanto, recentemente foi mostrado que o HSCS pode ser intermitente ou cíclico.[65] Em contrapartida, valores > 5 μg/dℓ (138 mmol/ℓ) tornariam o seu diagnóstico altamente provável (especificidade > 95%).[61-63] Na diretriz da European Society of Endocrinology (ESE) de 2016, valores > 5 μg/dℓ foram considerados diagnósticos, enquanto casos com níveis entre 1,9 e 5 μg/dℓ são rotulados como possível SAC (Quadro 35.10).[2] Já o consenso europeu de 2023 utilizou a denominação "secreção autônoma de cortisol leve" diante de valores ≥ 1,9 mg/dℓ (ver Quadro 35.10).[3]

Quadro 35.9 Frequência relativa de lesões funcionantes entre 1.004 casos de incidentalomas adrenais.

Tipo	Nº de casos/nº de incidentalomas funcionantes (IF) (%)	Nº de casos de IF/ total de casos (%)
Adenoma secretor de cortisol	92/150 (61,3)	92/1.004 (9,2)
Feocromocitoma	42/150 (28,0)	42/1.004 (4,2)
Aldosteronoma	16/150 (10,7)	16/1.004 (1,6)

Adaptado de Mantero et al., 2000.[14]

Quadro 35.10 Diagnóstico do hipercortisolismo subclínico ou secreção autônoma de cortisol (SAC).

Valor do cortisol sérico (CS) no 1 mg-DST	Diagnóstico
Diretrizes da ESE (2016)[2]	
CS ≤ 1,8 μg/dℓ	Excluída SAC
CS entre 1,9 e 5 μg/dℓ	Possível SAC
CS > 5 μg/dℓ	Evidência de SAC
Diretrizes da ESE (2023)[3]	
CS ≤ 1,8 mg/dℓ	Excluída SAC
CS entre ≥ 1,9 μg/dℓ	SAC leve

ESE: European Society of Endocrinology. (Adaptado de Fassnacht et al., 2016;[2] Fassnacht et al., 2023.[3])

Considerando a possibilidade de resultados falso-positivos no 1 mg-DST (p. ex., obesidade, hiperestrogenismo, estados de pseudo-Cushing etc.), diante da suspeita de SAC, exames adicionais para o diagnóstico devem ser solicitados, como as dosagens de hormônio adrenocorticotrófico (ACTH) plasmático (entre 8 e 9 horas), do UFC em amostra de 24 horas e do cortisol salivar no final da noite (CSFN), entre 23 horas e meia-noite.[61-64] O ideal é que haja pelo menos dois testes alterados para se confirmar o diagnóstico. Sulfato de DHEA baixo é outro potencial achado na SAC.[61]

A elevação do UFC e do CSFN costuma ser um achado mais tardio, quando é maior a secreção tumoral de cortisol.[2,15,61] Na maioria dos estudos, níveis elevados de UFC foram relatados em menos de 25% dos casos.[63] Melhor desempenho pode, contudo, ser obtido quando o UFC é dosado por cromatografia líquida acoplada à espectrometria de massas (LC-MS/MS). De fato, na série de Ceccato et al.,[66] o ponto de corte de 170 nmol/24 horas (61,5 μg/24 horas) propiciou sensibilidade de 98% e especificidade de 91% para SAC. Nesse estudo, o 1 mg-DST teve sensibilidade de 100%, mas especificidade de apenas 62%.[66] Tais achados sugerem ser válida a combinação dos dois testes quando se emprega a LC-MS/MS para dosar o UFC.

Na maioria dos estudos, a elevação de CSFN esteve ausente ou foi detectada em menos de 25% dos casos de HCSC.[1,15,61,67] Melhor desempenho tem sido relatado com a LC-MS/MS. Palmieri et al.[68] relataram sensibilidade de 31,3% e especificidade de 83,3%. Em recente estudo brasileiro, a sensibilidade do CSFN foi de 33%, elevando-se para 66% nos pacientes com CS > 5 μg/dℓ no 1 mg-DST.[69] Nos diversos estudos, supressão do ACTH foi relatada em 41 a 79% casos.[63] Ela também parece ser mais frequente nas situações com CS > 5 μg/dℓ no 1 mg-DST.[61]

Feocromocitoma

De acordo com o consenso europeu de 2023, FEO deve ser pesquisado em todo paciente cujo IA tenha valor de atenuação (densidade) > 10 HU na TC sem contraste,[3] crise hipertensiva potencialmente letal pela indução anestésica e/ou pela manipulação tumoral durante a cirurgia.[2-5]

O teste inicial de rastreamento para FEO costuma ser a dosagem das metanefrinas plasmáticas ou urinárias (em amostra de 24 horas), cuja acurácia é maior do que a das catecolaminas e outros metabólitos.[2-5,70] A dosagem das metanefrinas plasmáticas é mais indicada por ser mais simples e ter elevada sensibilidade (95 a 100%).[2,4,70] Em geral, resultados normais nesses testes em pacientes assintomáticos tornam desnecessária outra investigação.[15] Entretanto, é preciso estar atento ao fato de que o FEO pode ser, às vezes, bioquimicamente silenciosos, o que não elimina seu potencial de letalidade.[25] Diante de resultados equivocados ou não conclusivos, pode-se realizar cintilografia com ^{123}I-MIBG, bem como dosar as catecolaminas urinárias ou a cromogranina A (ver Capítulo 36, *Paragangliomas e Feocromocitoma: Diagnóstico e Tratamento*).[15,70]

Adenomas produtores de aldosterona

Também chamados de aldosteronomas, os adenomas produtores de aldosterona (APA) têm como manifestação mais característica hipertensão arterial sistêmica (HAS) associada à hipocalemia.[71-74] Entretanto, o hiperaldosteronismo primário (HAP) normocalêmico é comum (20 a 50% dos casos).[71]

Entre 1.004 IA, foram detectados apenas 16 APA (1,6% dos casos).[15] Todos os pacientes tinham HAS, e 60%, hipocalemia. Em outras séries com menos pacientes, a prevalência de APA em IA foi de até 3,8%.[2,13] Casos excepcionais de HAP hipocalêmico sem HAS já foram relatados.[15] Assim, diante de massa adrenal, APA devem ser pesquisados apenas se houver HAS e/ou hipocalemia.[1-5] A investigação inicial consiste em dosar a aldosterona plasmática (AP) e a atividade plasmática de renina (APR) ou a renina plasmática.[71-74] Caso a relação AP (em ng/dℓ)/APR (em ng/mℓ/hora) (RAR) seja < 27, a possibilidade de um APA praticamente fica excluída.[72] Outros autores utilizam pontos de corte entre 20 e 30 para valorizar a RAR como anormal.[71,73] Um valor > 50 é *quase* patognomônico do HAP.[73,74] Em nossa experiência, os menores valores da RAR vistos em casos de APA foram sempre > 40, atingindo valores > 1.000 em alguns casos (variação de 42,4 a 1.180).[16] Resultados similares foram relatados por Kater e Biglieri.[72]

Lesões secretoras de androgênios e hiperplasia adrenal congênita

Na hiperplasia adrenal congênita por deficiência da 21-hidroxilase, é bastante comum o achado de massas adrenais, uni ou bilaterais, presumivelmente por excessiva estimulação crônica das adrenais pelo ACTH.[15,75] Em um estudo, essas massas foram observadas em 82% dos homozigotos e em 45% dos heterozigotos.[76] O tamanho dos nódulos na hiperplasia adrenal congênita geralmente é < 1 cm, mas pode exceder 5 cm.[76]

A forma não clássica da deficiência da 21-hidroxilase pode ser diagnosticada pela detecção de valores plasmáticos da 17-hidroxiprogesterona exageradamente elevados (p. ex., > 1.000 ng/dℓ) 60 minutos após a administração intravenosa de 0,25 mg de ACTH sintético.[77]

Adenomas adrenais secretores de hormônios sexuais são bastante raros. Também infrequentes são carcinomas secretores de androgênios. Entretanto, os pacientes geralmente têm manifestações de virilização, o que torna improvável que esses tumores se apresentem como IA. Assim, a dosagem de rotina de testosterona e estradiol não está recomendada nos pacientes com IA.[2,13]

INDICAÇÃO DE CIRURGIA

Indica-se sempre adrenalectomia aos pacientes com FEO e aldosteronomas, de preferência por via laparoscópica (ou retroperitonioscópica) em tumores com até 6 cm em seu maior diâmetro e sem evidência de invasão local. Na demais situações, a via aberta é a mais indicada.[1-3] No que se refere ao HCSC (SAC), ainda não há dados de estudos prospectivos de alta qualidade que possibilitem uma conduta de consenso.[1,13,61] Em alguns estudos, mas não em todos, melhora das comorbidades metabólicas (obesidade, hipertensão, diabetes melito e dislipidemia) e aumento da densidade mineral óssea foram relatados em até dois terços dos pacientes.[13,61-63,78] Em outros, muitos se beneficiaram da cirurgia, com piora no grupo não operado.[78] No entanto, melhora foi também relatada em pacientes com IA sem SAC, o que levanta dúvida sobre uma possível relação de causa e efeito.[2,61]

Para casos de SAC leve, recomenda-se considerar cirurgia, dependendo da extensão e da intensidade das comorbidades. Nesse contexto, nossa conduta tem sido: (1) sempre considerar cirurgia nos pacientes com menos de 50 anos com SAC e comorbidades; (2) conduta conservadora naqueles com idade acima de 70 anos; (3) individualizar a conduta, a depender da extensão e da intensidade das comorbidades nos pacientes com idade intermediária (entre 50 e 70 anos).

É importante ter em mente que, como mencionado, uma crise addisoniana pode ocorrer após a cirurgia em pacientes com SAC, devido à supressão da glândula contralateral. Por isso, é recomendável a administração de glicocorticoides no pós-operatório desses pacientes.[15,63-65]

Quanto às massas adrenais não funcionantes, ressecção cirúrgica também está indicada para aqueles com características sugestivas de carcinoma adrenal.[1-3] O mesmo se aplica às metástases adrenais cuja ressecção possa contribuir favoravelmente para o prognóstico dos pacientes ou quando a metástase estiver confinada à glândula adrenal.[1,4] Historicamente, a cirurgia está potencialmente indicada para os tumores não funcionantes > 4 cm, mesmo se tiverem aspecto benigno na TC ou RM.[1,2] Essa recomendação se baseia nos achados do estudo multicêntrico italiano, em que 90% dos carcinomas mediam mais de 4 cm.[14] Já as diretrizes de 2023 da ESE não recomendam cirurgia para massas adrenais homogêneas com densidade ≤ 10 HU na TC sem contraste (achado típico dos adenomas), independentemente de seu tamanho.[3] Ainda segundo essas diretrizes, se a massa adrenal não funcionante for ≥ 4 cm e heterogênea, ou tiver densidade sem contraste > 20 HU, há um risco relevante de ser maligna. Nessa situação, pode-se avaliar o caso com uma equipe multidisciplinar; porém, na maioria das vezes, a cirurgia imediata será o manejo de escolha.[3]

Mielolipomas > 7 cm são igualmente candidatos à cirurgia, em função do maior risco para hemorragia tumoral. A cirurgia também deve ser considerada para os pacientes cuja massa adrenal cresça mais de 20% com aumento absoluto de pelo menos 5 mm no maior diâmetro tumoral durante o seguimento clínico (Quadro 35.11).[1-3,13,15]

HISTÓRIA NATURAL

A história natural dos IA não submetidos à cirurgia ainda não está plenamente estabelecida.[79,80] A típica taxa de crescimento do FEO benigno é de, aproximadamente, 0,5 a 1 cm por ano,

Quadro 35.11 Critérios para indicação cirúrgica em incidentalomas adrenais.

Incidentalomas não funcionantes
- Tumor com características sugestivas de carcinoma adrenal*
- Metástases adrenais**
- Crescimento significativo*** do tumor durante o seguimento
- Mielolipomas > 7 cm

Incidentalomas funcionantes
- Feocromocitomas
- Aldosteronomas
- Secreção autônoma de cortisol (sobretudo, em pacientes < 50 anos com comorbidades)

*Tumor heterogêneo > 4 cm com densidade pré-contraste > 10 HU e clareamento absoluto do contraste < 50%. **Caso a ressecção da metástase melhore o prognóstico do paciente ou a metástase esteja confinada à glândula adrenal. ***Mais de 20% com aumento absoluto de pelo menos 5 mm no maior diâmetro tumoral durante o seguimento clínico. (Adaptado de Fassnacht et al., 2023;[3] Mansmann et al., 2004;[13] Terzolo et al., 2011.[15])

enquanto carcinomas adrenocorticais comumente crescem acima de 2 cm por ano.[13] Nos casos de HCSC, normalização espontânea da função adrenal pode ocasionalmente acontecer, ao passo que progressão para a síndrome de Cushing é rara, sendo estimada em menos de 0,3 a 0,8%.[1-3] É muito raro o surgimento de hipersecreção de catecolaminas ou de hiperaldosteronismo primário durante o seguimento a longo prazo.[1-5]

Em estudo retrospectivo italiano, foram avaliados 206 pacientes com IA seguidos por 5 anos ou mais.[81] Cinco deles (2,4%) desenvolveram outro adenoma na glândula adrenal contralateral. Aumento do tamanho da massa ≥ 1 cm foi observado em 8,3%, enquanto um aumento > 2,5 cm foi observado em 2,4%.[81] HCSC desenvolveu-se em 3,8% dos pacientes com adenoma < 2,4 cm e em 14,3% daqueles com tumor ≥ 2,4 cm. O risco de eventos cardiovasculares foi maior nos pacientes que apresentaram HCSC.[81]

Recentemente, foram publicados os resultados de metanálise de 32 estudos, incluindo 4.121 pacientes com IA por adenomas não funcionantes e HCSC seguidos por um período médio de até 50,2 meses.[82] Aumento tumoral clinicamente significativo (≥ 10 mm) ocorreu em 2,5% dos pacientes, e nenhum desenvolveu câncer adrenal. Excesso hormonal clinicamente evidente ocorreu em menos de 0,1%, enquanto apenas 4,3% dos pacientes com adenoma não funcionante desenvolveram HCSC, cuja resolução espontânea se mostrou excepcional (< 0,1% dos casos). Hipertensão, obesidade, dislipidemia e diabetes melito tipo 2 foram altamente prevalentes (60, 42, 33,7 e 18,1% dos pacientes, respectivamente) e tiveram maior probabilidade de desenvolver ou piorar no HCSC do que nos casos de adenoma não funcionante. Novos eventos cardiovasculares foram mais prevalentes no HCSC (15,5%) do que no adenoma não funcionante (6,4%). A mortalidade encontrada foi de 11,2%, sendo semelhante nos dois grupos.[82]

SEGUIMENTO DOS PACIENTES NÃO OPERADOS

Não existe consenso sobre a melhor maneira de seguimento dos IA não submetidos à cirurgia, e diversos protocolos têm sido propostos nas últimas duas décadas.[2,15,83,84] O consenso da Sociedade Francesa de Endocrinologistas Clínicos (2008) recomendou repetir a TC após 6 meses, 2 anos e 5 anos, com rastreio de HCSC (após 6 meses, 2 anos e 5 anos) e de FEO (após 6 meses). As diretrizes da American Association of Clinical Endocrinologists e da American Association of Endocrine Surgeons (AACE/AAES), publicadas em 2009, sugeriam reavaliação por imagem após 3 a 6 meses e depois anualmente por 1 a 2 anos. A avaliação hormonal deve ser feita ao diagnóstico e, subsequentemente, anualmente por 3 a 5 anos, sobretudo nos tumores > 2,5 a 3 cm. O consenso da Sociedade Italiana de Endocrinologia recomendou repetir a TC após 3 a 6 meses, sem necessidade de imagens adicionais em pacientes com tumores pequenos (< 2 cm).[15] Reavaliação hormonal (dosagem do CS no 1 mg-DST) apenas seria indicada em caso de desenvolvimento de sinais clínicos de excesso hormonal ou piora do estado metabólico e do perfil de risco cardiovascular, apesar do tratamento medicamentoso adequado.[15] Em 2016,[2] foram publicadas as diretrizes da European Society of Endocrinology (ESE), que preconizam não haver necessidade de nova avaliação por imagem em casos de IA < 4 cm com características claramente benignas (p. ex., densidade sem contraste ≤ 10 HU).[2] Alguns *experts* disseram serem necessários novos estudos prospectivos para confirmar a segurança dessa estratégia, em particular em pacientes mais jovens.[80] Em 2023, foram publicadas novas diretrizes da ESE, cujas principais recomendações foram: (1) para massa adrenal benigna (aparência homogênea com densidade ≤ 10 HU), nenhuma imagem adicional é obrigatória, independentemente do tamanho; (2) diante de massa adrenal homogênea não funcionante < 4 cm e densidade sem contraste entre 11 e 20 HU, deve-se realizar outro exame de imagem de imediato (p. ex., FDG-PT/TC) ou repetir TC ou RM após 12 meses; (3) nos casos de adenomas não funcionantes não operados, a reavaliação hormonal de rotina não está indicada, exceto se surgirem novos sinais clínicos de atividade endócrina ou agravamento de comorbidades.[3]

CONDUTA NO HC-UFPE

No Serviço de Endocrinologia do Hospital das Clínicas da Universidade Federal de Pernambuco (HC-UFPE), em Recife, o protocolo atual no manejo dos IA inclui encaminhar à cirurgia: (1) pacientes com FEO ou aldosteronoma; (2) pacientes com menos de 50 anos com HCSC e comorbidades; (3) tumores não funcionantes > 4 cm sem etiologia definida, mesmo que apresentem características benignas na TC sem contraste; (4) tumores não funcionantes com características sugestivas de carcinoma (tamanho > 4 cm, densidade sem contraste > 20 HU e clareamento absoluto do contraste < 60%); (5) aparentes adenomas que cresçam mais de 1 cm durante o seguimento clínico; (6) mielolipomas com sintomas compressivos ou maior diâmetro > 7 cm; (7) cistos adrenais com sintomas compressivos.

Nos casos de aparentes adenomas não funcionantes não submetidos à cirurgia, costuma-se repetir a dosagem do cortisol pós-supressão com 1 mg de dexametasona dentro de 6 meses, visto que o HCSC pode ser cíclico ou intermitente. Doravante, rastreio hormonal adicional somente será realizado se surgirem novos sinais clínicos de atividade endócrina ou agravamento de comorbidades (p. ex., hipertensão e diabetes melito tipo 2). A repetição dos exames de imagem (TC sem contraste ou RM) é particularmente indicada em pacientes com IA com características indeterminadas: tamanho < 4 cm, densidade entre 11 e 20 HU e clareamento absoluto < 60%. Pode ser realizada a cada 12 meses durante 2 a 3 anos.

Nas Figuras 35.17 e 35.18, está resumida a conduta adotada em nosso Serviço para os IA, no que se refere à investigação diagnóstica, à abordagem terapêutica e ao acompanhamento de IA não ressecados.

Resumo

A aplicação generalizada de procedimentos de imagem abdominais com maiores resolução e sensibilidade tem resultado, nas últimas três décadas, em aumento da frequência de massas adrenais clinicamente silenciosas. Incidentaloma adrenal (IA) é o termo aplicado à massa adrenal descoberta acidentalmente durante exames de imagem para investigação de distúrbios não relacionados com patologias adrenais. Diante da detecção de um IA, o principal dilema é determinar se a lesão é maligna (carcinoma corticoadrenal ou metástase) ou funcionante (adenomas secretores de cortisol ou aldosterona, ou um feocromocitoma [FEO]), situações em que a adrenalectomia se impõe. No entanto, em cerca de 70 a 80% dos casos, os IA são causados por adenomas adrenais não funcionantes. As características da lesão à tomografia computadorizada ou à ressonância magnética são bastante úteis na diferenciação entre IA benignos e malignos. Diversos protocolos têm sido propostos para a investigação hormonal, mas a avaliação inicial mais indicada consiste na dosagem do cortisol sérico após teste de supressão noturna com 1 mg de dexametasona (para o rastreio do hipercortisolismo subclínico ou secreção autônoma de cortisol) e das metanefrinas plasmáticas (para o FEO). A investigação para aldosteronomas está apenas indicada no caso de hipertensão e/ou hipocalemia, mediante a determinação da aldosterona plasmática e da atividade plasmática de renina.

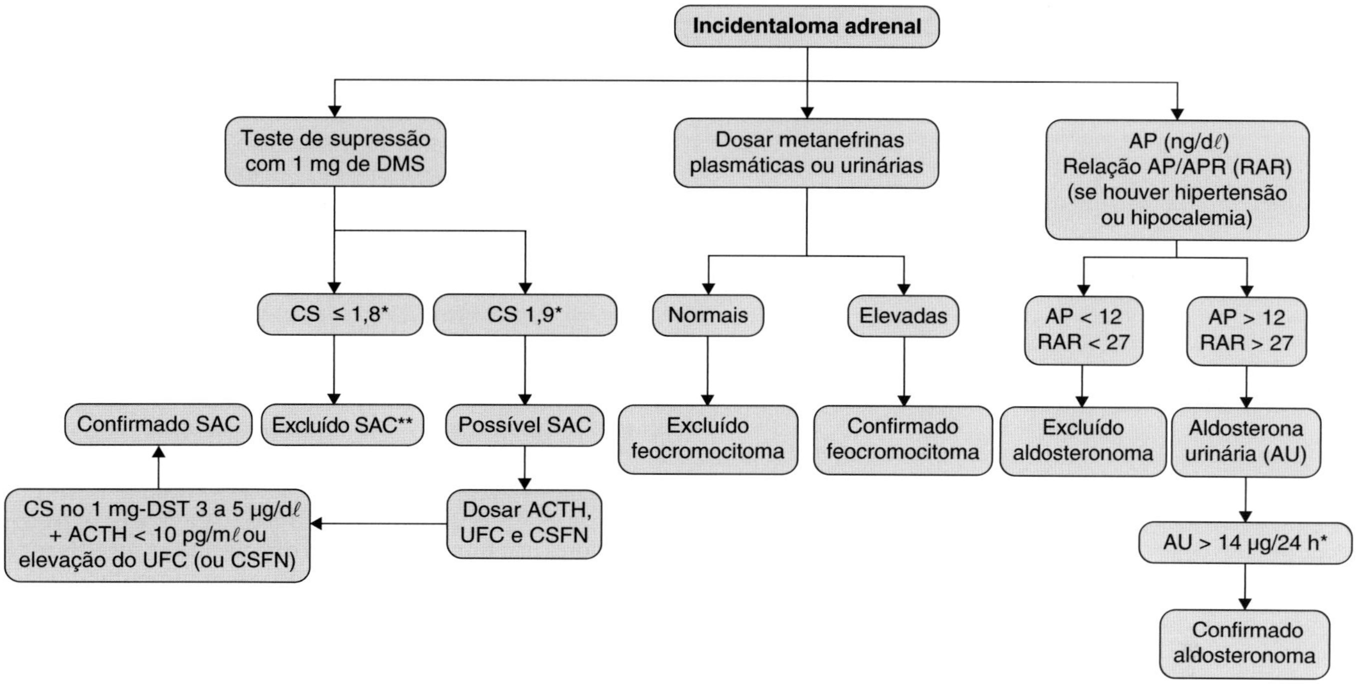

Figura 35.17 Fluxograma para avaliação hormonal de pacientes com incidentaloma adrenal. *Em mcg/dℓ. **Atentar-se à possibilidade de HCSC cíclico ou intermitente. ***Após 3 dias sem restrição de sódio na dieta. 1 mg-DST: teste de supressão com 1 mg de dexametasona; AP: aldosterona plasmática (ng/dℓ); APR: atividade plasmática de renina; CSFN: cortisol salivar no final da noite; HCSC: hipercortisolismo subclínico; SAC: secreção autônoma de cortisol; UFC: cortisol livre urinário.

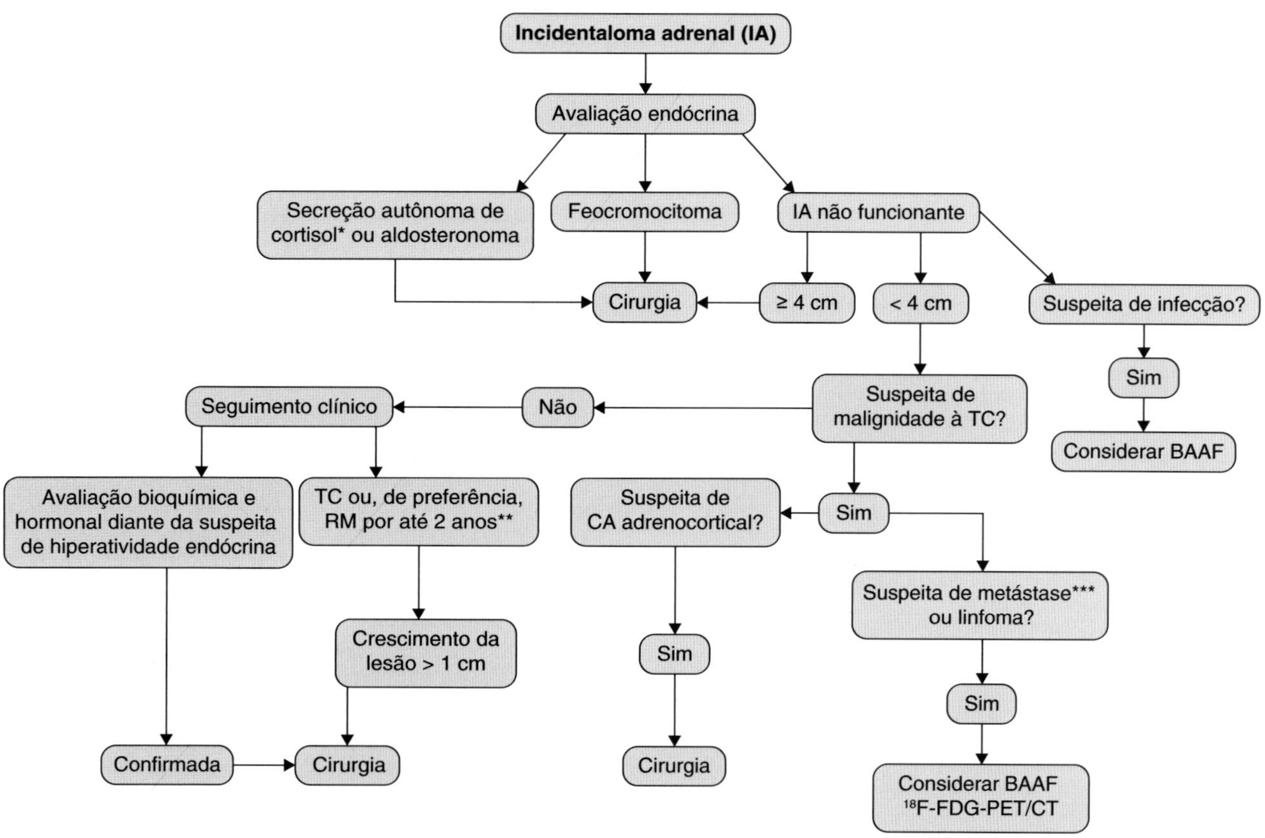

Figura 35.18 Fluxograma para o manejo do incidentaloma adrenal. *Particularmente em indivíduos < 50 anos em casos de SAC. **Em pacientes com achados de imagem indeterminados: tamanho < 4 cm, densidade sem contraste entre 11 e 20 HU e clareamento absoluto do contraste < 60% após 10 a 15 minutos. ***Diante da suspeita de metástase, apenas considerar BAAF se a eventual confirmação do diagnóstico for modificar a evolução ou o prognóstico da neoplasia primária após a adrenalectomia. BAAF: biopsia de aspiração percutânea com agulha fina; CA: carcinoma; ^{18}F-FDG-PET/CT: tomografia por emissão de pósitrons com ^{18}F-fluordesoxiglicose acoplada à tomografia computadorizada; RM: ressonância magnética; SAC: secreção autônoma de cortisol; TC: tomografia computadorizada.

REFERÊNCIAS BIBLIOGRÁFICAS

1. Sherlock M, Scarsbrook A, Abbas A et al. Adrenal incidentaloma. Endocr Rev. 2020; 41:775-820.
2. Fassnacht M, Arlt W, Bancos I et al. Management of adrenal incidentalomas: European Society of Endocrinology Clinical Practice Guideline in collaboration with the European Network for the Study of Adrenal Tumors. Eur J Endocrinol. 2016; 175:G1-G34.
3. Fassnacht M, Tsagarakis S, Terzolo M et al. European Society of Endocrinology clinical practice guidelines on the management of adrenal incidentalomas, in collaboration with the European Network for the Study of Adrenal Tumors. Eur J Endocrinol. 2023; 189:G1-G42.
4. Vaidya A, Hamrahian A, Bancos I et al. The evaluation of incidentally discovered adrenal masses. Endocr Pract. 2019; 25(2):178-92.
5. Morelli V, Palmieri S. Adrenal incidentaloma: differential diagnosis and management strategies. Minerva Endocrinol. 2019; 44:4-18.
6. Chatzellis E, Kaltsas G. Adrenal incidentalomas. In: Feingold KR, Anawalt B, Blackman MR et al. (ed.). Endotext [Internet]. South Dartmouth (MA): MDText.com, Inc.; 2000-2019 Nov.
7. Young WF Jr. Clinical practice. The incidentally discovered adrenal mass. N Engl J Med. 2007; 356:601-10.
8. Kloos RT, Gross MD, Francis IR et al. Incidentally discovered adrenal masses. Endocr Rev. 1995; 16:460-84.
9. Herrera MF, Grant CS, van Heerden JA, Sheedy PF, Ilstrup DM. Incidentally discovered adrenal tumors: an institutional perspective. Surgery. 1991; 110:1014-21.
10. Hammarstedt L, Muth A, Wangberg B et al. Adrenal lesion frequency: a prospective, cross-sectional CT study in a defined region, including systematic re-evaluation. Acta Radiol. 2010; 51:1149-56.
11. Grossman A, Koren R, Tirosh A, et al. Prevalence and clinical characteristics of adrenal incidentalomas in potential kidney donors. Endocr Res. 2016; 41:98-102.
12. Reimondo G, Castellano E, Grosso M et al. Adrenal incidentalomas are tied to increased risk of diabetes: findings from a prospective study. J Clin Endocrinol Metab. 2020 Jan 4 [Online ahead of print]
13. Mansmann G, Lau J, Balk E et al. The clinically inapparent adrenal mass: update in diagnosis and management. Endocr Rev. 2004; 25:309-40.
14. Mantero F, Terzolo M, Arnaldi G et al. A survey on adrenal incidentaloma in Italy. Study Group on Adrenal Tumors of the Italian Society of Endocrinology. J Clin Endocrinol Metab. 2000; 85:637-44.
15. Terzolo M, Stigliano A, Chiodini I et al. AME position statement on adrenal incidentaloma. Eur J Endocrinol. 2011; 164:851-70.
16. Vilar L, Vilar CF, Albuquerque LV et al. Adrenal incidentalomas: etiologic and diagnostic features in a cohort of 200 patients. Arch Endocrinol Metab. 2024 [Submitted].
17. Vilar L, Freitas MC, Canadas V et al. Adrenal incidentalomas: diagnostic evaluation and long-term follow-up. Endocr Pract. 2008; 14:269-78.
18. Ioachimescu AG, Remer EM, Hamrahian AH. Adrenal incidentalomas: a disease of modern technology offering opportunities for improved patient care. Endocrinol Metab Clin North Am. 2015; 44:335-54.
19. Bourdeau I, El Ghorayeb N, Gagnon N, Lacroix A. Management of endocrine disease: differential diagnosis, investigation and therapy of bilateral adrenal incidentalomas. Eur J Endocrinol. 2018; 179:R57-R67.
20. Cawood TJ, Hunt PJ, O'Shea D et al. Recommended evaluation of adrenal incidentalomas is costly, has high false-positive rates and confers a risk of fatal cancer that is similar to the risk of the adrenal lesion becoming malignant; time for a rethink? Eur J Endocrinol. 2009; 161:513-27.
21. Stratakis CA, Chrousos GP. Adrenal cancer. Endocrinol Metab Clin. 2000; 29:15-25.
22. Vilar L, Machado R, Gusmão A et al. Carcinoma adrenal: relato de 8 casos. Arq Brasil Endocrinol Metab. 2004; 48(Supl. 2):S470.
23. Barzon L, Fallo F, Sonino N et al. Adrenocortical carcinoma: experience in 45 patients. Oncology. 1997; 54:490-6.
24. Sancho JJ, Triponez F, Montet X et al. Surgical management of adrenal metastases. Langenbecks Arch Surg. 2012; 397:179-94.
25. Bravo EL, Tagle R. Pheochromocytoma: state-of-the-art and future prospects. Endocr Rev. 2003; 24:539-53.
26. Kopetschke R, Slisko M, Kilisli A et al. Frequent incidental discovery of phaeochromocytoma: data from a German cohort of 201 phaeochromocytoma. Eur J Endocrinol. 2009; 161:355-61.
27. Neumann HPH, Young WF Jr. Pheochromocytoma and paraganglioma. N Engl J Med. 2019; 381:552-65.
28. Hwang WR, Ma WY, Tso AL et al. Pheochromocytoma and adrenocortical adenoma in the same gland. J Chin Med Assoc. 2007; 70:289-93.
29. Wagnerova H, Lazurova I, Bober J et al. Adrenal myelolipoma. 6 cases and a review of the literature. Neoplasma. 2004; 51:300-5.
30. Kenney PJ, Wagner BJ, Rao P et al. Myelolipoma: CT and pathologic features. Radiology. 1998; 208:87-95.
31. Akamatsu H, Koseki M, Nakaba H et al. Giant adrenal myelolipoma: report of a case. Surg Today. 2004; 34:283-5.
32. Hisamatsu H, Sakai H, Tsuda S et al. Combined adrenal adenoma and myelolipoma in a patient with Cushing's syndrome: case report and review of the literature. Int J Urol. 2004; 11:416-8.
33. Bellantone R, Ferrante A, Raffaelli M et al. Adrenal cystic lesions: report of 12 surgically treated cases and review of the literature. J Endocrinol Invest. 1998; 21:109-14.
34. Wenig BM, Abbondanzo SL, Heffess CS. Epithelioid angiosarcoma of the adrenal glands. A clinicopathologic study of nine cases with a discussion of the implications of finding "epithelial-specific" markers. Am J Surg Pathol. 1994; 18:62-73.
35. Singh D, Kumar L, Sharma A et al. Adrenal involvement in non-Hodgkin's lymphoma: four cases and review of literature. Leuk Lymphoma. 2004; 45:789-94.
36. Calhoun SK, Murphy RC, Shariati N et al. Extramedullary hematopoiesis in a child with hereditary spherocytosis: an uncommon cause of an adrenal mass. Pediatr Radiol. 2001; 31:879-81.
37. Yilmaz T, Sever A, Gur S et al. CT findings of abdominal tuberculosis in 12 patients. Comput Med Imaging Graph. 2002; 26:321-5.
38. Sarf I, el Mejjad A, Badre L et al. A rare form of adrenal tuberculosis presenting as an asymptomatic adrenal mass. Prog Urol. 2003; 13:128-30.
39. Serter R, Koc G, Demirbas B et al. Acute adrenal crisis together with unilateral adrenal mass caused by isolated tuberculosis of adrenal gland. Endocr Pract. 2003; 9:157-61.
40. Alshahrani MA, Bin Saeedan M, Alkhunaizan T et al. Bilateral adrenal abnormalities: imaging review of different entities. Abdom Radiol (NY). 2019; 44:154-79.
41. Bouknani N, Bentaleb D, Belgadir H. Tuberculose surrénalienne bilatérale: à propos d'un cas. Pan Afr Med J. 2018; 29:212.
42. Rosa Júnior M, Baldon IV, Amorim AFC et al. Imaging paracoccidioidomycosis: A pictorial review from head to toe. Eur J Radiol. 2018; 103:147-162.
43. Silva RC, Castro M, Kater CE et al. Insuficiência adrenal primária no adulto: 150 anos depois de Addison. Arq Brasil Endocrinol Metab. 2004; 48:724-38.
44. Zhang Y, Li H, Xiao J et al. Bilateral adrenal tumors from different histology: case report and literature review. Cell Biochem Biophys. 2015; 71:425-9.
45. Hirose A, Okada Y, Fukushima A et al. A rare case of primary aldosteronism caused by bilateral functioning adrenocortical adenomas with renal cell carcinoma. J UOEH. 2005; 27:315-23.
46. Kasperlik-Załuska AA, Słowińska-Srzednicka J, Rosłonowska E et al. Bilateral, incidentally found adrenal tumours – results of observation of 1790 patients registered at a single endocrinological centre. Endokrynol Pol. 2010; 61:69-73.
47. Hedayati N, Cai DX, McHenry CR. Subdiaphragmatic bronchogenic cyst masquerading as an "adrenal incidentaloma". J Gastrointest Surg. 2003; 7:802-4.
48. Feng YE, Zhang Z. Gastric diverticulum simulating a left adrenal mass: a case report and review of the literature. Oncol Lett. 2015; 10:2477-80.
49. McCarthy CJ, McDermott S, Blake MA. Adrenal imaging: magnetic resonance imaging and computed tomography. Front Horm Res. 2016; 45:55-69.
50. Taffel M, Haji-Momenian S, Nikolaidis P et al. Adrenal imaging: a comprehensive review. Radiol Clin North Am. 2012; 50:219-43.
51. McDermott S, O'Connor OJ, Cronin CG et al. Radiological evaluation of adrenal incidentalomas: current methods and future prospects. Best Pract Res Clin Endocrinol Metab. 2012; 26:21-33.
52. Mayo-Smith WW, Boland GW, Noto RB et al. State-of-the-art adrenal imaging. Radiographics. 2001; 21:995-1012.
53. McDermott S, McCarthy CJ, Blake MA. Images of pheochromocytoma in adrenal glands. Gland Surg. 2015; 4:350-8.
54. Kim SJ, Lee SW, Pak K et al. Diagnostic accuracy of 18F-FDG PET or PET/CT for the characterization of adrenal masses: a systematic review and meta-analysis. Br J Radiol. 2018; 91:20170520.
55. Sundin A. Adrenal molecular imaging. Front Horm Res. 2016; 45:70-9.
56. Welch TJ, Sheedy PF II, Stephens DH et al. Percutaneous adrenal biopsy: review of a 10-year experience. Radiology. 1994; 193:341-4.
57. Saeger W, Fassnacht M, Chita R et al. High diagnostic accuracy of adrenal core biopsy: results of the German and Austrian adrenal network multicenter trial in 220 consecutive patients. Hum Pathol. 2003; 34:180-6.
58. Faiçal S, Hauache OM, Silva RC et al. Demonstration of paracoccidiodomycosis by needle aspiration biopsy of the adrenal gland in a case of Addison's disease. Am J Roentgenol. 1996; 34:40-1.
59. Fernandes FS, Albuquerque JC, Bueno SSS et al. Relato de caso de linfoma adrenal primário. Arq Brasil Endocrinol Metab. 2004; 48(Suppl 1):S582.
60. Debono M, Newell-Price J. Subclinical hypercortisolism in adrenal incidentaloma. Curr Opin Endocrinol Diabetes Obes. 2015; 22:185-92.
61. Chiodini I, Morelli V. Subclinical hypercortisolism: how to deal with it? Front Horm Res. 2016; 46:28-38.
62. Chiodini I. Diagnosis and treatment of subclinical hypercortisolism. J Clin Endocrinol Metab. 2011; 96;1223.
63. Chiodini I, Morelli V, Masserini B et al. Bone mineral density, prevalence of vertebral fractures, and bone quality in patients with adrenal incidentalomas with and without subclinical hypercortisolism: an Italian multicenter study. J Clin Endocrinol Metab 2009; 94:3207-14.
64. Giorgi RG, Correa MV, Costa-Barbosa FA, Kater CE. Cyclic subclinical hypercortisolism: a previously unidentified hypersecretory form of adrenal incidentalomas. J Endocr Soc. 2019; 3:678-86.

65. Ceccato F, Antonelli G, Frigo AC et al. First-line screening tests for Cushing's syndrome in patients with adrenal incidentaloma: the role of urinary free cortisol measured by LC-MS/MS. J Endocrinol Invest. 2017; 40:753-60.
66. Masserini B, Morelli V, Bergamaschi S et al. The limited role of midnight salivary cortisol levels in the diagnosis of subclinical hypercortisolism in patients with adrenal incidentaloma. Eur J Endocrinol. 2009; 160:87-92
67. Palmieri S, Morelli V, Polledri E et al. The role of salivary cortisol measured by liquid chromatography-tandem mass spectrometry in the diagnosis of subclinical hypercortisolism. Eur J Endocrinol. 2013; 168:289-96.
68. Vieira-Correa M, Giorgi RB, Oliveira KC et al. Saliva versus serum cortisol to identify subclinical hypercortisolism in adrenal incidentalomas: simplicity versus accuracy. J Endocrinol Invest. 2019; 42:1435-42.
69. Lenders JW, Duh QY, Eisenhofer G et al. Pheochromocytoma and paraganglioma: an Endocrine Society clinical practice guideline. J Clin Endocrinol Metab. 2014; 99:1915-42.
70. Funder JW, Carey RM, Mantero F, et al. The management of primary aldosteronism: case detection, diagnosis, and treatment: An Endocrine Society Clinical Practice Guideline. J Clin Endocrinol Metab. 2016; 101:1889-916.
71. Kater CE, Biglieri EG. The syndromes of low-renin hypertension: "Separating the wheat from the chaft". Arq Bras Endocrinol Metab. 2004; 48:674-81.
72. Bernini G, Moretti A, Argenio G et al. Primary aldosteronism in normokalemic patients with adrenal incidentalomas. Eur J Endocrinol. 2002; 146:523-9.
73. Stowasser M. Update in primary aldosteronism. J Clin Endocrinol Metab. 2015; 100:1-10.
74. White PC, Speiser PW. Congenital adrenal hyperplasia due to 21-hydroxylase deficiency. Endocr Rev. 2000; 21:245-91.
75. Jaresh S, Kornely E, Kley H et al. Adrenal incidentaloma in patients with homozygous or heterozygous congenital adrenal hyperplasia. J Clin Endocrinol Metab. 1992; 74:685-9.
76. Costa-Barbosa FA, Telles-Silveira M, Kater CE. Congenital adrenal hyperplasia in the adult women: management of old and new challenges. Arq Bras Endocrinol Metabol. 2014; 58:124-31.
77. Chiodini I, Morelli V, Salcuni AS et al. Beneficial metabolic effects of prompt surgical treatment in patients with an adrenal incidentaloma causing biochemical hypercortisolism. J Clin Endocrinol Metab. 2010; 95:2736-45.
78. Barzon L, Sonino N, Fallo F et al. Prevalence and natural history of adrenal incidentalomas. Eur J Endocrinol. 2003; 149:273-85.
79. Reimondo G, Muller A, Ingargiola E et al. Is follow-up of adrenal incidentalomas always mandatory? Endocrinol Metab (Seoul). 2020; 35:26-35.
80. Morelli V, Reimondo G, Giordano R et al. Long-term follow-up in adrenal incidentalomas: an Italian multicenter study. J Clin Endocrinol Metab. 2014; 99:827-34.
81. Elhassan YS, Alahdab F, Prete A et al. Natural history of adrenal incidentalomas with and without mild autonomous cortisol excess: a systematic review and meta-analysis. Ann Intern Med. 2019; 171:107-16.
82. NIH state-of-the-science statement on management of the clinically inapparent adrenal mass ("incidentaloma"). NIH Consens State Sci Statements. 2002; 19:1-25.
83. Tabarin A, Bardet S, Bertherat J et al. Exploration and management of adrenal incidentalomas. French Society of Endocrinology Consensus. Ann Endocrinol (Paris). 2008; 69:487-500.
84. Zeiger MA, Thompson GB, Duh QY et al. The American Association of Clinical Endocrinologists and American Association of Endocrine Surgeons medical guidelines for the management of adrenal incidentalomas. Endocr Pract. 2009; 15 Suppl 1:1-20.

CAPÍTULO

36

Paragangliomas e Feocromocitoma: Diagnóstico e Tratamento

Maria João Martins Bugalho

INTRODUÇÃO

Segundo a última classificação dos tumores endócrinos e neuroendócrinos da Organização Mundial da Saúde (OMS), de 2022, paraganglioma (PGL) é um tumor neuroendócrino com origem no sistema nervoso autônomo simpático ou parassimpático. Feocromocitoma (FEO) é definido como uma neoplasia neuroendócrina que se origina nas células cromafins da medula adrenal e como um PGL intra-adrenal.[1] Ao contrário das classificações prévias, em que PGL e FEO eram considerados entidades distintas, a 5ª edição considera o FEO como membro da família dos PGLs. Até 90% dos PGL do simpático, independentemente da topografia, partilham a capacidade de sintetizar catecolaminas.[2-5] Em contraste, são raros os casos de PGLs do parassimpático secretores de catecolaminas.[6,7]

Alguns autores usam o termo FEO para se referir a paragangliomas produtores de catecolaminas, independentemente de serem adrenais ou extra-adrenais.[8] No presente capítulo, utilizaremos a classificação da OMS, e a sigla PGL/FEO é usada para nos referirmos a estes tumores de forma indistinta.

PGL familiares ocorrem de modo isolado ou em contexto de diferentes síndromes: síndrome de neoplasias endócrinas múltiplas tipo 2, doença de von Hippel-Lindau e neurofibromatose tipo 1.[3,5,8-10] Além disso, 30 a 50% dos casos esporádicos de PGL/FEO albergam uma mutação somática maioritariamente nos genes envolvidos nas formas familiares, mas também em outros, como *HRAS*.[11,12]

A primeira descrição do quadro clínico do FEO, escrita em alemão e mais tarde traduzida para inglês,[13] foi feita por Felix Fraenkel, em 1886, ao relatar o caso de uma paciente que, aos 18 anos, teve morte súbita no contexto de um quadro grave de hipertensão arterial. A necropsia revelaria tumores bilaterais das adrenais, cujo diagnóstico histológico foi de sarcoma em uma adrenal e angiossarcoma na outra. No entanto, a descrição histológica, que se deve a Max Schottelius, caracterizava tais tumores como cromafins, com base na coloração com a solução de Müller. Essa foi a primeira descrição histológica, que surgiu na literatura, do tumor que viria a ser designado por feocromocitoma,[14] cuja designação foi cunhada por Pick em 1912.[15] No início do século XXI, Hartmut Neumann localizou familiares dessa mesma paciente e, na sequência de estudos moleculares, documentou presença de mutação germinal no gene *RET* nos afetados.[16] Desse modo, retrospectivamente, percebeu-se que a paciente de Felix Fraenkel foi também o primeiro caso conhecido de neoplasia endócrina múltipla tipo 2.

EPIDEMIOLOGIA

Nos EUA, a prevalência de PGL/FEO foi estimada situar-se entre 1:6.500 e 1:2.500, com incidência de 500 a 1.600 casos novos por ano.[17,18] No entanto, em séries de necropsia, essa prevalência é maior, sugerindo que muitos desses tumores não sejam diagnosticados em vida,[19,20] como foi o caso do Presidente americano Eisenhower.[21]

A incidência de PGL do simpático extra-adrenal e de FEO foi estimada, em um estudo holandês, em 0,6 caso por 100.000 pessoas/ano.[22] No mesmo estudo, documentou-se um aumento quando comparados os períodos de 1995 a 1999 e 2011 a 2015. Os PGL/FEO respondem por 0,2 a 0,6% dos casos de hipertensão arterial em adultos e 0,5 a 2% em crianças.[23,24]

Os PGL/FEO podem surgir em qualquer faixa etária, embora a maior ocorrência seja entre 40 e 50 anos (Figura 36.1), com acometimento semelhante em ambos os sexos em adultos.[16,18] Cerca de 10% dos casos ocorrem no grupo pediátrico (< 18 anos), no qual há predomínio do sexo masculino (2:1).[25] Em 177 casos, a idade ao diagnóstico variou de 4 a 17 anos (média de 13), 24% dos FEO eram bilaterais e 30% dos tumores eram extra-adrenais.[25]

Os PGL são considerados os tumores em que a predisposição familiar tem maior expressão, com mutações germinativas em pelo menos 22 genes de suscetibilidade sendo descritas em cerca de 40% dos adultos acometidos,[2,11,26,27] elevando-se esse valor para 80% no grupo pediátrico.[25]

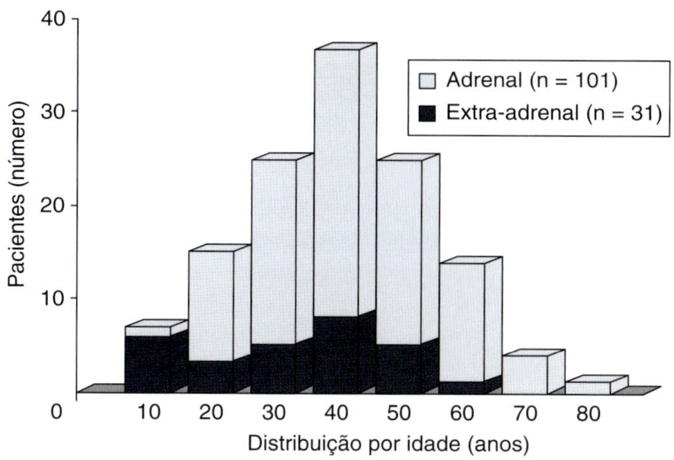

Figura 36.1 Prevalência dos paragangliomas adrenais e extra-adrenais de acordo com a faixa etária. (Adaptada de Bravo e Tagle, 2003.[28])

LOCALIZAÇÃO

Em adultos, cerca de 80 a 85% dos paragangliomas localizam-se nas adrenais (70% em crianças), ao passo que em torno de 15 a 20% encontram-se em tecidos cromafins extra-adrenais.[25,28,29] Entre adultos e crianças, aproximadamente 90% e 70% dos tumores adrenais são unilaterais, respectivamente, com predominância na adrenal direita (65% dos casos). Tumores adrenais múltiplos e extra-adrenais são mais comuns em crianças do que em adultos. Lesões bilaterais são também mais frequentes nos FEO familiares do que nos esporádicos.[25,30] Em pacientes com formas familiares sindrômicas, é rara a concomitância de tumores adrenais e extra-adrenais. Quanto mais jovem o paciente, maior a probabilidade de haver síndrome familiar, presença de tumores múltiplos e extra-adrenais, bem como hipertensão persistente.[30,31]

Cerca de 75% dos PGL do simpático extra-adrenais são intra-abdominais, geralmente funcionantes.[25,32] Eles têm localização preferencial no retroperitônio, ao longo das cadeias simpáticas paravertebrais ou órgão de Zuckerkandl (próximo à bifurcação da aorta). Outras localizações mais raras incluem duodeno, bexiga, útero, fígado, rim e ureter.[25,32] Em cerca de 25% dos casos, têm localização intratorácica, surgindo no mediastino anterior ou posterior, ou, mais raramente, no coração.[12,33] Em contraste, os PGL do parassimpático estão quase exclusivamente confinados à cabeça e ao pescoço, na proximidade dos grandes vasos e nervos (Figura 36.2). PGL podem também ser localmente invasivos e destruir vértebras adjacentes, além de causarem compressão medular.[12,34] Estima-se que 0,5% dos PGL da cabeça e pescoço tenham sede na tireoide.[35] Raramente surgem dentro da sela túrcica, mimetizando os aspectos radiológicos e neurológicos de adenomas hipofisários.[36] Outros locais no sistema nervoso central (SNC) são o cume petroso, a região pineal e a cauda equina.[12,37] Os PGL pélvicos podem envolver a bexiga cursando, por vezes, com queixas relacionadas com a micção.[38]

SUBSTÂNCIAS PRODUZIDAS PELOS FEOCROMOCITOMAS

Os pequenos tumores intra-adrenais secretam predominantemente epinefrina (também denominada adrenalina), que provoca sintomas de hipermetabolismo e intolerância à glicose.[28,39,40] Os tumores maiores, ao contrário, produzem mais norepinefrina (noradrenalina).[41] Tumores produtores apenas de dopamina são muito raros e podem cursar com manifestações atípicas, como hipotensão, taquicardia e poliúria. Esporadicamente, tumores malignos podem secretar, de preferência, dopamina, devido a alterações na síntese de catecolaminas em células malignas do PGL/FEO. A maioria dos PGL extra-adrenais secreta apenas norepinefrina.[18,42,43] Isso ocorre porque os gânglios simpáticos não contêm feniletanolamina N-metiltransferase, enzima que converte norepinefrina em epinefrina.[44,45] O mesmo padrão secretório é observado em casos de FEO associados à doença de von-Hippel-Lindau.[2,3,18,41,44,46,47] Convém lembrar que, apesar de muitos dos PGL extra-adrenais não serem funcionantes, eles com frequência podem captar a metaiodobenzilguanidina (MIBG) ou secretar cromogranina A (CgA).[23,28,45]

Além de catecolaminas, os FEO podem secretar uma grande variedade de peptídeos ativos, o que leva a manifestações atípicas, como síndrome de Cushing[48] (por secreção de hormônio adrenocorticotrófico [ACTH] ou, mais raramente, hormônio liberador de corticotrofina [CRH]), diarreia aquosa, hipertermia, hipercalcemia, hipoglicemia etc. (Quadro 36.1).[28,31,49] Em 2003,

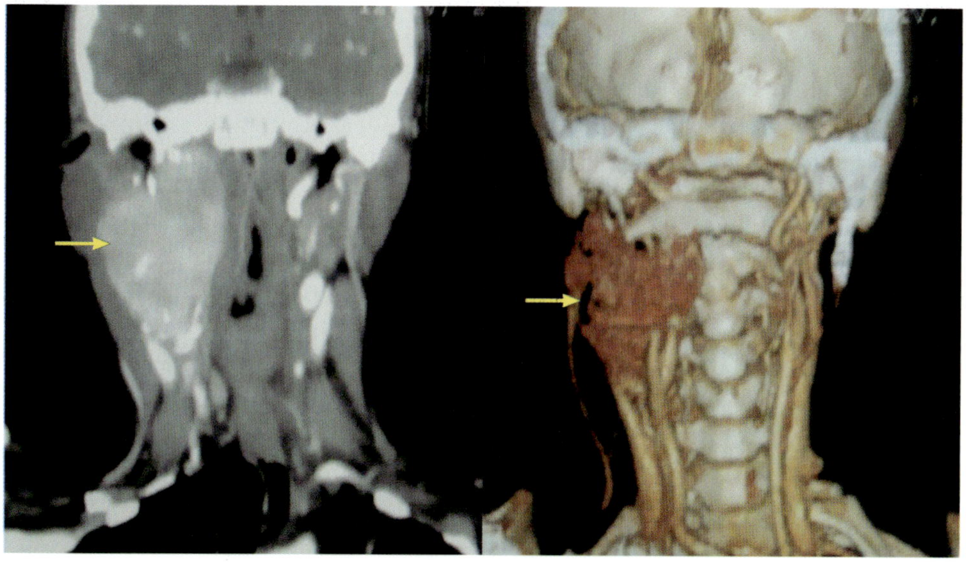

Figura 36.2 Volumoso paraganglioma cervical (6,5 cm) (*setas*). (Cortesia do Prof. Lucio Vilar.)

Quadro 36.1 Substâncias não catecolamínicas secretadas pelos paragangliomas/feocromocitomas.

Substância	Ação biológica
Cromogranina A	–
Peptídeo intestinal vasoativo	Rubor facial, diarreia aquosa
Substância P e taquicininas	Sudorese
Opioides	Hipotensão
Somatostatina	Constipação intestinal
Neuropeptídeo Y	Palidez, vasoconstrição, hipertensão
Endotelina	Vasoconstrição
Peptídeo relacionado ao gene da calcitonina	Rubor facial, hipotensão
Fator atrial natriurético	Hiponatremia
Interleucina-6	Febre, trombocitopenia
Prolactina	Hiperprolactinemia
Histamina	Hipotensão
ACTH, CRH	Síndrome de Cushing, hipertensão
Renina	Hipertensão
Insulina	Hipoglicemia
Enzima conversora da angiotensina	Hipertensão
Vasopressina	Hipertensão
GHRH, GH	Acromegalia
PTH-rp	Hipercalcemia
Leucotrienos	Febre
TRH	Hipertensão
Outros peptídeos: calcitonina, gastrina, eritropoetina, serotonina, neurotensina, motilina, betaendorfina, melatonina, gonadotrofina coriônica etc.	–

ACTH: hormônio adrenocorticotrófico; CRH: hormônio liberador de corticotrofina; GH: hormônio do crescimento; GHRH: hormônio liberador de GH; PTH-rp: proteína relacionada ao paratormônio; TRH: hormônio tireoestimulante.

foram relatados os dois primeiros casos de PGL da região selar, secretores de prolactina; os níveis desse hormônio eram > 2.000 ng/mℓ.[50] Cerca de 60% dos FEO secretam quantidades significativas de neuropeptídeo Y, que é um vasoconstritor não adrenérgico potente e um fator de crescimento vascular. Assim, o neuropeptídeo Y parece contribuir para a hipertensão na maioria dos casos de FEO; no entanto, poucos PGL extra-adrenais o secretam.[28,51] Enolase neurônio-específica é uma enzima glicolítica neuroendócrina cujos níveis se encontram elevados em cerca de 50% dos casos de FEO malignos, mas estão normais nos pacientes com tumores benignos. Cromograninas são glicoproteínas acídicas encontradas nos gânglios neurossecretórios. Os níveis de CgA estão elevados na maioria dos casos de PGL/FEO, com intensidade maior quando os tumores são malignos.[52-55]

QUADRO CLÍNICO

A sintomatologia dos pacientes com PGL/FEO é muito variável (Quadro 36.2),[56,57] sendo a hipertensão arterial (HA) a manifestação clínica mais frequente da doença, presente em até 90% dos casos. No entanto, os paroxismos ("crises" ou "ataques") são o achado mais característico, consequente à liberação de catecolaminas pelo tumor e à subsequente estimulação dos receptores adrenérgicos.

Quadro 36.2 Sinais e sintomas relatados em pacientes com paraganglioma/feocromocitoma (PGL/FEO) e suas frequências aproximadas.

Sinais e sintomas	Frequência (%)
Taquicardia/palpitações	50 a 70
Sudorese	40 a 60
Ansiedade	20 a 40
Hipertensão mantida	50 a 60
Hipertensão paroxística	40 a 60
Palidez	35 a 45
Intolerância à glicose/diabetes	40 a 50
Náuseas	20 a 25
Perda de peso	20 a 40
Hipotensão ortostática	10 a 20
Flushing	10 a 20
Dispneia	10 a 20
Tonturas	10 a 20

Adaptado de Manelli et al., 2012.[56]

A constelação de sintomas do PGL/FEO varia consideravelmente entre os pacientes. Uma das razões para as diferenças é a produção hormonal variável de epinefrina e norepinefrina por esses tumores. FEO que produzem epinefrina tendem a causar manifestações adrenérgicas paroxísticas, particularmente ansiedade, tremor, diaforese, taquicardia, palpitações e hiperglicemia.[2] A secreção predominante ou exclusiva de norepinefrina tende a causar hipertensão mantida, em vez de paroxística. PGL extra-adrenais não secretam epinefrina por não disporem da enzima feniletanolamina N-metiltransferase, que converte norepinefrina em epinefrina.[45]

As manifestações e sua incidência aproximada incluem hipertensão (90%), dores de cabeça (80%), diaforese (70%) e palpitações ou taquicardia (60%). Outros sintomas comuns incluem ansiedade episódica (60%), tremor (40%), dor abdominal ou no peito (35%), palidez (30%) e náuseas ou vômitos (30%). Hiperglicemia ocorre em cerca de 30% dos casos, mas geralmente é assintomática. Cetoacidose diabética já foi relatada, mas é muito rara. Os pacientes também podem apresentar febre (28%), fadiga (25%), *flushing* (18%) e dispneia (15%). Mudança nos hábitos intestinais ocorre frequentemente, quer constipação intestinal (13%) quer diarreia (6%). Mudanças visuais ocorrem em 1,2%, com desfoque transitório ou perda de campo visual durante os ataques.[58]

É importante lembrar que cerca de 10% dos pacientes com FEO podem ser completamente assintomáticos, sobretudo aqueles com doença familiar ou tumores císticos grandes (> 50 g).[28,56] Nesta última situação, as catecolaminas produzidas são metabolizadas dentro do tumor, e pouca ou nenhuma catecolamina livre é liberada para a circulação.[28] Pacientes com neoplasia endócrina múltipla tipo 2B (MEN-2B) ou doença de von Hippel-Lindau (VHL) são particularmente propensos a serem assintomáticos.[59-61] Por fim, FEO respondem por cerca de 7% dos incidentalomas adrenais, com frequência variando entre 1,5 e 14% em diferentes séries.[12,62-65] Em outra perspectiva, em uma série de FEOs da clínica Mayo, cerca de 60% dos casos foram diagnosticados na sequência de achados de imagem.[63]

Paroxismos

Os paroxismos têm como *tríade clássica* cefaleia intensa (em 80%), palpitações (em 64%) e sudorese (em 57%), de aparecimento súbito. Com frequência, eles são acompanhados de elevação da pressão arterial, tremor, palidez, dor torácica ou abdominal e, menos comumente, rubor facial.[58,66]

Os paroxismos não ocorrem em todos os pacientes, sendo observados em cerca de 50% dos adultos e 80% das crianças. Sua *frequência* é bastante variável e pode chegar a 30 vezes/dia ou apenas a um único episódio a cada 2 a 3 meses; cerca de 75% dos pacientes apresentam um ou mais ataques semanais. A *duração* dos paroxismos varia de poucos minutos a dias (em geral, 15 a 60 minutos).[12,58,66]

Os paroxismos podem surgir espontaneamente ou ser precipitados por fatores ou condições que estimulam a secreção de catecolaminas ou facilitam a sua liberação para a periferia como acontece quando há compressão tumoral (Quadro 36.3).[58,67] Entre tais fatores/condições, incluem-se atividade física, o ato de curvar-se para frente, palpação abdominal, defecação, micção (PGL intravesical), cateterismo vesical, anestesia, parto ou cirurgia, vários fármacos (p. ex., antidepressivos tricíclicos, simpaticomiméticos, descongestionantes, opiáceos, glicocorticoides etc.), meios de radiocontraste (especialmente do tipo iônico), cocaína etc. Ataques agudos também podem ser desencadeados pela ingestão de alimentos que contenham tiramina: queijos envelhecidos, carnes, peixes, cerveja, vinho, chocolate ou bananas.[42]

Hipertensão arterial

A HA pode manifestar-se de modo paroxístico ou, o que é mais comum, ser persistente (em 60% dos casos). Tende a ser grave e/ou refratária aos medicamentos anti-hipertensivos e a apresentar grandes oscilações, podendo evoluir com episódios de crises hipertensivas. De fato, pelo menos 50% dos indivíduos com HA mantida têm picos hipertensivos intermitentes. Súbita elevação da pressão arterial (associada ou não a outros sintomas) pode ocorrer durante manipulação abdominal, trabalho de parto, intubação, indução anestésica, cirurgias ou outros procedimentos invasivos. Tal achado obriga sempre a investigar a presença de um PGL/FEO. O mesmo se aplica ao aumento paradoxal da pressão arterial após o uso de betabloqueador (Quadro 36.4). A produção tumoral de neuropeptídeo Y, um potente vasoconstritor, também contribui para a HA.[28,51]

Tumores secretores de norepinefrina são, em geral, associados à HA mantida, ao passo que aqueles que secretam quantidades relativamente grandes de norepinefrina e epinefrina são acompanhados de HA episódica. Em contrapartida, FEO produtores apenas de epinefrina podem cursar com hipotensão e, até mesmo, choque cardiogênico, refletindo o excesso de estimulação dos receptores beta-2-adrenérgicos pela epinefrina, com consequente vasodilatação.[68] Hipotensão também é observada nos tumores apenas secretores de dopamina.[58] Convém lembrar que 10 a 13% dos pacientes com FEO são normotensos.[58,62] Além disso, FEO podem manifestar-se como episódios cíclicos de hipertensão, alternando com hipotensão.[69]

Quadro 36.3 Fatores que podem precipitar a liberação de catecolaminas e o surgimento dos paroxismos.

- Secreção espontânea
- Exercícios
- O ato de curvar-se para a frente
- Pressão sobre o abdome
- Palpação do tumor
- Micção,* defecação
- Esforço físico
- O ato de fumar
- Fármacos (betabloqueadores; agentes anestésicos; contrastes radiológicos; metoclopramida; glucagon; antidepressivos tricíclicos; fenotiazinas; histamina; tiramina; guanetidina; naloxona; droperidol; ACTH; fármacos citotóxicos; saralasina; glicocorticoides)

*No caso de tumores localizados na bexiga. ACTH: hormônio adrenocorticotrófico.

Quadro 36.4 Pacientes a serem rastreados para o diagnóstico de paraganglioma/feocromocitoma (PGL/FEO).

- Hipertensos jovens
- Hipertensos refratários ao tratamento
- Hipertensos com:
  - Paroxismos
  - Convulsões
  - Choque inexplicável
  - Neuromas mucosos
  - História familiar de FEO ou carcinoma medular de tireoide
  - História familiar de doença de von Hippel-Lindau
  - Perda de peso
  - Hipotensão ortostática
  - Neurofibromatose tipo 1
  - Hiperglicemia
- Marcante labilidade da pressão arterial
- História familiar de FEO
- Choque ou graves respostas pressóricas com:
  - Indução anestésica
  - Cirurgia
  - Procedimentos invasivos
  - Trabalho de parto
  - Fármacos anti-hipertensivos
- Evidência radiológica de massa adrenal

Os PGL do parassimpático, com localização majoritária na cabeça e no pescoço, têm um crescimento lento e muitas vezes manifestam-se só como tumor cervical indolor. Sua localização próxima a estruturas vasculares e nervosas pode condicionar, por compressão ou infiltração dessas estruturas, diminuição da acuidade auditiva, tinido, disfagia e/ou paralisia de pares cranianos. Só uma minoria desses PGL produz catecolaminas e, quando assim é, predominantemente metoxitiramina.[70] Podem coexistir com PGL simpáticos/FEO, pelo que é importante excluir essa possibilidade.

Alterações cardíacas

PGL localizados no coração são muito raros.[33] Entretanto, hipertrofia ventricular esquerda, em geral, ocorre nos pacientes com HA. Palpitações e arritmias são achados comuns; tais arritmias podem ser graves e fatais, bem como a manifestação inicial da doença.[71] Miocardite aguda ou miocardiopatia dilatada pode resultar do excesso circulante de catecolaminas; essas alterações são potencialmente resolvidas pela ressecção cirúrgica do tumor. Em alguns pacientes, contudo, a fibrose miocárdica leva a miocardiopatia e insuficiência cardíaca irreversíveis.[71]

Manifestações em crianças

Aproximadamente 20% dos PGL/FEO são diagnosticados em crianças, com predomínio do sexo masculino 2:1;[25] muitas vezes estão ausentes os paroxismos ou as "crises". Elas são mais propensas a ter sudorese, alterações visuais, perda de peso, polidipsia, poliúria e convulsões, além de paroxismos de náuseas, vômitos e cefaleia. A HA é mantida em 60 a 90% dos casos,[23,25,72] com poucas oscilações. Raros são os casos em que ocorre mosqueamento da pele.[12,72,73]

Em crianças, alguns achados são mais comuns do que em adultos, como FEO bilaterais (até 39% dos casos), PGL múltiplos ou a associação de FEO com PGL extra-adrenal. Edema e eritema das mãos também são frequentes e praticamente apenas ocorrem nesse grupo etário.[12,72,73]

Manifestações atípicas

Com frequência, o quadro clínico dos PGL/FEO pode exteriorizar-se de modo atípico, e algumas manifestações atípicas decorrem da cossecreção de outros hormônios pelo tumor. De fato, síndrome de Cushing pode surgir pela secreção tumoral de ACTH ou, mais raramente, CRH.[48,74] Da mesma maneira, a produção do peptídeo intestinal vasoativo leva à síndrome de Verner-Morrison ou WHDA (diarreia aquosa, acloridria e hipocalemia).[12]

Intolerância aos carboidratos e diabetes melito são observados em cerca de 50 e 20% dos casos, respectivamente. São secundários à supressão da secreção de insulina e ao aumento do débito hepático de glicose, induzidos pelo excesso de catecolaminas. Hipercalcemia pode resultar de secreção da proteína relacionada ao paratormônio (PTH-rp) ou da concomitância de hiperparatireoidismo primário na MEN-2A.[75,76]

Ocasionalmente, a síndrome manifesta-se por distúrbios cardiovasculares (choque, miocardite, arritmias cardíacas, miocardiopatia dilatada, edema agudo de pulmão, insuficiência cardíaca) ou neurológicos (cefaleia, alteração do *status* mental, convulsões, acidente vascular cerebral e manifestações neurológicas focais).[28,77]

Perda de peso, febre de origem indeterminada, diarreia aquosa ou constipação intestinal que simula pseudo-obstrução ou íleo paralítico podem também ocorrer.[58] Febre, atribuída à secreção de interleucina-6, é bastante comum e pode ser leve ou intensa, alcançando até 41°C.[58] A maioria dos pacientes perde peso, mas perda > 10% do peso basal acontece em cerca de 15% dos casos e em 41% daqueles com HA prolongada e mantida.[56] PGL localizados na bexiga podem cursar com hematúria (cerca de 50%) e paroxismos desencadeados pela micção.[38] Além disso, pode ocorrer sangramento vaginal disfuncional quando os tumores se localizam na vagina. Um PGL da cauda equina pode manifestar-se com hipertensão intracraniana.[37] Conforme a última classificação da OMS, o PGL da cauda equina deve passar a ser designado por tumor neuroendócrino da cauda equina.[1]

DIAGNÓSTICO

Laboratorial

Perante a suspeita clínica de PGL simpático ou FEO, é preciso demonstrar a hipersecreção de catecolaminas (epinefrina, norepinefrina, dopamina) ou dos seus metabólitos (metanefrina, normetanefrina, metoxitiramina) (Figura 36.3).[58] Isso pode ser feito a partir da dosagem desses hormônios no plasma ou na urina. Atualmente, é considerado como método de escolha a cromatografia líquida seguida da espectrometria de massas em *tandem* (LC-MS/MS), devido às suas melhores acurácia e reprodutibilidade.[30]

Como as catecolaminas são secretadas intermitentemente e os seus metabólitos (globalmente designados por metanefrinas) são produzidos continuamente e têm meia-vida maior, a dosagem das metanefrinas livres plasmáticas (MLP) e/ou das metanefrinas fracionadas urinárias (MFU) é considerada o teste de eleição para o rastreio, com sensibilidade > 96%.[78] Essa sensibilidade diagnóstica supera a das catecolaminas urinárias e plasmáticas.

Metanefrinas livres plasmáticas

A dosagem das MLP vem sendo recomendada nos últimos anos como o método de rastreamento ideal para o diagnóstico bioquímico do FEO, devido a sua maior sensibilidade em comparação com os outros exames e maior simplicidade no procedimento quando comparadas às MFU (Quadro 36.5).[78,79] Em função do

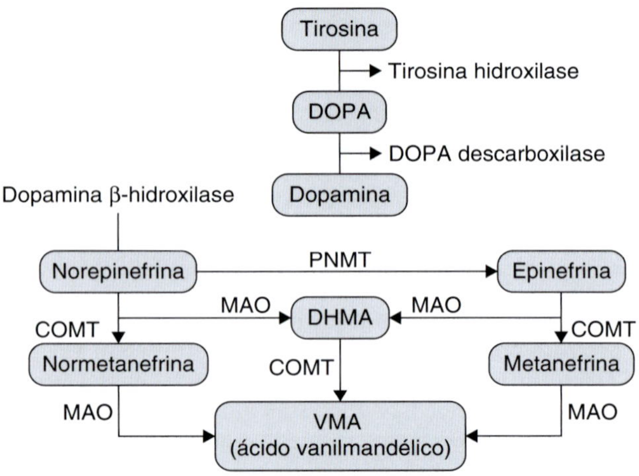

Figura 36.3 Metabolismo das catecolaminas. DOPA: di-hidroxifenilalanina; PNMT: feniletanolamina N-me-tiltransferase; MAO: monoamina oxidase; DHMA: ácido 3,4-di-hidroximandélico; COMT: catecol-O-metiltransferase.

elevado valor preditivo negativo das MLP (até 100%), vários autores advogam que um resultado normal seria suficiente para excluir a possibilidade de FEO.[78,80,81]

Nas avaliações iniciais, a determinação das MLP alcançou sensibilidade de 96 a 100% e especificidade de 82 a 97%.[78-80] Em uma metanálise que incluiu 354 casos de FEO e 1.343 indivíduos sem o tumor, as MLP tiveram sensibilidade de 98% e especificidade de 87%.[29] Um valor acima de 4 vezes o limite superior da normalidade confirma o diagnostico,[43,80,81] uma vez que, raramente, podem ocorrer falso-positivos nesses níveis (exceto no caso de pacientes em uso de antidepressivos ou paracetamol).[78] Diante de elevações mais brandas, recomenda-se a realização de outros exames, como a determinação de MFU, catecolaminas livres urinárias e CgA.[82]

Com o objetivo de minimizar interferências, o paciente deve ser orientado a restringir cafeína, nicotina e alimentos ricos em aminas (Quadro 36.6).[42,77] A restrição de alimentos ricos em aminas é importante, sobretudo, quando se pretende dosar a metoxitiramina. A interferência de vários fármacos é conhecida (Quadro 36.7) e é aconselhada a sua suspensão cerca de 2 semanas antes dos testes. Quando houver dificuldade em suspender os anti-hipertensivos, é aceitável uma primeira dosagem com a

Quadro 36.5 Sensibilidade e especificidade dos exames plasmáticos e urinários para o diagnóstico do feocromocitoma.

Exame	Sensibilidade (%)		Especificidade (%)	
	Lenders et al., 2002*	Boyle et al., 2007**	Lenders et al., 2002*	Boyle et al., 2007**
Metanefrinas livres plasmáticas	99	–	89	–
Metanefrinas fracionadas urinárias	97	100	69	94
Catecolaminas urinárias	86	84	88	99
Catecolaminas plasmáticas	84	76	81	88
Metanefrinas totais urinárias	77	–	93	–
VMA	64	72	95	96

*A análise incluiu 214 pacientes com o diagnóstico confirmado de feocromocitoma e 644 sem o tumor. **A análise incluiu 159 pacientes, dos quais 25 tiveram o diagnóstico confirmado de feocromocitoma. VMA: ácido vanilmandélico. (Adaptado de Lenders et al., 2002;[78] Boyle et al., 2007.[79])

Quadro 36.6 Alimentos ricos em aminas.

- Queijos
- Tofu
- Iogurte
- Abacate
- Passas e nozes
- Feijões
- Cebolas
- Conservas de sopas
- Figos secos
- Manteiga de amendoim
- Frutas (banana, mamão, abacaxi, ameixas)
- Espinafres
- Tomates
- Extratos de levedura e leveduras

Quadro 36.7 Medicamentos e substâncias que podem condicionar resultados falso-positivos quando se dosam as metanefrinas.

- Antidepressivos tricíclicos
- Antipsicóticos
- Levodopa
- Descongestionantes nasais, antitússicos e broncodilatadores (que contenham agonistas dos receptores adrenérgicos)
- Anfetaminas
- Cocaína
- Buspirona
- Reserpina
- Etanol
- Paracetamol
- Labetalol
- Sulfassalazina
- Suspensão abrupta do tratamento com clonidina

terapêutica em curso, alterando-a caso se observem valores elevados que necessitem confirmação. Nesse caso, a doxazosina (alfabloqueador) é uma opção.[77] É preciso lembrar que doenças agudas ou condições de estresse podem, fisiologicamente, promover hiperatividade adrenérgica, com elevação de catecolaminas e seus metabólitos (Quadros 36.8 e 36.9).[83] Esse aspecto assume particular importância em ambiente hospitalar.

A coleta das MLP deve ser feita em jejum, sendo desejável que o paciente permaneça em posição supina durante 20 a 30 minutos antes da coleta, para minimizar a ativação simpática.[29,30]

Metanefrinas fracionadas urinárias

MFU incluem a metanefrina e a normetanefrina, metabólitos, respectivamente, da epinefrina e da norepinefrina. Sua dosagem em amostra de urina de 24 horas representa um teste de rastreamento bastante confiável, com sensibilidade e especificidade diagnósticas de 77 a 100% e 69 a 98%, respectivamente.[77-79] Deve-se proceder também à dosagem da creatinina na amostra urinária, para verificar se ela foi adequadamente coletada. As MFU podem ainda ser dosadas em amostra isolada de urina, coletada logo após um paroxismo.[84] Valores de metanefrinas totais > 1.300 μg/24 horas são indicativos de FEO, e níveis > 1.800 μg/24 horas são altamente sugestivos (valor de referência [VR]: 90 a 690 em homens e 95 a 475 em mulheres).[28] Em estudo de 2007, entre 159 pacientes investigados para FEO (25 com diagnóstico confirmado), a sensibilidade das MFU foi de 100%, superando as do VMA (72%), das catecolaminas urinárias (84%) e das catecolaminas plasmáticas (76%). As especificidades desses testes foram de 94, 96, 99 e 88%, respectivamente.[79]

Quadro 36.8 Condições que podem ocasionar resultados falso-positivos quando se dosam as catecolaminas e seus metabólitos.

- Cirurgia
- Situações que originam estresse
- Infarto agudo do miocárdio
- Acidente vascular cerebral
- Insuficiência cardíaca congestiva
- Cetoacidose diabética
- Apneia obstrutiva do sono

Quadro 36.9 Fatores que podem interferir na dosagem das catecolaminas e de seus metabólitos quando se utiliza a HPLC-ECD.

Substâncias	
▪ Anfetaminas (↑)	▪ Buspirona (*)
▪ Broncodilatadores (↑)	▪ Captopril (*)
▪ Cocaína (↑)	▪ Cimetidina (*)
▪ Descongestionantes (↑)	▪ Codeína (*)
▪ Efedrina (↑)	▪ Metildopa (*)
▪ Isoprenalina (↑)	▪ Levodopa (*)
▪ Labetalol (↑)(*)	▪ Mandelamina (*)
▪ Nitroglicerina (↑)	▪ Viloxazina (*)
▪ Fenfluramina (↓)	▪ Meios de contraste (acetrizoato e diatrizoato de meglumina) (§)
▪ Paracetamol (*)(‡)	
Alimentos	
▪ Banana (↑)	▪ Café (*)
▪ Cafeína (↑)	▪ Pimenta (*)
Condições	
▪ Dor intensa (↑)	▪ Porfiria aguda (↑)
▪ Eclâmpsia (↑)	▪ Psicose aguda (↑)
▪ Emoção intensa (↑)	▪ Tetraplegia (↑)
▪ Esclerose lateral amiotrófica (↑)	▪ Síndrome de Guillain-Barré (↑)
▪ Exercício vigoroso (↑)	▪ Tumores carcinoides (↑)
▪ Hipoglicemia (↑)	▪ Insuficiência renal (↓/↑)
▪ Infarto agudo do miocárdio (↑)	▪ Apneia obstrutiva do sono (↑)
▪ Insuficiência cardíaca (↑)	▪ Cirurgias (↑)
▪ Acidente vascular cerebral (↑)	▪ Envenenamento por chumbo (↑)
▪ Cetoacidose diabética (↑)	

HPLC-ECD: cromatografia líquida de alta eficiência com detecção eletroquímica; (↑): aumento da excreção de catecolaminas; (↓): diminuição da excreção de catecolaminas; (*): pode causar pseudoelevação de catecolaminas e metabólitos; (‡): pode causar pseudoelevação das metanefrinas plasmáticas; (§): pode diminuir excreção urinária de metanefrinas. (Adaptado de Fitzgerald, 2018.[12])

Resultados falso-positivos (valores falsamente elevados) são pouco comuns, mas podem ser vistos em pacientes que fazem uso de clorpromazina, inibidores da monoamina oxidase (MAO), buspirona, simpaticomiméticos, antidepressivos tricíclicos, levodopa ou betabloqueadores.[30] Se possível, esses fármacos devem ser descontinuados 7 dias antes da coleta para exame.[28] Interrupção abrupta de substâncias como álcool, benzodiazepínicos e clonidina pode também resultar em aumento das metanefrinas.[28,45]

Catecolaminas livres urinárias

A dosagem das catecolaminas livres urinárias tem sensibilidade de 84 a 93% e especificidade de 88 a 99,5%. Na série da Mayo Clinic, a combinação das catecolaminas livres urinárias com MFU alcançou sensibilidade de 90% e especificidade de 98%.[81]

Resultados falso-positivos podem ser provocados por compostos altamente fluorescentes (tetraciclinas, quinidina), levodopa, metildopa, etanol e alimentos ou fármacos contendo catecolaminas.[28,52]

Catecolaminas plasmáticas

Valores normais de catecolaminas plasmáticas (CP), em geral, descartam o diagnóstico de PGL/FEO em pacientes hipertensos, ou quando o sangue é coletado durante um paroxismo. No entanto, as catecolaminas plasmáticas podem estar normais em casos de FEO com hipertensão esporádica ou secreção hormonal episódica. Da mesma maneira, a elevação das CP pode ocorrer em situações de estresse e outras doenças, bem como ser induzida por fármacos e substâncias que estimulem a secreção de catecolaminas (ver Quadro 36.8). Diminuição dos seus níveis pode resultar do uso de fármacos (clonidina, reserpina e alfametil-paratirosina), bem como da presença de neuropatia autonômica ou deficiência congênita da atividade da dopamina-β-hidroxilase.[56]

Devido à baixa acurácia da dosagem das CP, costuma-se reservá-la para pacientes com forte suspeita clínica, mas sem confirmação pela medida de MLP, MFU, catecolaminas livres urinárias e CgA. É fundamental que o paciente esteja em jejum antes da coleta e que permaneça durante pelo menos 15 a 30 minutos em repouso e posição confortável, deitado e com uma veia puncionada. Nessas condições, níveis de CP > 2.000 pg/mℓ (soma de norepinefrina e epinefrina) confirmam o diagnóstico de PGL/FEO, e níveis < 500 pg/mℓ excluem essa possibilidade.[28]

Cromogranina A sérica

A cromogranina A (CgA) é considerada o marcador mais acurado dos tumores neuroendócrinos, mas pode estar elevada em diversas outras situações (Quadro 36.10).[55] Nos casos de PGL/FEO, ela tem sensibilidade de 83 a 91%. A dosagem de CgA mostra-se particularmente útil no diagnóstico de pacientes com elevação de MLP abaixo de 4 vezes o limite superior da normalidade (LSN).[52] Na prática clínica diária, as causas mais comuns de elevação da CgA são uso de inibidores da bomba de prótons, gastrite atrófica e insuficiência renal.[55] Um estudo de Nobels et al. (1997)[85] reportou níveis elevados de CgA em 100% dos casos de gastrinomas, 89% dos FEO, 80% dos tumores neuroendócrinos intestinais, 69% dos tumores neuroendócrinos pancreáticos não funcionantes, 50% dos carcinomas medulares de tireoide e 7% dos controles.

Alimentação e atividade física extenuante também elevam a CgA. Por isso, a coleta deve ser realizada com o paciente em jejum e após 10 a 15 minutos na posição supina.[55]

Quadro 36.10 Condições associadas à elevação da cromogranina A.

Condição	Discriminação
Doenças cardiovasculares	Hipertensão, insuficiência cardíaca, síndrome coronariana aguda
Doenças renais	Insuficiência renal
Doenças do trato alimentar	Gastrite atrófica crônica, doenças inflamatórias intestinais, síndrome do cólon irritável, pancreatite, hepatite crônica, cirrose hepática
Tumores neuroendócrinos (NET)	Paraganglioma/feocromocitoma, carcinoma medular de tireoide, adenomas de paratireoide, NET pulmonares, NET gastrenteropancreáticos
Tumores não neuroendócrinos	Câncer de próstata, câncer de mama, câncer de ovário, câncer colorretal, câncer de pâncreas, carcinoma hepatocelular, neoplasias hematológicas
Distúrbios endócrinos	Paraganglioma/feocromocitoma, carcinoma medular de tireoide, hipertireoidismo, hiperparatireoidismo, adenomas hipofisários (exceto prolactinomas), hipercortisolemia
Medicações	Inibidores da bomba de prótons, antagonistas do receptor H2
Outros	Ingestão de alimentos ou atividade física extenuante antes da coleta do exame

Adaptado de Gut et al., 2016.[55]

Metanefrinas salivares

Dados de um estudo de Eijkelenkamp et al. (2021)[86] apontam para sensibilidade e especificidade, respectivamente, de 89 e 87% com boa correlação com as metanefrinas plasmáticas. Embora sejam necessários mais estudos, esta poderá ser também uma ferramenta útil com as vantagens associadas a um método não invasivo.

Testes farmacológicos

A realização de testes farmacológicos pode ser necessária nos casos suspeitos de PGL/FEO, quando os exames bioquímicos antes comentados não possibilitarem uma definição diagnóstica.[87,88]

Testes provocativos. Antes utilizados, os testes provocativos não são mais recomendados em virtude do grande risco de desenvolverem crise adrenérgica.

Testes de supressão. O teste mais utilizado é o da *clonidina*. Está indicado quando as MLP basais estiverem discreta a moderadamente elevadas (< 3 a 4 vezes além do LSN). Os medicamentos simpaticolíticos, como betabloqueadores, devem ser suspensos por pelo menos 48 horas antes do exame, pelo risco de hipotensão. O teste é realizado em posição supina e deve ser evitado com pressão arterial inferior a 110 × 60 mmHg ou em situações de hipovolemia.[30] Em caso de PGL/FEO, observa-se uma redução < 40% do valor basal das MLP 3 horas após a clonidina, enquanto uma resposta normal é uma diminuição > 40% ou a normalização das MLP.[80,87,88] No passado, utilizavam-se as catecolaminas plasmáticas em vez das MLP.

Feocromocitomas com exames laboratoriais normais

Pacientes com secreção episódica de catecolaminas pelos tumores podem ocasionalmente apresentar-se com exames normais. Nesses casos, uma dosagem de MLP ou MFU (e mesmo catecolaminas plasmáticas) logo após um paroxismo pode ser diagnóstica. Além disso, conforme já mencionado, alguns tumores, sobretudo os císticos de grande tamanho (> 50 g), podem cursar com valores de catecolaminas normais ou discretamente elevados (devido à metabolização intratumoral) e apenas elevação dos metabólitos urinários[28] (em alguns casos, apenas minimamente alterados) (Figura 36.4).

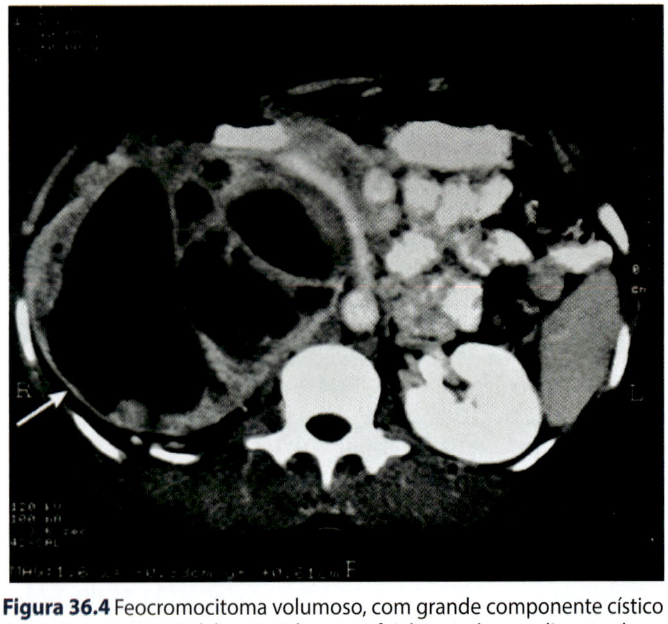

Figura 36.4 Feocromocitoma volumoso, com grande componente cístico (*seta*). Na investigação laboratorial, apenas foi detectada uma discreta elevação de normetanefrina urinária (< 2 vezes o limite superior da normalidade). (Cortesia do Prof. Lucio Vilar.)

Perfis secretórios

Após a confirmação diagnóstica e pela análise do metabólito aumentado, é possível identificar pelo menos quatro perfis secretórios do PGL/FEO: adrenérgico, noradrenérgico, dopaminérgico e silencioso.[41,56]

Fenótipo adrenérgico. Caracteriza-se pela elevação isolada de epinefrina/metanefrina ou de ambos: epinefrina/metanefrina e norepinefrina/normetanefrina. Em geral, indica um tumor bem diferenciado que costuma estar localizado na adrenal. Pode ser comum a presença de paroxismos, e tem sido descrita associação frequente com hiperglicemia.

Fenótipo noradrenérgico. Caracteriza-se por elevação isolada de norepinefrina/normetanefrina. Os tumores, em geral, localizam-se fora da adrenal ou na adrenal, nos doentes com VHL, e é comum a presença de hipertensão sustentada e taquicardia.

Fenótipo dopaminérgico. Caracteriza-se pela elevação isolada de dopamina/metoxitiramina. Os tumores são caracteristicamente extra-adrenais e tipicamente localizados na cabeça e no pescoço. A apresentação clínica pode ser assintomática ou envolver a presença de sintomas atípicos (diarreia, náusea, vômitos, hipotensão).

Exames de imagem

Os PGL torácicos podem localizar-se no mediastino anterior (com origem geralmente no parassimpático) ou posterior (com origem geralmente no simpático). A localização intracardíaca é rara.[53]

Os PGL com localização no abdome, em geral funcionantes, têm localização preferencial no retroperitônio, ao longo das cadeias simpáticas paravertebrais, ou órgão de Zuckerkandl. Outras localizações mais raras incluem duodeno, bexiga, tireoide, parênquima hepático ou renal ou parede uterina.

Exames anatômicos

Quando a clínica e o laboratório são sugestivos do diagnóstico de PGL simpático/FEO, o diagnóstico topográfico faz-se mediante estudos anatômicos de imagem, como a tomografia computadorizada (TC) com contraste ou a ressonância magnética (RM) com ponderação em T2 (esses exames têm grande sensibilidade (77 a 98 e 90 a 100%, respectivamente), mas baixa especificidade (29 a 92% e 50 a 100%, respectivamente).[89] A TC tem muito boa resolução espacial para tórax, abdome e pelve. A utilização de contraste não iônico não impõe a realização de bloqueio adrenérgico.[90]

A RM é preferível para os PGL de pescoço e base do crânio, bem como nas situações em que se impõe a limitação da exposição à radiação ionizante. O procedimento-padrão inclui todo o retroperitônio, uma vez que a maioria dos PGL produtores de catecolaminas extra-adrenais têm essa localização e só uma minoria localiza-se na pelve ou no tórax.[2,11,24] Hipersinal em comparação ao fígado é uma das características do FEO na RM ponderada em T2, sendo observado em pelo menos 75% dos casos (Figura 36.5).

Como comentado, o FEO pode ser silencioso ou subclínico, bem como cursar sem hipertensão. Assim, diante de um incidentaloma adrenal, é obrigatória a exclusão do diagnóstico de FEO. A TC, em cortes pré-contraste, possibilita a avaliação das unidades de Hounsfield (HU) e, desse modo, o cálculo do valor de atenuação pré-constraste (VAP), que é útil no diagnóstico diferencial da natureza dos tumores adrenais. Ele é baixo (≤ 10 HU) nos adenomas ricos em lipídios e alto (> 10 HU) no carcinoma adrenocortical, nas metástases e no FEO. Contudo, adenomas pobres em lipídios, que representam até 30% dos casos, podem ter VAP > 10 HU.[91] De acordo com recente metanálise, a possibilidade de FEO pode ser excluída com segurança nos tumores com VAP ≤ 10 HU.[92] Outro estudo recente, que visou aos parâmetros morfológicos, sugere que uma configuração elíptica reduz a probabilidade de ser um FEO, comparativamente à configuração esférica; a necrose central, quando presente no FEO, tende a ser bem circunscrita.[93] Os mesmos autores defendem, ainda, ser muito comum no FEO a presença do "sinal do anel", representado por um halo com realce pós-contraste que contorna toda a superfície do tumor.[93]

Exames funcionais

Paciente com tumor adrenal uni ou bilateral em exame anatômico e aumento preferencial da metanefrina pode dispensar exame funcional com intuito diagnóstico. Isso ocorre porque a metanefrina é um metabólito da epinefrina, a qual, em 99% das vezes, tem origem na adrenal. Quando há um predomínio da normetanefrina, uma vez que se trata de metabólito da norepinefrina sintetizada não só pela adrenal como por terminações simpáticas extra-adrenais, o paciente pode beneficiar-se de estudo funcional do corpo inteiro para diagnóstico topográfico.[29]

Os estudos funcionais podem ser complementares aos anatômicos. O exame mais amplamente usado é a cintilografia corporal com

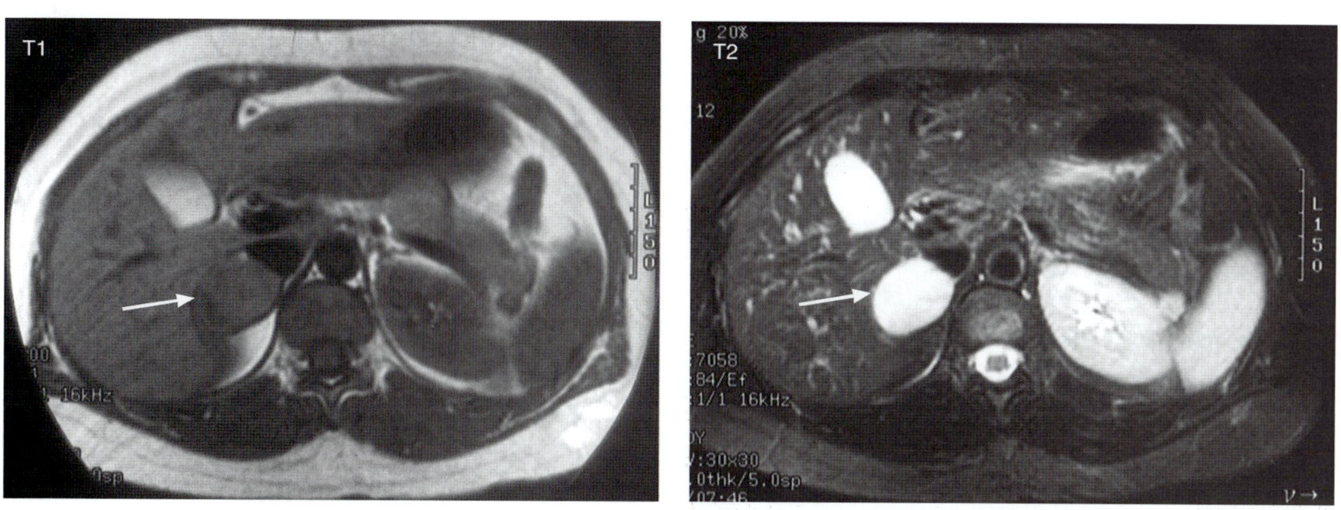

Figura 36.5 Feocromocitoma na adrenal direita, visualizado pela ressonância magnética (*setas*). Note o característico hipersinal em T2, presente em, pelo menos, 75% dos casos.

Quadro 36.11 Exames de medicina nuclear/exames funcionais.

	1ª escolha	2ª escolha
FEO (esporádico)	¹⁸F-FDOPA ou ¹²³I-MIBG	⁶⁸Ga-SSA
FEO familiar (exceto *SDHx*): *NF-1/RET/VHL/MAX*	¹⁸F-FDOPA	¹²³I-MIBG ou ⁶⁸Ga-SSA
PGL cabeça e pescoço (esporádicos)	⁶⁸Ga-SSA	¹⁸F-FDOPA
PGL simpático extra-adrenal e/ou multifocal e/ou metastático e/ou mutação *SDHx*	⁶⁸Ga-SSA	¹⁸F-FDG ou ¹⁸F-FDOPA

SSA: análogos da somatostatina. (Adaptado de Taïeb et al., 2019.[94])

MIBG marcada com ^{131}I (Figura 36.6) ou, preferentemente, com o ^{123}I, o qual propicia menor radiação para o paciente e imagem de melhor qualidade.

A sua principal indicação, segundo a Endocrine Society,[30] são indivíduos com doença metastática detectada por outros exames de imagem nos quais a terapêutica radiometabólica com ^{131}I-MIBG pode ser uma alternativa, ou quando o risco de doença metastática é grande com base nas dimensões do tumor primitivo, ou no caso de PGL múltiplos extra-adrenais (excluídos os cervicais ou da base do crânio). No entanto, a sensibilidade para portadores de mutações *SDHB* (gene associado a maior risco de malignidade) é de apenas cerca de 50%.[94]

Há vários fármacos que interferem com a captação e retenção da MIBG, destacando-se opioides, antidepressivos tricíclicos, simpaticomiméticos e alfa e betabloqueadores. Por isso, está indicada a suspensão dessas medicações 1 a 3 dias antes da realização do exame. As exceções são o labetalol, que deve ser descontinuado 10 dias antes, e os antipsicóticos, que requerem suspensão de 3 a 4 semanas. No entanto, na prática, a suspensão pode não ser viável por colocar o paciente em risco.

Para os PGL de cabeça e pescoço, a tomografia por emissão de pósitron (PET)/CT com ^{18}F-FDOPA (^{18}F-fluorodopa) tem-se revelado útil.[95] Se não disponível, a cintilografia com ^{111}In-pentetreotide pode ser uma opção como exame complementar ao anatômico.[96] O PET/CT ^{18}F-FDG (^{18}F-fluordesoxiglicose) tem grande acuidade diagnóstica para os PGL/FEO, sobretudo com elevado potencial metastático, particularmente os associados a mutações no gene *SDHB*.[94]

Os excelentes resultados que ultimamente têm sido divulgados com a utilização de análogos da somatostatina marcados com ^{68}Ga simplificaram a avaliação por imagem desses pacientes.[94,97] No Quadro 36.11, está transcrita a proposta da Sociedade Europeia de Medicina Nuclear,[94] sendo certo que o conhecimento da assinatura molecular facilita a escolha, a qual, em última análise, dependerá dos recursos locais.

FORMAS FAMILIARES

Os PGL/FEO podem ser esporádicos ou familiares. Antes de 2000, as formas familiares de FEO eram as formas sindrômicas que se manifestavam no contexto da MEN-2, da neurofibromatose tipo 1 e da doença de von Hippel-Lindau (VHL), resultantes, respectivamente, de mutações germinais no proto-oncogene *RET* e nos genes supressores de tumor *NF-1* e *VHL*.[44,76,98] Nos últimos 20 anos, vários estudos conduziram à evidência de que pelo menos 40% dos pacientes com PGL/FEO têm subjacente uma mutação germinativa.[26,27,47]

Formas sindrômicas

A *MEN-2* é de transmissão autossômica dominante e comporta dois subtipos: MEN-2A e MEN-2B. A MEN-2A corresponde à associação entre carcinoma medular da tireoide, FEO e, com menos frequência, hiperparatireoidismo.[76] Na MEN-2B, o carcinoma medular da tireoide e o FEO associam-se a marcas fenotípicas, como ganglioneuromatose difusa mucocutânea e gastrintestinal, hábito marfanoide e alterações esqueléticas.[60]

Os pacientes com MEN-2B têm pior prognóstico do que aqueles com MEN-2A, com sobrevida aos 10 anos de 75,5 e 97,4%, respectivamente.[99] Em cerca de 84% dos pacientes com MEN-2B, não há história familiar, e as mutações são *de novo*.[60] Em qualquer dos subtipos, o FEO está presente em mais de 50% dos casos e é também bilateral em mais de 50% dos indivíduos afetados, sendo raramente maligno.[60,99,100]

Nos casos de MEN-2A, as mutações no éxon 11 (códon 634) do gene *RET* são as que mais predispõem para FEO.[59,75] Estudo multicêntrico incluindo pacientes do sul da Europa, da Europa Central, do Leste Europeu e da América do Sul mostrou que a mutação no *RET* não é o único determinante da história natural de FEO em contexto da MEN-2. A penetrância clínica é significativamente maior em pacientes da Europa Central, quando comparados com aqueles da América do Sul, o que sugere o envolvimento de outras variantes, no *RET* ou em outros genes, capazes de modular o fenótipo.[75] A presença de PGL cervicais é também rara nessa síndrome.

A *doença de von Hippel-Lindau* tem transmissão autossômica dominante, também com dois subtipos, cuja distinção se faz pela presença/ausência de FEO. O tipo 1 (mais comum)

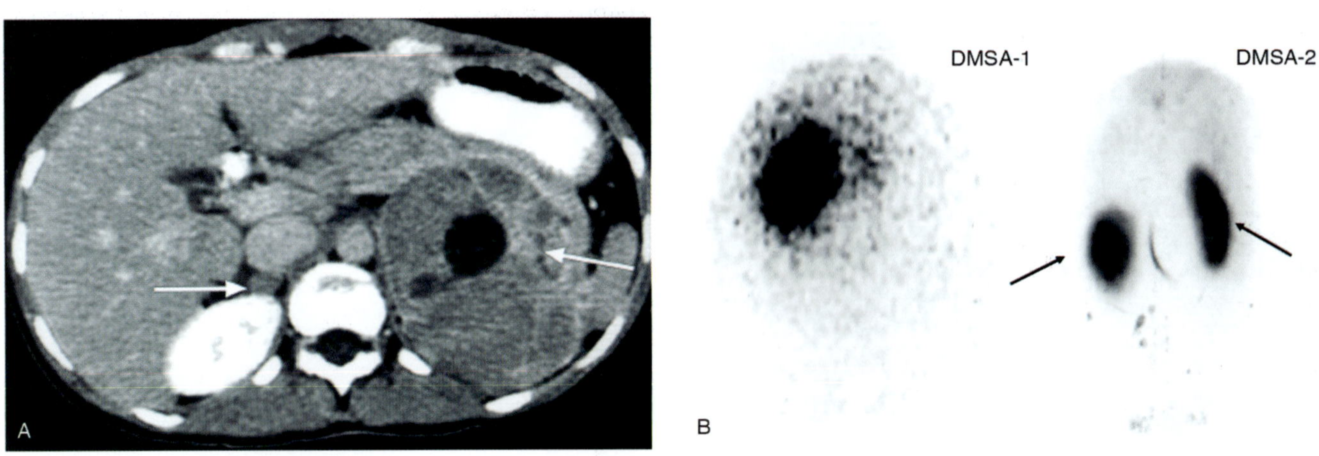

Figura 36.6 Feocromocitoma bilateral (*setas*), visualizado à tomografia computadorizada (**A**) e à cintilografia com ^{131}I-MIBG (**B**).

caracteriza-se pela presença de hemangioblastomas da retina e do SNC, tumores neuroendócrinos do pâncreas, tumores do saco endolinfático, cistadenomas do epidídimo (no homem) ou ligamento largo do útero (mulher), e carcinoma de células renais.[61] No tipo 2, PGL/FEO estão presentes. Ele pode ser subestratificado em 2a, 2b e 2c. No subtipo 2a, o risco de carcinoma renal é baixo; no subtipo 2b, esse risco é alto; e no subtipo 2c, o único componente com expressão clínica pode ser o FEO.[61] Embora o FEO seja mais frequente, os PGL extra-adrenais podem estar presentes em 10 a 20% das situações. A idade média de aparecimento das manifestações é a segunda década, e o PGL/FEO é a primeira delas em 30 a 50% dos casos. O percentual de registros *de novo* é em torno dos 20%. Mutações do tipo *missense* aumentam o risco de PGL/FEO. A expectativa de vida nos portadores de mutação do gene *VHL* está encurtada, mas a causa de morte só é atribuível ao PGL/FEO em 2% dos casos.[9,101]

A *neurofibromatose tipo 1*, também conhecida por *doença de von Recklinghausen*, tem transmissão autossômica dominante, na dependência de mutações no gene *NF-1*. O diagnóstico é fundamentalmente clínico e assenta-se no reconhecimento da presença de manchas "café com leite", neurofibromas, nódulos de Lisch, alterações neurocognitivas, diferentes tumores e displasia óssea. PGL/FEO ocorrem em 0,1 a 5,7% dos casos.[98]

A *tríade de Carney* é a associação de PGL com tumores do estroma gastrintestinal e condromas pulmonares, podendo ainda estar presentes outros componentes, como FEO, leiomiomas esofágicos e adenomas adrenais, que afetam preferencialmente o gênero feminino. Admite-se que esteja associado a padrões específicos de metilação de *SDHC*.[102]

A ausência de clínica sugestiva de uma forma sindrômica não exclui completamente essa possibilidade. Em uma série de 271 pacientes com FEO, aparentemente esporádico, em 66 foi identificada mutação germinativa, que em 45% era no gene *VHL* e em 20% no gene *RET*.[47]

Formas não sindrômicas

Mutações germinativas têm sido observadas em pelo menos 40% dos pacientes com PGL/FEO.[26] Já foram reconhecidos mais de 22 genes de suscetibilidade[2,5,11,27] e vários outros com potencial para modular a expressão da doença. As formas esporádicas associam-se, em 10 a 24% dos casos, a mutações somáticas nos mesmos genes.[11]

Mutações em qualquer dos quatro genes (*SDHA*, *SDHB*, *SDHC*, *SDHD*, genericamente designados como *SDHx*) que codificam as subunidades do complexo SDH, também chamado complexo mitocondrial II, podem condicionar o aparecimento de PGL/FEO familiar.[98] O mesmo se aplica a mutações no gene *SDHAF2*, que codifica a proteína necessária para a flavinação da subunidade *SDHA*.[98] Na dependência do gene afetado, consideram-se cinco subtipos clínicos,[103] cujas características estão resumidas no Quadro 36.12.

O modo de transmissão é autossômico dominante, com exceção das mutações nos genes *SDHD*, *SDHAF2* e *MAX*, em que se observa *imprinting* materno. A penetrância clínica é variável.[103,104]

Na ausência de história familiar, há dados que aumentam a probabilidade de se tratar de forma familiar, tais como manifestação de doença antes dos 25 anos e PGL múltiplos.[84]

Já estavam descritos casos de mosaicismo em pacientes com mutações nos genes *VHL* e *NF-1*,[105] e, mais recentemente, foram descritos casos no gene *SDHB*[106] que podem condicionar testes genéticos negativos quando a metodologia usada é o sequenciamento de Sanger.[106] Quando a suspeição clínica for grande, um teste genético negativo deve fazer pensar nessa possibilidade.

Quadro 36.12 Formas familiares de paragangliomas/feocromocitomas (SDHx).

Tipo	Frequência	Gene	FEO	PGL TAP	PGL CP	Multifocais
1	35%	*SDHD*	10 a 25%	20 a 25%	85%	55 a 60%
2	1%	*SDHAF2*	0	0	100%	0
3	10%	*SDHC*	0	Raro	Frequente	15 a 25%
4	52%	*SDHB*	20 a 25%	50%	20 a 30%	20 a 25%
5	2%	*SDHA*	Raro	Raro	Raro	Raro

FEO: feocromocitoma; PGL TAP: paragangliomas tóraco-abdominopélvicos; PGL CP: paragangliomas de cabeça e pescoço.

Em associação com mutações no *SDHx*, foram reconhecidas síndromes raras.

A *díade PGL e GIST*, também conhecida por *síndrome de Carney-Stratakis*, depende de mutações nos genes *SDHB*, *SDHC* e *SDHD*.[107] A coexistência de carcinoma de células renais em pacientes com mutação do *SDHx* também é possível.

A combinação rara de adenoma hipofisário com FEO e/ou PGL pode ser fortuita, mas há evidência crescente de que genes do complexo *SDHx* que predispõem a PGL/FEO também possam predispor a tumores da hipófise.[108,109] A associação a carcinoma diferenciado da tireoide também está descrita.[110] Deleções somáticas no gene *SDHx* parecem ser o segundo *hit* nos carcinomas renais e alguns adenomas hipofisários relacionados com mutação do *SDHx*.[111]

Outros genes

TMEM127. Causa rara de PGL/FEO. A apresentação é em torno dos 40 anos. Os FEO podem ser uni ou bilaterais, mas geralmente benignos. Secretam, em geral, tanto normetanefrina como metanefrina. Já foi descrita a associação com carcinoma da mama e carcinoma papilar da tireoide, embora não seja ainda clara a relação desses tumores com o gene *TMEM127*.[112]

MAX. Mutações neste gene foram descritas em 1,12% dos casos de FEO, mas raramente está presente em pacientes com PGL. Os FEO bilaterais são comuns, e se considera que haja um potencial de malignidade grande. A associação a tumores hipofisários também já foi descrita.[113,114] Como acontece com as mutações *SDHD* e *SDHAF2*, admite-se transmissão paterna.[115]

FH. É um gene supressor de tumor responsável pela síndrome de Reed, conhecida pela presença de leiomiomatose uterina e cutânea. Nela, os afetados têm maior risco de desenvolver carcinoma renal papilar e, em alguns casos ainda mais raros, PGL/FEO.[116,117] O potencial de malignidade é semelhante ao conferido pelas mutações *SDHB*.[116]

RASTREIO GENÉTICO E MONITORAMENTO DOS PORTADORES

A Sociedade Americana de Endocrinologia (Endocrine Society) recomenda que todos os pacientes com PGL/FEO sejam envolvidos em uma decisão partilhada relativamente ao rastreio genético.[30] A identificação de mutação germinal em um doente possibilita:

- A otimização da vigilância do próprio, adequando-a ao nível de risco da mutação, e rastreio orientado de outros tumores

- O rastreio, nos familiares, da mesma mutação, o que deve ser feito com o devido enquadramento em termos de aconselhamento genético e apoio psicológico, sobretudo considerando a penetrância clínica variável e a necessidade de acompanhamento futuro.[118]

As variantes patogênicas de *SDHB* revelaram uma penetrância clínica estimada entre 20 e 30% até aos 65 anos,[104] claramente superior à das variantes *SDHA* e *SDHC*.[119]

A detecção precoce de uma forma familiar possibilita diagnóstico e tratamento atempados com menores complicações, sobretudo nos portadores de mutações nos genes *SDHB*, *MAX* e *FH*, mais associados a doença metastática. Por isso, muitos laboratórios já adotaram as novas técnicas de sequenciamento e usam *Next Generation Sequencing* dirigida para detecção de mutações em painéis selecionados de genes, para o estudo dos pacientes com PGL/FEO. A fim de maximizar a utilização dessa tecnologia, atenuando também limitações e erros, é importante atender às recomendações apresentadas em um consenso elaborado por um grupo de peritos.[120] Os custos associados limitam a sua utilização generalizada, já que o rastreio genético ainda é, majoritariamente, orientado pela clínica e pelo laboratório.

Diferentes algoritmos têm sido propostos.[10] Um que integra critérios clínicos e laboratoriais, adaptado de Martucci e Pacak,[18] é apresentado na Figura 36.7. Outro aspecto de relevância prática é o reconhecimento de mutações fundadoras, que devem ser levadas em conta quando se pensa no rastreio genético. Já foram reconhecidas várias delas em contexto de PGL/FEO em diferentes países.[121-123] Em Portugal, isso também já aconteceu, e se forem atendidos aspectos de ancestralidade, será esperado que a mesma mutação possa estar presente no Brasil, em descendentes de portugueses.[124]

Apesar de a maioria das mutações nos genes *SDHx* ser do tipo *missense* ou *nonsense*, há que se considerar a possibilidade de estarem presentes grandes deleções que escapam à detecção pelas técnicas de sequenciamento. Em função disso, defende-se que, nos doentes sem mutações pontuais, utilizem-se técnicas de *multiple ligation probe amplification*.[125]

Preconiza-se uma vigilância regular para os portadores assintomáticos de mutação, exceto para os filhos das mulheres com mutação nos genes *SDHD*, *SDHF2* e *MAX* atendendo ao *imprinting* materno, o que significa transmissão só paterna. Na prática, recomenda-se avaliação laboratorial anual de MPL ou MFU, com exames anatômicos de imagem a cada 2 a 3 anos, na dependência da mutação em causa e exames funcionais de imagem em casos selecionados. A idade de início da vigilância dos portadores assintomáticos é definida para cada família (idade, ao diagnóstico, do afetado mais jovem subtraída de 5).[118]

Em contexto da doença de von Hippel-Lindau, a orientação é começar aos 5 anos.[126] Há casos descritos antes dos 5 anos, pelo que Fagundes et al.[127] preconizam o início do rastreio bioquímico antes dessa idade nos portadores de mutações *missense*, que são as que mais predispõem a FEO.

TRATAMENTO

O planejamento individualizado da terapêutica deve ser feito com a participação de endocrinologista, cirurgião e, eventualmente, cardiologista e anestesista, e as decisões, partilhadas com o paciente. Reforça-se a necessidade de multidisciplinaridade.

PGL não funcionantes de cabeça e pescoço. A decisão cirúrgica deve ser ponderada considerando a velocidade de crescimento do tumor, a idade do doente, a condição médica, a localização do tumor e a morbidade associada ao tratamento.

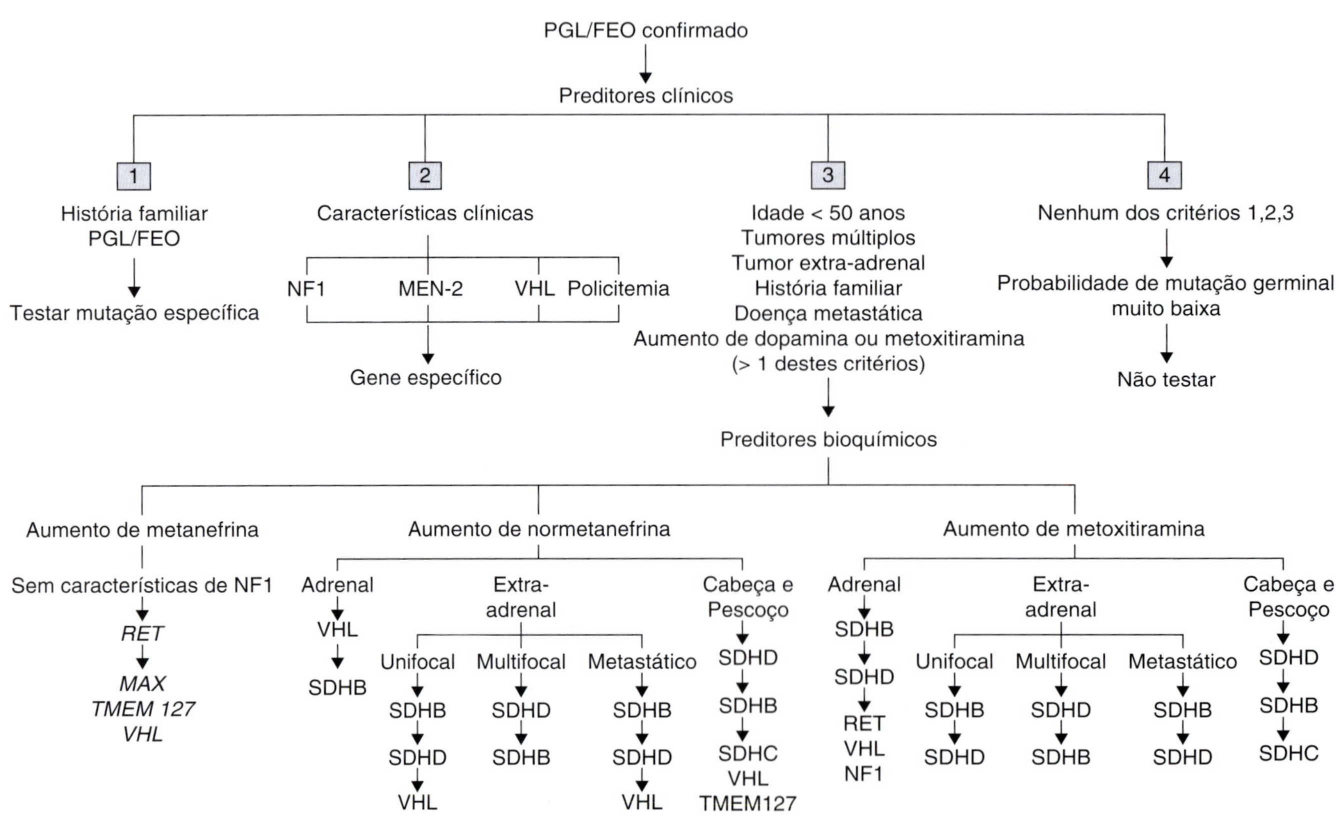

Figura 36.7 Proposta de fluxograma para rastreio genético de pacientes com paraganglioma/feocromocitoma. (Adaptada de Martucci e Pacak, 2014.[18])

No caso de pequenos tumores e lenta progressão, sobretudo em idosos, a atitude de vigilância é aceitável. Por outro lado, pequenos tumores em jovens permitem a remoção sem recorrência.

Na eventualidade de evidência de progressão e inexequibilidade cirúrgica, a radioterapia externa e radiocirurgia são alternativas. Antes da cirurgia ou radioterapia, deve haver o cuidado de dosar metanefrinas. Em caso de evidência de elevação de metanefrinas, a exclusão de PGL funcionante coexistente é obrigatória. Nesses casos, o tratamento médico deve anteceder qualquer intervenção. A exceção é a elevação isolada de metoxitiramina, situação em que não está documentado benefício do tratamento médico pré-operatório.

PGL funcionantes, independentemente da localização. A cirurgia é o tratamento de eleição, sendo recomendada a adrenalectomia por via laparoscópica na maioria dos FEO e a cirurgia aberta para aqueles > 6 cm e/ou invasivos. As diretrizes recomendam a cirurgia aberta para os PGL extra-adrenais, mas a cirurgia minimamente invasiva também pode ser usada para tumores pequenos e com localização favorável.[18,30,128] As técnicas de cirurgia minimamente invasiva incluem a abordagem laparoscópica e a cirurgia robótica. A escolha depende dos recursos e da experiência do cirurgião. A escolha entre uma cirurgia aberta e uma minimamente invasiva deve, também, atender ao potencial de malignidade do PGL.

Cada vez mais, em contexto de FEO familiar, defende-se a cirurgia poupadora do córtex, uma vez que a bilateralidade é frequente, para tentar diminuir a necessidade de glicocorticoides para a vida. Em um estudo multicêntrico, demonstrou-se que 57% dos doentes submetidos a adrenalectomia bilateral poupadora do córtex não precisaram de terapêutica com glicocorticoides.[129]

Preparação pré-operatória

Visa controlar a pressão arterial, reverter a depleção crônica de volume, controlar a frequência cardíaca, otimizar a função do miocárdio e corrigir a hiperglicemia e/ou alterações hidreletrolíticas.[3,18,42,130]

O eletrocardiograma (ECG) pode documentar hipertrofia ventricular, taquiarritmia ou isquemia. A disfunção diastólica está presente na maioria dos pacientes, enquanto a disfunção sistólica é observada em aproximadamente 10% dos casos. A cardiomiopatia hipertrófica é a cardiomiopatia mais comum, mas há casos de cardiomiopatia invertida (atípica) de Takotsubo.[92]

Controle da pressão arterial

O bloqueio alfa é o procedimento-padrão pré-operatório com o objetivo de corrigir a pressão arterial e, subsequentemente, o volume. Uma dieta rica em sal (> 5.000 mg/dia) e com reforço de líquidos, com início 3 dias após o bloqueio alfa, é também recomendada, desde que não haja insuficiência cardíaca ou renal.[131,132]

A administração contínua de NaCl a 0,9% (1 a 2 ℓ) é iniciada na véspera da cirurgia, ao final do dia. O hematócrito é um parâmetro laboratorial que possibilita monitorar a correção da volemia. A resposta esperada é a redução do hematócrito.[18,131] Os alfabloqueadores mais usados são a fenoxibenzamina e a doxazosina.

Fenoxibenzamina. É um bloqueador alfa não seletivo (alfa 1 e alfa 2), não competitivo, de ação prolongada. Pode ser implicado na hipotensão pós-operatória refratária ao tratamento. A dose inicial é de 10 mg, 2 vezes/dia, com aumentos progressivos, podendo chegar aos 30 mg, 3 vezes/dia. Raramente há necessidade de doses superiores. O monitoramento da pressão arterial deve ser regular.[131]

Efeitos colaterais incluem hipotensão postural, taquicardia, cansaço, sonolência, cefaleias, diarreia, congestão nasal e ejaculação retrógrada.

A substância tem meia-vida de cerca de 24 horas; porém, como a ligação aos receptores α é não competitiva e resistente às catecolaminas endógenas, os seus efeitos vão para além desse período. Deve ser suspensa 24 a 48 horas antes da cirurgia.[133]

Doxazosina. É um bloqueador alfa 1 seletivo, com meia-vida de cerca de 20 horas, não causa taquicardia reflexa nem sedação. Admite-se que reduza a incidência de hipotensão pós-operatória. Inicia-se com doses pequenas, de 1 a 2 mg, ao deitar,[46] e aumenta-se progressivamente, para minimizar a hipotensão postural. Não se deve ultrapassar a dose de 32 mg/dia. É recomendada a suspensão pelo menos 12 horas antes da cirurgia.[133] Outros bloqueadores alfa 1 seletivos que podem ser uma alternativa à doxazosina e com meia-vida mais curta são a prazosina e a terazosina. Relativamente a estes, a última tomada pode ser na manhã da cirurgia, por volta das 6 horas.[133]

Outros fármacos. A α-metil-paratirosina (metirosina) é um inibidor competitivo da tirosina hidroxilase, inibindo, assim, a síntese de catecolaminas. É um recurso quando as opções anteriores forem ineficazes; entretanto, é caro e não está disponível em todos os países. Inicia-se com 250 mg, 4 vezes/dia. A dose habitual de manutenção é de 2 a 3 g/dia, e a dose máxima é de 4 g. Pode cursar com efeitos extrapiramidais, de modo que não se deve associar ao haloperidol.[12]

O bloqueio alfa-adrenérgico inicia-se 7 a 14 dias antes da data prevista para a cirurgia. Em situações mais graves, pode ser necessário um período mais longo de tratamento.[2,8] A titulação dos alfabloqueadores poderá ser facilitada em casos selecionados, com apoio da telemedicina.[134]

Os resultados do ensaio PRESCRIPT (NCT01379898), que foi desenhado para comparar a eficácia pré-operatória da fenoxibenzamina e a da doxazosina, demonstraram efetividade sobreponível em termos de controle hemodinâmico intraoperatório, embora os doentes tratados com fenoxibenzamina precisassem mais de betabloqueadores para corrigir eventual taquicardia reflexa, mas menos agentes vasodilatadores durante a cirurgia.[135]

Os bloqueadores dos canais de cálcio também podem ser usados,[28,132] pois inibem o influxo de cálcio induzido pela norepinefrina. A principal indicação é como adjuvantes da terapêutica com alfabloqueadores. Em monoterapia, são opção para formas de hipertensão arterial sistêmica (HAS) leve/moderada ou em caso de hipotensão ortostática grave com os alfabloqueadores.[18,132]

Tanto o nifedipino de liberação prolongada (da classe dos bloqueadores dos canais de cálcio di-hidropiridínicos) como o diltiazem (da classe dos benzodiazepínicos) podem ser usados. O nifedipino é administrado na dose de 30 a 60 mg/dia, 1 vez/dia. O nifedipino de liberação rápida não tem indicação e está associado a acidentes cardíacos fatais.[46] O diltiazem está contraindicado no caso de falência ventricular com congestão pulmonar, em pacientes com infarto agudo do miocárdio e fração de ejeção < 40%, bem como nas grávidas.[46]

Controle da frequência cardíaca

A taquiarritmia pode resultar da secreção tumoral de epinefrina/dopamina ou ser reflexo do bloqueio alfa.[18] O bloqueio beta, quando necessário, só deve ser feito depois de um bloqueio alfa completo, para evitar crise hipertensiva. Além disso, devem ser rastreadas patologias do tipo da doença pulmonar obstrutiva crônica ou asma. Os bloqueadores cardiosseletivos beta 1 (atenolol, bisoprolol, metoprolol) são preferíveis. A dose do atenolol varia entre 25 e 50 mg; a do bisoprolol, entre 5 e 10 mg/dia; e a do metoprolol, entre 50 e 100 mg, todos em uma única tomada diária.[46]

O labetalol, com atividades alfa e betabloqueadora, é difícil de manejar e está associado a crises hipertensivas, em virtude da razão fixa alfa/betabloqueadora de 1:5 (o ideal é 4:1). Logo, não deve ser uma opção, uma vez que pode induzir HAS paradoxal ou mesmo crise hipertensiva. Além disso, o labetalol reduz a captação do ^{123}I/^{131}I-MIBG.[18]

As evidências para a abordagem clássica pré-operatória têm sido questionadas. Segundo alguns autores, a preparação de pacientes com complicações resultantes de HAS grave e mantida como insuficiência cardíaca congestiva, doença coronária ou arritmias ou, ainda, nas grávidas, deve ser feita.[130] Já a preparação sistemática em todos os pacientes seria discutível. Eles argumentam que as crises hipertensivas intraoperatórias são, sobretudo, resultado da manipulação do tumor pelo cirurgião. Assim, manipulação cirúrgica cuidadosa, profundidade anestésica e relaxamento muscular adequados, e recurso a agentes vasoativos de ação rápida são os meios suficientes e comprovadamente eficazes para controle das crises intraoperatórias.[130,136]

Avaliação da preparação pré-operatória

A preparação habitual de 7 a 14 dias pode ser insuficiente em pacientes com cardiomiopatia ou hipertensão refratária. Os objetivos são o controle tensional e a normalização da volemia.

Classicamente, usavam-se os critérios de Roizen para avaliar a resposta terapêutica, que são:

- Registros pressóricos < 160/90 mmHg
- Hipotensão ortostática com redução da pressão sistólica de pelo menos 15%, mas sem alcançar valores < 80 mmHg
- ECG sem alterações no segmento ST ou onda T durante 2 semanas.

Esses critérios, porém, vêm sendo questionados. Embora não haja consenso, os valores mais preconizados atualmente são:

- Valores pressóricos na posição sentada < 130/80 mmHg
- Frequência cardíaca de 60 a 70 bpm, na posição sentada, e 70 a 80 bpm em ortostatismo
- A hipotensão ortostática não é necessária.

Controle da crise hipertensiva

A crise hipertensiva pode ser controlada com fentolamina. Em caso de taquicardia grave, o esmolol, como β1 seletivo e tendo curta duração, é uma boa opção. Tanto nicardipino como sulfato de magnésio são alternativas (Quadro 36.13).[137,138]

Quadro 36.13 Terapêutica para crise hipertensiva.

Medicação anti-hipertensiva	Mecanismo de ação	Via	Dose
Fentolamina	Bloqueadores α1 e α2 não seletivos	IV	▪ Dose inicial: *bolus* 5 mg ▪ Doses adicionais, se necessário
Esmolol	Antagonista β1	IV	▪ Dose inicial: 0,5 a 1 mg/kg durante 1 min ▪ Dose de manutenção: 50 a 150 μg/kg/min
Nicardipino	Bloqueador dos canais de cálcio	IV	▪ Dose inicial: 5 mg/h, aumento 2,5 mg/h a cada 5 min até o máximo de 15 mg/h
Sulfato de magnésio	Inibição da liberação de catecolaminas; inibição direta de receptores de catecolaminas; antagonismo do cálcio	IV	▪ Dose inicial: 2 a 4 g durante 5 min ▪ Dose de manutenção: 1 a 2 g/h, dose ajustada segundo níveis de magnésio

IV: via intravenosa.

Pós-operatório

O monitoramento no pós-operatório é essencial. Casos particulares requerem monitoramento invasivo da pressão arterial em uma Unidade de Cuidados Intensivos, pelo menos, nas primeiras 24 horas. Ele visa à reposição adequada e segura de volume para prevenir hipotensão arterial (< 90/60 mmHg), que é a principal complicação do pós-operatório.

A HAS no pós-operatório pode resultar de dor, HAS essencial coexistente, retenção urinária ou sobrecarga de volume. A laqueação inadvertida da artéria renal pode ser causa de hiper-reninemia e de HAS de aparecimento *a posteriori*. Persistência de HAS pode também significar ressecção incompleta do tumor ou doença metastática.[137]

Hipoglicemia pode surgir por hiperinsulinemia de rebote após a retirada do tumor. A sintomatologia pode estar mascarada, pelo que o monitoramento regular da glicemia é aconselhado.[137]

DOENÇA METASTÁTICA

Aproximadamente 10 a 25% dos FEO são malignos.[139,140] Estes valores passam a 35 a 40% quando falamos de PGL extra-adrenais,[57] podendo chegar aos 65 a 70%.[141] Contudo, não há marcadores histológicos, genéticos ou moleculares que permitam distinguir entre doença benigna ou maligna. O diagnóstico de doença maligna depende da presença de metástases que envolvam gânglios (80%), esqueleto (71%), fígado (50%) e pulmões (50%).[139,140]

As metástases podem aparecer muitos anos após o diagnóstico do tumor primitivo.

Tem sido sugerido que a presença de alguns fatores aumenta o risco de doença metastática,[141] a saber:

- Presença de mutação no gene *SDHB* (pelo menos 30% destes doentes desenvolvem doença metastática)[104,118]
- PGL localizado no mediastino ou órgão de Zuckerkandl
- Tumor primitivo > 5 cm
- Idade ao diagnóstico abaixo dos 50 anos
- Níveis aumentados de metoxitiramina.

Estima-se que 30 a 40% dos pacientes com doença metastática tenham mutação germinativa no gene *SDHB*, que compromete a oxidação do succinato em fumarato. Isso provoca o acúmulo de succinato, que se comporta como oncometabólito, levando, subsequentemente, ao aumento dos fatores induzidos por hipoxia (HIF), em particular o HIFα2, e ao aumento da expressão dos seus genes-alvo, tais como *VEGF* e *PDGF*-β. Além disso, há aumento da expressão de genes envolvidos no metabolismo da glicose (hexoquinase 2) e genes da lactato desidrogenase (Figura 36.8). No entanto, o estudo MAPP-Prono sugere que as mutações *SDHB*, por si sós, não são um fator prognóstico de malignidade, e que outros marcadores moleculares estarão envolvidos na transformação maligna.[142]

As Figuras 36.9 e 36.10 ilustram o caso de um paciente com PGL vagal incompletamente ressecado, em que o exame histológico da peça operatória documentou um gânglio metastático e a PET/CT com ^{68}Ga-DOTA-NOC revelaria envolvimento ósseo.

Não obstante os avanços no conhecimento da entidade PGL/FEO, ainda não se dispõe de terapêutica eficaz para esses casos. Quando há evidência de doença metastática, mas não há progressão, a atitude de vigilância é uma opção.[143] A cirurgia de redução tumoral pode ter lugar quando o controle da produção hormonal não é satisfatório com a terapêutica medicamentosa.

Para além do tratamento crônico, com um bloqueador α1-seletivo, nos tumores funcionantes, as opções têm estado limitadas ao ^{131}I-MIBG e à quimioterapia, que geralmente são

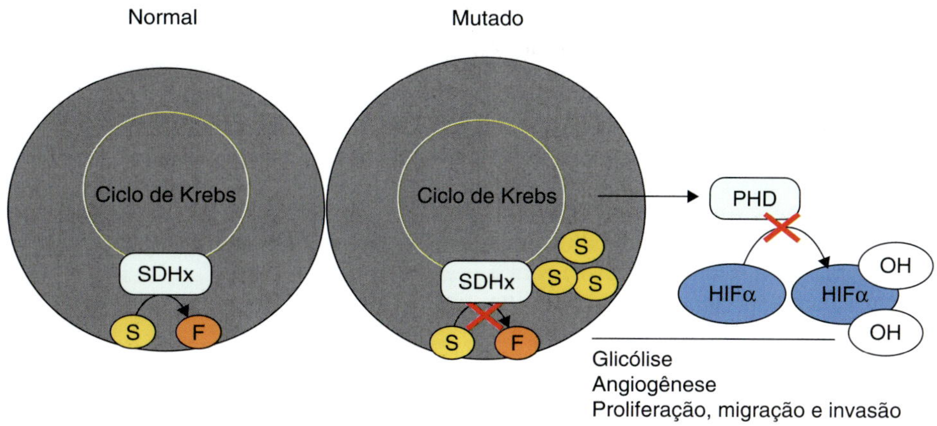

Figura 36.8 Representação esquemática. A presença de mutações *SDHx* prejudica a normal conversão de succinato em fumarato. O acúmulo de succinato (oncometabólito) desencadeia outras alterações, tais como inibição competitiva da prolil hidroxilase (PHD), levando à estabilização da HIFα. Esta, por sua vez, promove a expressão de genes que levam ao desenvolvimento do fenótipo maligno.

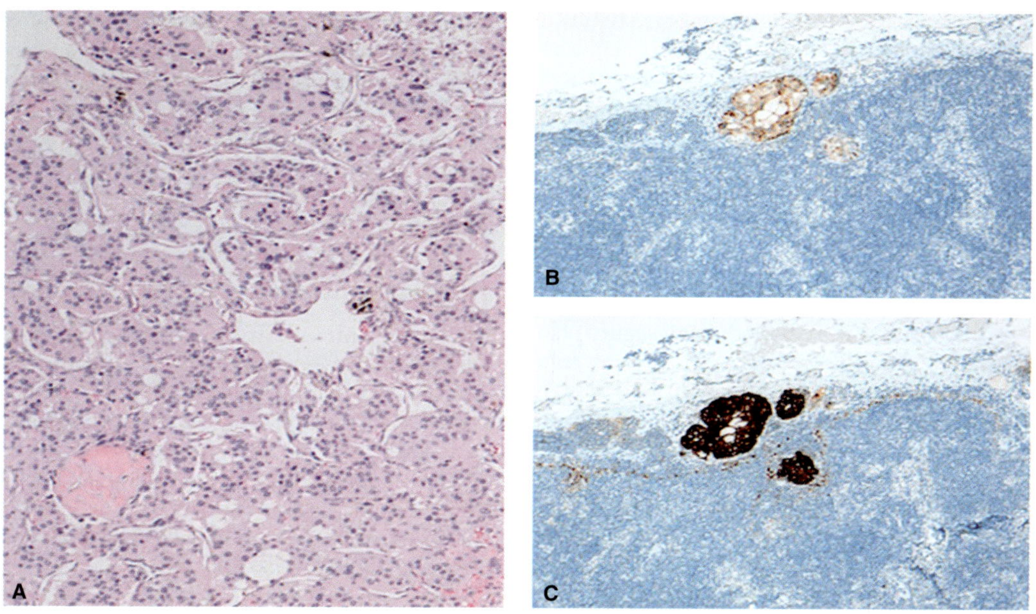

Figura 36.9 A. Paraganglioma vagal (H&E, ×200). **B.** Gânglio metastático (imuno-histoquímica positiva para cromogranina, ×100). **C.** Gânglio metastático (imuno-histoquímica positiva para sinaptofisina, ×100).

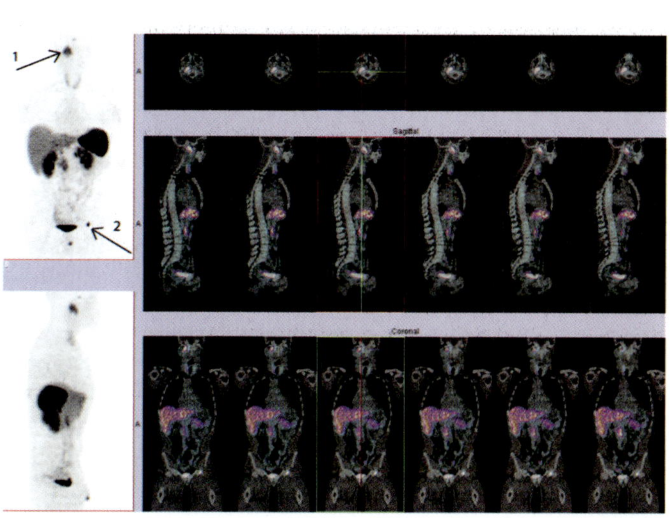

Figura 36.10 ^{68}Ga-DOTA-NOC-PET/CT de estadiamento: fixação no paraganglioma vagal e na região acetabular esquerda.

ineficazes em conseguir remissão prolongada e têm toxicidade que não se pode ignorar.

O tratamento com ^{131}I-MIBG tem indicação quando a cintilografia corporal com ^{123}I-MIBG revela captação significativa. É essencial suspender fármacos como labetalol e antidepressivos tricíclicos, que podem interferir na captação da MIBG. A toxicidade é, sobretudo, hematológica.[139]

A quimioterapia fica reservada para doentes sem captação de ^{123}I-MIBG ou sem resposta ao ^{131}I-MIBG. O protocolo de quimioterapia que se tem revelado mais eficaz é ciclofosfamida, vincristina, dacarbazina (CVD), que será, eventualmente, a primeira linha terapêutica no caso de índice proliferativo alto.[139,144]

A radioterapia externa pode ser utilizada para paliação de dor em contexto de metástases ósseas.[139,144] A terapêutica dirigida às metástases hepáticas, como crioablação, radiofrequência ou embolização, pode ser ponderada.[144,145]

Diferentes ensaios clínicos com inibidores de tirosinoquinases, incluindo axitinibe, cabozantinibe, lenvatinibe, pazopanibe e sunitinibe, estão em curso.[140] Resultados preliminares têm documentado redução tumoral, mas também têm sido descritos eventos cardiovasculares associados. Há casos já relatados de resposta parcial por critérios RECIST e melhora da pressão arterial por redução de catecolaminas com a utilização de sunitinibe.[146] O primeiro ensaio randomizado internacional e multicêntrico (FIRSTMAPP) suporta o uso de sunitinibe como opção terapêutica com o mais elevado grau de evidência em termos de eficácia antitumoral em doença metastática.[27,147] Outras opções incluem a temozolamida, que se revelou eficaz em pessoas com doença metastática e mutação do *SDHB*;[148] a associação da talidomida (tirando partido da sua ação como inibidor do *VEGF*) com a temozolamida;[149] e o recurso aos análogos da somatostatina ligados a radionuclídeo (177-Lu).[139,144,150]

GRUPOS PARTICULARES

Paraganglioma/feocromocitoma na gravidez

A ocorrência de PGL/FEO em gestantes é muito rara. Os sinais e sintomas são semelhantes aos observados na pré-eclâmpsia; por isso, o diagnóstico nem sempre é fácil. A hipótese deve ser colocada quando há paroxismos, labilidade ou resistência à terapêutica. A dosagem das metanefrinas fracionadas urinárias (MFU) ou, de preferência, das metanefrinas livres plasmáticas (MLP) é o teste de eleição, atendendo ao valor preditivo negativo; um valor normal praticamente exclui o diagnóstico. Deve-se atentar para o fato de que o labetalol e a α-metildopa, usados na grávida hipertensa, podem responder por resultados falso-positivos desse teste. A RM é o método de imagem indicado para confirmar o diagnóstico.[151]

É geralmente aceito que, quando o diagnóstico é feito nas primeiras 24 semanas, se proceda à remoção cirúrgica por via laparoscópica. O segundo trimestre é o período mais seguro pelo menor risco de aborto. A preparação pré-operatória pode ser feita como fora da gravidez, incluindo uma dieta rica em sal e reforço de ingestão de líquidos 1 semana após o início do tratamento.[151]

Quando o diagnóstico é no terceiro trimestre, a remoção do tumor é retardada até a maturidade fetal, mantendo-se o tratamento medicamentoso. O mais consensual é a cesariana depois de alcançada a maturidade, seguida da exérese tumoral em um segundo tempo; no entanto, há quem defenda as duas intervenções ao mesmo tempo.[151]

Estudo internacional multicêntrico recente, incluindo revisão sistemática, reportou complicações maternas severas em 7% das gravidezes, 1% de mortes maternas e uma mortalidade fetal de 9%.[152] O mesmo estudo sugere que o bloqueio α-adrenérgico é fundamental e que se associa a poucos resultados adversos, enquanto a cirurgia durante a gravidez não se associa a melhores resultados.

A fenoxibenzamina tem-se revelado segura para o feto. No entanto, ela atravessa a barreira placentária e pode causar hipotensão e depressão respiratória nas primeiras 48 horas pós-parto, de modo que o monitoramento nesse período é mandatório. A amamentação nas mulheres que recebem fenoxibenzamina não está recomendada.

O sulfato de magnésio é considerado um fármaco de primeira linha para o controle da HAS intraoperatória na grávida. A dose preconizada é de 4 g em 250 mℓ de dextrose a 5%, administrados a um ritmo que não ultrapasse 3 mℓ/minuto.[137]

Paraganglioma/feocromocitoma na criança

Cerca de 20% dos PGL/FEO são diagnosticados em crianças e majoritariamente sintomáticos.[25] Estão descritos casos de cardiomiopatia grave nessa faixa etária.

Os princípios gerais do tratamento são os mesmos que no adulto, com ajuste de doses em função do peso. No Quadro 36.14, apresenta-se um resumo.

Quadro 36.14 Preparação pré-operatória na criança.

Fármaco	Dose inicial	Dose de manutenção
Fenoxibenzamina	0,2 mg/kg/dia (máx. 10 mg/dose)	Aumentar 0,2 mg/kg/dia a cada 4 dias até 0,4 a 1,2 mg/kg/dia de 6/6 h ou 8/8 h (máx. 2 a 4 mg/kg/dia)
Doxazosina	1 a 2 mg/dia	Aumentar até 4 a 16 mg/dia (1 ou 2 tomadas)
Atenolol	0,5 a 1 mg/kg/dia (1 ou 2 tomadas)	2 mg/kg/dia até 100 mg/dia (1 ou 2 tomadas)
Metirosina	20 mg/kg/dia (em 4 tomadas)	Aumentar, conforme a necessidade, até 60 mg/kg/dia (em 4 tomadas)

Paraganglioma/feocromocitoma no idoso

Admite-se que, no idoso, o FEO possa ser mais frequentemente silencioso.[28] A modificação do metabolismo das catecolaminas com a idade e a alteração de receptores nos órgãos-alvo também depende da idade, podendo contribuir para formas mais sutis. Por outro lado, a presença de comorbidades cardíacas, renais e neurológicas pode ser um desafio ao diagnóstico e deve ser considerada quando se faz a correção da volemia, para não introduzir iatrogenia. A recuperação pós-operatória pode ser mais lenta e complicada.[153] Na análise dos parâmetros laboratoriais, deve-se atentar que os valores de MLP e MFU aumentam com a idade.[154]

MONITORAMENTO DOS PACIENTES OPERADOS

O objetivo do monitoramento é a detecção de recorrência local e/ou metastática e do aparecimento de outros tumores.

Os FEO esporádicos, sem fatores de risco, têm baixo nível de recorrência, e a vigilância pode não ser tão apertada, preconizando-se que seja de, pelo menos, 10 anos.[46] Todos os outros casos se beneficiam de monitoramento ao longo da vida. O rigor dessa vigilância deve considerar critérios genéticos e clínicos.[30,155] Em geral, os pacientes devem ser avaliados 2 a 6 semanas depois da cirurgia e manter vigilância clínica e laboratorial regular e por imagem adaptada ao nível de risco. A RM poupa o doente da exposição à radiação.[155]

O monitoramento bioquímico é feito anualmente por meio da dosagem plasmática ou urinária das metanefrinas e, em casos selecionados, metoxitiramina. É aconselhada a dosagem da CgA no caso dos doentes com perfil pré-operatório negativo para metanefrinas e metoxitiramina.

NOVAS PERSPECTIVAS E DESAFIOS

Os grandes avanços que se têm feito em nível de conhecimento das bases moleculares dos PGL/FEO e a expectativa do desenvolvimento de fármacos dirigidos a defeitos específicos levam à admissão da possibilidade de que, em um futuro próximo, seja possível um tratamento personalizado e mais eficaz, sobretudo para a doença metastática.

A identificação de marcadores que facilitem o monitoramento dos portadores assintomáticos de mutação do *SDHx* é também um desafio. Estudo recente sugere que o perfil metabólico da urina dos portadores de mutação com tumores é diferente do perfil dos portadores assintomáticos.[156] Admite-se que as diferenças sejam o reflexo das alterações do metabolismo energético mitocondrial. Portanto, são necessários mais estudos e maiores séries para definir a aplicabilidade desses achados na prática clínica.

Resumo

Os paragangliomas são tumores neuroendócrinos raros que surgem no sistema nervoso simpático ou parassimpático. Os paragangliomas simpáticos são encontrados principalmente na medula adrenal (designados feocromocitomas), mas também podem ter uma localização torácica, abdominal ou pélvica. Os paragangliomas parassimpáticos geralmente estão localizados na cabeça ou no pescoço. O conhecimento sobre as formas familiares dos paragangliomas melhorou muito nos últimos anos. Além dos genes envolvidos nas formas sindrômicas clássicas: gene *VHL* (von Hippel-Lindau), gene *RET* (neoplasia endócrina múltipla tipo 2) e gene *NF1* (neurofibromatose tipo 1), pelo menos 22 novos genes foram até agora implicados na ocorrência de paragangliomas/feocromocitomas, dentre os quais se destacam: SDHA, SDHB, SDHC, SDHD, SDHAF2, TMEM127, MAX, EGLN1, HIF2A e *KIF1B*. Atualmente, é aceito que pelo menos 40% dos casos de paragangliomas em adultos são devidos a mutações germinativas em um desses genes.

REFERÊNCIAS BIBLIOGRÁFICAS

1. Mete O, Asa SL, Gill AJ, Kimura N et al. Overview of the 2022 WHO Classification of paragangliomas and pheochromocytomas. Endocr Pathol. 2022; 33:90-114.
2. Alrezk R, Suarez A, Tena I, Pacak K. Update of pheochromocytoma syndromes: genetics, biochemical evaluation, and imaging. Front Endocrinol (Lausanne). 2018; 9:515.
3. Fishbein L. Pheochromocytoma and paraganglioma: genetics, diagnosis, and treatment. Hematol Oncol Clin North Am. 2016; 30:135-50.
4. Martins R, Bugalho MJ. Paragangliomas/pheochromocytomas: clinically oriented genetic testing. Int J Endocrinol. 2014; 2014:1-14.
5. Vicha A, Musil Z, Pacak K. Genetics of pheochromocytoma and paraganglioma syndromes: new advances and future treatment options. Curr Opin Endocrinol. 2013; 20:186-91.
6. Elshafie O, Al Badaai Y, Alwahaibi K et al. Catecholamine-secreting carotid body paraganglioma: successful preoperative control of hypertension and clinical symptoms using high-dose long-acting octreotide. Endocrinol Diabetes Metab Case Rep. 2014; 2014.
7. Niemann S, Müller U, Engelhardt D, Lohse P. Autosomal dominant malignant and catecholamine-producing paraganglioma caused by a splice donor site mutation in SDHC. Hum Genet. 2003; 113:92-4.
8. Neumann HP, Young WF, Krauss T et al. 65 Years of the double helix: Genetics informs precision practice in the diagnosis and management of pheochromocytoma. Endocr Relat Cancer. 2018; 25:T201-T219.
9. Karasek D, Shah U, Frysak Z et al. An update on the genetics of pheochromocytoma. J Hum Hypertens. 2013; 27:141-7.
10. Martins R, Bugalho MJ. Paragangliomas/pheochromocytomas: clinically oriented genetic testing. Int J Endocrinol. 2014; 2014:794187.
11. Buffet A, Burnichon N, Favier J, Gimenez-Roqueplo AP. An overview of 20 years of genetic studies in pheochromocytoma and paraganglioma. Best Pract Res Clin Endocrinol Metab. 2020; 34:101416.
12. Fitzgerald PA. Adrenal medulla and paraganglia. In: Greenspan's Basic & Clinical Endocrinology. 10e. ed. McGraw-Hill Education; 2018.
13. Frankel F. A Case of bilateral, completely latent adrenal tumor and concurrent nephritis with changes in the circulatory system and retinitis. Cancer J Clin. 1984; 34:93-106.
14. Bausch B, Tischler AS, Schmid KW et al. Max Schottelius: Pioneer in pheochromocytoma. J Endocr Soc. 2017; 1:957-64.
15. Neumann HPH, Young WF, Eng C. Pheochromocytoma and paraganglioma. N Engl J Med. 2019; 381:552-65.
16. Neumann HPH, Vortmeyer A, Schmidt D et al. Evidence of MEN-2 in the original description of classic pheochromocytoma. N Engl J Med. 2007; 357:1311-5.
17. Chen H, Sippel RS, O'Dorisio MS et al. The North American Neuroendocrine Tumor Society Consensus Guideline for the diagnosis and management of neuroendocrine tumors: pheochromocytoma, paraganglioma, and medullary thyroid cancer. Pancreas. 2010; 39:775-83.
18. Martucci VL, Pacak K. Pheochromocytoma and paraganglioma: Diagnosis, genetics, management, and treatment. Curr Prob Cancer. 2014; 38:7-41.
19. McNeil AR, Blok BH, Koelmeyer TD et al. Phaeochromocytomas discovered during coronial autopsies in Sydney, Melbourne and Auckland. Aust N Zeal J Med. 2000; 30:648-52.
20. Sutton MG, Sheps SG, Lie JT. Prevalence of clinically unsuspected pheochromocytoma. Review of a 50-year autopsy series. Mayo Clin Proc. 1981; 56:354-60.
21. Messerli FH, Loughlin KR, Messerli AW, Welch WR. The president and the pheochromocytoma. Am J Cardiol. 2007; 99:1325-9.
22. Berends AMA, Buitenwerf E, de Krijger RR et al. Incidence of pheochromocytoma and sympathetic paraganglioma in the Netherlands: a nationwide study and systematic review. Eur J Intern Med. 2018; 51:68-73.
23. Bholah R, Bunchman TE. Review of pediatric pheochromocytoma and paraganglioma. Front Pediatr. 2017; 5:155.
24. Omura M, Saito J, Yamaguchi K et al. Prospective study on the prevalence of secondary hypertension among hypertensive patients visiting a general outpatient clinic in Japan. Hypertens Res. 2004; 27:193-202.
25. Bausch B, Wellner U, Bausch D, et al. Long-term prognosis of patients with pediatric pheochromocytoma. Endocr Relat Cancer. 2014; 21:17-25.
26. Crona J, Taïeb D, Pacak K. New Perspectives on pheochromocytoma and paraganglioma: toward a molecular classification. Endocr Rev. 2017; 38:489-515.
27. Gimenez-Roqueplo AP, Robledo M, Dahia PLM. Update on the genetics of paragangliomas. Endocr Relat Cancer. 2023; 30:e220373,
28. Bravo EL, Tagle R. Pheochromocytoma: state-of-the-art and future prospects. Endocr Rev. 2003; 24:539-53.
29. Grossman A, Pacak K, Sawka A et al. Biochemical diagnosis and localization of pheochromocytoma: can we reach a consensus? Ann N York Acad Sci. 2006; 1073:332-47.
30. Lenders JWM, Duh QY, Eisenhofer G et al. Pheochromocytoma and paraganglioma: an endocrine society clinical practice guideline. J Clin Endocrinol Metab. 2014; 99:1915-42.
31. Bouloux PG, Fakeeh M. Investigation of phaeochromocytoma. Clin Endocrinol (Oxf). 1995 ;43(6):657-64.
32. Gimenez-Roqueplo AP, Lehnert H, Mannelli M et al. Phaeochromocytoma, new genes and screening strategies. Clin Endocrinol (Oxf). 2006; 65:699-705.
33. Khan MF, Datta S, Chisti MM, Movahed MR. Cardiac paraganglioma: clinical presentation, diagnostic approach and factors affecting short and long-term outcomes. Int J Cardiol. 2013; 166:315-20.
34. O'Riordain DS, Young WF, Grant CS et al. Clinical spectrum and outcome of functional extraadrenal paraganglioma. World j surg. 1996; 20:916-22.
35. von Dobschuetz E, Leijon H, Schalin-Jäntti C et al. A registry-based study of thyroid paraganglioma: histological and genetic characteristics. Endocr Relat Cancer. 2015; 22:191-204.
36. Boari N, Losa M, Mortini P, Snider S et al. Intrasellar paraganglioma: a case report and review of the literature. Acta Neurochir (Wien). 2006; 148:1311-14; discussion 1314.
37. Sankhla S, Khan GM. Cauda equina paraganglioma presenting with intracranial hypertension: case report and review of the literature. Neurol India. 2004; 52:243-4.
38. Beilan JA, Lawton A, Hajdenberg J, Rosser CJ. Pheochromocytoma of the urinary bladder: a systematic review of the contemporary literature. BMC Urol. 2013; 13:22.
39. Ariton M, Juan CS, AvRuskin TW. Pheochromocytoma: Clinical observations from a brooklyn tertiary hospital. Endocr Pract. 2000; 6:249-52.
40. Moustaki M, Paschou SA, Vakali E et al. Secondary diabetes mellitus in pheochromocytomas and paragangliomas. Endocrine. 2023; 82:467-79.
41. Gupta G, Pacak K, On Behalf Of The AACE Adrenal Scientific Committee. Precision Medicine: An update on genotype/biochemical phenotype relationships in pheochromocytoma/paraganglioma patients. Endocr Pract. 2017; 23:690-704.
42. Eid M, Foukal J, Sochorová D et al. Management of pheochromocytomas and paragangliomas: Review of current diagnosis and treatment options. Cancer Med. 2023; 12:13942-57.
43. Eisenhofer G, Lenders JWM, Goldstein DS et al. Pheochromocytoma catecholamine phenotypes and prediction of tumor size and location by use of plasma free metanephrines. Clin Chem. 2005; 51:735-44.
44. Richard S, Graff J, Lindau J, Resche F. Von Hippel-Lindau disease. Lancet. 2004; 363:1231-4.
45. Tischler AS. Pheochromocytoma and extra-adrenal paraganglioma: updates. Arch Pathol Lab Med. 2008; 132:1272-84.
46. Därr R, Lenders JWM, Hofbauer LC et al. Pheochromocytoma - update on disease management. Ther Adv Endocrinol Metab. 2012; 3:11-26.
47. Neumann HPH, Bausch B, McWhinney SR et al. Germ-line mutations in nonsyndromic pheochromocytoma. N Engl J Med. 2002; 346:1459-66.
48. Brenner N, Kopetschke R, Ventz M et al. Cushing's syndrome due to ACTH-secreting pheochromocytoma. Can J Urol. 2008; 15:3924-7.
49. Canda AE, Sis B, Sökmen S et al. An unusual mesenteric paraganglioma producing human chorionic gonadotropin. Tumori. 2004; 90:249-52.
50. Mandel M, Saad F, Andrade FG. Paraganglioma produtor de prolactina: relato de dois casos. Arq Bras Endocrinol Metab. 2003; (47(Suppl 1):S322.
51. Eugster PJ, Maurer J, Vocat C et al. Proneuropeptide Y and neuropeptide Y metabolites in healthy volunteers and patients with a pheochromocytoma or paraganglioma. Clin Chim Acta. 2022; 534:146-55.
52. Bílek, Vlček, Šafařík et al. Chromogranin A in the laboratory diagnosis of pheochromocytoma and paraganglioma. Cancers. 2019; 11:586.
53. d'Herbomez M, Do Cao C, Vezzosi D et al. Chromogranin A assay in clinical practice. Ann Endocrinol (Paris). 2010; 71:274-80.
54. Grossrubatscher E, Dalino P, Vignati F et al. The role of chromogranin A in the management of patients with phaeochromocytoma. Clin Endocrinol (Oxf). 2006; 65:287-93.

55. Gut P, Czarnywojtek A, Fischbach J et al. Chromogranin A - unspecific neuroendocrine marker. Clinical utility and potential diagnostic pitfalls. Arch Med Sci. 2016; 12:1-9.
56. Mannelli M, Lenders JWM, Pacak K et al. Subclinical phaeochromocytoma. Best Pract Res Clin Endocrinol Metab. 2012; 26:507-15.
57. Nölting S, Bechmann N, Taieb D et al. Personalized management of pheochromocytoma and paraganglioma. Endocr Rev. 2022; 43:199-239.
58. Eisenhofer G, Rivers G, Rosas AL et al. Adverse drug reactions in patients with phaeochromocytoma: incidence, prevention and management. Drug Saf. 2007; 30:1031-62.
59. Amodru V, Taieb D, Guerin C et al. MEN2-related pheochromocytoma: current state of knowledge, specific characteristics in MEN2B, and perspectives. Endocrine. 2020; 69:496-503.
60. Castinetti F, Waguespack SG, Machens A et al. Natural history, treatment, and long-term follow up of patients with multiple endocrine neoplasia type 2B: an international, multicentre, retrospective study. Lancet Diabetes Endocrinol. 2019; 7:213-20.
61. Maher ER, Neumann HP, Richard S. von Hippel-Lindau disease: a clinical and scientific review. Eur J Hum Genet. 2011; 19:617-23.
62. Ebbehoj A, Stochholm K, Jacobsen SF, et al. Incidence and clinical presentation of pheochromocytoma and sympathetic paraganglioma: a population-based study. J Clin Endocrinol Metab. 2021; 106:2251-61.
63. Gruber LM, Hartman RP, Thompson GB et al. Pheochromocytoma characteristics and behavior differ depending on method of discovery. J Clin Endocrinol Metab. 2019; 104:1386-93.
64. Ichijo T, Ueshiba H, Nawata H, Yanase T. A nationwide survey of adrenal incidentalomas in Japan: the first report of clinical and epidemiological features. Endocr J. 2020; 67:141-52.
65. Mantero F, Terzolo M, Arnaldi G et al. A survey on adrenal incidentaloma in Italy. Study Group on Adrenal Tumors of the Italian Society of Endocrinology. J Clin Endocrinol Metab. 2000; 85:637-44.
66. Manger WM. The protean manifestations of pheochromocytoma. Horm Metab Res. 2009; 41:658-63.
67. Rosas AL, Kasperlik-Zaluska AA, Papierska L et al. Pheochromocytoma crisis induced by glucocorticoids: a report of four cases and review of the literature. Eur J Endocrinol. 2008; 158:423-9.
68. Olson SW, Deal LE, Piesman M. Epinephrine-secreting pheochromocytoma presenting with cardiogenic shock and profound hypocalcemia. Ann Intern Med. 2004; 140:849.
69. Kobal SL, Paran E, Jamali A et al. Pheochromocytoma: cyclic attacks of hypertension alternating with hypotension. Nat Rev Cardiol. 2008; 5:53-7.
70. van Duinen N, Steenvoorden D, Kema IP et al. Increased urinary excretion of 3-methoxytyramine in patients with head and neck paragangliomas. J Clin Endocrinol Metab. 2010; 95:209-14.
71. Kantorovich V, Eisenhofer G, Pacak K. Pheochromocytoma: An endocrine stress mimicking disorder. Ann N Y Acad Sci. 2008; 1148:462-8.
72. Bissada NK, Safwat AS, Seyam RM et al. Pheochromocytoma in children and adolescents: a clinical spectrum. J Pediatr Surg. 2008; 43:540-3.
73. Ludwig AD, Feig DI, Brandt ML et al. Recent advances in the diagnosis and treatment of pheochromocytoma in children. Am J Surg. 2007; 194:792-6.
74. Eng PH, Tan LH, Wong KS et al. Cushing's syndrome in a patient with a corticotropin-releasing hormone-producing pheochromocytoma. Endocr Pract. 1999; 5:84-87.
75. Castinetti F, Maia AL, Peczkowska M et al. The penetrance of MEN2 pheochromocytoma is not only determined by RET mutations. Endocr Relat Cancer. 2017; 24:L63-7.
76. Moline J, Eng C. Multiple endocrine neoplasia type 2: an overview. Genet Med. 2011; 13:755-64.
77. van Berkel A, Lenders JWM, Timmers HJLM. Diagnosis of endocrine disease: Biochemical diagnosis of phaeochromocytoma and paraganglioma. Eur J Endocrinol. 2014; 170:R109-19.
78. Lenders JWM, Pacak K, Walther MM, et al. Biochemical diagnosis of pheochromocytoma: which test is best? JAMA. 2002; 287:1427-34.
79. Boyle JG, Davidson DF, Perry CG, Connell JMC. Comparison of diagnostic accuracy of urinary free metanephrines, vanillyl mandelic acid, and catecholamines and plasma catecholamines for diagnosis of pheochromocytoma. J Clin Endocrinol Metab. 2007; 92:4602-8.
80. Eisenhofer G, Goldstein DS, Walther MM et al. Biochemical diagnosis of pheochromocytoma: how to distinguish true- from false-positive test results. J Clin Endocrinol Metab. 2003; 88:2656-66.
81. Sawka AM, Jaeschke R, Singh RJ, Young WF. A comparison of biochemical tests for pheochromocytoma: measurement of fractionated plasma metanephrines compared with the combination of 24-hour urinary metanephrines and catecholamines. J Clin Endocrinol Metab. 2003; 88:553-8.
82. Algeciras-Schimnich A, Preissner CM, Young WF et al. Plasma chromogranin A or urine fractionated metanephrines follow-up testing improves the diagnostic accuracy of plasma fractionated metanephrines for pheochromocytoma. J Clin Endocrinol Metab. 2008; 93:91-5.
83. Kudva YC, Sawka AM, Young WF. Clinical review 164: The laboratory diagnosis of adrenal pheochromocytoma: the Mayo Clinic experience. J Clin Endocrinol Metab. 2003; 88:4533-9.
84. Fitzgerald PA. Adrenal medulla and paraganglia. In: Greenspan's Basic & clinical Endocrinology. 9. ed. New York: McGraw Hill Co; 2011.
85. Nobels FRE, Kwekkeboom DJ, Coopmans W et al. Chromogranin A as serum marker for neuroendocrine neoplasia: comparison with neuron-specific enolase and the α-subunit of glycoprotein hormones. J Clin Endocrinol Metab. 1997; 82:2622-8.
86. Eijkelenkamp K, Osinga TE, Van Faassen M et al. diagnostic accuracy of salivary metanephrines in pheochromocytomas and paragangliomas. Clin Chem. 2021; 67:1090-7.
87. Bravo EL, Tarazi RC, Fouad FM et al. Clonidine-suppression test: a useful aid in the diagnosis of pheochromocytoma. N Engl J Med. 1981; 305:623-6.
88. Tsiomidou S, Pamporaki C, Geroula et al. Clonidine suppression test for a reliable diagnosis of pheochromocytoma: When to use. Clin Endocrinol (Oxf). 2022; 97:541-50.
89. Corssmit EP, Romijn JA. Clinical management of paragangliomas. Eur J Endocrinol. 2014; 171:R231-43.
90. Bessell-Browne R, O'Malley ME. CT of pheochromocytoma and paraganglioma: risk of adverse events with i.v. administration of nonionic contrast material. AJR Am J Roentgenol. 2007; 188:970-4.
91. Buitenwerf E, Berends AMA, van Asselt ADI et al. Diagnostic accuracy of computed tomography to exclude pheochromocytoma: A systematic review, meta-analysis, and cost analysis. Mayo Clin Proc. 2019; 94:2040-52.
92. Gruber LM, Strajina V, Bancos I et al. Not all adrenal incidentalomas require biochemical testing to exclude pheochromocytoma: Mayo clinic experience and a meta-analysis. Gland Surg. 2020; 9:362-71.
93. Ctvrtlik F, Tudos Z, Szasz P, et al. Characteristic CT features of pheochromocytomas - probability model calculation tool based on a multicentric study. Biomed Pap Med Fac Univ Palacky Olomouc Czech Repub. 2019; 163:212-9.
94. Taïeb D, Hicks RJ, Hindié E et al. European Association of Nuclear Medicine Practice Guideline/Society of Nuclear Medicine and Molecular Imaging Procedure Standard 2019 for radionuclide imaging of phaeochromocytoma and paraganglioma. Eur J Nucl Med Mol Imaging. 2019; 46:2112-37.
95. Hoegerle S, Nitzsche E, Altehoefer C et al. Pheochromocytomas: detection with 18F DOPA whole body PET--initial results. Radiology. 2002; 222:507-12.
96. Lin EP, Chin BB, Fishbein L et al. Head and neck paragangliomas: an update on the molecular classification, state-of-the-art imaging, and management recommendations. Radiol Imaging Cancer. 2022; 4:e210088.
97. Bugalho MJ, Montalvão P, Domingues R, Duarte H. Clinical usefulness of ^{68}Ga-DOTA-NOC PET/CT in staging a vagal paraganglioma associated with a novel SDHB mutation. BMJ Case Rep. 2016; 201.
98. Welander J, Söderkvist P, Gimm O. Genetics and clinical characteristics of hereditary pheochromocytomas and paragangliomas. Endocr Relat Cancer. 2011; 18(6):R253-76.
99. Modigliani E, Cohen R, Campos JM et al. Prognostic factors for survival and for biochemical cure in medullary thyroid carcinoma: results in 899 patients. The GETC Study Group. Groupe d'étude des tumeurs à calcitonine. Clin Endocrinol (Oxf). 1998; 48:265-73.
100. Moodley S, Weber F, Mulligan LM. The evolving clinical, genetic and therapeutic landscape of multiple endocrine neoplasia type 2. Endocr Relat Cancer. 2018; 25:E1-E4.
101. Binderup MLM, Jensen AM, Budtz-Jørgensen E, Bisgaard ML. Survival and causes of death in patients with von Hippel-Lindau disease. J Med Genet. 2017; 54:11-8.
102. Pitsava G, Settas N, Faucz FR, Stratakis CA. Carney Triad, Carney-Stratakis Syndrome, 3PAS and other tumors due to SDH deficiency. Front Endocrinol (Lausanne). 2021; 12:680609.
103. Benn DE, Robinson BG, Clifton-Bligh RJ. 15 years of paraganglioma: Clinical manifestations of paraganglioma syndromes types 1-5. Endocr Relat Cancer. 2015; 22:T91-103.
104. Taïeb D, Nölting S, Perrier ND, et al. Management of phaeochromocytoma and paraganglioma in patients with germline SDHB pathogenic variants: an international expert Consensus statement. Nat Rev Endocrinol. 2024; 20:168-84.
105. García-Romero MT, Parkin P, Lara-Corrales I. Mosaic neurofibromatosis type 1: A systematic review. Pediatr Dermatol. 2016; 33:9-17.
106. Cardot-Bauters C, Carnaille B, Aubert S et al. A full phenotype of paraganglioma linked to a germline SDHB mosaic mutation. J Clin Endocrinol Metab. 2019; 104:3362-6.
107. Stratakis CA, Carney JA. The triad of paragangliomas, gastric stromal tumours and pulmonary chondromas (Carney triad), and the dyad of paragangliomas and gastric stromal sarcomas (Carney-Stratakis syndrome): molecular genetics and clinical implications. J Intern Med. 2009; 266:43-52.
108. O'Toole SM, Dénes J, Robledo M et al. 15 years of paraganglioma: the association of pituitary adenomas and phaeochromocytomas or paragangliomas. Endocr Relat Cancer. 2015; 22:T105-122.
109. Xekouki P, Szarek E, Bullova P et al. Pituitary adenoma with paraganglioma/pheochromocytoma (3PAs) and succinate dehydrogenase defects in humans and mice. J Clin Endocrinol Metab. 2015; 100:E710-E719.
110. Bugalho MJ, Silva AL, Domingues R. Coexistence of paraganglioma/pheochromocytoma and papillary thyroid carcinoma: a four-case series analysis. Fam Cancer. 2015; 14:603-7.

111. Papathomas TG, Gaal J, Corssmit EPM et al. Non-pheochromocytoma (PCC)/paraganglioma (PGL) tumors in patients with succinate dehydrogenase-related PCC-PGL syndromes: a clinicopathological and molecular analysis. Eur J Endocrinol. 2014; 170:1-12.
112. Jiang S, Dahia PLM. Minireview: the busy road to pheochromocytomas and paragangliomas has a new member, TMEM127. Endocrinology. 2011; 152:2133-40.
113. Daly AF, Castermans E, Oudijk L et al. Pheochromocytomas and pituitary adenomas in three patients with MAX exon deletions. Endocr Relat Cancer. 2018; 25:L37-L42.
114. Roszko KL, Blouch E, Blake M et al. Case report of a prolactinoma in a patient with a novel MAX mutation and bilateral pheochromocytomas. J Endocr Soc. 2017; 1(11):1401-7.
115. Burnichon N, Cascón A, Schiavi F et al. MAX mutations cause hereditary and sporadic pheochromocytoma and paraganglioma. Clin Cancer Res. 2012; 18:2828-37.
116. Castro-Vega LJ, Buffet A, De Cubas AA et al. Germline mutations in FH confer predisposition to malignant pheochromocytomas and paragangliomas. Hum Mol Genet. 2014; 23:2440-6.
117. Clark GR, Sciacovelli M, Gaude E et al. Germline FH mutations presenting with pheochromocytoma. J Clin Endocrinol Metab. 2014; 99:E2046-50.
118. Muth A, Crona J, Gimm O et al. Genetic testing and surveillance guidelines in hereditary pheochromocytoma and paraganglioma. J Intern Med. 2019; 285:187-204.
119. Benn DE, Zhu Y, Andrews KA et al. Bayesian approach to determining penetrance of pathogenic SDH variants. J Med Genet. 2018; 55:729-34.
120. NGS in PPGL (NGSnPPGL) Study Group, Toledo RA, Burnichon N et al. Consensus Statement on next-generation-sequencing-based diagnostic testing of hereditary phaeochromocytomas and paragangliomas. Nat Rev Endocrinol. 2017; 13:233-47.
121. Cascón A, Pita G, Burnichon N et al. Genetics of pheochromocytoma and paraganglioma in Spanish patients. J Clin Endocrinol Metab. 2009; 94:1701-5.
122. Hensen EF, van Duinen N, Jansen JC et al. High prevalence of founder mutations of the succinate dehydrogenase genes in the Netherlands. Clin Genet. 2012; 81:284-8.
123. Janecke AR, Willett-Brozick JE, Karas C et al. Identification of a 4.9-kilo base-pair Alu-mediated founder SDHD deletion in two extended paraganglioma families from Austria. J Hum Genet. 2010; 55:182-5.
124. Martins RG, Nunes JB, Máximo V et al. A founder SDHB mutation in Portuguese paraganglioma patients. Endocr Relat Cancer. 2013; 20:L23-26.
125. Bayley JP, Weiss MM, Grimbergen A et al. Molecular characterization of novel germline deletions affecting SDHD and SDHC in pheochromocytoma and paraganglioma patients. Endocr Relat Cancer. 2009; 16:929-37.
126. Aufforth RD, Ramakant P, Sadowski SM et al. Pheochromocytoma screening initiation and frequency in von Hippel-Lindau Syndrome. J Clin Endocrinol Metab. 2015; 100:4498-504.
127. Fagundes GFC, Petenuci J, Lourenco DM et al. new insights into pheochromocytoma surveillance of young patients with VHL missense mutations. J Endocr Soc. 2019; 3:1682-92.
128. Wiseman D, Lakis ME, Nilubol N. Precision Surgery for Pheochromocytomas and Paragangliomas. Horm Metab Res. 2019; 51:470-82.
129. Castinetti F, Qi XP, Walz MK et al. Outcomes of adrenal-sparing surgery or total adrenalectomy in phaeochromocytoma associated with multiple endocrine neoplasia type 2: an international retrospective population-based study. Lancet Oncol. 2014; 15:648-55.
130. Castinetti F, De Freminville JB, Guerin C et al. Controversies about the systematic preoperative pharmacological treatment before pheochromocytoma or paraganglioma surgery. Eur J Endocrinol. 2022; 186:D17-D24.
131. Kinney MAO, Narr BJ, Warner MA. Perioperative management of pheochromocytoma. J Cardiothoracic Vasc Anesth. 2002; 16:359-69.
132. Pacak K. Preoperative management of the pheochromocytoma patient. J Clin Endocrinol Metab. 2007; 92:4069-79.
133. Gupta A. Update in perioperative anesthetic management of pheochromocytoma. WJA. 2015; 4:83.
134. Heslin MJ, Liles JS, Moctezuma-Velázquez P. The use of telemedicine in the preoperative management of pheochromocytoma saves resources. Mhealth. 2019; 5:27.
135. Buitenwerf E, Osinga TE, Timmers HJLM et al. Efficacy of α-blockers on hemodynamic control during pheochromocytoma resection: a randomized controlled Trial. J Clin Endocrinol Metab. 2020; 105:2381-91.
136. Groeben H, Nottebaum BJ, Alesina PF et al. Perioperative α-receptor blockade in phaeochromocytoma surgery: an observational case series. Br J Anaesth. 2017; 118:182-9.
137. Mamilla D, Araque KA, Brofferio A et al. Postoperative Management in Patients with Pheochromocytoma and Paraganglioma. Cancers (Basel). 2019; 11:936.
138. Whitelaw BC, Prague JK, Mustafa OG et al. Phaeochromocytoma [corrected] crisis. Clin Endocrinol (Oxf). 2014; 80:13-22.
139. 1Baudin E, Habra MA, Deschamps F et al. Therapy of endocrine disease: treatment of malignant pheochromocytoma and paraganglioma. Eur J Endocrinol. 2014; 171:R111-22.
140. Toledo R, Jimenez C. Recent advances in the management of malignant pheochromocytoma and paraganglioma: focus on tyrosine kinase and hypoxia-inducible factor inhibitors. F1000Res. 2018; 7:F1000 Faculty Rev-1148.
141. Ayala-Ramirez M, Feng L, Johnson MM et al. Clinical risk factors for malignancy and overall survival in patients with pheochromocytomas and sympathetic paragangliomas: primary tumor size and primary tumor location as prognostic indicators. J Clin Endocrinol Metab. 2011; 96:717-25.
142. Hescot S, Curras-Freixes M, Deutschbein T et al. Prognosis of malignant pheochromocytoma and paraganglioma (MAPP-Prono Study): a European network for the study of adrenal tumors retrospective study. J Clin Endocrinol Metab. 2019; 104:2367-74.
143. Fassnacht M, Assie G, Baudin E et al. Adrenocortical carcinomas and malignant phaeochromocytomas: ESMO-EURACAN Clinical Practice Guidelines for diagnosis, treatment and follow-up. Ann Oncol. 2020; 31:1476-90.
144. Adjallé R, Plouin PF, Pacak K, Lehnert H. Treatment of malignant pheochromocytoma. Horm Metab Res. 2009; 41:687-96.
145. Takahashi K, Ashizawa N, Minami T et al. Malignant pheochromocytoma with multiple hepatic metastases treated by chemotherapy and transcatheter arterial embolization. Intern Med. 1999; 38:349-54.
146. Ayala-Ramirez M, Chougnet CN, Habra MA et al. Treatment with sunitinib for patients with progressive metastatic pheochromocytomas and sympathetic paragangliomas. J Clin Endocrinol Metab. 2012; 97:4040-50.
147. Baudin E, Goichot B, Berruti A et al. Sunitinib for metastatic progressive phaeochromocytomas and paragangliomas: results from FIRSTMAPPP, an academic, multicentre, international, randomised, placebo-controlled, double-blind, phase 2 trial. Lancet. 2024; S0140-6736(23)02554-0.
148. Hadoux J, Favier J, Scoazec JY et al. SDHB mutations are associated with response to temozolomide in patients with metastatic pheochromocytoma or paraganglioma. Int J Cancer. 2014; 135:2711-20.
149. Kulke MH, Stuart K, Enzinger PC et al. Phase II study of temozolomide and thalidomide in patients with metastatic neuroendocrine tumors. J Clin Oncol. 2006; 24:401-6.
150. Zandee WT, Feelders RA, Smit Duijzentkunst DA et al. Treatment of inoperable or metastatic paragangliomas and pheochromocytomas with peptide receptor radionuclide therapy using 177Lu-DOTATATE. Eur J Endocrinol. 2019; 181:45-53.
151. Lenders JWM. Pheochromocytoma and pregnancy: a deceptive connection. Eur J Endocrinol. 2012; 166:143-150.
152. Bancos I, Atkinson E, Eng C et al. Maternal and fetal outcomes in phaeochromocytoma and pregnancy: a multicentre retrospective cohort study and systematic review of literature. Lancet Diabetes Endocrinol. 2021; 9:13-21.
153. Srougi V, Chambo JL, Tanno FY et al. Presentation and surgery outcomes in elderly with pheocromocytoma: a comparative analysis with young patients. Int Braz J Urol. 2016; 42:671-7.
154. Eisenhofer G, Peitzsch M. Laboratory evaluation of pheochromocytoma and paraganglioma. Clin Chem. 2014; 60:1486-99.
155. Plouin PF, Amar L, Dekkers OM et al. European Society of Endocrinology Clinical Practice Guideline for long-term follow-up of patients operated on for a phaeochromocytoma or a paraganglioma. Eur J Endocrinol. 2016; 174:G1-G10.
156. Martins RG, Gonçalves LG, Cunha N, Bugalho MJ. Metabolomic urine profile: Searching for new biomarkers of SDHX-associated pheochromocytomas and paragangliomas. J Clin Endocrinol Metab. 2019; 104:5467-77.

CAPÍTULO 37

Manejo do Carcinoma do Córtex Adrenal

Maria Candida B. Villares Fragoso ■ Amanda Meneses Ferreira Lacombe

INTRODUÇÃO

O carcinoma do córtex adrenal (CCA) é uma neoplasia maligna rara e extremamente agressiva, com uma incidência de 0,5 a 2 casos por milhão de adultos por ano.[1,2] Nos EUA, cerca de 25 novos casos de CCA ocorrem por ano no grupo pediátrico, sendo responsáveis por aproximadamente 0,2% de todos os tumores malignos nas crianças.[3] As regiões Sul e Sudeste do Brasil destacam-se por uma incidência elevada de tumor adrenal pediátrico, 10 a 15 vezes maior que a de outras regiões ao redor do mundo. Isto ocorre devido à alta prevalência de uma variante alélica patogênica germinativa específica no gene *TP53*, a pR337H.[1,4] O CCA pode ocorrer em qualquer idade; no entanto, dois picos de incidência são bem definidos na literatura: na primeira década de vida, acometendo crianças, e na quarta e quinta décadas de vida.[5,6] Em diversas séries publicadas, observa-se uma discreta predominância do sexo feminino em ambos os grupos, pediátrico e adulto.[2]

A síndrome virilizante é a apresentação clínica mais comum entre as crianças com tumor adrenocortical. Sinais e sintomas isolados de síndrome de Cushing são infrequentes, podendo estes se manifestar, eventualmente, associados a manifestações decorrentes do excesso de andrógenos; sinais clínicos de puberdade em crianças sempre devem alertar os profissionais da saúde para a possibilidade dessa condição (puberdade precoce periférica decorrente de um tumor adrenal funcionante).[7] Nos adultos, as manifestações/sinais clínicos mais comuns originam-se da secreção abundante de cortisol. Alguns pacientes apresentam excesso de cortisol e andrógenos desenvolvendo uma síndrome mista (síndrome de Cushing e síndrome virilizante). O excesso isolado de andrógenos é pouco comum nos adultos e o de estrógenos e/ou aldosterona é infrequente.[8,9] Em alguns casos, não há níveis hormonais elevados identificados pelas avaliações clínica e hormonal habituais; entretanto, com a utilização de métodos mais sensíveis, como a espectrometria de massas, é possível identificar altas concentrações de precursores da esteroidogênese adrenal.[10]

Os pacientes com tumores aparentemente não funcionantes podem apresentar-se com sintomas decorrentes do efeito de massa do tumor, como dor abdominal, náuseas, vômitos, sensação de saciedade precoce e dorsalgia ou dor lombar. Mais raramente, o CCA pode ser diagnosticado como achado incidental aos exames de imagem realizados com outro objetivo que não a avaliação da glândula adrenal.[11,12] No entanto, é importante reforçar que a probabilidade de um incidentaloma adrenal tratar-se de um CCA é pequena; o CCA representa apenas 0,4 a 4% de todos os incidentalomas adrenais.[13]

A maioria dos CCA ocorre de forma esporádica, mas uma parcela dos casos ocorre no contexto de síndromes genéticas, as quais conferem maior suscetibilidade para o desenvolvimento do CCA.[14] As síndromes hereditárias mais comumente relacionadas ao CCA são: síndrome de Li-Fraumeni (LFS), síndrome de Beckwith-Wiedemann (SBW), síndrome de Lynch e neoplasia endócrina múltipla tipo 1 (MEN-1) (Quadro 37.1).

PATOGÊNESE MOLECULAR E TUMORIGÊNESE ADRENOCORTICAL

Um dos mecanismos moleculares mais estudados na tumorigênese dos tumores do córtex adrenal é a hiperexpressão do fator de crescimento semelhante à insulina-2 (IGF-2). O IGF-2 é um potente estimulador do crescimento *in vitro* de linhagens celulares de carcinoma do córtex adrenal.[15] O gene *IGF2* está localizado no cromossomo 11p15 e codifica um fator de crescimento que se expressa unicamente através do alelo paterno herdado, enquanto o alelo materno sofre silenciamento. Alterações genéticas ou epigenéticas na região 11p15 podem alterar a expressão dos genes *CDKN1C*, *IGF2* e *H19* (estruturalmente organizados em um *cluster*), aumentando a do *IGF2* e inativando os genes *CDKN1C* e *H19* (regulador negativo do ciclo celular e repressor transcricional do *IGF2*, respectivamente), como acontece nos pacientes com a SBW.[16] Estudos envolvendo o perfil de expressão gênica (*microarray*) dos tumores do córtex adrenal demonstraram que o *IGF2* representa o transcrito mais hiperexpresso em carcinomas diagnosticados em adultos quando comparados aos adenomas.[17] Esses achados foram confirmados na nossa

Quadro 37.1 Síndromes hereditárias associadas ao carcinoma do córtex adrenal (CCA).[14]

Síndrome	Prevalência em pacientes com CCA	Prevalência na população geral	Gene	Outros fenótipos
Li-Fraumeni	Comum (3 a 7% dos adultos; 50 a 80% das crianças)	1:2.000 a 1:5.000 (Europa e EUA) Prevalência de 0,3% para a mutação germinativa p.R337H do *TP53* nas regiões Sul e Sudeste do Brasil	*TP53*	Sarcoma, tumor de plexo coroide, câncer de mama precoce, leucemia, linfoma
MEN-1	Rara (1 a 2% dos adultos)	1:30.000	*MEN1*	Tumores neuroendócrinos do intestino delgado, tumores hipofisários, hiperplasia das paratireoides, colagenomas, angiofibromas, adenoma/hiperplasia adrenal
Lynch	3% dos adultos	1:440	*MSH2, MSH6, MLH1, PMS2*	Câncer colorretal, câncer endometrial, câncer de ovário, câncer pancreático, tumor cerebral
Beckwith-Wiedemann	Muito rara (apenas em crianças)	1:13.000	*IGF2, CDKN1C*	Tumor de Wilms, hepatoblastoma, macrossomia, adenoma de adrenal, cisto de adrenal, hemi-hipertrofia, macroglossia, onfalocele
Polipose adenomatosa familiar	Muito rara (< 1%)	1:30.000	*APC*	Pólipos intestinais, câncer de cólon, carcinoma duodenal, câncer de tireoide, tumores desmoides, adenoma de adrenal, dentes supranumerários, hipertrofia congênita da retina, osteoma, cistos epidermoides
Neurofibromatose tipo 1	Muito rara (< 1%)	1:3.000	*NF1*	Feocromocitoma, manchas café com leite, neurofibromas, glioma óptico, nódulos de Lisch, anormalidades esqueléticas
Complexo de Carney	Muito rara (relatos de casos)	Cerca de 700 pacientes relatados na literatura	*PRKAR1A*	Doença nodular pigmentosa primária das glândulas adrenais, tumores de células de Sertoli, adenoma de tireoide, mixoma, adenoma hipofisário secretor de GH

MEN-1: neoplasia endócrina múltipla tipo 1; GH: hormônio de crescimento.

casuística, com maior expressão do *IGF2* nos carcinomas do córtex adrenal de adultos em relação aos adenomas. No grupo pediátrico, a hiperexpressão do *IGF2* foi identificada em ambos os tumores, clinicamente benignos e malignos.[18]

O CCA representa a manifestação menos comum (3 a 10%) dos pacientes com LFS, caracterizada pelo desenvolvimento precoce de vários tipos de tumores, como os cerebrais e hematológicos, as neoplasias de mama e os sarcomas (de partes moles, ósseo).[19] Em 70% dos casos dessa síndrome, é possível identificar uma mutação germinativa no gene *TP53* herdada de forma autossômica dominante. A mutação germinativa p.R337H, de elevada prevalência nas regiões Sul e Sudeste do Brasil (0,3%), foi encontrada em 78% das crianças e 13% dos adultos com carcinoma cortical esporádico na nossa casuística.[20] Estima-se que cerca de 300 mil pessoas tenham a síndrome no Brasil.[20] Variantes alélicas patogênicas somáticas do *TP53* foram observadas em 20 a 27% dos CCA esporádicos, mas representam um evento tardio do processo da perda da diferenciação celular e associam-se a tumores maiores e doença mais avançada.[14,21]

DIAGNÓSTICO

Exames laboratoriais

Em 2005, a Rede Europeia para o Estudo dos Tumores Adrenais (ENS@T) sugeriu uma avaliação laboratorial pré-operatória a ser realizada em todos os pacientes com suspeita de CCA (www.ensat.org), a qual foi reforçada e aperfeiçoada recentemente.[2,22-24] Os exames a serem solicitados encontram-se no Quadro 37.2. É importante reforçar que a avaliação das metanefrinas deve sempre ser realizada a fim de excluir o diagnóstico de feocromocitoma, uma vez que as características radiológicas não diferenciam esta condição do CCA com segurança.

A avaliação hormonal detalhada desses pacientes é importante, visto que o diagnóstico de excesso de esteroides estabelece a origem adrenocortical do tumor e qualquer evidência de

Quadro 37.2 Investigação laboratorial de pacientes com suspeita clínica de carcinoma do córtex adrenal.[2]

Excesso de glicocorticoides
- Teste de supressão com dexametasona 1 mg *overnight* ou cortisol livre urinário 24 h
- ACTH basal (plasmático)

Esteroides sexuais e precursores de esteroides
- DHEAS (sérico)
- 17-OH-progesterona (sérico)
- Androstenediona (sérico)
- Testosterona (sérico, apenas em mulheres)
- 17-β-estradiol (sérico, apenas em homens ou mulheres na pós-menopausa)
- 11-desoxicortisol

Excesso de mineralocorticoides
- Potássio (sérico)
- Relação aldosterona/renina (apenas em pacientes com HAS e/ou hipocalemia)

Exclusão de feocromocitoma
- Metanefrinas livres fracionadas urinárias 24 h
- Metanefrinas plasmáticas

ACTH: hormônio adrenocorticotrófico; DHEAS: sulfato de desidroepiandrosterona; HAS: hipertensão arterial sistêmica.

cossecreção de esteroides diferentes aumenta a probabilidade de se estar diante de um CCA.[2] Ainda, se não diagnosticada, a secreção autônoma de cortisol pode levar à insuficiência adrenal secundária após a ressecção completa da lesão, e o padrão hormonal pré-operatório pode ser útil como um marcador tumoral no acompanhamento pós-operatório, facilitando a detecção de recorrências.[9,22]

A secreção hormonal autônoma pode manifestar-se em 80% dos pacientes e, com a introdução recente da análise metabolômica dos esteroides urinários, talvez esse número possa ser ainda maior.[1]

Exames de imagem

Os exames de imagem atualmente disponíveis fornecem informações importantes em relação ao potencial de malignidade de uma massa adrenal. Porém, na ausência de doença metastática, algumas incertezas podem ainda existir antes da ressecção cirúrgica.[24] O Quadro 37.3 exemplifica as principais diferenças entre o adenoma do córtex adrenal e o CCA e outras condições e patologias frequentes que se apresentam como massas adrenais.

A maioria dos CCA são lesões grandes (média de 10 cm no maior diâmetro ao diagnóstico), heterogêneas, com margens irregulares, comumente apresentam calcificações e captação irregular do contraste pelos seus componentes sólidos.[9,23]

À tomografia computadorizada (TC), uma lesão adrenal com densidade pré-contraste superior a 10 unidades Hounsfield (HU), indicando um baixo conteúdo lipídico, associada a um *washout* absoluto do contraste inferior a 40 a 50%, apresenta maior probabilidade de corresponder a um CCA. Em geral, os CCA apresentam uma densidade pré-contraste acima de 30 HU. A invasão local de tecidos adjacentes, principalmente da veia cava inferior, assim como de linfonodos, é outro achado que torna o diagnóstico de CCA muito provável.[9]

A ressonância magnética (RM) com gadolínio e com a técnica *chemical shift* é igualmente eficaz em caracterizar lesões adrenais e diferenciá-las entre provavelmente benignas e provavelmente malignas. A RM parece ser superior à TC na avaliação de invasão vascular.[22-24]

A tomografia por emissão de prótons (PET) utilizando a ^{18}F-fluordesoxiglicose (^{18}F-FDG), principalmente quando combinada à TC, é de grande utilidade diante da suspeita de CCA. A alta captação de ^{18}F-FDG é sugestiva de malignidade. No entanto, deve-se sempre considerar que lesões benignas funcionantes e feocromocitomas também podem apresentar aumento do metabolismo glicolítico e, portanto, hipercaptação de FDG.[5] A Figura 37.1 exemplifica as características radiológicas do CCA na TC, na RM e no ^{18}F-FDG-PET/CT.

Nos casos em que a suspeita de um CCA é alta, indica-se a realização de TC de tórax, além de TC ou RM de abdome e pelve, uma vez que o resultado desses exames pode vir a modificar a decisão terapêutica do paciente.[23] O objetivo da realização destes exames é avaliar a extensão locorregional do tumor e descartar metástases, as quais mais comumente acometem o fígado e os pulmões. Exames de imagem adicionais, como RM de encéfalo e cintilografia óssea, devem ser solicitados apenas se o paciente apresentar sintomas que elevem a suspeição clínica de acometimento desses sítios, uma vez que metástases cerebrais e ósseas são raras, principalmente em pacientes sem evidência de acometimento secundário de sítios mais comuns, como fígado e pulmões.[6-9]

Avaliação histopatológica

A biopsia de tumores adrenais é geralmente contraindicada devido ao risco de disseminação do tumor, ao fraco poder diagnóstico para diferenciar tumores adrenocorticais benignos de malignos e ao risco de crises hipertensivas no caso de se tratar de um feocromocitoma. No entanto, uma biopsia pode ser indicada em massa adrenal sem qualquer excesso hormonal em pacientes com histórico de câncer extra-adrenal, para excluir ou provar metástase adrenal de malignidade extra-adrenal, assim como em pacientes nos quais o sequenciamento do tumor seja desejado.[23] Desse modo, na maioria dos casos, a avaliação histológica deverá ser feita no contexto da ressecção do tumor.

De fato, a avaliação histopatológica é determinante para o diagnóstico final do CCA[6] e esta deve ser realizada por um ou mais patologistas com grande experiência nessa condição. Uma vez que o CCA pode ser não secretor, a determinação da origem

Quadro 37.3 Características radiológicas à tomografia computadorizada (TC) e à ressonância magnética (RM) das principais lesões tumorais que acometem a glândula adrenal.

Lesões	Características	TC	RM
Adenoma	Lesões habitualmente < 4 cm, homogêneas e bem definidas	Densidade < 10 HU na TC sem contraste e < 35 HU 10 a 15 min após a injeção do contraste IV; clareamento (*washout*) absoluto > 50 a 60% 10 a 15 min após a injeção do contraste	Isossinal em T2 e perda de sinal > 30% na sequência fora de fase
Carcinoma (CCA)	Lesões geralmente > 6 cm, heterogêneas e irregulares	Densidade > 10 HU na TC sem contraste; densidade > 35 HU 10 a 15 min após a injeção do contraste IV; clareamento (*washout*) absoluto < 50% 15 min após a injeção do contraste IV; calcificações e hemorragia podem ocorrer	Hipersinal em T2 e perda de sinal < 30% na sequência fora de fase
Metástase	Lesões heterogêneas, frequentemente bilaterais e com intensa captação de contraste; tamanho variável (geralmente < 4 cm)	Semelhante ao CCA	Semelhante ao carcinoma de córtex adrenal
Feocromocitoma	Lesões heterogêneas, densas e com intensa captação de contraste	–	Hipersinal e brilho intenso em T2; ausência de perda de sinal na sequência fora de fase
Mielolipoma	Lesões com importante conteúdo lipídico e com densidade muito baixa à TC	–	Sinal semelhante ao tecido gorduroso subcutâneo e retroperitoneal

CCA: carcinoma do córtex adrenal; HU: unidades Hounsfield; IV: intravenoso.

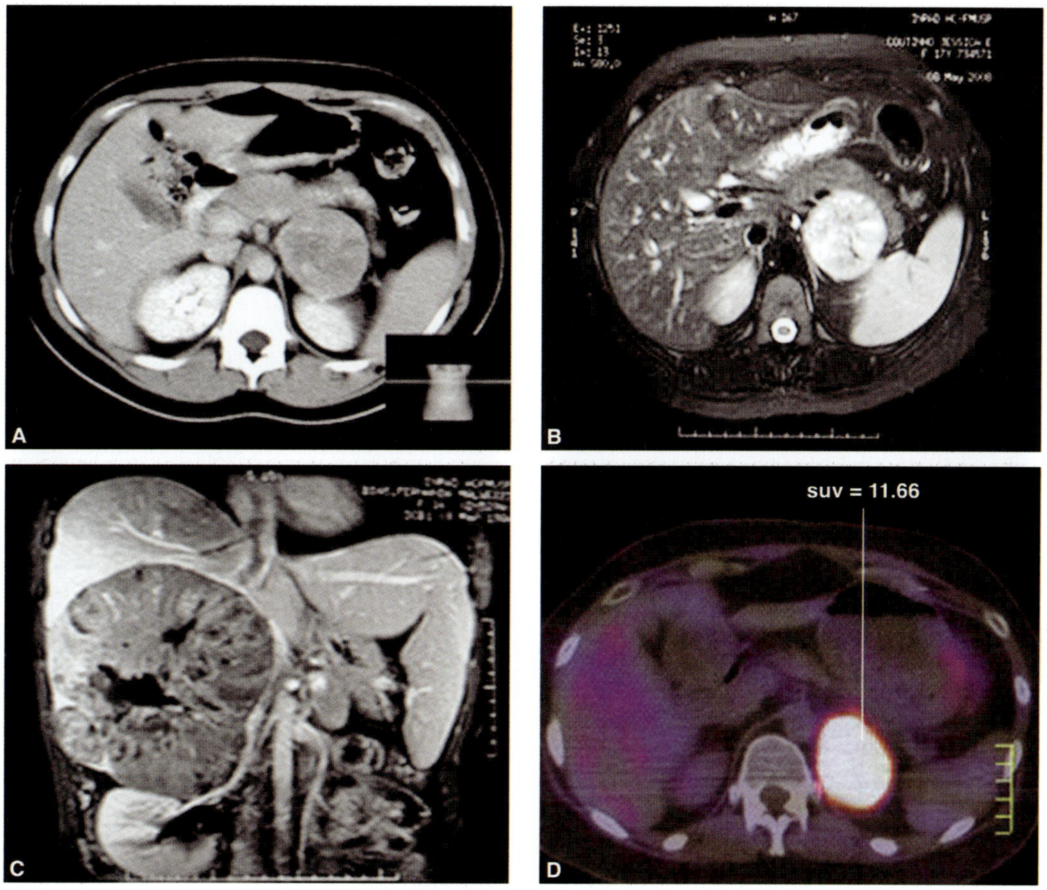

Figura 37.1 Achados radiológicos no carcinoma do córtex adrenal. **A.** Massa heterogênea em topografia da glândula adrenal esquerda à tomografia computadorizada. **B.** Massa heterogênea e com alto sinal em sequência T2 à ressonância magnética. **C.** Massa adrenal direita com extensão para veia cava inferior. **D.** Hipermetabolismo glicolítico em massa adrenal esquerda.

adrenocortical do tumor é a primeira etapa desta avaliação. Esta etapa é realizada pela técnica de imuno-histoquímica, na qual a imunorreatividade presente para Melan-A, fator esteroidogênico 1 (SF1) e inibina confirma a origem adrenocortical da lesão. Em contraste, a imunorreatividade positiva para cromogranina A afasta essa origem.[23] A segunda etapa consiste na avaliação de diversos parâmetros macroscópicos (peso do tumor, hemorragia e integridade da cápsula tumoral) e microscópicos com o objetivo de diferenciar tumores benignos de malignos.[5,23]

Vários sistemas foram propostos para definir malignidade do ponto de vista microscópico dentre os tumores adrenocorticais, sendo o sistema proposto por Weiss, em 1984, o mais validado para esse fim e o mais utilizado.[5] Nesse sistema, há nove parâmetros histopatológicos: três relacionados à estrutura do tumor (presença de necrose, arquitetura difusa e percentual de células claras), três relacionados à estrutura celular (mitoses atípicas, número de mitoses e atipia nuclear) e três relacionados à invasão (invasão vascular, invasão sinusoidal e invasão capsular) (Quadro 37.4). Em 2002, o sistema de Weiss foi modificado, excluindo-se quatro parâmetros do sistema original que se mostraram mais subjetivos e de difícil interpretação e aplicando-se dŁ maior peso (peso 2) aos parâmetros associados a um comportamento mais agressivo (Quadro 37.5). Considerando-se o escore de Weiss original ou modificado, um tumor do córtex adrenal nos pacientes adultos é definido como carcinoma quando pontua em pelo menos três critérios.[24,25] O índice mitótico elevado e a presença de mitoses atípicas estão relacionados a pior evolução da doença.[24]

Os tumores adrenocorticais oncocíticos são um subtipo raro de tumores adrenais com diagnóstico e avaliação histológica e prognóstica desafiadores. Como o escore de Weiss superestima a malignidade dos tumores adrenocorticais oncocíticos devido a parâmetros intrínsecos, foram propostos escores alternativos, sendo o mais utilizado o escore de Lin-Weiss-Bisceglia. Ele se baseia em critérios histológicos, divididos em três maiores (alta taxa mitótica, mitoses atípicas e invasão venosa) e quatro menores (tamanho > 10 cm, presença de necrose, invasão capsular e invasão sinusoidal). A ocorrência de pelo menos um critério maior favorece a malignidade do tumor. Na ausência de um critério maior, a presença de um a quatro critérios menores

Quadro 37.4 Escore de Weiss.

Parâmetro	Não pontua	1 ponto por item presente
Grau nuclear	1 ou 2	3 ou 4
Mitoses	≤ 5 por 50 CGA	> 5 por 50 CGA
Mitoses atípicas	Ausentes	Presentes
Células claras	> 25%	≤ 25%
Arquitetura difusa	≤ 33%	> 33%
Necrose	Ausente	Presente
Invasão capsular	Ausente	Presente
Invasão sinusoidal	Ausente	Presente
Invasão vascular	Ausente	Presente
Diagnóstico de CCA: número de pontos ≥ 3		

CCA: carcinoma do córtex adrenal; CGA: campos de grande aumento. (Adaptado de Lau e Weiss, 2009.[27])

Quadro 37.5 Escore de Weiss modificado.

Parâmetro		Pontuação por item presente
Mitoses	> 5 por 50 CGA	2 pontos
Mitoses atípicas	Presentes	1 ponto
Células claras	≤ 25%	2 pontos
Necrose	Presente	1 ponto
Invasão capsular	Presente	1 ponto
Diagnóstico de CCA: número de pontos ≥ 3		

CCA: carcinoma do córtex adrenal; CGA: campos de grande aumento. (Adaptado de Lau e Weiss, 2009.[27])

sinaliza um tumor de comportamento incerto, e a ausência de critérios maiores e menores define um tumor benigno.

A pontuação de Helsinki é um escore com valor diagnóstico e prognóstico alternativo aplicável tanto aos tumores adrenocorticais convencionais quanto aos oncocíticos. Ela combina dois parâmetros morfológicos (presença de necrose e contagem do número de mitoses por 50 campos de grande aumento – 3 e 5 pontos, respectivamente) somados ao valor absoluto do índice de proliferação Ki67. Uma pontuação > 8,5 parece prever potencial metastático, e uma > 17 sinaliza mau prognóstico.[26]

Uma comparação de tumores adrenocorticais oncocíticos malignos com carcinomas adrenocorticais convencionais pareados por idade, sexo, estágio ENS@T e *status* de ressecção cirúrgica mostrou uma sobrevida global significativamente maior de tumores adrenocorticais oncocíticos malignos.[27,28]

Diferentemente dos adultos, os tumores adrenocorticais pediátricos com prognóstico desfavorável com base somente em critérios histopatológicos apresentam evolução clínica sem recorrência em 69% dos casos. Desta forma, os critérios definitivos de malignidade no grupo pediátrico são invasão de tecidos e/ou órgãos adjacentes e/ou presença de metástases.[27]

Além disso, a quantificação do marcador de proliferação celular Ki67 é um fator prognóstico importante, tanto no CCA localizado como no avançado, sendo de fundamental importância na tomada de decisões em relação ao tratamento dos pacientes.[29] A quantificação do Ki67, deve, portanto, ser sempre realizada.

ESTADIAMENTO

O estadiamento ao diagnóstico é um importante fator prognóstico em pacientes com CCA e, para tal, é utilizada a classificação tumor, linfonodo, metástase (TNM) proposta pela European Network for the Study of Adrenal Tumors (ENSAT), a qual é aceita pela União para o Controle Internacional do Câncer (UICC) e pela Organização Mundial da Saúde (OMS) (Quadro 37.6).[23-25] Essa classificação define os estádios I e II como tumores localizados com tamanhos ≤ 5 cm e > 5 cm, respectivamente. O estádio III é caracterizado pela infiltração de tecidos adjacentes, linfonodos positivos ou trombo tumoral nas veias cava ou renal, e o estádio IV é definido pela presença de metástases a distância.[23]

Quadro 37.6 Sistema de estadiamento do carcinoma do córtex adrenal proposto pela ENSAT.

Estádio*	Classificação
I	T1, N0, M0
II	T2, N0, M0
III	T1-2, N1, M0
	T3-4, N0-1, M0
IV	T1-4, N0-1, M1

*T1: tumor ≤ 5 cm; T2: tumor > 5 cm; T3: infiltração tumoral de tecidos adjacentes; T4: invasão tumoral de órgãos adjacentes e/ou trombo tumoral nas veias cava e/ou renal; N0: ausência de linfonodos acometidos; N1: linfonodos acometidos; M0: ausência de metástases a distância; M1: metástases a distância. (Adaptado de Zini et al., 2011.[24])

Em 2015, Libé et al.[30] propuseram um novo estadiamento (mENSAT) para os pacientes com doença avançada (ENSAT III e IV), definindo como estádio III a invasão de tecidos/órgãos vizinhos ou acometimento das veias cava/renal e estádios IVa, IVb e IVc, quando associados a 2, 3 ou mais de 3 sítios metastáticos, incluindo linfonodos, respectivamente. Além dessa nova classificação, foi proposta a consideração de fatores adicionais que alteram, também, o prognóstico da doença. Esses fatores constituem o escore **S-GRAS** (ENSAT ***Stage:*** estádio do tumor pela classificação proposta pela ENSAT, ***Grade***: grau do tumor – Weiss > 6 e/ou Ki67 0 a 9% *versus* Ki67 10 a 19% *versus* Ki67 ≥ 20%, ***R***: *status* da ressecção cirúrgica do tumor primário, ***Age***: idade ≥ 50 anos e ***Symptoms***: sintomas relacionados ao tumor ou à produção hormonal).[30] Está demonstrado que a classificação mENSAT e o escore S-GRAS apresentam melhor correlação com o prognóstico dos pacientes portadores de CCA avançado e contribuem para o manejo individualizado e personalizado destes.[30,31]

PROGNÓSTICO

Os principais determinantes prognósticos do CCA são o estadiamento e a extensão da ressecção cirúrgica (*status* da ressecção).[1] Entretanto, diversos outros fatores interferem no risco de recorrência local ou a distância e influenciam a sobrevida dos pacientes; a identificação desses fatores é de grande relevância para o seguimento dos pacientes.

Estadiamento

Entre os pacientes no estádio I ao diagnóstico, observa-se uma sobrevida de 66 a 82% em 5 anos; nos estádios II e III, esta é de 58 a 64% e 24 a 50%, respectivamente. No estádio IV, a sobrevida em 5 anos diminui de forma significativa, sendo de 0 a 28%.[2]

Status da ressecção

Nos pacientes com doença localizada ao diagnóstico, o tratamento cirúrgico é a intervenção mais importante, e a ressecção completa (R0) correlaciona-se com melhor prognóstico. A ressecção incompleta, identificada na microscopia (R1) ou na macroscopia (R2), e um *status* de ressecção desconhecido (Rx) estão associados a uma sobrevida inferior.[5]

Idade

Os CCA pediátrico e adulto parecem diferir quanto aos mecanismos moleculares de tumorigênese, apresentando comportamentos biológicos distintos. A idade menor ou igual a 3 anos ao diagnóstico está associada a uma sobrevida livre de doença maior em relação ao diagnóstico na adolescência (13 a 20 anos de idade). A faixa etária adulta e a dos adolescentes apresentam evolução semelhante e desfavorável. A relação da faixa etária de 4 a 12 anos e o prognóstico da doença é pouco conhecida, devido ao menor número de casos diagnosticados nesse grupo etário.[32]

Funcionalidade

O hiperandrogenismo isolado é um fator independente associado a um bom prognóstico. Por outro lado, CCA secretores de cortisol, incluindo aqueles com secreção mista (cortisol e andrógenos), tendem a apresentar um comportamento mais agressivo, possivelmente em decorrência dos efeitos imunossupressores do cortisol. Os raros casos com produção estrogênica também caracterizam um grupo de tumores com comportamento mais agressivo.[33]

Ki67

Níveis mais elevados de Ki67 estão consistentemente associados a prognóstico ruim. Níveis-limite de 10 e 20% foram considerados para discriminar os índices de rotulagem Ki67 baixo e alto. No CCA localizado (estágios 1, 2 e 3), um índice Ki67 > 10%, qualquer que seja o estágio ou *status* da ressecção, define um risco intermediário de recorrência (30 a 70% para Ki67 11 a 20%) e alto (50 a 80% para Ki67 ≥ 20%). No CCA localmente avançado e metastático (ENSAT III e IV), um índice Ki67 ≥ 20% está associado a redução na sobrevida global.[34]

Marcadores moleculares

Fator esteroidogênico 1 (SF1). A análise da expressão proteica do SF1 através de imuno-histoquímica tem, além de alto valor na confirmação da origem adrenocortical da neoplasia, elevado significado prognóstico. CCA que apresentam expressão forte do SF1 têm um prognóstico mais reservado que aqueles que apresentam expressão ausente ou fraca deste marcador.[35]

***BUB1B* e *PINK1*.** Um estudo que analisou o perfil de expressão gênica em 94 CCA em adultos demonstrou que os genes *DGL7* e *PINK1*, envolvidos na regulação do ciclo celular, foram diferencialmente expressos entre tumores recorrentes e não recorrentes.[36] A hiperexpressão do *DGL7* em células-tronco de ratos inibe a diferenciação e estimula o crescimento celular.[37] Além disso, o cálculo da diferença da expressão dos genes *BUB1B* e *PINK1* foi um fator preditivo significativo de redução da sobrevida global dos pacientes.[31] A importância prognóstica da expressão combinada dos genes *BUB1B* e *PINK1* foi posteriormente validada nos CCA de pacientes adultos da nossa coorte.[38]

Hipermetilação do *G0S2*. A hipermetilação e o silenciamento do *G0S2* são encontrados em cerca de 40% dos CCA. Essa assinatura molecular define um subgrupo de pacientes que apresentam menor sobrevida livre de doença e menor sobrevida global, de forma que o silenciamento do *G0S2* também é um fator preditivo independente de recorrência e óbito.[39]

Gene *ZNRF3*. Mutações somáticas inativadoras e deleções em homozigose do *ZNRF3* induzem à ativação da via Wnt/beta-catenina, e por isso o *ZNRF3* é considerado um novo gene supressor de tumor.[40] O CCA é a neoplasia que apresenta com maior frequência alterações no *ZNRF3* e cuja presença implica menor taxa de sobrevida global.[41]

SOAT1. A esterol O-acilcoenzimma A: colesterol aciltransferase 1 (SOAT1) é uma enzima codificada pelo gene *SOAT1*, que é alvo da ação do fator de transcrição esteroidogênico 1 (SF-1). A *SOAT1* está envolvida na esterificação do colesterol e na formação das partículas de gordura. Uma forte expressão da proteína *SOAT1* em carcinomas adrenocorticais correlaciona-se a outros parâmetros de maior agressividade, sendo fator preditivo independente para menor sobrevida global e menor sobrevida livre de recorrência.[42,43]

TRATAMENTO

O único tratamento do CCA com potencial curativo é a ressecção cirúrgica completa do tumor.[5] O tratamento adjuvante tem a finalidade de diminuir o risco de recorrência.[34,44] Essas duas abordagens referem-se aos pacientes com doença localizada ao diagnóstico (estádios 1, 2 e, em alguns casos, 3). Tais pacientes são candidatos à ressecção radical do tumor primário. Para os pacientes com doença irressecável ou metastática ao diagnóstico, todas as alternativas terapêuticas de que se dispõe são paliativas, inclusive o tratamento cirúrgico, quando considerado.

Tratamento cirúrgico: doença localizada

A ressecção cirúrgica completa é o tratamento de escolha para os pacientes com suspeita de CCA em que a doença se encontra localizada ao diagnóstico. O tratamento cirúrgico deve ser realizado por cirurgiões experientes a fim de evitar ressecções incompletas e ruptura da cápsula tumoral com consequentes implantes peritoneais.[23] Como regra geral, a adrenalectomia aberta é preferível e deve ser utilizada, quando da suspeita de um CCA. A abordagem laparoscópica foi associada a maior recorrência do CCA em estudos retrospectivos e permanece ainda questionável. No entanto, pode ser considerada nos pacientes com tumores que sugerem malignidade e apresentam um tamanho < 6 cm.

A ressecção tumoral em bloco é indicada, quando há invasão de tecidos e órgãos adjacentes. A linfadenectomia locorregional deve ser realizada de forma rotineira. Linfonodos suspeitos nos exames de imagem pré-operatórios ou linfonodos aumentados identificados no intraoperatório devem ser ressecados. Ainda, mesmo quando essas duas situações não estão presentes, a linfadenectomia profilática e a ressecção de linfonodos periadrenais e do hilo renal ipsolateral deve ser realizada e um mínimo de 4 linfonodos devem ser ressecados para que se possa definir a ausência de acometimento linfonodal em determinado paciente. Estudos mais recentes demonstram que a linfadenectomia reduz o risco de recorrência e prolonga a sobrevida livre de doença.[45]

Tratamento adjuvante

O risco de recorrência mesmo em pacientes com ressecção cirúrgica considerada completa varia de 60 a 80%. Desta forma, o tratamento adjuvante é indicado para a maioria dos pacientes com doença localizada que apresentam um alto risco de recorrência.[43,45] Ele pode ser feito com o mitotano e/ou radioterapia no leito tumoral.[46]

Mitotano

O mitotano (o,p'DDD) é a única medicação aprovada para o tratamento do CCA.[45] Seu uso deve ser considerado em pacientes com alto risco de recorrência, após a ressecção cirúrgica: (1) tumores > 8 a 10 cm, estádio III; (2) tumores com elevado índice mitótico; (3) evidência microscópica de invasão vascular ou capsular; ou (4) Ki67 > 10%.[45] Nesses casos, a terapia com mitotano possibilita significativa redução da recorrência tumoral e maior sobrevida global e livre de doença.[23,47]

Nos pacientes com risco de recorrência baixo a intermediário (*status* de ressecção R0, estádio I-III e Ki67 ≤ 10%), o mitotano adjuvante pode não ser indicado, já que o prognóstico desses pacientes é relativamente bom e não foi demonstrada nenhuma melhora significativa na sobrevida livre de recorrência no ensaio clínico ADIUVO.[48]

O mitotano induz a inibição da esteroidogênese e o comprometimento da viabilidade das células cancerosas, apresentando efeitos anti-hormonal e antiproliferativo. Os mecanismos sugeridos para justificar tais ações são a inibição de diversas enzimas envolvidas na esteroidogênese adrenal, a indução de estresse do retículo endoplasmático e as alterações funcionais e morfológicas mitocondriais que, quando mantidas, resultam em ativação de vias pró-apoptóticas.[49,50]

O tratamento adjuvante com mitotano (Lisodren®, comp. 500 mg) deve ser iniciado em até 3 meses da ressecção cirúrgica do tumor primário, na dose de 1,5 g/dia, com aumento progressivo até 5 a 6 g/dia. A progressão da dose depende principalmente da tolerância aos seus efeitos colaterais gastrintestinais. A dose ideal deve ser definida por meio do monitoramento da concentração plasmática do fármaco, objetivando-se uma mitotanemia de 14 a 20 mg/ℓ.[47] Níveis plasmáticos > 20 mg/ℓ estão associados a toxicidade significativa, incluindo efeitos neurológicos (letargia, sonolência, ataxia, polineuropatia, entre outros). O monitoramento da mitotanemia deve ser realizado a cada 4 semanas durante o início do tratamento. A maioria dos pacientes necessita de, no mínimo, 2 a 3 meses de tratamento para que sejam alcançadas as concentrações terapêuticas.[6,8,9]

Em decorrência da inibição de várias enzimas envolvidas na esteroidogênese adrenal, o mitotano induz insuficiência adrenal primária. Como o mitotano também aumenta a metabolização periférica de cortisol e eleva a concentração da proteína ligadora de cortisol (CBG), os pacientes em reposição de glicocorticoide necessitam de doses mais elevadas de reposição. A indicação de reposição com mineralocorticoide deve ser avaliada a partir das dosagens de sódio e potássio séricos e da dosagem direta de renina.[2,9]

Radioterapia adjuvante do leito tumoral

O papel da radioterapia adjuvante do leito tumoral (RALT) não está bem estabelecido. Os estudos realizados até o momento são pequenos e de natureza retrospectiva, dificultando a extrapolação dos resultados para a prática clínica. Uma metanálise realizada em 2017 envolvendo quatro estudos demonstrou que a RALT não impactou de forma significativa a sobrevida global, mas foi associada a maior sobrevida livre de recorrência local ($p = 0{,}036$).[47] Em 2018, um estudo retrospectivo unicêntrico, envolvendo o maior número de casos até o momento, demonstrou que a RALT impactou de maneira significativa a sobrevida livre de recorrência local ($p = 0{,}024$) e a sobrevida global ($p = 0{,}0009$) em pacientes com margens de ressecção positivas (R1). Duas das razões aventadas para esses resultados são a modernização e o aprimoramento das técnicas utilizadas nesta modalidade terapêutica nos últimos anos.[51]

Tratamento da doença avançada

Quando a doença se apresenta no estádio IV ao diagnóstico, diversas questões devem ser consideradas, como o volume tumoral, o número de órgãos acometidos por lesões metastáticas e a velocidade de progressão da doença. Nenhum tratamento instituído para este paciente terá potencial curativo, sendo, portanto, considerado paliativo.[1,2,8,9]

O *debulking* cirúrgico do tumor primário pode ser considerado em pacientes que se apresentam com massa tumoral parcialmente ressecável, número limitado de sítios acometidos por metástases ou clínica de excesso hormonal muito exuberante e refratária ao tratamento clínico e/ou quimioterápico. A ressecção do tumor primário em pacientes com CCA metastático ao diagnóstico, de fato, demonstrou estar associada a maior sobrevida global em um estudo retrospectivo multicêntrico publicado recentemente.[52]

Terapia citotóxica/quimioterapia sistêmica

Existem poucos estudos clínicos randomizados sobre a eficácia de diferentes quimioterápicos no CCA. A combinação de mitotano com cisplatina, doxorrubicina e etoposídeo (EDP-M) é a opção de escolha, podendo trazer benefícios em termos de sobrevida livre de progressão, mas sem impacto positivo na sobrevida global.[23,53,54]

Terapias-alvo

Vários inibidores de quinase foram investigados em estudos envolvendo pacientes com CCA avançado. Os resultados foram, no entanto, desanimadores. Parte desses resultados ruins pode ser justificada pelo fato de o mitotano aumentar a metabolização hepática dos inibidores de quinase.[46] Já foram ou estão sendo estudadas medicações das seguintes subclasses: inibidores do receptor do fator de crescimento semelhante à insulina 1 (IGFR1), inibidores multiquinases, inibidores do receptor do fator de crescimento endotelial vascular (VEGFR) e inibidores do receptor do fator de crescimento epidérmico (EGFR).[23]

Imunoterapia

Diversos estudos clínicos estão em andamento e visam avaliar o papel de inibidores do *checkpoint* imune em malignidades raras, como no CCA, como inibidores do antígeno proteína 4 associada ao linfócito T citotóxico (CTLA-4) (ipilimumabe, nivolumabe), inibidores do receptor de morte celular programada 1 (PD1) (pembrolizumabe) e inibidores do ligante do receptor PD1 (avelumabe).[23,55,56]

Ablação por radiofrequência

A ablação percutânea por radiofrequência é uma modalidade terapêutica que pode eventualmente ser utilizada para o tratamento de recorrências de baixo volume.[57]

CUIDADOS NO PERIOPERATÓRIO

Pacientes com massas adrenais sugestivas de CCA que apresentem hipercortisolismo (clínico ou subclínico), associado ou não a outras hiperfunções da glândula adrenal, devem receber glicocorticoide exógeno no perioperatório e no pós-operatório, com a finalidade de se evitar uma crise addisoniana (insuficiência adrenal aguda) após a ressecção do tumor.

SEGUIMENTO

Os pacientes com CCA devem ser acompanhados a cada 3 meses durante e após o tratamento inicial. O acompanhamento desses pacientes baseia-se no exame físico completo, na avaliação hormonal e na avaliação radiológica completa, que inclui a realização de TC de tórax, abdome e pelve. A ^{18}F-FDG-PET/CT também pode ser considerada no seguimento desses pacientes. Somente após um tempo livre de recorrência superior a 2 a 3 anos, pode-se considerar espaçar as avaliações para que estas sejam realizadas semestralmente.[35]

Para os pacientes que estão sendo tratados com quimioterapia sistêmica ou imunoterapia, seu acompanhamento deve ser mais frequente, idealmente, a cada 2 meses.

Resumo

O carcinoma do córtex adrenal (CCA) é uma neoplasia maligna rara e extremamente agressiva, com incidência de 0,5 a 2 casos por milhão de adultos/ano. As regiões Sul e Sudeste do Brasil destacam-se por uma incidência elevada de tumor adrenal pediátrico, 10 a 15 vezes maior que a de outras regiões ao redor do mundo. Isso ocorre devido à alta prevalência de uma variante alélica patogênica germinativa específica no gene *TP53* (R337H). Na casuística dos autores, tal mutação está presente em 78 e 13% de crianças e adultos com CCA, respectivamente. Aproximadamente 80% dos CCA são funcionantes, com secreção predominante de cortisol. Os principais determinantes prognósticos do CCA são o estadiamento e a extensão da ressecção cirúrgica. A ressecção cirúrgica completa é o tratamento de escolha para os pacientes com suspeita de CCA quando a doença encontra-se localizada ao diagnóstico. No entanto, o risco de recorrência é elevado (60 a 80%) mesmo em pacientes com ressecção cirúrgica considerada completa. Desta forma, o tratamento adjuvante é indicado para a maioria dos pacientes com doença localizada. Ele pode ser feito com mitotano e/ou radioterapia no leito tumoral.

REFERÊNCIAS BIBLIOGRÁFICAS

1. Fassnacht M, Matthias K, Allolio B et al. Update in adrenocortical carcinoma. J Clin Endocrinol Metab. 2013; 98:4551-64.
2. Fassnacht M, Dekkers O, Else T et al. European Society of Endocrinology Clinical Practice Guidelines on the Management of Adrenocortical Carcinoma in Adults, in collaboration with the European Network for the Study of Adrenal Tumors. Eur J Endocrinol. 2018; 179:1-46.
3. Young JL Jr, Miller RW. Incidence of malignant tumors in U.S. children. J Pediatr. 1975; 86:254-8.
4. de Sousa GR, Ribeiro TC, Faria AM et al. Low DICER1 expression is associated with poor clinical outcome in adrenocortical carcinoma. Oncotarget. 2015; 6:22724-33.
5. Libé R. Adrenocortical carcinoma (ACC): diagnosis, prognosis and treatment. Front Cell Dev Biol. 2015; 3:1-8.
6. Wajchenberg BL, Pereira MAA, Mendonca BB et al. Adrenocortical carcinoma clinical and laboratory observations. Cancer; 2000; 88:711-36.
7. Latronico AC, Chrousus GP. Extensive personal experience: adrenocortical tumors. J Clin Endocrinol Metab. 1997; 82:1317-24.
8. Allolio B, Fassnacht M. Clinical review: adrenocortical carcinoma: clinical update. J Clin Endocrinol Metab. 2006; 91:2027-37.
9. Fassnacht M, Allolio B. Clinical management of adrenocortical carcinoma. Best Pract Res Clin Endocrinol Metab. 2009; 23;273-89.
10. Bancos I, Artl W. Diagnosis of a malignant adrenal mass: the role of urinary steroid metabolite profiling. Curr Opin Endocrinol Diabetes Obes. 2017; 24:200-7.
11. Sandrini R, Ribeiro RC, De Lacerda L. Childhood adrenocortical tumors. J Clin Endocrinol Metab. 1997; 82:2027-31.
12. Scollo C, Russo M, Trovato MA et al. Prognostic factors for adrenocortical carcinoma outcomes. Front Endocrinol (Lausanne). 2016; 7:1-6.
13. Fassnacht M, Tsagarakis S, Terzolo M et al. European Society of Endocrinology clinical practice guidelines on the management of adrenal incidentalomas, in collaboration with the European Network for the Study of Adrenal Tumors. Eur J Endocrinol. 2023;189:1-42.
14. Soon PS, McDonald KL, Robinson BG et al. Molecular markers and the pathogenesis of adrenocortical cancer. Oncologist. 2008; 13:548-61.
15. Logie A, Boulle N, Gaston V et al. Autocrine role of IGF-II in proliferation of human adrenocortical carcinoma NCI H295R cell line. J Mol Endocrinol. 1999; 23:23-32.
16. Leighton PA, Saam JR, Ingram RS et al. An enhancer deletion affects both H19 and Igf2 expression. Genes Dev. 1995; 9:2079-89.
17. Giordano TJ, Thomas DG, Kuick R et al. Distinct transcriptional profiles of adrenocortical tumors uncovered by DNA microarray analysis. Am J Pathol. 2003; 162:521-31.
18. Almeida MQ, Brito VN, Lins TS et al. Long-term treatment of familial male-limited precocious puberty (testotoxicosis) with cyproterone acetate or ketoconazole. Clin Endocrinol (Oxf). 2008; 69:93-8.
19. Li FP, Fraumeni JF Jr, Mulvihill JJ et al. A cancer family syndrome in twenty-four kindreds. Cancer Res. 1988; 48:5358-62.
20. Latronico AC, Pinto EM, Domenice S et al. An inherited mutation outside the highly conserved DNA-binding domain of the p53 tumor suppressor protein in children and adults with sporadic adrenocortical tumors. J Clin Endocrinol Metab. 2001; 86:4970-3.
21. Libé R, Groussin L, Tissier FDR et al. Somatic TP53 mutations are relatively rare among adrenocortical cancers with the frequent 17p13 loss of heterozygosity. Clin Cancer Res. 2007; 13:844-50.
22. Berruti A, Baudin E, Gelderblom H et al. Adrenal cancer: ESMO clinical practice guidelines for diagnosis, treatment and follow-up. Ann Oncol. 2012; 23:131-8.
23. Fassnacht M, Assie G, Baudin E et al. Adrenocortical carcinomas and malignant phaechromocytomas: ESMO-EURACAN Clinical Practice Guidelines for diagnosis, treatment and follow-up. Ann Oncol. 2020; 11:1476-90.
24. Zini L, Porpiglia F, Fassnacht M. Contemporary management of adrenocortical carcinoma. Eur Assoc Urol. 2011; 60:1055-65.
25. Lloyd RV, Osamura RY, Klöppel G et al. WHO Classification of Tumours of Endocrine Organs. Lyon, France: IARC; 2017.
26. Duregon E, Cappellesso R, Maffeis V et al. Validation of the prognostic role of the "Helsinki Score" in 225 cases of adrenocortical carcinoma. Hum Pathol. 2017; 62:1-7
27. Lau SK, Weiss LM. The Weiss system for evaluating adrenocortical neoplasms: 25 years later. Perspect Pathol. 2009; 40:757-68.
28. Renaudin K, Smati S, Wargny M et al. Clinicopathological description of 43 oncocytic adrenocortical tumors: importance of Ki-67 in histoprognostic evaluation. Mod Pathol. 2018; 31:1708-16.
29. Beuschlein F, Weigel J, Saeger W et al. Major prognostic role of Ki67 in localized adrenocortical carcinoma after complete resection. J Clin Endocrinol Metab. 2015; 100:841-9.
30. Libé R, Borget I, Ronchi CL et al. Prognostic factors in stage III-IV adrenocortical carcinomas (ACC): an European Network for the Study of Adrenal Tumor (ENSAT) study. Ann Oncol. 2015; 26:2119-25.
31. Elhassan YS, Altieri B, Berhane S et al. S-GRAS score for prognostic classification of adrenocortical carcinoma: an international, multicenter ENSAT study. Eur J Endocrinol. 2022; 186:25-36.
32. Michalkiewicz E, Sandrini R, Figueiredo B et al. Clinical and outcome characteristics of children with adrenocortical tumors: a report from the International Pediatric Adrenocortical Tumor Registry. J Clin Oncol. 2004; 22:838-45.
33. Sada A, Foster TR, Al-Ward R et al. The effect of hormonal secretion on survival in adrenocortical carcinoma: a multi-center study. Surgery. 2024; 175:80-89.
34. Libé R, Huillard O. Adrenocortical carcinoma: diagnosis, prognostic classification and treatment of localized and advanced disease. Cancer Treat Res Commun. 2023; 37:100759.
35. Sbiera S, Schmull S, Assie G et al. High diagnostic and prognostic value of steroidogenic factor-1 expression in adrenal tumors. J Clin Endocrinol Metab. 2010; 95:161-71.
36. Reyniès A, Assié G, Rickman DS et al. Gene expression profiling reveals a new classification of adrenocortical tumors and identifies molecular predictors of malignancy and survival. J Clin Oncol. 2009; 27:1108-15.
37. Gudmundsson KO, Thorsteinsson L, Sigurjonsson OE et al. Gene expression analysis of hematopoietic progenitor cells identifies Dlg7 as a potential stem cell gene. Stem Cells. 2007; 25:1498-506.
38. Fragoso MC, Almeida MQ, Mazzuco TL et al. Combined expression of BUB1B, DLGAP5, and PINK1 as predictors of poor outcome in adrenocortical tumors: validation in a Brazilian cohort of adult and pediatric patients. Eur J Endocrinol. 2012; 166:61-7.
39. Mohan DR, Lerario AM, Else T et al. Targeted assessment of G0S2 Methylation identifies a rapidly recurrent, routinely fatal molecular subtype of adrenocortical carcinoma. Clin Cancer Res. 2019; 25:3276-88.
40. Assié G, Letouzé E, Fassnacht M et al. Integrated genomic characterization of adrenocortical carcinoma. Nat Genet. 2014; 46:607-12.
41. Maharjan R, Backman S. Comprehensive analysis of CTNNB1 in adrenocortical carcinomas: identification of novel mutations and correlation to survival. Sci Rep. 2018; 5:1-10.
42. Lacombe AMF, Soares IC, Mariani BMP et al. Sterol O-Acyl Transferase 1 as a prognostic marker of adrenocortical carcinoma. Cancers. 2020; 12:247.
43. Huang Y, Zhou X, Li X et al. A pan-cancer analysis identifies SOAT1 as an immunological and prognostic biomarker. Oncol Res. 2023; 31:193-205.
44. De Francia S, Ardito A, Daffara F et al. Mitotane treatment for adrenocortical carcinoma: an overview. Minerva Endocrinol. 2012; 37:9-23.
45. Reibetanz J, Jurowich C, Erdogan I et al. Impact of lymphadenectomy on the oncologic outcome of patients with adrenocortical carcinoma. Ann Surg. 2012; 255:363-9.
46. Srougi V, Bessa Junior J, Tanno FY et al. Adjuvant radiotherapy for the primary treatment of adrenocortical carcinoma: are we offering the best? Int Braz J Urol. 2017; 43:841-8.
47. Terzolo M, Zaggia B; Allasino B et al. Practical treatment using mitotane for adrenocortical carcinoma. Curr Opin Endocrinol Diabetes Obes. 2014; 21:159-65.
48. Sbiera S, Leich E, Liebisch G et al. Mitotane inhibits sterol-o-acyl transferase 1 triggering lipid-mediated endoplasmic reticulum stress and apoptosis in adrenocortical carcinoma cells. Endocrinology. 2015; 156:3895-908.
49. Hescot S, Slama A, Lombès A et al. Mitotane alters mitochondrial respiratory chain activity by inducing cytochrome c oxidase defect in human adrenocortical cells. Endocr Relat Cancer. 2013; 20:371-81.
50. Terzolo M, Fassnacht M, Perotti P et al. Adjuvant mitotane versus surveillance in low-grade, localised adrenocortical carcinoma (ADIUVO): an international, multicentre, open-label, randomised, phase 3 trial and observational study. Lancet Diabetes Endocrinol. 2023; 11:720-30.
51. Gharzai LA, Green MD, Griffith KA et al. Adjuvant radiation improves recurrence-free survival and overall survival in adrenocortical carcinoma. J Clin Endocrinol Metab. 2019; 104:3743-50.
52. Srougi V, Bancos I, Daher M et al. Cytoreductive Surgery of the primary tumor in metastatic adrenocortical carcinoma: Impact on patients' survival. J Clin Endocrinol Metab. 2022; 107:964-71.
53. Fassnacht M, Terzolo M, Allolio B et al. Combination chemotherapy in advanced adrenocortical carcinoma. N Eng J Med. 2012; 366:2189-97.
54. Berruti A, Terzolo M, Sperone P et al. Etoposide, doxorubicin and cisplatin plus mitotane in the treatment of advanced adrenocortical carcinoma: a large prospective phase II trial. Endocr Relat Cancer. 2005; 12:657-66.
55. Consentini D, Grisanti S, Volta AD et al. Immunotherapy failure in adrenocortical cancer: where next? Endocr Connect. 2018; 7:5-8.
56. Jasin S, Habra MA. Management of adrenocortical carcinoma. Curr Oncol Rep. 2019; 21:1-11.
57. Kimpel O, Dischinger U, Altieri B et al. Current evidence on local therapies in advanced adrenocortical carcinoma. Horm Metab Res. 2024; 56:91-8.

CAPÍTULO 38

Insuficiência Adrenal: Diagnóstico e Tratamento

Lucio Vilar ■ Milena Coelho Fernandes Caldato ■ Camila F. Caldato ■ Claudio E. Kater

INTRODUÇÃO

A insuficiência adrenal, também conhecida como insuficiência adrenocortical (IA), é caracterizada pela incapacidade do córtex adrenal em produzir quantidades adequadas de glicocorticoides e, em alguns casos, mineralocorticoides, hormônios essenciais para a regulação da homeostase energética e hidroeletrolítica do organismo.[1,2] A IA pode ser subdividida em primária, secundária ou terciária, dependendo da origem do distúrbio que leva à disfunção adrenal.[3,4] Na prática clínica, é comum agrupar os casos decorrentes de distúrbios hipofisários e hipotalâmicos sob o termo IA secundária, postura também adotada neste capítulo.[5]

Descrita pela primeira vez por Thomas Addison em 1855, a IA primária, frequentemente referida como doença de Addison, é uma condição rara, com prevalência estimada entre 100 e 140 casos por milhão de habitantes e uma incidência de cerca de 4 casos novos por milhão de habitantes por ano.[2-6] Essa forma da doença é mais comum em mulheres, com uma proporção de 2,6 para 1 em comparação com homens, e geralmente é diagnosticada entre a terceira e a quinta década de vida.[2,5] Por outro lado, a IA secundária é mais frequente, com uma prevalência estimada entre 150 e 280 casos por milhão de habitantes.[2,7]

Apesar de ser uma condição pouco comum, o diagnóstico de IA é de extrema importância, uma vez que é potencialmente fatal. Os sintomas da doença são frequentemente inespecíficos e podem se sobrepor a várias condições comuns, como infecções virais, fadiga crônica e depressão. Portanto, é fundamental estar atento aos sinais e sintomas da IA para um diagnóstico precoce e um tratamento adequado, a fim de evitar complicações graves.[4-7]

FISIOLOGIA ADRENAL

As glândulas adrenais são constituídas de dois componentes diferentes: o córtex (local de produção dos esteroides adrenais, os *glicocorticoides*, os *mineralocorticoides* e os *androgênios*) e a medula (local de produção das catecolaminas).[8] O córtex responde por cerca de 90% do peso das adrenais e consiste em três zonas, com distintas características morfológicas e funcionais: a *zona glomerulosa*, que constitui a única fonte do mineralocorticoide aldosterona; a *zona fasciculada*, que produz os glicocorticoides (cortisol e corticosterona) e os androgênios (deidroepiandrosterona [DHEA], sulfato de DHEA e androstenediona); e a *zona reticular*, que se desenvolve a partir dos 2 anos e também produz glicocorticoides e androgênios (Figuras 38.1 e 38.2).[8-10]

A corticotrofina ou hormônio adrenocorticotrófico (ACTH) é produzida pelas células corticotróficas da adeno-hipófise e estimula a síntese dos glicocorticoides e androgênios adrenais.[10-12] A secreção de ACTH é regulada pelo hormônio liberador da corticotrofina (CRH), produzido pelo hipotálamo.[12] O cortisol inibe a biossíntese e a secreção de CRH e de ACTH, em um exemplo clássico de retroalimentação (*feedback*) hormonal negativa. O ACTH também pode retroalimentar negativamente o hipotálamo. Isso permite que o sinal original seja inibido quando os níveis plasmáticos de ACTH ou cortisol se tornem muito altos. Esse circuito estreitamente regulado é conhecido como o eixo hipotalâmico-hipofisário-adrenal (HHA) (Figura 38.3).[10-12] A secreção de catecolaminas é regulada pelo sistema nervoso simpático (SNS) e é também estimulada pelo cortisol. Epinefrina e norepinefrina, por sua vez, podem estimular a secreção de ACTH.[8,12]

A síntese da aldosterona na zona glomerulosa, principal mineralocorticoide, é primariamente regulada pelo sistema renina-angiotensina-aldosterona e pelos níveis séricos de potássio (K^+), com efeito mínimo do ACTH.[9-11] Por isso, na deficiência de ACTH (IA secundária), a secreção de aldosterona encontra-se normal.[9,10] A secreção de aldosterona aumenta principalmente em resposta a quedas na pressão arterial e no volume sanguíneo (mediados pela angiotensina II) e pela hipercalemia. A aldosterona leva a retenção de Na^+, aumento moderado da secreção de hidrogênio (H^+) e aumento da excreção de K^+. Também aumenta o número de moléculas de sódio (Na^+)-K^+-ATPase nas células-alvo.[9,10]

A pró-opiomelanocortina (POMC) é um pró-hormônio precursor sintetizado pelos corticotrofos da adeno-hipófise (Figura 38.4). Sua clivagem proteolítica origina ACTH,

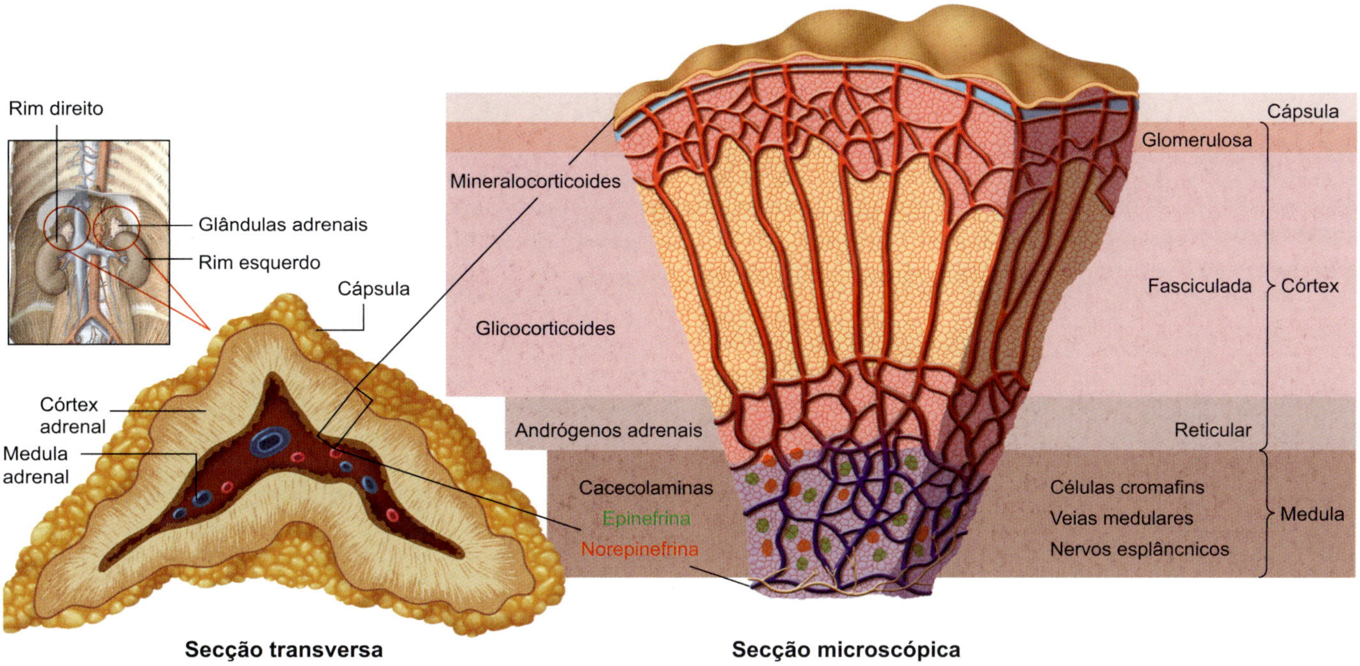

Figura 38.1 Morfologia macro e microscópica das glândulas adrenais. *À esquerda*, anatomia topográfica das glândulas adrenais. *À direita*, aspectos microscópicos da adrenal, destacando suas camadas e os hormônios nelas produzidos. (Adaptada de Houzz, 2024.[11])

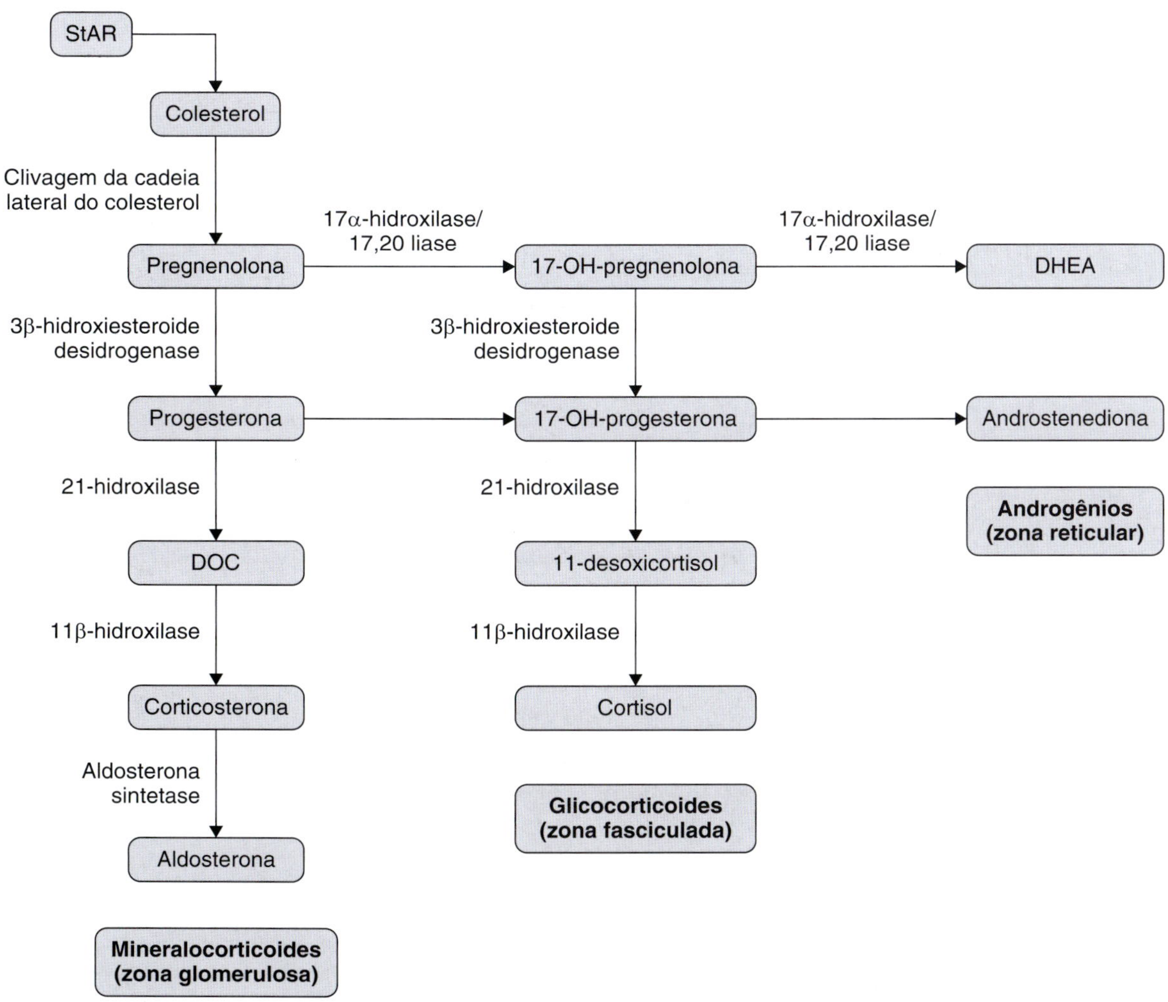

Figura 38.2 Esteroidogênese adrenal. DHEA: deidroepiandrosterona; DOC: deoxicorticosterona.

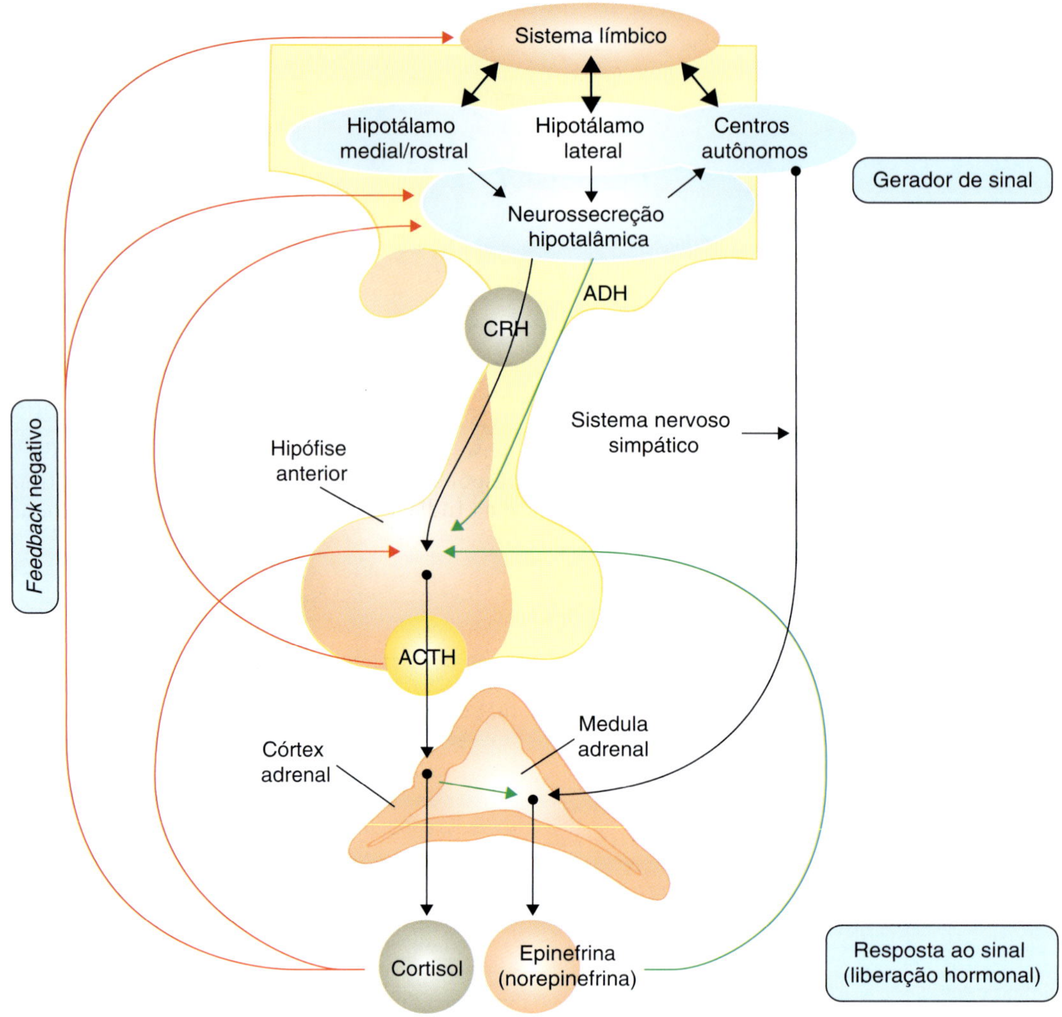

Figura 38.3 Esquematização do eixo hipotalâmico-hipofisário-adrenal.

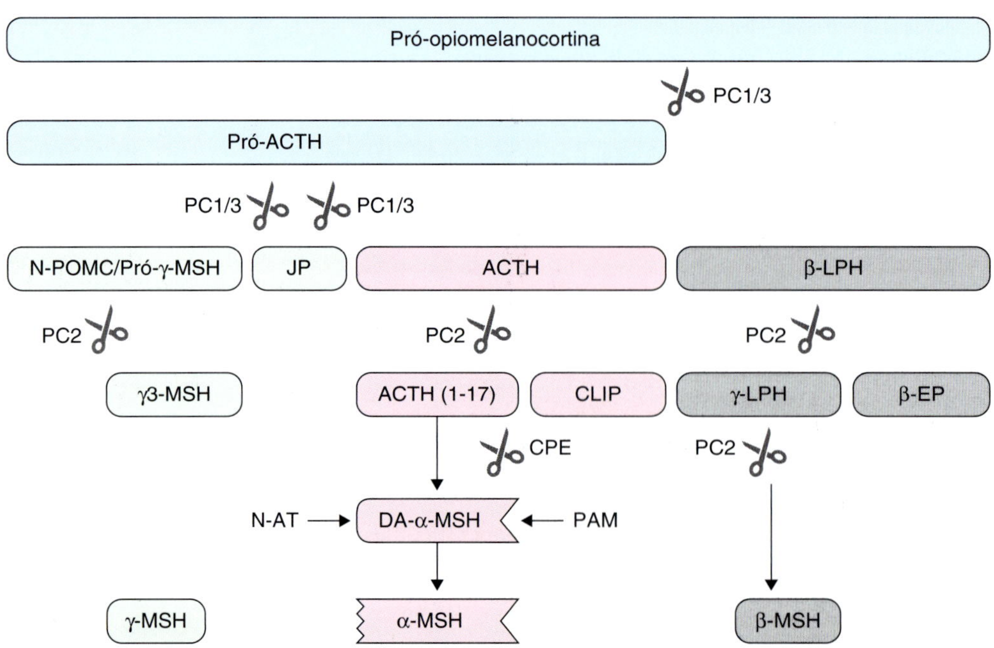

Figura 38.4 Processamento da pró-opiomelanocortina (POMC). O CRH estimula a produção e o processamento da POMC, um pré-pró-hormônio sintetizado na adeno-hipófise. A clivagem da POMC origina o ACTH, a β-endorfina e os MSHs α, β e γ. CLIP: peptídeo intermediário similar à corticotropina; CPE: carboxipeptidase E; DA-MSH; desacetil-MSH; EP: endorfina; JP: *joining peptide*; LPH: hormônio lipotrófico; MSH: hormônio estimulador dos melanócitos; N-AT: N-acetiltransferase; PAM: peptidil-glicina mono-oxigenase alfa-aminado; PC: pró-hormônio convertase.

β-endorfina e os hormônios estimulantes dos melanócitos α, β e γ (MSH, do inglês *melanocyte-stimulating hormones*). O CRH aumenta a transcrição do gene da POMC na adeno-hipófise, bem como os níveis citoplasmáticos de seu RNA mensageiro. Os efeitos biológicos dos peptídeos derivados da POMC são mediados, em grande parte, pelos receptores de melanocortina (MCR, do inglês *melanocortin receptors*), dos quais cinco foram descritos. O MC1R, o MC2R e o MC5R desempenham funções definidas na pele, na produção de hormônios esteroides adrenais e na termorregulação, respectivamente. O MC4R é expresso no cérebro e foi implicado no comportamento alimentar, bem como na regulação do apetite. O papel do MC3R não está bem definido. O ACTH liberado na circulação se liga ao MC2R na zona fasciculada do córtex adrenal, predominantemente para estimular a síntese de glicocorticoides.[10,12]

PATOGÊNESE

A patogênese da IA depende do local inicialmente afetado e se diferencia em dois grandes grupos. A insuficiência adrenal primária (IAP) ou doença de Addison está diretamente relacionada à disfunção primária das glândulas adrenais, e é geralmente causada por danos diretos ao córtex adrenal, seja por processos autoimunes, infecções, neoplasias ou outras condições que levam à destruição ou à disfunção das células adrenais. Por outro lado, na insuficiência adrenal secundária ou terciária, a patogênese está relacionada com distúrbios no eixo hipotálamo-hipófise-adrenal (HHA), resultando em uma diminuição na produção de hormônios adrenais, devido à falta de estímulo adequado. Na insuficiência adrenal secundária, essa falta de estímulo é devida a uma deficiência no ACTH produzido pela adeno-hipófise, ao passo que, na insuficiência adrenal terciária, ela é causada por uma deficiência no CRH, produzido pelo hipotálamo. Essas diferenças na patogênese têm implicações significativas no diagnóstico e no tratamento da doença, com a IAP muitas vezes exigindo uma abordagem mais direcionada ao tratamento da própria glândula adrenal. Já a insuficiência adrenal secundária/terciária pode ser tratada pela reposição dos hormônios deficientes no eixo HHA.[1,7,8,11]

ETIOLOGIA

Insuficiência adrenal primária

A IAP pode surgir devido a uma variedade de fatores etiológicos, que podem ser categorizados em três principais processos fisiopatológicos. Em primeiro lugar, a destruição do córtex adrenal é um dos mecanismos mais comumente observados na IAP. Essa destruição pode ser causada por processos autoimunes, nos quais o sistema imunológico do corpo ataca e danifica o tecido adrenal. Outras causas incluem infecções, como a tuberculose, que podem levar à necrose do córtex adrenal. Além disso, neoplasias, como o carcinoma adrenal, podem resultar na destruição direta das células adrenais, comprometendo sua capacidade de produzir hormônios. Em segundo lugar, um defeito na esteroidogênese adrenal também pode contribuir significativamente para o desenvolvimento da IAP. Esse defeito pode ser devido a mutações genéticas que afetam as enzimas envolvidas na síntese de hormônios adrenais, como a 21-hidroxilase e a 11β-hidroxilase. Essas mutações interferem na capacidade das glândulas adrenais de produzir cortisol e, em alguns casos, afetam a síntese de aldosterona. Como resultado, os pacientes com esses defeitos genéticos podem apresentar uma deficiência grave de glicocorticoides e, em alguns casos, de mineralocorticoides. Por último, a insensibilidade do córtex adrenal ao estímulo do ACTH também pode levar à IAP. Nesse caso, o córtex adrenal não responde adequadamente ao ACTH produzido pela adeno-hipófise, o que resulta em uma diminuição da produção de hormônios adrenais, especialmente cortisol. Essa insensibilidade pode ser causada por defeitos genéticos nos receptores de ACTH ou por disfunções nos sinais de transdução de sinal dentro das células adrenais.[7,8-10] Independentemente do mecanismo específico envolvido, a insuficiência adrenal resultante pode ter consequências graves para o organismo, exigindo um diagnóstico preciso e um tratamento adequado para evitar complicações sérias (Quadro 38.1).

A etiologia da IAP tem se modificado com o tempo. Antes da introdução de tratamento eficaz para tuberculose (TB), essa era a causa mais comum no mundo todo (cerca de 70% dos casos).[3] De acordo com relatos mais recentes das literaturas norte-americana e europeia, a etiologia autoimune é atualmente responsável por 68 a 94% dos casos.[13-15] Entretanto, na África e na Índia, a adrenalite por TB ou outras doenças infiltrativas ainda representa a etiologia mais prevalente de IAP. Dados sobre a epidemiologia da IAP no Brasil são escassos. Um estudo realizado em 2004 demonstrou que a etiologia autoimune também foi a mais prevalente (39%), seguida de paracoccidioidomicose (PCM) (28%), TB (11%) e adrenoleucodistrofia ligada ao X (7,3%) (Quadro 38.2).[14] Ao se compararem os pacientes atendidos na cidade de São Paulo e em Ribeirão Preto, houve diferença em relação à frequência da origem autoimune (52,6% na cidade de São Paulo *versus* 25% em Ribeirão Preto). No interior do estado, a paracoccidioidomicose foi a causa mais frequente, destacando que a cidade está situada em região endêmica para essa micose sistêmica.[14] Em um estudo realizado em Recife (na região Nordeste do país) com 34 casos de IAP (22 mulheres [65%] e 12 homens [35%], com idade entre 22 e 60 anos [média, 38,5 ± 8,4; mediana, 38]), 23 tinham adrenalite autoimune (67,6%); 6, TB (17,6%); 3, metástases adrenais bilaterais (8,8%); 1, PCM (2,9%); e 1, linfoma adrenal bilateral (2,9%).[14-16] Os resultados são apresentados no Quadro 38.2.

Insuficiência adrenal primária autoimune

A IAP autoimune é geralmente uma doença poligênica, diferentemente das causas de distúrbios na esteroidogênese. Embora possa ocorrer isoladamente, cerca de 60 a 70% dos pacientes com IAP autoimune têm associados um ou mais distúrbios autoimunes, endócrinos e não endócrinos, que caracterizam a síndrome poliglandular autoimune (SPA).[17,18] As SPAs são raras, caracterizadas por apresentação insidiosa, presença de autoanticorpos circulantes e infiltração linfocítica de uma ou mais glândulas endócrinas, com possível envolvimento adicional de órgãos não endócrinos, eventualmente levando à falência de órgãos. Existe uma ampla heterogeneidade de SPAs, e estas se manifestam sequencialmente com um intervalo de tempo variável entre a ocorrência das doenças. Um estudo envolvendo mais de 22 milhões de pessoas no Reino Unido revelou um risco aumentado de IAP autoimune ligada a diversas outras doenças autoimunes, seja ligada a fatores de risco genéticos articulares, seja ligada ao tratamento comumente usado para várias doenças autoimunes, com altas doses de glicocorticoides.[19] De acordo com a classificação de Neufeld e Blizzard,[18] há quatro tipos de SPA que, com exceção da SPA tipo 3, podem estar associados à IAP (Quadro 38.3). A classificação original de 1980 foi revisada por Betterle e Zanchetta em 2003, e foram feitas subclassificações. Alguns autores consideraram a existência apenas das SPA-1 e SPA-2 e não consideram as SPA-3 e SPA-4 como entidades independentes.[20] A IAP autoimune é uma característica marcante das síndromes SPA-1 e SPA-2, sendo obrigatória para confirmar

Quadro 38.1 Etiologia da insuficiência adrenal primária.

Destruição do córtex adrenal	▪ Atrofia adrenal (adrenalite autoimune) ▪ Doenças granulomatosas: tuberculose, sarcoidose, hanseníase, histiocitose, outras ▪ Micoses: paracoccidioidomicose, histoplasmose, criptococose, coccidioidomicose, blastomicose norte-americana, outras ▪ Doenças virais: AIDS, citomegalovirose, covid-19 ▪ Doenças infiltrativo-neoplásicas: metástases (carcinoma renal, pulmão, mama, melanoma ou cólon), câncer primário bilateral (linfomas) ▪ Doenças infiltrativo-metabólicas: hemocromatose, amiloidose, xantogranulomatose ▪ Hemorragia adrenal: traumatismo, cirurgia, síndrome antifosfolípide primária, lúpus eritematoso sistêmico, sepse (síndrome de Waterhouse-Friderichsen), poliarterite nodosa ▪ Adrenalectomia bilateral ▪ Destruição adrenal congênita (adrenalite linfocítica autoimune isolada ou ligada à SPGA; tipo 1 – mutação do gene *AIRE*), ▪ Adrenoleucodistrofia neonatal (mutação do gene *PEX1*), calcificação adrenal bilateral (mutação do gene *LIPA*), ligada ao X (mutação dos genes *ABCD1* ou *ABCD2*) ▪ Fármacos: anticoagulantes, mitotano, inibidores de CTLA4, inibidores de PD1, inibidores de tirosinoquinase
Defeito na esteroidogênese adrenal	▪ Hiperplasia adrenal congênita (deficiência da 21-hidroxilase [CYP21A2], deficiência da 11-beta-hidroxilase [CYP11B1], deficiência da 3-beta-hidroxiesteroide desidrogenase II [HSD3B2], deficiência da clivagem da P450 cadeia lateral [CYP11A1], deficiência da 17-alfa-hidroxilase [CYP17A1], deficiência da enzima POR [*POR*], HAC lipoide [gene *StAR*]) – eficiência de glicocorticoide familiar tipo 3 ▪ Hipoplasia adrenal congênita (mutações no *DAX-1*); mutações no *SF-1*, síndrome IMAGE (gene *CDKN1C*), síndrome MIRAGE (*SAMD9*), síndrome de Pallister-Hall (*GLI3*), síndrome de Meckel (*MKS1*), síndrome de Pena-Shokeir (*DOK7, RAPSN*), síndrome de Hidroletalus (*HYLS1*), síndrome de Galloway-Mowat (*WDR73*) ▪ Adrenoleucodistrofia ligada ao X ▪ Distúrbios na síntese de colesterol – doença de Woman (LIPA), síndrome de Smith-Lemli-Opitz (DHCR7), abetalipoproteinemia (MTP), hipercolesterolemia familiar (gene LDRL), sitosterolemia (gene *ABCG5*) ▪ Síndrome de Kearns-Sayre (deleções do DNA mitocondrial) ▪ Distúrbios metabólicos dos lisossomos – deficiência de esfingosina-1 fosfato liase 1 (mutação do gene *SPGL1*) ▪ Fármacos: cetoconazol, mitotano, etomidato, metirapona, osilodrostate, aminoglutetimida, trilostano, rifampicina, fenobarbital, suramina, ciproterona, glicocorticoide, opioides
Insensibilidade do córtex adrenal ao estímulo do ACTH	▪ Deficiência de glicocorticoide familiar tipo 1 (mutação do gene do receptor de ACTH ou do MC2R) ▪ Deficiência de glicocorticoide familiar tipo 2 (mutação da MRAP, proteína acessória do MC2R responsável pela translocação do receptor ACTH para a membrana) ▪ Deficiência de glicocorticoide familiar tipo 4 (mutação do NNT) ▪ Deficiência de glicocorticoide com defeito de reparo do DNA (mutação da proteína de manutenção do minicromossomo 4 – MCM4 – com deficiência de células *natural killer*, mutação da TXNRD2) ▪ Síndrome do triplo A ou síndrome de Allgrove (mutação do gene *AAAS*, que codifica a proteína ALADIN)

A síndrome IMAGe decorre de mutação com ganho de função do gene *CDKN1C* (inibidor de quinase dependente de ciclina 1C). ACTH: hormônio adrenocorticotrófico; AIDS: síndrome da imunodeficiência adquirida; AIRE: *autoimmune regulator*; ALADIN: *alacrima, achalasia adrenal, insufficiency, neurological disorder*, DNA: ácido desoxirribonucleico; HAC: hiperplasia adrenal congênita; MC2R: receptor da melanocortina tipo 2; NNT: transidrogenase de nucleotídeo de nicotinamida; POR: P450 oxidorredutase; SPGA: síndrome poliglandular autoimune; TXNRD2: tiorredoxina redutase 2. (Adaptado de Betterle et al., 2019;[13] Silva et al, 2005;[14] Moraes et al, 2021.[15])

Quadro 38.2 Distribuição por idade, sexo e etiologia em pacientes com insuficiência adrenal primária em três diferentes serviços (São Paulo/SP, Unifesp; Ribeirão Preto/SP, FMRP-USP; Recife/PE).[14,16]

	São Paulo/SP (n = 38)	Ribeirão Preto SP (n = 44)	Recife/PE (n = 34)	Total (n = 116)
Distribuição por sexo	55,3% masc.	72,7% masc.	35,3% masc.	56% masc.
Idade ao diagnóstico (mediana)	43,5 anos	37 anos	38 anos	–
Etiologia autoimune	52,6%	25%	67,6%	46,5%
Paracoccidioidomicose	18,4%	36,4%	2,9%	20,6%
Tuberculose	15,8%	6,8%	17,6%	12,9%
Adrenoleucodistrofia	–	13,6%	–	5,1%
Outras causas (metástase, hemorragia, CMV)	7,9%	6,8%	11,7%	8,6%
Sem causa determinada	5,3%	11,4%	–	6%

CMV: citomegalovírus. Fonte: São Paulo – Universidade Federal de São Paulo (Escola Paulista de Medicina); Ribeirão Preto-FMRP-USP, Recife: Serviço da UFPE. (Adaptado de Silva et al. 2005;[14] Vilar et al, 2020.[16])

a SPA tipo 2 e estando presente em cerca de 60 a 70% dos casos de SPA tipo 1.[20] Entre 337 casos de SAP, 83% tinham etiologia autoimune assim distribuídos: forma isolada em 41%, SPA tipo 1 (SPA-1) em 13%, SPA-2 em 41% e SPA-4 em 5%.[15] Para mais detalhes, ver Capítulo 93, *Síndromes Poliglandulares Autoimunes*.

Insuficiência adrenal primária infecciosa

A TB constitui, de modo geral, a segunda causa mais comum de IAP; entretanto, em muitos países em desenvolvimento, ela continua sendo o fator etiológico principal.[21-23] Infecções micóticas sistêmicas também podem causar IA. Em regiões brasileiras onde a PCM é endêmica (Sul, Sudeste e Centro-Oeste), o número de casos relatados com envolvimento das adrenais pelo *Paracoccidioides brasiliensis* vem crescendo de maneira significativa e possivelmente já superaria os casos causados pela TB. PCM ocorre predominantemente em homens com mais de 30 anos, habitantes de áreas rurais. Em estudos de necropsia, o acometimento adrenal é visto em 50 a 80% dos casos. A hipofunção do córtex adrenal é comum na PCM disseminada (14 a 44% dos casos), ao passo que a IAP sintomática ocorre em 5 a 14% dos pacientes.[23,24] Nos EUA, a infecção micótica mais comumente associada à DA é a histoplasmose, seguida da PCM;

Quadro 38.3 Síndromes poliglandulares autoimunes.

Tipo	Principais componentes	Critério diagnóstico
SPA-1	Hipoparatireoidismo Insuficiência adrenal primária (IAP) Candidíase mucocutânea crônica	Presença de pelo menos duas das três condições, com surgimento na infância
SPA-2	Insuficiência adrenal primária Diabetes melito tipo 1 Doença autoimune tireoidiana Vitiligo, anemia perniciosa, doença celíaca, alopecia, LES, artrite reumatoide etc.	Doença de Addison associada a pelo menos uma outra doença autoimune (endócrina ou não)
SPA-3	Doença autoimune tireoidiana Diabetes melito tipo 1 Vitiligo, anemia perniciosa, doença celíaca, alopecia, LES, AR etc.	Ausência de doença de Addison
SPA-4	Várias combinações de doenças endócrinas autoimunes, não contempladas em outras SPAs, podendo incluir IAP	

AR: artrite reumatoide; LES: lúpus eritematoso sistêmico; SPA-1: síndrome poliglandular autoimune tipo 1; SPA-2: SPA tipo 2; SPA-3: SPA tipo 3; SPA-4: SPA tipo 4. (Adaptado de Silva et al., 2004[14] Neufeld e Blizzard, 1980;[19] Conrad et al, 2023.[20])

causas menos usuais são a blastomicose norte-americana, a coccidioidomicose e a criptococose.[24,25]

Na síndrome da imunodeficiência adquirida (AIDS), as adrenais são as glândulas endócrinas mais afetadas. Tal envolvimento pode ser secundário a infecções oportunistas (TB, citomegalovírus, micobactérias atípicas, micoses etc.), fármacos (rifampicina, cetoconazol etc.) e lesões metastáticas (sarcoma de Kaposi, linfomas). A IA franca é rara, mas uma resposta diminuída do cortisol ao teste de estimulação rápida com ACTH é vista em 10 a 15% dos pacientes. Comumente, a falência adrenal ocorre como manifestação tardia em pacientes com contagens muito baixas de CD4. Por outro lado, os níveis basais de cortisol às vezes se mostram elevados, em virtude da resistência dos receptores ao cortisol.[23,24]

Insuficiência adrenal primária induzida por fármacos

Medicamentos que inibem a esteroidogênese adrenal (p. ex., cetoconazol, fluconazol, itraconazol, etomidato, mitotano, metirapona, trilostano, aminoglutetimida, osilodrostate etc.) ou que aumentem a depuração metabólica dos esteroides adrenais (p. ex., rifampicina, fenitoína, fenobarbital, troglitazona, erva-de-são-joão etc.) podem ser causa de IAP. Entretanto, apenas o fazem se administrados em altas doses ou se houver uma doença adrenal de base que limite a reserva secretória da glândula.[23,26,27] Anticoagulantes, como a heparina e o dicumarol, e inibidores da tirosinoquinase, como o sunitinibe, podem provocar IA aguda por hemorragia adrenal.[23,26,27]

Hemorragia adrenal

IA aguda por hemorragia adrenal pode ocorrer no curso da síndrome de Waterhouse-Friderichsen, que resulta de choque séptico causado por infecção por meningococo. Sepse por outros microrganismos (p. ex., *Haemophilus influenzae*, *Pseudomonas aeruginosa*, *Escherichia coli*, pneumococo etc.) também pode levar à hemorragia adrenal. Além disso, a síndrome antifosfolípide, que é caracterizada por múltiplas tromboses arteriais e venosas, tem emergido como uma das causas mais comuns de hemorragia adrenal. Eventualmente, a IAP pode ser a manifestação inicial dessa síndrome.[28,29] Traumatismo ao nascimento é outra causa de hemorragia adrenal.[29]

Doença adrenal metastática

Metástases para as glândulas adrenais são comuns, ocorrendo em até 70% dos pacientes com cânceres de pulmão ou mama disseminados. Pode haver também comprometimento adrenal em casos de linfomas, melanomas e metástases de carcinoma de rim, estômago e cólon. No entanto, a IA clinicamente manifesta é pouco frequente, a menos que haja lesões bilaterais.[3,4,30] Dois pequenos estudos demonstraram IA parcial em 20 a 35% dos pacientes com metástases adrenais bilaterais, os quais se beneficiaram de terapia com reposição de glicocorticoide.[30,31] Séries publicadas identificaram prevalência de IA primária de 0 a 33% nos pacientes com metástases adrenais bilaterais.[30,31]

Doenças genéticas

Hiperplasia adrenal congênita

Na hiperplasia adrenal congênita (HAC), a hipofunção do córtex adrenal decorre da deficiência de enzimas envolvidas na biossíntese do cortisol. É a causa mais usual de IA no período neonatal. A forma mais comum é a deficiência da 21-hidroxilase ou CYP21A2, que responde por mais de 90% dos casos de HAC e tem prevalência em nosso meio de 1:10.000 a 1:20.000 nascimentos vivos.[32] Para mais detalhes sobre o assunto, ver Capítulo 39, *Hiperplasia Adrenal Congênita: Como Diagnosticar e Tratar*.

Adrenoleucodistrofia

A adrenoleucodistrofia (ALD) é uma doença recessiva ligada ao X, causada por mutação no gene *ABCD1* (cromossomo Xq28).[33] Com incidência estimada de 1:14.700 nascimentos vivos, constitui a terceira causa mais comum de IA em indivíduos do sexo masculino, após a adrenalite autoimune e as doenças granulomatosas (TB e PCM).[3-5] Resulta da produção de uma proteína transportadora anormal dentro dos peroxissomos que impede a oxidação dos ácidos graxos de cadeia muito longa (AGCML), provocando seu acúmulo no cérebro, no córtex adrenal (preferencialmente, nas zonas fasciculada e reticular), nos testículos, no fígado e no plasma.[34,35] Em consequência, surgem desmielinização do sistema nervoso central e IA primária.[33] Disfunção testicular laboratorial foi relatada em mais de 2/3 dos casos em um número limitado de séries de casos.[33,35]

Três fenótipos clínicos principais foram descritos: ALD cerebral (37 a 45%), adrenomieloneuropatia (AMN) (40 a 46%) e IAP isolada (10%) (Quadro 38.4). Aproximadamente 80% dos pacientes do sexo masculino com ALD desenvolverão IA ao longo da vida, a maioria na primeira década e somente 6% após os 40 anos.[35] A IA é excepcional no sexo feminino, pois é observada em menos de 1% das portadoras de mutação no *ABCD1*. ALD cerebral surge geralmente na primeira década de vida, e, em 30% dos casos, a IA precede os sintomas neurológicos. Estes se caracterizam por disfunção cognitiva, problemas de

Quadro 38.4 Apresentações fenotípicas das mutações no *ABCD1* em pacientes do sexo masculino.

Fenótipo	Descrição	Idade de início
ALD cerebral	Condição progressiva que inicialmente se apresenta com mudanças comportamentais (p. ex., déficit de atenção e hiperatividade), seguidas por declínio relativamente rápido. Achados comuns: declínio no desempenho escolar, demência, marcha instável/ataxia cerebelar, surdez, cegueira cortical, convulsões, hemi/quadriparesia e outros distúrbios neurológicos (tempo de progressão para total incapacidade normalmente varia de 6 meses a 2 anos). Frequência de IAP: 79%	Subtipo infantil 1ª década (4 a 8 anos)
	Semelhante à descrição da ALD cerebral infantil, porém com início mais tardio e progressão mais lenta. Frequência de IAP: 62%	Subtipo: adolescência 2ª década
	Demência, distúrbios comportamentais, focais, déficits neurológicos, sem AMN precedente. Frequência de IAP: acima de 50%	Subtipo: adulto Após a 2ª década
AMN	Paraparesia espástica progressiva, ataxia sensorial, disfunção esfincteriana, dor nas pernas, disfunção erétil, perda de cabelo difusa, doença depressiva/transtorno do humor. Frequência de IAP: 70%	3ª a 4ª décadas
IA isolada	IA primária (mais frequentemente, deficiência de glicocorticoides e de androgênios; raramente, deficiência de mineralocorticoides), sem envolvimento neurológico. Frequência de IAP: 100%	Em geral, entre 3 e 10 anos
Assintomática	Sem envolvimento neurológico ou adrenal	Antes dos 4 anos

ALD: adrenoleucodistrofia; AMN: adrenomieloneuropatia; IA: insuficiência adrenal. (Adaptado de Burtman e Regelmann, 2016.[35])

comportamento, labilidade emocional e distúrbios visuais e da marcha, com progressão para cegueira e tetraplegia espástica. A AMN representa um fenótipo clinicamente mais moderado, iniciando-se, normalmente, entre a terceira e a quarta década de vida. Desmielinização do cordão medular e dos nervos periféricos ocorre ao longo de anos e pode resultar em perda da capacidade de deambulação, disfunção cognitiva, retenção urinária e disfunção erétil.[9,33-35]

Hipoplasia adrenal congênita

A hipoplasia adrenal congênita (hAC) é um distúrbio familiar raro (incidência de cerca de 1:12.500 nascimentos) em que há hipodesenvolvimento do córtex adrenal. Pode ser esporádica, autossômica recessiva ou ligada ao cromossomo X.[36,37] Esta última forma pode decorrer de mutações no gene *DAX-1* (*NROB1*); nesse caso, manifesta-se por hipocortisolismo, que ocorre logo nos primeiros anos de vida, e hipogonadismo hipogonadotrófico, detectado na época esperada para a puberdade. Além disso, a hAC ligada ao X associa-se a deficiência de glicerol quinase, perda auditiva para altas frequências e distrofia muscular de Duchenne, constituindo a síndrome de deleção dos genes contíguos. A hAC causada por mutações no *NR5A1* (que codifica o receptor nuclear do fator esteroidogênico-1) geralmente se manifesta com distúrbio do desenvolvimento sexual 46,XY ou falência ovariana prematura, e a IA ocorre raramente. A hAC também pode fazer parte da síndrome IMAGe (mutação do gene *CDKN1C*), que inclui retardo do crescimento intrauterino, displasia metafisária e anormalidades genitais.[9,12,36,37]

Síndromes de resistência ao hormônio adrenocorticotrófico

Neste grupo de distúrbios raros, incluem-se a deficiência familiar de glicocorticoides (DFG) e a síndrome de Allgrove.[38-40] O ACTH regula a biossíntese de esteroides no córtex adrenal, exercendo seus efeitos via receptor específico (MC2-R). A DFG, de herança autossômica recessiva, manifesta-se como deficiência isolada de glicocorticoides, com função mineralocorticoide preservada. Resulta da falta de resposta do córtex adrenal ao ACTH e se caracteriza por níveis reduzidos de cortisol e acentuada elevação de ACTH. Mutações no gene do MC2-R, localizado no cromossomo 18p11.2, respondem por aproximadamente 25% dos casos (DFG tipo 1), ao passo que mutações no gene da proteína acessória do MC2-R (MRAP) são encontradas em outros 20% (DFG tipo 2). Portanto, em aproximadamente 55% dos pacientes com DFG, não existe um defeito genético identificável, o que sugere o envolvimento de genes adicionais. A apresentação da DFG inclui hipoglicemia recorrente, desenvolvimento deficiente, hiperpigmentação antes da idade de 5 anos e ausência de adrenarca. Estatura elevada também pode ser observada na DFG tipo 1.[38,40] Por outro lado, casos com baixa estatura ou estatura normal já foram relatados (DFG tipo 2).[38-40]

A síndrome de Allgrove, ou síndrome do triplo A, caracteriza-se pela tríade de resistência ao ACTH, acalasia e alacrimia. Manifesta-se, em geral, na primeira década de vida, porém existem casos apenas diagnosticados na vida adulta. Com frequência, associa-se a disfunção neurológica progressiva, polineuropatia, surdez, retardo mental e hiperqueratose da palma das mãos e da sola dos pés. Deficiência mineralocorticoide ocorre em cerca de 15% dos casos. Trata-se de uma doença autossômica recessiva, decorrente de mutação no gene *AAAS* ou *ALADIN* (*alacrima – achalasia – adrenal insufficiency – neurological disorder*), mapeado no cromossomo 12q13. Esse gene codifica uma proteína expressa em tecidos neuroendócrinos, estruturas cerebrais e gastrintestinais. Nenhuma mutação no *MC2-R* foi encontrada em casos da síndrome do triplo A.[39-41]

Outras causas

A IAP decorrente de trombose adrenal pode ainda ser observada após traumas externos, durante procedimentos invasivos (p. ex., venografia bilateral) ou em doenças como lúpus eritematoso sistêmico (LES) e pan-arterite nodosa. Outras possíveis causas de IA são amiloidose, hemocromatose, sarcoidose e no neonato com síndrome de Cushing materna.[4]

Pacientes com baixa reserva adrenal também podem manifestar os sintomas de IA quando fazem uso de hormônios tireoidianos (ver seção *Insuficiência adrenal aguda: crise adrenal ou crise addisoniana*, adiante), bem como após infecções graves (p. ex., apendicite aguda) e cirurgias.[42] Além disso, pacientes com síndrome de Cushing (patente ou subclínica) podem desenvolver crise adrenal após adrenalectomia ou cirurgia hipofisária, caso não façam reposição de glicocorticoides até a recuperação funcional plena do eixo HHA.[3,4,10] Finalmente, existe a IAP "idiopática", detectada em 6 de 222 (2,7%) pacientes em um estudo multicêntrico italiano.[43,44]

Insuficiência adrenal secundária

A insuficiência adrenal secundária (IAS) é uma condição endócrina caracterizada pela diminuição da produção de hormônios adrenais devido a uma disfunção no eixo HHA. Essa disfunção resulta em uma redução da estimulação do córtex adrenal pelo ACTH produzido pela adeno-hipófise. Como resultado, a produção de glicocorticoides pelo córtex adrenal é comprometida. Existem várias causas que podem levar ao desenvolvimento da IAS (Quadro 38.5). Uma das causas mais comuns é o uso prolongado de corticosteroides exógenos, que suprimem a produção de ACTH pela hipófise devido a um *feedback* negativo no eixo HHA. Outras causas incluem tumores hipofisários, como macroadenomas não funcionantes, prolactinomas ou somatotropinas. Além disso, lesões ou danos na hipófise devido a cirurgia, radiação ou infecções podem comprometer a sua capacidade de produzir ACTH. Os sintomas da IAS podem variar dependendo da gravidade da deficiência hormonal e incluem fadiga, fraqueza, perda de peso, hipoglicemia, hiponatremia e hipotensão; em casos mais graves, podem ocorrer crises agudas, conhecidas como crises adrenais.[45-53]

Insuficiência adrenal secundária por causas adquiridas

A IAS tem como causa mais comum o uso crônico de glicocorticoides em doses suprafisiológicas, que inibem diretamente tanto a secreção de ACTH como a de CRH. Os sintomas surgem após a suspensão indevida ou brusca dos glicocorticoides, bem como pela falta de ajuste adequado da dose do medicamento em situações de estresse.[3,4] Pode, também, resultar de traumatismo craniano, necrose hipofisária pós-parto (síndrome de Sheehan), apoplexia hipofisária, cirurgia, radioterapia, anorexia nervosa e tumores do terceiro ventrículo, bem como de qualquer doença tumoral, infecciosa ou infiltrativa que envolva a hipófise ou o hipotálamo. Nesses casos, a deficiência de ACTH geralmente se associa à de outros hormônios hipofisários.[3-5,8] Contudo, a deficiência isolada de ACTH também pode ocorrer, podendo ser idiopática, complicação de uma hipofisite linfocítica ou induzida por medicamentos.[45,46] Com frequência, pacientes com deficiência isolada de ACTH têm uma doença tireoidiana autoimune concomitante, como tireoidite de Hashimoto ou, menos frequentemente, doença de Graves.[47]

Na deficiência de hormônio do crescimento (GH), ocorre maior conversão da cortisona (inativa) em cortisol, por aumento da atividade da enzima 11-beta-hidroxiesteroide desidrogenase tipo 1.[49,50] Assim, a terapia com GH recombinante pode desmascarar uma IA secundária previamente não diagnosticada.

Nas últimas décadas, especialmente nos EUA, houve um escalonamento de uma já considerada "epidemia de opioides".[54,55] Os opioides inibem a produção de cortisol e ACTH (em uso agudo ou crônico), elevando, assim, o risco de uma insuficiência adrenal induzida por opioides (IAO). Essa influência possivelmente ocorre por meio de um mecanismo secundário que envolve a inibição da ação do CRH nas células corticotróficas da adeno-hipófise. Embora nem toda redução do cortisol seja clinicamente relevante e seja necessária uma avaliação completa para IAO, é prudente ter atenção com os pacientes tratados com altas doses de opioides e/ou por um longo período. Vale ressaltar que não foi demonstrada inibição de aldosterona em humanos com tratamento prolongado de opioides.[54,55]

Os dados sobre a prevalência de IAO são escassos, mas uma revisão sistemática calculou prevalência de IAO em 5 a 42%, com porcentagem média de 15% entre os usuários investigados. Os sintomas são vagos e podem se sobrepor aos sintomas do tratamento com opioides. Além disso, foi demonstrado que a dor e o uso propriamente dito de opioides podem alterar o eixo HHA, fato que sugere a necessidade de um ponto de corte diferente para os testes matinais de triagem de cortisol, especialmente entre pacientes hospitalizados.[54,55]

Quadro 38.5 Classificação etiológica da insuficiência adrenal secundária/terciária.

Formas	Causas
Autoimune	Hipofisite linfocítica
Congênita/genética	Deficiência hormonal hipofisária combinada: mutação de *POMC* Pan-hipopituitarismo: genes envolvidos *HESX1* – baixa estatura, déficit cognitivo, displasia septo-óptica, puberdade tardia *OTX2* – hipoglicemia neonatal, hipófise hipoplásica, neuro-hipófise ectópica *LHX4* – deficiência de GH, TSH e ACTH *SOX3* – hipoplasia infundibular, hipopituitarismo, deficiência intelectual *PROP1* – sela túrcica aumentada, deficiência tardia de ACTH Deficiência de ACTH isolado – *TPIT* (*TBX19*) *POMC* – obesidade, cabelos ruivos
Cirúrgica	Cirurgia hipofisária: hipofisectomia, correção de aneurisma, lesão da haste hipofisária
Radioterapia	Radioterapia hipofisária/radioterapia cerebral
Fármacos	GC exógeno – oral, inalatório, tópico, intra-articular, intravenoso, intramuscular Terapia com inibidores de *checkpoints* imunológicos (inibidores de CTLA-4) Acetato de megestrol, medroxiprogesterona Opioides
Infecciosa	Tuberculose Histoplasmose Sífilis Micoses sistêmicas
Infiltrativa	Histiocitose; sarcoidose; amiloidose; hemocromatose; granulomatose de Wegener
Vascular	Apoplexia hipofisária, síndrome de Sheehan (necrose pós-parto), hemorragia subaracnóidea, trombose vascular, anticoagulação Aneurisma de carótida interna
Tumoral primária	Adenoma hipofisário; craniofaringioma; glioma; meningioma; linfoma
Metastática	Metástases supra/intrasselares (mama, pulmão, melanoma)
Outros	Trauma cerebral Deficiência de ACTH isolada idiopática Síndrome de Prader-Willi (genética) – IPW – deficiência intelectual, hipotonia, obesidade, hipogonadismo

Adaptado de Caldato et al., 2021.[53]

Causas congênitas

A deficiência congênita de ACTH e de outros hormônios hipofisários pode resultar de mutações dos fatores de transcrição envolvidos nos estágios iniciais do desenvolvimento hipofisário (RIEG, HESX1, LHX4, LHX3, PROP1, POU1F1/Pit-1).[48-52] A deficiência isolada congênita de ACTH pode ser secundária a mutações do gene do TPIT, fator de transcrição necessário para a expressão do gene da POMC e para a diferenciação terminal da linhagem corticotrófica.[52] A síndrome de deficiência de POMC (por mutação em seu gene) caracteriza-se por obesidade grave de início precoce, cabelos avermelhados e IA.[51] IA secundária também foi descrita em até 60% dos pacientes com síndrome de Prader-Willi (obesidade, hipotonia, deficiência intelectual e hipogonadismo).[48-52]

Quadro clínico

As manifestações clínicas da IA decorrem tanto da deficiência de glicocorticoides (astenia, mal-estar, anorexia, perda de peso, náuseas, vômitos, hipotensão etc.) quanto de mineralocorticoides (avidez por sal, hipovolemia, hipotensão e hipotensão ortostática) e androgênios adrenais (redução da pilificação axilar e pubiana, em mulheres) (Quadro 38.6). Na IA secundária, normalmente não há deficiência de mineralocorticoide, visto que o sistema renina-angiotensina está intacto e mantendo a secreção de aldosterona; contudo, pode haver hiponatremia por redução do *clearance* de água livre, devido ao hipocortisolismo.[1-5,12,14]

A apresentação clínica da IA é frequentemente crônica, apresentando-se com quadro inespecífico, às vezes com atraso no estabelecimento diagnóstico. Sintomas como fadiga, anorexia e perda de peso são frequentes. Para que a IAP se manifeste clinicamente, em geral é necessário o comprometimento de pelo menos 90% do tecido adrenocortical. Nas formas autoimune e infiltrativa, essa destruição normalmente é gradual e progressiva. Nos processos hemorrágicos e septicêmicos, a destruição do córtex adrenal em geral é mais rápida, e a sintomatologia apresenta-se de modo agudo, caracterizando a crise adrenal.[1-5,12,13]

As principais manifestações clínicas da IAP são: hiperpigmentação, astenia, fraqueza, anorexia, perda de peso (podendo chegar a 15 kg), distúrbios gastrintestinais e hipotensão (ver Quadro 38.6).[3,4] Anorexia e perda de peso podem, às vezes, simular o quadro da anorexia nervosa. Outros achados relativamente comuns são: avidez por sal e amenorreia, a qual pode resultar da perda de peso e da doença crônica, bem como de falência ovariana primária (ooforite autoimune) associada. Sintomas psiquiátricos (síndrome cerebral orgânica, depressão ou psicose) ocorrem na maioria dos pacientes com IAP grave ou de longa duração. Eventualmente, podem ser a manifestação inicial da doença. Redução da libido e da pilificação axilar e pubiana ocorrem apenas em mulheres, nas quais a principal fonte de androgênios são as adrenais. Observa-se vitiligo em 10 a 20% dos pacientes com DA autoimune e, raramente, em outras formas de IA primária (Figura 38.5).[2-5,14]

A hipoglicemia grave é mais comum em crianças e está relacionada com a disfunção da medula adrenal (menor síntese de epinefrina secundária ao hipocortisolismo), a qual leva à diminuição da gliconeogênese hepática.[14,15] Em adultos, pode ser provocada por jejum prolongado, febre, infecção ou náuseas e vômitos.[2,3,10] Em algumas séries,[14,56] 20% dos pacientes tinham hipoglicemia de jejum. Hipoglicemias recorrentes ou protraídas em diabéticos tipo 1 podem ser a manifestação inicial de IAP associada.[56]

A hiperpigmentação, em consequência do conteúdo aumentado de melanina na pele, é o achado mais característico da IAP, ocorrendo em 92 a 94% dos pacientes. Decorre do estímulo do receptor cutâneo de melanocortina (MC1R) pelos níveis elevados de ACTH e α-MSH (componentes da macromolécula POMC).[2]

Quadro 38.6 Principais sintomas e sinais da insuficiência adrenal primária.

Sinais	Frequência (%)	Mecanismo fisiopatológico
Fraqueza, astenia e anorexia	85 a 100	Deficiência glicocorticoide
Náuseas	86	
Vômitos	75	
Constipação intestinal	33	
Dor abdominal	31	
Diarreia	16	
Amenorreia	20 a 25	Autoimunidade ou hipogonadismo
Avidez por sal	38 a 64	Deficiência mineralocorticoide
Sintomas posturais	12	
Mialgias ou artralgias	6 a 13	Deficiência glicocorticoide
Sintomas psiquiátricos	Comuns	
Sintomas	**Frequência (%)**	**Mecanismo fisiopatológico**
Perda de peso	100	Deficiência glicocorticoide
Hiperpigmentação	92 a 94	Elevação da POMC
Hipotensão (PA sistólica < 110 mmHg)	88 a 94	Deficiência mineralocorticoide
Vitiligo	10 a 20	Autoimunidade
Redução da libido e da pilificação em mulheres (axilar e pubiana)	Comum	Deficiência androgênica adrenal

PA: pressão arterial; POMC: pró-opiomelanocortina. (Adaptado de Charmandari et al., 2014;[2] Bancos et al., 2015;[3] Silva et al., 2004.[14])

A hiperpigmentação tende a ser generalizada (Figuras 38.6 e 38.7), porém é mais facilmente percebida em áreas expostas ao sol, como face, pescoço e dorso das mãos, bem como em locais mais propensos a traumatismo, fricção ou pressão leve e crônica (dedos dos pés, cotovelos, joelhos, cintura, ombros). A pigmentação também é proeminente nas linhas ou dobras das palmas da mão (Figura 38.8), na aréola e no mamilo, na axila, no períneo e na cicatriz umbilical. Pode ser encontrada, também, na cavidade oral, de modo não uniforme, e na superfície interna dos lábios (Figura 38.9), na mucosa bucal (ao longo da linha de oclusão dentária), na língua (Figura 38.10), no bordo gengival e no palato. Pode-se também observar hiperpigmentação

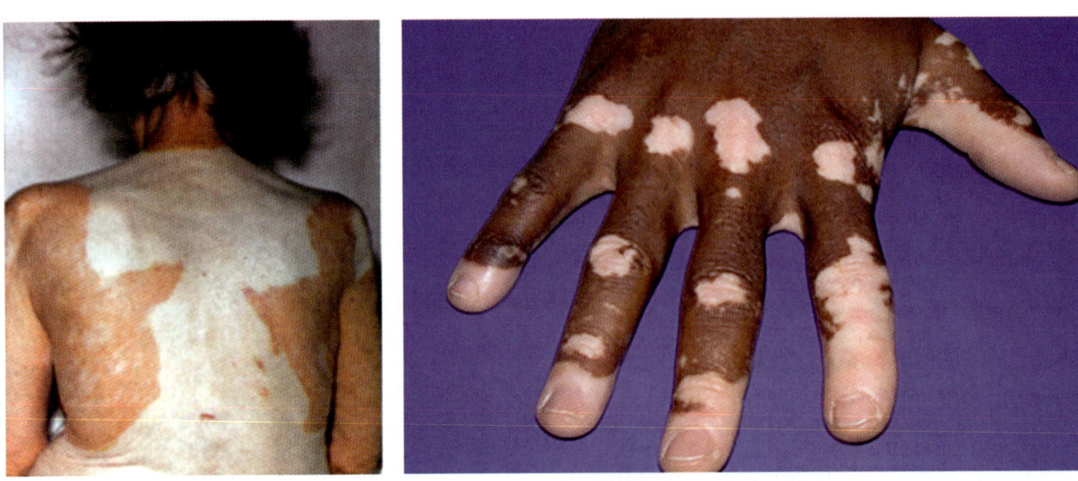

Figura 38.5 Vitiligo é observado em 10 a 20% dos casos de doença de Addison autoimune.

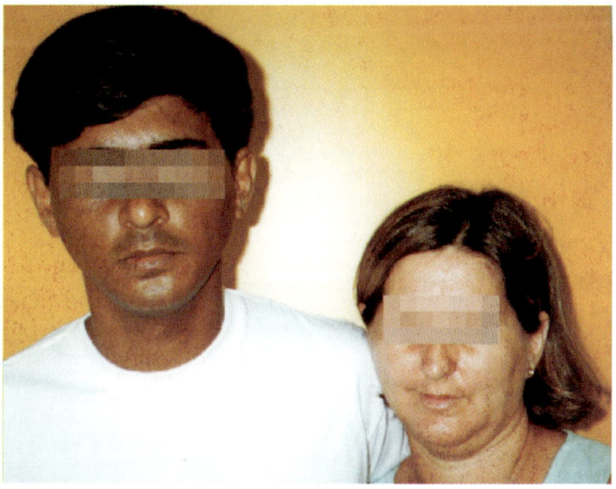

Figura 38.6 Paciente de 22 anos que desenvolveu intensa hiperpigmentação generalizada (na foto, ao lado de sua mãe). O diagnóstico de doença de Addison apenas foi realizado cerca de 5 anos após o início do quadro. A despeito de níveis basais de cortisol persistentemente < 5 μg/dℓ, o paciente era praticamente assintomático.

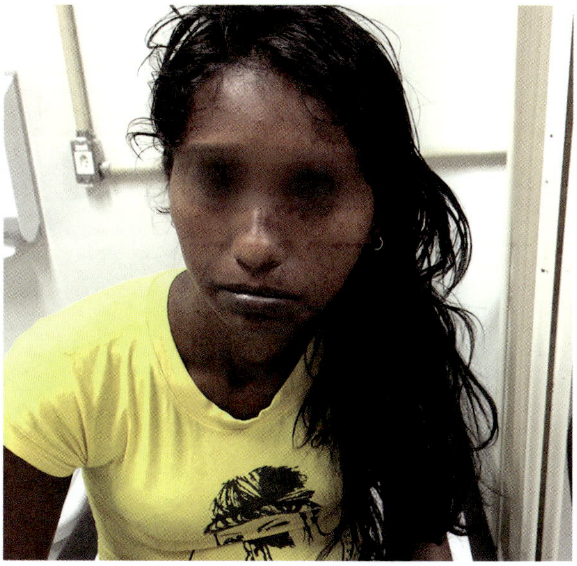

Figura 38.7 Paciente com insuficiência adrenal primária (IAP) que desenvolveu intensa hiperpigmentação generalizada. (Fonte: acervo da autora Milena Coelho Fernandes Caldato.)

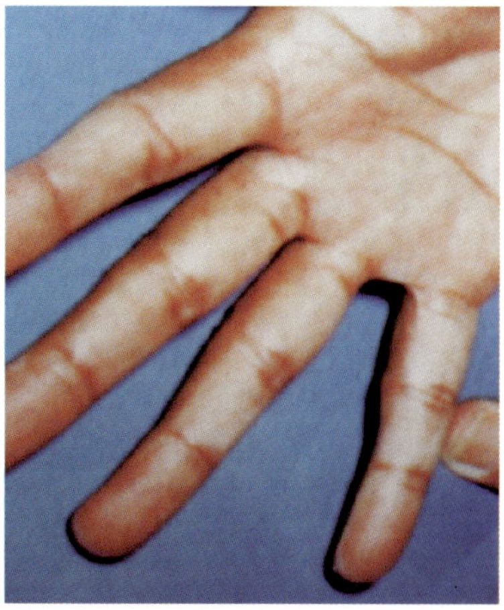

Figura 38.8 Pigmentação das linhas da palma da mão é um achado frequente na doença de Addison (mais bem evidenciável em pacientes de pele branca).

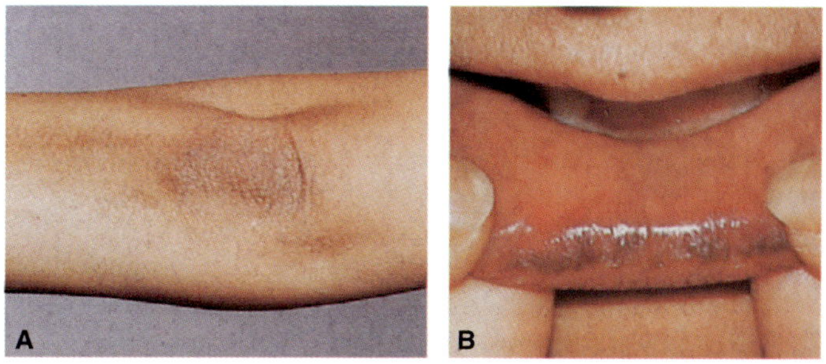

Figura 38.9 Pigmentação na dobra do cotovelo (**A**) e na superfície interna do lábio inferior (**B**) em paciente com adrenalite autoimune.

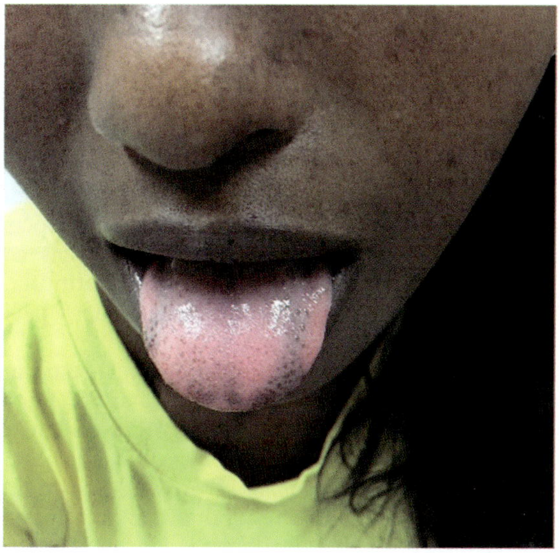

Figura 38.10 Pigmentação na língua em paciente com insuficiência adrenal primária (IAP). (Fonte: acervo da autora Milena Coelho Fernandes Caldato.)

generalizada da mucosa bucal, perivaginal e perianal, bem como escurecimento de unhas e cabelos e surgimento de sardas (as previamente existentes podem ficar mais escuras). Cicatrizes formadas após a instalação da doença tornam-se igualmente hiperpigmentadas (Figura 38.11).[2-5,12,14]

Doença celíaca é encontrada em 15 a 22% dos pacientes com IAP e deve ser sempre pesquisada quando há sintomas gastrintestinais. Miocardiopatia reversível com a administração de glicocorticoides foi descrita em pacientes com IAP.[12-14]

As manifestações clínicas da IAS diferem em dois aspectos principais das observadas na IAP: não há hiperpigmentação cutaneomucosa (uma vez que os níveis de ACTH e outros peptídeos da POMC se encontram baixos ou normais) e estão geralmente ausentes a depleção de volume e a desidratação, assim como a hipercalemia, devido à preservação da secreção de mineralocorticoides, visto que o sistema renina-angiotensina-aldosterona (SRAA) está íntegro (Figura 38.12). Sintomas gastrintestinais e crise adrenal são menos comuns. Além disso, pode ser observada sintomatologia relacionada com a deficiência de outros hormônios hipofisários e, nos casos secundários a neoplasias selares e suprasselares, sintomas compressivos (cefaleia, distúrbios visuais etc.).[2-5]

Insuficiência adrenal aguda: crise adrenal ou crise addisoniana

Pacientes com IA podem se apresentar agudamente em um evento grave com risco à vida, denominado crise adrenal, particularmente se houver um evento desencadeante, como doença séptica, procedimento cirúrgico, anestesia ou trauma. Esses pacientes apresentam sintomas de náuseas, vômitos, dor abdominal, desidratação, estado mental alterado, hipotensão, hipoglicemia ou choque. A hipotensão pode não responder apenas à ressuscitação volêmica, devido à deficiência de cortisol necessária para ativar os receptores β-adrenérgicos e o tônus vascular.[57-59]

A perda de sal (hiponatremia com hipercalemia) resulta da deficiência de aldosterona. Entretanto, na IAS, pode ocorrer a hiponatremia pela ausência do cortisol, que desencadeará diversos mecanismos fisiopatológicos, entre eles: diminuição da reabsorção de sódio nos túbulos renais, diminuição da excreção de água e ativação do SRAA. Até 25% dos pacientes com IA primária apresentam-se, na ocasião do diagnóstico, com uma crise adrenal estabelecida ou iminente. Tal apresentação é bem menos comum na IA secundária.[57-59]

A crise adrenal pode ser observada em pacientes com IA crônica, expostos ao estresse de infecções, cirurgia ou desidratação (por privação de sal, diarreia ou vômitos), seja por falta do diagnóstico prévio da doença, seja porque não se fez o ajuste adequado da dose do glicocorticoide, necessário para essas situações. Pode, também, ser precipitada pela reposição isolada de hormônios tireoidianos em indivíduos com hipotireoidismo e hipocortisolismo, bem como pelo uso de inibidores da esteroidogênese adrenal (cetoconazol, mitotano, metirapona, aminoglutetimida etc.), quando usados em doses elevadas ou administrados a pacientes com reserva funcional das adrenais reduzida.[3,14,57,58]

A crise adrenal de pior prognóstico é aquela resultante de hemorragia adrenal bilateral, muitas vezes fatal. A hemorragia adrenal, como já mencionado, pode resultar de meningococemia (síndrome de Waterhouse-Friderichsen), septicemia por outras bactérias (sobretudo a *Pseudomonas aeruginosa*), uso de anticoagulantes, traumatismo ou cirurgia abdominal ou, ainda, como complicação ou sequela de coagulopatias, leucemia, metástase, venografia bilateral, síndrome antifosfolípide primária etc.[4,29]

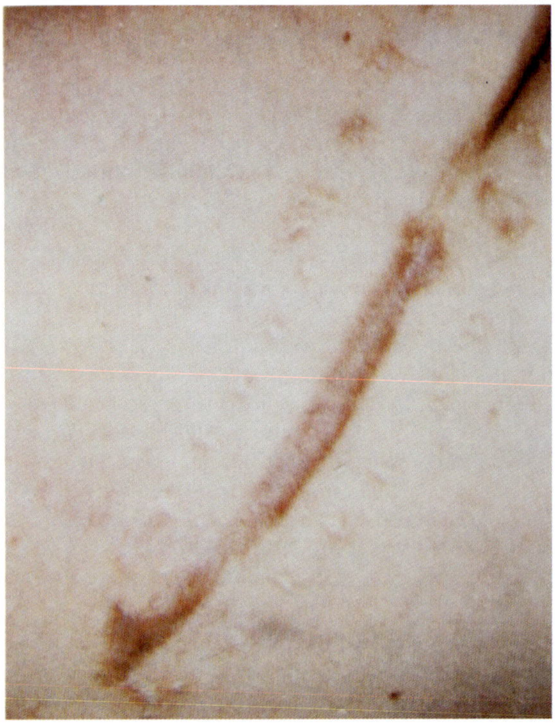

Figura 38.11 Cicatrizes formadas após a instalação da doença de Addison tornam-se hiperpigmentadas.

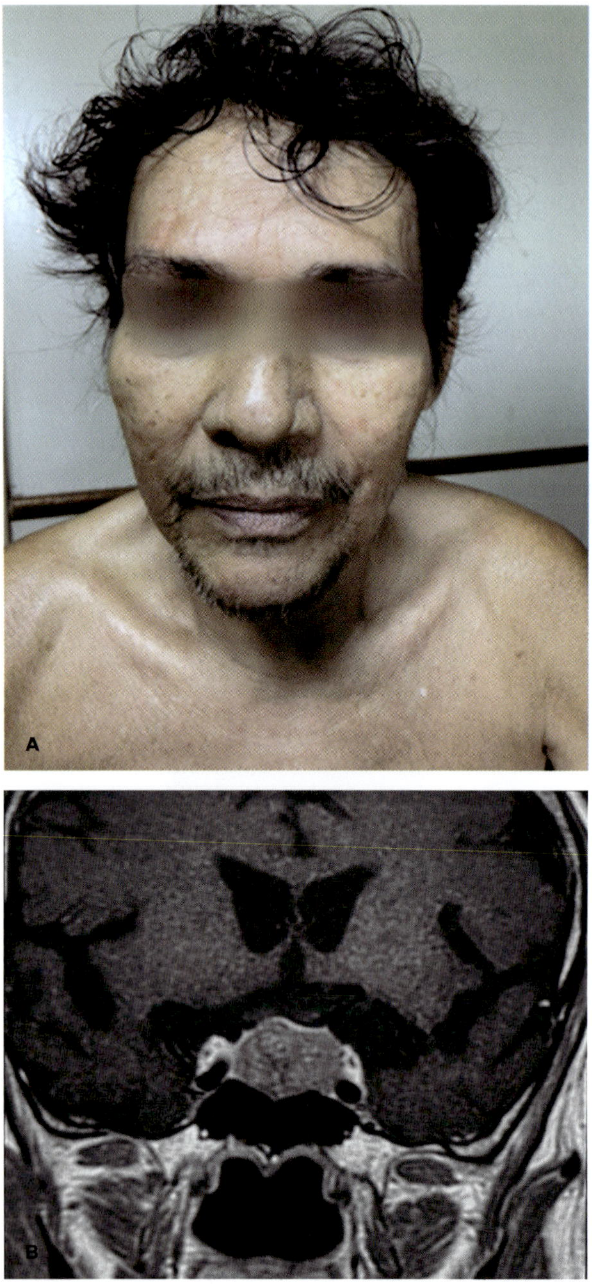

Figura 38.12 Paciente portador de macroadenoma hipofisário, que evoluiu com adinamia, astenia, hipotensão e hiponatremia, devido ao hipocortisolismo de causa central. (Fonte: acervo da autora Milena Coelho Fernandes Caldato.)

As manifestações mais comuns da crise adrenal estão listadas no Quadro 38.7. Com frequência, os pacientes apresentam-se com choque ou hipotensão, em associação a outros sintomas inespecíficos, como anorexia, náuseas, vômitos, dor abdominal (podendo simular um abdome agudo), distensão abdominal, fraqueza, apatia, confusão mental (podendo progredir para coma), febre (secundária à infecção ou ao hipocortisolismo *per se*), cianose ou palidez. Caso haja hiperpigmentação, ela pode ser útil para o diagnóstico. A detecção de petéquias e equimoses aponta para a síndrome de Waterhouse-Friderichsen. Achados adicionais incluem uremia, hipercalcemia (rara), hiponatremia (pode ser mascarada pela desidratação), hipercalemia (se houver hipoaldosteronismo), linfocitose, eosinofilia e hipoglicemia. Choque e coma podem rapidamente levar à morte os pacientes não tratados.[3-5,28,29,57-59]

Quadro 38.7 Quadro clínico da crise adrenal aguda.

Sinais	Sintomas	Alterações laboratoriais
Hipotensão e choque (> 90%) Desidratação Cianose ou palidez Febre (66%) Confusão mental, torpor Coma	Dor abdominal, de flanco ou torácica (86%) Náuseas, vômitos, anorexia (47%) Dor abdominal, simulando abdome agudo (22%) Fraqueza Apatia Confusão e desorientação (42%)	Hiponatremia Hiperpotassemia Hipoglicemia (rara em adultos, comum em crianças) Uremia Linfocitose, eosinofilia

Adaptado de Bancos et al., 2015.[3]

Diagnóstico

Deve-se excluir o diagnóstico de IA em todo paciente agudamente enfermo que apresente sinais ou sintomas sugestivos, tais como depleção de volume, hipotensão, hiponatremia, hipercalemia, febre, dor abdominal, hiperpigmentação e, especialmente em crianças, hipoglicemia (Quadro 38.8). Também devem ser investigados para IA os pacientes com doenças autoimunes (p. ex., tireoidite de Hashimoto e diabetes melito tipo 1) e infecciosas (TB, AIDS, citomegalovirose, PCM e histoplasmose).[1,3-5,14]

Exames laboratoriais

O diagnóstico da IA pode ser estabelecido pela dosagem de cortisol (sérico ou plasmático) e ACTH plasmático basais, bem como por meio de testes de estímulo para avaliação de reserva funcional adrenocortical (Quadro 38.9).

Dosagem do cortisol sérico basal

Em condições basais, 80% de todo o cortisol na circulação estão ligados à globulina de ligação do cortisol (CBG), 15% estão ligados à albumina (ligação de baixa afinidade) e os 5% restantes não estão ligados (cortisol livre, biologicamente ativo).[60]

O cortisol sérico (CS), coletado entre 8 e 9 horas da manhã, deve ser o primeiro exame a ser solicitado, juntamente ao ACTH. Ele compreende o cortisol livre e o cortisol acoplado às proteínas, sobretudo à CBG. Na maioria dos ensaios que utilizam anticorpos policlonais (mais sujeitos à reação cruzada com outros glicocorticoides), o valor de referência é de 5 a 25 μg/dℓ. Enquanto níveis < 5 μg/dℓ são indicativos de IA, valores ≥ 18 μg/dℓ virtualmente excluem esse diagnóstico.[1,22,61] Utilizando-se ensaios mais modernos com anticorpos monoclonais (mais específicos) ou cromatografia líquida acoplada à espectrometria de massa em *tandem*, valores ≥ 13 a 14 μg/dℓ (em vez de ≥ 18 μg/dℓ) excluem o diagnóstico de IA.[61] Em um paciente com manifestações sugestivas de IA, níveis de CS ≤ 3 μg/dℓ praticamente confirmam o diagnóstico de IA.[2,14,22,61] O CS coletado às 16 horas corresponde aproximadamente à metade do valor do CS matinal, mas tem pouco valor no diagnóstico da IA.[61]

Casos suspeitos de IA com CS matinal > 3 e < 18 μg/dℓ necessitam da dosagem desse hormônio durante o teste de estimulação rápida com o ACTH sintético ou outros testes dinâmicos.[1,7,61] Já em pacientes críticos, com doença aguda grave (p. ex., sepse), valores ao acaso de CS < 10 μg/dℓ e > 34 μg/dℓ, respectivamente, indicam e excluem o diagnóstico de hipocortisolismo.[61,62]

Dosagem do cortisol salivar matinal

As concentrações do cortisol salivar matinal (CSaM) estão diminuídas na IA. Sua dosagem pode ser útil em pacientes com anormalidades na CBG, pois os níveis de cortisol salivar refletem bem o cortisol livre e não sofrem interferência dos valores da CBG.[61,63] Estes últimos podem aumentar pelo uso de estrogênio ou durante a gravidez. Valores baixos são vistos na cirrose, na síndrome nefrótica e na deficiência congênita de CBG.[61,63]

Quadro 38.8 Proposta de estabelecimento de critérios para o diagnóstico de crise adrenal.

Critérios tipo A	▪ História de insuficiência adrenal ou terapia prévia com glicocorticoides para outras doenças ▪ Hiponatremia (Na^+ < 132 mmol/ℓ) ▪ Hipercalemia
Critérios tipo B	▪ Astenia ou fraqueza intensas ▪ Alteração da consciência ▪ Náuseas e/ou vômitos ▪ Febre ▪ Hipotensão com pressão arterial sistólica ≤ 100 mmHg

A crise adrenal deverá ser considerada se o paciente apresentar pelo menos um criterio tipo A e pelo menos dois critérios tipo B. (Adaptado de Kienitz et al., 2023.[59])

Quadro 38.9 Diagnóstico laboratorial da insuficiência adrenal.

- Dosagem de cortisol sérico basal
- Dosagem de ACTH plasmático basal
- Teste da estimulação rápida com ACTH (teste da Cortrosina®)
- Teste de tolerância à insulina (ITT)
- Teste da metirapona*
- Teste do glucagon

* Não disponível no Brasil. ACTH: hormônio adrenocorticotrófico.

Cada ensaio de cortisol salivar tem um intervalo de referência diferente. Desse modo, o médico deve estar familiarizado com os valores normativos do ensaio utilizado.[62] Em um estudo usando cromatografia líquida acoplada à espectrometria de massas em *tandem* (LC-MS/MS), o intervalo de referência normal para o CSaM foi de 0,06 a 1,25 μg/dℓ (1,6 a 34,4 nmol/ℓ). Um valor matinal < 0,04 μg/dℓ (< 1 nmol/ℓ) foi diagnóstico de IA, ao passo que o valor > 0,21 μg/dℓ (> 5,9 nmol/ℓ) a excluiu.[64]

Dosagem de hormônio adrenocorticotrófico plasmático

Na presença de níveis reduzidos de CS (< 5 μg/dℓ), um valor de ACTH plasmático acima de 2 vezes o limite superior da normalidade (46 ou 63 pg/mℓ, na dependência do ensaio utilizado) é altamente indicativo de IAP.[1,2] Na IAP, os níveis de ACTH plasmático estão sempre elevados e podem atingir valores tão altos quanto 4.000 pg/mℓ ou mais.[61,62] Níveis de ACTH superiores a 300 pg/mℓ representam um estímulo máximo para a secreção do cortisol.[1] Concentração elevada de ACTH na presença de níveis normais de cortisol pode ser o primeiro sinal da fase precoce da IAP.[1] Na IAS, os valores de ACTH são baixos (geralmente inferiores a 10 pg/mℓ) ou revelam-se no limite inferior da normalidade (entre 10 e 30 pg/mℓ).[1-3,61,62]

Teste de estimulação rápida com hormônio adrenocorticotrófico

Procedimento. Após a coleta de amostra para o CS, administram-se por via intravenosa (IV) 250 μg (0,25 mg) do peptídeo sintético correspondente aos primeiros 24 aminoácidos do ACTH endógeno – tetracosactida ou cosintropina (Cortrosina®, Synachten®) –

e dosa-se novamente o CS após 30 e 60 minutos. O teste costuma ser feito preferencialmente no período da manhã, mas poderia ser realizado em qualquer hora do dia. A dose recomendada para crianças com idade inferior a 2 anos é de 125 μg.[1]

Interpretação. Uma resposta normal ao ACTH sintético (pico de cortisol igual ou superior a 18 μg/dℓ) exclui IA primária e franca e IA secundária com atrofia adrenal.[1] Não descarta, contudo, a possibilidade de uma deficiência de ACTH leve ou de início recente (até 4 semanas).[4] Um pico de cortisol inferior a 18 μg/dℓ confirma o diagnóstico de IA (sensibilidade de 92%), mas não discrimina se é primária ou hipotalâmico-hipofisária, dilema este que pode ser resolvido pela dosagem de ACTH plasmático.[2-4] Como nos ensaios mais específicos, o *cut-off* é de 13 a 14 μg/dℓ, em vez de 18 μg/dℓ.[61] Para os casos de IAS leve ou recente (4 a 6 semanas de duração, quando ainda não houve atrofia do córtex adrenal), o melhor exame confirmatório é o teste de tolerância à insulina (ITT). Se o ITT estiver contraindicado, pode-se administrar metirapona (não comercializada no Brasil) ou glucagon.[4,5,14]

Comentários. Se a gravidade dos sintomas impuser o início imediato do tratamento, pode-se manter o paciente fazendo uso de dexametasona (0,5 mg via oral, 1 a 2 vezes/dia), visto que não interfere nas dosagens laboratoriais, e, depois, fazer o teste com a Cortrosina® ou o ITT (ver adiante). Pacientes com IAS leve ou de início recente podem ter uma resposta normal ao teste, devido à alta dose administrada de Cortrosina® (250 μg). Deve-se estar atento para o fato de que os resultados desses testes funcionais podem ser afetados por algumas condições incomuns, tais como deficiência da CBG e resistência ao glicocorticoide.[2-4,61]

Teste de hipoglicemia induzida por insulina ou teste da tolerância à insulina

Indicação. O ITT está indicado para pacientes com suspeita de IAS franca ou parcial (baixa reserva hipofisária) quando o teste da Cortrosina® não possibilitar uma definição diagnóstica.

Procedimento. O ITT consiste na dosagem do CS basal 30 e 60 minutos após a administração por via intravenosa de insulina regular (0,05 U/kg). Esse teste se baseia na capacidade da hipoglicemia de induzir uma resposta de estresse do sistema nervoso central (SNC) e aumentar a liberação do CRH e, consequentemente, a secreção de ACTH e cortisol.[4,53,56]

Interpretação. A resposta normal do CS é um pico ≥ 18 μg/dℓ (≥ 13 a 14 μg/dℓ com os novos ensaios).[61] Sua detecção descarta IA e baixa reserva hipofisária; contudo, é necessário que a glicemia caia para menos de 40 mg/dℓ para que o teste possa ser interpretado corretamente.[1-4]

Complicações. O principal temor é o desencadeamento de uma hipoglicemia grave. Caso surjam sintomas ou sinais neurológicos graves, particularmente convulsões, duas a três ampolas de glicose a 50% devem ser administradas IV de imediato. Ainda assim, a amostra de cortisol pós-estímulo deverá ser coletada, uma vez que a hipoglicemia já se manifestou.[3,4] Esse teste somente pode ser realizado sob estrita supervisão médica.[3-5]

Contraindicações. Casos de pacientes idosos, doença cardiovascular ou cerebrovascular ou doenças que cursem com convulsões são contraindicações ao ITT. Para esses pacientes, deve-se optar pelo teste de estímulo com metirapona (não comercializada no Brasil) ou glucagon.[3-5,14]

Teste do glucagon

Indicação. Trata-se de um teste seguro, indicado em caso de suspeita de IAS, caso o ITT esteja contraindicado. Infelizmente, as náuseas são um efeito colateral comum do glucagon.[1-4]

Procedimento. Administra-se 1 mg de glucagon (1,5 mg no paciente obeso) por via subcutânea (SC), e o cortisol é dosado com 0, 90, 120, 150, 180 e 240 minutos.

Interpretação. Os critérios para a resposta do cortisol são os mesmos esperados com o ITT. Entretanto, trata-se de um estímulo menos potente e mais sujeito a produzir resultados equívocos.[1-4]

Dosagem de atividade plasmática de renina e aldosterona

A determinação da atividade plasmática da renina (APR) e da aldosterona plasmática (AP) está indicada para averiguar a presença de deficiência de mineralocorticoide, a qual, nas fases iniciais de IAP, pode preceder a deficiência de glicocorticoide.[1] A APR está elevada em quase todos os pacientes não tratados com IAP, quando associada a níveis séricos de aldosterona baixos ou normais. Entretanto, em alguns casos de IAP, tais como deficiência familiar de glicocorticoide ou alguns casos de HAC, a produção de mineralocorticoide pode não estar comprometida. Na IAS, o SRAA está íntegro, com valores normais da APR e AP.[1,3,61,62]

Outras alterações bioquímicas

Na IAP, as alterações bioquímicas mais comuns são hiponatremia e hipercalemia (por deficiência mineralocorticoide), além de uremia (secundária à depleção de volumétrica e à desidratação). Ademais, podem ser encontradas hipoglicemia de jejum, hipoglicemia pós-prandial (raramente), hipercalcemia leve a moderada (em cerca de 6%), elevação de transaminases e, raramente, hipomagnesemia (Quadro 38.10). A IA deve sempre ser considerada diante de quaisquer das alterações mencionadas, sem uma causa evidente.[1,5,65] Vários mecanismos da hipercalcemia na insuficiência adrenal foram postulados, incluindo diminuição da excreção renal de cálcio, aumento da reabsorção óssea e, menos provavelmente, aumento da absorção intestinal de cálcio.[66,67]

Na IAS, não ocorre hipercalemia, devido à manutenção da integridade do SRAA, mas, como já mencionado, pode haver hiponatremia.[4,5,65]

Entre as anormalidades hematológicas observadas na IA, anemia (normocítica e normocrômica) e eosinofilia são as mais usuais. Neutropenia e linfocitose relativa também podem ser observadas. Macrocitose ocorre nos casos de IAP associada à anemia perniciosa.[3-5,10,65] Elevação do TSH sérico e moderada hiperprolactinemia também podem ser vistas em pacientes com IAP, mas ambas são reversíveis com a introdução da corticoterapia.[4,65] O hipocortisolismo na IAP aumentaria a expressão dos genes do TSH e da prolactina. O sulfato de deidroepiandrosterona (SDHEA) encontra-se invariavelmente baixo na IA, mas tem baixa especificidade, visto que diminui com o envelhecimento.[5,61] Deve-se, pois, avaliar os valores do SDHEA de acordo com a faixa etária do paciente.[61] No Quadro 38.11, estão especificadas as principais diferenças clínico-laboratoriais entre a IAP e a IAS.

A Figura 38.13 apresenta um fluxograma proposto pelos autores para confirmação da IA.

Quadro 38.10 Principais achados laboratoriais na insuficiência adrenal primária.

Achado laboratorial	Frequência (%)
Hiponatremia	70 a 80
Hipercalemia	30 a 64
Hipercalcemia	6
Hipomagnesemia	Rara
Uremia	55
Anemia	11 a 40
Eosinofilia	17

Adaptado de Charmandari et al., 2014.[2]

Quadro 38.11 Distinção clínico-laboratorial entre insuficiência adrenal primária (IAP) e secundária (IAS).

Parâmetros	IAP	IAS
Perda de peso	Sim (100%)	Sim (100%)
Astenia e fraqueza	Sim (100%)	Sim (100%)
Sintomas gastrintestinais	Sim (50%)	Sim (50%)
Dor articular, muscular, abdominal	Sim (10%)	Sim (10%)
Hiperpigmentação*	Sim	Não
Hipotensão ortostática	Sim	Sim
Associação com outras doenças autoimunes	Sim	Não
Cortisol	Baixo ou normal	Baixo ou normal
ACTH	Elevado	Baixo ou normal-baixo
Aldosterona basal	Baixa	Normal
Aldosterona pós-ACTH	Sem modificação	Aumento > 16 ng/dℓ
Anticorpos anti-21-hidroxilase**	Sim (60 a 80%)	Não
Hiponatremia	Sim (80%)	Sim (60%)
Hipercalemia	Sim (60%)	Não
Deficiência associada de LH/FSH, TSH e/ou GH	Não	Sim (quase sempre)
Elevação de TSH e/ou PRL*	Sim (ocasionalmente)	Não

*Reversível após a introdução do glicocorticoide. **Sobretudo em casos de IAP autoimune. ACTH: hormônio adrenocorticotrófico; FSH: hormônio foliculoestimulante; GH: hormônio do crescimento; LH: hormônio luteinizante; PRL: prolactina; TSH: hormônio tireoestimulante. (Adaptado de Charmandari et al., 2014.[2])

Investigação da etiologia da insuficiência adrenal

Insuficiência adrenal primária

A etiologia da IAP deve ser determinada por motivos terapêuticos em todos os pacientes com doença confirmada do ponto de vista hormonal. Como as causas mais comuns de IAP são a destruição autoimune do córtex adrenal em adultos e a HAC em crianças, recomenda-se a dosagem dos anticorpos anti-21-hidroxilase (Ac21OH) e da 17-hidroxiprogesterona (17OHP) basal. Crianças, adolescentes e adultos jovens do sexo masculino Ac21OH-negativos deverão ser testados para adrenoleucodistrofia (ALD), por meio da mensuração sérica dos ácidos graxos de cadeia muito longa. Se esses diagnósticos forem excluídos, a tomografia computadorizada (TC) das adrenais poderá revelar lesões bilaterais decorrentes de doenças granulomatosas, hemorragia e metástases ou outras neoplasias (p. ex., linfoma adrenal). Na IAP autoimune, as adrenais mostram-se de volume normal ou atrofiadas. A indicação da TC pode ser antecipada caso não se disponha da dosagem de Ac21OH.[1-5,7,61,62]

Os antecedentes pessoais, assim como a história familiar do paciente, poderão apontar para a presença de SPA ou de síndromes genéticas específicas raras. As causas não autoimunes de IAP são mais frequentemente observadas em crianças e idosos.[1-5,7] Da mesma forma, a história de traumatismo craniano ou tratamento de tumores hipofisários/hipotalâmicos com cirurgia e/ou radioterapia (causa mais frequente de deficiência de ACTH) aponta para a possível etiologia da IAS.[2,53] Deficiência isolada de ACTH é rara, daí a obrigatoriedade de se excluir um pan-hipopituitarismo mediante as dosagens hormonais pertinentes (T_4 livre, IGF-1 e hormônios esteroides sexuais).[2,54]

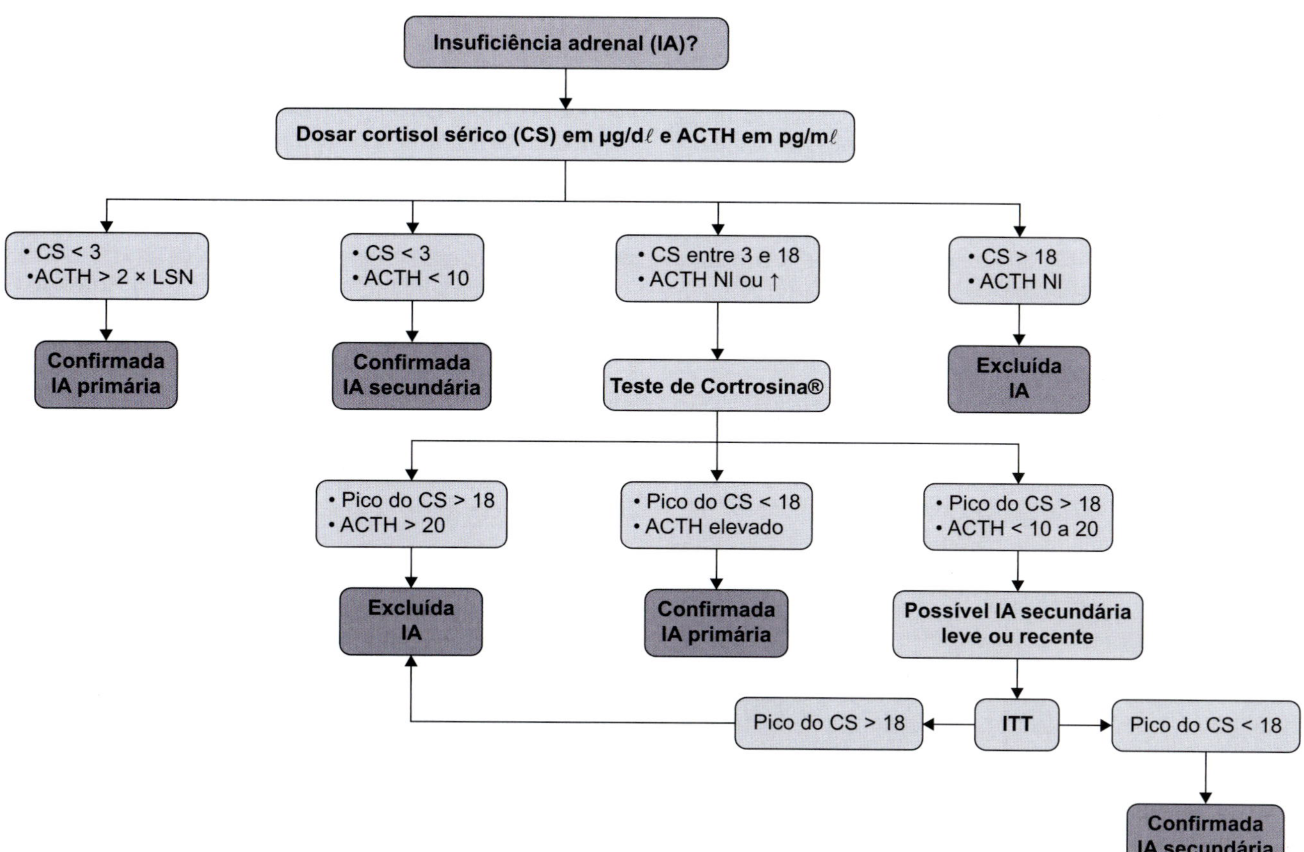

Figura 38.13 Fluxograma de investigação diagnóstica para a confirmação de insuficiência adrenal (IA) sugerido pelos autores. ITT: teste de tolerância à insulina; LSN: limite superior da normalidade; Nl: normal; ↑: elevado.

Dosagem dos anticorpos antiadrenais

Os Ac21OH têm elevadas sensibilidade (90%) e especificidade (> 99%) para o diagnóstico de adrenalite autoimune.[63] Ausentes em casos de IA secundária, raramente são encontrados, em títulos baixos, na população geral e em pacientes com IA causada por doenças granulomatosas.[14] Eles podem permanecer positivos por 30 anos ou mais após o diagnóstico.[62] Infelizmente, ainda são raros os laboratórios privados que rotineiramente fazem a dosagem desses anticorpos no Brasil.

Dosagem de 17-hidroxiprogesterona

Está particularmente indicada em crianças na investigação de HAC por deficiência de 21-hidroxilase. Níveis superiores a 1.000 ng/dℓ confirmam o diagnóstico.[1,2]

Dosagem dos ácidos graxos de cadeia muito longa

O diagnóstico de ALD se baseia na detecção de níveis elevados de AGCML, encontrados em 100% dos pacientes do sexo masculino afetados. Dessa maneira, a dosagem de AGCML deve ser feita em todos os indivíduos do sexo masculino com IAP sem outra etiologia identificada, mesmo na ausência de sinais e sintomas neurológicos. Níveis elevados de AGCML também são observados em 80 a 95% das mulheres heterozigotas. Em virtude de resultados falso-negativos, é imprescindível a pesquisa de mutações no gene *ABCD1* em todas as mulheres em risco de serem heterozigotas para ALD.[1,33-35]

Achados radiológicos

A TC e a ressonância magnética (RM) podem ser úteis no diagnóstico diferencial de IAP. Na doença autoimune, as glândulas adrenais têm tamanho normal ou diminuído, ao passo que estão quase sempre aumentadas nos outros casos (Quadro 38.12 e Figura 38.14). Há calcificação das adrenais na TB adrenal (presente em 50% dos casos), em outras doenças granulomatosas crônicas e em pacientes com metástases ou hemorragia adrenal antiga.[7,68–70] Biopsia adrenal guiada por TC pode ser realizada nos casos de adrenais aumentadas de volume, e a análise anatomopatológica do material obtido pode ser útil na identificação do agente etiológico de IA, predominantemente no caso de doenças granulomatosas (TB, PCM, histoplasmose e criptococose).[69] Nos casos crônicos não tratados ou inadequadamente tratados, pode-se encontrar um aumento de volume da sela túrcica, em radiografia do crânio, e da hipófise, na TC ou na RM. Em geral, esse fato se deve à hiperplasia dos corticotrofos, reversível com a reposição do glicocorticoide.[7,68]

A Figura 38.15 apresenta o fluxograma proposto pelos autores para confirmação da etiologia da IA.

Insuficiência adrenal secundária

Dosagem dos hormônios hipofisários

Após confirmação de um quadro de IAS, é obrigatório investigar a função hipofisária dos demais eixos. Dosagem de TSH e T_4 livre, GH e IGF-1, LH, FSH são necessárias para estabelecimento do grau de acometimento da hipófise.[1,4]

Achados radiológicos

Na IAS, busca-se na RM de hipófise a presença de lesões primárias ou metastáticas no hipotálamo, eminência média ou hipófise, causadoras da IAS. A presença de massas selares resulta, sobretudo, de tumores hipofisários ou hipotalâmicos, doenças infiltrativas ou infecciosas, metástases e hipofisite. Espessamento da haste hipofisária é frequente nas hipofisites. Se a RM for normal, considerar a possibilidade de IA secundária idiopática ou hipofisite.[68-70]

Quadro 38.12 Achados radiológicos na insuficiência adrenal.

Insuficiência adrenal primária	▪ Adrenais pequenas e atrofiadas (adrenalite autoimune) ▪ Aumento de volume das adrenais (tuberculose, paracoccidioidomicose ou outras doenças granulomatosas; infiltração neoplásica ou hemorragia) ▪ Calcificações adrenais (tuberculose, outras doenças invasivas, hemorragia) ▪ Diminuição da área cardíaca (microcardia) ▪ Aumento de volume da sela túrcica e da hipófise
Insuficiência adrenal secundária	Lesões primárias ou metastáticas em hipófise, hipotálamo ou eminência média

Adaptado de Udare et al., 2021;[69] Paloka et al., 2022;[70] Laway et al., 2024.[71]

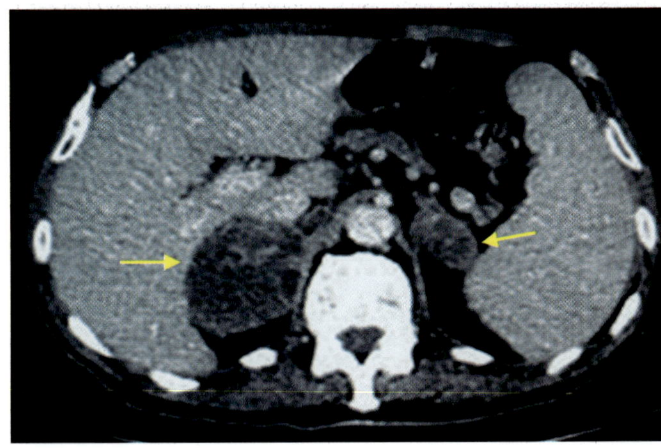

Figura 38.14 Tomografia computadorizada de abdome mostrando adrenais aumentadas bilateralmente (*setas*), devido ao acometimento glandular por paracoccidioidomicose.

Insuficiência adrenal em pacientes criticamente enfermos

As terminologias *insuficiência adrenal relativa* (IAR) e, mais recentemente, *insuficiência de corticosteroide relacionada com a doença crítica* (CIRCI) foram criadas para designar os pacientes nos quais a produção de cortisol não se elevou suficientemente em situações de estresse. Os pacientes com CIRCI têm elevadas morbidade e mortalidade hospitalares.[71] A fisiopatologia da CIRCI não está totalmente esclarecida, mas envolve tanto a secreção diminuída de cortisol como a alteração da transdução do sinal glicocorticoide, uma vez que citocinas pró-inflamatórias competem com o ACTH pelo seu receptor ou induzem resistência aos glicocorticoides. Além disso, na sepse, pode haver alteração do suprimento sanguíneo hipofisário e acúmulo de superóxido, neuropeptídeos e prostaglandinas, que contribuem para a diminuição da secreção dos hormônios hipotalâmicos e hipofisários.[71]

Atualmente, ainda há não há consenso sobre critérios de diagnóstico da CIRCI. De acordo com as diretrizes da Society of Critical Care Medicine (SCCM) e da European Society of Intensive Care Medicine, em casos de sepse ou outras doenças agudas graves, a IA seria mais bem identificada pela detecção de um CS ao acaso inferior a 10 μg/dℓ ou pela demonstração de um incremento do CS inferior a 9 μg/dℓ após a administração por via intravenosa de ACTH (250 μg/dℓ).[70]

Outros autores propõem que a disfunção adrenal deva ser diagnosticada ou excluída, respectivamente, quando cortisol basal for inadequadamente baixo (< 10 μg/dℓ) ou muito alto (> 34 a 44 μg/dℓ). Para pacientes com cortisol basal entre 10 e 34 a 44, é sugerido o uso de testes de estímulo, particularmente

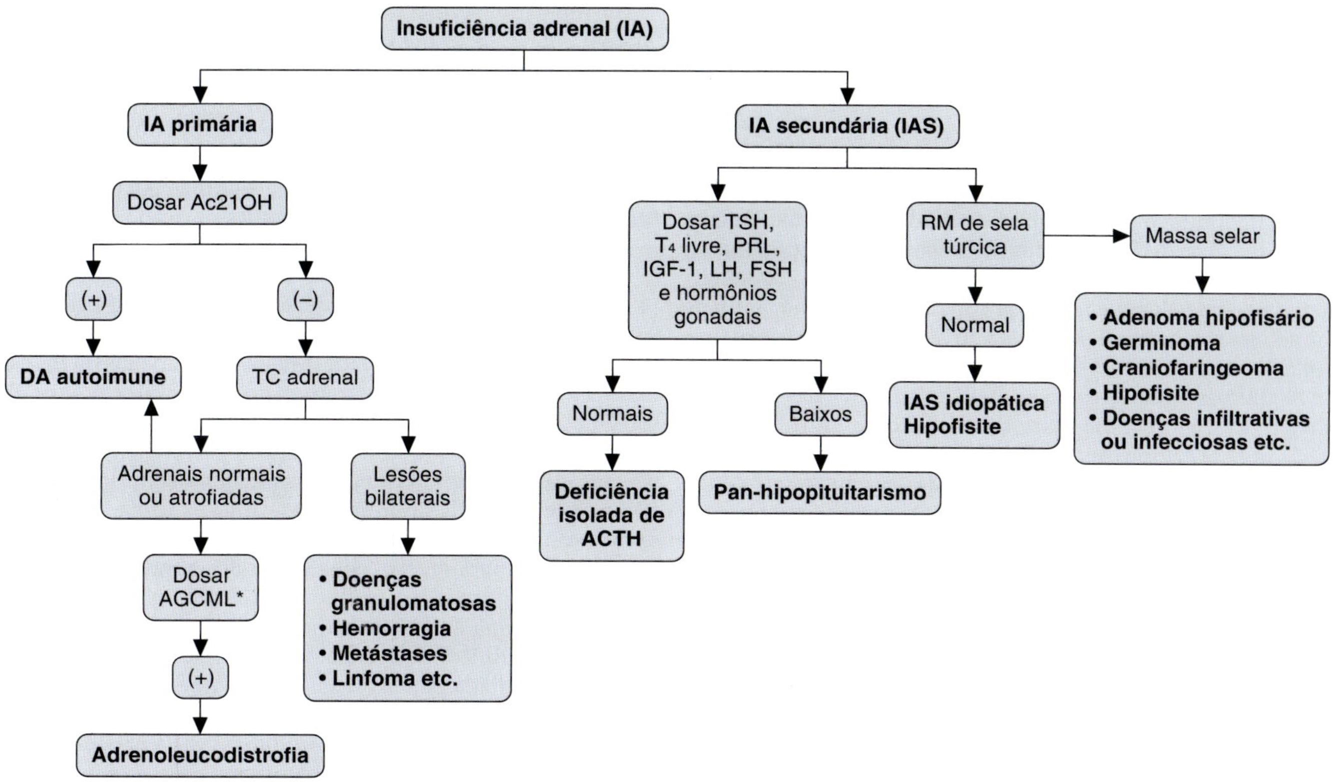

Figura 38.15 Fluxograma sugerido pelos autores para avaliação etiológica da insuficiência adrenal. Em crianças e adolescentes com IA, é mandatória a investigação de hiperplasia adrenal congênita. *Em crianças, adolescentes e adultos jovens do sexo masculino. Ac21OH: anticorpos anti-21-hidroxilase; AGCML: ácidos graxos de cadeia muito longa; IAS: insuficiência adrenal secundária; TC: tomografia computadorizada; (+): positivos; (–): negativos.

o teste da Cortrosina®. Nessa situação, um acréscimo do CS acima de 16,8 μg/dℓ excluiria a presença de IAR, ao passo que um valor inferior a 9 μg/dℓ a confirmaria.[72]

Insuficiência adrenal na gestação

A IA na gravidez é relativamente pouco frequente, mas, se não for adequadamente diagnosticada e tratada, pode resultar em sérias complicações materno-fetais. Seu diagnóstico pode ser desafiador, em virtude da hiperatividade fisiológica do eixo HHA durante a gestação, que provoca aumento de CRH, ACTH, cortisol ligado à CBG e das frações livres do cortisol (sérico, urinário e salivar) ao longo da gravidez, alcançando valores máximos no terceiro trimestre.[73,74]

Enquanto valores de ACTH superiores a 100 pg/mℓ são também indicativos de IA primária na gravidez,[75] níveis de CS inferiores a 3 μg/dℓ no início da manhã confirmam o diagnóstico de IA na presença de quadro clínico típico.[73-75] A partir dos achados do maior estudo de coorte com dosagem do cortisol durante a gravidez,[75] alguns autores propuseram que valores de cortisol matinal menores que 11 μg/dℓ, 16 μg/dℓ e 22 μg/dℓ no primeiro, segundo e terceiro trimestres, respectivamente, seriam indicativos de IA.[73,74] Nessa situação, as pacientes sintomáticas deveriam ser submetidas ao teste de estímulo com 250 μg de Cortrosina®. Embora não haja consenso sobre os pontos de corte desse teste em gestantes, tem sido sugerido utilizar 25 μg/dℓ, 29 μg/dℓ e 32 μg/dℓ para o primeiro, segundo e terceiro trimestres, respectivamente (Quadro 38.13).[1,73]

Quadro 38.13 *Cut-offs* do cortisol sérico (CS) basal e após o teste da Cortrosina® indicativos de insuficiência adrenal durante a gestação.

	1º trimestre	2º trimestre	3º trimestre
CS basal às 8 h	< 11 μg/dℓ	< 16 μg/dℓ	< 22 μg/dℓ
Pico do CS após o teste da Cortrosina®	< 25 μg/dℓ	< 29 μg/dℓ	< 32 μg/dℓ

Observação: em qualquer trimestre de gestação, cortisol basal às 8 h ≤ 3 μg/dℓ *confirma* o diagnóstico. (Adaptado de Yuen et al. 2013;[74] Lebbe e Arlt, 2013.[75])

Diagnóstico diferencial

A IAP deve ser diferenciada de todas as condições que produzem hiperpigmentação cutânea, distúrbios gastrintestinais e fadiga crônica. A hiperpigmentação da hemocromatose não envolve as membranas mucosas e se caracteriza por hemossiderina nas glândulas sudoríparas. A presença de porfiria cutânea tardia é facilmente reconhecida pela grande quantidade de uroporfirina na urina, nas fezes e no plasma. Metais pesados, como zinco e mercúrio, podem pigmentar a margem gengival, mas não causam pigmentação bucal.

Anorexia e perda de peso intensa podem simular quadros de anorexia nervosa.[76]

Na deficiência congênita de CBG (por mutação no gene *SERPINA6*), observam-se valores baixos de cortisol sérico, porém os pacientes são normalmente assintomáticos, e os níveis de ACTH, normais.[77] Deficiência adquirida de CBG é observada em casos de cirrose ou síndrome nefrótica.[61,62]

Tratamento

O tratamento da IA consiste na reposição de glicocorticoides e na IAP, reposição associada de mineralocorticoides; em casos selecionados de mulheres pós-menopausa, também é possível de ser realizada a reposição de DHEA.[1,4,78]

Reposição de glicocorticoides

Na ausência total ou parcial da secreção endógena de glicocorticoides, os pacientes com IA dependem da administração exógena de glicocorticoide para todos os efeitos do cortisol, inclusive no seu papel primordial na transmissão do impulso diário central de sincronização do tempo para os tecidos periféricos.[78] Esse efeito é ainda mais significativo na IAP, na qual o controle medular adrenal do sistema nervoso autônomo (SNA) também está ausente, tornando a exposição aos glicocorticoides o único mecanismo de regulação. O ritmo circadiano do cortisol apresenta um pico pela manhã, ao acordar, aproximadamente às 8 horas, com declínio gradual ao longo do dia. O tratamento de reposição glicocorticoide ideal deve mimetizar o ritmo circadiano, com valores maiores de cortisol pela manhã, a fim de mimetizar o ritmo circadiano e evitar altos níveis noturnos, que podem comprometer o sono e a sensibilidade à insulina.[78-80]

As últimas diretrizes para insuficiência adrenal da Endocrine Society (2016)[1] recomendam a utilização da hidrocortisona (HC), por ser natural e ter atividade mineralocorticoide inerente, especialmente em crianças em fase de crescimento. Entretanto, estudos recentes têm demonstrado que o atual tratamento com HC 3 vezes/dia falha em ofertar um perfil farmacocinético próximo ao fisiológico (Figura 38.16).[79-81] O tratamento com HC 3 vezes/dia resulta em três elevações séricas de cortisol, aproximadamente 90 minutos após cada dose, seguidas por rápidos declínios para níveis indetectáveis. A falha em imitar o perfil circadiano do cortisol contribui para desafios de manejo e no uso de doses glicocorticoides suprafisiológicas.[80,81] Paralelamente, a necessidade de três tomadas diárias dificulta a adesão, além, do fato de que, no Brasil, a HC somente é produzida em farmácias de manipulação. A dose recomendada de HC (Endocrine Society, 2016)[1] é de 15 a 25 mg/dia, em três tomadas diárias, sendo a maior dose ao acordar e a última e menor dose 4 a 6 horas antes de dormir. Em crianças, o tratamento pode ser iniciado com HC na dose de 8 mg/m^2 de superfície corporal por dia, dividida em duas a três tomadas.[1]

Como alternativa ao uso do HC, algumas opções têm sido propostas, como uso de glicocorticoides de ação intermediária e uso de HC de liberação modificada. No Brasil, a prednisona e a prednisolona são os produtos mais utilizados, na dose de 2 a 4 mg/m^2/dia, sendo muito frequentemente utilizada a facilidade posológica de 1 comprimido de 5 mg, logo cedo pela manhã. Ao se optar por usar glicocorticoide sintético de ação intermediária, é mandatório que este seja prescrito em doses equivalentes às citadas no Quadro 38.14, evitando, assim, um excesso de tratamento.[79-82]

Glicocorticoides de ação prolongada, como a dexametasona, devem ser evitados, visto que implicam risco maior para o desenvolvimento da síndrome de Cushing exógena. Além disso, a duração de ação da dexametasona é amplamente variável de um paciente para outro, o que torna difícil selecionar a dose correta.[1-4]

Prednisolona e hidrocortisona são glicocorticoides ativos, enquanto prednisona e acetato de cortisona requerem ativação hepática, mediada por 11β-hidroxiesteroide desidrogenase do tipo 1 antes de exercer sua atividade biológica. Reposição com esses compostos inativos pode resultar em variabilidade interindividual dos parâmetros farmacológicos.[1,2,82]

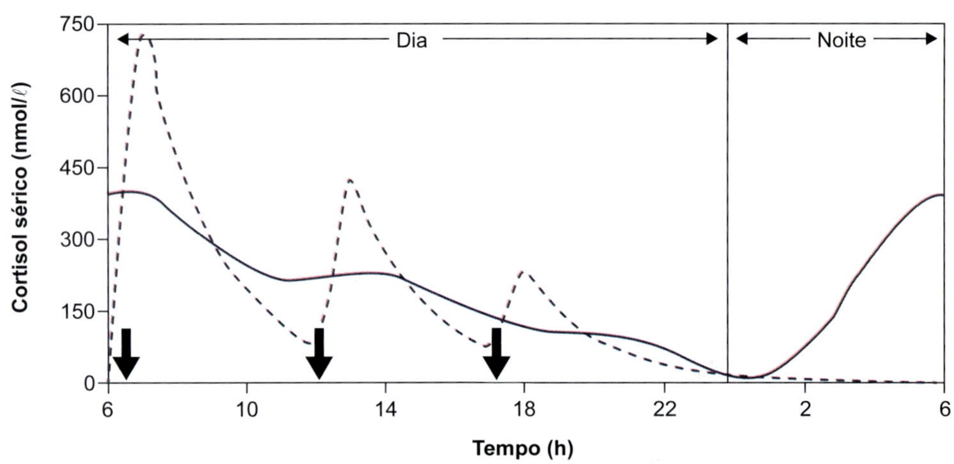

Figura 38.16 Níveis de cortisol (*linha tracejada*) de paciente em reposição com hidrocortisona, três tomadas diárias – 10 mg às 6 h, 5 mg às 12 h e 2,5 mg às 18 h – mostradas como *setas sólidas*. A *linha contínua* representa o ritmo circadiano normal do cortisol. (Adaptada de Mah et al., 2004.[82])

Quadro 38.14 Características biológicas e farmacológicas dos diferentes esteroides disponíveis no Brasil (maio de 2024) para tratamento da insuficiência adrenal.

Fármaco	Dose-equivalente (mg)	Meia-vida biológica (h)	Atividade glicocorticoide	Atividade mineralocorticoide	Dose média diária de reposição
Hidrocortisona (curta ação)	20	8 a 12	1	1	VO: 10 a 15 mg/m^2
Cortisona (curta ação)	25	8 a 12	0,8	0,8	IM: 10 mg/m^2; VO: 12 a 20 mg/m^2
Prednisona (ação intermediária)	5	12 a 36	4	0,2	VO: 2,5 a 4 mg/m^2
Prednisolona (ação intermediária)	4	12 a 36	5	0,2	VO: 2,5 a 4 mg/m^2
Deflazacorte (ação intermediária)	6	24 a 36	3,5	0,25	VO: 3 a 4 mg/m^2
Betametasona (ação prolongada)	0,60	36 a 72	25 a 30	0	VO: 0,2 mg/m^2
Dexametasona (ação prolongada)	0,75	36 a 72	25 a 30	0	VO: 0,2 mg/m^2
Fludrocortisona	–	24	0,8	100	VO: 0,05 a 0,2 mg

IM: via intramuscular; VO: via oral. (Adaptado de Oprea et al., 2019.[82])

Recentemente, vêm sendo apresentadas duas formulações de HC de liberação modificada. A HC de liberação tardia (Chronocort®), deve ser administrada em duas doses diárias, sendo 20 mg às 22 horas e 10 mg pela manhã.[83] A outra HC de liberação modificada (Plenadren®) tem uma camada externa de liberação rápida e camada interna de liberação tardia, tornando possíveis valores de cortisol mais elevados nas primeiras 4 horas da manhã e níveis gradualmente menores ao longo do dia. A principal proposta para o uso de HC de liberação modificada reside no fato de propiciar melhor reprodução do ritmo circadiano fisiológico do cortisol, reduzir efeitos adversos, como aumento de peso e pressão arterial, e melhorar o metabolismo da glicose, quando comparada com a administração da HC convencional 3 vezes/dia.[84,85] No entanto, ela tem custo elevado e apresenta outras limitações,[84,85] mostradas no Quadro 38.15. Chronocort® e Plenadren® ainda não são comercializadas no Brasil (maio de 2024). Na Figura 38.17, comparam-se diversos esquemas de corticoterapia para a insuficiência adrenal. Constatou-se que Plenadren® e prednisolona geraram uma curva similar, mais próxima em morfologia à do ritmo diurno do cortisol.[86]

Condições especiais de reposição glicocorticoide

Doses de glicocorticoides maiores que as doses habituais podem ser necessárias para indivíduos grandes obesos ou para aqueles que estejam usando fármacos que acelerem a metabolização hepática dos glicocorticoides (p. ex., fenitoína, barbitúricos, rifampicina, aminoglutetimida ou mitotano).[2,3,10] Devido ao aumento gradual do cortisol livre observado durante a gravidez, a maioria das mulheres com IA precisa aumentar, durante o terceiro trimestre, sua dose diária de HC em 20 a 40% (geralmente, 5 a 10 mg).[73,74]

Reposição de mineralocorticoides

Fludrocortisona (Florinefe®) está primariamente indicada para pacientes com IAP (muito raramente, é necessária na IA secundária), mas cerca de 10 a 20% deles podem ser tratados somente com glicocorticoide e ingestão adequada de sódio na alimentação. A dose necessária varia de paciente para paciente – em geral, 0,05 a 0,2 mg via oral pela manhã (iniciando-se com 0,1 mg/dia e reajustando-se em 0,05 mg/dia).[2,3,65] Recém-nascidos, especialmente nos primeiros 6 meses de vida, necessitam de

Quadro 38.15 Potenciais limitações do tratamento com hidrocortisona de liberação dupla.

Limitações	Comentários
Apresentação comercial disponível apenas em doses fixas	Limitação de individualização no ajuste das doses Dificuldade de usar essa preparação no caso de turnos de trabalho variáveis e demanda imprevisível Falta de protocolo de ajuste da dose diária em condições de estresse (p. ex., infecção; cirurgia)
Contraindicações	Motilidade gástrica alterada Idade < 18 anos
Adesão ao tratamento	Cerca de 10 a 15% dos pacientes preferiram a HC convencional
Custo elevado	Custo muito superior ao tratamento convencional
Outras	Hipocortisolismo ainda não fisiológico ao despertar Possível astenia nas horas da tarde

Adaptado de Arshad et al., 2021;[85] Mongioì et al., 2020.[86]

doses maiores de reposição, além de suplementação de 1 a 2 g de cloreto de sódio por dia, devido à menor sensibilidade renal aos mineralocorticoides. Incrementos temporários na dose de 50 a 100% ou aumento da ingestão de sal podem ser recomendados no clima quente ou em situações que promovam sudorese excessiva. Os pacientes devem ser orientados a não restringir a ingestão de sal. Pacientes em uso de prednisolona podem necessitar de doses maiores de fludrocortisona em comparação com aqueles em uso de HC, uma vez que a prednisolona tem menor atividade mineralocorticoide. Diante de temperaturas muito elevadas ou após atividade física extenuante, pode ser necessário aumentar a dose do glico e do mineralocorticoide.[1,3,4] Hipotensão arterial, hipotensão ortostática, hiponatremia, hipercalemia persistente e aumento da atividade plasmática da renina indicam necessidade de aumento da dose, ao passo que hipertensão, hipocalemia, edema e supressão da atividade plasmática de renina – APR – implicam redução da medicação. Alguns *experts* recomendam que a dose da fludrocortisona seja ajustada para manter a APR < 5 ng/m²/hora (paciente em pé).[2,4,65] Nos pacientes que desenvolverem hipertensão arterial durante o uso de fludrocortisona, a dose deverá ser reduzida (reavaliando-se também a dose de glicocorticoide). Caso os níveis pressóricos permaneçam

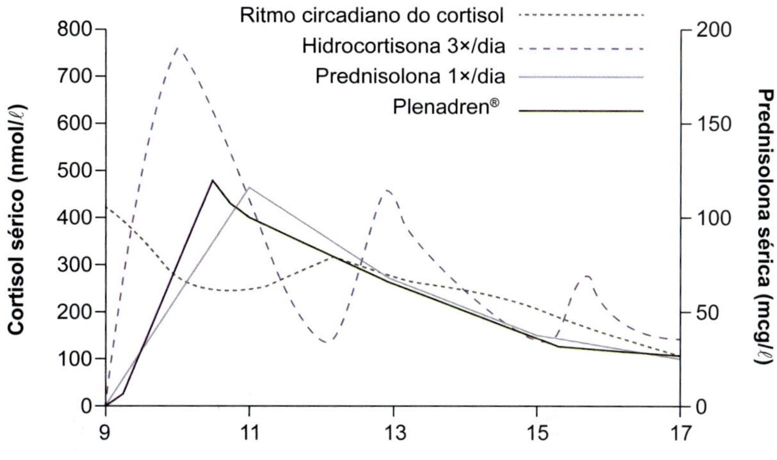

Figura 38.17 Níveis de cortisol sérico em diferentes esquemas posológicos de pacientes em reposição glicocorticoide (hidrocortisona, três tomadas diárias – às 06 h, às 12 h e às 16 h; prednisolona em tomada única diária e Plenadren® também em tomada única diária). A linha pontilhada representa o ritmo circadiano normal do cortisol. (Adaptado de Choudhury et al. 2021.[86])

elevados em pacientes euvolêmicos, deverá ser iniciado tratamento anti-hipertensivo com inibidores da enzima conversora da angiotensina ou bloqueadores do receptor da angiotensina II, juntamente à manutenção do tratamento com fludrocortisona. Tratamento anti-hipertensivo de segunda linha poderá incluir bloqueadores do canal de cálcio. Diuréticos deverão ser evitados, e antagonistas do receptor mineralocorticoide (espironolactona, eplerenona) estão contraindicados.[1]

Reposição de andrógenos adrenais

Em casos de IAP, tem sido sugerido que a reposição de DHEA (25 a 50 mg/dia) melhora a sensação de bem-estar e, em mulheres, a sexualidade (p. ex., aumento da libido).[87] Além disso, em mulheres, possibilita a normalização dos níveis circulantes de androstenediona, sulfato de DHEA, testosterona e da relação entre testosterona e globulina ligadora de hormônios sexuais (SHBG).[87] Uma melhora da sensibilidade insulínica e do perfil lipídico também foi relatada.[88] No entanto, nem todos os estudos evidenciaram efeitos benéficos da DHEA sobre o bem-estar e a sexualidade.[89]

De acordo com as diretrizes da Endocrine Society, a reposição de DHEA (25 a 50 mg em dose via oral única pela manhã) pode ser considerada em mulheres com IAP que se apresentem, antes da menopausa, com libido reduzida ou ausente, depressão, ansiedade e níveis reduzidos de energia, a despeito de uma adequada reposição glico e mineralocorticoide.[1] Caso não haja melhora dos sintomas após 6 meses, o tratamento deverá ser descontinuado.[1] O monitoramento da reposição com DHEA deve ser feito por meio da dosagem do sulfato de DHEA (SDHEA) pela manhã, antes da ingestão do medicamento. O objetivo do tratamento é manter o SDHEA no valor intermediário de referência para mulheres antes da menopausa.[1]

Em geral, a DHEA é bem tolerada, mas podem surgir efeitos colaterais, tais como sudorese aumentada, acne e prurido no couro cabeludo, todos reversíveis com a suspensão do tratamento.[87-89]

Tratamento na crise adrenal

A crise adrenal é uma condição potencialmente fatal que requer tratamento imediato e adequado (Quadro 38.16). Diante de uma forte suspeita clínica, não se deve, portanto, protelar o tratamento para a realização de testes diagnósticos. O objetivo inicial da terapia é reverter a hipotensão e corrigir a desidratação, a hipoglicemia e os distúrbios eletrolíticos. Grandes volumes de solução fisiológica a 0,9% e solução glicosada a 10% devem ser infundidos tão rapidamente quanto possível. Solução fisiológica hipotônica deve ser evitada, pois pode agravar a hiponatremia.[2,4,57-59,65] A reposição de glicocorticoides deve ser feita conforme especificado no Quadro 38.17. No adulto, recomenda-se, inicialmente, administrar 100 mg de hidrocortisona (HC) IV, seguidos de 200 mg de HC em 24 horas (em infusão contínua IV ou 50 mg de 6/6 horas).[1] Os mineralocorticoides não são úteis, uma vez que seu efeito retentor de sódio leva vários dias para se manifestar. Além disso, a HC tem um efeito mineralocorticoide significativo. O fator desencadeante da crise adrenal deve ser pesquisado e tratado.[57-59]

Monitoramento, acompanhamento e preparo cirúrgico do paciente

A resposta clínica é o melhor parâmetro para avaliação da eficácia da corticoterapia.[1-4] Em casos de IAP, a dosagem de ACTH plasmático para guiar a dose de reposição glicocorticoide não é recomendada, uma vez que pacientes recebendo doses apropriadas de reposição frequentemente apresentam níveis elevados de ACTH. Portanto, sua utilização para ajuste da reposição glicocorticoide pode levar ao tratamento excessivo.[1,4,90]

Independentemente do composto utilizado, sua dose deve ser ao menos duplicada na vigência de infecções do sistema respiratório, amigdalites etc., ou em caso de extração dentária. Se o paciente eventualmente não tolerar a medicação oral, devido à gastrenterite, pode-se temporariamente administrar 100 mg de HC por via intramuscular ou subcutânea no domicílio (Quadro 38.18).[1] Diante de diarreia e vômitos persistentes, a hospitalização está indicada para que a corticoterapia seja feita por via intravenosa.[1-5]

Previamente a um procedimento cirúrgico, pacientes com IA primária, aqueles submetidos a adrenalectomia bilateral ou cirurgia de hipófise ou que fizeram uso de corticoterapia no período de até 1 ano antes do procedimento deverão receber suplementação peroperatória ou dose de estresse de glicocorticoides. Essa suplementação

Quadro 38.16 Tratamentos propostos para prevenção e manejo da crise adrenal.

Tratamento da crise adrenal aguda	Reposição adequada de volume intravenoso e 100 mg de hidrocortisona por via intravenosa em *bolus*, seguidos de 200 mg em infusão contínua durante 24 h*§ (para crianças, o ajuste da dose é de acordo com o peso ou a área de superfície corporal)
Cirurgia de grande porte: anestesia geral, trauma, parto ou doença que requeira cuidados intensivos	100 mg de hidrocortisona por via intravenosa seguidos de 200 mg de infusão contínua intravenosa durante 24 h*§
Estresse cirúrgico moderado ou pequeno	100 mg de hidrocortisona em *bolus* intravenoso, administrados no início da anestesia*§
Estresse cirúrgico pequeno com anestesia local: procedimentos dermatológicos ou odontológicos	Duplicação da dose habitual de glicocorticoide oral
Tratamento de doença com febre em casa (regra 1 do dia doente)	Duplicar (se febre > 38°C) ou triplicar (se febre > 39°C) a dosagem da reposição oral de hidrocortisona até a recuperação (geralmente após 2 a 3 dias)
Incapacidade de tolerar medicação oral: vômitos e/ou diarreia, trauma, febre alta e deterioração do quadro clínico (regra 2 do dia doente)	100 mg de hidrocortisona parenteral. Entrar em contato com profissionais da saúde em caso de autotratamento§

*Em pacientes com longo histórico de insuficiência adrenal, médicos especialistas podem sugerir doses mais baixas de acordo com as necessidades individuais do paciente. §Se a hidrocortisona não estiver disponível, glicocorticoides alternativos (prednisolona na dosagem de ao menos 25 mg) poderão ser usados para tratamento de emergência da crise adrenal aguda. (Adaptado de Kienitz et al., 2023[59])

Quadro 38.17 Tratamento da crise adrenal.

Medidas gerais	▪ Coletar amostra de sangue para hemograma, dosagens bioquímicas e hormonais (cortisol e ACTH) ▪ Corrigir depleção de volume (com solução glicofisiológica), desidratação, distúrbios eletrolíticos e hipoglicemia ▪ Tratar a infecção ou outros fatores precipitantes
Reposição de glicocorticoides	▪ Administrar hidrocortisona, 100 mg (50 mg/m² para crianças) IV inicialmente, seguidos de 200 mg (50 a 100 mg/m² para crianças) em infusão contínua IV ou 50 mg de 6/6 h IV durante 24 h. Se possível, reduzir a dose em 50% no segundo dia de tratamento ▪ Quando o paciente estiver tolerando alimentos VO, passar a administrar o glicocorticoide VO e, se necessário, adicionar fludrocortisona (0,1 mg VO)

ACTH: hormônio adrenocorticotrófico; IV: via intravenosa; VO: via oral. (Adaptado de Bornstein et al., 2016.[1])

Quadro 38.18 Tratamento de manutenção de insuficiência adrenal.

	Insuficiências adrenais primária e secundária	Somente insuficiência adrenal primária	Mulheres com IAP na pré-menopausa
Tratamento medicamentoso	Hidrocortisona: 15 a 20 mg em 3 tomadas diárias VO ou 10 a 15 mg/m² SC Prednisona/prednisolona: 3 a 7,5 mg/dia VO (em 1 a 2 tomadas), ou 2,5 a 4 mg/m² SC	Fludrocortisona – 0,05 a 0,2 mg às 8 h VO	Deidroepiandrosterona (DHEA) 25 a 50 mg/dia VO (apenas para mulheres)
Seguimento clínico	Manter o paciente assintomático, com peso, pressão arterial e eletrólitos normais Resposta clínica – melhor parâmetro para avaliação da eficácia do tratamento		
Medidas comportamentais	Uso pelo paciente de cartão ou bracelete de identificação Duplicação da dose do glicocorticoide durante períodos de estresse (p. ex., infecções virais ou bacterianas, cirurgias etc.)		

IAP: insuficiência adrenal primária; SC: subcutâneo; VO: via oral.

depende do tipo de procedimento cirúrgico ao qual o paciente será submetido e do grau de estresse imposto pelo procedimento. Além disso, ela não deve ser menor que a dose já administrada ao paciente para o tratamento da doença intercorrente.[1-5,90]

Para procedimentos cirúrgicos menores (hernioplastia, colecistectomia por via laparoscópica, cirurgia de joelho), é recomendado administrar 25 a 50 mg por via intravenosa de HC por 1 dia. Para estresse cirúrgico moderado (colecistectomia aberta, ressecção cirúrgica do cólon), convém administrar 50 a 75 mg por via intravenosa de HC por 1 a 2 dias. Nos casos de cirurgias de porte maior, o paciente deverá receber 100 mg por via intravenosa de HC na noite anterior à cirurgia e, no dia seguinte, 50 a 100 mg IV a cada 6 a 8 horas, até a estabilização do quadro. Reduz-se, então, gradualmente a dose (em 3 a 5 dias) para a faixa de manutenção. Pacientes que desenvolvem hipotensão ou cuja condição se deteriora no período pós-operatório deverão receber a dose máxima de estresse de HC (200 a 400 mg por via intravenosa por dia). Em caso de cirurgias de emergência, sepse, infarto agudo do miocárdio (IAM), entre outros, o paciente é tratado como na crise adrenal.[2,4,75,90] Com a reposição glicocorticoide, a hiperpigmentação cutaneomucosa tende a melhorar e, ocasionalmente, pode desaparecer.

Educação do paciente

Na prevenção de uma crise adrenal, os pacientes devem ser orientados quanto à necessidade de tomar os medicamentos prescritos constantemente e, sobretudo, ajustar a dose do glicocorticoide em situações de estresse. É fundamental, também, que levem sempre consigo um bracelete, ou cartão de identificação (Figura 38.18), com nome, telefone de contato, nome e telefone do médico, diagnóstico e fármacos utilizados, a fim de agilizar o tratamento caso sejam atendidos em serviços de urgência.[1-5,14] Tatuagens também têm sido usadas por alguns pacientes.

Prognóstico e seguimento

O prognóstico da IAP é bom, dependendo da doença de base, que deverá ser tratada convenientemente. Entretanto, foi observado que o risco de morte é duas vezes maior nos pacientes com IAP do que na população geral.[1,4,92] Relatou-se, também, que a maior taxa de mortalidade se deve a doenças cardiovasculares, infecções e neoplasias, provavelmente em decorrência da utilização de doses de manutenção suprafisiológicas, perfil diurno inadequado de exposição ao glicocorticoide e terapias de resgate inadequadas em resposta à doença intercorrente. Adultos com IA deverão ser reavaliados anualmente com relação à dose de reposição, a fim de descartar dose excessiva ou insuficiente. Pacientes com IAP autoimune deverão ser investigados uma vez por ano para a presença de outras doenças autoimunes, tais como DM tipo 1, doença tireoidiana autoimune, falência ovariana precoce, doença celíaca e gastrite autoimune com deficiência de vitamina B_{12}. Pacientes com IAP devido a distúrbios monogênicos deverão receber aconselhamento genético.[1]

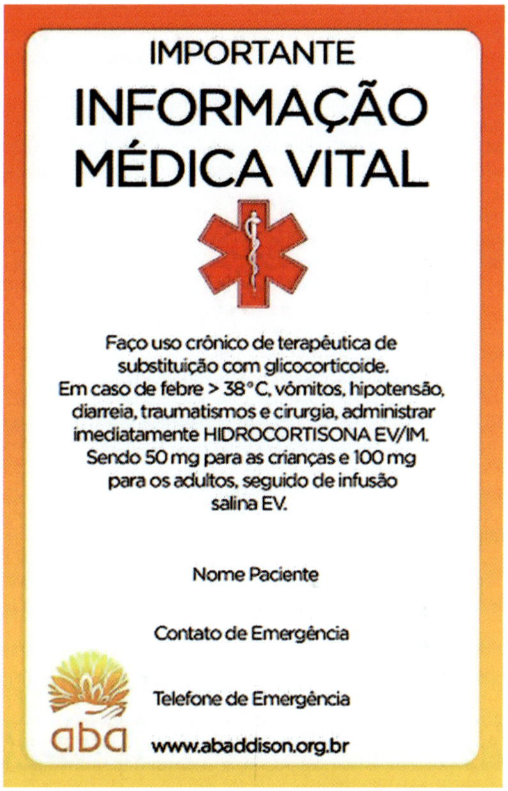
IMPORTANTE
INFORMAÇÃO MÉDICA VITAL
Faço uso crônico de terapêutica de substituição com glicocorticoide.
Em caso de febre > 38°C, vômitos, hipotensão, diarreia, traumatismos e cirurgia, administrar imediatamente HIDROCORTISONA EV/IM.
Sendo 50 mg para as crianças e 100 mg para os adultos, seguido de infusão salina EV.
Nome Paciente
Contato de Emergência
Telefone de Emergência
aba
www.abaddison.org.br

Figura 38.18 Cartão de identificação médica do portador de insuficiência adrenal (IA), desenvolvido pela Associação Brasileira Addisoniana (ABA).

Resumo

A insuficiência adrenal (IA) é uma condição caracterizada por produção deficiente de cortisol pelo córtex adrenal. Se não for tratada, mostra-se potencialmente letal. Pode ser primária (IAP), cuja etiologia mais comum é uma doença autoimune, ou, mais comumente, secundária (IAS), decorrente, sobretudo, de tumores da região selar e de seu tratamento com cirurgia ou radioterapia. A crise adrenal pode ser a manifestação inicial da IA e, caso não seja prontamente diagnosticada e adequadamente tratada, representa uma condição potencialmente fatal. O achado laboratorial mais característico da IA é um cortisol sérico baixo, associado a níveis plasmáticos de hormônio adrenocorticotrófico (ACTH) elevados na IAP, mostrando-se baixos ou inapropriadamente normais na IAS. Em alguns casos, no entanto, observa-se um cortisol basal dentro da normalidade, mas que se eleva inadequadamente após a estimulação com Cortrosina® ou insulina. Anticorpos anti-21-hidroxilase apenas são encontrados na IAP, quase exclusivamente na forma autoimune. Níveis elevados dos ácidos graxos de cadeia muita longa são diagnósticos da adrenoleucodistrofia. O tratamento da IAP consiste em reposição glico e mineralocorticoide. Na IAS, o sistema renina-angiotensina-aldosterona está íntegro; por isso, não é necessária a reposição mineralocorticoide.

REFERÊNCIAS BIBLIOGRÁFICAS

1. Bornstein S, Allolio B, Arlt W et al. Diagnosis and treatment of primary adrenal insufficiency: an Endocrine Society Clinical practice guideline. J Clin Endocrinol Metab. 2016; 101:364-89.
2. Charmandari E, Nicolaides NC, Chrousos GP. Adrenal insufficiency. Lancet. 2014; 383:2152-67.
3. Bancos I, Hahner S, Tomlinson J et al. Diagnosis and management of adrenal insufficiency. Lancet Diabetes Endocrinol. 2015; 3:216-26.
4. Reznik Y, Barat P, Bertherat J et al. SFE/SFEDP adrenal insufficiency French consensus: Introduction and handbook. Ann Endocrinol (Paris). 2018; 79:1-22.
5. Molina PE. Endocrine physiology. New York: McGraw-Hill Global Education Holdings, LLC, 2013.
6. Burford NG, Webster NA, Cruz-Topete D. Hypothalamic-pituitary-adrenal axis modulation of glucocorticoids in the cardiovascular system. Int J Mol Sci. 2017; 18 pii:E2150.
7. Stewart PM, Krone NP. The adrenal cortex. In: Melmed S et al. (Eds.). William's textbook of endocrinology. 12. ed. Philadelphia: Elsevier; 2011; pp. 479-544.
8. Miller WL. The Hypothalamic-pituitary-adrenal axis: a brief history. Horm Res Paediatr. 2018; 89:212-23.
9. Dutt M, Wehrle CJ, Jialal I. Physiology, adrenal gland. StatPearls [Internet] Physiology, Adrenal gland. Treasure Island (FL): StatPearls Publishing. Last update: May 29, 2020.
10. Betterle C, Dal Pra C, Mantero F et al. Autoimmune adrenal insufficiency and autoimmune polyendocrine syndromes: autoantibodies, autoantigens, and their applicability in diagnosis and disease prediction. Endocr Rev. 2002; 23:327-64.
11. Houzz. Anatomy of adrenal gland. https://www.houzz.com/products/anatomy-of-adrenal-gland-cross-section-print-prvw-vr~90716239?redirect=1.
12. Agarwal G, Bhatia E, Pandey R et al. Clinical profile and prognosis of Addison's disease in India. Natl Med J India. 2001; 14:23-5.
13. Betterle C, Presotto F, Furmaniak J. Epidemiology, pathogenesis, and diagnosis of Addison's disease in adults. J Endocrinol Invest. 2019; 42:1407-33.
14. Silva RC, Castro M, Kater CE et al. Insuficiência adrenal primária no adulto: 150 anos depois de Addison. Arq Brasil Endocrinol Metab. 2004; 48:724-38.
15. Moraes AB, Perozo AFDF, Vieira Neto L. Diagnóstico da insuficiência adrenal primária. In: Vieira Neto L, Almeida M, Bachega T (Org.). Guia prático em doenças adrenais e hipertensão endócrina. São Paulo: Clannad Editora Científica, 2021. p. 167-85.
16. Vilar L, Vilar C, Albuquerque LA et al. Clinical and biochemical features in a cohort of 34 patients with Addison's disease. Arch Endocrinol Metab. 2020.
17. Kahaly GJ, Frommer L. Polyglandular autoimmune syndromes. J Endocrinol Invest. 2018; 4:91-8.
18. Neufeld M, Blizzard RM. Polyglandular autoimmune diseases. In: Pinchera A et al. (Ed.). Symposium on autoimmune aspects of endocrine disorders. New York: Academic Press; 1980. p. 357-65.
19. Conrad N, Misra S, Verbakel JY et al. Incidence, prevalence, and co-occurrence of autoimmune disorders over time and by age, sex, and socioeconomic status: a population-based cohort study of 22 million individuals in the UK. Lancet. 2023; 401:1878-90.
20. Sandru F, Petca RC, Dumitrascu MC et al. Cutaneous manifestations in autoimmune polyendocrinopathy-candidiasis-ectodermal dystrophy (APECED): A comprehensive review. Biomedicines. 2024; 12:132.
21. Alevritis EM, Sarubbi FA, Jordan RM et al. Infectious causes of adrenal insufficiency. South Med J. 2003; 96:888-90.
22. Alexandraki KI, Sanpawithayakul K, Grossman A. Adrenal Insufficiency. [Updated 2022 Nov 7]. In: Feingold KR, Anawalt B, Blackman MR et al., editors. Endotext [Internet]. South Dartmouth (MA): MDText.com, Inc.; 2000. Disponível em: https://www.ncbi.nlm.nih.gov/books/NBK279083/. Acesso em 12 de maio de 2024.
23. Bornstein SR. Predisposing factors for adrenal insufficiency. N Engl J Med. 2009; 360:2328-39.
24. Kibirige D, Owarwo N, Kyazze AP et al. Prevalence, clinical features, and predictors of adrenal insufficiency in adults with tuberculosis or HIV: A systematic review and meta-analysis. Open Forum Infect Dis. 2024; 11:ofae098.
25. Price CE, Burns C, Aloi JA. Primary adrenal insufficiency due to cryptococcus with persistent adrenal enlargement and insufficiency. AACE Clin Case Rep. 2023; 9:189-92.
26. Tayyeb M, Tariq M, Khan AM et al. When hormones are being difficult: a rare case and the literature review of pembrolizumab-induced polyendocrinopathy. J Community Hosp Intern Med Perspect. 2023; 13:90-94.
27. Spagnolo CC, Campo I, Campennì A et al. Challenges and pitfalls in the management of endocrine toxicities from immune checkpoint inhibitors: a case presentation of synchronous thyrotoxicosis and primary adrenal insufficiency in a melanoma patient. Hormones (Athens). 2024 Feb 29.
28. Karki BR, Sedhai YR, Bokhari SRA. Waterhouse-Friderichsen syndrome. Stat Pearls [Internet]. Treasure Island (FL): StatPearls Publishing; 2019 Jan-2019 Dec 3.
29. Karwacka IM, Obołończyk Ł, Sworczak K. Adrenal hemorrhage: a single center experience and literature review. Adv Clin Exp Med. 2018; 27:681-7.
30. Kittithaworn A, Dogra P, Rahimi L et al. Etiology, morphology, and outcomes of adrenal calcifications in 540 adult patients-a retrospective single-center study. Eur J Endocrinol. 2023; 189:K1-K6.
31. Angelousi A, Alexandraki KI, Kyriakopoulos G et al. Neoplastic metastases to the endocrine glands. Endocr Relat Cancer. 2020; 27:R1-R20.
32. Speiser PW, Arlt W, Auchus RJ et al. Congenital adrenal hyperplasia due to steroid 21-hydroxylase deficiency: an Endocrine Society clinical practice guideline. J Clin Endocrinol Metab. 2018; 103:1-46.
33. Turk BR, Theda C, Fatemi A et al. X-linked adrenoleukodystrophy: pathology, pathophysiology, diagnostic testing, newborn screening, and therapies. Int J Dev Neurosci. 2020; 80:52-72.
34. Burtman E, Regelmann MO. Endocrine dysfunction in X-linked adrenoleukodystrophy. Endocrinol Metab Clin North Am. 2016; 45:295-309.
35. Huffnagel IC, Laheji FK, Aziz-Bose RA et al. The natural history of adrenal insufficiency in X-linked adrenoleukodystrophy: an international collaboration. J Clin Endocrinol Metab. 2019; 104:118-26.
36. Brown P, Scobie GA, Townsend J et al. Identification of a novel missense mutation that is as damaging to DAX-1 repressor function as a nonsense mutation. J Clin Endocrinol Metab. 2003; 88:1341-9.
37. Elias LLK, Castro M. Insuficiência adrenal primária de causa genética. Arq Brasil Endocrinol Metab. 2002; 46:478-89.
38. Guran T, Buonocuore F, Saka N et al. Rare causes of primary adrenal insufficiency: genetic and clinical characterization of a large nationwide cohort. J Clin Endocrinol Metab. 2016; 101:284-92.
39. Pedreira CC, Zacharin MR. Allgrove syndrome: when a recognisable paediatric disorder occurs in adulthood. Med J Aust. 2004; 180:74-5.
40. Cooray SN, Chan L, Metherell L et al. Adrenocorticotropin resistance syndromes. Endocr Dev. 2008; 13:99-116.
41. Selva KA, LaFranchi SH, Boston B. A novel presentation of familial glucocorticoid deficiency (FGD) and current literature review. J Pediatr Endocrinol Metab. 2004; 17:85-92.
42. Graves L 3rd, Klein RM, Walling AD. Addisonian crisis precipitated by thyroxine therapy: a complication of type 2 autoimmune polyglandular syndrome. South Med J. 2003; 96:824-7.
43. Kasperlik-Zauska AA, Czarnocka B, Czech W. Autoimmunity as the most frequent cause of idiopathic secondary adrenal insufficiency: report of 111 cases. Autoimmunity. 2003; 36:155-9.
44. Falorni A, Laureti S, De Bellis A et al. Italian Addison network study: update of diagnostic criteria for the etiological classification of primary adrenal insufficiency. J Clin Endocrinol Metab. 2004; 89:1598-604.
45. Guo Q, Lu J, Mu Y et al. Adult idiopathic isolated ACTH deficiency: a short series and literature review. Neuro Endocrinol Lett. 2013; 34:693-700.
46. Takeno A, Yamamoto M, Morita M et al. Late-onset isolated adrenocorticotropic hormone deficiency caused by nivolumab: a case report. BMC Endocr Disord. 2019; 19:25.
47. Ohara N, Kaneko M, Kuriyama H et al. Isolated adrenocorticotropin deficiency concomitant with Graves' disease: a case report and literature review. Intern Med. 2016; 55:2649-58.
48. Giavoli C, Bergamaschi S, Ferrante E et al. Effect of growth hormone deficiency and recombinant hGH (rhGH) replacement on the hypothalamic-pituitary-adrenal axis in children with idiopathic isolated GH deficiency. Clin Endocrinol (Oxf). 2008; 68:247-51.
49. Lange M, Feldt-Rasmussen U, Svendsen OL et al. High risk of adrenal insufficiency in adults previously treated for idiopathic childhood onset growth hormone deficiency. J Clin Endocrinol Metab. 2003; 88:5784-9.
50. Castinetti F, Reynaud R, Quentien MH et al. Combined pituitary hormone deficiency: current and future status. J Endocrinol Invest. 2015; 38:1-12.
51. Couture C, Saveanu A, Barlier A et al. Phenotypic homogeneity and genotypic variability in a large series of congenital isolated ACTH-deficiency patients with TPIT gene mutations. J Clin Endocrinol Metab. 2012; 97:E486-95.
52. Patti G, Guzzeti C, Di Iorgi N et al. Central adrenal insufficiency in children and adolescents. Best Pract Res Clin Endocrinol Metab. 2018; 32:425-44.
53. Caldato MCF et al. Diagnóstico da insuficiência adrenal secundária. In: Vieira Neto L et al. (Org.). Guia prático em doenças adrenais e hipertensão endócrina. São Paulo: Clannad Editora Científica, 2021. p. 187-197.
54. de Vries F, Bruin M, Lobatto DJ et al. Opioids and their endocrine effects: A systematic review and meta-analysis. J Clin Endocrinol Metab. 2020; 105:1020-9.
55. Patel E, Ben-Shlomo A. Opioid-induced adrenal insufficiency: diagnostic and management considerations. Front Endocrinol (Lausanne). 2024 Feb 27.
56. Silva RC. Síndromes de insuficiência adrenocortical. In: Schor N, Chacra AR (Eds.). Guias de medicina ambulatorial e hospitalar da Unifesp-EPM. Endocrinologia. Barueri: Manole; 2009. pp. 229-48.
57. Allolio B. Adrenal crisis. Eur J Endocrinol. 2015; 172:R115-24.
58. Faiçal S, Silva RC, Morimitsu LK. Insuficiência adrenocortical aguda. In: Frisoli Jr A et al. (Eds.). Emergências – manual de diagnóstico e tratamento. 2. ed. São Paulo: Sarvier; 2004. pp. 164-5.
59. Kienitz T, Bechmann N, Deutschbein T et al. Adrenal crisis – definition, prevention and treatment: results from a Delphi survey. Horm Metab Res. 2023; 56:10-15.
60. Lee HH, Meyer EJ, Nenke MA et al. Corticosteroid-binding globulin (CBG): Spatiotemporal distribution of cortisol. Trends Endocrinol Metab. 2023; 34:181-90.

61. Nieman LK, Raff H, DeSantis A. Diagnosis of adrenal insufficiency in adults. Disponível em: www.uptodate.com. Acesso em 13 de maio de 2024.
62. Nieman LK, DeSantis A. Determining the etiology of adrenal insufficiency in adults. UpToDate. 2024. Disponível em: www.uptodate.com. Acesso em 13 de maio de 2024.
63. Araz F, Soydaş B, Özer B et al. The importance of salivary cortisol in the diagnosis of adrenal insufficiency in cirrhosis. Turk J Gastroenterol. 2016; 27:268-72.
64. Langelaan MLP, Kisters JMH, Oosterwerff MM et al. Salivary cortisol in the diagnosis of adrenal insufficiency: Cost efficient and patient friendly. Endocr Connect. 2018; 7:560.
65. Burke CW. Adrenocortical insufficiency. Baillières Clin Endocrinol Metab. 1985; 14:947-76.
66. Muls E, Bouillon R, Boelaert J et al. Etiology of hypercalcemia in a patient with addison's disease. Calcif Tissue Int. 1982; 34:523-6.
67. Choo KS, Yew J, Tan ejh et al. Case Report: Hypercalcemia as a manifestation of acute adrenal crisis precipitated by fluconazole use, and a review of the literature. Front Endocrinol. 2023 [Online ahead of print].
68. Udare A, Agarwal M, Siegelman E et al. CT and MR imaging of acute adrenal disorders. Abdom Radiol (NY). 2021; 46(1):290-302.
69. Paloka R, Gopireddy DR, Virarkar M et al. Multimodality imaging of adrenal gland pathologies: A comprehensive pictorial review. J Clin Imaging Sci. 2022; 12:62.
70. Laway BA, Blouria BPS, Jan RA et al. Adrenal morphology and cortical function in patients with extrapulmonary tuberculosis: response to antituberculosis treatment. Arch Endocrinol Metab. 2024; 68:e210514.
71. Annane D, Pastores SM, Rochwerg B et al. Guidelines for the diagnosis and management of critical illness-related corticosteroid insufficiency (CIRCI) in critically ill patients (Part I): Society of Critical Care Medicine (SCCM) and European Society of Intensive Care Medicine (ESICM) 2017. Crit Care Med. 2017; 45:2078-88.
72. Moraes RB, Czepielewski MA, Friedman G et al. Diagnosis of adrenal failure in critically ill patients. Arq Bras Endocrinol Metab. 2011; 55:295-302.
73. Yuen KC, Chong LE, Koch CA. Adrenal insufficiency in pregnancy: challenging issues in diagnosis and management. Endocrine. 2013; 44:283-92.
74. Lebbe M, Arlt W. What is the best diagnostic and therapeutic management strategy for an Addison patient during pregnancy? Clin Endocrinol (Oxf). 2013; 78:497-502.
75. Jung C, Ho JT, Torpy DJ et al. A longitudinal study of plasma and urinary cortisol in pregnancy and postpartum. J Clin Endocrinol Metab. 2011; 96:1533-40.
76. Hozyasz KK. Addison's disease mimicking anorexia nervosa. Clin Pediatr (Phila). 1999; 38:561-2.
77. Simard M, Hill LA, Lewis JG, Hammond GL. Naturally occurring mutations of human corticosteroid-binding globulin. J Clin Endocrinol Metab. 2015; 100:E129-39.
78. Falorni A, Minarelli V, Morelli S. Therapy of adrenal insufficiency: an update. Endocrine. 2013; 43:514-28.
79. Simon N, Castinetti F, Ouliac F et al. Pharmacokinetic evidence for suboptimal treatment of adrenal insufficiency with currently available hydrocortisone tablets. Clin Pharmacokinet. 2010; 49:455-63.
80. Caetano CM, Malchoff CD. Daily glucocorticoid replacement dose in adrenal insufficiency, a mini review. Front Endocrinol (Lausanne). 2022; 13:897211.
81. Mah PM, Jenkins RC, Rostami-Hodjegan A et al. Weight-related dosing, timing and monitoring hydrocortisone replacement therapy in patients with adrenal insufficiency. Clin Endocrinol (Oxf). 2004; 61:367-75.
82. Oprea A, Bonnet NCG, Pollé O et al. Novel insights into glucocorticoid replacement therapy for pediatric and adult adrenal insufficiency. Ther Adv Endocrinol Metab. 2019; 10:2042018818821294.
83. Mallapa A, Sinaii N, Kumar P et al. A phase 2 study of Chronocort, a modified-release formulation of hydrocortisone, in the treatment of adults with congenital adrenal hyperplasia. J Clin Endocrinol Metab. 2015; 100:1137-45.
84. Arshad MF, Debono M. Current and future treatment options for adrenal insufficiency. Curr Opin Endocrinol Diabetes Obes. 2021; 28:303-11.
85. Mongioì LM, Condorelli RA, Barbagallo F et al. Dual-release hydrocortisone for treatment of adrenal insufficiency: a systematic review. Endocrine. 2020; 67:507-15.
86. Choudhury S, Tan T, Lazarus K et al. The use of prednisolone versus dual-release hydrocortisone in the treatment of hypoadrenalism. Endocr Connect. 2021; 10:R66-R76.
87. Allolio B, Arlt W, Hahner S. DHEA: Why, when, and how much – DHEA replacement in adrenal insufficiency. Ann Endocrinol (Paris). 2007; 68:268-73.
88. Dhatariya K, Bigelow ML, Nair KS. Effect of dehydroepiandrosterone replacement on insulin sensitivity and lipids in hypoadrenal women. Diabetes. 2005; 54:765-9.
89. Løvås K, Gebre-Medhin G, Trovik TS et al. Replacement of dehydroepiandrosterone in adrenal failure: no benefit for subjective health status and sexuality in a 9-month, randomized, parallel group clinical trial. J Clin Endocrinol Metab. 2003; 88:1112-8.
90. Kalezic N, Malenkovic V, Zivaljevic V et al. Contemporary approach to preoperative preparation of patients with adrenal cortex hormones dysfunction. Acta Chir Iugosl. 2011; 58:117-22.
91. Bergthorsdottir R, Leonsson-Zachrisson M, Odén A et al. Premature mortality in patients with Addison's disease: a population-based study. J Clin Endocrinol Metab. 2006; 91:4849-53.

CAPÍTULO

39

Hiperplasia Adrenal Congênita: Como Diagnosticar e Tratar

Milena Coelho Fernandes Caldato ■ Lucio Vilar ■ Claudio E. Kater

INTRODUÇÃO

A hiperplasia adrenal congênita (HAC) corresponde a um grupo de sete erros inatos do metabolismo, de padrão autossômico recessivo, decorrente de mutações em genes que codificam enzimas envolvidas na biossíntese do cortisol (Figura 39.1), levando a menor produção desse hormônio pelo córtex adrenal.[1] A deficiente produção do cortisol propicia hipersecreção secundária de hormônio adrenocorticotrófico (ACTH), também denominado corticotrofina, com consequentes hiperplasia do córtex adrenal e hiperfunção das vias de síntese não comprometidas pela deficiência enzimática.[2] Uma vez que precursores e outros produtos são secretados em excesso, o perfil esteroide final resulta em quadros clínicos variáveis e combinados de deficiência de glicocorticoides, deficiência ou excesso de mineralocorticoides e deficiência ou excesso de androgênios.[2,3] O defeito mais comum é a deficiência de 21-hidroxilase (21OHD), resultante de mutações no gene *CYP21A2*.[4]

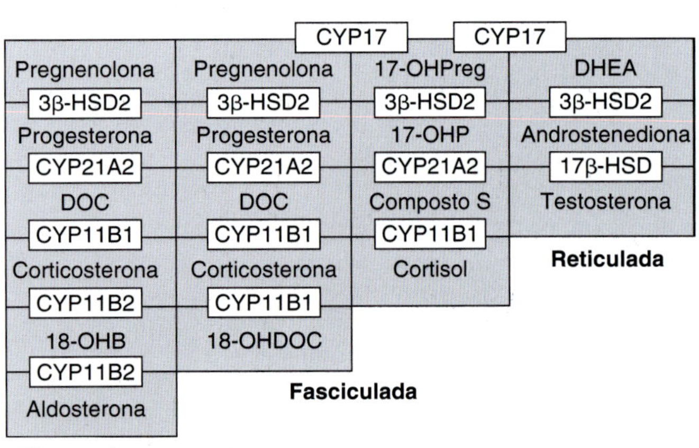

Figura 39.1 Vias de síntese dos esteroides adrenocorticais nas três camadas do córtex: glomerulosa (mineralocorticoides), fasciculada (glicocorticoides) e reticulada (androgênios) e respectivas enzimas esteroidogênicas.

As várias apresentações da síndrome diferem clínica e bioquimicamente na dependência da enzima afetada, do grau de intensidade da deficiência (resultado do tipo de mutação) e da eventual concomitância de comprometimento gonadal.[3] Um grande número de casos manifesta-se na vida intrauterina, tornando-se evidente no período neonatal e definindo a forma clássica da doença. Entretanto, o aparecimento da sintomatologia pode ocorrer mais tardiamente, podendo ser até mesmo mais discreto, caracterizando as formas não clássicas, também chamadas de *tardias*, *leves* ou *atenuadas*.[2,3] No Quadro 39.1, estão representadas as diversas enzimas esteroidogênicas, com seus nomes triviais, as denominações atuais e anteriores e os respectivos genes codificadores.

FORMAS DE HIPERPLASIA ADRENAL CONGÊNITA

As deficiências enzimáticas que envolvem a síntese do cortisol são as seguintes, por ordem de frequência (Quadro 39.2):

- Deficiência de 21-hidroxilase (21OHD)
  - Forma clássica perdedora de sal
  - Forma clássica virilizante simples
  - Forma não clássica
- Deficiência de 17α-hidroxilase (17OHD)
- Deficiência de 11β-hidroxilase (11OHD)
- Deficiência de 3β-hidroxiesteroide desidrogenase tipo 2 (3β-HSD2)
- Deficiência de "StAR" (proteína de regulação aguda da esteroidogênese)

Quadro 39.1 Nomenclatura das enzimas esteroidogênicas com seus respectivos genes codificadores e sua localização cromossômica.

Nome da enzima	Gene	*Loci*
Colesterol desmolase	*CYP11A1*	6p21.3
Proteína de regulação aguda da esteroidogênese	*StAR*	10q24.3
3β-hidroxiesteroide desidrogenase tipo 2	*HSD3β2*	8q21.2
Oxidorredutase	*POR*	1p13.1
17α-hidroxilase/17,20-liase	*CYP17A1*	7q11.2
21-hidroxilase	*CYP21A2*	8q21-22
11β-hidroxilase	*CYP11B1*	8p11.2
Aldosterona sintetase (CMO I e II)	*CYP11B2*	15q23-24

Quadro 39.2 Deficiências enzimáticas responsáveis por formas de hiperplasia adrenal congênita: prevalência populacional de cada uma das deficiências e sua respectiva frequência relativa.

Enzima	Prevalência	%
21-hidroxilase	1:10.000; 1:500 esquimós	90
17α-hidroxilase	1:50.000	5
11β-hidroxilase	1:100.000; 1:30.000 judeus	4
3β-OH-esteroide desidrogenase tipo 2	1:300.000	1
Oxidorredutase	Rara	0,1
Aldosterona sintetase	Rara	0,1
Proteína de regulação aguda da esteroidogênese	Rara	0,1
Colesterol desmolase	Raríssima	< 0,1

- Deficiência de oxidorredutase (PORD) (não se trata de uma deficiência enzimática, mas de um cofator para várias enzimas)
- Deficiência de colesterol desmolase (CYP11A1).[1-3]

Deficiência de 21-hidroxilase

A deficiência de 21-hidroxilase (21OHD) corresponde a 90 a 95% dos casos de HAC e predomina em caucasianos.[3,4] A prevalência na forma clássica apresenta-se com ampla variação em estudos de rastreamento neonatal (de 1:6.000 a 1:26.700 nascimentos vivos, sendo de 1:14.000 a 1:18.000 na maioria).[4] No Brasil, resultados de estudos de rastreamentos neonatais revelaram uma prevalência que variou entre 1:10.325 e 1:19.927.[5-7] Na raça negra, essa prevalência é menor, situando-se nos EUA entre 1:25.000 e 1:42.000.[4] A forma não clássica é bem mais comum que a clássica e, de acordo com estudo baseado em tipagem do antígeno humano leucocitário (HLA), afetaria 0,1% da população caucasiana, com prevalência ainda maior (1:50 a 1:100 indivíduos) em populações com altas taxas de casamentos consanguíneos, como os judeus asquenazes.[8-10] Dados mais recentes, baseados em genotipagem do *CYP1A12*, indicam que a forma não clássica tem uma frequência global de 1:200 na população caucasiana americana.[4] Assim, tudo indica que ela seria o distúrbio autossômico recessivo mais prevalente mundialmente.

Fisiopatologia

A fisiopatologia dessa doença caracteriza-se por uma sequência de eventos que se inicia com a presença de alterações no gene *CYP21A2* (deleções, mutações de ponto, *splicing*, dentre outras), o que leva a um defeito na 21-hidroxilação e, consequentemente, à conversão defeituosa de 17α-hidroxiprogesterona (17-OHP) em 11-deoxicortisol, gerando redução da síntese do cortisol. O hipocortisolismo resultante determina a elevação do ACTH, com consequente hiperplasia adrenal bilateral, elevação dos precursores do cortisol (progesterona e 17-OHP progesterona) e posterior estímulo da via de produção dos androgênios (deidroepiandrosterona [DHEA], androstenediona e testosterona) (Figura 39.2).

Além do excesso de produção androgênica adrenal, os baixos níveis intra-adrenais de cortisol durante o desenvolvimento fetal podem resultar em displasia adrenomedular e consequente deficiência de adrenalina. Com a depleção de volume e a perda de sal devido à insuficiência de aldosterona na 21OHD, ocorre aumento nos níveis circulantes de angiotensina II, que, por sua vez, estimula a secreção de vasopressina. Esta atua de maneira sinérgica ao hormônio liberador da corticotrofina (CRH), aumentando a liberação de ACTH (Figura 39.3).[8]

Manifestações clínicas

Há dois fenótipos da forma clássica da 21OHD – a perdedora de sal e a virilizante simples (Quadro 39.3). A primeira representa 75% dos casos e se manifesta no recém-nascido (RN), como genitália ambígua no sexo feminino (hiperandrogenismo intrauterino), associada a sintomas de deficiência de aldosterona, os quais surgem nas duas primeiras semanas de vida (dificuldade para se alimentar, vômitos, desenvolvimento insuficiente, letargia, sintomas similares aos da sepse, desidratação e hipotensão, podendo evoluir para choque hipovolêmico). Com frequência, esses indivíduos encontram-se hipercalêmicos e acidóticos. Na forma clássica virilizante simples, não há manifestações de deficiência de aldosterona, cuja produção está normal ou apenas discretamente diminuída. Na forma clássica perdedora de sal, a deficiência de aldosterona resulta de insuficiente conversão da progesterona em corticosterona (ver Figura 39.2).[4,8-10]

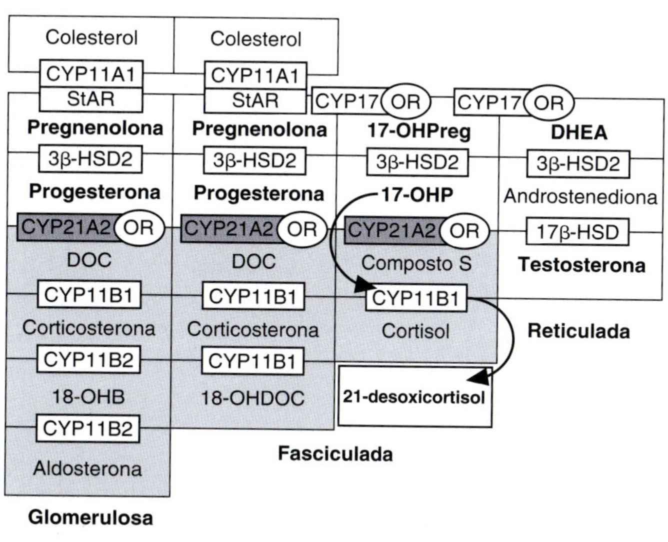

Figura 39.2 Biossíntese esteroide na deficiência de 21-hidroxilase (CYP21A2): os nomes em *negrito* representam os esteroides secretados em excesso; as zonas *hachuradas* representam as porções comprometidas das vias de síntese; as *setas* mostram hidroxilação alternativa de 17-OHP na posição 11β-, para formar 21-deoxicortisol, também elevado na deficiência de 21-hidroxilase. CYPA11: colesterol desmolase; 3β-HSD2: 3β-hidroxiesteroide desidrogenase tipo 2; CYP21A2: 21-hidroxilase; CYP11B1: 11β-hidroxilase; CYP11B2: aldosterona sintetase; CYP17A1: 17α-hidroxilase/17,20-liase; OR: oxidorredutase; StAR: proteína de regulação aguda da esteroidogênese.

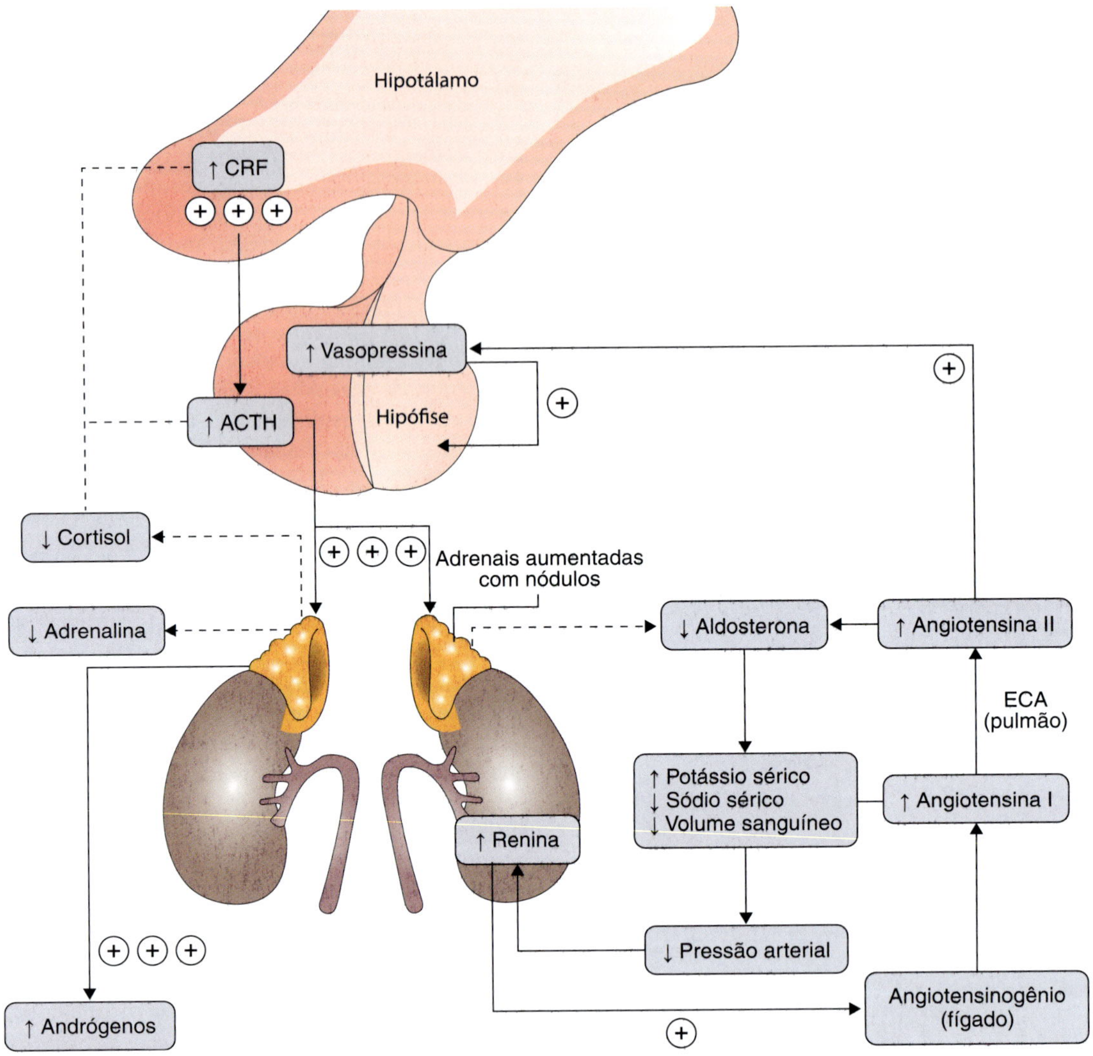

Figura 39.3 Alterações hormonais presentes na hiperplasia adrenal congênita clássica. CRF: fator liberador de corticotrofina; ECA: enzima conversora da angiotensina. (Adaptada de Mallappa e Merke, 2022.[9])

Quadro 39.3 Características da deficiência de 21-hidroxilase classificadas por subtipos da doença.

	Clássica perdedora de sal	Clássica virilizante simples	Não clássica
Idade ao diagnóstico	RN até 6 meses	*Fem.*: RN até 2 anos *Masc.*: 2 a 4 anos	Infância à idade adulta
Genitália	*Fem.*: ambígua *Masc.*: normal	*Fem.*: ambígua *Masc.*: normal	*Fem.*: virilizada *Masc.*: normal
Incidência	1:20.000	1:60.000	1:1.000
Hormônios			
▪ Aldosterona	Reduzida	Normal	Normal
▪ Renina	Aumentada	Normal ou aumentada	Normal
▪ Cortisol	Reduzido	Reduzido	Normal
▪ 17-OHP	> 5.000 ng/dℓ	2.500 a 5.000 ng/dℓ	500 a 2.500 ng/dℓ (após estímulo com ACTH)
▪ Testosterona	Aumentada	Aumentada	Variável, aumentada
Crescimento	−2 a −3 DP	−1 a −2 DP	Provavelmente normal
Atividade residual da 21-hidroxilase (%)	0 a 2	3 a 7	Bastante variável, geralmente acima de 20%
Mutações típicas no *CYP21A2*	Deleções, conversões, nt656g G110Δ8nt, R356W I236N, V237E, M239K, Q318X	Íntron I172N 2 sítios de *splicing* (nt656g)	V281L P30L

ACTH: hormônio adrenocorticotrófico; DP: desvio-padrão; RN: recém-nascido.

Os diferentes fenótipos estão relacionados ao percentual de atividade residual de CYP21A2, a qual se mostra ausente ou mínima (< 2%) na forma perdedora de sal, baixa (3 a 7%) na virilizante e 20 a 50% na forma não clássica (21OHD-NC).[1,4,11] (Figura 39.4).

A 21OHD é a principal causa de genitália ambígua em RN do sexo feminino. A virilização progressiva leva a um quadro de pseudopuberdade precoce heterossexual, associado a avanço na idade óssea e crescimento linear acentuado. Hirsutismo, alterações menstruais e/ou infertilidade (por anovulação crônica) podem ocorrer mais tardiamente na paciente não tratada ou tratada de maneira inadequada.[3,12] No sexo masculino (46,XY), a genitália é normal ao nascimento, e virilização precoce resulta em quadro de macrogenitossomia (nem sempre presente) com pseudopuberdade precoce isossexual. O hiperandrogenismo adrenal leva à supressão da secreção de gonadotrofinas, e, dessa forma, na idade adulta, o paciente pode evoluir com infertilidade, por diminuição da espermatogênese.[2-4,8,11] Frequentemente, em ambos os sexos, a estatura final encontra-se comprometida, estando em média –2 desvios-padrão abaixo da população geral.[11]

A 21OHD tem sido mais bem caracterizada no sexo feminino e costuma se manifestar por pubarca precoce e, a partir da adolescência, por hirsutismo, acne, irregularidade menstrual e infertilidade.[12] Em diversos estudos, com mulheres com hiperandrogenismo, a prevalência de 21OHD-NC variou de 0,6 a 9%. Na 21OHD, há perda de 50 a 80% da atividade da CYP21A2.[4,12] Em homens adultos, a presença de calvície precoce, acne, infertilidade ou baixa estatura pode apontar para esse diagnóstico.[8,10]

Diagnóstico laboratorial

O diagnóstico bioquímico da 21OHD fundamenta-se no encontro de níveis séricos elevados de 17-OHP, marcador bioquímico da doença, além de níveis elevados de androstenediona, testosterona e DHEA.[3,11] A dosagem de 17-OHP, assim como a de outros esteroides adrenais, deve preferencialmente ser realizada por meio da cromatografia líquida de alta eficiência acoplada à espectrometria de massas, devido à maior especificidade diagnóstica desse método em comparação aos imunoensaios.[4]

Na forma clássica, os níveis séricos basais de 17-OHP encontram-se muito elevados, por volta de 10.000 ng/dℓ (100 ng/mℓ). Esses valores, em conjunto com os níveis elevados de androstenediona e testosterona (que chegam a alcançar a faixa de homens adultos saudáveis – 300 a 900 ng/dℓ), são em geral patognomônicos 21OHD.[1,3,8,11] Na forma perdedora de sal,

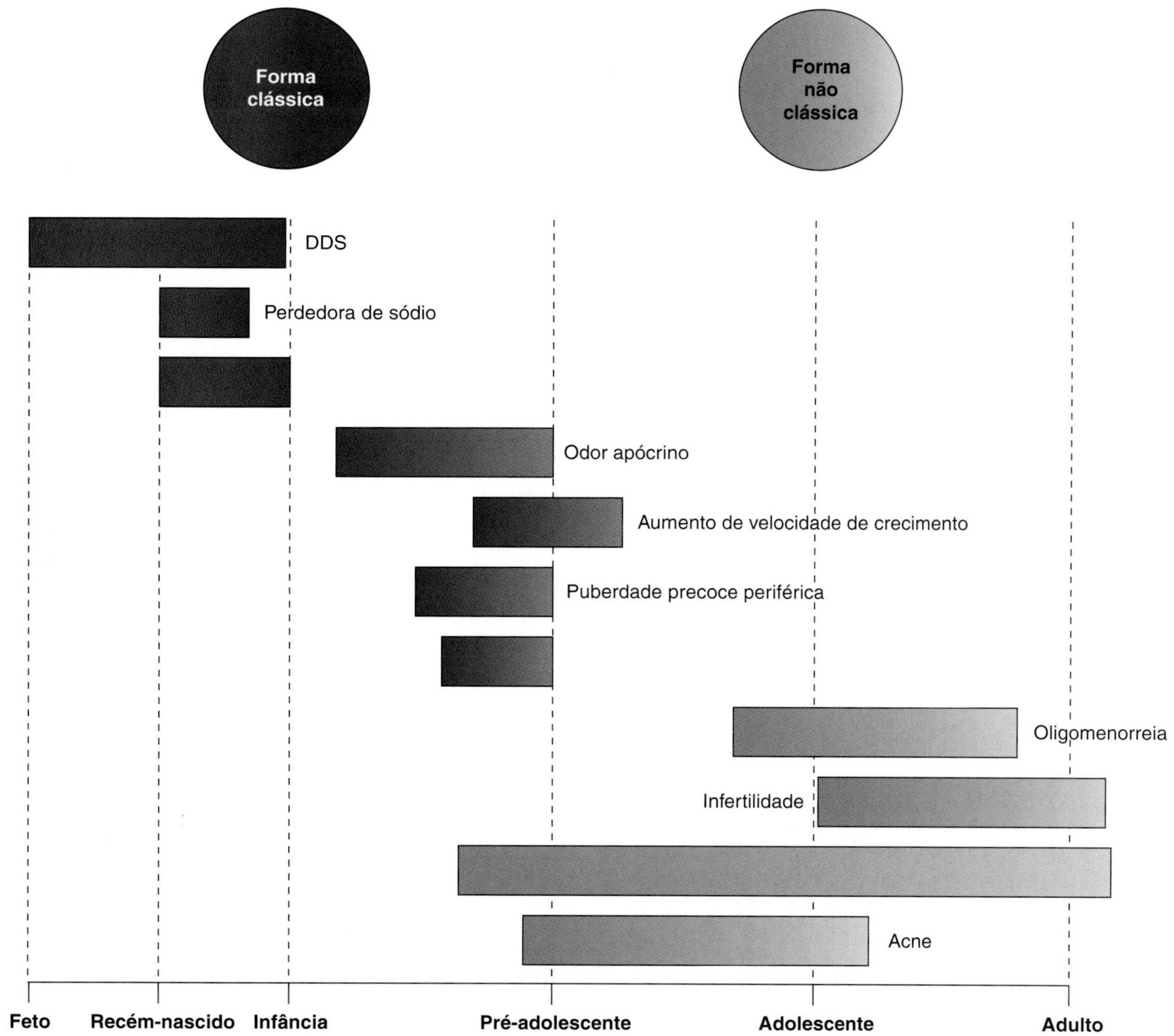

Figura 39.4 Espectro clínico da deficiência de 21-hidroxilase, de acordo com a idade. (Adaptada de Uslar et al., 2023.[11])

os níveis de aldosterona encontram-se bastante reduzidos ou desproporcionais ao aumento da atividade plasmática de renina (APR), o que resulta tanto em perda de sal quanto em hipercalemia. Mesmo no tipo virilizante simples, em que a perda de sal não é evidente em exames clínicos, a APR também pode estar pouco elevada (forma compensada da perda de sal), o que serve de base para a reposição de mineralocorticoides.[1-3]

Na forma 21OHD-NC, os valores basais de 17-OHP frequentemente não são suficientes para estabelecimento do diagnóstico.[4,13,14] Em geral, situam-se entre 200 e 1.000 ng/dℓ (2 e 10 ng/mℓ), com eventual superposição com a síndrome dos ovários policísticos (SOP). Podem também, raramente, estar dentro da faixa normal (< 200 ng/dℓ).[13,14]

Na forma não clássica de 21OHD, frequentemente se faz necessária a dosagem da 17-OHP após estímulo com ACTH. O procedimento consiste na administração intravenosa em *bolus* de 250 μg de ACTH sintético ou cosintropina (Cortrosina®; Synacthen®), com coleta de sangue antes e 60 minutos depois da injeção, para dosagem de 17-OHP e cortisol. Em indivíduos saudáveis, a resposta ao estímulo geralmente não ultrapassa níveis de 300 ng/dℓ, ao passo que, na deficiência de 21OHD-NC, alcança valores entre 1.000 e 10.000 ng/dℓ.[13,15,16] A maioria dos autores ainda considera um valor > 1.000 ng/dℓ como diagnóstico de 21OHD-NC;[4] contudo, com o advento da biologia molecular, novos pontos de corte têm sido propostos.

Os valores da 17-OHP devem ser medidos pela manhã (entre 6 e 8 horas) e, após a menarca, na fase folicular do ciclo menstrual (entre o terceiro e o quinto dia). Isso se deve ao fato de que níveis de 17-OHP > 200 ng/dℓ na fase lútea ocorrem em metade das mulheres saudáveis.[17,18]

A determinação do 21-deoxicortisol (um derivado 11β-hidroxilado da 17-OHP) pode também ser utilizada na identificação da deficiência de 21OHD, visto que seus níveis encontram-se muito elevados e alcançam valores um pouco mais baixos que os da 17-OHP.[13] A dosagem de 21-deoxicortisol se torna importante no seguimento de pacientes em tratamento e, em especial, nos adolescentes que entraram na puberdade, uma vez que sua fonte é apenas o córtex adrenal, ao passo que a 17-OHP pode ser produzida também nas gônadas.[13,17,18]

Ocasionalmente, pacientes com aparente 21OHD cursam com elevação transitória de 11-deoxicortisol (composto S), o que pode erroneamente indicar deficiência combinada dessa enzima e da 11β-hidroxilase (CYP11B).[13,17]

Diagnóstico molecular

A CYP21A2 é codificada por um gene localizado no braço curto do cromossomo 6 (6p21.3), dentro do complexo de histocompatibilidade HLA. Até abril de 2024, segundo o CYP21A2[gene] - ClinVar - NCBI (nih.gov), haviam sido descritas 327 mutações germinativas no gene *CYP21A2*. Entre elas, 223 são conhecidamente patogênicas ou de significado incerto. A maioria das mutações (149) é do tipo *missense*. Existem, contudo, diferenças na frequência de variantes patogênicas do *CYP21A2* de acordo com o grupo étnico estudado e a forma clínica da síndrome.[19]

De acordo com estudo brasileiro com 480 pacientes, na forma perdedora de sal, a mutação mais frequente foi a IVS2-13A/C>G (33,2% dos alelos); na forma virilizante simples prevaleceu a I172N (32%), enquanto na 21OHD-NC predominou a V281L.[19]

Indivíduos com 21OHD-NC são geralmente heterozigotos compostos que ostentam diferentes mutações do *CYP21A2* em cada alelo. A mutação *missense* V281L é responsável por pelo menos um dos alelos do *CYP21A2* na maioria dos casos. Outras mutações *missense* associadas a 21OHD-NC incluem P30L, P453S, R339H, R369W e I230T.[13,14,17]

Triagem neonatal

Recomenda-se que a coleta de sangue para triagem de 21OHD seja feita entre 48 e 72 horas após o nascimento e, no máximo, até o final da primeira semana de vida. O maior benefício do diagnóstico precoce é a redução da morbidade e mortalidade pelas crises de perda de sal.[1,4] Um dos problemas da triagem para 21OHD é o excessivo número de resultados falso-positivos, em função das reações cruzadas da 17-OHP com outros esteroides contidos no plasma neonatal, sobretudo a progesterona, o cortisol e os esteroides conjugados, como os sulfatos e os glicuronídeos. Também vale a pena comentar que os valores de 17-OHP são invariavelmente mais elevados em RN com baixo peso (< 2 kg) e prematuros (< 34 semanas de idade gestacional). Tal fato resulta da incapacidade de o fígado imaturo metabolizar adequadamente a 17-OHP e/ou devido ao estresse causado por intercorrências agudas comuns nessas situações. Em contraste, valores falsamente baixos podem decorrer do uso de glicocorticoides pela mãe no final da gestação.[18]

Diagnóstico diferencial

Eventualmente, é possível encontrar manifestações clínicas de hiperandrogenismo bastante acentuadas e níveis de 17-OHP não tão elevados. Nessa situação, deve-se considerar a possibilidade de um diagnóstico alternativo: a deficiência de 11OHD (ver adiante). Esta última tem quadro clínico similar ao da 21OHD, associado a hipertensão e hipocalemia (ausentes em mais de 20 a 30% dos casos). O diagnóstico se confirma pela demonstração de níveis bastantes elevados do 11-deoxicortisol.[1-3]

Em mulheres com a 21OHD-NC, o principal diagnóstico diferencial é com a SOP. Estima-se que 1 a 3% das mulheres com diagnóstico de SOP tenham, na verdade, a forma não clássica.[17]

Tratamento

Reposição hormonal

Com base na fisiopatologia da doença, o tratamento da 21OHD requer a reposição de glicocorticoides e a supressão da síntese de androgênio adrenal.[11,20,21] É necessário que a reposição seja em doses adequadas, visando suprir as necessidades fisiológicas do paciente e normalizar a hipersecreção do ACTH, com redução do estímulo sobre o córtex adrenal e promoção da involução da hiperplasia (Quadro 39.4). Paralelamente, nas formas perdedoras de sódio, existe a necessidade de mineralocorticoides.

A consequente redução da síntese adrenocortical normaliza a produção anômala de androgênios e impede a progressão da virilização, o que possibilita, com o tempo, a remissão do quadro, a normalização da velocidade de crescimento e a redução do avanço da idade óssea. Assim, com o tratamento iniciado em fase precoce da doença, é possível alcançar a estatura final prevista. No adulto, o objetivo é normalizar os ciclos menstruais, a espermatogênese e a fertilidade. O tratamento deve evitar aparecimento de manifestações cushingoides, devido ao uso de

Quadro 39.4 Terapia de manutenção da 21OHD em pacientes com crescimento definido.

Medicamento	Dose (mg/dia)	Doses diárias
Hidrocortisona	15 a 25	3
Prednisolona	4 a 7,5	1 a 2
Prednisona	5 a 7,5	2
Dexametasona	0,25 a 0,5	1
Fludrocortisona	0,05 a 0,2	1 a 2

doses elevadas de glicocorticoides. A reposição de mineralocorticoide é obrigatória quando na forma perdedora de sal. Contudo, deficiência subclínica de aldosterona, mais bem avaliada pela razão aldosterona plasmática/APR, está também presente na forma virilizante simples.[4] Assim, todos os indivíduos com HAC clássica podem se beneficiar da terapia com fludrocortisona e adequada ingestão de sódio na dieta, começando na infância.[20,21]

Como demonstrado na Figura 39.5, fisiologicamente, o ritmo circadiano do cortisol apresenta um pico pela manhã, ao acordar (aproximadamente às 8 horas), com declínio gradual ao longo do dia. Nos pacientes com hiperplasia adrenal congênita (HAC), o tratamento com hidrocortisona 3 vezes ao dia resulta em três picos de cortisol cerca de 90 minutos após cada dose, seguidos por rápidos declínios para níveis indetectáveis. A falha em imitar o perfil circadiano do cortisol contribui para desafios no manejo e no uso de doses de glicocorticoides suprafisiológicas.[22]

Reposição de glicocorticoide

Que medicação escolher?

Na infância, a hidrocortisona (HC) é opção de escolha, por ser o hormônio natural e causar menor interferência no crescimento linear. Embora as diretrizes atuais recomendem o uso de HC em crianças com HAC, não há consenso sobre o regime glicocorticoide adequado em pacientes adultos.[18] Os principais inconvenientes do tratamento com HC são a necessidade de três tomadas diárias (o que dificulta a adesão ao tratamento) e o fato de, no Brasil, apenas estar disponível em farmácias de manipulação,[23] o que implica maior custo e possibilidade de inconsistência nas formulações.

O Infacort (Alkindi® Sprinkle) é uma preparação de grânulos orais de HC específica para crianças, que gerencia os níveis de cortisol para ajudar a facilitar a dosagem terapêutica precisa. Alkindi® oferece vantagens, incluindo dosagem precisa, mascaramento de sabor e facilidade de administração. Entretanto, não se encontra disponível no Brasil e apresenta um custo elevado.[24]

Alternativas de reposição de glicocorticoide mais fisiológicas têm sido testadas, mas nenhuma delas está disponível no Brasil. Trata-se de preparações de HC de liberação modificada (Chronocort®, Plenadren®) e que já foram aprovadas em alguns países europeus para o tratamento da insuficiência adrenal. Paralelamente, também se tem pensado na utilização de HC na forma de infusão contínua; porém, a dificuldade no manejo pode ser um limitante ao seu uso quando estiver disponível no Brasil.[25,26]

Como alternativa, pode-se empregar solução oral de prednisolona para crianças menores. Contudo, o efeito supressor do crescimento em ordem crescente ocorre com HC, prednisona e dexametasona. Em adultos, parece ser indiferente a utilização de HC, prednisolona, prednisona ou dexametasona.[4,7,18]

Em um estudo envolvendo 44 pacientes acompanhados por 1 ano, Caldato et al.[23] evidenciaram que uma dose única matinal de prednisolona propiciou melhor controle clínico e hormonal do que a HC administrada 3 vezes/dia. Nesse estudo, a HC se mostrou menos eficaz em alentecer a maturação do esqueleto e teve maior influência negativa na altura final. Outros trabalhos originais e uma revisão sistemática revelaram que a terapia baseada em HC ou prednisolona tem benefícios e efeitos adversos semelhantes, enquanto um regime com base em dexametasona foi mais eficaz na supressão do hormônio adrenal, mas também apresentou mais efeitos adversos bem mais frequentes, como índice de massa corporal (IMC) elevado e baixa massa óssea.[27-29] Em contraste, não foram observadas diferenças entre a HC e a prednisolona em termos de níveis de hormônios adrenais ou efeitos adversos.

Em estudo recente, o perfil esteroide obtido com o uso de prednisolona e/ou HC de liberação dupla (Plenadren®) foi mais fisiológico que os regimes multidose orais padrões de HC e acetato de cortisona.[27-29] A individualização das doses de prednisolona e a menor biodisponibilidade do Plenadren® proporcionam reduções na exposição total aos esteroides. Embora existam evidências emergentes de que ambos os tratamentos ofereçam melhores resultados cardiometabólicos em comparação aos regimes padrões de reposição de glicocorticoides, há escassez de evidências envolvendo doses muito baixas de prednisolona (2 a 4 mg/dia) em comparação com as doses maiores (~7,5 mg) historicamente utilizadas.[29] Doses equivalentes de glicocorticoides sintéticos, sobretudo prednisona ou prednisolona, podem ser usadas, observando-se a taxa de equivalência desses esteroides (Quadro 39.5).

Posologia na infância

A dose recomendada para a reposição glicocorticoide deve equivaler à taxa de produção diária de cortisol (em torno de 10 mg/m²). HC deve ser administrada ao RN na dose de 10 a

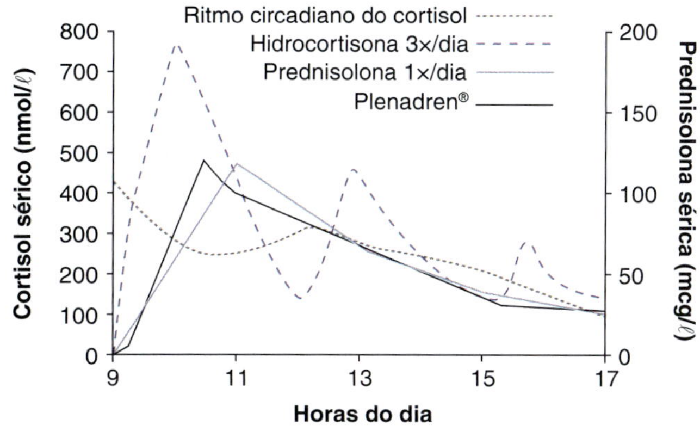

Figura 39.5 Perfis séricos diários de cortisol em diferentes esquemas de tratamento da hiperplasia adrenal congênita. (Adaptada de Choudhury et al., 2021.[22])

Quadro 39.5 Potência relativa de glicocorticoides e mineralocorticoides empregados na prática clínica (com base no cortisol e na aldosterona, respectivamente, considerados como potência 100%) e respectivas doses diárias de reposição.

Esteroide	Atividade glicocorticoide*	Atividade mineralocorticoide**	Dose média diária de reposição
Cortisol/hidrocortisona	100	0,25	VO: 10 a 15 mg/m²
Cortisona	80	0,2	IM: 10 mg/m² VO: 12 a 20 mg/m²
Deflazacorte	550	0,1	VO: 3 a 4 mg/m²
Prednisona	600	0,1	VO: 2,5 a 4 mg/m²
Prednisolona	700	< 0,1	VO: 2 a 3 mg/m²
Metilprednisolona	900	< 0,1	VO: 1,5 a 2 mg/m² IM: 2 mg/m²
Dexametasona	6.000	0	VO: 0,2 mg/m²
Betametasona	5.000	0	VO: 0,2 mg/m²
Aldosterona	15	100	IM: 1 a 2 mg
Fludrocortisona	80	1.000	VO: 0,05 a 0,2 mg

*Avaliada pela deposição de glicogênio hepático ou pela supressão de ACTH (em relação ao cortisol). **Avaliada pela retenção de sódio (em relação à aldosterona). IM: via intramuscular; VO: via oral.

12 mg/m² por via intramuscular (IM), todos os dias, ou mesmo em dias alternados, na dose de 20 a 25 mg/m². Como alternativa, podem ser usadas preparações de HC para uso oral, na faixa posológica de 10 a 15 mg/m², para compensar o menor grau de absorção e a possível inativação gastrintestinal.[20]

Doses de HC acima de 20 mg/m²/dia na infância ou 15 a 17 mg/m²/dia na adolescência implicam maior risco de perda na estatura final.[4] Preparações sob a forma de elixir ou suspensão são atraentes para crianças menores (até cerca de 2 anos de idade), em virtude da facilidade de administração.

As diretrizes da Endocrine Society recomendam que se dê preferência aos comprimidos de HC, os quais podem ser macerados e dissolvidos em um pouco de água ou leite.[18] Vômitos, regurgitação ou não aceitação da medicação oral exigem administração por via intramuscular, conforme recomendado.[4,18]

A reposição de HC por via oral deve ser feita de maneira fracionada, de preferência em três tomadas diárias. Embora a secreção de cortisol obedeça a um ritmo circadiano de produção, com concentrações matinais maiores, os resultados de alguns estudos são semelhantes quando a dose é dividida de maneira simétrica (1/3 + 1/3 + 1/3) ou assimétrica (1/2 + 1/4 + 1/4).[23-29]

Em RN e crianças até 2 a 3 anos de idade, o uso de HC oral deve ser de preferência com fracionamento assimétrico da dose em três tomadas, a maior delas pela manhã (65% ou 2/3 da dose, entre 6 e 7 horas; 25%, entre 11 e 12 horas; e 10%, entre 15 e 16 horas).[23,27,29] Em razão de ter meia-vida biológica mais prolongada que a da HC, a prednisolona pode ser empregada em uma ou, até mesmo, duas tomadas diárias em crianças maiores. Assim, a conveniência da administração da prednisolona em solução oral (Prelone®, Predsim®) em uma única dose diária de 2 a 4 mg/m², pela manhã, ou em 2 doses (1,5 a 2,5 mg pela manhã e 0,5 a 1,5 mg no início da tarde) deve ser ponderada.[23] Do mesmo modo, respeitando sua potência relativa em termos de supressão do eixo hipotalâmico-hipofisário (que é da ordem de 70:1), a dexametasona pode também ser empregada com sucesso em dose única matinal no tratamento da HAC.[18,20]

Independentemente da faixa etária, em situações de estresse, especialmente associadas ao aparecimento de febre, agudização de doenças crônicas e antes de procedimentos cirúrgicos, é muito importante que a dose do glicocorticoide seja aumentada em duas ou três vezes, visando mimetizar o que ocorre fisiologicamente nessas situações.[22-29,31]

Posologia no adulto

Em adultos, pode-se empregar HC, prednisolona, prednisona ou dexametasona.[4,18,24-29] A dose deve ser suficiente para normalizar a androstenediona, sem causar efeitos cushingoides, o que nem sempre é possível. A dexametasona (em geral, na dose de 0,25 a 0,375 mg/dia VO) tem sido um fármaco bastante utilizado para o controle da forma não clássica da deficiência de CYP21A2, pela facilidade de adesão. Entretanto, seu uso implica maior risco de elevação do IMC, diminuição da densidade mineral óssea (DMO) e surgimento de características cushingoides, em comparação com HC e prednisolona. Ademais, como ela não tem atividade mineralocorticoide, isso pode ocasionar perdas inaparentes de sal e/ou maior necessidade de glicocorticoide (ver Quadro 39.5).[8-30]

Desfechos da reposição de glicocorticoide

Ainda não se sabe se os 11-oxiandrogênios recentemente redescobertos podem ser usados no monitoramento bioquímico e na previsão de resultados a longo prazo.[30] Os resultados da terapia glicocorticoide nas diversas manifestações clínicas resultantes do hiperandrogenismo adrenal nem sempre são animadores. Em crianças, os benefícios do tratamento nas formas não clássicas são ainda mais controversos, uma vez que a experiência é incipiente. Entretanto, é provável que, com o diagnóstico e o tratamento precoces (com o uso de HC ou prednisolona em doses próximas àquelas da forma clássica), seja possível retardar o avanço da idade óssea e evitar o surgimento de adrenarca/pubarca precoces, com melhora da perspectiva de ganho na estatura final.[28-30] Existem estudos observacionais em que a altura final ficou abaixo do alvo genético e se atribui um efeito da corticoterapia no crescimento. O mecanismo pelo qual a corticoterapia possa interferir no crescimento é complexo e multifatorial. Níveis levemente suprafisiológicos podem ser suficientes para diminuir a velocidade de crescimento. Além disso, risco aumentado de desenvolver obesidade é outra possível consequência do hipercortisolismo em crianças com HAC.[30]

Mulheres portadoras de 21OHD em tratamento com glicocorticoide apresentam grande risco de desenvolver obesidade e sobrepeso.[33]

Eficiência, segurança e conveniência de uma baixa dose diária única de glicocorticoides de ação mais prolongada, como prednisona/prednisolona, podem ser uma alternativa boa e relativamente segura ao HC para o tratamento médico contínuo de pacientes com 21OHD.[31]

Reposição de mineralocorticoide

Nos casos de insuficiência de aldosterona com perda salina e hipovolemia, existe evidente risco de morte para os pacientes, sendo a reposição de mineralocorticoide, assim, obrigatória. Doses orais de 0,1 a 0,2 mg/dia de 9α-flúor-hidrocortisona (fludrocortisona; Florinefe®) são suficientes para promover conservação salina e normalizar os níveis elevados de potássio e da APR. Crianças até 2 anos de idade geralmente necessitam do dobro da dose.

Mesmo quando a perda salina não é evidente no exame físico, a elevação (ainda que discreta ou moderada) da APR indica conservação renal inadequada de sódio, devendo-se associar pequenas doses da fludrocortisona (0,05 a 0,1 mg, em dias alternados).

Evidências recentes demonstram que pacientes adultos com 21OHD virilizante simples apresentam aumento do risco cardiovascular e prejuízos na qualidade de vida não diretamente ligados à reposição glicocorticoide; portanto, poderia ser um efeito do tratamento mineralocorticoide abaixo do ideal.[21]

Uso de análogos de GnRH com ou sem uso do hormônio do crescimento

Crianças com 21OHD, mesmo quando adequadamente tratadas, podem vir a apresentar um quadro de puberdade precoce verdadeira, com elevação de LH e FSH e posterior estímulo gonadal, frequentemente superposto ao da pseudopuberdade precoce de origem adrenal.[30] Nessa situação, impõe-se o uso de análogos do GnRH (triptorrelina, leuprorrelina) em doses adequadas para supressão do eixo hipotalâmico-hipofisário-gonadal. Assim como já foi demonstrado com a puberdade precoce central, o uso de análogos do GnRH, sozinhos ou em combinação com o hormônio do crescimento (GH), foi capaz de melhorar a estatura final dos pacientes.[11,30]

Bloqueio do receptor androgênico

O bloqueio da produção do excesso de andrógenos associado ao bloqueio à ação androgênica pode ser considerado uma importante estratégia no seguimento das crianças portadoras de 21OHD. A *flutamida*, um bloqueador do receptor androgênico, já foi usada no tratamento de HAC, em associação com doses baixas de HC (8 mg/m²/dia), testolactona (um inibidor de aromatase) e fludrocortisona, em um estudo randomizado com 2 anos de duração, resultando em normalização do crescimento linear e da maturação óssea. Antiandrogênicos mais potentes e menos hepatotóxicos (p. ex., *nilutamida* e *bicalutamida*) estão disponíveis para o tratamento do câncer prostático, mas ainda não foram testados em casos de HAC.[29,31]

Terapias alternativas para a 21OHD

O Quadro 39.6 descreve detalhadamente as novas apresentações da HC e de duas outras classes, como antagonista do receptor tipo 1 do CRF e bloqueador da 17-hidroxilase. Essas medicações ainda não se encontram disponíveis no Brasil até maio de 2024.

Monitoramento do tratamento

Variados parâmetros clínicos para controle do tratamento devem ser observados: ausência de progressão da doença, remissão dos sinais de virilização, normalização do ritmo de crescimento linear e da idade óssea e ausência de sinais de hipercortisolismo.[29]

Laboratorialmente, é desejável a normalização dos níveis séricos de androstenediona e testosterona, sendo bem rara a normalização dos níveis de 17-OHP. Sabe-se que a normalização da 17-OHP só é conseguida com doses muito elevadas da medicação, em geral associadas a efeitos indesejáveis.[28-30] Assim, recomenda-se que os níveis de 17-OHP não sejam utilizados como parâmetro de bom controle. A posologia ótima de glicocorticoides, que mantém o crescimento linear adequado (escore Z igual ou próximo a zero), costuma estar associada a níveis plasmáticos de 17-OHP na faixa de 600 a 800 ng/dℓ, ou até mesmo valores mais elevados, na faixa de 1.000 a 1.200 ng/dℓ, desde que os androgênios se mantenham dentro da faixa de normalidade. Do mesmo modo, os níveis de APR são reduzidos, mas não necessariamente normalizados, na vigência de tratamento exclusivo com glicocorticoides. Entretanto, a associação de mineralocorticoides ao regime terapêutico produz esse efeito na maioria dos casos, o que proporciona, ainda, uma apreciável redução na posologia do glicocorticoide e promove ritmo de crescimento mais adequado. Assim, a associação de pequenas doses de fludrocortisona à reposição de glicocorticoides

Quadro 39.6 Novas estratégias de tratamento para hiperplasia adrenal congênita liberadas para uso clínico (EUA e Europa) ou atualmente ainda em avaliação clínica.

Medicamento	Posologia	Vantagens	Desvantagens
Antagonistas do receptor de CRF			
Crinecerfont*	2×/dia	▪ Administração oral ▪ Redução efetiva de ACTH e dos andrógenos adrenais ▪ Possibilidade de redução das necessidades glicocorticoides ▪ Perfil de segurança favorável	▪ Falta de estudos comprovatórios a longo prazo de eficácia e segurança ▪ Necessidade de concomitante reposição glicocorticoide
Tildacerfont*	1×/dia	▪ Administração oral ▪ Redução efetiva de ACTH e dos andrógenos adrenais ▪ Possibilidade de redução das necessidades glicocorticoides ▪ Perfil de segurança favorável	▪ Falta de estudos comprovatórios a longo prazo de eficácia e segurança ▪ Necessidade de concomitante reposição glicocorticoide ▪ Interações medicamentosas (maior biodisponibilidade da dexametasona)
Reposição glicocorticoide com hidrocortisona modificada			
Hidrocortisona de liberação modificada – Plenadren®*	1×/dia	▪ Administração oral ▪ Redução efetiva de ACTH e dos andrógenos adrenais	▪ Biodisponibilidade reduzida ▪ Não substitui os níveis de cortisol durante a noite
Hidrocortisona de liberação modificada – Chronocort®*	2×/dia	▪ Administração oral ▪ Mimetiza o ritmo fisiológico do cortisol ▪ Redução efetiva de ACTH e dos andrógenos adrenais ▪ Perfil de segurança favorável	▪ Não pode ser usado em dias de doença (devem receber e glicocorticoides de liberação imediata) ▪ Não recomendado em pacientes com alteração na motilidade gastrointestinal
Bomba de infusão de hidrocortisona*	Infusão contínua	▪ Mimetiza o ritmo fisiológico do cortisol ▪ Controla efetivamente o hiperandrogenismo ▪ Associação a benefícios clínicos comprovada	▪ Estudo com pequena amostra ▪ Exige dispositivo de alto custo e alta dedicação ▪ Possibilidade de mau funcionamento ▪ Formulações disponíveis inadequadas para uso SC ▪ Possibilidade de reações no local de injeção e sistêmicas
Grânulos de hidrocortisona (Infacort®)*	2 a 4×/dia	▪ Administração oral ▪ Dosagem pediátrica apropriada disponível como 0,5, 1,0, 2,0 e 5 mg ▪ Mascaramento de sabor ▪ Perfil de segurança favorável	▪ Não substitui os níveis de cortisol durante a noite
Tabletes de hidrocortisona (Acercort®)*	2 a 4×/dia	▪ Administração oral ▪ Dosagem disponível: 1, 5 e 10 mg ▪ Codificado por cores	▪ Não substitui os níveis de cortisol durante a noite
Inibidor da 17-hidroxilase			
Abiraterona*	1×/dia	▪ Administração oral ▪ Redução efetiva de andrógenos adrenais ▪ Perfil de segurança favorável	▪ Reposição corticoide concomitante ▪ Inibe a síntese de esteroides sexuais, só sendo usado em quem não deseja fertilidade ▪ Possíveis resultados fetais adversos ▪ Preocupação com aumento de restos adrenais testiculares ▪ Preocupação com toxicidade hepática ▪ Ser tomado com o estômago vazio (pelo menos 1 h antes ou 2 h depois) ▪ Interações medicamentosas

*Atualmente, apenas disponíveis no Brasil como parte de estudos clínicos. (Adaptado de Prete et al.[31])

parece ser o esquema terapêutico mais indicado para esses pacientes, mesmo na ausência de quadro clínico evidente de perda de sódio.[28-30]

Cirurgia e aconselhamento psicossexual

Conforme o grau de virilização da genitália externa feminina, pode-se indicar correção cirúrgica precoce (de preferência até os 18 meses de idade), o que possibilita melhores identificação e adequação psicossexual e, na época da puberdade, se necessário, correção definitiva (vaginoplastia/neovagina) para que se tenha atividade sexual normal. Orientação e tratamento psicoterápicos devem ser sempre considerados, sobretudo quando observado desvio mais evidente da sexualidade e da conduta psicossexual. A educação do paciente e de seus responsáveis frente à doença deve ser a mais completa possível, o que propicia, assim, maior independência com o médico e assegura um prognóstico sem intercorrências.[2,11]

Adrenalectomia bilateral

Alguns autores têm proposto a realização de adrenalectomia bilateral em pacientes com 21OHD, especialmente nos casos com genótipo característico das formas mais graves. Essa abordagem evitaria a necessidade de supressão do eixo hipotálamo-hipófise-adrenal, de modo que os pacientes necessitam apenas de doses de reposição. Desse modo, pacientes que apresentavam grande dificuldade em controlar o hiperandrogenismo tiveram melhora do quadro clínico.[33] Contudo, essa conduta ainda é considerada experimental e implica risco de ocorrência de quadros graves de IA aguda, não sendo recomendada pelas diretrizes da Endocrine Society.[2]

Diagnóstico e tratamento pré-natal

Embora os dados disponíveis dos estudos em humanos indiquem que o tratamento pré-natal da 21OHD pode ser benéfico, existem preocupações no que diz respeito a um possível impacto sobre o futuro desenvolvimento de síndrome metabólica com resistência à insulina, diabetes melito tipo 2 e hipertensão. Foram relatados efeitos negativos sobre a cognição, sobretudo a memória, sem comprometimento do QI. Efeitos contraditórios sobre o comportamento social no que se refere a timidez e inibição têm sido discutidos. Ademais, o uso de doses elevadas em camundongos resultou em malformações congênitas. As últimas diretrizes da Endocrine Society desaconselham o tratamento pré-natal com dexametasona.[2]

Aconselhamento genético

Para este distúrbio autossômico recessivo, há probabilidade de 25% de que cada irmão subsequente do caso-índice tenha 21OHD e probabilidade de 50% de que cada um deles seja um portador assintomático. Com base em uma incidência clássica de HAC de 1:10.000 a 1:20.000,[1-3] 1:50 a 1:71 pessoas na população geral são heterozigotas. Usando um valor mediano de cerca de 1:60 (2%), um paciente com HAC clássica teria probabilidade de 1:120 de ter um filho com HAC clássica.[4] Em casos da forma não clássica, o paciente sem genotipagem apresenta, teoricamente, um risco de 1:250 de ter uma criança com a forma clássica. Entretanto, em duas análises retrospectivas, esse risco foi maior (1,5 a 2,5%). Para refinar o risco, recomenda-se a genotipagem do *CYP21A2* antes do planejamento da gravidez.[2]

Aconselhamento de fertilidade

Mulheres com 21OHD podem sofrer taxas de fertilidade prejudicadas como resultado do aumento da secreção de andrógenos ou da produção prejudicada de esteroides sexuais.[38,39] A estimativa de fertilidade e gestação espontânea em mulheres com 21OHD correlaciona-se com a gravidade do defeito enzimático, com menores taxas de formas perdedoras de sal e com taxas elevadas de HAC não clássica. A anovulação crônica e a hipoproliferação do endométrio nessas mulheres estão intimamente relacionadas com hiperprodução de andrógenos e progesterona adrenais. Foram relatadas taxas muito baixas de fertilidade espontânea (de 0 a 10% entre as mulheres com a forma perdedora de sal e de 40 a 60% naquelas com a forma virilizante simples). Entretanto, entre as mulheres que tentam conceber, as taxas de gravidez são quase normais quando conseguem adequada supressão da progesterona sérica na fase folicular (< 0,6 ng/dℓ).[40,41] Fatores adicionais que podem interferir na taxa de fertilidade das mulheres com 21OHD são a diminuição da frequência sexual associada às alterações genitais e, até mesmo, uma menor propensão à maternidade. Nas formas virilizantes da 21OHD, a baixa taxa de gravidez relatada é principalmente secundária a um desejo diminuído de conceber. Uma causa rara de infertilidade são tumores ovarianos de restos adrenais. Na forma não clássica, a taxa de fertilidade parece ser ligeiramente reduzida e 72% das gravidezes resultam em nascimentos vivos.[34-42]

A fertilidade de homens com 21OHD também pode estar prejudicada. Fatores causais incluem a presença de tumores testiculares de restos adrenais (TART), supressão de gonadotrofinas (pelo excesso de androgênios) e insuficiência testicular.[2] A prevalência de TART aumenta com a idade, mas é altamente variável em homens com a forma clássica da HAC (0 a 94%). Esses tumores frequentemente regridem com intensificação da terapia com glicocorticoides, se detectados precocemente. Os TART não apresentam características malignas, mas podem levar a azoospermia obstrutiva e infertilidade.[2,11] Quando os tumores não respondem à terapia intensificada de glicocorticoides, a extração testicular de espermatozoides pode ser realizada. Banco de esperma pode ser uma alternativa para manter a fertilidade.[43]

A normalização dos níveis de androgênio e progesterona na fase folicular permite a concepção natural na maioria dos casos.[46] As demais formas de HAC exemplificadas pelas deficiências de StAR, P450scc, POR e 17α-hidroxilase/17-20-liase estão associadas ao comprometimento da produção de esteroides sexuais. Vários fatores estão envolvidos na verdadeira baixa taxa de fertilidade nesse grupo: parada na foliculogênese, hipoplasia uterina e espessura endometrial inadequada relacionada com hiperandrogenismo e secreção de progesterona. Existem relatos de gestações bem-sucedidas a termo alcançadas por meio de hiperestimulação ovárica controlada, seguidas de reposição de estrogênio e fertilização *in vitro*. Cirurgia reconstrutiva da genitália feminina, terapias hormonais individualizadas, avaliação psicossexual e tecnologia de reprodução assistida melhoraram os resultados de fertilidade e gravidez em mulheres com HAC clássica. O sucesso do manejo gestacional em pacientes com 21OHD requer uma estreita coordenação do tratamento entre endocrinologistas e obstetras.[41] Novas técnicas de reconstrução genital resultam em genitália externa normal e sensibilidade adequada ao instrumental vaginal e ao clitóris, contribuindo para melhorar a atividade sexual em pacientes com formas virilizadas de HAC. Além disso, o aprimoramento da educação sobre a função sexual e o potencial de fertilidade melhorará as taxas de fertilidade.[2,41]

Tratamento durante a gravidez

Para evitar a exposição fetal, as atuais diretrizes recomendam o uso de glicocorticoides que não atravessem a placenta (HC, prednisona ou prednisolona). Dexametasona deve ser evitada. Em geral, as doses antes da concepção são mantidas durante a gravidez.[2,41]

Em mulheres com a forma clássica que venham a engravidar, é sugerido manter glicocorticoide e fludrocortisona em doses pré-gravídicas, fazendo ajustes eventuais caso surjam sintomas e/ou sinais de insuficiência glicocorticoide.[39] Para mulheres com a forma não clássica que desejem engravidar, está recomendado o uso de um glicocorticoide que não atravesse a placenta diante de infertilidade ou história de aborto prévio. O manejo gestacional bem-sucedido de pacientes com 21OHD requer uma estreita coordenação do atendimento entre obstetras e endocrinologistas.[40]

Qualidade de vida

Trabalhos recentes mostram que, mesmo com o tratamento adequado e de início precoce, a qualidade de vida a longo prazo nos pacientes com 21OHD encontra-se, em geral, comprometida. Alterações metabólicas, como obesidade e dislipidemia, são comuns e se associam a um provável aumento de risco cardiovascular. A redução da fertilidade documentada, tanto em homens quanto em mulheres, também contribui para alterar a qualidade de vida do portador de 21OHD. Além disso, devido à necessidade da utilização crônica de glicocorticoides, alguns estudos já demonstraram redução significativa na massa mineral óssea.[2,40,44] Um tratamento integral – capaz de repor o hormônio deficiente (glicocorticoide) de maneira mais próxima da fisiológica, além da normalização da alteração androgênica, seja ela hiper ou hipoandrogenismo –, aliado a apoio psicoterápico e correção precoce das alterações genitais, deve ser buscado de modo contínuo, na tentativa de melhorar a qualidade de vida do portador de 21OHD.[18]

Formas hipertensivas de hiperplasia adrenal congênita

Duas deficiências enzimáticas na síntese do cortisol podem ocorrer concomitantemente à presença de hipertensão arterial associada: a deficiência de CYP11B1 – 11OHD (associada a hiperandrogenismo e virilização) e a deficiência de CYP17A1 – 17OHD (associada a infantilismo e hipogonadismo primário), ambas de ocorrência relativamente incomum.[45,46] Nessas formas, a hipertensão arterial resulta da retenção renal inadequada de sódio e líquidos, com supressão da APR, hipocalemia e possível alcalose metabólica hipocalêmica, caracterizando o quadro típico de hipertensão mineralocorticoide por produção excessiva de 11-deoxicorticosterona (DOC). Com relação à presença de hiperandrogenismo, os quadros clínico e bioquímico são opostos.[2,3,18,44,45]

Deficiência de 11β-hidroxilase

A deficiência de CYP11B1 (11OHD) responde por 5 a 7% de todos os casos de HAC, com uma incidência de 1:100.000 nascimentos vivos. A doença é muito mais comum no Oriente Médio e no Norte de África, onde a consanguinidade é comum, resultando frequentemente em mutações idênticas. Essa condição é resultante de mutações no gene *CYP11B1*, localizado no cromossomo 8q24.3, o que acarreta perda de atividade enzimática e bloqueio na conversão de 11-deoxicortisol em cortisol.[45-50]

Manifestações clinicolaboratoriais

A 11OHD, à semelhança do tipo virilizante simples da 21OHD, compromete a síntese do cortisol; o excesso de ACTH resultante produz estímulo crônico da via de síntese androgênica, o que acarreta a produção excessiva de androstenediona, testosterona e DHEA. Os precursores imediatos de CYP11B1, 11-deoxicortisol (composto "S") e DOC, respectivamente nas vias de síntese glicocorticoide e mineralocorticoide, da zona fasciculada e glomerulosa das adrenais (Figura 39.6), encontram-se caracteristicamente elevados e alcançam valores de 20 a 100 vezes o limite máximo normal. Não raramente, podem ser encontrados valores de 17-OHP um pouco elevados, os quais, em conjunto com o quadro clínico de virilização, podem induzir um diagnóstico incorreto de 21OHD, em especial no paciente normotenso/normocalêmico, ou no qual não foram percebidos esses parâmetros e nem medidos os níveis do composto S.[45-50]

O quadro clínico da deficiência de 11OHD é caracterizado, portanto, por virilização da genitália externa nos pacientes de sexo genético feminino (46,XX) e pseudopuberdade precoce, aumento da velocidade de crescimento e avanço de idade óssea, em ambos os sexos, associado, na maioria dos casos, à hipertensão mineralocorticoide (Figura 39.7).[46-49] Uma forma não clássica de deficiência parcial da enzima tem sido descrita em crianças e mulheres adultas, com ausência de hipertensão arterial e quadro clínico similar ao da SOP.[49]

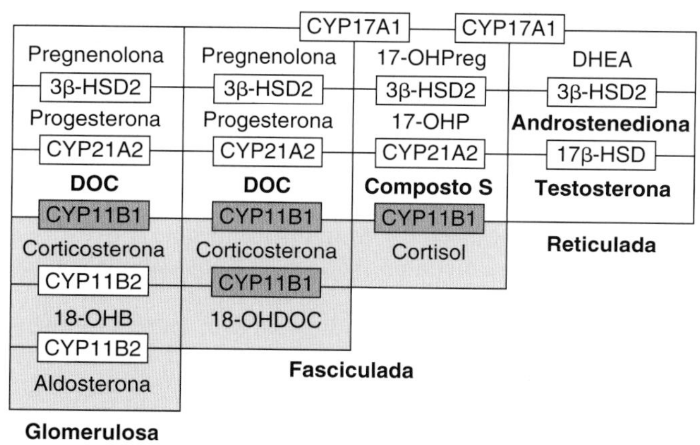

Figura 39.6 Biossíntese dos esteroides adrenais na deficiência de 11β-hidroxilase (CYP11B1). Os nomes em *negrito* correspondem aos esteroides secretados em excesso. As zonas em *cinza* representam as porções comprometidas da esteroidogênese adrenal. DOC: deoxicorticosterona.

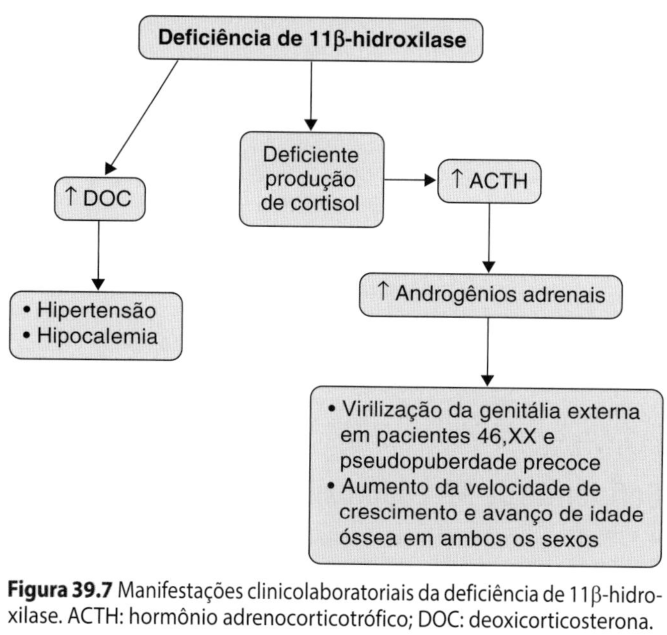

Figura 39.7 Manifestações clinicolaboratoriais da deficiência de 11β-hidroxilase. ACTH: hormônio adrenocorticotrófico; DOC: deoxicorticosterona.

Diagnóstico molecular

A enzima CYP11B1 é codificada por um gene localizado no braço longo do cromossomo 8 (8q21-22) – o *CYP11B1* –, composto por 9 éxons (estendendo-se por 7 kb e contendo 503 aminoácidos), distante apenas 40 kb de outro – *CYP11B2* –, com o qual a maioria corresponde a mutações de homologia e que codifica outra enzima da esteroidogênese, a aldosterona sintetase.[47,48]

Em pesquisa feita em abril de 2024 no Human Gene Mutation Database (HGMD) (www.hgmd.cf.ac.uk), foram encontradas 208 mutações descritas no gene *CYP11B1*, das quais 86 são do tipo *missense* ou *nonsense*. As mutações mais frequentes da deficiência de CYP11B1 no Brasil são: Q356X (*nonsense*), que responde por mais de 70% dos casos brasileiros e apresenta um possível efeito fundador de origem africana, trazido pelos escravos no período da colonização do país, e R404+C (*frameshift*) e G267S (*missense*), todas associadas à forma clássica da doença. Sete mutações do *CYP11B1* foram estudadas em ensaios de atividade enzimática, comprovando função cinética residual de 20 a 50%, em comparação ao gene selvagem e, portanto, compatível com o fenótipo não clássico de HAC por 11OHD.

O diagnóstico de 11OHD tardio deve ser suspeitado em crianças com hipertensão arterial, estatura alta e pseudopuberdade precoce. Os pacientes podem desenvolver TART desde a infância. A 11OHD deveria, portanto, ser incluída nos programas de triagem neonatal, pelo menos em RN de famílias indexadas, a fim de permitir o diagnóstico precoce e o início do tratamento para reduzir a morbidade.[46]

Tratamento

O tratamento de reposição glicocorticoide em pacientes faz reverter o quadro hipertensivo em uma síndrome com excesso de sal. Em geral, os níveis pressóricos e de potássio plasmático normalizam-se após o início do tratamento glicocorticoide, não sendo necessário fazer terapia adicional com agentes hipotensores, diuréticos ou até mesmo suplementação dietética com potássio.[46-48] Entretanto, quando os níveis pressóricos se mantêm elevados ou com difícil controle apenas com a reposição de glicocorticoide, recomenda-se o uso de bloqueadores do receptor mineralocorticoide, como a espironolactona ou a eplerenona (ambos em doses de 25 a 50 mg/dia via oral). Outra opção válida é a terapia anti-hipertensiva adicional, com associação de um antagonista do canal de cálcio ou um bloqueador do receptor de angiotensina.[46,48] Essas mesmas recomendações valem para a deficiência de CYP17A1 (17OHD) (ver adiante). Algumas pistas podem auxiliar na tentativa de se evitar o excesso ou a falta de reposição glicocorticoide. Em uma reposição glicocorticoide insuficiente, o paciente apresenta hipertensão persistente, atividade de renina suprimida, níveis elevados de DOC ou 11-desoxicortisol e virilização contínua em mulheres ou crianças. Pistas que sugerem reposição excessiva de glicocorticoides incluem obesidade, diminuição da velocidade de crescimento em crianças, hiperlipidemia, osteoporose e níveis suprimidos de 11-desoxicortisol.[46]

A correção cirúrgica da ambiguidade genital exige equipe multiprofissional em serviços especializados e deve ser realizada o mais precocemente possível, considerando a idade e o gênero social da criança.[46]

Deficiência de 17α-hidroxilase

A 17OHD, sempre referida como muito rara na literatura mundial, aproxima-se de 1:50.000 nascimentos vivos, sendo considerada o segundo tipo mais comum de HAC no Brasil e entre os menonitas da Holanda.[51-56] O perfil bioquímico tipicamente se caracteriza pela ausência de compostos 17-hidroxilados na urina (17-OH e 17-KS), bem como por níveis séricos muito baixos ou indetectáveis de cortisol e hormônios sexuais.[51-56]

A posição da enzima CYP17A1 nas vias de síntese esteroide é tal que sua deficiência impede a formação de toda a linhagem de andrógenos e, por consequência, também de estrógenos. Além disso, um único *locus* gênico (*CYP17A1*) codifica duas enzimas, a 17α-hidroxilase e a 17,20 desmolase, ambas presentes em tecido adrenocortical e gonadal (ovários e testículos). Assim, a incapacidade para hidroxilar a pregnenolona e a progesterona na posição C17α impossibilita a formação de toda a linhagem de glicocorticoide e de hormônios sexuais, o que resulta em hipogonadismo hipergonadotrófico em ambos os sexos. O desvio da cascata esteroidogênica promove acúmulo dos mineralocorticoides DOC e corticosterona, bem como da progesterona (Figura 39.8).[51-55]

Manifestações clinicolaboratoriais

A maioria dos pacientes descritos com essa síndrome, embora sejam geneticamente femininos ou masculinos, é fenotipicamente feminina. Por isso, o diagnóstico quase sempre é estabelecido apenas no período pós-puberal, em função da presença de amenorreia primária, ausência de desenvolvimento de características sexuais secundárias e proporções eunucoides (hipogonadismo hipergonadotrófico), associada a hipertensão arterial e alcalose hipocalêmica (Figura 39.9). Indivíduos afetados do sexo masculino (46,XY), por apresentarem fenótipo feminino, são caracterizados como portadores de anomalia do desenvolvimento sexual (ADS) 46,XY.[50,54]

Na 17OHD, os níveis de corticosterona e DOC encontram-se muito elevados, sendo responsáveis, respectivamente, pela ausência de sintomatologia de insuficiência glicocorticoide e pela excessiva atividade mineralocorticoide, resultando em supressão da APR, hipertensão e hipocalemia. O excesso de corticosterona, que, em geral, alcança valores na faixa de 10.000 a 30.000 ng/dℓ (elevação de cerca de 50 a 100 vezes os limites máximos normais), proporciona atividade glicocorticoide próxima àquela do cortisol (cujos níveis médios diários ficam em torno de 5.000 a 20.000 ng/dℓ, embora tenha 25 a 30% da sua atividade

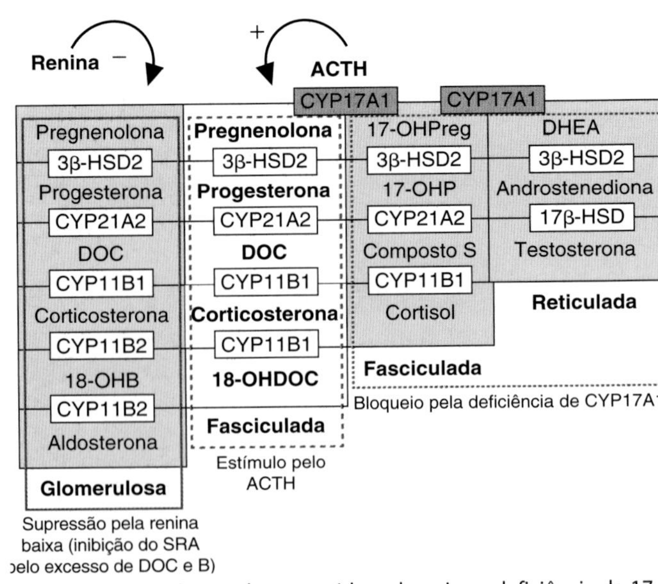

Figura 39.8 Biossíntese dos esteroides adrenais na deficiência da 17α-hidroxilase (CYP17A1). Os nomes em *negrito* correspondem aos esteroides secretados em excesso. As zonas *cinza* representam as porções comprometidas da esteroidogênese adrenal. ACTH: hormônio adrenocorticotrófico; DOC: deoxicorticosterona; SRA: sistema renina-angiotensina-aldosterona.

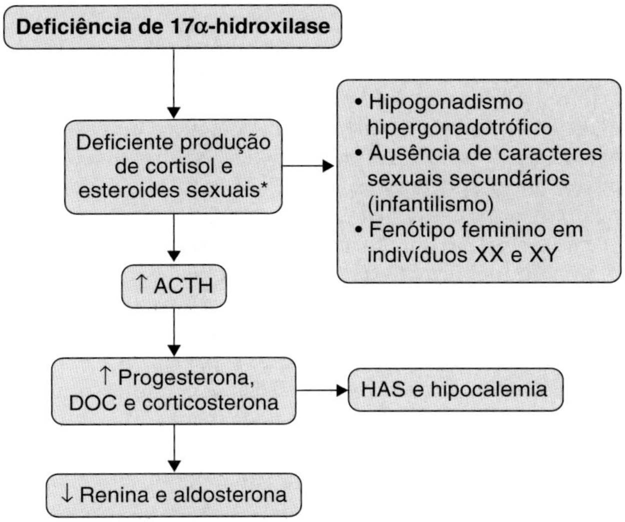

Figura 39.9 Manifestações clinicolaboratoriais da deficiência de 17α-hidroxilase. *Redução da atividade da 17α-hidroxilase também ocorre nas gônadas, levando a um quadro de hipogonadismo hipergonadotrófico. ACTH: hormônio adrenocorticotrófico; DOC: corticosterona; HAS: hipertensão arterial sistêmica.

biológica). Da mesma maneira, DOC apresenta concentrações entre 100 e 400 ng/dℓ, muito acima da faixa normal (4 a 15 ng/dℓ), o que resulta em uma atividade mineralocorticoide próxima, se não maior, do que aquela encontrada em pacientes com hiperaldosteronismo primário. Níveis tão elevados desses esteroides promovem aumento sérico de seus derivados (18-OHB e 18-OH DOC, respectivamente), assim como de seus metabólitos urinários, que podem ser devidamente mensurados em urina de 24 horas. O diagnóstico laboratorial da HAC por deficiência de CYP17A1 é confirmado, portanto, pela elevação de B, DOC, 18-OHB e 18-OH DOC.[54,55]

Considerando que esses ensaios ainda são pouco disponíveis em nosso meio, a dosagem da progesterona sérica é uma alternativa eficiente para diagnóstico inicial da doença, visto que os pacientes afetados apresentam um perfil clinicolaboratorial único de hipogonadismo hipergonadotrófico acompanhado de elevação sérica acentuada de progesterona. Nos casos habituais de disgenesia ou falência gonadal primária, seus níveis são baixos ou normais-baixos, ao passo que, na deficiência de CYP17A1, alcançam valores médios de 750 ng/dℓ e podem superar 2.000 ng/dℓ.[54]

Antes da confirmação da 17OHD, os pacientes acometidos são, com frequência, erroneamente diagnosticados, na maioria das vezes rotulados como portadores de hipertensão essencial e/ou disgenesia gonadal (Figura 39.10).[55] Formas parciais da 17OHD também foram descritas mais raramente, de modo que existem três subtipos de HAC da CYP17A1: (1) deficiência completa de 17-hidroxilase/17,20 desmolase; (2) deficiência parcial de 17-hidroxilase/17,20 desmolase; e (3) deficiência isolada de 17,20 desmolase. A deficiência parcial da 17-hidroxilase/17,20 desmolase permite a produção de quantidades suficientes de esteroides sexuais, que causam algum grau de desenvolvimento de características sexuais secundárias nas mulheres ou virilização incompleta nos homens, como hipospadia ou escroto bífido. A deficiência isolada da 17,20 desmolase, por sua vez, envolve alterações no complexo sistema catalítico dessa enzima, causada, sim, por mutações no *CYP17A1*, mas também por alterações na transferência de elétrons das enzimas P450 oxirredutase – POR (ver adiante) ou do cofator b5, que atua seletivamente na ação da enzima 17,20 desmolase.[52]

Diagnóstico molecular

A enzima CYP17A1 é codificada por um gene localizado no braço longo do cromossomo 10 (10q24.3). Em pesquisa realizada em abril de 2024 no HGMD, foram encontradas 231 mutações patogênicas descritas no gene *CYP17A1*. As mutações mais frequentes da 17OHD no Brasil são a W406R e a R362C, com prevalências estimadas em 50 e 30%, respectivamente. Ambas parecem ter um efeito fundador, com possível origem durante o período de colonização do Brasil, de espanhóis (nas regiões Sul e Sudeste) e portugueses (na região Nordeste), respectivamente.[51]

Tratamento

O tratamento substitutivo com glicocorticoides objetiva normalizar os níveis de ACTH e de produção de DOC, corticosterona e seus derivados, com redução dos níveis pressóricos e

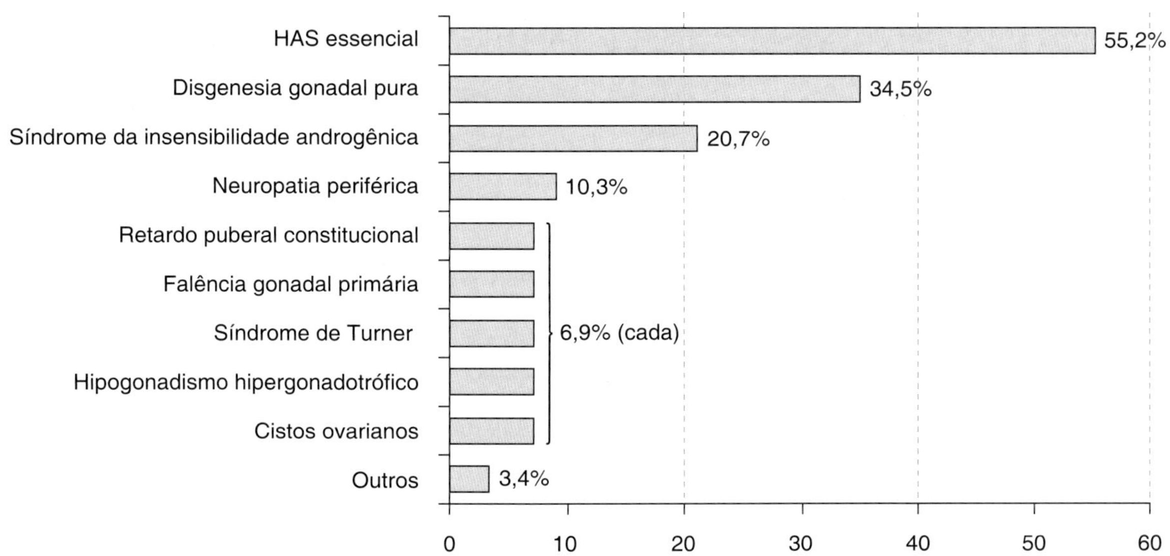

Figura 39.10 Distribuição de frequência de diagnósticos preliminares dados a 40 pacientes posteriormente diagnosticados com deficiência de 17-hidroxilase. Cada paciente recebeu um ou mais (até 4); portanto, a soma das porcentagens excede 100%. HAS: hipertensão arterial sistêmica. (Adaptada de Fontenele et al., 2018.[51])

normalização da concentração plasmática de potássio. A ativação gradativa do sistema renina-angiotensina, concomitante à normalização dos níveis de potássio, resulta em reativação da produção de aldosterona.[51-54] Pacientes de ambos os sexos são criados como mulheres e passam a receber, a partir da puberdade, medicação substitutiva à base de estrógenos (em alguns casos, esteroides anabolizantes), com o objetivo de complementar a feminização e proporcionar adequada massa mineral óssea. Nos casos de ADS 46,XY, a retirada de remanescentes testiculares intra-abdominais ou em canal inguinal é obrigatória, devido ao risco aumentado de malignização.[54,55]

Formas raras de hiperplasia adrenal congênita

Essas formas de HAC são de ocorrência bastante rara, respondendo por menos de 1% dos casos.[47] As deficiências enzimáticas comprometem, por sua vez, a formação de progesterona a partir da pregnenolona e desta a partir do colesterol, tanto no córtex adrenal quanto nas gônadas.

Deficiência de 3β-hidroxiesteroide desidrogenase (HSD3B2)

A deficiência de 3β-HSD impede a formação de progesterona e, portanto, de toda a linhagem mineralocorticoide e glicocorticoide (ver Figura 39.1).[57-60] O acúmulo de pregnenolona possibilita a produção excessiva de DHEA e androstenediol, que, por serem androgênios de menor potência biológica, são incapazes de virilizar por completo a genitália externa masculina, mas apresentam ação suficiente para promover certo grau de ambiguidade genital no sexo feminino. O quadro clínico pode ser de grande variabilidade fenotípica, desde uma HAC virilizante simples até casos leves com irregularidade menstrual. Esse quadro dependerá da gravidade do defeito genético apresentado. Manifestações mais discretas (deficiências enzimáticas parciais), em geral de aparecimento mais tardio, têm sido descritas com grande frequência.[65-67]

Em abril de 2024, no *site* do HGMD, foram encontradas 138 mutações patogênicas ou de significado incerto descritas no gene *HSD3B2* humano.

O tratamento dessas formas de HAC deve incluir correção da genitália externa se necessário, reposição de glicocorticoide e mineralocorticoide tão logo o diagnóstico seja confirmado e, ainda, reposição dos hormônios sexuais, no período puberal.[57-60]

Deficiência de P450 oxidorredutase

A deficiência de oxidorredutase do citocromo P450 (PORD) é um distúrbio da esteroidogênese com amplo espectro fenotípico, incluindo alteração na produção de cortisol e esteroides sexuais, distúrbios do desenvolvimento sexual (DDS) e malformações esqueléticas, como fenótipo da síndrome de Antley-Bixler (ABS).[60,62]

Trata-se de um tipo raro de HAC, confirmado pela primeira vez em 2004. Desde então, diversas mutações foram identificadas no gene POR, sendo cerca de 230 com provável ou confirmada ação patológica. A enzima POR atua como doador obrigatório de elétrons para todas as enzimas microssomais P450, como as enzimas esteroidogênicas CYP17A1, CYP21A2 e CYP19A1 (ver Figura 39.1). A deficiência de POR pode provocar um quadro de DDS, manifestado como virilização deficiente em RN 46,XY, bem como virilização excessiva naqueles 46,XX.

Seu perfil esteroide aparenta uma deficiência parcial combinada de 21-hidroxilase e da 17-hidroxilase/17,20-liase. As manifestações clínicas são resultado da aromatização deficiente dos androgênios fetais.

Geralmente, o hipocortisolismo é parcial, e uma leve hipertensão mineralocorticoide pode estar presente. As malformações esqueléticas podem manifestar-se como craniossinostose, proptose, estenose ou atresia de cóanas, orelhas displásicas de inserção baixa, hidrocefalia, fraturas neonatais, arqueamento congênito dos ossos longos, contraturas articulares, aracnodactilia, pés tortos, dentre outras. O comprometimento cognitivo está associado à gravidade das malformações; no momento, faltam estudos sobre resultados de desenvolvimento.

Por meio de três achados principais, é possível a realização do diagnóstico pré-natal de PORD: (1) virilização materna, (2) graves malformações ósseas detectadas por ultrassonografia e (3) análise de metabólitos da urina da mãe. A combinação de baixos níveis de estriol (de origem materna) e elevação de pregnanediol e androsterona (de origem fetal) possibilitou o diagnóstico de deficiência de PORD a partir da 12ª semana de gestação.[47,60-62] O diagnóstico de PORD pode ser estabelecido pelo perfil de esteroides urinários, usando cromatografia gasosa/espectrometria de massa (GC/MS), que documenta o comprometimento combinado da atividade enzimática da 17α-hidroxilase (CYP17A1) e da 21-hidroxilase (CYP21A2) localizada em pontos-chave da ramificação de cortisol, aldosterona e síntese de esteroides sexuais. A identificação de variantes patogênicas bialélicas de POR em testes genéticos moleculares confirma o diagnóstico. O tratamento das manifestações inclui reposição glicocorticoide, cirurgia (caso necessário) para craniossinostose, hipospadia, criptorquidia em homens e clitoromegalia e hipoplasia vaginal em mulheres. Em alguns homens com micropênis, o tratamento com di-hidrotestosterona teve sucesso e a reposição de testosterona pode ser necessária. Mulheres hipogonádicas podem precisar de terapia de reposição hormonal.

Deficiência da proteína de regulação aguda da esteroidogênese

Na deficiência de proteína de regulação aguda da esteroidogênese (StAR) (antes considerada uma deficiência de colesterol desmolase), o acúmulo exclusivo de colesterol na glândula, graças à inabilidade em ser transportado para a mitocôndria, resulta em ausência de produção de qualquer outro esteroide. A deficiência de StAR, também chamada hiperplasia lipoídica, apresenta manifestações graves de insuficiência adrenal de difícil suspeição e tratamento, tendo esses pacientes uma sobrevida muito limitada (a maioria morre no período neonatal ou na infância). Em pesquisa realizada em abril de 2024 no HGMD, foram encontradas 237 mutações patogênicas no gene *StAR*.[47,58,60]

Deficiência da colesterol desmolase

A enzima colesterol desmolase é também conhecida como CYP11A1 (citocromo P450 11A1), responsável pela etapa inicial da biossíntese dos esteroides, convertendo o colesterol em pregnenolona. É necessária para a síntese de todos os esteroides adrenais e gonadais, e sua interrupção grave causa insuficiência adrenal com perda de sal de início precoce e virilização prejudicada/46,XY DSD. A deficiência da CYP11A1 é uma condição extremamente rara. Desse modo, devido à sua raridade, a frequência epidemiológica exata não é bem estabelecida. É relatada em um número muito pequeno de casos em todo o mundo e é considerada uma das formas mais raras de hiperplasia adrenal congênita.[47,58,60]

Resumo

A hiperplasia adrenal congênita (HAC) compreende um grupo de distúrbios autossômicos recessivos causados por biossíntese deficiente dos corticosteroides adrenais, cuja expressão clinicolaboratorial depende da enzima envolvida. Os tipos mais comuns são as deficiências de 21-hidroxilase (CYP21A2), 11β-hidroxilase (CYP11B1) e 17α-hidroxilase (CYP17A1). A primeira responde por 90% dos casos e se manifesta por deficiente produção de cortisol e aldosterona, bem como excessiva produção de androgênios adrenais, levando a um quadro de virilização. A forma não clássica (com atividade residual de 20 a 50% na função da CYP21A2) é bem mais frequente e se caracteriza sobretudo pelo excesso de androgênios (acne, hirsutismo e irregularidade menstrual). Na deficiência de CYP11B1, observam-se hipocortisolismo, hiperandrogenismo e hipertensão. Na deficiência de CYP17A1, são preponderantes o excesso de mineralocorticoides (levando a hipocalemia e hipertensão, muitas vezes grave) e ausência de características sexuais secundárias e hipogonadismo primário, devido ao comprometimento concomitante da esteroidogênese gonadal. O tratamento da HAC se baseia fundamentalmente na reposição de glicocorticoide, enquanto a reposição de mineralocorticoide somente se faz obrigatória habitualmente na forma perdedora de sal da 21OHD.

REFERÊNCIAS BIBLIOGRÁFICAS

1. Baranowski ES, Arlt W, Idkowiak J. Monogenic disorders of adrenal steroidogenesis. Horm Res Paediatr. 2018; 89; 292-310.
2. Speiser PW, Arlt W, Auchus RJ et al. Congenital adrenal hyperplasia due to steroid 21-hydroxylase deficiency: An Endocrine Society clinical practice guideline. J Clin Endocrinol Metab. 2018; 103:1-46.
3. Auchus RJ, Arlt W. Approach to the patient: the adult with congenital adrenal hyperplasia. J Clin Endocrinol Metab. 2013; 98:2645-55.
4. Pearce M, DeMartino L, McMahon R et al. Newborn screening for congenital adrenal hyperplasia in New York State. Mol Genet Metab Rep. 2016; 7:1-7.
5. Kopacek C, de Castro SM, Prado MJ et al. Neonatal screening for congenital adrenal hyperplasia in Southern Brazil: a population based study with 108,409 infants. BMC Pediatr. 2017; 17:22.
6. Castro SM, Wiest P, Spritzer PM et al. The impact of neonatal 17-hydroxyprogesterone cutoff determination in a public newborn screening program for congenital adrenal hyperplasia in Southern Brazil: 3 years' experience. Endocr Connect. 2023; 12:e230162.
7. Carvalho DF, Miranda MC, Gomes LG et al. Molecular CYP21A2 diagnosis in 480 Brazilian patients with congenital adrenal hyperplasia before newborn screening introduction. Eur J Endocrinol. 2016; 175:107-16.
8. Mallappa A, Merke DP. Management challenges and therapeutic advances in congenital adrenal hyperplasia. Nat Rev Endocrinol. 2022; 18:337-52.
9. Speiser PW, Dupont BO, Rubinstein P et al. High frequency of nonclassical steroid 21-hydroxylase deficiency. Am J Hum Genet. 1985; 37:650-7.
10. Hannah-Shmouni F, Morissette R, Sinaii N et al. Neonatal screening for congenital adrenal hyperplasia in Southern Brazil: a population based study with 108,409 infants. BMC Pediatr. 2017; 17:22.
11. Uslar T, Olmos R, Martínez-Aguayo A et al. Clinical update on congenital adrenal hyperplasia: recommendations from a Multidisciplinary Adrenal Program. J Clin Med. 2023; 12(9):3128.
12. Spritzer PM, Barone CR, Oliveira FB. Hirsutism in polycystic ovary syndrome: pathophysiology and management. Curr Pharm Des. 2016; 22:5603-13.
13. Tonetto-Fernandes V, Lemos-Marini SH, Kuperman H et al. Serum 21-deoxycortisol, 17-hydroxyprogesterone, and11-deoxycortisol in classic congenital adrenal hyperplasia: clinical and hormonal correlations and identification of patients with 11beta-hydroxylase deficiency among a large group with alleged 21-hydroxylase deficiency. J Clin Endocrinol Metab. 2006; 91:2179-84.
14. Concolino P, Costella A. Congenital adrenal hyperplasia (CAH) due to 21-hydroxylase deficiency: a comprehensive focus on 233 pathogenic variants of CYP21A2 gene. Mol Diagn Ther. 2018; 22:261-80.
15. Simonetti L, Bruque CD, Fernández CS et al. CYP21A2 mutation update: comprehensive analysis of databases and published genetic variants. Hum Mutat. 2018; 39:5-22.
16. Working Group on Neonatal Screening of the European Society for Pediatric Endocrinology. Procedure for neonatal screening of the European Society for Pediatric Endocrinology. Horm Res. 2001; 55:201-5.
17. Nordenstrom A, Falhammar H. Management of endocrine disease: diagnosis and management of the patient with non-classic CAH due to 21-hydroxylase deficiency. Eur J Endocrinol. 2018 Dec 1. [Epub ahead of print]
18. Joint LWPES/ESPE CAH Working group. Consensus statement on 21-hydroxylase deficiency from the Lawson Wilkins Pediatric Endocrine Society and the European Society for Paediatric Endocrinology. J Clin Endocrinol Metab. 2002; 87:4048-53.
19. de Carvalho DF, Miranda MC, Gomes LG et al. Molecular CYP21A2 diagnosis in 480 Brazilian patients with congenital adrenal hyperplasia before newborn screening introduction. Eur J Endocrinol. 2016; 175:107-16.
20. Witchel SF, Azziz R. Nonclassic congenital adrenal hyperplasia. Int J Pediatr Endocrinol. 2010; 2010:625105.
21. Lang K, Quinkler M, Kienitz T. Mineralocorticoid replacement therapy in salt-wasting congenital adrenal hyperplasia. Clin Endocrinol (Oxf). 2023. [Epub ahead of print].
22. Choudhury S, Tan T, Lazarus K et al. The use of prednisolone versus dual-release hydrocortisone in the treatment of hypoadrenalism. Endocr Connect. 2021; 10:R66-R76.
23. Caldato MC, F, Fernandes VT, Kater CE. One-year clinical evaluation of single morning dose prednisolone therapy for 21-hydroxylase deficiency. Arq Bras Endocrinol Metab. 2004; 48:705-12.
24. Kaye AD, Khaled ME, Bembenick KN et al. Alkindi sprinkle for pediatric patients with primary adrenocortical insufficiency: a narrative review. Cureus. 2024; 16:e56031.
25. Arshad MF, Debono M. Current and future treatment options for adrenal insufficiency. Curr Opin Endocrinol Diabetes Obes. 2021; 28:303-311.
26. Reznik Y. Therapeutic innovations in endocrine diseases – Part 2: modified-release glucocorticoid compounds: what good do they provide to the adrenal insufficient patient? Presse Med. 2016; 45:e205-10.
27. Ahmed SEAM, Soliman AT, Ramadan MA et al. Long-term prednisone versus hydrocortisone treatment in children with classic congenital adrenal hyperplasia (CAH) and a brief review of the literature. Acta Biomed. 2019; 90:360-9.
28. Bacila IA, Lawrence NR, Badrinath SG et al. Biomarkers in congenital adrenal hyperplasia. Clin Endocrinol (Oxf). 2023. [Epub ahead of print].
29. Ng SM, Stepien KM, Krishan A. Glucocorticoid replacement regimens for treating congenital adrenal hyperplasia. Cochrane Database Syst Rev. 2020; 3:CD012517.
30. Claahsen-van der Grinten HL, Speiser PW, Ahmed SF et al. Congenital adrenal hyperplasia-Current insights in pathophysiology, diagnostics, and management. Endocr Rev. 2022; 43:91-159.
31. Prete A, Auchus RJ, Ross RJ. Clinical advances in the pharmacotherapy of congenital adrenal hyperplasia. Eur J Endocrinol. 2021; 186:R1-R14.
32. Newfield RS, Sarafoglou K, Fechner PY et al. Crinecerfont, a CRF1 receptor antagonist, lowers adrenal androgens in adolescents with congenital adrenal hyperplasia. J Clin Endocrinol Metab. 2023; 108:2871-8.
33. MacKay D, Nordenström A, Falhammar H. Bilateral adrenalectomy in congenital adrenal hyperplasia: a systematic review and meta-analysis. J Clin Endocrinol Metab. 2018; 103:1767-78.
34. Edenica S, Zivanovic D, Milardi D et al. Prevalence and clinical management of adrenal tumour-related hyperandrogenism: a narrative review. Life (Basel). 2024; 14:360.
35. Graves LE, van Dijk EB, Zhu E et al. AAV-delivered hepato-adrenal cooperativity in steroidogenesis: Implications for gene therapy for congenital adrenal hyperplasia. Mol Ther Methods Clin Dev. 2024; 32:101232.
36. Gomes LG, Caldato, MCF, Bachega T. Seguimento em longo prazo das formas clássicas da hiperplasia adrenal congênita. In: Vieira Neto L, Almeida MQ, Bachega T (Org.). Guia prático em doenças adrenais e hipertensão endócrina. São Paulo: Clannad Editora Científica; 2021. p. 113-126.
37. New MI, Ghizzoni L, Meyer-Bahlburh H et al. Fertility in patients with nonclassical congenital adrenal hyperplasia. Fertil Steril. 2019; 111:13-20.
38. Bidet M, Bellanne-Chantelot C, Galand-Portier M-B et al. Fertility in women with nonclassical congenital adrenal hyperplasia due to 21-hydroxylase deficiency. J Clin Endocrinol Metab. 2010; 95:1182-90.
39. Lekarev O, Lin-Su K, Vogiatzi MG. Infertility and reproductive function in patients with congenital adrenal hyperplasia: pathophysiology, advances in management, and recent outcomes. Endocrinol Metab Clin North Am. 2015; 44:705-22.
40. Reisch N. Pregnancy in congenital adrenal hyperplasia. Endocrinol Metab Clin North Am. 2019; 48:619-41.
41. Gomes LG, Bachega TASS, Mendonca BB. Classic congenital adrenal hyperplasia and its impact on reproduction. Fertil Steril. 2019; 111:7-12.
42. Eyal O, Ayalon-Dangur I, Segev-Becker A et al. Pregnancy in women with nonclassic congenital adrenal hyperplasia: time to conceive and outcome. Clin Endocrinol (Oxf). 2017; 87:552-6.
43. Kavoussi PK, Summers-Colquitt RB, Odenwald KC et al. Sperm retrieval and concomitant tumor resection in azoospermic men with congenital adrenal hyperplasia and bilateral testicular adrenal rest tumors: a case report. J Assist Reprod Genet. 2016; 33:545-8.
44. Arlt W, Willis DS, Wild SH et al. Health status of adults with congenital adrenal hyperplasia: a cohort study of 203 patients. J Clin Endocrinol Metab. 2010; 95:5110-21.
45. White PC. Congenital adrenal hyperplasia owing to 11β-hydroxylase deficiency. Adv Exp Med Biol. 2011; 707:7.
46. Utari A, Faradz SMH, Ediati A et al. Challenges in the treatment of latei-dentified untreated congenital adrenal hyperplasia due to CYP11B1 deficiency: Lessons from a developing country. Front. Endocrinol. 2022; 13:1015973.

47. Mermejo LM, Castro M. Quando pensar em formas raras de hiperplasia adrenal congênita. In: Vieira Neto L, Almeida MQ, Bachega T. Guia prático em doenças adrenais e hipertensão endócrina. São Paulo: Clannad Editora Científica; 2021. p. 147-63.
48. Breil T, Yakovenko V, Inta I et al. Typical characteristics of children with congenital adrenal hyperplasia due to 11β-hydroxylase deficiency: a single-centre experience and review of the literature J Pediatr Endocrinol Metab. 2019; 32:259-67.
49. Soardi FC, Penachioni JY, Justo GZ et al. Novel mutations in CYP11B1 gene leading to 11 beta-hydroxylase deficiency in Brazilian patients. J Clin Endocrinol Metab. 2009; 94:3481-5.
50. Parajes S, Loidi L, Reisch N et al. Functional consequences of seven novel mutations in the CYP11B1 gene: four mutations associated with nonclassic and three mutations causing classic 11-hydroxylase deficiency. J Clin Endocrinol Metab. 2010; 95:779-88.
51. Fontenele R, Costa-Santos M, Kater CE. 17a-hydroxylase deficiency is an underdiagnosed disease: high frequency of misdiagnoses in a large cohort of Brazilian patients. Endocr Pract. 2018; 24:170-8.
52. Neres MS, Auchus RJ, Shackleton CH et al. Distinctive profile of the 17-hydroxylase and 17,20-lyase activities revealed by urinary steroid metabolomes of patients with CYP17 deficiency. Arq Bras Endocrinol Metabol. 2010; 54:826-32.
53. Marsh CE, Auchus RJ. Fertility in patients with genetic deficiencies of cytochrome P450c17 (CYP17A1): combined 17-hydroxylase/17,20-lyase deficiency and isolated 17,20-lyase deficiency. Fertil Steril. 2014; 101:317-22.
54. Miller WL. Mechanisms in endocrinology: rare defects in adrenal steroidogenesis. Eur J Endocrinol. 2018; 179:R125-41.
55. Santos MC, Batista RF, Kater CE. Seguimento em longo prazo da deficiência da 17-hidroxilase. In: Vieira Neto L, Almeida MQ, Bachega T (Org.). Guia prático em doenças adrenais e hipertensão endócrina. São Paulo: Clannad Editora Científica; 2021. p. 137-45.
56. Costa-Santos M, Kater CE, Auchus RJ. Brazilian Congenital Adrenal Hyperplasia Multicenter Study Group. Two prevalent CYP17 mutations and genotype-phenotype correlations in 24 Brazilian patients with 17-hydroxylase deficiency. J Clin Endocrinol Metab. 2004; 89:49-60.
57. Baquedano MS, Ciaccio M, Marino R et al. A novel missense mutation in the HSD3B2 gene, underlying nonsalt-wasting congenital adrenal hyperplasia. New insight into the structure-function relationships of 3β-Hydroxysteroid dehidrogenase type II. J Clin Endocrinol Metab. 2015; 100:191-6.
58. Miller WL. Disorders in the initial steps of steroid hormone synthesis. J Steroid Biochem Mol Biol. 2017; 165:18-37.
59. Al Alawi AM, Nordenström A, Falhammar H. Clinical perspectives in congenital adrenal hyperplasia due to 3β-hydroxysteroid dehydrogenase type 2 deficiency. Endocrine. 2019; 63:407-421.
60. Miller WL, Auchus RJ. The Molecular biology, biochemistry, and physiology of human steroidogenesis and its disorders. Endocr Rev. 2011; 32:81-151.
61. Reisch N, Idkowiak J, Hughes BA et al. Prenatal diagnosis of congenital adrenal hyperplasia caused by P450 oxidoreductase deficiency. J Clin Endocrinol Metab. 2013; 98:528-36.
62. Idkowiak J, Cragun D, Hopkin RJ et al. Cytochrome P450 oxidoreductase deficiency. 2017 Aug 3. In: Adam MP, Feldman J, Mirzaa GM et al. (ed.). GeneReviews®. Seattle (WA): University of Washington, Seattle; 1993-2024.

CAPÍTULO

40

Diagnóstico e Diagnóstico Diferencial da Síndrome de Cushing

Lucio Vilar ■ Tânia Longo Mazzuco ■ Manuel Faria ■ Mauro A. Czepielewski ■ Oscar Domingo Bruno (*in memoriam*)

INTRODUÇÃO

A síndrome de Cushing (SC) é a condição resultante da exposição prolongada a quantidades excessivas de glicocorticoides (GC). Pode resultar da administração prolongada de doses suprafisiológicas de GC (*SC exógena* ou *iatrogênica*) ou, bem menos frequentemente, da hiperprodução crônica de cortisol (*SC endógena*).[1,2]

Inicialmente descrita em 1912, a SC endógena ainda persiste como a doença endócrina mais desafiadora em termos de avaliação diagnóstica. Diversos fatores contribuem para isso, entre eles o fato de muitas das manifestações clínico-laboratoriais da SC serem observadas em doenças bem mais frequentes (p. ex., obesidade e síndrome dos ovários policísticos), eventuais alterações clínico-laboratoriais muito sutis (que podem facilmente passar despercebidas) ou hipercortisolismo cíclico, inexistência de exames laboratoriais com acurácia diagnóstica plena e variabilidade biológica dos tumores.[1-3]

Neste capítulo, serão avaliados os principais aspectos relativos ao diagnóstico e ao diagnóstico diferencial da SC endógena.

EPIDEMIOLOGIA

A SC endógena pode ocorrer em qualquer faixa etária, mas é mais comum em adultos, com idade mediana de 41,4 anos ao diagnóstico, e predomínio no sexo feminino (3:1).[1,4] Trata-se de doença rara, com incidência estimada de 0,7 a 2,4 casos novos por milhão de habitantes por ano e prevalência estimada de 12 a 39 por milhão em várias populações.[1,5] No entanto, maior prevalência tem sido relatada para a secreção autônoma de cortisol – previamente denominada hipercortisolismo subclínico – e incidentalomas adrenais (5 a 20%).[5,6] A SC está associada a elevadas taxas de morbidades e mortalidade (razão de mortalidade padronizada [SMR] entre 2 e 5), que, mesmo sendo reduzidas, não necessariamente serão revertidas com o tratamento adequado.[7-9] Entre pacientes com adenomas hipofisários secretores do hormônio adrenocorticotrófico (ACTH) – *doença de Cushing* – que obtiveram reversão do hipercortisolismo após a cirurgia transesfenoidal, a normalização da SMR foi demonstrada em alguns estudos,[7] mas não em todos.[9] Da mesma forma, podem persistir, em uma significativa proporção de casos, fatores de risco cardiovasculares (obesidade, diabetes, hipertensão e dislipidemia), transtornos psiquiátricos (depressão e ansiedade) e transtornos cognitivos.[1,10]

ETIOLOGIA

As causas da SC dividem-se em duas categorias, de acordo com os níveis circulantes de ACTH, também chamado corticotrofina: ACTH-dependentes (71 a 80% dos casos) e ACTH-independentes (20 a 29% dos casos) (Quadros 40.1 e 40.2). A doença de Cushing (DC) é a etiologia mais comum (cerca de dois terços dos casos), seguida dos distúrbios adrenais e da síndrome do ACTH ectópico (SAE).[4,10-12] Em uma coorte com 154 pacientes, observou-se DC em 61,7% dos casos; os distúrbios adrenais em 29,2% e a SAE em 7,1% (Figura 40.1).[10]

Síndrome de Cushing ACTH-dependente

A SC ACTH-dependente ocorre quando o hipercortisolismo se origina da secreção excessiva de ACTH. Em cerca de 80 a 90% dos pacientes, o fator etiológico é um adenoma hipofisário secretor de ACTH (também denominado corticotropinoma ou adenoma corticotrófico), caracterizando a DC. Os casos restantes decorrem da secreção ectópica de ACTH (ver Quadro 40.1) ou, bem mais raramente, do hormônio liberador da corticotrofina (CRH).[2,8] Em alguns casos, a fonte de secreção de ACTH pode permanecer incerta.[1,12]

Quadro 40.1 Etiologias da síndrome de Cushing (SC) endógena em adultos.

Etiologia	Prevalência (%)
SC ACTH-dependente	**69 a 80**
Doença de Cushing	62 a 70
Síndrome do ACTH ectópico	5 a 10
Síndrome do CRH ectópico	< 1
Síndrome do ACTH/CRH ectópico	< 1
Carcinoma corticotrófico	Raro
SC ACTH-independente	**20 a 31**
Adenoma adrenal	8,6 a 27
Carcinoma adrenal	5 a 6
Hiperplasia adrenal macronodular primária	< 2
Doença adrenocortical nodular pigmentar primária	< 2

Adaptado de Machado et al., 2016;[3] Vilar et al., 2017.[10]

Quadro 40.2 Etiologias da síndrome de Cushing endógena (dados de 4 séries).

Série	DC (%)	SAE (%)	Adenoma adrenal (%)	Carcinoma adrenal (%)	Hiperplasia (%)
Valassi et al.[4] (*n = 481*)[a]	66,0	5,0	27,0	–	2,0
Invitti et al.[11] (*n = 426*)[b]	67,6	8,0	18,8	5,6	2,1
Newell-Price et al.[12] (*n = 320*)[c]	68,7	10,0	8,6	5,8	1,5
Vilar et al.[10] (*n = 154*)[d]	61,7	7,1	24	5,2	2,6

[a]The ERCUSYN Study Group. [b]Study group of the Italian Society of Endocrinology. [c]Hospital São Bartolomeu, Londres (1969–1999). [d]Centro de Pesquisas Endocrinológicas de Pernambuco e Serviço de Endocrinologia do Hospital das Clínicas da Universidade Federal de Pernambuco, Recife. DC: doença de Cushing; SAE: síndrome do ACTH ectópico.

Doença de Cushing

A DC resulta, na maioria dos casos, de um microadenoma (diâmetro < 10 mm) hipofisário secretor de ACTH. Apenas 10 a 20% dos casos são associados a um macroadenoma (Figura 40.2), e os carcinomas são extremamente raros. A DC tem predomínio no sexo feminino (M:H = 8:1), início, em geral, entre 20 e 40 anos de idade e progressão lenta (vários anos de sintomas).[6,7,10] Nos casos pré-puberais, contudo, há maior ocorrência no sexo masculino.[13]

As bases genéticas da DC ainda são pouco conhecidas; sabe-se, todavia, que a maioria dos casos são esporádicos. Raramente, a DC surge como parte da neoplasia endócrina múltipla (MEN) tipos 1 ou 4,[14] ou em consequência de mutações germinativas do gene da proteína de interação do receptor aril-hidrocarboneto (AIP).[1,4] Mais recentemente, tem sido mostrado que mutações no gene da protease 8 ubiquitina-específica (USP8) são frequentes nos corticotropinomas.[7,15,16] De fato, em 148 pacientes submetidos a cirurgia, 48 (36%) apresentavam as referidas mutações, as quais se mostraram mais frequentes nas mulheres do que nos homens (43 *versus* 17%), bem como mais assídua em adultos do que na população pediátrica (41 *versus* 17%).[15]

Síndrome do ACTH ectópico

Também chamada de secreção ectópica de ACTH, a SAE integra 5 a 10% dos casos de SC e cerca de 20% dos casos de SC ACTH-dependente.[1,6] Ela é um pouco mais prevalente no sexo masculino, com maior incidência entre 40 e 60 anos de idade.[17-19] Em contraste, entre mulheres com SC ACTH-dependente, a DC é cerca de 9 vezes mais comum do que a SAE.[12] É muito rara a ocorrência de SAE em crianças e adolescentes.[18,20]

A SAE pode originar-se de diversos tumores, porém, provavelmente, a causa mais comum é o carcinoma pulmonar de células pequenas. Estima-se que até 12% dos casos desse carcinoma desencadeiem a SAE.[12] No entanto, poucos pacientes acometidos buscam o endocrinologista, visto que, na maioria das vezes, têm manifestações atípicas da síndrome, com predomínio de sintomatologia da malignidade em si (tosse, perda de peso e anemia), eventualmente associada a hiperglicemia, hipertensão e/ou hipocalemia.[12,17] Por isso, na grande maioria das séries oriundas de centros endocrinológicos, os tumores carcinoides

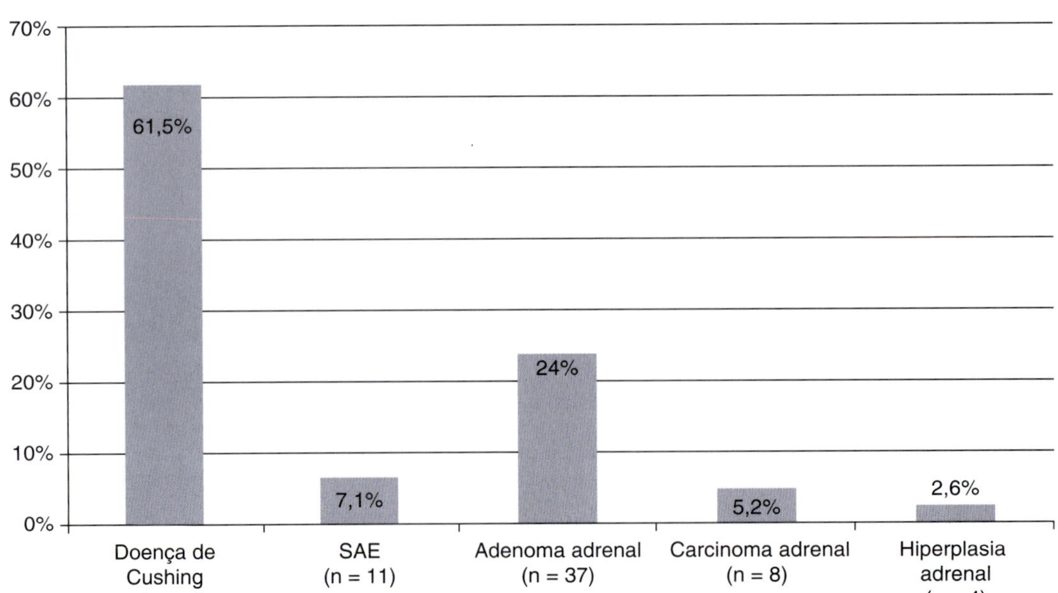

Figura 40.1 Etiologias da síndrome de Cushing endógena em 154 pacientes. SAE: síndrome do ACTH ectópico. (Adaptada de Vilar et al., 2017.[10])

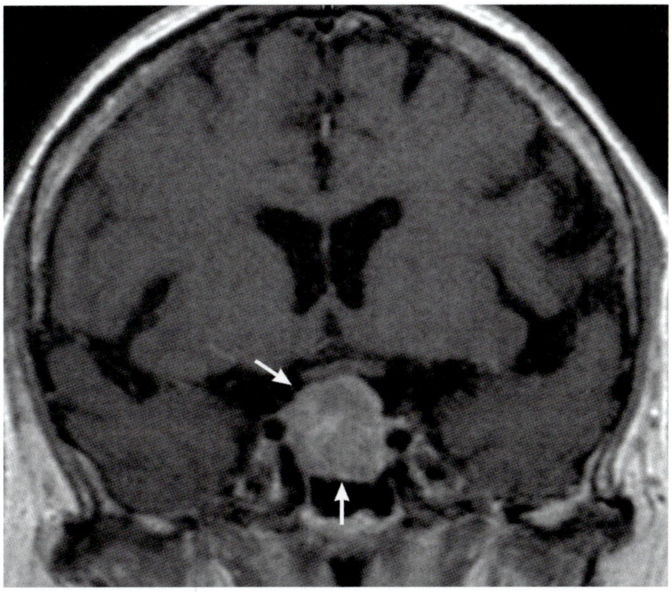

Figura 40.2 Macroadenomas secretores de ACTH (*setas*) respondem por apenas 10 a 20% dos casos de doença de Cushing.

brônquicos constam como a etiologia predominante.[17-19,21] Outras causas bem documentadas são os carcinoides tímicos e, menos comumente, os carcinoides de outros órgãos (vesícula, fígado, intestino delgado, cólon etc.), o feocromocitoma, o carcinoma de ilhotas pancreáticas e o carcinoma medular da tireoide (CMT).[18,22-25] Em 6 séries de pacientes com SAE, feocromocitoma foi a fonte da secreção de ACTH em 19 de 363 pacientes (5,2%).[22] Estima-se que somente 0,6% dos CMT causem SC por secretar ACTH ou CRH.[23]

Causas bem mais raras de SAE incluem outros tipos de carcinomas (p. ex., ilhotas pancreáticas, ovário, próstata, vesícula biliar, células pequenas da vagina etc.), outros tumores ovarianos (p. ex., androblastoma, carcinoma de células de Sertoli, tumor carcinoide, teratoma e tumor de células esteroides), paraganglioma nasal, neuroblastoma olfatório etc.[17,18,25] SAE já foi também relatada em associação com um tumor tireoidiano benigno (*adenoma oncocítico*).[26]

Convém ressaltar que, não raramente (em até 25% dos casos), o tumor causador da SAE pode permanecer oculto ou eventualmente ser detectado após vários anos.[17,18]

Síndrome do CRH ectópico

Esta síndrome é bastante rara (menos de 30 casos descritos na literatura) e difícil de ser diagnosticada.[17,18,25] A maioria dos casos é secundária a carcinoides brônquicos, CMT e carcinoma prostático.[17,27] A secreção combinada de ACTH e CRH é muito mais comum do que a secreção isolada de CRH.[28] Recentemente, foram relatados casos de SC resultante da produção de CRH por tumor pancreático,[28] hamartoma hipotalâmico,[29] metástases hepáticas de CMT,[30] feocromocitoma[31] e carcinoma pulmonar metastático.[32]

Síndrome de Cushing ACTH-independente

Distúrbios adrenais

Os distúrbios adrenais primários representam até 30% dos casos da SC.[10,33] Em geral, são causados por um adenoma (cerca de 80%) ou, menos comumente, um carcinoma produtor de cortisol. Normalmente os adenomas medem menos de 3 cm, são unilaterais e facilmente visualizados à tomografia computadorizada (TC) ou à ressonância magnética (RM).[34,35] Causas muito raras de SC de origem adrenal são a hiperplasia nodular pigmentada primária bilateral, o complexo de Carney, a hiperplasia adrenal macronodular bilateral e a síndrome de McCune-Albright (SMA).[1,6,34] Em crianças com idade < 5 anos, os tumores adrenais, sobretudo os carcinomas, destacam-se como uma das principais causas, se não a mais prevalente.[12,34,35]

Carcinomas

Os carcinomas adrenocorticais (CAC) representam cerca de 20% do total de casos de SC ACTH-independentes. Geralmente, são grandes (> 6 cm), quando diagnosticados, e até 10% são bilaterais. Sua distinção histológica com os adenomas pode ser, contudo, difícil. Devem ser sempre suspeitados, quando o tumor adrenal for > 6 cm e/ou cursar com hipercortisolismo associado a marcante hiperandrogenismo, na presença de achados à TC sugestivos de malignidade (ver adiante). A incidência dos CAC é de, aproximadamente, 0,2 por milhão ao ano. Eles são 1,5 vez mais comuns em mulheres e têm uma distribuição etária bimodal, com picos na infância e na adolescência, bem como ao final da vida.[10-12,35]

Adenomas

Em geral, são lesões pequenas (a maioria é < 3 cm) e unilaterais, com características de benignidade. Diferentemente dos CAC, tendem a cursar com hipercortisolismo de início mais gradual e menor intensidade, bem como produção excessiva de apenas uma classe de esteroides. Ocorrem com mais frequência em torno de 35 anos de idade, são significativamente mais comuns em mulheres e têm incidência de, aproximadamente, 0,6 por milhão ao ano.[34,35]

Mutações ou a ativação das vias de sinalização dependentes de monofosfato de adenosina cíclico (cAMP) ou da β-catenina foram relatadas em adenomas.[1] Aberrantes expressão e função de vários receptores acoplados à proteína G (GPCR) são igualmente descritas, mas são mais comuns na hiperplasia adrenal macronodular bilateral.[1] Mutações somáticas do *GNAS* foram relatadas em 5 a 17% dos adenomas secretores de cortisol, ao passo que a frequência de mutações no gene da β-catenina (*CTNNB1*) atingiu 16%.[1,36] Mutações somáticas no gene da subunidade reguladora da proteinoquinase A tipo 1A (*PRKAR1A*) são observadas em 20% dos adenomas, e perdas no *locus PRKAR1A*, em 23%.[37] Interessantemente, 3 mutações somáticas no gene que codifica a subunidade catalítica da proteinoquinase A (*PRKACA*) foram identificadas em 35 a 65% dos adenomas de pacientes com SC franca, mas raramente em adenomas associados à SAC.[1,38] A ausência dessas mutações explicaria por que estes últimos adenomas raramente evoluem para SC com o tempo.[1,38]

Hiperplasia adrenal micronodular bilateral

O principal representante desta categoria é a doença adrenal nodular pigmentada primária (PPNAD), a qual pode ocorrer isoladamente ou, em mais de 90% dos casos, associada ao complexo de Carney (CNC).[39] PPNAD é encontrada em 25 a 60% dos pacientes com CNC, o qual é familiar (herança autossômica dominante) em mais de 70% dos casos; nos demais, é esporádica, sem antecedentes familiares (mutações *de novo*). O gene mais comumente envolvido é o *PRKAR1A* (localizado no 17q22-24) e mais de 120 mutações já foram descritas.[1,39,40]

PPNAD é uma forma muito rara de SC, com um pouco mais de 100 casos descritos na literatura. Predomina no sexo feminino e caracteriza-se por pequenas glândulas adrenais com múltiplos e pequenos nódulos (< 6 mm) pigmentados, bilaterais (rodeados por córtex atrofiado), que, contudo, podem alcançar

1,5 cm nos pacientes com a progressão da doença. Na TC, os cortes precisam ser < 3 mm; caso contrário, os nódulos podem passar despercebidos.[39,41]

A produção de cortisol pode ser variável, sendo frequentemente cíclica ou periódica. Por isso, muitas vezes, observa-se elevação paradoxal do cortisol durante os testes de supressão com dexametasona (DMS). Tipicamente, o hipercortisolismo da PPNAD manifesta-se em indivíduos com menos de 30 anos de idade (muitas vezes, antes dos 15 anos de idade) e, ocasionalmente, nos primeiros 2 a 3 anos de vida.[1,40] Uma característica clínica marcante do CNC são as lesões cutâneas pigmentadas tipo sardas (sobretudo, em face, lábios e pálpebras) que podem estar presentes desde o nascimento e têm seu número aumentado com o passar dos anos (Figura 40.3).[39-41] O tratamento de escolha da PPNAD é a adrenalectomia bilateral. Em estudos de necropsia, quase todos os pacientes com CNC têm PPNAD, mostrando que, não raramente, a PPNAD pode ser assintomática.[40]

As principais manifestações do raro CNC estão listadas no Quadro 40.3. Entre elas, incluem-se lesões pigmentadas de pele e mucosa, mixomas cardíacos, cutâneos e em outros órgãos, além de tumores endócrinos múltiplos. O principal distúrbio endócrino é a PPNAD.[39,40]

Hiperplasia adrenal macronodular primária

A hiperplasia adrenal macronodular primária (HAMP) é uma causa rara de hipercortisolismo, de fisiopatologia heterogênea, habitualmente insidiosa, que pode apresentar-se de forma uni ou bilateral, caracteristicamente com macronódulos adrenais.[42] Estudos recentes começam a elucidar aspectos importantes, como prevalência subestimada e hereditariedade da doença.[43]

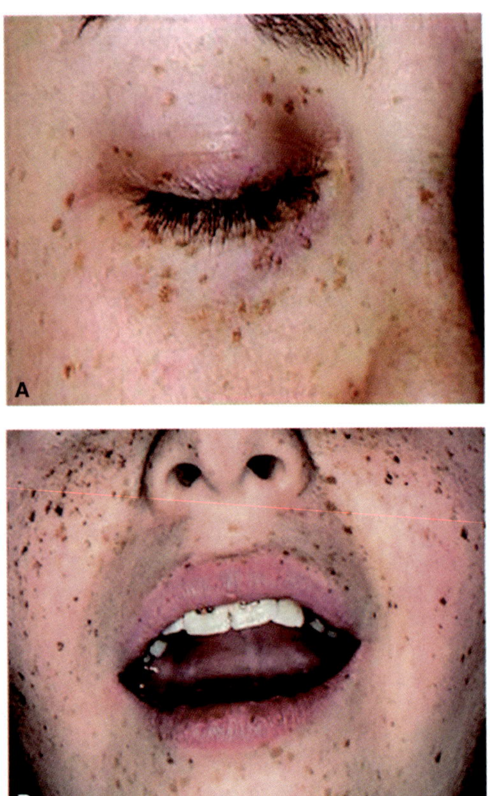

Figura 40.3 Manchas tipo sardas (lentigens) encontradas em pelo menos um terço dos pacientes com o complexo de Carney, em pálpebras (**A**), lábios e face (**B**).

Etiologia e genética

Diversos fenômenos caracterizam a heterogeneidade desta doença (Figura 40.4), sendo a maioria dos casos explicada com base na expressão aberrante ou anômala nas glândulas adrenais de receptores hormonais que não estão normalmente presentes (expressão ectópica) ou pela expressão amplificada de receptores habitualmente presentes (expressão eutópica).[44,45] Assim, a secreção de cortisol nesses pacientes é mediada por receptores para o peptídeo inibidor gástrico (GIP), vasopressina, catecolaminas, interleucina-1, leptina, hormônio luteinizante (LH), serotonina ou, eventualmente, por outros ligantes não reconhecidos.[1,45] Não há indícios de mutações nos genes para esses receptores, cuja ativação estimula a proteína G e o cAMP, iniciando os processos de esteroidogênese e de proliferação celular.[43] Em certos casos, tem sido demonstrada de forma adicional a secreção ectópica de ACTH (Figura 40.5).[42,45]

Estudos mais recentes demonstram mutações germinativas no gene *armadillo repeat containing 5* (*ARMC5*) em mais de 50% dos casos na forma familiar autossômica dominante de hiperplasia adrenal macronodular, incluindo vários casos aparentemente esporádicos; esse gene atua como supressor tumoral e na regulação da esteroidogênese.[43-45] Além disso, há uma possível associação de mutações no *ARMC5* com o desenvolvimento de meningiomas em pacientes com HAMP.[43]

Quadro 40.3 Manifestações clínicas do complexo de Carney.

Órgão	Manifestação	Frequência (%)
Pele	Lentigens (sardas)	70 a 80
	Nevos azuis	40
	Mixomas cutâneos	30 a 50
	Manchas café com leite etc.	Raras
Hipófise	Hiperplasia somatotrófica	60
	Elevação assintomática de GH, IGF-1 ou prolactina	Até 75
	Adenoma secretor de GH com acromegalia	10 a 12
	Prolactinomas	Raros
Adrenais	PPNAD	25 a 60
	Carcinoma adrenocortical	Raro
Tireoide	Doença cística ou nodular	Até 75
	Adenoma	Até 25
	Carcinoma (papilífero ou folicular)	Até 10
Testículos	Tumor calcificante de células grandes de Sertoli	41
	Tumores de células de Leydig	Raros
	Tumores de restos adrenais	Raros
Ovários	Cistos ovarianos	Raros
	Adenomas serosos	14
	Teratomas císticos	Raros
Coração	Mixomas cardíacos	40
Pâncreas	Carcinoma de células acinares	Raro
	Adenocarcinoma	2,5
	Neoplasia mucinosa intraductal	Rara
Mama	Mixomas de mama e mamilo	Ocasionais
	Adenomas ductais	20
Osso	Osteocondromixoma	Raro

GH: hormônio de crescimento; IGF-1: fator de crescimento semelhante à insulina-1; PPNAD: doença adrenal nodular pigmentada primária. (Adaptado de Correa et al., 2015.[40])

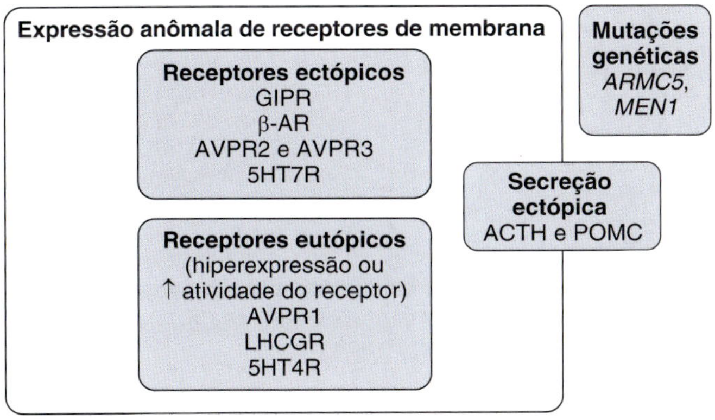

Figura 40.4 Principais alterações encontradas nas células fasciculadas do córtex adrenal relacionadas à etiologia da hiperplasia adrenal macronodular primária (HAMP). Em alguns macronódulos hiperplásicos adrenais, o estímulo a receptores (não mutados) expressos de forma anômala provoca a secreção de cortisol, mas também de derivados da pró-opiomelanocortina (POMC), como ACTH, amplificando o efeito de estímulo sobre a síntese de cortisol. As mutações genéticas estão relacionadas à HAMP na forma hereditária, como no gene *armadillo repeat containing 5* (*ARMC5*) e na neoplasia endócrina múltipla tipo 1 (*MEN1*).

Características clínico-laboratoriais

Morfologicamente, ambas as glândulas podem ter aumento de volume, mas há relatos de famílias com HAMP unilateral. Os nódulos hiperplásicos são caracteristicamente > 1 cm e de coloração amarelada (ver Figura 40.5).[1,46-48] Entretanto, o desenvolvimento da hiperplasia macronodular nem sempre é sincrônico ou com múltiplos nódulos. Considerando que essa doença apresenta esteroidogênese ineficiente, o hipercortisolismo apenas se manifesta quando há aumento considerável do número de células adrenocorticais.[42-45]

A maioria dos casos de HAMP é diagnosticada em mulheres (M:H = 2,5:1) entre 50 e 60 anos de idade; raramente, pode ser detectada na primeira infância, em pacientes com a síndrome de McCune-Albright (SMA).[1,43,47] A HAMP pode ser descoberta na investigação de: (1) incidentaloma adrenal, (2) hipercortisolismo (ou mesmo de hiperaldosteronismo primário), ou (3) rastreamento em familiares por doença hereditária, incluindo a MEN1 (35% dos casos apresentam HAMP).[42,47] A principal forma de manifestação é o hipercortisolismo subclínico, relacionado ao estímulo de receptores hormonais, com algumas particularidades quanto ao ritmo circadiano de cortisol. Por exemplo, na expressão anômala do receptor para o peptídeo inibitório gástrico (GIPR), observam-se picos proeminentes do cortisol relacionados às refeições, mas os valores em jejum tendem a ser normais (*SC dependente de alimentos*) (Figura 40.6).[1,44] Por outro lado, a expressão de receptores beta-adrenérgicos causa hipercortisolismo dependente do ortostatismo, que pode se apresentar com valores normais de cortisol em decúbito (ver Figura 40.6).[49,50] Para a investigação do padrão de resposta do cortisol, existe um protocolo de rastreamento que consiste na utilização de estímulos fisiológicos para os principais receptores anômalos.[44,45]

Síndrome de McCune-Albright

Na SMA, displasia fibrosa poliostótica e manchas café com leite podem estar associadas à hiperfunção de hipófise, tireoide, adrenais e gônadas. A apresentação mais comum é puberdade precoce, porém manifestações de excesso de hormônio do crescimento (gigantismo/acromegalia), hipertireoidismo ou síndrome de Cushing (por hiperplasia adrenal nodular) podem acontecer. O hipercortisolismo pode ocorrer como manifestação isolada da síndrome.[51,52]

As anormalidades subjacentes na SMA são as mutações ativadoras do gene *GNAS1* que codifica a subunidade α da proteína G estimuladora (Gs). Essas mutações resultam na ativação constitutiva da proteína Gs, simulando um estímulo constante do ACTH na adrenal. Com os níveis de ACTH suprimidos, eventualmente adenomas adrenais podem surgir.[51,53] A SMA é a etiologia mais frequente de SC no período neonatal e na infância precoce.[51,54] Entre 19 casos de SC associada à SMA, 17 (89,5%) ocorreram nos primeiros 7 meses de vida, enquanto os dois restantes foram diagnosticados à idade de 1,5 ano e 2 anos.[51]

A história natural da SC na SMA é heterogênea, com algumas crianças evoluindo com resolução espontânea do hipercortisolismo, enquanto outras têm um quadro mais grave, eventualmente necessitando de adrenalectomia bilateral.[51]

Distúrbios extra-adrenais

Muito excepcionalmente, a etiologia da SC ACTH-independente é a transformação adenomatosa ou maligna de restos embrionários ectópicos das adrenais.[55,56] Esses tecidos podem ter localização variada (eixo celíaco, testículos, cordões espermáticos, espaço retro-hepático ou retrocaval, ligamento largo etc.), mas a maioria é não funcionante.[55,57] Em um caso notável, a lesão apresentava-se como um nódulo pararrenal esquerdo.[55] Outras vezes, ela pode simular um tumor primário dos órgãos nos quais se encontram restos adrenais.[56] Mais raros ainda são os relatos de carcinomas ovarianos[58] ou feocromocitomas[59] secretores de cortisol como causa de SC ACTH-independente.

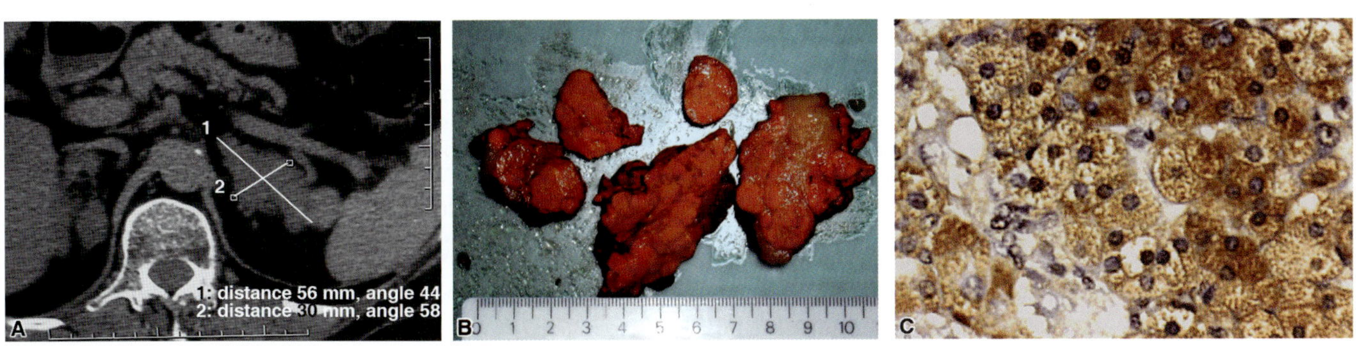

Figura 40.5 Hiperplasia adrenal macronodular primária em paciente de 64 anos com síndrome de Cushing (SC) manifesta, caracterizada por ganho de peso, fácies pletórica, amiotrofia, fragilidade cutânea, diabetes e hipertensão. Trata-se de um caso de expressão anômala de receptores beta-adrenérgicos com expressão ectópica de ACTH, causando hiperplasia adrenal bilateral visualizada em exame de tomografia computadorizada (**A**) e peça de adrenalectomia esquerda (**B**). A marcação imuno-histoquímica demonstra a síntese de ACTH em macronódulos hiperplásicos (**C**); o efeito do hipercortisolismo em resposta ao ortostatismo é amplificado pela ação parácrina e autócrina do ACTH.

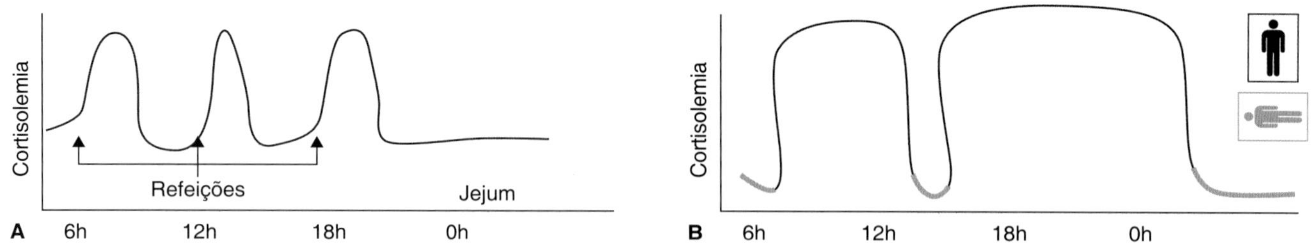

Figura 40.6 Representação esquemática da variabilidade da cortisolemia em 24 horas na hiperplasia adrenal macronodular primária causando síndrome de Cushing (SC) dependente da alimentação (**A**), por expressão ectópica do receptor do peptídeo inibitório gástrico (GIPR) ou na SC sensível ao ortostatismo (**B**), por expressão ectópica de receptores beta-adrenérgicos.

Outras considerações clínicas

Estados de pseudo-Cushing

A terminologia *síndrome ou estado de pseudo-Cushing* (EPC) refere-se a certas condições que se manifestam com um fenótipo clínico e/ou laboratorial similar ao da SC, associado a hipercortisolismo leve ou moderado (ou seja, valor do cortisol livre urinário, no máximo, 3 a 4 vezes o limite superior da normalidade).[12,33,60] Diversas situações podem levar ao EPC, sendo a depressão e o etilismo crônico as mais reconhecidas. Outras causas relevantes são obesidade (principalmente, a visceral), síndrome dos ovários policísticos, síndrome de abstinência alcoólica, insuficiência renal crônica, síndrome de resistência ao GC generalizada e outras doenças psiquiátricas (p. ex., síndrome do pânico, ansiedade crônica, psicoses e anorexia nervosa).[12,60]

O hipercortisolismo no EPC não apresenta uma causa bem definida. Acredita-se que decorra, sobretudo, do aumento de secreção de CRH, em função da hiperativação do eixo hipotalâmico-hipofisário-adrenal (HHA). Em geral, para uma adequada distinção diagnóstica entre SC e EPC, é necessário tratar ou eliminar o fator indutor do hipercortisolismo.[12,60] Por exemplo, demonstrou-se, muitas vezes, que é imprescindível adotar a abstinência etílica por um período de cerca de 2 a 4 meses para que o eixo HHA retorne ao estado normal.[61,62]

Síndrome de Cushing exógena ou iatrogênica

O uso crônico de GC representa a causa mais comum de SC, devendo ser descartado em qualquer paciente com manifestações cushingoides. Estas últimas costumam surgir com doses diárias excedendo 7,5 mg de prednisona, 0,75 mg de DMS ou 30 mg de hidrocortisona.[12] Ocasionalmente, o quadro pode ser desencadeado pelo uso prolongado de preparações nasais de GC (para o tratamento de rinite alérgica), o que, muitas vezes, não é informado pelos pacientes, por julgarem que são inócuas e de efeitos limitados ao nariz (Figura 40.7).[33] A utilização prolongada de cremes e colírios contendo GC pode também resultar em síndrome de Cushing exógena (SCE).[33] O emprego concomitante de substâncias que inibam a metabolização hepática dos GC pelo citocromo P450 (p. ex., itraconazol, inibidores de proteases, fluoxetina, sertralina etc.) aumenta o risco de SCE durante o uso de GC pelas vias oral ou inalatória.[63] A SCE foi também descrita em pacientes medicados com acetato de megestrol.[64]

Alguns autores têm utilizado a terminologia *síndrome de Cushing factícia*, quando o uso de GC é deliberadamente omitido pelos pacientes, ocasionando grande dificuldade diagnóstica.[65]

Na SCE, devido à supressão do eixo HHA, encontram-se tipicamente baixos os níveis séricos e urinários de cortisol (exceto nos casos decorrentes do uso de hidrocortisona) e ACTH.[8] Contudo, existe a possibilidade de reações cruzadas com GC sintéticos (sobretudo, a prednisolona), gerando valores falsamente elevados do cortisol, os quais podem ser desmascarados, quando se utiliza a cromatografia líquida associada à espectrometria de massas em *tandem* (HPLC-MS/MS).[65]

Síndrome de Cushing cíclica

Por motivos desconhecidos, certos pacientes com SC apresentam secreção cíclica de cortisol, que pode flutuar e remitir espontaneamente, por muitos meses e, até mesmo, anos. Os sinais e sintomas da SC, como miopatia, hipertensão e diabetes, oscilam com o nível de cortisol circulante. Essa dinâmica pode causar considerável dificuldade diagnóstica, e, não raramente, são necessárias reinvestigações em várias ocasiões. É crucial que qualquer avaliação diagnóstica apenas seja feita quando houver hipercortisolemia, de modo que repetidas admissões no serviço de endocrinologia podem ser necessárias.[10,33,66,67]

Ciclicidade pode ocorrer com todas as causas de SC.[33,66,67] Uma revisão da literatura detectou 212 casos, nos quais ela originou-se de um adenoma hipofisário corticotrófico em 67% (n=143), de produção ectópica de ACTH em 17% (n=36) e de um tumor adrenal em cerca de 11% (n=23). Tumores ocultos responderam por 2% dos casos (n=4), ao passo que 3% dos pacientes (n=6) não foram classificados.[67]

Secreção autônoma de cortisol

Previamente denominada de hipercortisolismo subclínico,[68] a secreção autônoma de cortisol (SAC) caracteriza-se pela ausência de sinais ou sintomas clássicos de hipercortisolismo em indivíduos com evidência laboratorial de produção aumentada de cortisol.[68-70] A SAC tem sido descrita em 5 a 30% dos pacientes com incidentalomas adrenais, por sua vez encontrados em 4 a 6% da população adulta. Extrapolando esses dados, a prevalência de SAC em adultos seria de 0,2 a 2%.[68,70] Alguns estudos sugerem que a SAC esteja presente em 1 a 10% dos pacientes com aparente diabetes melito tipo 2 (DM2) mal controlado ou com osteoporose com fraturas.[1,5,68]

Embora os pacientes com SAC não apresentem os estigmas clássicos do hipercortisolismo, eles têm alta prevalência de obesidade, hipertensão e DM2, bem como de redução da densidade mineral óssea. Existem também evidências de que a SAC se associe a risco aumentado de fraturas vertebrais e infarto agudo do miocárdio.[71] A maior preocupação com esses tumores, entretanto, é o risco do desenvolvimento de insuficiência adrenal aguda no pós-operatório (às vezes, fatal), caso os pacientes não recebam GC.[68,69]

O percentual de pacientes com SAC que evoluem para a SC clássica é incerto, mas, muito provavelmente, é inferior a 1%. Isso fica bem sugerido pela prevalência significativamente maior da SAC do que da SC causada por um adenoma adrenal (1,4 por milhão, com uma fase pré-clínica média de 5 anos).[68,69] Como comentado, tal fato poderia estar relacionado à ausência de mutações do gene *PRKACA* nesses adenomas.[1]

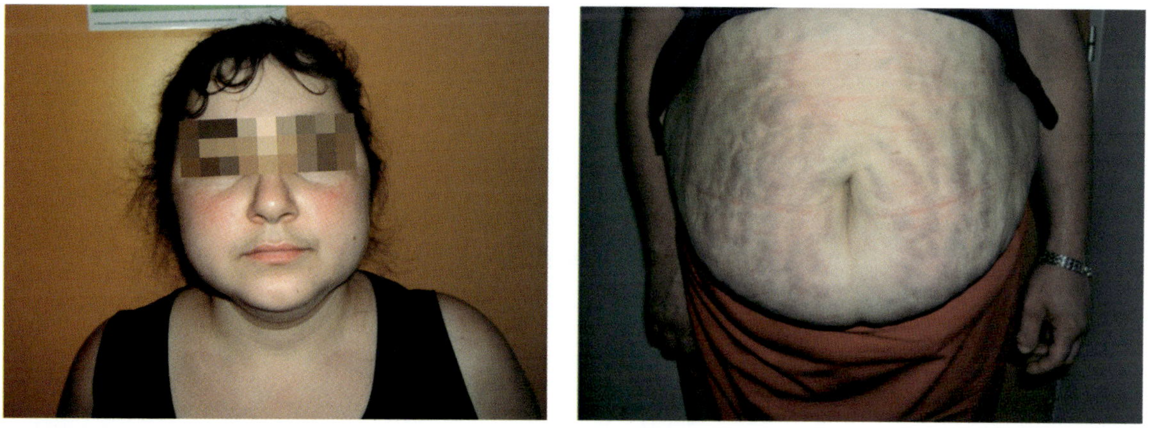

Figura 40.7 Paciente de 25 anos de idade com aumento de peso, obesidade abdominal e amenorreia havia 5 meses. Negava veementemente o uso de qualquer medicamento. Diagnóstico final: síndrome de Cushing secundária à automedicação crônica para rinite alérgica. Notar a pletora facial e as estrias violáceas largas.

Síndrome de Cushing durante a gravidez

A gravidez é rara em mulheres com SC, com cerca de 150 casos relatados na literatura mundial até 2010, uma vez que o hiperandrogenismo e o hipercortisolismo suprimem a secreção hipofisária de gonadotrofinas.[72] No entanto, se não tratada, a SC resulta em alta morbimortalidade materno-fetal.[72-74]

A etiologia da SC difere em grávidas e não grávidas. Assim, os tumores adrenocorticais (sobretudo, os adenomas) respondem por uma porcentagem desproporcionalmente elevada de casos de SC na gravidez (cerca de 55%),[73] em comparação com 14 a 30% na população não gestante (Quadro 40.4).[4,10-12] Por outro lado, a DC parece ser menos comum na gravidez, com taxas de 63 a 69% na população geral,[4,10-12] em comparação com 33% em 122 gestantes.[73] A explicação para esse fato seria, possivelmente, maior taxa de ciclos ovulatórios em mulheres com adenomas adrenais (menor produção de andrógenos).[73,74]

Lindsay et al.,[73] ao revisarem 136 gestações em 122 mulheres com SC, encontraram as seguintes etiologias em 113 delas: DC em 40; adenoma adrenal em 56; carcinoma adrenal em 12; SAE em 4; CNC em 1; hiperplasia ACTH-independente em 5, possivelmente resultante de estimulação de receptor aberrante.

Mais rara ainda é a SC induzida pela gravidez (SCIG), havendo na literatura menos de 20 casos descritos.[72,73] O quadro regride após o parto ou o abortamento, porém pode recidivar em gestações subsequentes.[73] A etiologia da SCIG é desconhecida, mas parece estar relacionada com a produção placentária de um ou mais peptídeos. Entre os possíveis agentes desencadeadores incluem-se o CRH e o ACTH. A expressão ectópica de receptores para hormônio luteinizante/gonadotrofina coriônica humana (LH/hCG) nas glândulas adrenais também foi sugerida como fator etiológico em alguns casos.[71-73]

Quadro 40.4 Comparação da etiologia da síndrome de Cushing (SC) em gestantes e na população adulta não grávida.

Etiologia	Grávidas (n = 122)[a]	População adulta não grávida (n = 1.375)[b]
Doença de Cushing	33%	61 a 69%
Tumores adrenocorticais	56%	14 a 30%
Secreção ectópica de ACTH	3%	5 a 10%
Outras/não identificada	8%	Até 6,5%*

*Casos de SC ACTH-dependente.[a] (Adaptado de Lindsay et al., 2005.[73] [b]Adaptado de Valassi et al., 2011;[4] Vilar et al., 2017;[10] Invitti et al., 1999;[11] Newell-Price et al., 1998.[12])

O diagnóstico de SC em gestantes pode ser difícil, já que, na gravidez normal, o cortisol sérico (CS) eleva-se em duas a três vezes, devido ao aumento de produção do cortisol e da globulina de ligação do cortisol (CBG). Além disso, o cortisol livre urinário (UFC) também se eleva, e a supressão do cortisol com DMS é menor do que a observada em não gestantes.[72,73]

Vale a pena salientar que, em gestantes, cerca de 50% dos tumores adrenais secretores de cortisol cursam com valores de ACTH não suprimidos (> 10 pg/mℓ), devido à produção placentária de CRH e ACTH.

Síndrome de Cushing pediátrica

A SC pode ocorrer em qualquer idade; contudo, as etiologias diferem de acordo com os grupos etários. Em algumas séries, distúrbios adrenais (incluindo adenomas e carcinomas, PPNAD e SMA) correspondem a 65% dos casos em crianças.[75,76] Em outras, a DC aparece como a etiologia mais prevalente no grupo etário acima de 5 anos.[76] Em contraste, a secreção ectópica de ACTH é extremamente rara na infância.[18,20,77-79] A SC exógena ou iatrogênica é comum em crianças e, na maioria das vezes, resulta da administração indevida de GC pelos pais ou cuidadores (Figura 40.8).[76] Um achado quase invariável na SC pediátrica é a parada do crescimento, que pode preceder outras manifestações, como ganho de peso, retardo puberal, fadiga, depressão e hipertensão.[75,76]

ASPECTOS CLÍNICOS

Entre as manifestações clássicas associadas à síndrome de Cushing (SC) incluem-se ganho de peso, letargia, fraqueza, irregularidades menstruais, perda da libido, hirsutismo, acne, estrias cutâneas purpúricas, miopatia proximal, disfunção erétil e transtornos psiquiátricos (p. ex., depressão, ansiedade e, mais raramente, psicose).[12,80] Sua maior ou menor frequência dependerá da duração e da intensidade do hipercortisolismo.[6] Mais de 70% dos pacientes com SC manifestam sintomas psiquiátricos, que variam de ansiedade ou instabilidade emocional a depressão ou franca psicose. Tais manifestações psiquiátricas podem, ocasionalmente, ser a apresentação inicial da síndrome, a exemplo da hiperglicemia, da hipertensão, das fraturas osteoporóticas ou dos distúrbios gonadais.[80,81] Problemas associados, como hipertensão e DM, são comuns e podem ser o motivo que leva os pacientes a procurar assistência médica.[6,12,33] Raramente, observa-se necrose asséptica da cabeça do fêmur, mas ela já foi relatada como manifestação inicial da síndrome.[82]

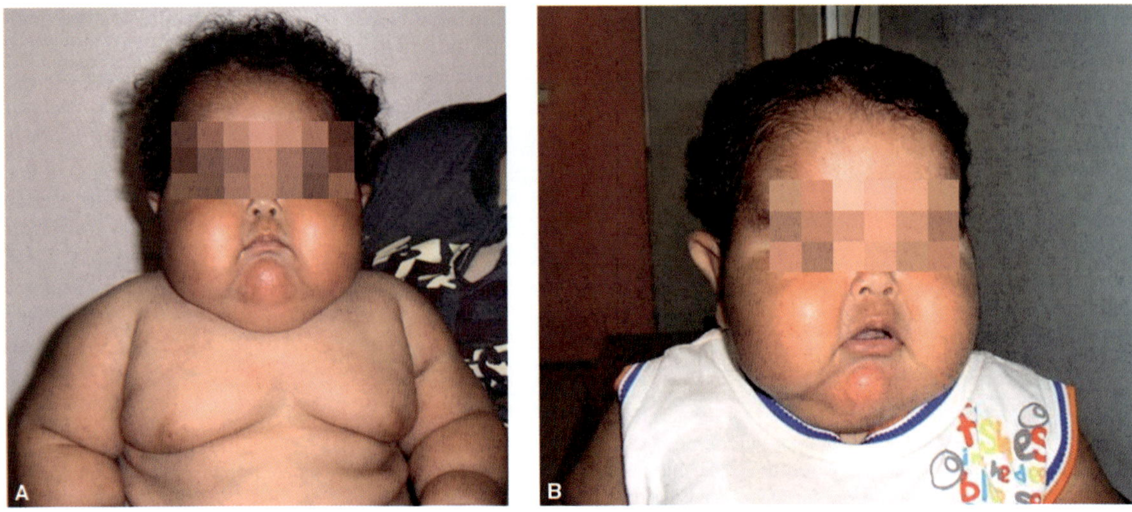

Figura 40.8 A. Síndrome de Cushing por uso de Trok® (betametasona creme), para prevenção de assaduras, recomendado pela enfermeira do Programa Saúde da Família. **B.** Trinta dias após a interrupção do medicamento. (Cortesia da Dra. Jacqueline Araújo, HC-UFPE.)

Os sinais associados à SC são extremamente variados e diferem em sua gravidade; porém, muitas vezes, são inespecíficos (Quadro 40.5). Sinais como "giba de búfalo" (aumento da gordura retrocervical), pletora facial, obesidade e hirsutismo são pouco úteis na distinção entre SC e os estados de pseudo-Cushing (Figura 40.9). Entretanto, equimoses surgidas espontaneamente ou aos mínimos traumatismos (consequentes ao adelgaçamento da pele e ao aumento da fragilidade capilar), miopatia proximal (afetando, sobretudo, os membros inferiores) ou estrias violáceas ou purpúricas mais largas do que 1 cm tornam a possibilidade diagnóstica de SC bastante elevada em um paciente com obesidade central (Figuras 40.10 e 40.11).[6,12,81] Osteopenia e osteoporose, especialmente na ausência de outra causa predisponente, podem fornecer uma evidência adicional de hipercortisolismo (Figura 40.12).[6,12]

A miopatia proximal, mais bem demonstrada quando se solicita ao paciente que se levante com os braços cruzados estando agachado ou sentado, pode ser, às vezes, a queixa dominante na doença de Cushing (DC), na ausência de suas alterações fenotípicas clássicas (Figura 40.13).[12]

Nos pacientes com hipercortisolismo leve, as manifestações típicas podem ser mínimas (Figura 40.14).[12,80] Além disso, já foi relatado o caso de uma paciente com DC sem o fenótipo cushingoide, devido a uma conversão defeituosa da cortisona em cortisol e aumento da depuração do cortisol, aparentemente por um defeito parcial na atividade da enzima 11-beta-hidroxiesteroide desidrogenase tipo 1.[83]

Clinicamente, é impossível distinguir a SC decorrente de um tumor adrenal daquela secundária à DC. Da mesma maneira, conforme mencionado, os aspectos cushingoides estão frequentemente

Quadro 40.5 Frequência dos sinais e sintomas da síndrome de Cushing.

Sinais/sintomas	Prevalência (%)	Sinais/sintomas	Prevalência (%)
Gerais		**Neuropsiquiátricos**	
Obesidade ou ganho de peso	70 a 95	Depressão, ansiedade ou instabilidade emocional	40 a 85
Face arredondada (face de lua cheia)	81 a 90	Cefaleia	47 a 58
Fraqueza	56 a 90	Psicose/mania	Raramente
Aumento da gordura supraclavicular/retrocervical (giba de búfalo)	34 a 67	Disfunção cognitiva	Ocasionalmente
Cutâneos		Distúrbios do sono*	Frequentemente
Adelgaçamento da pele	84	**Musculoesqueléticos**	
Pletora facial	70 a 90	Fraqueza/atrofia muscular	60 a 82
Hirsutismo/alopecia	64 a 87	Osteopenia ou fraturas	40 a 70
Calvície feminina	13 a 51	Diminuição do crescimento linear em crianças	70 a 80
Estrias violáceas ou purpúricas	44 a 64	**Metabólicos**	
Acne	20 a 35	Hipertensão	70 a 85
Equimoses aos mínimos traumatismos ou espontâneas	35 a 65	Tolerância diminuída à glicose	45 a 70
Cicatrização diminuída das feridas	42	Dislipidemia	39 a 70
Gonadais		Esteatose hepática	20
Irregularidade menstrual	70 a 80	Nefrolitíase	15 a 50
Diminuição da libido (homens/mulheres)	33 a 100	Alcalose hipocalêmica	17
Disfunção erétil	85		

*Insônia, sonhos vívidos, apneia obstrutiva do sono. (Adaptado de Nieman, 2018;[8] Newell-Price et al., 1998.[12])

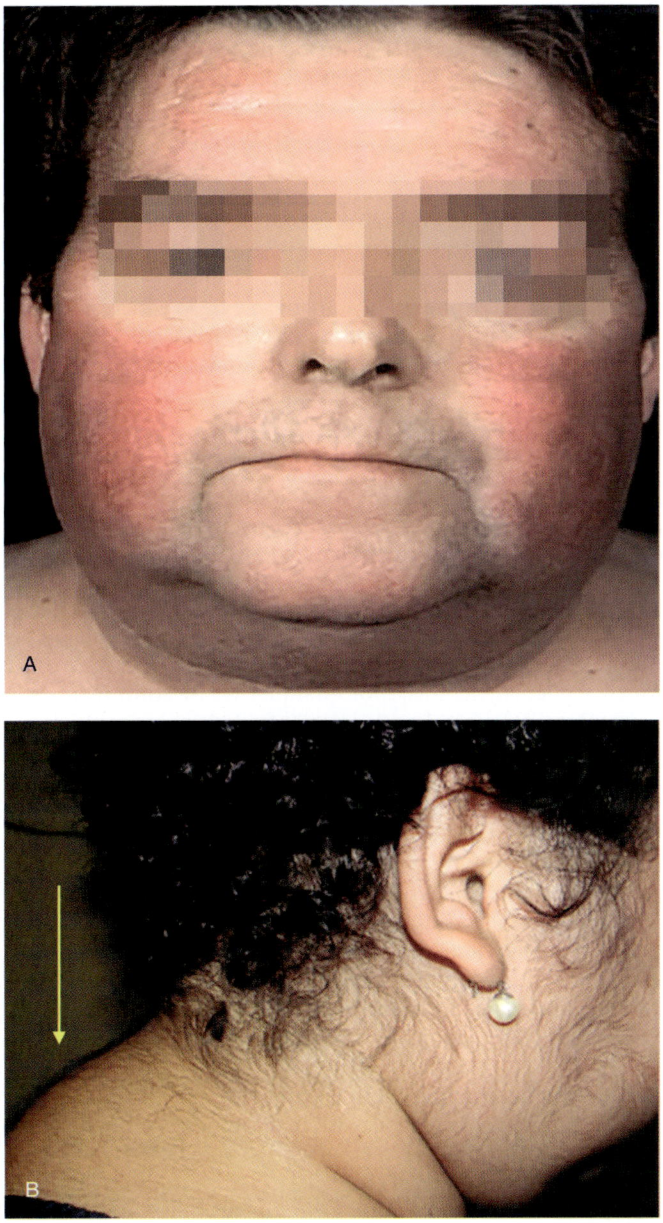

Figura 40.9 Apesar de serem frequentes na síndrome de Cushing, são pouco específicos os achados de: face arredondada ("face de lua cheia") e pletora facial (**A**), e hirsutismo e aumento da gordura retrocervical ("giba de búfalo") (*seta* em **B**).

presentes na SAE produzida por tumores de curso mais benigno e lento, como, por exemplo, os carcinoides brônquicos e tímicos (Figura 40.15).[12,81] Quando a SAE resulta de carcinomas pulmonares de pequenas células, habitualmente os aspectos cushingoides estão ausentes e tendem a predominar os sintomas e sinais de malignidade (anemia, perda ponderal, anorexia etc.) associados a hipertensão, hipocalemia (presente em 70 a 100% dos casos), fraqueza muscular intensa e hiperpigmentação (consequente aos altos níveis circulantes do ACTH).[6,12] As três últimas manifestações são mais comuns na SAE do que na DC. O mesmo aplica-se à maior intensidade do hipercortisolismo e dos níveis de ACTH, andrógenos e desoxicorticosterona (DOC). Contudo, ocasionalmente, a DC manifesta-se com perda de peso, hiperglicemia, miopatia e hipertensão, simulando a SAE (ver Figura 40.13 A). Observa-se também predominância de manifestações de malignidade em pacientes com carcinomas adrenais.[2,12,80,81]

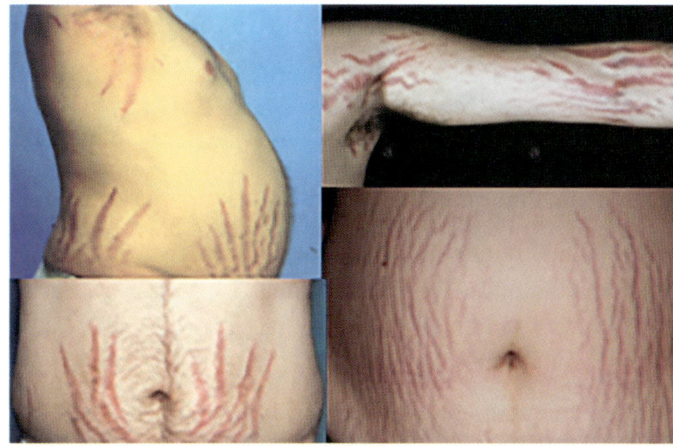

Figura 40.10 Estrias purpúricas estão presentes em até dois terços dos casos de síndrome de Cushing. Têm maior especificidade e poder diagnóstico quando são mais largas que 1 cm.

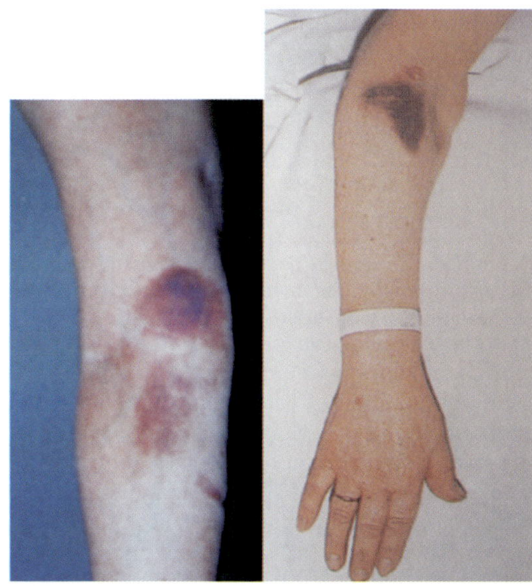

Figura 40.11 Equimoses de aparecimento fácil (espontaneamente ou aos mínimos traumatismos), a exemplo da miopatia proximal e da osteoporose, são bastante sugestivas da síndrome de Cushing em indivíduos com obesidade central.

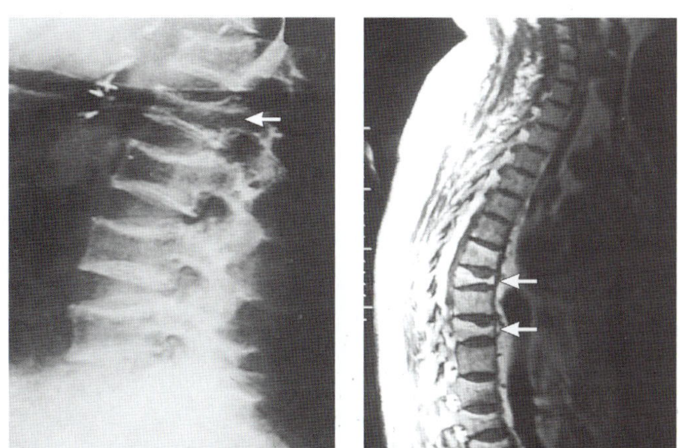

Figura 40.12 Fraturas vertebrais osteoporóticas (*setas*) observadas à radiografia simples (**A**) e à ressonância magnética (**B**).

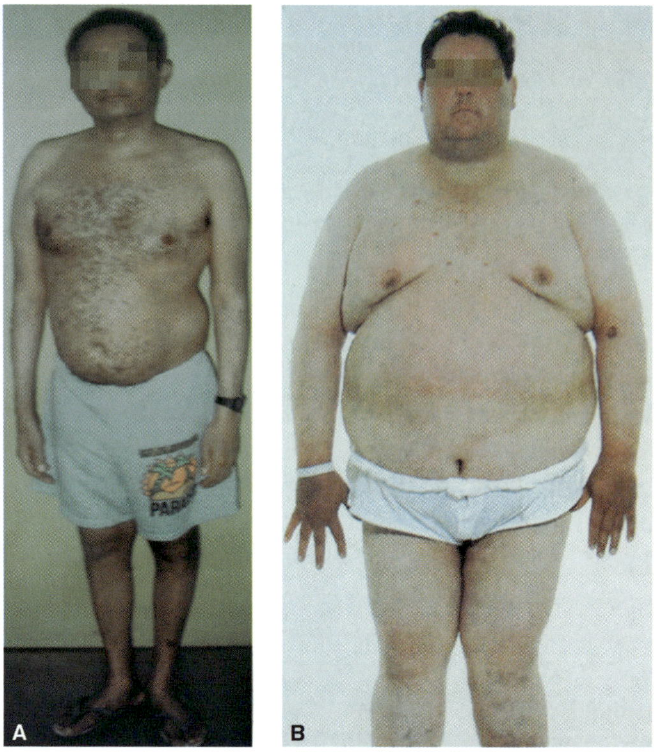

Figura 40.13 Dois casos da doença de Cushing com manifestações clínicas distintas. Em **A**, o paciente teve o diagnóstico inicial de diabetes melito descompensado, com hiperglicemia e perda de 15 kg. A presença de grave miopatia proximal levou à suspeita de síndrome de Cushing. Em **B**, nota-se o fenótipo clássico (mas não patognomônico) da síndrome de Cushing, com "face de lua cheia", pletora facial e obesidade em tronco.

Algumas características, tais como aumento na pressão intraocular, catarata, hipertensão intracraniana benigna, necrose asséptica da cabeça do fêmur, osteoporose e pancreatite, são mais comuns na SC iatrogênica do que na SC endógena. Em contraste, outras características, notadamente hipertensão, hirsutismo e oligomenorreia/amenorreia, são mais prevalentes na SC endógena.[12,80,81]

Os pacientes com SC costumam apresentar hipercoagulabilidade e risco aumentado de complicações tromboembólicas.[6,84] Isso se deve, sobretudo, a aumento nos níveis séricos do fator de von Willebrand e do fator VIII induzido pelo cortisol.[84]

Em crianças, as manifestações são, em geral, similares às dos adultos, mas a obesidade tende a ser generalizada. Além disso, uma característica marcante nesse grupo etário é a grande diminuição da velocidade do crescimento (Quadro 40.6).[75,76] O hipercortisolismo antagoniza a ação do fator de crescimento semelhante à insulina-1 (IGF-1) na placa de crescimento e, assim, a SC deve ser suspeitada em toda criança com história de ganho de peso e retardo do crescimento (Figura 40.16). Em cerca de 40% dos casos, observa-se um quadro de virilização (clitoromegalia, aumento peniano e incremento da pilificação corporal) – resultante da produção excessiva de andrógenos adrenais –, que pode ser a manifestação dominante.[12,75,76]

Alterações bioquímicas

Entre os pacientes com SC, 30 a 40% têm DM, e tolerância diminuída à glicose ocorre em 20 a 30%.[12,85] Dislipidemia – caracterizada por elevação dos triglicerídeos e LDL-colesterol, além de redução do HDL-colesterol – também é comum na SC.[85]

DIAGNÓSTICO

Diante da suspeita clínica de SC, deve-se, de início, descartar o uso de glicocorticoides (por qualquer via de administração), frequentemente omitido pelos pacientes.[12] A investigação da SC endógena inclui duas etapas: confirmação do hipercortisolismo e definição de sua etiologia. Convém salientar que não existe consenso sobre a melhor forma de alcançar tais objetivos. No entanto, a maioria dos protocolos de investigação utiliza, no mínimo, dois testes funcionais que enfocam diferentes aspectos da fisiopatologia do eixo HHA (Quadro 40.7). A confirmação do estado de hipercortisolismo precisa ser estabelecida antes de qualquer tentativa de diagnóstico diferencial. Caso contrário, essa abordagem resultará em diagnóstico equivocado e tratamento inadequado. Os exames de imagem somente devem ser realizados após a adequada avaliação hormonal.[12,33,80]

Confirmação do hipercortisolismo

Os três principais instrumentos diagnósticos atualmente empregados para estabelecer o diagnóstico de SC são o teste de supressão noturna com 1 mg de DMS (1 mg-DST), a dosagem do cortisol

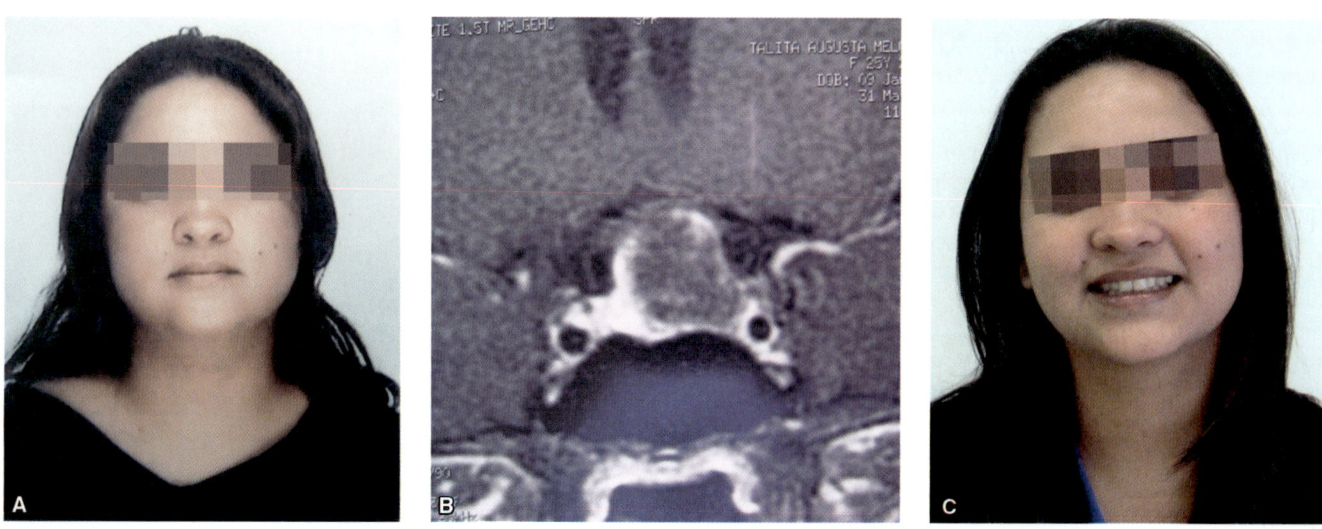

Figura 40.14 A e **B.** Paciente de 22 anos de idade com doença de Cushing por macroadenoma, sem os aspectos fenotípicos clássicos do hipercortisolismo e com discreta elevação do cortisol livre urinário. Relatava ganho de 10 kg e irregularidade menstrual nos últimos 12 meses (peso = 68,8 kg; IMC = 26,5 kg/m^2). **C.** Cura após a cirurgia transesfenoidal. (Cortesia do Dr. Paulo Augusto Miranda.)

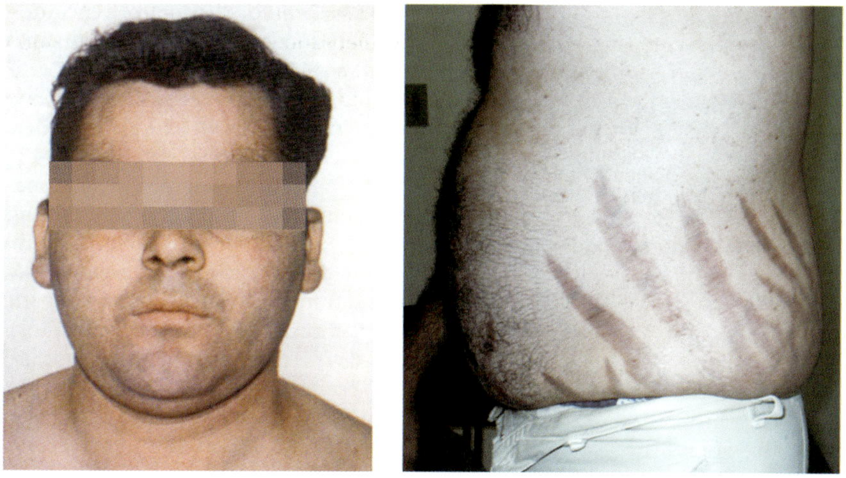

Figura 40.15 Síndrome de Cushing por tumor carcinoide brônquico secretor de ACTH, clinicamente indistinguível da doença de Cushing. O paciente apresentava ganho de peso, sobrepeso, estrias purpúricas largas, hipertensão e fraqueza muscular.

Quadro 40.6 Frequência dos sinais e sintomas clínicos da síndrome de Cushing em duas séries de crianças e adolescentes, totalizando 71 pacientes.

Sintomas/sinais	Frequência (%)
Gerais	
Ganho de peso/obesidade	90 a 93
Crescimento linear diminuído	80 a 83
Fraqueza	45 a 50
Hipertensão	61
Face arredondada ("de lua cheia")	58 a 78
Edema	47 a 58
Giba de búfalo	20
Idade óssea aumentada	8
Calvície feminina	20
Cutâneos	
Hirsutismo	58 a 78
Equimose de aparecimento fácil	45 a 50
Acne	47 a 58
Cicatrização diminuída das feridas	11
Hiperpigmentação	8 a 14
Musculoesqueléticos	
Osteopenia ou fratura	48 a 83
Neuropsiquiátricos	
Instabilidade emocional ou depressão	25
Cefaleia	50
Disfunção gonadal	
Alterações menstruais	20 a 78

Adaptado de Newell-Price et al., 1998.[12]

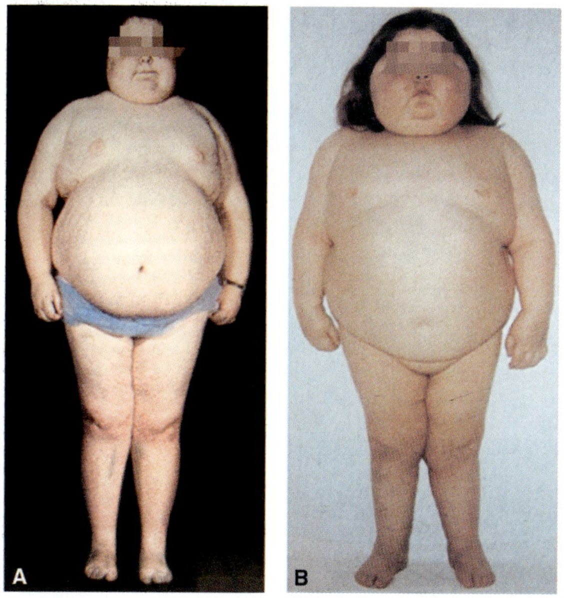

A B

Figura 40.16 Síndrome de Cushing em crianças causada pelo uso crônico de dexametasona (**A**) e por um carcinoma adrenal (**B**). Ambas apresentavam crescimento deficiente e hipertensão, além de obesidade.

salivar ao final da noite e a medida do cortisol livre urinário (em amostra de 24 horas). Recomenda-se a utilização de pelo menos dois desses testes. Diante de resultados inconclusivos ou discordantes, pode-se lançar mão de testes complementares, como o teste de supressão com 2 mg de dexametasona durante 48 horas e a dosagem do cortisol sérico no final da noite. Por fim, há os chamados testes de segunda linha, com maior utilidade na diferenciação entre a doença de Cushing e os estados de pseudo-Cushing (ver adiante) (Quadro 40.8).[3,6,86]

Testes de supressão com doses baixas de dexametasona

Os testes de supressão com doses baixas de DMS (LDSST) visam demonstrar a perda da inibição por retroalimentação (*feedback*) do cortisol normal no eixo HHA, tipicamente observada na SC.[86,87] Dois tipos de testes são mais empregados: supressão noturna com 1 mg de DMS (1 mg-DST) e administração de 2 mg (0,5 mg a cada 6 horas) durante 48 horas (2 mg-DST), denominado no passado teste de Liddle 1. O 1 mg-DST é frequentemente usado como rastreamento, devido à sua maior simplicidade, e por ser facilmente realizado ambulatorialmente.[12,86] O 2 mg-DST é, em geral, reservado para situações em que os outros testes de rastreamento de primeira linha não tornem possível uma definição diagnóstica.[80]

Teste da supressão noturna com 1 mg de dexametasona

Racional. Este teste, assim como o 2 mg-DST, visa demonstrar a perda da inibição por retroalimentação (*feedback*) negativa do cortisol normal no eixo HHA, tipicamente observada na SC.[86,87]

Procedimento. Administra-se 1 mg de DMS às 23 horas por via oral (VO), com dosagem do CS na manhã seguinte às 8 horas. Em crianças, a dose é de 10 μg/kg de peso.[12,87]

Interpretação. Classicamente, um valor do CS ≤ 1,8 μg/dℓ (50 nmol/ℓ) descarta o hipercortisolismo, enquanto um valor > 5 μg/dℓ (138 nmol/ℓ) é altamente sugestivo.[1,2,88]

Quadro 40.7 Exames para o diagnóstico da síndrome de Cushing.

Confirmação do hipercortisolismo
- Teste de supressão noturna com 1 mg de dexametasona
- Dosagem do cortisol salivar no final da noite (*entre 23 h e meia-noite*)
- Dosagem do cortisol livre urinário (*em amostra de 24 h*)
- Teste de supressão com 2 mg de dexametasona por 48 h
- Dosagem do cortisol sérico à meia-noite

Determinação da causa do hipercortisolismo
- Dosagem do ACTH basal
- Teste de estímulo com o CRH
- Teste de estímulo com a desmopressina
- Teste de supressão com altas doses de dexametasona
- Cateterismo bilateral do seio petroso inferior
- Exames de imagem (tomografia computadorizada, ressonância magnética, OctreoScan®, PET/CT com ^{18}F-FDG, ^{18}F-DOPA ou ^{68}Ga-DOTATATE)

Quadro 40.8 Testes para o diagnóstico da síndrome de Cushing (confirmação do hipercortisolismo).

Testes diagnósticos	Pontos de corte para resposta normal	Sensibilidade (%)	Especificidade (%)
Testes de 1ª linha			
1 mg-DST	CS > 1,8 μg/dℓ	> 95	80
	CS > 5,0 μg/dℓ	> 80	97
Cortisol salivar no final da noite	2 × LSN	92 a 100	93 a 100
Dosagem do cortisol livre urinário (UFC)	> LSN	90	45 a 100
	≥ 4 × LSN	–	95 a 100
Testes complementares aos de 1ª linha			
2 mg-LDDST	CS > 1,8 μg/dℓ	92 a 100	92 a 100
Cortisol sérico (CS) à meia-noite (*com o paciente acordado*)	> 7,5 μg/dℓ	96	87 a 100
CS à meia-noite (*com o paciente dormindo*)	CS > 1,8 μg/dℓ	100	20
Testes de 2ª linha			
Teste DMS-CRH*	> 1,4 > 3,2		67 a 100 (média, 70) 100
Teste da desmopressina*	Diferentes critérios entre os estudos		

*Maior utilidade na diferenciação entre síndrome de Cushing e estados de pseudo-Cushing. 1 mg-DST: teste de supressão noturna com 1 mg de dexametasona; 2 mg-LDDST: teste de supressão com baixa dose (2 mg/dia) de dexametasona por 48 h; LSN: limite superior da normalidade; DMS-CRH: dexametasona-hormônio liberador da corticotrofina. (Adaptado de Machado et al., 2016;[3] Vilar et al., 2017;[10] Invitti et al., 1999;[11] Vilar et al., 2007.[33])

Acurácia. Usando-se o ponto de corte de 1,8 μg/dℓ, o 1 mg-DST tem sensibilidade > 95% e especificidade de 80%.[10,80] Existem relatos de que até 8% dos pacientes com DC poderiam suprimir o CS abaixo de 1,8 μg/dℓ.[89] No entanto, esse percentual mais elevado possivelmente deveu-se à inclusão de casos de hipercortisolismo cíclico. Em estudo recente, entre 148 pacientes com SC confirmada, apenas 4 pacientes (2,7%) sem hipercortisolismo cíclico apresentaram CS < 1,8 μg/dℓ durante o 1 mg-DST e, em 126 (85%), esse valor excedeu 5 μg/dℓ (> 10 μg/dℓ em 64%).[10] Outras causas de resultados *falso-negativos* são o uso de medicamentos que diminuem o metabolismo hepático da DMS pelo CYP3A4 (amiodarona, fluoxetina, aprepitanto, fluconazol, ciprofloxacino, ritonavir etc.) e hepatopatias crônicas (Quadro 40.9).[2,80,86]

Resultados *falso-positivos* podem ser observados em condições associadas a hipercortisolemia não resultante da SC (p. ex., obesidade, doenças psiquiátricas, etilismo, elevação da CBG (fármacos, gravidez, hipertireoidismo etc.), insuficiente liberação da DMS na circulação (p. ex., não ingestão, absorção reduzida ou depuração hepática aumentada), diminuição da depuração renal da DMS (p. ex., insuficiência renal) etc. (ver Quadro 40.9).[2,6,86]

Diversos fármacos diminuem as concentrações plasmáticas da DMS, por induzirem aumento de sua depuração hepática, mediada pelo CYP3A4 (p. ex., carbamazepina, fenitoína, fenobarbital, rifampicina, álcool, pioglitazona etc.). O ideal é que tais medicamentos sejam interrompidos antes da investigação.[2,33,87] Não supressão do CS é também observada em até 50% das mulheres que fazem uso de fármacos que elevem a CBG (p. ex., estrógenos, tamoxifeno, mitotano etc.) (ver Quadro 40.9).[2] Portanto, se for possível, tais fármacos devem ser interrompidos por um período de 4 a 6 semanas antes da investigação, visando ao retorno da CBG a valores normais.[89]

Na avaliação de respostas falso-positivas e falso-negativas, alguns especialistas preconizam a dosagem simultânea de cortisol e DMS para se certificarem de níveis plasmáticos adequados dessa

Quadro 40.9 Armadilhas na interpretação dos testes de supressão noturna com doses baixas de dexametasona (DMS).

Resultados falso-positivos (*falta de supressão*)
- Hipercortisolemia não resultante da síndrome de Cushing
  - Obesidade*
  - Estresse
  - Etilismo
  - Doenças psiquiátricas (anorexia nervosa, depressão, mania)
  - Níveis elevados da CBG (estrógenos, gravidez, tamoxifeno, mitotano, hipertireoidismo)
  - Resistência aos glicocorticoides
- Problemas relacionados com o teste
  - Erros de laboratório
  - Interferência com o ensaio
- Insuficiente liberação de DMS na circulação
  - Não ingestão ou uso incorreto da DMS
  - Absorção diminuída (doença celíaca e outras síndromes de má absorção)
  - Fármacos que aceleram o metabolismo hepático da DMS, por indução do CYP3A4 (rifampicina, fenitoína, fenobarbital, carbamazepina, pioglitazona, primidona, rifapentina, etossuximida etc.)
- Diminuição da depuração renal do cortisol
  - Insuficiência renal crônica

Resultados falso-negativos
- Fármacos que alteram o metabolismo da DMS, por inibição do CYP3A4 (amiodarona, aprepitanto/fosaprepitanto, itraconazol/fluconazol, ritonavir/indinavir/nelfinavir, fluoxetina, diltiazem, cimetidina, ciprofloxacino/norfloxacino etc.)
- Hepatopatias crônicas
- Hipercortisolismo cíclico

*Somente com o teste de supressão noturna com 1 mg. CBG: globulina de ligação do cortisol; DMS: dexametasona. (Adaptado de Machado et al., 2016;[3] Vilar et al., 2007;[33] Nieman et al., 2008.[80])

última (0,22 μg/dℓ).[12,80] Entretanto, essa abordagem, ainda que desejável, fica limitada pela indisponibilidade de ensaios para DMS na maioria dos laboratórios privados.

Entre 140 obesos (índice de massa corporal [IMC] ≥ 30 kg/m²) submetidos ao 1 mg-DST, foram observados os seguintes resultados: CS < 1,8 μg/dℓ em 80% dos casos e < 10 μg/dℓ em 100%.[90] Nos 30 pacientes com SC, o cortisol pós-supressão revelou-se > 10 μg/dℓ em 87% e entre 3 e 10 μg/dℓ em 13%. Em contraste, todos os pacientes com obesidade apresentaram um cortisol pós-supressão < 1,8 μg/dℓ no 2 mg-DST (Figura 40.17).[90]

Teste de supressão com 2 mg de dexametasona

Procedimento. Administra-se 0,5 mg de DMS a cada 6 horas (às 9h, 15 horas, 21 horas e 3 horas) durante 48 horas. O sangue é coletado para dosagem do CS antes e depois de 24 e 48 horas (6 horas após a última tomada de DMS). Em crianças, a dose é de 20 μg/kg/dia.[12,88]

Interpretação. Em indivíduos saudáveis, o valor do CS deve se reduzir para menos de 1,8 μg/dℓ (50 nmol/ℓ) após 24 e/ou 48 horas.[9,88] Valores > 1,8 μg/dℓ são indicativos de hipercortisolismo. Na maioria dos pacientes com SC, os níveis do CS diminuem, mas mantêm-se > 5 μg/dℓ (140 nmol/ℓ). Resultados *falso-positivos* são os mesmos citados para o 1 mg-DST, com a possível exceção de obesidade.[3,33,88]

Acurácia. Na revisão de Wood et al.,[88] a supressão do CS para menos de 1,8 μg/dℓ teve sensibilidade de 98 a 100% e especificidade de 95 a 100% no diagnóstico da SC. Na série de Newell-Price et al.,[91] somente 3 entre 150 casos de SC (2%) tiveram o cortisol suprimido para menos de 1,8 μg/dℓ com esse teste. Em contraste, dados mais recentes revelaram especificidade de apenas 70% entre 92 indivíduos saudáveis[80] e sensibilidade de 96% entre 59 casos de SC.[92]

O 2 mg-DST pode ser muito útil na distinção entre obesidade e SC. Na comparação entre 28 obesos sem supressão no 1 mg-DST e 30 casos de SC, ausência de supressão do CS para menos de 1,8 μg/dℓ teve 100% de especificidade e só ocorreu na SC.[90]

Dosagem do cortisol livre urinário

Procedimento. Obtém-se a dosagem do cortisol livre urinário (UFC) analisando-se uma amostra urinária de 24 horas, em que é incluída a segunda micção do dia em que a coleta é iniciada até a primeira do dia seguinte.

Racional e interpretação. O UFC de 24 horas fornece um índice integrado do cortisol livre (não ligado) que circulou no sangue durante esse período. Diferentemente dos níveis do CS, que refletem o cortisol total, ligado e não ligado à CBG, o UFC não é afetado por fatores que influenciam a concentração dessa proteína.[12,80,81]

Níveis leves a moderadamente elevados do UFC podem ser observados em outras condições que não a SC, tais como na depressão (em até cerca de 40% dos casos), na ansiedade crônica, na síndrome dos ovários policísticos (em até, aproximadamente, 50%), em alcoólatras, na obesidade (em menos de 5% dos casos), em gestantes e em indivíduos cronicamente doentes (Quadro 40.10).[2,12,80,86] A ingestão excessiva de líquidos (≥ 5 ℓ/dia) também aumenta significativamente o UFC. Entretanto, valores excedendo em quatro vezes o limite superior da normalidade (LSN) praticamente apenas ocorrem na SC.[33]

Pelo menos, 10 a 15% dos pacientes com SC têm uma de quatro determinações do UFC dentro da variação normal.[93,94] Por isso, se o primeiro exame for normal, diante de elevada suspeita clínica, deve-se realizar a análise de até duas amostras urinárias adicionais para se evitarem resultados falso-negativos, resultantes de uma doença branda, hipercortisolismo intermitente ou eventuais erros de coleta. Por outro lado, se três coletas do UFC de 24 horas forem normais, o diagnóstico de SC torna-se altamente improvável, na ausência de insuficiência renal.[93,94] A creatinina urinária pode também ser dosada para avaliar a adequação da amostra de urina coletada.[80]

Acurácia. Uma análise retrospectiva de grandes séries revelou valores elevados do UFC em 89,6% dos casos de SC.[95] Entre 73 pacientes com hipercortisolismo endógeno confirmado, constatou-se que 11,5% tinham valores normais do UFC. Os demais testes utilizados, LDDST (1 e 2 mg) e dosagem do cortisol à meia-noite (sérico ou salivar), tiveram sensibilidade diagnóstica de 100%.[81]

Convém também comentar a possibilidade de reação cruzada com algum GC sintético (sobretudo a prednisolona) elevar o UFC, quando se empregam imunoensaios.[93] Diante dessa suspeita, deve-se repetir a dosagem usando a cromatografia líquida acoplada à espectrometria de massas em *tandem* (LC-MS/MS). Desta forma, será obtido o valor correto do UFC e o GC sintético poderá ser identificado.[93,95] Outras armadilhas na análise do UFC são pseudoelevação em pacientes em uso de carbamazepina, digoxina ou fenofibrato, quando o UFC é dosado por cromatografia líquida de alta eficiência (HPLC), bem como o uso de medicamentos que inibam a hidroxiesteroide desidrogenase do tipo 2 (p. ex., carbenoxolona).[2,33,93] Valores falsamente baixos ocorrem em função de erros frequentes na coleta da amostra urinária de 24 horas, bem como da presença de

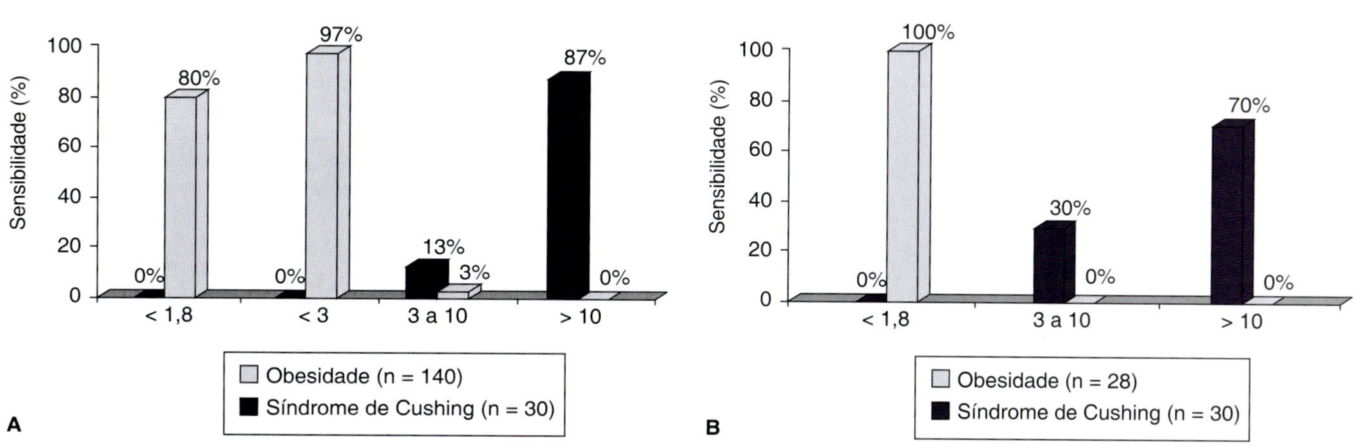

Figura 40.17 Comportamento do cortisol sérico (μg/dℓ) nos testes de supressão com 1 mg (**A**) e 2 mg (**B**) de dexametasona. Nesse estudo, o 2 mg-DST teve 100% de especificidade na distinção entre obesidade e síndrome de Cushing, usando-se 1,8 μg/dℓ como ponto de corte. (Adaptada de Vilar et al., 2002.[90])

Quadro 40.10 Situações que podem modificar os níveis do cortisol livre urinário (UFC).

Níveis elevados
- Síndrome de Cushing
- Depressão
- Síndrome dos ovários policísticos
- Etilismo
- Obesidade
- Indivíduos cronicamente doentes

Níveis falsamente elevados
- Terapia com carbamazepina, digoxina ou fenofibrato*
- Reação cruzada com glicocorticoides exógenos**
- Fármacos que inibem a HSD2 (carbenoxolona etc.)
- Ingestão excessiva de líquidos (≥ 5 ℓ/dia)

Níveis falsamente normais ou reduzidos
- Erros de coleta
- Insuficiência renal crônica (TFG < 60 mℓ/min)

*Quando UFC é dosado por cromatografia líquida de alta eficiência (HPLC). **Quando UFC não é dosado por cromatografia líquida de alta eficiência (HPLC). HSD2: hidroxiesteroide desidrogenase tipo 2.

taxa de filtração glomerular [TFG] < 60 mℓ/minuto), a despeito da existência de hipercortisolismo (ver Quadro 40.10).[2,33]

As dificuldades metodológicas na coleta da urina de 24 horas e na precisão do ensaio têm tornado o UFC cada vez menos popular como técnica de rastreamento. Outras limitações são a elevada prevalência de hipercortisolismo leve, cíclico ou subclínico (situações em que o UFC muitas vezes é normal), bem como o fato de o cortisol não ser uniformemente secretado durante o dia. Por isso, alguns especialistas recomendam que seja dada a preferência a outros exames.[96] No entanto, como comentado, valores > 4 vezes o LSN são diagnósticos de SC.[33,86]

Dosagem do cortisol salivar no final da noite

Racional. A secreção do cortisol é caracterizada por uma ritmicidade circadiana. Em indivíduos saudáveis com estáveis ciclos sono-vigília convencionais, os níveis plasmáticos de ACTH começam a subir entre 3 e 4 horas da manhã, alcançando pico entre 7 e 9 horas, quando, a partir daí, caem ao longo do resto do dia. Os valores do CS e salivar espelham tal fato, sendo os níveis mais altos das 8 às 9 horas da manhã, e seu nadir em torno da meia-noite, na ausência de estresse. Esse ritmo circadiano encontra-se alterado em pacientes com SC, e relatou-se que a elevação do cortisol ao final da noite é considerada o mais precoce e mais sensível marcador da enfermidade (Figura 40.18). Essa diferença de comportamento dos níveis do cortisol forma a base para a medida do CS à meia-noite e do cortisol salivar (CSa) entre 23 horas e meia-noite.[1,86,97] O CSa está altamente correlacionado com o cortisol livre (biologicamente ativo) plasmático e é independente do fluxo de saliva.[98]

A medida do CSa apresenta a vantagem de ser um procedimento simples que pode ser realizado ambulatorialmente, evitando-se, assim, o potencial "estresse" da coleta de sangue, o qual, ocasionalmente, resulta em pequena elevação do CS.[80,98]

O CSa tem sido avaliado, na maioria dos laboratórios, por quimioluminescência. No entanto, a LC-MS/MS, ainda que mais laboriosa e mais cara, tem maior acurácia diagnóstica, já que evita a reação cruzada do CSa com esteroides sintéticos.[97]

Procedimento. Classicamente, recomenda-se a coleta do CSa entre 23 horas e 24 horas. No entanto, estudos mais recentes sugerem que o CSa poderia ser dosado no horário habitual em que o paciente costuma se deitar.[8] Existem várias maneiras de se coletá-lo. Uma das mais acessíveis é a utilização de tubos plásticos

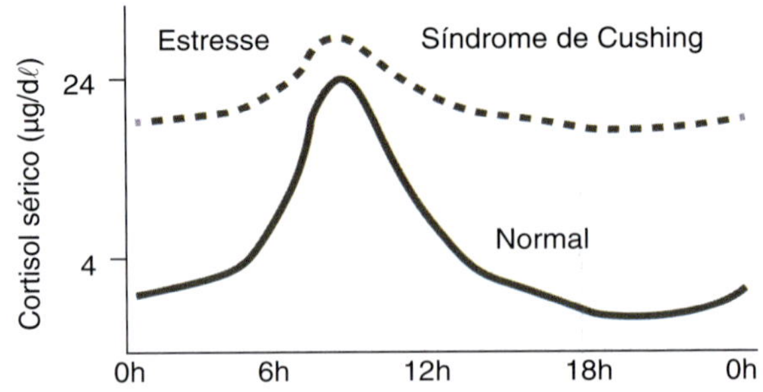

Figura 40.18 Ritmo circadiano do cortisol. Nas pessoas saudáveis, o pico de cortisol ocorre em torno das 8 h da manhã, e seu nadir, próximo à meia-noite. Quase todos os pacientes com síndrome de Cushing endógena têm níveis elevados de cortisol (sérico ou salivar) à meia-noite. No entanto, isso também pode ser detectado em pacientes com pseudo-Cushing ou em situações de estresse.

com algodão específicos para a coleta de saliva (Salivette®), de forma fácil e limpa. A amostra salivar é estável à temperatura ambiente (ou na geladeira por várias semanas) e deve ser enviada na manhã seguinte ao laboratório de referência. É recomendável que se realizem duas coletas, com intervalos de 24 a 48 horas.

Interpretação. Uma análise crítica de vários estudos em que o CSa foi dosado por radioimunoensaio (RIA) entre 23 horas e meia-noite indica que níveis confiáveis para estados de pseudo-Cushing da SC variaram de 130 a 415 ng/dℓ (média de 250 ± 104).[86] Portanto, na presença de níveis de CSa no final da noite (LNSC) > 350 ng/dℓ (> 12,7 nmol/ℓ), o diagnóstico de SC parece ser bastante provável.[86] Por outro lado, valores < 150 ng/dℓ (< 5,4 nmol/ℓ) tornariam improvável esse diagnóstico. Entretanto, diante de valores na chamada zona cinzenta (> 150 e < 350 ng/dℓ), deve-se repetir a dosagem do LNSC e realizar outros testes de rastreamento.[86,94]

Outros autores adotam valores do LNSC > 2 vezes o LSN como indicativos de SC.[97] Ressalvam, contudo, que, diante de níveis > 20 × LSN, deve-se considerar a possibilidade de contaminação da amostra de saliva (erro pré-analítico, ocasionando resultado falso-positivo). Nessa situação, deve-se analisar na amostra cortisol e cortisona por LC-MS/MS. Se a concentração de cortisona for maior do que a do cortisol, confirma-se o hipercortisolismo endógeno. Se o cortisol estiver muito baixo, a amostra deve ser adicionalmente avaliada para esteroides sintéticos, e o paciente, questionado sobre o potencial uso, de forma sub-reptícia ou inadvertida, de esteroides (p. ex., prednisona). Finalmente, se a concentração de cortisona estiver baixa e a do cortisol, elevada, comprova-se a contaminação por hidrocortisona.[97,98]

Na série de Vilar et al.,[10] os níveis do LNSC mostraram-se 1,3 a 22,2 (mediana de 3,6) vezes acima do LSN em pacientes com doença de Cushing (DC).[10]

Acurácia. A dosagem do LNSC tem se revelado bastante útil como rastreamento da SC, tanto em crianças quanto em adultos (sensibilidade de 92 a 100% e especificidade de 93 a 100%).[86,88] Se valores normais forem constatados nas duas amostras salivares, a SC é excluída com uma certeza de 90 a 95%.[97] A mensuração do CSa pode também ser útil na detecção do hipercortisolismo cíclico ou intermitente, por meio de sua realização periódica, sobretudo quando o paciente perceber sintomas da doença.[93,99]

Falso-positivos e falso-negativos. Níveis falsamente elevados do LNSC podem resultar de estresse antes da coleta e, teoricamente, de contaminação da saliva com sangue.[80,98] Contudo, relatou-se que o sangramento moderado resultante de escovação vigorosa dos dentes não tem efeito nos valores do CSa.[100] No entanto, é desconhecido o possível efeito de gengivite ou lesões orais.[80]

As glândulas salivares expressam a 11β-hidroxiesteroide desidrogenase tipo 2 (11β-HSD2), que converte o biologicamente ativo cortisol na inativa cortisona.[98] É teoricamente possível que indivíduos que utilizem alcaçuz ou goma de mascar de tabaco (ambos contêm o ácido glicirrízico, inibidor da 11β-HSD2) tenham valores falsamente elevados do LNSC.[80,101] Em apoio a isso, evidenciou-se, em um estudo, que tabagistas têm níveis mais elevados de LNSC do que os não fumantes.[99,101] Deste modo, parece prudente evitar o tabagismo no dia da coleta.[2,80] Discreta elevação do LNSC pode também resultar do uso da carbamazepina.[99,101]

Ainda que o LNSC normal seja útil para descartar o diagnóstico de SC, um valor anormal não deve ser considerado isoladamente para estabelecê-lo. Assim, é importante salientar que perda do ritmo circadiano ocorre em muitos pacientes com depressão, em pacientes criticamente enfermos e em pessoas que trabalham à noite, tais como vigilantes e profissionais da área da saúde submetidos a frequentes plantões noturnos etc.[100] Resultados positivos foram também relatados em idosos, sobretudo naqueles com DM2 e hipertensão.[102]

O LNSC representa a opção de escolha para rastreamento de pacientes com hipercortisolismo cíclico. Nestes casos, os pacientes devem ser orientados a coletar a amostra salivar quando voltarem a apresentar sintomas.[93-95]

Testes de segunda linha

Dosagem do cortisol sérico à meia-noite

Racional. O racional deste teste é avaliar a perda do ritmo circadiano do cortisol, uma das anormalidades mais precoces da síndrome de Cushing (SC).[12]

Interpretação/acurácia. No estudo inicial,[91] que envolveu 150 pacientes com SC e 20 indivíduos saudáveis, o teste alcançou 100% de sensibilidade, usando-se um ponto de corte de 1,8 μg/dℓ (50 nmol/ℓ), mas a especificidade não foi testada. Posteriormente, demonstrou-se em estudo retrospectivo maior que valores do cortisol sérico à meia-noite (MNC) de 1,8 e 7,5 μg/dℓ tiveram especificidade de 20% e 88%, respectivamente.[94] O cortisol foi coletado, em ambos os estudos, com os pacientes dormindo. Em dois estudos em que o MNC foi coletado com os pacientes acordados, valores acima de 7,5 e 8,3 μg/dℓ tiveram sensibilidade/especificidade de 96/100%[103] e 92/96%,[104] respectivamente.

Inconvenientes. O principal inconveniente da dosagem do MNC é obrigatoriedade da internação do paciente por, no mínimo, 24 horas para evitar o estresse induzido por ela.[12] Resultados falso-positivos podem ser causados por estresse, infecções graves, estados de pseudo-Cushing e insuficiência cardíaca.[12] Com a popularização do LNSC, a dosagem do MNC foi praticamente abandonada.

Teste da dexametasona-CRH

Racional. Esse teste baseia-se na teoria de que poucos pacientes com doença de Cushing, bem como indivíduos normais, irão mostrar supressão de dexametasona, mas apenas aqueles com doença de Cushing devem responder ao CRH com um aumento no ACTH e no cortisol.[80,105]

Procedimento. Administra-se 0,5 mg de dexametasona a cada 6 horas por via oral, em um total de 8 doses, seguidas pela injeção intravenosa (IV) de CRH ovino (1 μg/kg) 2 horas após a última dose. Coleta-se amostra para o cortisol 15 minutos após o CRH.[105]

Interpretação/acurácia. No estudo inicial,[105] evidenciou-se que o cortisol sérico, 15 minutos após o CRH, foi < 1,4 μg/dℓ (38 nmol/ℓ) em 100% dos casos de estado de pseudo-Cushing e > 1,4 μg/dℓ em todos os pacientes com SC. Esses resultados não foram reproduzidos em estudos mais recentes.[8] A análise combinada de todos os estudos mostra uma especificidade de apenas 70%, contra 79% com o 2 mg-DST.[8] O teste combinado deve, pois, ser reservado para as situações em que os testes clássicos de rastreamento forem inconclusivos.[1,2,8]

Escolha do teste de rastreamento

Como nenhum dos testes citados tem 100% de acurácia, em geral é necessária a combinação de dois ou mais exames, cuja escolha vai depender da disponibilidade laboratorial, bem como das características intrínsecas do paciente. Atualmente, tem-se dado preferência à dosagem do LNSC, em duas coletas separadas por 24 a 48 horas, devido a sua simplicidade e elevada sensibilidade. Caso elas sejam normais, o diagnóstico de SC pode ser excluído com 90 a 95% de segurança. Novas amostras podem, contudo, ser coletadas diante da suspeita de inadequação da coleta ou hipercortisolismo cíclico. Diante de elevação do LNSC, pode-se realizar um teste adicional (de preferência, o 1 mg-DST, na dependência da intensidade do aumento do LNSC e do grau de suspeição clínica. Uma alternativa ao 1 mg-DST seria o UFC, mais sujeito a resultados falso-negativos por erros de coleta, hipercortisolismo leve ou hipercortisolismo cíclico. No entanto, valores acima de 4 vezes o LSN confirmam o diagnóstico de SC.[80,85] Tem-se reservado o 2 mg-DST para os casos em que os outros exames não possibilitem a definição diagnóstica – por exemplo, ausência de supressão no 1 mg-DST com valores normais ou minimamente alterados do UFC e LNSC. O 2 mg-DST é também uma ferramenta muito útil na distinção entre obesidade e SC.[81] Contudo, convém ressaltar que, em algumas condições especiais (p. ex., gravidez, epilepsia, hipercortisolismo cíclico, incidentalomas adrenais etc.), alguns testes de rastreamento podem ter maior acurácia que os demais e, portanto, são preferíveis (Quadro 40.11).[80,93,95]

Quadro 40.11 Escolha do(s) teste(s) de rastreamento para a síndrome de Cushing em situações especiais.

Condição	Teste de escolha	2ª opção	Teste(s) menos indicado(s)
Incidentaloma adrenal	1 mg-DST	UFC	LNSC
Gravidez	LNSC	UFC*	1 mg-DST e 2 mg-DST
Estrogenoterapia	LNSC	UFC	1 mg-DST e 2 mg-DST
Uso de antiepilépticos	LNSC	UFC	1 mg-DST e 2 mg-DST
Hipercortisolismo cíclico	LNSC	1 mg-DST	UFC
Insuficiência renal crônica	LNSC	1 mg-DST	UFC
Obesidade grave	LNSC	2 mg-DST	1 mg-DST

*Pode elevar-se em 2 a 3 vezes acima do limite superior da normalidade na gravidez. LNSC: cortisol salivar no final da noite; 1 mg-DST: teste de supressão noturna com 1 mg de dexametasona; 2 mg-DST: teste de supressão com 2 mg/dia de dexametasona; UFC: cortisol livre urinário.

DEFINIÇÃO DA ETIOLOGIA DO HIPERCORTISOLISMO

Uma vez confirmada a SC, segue-se para a identificação de sua etiologia. Para isso, dispõe-se de testes basais e testes dinâmicos, além dos exames de imagem (ver Quadro 40.7). Conforme mencionado, a maior dificuldade diagnóstica consiste na distinção entre a DC e a SAE. Entretanto, é preciso atentar para o fato de que, aproximadamente, 9 em cada 10 casos de SC ACTH-dependente devem-se à DC. É contra essa probabilidade pré-teste que o desempenho diagnóstico dos testes deve ser julgado. Nenhum exame tem 100% de acurácia diagnóstica e, assim, vários testes necessitam ser usados para que se chegue à definição sobre a localização da secreção de ACTH (Quadro 40.12).[6,80,93,105-107]

Testes basais

ACTH plasmático

Após a confirmação da síndrome de Cushing (SC), o próximo passo é, na vigência de hipercortisolemia, medir o ACTH plasmático. Somente devem ser usados ensaios que, de maneira confiável, detectem níveis de ACTH < 10 pg/mℓ. Além disso, devem ser realizadas, pelo menos, duas dosagens do ACTH plasmático para se evitar interpretação equivocada.[80,86]

Interpretação. O valor normal do ACTH plasmático varia de até 46 pg/mℓ (ou 7 a 63 pg/mℓ), na dependência do imunonensaio utilizado. Tipicamente, entre 8 e 9 horas da manhã, o ACTH encontra-se suprimido (< 10 pg/mℓ) nos tumores adrenais; elevado ou, menos frequentemente, normal na SAE; e normal (em, aproximadamente, 50% dos casos) ou modestamente elevado na doença de Cushing (DC). Níveis de ACTH > 20 pg/mℓ (4 pmol/ℓ) indicam, confiavelmente, uma causa ACTH-dependente.[1,80,107]

Em geral, valores entre 10 e 20 pg/mℓ resultam também de uma causa ACTH-dependente, mas, às vezes, podem ser observados em pacientes com tumores adrenais.[2,6] Nessa situação, costuma-se recomendar uma nova dosagem do ACTH após estímulo com desmopressina ou CRH. Hipercortisolismo intermitente ou leve são os motivos principais do achado de tumores adrenais sem supressão plena do ACTH.[107] Na SAE, os níveis do hormônio costumam ser > 90 pg/mℓ (20 pmol/ℓ), porém é comum superposição com os valores observados na DC.[12,87,108-110] Contudo, níveis muito elevados (> 400 a 500 pg/mℓ) são bem sugestivos de SAE.[3] Além disso, na série do National Institutes of Health (NIH), 25 de 79 pacientes com SAE (32%) apresentavam níveis normais de ACTH.[108]

Na série de Vilar et al.,[81] os valores encontrados para o ACTH foram os seguintes: 1,5 a 15 pg/mℓ (média, 7,4) nos tumores adrenais; 18 a 260 pg/mℓ (média, 61,2) na DC; e 70 a 1.820 pg/mℓ (média, 416,5) na SAE. Entre 20 casos de tumores adrenais, ACTH persistentemente > 10 pg/mℓ ocorreu apenas em um paciente (5%).[81]

Diante da detecção de um valor de ACTH < 10 pg/mℓ (em, pelo menos, duas ocasiões) ou ACTH < 20 pg/mℓ após estímulo com CRH ou desmopressina, indicativos de hipercortisolismo de origem adrenal, as adrenais devem ser avaliadas por meio de TC.[12,107]

Potássio plasmático

A hipocalemia é bem mais frequente na SAE (presente em, pelo menos, 70% dos casos) do que na DC (encontrada em cerca de 10%).[12,107] Essa diferença deve-se ao fato de que, na SAE, habitualmente, os níveis de cortisol circulante são mais altos do que na DC. Esses níveis altos saturam a enzima 11β-HSD2, tornando possível que o cortisol aja como um mineralocorticoide no rim.[12] Na série de Vilar et al.,[10] 8 dos 10 casos (80%) de SAE tinham níveis de potássio baixos (entre 2,3 e 3,3 mEq/ℓ).

Quadro 40.12 Parâmetros diagnósticos para diferenciar a doença de Cushing (DC) da síndrome do ACTH ectópico (SAE).

Parâmetro	Valor de referência	Sensibilidade (%)	Especificidade (%)	Acurácia (%)	Comentários
RM selar	–	50 a 60	–	–	–
Teste com CRH ovino (% de aumento)	ACTH > 35% e CS > 20%	86 a 93	92 a 94	–	–
	ACTH > 50%	–	95 a 100	–	–
Teste com CRH humano (% de aumento)	ACTH > 105% e CS > 14%	70 a 85	100	–	–
Teste com DDAVP	ACTH > 35%	75 a 92	60 a 73	–	–
	ACTH > 50%	–	85 a 100	–	–
HDDST (% de supressão no CS)	> 50%	65 a 100	65 a 100	–	–
	> 80%	56	100	63	–
BIPSS (valor do gradiente de ACTH centro-periferia)	> 2 (basal) e > 3 (após CRH ou DDAVP)	90 a 95	95	90 a 94	–
Hipocalemia	–	–	–	–	Presente em 10% dos casos de DC e 70% de SAE
ACTH	–	–	–	–	Normal: DC (40 a 50%) e SAE (0 a 32%) Valores > 400 a 500 pg/mℓ são sugestivos de SAE
Polipeptídeos e marcadores tumorais (calcitonina; gastrina; cromogranina A; β-hCG; alfafetoproteína; CEA; CA 19-9; CA 125)	–	–	–	–	Presentes no soro de até 70% dos pacientes com SAE

RM: ressonância magnética; CS: cortisol sérico; HDDST: teste de supressão com dose alta de dexametasona; BIPSS: cateterismo bilateral dos seios petrosos inferiores. (Adaptado de Machado et al., 2016;[3] Vilar et al., 2017;[10] 2007;[33] Nieman et al., 2008.[80])

Testes dinâmicos não invasivos

Teste de supressão com dose alta de dexametasona

Racional. Os adenomas corticotróficos retêm tipicamente alguma resposta aos efeitos supressivos dos GC; os tumores que causam a SAE e os tumores adrenais não costumam fazer isso. Isso forma o racional para o teste de supressão com dose alta de dexametasona (HDDST), também conhecido como *teste de Liddle 2*.[12,87]

Procedimento. Atualmente, o teste mais empregado é o teste com supressão noturna, em que 8 mg de DMS são administrados às 23 horas, em dose única, com dosagem do CS às 8 ou 9 horas da manhã seguinte.[10,111]

Alguns autores, mas não todos, recomendam que o HDDST seja, de preferência, conduzido com o paciente internado, sob observação cuidadosa, devido ao risco de deterioração de seu estado psicológico, podendo, inclusive, desenvolver franca psicose.[12]

Interpretação. Classicamente, supressão do CS > 50% com relação ao valor basal indica DC e < 50% sugere SAE ou tumor adrenal.[12,111-113] Um ponto de corte de 80% tem sido sugerido como preferível, devido a sua maior especificidade.[3,10,111]

Acurácia. Com os critérios clássicos, o HDDST tem sensibilidade e especificidade de 65 a 100%,[12,111-113] já que, em alguns pacientes com tumores carcinoides (sobretudo, carcinoides brônquicos), o CS pode suprimir > 50%.[33,93,114] No caso dos carcinoides brônquicos, essa resposta pode ser observada em até 1/3 dos casos.[114] Pacientes com macrocorticotropinomas tendem a ser menos responsivos.[115] Usando-se um critério mais rígido (supressão > 80%), observou-se, em três estudos, especificidade de 100% (Figura 40.19), embora a sensibilidade do HDDST tenha ficado < 60%.[10,11,111] A combinação do HDDST com o teste do CRH ou o teste da desmopressina é mais acurada que qualquer desses testes isoladamente.[33]

Alguns autores têm proposto que o HDDST deixe de ser realizado, já que sua acurácia diagnóstica seria inferior, por exemplo, à probabilidade pré-teste de uma mulher com hipercortisolismo ter DC (em torno de 90%).[93,116] Ademais, um estudo mostrou que supressão do CS > 30% no 2 mg-LDDST teria elevado valor preditivo positivo para o diagnóstico de DC no grupo pediátrico, tornando desnecessário o HDDST.[117] Contudo, o uso desse teste ainda continua sendo considerado útil, sobretudo quando interpretado juntamente com os testes de estímulo com CRH ou desmopressina, ou quando se emprega, como critério de resposta, supressão do cortisol sérico > 80%.[3]

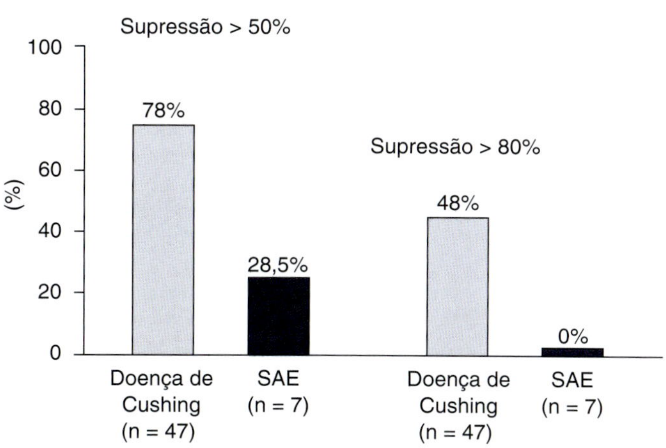

Figura 40.19 Comportamento do cortisol sérico durante o 8 mg-HDDST *overnight* em 53 pacientes com síndrome de Cushing ACTH-dependente. Supressão > 80% apenas ocorreu na doença de Cushing. SAE: síndrome do ACTH ectópico. (Adaptada de Vilar et al., 2007.[81])

Teste do CRH

Racional. Este teste baseia-se no fato de que a maioria dos corticotropinomas responde à administração do CRH com elevação significativa do ACTH e do cortisol plasmático.[80,107] Tal resposta é rara com os tumores ectópicos produtores de ACTH. O teste não possibilita, contudo, distinguir pacientes com DC dos indivíduos saudáveis.[12,89] Na maioria dos estudos, utilizou-se o CRH ovino, que propicia resposta mais intensa e persistente de que o CRH humano.[107,118,119]

Procedimento. Administram-se 100 μg (ou 1 μg/kg) de CRH ovino em dose única IV, em *bolus*, e dosam-se o CS e o ACTH plasmático nos tempos: –5, –1, 15, 30 e 45 minutos.[118]

Interpretação. Diferentemente da SAE, na DC tipicamente observa-se excessiva elevação do CS e do ACTH após administração do CRH. Na maior série publicada (100 casos de DC e 16 de SAE), um aumento de, pelo menos, 35% no valor médio de 15 e 30 minutos em relação ao valor médio basal (–5 e –1 minuto) teve sensibilidade de 93% e especificidade de 100% na diferenciação entre DC e SAE [118] No entanto, em outros estudos, até 10 a 15% dos pacientes com SAE tiveram uma resposta similar do ACTH ao CRH (aumento ≥ 35%).[12,95,107] Maior especificidade (de 90 a 100%) foi obtida com o ponto de corte de 50% em quatro séries adicionais.[10,33,107,111] Em estudo mais recente, especificidade de 100% somente foi conseguida com aumento de ACTH > 75%.[106]

Um teste do CRH mais simples e mais curto foi proposto em 2015, com dosagem do ACTH imediatamente antes e 15 minutos depois da administração do CRH ovino.[120] Com esse protocolo, um aumento do ACTH ≥ 43% em relação ao valor basal teve sensibilidade de 83%, especificidade de 94%, valor preditivo positivo de 98% e valor preditivo negativo de 58% para a DC. Também se observou que a combinação de aumento do ACTH ≥ 43% e supressão do CS > 50% no HDDST apenas ocorreu em casos de DC.[120]

Tolerabilidade. A administração do CRH é bem tolerada, mas pode causar discreto rubor facial, gosto metálico na boca, náuseas ocasionais, taquicardia sinusal transitória e, raramente, sensação de dispneia.[12,107] Pode também resultar em diminuição temporária dos níveis tensionais. Uma rara complicação do teste é a apoplexia hipofisária.[121]

Teste da desmopressina

Racional. A desmopressina ou DDAVP (1-desamino-8-D-arginina vasopressina) é um análogo sintético da vasopressina (AVP), a qual fisiologicamente estimula a secreção do ACTH, tanto por estímulo direto, como potencializando a ação do CRH.[12,107] A desmopressina tem alta afinidade pelos receptores V2 renais, mas, diferentemente da AVP, apresenta baixa afinidade pelos receptores V3 nos corticotrofos não tumorais. Isso explicaria a infrequente resposta do cortisol e do ACTH à desmopressina em indivíduos saudáveis, bem como naqueles com obesidade ou depressão. Em contrapartida, até 90% dos pacientes com DC apresentam aumento expressivo desses hormônios após a administração da desmopressina.[12,122,123] Tal achado poderia resultar de hiperexpressão do V3 ou expressão anômala do V2 nos adenomas corticotróficos.[12,122,123] Assim, o teste da desmopressina tem sido proposto sobretudo na diferenciação entre SC e os estados de pseudo-Cushing (EPC).[123-126] Ele também tem sido empregado, a exemplo do teste do CRH, na diferenciação entre DC e SAE (ver adiante).[123-126]

Procedimento. O teste consiste na administração por via intravenosa de 10 μg (2,5 ampolas) da desmopressina (DDAVP® – ampolas de 1 mℓ com 4 μg). O CS e o ACTH plasmático são dosados antes (–30 e –15 minutos) e depois da desmopressina (0, 15, 30, 45 e 60 minutos).[126]

Interpretação. Distintos protocolos e pontos de corte têm sido utilizados. Após a administração da desmopressina, a elevação de 20% ou mais no CS (sensibilidade de 79 a 91%) e de 50% ou mais no ACTH (observada em 85 a 93% dos casos) indica DC.[12,89,122,125] Respostas menores são indicativas de SAE.[33,126]

Acurácia. O teste da desmopressina se mostrou com acurácia comparável à do teste do CRH do diagnóstico da DC na maioria dos estudos, com sensibilidade de até 93% quando se usa o ponto de corte de 50% para o aumento do ACTH. No entanto, ele tem eficácia limitada na diferenciação entre DC e SAE, visto que a taxa de falso-positivos varia de 20 a 50%. Na série de Vilar et al.,[112] incremento no ACTH > 50% foi observado em 3 de 7 (45%) pacientes com SAE. No entanto, nenhum deles teve supressão do CS > 50% no HDDST, como também mostrado em outros estudos. Portanto, uma resposta positiva aos dois testes dinâmicos é altamente sugestiva de DC (ver adiante). A presença de receptores V3 ou V2 nos tumores causadores de SAE, sobretudo os tumores carcinoides e o carcinoma medular de tireoide, justificaria a resposta das células tumorais ao DDAVP.[122]

Com relação à distinção da DC com EPC, dados de um recente estudo brasileiro mostraram que um pico de ACTH ≥ 71,8 pg/mℓ ou um incremento no ACTH ≥ 37 pg/mℓ após administração de DDAVP corretamente diagnosticaram 93% e 92% dos pacientes com DC, respectivamente (ver adiante).[127]

Combinação de testes

A combinação do teste do CRH (ou da desmopressina) com o HDDST propicia maior acurácia diagnóstica do que a obtida com esses testes isoladamente (98 a 100% de sensibilidade, com especificidade de 88 a 100%).[10,33,107,11,120] Em diferentes séries, supressão do CS > 50% com o HDDST e resposta positiva do ACTH ao CRH ou à desmopressina apenas ocorreram na DC (Figura 40.20).[10,81,111,120] Apenas excepcionalmente, resposta similar é observada em pacientes com SAE (presente em 1,2% dos casos da série do NIH).[108] Da mesma forma, resposta combinada negativa é vista em cerca de 90% dos casos de SAE e em apenas 6,5% dos pacientes com DC.[108] A despeito do entusiasmo inicial, em pacientes com o HDDST e o teste de CRH positivos, a realização adicional do teste da desmopressina não é válida.[108]

Testes dinâmicos invasivos

Cateterismo bilateral dos seios petrosos inferiores

Procedimento. O cateterismo bilateral dos seios petrosos inferiores (BIPSS) é o teste mais confiável na diferenciação entre fontes hipofisárias e não hipofisárias de ACTH. O efluente hipofisário drena para o interior dos seios petrosos via seios cavernosos e, portanto, um gradiente entre o valor do ACTH plasmático obtido nesse local e o de uma amostra plasmática periférica simultânea indica uma fonte central de ACTH.[8-10,77,93]

O BIPSS é uma técnica altamente invasiva e especializada que envolve a colocação de finos cateteres em ambos os seios petrosos, a partir da veia femoral, por um radiologista experiente (Figura 40.21). Coletam-se as amostras basais e administra-se CRH (1 μg/kg IV), obtendo-se amostras adicionais na periferia e no seio petroso após 1, 3, 5 e 10 minutos.[6,12,93] Se o CRH não estiver disponível, pode-se usar a desmopressina (10 μg IV).[128]

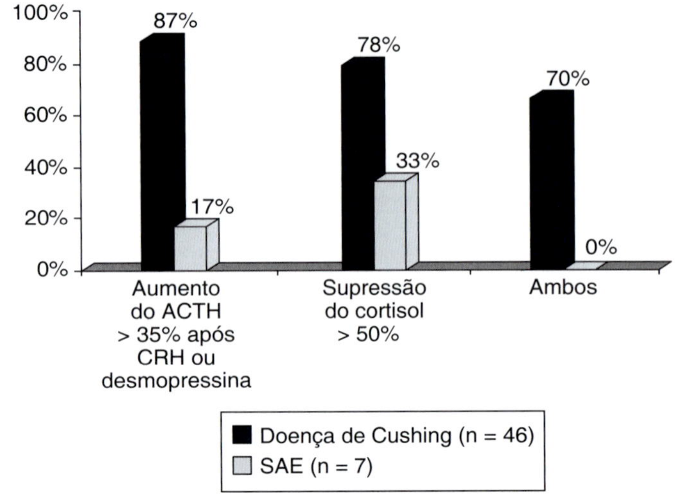

Figura 40.20 A combinação do HDDST com o teste do CRH (ou da desmopressina) é mais acurada do que aplicação de apenas um deles para confirmar a doença de Cushing. Positividade para ambos os testes é excepcional em casos de síndrome do ACTH ectópico (SAE). (Adaptada de Vilar et al., 2008.[112])

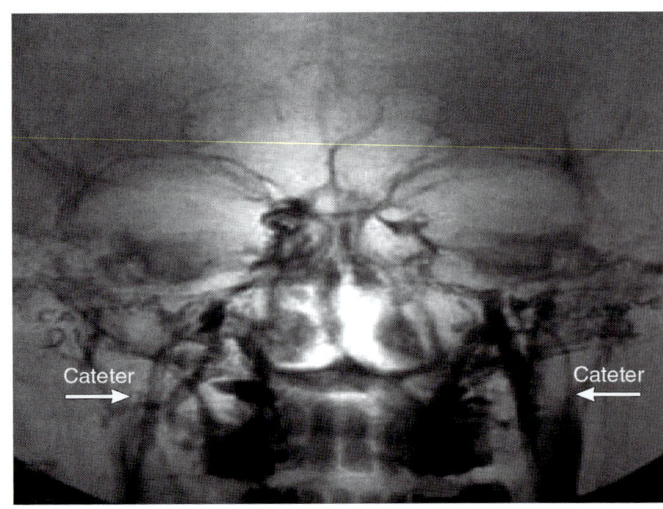

Figura 40.21 O cateterismo bilateral do seio petroso inferior é o exame mais acurado na diferenciação entre a doença de Cushing e a síndrome do ACTH ectópico (sensibilidade e especificidade de 94%).

Interpretação. Um gradiente entre o ACTH basal central e o ACTH basal periférico > 2:1 ou um gradiente estimulado > 3:1 é indicativo de DC. Gradientes menores indicam SAE e raramente são observados na DC.[12,93,107]

Como o BIPSS não diferencia, de modo confiável, indivíduos saudáveis daqueles com EPC de pacientes com DC, é *imprescindível* confirmar a existência de hipercortisolismo antes da realização do exame.[12,93,107]

Acurácia. Nos estudos iniciais, a acurácia diagnóstica do BIPSS foi de 100%.[12] À medida que o teste tornou-se mais difundido mundialmente, passaram a ser relatados casos de resultados falso-positivos e falso-negativos.[33,129] De fato, a análise de 14 séries publicadas, totalizando 726 pacientes com DC e 112 com SAE submetidos ao BIPSS, detectou 41 resultados falso-negativos e 7 falso-positivos (sensibilidade e especificidade de 94%).[107]

Resultados *falso-positivos*, ou seja, gradiente > 3:1 após administração de CRH ou desmopressina na ausência de lesão hipofisária podem ocorrer em pacientes com SAE e secreção cíclica de ACTH, DC em fase de normocortisolemia (nessa situação, o teste deve ser adiado e realizado mais tarde) ou naqueles em uso de fármacos que reduzam a cortisolemia (p. ex., cetoconazol).[12,107] A secreção ectópica de CRH é uma outra possível causa de falso-positivo.[129] Por outro lado, adenomas hipofisários ectópicos, cuja localização mais comum é o seio esfenoidal, respondem de modo similar àqueles situados na sela túrcica.[93,129] Causas de resultados *falso-negativos* (vistos em 1 a 10% dos casos) incluem drenagem venosa anômala da hipófise e hipoplasia do seio petroso.[12,107,130]

O BIPSS pode também ser utilizado para definir de que lado da hipófise está o corticotropinoma. Entretanto, nesse contexto, sua eficácia é bem menor. Em 19 séries, a localização correta foi conseguida em 50 a 100% dos casos (em média, 78%). Deve-se, portanto, ter cautela se a imagem da RM não for confirmatória.[12,93,107]

Mesmo com profissionais experientes, o cateterismo bilateral do seio petroso inferior, por dificuldades técnicas ou drenagem venosa anômala, não é realizado em até 12% dos pacientes.[131] O BIPSS deve, pois, apenas ser executado em centros especializados, uma vez que sua acurácia diagnóstica e suas complicações dependem da experiência do radiologista.[93,107]

Comentários. Recentemente, foi sugerido que a dosagem da prolactina (PRL) como índice da fidelidade do cateterismo venoso da hipófise pode ajudar a identificar pacientes com DC, mesmo na ausência de gradiente central do ACTH durante o BIPSS.[132,133] Essa abordagem também pode propiciar melhor lateralização do tumor.[1,132]

Complicações. Complicações neurológicas sérias, como acidentes vasculares cerebrais, ocorreram em 1 dentre 508 pacientes (0,2%) da série inicial do NIH.[134] Outros problemas neurológicos já relatados foram sintomas transitórios do tronco cerebral, hemorragia pontina, infarto do tronco cerebral e hemorragia subaracnóidea venosa.[135] Também foi descrito um caso de síndrome de Raymond, caracterizada por isquemia do tronco cerebral com paralisia do nervo abducente e hemiparesia.[136] Complicações neurológicas podem ser evitadas pela interrupção imediata do procedimento e retirada do cateter, tão logo surja qualquer sintoma neurológico ou elevação da pressão arterial.[135] Outras complicações do BIPSS são hematomas na virilha e, menos comumente, arritmias transitórias, tromboembolismo venoso e perfuração da parede do átrio direito. Podem ocorrer em até 20% dos casos.[12,107]

Exames de imagem

Hipófise

A RM da sela túrcica deve ser realizada em todo paciente com SC ACTH-dependente; no entanto, sua sensibilidade na identificação de microadenomas é de apenas 50 a 60% (Figura 40.22), e a da TC é ainda menor (40 a 50%).[89,93] Isso se deve ao fato de que aproximadamente 50% dos adenomas secretores de ACTH têm diâmetro médio de 5,6 mm; alguns são muito pequenos (diâmetro entre 1 e 2 mm).[137,138] Taxas maiores de sucesso na identificação de microadenomas (até 80%) podem ser obtidas com a técnica SGPR (*spoiled gradient recalled acquisition in the steady state*).[1] A maioria dos adenomas corticotróficos tem sinal hipointenso à RM, que não se intensifica com gadolínio. Entretanto, como cerca de 5% dos microadenomas hipofisários intensificam-se após o gadolínio, imagens pré e pós-contraste são essenciais.[12,137,138]

Comentários. Em pelo menos 10% da população adulta saudável submetida à RM de crânio, observa-se um microadenoma

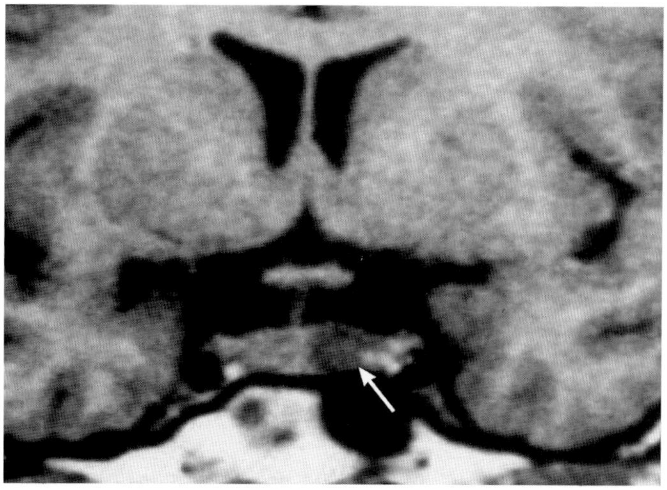

Figura 40.22 Ressonância magnética (corte coronal, T1) mostrando um microadenoma (0,8 cm) (*seta*).

(geralmente < 6 mm), caracterizando os chamados incidentalomas hipofisários.[139] Da mesma maneira, em até 4 a 6% das TC abdominais detecta-se massa adrenal.[140] Por isso, os exames de imagem devem sempre ser interpretados no contexto da avaliação bioquímica previamente realizada.[12,89]

Em um paciente com a apresentação clínica clássica e estudos dinâmicos não invasivos compatíveis com a DC, uma lesão hipofisária focal (> 6 mm) à RM pode indicar um diagnóstico definitivo, tornando desnecessários exames adicionais.[1,107] Por outro lado, o achado de um macroadenoma hipofisário (diâmetro > 10 mm) praticamente confirma o diagnóstico de DC em um paciente com SC ACTH-dependente, já que, nessa situação, macroincidentalomas são excepcionais.[12,33,137]

Adrenal

A TC permanece como a modalidade de imagem que tem maior resolução espacial para a anatomia adrenal, possibilitando a visualização de quase 100% dos tumores produtores de cortisol. Em geral, os adenomas medem < 3 cm, e a maioria dos carcinomas mede > 6 cm à ocasião do diagnóstico (Figuras 40.23 e 40.24).[12,137,140] Nem a TC nem a RM possibilitam com 100% de certeza a distinção entre adenomas e carcinomas. No entanto, lesões > 6 cm têm elevada probabilidade de serem malignas.[12,140]

Raramente, pode estar presente hiperplasia adrenal macronodular ACTH-independente maciça (com peso de 69 a 149 g), com substituição completa de ambas as glândulas adrenais à TC (Figura 40.25). Nesses casos, a conduta é adrenalectomia bilateral ou a retirada da adrenal maior.[8,45]

Secreção ectópica de ACTH

Diante da suspeita da SAE, devem ser realizadas TC e/ou RM de pescoço, tórax e abdome. Os tumores carcinoides brônquicos (TCB) e o câncer de pulmão de células pequenas (CPCP) são as fontes mais comuns de secreção ectópica de ACTH. Embora o CPCP seja, em geral, evidente (visível em cerca de 80% dos casos à radiografia do tórax), os TCB podem mostrar-se extremamente difíceis de ser localizados. Os TCB costumam ser muito pequenos na sua origem (< 1 cm) e até 80% deles podem não ser visualizados na radiografia do tórax. São mais bem detectados por meio de uma TC helicoidal de alta definição (cuja sensibilidade é de 81 a 89%, nesses casos) e tipicamente intensificam-se após a injeção intravenosa de meio de contraste radiográfico (Figura 40.26).[12,17,137]

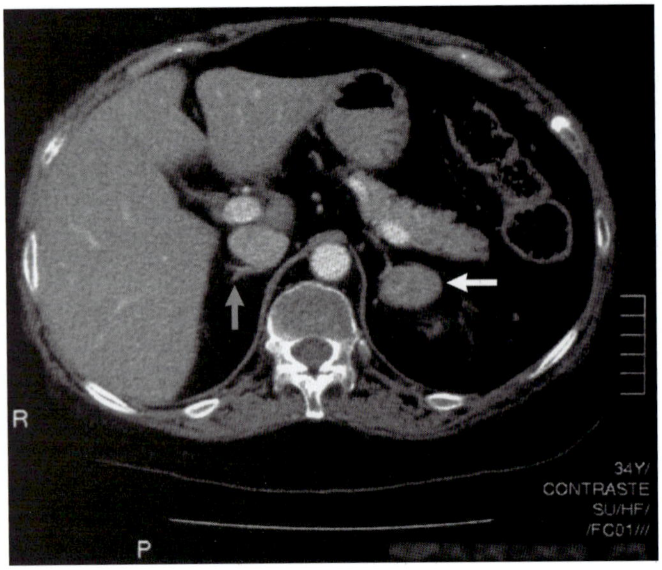

Figura 40.23 Adenoma na adrenal esquerda (*seta branca*), com 2,3 cm, em mulher que havia 3 anos vinha em acompanhamento psiquiátrico devido a grave depressão. Notar a adrenal direita na sua forma habitual, em Y invertido (*seta cinza*).

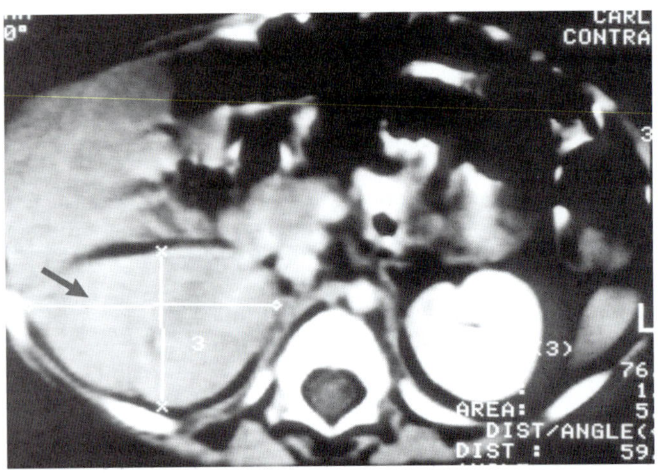

Figura 40.24 Carcinoma na adrenal direita com 8,2 cm (*seta*) em menina de 3 anos de idade com síndrome de Cushing.

Outros tumores neuroendócrinos (NET) secretores de ACTH são os carcinoides tímicos (Figura 40.27) ou pancreáticos, as neoplasias das ilhotas pancreáticas, o carcinoma medular de tireoide, o feocromocitoma etc. Tumores carcinoides tímicos associados à SAE, em geral, na apresentação têm diâmetro acima de 2 cm e são revelados facilmente na TC. No entanto, somente em torno de 40% são detectados pela radiografia do tórax.[12,16] Neoplasias de ilhotas pancreáticas causando SC são frequentemente grandes à ocasião do diagnóstico, em geral com metástases (até 80% visualizadas pela TC ou RM).[16] Quase todos os feocromocitomas são visualizados por TC ou RM.[12,140]

É importante salientar que uma lesão evidenciada em imagens torácicas ou abdominais na pesquisa da fonte de ACTH ou CRH pode ser não funcionante. Além disso, a despeito de uma extensa avaliação, vários tumores permanecem ocultos. Alguns carcinoides brônquicos podem levar 5 anos ou mais para se tornar visualizáveis pela TC ou pela RM.[12,93,137]

Diante de tumores não visualizados ou mal definidos pelos exames de imagem convencionais, os pacientes devem ser submetidos a procedimentos adicionais: (1) cintilografia com

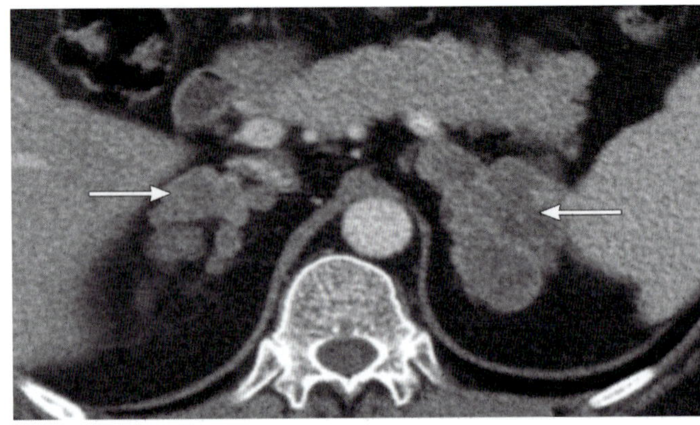

Figura 40.25 Hiperplasia adrenal macronodular primária maciça bilateral (*setas*) em um homem de 50 anos de idade com síndrome de Cushing ACTH-independente.

octreotida (análoga da somatostatina) marcada com índio-111 (^{111}In) ou tecnécio-99m (^{99m}Tc) (OctreoScan®); ou, de preferência, (2) tomografia por emissão de pósitrons (PET) acoplada com tomografia computadorizada (PET/CT).[6-9,141,142]

OctreoScan®

O racional para este exame é o fato de que muitos tumores carcinoides, cânceres pulmonares de células pequenas, carcinomas pancreáticos e carcinomas medulares da tireoide expressam receptores para somatostatina.[12,141-143] Esse exame pode ser particularmente útil na detecção de carcinoides brônquicos ocultos (CBO), porém tem sensibilidade baixa, em torno de 40% na maioria dos estudos (Figura 40.28).[141,143] Entre seis casos de CBO, três foram corretamente identificados pelo OctreoScan®; nos casos restantes, a positivação aconteceu após 8, 22 e 27 meses de acompanhamento.[144] A sensibilidade do exame é maior quando ele é combinado com a tomografia computadorizada de emissão de fóton único (SPECT) (Figura 40.29).[144,145]

Resultados *falso-positivos* com o OctreoScan® foram relatados em pacientes com lesões granulomatosas (p. ex., tuberculose pulmonar), lesões por doenças sistêmicas autoimunes, linfomas, fibrose pulmonar e em um caso de adenoma folicular de tireoide.[33,144-146]

PET/CT

PET/CT com flúor-18 fluorodeoxiglicose (^{18}F-FDG) foi o primeiro radiofármaco usado na identificação dos tumores pancreáticos neuroendócrinos (PanNET) e ainda continua sendo o mais empregado, em virtude de sua maior disponibilidade e seu menor custo. O ^{18}F-FDG se acumula nas lesões com taxas metabólicas e utilização de glicose elevadas.[142] Como a maioria dos tumores neuroendócrinos (NET) tende a ser relativamente metabolicamente inativa, a acurácia do ^{18}F-FDG-PET/CT é maior em casos de tumores pobremente diferenciados e que se comportam agressivamente (Figura 40.30). Já nos tumores bem diferenciados, sua sensibilidade é inferior à do OctreoScan®.[143]

Maior sensibilidade na detecção dos NET e suas metástases tem sido relatada com o flúor-18-L-3,4-di-hidroxifenilalanina (^{18}F-DOPA).[143] Na série de Hoegerle et al.,[146] o ^{18}F-DOPA-PET/CT apresentou sensibilidade de 65%, em comparação com 29% para ^{18}F-FDG- PET/CT e 57% para a cintilografia com ^{111}In-octreotide. No entanto, o ^{18}F-DOPA ainda tem disponibilidade limitada e apresenta a grande desvantagem de ter captação fisiológica no pâncreas, tornando-o menos sensível para a detecção de pequenas lesões pancreáticas.[143]

O sucesso em imagens para os NET com PET/CT atingiu seu clímax com a introdução de novos peptídeos com afinidade muito

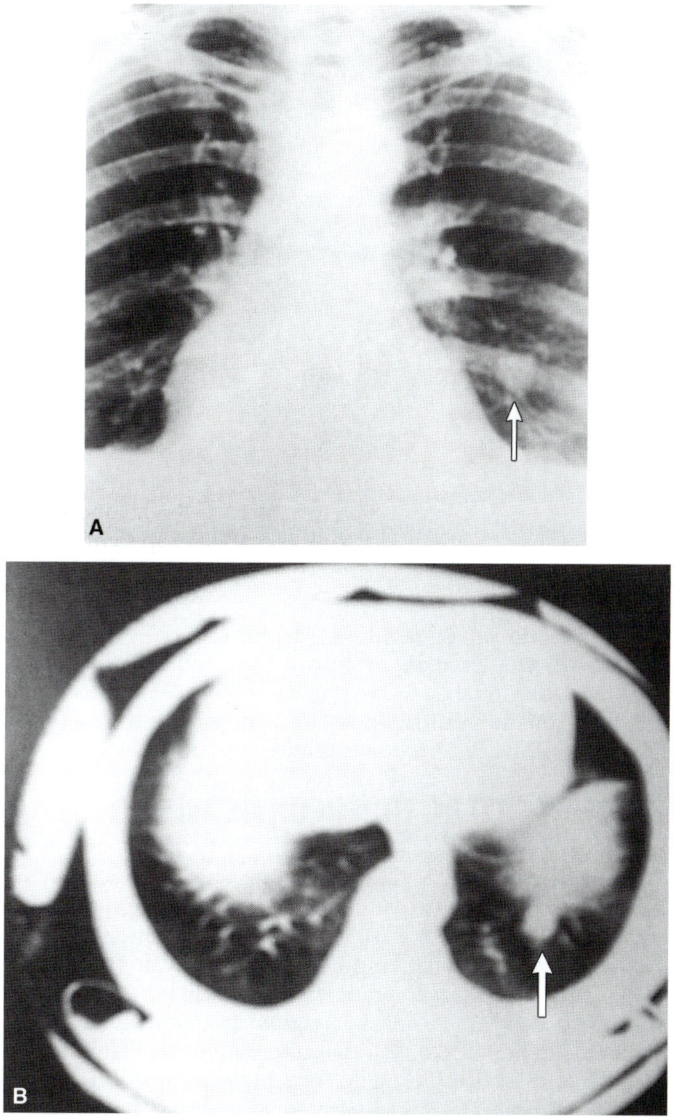

Figura 40.26 Carcinoide brônquico secretor de ACTH (*setas*) na radiografia simples (**A**) e na tomografia computadorizada (**B**).

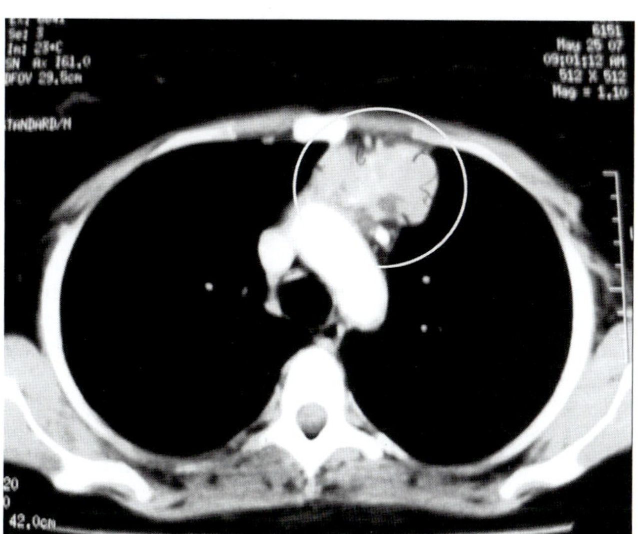

Figura 40.27 Carcinoide tímico secretor de ACTH com 5,6 cm (*círculo*) à tomografia computadorizada, em uma paciente que também apresentava incidentaloma hipofisário com 0,3 cm.

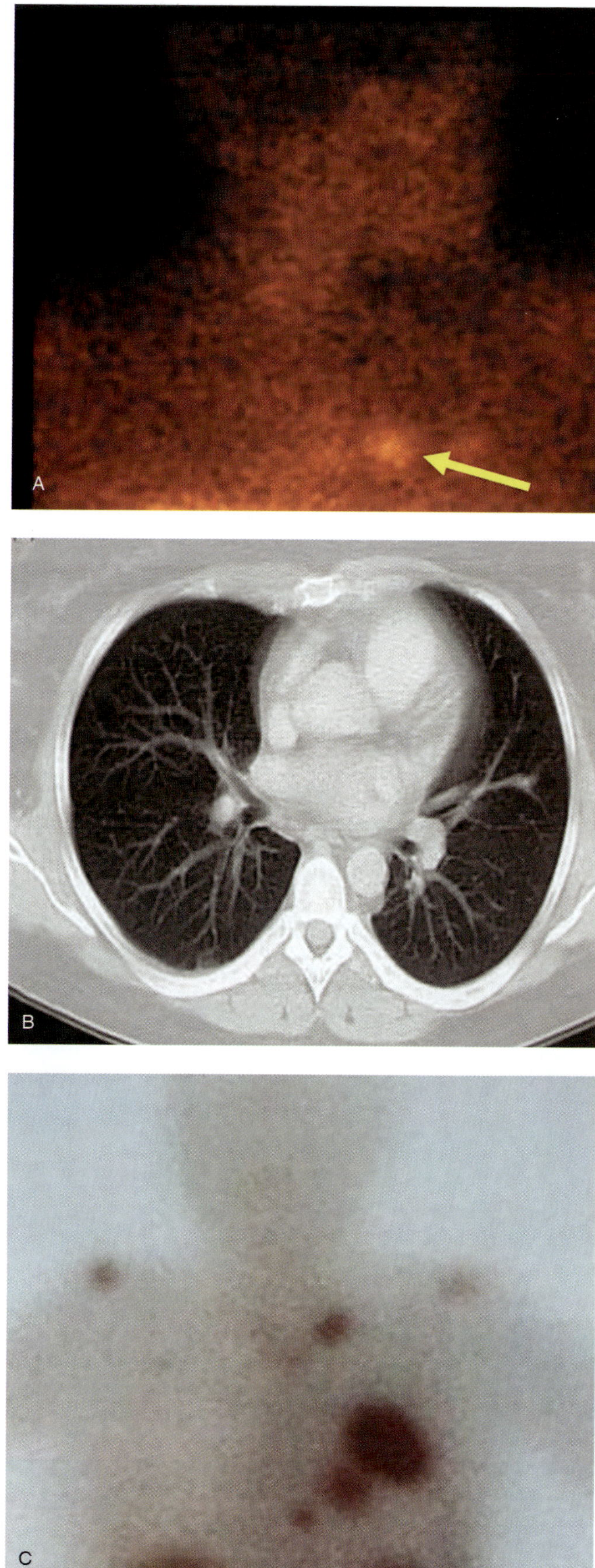

Figura 40.28 A. OctreoScan® revelando carcinoide brônquico (*seta*) não detectado pela tomografia computadorizada (**B**). **C.** As áreas de captação aumentada no terço superior do pulmão esquerdo, nas clavículas e no esterno correspondem a metástases de tumor carcinoide brônquico.

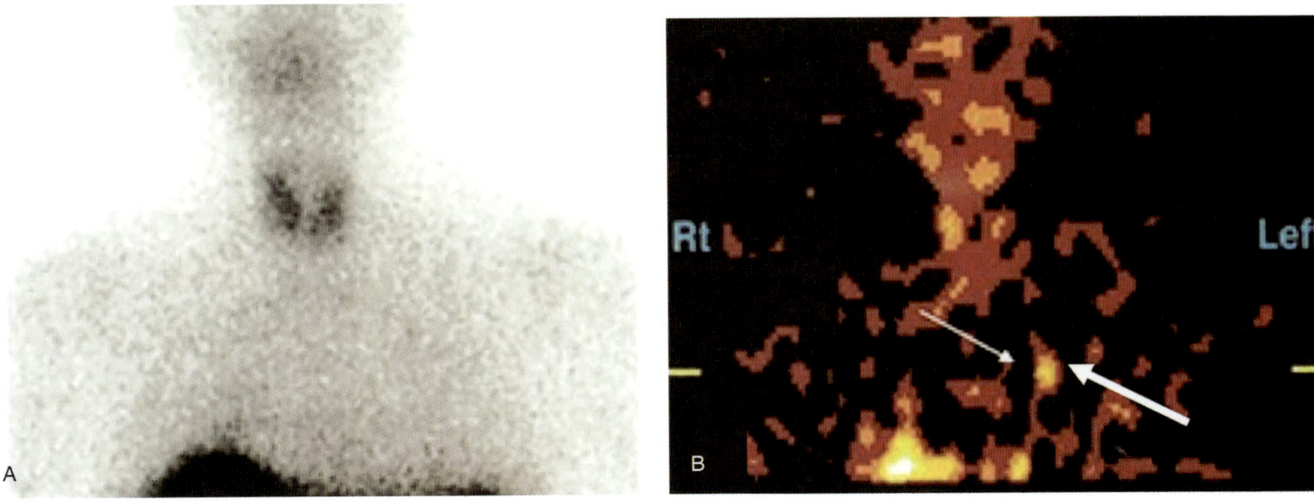

Figura 40.29 Paciente com carcinoide brônquico secretor de ACTH. **A.** Imagem planar do OctreoScan® negativa. **B.** Visualização do tumor (*setas*) na combinação com o SPECT.

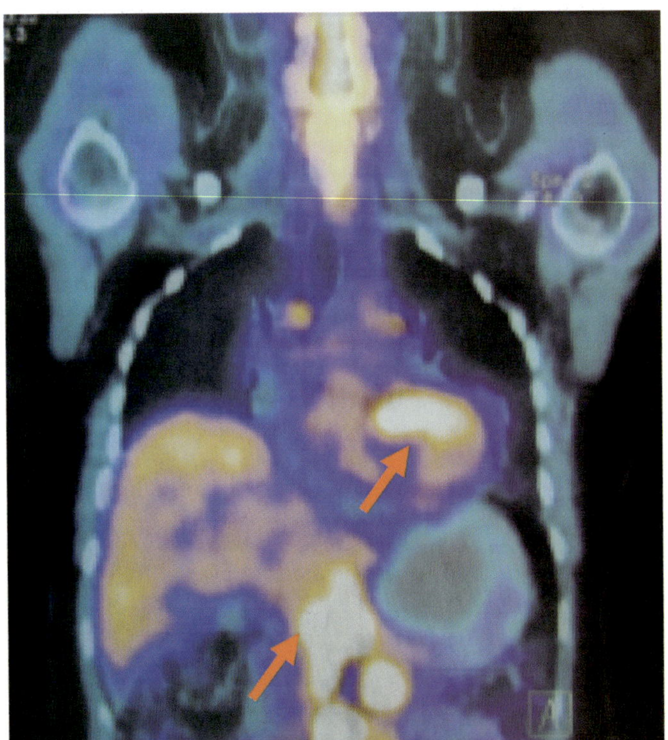

Figura 40.30 ^{18}F-FDG-PET/CT mostrando tumor residual e metástases para linfonodos intra-abdominais (*setas*) em paciente com carcinoide tímico, 6 meses após a retirada do tumor.

alta pelos receptores somatostatínicos (DOTATATE, DOTATOC e DOTANOC) marcados com gálio-68 (^{68}Ga-SSTR-PET/CT).[143,147-149] As imagens obtidas são de altas clareza e sensibilidade, devido ao clareamento precoce de peptídeos excedentes do corpo, permitindo um tempo de imagem curto (cerca de 25 minutos) e uma eficácia superior aos demais exames de medicina nuclear (Figuras 40.31 e 40.32).[143] Com esses exames, a utilização do OctreoScan® foi praticamente abandonada.

Em uma revisão sistemática de 231 casos de SAE, o exame de imagem de maior sensibilidade foi ^{68}Ga-SSTR-PET/CT (81,8%), seguido por TC (66,2%), F-DOPA-PET/CT (57,1%), FDG-PET/CT (51,7%), RM (51,7%), OctreoScan® (48,9%) e cintilografia com metaiodobenzilguanidina (MIBG) (30,8%).[148] Em outra revisão sistemática mais recente, o ^{68}Ga-SSTR-PET/CT teve sensibilidade global de 64% e sensibilidade de 76,1% nos casos histologicamente confirmados. Houve dois casos de resultados falso-positivos devido a doenças adrenais benignas.[149]

DIAGNÓSTICO DO HIPERCORTISOLISMO SUBCLÍNICO

A melhor forma de rastreamento do HCSC, também chamado secreção autônoma de cortisol (SAC), é o teste de supressão com 1 mg de dexametasona (1 mg-DST).[150,151] Um valor do cortisol sérico (CS) $\leq$ 1,8 µg/dℓ praticamente descarta o diagnóstico (sensibilidade > 95%) e níveis > 5 µg/dℓ são altamente sugestivos (especificidade > 95%).[151] Testes alternativos de rastreamento são as medições do UFC ou do cortisol salivar no final da noite (LNSC), porém eles costumam elevar-se mais tardiamente, quando é maior a secreção tumoral de cortisol.[151,152] Contudo, a hipercortisolúria pode, excepcionalmente, ser a única anormalidade laboratorial detectável.[153]

A diretriz de 2023 da European Society of Endocrinology (ESE) sobre incidentalomas adrenais propôs a terminologia "*secreção autônoma de cortisol leve*" para os pacientes com CS 1,9 µg/dℓ durante o 1 mg-DST.[154]

DIFERENCIAÇÃO ENTRE SÍNDROME DE CUSHING E ESTADOS DE PSEUDO-CUSHING

Alguns exames laboratoriais têm sido propostos para ajudar na diferenciação entre SC e EPC (Quadro 40.13), porém nenhum deles tem acurácia de 100%.[155] Assim, o ideal é empregarem-se dois ou mais testes. Atualmente, temos dado preferência ao UFC, ao LNSC e ao teste da desmopressina.

Na SC e nos EPC, existe uma grande superposição nos valores de UFC, LNSC e CS à meia-noite (MNC).[33,60] No entanto, níveis do UFC acima de quatro vezes o LSN,[33,107] bem como valores do LNSC > 350 ng/dℓ,[86] são altamente indicativos do diagnóstico de SC em indivíduos com hipercortisolismo. Em 3 estudos nos quais se utilizaram diferentes pontos de corte, a sensibilidade e a especificidade do LNSC situaram-se em 92 a 100% e 83 a 100%, respectivamente.[97-99] Especificidade de 100% foi obtida com níveis $\geq$ 550 ng/dℓ (normal, < 100).[60,155] A dosagem do MNC

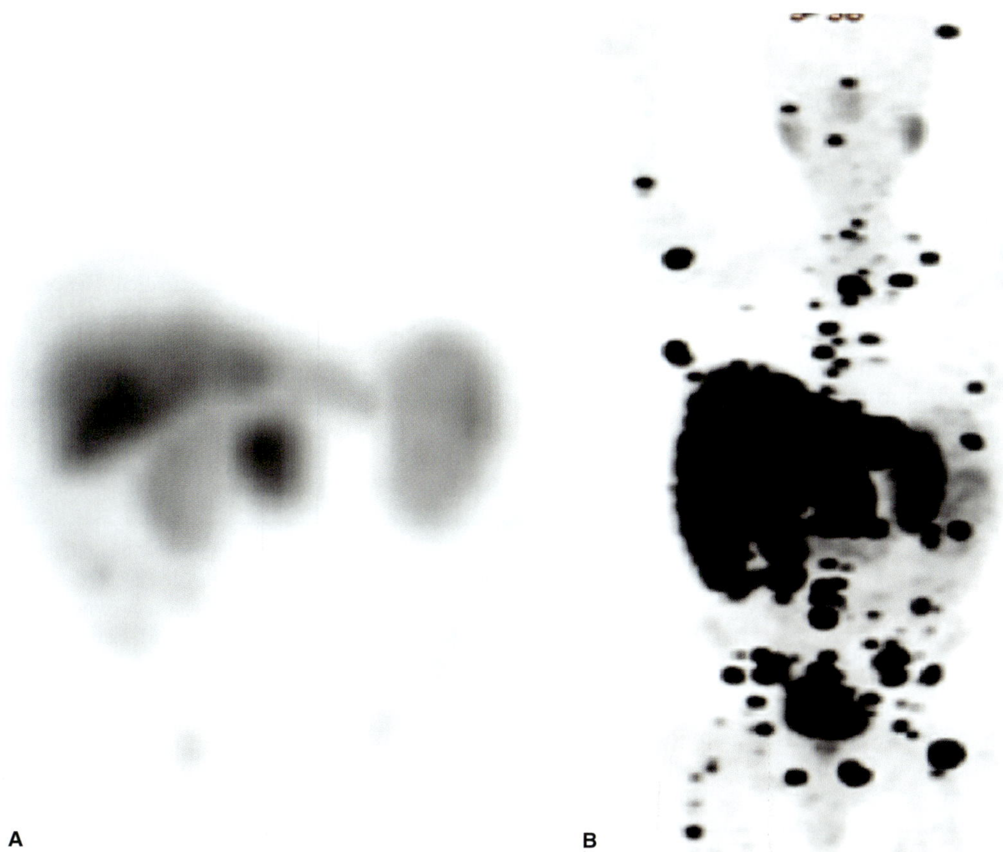

Figura 40.31 Comparação entre o OctreoScan® (**A**) e a ^{68}Ga-DOTATATE-PET/CT (**B**) em um paciente com tumor neuroendócrino e múltiplas metástases.

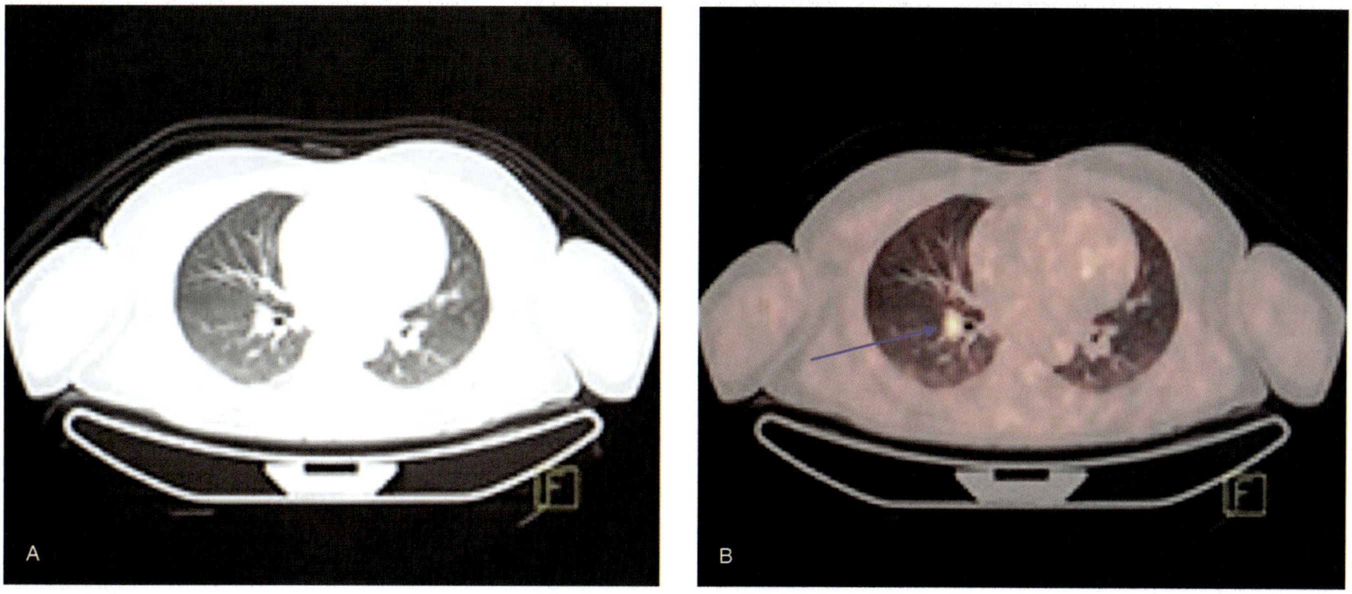

Figura 40.32 Tumor carcinoide brônquico no lobo inferior do pulmão direito (*setas*) não visualizado pela TC (**A**) e o OctreosScan® mas detectado pela ^{68}Ga-DOTATATE-PET/CT (**B**).

pode também ser útil. Em um estudo, observou-se que níveis do MNC ≥ 7,5 μg/dℓ apresentaram elevadas sensibilidade (94%) e especificidade (100%) na distinção entre SC e EPC (depressão e etilismo).[103,155] Em outro estudo, o ponto de corte de 9,3 μg/dℓ propiciou sensibilidade e especificidade de 100%.[103]

O teste da desmopressina também representa uma importante ferramenta na diferenciação entre DC e EPC (particularmente depressão, etilismo e obesidade mórbida). Neste cenário, em dois estudos,[125,155] um pico de ACTH ≥ 27 pg/mℓ, 30 minutos após administração da desmopressina, representou sensibilidade de 81,5 a 90%, especificidade de 90 a 96,7% e acurácia de 85 a 94%. Mais recentemente, Rollin et al.[128] elegantemente mostraram que os critérios mais acurados na distinção entre SC e EPC foram um pico de ACTH ≥ 71,8 pg/mℓ (sensibilidade de 90,8% e especificidade de 94,6%) ou incremento no ACTH ≥ 37 pg/mℓ, em relação ao valor basal (sensibilidade de 88% e especificidade de 96,4%).

O grande entusiasmo inicial com a combinação do teste dexametasona-CRH (DEX-CRH) na diferenciação entre DC e EPC não foi respaldado em estudos mais recentes.[8] Quando combinados os dados de todos os estudos, a especificidade do 2 mg-DST foi de 79%, contra 70% com DEX-CRH. A sensibilidade foi também similar (96% *versus* 98%).[8,156]

Na suspeita de EPC induzidos pelo álcool, a determinação do nível sanguíneo de etanol pode ser válida.[12] Além disso, pode-se hospitalizar os pacientes e dosar o CS da meia-noite após 5 dias. Caso ele seja indetectável, a SC fica efetivamente excluída do diagnóstico.[12,157,158] Conforme mencionado, muitas vezes é necessário afastar ou tratar o suposto fator indutor do EPC (p. ex., abstinência alcoólica ou uso de antidepressivos) para que se confirme um diagnóstico.[12,60,155] Nesse contexto, pode ser necessário um período de cerca de 2 a 4 meses de abstinência etílica para que o eixo HHA retorne ao estado normal.[12,33,69]

RESUMO DA INVESTIGAÇÃO PARA O DIAGNÓSTICO E O DIAGNÓSTICO DIFERENCIAL DA SÍNDROME DE CUSHING

No Serviço de Endocrinologia do Hospital das Clínicas da Universidade Federal de Pernambuco, em Recife, tem-se dado preferência ao 1 mg-DST e ao LNSC como rastreamento inicial para a SC endógena. Se o valor do CS no 1 mg-DST for < 1,8 μg/dℓ, na manhã seguinte às 8 horas, e o LNSC for normal em duas amostras (separadas em 24 a 48 horas), praticamente descarta-se o diagnóstico de SC (exceto nos casos de hipercortisolismo cíclico). O achado de CS > 1,8 μg/dℓ e elevação do LNSC duas vezes acima do LSN confirmam o hipercortisolismo. Como alternativa ao LNSC, utiliza-se a dosagem do UFC, mais sujeito a resultados falso-negativos e falso-positivos. Valores além de 4 vezes o LSN são, contudo, patognomônicos da SC. A dosagem do UFC parece ser mais atraente em pacientes com o quadro clínico muito característico, indicativo de hipercortisolismo intenso, já que, nessa situação, o UFC está, em geral, elevado. Em contrapartida, em casos de hipercortisolismo leve a moderado ou hipercortisolismo cíclico, o UFC pode estar normal. Atualmente, tem-se reservado o 2 mg-DST, sobretudo, aos casos de resultados discordantes ou minimamente alterados com outros testes de rastreamento (Figura 40.33).

Uma vez confirmada a SC endógena, mede-se o ACTH em duas ocasiões e, estando ele suprimido, parte-se para a investigação de doença adrenal pela TC de abdome. Evidenciando-se o tumor, indica-se a adrenalectomia (Figura 40.34). Nos casos de SC ACTH-dependente, utiliza-se a associação de teste de supressão noturna a 8 mg de DMS ao teste da desmopressina, complementada pela RM da sela túrcica. Resposta positiva no teste de estímulo com desmopressina e no HDDST, associada a uma imagem inequívoca de um adenoma hipofisário > 6 mm, praticamente confirma o diagnóstico de DC, com indicação para cirurgia transesfenoidal. Na ausência desses achados, está indicado o BIPSS (ver Figura 40.34).

Resumo

A síndrome de Cushing (SC) pode ser endógena ou, mais comumente, exógena, a qual resulta do uso crônico de glicocorticoides, seja qual for a via de administração. A SC endógena tem como principal etiologia a doença de Cushing (DC), presente em 61 a 66% dos casos, seguida pelas doenças adrenais (16 a 32%) e pela síndrome do ACTH ectópico (SAE), correspondente a 5 a 10% dos casos. A avaliação diagnóstica da SC endógena representa um grande desafio. Inicialmente deve-se confirmar o hipercortisolismo e, somente depois disso, procurar identificar sua etiologia. Os exames de rastreamento para SC são o teste de supressão com 1 mg de dexametasona (DMS), a dosagem do cortisol livre urinário e a medida do cortisol salivar no final da noite. Na definição da etiologia da SC, o exame inicial a ser solicitado é a mensuração do ACTH plasmático. Valores suprimidos (< 10 pg/mℓ) apontam para doenças adrenais (SC não ACTH-dependente). Na DC, o ACTH encontra-se normal ou elevado em cerca de 40 a 60% dos casos, e na SAE geralmente está elevado, embora possa estar normal. Testes dinâmicos não invasivos (supressão com 8 mg de DMS; estímulo com CRH e desmopressina), o cateterismo bilateral do seio petroso inferior e os exames de imagem (ressonância magnética [RM] da sela túrcica, RM ou tomografia computadorizada toracoabdominais, e o ^{68}Ga-DOTATA PET/CT) possibilitam a distinção entre DC e SAE em quase todos os casos.

Quadro 40.13 Principais parâmetros na diferenciação entre doença de Cushing e estados de pseudo-Cushing.

Parâmetro	Doença de Cushing	Estados de pseudo-Cushing
Cortisol sérico às 8h ≤ 1,8 μg/dℓ no 1 mg-DST	Excepcionalmente encontrado	Observado em até 42%
Cortisol sérico às 8h ≤ 1,8 μg/dℓ no 2 mg-DST	Ausente (em 98%)	Presente (em até 74%)
Cortisol sérico após 2 mg-DST + CRH	> 1,4 μg/dℓ (em 98%)	> 1,4 μg/dℓ (em 30%)
Cortisol sérico à meia-noite	≥ 7,5 μg/dℓ (em 96%) ≥ 9,3 μg/dℓ (em 100%)	≥ 7,5 μg/dℓ (em 0%) ≥ 9,3 μg/dℓ (em 0%)
Elevação do UFC e do LNSC	Sim	Sim
UFC > 4 vezes o limite superior da normalidade	Sim	Não
LNSC ≥ 550 ng/dℓ	Sim	Não
Aumento do ACTH > 27 pg/mℓ, 30 min após desmopressina	Presente (em 81,5 a 90%)	Ausente (em 90 a 96,7%)
Pico do ACTH ≥ 72 pg/mℓ após desmopressina	Presente (em 91%)	Ausente (em 94,6%)
Aumento do ACTH ≥ 37 pg/mℓ após desmopressina	Presente (em 88%)	Ausente (em 96,4%)

1 mg-DST: teste de supressão noturna com 1 mg de dexametasona; 2 mg-DST: teste de supressão com 2 mg de dexametasona; LNSC: cortisol salivar no final da noite; UFC: cortisol livre urinário. (Adaptado de Newell-Price et al., 1998;[12] Vilar et al., 2007;[33] Scaroni et al., 2020;[60] Castro e Moreira, 2007;[86] Rollin et al., 2015;[128] Alwani et al., 2014.[155])

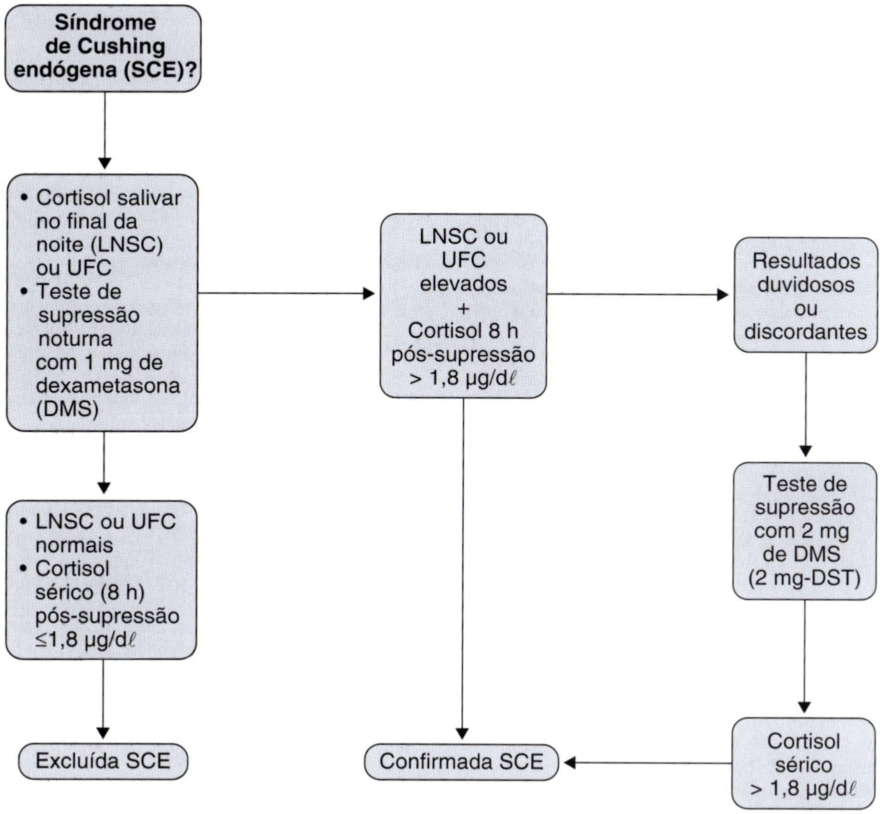

Figura 40.33 Algoritmo sugerido pelos autores para a confirmação da síndrome de Cushing endógena. Níveis do cortisol salivar no final da noite (LNSC) ≥ 550 ng/dℓ ou do cortisol livre urinário (UFC) além de 4 vezes o limite superior da normalidade praticamente apenas são encontrados na síndrome de Cushing endógena. Ambos os parâmetros devem ser preferencialmente dosados por cromatografia líquida acoplada à espectrometria de massas (LC/MS).

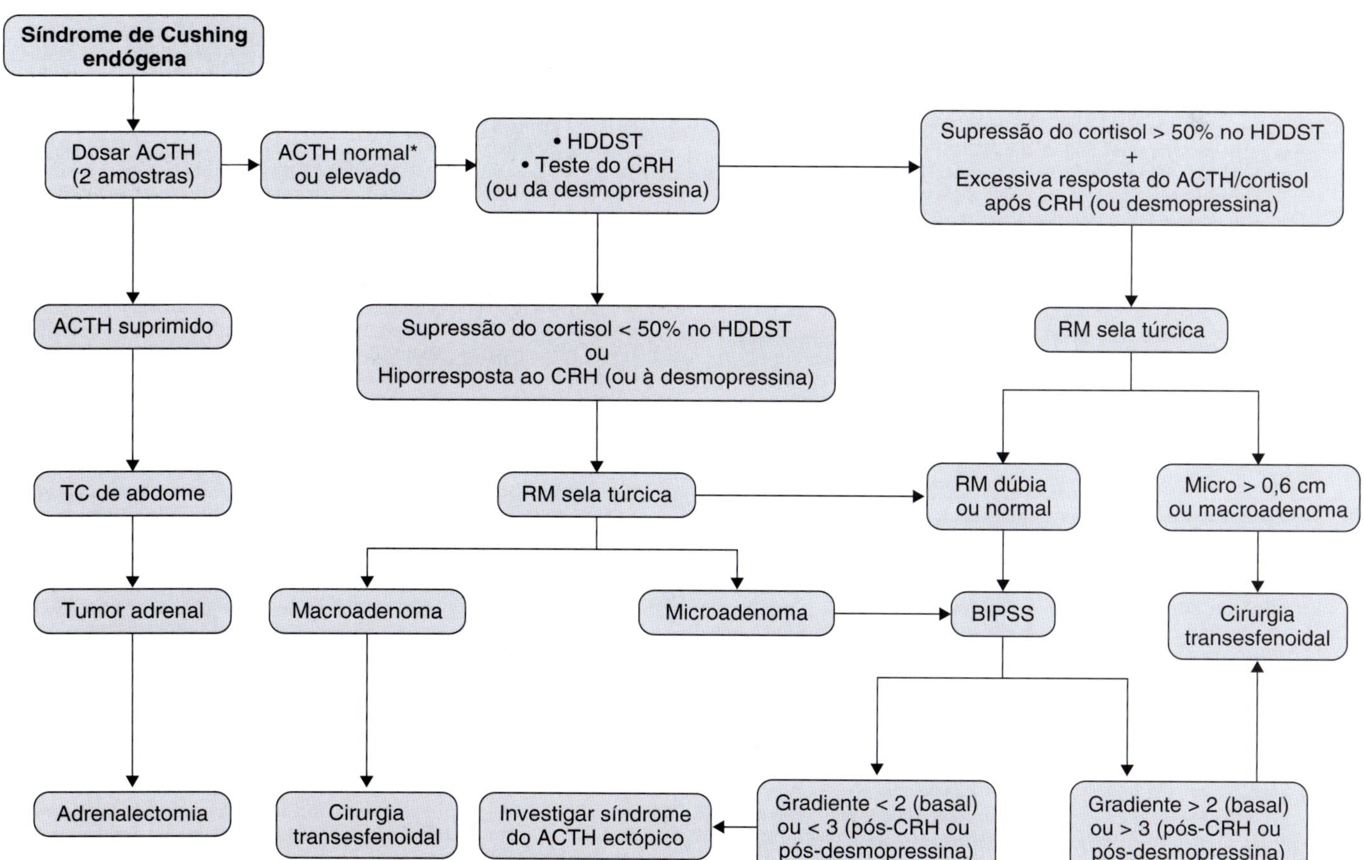

Figura 40.34 Algoritmo sugerido pelos autores no manejo da síndrome de Cushing endógena. *ACTH > 20 pg/mℓ. HDDST: teste de supressão com dose alta de dexametasona; BIPSS: cateterismo bilateral dos seios petrosos inferiores; RM: ressonância magnética; TC: tomografia computadorizada.

REFERÊNCIAS BIBLIOGRÁFICAS

1. Gadelha M, Gatto F, Wildemberg LE, Fleseriu M. Cushing's syndrome. Lancet. 2023; 402:2237-52.
2. Reincke M, Fleseriu M. Cushing's syndrome: A review. JAMA. 2023; 330:170-81.
3. Machado MC, Fragoso MC, Moreira AC et al. Recommendations of the Neuroendocrinology Department of the Brazilian Society of Endocrinology and Metabolism for the diagnosis of Cushing's disease in Brazil. Arch Endocrinol Metab. 2016; 60:267-86.
4. Valassi E, Santos A, Yaneva M et al.; the ERCUSYN Study Group. The European Registry on Cushing's syndrome: 2-year experience. Baseline demographic and clinical characteristics. Eur J Endocrinol. 2011; 165:383-92.
5. Hakami OS, Ahmed S, Karavitaki N. Epidemiology and mortality of Cushing's syndrome. Best Pract Res Clin Endocrinol Metab. 2021; 35(1):101521.
6. Pivonello R, De Martino MC, De Leo M et al. Cushing's syndrome. Endocrinol Metab Clin North Am. 2008; 37:135-49.
7. Fleseriu M, Auchus R, Bancos I et al. Consensus on diagnosis and management of Cushing's disease: a guideline update. Lancet Diabetes Endocrinol. 2021; 9:847-75.
8. Nieman LK. Diagnosis of Cushing's syndrome in the modern era. Endocrinol Metab Clin North Am. 2018; 47:259-273.
9. Debono M, Newell-Price JD. Cushing's syndrome: where and how to find it. Front Horm Res. 2016; 46:15-27.
10. Vilar L, Vilar C, Albuquerque JL et al. Endogenous Cushing's syndrome: clinical and biochemical features in a large cohort of patients. Endocrine Abstracts. 2017; 49:EP899.
11. Invitti C, Giraldi FP, de Martin M et al. Diagnosis and management of Cushing's syndrome: results of an Italian multicentre study. Study group of the Italian Society of Endocrinology on the pathophysiology of the hypothalamic-pituitary-adrenal axis. J Clin Endocrinol Metab. 1999; 84:440-8.
12. Newell-Price J, Trainer P, Besser GM et al. The diagnosis and differential diagnosis of Cushing's syndrome and pseudo-Cushing's states. Endocr Rev. 1998; 19:647-72.
13. Storr HL, Isidori AM, Monson JP et al. Prepubertal Cushing's disease is more common in males, but there is no increase in severity at diagnosis. J Clin Endocrinol Metab. 2004; 89:3345-51.
14. Rix M, Hertel NT, Nielsen FC et al. Cushing's disease in childhood as the first manifestation of multiple endocrine neoplasia syndrome type 1. Eur J Endocrinol. 2004; 151:709-15.
15. Theodoropoulou M, Reincke M, Fassnacht M et al. ACTH decoding the genetic basis of Cushing's disease: USP8 in the spotlight. Eur J Endocrinol. 2015; 173:M73-83.
16. Perez-Rivas LG, Theodoropoulou M, Ferraù F et al. The gene of the ubiquitin-specific protease 8 is frequently mutated in adenomas causing Cushing's disease. J Clin Endocrinol Metab. 2015; 100:E997-1004.
17. Wajchenberg BL, Mendonça BB, Liberman B et al. Ectopic adrenocorticotropic hormone syndrome. Endocr Rev. 1994; 15:752-87.
18. Alexandraki KI, Grossman AB. The ectopic ACTH syndrome. Rev Endocr Metab Disord. 2010; 11:117-26.
19. Salgado LR, Fragoso MC, Knoepfelmacher M et al. Ectopic ACTH syndrome: our experience with 25 cases. Eur J Endocrinol. 2006; 155:725-33.
20. More J, Young J, Reznik Y et al. Ectopic ACTH syndrome in children and adolescents. J Clin Endocrinol Metab. 2011; 96:1213-22.
21. Kenchaiah M, Hyer S. Cushing's syndrome due to ectopic ACTH from bronchial carcinoid: a case report and review. Case Rep Endocrinol. 2012; 2012:215038.
22. Ballav C, Naziat A, Mihai R et al. Mini-review: pheochromocytomas causing the ectopic ACTH syndrome. Endocrine. 2012; 42:69-73.
23. Choi HS, Kim MJ, Moon CH et al. Medullary thyroid carcinoma with ectopic adrenocorticotropic hormone syndrome. Endocrinol Metab (Seoul). 2014; 29:96-100.
24. Maragliano R, Vanoli A, Albarello L et al. ACTH-secreting pancreatic neoplasms associated with Cushing syndrome: clinicopathologic study of 11 cases and review of the literature. Am J Surg Pathol. 2015; 39:374-82.
25. Witek P, Witek J, Zieliński G et al. Ectopic Cushing's syndrome in light of modern diagnostic techniques and treatment options. Neuro Endocrinol Lett. 2015; 36:201-8.
26. Silye R, Rieger R, Topakian R et al. Cushing syndrome due to ectopic adrenocorticotropin secretion by oncocytic thyroid nodule. J Clin Endocrinol Metab. 2012; 97:39-40.
27. Becker M, Aron CD. Ectopic ACTH syndrome and CRH-mediated Cushing's syndrome. Endocrinol Metab Clin North Am. 1994; 23:585-606.
28. Fountas A, Giotaki Z, Ligkros N et al. Cushing's syndrome due to CRH and ACTH co-secreting pancreatic tumor – presentation of a new case focusing on diagnostic pitfalls. Endocr Pathol. 2015; 26:239-42.
29. Voyadzis JM, Guttman-Bauman I, Santi M et al. Hypothalamic hamartoma secreting corticotropin-releasing hormone. Case report. J Neurosurg. 2004; 100(Suppl 2):212-6.
30. Chrisoulidou A, Pazaitou-Panayiotou K, Georgiou E et al. Ectopic Cushing's syndrome due to CRH secreting liver metastasis in a patient with medullary thyroid carcinoma. Hormones (Athens). 2008; 7:259-62.
31. Bayraktar F, Kebapcilar L, Kocdor MA et al. Cushing's syndrome due to ectopic CRH secretion by adrenal pheochromocytoma accompanied by renal infarction. Exp Clin Endocrinol Diabetes. 2006; 114:444-7.
32. Shahani S, Nudelman RJ, Nalini R et al. Ectopic corticotropin-releasing hormone (CRH) syndrome from metastatic small cell carcinoma: a case report and review of the literature. Diagn Pathol. 2010; 5:56.
33. Vilar L, Freitas MC, Faria M et al. Pitfalls in the diagnosis of Cushing's syndrome. Arq Brasil Endocrinol Metab. 2007; 51:1207-16.
34. Bourdeau I, Lampron A, Costa MH et al. Adrenocorticotropic hormone-independent Cushing's syndrome. Curr Opin Endocrinol Diabetes Obes. 2007; 14:219-25.
35. Taffel M, Haji-Momenian S, Nikolaidis P et al. Adrenal imaging: a comprehensive review. Radiol Clin North Am. 2012; 50:219-43.
36. Goh G, Scholl UI, Healy JM et al. Recurrent activating mutation in PRKACA in cortisol-producing adrenal tumors. Nat Genet. 2014; 46:613-7.
37. Bertherat J, Groussin L, Sandrini F et al. Molecular and functional analysis of PRKAR1A and its locus (17q22-24) in sporadic adrenocortical tumors: 17q losses, somatic mutations, and protein kinase A expression and activity. Cancer Res. 2003; 63:5308-19.
38. Beuschlein F, Fassnacht M, Assie G et al. Constitutive activation of PKA catalytic subunit in adrenal Cushing's syndrome. N Engl J Med. 2014; 370:1019-28.
39. Horvath A, Stratakis C. Primary pigmented nodular adrenocortical disease and Cushing's syndrome. Arq Brasil Endocrinol Metab. 2007; 51:1238-44.
40. Correa R, Salpea P, Stratakis CA. Carney complex: an update. Eur J Endocrinol. 2015; 173:M85-97.
41. Poukoulidou T, Maiter D, Bertherat J et al. A rare case of familial Cushing's syndrome with a common presentation of weight gain due to a mutation of the PRKAR1A gene causing isolated primary pigmented nodular adrenocortical disease. J Pediatr Endocrinol Metab. 2014; 27:1005-9.
42. El Ghorayeb N, Bourdeau I, Lacroix A. Multiple aberrant hormone receptors in Cushing's syndrome. Eur J Endocrinol. 2015; 173:M45-60.
43. Mazzuco TL, Chabre O, Feige JJ et al. Aberrant GPCR expression is a sufficient genetic event to trigger adrenocortical tumorigenesis. Mol Cell Endocrinol. 2007; 265-6:23-8.
44. Fragoso MC, Alencar GA, Lerario AM et al. Genetics of primary macronodular adrenal hyperplasia. J Endocrinol. 2015; 224:R31-43.
45. De Venanzi A, Alencar GA, Bourdeau I et al. Primary bilateral macronodular adrenal hyperplasia. Curr Opin Endocrinol Diabetes Obes. 2014; 21:177-84.
46. Weidmann RA, Crespigio J, Ludwig NG et al. Tumores e hiperplasias adrenocorticais: identificação de possíveis doenças hereditárias. Rev Soc Bras Clin Med. 2015; 13:282-8.
47. Li J, Yang CH. Diagnosis and treatment of adrenocorticotrophic hormone-independent macronodular adrenocortical hyperplasia: a report of 23 cases in a single center. Exp Ther Med. 2015; 9:507-12.
48. Mazzuco TL, Thomas M, Martinie M et al. Cellular and molecular abnormalities of a macronodular adrenal hyperplasia causing beta-blocker-sensitive Cushing's syndrome. Arq Bras Endocrinol Metabol. 2007; 51:1452-62.
49. Mazzuco TL, Chaffanjon P, Martinie M et al. Adrenal Cushing's syndrome due to bilateral macronodular adrenal hyperplasia: prediction of the efficacy of beta-blockade therapy and interest of unilateral adrenalectomy. Endocr J. 2009; 56:867-77.
50. Debillon E, Velayoudom-Cephise FL, Salenave S et al. Unilateral adrenalectomy as a first-line treatment of Cushing's syndrome in patients with primary bilateral macronodular adrenal hyperplasia. J Clin Endocrinol Metab. 2015; 100:4417-24.
51. Brown RJ, Kelly MH, Collins MT. Cushing syndrome in the McCune-Albright syndrome. J Clin Endocrinol Metab. 2010; 95:1508-15.
52. Carney JA, Young WF, Stratakis CA. Primary bimorphic adrenocortical disease: cause of hypercortisolism in McCune-Albright syndrome. Am J Surg Pathol. 2011; 35:1311-26.
53. Boyce AM, Collins MT. Fibrous dysplasia/McCune-Albright syndrome. In: Pagon RA, Adam MP, Ardinger HH et al. (Eds.). GeneReviews® [Internet]. Seattle (WA): University of Washington, Seattle; 1993-2016. 2015 Feb 26.
54. Paris F, Philibert P, Lumbroso S et al. Isolated Cushing's syndrome: an unusual presentation of McCune-Albright syndrome in the neonatal period. Horm Res. 2009; 72:315-9.
55. Ayala AR, Basaria S, Udelsman R et al. Corticotropin-independent Cushing's syndrome caused by an ectopic adrenal adenoma. J Clin Endocrinol Metab. 2000; 85:2903-6.
56. Jain SH, Sadow PM, Nosé V et al. A patient with ectopic cortisol production derived from malignant testicular masses. Nat Clin Pract Endocrinol Metab. 2008; 4:695-700.
57. Lack EE. Tumors of the adrenal glands and extra-adrenal paraganglia. In: Armed Forces Institutes of Pathology (U.S.) (Ed.). Atlas of tumor pathology, 3rd series, fasc. 19. Washington DC: U.S. Government Printing Office; 1997. pp. 33-46.
58. Marieb NJ, Spangler S, Kashgarian M. Cushing's syndrome secondary to ectopic cortisol production by an ovarian carcinoma. J Clin Endocrinol Metab. 1983; 57:737-40.
59. Kumar M, Kumar V, Talukdar B et al. Cushing syndrome in an infant due to cortisol secreting adrenal pheochromocytoma: a rare association. J Pediatr Endocrinol Metab. 2010; 23:621-5.

60. Scaroni C, Albiger NME, Palmieri S et al. Approach to patients with pseudo-Cushing's states. Endocr Connect. 2020; 9:R1-R13.
61. Dackis C, Stuckey R, Gold M, Pottash A. Dexamethasone suppression testing of depressed alcoholics. Alcohol Clin Exp Res. 1986; 10:59-60.
62. Lamberts SWJ, Klijn JGM, de Jong FH et al. Hormone secretion in alcohol-induced pseudo-Cushing's syndrome: differential diagnosis with Cushing's disease. JAMA. 1979; 242:1640-3.
63. Bernecker C, West TB, Mansmann G et al. Hypercortisolism caused by ritonavir associated inhibition of CYP 3A4 under inhalative glucocorticoid therapy. 2 case reports and a review of the literature. Exp Clin Endocrinol Diabetes. 2012; 120:125-7.
64. Hervas R, Cepeda C, Pulido F. Cushing's syndrome secondary to megestrol acetate in a patient with AIDS. Med Clin (Barc). 2004; 122:638-9.
65. Pineyro MM, Redes L, De Mattos S et al. Factitious Cushing's syndrome: a diagnosis to consider when evaluating hypercortisolism. Front Endocrinol (Lausanne). 2019; 10:129.
66. Meinardi JR, Wolffenbuttel BH, Dullaart RP. Cyclic Cushing's syndrome: a clinical challenge. Eur J Endocrinol. 2007; 157:245-54.
67. Nowak E, Vogel F, Albani A et al. Diagnostic challenges in cyclic Cushing's syndrome: a systematic review. Lancet Diabetes Endocrinol. 2023; 11(8):593-606.
68. Chiodini I. Clinical review: diagnosis and treatment of subclinical hypercortisolism. J Clin Endocrinol Metab. 2011; 96:1223-36.
69. Mansmann G, Lau J, Balk E et al. The clinically inapparent adrenal mass: update in diagnosis and management. Endocr Rev. 2004; 25:309-40.
70. Vilar L, Freitas M da C, Canadas V et al. Adrenal incidentalomas: diagnostic evaluation and long-term follow-up. Endocr Pract. 2008; 14:269-78.
71. Di Dalmazi G, Pasquali R, Beuschlein F et al. Subclinical hypercortisolism: a state, a syndrome, or a disease? Eur J Endocrinol. 2015; 173:M61-71.
72. Vilar L, Freitas MC, Lima LH et al. Cushing's syndrome in pregnancy: an overview. Arq Bras Endocr Metab. 2007; 51:1293-302.
73. Lindsay JR, Jonklaas J, Oldfield EH et al. Cushing's syndrome during pregnancy: personal experience and review of the literature. J Clin Endocrinol Metab. 2005; 90:3077-83.
74. Bronstein MD, Machado MC, Fragoso MC. Management of endocrine disease: management of pregnant patients with Cushing's syndrome. Eur J Endocrinol. 2015; 173:R85-91.
75. Shah NS, Lila A. Childhood Cushing disease: a challenge in diagnosis and management. Horm Res Paediatr. 2011; 76(Suppl 1):65-70.
76. Chan LF, Storr HL, Grossman AB et al. Pediatric Cushing's syndrome: clinical features, diagnosis, and treatment. Arq Brasil Endocrinol Metab. 2007; 51:1261-71.
77. Matarazzo P, Tuli G, Tessaris D et al. Cushing syndrome due to ectopic adrenocorticotropic hormone secretion in a 3-year-old child. J Pediatr Endocrinol Metab. 2011; 24:219-22.
78. Grunewald TG, von Luettichau I, Welsch U et al. First report of ectopic ACTH syndrome and PTHrP-induced hypercalcemia due to a hepatoblastoma in a child. Eur J Endocrinol. 2010; 162:813-8.
79. El Zein M, Vali R, Charron M et al. Neuroendocrine tumor in liver with positive ACTH receptor: a case report. J Pediatr Hematol Oncol. 2014; 36:e1-4.
80. Nieman LK, Biller BM, Findling JW et al. The diagnosis of Cushing's syndrome: an Endocrine Society Clinical Practice Guideline. J Clin Endocrinol Metab. 2008; 93:1526-40.
81. Vilar L, Naves LA, Freitas MC et al. Endogenous Cushing's syndrome: clinical and laboratorial features in 73 cases. Arq Bras Endocrinol Metabol. 2007; 51:566-74.
82. Koch CA, Tsigos C, Patronas NJ et al. Cushing's disease presenting with avascular necrosis of the hip: an orthopedic emergency. J Clin Endocrinol Metab. 1999; 84:3010-2.
83. Tomlinson JW, Draper N, Mackie J et al. Absence of cushingoid phenotype in a patient with Cushing's disease due to defective cortisone to cortisol conversion. J Clin Endocrinol Metab. 2002; 87:57-62.
84. Coelho MC, Santos CV, Vieira Neto L et al. Adverse effects of glucocorticoids: coagulopathy. Eur J Endocrinol. 2015; 173:M11-21.
85. Ferraù F, Korbonits M. Metabolic comorbidities in Cushing's syndrome. Eur J Endocrinol. 2015; 173:M133-57.
86. Castro M, Moreira AC. Screening and diagnosis of Cushing's syndrome. Arq Bras Endocrinol Metab. 2007; 51:1191-8.
87. Miller J, Crapo L. The biochemical diagnosis of hypercortisolism. Endocrinologist. 1994; 4:7-16.
88. Wood PJ, Barth JH, Freedman DB et al. Evidence for the low dose dexamethasone suppression test to screen for Cushing's syndrome-recommendations for a protocol for biochemistry laboratories. Ann Clin Biochem. 1997; 34:222-9.
89. Newell-Price J, Bertagna X, Grossman AB et al. Cushing's syndrome. Lancet. 2006; 367:1605-17.
90. Vilar L, Freitas MC, Canadas V et al. Comportamento dos testes de supressão com doses baixas de dexametasona (LDDST) na obesidade e na síndrome de Cushing. Arq Brasil Endocrinol Metab. 2002; 46(Suppl 1):S493.
91. Newell-Price J, Trainer P, Perry L et al. A single sleeping midnight cortisol has 100% sensitivity for the diagnosis of Cushing's syndrome. Clin Endocrinol (Oxf). 1995; 43:545-50.
92. Nieman L. The dexamethasone-suppressed corticotropin-releasing hormone test for the diagnosis of Cushing's syndrome: what have we learned in 14 years? J Clin Endocrinol Metab. 2007; 92:2876-8 (Editorial).
93. Arnaldi G, Angeli A, Atkinson AB et al. Diagnosis and complications of Cushing's syndrome: a consensus statement. J Clin Endocrinol Metab. 2003; 88:5593-602.
94. Pecori Giraldi F, Ambrogio AG, de Martin M et al. Specificity of first-line tests for the diagnosis of Cushing's syndrome: assessment in a large series. J Clin Endocrinol Metab. 2007; 92:4123-9.
95. Findling JW, Raff H. Screening and diagnosis of Cushing's syndrome. Endocrinol Metab Clin North Am. 2005; 34:385-402.
96. Alexandraki KI, Grossman AB. Is urinary free cortisol of value in the diagnosis of Cushing's syndrome? Curr Opin Endocrinol Diabetes Obes. 2011; 18:259-63.
97. Raff H. Cushing's syndrome: diagnosis and surveillance using salivary cortisol. Pituitary. 2012; 15:64-70.
98. Carroll T, Raff H, Findling JW. Late-night salivary cortisol measurement in the diagnosis of Cushing's syndrome. Nat Clin Pract Endocrinol Metab. 2008; 4:344-50.
99. Raff H. Cushing syndrome: update on testing. Endocrinol Metab Clin North Am. 2015; 44:43-50.
100. Kivlighan KT, Granger DA, Schwartz EB et al. Quantifying blood leakage into the oral mucosa and its effects on the measurement of cortisol, dehydroepiandrosterone, and testosterone in saliva. Horm Behav. 2004; 46:39-46.
101. Raff H. Salivary cortisol: an useful measurement in the diagnosis of Cushing's syndrome and the evaluation of hypothalamic-pituitary-adrenal axis. Endocrinologist. 2000; 10:9-17.
102. Liu H, Bravata DM, Cabaccan J et al. Elevated late-night salivary cortisol levels in elderly male type 2 diabetic veterans. Clin Endocrinol (Oxf). 2005; 63:642-9.
103. Martin NM, Dhillo WS, Banerjee A et al. Comparison of the dexamethasone-suppressed corticotropin-releasing hormone test and low-dose dexamethasone suppression test in the diagnosis of Cushing's syndrome. J Clin Endocrinol Metab. 2006; 91:2582-6.
104. Papanicolaou DA, Yanovski JA, Cutler GB Jr et al. A single midnight serum cortisol measurement distinguishes Cushing's syndrome from pseudo-Cushing states. J Clin Endocrinol Metab. 1998; 83:1163-7.
105. Reimondo G, Allasino B, Bovio S et al. Evaluation of the effectiveness of midnight serum cortisol in the diagnostic procedures for Cushing's syndrome. Eur J Endocrinol 2005; 153:803-9.
106. Yanovski JA, Cutler GB Jr., Chrousos GP et al. Corticotropin-releasing hormone stimulation following low-dose dexamethasone administration. JAMA. 1993; 269:2232-8.
107. Raff H, Carroll T. Cushing's syndrome: from physiological principles to diagnosis and clinical care. J Physiol. 2015; 593:493-506.
108. Lindsay JR, Nieman LK. Differential diagnosis and imaging in Cushing's syndrome. Endocrinol Metab Clin North Am. 2005; 34:403-22.
109. Ilias I, Torpy DJ, Pacak K et al. Cushing's syndrome due to ectopic corticotropin secretion: twenty years' experience at the National Institutes of Health. J Clin Endocrinol Metab. 2005; 90:4955-62.
110. Isidori AM, Kaltsas GA, Pozza C et al. The ectopic adrenocorticotropin syndrome: clinical features, diagnosis, management and long-term follow-up. J Clin Endocrinol Metab. 2006; 91:371-7.
111. Salgado LR, Fragoso MC, Knoepfelmacher M et al. Ectopic ACTH syndrome: our experience with 25 cases. Eur J Endocrinol. 2006; 155:725-33.
112. Vilar L, Freitas MC, Naves LA et al. The role of non-invasive dynamic tests in the diagnosis of Cushing's syndrome. J Endocrinol Invest. 2008; 31:1008-13.
113. Bruno OD, Rossi MA, Contreras LN et al. Nocturnal high-dose dexamethasone suppression test in the aetiological diagnosis of Cushing's syndrome. Acta Endocrinol (Copenh).1985; 109:158-62.
114. Tyrrell JB, Findling JW, Aron DC et al. An overnight high-dose dexamethasone suppression test for rapid differential diagnosis of Cushing's syndrome. Ann Intern Med. 1986; 104:180-6.
115. Loli P, Vignati F, Grossrubatscher E et al. Management of occult adrenocorticotropin-secreting bronchial carcinoids: limits of endocrine testing and imaging techniques. J Clin Endocrinol Metab. 2003; 88:1029-35.
116. Vilar L, Freitas MC, Moura E et al. Doença de Cushing causada por macroadenomas – relato de 7 casos. Arq Brasil Endocrinol Metab. 1996; 40(Suppl 2):S221.
117. Aron DC, Raff H, Findling JW. Effectiveness versus efficacy: the limited value in clinical practice of high dose dexamethasone suppression testing in the differential diagnosis of ACTH-dependent Cushing's syndrome. J Clin Endocrinol Metab. 1997; 82:1780-5.
118. Dias R, Storr HL, Perry LA et al. The discriminatory value of the low-dose dexamethasone suppression test in the investigation of paediatric Cushing's syndrome. Horm Res. 2006; 65:159-62.
119. Nieman LK, Oldfield EH, Wesley R et al. A simplified morning ovine corticotropin-releasing hormone stimulation test for the differential diagnosis of adrenocorticotropin-dependent Cushing's syndrome. J Clin Endocrinol Metab. 1993; 77:1308-12.

120. Newell-Price J, Morris DG, Drake WM et al. Optimal response criteria for the human CRH test in the differential diagnosis of ACTH-dependent Cushing's syndrome. J Clin Endocrinol Metab. 2002; 87:1640-5.
121. Ritzel K, Beuschlein F, Berr C et al. ACTH after 15 min distinguishes between Cushing's disease and ectopic Cushing's syndrome: a proposal for a short and simple CRH test. Eur J Endocrinol. 2015; 173:197-204.
122. Rotman-Pikielny P, Patronas N, Papanicolaou DA. Pituitary apoplexy induced by corticotrophin-releasing hormone in a patient with Cushing's disease. Clin Endocrinol (Oxf). 2003; 58:545-9.
123. Keyzer Y, René P, Beldjord C et al. Overexpression of vasopressin (V3) and corticotrophin-releasing hormone receptor genes in corticotroph tumours. Clin Endocrinol (Oxf). 1998; 49:475-82.
124. Costenaro F, Rodrigues TC, Rollin GA et al. Assessment of the hypothalamic-pituitary-adrenal axis in Cushing's disease diagnosis and remission. Arq Bras Endocrinol Metabol. 2012; 56:159-67.
125. Tsagarakis S, Vasiliou V, Kokkoris P et al. Assessment of cortisol and ACTH responses to the desmopressin test in patients with Cushing's syndrome and simple obesity. Clin Endocrinol (Oxf). 1999; 51:473-7.
126. Moro M, Putignao P, Losa M et al. The desmopressin test in the differential diagnosis between Cushing's disease and pseudo-Cushing states. J Clin Endocrinol Metab. 2000; 85:3569-74.
127. Terzolo M, Reimondo G, Ali A et al. The limited value of the desmopressin test in the diagnostic approach to Cushing's syndrome. Clin Endocrinol (Oxf). 2001; 54:609-16.
128. Rollin GAF, Costenaro F, Gerchman F et al. Evaluation of the DDAVP test in the diagnosis of Cushing's disease. Clin Endocrinol (Oxf). 2015; 82:793-800.
129. Kotwal N, Kumar Y, Upreti V et al. Bilateral inferior petrosal sinus sampling using vasopressin. Indian J Endocrinol Metab. 2016; 20:399-403.
130. Swearingen B, Katznelson L, Miller K et al. Diagnostic errors after inferior petrosal sinus sampling. J Clin Endocrinol Metab. 2004; 89:3752-63.
131. Utz A, Biller BMK. The role of bilateral inferior petrosal sinus sampling in the diagnosis of Cushing's syndrome. Arq Brasil Endocrinol Metab. 2007; 51:1329-38.
132. Kaltsas GA, Giannulis MG, Newell-Price JDC et al. A critical analysis of the value of simultaneous inferior petrosal sinus sampling in Cushing's disease and the occult ectopic adrenocorticotropin syndrome. J Clin Endocrinol Metab. 1999; 84:487-92.
133. Mulligan GB, Faiman C, Gupta M et al. Prolactin measurement during inferior petrosal sinus sampling improves the localization of pituitary adenomas in Cushing's disease. Clin Endocrinol (Oxf). 2012; 77:268-74.
134. Sharma ST, Nieman LK. Is prolactin measurement of value during inferior petrosal sinus sampling in patients with adrenocorticotropic hormone-dependent Cushing's syndrome? J Endocrinol Invest. 2013; 36:1112-6.
135. Miller DL, Doppman JL, Peterman SL et al. Neurologic complications of petrosal sinus sampling. Radiology. 1992; 185:143-74.
136. Gandhi CD, Meyer SA, Patel AB et al. Neurologic complications of inferior petrosal sinus sampling. AJNR Am J Neuroradiol. 2008; 29:760-5.
137. Seyer H, Honegger J, Schott W et al. Raymond's syndrome following petrosal sinus sampling. Acta Neurochir (Wien). 1994; 131:157-9.
138. Sahdev A, Reznek RH, Evanson J et al. Imaging in Cushing's syndrome. Arq Bras Endocrinol Metab. 2007; 51:1319-28.
139. Findling JW, Doppman JL. Biochemical and radiologic diagnosis of Cushing's syndrome. Endocrinol Metab Clin North Am. 1994; 23:511-37.
140. Vilar L, Azevedo MF, Barisic G et al. Pituitary incidentalomas. Arq Bras Endocrinol Metab. 2005; 49:651-6.
141. Aron D, Terzolo M, Cawood TJ. Adrenal incidentalomas. Best Pract Res Clin Endocrinol Metab. 2012; 26:69-82.
142. Wong KK, Waterfield RT, Marzola MC et al. Contemporary nuclear medicine imaging of neuroendocrine tumours. Clin Radiol. 2012; 67:1035-50.
143. Pacak K, Ilias I, Chen C et al. The role of [(18)F]fluorodeoxyglucose positron emission tomography and [(111)In]-diethylenetriaminepentaacetate-D-Phe-pentetreotide scintigraphy in the localization of ectopic adrenocorticotropin-secreting tumors causing Cushing's syndrome. J Clin Endocrinol Metab. 2004; 89:2214-21.
144. Al-Nahhas A. Nuclear medicine imaging of neuroendocrine tumours. Clin Med (Lond). 2012;12: 377-80.
145. Tsagarakis S, Christoforaki M, Giannopoulou H et al. A reappraisal of the utility of somatostatin receptor scintigraphy in patients with ectopic adrenocorticotropin Cushing's syndrome. J Clin Endocrinol Metab. 2003; 88:4754-8.
146. Tabarin A, Valli N, Chanson P et al. Usefulness of somatostatin receptor scintigraphy in patients with occult ectopic adrenocorticotropin syndrome. J Clin Endocrinol Metab. 1999; 84:1193-202.
147. Hoegerle S, Altehoefer C, Ghanem N et al. Whole-body 18F dopa PET for detection of gastrointestinal carcinoid tumors. Radiology 2001; 220: 373-80.
148. Wannachalee T, Turcu AF, Bancos I et al. The clinical impact of [^{68}Ga] DOTATATE PET/CT for the diagnosis and management of ectopic adrenocorticotropic hormone – secreting tumours. Clin Endocrinol (Oxf). 2019;9:288-94.
149. Isidori AM, Sbardella E, Maria Chiara Zatelli MC et al. Conventional and nuclear medicine imaging in ectopic Cushing's syndrome: a systematic review. J Clin Endocrinol Metab. 2015;100:3231-44.
150. Varlamov E, Hinojosa-Amaya JM, Stack M, Fleseriu M. Diagnostic utility of Gallium-68-somatostatin receptor PET/CT in ectopic ACTH-secreting tumors: a systematic literature review and single-center clinical experience. Pituitary. 2019;22:445-55.
151. Fassnacht M, Arlt W, Bancos I et al. Management of adrenal incidentalomas: European Society of Endocrinology clinical practice guideline in collaboration with the European Network for the Study of Adrenal Tumors. Eur J Endocrinol. 2016; 175:G1-G34.
152. Terzolo M, Stigliano A, Chiodini I et al. AME position statement on adrenal incidentaloma. Eur J Endocrinol. 2011; 164:851-70.
153. Terzolo M, Pia A, Reimondo G. Subclinical Cushing's syndrome: definition and management. Clin Endocrinol (Oxf). 2012; 76:12-8.
154. Fassnacht M, Tsagarakis S, Terzolo M et al. European Society of Endocrinology clinical practice guidelines on the management of adrenal incidentalomas, in collaboration with the European Network for the Study of Adrenal Tumors. Eur J Endocrinol. 2023; 189:G1-G42.
155. Alwani RA, Schmit Jongbloed LW, de Jong FH et al. Differentiating between Cushing's disease and pseudo-Cushing's syndrome: comparison of four tests. Eur J Endocrinol. 2014; 170:477-86.
156. Gatta B, Chabre O, Cortet C et al. Reevaluation of the combined dexamethasone suppression-corticotropin-releasing hormone test for differentiation of mild Cushing's disease from pseudo-Cushing's syndrome. J Clin Endocrinol Metab. 2007; 92:4290-3.
157. Besemer F, Pereira AM, Smit JW. Alcohol-induced Cushing syndrome. Hypercortisolism caused by alcohol abuse. Neth J Med. 2011; 69:318-23.
158. Rees LH, Besser GM, Jeffcoate WJ et al. Alcohol-induced pseudo-Cushing's syndrome. Lancet. 1977; 1:726-8.

CAPÍTULO

41

Síndrome de Cushing na Infância

Chelsi Flippo ▪ Margaret F. Keil ▪ Constantine Stratakis

INTRODUÇÃO

A síndrome de Cushing (SC) endógena é um distúrbio sistêmico raro que resulta na superprodução de cortisol, de forma dependente ou independente do hormônio adrenocorticotrófico (ACTH), também chamado corticotrofina.[1] A incidência geral da SC é de aproximadamente dois a cinco novos casos por milhão de pessoas por ano, e aproximadamente 10% dos novos casos a cada ano ocorrem em crianças.[1-3]

Em condições normais de funcionamento do eixo hipotalâmico-hipofisário-adrenal (HHA), o hormônio liberador de corticotrofina (CRH) é sintetizado no hipotálamo e transportado pelo sistema portal para a hipófise anterior, onde estimula a secreção de ACTH, o qual, por sua vez, estimula o córtex adrenal a secretar cortisol.[2,3] O cortisol inibe a síntese e a secreção de CRH e ACTH em um sistema de regulação de *feedback* negativo (Figura 41.1 A). Na SC, o eixo HHA perde sua capacidade de autorregulação devido à secreção excessiva de ACTH ou cortisol e à perda da função de *feedback* negativo (Figura 41.1 B). Os testes de diagnóstico aproveitam a regulação rígida do eixo HHA no estado normal e seu distúrbio na SC para orientar a terapia em direção à causa primária desse distúrbio.[1-3]

ETIOLOGIA

Em crianças, a causa mais comum da SC endógena é a produção excessiva de ACTH pela hipófise, conhecida como doença de Cushing. Essa condição é causada por um microadenoma hipofisário (< 1 cm) secretor de ACTH ou, menos frequentemente (cerca de 10% dos casos), por um macroadenoma (diâmetro ≥ 1 cm).[1-3]

A secreção de ACTH nessa doença ocorre de maneira semiautônoma, mantendo parte do *feedback* do eixo HHA. Em crianças acima de 7 anos, a doença de Cushing é responsável por aproximadamente 75% de todos os casos de SC endógena. Os adenomas secretores de ACTH (corticotropinomas) da infância raramente ocorrem em contexto familiar; quando o fazem, podem ser vistos no contexto de neoplasia endócrina múltipla do tipo 1 (MEN-1) e, ainda mais raramente, devido a mutações no gene da proteína de interação do receptor arilhidrocarboneto (AIP).[4,5] Recentemente, em corticotropinomas adultos e pediátricos, foram identificadas mutações somáticas no gene que codifica a protease específica da ubiquitina 8 (USP8), uma proteína que modula a renovação do receptor do fator de crescimento epidérmico (EGFR; do inglês, *epidermal growth factor receptor*)[6-8] Tal descoberta permitiu a possibilidade de tratamento direcionado com inibidores de EGFR em um subconjunto de indivíduos portadores dessa mutação.

Em crianças menores de 7 anos de idade, a doença de Cushing ocorre com menos frequência; causas adrenais da SC (adenoma, carcinoma ou hiperplasia bilateral) são a etiologia mais comum. Produção ectópica de ACTH ocorre raramente em crianças e adolescentes. As fontes ectópicas de ACTH incluem carcinoma de pequenas células do pulmão, tumores carcinoides nos brônquios, pâncreas ou timo, neuroblastomas, carcinoma medular de tireoide, feocromocitoma e outros tumores neuroendócrinos, especialmente os do pâncreas e carcinoides do intestino. A produção aumentada de ACTH muito raramente também pode ser o resultado da secreção excessiva de CRH pelo hipotálamo ou por uma fonte ectópica de CRH.[9,10]

A SC independente de ACTH, ou secreção autônoma de cortisol pelas glândulas adrenais, é responsável por aproximadamente 15% de todos os casos de SC na infância.[10-12] Em crianças pequenas, os tumores adrenais unilaterais que se apresentam com SC são frequentemente malignos (mais de 70%), com a maioria dos pacientes com idade inferior a 5 anos, contribuindo assim para o primeiro pico da distribuição bimodal conhecida do câncer adrenal ao longo da vida. Como resultado, há predominância no sexo feminino. Os tumores geralmente ocorrem unilateralmente; no entanto, em 2 a 10% dos pacientes podem ser detectados bilateralmente. Mutações germinativas do *TP53* foram encontradas em mais de 70% dos casos de tumores adrenocorticais em crianças, independentemente de terem ou não outros sinais da síndrome de Li-Fraumeni, pois muitas mutações no *TP53* podem causar apenas adenomas ou carcinomas adrenocorticais.[13,14] Recentemente, a doença

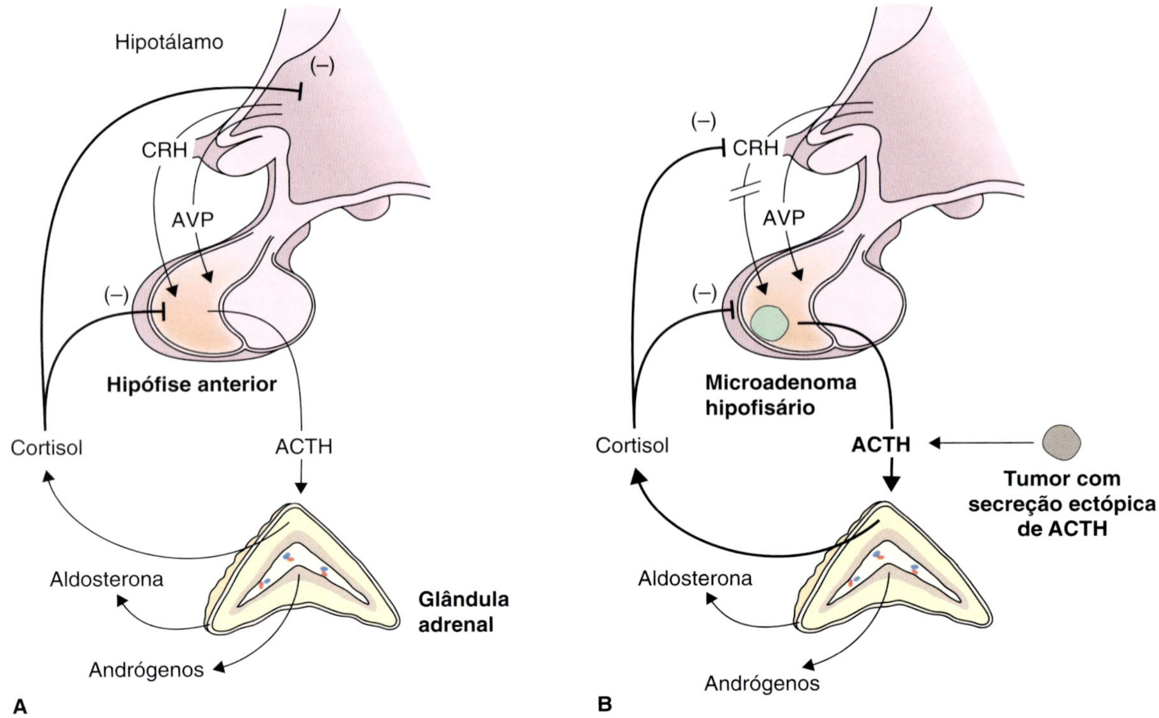

Figura 41.1 A. Regulação fisiológica da secreção de cortisol. **B.** Causas da síndrome de Cushing ACTH-dependente: adenoma hipofisário secretor de ACTH (doença de Cushing) e tumor ectópico secretor de ACTH. A AVP estimula a secreção de ACTH, potencializando o efeito do CRH. As linhas com ponta de seta representam estimulação, enquanto as linhas de ponta romba representam inibição. ACTH: hormônio adrenocorticotrófico (corticotrofina); AVP: arginina-vasopressina; CRH: hormônio liberador de corticotrofina.

adrenal nodular bilateral tem sido reconhecida como uma causa mais frequente do que se pensava anteriormente da SC na infância.[15,16]

A doença adrenocortical nodular pigmentada primária (PPNAD) é um distúrbio genético associado ao complexo de Carney, uma síndrome de múltiplas anormalidades das glândulas endócrinas, lentiginose e mixomas característicos. Na PPNAD, as adrenais são geralmente normais ou pequenas, com vários nódulos pigmentados cercados geralmente (mas nem sempre) por um córtex atrófico. Crianças e adolescentes com PPNAD frequentemente apresentam SC periódica, cíclica ou atípica.[15,17,18] Defeitos na sinalização de monofosfato de adenosina cíclico (cAMP) estão subjacentes à maioria dos tumores e hiperplasia adrenal produtora de cortisol. Adenomas adrenais ou, mais frequentemente, hiperplasia adrenal macronodular bilateral também podem ser observados na síndrome de McCune-Albright (MAS) e na síndrome de Beckwith-Wiedemann.[19-21] Na SC associada à MAS, há uma mutação somática do gene *GNAS1*, levando à ativação da esteroidogênese não dependente de ACTH pelo córtex adrenal. A SC na MAS é rara e geralmente se apresenta precocemente (antes dos 6 meses de idade); curiosamente, algumas crianças com MAS tiveram resolução espontânea de sua SC.[20]

APRESENTAÇÃO CLÍNICA

Na maioria das crianças, o início da SC é bastante insidioso. O déficit estatural associado ao ganho de peso persistente é a apresentação mais comum da SC na infância,[9,10,22] conforme ilustrado em um gráfico de crescimento típico para uma criança acometida (Figura 41.2).

Outros problemas comuns em crianças incluem pletora facial, cefaleia, hipertensão, hirsutismo, amenorreia e atraso no desenvolvimento sexual. Crianças com doença de Cushing (ou outras formas da síndrome dependentes de adrenocorticotrofina) após adrenarca podem apresentar virilização (Figuras 41.3 e 41.4).[10,23-26] Manifestações cutâneas, incluindo acne, estrias violáceas, infecções fúngicas, hematomas e acantose *nigricans* também são comuns.[27] Intolerância à glicose e diabetes melito, fraturas e nefrolitíase também são sintomas associados.[28,29] Todavia, em comparação com pacientes adultos com SC, distúrbios do sono, fraqueza muscular e problemas de memória são sintomas incomuns em crianças.[1,30-32] A morbidade e a mortalidade são aumentadas na SC; o diagnóstico precoce está associado a melhores resultados.[33-35]

AVALIAÇÃO DIAGNÓSTICA

É fundamental que o diagnóstico e a classificação da doença sejam precisos para a adoção de intervenções terapêuticas apropriadas na SC. A história e a avaliação clínicas, principalmente a revisão dos dados de crescimento, são importantes para o diagnóstico inicial da SC. Uma vez estabelecida a hipótese clínica, são necessárias confirmações laboratoriais e, em seguida, a avaliação por imagem é fundamental para o reconhecimento da fonte do hipercortisolismo. Um algoritmo do processo de diagnóstico é apresentado na Figura 41.5.[24] Diretrizes para o diagnóstico da SC em adultos foram publicadas pela Endocrine Society em 2008.[36]

Confirmação do hipercortisolismo

O início da investigação laboratorial da SC consiste em confirmar o hipercortisolismo, que ocorre em nível ambulatorial.[22] Devido à natureza circadiana do cortisol e do ACTH, as medidas aleatórias ou matinais do cortisol e do ACTH não são de grande valor no diagnóstico. Um excelente teste de triagem para hipercortisolismo é uma dosagem do cortisol livre urinário (UFC) em amostra de 24 horas, com pelo menos 2 (preferencialmente 3 ou mais)

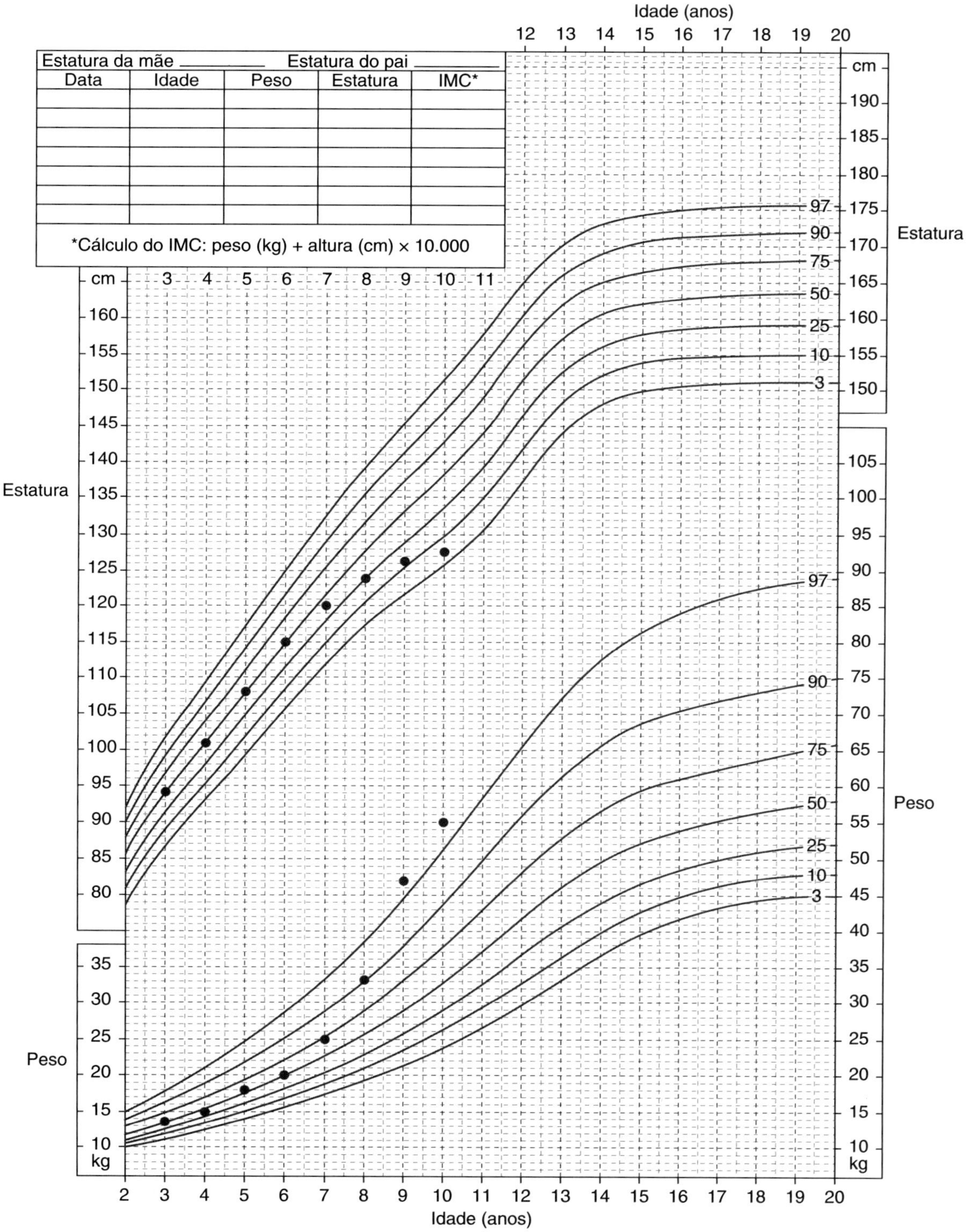

Figura 41.2 Gráfico de crescimento de uma criança com síndrome de Cushing demonstrando desaceleração da taxa de crescimento com concomitante ganho de peso.

dias consecutivos de coleta. A creatinina urinária também deve ser medida com a mesma amostra de urina de 24 horas, para garantir a confirmação de função renal normal.[37] Os resultados do UFC de 24 horas devem ser corrigidos para a área de superfície corporal do paciente por 1,72 m², ou se o peso do paciente estiver próximo ao de um paciente adulto (> 45 kg), o intervalo de referência do adulto poderá ser seguido.[10,36,38,39] No entanto, muitas vezes, é difícil obter uma coleta de urina de 24 horas de forma confiável no ambulatório, principalmente na população pediátrica. UFC falsamente alto pode decorrer de estresse físico e emocional, obesidade crônica e grave, gravidez, exercício crônico, depressão, mau controle do diabetes melito, alcoolismo, anorexia, abstinência de estupefacientes, ansiedade, desnutrição e ingestão de água em excesso. Essas condições podem resultar em UFC elevados, compatíveis com o que é denominado hipercortisolismo funcional.[36] Por outro lado, UFC falsamente baixo pode resultar de coleta inadequada, enfatizando a importância de medir a creatinina na urina de 24 horas.[37]

Outra forma de rastreamento para o estabelecimento do diagnóstico da SC é um teste de supressão com baixa dose de dexametasona. Tal teste envolve a administração de 1 mg de dexametasona às 23 horas (corrigido para o peso em kg de 15 µg/kg, dose máxima de 1 mg) e a medição do nível sérico de cortisol na manhã seguinte às 8 horas da manhã. Se o nível sérico de cortisol for superior a 1,8 µg/dℓ, é necessária uma avaliação adicional, com doses mais elevadas de dexametasona.[36] Esse teste tem baixa porcentagem de falso-negativos; no entanto, a porcentagem de falso-positivos é relativamente alta (aproximadamente, 15 a 20%).[25,40,41]

O cortisol salivar é um teste não invasivo que fornece um índice de concentração de cortisol livre, não ligado à proteína de transporte (CBG; do inglês, *cortisol binding globulin*) e pode ser útil para a triagem dos padrões diurnos de cortisol em crianças em acompanhamento ambulatorial. No entanto, vários fatores podem apresentar erros na coleta de amostras (p. ex., dispositivo de coleta, atividade física, ingestão de alimentos, armazenamento inadequado da amostra), além de variações nos tipos de ensaios padronizados para o cortisol salivar.[42] A utilização da cromatografia líquida associada à espectrometria de massas em *tandem* (LC-MS/MS) fornece maiores sensibilidade e especificidade do que o radioimunoensaio (RIA) e agora está amplamente disponível em laboratórios clínicos.[43] Deve-se lembrar que os testes de rastreio (supressão noturna com 1 mg de dexametasona, cortisol salivar à meia-noite e UFC) não fazem distinção entre as fontes potenciais de hipercortisolemia.

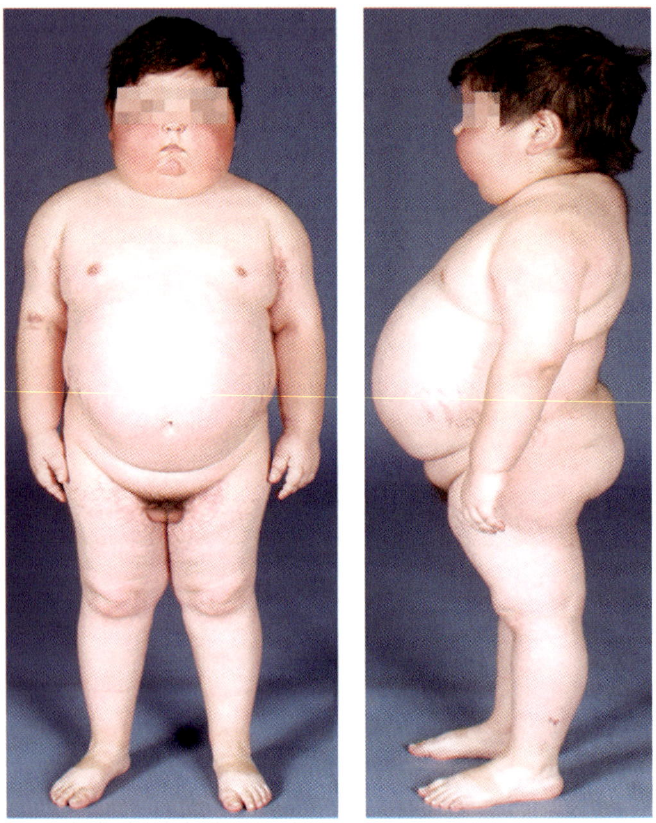

Figura 41.3 Menino de 7 anos de idade com doença de Cushing e os achados típicos de pletora facial, ganho de peso, crescimento deficiente, estrias e virilização.

Em pacientes acordados, níveis de cortisol sérico à meia-noite > 4,4 µg/dℓ em crianças e > 7,5 µg/dℓ em adultos têm altas sensibilidade e especificidade para a SC.[22,44,45] No entanto, o teste requer hospitalização e só deve ser empregado em pacientes com alta suspeita clínica não confirmada pelos outros testes de rastreamento.

Se as respostas ao teste de supressão noturna de 1 mg de dexametasona, UFC 24 horas, cortisol salivar à meia-noite e/ou cortisol sérico à meia-noite forem normais, o diagnóstico da SC pode ser excluído. No entanto, em casos raros de hipersecreção intermitente ou cíclica de cortisol, os testes de rastreamento podem não manifestar resultados anormais quando a doença estiver inativa. Se houver suspeita de SC cíclica, recomenda-se o acompanhamento contínuo do paciente, incluindo monitoramento do crescimento e repetição da dosagem do UFC ou do cortisol salivar à meia-noite diante de retorno dos sintomas.

Se os testes de triagem revelarem resultados limítrofes sugestivos da SC ou se houver alguma dúvida sobre o diagnóstico, podem ser obtidos testes mais sensíveis que distinguem entre hipercortisolismo funcional e SC. Um deles é o teste combinado do CRH ovino e dexametasona (Dex-oCRH).[46] Neste teste, administra-se dexametasona na dose de 0,5 mg (7,5 µg/kg, ajustado para o peso de crianças < 70 kg) a cada 6 horas (começando com a primeira dose ao meio-dia), por oito doses antes da administração de CRH na manhã seguinte. As concentrações de ACTH e cortisol são medidas inicialmente (–15, –5 e 0) e 15 minutos após a administração de CRH. Amostra para determinação da concentração de dexametasona é coletada imediatamente antes do estímulo, quando disponível. O paciente com hipercortisolismo funcional exibirá cortisol plasmático basal baixo ou indetectável e o ACTH terá uma resposta diminuída ou

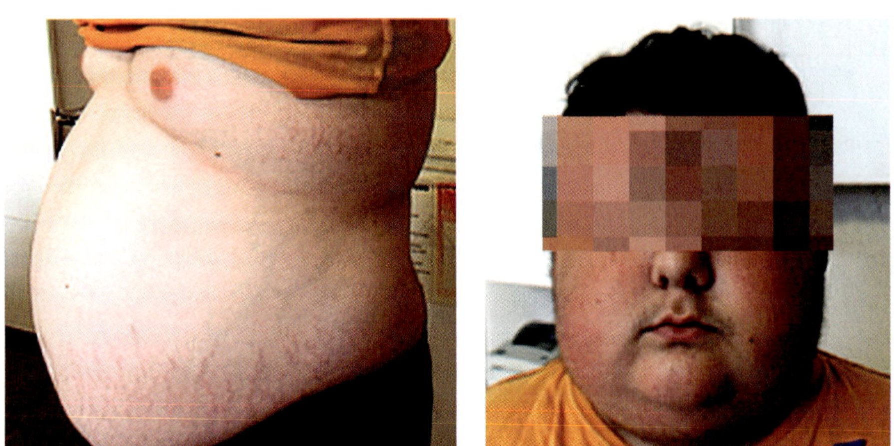

Figura 41.4 Aspecto clínico pré-operatório de garoto de 13 anos de idade com achados típicos da doença de Cushing.

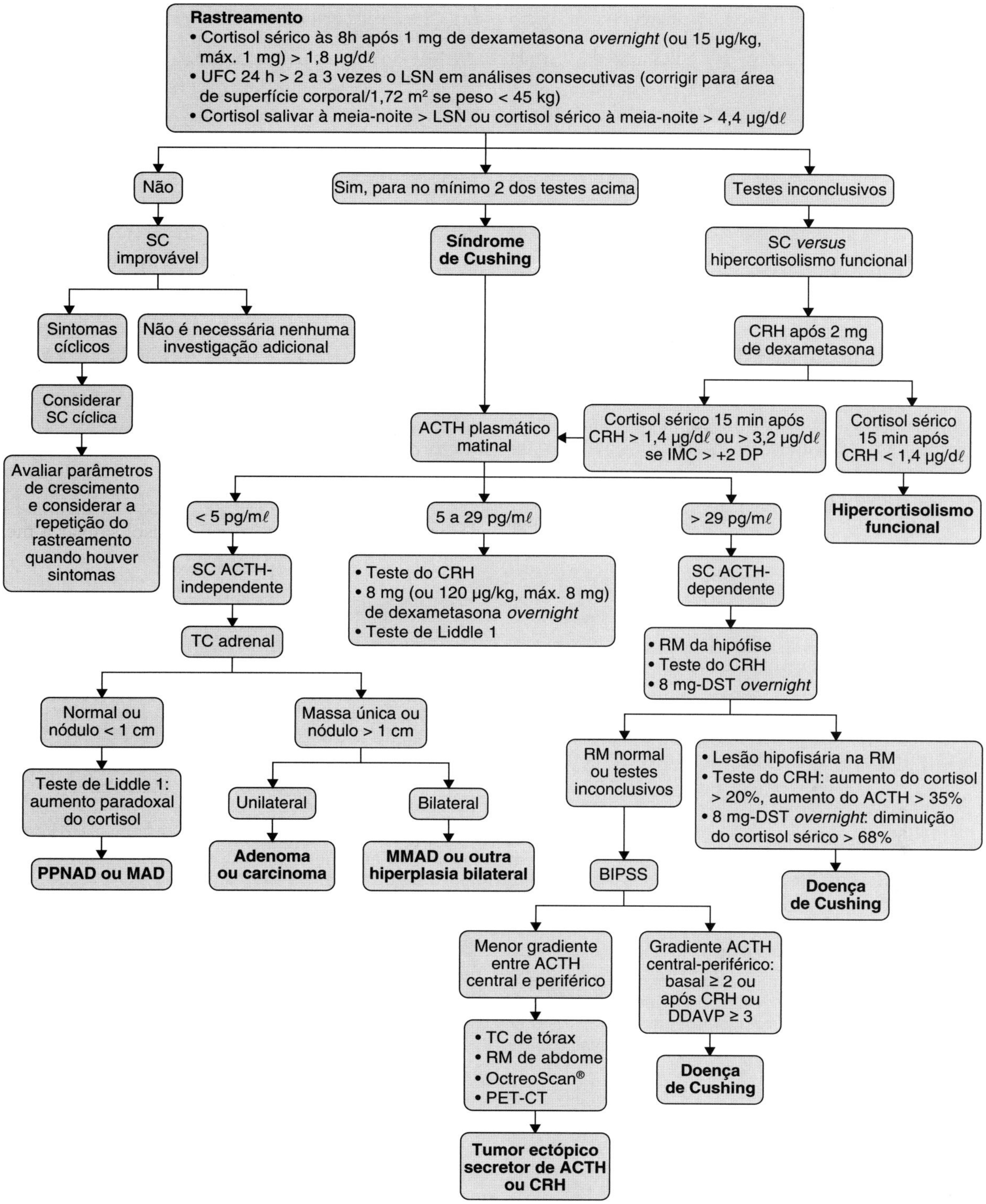

Figura 41.5 Algoritmo diagnóstico para avaliação da síndrome de Cushing (SC). O rastreamento inicial para confirmar a SC inclui o teste de supressão noturna com 1 mg de dexametasona (1 mg-DST) e as dosagens de cortisol livre urinário de 24 horas (UFC), cortisol salivar à meia-noite ou cortisol sérico à meia-noite. Se os resultados forem inconclusivos, a distinção entre hipercortisolismo funcional e SC pode ser concluída com o teste combinado de dexametasona e hormônio liberador de corticotrofina ovino (Dex-oCRH). Se o hipercortisolismo for confirmado pelo rastreamento inicial ou pelo teste Dex-oCRH, dosam-se os níveis plasmáticos matinais do ACTH para avaliar a etiologia da SC. Diante de ACTH baixo (< 5 pg/mℓ), a suspeita é de SC ACTH-independente e está indicada tomografia computadorizada (TC) adrenal. Se a TC adrenal for normal ou mostrar pequenos nódulos (< 1 cm), deve-se considerar a realização do teste de Liddle 1 para avaliar um eventual estímulo paradoxal do cortisol (sugestivo de doença adrenal micronodular pigmentada primária [PPNAD]) ou outras formas de hiperplasia adrenal bilateral. Se o ACTH se mostrar elevado (> 29 pg/mℓ), suspeita-se de SC ACTH-dependente, e devem ser realizados ressonância magnética (RM) da hipófise, teste de estímulo com oCRH e teste de supressão noturna com 8 mg de dexametasona (8 mg-DST). Caso sejam observados lesão hipofisária à RM; aumento do cortisol > 20% e do ACTH > 35% pós-oCRH; e redução no cortisol sérico > 68% em comparação com o valor basal no 8 mg-DST, os resultados são consistentes com a doença de Cushing. Se a RM da hipófise for negativa ou se o teste com o CRH ou o 8 mg-DST forem inconclusivos, está indicado o cateterismo bilateral do seio petroso inferior (BIPSS). Um gradiente de ACTH central-periferia basal ≥ 2 ou ≥ 3 pós-oCRH ou desmopressina (DDAVP) é indicativo de doença de Cushing. Se o gradiente basal for < 2 ou < 3 pós-estímulo, a pesquisa de fonte ectópica de ACTH será indicada. UFC: cortisol livre urinário; LSN: limite superior da normalidade; MMAD: doença adrenocortical macronodular maciça; MAD: doença adrenocortical micronodular; IMC: índice de massa corporal. (Adaptada de Stratakis, 2012.[24])

inexistente à estimulação com o CRH. Pacientes com SC terão níveis mais elevados de cortisol e ACTH na amostra inicial, e esses pacientes também terão um valor de pico maior após o estímulo do CRH. Um nível de cortisol > 1,4 μg/dℓ (38 nmol/ℓ) 15 minutos após a administração de CRH sugere o diagnóstico de SC.[46] No entanto, a obesidade grave (IMC > 2 desvios padrões) confunde a interpretação do teste de dexametasona-CRH, e os critérios de pico de cortisol sérico de 3,2 μg/dℓ após o CRH demonstraram ter maiores sensibilidade e especificidade para diagnosticar a SC em crianças com elevação do IMC.[47] Além disso, o ganho estatural é um indicador clínico que ajuda a distinguir crianças com hipercortisolismo funcional daquelas com SC.

Diagnóstico diferencial da etiologia da síndrome de Cushing endógena

Uma vez confirmado o diagnóstico do hipercortisolismo, dosa-se inicialmente o ACTH matinal, em duas ocasiões, visando-se à distinção entre as formas de SC dependentes ou não desse hormônio. Tipicamente, o ACTH encontra-se baixo (< 5 pg/mℓ) nos distúrbios adrenais e normal ou elevado na doença de Cushing e na secreção ectópica de ACTH. O ponto de corte de 29 pg/mℓ (com os ensaios de ACTH mais recentes e de alta sensibilidade) apresenta sensibilidade de 70% na identificação de crianças com uma forma da síndrome ACTH-dependente.[22] Contudo, é importante considerar a variabilidade nos níveis plasmáticos de ACTH e a instabilidade da molécula após a coleta da amostra.[22]

O teste padrão de supressão com altas doses de dexametasona (HDDST) é particularmente utilizado para diferenciar a doença de Cushing da secreção ectópica de ACTH. O HDDST foi modificado para dar uma dose alta de dexametasona (120 μg/kg, com dose máxima de 8 mg) às 23 horas e dosar o nível de cortisol plasmático às 9 horas da manhã anterior e 9 horas da manhã seguinte à dexametasona. A medição do nível plasmático de dexametasona juntamente com o cortisol matinal pós-dexametasona é desejável, sempre que possível, devido a variações no metabolismo[48] e absorção da medicação.[48,49] Em crianças, a supressão de 20% do cortisol em relação à dosagem basal apresenta sensibilidade e especificidade de 97,5 e 100%, respectivamente, com o HDDST para diferenciar pacientes com doença de Cushing daqueles com tumores adrenais.[22]

Se houver suspeita de hiperplasia adrenal bilateral, o teste de Liddle clássico pode ser considerado. O teste de Liddle 1 é realizado com a administração de baixa dose de dexametasona (30 μg/kg/dose; máximo de 0,5 mg/dose) a cada 6 horas por oito doses, seguida de alta dose (120 μg/kg/dose; máximo de 2 mg/dose) a cada 6 horas para oito doses (em vez do HDDST durante a noite modificado). As indicações para esse teste incluem a não supressão dos níveis séricos de cortisol durante o HDDST, baixos níveis plasmáticos de ACTH e estudos de imagem negativos e/ou suspeita de doença adrenal. A excreção de UFC e 17-hidroxiesteroide (17OHS) é medida inicialmente e após a administração de dexametasona durante o teste de Liddle 1. Aproximadamente 85% dos pacientes com doença de Cushing terão supressão dos valores de cortisol sérico, UFC e 17OHS, enquanto < 10% dos pacientes com secreção ectópica de ACTH terão alguma supressão. Os valores do UFC devem suprimir para 90% do valor da linha de base e a excreção de 17OHS deve suprimir para < 50% do valor da linha de base. Esse teste demonstrou ser útil principalmente em pacientes com suspeita de doença adrenal micronodular; neste caso, é usado com o objetivo de identificar um estímulo "paradoxal" da secreção de cortisol, encontrada em pacientes com PPNAD e outras formas de hiperplasia adrenal bilateral (BAH), mas não de outras formas de lesões adrenocorticais primárias.[48,50]

Um teste de estímulo com CRH também pode ser solicitado para a diferenciação da doença de Cushing da secreção ectópica de ACTH[51] e/ou lesões adrenais. Nesse teste, 85% dos pacientes com doença de Cushing respondem ao CRH com aumento da produção plasmática de ACTH e cortisol. Cerca de 95% dos pacientes com produção ectópica de ACTH não respondem à administração de CRH. O critério para o diagnóstico da doença de Cushing é um aumento médio de 20% acima do valor basal de cortisol em 30 e 45 minutos e um aumento nas concentrações médias de ACTH de pelo menos 35% sobre o valor basal em 15 e 30 minutos após a administração de CRH ovino (oCRH).[52] O teste do CRH não deve ser usado em pacientes com formas atípicas da SC, visto que indivíduos sem hipercortisolismo ativo podem responder ao oCRH como controles normais ou pacientes com doença de Cushing; a interpretação dos testes de oCRH no diagnóstico diferencial da SC só é possível quando as células corticotróficas normais da hipófise e os neurônios do hipotálamo produtores de CRH, ainda mais importante, são suprimidos por níveis consistentemente elevados de cortisol.[24,52]

Na indisponibilidade do oCRH, pode-se usar a desmopressina (DDAVP), mas os dados desse teste no grupo pediátrico ainda são muito limitados. Um aumento do ACTH > 50% pós-DDAVP em relação ao basal é sugestivo de doença de Cushing. Contudo, uma resposta similar pode também ser observada em 20 a 50% dos pacientes com secreção ectópica de ACTH.[24,52]

Outra ferramenta importante na localização e caracterização da SC é o diagnóstico por imagem. A imagem inicial mais importante quando se suspeita de doença de Cushing é a ressonância magnética (RM) da hipófise. A RM deve ser realizada em cortes finos (1 mm) com alta resolução e sempre com contraste (gadolínio). Após o contraste, uma RM da hipófise de aparência normal pode mostrar uma lesão hipocaptante nas imagens ponderadas em T1 e geralmente representa um microadenoma.[53] Mais de 90% dos tumores produtores de ACTH são hipocaptantes, enquanto apenas cerca de 5% são hipercaptantes após a infusão de contraste. No entanto, mesmo com o uso de material de contraste, a RM hipofisária pode detectar apenas até aproximadamente 50% dos tumores hipofisários produtores de ACTH.[1] A RM com avaliação do gradiente de captação pós-contraste (SPGR-MRI) é superior ao *spin echo* (SE-MRI) na detecção de um microadenoma em crianças e adolescentes com doença de Cushing.[54] A tomografia por emissão de pósitrons (PET) de alta resolução marcada com ^{18}F-fluoro-2-desoxi-D-glicose (^{18}F-FDG) também pode ser usada para detectar pequenos adenomas corticotróficos.[55]

A tomografia computadorizada (TC) é preferível à RM na distinção entre doença de Cushing e causas adrenais da SC, principalmente em casos de tumores adrenais unilaterais. A distinção é menos clara na presença de formas micronodulares de hiperplasia adrenal primária (como a PPNAD) ou no raro caso de carcinoma adrenal bilateral. A maioria dos pacientes com doença de Cushing apresenta hiperplasia bilateral induzida por ACTH, e ambas as glândulas adrenais aparecerão aumentadas e nodulares na TC ou RM.[2] A doença adrenocortical macronodular maciça (MMAD) se apresenta com aumento de ambas as glândulas adrenais, enquanto PPNAD, doença adrenocortical micronodular (MAD) e outras formas de doença micronodular são mais difíceis de diagnosticar radiologicamente porque geralmente estão associadas a adrenal normal ou glândulas de tamanho pequeno, apesar da presença histológica de hiperplasia.[56]

Uma TC ou RM de região cervical anterior, tórax, abdome e pelve pode ser usada para a detecção de uma fonte ectópica da produção de ACTH.[57,58] A varredura com octreotida marcada com índio-111 ou tecnécio-99m (OctreoScan®), bem como a PET acoplada à TC, usando como marcador ^{18}F-FDG, ^{18}F-fluorodopa ou ^{68}Ga-DOTATATE, também podem ajudar na localização de da fonte ectópica de ACTH.[59]

Até 50% dos corticotropinomas e tumores secretores de ACTH da hipófise e muitos tumores ectópicos secretores de ACTH podem não ser detectados em exames de imagem de rotina e, muitas vezes, o diagnóstico laboratorial não é completamente claro. Nesta situação, o cateterismo bilateral do seio petroso inferior (BIPSS) torna-se necessário para determinar a fonte de secreção de ACTH.[60,61]

Os seios petrosos inferiores são um par de pequenos seios venosos da cabeça que estão situados na borda inferior da parte petrosa do osso temporal, um em cada lado. Eles são os principais responsáveis pela drenagem venosa da hipófise. No BIPSS, dosa-se o ACTH simultaneamente em cada seio petroso inferior e em uma veia periférica, no estado basal e 3, 5 e 10 minutos após a administração de oCRH ou desmopressina (na indisponibilidade do oCRH). Gradientes de ACTH central:periférico ≥ 2 basal e ≥ 3 pós-estímulo indicam fonte hipofisária. Valores menores sugerem secreção ectópica de ACTH. O exame também pode orientar de que lado da hipófise encontra-se o tumor. Contudo, essa lateralização é falha em pelo menos 30% dos casos.[60,61]

O BIPPS é considerado o exame de maior acurácia (em torno de 95%) na distinção entre doença de Cushing e síndrome da secreção ectópica de ACTH (SAE). Contudo, é um procedimento que requer um radiologista experiente na sua realização. Causas de resultados falso-negativos incluem drenagem venosa anômala da hipófise, hipercortisolismo cíclico e secreção ectópica de CRH.[60-62] Complicações graves são raras e incluem embolia pulmonar, acidente vascular cerebral e ruptura de átrio direito, entre outras.[60-62]

Avaliação genética

Em um paciente com SC e outras características associadas ou histórico familiar de tumores hipofisários ou adrenais, deve-se considerar as síndromes genéticas específicas que possam contribuir para o desenvolvimento da SC. Embora menos de 5% dos pacientes com doença de Cushing tenham variantes genéticas explicando o desenvolvimento de um adenoma hipofisário secretor de ACTH, as variantes genéticas da linha germinativa podem explicar mais da metade de certos subtipos da SC independente de ACTH com doença adrenal.[4,63,64] Em pacientes com MEN-1, raramente a doença de Cushing e, mais comumente, a SC adrenal ou ectópica podem ocorrer.[65,66]

A doença de Cushing foi relatada como a apresentação inicial de crianças com MEN-1.[67] Em um paciente com SC que apresenta histórico pessoal ou familiar de adenomas hipofisários, hipercalcemia e/ou lesões enteropancreáticas, deve-se considerar o teste genético para variantes do gene *MEN1*. Em pacientes com doença de Cushing e histórico familiar de tumores hipofisários, mas nenhuma outra característica de MEN-1, a possibilidade de adenoma hipofisário isolado familiar (FIPA) deve ser considerada.[68] A esclerose tuberosa também tem sido associada a corticotropinomas (e outros adenomas hipofisários), de modo que pesquisa de mutações germinativas nos genes *TSC1* e *TSC2* pode ser necessária, caso haja outros sintomas dessa doença.[69,70] Corticotropinomas também podem, raramente, vir associados a feocromocitoma ou paraganglioma, como parte da associação 3 P (3 PAs), uma síndrome clínica heterogênea decorrente de mutações em diferentes genes (*RET*, *SDHx* e *MEN1*, entre outros).[71] Até recentemente, havia 31 casos relatados na literatura, com idade entre 21 e 84 anos ao diagnóstico.[71]

Nos pacientes com suspeita de PPNAD, um exame cutâneo completo para as manifestações cutâneas características (lentigens [sardas], mixomas cutâneos e mucosos, nevos azuis e nevos epitelioides azuis) e ecocardiograma para avaliação de mixomas cardíacos devem ser realizados para avaliar outras características do complexo de Carney.[63,72] A confirmação do diagnóstico pode ser solicitada com sequenciamento e outros testes para o gene *PRKAR1A* e defeitos relacionados.[17,72,73] Outros genes associados à SC ACTH-independente são *ARMC5*, *PDE11A* e *PDE8B*. As variantes do *ARMC5* estão associadas à doença adrenocortical macronodular maciça (MMAD), enquanto variantes dos genes *PDE11A* e *PDE8B* também estão associadas a adenomas adrenais produtores de cortisol e hiperplasia adrenocortical.[74-76]

Além disso, outras síndromes genéticas, como a MAS e a síndrome de Beckwith-Wiedemann, estão associadas à SC de origem adrenal. Se a SC adrenal ocorrer no período neonatal, com ou sem características associadas, é necessário considerar avaliação genética de MAS e/ou Beckwith-Wiedemann.[13,19,20] Uma forma rara de doença de Cushing na infância também pode ser causada por blastomas da hipófise, um tumor que se desenvolve no fundo das variantes do gene *DICER1* na linha germinativa.[13] O Quadro 41.1 resume os mecanismos genéticos e moleculares envolvidos na SC, subdivididos naqueles associados à doença de Cushing ou à SC de origem adrenal.[63]

TRATAMENTO DA DOENÇA DE CUSHING

Cirurgia. O tratamento de escolha para quase todos os pacientes com adenoma hipofisário secretor de ACTH (doença de Cushing) é cirurgia transesfenoidal (CTE). Na maioria dos centros especializados com neurocirurgiões experientes, a taxa de sucesso da primeira CTE é próxima ou até superior a 90%.[33,77] A taxa de sucesso da CTE complementar, quando a excisão do tumor é parcial, é menor, próxima a 60%. A recorrência da doença de Cushing após a CTE inicial é de aproximadamente 6 a 20% em pacientes pediátricos, provavelmente secundária à progressão do adenoma remanescente.[77-80]

As complicações pós-operatórias podem incluir diabetes insípido (DI) transitório, síndrome da secreção inapropriada de hormônio antidiurético (SIADH), hipotireoidismo central, deficiência de hormônio do crescimento, hipogonadismo, sangramento, fístula liquórica, infecção (meningite) e apoplexia hipofisária. A taxa de mortalidade é extremamente baixa (< 1%). Hipopituitarismo e DI permanentes são raros após a CTE. São mais prováveis após múltiplas cirurgias ou cirurgias em adenomas volumosos.[1,24,79,81,82]

Radioterapia. A radioterapia da hipófise é considerada um tratamento adequado em pacientes com doença de Cushing após uma CTE não curativa. As taxas de remissão após o procedimento foram relatadas em 59 a 100%.[83,84] Com a terapia com emissão de prótons, a remissão foi relatada em até 67%.[85] O hipopituitarismo é o efeito colateral mais comum. A dosagem recomendada é de 4.500/5.000 cGy total, geralmente administrada durante um período de 5 a 6 semanas.[84] A radioterapia estereotáxica (terapia com feixe de prótons ou *gamma knife*) oferece o benefício de menor tempo necessário para o procedimento e menor potencial para efeitos colaterais. A radiação requer aproximadamente

Quadro 41.1 Genética da síndrome de Cushing.

Lesão	Apresentação clínica	Causas genéticas conhecidas
Corticotropinoma (doença de Cushing)	Doença de Cushing esporádica	Mutações somáticas *hotspot* GOF no *USP8*; mutações somáticas GOF no *GNAS*; mutação somática LOF no *RASD*
	Complexo de Carney	Mutações/deleções germinativas LOF no *PRKAR1A*; defeito não caracterizado no 2p16; amplificação no *PRKACB*
	Adenoma hipofisário familiar isolado (FIPA)	Mutações/deleções germinativas LOF no *AIP*; defeito genético desconhecido (80% casos)
	Doença de Cushing familiar com penetrância muito baixa	Mutações germinativas LOF no *CABLES1*
	Neoplasia endócrina múltipla tipo 1 (MEN-1)	Mutações/deleções germinativas LOF no *MEN1*
	Feocromocitoma/paraganglioma e adenoma hipofisário	Mutações germinativas no *RET* ou *SDHx*
	Neoplasia endócrina múltipla tipo 4 (MEN-4)	Mutações/deleções germinativas LOF no *CDKN1B*
	Esclerose tuberosa	Mutações germinativas no *TSC1* ou *TSC2*
Adenoma adrenal produtor de cortisol	Síndrome de Cushing esporádica, sem outros distúrbios associados	Mutações somáticas *hotspot* GOG no *PRKACA*; mutações somáticas *hotspot* LOF no *CTNNB1*; mutações somáticas *hotspot* no *PRKACB* (raras)
	Neoplasia endócrina múltipla tipo 1 (MEN-1)	Mutações/deleções LOF no *MEN1*
Hiperplasia adrenal macronodular primária	Polipose adenomatosa familiar e síndrome de Gardner	Mutações germinativas LOF no *APC*
	Síndrome de Cushing esporádica, sem outros distúrbios associados	Mutações germinativas e somáticas LOF no *ARMC5*; amplificações somáticas no GIPR (na síndrome de Cushing induzida pela alimentação, associada a hiperplasia macronodular); amplificação germinativa no *PRKACA*
Doença adrenocortical nodular pigmentada primária (PPNAD)	Síndrome de Cushing esporádica, sem outros distúrbios associados (PPNAD isolada)	Mutações/deleções germinativas LOF no *PRKAR1A*; mutações germinativas LOF no *PDE11A*; defeito não caracterizado no 2p16
	Complexo de Carney	Mutações/deleções germinativas LOF no *PRKAR1A*; mutações germinativas LOF no *PDE11A*; defeito não caracterizado no 2p16; amplificação no *PRKACA*
Doença adrenal micronodular isolada (iMAD)	Síndrome de Cushing esporádica, sem outros distúrbios associados	Mutação germinativa LOF no *PDE8B* ou *PDE11A*; mutação germinativa no *PRKACA*
Doença adrenocortical bimórfica primária	Síndrome de McCune-Albright	Mutação germinativa LOF no *GNAS* (códon 201)
Carcinoma adrenocortical produtor de cortisol	Polipose adenomatosa familiar	Mutações germinativas LOF no *APC*
	Síndrome de Cushing esporádica, sem outros distúrbios associados	Mutação germinativa em *ZNRF3*, *APC*, *CTNNB1*, *CDKN2A*, *MDM2*, *TP53*, *MEN1*, *PRKAR1A*, *DAXX*, *TERF 2*, *IGF2*, *CDK4*, *RB1*, *FGFR1*, *FGFR4* e *ATRX*
	Síndrome de Beckwith-Wiedemann	Rearranjos maternos 11p15.5; dissomia paterna uniparental; metilação anormal; mutações germinativas LOF em *CDKN1C* e *WTX*
	Síndrome de Li-Fraumeni	Mutações germinativas LOF no *TP53*
	Síndrome de Rubinstein-Taybi	Mutações germinativas LOF no *CREBBP* ou *EP300*

GOF: de ganho de função; LOF: de perda de função. (Adaptado de Hernandez-Ramirez e Stratakis, 2018.[63])

2 anos para que o controle dos níveis de ACTH seja alcançado e está associada ao desenvolvimento de outras deficiências de hormônios da hipófise ao longo do tempo.[86]

Tratamento medicamentoso. A farmacoterapia é uma opção no caso de falha cirúrgica da doença de Cushing ou secreção ectópica de ACTH, em que a origem da hipersecreção hormonal não possa ser identificada.[24] Atualmente, existem três tipos de terapias farmacológicas, incluindo aquelas direcionadas à hipófise, à glândula adrenal e ao receptor de glicocorticoides. Agonistas dopaminérgicos (*cabergolina*) e análogos da somatostatina (*pasireotida*) se mostraram bem-sucedidos em até 30% dos adultos com doença de Cushing. No entanto, a experiência em crianças ainda é escassa.[87] Inibidores da esteroidogênese adrenal, incluindo cetoconazol, metirapona e mitotano, podem ser usados para controlar o hipercortisolismo. É necessário monitoramento cuidadoso das funções hepáticas e do nível de cortisol ao usar esses medicamentos, pois estão associados a hepatotoxicidade, efeitos colaterais gastrintestinais e insuficiência adrenal.[88] Em março de 2020, osilodrostate, um inibidor oral da 11β-hidroxilase, foi aprovado nos EUA e na Europa para adultos com doença de Cushing que não alcançaram remissão com cirurgia da hipófise ou quando a CTE não for uma opção terapêutica possível ou desejada.[89] Contudo, dados de eficácia e segurança no grupo pediátrico ainda não estão disponíveis. Mifepristona, antagonista dos receptores glicocorticoides, foi aprovado nos EUA para tratamento de adultos com doença de Cushing associada à hiperglicemia.[90] Embora a terapia medicamentosa para a SC possa ser eficaz em alguns indivíduos, é importante ressaltar que nenhuma dessas terapias é aprovada para uso em crianças. À medida que nossa compreensão das etiologias genéticas da SC aumenta, as terapias direcionadas podem se tornar padrão de atendimento no futuro.

Adrenalectomia bilateral total. A adrenalectomia bilateral total (ABT) pode ser considerada, como opção à radioterapia, para pacientes não curados pela CTE que permaneçam com hipercortisolismo grave, a despeito da farmacoterapia.[24] Uma revisão retrospectiva de 2013, incluindo pacientes pediátricos e adultos, concluiu que a adrenalectomia bilateral precoce em pacientes com SC não controlada melhorou os eventos adversos.[91]

Os principais inconvenientes são a necessidade permanente da reposição glico e mineralocorticoide, bem como o risco de uma crise adrenal se a reposição glicocorticoide não for adequada.[24] A complicação mais temida da ABT é *síndrome de Nelson* (SN), que inclui crescimento do adenoma secretor de ACTH, marcante elevação do ACTH e hiperpigmentação cutaneomucosa. Ela pode se desenvolver em até 24% dos adultos com doença de Cushing tratados com ABT, enquanto a prevalência exata em crianças não é conhecida. Há, contudo, evidências limitadas de que o risco para a SN seria maior em pacientes com idade < 20 anos.[92,93]

TRATAMENTO DA SECREÇÃO ECTÓPICA DE ACTH

Na secreção ectópica de ACTH, o tratamento de escolha é a cirurgia.[24] Se a ressecção cirúrgica do tumor não for possível ou se a fonte de ACTH não puder ser identificada, a farmacoterapia é indicada, como discutido anteriormente. Se o tumor não puder ser localizado, devem ser realizadas avaliações anuais na tentativa de detectá-lo. No caso de falha da farmacoterapia ou falha na localização do tumor após muitos anos, bem como diante de hipercortisolismo muito intenso, a adrenalectomia bilateral deve ser considerada.[24]

TRATAMENTO DA SÍNDROME DE CUSHING ADRENAL

O tratamento de escolha para tumores adrenais benignos é a ressecção cirúrgica, geralmente por via laparoscópica. Após a adrenalectomia unilateral, é necessária a reposição de GC até que o eixo HHA se recupere da supressão (ver adiante).

Faltam diretrizes de tratamento para crianças com câncer adrenal, pois é uma doença rara (exceto na região Sul do Brasil). No entanto, um protocolo foi desenvolvido em 2006 para investigar o papel da cirurgia e quimioterapia, incluindo etoposídeo, cisplatina, mitotano e doxorrubicina para câncer adrenal em pediatria.[16,94]

A adrenalectomia bilateral total é geralmente o tratamento de escolha na doença adrenal micro ou macronodular bilateral, como PPNAD ou MMAD, respectivamente.[24] É necessária a substituição de mineralocorticoides e GC ao longo de toda a vida.[24]

Reposição glico e mineralocorticoide

Após bem-sucedidas CTE na doença de Cushing ou excisão de um adenoma adrenal secretor de cortisol, haverá um período de insuficiência adrenal até a recuperação plena do eixo HHA.[95] Durante esse período, um GC deve ser administrado na dose de reposição fisiológica (p. ex., hidrocortisona 12 a 15 mg/m²/dia, 2 ou 3 vezes/dia). Os pacientes devem ser acompanhados de perto, e a função adrenocortical deve ser avaliada periodicamente com um teste de estímulo com 250 μg de ACTH. É considerado como resposta normal um valor do cortisol sérico > 18 μg/dℓ 30 ou 60 minutos após. Nesta situação, o GC pode ser suspenso.

Reposição vitalícia glicocorticoide e mineralocorticoide (p. ex., fludrocortisona 0,1 a 0,3 mg/dia) se faz mandatória em pacientes submetidos a adrenalectomia bilateral.[95]

É muito importante ressaltar que, diante de situações de estresse maior (p. ex., doenças agudas, traumatismos ou procedimentos cirúrgicos), deve-se dobrar a dose do GC para evitar uma crise adrenal em pacientes com hipocortisolismo temporário ou permanente.[95]

DESFECHOS E EFEITOS A LONGO PRAZO DA SÍNDROME DE CUSHING E/OU DE SEU TRATAMENTO

A SC está associada ao aumento do risco de consequências adversas a longo prazo para a saúde em crianças e adultos. A exposição prolongada a altos níveis de GC, juntamente com a morbidade do tratamento cirúrgico ou por radiação, está associada a sequelas negativas. A hipercortisolemia crônica pode levar a atraso no crescimento, obesidade, resistência à insulina, dislipidemia, hipertensão, hipercoagulabilidade, osteopenia, aumento do risco de infecção, distúrbios autoimunes, transtornos psiquiátricos e comprometimento cognitivo.[26,29,32,35,96-106]

Recentemente, relatamos que pacientes pediátricos com SC apresentam evidências precoces de remodelação cardiovascular, destacando a importância do acompanhamento da saúde cardiovascular após o tratamento.[107] Os efeitos adversos da adiposidade abdominal, resistência à insulina, hipertensão e disfunção cardiovascular podem persistir mesmo após a cura.[23,29,107-109] O desenvolvimento puberal e o crescimento linear são afetados pela SC na infância; no entanto, existem relatos conflitantes de resultados em relação à altura final e ao crescimento na fase de recuperação.[99,100,102] As crianças que desenvolvem SC durante a puberdade ou que tiveram um curso prolongado da doença antes da intervenção correm maior risco de baixa estatura. É importante considerar o diagnóstico precoce e o tratamento adequado com hormônio do crescimento em certos cenários clínicos. Recentemente, relatamos disparidades nos resultados em crianças hispânicas e afro-americanas com doença de Cushing; discrepâncias na gravidade foram associadas a idade avançada e raça/etnia. É importante ressaltar que o risco de doença de Cushing persistente e recorrente foi maior em crianças dos citados grupos étnicos.[35]

A SC está associada à sintomatologia psiquiátrica e cognitiva, que geralmente é a mais angustiante para os pacientes. Mais comumente, os pacientes relatam sintomas de instabilidade emocional, depressão e/ou ansiedade. Outras anormalidades psiquiátricas/psicológicas incluem mania, transtorno do pânico, ideação suicida, esquizofrenia, sintomatologia obsessivo-compulsiva, psicose, autoestima prejudicada e imagem corporal distorcida. Psicopatologia significativa pode até permanecer após remissão do hipercortisolismo e recuperação do eixo HHA.[105] Os estudos de neuroimagem demonstram os efeitos deletérios do hipercortisolismo no cérebro, em particular nas estruturas neurais importantes para a função cognitiva e o processamento das emoções; efeitos residuais podem permanecer após a resolução da hipercortisolemia.[30,31,110] Até 70% dos pacientes terão melhoras significativas nos sintomas psiquiátricos gradualmente após a correção do hipercortisolismo.[111]

Relatamos que crianças com SC podem cursar com declínio nos desempenhos cognitivo e escolar 1 ano após a cura cirúrgica, sem nenhuma psicopatologia associada.[31,32] Além disso, nosso estudo da qualidade de vida relacionada com a saúde relatou que a SC ativa, particularmente em crianças mais jovens, estava associada a baixos escores físicos e psicossociais, e havia comprometimento residual na função física e nos escores de impacto emocional, apesar da melhora em relação aos escores prévios,

1 ano após a cura. Embora a maioria dos sintomas autorrelatados da SC tenham melhorado, esquecimento, pensamento pouco claro e menor tempo de atenção não se modificaram, a despeito da reversão do hipercortisolismo.[32] Importante mencionar que, recentemente, relatamos transtornos de saúde mental, incluindo ideação suicida, em um subgrupo de crianças e adolescentes após a remissão da SC.[32]

Resumo

A síndrome de Cushing (SC), caracterizada por hipercortisolismo, clinicamente manifesta-se por obesidade, desaceleração do crescimento, alterações da pele (acne, acantose *nigricans*, hirsutismo, pletora facial, hematomas), intolerância à glicose e hipertensão. Mais comumente, a SC na infância resulta da administração exógena de glicocorticoides. A causa mais comum de SC endógena em crianças é a doença de Cushing, causada por adenoma hipofisário secretor de hormônio adrenocorticotrófico (ACTH) e responsável por aproximadamente 75% de todos os casos de SC em crianças com mais de 7 anos de idade. A SC também pode decorrer de hipersecreção adrenal de cortisol secundária a carcinoma, adenoma ou hiperplasia adrenal (mais prevalente em crianças mais novas). Raramente, a SC é causada por secreção ectópica de ACTH ou hormônio liberador de corticotrofina (CRH). As causas genéticas da SC têm sido cada vez mais identificadas, incluindo mutações somáticas em tumores, o que pode levar ao desenvolvimento de novos tratamentos. A identificação e o tratamento precoces da SC são essenciais para o sucesso terapêutico, a fim de recuperar o crescimento e o desenvolvimento do paciente e para mitigar os efeitos deletérios a longo prazo no corpo e no cérebro. Os desafios pós-tratamento incluem otimizar o crescimento e o desenvolvimento, normalizar a composição corporal e promover a saúde psicológica e o desenvolvimento cognitivo.

REFERÊNCIAS BIBLIOGRÁFICAS

1. Magiakou MA, Mastorakos G, Oldfield EH et al. Cushing's syndrome in children and adolescents. Presentation, diagnosis, and therapy. N Engl J Med. 1994; 331:629-36.
2. Tsigos C, Chrousos GP. Differential diagnosis and management of Cushing's syndrome. Annu Rev Med. 1996; 47:443-61.
3. Orth DN. Cushing's syndrome. N Engl J Med. 1995; 332:791-803.
4. Marques P, Korbonits M. Genetic aspects of pituitary adenomas. Endocrinol Metab Clin North Am. 2017; 46:335-74.
5. Stratakis CA, Tichomirowa MA, Boikoset S al. The role of germline AIP, MEN1, PRKAR1A, CDKN1B and CDKN2C mutations in causing pituitary adenomas in a large cohort of children, adolescents, and patients with genetic syndromes. Clin Genet. 2010; 78:457-63.
6. Albani A, Perez-Rivas LG, Reincke M et al. Pathogenesis of Cushing disease: an update on the genetics of corticotropinomas. Endocr Pract. 2018; 24:907-14.
7. Cohen M, Persky R, Stegemann R et al. Germline USP8 mutation associated with pediatric Cushing disease and other clinical features: a new syndrome. J Clin Endocrinol Metab. 2019; 104:4676-82.
8. Perez-Rivas LG, Theodoropoulou M, Ferraù F et al. The gene of the ubiquitin-specific protease 8 is frequently mutated in adenomas causing Cushing's disease. J Clin Endocrinol Metab. 2015; 100:E997-1004.
9. Magiakou MA, Chrousos GP. Cushing's syndrome in children and adolescents: current diagnostic and therapeutic strategies. J Endocrinol Invest. 2002; 25:181-94.
10. Tatsi C, Constantine S. Cushing disease: diagnosis and treatment. In: Kohn B (Ed.). Pituitary disorders of childhood: contemporary endocrinology. Cham: Humana Press; 2019.
11. Hsiao HP, Kirschner LS, Bourdeau I et al. Clinical and genetic heterogeneity, overlap with other tumor syndromes, and atypical glucocorticoid hormone secretion in adrenocorticotropin-independent macronodular adrenal hyperplasia compared with other adrenocortical tumors. J Clin Endocrinol Metab. 2009; 94:2930-7.
12. Bornstein SR, Stratakis CA, Chrousos GP. Adrenocortical tumors: recent advances in basic concepts and clinical management. Ann Intern Med. 1999; 130:759-71.
13. Tatsi C, Stratakis CA. Neonatal Cushing syndrome: a rare but potentially devastating disease. Clin Perinatol, 2018; 45:103-18.
14. Gunther DF, Bourdeau I, Matyakhina L et al. Cyclical Cushing syndrome presenting in infancy: an early form of primary pigmented nodular adrenocortical disease, or a new entity? J Clin Endocrinol Metab, 2004; 89:3173-82.
15. Stratakis CA, Kirschner LS. Clinical and genetic analysis of primary bilateral adrenal diseases (micro- and macronodular disease) leading to Cushing syndrome. Horm Metab Res. 1998; 30:456-63.
16. Ribeiro RC, Pinto EM, Zambetti GP et al. The International Pediatric Adrenocortical Tumor Registry initiative: contributions to clinical, biological, and treatment advances in pediatric adrenocortical tumors. Mol Cell Endocrinol, 2012; 351:37-43.
17. Bertherat J, Horvath A, Groussin L et al. Mutations in regulatory subunit type 1A of cyclic adenosine 5'-monophosphate-dependent protein kinase (PRKAR1A): phenotype analysis in 353 patients and 80 different genotypes. J Clin Endocrinol Metab. 2009; 94:2085-91.
18. Kirschner LS, Carney JA, Pack SD et al. Mutations of the gene encoding the protein kinase A type I-alpha regulatory subunit in patients with the Carney complex. Nat Genet. 2000; 26:89-92.
19. Carney JA, Young WF, Stratakis CA. Primary bimorphic adrenocortical disease: cause of hypercortisolism in McCune-Albright syndrome. Am J Surg Pathol. 2011; 35:1311-26.
20. Brown RJ, Kelly MH, Collins MT. Cushing syndrome in the McCune-Albright syndrome. J Clin Endocrinol Metab. 2010; 95:1508-15.
21. Lodish M. Genetics of adrenocortical development and tumors. Endocrinol Metab Clin North Am. 2017; 46:419-33.
22. Batista DL, Riar J, Keil M et al., Diagnostic tests for children who are referred for the investigation of Cushing syndrome. Pediatrics. 2007; 120:e575-86.
23. Lodish MB, Sinaii N, Patronaset N al. Blood pressure in pediatric patients with Cushing syndrome. J Clin Endocrinol Metab. 2009; 94:2002-8.
24. Stratakis CA. Cushing's syndrome in pediatrics. Endocrinol Metab Clin North Am. 2012; 41:793-803.
25. Savage MO, Lienhardt A, Lebrethonet MC al. Cushing's disease in childhood: presentation, investigation, treatment and long-term outcome. Horm Res. 2001; 55(Suppl 1):24-30.
26. Birdwell L, Lodish M, Tirosh A et al. Coagulation profile dynamics in pediatric patients with Cushing syndrome: a prospective, observational comparative study. J Pediatr. 2016; 177:227-31.
27. Stratakis CA. Skin manifestations of Cushing's syndrome. Rev Endocr Metab Disord. 2016; 17:283-6.
28. Rahman SH, Papadakis GZ, Keil MF et al. Kidney stones as an underrecognized clinical sign in pediatric Cushing disease. J Pediatr. 2016; 170:273-7e1.
29. Keil MF, Graf J, Gokarn N et al. Anthropometric measures and fasting insulin levels in children before and after cure of Cushing syndrome. Clin Nutr. 2012; 31:359-63.
30. Maheu FS, Mazzone L, Merke DP et al. Altered amygdala and hippocampus function in adolescents with hypercortisolemia: a functional magnetic resonance imaging study of Cushing syndrome. Dev Psychopathol. 2008; 20:1177-89.
31. Merke DP, Giedd JN, Keil MF et al. Children experience cognitive decline despite reversal of brain atrophy one year after resolution of Cushing syndrome. J Clin Endocrinol Metab. 2005; 90:2531-6.
32. Keil MF, Merke DP, Gandhi R et al. Quality of life in children and adolescents 1-year after cure of Cushing syndrome: a prospective study. Clin Endocrinol (Oxf). 2009; 71:326-33.
33. Lonser RR, Wind JJ, Nieman LK et al. Outcome of surgical treatment of 200 children with Cushing's disease. J Clin Endocrinol Metab. 2013; 98:892-901.
34. Gkourogianni A, Lodish MB, Zilbermint M et al. Death in pediatric Cushing syndrome is uncommon but still occurs. Eur J Pediatr. 2015; 174:501-7.
35. Gkourogianni A, Sinaii N, Jackson SH et al. Pediatric Cushing disease: disparities in disease severity and outcomes in the Hispanic and African-American populations. Pediatr Res. 2017; 82:272-7.
36. Nieman LK, Biller BMK, Findling JW et al. The diagnosis of Cushing's syndrome: An Endocrine Society Clinical Practice Guideline. J Clin Endocrinol Metab. 2008; 93:1526-40.
37. Bertrand PV, Rudd BT, Weller PH et al. Free cortisol and creatinine in urine of healthy children. Clin Chem. 1987; 33:2047-51.
38. Minick MC. Cortisol and cortisone excretion from infancy to adult life. Metabolism. 1966; 15:359-63.
39. Remer T, Maser-Gluth C, Wudy SA. Glucocorticoid measurements in health and disease--metabolic implications and the potential of 24-h urine analyses. Mini Rev Med Chem. 2008; 8:153-70.
40. Wood PJ, Barth JH, Freedman DB et al. Evidence for the low dose dexamethasone suppression test to screen for Cushing's syndrome--recommendations for a protocol for biochemistry laboratories. Ann Clin Biochem. 1997; 34:222-9.
41. Dias R, Storr HL, Perry LA et al. The discriminatory value of the low-dose dexamethasone suppression test in the investigation of paediatric Cushing's syndrome. Horm Res. 2006; 65:159-62.
42. Poll EM, Kreitschmann-Andermahr I, Langejuergen Y et al. Saliva collection method affects predictability of serum cortisol. Clinica Chimica Acta. 2007; 382:15-9.
43. Hawley JM, Keevil BG. Endogenous glucocorticoid analysis by liquid chromatography-tandem mass spectrometry in routine clinical laboratories. J Steroid Biochem Mol Biol. 2016; 162:27-40.

44. Newell-Price J, Trainer P, Perry L et al. A single sleeping midnight cortisol has 100% sensitivity for the diagnosis of Cushing's syndrome. Clin Endocrinol (Oxf). 1995; 43:545-50.
45. Papanicolaou DA, Yanovski JA, Cutler Jr. GB et al. A single midnight serum cortisol measurement distinguishes Cushing's syndrome from pseudo-Cushing states. J Clin Endocrinol Metab. 1998; 83:1163-7.
46. Yanovski JA, Cutler Jr. GB, Chrousos GP et al. Corticotropin-releasing hormone stimulation following low-dose dexamethasone administration. A new test to distinguish Cushing's syndrome from pseudo-Cushing's states. JAMA. 1993; 269:2232-8.
47. Batista DL, Courcoutsakis N, Riar J et al. Severe obesity confounds the interpretation of low-dose dexamethasone test combined with the administration of ovine corticotrophin-releasing hormone in childhood Cushing syndrome. J Clin Endocrinol Metab. 2008; 93:4323-30.
48. Stratakis CA, Sarlis N, Kirschner LS et al. Paradoxical response to dexamethasone in the diagnosis of primary pigmented nodular adrenocortical disease. Ann Intern Med. 1999; 131:585-91.
49. Meikle AW. Dexamethasone suppression tests: usefulness of simultaneous measurement of plasma cortisol and dexamethasone. Clin Endocrinol (Oxf). 1982; 16:401-8.
50. Louiset E, Stratakis CA, Perraudin V et al. The paradoxical increase in cortisol secretion induced by dexamethasone in primary pigmented nodular adrenocortical disease involves a glucocorticoid receptor-mediated effect of dexamethasone on protein kinase A catalytic subunits. J Clin Endocrinol Metab. 2009; 94:2406-13.
51. Chrousos GP, Schulte HM, Oldfield EH et al. The corticotropin-releasing factor stimulation test. An aid in the evaluation of patients with Cushing's syndrome. N Engl J Med. 1984; 310:622-6.
52. Nieman LK, Oldfield EH, Wesley R et al. A simplified morning ovine corticotropin-releasing hormone stimulation test for the differential diagnosis of adrenocorticotropin-dependent Cushing's syndrome. J Clin Endocrinol Metab. 1993; 77:1308-12.
53. Wagner-Bartak NA, Baiomy A, Habra MA et al. Cushing syndrome: diagnostic workup and imaging features, with clinical and pathologic correlation. AJR Am J Roentgenol. 2017; 209(1):19-32.
54. Batista D, Courkoutsakis NA, Oldfield EH et al. Detection of adrenocorticotropin-secreting pituitary adenomas by magnetic resonance imaging in children and adolescents with cushing disease. J Clin Endocrinol Metab. 2005; 90:5134-40.
55. Chittiboina P, Montgomery BK, Millo C et al. High-resolution(18)F-fluorodeoxyglucose positron emission tomography and magnetic resonance imaging for pituitary adenoma detection in Cushing disease. J Neurosurg. 2015; 122:791-7.
56. Chrysostomou PP, Lodish MB, Turkbey EB et al. Use of 3-dimensional volumetric modeling of adrenal gland size in patients with primary pigmented nodular adrenocortical disease. Horm Metab Res. 2016; 48:242-6.
57. Ilias I, Torpy DJ, Pacak K et al. Cushing's syndrome due to ectopic corticotropin secretion: twenty years' experience at the National Institutes of Health. J Clin Endocrinol Metab. 2005; 90:4955-62.
58. Isidori AM, Kaltsas GA, Pozza C et al. The ectopic adrenocorticotropin syndrome: clinical features, diagnosis, management, and long-term follow-up. J Clin Endocrinol Metab. 2006; 91:371-7.
59. Isidori AM, Sbardella E, Zatelli MC et al. Conventional and nuclear medicine imaging in ectopic Cushing's syndrome: A Systematic Review. J Clin Endocrinol Metab. 2015; 100:3231-44.
60. Oldfield EH, Doppman JL, Nieman LK et al. Petrosal sinus sampling with and without corticotropin-releasing hormone for the differential diagnosis of Cushing's syndrome. N Engl J Med. 1991; 325:897-905.
61. Batista D, Gennari M, Riar J et al. An assessment of petrosal sinus sampling for localization of pituitary microadenomas in children with Cushing disease. J Clin Endocrinol Metab. 2006; 91:221-4.
62. Swearingen B, Katznelson L, Miller K et al. Diagnostic errors after inferior petrosal sinus sampling. J Clin Endocrinol Metab. 2004; 89:3752-63.
63. Hernandez-Ramirez LC, Stratakis CA. Genetics of Cushing's syndrome. Endocrinol Metab Clin North Am. 2018; 47:275-97.
64. Tatsi C, Stratakis CA. The Genetics of pituitary adenomas. J Clin Med. 2019; 9:30.
65. de Laat JM, Dekkers OM, Pieterman CRC et al. Long-term natural course of pituitary tumors in patients with MEN1: Results from the Dutch MEN1 Study Group (DMSG). J Clin Endocrinol Metab. 2015; 100:3288-96.
66. Vergès B, Boureille F, Goudet P et al. Pituitary disease in MEN type 1 (MEN1): data from the France-Belgium MEN1 multicenter study. J Clin Endocrinol Metab. 2002; 87:457-65.
67. Makri A, Bonella MB, Keil MF et al. Children with MEN1 gene mutations may present first (and at a young age) with Cushing disease. Clin Endocrinol (Oxf). 2018; 89:437-43.
68. Daly AF, Jaffrain-Rea ML, Ciccarelli A et al. Clinical characterization of familial isolated pituitary adenomas. J Clin Endocrinol Metab. 2006; 91:3316-23.
69. Dworakowska D, Grossman AB. Are neuroendocrine tumours a feature of tuberous sclerosis? A systematic review. 2009; 16:45.
70. Tigas S, Carroll PV, Jones R et al. Simultaneous Cushing's disease and tuberous sclerosis; a potential role for TSC in pituitary ontogeny. Clin Endocrinol (Oxf). 2005; 63:694-5.
71. Xekouki P, Brennand A, Whitelaw B et al. The 3 PAs: na update on the association of pheochromocytomas, paragangliomas, and pituitary tumors. Horm Metab Res. 2019; 51:419-36.
72. Kamilaris CDC, Faucz FR, Voutetakis A et al. Carney complex. Exp Clin Endocrinol Diabetes. 2019; 127:156-64.
73. Groussin L, Cazabat L, René-Corail F et al. Adrenal pathophysiology: lessons from the Carney complex. Horm Res. 2005; 64:132-9.
74. Assié G, Libé R, Espiard S et al. ARMC5 mutations in macronodular adrenal hyperplasia with Cushing's syndrome. N Engl J Med. 2013; 369:2105-14.
75. Espiard S, Drougat L, Libé R et al. ARMC5 Mutations in a large cohort of primary macronodular adrenal hyperplasia: clinical and functional consequences. J Clin Endocrinol Metab. 2015; 100(6):E926-35.
76. Horvath A, Boikos S, Giatzakis C et al. A genome-wide scan identifies mutations in the gene encoding phosphodiesterase 11A4 (PDE11A) in individuals with adrenocortical hyperplasia. Nat Genet. 2006; 38:794-800.
77. Batista DL, Oldfield EH, Keil MF et al. Postoperative testing to predict recurrent Cushing disease in children. J Clin Endocrinol Metab. 2009; 94:2757-65.
78. Partington MD, Davis DH, Laws Jr. ER et al. Pituitary adenomas in childhood and adolescence. Results of transsphenoidal surgery. J Neurosurg. 1994; 80:209-16.
79. Kanter AS, Diallo AO, Jane Jr. JA et al. Single-center experience with pediatric Cushing's disease. J Neurosurg. 2005; 103:413-20.
80. Styne DM, Grumbach MM, Kaplan SL et al. Treatment of Cushing's disease in childhood and adolescence by transsphenoidal microadenomectomy. N Engl J Med. 1984; 310:889-93.
81. Zhang C, Ding X, Lu Y et al. Cerebrospinal fluid rhinorrhoea following transsphenoidal surgery for pituitary adenoma: experience in a Chinese centre. Acta Otorhinolaryngol Ital. 2017; 37:303-7.
82. Bridges KJ, Li R, Fleseriu M et al. Candida meningitis after transsphenoidal surgery: a single-institution case series and literature review. World Neurosurg. 2017; 108:41-49.
83. Minniti G, Clarke E, Scaringi C et al. Stereotactic radiotherapy and radiosurgery for non-functioning and secreting pituitary adenomas. Rep Pract Oncol Radiother. 2016; 21:370-8.
84. Storr HL, Plowman PN, Carroll PV et al. Clinical and endocrine responses to pituitary radiotherapy in pediatric Cushing's disease: an effective second-line treatment. J Clin Endocrinol Metab. 2003; 88:34-7.
85. Wattson DA, Tanguturi SK, Spiegel DY et al. Outcomes of proton therapy for patients with functional pituitary adenomas. Int J Radiat Oncol Biol Phys. 2014; 90:532-9.
86. Acharya SV, Gopal RA, Goerge J et al. Radiotherapy in paediatric Cushing's disease: efficacy and long term follow up of pituitary function. Pituitary. 2010; 13:293-7.
87. Pivonello R, Petersenn S, Newell-Price J et al. Pasireotide treatment significantly improves clinical signs and symptoms in patients with Cushing's disease: results from a Phase III study. Clin Endocrinol (Oxf). 2014; 81:408-17.
88. Newell-Price J. Ketoconazole as an adrenal steroidogenesis inhibitor: effectiveness and risks in the treatment of Cushing's disease. J Clin Endocrinol Metab. 2014; 99:1586-8.
89. Novartis, Isturisa (osilodrostat) [package insert]. U.S. Food and Drug Administration website. Disponível em: www.accessdata.fda.gov/drugsatfda_docs/label/2020/212801s000lbl.pdf. Acesso em: 10/04/20.
90. Fleseriu M, Biller BMK, Findling JW et al. Mifepristone, a glucocorticoid receptor antagonist, produces clinical and metabolic benefits in patients with Cushing's syndrome. J Clin Endocrinol Metab. 2012; 97:2039-49.
91. Morris LF, Harris RS, Milton DR et al. Impact and timing of bilateral adrenalectomy for refractory adrenocorticotropic hormone-dependent Cushing's syndrome. Surgery. 2013; 154:1174-83; discussion 1183-4.
92. Ritzel K, Beuschlein F, Mickisch A et al. Clinical review: Outcome of bilateral adrenalectomy in Cushing's syndrome: a systematic review. J Clin Endocrinol Metab. 2013; 98:3939-48.
93. Oβwald A, Plomer E, Dimopoulou C et al. Favorable long-term outcomes of bilateral adrenalectomy in Cushing's disease. Eur J Endocrinol. 2014; 171:209-15.
94. Nieman LK, Biller BMK, Findling JW et al. Treatment of Cushing's syndrome: an Endocrine Society Clinical Practice Guideline. J Clin Endocrinol Metab. 2015; 100:2807-31.
95. Lodish M, Dunn SV, Sinaii N et al. Recovery of the hypothalamic-pituitary-adrenal axis in children and adolescents after surgical cure of Cushing's disease. J Clin Endocrinol Metab. 2012; 97:1483-91.
96. Tatsi C, Boden R, Sinaii N et al. Decreased lymphocytes and increased risk for infection are common in endogenous pediatric Cushing syndrome. Pediatr Res. 2018; 83:431-7.
97. Tatsi C, Keil M, Lyssikatos C et al. Incidence of Autoimmune and Related Disorders After Resolution of Endogenous Cushing Syndrome in Children. Horm Metab Res. 2018; 50:290-5.
98. Lodish MB, Hsiao HP, Serbis A et al. Effects of Cushing disease on bone mineral density in a pediatric population. J Pediatr. 2010; 156:1001-5.
99. Davies JH, Storr HL, Davies K et al. Final adult height and body mass index after cure of paediatric Cushing's disease. Clin Endocrinol (Oxf). 2005; 62:466-72.

100. Magiakou MA, Mastorakos G, Chrousos GP. Final stature in patients with endogenous Cushing's syndrome. J Clin Endocrinol Metab. 1994; 79:1082-5.
101. Libuit LG, Karageorgiadis AS, Sinaii N et al. A gender-dependent analysis of Cushing's disease in childhood: pre- and postoperative follow-up. Clin Endocrinol (Oxf). 2015; 83:72-7.
102. Lebrethon MC, Grossman AB, Afshar F et al. Linear growth and final height after treatment for Cushing's disease in childhood. J Clin Endocrinol Metab. 2000; 85:3262-5.
103. Makri A, Anita C, Ninet S et al. Lipoprotein particles in patients with pediatric Cushing disease and possible cardiovascular risks. Pediatr Res. 2019; 86:375-81.
104. Dekkers OM, Horváth-Puhó E, Jørgensen JOL et al. Multisystem morbidity and mortality in Cushing's syndrome: a cohort study. J Clin Endocrinol Metab. 2013; 98:2277-84.
105. Piasecka M, Papakokkinou E, Valassi E et al. Psychiatric and neurocognitive consequences of endogenous hypercortisolism. J Intern Med. 2020. [Epub ahead of print].
106. Keil MF. Quality of life and other outcomes in children treated for Cushing syndrome. J Clin Endocrinol Metab. 2013; 98:2667-78.
107. Blain H, Sinaii N, Zeltser D et al. Aortic pulse wave velocity in children with Cushing syndrome: A window into a marker of early cardiovascular disease. Endocrinol Diabetes Metab. 2019; 2:e00054.
108. Nguyen JH, Lodish MB, Patronas NJ et al. Extensive and largely reversible ischemic cerebral infarctions in a prepubertal child with hypertension and Cushing disease. J Clin Endocrinol Metab. 2009; 94:1-2.
109. Bassareo PP, Marras AR, Pasqualucci D et al. Increased arterial rigidity in children affected by Cushing's syndrome after successful surgical cure. Cardiol Young. 2010; 20:610-4.
110. Bauduin S, van der Wee NJA, van der Werff SJA. Structural brain abnormalities in Cushing's syndrome. Curr Opin Endocrinol Diabetes Obes. 2018; 25:285-9.
111. Dorn LD, Burgess ES, Friedman TC et al. The longitudinal course of psychopathology in Cushing's syndrome after correction of hypercortisolism. J Clin Endocrinol Metab. 1997; 82:912-9.

CAPÍTULO

42

Tratamento da Síndrome de Cushing

Maria Fleseriu ■ Lucio Vilar ■ Tânia Longo Mazzuco ■ André Lacroix

INTRODUÇÃO

A síndrome de Cushing (SC) endógena é uma condição rara, mas potencialmente fatal caso não seja adequadamente tratada. Tem como causa mais frequente adenomas hipofisários secretores de hormônio adrenocorticotrófico (ACTH) (*doença de Cushing [DC]*), seguidos das doenças adrenais (tumores e hiperplasia) e da secreção ectópica de ACTH. Secreção ectópica de hormônio liberador de corticotrofina (CRH) é excepcional (Quadro 42.1). O manejo da SC depende muito de sua etiologia, mas a cirurgia é o tratamento de primeira escolha para todas as suas formas. A remoção cirúrgica de um adenoma adrenal secretor de cortisol cura praticamente 100% dos casos; contudo, a remoção de um tumor ectópico secretor de ACTH – que é, geralmente, um tumor neuroendócrino localizado principalmente no pulmão – nem sempre é curativa, em função da possível malignidade do tumor, requerendo, assim, terapias adicionais.[1,2] Por outro lado, o tratamento de DC exige frequentemente uma abordagem multimodal que inclui cirurgia e radioterapia hipofisárias, tratamento medicamentoso e/ou cirurgia adrenal.[1,2]

DOENÇA DE CUSHING

Se não tratada, a DC está associada a morbidade e mortalidade significativas.[3,4] Entretanto, alguns pesquisadores têm sugerido que uma intervenção precoce e agressiva pode aumentar a sobrevida, reduzindo a taxa de mortalidade padronizada,[4,5] sem contudo necessariamente normalizá-la.[4-6] De fato, de acordo com recente metanálise, a remissão do hipercortisolismo leva à redução dessa taxa, mas ela permanece elevada.[6] O manejo bem-sucedido do paciente requer cuidados individualizados e multidisciplinares (endocrinologistas, neurocirurgiões, radioterapeutas e cirurgiões gerais). A reversão das características clínicas e a normalização das alterações bioquímicas com controle a longo prazo são os objetivos do tratamento.[1,3]

Quadro 42.1 Principais causas da síndrome de Cushing endógena.

ACTH-dependente
▪ Tumor hipofisário secretor de ACTH (*doença de Cushing*)
▪ Tumor ectópico secretor de ACTH
▪ Tumor ectópico secretor de CRH
ACTH-independente
▪ Adenoma adrenal
▪ Carcinoma adrenal
▪ Hiperplasia adrenal micronodular pigmentada
▪ Hiperplasia adrenal macronodular

ACTH: hormônio adrenocorticotrófico; CRH: hormônio liberador de corticotrofina.

Para a maioria dos pacientes com DC, a adenomectomia seletiva por via transesfenoidal continua sendo o tratamento de escolha.[1,7] Apenas raramente, a abordagem transcraniana se faz necessária.[2] Nos casos de doença persistente ou recorrente após a cirurgia transesfenoidal (CTE), a radiocirurgia estereotáxica em dose única ou fracionada pode ser usada.[8] No entanto, os efeitos terapêuticos da radiação podem demorar 3 a 5 anos para ser obtidos.[1,7,9] Em casos graves e refratários, adrenalectomia bilateral, de preferência por via laparoscópica, é realizada, mas há riscos significativos relacionados com hipocortisolemia permanente, insuficiência adrenal aguda e risco de síndrome de Nelson.[1,3] Assim, a terapia medicamentosa tem sido cada vez mais considerada no algoritmo do tratamento.[8,10-14]

Cirurgia hipofisária

O tratamento de escolha para a DC é a remoção do tumor hipofisário por via transesfenoidal (Figura 42.1), que possibilita a reversão clínica (Figuras 42.2 e 42.3) e laboratorial do hipercortisolismo na maioria dos casos. A maior parte dos corticotropinomas é pequena, apresentando diâmetro médio de 4 a 5 mm; na maioria das séries, apenas 10% são macroadenomas ($\geq$ 10 mm).[3,4] Sua localização é, muitas vezes, difícil, e os resultados cirúrgicos são bastante heterogêneos. Por esse motivo, recomenda-se que o paciente seja operado, preferencialmente, por um cirurgião experiente nessa técnica.[3,15]

Em pacientes cujo exame de imagem tenha apresentado resultado negativo, o cateterismo do seio petroso inferior pode

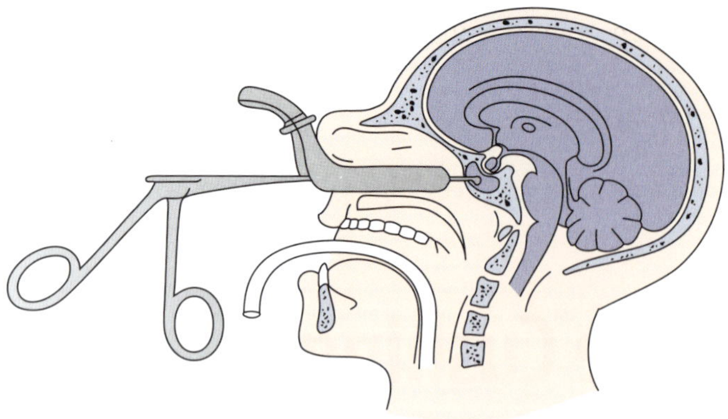

Figura 42.1 A cirurgia transesfenoidal é o tratamento de escolha para a doença de Cushing, com taxas de sucesso médias variando de 62% (macroadenomas) a 82% (microadenomas). (Adaptada de Pivonello et al., 2015.[2])

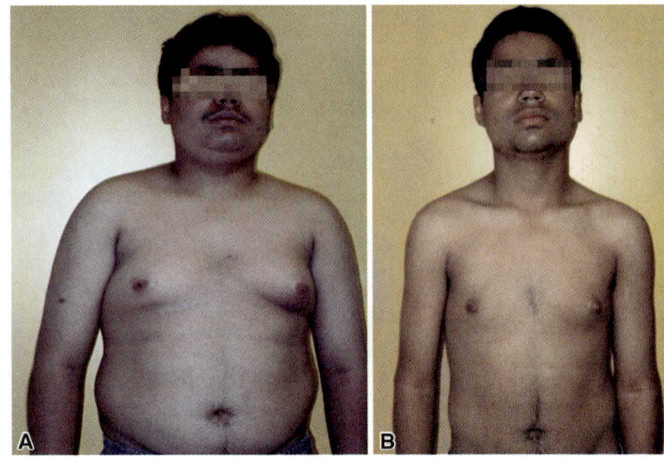

Figura 42.3 Paciente com doença de Cushing, antes (**A**) e depois (**B**) da cirurgia.

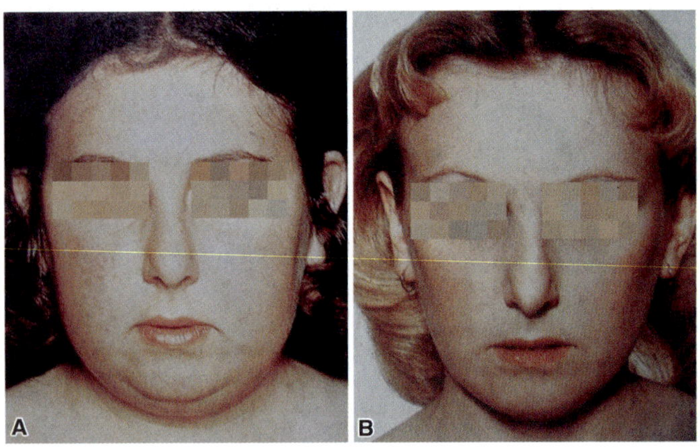

Figura 42.2 Paciente com doença de Cushing, antes (**A**) e depois (**B**) da cirurgia.

Quadro 42.2 Resultados da cirurgia transesfenoidal em casos de doença de Cushing de acordo com o tamanho do tumor.

Resultados	Microadenoma	Macroadenoma
Nº de pacientes	2.344	414
Taxa média de remissão (variação) (%)	82,1 (48,7 a 100)	62,3 (30,8 a 100)
Taxa média de recidiva (variação) (%)	11,7 (0 a 36,4)	18,8 (0 a 59)
Tempo médio para recidiva (variação) (meses)	43,5 (1 a 206)	43,4 (2 a 142)
Taxa média de falha a longo prazo (variação) (%)	25 (0 a 55)	49 (0 a 71,9)

As variações estão indicadas entre parênteses. (Adaptado de Pivonello et al., 2015.[2])

ser útil na localização do lado em que se encontra o adenoma. Pode ocorrer, porém, uma falsa lateralização em cerca de 30% dos casos, e o cirurgião deve estar atento para as raras situações de adenoma intracavernoso, realizando sempre a exploração meticulosa da sela túrcica antes de remover qualquer tecido hipofisário.[1-3,15]

Eficácia

De acordo com recente revisão da literatura, as taxas de remissão inicial da cirurgia variam de 48,7 a 100% (média de 82,1%) entre 2.344 pacientes com microadenomas (< 10 mm) submetidos a uma adenomectomia seletiva por um cirurgião experiente em CTE.[2] A taxa média de recorrência nesses casos foi de cerca de 12% após 1 a 206 meses (média de 43,5%) (Quadro 42.2).[2] Em pacientes com macroadenomas, as taxas de sucesso cirúrgico são significativamente menores (< 65% na maioria das séries).[3] Em casos de tumores invasivos, esse percentual pode ser tão baixo quanto 25%.[1,3] Em comparação com os microadenomas, macroadenomas implicam também recidivas mais frequentes (12 a 45%) e mais precoces (média de 16 *versus* 49 meses).[3,16-21] Na citada revisão, as taxas de remissão e recidiva situaram-se em torno de 62 e 19%, respectivamente.[2]

Hipofisectomia total ou parcial pode ser indicada para pacientes em que um pequeno adenoma não possa ser localizado à exploração selar. A taxa de remissão desse procedimento é menor (cerca de 70%) e está associada a maior frequência de complicações – particularmente hipopituitarismo – em comparação à adenomectomia seletiva.[3,15,16]

As taxas de remissão endocrinológica variam de acordo com o grau de invasividade do adenoma, avaliado pelo escore de Knosp. Este último (variando de 0 a 4) se baseia na relação dos tumores, como visto na ressonância magnética (RM) pré-operatória, para o segmento cavernoso da artéria carótida interna. Em um estudo recente, a taxa de remissão inicial foi de 80% em adenomas não visualizados à RM, 84,8% entre os adenomas não invasivos ou minimamente invasivos e apenas 50% entre os adenomas invasivos.[22] Esses dados destacam ainda mais os desafios do tratamento de pacientes com tumores invasivos.

As recidivas geralmente ocorrem dentro de 5 anos após a cirurgia, mas podem acontecer após 16 anos ou mais.[2,18] Portanto, pacientes com DC precisam ser acompanhados por um período indefinido após a CTE.[1,3,15] Na série de Vilar et al.,[18] as taxas de remissão a longo prazo foram de 66% para microadenomas e 49% para macroadenomas (Figura 42.4).

Critérios de remissão

Há um debate sobre quais parâmetros laboratoriais e quais pontos de corte melhor definem a remissão da DC e predizem um desfecho favorável. Os critérios da remissão da doença variam significativamente de estudo para estudo, mas incluem resolução dos sintomas clínicos relacionados com hipercortisolismo,[2,23,24] necessidade de reposição de glicocorticoides por mais de 6 meses após a CTE,[2,24] hipocortisolemia/eucortisolemia e presença de sinais clínicos e laboratoriais de cortisol sérico (CS) baixo e insuficiência adrenal. A maioria dos autores têm dado preferência à dosagem do CS na predição do sucesso da cirurgia.[2,3]

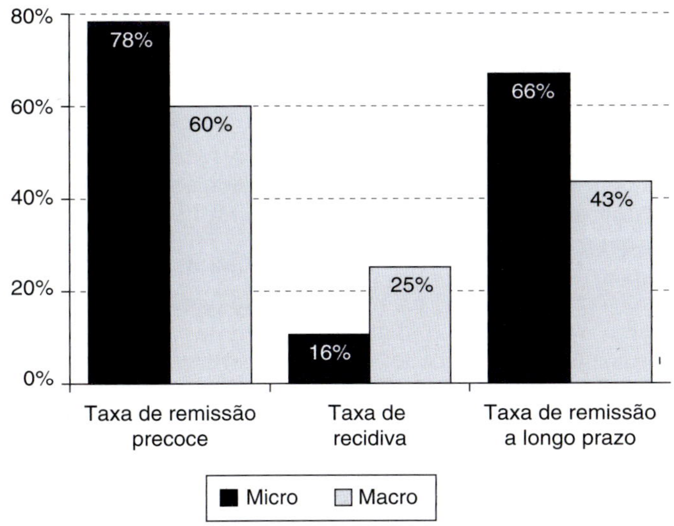

Figura 42.4 Taxas de remissão e recidiva em casos de micro e macroadenomas após a cirurgia transesfenoidal. Recidivas ocorreram 4 meses a 16 anos depois do procedimento cirúrgico (mediana de 33 meses). (Adaptada de Vilar et al., 2016.[18])

Cortisol sérico

Embora uma remissão a longo prazo seja mais provável quando os níveis pós-operatórios do CS são indetectáveis (< 2 µg/dℓ ou < 50 nmol/ℓ) nos primeiros 7 a 10 dias após a cirurgia, recidivas já foram relatadas mesmo nessa situação.[18,21] Portanto, não há um limiar que exclua totalmente uma possível recorrência.[2,3,21]

A literatura sugere que a persistência de níveis pós-operatórios de CS < 2 µg/dℓ (< 50 nmol/ℓ) está associada a remissão e taxa de recorrência de aproximadamente 10% em 10 anos.[2,3,21] Um CS persistentemente > 5 µg/dℓ (140 nmol/ℓ) por até 6 semanas exige uma avaliação mais aprofundada. Se o hipercortisolismo persistente for excluído, a taxa de recidiva será maior nesses pacientes do que naqueles com valores mais baixos. Quando os níveis do CS permanecem entre 2 e 5 µg/dℓ, o paciente pode ser considerado em remissão e ser observado sem tratamento adicional para a doença de Cushing, uma vez que a taxa de recorrência parece não exceder a verificada nos casos com CS < 2 µg/dℓ.[3,17,20,21] É importante comentar que, ocasionalmente, a queda do nível do CS é mais gradual, possivelmente refletindo autonomia adrenal transitória após a CTE.[17,21] Na série de Pereira et al.,[21] o melhor momento para definir a cura foi 3 meses após a CTE, pois alguns pacientes apresentaram queda mais tardia do CS.

Em um estudo brasileiro (n = 92),[25] a taxa de remissão após a primeira CTE foi de 80%, com 8% de recorrência. Um nadir do CS ≤ 3,5 µg/dℓ dentro de 48 horas teve sensibilidade de 73%, especificidade e valor preditivo positivo (VPP) de 100%, e valor preditivo negativo (VPN) de 60% para remissão da DC. Interessantemente, um nadir do CS ≤ 5,7 µg/dℓ dentro de 10 a 12 dias da CTE teve sensibilidade de 73%, especificidade e VPP de 100%, com sensibilidade de 91% e VPN de 78%.[25]

Cortisol sérico e hormônio adrenocorticotrófico

Em um estudo[26] com 52 pacientes com DC seguidos durante um período mínimo de 6 anos, o achado no pós-operatório imediato (24 a 48 horas) de CS < 2 µg/dℓ e ACTH < 5 pg/mℓ revelou-se um sensível preditor de remissão. Seu VPP para remissão foi de 100% (p < 0,005), e o VPP de ACTH > 15 pg/mℓ foi de 87,5%. Curiosamente, nenhum paciente com CS pós-operatório > 10 µg/dℓ evoluiu com remissão tardia.[26] Embora esse estudo tenha encontrado um valor de corte para ACTH e cortisol (< 5 pg/mℓ e < 2 µg/dℓ, respectivamente) menor do que em outros estudos para ser altamente preditivo de remissão, nenhum nível predisse a falta de recorrência.[26] Outros autores também relataram que adição do ACTH às dosagens do CS pode aumentar a precisão das avaliações de remissão, com valores < 20 pg/mℓ dentro de 20 horas sendo encontrados na maioria dos casos que entraram em remissão.[27] Contudo, uma vez mais, recidivas ocorreram mesmo no grupo com ACTH < 20 pg/mℓ.[27]

Cortisol livre urinário

A medição do cortisol livre urinário (UFC) poderá fornecer outras informações úteis quando o valor do CS for inconclusivo. Níveis de UFC < 20 µg/24 horas (55 nmol/24 horas) sugerem remissão, enquanto valores na faixa normal (20 a 100 µg/24 horas; 55 a 276 nmol/24 horas) são duvidosos. Valores acima do normal indicam tumor residual.[2,3]

Cortisol salivar no final da noite

Em outro recente estudo (n = 89), em que se usaram os pontos de corte de 23 µg/24 horas para o UFC e 50 ng/dℓ para o cortisol salivar no final da noite (LNSC), este último se mostrou com acurácia superior em predizer a remissão quando avaliado 3 meses após a CTE.[28] No entanto, novos estudos, com um número maior de pacientes, são necessários para melhor definir o papel do LNSC na predição de remissão.

Outros testes

Parâmetros adicionais têm sido propostos para avaliar o sucesso da cirurgia, tais como os testes de supressão com doses baixas de dexametasona e o teste de estímulo com desmopressina, entre outros.[2]

Atualmente, os pacientes têm sido avaliados com 30, 60 e 90 dias, já que alguns podem apresentar remissão tardia, utilizando a combinação de dois testes: CS (ponto de corte de < 5,7 µg/dℓ), UFC (< 20 µg/24 horas) ou LNSC (< 50 ng/dℓ).

Complicações

A CTE é um método cirúrgico relativamente seguro, com mortalidade peroperatória < 1%. As principais causas de óbito são infarto agudo do miocárdio, tromboembolismo pulmonar, meningite e sangramento intracerebral.[15-18] Em mãos experientes, as taxas de morbidade e mortalidade são ainda mais baixas: mortalidade < 0,5% e complicações sérias em menos de 1,5% dos casos (Quadro 42.3). Os problemas mais frequentes são hiponatremia transitória (5 a 20%), diabetes insípido (DI) transitório (10 a 30%) e fístula liquórica (2 a 5%). DI permanente ocorre em menos de 3% dos registros. Complicações infecciosas, como meningite e sinusite esfenoidal, são raras. O efeito colateral mais frequente da CTE é o hipopituitarismo, constatado em até 50% dos pacientes, particularmente após uma segunda CTE.[3,15-22]

Convém também ressaltar que a ressecção cirúrgica do tumor hipofisário em pacientes com DC é geralmente seguida por um hipocortisolismo transitório ou, menos comumente, permanente. Em caso de hipocortisolismo transitório, é necessária a reposição de glicocorticoides até a recuperação do eixo hipotalâmico-hipofisário-adrenal, que pode ocorrer até 18 meses após a cirurgia; o hipocortisolismo permanente exige um tratamento ao longo da vida com glicocorticoides.[1-3,15]

Quadro 42.3 Incidência de complicações da cirurgia transesfenoidal para adenomas hipofisários.

Complicações	Macroadenomas (%)	Microadenomas (%)	Terapia prévia* (%)
Morte	0,86	0,27	2,5
Perda da visão	1,5	0,1	2,5
Rinorreia por LCR	3,3	1,3	5,7
AVC/lesão vascular	0,6	0,2	1,3
Meningite/ abscesso	0,5	0,1	1,3

*Cirurgia ou cirurgia + radioterapia. AVC: acidente vascular cerebral; LCR: líquido cefalorraquidiano. (Adaptado de Pivonello et al., 2015;[2] Petersenn et al., 2015;[15] Hammer et al., 2004;[17] Vilar et al., 2016.[18])

Conduta na doença de Cushing persistente ou recorrente

Pacientes com DC persistente ou recorrente precisam ser considerados para tratamentos adicionais, a fim de minimizar as consequências deletérias do hipercortisolismo. Os tratamentos possíveis nesse grupo de pacientes incluem uma nova cirurgia hipofisária, radioterapia hipofisária, adrenalectomia bilateral e/ou tratamento medicamentoso.[2,3,8,28] A Figura 42.5 representa um algoritmo esquemático para o tratamento de pacientes com DC.

Segunda cirurgia hipofisária

A reoperação hipofisária pode ser considerada em portadores de DC persistente ou recorrente, em particular se houver um evidente resíduo tumoral cuja localização permita sua remoção completa.[2] A taxa de remissão total após uma segunda cirurgia hipofisária é menor do que após a primeira operação (geralmente < 50%) e pode variar de acordo com as características do paciente, incluindo o tamanho e a localização do tumor hipofisário residual.[3,8,28] A ausência de tumor residual visível à RM aumenta as chances de insucesso cirúrgico, o mesmo acontecendo em casos de tumores que invadam o seio cavernoso.[8] Em uma revisão de 17 estudos (n = 393), a taxa de remissão após uma segunda CTE variou de 30 a 87,5% (média de 58%) após um seguimento médio de 60 meses (variação de 4 a 432).[2] Além disso, até 60% (média de 16%) desses pacientes podem apresentar recidiva em um período médio de 25 meses.[2]

No que tange às complicações, a reoperação hipofisária, em comparação com a primeira cirurgia, está associada a risco

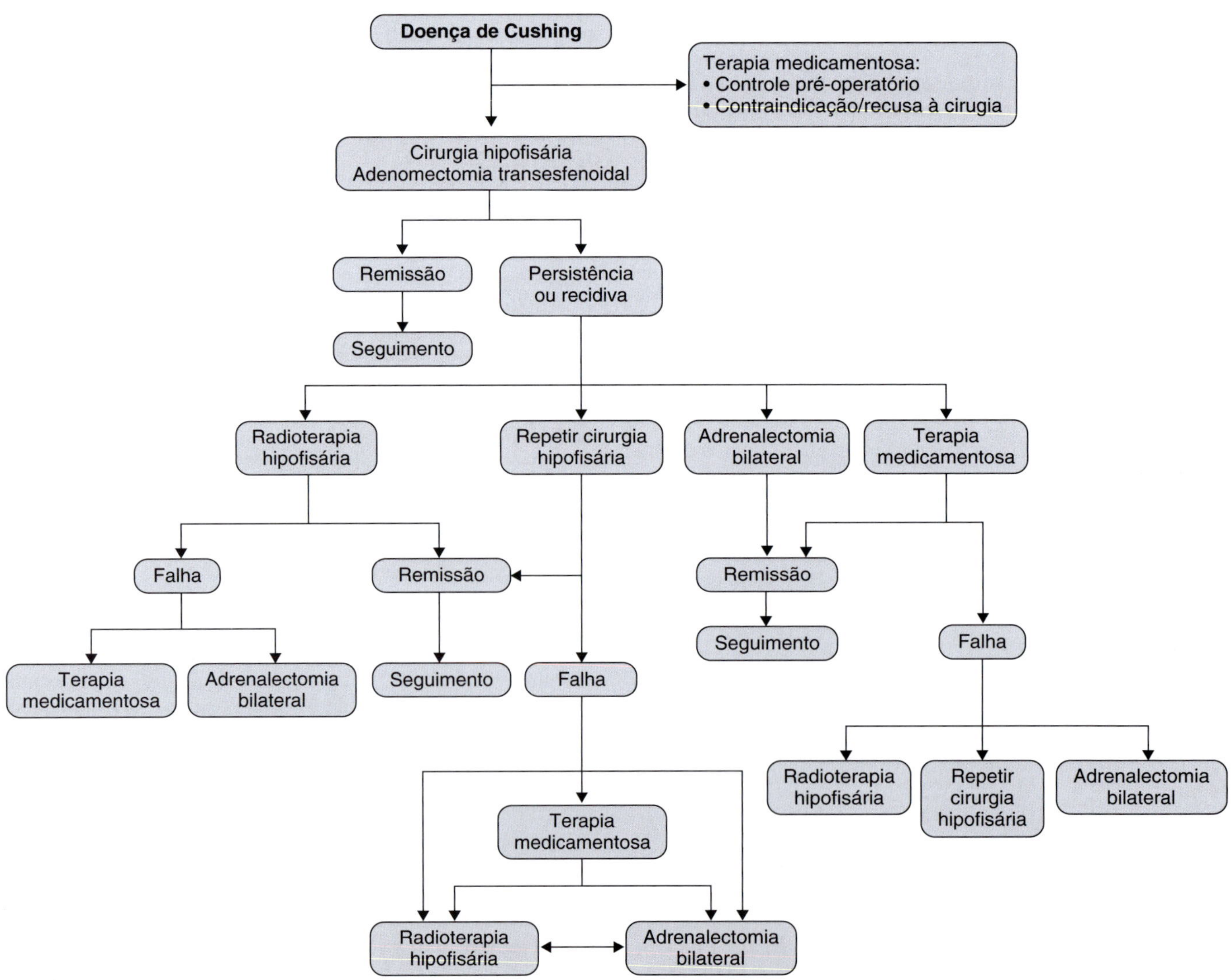

Figura 42.5 Algoritmo para o tratamento da doença de Cushing. Diante de persistência ou recorrência do hipercortisolismo, repetir a cirurgia transesfenoidal é a melhor escolha, desde que haja um cirurgião experiente nesse procedimento e o resíduo tumoral seja, de maneira segura, completamente removível.

mais elevado de fístula liquórica (3,2 a 83,3%; média de 28,7%)[2] e hipopituitarismo (9 a 79%; média de 16%),[2,29,30] mas esse percentual é ainda maior com radioterapia.[2,8,31]

Radioterapia

A radioterapia tem sido utilizada como terapia adjuvante de tumores hipofisários há várias décadas, especialmente após falha da cirurgia e, raramente, como abordagem inicial (p. ex., quando a cirurgia estiver contraindicada). Os objetivos da radiação são: diminuir o tamanho do tumor, impedir seu crescimento futuro e controlar a hipersecreção hipofisária com o mínimo de hipopituitarismo.[3,8] Deve-se dar preferência à radioterapia estereotáxica (SRT), em vez da radioterapia convencional (CRT), uma vez que é supostamente mais segura, já que a radiação é mais bem dirigida ao tumor. Ela pode ser administrada em dose única (radiocirurgia estereotáxica [SRS]) ou de modo fracionado (SRT conformacional [CSRT]).[31] Em comparação com a cirurgia, os principais inconvenientes associados à radioterapia incluem o longo tempo de duração (meses a anos) entre o tratamento e a resposta clínica e hormonal, bem como o risco considerável de hipopituitarismo.[31,32]

Dose

A SRS *gamma-knife* é administrada com dose única de 18 a 24 Gy, enquanto a CSRT é administrada com dose de 45 a 50 Gy durante 25 a 30 dias (≤ 2,0 Gy/dia). As doses de radiação da CRT, em geral, variam de 45 a 50 Gy, divididas em 180 a 200 cGy por fração.[31,32]

Eficácia

Em uma recente revisão de 15 estudos (n = 341), as taxas de remissão relatadas com a CRT variaram de 20 a 100%, com média em torno 64% (após 1 a 104 meses [média de 17,5%]) e com a taxa de recorrência variando de 0 a 62,5% (média de 16%) após 18 a 84 meses (média de 49) (Quadro 42.4).[2] Nessa mesma revisão, as taxas médias de remissão e recorrência com a SRT (n = 850) foram de 61% (10 a 100) e 14% (0 a 100), respectivamente. O período de tempo até a remissão variou de 1 a 166 meses (média de 16) (ver Quadro 42.4).[2] Convém salientar que o aparelho óptico pode tolerar uma radiação máxima de 8 a 12 Gy; consequentemente, a radiocirurgia fica limitada a tumores < 10 mm e distantes 3 a 5 mm do aparelho óptico.[2,32] Já para a CSRT, não há restrições ao tamanho dos tumores.[2]

Quadro 42.4 Resultados da radioterapia convencional (CRT) e estereotáxica (SRT) na doença de Cushing.

Resultados	CRT	SRT
Nº de pacientes	341	850
Dose média em Gy	43,5 (20 a 54)	23,6 (14,7 a 45)
Frequência média de normalização hormonal (%)	64 (20 a 100)	61 (10 a 100)
Tempo necessário para remissão (meses)	17,5 (1 a 104)	16 (1 a 166)
Frequência média de controle tumoral (%)	98,5 (53 a 100)	91 (50 a 100)
Frequência média de recidiva (%)	16 (0 a 62,5)	14 (0 a 100)
Tempo médio para recidiva (meses)	49 (18 a 84)	28 (5 a 120)
Frequência média de hipopituitarismo (%)	39,3 (0 a 100)	23 (0 a 66)

As variações estão indicadas entre parênteses. (Adaptado de Pivonello et al., 2015.[2])

O papel da radiocirurgia no tratamento da doença de Cushing foi revisto por Sheehan et al.[33] Um total de 96 pacientes com DC tinham sido irradiados com uma dose média de 22 Gy e foram seguidos por um período médio de 48 meses (variação de 12 a 210 meses). No último acompanhamento, remissão da doença de Cushing ocorreu em 70% dos pacientes após um tempo médio de 16,6 meses (variação de 1 a 166 meses). O controle do tumor foi conseguido em 98% dos pacientes. Esses dados sugerem que a SRS provavelmente funcione mais rápido do que a CRT, mas com eficiência semelhante.[33]

Complicações

O principal efeito adverso da radioterapia hipofisária é o surgimento de hipopituitarismo, que parece ser mediado por lesão hipotalâmica no caso da CRT e por dano direto à glândula e/ou à haste hipofisária quando se emprega a radiocirurgia. Geralmente, surge após 5 a 10 anos, mas pode ser mais precoce ou mais tardia. Na citada revisão, a frequência média de hipopituitarismo se mostrou maior com a CRT (39,3%) do que com a SRT (23%) (ver Quadro 42.4).[2]

Raros eventos adversos relacionados com a CRT incluem danos aos nervos ou quiasma ópticos, neuropatias cranianas, necrose do lobo temporal (NLT) com epilepsia do lobo temporal e malignidade cerebral secundária (MCS).[31,33-37] Distúrbios visuais, secundários à neuropatia óptica, são relatados em 0 a 4% dos pacientes após CRT[32] e em 2,5 a 5,5% dos submetidos à SRS.[35-37] O risco de MCS é de 1,3 a 2,0% em 10 anos e de 1,9 a 2,7% em 15 a 20 anos em pacientes tratados com CRT.[31,35] Entre cerca de 3.600 pacientes submetidos à CRT (oriundos de 16 estudos), 52 (1,42) desenvolveram MCS, particularmente meningiomas (52%), astrocitomas (15,5%) e gliomas (15,3%).[2] Os riscos de MCS e NLT supostamente são bem menores com a SRS.[32] Embora haja alguns poucos casos relatados de MCS em pacientes submetidos à SRS,[32] a real frequência dessa complicação ainda é desconhecida. Seja como for, a alta dose de radiação liberada pela SRS não é mutagênica, e sim citotóxica.[2]

Adrenalectomia bilateral

Antes da implementação dos refinamentos na cirurgia hipofisária, a adrenalectomia bilateral total (TBA) foi amplamente usada como uma terapia primária em pacientes com DC. Atualmente, ela tem um papel secundário e é reservada para pacientes em que a cirurgia hipofisária tenha sido malsucedida, como um tratamento alternativo ou adjuvante da radioterapia hipofisária, especialmente se os pacientes forem refratários ou intolerantes à terapia medicamentosa.[3] Além disso, a adrenalectomia bilateral tem um papel importante em pacientes com DC grave, sem contraindicação clínica para a cirurgia, que sejam suscetíveis a se beneficiarem de controle rápido e definitivo de hipercortisolismo. Finalmente, ela pode ser útil para pacientes não curados pela CTE que queiram evitar o risco de hipopituitarismo associado à terapia de radiação, incluindo aqueles em idade reprodutiva e dispostos a preservar sua fertilidade. Com a maior disponibilidade da TBA por via laparoscópica, tem havido um crescente número de pacientes com DC submetidos à TBA.[2,3,38,39]

Eficácia

A TBA pode ser realizada por uma abordagem tradicional aberta ou, de preferência, utilizando-se uma moderna técnica laparoscópica (adrenalectomia bilateral laparoscópica [ABL]).[2,38,39] Ela é eficaz no controle clínico e hormonal em 90 a 100% dos casos, mas quaisquer células adrenocorticais residuais podem resultar em doença persistente ou recorrente em até 10% dos casos, mesmo muitos anos após a adrenalectomia bilateral.[38,39]

Complicações e desvantagens

A ABL é um procedimento seguro, com taxas de complicações significativamente menores do que as observadas com a abordagem tradicional aberta.[39,40] Sua principal desvantagem é o desenvolvimento de insuficiência adrenal permanente, tornando necessária, por tempo indefinido, a terapia de substituição com glicocorticoide e mineralocorticoide, a fim de evitar uma crise adrenal potencialmente fatal.[41] Além disso, os pacientes com DC apresentam um risco (8 a 29%) de desenvolver síndrome de Nelson após TBA.[42] Outra complicação potencial a longo prazo é o crescimento de restos adrenais tanto eutópicos quanto ectópicos sob estímulo do ACTH, o que muitas vezes leva à recidiva do hipercortisolismo.[40,41,43]

Farmacoterapia

Indicações

Cada vez mais, a farmacoterapia tem assumido um papel mais relevante no manejo da DC persistente ou recorrente, bem como para os eventuais pacientes em que a CTE é recusada ou contraindicada.[2,8] Ela pode ser empregada enquanto se aguardam os efeitos plenos da radioterapia ou no preparo pré-operatório, visando melhorar as condições clínicas dos pacientes.[2,5,10,11] Três diferentes categorias de medicamentos são usadas atualmente no tratamento da DC: inibidores da esteroidogênese adrenal, moduladores da secreção de ACTH e bloqueadores do receptor de glicocorticoide (Quadro 42.5 e Figura 42.6).[2,5-14] No passado, muitos medicamentos foram testados, mas seu uso foi abandonado devido à baixa eficácia. Entre os recentes avanços farmacoterápicos para a DC, destacam-se novos moduladores da secreção do ACTH, um bloqueador de receptor de glicocorticoide e um novo inibidor da esteroidogênese adrenal.[10-14]

Inibidores da esteroidogênese adrenal

São fármacos que têm a capacidade de reduzir a produção de esteroides adrenais por meio da inibição de uma ou várias enzimas da esteroidogênese adrenal (Figura 42.7). Os principais representantes desse grupo são cetoconazol (o mais usado em todo o mundo), metirapona, etomidato e mitotano (Quadros 42.6 e 42.7).[5] É digno de nota que o mitotano, diferentemente dos demais fármacos, tem um efeito adrenolítico, por induzir lise de células adrenais.[13] Em 2020, um potente inibidor da 11β-hidroxilase (osilodrostate [Isturisa®]))[44] foi aprovado na Europa e nos EUA para o tratamento da síndrome de Cushing endógena.

Eventos adversos levaram à descontinuação do estudo em 12 pacientes (13%). Os mais comuns foram náuseas (32%) e cefaleia (28%). Duas pessoas apresentaram prolongamento do intervalo QT, e três tiveram suspeita de insuficiência adrenal. Em 10 pacientes (11%) houve aumento reversível de alanina aminotransferase, além de 3 vezes o limite superior da normalidade (LSN).[45]

Quadro 42.5 Tratamento medicamentoso da síndrome de Cushing.

Inibidores da esteroidogênese adrenal
- Cetoconazol
- Metirapona*
- Etomidato
- Mitotano
- Aminoglutetimida**
- Trilostano**
- Osilodrostate (LCI699)*

Neuromoduladores da secreção do ACTH
- Cabergolina
- Pasireotida

Temozolomida
- Ácido retinoico**
- Bromocriptina**
- Cipro-heptadina**
- Valproato de sódio**
- Ritanserina/cetanserina**
- Octreotida**
- Rosiglitazona/pioglitazona**

Bloqueadores dos receptores de glicocorticoides
- Mifepristona*

*Não comercializadas no Brasil desde 2024. **Uso abandonado ou não recomendado, devido à baixa eficácia. ACTH: hormônio adrenocorticotrófico.

Cetoconazol

Na prática clínica, o agente mais comumente usado é o antifúngico cetoconazol, que geralmente é bem tolerado e tem boa eficácia; porém, frequentemente se associa à perda de controle do hipercortisolismo, um fenômeno conhecido como "escape" (visto em até 23% dos casos). Esse fenômeno decorre da hipersecreção de ACTH, consequente à inibição da secreção de cortisol, e leva a aumento progressivo da dose do fármaco durante o período de tratamento. O melhor parâmetro de resposta ao tratamento é o UFC, que deve ser avaliado a intervalos mínimos de 30 dias.[2,5,8,12]

Mecanismo de ação. O cetoconazol inibe as enzimas de clivagem da cadeia lateral do colesterol ou colesterol desmolase (CYP11A1), 11β-hidroxilase (CYP11B1) e 17α-hidroxilase (CYP17A1), bloqueando, assim, múltiplas etapas da esteroidogênese adrenal.[5,13,46-48] Existem evidências de estudo *in vitro* de que ele teria também um efeito sobre as células corticotróficas, estimulando a expressão de genes associados à apoptose e inibidores do ciclo celular.[49]

Dose/eficácia. Como monoterapia, na dose de 400 a 1.200 mg/dia, o cetoconazol normaliza os níveis do UFC em, aproximadamente, 70 a 80% dos pacientes, de acordo com estudos envolvendo um limitado número de indivíduos (ver Quadro 42.6).[5,46,47,50] Na maior série publicada (um estudo multicêntrico francês), em que 200 pacientes tratados com cetoconazol foram retrospectivamente avaliados, o percentual com UFC normal na última visita de seguimento foi de apenas 49%, taxa essa que chegou a 65% entre os pacientes tratados por pelo menos 2 anos.[48] Recomenda-se iniciar com 200 mg/dia, aumentando-se essa dose gradativamente. A maioria dos pacientes requer 600 mg/dia.[2,3,13]

O cetoconazol é mais bem absorvido em meio ácido; portanto, ele deve ser tomado após as refeições (2 a 3 vezes/dia). Acloridria e o uso de inibidores da bomba de prótons (p. ex., omeprazol, pantoprazol etc.) diminuem a absorção do cetoconazol.[2,3,5,13]

Efeitos colaterais. Cetoconazol é geralmente bem tolerado; porém, no citado estudo francês, cerca de 20% dos pacientes interromperam o tratamento devido a efeitos colaterais,[48] cujas manifestações mais comuns foram desconforto gastrintestinal e erupção cutânea.[13,47] A reação adversa mais temida é a hepatite, que é muito rara (incidência estimada em 1/15.000) (Quadro 42.8).[47] Casos de hepatite fulminante são excepcionalmente raros.[13,51] Anormalidades reversíveis das enzimas hepáticas ocorrem em cerca de 15% dos pacientes.[48] Marcadores precoces para a hepatotoxicidade são transaminases séricas, fosfatase alcalina e bilirrubinas séricas, parâmetros que devem ser monitorados em intervalos frequentes durante o tratamento.[47] No estudo de Castinetti et al.,[48] elevações de transaminases < 5 vezes o LSN e > 5 vezes o LSN aconteceram em, respectivamente, 13,5 e 2,5% dos pacientes tratados. Nenhuma hepatite fatal foi observada.[48]

Devido a sua ação antiandrogênica leve, o cetoconazol pode causar ginecomastia e diminuição da libido em homens.[5] Insuficiência adrenal é infrequente e contornável pelo ajuste da dose.[13,15] Outra rara complicação da terapia com cetoconazol, sobretudo

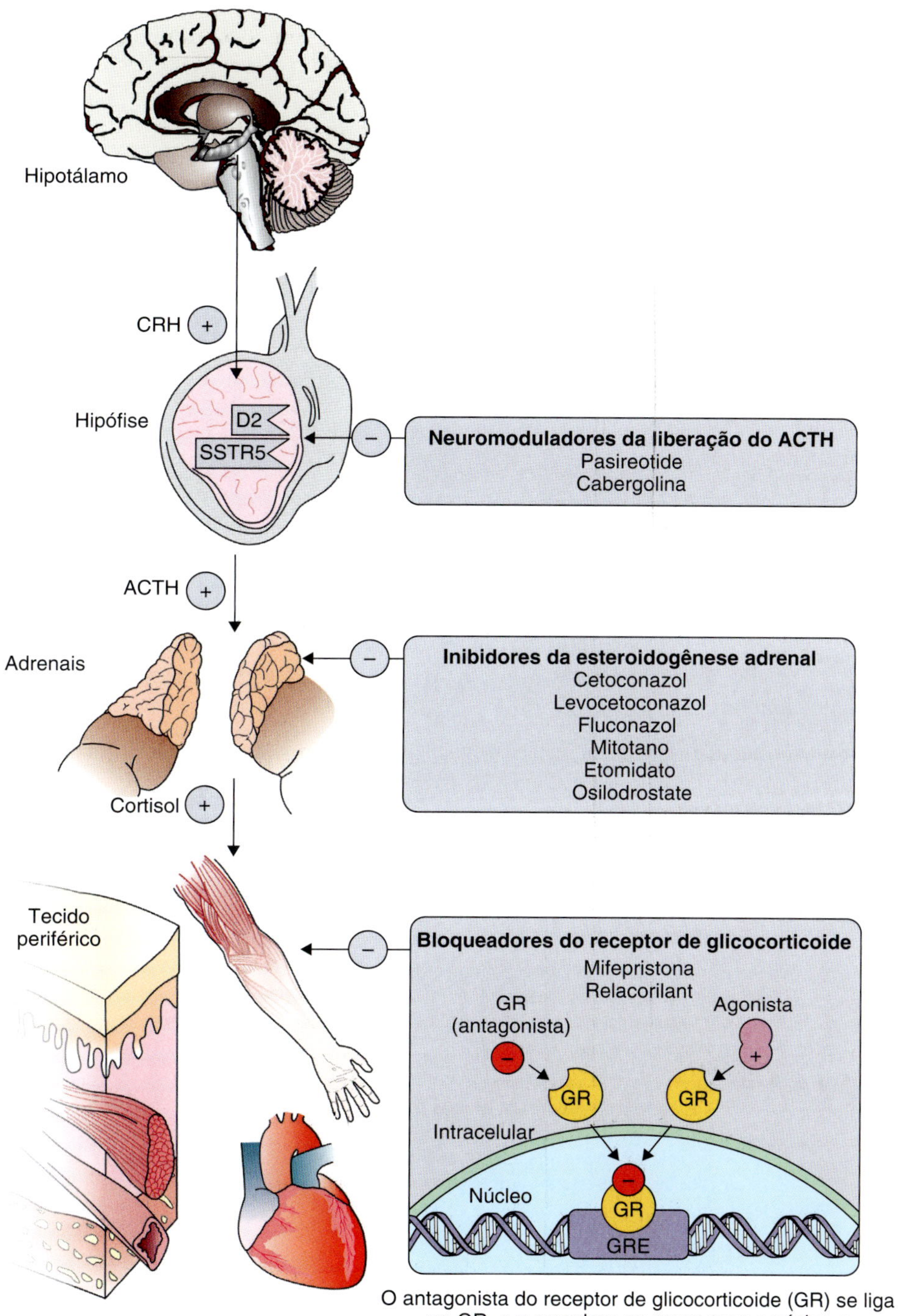

Figura 42.6 Esquematização dos medicamentos utilizados no tratamento da doença de Cushing, de acordo com seu local de ação; ACTH: hormônio adrenocorticotrófico; CRH: hormônio liberador de corticotrofina; SSTR5: receptores da somatostatina subtipo 5. (Adaptada de Cuevas Ramos e Fleseriu, 2014.[11])

em crianças, é a hipertensão intracraniana benigna (*pseudotumor cerebri*), resultante da redução da hipercortisolemia. Ela deve ser suspeitada diante de persistentes cefaleia, náuseas e vômitos.[52]

O cetoconazol pode inibir o CYP3A4, levando a interações com diversos medicamentos com metabolização hepática.[5,13]

Levocetoconazol

O levocetoconazol (Recorlev®), isômero do cetoconazol, foi aprovado pela FDA para o tratamento da síndrome de Cushing endógena em dezembro de 2021.[10] Um recente estudo multicêntrico aberto de fase 3 envolveu 94 pacientes com síndrome de Cushing endógena (80 [85%] com DC) que foram inicialmente tratados com a dose de 150 mg 2 vezes/dia, sendo ajustada até a normalização do UFC ou até um máximo de 600 mg 2 vezes/dia.[45] Ao final do sexto mês da fase de manutenção, normalização do UFC médio foi observada em 29 dos 94 pacientes (31%).[45]

Eventos adversos levaram à descontinuação do estudo em 12 (13%) pacientes. Os mais comuns foram náuseas (32%) e cefaleia (28%). Duas pessoas apresentaram prolongamento do intervalo QT, e três tiveram suspeita de insuficiência adrenal. Aumento reversível de alanina aminotransferase além de 3 vezes o LSN ocorreu 10 (11%) pacientes.[45]

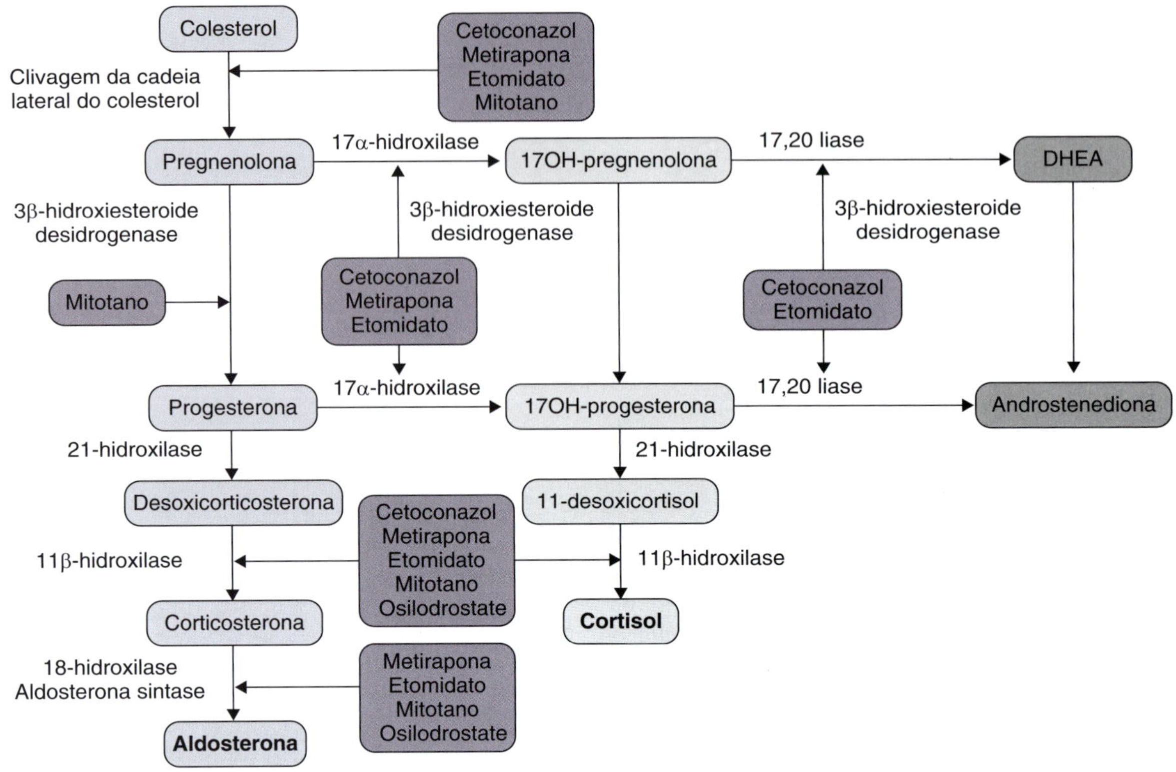

Figura 42.7 Resumo esquemático dos locais de ação dos principais agentes bloqueadores das adrenais usados no tratamento da síndrome de Cushing.

Quadro 42.6 Principais inibidores da esteroidogênese adrenal.

Agente	Dose	Propriedades
Cetoconazol	400 a 1.200 mg/dia	▪ Fenômeno do escape pode ocorrer (em até 23% dos casos) ▪ Efeitos colaterais (EC): sintomas gastrintestinais, erupções cutâneas, aumento das transaminases, hepatite (raramente), ginecomastia, redução da libido em homens; prolongamento do intervalo QT
Metirapona	500 a 6.000 mg/dia	▪ Início de ação mais rápido que o cetoconazol ▪ Risco de hipocortisolismo maior do que com o cetoconazol ▪ EC: náuseas, dor abdominal, hirsutismo, acne e irregularidades menstruais em mulheres (por elevação da testosterona; hipocalemia, edema e hipertensão)
Mitotano	1.500 a 9.000 mg/dia	▪ Efeito adrenolítico adicional ▪ A dose deve ser titulada gradativamente ▪ Risco de hipocortisolismo maior do que com a metirapona ▪ Outros EC: sintomas gastrintestinais, distúrbios neurológicos, aumento de transaminases, hipercolesterolemia ▪ Pacientes devem esperar 5 anos após a suspensão para engravidar
Osilodrostate	10 a 60 mg/dia	▪ Início de ação rápido ▪ Risco de hipocortisolismo ▪ Outros EC: hirsutismo, acne e irregularidades menstruais em mulheres (por elevação da testosterona); hipocalemia, edema e hipertensão; prolongamento do intervalo QT
Levocetoconazol	300 a 1.200 mg/dia	▪ Risco de hipocortisolismo ▪ Outros EC: náuseas, cefaleia, elevação de transaminases; prolongamento do intervalo QT

Quadro 42.7 Doses dos inibidores da esteroidogênese adrenal usadas em pacientes com síndrome de Cushing.

Fármaco	Nome comercial	Dose inicial	Dose máxima	Dose total diária
Cetoconazol	Nizoral®, Cetoconazol® etc. – comp. 200 mg	200 mg, 2 vezes/dia	400 mg, 3 vezes/dia	1.200 mg
Metirapona*	Metopirone®	250 mg, 2 vezes/dia	1.500 mg, 4 vezes/dia	6.000 mg
Mitotano	Lisodren® – comp. 500 mg	500 mg, 3 vezes/dia	3.000 mg, 3 vezes/dia	9.000 mg
Etomidato	Hypnomidate®, Etomidato®	*Bolus* de 0,03 mg/kg IV, seguido pela infusão de 0,1 mg/kg/h	0,3 mg/kg/h	–
Osilodrostate*	Isturisa® – comp. 1, 5 e 10 mg	4 mg/dia, se UFC ≤ 3 × LSN; 10 mg/dia, se UFC > 3 × LSN	30 mg, 2 vezes/dia	60 mg
Levocetoconazol*	Recorlev®– comp. 150 mg	150 mg 2 vezes/dia	600 mg 2 vezes/dia	1.200 mg

*Não comercializado no Brasil em 2024. IV: via intravenosa; UFC: cortisol livre urinário; LSN: limite superior da normalidade. (Adaptado de Fleseriu, et al., 2021;[10] Fleseriu e Petersenn, 2015;[13] Fleseriu et al., 2016.[44])

Quadro 42.8 Efeitos colaterais do cetoconazol.

Manifestação	Frequência
Elevação de transaminases	10 a 15%
Ginecomastia	13%
Distúrbios gastrintestinais	8%
Edema	6%
Erupção cutânea	2%
Insuficiência adrenal	0,19%
Hepatite	1/15.000

Adaptado de Felders et al., 2010;[46] Trainer e Besser, 1994;[47] Castinetti et al., 2014;[48] Sonino et al., 1991.[50]

Fluconazol

O fluconazol parece ter efeitos similares aos do cetoconazol e com menor potencial de hepatotoxicidade; no entanto, os dados são ainda limitados.[11,13] Ele inibe a 11β-hidroxilase e a atividade de 17α-hidroxilase, além de bloquear a produção de cortisol em culturas primárias de células do córtex adrenal humano.[53] Existem relatos isolados do sucesso da medicação (400 mg/dia por via oral [VO]), geralmente em associação a metirapona ou cabergolina.[54,55] Foi também relatada a eficácia do fluconazol IV (400 mg/dia) em paciente com hipercortisolismo grave devido à síndrome do ACTH ectópico (SAE).[56]

Metirapona

A metirapona é um potente inibidor da síntese do cortisol e da aldosterona. Os níveis de CS se reduzem no período de 4 horas de uma dose inicial, e é necessário cuidado para evitar o hipoadrenalismo.

Mecanismo de ação. A metirapona inibe a conversão do desoxicortisol em cortisol, bem como da desoxicorticosterona em corticosterona, por inibição da 11β-hidroxilase.[5,13,47]

Dose/eficácia. Como monoterapia, na dose de 500 e 6.000 mg/dia (iniciar com 250 mg, 2 vezes/dia), a metirapona conduz a uma normalização dos níveis de cortisol em cerca de 75 a 80% dos pacientes (ver Quadros 42.6 e 42.7).[5,13,47] Na maior série publicada, 195 indivíduos (115 com DC) foram retrospectivamente analisados.[57] Valores de curva diária do CS entre 7 e 14 μg/dℓ, UFC normal, CS às 9 horas < 12 μg/dℓ e CS às 9 horas < LSN foram alcançados por 55, 43, 46 e 76% dos pacientes, respectivamente.[57]

Efeitos colaterais. A principal limitação da metirapona é representada pela utilização em mulheres, uma vez que o acúmulo de precursores do cortisol tem como resultado níveis elevados de andrógenos, o que é, muitas vezes, manifestado na forma de distúrbios menstruais, acne e hirsutismo.[5,13] Além disso, tanto em homens quanto em mulheres, o aumento nos níveis de circulação de precursores mineralocorticoides, principalmente a desoxicorticosterona, pode induzir hipertensão, hipocalemia e edema, limitando o tratamento prolongado com metirapona. Os efeitos hiperandrogênicos podem ser minimizados pela combinação com cetoconazol.[2,5,13,57]

Etomidato

O etomidato é um anestésico e o único inibidor da esteroidogênese adrenal que pode ser usado IV entre os disponíveis para o tratamento de hipercortisolismo. Trata-se de um derivado imidazólico, com rápido início de ação, e é particularmente útil em condições em que se faz necessária uma rápida redução da cortisolemia e a VO é problemática.[5,58,59] Entre tais condições estão complicações agudas ou potencialmente fatais de SC, como graves hipertensão, psicose, infecções e/ou doenças cardiovasculares.[12-14]

Mecanismo de ação. O etomidato age de modo similar ao cetoconazol, inibindo múltiplas etapas da esteroidogênese adrenal.[5,59]

Dose/eficácia. Costuma-se administrar o etomidato com uma injeção IV em *bolus*, em dose não hipnótica (0,03 mg/kg), seguida por uma infusão contínua, na dose de 0,03 a 0,3 mg/kg/hora (ver Quadro 42.7).[59] Esse esquema reduz a cortisolemia, de maneira dose-dependente, com significativa supressão após as primeiras 5 horas e efeito máximo após 11 horas.[58] Doses mais baixas (0,01 a 0,1 mg/kg/hora) podem ser igualmente eficazes, enquanto ocasionais pacientes podem necessitar de doses tão elevadas quanto 5 mg/hora.[59]

Mitotano

O mitotano é um potente fármaco com ação de início tardio, mas prolongada. Geralmente, não se associa à ocorrência de escape. Em contrapartida, a utilização de mitotano torna-se muito limitada pelos frequentes efeitos colaterais gastrintestinais e neurológicos dose-dependentes.[60] Assim, tem-se reservado o mitotano para os casos muitos graves e, sobretudo, em pacientes com carcinoma adrenal.[5,13,47] O mitotano causa hipercolesterolemia e é armazenado no tecido adiposo durante cerca de 2 anos após o término da administração. Assim, não pode ser utilizado em mulheres que pretendam engravidar no prazo de 5 anos da interrupção do tratamento.[13,60]

Dose/eficácia. Em geral, 80% dos pacientes alcançam normalização dos marcadores urinários. No entanto, apenas 60% têm recidiva do hipercortisolismo após a interrupção da terapia, sugerindo uma pequena ação adrenolítica.[47,60] Remissão mantida após a descontinuação do mitotano tem sido relatada em 30% dos pacientes após um seguimento médio de 37 meses.[60] As doses usuais são de aproximadamente 4 g/dia.[5,47] Um estudo retrospectivo recente mostrou remissão em 48/67 (72%) pacientes com DC tratados a longo prazo após mediana de 6,7 (5,2 a 8,2) meses,[61] em doses mais baixas do que as empregadas no carcinoma adrenal.

Devido a um metabolismo acelerado de esteroides exógenos, especialmente hidrocortisona, as doses de reposição de glicocorticoide devem ser aumentadas para evitar crises adrenais.[33,47]

Osilodrostate

Osilodrostate (LCI699) é um novo e potente inibidor da 11β-hidroxilase (CYP11B1) e da aldosterona sintase (CYP11B2), etapas finais na síntese de cortisol e aldosterona, respectivamente.[44,61-63] Trata-se do primeiro inibidor da esteroidogênese adrenal aprovado pela Food and Drug Administration (FDA) para o tratamento da doença de Cushing, o que ocorreu em março de 2020. Em janeiro do mesmo ano, ele havia sido aprovado na Europa para o uso em casos de síndrome de Cushing endógena.

Eficácia. A terapia com osilodrostate (Isturisa®) possibilita, na maioria dos pacientes, uma rápida normalização dos níveis do cortisol e melhora nos múltiplos aspectos clínicos da síndrome.[44,61,62] No estudo de fase 3 LINC 3,[61] uma proporção significativamente maior de pacientes tratados com osilodrostate manteve o UFC médio (mUFC) normal no final do período de retirada randomizada de 8 semanas (semana 34), em comparação ao placebo (86% *versus* 29%).[61]

Efeitos colaterais. Osilodrostate é bem tolerado e não causa hepatotoxicidade nem tem ação antiandrogênica, diferentemente do cetoconazol. O bloqueio na 11β-hidroxilase causa diminuição da síntese do cortisol e pode aumentar os níveis circulantes de precursores de aldosterona e andrógenos adrenais. Isso pode ativar os receptores mineralocorticoides e causar hipocalemia, edema e hipertensão. A maior produção androgênica pelas adrenais pode levar, nas mulheres, ao surgimento de acne, hirsutismo e elevação dos níveis séricos de testosterona. O hipocortisolismo pode provocar náuseas, vômitos, tonturas, hipotensão e hipoglicemia. Reações adversas que ocorrem em mais de 20% dos pacientes são insuficiência adrenal, fadiga, náuseas, cefaleia e edema.[44,61,62]

Neuromoduladores da secreção de ACTH

Os medicamentos que exercem efeitos em nível da hipófise representam uma opção atraente para o tratamento de DC. No passado, diversos fármacos foram testados (cipro-heptadina, bromocriptina, valproato de sódio, octreotida etc.), mas seu uso foi abandonado devido à baixa eficácia. Atualmente, eles são, sobretudo, representados pela pasireotida e pela cabergolina.[2,10-12]

Pasireotide

Nos adenomas corticotróficos predominam o receptor da somatostatina subtipo 2 (SSTR2) e, principalmente, o subtipo 5 (SSTR5).[64] O *pasireotide* é um ligante do receptor da somatostatina ou análogo da somatostatina que tem elevada afinidade de ligação para SSTR1, SSTR2, SSTR3 e, sobretudo, SSTR5.[11,63] Em contraste, os análogos da somatostatina octreotide e lanreotide têm eficácia limitada na DC devido a sua maior afinidade pelo SSTR2, com reduzida afinidade pelo SSTR5 (40 vezes menor em comparação ao pasireotide). Ademais, a expressão do SSTR2 é inibida pelo hipercortisolismo.[11,64] Atualmente, o pasireotide é o único neuromodulador da secreção do ACTH aprovado pelas agências regulatórias na maioria dos países para o tratamento da DC persistente ou recorrente após a cirurgia, bem como para aqueles pacientes que não podem ser submetidos à cirurgia.

Eficácia. Em estudo de fase III, que envolveu 162 pacientes com DC persistente, recorrente ou sem tratamento prévio, os participantes foram randomizados para receber pasireotide na dose de 600 μg ou 900 μg, por via subcutânea, 2 vezes/dia, durante 12 meses.[65] Os resultados do estudo demonstraram que, após 6 meses de tratamento, 13% dos pacientes no grupo de 600 μg e 25% no grupo de 900 μg alcançaram níveis de UFC completamente normalizados.[65] Melhor resposta (50%) foi observada nos pacientes com doença leve (UFC 1,5 a 2 vezes o LSN).[65] O seguimento aberto desse estudo durante 5 anos demonstrou manutenção do controle de níveis de UFC em 68,8% dos pacientes.[66] Em um programa de acesso expandido ao medicamento, um estudo de vida real multicêntrico internacional envolvendo 104 pacientes confirmou, na prática clínica, os dados de eficácia e tolerância do pasireotide por via subcutânea, cujo tratamento por um tempo médio de 25 semanas resultou em normalização do UFC em 50% dos pacientes.[67] Entre 20 indivíduos acompanhados em um serviço italiano e tratados por até 10 anos com pasireotide, a redução média do UFC, na última avaliação de seguimento, foi de 40,4% (variação de 2 a 92%), com normalização do UFC e do LNSC em 50% dos pacientes.[68]

A eficácia e a segurança do pasireotide de liberação prolongada (LAR) por via intramuscular (IM) foram avaliadas em um grande estudo randomizado, duplo-cego, multicêntrico, de fase III.[69] O desfecho primário foi alcançado no 7º mês de tratamento com pasireotide LAR, com normalização do UFC em cerca de 40% dos pacientes em ambos os grupos (10 ou 30 mg/mês), sendo observada queda nos seus níveis a partir do primeiro mês.[69] Uma vez mais, a normalização do UFC foi alcançada em 50% dos indivíduos com doença leve e em um terço daqueles com UFC 2 a 5 vezes o LSN.[69] A partir dos 150 pacientes desse estudo,[69] 81 participaram também do seguimento aberto, em um tempo médio de 24 meses de tratamento, no qual Fleseriu et al.[70] demonstraram melhora sustentada nos parâmetros clínicos e laboratoriais da DC. Ao término do estudo, 53% dos pacientes tratados com pasireotide LAR apresentavam níveis normais de UFC.[70] A apresentação farmacêutica em liberação prolongada do pasireotide ainda não foi registrada pela Agência Nacional de Vigilância Sanitária (Anvisa) para uso na DC, tendo sido aprovada em 2018 pela FDA para tratamento da DC recidivada sem condições de cura cirúrgica, na dose inicial de 10 mg IM a cada 28 dias (NDA 203255/S-004).

Após 3 anos de tratamento com pasireotide LAR, o benefício clínico e laboratorial foi mantido, além de ter sido evidenciada estabilidade na massa óssea, indicando efeito protetor do tratamento sobre o avanço da osteoporose secundária à DC.[70]

Nos citados estudos, a diminuição do UFC foi acompanhada por melhora nos sinais e sintomas clínicos da DC, no peso corporal, nos níveis pressóricos e parâmetros ligados à síndrome metabólica, bem como no escore relacionado com a qualidade de vida. Paralelamente, houve diminuição dos níveis de ACTH plasmático, CS e LNSC.[65-77] Um recente estudo mostrou que cerca de 30% dos pacientes tratados com pasireotide LAR permaneciam com elevação do LNSC, a despeito da normalização do UFC.[71] Mais importante, a resposta clínica foi maior (p. ex., maior redução da pressão arterial e do peso) quando ambos os parâmetros normalizaram com o tratamento.[71]

No que se refere ao tamanho do tumor, o grupo de Nápoles mostrou que o pasireotide induz redução tumoral na maioria dos pacientes com DC.[72] Entre oito indivíduos avaliados, uma significativa redução (> 25%) foi observada em 62,5 e 100% após 6 e 12 meses, respectivamente.[72] Em dois pacientes (25%), uma marcante redução foi registrada, com desaparecimento do tumor em um caso.[72] A diminuição tumoral significativa promovida pelo pasireotide foi confirmada por Lacroix et al.[73] em uma análise *post-hoc* dos dados do grande estudo multicêntrico de fase III,[65] sendo que não houve correlação entre redução tumoral e UFC.[73] As doses empregadas de 600 e 900 μg, por via subcutânea, 2 vezes/dia proporcionaram, respectivamente, uma redução tumoral em 44 e 75% dos pacientes após 6 meses, e em 50 e 89% dos casos após 12 meses de terapêutica.[73] O tratamento de 52 pacientes com pasireotide devido a DC recidivada ou persistente sem tumor residual identificável em RM resultou em prevenção da progressão tumoral em 49 deles após 12 meses.[73] Em particular, nos casos de macroadenoma, quase metade dos indivíduos com DC tratados com pasireotide LAR apresentou redução significativa na massa tumoral (> 20%) aos 24 meses, permanecendo estável até a última avaliação aos 36 meses. Isso indica que o tratamento com pasireotide é particularmente benéfico nos pacientes com massa tumoral clinicamente relevante ou em crescimento progressivo.[70]

Efeitos colaterais. O pasireotide compartilha dos efeitos colaterais bem estabelecidos para os análogos da somatostatina de primeira geração (octreotide e lanreotide), como distúrbios gastrintestinais, colelitíase e bradicardia. Contudo, seu efeito adverso mais proeminente é a hiperglicemia. As concentrações de glicose em jejum e pós-prandial elevaram-se, de maneira dose-dependente, nos estudos de fases II e III.[65,74] O mecanismo em voluntários saudáveis parece ser uma diminuição na produção de insulina e incretinas (polipeptídeo inibitório gástrico e peptídeo semelhante ao glucagon 1 [GLP-1]), em vez de mudança na sensibilidade à insulina *per se*.[75] Maior ativação do SSTR5 em relação ao SSTR2 explicaria a maior ocorrência de hiperglicemia com pasireotide, comparada com octreotide e lanreotide.[76]

No estudo de Colao et al.,[65] mais da metade dos pacientes apresentou diarreia, náuseas e hiperglicemia. Em particular, 73% tiveram um evento adverso relacionado com hiperglicemia, levando à interrupção do tratamento em 6% dos casos. Diabetes melito preexistente ou intolerância à glicose aumentaram o risco desses eventos adversos. Ademais, dos 67 pacientes que estavam normoglicêmicos no início do estudo, apenas 14 (21%) mantiveram-se euglicêmicos, 29 (43%) tornaram-se pré-diabéticos e 23 (34%) ficaram diabéticos durante o tratamento. Em contrapartida, eventos adversos relacionados com o hipocortisolismo foram relatados em 8% dos pacientes e, em geral, foram resolvidos com redução da dose de pasireotide ou interrupção temporária do tratamento.[65]

No estudo de vida real com pasireotide por via subcutânea, eventos adversos relacionados com hiperglicemia foram relatados em 76% dos pacientes, sendo que a glicemia esteve predominantemente mais elevada no início do tratamento (a elevação foi evidenciada no primeiro mês, seguida de estabilização ao longo do estudo).[72] Em concordância com esses achados, nos seguimentos dos estudos de fase III, a intensidade e a frequência da hiperglicemia permaneceram estáveis ao longo dos 5 anos de tratamento com pasireotide por via subcutânea,[66] bem como nos 3 anos de terapia com pasireotide de liberação prolongada.[70] A maioria dos pacientes (85%) apresentou hemoglobina glicada < 8% ao término desse estudo, sendo que as medicações mais utilizadas foram metformina (39%) e inibidores de dipeptidil peptidase 4 (DPP-4) (19%).[66,70]

Em função do mecanismo da hiperglicemia, inibidores da DPP-4 e análogos do GLP-1 seriam as melhores opções de tratamento.[77]

Cabergolina

Na doença de Cushing, o racional para o uso da cabergolina, agonista dopaminérgico, foi a demonstração da expressão dos receptores D2 da dopamina em cerca de 80% dos corticotropinomas.[78]

Eficácia. As doses usuais na DC são de 1,5 a 5 mg/semana; com base nos estudos iniciais, espera-se que a resposta à cabergolina seja de 30 a 50% em pacientes com doença leve ou moderada a curto prazo.[79-82] Esse número cai pela metade em estudos prolongados, visto que apenas 20 a 25% persistem com resposta em 2 a 3 anos.[80,83] Além disso, um estudo prospectivo recente com cabergolina usada como terapia de primeira linha relatou uma taxa de resposta parcial decepcionante (definida como mais de 50% de redução no UFC) de 25% em 6 semanas; e apenas 10% tiveram melhora tanto no LNSC quanto no UFC.[84] Esses achados foram confirmados por um grande estudo retrospectivo que incluiu 53 pacientes tratados com cabergolina em monoterapia,[83] no qual a normalização do UFC com melhora clínica nos primeiros 12 meses de terapia ocorreu em 40% dos casos. No acompanhamento a longo prazo, 28% dos respondedores interromperam o tratamento devido a perda de resposta (escape do tratamento) ou intolerância.[83] Nos estudos iniciais, o fenômeno do escape, com elevação posterior do UFC após uma resposta inicial, foi observado em até 25% dos pacientes (Figura 42.8).[71]

O mecanismo subjacente ao fenômeno de escape associado ao uso de cabergolina não foi esclarecido, mas é possível que seja secundário a uma seleção progressiva e ao crescimento de células corticotróficas tumorais que não expressam níveis elevados de receptores D2 ou, alternativamente, a uma *down-regulation*, ou desacoplamento de receptores D2 em células tumorais corticotróficas.[11,12]

Redução tumoral geralmente discreta é observada em até 50% dos pacientes com DC.[79,80] Contudo, redução tumoral marcante já foi relatada em um caso de macrocorticotropinoma volumoso.[85] A eficácia da cabergolina foi também demonstrada em alguns casos de síndrome de Nelson.[86] Ela foi testada, ainda, em monoterapia ou, principalmente, em combinação em 11 pacientes com secreção ectópica, havendo resposta favorável em 10 deles (91%).[87]

Efeitos colaterais. Geralmente, a cabergolina é bem tolerada; os efeitos secundários mais comuns são cefaleia, depressão, hipotensão, congestão nasal, tonturas e desconforto gastrintestinal leve.[79,80]

Ácido retinoico

A eficácia do ácido retinoico já havia sido demonstrada em cães com DC nos anos 1990.[88] Em 2012, um estudo em humanos mostrou que seu uso (10 a 80 mg/dia) por 6 a 12 meses propiciou normalização do UFC em 3 de 7 (42,8%) pacientes com DC.[89] Mais recentemente, Vilar et al.[90] trataram 20 pacientes com DC não curados pela CTE com doses de até 80 mg/dia de isotretinoína (ácido 13-cis-retinoico), com dose inicial de 20 mg/dia. Após 1 ano de tratamento, normalização do UFC foi constatada em quatro casos (25%). No entanto, o tratamento com a isotretinoína fica limitado pelos efeitos colaterais típicos desse fármaco.

Temozolomida

A temozolomida é um agente alquilante rotineiramente empregado no tratamento de gliomas cerebrais e melanomas metastáticos. Desde 2006, ela vem também sendo usada em pacientes com tumores hipofisários agressivos ou malignos.[91] Entre cerca de 160 pacientes tratados e relatados na literatura, a taxa de resposta completa ou parcial foi de aproximadamente 40%.[91,92] Controle tumoral transitório ou mantido foi observado em 70% dos corticotropinomas.[91] No estudo multicêntrico europeu, resposta completa apenas foi relatada em tumores com baixa expressão da O6-metilguanina-DNA metiltransferase, enzima que neutraliza o efeito do fármaco.[91] Os tumores secretores de ACTH ou prolactina são os mais responsivos, mas escapes do tratamento têm sido relatados.[92,93] Ademais, devido a sua toxicidade, sobretudo mielossupressão, a temozolomida tem sido reservada para os tumores refratários ao tratamento convencional.[91-93]

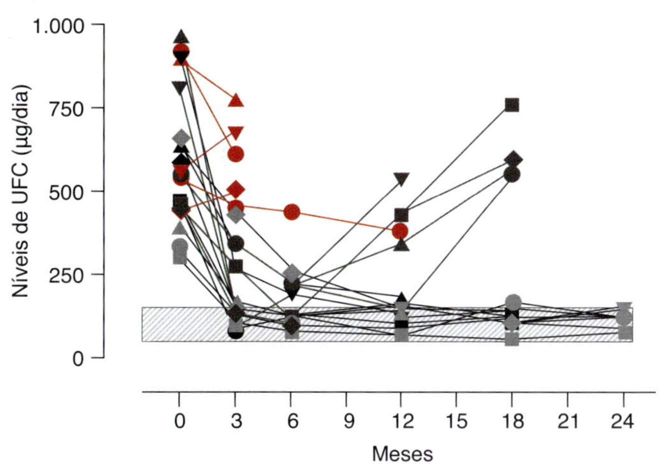

Figura 42.8 Resposta ao tratamento com cabergolina na doença de Cushing em pacientes não curados pela cirurgia: modificação individual média nos níveis de cortisol livre urinário (UFC) em 20 pacientes tratados com cabergolina por 12 a 24 meses. Os pacientes que respondem a longo prazo ao tratamento são representados com linhas pretas; aqueles com respostas precoce e tardia de escape, com linhas verdes; e os que não respondem ao tratamento são mostrados com linhas vermelhas. A área sombreada indica a faixa normal de UFC (35 a 135 mg/dia). (Adaptada de Pivonello et al., 2009.[79])

Futuras perspectivas

Diversos fármacos vêm sendo testados em estudos animais, bem como em estudos de fase I ou fase II para a doença de Cushing.[5] São dignos de nota o gefitinibe, um inibidor do receptor do fator de crescimento epidérmico (EGFR); ALD1613, um anticorpo neutralizador do ACTH; compostos quiméricos com ação sobre o receptor D2 e o STTR5; bloqueadores do receptor tipo 3 da arginina vasopressina etc.[5]

Terapia combinada

A terapia combinada tende a ser mais eficaz do que a monoterapia em pacientes com DC persistente ou recorrente, quando se empregam medicações com diferentes mecanismos de ação e efeitos terapêuticos complementares.[94] Possibilita também a utilização de menores doses de cada fármaco, propiciando redução de eventos adversos.[11-14,94]

Um estudo holandês examinou a eficácia da farmacoterapia combinada por etapas em pacientes com DC, usando pasireotide como modalidade inicial de tratamento, sequencialmente combinado com cabergolina e cetoconazol, de acordo com os níveis de UFC.[95] Ao final de 80 dias, a monoterapia com pasireotide induziu remissão sustentada em 5 (29%) de 17 pacientes; a combinação de pasireotide com cabergolina resultou em normalização dos níveis de UFC em quatro pacientes adicionais (24%), enquanto a combinação de cabergolina, pasireotide e cetoconazol em indivíduos que ainda estavam não controlados resultou em níveis normais de UFC em seis pacientes adicionais ao final do estudo. Assim, essa abordagem por etapas foi associada a uma remissão hormonal em 88% dos indivíduos com DC.[95] Um estudo de segurança e eficácia envolvendo um número maior de pessoas se faz necessário para avaliar o papel da terapia tríplice sequencial, incluindo a possibilidade de iniciar o tratamento com cetoconazol ou cabergolina.

Em outro estudo, Vilar et al.[82] examinaram a eficácia de cabergolina em combinação com dose baixa de cetoconazol na DC não curada pela CTE.[82] Doze pacientes foram tratados inicialmente com cabergolina, em uma dose de 2 a 3 mg/semana, com normalização dos níveis do UFC ocorrendo em três deles (25%). Após 6 meses de tratamento com cabergolina, cetoconazol em doses relativamente baixas (200 a 400 mg) foi adicionado aos nove pacientes restantes, o que resultou na normalização do UFC em seis dos nove casos (66,7%) não controlados pelo tratamento isolado com cabergolina (Figura 42.9). Por conseguinte, essa abordagem terapêutica foi associada a remissão hormonal em 75% dos indivíduos com DC. É importante notar que hepatotoxicidade significativa não foi relatada durante o tratamento com cetoconazol, nem aconteceu nenhum caso de escape.[82] Na série de Barbot et al.,[96] a combinação de cetoconazol e cabergolina propiciou normalização do UFC em 79% dos casos, independentemente da medicação inicialmente empregada.

Na série de Vilar et al.,[90] um dos pacientes não responsivos à isotretinoína e à cabergolina isoladamente alcançou normalização do UFC com a associação dos dois fármacos. Esse achado está de acordo com um estudo recente no qual se verificou que ácido retinoico pode aumentar a expressão do receptor D2 em células de tumores corticotróficos.[97]

No estudo CAPACITY, que envolveu 66 pacientes com DC, 25 deles (37,9%) alcançaram normalização do UFC com pasireotide (600 a 900 μg/dia, por via subcutânea).[98] Aos demais pacientes, foi adicionada cabergolina em dose elevada (0,5 a 1 mg/dia); contudo, somente em 12 pacientes (29,2%) o UFC normalizou.[98] A elevada taxa de abandono do tratamento pode ter influenciado negativamente o resultado do estudo.[98]

A combinação de pasireotide com um inibidor da esteroidogênese adrenal é atrativa por seus mecanismos de ação complementares, mas sua eficácia ainda não foi demonstrada em estudo randomizado. É importante ressaltar que, a exemplo do pasireotide, cetoconazol e osilodrostate prolongam o intervalo QT.[11] Assim, a terapia combinada com esses fármacos poderia resultar em efeitos aditivos sobre o intervalo QT. Contudo, em ratos, o prolongamento do QT não foi observado na combinação do pasireotide com osilodrostat.[99]

A combinação de cetoconazol é útil para minimizar os efeitos androgênicos da metirapona em mulheres.[47] É possível que o mesmo ocorra com o osilodrostate, já que ele tem mecanismo de ação similar ao da metirapona. A associação de três inibidores da esteroidogênese adrenal (mitotano, metirapona e cetoconazol) como alternativa a uma adrenalectomia de urgência foi recentemente relatada, com um rápido declínio dos níveis de UFC dentro de 24 a 48 horas e importante melhora clínica em todos os pacientes.[100]

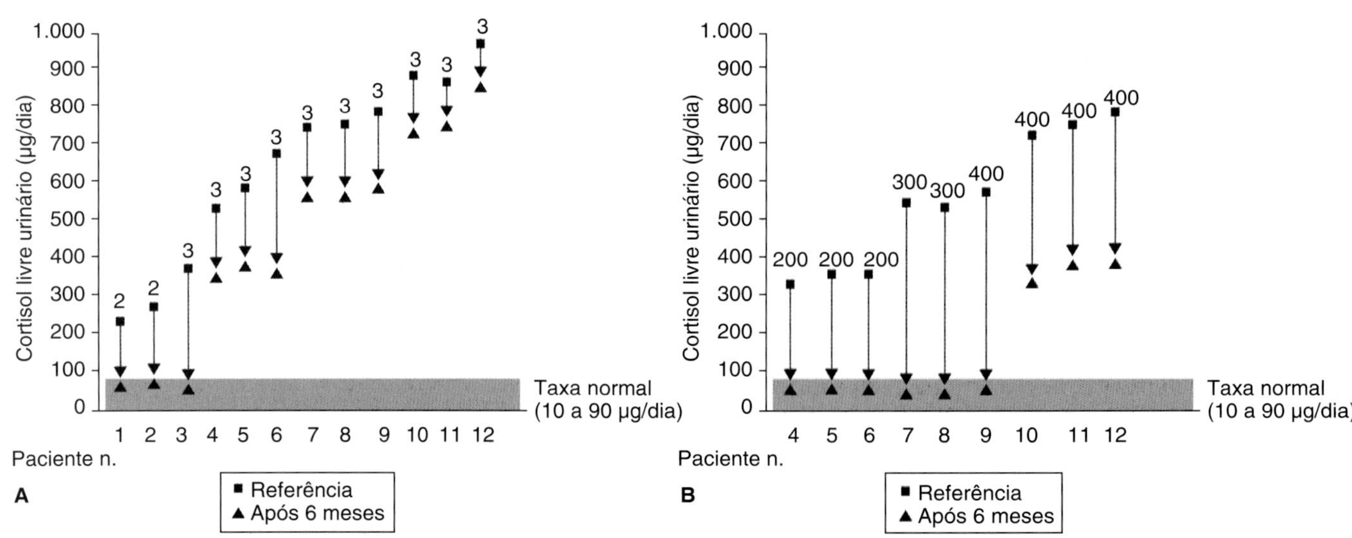

Figura 42.9 Efeito do tratamento da cabergolina em pacientes com doença de Cushing não curados pela cirurgia. **A.** Em monoterapia, com normalização do cortisol livre urinário (UFC) em 25% dos casos (na dose de 2 a 3 mg/semana). **B.** A adição do cetoconazol em doses relativamente baixas (200 a 400 mg/dia) foi bem-sucedida em 67% dos casos. (Adaptada de Vilar et al., 2010.[82])

Finalmente, o sucesso da combinação de pasireotide e temozolomida já foi relatado em casos de carcinomas ou adenomas agressivos secretores de ACTH.[101]

Bloqueadores do receptor de glicocorticoide

Neste grupo está incluída a *mifepristona*, que bloqueia diretamente o receptor de glicocorticoides, com afinidade 10 vezes maior que o cortisol, e o receptor de progesterona,[10,13,102] daí ser considerado abortivo. Outro medicamento que vem sendo testado em estudo de fase II é o *relacorilant* (CORT125134).[103,104] O mecanismo de ação desses agentes implica que nenhum valor hormonal pode ser utilizado como marcador da eficácia, apenas dados clínicos e glicemia, uma vez que o ACTH plasmático ou os níveis de cortisol no soro, na saliva e na urina aumentam como consequência do bloqueio do receptor de glicocorticoide. Assim, apenas os parâmetros clínicos podem ser considerados durante o seguimento do tratamento com mifepristona ou relacorilant, o que, certamente, é um importante inconveniente do uso desses compostos.[1-3,10,13]

Mifepristona

Eficácia. O uso da mifepristona foi inicialmente descrito em casos de síndrome de Cushing grave refratária (raros casos de DC).[105] Um grande estudo aberto e multicêntrico (SEISMIC) de 24 semanas estudou 50 pacientes tratados com mifepristona (43 com DC).[105] Havia dois grupos de pacientes - com diabetes melito ou hipertensão -, que receberam doses de 300 a 1.200 mg/dia (média de 900 mg). Em geral, 60% dos pacientes com intolerância à glicose ou diabetes (n = 29) responderam ao tratamento. A tolerância à glicose melhorou ao longo do tempo, e 7 dos 12 pacientes que usavam insulina puderam reduzir suas doses em pelo menos 50%.[105] Entre os benefícios clínicos, incluíram-se perda de peso e redução da pressão arterial e da circunferência abdominal.[105] A FDA aprovou o uso da mifepristona para casos de síndrome de Cushing endógena associada a diabetes melito.

Efeitos colaterais. Os pacientes tratados com mifepristona podem desenvolver aumentos da pressão arterial ou hipocalemia como consequência da interação sem oposição do cortisol com o receptor mineralocorticoide. Desse modo, monitoramento regular da pressão arterial e dos níveis de potássio sérico é aconselhável.[10,13,102] Além da reposição de potássio, a terapia com espironolactona pode ser útil em pacientes que desenvolvem sequelas de excesso de mineralocorticoide.[10] O espessamento endometrial e o sangramento vaginal podem desenvolver-se em mulheres como consequência da inibição do receptor da progesterona. O medicamento interrompe a gravidez e é contraindicado em mulheres durante a gestação.[10,13,102]

Outros efeitos adversos associados ao uso da mifepristona incluem fadiga, cefaleia, náuseas e elevações reversíveis em tireotrofina sérica e lipídios.[10] Avaliações periódicas da região selar com RM são prudentes, visto que o fármaco não tem efeitos antitumorais diretos e inibe o *feedback* negativo mediado pelo receptor de glicocorticoide. De fato, já houve relatos de crescimento do corticotropinoma,[106] embora não haja achados contundentes sobre essa complicação.[10] A mifepristona inibe o CYP3A4 e outras enzimas hepáticas e tem potencial para interações com outros fármacos metabolizados por meio dessas vias. Portanto, é importante revisar todos os medicamentos concomitantes para possíveis interações com a mifepristona.[10,102]

Relacorilant

Trata-se de um novo antagonista experimental do receptor de glicocorticoide experimental, que não interage com o receptor de progesterona. Ele foi administrado a 32 pacientes com SC (incluindo aqueles com DC) em um estudo aberto de fase II, durante o qual os indivíduos foram alocados a qualquer um dos grupos de duas doses e tratados por 16 semanas (http://clinicaltrials.gov: NCT02804750). Os achados preliminares desse estudo, incluindo melhoras no controle glicêmico e na pressão arterial, foram apresentados na reunião anual da American Association of Clinical Endocrinologists de 2018.[104] Um estudo de fase III do relacorilant está em andamento (http://clinicaltrials.gov: NCT03697109). Com base em seu mecanismo de ação, prevê-se que esse composto não induzirá espessamento endometrial ou sangramento vaginal.[10]

SÍNDROME DO HORMÔNIO ADRENOCORTICOTRÓFICO ECTÓPICO

A escolha do tratamento para a SAE depende da identificação, da localização e da classificação do tumor.[107] A opção mais eficaz é a ressecção cirúrgica, embora isso não seja sempre possível, especialmente na doença metastática ou no caso de tumores ocultos.[3] A terapia dirigida para o tumor envolve uma abordagem multidisciplinar individualizada e pode incluir análogos da somatostatina, quimioterapia sistêmica, interferon-α, quimioembolização, ablação por radiofrequência e terapia de radiação tanto em tumor primário quanto em lesão metastática.[107-110]

Na literatura, existe a descrição de 11 casos de SAE tratados com cabergolina (sozinha ou, principalmente, em associação com inibidores da esteroidogênese adrenal ou análogos somatostatínicos), 10 dos quais com resposta favorável.[111,112] Os inibidores da esteroidogênese adrenal podem também úteis.[113,114] Nos casos de hipercortisolismo mais grave, sem controle com o tratamento medicamentoso, a adrenalectomia bilateral pode ser considerada.[107]

SÍNDROME DE CUSHING ADRENAL

A causa mais comum de SC adrenal é o adenoma adrenocortical secretor de cortisol, cujo tratamento de escolha é a adrenalectomia unilateral. Essa cirurgia pode ser realizada por uma abordagem tradicional aberta ou utilizando-se uma técnica laparoscópica.[40,115] A adrenalectomia convencional aberta, por abordagem anterior ou posterior, é agora considerada um procedimento obsoleto, uma vez que a adrenalectomia laparoscópica está associada a menor tempo de hospitalização (2,9 *versus* 7,2 dias), menor taxa de complicações (9,5% *versus* 35,8%), menos uso de narcóticos no pós-operatório e uma taxa de cura de cerca de 100%.[115-117] O índice de complicação global associado à adrenalectomia laparoscópica é de 9,5% (variação de 2,9 a 20%); sangramento é uma das complicações mais prevalentes (21,5%). Morbidade a longo prazo envolve dor prolongada na ferida e hérnia. Complicações tromboembólicas ocorrem predominantemente em pacientes obesos e após procedimentos prolongados. A taxa de conversão média de adrenalectomia laparoscópica para aberta é de 3,6%; a razão para isso inclui hemorragia, aderências, dificuldade de dissecção e grande tamanho do tumor (> 10 a 12 cm de diâmetro). A taxa de mortalidade para a adrenalectomia laparoscópica é de 0,2%.[40,115-117]

Após a adrenalectomia unilateral, pode demorar muitos meses ou mesmo anos (até 3 anos) para a adrenal contralateral suprimida se recuperar. É aconselhável, portanto, a terapia de reposição glicocorticoide (com hidrocortisona ou prednisona) e, eventualmente, terapia de substituição mineralocorticoide com fludrocortisona. O teste de estímulo subsequente com ACTH sintético (Cortrosina®, Synacthen®) pode, então, revelar se a resposta ao estresse está normal, possibilitando uma decisão sobre a necessidade de se manter ou não o tratamento de reposição. Em geral, um CS matinal > 10 μg/dℓ ou um pico > 18 μg/dℓ pós-estímulo são indicativos de recuperação do eixo.[1,2,40]

O tratamento do carcinoma adrenal é abordado em detalhes no Capítulo 37, *Manejo do Carcinoma do Córtex Adrenal*.

Resumo

A síndrome de Cushing (SC) é um distúrbio heterogêneo, associado a significativa morbimortalidade, e requer uma abordagem multidisciplinar e individualizada para seu controle. Em geral, o tratamento de escolha para a SC é a cirurgia curativa com ressecção do tumor. SC decorrente de adenoma adrenal secretor de cortisol representa a forma com melhor resposta ao tratamento. De fato, especialistas em adrenalectomia são facilmente encontrados e as chances de cura são de praticamente 100%. Nesses casos, deve-se atentar, contudo, à necessidade da reposição de glicocorticoide até a recuperação plena do eixo hipotalâmico-hipofisário-adrenal, o que pode levar até 12 meses ou mais. Na maioria dos casos de secreção ectópica de ACTH, a remoção cirúrgica completa do tumor neuroendócrino produtor de ACTH representa o tratamento definitivo. No entanto, em casos selecionados, em função de falha cirúrgica ou malignidade tumoral, terapias adicionais se fazem necessárias.

Para a doença de Cushing, o tratamento de primeira linha é a cirurgia transesfenoidal (CTE), que propicia reversão do hipercortisolismo em 70 a 80% dos casos; porém, a longo prazo, apenas cerca de 60% dos pacientes ficam curados, visto que recidivas são comuns. Estas ocorrem, em geral, nos primeiros 5 anos, mas podem acontecer após 18 anos ou mais. No caso de falha da CTE ou recidiva, os tratamentos de segunda linha incluem segunda cirurgia (às vezes mais radical, como a hipofisectomia total), radioterapia, adrenalectomia bilateral e terapia medicamentosa. Tanto a neurocirurgia de repetição quanto a radioterapia apresentam riscos significativos de hipopituitarismo. A adrenalectomia bilateral geralmente possibilita reversão definitiva do hipercortisolismo, mas trata-se de cirurgia de grande porte, e nem sempre a retirada completa das adrenais é conseguida. Além disso, implica necessidade de reposição glicocorticoide e mineralocorticoide por toda a vida, bem como risco de surgimento da síndrome de Nelson. Por fim, há também a terapia medicamentosa. Tradicionalmente, os fármacos mais usados são aqueles que interferem na esteroidogênese adrenal, com destaque para cetoconazol, metirapona e, mais recentemente, levocetoconazol e osilodrostate. Nos últimos anos, renovou-se o interesse pelo emprego de agentes moduladores da secreção de ACTH, particularmente cabergolina e pasireotida.

REFERÊNCIAS BIBLIOGRÁFICAS

1. Gadelha M, Gatto F, Wildemberg LE, Fleseriu M. Lancet. 2023; 402:2237-52.
2. Pivonello R, De Leo M, Cozzolino A et al. The treatment of Cushing's disease. Endocr Rev. 2015; 36:385-486.
3. Biller BM, Grossman AB, Stewart PM et al. Treatment of adrenocorticotropin-dependent Cushing's syndrome: a consensus statement. J Clin Endocrinol Metab. 2008; 93:2454-62.
4. Clayton RN, Raskauskiene D, Reulen RC et al. Mortality and morbidity in Cushing's disease over 50 years in Stoke-on-Trent, UK: audit and meta-analysis of literature. J Clin Endocrinol Metab. 2011; 96:632-42.
5. Feelders RA, Newell-Price J, Pivonello R et al. Advances in the medical treatment of Cushing's syndrome. Lancet Diabetes Endocrinol. 2019; 7:300-12.
6. van Haalen FM, Broersen LH, Jorgensen JO et al. Management of endocrine disease: mortality remains increased in Cushing's disease despite biochemical remission: a systematic review and meta-analysis. Eur J Endocrinol. 2015; 172:R143-9.
7. Nieman LK, Biller BM, Findling JW et al. Treatment of Cushing's syndrome: an Endocrine Society Clinical Practice Guideline. J Clin Endocrinol Metab. 2015; 100:2807-31.
8. Fleseriu M, Loriaux DL, Ludlam WH. Second-line treatment for Cushing's disease when initial pituitary surgery is unsuccessful. Curr Opin in Endocrinol Diabetes Obes. 2007; 14:323-8.
9. Vance ML. Cushing's disease: radiation therapy. Pituitary. 2009; 12:11-4.
10. Fleseriu M, Auchus R, Bancos I et al. Consensus on diagnosis and management of Cushing's disease: a guideline update. Lancet Diabetes Endocrinol. 2021; 9:847-75.
11. Cuevas-Ramos D, Fleseriu M. Treatment of Cushing's disease: a mechanistic update. J Endocrinol. 2014; 223:R19-39.
12. Fleseriu M. Medical treatment of Cushing disease: new targets, new hope. Endocrinol Metab Clin North Am. 2015; 44:51-70.
13. Fleseriu M, Petersenn S. Medical therapy for Cushing's disease: adrenal steroidogenesis inhibitors and glucocorticoid receptor blockers. Pituitary. 2015; 18:245-52.
14. Hinojosa-Amaya JM, Cuevas-Ramos D, Fleseriu M. Medical management of Cushing's syndrome: current and emerging treatments. Drugs. 2019; 79:935-56.
15. Petersenn S, Beckers A, Ferone D et al. Therapy of endocrine disease: outcomes in patients with Cushing's disease undergoing transsphenoidal surgery: systematic review assessing criteria used to define remission and recurrence. Eur J Endocrinol. 2015; 172:R227-39.
16. Esposito F, Dusick JR, Cohan P et al. Clinical review: early morning cortisol levels as a predictor of remission after transsphenoidal surgery for Cushing's disease. J Clin Endocrinol Metab. 2006; 91:7-13.
17. Hammer GD, Tyrrell JB, Lamborn KR et al. Transsphenoidal microsurgery for Cushing's disease: initial outcome and long-term results. J Clin Endocrinol Metab. 2004; 89:6348-57.
18. Vilar L, Albuquerque JLK, Lyra R et al. Evaluation of transsphenoidal surgery efficacy in patients with Cushing's disease. Arch Endocrinol Metab. 2016; 38(Suppl 1):S25.
19. Atkinson AB, Kennedy A, Wiggamvan MI et al. Long-term remission rates after pituitary surgery for Cushing's disease: the need for long-term surveillance. Clin Endocrinol (Oxf). 2005; 63:549-59.
20. Rees DA, Hanna FW, Davies JS et al. Long-term follow-up results of transsphenoidal surgery for Cushing's disease in a single centre using strict criteria for remission. Clin Endocrinol (Oxf). 2002; 56:541-51.
21. Pereira AM, Van Aken MO, Van Dulken H et al. Long-term predictive value of postsurgical cortisol concentrations for cure and risk of recurrence in Cushing's disease. J Clin Endocrinol Metab. 2003; 88:5858-64.
22. Shin SS, Gardner PA, Ng J et al. Endoscopic endonasal approach for ACTH-secreting pituitary adenomas: outcomes and analysis of remission rates and tumor biochemical activity with respect to tumor invasiveness. World Neurosurg. 2017; 102:651-8.
23. Prevedello DMS, Pouratian N, Sherman JH et al. Analysis of 445 patients with Cushing's disease treated by transsphenoidal surgery. Neurosurgery. 2006; 59:487.
24. Alwani RA, de Herder WW, van Aken MO et al. Biochemical predictors of outcome of pituitary surgery for Cushing's disease. Neuroendocrinology. 2010; 91:169-78.
25. Costenaro F, Rodrigues TC, Rollin GAF et al. Evaluation of Cushing's disease remission after transsphenoidal surgery based on early serum cortisol dynamics. Clin Endocrinol (Oxf). 2014; 80:411-8.
26. Hameed N, Yedinak CG, Brzana J et al. Remission rate after transsphenoidal surgery in patients with pathologically confirmed Cushing's disease, the role of cortisol, ACTH assessment and immediate reoperation: a large single center experience. Pituitary. 2013; 16:452-8.
27. Salmon PM, Loftus PD, Dodd RL et al. Utility of adrenocorticotropic hormone in assessing the response to transsphenoidal surgery for Cushing's disease. Endocr Pract. 2014; 20:1159-64.
28. Rutkowski MJ, Flanigan PM, Aghi MK. Update on the management of recurrent Cushing's disease. Neurosurg Focus. 2015; 38:E16.
29. Patil CG, Veeravagu A, Prevedello DM et al. Outcomes after repeat transsphenoidal surgery for recurrent Cushing's disease. Neurosurgery. 2008; 63:266-71.
30. Ram Z, Nieman LK, Cutler GB Jr et al. Early repeat surgery for persistent Cushing's disease. J Neurosurg. 1994; 80:37-45.
31. Castinetti F, Nagai M, Dufour H et al. Gamma knife radiosurgery is a successful adjunctive treatment in Cushing's disease. Eur J Endocrinol. 2007; 156:91-8.
32. Minniti G, Brada M. Radiotherapy and radiosurgery for Cushing's disease. Arq Bras Endocrinol Metab. 2007; 51:1373-80.
33. Sheehan JP, Xu Z, Salvetti DJ et al. Results of gamma knife surgery for Cushing's disease. J Neurosurg. 2013; 119:1486-92.
34. Murayama M, Yasuda K, Minamori Y et al. Long term follow-up of Cushing's disease treated with reserpine and pituitary irradiation. J Clin Endocrinol Metab. 1992; 75:935-42.
35. Tsang RW, Brierley JD, Panzarella T et al. Role of radiation therapy in clinical hormonally-active pituitary adenomas. Radiother Onco. 1996; 41:45-53.
36. Jagannathan J, Sheehan JP, Pouratian N et al. Gamma knife surgery for Cushing's disease. J Neurosurg. 2007; 106:980-7.
37. Pollock BE, Brown PD, Nippoldt TB et al. Pituitary tumor type affects the chance of biochemical remission after radiosurgery of hormone-secreting pituitary adenomas. Neurosurgery. 2008; 62:1271-6.
38. Lacroix A, Feelders RA, Stratakis CA et al. Cushing's syndrome. Lancet. 2015; 386:913-27.

39. O'Riordain DS, Farley DR, Young WF Jr et al. Long-term outcome of bilateral adrenalectomy in patients with Cushing's syndrome. Surgery. 1994; 116:1088-93.
40. Vella A, Thompson GB, Grant CS et al. Laparoscopic adrenalectomy for adrenocorticotropin-dependent Cushing's syndrome. J Clin Endocrinol Metab. 2001; 86:1596-9.
41. Chow JT, Thompson GB, Grant CS et al. Bilateral laparoscopic adrenalectomy for corticotrophin-dependent Cushing's syndrome: a review of the Mayo Clinic experience. Clin Endocrinol (Oxf). 2008; 68:513-9.
42. Assie G, Bahurel H, Bertherat J et al. The Nelson's syndrome revisited. Pituitary. 2004; 7:209-15.
43. Nagesser SK, van Seters AP, Kievit J et al. Long-term results of total adrenalectomy for Cushing's disease. World J Surg. 2000; 24:108-13.
44. Fleseriu M, Pivonello R, Young J et al. Osilodrostat, a potent oral 11β-hydroxylase inhibitor: 22-week, prospective, Phase II study in Cushing's disease. Pituitary. 2016; 19:138-48.
45. Fleseriu M, Pivonello R, Elenkova A et al. Efficacy and safety of levoketoconazole in the treatment of endogenous Cushing's syndrome (SONICS): a phase 3, multicentre, open-abel, single-rm trial. Lancet Diabetes Endocrinol. 2019; 7:855-5.
46. Felders RA, Hofland LJ, de Herder WW et al. Medical treatment of Cushing's syndrome: adrenal-blocking drugs and ketoconazole. Neuroendocrinology. 2010; 92(Suppl 1):111-5.
47. Trainer PJ, Besser M. Cushing's syndrome: therapy directed at the adrenal glands. Endocrinol Metab Clin North Am. 1994; 23:571-84.
48. Castinetti F, Guignat L, Giraud P et al. Ketoconazole in Cushing's disease: is it worth a try? J Clin Endocrinol Metab. 2014; 99:1623-30.
49. Guzzo MF, Carvalho LR, Bronstein MD. Ketoconazole treatment decreases the viability of immortalized pituitary cell lines associated with an increased expression of apoptosis-related genes and cell cycle inhibitors. J Neuroendocrinol. 2015; 27:616-23.
50. Sonino N, Boscaro M, Paoletta A et al. Cetoconazol treatment in Cushing's syndrome: experience in 34 patients. Clin Endocrinol (Oxf). 1991; 35:347-52.
51. Duarte PA, Chow CC, Simmons F et al. Fatal hepatitis associated with ketoconazole therapy. Arch Intern Med. 1984; 144:1069-70.
52. Costenaro F, Rodrigues TC, Ferreira NP et al. Pseudotumor cerebri during Cushing's disease treatment with ketoconazole. Arq Bras Endocrinol Metabol. 2011; 55:284-7.
53. Riedl M. Long term control of hypercortisolism with fluconazole: case report and in vitro studies. Eur J Endocrinol. 2006; 154:519-24.
54. Burns K, Christie-David D, Gunton JE et al. Fluconazole in the treatment of Cushing's disease. Endocrinol Diabetes Metab Case Rep. 2016; 2016:150115.
55. Chai ST, Haydar A, Tajuddin A et al. Fluconazole as a safe and effective alternative to ketoconazole in controlling hypercortisolism of recurrent Cushing's disease: a case report. Int J Endocrinol Metab. 2018; 16:e65233.
56. Canteros TM, De Miguel V, Fainstein-Day P. Fluconazole treatment in severe ectopic Cushing's syndrome. Endocrinol Diabetes Metab Case Rep. 2019; 2019:19-20.
57. Daniel E, Aylwin S, Mustafa O et al. Effectiveness of metyrapone in treating Cushing's syndrome: a retrospective multicenter study in 195 patients. J Clin Endocrinol Metab. 2015; 100:4146-54.
58. Preda VA, Sen J, Karavitaki N et al. Etomidate in the management of hypercortisolaemia in Cushing's syndrome: a review. Eur J Endocrinol. 2012; 167:137-43.
59. Schulte HM, Benker G, Reinwein D et al. Infusion of low dose etomidate: correction of hypercortisolemia in patients with Cushing's syndrome and dose-response relationship in normal subjects. J Clin Endocrinol Metab. 1990; 70:1426-30.
60. Baudry C, Coste J, Bou Khalil R et al. Efficiency and tolerance of mitotane in Cushing's disease in 76 patients from a single center. Eur J Endocrinol. 2012; 167:473-81.
61. Pivonello R, Fleseriu M, Newell-Price J et al. Efficacy and safety of osilodrostat in patients with Cushing's disease (LINC 3): a multicentre phase III study with a double-blind, randomised withdrawal phase. Lancet Diabetes Endocrinol. 2020; 8:748-61.
62. Perosevic M, Tritos NA. Clinical utility of osilodrostat in Cushing's disease: Review of currently available literature. Drug Des Devel Ther. 2023; 17:1303-12.
63. Tritos NA, Biller BMK. Advances in the medical treatment of Cushing's disease. Endocrinol Metab Clin North Am. 2020; 49:401-12.
64. Hofland LJ, van der Hoek J, Feelders R et al. The multiligand somatostatin analogue SOM230 inhibits ACTH secretion by cultured human corticotroph adenomas via somatostatin receptor type 5. Eur J Endocrinol. 2005; 152:645-54.
65. Colao A, Petersenn S, Newell-Price J et al. A 12-month phase 3 study of pasireotide in Cushing's disease. N Engl J Med. 2012; 366:914-24.
66. Petersenn S, Salgado LR, Schopohl J et al. Long-term treatment of Cushing's disease with pasireotide: 5-year results from an open-label extension study of a phase III trial. Endocrine. 2017; 57:156-65.
67. Fleseriu M, Iweha C, Salgado L et al. Safety and efficacy of subcutaneous pasireotide in patients with Cushing's disease: results from an open-label, multicenter, single-arm, multinational, expanded-access study. Front Endocrinol (Lausanne). 2019; 10:436.
68. Trementino L, Cardinaletti M, Concettoni C et al. Up-to 5-year efficacy of pasireotide in a patient with Cushing's disease and pre-existing diabetes: literature review and clinical practice considerations. Pituitary. 2015; 18:359-65.
69. Lacroix A, Gu F, Gallardo W, Pivonello R et al.; Pasireotide G2304 Study Group. Efficacy and safety of once-monthly pasireotide in Cushing's disease: a 12 month clinical trial. Lancet Diabetes Endocrinol. 2018; 6:17-26.
70. Fleseriu M, Petersenn S, Biller BMK et al. Long-term efficacy and safety of once-monthly pasireotide in Cushing's disease: a phase III extension study. Clin Endocrinol (Oxf). 2019; 91:776-85.
71. Newell-Price J, Rosario Pivonello R, Antoine Tabarin et al. Use of late-night salivary cortisol to monitor response to medical treatment in Cushing's disease. Eur J Endocrinology. 2020; 182:207-17.
72. Simeoli C, Auriemma RS, Tortora F et al. The treatment with pasireotide in Cushing's disease: effects of long-term treatment on tumor mass in the experience of a single center. Endocrine. 2015; 50:725-40.
73. Lacroix A, Gu F, Schopohl J et al. Pasireotide treatment significantly reduces tumor volume in patients with Cushing's disease: results from a Phase 3 study. Pituitary. 2020; 23:203-11.
74. Boscaro M, Ludlam WH, Atkinson B et al. Treatment of pituitary-dependent Cushing's disease with the multireceptor ligand somatostatin analog pasireotide (SOM230): a multicenter, phase II trial. J Clin Endocrinol Metab. 2009; 94:115-22.
75. Henry RR, Ciaraldi TP, Armstrong D et al. Hyperglycemia associated with pasireotide: results from a mechanistic study in 68 healthy volunteers. J Clin Endocrinol Metab. 2013; 98:3446-53.
76. Breitschaft A, Hu K, Hermosillo Reséndiz K et al. Management of hyperglycemia associated with pasireotide (SOM230): healthy volunteer study. Diabetes Res Clin Pract. 2014; 103:458-65.
77. Colao A, De Block C, Gaztambide MS et al. Managing hyperglycemia in patients with Cushing's disease treated with pasireotide: medical expert recommendations. Pituitary. 2014; 17:180-6.
78. Pivonello R, Ferone D, de Herder WW et al. Dopamine receptor expression and function in corticotroph pituitary tumors. J Clin Endocrinol Metab. 2004; 89:2452-62.
79. Pivonello R, De Martino MC, Cappabianca P. Medical treatment of Cushing's disease: effectiveness of chronic treatment with the dopamine agonist cabergoline in patients unsuccessfully treated by surgery. J Clin Endocrinol Metab. 2009; 94:223-30.
80. Godbout A, Manavela M, Danilowicz K et al. Cabergoline monotherapy in the long-term treatment of Cushing's disease. Eur J Endocrinol. 2010; 163:709-16.
81. Lila A, Gopal R, Acharya S et al. Efficacy of cabergoline in uncured (persistent or recurrent) Cushing disease after pituitary surgical treatment with or without radiotherapy. Endocr Pract. 2010; 16:968-76.
82. Vilar L, Naves LA, Azevedo MF et al. Effectiveness of cabergoline in monotherapy and combined with ketoconazole in the management of Cushing's disease. Pituitary. 2010; 13:123-9.
83. Ferriere A, Cortet C, Chanson P et al. Cabergoline for Cushing's disease: a large retrospective multicenter study. Eur J Endocrinol. 2017; 176:305-14.
84. Burman P, Eden-Engstrom B, Ekman B et al. Limited value of cabergoline in Cushing's disease: a prospective study of a 6-week treatment in 20 patients. Eur J Endocrinol. 2016; 174:17-24.
85. Manavela MP, Danilowicz K, Bruno OD. Macrocorticotropinoma shrinkage and control of hypercortisolism under long-term cabergoline therapy: case report. Pituitary. 2012; 15(Suppl 1):33-6.
86. Casulari LA, Naves LA, Mello PA et al. Nelson's syndrome: complete remission with cabergoline but not with bromocriptine or cyproheptadine treatment. Horm Res. 2004; 62:300-5.
87. Ilie MD, Raverot V, Tronc F et al. Cabergoline in severe ectopic or occult Cushing's syndrome. Eur J Endocrinol. 2019;181:K1-9.
88. Castillo V, Giacomini D, Paez-Pereda M et al. Retinoic acid as a novel medical therapy for Cushing's disease in dogs. Endocrinology. 2006; 147:4438-44.
89. Pecori Giraldi F, Ambrogio AG, Andrioli M et al. Potential role for retinoic acid in patients with Cushing's disease. J Clin Endocrinol Metab. 2012; 97:3577-83.
90. Vilar L, Albuquerque JL, Lyra R et al. The role of isotretinoin therapy for Cushing's disease: results of a prospective study. Int J Endocrinol. 2016; 2016:8173182.
91. Syro LV, Rotondo F, Camargo M et al. Temozolomide and pituitary tumors: current understanding, unresolved issues, and future directions. Front Endocrinol (Lausanne). 2018; 9:318.
92. Raverot G, Burman P, McCormack A et al. European Society of Endocrinology Clinical Practice Guidelines for the management of aggressive pituitary tumours and carcinomas. Eur J Endocrinol. 2018; 178:G1-24.
93. Whitelaw B. How and when to use temozolomide to treat aggressive pituitary tumours. Endocr Relat Cancer. 2019; 26:R545-52.
94. Vilar L, Naves LA, Machado MC et al. Medical combination therapies in Cushing's disease. Pituitary. 2015; 18:253-62.

95. Feelders RA, de Bruin C, Pereira A et al. Pasireotide alone or with cabergoline and ketoconazole in Cushing's disease. N Engl J Med. 2010; 362:1846-82.
96. Barbot M, Albiger N, Ceccato F et al. Combination therapy for Cushing's disease: effectiveness of two schedules of treatment: should we start with cabergoline or ketoconazole? Pituitary. 2014; 17:109-17.
97. Occhi G, Regazzo D, Albiger NM et al. Activation of the dopamine receptor type-2 (DRD2) promoter by 9-cis retinoic acid in a cellular model of Cushing's disease mediates the inhibition of cell proliferation and ACTH secretion without a complete corticotroph-to-melanotroph transdifferentiation. Endocrinology. 2014; 155:3538-49.
98. Pivonello R, Kadioglu P, Bex M et al. Pasireotide alone or in combination with cabergoline effectively controls urinary free cortisol levels: results from a prospective study in patients with Cushing's disease (CAPACITY). Endocrine Abstracts. 2017; 49:GP187.
99. Li L, Vashisht K, Boisclair J et al. Osilodrostat (LCI699), a potent 11-beta-hydroxylase inhibitor, administered in combination with the multireceptor-targeted somatostatin analog pasireotide: a 13-week study in rats. Toxicol Appl Pharmacol. 2015; 286:224.
100. Kamenicky P, Droumaguet C, Salenave S et al. Mitotane, metyrapone, and ketoconazole combination therapy as an alternative to rescue adrenalectomy for severe ACTH-dependent Cushing's syndrome. J Clin Endocrinol Metab. 2011; 96:2796-804.
101. Ceccato F, Lombardi G, Manara R et al. Temozolomide and pasireotide treatment for aggressive pituitary adenoma: expertise at a tertiary care center. J Neurooncol. 2015; 122:189-96.
102. Fleseriu M, Molitch M, Gross C et al. A new therapeutic approach in the medical treatment of Cushing's syndrome: glucocorticoid receptor blockade with mifepristone. Endocr Pract. 2013; 19:313-26.
103. Hunt H, Donaldson K, Strem M et al. Assessment of safety, tolerability, pharmacokinetics, and pharmacological effect of orally administered CORT125134: an adaptive, double-blind, randomized, placebo-controlled phase 1 clinical study. Clin Pharmacol Drug Dev. 2018; 7:408-21.
104. Moraitis A, Agrawal N, Bancos I et al. Open label phase 2 study to assess safety and efficacy of relacorilant (CORT125134), a selective cortisol modulator, in the treatment of endogenous hypercortisolism. Endocr Pract. 2018; 24(Suppl 1):300-1.
105. Fleseriu M, Biller BM, Findling JW et al. Mifepristone, a glucocorticoid receptor antagonist, produces clinical and metabolic benefits in patients with Cushing's syndrome. J Clin Endocrinol Metab. 2012; 97:2039-49.
106. Fleseriu M, Findling JW, Koch CA et al. Changes in plasma ACTH levels and corticotroph tumor size in patients with Cushing's disease during long-term treatment with the glucocorticoid receptor antagonist mifepristone. J Clin Endocrinol Metab. 2014; 99:3718-27.
107. Isidori AM, Kaltsas GA, Pozza C et al. The ectopic adrenocorticotropin syndrome: clinical features, diagnosis, management, and long-term follow-up. J Clin Endocrinol Metab. 2006; 91:371-7.
108. Mansi L, Rambaldi PF, Panza N et al. Diagnosis and radioguided surgery with 111 In-pentetreotide in a patient with paraneoplastic Cushing's syndrome due to a bronchial carcinoid. Eur J Endocrinol. 1997; 137:688-90.
109. Ilias I, Torpy DJ, Pacak K et al. Cushing's syndrome due to ectopic corticotropin secretion: twenty years' experience at the National Institutes of Health. J Clin Endocrinol Metab. 2005; 90:4955-62.
110. Aniszewski JP, Young Jr WF, Grant CS et al. Cushing syndrome due to ectopic adrenocorticotropic hormone secretion. World J Surg. 2001; 25:934-40.
111. Pivonello R, Ferone D, de Herder WW et al. Dopamine receptor expression and function in corticotroph ectopic tumors. J Clin Endocrinol Metab. 2007; 92:65-9.
112. Pivonello R, Ferone D, Lamberts SWW et al. Cabergoline plus lanreotide for ectopic Cushing's syndrome. N Engl J Med. 2005; 352:2457-8.
113. Winquist EW, Laskey J, Crump M et al. Cetoconazol in the management of paraneoplastic Cushing's syndrome secondary to ectopic adrenocorticotropin production. J Clin Oncol. 1995; 13:157-64.
114. Krakoff J, Koch CA, Calis KA et al. Use of a parenteral propylene glycol-containing etomidate preparation for the long-term management of ectopic Cushing's syndrome. J Clin Endocrinol Metab. 2001; 86:4104-8.
115. Kulis T, Knezevic N, Pekez M et al. Laparoscopic adrenalectomy: lessons learned from 306 cases. J Laparoendosc Adv Surg Tech A. 2012; 22:22-6.
116. Vidal O, Astudillo E, Valentini M et al. Single-incision transperitoneal laparoscopic left adrenalectomy. World J Surg. 2012; 36:1395-9.
117. Vargas HI, Kavoussi LR, Barlett DL et al. Laparoscopic adrenalectomy: a new standard of care. Urology. 1997; 49:673-8.

CAPÍTULO 43

Síndrome de Nelson

Safwaan Adam ■ Mohit Kumar ■ Peter Trainer

INTRODUÇÃO

A síndrome de Nelson (SN) é uma condição potencialmente grave que pode se desenvolver em pacientes com doença de Cushing tratados com adrenalectomia bilateral total (TBA).[1] Em 1958, Don Nelson relatou uma mulher de 33 anos que desenvolveu pigmentação, defeito no campo visual, níveis elevados do hormônio adrenocorticotrófico (ACTH) e sela túrcica aumentada na radiografia do crânio após TBA para doença de Cushing.[2] Embora mais de 60 anos tenham se passado desde a descrição inicial da SN, ainda faltam critérios diagnósticos definitivos.[1,3,4]

Os seguintes critérios de diagnóstico para a SN foram propostos por Barber et al.:[3]

- TBA prévia para doença de Cushing (com ou sem história de cirurgia hipofisária), com pelo menos um dos achados a seguir:
  - Massa hipofisária em expansão após a TBA (na tomografia ou ressonância) em comparação com a imagem antes da cirurgia adrenal
  - ACTH elevado, > 500 pg/mℓ, antes da reposição de glicocorticoide, associado a elevações progressivas dos níveis de ACTH em pelo menos três ocasiões consecutivas em diferentes momentos após a adrenalectomia (um aumento > 30% da amostra inicial pós-adrenalectomia).

A hiperpigmentação não foi incluída nos critérios, por não haver evidências de correlação com os níveis de ACTH e ser difícil de quantificar.[3]

Um consenso recente de especialistas recomendou que a evidência radiológica de progressão de tumor corticotrófico ou nova detecção de um tumor hipofisário radiologicamente visível após TBA deve ser considerada como o critério primário para a definição e diagnóstico de SN.[4] Hiperpigmentação e aumento progressivo dos níveis plasmáticos de ACTH após TBA devem ser considerados critérios secundários, não obrigatórios para o diagnóstico (Quadro 43.1).[4]

Embora a hiperpigmentação possa ser muito angustiante para os pacientes, a mortalidade e a maior morbidade associadas à SN são consequências da expansão tumoral.[3,4]

EPIDEMIOLOGIA

A incidência relatada da SN varia de 0 a 47% (mediana de 21% após um acompanhamento mediano de 61 meses),[5] com a variabilidade sendo atribuída a uma série de fatores: definições diferentes, populações heterogêneas e critérios de inclusão variados. Assié et al.[6] investigaram 53 pacientes tratados com TBA para doença de Cushing que não receberam radioterapia para proteger contra a SN, os quais foram sistematicamente acompanhados radiológica e bioquimicamente. A progressão do tumor corticotrófico (definida como alargamento de um adenoma existente ou ocorrência de adenoma onde não havia nenhum anteriormente) foi documentada em 39% em 3 anos e em 47% em 7 anos, com um platô após esse período.[6] A incidência da SN em crianças pós-TBA para a doença de Cushing excede 50%.[7,8] Uma vez que esta é mais comum em mulheres, não é surpreendente que o mesmo ocorra em relação à SN.[1,3]

Em uma revisão sistemática recente de 36 estudos, incluindo 1.316 pacientes com DC tratados com TBA, foi encontrada uma prevalência média de SN de 26% em um acompanhamento médio de 7 anos.[9] O tempo mediano desde a TBA até o diagnóstico da SN foi de 4 anos, sendo o intervalo mais curto relatado de 2 meses e o mais longo de 39 anos.[9]

São fatores preditivos para o desenvolvimento da SN:[6,9-12]

- Tumor hipofisário residual antes da TBA
- ACTH elevado pós-TBA
- Aumento do ACTH nos primeiros 12 meses após a TBA.

Quadro 43.1 Critérios diagnósticos para a síndrome de Nelson.

Critério primário	Critério secundário
▪ Evidência radiológica de progressão de tumor corticotrófico ou nova detecção em imagem de tumor hipofisário visível após adrenalectomia bilateral	▪ Aumento progressivo dos níveis plasmáticos de ACTH após adrenalectomia bilateral ▪ Hiperpigmentação após adrenalectomia bilateral

ACTH: hormônio adrenocorticotrófico. (Adaptado de Reincke et al., 2021.[4])

Tumor hipofisário residual. Vários estudos mostraram, conforme esperado, que a presença de um tumor hipofisário residual após a cirurgia hipofisária está associada ao desenvolvimento da SN.[9-11]

Níveis de ACTH pós-cirurgia. Níveis elevados de ACTH após a TBA são o fator preditivo mais bem documentado para o desenvolvimento da SN associada à progressão tumoral.[4] Pereira et al.[8] compararam pacientes com doença de Cushing que desenvolveram SN com aqueles que não o fizeram (período de acompanhamento médio de 8 a 9 anos) e relataram que níveis de ACTH pós-adrenalectomia acima de 699 pg/mℓ ocorreram apenas na SN.[9] Assié et al.[6] evidenciaram que o aumento nos níveis de ACTH entre imagens de ressonância magnética (RM) consecutivas foi o preditor mais forte do desenvolvimento da SN.[6] No entanto, qualquer paciente com insuficiência adrenal primária pode ter níveis elevados de ACTH, e isso precisa ser considerado ao se usar o ACTH para prever o desenvolvimento da SN.

FISIOPATOLOGIA

Os tumores acometendo os corticotrofos são monoclonais e basofílicos, positivos para o ácido periódico de Schiff, bem como maiores e mais pleomórficos do que aqueles tipicamente encontrados na doença de Cushing. Os filamentos de queratina tipo 1 estão reduzidos ou ausentes, sem degenerações hialinas de Crooke, devido à ausência de excesso de cortisol.[3,13]

O mecanismo e o gatilho para a expansão do tumor vistos na SN permanecem obscuros, mas existem duas hipóteses principais, descritas a seguir.

Hipótese do *feedback*. Após a TBA, a falta de reatroalimentação (*feedback*) negativa do cortisol leva a uma redução da inibição da secreção do hormônio liberador de corticotrofina (CRH) pelo hipotálamo, o que, por sua vez, causa a proliferação das células corticotróficas. Em ratos, a adrenalectomia leva a hiperplasia e proliferação de corticotrofos, com elevação do CRH e dos produtos gênicos derivados da pró-opiomelanocortina (POMC).[14,15] Em células corticotróficas murinas, demonstrou-se que o CRH leva à proliferação celular, com liberação de ACTH associada, que pode ser inibida pela administração de cortisol.[16] No entanto, não é certo que tal mecanismo possa explicar a expansão dos tumores hipofisários. A administração de dexametasona não suprime totalmente a liberação de ACTH em pacientes com doença de Cushing ou SN,[17] o que é indicativo da reduzida resposta ao *feedback* negativo promovido pelos glicocorticoides.[18] Como os tumores são monoclonais em vez de hiperplásicos, parece improvável que uma hipótese de *feedback* isolada possa explicar a progressão do tumor observada na SN pós-TBA, especialmente considerando que a maioria dos pacientes recebe, pelo menos, doses fisiológicas de reposição de glicocorticoide.[3]

Hipótese do tumor agressivo. Uma hipótese alternativa é que aqueles pacientes que desenvolvem a SN têm tumores corticotróficos inerentemente mais agressivos, que são provavelmente predispostos à expansão, com potencial mesmo na ausência de TBA. Tumores agressivos são menos propensos a serem "curados" por cirurgia transesfenoidal e, portanto, são mais propensos a exigir TBA e desenvolver a SN mais cedo.[19,20] Scheithauer et al.[19] relataram um índice MIB-1 mais alto e uma expressão de p27 mais baixa em tumores de pacientes com a SN, em comparação com aqueles com doença de Cushing. Além disso, houve uma tendência a tumores maiores e mais invasivos na apresentação inicial no grupo com SN.[19] Também pode haver aumento do acúmulo de p53 nuclear em tumores agressivos produtores de ACTH, o que está associado à redução de apoptose.[21] Relatos anteriores sugerem que 40 a 57% dos pacientes que desenvolveram carcinoma hipofisário produtor de ACTH o fizeram após a SN.[21,22]

Existem poucas evidências para estipular que uma tendência genética específica predisponha ao desenvolvimento da SN. Curiosamente, um estudo anterior (n = 33) não encontrou diferença na prevalência entre as mutações da proteína sensível à ubiquitina 8 (USP8) em tumores da SN (45%) em comparação com adenomas da doença de Cushing (47%).[23] No entanto, as mutações no gene da USP8 (*USP8*) nessa série foram detectadas exclusivamente em mulheres e associaram-se a maiores níveis de ACTH (em comparação com tumores do tipo selvagem) tanto no pré quanto no pós-operatório. Contudo, não houve diferença significativa (p = 0,604) entre a mutação no *USP8* e os tumores do tipo selvagem em alcançar a normalização dos níveis de ACTH pós-cirurgia.[23] Esses achados, embora dignos de nota, são limitados pelo pequeno tamanho da amostra; portanto, o papel das mutações do *USP8* na SN ainda requer maior elucidação.

Uma série anterior destacou a presença de mutação somática *frameshift* no gene do receptor de glicocorticoide N3CR1 em um paciente com SN (de quatro estudados). Essa mutação pode ter prejudicado o *feedback* negativo usual do glicocorticoide e, consequentemente, predisposto ao crescimento do tumor hipofisário.[24]

CARACTERÍSTICAS CLINICOLABORATORIAIS

A SN costuma caracterizar-se por um quadro de hiperpigmentação cutânea (Figura 43.1) e níveis bastante elevados de ACTH (a despeito da terapia com glicocorticoides), associados a rápida e progressiva expansão do adenoma hipofisário preexistente (Figura 43.2).[3,12] Este pode comprimir o quiasma óptico, invadir o seio cavernoso ou, até mesmo, ocasionalmente, provocar metástases.[3,8,25-27] Eventualmente, um quadro de apoplexia hipofisária pode ser a apresentação inicial da SN.[8,25,26]

A hiperpigmentação decorre da estimulação pelo ACTH dos receptores da melanocortina 1 sobre os melanócitos na pele. Ela é generalizada, mas pode também ocorrer em cicatrizes cutâneas e em áreas de abrasão, bem como na mucosa bucal e na língua.[3,15,27]

Outras características clínicas da SN são cefaleia, diabetes insípido e hipopituitarismo em vários graus. [2,12,15,27] A doença raramente se manifesta como tumores paraovarianos ou paratesticulares, decorrentes da hiperestimulação de células remanescentes adrenais no interior dos tecidos gonadais.[15,25-27]

A disponibilidade de ensaios sensíveis para ACTH e modalidades de alta resolução de RM e tomografia computadorizada (TC) têm possibilitado o diagnóstico mais precoce da SN por meio da identificação do crescimento do corticotropinoma após TBA, associado a níveis elevados e crescentes do ACTH plasmático.[3,27] Apesar disso, hiperpigmentação ainda ocorre em até 42% dos pacientes com SN, e distúrbios do campo visual, em 10 a 57%.[3,12,25-27]

A característica hormonal bioquímica mais consistente e confiável da SN é uma elevação acentuada e progressiva do ACTH plasmático após a TBA.[15] Em uma comparação de nove pacientes com SN e nove com doença de Cushing, a secreção basal de ACTH mostrou-se até 6 vezes maior no primeiro grupo.[2]

MANEJO

O manejo da SN deve ser pautado em uma estratégia focada na prevenção e na detecção precoce. Uma vez confirmada, seu tratamento inclui cirurgia hipofisária, radioterapia hipofisária e farmacoterapia (Quadro 43.2).[12,15,27]

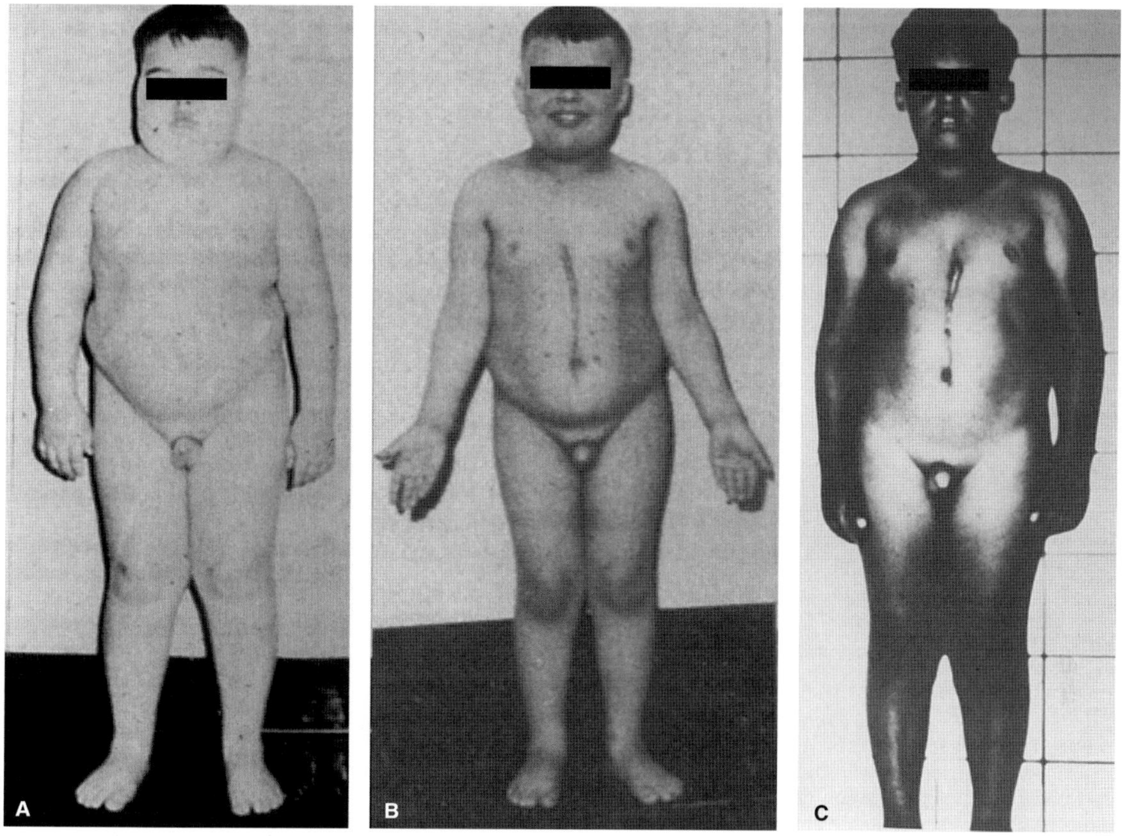

Figura 43.1 Menino de 7 anos de idade com doença de Cushing antes (**A**) e depois (**B**) da adrenalectomia bilateral total. Três anos após a cirurgia, ele desenvolveu síndrome de Nelson, com intensa hiperpigmentação cutânea generalizada (**C**).

Quadro 43.2 Manejo da síndrome de Nelson.

Detecção precoce
- Exame físico: pesquisar hiperpigmentação
- Avaliação hormonal: dosar ACTH (entre 8h e 9h)
- Imagem radiológica: RM a intervalos semestrais nos primeiros 3 anos e, depois, anualmente, por pelo menos 7 anos após a TBA

Prevenção
- Radioterapia profilática
- Otimização da reposição de glicocorticoide

Tratamento
- Cirurgia
- Radioterapia
- Tratamento medicamentoso (agonistas dopaminérgicos, análogos da somatostatina e temozolamida)

ACTH: hormônio adrenocorticotrófico; RM: ressonância magnética; TBA: adrenalectomia bilateral total.

Estratégias de prevenção

Há uma ausência de dados prospectivos avaliando estratégias de prevenção, mas existem relatos sobre o papel potencial da radioterapia e medidas de reposição de glicocorticoides.

Radioterapia profilática

Há evidências de várias séries retrospectivas de que a radioterapia antes ou imediatamente após a TBA possa reduzir o risco de SN subsequente. Jenkins et al.[10] relataram que 50% (18/36) dos pacientes que não receberam radioterapia após TBA desenvolveram SN, enquanto apenas 25% (5/20) dos que receberam radioterapia o fizeram.[10] Em outra série, nenhum paciente (0 de 17) que recebeu radioterapia após a TBA desenvolveu SN, e 50% (11 de 22) não tratados com radioterapia a desenvolveram.[5]

Apenas 1 de 20 pacientes tratados com radiocirurgia Gamma-Knife® após cirurgia hipofisária (e antes da adrenalectomia) desenvolveu a SN.[28] Esses dados são consistentes com a conhecida capacidade de a radioterapia interromper o crescimento de outros tipos de tumores hipofisários.[26] O potencial para efeitos colaterais da radioterapia, incluindo hipopituitarismo e danos ao aparelho óptico, deve ser avaliado contra qualquer possível benefício. Acredita-se que a radioterapia estereotáxica moderna, em particular, esteja associada a menos complicações não hormonais, como acidentes vasculares cerebrais. A decisão de prosseguir com a radioterapia deve ser tomada com o conhecimento do contexto clínico mais amplo, como, por exemplo, a decisão de que um homem de 60 anos com hipopituitarismo tem menos a perder do que uma mulher de 30 anos que deseja constituir família.[12,27]

Não há dados sobre o uso da radioterapia com feixe de prótons para prevenir a SN; além disso, considerando as dificuldades e despesas inerentes ao acesso a esse tipo de terapia, é improvável que ela seja defendida como uma medida profilática.[29]

Estratégias de reposição de glicocorticoides

Foi sugerido que a reposição inadequada de glicocorticoides pós-adrenalectomia poderia ser um fator de risco para o desenvolvimento da SN,[6,27] com o mecanismo potencial sendo baseado na hipótese de *feedback* (descrita anteriormente). Esses dados enfatizam a importância de se evitar uma reposição abaixo do necessário; porém, ao mesmo tempo, deve-se levar em consideração que a necessidade de uma reposição suprafisiológica de glicocorticoides não está comprovada, enquanto os males da "reposição excessiva" são bem conhecidos e devem ser evitados.

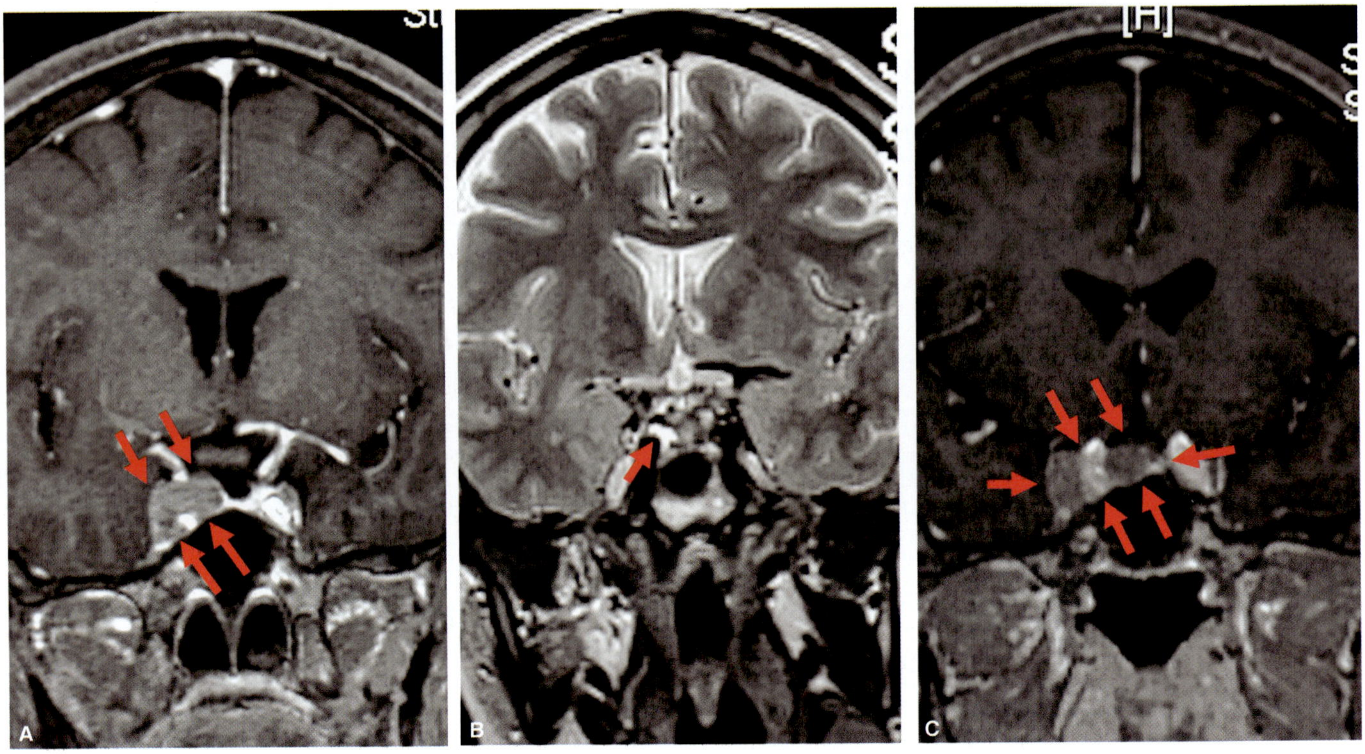

Figura 43.2 Uma paciente com doença de Cushing, com hipercortisolismo persistente grave a despeito de prévias cirurgia transesfenoidal e radioterapia hipofisária, desenvolveu a síndrome de Nelson 2 anos após uma adrenalectomia bilateral. Depois de 1 ano, ela recebeu radioterapia estereotáxica, mas o tumor progrediu, e, na primeira apresentação em nosso centro, sua ressonância magnética demonstrou uma lesão hipofisária do lado direito medindo 1,6 × 1,1 cm (**A**). Ela então desenvolveu apoplexia no tumor existente, e isso resultou em uma redução acentuada no tamanho da lesão hipofisária (**B**). Em 2 anos, o tumor hipofisário apresentou recorrência, medindo 2,2 × 1,5 cm, e estava adjacente ao seio cavernoso direito (**C**). Subsequentemente, a paciente foi submetida a nova cirurgia transesfenoidal para a lesão. A imagem serve de exemplo para a natureza potencialmente agressiva dos tumores da síndrome de Nelson.

Detecção precoce

Conforme já discutido, a maioria dos pacientes desenvolve sinais da SN dentro de 2 anos após a TBA.[8,12] Desse modo, defende-se um acompanhamento rigoroso por 3 anos após a adrenalectomia, combinando avaliação clínica, dosagem sérica de ACTH e imagem por RM. Os dados de Assié et al.[6] defendem exames de RM frequentes (a cada 6 meses) durante os primeiros 3 anos e depois, anualmente, durante um mínimo de 7 anos; a imagem subsequente pode ser determinada pelo quadro clínico.[4] O acompanhamento contínuo ao longo da vida também é recomendado e facilita o monitoramento adequado das mudanças em quaisquer parâmetros.

O ACTH deve ser considerado um marcador tumoral e requer monitoramento sistemático. Devido à secreção circadiana de secreção de ACTH, ele é mais bem dosado entre 8 e 9 horas da manhã, e pelo menos 12 horas após a última dose de esteroide, se possível com uma nova amostra 120 minutos depois da dose matinal de glicocorticoide. Não há consenso sobre o nível de ACTH no plasma que defina a SN, e a interpretação dos resultados deve ser feita em conjunto com o contexto clínico (p. ex., a presença de hiperpigmentação), as tendências consecutivas nas dosagens de ACTH e os achados de RM relacionados ao tamanho do tumor hipofisário. Uma coleta de ACTH 120 minutos após a administração de um glicocorticoide matinal pode fornecer uma medida da supressibilidade e, por implicação, da natureza autônoma da secreção.[2,27]

Com monitoramento intensivo e observação cuidadosa, pode-se formar uma importante estratégia de manejo inicial. De fato, em alguns casos, é possível que um pequeno tumor corticotrófico, com progressão mínima e não causando nenhum efeito de massa, possa ser simplesmente observado com acompanhamento bioquímico e radiológico periódico.[12,27] Kemink et al.[30] estudaram oito pacientes acompanhados com observação como estratégia de manejo inicial. Seis precisaram realizar cirurgia ou radioterapia hipofisária 1,5 a 7 anos após a TBA, devido à progressão do tumor; um morreu de apoplexia hipofisária (cirurgia pendente); e um paciente recusou a cirurgia, mas mostrou redução no ACTH e no volume do tumor com quinagolida, um agonista dopaminérgico. No estudo de Assié et al.,[6] apenas 10 dos 21 pacientes que desenvolveram a SN necessitaram de intervenção (cirurgia ou radioterapia) para seus tumores corticotróficos durante o período do estudo.[6] O tratamento foi realizado em média de 3,4 anos (variação de 1 a 6 anos) após a detecção da progressão do tumor corticotrófico.[4] Fountas et al.[31] mostraram, em um estudo multicêntrico, que a sobrevida livre de progressão tumoral em 10 anos ocorreu em 51% dos pacientes nos quais "apenas observação" foi a principal estratégia de manejo.

Opções de tratamento

Em praticamente todos os pacientes com SN, o desafio terapêutico é abordar as consequências do efeito de massa tumoral. Os níveis de ACTH não são um determinante preciso para indicar a intervenção, sendo o tratamento indicado pelo volume tumoral e sua velocidade de expansão. Os dados na literatura sobre o tema são, predominantemente, revisões de série de casos, sem ensaios clínicos prospectivos devido às dificuldades de recrutamento de pacientes. Portanto, as melhores práticas para o manejo da SN vêm das lições aprendidas com o tratamento de tumores hipofisários agressivos, independentemente das células de origem, com o reconhecimento da necessidade de abordagem multidisciplinar, envolvendo cirurgiões, radiologistas, oncologistas e endocrinologistas.

Cirurgia hipofisária

A cirurgia transesfenoidal é a principal modalidade de tratamento, sendo eventualmente necessária uma abordagem transcraniana para pacientes com tumores maiores, com expansão suprasselar. O procedimento cirúrgico é desafiador e requer um cirurgião altamente experiente, devendo ser realizado em centros neurocirúrgicos especializados.

O ideal é que a cirurgia seja realizada em tumores menores e antes de qualquer invasão locorregional. As taxas de sucesso cirúrgico variam de 10 a 80% em vários estudos.[12,27,31] Alguns relatam redução da hiperpigmentação e redução dos níveis de ACTH em 56 a 99% dos pacientes submetidos à cirurgia hipofisária para SN.[32,33] As complicações da cirurgia mais comumente incluem hipopituitarismo (até 69%), fístula liquórica, defeitos visuais ou de outros pares cranianos e meningite.[12] Fountas et al.[31] relataram que 8 em 10 pacientes estavam sem progressão de tumor 10 anos após cirurgia para SN.

Radioterapia

Quando a cirurgia não tem sucesso ou não é possível, a radioterapia oferece a perspectiva de limitar a expansão ou mesmo reduzir o volume do tumor, embora essa resposta possa ser tardia, ocorrendo anos depois.

O planejamento da radioterapia toma um papel fundamental, buscando essencialmente a redução dos danos ao tecido circunjacente. A combinação das imagens obtidas por RM e TC tem sido utilizada com melhora considerável no adequado delineamento da lesão. A RM fornece dados precisos sobre o tamanho, a forma e a localização exata do tumor, enquanto a TC mostra a forma e a densidade necessárias para um cálculo de dose mais preciso. A radioterapia de intensidade modulada (IMRT) possibilita a modelagem de doses altas a formas de alvo complexas, incluindo concavidades.[34] A orientação de imagem com base em raios X confirma um posicionamento preciso imediatamente antes de cada fração de dose. Os efeitos da radioterapia dependem não apenas da dose total, mas também da dose por fração, com grandes doses por fração produzindo maior toxicidade. Tratamentos de fração única – radiocirurgia estereotáxica – são possíveis com a utilização do Gamma-Knife® (uma unidade de cobalto).[35] Trata-se de um pequeno acelerador linear montado em um braço robótico (Cyberknife®),[36] um sistema giroscópico com acelerador linear (Zap-X®)[37] ou acelerador linear convencional adaptado.

A radioterapia fracionada, em geral 45 a 50 Gy em 25 a 30 frações, é segura em relação às estruturas neurais normais nas imediações da sela túrcica, incluindo o quiasma óptico, que geralmente está dentro do volume-alvo da radioterapia estereotáxica.[38] A radiocirurgia estereotáxica é extremamente perigosa para estruturas neurais adjacentes, sendo reservada para pequenos tumores intrasselares distando pelo menos 3 mm da via óptica e dos lobos temporais.[38-40]

Prótons depositam a maior parte de sua energia no final de seu alcance, o que minimiza a exposição à radiação dos tecidos circundantes, localizados antes ou após a lesão-alvo. A terapia de feixe de prótons (PBT; do inglês, *proton beam therapy*) é ajustada à forma do tumor pela determinação do alvo, acertando a profundidade do alvo de acordo com a energia utilizada.[41,42] Isso é particularmente benéfico em crianças, pois limita a exposição dos tecidos perilesionais à radiação e reduz o risco de malignidade secundária.[42]

Considerando os avanços recentes da radioterapia, com particular melhora na segurança do procedimento, encontram-se dificuldades em basear o conhecimento atual na literatura prévia.

Howlett et al.[43] avaliaram retrospectivamente a radioterapia fracionada (dose total 4.500 cGy) e relataram redução na pigmentação da pele, nos níveis de ACTH e no volume dos tumores em 14 dos 15 casos após um seguimento mediano de 9,6 anos.[43]

A radiocirurgia estereotáxica com Gamma-Knife® tem sido relatada com resultados mistos, provavelmente devido à heterogeneidade das pequenas populações envolvidas. Ao longo de vários estudos, redução e normalização do ACTH foram relatadas em 60 a 100% e 14 a 36% dos pacientes, respectivamente. A redução ou cessação do crescimento do tumor foi observada em 82 a 100% dos casos, com resolução completa do adenoma em 0 a 14%. Novos déficits hormonais hipofisários foram verificados em 7 a 40% dos pacientes,[31,44-47] mas curiosamente um estudo relatou a resolução de um déficit preexistente em três pessoas.[45] Os efeitos colaterais foram mais observados nos indivíduos que haviam recebido radioterapia anteriormente.[44] A radiocirurgia estereotáxica pode não ser tão benéfica em pacientes com cirurgia hipofisária prévia para SN, pela dificuldade na definição das margens do tumor residual.[47,48] Em geral, o procedimento não é recomendado para tumores que estejam próximo ao nervo óptico ou que invadam o seio cavernoso, o que acarreta uma limitação para seu uso.[12,38-40]

A PBT tem a vantagem de usar menor dose de radiação, com potencial redução dos efeitos adversos. Uma série de casos de PBT em pacientes com adenomas hipofisários funcionantes incluiu oito pacientes com tumores de SN.[49] Aos 3 anos, cinco apresentaram remissão completa (definida como ACTH dentro da faixa normal sem terapia medicamentosa), subindo para seis aos 5 anos. O tempo médio de remissão foi de 27 meses. Cinco anos após o tratamento, o risco global de hipopituitarismo em todos os pacientes do estudo foi de 62%.[49]

Terapia medicamentosa

No passado, alguns fármacos foram testados na SN, como bromocriptina,[3,28,50] rosiglitazona,[51-53] valproato de sódio[54] e cipro-heptadina;[3,25,50] porém, em geral, mostraram-se ineficazes para o tratamento a longo prazo. Atualmente, maior interesse tem recaído sobre a cabergolina, um agonista dopaminérgico mais potente e mais bem tolerado do que a bromocriptina, o análogo somatostatínico pasireotide e o agente alquilante temozolomida.[3,15,25,30]

Agonistas dopaminérgicos

A descoberta de receptores dopaminérgicos nos tumores corticotróficos é o racional para o uso dos agonistas dopaminérgicos na doença de Cushing.[54] A cabergolina, devido a sua maior afinidade pelos receptores D2 e melhor tolerabilidade em comparação à bromocriptina, possibilitou melhores resultados em termos de normalização duradoura do cortisol livre urinário (UFC) (25 a 40%)[55,56] e, ocasionalmente, de redução tumoral significativa.[57] Foi também demonstrado o sucesso da adição de cabergolina entre os pacientes não responsivos ao pasireotide no estudo CAPACITY, com normalização adicional do UFC em cerca de 30% dos pacientes tratados.[58]

A experiência com agonistas dopaminérgicos é escassa na SN.[3,15,27] No entanto, ocasionais respostas favoráveis foram relatadas com a cabergolina, possibilitando normalização ou redução do ACTH com diminuição ou estabilização tumoral.[50,59,60] Pivonello et al.[59] relataram um caso de completa remissão da SN (normalização do ACTH e desaparecimento do microadenoma hipofisário) após 1 ano de uso da cabergolina (2 mg/semana). Resultado similar, na dose de 1 mg/semana, foi posteriormente descrito por Casulari et al.[50] em uma paciente não responsiva à bromocriptina e à cipro-heptadina. Shraga-Slutzky et al.[60] relataram o caso de paciente não responsivo à bromocriptina (10 mg/dia) em que a cabergolina, na dose de 1,5 mg/semana, propiciou uma dramática redução do ACTH (de 4.770 para 590 pg/mℓ) e estabilização tumoral.

Análogos da somatostatina

Adenomas corticotróficos expressam receptores da somatostatina (SSTR), com predomínio do subtipo 5 (SSTR5).[61] Em um paciente com SN, o tratamento com octreotide por via subcutânea por cerca de 2 anos reduziu de maneira significativa a hiperpigmentação da pele e os níveis de ACTH, com diminuição em torno de 10% no tamanho do tumor.[62] No entanto, os resultados terapêuticos com os análogos da somatostatina de primeira geração (octreotide e lanreotide) têm se mostrado inconsistentes e pouco encorajadores, possivelmente devido à maior afinidade deles pelo SSTR2.[2,28] Pasireotide é um análogo somatostatínico de segunda geração, com elevada afinidade para SSTR1, SSTR2, SSTR3 e SSTR5 (40 vezes maior em relação ao octreotide).[61] Os estudos com pasireotide têm mostrado que ele é capaz de normalizar os níveis de UFC em até 50% dos casos de doença de Cushing,[63,64] além de propiciar redução tumoral > 25% na maioria dos casos.[65,66] Seu principal inconveniente é a hiperglicemia, que pode surgir em até 73% das situações.[63,64]

Os dados sobre a eficácia do pasireotide na SN ainda são limitados.[67,68] Katznelson[67] relatou que o tratamento com pasireotide LAR (60 mg, por via intramuscular, a cada 28 dias) em paciente submetida a múltiplas cirurgias e radioterapia hipofisárias resultou, dentro de 1 mês, em queda marcante do ACTH (de 42.710 para 4.272 pg/mℓ; valor de referência [VR]: 5 a 27), com posterior melhora da hiperpigmentação e redução do componente suprasselar do tumor.[67] Um estudo multicêntrico aberto com oito pacientes e seguimento máximo de 24 meses demonstrou que, embora os níveis de ACTH tenham respondido satisfatoriamente, o volume do tumor não mudou, e a hiperglicemia foi um efeito colateral bastante frequente.[68] He e Spencer-Segal[69] relataram um caso em que se observou marcante diminuição do ACTH (5.935 para 609 pg/mℓ) 2 meses após o início do pasireotide LAR, associada a mínima redução tumoral. Resposta excepcional com queda do ACTH de 85.000 para 200 pg/mℓ e desaparecimento da hiperpigmentação foram reportados em outra paciente com SN previamente submetida a cirurgias e radioterapia hipofisárias após 9 anos de terapia com pasireotide LAR.[70] Estudos a longo prazo com maior número de pacientes são necessários para melhor definição sobre o papel do pasireotide LAR no tratamento da SN.

Temozolomida

A temozolomida é um agente alquilante oral que pode atravessar a barreira hematencefálica. É um profármaco, com o seu metabólito ativo MTIC (monometil-triazeno-imidazol-carboxamida) induzindo a metilação do DNA, que conduz à apoptose celular. Amplamente utilizada no tratamento de tumores malignos do sistema nervoso central, desde 2006 ela vem sendo empregada eficazmente para tumores hipofisários agressivos e carcinomas, com mais de 160 casos relatados.[71-74] Prolactinomas e corticotropinomas têm sido os tumores mais responsivos, mas escapes e resistência tardia podem acontecer.[73,74] A O6-metilguanina-DNA-metiltransferase (MGMT) é uma enzima de reparo do DNA que, de certo modo, se contrapõe aos danos celulares induzidos pela temozolomida ou os antagoniza.[71] Por isso, tumores com alta imunoexpressão de MGMT tendem a ser pouco responsivos ao tratamento, embora possa haver exceções.[72,74] Assim, a análise imuno-histoquímica dos tumores pode ajudar na previsão da resposta.[72,75]

Em revisão sistemática de casos clínicos, temozolomida mostrou uma taxa de resposta objetiva (parcial ou completa) de 48% em pacientes com adenomas hipofisários agressivos.[76] Isso foi associado a um tempo livre de progressão de 5 anos e taxas globais de sobrevivência de 29% e 36%, respectivamente.[76] Entre oito casos de SN, a coloração à imuno-histoquímica para a MGMT mostrou-se ausente em cinco tumores, discreta (< 10%) em dois e moderada (< 25%) no tumor restante.[77] Esses dados sugerem que a temozolomida poderia ser um fármaco muito útil no tratamento de tumores agressivos na SN, mas a experiência publicada se restringe a poucos casos.[2] Moyes et al.[78] relataram que, em um paciente com SN, o uso de temozolomida resultou em marcante redução nos níveis de ACTH (de 2.472 para 389 pg/mℓ) e na massa tumoral.

Para os tumores hipofisários agressivos, diretrizes europeias recentes sugerem que o tratamento deve ser estendido por 6 meses, com avaliação radiológica do tumor 3 meses após o início da medicação. Ausência de resposta nesse período sugere que o tratamento não será efetivo.[71,74] Infelizmente, em uma série de pacientes com tumores hipofisários agressivos, em uma mediana de 16 meses após a cessação da terapia, 10 em cada 22 pacientes apresentaram evidências de recidiva do tumor, com uma duração inicial mais prolongada associada a menor chance de recidiva.[79]

Portanto, recomenda-se considerar a temozolomida em pacientes com SN com tumores refratários ou recorrentes após cirurgia e/ou radioterapia. Quando a cirurgia é realizada nesses pacientes, também é recomendada a análise imuno-histoquímica para expressão da MGMT, para prever potencial resposta futura à temozolamida.

PROGNÓSTICO

Na primeira série publicada de pacientes com SN, a mortalidade foi de 12%.[25] Nas séries subsequentes, as taxas de mortalidade foram muito mais baixas, chegando a zero em dois estudos,[9,80] provavelmente em virtude do diagnóstico precoce e da melhora no tratamento. Na Figura 43.3, consta um fluxograma prático para rastreamento e tratamento da SN.

Resumo

A síndrome de Nelson (SN) é uma séria complicação da adrenalectomia bilateral empregada no contexto da doença de Cushing, resultando em morbidade significativa, como dor facial e perda de visão, bem como, ocasionalmente, morte. As complicações são predominantemente decorrentes do efeito de massa do tumor em expansão, e o principal objetivo deve ser uma estratégia de "prevenção e detecção precoce" com pronta intervenção, se necessário. As evidências disponíveis suportam radioterapia hipofisária profilática após a adrenalectomia; como a maioria dos tumores surge nos primeiros meses após a cirurgia, exames de imagem e dosagem do ACTH devem ser realizados com frequência semestral nos primeiros 3 anos e, depois, anualmente por pelo menos 7 anos. A cirurgia hipofisária transesfenoidal é a primeira linha de tratamento, seguida de radioterapia, com bom controle sobre o crescimento do resíduo tumoral. O tratamento medicamentoso com agonistas dopaminérgicos (cabergolina) ou análogos da somatostatina ainda tem evidências limitadas, mas os dados preliminares sugerem uma perspectiva positiva com o pasireotide. A temozolomida é eficaz no controle do crescimento do tumor a curto e médio prazo; porém, infelizmente, nas evidências atuais, a maioria dos tumores se torna refratária após aproximadamente 16 meses.

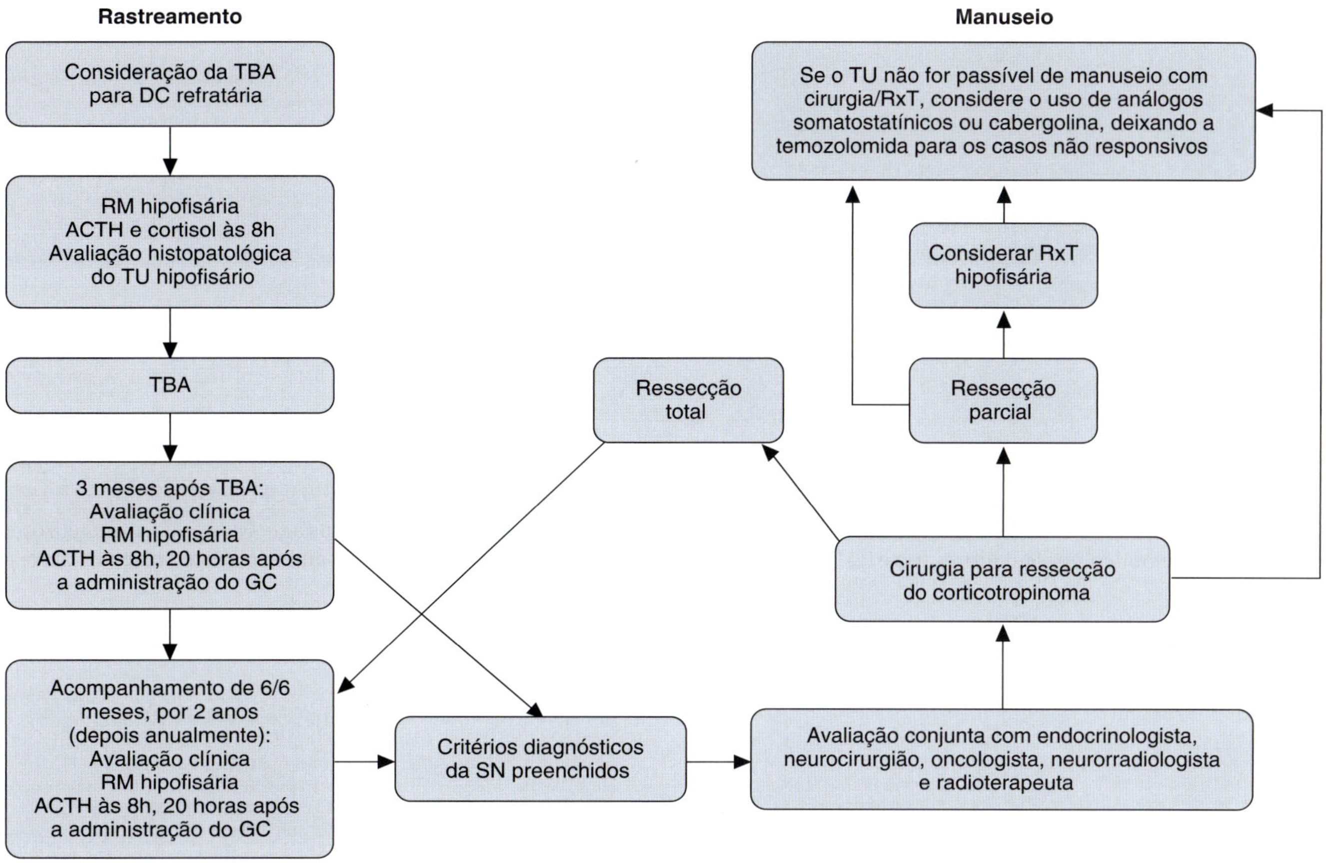

Figura 43.3 Fluxograma para resumir o rastreamento e o tratamento da síndrome de Nelson (SN). ACTH: hormônio adrenocorticotrófico; DC: doença de Cushing; GC: glicocorticoide; RM: ressonância magnética; RxT: radioterapia; TBA: adrenalectomia bilateral total; TU: tumor. (Adaptada de Barber et al., 2010.[2])

REFERÊNCIAS BIBLIOGRÁFICAS

1. Torres-Ríos JA, Romero-Luna G, Meraz Soto JM et al. Nelson's syndrome: a narrative review. Cureus. 2023; 15:e39114.
2. Nelson DH, Meakin JW, Dealy JB Jr et al. ACTH-producing tumor of the pituitary gland. N Engl J Med. 1958; 259:161-4.
3. Barber TM, Adams E, Ansorge O et al. Nelson's syndrome. Eur J Endocrinol. 2010; 163:495-507.
4. Reincke M, Albani A, Assie G et al. Corticotroph tumor progression after bilateral adrenalectomy (Nelson's syndrome): systematic review and expert consensus recommendations. Eur J Endocrinol. 2021; 184:P1-P16.
5. Ritzel K, Beuschlein F, Mickisch A et al. Clinical review: outcome of bilateral adrenalectomy in Cushing's syndrome: a systematic review. J Clin Endocrinol Metab. 2013; 98:3939-48.
6. Assié G, Bahurel H, Coste J et al. Corticotroph tumor progression after adrenalectomy in Cushing's disease: a reappraisal of Nelson's syndrome. J Clin Endocrinol Metab. 2007; 92:172-9.
7. Hopwood NJ, Kenny FM. Incidence of Nelson's syndrome after adrenalectomy for Cushing's disease in children: results of a nationwide survey. Am J Dis Child. 1977; 131:1353-6.
8. Pereira MA, Halpern A, Salgado LR et al. A study of patients with Nelson's syndrome. Clin Endocrinol (Oxf). 1998; 49:533-9.
9. Papakokkinou E, Piasecka M, Carlsen HK et al. Prevalence of Nelson's syndrome after bilateral adrenalectomy in patients with Cushing's disease: a systematic review and meta-analysis. Pituitary. 2021; 24:797-809.
10. Jenkins PJ, Trainer PJ, Plowman PN et al. The long-term outcome after adrenalectomy and prophylactic pituitary radiotherapy in adrenocorticotropin-dependent Cushing's syndrome. J Clin Endocrinol Metab. 1995; 80:165-71.
11. Sonino N, Zielezny M, Fava GA et al. Risk factors and long-term outcome in pituitary-dependent Cushing's disease. J Clin Endocrinol Metab. 1996; 81:2647-52.
12. Barber TM, Adams E, Wass JA. Nelson syndrome: definition and management. Handb Clin Neurol. 2014; 124:327-37.
13. Banasiak MJ, Malek AR. Nelson syndrome: comprehensive review of pathophysiology, diagnosis, and management. Neurosurg Focus. 2007; 23:E13.
14. Wynn PC, Harwood JP, Catt KJ et al. Regulation of corticotropin-releasing factor (CRF) receptors in the rat pituitary gland: effects of adrenalectomy on CRF receptors and corticotroph responses. Endocrinology 1985; 116:1653-9.
15. Patel J, Eloy JA, Liu JK. Nelson's syndrome: a review of the clinical manifestations, pathophysiology, and treatment strategies. Neurosurg Focus. 2015; 38:E14.
16. van Wijk PA, van Neck JW, Rijnberk A et al. Proliferation of the murine corticotropic tumour cell line AtT20 is affected by hypophysiotrophic hormones, growth factors and glucocorticoids. Mol Cell Endocrinol. 1995; 111:13-9.
17. Cook DM, Kendall JW, Allen JP et al. Nyctohemeral variation and suppressibility of plasma ACTH in various stages of Cushing's disease. Clin Endocrinol (Oxf). 1976; 5:303-12.
18. Wolfsen AR, Odell WD. The dose-response relationship of ACTH and cortisol in Cushing's disease. Clin Endocrinol (Oxf). 1980; 12:557-68.
19. Scheithauer BW, Gaffey TA, Lloyd RV et al. Pathobiology of pituitary adenomas and carcinomas. Neurosurgery. 2006; 59:341-53; discussion-53.
20. Buckley N, Bates AS, Broome JC et al. P53 protein accumulates in Cushing's adenomas and invasive non-functional adenomas. J Clin Endocrinol Metab. 1995; 80:4 p following 692.
21. Pernicone PJ, Scheithauer BW, Sebo TJ et al. Pituitary carcinoma: a clinicopathologic study of 15 cases. Cancer. 1997; 79:804-12.
22. Landman RE, Horwith M, Peterson RE et al. Long-term survival with ACTH-secreting carcinoma of the pituitary: a case report and review of the literature. J Clin Endocrinol Metab. 2002; 87:3084-9.
23. Pérez-Rivas LG, Theodoropoulou M, Puar TH et al. Somatic USP8 mutations are frequent events in corticotroph tumor progression causing Nelson's tumor. Eur J Endocrinol. 2018; 178:57-63.
24. Karl M, Von Wichert G, Kempter E et al. Nelson's syndrome associated with a somatic frame shift mutation in the glucocorticoid receptor gene. J Clin Endocrinol Metab. 1996; 81:124-9.
25. Fountas A, Karavitaki N. Management of Nelson's syndrome. Medicina (Kaunas). 2022; 58:1580.
26. Kasperlik-Załuska AA, Bonicki W et al. Nelson's syndrome – 46 years later: clinical experience with 37 patients. Zentralbl Neurochir. 2006; 67:4-20.
27. Fountas A, Karavitaki N. Nelson's syndrome: an update. Endocrinol Metab Clin North Am. 2020; 49:413-32.
28. Mehta GU, Sheehan JP, Vance ML. Effect of stereotactic radiosurgery before bilateral adrenalectomy for Cushing's disease on the incidence of Nelson's syndrome. J Neurosurg. 2013; 119:1493-7.
29. Minniti G, Flickinger J. The risk/benefit ratio of radiotherapy in pituitary tumors. Best Pract Res Clin Endocrinol Metab 2019; 33:101269.

30. Kemink SA, Grotenhuis JA, De Vries J et al. Management of Nelson's syndrome: observations in fifteen patients. Clin Endocrinol (Oxf). 2001; 54:45-52.
31. Fountas A, Lim ES, Drake WM et al. Outcomes of patients with Nelson's syndrome after primary treatment: a multicenter study from 13 UK pituitary centers. J Clin Endocrinol Metab. 2020; 105:dgz200.
32. Kelly PA, Samandouras G, Grossman AB et al. Neurosurgical treatment of Nelson's syndrome. J Clin Endocrinol Metab. 2002; 87:5465-9.
33. Xing B, Ren Z, Su C et al. Microsurgical treatment of Nelson's syndrome. Chin Med J (Engl). 2002; 115:1150-2.
34. Taylor A, Powell MEB. Intensity-modulated radiotherapy – what is it? Cancer Imaging. Cancer Imaging. 2004; 4:68-73.
35. Gamma Knife Treatment Process. Disponível em: www.elekta.com/patients/gammaknife-treatment-process.
36. What is the Cyberknife System? Disponível em: https://cyberknife.com/cyberknife-how-it-works.
37. Zap-X gyroscopic radiosurgery® for the brain. Disponível em: https://zapsurgical.com.
38. Gheorghiu ML, Fleseriu M. Stereotactic radiation therapy in pituitary adenomas, is it better than conventional radiation therapy? Acta Endocrinol (Buchar). 2017; 13:476-90.
39. Petrovich Z, Jozsef G, Yu C et al. Radiotherapy and stereotactic radiosurgery for pituitary tumors. Neurosurg Clin N Am. 2003; 14:147-66.
40. Katznelson L, Laws ER Jr, Melmed S et al. Acromegaly: an Endocrine Society clinical practice guideline. J Clin Endocrinol Metab. 2014; 99:3933-51.
41. Wilson RR. Radiological use of fast protons. Radiology. 1946; 47:487-91.
42. Lesueur P, Calugaru V, Nauraye C et al. Proton therapy for treatment of intracranial benign tumors in adults: a systematic review. Cancer Treat Rev. 2019; 72:56-64.
43. Howlett TA, Plowman PN, Wass JA et al. Megavoltage pituitary irradiation in the management of Cushing's disease and Nelson's syndrome: long-term follow-up. Clin Endocrinol (Oxf). 1989; 31:309-23.
44. Jane JA Jr., Vance ML, Woodburn CJ et al. Stereotactic radiosurgery for hypersecreting pituitary tumors: part of a multimodality approach. Neurosurg Focus. 2003; 14:e12.
45. Vik-Mo EO, Øksnes M, Pedersen PH et al. Gamma knife stereotactic radiosurgery of Nelson syndrome. Eur J Endocrinol. 2009; 160:143-8.
46. Marek J, Ježková J, Hána V et al. Gamma knife radiosurgery for Cushing's disease and Nelson's syndrome. Pituitary. 2015; 18:376-84.
47. Mauermann WJ, Sheehan JP, Chernavvsky DR et al. Gamma Knife surgery for adrenocorticotropic hormone-producing pituitary adenomas after bilateral adrenalectomy. J Neurosurg. 2007; 106:988-93.
48. Wilson PJ, Williams JR, Smee RI. Nelson's syndrome: single centre experience using the linear accelerator (LINAC) for stereotactic radiosurgery and fractionated stereotactic radiotherapy. J Clin Neurosci. 2014; 21:1520-4.
49. Wattson DA, Tanguturi SK, Spiegel DY et al. Outcomes of proton therapy for patients with functional pituitary adenomas. Int J Radiat Oncol Biol Phys. 2014; 90:532-9.
50. Casulari LA, Naves LA, Mello PA et al. Nelson's syndrome: complete remission with cabergoline but not with bromocriptine or cyproheptadine treatment. Horm Res. 2004; 62:300-5.
51. Mullan KR, Leslie H, McCance DR et al. The PPAR-gamma activator rosiglitazone fails to lower plasma ACTH levels in patients with Nelson's syndrome. Clin Endocrinol (Oxf). 2006; 64:519-22.
52. Munir A, Song F, Ince P et al. Ineffectiveness of rosiglitazone therapy in Nelson's syndrome. J Clin Endocrinol Metab. 2007; 92:1758-63.
53. Dornhorst A, Jenkins JS, Lamberts SW et al. The evaluation of sodium valproate in the treatment of Nelson's syndrome. J Clin Endocrinol Metab. 1983; 56:985-91.
54. Pivonello R, Ferone D, de Herder WW et al. Dopamine receptor expression and function in corticotroph pituitary tumors. J Clin Endocrinol Metab. 2004; 89:2452-62.
55. Pivonello R, De Martino MC, Cappabianca P et al. The medical treatment of Cushing's disease: effectiveness of chronic treatment with the dopamine agonist cabergoline in patients unsuccessfully treated by surgery. J Clin Endocrinol Metab. 2009; 94:223-30.
56. Godbout A, Manavela M, Danilowicz K et al. Cabergoline monotherapy in the long-term treatment of Cushing's disease. Eur J Endocrinol. 2010; 163:709-16.
57. Manavela MP, Danilowicz K, Bruno OD. Macrocorticotropinoma shrinkage and control of hypercortisolism under long-term cabergoline therapy: case report. Pituitary. 2012; 15(Suppl 1):33-6.
58. Pivonello R, Kadioglu P, Bex M et al. Pasireotide alone or in combination with cabergoline effectively controls urinary free cortisol levels: results from a prospective study in patients with Cushing's disease (CAPACITY). Endocrine Abstracts. 2017; 49:GP187.
59. Pivonello R, Faggiano A, Di Salle F et al. Complete remission of Nelson's syndrome after 1-year treatment with cabergoline. J Endocrinol Invest. 1999; 22:860-5.
60. Shraga-Slutzky I, Shimon I, Weinshtein R. Clinical and biochemical stabilization of Nelson's syndrome with long-term low-dose cabergoline treatment. Pituitary. 2006; 9:151-4.
61. Hofland LJ, van der Hoek J, Feelders R et al. The multiligand somatostatin analogue SOM230 inhibits ACTH secretion by cultured human corticotroph adenomas via somatostatin receptor type 5. Eur J Endocrinol. 2005; 152:645-54.
62. Petrini L, Gasperi M, Pilosu R et al. Long-term treatment of Nelson's syndrome by octreotide: a case report. J Endocrinol Invest. 1994; 17:135-9.
63. Colao A, Petersenn S, Newell-Price J et al. A 12-month phase 3 study of pasireotide in Cushing's disease. N Engl J Med. 2012; 366:914-24.
64. Fleseriu M, Petersenn S, Biller BMK et al. Long-term efficacy and safety of once-monthly pasireotide in Cushing's disease: a phase III extension study. Clin Endocrinol (Oxf). 2019; 91:776-85.
65. Simeoli C, Auriemma RS, Tortora F et al. The treatment with pasireotide in Cushing's disease: effects of long-term treatment on tumor mass in the experience of a single center. Endocrine. 2015; 50:725-40.
66. Lacroix A, Gu F, Schopohl J et al. Pasireotide treatment significantly reduces tumor volume in patients with Cushing's disease: results from a Phase 3 study. Pituitary 2020; 23:203-11.
67. Katznelson L. Sustained improvements in plasma ACTH and clinical status in a patient with Nelson's syndrome treated with pasireotide LAR, a multireceptor somatostatin analog. J Clin Endocrinol Metab. 2013; 98:1803-7.
68. Daniel E, Debono M, Caunt S et al. A prospective longitudinal study of pasireotide in Nelson's syndrome. Pituitary. 2018; 21:247-55.
69. He X, Spencer-Segal JL. Rapid response of Nelson's syndrome to pasireotide in radiotherapy-naive patient. Clin Diabetes Endocrinol. 2020; 6:22.
70. Fill SM, Popp KH, Stalla GK, Athanasoulia-Kaspar AP. Exceptional response of Nelson's syndrome to pasireotide LAR in the long-term follow-up of 9 years. Exp Clin Endocrinol Diabetes. 2021; 129:776-8.
71. Syro LV, Rotondo F, Camargo M et al. Temozolomide and pituitary tumors: current understanding, unresolved issues, and future directions. Front Endocrinol (Lausanne). 2018; 9:318.
72. Raverot G, Burman P, McCormack A et al. European Society of Endocrinology clinical practice guidelines for the management of aggressive pituitary tumours and carcinomas. Eur J Endocrinol. 2018; 178:G1-24.
73. Whitelaw B. How and when to use temozolomide to treat aggressive pituitary tumours. Endocr Relat Cancer. 2019; 26:R545-52.
74. McCormack A, Dekkers OM, Petersenn S et al.; ESE survey collaborators. Treatment of aggressive pituitary tumours and carcinomas: results of a European Society of Endocrinology (ESE) survey 2016. Eur J Endocrinol. 2018; 178:265-76.
75. Bengtsson D, Schroder HD, Andersen M et al. Long-term outcome and MGMT as a predictive marker in 24 patients with atypical pituitary adenomas and pituitary carcinomas given treatment with temozolomide. J Clin Endocrinol Metab. 2015; 100:1689-98.
76. Ji Y, Vogel RI, Lou E. Temozolomide treatment of pituitary carcinomas and atypical adenomas: systematic review of case reports. Neurooncol Pract. 2016; 3:188-95.
77. Salehi F, Scheithauer BW, Moyes VJ et al. Low immunohistochemical expression of MGMT in ACTH secreting pituitary tumours of patients with Nelson's syndrome. Endocr Pathol. 2010; 21:227-9.
78. Moyes VJ, Alusi G, Sabin HI et al. Treatment of Nelson's syndrome with temozolomide. Eur J Endocrinol. 2009; 160:115-9.
79. Lasolle H, Cortet C, Castinetti F et al. Temozolomide treatment can improve overall survival in aggressive pituitary tumors and pituitary carcinomas. Eur J Endocrinol. 2017; 176:769-77.
80. McCance DR, Russell CF, Kennedy TL et al. Bilateral adrenalectomy: low mortality and morbidity in Cushing's disease. Clin Endocrinol (Oxf). 1993; 39:315-21.

CAPÍTULO 44

Hiperaldosteronismo Primário

Denise G. Farinelli ▪ Claudio E. Kater

INTRODUÇÃO

O hiperaldosteronismo primário (HAP) é a principal causa de hipertensão arterial sistêmica (HAS) secundária. Caracteriza-se pela secreção autônoma inapropriada de aldosterona (independente da angiotensina e dos níveis de potássio) e não supressível por sobrecarga de sódio. O excesso de aldosterona promove retenção renal de sódio e água, expansão do volume do líquido extracelular (LEC) com supressão da atividade plasmática de renina (APR) e hipocalemia com alcalose metabólica. Além disso, quando em níveis elevados, a aldosterona tem efeito vasoconstritor e no estresse oxidativo, aumentando os riscos cardiovascular e renal e a morbimortalidade.[1,2]

A prevalência da HAP é estimada em 8 a 10% dos hipertensos em geral e em até 20% daqueles com hipertensão resistente ao tratamento medicamentoso. O HAP é atualmente dividido em dois subtipos principais: a doença unilateral, tipificada pelo adenoma produtor de aldosterona (APA); e a doença bilateral, pela hiperplasia adrenal bilateral (HAB), classicamente denominada hiperaldosteronismo idiopático (HAI). Juntas, correspondem a 95% dos casos, sendo a HAB mais prevalente (cerca de 60% dos casos).[1]

ALDOSTERONA E RECEPTOR MINERALOCORTICOIDE

A aldosterona é um esteroide sintetizado na zona glomerulosa (ZG) do córtex adrenal por enzimas comuns a todas as três camadas adrenocorticais e uma específica da ZG chamada aldosterona sintetase (CYP11B2, família 11 do citocromo P450, subfamília B, membro 2). O gene *CYP11B2*, que codifica essa enzima, apresenta 93% de homologia com o gene *CYP11B1*, que codifica a 11β-hidroxilase (CYP11B1, família 11 do citocromo P450, subfamília B, membro 1), que produz cortisol a partir do 11-desoxicortisol apenas na zona fasciculada (ZF).[3] As células da ZG são pequenas e compactas, diferente das da ZF, que são maiores, ricas em lipídios e claras.

A aldosterona age no receptor mineralocorticoide (RMC), pertencente à superfamília de receptores e altamente expresso nas células epiteliais que revestem o túbulo contorcido distal e o ducto coletor renais, a mucosa do cólon, bem como as glândulas sudoríparas e salivares, que são tecidos que transportam íons.[4,5] Além disso, o RMC é expresso em miócitos cardíacos, células endoteliais, músculo liso vascular, macrófagos, células do tecido adiposo marrom e neurônios de várias regiões cerebrais, incluindo hipocampo, hipotálamo e tronco cerebral.[4,5]

A ação principal da aldosterona é promover, em tecidos epiteliais, a reabsorção de sódio e a secreção de potássio e hidrogênio. O transporte de sódio pela membrana apical desses tecidos (túbulo renal distal, cólon distal, glândulas sudoríparas e salivares) é mediado pelo canal epitelial de sódio sensível à amilorida (ENaC) e representa o passo limitante no transporte iônico regulado pela aldosterona. O transporte ativo pela membrana basolateral é catalisado pela bomba de sódio e potássio ATP-dependente (Na^+/K^+-ATPase), também controlado indiretamente pela aldosterona (Figura 44.1).[4,5]

A aldosterona também exerce ações não genômicas (não mediadas pelo RMC), embora nenhum receptor de membrana tenha sido isolado até o momento, o que faz crer que algumas dessas ações sejam também mediadas pelo RMC. O mecanismo delas pode variar nos diversos tecidos: os efeitos cardíacos são mediados pela formação de citocinas pró-inflamatórias e pró-fibróticas (fator transformador do crescimento beta [TFG-β], fator de necrose tumoral alfa [TNF-α], molécula de adesão intercelular 1 [ICAM-1], molécula de adesão celular vascular 1 [V-CAM-1], inibidor ativador do plasminogênio tipo 1 [PAI-1], osteopontina, fator de crescimento placentário, metalotioninas e fator de crescimento do tecido conectivo), que, via RMC, ativam o fator nuclear kappa β e, subsequentemente, as proteínas quinases ativadas por mitógenos (MAPK). Isso leva à inflamação e à proliferação celular, culminando com hipertrofia, fibrose miocárdica e alteração do ritmo cardíaco. Tais efeitos são independentes da pressão arterial (PA) ou das alterações do equilíbrio hidreletrolítico.[4-6]

A aldosterona age no tônus vascular e na função endotelial reduzindo a recaptação de catecolaminas, com diminuição

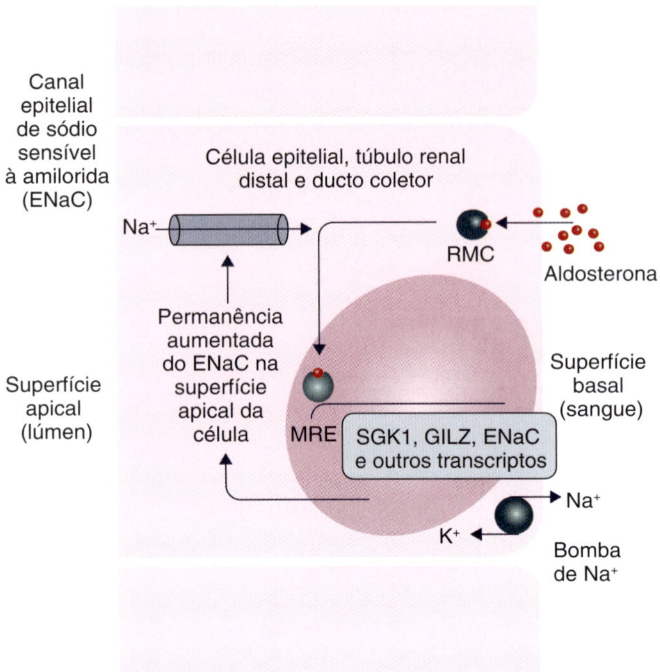

Figura 44.1 Ilustração da atividade do fator de transcrição ativado pelo ligante do receptor de mineralocorticoide. A aldosterona, um esteroide lipossolúvel, se difunde nas células e se liga e ativa o receptor mineralocorticoide. Este, então, dimeriza-se e é translocado para o núcleo, onde se liga a um elemento de resposta hormonal e regula a transcrição dos genes-alvo. Este processo regula a abundância do canal epitelial de sódio sensível à amilorida na superfície apical das células epiteliais no túbulo distal renal e no ducto coletor, controlando 1 a 5% finais da reabsorção de sódio. ENaC: canal epitelial de sódio sensível à amilorida; GILZ: zíper de leucina induzido por glicocorticoide; MRE: elemento de resposta mineralocorticoide; RMC: receptor mineralocorticoide; SGK1: quinase 1 sérica induzida por glicocorticoide.

da resposta vasodilatadora da acetilcolina e sensibilização dos receptores beta-adrenérgicos e de angiotensina II. Além disso, ela aumenta a produção local de vasoconstritores, como prostaciclina e endotelina, e reduz a biodisponibilidade do óxido nítrico (diminuição da atividade da sintetase endotelial do óxido nítrico [eNOS]).[4-7]

No metabolismo ósseo, a aldosterona aumenta as excreções renal e fecal de cálcio e magnésio de maneira precoce e sustentada, que se inicia na fase pré-clínica do hiperaldosteronismo com aumento na secreção de paratormônio (PTH).[8] Essas excreções ocorrem no segmento distal do néfron graças à expansão do volume do LEC; como resultado, a reabsorção no túbulo contorcido proximal fica diminuída, aumentando as concentrações de sódio, cálcio e magnésio nos túbulos distais. A excreção renal de cálcio é sódio-dependente e é maior quanto maior for o sódio da dieta. Os pacientes apresentam maior tendência à nefrolitíase e baixa densidade óssea, principalmente na tíbia e no fêmur. Além do efeito calciúrico, a aldosterona aumenta os níveis de PTH por meio de sua ação no estresse oxidativo elevando interleucina-6, que estimula a atividade do ligante do receptor ativador do fator nuclear kappa β (RANKL), resultando em osteoclastogênese e ativação do osteoclasto.[4,8]

As bases moleculares envolvidas na associação entre os diferentes componentes do sistema renina-angiotensina-aldosterona (SRAA) e o PTH ainda são obscuras, mas alguns estudos sugerem que exista uma relação bidirecional entre aldosterona e PTH.[4,8] As células das paratireoides expressam o RMC, enquanto o receptor de PTH tipo 1 está presente nas adrenais.[4,8]

O receptor gama ativado por proliferador de peroxissomo-1 alfa (PGC-1α) age como um coativador do RMC, que está implicado no balanço energético e na modulação metabólica. Ele é expresso em altos níveis no tecido adiposo marrom, onde o RMC participa da diferenciação adipocitária.[4,6]

Além dos hormônios mineralocorticoides clássicos, aldosterona e deoxicorticosterona (DOC), o cortisol também pode se ligar com alta afinidade ao RMC, caracterizando a falta de seletividade deste receptor. Entretanto, apesar de sua concentração plasmática ser mil vezes maior que a da aldosterona, o cortisol não se liga habitualmente ao RMC devido à ação protetora da enzima 11β-hidroxiesteroide-desidrogenase tipo 2 (11β-HSD2). Essa enzima tem atividade de desidrogenase e converte o cortisol em seu metabólito inativo, a cortisona, que não se liga ao receptor, protegendo-o de uma hiperativação.[8] A 11β-HSD2, porém, é coexpressa em alguns tecidos epiteliais (rim, cólon, glândula salivar, glândula sudorípara) e em outros que não possuem a função de transporte de sal e água (parede vascular, placenta, núcleo do trato solitário), mas não é coexpressa em alguns tecidos importantes como hipocampo, coração, macrófagos.[9] A ausência de expressão da 11β-HSD2 nos miócitos permite a ação dos glicocorticoides no RMC, onde podem antagonizar ou, em situações de lesão vascular, mimetizar a ação da aldosterona.[9] Esse mecanismo também pode estar relacionado a maior dano cardíaco, que é observado em indivíduos cronicamente expostos a sobrecarga de sal, o que estimula a produção endógena de ouabaína, um inibidor da Na^+/K^+/-ATPase, na ZG do córtex adrenal em concentrações 10 vezes menores em relação à aldosterona, cuja principal ação é uma vasoconstrição em resposta a uma carga de sal, correlacionando-se às fibroses perivascular e intersticial.[10,11] Os estudos em regiões onde há baixo consumo de sal mostraram que o excesso de aldosterona não foi associado a dano cardíaco.[12]

Excepcionalmente, nas situações em que há deficiência ou inibição desta enzima, o RMC pode ser ativado pelo cortisol, produzindo um quadro de excesso mineralocorticoide com hipertensão grave, hipocalemia, alcalose e supressão de renina, mas com níveis baixos de aldosterona. Essas condições são características da síndrome do excesso aparente de mineralocorticoide (SEAM) e do consumo excessivo de alcaçuz, cujo princípio ativo, o ácido glicirretínico, é um inibidor da 11β-HSD2.[13]

EM QUEM PESQUISAR HIPERALDOSTERONISMO PRIMÁRIO?

O HAP não é uma doença rara; sua prevalência varia de 3 a 14% em hipertensos em geral e o risco é ainda maior em hipertensos resistentes, nos quais pode chegar a 23%.[1] O estudo Pathway-2 avaliou o desempenho das classes de anti-hipertensivos em pacientes com HAS resistente: os antagonistas do receptor mineralocorticoide (ARMC) apresentaram maior efetividade em controlar a PA neste grupo, estimando-se que 38% desta população tem HAP.[14] A prevalência também muda conforme a região onde é realizada a investigação, sendo baixa na atenção primária e chegando a 30% em centros terciários, o que mostra o quanto a doença é subdiagnosticada: menos de 2% da população hipertensa é submetida ao rastreio, mesmo na presença de manifestações sugestivas.[15,16]

Todo paciente com HAS e hipocalemia deve ser investigado para HAP. Burrello et al. mostraram maior prevalência de HAP (28,1%) nos pacientes com níveis séricos de potássio entre 3,5 e 3,7 mEq/ℓ, e esta prevalência aumenta com a gravidade da hipocalemia, podendo chegar a 88,5% nos indivíduos com hipocalemia espontânea e potássio inferior a 2,5 mEq/ℓ.[17] Um estudo recente no Canadá que avaliou mais de 26 mil pacientes internados por níveis de potássio < 3 mEq/ℓ mostrou que apenas 4% foram testados para HAP.[18] Recentemente, foi descrita a associação de HAP com outras condições, como a síndrome da apneia obstrutiva do sono (SAOS), na qual o HAP está presente em 1/3 dos hipertensos, em 19% dos pacientes com diabetes melito e hipertensão, e em 42% dos pacientes com fibrilação atrial (FA) não explicada por defeito cardíaco estrutural e/ou causa reconhecida de arritmia.[19-23] Finalmente, o APA é diagnosticado em 1 a 10% (média de 2%) dos casos de incidentalomas adrenais.[1]

A diretriz de 2016 da Endocrine Society sugere realizar o teste de rastreamento nos pacientes com alta possibilidade de HAP, particularmente naqueles com uma hipertensão de difícil controle ou resistente à medicação anti-hipertensiva, nos hipertensos com hipocalemia espontânea ou induzida por diuréticos, bem como nos hipertensos com SAOS. Tradicionalmente, recomenda-se a pesquisa por HAP nos pacientes com incidentaloma adrenal que apresentem HAS e/ou hipocalemia. Um histórico familiar (parentes de primeiro grau) de HAP, HAS ou acidente vascular cerebral (AVC) antes de 40 anos sugere a realização de pesquisa por HAP em pacientes hipertensos. Na nova diretriz, recomenda-se também rastrear HAP nos pacientes com HAS sustentada > 150/100 mmHg em três diferentes ocasiões (Quadro 44.1).[1,19,24]

Diferentemente da entidade americana, a Sociedade Europeia de Endocrinologia, em sua diretriz de 2020, não recomenda o rastreio de HAP em todo paciente com hipertensão e SAOS, uma vez que os estudos multiétnicos mais recentes mostraram prevalência de 8,9% de HAP, patamar não diferente da população hipertensa geral.[25] Em contrapartida, indica a investigação para todo paciente com FA não explicada por defeito cardíaco estrutural e/ou causa reconhecida de arritmia, visto que o adequado tratamento do HAP reduz a incidência de FA ao longo do seguimento.[25]

Essas diretrizes também alertam para o risco de falha ou atraso no diagnóstico nos demais hipertensos, pois a duração da hipertensão é um dos maiores preditores de refratariedade após adrenalectomia na doença unilateral, e 40% dos pacientes com HAP apresentam lesão de órgão-alvo ao diagnóstico, o que demonstra que esse atraso pode reduzir os efeitos do tratamento específico.[26-28] Dada sua elevada prevalência, nós e outros autores, incluindo a Sociedade de Endocrinologia Japonesa, recomendamos que o HAP seja rotineiramente investigado em todo e qualquer paciente hipertenso, em especial naqueles com renina baixa.[24,28,29] Apesar de alguns estudos sugerirem a existência de HAP subclínico, até o momento não se aconselha a sua investigação nos indivíduos normotensos.[29]

Quadro 44.1 Indicações para o rastreamento de hiperaldosteronismo primário de acordo com a diretriz da Endocrine Society (2016).

- Pacientes com HAS mantida > 150/100 mmHg em três ocasiões diferentes
- Pacientes com HAS resistente (PA > 140/90 mmHg), a despeito do uso de três anti-hipertensivos convencionais (incluindo um diurético)
- Pacientes com HAS controlada (PA < 140/90 mmHg) com quatro ou mais anti-hipertensivos
- Pacientes com HAS associada a hipocalemia espontânea ou induzida por diurético
- Pacientes com HAS e histórico familiar de HAS ou AVC em idade < 40 anos
- Pacientes com HAS e apneia obstrutiva do sono
- Pacientes com HAS com parentes de 1º grau com HAP
- Pacientes com incidentaloma de adrenal associado a HAS e/ou hipocalemia
- Pacientes com HAS e fibrilação atrial

AVC: acidente vascular cerebral; HAS: hipertensão arterial sistêmica; PA: pressão arterial. (Adaptado de Funder et al., 2016.[1])

DIAGNÓSTICO

Manifestações clínicas

O paciente típico com HAP apresenta hipertensão, hipocalemia, alcalose metabólica e supressão de renina sem edema periférico. A hipertensão é a regra nesses pacientes, e pode ser grave e refratária à terapêutica habitual. Nas séries mais recentes, a hipocalemia esteve presente em 17 a 30% dos casos, com maior prevalência nos casos de doença unilateral (cerca 50%) do que na HAB (< 20%).[25] A hipocalemia pode estar associada a manifestações inespecíficas, como fadiga, indisposição, câibras, fraqueza muscular e parestesias. Caso a depleção de potássio seja mais acentuada, geralmente quando a doença é prolongada podem ocorrer polidipsia, poliúria, nictúria (por diabetes insípido nefrogênico, e mesmo diabetes melito), paralisia periódica hipocalêmica, sinais de Chvostek e/ou Trousseau positivos e arritmias cardíacas graves, quadriparesia e rabdomiólise. A alcalose metabólica, em geral leve, ocorre secundariamente à cossecreção de hidrogênio pelo túbulo renal consequente à reabsorção ativa de sódio. Ela causa redução do cálcio ionizado, o que justifica a eventual presença dos sinais de Chvostek e/ou Trousseau.[1,13,19]

Expansão do volume do LEC e da hipervolemia ocorrem pela reabsorção contínua de sódio e líquidos pelos túbulos renais. Entretanto, após atingir determinado nível de retenção, ocorre um "escape" da ação reabsortiva de sódio pela aldosterona, em parte secundário à liberação do peptídeo atrial natriurético. Por isso, o edema periférico é incomum no HAP, a não ser na vigência de alterações nas funções renal e/ou cardíaca, ou na eventual presença de hipoalbuminemia.

As anormalidades no metabolismo da glicose no HAP parecem ser multifatoriais, podendo ser mediadas pela hipocalemia sobre a sensibilidade à insulina e sua secreção e pela ação da aldosterona sobre as células beta pancreáticas, bem como na sinalização do receptor de insulina no tecido adiposo e nos hepatócitos (resistência à insulina), resultando em tolerância diminuída à glicose ou diabetes manifesto. No entanto, os mecanismos exatos dos distúrbios metabólicos permanecem obscuros, pois os estudos relatam resultados discrepantes.[30]

Diagnóstico laboratorial

O diagnóstico de HAP deve ser considerado em três etapas: rastreamento, confirmação e diferenciação etiológica.

Rastreamento

O rastreamento deve ser realizado em todos os pacientes considerados de risco para HAP (mencionados anteriormente). O procedimento empregado consiste na avaliação da relação aldosterona:renina (RAR; aldosterona plasmática em ng/dℓ sobre a atividade plasmática da renina [APR] em ng/mℓ/hora). A RAR é mais sensível quando realizada pela manhã e após um período de repouso sentado de 5 a 10 minutos; o paciente deve estar recebendo dieta sem restrição de sal e estar repleto em potássio, visto que a hipocalemia inibe a secreção de aldosterona. A APR suprimida na presença de níveis normais ou elevados de aldosterona caracteriza o diagnóstico de HAP, o que demonstra que a produção de aldosterona é desproporcional e independente da renina.[31] Anteriormente, distinguia-se um subgrupo de pacientes com hipertensão essencial com renina baixa (HERB) e níveis de aldosterona normais, cuja prevalência era de 25 a 30% daqueles com hipertensão essencial (HE). Atualmente, acredita-se que a HERB seja uma condição da "síndrome do HAP", vista agora como parte de um espectro contínuo de gravidade englobando desde a forma subclínica e leve (com aldosterona "normal") até o HAP clássico.[29,33-35]

Os níveis de corte relatados para a RAR são variáveis entre os consensos; são utilizados valores entre 20 (maior sensibilidade) e 30 (maior especificidade).[1,24] No contexto da síndrome do HAP, muitos especialistas têm indicado o valor de corte de 20 para maximizar a detecção de casos, sempre avaliando os componentes da RAR individualmente. Concentrações de aldosterona plasmática (CAP) ≥ 6 ng/dℓ com APR suprimida (< 1 ng/mℓ/hora) tornam o rastreio positivo e a investigação deve ser ampliada para um teste confirmatório (Figura 44.2).[24,32] Os casos de RAR ≥ 30 na presença de CAP ≥ 15 ng/dℓ e hipocalemia são altamente indicativos de HAP, o que torna desnecessária a realização de testes dinâmicos adicionais, e se recomenda apenas repetir a RAR em outro dia para sua confirmação.[24,33] Quanto maior a RAR, maior a probabilidade de HAP: valores ≥ 50 são patognomônicos de HAP e, quanto mais elevada, maior a probabilidade de se tratar de um APA.[31,35]

Existe uma impropriedade no uso da RAR quando os níveis de APR estiverem muito baixos ou indetectáveis (< 0,1 ng/mℓ/hora), pois os valores calculados da RAR serão muito elevados mesmo com concentração de aldosterona normal ou mesmo baixa, o que não é compatível com o HAP. Desta forma, recomenda-se para todo paciente com níveis baixos ou suprimidos de APR o ajuste de seus valores para 0,4 ng/mℓ/hora.

A RAR é influenciada por algumas condições e medicamentos (Quadro 44.2).[1,7] Pacientes idosos, de raça negra e/ou com algum grau de comprometimento da função renal, e aqueles em uso de bloqueadores beta-adrenérgicos e anti-inflamatórios não esteroides, inclusive inibidores da ciclo-oxigenase (promotores de retenção salina), podem apresentar APR mais baixa na presença de níveis normais de aldosterona, o que resulta em RAR falsamente elevada. Da mesma maneira, os hipertensos em uso de diuréticos e/ou inibidores da enzima de conversão ou antagonistas do receptor de angiotensina podem apresentar valores falsamente baixos da RAR. Os antidepressivos (sertralina e escitalopram) e os contraceptivos orais também têm estado associados a valores falseados.[19,24,36]

Apesar da possível interferência de determinados medicamentos na RAR, tem-se sugerido que o rastreio inicial seja realizado sem mudanças nas medicações em uso, mesmo no caso de ARMC, para que a oportunidade de rastreio não seja perdida.[33,35] Isso tem sido recomendado devido à baixa taxa de diagnósticos de HAP (relacionado à falta de conhecimento sobre a doença) e à dificuldade técnica relacionada à substituição de anti-hipertensivos, pois há o receio de descontrole dos níveis pressóricos. Se a APR estiver suprimida nos indivíduos com alto risco para HAP, independentemente das medicações, o resultado da RAR poderá ser validado.[33,35,37,38] Porém, nos casos de APR não suprimida e com suspeição clínica importante, é necessário repetir o teste após a retirada dos ARMC e/ou inibidores dos ENaC por 4 semanas; outros diuréticos devem ser suspensos por 2 semanas.[24,38,39]

A retirada de outros medicamentos não é mais recomendada rotineiramente, ficando reservada apenas para os casos em que o resultado da RAR não foi conclusivo, e sempre levando em consideração a ação do fármaco em uso na RAR. Por exemplo, o rastreio em um indivíduo em uso de um diurético de alça (responsável por resultados falso-negativos) que ainda assim apresente RAR positiva costuma apresentar um resultado que corrobora o diagnóstico de HAP.[32,33,40] Nessa situação, opta-se pelas medicações que interfiram menos na avaliação do SRAA, como os antagonistas dos canais de cálcio não di-hidropiridínicos (verapamil), os vasodilatadores diretos (hidralazina) e os bloqueadores alfa-adrenérgicos (prazosina e doxazosina).[1,24,35] Estes devem, portanto, ser utilizados preferencialmente durante o período de investigação tanto isoladamente como combinados. Dado o risco de crise hipertensiva, algumas vezes é necessária a internação hospitalar para melhor controle pressórico durante o procedimento.[1]

Como alternativa para a APR, tem sido proposto dosar a concentração de renina direta (DRC). Embora mais estudos sejam

Quadro 44.2 Principais classes de medicamentos anti-hipertensivos e sua influência sobre as concentrações de aldosterona plasmática, sobre a atividade plasmática da renina (APR), e sobre os valores calculados da relação aldosterona:renina (RAR).

Classe de medicamento	Aldosterona	Renina (APR)	RAR
Bloqueadores beta-adrenérgicos	↓	↓	↑
Agonistas α2-adrenérgicos de ação central (clonidina, metildopa)	↓	↓	↑
Anti-inflamatórios não esteroides	↓	↓	↑
Diuréticos poupadores de K^+	↔ ou ↑	↑	↓
Diuréticos perdedores de K^+	↑	↓	↓
Inibidores da ECA	↓	↑	↓
Bloqueadores do receptor de angiotensina II	↓	↑	↓
Bloqueadores di-hidropiridínicos do canal de Ca^+	↔ ou ↓	↑	↓
Inibidores da renina*	↓	↓	↑

*Os inibidores da renina diminuem a atividade plasmática da renina (APR), mas aumentam a renina direta, o que pode levar a resultado falso-negativo quando esta última é utilizada para o cálculo. ECA: enzima conversora de angiotensina; K^+: potássio; ↓: diminuição; ↑: aumento; ↔: efeito neutro.

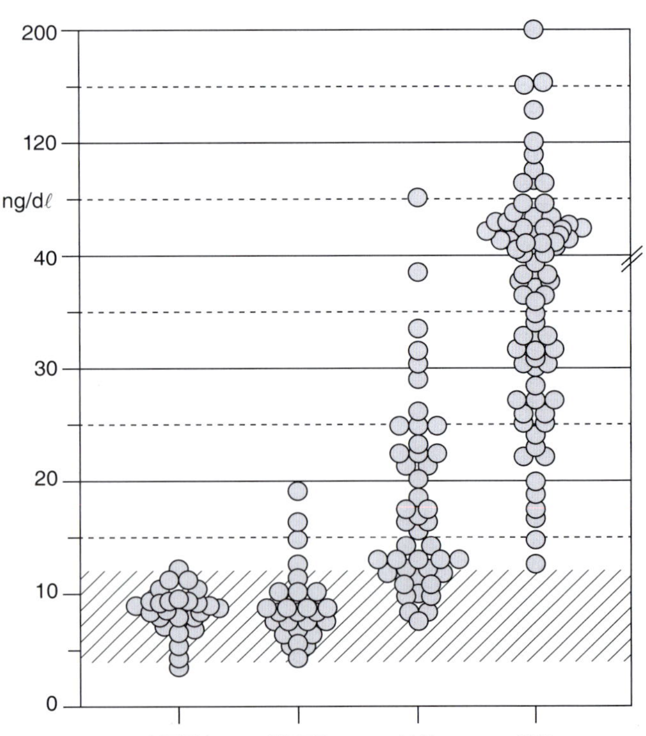

Figura 44.2 Concentração basal de aldosterona plasmática nos casos de adenoma produtor de aldosterona (APA), hiperplasia adrenal bilateral (hiperaldosteronismo idiopático [HAI]), hipertensão essencial com renina baixa (HERB) e hipertensão essencial com renina normal (HERN). (Adaptada de Kater e Biglieri, 2004;[110] Kater, 2002.[31])

necessários para validar a relação aldosterona:DRC, um valor entre 2 e 3 parece ser equivalente à relação aldosterona:APR de 30.[1] Alguns centros utilizam a relação aldosterona:DRC após padronização e validação em seus laboratórios; porém, utilizar fatores de conversão para determinar a APR, como a divisão da DRC por 12, na maioria das vezes não é apropriado, já que, quando a DRC está baixa, como ocorre no HAP, parece não haver boa correlação com a APR. Além disso, a DRC pode sofrer influência de alguns hormônios, como o estrógeno e a progesterona, que poderiam levar a resultados falso-positivos na relação aldosterona:DRC, o que não ocorre com a APR.[37,41]

Estudos recentes têm demonstrado que a CAP varia ao longo do dia; portanto, uma única coleta diária poderia não refletir a produção total.[33] Mesmo nos pacientes com HAP, a produção de aldosterona não se mostra constante ao longo do dia, pois apresenta variabilidade interindividual de 31% e com 1/3 deles exibindo pelo menos uma CAP abaixo de 10 ng/dℓ. Diversos fatores podem estar relacionados a essa variabilidade, incluindo postura (modulação da angiotensina II), variações em hormônios reprodutivos (hormônio luteinizante/ hormônio liberador de gonadotrofinas [LH/GnRH]), jejum ou estado pós-prandial (GIP), atividade da vasopressina e da serotonina, e sedação ou analgesia em procedimentos. Portanto, alguns especialistas sugerem o uso de concentração de aldosterona em urina de 24 horas, que pode refletir melhor a sua produção diária. Sódio urinário ≥ 150 mEq/ℓ, dosado em conjunto com aldosterona e na presença de APR suprimida e aldosterona urinária ≥ 10 μg/24 horas, torna o diagnóstico de HAP bastante provável.[33,35,42]

Testes confirmatórios

Devido às elevadas taxas de resultados falso-positivos, recomenda-se que o paciente com RAR elevada seja submetido a um teste de confirmação para definir a autonomia da secreção de aldosterona, principalmente no caso daqueles em uso de medicamentos que possam influenciar o exame. Não há recomendação de teste confirmatório específico para supressão de aldosterona; os mais utilizados são mostrados no Quadro 44.3. Contudo, pelas diretrizes atuais da Endocrine Society, os pacientes com hipocalemia espontânea, APR indetectável e aldosterona > 20 ng/dℓ não necessitam de testes adicionais.[1,5] Em protocolos mais recentes, os pacientes com RAR elevada, APR suprimida e aldosterona > 15 ng/dℓ, independentemente dos níveis de potássio, podem ser dispensados de testes confirmatórios. Esta abordagem reduz em 30% a necessidade de testes adicionais, o que simplifica o diagnóstico de HAP (Figura 44.3).[33,35,43] É necessário um preparo adequado para a realização desses testes: os ARMC devem ser suspensos por 4 semanas, outros diuréticos por 2 semanas e os níveis de potássio devem estar adequados e sem uma sobrecarga aguda.[43,44]

Definição etiológica

A síndrome do HAP inclui vários subtipos, que são englobados dentro de dois grupos principais: os tumores, em que o APA é o representante típico da doença unilateral; e as hiperplasias, entre as quais se destaca a HAB, ou hiperaldosteronismo idiopático (HAI), como principal causa de doença bilateral.[13] O advento da imuno-histoquímica (IHQ) para CYP11B2, associado aos

Quadro 44.3 Testes utilizados para confirmação do hiperaldosteronismo primário (HAP).

Testes confirmatórios	Procedimento	Interpretação	Observações
Sobrecarga oral de sódio	Adicionar NaCl (6 g/dia) às refeições por 3 dias No último dia, coletar urina de 24 h para dosar CAP, Na^+ e K^+	CAU < 10 μg/24 h ⇒ HAP improvável CAU > 12 a 14 μg/24 h na presença de Na^+ urinário > 250 mEq ⇒ HAP provável	Diferencia HAP de HE com sensibilidade de 96% e especificidade de 93% Monitorar hipopotassemia e HAS Contraindicações: HAS grave de difícil controle, ICC, arritmias cardíacas, IRC, hipopotassemia grave, AVC ou IAM
Infusão salina (TIS)	Infundir 2 ℓ de SF 0,9% IV em 4 h, iniciando às 8 h da manhã Coletar: CAP, APR, cortisol e K^+ nos tempos 0 e após 4 h Deitado 1 h antes e durante o teste Sentado 30 min antes e durante o teste	**Deitado**: CAP < 5 ng/dℓ ⇒ HAP improvável CAP > 10 ng/dℓ ⇒ HAP provável CAP de 5 a 10 ng/dℓ ⇒ indeterminado **Sentado**: CAP pós infusão: **Austrália**: CAP > 6 ng/dℓ[44] **TAIPAI**: CAP > 10 ng/dℓ[44]	Contraindicações: HAS descontrolada, IRC, ICC, arritmias cardíacas ou hipopotassemia grave TIS sentado tem maior sensibilidade do que deitado com especificidade comparável[45]
Supressão com fludrocortisona	Fludrocortisona 0,1 mg VO de 6/6 h + KCl de liberação lenta (Slow K®) de 6/6 h para manter os níveis de K^+ perto de 4 mEq/ℓ Suplementar NaCl para manter a excreção urinária de Na^+ > 3 mmol/kg por 4 dias (2 g 3 vezes/dia com a refeição); 3º para o 4º dia colher Na^+ urinário de 24 h No 4º dia, dosar CAP e APR às 10 h e cortisol às 7 h e às 10 h	CAP > 6 ng/dℓ às 10 h ⇒ confirma HAP, desde que APR < 1 ng/mℓ/h (suprimida) e o nível do cortisol das 10 h menor que o das 7 h Na^+ urinário 24 h > 200 mEq	Necessita de internação hospitalar Risco de arritmia e crise hipertensiva Pouco utilizada na prática clínica
Captopril modificado	Captopril 25 a 50 mg VO após o paciente estar em pé ou sentado por 1 h Coletar: APR, CAP e cortisol nos tempos 0 e 2 h Permanecer sentado até o fim do teste Furosemida 40 mg IV ou furosemida 80 mg VO[46]	HE: queda > 30% na CAP HAP: CAP permanecerá elevada com APR baixa Captopril 50 mg: CAP após 2 h > 11 ng/dℓ e APR suprimida ou RAR > 20 ng/dℓ/ng/mℓ/h HAP: APR < 2 ng/mℓ/h HE: APR > 2 ng/mℓ/	Pode ser usado em pacientes com potencial risco para sobrecarga hídrica Risco de angioedema Pós-teste CAP ou RAR tem maior acurácia diagnóstica do que a porcentagem de supressão da CAP[24]
Teste da postura ereta com furosemida	Ficar na posição ereta ou caminhar por 2 h Coletar: APR nos tempos 0 e 2 h		Risco de hipotensão e hipopotassemia Falso-negativo: IRC

APR: atividade plasmática da renina; AVC: acidente vascular cerebral; CAP: concentração de aldosterona plasmática; CAU: concentração de aldosterona urinária; HAS: hipertensão arterial sistêmica; HE: hipertensão essencial; IAM: infarto agudo do miocárdio; ICC: insuficiência cardíaca congestiva; IRC: insuficiência renal crônica; IV: via intravenosa; K^+: potássio; Na^+: sódio; NaCl: cloreto de sódio; RAR: relação aldosterona:renina; SF: soro fisiológico; VO: via oral.

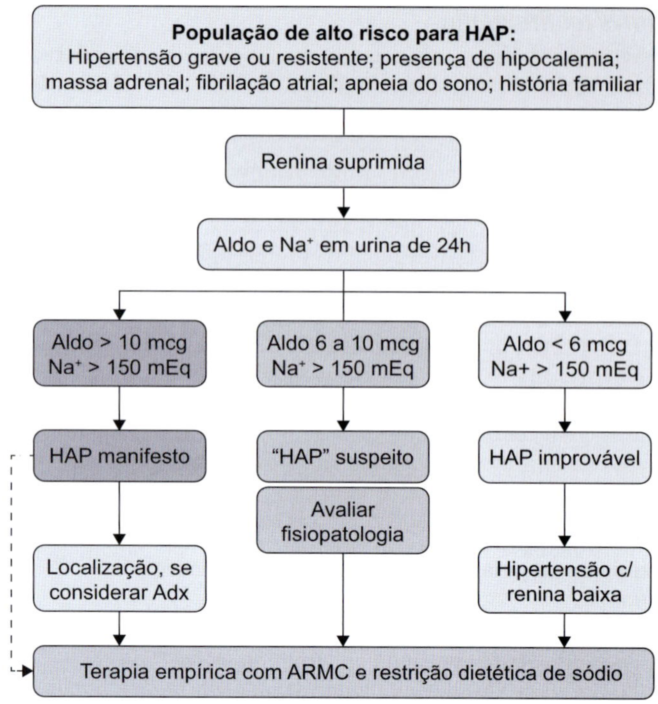

Figura 44.3 Protocolo simplificado para o diagnóstico do hiperaldosteronismo primário (HAP). Aldo: aldosterona; ARMC: antagonista do receptor mineralocorticoide. (Adaptada de Vaidya et al., 2022.[35])

estudos da histologia das glândulas adrenais, demonstraram características histopatológicas bastante variáveis no HAP, o que levou à criação de um consenso internacional para padronizar a nomenclatura das lesões adrenais, o chamado HISTALDO, que propôs uma classificação baseada na morfologia e na funcionalidade (Figura 44.4).[3]

O APA, ou aldosteronoma, é uma neoplasia solitária, benigna, com diâmetro ≥ 10 mm (raramente ultrapassa 30 mm) e que responde por cerca de 1/3 dos casos nas grandes séries. Na nossa experiência, o APA é responsável por mais de 50% dos casos de HAP. É raro em crianças, mas relativamente mais comum em mulheres jovens. As áreas produtoras de aldosterona podem ser compostas de células claras, ricas em lipídios (compatíveis com as células da ZF) ou células compactas eosinofílicas (compatíveis com as células da ZG), ou uma mistura de ambas. São morfologicamente semelhantes aos adenomas não funcionantes na coloração hematoxilina & eosina (HE) e a diferenciação se faz por meio de achados histológicos de imunocoloração, que podem ser positivos para CYP11B2 de maneira homogênea ou heterogênea e sem gradiente de coloração.[3] O APA composto de células semelhantes às da ZF e apresenta maior expressão da CYP11B1 e da CYP17A1, enzimas necessárias para a síntese dos hormônios esteroides. O padrão celular nos aldosteronomas se correlaciona com as variantes genéticas presentes nas lesões.

Histologicamente, o HAP unilateral pode apresentar-se de diversas maneiras, além do *APA* descrito anteriormente:

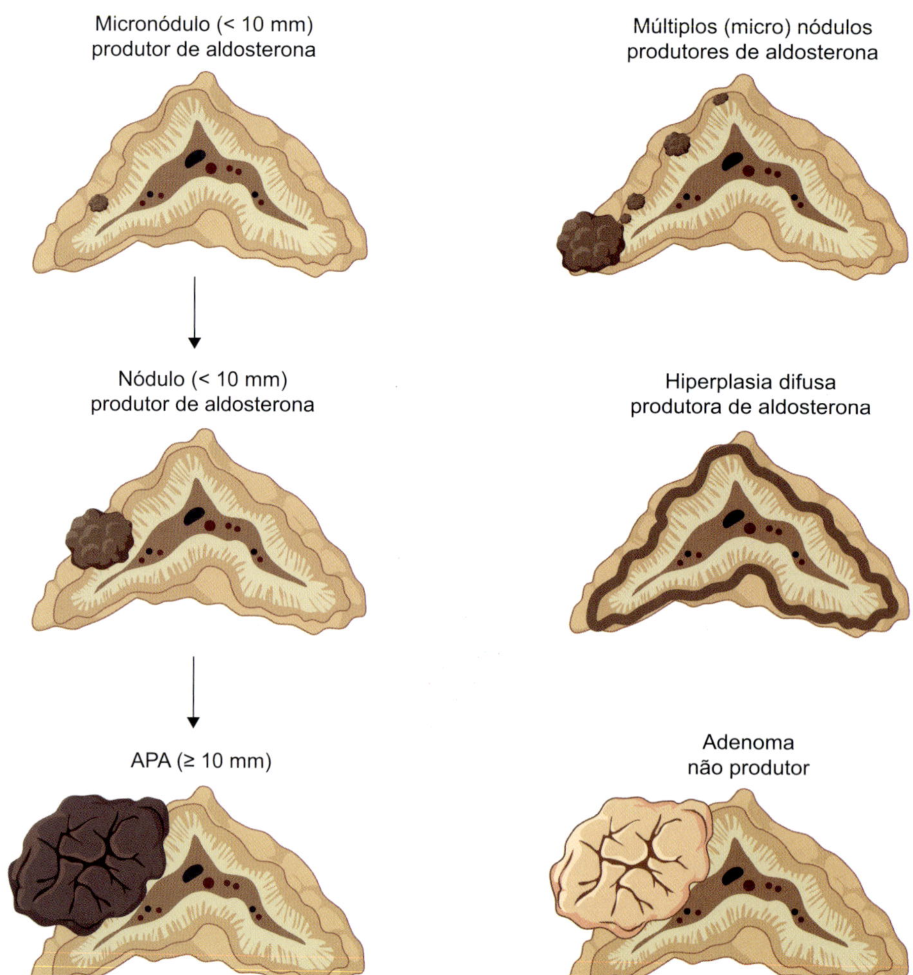

Figura 44.4 Classificações histopatológica e funcional das lesões adrenais pelo consenso internacional HISTALDO. (Adaptada de Williams et al., 2021.[3])

- Nódulos produtores de aldosterona (NPA): são neoplasias < 10 mm. Além do tamanho, podem ser diferenciadas da ZG normal pela coloração HE, e dos adenomas pela presença de polaridade da imunocoloração da CYP11B2, com redução da intensidade da parte externa para a interna da lesão
- Micronódulos produtores de aldosterona (MNPA): previamente chamados APCCs (do inglês *aldosterone-producing cell clusters*), que são NPA localizados na região subcapsular da ZG e indistinguíveis da ZG normal
- Múltiplos nódulos ou micronódulos produtores de aldosterona (MMNPA): quando há mais de um nódulo ou micronódulo separados por áreas da ZG normais
- Hiperplasia difusa produtora de aldosterona (HDPA): presença de uma faixa ininterrupta de células hiperplásicas da ZG com IHQ positiva em mais de 50% das células.[3,47]

Os MNPA estão presentes em 50% das adrenais normais e sua prevalência aumenta com a idade, ocorrendo regressão da ZG normal; acredita-se que esses agrupamentos (que podem estar presentes bilateralmente) façam parte do envelhecimento normal.[47] Na avaliação das adrenais de indivíduos submetidos a adrenalectomia por HAP unilateral, observou-se que todas as adrenais apresentavam pelo menos um grupo MNPA e eles eram significativamente maiores e mais frequentes entre os pacientes com HAP e tomografia computadorizada (TC) normal, quando comparadas às adrenais de normotensos, e nenhuma delas apresentava áreas de hiperplasia difusa de células com expressão da CYP11B2. Com base nestes dados, tem sido especulado que os MNPA com mutações sejam a principal etiologia da HAB (subtipo mais prevalente de HAP) e que a HERB faça parte de um espectro mais leve do HAP.[33,34,47,48] Eles também podem estar presentes na mesma adrenal do APA ou em adrenais sem adenoma de pacientes operados tanto para HAP unilateral quanto bilateral. No HAP unilateral, os MNPA possuem diferentes tipos e prevalências de mutações genéticas em relação à doença bilateral e respondem de maneira distinta aos testes de manipulação do SRAA (em especial ao teste de estímulo postural) devido às ações destas variantes genéticas no receptor de angiotensina II (RAII), o que também seria responsável pelas eventuais respostas anômalas no teste (20%), como observado na previamente denominada hiperplasia adrenal primária (HAPr), uni ou bilateral, caracterizada pela ausência de resposta no teste de estímulo postural.[49]

Genética

Os estudos para o sequenciamento do exoma mostraram que algumas mutações estão associadas ao desenvolvimento dos HAP esporádicos (mutações somáticas), responsáveis por 95% dos casos e em 5% ao hiperaldosteronismo familiar (HF) (mutações germinativas). Em determinados casos, a mesma mutação, dependendo se somática ou germinativa, pode ser responsável por HAP esporádico ou HF (Quadro 44.4). Algumas variáveis possuem relação entre o genótipo e o fenótipo da doença.

KCNJ5

As primeiras alterações descritas foram as mutações somáticas em heterozigose com ganho de função no gene *KCNJ5* (*potassium in wardly rectifying channel, subfamily 1, member 5*), que codifica o canal de potássio Kir3.4, resultando em alterações no seu filtro de seletividade e tornando-o permeável a outros cátions, principalmente o sódio. Essa alteração acarreta despolarização celular contínua e ativação dos canais de cálcio voltagem-dependentes, estimulando as vias de sinalização celular relacionadas ao cálcio, como cálcio-calmodulina, MAPK e WNT/β-catenina, as quais levam à secreção constitutiva de aldosterona e à proliferação celular.[50] Essas mutações são as mais comuns na doença unilateral, pois sua prevalência estimada é de 43%; no entanto, a faixa de prevalência é ampla (12 a 80%), com frequências mais elevadas relatadas no Japão e na China e uma frequência mais baixa em um estudo com afro-americanos.[24,51,52] Raramente ocorre na doença bilateral: sua presença foi observada em menos de 1% destas lesões.[34,47-49]

A presença das mutações somáticas *KCNJ5* nos APA tem uma forte correlação entre genótipo-fenótipo e suas principais características são sua maior frequência em mulheres, exceto nas coortes asiáticas, e apresentação em idade mais jovem do que outros genótipos de APA.[49,53,54] Nas avaliações histológica e imuno-histoquímica, apresentam células semelhantes às da ZF adrenal (em vez da ZG), com maior expressão da CYP11B1 em relação a CYP11B2, e elevada expressão de CYP17A1, gene que codifica a enzima 17α-hidroxilase, necessária para a síntese de cortisol. Devido à sua semelhança com células da ZF, que são ricas em lipídios e secretoras de cortisol, estes APA são tipicamente maiores, com diâmetro médio entre 1,5 a 2,5 cm, enquanto os *wild type* para *KCNJ5*, compostos por células compactas semelhantes às da ZG, são frequentemente pequenos (0,5 a 1,5 cm de diâmetro), sendo este último o fenótipo mais prevalente nos APA.[49]

ATP1A1 e ATP2B3

O gene *ATP1A1* codifica a subunidade α1 da Na^+/K^+-ATPase, enquanto o gene *ATP2B3* codifica a ATPase 3, transportadora de cálcio da membrana plasmática (Ca^{2+}-ATPase 3). As mutações nesses dois genes representam 5 a 20% de todos os APAs e são mais comuns nas pessoas brancas do que em outras populações.[51,55] Ambas são ATPases do tipo P e inicialmente acreditava-se que as mutações acarretavam sempre uma perda de função gerando despolarização anormal, abertura de canais de cálcio voltagem-dependentes e consequente aumento da síntese de aldosterona.[55] No entanto, recentemente se demonstrou que as mutações no *ATP1A1* aumentam a produção de aldosterona por intermédio de uma variedade de mecanismos, incluindo ganho de função. Isto sugere que alguns genes precisam alcançar tanto ganho quanto perda de função para superar as vias inibitórias.[56] Até o momento, nenhuma mutação germinativa no *ATP1A1* foi relatada como causadora de HF.[51]

Foram descritas diversas mutações no *ATP2B3*, todas envolvendo deleções de pelo menos dois resíduos de aminoácidos em uma área essencial para a ligação do cálcio, o que resulta em despolarização de membrana por perda de função.[55,57] Algumas mutações germinativas no *ATP2B3* estiveram associadas à ataxia cerebelar congênita ligada ao X, mas não ao HAP.[49]

CACNA1D

O gene *CACNA1D* codifica o canal de cálcio voltagem-dependente tipo L (Cav1.3), cujas mutações somáticas estão associadas a ganho de função.[58,59] A maioria das mutações afeta o sensor de voltagem, local de ativação do canal e/ou acoplamento do domínio do sensor de voltagem ao poro, o que gera um aumento no influxo de cálcio por vários mecanismos, incluindo a ativação do canal com voltagens mais negativas ou uma desaceleração na inativação do canal.[59]

Até o momento, mais de 70 mutações foram descritas nesse gene; trata-se da mutação predominante nos MNPA e na doença micronodular bilateral, na qual está presente em 58% dos agrupamentos, enquanto a sua prevalência nos APA é de aproximadamente 9%.[49] Acredita-se que a prevalência desta mutação esteja subestimada: por se tratar de adenomas pequenos, com

Quadro 44.4 Mutações somáticas e germinativas no hiperaldosteronismo primário.

Gene e prevalência	Proteína codificada	Mutações somáticas	Efeito	Fenótipo e características
KCNJ5 (40 a 70%)	Filtro de retificação interno do canal de K^+ (GIR 3.4)	R115W, W126R, A139_F142 dup, I144_E145insAI, E145K, E145Q, T148_T149insR, T148I_T149S, insT149, I150_G151insM, G151R, G153_G164dup, F154C, I157K, I157del, T158A, L168R, E246G	↑ Permeabilidade do canal de K^+ ao Na^+, havendo constante DMC da ZG e ativação de Cav com consequente ↑ da expressão de genes associados à proliferação celular e à síntese de aldosterona	Mais frequente nas mulheres; diagnóstico mais precoce (≤ 45 anos), maior CAP e menores níveis de K^+, PAD mais aumentada e tumores maiores (média de 2 cm) Adenomas com predomínio de células da ZF implicando: ▪ Ausência de resposta ao teste de postura ereta (não expressam Rc-AII) ▪ Níveis mais elevados de esteroides híbridos (18-OHF e 18-oxoF) devido a maior expressão de CYP17A1 ▪ Maior prevalência na maioria das etnias, principalmente em asiáticos e europeus
CACNA1D (1,5 a 10,3%)	Subunidade α1 dos canais de Ca^{++} tipo L (Cav 1.3)	V259D, V401L, G403R, E412D, S652L, L655 P, V728I, Y741C, F747C, F747L, F747V, I750F, I750 M, V752G, V979D, V981N, R990H, R993S, A998I, A998V, I1015V, V1151F, I1152N, P1336R, V1338M, V1153G, M1354I	↑ Permeabilidade do Cav ao Ca^{++} ou ativação do canal com voltagens mais negativas levando a constante ativação de Cav e consequente ↑ da expressão de genes relacionados à síntese de aldosterona	Mais frequente nos homens; tumores menores (geralmente < 1,2 cm) É a mutação mais frequente nos MNPA e no HAP bilateral Adenomas com predomínio de células da ZG Maior prevalência em negros (42%)
CTNNB1 (3,7 a 5,1%)	β-catenina	S45 P, S45F	Impede que os resíduos de serina e treonina da β-catenina sejam fosforilados, inibindo a degradação da β-catenina com consequente ativação aberrante da via WNT e ↑ da expressão da AS	Mais frequente nas mulheres; tumores maiores (média de 2,5 cm) Adenomas com maior risco de transformação maligna Maior incidência de adenomas cossecretores de cortisol Dupla mutação com GNA11 ou GNAQ está associada a expressão do LhCGR, com piora clínica na gestação Pode ter associação com melanoma
ATP1A1 (3 a 17%)	Subunidade α1 da Na^+/K^+-ATPase	L104R p.F100_L104del	Inibe a atividade da Na^+/K^+↑ ATPase, com ↑de Na^+ intracelular levando à despolarização celular e à ativação de Cav com consequente ↑ da expressão da AS	Mais frequente nos homens; tumores menores (geralmente < 1,2 cm) Adenomas com predomínio de células da ZG
ATP2B3 (1,5 a 4%)	ATPase 3 dos transportadores de membrana do Ca^{++} tipo P	L425_V426del	Inibe o efluxo celular de Ca^{++} levando a despolarização e abertura de Cav e consequente ↑ da expressão da AS	Mais frequente nos homens; tumores menores (geralmente < 1,2 cm) Adenomas com predomínio de células da ZG
CADM1 (1%)	Moléculas de adesão celular relacionadas às sinapses nervosas	Gly 379Asp ou p.Val380Asp	Mutações estão associadas a *upregulation* ou *down-regulation* fora de fase dos genes reguladores do ritmo circadiano, como *clock*, *E-box* e *RORE*	Mutações germinativas associadas à ataxia cerebelar sem HAP Secreção periódica de aldosterona podendo estar associada a um HAP cíclico Menor incidência de complicações CV
SLC30A1	Transportador de zinco, ZnT1	51_57 del	↑ Influxo de Na^+ com consequente despolarização celular e ativação de Cav com consequente ↑ da expressão da AS	Características fenotípicas ainda não estabelecidas
CACNA1H (1 a 4%)	Poro formador da subunidade α1H dos canais de Ca^{++} tipo T (Cav 3.2)	**Somáticas**: Ilel430Thr, Val1937Met **Germinativas**: Met1549Ile, Ser196Leu, Pro2083Leu	Ativação de Cav 3.2 com consequente ↑ da expressão da AS	**Somáticas**: associada a MNPA, unilateral, poucos casos descritos nas mulheres, média de idade de 40 anos **Germinativa**: hiperplasia adrenal bilateral maciça; início na infância
CLCN2	Filtro de retificação interno do canal de ClC^{-2}	**Somática**: c.G71A, p.G24D, c.64-2_74 del **Germinativa**: p.Arg172Gln, p.Gly24Asp	Influxo de Cl^- com ativação de Cav 3.2 com consequente ↑ da expressão da AS	Imuno-histoquímica semelhante à ZF com maior expressão de CYP11B1 e CYP17A1, porém com predomínio de células compactas Sem característica clínica específica Germinativa: início < 20 anos

↑: aumento; AS: aldosterona sintase; CAP: concentração de aldosterona plasmática; Cav: canais de cálcio dependentes de voltagem; CV: cardiovasculares; DMC: despolarização de membrana celular; HAP: hiperaldosteronismo primário; K^+: potássio; LhCGR: receptor de gonadotrofina coriônica humana; MNPA: micronódulos produtores de aldosterona; Na^+: sódio; Na^+/K^+-ATPase: bomba de sódio e potássio dependente de ATP; 18-OHF: 18-hidroxicortisol; 18-oxoF: 18-oxocortisol; PAD: pressão arterial diastólica; Rc-AII: receptor de angiotensina II; ZF: zona fasciculada; ZG: zona glomerulosa. (Adaptado de Perez-Rivas et al., 2019;[77] Scholl et al., 2012;[78] Mulatero et al., 2012;[79] Vaidya et al., 2018.[81])

predomínio de células da ZG, eles podem não ser visualizados nos exames convencionais de imagem; no entanto, os estudos com tomografia por emissão de pósitrons (PET/CT) com nódulos a partir de 0,5 cm demonstraram predominância das mutações CACNA1D em pacientes com HAP e histologia compatível com ZG não adenomatosa.[49,60] Esta é a variante mais comum em negros.[59]

Foram relatadas duas mutações (p.Gly403Arg e p.Ile770 Met) em pacientes pediátricos apresentando um fenótipo de HAP grave associado a convulsões e anormalidades neurológicas. Em ambos os casos, o uso de antagonistas dos canais de cálcio resultou em remissão do HAP e normalização da PA.[61]

CTNNB1 e *GNA11/Q*

Embora a maioria das mutações somáticas nos APA esteja em genes que codificam canais iônicos ou seus transportadores, o sequenciamento do exoma identificou uma mutação do éxon 3 do gene *CTNNB1*, que codifica a β-catenina, efetora da via de sinalização canônica WNT.[62]

As primeiras descrições de APA com mutações no *CTNNB1* foram em mulheres cujo HAP foi diagnosticado no início da gravidez.[63] A IHQ revelou uma expressão 100 vezes maior do gene que codifica o receptor de gonadotrofina coriônica humana (LhCGR) nesses adenomas. Porém, nem todas as mulheres com mutação no *CTNNB1* apresentavam piora ou surgimento do HAP durante a gestação e o sequenciamento completo do exoma destes APA evidenciou a coexistência com uma mutação no *GNA11* (Gln209) ou no *GNAQ*, resíduos com alta homologia à proteína G acoplada ao LhCGR, levando a uma rápida produção de aldosterona quando ligado à gonadotrofina coriônica humana (hCG). As gestantes com essa dupla mutação *CTNNB1/GNA11/Q* desenvolveram HAP no primeiro trimestre de gravidez, enquanto as mutações solitárias no *CTNNB1* não são estimuladas pela hGC.[64]

As mutações no gene *CTNNB1* são frequentes em tumores malignos, incluindo os adrenocarcinomas. As mutações somáticas p.Gln209 no GNAQ estão associadas a melanomas uveais, e as mutações em mosaico em *GNA11* ou *GNAQ* estão associadas à síndrome de Sturge-Weber (angiomatose encefalotrigeminal, definida pela tríade clássica: hemangiomas cutâneo, meníngeo e ocular) e a outras síndromes cutâneas. O resíduo p.Gln209 de *GNA11* e *GNAQ* é análogo ao resíduo p.Gln227 do GNAS, que sofre mutação em mosaico na síndrome de McCune-Albright com diferentes variantes genotípicas entre células decorrentes de um único zigoto. Essas mutações surgem na embriogênese após o desenvolvimento do primórdio adrenal direito ou esquerdo, de modo que não há anormalidade contralateral, o que explica a alta taxa de cura da doença com a adrenalectomia unilateral; como são mutações não herdadas, acredita-se que a dupla mutação *CTNNB1/GNA11/Q* esteja relacionada à doença unilateral e a *CTNNB1* pode ocorrer em ambas.[49,63,64]

CADM1

O gene *CADM1* (anteriormente denominado *SynCAM*), codifica uma molécula de adesão celular que é altamente expressa no sistema nervoso central, especialmente no cerebelo, onde atua nas sinapses nervosas. As mutações somáticas por deleção Gly379Asp ou p.Val380Asp estiveram associadas a *upregulation* e *downregulation* fora de fase, dos *clock-genes E-box* e *RORE*, o que estimula as células corticais através das vias relacionadas ao ritmo circadiano. O gene *NPAS2* é um dos genes *RORE* que sofrem *upregulation* no APA com mutação *CADM1* e, de maneira análoga ao *clock*, ele se dimeriza com os genes envolvidos no ritmo circadiano, como *BMAL1*, para conduzir a transcrição de outros *clock-genes*, como *CRY1–2* e *PER1–3*.[65] Os APA com mutações *CADM1* apresentavam uma secreção periódica de aldosterona, e podem estar associados a um HAP cíclico. A prevalência desta mutação é de 1%; porém, devido à sua periodicidade, pode estar subdiagnosticada no rastreamento convencional com amostra única de sangue. Um estudo para avaliar a prevalência de HAP em normotensos por meio da medição da secreção urinária de 24 horas aldosterona revelou uma frequência de HAP duas vezes maior que a estimada de 5 a 11%.[66] A adrenalectomia unilateral foi curativa nos pacientes com a mutação e se acredita que, semelhantemente a *CTNNB1*, a mutação ocorra após a formação dos primórdios embrionários de cada adrenal, e é improvável que estas mutações ocorram bilateralmente. Devido à secreção periódica de aldosterona, há uma menor exposição cumulativa nos tecidos-alvo, o que reduz a incidência de complicações nesta variante.[49,65]

Deleção somática em um transportador de zinco SLC30A1

A identificação de mutações somáticas recorrentes em SLC30A1, que codifica o transportador de zinco ZnT1, amplia o número de canais iônicos ou de transportadores ligados ao HAP. A variante 51_57del causou um influxo anormal sódio com consequente despolarização celular e estímulo à produção contínua de aldosterona.[67]

CACNA1H e *CLCN2*

O gene *CACNA1H* codifica a subunidade α1H dos poros do canal do cálcio voltagem-dependente do tipo T (Cav3.2), expresso na ZG. As mutações induzem o influxo de cálcio, mantendo a produção autônoma de aldosterona.[68] Um pequeno grupo de APA unilaterais abriga mutações somáticas recorrentes em *CACNA1H* (Ile1430Thr, Val1937Met) na mesma região em que ocorrem as mutações germinativas que causam HAP familial (HF) tipo IV (CACNA1H, Met1549Val e Met1549Ile).[69,70] A prevalência de mutações somáticas *CACNA1H* nos APA parece ser baixa, semelhante à das mutações *ATP2B3*; porém, devido ao grande tamanho do gene, as pesquisas foram dirigidas apenas às regiões *hotspot* e sua frequência pode estar subestimada. Nos poucos casos descritos, a mutação somática foi associada a MNPA unilaterais em mulheres com idade média de 40 anos e com boa resposta ao tratamento cirúrgico.[70]

Uma causa igualmente rara de HAP esporádico são as mutações somáticas no gene *CLCN2*. Essas mutações ocorrem nas mesmas regiões da mutação germinativa (Gly24Asp ou Asn356_Leu359del) associada ao HF tipo II. À avaliação histológica, apresentam mais células pobres em lipídios e mais células compactas. Já a IHQ é mais parecida com a ZF, com maior expressão de CYP11B1 em relação a CYP11B2 e altos níveis de CYP17A1 (gene que codifica a 17α-hidroxilase).[71] *CLCN2* codifica o canal de retificação interna do cloreto, CIC-2, e sua expressão mutante acarreta despolarização da membrana celular adrenal e ativa o canal de cálcio voltagem-dependente.[72]

Hiperaldosteronismo familiar

Hiperaldosteronismo familiar tipo I ou hiperaldosteronismo remediável por glicocorticoide

O HAP remediável por glicocorticoide (HARG), ou hiperaldosteronismo supressível pela dexametasona (HASD), é uma doença hipertensiva monogênica de herança autossômica dominante. Trata-se de uma condição rara que responde por menos de 1% dos casos de HAP. Caracteriza-se por hipertensão em adultos jovens (mediana de 33 anos) grave e refratária à terapia anti-hipertensiva convencional; porém, devido ao histórico familiar e à busca ativa de casos, 40,3% eram normotensos ao diagnóstico.[3,73]

Resulta de um pareamento desigual no braço longo do cromossomo 8 dos genes *CYP11B2* (que codifica a aldosterona sintetase), normalmente expresso na ZG, e *CYP11B1* (que codifica a 11β-hidroxilase), normalmente expresso na ZF. Essa anomalia resulta na formação do gene híbrido ou quimérico *CYP11B1/CYP11B2*, que é composto da região promotora da CYP11B1 e da região codificadora do gene *CYP11B2*. Essa combinação leva à produção excessiva de aldosterona na ZF sob o controle do hormônio adrenocorticotrófico (ACTH) e independentemente do SRAA. Assim, a produção de aldosterona nesses pacientes não é responsiva ao teste da postura ou à infusão de angiotensina II e segue o ritmo circadiano do ACTH. Da mesma forma, os níveis de aldosterona e dos esteroides híbridos (ver adiante) podem ser suprimidos pela administração de glicocorticoides, que reduzem a secreção de ACTH e corrigem o quadro clínico.

A expressão dessa enzima na ZF permite, além da produção de aldosterona, a de esteroides híbridos, como o 18-hidroxicortisol (18-OHF) e o 18-oxocortisol (18-oxoF), que podem estar bastante elevados (sua produção em condições normais é desprezível). Os pacientes raramente costumam apresentar hipocalemia e a CAP é menos elevada em relação aos APA esporádicos (29,5 *versus* 44,4 ng/dℓ).[73-75]

Hiperaldosteronismo familiar tipo II

O HAP familiar tipo II (HF-II) refere-se a uma forma não remediável por glicocorticoide resultante da presença de APA e/ou HAB em membros de uma mesma família. A causa genética do HF-II apenas recentemente foi confirmada com a demonstração de mutação com ganho de função no gene *CLCN2* (localizado no cromossomo 3q27), que codifica o canal de cloreto CIC-2. Essa alteração aumenta a permeabilidade do canal ao cloro, elevando suas concentrações intracelulares que despolarizam e ativam os Cav com consequente aumento da expressão da aldosterona sintetase (AS).[71]

Antes do esclarecimento da etiologia genética, o HF-II era considerado o mais prevalente dos HAP familiares, pois abrangia até 6% de todos os HAP. Estabelecida sua base genética, verificou-se que sua prevalência estava subestimada e o HF-II foi encontrado em aproximadamente 10% dos HAP de início na infância e na adolescência (sem outras mutações) e em 2% das HAB. Na maioria das famílias, uma transmissão vertical sugere herança autossômica dominante com penetrância incompleta. Clinicamente, o HF-II se apresenta com RAR elevada e produção autônoma de aldosterona bilateralmente, mas em nenhum caso evidenciou-se hiperplasia maciça das adrenais (ver adiante).[71] A condição apresenta resposta favorável ao tratamento com ARMC.[71]

Hiperaldosteronismo familiar tipo III

Trata-se de outro tipo de HF não remediável por glicocorticoide que tem estado associado a mutações germinativas no mesmo *KCNJ5*, codificador do canal de potássio Kir3.4. A exemplo das mutações somáticas encontradas nos APA, ocorre perda da seletividade do canal com aumento de sua condutância ao sódio e manutenção da despolarização celular, abrindo os Cav, que, por meio de suas vias de sinalização, levam a uma síntese contínua de aldosterona e à proliferação celular (Figura 44.5).[50]

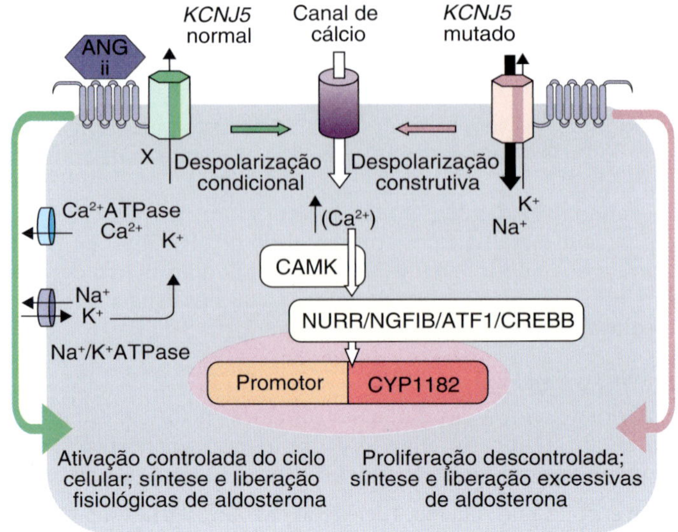

Figura 44.5 Fisiopatologia de mutação no *KCNJ5*.

As características clínicas do HF-III variam amplamente, desde formas leves (responsivas ao tratamento clínico) até formas graves, progressivas e ligadas a grandes massas adrenais, com relato de associação à síndrome de Cushing por aumento do volume celular, e a diabetes insípido por hipocalemia grave. Essa variabilidade depende principalmente do tipo da mutação que afeta o *KCNJ5*. De fato, a variante p.Gly151Glu está associada a um fenótipo leve e a uma doença estável, enquanto as variantes p.Gly151Arg, p.Thr158Ala, pIle157Ser e Tyr152Cys favorecem um HAP grave e progressivo.[76,77]

Estudos eletrofisiológicos para avaliar as peculiaridades de cada mutação demonstraram variações na condutância ao sódio, principalmente quanto à sua velocidade de entrada na célula. Constatou-se que, quanto maior a condutância ao sódio por mecanismos de defesa apoptóticos, maior a letalidade celular, o que limita o crescimento e a progressão da doença e resulta em um fenótipo mais brando e facilmente controlado. Assim, mutações germinativas funcionalmente mais leves, como p.Gly151Arg e p.Thr158Ala, resultam em características clínicas mais graves, enquanto a altíssima condutância da mutação p.Gly151Glu a torna mais inócua. Portanto, estudos genéticos específicos poderão orientar na escolha terapêutica dessas famílias.[78,79]

A análise histológica das adrenais mostrou redução da espessura da ZG, aumento da ZF e presença de células que coexpressam CYP17 e CYP11B2, e é esta a base fisiopatológica para a produção elevada de esteroides híbridos (18-OHF e 18-oxoF), que, dependendo da gravidade da mutação, podem estar de três até mil vezes acima do valor normal. A idade de início da hipertensão variou de 2 a 40 anos entre as famílias (maior frequência abaixo dos 10 anos), e alguns casos extremamente graves necessitaram de uma adrenalectomia bilateral antes dos 15 anos.[77,79]

Hiperaldosteronismo familiar tipo IV

Os estudos genético-moleculares em pacientes com HAP de início na infância (< 10 anos de idade) identificaram uma nova mutação germinativa em heterozigose com penetrância incompleta no gene *CACNA1H*, que codifica a subunidade α-1H do canal de cálcio voltagem-dependente tipo T. Essa alteração impede a inativação do canal e o ativa com potenciais de membrana menores, resultando em aumento intracelular de cálcio.[68]

Mutações germinativas no *CACNA1H* também foram registradas em pacientes com esclerose lateral amiotrófica, epilepsia e autismo, porém a maioria dos indivíduos com HAP não apresenta sinais dessas condições. Os pacientes submetidos à adrenalectomia apresentavam hiperplasia micronodular com invasão da cápsula adrenal.[80,81]

Causas raras do hiperaldosteronismo primário

O carcinoma adrenal (CA) é uma causa incomum de HAP, com incidência estimada na população geral de cerca de dois casos por milhão por ano. Essas neoplasias frequentemente secretam outros esteroides além da aldosterona, produzindo quadros clínicos variáveis com 50 a 60% desenvolvendo a síndrome de Cushing e sinais de virilização. Os níveis plasmáticos e urinários de aldosterona são geralmente muito elevados e produzem um quadro clínico de hipertensão e hipocalemia graves, apesar de terem sido descritos casos de CA produtor de aldosterona sem hipertensão. O tamanho dos tumores é variável e apresenta mediana de 8 cm; acometem predominantemente as mulheres (83%) e não seguem a curva bimodal clássica do CA para a idade (mediana: 45 anos).[82,83]

A avaliação genética do CA associado ao HAP não encontrou associação com mutações somáticas presentes nos adenomas. Entre as variáveis germinativas, 33% apresentaram mutações no *CTNNB1* e 22% no gene supressor tumoral *p53*. Em menores proporções, foram encontradas mutações deletérias em outros genes supressores tumorais, como *CDKN2A, PRKAR1A, ATM* e *RB1*.[83,84]

Excepcionalmente, o HAP pode resultar da secreção ectópica de aldosterona por outros tumores, como arrenoblastomas de ovário, mielolipomas e outros carcinomas não adrenais.[85] Em 17% dos CA associados ao HAP, a APR não estava suprimida, o que pode ocorrer no contexto de uma síndrome paraneoplásica, em tumores produtores de renina ou, mais provavelmente, por estenose da artéria renal decorrente de compressão externa pelo tumor e levando ao hiperaldosteronismo hiper-reninêmico.[83] O tratamento é cirúrgico, mas o prognóstico costuma ser frustrante, com sobrevida total de apenas 37% em 5 anos.

Quando investigar a cossecreção de cortisol?

A secreção autônoma leve de cortisol (MACS, do inglês *mild autonomous cortisol secretion*), definida como cortisol após supressão com 1 mg de dexametasona (TSD-1 mg) superior a 1,8 μg/dℓ na ausência das características clínicas do hipercortisolismo, tem se mostrado muito prevalente no HAP, pois sua frequência varia de 4 a 27% nas populações e é maior nos asiáticos.[1,24]

Assim, é indicado que todo paciente com nódulo adrenal (com ou sem HAP) seja submetido a TSD-1 mg, principalmente os indivíduos que serão submetidos ao cateterismo de veias adrenais (CVA), no qual a cossecreção pode prejudicar a interpretação do teste com aparente perda da lateralidade. Tal indicação se estende aos casos cirúrgicos devido ao risco de insuficiência adrenal no pós-operatório por supressão da glândula contralateral.[24]

DIAGNÓSTICO DIFERENCIAL

Confirmada a secreção autônoma de aldosterona, prossegue-se para o diagnóstico etiológico. As características clínicas e laboratoriais podem auxiliar no diagnóstico diferencial das várias formas de HAP, em especial na separação dos dois grandes grupos: unilateral (APA) e bilateral (HAB). Em geral, com base nos dados clínicos e bioquímicos preliminares, a suspeição diagnóstica de um APA é reforçada quando se trata de uma mulher jovem (< 40 anos), com hipocalemia presente, CAP > 25 ng/dℓ e RAR > 40. Contudo, vários procedimentos podem ser necessários para a distinção etiológica, visto que o tratamento é diferente.

Exames de imagem

Tomografia computadorizada

Recomenda-se que todo paciente com HAP realize uma TC adrenal como avaliação inicial dos subtipos e para a exclusão de grandes massas que podem representar CA adrenocortical. No entanto, os procedimentos de imagem têm algumas limitações, como por exemplo:

Os pequenos NPA podem ser interpretados incorretamente como nodulações da HAB (Figura 44.6).

Os microadenomas poderiam representar áreas aparentes de hiperplasia. O macroadenomas unilaterais não funcionantes não são incomuns, especialmente nos pacientes mais idosos (> 40 anos), e são indistinguíveis do APA na TC.

Não é raro o achado de adenomas adrenais bilaterais em alguns casos de HAP, e os exames de imagem convencionais não permitem saber qual deles é o funcionante (Figura 44.7).

Pela diretriz atual da Endocrine Society, a identificação e a lateralização de um adenoma unilateral isolado em paciente jovem (idade < 40 anos) com o HAP clássico (hipocalemia e CAP > 30 ng/dℓ) encerram a investigação e permitem a abordagem cirúrgica sem necessidade de um seletivo CVA (Figura 44.8). Da mesma forma, a ausência de imagem tumoral em paciente suspeito de ter HAB também encerra a avaliação e indica tratamento clínico. No entanto, estudos recentes comparando pacientes com adrenais normais à imagem por TC com CVA em jovens com HAP "florido", observaram que 38% dos casos apresentavam lateralização no CVA, privando esses indivíduos do tratamento cirúrgico, possivelmente curativo, quando avaliados apenas pela TC.[86-88] Os crescentes entendimentos

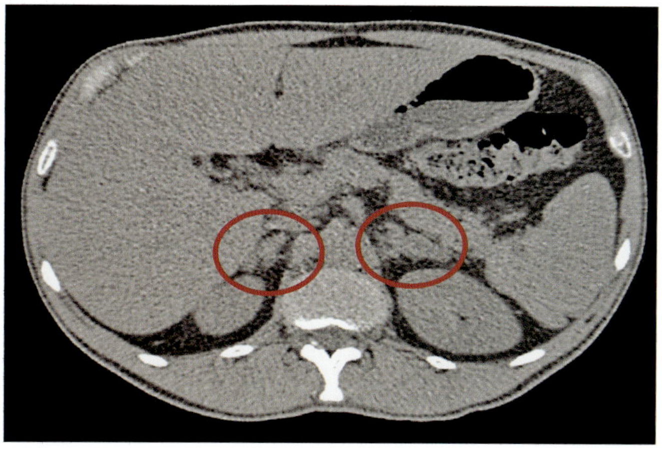

Figura 44.6 Hiperplasia adrenal nodular bilateral (*círculos*). Não se pode excluir a presença de adenoma *à esquerda*.

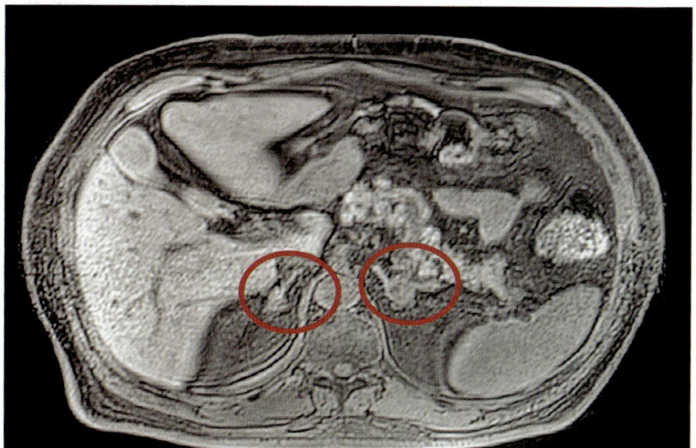

Figura 44.7 Adrenais com adenomas bilaterais visualizados à ressonância magnética (*círculos*): nódulo ovalado de 1,1 × 1 × 0,8 cm *à direita* e nódulo de 1,8 × 1,5 × 1 cm *à esquerda*.

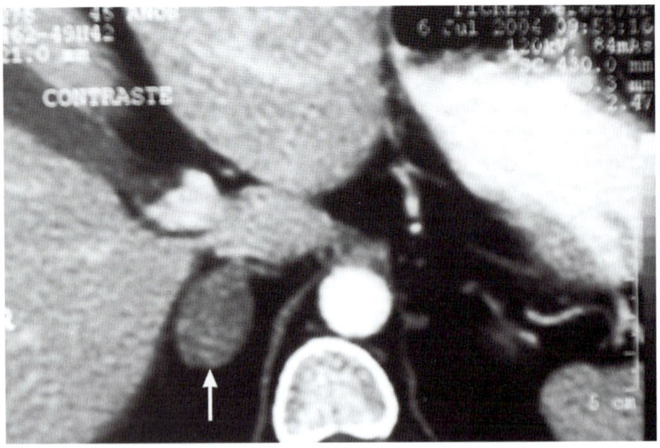

Figura 44.8 Adenoma de 2,3 cm na adrenal direita (*seta*) em mulher de 37 anos com hipertensão, hipocalemia, aldosterona elevada (55 ng/dℓ) e renina suprimida. Nesta situação, o cateterismo de veias adrenais torna-se desnecessário.

histopatológico e genético também nos mostram que a doença unilateral pode contemplar casos de MNPA e HDPA, que apresentam adrenais de aspecto normal à imagem, mas 81% deles têm a mutação somática *CACNA1D*, e esta variante está associada a maior discordância entre os estudos de imagem e o CVA.[89] Eventualmente, encontram-se nódulos uni ou bilaterais e, algumas vezes, o predomínio de apenas um deles, o que pode ser causa de confusão diagnóstica com um APA.[1,88,89]

Como os tumores a serem investigados são geralmente pequenos (cerca de 1,5 cm de diâmetro, em média, e muitos < 1 cm), os cortes realizados sobre as adrenais devem ser finos, de preferência com 3 mm ou menos. Com o aprimoramento técnico das TC, tornou-se possível detectar adenomas < 1 cm de diâmetro. No entanto, tumores < 0,5 cm facilmente escapam à TC, e a taxa de concordância entre a TC e o CVA é de cerca de 67% na presença de um nódulo unilateral. Tumores > 5 cm (e na dependência do fenótipo da imagem) podem levantar a suspeita da existência de CA. Entretanto, algumas características próprias dos adenomas, como sua baixa densidade (< 10 HU) na TC sem contraste e *washout* elevado após contraste (> 60%), permitem estabelecer o diagnóstico preliminar com segurança.[86]

Ressonância magnética

É um procedimento mais dispendioso e com resolução espacial semelhante ou até menor do que a do TC. No geral, a ressonância magnética (RM) de adrenais não oferece vantagens adicionais, e sua sensibilidade variou de 60 a 100% em diversos estudos.[1,19,32]

Lateralização da produção de aldosterona

Cateterismo bilateral seletivo das veias adrenais

No HAP, o cateterismo bilateral seletivo das veias adrenais (CSVA) com coleta de sangue para dosagem de aldosterona é considerado o padrão-ouro para o diagnóstico diferencial entre doença uni e bilateral, o que é crucial para uma adequada decisão terapêutica. O procedimento é recomendado para todo paciente candidato ao tratamento cirúrgico, exceto para os casos indubitáveis de APA (jovem < 40 anos com hipocalemia espontânea, evidente excesso de aldosterona e lesão unilateral isolada na imagem). Apesar disso, o CVA não é um procedimento padronizado universalmente, pois há diferentes protocolos para sua realização e interpretação.[1,24,90]

Essa falta de padronização e a pouca disponibilidade na maioria dos centros impedem que o CVA cumpra critérios rígidos de uma técnica padrão-ouro, mas o estudo AVIS-2, recentemente publicado, mostrou evidências de melhores resultados cirúrgicos em pacientes submetidos ao CSVA. Desta forma, o endocrinologista deve ser capaz de distinguir os pacientes com maior chance de cura cirúrgica (aqueles que teriam maior benefício com o procedimento) daqueles que não têm indicação de realizar o exame, poupando recursos (Quadros 44.5 e 44.6).[90,91]

O CVA é um procedimento tecnicamente difícil, especialmente em relação à cateterização da veia adrenal direita (VAD), que é menor e mais angulada em relação à veia cava inferior (VCI). A taxa de sucesso dessa técnica é de aproximadamente 75%, mas pode chegar a 95% nas mãos de um angiografista experiente. Tipicamente, o sucesso de canulação das veias adrenais é confirmado por meio do índice de seletividade (IS), que é a medida da relação do cortisol nas veias adrenais sobre o das veias periféricas. Esse índice pode ser realizado sob estímulo contínuo com ACTH sintético (cosintropina 50 μg/hora, intravenosa iniciada 30 minutos antes do procedimento ou 250 μg em *bolus*) para minimizar os efeitos do estresse sobre o cortisol e melhorar a acurácia do IS. Valores maiores que 4:1 com estímulo ou 2:1 sem estímulo possibilitam uma adequada cateterização.[90]

O índice de lateralização (IL), que compara as relações aldosterona:cortisol (A:C) entre as duas veias adrenais, permite definir a fonte uni ou bilateral da secreção de aldosterona. O cálculo é realizado pela relação A:C do lado dominante dividida pela relação A:C do lado não dominante. Níveis ≥ 2 sem estímulo com ACTH ou ≥ 4 com estímulo confirmam a lateralização.[91] O estímulo com ACTH não parece melhorar o IL: os estudos mostram respostas variáveis devido às diferentes expressões do receptor de ACTH (MC2R) no APA e no MNPA em relação à ZG normal, o que esteve associado à variável genética presente em cada um deles. Os APA com mutações somáticas nas ATP-ases mostraram elevada expressão do MC2R, enquanto os portadores da *KCNJ5* apresentam baixa expressão. Outros especialistas mostraram que, independentemente das mutações somáticas, 70% dos HAP "floridos" têm baixa expressão do MC2R. Essa variabilidade na expressão do receptor impactando no IL fez com que diversos centros europeus optassem pelo CVA não estimulado, apesar de seu uso ser indicado pela maioria das diretrizes.[92]

Quadro 44.5 Principais características clínicas preditoras de cura cirúrgica.

- Idade pouco avançada
- Sexo feminino
- HAS de início recente (< 5 anos)
- Uso de poucos anti-hipertensivos (≤ 2)
- Níveis pressóricos elevados
- Função renal normal
- IMC ≤ 25 kg/m^2
- Sem histórico familiar de HAS
- Sem sinais de remodelamento vascular

HAS: hipertensão arterial sistêmica; IMC: índice de massa corporal.

Quadro 44.6 Condições nas quais não é indicado o cateterismo bilateral seletivo das veias adrenais em pacientes com hiperaldosteronismo primário.

- Pacientes não candidatos a anestesia geral e/ou cirurgia
- Pacientes que preferem o tratamento clínico
- Pacientes com hiperaldosteronismo familiar e mutações germinativas*
- Pacientes com um tumor grande, sugestivo de carcinoma adrenal

*Nesses pacientes, a secreção de aldosterona é bilateral.

Uma inadequada supressão com TSD-1 mg (≥ 1,8 μg/dℓ) indica cossecreção de aldosterona e cortisol, podendo levar à interpretação errada do CVA, pois seria esperado que na veia adrenal ipsilateral ao APA a relação A:C fosse maior. Contudo, isso pode não ocorrer devido ao aumento da produção de cortisol cossecretado pelo APA, com consequente inibição do ACTH e redução da produção de cortisol na adrenal contralateral, em que a relação A:C pode tornar-se até maior, resultando em perda da lateralização ou sugestão de falha na canulação.[93,94] Uma solução para esse problema seria a dosagem de um metabólito alternativo, como as metanefrinas plasmáticas. Alguns autores têm sugerido seu uso rotineiro e não apenas em adenomas com cossecreção, pois são até mais sensíveis que o cortisol para se avaliar o IS no CVA. As metanefrinas apresentam meia-vida plasmática curta, de 3 a 6 minutos, e mais de 90% de sua produção ocorre nas adrenais. Portanto, a sua concentração nas veias adrenais é 90 vezes maior do que a existente nas veias periféricas, havendo maior variação entre as suas concentrações e mais facilidade para a localização do cateter, como também sensibilidade maior que a do cortisol no teste sem estímulo. Valores de metanefrinas nas veias adrenais 10 vezes maior que na periférica confirmam a adequada canulação. O IL é realizado da mesma forma que para o cortisol, e valores maiores que 2,5 confirmam a lateralidade. O uso das metanefrinas como substitutas do cortisol no CVA deve ficar reservado aos casos de cossecreção; a lateralização foi discordante em 14% dos casos.[95] Estudo recente utilizando outros esteroides para avaliar a cateterização das adrenais demonstrou que a 11β-hidroxiandrostenediona e o 11-desoxicortisol foram mais específicos que o cortisol para determinar o IS.[92]

Para padronização e adequada interpretação do CVA, sugere-se:

- Corrigir previamente a hipocalemia (manter níveis de K^+ > 3,5 mEq/ℓ)
- Realizar os testes com estímulo pelo ACTH sintético pela manhã (às 8 horas) para evitar os falso-negativos atribuídos às flutuações diurnas do ACTH e com o paciente em posição supina por 60 minutos antes do procedimento
- Ajustar anti-hipertensivos evitando diuréticos, betabloqueadores e inibidores da enzima conversora de angiotensina (ECA), pois podem confundir a interpretação do teste
- Suspender ARMC e amilorida por um período mínimo de 6 semanas, pois elevam a renina e podem estimular a adrenal contralateral
- Cateterizar ambas as veias adrenais simultaneamente, pois a secreção de aldosterona é pulsátil.[91]

Alguns autores consideram que, se a APR estiver suprimida mesmo na vigência de medicamentos que interfiram na secreção de aldosterona, o CVA pode ser realizado e interpretado adequadamente.[24,35,92]

Por ser um procedimento invasivo, o CVA pode apresentar complicações (0,7 a 1%), como ruptura de veia adrenal, que se manifesta por dor intensa 24 a 48 horas após o procedimento; risco para trombose; hemorragia; infarto e insuficiência adrenal permanente.

Diante de falha na cateterização da VAD, alguns autores propõem o cálculo do índice de supressão contralateral (CSI), que é obtido pela divisão do valor da relação A:C na veia adrenal esquerda (VAE) pelo valor correspondente na VCI. No estudo original, um resultado ≥ 5,5 sugeriu lateralização da secreção de aldosterona pela VAE; já um valor ≤ 0,5 sugeriu provável lateralização da secreção de aldosterona pela VAD com valor preditivo positivo de 100% nos estudos iniciais. Valores entre 0,5 e 5,5 corresponderam a uma zona indefinida e representaram cerca de 50% dos casos.[96] Um estudo posterior mostrou falha de 18% do CSI ao sugerir secreção ipsilateral de aldosterona em indivíduos com doença bilateral.[92]

Os centros especializados estão desenvolvendo um novo método de CVA, o cateterismo superseletivo ou cateterismo segmentar, que é realizado pela cateterização de veias tributárias adrenais através de finos cateteres que possibilitam a avaliação de diversas regiões da glândula, inclusive de nódulos mais distais, o que permite identificar áreas produtoras de hormônio e indicar uma adrenalectomia parcial, o que é particularmente interessante para os pacientes com lesões bilaterais ou com adrenal única.[92]

Testes alternativos

Alguns testes e procedimentos alternativos, resumidos no Quadro 44.7, podem ser usados para auxiliar no diagnóstico quando o CVA não estiver disponível ou for recusado pelo paciente.

Modelos clínicos de predição de lateralização do hiperaldosteronismo primário

Em tempos de inteligência artificial, diversos modelos estatísticos de predição clínica associados a "aprendizado de máquina" (*machine learning*) estão sendo desenvolvidos para indicar lateralidade no HAP. A intensão é reduzir a necessidade do CVA devido à sua baixa disponibilidade e dificuldade técnica. Os modelos utilizam parâmetros clínicos e técnicas de visualização de imagem e interpretação. Esta ferramenta pode ser de extrema utilidade para auxiliar os clínicos que atuam afastado de grandes centros na decisão terapêutica mais assertiva.[97]

Os principais parâmetros clínicos que mostraram significância estatística em demonstrar lateralidade no HAP foram: CAP, RAR, CAP após teste de infusão salina (TIS), RAR após teste do captopril, níveis de K^+ e nódulo único na TC. Os parâmetros utilizados e os valores de corte em cada escore foram variáveis, porém a maioria apresentou baixa sensibilidade e elevada especificidade para doença bilateral (Quadro 44.8).

Teste da postura ereta

Isoladamente, consideramos o teste da postura ereta (TPE) como o procedimento não invasivo mais sensível e específico na diferenciação entre APA e HAB por casa da sua facilidade de execução.[24,108-110] Em nosso serviço, tornou-se o passo inicial na diferenciação dos subtipos de HAP, e com boa correlação com o diagnóstico.

Procedimento. O TPE consiste nas dosagens de CAP, APR e cortisol pela manhã, entre 7h30 e 8h30, após uma noite de sono e com o paciente ainda em decúbito e em jejum e, novamente, após 2 horas em ortostase tanto deambulando ou parado mas sem tirar os pés do chão. Alternativamente, a amostra basal pode ser coletada pela manhã em jejum após repouso deitado por pelo menos 40 minutos.[13,32,110]

Racional e interpretação. O TPE baseia-se no fato de a posição ortostática estimular os receptores de angiotensina II (RA-II) e elevar os níveis de aldosterona em indivíduos saudáveis. Histologicamente, a HAB mantém os RA-II e, desta forma, os níveis circulantes de aldosterona habitualmente se elevam de 2 a 3 vezes ao fim do TPE nos pacientes com HAB (da mesma forma, ou até mais, que em indivíduos normais), mas se mantêm, ou até diminuem, naqueles com APA devido à ausência de RA-II no tecido patológico (Figura 44.9). Podem ocorrer respostas "paradoxais" em até 20% dos pacientes, devido às diferentes mutações presentes e ao tipo celular predominante (ZF ou ZG), além de diferentes estímulos como GIP, vasopressina, serotonina, entre outros.[3,13,32,111]

Quadro 44.7 Testes alternativos ao cateterismo bilateral seletivo das veias adrenais para auxiliar no diagnóstico dos subtipos de hiperaldosteronismo primário.

Teste	Método	Interpretação	Capacidade de diferenciação
Teste da postura ereta	A postura ereta é um estímulo para ativação do SRAA, resultando em elevação da CAP em indivíduos saudáveis e naqueles com HAB	No HAB, a CAP se eleva em duas a três vezes. Nos casos de APA, a CAP não se modifica ou tem aumento < 30%	Respostas paradoxais em até 20% dos casos (APA responsivos à angiotensina e hiperplasia adrenal primária)
Teste terapêutico com espironolactona (SPL)	Por ser antagonista do receptor mineralocorticoide, a SPL eleva a CAP	Usar 25 a 200 mg de SPL por 4 a 6 semanas e dosar a CAP Aumento expressivo da CAP ocorre na HAB e no APA-RA. Grandes alterações não acontecem em casos de APA	Baixa acurácia
Teste de estímulo com ACTH	APA tem maior expressão da 11β-HSD2, daí a maior elevação da CAP após o ACTH	Cortrosina® 250 mg IV: dosar CAP 60 min após infusão; valores > 38 ng/dℓ indicam APA	Sensibilidade: 91% Especificidade: 81% Acurácia: 84% para APA
18-OHB sérica	Precursor da aldosterona, formado pela ação da AS	Valores < 50 ng/dℓ na HAB; geralmente > 100 ng/dℓ no APA	Acurácia: 82%
18-OHF urinário	Esteroide híbrido formado pela ação da AS em tumor com predomínio de células semelhantes às da ZF	18-OHF > 510 μg/24 h indica APA	Sensibilidade: 35% Especificidade: 100% Acurácia: 84% para APA
18-oxoF plasmático	Esteroide híbrido formado pela ação da AS em tumor com predomínio de células semelhantes às da ZF	18-oxoF > 4,7 ng/dℓ indica APA	Sensibilidade: 83% Especificidade: 99% Acurácia: 92% para APA
PET/CT	Radiotraçador: ■ ^{11}C-metomidato: específico para as enzimas CYP11B1 e CYP11B2, mas não seletivo entre elas; bom para diferenciar a lesão adrenocortical de outras lesões ■ ^{68}Ga-pentixafor: liga-se ao receptor 4 de quimiocina, muito expresso em APA. Ainda em fase de estudo, permitirá diferenciar lesão uni de bilateral	Elevada captação uni ou bilateral	^{11}C-metomidato: ■ Sensibilidade: 76% ■ Especificidade: 87% ■ Acurácia: 80% para APA ■ ^{68} Ga-pentixafor: estudos iniciais indicam acurácia > 96%

ACTH: hormônio adrenocorticotrófico; APA: adenoma produtor de aldosterona; APA-RA: APA responsivo à angiotensina; AS: aldosterona sintetase; CAP: concentração de aldosterona plasmática; HAB: hiperplasia adrenal bilateral; IV: via intravenosa; 18-OHB: 18-hidroxicorticosterona; 18-OHF: 18-hidroxicortisol; 18-oxoF: 18-oxocortisol; PET/CT: tomografia por emissão de pósitrons; SPL: espironolactona; SRAA: sistema renina-angiotensina aldosterona; ZF: zona fasciculada. (Adaptado de Kater et al., 2004;[110] Buffolo et al., 2017;[57] Sonoyama et al., 2011;[112] Mulatero et al., 2012;[114])

Quadro 44.8 Diferentes modelos de predição de subtipos de hiperaldosteronismo primário (HAP) utilizando parâmetros clínicos.

Referências	Modelo	Coorte	Sensibilidade	Especificidade
Kupers et al.[97]	Nódulo unilateral ≥ 8 mm, K+< 3,5 mEq/ℓ e TFG ≥ 100%	HAP-UL= 49 HAP-BL= 38	51%	89%
Nanba et al.[98]	CAP ≥ 16,5 ng/dℓ, RAR pós-TCap ≥ 82 e K+ ≤ 3,4 mEq/ℓ	HAP-UL= 32 HAP-BL= 39	40%	87%
Kocjan et al.[99]	K+ < 3,5 mEq/ℓ, CAP pós-TIS > 18 ng/dℓ e nódulo unilateral independentemente do tamanho	HAP-UL= 28 HAP-BL= 39	28%	100%
Kamemura et al.[100]	K+ < 3,5 mEq/ℓ, nódulo unilateral ≥ 8 mm, RAR ≥ 55 e sexo masculino	HAP-UL= 24 HAP-BL= 204	20%	96%
Kobayashi et al.[101]	K+ < 3,5 mEq/ℓ, CAP ≥ 21 ng/dℓ, nódulo unilateral ≥ 8 mm, RAR ≥ 62 e sexo masculino	HAP-UL= 378 HAP-BL= 912	35%	100%
Puar et al.[102]	Relação CAP/K+ > 15	HAP-UL= 70 HAP-BL= 33	50%	78%
Burrello et al. – SPACE[103]	Nódulo unilateral ≥ 8 mm, K+< 3,9 mEq/ℓ, CAP pós-TCap ou pós-TIS > 8,9 ng/dℓ e CAP no rastreio > 30,3 ng/dℓ	HAP-UL= 93 HAP-BL= 57	40%	100%
Kaneko et al.[104]	CAP pós-TIS > 13,1 ng/dℓ	HAP-UL= 16 HAP-BL= 48	68%	57%
Rossi et al.[105]	Idade < 45 anos, K+< 3,6 mEq/ℓ e nódulo unilateral ≥ 5 mm	HAP-UL= 131 HAP-BL= 100	14%	98%
Holaj et al. – SCORE[106]	Nódulo unilateral ≥ 6 mm e CAP pós-TIS > 16,5 ng/dℓ	HAP-UL= 96 HAP-BL= 54	36%	100%
Song et al. – CONPASS[107]	CAP ≥ 20 ng/dℓ, K+ ≤ 3,5 mEq/ℓ, RD ≤ 5 μIU/mℓ e nódulo unilateral ≥ 10 mm	HAP-UL= 84 HAP-BL= 117	35%	89%

CAP: concentração de aldosterona plasmática; HAP-BL: hiperaldosteronismo primário bilateral; HAP-UL: hiperaldosteronismo primário unilateral; K+: potássio; RAR: relação aldosterona/atividade plasmática da renina; TCap: teste confirmatório pós-captopril; TFG: taxa de filtração glomerular; TIS: teste confirmatório pós-infusão salina.

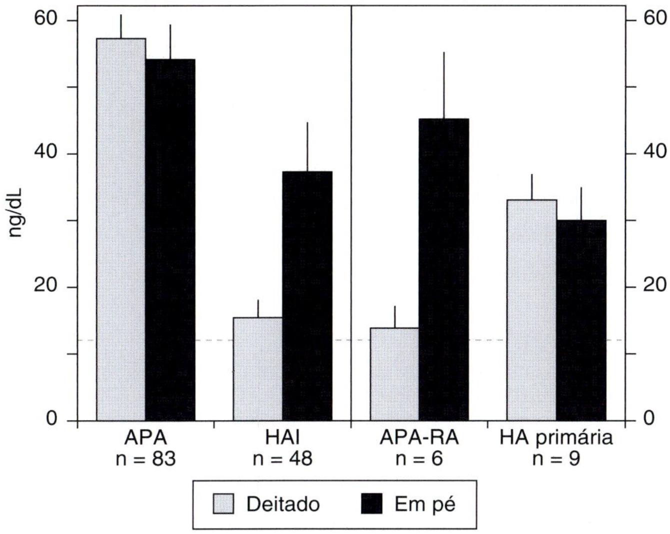

Figura 44.9 Resposta da aldosterona ao estímulo postural em pacientes com adenoma produtor de aldosterona (APA), hiperaldosteronismo idiopático (HAI), APA responsivo à angiotensina (APA-RA) ou hiperplasia adrenal (HA) primária. (Adaptada de Kater e Biglieri, 2004.[110])

A dosagem concomitante de cortisol é crucial para se avaliar uma eventual interferência do ACTH endógeno na secreção de aldosterona. Nas situações em que o cortisol se eleva ao fim do teste, supostamente em decorrência do estímulo do ACTH, a interpretação do resultado fica prejudicada, visto que a aldosterona é responsiva ao ACTH tanto no APA como na HAB. Por essa razão, alguns especialistas preferem fazer esse teste após supressão noturna com 1 mg de dexametasona. Alternativamente, empregamos um fator de correção: sempre que houver elevação do cortisol no fim do teste (com relação ao valor basal), subtraímos do incremento percentual da aldosterona o incremento percentual do cortisol. Se o incremento da aldosterona não ultrapassar 30% (ausência de elevação), o teste é considerado positivo para o diagnóstico de APA (Figura 44.10).[109,110]

Testes e procedimentos alternativos

Outros testes e procedimentos alternativos, resumidos no Quadro 44.7, podem ser usados para auxiliar no diagnóstico quando o CVA não estiver disponível.

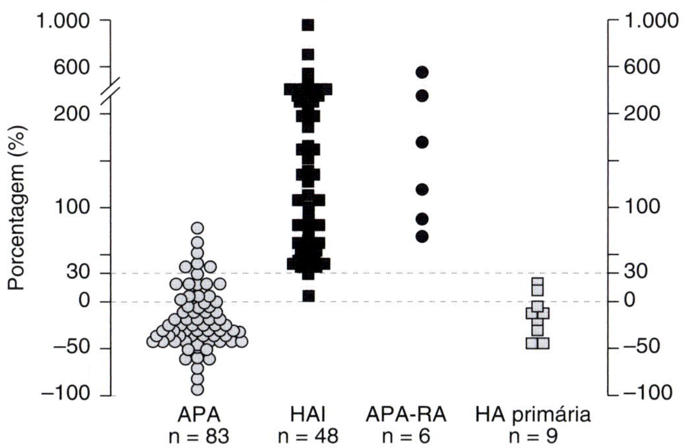

Figura 44.10 Comportamento da concentração de aldosterona plasmática (CAP) em pacientes com hiperaldosteronismo primário (Δ%). APA: adenoma produtor de aldosterona; APA-RA: APA responsivo à angiotensina; HA: hiperplasia adrenal; HAI: hiperaldosteronismo idiopático. (Adaptada de Kater e Biglieri, 2004.[110])

Teste de estímulo com ACTH

A dosagem da CAP após teste de estímulo com ACTH sintético (Cortrosina®) tem como racional a maior expressão de 11β-hidroxiesteroide desidrogenase tipo 2 nos APA em comparação ao HAB. Valores de CAP > 38 ng/dℓ após estímulo são indicativos de APA, com sensibilidade e especificidade de 91,3 e 80,6%, respectivamente.[112]

Concentração de aldosterona plasmática associada ao teste de infusão salina

A dosagem da CAP inferior a 12 ng/dℓ após TIS associada a redução da RAR foi recentemente demonstrada ser capaz de predizer doença bilateral, com especificidade de 88,2%, 97% e 100% em coortes australianas, chinesas e japonesas respectivamente. Esta abordagem reduziria a necessidade de CVA em 22 a 38%.[113]

Dosagem dos precursores da aldosterona

Níveis significativamente elevados de DOC e corticosterona (B), em adição àqueles de aldosterona, confirmam o diagnóstico de APA. Mais característica ainda é a elevação da 18-hidroxicorticosterona (18-OHB), que é utilizada como um "marcador" do excesso mineralocorticoide no HAP em lugar da própria aldosterona.[32,110] A 18-OHB é formada pela 18-hidroxilação da corticosterona na ZG pela AS. Na HAB, esses esteroides em geral têm concentrações normais.[13] Embora não esteja facilmente disponível, a dosagem da 18-OHB pode ser útil no diagnóstico diferencial. Níveis plasmáticos > 70 a 100 ng/dℓ, coletados às 8 horas com o paciente deitado, são característicos de APA, ao passo que valores < 50 a 70 ng/dℓ indicam HAB.[13,114] Apesar disso, esse teste tem baixa acurácia na distinção entre os dois subtipos de aldosteronismo.[1,114,115]

Dosagem de 18-hidroxicortisol e de 18-oxocortisol

O 18-OHF e o 18-oxoF são esteroides híbridos com atividade mineralocorticoide que resultam da ação da AS sobre o cortisol. Encontram-se elevados no HASD (HF-I) e, em menor intensidade, nos APAs e normais na HAB. No HASD, os níveis urinários de 18-OHF e de 18-oxoF em geral estão 10 vezes acima do valor normal.[13,114] Tem sido demonstrado que a dosagem de 18-oxoF é um marcador de diferenciação entre o APA e a HAB, e ele está de 8,5 a 21 vezes maior nos adenomas; os valores mais elevados são encontrados na presença da variante genética KCNJ5 e os mais baixos na CACNA1D.[116] A dosagem desses esteroides também não se encontra facilmente disponível.

Novos exames de imagem

PET/CT

^{11}C-metomidato-PET/CT. O metomidato, um análogo metila do agente anestésico etomidato, é um potente inibidor da CYP11B1 (11β-hidroxilase) e da CYP11B2 (AS), ambas as enzimas envolvidas na síntese de cortisol e aldosterona, respectivamente. O metomidato pode ser marcado com ^{11}CH3 e usado como radiotraçador. Entre os tumores adrenais, os APAs são os mais ávidos pelo metomidato; por isso, o ^{11}C-metomidato-PET/CT tem sido proposto como alternativa não invasiva ao CVA para lateralizar os APA.[117]

O exame deve ser realizado com supressão do ACTH por meio da administração de dexametasona (1 mg 12/12 horas por 3 dias) para inibir a expressão da CYP11B1 (mas não da CYP11B2) e aumentar a seletividade para o HAP, o que facilita a detecção de lesões adrenais focais com alta captação do ^{11}C-metomidato (devido à expressão aumentada da CYP11B2) e as separa do tecido adrenal normal. Além disso, para a realização da ^{11}C-metomidato-PET/CT, a maioria dos protocolos determina suspender todas as medicações que interfiram no SRAA.[117,118]

Os estudos atuais mostram concordância entre o CVA e a ^{11}C-metomidato-PET/CT entre 55 e 60%, porém a falta de uma padronização adequada (com ou sem supressão com dexametasona e medicações em uso) faz com que os resultados sejam bastante variáveis. Avaliando o diagnóstico de lateralização pós-cirúrgico quando a ^{11}C-metomidato-PET/CT foi utilizada, houve 18% de erro de subtipo e 3% com o CVA.[119] Porém, quando comparamos os resultados da adrenalectomia, os perfis imuno-histoquímicos e as taxas de cura foram semelhantes entre os grupos, o que mostrou que, mesmo com a lateralização discordante entre a ^{11}C-metomidato-PET/CT e o CVA, não houve diferença no resultado cirúrgico pelos critérios de cura do estudo Primary Aldosteronism Surgical Outcome (PASO).[117,120] A maior limitação deste método é a curta meia-vida do ^{11}C-metomidato (20 minutos), o que reduz a sua disponibilidade. Um novo traçador com maior tempo de ação (110 minutos) em desenvolvimento é o ^{18}F-CETO (para-cloro-2-[^{18}F]-fluoretil-etomidato).[121]

^{68}Ga-pentixafor-PET/CT. O receptor 4 de quimiocina com motivo C-X-C (CXCR4) é expresso na superfície das membranas celulares e é altamente expresso na maioria dos APA. O ^{68}Ga-pentixafor, um ligante específico do CXCR4, demonstrou acurácia diagnóstica > 90% na detecção de APA > 1 cm de diâmetro e o seu desempenho na caracterização de micronódulos adrenais apresentou concordância de 60 a 66,7% com o CVA.[122] A captação do radiotraçador é maior em adenomas > 1 cm e o SUVmax adequado ainda está pouco estabelecido, variando de 7,3 a 15,3, e essa diferença é atribuída à resolução espacial limitada do ^{68}Ga-pentixafor para PET/CT, pois apresenta baixa acurácia para as lesões pequenas. A menor lesão identificada apresentava 0,6 cm de diâmetro.[122,123] A ^{68}Ga-pentixafor-PET/CT tem a vantagem de não necessitar de supressão com dexametasona.[24]

Cintilografia com NP-59. O NP-59 é um análogo do colesterol marcado com iodo com atividade radioisotópica. O ^{131}I é um radiotraçador com alta afinidade pelo córtex adrenal. A cintilografia adrenal NP-59 já é aplicada para lateralização de HAP em muitos países asiáticos e em alguns países europeus. As lesões < 1,5 cm de diâmetro podem não ser visíveis na cintilografia planar e o número de imagens não lateralizadas nas lesões adrenais aumentou de 0 para 11% nas lesões entre 1 e 2 cm e para 48% nas lesões adrenais ≤ 1 cm, o que justifica a sua indicação apenas para os nódulos maiores que 1 a 2 cm em alguns destes países.[124]

O exame deve ser realizado com supressão do ACTH por meio da administração de dexametasona (1 mg 12/12 horas 3 dias antes e 7 dias após a administração intravenosa do NP-59) para aumentar a diferença funcional entre a ZG e a ZF, o que leva a uma melhor diferenciação dos subtipos do HAP. Em condições normais, nenhuma captação focal do traçador será observada antes do 5º dia após a injeção do traçador. A visualização precoce (antes do dia 5) indica um HAP uni ou bilateral.

A mediana do índice de captação para lateralização é de 0,86 (0,78 a 0,95), e valores maiores indicam doença unilateral. A sensibilidade e o valor preditivo positivo da cintilografia NP-59 para detecção de HAP unilateral foram de 71 a 83,3% e de 84 a 92,3%, respectivamente; os maiores valores foram obtidos com a associação da TC integrada para fornecer mais informações funcionais e anatômicas. Portanto, a cintilografia NP-59 deveria ser considerada em pacientes com alergias ou doenças renais crônicas, e quando o CVA não for uma opção.[124,125]

Teste terapêutico com espironolactona

A administração de espironolactona 50 a 200 mg/dia durante 4 a 8 semanas resulta em eliminação do excesso de sódio e normalização da PA, do potássio sérico e da APR em pacientes com APA ou HAB.[32,110] Por consequência, os níveis de aldosterona se elevam de modo significativo no HAP bilateral. Entretanto, praticamente não se modificam nos casos de APA.[32,126] Esse teste pode ser bastante útil nos casos em que a distinção entre APA e HAB não foi possível por meio dos testes diagnósticos disponíveis.[32]

Análise das vesículas extracelulares

As vesículas extracelulares (VE) representam um modo importante de comunicação intercelular, pois servem como veículos de transferência entre células das proteínas de membrana e das proteínas citosólicas, além de lipídios e RNA. Nos últimos anos, as VE vêm sendo consideradas potenciais marcadores úteis para o estudo de muitas doenças, tanto para diagnóstico quanto para funcionalidade. Elas estão presentes no trato urogenital, principalmente nos rins e na bexiga, onde estão envolvidas em diversos processos de comunicação intercelular renal, incluindo sinalização proximal para distal, controle do transporte de íons, regulação da inflamação, resposta imune e até eliminação de resíduos celulares.[127,128]

Apesar das informações ainda serem escassas, recentemente a glicoproteína alfa-1-ácida (A1AG1 ou AGP1), que é encontrada nas VE urinárias, foi proposta como potencial biomarcador para o diagnóstico diferencial de HAP e HE. As aquaporinas-1 e 2 são possíveis candidatas para o diagnóstico diferencial entre APA e doença bilateral; elas são inibidas pela ação da aldosterona nos túbulos distais e a CAP mais elevada no APA, o que explicaria as concentrações cinco vezes e meia maiores destas proteínas nos exossomas dos pacientes com HAP bilateral. As VE podem ser facilmente obtidas em amostra isolada de urina matinal, porém é necessária uma espectrometria de massa para sua análise, o que ainda não está amplamente disponível.[128]

Testes genéticos

Atualmente é indicada a pesquisa das formas familiares de HAP nos pacientes com diagnóstico precoce de HAP (< 20 anos), principalmente na infância e/ou quando houver mais de um parente de primeiro grau hipertenso, com diagnóstico de HAP ou com doença cardiovascular precoce (< 40 anos). Sempre que possível, esses pacientes devem ser submetidos à pesquisa genética para o gene quimérico *CYP11B1/CYP11B2* (HF-I) e para as mutações nos genes dos canais de cloreto, *CLCN2* (HF-II), e de potássio, *KCNJ5* (HF-III), o que auxiliaria nas decisões terapêuticas.[1,24]

ALGORITMO PARA INVESTIGAÇÃO E TRATAMENTO

A Figura 44.11 mostra o algoritmo utilizado pelos autores na suspeita de HAP com base no sugerido pela diretriz da Endocrine Society (2016).[1]

TRATAMENTO

O objetivo essencial do tratamento do HAP consiste na prevenção da morbimortalidade e dos efeitos deletérios da aldosterona sobre o sistema cardiovascular.[1,5] Neste contexto, foi demonstrado que os eventos cardiovasculares se mostraram significativamente mais frequentes ($p < 0,05$) quando comparados

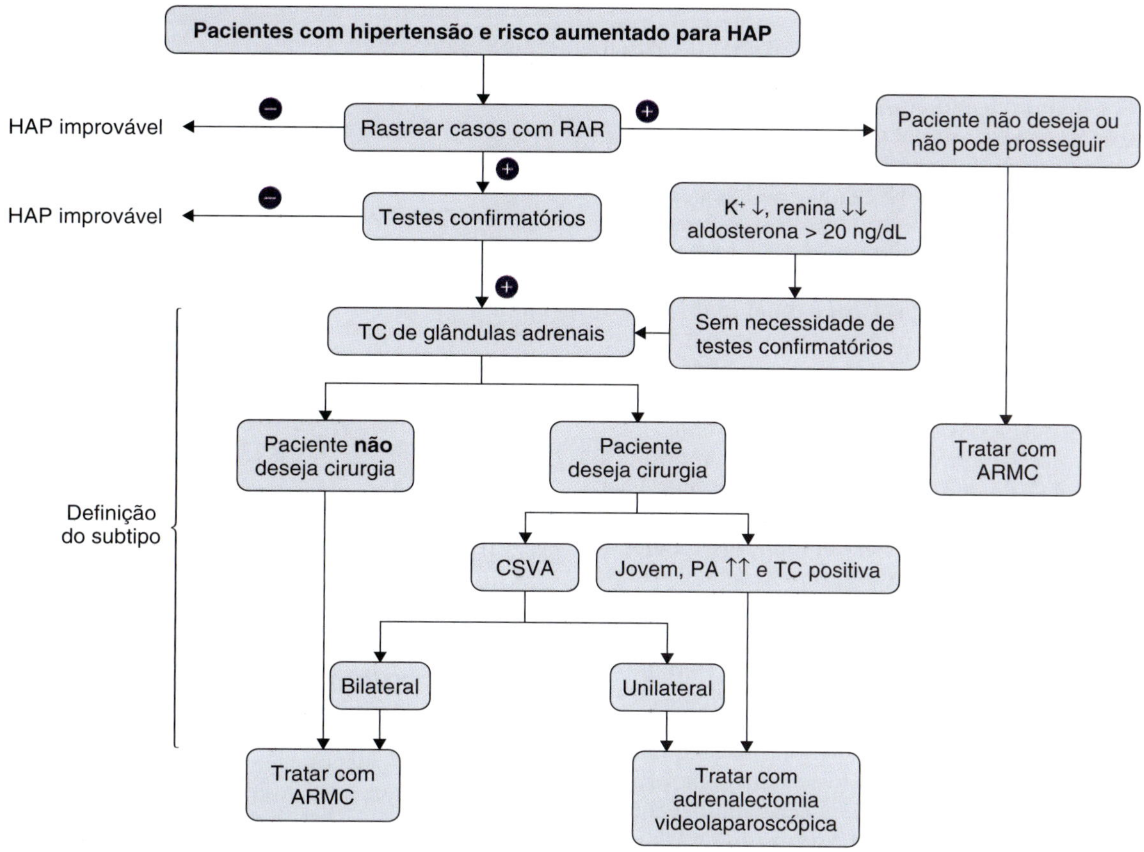

Figura 44.11 Algoritmo para detecção, confirmação e identificação dos subtipos e do tratamento do hiperaldosteronismo primário (HAP). ARMC: antagonista do receptor mineralocorticoide; CSVA: cateterismo bilateral seletivo das veias adrenais; PA: pressão arterial; RAR: relação aldosterona:renina; TC: tomografia computadorizada. (Adaptada de Funder et al., 2016.[1])

pacientes com HAP e HE pareados para idade, gênero e níveis pressóricos (Figura 44.12).[2,19-23]

A cirurgia é o tratamento habitualmente indicado aos pacientes com HAP unilateral e os casos de doença bilateral e de hiperaldosteronismo supressível com dexametasona (HASD ou HF-I) devem ser tratados clinicamente, o que justifica a necessidade de uma adequada diferenciação entre os subtipos.[1,24,33]

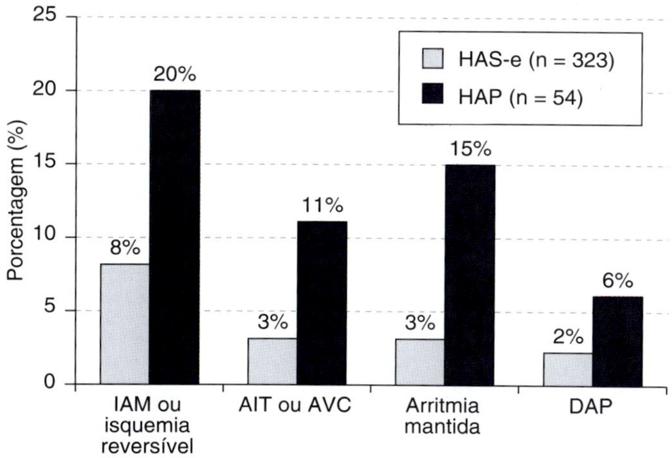

Figura 44.12 Frequência de complicações cardiovasculares em pacientes com hiperaldosteronismo primário (HAP) comparada à observada nos casos de hipertensão essencial (HAS-e) pareados por idade, índice de massa corporal, sexo e níveis pressóricos. AIT: ataque isquêmico transitório; AVC: acidente vascular cerebral; DAP: doença arterial periférica; IAM: infarto agudo do miocárdio. (Adaptada de Williams e Reincke, 2016.[19])

Tratamento cirúrgico do adenoma produtor de aldosterona

Atualmente, a adrenalectomia total unilateral videolaparoscópica é a opção cirúrgica de escolha para tratamento do HAP unilateral. Ela é considerada segura, pois apresenta mortalidade (< 1%) e complicações pós-operatórias baixas, menor incisão, menor sangramento, queixas álgicas mínimas e curto período de internação hospitalar (média de 3 dias).[1,121] Recentemente, foi relatada uma cirurgia minimamente invasiva utilizando abordagem posterior via retroperitonioscópica; esta técnica tem a vantagem de ter acesso direto ao retroperitônio com menor tempo cirúrgico, menos sangramento por realizar a ligadura precoce da veia adrenal, e reduzida dor em relação à via tradicional transperitoneal por não haverá necessidade de separação muscular.[129]

Em 2020, Kitamoto et al. avaliaram a eficácia da adrenalectomia parcial utilizando cateterismo segmentar para criar um mapa de produção de aldosterona intra-adrenal categorizando os pacientes em doença uni ou bilateral e número de focos produtores, o que definiria os candidatos adequados para a cirurgia. Entre os pacientes com foco produtor unilateral único, a taxa de sucesso foi de 100%, e com a vantagem de ter menor tempo cirúrgico. A realização da adrenalectomia parcial na doença bilateral, retirando apenas os focos produtores, não foi tão animadora: as taxas de sucesso bioquímico completo e parcial foram de 28% e de 72%, respectivamente, e a taxa de sucesso clínico completo foi de 36%, o que mostrou a presença de doença residual e a necessidade de tratamento clínico.[130]

Cuidados pré-operatórios

O uso de espironolactona (Aldactone®, Pfizer), o clássico ARMC, é importante para o controle prévio da hipertensão e da hipocalemia usando-se doses variáveis de 50 a 200 mg/dia até a normalização do potássio e da PA; posteriormente, reduz-se a dose para 25 a 100 mg/dia até o dia da cirurgia. O paciente só deve realizar a cirurgia quando a APR estiver desbloqueada para evitar a possibilidade de hipoaldosteronismo hiporreninêmico (HHipo) no pós-operatório (devido à supressão crônica da ZG contralateral). Alguns preditores desta condição são a redução da taxa de filtração glomerular (TFG) e o aumento da creatinina no pré-operatório.[24,128]

Cuidados pós-operatórios

Os níveis de CAP e APR devem ser checados logo após o procedimento cirúrgico para avaliação da resposta bioquímica. Nos casos típicos de APA ou HAP unilateral, a queda dos níveis de aldosterona é um importante fator prognóstico, porém uma completa redução na CAP pode demorar 30 a 90 dias. O paciente deve receber hidratação intravenosa sem reposição de potássio, a menos que este apresente uma queda expressiva (< 3 mEq/ℓ).[1,24,33]

O paciente deve ser mantido sem anti-hipertensivos, sob controle rigoroso da PA e submetido a uma reintrodução escalonada conforme a necessidade. Os indivíduos operados sem o devido preparo com espironolactona (ou eplerenona) devem receber nas primeiras semanas de pós-operatório uma dieta rica em sódio para auxiliar na manutenção da PA e evitar hipercalemia e piora da TFG, que ocorre em 5 a 10% dos casos de HHipo.[24] O HHipo pós-adrenalectomia é mais frequente nos indivíduos idosos, nos tumores maiores, na existência de função renal previamente alterada ou longo histórico de HAS; na maioria dos casos, é transitório, mas pode ser permanente em 3%.[1,24]

Vários graus de insuficiência adrenal foram relatados na literatura após a adrenalectomia unilateral para o tratamento do HAP; no entanto, a condição é tipicamente parcial e, embora tenha sido descrita em até 27% dos pacientes, é quase sempre de natureza subclínica e transitória. Consequentemente, os pacientes raramente necessitam de reposição regular de glicocorticoides, mas podem necessitar nas situações emergenciais, ou seja, nos casos de cossecreção de aldosterona e cortisol ipsilateral com adrenal contralateral atrofiada, pois há maior risco de insuficiência adrenal no pós-operatório.[24]

Eficácia

O tratamento cirúrgico do HAP unilateral deveria resolver a secreção excessiva de aldosterona em todos os pacientes, desde que a lateralidade fosse corretamente diagnosticada; porém, na prática clínica, nem sempre é assim, e a literatura registra resultados variáveis. O estudo PASO estabeleceu um consenso internacional para determinar os parâmetros considerados de bom prognóstico e também critérios de cura a fim de unificar as informações. Utilizando os níveis pressóricos e o número de doses de medicamentos anti-hipertensivos para avaliar a "*cura clínica*", apenas 37% apresentaram remissão completa (PA < 140/90 mmHg sem uso de anti-hipertensivo), 47% remissão parcial (redução no número de medicamentos) e em 16% não houve melhora. A "*cura bioquímica*" deve ser avaliada com os níveis de potássio, CAP e APR; em 6 meses, houve 94% de remissão completa, 4% de remissão parcial e 2% permaneceram com alterações laboratoriais. O único fator independente associado ao sucesso bioquímico completo foi a PA sistólica basal mais elevada. O sucesso clínico completo esteve associado a quatro variáveis: sexo feminino, idade pouco avançada, menor número de medicamentos anti-hipertensivos medidos pela dose diária definida e ausência de hipertrofia do ventrículo esquerdo.[120]

Em estudos prévios, a adrenalectomia unilateral foi capaz de corrigir a hipocalemia em virtualmente 100% dos casos de APA.[7,9] A maioria dos pacientes apresenta melhora do controle pressórico e diminuição do número de medicamentos anti-hipertensivos. O maior preditor de cura da hipertensão é o tempo de doença sem tratamento específico. Como o HAP é uma doença subdiagnosticada, os pacientes têm em média 5 a 7 anos de níveis pressóricos elevados até o adequado diagnóstico etiológico, período no qual podem ocorrer lesão de órgãos-alvo e espessamento e enrijecimento arteriais, responsáveis pela manutenção da hipertensão após o tratamento cirúrgico. Outros preditores de cura da hipertensão no período pós-operatório estão listados no Quadro 44.5.[1,33,120]

Complicações

Apesar de esporádicas, as complicações pós-operatórias podem ocorrer com a cirurgia videolaparoscópica, e incluem conversão para cirurgia aberta, hematoma devido a lesão vascular intraoperatória, tromboembolismo, pneumotórax e hemotórax.[129,130]

Ablação percutânea por radiofrequência no adenoma produtor de aldosterona

A ablação por radiofrequência (ARF) é uma modalidade terapêutica alternativa para o tratamento de massas adrenais benignas e malignas. É um procedimento de baixo custo associado a baixa morbimortalidade e com rápida recuperação do paciente, o que torna essa terapia uma alternativa atrativa ao tratamento cirúrgico.[131]

O procedimento é realizado utilizando agulhas rígidas de 10 a 15 cm ou agulhas flexíveis de 25 cm dependendo da distância da pele à lesão-alvo. A cateterização e a localização da lesão são guiadas por TC e a agulha é posicionada dentro do nódulo, no qual serão estabelecidos circuitos elétricos com o objetivo de gerar uma necrose coagulativa. É realizada uma TC imediatamente após o procedimento para avaliar eventuais complicações, tais como pneumotórax e hematoma retroperitoneal, e outra 3 meses após para controle, a qual deverá mostrar sinais de necrose da lesão.[131] Em nossa experiência, 89% dos pacientes com APA submetidos ao tratamento com ARF foram curados do HAP, todos com melhora significativa do controle pressórico e suspensão ou diminuição do número de medicações anti-hipertensivas; estudos recentes demonstraram eficácia semelhante à da adrenalectomia unilateral. Ainda não há uma indicação clínica bem estabelecida para o tratamento com ARF na literatura, mas este procedimento pode ser uma opção à adrenalectomia laparoscópica, principalmente se houver a presença de nódulos bilaterais secretores em indivíduos com adrenal única, metástases, e na vigência de contraindicações cirúrgicas, caso dos pacientes idosos, bem como daqueles com comorbidades cardiovasculares e/ou doenças pulmonares.[128-131]

Embolização superseletiva da artéria adrenal

Outra abordagem é a embolização superseletiva da artéria adrenal (ESAA), que envolve a ablação direcionada de parte do tecido adrenal hiperfuncionante por meio de uma ablação arterial transcateter com elevadas concentrações de etanol para promover necrose tecidual.[128] Até o momento, existem poucos estudos e o número de pacientes submetidos a esse tratamento e o tempo de acompanhamento (6 meses) ainda é pequeno; a taxa de sucesso em 33 pacientes com APA foi de 82%. Ao comparar o uso de ARMC *versus* ESAA, em 3 meses o grupo que realizou a embolização apresentou melhor controle pressórico, APR não bloqueada e nenhum efeito adverso grave no perioperatório ou no acompanhamento em 6 meses. O procedimento pode ser realizado em pacientes com contraindicação cirúrgica por ser minimamente invasivo, realizado com anestesia local, e é indicado para ambas as doenças uni ou bilateral.[132]

Tratamento farmacológico

O tratamento clínico do HAP é indicado para todo paciente com doença bilateral e para aqueles com doença unilateral como preparo cirúrgico ou na eventualidade de recusa ou presença de contraindicação ao tratamento cirúrgico.[1,24,133]

Antagonistas do receptor mineralocorticoide esteroidais

A classe de medicamentos mais utilizada no tratamento farmacológico do HAP é a dos antagonistas do receptor mineralocorticoide esteroidais (ARMC-E). A opção de escolha é a espironolactona, que, em doses de 50 a 200 mg/dia (tomadas uma ou duas vezes/dia), reduz substancialmente a PA e normaliza os níveis de potássio desses pacientes.[1,24,128] Mais da metade dos pacientes conseguem manter um bom controle pressórico (< 140/90 mmHg) com espironolactona em monoterapia, mesmo aqueles resistentes à terapia anti-hipertensiva.[33] Os principais efeitos adversos estão relacionados com a ação antiandrogênica da espironolactona: ginecomastia, diminuição da libido, disfunção erétil e irregularidades menstruais. A ginecomastia é dependente de dose e ocorre em 7% dos pacientes já com doses de 50 mg/dia, e em 52% daqueles que usam doses ≥ 150 mg/dia.[1,133]

Nos casos de intolerância à espironolactona, outro ARMC-E aprovado no Brasil desde 2022 é a eplerenona (Inspra®, Pfizer), que pode ser usada em doses de 25 a 250 mg/dia devido à sua meia-vida mais curta.[24] Em comparação com a espironolactona, a eplerenona tem efeito anti-hipertensivo duas vezes menor, mas apresenta menor atividade antiandrogênica, pois raramente causa ginecomastia ou alteração da libido.[1,24,128] O objetivo do tratamento clínico é manter o ARMC-E em dose suficiente para desbloquear a APR (> 1 ng/mℓ/hora).[33,35,128,133] Estudos recentes que avaliaram a eficiência do tratamento clínico em relação ao cirúrgico em pacientes com APA demonstraram que não houve diferença entre eles quanto às complicações cardiovasculares (hipertrofia de ventrículo esquerdo, fibrilação ventricular, doença arterial coronariana) quando a APR foi mantida por período sustentado dentro dos valores normais.[35] Porém a manutenção dos níveis de APR > 1 ng/mℓ/hora a longo prazo nem sempre é fácil, pois depende de um adequado ajuste de dose, tolerabilidade e aderência ao tratamento, e por isso atualmente a adrenalectomia é considerada superior e deve ser a primeira escolha na doença unilateral, principalmente nos pacientes jovens, nos quais mostrou maior proteção contra a doença renal crônica.[133]

O tratamento cirúrgico do APA também foi superior em melhorar a qualidade de vida do paciente.[134] O emprego do questionário de índice de qualidade de vida específico para indivíduos com HAP mostrou que os pacientes adrenalectomizados apresentam melhores índices, principalmente quanto ao número de medicamentos usados diariamente e aos efeitos colaterais da espironolactona.[135] Além disso, alguns estudos sugerem que a manutenção de níveis elevados de aldosterona (durante o tratamento farmacológico) tem efeitos diretos em receptores mineralocorticoides cerebrais, resultando em maiores índices de depressão, ansiedade e alterações cognitivas independentemente do subtipo de HAP.[134]

Antagonistas do receptor mineralocorticoide não esteroidais

Os antagonistas do receptor mineralocorticoide não esteroidais (ARMC-NE) em baixas concentrações são capazes de inibir a ligação da aldosterona ao RMC com maior afinidade do que os ARMC-E e sem atividades glicocorticoide, androgênica ou progestogênica. A esaxerenona (Minnebro®) tem maior biodisponibilidade e maior meia-vida plasmática (18 horas), e costuma ser utilizada na dose de 2,5 a 5 mg/dia em uma única tomada diária. Este fármaco está aprovado para uso no HAP apenas no Japão.[24] A dose de 2,5 mg/dia mostrou efeito anti-hipertensivo equivalente ao de 50 mg/dia de eplerenona; no entanto, a dose de 5 mg é superior à eplerenona 100 mg/dia.[121] O seu efeito hipotensor é inferior ao da espironolactona, porém com menos efeitos colaterais. Outro ARMC-NE é a finerenona (Firealta®), que é derivada da classe dos bloqueadores dos canais de cálcio não di-hidropiridínicos e é utilizada na dose de 10 a 20 mg/dia, pois tem uma meia-vida plasmática curta (2 horas); mesmo na dose máxima, a finerenona foi ineficaz em reduzir a PAS na HE com microalbuminuria. Nenhum estudo específico para HAP foi realizado com este fármaco.

Os ARMC-NE, além de não terem qualquer potência agonista nos RMC, modificam a estrutura do receptor impedindo a ligação de coativadores. E são capazes de inibir o RMC em portadores da rara mutação S810L, na qual o RMC responde com elevada afinidade ao glicocorticoides e a progesterona; na presença desta variante, o receptor é paradoxalmente ativado pelos ARMC-E. Apesar da natureza menos lipofílica, eles entram nas células de maneira semelhante à dos ARMC-E e exibem efeitos anti-hipertensivos, incluindo natriurese e respostas anti-inflamatória e antifibrótica nos rins, no coração e nos vasos sanguíneos. Por isso, são indicados para a doença renal crônica relacionada ao diabetes melito tipo 3 (DM2) e à HAS. Estudos específicos para o HAP ainda são necessários. [135]

Inibidores da aldosterona sintetase

A AS (CYP11B2) é a principal enzima da ZG relacionada à síntese de aldosterona e vários de seus inibidores vêm sendo estudado para o tratamento do HAP. O primeiro deles, o fadrozole, derivado de um fungicida, fracassou como tratamento para o HAP por não ser seletivo e devido à elevada homologia da AS com a 11β-hidroxilase (CYP11B1), enzima necessária para síntese do cortisol na ZF. Em doses terapêuticas o fadrozole induzia insuficiência adrenal. Outro inibidor da aldosterona sintetase (IAS), o osilodrostat, ainda em fase precoce de estudo, apresentou efetividade em reduzir a PAS de modo semelhante à eplerenona, porém reduziu a reposta do cortisol ao ACTH. Atualmente, essa medicação é liberada pela Food and Drug Administration (FDA) para a síndrome de Cushing.

O baxdrostat, um potente inibidor da CYP11B2, em fase 2 de estudo, com uma única dose de 10 mg/dia, reduz em 360 vezes os níveis de aldosterona e é altamente seletivo, e não há nenhuma alteração na secreção de cortisol estimulada pelo ACTH. Estudos pré-clínicos demonstraram aumento da apoptose das células da ZG; se o mesmo ocorrer em humanos, além de reduzir a secreção tumoral, este medicamento poderá causar uma involução tumoral nos casos de mutação CACNA1D.[121]

Anti-hipertensivos e futura personalização da terapia

Outros anti-hipertensivos podem ser necessários para um controle mais adequado da PA. A amilorida, um antagonista dos canais epiteliais de sódio, efetor final da ação da aldosterona, tem excelente efeito no HAP tanto na hipertensão como na hipocalemia. Novos estudos estão sendo realizados a fim de direcionar o tratamento HAP para a fisiopatogenia relacionada com a mutação e, neste contexto, os bloqueadores do canal de cálcio são a melhor opção, principalmente na presença da mutação CACNA1D.[1,69,73] Em estudos *in vitro*, os antibióticos macrolídios (roxitomicina) inibem a GIRK4, uma proteína-G relacionada à ativação do filtro de retificação interno do canal de potássio, mostrando-se portanto interessante para os pacientes com a mutação *KCNJ5*.

Tratamento farmacológico do HF-I (HASD/HARG)

A dexametasona na dosagem de 0,5 a 1 mg/dia iniciando com a dose de 0,25 mg visa suprimir, pelo menos parcialmente, a secreção hipofisária de ACTH no HF-I. Como o tratamento com glicocorticoides pode não normalizar a PA, a adição de amilorida ou de espironolactona ao tratamento a longo prazo parece mais adequada sob o ponto de vista metabólico.[69,73]

Tratamento do carcinoma adrenal produtor de aldosterona

A cirurgia é sempre o tratamento de escolha. Podem ser utilizados também quimioterápicos, tais como o mitotano e a cisplatina adjuvante. A espironolactona pode ser utilizada como paliativo no controle das manifestações de hipertensão e hipocalemia.[67-69]

Resumo

O hiperaldosteronismo primário (HAP) representa a etiologia mais comum de hipertensão arterial secundária, e apresenta uma prevalência particularmente elevada entre os pacientes com hipertensão resistente (> 20%). Classicamente, manifesta-se por hipertensão arterial associada à hipocalemia, níveis elevados de aldosterona, renina baixa/suprimida e elevada relação aldosterona/atividade plasmática da renina (RAR). O diagnóstico do HAP consiste em três fases: rastreamento, testes de confirmação e identificação do subtipo. A RAR é a ferramenta de escolha para o rastreio do HAP, e sua aplicação cada vez mais ampla tem resultado em aumento de diagnósticos da doença e na detecção do não suspeitado predomínio da hiperplasia adrenal bilateral (HAB) sobre o adenoma produtor de aldosterona (APA). Também se evidenciou que a hipocalemia está presente em apenas cerca de 50% dos casos de APA e em menos de 20% das HAB, provavelmente se restringindo aos casos mais graves e de duração mais longa. Os exames de imagem da adrenal são muitas vezes imprecisos para a diferenciação entre APA e HAB, o que torna o cateterismo das veias adrenais (CVA) essencial para selecionar a modalidade de tratamento apropriado na maioria dos casos. O APA, geralmente unilateral e < 2 cm (não raramente < 1 cm), tem como tratamento de escolha a cirurgia, enquanto espironolactona/eplerenona representam a opção de escolha para a HAB. Na última década, estudos genéticos propiciaram a descoberta de quatro formas familiares de HAP, as quais acometem indivíduos mais jovens.

REFERÊNCIAS BIBLIOGRÁFICAS

1. Funder JW, Carey RM, Mantero F et al. The management of primary aldosteronism: case detection, diagnosis, and treatment: An Endocrine Society Clinical Practice Guideline. J Clin Endocrinol Metab. 2016; 101:1889-916.
2. Turcu AF, Yang J, Vaidya A. Primary aldosteronism – A multidimensional syndrome. Nat Rev Endocrinol. 2022; 18(11):665-82.
3. Williams TA, Gomez-Sanchez CE, Rainey WE et al. International histopathology consensus for unilateral primary aldosteronism. J Clin Endocrinol Metab. 2021; 106:42-54.
4. Guagliardo NA, Yao J, Hu C et al. Minireview. Aldosterone biosynthesis: Electrically gated for our protection. Endocrinology. 2012; 153:3579-86.
5. Byrd JB, Turcu AF, Auchus RJ. Primary aldosteronism: A practical approach to diagnosis and management. Circulation. 2018; 138:823-35.
6. Cannavo A, Bencivenga L, Liccardo D et al. Aldosterone and mineralocorticoid receptor system in cardiovascular physiology and pathophysiology. Oxid Med Cell Longev. 2018; 2018:1204598.
7. Weiner D. Endocrine and hypertensive disorders of potassium regulation: Primary aldosteronism. Semin Nephrol. 2013; 33:265-76.
8. Fischer E, Hannemann A, Rettig R et al. A high aldosterone-to-renin ratio is associated with high serum parathyroid hormone concentrations in the general population. J Clin Endocrinol Metab. 2014; 99:965-71.
9. Funder JW. Primary aldosteronism and salt. Pflugers Arch. 2015; 467(3):587-94. doi: 10.1007/s00424-014-1658-0.
10. Hasegawa T, Masugi F, Ogihara T, Kumahara Y. Increase in plasma ouabain-like inhibitor of Na+, K+–ATPase with high sodium intake in patients with essential hypertension. J Clin Hypertens. 1987; 3(4):419-29.
11. Laredo J, Shah JR, Lu ZR, Hamilton BP, Hamlyn JM. Angiotensin II stimulates secretion of endogenous ouabain from bovine adrenocortical cells via angiotensin type 2 receptors. Hypertension. 1997; 29(1 Pt 2):401-7.
12. Rickard AJ, Morgan J, Tesch G, Funder JW, Fuller PJ, Young MJ. Deletion of mineralocorticoid receptors from macrophages protects against deoxycorticosterone/salt-induced cardiac fibrosis and increased blood pressure. Hypertension. 2009; 54(3):537-43. doi:10.1161/HYPERTENSIONAHA.109.131110.
13. Biglieri EG, Irony I, Kater CE. Identification and implications of new types of mineralocorticoid hypertension. J Steroid Biochem. 1989; 32:199-204.
14. Williams B, MacDonald TM, Morant SV et al. Endocrine and haemodynamic changes in resistant hypertension, and blood pressure responses to spironolactone or amiloride: The PATHWAY-2 mechanisms substudies. Lancet Diab Endocrinol 2018; 6:464-75.
15. Kayser SC, Dekkers T, Groenewoud HJ et al. Study heterogeneity and estimation of prevalence of primary aldosteronism: A systematic review and meta-regression analysis. J Clin Endocrinol 2016; 101:2826-35.
16. Libianto R, Russell GM, Stowasser M et al. Detecting primary aldosteronism in Australian primary care: A prospective study. Med J Aust. 2022; 216:408-12.
17. Burrello J, Monticone S, Losano I et al. Prevalence of hypokalemia and primary aldosteronism in 5100 patients referred to a tertiary hypertension unit. Hypertension. 2020; 75:1025e33.
18. Hundemer GL, Imsirovic H, Vaidya A et al. Screening rates for primary aldosteronism among individuals with hypertension plus hypokalemia: A population-based retrospective cohort study. Hypertension. 2022; 79:178-86.
19. Williams TA, Reincke M. Management of endocrine disease: Diagnosis and management of primary aldosteronism: the Endocrine Society Guideline 2016 Revisited. Eur J Endocrinol. 2018; 179:R19-29.
20. Hu Y, Zhang J, Liu W, Su X. Determining the prevalence of primary aldosteronism in patients with new-onset type 2 diabetes and hypertension. J Clin Endocrinol Metab. 2020; 105(4):dgz293. doi: 10.1210/clinem/dgz293.
21. Seccia TM, Letizia C, Muiesan ML et al. Atrial fibrillation as presenting sign of primary aldosteronism: Results of the Prospective Appraisal on the Prevalence of Primary Aldosteronism in Hypertensive (PAPPHY) Study. J Hypertens. 2020; 38:332-39.
22. Buffolo F, Li Q, Monticone S et al. Primary aldosteronism and obstructive sleep apnea: A cross-sectional multi-ethnic study. Hypertension. 2019; 74:1532e40.
23. Hundemer GL, Curhan GC, Yozamp N et al. Incidence of atrial fibrillation and mineralocorticoid receptor activity in patients with medically and surgically treated primary aldosteronism. JAMA Cardiol. 2018; 3:768e74.
24. Naruse M, Katabami T, Shibata H et al. Japan Endocrine Society clinical practice guideline for the diagnosis and management of primary aldosteronism 2021. Endocr J. 2022; 69:327-59.
25. Mulatero P, Monticone S, Deinum J et al. Genetics, prevalence, screening and confirmation of primary aldosteronism: A position statement and consensus of the Working Group on Endocrine Hypertension of The European Society of Hypertension. J Hypertens. 2020; 38(10):1919-28.
26. Hundemer GL, Agharazii M, Madore F et al. Subclinical primary aldosteronism and cardiovascular health: A population-based cohort study. Circulation. 2024; 149(2):124-34.
27. Lim YY, Shen J, Fuller PJ et al. Current pattern of primary aldosteronism diagnosis: delayed and complicated. Aust J Gen Pract. 2018; 47:712-18.
28. Huang WC, Liu FH, Cheng HM et al. Who needs to be screened for primary aldosteronism? J Formos Med Assoc. 2024; 123(Suppl2):S82-S90.
29. Brown JM, Robinson-Cohen C, Luque-Fernandez MA et al. The spectrum of subclinical primary aldosteronism and incident hypertension: A cohort study. Ann Intern Med. 2017; 167:630-41.
30. Loh HH, Sukor N. Associations between primary aldosteronism and diabetes, poor bone health, and sleep apnea – What do we know so far? J Hum Hypertens. 2020; 34:5-15.
31. Kater CE. Rastreamento, comprovação e diferenciação laboratorial do hiperaldosteronismo primário. Arq Bras Endocrinol Metab. 2002; 46:106-15.
32. Yang J, Fuller PJ. Simplifying the diagnosis of primary aldosteronism. J Clin Endocrinol Metab. 2020; 105(4):dgz202.
33. Vaidya A, Carey RM. Evolution of the primary aldosteronism syndrome: Updating the approach. J Clin Endocrinol Metab. 2020; 105(12):3771-83.

34. Baudrand R, Guarda FJ, Fardella C et al. Continuum of renin-independent aldosteronism in normotension. Hypertension. 2017; 69:950-56.
35. Vaidya A, Hundemer GL, Nanba K, Parksook WW, Brown JM. Primary aldosteronism: State-of-the-art review. Am J Hypertens. 2022; 35(12):967-88.
36. Ahmed AH, Calvird M, Gordon RD et al. Effects of two selective serotonin reuptake inhibitor antidepressants, sertraline and escitalopram, on aldosterone/renin ratio in normotensive depressed male patients. J Clin Endocrinol Metab. 2011; 96(4):1039-45.
37. Hung A, Ahmed S, Gupta A et al. Performance of the aldosterone to renin ratio as a screening test for primary aldosteronism. J Clin Endocrinol Metab. 2021; 106:2423-35.
38. Rossi GP, Ceolotto G, Rossitto G et al. Effects of mineralocorticoid and AT1 receptor antagonism on the aldosterone renin ratio in primary aldosteronism – the EMIRA study. J Clin Endocrinol Metab. 2020; 105:2060-7.
39. Pecori A, Buffolo F, Burrello J et al. Mineralocorticoid receptor antagonist effect on aldosterone to renin ratio in patients with primary aldosteronism. J Clin Endocrinol Metab. 2021; 106:e3655-e3664.
40. Mulatero P, Bertello C, Veglio F, Monticone S. Approach to the patient on antihypertensive therapy: screen for primary aldosteronism. J Clin Endocrinol Metab. 2022; 107(11):3175-81. doi: 10.1210/clinem/dgac460.
41. Ahmed AH, Gordon RD, Ward G et al. Effect of combined hormonal replacement. J Clin Endocrinol Metab. 2017; 102:2329-34.
42. Ng E, Gwini SM, Libianto R et al. Aldosterone, renin, and aldosterone-to-renin ratio variability in screening for primary aldosteronism. J Clin Endocrinol Metab. 2022; 108:33-41.
43. Umakoshi H, Sakamoto R, Matsuda Y et al. Role of aldosterone and potassium levels in sparing confirmatory tests in primary aldosteronism. J Clin Endocrinol Metab. 2020; 105:pii:dgz148.
43b. Naruse M, Murakami M, Katabami T et al. International multicenter survey on screening and confirmatory testing in primary aldosteronism. Eur J Endocrinol. 2023; 188(1):lvac002.
44. Huang CW, Tu KH, Fan KC et al. The role of confirmatory tests in the diagnosis of primary aldosteronism. J Formos Med Assoc. 2024; 123(Suppl2):S104-13.
45. Leung AA, Symonds CJ, Hundemer GL et al. Performance of confirmatory tests for diagnosing primary aldosteronism: A systematic review and meta-analysis. Hypertension. 2022; 79(8):1835-44.
46. Freitas TC, Maciel AAW, Fagundes GFC et al. Efficacy of oral furosemide test for primary aldosteronism diagnosis. J Endocr Soc. 2023; 8(1):bvad147.
47. Omata K, Satoh F, Morimoto R et al. Cellular and genetic causes of idiopathic hyperaldosteronism. Hypertension. 2018; 72:874-80.
48. Omata K, Anand SK, Hovelson DH et al. Aldosterone-producing cell clusters frequently harbor somatic mutations and accumulate with age in normal adrenals. J Endocr Soc. 2017; 1:787-99.
49. Azizan EAB, Drake WM, Brown MJ. Primary aldosteronism: molecular medicine meets public health. Nat Rev Nephrol. 2023; 19(12):788-806.
50. Choi M, Scholl UI, Yue P et al. K+ channel mutations in adrenal aldosterone-producing adenomas and hereditary hypertension. Science. 2011; 331:768-72.
51. Nanba K, Omata K, Else T e al. Targeted molecular characterization of aldosterone-producing adenomas in white Americans. J Clin Endocrinol Metab. 2018; 103:3869-76.
52. Nanba K, Omata K, Gomez-Sanchez CE et al. Genetic characteristics of aldosterone-producing adenomas in blacks. Hypertension. 2019; 73:885-92.
53. Lenzini L, Rossitto G, Maiolino G et al. A meta-analysis of somatic KCNJ5 K+ channel mutations in 1636 patients with an aldosterone-producing adenoma. J Clin Endocrinol Metab. 2015; 100(8):E1089-E1095.
54. Okamura T, Nakalima Y, Katano-Toki A et al. Characteristics of Japanese aldosterone-producing adenomas with KCNJ5 mutations. Endocr J. 2017; 64(1):39-47.
55. Beuschlein F, Boulkroun S, Oswald A et al. Somatic mutations in ATP1A1 and ATP2B3 lead to aldosterone-producing adenomas and secondary hypertension. Nat Genet. 2013; 45(4):440-44, 444e1-2.
56. Stindl J, Tauber P, Sterner C et al. Pathogenesis of adrenal aldosterone-producing adenomas carrying mutations of the Na+/K+-ATPase. Endocrinology. 2015; 156(12):4582-91.
57. Tauber P, Aichinger B, Christ C et al. Cellular pathophysiology of an adrenal adenoma-associated mutant of the plasma membrane Ca2+-ATPase ATP2B3. Endocrinology. 2016; 157(6):2489-99. doi: 10.1210/en.2015-2029.
58. Azizan EA, Poulsen H, Tuluc P et al. Somatic mutations in ATP1A1 and CACNA1D underlie a common subtype of adrenal hypertension. Nat Genet. 2013; 45:1055-60.
59. Scholl UI, Goh G, Stolting G et al. Somatic and germline CACNA1D calcium channel mutations in aldosterone-producing adenomas and primary aldosteronism. Nat Genet. 2013; 45:1050-54.
60. De Sousa K, Boulkroun S, Baron F et al. Genetic, cellular, and molecular heterogeneity in adrenals with aldosterone-producing adenoma. Hypertension. 2020; 75(4):1034-44.
61. Azizan EA, Brown MJ. Novel genetic determinants of adrenal aldosterone regulation. Curr Opin Endocrinol Diabetes Obes. 2016; 23:209-17.
62. Åkerström T, Maharjan R, Sven Willenberg H et al. Activating mutations in CTNNB1 in aldosterone producing adenomas. Sci Rep. 2016; 6:19546.
63. Murtha TD, Carling T, Scholl UI. Pregnancy, primary aldosteronism, and somatic CTNNB1 mutations. N Engl J Med. 2016; 374:1492-4.
64. Zhou J, Azizan EAB, Cabrera CP et al. Somatic mutations of GNA11 and GNAQ in CTNNB1-mutant aldosterone-producing adenomas presenting in puberty, pregnancy or menopause. Nat Genet. 2021; 53(9):1360-72.
65. Crumbley C, Wang Y, Kojetin DJ, Burris TP. Characterization of the core mammalian clock component, NPAS2, as a REV-ERBα/RORα target gene. J Biol Chem. 2010; 285:35386-92.
66. Brown JM, Siddiqui M, Calhoun DA et al. The unrecognized prevalence of primary aldosteronism: A cross-sectional study. Ann Intern Med. 2020; 173(1):10-20.
67. Rege J et al. Zinc transporter somatic gene mutations cause primary aldosteronism. Preprint at bioRxiv. 2022. doi: 10.1101/2022.07.25.501443.
68. Scholl UI, Stolting G, Nelson-Williams C et al. Recurrent gain of function mutation in calcium channel CACNA1 H causes early-onset hypertension with primary aldosteronism. Elife. 2015; 4:e06315.
69. Tseng C-S, Peng K-Y, Wang S-M et al. A novel somatic mutation of CACNA1H p.V1937M in unilateral primary hyperaldosteronism. Front Endocrinol (Lausanne). 2022; 13:816476.
70. Nanba K, Blinder AR, Rege J et al. Somatic CACNA1 H mutation as a cause of aldosterone-producing adenoma. Hypertension. 2020; 75(3):645-9.
71. Rege J, Nanba K, Blinder AR et al. Identification of somatic mutations in *CLCN2* in aldosterone-producing adenomas. J Endocr Soc. 2020;4(10):bvaa123.
72. Fernandes-Rosa FL, Daniil G, Orozco IJ et al. A gain-of-function mutation in the CLCN2 chloride channel gene causes primary aldosteronism. Nat Genet. 2018; 50:355-61.
73. Araujo-Castro M, Parra P, Martín Rojas-Marcos P et al. Differences in the clinical and hormonal presentation of patients with familial and sporadic primary aldosteronism. Front Endocrinol (Lausanne). 2024; 15:1336306.
74. Geller SD, Zhang J, Wisgerhof VM et al. A novel form of human mendelian hypertension featuring nonglucocorticoid-remediable aldosteronism. J Clin Endocrinol Metab. 2008; 93:3117-23.
75. McMahon GT, Dluhy RG. Glucocorticoid-remediable aldosteronism. Arq Bras Endocrinol Metab. 2004; 48:682-86.
76. Monticone S, Tetti M, Burrello J et al. Familial hyperaldosteronism type III. J Hum Hypertens. 2017; 31:776-81.
77. Perez-Rivas LG, Williams TA, Reincke M. Inherited forms of primary hyperaldosteronism: new genes, new phenotypes and proposition of a new classification. Exp Clin Endocrinol Diabetes. 2019; 127:93-9.
78. Scholl UI, Nelson-Williams C, Yue P et al. Hypertension with or without adrenal hyperplasia due to different inherited mutations in the potassium channel KCNJ5. Proc Natl Acad Sci USA. 2012; 109:2533-38.
79. Mulatero P, Tauber P, Zennaro MC et al. KCNJ5 mutations in European families with nonglucocorticoid remediable familial hyperaldosteronism. Hypertension. 2012; 59:235-40.
80. Daniil G, Fernandes-Rosa FL, Chemin J et al. CACNA1H mutations are associated with different forms of primary aldosteronism. EBioMedicine. 2016; 13:225-36.
81. Vaidya A, Mulatero P, Baudrand R, Adler GK. The expanding spectrum of primary aldosteronism: implications for diagnosis, pathogenesis, and treatment. Endocr Rev. 2018; 39:1057-88.
82. Zhang X, Lyu Q, Ma J et al. Clinical characteristics and pre-surgery diagnostic criteria of aldosterone-producing adrenocortical carcinoma. Chin Med J (Engl). 2022; 135(20):2512-14.
83. Mouat IC, Omata K, McDaniel AS et al. Somatic mutations in adrenocortical carcinoma with primary aldosteronism or hyperreninemic hyperaldosteronism. Endocr Relat Cancer. 2019; 26(2):217-25.
84. Mete O, Erickson LA, Juhlin CC et al. Overview of the 2022 WHO classification of adrenal cortical tumors. Endocr Pathol. 2022; 33(1):155-96.
85. Fassnacht M, Libe R, Kroiss M et al. Adrenocortical carcinoma: A clinician's update. Nat Rev Endocrinol. 2011; 7:323-35.
86. Gkaniatsa E, Sakinis A, Palmér M et al. Adrenal venous sampling in young patients with primary aldosteronism. Extravagance or irreplaceable? J Clin Endocrinol Metab. 2021; 106:e2087-e2095.
87. Rossi GP, Crimì F, Rossitto G et al. Feasibility of imaging-guided adrenalectomy in young patients with primary aldosteronism. Hypertension. 2022; 79:187-95.
88. Parksook WW, Yozamp N, Hundemer GL et al. Morphologically normal-appearing adrenal glands as a prevalent source of aldosterone production in primary aldosteronism. Am J Hypertens. 2022; 35:561-71.
89. Wannachalee T, Caoili E, Nanba K at al. The concordance between imaging and adrenal vein sampling varies with aldosterone-driver somatic mutation. J Clin Endocrinol Metab. 2020; 105:e3628-e3637.
90. Rossitto G, Amar L, Azizi M et al. Subtyping of primary aldosteronism in the AVIS-2 study: assessment of selectivity and lateralization. J Clin Endocrinol Metab. 2020; 105(6):dgz017.
91. Rossi GP, Rossitto G, Amar L et al. Clinical outcomes of 1625 patients with primary aldosteronism subtyped with adrenal vein sampling. Hypertension. 2019; 74:800-8.
92. Yang YH, Chang YL, Lee BC et al. Strategies for subtyping primary aldosteronism. J Formos Med Assoc. 2024; 123(Suppl2):S114-S124.

93. Younes N, Larose S, Bourdeau I et al. Role of adrenal vein sampling in guiding surgical decision in primary aldosteronism. Exp Clin Endocrinol Diabetes. 2023; 131(7-8):418-34.
94. Bhatt PS, Sam AH, Meeran KM et al. The relevance of cortisol co-secretion from aldosterone-producing adenomas. Hormones (Athens). 2019; 18:307-13.
95. Buffolo F, Pieroni J, Ponzetto F et al. Prevalence of cortisol co-secretion in patients with primary aldosteronism: role of metanephrine in adrenal vein sampling. J Clin Endocrinol Metab. 2023; 108(9):e720-5.
96. Pasternak JD, Epelboym I, Seiser N et al. Diagnostic utility of data from adrenal venous sampling for primary aldosteronism despite failed cannulation of the right adrenal vein. Surgery. 2016; 159:267-73.
97. Kupers EM, Amar L, Raynaud A et al. A clinical prediction score to diagnose unilateral primary aldosteronism. J Clin Endocrinol Metab. 2012; 97:3530-37.
98. Nanba K, Tsuiki M, Nakao K et al. A subtype prediction score for primary aldosteronism. J Hum Hypertens. 2014; 28:716-20.
99. Kocjan T, Janez A, Stankovic M et al. A new clinical prediction criterion accurately determines a subset of patients with bilateral primary aldosteronism before adrenal venous sampling. Endocr. Pract. 2016; 22:587-94.
100. Kamemura K, Wada N, Ichijo T et al. Significance of adrenal computed tomography in predicting laterality and indicating adrenal vein sampling in primary aldosteronism. J Hum Hypertens. 2016; 31:195-9.
101. Kobayashi H, Abe M, Soma M et al. Development and validation of subtype prediction scores for the workup of primary aldosteronism. J Hypertens. 2018; 36:2269-76.
102. Puar TH, Loh WJ, Lim DS et al. Aldosterone-potassium ratio predicts primary aldosteronism subtype. J Hypertens. 2020; 38:1375-83.
103. Burrello J, Amongero M, Buffolo F. Development of a prediction score to avoid confirmatory testing in patients with suspected primary aldosteronism. J Clin Endocrinol Metab. 2021; 106(4):e1708-16.
104. Kaneko H, Umakoshi H, Ishihara Y et al. Seated saline infusion test in predicting subtype diagnosis of primary aldosteronism. Clin Endocrinol. 2019; 91:737-42.
105. Rossi GP, Crimi F, Rossitto G et al. Identification of surgically curable primary aldosteronism by imaging in a large, multiethnic international study. J Clin Endocrinol Metab. 2021; 106:e4340-9.
106. Holaj R, Waldauf P, Wichterle D et al. Adrenal venous sampling could be omitted before surgery in patients with Conn's adenoma confirmed by computed tomography and higher normal aldosterone concentration after saline infusion test. Diagnostics. 2022; 12:1718.
107. Song Y, Yang J, Shen H et al. Development and validation of model for sparing adrenal venous sampling in diagnosing unilateral primary aldosteronism. J Hypertens. 2022; 40:1692-701.
108. Luo PY, Chen SH, Yu YR. The value of postural stimulation test combined with adrenal CT in the diagnosis of aldosterone-producing adenoma. Sichuan Da XueXue Bao Yi Xue Ban. 2020; 51:87-91.
109. Fontes RG, Kater CE, Biglieri EG et al. Reassessment of the predictive value of the postural stimulation test in primary aldosteronism. Am J Hypertens. 1991; 4:786-91.
110. Kater CE, Biglieri EG. The syndromes of low-renin hypertension: "Separating the wheat from the chaff". Arq Bras Endocrinol Metab. 2004; 48:674-81.
111. St-Jean M, Bourdeau I, Martin M, Lacroix A. Aldosterone is aberrantly regulated by various stimuli in a high proportion of patients with primary aldosteronism. J Clin Endocrinol Metab. 2021; 106(1):e45-e60.
112. Sonoyama T, Sone M, Miyashita K et al. Significance of adrenocorticotropin stimulation test in the diagnosis of an aldosterone-producing adenoma. J Clin Endocrinol Metab. 2011; 96:2771-88.
113. Hashimura H, Hu J, Kobayashi H et al. Saline suppression to distinguish the primary aldosteronism subtype: a diagnostic study. Eur J Endocrinol. 2023; 188(1):lvac003.
114. Mulatero P, di Cella SM, Monticone S et al. 18-hydroxycorticosterone, 18-hydroxycortisol, and 18-oxocortisol in the diagnosis of primary aldosteronism and its subtypes. J Clin Endocrinol Metab. 2012; 97:881-9.
115. Turcu AF, Wannachalee T, Tsodikov A et al. Comprehensive analysis of steroid biomarkers for guiding primary aldosteronism subtyping. Hypertension. 2020; 75:183-92.
116. Yang Y, Burrello J, Burrello A et al. Classification of microadenomas in patients with primary aldosteronism by steroid profiling. J Steroid Biochem Mol Biol. 2019; 189:274-82.
117. Wu X, Senanayake R, Goodchild E et al. [^{11}C] Metomidate PET-CT versus adrenal vein sampling for diagnosing surgically curable primary aldosteronism: a prospective, within-patient trial. Nat Med. 2023; 29(1):190-202.
118. Soinio M, Luukkonen AK, Seppänen M et al. Functional imaging with 11C-metomidate PET for subtype diagnosis in primary aldosteronism. Eur J Endocrinol. 2020; 183(6):539-50.
119. Isojärvi J, Viukari M, Pörsti I et al. Lateralization in ^{11}C-Metomidate PET and outcome of adrenalectomy in primary aldosteronism. Endocrinol Diabetes Metab. 2022; 5(6):e368.
120. Williams TA, Lenders JWM, Mulatero P et al. Outcomes after adrenalectomy for unilateral primary aldosteronism: An international consensus on outcome measures and analysis of remission rates in an international cohort. Lancet Diabetes Endocrinol. 2017; 5:689-99.
121. Mullen N, Curneen J, Donlon PT et al. Treating primary aldosteronism-induced hypertension: novel approaches and future outlooks. Endocr Rev. 2024; 45(1):125-70.
122. Ding J, Li X, Liu S et al. Clinical value of ^{68}Ga-Pentixafor PET/CT in subtype diagnosis of primary aldosteronism patients with adrenal micronodules. J Nucl Med. 2024; 65(1):117-24.
123. Zheng Y, Long T, Peng N et al. The value of targeting CXCR4 with ^{68}Ga-Pentixafor PET/CT for subtyping primary aldosteronism. J Clin Endocrinol Metab. 2023; 109(1):171-82.
124. Araujo-Castro M, Paja Fano M, González Boillos M et al. Diagnostic accuracy of adrenal iodine-131 6-beta-iodomethyl-19-norcholesterol scintigraphy for the subtyping of primary aldosteronism. Biomedicines. 2023; 11(7):1934.
125. Sato T, Matsutomo N, Yamamoto T, Fukami M, Kono T. Evaluation of standardized uptake value on 131I-6β-iodomethyl-19-norcholesterol scintigraphy for diagnosis of primary aldosteronism and correspondence with adrenal venous sampling. Ann. Nucl. Med. 2023; 37:89-98.
126. Kater CE, Biglieri EG, Schambelan M et al. Studies of impaired aldosterone response to spironolactone-induced renin and potassium elevations in adenomatous but not hyperplastic primary aldosteronism. Hypertension. 1983; 5(Suppl V):V115-21.
127. Carvajal CA, Tapia-Castillo A, Pérez JA, Fardella CE. Serum alpha-1-acid glycoprotein-1 and urinary extracellular vesicle miR-21-5p as potential biomarkers of primary aldosteronism. Front Immunol. 2021; 12:768734.
128. Bertolone L, Castagna A, Manfredi M et al. Proteomic analysis of urinary extracellular vesicles highlights specific signatures for patients with primary aldosteronism. Front Endocrinol (Lausanne). 2023; 14:1096441.
129. Kwak J, Lee KE. Minimally invasive adrenal surgery. Endocrinol Metab (Seoul). 2020; 35(4):774-83.
130. Kitamoto T, Kitamoto KK, Omura M et al. Precise mapping of intra-adrenal aldosterone activities provides a novel surgical strategy for primary aldosteronism. Hypertension. 2020; 76(3):976-84.
131. Nunes TF, Szejnfeld D, Xavier CA et al. Percutaneous ablation of functioning adenoma in a patient with a single adrenal gland. BMJ Case Reports. 2013; pii:bcr2013009692.
132. Yokota K. Adrenal arterial embolization: a possible new treatment for patients with primary aldosteronism. Hypertens Res. 2024; 47(2):358-60.
133. Araujo-Castro M, Ruiz-Sánchez JG, Ramírez PP et al. Practical consensus for the treatment and follow-up of primary aldosteronism: a multidisciplinary consensus document. Endocrine. 2024 Mar 20. doi: 10.1007/s12020-024-03773-9.
134. Citton M, Viel G, Torresan F et al. Effect of unilateral adrenalectomy on the quality of life of patients with lateralized primary aldosteronism. BMC Surg. 2019; 18(Suppl1):105.
135. Velema M, de Nooijer A, Hermus A et al. A disease-specific quality of life questionnaire for primary aldosteronism. Endocr Connect. 2019; pii:EC-19-0026.

PARTE 5

Distúrbios do Sistema Reprodutivo

CAPÍTULO 45

Hipogonadismo Masculino: Etiologia

Lucio Vilar ■ Paulo Cavalcante Muzy

INTRODUÇÃO

Hipogonadismo masculino é uma síndrome clínica frequente que resulta da incapacidade de produzir concentrações fisiológicas de testosterona, quantidades normais de espermatozoides, ou ambas.[1,2] Pode ser primário (ou hipergonadotrófico), com diminuição dos níveis de testosterona e elevação das gonadotrofinas (hormônios luteinizante [LH] e foliculestimulante [FSH]); ou secundário (ou hipogonadotrófico), no qual se observa testosterona baixa com gonadotrofinas inadequadamente "normais" ou baixas.[3] No primeiro caso, a anormalidade localiza-se nos testículos, ao passo que, no hipogonadismo secundário, a produção deficiente de testosterona resulta de secreção insuficiente de gonadotrofinas, em decorrência de um distúrbio hipotalâmico ou hipofisário.[4,5] Em algumas situações, pode haver associação entre o hipogonadismo primário e o secundário, como no envelhecimento e em várias doenças sistêmicas (alcoolismo, hepatopatias, anemia falciforme etc.).[2,3] Formas raras de hipogonadismo resultam de mutações nos receptores androgênicos ou incapacidade de conversão da testosterona em seu metabólito ativo, a di-hidrotestosterona (DHT), devido à deficiência da 5α-redutase.[6,7] As principais causas do hipogonadismo primário e secundário serão abordadas mais adiante.

FISIOLOGIA REPRODUTIVA MASCULINA

Para que o homem tenha funções sexuais e gonadais normais, são necessários o funcionamento e a integração adequados dos seis principais componentes do eixo reprodutivo masculino:

- Sistema nervoso extra-hipotalâmico
- Hipotálamo
- Hipófise
- Testículos
- Tecidos-alvo sensíveis aos esteroides sexuais
- Locais do metabolismo e transporte dos androgênios.[4-7]

Eixo hipotalâmico-hipofisário-testicular

Os testículos são controlados por mecanismos de estimulação positiva e retroalimentação (*feedback*) negativa. Os principais reguladores positivos da função testicular são as gonadotrofinas LH e FSH, cuja secreção pelas células gonadotróficas da hipófise anterior é estimulada pelo hormônio liberador de gonadotrofinas (GnRH), originário de neurônios hipotalâmicos. O GnRH é liberado em pulsos a cada 60 a 90 minutos, o que estimula a liberação pulsátil de LH e FSH na circulação (Figura 45.1).[1,2,6]

O LH tem como função maior estimular a produção testicular de testosterona pelas células de Leydig. O FSH, por sua vez, atua nos túbulos seminíferos (células de Sertoli) para iniciar e manter a espermatogênese, juntamente com a testosterona. O FSH também estimula células de Sertoli a produzirem inibina B, um hormônio peptídio que causa *feedback* negativo sobre secreção de hipofisária de FSH.[1,4,6]

Ativina é outro hormônio produzido no testículo (gonócitos e células de Sertoli), assim como na hipófise, e atua estimulando a secreção de FSH. A secreção pulsátil do GnRH é regulada de maneira complexa, a qual envolve neurônios originários dos centros cognitivos e sensoriais mais altos, bem como níveis circulantes de esteroides sexuais e hormônios peptídicos (prolactina, ativina A, inibina B, leptina, kisspeptina etc.). Várias substâncias funcionam como efetores locais da síntese e liberação do GnRH, tais como neuropeptídeos, catecolaminas, indolaminas, óxido nítrico e aminoácidos excitatórios, ácido gama-aminobutírico (GABA), dopamina, neuropeptídeo Y (NPY), peptídeo intestinal vasoativo (VIP) e hormônio liberador de corticotrofina (CRH). A testosterona, direta ou, sobretudo, indiretamente (via conversão a estradiol pela aromatase), exerce retroalimentação negativa sobre a secreção de LH. Em nível hipotalâmico, testosterona e estradiol inibem a secreção de GnRH indiretamente, inibindo a kisspeptina, em cujos neurônios estão expressos o receptor androgênico e o do estradiol. Tais receptores não estão presentes nos neurônios do GnRH. A prolactina também suprime indiretamente a secreção de GnRH, inibindo a kisspeptina.[1,4-7]

A *kisspeptina* é um neuropeptídeo que desempenha papel fundamental no controle do eixo hipotalâmico-hipofisário-gonadal (HHG), por meio da regulação da secreção de GnRH e gonadotrofinas, início da puberdade e controle de fertilidade. Ela age a montante do GnRH e representa um potente secretagogo desse

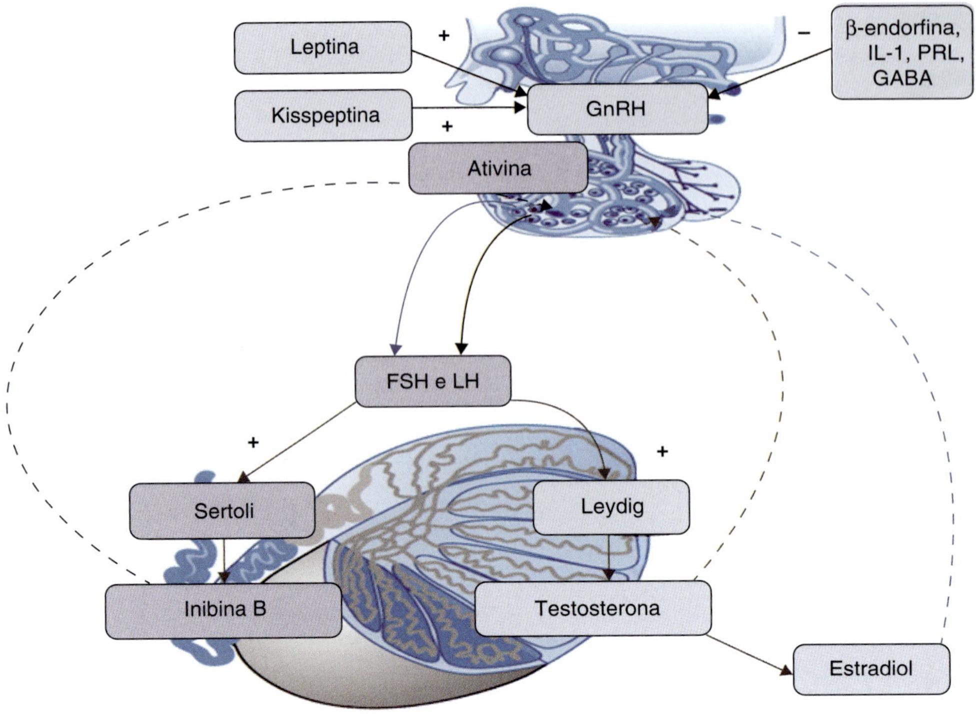

Figura 45.1 Desenho esquemático do eixo hipotalâmico-hipofisário-testicular. O GnRH estimula a secreção de hormônios luteinizante (LH) e foliculoestimulante (FSH) pelos gonadotrofos. O LH estimula a produção de testosterona (T) pelas células de Leydig. O FSH atua nos túbulos seminíferos (células de Sertoli) para iniciar e manter a espermatogênese, juntamente com a T. Ele também estimula a produção de inibina B pelas células de Sertoli. A ativina A, hormônio produzido no testículo e na hipófise, estimula a secreção de FSH. O *feedback* negativo sobre secreção hipofisária de FSH é realizado pela inibina B. Em nível hipofisário, a retroalimentação negativa sobre o LH é levada a cabo, sobretudo, pelo estradiol (oriundo da aromatização da T). A T tem papel secundário. Já, no hipotálamo, tanto estradiol quanto T inibem a secreção de GnRH (indiretamente, via inibição da kisspeptina). Leptina e kisspeptina estimulam a secreção e a pulsatilidade do GnRH. Um efeito oposto é observado com o ácido gama-aminobutírico (GABA), a prolactina (PRL) e a interleucina-1 (IL-1).

hormônio (Figura 45.2).[8] Os neurônios secretores de kisspeptina estão localizados no núcleo arqueado e se estendem até os neurônios secretores de GnRH, nos quais está presente o receptor da kisspeptina (KISS1R).[8] Mutações com perda de função nos genes *KISS1* (que codifica as kisspeptinas) e *KISSR1* (codificador do KISS1R) causam retardo puberal e hipogonadismo hipogonadotrófico (HH) normósmico. Mutações ativadoras desses genes causam puberdade precoce.[6,8] Outro hormônio que intensifica a pulsatilidade do GnRH é a *leptina*, por diferentes mecanismos, entre eles, mediante interação com os neurônios secretores de kisspeptina (Figura 45.3). Secretada pelos adipócitos periféricos, a leptina, além de ser um hormônio-chave na homeostase energética, tem um papel permissivo no início da puberdade e no funcionamento adequado do eixo HHG.[6,9]

Função testicular

Os testículos têm a dupla função de produzir esteroides sexuais (p. ex., síntese de testosterona) e espermatozoides. Eles contêm dois componentes que são estrutural e funcionalmente distintos, mas diretamente relacionados: as células de Leydig e os túbulos seminíferos.[4,6]

As *células de Leydig*, ou *células intersticiais*, têm como função principal a secreção de testosterona (cerca de 7.000 μg/dia [7 mg/dia]).[1] A síntese dos hormônios esteroides pelas células de Leydig é regulada pelo LH. A testosterona secretada na circulação atua para mediar e promover ação androgênica em quase todos os tecidos. Perifericamente, ela é convertida em estradiol (por ação da aromatase [CYP19A1], sobretudo nos adipócitos) e em DHT, por ação da SRD5A1 e SRD5A2, duas isoenzimas da 5α-redutase principalmente no fígado e na pele.[2,6] Várias das ações biológicas da testosterona são mediadas por esses metabólitos ativos (ver adiante). A testosterona também exerce (principalmente via conversão a estradiol pela aromatase) retroalimentação negativa sobre a secreção de LH e FSH, bem como supressão da produção de GnRH (ver Figura 45.1). Aproximadamente 200 a 300 μg de DHT são produzidos diariamente, principalmente a partir de redução 5α de testosterona em tecidos periféricos (predominantemente, na pele e no fígado).[6] Muito pouco de estradiol (10 μg/dia) e de DHT (70 μg/dia) é produzido pelos testículos.[6] Assim, em torno de 80% de DHT e de estradiol circulantes originam-se da conversão nos tecidos periféricos, a partir de precursores androgênicos secretados pelos testículos e adrenais (Quadro 45.1).[4-7]

Outro hormônio peptídico secretado pelas células de Leydig é o *INSL3* (fator 3 semelhante à insulina), sob estímulo do LH. Seus níveis séricos refletem o número e o *status* de diferenciação das células de Leydig. Eles aumentam progressivamente durante a puberdade, atingem valores de adultos em torno dos 18 anos de idade e permanecem estáveis até os 35 a 40 anos, quando, então, começam a declinar com o avançar da idade.[6]

Os *túbulos seminíferos* representam 80 a 90% da massa testicular e são responsáveis pela produção diária de aproximadamente 30 milhões de espermatozoides durante a vida reprodutiva masculina (da puberdade à morte). São compostos pelas células de Sertoli e células germinativas, cuja função é regulada pelo FSH e pela testosterona. O FSH liga-se a receptores específicos nas células de Sertoli e é necessário para o início da espermatogênese, mas a ação da testosterona parece ser indispensável para a plena maturação dos espermatozoides.

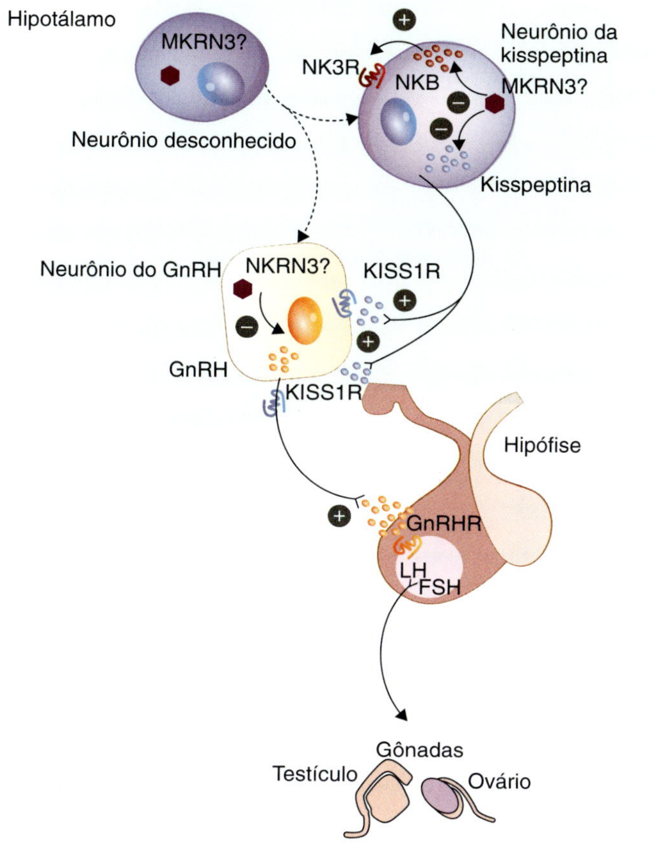

Figura 45.2 A kisspeptina é produzida por neurônios hipotalâmicos, participa do eclodir da puberdade e representa um potente secretagogo da secreção de GnRH. A kisspeptina atua por meio de seu receptor (KISS1R), também expresso nos neurônios secretores de GnRH. Deficiência de kisspeptina por mutação com perda de função no seu gene (*KISS1*) e no gene do KISS1R (*KISS1R*) causa retardo puberal e hipogonadismo hipogonadotrófico.

As células de Sertoli secretam várias outras substâncias, como peptídeo GnRH-símile, transferrina, ativador do plasminogênio, ceruloplasmina, fator inibidor dos ductos müllerianos, antígeno H-Y e inibina B. Esta última tem sua secreção diretamente estimulada pelo FSH e exerce uma retroalimentação negativa (*feedback*) sobre a produção hipofisária de FSH. Uma proteína composta por dímeros da subunidade α da inibina B, denominada ativina A, estimula a secreção de FSH. Inibina B e ativina A funcionam, também, como reguladores parácrinos da espermatogênese (ver Figura 45.1).[4,6,7]

Transporte da testosterona no plasma

A testosterona circula ligada principalmente a duas proteínas plasmáticas: a albumina e a globulina ligadora dos hormônios sexuais (SHBG), produzida no fígado. Em homens adultos jovens, 30 a 45% da testosterona está ligada à SHBG; 50 a 68% à albumina; até 4%, à transcortina (CBG); e uma quantidade mínima à α-1 glicoproteína ácida (orosomucoide).[7] A fração não ligada ou livre (*testosterona livre*), que é a biologicamente ativa, representa apenas 1 a 4% da testosterona circulante.[7]

A *testosterona total* (TT) reflete a soma da testosterona livre e a testosterona ligada às citadas proteínas.[5,7] O termo *testosterona biodisponível* se refere à fração não ligada à SHBG, representada sobretudo pela soma da testosterona livre e aquela ligada à albumina, da qual a testosterona facilmente se desprende.[2,3]

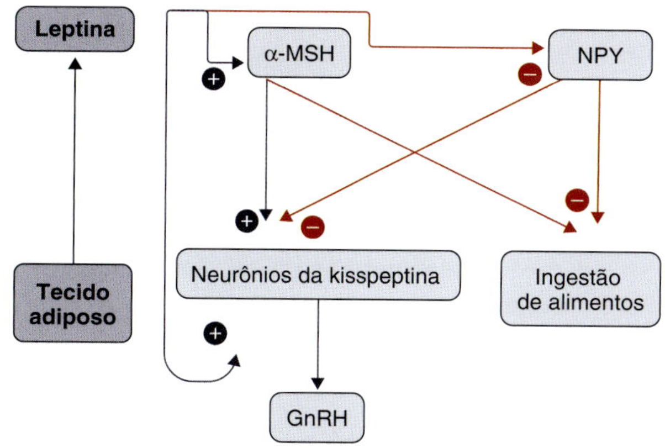

Figura 45.3 Efeitos da leptina na secreção e na ação de GnRH. A leptina regula o eixo hipotalâmico-hipofisário-gonadal, agindo no nível do hipotálamo de três distintas maneiras: (i) supressão do neuropeptídeo Y (NPY), (ii) estimulação de hormônio estimulante de melanócitos alfa (α-MSH) e (iii) interação direta com subpopulações de neurônios da kisspeptina para aumentar ainda mais o impulso estimulador da liberação de GnRH. O efeito estimulatório é mostrado *em azul* e o efeito inibitório, *em vermelho*. (Adaptada de Topaloglu e Kotan, 2016.)[10]

Quadro 45.1 Contribuições relativas (percentuais aproximados) de testículos, glândulas adrenais e tecidos periféricos para os níveis circulantes de esteroides no homem.

	Secreção testicular	Secreção adrenal	Conversão periférica a partir de precursores androgênicos
Testosterona	95	< 1	< 5
Di-hidrotestosterona	20	< 1	80
Sulfato de DHEA	< 10	90	–
Estradiol	20	< 1	80
Estrona	2	< 1	98

DHEA: deidroepiandrosterona.

Efeitos da testosterona

A testosterona exerce seus efeitos nos diferentes órgãos, agindo diretamente ou após conversão a um metabólito ativo, DHT (via 5α-redutase) ou a estradiol (via aromatase [CYP19A1]). Assim, ela pode atuar como um hormônio androgênico ou como um precursor de DHT, cujos efeitos são mediados pelo receptor androgênico intracelular. Além disso, muitas vezes, serve de precursor para o estradiol em alguns tecidos, nos quais se liga a receptores estrogênicos (alfa e beta) para induzir efeitos estrogênio-símiles (Figura 45.4).[4,6]

A testosterona é direta ou indiretamente responsável pela diferenciação embriônica da genitália externa e interna masculina, pelas características sexuais secundárias na puberdade, bem como pela manutenção da libido e pela função erétil na vida adulta.[6,7] Os efeitos da testosterona sobre crescimento da próstata, pele e folículos pilosos em áreas andrógeno-sensíveis exigem a 5α-redução da testosterona em DHT. Já seus efeitos sobre prevenção da reabsorção óssea, fusão da epífise, diferenciação sexual do cérebro, *feedback* sobre secreção de gonadotrofinas, alguns aspectos do comportamento e função do cérebro, bem como lipídios plasmáticos e progressão da aterosclerose, requerem aromatização de testosterona em estradiol (ver Figura 45.4).[6]

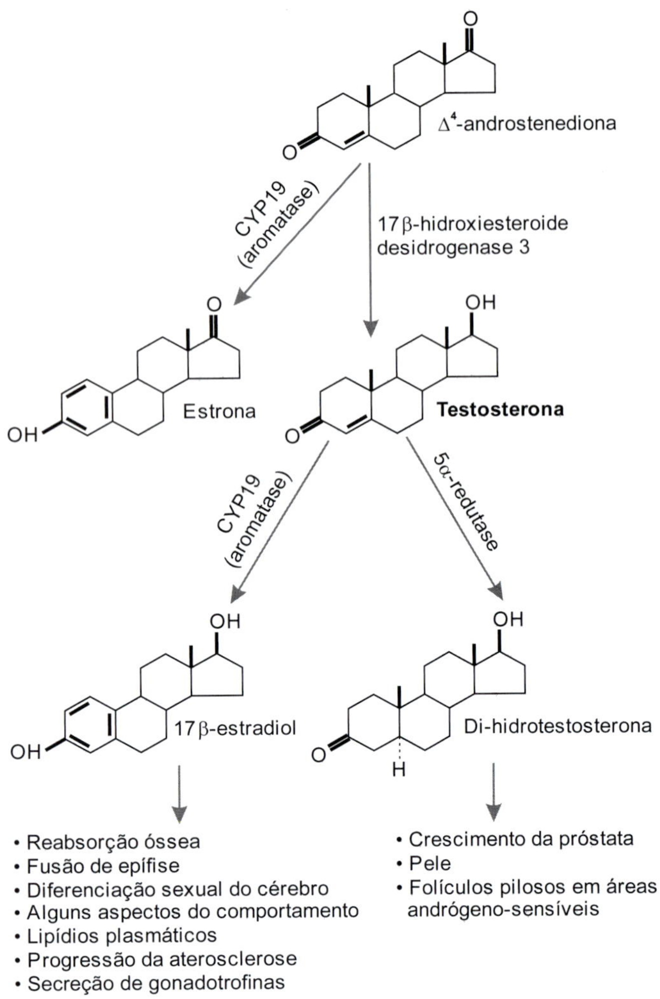

Figura 45.4 Metabolismo ativo da testosterona.

Quadro 45.2 Causas de insuficiência testicular primária e resistência androgênica.

Doenças congênitas
- Distúrbios cromossômicos
  - Síndrome de Klinefelter e síndromes correlatas (p. ex., XXY, XXY/XY, XYY, homens XX)
  - Defeitos enzimáticos na biossíntese de testosterona
  - Distrofia miotônica
  - Microdeleções no cromossomo Y
- Distúrbios do desenvolvimento
  - Síndrome resultante do uso de dietilestilbestrol pré-natal
  - Criptorquidismo

Defeitos adquiridos
- Orquite
- Parotidite e outras viroses
- Doenças granulomatosas (p. ex., tuberculose, hanseníase)
- Síndrome da imunodeficiência adquirida (AIDS)
- Doenças infiltrativas (p. ex., hemocromatose, amiloidose)
- Lesões cirúrgicas ou traumáticas e torção de testículo
- Irradiação
- Toxinas (p. ex., álcool, fungicidas, inseticidas, metais pesados, óleo de semente de algodão, DDT e outros estrógenos ambientais)
- Fármacos/drogas ilícitas
  - Agentes citotóxicos
  - Antiandrogênicos (p. ex., cetoconazol, cimetidina, flutamida, ciproterona, espironolactona)
  - Etanol, heroína etc.
- Falência testicular autoimune
  - Isolada
  - Associada a outros distúrbios órgão-específicos (p. ex., doença de Addison, tireoidite de Hashimoto, diabetes melito tipo 1)
- Varicocele

Síndromes de resistência androgênica
- Síndrome da feminização testicular ou síndrome de Morris
- Síndrome de Reifenstein

DDT: diclorodifeniltricloroetano.

ETIOLOGIA DO HIPOGONADISMO PRIMÁRIO (HIPOGONADISMO HIPERGONADOTRÓFICO)

O hipogonadismo primário resulta de distúrbios congênitos ou adquiridos (Quadro 45.2). Entre as causas congênitas, destacam-se distúrbios cromossômicos (dos quais o mais comum é a síndrome de Klinefelter [SKF]) e o criptorquidismo. Entre os defeitos adquiridos, os mais importantes são as doenças infecciosas (orquite viral, AIDS etc.), doenças granulomatosas (tuberculose, hanseníase), medicamentos, lesões cirúrgicas ou traumáticas.[2,11] Laboratorialmente, o hipogonadismo primário caracteriza-se por níveis baixos de testosterona, associados à elevação de LH e FSH.[1-3]

Doenças congênitas

Síndrome de Klinefelter

A síndrome de Klinefelter (SKF) é a causa genética mais comum de hipogonadismo masculino, com incidência de 1:500 a 1:1.000 meninos nascidos vivos, 1:169 homens em instituições psiquiátricas, 1:100 homens com déficit intelectual e 1:10 homens inférteis com azoospermia. O defeito genético básico é a existência de um cromossomo X extra que resulta de uma não disjunção meiótica dos cromossomos durante a gametogênese. O cariótipo mais comum é o 47,XXY (forma clássica), presente em dois terços dos casos, seguido do 46,XY/47,XXY (forma mosaico). Outros possíveis cariótipos são 48,XXXY, 48,XXYY e 49,XXXXY. A SKF se caracteriza por testículos pequenos e endurecidos (por fibrose e hialinização dos túbulos seminíferos), azoospermia (por obliteração dos túbulos seminíferos), pilosidade facial reduzida (em 60 a 80%), pilosidade pubiana diminuída (em 30 a 60%) e de disposição triangular, pênis de tamanho reduzido (em 10 a 25%) – porém é raro micropênis –, criptorquidia uni ou bilateral (em 7%), alta estatura com proporções eunucoides, ginecomastia (em 50 a 85%) e hipogonadismo hipergonadotrófico (Figura 45.5). Esse fenótipo apenas se evidencia a partir da puberdade. Antes dos 12 anos de idade, os níveis de gonadotrofinas estão nos valores pré-puberais. Da mesma maneira, a concentração sérica da testosterona tende a estar normal até aproximadamente 14 anos de idade, e pacientes com mosaicismo 46,XY/47,XXY podem ter um fenótipo mais variável e cursar com testosterona sérica normal ou no limite inferior da normalidade. Alguns, excepcionalmente, são férteis.[12-14]

Pacientes com SKF apresentam maior incidência de tolerância diminuída à glicose e diabetes melito (DM), doenças tireoidianas, doença pulmonar obstrutiva crônica (DPOC), lúpus eritematoso sistêmico, tremor essencial, osteoporose (em 25%), veias varicosas, tromboembolismo, doença cerebrovascular, doença valvular aórtica, ruptura de aneurisma e taurodontismo. Este último, presente em 40% dos pacientes, é um distúrbio pulpar que predispõe à queda precoce de dentes. Além disso, existe maior risco para diversas neoplasias, como tumores testiculares, neoplasias de células germinativas (mediastino e cérebro), carcinoma broncogênico, leucemia linfocítica aguda e, sobretudo, câncer de mama.[6,12]

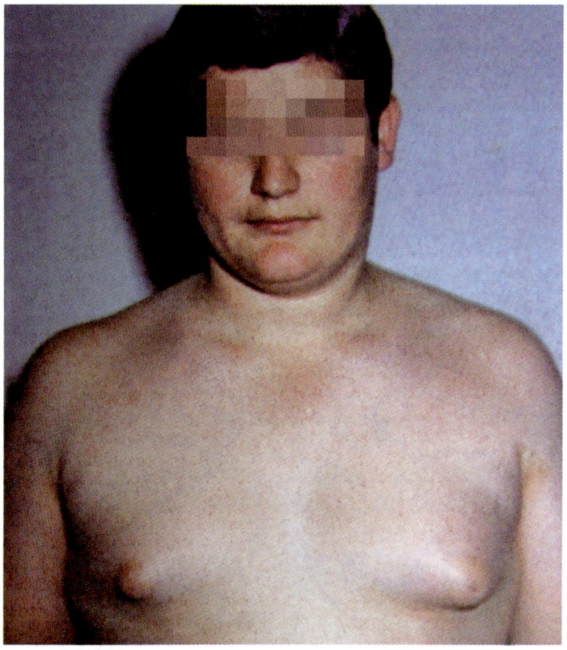

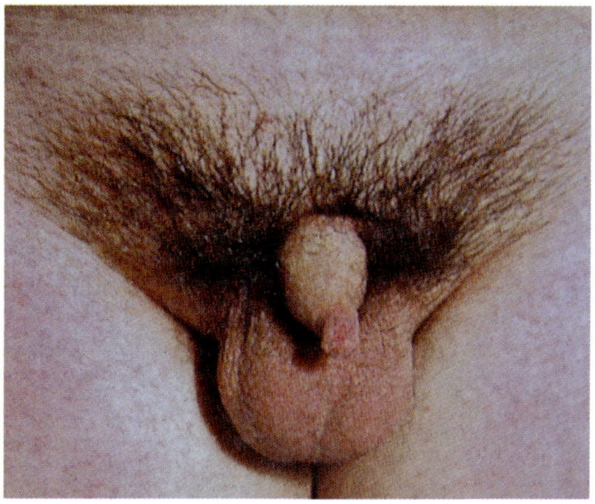

Figura 45.5 Paciente de 25 anos de idade com síndrome de Klinefelter clássica (cariótipo 47,XXY). Notar a ginecomastia bilateral, a ausência de pelos faciais e os testículos pequenos e firmes.

A SKF pode causar dificuldade de aprendizado e controle inadequado dos impulsos. Essas tendências explicam a maior frequência dessa doença em instituições penais e em estabelecimentos para deficientes mentais.[12] Retardo mental e anomalias somáticas são mais frequentes com os raros cariótipos 48,XXYY e 48,XXXY.[13,14]

Síndrome do homem XX

Observada em cerca de 1 em cada 9.000 a 20.000 meninos, a síndrome do homem XX (SH-XX) representa uma variante da SKF. Os testículos são firmes e pequenos (em geral < 2 cm). O pênis é pequeno ou de tamanho normal. Azoospermia e hialinização dos túbulos seminíferos estão presentes. Hipospadia ou genitália ambígua eventualmente são encontradas, diferentemente do que ocorre na SKF. Ginecomastia é um achado comum. Laboratorialmente, a SH-XX caracteriza-se por valores baixos de testosterona e elevação do estradiol e gonadotrofinas.[11,15]

Criptorquidismo

O criptorquidismo, ou criptorquismo, caracteriza-se pela presença do testículo fora da bolsa escrotal, representando a principal anomalia gonadal masculina. É observado em cerca de 3% nos meninos nascidos a termo e em 30% dos prematuros com idade gestacional de 30 semanas ou menos. Após 6 a 9 meses de vida, a frequência do distúrbio é similar à encontrada em adultos (0,7 a 0,8%). Pode ser unilateral ou, mais raramente, bilateral. Cerca de 50% dos testículos criptorquídicos estão localizados no anel inguinal externo ou no topo da bolsa escrotal; 19% estão dentro do canal inguinal; 9% são intra-abdominais; e 23% são ectópicos. Os cinco locais mais frequentes para ectopia são períneo, canal femoral, superfície da bolsa inguinal, região suprapúbica e bolsa escrotal contralateral.[11,16,17]

As principais complicações do testículo criptorquídico são oligo ou azoospermia, infertilidade e risco de malignização.[17] Relata-se infertilidade em até 50% dos pacientes com criptorquidismo unilateral e em até 75 a 90% daqueles com criptorquidismo bilateral. No entanto, os dados da literatura variam de acordo com a idade do início do tratamento e a localização inicial dos testículos. Até 60% dos pacientes com criptorquidismo bilateral submetidos à orquiopexia na infância mostram-se capazes de procriar. Esse percentual é de cerca de 75% nos pacientes com criptorquidismo unilateral corrigido antes da puberdade. Entretanto, após a cirurgia, é comum a espermatogênese defeituosa, a qual pode ser detectada mesmo no testículo normal em casos de criptorquidismo unilateral.[18] A orquidopexia pós-puberal está associada a uma taxa bastante elevada (> 85%) de azoospermia ou oligospermia.[19]

O risco de degeneração maligna testicular é 20 a 30 vezes maior em pacientes com criptorquidismo do que na população geral. A incidência é seis vezes maior nos testículos intra-abdominais em relação aos intracanaliculares. O seminoma é o tipo mais comum, seguido do carcinoma de células embrionárias. Convém salientar que a correção do criptorquidismo pode reduzir o risco (mas não eliminar), uma vez que a neoplasia ocorre vários anos após a orquiopexia. Além disso, 20% dos tumores acontecem no testículo contralateral.[17,19]

Síndrome da regressão testicular

Também chamada de testículos desaparecidos, essa síndrome se caracteriza por anorquia congênita bilateral. É observada em aproximadamente 1 de cada 20.000 indivíduos do sexo masculino e em 1 a 5% daqueles com criptorquidismo. Resultaria de agressão testicular pré-natal (traumatismo, infecção, insuficiência vascular ou outros mecanismos) após a 16ª semana de gestação.[11,20] Caracteriza-se por genitália externa masculina, crescimento e desenvolvimento normais, mas falha no surgimento das características sexuais secundárias à época da puberdade. O pênis permanece pequeno e a bolsa escrotal fica vazia; os pelos axilares e pubianos são escassos.[21] Se o paciente não receber androgênios, surgem proporções eunucoides, não ocorrendo ginecomastia. Em geral, os níveis de testosterona são muito baixos e não aumentam após o teste de estímulo com gonadotrofina coriônica, porém a virilização parcial espontânea à puberdade pode eventualmente ser vista. Tais pacientes teriam células de Leydig funcionantes, uma vez que os níveis de testosterona se mostram maiores nas veias espermáticas do que na circulação periférica.[6,7,21]

Pacientes com criptorquidismo bilateral se diferenciam daqueles com anorquia bilateral pelo achado de níveis normais de testosterona que se elevam após estímulo com gonadotrofina coriônica humana (hCG) ou valores de inibina B > 15 pg/mℓ.[11,20,21]

Distrofia miotônica

A distrofia miotônica tipo 1 é a forma mais comum de distrofia muscular em adultos, com prevalência estimada de 1 a 35 por 100.000 habitantes. De transmissão autossômica dominante, é causada por mutações no gene *DMPK*, localizado no cromossomo 19. Insuficiência testicular primária, em graus variados, ocorre em até 80% dos homens afetados e geralmente só se torna evidente na idade adulta, quando é comum a atrofia testicular. Outras manifestações da doença são fraqueza e atrofia progressivas dos músculos da face, pescoço, mão e extremidades inferiores. Atrofia marcante dos músculos temporais, ptose palpebral e calvície frontal representam a fácies miodistrófica característica. Retardo mental, DM, hiperostose craniana e hipotireoidismo primário também podem estar presentes.[6,22,23]

Hipoplasia das células de Leydig

Trata-se de uma doença rara, com herança autossômica recessiva e incidência estimada de 1:1.000.000. As células de Leydig não são capazes de se desenvolver devido a mutações inativadoras no receptor de LH. Laboratorialmente, caracteriza-se por níveis séricos de testosterona muito baixos, com elevação do LH.[11,24-26]

O fenótipo depende da extensão da secreção intrauterina de testosterona. Dois tipos de hipoplasia de células de Leydig (LCH) foram descritos. O tipo I é a forma mais grave, resultando em um fenótipo feminino dos órgãos genitais externos, vagina em fundo cego, amenorreia primária e ausência da diferenciação sexual secundária na puberdade. Resulta de mutações inativadoras que impedem completamente a transdução de sinal de LH e hCG, bem como, consequentemente, a produção de testosterona.[11,25] A LCH do tipo II é caracterizada por sinais mais leves de deficiência androgênica, com um hábito predominantemente do sexo masculino, mas sinais de hipogonadismo, como micropênis, associado ou não a hipospadia e criptorquidismo.[26] Nessa apresentação mais leve, as mutações do receptor de LH inativam apenas parcialmente a transdução de sinal e conservam uma certa capacidade de resposta ao LH.[11,25]

Defeitos da biossíntese testicular

Mutações nos genes que codificam enzimas envolvidas na biossíntese testicular de testosterona podem resultar em condições que cursam com baixa produção desse hormônio e pseudo-hermafroditismo masculino (PHM). Entre tais condições estão as deficiências de 17,20-liase (CYP17) isolada[27] e de 17β-hidroxiesteroide desidrogenase 3 (17β-HSD3).[28] Existem ainda doenças em que há também comprometimento da produção adrenal de testosterona, como as deficiências de StAR (hiperplasia adrenal lipoídica congênita), 17α-hidroxilase/17,20-liase, 17β-hidroxiesteroide desidrogenase tipo 2 e de 7-di-hidrocolesterol redutase (*síndrome de Smith-Lemli-Opitz*).[29] Esta última tem um amplo espectro fenotípico: retardo mental, micrognatia, polidactilia, hipospadia grave, micropênis, crescimento deficiente etc.[30] Na deficiência de StAR, observa-se um quadro grave de insuficiência adrenal e PHM.[29] A deficiência de ambas, 17α-hidroxilase e 17,20-liase, resulta em PHM, ausente ou limitada virilização à puberdade, testosterona baixa, LH/FSH elevados e, caracteristicamente, hipertensão com renina baixa e alcalose hipocalêmica.[29]

Síndrome de Noonan

Também chamada *síndrome pseudo-Turner* ou *síndrome de Ullrich*, a síndrome de Noonan (SN) tem incidência estimada de 1:1.000 a 1:5.000. De herança autossômica dominante, a SN resulta, em cerca de 50% dos casos, de mutações no gene *PTPN11*, localizado na região 12q24.1.[31,32] Mais recentemente, mutações em outros genes que interferem na via de sinalização da RAS-MAPK (*mitogen activated protein kinase*) foram identificadas, entre eles: *SOS1*, *CBL*, *BRAF*, *RAF1*, *SHOC2*, *MAP2 K1*, *RIT1*, *NRAS*, *KRAS* e *RRAS*.[31]

A SN apresenta-se com baixa estatura e vários aspectos fenotípicos da síndrome de Turner, como pescoço alado, orelhas anormais e com implantação baixa, encurtamento de um ou mais metacarpianos, hipertelorismo, cardiopatia congênita (sobretudo, estenose pulmonar) etc. (Figura 45.6). Entretanto, o cariótipo é 46,XX em meninas e 46,XY em meninos. Características clínicas que diferenciam a SN da síndrome de Turner são: fácies triangular, peito escavado, cardiomiopatia hipertrófica e maior incidência de retardo mental. As meninas com SN apresentam função ovariana normal, e os meninos apresentam criptorquidia (presente em > 50% dos casos) com prejuízo da função das células de Leydig. Invariavelmente, há retardo puberal, enquanto se observa baixa estatura em 70 a 83% dos casos de SN.[6,31,32]

Defeitos adquiridos

Orquite viral

A orquite viral é a causa mais comum de insuficiência testicular pós-puberal. O vírus da *parotidite* é o fator etiológico principal. Além disso, podem estar envolvidos o ecovírus, o arbovírus do

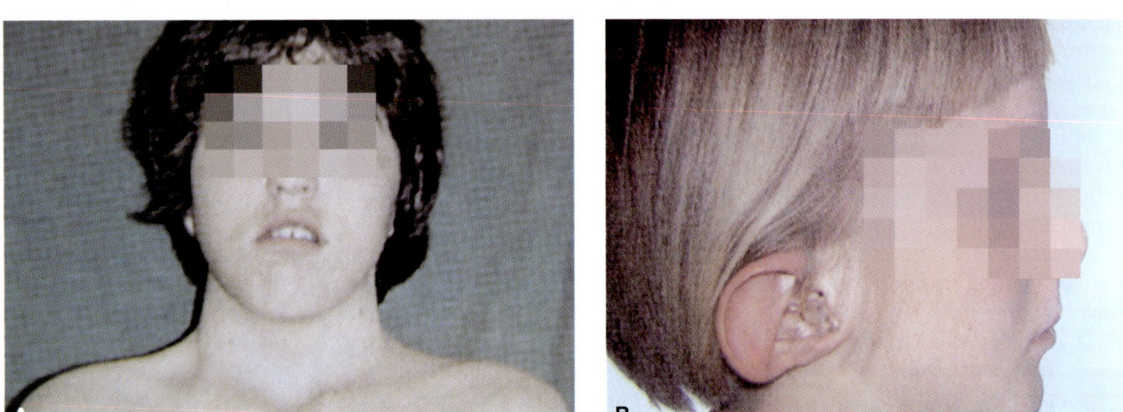

Figura 45.6 Síndrome de Noonan em dois adolescentes, com hipodesenvolvimento somatopuberal. Notar o pescoço alado (**A**) e as orelhas anormais com implantação baixa (**B**).

grupo B e o vírus da coriomeningite linfocítica. A orquite resulta de um efeito direto desses vírus sobre o testículo. Após a puberdade, 25% dos pacientes com parotidite desenvolvem orquite clínica (unilateral em dois terços dos casos), a qual surge, em geral, 4 a 8 dias após o início da parotidite; no entanto, em alguns casos, pode precedê-la. As alterações espermatogênicas são mais frequentes e mais precoces que a disfunção das células de Leydig. Por isso, pacientes com infertilidade pós-orquítica podem ter níveis normais de testosterona e LH, e apenas elevação do FSH. Em uma fase posterior, pode haver aumento do LH e diminuição da testosterona. A frequência de infertilidade pós-parotidite não está definida, mas se sabe que oligospermia ocorre em quase 50% dos casos de orquite unilateral e que a contagem de espermatozoides se normaliza, após 1 a 2 anos, em cerca de 75%. Contudo, as alterações do sêmen retornam ao normal em menos de um terço dos pacientes com orquite bilateral.[6,33]

Traumatismo ou torção

Traumatismos representam a segunda causa mais comum de atrofia testicular em adultos. Cirurgias para hérnias, varicocele e vasectomia podem resultar em dano testicular permanente. Traumatismo fechado leva à atrofia em cerca de metade dos casos. Torção resulta em interrupção da perfusão testicular. Sua correção cirúrgica dentro de 6 a 8 horas preserva a viabilidade testicular.[2,6]

Varicocele

Algumas evidências sugerem que varicoceles afetam negativamente a espermatogênese e a produção de testosterona. Melhora nos níveis de testosterona e na fertilidade tem sido relatada após a varicocelectomia.[2]

Irradiação

Tanto a espermatogênese quanto a produção de testosterona são sensíveis à radiação. O dano às células de Leydig induzido por radiação é diretamente relacionado com a dose e inversamente relacionado com a idade (maior em crianças do que em adolescentes e adultos).[4,6]

Fármacos e toxinas

Inibição da biossíntese da testosterona ocorre com várias substâncias, incluindo cetoconazol, espironolactona, ciproterona e etanol. Este último também pode causar cirrose, uma causa adicional de hipogonadismo primário. Medroxiprogesterona e estrogênios reduzem os níveis de testosterona pelo fato de inibirem a secreção hipofisária de LH. Um efeito similar pode acontecer pelo uso de grandes quantidades de maconha, heroína e metadona. Nesses casos, os níveis de LH geralmente são normais, o que sugere a combinação de defeitos testiculares e hipotalâmico-hipofisários. Disfunção erétil tem sido atribuída à maioria dos agentes hipotensores, sem alteração de testosterona ou gonadotrofinas.[4-6] A alergia à clorexidina (Merthiolate®) foi relatada como possível causa de azoospermia e consequente infertilidade.[4]

Toxinas também podem afetar diretamente os testículos. Vários compostos, como fungicidas e inseticidas (p. ex., DBCP), metais pesados (chumbo, cádmio) e óleo de caroço de algodão danificam as células germinativas.[2,4,6]

No tocante à quimioterapia, os agentes alquilantes (p. ex., ciclofosfamida e procarbazina) são aqueles que apresentam os piores efeitos tóxicos sobre as gônadas, e o dano, cuja intensidade se correlaciona com a dose cumulativa, pode ser irreversível. Testículos pós-puberais são os mais propensos a serem acometidos. O epitélio germinativo dos túbulos seminíferos é mais vulnerável que as células de Leydig. Assim, supressão da espermatogênese pode ocorrer tão cedo como 2 semanas após o início do tratamento, com azoospermia podendo acontecer dentro de 8 a 12 semanas.[34] A recuperação depende da viabilidade das células-tronco (espermatogônias). Se a viabilidade for preservada, a espermatogênese pode recomeçar no espaço de 12 semanas após o fim do tratamento.[35] Os níveis séricos de testosterona podem diminuir em alguns casos.

Dessa forma, criopreservação de espermatozoides deve ser sugerida ao paciente antes do início de quimioterapia e radioterapia pélvicas. Supressão gonadal profilática com análogos do GnRH ou testosterona exógena não é capaz de impedir o efeito tóxico desses tratamentos.[36]

Insuficiência testicular autoimune

Pode ocorrer isoladamente ou como parte da síndrome poliglandular autoimune, em que há, em graus variados, acometimento de tireoide, adrenais, hipófise, pâncreas e outros órgãos.[37]

Defeitos testiculares associados a doenças sistêmicas

Ocorrem anormalidades no eixo hipotalâmico-hipofisário-testicular em várias doenças sistêmicas. Entre elas, estão insuficiência renal, desnutrição grave, insuficiência hepática, anemia falciforme, AIDS, DPOC, doenças infiltrativas e granulomatosas, neoplasias malignas avançadas e fibrose cística. Vários mecanismos patogenéticos podem estar envolvidos. Por exemplo, as citocinas inflamatórias (interleucina 1 [IL-1], fator de necrose tumoral alfa [TNF-α] e interleucina 6 [IL-6]) reduzem os níveis de testosterona e têm efeitos variados sobre o LH.[6,38]

Redução da libido, infertilidade e disfunção erétil acontecem em aproximadamente metade dos pacientes submetidos à hemodiálise crônica. Nesses casos, observam-se redução da testosterona e elevação de gonadotrofinas. Também é frequente a hiperprolactinemia. Essas alterações hormonais são potencialmente reversíveis com a utilização de transplante renal.[4,6]

Diminuição da espermatogênese, atrofia testicular e ginecomastia são encontradas em cerca da metade dos pacientes com cirrose hepática, ao passo que 75% têm disfunção erétil. Os níveis de SHBG e a produção de estradiol geralmente estão elevados, mas a depuração e a produção de testosterona estão diminuídas. Pacientes com cirrose alcoólica podem apresentar recuperação da função sexual com a abstinência de álcool. As anormalidades hormonais mencionadas podem ser revertidas com o transplante hepático.[6,38]

Doenças infiltrativas (p. ex., *hemocromatose* e *amiloidose*) e granulomatosas (sobretudo a *hanseníase*) podem resultar em hipogonadismo primário.[2,6] A atrofia testicular acomete 10 a 20% dos homens com hanseníase virchowiana, sendo decorrente de invasão dos testículos e, eventualmente, de estruturas paratesticulares por bacilos. Tal fato resulta em redução da testosterona e elevação de LH e FSH.[6,39]

A *anemia falciforme* frequentemente cursa com alteração da função testicular. Desse modo, pode ocorrer prejuízo da maturação sexual de adolescentes, além de atrofia testicular em cerca de 30% dos adultos.[40] Em alguns estudos, houve predomínio do hipogonadismo primário;[41] em outros, houve predomínio do secundário.[41]

A *infecção pelo vírus da imunodeficiência humana (HIV)* tem emergido como uma das causas mais frequentes de disfunção testicular, resultante de hipogonadismo primário ou secundário. É mais comum nos estágios avançados da doença e em pacientes com perda de peso importante. Em alguns estudos, cerca de 50% dos pacientes com AIDS tinham níveis baixos de testosterona, com valores de LH normais ou elevados.[42] Contudo, a ocorrência de hipogonadismo mostrou-se menor (cerca de 20%) nos pacientes que receberam terapia antirretroviral altamente ativa (HAART).[43] A etiologia do hipogonadismo na AIDS é complexa e multifatorial. Falência testicular primária pode resultar de envolvimento glandular direto (p. ex., sarcoma de Kaposi, linfoma, infecções oportunistas, inibição das células de Leydig por citocinas etc.), fármacos que inibem a síntese de testosterona (quimioterápicos, cetoconazol, ganciclovir etc.), entre outros. Inibição da secreção de gonadotrofinas pode decorrer de perda de peso, resposta não específica à doença sistêmica, efeitos tóxicos de imunocitocinas, hiperprolactinemia, infecções oportunistas etc. Além disso, os níveis de testosterona biodisponível diminuem progressivamente à medida que decresce a contagem de CD4.[38,44]

ETIOLOGIA DO HIPOGONADISMO SECUNDÁRIO (HIPOGONADISMO HIPOGONADOTRÓFICO)

O HH decorre de anormalidades orgânicas (congênitas ou adquiridas) ou funcionais que vão resultar em secreção deficiente de gonadotrofinas (LH e FSH), com consequente disfunção das células de Leydig (Quadro 45.3).[5,45]

Quadro 45.3 Causas de hipogonadismo secundário masculino.

Congênitas
- Deficiência de GnRH
  - Sem alteração no olfato (hipogonadismo hipogonadotrófico congênito normósmico ou idiopático)
  - Com anosmia ou hiposmia (síndrome de Kallmann)
  - Com outras anormalidades (síndrome de Prader-Willi, síndrome de Laurence-Moon-Biedl, encefalocele basal, síndrome lentiginosa múltipla (síndrome de Leopard), síndrome de Rud, síndrome Charge, ataxia cerebelar e hipogonadismo hipogonadotrófico)
- Deficiência múltipla de hormônios hipotalâmicos/hipofisários
- Aplasia ou hipoplasia hipofisária
- Defeitos na ação ou secreção de GnRH
  - Mutações no *Kalig-1*
  - Mutações no gene do receptor de GnRH
- Defeitos na ação ou secreção das gonadotrofinas
  - Mutações inativadoras do gene do LH-beta
  - Mutações inativadoras do gene do FSH-beta
  - Mutações inativadoras do gene do receptor do LH
  - Mutações no *DAX* e no *SF-1*

Adquiridas
- Traumatismo craniano, pós-cirurgia, pós-irradiação
- Neoplasias
  - Adenomas hipofisários: prolactinomas, outros tumores funcionantes e não funcionantes
  - Craniofaringeoma, germinomas, gliomas, leucemia, linfomas
- Infarto hipofisário, aneurisma carotídeo, anemia falciforme
- Doenças infiltrativas e infecciosas do hipotálamo e hipófise
  - Sarcoidose
  - Tuberculose
  - Coccidioidomicose
  - Histoplasmose
  - Sífilis
  - Abscesso
  - Histiocitoses (histiocitose de células de Langerhans, doença de Erdheim-Chester)
  - Hemocromatose
- Hipofisites
- Hipogonadismo funcional (por disfunção hipotalâmica)
  - Estresse, perda de peso excessiva, atividade física intensa etc.
  - Doenças sistêmicas (hiperprolactinemia, anorexia nervosa, diabetes melito tipo 2, obesidade grave, hipercortisolismo, insuficiência renal, cirrose, síndrome da apneia obstrutiva do sono etc.)
  - Fármacos (análogos do GnRH [uso contínuo], glicocorticoides, esteroides anabolizantes, opioides etc.) e drogas (p. ex., álcool, maconha, anfetaminas, cocaína e *ecstasy*)

FSH: hormônio foliculoestimulante; GnRH: hormônio liberador de gonadotrofinas; LH: hormônio luteinizante.

Doenças congênitas

Deficiência isolada de GnRH

A deficiência isolada de GnRH (DIG) é um distúrbio hereditário raro, clínica e geneticamente heterogêneo, com uma prevalência de 1:30.000 em homens e 1:125.000 em mulheres.[46] Mutações em mais de 30 genes diferentes são capazes de explicar cerca de 40% das causas de DIG, com o restante dos casos permanecendo geneticamente não caracterizados.[46,47] Enquanto a maioria das mutações é herdada no padrão ligado ao X, autossômico dominante ou autossômico recessivo, vários genes ligados à DIG são capazes de interagir entre si de maneira oligogênica.[46,47] Além disso, mutações em mais de um gene podem estar presentes no mesmo caso.[46]

O espectro clínico da DIG inclui a *síndrome de Kallmann* (SK), caracterizada por HH associado a anosmia ou hiposmia, e o *hipogonadismo hipogonadotrófico congênito normósmico* (nHHC), também chamado de HH congênito idiopático.[46,47] DIG pode também se associar a distúrbios reprodutivos mais moderados e mais frequentes, como amenorreia hipotalâmica, retardo puberal constitucional e HH de início na idade adulta.[46-48]

Didaticamente, defeitos nos genes envolvidos no desenvolvimento dos neurônios do GnRH e no sistema olfatório costumam resultar em SK, enquanto mutações nos genes envolvidos na secreção ou homeostase de GnRH resultam em nHHC. No entanto, um subgrupo de genes mutados atua nas duas vias, podendo se associar a HH com ou sem distúrbios do olfato (ver Quadro 45.3).[46,47]

A SK é a causa mais comum de DIG, com prevalência estimada de 1:10.000 homens e 1:50.000 mulheres. Ocorre de modo esporádico (cerca de 60% dos casos) ou familiar. A associação de HH com anosmia ou hiposmia decorre da migração inadequada dos neurônios produtores de GnRH e dos neurônios olfatórios, determinando agenesia ou hipoplasia dos bulbos e tratos olfatórios. Muitas vezes, os indivíduos afetados não percebem distúrbios no olfato.[48,49]

Além de ginecomastia, hábito eunucoide (Figura 45.7) e hipospadia, várias outras anormalidades podem estar presentes em casos de DIG, tais como problemas renais (rins em ferradura e agenesia renal unilateral), surdez, metacarpos curtos, defeitos faciais de linha média (lábio leporino, palato fendido, fusão facial imperfeita etc.), distúrbio da visão em cores, nistagmo, retardo mental, movimentos de espelho nos membros superiores (sincinesia), epilepsia e ataxia cerebelar.[6,46-48]

Em uma revisão dos achados de ressonância magnética (RM) de crânio em 64 casos de SKM, foram observados agenesia bilateral dos bulbos olfatórios em 56% (unilateralmente em 2%) e sulcos olfatórios anormais ou ausentes bilateralmente em 56% (unilateralmente, em 17%). Ao todo, em menos de 10% dos pacientes, a RM foi normal.[50]

Convém ressaltar que em cerca de 10 a 20% dos homens com SKM e hipogonadismo hipogonadotrófico idiopático (HHI), o hipogonadismo pode ser reversível.[47,48] De fato, foram descritos alguns casos dessas síndromes em que se observou recuperação espontânea da secreção de gonadotrofinas, evidenciada por aumento progressivo do volume testicular e normalização da concentração sérica de testosterona após alguns anos de tratamento.[47,48] Assim, uma vez induzida a virilização plena, os pacientes devem ser reavaliados sem reposição androgênica, para se certificar se será necessário continuá-la por tempo indeterminado.[47,49]

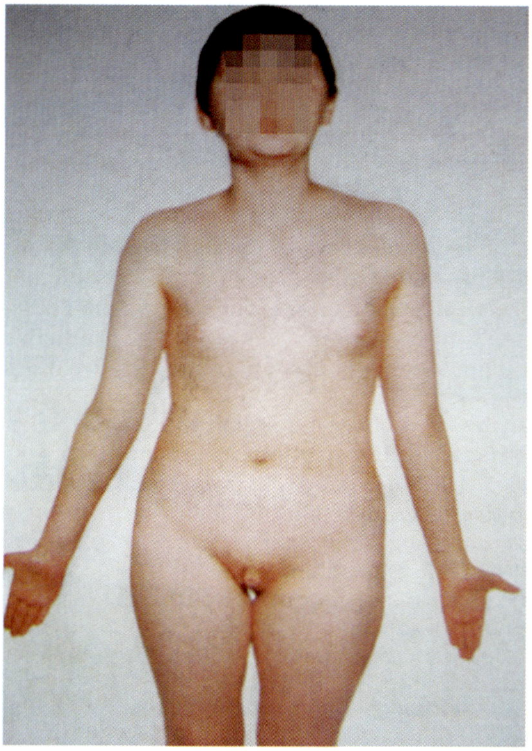

Figura 45.7 Síndrome de Kallmann em homem de 20 anos de idade, proporções eunucoides, ginecomastia bilateral, ausência de pelos corporais, genitália infantil e anosmia.

Deficiência isolada de hormônio luteinizante

Pode se manifestar por meio da *síndrome do eunuco fértil*, caracterizada por produção deficiente de testosterona (a qual responde à administração de hCG), associada a graus variados de espermatogênese. Na maioria dos casos, representa um tipo parcial de HHI.[46,51] Pode ser secundária a mutação no receptor de GnRH[52] ou, mais raramente, mutação no gene da subunidade beta de LH (*LH-β*).[46,51,52] Foi descrito um caso com mutação do GnRH-R em que houve reversão espontânea do hipogonadismo após 4 meses de terapia com hCG.[53]

As raras mutações de *LH-β* podem também se exteriorizar por retardo puberal, testosterona baixa e oligospermia, associados a um LH sérico elevado (sem ação biológica, mas imunorreativo).[2,52]

Deficiência isolada de hormônio foliculoestimulante

Trata-se de uma condição bastante rara que habitualmente resulta de mutações no gene da subunidade beta de FSH (*FSH-β*). No sexo masculino, manifesta-se por azoospermia, testículos pequenos e macios, bem como níveis séricos de FSH indetectáveis.[54] Casos de deficiência isolada de FSH, na ausência de mutação de *FSH-β*, já foram relatados.[55]

Mutações do gene da leptina

Os pacientes portadores de deficiência de leptina, por mutação em homozigose, apresentam obesidade mórbida e hipogonadismo. Este último, aparentemente, tem origem hipotalâmica.[46,56]

Hipoplasia adrenal congênita ligada ao X

Trata-se de uma rara condição resultante de mutação no gene *DAX-1*, localizado no cromossomo Xp-21. Manifesta-se por insuficiência adrenal primária, que ocorre nas primeiras semanas de vida ou somente mais tardiamente (na faixa de 2 a 9 anos de idade), associada a HH.[46,57]

Deficiência de fatores de transcrição

A mutação no *PROP-1* é a causa genética mais frequente de hipopituitarismo esporádico ou familiar. Todos os pacientes com mutações no *PROP-1* apresentam deficiências de GH, prolactina e TSH, além de HH.[6,46]

Síndromes de Laurence-Moon e Bardet-Biedl

Em ambas as síndromes, encontramos retinite pigmentosa, hipogonadismo de etiologia variada e retardo do desenvolvimento. Entretanto, a síndrome de Laurence-Moon (LMS) associa-se a paraplegia espástica, ao passo que a síndrome de Bardet-Biedl (BBS) inclui polidactilia pós-axial, início da obesidade geralmente na infância e displasia renal. Outras manifestações de BBS são DM, hipertensão e defeitos cardíacos congênitos. A BBS pode resultar de mutações em seis genes (o *BBS1* é o mais comum).[46,58]

Síndrome Charge

Trata-se de um complexo de malformações congênitas que incluem HH (com micropênis e/ou criptorquidismo), deficiência de GH, hipotireoidismo, hipoplasia do bulbo olfatório e aplasia do canal semicircular. Resulta de mutações no gene *CHD7*.[59]

Síndrome de Prader-Willi

Com prevalência estimada de 1:10.000 a 1:30.000, a síndrome de Prader-Willi (SPW) resulta de mutação genética no cromossomo 15. As manifestações mais características são hipotonia na infância, retardo mental (QI médio de 65), baixa estatura, hiperfagia, obesidade grave e hipogonadismo. Quase todos os homens e a maioria das mulheres com SPW apresentam evidências clínicas e/ou laboratoriais de hipogonadismo. Classicamente, esse hipogonadismo tem sido considerado como resultante de disfunção hipotalâmica. No entanto, evidências recentes sugerem uma importante contribuição de falência gonadal primária concomitante.[60]

Distúrbios adquiridos orgânicos

Teoricamente, qualquer lesão da região selar (inflamatória, infiltrativa, neoplásica, pós-traumática ou isquêmica) pode causar deficiência de gonadotrofinas, de modo isolado ou, mais comumente, associada a outros déficits hormonais (ver Quadro 45.3).[2,5] Adenomas de hipófise podem resultar em deficiência de gonadotrofinas por compressão da haste hipofisária ou hiperprolactinemia.[61,62] Esta última pode resultar de produção de prolactina pelo tumor (prolactinomas ou adenomas mistos que produzem GH e prolactina [PRL]) ou compressão da haste hipofisária (pseudoprolactinomas).[62] A hiperprolactinemia *per se* leva ao hipogonadismo, principalmente por inibição da secreção de kisspeptina, o que determina menor secreção do GnRH.[61,62] O HH também é comum em casos de esclerose múltipla.[63]

HHI de início na idade adulta tem sido descrito com frequência crescente. RM de sela túrcica é geralmente normal.[2] Diminuição da atividade do gerador de pulsos do GnRH tem sido proposta como mecanismo subjacente.[3]

Distúrbios adquiridos funcionais

HH, na ausência de anormalidade estrutural ou genética, caracteriza o hipogonadismo hipogonadotrófico funcional (HHF), resultante de redução na secreção pulsátil do GnRH.[64-66] Embora seja mais usualmente visto no sexo feminino, perda de peso excessiva (p. ex., > 10% do peso corporal) e atividade física intensa (> 10 horas/semana) podem também causar HHF no sexo masculino.[65] Em contraste, HHF é um achado frequente em homens com distúrbios metabólicos, como DM tipo 2, síndrome metabólica ou obesidade grave, potencialmente revertendo com a perda de peso e a melhora do controle glicêmico.[65-67] Quanto maior o índice de massa corporal (IMC) e a circunferência abdominal, maior o risco. Os mecanismos envolvem supressão do eixo HHG pela hiperestrogenemia (resultante da conversão periférica aumentada de androgênios em estrogênios pela aromatase nos adipócitos), pela leptina e por citocinas pró-infamatórias (IL-6 e TNF-α) produzida pelos adipócitos viscerais, bem como aumento de SHBG e síndrome da apneia obstrutiva do sono.[68] Acredita-se que a fragmentação do sono interrompa o ritmo noturno da testosterona. Ademais, aumento da temperatura no escroto (decorrente do aumento de adiposidade), hiperinsulinemia e hiperglicemia reduziriam a produção e a motilidade dos espermatozoides.[64]

Doenças crônicas graves e vários distúrbios endócrinos podem favorecer o surgimento de HHF, tais como hiperprolactinemia (por inibição de kisspeptina e, consequentemente, da secreção de GnRH), hipo ou hipercortisolismo e hipo ou hipotireoidismo.[68] Fármacos (p. ex., opioides, glicocorticoides e esteroides anabolizantes, análogos do GnRH [uso contínuo]) ou drogas (p. ex., álcool, maconha, anfetaminas, cocaína e *ecstasy*) que inibam direta ou indiretamente a secreção de gonadotrofinas ou GnRH podem, igualmente, causar HHF.[5,69,70] O adequado tratamento das citadas endocrinopatias e a suspensão de medicamentos ou drogas envolvidos tendem a reverter o HHF.[68-70]

Deficiência de 5α-redutase tipo 2

Trata-se de uma condição rara, autossômica recessiva e decorrente de mutações no gene *SRD5A2* (cromossomo 2p23), o qual codifica a enzima 5α-redutase tipo 2. Até o momento, 62 diferentes mutações já foram identificadas. Como consequência, surge uma conversão defeituosa da testosterona em DHT, o que leva a um fenótipo que varia de micropênis a hipospadia perineoescrotal pseudovaginal. A maioria dos pacientes tem genitália externa ambígua e é erroneamente criada como se fosse do sexo feminino; contudo, não há ginecomastia. Ao nascimento, indivíduos masculinos homozigóticos para mutação no *SRD5A2* se apresentam com falo semelhante a um clitóris, escroto bífido, hipospadia, vagina rasa em fundo cego (por fechamento incompleto do seio urogenital) e próstata rudimentar. A principal característica dessa doença é a ocorrência de virilização, em graus variados, na época da puberdade, em consequência de maior produção puberal de testosterona. Consanguinidade está presente em cerca de 40% dos casos.[7,71,72]

Após o início da puberdade, pacientes com deficiência da 5α-redutase tipo 2 apresentam-se com níveis normais ou elevados de testosterona, DHT baixa e LH discretamente aumentado. O diagnóstico pode ser confirmado pela demonstração de uma relação plasmática testosterona/DHT excessivamente alta (35 a 84, enquanto a média normal é $12 \pm 3{,}1$). No período pré-puberal, deve-se calcular essa relação após a administração de hCG. Outro aspecto confirmatório, sobretudo no recém-nascido, é o aumento da relação 5α:5β dos metabólitos urinários dos esteroides C_{19} e C_{21}. Pode-se também examinar o nível da atividade da 5α-redutase em culturas de pele genital e o grau de conversão *in vivo* da testosterona marcada infundida em DHT.[6,7,71] Análises do DNA do *SRD5A2* tornam possível a confirmação diagnóstica.[71,72]

SÍNDROMES DE INSENSIBILIDADE OU RESISTÊNCIA ANDROGÊNICA

As síndromes de insensibilidade ou resistência androgênica (SIA) representam a causa mais comum de pseudo-hermafroditismo masculino.[73] São causadas por mutações no gene do receptor androgênico (*AR*) em indivíduos 46,XY (mais de 500 já foram relatadas).[74] Em cerca de 70% dos pacientes, essas mutações são transmitidas de modo recessivo ligadas ao X; porém, nos casos restantes, elas surgem *de novo*, em virtude da ausência de antecedentes familiares.[73] Clinicamente, as SIA podem se manifestar por um fenótipo feminino (forma completa) ou fenótipo masculino associado a virilização deficiente ou infertilidade (forma parcial).[74] Laboratorialmente, caracterizam-se por níveis elevados de testosterona e LH; o FSH é normal ou levemente aumentado, ao passo que o estradiol excede os valores normais para homens.[73-75] Entre 32 casos avaliados em São Paulo, oriundos de 20 famílias, foram identificadas 15 diferentes mutações do gene do *AR*.[75]

Pacientes com SIA, especialmente aqueles com a forma incompleta, apresentam predisposição aumentada para transformação maligna dos testículos. Tumores das células de Sertoli e seminoma são os mais comuns; raramente ocorrem tumores de células de Leydig. O risco global de malignização nos adultos afetados tem sido estimado em 5 a 10%. Ele é raro até os 25 anos de idade e depois aumenta ao longo do tempo, chegando a 33% após os 50 anos de idade.[6,73,74]

Há casos descritos de SIA completa resultante de inversão do cromossomo X.[76]

Síndrome da insensibilidade androgênica completa

A resistência androgênica completa (*síndrome de Morris* ou *feminização testicular*) tem prevalência estimada em 1 em 20.000 e 1 em 60.000 meninos nascidos vivos. Fenotipicamente, apresentam-se com genitália externa feminina, grandes lábios hipoplásicos, vagina em fundo cego e estruturas müllerianas (útero e trompas) geralmente ausentes (raramente, há vestígios desses órgãos). Testículos estão presentes, podendo estar localizados nos grandes lábios, canal inguinal ou abdome. Caracteristicamente, as mamas são bem desenvolvidas, enquanto os pelos pubianos e axilares são escassos ou ausentes (em um terço dos casos) (Figura 45.8). A falta de menstruação é, na maioria das vezes, o motivo da consulta médica inicial. SIA completa deve ser suspeitada em qualquer paciente com fenótipo feminino que se apresente com hérnia inguinal (sobretudo se bilateral), massa testículo-símile na região inguinal ou grandes lábios, ou amenorreia primária.[73,74,77]

A partir da adolescência, o excesso de LH decorrente da falta de receptor de andrógenos no eixo hipotalâmico-hipofisário (e, consequentemente, da falta da retroalimentação negativa pelos altos níveis de testosterona) faz os testículos secretarem grande quantidade de estradiol, levando ao desenvolvimento de características sexuais secundárias femininas.[77]

A orientação sexual é indubitavelmente feminina, porém existem controvérsias quanto à época ideal para orquiectomia – se precoce, pelo risco de malignização, ou se após a puberdade, pela possibilidade de desenvolvimento espontâneo de características sexuais secundárias. Após a gonadectomia, faz-se a reposição de hormônios femininos. Pode ser necessária uma cirurgia para aumento da profundidade da vagina (neovagina).[73,74]

Síndrome da insensibilidade androgênica parcial ou incompleta

Também conhecida como *síndrome de Reifenstein* (SR). Em geral, o aspecto da genitália externa varia de hipospadia perineoescrotal com criptorquidismo e micropênis a clitoromegalia com fusão labial parcial (Figura 45.9). As estruturas müllerianas

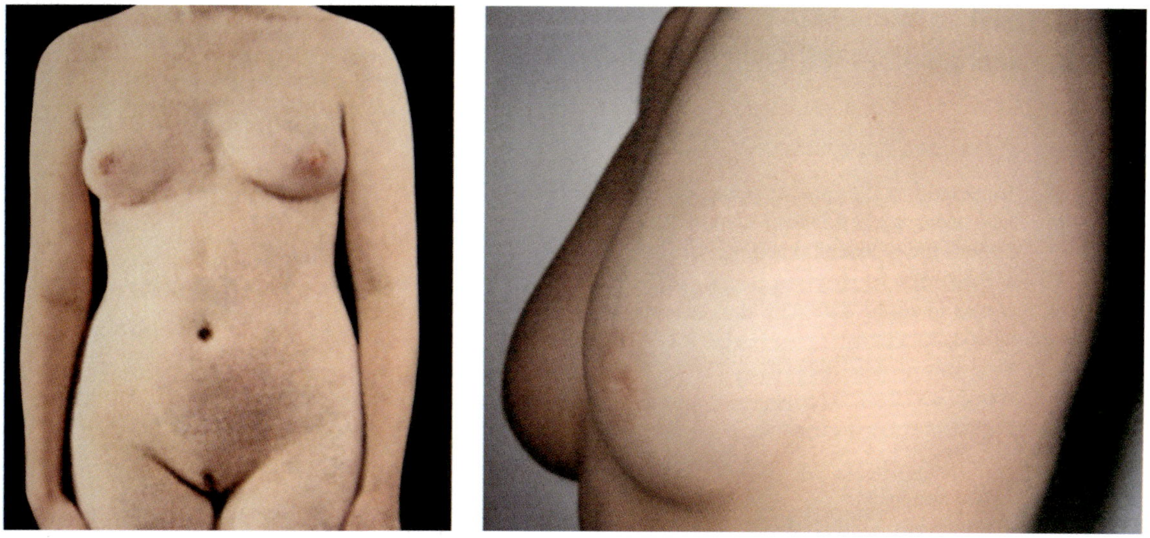

Figura 45.8 Síndrome da insensibilidade androgênica completa (síndrome da feminização testicular ou síndrome de Morris). Notar as mamas bem desenvolvidas e a ausência de pelos pubianos e axilares.

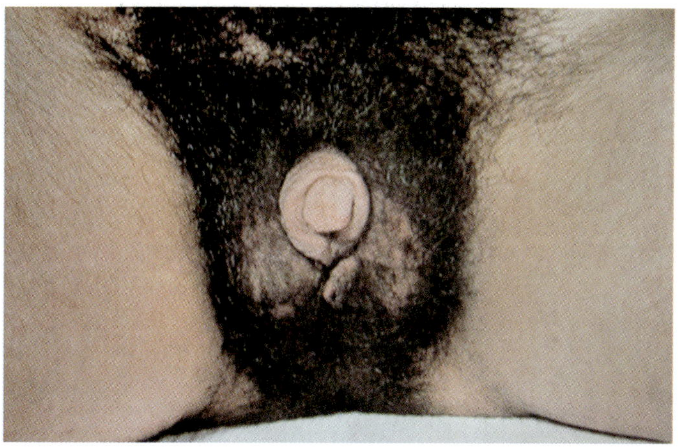

Figura 45.9 Síndrome de insensibilidade androgênica parcial (síndrome de Reifenstein). O aspecto da genitália externa varia de hipospadia perineoescrotal com criptorquidia e micropênis a clitoromegalia com fusão labial parcial.

estão ausentes. Os pelos corporais são menores ou normais. É comum ginecomastia à puberdade. Raramente, a SR pode se manifestar por meio de infertilidade (por oligo ou azoospermia) em indivíduos com fenótipo masculino normal. Em outros pacientes, pode haver genitália masculina normal, ginecomastia pós-puberal e virilização inadequada, a despeito de níveis elevados de testosterona.[73,77]

O hipogonadismo de início tardio é uma condição médica essencialmente caracterizada por deficiência de testosterona, com um prelúdio na idade adulta. A espermatogênese também pode ser afetada, embora infertilidade não seja a queixa principal e não seja necessário definir a condição para tal. Trata-se de uma síndrome clínica e associada ao envelhecimento.[1]

HIPOGONADISMO DE INÍCIO TARDIO

O hipogonadismo de início tardio (LOH, do inglês *late onset hypogonadism*), no passado erroneamente chamado de andropausa, é uma síndrome clínica e bioquímica associada ao envelhecimento, caracterizada por sintomas de hipogonadismo e baixos níveis de testosterona.[78] O declínio nas concentrações de testosterona total (TT) começa aproximadamente aos 40 ou, até mesmo, aos 30 anos de idade, a uma taxa de 0,4 a 2% ao ano.[79,80] Homens com mais de 65 anos de idade apresentam aumento associado à idade nos níveis de SHBG, o que resulta em um declínio desproporcionalmente mais rápido nos níveis de testosterona livre (TL). Estima-se que 7% dos homens de 40 a 60 anos de idade apresentem concentrações séricas de TT < 12 nmol/ℓ (350 ng/dℓ), aumentando para 21% em 60 a 80 anos de idade, e 35% em homens com idade ≥ 80 anos.[81,82] Dados prospectivos do *European Male Aging Study* (EMAS), realizado em 2.599 homens com idades entre 40 e 79 anos, revelaram uma prevalência de 2,1% de LOH, definido como três sintomas sexuais, como diminuição da libido, ereções espontâneas e disfunção erétil na presença de níveis baixos de testosterona.[83] Mais recentemente, o EMAS, ao estudar 3.369 homens entre 40 e 79 anos de idade, definiu LOH como a presença de pelo menos três sintomas sexuais, associados a TT < 11 nmol/ℓ (320 ng/dℓ) e TL < 220 pmol/ℓ (6,5 ng/dℓ).[78]

LOH é considerado uma forma mista de hipogonadismo, visto que resulta da diminuição da quantidade e atividade das células de Leydig, bem como de redução da secreção pulsátil de GnRH e LH.[84] A frequência de LOH em homens com 40 a 79 anos de idade é estimada em 2 a 6%.[84,85]

Resumo

Hipogonadismo masculino é uma síndrome clínica frequente que se caracteriza por deficiente produção de testosterona, de espermatozoides, ou ambas. Pode ser primário (hipergonadotrófico) ou secundário (hipogonadotrófico). No primeiro caso, a anormalidade localiza-se nos testículos, ao passo que, no hipogonadismo secundário, a produção deficiente de testosterona resulta de secreção insuficiente de gonadotrofinas, em decorrência de um distúrbio hipotalâmico ou hipofisário. Formas raras de hipogonadismo resultam de mutações nos receptores androgênicos ou incapacidade de conversão da testosterona em seu metabólito ativo, a di-hidrotestosterona. Inúmeras são as etiologias do hipogonadismo masculino. As causas congênitas e adquiridas mais comuns de hipogonadismo primário são a síndrome de Klinefelter e a orquite viral, respectivamente. Síndrome de Kallmann é a etiologia principal do hipogonadismo hipogonadotrófico isolado e acompanha-se de hiposmia ou anosmia. O hipogonadismo de início tardio é uma síndrome clínica e bioquímica relacionada ao envelhecimento, sendo considerada uma forma mista de hipogonadismo.

REFERÊNCIAS BIBLIOGRÁFICAS

1. Marcelli M, Mediwala SN. Male hypogonadism: a review. J Investig Med. 2020; 68:335-56.
2. Basaria S. Male hypogonadism. Lancet. 2014; 383:1250-63.
3. Salonia A, Rastrelli G, Hackett G et al. Paediatric and adult-onset male hypogonadism. Nat Rev Dis Primers. 2019; 5:38.
4. Aron DC, Findling JW, Tyrrell B. Hypothalamus and pituitary gland. In: Greenspan FS, Gardner DG (Eds.). Basic and clinical endocrinology. 7. ed. New York: McGraw-Hill Companies & Lange. 2004. p. 478-510.
5. Layman LC. Hypogonadotropic hypogonadism. Endocrinol Metab Clin North Am. 2007; 36:283-96.
6. Griffin JE, Wilson JD. Disorders of the testes and the male reproductive tract. In: Larsen PR, Kronenberg HM, Melmed S et al. (Eds.). Williams textbook of endocrinology. 10. ed. Philadelphia: W.B. Saunders; 2003. pp. 709-69.
7. Ross A, Bhasin S. Hypogonadism – Its prevalence and diagnosis. Urol Clin North Am. 2016; 43:163-76.
8. Skorupskaite K, George JT, Anderson RA. The kisspeptin-GnRH pathway in human reproductive health and disease. Hum Reprod Update. 2014; 20:485-500.
9. Chou SH, Mantzoros C. 20 years of leptin: role of leptin in human reproductive disorders. J Endocrinol. 2014; 223:T49-62.
10. Topaloglu AK, Kotan LD. Genetics of hypogonadotropic hypogonadism. Endocr Dev. 2016; 29:36-49.
11. Behre HM, Bergmann M, Simoni M et al. Primary testicular failure. In: De Groot LJ, Beck-Peccoz P, Chrousos G et al. Endotext [Internet]. South Dartmouth (MA): MDText.com, Inc.; 2000-2015 Aug 30.
12. Wikström AM, Dunkel L. Klinefelter syndrome. Best Pract Res Clin Endocrinol Metab. 2011; 25:239-50.
13. Bastida MG, Rey RA, Bergadá I et al. Establishment of testicular endocrine function impairment during childhood and puberty in boys with Klinefelter syndrome. Clin Endocrinol (Oxf). 2007; 67:863-70.
14. Gordon DL, Krmpotic E, Thomas E et al. Pathological testicular findings in Klinefelter's syndrome. 47,XXY vs. 46,XY-47,XXY. Arch Intern Med. 1972; 130:720-9.
15. Vasconcelos A, Lyra R, Vilar L et al. Síndrome do homem XX – relato de um caso. Arq Brasil Endocrinol Metab. 1992; 36(Suppl 1):S102.
16. Longui CA, Calliari LEP, Monte O. Criptorquismo: conceitos básicos e tratamento hormonal. J Pediatr (Rio de Janeiro). 1994; 70:331-7.
17. Gill B, Kogan S. Cryptorchidism: current concepts. Pediatr Clin North Am. 1997; 44:1211-27.
18. Lee PA, O'Leary LA, Songer NJ et al. Paternity after bilateral cryptorchidism: a controlled study. Arch Pediatr Adolesc Med. 1997; 151:260-3.
19. Grasso M, Buonaguidi A, Lania C et al. Postpuberal cryptorchidism: a literature review and analysis. J Urol. 1991; 20:126-8.
20. Pirgon Ö, Dündar BN. Vanishing testes: a literature review. J Clin Res Pediatr Endocrinol. 2012; 4:116-20.
21. Spires SE, Woolums CS, Pulito AR et al. Testicular regression syndrome: a clinical and pathologic study of 11 cases. Arch Pathol Lab Med. 2000; 124:694-8.
22. Cruz Guzmán Odel R, Chávez García AL, Rodríguez-Cruz M. Muscular dystrophies at different ages: metabolic and endocrine alterations. Int J Endocrinol. 2012; 2012:485376.
23. Peric S, Nisic T, Milicev M et al. Hypogonadism and erectile dysfunction in myotonic dystrophy type 1. Acta Myol. 2013; 32:106-9.
24. Gromoll J, Eiholzer U, Nieschlag E et al. Male hypogonadism caused by homozygous deletion of exon 10 of the luteinizing hormone (LH) receptor: differential action of human chorionic gonadotropin and LH. J Clin Endocrinol Metab. 2000; 85:2281-6.
25. Themmen APN, Huhtaniemi IT. Mutations of gonadotropins and gonadotropin receptors: elucidating the physiology and pathophysiology of pituitary-gonadal function. Endocr Rev. 2000; 21:551-83.
26. Martens JW, Verhoef-Post M, Abelin N et al. A homozygous mutation in the luteinizing hormone receptor causes partial Leydig cell hypoplasia: correlation between receptor activity and phenotype. Mol Endocrinol. 1998; 12:775-84.
27. Sherbet DP, Tiosano D, Kwist KM et al. CYP17 mutation E305 G causes isolated 17,20-lyase deficiency by selectively altering substrate binding. J Biol Chem. 2003; 278:48563-9.
28. Mendonça BB, Inácio M, Arnhold IJ et al. Male pseudohermaphroditism due to 17 beta-hydroxysteroid dehydrogenase 3 deficiency. Diagnosis, psychological evaluation, and management. Medicine (Baltimore). 2000; 79:299-309.
29. Dacou-Voutetakis C, Maniati-Christidi M, Dracopoulou-Vabouli M. Genetic aspects of congenital adrenal hyperplasia. J Pediatr Endocrinol Metab. 2001; 14(Suppl 5):1303-8; discussion on 1317.
30. Marcos J, Guo LW, Wilson WK et al. The implications of 7-dehydrosterol-7-reductase deficiency (Smith-Lemli-Opitz syndrome) to neurosteroid production. Steroids. 2004; 69:51-60.
31. Ekvall S, Wilbe M, Dahlgren J et al. Mutation in NRAS in familial Noonan syndrome--case report and review of the literature. BMC Med Genet. 2015; 16:95.
32. Malaquias AC, Ferreira LV, Souza SC et al. Noonan syndrome: from phenotype to growth hormone therapy. Arq Bras Endocrinol Metabol. 2008; 52:800-8.
33. Chandrashekar P, Sathiasekar AC, Namaratha K et al. Mumps orchitis. A rare case of mumps orchitis. J Pharm Bioallied Sci. 2015; 7(Suppl 2):S773-5.
34. Schilsky RL, Lewis BJ, Sherins RJ et al. Gonadal dysfunction in patients receiving chemotherapy for cancer. Ann Intern Med. 1980; 93:109-14.
35. Meistrich ML. Relationship between spermatogonial stem cell survival and testis function after cytotoxic therapy. Br J Cancer Suppl. 1986; 7:89-101.
36. Meistrich ML, Shetty G. Hormonal suppression for fertility preservation in males and females. Reproduction. 2008; 136:691-701.
37. Hansen MP, Kahaly GJ. Autoimmune polyglandular syndromes. Dtsch Med Wochenschr. 2013; 138:319-26.
38. Baker HWG. Reproductive effects of nontesticular illness. Endocrinol Metab Clin North Am. 1998; 27:831-50.
39. Saporta L, Yuksel A. Andogenic status in patients with lepromatous leprosy. Br J Urol. 1994; 74:221-4.
40. Abbasi AA, Prasad AS, Ortega J et al. Gonadal function abnormalities in sicke cell anemia: studies in male patients. Ann Intern Med. 1976; 85:601-5.
41. Modebe O, Ezeh UO. Effect of age on testicular function in adult males with sickle cell anemia. Fertil Steril. 1995; 63:907-12.
42. Hengge UR. Testosterone replacement for hypogonadism: clinical findings and best practices. AIDS Read. 2003; 13(12 Suppl):S15-21.
43. Rietschel P, Corcoran C, Stanley T et al. Prevalence of hypogonadism among men with weight loss related to human immunodeficiency virus infection who were receiving highly active antiretroviral therapy. Clin Infect Dis. 2000; 31:1240-4.
44. Rochira V, Guaraldi G. Hypogonadism in the HIV-infected man. Endocrinol Metab Clin North Am. 2014; 43:709-30.
45. Rohayem J, Sinthofen N, Nieschlag E et al. Causes of hypogonadotropic hypogonadism predict response to gonadotropin substitution in adults. Andrology. 2016; 4:87-94.
46. Stamou MI, Georgopoulos NA. Kallmann syndrome: phenotype and genotype of hypogonadotropic hypogonadism. Metabolism. 2018; 86:124-34.
47. Maione L, Andrew A Dwyer AD, Bruno Francou B et al. Genetic counseling for congenital hypogonadotropic hypogonadism and Kallmann syndrome: new challenges in the era of oligogenism and next-generation sequencing. Eur J Endocrinol. 2018; 178:R55-R80.
48. Kim SH. Congenital hypogonadotropic hypogonadism and Kallmann syndrome: past, present, and future. Endocrinol Metab (Seoul). 2015; 30:456-66.
49. Ghervan C, Young J. Congenital hypogonadotropic hypogonadism and Kallmann syndrome in males. Presse Med. 2014; 43:152-61.
50. Zhang Z, Sun X, Wang C et al. Magnetic resonance imaging findings in Kallmann syndrome: 14 cases and review of the literature. J Comput Assist Tomogr. 2016; 40:39-42.
51. Beckers A. Hypogonadism due to LH deficiency. Bull Mem Acad R Med Belg. 2007; 162:291-7; discussion 298.
52. Lofrano-Porto A, Barra GB, Giacomini LA et al. Luteinizing hormone beta mutation and hypogonadism in men and women. N Engl J Med. 2007; 357:897-904.
53. Pitteloud N, Boepple PA, DeCruz S et al. The fertile eunuch variant of idiopathic hypogonadotropic hypogonadism: spontaneous reversal associated with a homozygous mutation in the gonadotropin-releasing hormone receptor. J Clin Endocrinol Metab. 2001; 86:2470-5.
54. Berger K, Souza H, Brito VN et al. Clinical and hormonal features of selective follicle-stimulating hormone (FSH) deficiency due to FSH beta-subunit gene mutations in both sexes. Fertil Steril. 2005; 83:466-70.
55. Rougier C, Hieronimus S,Panaïa-Ferrari P et al. Isolated follicle-stimulating hormone (FSH) deficiency in two infertile men without FSH β gene mutation: case report and literature review. Ann Endocrinol (Paris). 2019; 80:234-9.
56. Strobel A, Issad T, Camoin L et al. A leptin missense mutation associated with hypogonadism and morbid obesity. Nat Genet. 1998; 18:213-5.
57. Lehmann SG, Wurtz JM, Renaud JP et al. Structure-function analysis reveals the molecular determinants of the impaired biological function of DAX-1 mutants in AHC patients. Hum Mol Genet. 2003; 12:1063-72.
58. Dollfus H, Verloes A, Bonneau D et al. Update on Bardet-Biedl syndrome. J Fr Ophtalmol. 2005; 28:106-12.
59. Asakura Y, Toyota Y, Muroya K et al. Endocrine and radiological studies in patients with molecularly confirmed CHARGE syndrome J Clin Endocrinol Metab. 2008; 93:920-4.
60. Angulo MA, Butler MG, Cataletto ME. Prader-Willi syndrome: a review of clinical, genetic, and endocrine findings. J Endocrinol Invest. 2015; 38:1249-63.
61. Vilar L, Naves L, Freitas MC et al. Tratamento medicamentoso dos tumores hipofisários – Parte I: Prolactinoma e adenomas secretores de GH. Arq Brasil Endocrinol Metab. 2000; 44:367-81.
62. Vilar L, Freitas MC, Naves LA et al. Diagnosis and management of hyperprolactinemia: results of a Brazilian multicenter study with 1234 patients. J Endocrinol Invest. 2008; 31:436-44.
63. Safarinejad MR. Evaluation of endocrine profile, hypothalamic-pituitary-testis axis and semen quality in multiple sclerosis. J Neuroendocrinol. 2008; 20:1368-75.
64. Dwyer AA, Chavan NR, Lewkowitz-Shpuntoff H, Plummer L et al. Functional hypogonadotropic hypogonadism in men: underlying neuroendocrine mechanisms and natural history. J Clin Endocrinol Metab. 2019; 104:3403-14.

65. Pivonello R, Menafra D, Riccio E et al. Metabolic disorders and male hypogonadotropic hypogonadism. Front Endocrinol (Lausanne). 2019; 10:345.
66. Fernandez CJ, Chacko EC, Pappachan JM. Male obesity-related secondary hypogonadism – Pathophysiology, clinical implications and management. Eur Endocrinol. 2019; 15:83-90.
67. Corona G, Vignozzi L, Sforza A et al. Obesity and late-onset hypogonadism. Mol Cell Endocrinol. 2015; 418 Pt 2:120-33.
68. Pozo J, Argente J. Delayed puberty in chronic illness. Best Pract Res Clin Endocrinol Metab. 2002; 16:73-90.
69. Duca Y, Aversa A, Condorelli RA et al. Substance abuse and male hypogonadism. J Clin Med. 2019; 8:732.
70. Rahnema CD, Lipshultz LI, Crosnoe LE et al. Anabolic steroid-induced hypogonadism: diagnosis and treatment. Fertil Steril. 2014; 101:1271-9.
71. Imperato-McGinley J. 5ªlpha-reductase-2 deficiency and complete androgen insensitivity: lessons from nature. Adv Exp Med Biol. 2002; 511:121-31; discussion on 131-4.
72. Kang HJ, Imperato-McGinley J, Zhu YS et al. The effect of 5α-reductase-2 deficiency on human fertility. Fertil Steril. 2014; 101:310-6.
73. Mongan NP, Tadokoro-Cuccaro R, Bunch T et al. Androgen insensitivity syndrome. Best Pract Res Clin Endocrinol Metab. 2015; 29:569-80.
74. Galani A, Kitsiou-Tzeli S, Sofokleous C et al. Androgen insensitivity syndrome: clinical features and molecular defects. Hormones (Athens). 2008; 7:217-29.
75. Melo KF, Mendonça BB, Billerbeck AE et al. Clinical, hormonal, behavioral, and genetic characteristics of androgen insensitivity syndrome in a Brazilian cohort: five novel mutations in the androgen receptor gene. J Clin Endocrinol Metab. 2003; 88:3241-50.
76. Xu W, Robert C, Thornton PS et al. Complete androgen insensitivity syndrome due to X chromosome inversion: a clinical report. Am J Med Genet. 2003; 120A:434-6.
77. Ahmed SF, Cheng A, Dovey L. Phenotypic features, androgen receptor binding, and mutational analysis in 278 clinical cases reported as androgen insensitivity syndrome. J Clin Endocrinol Metab. 2000; 85:658-65.
78. Dimipoulou C, Ceausu I, Depypere H et al. EMAS position statement: Testosterone replacement therapy in the aging male. Maturitas. 2016; 84:94-9.
79. Feldman HA, Longcope C, Derby CA et al. Age trends in the level of serum testosterone and other hormones in middle-aged men: longitudinal results-from the Massachusetts male aging study. J Clin Endocrinol Metabol. 2002; 87:589-98.
80. Wylie K, Rees M, Hackett G et al. Androgens, health and sexuality in women and men, Maturitas. 2010; 67:275-89.
81. Vermeulen A, Kaufman JM. Ageing of the hypothalamo–pituitary–testicular axis in men. Horm Res. 1985; 43:25-8.
82. Tajar A, Huhtaniemi IT, O'Neill TW et al. Characteristics of androgen deficiency in late-onset hypogonadism: results from the European Male Aging Study (EMAS). J Clin Endocrinol Metab. 2012; 97:1508-16.
83. Nieschlag E, Behre HM, Bouchard P et al. Testosterone replacement therapy: current trends and future directions. Hum Reprod Update. 2004; 10:409-19.
84. Wu FC, Tajar A, Beynon JM et al. Identification of late-onset hypogonadism in middle-aged and elderly men. N Engl J Med. 2010; 363:123-35.
85. Araujo AB, Esche GR, Kupelian V et al. Prevalence of symptomatic androgen deficiency in men. J Clin Endocrinol Metab. 2007; 92:4241-7.

CAPÍTULO

46

Hipogonadismo Masculino: Diagnóstico

Alexandre Hohl ▪ Simone van de Sande Lee ▪ Marcelo Fernando Ronsoni

INTRODUÇÃO

O hipogonadismo masculino (HGM) é uma síndrome clínica que resulta da incapacidade de o organismo produzir concentrações fisiológicas de testosterona (T), quantidades normais de espermatozoides, ou ambas.[1,2]

O HGM pode ocorrer em qualquer momento da vida, em decorrência de alterações testiculares, hipofisárias ou mistas.[1,3] Seu diagnóstico representa um desafio para o médico assistente, já que suas manifestações clínicas são variadas e muitas vezes inespecíficas, além de dependerem da época em que a deficiência de testosterona se manifesta (intraútero, pré-puberal ou pós-puberal).[3-6] Assim, no adolescente e no adulto, para sua confirmação, é necessária a demonstração de níveis séricos de T persistentemente baixos.[2,3,7] Ademais, ainda não há consenso sobre os valores que definem a deficiência desse hormônio.[8]

TRANSPORTE DA TESTOSTERONA NO PLASMA

A maior parte da T circulante está ligada a duas proteínas: globulina ligadora de hormônios sexuais (SHBG) e albumina. Em menor extensão, ela se liga à globulina ligadora dos corticosteroides (CBG) e à orosomucoide (α-1 glicoproteína ácida).[9] Essas proteínas desempenham um papel importante em regulação do transporte, entrega tecidual, bioatividade e metabolismo da testosterona.[9]

Em adultos jovens, 30 a 45% da T circulante se liga à SHBG (ligação de alta afinidade); 50 a 68%, à albumina (ligação de baixa afinidade); até 4%, à CBG; e uma quantidade mínima, à orosomucoide.[4,9] A fração não ligada ou livre (*testosterona livre*), que é a biologicamente ativa, representa apenas 1 a 4% da testosterona circulante.[4,9]

A *testosterona total* (TT) reflete a soma da testosterona livre e a T ligada às citadas proteínas.[9] O termo *testosterona biodisponível* se refere à fração não ligada à SHBG e representa, em grande parte, a soma da testosterona livre e aquela ligada à albumina (Figura 46.1). Essa ligação é de baixa afinidade, facilitando a dissociação da T nos capilares e sua disponibilização para exercer a atividade biológica.[3,9]

Determinadas condições podem alterar os níveis séricos da SHBG (Quadro 46.1), falsamente aumentando ou diminuindo os valores da TT.[2,9-11]

MANIFESTAÇÕES CLÍNICAS

As manifestações clínicas do hipogonadismo da deficiência de testosterona dependem de época de início, velocidade de instalação, duração e gravidade da deficiência de testosterona (Quadro 46.2).[1-3] Quando ela se faz presente desde o primeiro trimestre do desenvolvimento fetal, observam-se graus variáveis de ambiguidade genital (genitália externa feminina ou ambígua). Quando ocorre após o período de diferenciação sexual (ou seja, após o primeiro trimestre), pode manifestar-se ao nascimento por micropênis, criptorquidismo e/ou microrquidismo.[1-3] O hipogonadismo que se inicia entre o nascimento e a puberdade manifesta-se por ausência ou atraso do desenvolvimento dos caracteres sexuais secundários (pênis pequeno, testículos pequenos, poucos pelos pubianos e axilares), voz fina, incompleto desenvolvimento da massa muscular e hábito eunucoide, condição em que a envergadura excede a altura em mais de 5 cm e a relação vértice–púbis/púbis–chão é > 1 (o normal é < 1).[1-3]

Os sinais e sintomas associados ao hipogonadismo que se inicia após a puberdade costumam ser menos evidentes. As queixas mais sugestivas são redução da libido e de atividade sexual, disfunção erétil, redução ou desaparecimento das ereções penianas noturnas durante o sono, redução de pelos corporais, ginecomastia, infertilidade, fraturas por fragilidade, fogachos e sudorese.[1-4] O volume testicular mostra-se normal ou um pouco diminuído, dependendo da duração e da gravidade do distúrbio hormonal.[10,11] Por exemplo, algum grau de atrofia testicular ocorre em até 60% dos pacientes acometidos por orquite pós-parotidite.[12] Já o tamanho do pênis não se altera em casos de hipogonadismo pós-puberal.[3-5]

O hipogonadismo grave de longa duração pode estar associado a face hipogonádica clássica (palidez e rugas finas ao redor da

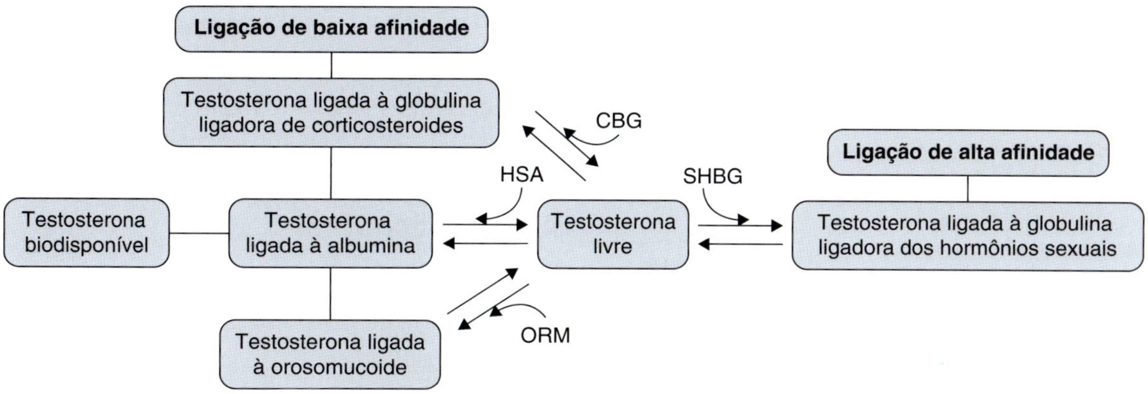

Figura 46.1 Particionamento de testosterona na circulação sistêmica. A testosterona circulante está fortemente ligada à globulina ligadora de hormônios sexuais (SHBG) e fracamente à albumina, à orosomucoide (ORM) e à globulina ligadora dos corticosteroides (CBG). Apenas 1 a 4% da testosterona circulante é não ligada ou livre. A combinação de testosterona livre e ligada à albumina também é denominada "testosterona biodisponível". (Adaptada de Goldman et al., 2017.)[9]

Quadro 46.1 Condições associadas a alterações dos níveis de globulina ligadora de hormônios sexuais (SHBG).

Diminuição da SHBG	Aumento da SHBG
▪ Obesidade ▪ Medicamentos: glicocorticoides, andrógenos, inibidores de tirosinoquinase ▪ Distúrbios endócrinos: hipotireoidismo, acromegalia, síndrome de Cushing ▪ Distúrbios metabólicos: diabetes melito tipo 2, estados de resistência insulínica ▪ Síndrome nefrótica ▪ Polimorfismos no gene da SHBG (rs6258, rs12150660)	▪ Envelhecimento ▪ Medicamentos: estrógenos, SERM (tamoxifeno, clomifeno), glitazonas, anticonvulsivantes (hidantal, fenobarbital, carbamazepina, ácido valproico) ▪ Distúrbios endócrinos: hipertireoidismo, deficiência de GH ▪ Hiperestrogenismo: gravidez, cirrose, consumo de álcool ▪ Infecções crônicas: HIV, hepatite C ▪ Polimorfismos no gene da SHBG (rs6257, rs6259, rs727428, rs1799941) ▪ Perda de peso extrema: anorexia nervosa

HIV: vírus da imunodeficiência humana; SERM: moduladores seletivos do receptor estrogênico. (Adaptado de Goldman et al., 2017.[9])

Quadro 46.2 Sinais de hipogonadismo de início fetal, pré-puberal e pós-puberal.

Fetal	Pré-puberal	Pós-puberal
Hábito eunucoide ▪ Genitália feminina ou ambígua (*1º trimestre gestacional*) ▪ Micropênis e/ou criptorquidismo ou ambígua (*2º e 3º trimestres gestacionais*)	Hábito eunucoide ▪ Pênis pequeno (< 5 cm) ▪ Testículos pequenos (em geral, < 6 cm^3) ▪ Ausência de rugosidade e pigmentação da BE	Estatura normal ▪ Pênis de tamanho normal ▪ Testículos com volume normal ou levemente reduzido (> 10 cm^3) ▪ Rugosidade e pigmentação da BE normais
Escassez de pelos faciais, axilares e pubianos	Escassez de pelos faciais, axilares e pubianos	Afinamento dos pelos faciais, axilares e pubianos
Voz fina	Voz fina	Voz normal

BE: bolsa escrotal. (Adaptado de Ross e Bhasin, 2016.[4])

boca e dos olhos) (Figura 46.2), distribuição de gordura corporal com padrão feminino e ginecomastia.[4]

Sinais e sintomas menos específicos do hipogonadismo masculino incluem anemia, fadiga, irritabilidade, diminuição da energia, motivação, iniciativa e autoconfiança, humor deprimido, falta de concentração e memória, distúrbios do sono, diminuição de massa e força musculares, aumento da gordura corporal e obesidade abdominal (Quadro 46.3).[2-4,7]

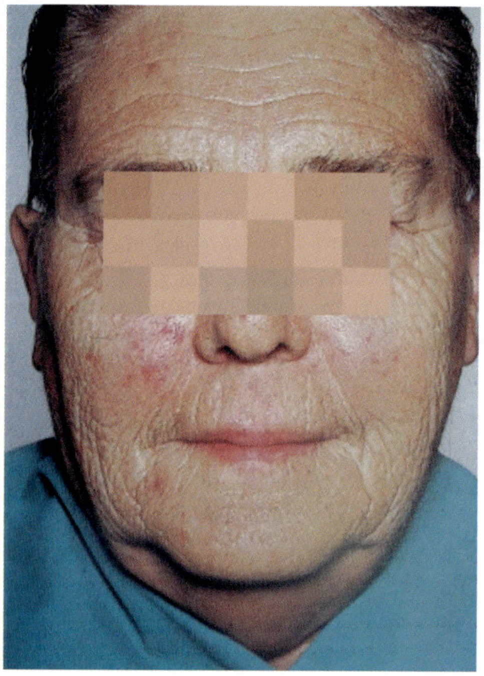

Figura 46.2 Fácies hipogonádica clássica, com escassez de pelos e rugas finas nos cantos da boca e dos olhos.

AVALIAÇÃO DIAGNÓSTICA

Anamnese

A anamnese deve compreender a história sexual completa, incluindo frequência de masturbação e atividade sexual, fertilidade, libido, função erétil e ejaculatória. Alterações do olfato devem ser investigadas, uma vez que hiposmia ou anosmia são características da *síndrome de Kallmann*, a causa mais comum de hipogonadismo hipogonadotrófico congênito.[1,3] Igualmente devem ser pesquisados antecedentes de orquite, traumatismos, tumores, cirurgias, radioterapia, infecção pelo vírus da imunodeficiência humana (HIV) e outras doenças sexualmente transmissíveis, doenças sistêmicas, distúrbios da região selar, traumatismo cranioencefálico, uso de drogas ilícitas, opioides, glicocorticoides, esteroides androgênicos, inibidores da 5α-redutase, bem como medicações psiquiátricas ou citotóxicas.[1-6]

Quadro 46.3 Sintomas e sinais associados à deficiência de testosterona.

Sintomas e sinais específicos
- Desenvolvimento sexual incompleto ou atrasado
- Perda de pelos corporais (axilares e pubianos)
- Testículos muito pequenos (< 6 mℓ)

Sintomas e sinais sugestivos
- Diminuição da libido e da atividade sexual
- Redução de ereções espontâneas durante o sono; disfunção erétil
- Desconforto mamário, ginecomastia
- Proporções corporais eunucoides
- Incapacidade de gerar filhos; baixa contagem de espermatozoides
- Perda de altura; fratura de baixo traumatismo; diminuição da densidade mineral óssea
- Fogachos, suores

Sintomas e sinais inespecíficos
- Diminuição de energia, motivação, iniciativa e autoconfiança
- Sensação de tristeza, humor depressivo, transtorno depressivo persistente de baixo grau
- Dificuldade de concentração e memória
- Distúrbios do sono; sonolência excessiva
- Aumento da gordura corporal; obesidade abdominal
- Diminuição de massa e força musculares
- Anemia leve, sem causa aparente (normocítica e normocrômica)

Adaptado de Bhasin et al., 2018.[2]

Exame físico

No exame físico, deve-se avaliar altura, envergadura, peso, massa muscular e adiposidade; caracterizar os pelos corporais; examinar o pênis e os testículos; pesquisar ginecomastia, galactorreia, hérnias, hidrocele e varicoceles; bem como avaliar o campo visual. O exame digital da próstata deve ser realizado em homens a partir dos 40 a 50 anos de idade.[3,11] Diante de anormalidades nesse exame, o paciente deve ser submetido a avaliação urológica antes de eventualmente iniciar a terapia de reposição de testosterona.[2]

Indicações de rastreamento

Diretrizes clínicas para diagnóstico e manejo do hipogonadismo masculino têm sido publicadas por diversas sociedades médicas,[2,6,7,10-11,13] mas ainda não existe um protocolo universalmente aceito.[8]

O rastreamento de rotina do hipogonadismo masculino na população geral não é recomendado.[1,2] Ele é sugerido em pacientes com sinais e sintomas de hipogonadismo (p. ex., diminuição da libido, disfunção erétil, infertilidade etc.), osteoporose, fratura por fragilidade, antecedente de uso de esteroides androgênicos anabólicos, tratamento prolongado com medicamentos que afetem a produção ou o metabolismo da testosterona (p. ex., opioides e glicocorticoides), tumores hipofisários ou outras afecções da região selar.[2,3]

A recomendação da Endocrine Society e da maioria das sociedades científicas internacionais é que o diagnóstico de hipogonadismo masculino seja estabelecido quando houver sintomas e sinais de deficiência de testosterona e níveis séricos de testosterona total e/ou livre (quando indicada) inequivocamente e consistentemente baixos.[2,6,7,10,11] Baixos níveis de testosterona em homens assintomáticos não estabelecem o diagnóstico de hipogonadismo.[2,5,10] Além disso, as dosagens hormonais não devem ser realizadas em homens que estiverem na vigência ou em recuperação de uma doença aguda, ou em uso temporário de medicações que interfiram no eixo gonadal.[2,5,14]

Nas últimas duas décadas, foram desenvolvidas ferramentas para rastrear homens que apresentem sintomas sugestivos de hipogonadismo, na tentativa de facilitar e padronizar o diagnóstico. Essas ferramentas incluem o questionário de deficiência androgênica do homem idoso (ADAM)[15] e a escala de sintomas masculinos do envelhecimento (AMS).[16] Entretanto, pelas baixas especificidade e sensibilidade, elas não foram incorporadas na prática clínica.[5]

Avaliação hormonal

O primeiro passo no diagnóstico laboratorial do hipogonadismo é a dosagem de testosterona total (TT) sérica, por meio de um ensaio confiável.[2,7,10] A concentração sérica da testosterona varia significativamente ao longo do dia, com pico matutino, e ocorre supressão pela glicose e pela ingestão alimentar.[2,14] Por isso, a coleta de sangue deve ser realizada entre 7 e 10 horas da manhã, em jejum.[5] No caso de pacientes que trabalhem à noite, é recomendada a dosagem dentro de 3 horas após acordar.[5] Diante da detecção de níveis diminuídos de T, a dosagem deve ser repetida em uma segunda amostra (em 2 a 3 semanas), pois também se observa considerável flutuação das concentrações de T de um dia para o outro, além das variações inerentes aos ensaios e aos laboratórios.[2,3,14] Até 30% dos homens com níveis de T moderadamente baixos em uma primeira dosagem apresentarão um segundo resultado normal.[2,5]

A dosagem de T não deve ser realizada em homens que estejam na vigência ou em recuperação de uma doença aguda; o mesmo se aplica ao uso de medicamentos que possam interferir no eixo hipotalâmico-hipofisário-gonadal (HHG).[2,3,5,10,11]

Para a mensuração da TT, pode-se utilizar ensaios imunométricos ou cromatografia líquida acoplada à espectrometria de massas em *tandem*; esta última costuma oferecer maiores sensibilidade, especificidade e precisão (principalmente em níveis baixos).[2,5,14] Alguns imunoensaios podem sofrer interferências pela biotina; portanto, o uso de suplementos que a contenham deve ser suspenso pelo menos 72 horas antes da coleta. Idealmente, o ensaio deve ser certificado por um programa de controle de qualidade (p. ex., o Programa de Padronização Hormonal para a Testosterona do Centers for Disease Control and Prevention [CDC]).[2,14]

Como mencionado, a TT reflete a soma das frações livre e ligada a proteínas plasmáticas, e seus níveis são influenciados pelos níveis de SHBG.[5,9] A Endocrine Society recomenda que a testosterona livre seja dosada quando houver condições que alterem os níveis de SHBG ou se os níveis de TT estiverem próximos ao limite inferior do intervalo de referência (p. ex., entre 200 e 400 ng/dℓ) (Quadro 46.4).[2] Quando os níveis de TT forem muito baixos (p. ex., < 150 ng/dℓ), a dosagem de testosterona livre torna-se desnecessária, porque é pouco provável que se mostre normal.[2]

Idealmente, a dosagem da testosterona livre deve ser realizada pelo método da diálise de equilíbrio ou ultrafiltração, em condições padronizadas. A fração biodisponível pode ser mensurada por precipitação com sulfato de amônio ou por concanavalina A.[8] Se esses métodos não estiverem disponíveis (como ocorre na maioria dos serviços e laboratórios), a testosterona livre e a testosterona biodisponível devem ser calculadas a partir das concentrações de TT, SHBG e albumina, por meio de fórmulas, como a descrita por Vermeulen et al.,[17] disponível na página da International Society for the Study of the Aging Male (ISSAM): www.issam.ch/freetesto.htm. Estas fórmulas baseiam-se em modelos lineares, e estudos recentes sugerem que a bioatividade dos hormônios sexuais e o papel da SHBG é mais complexo do que se acreditava previamente. A SHBG circula como um dímero com dois

Quadro 46.4 Condições em que a determinação dos níveis de testosterona livre é recomendada.

Condições associadas a concentrações diminuídas de SHBG
- Distúrbios metabólicos: obesidade, diabetes melito tipo 2, estados de resistência insulínica
- Distúrbios endócrinos: hipotireoidismo, acromegalia, síndrome de Cushing
- Medicamentos: glicocorticoides, alguns progestógenos, andrógenos, inibidores de tirosinoquinase
- Síndrome nefrótica

Condições associadas a concentrações aumentadas de SHBG
- Envelhecimento
- Distúrbios endócrinos: hipertireoidismo, deficiência de GH
- Medicamentos: estrógenos, SERM, anticonvulsivantes, glitazonas
- Hiperestrogenismo: cirrose, consumo excessivo de álcool
- Infecções crônicas: infecção pelo HIV, hepatite C

Concentrações de testosterona total em torno do limite inferior do intervalo de referência (p. ex., entre 200 e 400 ng/dℓ)

GH: hormônio do crescimento; HIV: vírus da imunodeficiência humana; SERM: moduladores seletivos do receptor estrogênico; SHBG: globulina ligadora de hormônios sexuais. (Adaptado de Bhasin et al., 2018.[2])

sítios de ligação, cuja afinidade pela T não é equivalente. Nesse sentido, o uso de um modelo alostérico para a estimativa da testosterona livre resultaria em valores mais próximos daqueles mensurados pela diálise de equilíbrio.[18] A Endocrine Society pondera que são necessários mais estudos para se determinar o método de preferência para a estimativa da testosterona livre na prática clínica rotineira.[2] É importante destacar que a dosagem de testosterona livre por imunoensaios diretos, apesar de frequentemente disponível em laboratórios locais, possui baixa acurácia e não é recomendada.[2,14]

Confirmação do diagnóstico

Os pontos de corte que definem baixos níveis de T diferem entre as diretrizes e estão relacionados no Quadro 46.5.[2,6,7,10,11,13,19] Um projeto recente apoiado pela Endocrine Society desenvolveu valores de referência harmonizados, com base em dados de quatro grandes coortes dos EUA e da Europa.[20] Em homens saudáveis sem obesidade, de 19 a 39 anos de idade, os valores harmonizados dos percentis 2,5, 5, 50, 95 e 97,5 de TT foram respectivamente: 264, 303, 531, 852 e 916 ng/dℓ.[20] Quando também computados os homens com obesidade na mesma faixa etária, o valor correspondente ao percentil 2,5 foi 229 ng/dℓ.[20] Em relação à testosterona livre, existe uma grande variabilidade entre os valores de referência, e a Endocrine Society recomenda que os laboratórios estabeleçam seus próprios intervalos de referência para a diálise de equilíbrio e para a testosterona livre calculada; esta preferencialmente calibrada com base no método de diálise de equilíbrio.[2]

Avaliação complementar para determinação da etiologia

O hipogonadismo masculino tem múltiplas etiologias,[1] conforme mostrado no Quadro 46.6. Ele pode ter origem orgânica, quando há lesão de uma ou mais estruturas que compõem o eixo HHG ou ser funcional, quando decorre de condições que interferem no funcionamento dessas estruturas, sendo potencialmente reversível com o tratamento da etiologia subjacente.[2-5,20-22]

Após a confirmação do hipogonadismo, deve-se realizar a dosagem do hormônio foliculestimulante (FSH) e do hormônio luteinizante (LH), visando determinar o nível afetado do eixo HHG (Figura 46.3). Neste contexto, hipogonadismo masculino pode ser classificado em primário, secundário ou misto ou combinado (ver Quadro 46.6).[2,3]

Quadro 46.5 Pontos de corte para o limite inferior da normalidade da testosterona total (TT) e da testosterona livre (TL) de acordo com diferentes instituições.

Sociedade	Ano	Testosterona total (ng/dℓ)	Testosterona livre (ng/dℓ)
European Academy of Andrology	2020	350	–
European Academy of Urology	2020	350	6,5
International Consultation for Sexual Medicine	2019	350	6,5 a 10,0
Endocrine Society	2018	264	Limite inferior de referência estabelecido pelo laboratório
American Urological Association	2018	300	–
British Society for Sexual Medicine	2017	346	6,5
International Society for the Study of Aging Male	2015	350	6,5 a 7,0

(Adaptado de Salter e Mulhall, 2019;[8] Giagulli et al., 2020.[19])

Quadro 46.6 Etiologia do hipogonadismo masculino.

Hipogonadismo primário
- Congênito
  - Síndrome de Klinefelter, microdeleções do cromossomo Y, mutações nos receptores de LH e FSH, distrofia miotônica, criptorquidismo
- Adquirido
  - Orgânico: orquites (virais ou bacterianas), varicocele, torção ou traumatismo testicular, irradiação testicular, medicamentos (agentes alquilantes, cetoconazol, espironolactona, análogos do GnRH etc.), insuficiência testicular autoimune, doença infiltrativa (hemocromatose), anemia falciforme, cirrose alcoólica, ingestão excessiva de álcool, câncer testicular
- Funcional:
  - Medicações (inibidores da síntese androgênica; insuficiência renal em estágio terminal; cirrose hepática

Hipogonadismo secundário
- Congênito
  - Síndrome de Kallmann, HH normósmico ou esporádico, síndrome de Prader-Willi, mutações nos genes da subunidade β do LH e FSH etc.
- Adquirido
- Orgânico: tumores hipofisários ou hipotalâmicos e seu tratamento (cirurgia ou radioterapia), apoplexia hipofisária, distúrbios infecciosos (tuberculose, abscesso), hipofisites (autoimune, associada à IgG4, granulomatosa, medicamentosa etc.), doenças infiltrativas (hemocromatose, sarcoidose ou histiocitose), traumatismo cranioencefálico, anemia falciforme, HH idiopático etc.
- Funcional: hiperprolactinemia, hipercortisolismo, obesidade, síndrome metabólica, diabetes melito tipo 2, fármacos (esteroides anabolizantes, opioides, glicocorticoides etc.), anorexia nervosa, apneia obstrutiva do sono etc.

Hipogonadismo misto ou combinado
- Hipogonadismo de início tardio ou relacionado com o envelhecimento
- Doenças sistêmicas agudas ou crônicas (cirrose, insuficiência renal crônica, infecção pelo HIV etc.)
- Etilismo crônico

HH: hipogonadismo hipogonadotrófico; HIV: vírus da imunodeficiência humana; LH: hormônio luteinizante; FSH: hormônio foliculoestimulante. (Adaptado de Salonia et al., 2019;[1] Bhasin et al., 2018;[2] Surampudi et al., 2017.[3])

Hipogonadismo primário ou hipergonadotrófico. Decorre de distúrbios testiculares, tendo como principais etiologias orquites (bacterianas ou, mais frequentemente, virais), varicocele, traumatismo, torção, síndrome de Klinefelter, criptorquidismo, quimioterapia etc. Caracteriza-se por níveis baixos de T associados à elevação de FSH e LH.[1-3] A elevação das gonadotrofinas deve-se à falta da retroalimentação negativa dos hormônios testiculares sobre o GnRH e os gonadotrofos.[3,4]

Hipogonadismo secundário ou hipogonadotrófico. Resulta de distúrbios hipotalâmicos ou hipofisários, orgânicos ou funcionais, tendo como principais etiologias hiperprolactinemia, tumores hipofisários/hipotalâmicos e seu tratamento (cirurgia e/ou radioterapia), doenças infiltrativas, hipofisites, traumatismo cranioencefálico, hipogonadismo hipogonadotrófico (HH) congênito (com hiposmia/anosmia [síndrome de Kallmann] ou normósmico), distúrbios metabólicos (p. ex., obesidade e diabetes melito tipo 2) e medicamentos. Pode também ser idiopático (ver Quadro 46.6). Caracteriza-se por níveis baixos de testosterona, associados a valores de FSH e LH baixos ou inapropriadamente normais. O HH orgânico frequentemente acompanha-se da deficiência de outros hormônios hipofisários.[2-7]

Hipogonadismo misto ou combinado. Origina-se de condições que podem afetar a função do HHG em todos os seus níveis, tais como doenças sistêmicas agudas e crônicas (p. ex., cirrose hepática, hemocromatose e insuficiência renal crônica), etilismo crônico, hipogonadismo relacionado com a idade etc. Apresenta-se com diminuição da T sérica associada a níveis de FSH e LH variáveis, dependendo da predominância, se primário ou secundário. Nos três tipos de hipogonadismo, observa-se diminuição da contagem de espermatozoides (oligospermia ou azoospermia).[2-7]

Após a definição do tipo de hipogonadismo, deve-se pesquisar sua etiologia. A anamnese (p. ex., história de orquite pós-parotidite, traumatismo/torção testicular, quimioterapia etc.) é útil para definir a causa do hipogonadismo primário. A realização do exame de cariótipo está indicada diante da suspeita de síndrome de Klinefelter, causa mais comum de hipogonadismo primário congênito. A síndrome de Klinefelter caracteriza-se pelo cariótipo 47,XXY (pode ser normal em linfócitos periféricos em casos de mosaicismo), testículos diminuídos e endurecidos, hábito eunucoide, infertilidade e ginecomastia.[2,3]

Uma vez estabelecido o diagnóstico de HH, algumas síndromes podem ser suspeitadas diante de certas características fenotípicas: anosmia ou hiposmia na síndrome de Kallmann; hiperfagia e obesidade extrema na síndrome de Prader-Willi etc.).[2,3] Deve-se também avaliar o uso (atual ou recente) de medicações causadoras de HH (sobretudo, glicocorticoides, esteroides anabólicos androgênicos e opioides) ou de drogas ilícitas, bem como pesquisar hiperprolactinemia, doenças sistêmicas, prática excessiva de exercícios e sintomas de apneia obstrutiva do sono. Desta forma, impõem-se a dosagem da prolactina e uma ampla avaliação bioquímica que inclua glicemia, hemoglobina glicada, creatinina, aminotransferases, ferritina e índice de saturação da transferrina (IST).[2,7,9,10] O achado

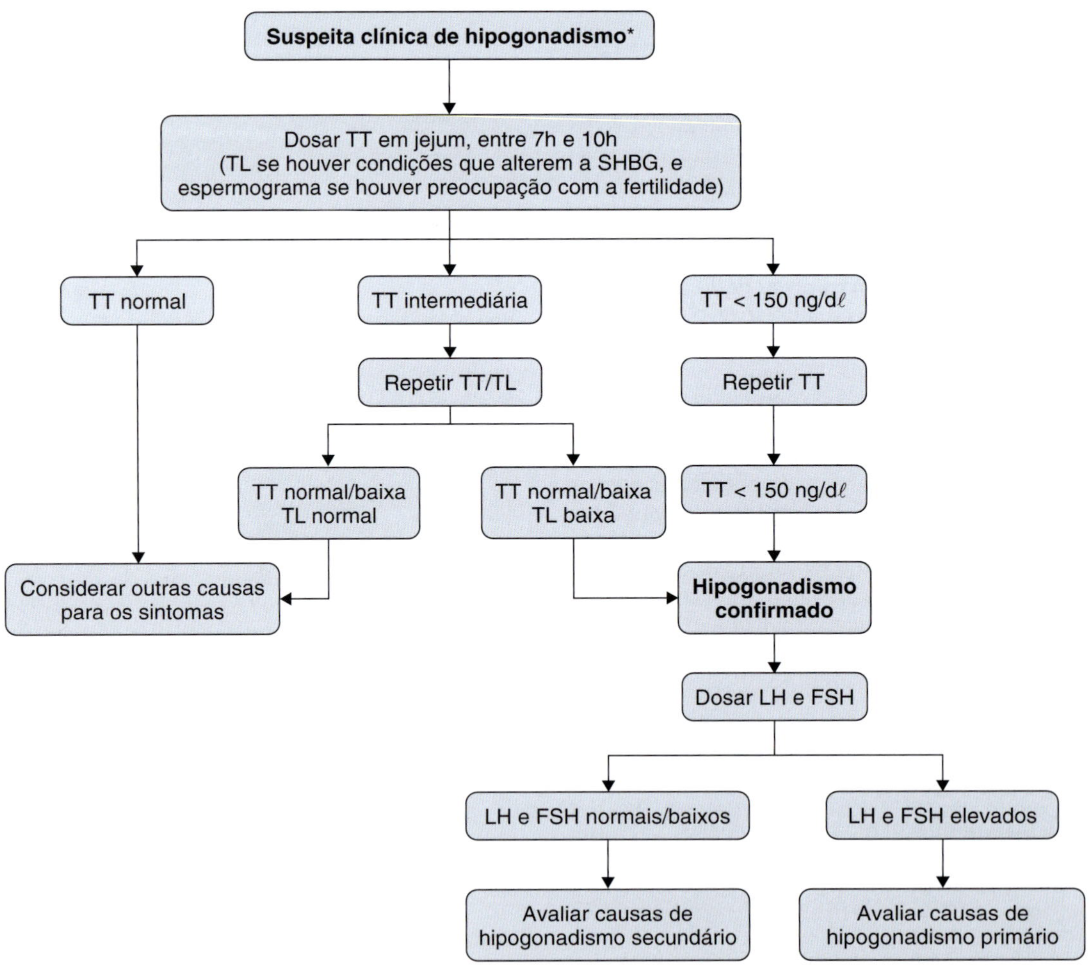

Figura 46.3 Avaliação diagnóstica do hipogonadismo masculino. *Postergar a avaliação se estiver em vigência ou em recuperação de doença aguda, ou em uso temporário de medicações que interfiram no eixo gonadal. O limite inferior do intervalo de referência para a testosterona total (TT) é de 264 ng/dℓ para ensaios certificados pelo Centers for Disease Control and Prevention. Os níveis de TT intermediários ou limítrofes sugeridos pela Endocrine Society para indicar a dosagem de testosterona livre (TL) são entre 200 e 400 ng/dℓ. A TL deve ser dosada pelo método de diálise de equilíbrio ou calculada a partir de TT, globulina ligadora de hormônios sexuais (SHBG) e albumina. Não existe até o momento um intervalo de referência harmonizado, por isso a Endocrine Society recomenda que seja utilizado o limite inferior estabelecido pelo laboratório. Alternativamente pode-se utilizar o valor sugerido pela ISSAM de 6,5 ng/dℓ.[7] LH: hormônio luteinizante; FSH: hormônio foliculestimulante. (Adaptada de Bhasin et al., 2018.)[2]

de elevação da ferritina e IST > 50% sugere o diagnóstico de hemocromatose e torna mandatório o estudo genético, com a pesquisa positiva de mutação no gene *HFE* confirmando o diagnóstico de hemocromatose hereditária.[23,24] Diante de hiperprolactinemia persistente, uma vez excluídas causas fisiológicas ou farmacológicas, macroprolactinemia e doenças sistêmicas associadas à elevação da prolactina (p. ex., hipotireoidismo primário, insuficiência renal e cirrose hepática), está indicada a ressonância magnética (RM) da sela túrcica, acompanhada de exames para avaliação dos demais eixos hormonais hipofisários.[25] Na ausência de hiperprolactinemia, RM está também indicada para pacientes com TT < 150 ng/dℓ, pan-hipopituitarismo ou sintomas sugestivos de massa selar.[2] Quando não se identificam espermatozoides no ejaculado, caracteriza-se a azoospermia; quando há identificação de número reduzido de espermatozoides por ejaculado, caracteriza-se a oligozoospermia.[26,27]

Avaliação da fertilidade

A avaliação da fertilidade deve ser realizada a partir da coleta do espermograma. Orienta-se uma abstinência ejaculatória de 3 a 7 dias antes da coleta da amostra. De acordo com a Organização Mundial da Saúde (OMS), os parâmetros de normalidade estão descritos no Quadro 46.7. Os valores de referência são de ao menos 39 milhões de espermatozoides no total, com concentração de 15 milhões por mℓ, 58% vivos, 40% com motilidade, sendo 32% com motilidade progressiva, e 4% com morfologia normal.[26]

Quadro 46.7 Limites de referência mais baixos (percentil 5º e seus intervalos de confiança de 95%) para as características do sêmen.

Parâmetro	Limite inferior de referência
Volume do sêmen (mℓ)	1,5 (1,4 a 1,7)
Número total de espermatozoides (10^6 por ejaculado)	39 (33 a 46)
Concentração de espermatozoides (10^6 por mℓ)	16 (12 a 16)
Motilidade total (PR + NP, %)	40 (38 a 42)
Motilidade progressiva (PR, %)	32 (31 a 34)
Vitalidade (espermatozoides vivos, %)	58 (55 a 63)
Morfologia espermática (formas normais, %)	4 (3 a 4)

NP: não progressivo, PR: progressivo. (Adaptado de Carson et al., 2021;[27] Cooper et al., 2010.[28])

HIPOGONADISMO DE INÍCIO TARDIO

O *hipogonadismo de início tardio* (LOH) é uma síndrome clínica e bioquímica associada ao envelhecimento, caracterizada por sintomas de hipogonadismo e baixos níveis de T.[28-30] Segundo o *European Male Aging Study* (EMAS), o LOH se confirma em indivíduos entre 40 e 79 anos de idade, com pelos menos três sintomas sexuais, como diminuição da libido, ereções espontâneas e disfunção erétil, na presença de TT < 320 ng/dℓ (< 11 nmol/ℓ) e TL < 6,5 ng/dℓ (220 pmol/ℓ).[30]

O LOH é considerado uma forma mista de hipogonadismo, já que resulta da diminuição da quantidade e atividade das células de Leydig, bem como da redução da secreção pulsátil de GnRH e LH.[30] A frequência de LOH em homens com 40 a 79 anos de idade é estimada em 2 a 6%.[28-30]

HIPOGONADISMO MASCULINO NA SÍNDROME METABÓLICA E NO DIABETES MELITO

Estudos demonstram relação entre diabetes melito tipo 2 (DM2), síndrome metabólica (SM) e baixos níveis de testosterona em homens desde a década de 1980, com evidência atual de hipogonadismo em cerca de 25 a 40% dos homens com DM2, chegando a 50% quando a obesidade é associada de maneira bidirecional. Revisões sistemáticas evidenciam que pacientes com DM2 apresentam menores níveis de testosterona sérica, com uma diferença média de 80 ng/dℓ em relação aos indivíduos sem DM2.[31]

Os mecanismos fisiopatológicos associados ao hipogonadismo no paciente com DM são múltiplos, principalmente derivados da obesidade e da resistência à insulina, além da ação direta da própria doença nas alterações do eixo gonadal masculino.[32] Essa relação é inversamente proporcional ao controle glicêmico, com menores níveis de hemoglobina glicada associados a níveis mais elevados de testosterona total.[33]

Nos homens, as alterações metabólicas (incluindo o DM e a obesidade) estão associadas a disfunção erétil, má qualidade do sêmen e prostatite subclínica. Embora pouco compreendidos, os principais mediadores da obesidade que podem influenciar o sistema reprodutor masculino incluem hiperinsulinemia, hiperleptinemia, inflamação crônica e estresse oxidativo. É importante destacar que a obesidade e seus mediadores subjacentes resultam em um impacto negativo nos parâmetros do sêmen, incluindo redução da concentração espermática, da motilidade, da viabilidade e da morfologia normal. Além disso, a obesidade inibe a condensação da cromatina, a fragmentação do DNA, aumenta a apoptose e as alterações epigenéticas, que podem ser transferidas para a prole.[34-36]

Laboratorialmente, apesar de poder acometer o eixo gonadal em diversos níveis, frequentemente encontra-se ausência de elevação dos níveis das gonadotrofinas, o que sugere que o principal defeito ocorre em nível hipotalâmico-hipofisário, promovendo um hipogonadismo hipogonadotrófico (HH).[36] Contudo, redução do número e da qualidade dos espermatozoides pode resultar de acometimento testicular por distintos mecanismos, como: (1) apoptose de células germinativas, decorrente do aumento da temperatura da bolsa escrotal secundária à obesidade;[37] (2) aumento do estresse oxidativo, com elevação da produção de espécies reativas de oxigênio pelo líquido seminal.[38]

HIPOGONADISMO ASSOCIADO À DEFICIÊNCIA RELATIVA DE ENERGIA

Com o aumento de algumas modalidades de prática intensa de atividade física, seja na forma de competição, seja na forma recreacional, tem-se falado muito nos últimos anos sobre as alterações no eixo hormonal masculino em decorrência da deficiência relativa de energia. A etiologia das alterações é atribuída a um espectro de insultos resultantes da baixa disponibilidade de energia (isto é, energia insuficiente para cobrir as necessidades fisiológicas) que podem afetar potencialmente qualquer praticante de exercício, independentemente do sexo. O termo mais utilizado atualmente é a deficiência energética relativa no desporto (RED-S), que resulta de dietas de baixa energia (intencionais ou não) e/ou exercício excessivo. A deficiência de energia reduz a liberação pulsátil hipotalâmica do GnRH, prejudicando a liberação de gonadotrofinas pela hipófise anterior. Nos homens, reduz a testosterona e afeta negativamente a saúde óssea. Além disso, a baixa disponibilidade de energia altera outras vias hormonais, causando consequências fisiológicas, como alteração das vias de sinalização do hormônio tireoidiano, níveis de leptina, metabolismo de carboidratos, eixo hormônio do crescimento/fator de crescimento semelhante à insulina 1 e tônus simpático/parassimpático.[39]

Resumo

Não existe sinal ou sintoma patognomônico no hipogonadismo masculino. No entanto, disfunção sexual (como diminuição de libido e disfunção erétil) é a causa mais comum de procura por atendimento médico por homens hipogonádicos nos consultórios. Infelizmente, não há um consenso global para ponto de corte mínimo de testosterona total para diagnóstico de hipogonadismo masculino. Nesse cenário, o consenso da Endocrine Society sugere que homens com níveis intermediários de testosterona total (200 a 400 ng/dℓ) sejam avaliados também pela dosagem da globulina ligadora de hormônio sexual (SHBG) e pela determinação da testosterona livre calculada. É preciso ressaltar que a dosagem de testosterona total não é exame de rastreio e deve ser solicitada apenas nos pacientes com risco para hipogonadismo masculino.

REFERÊNCIAS BIBLIOGRÁFICAS

1. Salonia A, Rastrelli G, Hackett G et al. Paediatric and adult-onset male hypogonadism. Nat Rev Dis Primer. 2019; 5:38.
2. Bhasin S, Brito JP, Cunningham GR et al. Testosterone therapy in men with hypogonadism: an Endocrine Society Clinical Practice Guideline. J Clin Endocrinol Metab. 2018; 103:1715-44.
3. Surampudi V, Swerdloff RS. Hypogonadotropic and hypergonadotropic hypogonadism. In: Hohl A (Org.). Testosterone. Cham: Springer International Publishing; 2017. pp. 133-45. Disponível em: http://link.springer.com/10.1007/978-3-319-46086-4_6. Acesso em: 07/01/2020.
4. Ross A, Bhasin S. Hypogonadism: its prevalence and diagnosis. Urol Clin North Am. 2016; 43:163-76.
5. Bhasin S, Cunningham GR, Hayes FJ et al. Testosterone therapy in men with androgen deficiency syndromes: an Endocrine Society Clinical Practice Guideline. J Clin Endocrinol Metab. 2010; 95:2536-59.
6. Morgentaler A, Traish A, Hackett G et al. Diagnosis and treatment of testosterone deficiency: updated recommendations from the Lisbon 2018 International Consultation for Sexual Medicine. Sex Med Rev. 2019; 7:636-49.
7. Lunenfeld B, Mskhalaya G, Zitzmann M et al. Recommendations on the diagnosis, treatment and monitoring of hypogonadism in men. Aging Male. 2015; 18:5-15.
8. Salter CA, Mulhall JP. Guideline of guidelines: testosterone therapy for testosterone deficiency. BJU Int. 2019; 124:722-9.
9. Goldman AL, Bhasin S, Wu FCW et al. A reappraisal of testosterone's binding in circulation: physiological and clinical implications. Endocr Rev. 2017; 38:302-24.
10. Mulhall JP, Trost LW, Brannigan RE et al. Evaluation and management of testosterone deficiency: AUA Guideline. J Urol. 2018; 200:423-32.
11. Dohle GR, Arver S, Bettocchi C et al. EAU Guidelines: Male hypogonadism. Disponível em: https://uroweb.org/guideline/male-hypogonadism. Acesso em: 10/01/2020.
12. Azmat CH, Vaitla P. Orchitis. In: StatPearls. Treasure Island (FL): StatPearls Publishing; 2020.
13. Hackett G, Kirby M, Edwards D et al. British Society for Sexual Medicine Guidelines on adult testosterone deficiency, British Society, with statements for UK practice. J Sex Med. 2017; 14:1504-23.
14. Grossmann M. Utility and limitations in measuring testosterone. In: Hohl A, org. Testosterone. Cham: Springer International Publishing; 2017. pp. 97-107. Disponível em: http://link.springer.com/10.1007/978-3-319-46086-4_4. Acesso em: 10/01/2020.
15. Morley JE, Charlton E, Patrick P et al. Validation of a screening questionnaire for androgen deficiency in aging males. Metabolism. 2000; 49:1239-42.
16. Heinemann LAJ, Saad F, Zimmermann T et al. The Aging Males' Symptoms (AMS) Scale: update and compilation of international versions. Health Qual Life Outcomes. 2003; 1:15.
17. Vermeulen A, Verdonck L, Kaufman JM. A critical evaluation of simple methods for the estimation of free testosterone in serum. J Clin Endocrinol Metab. 1999; 84:3666-72.
18. Zakharov MN, Bhasin S, Travison TG et al. A multi-step, dynamic allosteric model of testosterone's binding to sex hormone binding globulin. Mol Cell Endocrinol. 2015; 399:190-200.
19. Giagulli VA, Castellana M, Lisco G, Triggiani V. Critical evaluation of different available guidelines for late-onset hypogonadism. Andrology. 2020; 8:1628-41.
20. Travison TG, Vesper HW, Orwoll E et al. Harmonized reference ranges for circulating testosterone levels in men of four cohort studies in the United States and Europe. J Clin Endocrinol Metab. 2017; 102:1161-73.
21. Rigon FA, Ronsoni MF, Hohl A et al. Effects of bariatric surgery in male obesity-associated hypogonadism. Obes Surg. 2019; 29:2115-25.
22. Grossmann M, Matsumoto AM. A perspective on middle-aged and older men with functional hypogonadism: focus on holistic management. J Clin Endocrinol Metab. 2017; 102:1067-75.
23. Howard SR, Dunkel L. Management of hypogonadism from birth to adolescence. Best Pract Res Clin Endocrinol Metab. 2018; 32:355-72.
24. El Osta R, Grandpre N, Monnin N et al. Hypogonadotropic hypogonadism in men with hereditary hemochromatosis. Basic Clin Androl. 2017; 27:13.
25. Pelusi C, Gasparini DI, Bianchi N et al. Endocrine dysfunction in hereditary hemochromatosis. J Endocrinol Invest. 2016; 39:837-47.
26. Vilar L, Vilar CF, Lyra R et al. Pitfalls in the diagnostic evaluation of hyperprolactinemia. Neuroendocrinology. 2019; 109:7-19.
27. Carson SA, Kallen AN. Diagnosis and management of infertility: A review. JAMA. 2021; 3261:65-76.
28. Cooper TG, Noonan E, von Eckardstein S et al. World Health Organization reference values for human semen characteristics. Hum Reprod Update. 2010; 16:231-45.
29. Dimipoulou C, Ceausu I, Depypere H et al. EMAS position statement: testosterone replacement therapy in the aging male. Maturitas. 2016; 84:94-9.
30. Wu FC, Tajar A, Beynon JM et al. Identification of late-onset hypogonadism in middle-aged and elderly men. N Engl J Med. 2010; 363:123-35.
31. Tajar A, Huhtaniemi IT, O'Neill TW et al. Characteristics of androgen deficiency in late-onset hypogonadism: results from the European Male Aging Study (EMAS). J Clin Endocrinol Metab. 2012; 97:1508-16.
32. Hohl A, Spivakoski CA, Rigon FA et al. Hipogonadismo masculino na síndrome metabólica e DM2. Diretriz Oficial da Sociedade Brasileira de Diabetes; 2023.
33. Costanzo PR, Knoblovits P. Male gonadal axis function in patients with type 2 diabetes. Horm Mol Biol Clin Investig. 2016 ;26(2):129-34.
34. Ho CH, Jaw FS, Wu CC et al. The prevalence and the risk factors of testosterone deficiency in newly diagnosed and previously known type 2 diabetic men. J Sex Med. 2015; 12:389-97.
35. Leisegang K, Sengupta P, Agarwal A, Henkel R. Obesity and male infertility: Mechanisms and management. Andrologia. 2021; 53:e13617.
36. Saboor Aftab SA, Kumar S, Barber TM. The role of obesity and type 2 diabetes mellitus in the development of male obesity-associated secondary hypogonadism. Clin Endocrinol (Oxf). 2013; 78:330-7.
37. Lee Y, Dang JT, Switzer N et al. Impact of bariatric surgery on male sex hormones and sperm quality: a systematic review and meta-analysis. Obes Surg. 2019; 29:334-46.
38. Condorelli RA, La Vignera S, Mongioì LM et al. Diabetes mellitus and infertility: different pathophysiological effects in type 1 and type 2 on sperm function. Front Endocrinol. 2018; 9:268.
39. Konstantina K, Robert RK, Naama WC, Anthony CH. Energy deficiency in sports (RED-S): elucidation of endocrine changes affecting the health of males and females. Hormones (Athens). 2021; 20:35-47.

CAPÍTULO

47

Hipogonadismo Masculino: Tratamento

Lucio Vilar ■ Ricardo de Andrade Oliveira ■ Fábio Moura ■ Erik Trovão Diniz ■ Luiz Luna Barbosa ■ Ane Caroline Thé Bonifácio Freire

INTRODUÇÃO

O tratamento do hipogonadismo masculino visa ao alívio dos sintomas, à restauração de níveis normais de testosterona, à melhora da qualidade de vida e à redução da mortalidade, a qual se mostra elevada em comparação à população geral.[1,2] No manejo de indivíduos hipogonádicos, são fundamentais a restauração e a manutenção da função sexual e das características sexuais secundárias.[2,3] Isso é possível por meio da terapia de reposição de testosterona (TRT).[3,4] Em pacientes com hipogonadismo hipogonadotrófico, também pode ser tentada a indução da espermatogênese, caso haja o desejo de fertilidade, por meio do uso de citrato de clomifeno, gonadotrofinas exógenas ou do hormônio liberador de gonadotrofinas (GnRH) administrado de maneira pulsátil.[5] Também deve-se atuar, sempre que possível, na causa subjacente do hipogonadismo, como hiperprolactinemia, hipercortisolismo endógeno ou exógeno, tumores hipofisários, obesidade, diabetes melito tipo 2 (DM2) ou uso de esteroides anabolizantes.[6-9]

O manejo da deficiência de testosterona (DT) permanece controverso, devido às preocupações com o desenvolvimento do câncer de próstata (CaP) e os eventos cardiovasculares (CV), como também a identificação de candidatos apropriados para a terapia. Apesar disso, tem havido um aumento no uso de TRT, evidenciado, na primeira década deste século, por um incremento de 3 vezes nos EUA[9] e de 90% na Europa.[10] Na tentativa de fornecer clareza aos pacientes e profissionais, importantes sociedades médicas da América do Norte e da Europa periodicamente divulgam diretrizes para o diagnóstico e o tratamento da deficiência de testosterona. Neste capítulo, serão comentadas as mais recentemente publicadas.[11-15]

TERAPIA DE REPOSIÇÃO DE TESTOSTERONA

Preparações androgênicas

A testosterona pode ser administrada pelas vias oral, bucal, nasal, intramuscular, transdérmica (gel ou adesivos) ou subcutânea (implantes ou injeções) (Quadro 47.1).[1-4,12,16-19]

Entre as reações *adversas* mais frequentes da TRT, independentemente da via de administração, estão acne, oleosidade da pele, ginecomastia, dor mamária, elevações da hemoglobina (Hb) e do hematócrito (Hct), aumento da pressão arterial e edema de membros inferiores.[16,17] Exacerbação da apneia do sono pode ocorrer em alguns pacientes.[17] A TRT estimula a produção de hemácias e com frequência causa aumentos de Hb e Hct.[17] Eritrocitose, geralmente descrita como valor de Hct > 50 a 52%, é mais comum com as preparações intramusculares de curta ação (que resultam em níveis séricos de testosterona suprafisiológicos), podendo atingir taxas de 67%.[20,21] As formulações com testosterona em concentrações séricas estáveis (géis, comprimidos, adesivos transdérmicos e undecanoato de testosterona de liberação prolongada) promovem baixa incidência de eritrocitose, dependente da dose e do nível sérico de testosterona, sendo independente da duração da terapia.[20] O risco de eritrocitose é maior em idosos, fumantes, bem como em pacientes com doença pulmonar obstrutiva crônica ou apneia do sono.[20,21]

A relação das formulações individuais com testosterona e os efeitos associados em seus níveis médios na incidência de eritrocitose estão resumidos no Quadro 47.2.

Medicamentos orais

A testosterona é bem absorvida, quando administrada por via oral, porém é rapidamente degradada durante sua passagem pelo fígado. O *undecanoato de testosterona* (Jatenzo®; cápsulas de 158, 198 e 237 mg) é absorvido preferencialmente pelos vasos linfáticos para a corrente sanguínea, escapando, assim, da degradação da primeira passagem hepática. Sua utilização está liberada na Ásia, na Europa, no Canadá e no México e, mais recentemente (março de 2019), nos EUA. O medicamento deve ser ingerido em 2 tomadas diárias, e os níveis séricos de testosterona variam entre indivíduos que usam a mesma dose, sendo maior a absorção intestinal do fármaco em alimentação com maior conteúdo de gordura.[11,17] A dose inicial do Jatenzo® é de 237 mg pela manhã e à noite, com alimentação. A dose pode ser ajustada para um mínimo de 158 mg, 2 vezes/dia, e um

Quadro 47.1 Preparações androgênicas.

Via de administração	Preparação	Posologia	Monitoramento dos níveis de TT no soro*	Vantagens	Desvantagens
Oral	Undecanoato de testosterona (Jatenzo®)**	Inicialmente, 237 mg pela manhã e à noite, com alimentação. Se necessário, a dose pode ser ajustada para um mínimo de 158 mg 2 vezes/dia e um máximo de 396 mg 2 vezes/dia	6 h após a dose matinal. Reajuste deve ser feito com intervalo mínimo de 7 dias	Administração oral	Variáveis respostas clínica e hormonal; menor biodisponibilidade com dieta pobre em gordura; náuseas; ausência de normalização da testosterona em 13% dos pacientes tratados; elevação da pressão arterial; necessidade de 2 tomadas diárias; custo elevado
	Undecanoato de testosterona (Tlando®)**	112,5 mg pela manhã e à noite, com alimentação	Monitorar a testosterona sérica (8 a 9 h após a dose matinal) 3 a 4 semanas após o início do Tlando®. A partir de então, periodicamente	Idem	Níveis inadequados de testosterona em cerca de 20% dos pacientes; elevação da pressão arterial; necessidade de 2 tomadas diárias
Bucal	Testosterona (Striant®)**	30 mg, 2 vezes/dia	Antes da aplicação do comprimido	Corrige sintomas do hipogonadismo; propicia níveis fisiológicos de testosterona	Alteração do paladar; irritação da bochecha (10 a 15%); 2 aplicações diárias
Nasal	Testosterona em gel (Natesto®)**	11 mg, 3 vezes/dia	–	Corrige sintomas do hipogonadismo; propicia níveis fisiológicos de testosterona; há evidências de que não suprime a espermatogênese	Possibilidade de reações adversas nasais (p. ex., nasofaringite, rinorreia, epistaxe, desconforto nasal e formação de crostas); absorção diminuída por rinite alérgica; 2 a 3 aplicações diárias
Transdérmica	Adesivo (Androderm®)**	Um adesivo a cada noite (libera 4 a 6 mg/dia de testosterona)	3 a 12 h após a aplicação	Conveniente; eficaz; mimetiza ritmo circadiano	Problemas com aderência devido a sudorese e irritação da pele (em até 66%; até 10%interrompem o tratamento)
	Testosterona em gel a 1,62% (Androgel® 16,2 mg/g)	Aplicar 1 vez/dia, 2,5 g de gel (40,5 mg de testosterona). Se necessário, a dose pode ser reajustada para 5 g de gel	No período da manhã, antes da aplicação, a partir do terceiro dia após o início do tratamento	Conveniente; eficaz; mimetiza ritmo circadiano da testosterona; facilidade de aplicação; boa tolerabilidade cutânea; causa menos eritrocitose que a testosterona injetável	Potencial de transferência para parceiras ou crianças por contato direto com a pele; irritação da pele (em < 4 % dos pacientes)
Intramuscular	Enantato de testosterona (Delatestryl®)**	200 mg IM, a cada 2 a 3 semanas; raros pacientes precisarão de 100 mg IM a cada 7 dias	Na metade do intervalo entre as injeções	Eficaz; facilidade de aplicação; baixo custo	Níveis séricos altamente variáveis, o que propicia flutuações na libido, no humor e na qualidade de vida; episódios de tosse imediatamente após a aplicação (*muito raramente*); maior incidência de eritrocitose
	Cipionato de testosterona (Deposteron®)	200 mg IM, a cada 2 a 3 semanas; raros pacientes precisarão de 100 mg IM a cada 7 dias	Na metade do intervalo entre as injeções	Eficaz; facilidade de aplicação; baixo custo	Desvantagens similares às do enantato de testosterona
	Fenilpropionato + isocaproato + propionato + decanoato de testosterona (Durateston®)	250 mg IM, a cada 2 a 3 semanas; raros pacientes precisarão de 125 mg IM a cada 7 dias	Na metade do intervalo entre as injeções	Eficaz; facilidade de aplicação; baixo custo	Desvantagens similares às do cipionato de testosterona
	Undecanoato (undecilato) de testosterona (Nebido®, Hormus®)	1.000 mg IM inicialmente, seguidos de 1.000 mg IM após 4 a 6 semanas; em seguida, 1.000 mg IM a cada 10 a 14 semanas	Antes de cada injeção (10 a 14 semanas)	Comodidade posológica (4 a 5 injeções anuais); níveis estáveis de testosterona; baixa ocorrência de eritrocitose	Custo elevado; episódios de tosse imediatamente após a aplicação (*raramente*)
Subcutânea	Implantes de testosterona (Testopel®)**	3 *pellets* de 200 mg, inseridos a cada 4 a 6 meses	Antes da aplicação do novo *pellet*	Intervalos de aplicação prolongados	Requer incisão cirúrgica; possibilidade de infecção; riscos de extrusão espontânea do *pellet* e fibrose
	Enantato de testosterona (Xyosted®)**	50 a 100 mg, 1 vez/semana	Antes de cada injeção	Comodidade posológica; níveis estáveis de testosterona	Elevação do hematócrito e da pressão arterial (média de 4 mmHg). Cerca de 10% dos pacientes tratados desenvolvem hipertensão

DHT: di-hidrotestosterona; IM: via intramuscular; TT: testosterona total; VO: via oral. *Visando ao ajuste da dose ou do intervalo de aplicação. **Não comercializados no Brasil em outubro de 2024. (Adaptado de Wang e Sewrdloff, 2022;[1] Bhasin et al., 2018.[11])

Quadro 47.2 Formulações com testosterona (T) e frequência de eritrocitose.

Formulação	Dose	N	Taxa de eritrocitose (Hct > 50%)	Níveis médios de T
Enantato e cipionato (T de curta ação IM)	100 a 200 mg IM a cada 7 dias	57	66,7%	306 ± 164
Undecanoato de T (T de liberação estendida IM)	1 g a cada 6 semanas (3 vezes); depois, 1 g a cada 9 semanas	347	7%	467 ± 32
T em gel a 1,62%	50 a 100 mg/dia	47	12,8%	300 ± 89
Undecanoato de T oral	N/D	1.343	0,003% (Hct > 52%)	N/D
Pellets de T	75 mg de T cristalina/*pellet* (10 a 14 *pellets* implantados a cada 3 a 6 meses)	74	35,1%	268 ± 167

Hct: hematócrito. N/D: não disponível. (Adaptado de Ohlander et al., 2018.[20])

máximo de 396 mg 2 vezes/dia. Devem-se esperar pelo menos 7 dias para se ajustar a dose, com base no valor da testosterona coletada 6 horas após a dose matinal. Após o ajuste adequado da dosagem, 87% dos pacientes tratados atingiram valores normais de testosterona em estudo de fase III.[17]

Também foi aprovada pela Food and Drug Administration (FDA) uma outra preparação oral de undecanoato de testosterona (Tlando®), disponível em cápsulas de 112,5 mg. Tem a vantagem de não necessitar de titulação de dose: uma cápsula pela manhã e à noite, com a alimentação.[1] Tem custo mensal inferior ao do Jatenzo® (US$ 700 *versus* US$ 1.000).

Outros androgênios orais, como compostos esteroides 17α-alquilados (*metiltestosterona*, *fluoximesterona*, *oximetolona*, *estanozolol* e *oxandrolona*), não são recomendados para o tratamento da deficiência androgênica, uma vez que podem, raramente, levar a sérios problemas hepáticos, como *peliosis hepatis*, neoplasias benignas e malignas, hepatite colestática e icterícia.[16,18] Tais complicações são excepcionalmente relatadas pelo uso de ésteres injetáveis, adesivos transdérmicos ou implantes.[11,16] Ainda não foram descritas com o undecanoato de testosterona oral.[17]

Preparações intramusculares

No nosso país, estão disponíveis três medicamentos para uso intramuscular: Durateston® (mistura de 4 ésteres de testosterona, *propionato*, *fenilpropionato*, *isocaproato* e *decanoato* – ampola de 1 mℓ contendo 250 mg/mℓ), Deposteron® (*cipionato* de testosterona – ampola de 2 mℓ contendo 100 mg/mℓ) e Nebido®/Hormus® (*undecilato* ou *undecanoato de testosterona* – ampola de 4 mℓ com 1.000 mg [250 mg/mℓ]). Em outros países, há também o *enantato de testosterona*, com perfil farmacológico semelhante ao do cipionato de testosterona.[11,16]

Após a aplicação de Durateston®, Deposteron® ou enantato de testosterona, os níveis séricos de testosterona aumentam rapidamente, no prazo de 24 horas, para o limite superior da normalidade, ou mesmo para valores suprafisiológicos, alcançando um pico após 4 a 5 dias. Depois, declinam gradativamente para valores basais, geralmente em 10 a 14 dias. Essa oscilação em altos e baixos na concentração sérica da testosterona reflete-se proporcionalmente nos pacientes em relação a libido, atividade sexual, humor e nível de energia (efeito "montanha-russa").[4,8,11,16]

As doses recomendadas são de 125 a 250 mg de Durateston® e 100 a 200 mg de Deposteron® a cada 2 a 3 semanas, mas é necessário individualizá-las. Assim, alguns pacientes podem, por exemplo, necessitar de 200 mg de Deposteron® a cada 10 dias ou, mesmo, 100 mg semanais.[4,16]

O undecanoato de testosterona (Nebido®, Hormus®) é uma preparação de longa duração que é administrada na dose de 1.000 mg a cada 10 a 14 semanas (a cada 6 semanas, nas duas primeiras aplicações).[19] Tem como principais vantagens níveis mais estáveis de testosterona, sem grandes oscilações, e maior comodidade para os pacientes (4 a 5 injeções anuais).[16,19] Custo elevado e, raramente, episódios de tosse imediatamente após a aplicação são seus principais inconvenientes.[11]

Eventualmente, são relatadas, pelos pacientes, queixas quanto a reações no local das injeções das preparações intramusculares (dor, equimose, edema, furunculose etc.).[4,16]

Testosterona por via subcutânea

Uma preparação de enantato de testosterona para aplicação subcutânea 1 vez/semana (Xyosted®) foi aprovada pela FDA em outubro de 2018. Entre 150 pacientes, 92,7% atingiram valores satisfatórios de testosterona total (TT) (média ± desvio padrão [DP], 553,3 ± 127,29 ng/dℓ) na 12ª semana do estudo. A medicação foi bem tolerada, mas 20% dos pacientes abandonaram o estudo, devido, sobretudo, à elevação do hematócrito, à hipertensão e ao aumento do antígeno prostático específico (PSA).[22]

Preparações transdérmicas

No Brasil, a testosterona transdérmica atualmente é comercializada na forma de gel a 1,62% (Androgel® 16,2 mg/g). Existia também uma solução a 2% para aplicação na axila (Axeron®), a qual deixou de ser comercializada mais recentemente. Tais preparações têm como principal inconveniente a potencial transferência de testosterona para parceiros ou crianças por contato direto com a pele. Em outros países, dispõe-se também de adesivos para aplicação em área não genital (Testoderm TTS® e Androderm®).[11,16]

Uma pressão completa da válvula dosadora (*pump*) libera 1,25 g de Androgel® 16,2 mg/g. A dose recomendada é 2,5 g de gel (ou seja, 40,5 mg de testosterona), aplicada 1 vez/dia aproximadamente no mesmo horário, de preferência na parte da manhã. Para obter 2,5 g de gel, a válvula dosadora deve ser pressionada duas vezes. A dose diária deve ser ajustada, se necessário, caso a caso pelo médico, dependendo da resposta clínica e laboratorial de cada paciente, não podendo ser superior à dose máxima de 5 g de gel/dia (não mais do que quatro pressões da válvula dosadora). O gel deve ser espalhado sobre a pele suavemente, como uma camada fina em pele limpa, seca e saudável sobre a parte superior dos braços e ombros direito e esquerdo. Deixa-se secar por pelo menos 3 a 5 minutos antes de se vestir. Recomenda-se também aos pacientes esperarem pelo menos 6 horas entre a aplicação de gel e o banho ou a prática de natação.[23] Em estudos comparativos, a testosterona em gel mostrou-se superior aos adesivos de testosterona em termos de níveis séricos de testosterona alcançados, bem como no que se refere a aumento da massa magra e redução da massa corporal gorda.[24,25] As concentrações plasmáticas de testosterona devem ser medidas no período da manhã, antes da aplicação, a partir do terceiro dia após o início do tratamento e devem ser avaliadas periodicamente.

Reações cutâneas no local de aplicação dos adesivos não escrotais ocorrem, em geral, em 5 a 10% dos pacientes, mas, em alguns estudos, essa frequência chegou a 66% (5 a 10% descontinuam o tratamento).[4,6,16] Entre elas estão eritema, prurido, endurecimento e, mais raramente, formação de bolhas. Pré-tratamento com creme de triancinolona a 0,1% no local da aplicação reduz o risco de irritação, sem afetar a absorção da testosterona.[4] A formulação de testosterona em gel causa menos reações cutâneas do que os adesivos (5%).[4,16]

Testosterona por via bucal

Em alguns países europeus, encontra-se disponível um sistema mucoadesivo bucal, similar a um comprimido, que contém 30 mg de testosterona (Striant®). Esse método foi elaborado para que o medicamento aderisse à bochecha e propiciasse a liberação sistêmica contínua de testosterona. Deve ser colocado em uma posição confortável logo acima do dente incisivo, 2 vezes/dia (pela manhã e à noite). Em estudos de curta duração, mostrou-se equivalente à testosterona em gel[27] e superior aos adesivos na obtenção de níveis normais de testosterona.[28]

O uso do Striant® pode promover o surgimento de efeitos irritativos da mucosa bucal, estomatite, dor de dente, alteração do paladar etc.[16,26] Entretanto, a taxa de interrupção do tratamento em estudos de fase III foi < 4%.[27,28] Um outro inconveniente é a necessidade de duas aplicações diárias.[12]

Implantes

Implantes de testosterona (Testopel®) são utilizados há mais de quatro décadas em alguns países. Quando aplicados sob a pele por meio de uma incisão, três *pellets* de 200 mg ou seis *pellets* de 100 mg propiciam níveis normais de testosterona, assim como concentrações fisiológicas de estradiol e di-hidrotestosterona (DHT), por 4 a 6 meses.[4,16] Devido à necessidade de incisão na pele e ao risco de eventual extrusão espontânea dos *pellets*, essa formulação é raramente utilizada nos EUA. Entretanto, é bastante empregada na Europa e na Austrália.[16] Embora os implantes sejam utilizados em alguns centros brasileiros, ainda não foram comercializados em nosso país.

Testosterona por via nasal

Em maio de 2014, a FDA aprovou a primeira formulação de testosterona por via nasal (Natesto®), na forma de gel, a ser aplicada 2 a 3 vezes/dia (5,5 mg em cada narina), totalizando 22 a 33 mg/dia. Cada acionamento da bomba aplicadora fornece 5,5 mg de testosterona.[29]

Em um estudo aberto com 6 meses de duração, a administração de Natesto® propiciou níveis normais de testosterona em 91% dos pacientes tratados, bem como concentração de espermatozoides acima de 5 milhões/mℓ em cerca de 90%, sugerindo que pode haver menos supressão da espermatogênese com a testosterona nasal.[30]

O uso de testosterona por via nasal tem como vantagens principais a fácil aplicação e o fato de não implicar risco de transferência do medicamento para a parceira, como pode eventualmente ocorrer com as preparações transdérmicas e com a testosterona por via bucal. No entanto, a necessidade de 2 a 3 aplicações diárias é certamente um fator limitante. Ademais, reações nasais adversas podem ocorrer e, em pacientes com rinite alérgica sintomática, observa-se queda de 21 a 24% nos níveis de testosterona.[12,29,30,31]

Indicação

Entre 2016 e 2022, foram publicadas algumas diretrizes sobre o diagnóstico e o manejo da deficiência de testosterona (DT) em homens por 5 importantes sociedades médicas: Endocrine Society (ES) em 2018,[11] British Society for Sexual Medicine (BSSM) em 2017,[12] American Urological Association (AUA) em 2018,[13] European Association of Urology (EAU)[14] em 2016 e Sociedade Italiana de Andrologia e Medicina Sexual (SIAMS)/ Sociedade Italiana de Endocrinologia (SIE) em 2022.[15] Nessas diretrizes existem, contudo, divergências no tocante ao ponto de corte para o diagnóstico da DT e para o início da TRT, bem como no que diz respeito às indicações e contraindicações para o uso da mesma, além de diferenças nas metas dos níveis de testosterona durante o tratamento (Quadro 47.3). Todas as diretrizes recomendam tratar apenas os pacientes com sintomas de deficiência androgênica (redução da libido, disfunção erétil, perda das ereções matinais espontâneas etc.).[11-15] A diretriz da SIAMS/SIE também recomenda tratar hipogonádicos que tenham síndrome metabólica ou pré-diabetes.[15]

De acordo com as citadas diretrizes, é indicada TRT em pacientes sintomáticos que, em pelo menos 2 ocasiões, apresentem valores de TT < 264 ng/dℓ (ES),[11] < 300 ng/dℓ (AUA),[13] < 231 ng/dℓ (BSSM e EAU).[12,14] ou < 350 ng/dℓ (SIAMS/ SIE).[15] A BSSM também recomenda um teste terapêutico, de pelo menos 6 meses, com manutenção ou não da TRT, na dependência da resposta clinicolaboratorial, nos pacientes sintomáticos com TT persistentemente entre 231 e 350 ng/dℓ (8 e 12 nmol/dℓ).[11] Adicionalmente, a ES recomenda tratar os pacientes sintomáticos com TT normal, mas testosterona livre (TL) baixa.[11] A BSSM[12] e a SIAMS/SIE[15] também recomendam tratamento se TL < 6,5 ng/dℓ em pacientes sintomáticos.

Segundo a diretriz da ES, o cálculo da TL impõe-se diante de situações que potencialmente alterem a globulina ligadora de hormônios sexuais (SHBG), reduzindo (p. ex., obesidade, DM2, síndrome nefrótica, hipotireoidismo, uso de glicocorticoides ou andrógenos, acromegalia etc.) ou elevando (p. ex., hipertireoidismo, uso de estrogênios, uso de alguns anticonvulsivantes, cirrose e hepatite, envelhecimento etc.) seus níveis séricos, bem como em indivíduos com valores limítrofes da TT (p. ex., entre 200 e 400 ng/dℓ).[11] Já a diretriz da SIAMS/ SIE[15] recomenda dosagem da TT e cálculo da TL em todos os pacientes com suspeita de hipogonadismo.[15]

O ponto de corte para TT de 264 ng/dℓ proposto pela ES é baseado em projeto que desenvolveu valores de referência harmonizados, com base em dados de quatro grandes coortes dos EUA e da Europa.[32] Em homens saudáveis sem obesidade, na faixa etária de 19 a 39 anos, os valores harmonizados dos percentis 2,5; 5; 50; 95 e 97,5 de TT foram respectivamente: 264; 303; 531; 852 e 916 ng/dℓ.[32] Quando também computados os homens com obesidade no mesmo grupo etário, o valor correspondente ao percentil 2,5 foi 229 ng/dℓ.[32] Portanto, um valor similar ao proposto pela BSSM para definir deficiência de testosterona.[12]

Nossa conduta, respaldada pelo recomendado pelas diretrizes da ES[11] e da BSSM,[12] tem sido prescrever a TRT para homens com sintomas na esfera sexual (p. ex., disfunção erétil, diminuição da libido e/ou infertilidade) que, em pelo menos duas ocasiões, apresentem-se com níveis de TT < 264 ng/mℓ ou TL < 6,5 ng/dℓ.

Benefícios

O principal objetivo da TRT é atingir os níveis terapêuticos de testosterona e proporcionar alívio de sintomas ou sinais. Em estudos, pacientes com baixo nível de testosterona demonstraram melhoras estatisticamente significativas em função erétil, libido, anemia, densidade mineral óssea, massa corporal magra e sintomas depressivos.[11,31] As evidências de benefício significativo da TRT são menos conclusivas no tocante a controle glicêmico, perfil lipídico, função cognitiva, energia, fadiga e qualidade de

Quadro 47.3 Diretrizes para o diagnóstico e o manejo da deficiência de testosterona (T).

Tópico	BSSM (2017)[12]	EAU (2018)[14]	AUA (2018)[13]	ES (2018)[11]	SIAMS/SIE (2022)[15]
Cut-off para TT baixa	< 231 ng/dℓ (< 8 nmol/ℓ)	< 231 ng/dℓ (< 8 nmol/ℓ)	< 300 ng/dℓ (< 10,4 nmol/ℓ)	< 264 ng/dℓ (< 9,2 nmol/ℓ)	< 350 ng/dℓ (< 12 nmol/ℓ)
Critérios de indicação para TRT	▪ TT < 231 ng/dℓ (< 8 nmol/ℓ) ou TL < 6,5 ng/dℓ (225 pmol/ℓ) com sintomas ▪ Teste terapêutico (≥ 6 meses), se TT entre 231 e 350 ng/dℓ (8 e 12,1 nmol/ℓ)	TT < 231 ng/dℓ (< 8 nmol/ℓ)	< 300 ng/dℓ (< 10,4 nmol/ℓ)	▪ TT < 264 ng/dℓ (< 9,2 nmol/ℓ) ou TL baixa	▪ TT < 231 ng/dℓ (< 8 nmol/ℓ) e/ou TL < 6,4 ng/dℓ (220 pmol/ℓ) com sintomas ▪ Hipogonadismo + SM ou pré-diabetes
Metas de T durante a TRT	433 a 865 ng/dℓ (15 a 30 nmol/ℓ)	Valores intermediários do intervalo de referência	450 a 600 ng/dℓ (15,6 a 20,8 nmol/ℓ)	350 a 600 ng/dℓ (12,1 a 20,8 nmol/ℓ)	–
Contraindicações à TRT	▪ Desejo de procriar a curto prazo ▪ CaP localmente avançado ou metastático ▪ IC classe IV da NYHA ▪ Hct > 54% ▪ Câncer de mama ▪ AOS grave não tratada ▪ LUTS graves (IPSS > 19)	▪ Desejo de procriar a curto prazo ▪ CaP localmente avançado ou metastático ▪ IC classe IV da NYHA ▪ Hct > 54% ▪ Câncer de mama ▪ Nenhuma melhora, apesar de adequada TRT	▪ Evento cardiovascular nos últimos 3 a 6 meses ▪ Nenhuma melhora, apesar de adequada TRT	▪ Desejo de procriar a curto prazo ▪ História de CaP ▪ Pacientes sem adequada avaliação urológica com nódulo ou endurecimento prostático palpável; PSA > 4 ng/mℓ (> 3 ng/mℓ em pacientes de alto risco) ▪ IC descontrolada; IAM ou AVC nos últimos 6 meses ▪ Hct > 48%, trombofilia ▪ CaP ▪ Câncer de mama ▪ AOS grave não tratada ▪ LUTS graves (IPSS > 19)	▪ Desejo de procriar a curto prazo ▪ Evento cardiovascular recente ▪ CaP e câncer de mama ativos ▪ IC classe IV da NYHA
Acompanhamento	T: 3, 6 e 12 meses; depois, anualmente Hct: 3, 6 e 12 meses; depois, anualmente PSA: 3, 6 e 12 meses; depois, anualmente	T: 3, 6 e 12 meses; depois, anualmente Hct: 3, 6 e 12 meses; depois, anualmente PSA: 3, 6 e 12 meses; depois, anualmente	T: a cada 6 a 12 meses	T: 3 a 6 meses e 12 meses; depois, anualmente PSA: 3 a 12 meses; depois seguir as diretrizes de rastreamento para próstata Consulta com urologista, se PSA > 1,4 ng/mℓ acima do basal, PSA > 4 ng/mℓ ou EDR anormal nos primeiros 12 meses da TRT	–
Uso de TRT em pacientes com CaP	▪ *Recomendada TRT*: CaP localizado tratado, sem doença ativa e baixo risco de recorrência ▪ *Contraindicada TRT*: CaP metastático; CaP localmente avançado	▪ *Recomendada TRT*: CaP localizado tratado, sem doença ativa e BRR; pacientes com BRR submetidos à braquiterapia ou à radioterapia externa ▪ *Contraindicada TRT*: CaP metastático; CaP localmente avançado	TRT pode ser usada de acordo com a avaliação de cada caso	Não recomendado	▪ CaP não é contraindicação absoluta à TRT ▪ Não recomendada TRT diante de CaP ativo
DCV	▪ Insuficientes evidências associando TRT e risco cardiovascular ▪ *Contraindicada TRT*: IC classe IV da NYHA; Hct > 54%	▪ Insuficientes evidências associando TRT e risco cardiovascular ▪ *Contraindicada TRT*: IC classe IV da NYHA; Hct > 54%	▪ T baixa aumenta risco de DCV ▪ *Contraindicada TRT*: DCV nos últimos 3 a 6 meses; Hct > 54%	▪ Insuficientes evidências associando TRT e risco cardiovascular ▪ *Contraindicada TRT*: IAM ou AVC nos últimos 6 meses; Hct > 48%	▪ Ausência de evidências consistentes associando TRT e risco cardiovascular ▪ *Contraindicada TRT*: IAM ou AVC recentes

AOS: apneia obstrutiva do sono; AUA: American Urological Association; AVC: acidente vascular cerebral; BRR: baixo risco de recorrência; BSSM: British Society for Sexual Medicine; CaP: câncer de próstata; DCV: doença cardiovascular; EAU: European Association of Urology; EDR: exame digital retal; ES: Endocrine Society; Hct: hematócrito; IAM: infarto agudo do miocárdio; IC: insuficiência cardíaca; IPSS: escore internacional de sintomas prostáticos; LUTS: sintomas do trato urinário inferior; NYHA: New York Heart Association; PSA: antígeno prostático específico; SIAMS/SIE: Sociedade Italiana de Andrologia e Medicina Sexual/Sociedade Italiana de Endocrinologia; SM: síndrome metabólica; T: testosterona; TL: testosterona livre; TRT: terapia de reposição de testosterona; TT: testosterona total. (Adaptado de Bhasin et al., 2018;[11] Hackett et al., 2017;[12] Mulhall et al., 2018;[13] Dohle et al., 2018;[14] Isidori et al., 2022.[15])

vida.[11] No entanto, apesar da ausência de comprovações definitivas, os pacientes com esses sintomas devem ser alertados sobre a possibilidade de melhora com a TRT.[11] Efeitos benéficos adicionais da TRT em hipogonádicos incluem o desenvolvimento ou a manutenção das características sexuais secundárias.[1,4]

Em alguns estudos, foi relatada redução no risco de eventos cardiovasculares e na mortalidade em razão desses eventos e por todas as causas com a TRT.[28,33] Em contrapartida, em outros estudos, a TRT teve efeito neutro ou, mesmo, deletério (sobretudo em pacientes com idade ≥ 65 anos) no risco CV.[34,35]

Riscos

Doença prostática

Os andrógenos, por intermédio da DHT, sabidamente facilitam o desenvolvimento de hiperplasia prostática benigna (HPB) e potencialmente estimulam o crescimento de CaP preexistente, doenças comuns em homens de meia-idade ou naqueles mais velhos.[4,6] Em geral, a terapia antiandrogênica é usada para tratar tais condições, mas sua reposição como potencial indutor de doença prostática em homens adultos ainda é controversa (Quadro 47.4).[11,36-38] De fato, não existem dados que indiquem que TRT esteja associada a risco aumentado de CaP.[36-39] Ademais, a maioria dos estudos não mostrou qualquer alteração significativa nos níveis do antígeno específico prostático (PSA) ou no tamanho da próstata durante a TRT.[36,38] Entretanto, CaP ativo ou metastático ainda é classicamente considerado como contraindicação à TRT.[11-15]

Quadro 47.4 Riscos e benefícios da terapia antiandrogênica.

Benefícios

- Desenvolvimento ou manutenção das características sexuais secundárias
- Melhora da libido e da função sexual
- Aumento de massa e força musculares
- Aumento da densidade mineral óssea
- Diminuição da gordura corporal e visceral
- Melhora do humor
- Efeito nas funções cognitivas (?)
- Efeito na qualidade de vida (?)

Riscos

- Retenção de líquidos
- Aumento da hemoglobina e do hematócrito (eritrocitose)
- Ginecomastia
- Acne/pele oleosa
- Diminuição do HDL-colesterol
- Aumento do risco cardiovascular (?)
- Apneia obstrutiva do sono (agravamento ou precipitação)
- Doenças prostáticas
- Hiperplasia prostática benigna
- Carcinoma de próstata (?)
- Comportamento agressivo (?)

Adaptado de Bhasin et al., 2018;[11] Rhoden e Morgentaler, 2004.[18]

A crença de que níveis mais elevados de testosterona aumentam o risco de CaP faz parte da sabedoria médica convencional. Ela é derivada, sobretudo, da bem documentada regressão do CaP após a castração cirúrgica ou farmacológica.[40] Todavia, não há evidências científicas que apoiem o conceito de que níveis mais elevados de testosterona estejam associados a risco aumentado de CaP.[36-38] Além disso, homens com hipogonadismo têm taxas substanciais de CaP em biopsias da próstata, o que sugere que baixos níveis de testosterona não têm efeito protetor contra o desenvolvimento do CaP.[38,39] Da mesma forma, a ocorrência de CaP é mais prevalente em idosos, quando os níveis hormonais estão mais baixos.[38] Nesse sentido, tem-se especulado que níveis séricos baixos de testosterona poderiam aumentar o risco de CaP ou do surgimento de tumores mais agressivos.[38]

Mais recentemente tem havido um número crescente de relatos de casos de pacientes hipogonádicos com história de CaP, nos quais a TRT não implicou elevação do PSA nem recorrência tumoral.[38,41] Nesse contexto, as diretrizes da BSSM[12] e EAU[14] contraindicam a TRT em pacientes com CaP metastático ou localmente avançado. Contudo, recomendam que se considere a TRT, sob estrito monitoramento, para indivíduos com importantes sinais e sintomas de hipogonadismo e baixo risco de recorrência (escore de Gleason < 8, estágios 1 e 2 e PSA pré-operatório < 10 ng/mℓ), 12 meses após cura clínica e bioquímica do CaP, obtida com prostatectomia radical.[12,14] Em contraste, as diretrizes da Endocrine Society argumentam que a ausência de dados de estudos controlados e randomizados impede uma recomendação geral.[11]

Doença cardiovascular

Na maioria dos estudos, não se constatou que a TRT aumente o risco CV.[42] No entanto, isto ficou particularmente evidenciado em dois estudos que avaliaram pacientes com 65 anos de idade ou mais.[43,44] Curiosamente, os eventos CV já se manifestaram nos primeiros 90 dias de tratamento, sugerindo um mecanismo agudo. Além disso, no estudo TOM,[43] a dose inicial utilizada do gel de testosterona foi duas vezes maior do que a geralmente empregada na prática clínica diária (100 mg/dia, em vez de 50 mg/dia), e os pacientes, na sua maioria, apresentavam condições que implicavam risco CV aumentado, como diabetes melito (cerca de 25%), obesidade (cerca de 50%), hipertensão (> 80%) ou doença cardiovascular (DCV) prévia (cerca de 50%). Em contraste, nos sete Estudos Testosterona (*TTrials*), que também envolveram pacientes com idade ≥ 65 anos, não se observou aumento no risco CV.[45]

O estudo TRAVERSE (*The Testosterone Replacement Therapy for Assessment of Long-term Vascular Events and Efficacy Response in Hypogonadal Men*) foi desenvolvido por um consórcio de fabricantes de testosterona, com o objetivo de determinar o efeitos da TRT sobre a incidência de eventos cardíacos adversos maiores (MACE) entre homens de meia-idade e idosos com hipogonadismo e DCV preexistente ou com alto risco cardiovascular.[46] Tratou-se de estudo multicêntrico (316 centros de estudo nos EUA), randomizado, duplo-cego, controlado por placebo, de não inferioridade, com 5.246 homens de 45 a 80 anos de idade, com doença cardiovascular preexistente ou alto risco e que referiram sintomas de hipogonadismo, associados a níveis de testosterona em jejum < 300 ng/dℓ. Os pacientes foram aleatoriamente distribuídos para receber diariamente gel de testosterona transdérmica a 1,62% (dose ajustada para manter níveis séricos de testosterona entre 350 e 750 ng/dℓ) ou gel de placebo.[46]

No TRAVERSE, o desfecho primário de segurança cardiovascular foi a primeira ocorrência de qualquer componente de um composto de morte por causas cardiovasculares, infarto do miocárdio não fatal, ou acidente vascular cerebral não fatal, avaliado em uma análise de tempo até o evento.[46] O tempo médio (± DP) de tratamento foi de 21,7 ± 14,1 meses e o seguimento médio, de 33,0 ± 12,1 meses. A ocorrência de MACE não diferiu nos dois grupos. De fato, um evento cardiovascular primário ocorreu em 182 pacientes (7,0%) no grupo testosterona e em 190 pacientes (7,3%) no grupo placebo (*hazard ratio*, 0,96; intervalo de confiança [IC] 95%, 0,78 a 1,17; p < 0,001 para a não inferioridade). Contudo, no grupo testosterona foi observada maior incidência de fibrilação atrial (3,5% *versus* 2,4%), lesão renal aguda (2,3% *versus* 1,5%) e embolia pulmonar (0,9% *versus* 0,5%).[46]

A TRT foi associada a uma melhora significativamente maior na atividade sexual, bem como dos sintomas de hipogonadismo e desejo sexual, mas não na função erétil. É possível que a alta prevalência de DCV e diabetes entre os participantes do TRAVERSE possa ter atenuado a resposta da função erétil à testosterona.[47] Ademais, TRT foi associada a uma pequena melhora no humor e energia em homens com hipogonadismo com e sem sintomas depressivos significativos.[48] Em contrapartida, a incidência de fraturas foi numericamente maior entre os homens que receberam testosterona (3,5%) do que entre aqueles que receberam placebo (2,5%).[49] Entretanto, houve algumas limitações: os pesquisadores não coletaram dados sobre densidade mineral ou resistência óssea no início do estudo; dados sobre comportamentos que aumentariam quedas e fraturas tampouco foram coletados. Discute-se ainda que a incidência de fraturas aumentou imediatamente no início do tratamento, um achado que seria muito rápido para ser consequência de efeitos na densidade mineral óssea ou na sua composição e que, portanto, as rápidas divergências entre os grupos estão mais provavelmente relacionadas a mudanças comportamentais, como a prática de atividades físicas associadas a risco de fratura. Adicionalmente, não houve diferença substancial entre os grupos na incidência de fraturas clínicas osteoporóticas típicas da coluna vertebral, do quadril, do úmero e do punho. As fraturas de tornozelo e costelas, tipicamente associadas a trauma, foram responsáveis pela maioria das fraturas.[50]

Em conclusão, o TRAVERSE foi o maior e mais longo estudo já realizado em TRT. Ele demonstrou que a testosterona foi não inferior ao placebo na incidência de eventos cardiovasculares maiores em homens de meia-idade e idosos com hipogonadismo e alto risco cardiovascular.[46] Aspectos como maior incidência de fibrilação atrial, lesão renal aguda e fraturas clínicas devem ser mais bem estudados em ensaios clínicos desenhados para tal finalidade.

Contraindicações

Segundo as atuais diretrizes da Endocrine Society, publicadas em 2018, não se recomenda a reposição de testosterona em algumas condições:

- Câncer de mama ou próstata (cujo crescimento pode ser estimulado pela TRT)
- Eritrocitose (hematócrito > 54%) na vigência da TRT
- Hematócrito > 48% ou > 50% em indivíduos que vivem em altitudes elevadas (devido ao risco aumentado de desenvolvimento de eritrocitose durante a TRT)
- Pacientes sem avaliação urológica adicional que apresentem nódulo ou endurecimento palpável na próstata, ou PSA > 4 ng/mℓ (> 3 ng/mℓ em indivíduos com alto risco para CaP, como negros ou homens com parentes de primeiro grau com história dessa neoplasia)
- HPB com sintomas do trato urinário inferior intensos (valor do escore internacional de sintomas prostáticos [IPSS] > 19).[12]

Tampouco se recomenda a TRT a indivíduos que desejem procriar a curto prazo, bem como naqueles com apneia obstrutiva do sono grave não tratada e insuficiência cardíaca grave não controlada (Quadro 47.5).[11]

Antes de se iniciar a TRT androgênica, devem-se, portanto, investigar apneia do sono, história pessoal ou familiar de CaP e sintomas de hipertrofia prostática benigna. Uma avaliação laboratorial essencial contempla determinações de Hb, hematócrito e do PSA (a partir dos 40 anos de idade). Deve ser realizado também exame prostático digital a partir dessa idade. Antes da introdução da TRT, o paciente deve ser avaliado pelo urologista, caso sejam detectadas anormalidades na próstata ao toque retal ou nos níveis de PSA.[1,3,10,11]

Quadro 47.5 Contraindicações para terapia de reposição de testosterona segundo as diretrizes da Endocrine Society.

Condições com risco muito alto de desfechos adversos
- Câncer de próstata metastático
- Câncer de próstata localmente avançado
- Câncer de mama

Condições com risco moderado a alto de desfechos adversos
- Pacientes sem avaliação urológica adicional que apresentem:
  - Nódulo ou endurecimento na próstata
  - PSA > 4 ng/mℓ (> 3 ng/mℓ em indivíduos com alto risco para câncer de próstata)
- Hematócrito > 48% (> 50% em homens vivendo em elevada altitude)
- Apneia obstrutiva do sono grave não tratada
- Hiperplasia prostática benigna muito sintomática (IPSS > 19)
- Insuficiência cardíaca congestiva grave não controlada

IPSS: escore internacional de sintomas prostáticos; PSA: antígeno prostático específico. (Adaptado de Bhasin et al., 2018.[11])

Monitoramento

A medida da testosterona sérica é a melhor maneira de monitorar se a dose da testosterona e/ou o intervalo de administração estão adequados. A informação dos pacientes concernente à melhora dos sintomas também é útil. De modo geral, os níveis recomendados pelas diversas sociedades médicas são distintos,[11-15] sendo de 350 a 600 ng/dℓ (12,1 a 20,8 nmol/ℓ) na diretriz da ES.[11] A época ideal para essa dosagem varia com formulação de testosterona utilizada (ver Quadro 47.1). Por exemplo, nos pacientes tratados com a combinação de ésteres de testosterona (Durateston®), enantato de testosterona ou cipionato de testosterona (Deposteron®), essa avaliação deve ser realizada na metade do intervalo de aplicação (após 7 a 10 dias). No caso do undecanoato de testosterona (Nebido®; Hormus®), a avaliação deve ser feita antes da nova aplicação do fármaco.[4] Se os níveis de TT estiverem abaixo ou acima do alvo, o intervalo de aplicação deve ser reajustado. Alternativamente pode-se modificar a dose da medicação (p. ex., 100 mg de cipionato de testosterona semanalmente, em vez de 200 mg a cada 15 dias). Muitas vezes, a própria resposta clínica do paciente pode servir de indício da necessidade de modificação da frequência das injeções ou da dose. No caso de fármacos de administração diária (formulações oral, transdérmica, bucal ou nasal), pode-se apenas aumentar ou diminuir sua dose.[1-5]

O Quadro 47.6 mostra os demais parâmetros a serem monitorados durante a TRT, como a dosagem de PSA e o hematócrito.

Escolha da preparação

As preparações mais utilizadas são as de aplicação intramuscular (IM) ou transdérmica (adesivos e gel). Entre as primeiras, o undecilato de testosterona (Nebido®, Hormus®) tem a vantagem de possibilitar maior comodidade posológica (administração a cada 10 a 14 semanas), menor oscilação nos níveis séricos de testosterona e, portanto, resposta terapêutica mais estável e mais satisfatória (4 a 5 injeções anuais). Contudo, seu custo é mais elevado do que o do Durateston® e do Deposteron®, o que dificulta seu uso em populações de menor poder aquisitivo. Nesses casos, uma alternativa prática para diminuir as grandes oscilações nos níveis de testosterona é usar "metade da dose" do Durateston® ou do Deposteron® a intervalos mais curtos (a cada 8 a 10 dias).[4,16] Outro inconveniente do Durateston® ou do Deposteron® é o maior risco de eritrocitose.[20]

Quadro 47.6 Métodos para o monitoramento da terapia de reposição de testosterona (TRT), segundo as diretrizes da Endocrine Society.

Saúde geral
- Avaliar eficácia e efeitos adversos aos 3 e 6 meses após o início do tratamento, e depois anualmente, se o paciente estiver estável

Níveis de testosterona
- Ajustar a dose para manter as concentrações de testosterona no soro em meados da variação normal (de acordo com a referência do laboratório local)

Exame digital retal
- Não existem dados disponíveis sobre os benefícios em homens saudáveis com idade < 40 anos
- Realizar no início do estudo em homens com idades entre 40 e 49 anos que sejam negros ou que tenham parentes de 1º grau com câncer de próstata ou níveis basais de PSA > 0,6 ng/mℓ
- Realizar na linha de base em todos os homens com idade > 50 anos
- Repetir 3 a 6 meses após o início do tratamento e depois anualmente; interromper a terapia, se forem detectados nódulos ou endurecimento prostáticos

Níveis de PSA
- Verificar, antes do início da TRT, em todos os homens com idade > 40 anos
- Avaliar com 3 a 12 meses após o início do tratamento e depois anualmente
- Encaminhar ao urologista, diante de aumento do PSA > 1,4 ng/mℓ, PSA > 4 ng/mℓ ou exame digital retal anormal nos primeiros 12 meses da TRT

Sintomas graves do trato urinário inferior
- Descontinuar a TRT, se houver sintomas graves (escore internacional de sintomas prostáticos [IPSS] > 19)

Hematócrito
- Verificar, antes do início da TRT, para excluir diagnóstico de apneia obstrutiva do sono, hipoxemia e distúrbios hematológicos
- Verificar 3 a 6 meses após o início do tratamento e depois anualmente
- Interromper a TRT, se hematócrito > 54%; se o valor voltar ao normal, o tratamento pode ser recomeçado em uma dose mais baixa
- Em casos selecionados, flebotomia terapêutica pode ser considerada

Apneia obstrutiva do sono
- Pesquisar sintomas de apneia obstrutiva do sono (roncos noturnos, sonolência diurna etc.)

Densidade mineral óssea
- Antes de iniciar TRT, solicitar densitometria óssea, se indicado (fratura após traumatismo mínimo, osteoporose, perda de altura etc.), e repetir a cada 1 a 2 anos

PSA: antígeno específico prostático. (Adaptado de Bhasin et al., 2018.[11])

As preparações transdérmicas apresentam como maior atrativo o fato de possibilitarem níveis séricos de testosterona estáveis, evitando-se, assim, as oscilações de humor, libido e função sexual, comuns em caso de uso de Durateston® e Deposteron®. Também mimetizam o ritmo circadiano da testosterona, com valor maior pela manhã e menor à hora de deitar. Entre os principais inconvenientes, estão eventuais reações alérgicas cutâneas (bem mais comuns com os adesivos do que com o gel) e a necessidade da aplicação diária. A possibilidade de transferência de testosterona para terceiros (p. ex., parceiras sexuais ou crianças) é outro inconveniente do gel de testosterona.[1,4,16] A despeito da eficácia e da tolerabilidade satisfatórias da testosterona bucal (Striant®) e nasal (Natesto®), a necessidade de 2 a 3 aplicações diárias é, sem dúvida, um fator limitante para seu uso. O undecanoato de testosterona oral também é atrativo pela boa tolerabilidade, mas requer 2 tomadas diárias. Como aparenta ser menos eficaz em termos de alcance das metas desejadas para os níveis circulantes de testosterona,[17] ele estaria mais bem indicado para os pacientes com hipogonadismo menos intenso ou aqueles que recusem ou sejam intolerantes às preparações intramusculares ou transdérmicas.[47]

No Brasil, até outubro de 2024, somente estão disponíveis as preparações transdérmicas em gel e aquelas para uso intramuscular. Para o início do tratamento, é recomendável a utilização de um fármaco de curta duração (p. ex., a testosterona em gel) para avaliar a tolerabilidade do paciente à TRT.[8,31]

Terapia de reposição de testosterona em idosos

Embora o paciente idoso com hipogonadismo de causa conhecida (central ou testicular) deva receber TRT como qualquer outro paciente, ainda não há consenso sobre o manejo de indivíduos idosos com queda dos níveis séricos de testosterona atribuída ao avançar da idade. Tal condição tem sido denominada hipogonadismo de início tardio (LOH, do inglês *late-onset hypogonadism*).[51-54]

LOH é um hipogonadismo funcional, ou seja, sem anormalidades estruturais intrínsecas do eixo hipotalâmico-hipofisário-testicular.[54] Com o envelhecimento, ocorre uma diminuição na função do eixo hipotálamo-hipófise-testículo, causada por: (1) redução da resposta hipofisária ao GnRH, resultando em menores níveis de LH; e (2) diminuição da quantidade de células de Leydig, responsáveis pela produção de testosterona. Adicionalmente, doenças comuns na idade avançada, como obesidade, diabetes melito tipo 2 e síndrome metabólica, podem agravar ainda mais esse quadro.[54]

Em casos de LOH, não há consenso sobre o nível de TT a ser considerado para o início da TRT. Distintos *cut-offs* têm sido propostos (190 a 350 ng/dℓ).[15,51,52] Dados de metanálises relativamente recentes mostram que, independentemente de faixa etária, os maiores benefícios sintomáticos da TRT são observados com valores de TT < 300 a 350 ng/dℓ, particularmente quando a TT é < 231 ng/dℓ. Tais benefícios seriam inexistentes com valores de TT > 350 ng/dℓ.[51,52]

Segundo o recente posicionamento da European Menopause and Andropause Society (EMAS), a TRT deve ser oferecida apenas a homens idosos sintomáticos com concentrações de testosterona inequivocamente baixas, após discussão explícita dos potenciais riscos e benefícios desse tratamento a longo prazo.[53] Nesse contexto, a TRT pode ser oferecida a homens com hipogonadismo grave e disfunção erétil para melhorar desejo sexual, ereção e orgasmo. Também deve ser considerado em homens hipogonádicos com resistência à insulina grave ou pré-diabetes. Devido à falta de dados, a TRT não deve ser usada rotineiramente em homens idosos para melhorar a capacidade de exercício/função física, a cognição ou para prevenir o declínio cognitivo. A TRT deve ser evitada em idosos frágeis com câncer de mama conhecido ou câncer de próstata não tratado e em todos os homens que tiveram infarto do miocárdio ou acidente vascular cerebral nos últimos quatro meses, bem como naqueles com insuficiência cardíaca grave ou descompensada.[53]

Os *Testosterone Trials* relataram que o tratamento com testosterona por 1 ano em homens sintomáticos com idade ≥ 65 anos de idade e TT < 275 ng/dℓ resultou em melhorias moderadas na função sexual (atividade sexual, desejo sexual e função erétil), uma pequena melhora na distância percorrida, humor e sintomas depressivos, mas sem melhoras na vitalidade e na função cognitiva.[55] Além disso, uma proporção maior de homens que tinham anemia no início do estudo e foram designados para o braço T tiveram aumentos de Hb > 1 g/dℓ em comparação com aqueles no braço placebo. Em contrapartida, a administração de testosterona causou aumento significativamente maior nos níveis de PSA, em comparação ao placebo.[55]

Como forma de diminuir os riscos da TRT em idosos, alguns especialistas têm sugerido que os níveis séricos de testosterona, após início da terapia, sejam mantidos entre 300 e 400 ng/dℓ.[54] Além disso, a testosterona em gel tem sido apontada como primeira escolha nessa faixa etária, considerando a mais rápida descontinuação diante de reações adversas.[51,54] Adicionalmente demonstrou-se maior ocorrência de eventos cardiovasculares com as preparações injetáveis, quando comparadas às transdérmicas nas doses habituais.[56]

O estudo TRAVERSE não mostrou maior incidência de MACE em idosos submetidos à TRT em comparação ao placebo.[46]

Em relação à saúde óssea, duas metanálises mostraram efeito positivo na densidade mineral óssea, embora os dados ainda sejam insuficientes para determinar o efeito sobre o risco de fraturas.[51] Do mesmo modo, tem-se observado efeito positivo na glicemia e na composição corporal, com redução da massa gorda e aumento da massa magra.[53,54] Já no TRAVERSE, como comentado, observou-se uma incidência de fraturas numericamente maior entre os homens que receberam testosterona em comparação ao grupo placebo (3,5% *versus* 2,5%).[49] Contudo, houve predomínio de fraturas de tornozelo e costelas, tipicamente associadas a trauma.[50]

Outras indicações

A reposição androgênica também pode ser útil em indivíduos sem hipogonadismo, como, por exemplo, na microfalia, retardo puberal em meninos ou edema angioneurótico hereditário.[4,6] O emprego de testosterona como método anticoncepcional masculino também tem sido avaliado, mas sua eficácia ainda não ficou estabelecida por estudos controlados.[4,6,16]

De acordo com a diretriz da ES, TRT de curta duração pode também ser considerada para homens HIV-positivos com baixos níveis de testosterona e importante perda de peso (após a exclusão de outras causas de perda ponderal), visando induzir e manter ganho de peso e de massa magra.[12]

Um número excessivo e crescente de indivíduos (não somente atletas ou fisiculturistas, mas também jovens que frequentam academias) tem usado testosterona ou esteroides androgênicos anabolizantes, visando aumentar massa e força musculares. Essa prática não é recomendada devido a suas potenciais complicações, tais como hepatotoxicidade, atrofia testicular, azoospermia prolongada, infertilidade, infecção grave no local das injeções, ginecomastia e possível aumento no risco cardiovascular.1,[4,6,16] Para mais detalhes, ver Capítulo 48, *Relevância e Manejo do Hipogonadismo Induzido por Esteroides Anabolizantes.*

OUTRAS FORMAS DE TERAPIA

Perda de peso e controle metabólico

Baixos níveis de testosterona têm sido descritos em cerca de dois terços dos homens obesos e em 25 a 40% daqueles com DM2.[57] A perda de peso com dieta, sobretudo com cirurgia bariátrica, é capaz de reverter o hipogonadismo em até 80% dos casos em indivíduos obesos.[57,58] Também demonstrou-se que a melhora do controle glicêmico eleva os níveis de testosterona.[59] Da mesma forma, em alguns estudos – mas não no TRAVERSE[47] – a TRT teve um efeito benéfico no controle glicêmico em indivíduos e DM2 com hipogonadismo.[51,53,57,59]

Agonistas dopaminérgicos

Em pacientes com prolactinomas ou hiperprolactinemia idiopática, a terapia com agonistas dopaminérgicos normaliza ou reduz significativamente os níveis de prolactina, revertendo o hipogonadismo.[60]

Citrato de clomifeno

O citrato de clomifeno (CC) pode ser útil para pacientes jovens com hipogonadismo hipogonadotrófico (HH) que desejem manter ou restaurar a fertilidade.[61] Também são úteis em pacientes com prolactinomas que persistam com níveis baixos de testosterona, a despeito da normalização ou redução marcante da prolactina durante o tratamento com agonistas dopaminérgicos.[60,61] Nesse contexto, em dois estudos brasileiros, o uso de CC (50 mg/dia) por 8 semanas resultou em normalização da testosterona em cerca de 70% dos casos.[62,63] Não houve, contudo, benefício em pacientes com adenomas clinicamente não funcionantes.[64] Adicionalmente, CC tem grande eficácia no tratamento do hipogonadismo persistente relacionado ao uso de esteroides anabolizantes.[65] Para mais detalhes, ver Capítulo 48, *Relevância e Manejo do Hipogonadismo Induzido por Esteroides Anabolizantes.*

Em homens, o principal responsável pelo *feedback* negativo sobre a secreção de GnRH e gonadotrofinas é o estradiol.[2,3,6] Assim, a maior utilidade do CC são os casos de HH funcional, em virtude do seu efeito antiestrogênico, o que lhe permite desbloquear o eixo hipotálamo-hipófise-gônadas.[2,6,60,61]

Alternativas ao CC são os inibidores de aromatase *anastrozol* e *letrozol*, bem como um de seus isômeros, o *enclomifeno.*[3,6]

GnRH e gonadotrofinas

Nos homens com HH que desejem procriar, após a descontinuação da TRT, a obtenção de espermatogênese pode ser atingida pela terapia com gonadotrofinas (gonadotrofina coriônica humana, gonadotropina menopáusica humana ou hormônio foliculoestimulante [FSH] recombinante) ou administração de GnRH de forma pulsátil por bomba de infusão.[66-69]

Pacientes com HH pós-púbere geralmente respondem à terapia isolada com gonadotrofina coriônica humana (hCG), que atua como um análogo do hormônio luteinizante (LH) de ação prolongada, estimulando as células Leydig dos testículos a sintetizar e secretar testosterona.[66] A fertilidade é normalmente alcançada dentro de 3 a 9 meses. Por outro lado, é improvável que homens com início pré-puberal de hipogonadismo respondam apenas à hCG, principalmente se o hipogonadismo for acompanhado por criptorquidia.[66,67] Esses pacientes geralmente requerem a combinação de hCG e FSH recombinante para obter um aumento adequado na contagem total de espermatozoides.[66-68]

A hCG (Pregnyl®) é administrada por via intramuscular ou, preferencialmente, por via subcutânea na coxa, na dose inicial de 3.000 a 5.000 UI/semana, dividida em pelo menos 2 injeções para garantir níveis séricos relativamente estáveis.[66] A concentração sérica de testosterona é medida a cada 1 a 2 meses e, se não estiver entre 400 e 800 ng/dℓ em 2 a 3 meses, a dose é aumentada conforme necessário.[66]

Muito raramente, a concentração sérica de testosterona não responde à hCG, mesmo em doses muito elevadas, devido aos anticorpos contra a hCG.[70] Se a contagem de espermatozoides não atingir 5 a 10 milhões/mℓ e/ou gravidez não ocorrer 6 meses após a testosterona sérica alcançar de 400 a 800 ng/dℓ, o FSH recombinante deve ser adicionado ao esquema com uma dose inicial de 75 a 150 UI em dias alternados (ou 3 vezes/semana); essa dose é ajustada para cima, se necessário, para atingir a concentração sérica de FSH na faixa fisiológica de 4 a 8 UI/ℓ.[66,71] Esses esquemas induzem o crescimento testicular em quase todos os pacientes, a espermatogênese em aproximadamente 80% e a gravidez em 50% dos casos após 12 a 24 meses de tratamento.[71,72] Os principais preditores basais da indução bem-sucedida de espermatogênese incluem volume testicular anterior > 4 mℓ, níveis séricos de inibina B > 60 pg/mℓ e nenhuma história de criptorquidia.[66]

Uma terapia alternativa às gonadotrofinas é a administração de GnRH de maneira pulsátil por meio de uma minibomba de infusão.[66-68] No entanto, essa modalidade de tratamento atualmente restringe-se a alguns centros acadêmicos de pesquisa em todo o mundo.[66]

Na série de Liu et al.,[73] 51% dos homens com hipogonadismo secundário e oligozoospermia tornaram-se férteis após tratamento com hCG (Pregnyl®), 1.500 a 2.000 UI, 3 vezes/semana, associada ao FSH (Pergonal®), 75 a 150 UI, 3 vezes/semana, por um período médio de 2 anos. O tempo mediano para reversão da azoospermia/oligospermia foi de 7,1 meses e de 28,2 meses para concepção.[73]

PERSPECTIVAS FUTURAS

Nas últimas duas décadas, uma nova família de moléculas não esteroides com seletividade e especificidade para os receptores androgênicos, denominadas *moduladores seletivos do receptor androgênico* (SARM), vem sendo desenvolvida e avaliada. Essa nova classe de fármacos desponta como bastante promissora, uma vez que propicia efeitos anabólicos (p. ex., sobre músculos e ossos), sem, contudo, exercer efeitos androgênicos deletérios em próstata, fígado ou perfil lipídico, o qual pode melhorar.[74,75] Atualmente, o composto mais estudado tem sido o *enobosarm*, particularmente como opção terapêutica na prevenção e no tratamento da sarcopenia e da caquexia induzidas pelo câncer.[76]

Resumo

Diferentes pontos de corte de níveis de testosterona total (TT) têm sido propostos pelas diretrizes de sociedades médicas para o diagnóstico do hipogonadismo masculino e para o início da terapia de reposição de testosterona (TRT): 300, 264 e 231 ng/dℓ. Também tem-se recomendado tratar pacientes com níveis baixos de testosterona livre, mesmo que a TT esteja dentro da faixa de normalidade. Por outro lado, antes de se iniciar a TRT, deve-se atuar, sempre que possível, na causa subjacente do hipogonadismo, como hiperprolactinemia, hipercortisolismo endógeno ou exógeno, tumores hipofisários, obesidade, diabetes melito tipo 2 ou uso de esteroides anabolizantes. Deve-se, também, investigar eventuais contraindicações para TRT, como recentes eventos cardiovasculares, história de câncer de próstata ou mama, eritrocitose, apneia obstrutiva do sono ou insuficiência cardíaca graves, PSA elevado etc. Uso diário de testosterona em gel e undecanoato de testosterona a cada 10 a 14 semanas por via intramuscular parecem ser as opções de escolha, por possibilitarem níveis séricos de testosterona mais estáveis. Citrato de clomifeno e gonadotrofinas devem ser considerados em pacientes com hipogonadismo hipogonadotrófico que busquem fertilidade.

REFERÊNCIAS BIBLIOGRÁFICAS

1. Wang C, Swerdloff RS. Testosterone replacement therapy in hypogonadal men. Endocrinol Metab Clin North Am. 2022; 51:77-98
2. Sigalos JT, Pastuszak AW, Khera M. Hypogonadism: therapeutic risks, benefits, and outcomes. Med Clin North Am. 2018; 102:361-72.
3. Howard SR, Dunkel L. Management of hypogonadism from birth to adolescence. Best Pract Res Clin Endocrinol Metab. 2018; 32:355-72.
4. McBride JA, Carson CC, Coward RM. Diagnosis and management of testosterone deficiency. Asian J Androl. 2015; 17:177-86.
5. Rastrelli G, Vignozzi L, Maggi M. Different medications for hypogonadotropic hypogonadism. Endocrin Dev. 2016; 30:60-78.
6. Basaria S. Male hypogonadism. Lancet. 2014; 383:1250-63.
7. Vilar L, Freitas MC, Naves LA et al. Diagnosis and management of hyperprolactinemia: results of a Brazilian multicenter study with 1234 patients. J Endocrinol Invest. 2008; 31:436-44.
8. American Association of Clinical Endocrinologists. Medical guidelines for clinical practice for the evaluation and treatment of hypogonadism in adult males. Endocr Pract. 2002; 8:439-65.
9. Baillargeon J, Urban RJ, Ottenbacher KJ et al. Trends in androgen prescribing in the United States, 2001 to 2011. JAMA Intern Med. 2013; 173:1465.
10. Gan EH, Pattman S, Pearce S et al. A UK epidemic of testosterone prescribing, 2001-2010. Clin Endocrinol (Oxf). 2013; 79:564-70.
11. Bhasin S, Brito JP, Cunningham GR et al. Testosterone therapy in men with hypogonadism: an Endocrine Society Clinical Practice Guideline. J Clin Endocrinol Metab. 2018; 103:1715-44.
12. Hackett G, Kirby M, Edwards D et al. British Society for Sexual Medicine Guidelines on Adult Testosterone Deficiency, with statements for UK practice. J Sex Med. 2017; 14:1504-23.
13. Mulhall JP, Trost LW, Brannigan RE et al. Evaluation and management of testosterone deficiency: AUA guideline. J Urol. 2018; 200:423-32.
14. Dohle GR, Arver S, Bettocchi C et al. EAU guidelines on male hypogonadism. 2018. Disponível em: https://uroweb.org/guideline/male-hypogonadism/. Acesso em: 8 nov. 2019.
15. Isidori AM, Aversa A, Calogero A et al. Adult- and late-onset male hypogonadism: the clinical practice guidelines of the Italian Society of Andrology and Sexual Medicine (SIAMS) and the Italian Society of Endocrinology (SIE). J Endocrinol Invest. 2022; 45:2385-403.
16. Seftel A. Testosterone replacement therapy for male hypogonadism: part III. Pharmacologic and clinical profiles, monitoring, safety issues, and potential future agents. Int J Impot Res. 2007; 19:2-24.
17. Clarus Therapeutics. Jatenzo: a new oral testosterone replacement therapy for men. Disponível em: www.jatenzo.com.
18. Rhoden EL, Morgentaler A. Risks of testosterone-replacement therapy and recommendations for monitoring. N Engl J Med. 2004; 350:482-92.
19. Morales A, Nieschlag E, Schubert M et al. Clinical experience with the new long-acting injectable testosterone undecanoate. Report on the educational symposium on the occasion of the 5th World Congress on the Aging Male, 9 to 12 February 2006, Salzburg, Austria. Aging Male. 2006; 9:221-7.
20. Ohlander SJ, Barghese B, Pastuszak AW. Erythrocytosis following testosterone therapy. Sex Med Rev. 2018; 6:77-85.
21. Jones SD Jr, Dukovac T, Sangkum P et al. Erythrocytosis and polycythemia secondary to testosterone replacement therapy in the aging male. Sex Med Rev. 2015; 3:101-12.
22. Kaminetsky J, Jaffe JS, Swerdloff RS. Pharmacokinetic profile of subcutaneous testosterone enanthate delivered via a novel, prefilled single-use autoinjector: a phase II study. Sex Med. 2015; 3:269-79.
23. Besins Healthcare. Androgel. Disponível em: https://besins-healthcare.com.br/produtos/androgel/.
24. Swerdloff RS, Wang C, Cunningham G et al. Long-term pharmacokinetics of transdermal testosterone gel in hypogonadal men. J Clin Endocrinol Metab. 2000; 85:4500-10.
25. Wang C, Cunningham G, Dobs A et al. Long-term testosterone gel (AndroGel) treatment maintains beneficial effects on sexual function and mood, lean and fat mass, and bone mineral density in hypogonadal men. J Clin Endocrinol Metab. 2004; 89:2085-98.
26. Lilly. Axeron. Disponível em: www.lilly.com.br/Inserts/Others/Manual_Axeron_v6.0_M_CM09FEV11.pdf.
27. Korbonits M, Kipnes M, Grossman AB. Striant SR: a novel, effective and convenient testosterone therapy for male hypogonadism. Int J Clin Pract. 2004; 58:1073-80.
28. Korbonits M, Slawik M, Cullen D et al. A comparison of a novel testosterone bioadhesive buccal system, striant, with a testosterone adhesive patch in hypogonadal males. J Clin Endocrinol Metab. 2004; 89:2039-43.
29. FDA highlights of prescribing information. Natesto (testosterone) nasal gel. Disponível em: www.accessdata.fda.gov/drugsatfda_docs/label/2014/205488s000lbl.pdf.
30. Ramasamy R, Masterson TA, Best JC et al. Effect of Natesto on reproductive hormones, semen parameters and hypogonadal symptoms: a single center, open label, single arm trial. J Urol. 2020; 204:557-63.
31. McCullough AR, Khan M. Testosterone replacement options. Urol Clin North Am. 2022; 49:679-93.
32. Travison TG, Vesper HW, Orwoll E et al. Harmonized reference ranges for circulating testosterone levels in men of four cohort studies in the United States and Europe. J Clin Endocrinol Metab. 2017; 102:1161-73.
33. Muraleedharan V, Marsh H, Kapoor D et al. Testosterone deficiency is associated with increased risk of mortality and testosterone replacement improves survival in men with type 2 diabetes. Eur J Endocrinol. 2013; 169:725-33.
34. Basaria S, Coviello AD, Travison TG et al. Adverse events associated with testosterone administration. N Engl J Med. 2010; 363:109-22.
35. Finkle WD, Greenland S, Ridgeway GK et al. Increased risk of non-fatal myocardial infarction following testosterone therapy prescription in men. PLoS One. 2014; 9:e85805.

36. Seftel AD, Kathrins M, Niederberger C. Critical Update of the 2010 Endocrine Society Clinical Practice Guidelines for Male Hypogonadism: a systematic analysis. Mayo Clin Proc. 2015; 90:1104-15.
37. Castillo OA, López-Fontana G, Vidal-Mora I et al. Testosterone replacement therapy and prostate cancer: the downfall of a paradigm? Medwave. 2015; 15:e6115.
38. Giovanni L. Gravina GL, Sante SD et al. Challenges to treat hypogonadism in prostate cancer patients: implications for endocrinologists, urologists and radiotherapists. Transl Androl Urol. 2015; 4:139-47.
39. Grech A, Breck J, Heidelbaugh J. Adverse effects of testosterone replacement therapy: an update on the evidence and controversy. Ther Adv Drug Saf. 2014; 5:190-200.
40. Student S, Hejmo T, Poterała-Hejmo A et al. Anti-androgen hormonal therapy for cancer and other diseases. Eur J Pharmacol. 2020; 866:172783.
41. Gray H, Seltzer J, Talbert RL. Recurrence of prostate cancer in patients receiving testosterone supplementation for hypogonadism. Am J Health Syst Pharm. 2015; 72:536-41.
42. Gagliano-Jucá T, Basaria S. Trials of testosterone replacement reporting cardiovascular adverse events. Asian J Androl. 2018; 20:131-7.
43. Basaria S, Coviello AD, Travison TG et al. Adverse events associated with testosterone administration. N Engl J Med. 2010; 363:109-22.
44. Finkle WD, Greenland S, Ridgeway GK et al. Increased risk of non-fatal myocardial infarction following testosterone therapy prescription in men. PLoS One. 2014; 9:e85805.
45. Snyder PJ, Bhasin S, Cunningham GR et al. Effects of testosterone treatment in older men. N Engl J Med. 2016; 374:611-24.
46. Lincoff AM, Bhasin S, Flevaris P et al. Cardiovascular safety of testosterone-replacement therapy. N Engl J Med. 2023; 389:107-17.
47. Pencina KM, Travison TG, Cunningham GR et al. Effect of testosterone replacement therapy on sexual function and hypogonadal symptoms in men with hypogonadism. J Clin Endocrinol Metab. 2024; 109:569-80.
48. Bhasin S, Seidman S, Travison TG et al. Depressive syndromes in men with hypogonadism in the TRAVERSE trial: response to testosterone replacement therapy. J Clin Endocrinol Metab. 2024; 109(7):1814-26.
49. Snyder PJ, Bauer DC, Ellenberg SS et al. Testosterone treatment and fractures in men with hypogonadism. N Engl J Med. 2024; 390:203-11.
50. Grossmann M, Anawalt BD. Breaking news – testosterone treatment and fractures in older men. N Engl J Med. 2024; 390:267-8.
51. Corona G, Goulis DG, Huhtaniemi I et al. European Academy of Andrology (EAA) guidelines on investigation, treatment and monitoring of functional hypogonadism in males: endorsing organization: European Society of Endocrinology. Andrology. 2020; 8:970-87.
52. Giagulli VA, Castellana M, Lisco G, Triggiani V. Critical evaluation of different available guidelines for late-onset hypogonadism. Andrology. 2020; 8:1628-41.
53. Kanakis GA, Pofi R, Goulis DG et al. EMAS position statement: Testosterone replacement therapy in older men. Maturitas. 2023; 178:107854.
54. Nieschlag E. Late-onset hypogonadism: a concept comes of age. Andrology, 2021; 8:1506-11.
55. Snyder PJ, Bhasin S, Cunningham GR et al.; Testosterone Trials Investigators. Effects of testosterone treatment in older men. N Engl J Med. 2016; 374:611-24.
56. Layton JB, Meier CR, Sharpless JL et al. Comparative safety of testosterone dosage forms. JAMA Intern Med. 2015; 175:1187-96.
57. Corona G, Vignozzi L, Sforza A et al. Obesity and late-onset hypogonadism. Mol Cell Endocrinol. 2015; 418: 120-33.
58. Pellitero S, Olaizola I, Alastrue A et al. Hypogonadotropic hypogonadism in morbidly obese males is reversed after bariatric surgery. Obes Surg. 2012; 22:1835-42.
59. Lamm S, Chidakel A, Bansal R. Obesity and hypogonadism. Urol Clin North Am. 2016; 43:239-45.
60. Vilar L, Abucham J, Albuquerque JL et al. Controversial issues in the mamagement of hyperprolactinemia and prolactinomas – An overview by the Neuroendocrinology Department of the Brazilian Society of Endocrinology and Metabolism. Arch Endocrinol Metab. 2018; 62:236-63.
61. Katz DJ, Nabulsi O, Tal R et al. Outcomes of clomiphene citrate treatment in young hypogonadal men. BJU Int. 2012; 110:573-8.
62. Ribeiro RS, Abucham J. Recovery of persistent hypogonadism by clomiphene in males with prolactinomas under dopamine agonist treatment. Eur J Endocrinol. 2009; 161:163-9.
63. Vilar L, Vilar C, Lyra R et al. The role of clomiphene citrate in the resolution of hypogonadism in male patients with prolactinomas under cabergoline therapy. Endocrine Abstracts. 2018;56:GP208.
64. Ribeiro RS, Abucham J. Clomiphene fails to revert hypogonadism in most male patients with conventionally treated nonfunctioning pituitary adenomas. Arq Bras Endocrinol Metabol. 2011; 55:266-71.
65. Rahnema CD, Lipshultz LI, Crosnoe LE et al. Anabolic steroid-induced hypogonadism: diagnosis and treatment. Fertil Steril. 2014; 101:1271-9.
66. Young J, Xu C, Papadakis GE, Acierno JS et al. Clinical management of congenital hypogonadotropic hypogonadism. Endocr Rev. 2019; 40:669-710.
67. Prior M, Stewart J, McEleny K et al. Fertility induction in hypogonadotropic hypogonadal men. Clin Endocrinol (Oxf). 2018; 89:712-8.
68. Snyder PJ. Induction of fertility in males with secondary hypogonadism. UpToDate. 2023. Disponível em: https://medilib.ir/uptodate/show/7463. Acesso em: 12 jul. 2024.
69. Finkel DM, Phillips JL, Snyder PJ. Stimulation of spermatogenesis by gonadotropins in men with hypogonadotropic hypogonadism. N Engl J Med. 1985; 313:651-5.
70. Thau RB, Goldstein M, Yamamoto Y et al. Failure of gonadotropin therapy secondary to chorionic gonadotropin-induced antibodies. J Clin Endocrinol Metab. 1988; 66:862-7.
71. Garmes HM, Boguszewski CL, Miranda PAC et al. Management of hypopituitarism: a perspective from the Brazilian Society of Endocrinology and Metabolism. Arch Endocrinol Metab. 2021; 65:212-30.
72. Marques JV, Boguszewski CL. Fertility issues in aggressive pituitary tumors. Rev Endocr Metab Disord. 2020; 21:225-33.
73. Liu PY, Baker HW, Jayadev V. Induction of spermatogenesis and fertility during gonadotropin treatment of gonadotropin-deficient infertile men: predictors of fertility outcome. J Clin Endocrinol Metab. 2009; 94:801-8.
74. Dalton JT, Taylor RP, Mohler ML et al. Selective androgen receptor modulators for the prevention and treatment of muscle wasting associated with cancer. Curr Opin Support Palliat Care. 2013; 7:345-51.
75. Coss CC, Jones A, Hancock ML et al. Selective androgen receptor modulators for the treatment of late onset male hypogonadism. Asian J Androl. 2014; 16:256-61.
76. Srinath R, Dobs A. Enobosarm (GTx-024, S-22): a potential treatment for cachexia. Future Oncol. 2014; 10:187-94.

CAPÍTULO

48

Relevância e Manejo do Hipogonadismo Induzido por Esteroides Anabolizantes

Alexandre Hohl ▪ Marcelo Fernando Ronsoni ▪ Simone van de Sande Lee

INTRODUÇÃO

Nas últimas décadas, é crescente e bastante preocupante o número de indivíduos que buscam o uso de esteroides anabolizantes como forma de melhorar o seu rendimento físico ou, mais recentemente, conquistar o "corpo ideal".[1-3]

Os esteroides androgênicos anabólicos (EAA), popularmente conhecidos como "anabolizantes" ou "bombas", fazem parte de um grupo maior de substâncias que são utilizadas para melhora do desempenho ou da aparência física. O uso abusivo de andrógenos é definido como a utilização de testosterona ou outro androgênio sintético sem qualquer indicação médica, visando alcançar os efeitos musculares e motivacionais dos andrógenos em altas doses.[1-3]

Por serem derivados da testosterona e da di-hidrotestosterona, os EAA possibilitam aumento de massa e força musculares. De forma geral, esses efeitos promovem maior vantagem competitiva e representam a classe ergogênica mais potente de medicamentos para esportes de força e, por isso, são usados com esse objetivo.[1,3]

O uso abusivo dos EAA potencialmente causa várias complicações que implicam sérios danos à saúde e serão comentadas neste capítulo.

As evidências científicas sobre os dados epidemiológicos e o manejo do hipogonadismo induzido por EAA são limitadas, uma vez que os estudos clínicos randomizados não podem duplicar eticamente as grandes doses de anabolizantes e os diversos fatores associados ao uso dessas substâncias. Sendo assim, a maior parte das informações científicas dessa área é proveniente de estudos observacionais.

FISIOPATOLOGIA

O uso de EAA promove supressão do eixo hipotalâmico-hipofisário-gonadal (HHG), acarretando hipogonadismo hipogonadotrófico, devido ao bloqueio da liberação pulsátil de hormônio liberador de gonadotrofina (GnRH) e subsequente diminuição da secreção do hormônio luteinizante (LH) e do hormônio foliculoestimulante (FSH).[1,2]

A duração da supressão e os sinais e sintomas resultantes dessa modificação da fisiologia é altamente variável e depende dos diferentes EAA utilizados, das doses, da duração do uso e do número de vezes que foram utilizados (ciclos).[2] Além disso, alguns autores sugerem que homens mais jovens podem ter o "eixo gonadal mais elástico" e ser capazes de recuperar a pulsação de GnRH e secreção de gonadotrofina mais rápida e completamente do que os homens mais velhos.[1-3]

Até 90% dos usuários de EAA combinam ou "empilham" vários andrógenos, na crença de que tal prática forneça os melhores resultados e minimize os efeitos colaterais indesejados.[2] Muitas vezes, os usuários já apresentam outros comprometimentos da função do eixo HHG, como nos casos de hipogonadismo funcional, o que os expõem a maior risco de danos da função gonadal.[4]

Frequentemente, os usuários justificam o uso dos EAA com base nos dados da literatura referentes à terapia de reposição de testosterona (TRT) em pacientes hipogonádicos. Na TRT são utilizadas formulações de testosterona em doses fixas e seguras de reposição, cujas respostas fisiológica e clínica são mais previsíveis. Nos indivíduos que usam EAA, as alterações fisiológicas são mais complexas, devido à sobreposição e ciclagem de vários andrógenos sintéticos em altas doses com outros medicamentos auxiliares, culminando em uma mistura farmacológica única.[2,5]

Estudos com animais sugerem que o uso dos EAA pode causar toxicidade testicular.[2,3,5,6] No entanto, o significado desses achados não está bem estabelecido, e a extensão dos danos que qualquer uso de EAA, principalmente aquele exagerado em tempo ou quantidade, pode contribuir para o hipogonadismo primário gonadal permanece incerta e merece um estudo mais aprofundado.

EPIDEMIOLOGIA

Dados recentes sugerem que 2,9 a 4 milhões de americanos usaram EAA em algum momento da vida.[3] Destes, cerca de 98% são homens e aproximadamente um terço tem algum grau de dependência aos esteroides.[3] Embora muitas vezes se associe o uso de EAA à prática de esportes, mais de 80% dos usuários nunca utilizaram os anabolizantes para fins de competição esportiva.[7] Desta forma, muitos usuários não informam sobre o uso desses anabolizantes ao seu médico e não se submetem a análises como os atletas, fazendo com que a epidemia do uso dos EAA permaneça oculta e receba menos atenção pelas autoridades em saúde pública.[3]

Uma metanálise recente de 187 estudos estimou o uso abusivo de andrógenos na população geral como 3,3%, com prevalência 4 vezes maior nos homens (6,4%) do que nas mulheres (1,6%).[8] Essa prevalência varia de acordo com a localização geográfica, com maiores índices registrados no Oriente Médio e na América do Sul, bem como entre imigrantes e minorias dentro de um país, resultados que sugerem a influência de fatores psicossociais e econômicos.[1,9]

Os dados brasileiros são escassos e há poucos dados epidemiológicos que indiquem a extensão do consumo dos EAA. Uma revisão sistemática realizada em 2014 evidenciou grande heterogeneidade dos dados, com prevalência variando entre 2,1 e 31,6%, de acordo com a região do Brasil, e, principalmente, aumento progressivo do uso dos EAA nos últimos anos.[10] Destaca-se que o uso e porte de esteroides anabolizantes no Brasil sem receita médica é crime passível de 4 a 16 anos de reclusão.

TIPOS DE ESTEROIDES

Os hormônios esteroides têm em comum o núcleo ciclopentanoperidrofenantreno, que é formado por quatro anéis (descritos como A, B, C e D), e são derivados da testosterona (fórmula molecular $C_{19}H_{28}O_2$), conforme mostra a Figura 48.1. Tais substâncias atuam nos receptores androgênicos e possuem tanto atividade anabólica (estimulação do crescimento e maturação de tecidos não reprodutivos) quanto androgênica (relacionada com a função reprodutiva e caracteres sexuais secundários), não existindo nenhum fármaco somente com efeitos anabólicos.[1,11-13] A relação entre as ações anabólicas/androgênicas dos diferentes EAA está descrita no Quadro 48.1.

Os EAA podem diferir no tipo de radical químico ligado ao anel principal da testosterona ou em alterações dos próprios anéis, dando diferentes propriedades farmacocinéticas a cada composto.[1,2,6] A relação dos principais EAA está descrita no Quadro 48.2. Os andrógenos mais comumente usados, de acordo com múltiplas pesquisas, são ésteres de testosterona, nandrolona, estanozolol, metandienona e trembolona.[2]

Os ésteres de testosterona 17β-esterificados (cipionato, propionato, enantato e undecanoato) apresentam maior solubilidade lipídica e retardam a sua liberação na circulação, prolongando a sua ação. Os compostos são administrados sob a forma injetável.[14] Ésteres de nandrolona 17β-esterificados também estão comercialmente disponíveis.[14]

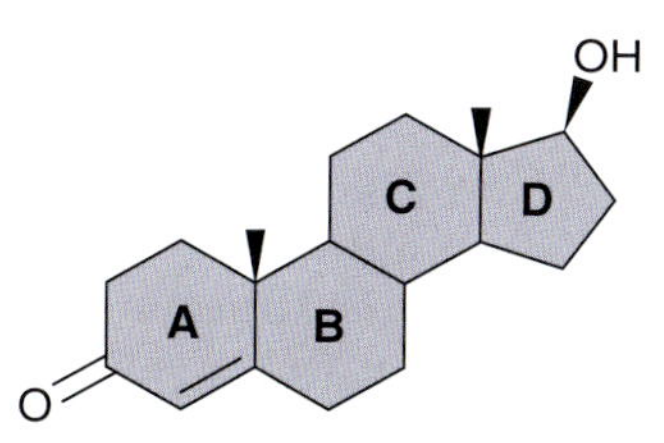

Figura 48.1 Estrutura química da testosterona.

Quadro 48.1 Relação entre as ações anabólicas/androgênicas dos esteroides androgênicos anabólicos (EAA).

EAA	Relação da ação anabólica/androgênica
Testosterona/metiltestosterona	1
Metandienona (metandrostenolona)	2 a 5
Oximetolona	9
Oxandrolona	10
Nandrolona	10
Estanozolol	30

Adaptado de Cunha et al., 2004.[14]

Quadro 48.2 Esteroides androgênicos anabólicos usados em formulações injetáveis e orais.

Injetáveis	Orais
▪ Undecilenato de boldenona ▪ Clostebol ▪ Propionato de drostanolona ▪ Enantato de metenolona ▪ Decanoato de nandrolona ▪ Fempropionato de nandrolona ▪ Cipionato de testosterona ▪ Enantato de testosterona ▪ Propionato de testosterona ▪ Trembolona ▪ Acetato de trembolona ▪ Undecilato de testosterona ▪ Estanozolol*	▪ Etilestrenol ▪ Fluoximesterona ▪ Mesterolona ▪ Metandienona (metandrostenolona) ▪ Acetato de metenolona ▪ Metiltestosterona ▪ Mibolerona ▪ Noretandrolona ▪ Oxandrolona ▪ Oximetolona ▪ Estanozolol

*O uso injetável é menos frequente que o uso oral.

Os 17α-derivados da testosterona (metiltestosterona, metandienona, noretandrolona, fluoximesterona, oxandrolona e estanozolol) resistem ao metabolismo hepático; portanto, são ativos quando administrados por via oral e apresentam elevada hepatotoxicidade.[14]

Modificações nos anéis A, B ou C da molécula de testosterona (mesterolona, nortestosterona ou nandrolona, metenolona, fluoximesterona, noretandrolona, metandienona e estanozol) conferem as vantagens de mais lenta metabolização, afinidade aumentada pelo receptor androgênico (19-nortestosterona) e resistência à aromatização ao estradiol. Além disso, os metabólitos resultantes da ação da 5α-redutase na substância possuem baixa afinidade pelo receptor androgênico.[14] Desta forma, como esta enzima predomina nos órgãos sexuais em comparação ao tecido muscular, os efeitos anabólicos de substâncias como a nandrolona, por exemplo, acabam sendo relativamente maiores do que os androgênicos.[14]

DIAGNÓSTICO

O diagnóstico do hipogonadismo associado ao uso de anabolizantes é realizado de acordo com os mesmos critérios clínicos e laboratoriais utilizados nas outras etiologias de hipogonadismo.[2,9] Entretanto, normalmente o comprometimento hipofisário e testicular nesses casos é mais intenso, e os resultados laboratoriais são mais impactantes,[15] caracterizando-se por níveis baixos de testosterona, associados a valores de LH e FSH suprimidos ou no limite inferior da normalidade. Observa-se também diminuição dos níveis da globulina ligadora de hormônios sexuais (SHBG), cuja síntese hepática é inibida pelo excesso de andrógenos.[2,13-15]

Recomendamos seguir as orientações e os pontos de corte da diretriz da Endocrine Society[16] para o diagnóstico do hipogonadismo (ver Capítulo 46, *Hipogonadismo Masculino: Diagnóstico*), ou seja, níveis de testosterona total (TT) < 264 ng/dℓem duas ocasiões.

Todos os pacientes que procuram assistência médica com sinais e sintomas compatíveis com hipogonadismo devem ser indagados quanto ao uso atual ou prévio de EAA.[16] Esta informação pode ser, contudo, negada pelo paciente. Nessa situação, pistas importantes são anormalidades bioquímicas e hematológicas como níveis séricos baixos de SHBG e HDL-colesterol, bem como elevação do hematócrito e da ferritina.[2,9,15] Níveis baixos de cortisol sérico podem também ser encontrados devido à diminuição na síntese hepática da globulina ligadora do cortisol (CBG).[2,9,15]

Os pacientes com queixa de infertilidade devem ser submetidos à coleta de espermograma (2 amostras com intervalo de 2 semanas entre elas). Destaca-se que o diagnóstico de hipogonadismo é realizado pelos baixos níveis de testosterona sérica e/ou oligozoospermia ou azoospermia.[16]

COMPLICAÇÕES E MANEJO

Apesar da crescente prevalência de uso abusivo de andrógenos, a literatura sobre seus efeitos adversos é limitada, em grande parte devido à natureza clandestina desse abuso que leva à subnotificação e à limitação sistemática da capacidade de estabelecer causalidade a partir de relatos anedóticos e observacionais.[1]

Geralmente os usuários de EAA relatam efeitos colaterais que consideram esteticamente desagradáveis, como atrofia testicular, retenção hídrica, acne, ginecomastia e alopecia.[2,3,17,18] Disfunção sexual foi referida por 25% dos usuários, e outros sintomas de deficiência androgênica (incluindo fadiga e depressão) são queixas comuns, especialmente durante o período pós-uso imediato do EAA.[1,2,7] Contudo, como muitas vezes a percepção do efeito colateral varia em cada paciente, muitos o omitem, pois não os sensibiliza, como os efeitos sobre humor e comportamento, que são frequentemente desprezados. Por isso, na obtenção da história da doença atual, o paciente deve ser questionado sobre a frequência de discussões com o cônjuge, atritos no local de trabalho ou afastamento social. Algumas vezes, é necessário que um acompanhante que seja integrante da família ou do círculo próximo de amizades possa dar um testemunho sobre tais mudanças de comportamento e atitude.[1,14,15]

O uso prolongado de EAA pode também implicar problemas subjacentes, com distúrbios cardiovasculares em até 40% dos pacientes (hipertrofia de ventrículo esquerdo, diminuição da fração de ejeção, hipertensão arterial, dislipidemia), policitemia, alterações renais (proteinúria, diminuição da taxa de filtração glomerular, glomerulosclerose), alterações hepáticas (peliose hepática, adenomatose e colestase) e alterações testiculares (atrofia glandular, oligozospermia ou azoospermia). Especula-se a relação entre os EAA e a hipertrofia ou neoplasias prostáticas.[1,2,7,15,19,20]

Em publicação recente, um estudo observacional demonstrou aumento na mortalidade entre 1.189 homens com história de uso de esteroides anabolizantes androgênicos pareados com 50 pessoas da mesma idade. Dos 1.189, 33 morreram durante o período médio de acompanhamento de 11 anos, uma taxa de mortalidade quase 3 vezes maior que a dos controles (taxa de risco de 2,81 [IC 95%, 1,98 a 3,99]).[21]

Em contraste, os achados do TRAVERSE (estudo multicêntrico randomizado publicado em 2023) mostraram que, em homens com hipogonadismo definido e doença cardiovascular preexistente ou alto risco cardiovascular, a terapia de reposição de testosterona não foi inferior ao placebo no que diz respeito à incidência de eventos cardíacos adversos maiores (MACE), desde que mantidos os níveis fisiológicos da testosterona sérica.[22]

O consumo de EAA é sempre em doses muito elevadas e não testadas clinicamente em seres humanos e com frequência ocorrem misturas de diferentes substâncias com suas interações. Isso torna os efeitos colaterais, tanto físicos como psicológicos, extremamente perigosos. Esses danos podem ser ainda mais perigosos em jovens que estão em fase de desenvolvimento, podendo interromper o crescimento e o desenvolvimento sexual adequados.[1-3,12,15,18]

Recomenda-se que todos os pacientes que estiverem em uso de EAA ou tenham história de exposição a anabolizantes recebam orientações quanto aos riscos do seu uso e auxílio para a suspensão desse abuso. As avaliações psicológica e psiquiátrica devem ser individualizadas, devido à alta taxa de indivíduos com transtornos de imagem corporal ou com outras doenças associadas.[1-3,13-15]

Hipogonadismo

Revisão sistemática e metanálise demonstraram a normalização nos níveis de LH e FSH entre 12 e 24 semanas após a suspensão do uso dos EAA, porém o nível de testosterona demorou mais a normalizar. A recuperação iniciou apenas após a 16ª semana de suspensão dos anabolizantes.[13]

Na Figura 48.2 encontra-se uma sugestão de fluxograma para o tratamento do hipogonadismo associado ao uso de EAA. Para os pacientes gravemente sintomáticos, 4 semanas de TRT transdérmica ou intramuscular podem ser úteis para melhorar os efeitos da falta de testosterona de forma imediata e, consequentemente, reduzir as chances de retorno ao uso abusivo (ciclo viciante) e aos sintomas neuropsiquiátricos.[2] Recomendamos a administração transdérmica de testosterona em gel na dose de 25 a 50 mg, administrados em única aplicação diária, durante a primeira fase do tratamento.

A administração simultânea de um modulador seletivo do receptor estrogênico (SERM) – por exemplo, citrato de clomifeno, 25 mg/dia ou 50 mg em dias alternados – auxilia na interação com o hipotálamo, promovendo estimulação do LH e, em última análise, aumento da testosterona.[2]

Alguns pacientes apresentam-se oligossintomáticos ou com história prévia de uso de EAA e não requerem o uso de TRT inicial. Nestes casos, a administração do SERM isoladamente pode ser efetiva e deve ser cogitada. Além dos SERM, os inibidores da aromatase e a gonadotrofina coriônica humana (hCG) são utilizados nas tentativas de recuperar o eixo HHG via supressão do estrogênio e, portanto, do seu *feedback* negativo nesse eixo.[1,2,6,11,13]

Após 4 semanas de tratamento com SERM (com ou sem TRT associada), deve ser realizada nova avaliação hormonal laboratorial. Caso o paciente apresente resposta fraca de elevação de gonadotrofinas ou persistir com níveis de testosterona muito baixos, recomenda-se o uso da hCG, com manutenção do tratamento com o SERM na dose inicial. A dose habitualmente recomendada da hCG é de 1.000 a 3.000 UI,[2] 3 vezes/semana. Contudo, devido à atual limitação de acesso a essas formulações, tem-se indicado 5.000 UI 1 vez/semana. Após 8 semanas de uso de hCG e tratamento adjuvante, os níveis hormonais devem ser avaliados novamente.[2]

Se os níveis de testosterona estiverem adequados (dentro dos níveis de referência para o método) e os níveis de gonadotrofinas estiverem reestabelecidos, o SERM pode ser reduzido para 50% da sua dose inicial na 10ª semana de tratamento e continuado

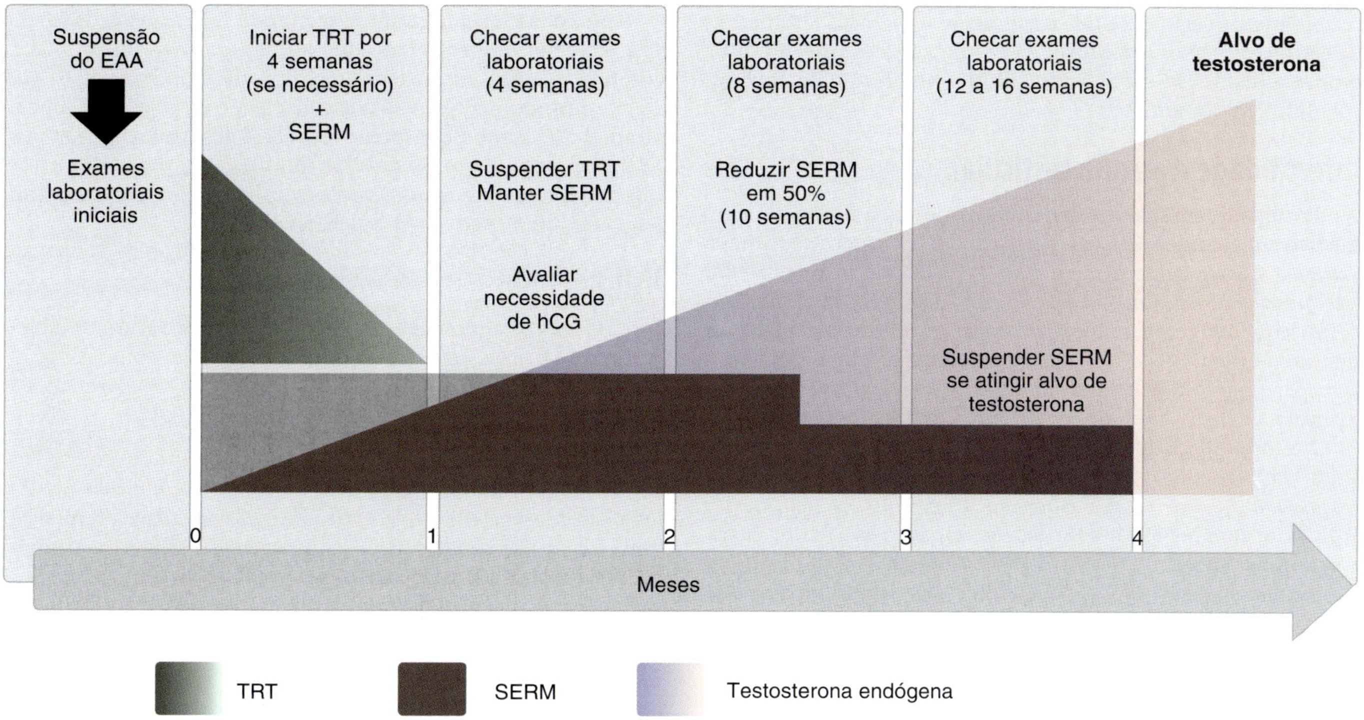

Figura 48.2 Sugestão de algoritmo para o tratamento de hipogonadismo associado ao uso de esteroides androgênicos anabólicos (EAA). hCG: gonadotrofina coriônica humana; SERM: modulador seletivo do receptor estrogênico; TRT: terapia de reposição de testosterona. (Adaptada de Rahnema et al., 2014.)[2]

com monitoramento hormonal próximo (nova avaliação hormonal entre a 12ª e a 16ª semana de tratamento).[2]

A recuperação da função hormonal pode ser bastante variável e até limitada e incompleta em alguns homens.[2] Se os níveis de testosterona total permanecerem baixos após 8 a 12 semanas de tratamento, provavelmente há falência testicular primária, por toxicidade direta dos EAA. Nessa situação, os pacientes poderão necessitar de TRT para evitar o hipogonadismo permanente secundário ao uso de anabolizantes.[2,16,23]

O *citrato de enclomifeno* poderá ser uma opção de tratamento ao clomifeno, já que é mais bem tolerado.[24] Estudos de fase 3 estão em andamento.

Disfunção sexual

Disfunção erétil e diminuição da libido são queixas comuns dos usuários de EAA, especialmente após o período de uso, quando os níveis de testosterona endógena são mais baixos.[3,16]

As queixas sexuais podem também estar associadas ao tipo de EAA utilizado. A nandrolona, por exemplo, está relacionada com disfunção erétil, quando usada sozinha. Isto provavelmente ocorre devido à sua ação progestina-símile sem oposição, juntamente com a atividade androgênica relativamente menor do seu metabólito 5α-di-hidronandrolona (em comparação com a di-hidrotestosterona). Esses efeitos são minimizados com a administração concomitante de outras formulações de EAA com efeito androgênico maior.[2]

Mais de 25% dos usuários relatam utilizar inibidores da enzima fosfodiesterase tipo 5 (PDE5) profilática ou terapeuticamente para a sua disfunção erétil.[2,17]

Ginecomastia

Ginecomastia (dolorosa ou não) é uma complicação comum ao uso de EAA, ocorrendo em até metade dos usuários.[1-3,13] Resulta do desequilíbrio dos níveis de testosterona e estradiol na mama, a exemplo do observado com outras etiologias de hipogonadismo.[1,2] Pode surgir durante ou após o uso dos EAA e deve ser diferenciada de lipomastia. Alguns pacientes podem apresentar ginecomastia após a administração de hCG durante o tratamento (devido a elevações dos níveis de estradiol, secundárias à aromatização) com um declínio em todo o sistema endógeno de sinalização dos androgênios.[1-3,13,25,26]

Alguns EAA possuem maior efeito nas mamas devido à sua maior suscetibilidade para a aromatização.[2,3,13] A finasterida (usada concomitantemente com EAA em até 10% dos homens para tratamento de alopecia) pode potencializar esse efeito e deve ser descontinuada.[2,27] Suplementos à base de ervas, como *Tribulus terrestris* e extrato de *saw palmetto* (ou *Serenoa repens*), não têm benefício comprovado e podem agravar a ginecomastia. Ressalta-se que todos os pacientes em tratamento para hipogonadismo secundário ao uso de anabolizantes devem interromper qualquer uso de suplementos sem benefício comprovado.[28,29]

A resposta ao tratamento da ginecomastia também é individual, e o principal indicador prognóstico é a sua duração.[21,22,30-32] Casos recentes de ginecomastia são mais responsivos e frequentemente necessitam de poucos meses de tratamento. Ginecomastia persistente com mais de 1 ano de evolução tem maior probabilidade de apresentar fibrose significativa e tipicamente responde mal à terapia medicamentosa.[25,31] Nestes casos, o tratamento cirúrgico é a melhor opção para melhora estética.[2,32]

Apesar da falta de grandes ensaios clínicos, o tamoxifeno parece ser o agente mais seguro e eficaz para o tratamento da ginecomastia associada ao EAA ou à hCG.[25,26,33] A experiência do tamoxifeno nos casos de ginecomastia de outras etiologias faz com que os autores recomendem o seu uso como primeira opção.[34] A dose inicial recomendada é de 10 a 20 mg/dia, podendo ser aumentada até 30 mg, caso haja necessidade.[31-33]

O uso dos inibidores da aromatase (p. ex., anastrozol) tem sido proposto como alternativa ao uso do tamoxifeno, e há evidências de sua eficácia no tratamento da ginecomastia. No entanto, recentemente relatou-se que a supressão dos níveis circulantes de estrogênio pelos inibidores da aromatase diminuiu a libido, piorou a disfunção erétil e aumentou o percentual de gordura corporal em homens.[2,35]

Infertilidade e atrofia testicular

A infertilidade tem sido, em geral, motivo de busca de atendimento médico em usuários de EAA. Para se manter a espermatogênese, são necessárias concentrações de testosterona intratesticular adequadas e, com o uso de EAA, há a supressão do eixo HHG e, consequentemente, redução da produção endógena testicular de testosterona.[3,11,36-39] Destacam-se, como principais achados no espermograma, azoospermia ou oligozoospermia e, também, dismorfia e dismotilidade espermática.[15,37,38]

O tempo de recuperação da espermatogênese, com ou sem tratamento médico, parece ser altamente variável e difícil ou impossível de prever. A suspensão do uso do EAA pode ser suficiente para restaurar a função espermática em alguns casos, o que ocorre geralmente entre 4 e 12 meses.[11,13] Os SERM têm sido utilizados com sucesso após intervalos muito mais curtos de cessação do EAA.[2,40] Recomenda-se para os casos mais duradouros ou para aqueles pacientes com necessidade de recuperação mais rápida o uso de clomifeno 50 mg/dia (ou em dias alternados) como forma de estímulo à espermatogênese.[41]

Os dados sobre o uso de hCG e gonadotrofinas são mais limitados, mas podem ser considerados alternativas terapêuticas em casos selecionados. Raramente a restauração da espermatogênese não ocorre mesmo após as medidas descritas. Nestes casos, orienta-se a busca por serviços de fertilização visando às técnicas de fertilização *in vitro* (FIV) com ICSI (injeção intracitoplasmática de espermatozoides) ou microdissecção com extração de espermatozoide testicular (micro-TESE).[2]

Com relação à atrofia testicular, o uso de SERM, como o clomifeno, ou hCG tende a aumentar e, em alguns casos, restaurar o volume testicular.[2]

Policitemia

Policitemia ou eritrocitose é definida por elevação de hemoglobina e/ou hematócrito, podendo resultar de aumento da massa eritrocitária ou redução do volume plasmático. No caso de exposição a níveis plasmáticos suprafisiológicos de andrógenos, é frequente a ocorrência de policitemia, supostamente por produção aumentada de eritropoetina.[42] A elevação da viscosidade plasmática pode ser um fator associado ao aumento de eventos cardiovasculares em usuários de EAA, principalmente naqueles pacientes com fatores de risco coronariano preexistentes.[43]

A descontinuação do EAA e a restauração dos níveis normais de hormônios endógenos são fundamentais para reduzir o risco do paciente de potenciais complicações associadas à policitemia. No entanto, nos casos de policitemia grave (hematócrito > 54%) deve ser avaliada a necessidade de flebotomia terapêutica. Deve-se também avaliar, em todos os pacientes com policitemia, a existência de sinais e sintomas de hipoxia ou apneia obstrutiva do sono, condições que contribuem para agravar a policitemia.[2,16]

Lesões musculoesqueléticas

A ruptura de tendões, especialmente os dos músculos da parte superior do corpo, é 3 a 4 vezes mais frequente em atletas que utilizaram esteroides anabolizantes e é um sinal de suspeição do uso dessas substâncias. Essa ruptura provavelmente acontece porque os esteroides estimulam a hipertrofia muscular sem apresentar o mesmo efeito nos tendões, que demoram o dobro do tempo dos músculos para se recuperar do estímulo de força, gerando uma desproporção que aumenta o risco de ruptura tendínea.[44] Outras respostas fisiológicas dão suporte a esse fato, como a desproporção elevada de androgênio/estrogênio, já que o estradiol é o hormônio responsável pela síntese de colágeno tipos 1 e 2, componente principal dos tendões.[45] Lesões articulares e justarticulares dos tecidos moles também são descritas como potenciais efeitos adversos aos EAA.[3]

Dislipidemias

Com relação às alterações no perfil lipídico, destacam-se a elevação de LDL-colesterol e VLDL-colesterol, bem como redução nos níveis de HDL-colesterol, impulsionando a ocorrência de aterosclerose.[20]

Efeitos cardiovasculares

Uma grande variedade de efeitos cardiovasculares tem sido associada ao uso abusivo de EAA: hipertensão arterial, arritmias letais, cardiomiopatia, hipertrofia de ventrículo esquerdo, miocardite, infarto agudo do miocárdio, tamponamento cardíaco, acidente vascular cerebral trombótico e hemorrágico, hematoma subdural, trombose (arterial e venosa) e embolia pulmonar.[45-47]

Alterações hepáticas

A hepatotoxicidade é um sério efeito adverso, principalmente com o uso dos androgênios 17α-alquilados orais. Entre as alterações hepáticas descritas pelo uso de EAA, destacam-se: tumores hepáticos (adenoma, carcinoma, colangiossarcoma, angiossarcoma), peliose hepática, necrose hepática focal causando cistos vasculares e hepatotoxicidade induzida pela substância (padrão colestático). A maioria dos tumores hepáticos são lentamente progressivos e reversíveis após a interrupção da ingestão do androgênio, mas cânceres fatais já foram relatados.[1,48]

Transtornos neuropsiquiátricos

Um dos efeitos adversos mais alarmantes do uso abusivo de andrógenos é o risco de transtornos neuropsiquiátricos que afetam não apenas o indivíduo, mas também sua família e a sociedade.[49] Os efeitos colaterais neuropsiquiátricos podem variar desde transtornos leves do humor, falta de julgamento, agressão descontrolada, hostilidade, transtornos do sono, mania, depressão, até risco de suicídio.[49-51] Evidências observacionais correlacionam a gravidade dos efeitos com a intensidade do uso desses andrógenos.[51]

A obsessão com a hipertrofia muscular e com a autoimagem é predominante entre usuários de androgênios e o seu uso em excesso é encontrado com frequência entre homens violentos e presidiários.[1]

Há evidências crescentes de que o uso abusivo de EAA pode envolver dependência,[50] cuja natureza e relação com os transtornos obsessivo-compulsivo, alimentares, de autoimagem corporal e de excesso de exercícios físicos permanecem incertos.[1] Usuários de anabolizantes também são mais propensos ao uso excessivo de outras substâncias ilícitas concomitantemente.[3] Não obstante este favorecimento, o próprio androgênio em si apresenta uma ação que leva à adição por modificar o equilíbrio de betaendorfinas e, portanto, a percepção de satisfação, bem-estar e recompensa.[52] As avaliações psicológica e psiquiátrica devem ser estimuladas, objetivando o aconselhamento e a compreensão dos motivos para o uso e o excesso de EAA e a identificação de transtornos psiquiátricos adjuvantes ou traços de personalidade associados.[2]

Nefrotoxicidade

O uso de EAA pode afetar o rim em diferentes aspectos. Eles podem induzir ou agravar lesão renal aguda, doença renal crônica ou toxicidade glomerular.[53-56] Esses efeitos adversos são mediados por estímulo do sistema renina-angiotensina-aldosterona, aumento da produção de endotelina, produção de espécies reativas de oxigênio, superexpressão de mediadores pró-fibróticos e pró-apoptóticos, bem como produção aumentada de citocinas inflamatórias.[49]

Graus variados de insuficiência renal, proteinúria e síndrome nefrótica, devido à glomerulosclerose segmentar focal, já foram relatados em indivíduos que faziam uso abusivo de EAA e suplementos alimentares.[56]

Com o aumento do uso de diversas combinações de EAA e de produtos de origem veterinária, os relatos de danos renais associados aos androgênios têm aumentado ultimamente.[53] Produtos veterinários contendo altas doses de vitamina D ou vitamina A podem desencadear hipercalcemia e, consequentemente, dano renal.[53,54,57]

Outros achados

Além dos efeitos adversos descritos, podem-se encontrar queixas de pele oleosa, abscessos cutâneos e musculares, queda de cabelo com padrão de calvície androgenética e acne, nos mais diferentes graus. Quando os EAA são utilizados em períodos puberais, há maior taxa de retardo de crescimento.[6] Também, há aumento de comportamento sexual de risco e de aquisição de doenças transmissíveis, como hepatite tipos B e C, e HIV, entre os usuários de EAA por meio do compartilhamento de agulhas e de relações sexuais desprotegidas.[1,3,15,19,20]

Resumo

O uso abusivo de esteroides androgênicos anabólicos (EAA) tem se associado a diferentes complicações, como disfunção sexual, alterações do comportamento, policitemia, distúrbios hepáticos, cardiovasculares e renais, bem como, sobretudo, hipogonadismo hipogonadotrófico. Este último resulta da supressão do eixo hipotalâmico-hipofisário-gonadal (HHG), cujas duração, sintomatologia e complicações (p. ex., infertilidade) dependerão dos tipos, das doses e das frequências dos EAA utilizados. O manejo do hipogonadismo envolve o uso de clomifeno (50 mg em dias alternados), que pode ser associado, no primeiro mês após suspensão do EAA, à testosterona transdérmica naqueles muito sintomáticos, objetivando reduzir o risco de retorno ao uso abusivo. A partir do segundo mês, caso não ocorra recuperação do eixo HHG, pode-se associar a gonadotrofina coriônica humana (hCG), 5.000 UI/semana. Após 10 semanas, em caso de resposta eficaz, a dose do clomifeno deve ser reduzida em 50%. O tempo de recuperação da espermatogênese, com ou sem tratamento médico, parece ser altamente variável e difícil de prever. Em alguns casos, a infertilidade pode ser irreversível.

REFERÊNCIAS BIBLIOGRÁFICAS

1. Iyer R HD. Testosterone misuse and abuse. In: Hohl A (Ed.). Testosterone: from basic to clinical aspects. Switzerland: Springer; 2017. pp. 189-202.
2. Rahnema CD, Lipshultz LI, Crosnoe LE et al. Anabolic steroid-induced hypogonadism: diagnosis and treatment. Fertil Steril. 2014; 101:1271-9.
3. Goldman AL, Pope HG, Bhasin S. The health threat posed by the hidden epidemic of anabolic steroid use and body image disorders among young men. J Clin Endocrinol Metab. 2019; 104:1069-74.
4. Rigon FA, Ronsoni MF, Hohl A et al. Effects of bariatric surgery in male obesity-associated hypogonadism. Obes Surg. 2019; 29:2115-25.
5. Evans NA. Current concepts in anabolic-androgenic steroids. Am J Sports Med. 2004; 32:534-42.
6. Niederberger C. Re: Anabolic steroids and male infertility: a comprehensive review. J Urol. 2012; 187:1377-8.
7. Pope HG Jr., Wood RI, Rogol A et al. Adverse health consequences of performance-enhancing drugs: an Endocrine Society scientific statement. Endocr Rev. 2014; 35:341-75.
8. Sagoe D, Molde H, Andreassen CS et al. The global epidemiology of anabolic-androgenic steroid use: a meta-analysis and meta-regression analysis. Ann Epidemiol. 2014; 24:383-98.
9. Sagoe D, Andreassen CS, Pallesen S. The aetiology and trajectory of anabolic-androgenic steroid use initiation: a systematic review and synthesis of qualitative research. Subst Abuse Treat Prev Policy. 2014; 9:27.
10. Abrahin OS, Sousa EC, Santos AM. Prevalence of the use of anabolic-androgenic steroids in Brazil: a systematic review. Subst Use Misuse. 2014; 49:1156-62.
11. Souza GL, Hallak J. Anabolic steroids and male infertility: a comprehensive review. BJU Int. 2011; 108:1860-5.
12. Hohl A, Ronsoni MF. Male hypogonadism. In: Bandeira F, Golbert A, Griz L et al. (Ed.). Endocrinology and diabetes – a problem-oriented approach. New York: Springer; 2014, pp. 173-92.
13. Christou MA, Christou PA, Markozannes G et al. Effects of anabolic androgenic steroids on the reproductive system of athletes and recreational users: a systematic review and meta-analysis. Sports Med. 2017; 47:1869-83.
14. Cunha TS, Cunha NS, Moura MJCS et al. Esteróides anabólicos androgênicos e sua relação com a prática desportiva. Rev Bras Cienc Farm. 2004; 40:165-79.
15. Basaria S. Androgen abuse in athletes: detection and consequences. J Clin Endocrinol Metab. 2010; 95:1533-43.
16. Bhasin S, Brito JP, Cunningham GR et al. Testosterone therapy in men with hypogonadism: an Endocrine Society clinical practice guideline. J Clin Endocrinol Metab. 2018; 103:1715-44.
17. Parkinson AB, Evans NA. Anabolic androgenic steroids: a survey of 500 users. Med Sci Sports Exerc. 2006; 38:644-51.
18. Coward RM, Rajanahally S, Kovac JR et al. Anabolic steroid induced hypogonadism in young men. J Urol. 2013; 190:2200-5.
19. Bond P, Smit DL, de Ronde W. Anabolic-androgenic steroids: hw do they work and what are the risks? Front Endocrinol (Lausanne). 2022; 13:1059473.
20. Sharma A, Grant B, Islam H et al. Common symptoms associated with usage and cessation of anabolic androgenic steroids in men. Best Pract Res Clin Endocrinol Metab. 2022; 36:101691.
21. Windfeld-Mathiasen J, Heerfordt IM, Dalhoff KP et al. Mortality among users of anabolic steroids. JAMA. 2024; 331:1229-30.
22. Lincoff AM, Bhasin S, Flevaris P et al.; TRAVERSE Study Investigators. Cardiovascular safety of testosterone-replacement therapy. N Engl J Med. 2023; 389:107-17.
23. Boregowda K, Joels L, Stephens JW et al. Persistent primary hypogonadism associated with anabolic steroid abuse. Fertil Steril. 2011; 96:e7-8.
24. Kim ED, McCullough A, Kaminetsky J. Oral enclomiphene citrate raises testosterone and preserves sperm counts in obese hypogonadal men, unlike topical testosterone: restoration instead of replacement. BJU Int. 2016; 117:677-85.
25. Luis DA, Aller R, Cuellar LA et al. Anabolic steroids and gynecomastia. Review of the literature. An Med Interna. 2001; 18:489-91.
26. Kanakis GA, Nordkap L, Bang AK et al. EAA clinical practice guidelines-gynecomastia evaluation and management. Andrology. 2019; 7:778-93.
27. Traish AM, Hassani J, Guay AT et al. Adverse side effects of 5alpha-reductase inhibitors therapy: persistent diminished libido and erectile dysfunction and depression in a subset of patients. J Sex Med. 2011; 8:872-84.
28. Jameel JK, Kneeshaw PJ, Rao VS et al. Gynaecomastia and the plant product "Tribulis terrestris". Breast. 2004; 13:428-30.
29. Toorians AW, Bovee TF, De Rooy J et al. Gynaecomastia linked to the intake of a herbal supplement fortified with diethylstilbestrol. Food Addit Contam Part A Chem Anal Control Expo Risk Assess. 2010; 27:917-25.
30. Deepinder F, Braunstein GD. Drug-induced gynecomastia: an evidence-based review. Expert Opin Drug Saf. 2012; 11:779-95.
31. Dickson G. Gynecomastia. Am Fam Physician. 2012; 85:716-22.
32. Babigian A, Silverman RT. Management of gynecomastia due to use of anabolic steroids in body builders. Plast Reconstr Surg. 2001; 107:240-2.
33. Hanavadi S, Banerjee D, Monypenny IJ et al. The role of tamoxifen in the management of gynaecomastia. Breast. 2006; 15:276-80.
34. Tsourdi E, Kourtis A, Farmakiotis D et al. The effect of selective estrogen receptor modulator administration on the hypothalamic-pituitary-testicular axis in men with idiopathic oligozoospermia. Fertil Steril. 2009; 91:1427-30.
35. Finkelstein JS, Yu EW, Burnett-Bowie SA. Gonadal steroids and body composition, strength, and sexual function in men. N Engl J Med. 2013; 369:2457.
36. Moss JL, Crosnoe LE, Kim ED. Effect of rejuvenation hormones on spermatogenesis. Fertil Steril. 2013; 99:1814-20.
37. Fronczak CM, Kim ED, Barqawi AB. The insults of illicit drug use on male fertility. J Androl. 2012; 33:515-28.
38. Dohle GR, Smit M, Weber RF. Androgens and male fertility. World J Urol. 2003; 21:341-5.
39. Lombardo F, Sgro P, Salacone P et al. Androgens and fertility. J Endocrinol Invest. 2005; 28:51-5.
40. Menon DK. Successful treatment of anabolic steroid-induced azoospermia with human chorionic gonadotropin and human menopausal gonadotropin. Fertil Steril. 2003; 79(Suppl 3):1659-61.

41. Helo S, Ellen J, Mechlin C et al. A randomized prospective double-blind comparison trial of clomiphene citrate and anastrozole in raising testosterone in hypogonadal infertile men. J Sex Med. 2015; 12:1761-9.
42. Gooren LJ. Androgens and male aging: current evidence of safety and efficacy. Asian J Androl. 2010; 12:136-51.
43. Stergiopoulos K, Brennan JJ, Mathews R et al. Anabolic steroids, acute myocardial infarction and polycythemia: a case report and review of the literature. Vasc Health Risk Manag. 2008; 4:1475-80.
44. Kanayama G, DeLuca J, Meehan 3rd WP et al. Ruptured tendons in anabolic-androgenic steroid users: a cross-sectional cohort study. Am J Sports Med. 2015; 43:2638-44.
45. Leblanc DR, Schneider M, Angele P et al. The Effect of estrogen on tendon and ligament metabolism and function. J Steroid Biochem Mol Biol. 2017; 172:106-16.
46. Vanberg P, Atar D. Androgenic anabolic steroid abuse and the cardiovascular system. Handb Exp Pharmacol. 2010; (195):411-57.
47. Darke S, Torok M, Duflou J. Sudden or unnatural deaths involving anabolic-androgenic steroids. J Forensic Sci. 2014; 59:1025-8.
48. Sanchez-Osorio M, Duarte-Rojo A, Martinez-Benitez B et al. Anabolic-androgenic steroids and liver injury. Liver Int. 2008; 28:278-82.
49. Hara Y, Waters EM, McEwen BS et al. Estrogen effects on cognitive and synaptic health over the ifecourse. Physiol Rev. 2015; 95(3):785-807.
50. Bertozzi G, Salerno M, Pomara C et al. Neuropsychiatric and behavioral involvement in AAS abusers. A literature review. Medicina (Kaunas). 2019; 55(7). pii:E396.
51. Pagonis TA, Angelopoulos NV, Koukoulis GN et al. Psychiatric side effects induced by supraphysiological doses of combinations of anabolic steroids correlate to the severity of abuse. Eur Psychiatry. 2006; 21:551-62.
52. Hildebrant T, Shope S, Varangis E et al. Exercise reinforcement, stress, and β-endorphins: an initial examination of exercise in anabolic-androgenic steroid-dependence. Drug Alcohol Depend. 2014; 139:86-92.
53. Davani-Davari D, Karimzadeh I, Khalili H. The potential effects of anabolic-androgenic steroids and growth hormone as commonly used sport supplements on the kidney: a systematic review. BMC Nephrol. 2019; 20:198.
54. Daher EF, Júnior GBS, Queiroz AL et al. Acute kidney injury due to anabolic steroid and vitamin supplement abuse: report of two cases and a literature review. Int Urol Nephrol. 2009; 41:717-23.
55. Almukhtar SE, Abbas AA, Muhealdeen DN et al. Acute kidney injury associated with androgenic steroids and nutritional supplements in bodybuilders. Clin Kidney J. 2015; 8:415-9.
56. Herlitz LC, Markowitz GS, Farris AB et al. Development of focal segmental glomerulosclerosis after anabolic steroid abuse. J Am Soc Nephrol. 2010; 21:163-72.
57. Ronsoni MF, Santos HCD, Colombo BDS et al. Hypercalcemia and acute renal insufficiency following use of a veterinary supplement. J Bras Nefrol. 2017; 39:467-9.

CAPÍTULO

49

Hipogonadismo Secundário à Obesidade Masculina

Andressa Heimbecher Soares ▪ Cristiano Roberto Grimaldi Barcellos ▪ Ricardo de Andrade Oliveira

INTRODUÇÃO

A obesidade é uma condição complexa e multifatorial que acarreta diversas comorbidades, impactando significativamente a saúde do indivíduo. Nesse cenário, destaca-se o hipogonadismo funcional masculino, uma condição em que há diminuição da função gonadal, frequentemente associada à síndrome metabólica ou à obesidade. O conceito de hipogonadismo relacionado com a obesidade em homens é relativamente recente e foi recentemente caracterizado e nomeado como hipogonadismo secundário à obesidade masculina (MOSH, do inglês *male obesity secondary hypogonadism*).[1-3] Este capítulo focará em como investigar, diagnosticar e tratar o MOSH.

DEFINIÇÃO E SINTOMAS DE HIPOGONADISMO

No hipogonadismo masculino (HM), observa-se uma síndrome clínica causada pela incapacidade dos testículos de produzirem níveis adequados de testosterona e/ou espermatozoides, resultando em prejuízo da função gonadal devido a uma falha em qualquer ponto do eixo hipotálamo-hipófise-testículo (HHT).[2]

Como ilustrado na Figura 49.1, o GnRH hipotalâmico na hipófise anterior promove a liberação dos hormônios luteinizante (LH) e foliculoestimulante (FSH). O LH atua nas células de Leydig testiculares para produzir testosterona, ao passo que o FSH incide sobre as células de Sertoli, estimulando a espermatogênese.[3]

A deficiência androgênica causada pelo hipogonadismo gera sintomas específicos e inespecíficos, variando conforme a idade de início, as comorbidades, a gravidade e a duração da doença.[2] No contexto do MOSH, os pacientes exibem sintomas devido ao desequilíbrio hormonal e estão frequentemente sujeitos a riscos metabólicos e problemas de fertilidade. Sintomas como diminuição da libido, ginecomastia, redução da frequência de barbear, infertilidade e perda de densidade óssea são comuns. Sintomas menos específicos incluem queda de energia, tristeza, declínio cognitivo e alterações no sono.[2]

ASSOCIAÇÃO ENTRE HIPOGONADISMO, OBESIDADE E SÍNDROME METABÓLICA: UMA VIA DE MÃO DUPLA

Existem várias evidências sobre o impacto da obesidade e da síndrome metabólica (SM) no HHT e na função reprodutiva masculina. Na década de 1970, alguns estudos identificaram uma correlação negativa entre a testosterona sérica e o excesso de peso. O *Massachusetts Male Aging Study* destaca que o aumento do índice de massa corporal (IMC) em níveis de sobrepeso/obesidade contribui para o declínio acelerado de testosterona.[4] Por fim, é crucial reconhecer a inter-relação entre obesidade e hipogonadismo, especialmente com a prevalência crescente de obesidade, como mostram dados da VIGITEL em 2023, que indicam maior incidência de MOSH à medida que a obesidade aumenta na população.[5]

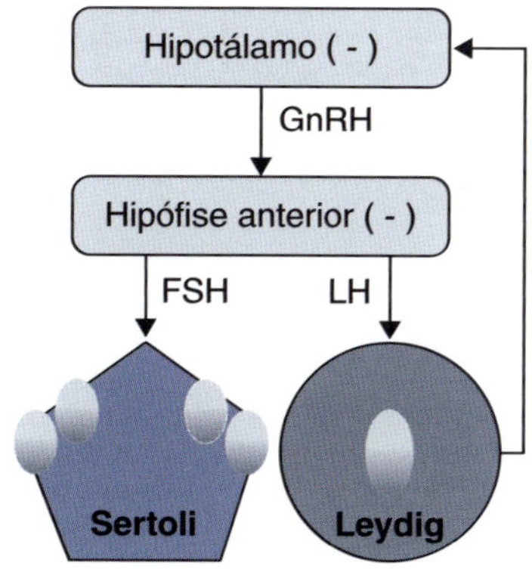

Figura 49.1 Eixo hipotálamo-hipofisário-testicular. FSH: hormônio foliculoestimulante; GnRH: hormônio liberador de gonadotrofina; LH: hormônio luteinizante. (Adaptada de De Lorenzo et al., 2010.[3])

FISIOPATOLOGIA DO HIPOGONADISMO ASSOCIADO À OBESIDADE E SÍNDROME METABÓLICA

O excesso de gordura corporal desencadeia processos patológicos que afetam tanto a produção testicular de testosterona e espermatogênese quanto a pulsatilidade de LH e FSH, caracterizando tanto o hipogonadismo funcional primário quanto o secundário. Nos homens com obesidade, a condição multifatorial do hipogonadismo pode ser atribuída a quatro mecanismos principais: (1) elevação da leptina devido ao aumento do tecido adiposo; (2) estado pró-inflamatório ligado à obesidade e à síndrome metabólica; (3) diminuição dos níveis de globulina de ligação dos hormônios sexuais (SHBG); e (4) hiperestrogenismo, levando a uma supressão do eixo HHT (Figura 49.2).[6]

Quadro 49.1 Questionário ADAM.

Perguntas	Sim	Não
1. Tem observado diminuição da libido?		
2. Tem observado falta de energia?		
3. Percebe redução da força muscular?		
4. Perdeu estatura?		
5. Nota se vem perdendo a alegria de viver?		
6. Fica triste ou rabugento com frequência?		
7. Percebe que as ereções são menos vigorosas?		
8. Tem diminuído as atividades esportivas?		
9. Sente sonolência após o jantar?		
10. Tem percebido uma piora no desempenho profissional?		

Quadro 49.2 Pontos de corte para o diagnóstico de hipogonadismo masculino de acordo com diretrizes de diversas sociedades.

Diretrizes	Testosterona total – limite inferior da normalidade (ng/dℓ)
American Association of Clinical Endocrinologists	200
Endocrine Society	264
American Urological Association	300
British Society of Sexual Medicine	345
European Society of Urology	345
International Society of Sexual Medicine	350
International Society for the Study of Aging male	350

Adaptado de Zhu et al., 2022.[7]

DIAGNÓSTICO DE HIPOGONADISMO E HIPOGONADISMO SECUNDÁRIO À OBESIDADE MASCULINA

A Endocrine Society orienta que o diagnóstico de hipogonadismo seja estabelecido em homens que apresentem sinais e sintomas de deficiência androgênica juntamente a baixos níveis séricos de testosterona total (TT) e/ou testosterona livre (TL).[2]

Para identificar sintomas, diversas ferramentas diagnósticas estão disponíveis e podem ajudar a determinar quais pacientes têm maior probabilidade de apresentar níveis diminuídos de testosterona. O questionário ADAM (*Androgen Deficiency in Ageing Males*), mencionado no Quadro 49.1, é utilizado para investigar ativamente durante a consulta quaisquer sintomas e sinais que possam indicar hipogonadismo tardio. É importante destacar que o questionário ADAM serve para triagem de hipogonadismo tardio, em razão de sua alta sensibilidade e baixa especificidade.

O questionário ADAM inclui 10 perguntas de "sim ou não" relacionadas com sintomas de deficiência androgênica, sendo considerado positivo se houver ao menos três respostas afirmativas ou se as perguntas 1 e 7 forem respondidas com "sim".

O diagnóstico laboratorial do hipogonadismo masculino baseia-se na medição da TT. De acordo com as diretrizes da Endocrine Society de 2018, o limite inferior normal de TT é de 264 ng/dℓ.[2] Esse valor corresponde ao percentil 2,5 da faixa de distribuição da TT em indivíduos normais. Outras sociedades adotam pontos de corte distintos, conforme mostra o Quadro 49.2.[7]

As medições de TT podem ser feitas por imunoensaios ou por cromatografia líquida acoplada à espectrometria de massa (LC-MS). Recomenda-se que a coleta de TT sérica seja feita pela manhã, entre 8 e 11 horas, com pelo menos duas dosagens em dias distintos e com 1 semana de intervalo entre elas.[2]

Quando os níveis de TT estão próximos ao limite inferior do normal, aconselha-se determinar a fração de testosterona livre (TL). É importante observar que a TT (100%) inclui a TL

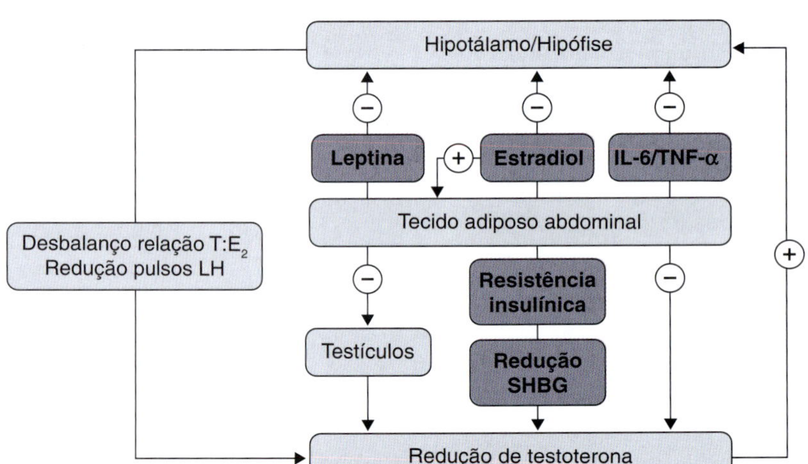

Figura 49.2 Ciclo obesidade-hipogonadismo. E_2: estradiol; IL-6: interleucina 6; LH: hormônio luteinizante; SHBG: globulina de ligação dos hormônios sexuais; T: testosterona; TNF-α: fator de necrose tumoral alfa. (Adaptada de Fernandez et al., 2019.[6])

(2%) e a testosterona ligada à SHBG (44%) e à albumina sérica (54%). Em casos em que há suspeita de alterações na SHBG (Quadro 49.3), recomenda-se também a dosagem da TL por meio do método de diálise de equilíbrio, que é mais preciso, porém caro e pouco disponível. Na prática, acaba-se lançando mão do cálculo da testosterona livre pela fórmula de Vermeulen, facilmente disponível por meio do *site* www.issam.ch/freetesto.htm. Valores inferiores a 6,5 ng/dℓ são considerados baixos.[8]

TRATAMENTO DO HIPOGONADISMO SECUNDÁRIO À OBESIDADE MASCULINA

Tratamento da obesidade

O tratamento da obesidade leva ao aumento das concentrações de T e à melhora da disfunção sexual, motivo pelo qual deve ser considerado a abordagem inicial no manejo do MOSH. A redução de gordura corporal, principalmente no compartimento visceral, deve ser uma meta prioritária, pois, em boa parte dos casos, o seu sucesso promove a normalização do eixo gonadotrófico.[1,9]

Modificações do estilo de vida

A dieta de restrição calórica atualmente recomendada pela Associação Brasileira para o Estudo da Obesidade e da Síndrome Metabólica (Abeso) para o tratamento da obesidade é considerada eficaz em promover melhora clínica e aumentar as concentrações de TT e TL no hipogonadismo funcional.[10]

A prática regular de exercícios físicos, independentemente da perda de peso, pode ajudar no tratamento do MOSH, sobretudo entre os indivíduos mais idosos. Sabe-se que os exercícios aeróbios são capazes de reduzir a inflamação hipotalâmica e restabelecer a função do eixo gonadotrófico mediante a regularização da amplitude e da frequência dos pulsos do LH pela hipófise e da normalização da produção testicular de T.[11]

Medicamentos antiobesidade

Apesar da escassez de estudos que avaliem o impacto de medicamentos antiobesidade e seu impacto no eixo gonadotrópico, há estudos que avaliaram o papel da liraglutida (LIRA) nesse contexto. Um estudo demonstrou que o tratamento com LIRA (3 mg/dia) foi superior ao uso de gonadotrofinas (FSH + gonadotrofina coriônica humana [hCG] 2 vezes/semana) ou a testosterona transdérmica no aumento dos níveis de TT. Houve, ainda, melhora de LH, FSH, SHBG e qualidade do sêmen de indivíduos com obesidade e hipogonadismo.[12]

Um outro estudo comparou o efeito da LIRA (3 mg/dia) e da terapia de reposição com testosterona (TRT) (50 mg/dia de testosterona transdérmica 1%, em gel) em indivíduos com MOSH. Ambos os tratamentos levaram à melhora da função sexual, assim como ao aumento da TT, não tendo sido observadas diferenças estatísticas entre eles.[13] É provável que, com os fármacos antiobesidade atuais e futuros (semaglutida, tirzepatida, retatrutida), devido ao seu maior potencial em promover perda de peso, haja um impacto ainda maior sobre o funcionamento do eixo gonadotrópico.[14]

Quadro 49.3 Condições associadas à alteração na globulina de ligação dos hormônios sexuais (SHBG).

Aumento de concentração de SHBG	Redução de concentração de SHBG
Envelhecimento	Síndrome nefrótica
Hipertireoidismo	Hipotireoidismo
Cirrose hepática	Uso de glicocorticoides, andrógenos e progestógenos
Uso de anticonvulsivantes	Acromegalia
Estrógenos	Obesidade e SM
Infecção pelo HIV	Diabetes melito tipo 2
Polimorfismos do gene da SHBG	Polimorfismos do gene da SHBG
Condições de aumento de catabolismo, como síndrome de má-absorção e desnutrição	

HIV: vírus da imunodeficiência humana; SM: síndrome metabólica.

Cirurgia bariátrica

A perda de peso obtida com o tratamento cirúrgico da obesidade tende a ser significativamente maior do que com o tratamento clínico.[14] A combinação de resultados de cinco metanálises demonstrou que a cirurgia bariátrica, independentemente da técnica empregada, promove o aumento dos níveis de TT, TL, SHBG, LH e FSH e a redução dos níveis de estradiol.[15,16]

Terapia de reposição com testosterona, citrato de clomifeno, gonadotrofina coriônica humana e inibidores de aromatase

Terapia de reposição com testosterona

A TRT leva à melhora da disfunção sexual, da massa óssea e dos demais distúrbios associados ao hipogonadismo, além de ser benéfica para a composição corporal e para os distúrbios metabólicos.[17] Apesar disso, a TRT encontra-se indicada apenas quando não se observa melhora dos sintomas e normalização dos níveis hormonais após o emagrecimento.[8,18]

A European Academy of Andrology (EAA)[1] recomenda a testosterona (T) transdérmica como via preferencial devido a algumas vantagens em relação às demais preparações, tais como:

- Curta duração, o que permite a sua interrupção para uma imediata reavaliação em indivíduos para os quais se suspeita de reversão do hipogonadismo funcional
- Menor flutuação e boa estabilidade dos níveis séricos, com apenas alguns dias de tratamento, o que se associa a um menor risco de efeitos adversos
- Possibilidade de flexibilização de doses.[1]

Há evidências de que o tratamento com a T em gel restabeleça as concentrações de TT e a melhora do paciente dentro dos três primeiros meses de tratamento. Nesses casos, 6 meses após o início da TRT, pode ser feita a troca da T em gel pela T injetável de longa duração (undecilato de testosterona), desde que médico e paciente compartilhem da decisão. Quando não se observa melhora nos primeiros seis primeiros meses de tratamento, recomenda-se a descontinuação da TRT para que seja feita uma nova investigação sobre a causa dos sintomas.[1,18,19]

Os efeitos adversos mais comumente associados à TRT são: acne, alopecia androgenética, giencomastia e eritrocitose. Além disso, a TRT associa-se à redução da produção de espermatozoides e à infertilidade, que ocorrem pelo fato de a T inibir o eixo HHT, provocando supressão da espermatogênese e atrofia dos testículos. Por essa razão, contraindica-se a TRT quando o paciente tem desejo de fertilidade.[1,9] Além do desejo de fertilidade, há outras contraindicações à TRT, tais como:

- Histórico de câncer de próstata ou de mama
- Níveis de antígeno prostático específico (PSA) ≥ 4 ng/mℓ
- Presença de nódulo na próstata ainda não avaliado
- Hematócrito ≥ 48%
- Infarto agudo do miocárdio (IAM) ou acidente vascular cerebral (AVC) nos últimos 6 meses
- Insuficiência cardíaca descompensada
- Apneia do sono grave não tratada.[2]

Análise do risco cardiovascular associado à terapia de reposição com testosterona

Nos últimos anos, aumentou exponencialmente o número de prescrições de TRT para homens de meia-idade ou mais velhos, bem como para homens com MOSH. Entretanto, uma grande controvérsia que cerca o tema é a sua relação com o risco cardiovascular. Se, por um lado, a deficiência androgênica associa-se ao aumento do risco cardiometabólico (piora de composição corporal, resistência insulínica, aterosclerose acelerada, redução da capacidade cardiorrespiratória etc.), por outro, alguns estudos observacionais encontraram uma associação entre a TRT e o aumento do risco cardiovascular.[9,19]

Algumas metanálises avaliaram também a possível associação entre a reposição de T e os eventos cardiovasculares. Uma delas, publicada por Corona et al., incluiu 93 ensaios clínicos randomizados da terapia com T em homens adultos e não encontrou aumento do risco de eventos adversos cardíacos maiores (MACE) com o uso de testosterona (*odds ratio* [OR] 0,97, intervalo de confiança [IC] 95% 0,64 a 1,46).[19] Em contrapartida, outros estudos apontaram risco aumentado de eventos cardiovasculares relacionados com o uso de T.

Com isso, diante de dados divergentes sobre um possível papel positivo, neutro ou negativo relacionando a TRT ao risco cardiovascular, a Food and Drug Administration (FDA) emitiu uma orientação, em 2015, exigindo que os fabricantes de produtos de T conduzissem ensaios clínicos para determinar se a TRT estaria associada ao aumento do risco de eventos cardiovasculares. O estudo TRAVERSE (*The Testosterone Replacement Therapy for Assessment of Long-term Vascular Events and Efficacy Response in Hypogonadal Men*) foi, então, desenhado para determinar os efeitos da TRT sobre a incidência de eventos CV adversos maiores entre homens de meia-idade e idosos com hipogonadismo e doença cardiovascular preexistente ou de alto risco para tal. Cabe ressaltar que a grande maioria dos pacientes do estudo apresentava quadro de obesidade (IMC médio de 35 kg/m^2). O estudo será mais bem detalhado neste livro no capítulo 47, *Hipogonadismo masculino: Tratamento*, porém, em linhas gerais, concluiu que, em homens com hipogonadismo e doença cardiovascular estabelecida ou alto risco cardiovascular, a TRT não promoveu aumento do risco cardiovascular (Figura 49.3).[20]

Citrato de clomifeno

O citrato de clomifeno (CC) é um modulador seletivo do receptor de estrogênio (SERM), originalmente aprovado para o tratamento de mulheres com disfunção ovulatória, que tem sido utilizado de maneira *off label* para homens com hipogonadismo funcional com desejo de manter a fertilidade.[21]

O CC compete com o estrogênio por se ligar aos seus receptores no hipotálamo e na hipófise, impedindo o *feedback* negativo desse hormônio sobre essas glândulas. Isso resulta na normalização da produção hipotalâmica de GnRH, com o consequente aumento da produção das gonadotrofinas hipofisárias e, por fim, o estímulo testicular para a produção de T e para a espermatogênese.[22]

Assim, o CC leva à melhora da função sexual e promove a normalização das concentrações de LH, FSH, TT e SHBG. Além disso, o CC associa-se ao aumento da massa livre de gordura e à redução de massa gorda.[22,23]

As doses de CC variam entre 25 e 50 mg/dia (ou 25, 50 ou 100 mg em dias alternados), e os níveis de TT geralmente aumentam dentro de 4 semanas após o início do tratamento.[21-23] A presença de testículos com volume > 14 mℓ e LH < 6 UI/ℓ é considerada preditora de boa resposta ao CC.[24]

Embora haja relatos de casos isolados de fenômenos tromboembólicos relacionados com o uso de CC, o seu perfil de segurança se assemelha à TRT, de modo que é considerado uma alternativa para o tratamento indivíduos com MOSH.[6,21,22]

Gonadotrofina coriônica humana

A hCG tem sido utilizada para induzir a produção de T e a espermatogênese em indivíduos com hipogonadismo que desejam manter a fertilidade. Devido à similaridade com o LH, a hCG é capaz de estimular as células de Leydig a produzirem T e promoverem níveis adequados desse hormônio no ambiente intratesticular, garantindo, assim, um bom funcionamento das células de Sertoli e a manutenção da fertilidade. As doses de hCG variam entre 1.000 e 2.000 UI 2 a 3 vezes/semana. A hCG apresenta um bom perfil de segurança e, após o objetivo da fertilidade ter sido atingido, ela pode ser substituída pela TRT.[1,18]

Inibidores de aromatase

Os IAs (anastrozol e letrozol) são considerados opções de tratamento em homens com MOSH que desejam manter a fertilidade, pois levam ao aumento dos níveis de FSH, LH e TT e à redução do estrogênio nesses indivíduos.

No entanto, alguns aspectos merecem atenção antes do uso desses medicamentos no tratamento do MOSH. Um desses aspectos é o fato de a literatura ser escassa sobre o uso dos IAs

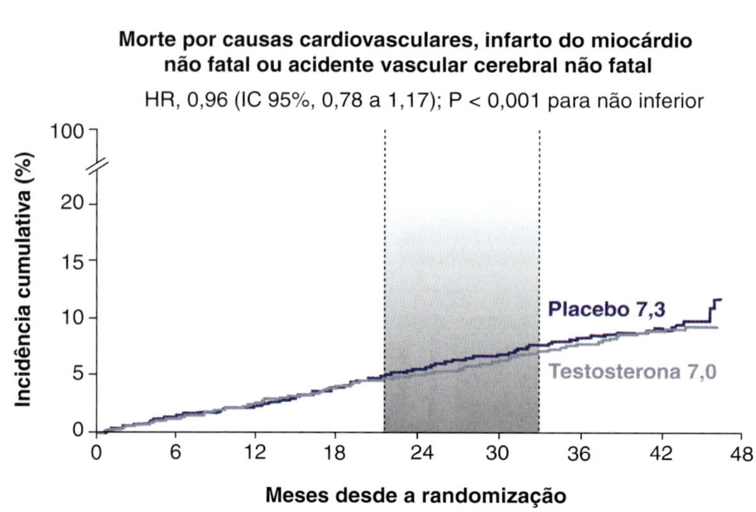

Figura 49.3 Desfecho primário do estudo TRAVERSE. HR: *hazard ratio*; IC: intervalo de confiança. (Adaptada de Lincoff et al., 2023.[20])

em portadores do MOSH. Além disso, não foi demonstrado, até o momento, que os IAs promovam aumento de massa magra, melhora da força muscular ou redução da resistência à insulina. Por fim, vale ressaltar que alguns estudos associaram os IAs à piora da densidade mineral óssea e à piora da libido. Devido a esses aspectos negativos, os IAs não podem ser considerados como alternativa ideal à TRT no tratamento dos indivíduos com MOSH.[14,25-27]

CONSIDERAÇÕES FINAIS: UNIÃO DOS PONTOS NA PRÁTICA CLÍNICA

Atualmente, o MOSH é uma condição subdiagnosticada e subtratada, e estudos têm demonstrado cada vez mais potenciais benefícios metabólicos relacionados ao seu tratamento. As consequências da ausência de tratamento envolvem desde alterações de humor e disfunção sexual até osteoporose e aumento do risco cardiovascular. A partir do diagnóstico e do tratamento adequados, busca-se romper o ciclo obesidade-hipogonadismo e oferecer mais uma estratégia para manutenção da homeostase hormonal desses homens.

Resumo

A obesidade representa a causa mais frequente de hipogonadismo masculino funcional. O hipogonadismo secundário à obesidade masculina (MOSH) prejudica a fertilidade, a função sexual, a mineralização óssea e a função cognitiva, deteriora a massa muscular, altera a composição corporal e piora a qualidade de vida dos pacientes. A perda de peso, seja por meio de mudanças no estilo de vida (dieta e atividade física), medicamentos antiobesidade ou cirurgia bariátrica, representa a melhor forma de tratamento. Para os casos refratários à perda de peso ou para os pacientes muito sintomáticos, deve-se prescrever a terapia de reposição de testosterona. O citrato de clomifeno (CC) é a opção de escolha para reverter a infertilidade, já que, devido às suas propriedades antiestrogênicas, reativa o eixo hipotálamo-hipófise-testículos. Nos casos não responsivos ao CC, utiliza-se a gonadotrofina coriônica humana (hCG).

REFERÊNCIAS BIBLIOGRÁFICAS

1. Corona G, Goulis DG, Huhtaniemi I et al. European Academy of Andrology (EAA) guidelines on investigation, treatment and monitoring of functional hypogonadism in males. Andrology. 2020; 8:970-87.
2. Bhasin S, Cunningham GR, Hayes FJ et al. Testosterone therapy in men with androgen deficiency syndromes: an Endocrine Society clinical practice guideline. J Clin Endocrinol Metab. 2018; 95:2536-59.
3. De Lorenzo A, Noce A, Moriconi E et al. MOSH syndrome (Male Obesity Secondary Hypogonadism): clinical assessment and possible therapeutic approaches. Nutrients. 2018; 10:474.
4. O'Donnell AB, Araujo AB, McKinlay JB. The health of normally aging men: The Massachusetts Male Aging Study (MMAS) (1987-2004). Exp Gerontol. 2004; 39:975-84.
5. Brasil. Ministério da saúde, Secretaria de Vigilância em Saúde e Ambiente, Departamento de Análise em Saúde e Vigilância de Doenças Não Transmissíveis. Vigitel Brasil 2023: vigilância de fatores de risco e proteção para doenças crônicas por inquérito telefônico: estimativas sobre frequência e distribuição sociodemográfica de fatores de risco e proteção para doenças crônicas nas capitais dos 26 estados brasileiros e no Distrito Federal em 2023 [recurso eletrônico]. Brasília: Ministério da Saúde, 2023. 131 p. Disponível em: http://bvsms.saude.gov.br/bvs/publicacoes/vigitel_brasil_2023.pdf. Acesso em: 01/03/24.
6. Fernandez CJ, Chacko EC, Pappachan JM. Male Obesity-related secondary hypogonadism – Pathophysiology, clinical implications and management. Eur Endocrinol. 2019; 15:83-90.
7. Zhu A, Andino J, Daignault-Newton S et al. What is a normal testosterone level for young men? Rethinking the 300 ng/dL cutoff for testosterone deficiency in men 20-44 years old. J Urol. 2022; 208:1295-302.
8. Hohl A, Spivakoski CS, Rigon FA et al. Hipogonadismo masculino na síndrome metabólica e DM2. Diretriz Oficial da Sociedade Brasileira de Diabetes (2023).
9. Corona G, Rastrelli G, Sparano C et al. Advances in the treatment of functional male hypogonadism. Expert Rev Endocrinol Metab. 2023: 1-15.
10. Pepe RB, Fujiwara CTH, Beyruti M (coords.). Posicionamento sobre o tratamento nutricional do sobrepeso e da obesidade: departamento de nutrição da Associação Brasileira para o estudo da obesidade e da síndrome metabólica (ABESO – 2022) 1. ed. São Paulo: ABESO, 2022.
11. Hakonsen LB, Thulstrup AM, Aggerholm AS et al. Does weight loss improve semen quality and reproductive hormones? Results from a cohort of severely obese men. Reprod Health. 2011; 8:24.
12. La Vignera S, Condorelli RA, Calogero AE et al. Sexual and reproductive outcomes in obese fertile men with functional hypogonadism after treatment with liraglutide: preliminary results. J Clin Med. 2023; 12:672.
13. Jensterle M, Podbregar A, Goricar K et al. Effects of liraglutide on obesity-associated functional hypogonadism in men. Endocr. Connect. 2019; 8:195-202.
14. Jensterle M, Rizzo M, Janež A. Semaglutide in obesity: Unmet needs in men. Diabetes Ther. 2023; 14:461-5.
15. Miñambres I, Sardà H, Urgell E et al. Obesity surgery improves hypogonadism and sexual function in men without effects in sperm quality. J Clin Med. 2022; 11:5126.
16. Corona G, Rastrelli G, Monami M et al. Body weight loss reverts obesity-associated hypogonadotropic hypogonadism: a systematic review and meta-analysis, E J Endocrinol. 2013; 168:829-43.
17. Corona G, Giagulli VA, Maseroli E et al. THERAPY OF ENDOCRINE DISEASE: Testosterone supplementation and body composition: results from a meta-analysis study. Eur J Endocrinol. 2016; 174:R99-116.
18. Corona G, Rastrelli G, Morelli A et al. Treatment of functional hypogonadism besides pharmacological substitution. World J Mens Health. 2020; 38:256-270.
19. Corona G, Rastrelli G, Di Pasquale G et al. Testosterone and cardiovascular risk: Meta-analysis of interventional studies. J Sex Med. 2018; 15:820-38.
20. Lincoff AM, Bhasin S, Flevaris P, Mitchell LM et al. TRAVERSE Study Investigators. Cardiovascular safety of testosterone-replacement therapy. N Engl J Med. 2023 Jul 13; 389:107-17.
21. Ide V, Vanderschueren D, Antonio L. Treatment of men with central hypogonadism: alternatives for testosterone replacement therapy. Int J Mol Sci. 2020; 22:21.
22. Huijben M, Lock MTWT, de Kemp VF et al. Clomiphene citrate for men with hypogonadism: a systematic review and meta-analysis. Andrology. 2022; 10:451-69.
23. Soares AH, Horie NC, Chiang LAP et al. Effects of clomiphene citrate on male obesity-associated hypogonadism: a randomized, double-blind, placebo-controlled study. Int J Obes (Lond). 2018; 42:953-63.
24. Mazzola CR; Katz DJ, Loghmanieh N et al. Predicting biochemical response to clomiphene citrate in men with hypogonadism. J Sex Med. 2014; 11:2302-7.
25. Awouters M, Vanderschueren D, Antonio L. Aromatase inhibitors and selective estrogen receptor modulators: unconventional therapies for functional hypogonadism? Andrology. 2020; 8:1590-7.
26. Colleluori G, Chen R, Turin CG et al. Aromatase inhibitors plus weight loss improves the hormonal profile of obese hypogonadal men without causing major side effects. Front Endocrinol (Lausanne). 2020; 11:277.
27. Shah T, Nyirenda T, Shin D. Efficacy of anastrozole in the treatment of hypogonadal, subfertile men with body mass index ≥25 kg/m². Transl Androl Urol. 2021; 10:1222-8.

CAPÍTULO

50

Disfunção Erétil: Avaliação e Tratamento

Fabiano M. Serfaty ■ Mauro Pinheiro

INTRODUÇÃO

A disfunção erétil (DE) é uma condição médica que tem recebido crescente atenção na endocrinologia devido à sua complexa inter-relação com o sistema cardiovascular. Tradicionalmente é definida pela incapacidade de alcançar ou manter uma ereção adequada para realização da atividade sexual de modo satisfatório.[1] Essa condição, outrora vista sob uma ótica limitada, é hoje reconhecida como um complexo indicador biológico com implicações sistêmicas significativas. A compreensão contemporânea da DE evoluiu substancialmente, alinhando-se às diretrizes internacionais mais recentes, que a posicionam como um fenômeno intrinsecamente ligado à saúde cardiovascular, enfatizando a importância de avaliar a DE em conjunto com os fatores de risco cardiovasculares nos pacientes.[2,3] A DE tem se destacado como um sinal de alerta precoce para doença coronária, podendo antecipar o diagnóstico dessa condição em vários anos. Essa associação sublinha a importância de uma avaliação cardiovascular proativa em pacientes com DE, independentemente da idade.[4] Além disso, é fundamental avaliar a presença de hipogonadismo diante de uma diminuição marcante na função erétil, considerando seu impacto significativo tanto na saúde sexual quanto na saúde cardiovascular de cada paciente.[2,3]

Atualmente, a prevalência global de DE é estimada em cerca de 322 milhões de homens, com expectativas de aumento contínuo.[5,6] Nos EUA, aproximadamente 30 milhões de homens são afetados pela condição.[5,6] No Brasil, a incidência também é significativa, embora dados específicos atualizados para o país não estejam disponíveis no momento. Estudos anteriores indicavam que 10 milhões de brasileiros poderiam estar lidando com DE, e pesquisas revelaram que quase metade dos homens entre 40 e 70 anos apresentava algum grau de DE, com uma pequena porcentagem buscando ajuda médica.[7] A tendência atual sugere que a conscientização sobre a DE está crescendo, mas ainda há uma lacuna considerável entre os que sofrem da condição e os que procuram tratamento médico.

FISIOLOGIA DA EREÇÃO PENIANA

O processo de ereção é um evento intrincado que envolve a interação de três sistemas principais.

- Sistema vascular: esse sistema inclui as artérias penianas, como as artérias cavernosas, que são cruciais para o aumento do fluxo sanguíneo necessário para a expansão do tecido erétil
- Sistema nervoso: é o sistema encarregado de transmitir sinais que liberam óxido nítrico nas terminações dos vasos sanguíneos, induzindo a vasodilatação
- Sistema de tecido peniano: formado pelos tecidos do pênis, incluindo os corpos cavernosos e esponjosos, que se expandem e retêm o sangue durante a ereção.

A combinação de estímulos sensoriais diretos no pênis (ereção reflexogênica) com estímulos sensoriais indiretos (como visão, audição e olfato) é vital para ativar a resposta neurológica que leva à vasodilatação das artérias. Conforme o sistema arterial se enche de sangue, as veias sob a túnica albugínea são comprimidas (venoclusão), reduzindo o fluxo venoso e retendo o sangue nos corpos cavernosos, o que causa a rigidez. A contração subsequente dos músculos pélvicos (isquiocavernoso e bulbocavernoso) contribui para a retenção final do sangue e a rigidez completa do pênis (Figuras 50.1 e 50.2).[1,2,8,9]

A disfunção endotelial, é identificada como a principal causa da DE, sendo reconhecida por sua natureza multifatorial, incluindo fatores como hipertensão, hipercolesterolemia, diabetes melito (DM) e tabagismo. As neuropatias periféricas, especialmente aquelas causadas pelo DM, também são uma causa significativa, pois reduzem a liberação de óxido nítrico (NO), um modulador-chave da vasodilatação peniana.[1,9,10]

A produção de NO é sintetizada a partir do aminoácido L-arginina, em um processo catalisado pela enzima óxido nítrico sintase (NOS). Neuromoduladores como a acetilcolina, que é liberada pelas terminações nervosas no tecido cavernoso, promovem a ativação da NOS. Durante a excitação sexual, o sistema nervoso parassimpático estimula a liberação de NO, que, por

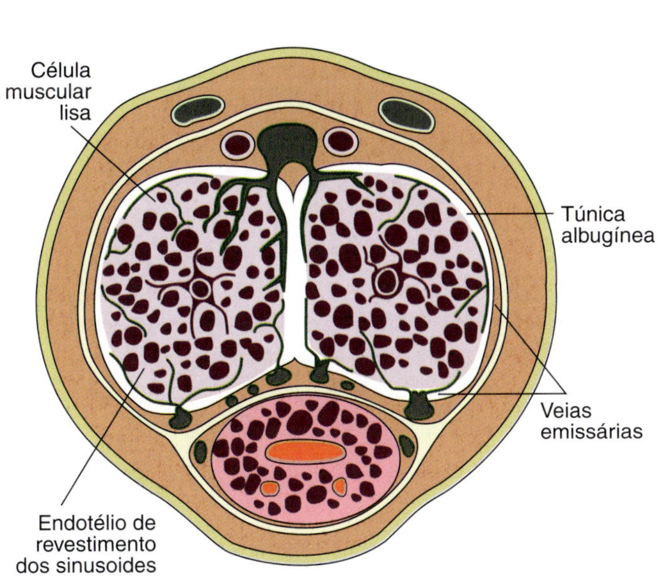

Figura 50.1 Anatomia do pênis flácido. (Adaptada de McVary, 2007.)[9]

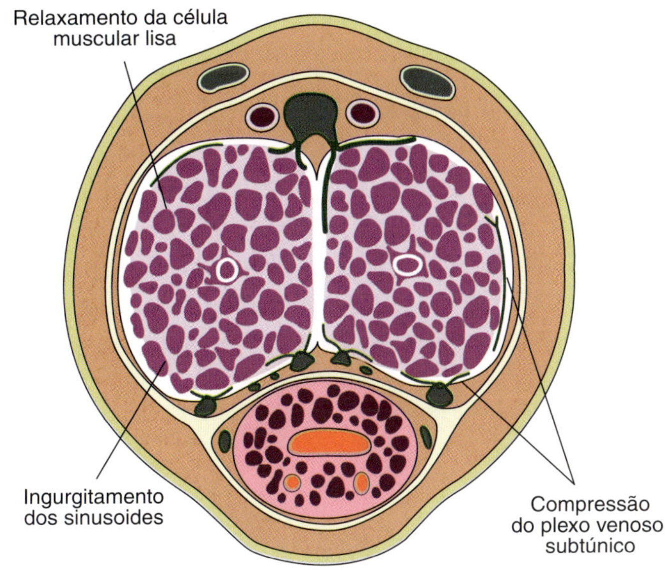

Figura 50.2 Anatomia do pênis normal em ereção.

sua vez, aumenta a produção de monofosfato de guanina cíclico (cGMP). Este relaxa o músculo liso dos corpos cavernosos ao diminuir os níveis intracelulares de cálcio, resultando em um aumento do fluxo sanguíneo e, consequentemente, na ereção.

Em condições normais, a enzima fosfodiesterase tipo 5 (PDE5) degrada o cGMP. Os medicamentos inibidores da PDE5 (PDE5i) atuam nesse ponto, impedindo a degradação do cGMP e aumentando sua concentração. Isso leva ao relaxamento da musculatura lisa, resultando em vasodilatação e ereção.[1,3,9]

ETIOLOGIA

A DE pode ser classificada como psicogênica, orgânica (neurogênica, hormonal, vascular, cavernosa e induzida por medicamentos) ou, no seu tipo mais comum, a chamada disfunção sexual mista (psicogênica e orgânica) (Quadro 50.1).[3,8,9,11,12]

Atualmente, com o avanço dos meios diagnósticos, estima-se que cerca de 70% sejam consequentes a fatores orgânicos.[1-3] Um estudo em particular evidenciou que 70% dos homens com DE grave tinham uma ou mais das seguintes comorbidades: hipertensão arterial, DM, dislipidemia ou depressão.[13] Também foi visto que, quanto maior o número de doenças associadas, mais grave era a DE.[12,13]

Disfunção erétil psicogênica. Temor de desempenho por ansiedade, problemas de relacionamento interpessoal, estresse e doenças psiquiátricas, como depressão e esquizofrenia, estão comprovadamente relacionados com DE.[1,2]

Disfunção erétil neurogênica. Enfermidades ou condições que afetem o sistema nervoso, tais como alcoolismo, doença de Parkinson, doença de Alzheimer, esclerose múltipla, acidente vascular cerebral (AVC) e traumatismo cerebral, frequentemente causam DE por diminuição da libido ou dificuldade em iniciar a ereção. Além disso, lesões medulares, cirurgias radicais (envolvendo a bexiga, a próstata ou o reto) e radioterapia pélvica destroem fibras nervosas envolvidas no processo eretivo.[2,7,8,9]

Disfunção erétil por fármacos. O Quadro 50.2 relaciona as várias substâncias implicadas na DE (anti-hipertensivos, antidepressivos, ansiolíticos, antipsicóticos, antiandrogênicos).[1,8,13]

Disfunção erétil hormonal. No hipogonadismo, a queda de libido é a manifestação clínica mais precoce, sendo a DE manifestação mais tardia, quando o hipogonadismo é mais grave e mais prolongado. A queda acentuada da testosterona induz, sobretudo, à diminuição da intensidade e da frequência das ereções matinais e noturnas.[1,7-9] A testosterona tem um profundo efeito nos tecidos penianos, e a sua diminuição por período prolongado causa redução das fibras musculares lisas trabeculares, acúmulo de adipócitos na região da subtúnica dos corpos cavernosos e alteração neural peniana.[14] Alguns estudos sugerem melhor

Quadro 50.1 Classificação e causas comuns de disfunção erétil.

Categoria de disfunção erétil	Distúrbios comuns	Fisiopatologia
Psicogênica	Ansiedade do desempenho Estresse Depressão	Perda da libido, inibição excessiva ou liberação alterada de óxido nítrico
Neurogênica	AVC ou doença de Alzheimer Lesão medular Cirurgia pélvica radical Neuropatia pélvica Lesão pélvica	Incapacidade para iniciar impulso nervoso ou interrupção da transmissão neural
Hormonal	Hipogonadismo Hiperprolactinemia Hipo/hipertireoidismo Hipercortisolismo	Diminuição da secreção de testosterona; perda da libido e inadequada liberação de óxido nítrico
Vasculogênica arterial ou cavernosa	Aterosclerose Hipertensão Diabetes melito Traumatismo Tabagismo Doença de Peyronie	Fluxo arterial inadequado ou venoclusão prejudicada e inadequada liberação de óxido nítrico
Induzida por fármacos ou drogas	Anti-hipertensivos Antidepressivos Antiandrogênicos Álcool em excesso Interferon-α	Diminuição da secreção de testosterona; perda da libido e inadequada liberação de óxido nítrico
Causada por outras doenças sistêmicas ou envelhecimento	Idade avançada Insuficiência renal crônica Doença coronariana Hepatopatia crônica AIDS etc.	Em geral, multifatorial, resultando em disfunção nervosa, endócrina e/ou vascular

AIDS: síndrome da imunodeficiência adquirida; AVC: acidente vascular cerebral. (Adaptado de Lue, 2000.[8])

Quadro 50.2 Substâncias associadas à disfunção erétil.

Anti-hipertensivos ■ Diuréticos ■ Betabloqueadores (exceto nebivolol) ■ α-metildopa, clonidina etc.
Hipolipemiantes ■ Estatinas, fibratos
Psicotrópicos ■ Antidepressivos tricíclicos, lítio ■ Fenotiazinas, butirofenonas ■ Inibidores da monoaminoxidase ■ Inibidores seletivos da recaptação de serotonina
Anticonvulsivantes ■ Fenobarbital, fenitoína, topiramato etc.
Hormônios femininos ■ Estrógenos, progestógenos
Antiandrogênios ■ Espironolactona, finasterida, flutamida etc.
Antagonistas do GnRH ■ Leuprorrelina, gosserrelina, triptorrelina e busserrelina
Antagonistas H_2 ■ Cimetidina, ranitidina
Outros ■ Metoclopramida, digoxina, baclofeno, álcool, maconha, cocaína, opiáceos, anfetaminas

GnRH: hormônio liberador de gonadotrofina. (Adaptado de Matsui et al., 2015;[1] Thomas, 2003.[14])

resposta aos PDE5i quando em reposição de testosterona em homens hipogonádicos. A hiperprolactinemia também pode causar DE por inibir a secreção pulsátil do hormônio liberador de gonadotrofina (GnRH), resultando em hipogonadismo hipogonadotrófico. Hipo e hipertireoidismo podem também cursar com DE. Os distúrbios endócrinos (com exceção do DM) são provavelmente responsáveis por apenas 3 a 6% de todas as disfunções eréteis orgânicas.[1-3,8,9]

Disfunção erétil vascular (DEV). Representa, de longe, o tipo mais comum de DE. Os maiores fatores de risco associados à sua fisiopatologia são: obesidade (sobretudo, abdominal), DM, hipercolesterolemia, hipertensão arterial, tabagismo, estresse e outras doenças crônicas. Todos esses elementos geram estresse oxidativo, com lesão precoce das células endoteliais e subsequente disfunção endotelial, ocasionando diminuição da produção de NO.[1,10,15,16] A falha no mecanismo de fechamento das veias durante a ereção (disfunção venoclusiva) pode causar DE grave, até mesmo sem resposta aos fármacos intracavernosos (Figura 50.3).[1,2,8,9,11]

Disfunção erétil por diabetes melito. A DE no DM resulta de vários fatores: (1) comprometimento dos pequenos vasos, terminações nervosas e células endoteliais, ocasionando produção deficiente de neurotransmissores; (2) disfunção endotelial; (3) aterosclerose; (4) neuropatia autonômica; (5) fatores emocionais; e (6) uso de medicações anti-hipertensivas.[1,3,14] Em pacientes diabéticos, a DE parece estar fortemente associada à doença coronariana silenciosa. O mecanismo pelo qual a DE está vinculada à doença coronariana parece ser a existência de disfunção endotelial.[17]

Disfunção erétil por outras doenças sistêmicas. Na insuficiência renal crônica, a etiologia da DE é também multifatorial. Infarto agudo do miocárdio (IAM) e angina comprometem a ereção por repercussões emocionais (depressão e ansiedade), além da insuficiência arterial peniana.[1,6,9]

Conforme mostrado no Quadro 50.3, alguns parâmetros podem ser úteis na distinção entre DE orgânica e psicogênica.

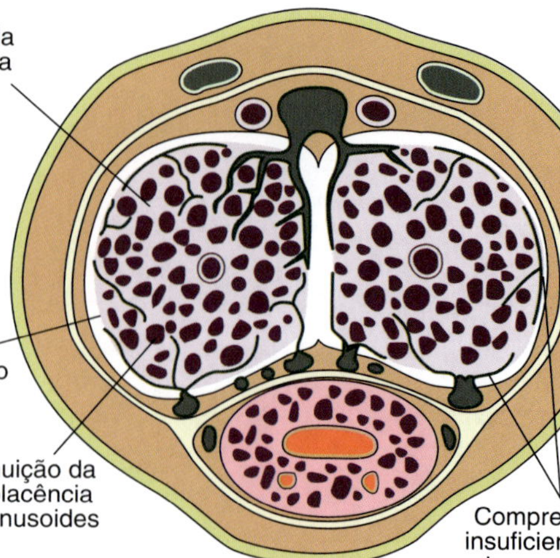

Figura 50.3 Mecanismo da disfunção venoclusiva grave.

Quadro 50.3 Parâmetros úteis na distinção entre disfunção erétil orgânica e psicogênica.

Parâmetro	Disfunção erétil orgânica	Disfunção erétil psicogênica
Início	Gradual	Súbito
Libido	Em geral, preservada	Em geral, ausente
Ereções noturnas	Ausentes	Presentes
Ereções matutinas	Ausentes ou diminuídas	Presentes
Ocorrência da disfunção erétil	Com qualquer parceira ou parceiro	Com parceiras ou parceiros específicos
Relação com estresse	Não	Sim

FATORES DE RISCO

Estudos epidemiológicos indicam que os melhores preditores do risco para DE são idade, histórico de DM, doença cardiovascular e uso de medicações ou drogas ilícitas (Quadro 50.4).[1,2,8,9,14]

A DE afeta < 10% dos homens < 40 anos de idade e > 75% daqueles > 80 anos de idade.[4] A explicação é o envelhecimento natural do tecido erétil que vai perdendo sua elasticidade e as alterações vasculares e neurológicas próprias da idade que, mesmo quando imperceptíveis, contribuem para um déficit de funcionamento na fisiologia da ereção.[4]

A prevalência de DE em diabéticos oscila entre 35 e 75%. Nesses indivíduos, o risco é aproximadamente três vezes maior do que na população geral.[3] Entre os diabéticos que desenvolverão distúrbios eréteis, cerca de 50% serão acometidos dentro dos primeiros 5 a 10 anos após o diagnóstico da doença.[3,4] Muitos pacientes com DM tipo 2 têm sua enfermidade diagnosticada após procurarem o médico com queixas de DE.[14] Pacientes com síndrome metabólica têm também risco aumentado para DE, sendo tal risco diretamente proporcional à circunferência abdominal.[18-21]

O tabagismo e o consumo excessivo de álcool, maconha ou cocaína são, comprovadamente, fatores de risco para DE.[22,23] O etilismo crônico potencialmente causa hipogonadismo e neuropatia autonômica.[22,23] Além disso, com exceção dos antagonistas dos canais de cálcio, inibidores da enzima conversora da angiotensina (ECA) e antagonistas dos receptores AT1 da angiotensina II, os demais anti-hipertensivos são sabidamente

Quadro 50.4 Fatores de risco para disfunção erétil.

- Diabetes melito
- Obesidade
- Síndrome metabólica
- Cirurgia ou radioterapia pélvica
- Consumo excessivo de álcool, cocaína ou maconha
- Doença cardiovascular
- Hipertensão arterial
- Dislipidemia
- Tabagismo
- Insuficiência renal crônica
- Uso de ansiolíticos, hipotensores, antidepressivos, antipsicóticos, antiandrogênicos etc.
- Doença pulmonar obstrutiva crônica

causadores de DE, com destaque para os betabloqueadores e diuréticos.[24,25] Prostatectomia radical[26] e cirurgia para câncer retal[27] são outros fatores de risco para DE.

DISFUNÇÃO ERÉTIL E DOENÇA CARDIOVASCULAR

A relação entre DE e doença cardiovascular (DCV) é bem documentada, com a DE servindo como um indicador comum de problemas cardiovasculares devido à sua conexão com a disfunção endotelial. Essa ligação tem impulsionado estudos que apontam a DE como um fator de risco significativo para DCV, comparável ao risco apresentado pelo tabagismo, por exemplo.[18,28-30] Uma análise recente sugere que a DE pode ser um marcador independente para internações hospitalares ou mortalidade relacionada à DCV.[3]

Além disso, a DE pode ser um sinal precoce de futuros eventos coronarianos, frequentemente surgindo de 3 a 5 anos antes da manifestação clínica da DCV. Isso é atribuído ao diâmetro menor das artérias penianas em comparação com as coronárias.[27] Em pacientes diabéticos, a DE é considerada um preditor mais confiável de eventos cardiovasculares do que a hipertensão ou dislipidemia.[28]

Para homens na faixa etária de 40 a 49 anos, a presença de DE aumenta significativamente o risco de desenvolver DCV, chegando a ser sete vezes maior em comparação com aqueles sem DE.[3,28] A British Society for Sexual Medicine, em suas diretrizes mais recentes, enfatiza a importância de incluir a DE como um fator de risco independente em ferramentas de avaliação de risco cardiovascular, especialmente para homens com menos de 45 anos de idade.[3]

Conforme as últimas diretrizes da American Urological Association (AUA) sobre DE, é recomendado que homens com DE sejam informados de que essa condição é um indicador de risco para DCV subjacente e outras questões de saúde, as quais podem necessitar de avaliação e tratamento adequados.[4]

DISFUNÇÃO ERÉTIL E DOENÇA CARDIOVASCULAR

De acordo com as recomendações mais recentes da American Urological Association sobre a relação entre testosterona e desempenho sexual, o tratamento com testosterona pode ser vantajoso para elevar o desejo sexual e potencializar a função erétil. De acordo com essas recomendações, homens com DE e deficiência de testosterona (DT) que estão considerando o tratamento com um inibidor da fosfodiesterase 4 (PDE5i) devem ser informados de que esses fármacos podem ser mais eficazes se combinados com a terapia com testosterona (grau de evidência C).[4]

No entanto, o estudo TRAVERSE revelou que, embora os homens submetidos à terapia com testosterona tenham relatado um aumento na frequência geral de atividades sexuais diárias (em média, cerca de 0,5 evento por dia) e um reforço na libido, não houve uma melhoria significativa na função erétil. De acordo com as conclusões do estudo, parece que a testosterona pode desempenhar um papel mais preventivo, protegendo contra os efeitos do envelhecimento e das comorbidades relacionadas à função erétil, do que servir como um tratamento direto ou como um meio de potencializar a função erétil.[31]

INVESTIGAÇÃO DIAGNÓSTICA

Anamnese

O componente mais importante para o diagnóstico de DE é obter de maneira clara e completa todo o histórico sexual do paciente. É importante distinguir outras disfunções sexuais, como ejaculação precoce e perda da libido. Vários questionários foram formulados para ajudar no diagnóstico, como o IIEF (*internation index of erectile function*) e o EDITS (*erectile dysfunction inventory of treatment satisfaction*).[32,33]

Problemas de saúde física e psicológica do casal são fatores que podem deteriorar a relação de ambos. O *histórico médico* pode identificar fatores de risco responsáveis ou que contribuem para DE, além de exaustivo inquérito sobre uso de medicamentos (ver Quadro 50.2). Antecedentes de traumatismo pélvico ou perineal e cirurgias abdominopélvicas podem indicar risco vascular ou neurológico. Questões específicas, como dor e deformidade penianas, sugerem placas e curvaturas penianas (*doença de Peyronie*). O histórico do desenvolvimento sexual, os estágios de androgenização e alterações do desenvolvimento genital precisam ser pesquisados no jovem, assim como sinais e sintomas de outras endocrinopatias, como hiper e hipotireoidismo.

O *histórico psicológico* se impõe quando a DE é súbita, ocasional, temporária ou seletiva. Outro dado importante para esse diagnóstico é a preservação das ereções matinais e das ereções reflexas consequentes à distensão vesical, que, quando presentes, dispensam exames complementares para avaliar um adequado funcionamento da estrutura vascular peniana. Diante da suspeita de DE psicogênica, devem ser avaliados problemas emocionais como ansiedade, temor de desempenho, estresse, problemas de relacionamento, doença psiquiátrica coexistente e histórico de uso de drogas ilícitas.[2,3,9,32,33]

Exame físico

O exame físico deve buscar qualquer sinal de anormalidade endócrina, vascular, neurológica ou genital. Deve-se avaliar o estado geral do paciente, aferir a pressão arterial e observar as características sexuais secundárias. A árvore vascular, especialmente dos membros inferiores, é checada pela palpação dos pulsos arteriais e do índice pênis/braço (IPB). Um IPB < 7,0 significa insuficiência arterial. A integridade do sistema neurológico pode ser acessada pela pesquisa dos reflexos, sensibilidade peniana e perianal (dor, temperatura) e reflexos genitais (anal e reflexo bulbocavernoso). A avaliação genital inclui palpação para determinação de consistência, tamanho, deformidades e placas de fibrose.[2,3,7-9,30-32]

Avaliação laboratorial

Os exames laboratoriais básicos para afastar DM ou outras doenças sistêmicas incluem: glicemia de jejum, hemoglobina glicada, creatinina, hemograma, perfil lipídico e exame de urina.

A avaliação endócrina necessita de dosagem de testosterona e hormônios complementares que auxiliam e interferem na produção de testosterona (prolactina, LH, SGHB, estradiol) e função tireoidiana. Gonadotrofinas e cariótipo podem ser requisitados, quando indicados. Ademais, hipercortisolismo deve ser investigado diante da suspeita clínica de síndrome de Cushing.[2,9] Na última atualização das diretrizes da AUA para DE, recomenda-se dosagem matinal da testosterona total em todos os homens com DE.[4]

Testes complementares

Quando não há causa óbvia para a DE (p. ex., distúrbios hormonais, DM de longa duração, uso de fármacos indutores de DE etc.), pode-se proceder a testes diagnósticos complementares, comentados a seguir.

Prova terapêutica com inibidores da PDE5

Pode ser realizada quando ocorre dificuldade ou dúvida em se interpretar a existência de ereções matinais e noturnas, ou quando se deseja documentar a existência de ereção na tentativa de relação sexual. Nesse caso, os PDE5i podem ser utilizados durante determinado período para que seja avaliada a real resposta a esses medicamentos.[8,9,32,33]

Teste de ereção fármaco-induzida

Esse teste é geralmente realizado quando não há resposta aos PDE5i. Consiste na aplicação intracavernosa de agentes vasoativos, seguida de estímulo erótico visual ou manual. Dentre os três agentes mais utilizados (papaverina, papaverina/fentolamina e prostaglandina), a prostaglandina E1 (PGE1) é o de melhor desempenho. No caso de resposta insatisfatória ou inconclusiva, pode-se repetir o teste com uma dose maior ou prosseguir com uma investigação mais detalhada (ultrassonografia com Doppler das artérias cavernosas).[32-34]

Ultrassonografia com Doppler das artérias cavernosas

Trata-se de exame sem indicação formal em diretrizes recentes da AUA e da International Society for Sexual Medicine (ISSM) atualizadas em 2024 e 2023, respectivamente. Contudo, talvez seja o único exame que possa documentar de fato uma DE grave, podendo corroborar a indicação do tratamento cirúrgico e até mesmo afastar possibilidade de DE psicogênica. Realizada antes e depois de aplicação intracavernosa de vasodilatador (alprostadil, TriMix®ou BiMix®), está indicada nos casos de pacientes que precisam de uma investigação mais detalhada da árvore arterial peniana e do sistema venoclusivo do pênis.[34] São considerados dentro da normalidade os pacientes com diâmetro da artéria cavernosa maior do que 0,08 cm e pico de velocidade de fluxo acima de 30 cm/segundo. Esse exame também permite avaliar os corpos cavernosos, pesquisando e documentando placas penianas (doença de Peyronie). Pode ainda ser documentada doença venoclusiva do pênis, quando se evidencia uma velocidade de refluxo venoso (em geral, próximo a 7 cm/segundo), caracterizando assim a "fuga venosa" e a ausência de ereção ao longo do exame.[32-34]

Na última atualização das diretrizes da AUA para DE em 2024, o teste de ereção fármaco-induzida passou a ser um teste de exceção, sendo realizado quando existir a necessidade de documentar (por exigência do paciente ou até mesmo por questões legais prévias a uma indicação de cirurgia de prótese peniana) a disfunção erétil grave, seja por causa vascular, seja por fibrose extensa que induz uma fuga venosa do sangue no pênis.[4]

TRATAMENTO

O impacto da DE no psiquismo e na vida conjugal dos pacientes tem motivado a utilização de um grande arsenal terapêutico, sempre levando em conta que o sucesso depende do apoio vital do par, da motivação e da expectativa realista das possíveis soluções (Quadro 50.5).[2,8,33,35] Além disso, deve-se corrigir os fatores que possam estar causando ou agravando a DE: medicações, distúrbios hormonais (hipogonadismo, hiperprolactinemia, hipo ou hipertireoidismo, hipercortisolismo), DM descompensado, obesidade etc.[2,3,14,33]

Terapia psicossexual

Pode beneficiar todos os pacientes com DE e suas parceiras ou parceiros sexuais. No entanto, está prioritariamente indicada nos casos com DE psicogênica ou mista, com predomínio do componente psicogênico. Contudo, também pode ser empregada em pacientes com DE orgânica irreversível, com o intuito de enfatizar técnicas que possibilitem a obtenção do prazer sem o coito.[2,8,9]

Tratamento clínico

A primeira direção no tratamento é a correção dos fatores predisponentes. Melhora significativa da função erétil pode ser obtida apenas com redução ponderal.[36,37] Manter níveis pressóricos estabilizados e um controle metabólico adequado são fundamentais para melhorar a função endotelial e, consequentemente, evitar a progressão da DE.[8,9]

Tratamento farmacológico

Combate aos transtornos psiquiátricos

Ansiolíticos, medicamentos antipânico e estimulantes sexuais podem ser úteis em alguns casos. Embora essas substâncias não restaurem a potência sexual, sua capacidade de bloquear o pânico sexual torna os pacientes ansiosos mais aderentes à terapia sexual. *Trazodona* (Donaren®) e *alprazolam* (Frontal®, Apraz® etc.) são úteis para bloquear o pânico sexual durante o curso da terapia sexual. *Bupropiona* (Wellbutrin SR®, Bup®) é um dos mais novos adjuvantes, em função de sua aparente ação nos centros sexuais do cérebro, com efeitos favoráveis na ereção e na libido.[8,33]

Terapia de reposição androgênica

A reposição de testosterona está indicada apenas para os pacientes que comprovadamente tenham hipogonadismo. Ela

Quadro 50.5 Opções de tratamento para a disfunção erétil (DE).

Aconselhamento psicossexual ▪ Pode beneficiar todos os pacientes com DE e suas parceiras ou parceiros sexuais. No entanto, está prioritariamente indicado nos casos com DE psicogênica ou mista, com predomínio do componente psicogênico
Terapia de primeira linha ▪ Inibidores seletivos da fosfodiesterase tipo 5 (sildenafila, vardenafila, tadalafila)
Terapias de segunda linha ▪ Injeção intracavernosa ▪ Medicamentos intrauretrais e tópicos ▪ Aparelhos de tumescência a vácuo
Terapias de terceira linha ▪ Próteses penianas

Adaptado de McMahon, 2014;[2] Sivalingam et al., 2006;[34] Hatzimouratidis et al., 2016.[36]

pode potencializar a ação dos PDE5i, melhorando o desempenho desses medicamentos nesses pacientes (ver Capítulo 47, *Hipogonadismo Masculino: Tratamento*).

Uso de agonistas dopaminérgicos

Diante de hipogonadismo secundário à hiperprolactinemia causada por prolactinomas ou pseudoprolactinomas, impõe-se o uso de agonistas dopaminérgicos; de preferência, *cabergolina* (Dostinex®, Cabertrix®, Cabergolina®), na dose média de 0,5 a 1,0 mg, 2 vezes/semana). Nesses casos, a reposição de testosterona apenas está indicada se o hipogonadismo persistir apesar da correção da hiperprolactinemia.[38,39]

Inibidores da fosfodiesterase tipo 5

Mecanismo de ação

Os PDE5i atuam bloqueando a PDE5, enzima que inativa o cGMP, mensageiro que medeia a ação do óxido nítrico (NO) na musculatura lisa das trabéculas dos corpos cavernosos, com consequente relaxamento da musculatura lisa dos corpos cavernosos.[2] Para agirem, os PDE5i necessitam de uma resposta intacta do NO, bem como da síntese de cGMP pelas células da musculatura lisa do corpo cavernoso.[8,9] Contudo, é muito importante que exista a compreensão, por parte do paciente, de que o sucesso da medicação depende da presença do estímulo sexual e da ausência de estresse físico e mental (Figuras 50.4 e 50.5).[2,8,9,40-49]

Fármacos

A sildenafila começou a ser comercializada em 1998. A partir de 2003, foram lançados outros PDE5i, vardenafila e tadalafila, que apresentam maior especificidade pela PDE5, o que lhes possibilita eficácia terapêutica com doses menores. Mais recentemente, passou-se a dispor da lodenafila, e da avanafila e da udenafila.[2,35,40-48]

Embora os PDE5i tenham algumas similaridades estruturais, eles diferem na seletividade e na farmacocinética. O Quadro 50.6 mostra as diferenças entre os fármacos com relação ao início e à duração de ação. A tadalafila possui a meia-vida mais longa, tornando possível uma janela terapêutica de 36 horas para ela.

A seletividade dos PDE5i é a razão de sua potência inibitória de outras isoformas de fosfodiesterase por sua potência inibitória da PDE5. Para a PDE tipo 6 (PDE6), tadalafila é a mais seletiva, e sildenafila, a menos seletiva; para a tipo 11 (PDE11), vardenafila é a mais seletiva, e tadalafila, a menos. No entanto, não há diferenças significativas entre os PDE5i quanto a eficácia, segurança e tolerabilidade.[40-48]

Efeitos colaterais

Os efeitos colaterais que afetam igualmente os PDE5i resultam da inibição dessa isoforma em outros órgãos: cefaleia, congestão nasal, dispepsia, rubor facial e distúrbios visuais

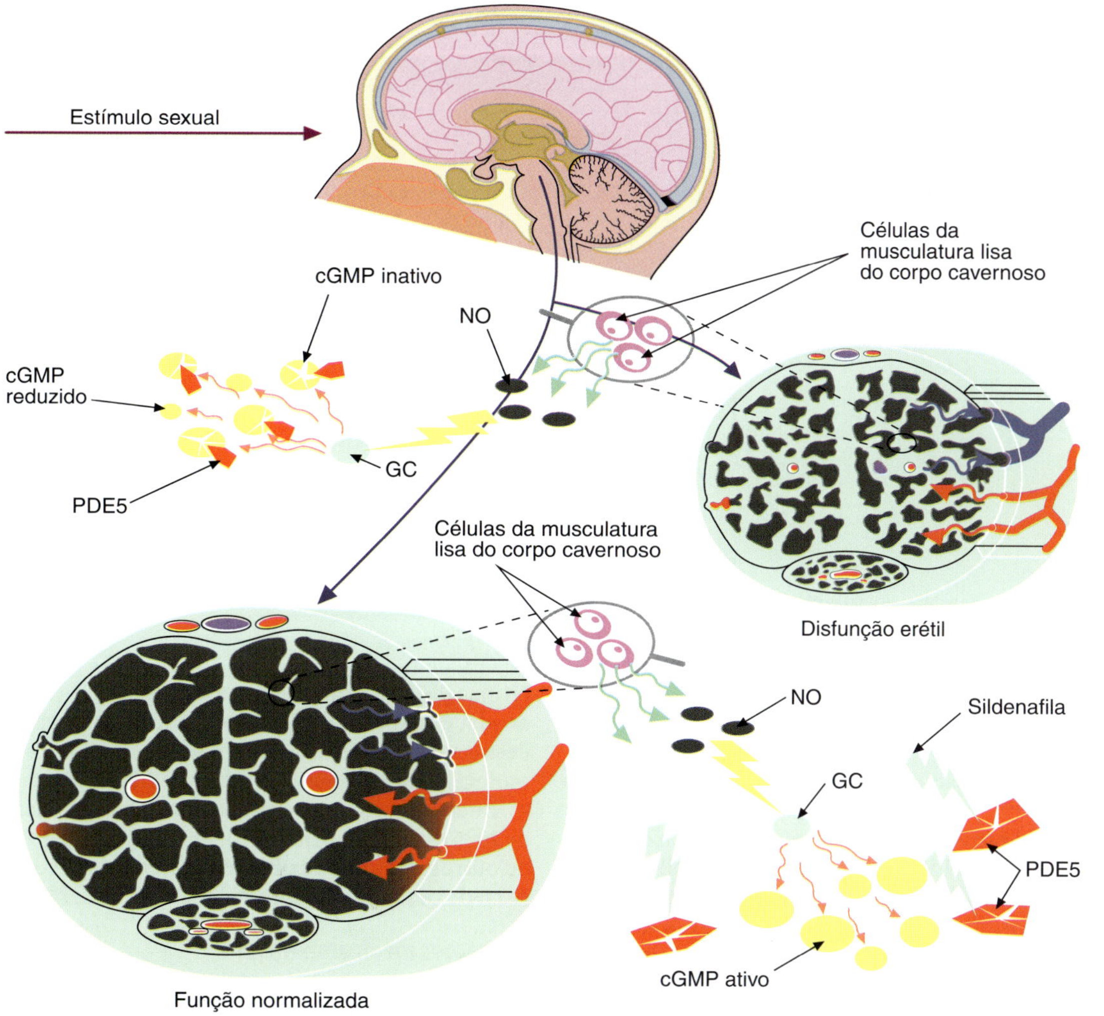

Figura 50.4 Resumo dos fatores envolvidos na ereção e do mecanismo de ação dos inibidores da fosfodiesterase tipo 5 (PDE5i). cGMP: monofosfato de guanosina cíclico; GC: guanilato ciclase; NO: óxido nítrico. (Adaptada de Agarwal et al., 2006.)[11]

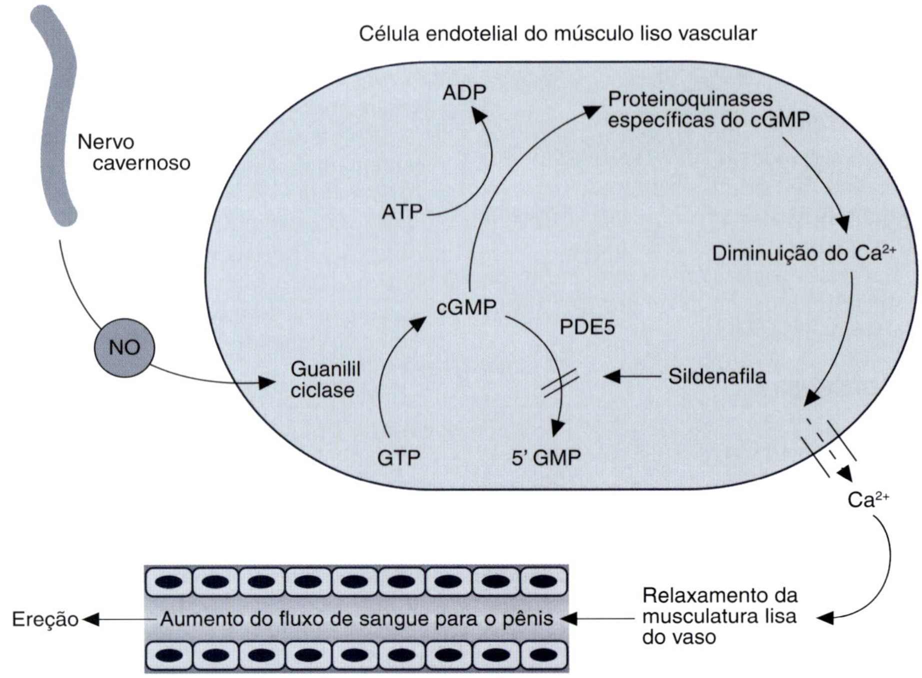

Figura 50.5 Mecanismo de ação da sildenafila e outros inibidores da fosfodiesterase tipo 5 (PDE5i). ADP: difosfato de adenosina; ATP: trifosfato de adenosina; cGMP: monofosfato de guanosina cíclico; GTP: trifosfato de guanosina; NO: óxido nítrico; PDE5: fosfodiesterase tipo 5. (Adaptada de Agarwal et al., 2006.)[11]

Quadro 50.6 Farmacologia clínica dos inibidores seletivos da fosfodiesterase tipo 5.

Características	Tadalafila (Cialis®)	Sildenafila (Viagra®)	Vardenafila (Levitra®)	Udenafila (Zydena®)
Início de ação	20 a 30 min	30 a 60 min	15 a 45 min	30 min
Duração de ação	Até 36 h	4 a 6 h	12 h	16 h
Meia-vida	16,9 h (jovem) 21,6 h (idoso)	3 a 4 h	4 a 5 h	11 a 15 h
Ligação proteica	94%	96%	94%	95%
Interação com alimentos	Sem interação	Taxa de absorção e concentração reduzidas após refeição rica em gordura	Taxa de absorção e concentração reduzidas após refeição rica em gordura	Sem interação
Eventos adversos	Cefaleia Dispepsia Congestão nasal Rubor facial Dor lombar	Cefaleia Dispepsia Congestão nasal Rubor facial Visão anormal	Cefaleia Congestão nasal Rubor facial Dispepsia	Cefaleia Congestão nasal Rubor facial
Contraindicação	Uso de nitratos	Uso de nitratos	Uso de nitratos	Uso de nitratos Portadores de retinite pigmentosa

Adaptado de McMahon, 2014;[2] Sivalingam et al., 2006;[34] Hatzimouratidis et al., 2016;[36] Doumas et al., 2015.[41]

(fotossensibilidade, borramento visual e dificuldade na percepção de cores entre o azul e o verde). As alterações visuais causadas pela sildenafila estão relacionadas com a inibição da PDE6 na retina, ao passo que as dores musculares causadas pela tadalafila decorrem da inibição da PDE11 no músculo esquelético (Quadro 50.7).[8,9,40-48]

Foram relatados raros casos de neuropatia óptica isquêmica anterior não arterítica (NAION) após o uso de PDE5i.[50] Essa condição é caracterizada por perda de visão monocular de início súbito e decorre de isquemia aguda da porção anterior do nervo óptico, na ausência de arterite demonstrável.[49] Pacientes com histórico de perda súbita da visão não devem ser, portanto, tratados com PDE5i sem uma avaliação oftalmológica prévia.[40,49]

Um grande estudo de coorte recentemente descobriu que o uso regular de PDE5i está associado a um risco aumentado de descolamento seroso de retina (DRS), oclusão vascular da retina (RVO) e neuropatia óptica isquêmica (ION) em homens de idade avançada.[50] Portanto, todos os homens com histórico dessas doenças devem sempre ser aconselhados pelo seu oftalmologista antes de iniciar o uso de inibidores da PDE5.

Interessantemente, um estudo recente (publicado em janeiro de 2024) evidenciou que homens em uso frequente de sildenafila ou outros inibidores da PDE5 apresentaram redução de 18% no risco de desenvolvimento de doença de Alzheimer.[51]

Interações medicamentosas

A sildenafila é metabolizada principalmente pelos citocromos P4502C9 e P4503A4. Suas concentrações plasmáticas são aumentadas por inibidores do P4503A4, como cimetidina, eritromicina e inibidores de protease. Em contrapartida, a sildenafila é um

Quadro 50.7 Efeitos colaterais comuns dos inibidores seletivos da fosfodiesterase tipo 5 (PDE5).

Efeito colateral	Frequência (%)		
	Sildenafila	Vardenafila	Tadalafila
Cefaleia	13	16	15
Flushing	10	12	4
Dispepsia	5	4	12
Congestão nasal	1	10	4
Tonturas	1	2	2
Visão anormal*	2	< 2	–
Lombalgia**	–	–	7
Mialgia**	–	–	6

*Secundária à inibição não seletiva de isoforma PDE6 na retina. **Secundárias à inibição não seletiva de isoforma PDE11 no músculo esquelético. (Adaptado de Shindel et al., 2014;[12] Ventimiglia et al., 2016.[40])

inibidor da via metabólica P4502C9, e sua administração pode comprometer o metabolismo de substâncias metabolizadas por esse sistema, como a varfarina.[9,40,41]

Suco de *toranja*, mesmo quando administrado em quantidades normais (200 a 300 mℓ), pode irreversivelmente inativar o P4503A4 intestinal, levando a redução no metabolismo pré-sistêmico e aumento da biodisponibilidade dos PDE5i.[40]

As interações mais sérias, no entanto, são com os nitratos, cujos efeitos vasodilatadores são potencializados pelos PDE5i, podendo resultar em hipotensão potencialmente fatal. Em indivíduos com insuficiência aórtica grave ou insuficiência cardíaca congestiva tratados com vasodilatadores ou esquemas anti-hipertensivos complexos, é obrigatório o monitoramento da pressão arterial após a administração inicial de PDE5i (Quadro 50.8).[8,9,40,41]

Posologia

Sildenafila (comp. 25 e 50 mg). A dose inicial é de 50 mg 1 hora antes do coito, podendo ser aumentada para 100 mg ou diminuída para 25 mg, 1 vez/dia.[40-42] Tem sido sugerido o uso de doses menores de sildenafila (25 mg) nos pacientes em uso concomitante de medicações que interfiram no complexo enzimático CYP3A4 (p. ex., cimetidina, eritromicina, cetoconazol, itraconazol e inibidores da protease).

Como já mencionado, sildenafila e os demais PDE5i estão formalmente contraindicados em pacientes que fazem uso de nitratos. O somatório dos efeitos hipotensores desses fármacos pode precipitar IAM ou AVC. Contraindicações relativas são: IAM recente (nos últimos 6 meses), AVC e insuficiência cardíaca (grau III a IV) (ver Quadro 50.8).[40-43]

Tadalafila. A dose recomendada é de 20 mg, que, devido à duração de ação prolongada da tadalafila, não precisa ser tomada nas primeiras horas que antecedem a relação sexual. Da mesma maneira, tadalafila só deve ser repetida após 48 horas.[42-46,50]

Tadalafila de uso diário. Recentemente lançada no mercado brasileiro, é administrada diariamente pela manhã, na dose de 5 mg, ocasionando concentração linear e constante ao longo das 24 horas. É geralmente selecionada para indivíduos com maior frequência de atividade sexual.[52,53]

Vardenafila. A dose recomendada é 20 mg, administrada 25 a 60 minutos antes de cada atividade sexual. A dose pode ser aumentada para 20 mg, de acordo com a eficácia e a tolerabilidade. Em pacientes em uso concomitante de fármacos que inibam CYP3A4, essa dose não deve exceder 5 mg/dia.[54-56]

Vardenafila ODT (10 mg). Formulação disponível em comprimidos orodispersíveis (10 mg), com sabor menta, para aplicação sublingual, o que supostamente lhe confere um início de ação mais rápido (10 a 60 minutos).[55]

Iodenafila (comp. 80 mg). A dose inicial recomendada é 80 mg, administrada 30 a 60 minutos antes de cada atividade sexual.

Udenafila (Zydena® – comp. 100 mg). Na dose de 100 mg, é administrado 30 a 60 minutos antes da relação sexual, com meia-vida de 12 horas, sem variação na absorção se ingerido com alimentos pouco gordurosos. Apresenta alta seletividade na inibição na enzima PDE5.[44,47]

Avanafila (Stendra® – comp. 100 mg). Diferencia-se dos demais PDE5i devido a seu rápido início de ação (dentro de 15 minutos) e rápida eliminação (duração de ação de 6 horas). Ela atinge sua concentração máxima no plasma ($T_{máx}$) em 30 a 45 minutos, contra 60 a 120 minutos com os outros PDE5i.[46,56]

Quadro 50.8 Recomendações para o uso de inibidores seletivos de PDE5 (PDE5i).

- Não administrar PDE5i em homens fazendo uso regular de nitratos de curta ou longa ação
- Se o homem tem doença coronariana estável e não necessita de nitratos regularmente, os riscos dos PDE5i devem ser cuidadosamente discutidos com ele. Se nitratos são requeridos por causa de leve a moderada limitação para exercícios resultante de insuficiência coronariana, PDE5i não devem ser prescritos
- Orientar os pacientes sobre a interação dos PDE5i com nitratos, doadores de nitratos e α-bloqueadores, a qual pode resultar em hipotensão potencialmente fatal
- Não administrar PDE5i dentro de 24 horas da ingestão de qualquer tipo de nitrato
- Em homens com doença coronariana prévia, deve-se avaliar o risco de isquemia cardíaca durante a atividade sexual antes de prescrever PDE5i. Essa avaliação pode incluir um teste ergométrico
- Monitoramento inicial da pressão arterial após a administração de PDE5i pode estar indicado em homens com insuficiência cardíaca congestiva que tenham baixa pressão e *status* volumétrico limítrofe, bem como homens tratados com esquemas anti-hipertensivos complicados, com múltiplos fármacos. Nesses casos, o temor maior é hipotensão por interação dos PDE5i com vasodilatadores
- Em homens infectados pelo HIV, considerar potenciais interações de PDE5i com fármacos antirretrovirais ou antimicrobianos

HIV: vírus da imunodeficiência humana. (Adaptado de McVary, 2007;[9] Isidro, 2012;[20] Ventimiglia et al., 2016.[40])

Escolha do inibidor da fosfodiesterase tipo 5

Vários pacientes terão preferência por um ou mais desses agentes. Há uma grande variação individual com relação ao início e à eficácia, bem como à duração do efeito erogênico. Os efeitos colaterais podem também influenciar a escolha do paciente.[2]

Em estudos comparativos entre tadalafila e outros PDE5i, a maioria dos pacientes disse preferir a primeira. O principal motivo por essa opção foi a capacidade da tadalafila em propiciar ereção por um tempo mais prolongado, apesar da similar eficácia erogênica entre os fármacos.[41-43] Convém comentar que estudos que mostram preferências específicas por PDE5i têm sido alvo de questionamentos devido a seus desenhos ou a vieses de seleção.[3,7] Vale a pena ressaltar também que cerca de 30% dos pacientes não têm resposta satisfatória aos PDE5i, seja por falta de resposta fisiológica, efeitos colaterais intoleráveis ou ambos.[36,48]

Falha do da fosfodiesterase tipo 5

A forma correta de se tomar a medicação deve ser sempre enfatizada. A absorção dos inibidores de PDE5 é maior quando o paciente está em jejum e sempre mais lentificada quando ingeridos após a alimentação. Portanto, é recomendado que essas medicações sejam administradas cerca de 60 minutos da refeição próxima ao período da relação.

Eventualmente, pode ser tentada a troca da medicação, mas deve-se antes excluir níveis baixos de testosterona (frequente motivo de falha do PDE5i), potencialmente revertida com a correção do distúrbio hormonal.[3] As diretrizes britânicas sugerem um ponto de corte de 350 ng/dℓ (12 nmol/ℓ) para iniciar um tratamento terapêutico de 6 meses com testosterona, com a manutenção do PDE5i (Figura 50.6).[3]

Farmacoterapia intracavernosa

A autoinjeção com fármacos vasoativos representa a alternativa de escolha aos tratamentos cirúrgicos (implante de prótese peniana) nos casos não responsivos aos medicamentos orais. Essas substâncias estimulam o processo natural da ereção por meio da inibição do tônus simpático e relaxamento da musculatura lisa dos corpos cavernosos.[23] Vários fármacos foram utilizados, isoladamente ou em combinação (p. ex., prostaglandina, papaverina, fentolamina, alprostadil etc.); contudo, atualmente, em nosso meio, a preferência tem sido por *alprostadil* (Caverject® etc.) ou pelo uso de formulações combinadas, TriMix® (prostaglandina + papaverina + fentolamina) ou BiMix® (papaverina + fentolamina).[36,57]

O *alprostadil* é um vasodilatador sintético (prostaglandina E1) com ação alfa$_2$-antiadrenérgica e um potente efeito relaxante da musculatura lisa, bem como ação vasodilatadora. Sua dose varia de 5 a 20 mg. Na prática clínica, provou ser o fármaco intracavernoso disponível mais eficiente, com um sucesso geral > 70%. Além disso, o risco para a ocorrência de fibrose, ereção prolongada e priapismo é baixo. O efeito colateral mais comum é a ereção dolorosa (17 a 34% dos casos). A frequência das aplicações não deve exceder 3 vezes/semana. A farmacoterapia intracavernosa está contraindicada nos pacientes em uso de inibidores da monoamina oxidase ou com condições que favoreçam o priapismo (p. ex., anemia falciforme, leucemia ou em uso de anticoagulantes).[9,36,57]

A autoinjeção de fármacos intracavernosos oferece os melhores resultados nos seguintes casos de DE: diabéticos, doenças neurológicas, pacientes submetidos a cirurgias radicais de bexiga, de próstata ou de cólon, e DE de origem vascular leve ou moderada, sobretudo quando há insuficiência arterial.[9,36,57]

A utilização de medicações intracavernosas deve ser realizada somente após adequado aprendizado do procedimento e o devido esclarecimento das potenciais complicações e de como proceder caso aconteçam. É recomendável que esses pacientes sejam reavaliados frequentemente (entre 3 e 6 meses), mesmo que o tratamento esteja sendo considerado satisfatório.[36,57]

Os pacientes tratados com injeção intracavernosa devem ser orientados a contatar seu médico quando as ereções ultrapassarem 3 a 4 horas de duração. Nessa situação, a ereção pode ser desfeita drenando-se, por meio de um escalpe nº 19, e/ou injetando-se fenilefrina (Fenilefrin®) ou etilefrina (Efortil®), diluídas em solução fisiológica a 0,9%.[58]

Farmacoterapia intrauretral

O uso de alprostadil por via uretral é igualmente uma terapia de segunda linha e tem se mostrado segura e eficaz, propiciando resposta erogênica satisfatória em cerca de 80% dos casos.[36,59-61]

Terapia combinada

Para os pacientes não responsivos à monoterapia, pode ser considerada a associação de duas medicações com mecanismos de

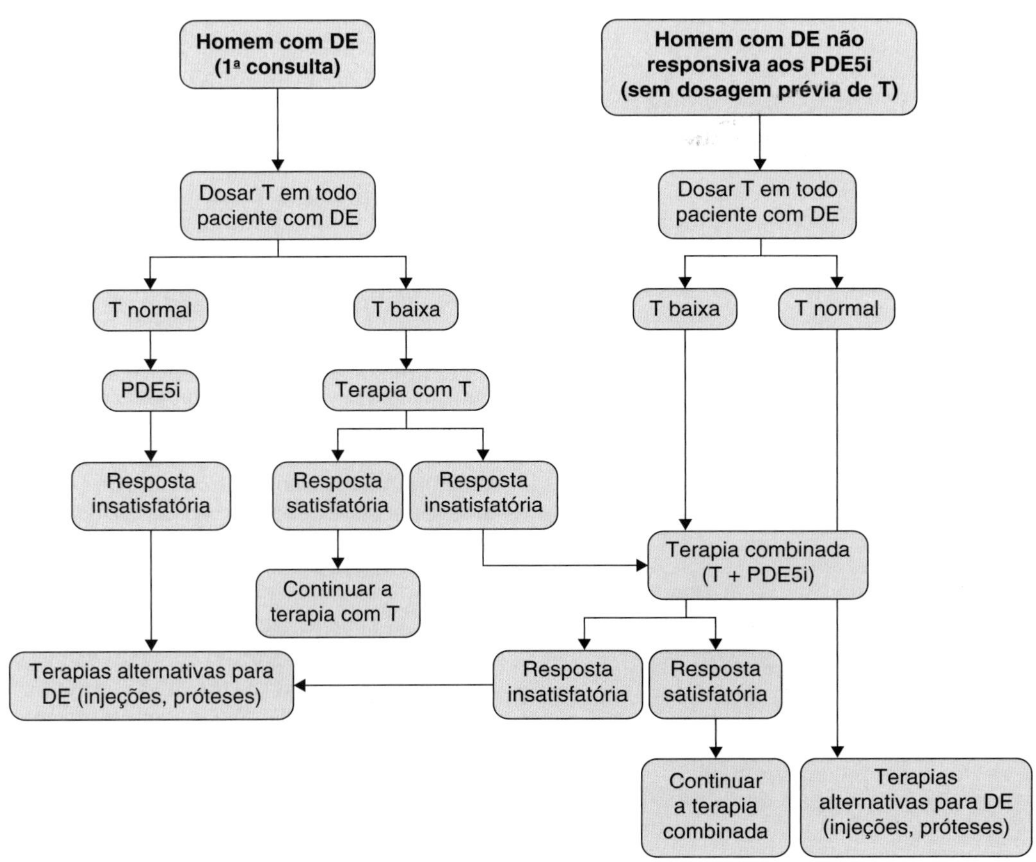

Figura 50.6 Algoritmo para o manejo da disfunção erétil (DE). PDE5i: inibidores da fosfodiesterase tipo 5; T: testosterona. (Adaptada de Isidro, 2012.)[20]

ação distintos. Resultados satisfatórios foram relatados com a combinação de PDE5i com o alprostadil.[62] Nos diversos estudos, a taxa de sucesso relatada com a terapia combinada, em casos de falência com a monoterapia, tem variado de 47 a 100%.[62] É preciso ficar atento à ocorrência de priapismo com esse tratamento. Também foi demonstrado que o uso de PDE5i pode ser útil quando a DE persiste a despeito da correção do hipogonadismo com testosterona, como comentado anteriormente.[63] Da mesma forma, pacientes com resposta inadequada aos PDE5i podem se beneficiar da adição de testosterona, particularmente quando a testosterona total está abaixo de 350 ng/dℓ.[3]

Outras medicações potencialmente úteis

Alfabloqueadores. Melhora do desempenho sexual foi relatada por pacientes com DE e hipertrofia prostática benigna durante o tratamento com doxazosina.[64]

Estatinas. A melhora da função endotelial por meio da redução dos fatores inflamatórios endoteliais por esses fármacos já foi amplamente documentada. Recentemente, trabalhos científicos demonstraram a melhora da ereção após o início do uso de estatinas.[65]

Fármacos em perspectiva

Novos PDE5i (p. ex., SLx-2101 e mirodenafila) são candidatos a entrarem no mercado nos próximos anos.[66,67] Também vem sendo testado o PT-141 (*melanotan II*), agonista da melanocortina para aplicação intranasal.[68] Em um estudo duplo-cego, controlado por placebo, ereção ocorreu em 17/20 pacientes (85%) com DE psicogênica ou orgânica.[71] Recentemente, foi relatado o sucesso da coadministração em baixas doses de PT-141 intranasal e sildenafila (7,5 mg e 25 mg, respectivamente).[69]

Outras moléculas em desenvolvimento incluem ativadores da guanilato ciclase, inibidores da rho-quinase (peptídeo relacionado com a calcitonina), agonistas serotoninérgicos, agonistas seletivos da dopamina, antagonistas seletivos do receptor alfa$_1$, doadores de óxido nítrico e análogos da hexarrelina.[66,67]

A FDA (agência regulatória dos EUA) aprovou, no fim de 2023, um gel para o tratamento da DE chamado MED3000 (também conhecido como Eroxon®). Os pacientes aplicam o gel diretamente na glande do pênis imediatamente antes da relação sexual, possibilitando melhor ereção. Trata-se de um medicamento recém-lançado que, apesar de já estar aprovado e disponível no mercado americano, ainda se aguardam os resultados e *feedback* pelos pacientes no uso dessa medicação.

Finalmente, a terapia gênica (injeção de células-tronco e de plasma enriquecido em plaquetas nos corpos cavernosos do pênis) vem também sendo avaliada em caráter experimental com resultados promissores.[66,67]

Aparelhos a vácuo: bomba de vácuo peniana

Método bastante popular nos EUA e na Europa, é considerado efetivo e de baixo custo.[33] No Brasil, é pouco utilizado, principalmente entre os mais jovens, pela percepção de uma ereção não natural e pela necessidade de se ter o aparelho no momento da relação sexual. A taxa de abandono de tratamento é relativamente alta, entre 65 e 75%. Em virtude da falta de evidência científica e segurança nas últimas revisões de literatura, não apresenta uso bem-definido nas diretrizes dos últimos anos.[70,71]

Tratamento cirúrgico

Pacientes que apresentam resposta ineficaz aos tratamentos menos invasivos podem, em casos recomendados, ser beneficiados com o implante de próteses penianas.[2,8,9,33] As próteses penianas provocaram verdadeira revolução no campo da DE. São introduzidas nos corpos cavernosos, mantendo intacta a inervação do pênis e da glande.

Existem atualmente dois tipos de próteses penianas: as próteses maleáveis, feitas de um tubo de silicone com uma haste interna metálica; e as próteses infláveis, compostas por um mecanismo de três volumes (Figura 50.7).[72,73] Ambas conferem rigidez ao pênis, tornando possível a penetração vaginal sem alterar a capacidade de ejaculação, o desejo e o prazer.[72,73]

As próteses são particularmente indicadas para as seguintes situações: (1) DE grave não responsiva ao tratamento farmacológico, (2) curvatura acentuada (doença de Peyronie) associada à DE e (3) pacientes que não se adaptam a outros tipos de tratamento.[2,33,72]

Importante comentar que, segundo as últimas diretrizes da AUA, todos os homens com DE devem ser informados sobre a opção de tratamento do implante de prótese peniana, incluindo a discussão dos benefícios e riscos/encargos, independentemente de falha prévia com outros tipos de tratamento.[4] Destaca-se ainda que todos os homens com DE que decidirem pela cirurgia de implante peniano devem ser orientados quanto às expectativas pós-operatórias e à real expectativa do que a cirurgia representa, salientando os reais benefícios na qualidade de vida desses pacientes que optam pela cirurgia.[4]

Prótese maleável

No Brasil, a prótese semirrígida ou maleável é mais utilizada devido ao menor custo. Ela propicia rigidez peniana adequada e satisfação na relação paciente-parceira, porém tem a desvantagem de manter o pênis constantemente preenchido e com volume, ocasionando maior dificuldade de ocultação da prótese.[2,7]

A prótese maleável não se apresenta como uma opção ou solução inferior como se faz pensar devido ao menor custo. Muitos pacientes podem optar por um mecanismo mais simples (sem válvula insufladora na bolsa escrotal) e que teoricamente não apresenta risco de falha mecânica como na prótese inflável.

Alguns pacientes, mesmo que tenham como atrativo e maior interesse pela prótese inflável, ao serem avaliados na consulta médica, já não apresentam condições físicas ideais para o manuseio (inflar e desinsuflar) da prótese. Temos como exemplo os pacientes já em idade mais avançada sem destreza e/ou força manual adequada, pacientes acometidos por doença de Parkinson ou outras doenças neurológicas e até mesmo pacientes que não têm acesso adequado ao manuseio da válvula devido à grande circunferência abdominal.[3,4,46]

Prótese inflável

As próteses infláveis de três volumes são constituídas de dois cilindros infláveis conectados a um reservatório de fluido e um dispositivo para o acionamento do mecanismo (válvula), colocado na bolsa escrotal (ver Figura 50.7). Representam o padrão-ouro do tratamento cirúrgico da DE nos EUA e em vários países da Europa, apresentando uma ereção mais "fisiológica", com aspecto e função da ereção mais próximos ao estado natural, devido ao maior calibre que os cilindros conseguem atingir após sua insuflação. As desvantagens seriam o custo mais elevado e a maior complexidade cirúrgica. Uma outra vantagem é a melhor ocultação da prótese quando está desinflada, conferindo um aspecto mais natural quando o paciente não se encontra no momento da atividade sexual. A cirurgia de prótese inflável é um procedimento de maior complexidade, devendo ser realizada preferencialmente por urologistas dedicados a essa cirurgia e que a realizam com regularidade.[4]

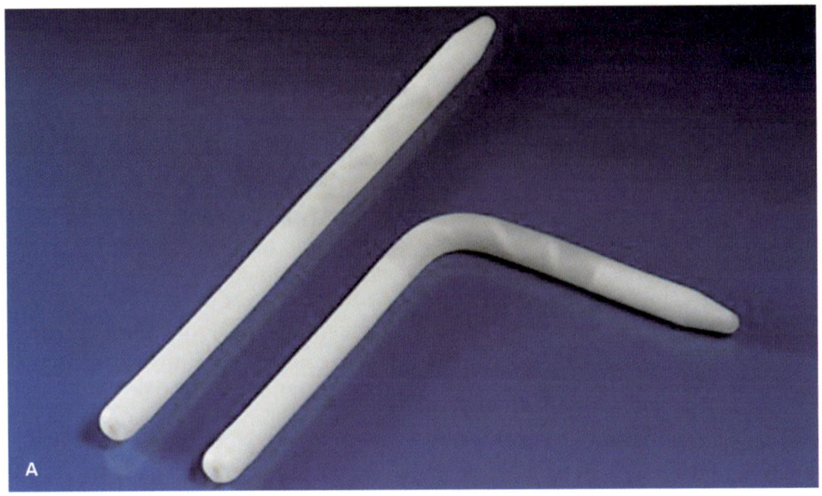

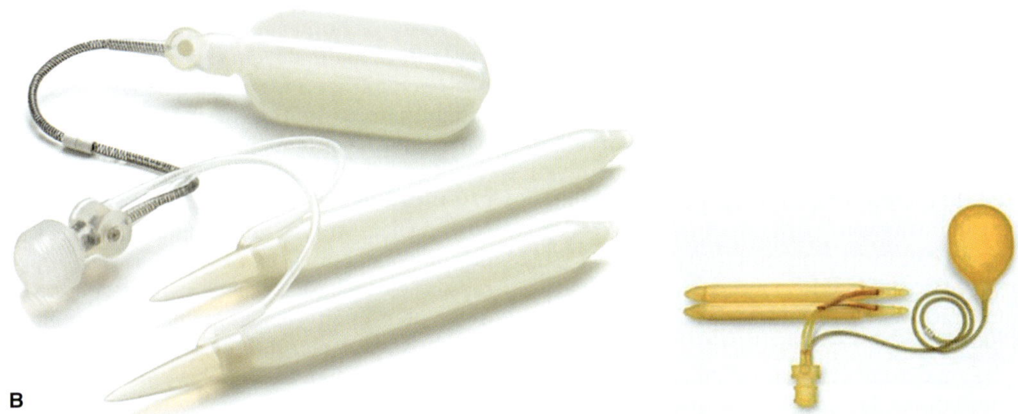

Figura 50.7 Exemplos de próteses penianas. **A.** Maleável ou semirrígida. **B.** Inflável com três volumes.

Resumo

A abordagem atual da disfunção erétil compreende o real entendimento da fisiopatologia da ereção, suas principais causas, consequências e sua estreita relação com outras patologias e síndromes. O diagnóstico baseia-se em detalhada anamnese, exame físico completo e exames laboratoriais que indiquem patologias de base e alterações hormonais. Exames complementares podem ser utilizados em casos selecionados quando se necessita instituir tratamento cirúrgico ou definir alterações vasculares na disfunção erétil grave. Ressalta-se que a abordagem atual deve sempre alertar a íntima relação da disfunção erétil com as doenças cardiovasculares. O tratamento clínico pode variar desde orientações e esclarecimentos, passando pela utilização de medicamentos orais (inibidores da fosfodiesterase tipo 5), correção e tratamento de outras patologias de base, até a administração de fármacos intracavernosos e cirurgia. O tratamento cirúrgico, quando recomendado, consiste em implante de próteses penianas, existindo a opção de prótese maleável (semirrígida) ou inflável de três volumes. A decisão do tratamento cirúrgico deve sempre ser tomada em conjunto com o paciente, levando em consideração os reais benefícios, bem como o custo e a complexidade da cirurgia para cada caso.

REFERÊNCIAS BIBLIOGRÁFICAS

1. Matsui H, Sopko NA, Hannan JL et al. Pathophysiology of erectile dysfunction. Curr Drug Targets. 2015; 16:411-9.
2. McMahon CG. Erectile dysfunction. Intern Med J. 2014; 44:18-26.
3. Hackett G, Kirby M, Wylie K et al. British Society for Sexual Medicine Guidelines on the management of erectile dysfunction in men–2017. J Sex Med. 2018; 15:430-57.
4. American Urological Association. Erectile dysfunction: guideline. (updated in April 2024).
5. Johannes CB, Araujo AB, Feldman HA et al. Incidence of erectile dysfunction in men 40 to 69 years old: longitudinal results from the Massachusetts male aging study. J Urol. 2000; 163:460-3.
6. Lewis RW. The epidemiology of erectile dysfunction. Urol Clin North Am. 2001; 29:209-26.
7. Moreira Jr ED, Abdo CH, Torres EB et al. Prevalence and correlates of erectile dysfunction: results of the Brazilian Study of Sexual Behaviour. Urology. 2001; 58:583-8.
8. Lue T. Drug therapy: erectile dysfunction. N Engl J Med. 2000; 15:1802-13.
9. McVary KT. Clinical practice. Erectile dysfunction. N Engl J Med. 2007; 357:2472-81.
10. Blick C, Ritchie RW, Sullivan ME. Is erectile dysfunction an example of abnormal endothelial function? Curr Vasc Pharmacol. 2016; 14:163-7.
11. Agarwal A, Nandipati KC, Sharma RK et al. Role of oxidative stress in the pathophysiological mechanism of erectile dysfunction. J Androl. 2006; 27:335-47.
12. Shindel A, Brant WO, Bochinski D et al. Medical and surgical therapy of erectile dysfunction. In: De Groot LJ, Beck-Peccoz P, Chrousos G et al. (Ed.). Endotext [Internet]. South Dartmouth (MA): MDText.com, Inc.; 2000-2014 Sep 17.
13. Seftel AD, Sun P, Swindle R. The prevalence of hypertension, hyperlipidemia, diabetes mellitus and depression in men with erectile dysfunction. J Urol. 2004; 171:2341-5.
14. Thomas DR. Medications and sexual function. Clin Geriatr Med. 2003; 19:553-62.
15. Traish AM, Munarriz R, O'Connell L et al. Effects of medical or surgical castration on erectile function in an animal model. J Androl. 2003; 24:381-7.
16. Leoni LA, Fukushima AR, Rocha LY et al. Physical activity on endothelial and erectile dysfunction: a literature review. Aging Male. 2014; 17:125-30.

17. Kamenov ZA. A comprehensive review of erectile dysfunction in men with diabetes. Exp Clin Endocrinol Diabetes. 2015; 123:141-58.
18. Randrup E, Baum N, Feibus A. Erectile dysfunction and cardiovascular disease. Postgrad Med. 2015; 127:166-72.
19. Koppiker N, Boolell M, Price D. Recent advances in the treatment of erectile dysfunction in patients with diabetes mellitus. Endocr Pract. 2003; 9:52-63.
20. Isidro ML. Sexual dysfunction in men with type 2 diabetes. Postgrad Med J. 2012; 88:152-9.
21. Matfin G, Jawa A, Fonseca VA. Erectile dysfunction: interrelationship with the metabolic syndrome. Curr Diab Rep. 2005; 5:64-9.
22. Gades NM, Nehra A, Jacobson DJ et al. Association between smoking and erectile dysfunction: a population-based study. Am J Epidemiol. 2005; 161:346-51.
23. Ravaglia S, Marchioni E, Costa A et al. Erectile dysfunction as a sentinel symptom of cardiovascular autonomic neuropathy in heavy drinkers. J Peripher Nerv Syst. 2004; 9:209-14.
24. Freire FR. Disfunção erétil. In: Lima JG et al. Aulas em endocrinologia. São Paulo: Atheneu, 2002. p. 255-62.
25. Dusing R. Sexual dysfunction in male patients with hypertension: influence of antihypertensive drugs. Drugs. 2005; 65:773-86.
26. Glina S. Erectile dysfunction after radical prostatectomy: treatment options. Drugs Aging. 2011; 28:257-66.
27. Leon-Carlyle M, Schmocker S, Victor JC et al. Prevalence of physiologic sexual dysfunction is high following treatment for rectal cancer: But is it the only thing that matters? Dis Colon Rectum. 2015; 58:736-42.
28. Jackson G, Nehra A, Miner M et al. The assessment of vascular risk in men with erectile dysfunction: the role of the cardiologist and general physician. Int J Clin Pract. 2013; 67:1163-72.
29. Ma RCW, So WY, Yang XL et al. Erectile dysfunction predicts coronary heart disease in type 2 diabetes. J Am Coll Cardiol. 2008; 51:2045-50.
30. Chew KK, Finn J, Stuckey B et al. Erectile dysfunction as a predictor for subsequent atherosclerotic cardiovascular events: findings from a linked-data study. J Sex Med. 2010; 7:192-202.
31. Lincoff AM, Bhasin S, Flevaris P et al. TRAVERSE Study Investigators. Cardiovascular safety of testosterone-replacement therapy. N Engl J Med. 2023; 389:107-17.
32. Papagiannopoulos D, Khare N, Nehra A. Evaluation of young men with organic erectile dysfunction. Asian J Androl. 2015; 17:11-6.
33. Fazio L, Brock G. Erectile dysfunction: management update. CMAJ. 2004; 170:1429-37.
34. Sivalingam S, Hashim H, Schwaibold H. An overview of the diagnosis and treatment of erectile dysfunction. Drugs. 2006; 66:2339-55.
35. Paushter DM. Role of duplex sonography in the evaluation of sexual impotence. AJR. 1989; 153:1161-3.
36. Hatzimouratidis K, Salonia A, Adaikan G et al. Pharmacotherapy for erectile dysfunction: recommendations from the Fourth International Consultation for Sexual Medicine (ICSM 2015). J Sex Med. 2016; 13:465-88.
37. Esposito K, Giugliano F, Di Palo C et al. Effect of lifestyle changes on erectile dysfunction in obese men. JAMA. 2004; 291:2978-84.
38. De Rosa M, Zarrilli S, Di Sarno A et al. Hyperprolactinemia in men: clinical and biochemical features and response to treatment. Endocrine. 2003; 20:75-82.
39. Vilar L, Naves L, Freitas MC et al. Tratamento medicamentoso dos tumores hipofisários – Parte I: prolactinoma e adenomas secretores de GH. Arq Brasil Endocrinol Metab. 2000; 44:367-81.
40. Ventimiglia E, Capogrosso P, Montorsi F et al. The safety of phosphodiesterase type 5 inhibitors for erectile dysfunction. Expert Opin Drug Saf. 2016; 15:141-52.
41. Doumas M, Lazaridis A, Katsiki N et al. PDE-5 inhibitors: clinical points. Curr Drug Targets. 2015; 16:420-6.
42. Doggrell SA. Comparison of clinical trials with sildenafil, vardenafil and tadalafil in erectile dysfunction. Expert Opin Pharmacother. 2005; 6:75-84.
43. Wright PJ. Comparison of phosphodiesterase type 5 (PDE5) inhibitors. Int J Clin Pract. 2006; 60:967-75. Erratum in: Int J ClinPract. 2006; 60:1517.
44. Coward RM, Carson CC. Tadalafil in the treatment of erectile dysfunction. Ther Clin Risk Manag. 2008; 4:1315-30.
45. Glina S, Fonseca GN, Bertero EB et al. Efficacy and tolerability of lodenafil carbonate for oral therapy of erectile dysfunction: a phase III clinical trial. J Sex Med. 2010; 7:1928-36.
46. Cho MC, Paick JS. Udenafil for the treatment of erectile dysfunction. Ther Clin Risk Manag. 2014; 10:341-54.
47. Katz EG, Tan RB, Rittenberg D et al. Avanafil for erectile dysfunction in elderly and younger adults: differential pharmacology and clinical utility. Ther Clin Risk Manag. 2014; 10:701-11.
48. Hakky TS, Jain L. Current use of phosphodiesterase inhibitors in urology. Turk J Urol. 2015; 41:88-92.
49. Laties AM. Vision disorders and phosphodiesterase type 5 inhibitors: a review of the evidence to date. Drug Saf. 2009; 32:1-18.
50. Etminan M, Sodhi M, Mikelberg FS et al. Risk of ocular adverse events associated with use of phosphodiesterase 5 inhibitors in men in the US. JAMA Ophthalmol. 2022; 140:480-4.
51. Gohel D, Zhang P, Gupta AK et al. Sildenafil as a candidate drug for Alzheimer's disease: real-world patient data observation and mechanistic observations from patient-induced pluripotent stem cell-derived neurons. J Alzheimer Dis. 2024; 98:643-57.
52. Hatzichristou D, Gambla M, Rubio-Aurioles E et al. Efficacy of tadalafil once daily in men with diabetes mellitus and erectile dysfunction. DiDiabet Med. 2008; 25:138-46.
53. Kim E, Seftel A, Goldfischer E et al. Comparative efficacy of tadalafil once daily in men with erectile dysfunction who demonstrated previous partial responses to as-needed sildenafil, tadalafil, or vardenafil. Curr Med Res Opin. 2015; 31:379-89.
54. Giuliano F, Donatucci C, Montorsi F et al. Vardenafil Study Group. Vardenafil is effective and well-tolerated for treating erectile dysfunction in a broad population of men, irrespective of age. BJU Int. 2005; 95:110-6.
55. Sanford M. Vardenafil orodispersible tablet. Drugs. 2012; 72:87-98.
56. Carson CC, Hatzichristou DG, Carrier S et al.; Patient response with vardenafil in sildenafil nonresponders (PROVEN) Study Group. Erectile response with vardenafil in sildenafil nonresponders: a multicentre, double-blind, 12-week, flexible-dose, placebo-controlled erectile dysfunction clinical trial. BJU Int. 2004; 94:1301-9.
57. Bella AJ, Brock GB. Intracavernous pharmacotherapy for erectile dysfunction. Endocrine. 2004; 23:149-55.
58. Cherian J, Rao AR, Thwaini A et al. Medical and surgical management of priapism. Postgrad Med J. 2006; 82:89-94.
59. Jaffe JS, Antell MR, Greenstein M et al. Use of intraurethral alprostadil in patients not responding to sildenafil citrate. Urology. 2004; 63:951-4.
60. Moisidis K, Kalinderis N, Hatzimouratidis K. Current role of local treatments for erectile dysfunction in the real-life setting. Curr Opin Urol. 2016; 26:123-8.
61. Moncada I, Cuzin B. Clinical efficacy and safety of Vitaros©/Virirec© (Alprostadil cream) for the treatment of erectile dysfunction. Urologia. 2015; 82:84-92.
62. Sommer F, Engelmann U. Future options for combination therapy in the management of erectile dysfunction in older men. Drugs Aging. 2004; 21:555-64.
63. Aversa A, Francomano D, Lenzi A et al. Does testosterone supplementation increase PDE5-inhibitor responses in difficult-to-treat erectile dysfunction patients? Expert Opin Pharmacother. 2015; 16:625-8.
64. Kirby RS, O'Leary MP, Carson C. Efficacy of extended-release doxazosin and doxazosin standard in patients with concomitant benign prostatic hyperplasia and sexual dysfunction. BJU Int. 2005; 95:103-9; discussion on 109.
65. Kostis JB, Dobrzynski JM. The effect of statins on erectile dysfunction: a meta-analysis of randomized trials. J Sex Med. 2014; 11:1626-35.
66. Peak TC, Yafi FA, Sangkum P et al. Emerging drugs for the treatment of erectile dysfunction. Expert Opin Emerg Drugs. 2015; 20:263-75.
67. Williams SK, Melman A. Novel therapeutic targets for erectile dysfunction. Maturitas. 2012; 71:20-7.
68. Diamond LE, Earle DC, Rosen RC et al. Double-blind, placebo-controlled evaluation of the safety, pharmacokinetic properties and pharmacodynamic effects of intranasal PT-141, a melanocortin receptor agonist, in healthy males and patients with mild-to-moderate erectile dysfunction. Int J Impot Res. 2004; 16:51-9.
69. Diamond LE, Earle DC, Garcia WD et al. Coadministration of low doses of intranasal PT-141, a melanocortin receptor agonist, and sildenafil to men with erectile dysfunction results in an enhanced erectile response. Urology. 2005; 65:755-9.
70. Yuan J, Hoang AN, Romero CA et al. Vacuum therapy in erectile dysfunction–science and clinical evidence. Int J Impotence Res. 2010; 22:211-9.
71. Raina R, Agarwal A, Allamaneni SS et al. Sildenafil citrate and vacuum constriction device combination enhances sexual satisfaction in erectile dysfunction after radical prostatectomy. Urology. 2005; 65:360-4.
72. Hakky T, Lentz A, Sadeghi-Nejad H et al. The evolution of the inflatable penile prosthesis reservoir and surgical placement. J Sex Med. 2015; 12 (Suppl 7):464-7.
73. Trost L, Wanzek P, Bailey G. A practical overview of considerations for penile prosthesis placement. Nat Rev Urol. 2016; 13:33-46.

CAPÍTULO

51

Ginecomastia

George Robson Ibiapina ■ Clarice Vilar ■ Regina Maria Braga Lima da Silva ■ Lucio Vilar

INTRODUÇÃO

O termo ginecomastia (de origem grega: *gyne* = mulher, *mastos* = mama) foi inicialmente utilizado por Galeno no primeiro século d.C. Trata-se de uma condição definida como uma proliferação benigna de tecido glandular da mama masculina (Figura 51.1).[1,2] Sua frequência é elevada e varia de acordo com a faixa etária dos pacientes (Quadro 51.1) e o índice de massa corporal (IMC). De fato, ela é encontrada em cerca de um terço dos homens na faixa etária de 17 a 58 anos e em mais de 50% daqueles com mais de 44 anos de idade.[2,3] Pode ser uni ou bilateral, indolor ou dolorosa, e de tamanho variável, alcançando, às vezes, as proporções de uma mama feminina completamente desenvolvida.[1-3]

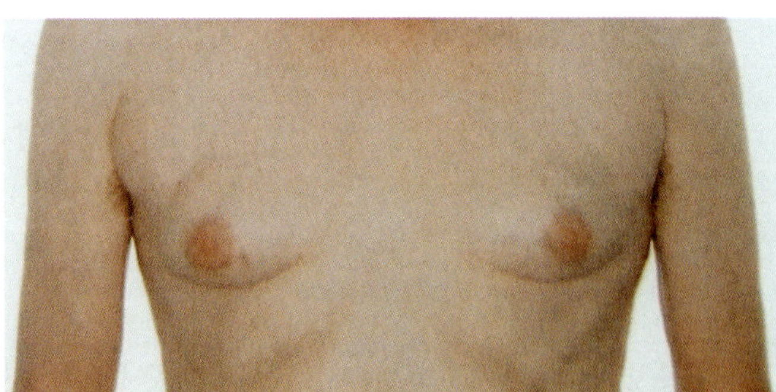

Figura 51.1 Ginecomastia bilateral em paciente de 50 anos de idade com carcinoma adrenocortical secretor de estrogênios.

Quadro 51.1 Prevalência da ginecomastia de acordo com o grupo etário.

Grupo etário	Frequência (%)
Recém-nascidos	65 a 90
Puberdade (14 anos de idade)	60
16 a 20 anos de idade	10 a 20
25 a 45 anos de idade	33 a 41

Adaptado de Narula e Carlson, 2014.[2]

Ginecomastia assintomática é muito comum e tem distribuição etária trimodal, ocorrendo em neonatos, na puberdade e em idosos.[3-5] Ginecomastia sintomática é bem menos frequente. Uma triagem para ginecomastia em 214 homens adultos hospitalizados, com idades entre 27 e 92 anos, revelou que 65% tinham ginecomastia, definida nesse estudo como o diâmetro glandular maior que 2 cm; no entanto, nenhum deles era sintomático.[6]

ETIOLOGIA

As causas de ginecomastia são classicamente divididas em fisiológicas e patológicas (Quadro 51.2). Diversos mecanismos fisiopatológicos têm sido propostos na gênese da ginecomastia, mas o mecanismo básico seria um desequilíbrio entre a ação inibitória da testosterona e a ação estimuladora dos estrogênios sobre a mama, seja por aumento nos níveis séricos dos estrogênios, seja por redução na secreção ou ação dos androgênios ou, ainda, por hipersensibilidade do tecido mamário a níveis circulantes normais de estrogênios.[1,2,7-9] As ginecomastias puberal e idiopática são as formas mais comuns, respondendo por cerca de 50% dos casos (Quadro 51.3).[1,3]

Formas fisiológicas de ginecomastia

Ginecomastia pode ocorrer como um processo fisiológico normal em pelo menos três estágios da vida, consequente a mudanças hormonais: nos recém-nascidos, na adolescência e na senescência.[1,3]

Ginecomastia neonatal

A *ginecomastia neonatal* é observada, transitoriamente, em 60 a 90% dos recém-nascidos em virtude da passagem transplacentária de estrogênios maternos. Em geral, ela reverte gradualmente em um período de 2 a 3 semanas após o parto.[1,3] Ela pode ser acompanhada de secreção mamilar, conhecida como "leite de bruxa".[7]

Ginecomastia puberal

A *ginecomastia puberal* representa a causa mais comum de ginecomastia em indivíduos jovens, sendo observada em 20 a 70% dos

Quadro 51.2 Causas de ginecomastia.

Fisiológicas
- Ginecomastia neonatal
- Ginecomastia puberal
- Ginecomastia senil

Patológicas
- Deficiência de testosterona
  - Defeitos congênitos
    - Anorquia congênita
    - Síndrome de Klinefelter
    - Síndromes de resistência androgênica* (feminização testicular e síndrome de Reifenstein)
    - Defeitos na síntese de testosterona
  - Doenças/situações causadoras de falência testicular
    - Orquite viral
    - Traumatismo
    - Castração
    - Doenças granulomatosas e neurológicas
    - Insuficiência renal
  - Doenças/situações causadoras de deficiência de gonadotrofinas (Quadro 51.4)
- Produção aumentada de estrogênio
  - Secreção testicular excessiva
    - Tumores testiculares
    - Tumores não trofoblásticos secretores de hCG (pulmão, rim, fígado, trato gastrintestinal)
    - Hermafroditismo verdadeiro
    - Síndrome de Peutz-Jeghers
  - Aumento do substrato para aromatização extraglandular
    - Doenças adrenais (tumores e hiperplasia adrenal congênita)
    - Cirrose hepática
    - Tireotoxicose
    - Realimentação após intensa inanição ou perda de peso
  - Atividade testicular ou extraglandular excessiva das aromatases
- Ginecomastia idiopática
- Fármacos (Quadro 51.5)

*Quando há ambiguidade da genitália ou virilização deficiente. hCG: gonadotrofina coriônica humana.

adolescentes. Tem pico de ocorrência entre 13 e 14 anos de idade e, em geral, regride espontaneamente no período de 6 meses a 3 anos. Contudo, em menos de 5% casos, ela pode ser permanente.[3] A ginecomastia puberal pode ser uni ou bilateral, com dimensões variáveis (Figuras 51.2 e 51.3). Mesmo quando não volumosa, psicologicamente, pode ser muito incômoda para o adolescente.[7,8]

A causa da ginecomastia puberal é ainda incerta, mas poderia resultar de uma diminuição da produção de androgênios ou aumento da aromatização de androgênios circulantes no tecido adiposo e em fibroblastos da pele, aumentando, assim, a razão estrogênio/androgênio.[9] A presença na mama masculina de receptores para o hormônio luteinizante (LH) e a gonadotrofina coriônica humana (hCG) poderia ser mecanismo patogênico adicional.[4,7]

Quadro 51.3 Etiologia da ginecomastia (distribuição relativa).

Causas	Frequência (%)
Idiopática	25
Puberdade	25
Medicamentos	10 a 20
Cirrose hepática ou desnutrição	8
Hipogonadismo primário	8
Tumor testicular	3
Hipogonadismo secundário	2
Hipertireoidismo	2
Doenças renais	1
Outras	6

Adaptado de Swerdloff, 2015.[9]

Ginecomastia senil

A *ginecomastia senil* representa 30 a 85% dos casos de ginecomastia fisiológica.[1] Aumento de atividade de aromatase e redução nos níveis de testosterona poderiam estar envolvidos.[9] Estudos de necropsia revelam que cerca de 40% dos homens idosos têm ginecomastia,[2,5] enquanto Niewoehner e Nuttall[6] confirmaram ginecomastia em 72% dos pacientes hospitalizados, com idade entre 50 e 69 anos. Essa taxa foi de cerca de 80% nos indivíduos com IMC $\geq$ 25 kg/m^2.

Diversos fatores contribuem para o surgimento de ginecomastia senil: diminuição nos níveis médios de testosterona plasmática, redução nos níveis médios de testosterona biodisponível, elevação da globulina ligadora da testosterona, incremento na taxa de aromatização periférica, decréscimo da relação androgênio/estrogênio, aumento nos níveis de LH/hormônio foliculestimulante (FSH) e diminuição ou perda do ritmo circadiano da testosterona plasmática. Tais alterações, mais bem evidenciadas após os 70 anos de idade, contribuem para um desequilíbrio da relação androgênio/estrogênio no tecido mamário, favorecendo o surgimento de ginecomastia. Além disso, vários idosos podem fazer uso de múltiplas medicações ou ter doença cardíaca ou hepática que contribuam para a ocorrência de ginecomastia.[1,4,7-9]

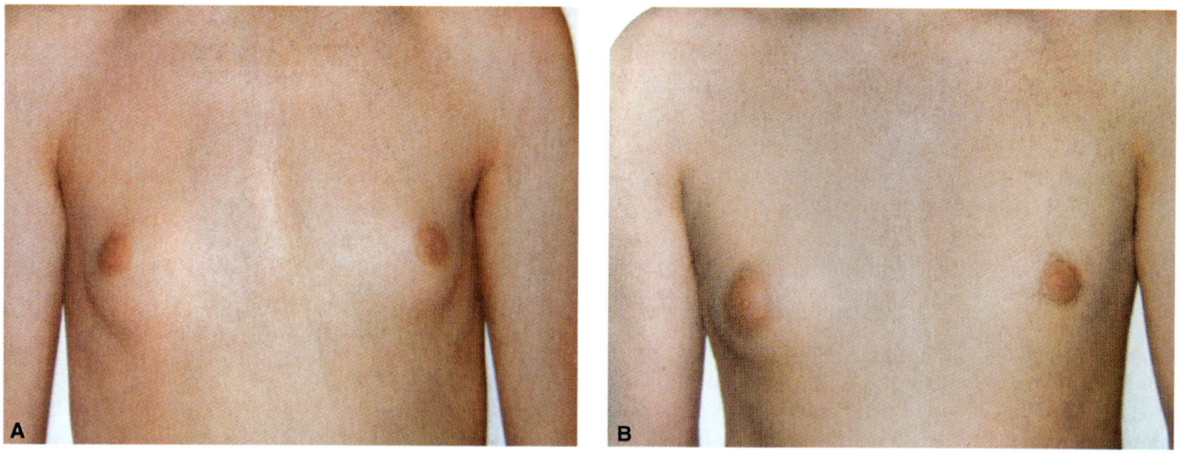

Figura 51.2 Ginecomastia puberal bilateral assimétrica (**A**) e unilateral (**B**).

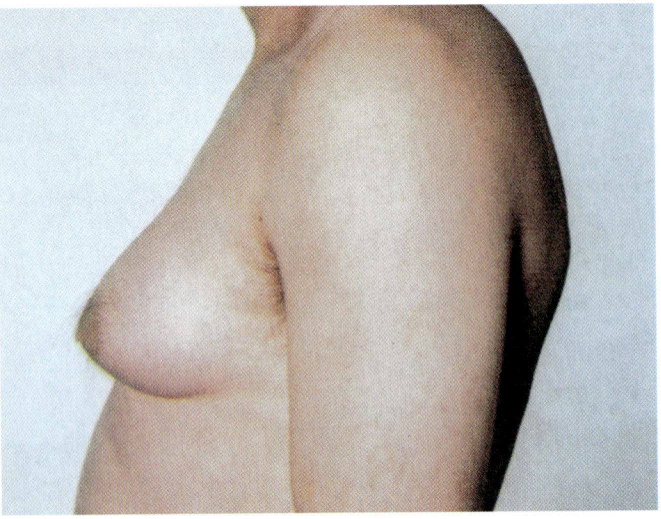

Figura 51.3 Ginecomastia puberal volumosa bilateral.

Formas patológicas de ginecomastia

Qualquer condição que implique redução da produção dos androgênios ou de sua ação no nível da mama, ou aumento dos níveis circulantes de estrogênios, pode levar à ginecomastia (ver Quadros 51.2 e 51.3).[4,8,9]

Deficiência na secreção de testosterona pode resultar de defeitos congênitos, doenças adquiridas, medicamentos ou procedimentos que afetem diretamente os testículos (hipogonadismo primário) ou por secreção deficiente de gonadotrofinas (hipogonadismo secundário).[4,9,10] Na falência testicular primária, ginecomastia é mais comum do que no hipogonadismo secundário, provavelmente devido à produção aumentada de estradiol pelo testículo, secundária à elevação de LH e FSH.[7] Diminuição na ação da testosterona pode decorrer de defeitos no receptor androgênico ou de anormalidades pós-receptor (síndromes de insensibilidade ou resistência androgênica), fármacos antiandrogênicos (ver adiante) e, talvez, hiperprolactinemia.[7,9,10]

Aumento nos níveis circulantes de estrogênio pode ser consequente ao uso de estrogênio ou medicamentos estrogênio-símiles, hermafroditismo verdadeiro, tumores adrenais e testiculares produtores de estrogênio, tumores produtores de gonadotrofina coriônica e aumento da atividade das aromatases,[4,7,9-14] as quais são enzimas que convertem androgênios em estrogênios, sendo encontradas, sobretudo, em testículos e adipócitos. Atividade excessiva das aromatases é uma rara causa de ginecomastia pré-puberal, podendo ser idiopática ou resultar de mutações no gene da aromatase.[15] Várias medicações têm sido associadas à ginecomastia por um mecanismo incerto.[8,9] Há também um grande número de pacientes com ginecomastia sem causa definida (*ginecomastia idiopática*) que responderiam por até 25% dos casos.[4,16,17]

A seguir, serão feitos alguns comentários sobre as principais situações patológicas que podem cursar com ginecomastia.

Insuficiência testicular adquirida

Neste item, incluem-se orquite viral (*causa mais comum após a puberdade*), AIDS, traumatismo, irradiação, distúrbio autoimune, castração, hanseníase, doenças infiltrativas (hemocromatose, amiloidose), doenças neurológicas (distrofia miotônica e lesão do cordão medular), insuficiência renal, cirrose hepática, medicamentos etc.[4,7,10,11] Para mais detalhes, ver Capítulo 46, *Hipogonadismo Masculino: Diagnóstico*.

Insuficiência testicular por doenças congênitas

Síndrome de Klinefelter

Caracteriza-se pela presença de 47,XXY em associação a testículos pequenos e endurecidos, azoospermia, proporções eunucoides, ginecomastia e hipogonadismo hipergonadotrófico. A ginecomastia surge após a época esperada da puberdade em 50 a 80% dos indivíduos não mosaicos e em um terço daqueles com mosaicismo. Raramente é muito volumosa, como mostrado na Figura 51.4. Do ponto de vista hormonal, observa-se elevação de LH e de FSH, com testosterona baixa ou eventualmente normal.[3,18,19]

Anorquia congênita

Ginecomastia surge em aproximadamente 50% dos pacientes com anorquia congênita. Trata-se de um distúrbio raro, frequentemente familiar, em que homens 46,XY e fenotipicamente normais não têm testículos.[7,11]

Síndromes de insensibilidade ou resistência androgênica

Na forma mais grave de resistência androgênica, os indivíduos acometidos são fenotipicamente femininos, com mamas bem desenvolvidas (Figura 51.5) e vagina em fundo cego (*síndrome da feminização testicular*). Quando a alteração da função do receptor é menos completa, o fenótipo é o de homens com a *síndrome de Reifenstein* (hipospadia e ginecomastia), associada a menores graus de subvirilização ou infertilidade.[1,7,11,20,21]

Hermafroditismo verdadeiro

Nesta condição, os componentes testiculares e ovarianos são endocrinologicamente ativos. A ginecomastia resulta da secreção gonádica de estrogênio, presumivelmente pelos elementos ovarianos do *ovotestis*.[7,22]

Hipogonadismo secundário

Qualquer enfermidade (tumoral, autoimune, infiltrativa ou isquêmica) da região hipotalâmico-hipofisária, assim como seu tratamento cirúrgico ou radioterápico, pode resultar em deficiência de gonadotrofinas e baixos níveis de testosterona, em consequência de destruição dos gonadotrofos, secção da haste hipofisária e/ou hiperprolactinemia.[11,23] Entre as causas congênitas de hipogonadismo secundário congênito isolado, a mais comum é a *síndrome*

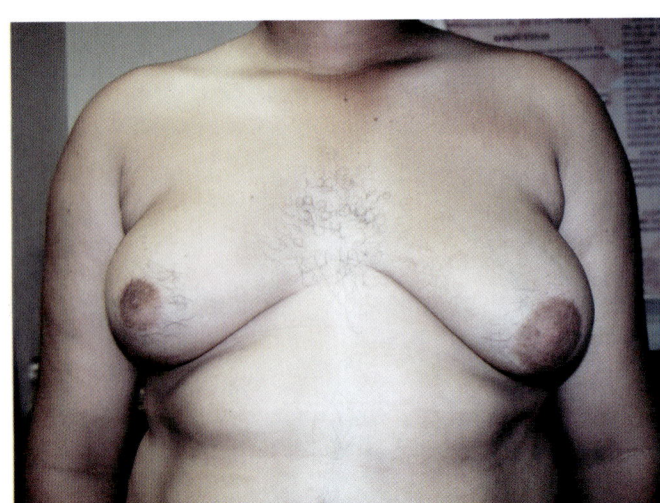

Figura 51.4 Ginecomastia bilateral volumosa em paciente com síndrome de Klinefelter e hipogonadismo primário.

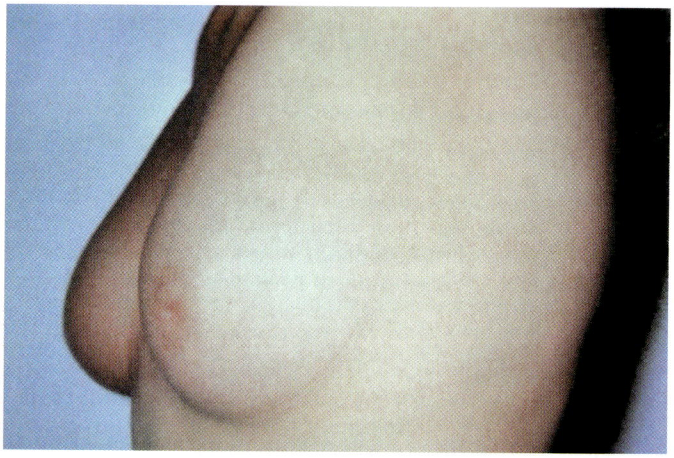

Figura 51.5 Mamas bem desenvolvidas em paciente 46,XY, mas com fenótipo feminino, ausência de pelos axilares e escassez de pelos pubianos, bem como vagina em fundo cego (síndrome da feminização testicular).

de Kallmann, em que o hipogonadismo secundário vem associado a hiposmia ou anosmia. Em todas essas condições, a ginecomastia decorre de secreção diminuída de testosterona.[8] Para mais detalhes, ver Capítulo 45, *Hipogonadismo Masculino: Etiologia.*

Hiperprolactinemia

Pode resultar em redução da produção de testosterona, agindo nos níveis central (inibe a secreção de kisspeptina e, consequentemente, a secreção pulsátil do hormônio liberador de gonadotrofina [GnRH]) e testicular. Entretanto, ginecomastia ocorre em apenas 10 a 23% dos casos de prolactinomas e também é pouco frequente em pacientes em uso de fármacos que causam hiperprolactinemia. Ao que parece, ginecomastia surge somente quando a hiperprolactinemia se acompanha de hipogonadismo.[4,7,24]

Hipertireoidismo

Ginecomastia ocorre em cerca de um terço dos homens com hipertireoidismo[4,7] e, eventualmente, pode ser a manifestação inicial da doença.[25] Decorre da redução da testosterona livre (por aumento de globulina ligadora dos hormônios sexuais [SHBG]) e elevação dos níveis plasmáticos de estradiol. Essa elevação provavelmente resulta do incremento tanto da produção de androstenediona quanto da aromatização periférica de androgênios em estrogênios.[4,7,26]

Doenças hepáticas graves

Ginecomastia é comum, sobretudo, na *cirrose alcoólica*, por diversos mecanismos:

- Redução da testosterona livre (por aumento da SHBG)
- Produção excessiva de estrogênios a partir de seus precursores circulantes (por diminuição do metabolismo hepático de androstenediona)
- Redução da testosterona por efeito direto do álcool sobre o eixo hipotalâmico-hipofisário-testicular.[4,7,8]

Em casos de *hepatocarcinoma*, feminização pode resultar de aumentada atividade de aromatases no próprio tumor.[7]

Ginecomastia de realimentação

Foi inicialmente descrita em ex-prisioneiros de campos de concentração durante a Segunda Guerra Mundial no período de algumas semanas após retomarem uma dieta adequada. Pode, contudo, ser observada em qualquer indivíduo desnutrido ou com doença sistêmica que resulte em perda ponderal importante durante a realimentação ou o tratamento da doença de base (p. ex., diabetes melito, tuberculose, ou após início de tratamento dialítico).[4,7-9]

Perda significativa de peso e desnutrição são frequentemente acompanhadas por hipogonadismo, em virtude da diminuição da secreção de gonadotrofinas. Com o ganho de peso, a secreção de gonadotrofinas e a função gonádica retornam ao normal, resultando em uma "segunda puberdade".[1,3,7]

Hiperplasia adrenal congênita

Nas *deficiências de 21-hidroxilase* (CYP21A2) ou *11β-hidroxilase* (CYP11B1), ginecomastia pode ocorrer em consequência de produção aumentada de androstenediona pelas glândulas adrenais e, dessa maneira, de maior aromatização periférica em estrona e estradiol.[4,7-9] Na deficiência de *17β-hidroxiesteroide desidrogenase do tipo 3* (17β-HSD3), os indivíduos 46,XY têm um fenótipo feminino e a ginecomastia decorre tanto da deficiência de testosterona (por bloqueio da conversão de androstenediona em testosterona) quanto da aromatização aumentada de androstenediona em estrogênios.[1,3,7,8]

Insuficiência renal crônica

No decurso da insuficiência renal crônica, ginecomastia tem sido observada em cerca de 18% dos pacientes.[2] Homens com insuficiência renal crônica são marcados por um número de distúrbios hormonais, incluindo baixo nível de testosterona, valores elevados de estradiol e LH, em conjunto com leve aumento da prolactina (PRL). Essas alterações muitas vezes regridem após o transplante renal, mas não são afetadas pela diálise.[27,28] Em geral, a ginecomastia relacionada com diálise regride espontaneamente após 1 ou 2 anos. A patogenia dessa ginecomastia é parecida com a que ocorre no curso de ginecomastia na realimentação.[1]

Síndrome do excesso de aromatase

Síndrome do excesso de aromatase (SEA), também chamada *ginecomastia familiar*, é uma doença genética familiar, heterogênica, de herança autossômica dominante.[2,14,29,30] É caracterizada por um aumento da concentração de estrogênios séricos, como resultado de uma elevada conversão periférica de androgênios C-19 em estrogênios.[2]

Um aumento na atividade da aromatase tem sido relatado em um número de pacientes com ginecomastia associada a várias doenças, incluindo tireotoxicose, síndrome de Klinefelter, além de tumores adrenais e testiculares.[3,7]

Lesões do cordão medular

Ginecomastia é um fenômeno bem conhecido entre pacientes com lesões na medula espinal.[2,31] Em uma série com vários casos, a ginecomastia foi observada 1 a 6 meses após o traumatismo.[31]

Tumores

Neoplasias dos testículos, tumores feminizantes adrenais e tumores não trofoblásticos produtores de hCG podem levar à ginecomastia por mecanismos diversos, cujo resultado final é um aumento na produção de estrogênios (Quadro 51.4).[4,6,11,13,32,33] A produção ectópica de hCG foi descrita em pacientes de carcinoma de pulmão, rim, fígado e trato gastrintestinal.[1,9,32] Ginecomastia foi também descrita em casos de leucemia mieloide aguda,[34] sarcoma granulocítico[32] e como manifestação paraneoplásica de um hemangiopericitoma retroperitoneal gigante.[35]

Em casos de carcinoma adrenal feminizante, a produção de estrogênio geralmente origina-se de um grande aumento nos níveis circulantes dos androgênios adrenais (androstenediona e DHEA), os quais servem de substrato para a aromatização

Quadro 51.4 Ginecomastia causada por tumores.

Tumor	Mecanismos
Tumores das células germinativas testiculares	Produção de hCG, estimulando as células de Leydig a secretarem estradiol
Tumores das células de Leydig	Produção de estradiol
Tumores das células de Sertoli	Secreção de estradiol Hiperatividade de aromatases, levando à aromatização de androgênios em estrogênios (na síndrome de Peutz-Jeghers e no complexo de Carney)
Tumores feminizantes adrenais	Produção de estradiol Produção de androstenediona, DHEA e SDHEA, convertidos perifericamente em estrogênios
Carcinoma de pulmão, rim, fígado e sistema digestório; tumores de células transicionais do sistema urinário	Produção de hCG, com produção secundária de estradiol pelas células de Leydig
Hepatocarcinoma/coriocarcinoma	Atividade aumentada de aromatase intratumoral, com conversão de androgênios adrenais e testiculares em estrogênios

DHEA: deidroepiandrosterona; SDHEA: sulfato de DHEA. (Adaptado de Braunstein, 1993;[8] Swerdloff, 2015.)[9]

extraglandular.[33] Raramente, tumores adrenais secretam estrogênio.[36] Pelo menos 30 a 50% desses tumores são detectáveis à palpação abdominal.[1,7]

Outras causas

Ginecomastia pode também ser encontrada em pacientes com a *doença de Kennedy*, cujas manifestações incluem fraqueza lentamente progressiva nos membros, fraqueza bulbar envolvendo primariamente os músculos da face e da língua, fasciculações periorais, acometimento do sensório, elevação da creatinoquinase e sinais de insensibilidade androgênica (ginecomastia e atrofia testicular).[37] Ginecomastia pode ser observada em casos da *síndrome POEMS* (polineuropatia, organomegalia, endocrinopatia, proteína M e alterações cutâneas).[38] Entre 64 pacientes, 79% tinham hipogonadismo e 15%, ginecomastia.[38]

Ginecomastia idiopática

Representa cerca de 25% dos casos de ginecomastia, mas se trata de um diagnóstico de exclusão. As concentrações de gonadotrofinas, hormônios sexuais e SHBG são frequentemente normais.[1,4] Entretanto, alguns autores relataram níveis elevados de SHBG em casos de ginecomastia idiopática.[1] Também foi confirmada a existência de uma correlação entre ginecomastia idiopática, obesidade e concentrações diminuídas de testosterona e LH,[17] que podem ser o resultado do aumento da conversão de testosterona em estradiol no tecido adiposo.[1] Redução do número de receptores androgênicos e aumento local da atividade de aromatases poderiam também estar envolvidos.[1,7]

Ginecomastia induzida por medicamentos

Diversos fármacos podem predispor à ginecomastia (Quadro 51.5),[39-69] por meio de dois mecanismos principais: (1) inibição da síntese ou ação periférica dos androgênios (*mais comum*); (2) atuação direta como estrogênio ou por estímulo da secreção testicular de estradiol. Na prática diária, fármacos com ação antiandrogênica (espironolactona, cetoconazol, flutamida, finasterida etc.) são os que mais causam ginecomastia.[4,40] Aproximadamente 50% dos homens que fazem uso de 150 mg/dia de espironolactona desenvolvem ginecomastia.[40,41] Esse medicamento inibe a síntese de testosterona (por inibição da 17,20-desmolase) e previne a ligação da testosterona e da di-hidrotestosterona ao receptor androgênico.[1] Além disso, ele desloca o estradiol da SHBG, aumentando os níveis de estrogênio livre.[1,9] Finasterida, flutamida, cimetidina e ranitidina, entre outros, causam ginecomastia por bloqueio da ação androgênica.[9] Mesmo doses baixas de finasterida (1 mg/dia) podem predispor a ginecomastia.[43] Em contrapartida, o uso de testosterona e outros androgênios aromatizáveis (p. ex., os esteroides anabolizantes) pode também levar à ginecomastia por sua conversão a estrogênios nos tecidos periféricos via aromatase.[44] Esteroides anabolizantes podem também favorecer a ocorrência de hipogonadismo, atrofia testicular e diminuição da espermatogênese.[45] A ginecomastia se desenvolve em até 50% dos fisioculturistas ou atletas em uso de esteroides anabolizantes.[2,46]

O uso prolongado de estrogênios por homens quase sempre resulta em ginecomastia, muitas vezes volumosa.[8,16] É importante ter em mente que a exposição aos estrogênios pode ser involuntária: relações sexuais com mulheres em uso de cremes vaginais à base de estrogênios, consumo de carne ou produtos lácteos de vacas tratadas com estrogênios, ingestão de alimentos contendo fitoestrogênios, uso ou contato com cosméticos à base de estrogênios etc.[4,7,47] Nessas situações, os níveis de estradiol podem estar normais, uma vez que os estrogênios sintéticos podem não ser detectados pelos ensaios-padrão qualitativos.[9] Em 1999, foi relatado o caso de um homem com ginecomastia

Quadro 51.5 Medicamentos causadores de ginecomastia.

Inibidores da síntese de testosterona
- Cetoconazol, espironolactona, metronidazol, agonistas do GnRH, opioides etc.

Bloqueadores da ação da testosterona
- Finasterida, flutamida, bicalutamida, cimetidina, ranitidina, zanoterona, ciproterona, espironolactona etc.

Causadores de dano direto testicular
- Bussulfano, nitrosureia, vincristina, cisplatina, etanol etc.

Substâncias que deslocam o estrogênio da SHBG
- Espironolactona, etanol etc.

Substâncias aromatizáveis em estrogênio
- Testosterona, esteroides anabolizantes, androstenediona, DHEA

Estrogênios, fármacos ou substâncias estrogênio-símiles ou que se ligam ao receptor estrogênico
- Dietilestilbestrol, estrogênios conjugados, estradiol, pílulas anticoncepcionais, cremes vaginais estrogênicos, fitoestrogênios, cosméticos contendo estrogênios, digitálicos, alimentos contaminados com estrogênio etc.

Substâncias/estimuladores da produção endógena de estrogênio
- Gonadotrofinas, hormônio do crescimento (GH)

Medicamentos que elevam a prolactina
- Sulpirida, antidepressivos tricíclicos, fenotiazinas, diazepínicos, haloperidol, paroxetina, domperidona, risperidona, olanzapina, metildopa, reserpina, inibidores de protease, metoclopramida etc.

Outros medicamentos/substâncias (*mecanismo desconhecido*)
- Anfetaminas, cetirizina, benserazida, gabapentina, pregabalina, fibratos, estatinas, betabloqueadores, inibidores da enzima de conversão, antagonistas dos canais de cálcio, amiodarona, estavudina, diazepam, inibidores da bomba de prótons, metotrexato, talidomida, isoniazida, etionamida, griseofulvina, penicilamina, maconha, heroína etc.

DHEA: deidroepiandrosterona; GnRH: hormônio liberador de gonadotrofina; SHBG: globulina ligadora dos hormônios sexuais. (Adaptado de Santen, 1995;[7] Swerdloff, 2015;[9] Nuttall et al., 2015;[39] Deepinder e Braunstein, 2012;[40] Bowman et al., 2012.[41])

bilateral volumosa e níveis séricos elevados de estradiol – ele tinha o estranho hábito de beber a urina de suas parceiras sexuais; algumas delas utilizavam medicação contendo estrogênio.[48]

A administração de hCG a meninos e homens pode resultar em ginecomastia, em função de aumento da secreção testicular de estradiol.[4] O citrato de clomifeno – que tem ação antiestrogênica e estrogênica fraca – pode ser útil no tratamento da ginecomastia, mas esta pode, paradoxalmente, surgir após a interrupção do medicamento.[49] Provavelmente isso ocorre por um aumento "rebote" na secreção de LH e, consequentemente, na produção testicular de estradiol.[49]

Muitos fármacos podem, por mecanismo desconhecido, associar-se à ginecomastia,[7,9,40-42] conforme especificado no Quadro 51.5. Muitos desses medicamentos podem causar hiperprolactinemia, mas, como mencionado, a maioria dos pacientes hiperprolactinêmicos não desenvolve ginecomastia. Ultimamente, tem sido descrita, com frequência crescente, ginecomastia secundária à terapia antirretroviral (indinavir, saquinavir, estavudina etc.) em pacientes HIV-positivos.[50-52] Na nossa experiência, a medicação que mais frequentemente causa ginecomastia é a *espironolactona*, mesmo em doses tão baixas quanto 50 mg/dia. A *eplerenona*, outro antagonista seletivo do receptor da aldosterona, não causa ginecomastia e pode ser usada em substituição à espironolactona, com potencial reversão do quadro.[68]

Agentes antineoplásicos podem determinar prejuízo da síntese de testosterona, possivelmente por dano direto sobre os testículos.[9,41,69]

Ginecomastia pré-puberal

Na experiência de um centro de cuidados terciários, entre 581 pacientes com ginecomastia, 29 (5%) eram pré-puberais ao diagnóstico (idade média de 9 anos). Em 27 meninos (93,2%), nenhuma causa básica foi identificada. Os 2 pacientes restantes tinham a síndrome do excesso de aromatase.[70] Resolução espontânea da ginecomastia foi observada em 6 meninos (20,5%), com nenhuma mudança em 15 (52%), enquanto aumento adicional das mamas ocorreu em 8 (27,5%), incluindo os 2 com a síndrome de hiperaromatase.[70]

Uma importante, mas rara, causa de ginecomastia pré-puberal é a *síndrome de Peutz-Jeghers* com tumor testicular (Figura 51.6).[71,72] Ginecomastia pré-puberal já foi também relatada em crianças tratadas com metoclopramida por causa de refluxo gastresofágico[73] durante o uso de GH[74] ou de análogos do GnRH.[8,41] Exposição acidental a estrogênio é outra possível causa.[75] Raramente, ginecomastia pré-puberal resulta de mutações no gene da aromatase, localizado no cromossomo 15q21.2.[15] A neurofibromatose é outra causa rara dessa condição.[76] Mais recentemente, foi evidenciado que polimorfismo do aromatase citocromo P45019 (*CYP19*) está relacionado com ginecomastia.[77]

Ginecomastia também foi relacionada com a aplicação tópica de produtos contendo óleos de lavanda ou da árvore do chá, os quais teriam atividades estrogênicas e antiandrogênicas em meninos. O quadro regrediu logo após a descontinuação do uso dos referidos produtos.[78]

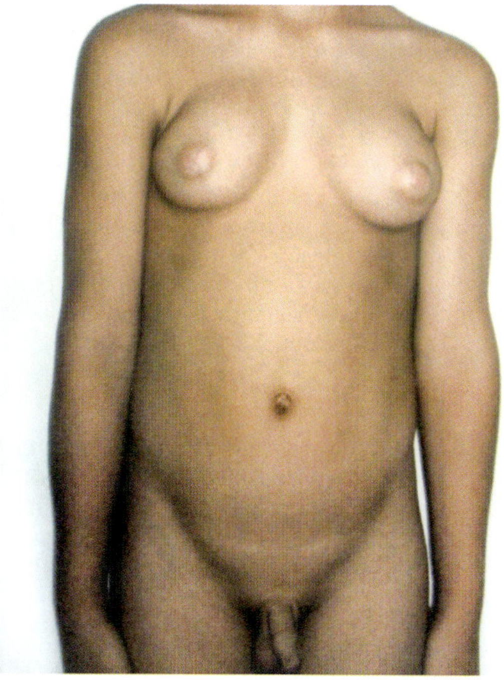

Figura 51.6 Ginecomastia volumosa bilateral em menino de 7 anos de idade com tumor testicular e síndrome de Peutz-Jeghers.

DIAGNÓSTICO DIFERENCIAL

A ginecomastia, que em cerca de 50% dos casos é bilateral, deve ser diferenciada de lipomastia, lipomas, neurofibromas e câncer (CA) de mama. A distinção entre essas condições pode ser auxiliada pelo exame físico. Lipomas, neurofibromas e CA de mama são, em geral, unilaterais, indolores e excêntricos. Em casos duvidosos, realiza-se uma ultrassonografia mamária.[79] Na diferenciação com CA de mama, convém mencionar que o tecido na ginecomastia é macio, elástico ou firme, estando a área afetada concêntrica ao complexo mamilo-aréola. Em contrapartida, o CA de mama geralmente é unilateral, endurecido ou firme e está localizado fora do complexo mamilo-aréola. Além disso, ondulação da pele e retração do mamilo podem ser evidenciadas. Dor pode ocorrer na ginecomastia com menos de 6 meses de duração, mas ela é rara em casos de CA de mama.[80] Finalmente, sangramento mamilar não ocorre na ginecomastia, mas é encontrado em cerca de 10% dos casos de CA de mama.[3,4,8] Se a distinção entre essas duas condições não for exequível com base apenas nos dados clínicos, o paciente deve ser submetido a uma mamografia,[3,4,8] cuja sensibilidade e especificidade alcançam 90%.[81]

Ginecomastia não parece ser um fator de risco para CA de mama, exceto nos portadores da síndrome de Klinefelter (risco 10 a 20 vezes maior), possivelmente devido ao cromossomo X adicional.[3,18,19]

Recentemente, foi relatada captação do radioiodo por ginecomastia bilateral em um paciente com carcinoma papilífero de tireoide, sugerindo a presença de metástase.[82]

INVESTIGAÇÃO DIAGNÓSTICA

Anamnese e exame físico

É necessário pesquisar cuidadosamente o uso ou a exposição a medicamentos ou drogas que possam levar à ginecomastia, assim como questionar sobre disfunção erétil ou redução da libido, indicadoras de hipogonadismo. É também muito importante caracterizar a evolução da ginecomastia. Crescimento rápido e progressivo sugere etiologia neoplásica, enquanto a ginecomastia estável é mais compatível com um processo benigno.[2-4,7-9]

Ao exame físico, deve-se inicialmente caracterizar a ginecomastia como uni ou bilateral, seu diâmetro e localização (se está ou não sob o mamilo). Massas unilaterais, endurecidas, com ou sem descarga sanguinolenta, são indicativas de CA de mama, enquanto o achado de galactorreia é quase patognomônico dos prolactinomas. Hábito eunucoide e sinais de doença hepática crônica ou de tireotoxicose também devem ser pesquisados. Igualmente importante e mandatório é o exame dos testículos, mesmo em crianças e adolescentes. Cinquenta por cento dos tumores testiculares são palpáveis; testículos pequenos e de consistência firme, por sua vez, são característicos da síndrome de Klinefelter (50 a 80% dos indivíduos afetados têm ginecomastia). Genitália ambígua indica síndromes de resistência androgênica, defeitos na biossíntese de testosterona ou hermafroditismo verdadeiro. Tumoração em abdome superior obriga-nos a descartar um tumor adrenal feminizante (50% deles são palpáveis à ocasião do diagnóstico).[2-4,7-9]

Avaliação laboratorial

Em adultos com ginecomastia, deve-se inicialmente descartar o uso de medicações que sabidamente causem essa condição (p. ex., estrogênio, espironolactona, finasterida etc.). Em seguida deve-se avaliar a função hepática e renal, bem como realizar avaliação hormonal, que inclui dosagem de testosterona, LH, β-hCG e estradiol. Na suspeita de hipertireoidismo, os exames a serem inicialmente solicitados são hormônio tireoestimulante (TSH), T_4 livre e T_3 (Figura 51.7).

Considerando ser a ginecomastia puberal muito prevalente e, sobretudo, ter um caráter benigno e transitório na maioria dos casos, nossa conduta em adolescentes com ginecomastia tem sido restringir a avaliação hormonal para quando houver ginecomastia volumosa, tumoração testicular, manifestações clínicas de hipogonadismo ou hipertireoidismo, galactorreia, hiposmia/anosmia ou distúrbios visuais (devido à compressão do quiasma óptico por tumores da região selar).

Ultrassonografia (US) testicular está sempre indicada nos pacientes com aumento unilateral ou tumoração palpável, independentemente do grupo etário, bem como naqueles com níveis séricos elevados de β-hCG. Para estes últimos, caso a US tenha sido normal, deve-se solicitar uma tomografia computadorizada (TC) torácica e abdominal, à procura de uma neoplasia extragonadal secretora de hCG. Mamografia está prioritariamente indicada em casos de ginecomastia volumosa ou quando houver suspeita de neoplasia mamária (Figura 51.8).[2,4,7,9]

Em caso de hipogonadismo primário, o cariótipo deve *obrigatoriamente* ser realizado em todos os adolescentes e em homens inférteis ou com genitália pré-puberal, na investigação da síndrome de Klinefelter. Esta é uma das causas mais comuns de ginecomastia puberal persistente.[2,4,7,9]

A elevação do estradiol pode resultar de exposição estrogênica, atividade excessiva das aromatases ou, mais raramente, tumores secretores de estrogênio.[3,8,9] Convém salientar que excesso de aromatização periférica dos androgênios em estrogênios pode eventualmente se manifestar laboratorialmente apenas por elevação da estrona sérica.[83]

TRATAMENTO

O tratamento da ginecomastia depende de sua etiologia. Enquanto a ginecomastia puberal, na maioria das vezes, não requer tratamento devido ao seu caráter transitório, os pacientes com hipogonadismo ou hipertireoidismo devem receber o tratamento específico. Tumores testiculares ou em outros locais devem ser removidos. Além da cirurgia, os tumores de células germinativas são adicionalmente tratados com quimioterapia. Medicações que produzam ginecomastia devem ser suspensas sempre que possível. A melhora do quadro deve ser aparente dentro de 1 mês após a descontinuação do fármaco causador. Se uma biopsia mamária indicar malignidade, a mastectomia deve ser realizada.[1,3,7,9,84]

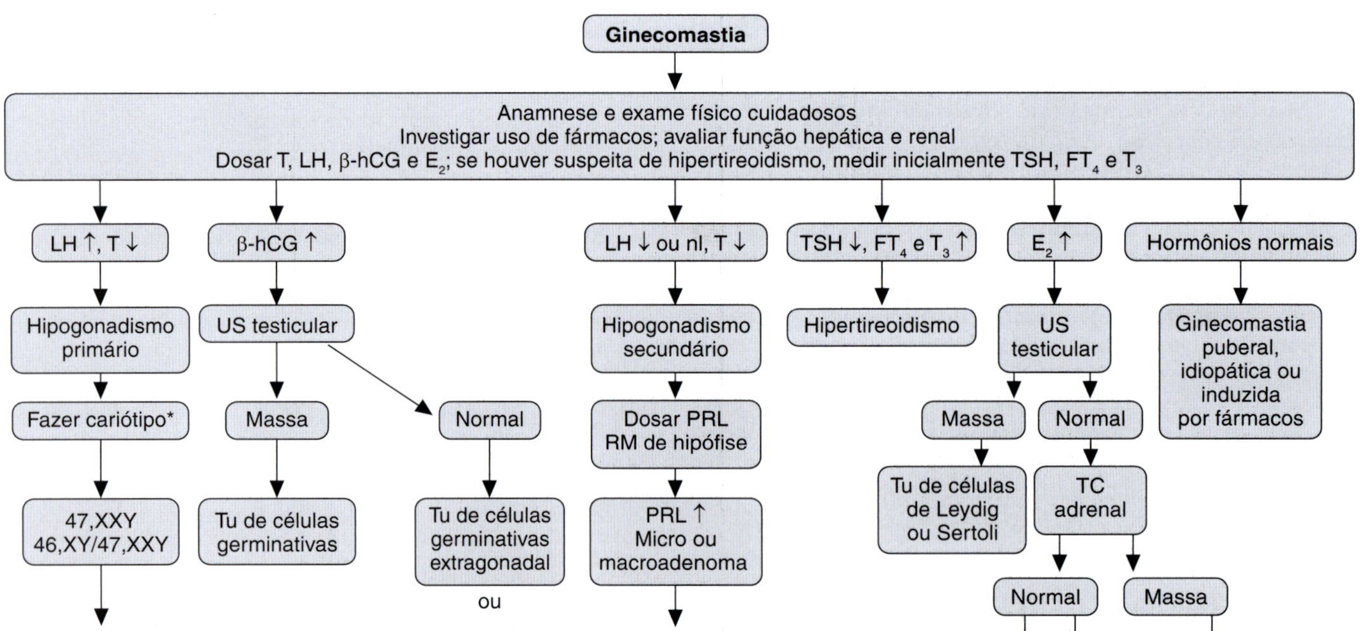

Figura 51.7 Avaliação diagnóstica, indicada para todos os adultos, bem como para adolescentes com ginecomastias volumosas. *Em adolescentes e homens inférteis ou com genitália pré-puberal. ↑: aumentado(s); ↓: diminuído(a); hCG: gonadotrofina coriônica humana; T: testosterona; E_2: estradiol; TSH: hormônio tireoestimulante; FT_4: tiroxina livre; T_3: tri-iodotironina; LH: hormônio luteinizante; PRL: prolactina; TC: tomografia computadorizada; RM: ressonância magnética; US: ultrassonografia; Rx: radiografia; Tu: tumor; nl: normal. (Adaptada de Braunstein, 2007.)[3]

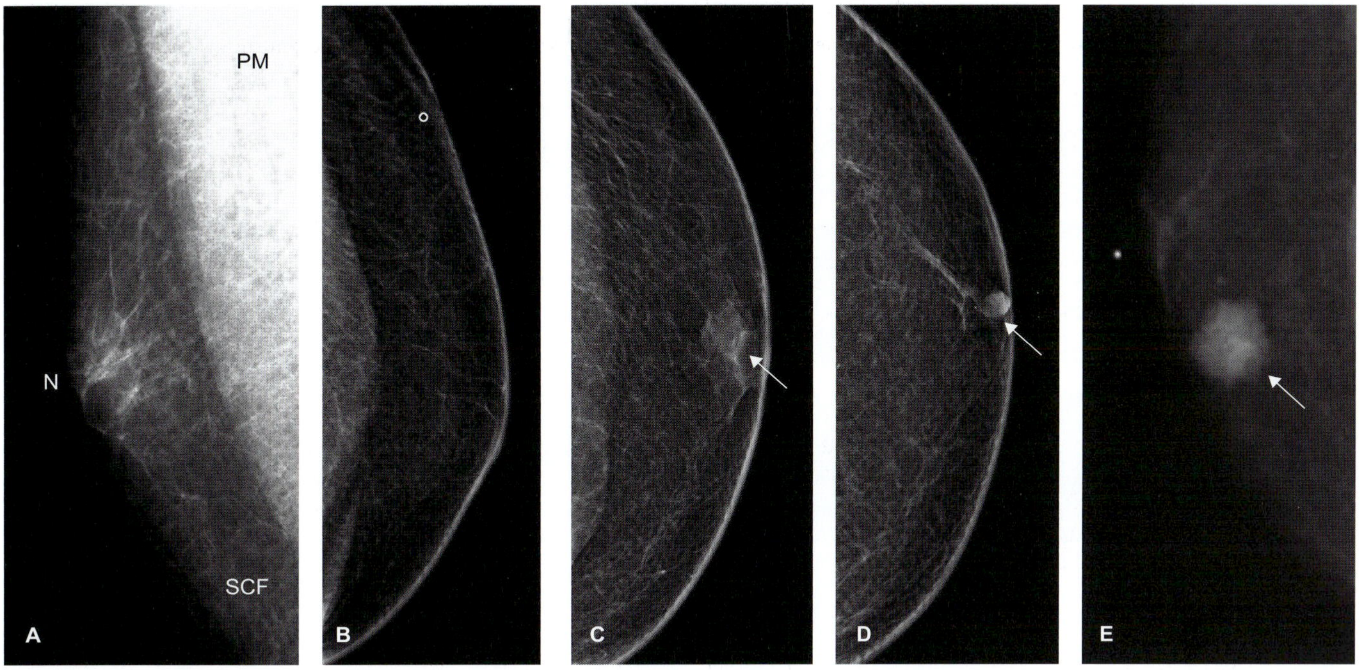

Figura 51.8 A. Mamografia normal. **B.** Lipomastia. **C.** Ginecomastia nodular (*seta*). **D.** Ginecomastia fibrosa (*seta*). **E.** Carcinoma ductal invasivo (*seta*). Notar que a lesão é excêntrica em relação ao mamilo (N: mamilo; PM: músculo peitoral; SCF: gordura subcutânea).

Ginecomastias puberal e idiopática

A ginecomastia puberal habitualmente não requer tratamento. Os pacientes com ginecomastia puberal devem ser assegurados de que essa condição, em geral, é reversível, podendo resolver-se espontaneamente no período de 6 meses a 3 anos.[9] Isso, entretanto, nem sempre é confortante para o adolescente que, não raramente, envergonhado com seu problema, passa a evitar muitas de suas atividades sociais rotineiras (praia, piscina, futebol etc.). A ginecomastia idiopática pode, também, regredir espontaneamente.[3,8]

Terapia específica, medicamentosa ou cirúrgica, pode ser indicada nos casos de ginecomastia puberal ou idiopática que interfiram na vida do paciente por causa de dor importante, constrangimento ou desconforto emocional. Deve-se tentar inicialmente o tratamento medicamentoso, reservando-se a cirurgia para os casos em que a resposta terapêutica não seja satisfatória para o paciente. De modo geral, a farmacoterapia mostra-se mais eficaz nos primeiros 6 meses do surgimento da ginecomastia. Após 12 meses, há preponderância de um tecido fibrótico que dificilmente responde de maneira adequada.[3,4,7,84]

Cirurgia

A cirurgia está particularmente indicada quando a terapia medicamentosa é ineficaz ou quando há suspeita de malignidade. Consiste na remoção de tecido glandular, associada à lipoaspiração (se necessário). Deve, sempre que possível, ser individualizada para cada paciente, combinando-se técnicas que propiciem uma adequada ressecção e otimizem os resultados estéticos (Figura 51.9).[85,86] Em alguns centros, a cirurgia minimamente invasiva (excisão e/ou lipoaspiração endoscópicas) está disponível e resulta em poucas complicações, bem como em rápida recuperação.[87]

Farmacoterapia

Os fármacos potencialmente indicados no tratamento de ginecomastias puberal e idiopática estão especificados no Quadro 51.6. Os moduladores específicos do receptor estrogênico (SERM – tamoxifeno,[88-93] clomifeno[94] e raloxifeno)[95] e os inibidores de aromatase (testolactona[96] e anastrozol)[97] podem ser úteis em virtude de suas propriedades antiestrogênicas. Danazol é um androgênio fraco que suprime a secreção das gonadotrofinas, reduzindo, assim, a produção testicular de estradiol.[91]

Tamoxifeno

O *tamoxifeno* tem sido considerado como o fármaco mais eficaz.[2,4,9] Sua administração oral na dose de 20 mg/dia durante até 3 meses, em estudos randomizados e não randomizados, resultou em regressão parcial ou completa da ginecomastia em aproximadamente 80 e 60% dos casos, respectivamente (Figura 51.10).[9,88-91] Em geral, diminuição da dor e sensibilidade mamárias ocorrem no período de 1 mês após o início do tamoxifeno.[2-4,88,90] Em uma análise retrospectiva de estudos envolvendo pacientes com ginecomastia idiopática, 78% dos tratados com tamoxifeno tiveram resolução completa da ginecomastia, enquanto esse percentual no grupo que usou danazol foi de apenas 40%.[91] Em um estudo mais recente,[92] a terapia por 6 meses em 43 pacientes propiciou desaparecimento da ginecomastia em 52% dos casos com ginecomastia > 4 cm e em 90% quando a ginecomastia era < 4 cm ($p < 0,05$). Não houve, contudo, diferença significativa no percentual de desaparecimento quando a duração da ginecomastia era maior ou menor que 2 anos (56 *versus* 70%).[92]

Quadro 51.6 Fármacos potencialmente úteis no tratamento da ginecomastia.

Fármaco	Apresentação comercial	Dose diária
Tamoxifeno	Nolvadex®, Tamoxifeno®	10 a 30 mg VO (comp. 10 e 20 mg)
Clomifeno	Clomid®, Serofene®, Clomifeno®	50 a 100 mg VO (comp. 50 mg)
Raloxifeno	Evista®, Raloxifeno®	60 mg VO (comp. 60 mg)
Danazol	Ladogal®	200 a 600 mg VO (cápsulas 100 e 200 mg)
Anastrozol	Arimidex®, Anastrozol®	1 mg VO (cápsulas 1 mg)

VO: via oral.

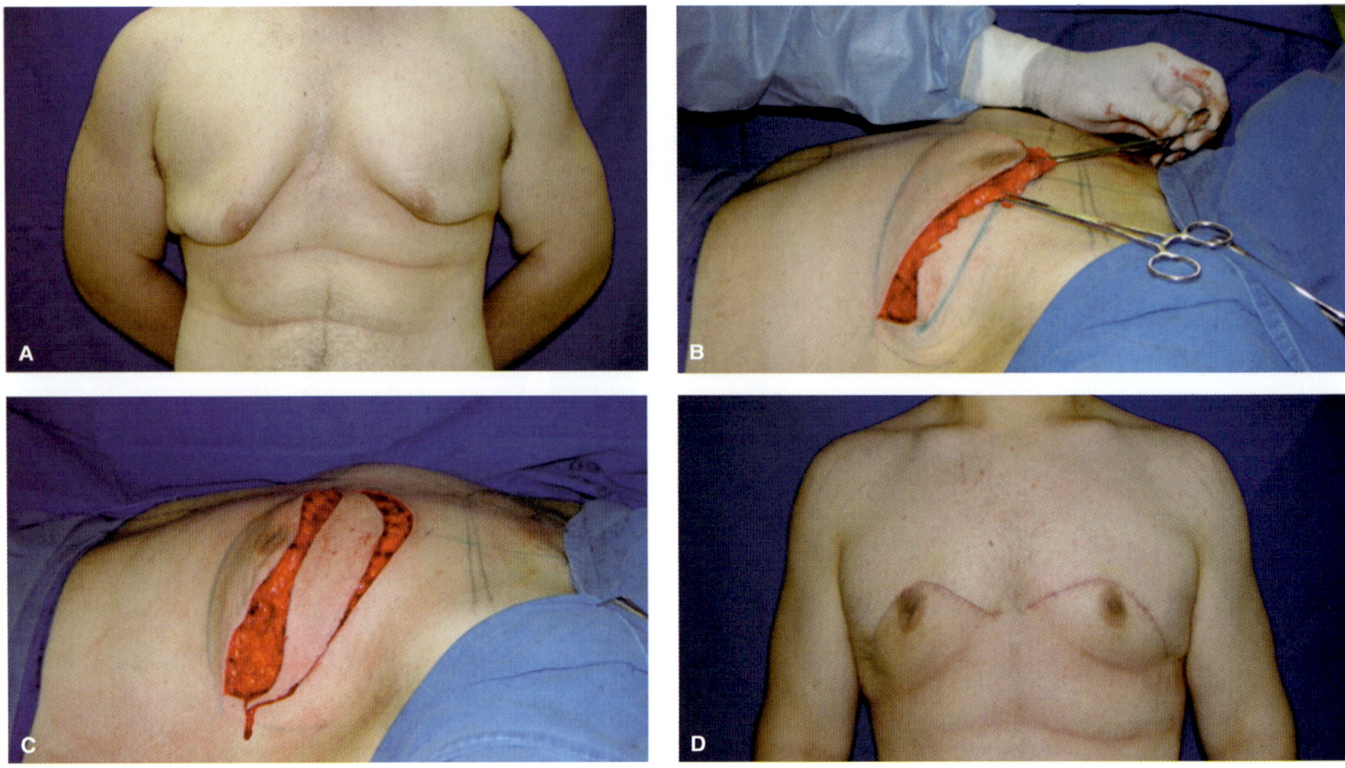

Figura 51.9 Cirurgia para correção de ginecomastia volumosa com ptose: pré-operatório (**A**), transoperatório (**B** e **C**) e pós-operatório (**D**). (Cortesia do Dr. Pedro Pita.)

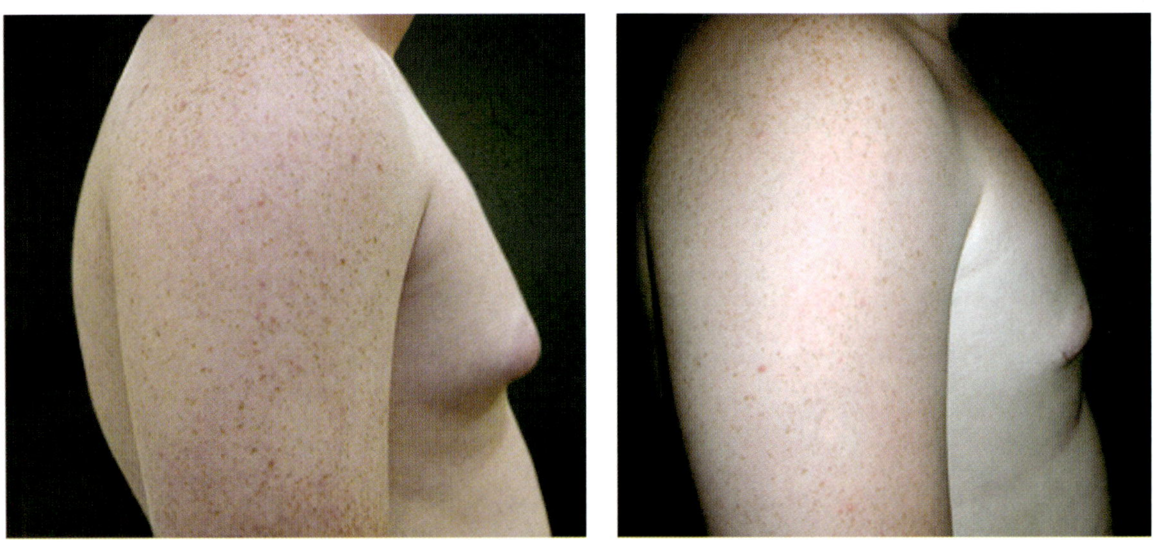

Figura 51.10 Regressão de ginecomastia puberal após 3 meses de tratamento com tamoxifeno (20 mg/dia). (Cortesia de Dr. Pedro Pita).

Avaliamos a eficácia do tamoxifeno (20 mg/dia) por 6 meses em um grupo de 40 pacientes com ginecomastia puberal (n = 30) ou idiopática (n = 10).[90] A mastodinia desapareceu em todos os pacientes no período de 3 meses. Após 6 meses, a ginecomastia desapareceu em 18 pacientes (60%) com ginecomastia puberal e em 4 (40%) com ginecomastia idiopática. Uma resposta favorável foi observada em pacientes cuja ginecomastia não tinha mais de 2 anos de duração. O tamoxifeno foi bem tolerado e nenhum dos pacientes necessitou interromper o tratamento.[90]

Raloxifeno

Raloxifeno ou tamoxifeno foram administrados por 3 a 9 meses a 238 pacientes com ginecomastia puberal persistente.[94] Alguma melhora foi observada em 86% dos pacientes que receberam tamoxifeno e em 91% do grupo raloxifeno. Evidenciou-se também que uma proporção de pacientes apresentou uma redução mais significativa (> 50%) da ginecomastia com o raloxifeno (86%) do que com o tamoxifeno (41%).[94] No entanto, os dados sobre a eficácia do raloxifeno são ainda insuficientes para que se recomende seu uso rotineiro no tratamento da ginecomastia puberal.[1,2,9]

Danazol

Em um estudo chinês, 20 mg/dia de tamoxifeno (n = 23) e 400 mg/dia de danazol (n = 23) foram comparados em homens com ginecomastia idiopática.[91] Completa resolução do quadro foi mais frequente no grupo do tamoxifeno (78 *versus* 40%). Contudo, recidiva após a interrupção do tratamento ocorreu apenas em pacientes tratados com tamoxifeno.[91]

Efeitos colaterais como ganho de peso, edema, acne, cãibras e náuseas limitam o uso do danazol.[9] Os SERM são mais bem tolerados.[3,7]

Anastrozol

O anastrozol, inibidor potente e seletivo das aromatases, foi utilizado, em estudo randomizado e duplo-cego, em 80 casos de ginecomastia puberal; sua eficácia, no entanto, não se revelou superior à do placebo.[96] Após 6 meses, redução da ginecomastia maior ou igual a 50% foi vista em 38,5% do grupo anastrozol e 31,4% do grupo placebo ($p = 0,47$).[96]

Outros fármacos

A *di-hidrotestosterona* (DHT) em gel, aplicada por via percutânea, mostrou-se eficaz e bem tolerada em estudos envolvendo um número limitado de pacientes com ginecomastia idiopática[97] ou associada à terapia antirretroviral altamente ativa (HAART).[98] DHT em gel a 2,5% (Andractim®) está disponível em alguns países europeus.

Ginecomastia por hipogonadismo

Dependendo da etiologia do hipogonadismo e da duração da ginecomastia, esta tende a regredir com a reposição de testosterona, mas a resposta é variável. O efeito da testosterona na regressão da ginecomastia nem sempre é satisfatório na síndrome de Klinefelter, mas pode proporcionar melhora drástica em outras formas de insuficiência testicular (p. ex., anorquia ou orquite viral).[7,9,10]

A *testosterona* é um androgênio aromatizável e pode induzir surgimento ou agravamento da ginecomastia. Seu uso para tratar a ginecomastia somente está indicado, portanto, em pacientes com hipogonadismo comprovado.[7,9,10,84]

Ginecomastia medicamentosa

Se a ginecomastia for induzida por fármacos, serão observados diminuição da sensibilidade e amolecimento do tecido mamário geralmente no período de 1 mês após a descontinuação do medicamento. No entanto, se a ginecomastia estiver instalada há mais de 1 ano, é improvável que ela regrida substancialmente, seja espontaneamente ou com a terapêutica medicamentosa, devido à existência de fibrose. Em tais circunstâncias, o tratamento cirúrgico é a melhor opção para possibilitar melhora cosmética.[2-4,7,84]

Outras formas de ginecomastia

Ginecomastia tumoral geralmente regride com o tratamento adequado da neoplasia. O mesmo se aplica aos casos secundários a hipertireoidismo. A ginecomastia após realimentação e a associada à hemodiálise são, em geral, transitórias, regredindo espontaneamente.[2-4,7-9]

Há evidências de que o tamoxifeno possa prevenir o desenvolvimento de ginecomastia em homens com CA de próstata submetidos à terapia antiandrogênica.[7,99-101] Em um estudo randomizado e duplo-cego, envolvendo homens tratados com altas doses de bicalutamida (150 mg/dia), ginecomastia surgiu em 10% dos pacientes que usaram tamoxifeno (20 mg/dia), em 51% dos que receberam anastrozol (1 mg/dia) e em 73% do grupo placebo.[101]

Resumo

Ginecomastia é um problema clínico bastante frequente. De modo geral, resulta de desequilíbrio na proporção testosterona-estrogênios no tecido mamário, seja por diminuição da produção de androgênios, seja por aumento da produção de estrogênios ou aromatização aumentada de androgênios em estrogênios. Existem causas fisiológicas, patológicas e farmacológicas, porém muitos adultos têm ginecomastia sem etiologia aparente, caracterizando a chamada ginecomastia idiopática. Em jovens, a etiologia mais frequente é a ginecomastia puberal, que se mostra reversível em mais de 95% dos casos, dentro de 0,6 a 3 anos. Para os casos de ginecomastia persistente que possam trazer transtornos psicossociais para o adolescente, a correção com cirurgia plástica deve ser considerada, particularmente na presença de ginecomastia volumosa ou não responsiva ao tratamento com medicamentos com ação antiestrogênica. Entre eles, o mais eficaz é o tamoxifeno. O uso de testosterona apenas está indicado nos casos com hipogonadismo confirmado.

REFERÊNCIAS BIBLIOGRÁFICAS

1. Baumann K. Gynecomastia – Conservative and surgical management. Breast Care (Basel). 2018;13;419-24.
2. Narula HS, Carlson HE. Gynaecomastia: pathophysiology, diagnosis and treatment. Nat Rev Endocrinol. 2014; 10:684-98.
3. Braunstein GD. Clinical practice. Gynecomastia. N Engl J Med. 2007; 357:1229-37.
4. Soliman AT, De Sanctis V, Yassin M. Management of adolescent gynecomastia: an update. Acta Biomed. 2017; 88: 204013.
5. Morcos RN, Kizy T. Gynecomastia: when is treatment indicated? J Fam Pract. 2012; 61:719-25.
6. Niewoehner C, Nuttall FQ. Gynecomastia in a hospitalized male population. Am J Med. 1984; 77:633-8.
7. Santen RJ. Gynecomastia. In: DeGroot LJ (Ed.). Endocrinology. 3 ed. Philadelphia: W.B. Saunders; 1995. pp. 2474-84.
8. Braunstein GD. Gynecomastia. N Engl J Med. 1993; 328:490-5.
9. Swerdloff RS. Gynecomastia: etiology, diagnosis, and treatment. In: De Groot LJ, Beck-Peccoz P, Chrousos G et al. (Ed.). Endotext [Internet]. South Dartmouth (MA): MDText.com, Inc.; 2000-2015 Aug 3.
10. Isidori AM, Giannetta E, Lenzi A. Male hypogonadism. Pituitary. 2008; 11:171-80.
11. Daniels IR, Layer GT. Testicular tumours presenting as gynaecomastia. Eur J Surg Oncol. 2003; 29:437-9.
12. Duparc C, Boissiere-Veverka G, Lefebvre H et al. An oestrogen-producing seminoma responsible for gynaecomastia. Horm Metab Res. 2003; 35:324-9.
13. Yaturu S, Harrara E, Nopajaroonsri C et al. Gynecomastia attributable to human chorionic gonadotropina-secreting giant cell carcinoma of lung. Endocr Pract. 2003; 9:233-5.
14. Shozu M, Sebastian S, Takayama K et al. Estrogen excess associated with novel gain-of-function mutations affecting the aromatase gene. N Engl J Med. 2003; 348:1855-65.
15. Stratakis CA, Batista D, Sabnis G et al. Prepubertal gynaecomastia caused by medication or the aromatase excess syndrome. Clin Endocrinol (Oxf). 2004; 61:779-80.
16. Abaci A, Buyukgebiz A. Gynecomastia: review. Pediatr Endocrinol Rev. 2007; 5:489-99.
17. Ersoz H, Onde ME, Terekeci H et al. Causes of gynaecomastia in young adult males and factors associated with idiopathic gynaecomastia. Int J Androl. 2002; 25:312-6.
18. Bojesen A, Gravholt CH. Klinefelter syndrome in clinical practice. Nat Clin Pract Urol. 2007; 4:192-204.
19. Frühmesser A, Kotzot D. Chromosomal variants in Klinefelter syndrome. Sex Dev. 2011; 5:109-23.
20. Mazen I, Lumbroso S, Abdel Ghaffar S et al. Mutation of the androgen receptor (R840S) in an Egyptian patient with partial androgen insensitivity syndrome: review of the literature on the clinical expression of different R840 substitutions. J Endocrinol Invest. 2004; 27:57-60.
21. Melo KF, Mendonca BB, Billerbeck AE et al. Clinical, hormonal, behavioral, and genetic characteristics of androgen insensitivity syndrome in a Brazilian cohort: five novel mutations in the androgen receptor gene. J Clin Endocrinol Metab. 2003; 88:3241-50.
22. Wright NP, Wales JK. An unusual case of hermaphroditism – a 46,XX/69,XXY chimera. J Pediatr Endocrinol Metab. 2004; 17:905-8.
23. Bhasin S, Basaria S. Diagnosis and treatment of hypogonadism in men. Best Pract Res Clin Endocrinol Metab. 2011; 25:251-70.

24. Vilar L, Naves LA, Freitas MC et al. Clinical and laboratory features greatly overlap in patients with macroprolactinemia or monomeric hyperprolactinemia. Minerva Endocrinol. 2007; 32:79-86.
25. Peñalver Talavera D, Peralta Watt M. Gynecomastia as first manifestation of hyperthyroidism. Rev Clin Esp. 2007; 207:423-4.
26. Southren AL, Olivo J, Gordon GG et al. The conversion of androgens to estrogens in hyperthyroidism. J Clin Endocrinol Metab. 1974; 38:207-14.
27. Zamd M, Farh M, Hbid O et al. Sexual dysfunction among 78 Moroccan male hemodialysis patients: clinical and endocrine study. Ann Endocrinol (Paris). 2004; 65:194-200.
28. Caron P, Dueymes JM, Pourrat J et al. Gynecomastia and chronic renal insufficiency in periodic hemodialysis. Demonstration of a decrease in the free fraction of testosterone. Rev Med Interne. 1984; 5:110-3.
29. Hemsell DL, Edman CD, Marks JF et al. Massive extraglandular aromatization of plasma androstenedione resulting in feminization of a prepubertal boy. Clin Invest. 1977; 60:455-64.
30. Hershkovitz E, Leiberman E. Gynecomastia: a review. Endocrinologist. 2002; 12:321-32.
31. Heruti RJ, Dankner R, Berezin M et al. Gynecomastia following spinal cord disorder. Arch Phys Med Rehabil. 1997; 78:534-53.
32. Ollero García-Agulló D, Martínez de Esteban JP, Toni García M et al. Tumor-related gynecomastia. Endocrinol Nutr. 2011; 58:554-5.
33. Sayed A, Stock JL, Liepman MK et al. Feminization as a result of both peripheral conversion of androgens and direct estrogen production from an adrenocortical carcinoma. J Endocrinol Invest. 1994; 17:275-8.
34. Au WY, Ma SK, Kwong YL et al. Acute myeloid leukemia relapsing as gynecomastia. Leuk Lymphoma. 1999; 36:191-4.
35. Derakhshani P. Giant retroperitoneal hemangiopericytoma with paraneoplastic gynecomastia. Case report and literature review. Urol Int. 1999; 62:223-5.
36. Desai MB, Kapadia SN. Feminizing adrenocortical tumors in male patients: adenoma versus carcinoma. J Urol. 1988; 139:101-3.
37. Gallo JM, Leigh PN. Spinobulbar muscular atrophy (Kennedy's disease). Handb Clin Neurol. 2007; 82:155-69.
38. Gandhi GY, Basu R, Dispenzieri A et al. Endocrinopathy in POEMS syndrome: the Mayo Clinic experience. Mayo Clin Proc. 2007; 82:836-42.
39. Nuttall FQ, Warrier RS, Gannon MC. Gynecomastia and drugs: a critical evaluation of the literature. Eur J Clin Pharmacol. 2015; 71:569-78.
40. Deepinder F, Braunstein GD. Drug-induced gynecomastia: an evidence-based review. Expert Opin Drug Saf. 2012; 11:779-95.
41. Bowman JD, Kim H, Bustamante JJ. Drug-induced gynecomastia. Pharmacotherapy. 2012; 32:1123-40.
42. Goldman RD. Drug-induced gynecomastia in children and adolescents. Can Fam Physician. 2010; 56:344-5.
43. Ferrando J, Grimalt R, Alsina M et al. Unilateral gynecomastia induced by treatment with 1 mg of oral finasteride. Arch Dermatol. 2002; 138:543-4.
44. Wu FC, Farley TM, Peregoudov A et al. Effects of testosterone enanthate in normal men: experience from a multicenter contraceptive efficacy study. World Health Organization Task Force on Methods for the Regulation of Male Fertility. Fertil Steril. 1996; 65:626-36.
45. de Luis DA, Aller R, Cuellar LA et al. Anabolic steroids and gynecomastia. Review of the literature. An Med Interna. 2001; 18:489-91.
46. Maravelias C, Dona A, Stefanidou M et al. Adverse effects of anabolic steroids in athletes. A constant threat. Toxicol Lett. 2005; 158:167-75.
47. DeRaimondo CV, Roach AC, Meador CK. Gynecomastia from exposure to vaginal estrogen cream. N Engl J Med. 1980; 302:1089-90.
48. Vierhapper H, Nowotny P. Gynecomastia and raised oestradiol concentrations. Lancet. 1999; 353:640.
49. Lee PA. The occurrence of gynecomastia upon withdrawal of clomiphene citrate treatment for idiopathic oligospermia. Fertil Steril. 1980; 34:285-6.
50. Mira JA, Lozano F, Santos J et al. Gynaecomastia in HIV-infected men on highly active antiretroviral therapy: association with efavirenz and didanosine treatment. Antivir Ther. 2004; 9:511-7.
51. Ward HA, Russo GG, Shrum J. Cutaneous manifestations of antiretroviral therapy. J Am Acad Dermatol. 2002; 46:284-93.
52. Jover F, Cuadrado JM, Roig P et al. Efavirenz-associated gynecomastia: report of five cases and review of the literature. Breast J. 2004; 10:244-6.
53. Liu H, Bravata DM, Olkin I et al. Systematic review: the safety and efficacy of growth hormone in the healthy elderly. Ann Intern Med. 2007; 146:104-15.
54. Zylicz Z. Painful gynecomastia: an unusual toxicity of gabapentin? J Pain Symptom Manage. 2000; 20:2-3.
55. Málaga I, Sanmarti FX. Two cases of painful gynecomastia and lower extremity pain in association with pregabalin therapy. Epilepsia. 2006; 47:1576-9.
56. Cornes PG, Hole AC. Amlodipine gynaecomastia. Breast. 2001; 10:544-5.
57. Oteri A, Catania MA, Travaglini R et al. Gynecomastia possibly induced by rosuvastatin. Pharmacotherapy. 2008; 28:549-51.
58. Gardette V, Vezzosi D, Maiza JC et al. Gynecomastia associated with fenofibrate. Ann Pharmacother. 2007; 41:508-10.
59. Jelenkovic AV, Macukanovic-Golubovic LDJ. Diazepam-associated gynecomastia. Ann Pharmacother. 2005; 39:201.
60. Lynch A, Madjlessi A. Gynecomastia-galactorrhea during treatment with mirtazapine. Presse Med. 2004; 33:458.
61. Abe K, Mitsuka T, Kanamori S et al. Gynecomastia associated with low-dose methotrexate therapy for rheumatoid arthritis. Mod Rheumatol. 2007; 17:511-3.
62. Mourad YA, Shamseddine A, Taher A. Thalidomide-associated gynecomasty in a patient with multiple myeloma. Hematol J. 2003; 4:372.
63. Damsa C, Sterck R, Schulz P. Case of gynecomastia during paroxetine therapy. J Clin Psychiatry. 2003; 64:971.
64. Fredericks BD, Lepre F. Benserazide-induced gynaecomastia. Intern Med J. 2003; 33:54-5.
65. Louis MP, Héran I, Peyrière H et al. Two cases of gynaecomastia with cetirizine, a second-generation antihistamine. Therapie. 2004; 59:163-4.
66. Mendhekar DN, Srilakshmi P. Olanzapine-induced gynecomastia. Aust N Z J Psychiatry. 2005; 39:736.
67. Carvajal A, Macias D, Gutiérrez A et al. Gynaecomastia associated with proton pump inhibitors: a case series from the Spanish Pharmacovigilance System. Drug Saf. 2007; 30:527-31.
68. Karagiannis A, Tziomalos K, Papageorgiou A et al. Spironolactone versus eplerenone for the treatment of idiopathic hyperaldosteronism. Expert Opin Pharmacother. 2008; 9:509-15.
69. Saeter G, Fossa DK, Norman N. Gynaecomastia following cytotoxic therapy for testicular cancer. Br J Urol. 1987; 59:348-52.
70. Einav-Bachar R, Phillip M, Aurbach-Klipper Y et al. Prepubertal gynaecomastia: aetiology, course and outcome. Clin Endocrinol (Oxf). 2004; 61:55-60.
71. Kara C, Kutlu AO, Tosun MS et al. Sertoli cell tumor causing prepubertal gynecomastia in a boy with Peutz-Jeghers syndrome: the outcome of 1-year treatment with the aromatase inhibitor testolactone. Horm Res. 2005; 63:252-6.
72. Grandone A, del Giudice EM, Cirillo G et al. Prepubertal gynecomastia in two monozygotic twins with Peutz-Jeghers syndrome: two years' treatment with anastrozol and genetic study. Horm Res Paediatr. 2011; 75:374-9.
73. Madani S, Tolia V. Gynecomastia with metoclopramide use in pediatric patients. J Clin Gastroenterol. 1997; 24:79-81.
74. Malozowski S, Stadel BV. Prepubertal gynecomastia during growth hormone therapy. Pediatr. 1995; 126:659-61.
75. Felner EI, White PC. Prepubertal gynecomastia: indirect exposure to estrogen cream. Pediatrics. 2000; 105:E55.
76. Cho YR, Jones S, Gosain AK. Neurofibromatosis: a cause of prepubertal gynecomastia. Plast Reconstr Surg. 2008; 121:34e-40e.
77. Czajka-Oraniec I, Zgliczynski W, Kurylowicz A et al. Association between gynecomastia and aromatase (CYP19) polymorphisms. Eur J Endocrinol. 2008; 158:721-7.
78. Henley DV, Lipson N, Korach KS et al. Prepubertal gynecomastia linked to lavender and tea tree oils. N Engl J Med. 2007; 356:479-85.
79. Soliman AT, De Sanctis V, Yassin M. Management of adolescent gynecomastia: an update. 2017; 88:204-13.
80. Evans GF, Anthony T, Turnage RH et al. The diagnostic accuracy of mammography in the evaluation of male breast disease. Am J Surg. 2001; 181:96-100. [Erratum, Am J Surg. 2001; 181:579.]
81. Niewoehner CB, Schorer AE. Gynaecomastia and breast cancer in men. BMJ. 2008; 336:709-13.
82. Uslu L, Ozbayrak M, Vatankulu B et al. Bilateral breast uptake of radioiodine in a male patient with gynecomastia: a case report. Indian J Nucl Med. 2015; 30:345-6.
83. Binder G, Iliev D, Dufke A et al. Dominant transmission of prepubertal gynecomastia due to serum estrone excess: Hormonal, biochemical and genetic analysis in a large kindred. J Clin Endocrinol Metab. 2005; 90:484-92.
84. Gikas P, Mokbel K. Management of gynaecomastia: an update. Int J Clin Pract. 2007; 61:1209-15.
85. Brown RH, Chang DK, Siy R et al. Trends in the surgical correction of gynecomastia. Semin Plast Surg. 2015; 29:122-30.
86. Fagerlund A, Lewin R, Rufolo G et al. Gynecomastia: a systematic review. J Plast Surg Hand Surg. 2015; 49:311-8.
87. Jarrar G, Peel A, Fahmy R et al. Single incision endoscopic surgery for gynaecomastia. J Plast Reconstr Aesthet Surg. 2011; 64:e231-6.
88. Lapid O, van Wingerden JJ, Perlemuter L. Tamoxifen therapy for the management of pubertal gynecomastia: a systematic review. J Pediatr Endocrinol Metab. 2013; 26:803-7.
89. Derman O, Kanbur N, Kilic I et al. Long-term follow-up of tamoxifen treatment in adolescents with gynecomastia. J Pediatr Endocrinol Metab. 2008; 21:449-54.
90. Vilar L, Freitas MC, Canadas V et al. Treatment of pubertal and idiopathic gynecomastia with tamoxifen. Arq Brasil Endocrinol Metab. 2008; 52(Suppl 4):S496.
91. Ting AC. Comparison of tamoxifen with danazol in the management of idiopathic gynecomastia. Am Surg. 2000; 66:38-40.
92. Devoto CE, Madariaga AM, Lioi CX et al. Influence of size and duration of gynecomastia on its response to treatment with tamoxifen. Rev Med Chil. 2007; 135:1558-65.

93. Plourde PV, Kulin HE, Santner SJ. Clomiphene in the treatment of adolescent gynecomastia. Am J Dis Child. 1983; 137:1080-2.
94. Lawrence SE, Faught KA, Vethamuthu J et al. Beneficial effects of raloxifene and tamoxifen in the treatment of pubertal gynecomastia. J Pediatr. 2004; 145:71-6.
95. Zachmann M, Eiholzer U, Muritano M et al. Treatment of pubertal gynaecomastia with testolactone. Acta Endocrinol Suppl (Copenh). 1986; 279:218-26.
96. Plourde PV, Reiter EO, Jou HC et al. Safety and efficacy of anastrozol for the treatment of pubertal gynecomastia: A randomized, double-blind, placebo-controlled trial. J Clin Endocrinol Metab. 2004; 89:4428-33.
97. Kuhn JM, Roca R, Laudat MH et al. Studies on the treatment of idiopathic gynaecomastia with percutaneous dihydrotestosterone. Clin Endocrinol (Oxf).1983; 19:513-20.
98. Benveniste O, Simon A, Herson S. Successful percutaneous dihydrotestosterone treatment of gynecomastia occurring during highly active antiretroviral therapy: four cases and a review of the literature. Clin Infect Dis. 2001; 33:891-3.
99. Haddad E. Management of gynecomastia induced by bicalutamide. Ann Urol (Paris). 2006; 40(Suppl 2):S49-52.
100. Boccardo F, Rubagotti A, Battaglia M et al. Evaluation of tamoxifen and anastrozol in the prevention of gynecomastia and breast pain induced by bicalutamide monotherapy of prostate cancer. J Clin Oncol. 2005; 23:808-15.
101. Saltzstein D, Sieber P, Morris T et al. Prevention and management of bicalutamide-induced gynecomastia and breast pain: randomized endocrinologic and clinical studies with tamoxifen and anastrozol. Prostate Cancer Prostatic Dis. 2005; 8:75-83.

CAPÍTULO 52

Síndrome dos Ovários Policísticos

Amanda Athayde ■ Mônica de Oliveira ■ Erik Trovão Diniz ■ Lucio Vilar

INTRODUÇÃO

A síndrome dos ovários policísticos (SOP) é um distúrbio caracterizado por hiperandrogenismo (clínico e/ou laboratorial), disfunção ovulatória e morfologia ovariana policística. Sua apresentação clínica é heterogênea e pode ser categorizada em diferentes fenótipos, dependendo da presença ou ausência desses três achados característicos.[1-3] Resistência à insulina (RI) e hiperinsulinemia compensatória são evidentes na maioria dos casos, sobretudo entre as mulheres com hiperandrogenismo.[1,2]

A SOP é o distúrbio endócrino mais frequente em mulheres em idade reprodutiva, afetando 6 a 20% delas, na dependência do critério diagnóstico utilizado e da população estudada.[1,4] Quando se utilizaram os critérios diagnósticos do consenso de Rotterdam (ver a seguir), esses percentuais variaram de 14,6 a 20% (Quadro 52.1).[4] Estima-se que a SOP ocorra em cerca de 85 a 90% das mulheres com oligomenorreia e em 30 a 40% daquelas com amenorreia.[4,5] Ela representa também a causa mais comum de hirsutismo e de infertilidade anovulatória.[2,5] Pacientes com SOP estão sujeitas também a risco aumentado para doenças metabólicas (p. ex., diabetes melito tipo 2 [DM2], dislipidemias e doença hepática esteatótica), doenças cardiovasculares e complicações gestacionais.[2,6] Sua abordagem deve ser multifatorial, com tratamento orientado para as prioridades das pacientes, mas sempre visando à prevenção e à melhora das suas comorbidades.[3,7]

CRITÉRIOS DIAGNÓSTICOS

Desde 1990, vários documentos foram elaborados com a finalidade de uniformizar o diagnóstico da SOP, mas ele continua sem consenso.[7] Dentre tais documentos, três têm sido mais citados na literatura e são resumidos no Quadro 52.2. Em todos eles, o diagnóstico de SOP é de exclusão. Os critérios mais amplamente referendados pelas sociedades médicas têm sido aqueles propostos em 2003 pelo chamado Consenso de Rotterdam, elaborado pela European Society for Human Reproduction and Embryology (ESHRE) e pela American Society for Reproductive Medicine (ASRM).[3] Segundo esses critérios, o diagnóstico de SOP se estabelece com dois dos três seguintes achados: hiperandrogenismo clínico e/ou laboratorial, disfunção ovulatória (oligo-ovulação ou anovulação) e morfologia policística ovariana. É necessário, contudo, excluir outras condições que cursem com hiperandrogenismo ou disfunção ovulatória.[1-3,7]

Em 2018, diversas sociedades internacionais reuniram-se para propor uma diretriz com base em evidências científicas para a avaliação diagnóstica e o manejo da SOP e esse documento foi atualizado em 2023.[6] Tal diretriz continua endossando os critérios diagnósticos citados no Consenso de Rotterdam para o diagnóstico da SOP em mulheres adultas.[6] No entanto, os autores incluíram uma nova forma de definição da morfologia ovariana policística, antes realizada apenas pela ultrassonografia (US): a dosagem sérica do hormônio antimülleriano (AMH).[6] Desse modo, recomenda-se que seja utilizado um dos dois exames, US ou dosagem de AMH, não havendo indicação de se realizarem os dois.[6] Mais detalhes adiante. Com base nesses critérios, quatro diferentes fenótipos podem ser encontrados nessa síndrome (Quadro 52.3) – fenótipos A e B (clássicos), e fenótipos C e D:[1,7-9]

- Fenótipo A: hiperandrogenismo + disfunção ovulatória + morfologia ovariana policística
- Fenótipo B: hiperandrogenismo + disfunção ovulatória
- Fenótipo C (ovulatório): hiperandrogenismo + morfologia ovariana policística
- Fenótipo D (normoandrogênico): disfunção ovulatória + morfologia ovariana policística.

Moghetti et al.[8] verificaram que a prevalência de cada fenótipo é de cerca de 70% para o clássico, 15% para o ovulatório e 15% para o normoandrogênico.[8] Outros estudos epidemiológicos em populações não selecionadas relataram uma prevalência de 40 a 45% para o fenótipo clássico, cerca de 35% para o ovulatório e cerca de 20% para o normoandrogênico.[1,9] Entre esses fenótipos, existe uma ampla heterogeneidade, não somente em termos dos principais componentes da SOP, mas também no tocante aos aspectos metabólicos. As complicações metabólicas, por

Quadro 52.1 Prevalência de síndrome dos ovários policísticos (SOP) usando-se diferentes critérios diagnósticos.

População	Critérios do NIH (%)	Critérios da ESHRE/ASRM (Consenso de Rotterdam) (%)	Critérios da Sociedade de Excesso de Androgênios e SOP (%)
728 mulheres australianas	8,7	17,8	12
820 mulheres iranianas	7	15,2	7,92
929 mulheres iranianas	7,1	14,6	11,7
392 mulheres turcas	6,1	19,9	15,3

ASRM: American Society for Reproductive Medicine; ESHRE: European Society for Human Reproduction and Embryology; NIH: National Institutes of Health. (Adaptado de Sirmans e Pate, 2013.[4])

Quadro 52.2 Critérios diagnósticos para a síndrome dos ovários policísticos (SOP), segundo os Consensos do NIH, de Rotterdam e da AE-PCOS

Critérios de NIH/NICHD (1992)
- Presença dos 2 critérios:
  - Hiperandrogenismo clínico e/ou laboratorial
  - Disfunção menstrual
- Exclusão de outras causas de hiperandrogenismo

Critérios de ESHRE/ASRM (Consenso de Rotterdam) (2003)
- Presença de pelo menos 2 dos 3 critérios:
  - Hiperandrogenismo clínico e/ou laboratorial
  - Oligo-ovulação ou anovulação
  - Morfologia policística dos ovários à ultrassonografia
- Exclusão de outras causas de hiperandrogenismo e/ou disfunção ovulatória

AE-PCOS Society (2006)
- Presença dos 2 critérios:
  - Hiperandrogenismo clínico e/ou laboratorial
  - Oligo-ovulação ou anovulação
- Exclusão de outras causas de hiperandrogenismo

AE-PCOS Society: Androgen Excess and Polycystic Ovary Syndrome Society; ESHRE/ASRM: European Society for Human Reproduction and Embryology/American Society for Reproductive Medicine; NIH/NICHD: National Institutes of Health/National Institute of Child Health and Human Disease.

Quadro 52.3 Aspectos clínicos e laboratoriais dos diferentes fenótipos da síndrome dos ovários policísticos (SOP).

SOP clássica (fenótipos A + B)
- Hiperandrogenismo e anovulação, com ou sem ovários com PCOM
- Distúrbios menstruais mais intensos e hiperandrogenismo
- Maior prevalência de obesidade (total e abdominal) e síndrome metabólica

SOP ovulatória (fenótipo C)
- Hiperandrogenismo e PCOM
- Menores graus de hiperandrogenismo
- Menor prevalência de síndrome metabólica e formas mais leves de dislipidemia

SOP sem hiperandrogenismo (fenótipo D)
- Anovulação e PCOM
- Irregularidade menstrual mínima
- Perfil metabólico muitas vezes similar ao das mulheres saudáveis

PCOM: morfologia policística dos ovários. (Adaptado de Moghetti et al., 2013;[8] Spritzer, 2014.)[10]

exemplo, são significativamente mais prevalentes em pacientes com o fenótipo clássico e estão ausentes nas pacientes sem hiperandrogenismo (ver Quadro 52.3).[6,8-10]

Vale ressaltar que, de acordo com a última diretriz, quando o diagnóstico de SOP for estabelecido pela presença de oligoamenorreia e hiperandrogenismo, não haverá necessidade de prosseguir a investigação para presença de morfologia ovariana policística com o objetivo de diferenciar o fenótipo entre A ou B.[6]

Diagnóstico em adolescentes

Para o diagnóstico em adolescentes, critérios mais rígidos foram adotados, havendo a obrigatoriedade de hiperandrogenismo e irregularidade menstrual.[11] Apenas hirsutismo e acne grave são critérios definidores de hiperandrogenismo em adolescentes, não devendo ser considerados seborreia nem alopecia nessa faixa etária.[12] A irregularidade menstrual só pode ser estabelecida após pelo menos 1 ano de menarca (ver tópico "Disfunção menstrual e infertilidade"). Não é indicada a realização de US ginecológica nem de AMH sérico antes de 8 anos de idade ginecológica (tempo desde a menarca), tendo em vista a alta incidência de ovários multifoliculares nesse estágio de vida e que os níveis de AMH ainda estão aumentando durante essa fase.[6] Para as adolescentes que têm achados clínicos de SOP, mas não preenchem tais critérios diagnósticos, assinalá-las como de "alto risco" parece ser razoável a fim de serem reavaliadas mais tarde, após 8 anos da menarca.[6,11,12]

A implementação desses cuidados diagnósticos nas adolescentes tem reduzido o sobrediagnóstico nessa população, além de selecionar aquelas meninas com maior risco de ganho de peso (e possivelmente de maior complicação metabólica) ao longo da vida.[13]

ETIOPATOGÊNESE

Múltiplos fatores causais têm sido sugeridos na patogênese da SOP, mas a exata etiologia da condição é desconhecida.[3,7] De acordo com as evidências atuais, a SOP é um distúrbio complexo, multigênico, com fortes influências genéticas, epigenéticas e ambientais (incluindo dieta e estilo de vida).[7,10,12]

Fatores genéticos

Há várias décadas, estudos têm sugerido um importante papel genético na etiologia da SOP.[9] Parentes de primeiro grau de pacientes com SOP têm um risco maior de serem afetadas por essa síndrome em comparação com a população geral. Examinando uma grande coorte de 1.332 irmãs gêmeas monozigóticas e 1.873 dizigóticas, Vink et al.[14] encontraram uma correlação mais alta para SOP nas gêmeas monozigóticas do que nas dizigóticas. Esse estudo concluiu que o componente genético contribui com mais de 70% da patogênese da SOP.

Alguns estudos têm também mostrado expressão aumentada de vários genes codificadores de enzimas envolvidas na esteroidogênese ovariana em pacientes com SOP.[1,2,9] A participação de outros genes, como aqueles relacionados à subunidade beta do hormônio foliculestimulante (FSH) e aos receptores das gonadotrofinas, também tem sido aventada.[2]

Além disso, evidências recentes têm apontado que a disfunção mitocondrial pode fazer parte da complexa fisiopatologia da síndrome. As modificações mitocondriais, como a metilação de alguns genes do DNA mitocondrial, parecem ter origem epigenética e têm se tornado um novo campo de estudo sobre a etiopatogenia da SOP.[15]

Fatores ambientais

Alterações ambientais também têm sido incriminadas na gênese da SOP.[6,12] Dietas com excesso de calorias e o consequente ambiente obesogênico promovendo RI constituem um fator importante na patogênese da SOP em mulheres com predisposição genética.[1,12]

Disruptores endócrinos, como o bisfenol A (componente que mimetiza o estrógeno), podem contribuir para a patogênese da SOP. Estudos têm relacionado maior concentração de bisfenol A a alterações ovulatórias, hiperandrogenismo e RI.[16] A hipótese é de que a exposição crônica aumentaria o risco de SOP e que essas alterações poderiam ser transmitidas às gerações seguintes por mecanismos epigenéticos. Entretanto, ainda não há evidências científicas suficientes sobre se esses componentes desempenham um papel efetivo na patogênese da SOP.

Fatores intrauterinos também têm sido aventados, como exposição do feto feminino a concentrações elevadas de andrógênio, bem como aporte deficiente de nutrientes, causando restrição do crescimento intrauterino (RCIU).[7,11] Sabe-se que bebês que nascem com RCIU têm risco aumentado de futuramente desenvolverem adrenarca prematura, RI, DM2, síndrome metabólica (SM) e SOP.[17]

Alteração na microbiota intestinal

A importância da microbiota intestinal também vem sendo discutida na etiopatogenia da SOP – os hormônios sexuais parecem modular sua composição.[18] A α-diversidade representa o número de espécies da microbiota, e a β-diversidade indica a similaridade entre elas. Tem sido descrito que portadoras da SOP têm reduzida α-diversidade, e essa característica parece estar associada à RI e à esteatose hepática, condições encontradas frequentemente na SOP.[13,18] Entretanto, a real importância dessa regulação ainda é motivo de controvérsias.

FISIOPATOLOGIA

Quatro mecanismos principais parecem contribuir para a SOP em diferentes graus: disfunção neuroendócrina, RI, hiperandrogenismo (por aumento da secreção de andrógenos ovarianos e/ou adrenais) e disfunção da foliculogênese ovariana.[2,7,10,12] Esses distúrbios estão interligados, mas não está claro qual deles aciona o ciclo vicioso de hiperandrogenismo, hiperinsulinemia e disfunção ovariana observado na SOP.[4-7]

Disfunção neuroendócrina

Alterações neuroendócrinas na secreção de gonadotrofinas têm sido descritas na SOP, consequentes a aumento na pulsatilidade do hormônio liberador de gonadotrofinas (GnRH).[2,19] Na SOP, o gerador de pulsos do GnRH seria relativamente resistente à retroalimentação (*feedback*) negativa dos esteroides ovarianos, realizada sobretudo pela progesterona.[20] O exato mecanismo dessa resistência é incerto, mas parece ser mediado pelo excesso de andrógenos, uma vez que é revertido pela flutamida, um bloqueador do receptor androgênico.[21] O aumento da pulsatilidade do GnRH resulta em elevação da amplitude e frequência dos pulsos do hormônio luteinizante (LH), redução relativa na secreção do FSH e aumento da razão LH/FSH.[12,19] A elevada razão LH/FSH e a hiperinsulinemia compensatória da RI estimulam a secreção de androgênios pelas células da teca ovariana.[1,2,12] Fisiologicamente, nos ovários o FSH atua nas células da granulosa, regulando a atividade da aromatase (enzima que converte andrógenos em estrógenos) e estimulando o desenvolvimento folicular.[15] Na SOP, além do estímulo insuficiente do FSH, existe resistência folicular à ação do mesmo, determinada, sobretudo, por concentrações aumentadas do hormônio antimülleriano (AMH) (ver a seguir).[1,2,9] Como consequência, ocorre bloqueio da conversão de andrógenos em estrógenos (por inibição da atividade da aromatase), com aumento da concentração ovariana de andrógenos, resultando em comprometimento da maturação folicular e anovulação crônica (Figura 52.1).[1,2,9]

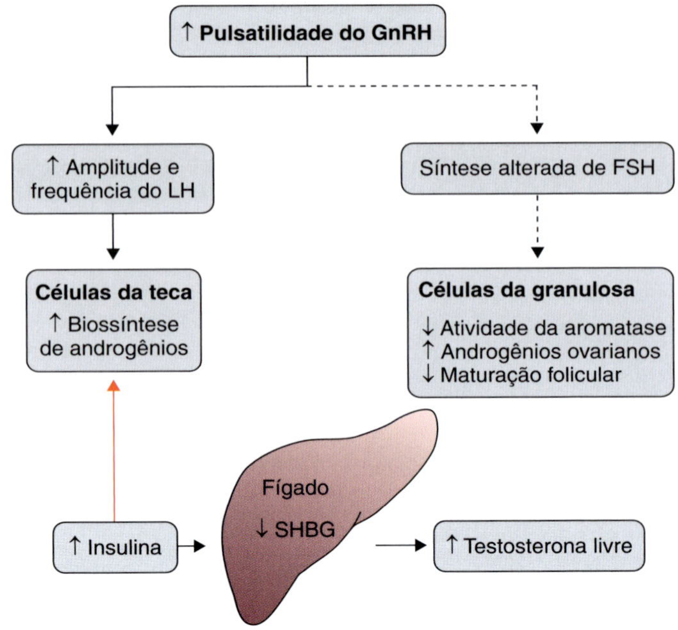

Figura 52.1 A disfunção neuroendócrina na síndrome dos ovários policísticos decorre de anormalidade intrínseca na pulsatilidade do GnRH, com consequentes aumento da amplitude e frequência dos pulsos de LH e deficiência relativa de FSH. A atividade aumentada do LH e a hiperinsulinemia compensatória da RI estimulam a secreção de andrógenos pelas células da teca ovariana. A reduzida ação do FSH nas células da granulosa resulta em aumento ovariano de andrógenos (por menor atividade da aromatase) e inibição da maturação folicular, culminando em anovulação crônica. A hiperinsulinemia e o hiperandrogenismo inibem a produção da SHBG no fígado, aumentando, assim, a testosterona livre circulante. ↑: aumento; ↓: diminuição; FSH: hormônio foliculestimulante; GnRH: hormônio liberador de gonadotrofinas; LH: hormônio luteinizante; SHBG: globulina ligadora de hormônios sexuais.

Resistência insulínica

A prevalência de RI em pacientes com SOP é de cerca de 70%.[9,22] No entanto, essa prevalência difere entre os fenótipos: 80% no clássico, 65% no ovulatório e apenas 38% no fenótipo normoandrogênico.[8] Embora seja mais prevalente quando há excesso ponderal, a RI também é observada em mulheres magras.[22] Além disso, pacientes com obesidade (que representam 50 a 80% dos casos de SOP) podem ter uma RI desproporcional ao grau de adiposidade.[23] Portanto, a RI na SOP seria uma característica intrínseca agravada pela obesidade e não simplesmente uma consequência dela.[9]

Na SOP, a RI não é generalizada em todos os tecidos. Defeitos nas ações metabólicas da insulina ocorrem no músculo esquelético, no fígado e nos adipócitos, mas as ações mitogênicas e esteroidogênicas da insulina nos ovários são preservadas.[23] A resistência periférica à insulina observada na SOP pode resultar, pelo menos em parte, de disfunção adipocitária.[1] Esta decorre de maior produção de citocinas inflamatórias (p. ex., interleucina-6 e fator de necrose tumoral alfa [TNF-α]), menor produção de adiponectina e do transportador de glicose-4 (GLUT-4), diminuição do transporte de glicose estimulado pela insulina, lipólise excessiva e expressão alterada de microRNA (Figura 52.2).[1,7,22]

A RI resulta em hiperinsulinemia compensatória, cuja principal consequência na SOP é o agravamento do hiperandrogenismo, visto que a hiperinsulinemia estimula a produção de andrógenos ovarianos e adrenais.[1,2,22] No ovário, a insulina liga-se a seu receptor e estimula maior produção de androgênios pelas células

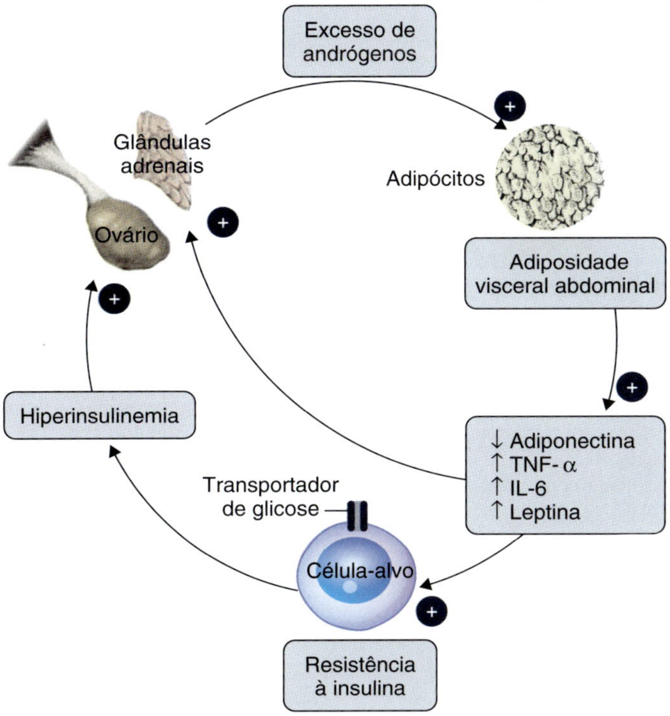

Figura 52.2 Adiposidade abdominal e síndrome dos ovários policísticos. A imagem mostra o ciclo vicioso do hiperandrogenismo favorecendo o acúmulo de adiposidade visceral que, por sua vez, promove o excesso de andrógenos de origem ovariana e/ou adrenal pelo efeito direto de diferentes mediadores autócrinos, parácrinos e endócrinos (seja pela diminuição da adiponectina, seja pelo aumento de TNF-α, IL-6 e leptina) e, de forma indireta, pela indução da resistência à insulina e consequente hiperinsulinemia. TNF-α: fator de necrose tumoral alfa; IL-6: interleucina-6. (Adaptada de Escobar-Morreale, 2018.)[7]

da teca, por um efeito direto e por amplificar a resposta dessas células ao LH, mediante aumento da expressão da 17α-hidroxilase (P450c17) e da 3-beta-hidroxiesteroide desidrogenase do tipo 2 (3β-HSD2).[1,2,22,23] A hiperinsulinemia também diminui a produção hepática da SHBG (globulina ligadora de hormônios sexuais), propiciando aumento dos níveis circulantes de testosterona livre. Finalmente, a hiperinsulinemia contribui para o aumento da pulsatilidade do GnRH, com consequente maior secreção de LH e da razão LH/FSH.[2]

Os andrógenos em excesso, por sua vez, também favorecem o surgimento de RI em mulheres, por alterar diretamente a ação da insulina nos tecidos-alvo clássicos, músculo esquelético e adipócitos.[22,23] Adicionalmente, eles podem aumentar a adiposidade visceral e reduzir a secreção da principal adipocina sensível à insulina, a adiponectina.[23] Também sugeriu-se que a testosterona facilita a lipólise estimulada pelas catecolaminas no tecido adiposo visceral, expondo o fígado a um alto fluxo de ácidos graxos livres, o que poderia resultar em resistência hepática à insulina.[24]

Na SOP, existe, pois, esse ciclo vicioso em que o excesso androgênico, por mecanismos distintos, favorece o desenvolvimento ou o agravamento da RI e da hiperinsulinemia compensatória, a qual, por sua vez, estimula a secreção androgênica pelos ovários e pelas glândulas adrenais nas portadoras dessa síndrome.[2,19]

Hiperandrogenismo

O hiperandrogenismo observado na SOP resulta principalmente da síntese aumentada de androgênios pelas células da teca.[1,2,5] Constatou-se que as células tecais de mulheres com SOP são mais responsivas ao LH e à insulina, em termos de produção androgênica, de que as células tecais de mulheres saudáveis.[1,2,9] Um estudo recente relatou que um gene candidato à SOP, o *DENND1A*, estava superexpresso em células tecais obtidas de pacientes com SOP.[22] Este achado dá apoio adicional à noção de que, pelo menos em algumas pacientes, o excesso de andrógenos ovarianos é uma característica geneticamente determinada da SOP.[1,9]

Embora os ovários sejam a principal fonte de hiperandrogenismo na SOP, entre 20 e 30% das pacientes também apresentam excesso de andrógeno adrenal, primariamente evidenciado pelos níveis séricos elevados do sulfato de deidroepiandrosterona (DHEAS).[1,25] Os supostos mecanismos para a disfunção adrenocortical na SOP incluem: responsividade exagerada do córtex adrenal ao hormônio adrenocorticotrófico (ACTH), hiperinsulinemia e traço genético herdado.[25] O hiperandrogenismo também diminui a produção hepática da SHBG.[26,27]

Alguns *experts* propuseram uma hipótese unificadora que explica que a SOP resultaria de um defeito primário na esteroidogênese, ocasionando excesso de androgênios.[7] Em alguns casos, a anormalidade hiperandrogênica é grave o suficiente para causar SOP sem a contribuição de outros fatores. Este seria o caso de mulheres magras, sem qualquer evidência de adiposidade visceral ou RI. Em outros casos, a SOP somente se manifestaria plenamente na presença de obesidade, adiposidade abdominal e RI/hiperinsulinemia, as quais atuariam potencializando uma alteração muito leve na esteroidogênese previamente existente.[7]

Disfunção na foliculogênese

A disfunção da foliculogênese na SOP caracteriza-se por parada da maturação folicular, resultando em *oligo-ovulação* (ovulação irregular) ou *anovulação* (ausência de ovulação).[1] Essa anormalidade tem como um dos fatores primordiais a produção excessiva do AMH pelas células da granulosa.[1,28]

O AMH é uma glicoproteína secretada por células granulosas de folículos pré-antrais e pequenos folículos antrais e cujo número encontra-se particularmente aumentado nos ovários de mulheres com SOP.[28] Isto poderia justificar o fato de os níveis de AMH serem 2 a 4 vezes maiores em mulheres com SOP do que nas saudáveis.[28] No entanto, um estudo *in vitro* mostrou ser a produção de AMH por células da granulosa 75 vezes maior na SOP anovulatória e 20 vezes maior na SOP ovulatória, em comparação aos ovários normais. Tal achado sugere uma desregulação intrínseca das células da granulosa.[29] A causa dessa alta produção de AMH nos folículos antrais anda é desconhecida, mas a participação dos andrógenos tem sido aventada.[28]

Fisiologicamente, o AMH tem um efeito inibitório no recrutamento inicial de folículos primários; na maturação folicular e seleção do folículo dominante dependentes do FSH; bem como na expressão da aromatase induzida pelo FSH nas células da granulosa, enzima que atua aumentando a conversão da testosterona em estradiol.[1,2] Na SOP, os altos níveis de AMH tornam os folículos mais resistentes à ação do FSH, culminando na inibição da maturação folicular e da ovulação, bem como na inibição da expressão da aromatase, contribuindo também para o hiperandrogenismo (Figura 52.3).[1,28]

Portanto, a anovulação crônica na SOP é multifatorial. Ela parece resultar de uma disfunção intrínseca das células granulosas, levando à produção excessiva de AMH, e da exagerada produção de androgênios pelas células da teca, para a qual contribuem a razão aumentada LH/FSH, a RI/hiperinsulinemia e a hiperexpressão do gene *DENND1A* nessas células.[1,2,9,12]

A Figura 52.4 mostra um resumo das alterações fisiopatológicas da SOP.

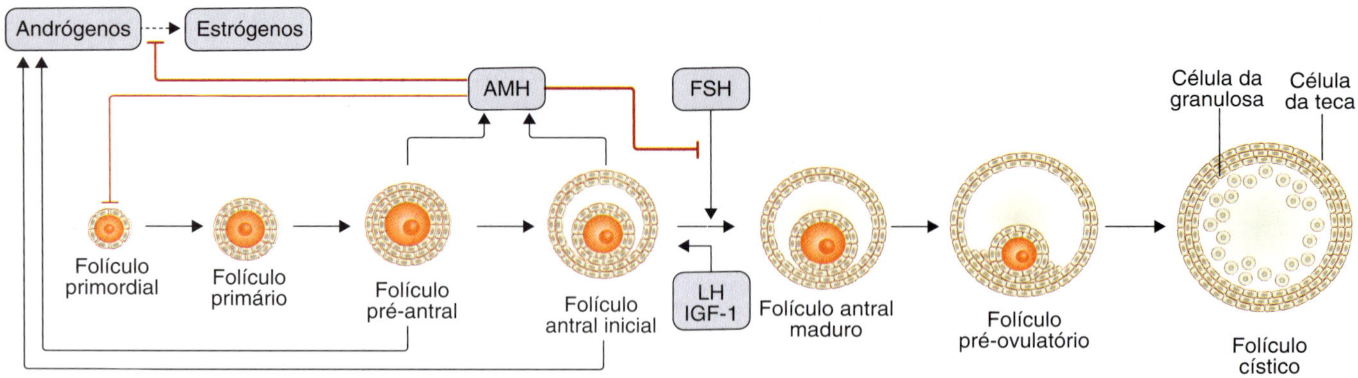

Figura 52.3 Inibição da maturação folicular ovariana na síndrome dos ovários policísticos (SOP). A ovulação normal é o resultado da sincronização entre as gonadotrofinas secretadas centralmente e fatores produzidos pelo folículo em desenvolvimento no ovário. Anovulação em mulheres com SOP é caracterizada pela interrupção do crescimento folicular no início da fase antral. Hipersecreção do hormônio luteinizante (LH) e do fator de crescimento semelhante à insulina-1 (IGF-1) leva ao hiperandrogenismo, que resulta na inibição da maturação folicular. Além disso, altos níveis de hormônio antimülleriano (AMH) na SOP bloqueiam a ação do hormônio foliculestimulante (FSH), contribuem para o hiperandrogenismo e inibem o recrutamento dos demais folículos primordiais.

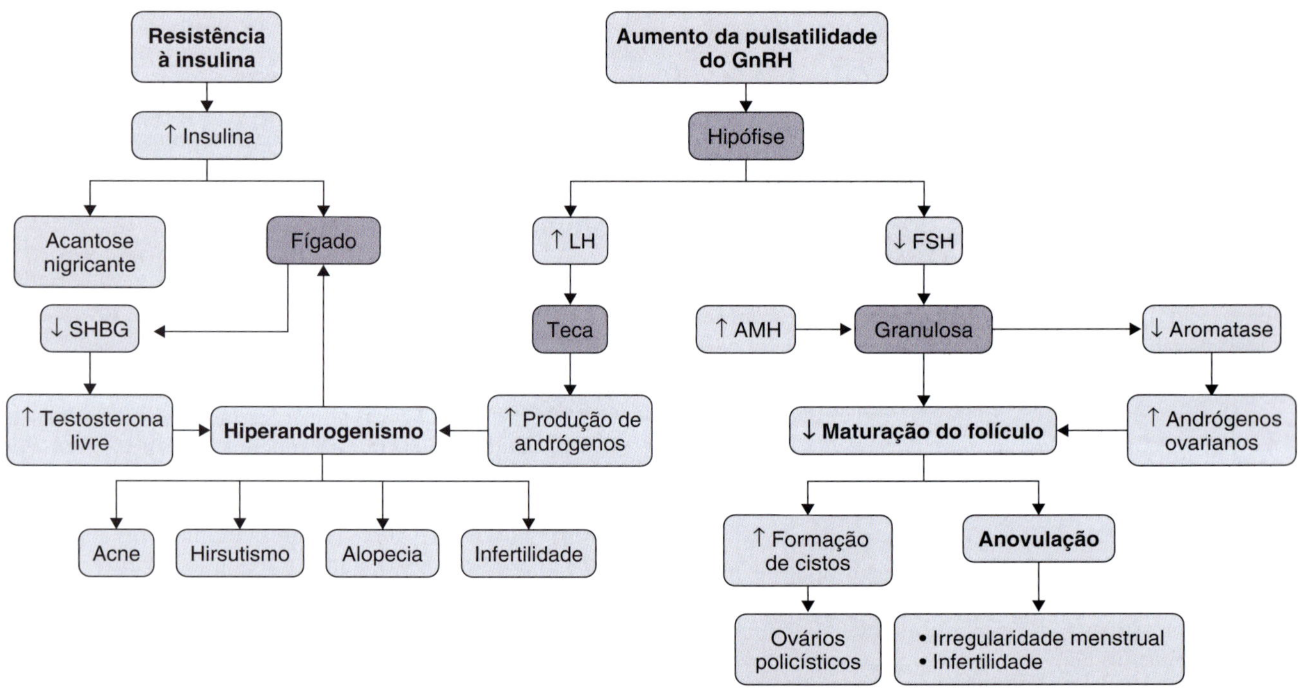

Figura 52.4 Fisiopatologia da síndrome dos ovários policísticos. AMH: hormônio antimülleriano; SHBG: globulina ligadora dos hormônios sexuais.

DIAGNÓSTICO DIFERENCIAL

A SOP é uma síndrome e não uma doença específica, de modo que nenhum critério isolado é suficiente para o seu diagnóstico clínico.[1,2] Trata-se, portanto, de um diagnóstico de exclusão, e condições que mimetizam o seu fenótipo devem ser excluídas, sobretudo: hiperprolactinemia, disfunções tireoidianas, medicações, hirsutismo idiopático, hiperandrogenismo idiopático, forma não clássica da hiperplasia adrenal congênita (NC-HAC), síndrome de Cushing, acromegalia e tumores virilizantes.[7,26,30-32]

Alguns medicamentos podem provocar sinais e sintomas semelhantes aos da SOP. Na prática clínica, os principais são ácido valproico e esteroides, glicocorticoides ou anabolizantes com efeito androgênico.[1,2,7,12]

A SOP está incluída entre as síndromes hiperandrogênicas não virilizantes, mas raramente sinais de virilização podem estar presentes.[3,4,32] As *síndromes hiperandrogênicas virilizantes*, representadas pelos tumores ovarianos e adrenais, bem como pela hipertecose de ovário, caracterizam-se por hirsutismo de progressão rápida e sinais de virilização (clitoromegalia, amenorreia, calvície frontal, hipertrofia da massa muscular e hipotrofia do parênquima mamário), associados à concentração elevada de andrógenos, em geral com níveis de testosterona total > 200 ng/dℓ.[26,30-32]

Dentre as *síndromes hiperandrogênicas não virilizantes*, que caracteristicamente têm evolução lenta e testosterona discretamente aumentada ou normal, a SOP deve ser sobretudo diferenciada da NC-HAC, particularmente a deficiência da 21-hidroxilase (FNC-21), do hiperandrogenismo idiopático e do hirsutismo idiopático. Neste último, não há elevação de andrógenos, irregularidades menstruais, anovulação, nem morfologia policística dos ovários.[26] Ele se diferencia do hiperandrogenismo idiopático, porque no mesmo há também hiperandrogenismo laboratorial.[7] Quanto à FNC-21, sua apresentação clínica é indistinguível daquela da SOP.[26,30,31] Na diferenciação entre as duas condições, pode-se dosar a 17-hidroxiprogesterona (17-OHP) basal na fase folicular (ver a seguir), porém o parâmetro laboratorial mais acurado é a dosagem da 17-OHP, 60 minutos após a administração intravenosa de ACTH sintético (250 μg).[26,30] Uma concentração < 1.000 ng/dℓ é indicativa de SOP, e valores maiores apontam para o diagnóstico de FNC-21, sendo tais parâmetros preconizados pelas atuais diretrizes (Figura 52.5).[32-34] Vale mencionar, contudo, que pacientes com SOP podem raramente responder exageradamente ao ACTH sintético, atingindo níveis de 17-OHP entre 1.000 e 1.700 ng/dℓ. Por isso, diante de tais valores, alguns autores sugerem sequenciamento do gene da 21-hidroxilase para a confirmação diagnóstica.[27,30]

Os níveis basais da 17-OHP também são dosáveis, mas pode haver grande superposição entre SOP e FNC-21. Contudo, valores < 200 ng/dℓ praticamente descartam o diagnóstico de FNC-21, e níveis > 500 ng/dℓ sinalizam contra o diagnóstico de SOP.[26,30-32] Entre 83 casos de SOP, os níveis de 17-OHP estiveram acima do valor de referência para a fase folicular em 67,5%.[35] Quinze pacientes (18% do total) apresentaram valores basais de 17-OHP > 200 ng/dℓ, atingindo um nível de 450 ng/dℓ. Nenhuma paciente apresentou 17-OHP > 900 ng/dℓ após estímulo.[35]

A SOP é a causa mais comum de hirsutismo (cerca de 70% dos casos), que tipicamente surge na adolescência e tem progressão lenta ao longo dos anos.[30-32] De quatro grandes estudos com 2.601 mulheres, as etiologias do hiperandrogenismo foram assim distribuídas: SOP, 71%; hiperandrogenismo idiopático, 15%; hirsutismo idiopático, 10%; NC-HAC, 3%; tumores, 0,3%.[36] Na Figura 52.6 consta algoritmo para definição etiológica de pacientes

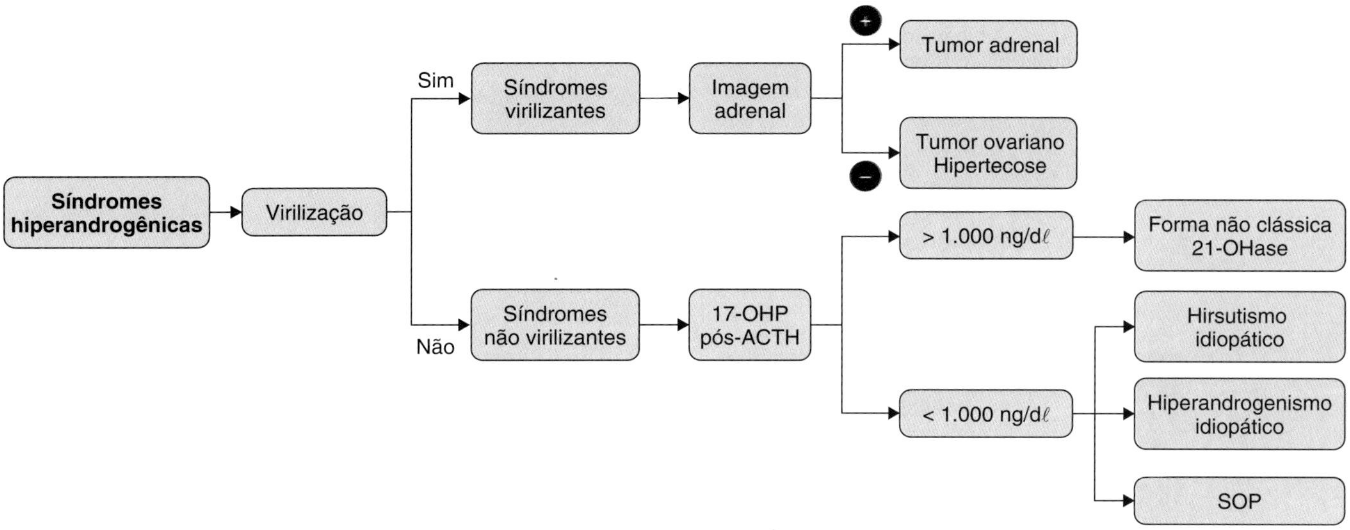

Figura 52.5 Investigação de síndromes hiperandrogênicas.

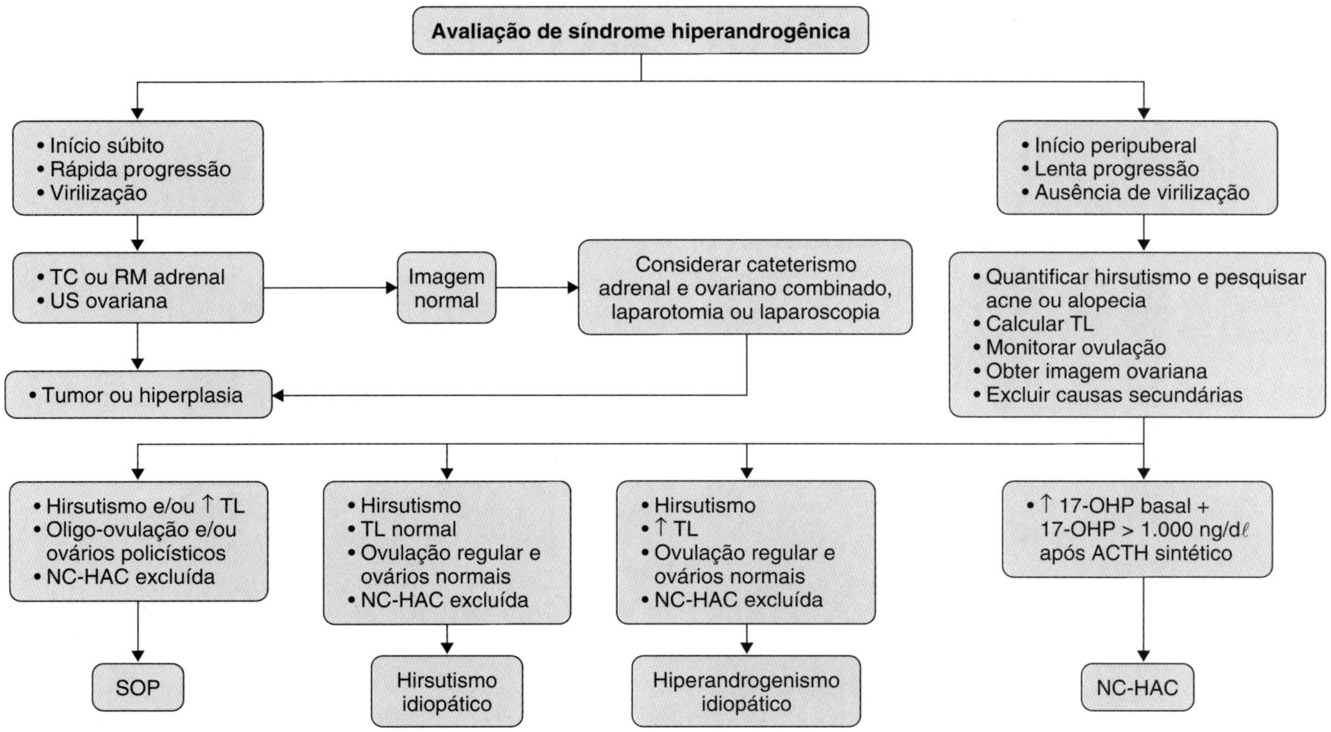

Figura 52.6 Algoritmo para definição etiológica de síndrome hiperandrogênica, com base na história clínica, no exame físico e nos exames complementares. TC: tomografia computadorizada; RM: ressonância magnética; US: ultrassonografia; TL: testosterona livre; NC-HAC: forma não clássica da hiperplasia adrenal congênita; SOP: síndrome dos ovários policísticos; 17-OHP: 17-hidroxiprogesterona. (Adaptada de Escobar-Morreale, 2018.)[7]

com síndrome hiperandrogênica, com base na história clínica, no exame físico e nos exames complementares. É importante ressaltar que qualquer paciente com hirsutismo e distúrbio menstrual desde o período peripuberal tem SOP até provado o contrário.

MANIFESTAÇÕES CLINICOLABORATORIAIS

A apresentação clínica da SOP é muito variável.[4,32] Suas características principais são anovulação com irregularidades menstruais, hiperandrogenismo (Figura 52.7), infertilidade e anormalidades metabólicas (Figura 52.8).[4,7] Manifestações ou complicações adicionais incluem hiperplasia e carcinoma do endométrio, apneia obstrutiva do sono, doença hepática esteatótica e transtornos psicológicos.[2,4,7,32]

Outro achado comum na SOP é a acantose nigricante (AN), que é um marcador cutâneo de RI e tem incidência de 53 a 99%.[37] Caracteriza-se por uma lesão cutânea de aspecto aveludado, verrucoso e hiperpigmentado, localizada sobretudo em região cervical posterior (sítio mais frequente) e lateral, axilas, abaixo das mamas e outras dobras cutâneas (Figura 52.9).[37] A *síndrome HAIR-AN* representa um subgrupo da SOP, caracterizado por intensa RI, AN e hiperandrogenismo grave, com sinais de virilização.[27]

Disfunção menstrual e infertilidade

É normal ocorrerem ciclos irregulares no primeiro ano após a menarca (transição puberal). Após esse período, a irregularidade deve ser caracterizada, caso um dos seguintes critérios esteja presente:[6,12]

- 1 ano após menarca: > 90 dias em qualquer ciclo
- > 1 a < 3 anos após menarca: ciclos < 21 ou > 45 dias
- > 3 anos após menarca até a perimenopausa: ciclos < 21 ou > 35 dias ou < 8 ciclos/ano
- Amenorreia primária aos 15 anos de idade ou > 3 anos após telarca.

Os distúrbios menstruais mais comuns são oligomenorreia, amenorreia e sangramento menstrual irregular prolongado.[2,7] Entretanto, 30% das mulheres com SOP têm menstruações normais.[38] Embora caracteristicamente surja na perimenarca, o distúrbio menstrual pode manifestar-se mais tardiamente.[27,38]

Infertilidade afeta 40% das mulheres com SOP, a qual representa a causa mais comum de disfunção ovulatória (70 a 90% dos casos).[27] Outros dados revelam que cerca de 90 a 95% das mulheres anovulatórias que procuram clínicas de infertilidade têm SOP.[22,27]

Vale ressaltar que a disfunção ovulatória pode ocorrer mesmo em ciclos regulares, tendo sido relatado que apenas 60% das mulheres com hiperandrogenismo e ciclos regulares realmente

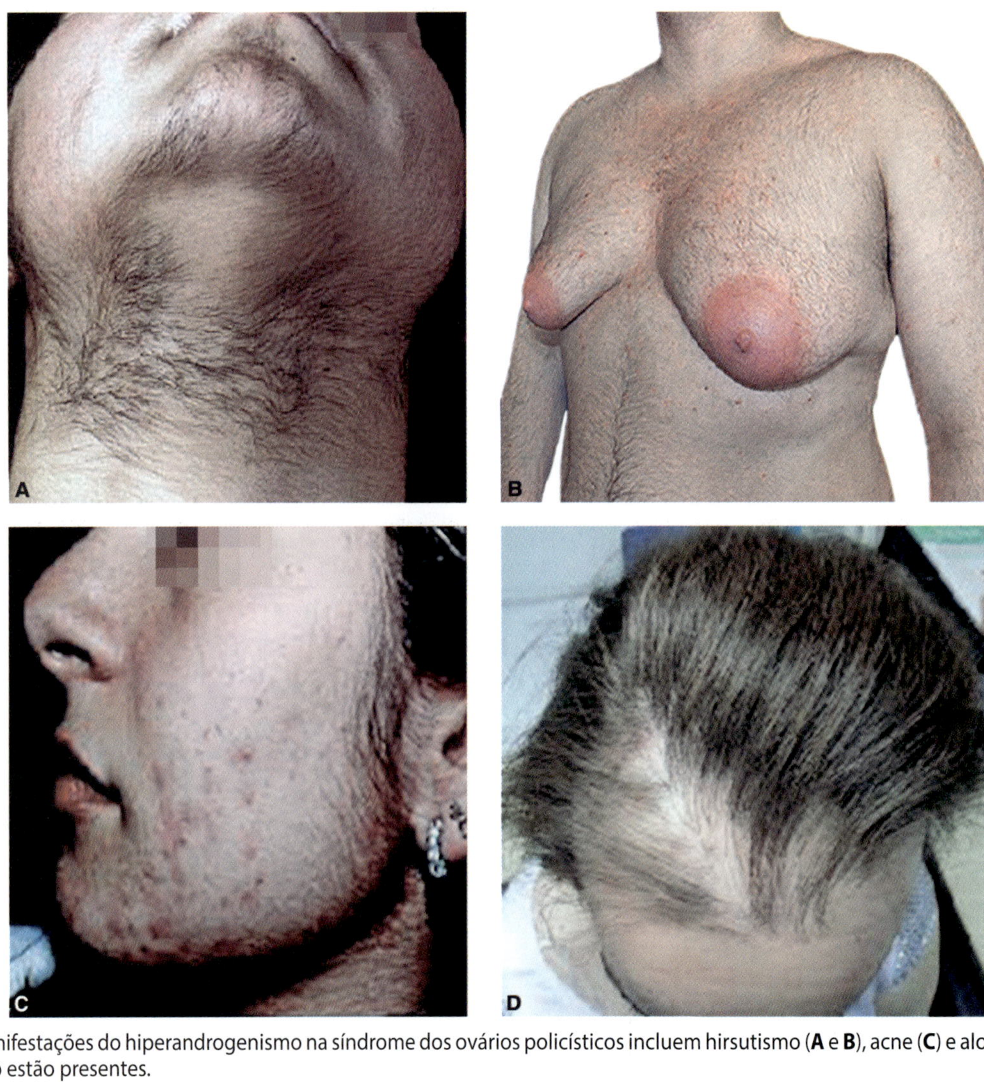

Figura 52.7 As manifestações do hiperandrogenismo na síndrome dos ovários policísticos incluem hirsutismo (**A** e **B**), acne (**C**) e alopecia (**D**). Raramente, sinais de virilização estão presentes.

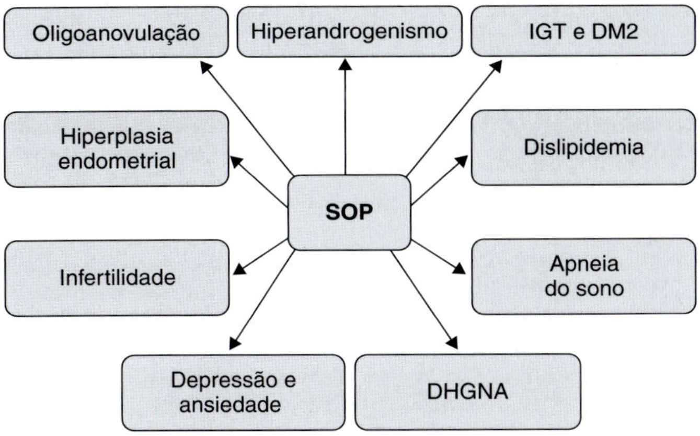

Figura 52.8 Componentes clínicos da síndrome dos ovários policísticos (SOP). IGT: tolerância diminuída à glicose; DM2: diabetes melito tipo 2; DHGNA: doença hepática gordurosa não alcoólica.

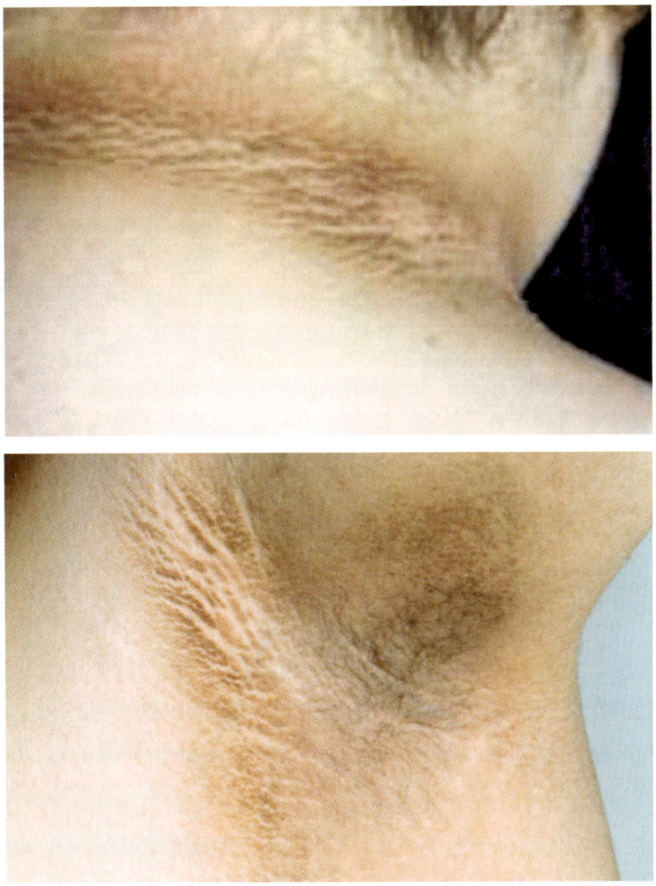

Figura 52.9 Acantose nigricante (um marcador cutâneo de resistência insulínica) é comum nas pacientes com síndrome dos ovários policísticos.

ovulam.[36] Portanto, nos casos suspeitos de anovulação, a dosagem da progesterona sérica na segunda fase do ciclo deve ser realizada.[6] Níveis de progesterona superiores a 10 ng/mℓ, no meio da fase lútea, em geral são indicativos de ovulação, embora níveis mais baixos possam ocorrer em ciclos ovulatórios.[36] Em um estudo multicêntrico europeu, constatou-se que níveis de progesterona ao acaso ≥ 5 ng/mℓ têm sensibilidade de 89,6% e especificidade de 98,4% para detectar ovulação.[39] As dificuldades na definição desse ponto de corte ocorrem devido ao padrão pulsátil da secreção de progesterona, de modo que, nos casos cujos níveis encontrem-se baixos, recomenda-se repetir a dosagem.[40]

Hiperandrogenismo

Acne, alopecia e hirsutismo são manifestações de hiperandrogenismo clínico em mulheres adultas.[6,27] Já em adolescentes, apenas acne grave e hirsutismo caracterizam o hiperandrogenismo clínico.[3,11,12]

Presente em 65 a 75% dos casos de SOP (menos frequente em asiáticas), o hirsutismo é definido como o aumento da quantidade de pelos terminais (> 5 mm, encaracolados e pigmentados) na mulher em locais usuais ao homem, como queixo, buço, abdome inferior, ao redor de mamilos, entre os seios, glúteos, dorso e parte interna das coxas (ver Figura 52.7).[27,33,34] A presença isolada do hirsutismo pode ser considerada um bom preditor de hiperandrogenismo bioquímico e de SOP em mulheres adultas.[6] O grau de hirsutismo pode ser quantificado pela escala de Ferriman e Gallwey modificada, que é um escore definido pela soma da pontuação de nove áreas do corpo (de zero a quatro pontos, cada uma) (Figura 52.10).[27]

Divergências existem quanto ao ponto de corte definidor de hirsutismo, já que há variações culturais e étnicas. Idealmente, o valor de corte deve ser estabelecido para a população estudada (Quadro 52.4).[7,34] Se isso não for possível, um valor de corte de ≥ 8 pontos é recomendado para a maioria das populações,[7] com a notável exceção de mulheres do Extremo Oriente, nas quais um valor ≥ 2 é recomendado.[7,42]

Acne (presente em 15 a 30% das mulheres adultas com SOP) pode também ser um marcador de hiperandrogenismo, mas é menos prevalente na SOP e menos específico do que o hirsutismo.[7,27,32] Quando presente de maneira isolada, funciona apenas como um preditor fraco de hiperandrogenismo bioquímico.[6]

Alopecia, que deve ser referida como "perda capilar de padrão feminino (FPHL)", caracteriza-se por perda capilar na área central da cabeça com miniaturização dos pelos.[43] Trata-se de um marcador pouco sensível da SOP; caso não esteja presente o distúrbio menstrual, não deve ser considerada critério para hiperandrogenismo em adolescentes.[4,26,43] Na mulher, a perda capilar tem padrão diferente daquela do sexo masculino e pode ser de dois tipos: padrão de Ludwig (expansão centrífuga da perda a partir da área central) e padrão de Olsen (perda com acentuação da área frontal, também denominado padrão em árvore de Natal pela sua conformação em direção à fronte) (Figura 52.11).[43]

Sinais de virilização, tais como engrossamento da voz, clitoromegalia, aumento da massa muscular e atrofia mamária devem alertar o clínico para formas mais graves de hiperandrogenismo. Apenas excepcionalmente são observados na SOP.[26,30,31]

Hiperandrogenemia

Elevação dos níveis de andrógenos (hiperandrogenemia) é geralmente encontrada em cerca de 60 a 80% das pacientes com SOP.[26,30] No entanto, quando se utiliza a cromatografia líquida acoplada à espectrometria de massas (LC/MS), 90% ou mais das pacientes podem ter hiperandrogenemia.[7] Este deve ser o método de escolha para a dosagem da testosterona total (TT), embora esta não seja um bom parâmetro, já que sua elevação geralmente é discreta, em função da produção diminuída da SHBG, resultante da hiperinsulinemia.[7,26]

A testosterona livre calculada ou o índice de androgênios livres podem, então, ser usados para o diagnóstico, por serem considerados mais acurados do que a TT: identificam 50 a 60% das mulheres com SOP que têm hiperandrogenismo bioquímico, enquanto a TT identifica apenas 20 a 30%.[6] Porém, a dosagem

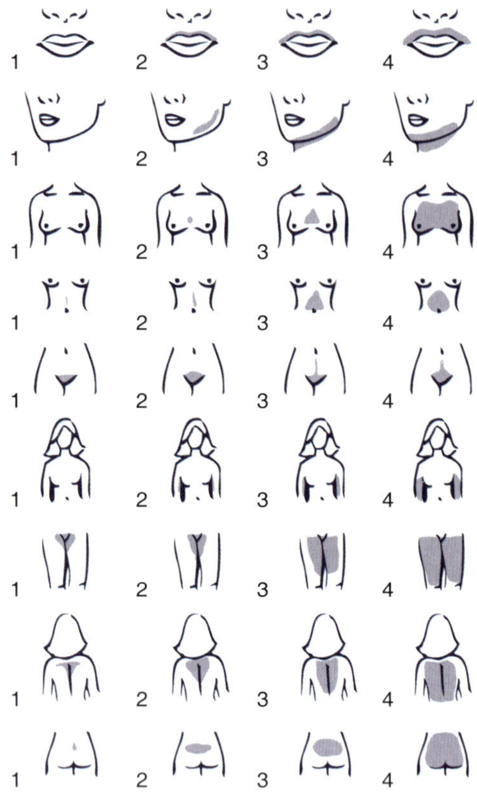

Figura 52.10 Graduação do hirsutismo de acordo com a escala de Ferriman e Gallwey modificada. Em nove áreas do corpo consideradas andrógeno-sensíveis, estabeleceu-se uma graduação de acordo com a existência de pelos que varia de 0 (ausência de pelo terminal) a 4 (abundância de pelo terminal). (Adaptada de Escobar-Morreale, 2012.)[41]

direta da testosterona livre (por radio e enzimaimunoensaio) não é aconselhada na prática clínica pela baixa acurácia, exceto se realizada por diálise de equilíbrio ou por precipitação de sulfato de amônio.[3] Esses métodos, no entanto, envolvem técnicas laboriosas e caras, não estando facilmente disponíveis, de forma que a maioria dos laboratórios acabam utilizando o cálculo da testosterona livre pela fórmula de Vermeulen, a partir das dosagens da SHBG, albumina e TT (preferencialmente por LC/MS).[7] O ponto de corte da testosterona para ser considerada elevada na mulher deve levar em conta a referência laboratorial do *kit* utilizado e preferencialmente padronizado para determinada população.

Androstenediona (A) e DHEAS podem ser solicitados, se a testosterona livre estiver normal. Embora tenham papel limitado no diagnóstico da SOP, níveis séricos elevados de A ou DHEAS

Quadro 52.4 Escores de Ferriman-Gallwey modificados, que definem hirsutismo de acordo com o percentil 95 de diversas populações não selecionadas de mulheres não menopausadas.

Região da população	Escore
Região do Mediterrâneo	≥ 9 (Itália) e ≥ 10 (Espanha)
Turquia	≥ 9 a ≥ 11
México	≥ 10
EUA (negras, brancas e hispânicas)	≥ 8
Reino Unido	≥ 8
Chile	≥ 6
Coreia do Sul	≥ 6
China e Tailândia	≥ 3
China (etnia Han)	≥ 2

Adaptado de Martin et al., 2018;[34] Escobar-Morreale, 2012.[41]

podem ser a única anormalidade androgênica em cerca de 10% dos casos.[6,27,32] Seus níveis também devem ser preferencialmente medidos por LC/MS.[6]

O uso de agentes contraceptivos orais (ACO) deve ser interrompido por 3 meses para que a avaliação hormonal seja fidedigna, já que eles aumentam a SHBG e a TT, além de inibirem o LH e, eventualmente, elevarem a prolactina.[6]

Hormônio antimülleriano

A concentração do AMH está habitualmente elevada na SOP e tem correlação com o número de folículos.[1,7] Tendo em vista as dificuldades da US (p. ex., o tipo do equipamento; o fato de ser examinador-dependente; a impossibilidade do uso transvaginal), a dosagem do AMH foi testada como alternativa para detecção da morfologia ovariana policística e incorporada como método alternativo ao US na última diretriz internacional sobre SOP.[6,44] Entretanto, os autores não foram capazes de determinar um ponto de corte específico acima do qual os níveis de AMH indicariam a morfologia ovariana policística, especialmente devido à falta de padronização dos ensaios e à heterogeneidade dos estudos. Desse modo, caso o AMH seja dosado, deve-se considerar o ponto de corte específico do ensaio utilizado.[6]

Outros achados bioquímicos e hormonais

Níveis baixos da SHBG são comumente encontrados na SOP (determinando valores de TT falsamente baixos) e refletem RI.[6] Uma relação LH/FSH aumentada nem sempre está presente

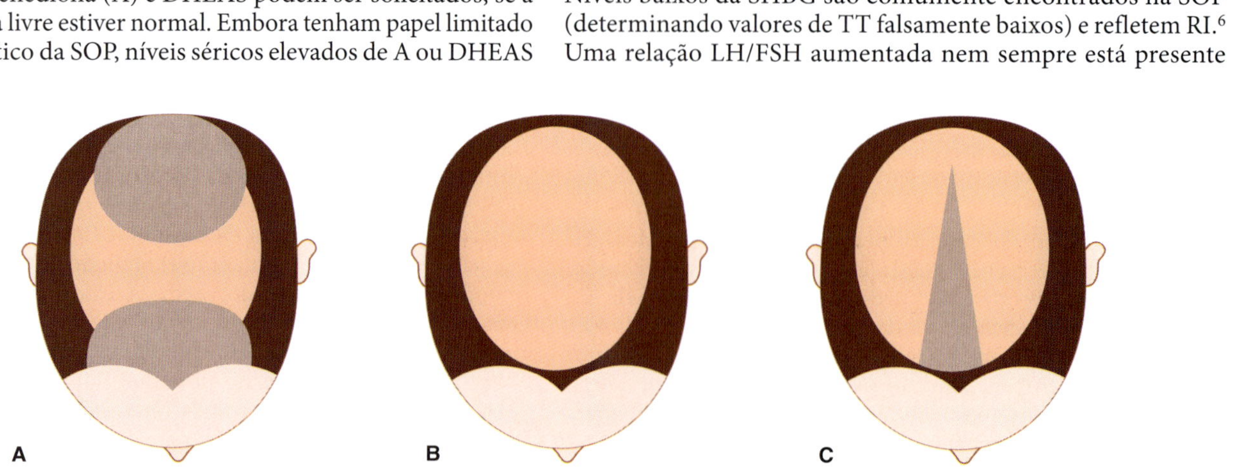

Figura 52.11 Perda capilar. **A.** Padrão de perda capilar no sexo masculino. **B** e **C.** Padrões de perda capilar no sexo feminino: padrão de Ludwig e padrão de Olsen com predomínio da área frontal. (Adaptada de Carmina et al., 2019.)[43]

e é inespecífica, não fazendo parte dos critérios diagnósticos da SOP.[7] Contudo, a dosagem das gonadotrofinas pode ser útil para afastar outras causas de distúrbio menstrual, como o hipogonadismo hipergonadotrófico.[7,30] Diferentemente do acreditado no passado, a SOP não é causa de hiperprolactinemia.[45] Caso esteja presente, deve-se inicialmente descartar outras etiologias, como gravidez, uso de estrógenos ou outros fármacos, macroprolactinemia, hipotireoidismo primário ou insuficiência renal, antes de se pesquisar um tumor da região selar.[45,46] Elevação discreta do cortisol livre urinário é observada em cerca de 50% dos casos de SOP, reflexo de alteração na esteroidogênese adrenal.[47]

Morfologia policística dos ovários

Ovários policísticos podem ser encontrados em até 20% de mulheres saudáveis.[48] A combinação de ciclos irregulares e hiperandrogenismo é suficiente para o diagnóstico da SOP, não sendo obrigatória a realização da US.[1,7] Entretanto, na presença de apenas um dos dois critérios, o US pode ser útil para a definição diagnóstica.

Sempre que possível, deve-se dar preferência à utilização da via transvaginal.[12,48] Usando transdutores com frequência de pelo menos 8 MHz, os seguintes critérios podem ser utilizados para definir a morfologia ovariana policística: 20 ou mais folículos de 2 a 9 mm em pelo menos um ovário; 10 ou mais folículos de 2 a 9 mm por corte transversal de pelo menos um ovário; e/ou aumento do volume ovariano ≥ 10 mℓ em pelo menos um dos ovários (Figura 52.12).[6] Usando transdutores mais antigos ou quando a US for transabdominal, o diagnóstico da morfologia ovariana policística deve ser confirmado apenas pelo volume ≥ 10 mℓ de pelo menos um dos ovários ou pelo número de folículos por corte transversal do ovário, devido às dificuldades técnicas na contagem dos folículos no ovário inteiro.

É importante ressaltar que o volume ovariano não deve ser considerado na presença de corpo-lúteo, de folículo dominante (≥ 10 mm) ou de cistos grandes, já que são condições que elevam o volume total do ovário.[6] US não deve ser usada para o diagnóstico da SOP em pacientes com menos de 8 anos da menarca, devido à alta incidência de ovários multifoliculares nessa faixa etária.[6,48]

CONDIÇÕES E RISCOS ASSOCIADOS

Algumas condições podem estar associadas ou ser decorrentes da SOP, como obesidade e distúrbios metabólicos, hipertensão arterial sistêmica (HAS), esteatose hepática, apneia obstrutiva do sono, hiperplasia e carcinoma do endométrio, bem como complicações gestacionais.[49]

Obesidade e alterações metabólicas

A maioria das mulheres com SOP apresenta RI e hiperinsulinemia, independentes da obesidade.[4,19] Esta última é uma característica comum da SOP, variando de 6 a 100%,[7] com uma frequência média estimada de 61%, como mostrado em recente metanálise.[49] A obesidade pode agravar os distúrbios metabólicos e reprodutivos associados à síndrome, incluindo RI, dislipidemia e SM.[7,50] Mulheres com SOP têm um aumento de duas vezes na ocorrência de SM (prevalência de 23 a 46%).[4,19] Além disso, em comparação com controles pareados para o peso, mulheres com SOP são mais insulinorresistentes e têm uma frequência significativamente maior de tolerância diminuída à glicose (30 a 40%) e de DM2 (até 10%).[27,51] A prevalência das alterações do metabolismo dos carboidratos é maior quando, na sua detecção, se emprega o teste oral de tolerância à glicose (TOTG) em vez da glicemia de jejum (GJ).[5,27] Essas alterações ocorrem mesmo em pacientes não obesas.[4]

Desta forma, deve-se avaliar o *status* glicêmico de todas as mulheres com diagnóstico de SOP. De acordo com a nova diretriz, o exame de escolha para isso deve ser o teste oral de tolerância à glicose (TOTG), com 75 g de glicose anidra (ou 82,5 g de dextrosol), considerado mais acurado do que a glicemia de jejum (GJ) e a hemoglobina glicada (HbA1c).[6,50] Apenas nas mulheres em que o TOTG não possa ser realizado por algum motivo, deve-se lançar mão da GJ e/ou da HbA1c.[6] Aquelas que estiverem planejando engravidar ou se submeter a tratamento para fertilidade, e que não têm diabetes preexistente, também deverão realizar TOTG preconcepção.[6] Quando a gestação ocorrer sem que o *status* glicêmico tenha sido avaliado, deve-se solicitar o TOTG na primeira visita pré-natal. Em todas, caso o primeiro teste tenha sido normal, um novo TOTG deve ser realizado entre 24 e 28 semanas de gestação.[6]

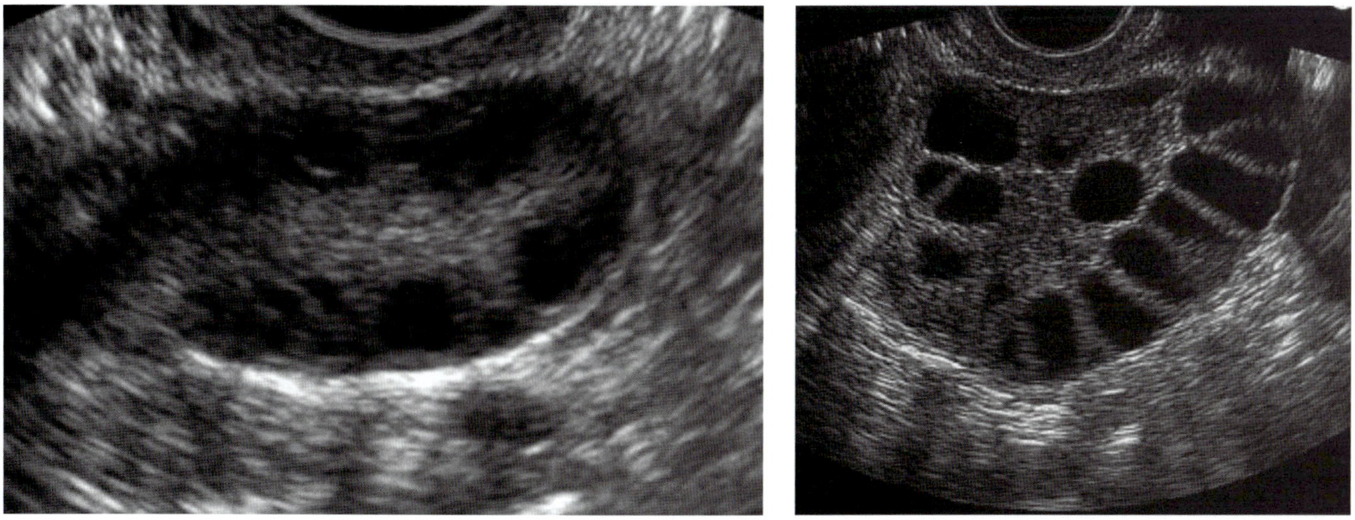

Figura 52.12 A constatação de ovários policísticos à ultrassonografia é um dos critérios para confirmar o diagnóstico de SOP. Contudo, esse achado não tem valor, se não houver disfunção menstrual ou excesso clínico ou laboratorial de andrógenos. SOP também não deve ser considerada em pacientes com idade ginecológica inferior a 8 anos.

Ainda de acordo com a diretriz, o *status* glicêmico deve ser reavaliado a cada 1 a 3 anos, de acordo com o risco individual de cada paciente.

Dado o elevado risco de disglicemia entre mulheres com SOP, os autores da diretriz reforçam que as diretrizes de DM deveriam incluir a SOP como fator de risco independente para DM. Da mesma maneira, mulheres com DM tipos 1 ou 2 têm risco aumentado de ter SOP associada, de modo que deveriam ser triadas para a síndrome. Também não se deve esquecer dos parentes masculinos de mulheres com SOP, uma vez que seus pais e irmãos apresentam maior risco de SM, DM2 e HAS.[6]

Uma metanálise mostrou que mulheres com SOP têm níveis mais elevados de triglicerídeos, LDL-colesterol e colesterol total, e menores níveis de HDL-colesterol em comparação com mulheres do grupo controle, independentemente do índice de massa corporal (IMC).[51] Portanto, recomenda-se a avaliação do perfil lipídico em todas as mulheres com SOP ao diagnóstico, independentemente do IMC.[6]

Além das citadas alterações metabólicas, mulheres com SOP têm também predisposição aumentada para hipertensão.[6] A última diretriz orienta, portanto, a mensuração anual da pressão arterial em todas as mulheres com SOP; aquelas que estão planejando engravidar também devem ter sua pressão arterial avaliada, em função do alto risco de distúrbios hipertensivos durante a gestação.[6] Além disso, a ocorrência de doença hepática esteatótica associada à disfunção metabólica também está aumentada em mulheres com SOP, considerando os fatores de risco em comum entre as duas condições.[52]

Apneia obstrutiva do sono também é mais comum em mulheres com SOP em comparação àquelas sem a doença, independentemente do IMC.[6] Desse modo, a condição deve ser avaliada em todas as mulheres com SOP, mediante anamnese direcionada em busca de sintomas compatíveis. Se presente, ferramentas validadas para triagem da apneia obstrutiva do sono, como o questionário de Berlim, devem ser aplicadas.[6]

Considerando tudo o que foi descrito, supõe-se que o risco de doenças cardiovasculares seja maior em mulheres com SOP do que naquelas sem a doença, como demonstrado em algumas metanálises.[53-55] Infelizmente, a maioria dos estudos incluídos nessas análises é de baixa qualidade (apenas de caráter observacional), de modo que mais pesquisas objetivando a avaliação do risco de doenças e mortalidade cardiovasculares são necessárias.

Câncer endometrial e outras neoplasias

As mulheres com SOP têm exposição crônica ao hiperestrogenismo isolado (*i. e.*, sem o efeito oposto protetor da progesterona, devido à anovulação crônica), resultando em hiperplasia endometrial, o que pode aumentar o risco de carcinoma endometrial em três vezes.[6] Outros fatores envolvidos nesse risco são hiperinsulinemia crônica, hiperandrogenemia e obesidade.[2,4] No entanto, como o risco absoluto é baixo, o rastreio de rotina não é recomendado. Porém, se espessamento endometrial for detectado, a biópsia deverá ser considerada e o sangramento de privação deverá ser induzido.[6] Para redução do risco de câncer endometrial, as mulheres com SOP devem ser orientadas a perder peso, os ciclos menstruais devem ser regulados e a terapia com progestógeno deve ser considerada.[6]

Existem também evidências da associação da SOP com risco aumentado para câncer de ovário, mas, não, para câncer de mama.[1]

Complicações da gestacionais

Mulheres com SOP têm risco aumentado para desenvolver diabetes gestacional (incidência de 30 a 50%), distúrbios gestacionais hipertensivos (5%), tais como pré-eclâmpsia e hipertensão induzida pela gestação, parto prematuro (risco 2 vezes maior) e nascimento de bebês pequenos para a idade gestacional (10 a 15%).[27,56]

Transtornos de humor e qualidade de vida

Portadoras da SOP têm frequentemente distúrbios relacionados à qualidade de vida.[6,57] Transtornos do humor, como ansiedade e depressão, são mais prevalentes nessa população, inclusive em adolescentes, e devem ser adequadamente abordados.[6,27,58] De preferência, um rastreio para depressão e ansiedade deve ser realizado ao diagnóstico de SOP, utilizando ferramentas validadas para isso.[6] Obesidade, acne, hirsutismo, a consciência de portar uma doença crônica e a infertilidade são alguns dos fatores que podem exacerbar sintomas depressivos e ansiosos, assim como outros aspectos do bem-estar, como a função psicossexual, que costuma ser afetada em mulheres com SOP.

Transtornos alimentares são também mais prevalentes nas pacientes com SOP;[6,49] afinal, fatores de risco reconhecidos para esse tipo de distúrbio, como obesidade, depressão, ansiedade e distorção da imagem corporal, são mais prevalentes em mulheres com SOP. Portanto, os profissionais devem estar atentos à presença desses transtornos em mulheres com a síndrome.[6]

O Quadro 52.5 sintetiza o rastreio das comorbidades potencialmente associadas à SOP.

TRATAMENTO

Não há tratamento específico para a SOP. Dois componentes devem nortear a terapia: controle dos sintomas do hiperandrogenismo (hirsutismo, acne, irregularidade e infertilidade) e prevenção das comorbidades a longo prazo (p. ex., obesidade, DM2, SM, câncer e bem-estar emocional), devendo ser tratadas as manifestações levando-se sempre em conta o desejo de gestar da paciente.[5,7,10,33] Os tratamentos para a SOP com metformina, letrozol, antiandrógenos e anticoncepcionais são *off label*, devido à falta de iniciativa da indústria de submetê-los à apreciação; entretanto, seu uso é predominantemente baseado em evidências.[6]

Modificações do estilo de vida

Modificações do estilo de vida (MEV) como alimentação saudável e atividade física regular são o primeiro passo para tratamento da SOP, devendo ser recomendadas a todas as mulheres portadoras dessa condição, mesmo naquelas sem obesidade, uma vez que pode haver melhora da sensibilidade insulínica, do perfil lipídico e da apneia do sono, independentemente da perda de peso.[2,6,27] Cessação do tabagismo e controle de fatores de risco como disglicemia, dislipidemia e HAS também devem ser incentivados. Não há intervenção dietética específica para a SOP. Perdas ponderais realistas de 5 a 10% podem melhorar a ciclicidade, aumentar a resposta à indução da ovulação e reduzir complicações obstétricas.[3,33,38]

A prática regular de atividade física deve sempre ser encorajada, uma vez que melhora a sensibilidade periférica à insulina e ajuda na perda ponderal. Os princípios norteadores da prática de atividade física são os mesmos da população geral, não havendo evidência de que algum tipo específico de exercício físico seja superior a outro.[6]

Fatores psicológicos como ansiedade e sintomas depressivos, distúrbios da imagem corporal e transtornos alimentares devem ser adequadamente abordados, devendo ser encaminhados para especialista, se necessário. A saúde emocional e, também, a sexual das pacientes deve ser abordada.[6] Devemos estar atentos

Quadro 52.5 Rastreio das condições associadas à síndrome dos ovários policísticos de acordo com a última diretriz.[6]

Condição associada	Quem rastrear?	Como rastrear?	Comentários
Pré-diabetes/diabetes	Todas as mulheres, independentemente do IMC	TOTG* ao diagnóstico	Na impossibilidade de realizar o TOTG*, dosar GJ e/ou HbA1c Repetir o rastreio a cada 1 a 3 anos a depender do risco individual
Dislipidemia	Todas as mulheres, independentemente do IMC	Perfil lipídico ao diagnóstico (colesterol total, LDL-c, HDL-c e triglicerídeos)	A frequência de repetição depende da presença de dislipidemia no exame inicial e dos fatores de risco individuais ou do risco cardiovascular global da paciente
Hipertensão	Todas as mulheres, independentemente do IMC	Mensuração da pressão arterial ao diagnóstico	Repetir a mensuração anualmente
Apneia obstrutiva do sono	Todas as mulheres	Anamnese: questionar sobre presença de sintomas compatíveis (ronco combinado com falta de energia ao acordar, sonolência diurna ou fadiga	Se sintomas compatíveis, utilizar questionários validados como o de Berlim e avaliar necessidade de polissonografia
Câncer endometrial	Sem indicação de rastreio de rotina	O mais importante é proteger o endométrio com o tratamento adequado	Quando hiperplasia endometrial for detectada, considerar biópsia
Ansiedade e depressão	Todas as mulheres	Ferramentas validadas para rastreio de depressão e ansiedade	Na presença de sintomas moderados a graves, encaminhar a paciente para avaliação especializada
Transtornos alimentares	Apenas as mulheres com suspeita clínica	Por meio da avaliação por profissionais devidamente qualificados para identificação destes transtornos	Na suspeita de transtornos alimentares, encaminhar a paciente para avaliação especializada

*Com 75 g de glicose anidra. GJ: glicemia de jejum; HbA1c: hemoglobina glicada; HDL-c: colesterol da lipoproteína de alta densidade; IMC: índice de massa corporal; LDL-c: colesterol da lipoproteína de baixa densisdade; TOTG: teste oral de tolerância à glicose.

ao fato de que a falta de manejo desses fatores emocionais, seja com psicoterapia seja com medicações antidepressivas, se necessárias, pode impactar negativamente a adesão da paciente ao tratamento da SOP.

Infertilidade

A primeira linha de tratamento para a infertilidade por anovulação crônica é a indução da ovulação. Três medicações orais podem ser utilizadas para isso: letrozol, citrato de clomifeno (CC) e metformina (Quadro 52.6).[59,60] É importante lembrar que, antes de se indicar um tratamento medicamentoso para indução da ovulação, deve-se afastar a possibilidade de gestação.[6]

A primeira linha de tratamento farmacológico é o *letrozol*, um inibidor de aromatase que bloqueia a conversão periférica de andrógenos em estrógenos, proporcionando menor *feedback* estrogênico sobre o hipotálamo. Isso gera aumento dos níveis de GnRH e, consequentemente, do FSH.[6,63] O letrozol tem se mostrado superior ao CC nas taxas de gravidez e de nascidos vivos, embora os dados sejam conflitantes em relação ao menor risco de gravidez múltipla. Recomenda-se iniciar com 2,5 mg por 5 dias, entre o 3º e o 7º dia do ciclo menstrual. Se necessário, a dose pode ser aumentada até 7,5 mg/dia (máximo de 6 ciclos) (ver Quadro 52.6).[6,59,60]

Quadro 52.6 Indutores orais de ovulação na síndrome dos ovários policísticos.

Fármaco	Nome comercial	Mecanismo de ação	Dose
Letrozol	Femara®, Leféml®, Letrozol®	Inibidor de aromatase	2,5 mg por 5 dias, iniciando-se entre o 3º e o 7º dia do ciclo menstrual (máximo de 6 ciclos; dose máxima por ciclo: 7,5 mg/dia)
Citrato de clomifeno	Clomid®, Serophene®, Indux®, Clomifeno®	SERM	50 mg por 5 dias, iniciando-se entre o 2º e o 5º dia do ciclo menstrual (máximo de 6 ciclos/dose; dose máxima por ciclo: 150 mg/dia)
Metformina	Glifage®, Glifage XR®, Metfomina®	Sensibilizador de insulina	750 a 2.550 mg/dia

SERM: modulador seletivo do receptor estrogênico. (Adaptado de Amer et al., 2017;[59] Franik et al., 2018;[60] Sharpe et al., 2019;[61] Perales-Puchalt e Legro, 2013.)[62]

Nos casos de indisponibilidade do uso do letrozol, deve-se usar o *citrato de clomifeno*.[6] Trata-se de um modulador seletivo do receptor estrogênico (SERM) que atua inibindo o *feedback* do estrogênio no hipotálamo, levando a aumento de FSH que estimula a maturação folicular e induz a ovulação.[63] Utiliza-se na dose de 50 mg por 5 dias, iniciando-se no 2º dia do ciclo ou no início do sangramento surgido após a suspensão do progestógeno. Esta dose pode ser aumentada, se necessário, até 150 mg/dia (máximo de 6 ciclos).[6,30,33] A associação de CC com metformina tem sido preferida ao uso isolado do indutor da ovulação.[6]

O uso prolongado de indutores da ovulação deve ser evitado, devido a baixas taxas de sucesso. Além disso, não parece haver diferenças nas taxas de anormalidades fetais entre gestações decorrentes de indução da ovulação com letrozol ou clomifeno ou gestações naturais.[6] Evidências recentes têm apontado que níveis mais elevados de AMH são preditores de menor resposta à indução da ovulação com letrozol e com a associação de clomifeno com metformina.[64,65]

A *metformina* isolada não deve ser usada como primeira linha para indução de ovulação, já que sua eficácia é inferior ao CC e ao letrozol.[6,38] Entretanto, uma recente metanálise, com mais de 4.000 pacientes, evidenciou superioridade da medicação, na comparação com o placebo, em alcançar nascidos vivos.[61] Metformina (1,5 a 2,5 g/dia) pode ser empregada como terapia adjuvante, para prevenir a síndrome de hiperestimulação ovariana em mulheres com SOP submetidas à fertilização *in vitro*.[27,62]

A segunda linha de tratamento da infertilidade é o uso de gonadotrofinas exógenas. Elas são usadas preferencialmente em mulheres que não obtiveram êxito com os medicamentos de primeira linha, considerando-se custo, disponibilidade, necessidade de monitoramento por US e possibilidade de hiperestimulação/gravidez múltipla, que é maior com essa terapia.[6,27,38,62] Nas mulheres CC-resistentes, o uso de gonadotrofinas associadas à metformina parece melhor do que a gonadotrofina de forma isolada para alcançar nascidos vivos. Não há superioridade entre as preparações de gonadotrofinas disponíveis.[62] É importante sempre lembrar do potencial de gravidez múltipla e da necessidade de monitoramento ultrassonográfico do ciclo, devendo o mesmo ser abortado caso mais de dois folículos maduros (com diâmetro maior que 14 mm) estiverem presentes.[6]

O *drilling* ovariano-laparoscópico, método cirúrgico em que microperfurações elétricas ou térmicas são realizadas nos cistos ovarianos com o objetivo de reduzir o estroma produtor de androgênios, também pode ser usado como segunda linha de tratamento em mulheres CC-resistentes. Devem, contudo, ser considerados custo, riscos intra e pós-operatórios, principalmente em pacientes com sobrepeso ou obesidade, além de maior risco de causar redução da reserva ovariana.[6,49,62]

Adicionalmente, a fertilização *in vitro* pode ser oferecida como terceira linha de tratamento para mulheres em que as terapias indutoras de ovulação falharam ou àquelas com problemas reprodutivos coexistentes, tais como danos em trompas, endometriose ou parceiros inférteis.[6,34,62] Devem ser considerados fatores como disponibilidade, custo, possibilidade de síndrome de hiperestimulação ovariana e opções para reduzir esse risco.[6]

Disfunção menstrual e prevenção do câncer de endométrio

Educação, MEV e ACO são o tratamento de primeira linha para a SOP, quando a fertilidade não é desejada. Eles regulam os ciclos menstruais, diminuem o risco de carcinoma endometrial e melhoram as manifestações clínicas de excesso de andrógenos.[6,27]

Devem ser usadas as mais baixas doses efetivas de etinilestradiol (20 a 30 μg), ou equivalente, respeitando-se os critérios de elegibilidade da Organização Mundial da Saúde.[6,65,66] Não há superioridade de um ACO sobre outro, mas considerações relacionadas a disponibilidade, custo e perfil metabólico devem ser feitas.[27,38]

Progestógenos de mais baixa atividade androgênica (acetato de ciproterona, drospirenona, clormadinona, dienogeste, gestodeno e desogestrel) são mais aconselhados (Quadros 52.7 e 52.8). Em contrapartida, deve-se pesar o risco de tromboembolismo venoso (TEV), já que ele é maior com esses compostos, quando comparados ao levonorgestrel (de 2ª geração).[34] O risco de TEV associado aos ACO é baixo (exceto nas tabagistas), mas ele aumenta com a idade e com o excesso de peso. Em mulheres > 39 anos de idade, esse risco é cerca de quatro vezes maior do que em mulheres mais jovens (100 *versus* 25 por 100.000 mulheres-anos). Estima-se também ser o risco 2 a 10 vezes superior em mulheres com obesidade.[34,64,66]

A combinação de etinilestradiol 35 μg + ciproterona 2 mg (Diane®, Diclin®) não deve ser usada como opção de primeira linha por implicar maior risco de efeitos adversos, inclusive TEV (ver Quadro 52.8).[34]

Em casos de impossibilidade do uso do ACO combinado, a administração cíclica de um progestógeno (progesterona natural micronizada [100 a 200 mg/dia] ou acetato de medroxiprogesterona [10 mg/dia, durante 10 a 14 dias, a cada 30 dias]) deve ser feita para proteção endometrial.[7,64,65] Em casos em que a contracepção é desejada, contraceptivo com progestógeno isolado (como desogestrel 75 g/dia) ou DIU de progestógeno (Kyleena® ou Mirena®) podem ser considerados.

Metformina pode ser usada como terapia de segunda linha para regularizar o ciclo menstrual em mulheres com contraindicação ou intolerância à reposição estroprogestogênica.[27] Pode também ser associada ao ACO em caso de sobrepeso ou disglicemia.[6,27] A melhora na RI parece ser fundamental na ovulação, como demonstrado no estudo SPIOMET, que evidenciou taxas de ovulação 2,5 vezes maiores, quando usadas espironolactona, pioglitazona e metformina, em comparação ao uso do ACO isolado em adolescentes com SOP.[67]

Quadro 52.7 Classificação dos progestógenos.

1ª geração	2ª geração	3ª geração	Antiandrogênicos
Noretindrona Etinodiol	Norgestrel Levonorgestrel	Norgestimato Gestodeno Desogestrel	Drospirenona Ciproterona

Adaptado de Martin et al., 2018.[34]

Hiperandrogenismo

A administração do ACO permanece o tratamento de escolha para a acne e, sobretudo, o hirsutismo.[20,21,68] O componente progestogênico dos ACO suprime a secreção de LH e diminui a produção ovariana de andrógenos. A fração estrogênica eleva os níveis de SHBG, resultando, assim, em redução da testosterona livre circulante e de sua biodisponibilidade.[49] O progestógeno pode também competir com a 5α-redutase e o receptor androgênico, o que resulta em diminuição da ação androgênica. ACO também reduzem ligeiramente a produção de andrógenos adrenais.[21]

Classicamente, recomenda-se evitar progestógenos com ação androgênica, como o levonorgestrel.[22] No entanto, demonstrou-se que a eficácia desse fármaco na melhora do hirsutismo não diferiu da obtida com compostos de terceira geração, como o desogestrel.[51]

Quadro 52.8 Características dos progestógenos quanto à androgenicidade e ao risco de tromboembolismo venoso (TEV).

Geração	Androgenicidade relativa	Risco relativo de TEV	Risco absoluto de TEV	Dose (mg)	EE (μg)
1ª	Média	2,6	7	Noretindrona (0,5 a 1)	20 e 35
2ª	Alta	2,4	6	Levonorgestrel (0,15)	20 e 30
2ª e 3ª	Baixa	2,5	6	Norgestimato (0,25)	35
3ª	Baixa	3,6	11	Gestodeno (0,075)	20 e 30
3ª	Baixa	4,3	14	Desogestrel (0,15)	20 e 30
4ª	Antiandrogênico	4,1	13	Drospirenona (3,0)	20 e 30
–	Antiandrogênico	4,3	14	Ciproterona (2,0)	35

EE: etinilestradiol.

Uma vez que o *turnover* do pelo é lento, são necessários pelo menos 6 meses para se avaliar adequadamente a eficácia dos ACO, bem como a de qualquer fármaco usado para o hirsutismo.[34,61] Não havendo resposta satisfatória, indica-se a adição de antiandrógenos, representados pelos bloqueadores do receptor androgênico (espironolactona, ciproterona e flutamida) e os inibidores da 5α-redutase (finasterida) (Quadro 52.9).[34,42,69]

No entanto, embora não exista evidência de superioridade de um antiandrogênico sobre o outro, algumas considerações a respeito da segurança são importantes, de acordo com a última diretriz de SOP: espironolactona nas doses de 25 a 100 mg/dia parece ter o melhor perfil de segurança; doses de ciproterona maiores ou iguais a 10 mg/dia devem ser evitadas por estarem associadas a um risco aumentado de meningioma; finasterida tem risco aumentado de hepatotoxicidade; e flutamida pode causar toxicidade hepática grave.[6]

O uso prolongado (mais de 1 ano) de altas doses de ciproterona tem sido considerado fator de risco para o desenvolvimento de meningioma. Receptores para progesterona têm sido encontrados em mais de 60% dos meningiomas, e a descontinuação da ciproterona leva, em geral, à redução do volume do tumor.[68]

O uso da *finasterida* também pode eventualmente provocar exacerbação do quadro de acne, quando presente, pois a isoforma da 5α-redutase existente na glândula sebácea é a do tipo 1, não inibida pela finasterida.[30]

Como podem causar feminização do feto masculino, os antiandrógenos devem sempre ser usados em pacientes submetidas a um seguro método contraceptivo.[6,34] Desse modo, eles podem ser considerados para tratamento do hirsutismo em mulheres com contraindicação ou intolerância ao ACO, mas sempre associados a algum outro método contraceptivo.[6] De qualquer maneira, a combinação de ACO e antiandrógenos é considerada mais efetiva do que o uso isolado desses fármacos.[42] Em paralelo, deve ser recomendado o tratamento cosmético, que inclui desde técnicas de descoloração do pelo até procedimentos para sua remoção transitória (depilação) ou definitiva (eletrólise e eletrodepilação a *laser*).[42]

O creme de eflornitina a 13,9% (Vaniqa®) pode ser útil no manejo do hirsutismo facial, em especial quando associado à laserterapia, e deve ser aplicado 2 vezes/dia.[70] Esse fármaco, não comercializado no Brasil, inibe a enzima que catalisa a síntese de poliamina folicular, responsável pelo crescimento do pelo (ver Capítulo 95, *Manejo do Hirsutismo*).[69]

Essas técnicas, ao reduzir o hirsutismo, parecem contribuir para a melhora da depressão, da ansiedade e da qualidade de vida das mulheres com SOP. Seu efeito é melhor quando em combinação com ACO (com ou sem antiandrogênicos) do que na forma isolada. Em mulheres loiras, grisalhas ou com cabelos brancos, o *laser* é relativamente ineficaz.[6]

É importante reforçar que, geralmente, metformina tem efeito discreto ou nulo na melhora do hirsutismo.[34,42,67]

Manejo do risco cardiometabólico

Toda paciente com SOP deve ter o risco cardiovascular avaliado. Além disso, a perda de peso deve ser perseguida e, nos casos em que a MEV for ineficaz, a terapia medicamentosa por ser tentada. Agonistas do receptor do peptídeo semelhante ao glucagon-1 (GLP-1RA), especificamente a liraglutida e a semaglutida, têm se mostrado úteis no manejo do excesso ponderal em pacientes com SOP.[70,71] Não à toa, essas duas medicações, associadas ou não ao orlistate, são recomendadas pela última diretriz para o tratamento da obesidade em mulheres com SOP. Nos casos de falha no tratamento clínico, deve-se considerar a cirurgia bariátrica em pacientes com IMC $\geq$ 40 kg/m^2 ou IMC $\geq$ 35 kg/m^2 associado a comorbidades.[41,72] A cirurgia pode levar, além da perda de peso, à melhora de condições associadas, como hipertensão e diabetes, do hirsutismo, dos ciclos menstruais, da ovulação e da fertilidade.[6] Contudo, as pacientes devem ser orientadas a não engravidar logo após o procedimento, sobretudo no primeiro ano.

Em portadoras de SOP com pré-diabetes ou DM2, a primeira opção medicamentosa é metformina. Além de ser eficaz, ter baixo custo e ser geralmente bem tolerada, ela promove benefícios no perfil cardiometabólico, por melhorar a sensibilidade à insulina, diminuir a glicemia e os níveis de testosterona em 20 a 25%, bem como por reduzir um pouco o peso corporal.[7,42] A adição de um GLP-1RA ou inibidor do transportador de sódio e glicose 2 (SGLT-2) deve ser considerada em casos de DM2 por seu potencial efeito benéfico na redução do peso corporal e do risco cardiovascular.[6,27,38]

Em mulheres sem indicação de ACO, a metformina isolada deve ser considerada naquelas mulheres com IMC de 25 kg/m^2 ou mais, mesmo na ausência de pré-diabetes ou DM2, com objetivo de reduzir o risco metabólico. Com IMC mais baixo, ela pode ser iniciada, mas as evidências de benefício são limitadas. Em combinação com ACO, a metformina pode ser considerada naquelas mulheres com obesidade, com fatores de risco para DM2, ou naquelas pertencentes a grupos étnicos de alto risco para diabetes.[6]

O tratamento da dislipidemia e da hipertensão não difere do utilizado em pacientes sem a síndrome, não sendo recomendado o uso profilático de estatinas em mulheres com SOP.[6,27]

Prevenção de complicações gestacionais

Mulheres com SOP têm maior prevalência de complicações obstétricas, incluindo aborto, parto prematuro, RCIU, diabetes gestacional, pré-eclâmpsia e hipertensão induzida pela gestação,

Quadro 52.9 Esquemas terapêuticos e efeitos colaterais dos antiandrógenos utilizados no tratamento da síndrome dos ovários policísticos.

Antiandrógeno	Nome comercial	Esquemas terapêuticos	Efeitos colaterais
Acetato de ciproterona	–	2 mg/dia (associados a 35 μg/dia de etinilestradiol)* 50 a 100 mg/dia, durante 10 dias (iniciar no 1º dia do ACO)	Fadiga, mastalgia, aumento de apetite com concomitante aumento de peso, náuseas, cefaleia, depressão e transtornos do sono
Espironolactona	Aldactone®, Diaqua®, Espironolactona®	100 mg, 2 vezes/dia, contínuo 100 mg, 2 vezes/dia, cíclico (21 dias, em associação ao ACO)**	Epigastralgia, fadiga, mastalgia e metrorragia
Flutamida	Eulexin®, Teflut®, Flutamida®	62,5 a 125 mg, 1 a 2 vezes/dia	Mastalgia, hepatite, insuficiência hepática fulminante
Finasterida	Finalop®, Propecia®, Finasterida®	1 a 5 mg/dia, contínuo 2,5 mg, em dias alternados	Mastalgia, depressão, diminuição de libido, distúrbios gastrintestinais, icterícia

*Esta combinação (Diane®, Diclin®) não deve ser usada como opção de primeira linha por implicar maior risco de efeitos adversos. **A dose mais segura, de acordo com a última diretriz de SOP, é de 25 a 100 mg/dia.[6] ACO: agente contraceptivo oral.

quando comparadas a controles saudáveis.[49] Embora estudos observacionais demonstrassem benefícios do uso da metformina na prevenção de complicações obstétricas, seu uso rotineiro em gestantes com SOP não tem sido recomendado pela falta de evidência clara desses benefícios em estudos controlados.[73,74]

Os dados em relação à redução de abortamentos e partos pré-termo são inconclusivos.[75,76] Uma metanálise de estudos randomizados e controlados não demonstrou efeito da metformina na taxa de abortos (*odds ratio* [OR], 0,89; p = 0,9).[75] Entretanto, dados compilados de três trabalhos publicados no estudo PregMet2 evidenciou redução de partos pré-termo e abortamentos.[76] Quanto a outros desfechos, resultados de um grande estudo clínico randomizado e controlado não evidenciaram diferença na prevalência de pré-eclâmpsia, parto prematuro ou diabetes gestacional em mulheres com SOP tratadas com metformina durante a gravidez.[77] Em recente revisão sistemática e metanálise, após a exclusão de estudos observacionais como fonte de viés, a ocorrência de diabetes gestacional foi similar nas mulheres tratadas ou não tratadas com metformina antes da concepção, não justificando seu uso para prevenção do diabetes gestacional.[78]

Por fim, é importante salientar ainda que o uso da metformina na gestação é *off label* e, apesar de não haver evidências de teratogenicidade, seus efeitos ao longo da vida da prole ainda não são suficientemente conhecidos.[7,78] Ademais, existem evidências de que o uso da metformina durante a gravidez poderia comprometer o crescimento fetal intrauterino, resultando em risco aumentado de excesso de peso na infância.[79]

Inositol

O inositol é um composto presente no nosso organismo, cuja principal função é atuar como segundo mensageiro da ação insulínica nas células periféricas.[80] Considerando que a RI faz parte da complexa fisiopatologia da SOP, é natural que, nas últimas décadas, tenha surgido o questionamento de qual seria o papel do inositol na síndrome.

Ele apresenta nove esteroisômeros, dos quais os mais importantes são o mioinositol e o D-quiroinositol. Ambos têm papéis diferentes na mediação da ação insulínica: o mioinositol participa da captação de glicose e o D-quiroinositol está envolvido na síntese de glicogênio. Alguns estudos mais antigos têm sugerido que defeitos na sinalização intracelular mediada pelo inositol poderiam estar envolvidos na RI de mulheres com SOP.[80,81]

Nos ovários, os dois esteroisômeros exercem ações específicas sobre a função ovariana: o mioinositol participa da sensibilização à ação do FSH e o D-quiroinositol, da síntese dos andrógenos.[81] A quantidade de mioinositol no ovário deve ser maior do que a do D-quiroinositol, de modo que a proporção entre os dois é de 100:1 no líquido folicular, enquanto, no meio sérico, é de 40:1.[82,83] A transformação de mioinositol em D-quiroinositol é mediada por uma epimerase NAD/NADH-dependente estimulada pela insulina.[83]

Na SOP, a proporção entre os dois esteroisômeros do inositol no líquido folicular parece estar alterada, uma vez que a hiperinsulinemia característica das mulheres com a síndrome estimularia a epimerase, aumentando a transformação de mioinositol em D-quiroinositol. Com isso, o tecido ovariano passaria a ter níveis mais baixos de mioinositol, com consequente redução da ação do FSH e da maturação folicular.[83]

A dúvida é se a suplementação do D-quiroinositol melhoraria a sensibilidade insulínica no fígado e no músculo, com consequente melhora do hiperinsulinismo, e se a normalização dos níveis de mioinositol nos ovários normalizaria a sensibilidade folicular ao FSH.[83] A maioria dos estudos tem apontado maior eficácia do mioinositol, provavelmente devido à sua ação benéfica sobre a função ovariana.[83,84] Por outro lado, alguns autores apontam o papel benéfico do D-quiroinositol, uma vez que ele melhoraria a RI no fígado e no músculo, com redução da hiperinsulinemia.[83] No entanto, seu uso isolado é menos promissor, considerando que o aumento apenas do D-quiroinositol teria potencial efeito negativo sobre o ovário. Desse modo, caso se opte pela suplementação conjunta, a quantidade de mioinositol deve ser maior do que a de D-quiroinositol. Estudo publicado em 2019 sugeriu que a proporção de 40:1 seria a mais eficaz, mas fica o questionamento se essa proporção específica levaria à normalização da proporção presente no líquido folicular.[82]

Em sua maioria, os estudos que avaliaram os benefícios da suplementação do inositol nas mulheres com SOP são pequenos e heterogêneos, o que limita a conclusão sobre o real benefício dessa suplementação.[6] De qualquer maneira, a melhora dos parâmetros metabólicos é a que apresenta melhor evidência até o momento, sendo mais controverso o benefício sobre os aspectos reprodutivos.[6]

Sendo assim, a mais recente diretriz de SOP considerou o uso de inositol apenas com o objetivo de melhorar os parâmetros metabólicos, mas sem substituir a metformina, que continua sendo preferível para este fim. No entanto, considerando as limitações e a heterogeneidade dos estudos, os autores não foram capazes de recomendar a melhor preparação nem a dose mais adequada. Eles reforçam que ainda não há evidência suficiente para recomendar o inositol para melhora dos problemas reprodutivos.[6]

Resumo

A síndrome dos ovários policísticos (SOP) é a endocrinopatia mais comum em mulheres em idade reprodutiva e, na dependência do critério diagnóstico utilizado, afeta até 20% delas. Representa também a causa mais frequente de hirsutismo e infertilidade anovulatória. SOP é uma doença multifatorial, e a suscetibilidade individual provavelmente é determinada por múltiplos fatores de risco genéticos e ambientais. Caracteriza-se, sobretudo, por disfunção ovulatória, hiperandrogenismo e imagem de ovários com morfologia policística à ultrassonografia. A confirmação de dois desses achados já é suficiente para se estabelecer o diagnóstico de SOP. Obesidade é encontrada na maioria dos casos. Considerada durante muito tempo apenas como um distúrbio da esfera reprodutiva (em razão da alteração menstrual e consequente infertilidade) e estética (devido às manifestações hiperandrogênicas), a SOP representa também um importante fator de risco para obesidade, diabetes melito tipo 2, dislipidemia, hipertensão e, consequentemente, doença cardiovascular. Outras potenciais comorbidades da SOP são apneia obstrutiva do sono, câncer de endométrio e risco aumentado para complicações gestacionais. Por se tratar de uma síndrome, não é possível um tratamento específico para a SOP. Deve-se, pois, levar em consideração o desejo da paciente em relação à fertilidade por um lado, e o tratamento das características fundamentais da síndrome (hiperandrogenismo e distúrbios menstruais) por outro, uma vez que esses tratamentos são excludentes. Deve-se também objetivar o combate à obesidade e aos distúrbios metabólicos, bem como a prevenção da hiperplasia e do carcinoma endometriais.

REFERÊNCIAS BIBLIOGRÁFICAS

1. Azziz R, Carmina E, Chen Z et al. Polycystic ovary syndrome. Nat Rev Dis Primers. 2016; 2:16057.
2. McCartney CR, Marshall JC. Clinical practice. Polycystic ovary syndrome. N Engl J Med. 2016; 375:54-64.
3. Rotterdam ESHRE/ASRM-Sponsored PCOS Consensus Workshop Group. Revised 2003 consensus on diagnostic criteria and long-term health risks related to polycystic ovary syndrome. Fertil Steril. 2004; 81:19-25.

4. Sirmans SM, Pate KA. Epidemiology, diagnosis, and management of polycystic ovary syndrome. Clin Epidemiol. 2013; 6:1-13.
5. Rosenfield RL, Ehrmann DA. The pathogenesis of polycystic ovary syndrome (PCOS): The hypothesis of PCOS as functional ovarian hyperandrogenism revisited. Endocr Rev. 2016; 37:467.
6. Teede HJ, Tay CT, Laven JJE et al. Recommendations from the 2023 international evidence-based guideline for the assessment and management of polycystic ovary syndrome. J Clin Endocrinol Metab. 2023; 108:2447-69.
7. Escobar-Morreale HF. Polycystic ovary syndrome: definition, aetiology, diagnosis and treatment. Nat Rev Endocrinol. 2018; 14:270-84.
8. Moghetti P, Tosi F, Bonin C et al. Divergences in insulin resistance between the different phenotypes of the polycystic ovary syndrome. J Clin Endocrinol Metab. 2013; 98:E628-37.
9. Crespo RP, Bachega TASS, Mendonça BB, Gomes LG. An update of genetic basis of PCOS pathogenesis. Arch Endocrinol Metab. 2018; 6:352-61.
10. Spritzer PM. Polycystic ovary syndrome: reviewing diagnosis and management of metabolic disturbances. Arq Bras Endocrinol Metabol. 2014; 58:182-7.
11. Dabadghao P. Polycystic ovary syndrome in adolescents. Best Pract Res Clin Endocrinol Metab. 2019; 33:101272.
12. Witchel SF, Oberfield SE, Pena AS. Polycystic ovary syndrome: Pathophysiology, presentation, and treatment with emphasis on adolescent girls. J Clin Endocrinol Metab. 2019; 3:1545-73.
13. Tay CT, Hart RJ, Hickey M et al. Updated adolescent diagnostic criteria for polycystic ovary syndrome: impact on prevalence and longitudinal body mass index trajectories from birth to adulthood. BMC Med. 2020; 18:389.
14. Vink JM, Sadrzadeh S, Lambalk CB, Boomsma DI. Heritability of polycystic ovary syndrome in a Dutch twin-family study. J Clin Endocrinol Metab. 2006; 91:2100-4.
15. Shukla P, Melkani GC. Mitochondrial epigenetic modifications and nuclear-mitochondrial communication: a new dimension towards understanding and attenuating the pathogenesis in women with PCOS. Rev Endocr Metab Disord. 2023; 24:317-26.
16. Urbanetz LAML, Soares-Junior JM, Dos Santos Simões R et al. Bisphenol A and polycystic ovary syndrome in human: a systematic review. Int J Gynaecol Obstet. 2024. [Online ahead of print]
17. Longo S, Bollani L, Decembrino L et al. Short-term and long-term sequelae in intrauterine growth retardation (IUGR). J Matern Fetal Neonatal Med. 2013; 26:222-5.
18. Zhang H, Butoyi C, Yuan G et al. Exploring the role of gut microbiota in obesity and PCOS: current updates and future prospects. Diabetes Res Clin Pract. 2023; 202:110781.
19. Burt Solorzano CM, Beller JP, Abshire MY et al. Neuroendocrine dysfunction in polycystic ovary syndrome. Steroids. 2012; 77:332-7.
20. Pastor CL, Griffin-Korf ML, Aloi JA et al. Polycystic ovary syndrome: evidence for reduced sensitivity of the gonadotropin-releasing hormone pulse generator to inhibition by estradiol and progesterone. J Clin Endocrinol Metab. 1998; 83:582-90.
21. Eagleson CA, Gingrich MB, Pastor CL et al. Polycystic ovarian syndrome: evidence that flutamide restores sensitivity of the gonadotropin-releasing hormone pulse generator to inhibition by estradiol and progesterone. J Clin Endocrinol Metab. 2000; 85:4047-5.
22. Diamanti-Kandarakis E, Dunaif A. Insulin resistance and the polycystic ovary syndrome revisited: an update on mechanisms and implications. Endocr Rev. 2012; 33:981-1030.
23. Diamanti-Kandarakis E, Papavasiliou AG. Molecular mechanisms of insulin resistance in polycystic ovary syndrome. Trends Mol Med. 2006; 12:324-32.
24. Miller WL, Tee MK. The post-translational regulation of 17,20 lyase activity. Mol Cell Endocrinol. 2015; 408:99-106.
25. Yildiz BO, Azziz R. The adrenal and polycystic ovary syndrome. Rev Endocr Metab Disord. 2007; 8:331-42.
26. Azziz R, Sanchez LA, Knochenhauer ES et al. Androgen excess in women: experience with over 1000 consecutive patients. J Clin Endocrinol Metab. 2004; 89:453-62.
27. Legro RS, Arslanian SA, Ehrmann DA et al. Diagnosis and treatment of polycystic ovary syndrome: an Endocrine Society Clinical Practice. J Clin Endocrinol Metab. 2013; 98:4565-92.
28. Dumont A, Robin G, Dewailly D et al. Anti-Müllerian hormone in the pathophysiology and diagnosis of polycystic ovarian syndrome. Curr Opin Endocrinol Diabetes Obes. 2018; 25:377-84.
29. Pellat l, Hanna L, Brincat M et al. Granulosa cell production of anti-Mullerian hormone is increased in polycystic ovaries. J Clin Endocrinol Metab. 2007; 92:240-5.
30. Marcondes JAM, Hayashida SAY et al. Síndromes hiperandrogênicas e hirsutismo. In: Martins MA, Carrilho FJ, Alves VAF et al. (Eds.). Clínica médica. Barueri: Manole; 2009. pp. 289-300.
31. Rachoń D. Differential diagnosis of hyperandrogenism in women with polycystic ovary syndrome. Exp Clin Endocrinol Diabetes. 2012; 120:205-9.
32. Ehrmann DA. Polycystic ovary syndrome. N Engl J Med. 2005; 352:1223-36.
33. Goodman NF, Cobin RH, Futterweit W et al. American Association of Clinical Endocrinologists, American College of Endocrinology, and Androgen Excess and PCOS Society disease state clinical review: guide to the best practices in the evaluation and treatment of polycystic ovary syndrome – part 2. Endocr Pract. 2015; 21:1415-26.
34. Martin KA, Anderson RR, Chang RJ et al. Evaluation and treatment of hirsutism in premenopausal women: an Endocrine Society clinical Practice Guideline. J Clin Endocrinol Metab. 2018; 103:1233-57.
35. Pinheiro AS, Clapauch R. Importância da dosagem da 17OH-progesterona na síndrome dos ovários policísticos. Arq Bras Endocrinol Metab. 2001; 45:361-8.
36. Thurston L, Abbara A, Dhillo WS. Investigation and management of subfertility. J Clin Pathol. 2019; 72:579-87.
37. de Ávila MA, Borges LP, Paez MS et al. Acanthosis nigricans: metabolic interrelations inherent to the polycystic ovary syndrome. Rev Bras Ginecol Obstet. 2014; 36:410-5.
38. Fauser BCJM, Tarlatziz BC, Rebar RW et al. Consensus on women's health aspects of polycystic ovary syndrome (PCOS): the Amsterdam ESHRE/ASRM-sponsored 3rd PCOS consensus workshop group. Fertil Steril. 2012; 97:28-38.
39. Leiva R, Bouchard T, Boehringer H, Abulla S, Ecochard R. Random serum progesterone threshold to confirm ovulation. Steroids. 2015; 101:125-9.
40. Jordan J, Craig K, Clifon DK, Soules MR. Luteal phase defect: the sensitivity and specificity of diagnostic methods in common clinical use. Fertil Steril. 1994; 62(1):54-62.
41. Escobar-Morreale HF. Surgical management of metabolic dysfunction in PCOS. Steroids. 2012; 77:312-6.
42. Escobar-Morreale HF, Carmina E, Dewailly D et al. Epidemiology, diagnosis and management of hirsutism: a consensus statement by the Androgen Excess and Polycystic Ovary Syndrome Society. Hum Reprod Update. 2012; 18:146-70.
43. Oliveira TF, Comim FV. Understanding hirsutism in PCOS. Expert Rev Endocrinol Metab. 2024; 19:103-10.
44. Rudnicka E, Kunicki M, Calik-Ksepka A et al. Anti-mullerian hormone in pathogenesis, diagnostic and treatment of PCOS. Int J Mol Sci. 2021; 22:12507.
45. Filho RB, Domingues L, Naves L et al. Polycystic ovary syndrome and hyperprolactinemia are distinct entities. Gynecol Endocrinol. 2007; 23:267-72.
46. Vilar L, Vilar CF, Lyra R, Freitas MDC. Pitfalls in the diagnostic evaluation of hyperprolactinemia. Neuroendocrinol. 2019; 109:7-19.
47. Vilar L, Freitas MC, Faria M et al. Pitfalls in the diagnosis of Cushing's syndrome. Arq Bras Endocrinol Metabol. 2007; 51:1207-16.
48. Murphy MK, Hall JE, Adams JM et al. Polycystic ovarian morphology in normal women does not predict the development of polycystic ovary syndrome. J Clin Endocrinol Metab. 2006; 91:3878-84.
49. Palomba S, Santagni S, Falbo A et al. Complications and challenges associated with polycystic ovary syndrome: current perspectives. Int J Womens Health. 2015; 7:745-63.
50. Altemimi MT, Musa AK, Mansour AA. The performance of glycated hemoglobin versus oral glucose tolerance test in the diagnosis of glycemic disorders among women with polycystic ovary syndrome in southern Iraq: J Endocr Soc. 2021; 5(Suppl 1):A437.
51. Wild RA, Rizzo M, Clifton S et al. Lipid levels in polycystic ovary syndrome: systematic review and meta-analysis. Fertil Steril. 2011; 95:1073-9.
52. Vidal-Cevallos P, Mijangos-Trejo A, Uribe M et al. The interlink between metabolic-associated fatty liver disease and polycystic ovary syndrome. Endocrinol Metab Clin North Am. 2023; 52:533-45.
53. Ramezani Tehrani F, Amiri M, Behboudi-Gandevani S et al. Cardiovascular events among reproductive and menopausal age women with polycystic ovary syndrome: a systematic review and meta-analysis. Gynecol Endocrinol. 2020; 36:12-23.
54. Zhang J, Xu JH, Qu QQ et al. Risk of cardiovascular and cerebrovascular events in polycystic ovarian syndrome women: a meta-analysis of cohort studies. Front Cardiovasc Med. 2020; 7:552421.
55. Cooney LG, Dokras A. Cardiometabolic risk in polycystic ovary syndrome: current guidelines. Endocrinol Metab Clin. 2021; 50:83-95.
56. Palomba S, de Wilde MA, Falbo A et al. Pregnancy complications in women with polycystic ovary syndrome. Hum Reprod Update. 2015; 21:575-92.
57. Kaczmarek C, Haller DM, Yaron M. Health-related quality of life in adolescents and young adults with polycystic ovary syndrome: a sistematic review. J Pediatr Adolesc Gynecol. 2016; 29:551-7.
58. Donbaloglu Z, Tuhan H, Çoban Ö G et al. Hyperandrogenism correlates with psychological symptoms in adolescents with polycystic ovary syndrome. Clin Pediatr Endocrinol 2022; 31:68-76.
59. Amer AS, Smith J, Mahran A et al. Double-blind randomized controlled trial of letrozole versus clomiphene citrate in subfertile women with polycystic ovary syndrome. Hum Reprod. 2017; 32:1631-8.
60. Franik S, Eltrop SM, Kremer JA et al. Aromatase inhibitors (letrozole) for subfertile women with polycystic ovary syndrome. Cochrane Database Syst Rev. 2018; 5:CD010287.
61. Sharpe A, Morley LC, Tang T et al. Metformin for ovulation induction (excluding gonadotrophins) in women with polycystic ovary syndrome. Cochrane Database Syst Rev. 2019; 12:CD013505.
62. Perales-Puchalt A, Legro RS. Ovulation induction in women with polycystic ovary syndrome. Steroids. 2013; 78:767-72.
63. Spritzer PM, Motta AB, Sir-Petermann T et al. Novel strategies in the management of polycystic ovary syndrome. Minerva Endocrinol. 2015; 40:195-212.

64. Guo Z, Chen S, Chen Z et al. Predictors of response to ovulation induction using letrozole in women with polycystic ovary syndrome. BMC Endocr Disord. 2023; 23:90.
65. Komorowski AS, Hughes L, Sarkar P et al. Antimüllerian hormone level predicts ovulation in women with polycystic ovary syndrome treated with clomiphene and metformin. Fertil Steril. 2024; 121:660-8.
66. World Health Organization. Department of Reproductive Health and Research. Medical eligibility criteria for contraceptive use. 5. edition. Geneva: WHO, 2015. 276 p. [Access on June 16, 2024] Available from: https://iris.who.int/bitstream/handle/10665/181468/9789241549158_eng.pdf?sequence=9. Access on June 16, 2024.
67. Ibanez L, del Río L, Díaz M et al. Normalizing ovulation rate by preferential reduction of hepato-visceral fat in adolescent girls with polycystic ovary syndrome. J Adolesc Healh. 2017; 61:446-53.
68. Roland N, Neumann A, Hoisnard L et al. Use of progestogens and the risk of intracranial meningioma: national case-control study. BMJ. 2024; 384:e078078.
69. Balfour JA, McClellan K. Topical eflornithine. Am J Clin Dermatol. 2011; 2:197-201.
70. Jensterle M, Ferjan S, Vovk A et al. Semaglutide reduces fat accumulation in the tongue: a randomized single-blind, pilot study. Diabetes Res Clin Pract. 2021; 178:108935.
71. Yi Han, Yingjie Li, Bing He. GLP-a receptor agonists versus metformin in PCOS; a systematic review and meta-analysis. RBMO 2019; 39:332-42.
72. Ying-Jie Li, Yan Han, Bing He. Effects of bariatric surgery on obese polycystic ovary syndrome: a systematic review and meta-analysis. Surg Obes Relat Dis. 2019; 15: P942-50.
73. Zhuo Z, Wang A, Yu H. Effect of metformin intervention during pregnancy on the gestational diabetes mellitus in women with polycystic ovary syndrome: a systematic review and meta-analysis. J Diabetes Res. 2014; 2014:381231.
74. Zheng J, Shan PF, Gu W. The efficacy of metformin in pregnant women with polycystic ovary syndrome: a meta-analysis of clinical trials. J Endocrinol Invest. 2013; 36:797-802.
75. Palomba S, Falbo A, Orio F Jr et al. Effect of preconceptional metformin on abortion risk in polycystic ovary syndrome: a systematic review and meta-analysis of randomized controlled trials. Fertil Steril. 2009; 92:1646-58.
76. Lovvik TS, Carlsen SM, Oyvind S et al. Use of metformin to treat pregnant women with polycystic ovary syndrome (PregMet2): a randomized, double-blind, placebo-controlled trial. Lancet Diabetes Endocrinol. 2019; 7:256-66.
77. Vanky E, Stridsklev S, Heimstad R et al. Metformin versus placebo from first trimester to delivery in polycystic ovary syndrome: a randomized, controlled multicenter study. J Clin Endocrinol Metab. 2010; 95:E448-55.
78. Bidhendi Yarandi R, Behboudi-Gandevani S, Amiri M et al. Metformin therapy before conception versus throughout the pregnancy and risk of gestational diabetes mellitus in women with polycystic ovary syndrome: a systemic review, meta-analysis and meta-regression. Diabetol Metab Syndr. 2019; 11:58.
79. Xu Q, Xie Q. Long-term effects of prenatal exposure to metformin on the health of children based of follow-up studies of randomized trials: a systematic review and meta-analysis. Arch Gynecol Osbstet. 2019; 299:1295-303.
80. Kamenov Z, Gateva A. Inositols in PCOS. Molecules. 2020; 25:5566.
81. Dinicola S, Unfer V, Facchinetti F et al. Inositols: from established knowledge to novel approaches. Int J Mol Sci. 2021; 22:10575.
82. Nordio M, Basciani S, Camajani E. The 40:1 myo-inositol/D-chiro-inositol plasma ratio is able to restore ovulation in PCOS patients: comparison with other ratios. Eur Rev Med Pharmacol Sci. 2019; 23:5512-21.
83. Dinicola S, Unfer V, Soulage CO et al. D-chiro-inositol in clinical practice: a perspective from The Experts Group on Inositol in Basic and Clinical Research (EGOI). Gynecol Obstet Invest. 2024. [Online ahead of print]
84. Facchinetti F, Unfer V, Dewailly D et al. Inositols in polycystic ovary syndrome: An overview on the advances. Trends Endocrinol Metab. 2020; 31:435-47.

CAPÍTULO 53

Amenorreia: Avaliação Diagnóstica

Poli Mara Spritzer ▪ Andrea Prestes Nácul ▪ Elaine Sangalli Mallmann

INTRODUÇÃO

A menstruação é um fenômeno cíclico que requer a integridade do eixo gonadotrófico (sistema nervoso central, hipotálamo, hipófise e ovários). O fluxo menstrual implica a existência de um endométrio responsivo e um aparelho genital permeável. Em condições fisiológicas, não havendo fecundação e nidação, a menstruação ocorre em torno de 14 dias após a ovulação em razão da queda dos níveis circulantes de esteroides sexuais. É possível também haver sangramento em casos de anovulação a partir das flutuações dos níveis de estrogênios circulantes. Essas hemorragias de "privação" caracterizam-se por um padrão irregular e anárquico, às vezes seguido de amenorreia.

A amenorreia é a ausência ou interrupção da menstruação, e pode ser a manifestação de várias doenças, endócrinas ou não endócrinas, classificando-se como primária ou secundária. *Amenorreia primária* é a ausência de menarca após os 13 anos de idade, em meninas que não tenham iniciado a telarca, ou aos 15 anos, na presença de caracteres sexuais secundários, ou ainda 3 anos após a telarca, caso esta tenha ocorrido antes dos 10 anos de idade.[1] A *amenorreia secundária* é a interrupção das menstruações por 3 meses consecutivos em mulheres que já tenham menstruado previamente.[2-5]

ETIOLOGIA

As amenorreias podem ser decorrentes de: (1) alterações anatômicas do sistema reprodutivo, (2) insuficiência ovariana primária, (3) anovulação crônica com estrogênio presente, ou (4) causas centrais (Quadro 53.1).[2-5]

Deve-se, inicialmente, identificar as situações fisiológicas de amenorreia, tais como gravidez, lactação e menopausa. Outra situação é a *puberdade tardia constitucional*, ou retardo puberal simples, que ocorre em menos de 1% das meninas normais e frequentemente se acompanha por casos semelhantes na família (Quadro 53.2). Inicialmente, a ausência de menstruação se associa a atraso da maturação óssea e baixa estatura; porém, após um período inicial de observação, é possível detectar um estirão puberal mais tardio, como também um período de crescimento mais prolongado e sem comprometimento da estatura final.[6]

Alterações anatômicas do sistema reprodutivo

As alterações congênitas do sistema reprodutivo incluem anormalidades tanto no sistema mülleriano (útero, tubas e vagina) quanto na genitália externa. Nas adolescentes com desenvolvimento puberal normal e amenorreia primária, podem ser observadas alterações do sistema genital no exame físico em 15% dos casos. As anormalidades mais comuns são *agenesia mülleriana*, *hímen imperfurado* e *septo vaginal transverso*.[8]

Na *agenesia mülleriana*, também chamada de síndrome de Mayer-Rokitansky-Küster-Hauser (MRKH), o útero e a vagina estão parcial ou totalmente ausentes na presença dos caracteres sexuais femininos normais, e os ovários apresentam função normal. A etiopatogenia é multifatorial, resultante tanto de fatores genéticos quanto ambientais. De acordo com a literatura atual, os genes envolvidos são *RBM8A*, *WNT4*, *HOXA*, *TBX6*, entre outros.[9] Geralmente, há agenesia de útero e colo; no entanto, 7 a 10% podem apresentar um útero rudimentar.[10] O diagnóstico pode ser feito por ultrassonografia (US) bi ou tridimensional por via transabdominal, translabial ou transretal para avaliar a presença de útero na linha média. A ressonância magnética (RM) pode diagnosticar estruturas müllerianas rudimentares em 90% dos casos, além de identificar a presença de atividade endometrial. A avaliação para investigar possíveis anormalidades congênitas associadas é essencial, pois até 53% das pacientes com agenesia mülleriana apresentam malformações congênitas concomitantes, especialmente do trato urinário e do sistema esquelético.[10]

O *hímen imperfurado* é a anormalidade obstrutiva do trato genital feminino mais comum. A apresentação mais frequente é de abaulamento do hímen intacto associado a hematocolpos com o evento da menarca. O septo vaginal transverso é menos comum que o hímen imperfurado e mais de 80% deles se localizam no terço médio ou superior da vagina. O diagnóstico é em geral feito por US ou RM.[11]

As alterações anatômicas adquiridas mais frequentes que levam à amenorreia secundária são as *sinequias intrauterinas* extensas (*síndrome de Asherman*), que ocorrem após episódios de doença inflamatória pélvica crônica ou traumatismo, como manipulação intrauterina ou radioterapia.[12] O diagnóstico é sugerido pela ausência de endométrio normal na US[13] e pode

Quadro 53.1 Etiologia da amenorreia.

Alterações anatômicas do sistema genital
- Fusão/aglutinação labial, hímen imperfurado
- Hipoplasia ou aplasia endometrial congênita
- Sinequia uterina (síndrome de Asherman)
- Agenesia cervical/vaginal
- Agenesia mülleriana (síndrome de Mayer-Rokitansky-Küster-Hauser)
- Septo transverso vaginal

Insuficiência ovariana prematura (hipogonadismo hipergonadotrófico)
- Agenesia gonadal
- Disgenesia gonadal
  - Cariótipo anormal
    - Disgenesia gonadal (síndrome de Turner)
    - Mosaicismo 45,X/46,XX
  - Cariótipo normal
    - Disgenesia gonadal pura
    - Mutações nos genes *WNT4*, *FOXL2* etc.
- Defeito enzimático
  - Deficiência da 17α-hidroxilase ou da 17,20-liase
- Insuficiência ovariana prematura
  - Espontânea com cariótipo normal ou idiopática
  - Por lesão
    - Irradiação, quimioterapia
    - Ooforite, ovariectomia
  - Síndrome dos ovários resistentes (síndrome de Savage)
  - Galactosemia
  - Autoimune
  - Pré-mutação no X frágil

Anovulação crônica com estrogênio presente
- Origem ovariana
  - Síndrome dos ovários policísticos
  - Tumores ovarianos
- Origem adrenal
  - Síndrome de Cushing
  - Hiperplasia adrenal congênita, forma não clássica
  - Tumores virilizantes
- Insensibilidade aos androgênios (síndrome de feminização testicular)
- Distúrbios da tireoide

Causas centrais (hipogonadismo hipogonadotrófico)
- Origem hipotalâmica
- Tumores
- Infecções e doenças granulomatosas
- Cirurgia ou radioterapia
- Funcional
  - Doença crônica debilitante
  - Anorexia nervosa/bulimia
  - Estresse
  - Alterações acentuadas de peso, desnutrição
  - Exercício físico excessivo
- Síndrome de Kallmann
- Hipogonadismo hipogonadotrófico idiopático
- Origem hipofisária
  - Tumores
  - Cirurgia ou radioterapia
  - Infecções e doenças granulomatosas
  - Necrose hipofisária pós-parto (síndrome de Sheehan)
  - Apoplexia hipofisária
  - Aneurisma arterial
  - Hipofisite linfocítica

Adaptado de Spritzer et al., 1995;[3] Spritzer e Nácul, 2022.[7]

ser confirmado pela histeroscopia ou, na impossibilidade de realização desse exame, pela ausência de sangramento após administração de estrogênios e progestógenos por um ciclo.[2,6,12]

Insuficiência ovariana prematura

A insuficiência ovariana prematura (IOP) é uma síndrome clínica definida pela interrupção da atividade ovariana de forma temporária ou definitiva antes dos 40 anos. É caracterizada por disfunção menstrual (ciclos menstruais infrequentes ou amenorreia) com elevação das gonadotrofinas (duas medidas de hormônio foliculoestimulante [FSH] > 25 UI/ℓ com intervalo de 4 semanas) e níveis baixos de estradiol.[14]

Quadro 53.2 Causas da amenorreia primária.

Com retardo puberal
- Retardo ponderoestatural com pan-hipopituitarismo
  - Patologia tumoral intra ou suprasselar
  - Não tumoral (p. ex., sequela de traumatismo)
- Hipogonadismo isolado
  - Hipogonadotrófico (p. ex., síndrome de Kallmann)
  - Hipergonadotrófico (p. ex., insuficiência ovariana por irradiação)
- Associada a disgenesia gonadal
- Retardo puberal simples

Amenorreia primária isolada
- Anomalias dos órgãos genitais (p. ex., ausência de útero: síndrome de Rokitansky)
- Anomalias do sistema genital: síndrome de feminização testicular

Amenorreia primária com hirsutismo ou virilização
- Síndrome dos ovários policísticos
- Hiperplasia adrenal, forma não clássica
- Síndrome de Cushing
- Tumores virilizantes de origem adrenal ou ovariana

Adaptado de Spritzer et al., 1995;[3] Spritzer e Nácul, 2022.[7]

A IOP ocorre por alterações constitutivas hereditárias ou adquiridas, ou seja, em situações de dano ao tecido ovariano e processo autoimune, ou por disgenesia ou agenesia gonadais. Entretanto, a IOP com cariótipo normal, previamente referida como falência ovariana precoce idiopática, é a mais frequentemente observada.[15] Pode resultar de várias etiologias, que são classificadas em primárias (cromossômica, genética, autoimune) ou secundárias/iatrogênicas (cirúrgica, quimio ou radiotóxicas, infecciosa), mas a maioria dos casos ainda é de classificada como idiopática, ou seja, sem uma origem conhecida em torno de 60 a 70% dos casos.[15] Entre as causas genéticas, as anormalidades do cromossomo X são as mais frequentes, seguidas da pré-mutação no X frágil (*FMR1*). As mulheres que são carreadoras desta mutação apresentam na região não codificadora 5′ do gene *FMR1* entre 55 e 200 repetições CGG. Em torno de 20% destas mulheres irão desenvolver a insuficiência ovariana primária associada ao X-frágil (FXPOI). Além disso, estas mulheres apresentam uma prevalência aumentada de distúrbios menstruais, reserva ovariana diminuída, redução na idade da menopausa, além do risco de a prole apresentar a pré-mutação ou a forma completa da mutação (ver Quadro 53.1). Doenças neurológicas, como a síndrome do tremor/ataxia, as neuropatias e os distúrbios psiquiátricos (p. ex., ansiedade e depressão profunda), também estão associadas à pre-mutação.[16] Nesse sentido, o American College of Obstetricians and Gynecologists (ACOG) recomenda o rastreio da pré-mutação no X frágil nas mulheres com histórico familiar de distúrbios relacionados à síndrome, IOP, autismo, retardo mental inexplicado ou atraso do desenvolvimento.[17]

Causas genéticas

Dois cromossomos X intactos são necessários para a manutenção dos oócitos durante a embriogênese, e a perda ou alteração nos cromossomos sexuais leva a uma perda folicular acelerada.[6,8] A *síndrome de Turner* ocorre em 1:2.000 a 1:5.000 meninas por ocasião do nascimento e é caracterizada pelo cariótipo 45,X ou mosaico 45,X/46,XX. As meninas nascem com baixo peso, linfedema e, na infância, apresentam baixa estatura, retardo puberal, implantação baixa do cabelo, pescoço alado, hipertelorismo mamário, cúbito valgo, quarto metacarpiano curto, palato em ogiva e malformações cardíacas e renais. O aumento dos níveis de gonadotrofinas inicia-se a partir dos 7 ou 8 anos de idade, e a amenorreia primária é quase uma regra. Entretanto, a síndrome pode se expressar de maneira incompleta, e 5% das pacientes evoluem com amenorreia secundária, apesar de apresentarem ovários disgenéticos.[18] As pacientes com disgenesia gonadal e cariótipo 46,XX (*disgenesia gonadal pura*) não têm os estigmas da síndrome de Turner, porém apresentam estatura normal ou baixa, retardo no desenvolvimento puberal, gônadas em fita e genitália feminina normal. Nos casos de disgenesia gonadal com cariótipo 46,XY, temos duas situações distintas – a síndrome de Swyer e a síndrome da insensibilidade aos androgênios, ou feminilização testicular.[19,20] A síndrome de Swyer é caracterizada por indivíduos fenotipicamente femininos, amenorreia primária, alta estatura, genitália externa e interna normais embora hipoestrogenizadas, e baixos níveis de estradiol e testosterona. As gônadas disgenéticas se apresentam na cavidade pélvica, e são chamadas de *ovotestis*, pois não produzem hormônios esteroides. São identificadas mutações no gene *SRY* (região da determinação sexual no cromossomo Y) em 10 a 20% dos casos, enquanto os demais poderiam ser mutações em outros fatores determinantes do testículo.[19] A síndrome de insensibilidade aos androgênios se diferencia da síndrome de Swyer devido à ausência de útero, vagina em fundo de saco, ausência de pelos axilares e pubianos, e testículos no canal inguinal ou na região intra-abdominal baixa. Na síndrome da insensibilidade aos androgênios, os níveis de testosterona correspondem aos valores normais para homens. É uma condição recessiva ligada ao X, na qual há uma disfunção do receptor de androgênios; pode ser completa, parcial ou leve levando a diferentes apresentações fenotípicas.[20] Além disso, nesses casos, o cromossomo Y implica risco de 45% para futura malignidade gonádica, o que torna a gonadectomia obrigatória.[19] A *agenesia gonadal* caracteriza-se pela falha no desenvolvimento dos ovários. O cariótipo é 46,XX, e a causa do distúrbio é desconhecida.[5]

Mutações no gene *FOXL2* são a causa da *síndrome blefarofimose/ptose/epicanto inverso*, que pode ou não se associar à IOP.[19] A WNT4 é uma proteína que suprime a diferenciação sexual masculina. Mutações no seu gene provocam regressão dos ductos müllerianos, amenorreia primária e virilização nas mulheres 46,XX.[21]

Outras causas mais raras da IOP de origem genética decorrem de deficiências enzimáticas nas esteroidogêneses adrenal e ovariana. Assim, a *deficiência de 17α-hidroxilase* (*CYP17A1*) resulta em comprometimento da secreção de hormônios adrenais e gonadais. Hipertensão e hipocalemia – devidas ao excesso dos mineralocorticoides corticosterona e deoxicorticosterona – são outras características marcantes da deficiência de CYP17A1.[22,23] A *galactosemia*, de ocorrência muito rara, decorre da deficiência de uma enzima do metabolismo da galactose, que, então, acumula-se em vários órgãos, incluindo os ovários, e provoca efeito. As mutações inativadoras dos genes da subunidade beta do hormônio luteinizante (LH) ou do receptor de LH apresentam manifestações clínicas semelhantes caracterizadas por oligo amenorreia, desenvolvimento puberal normal e infertilidade por anovulação. A diferença decorre de níveis baixos de LH na mutação do gene da subunidade beta e níveis elevados de LH na mutação do seu receptor, enquanto os níveis do FSH são normais ou apenas levemente elevados.[24] Mutações e polimorfismos no gene do receptor de FSH já foram também relatados e estão relacionados com a insuficiência ovariana hipergonadotrófica, caracterizada por amenorreia primária ou secundária antes dos 20 anos de idade.[25,26]

Causa autoimune

A lesão ovariana autoimune é outra causa potencial de IOP. O diagnóstico é de difícil confirmação, a menos que ela ocorra no contexto de uma das síndromes poliglandulares autoimunes.[27] Estima-se que cerca de 20 a 30% das pacientes com IOP tenham uma doença autoimune concomitante. A associação mais prevalente é com distúrbios tireoidianos. Além disso, 10 a 20% das pacientes com a doença de Addison autoimune apresentam IOP. Em contrapartida, 2 a 10% das mulheres com insuficiência ovariana idiopática desenvolvem insuficiência adrenal.[27]

A IOP de causa autoimune sempre deve ser cogitada na presença de outras doenças primárias, tais como tireoidite autoimune, diabetes tipo 1, doença celíaca, miastenia *gravis*, lúpus eritematoso sistêmico ou histórico familiar de quaisquer outras doenças autoimunes.[28]

Uma coorte multicêntrica retrospectiva envolvendo mulheres europeias encontrou a presença de 4,5% de autoanticorpos relacionados com a esteroidogênese em mulheres com IOP.[29]

Causas iatrogênicas

As causas iatrogênicas da IOP abrangem radioterapia, quimioterapia, torção de ovário ou cirurgia ovariana, especialmente na presença de endometriomas bilaterais. Nessas situações, a paciente sempre deve ser informada antecipadamente deste risco.[14]

Síndrome dos ovários resistentes

Também denominada *síndrome de Savage*, a síndrome dos ovários resistentes (SOR) é uma causa rara de amenorreia hipergonadotrófica. Caracteriza-se por anovulação na presença de gonadotrofinas elevadas e numerosos folículos ovarianos primordiais que não respondem a gonadotrofinas endógenas ou exógenas. Sua etiologia é desconhecida, e geralmente o diagnóstico é feito por exclusão.[2,6,15]

Anovulação crônica com estrogênio presente

As pacientes com amenorreia secundária e, eventualmente, com amenorreia primária podem apresentar níveis estrogênicos normais. Nessa situação, o estrogênio é secretado de forma acíclica pelos ovários, comprometendo o mecanismo de retrocontrole sobre o eixo hipotalâmico-hipofisário. A *síndrome dos ovários policísticos* (SOP) é a causa mais comum e ocorre em 10 a 13% das mulheres em idade reprodutiva.[30,31] A estrogenemia acíclica é, em grande parte, decorrente da conversão periférica de androgênios em estrogênios. A amenorreia secundária é bem mais comum que a primária.[31,32] Nas adolescentes, excluindo outras causas, o diagnóstico de SOP se confirma com a presença de dois critérios: hiperandrogenismo clínico e/ou laboratorial e distúrbios menstruais. Na presença de apenas uma dessas condições, a adolescente deve ser considerada em risco para SOP e acompanhada ao longo do tempo. A avaliação para investigar a possível presença de morfologia policística dos ovários por US pélvica/transvaginal não é recomendada antes de 8 anos após a menarca.[32,33]

A anovulação crônica com estrogênio presente pode ocorrer na vigência de outras patologias, tais como obesidade, tumores adrenais ou ovarianos, doença tireoidiana, síndrome de Cushing e hiperplasia adrenal congênita forma não clássica (HAC-NC), além de síndrome de feminização testicular.[2,6] A HAC-NC decorre, em 90% dos casos, de uma deficiência da enzima 21-hidroxilase e, mais raramente, da 11β-hidroxilase (CYP11B1) ou 3β-hidrox iesteroide-desidrogenase (3β-HSD2), o que induz aumento dos níveis de hormônio adrenocorticotrófico (ACTH) e hipersecreção de androgênios adrenais. Pode manifestar-se como adrenarca prematura, hirsutismo e alteração menstrual. Nas mulheres adultas, também pode ser causa de hirsutismo e alteração menstrual, inclusive amenorreia.[33-35] No caso de tumores virilizantes de origem adrenal ou ovariana, a amenorreia é de instalação abrupta, e o hirsutismo/virilização costuma evoluir rapidamente.[6,7,35]

Causas centrais (hipotalâmicas ou hipofisárias)

A insuficiência ovariana de origem hipotalâmica ou hipofisária caracteriza-se por níveis normais ou reduzidos de gonadotrofinas. Pode ser decorrente de doenças neoplásicas, inflamatórias/infiltrativas e infecciosas da região selar, bem como de deficiência isolada de gonadotrofinas, amenorreia "funcional" hipotalâmica e distúrbios endócrinos extraovarianos. Alguns poucos distúrbios genéticos podem também resultar em hipogonadismo central. [36–38]

Distúrbios adquiridos

A *amenorreia funcional hipotalâmica* (AFH), definida como anovulação crônica que não tem uma causa orgânica identificável, é frequente (15 a 35% dos casos), embora seja sempre um diagnóstico de exclusão.[37,39] Cursa com alterações no padrão de secreção do hormônio liberador de gonadotrofinas (GnRH), as quais levam a graus variáveis de diminuição na pulsatilidade de gonadotrofinas, ocasionando desde ausência de pulsos ovulatórios de LH e anovulação até franco hipoestrogenismo.[5,37,39] Pode estar associada a situações de estresse físico ou psicogênico, bem como a alterações acentuadas de peso, atividade física excessiva (p. ex., ginastas, bailarinas), desnutrição ou doença crônica debilitante.[3,36,37] A leptina tem sido implicada no desenvolvimento da AFH. Alterações no balanço energético e nos níveis de leptina modificam as secreções hipotalâmica e hipofisária de GnRH das gonadotrofinas, o que resulta em anovulação.[39-41] Ocasionalmente, o fator precipitante da AFH pode não ser evidente.[6]

Encefalites, doenças granulomatosas, inflamatórias ou vasculares, tumores hipotalâmicos e hipofisários, cirurgia ou radioterapia de tumores da região selar podem levar a um quadro de amenorreia decorrente de reduzida secreção de gonadotrofinas de forma isolada ou associada a alterações em outros hormônios hipofisários (ver Quadro 53.1).[36,42,43]

A hiperprolactinemia é uma das causas mais comuns de amenorreia, pois responde por 10 a 20% dos casos.[44] A etiologia mais frequente é o uso de fármacos de ação central, como antipsicóticos, antidepressivos, procinéticos, anti-hipertensivos, estrogênicos, entre outros, seguida por tumores da região selar, em especial os prolactinomas.[45,46] Doenças sistêmicas, endócrinas (p. ex., hipotireoidismo primário, doença de Addison) e não endócrinas (cirrose, insuficiência renal), bem como lesões irritativas da parede torácica (p. ex., cirurgias, queimaduras, herpes-zóster), podem também cursar com hiperprolactinemia.[43,47] A hiperprolactinemia provoca hipogonadismo ao inibir a secreção pulsátil de GnRH (via inibição da kisspeptina, um potente secretagogo do GnRH), o que causa supressão da atividade ovariana e, assim, anovulação e hipoestrogenismo.[37,47]

Os distúrbios hipotalâmico-hipofisários adquiridos geralmente desencadeiam amenorreia secundária. Entretanto, tumores da região selar (p. ex., prolactinomas, craniofaringeomas) podem também ser causa de retardo puberal e amenorreia primária.[3,47]

Distúrbios genéticos

A amenorreia de causa central pode também ter origem genética. Mutações no gene do receptor do GnRH promovem deficiência de gonadotrofinas em cerca de 2 a 7% das mulheres com amenorreia hipotalâmica.[6,36,37] Ademais, mutações em mais de 30 genes estão envolvidas no surgimento de uma deficiência congênita de GnRH que leva a quadro de hipogonadismo hipogonadotrófico (HH), que pode vir acompanhado de anosmia ou hiposmia (*síndrome de Kallmann*) ou se apresentar sem distúrbios no olfato (*HH normósmico*). Ambas as situações têm prevalência estimada de 1:50.000 e se manifestam por hipodesenvolvimento puberal e amenorreia primária. A síndrome de Kallmann é uma disfunção heterogênea tanto do ponto de vista clínico quanto genético. As mutações com perda de função nos genes que codificam a proteína anosmina (*ANOS1*, anteriormente denominado *KAL1*) e no receptor do fator de crescimento de fibroblastos-1 (*FGFR1*) estão associadas às formas ligada ao X ou autossômica dominante da síndrome, respectivamente. Nos casos de HH normósmico foram identificadas mutações no gene *FGFR1*.[48,49]

As mutações tanto na subunidade beta do LH quanto no seu receptor (LHCGR) têm uma apresentação clínica semelhante com genitália externa normal, pelos pubianos e desenvolvimento mamário normais na puberdade e menarca normal ou tardia seguidos de oligoanovulação e infertilidade. Por outro lado, a mutação inativadora do receptor de FSH (FSHR) está associada com insuficiência ovariana prematura, amenorreia primária ou secundária, alto níveis de FSH e ovários hipoplásicos.[24,50] Mutações no gene *PROP-1*, um fator de transcrição hipofisária, levam a deficiências combinadas de hormônios hipofisários (hormônio tireoestimulante [TSH], prolactina, hormônio do crescimento [GH] e gonadotrofinas (LH e FSH).[51]

AVALIAÇÃO DIAGNÓSTICA

Investigação inicial

Amenorreia primária

O histórico e o exame físico são essenciais para direcionar o diagnóstico e devem incluir a pesquisa de: curvas de peso e altura, antecedentes médico-cirúrgicos e eventuais tratamentos prévios, dor pélvica cíclica, galactorreia, hirsutismo ou virilização, cefaleia ou distúrbio de visão, histórico familiar de puberdade tardia, ambientes social e familiar, além do desenvolvimento dos caracteres sexuais secundários. Esses dados devem possibilitar que a paciente com amenorreia primária seja classificada em um dos seguintes grupos: (1) amenorreia associada a um quadro geral de retardo puberal, (2) amenorreia isolada com caracteres sexuais secundários normais, ou (3) amenorreia associada a um quadro de hirsutismo ou virilização (ver Quadro 53.2).

O retardo do desenvolvimento puberal nas pacientes com desenvolvimento ponderoestatural adequado reflete um quadro de hipogonadismo isolado. Nesses casos, a dosagem de gonadotrofinas permite diferenciar o hipogonadismo de causa central (hipogonadotrófico) do hipogonadismo de causa periférica (hipergonadotrófico). O atraso do desenvolvimento puberal também justifica o estudo do cariótipo dessas pacientes a fim de afastar ou confirmar um quadro de disgenesia gonadal. Nos casos mais graves, em que ocorre a sobreposição de retardo ponderoestatural com sinais de pan-hipopituitarismo, é necessário um estudo de imagem da hipófise (de preferência por RM) para investigação de doença tumoral da região selar. Também é importante questionar sobre antecedentes de traumatismos cranioencefálicos, radioterapia ou quimioterapia prévia, doenças sistêmicas, bem como verificar se há ou não anosmia ou hiposmia (*síndrome de Kallmann*). Quando o desenvolvimento puberal é compatível com peso, estatura e idade óssea da paciente, a hipótese é a de um retardo puberal simples, que pode se confirmar com o acompanhamento da paciente.[2,3,6]

As amenorreias que se apresentam de forma isolada requerem avaliações cariotípica e anatômica do trato genital por meio de ecografia pélvica e, em alguns casos, de laparoscopia. O grupo das amenorreias primárias associadas a hirsutismo ou outros sinais de virilização constitui uma situação bem específica, que será comentada mais adiante em conjunto com as causas da amenorreia secundária.

Os indivíduos 46,XY com resistência androgênica completa (*síndrome de Morris* ou *feminização testicular*) apresentam-se com genitália externa feminina, vagina em fundo cego e estruturas müllerianas (útero e tubas) geralmente ausentes (raramente há vestígios delas). Caracteristicamente, as mamas são bem desenvolvidas, enquanto os pelos pubianos e axilares são escassos ou ausentes (em um terço dos casos). A ausência de menstruação é, na maioria das vezes, o motivo da consulta médica inicial. O diagnóstico deve ser considerado em qualquer paciente com fenótipo feminino que se apresente com hérnia inguinal (sobretudo se bilateral), massa semelhante a testículo na região inguinal ou nos grandes lábios, ou amenorreia primária.[3,20]

A amenorreia primária em indivíduos 46,XX ou 46,XY que se apresentam com fenótipo feminino, hipodesenvolvimento puberal e hipertensão grave aponta para o diagnóstico de HAC por *deficiência de 17α-hidroxilase* (*CYP17A1*).[3,33]

Amenorreia secundária

Em toda mulher com amenorreia secundária e com caracteres sexuais secundários, *sempre* deve ser descartada a possibilidade de gravidez. A anamnese e o exame físico minuciosos direcionarão o diagnóstico e a investigação complementar. No exame físico, deve-se atentar para a ocorrência de hirsutismo e outros sinais de virilização, galactorreia e massa abdominal palpável. A anamnese deve incluir idade da menarca, padrão dos ciclos menstruais prévios e histórico obstétrico anterior. Relatos de abortos, curetagens e cirurgia ginecológica devem levantar suspeita de sinequias uterinas (*síndrome de Asherman*). Deve-se também investigar sinais e sintomas de disfunção tireoidiana, bem como o uso de medicamentos que causam hiperprolactinemia ou amenorreia (p. ex., contraceptivos orais, ciproterona, agonistas do GnRH, quimioterápicos, talidomida etc.).[2,6,52]

Nas pacientes com sobrepeso ou obesidade associados a manifestações de hiperandrogenismo (acne, alopecia, hirsutismo), a primeira consideração diagnóstica deve ser a SOP (observada em cerca de 10 a 13% das mulheres em idade fértil).[30,31] Deve-considerar, ainda, a possibilidade de *síndrome de Cushing*, sobretudo se houver estrias purpúricas, miopatia proximal, pletora facial e equimoses que surjam aos mínimos traumatismos. Fácies de lua cheia, hipertensão e aumento da gordura retrocervical são também comuns na SC, mas pouco específicos,[53] podendo ser encontrados nos casos de obesidade simples ou até mesmo na SOP.[31,54] Outros casos que cursam com aumento da pressão arterial são os tumores adrenais e a forma não clássica da *deficiência de 11β-hidroxilase* (*CYP11B1*).[31,53,54] Quando há queixas clínicas de hipoestrogenismo (fogachos, secura vaginal, dispareunia, irritabilidade), deve-se considerar a possibilidade de causas ovarianas ou hipofisário-hipotalâmicas, que são distinguidas pelos valores do FSH (elevados nas primeiras e normais ou baixos nas últimas). Deve-se ainda pesquisar se há uma galactorreia espontânea ou à expressão mamilar, bem como eventuais alterações do campo visual. Agalactia e amenorreia pós-parto devem levantar suspeita de necrose hipofisária pós-parto (*síndrome de Sheehan*), que é reforçada caso tenha havido uma ocorrência de parto por via vaginal em que houve intenso sangramento uterino. Estresse emocional, grandes variações no peso corporal e excesso de atividade física são causas da amenorreia hipotalâmica; por isso, deve-se questionar sobre hábitos alimentares, padrão de atividade física, estressores psicossociais (como comportamento compulsivo, entre outros), abuso de substâncias psicoativas, principalmente nas adolescentes.[2,6,55]

Investigação complementar

Avaliação hormonal

Uma vez descartada gravidez, deve-se solicitar as dosagens de prolactina (PRL), TSH, T_4 livre, FSH e estradiol (E_2). Níveis de FSH elevados (> 25 mUI/mℓ) com E_2 baixo ou sinais clínicos de hipoestrogenismo são indicativos de hipogonadismo hipergonadotrófico. Nessa situação, nos casos de amenorreia primária, é indicada a realização do cariótipo na investigação de disgenesias gonadais, particularmente a síndrome de Turner, bem como a pesquisa de outras causas de IOP. Entre elas, lembrar a possibilidade de ooforite autoimune nas mulheres com outros distúrbios endócrinos autoimunes (p. ex., tireoidite linfocítica crônica, doença de Graves, diabetes melito tipo 1 e doença de Addison) caracterizando as síndromes poliglandulares autoimunes. O diagnóstico diferencial com a insuficiência ovariana por depleção folicular pode ser feito pela dosagem da inibina B ou do hormônio antimülleriano, que estarão normais no caso da ooforite e indetectáveis nos demais casos de IOP.[56]

Por outro lado, se os valores de FSH não estiverem elevados, o enfoque seguinte deve estabelecer o grau de estrogenização. As pacientes com caracteres sexuais secundários hipodesenvolvidos evidenciam hipoestrogenismo clínico. A dosagem do E_2 plasmático é valiosa para estimar o grau de estrogenização. O teste de privação com progestógeno (descrito adiante) e a análise do esfregaço vaginal ou do muco cervical são também úteis para esse fim. Valores normais ou reduzidos de FSH nas pacientes hipoestrogênicas indicam hipogonadismo hipogonadotrófico (causas centrais).[3,5,6]

Níveis de PRL maiores que 100 ng/mℓ sugerem prolactinoma e valores maiores que 250 ng/mℓ indicam alta probabilidade para essa doença.[43] As demais causas de hiperprolactinemia (p. ex., hipotireoidismo, pseudoprolactinomas, fármacos) geralmente cursam com valores menores que 100 ng/mℓ.[47] Da mesma maneira, as pacientes com microprolactinomas podem ocasionalmente apresentar níveis de PRL menores que 100 ng/mℓ.[47]

Na presença de hiperandrogenismo clínico ou suspeita de resistência androgênica completa, deve-se solicitar inicialmente a dosagem de testosterona (total e livre). Quando houver suspeita de síndrome de Cushing, realizar os testes de rastreamento indicados, da mesma forma que na suspeita de hiperplasia adrenal forma não clássica, iniciando por uma dosagem de 17-hidroxiprogesterona, coletada às 8 horas da manhã.[57]

Teste com progestógeno

Administra-se um progestógeno, didrogesterona 10 mg, por 5 a 10 dias, acetato de medroxiprogesterona (MPA) 10 mg também por 5 a 10 dias, ou progesterona micronizada 200 a 300 mg por 10 dias. Uma resposta *positiva* (sangramento menstrual) corresponde a um sistema genital íntegro e pérvio e, de maneira indireta, sugere que o eixo hipotalâmico-hipofisário-ovariano é competente para a produção de estrogênio com endométrio responsivo. Um resultado *negativo* (ausência de sangramento menstrual) indica valores de estradiol menores que 20 pg/mℓ.[39] O resultado deve ser avaliado com cautela, pois as taxas de falso-positivos (sangramento com baixos níveis de estradiol) podem alcançar em torno de 40 a 50% e a de falso-negativos (ausência de sangramento com níveis normais de estradiol) em torno de 20%.[58]

Teste com combinação de estrogênio e progestógeno

Pode-se utilizar o valerato de estradiol 2 mg durante 21 dias e associado nos últimos 10 dias a MPA ou didrogesterona (10 mg/dia), ou a combinação de 2 mg de valerato de estradiol e 0,25 mg de levonorgestrel (Cicloprimogyna®) durante 21 dias, com a finalidade de testar a resposta endometrial e a permeabilidade uterina. Esse teste é realizado quando há uma suspeita de lesões/deformidades do sistema reprodutivo e os exames de imagem não podem ser realizados a curto prazo. A resposta positiva corresponde à presença de fluxo menstrual e a resposta negativa, à ausência de fluxo menstrual. Nas amenorreias secundárias com teste negativo, as causas mais frequentes são as sinequias uterinas (*síndrome de Asherman*).[5,6,12]

Teste com citrato de clomifeno

Consiste na administração de 100 mg/dia de clomifeno por 5 dias com dosagens de FSH e LH no primeiro e no quinto dia e progesterona em fase lútea ou ecografia transvaginal seriada. Podem ocorrer: (1) ovulação e fluxo menstrual; (2) apenas sangramento "de privação" sem ovulação; e (3) ausência de fluxo menstrual.[2] Esse teste possibilita avaliar o grau de comprometimento da função hipotalâmica relacionada com o eixo gonadotrófico. Seu uso restringe-se a confirmar suspeita de amenorreia hipotalâmica na investigação de infertilidade para escolha da melhor forma de tratamento.[39]

Exames de imagem

Para a avaliação de alterações no trato genital, iniciar pela US com a finalidade de identificar a presença de útero na região medial da pelve. Na impossibilidade da US transvaginal, esta deve ser realizada por via transabdominal, translabial e, eventualmente, transretal. A investigação pode ser complementada com histerossalpingografia e/ou histeroscopia e tomografia pélvica e/ou abdominal. A RM evidencia estruturas müllerianas rudimentares em 90% das pacientes e ainda permite identificar atividade endometrial, quando presente.[10] A avaliação de anomalias congênitas associadas é essencial porque mais de 50% das pacientes com agenesia mülleriana apresentam alguma malformação congênita concomitante, especialmente do trato urinário e nos ossos.[10] As medições do útero e de anexos obtidas por ecografia pélvica serão de especial importância para o acompanhamento do tratamento. A existência ou não de folículos ovarianos preservados, especialmente na disgenesia gonadal, tem importância prognóstica com relação ao potencial de fertilidade.[6,15] A laparoscopia não é necessária para o diagnóstico das alterações müllerianas, mas pode ser útil na avaliação e no manejo das pacientes com queixa de dor pélvica associada. Na investigação de causas centrais para a amenorreia com ou sem PRL elevada, é indicada RM da região hipotalâmico-hipofisária para se descartar presença de tumores ou outros distúrbios (p. ex., doenças inflamatórias ou infiltrativas). A campimetria visual poderá também ser útil se houver evidência de compressão quiasmática.[6,10,36] A avaliação da densidade mineral óssea por meio da densitometria de coluna e de fêmur é indicada em todas as pacientes cujo hipoestrogenismo possa ter comprometido a formação da massa óssea, especialmente naquelas que ainda não atingiram o pico de massa óssea.[39]

Avaliações genética e imunológica

Fatores genéticos podem determinar 20 a 30% dos casos de insuficiência ovariana prematura; mas, apesar dos progressos no conhecimento sobre estes fatores, a maioria dos casos ainda permanece não diagnosticada. O achado mais comum na investigação da amenorreia primária é o cariótipo 45X (síndrome de Turner); entretanto, a avaliação citogenética é indicada também na investigação da amenorreia secundária em razão dos mosaicismos, que se apresentam com fenótipos parciais ou atenuados.[18,38] A European Society of Human Reproduction and Embryology (ESHRE) recomenda desde 2016 que seja realizado o teste para pré-mutação no gene *FMR1* (risco para a síndrome do X frágil na descendência) em todas as pacientes com insuficiência ovariana primária.[14] O resultado positivo é esperado em 12 a 14%, especialmente nos casos de insuficiência ovariana prematura familiar.[59]

As pacientes com insuficiência ovariana prematura apresentam risco aumentado para doenças autoimunes, especialmente doença autoimune de tireoide, mas pode também haver associação com diabetes tipo 1, insuficiência adrenal primária, artrite reumatoide e lúpus eritematoso sistêmico, o que indica uma pesquisa por anticorpos para estas condições.[27]

Nas Figuras 53.1 e 53.2, estão resumidas as condutas na investigação complementar da amenorreia.

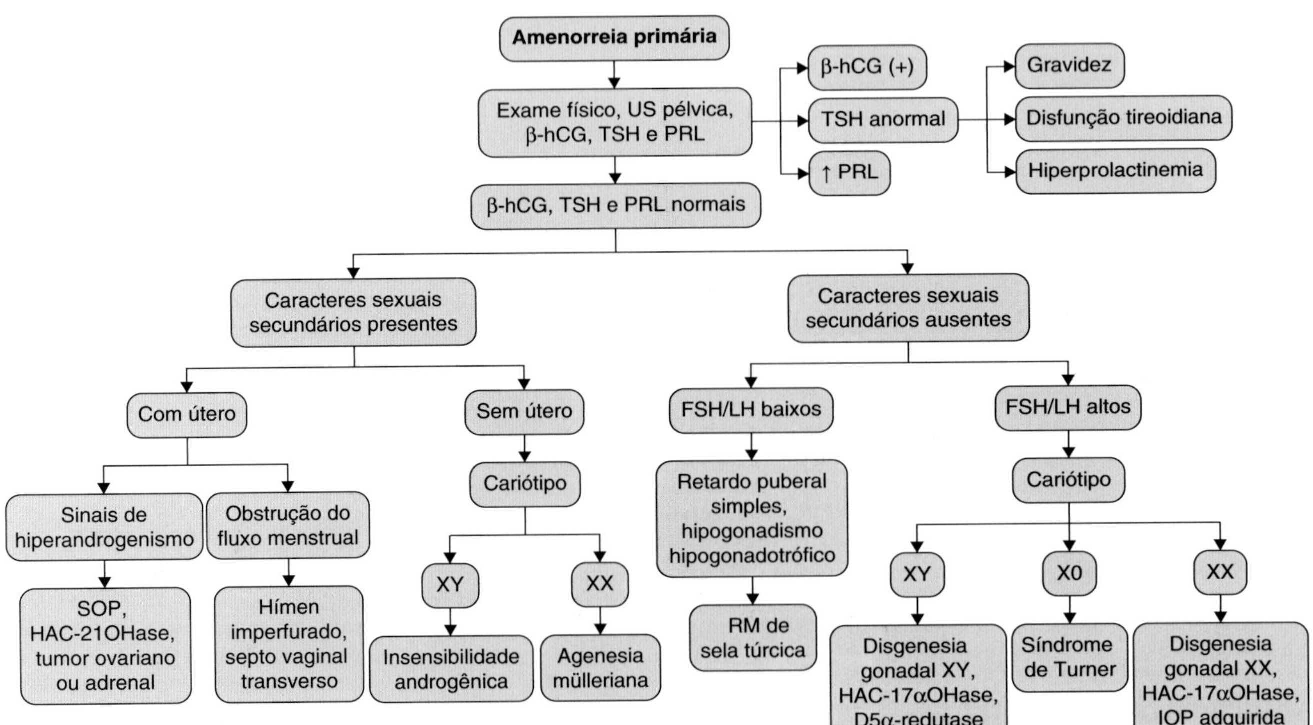

Figura 53.1 Investigação da amenorreia primária. β-hCG: fração beta da gonadotrofina coriônica humana; D5α-redutase: deficiência de 5α-redutase; FSH: hormônio foliculestimulante; HAC: hiperplasia adrenal congênita; IOP: insuficiência ovariana primária; HAC-17αOHase: hiperplasia adrenal congênita por deficiência de 17α-hidroxilase; HAC-21OHase: hiperplasia adrenal congênita por deficiência de 21-hidroxilase; LH: hormônio luteinizante; PRL: prolactina; RM: ressonância magnética; SOP: síndrome dos ovários policísticos; TSH: hormônio tireoestimulante; US: ultrassonografia. (Adaptada de Spritzer e Mallmann, 1995;[3] Spritzer et al., 2021.[5])

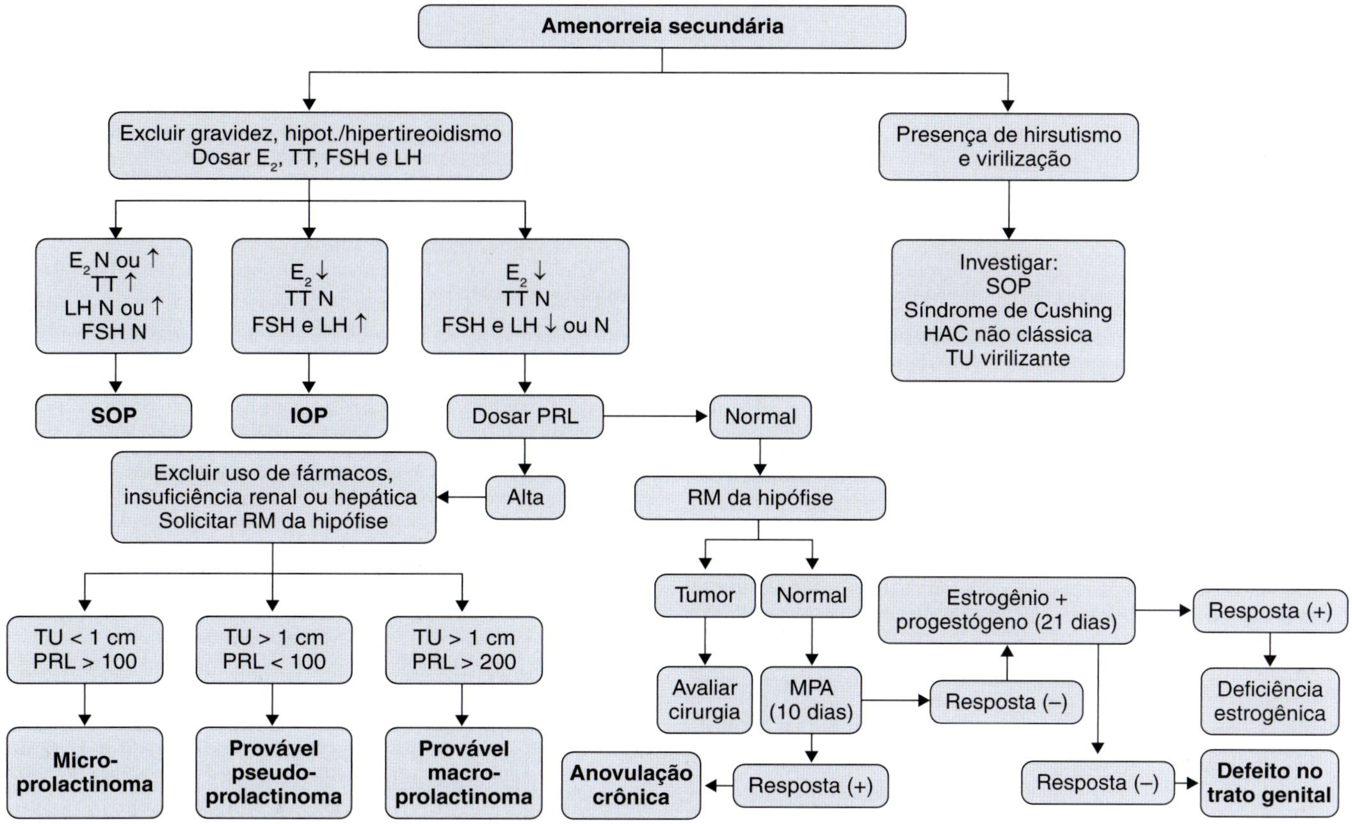

Figura 53.2 Investigação da amenorreia secundária. E_2: estradiol; hipot.: hipotireoidismo; HAC: hiperplasia adrenal congênita; IOP: insuficiência ovariana primária; MPA: acetato de medroxiprogesterona; N: normal; PRL: prolactina; RM: ressonância magnética; SOP: síndrome dos ovários policísticos; TT: testosterona total; TU: tumor; ↑: aumentado; ↓: baixo. (Adaptada de Spritzer e Mallmann, 1995;[3] Spritzer et al., 2021.[5])

Resumo

A amenorreia tem várias etiologias e pode ser classificada como *primária* (ausência de menarca após 13 anos de idade, nas meninas que não tenham iniciado a telarca, ou aos 15 anos, na presença de caracteres sexuais secundários) ou *secundária* (interrupção das menstruações por 3 meses consecutivos nas mulheres que já menstruaram previamente). A principal causa da amenorreia secundária (AS) é a gestação, que deve sempre ser descartada. A AS associada a níveis elevados de hormônio foliculoestimulante (FSH) aponta para o diagnóstico de insuficiência ovariana prematura, que apresenta várias etiologias (idiopática, genética, autoimune, infecciosa, medicamentosa e iatrogênica). A AS associada a níveis normais de FSH pode decorrer de: (1) anovulação crônica com estrogênio presente (p. ex., síndrome dos ovários policísticos); (2) outras condições hiperandrogênicas de origem adrenal ou ovariana; ou (3) causas centrais (p. ex., tumores da região selar e seu tratamento, doenças inflamatórias/infiltrativas hipotalâmico-hipofisárias, síndrome de Sheehan, doenças congênitas [p. ex., síndrome de Kallmann], apoplexia hipofisária, amenorreia funcional hipotalâmica, síndrome de Cushing etc.). Os principais fatores causais da amenorreia primária (AP) são alterações anatômicas no sistema reprodutivo (p. ex., agenesia mülleriana, hímen imperfurado, septo vaginal transverso) e disgenesias gonadais (p. ex., síndrome de Turner). Vale a pena ressaltar que quase todas as condições que causam AS podem também levar à AP. Embora a conduta terapêutica possa ser semelhante em muitos casos, o conhecimento da etiologia da amenorreia orienta quanto à evolução e ao prognóstico de cada caso, bem como quanto ao acompanhamento da paciente a longo prazo.

REFERÊNCIAS BIBLIOGRÁFICAS

1. Damásio L. Amenorreia primária. In: Benetti-Pinto C, Fernandes C, Silva A, eds. Hormônios em ginecologia. 1. ed. Manole; 2024. p. 127-35.
2. The Practice Committee of the American Society for Reproductive Medicine. Current evaluation of amenorrhea. Fertil Steril. 2008; 90(5 suppl.):219-25.
3. Spritzer PM, Mallmann ES, Bodanezi J. Amenorreia: diagnóstico etiológico e princípios terapêuticos. Reprodução e Clim. 1995; 10:109-14.
4. Nácul A, Vilodre LC, Mallmann ES. Amenorreia. In: Silveiro S, Satler F, eds. Rotinas em endocrinologia. 1. ed. Artmed; 2015. p. 274-82.
5. Spritzer PM, Nácul AP, Sangali ME. Amenorreia: avaliação diagnóstica. In: Vilar L, ed. endocrinologia clínica. 7. ed.; 2021. p. 627-33.
6. Deligeoroglou E, Athanasopoulos N, Tsimaris P et al. Evaluation and management of adolescent amenorrhea. Ann N Y Acad Sci. 2010; 1205:23-32.
7. Spritzer PM, Nácul AP. Avaliação diagnóstica da menorreia. In: Hohl A, Ronsoni MF, Meirelles R, eds. Guia prático em endocrinologia feminina, andrologia e transgeneridade. 1. ed.; 2022. p. 160-69.
8. Reindollar RH, Rogers Byrd J, McDonough PG. Delayed sexual development: a study of 252 patients. Am J Obstet Gynecol. 1981; 140:371-80.
9. Triantafyllidi VE, Mavrogianni D, Kalampalikis A et al. Identification of genetic causes in Mayer-Rokitansky-Küster-Hauser (MRKH) syndrome: a systematic review of the literature. Children (Basel). 2022; 9:961.
10. American College of Obstetricians and Gynecologists. Müllerian agenesis: diagnosis, management, and treatment. Obstet Gynecol. 2018; 130:150-52.
11. Dietrich JE, Millar DM, Quint EH. Obstructive reproductive tract anomalies. J Pediatr Adolesc Gynecol. 2014; 27:396-402.
12. Myers EM, Hurst BS. Comprehensive management of severe Asherman syndrome and amenorrhea. Fertil Steril. 2012; 97:160-64.
13. Dreisler E, Kjer JJ. Asherman's syndrome: current perspectives on diagnosis and management. Int J Womens Health. 2019; 11:191-98.
14. Webber L, Davies M, Anderson R et al. ESHRE Guideline: Management of women with premature ovarian insufficiency. Hum Reprod. 2016; 31:926-37.
15. Christin-Maitre S, Givony M, Albarel F et al. Position statement on the diagnosis and management of premature/primary ovarian insufficiency (except Turner syndrome). Ann Endocrinol (Paris). 2021; 82:555-71.
16. Hoyos LR, Thakur M. Fragile X premutation in women: recognizing the health challenges beyond primary ovarian insufficiency. J Assist Reprod Genet. 2017; 34:315-23.

17. ACOG. Carrier screening for fragile X syndrome. Obstet Gynecol. 2010; 116:1008-10.
18. Nabhan ZM, Eugster EA. Medical care of girls with Turner syndrome: where are we lacking? Endocr Pract. 2011; 17:747-52.
19. Michala L, Goswami D, Creighton SM et al. Swyer syndrome: presentation and outcomes. BJOG An Int J Obstet Gynecol. 2008; 115:737-41.
20. Mongan NP, Tadokoro-Cuccaro R, Bunch T et al. Androgen insensitivity syndrome. Best Pract Res Clin Endocrinol Metab. 2015; 29:569-80.
21. Biason-Lauber A, Konrad D, Navratil F et al. A WNT4 mutation associated with müllerian-duct regression and virilization in a 46,XX woman. N Engl J Med. 2004; 351:792-8.
22. Costa-Santos M, Kater CE, Auchus RJ. Two Prevalent CYP17 mutations and genotype-phenotype correlations in 24 Brazilian patients with 17-hydroxylase deficiency. J Clin Endocrinol Metab. 2004; 89:49-60.
23. Martin RM, Lin CJ, Costa EMF et al. P450 c17 deficiency in Brazilian patients: biochemical diagnosis through progesterone levels confirmed by CYP17 genotyping. J Clin Endocrinol Metab. 2003; 88:5739-46.
24. Arnhold IJ, Lofrano-Porto A, Latronico AC. Inactivating mutations of luteinizing hormone β-subunit or luteinizing hormone receptor cause oligo-amenorrhea and infertility in women. Horm Res. 2009; 7175-82.
25. Simoni M, Nieschlag E, Gromoll J. Isoforms and single nucleotide polymorphism of the FSH receptor gene: Implications for human reproduction. Hum Reprod Update. 2002; 8:413-21.
26. Vilodre LC, Kohek MBF, Spritzer PM. Screening of follicle-stimulating hormone receptor gene in women with premature ovarian failure in southern Brazil and associations with phenotype. J Endocrinol Invest. 2008; 31:552-57.
27. Forges T, Monnier-Barbarino P, Faure GC et al. Autoimmunity and antigenic targets in ovarian pathology. Hum Reprod Update. 2004; 10:163-75.
28. Szeliga A, Calik-Ksepka A, Maciejewska-Jeske M et al. Autoimmune diseases in patients with premature ovarian insufficiency – our current state of knowledge. Int J Mol Sci. 2021; 2:1-11.
29. Vogt EC, Real FG, Husebye ES et al. Premature menopause and autoimmune primary ovarian insufficiency in two international multicenter cohorts. Endocr Connect. 2022; 11:e220024.
30. Teede HJ, Misso ML, Costello MF et al. Recommendations from the international evidence-based guideline for the assessment and management of polycystic ovary syndrome. Fertil Steril. 2018; 110:364-79.
31. Spritzer PM. Polycystic ovary syndrome: reviewing diagnosis and management of metabolic disturbances. Arq Bras Endocrinol Metabol. 2014; 58:182-7.
32. Teede HJ, Misso ML, Costello MF et al. Recommendations from the international evidence-based guideline for the assessment and management of polycystic ovary syndrome. Clin Endocrinol (Oxf). 2018; 89:251-68.
33. Speiser PW, Arlt W, Auchus RJ et al. Congenital adrenal hyperplasia due to steroid 21-hydroxylase deficiency: An Endocrine Society Clinical Practice Guideline. 2018; 103: 4043-88.
34. Witchel SF. Non-classic congenital adrenal hyperplasia. Steroids. 2013; 78:747-50.
35. Spritzer PM. Diagnóstico etiológico do hirsutismo e implicações para o tratamento TT – Etiological diagnosis of hirsutism and implications for the treatment. Rev Bras Ginecol e Obs. 2009; 31:41-7.
36. Toogood AA, Stewart PM. Hypopituitarism: clinical features, diagnosis, and management. Endocrinol Metab Clin North Am. 2008; 37:235-61.
37. Fourman LT, Fazeli PK. Neuroendocrine causes of amenorrhea – an update. J Clin Endocrinol Metab. 2015; 100:812-24.
38. Caronia LM, Martin C, Welt CK et al. A genetic basis for functional hypothalamic amenorrhea. Obstet Gynecol Surv. 2011; 66:618-19.
39. Gordon CM, Ackerman KE, Berga SL et al. Functional hypothalamic amenorrhea: An endocrine society clinical practice guideline. J Clin Endocrinol Metab. 2017; 102:1413-39.
40. Spritzer PM, Poy M, Wiltgen D et al. Leptin concentrations in hirsute women with polycystic ovary syndrome or idiopathic hirsutism: influence on LH and relationship with hormonal, metabolic, and anthropometric measurements. Hum Reprod. 2001; 16:1340-6.
41. Chou SH, Mantzoros C. Role of leptin in human reproductive disorders. J Endocrinol. 2014; 223:T49-T62.
42. Molitch ME, Gillam MP. Lymphocytic hypophysitis. Horm Res. 2007; 68 Suppl 5(suppl 5):145-50.
43. Melmed S, Casanueva FF, Hoffman AR et al. Diagnosis and treatment of hyperprolactinemia: An endocrine society clinical practice guideline. J Clin Endocrinol Metab. 2011; 96:273-88.
44. Snyder P. Clinical manifestations and evaluation of hyperprolactinemia. Published 2018. Disponível em: https://www.medilib.ir/uptodate/show/6638.)
45. Junqueira DR, Bennett D, Huh SY et al. Clinical presentations of drug-induced hyperprolactinaemia: A literature review. Pharmaceut Med. 2023; 37:153-66.
46. Daly A, Beckers A. The epidemiology of pituitary adenomas. Endocrinol Metab Clin North Am. 2020; 49:347-55
47. Vilar L, Fleseriu M, Bronstein MD. Challenges and pitfalls in the diagnosis of hyperprolactinemia. Arq Bras Endocrinol Metabol. 2014; 58:9-22.
48. Trarbach EB, Costa EMF, Versiani B et al. Novel fibroblast growth factor receptor 1 mutations in patients with congenital hypogonadotropic hypogonadism with and without anosmia. J Clin Endocrinol Metab. 2006; 91:4006-12.
49. Ribeiro RS, Vieira TC, Abucham J. Reversible Kallmann syndrome: Report of the first case with a KAL1 mutation and literature review. Eur J Endocrinol. 2007; 156:285-90.
50. Latronico AC, Arnhold IJP. Gonadotropin resistance. Endocr Dev. 2013; 24:25-32.
51. Carvalho LR, Nishi MY, Correa FA et al. PROP1-related combined pituitary hormone deficiency summary genetic counseling diagnosis suggestive findings. Published online. 2024. p. 1-18.
52. Molitch ME. Drugs and prolactin. Pituitary. 2008; 11:209-18.
53. Vilar L, Freitas M, Faria M. Pitfalls in the diagnosis of Cushing's syndrome. Arq Bras Endocrinol Metabol. 2007; 51:1207-16.
54. Spritzer PM, Motta AB. Novel strategies in the management of polycystic ovary syndrome. Minerva Endocrinol. 2015; 40:195-212.
55. Klein DA, Paradise SL, Reeder RM. Amenorrhea: a systematic approach to diagnosis and management. Am Fam Physician. 2019; 100:39-48.
56. Lew R. Natural history of ovarian function including assessment of ovarian reserve and premature ovarian failure. Best Pract Res Clin Obstet Gynaecol. 2019; 55:2-13.
57. Martin KA, Rox Anderson R, Jeffrey Chang R et al. Evaluation and treatment of hirsutism in premenopausal women: an Endocrine Society. J Clin Endocrinol Metab. 2018; 103:1233-57.
58. Taylor H, Pal L, Seli E. Amenorrhea. In: Taylor H, Pal L, Seli L, eds. Speroff's Clinical Gynecologic Endocrinology and Infertility. 9th ed. Lippincott Williams and Wilkins; 2019. p. 821-939.
59. Bakhshalizadeh S, Afkhami F, Bell KM et al. Diverse genetic causes of amenorrhea in an ethnically homogeneous cohort and an evolving approach to diagnosis. Mol Cell Endocrinol. 2024; 587:112212.

CAPÍTULO 54

Insuficiência Ovariana Prematura

Thyciara Fontenele Marques ▪ Jussana Ellen Alves de Arruda Rangel ▪ Erik Trovão Diniz

INTRODUÇÃO

A insuficiência ovariana prematura (IOP), antes chamada de falência ovariana precoce ou menopausa prematura, é uma condição que afeta a saúde reprodutiva feminina e se caracteriza pela perda da atividade ovariana antes dos 40 anos.[1] É marcada por irregularidades menstruais, associadas à redução da capacidade ovariana de produzir esteroides sexuais, e infertilidade.[2,3]

O início preciso da IOP é, em muitos casos, difícil de determinar, pois sua evolução pode ser longa e variável, com níveis elevados de gonadotrofinas, seguidos por períodos de retorno à normalidade, inclusive com produção estrogênica, ovulação e, em 5 a 10% dos casos, gestação e parto sem alterações.[4,5]

Estima-se que a prevalência de IOP varie entre 1 e 3%. A incidência em mulheres com cariótipo 46,XX é de aproximadamente 1:1.000 antes dos 30 anos, 1:250 em torno dos 35 anos e de 1:100 aos 40 anos.[6,7] Pode ser resultante de defeitos genéticos, metabólicos, ambientais, autoimunes, iatrogênicos ou idiopáticos.[1,2]

O estado de hipoestrogenismo, antes da idade natural da menopausa, impõe desafios não apenas à saúde reprodutiva, mas também à saúde óssea, à saúde cardiovascular e ao bem-estar emocional, exigindo uma abordagem multidisciplinar e um amplo apoio às mulheres afetadas.

FISIOPATOLOGIA

A IOP é uma condição complexa cujo surgimento está relacionado aos estágios do desenvolvimento normal dos ovários, podendo ocorrer por uma depleção folicular acelerada ou por uma disfunção folicular (diminuição da produção de esteroides, mas manutenção de oócitos).[8]

A depleção folicular é o mecanismo mais comum e indica não haver folículos primordiais remanescentes no ovário. Pode ser o resultado de uma diminuição do número inicial de folículos primordiais ao nascimento ou de uma destruição folicular acelerada.[8] A maioria das pacientes com diminuição do número de folículos apresenta cariótipo normal, e não há um mecanismo bem estabelecido que explique essa redução. Já a atresia folicular acelerada está associada a causas genéticas, iatrogênicas, autoimunes, tóxicas e virais.[9]

No que se refere à disfunção folicular, condição mais rara, não há *feedback* negativo do folículo às gonadotrofinas. Isso ocorre devido a dois fatores principais: defeitos enzimáticos esteroidogênicos, que impedem a produção de estradiol, e alterações nos receptores das gonadotrofinas.[2,10]

A IOP pode ser classificada como primária, relacionada a alterações genéticas e autoimunes, cuja principal causa é a síndrome de Turner, ou secundária, que abrange infecções, procedimentos cirúrgicos, quimioterapia ou radioterapia.[11,12] Mais de 70% dos casos, no entanto, são considerados de origem idiopática. Estudos recentes, que sequenciaram todo o genoma ou exoma, identificaram novas mutações genéticas envolvidas, sugerindo que pelo menos 30% dos casos considerados idiopáticos podem, na verdade, ser atribuídos a uma causa genética.[13]

ETIOLOGIA

De maneira didática, a classificação etiológica da IOP é apresentada no Quadro 54.1.

Causas genéticas

Alterações genéticas são um importante fator etiológico para IOP; portanto, uma análise de cariótipo deve ser solicitada para todas as mulheres com IOP inexplicada.[14,15] Diferentes mutações e alterações cromossômicas têm sido associadas, como anomalias numéricas, estruturais, deleções completas ou parciais e translocações envolvendo o cromossomo X.[13,16] Diagnosticar uma etiologia cromossômica é útil para decisões de planejamento familiar e aconselhamento genético.

Síndrome de Turner

A síndrome de Turner (ausência de um segundo cromossomo X) e as suas formas mosaicas são causas bem reconhecidas de IOP, sendo responsáveis por até 14% dos casos.[15] Com uma incidência de 1 em cada 2.500 nascidos vivos, está mais comumente

Quadro 54.1 Etiologia da insuficiência ovariana prematura.

Depleção folicular

- Diminuição do número de folículos ao nascimento
  - Idiopática
- Atresia folicular acelerada
  - Causas genéticas
    - Anormalidades relacionadas ao cromossomo X
      - Síndrome de Turner
      - Síndrome do X frágil
    - Doenças autossômicas
      - Galactosemia
      - Síndrome blefarofimose-ptose-epicanto invertido
    - Relacionada com genes de hormônios/receptores hormonais
      - Receptor do FSH
      - Receptor do LH
      - Inibina
    - Doenças autoimunes
      - Doença de Addison
      - Miastenia *gravis*
      - Tireoidite de Hashimoto
      - Vitiligo
      - Artrite reumatoide
      - Lúpus eritematoso sistêmico
  - Causas iatrogênicas
    - Cirurgia pélvica – ooferectomia
    - Radioterapia pélvica
    - Quimioterapia
  - Associadas a toxinas
    - Poluentes ambientais
    - Tabagismo
    - Metais pesados
  - Agentes virais
    - Infecção pelo HIV
    - Caxumba, rubéola, varicela

Disfunção folicular

- Idiopática
- Deficiência enzimática
  - 17α-hidroxilase
  - 17-20 desmolase
  - Colesterol desmolase

FSH: hormônio foliculoestimulante; HIV: vírus da imunodeficiência humana; LH: hormônio luteinizante. (Adaptado de Anasti, 1998.[7])

relacionada com a amenorreia primária e a baixa estatura.[15,17] Os dois cromossomos X ativos e intactos são essenciais para prevenir a atresia folicular acelerada, e, na síndrome de Turner clássica, cariótipo 45,X, o *pool* normal de folículos é rapidamente depletado antes da puberdade. Os mosaicismos apresentam um quadro mais leve e tardio, com a possibilidade de puberdade espontânea e amenorreia secundária.[14,15,17]

Outras alterações do cromossomo X

Além da síndrome de Turner, deleções, inversões e translocações do cromossomo X são causas comuns de IOP.[17,18] A região de maior importância para o funcionamento ovariano normal é considerada a Xq13-q26, e translocações nessa região levam à apoptose oocitária, com perda da função ovariana. Outros dois segmentos são definidos como contendo o *locus* para a falência ovariana: *FOP1*, que compreende Xq26-qter, e *FOP2*, Xq13.3-Xq22; estes, se alterados, também levam à disfunção ovariana mais precoce.[17-19] No entanto, nenhum gene relacionado com a IOP foi consistentemente identificado no cromossomo X dessas regiões. A única exceção é o gene *DIAPH2*, detectado em uma mulher com amenorreia secundária. Mutações nesse gene interrompem a oogênese.[20]

X frágil

A síndrome do X frágil, causa mais comum de atraso mental hereditário, é uma condição genética associada ao cromossomo X causada pela mutação no gene *FMR1*.[21] É uma condição complexa na qual os indivíduos afetados apresentam mais de 200 repetições CGG na região 5′ não traduzida do gene *FMR1*. Alelos com menos de 40 CGG são normais. Os comprimentos de repetição de 40 a 55 são intermediários, e seu papel ainda é incerto, ao passo que os de 55 a 200 são relativamente instáveis, sendo chamados de pré-mutações.[22-24] A mutação completa em homens resulta em atraso mental, distúrbios psiquiátricos e manifestações do espectro autista. Em mulheres com a mutação completa, as manifestações cognitivas são leves e não há IOP.[21]

Mulheres que apresentam a pré-mutação *FMR1* podem desenvolver IOP em até 28% dos casos.[21-23] O risco de desenvolver IOP é maior à medida que o número de repetições CGG da pré-mutação aumenta entre a faixa de 55 a 99 repetições; porém, atinge um platô ou parece até mesmo diminuir ao passar de 100.[21]

Em mulheres com a pré-mutação, não há atraso mental, mas, na próxima geração, com a capacidade de expansão para uma mutação completa, há o risco de a prole masculina apresentar a expressão típica da síndrome do X frágil.[24] Portanto, é recomendável o rastreio para a pré-mutação *FMR1* em mulheres com IOP de etiologia desconhecida, após a realização do cariótipo, para que possam receber aconselhamento genético e planejamento familiar.[21,25]

Doenças autossômicas

As doenças autossômicas são síndromes raras associadas à IOP. Diferentes genes autossômicos estão ligados à doença devido ao acúmulo de substâncias tóxicas nos folículos, resultando em uma depleção acelerada, ou por gerarem mutações e polimorfismos dos receptores do hormônio foliculoestimulante (FSH), do hormônio luteinizante (LH) e da inibina. Essas mutações promovem quadros variáveis de resistência ovariana e IOP.[26] Incluem, entre outras, galactosemia, mutações em receptores hormonais, síndrome blefarofimose-ptose-epicanto invertido (BPES) e defeitos em proteínas e enzimas envolvidas na esteroidogênese.[26,27]

A *galactosemia* é uma doença autossômica recessiva rara causada pela deficiência das enzimas galactoquinase, galactose-1-fosfato-uridil-transferase (GALT) e uridina-difosfo-galactose-epimerase. Caracteriza-se por uma incapacidade de converter a galactose em glicose, resultando em um acúmulo de galactose em órgãos e tecidos, como os ovários. Esse acúmulo leva à diminuição do número de oogônias e pode resultar em IOP em até 70% dos casos.[27]

A *síndrome BPES* é um distúrbio craniofacial raro, autossômico dominante, provocado por mutações no gene do fator de transcrição *FOXL2*. É marcada por displasia das pálpebras (blefarofimose), ptose das pálpebras superiores, epicanto inverso e telecanto. A sua forma tipo I está relacionada à IOP.[28]

A síndrome caracterizada por *poliendocrinopatia autoimune-candidíase-distrofia ectodérmica* (APECED) é uma doença autossômica recessiva rara em que há destruição dos tecidos endócrinos imunodependentes. O diagnóstico é feito quando duas das seguintes condições clínicas estão presentes: candidíase, hipoparatireoidismo e insuficiência adrenal primária. O gene *AIRE* envolvido apresenta associação com IOP em 60% dos casos.[28]

A *ovarioleucodistrofia* e a *ataxia-teleangiectasia*, ambas de transmissão autossômica recessiva, são síndromes raras que podem se associar à IOP, cursando, em geral, com amenorreia secundária. O Quadro 54.2 mostra algumas das síndromes genéticas que podem se apresentar associadas à IOP.[25]

Quadro 54.2 Síndromes genéticas associadas à insuficiência ovariana prematura.

Síndrome genética	Gene	Apresentação
Galactosemia	*GALT*	Vômitos, diarreia, icterícia, hepatomegalia, catarata, atraso cognitivo
Síndrome de blefarofimose-ptose-epicanto invertido tipo 1	*FOXL2*	Epicanto, telecanto e ptose palpebral
Ovarioleucodistrofia	*EIF2B*	Disfunção neurológica progressiva
Pseudo-hipoparatireoidismo	*GNAS1*	Hipoparatireoidismo, hipotireoidismo, baixa estatura, obesidade, braquidactilia
Oftalmoplegia externa progressiva	*POLG*	Ptose palpebral e paralisia progressiva dos músculos extraoculares
Ataxia-teleangiectasia	*ATM*	Ataxia cerebelar, teleangiectasias oculares, imunodeficiência

Inúmeras mutações no gene do receptor do LH e do receptor do FSH são descritas. Tais defeitos dificultam a resposta dos ovários às gonadotrofinas.[29-31] Além desses, foram identificados defeitos da proteína reguladora do nucleotídeo guanina da adenilato ciclase (proteína G) que está ligada aos receptores de FSH e LH e à atividade da adenilato ciclase. Como esperado, pela multiplicidade de receptores ativados pelas mesmas proteínas G, os indivíduos afetados podem apresentar pseudo-hipoparatireoidismo, hipotireoidismo e função gonadal anormal.[32]

Doenças autoimunes

A ooforite linfocítica autoimune é responsável por 5% dos casos de IOP, podendo ocorrer isoladamente ou em associação com doenças autoimunes sistêmicas endócrinas e não endócrinas. As doenças mais frequentemente associadas são tireoidite de Hashimoto, doença de Graves, doença de Addison, vitiligo, anemia perniciosa, diabetes tipo 1, síndrome poliglandular autoimune (SPA), lúpus eritematoso sistêmico e artrite reumatoide.[33,34]

Após as doenças autoimunes da tireoide, a doença de Addison é a mais frequentemente associada à IOP. Até 20% das mulheres portadores de insuficiência adrenal autoimune desenvolverão IOP, ao passo que entre 2,5 e 20% das mulheres com IOP apresentarão algum sinal de autoimunidade adrenal, de modo que devem ser monitoradas.[34] Outras doenças autoimunes que podem estar associadas à IOP podem ser vistas no Quadro 54.1.

Histologicamente, há uma intensa infiltração linfocítica nas células da teca e, em geral, uma escassez de folículos ovarianos com áreas fibróticas. Essa alteração está praticamente restrita à IOP associada à doença de Addison, ocorrendo em menos de 3% na ausência dessa patologia.[35]

Os autoanticorpos adrenais, particularmente o anti-21-hidroxilase, são apontados como responsáveis por 60 a 80% dos casos de IOP autoimune. Embora os autoanticorpos ovarianos estejam presentes em quase metade dos casos de IOP, o seu significado clínico permanece controverso, uma vez que podem ser encontrados em até 31% das mulheres sem IOP.[36]

Causas iatrogênicas

Cirurgias pélvicas, quimioterapia e radioterapia são causas crescentes de IOP. Os avanços no diagnóstico e no tratamento do câncer melhoraram as taxas de sobrevivência de mulheres em idade reprodutiva, mas provocaram o aumento da incidência de IOP.[37]

Os efeitos da quimioterapia variam conforme o tipo, a dosagem, a idade no início do tratamento e a reserva ovariana basal. Certos agentes quimioterápicos, incluindo cisplatina, ciclofosfamida e doxorrubicina, implicam maior risco de IOP. Os danos da radioterapia também dependem da idade e da reserva ovariana no início do tratamento e da dose, da área de irradiação e da duração.[37] A radioterapia no abdome, na pelve ou na coluna vertebral pode ser gonadotóxica, mesmo em doses baixas. Outras causas iatrogênicas comuns incluem a embolização da artéria uterina e a cirurgia pélvica para cistos ovarianos, endometriomas e torções ovarianas.[38,39]

Outras causas

Outras causas atribuídas à IOP, mas com evidências limitadas, incluem exposição a produtos químicos, metais pesados, toxinas ambientais, infecções (caxumba, rubéola, varicela, vírus da imunodeficiência humana, tuberculose e malária) e tabagismo. Sabe-se que mulheres fumantes apresentam menopausa mais precoce que as não fumantes.[38,39] Entre as causas infecciosas, o vírus da caxumba é o que parece ter maior relação, mas, em geral, o dano ovariano é transitório. Embora a infecção pelo HIV também pareça ser uma causa de IOP, são necessárias mais evidências para confirmar essa relação.

QUADRO CLÍNICO

A IOP espontânea é marcada por uma mudança no padrão dos ciclos menstruais, com o surgimento de oligomenorreia e/ou amenorreia, e sintomas relacionados à privação estrogênica. A expressão clínica é variável, porém mais comumente marcada por irregularidade menstrual seguida de amenorreia em uma mulher com caracteres sexuais secundários presentes. Em alguns casos, a menstruação cessa de forma abrupta, e uma pequena porcentagem de mulheres apresentará amenorreia primária, cuja causa mais provável é de origem cromossômica. A mudança nos ciclos menstruais pode ser percebida, pela primeira vez, após a interrupção do uso de contraceptivos orais ou após uma gestação.[40-42]

Os sintomas e sinais de hipoestrogenismo podem variar em frequência, tipo e gravidade. A ausência deles não descarta a possibilidade do diagnóstico de IOP, uma vez que a produção intermitente de estrogênio pode ocorrer em até 50% das mulheres.[43] Classicamente, predominam os sintomas vasomotores, com ondas de calor e suores noturnos, atrofia vulvovaginal, secura vaginal, dispareunia, distúrbios urinários, insônia, alterações do humor e distúrbios cognitivos. Mulheres com IOP após uma ooforectomia bilateral ou secundária ao tratamento para malignidades são mais propensas a apresentarem sintomas de hipoestrogenismo com maiores frequência e gravidade.[41]

Para muitas mulheres com IOP, a infertilidade é o aspecto mais devastador da condição. É importante ressaltar, no entanto, que nem sempre há uma perda completa da função ovariana, sendo possível, em até 10% dos casos, uma gravidez espontânea. Para aquelas que não desejam engravidar, métodos de contracepção devem ser aconselhados.[40]

O exame físico pode revelar evidências de um distúrbio associado, como hiperpigmentação na pele e nas mucosas ou vitiligo, hipotensão postural, aumento da tireoide ou estigmas indicativos da síndrome de Turner. Embora o exame vaginal possa ser normal, sobretudo se houver função ovariana recente, sinais de vaginite atrófica podem ser observados e incluem um epitélio vaginal pálido, seco e com perda da rugosidade.[13,41]

DIAGNÓSTICO

Em mulheres com idade inferior a 40 anos que apresentam irregularidade menstrual com ou sem manifestações de deficiência estrogênica, o diagnóstico de IOP pode ser feito após a confirmação de um estado de hipogonadismo hipergonadotrófico (Quadro 54.3). A medição do nível de FSH deve ser realizada inicialmente após

Quadro 54.3 Diagnóstico de insuficiência ovariana prematura e avaliação inicial.

Critérios de diagnóstico	▪ Idade < 40 anos ▪ Oligomenorreia > 4 meses ▪ FSH > 25 UI/ℓ em duas ocasiões, com intervalo de pelo menos 4 semanas*
Investigação etiológica	▪ Cariótipo ▪ Pesquisa de pré-mutação do gene *FMR1* ▪ Anticorpo anti-21-hidroxilase
Avaliação basal	▪ Dosagem de β-hCG ▪ Ultrassonografia pélvica com contagem de folículos antrais ▪ Densitometria óssea ▪ TSH e anti-TPO

*Nível recomendado pela European Society of Human Reproduction and Embryology. FSH: hormônio folículoestimulante; hCG: gonadotrofina coriônica humana coriônica; TPO: tireoperoxidase; TSH: hormônio tireoestimulante. (Adaptado de Maclaran e Panay, 2015.[42])

4 meses de irregularidade menstrual e, repetida em, no mínimo, 4 semanas. Para mulheres em amenorreia, a amostra pode ser coletada em um dia aleatório, ao passo que, naquelas com ciclos menstruais, a coleta deve ser feita no terceiro dia do ciclo, quando os níveis de estrogênio tendem a ser mais baixos.[40]

Há poucas evidências de qualidade sobre os níveis de FSH adequados para o diagnóstico de IOP. Embora o limiar de FSH mais amplamente reconhecido seja > 40 UI/ℓ, a European Society of Human Reproduction and Embryology (ESHRE) propôs um nível de corte mais baixo: > 25 UI/ℓ. A justificativa é de que as mulheres com IOP de etiologia autoimune têm níveis de FSH significativamente mais baixos quando comparadas com as mulheres com IOP idiopática. Sendo assim, um limiar mais baixo de FSH permite incluir mulheres com IOP autoimune no diagnóstico.[1,44]

Uma possível gestação deve ser excluída. A determinação da densidade mineral óssea (DMO) é necessária para identificar aquelas que apresentam maior risco de fraturas.[41] A ultrassonografia pélvica deve ser solicitada de forma rotineira para a medição do volume ovariano e a contagem dos folículos antrais. Em geral, os ovários encontram-se reduzidos, com poucos ou nenhum folículo antral visível. A evidência de aumento no volume ovariano sugere uma ooforite linfocítica autoimune ou um defeito da enzima esteroidogênica.[40]

O hormônio antimülleriano (HAM), produzido durante o desenvolvimento dos folículos antrais é considerado o biomarcador mais confiável para detectar a reserva ovariana.[44] Os seus níveis tendem a diminuir mesmo antes do surgimento de distúrbios menstruais ou do aumento dos níveis de FSH. Apesar disso, não é reconhecido como um teste diagnóstico para IOP, devido à sua falta de disponibilidade na atenção primária, aos custos envolvidos e à falta de consenso sobre o valor limite sugestivo de redução do potencial de fertilidade.[45]

É recomendável que todas as mulheres com IOP de origem desconhecida realizem um cariótipo e a triagem para a pré-mutação do gene *FMR1*, especialmente para mulheres mais jovens ou com histórico familiar. Se um cromossomo Y for identificado, é necessário fazer a exérese do tecido gonadal para evitar a transformação maligna.[40]

O rastreio de autoanticorpos contra as adrenais e a tireoide é recomendado para mulheres com IOP de origem desconhecida, pois pode identificar tanto a etiologia quanto mulheres com risco aumentado de doenças autoimunes associadas. Anticorpos contra a 21-hidroxilase são utilizados para rastrear a insuficiência adrenal autoimune e diagnosticar a ooforite autoimune.[41,44] Os anticorpos antiovarianos não são testados rotineiramente, devido à falta de correlação entre os sintomas clínicos e a incidência de resultados positivos.[44]

Estudos com base no exoma completo ou no sequenciamento completo do genoma identificaram variantes genéticas em até 30% das mulheres com IOP anteriormente classificadas como idiopáticas. Apesar desse dado, não é recomendado um teste genético de rotina, uma vez que o seu resultado não interfere na conduta.[44]

TRATAMENTO

Medidas gerais

Devido ao impacto na saúde e no bem-estar, é particularmente importante que as mulheres com IOP recebam orientações sobre a prática regular de exercícios físicos, manutenção do peso corporal adequado, cessação do tabagismo, redução do consumo de álcool e necessidade uma alimentação equilibrada, com ingestão adequada de cálcio. A suplementação dietética pode ser necessária em mulheres com baixo nível de vitamina D e/ou baixa ingestão de cálcio. Nesses casos, é recomendado fornecer 1.200 mg de suplemento de cálcio e 800 a 1.000 UI de vitamina D diariamente.[1]

Mulheres com IOP apresentam maior risco de transtornos psicológicos, como ansiedade, depressão, baixa autoestima e insatisfação geral com a vida. Um estudo transversal investigou as experiências de mulheres após o diagnóstico de IOP e revelou que a maioria delas considerou o diagnóstico traumático. A saúde mental, a fertilidade e a saúde óssea eram as principais preocupações. Sendo assim, o apoio psicossocial é um elemento indispensável na gestão de IOP.[46]

Terapia hormonal

A terapia hormonal (TH) é recomendada para todas as mulheres com IOP, a menos que haja uma contraindicação absoluta (Quadro 54.4). A terapia deve ser iniciada logo após o diagnóstico e, pelo menos, mantida até a idade média de menopausa natural.[45]

Quadro 54.4 Indicações para a terapia hormonal.

Situação	Terapia hormonal (TH)
História pessoal de câncer de mama	TH contraindicada
Portadoras de mutação BRCA1/2	A TH pode ser discutida naquelas sem histórico pessoal de câncer de mama e após a salpingo-ooforectomia bilateral profilática
Portadoras de endometriose	Indicada a TH combinada mesmo naquelas previamente histerectomizadas para prevenção de reativação da doença
Portadoras de enxaqueca com aura	A TH não é contraindicada. Deve-se considerar a alteração da dose, da via de administração ou do regime se a enxaqueca piorar. A via transdérmica é a de escolha
Portadoras de hipertensão	A TH não é contraindicada. A via transdérmica é a de escolha
Portadoras de obesidade	A via transdérmica é a de escolha
História prévia de tromboembolismo ou trombofilia	Referenciar para um hematologista antes de iniciar a TH
Portadoras de miomatose	A terapia hormonal não é contraindicada

Adaptado de European Society for Human Reproduction and Embryology (ESHRE) Guideline Group on POI, 2016.[1]

A TH tem como objetivo aliviar os sintomas de deficiência estrogênica, minimizar os seus efeitos a longo prazo, como o risco de osteoporose e de doenças cardiovasculares, e, em adolescentes, induzir o surgimento de caracteres sexuais secundários e aumentar o ganho de DMO. Idealmente, deve restaurar o ambiente hormonal fisiológico, maximizando os benefícios e reduzindo os riscos.[47,48]

Terapia estrogênica

Embora a terapia estrogênica seja recomendada, atualmente os dados sobre o regime ideal e sua eficácia na saúde óssea e na prevenção de doenças cardiovasculares em portadoras de IOP são limitados. Contudo, há evidências indiretas, em mulheres na menopausa natural, de que as doses fisiológicas de estrogênio na TH protegem os ossos e os benefícios são superiores aos riscos.[45]

Após o diagnóstico de IOP, algumas mulheres relutam em considerar a reposição estrogênica com base nos resultados dos ensaios do Women's Health Initiative (WHI), que relataram possíveis riscos de complicações cardiovasculares e câncer de mama com a TH. Vale ressaltar que esses dados envolviam mulheres com idade média de 63 anos e não são clinicamente relevantes para mulheres jovens com IOP, uma vez que elas geralmente são saudáveis e têm riscos basais baixos de doenças cardiovasculares e câncer de mama.[49]

As três preparações de estrogênio mais comumente utilizadas incluem: estradiol (principal estrogênio ovariano, cujo princípio ativo é o 17β-estradiol), etinilestradiol (estrogênio sintético) e estrógenos equinos conjugados (atualmente indisponíveis no Brasil). Em geral, mulheres com IOP, necessitam de doses mais elevadas de estrogênio em comparação com mulheres que estão em menopausa na idade habitual (Quadro 54.5).[48,50]

O estradiol é a opção mais indicada, e mais fisiológica, para aliviar os sintomas, manter a saúde óssea e promover a saúde cardiovascular. Evidências mais recentes sugerem que a via de administração transdérmica é a mais favorável para mulheres com IOP. Essa via libera o hormônio diretamente na circulação, tendo a vantagem de evitar o efeito de primeira passagem hepática e minimizar o risco de tromboembolismo e de doença na vesícula biliar.[51] Para mulheres com sintomas sugestivos de síndrome geniturinária da menopausa, como secura vaginal e urgência miccional, a despeito do uso de estrogênio sistêmico, a adição de estrogênio vaginal em baixas doses é recomendada.[50]

O etinilestradiol, um potente estrogênio sintético presente em contraceptivos orais combinados (COC), disponível em doses de 20 a 30 μg, fornece uma dose de reposição suprafisiológica e tem efeitos desfavoráveis no perfil lipídico e nos fatores de coagulação, aumentando o risco de tromboembolismo venoso.[48,50] Contudo, oferece uma contracepção eficaz para evitar o risco de até 10% de gravidez espontânea observado em portadoras de IOP e é a opção mais prática para aquelas que não desejam engravidar. Além disso, é uma opção acessível e culturalmente mais aceita. Nesses casos, é importante evitar as pausas comumente realizadas quando utilizado exclusivamente como método contraceptivo em mulheres sem IOP. É provável surgirem ondas de calor durante o período de pausa e perda da proteção estrogênica.[50]

Embora existam apresentações de COC contendo estradiol em substituição ao etinilestradiol no Brasil, ainda não há informações sobre seu uso como terapia hormonal em mulheres com IOP. Há dúvidas, inclusive, sobre se suas doses garantem a proteção óssea e cardiovascular.

Um novo estudo POISE (do inglês *premature ovarian insufficiency study of effectiveness of hormonal therapy*) fornecerá evidências de melhor qualidade sobre a melhor opção de terapia hormonal para mulheres com IOP. Trata-se de um ensaio clínico randomizado aberto projetado para determinar se a terapia hormonal é superior aos COCs em melhorar a DMO e os marcadores cardiovasculares, bem como os sintomas. Os resultados fornecerão orientações futuras para a gestão dessas mulheres.[52]

Quadro 54.5 Preparações estrogênicas utilizadas na insuficiência ovariana prematura.

Estrogênio	Dose
Estradiol transdérmico em gel *pump*	3 a 4 mg/dia (1 *pump* = 0,75 mg)
Estradiol transdérmico em gel sachê	1,5 a 2 mg/dia
Estradiol transdérmico em adesivo	100 a 200 μg/dia
Estradiol oral	1 a 4 mg/dia

Adaptado de Rahman e Panay, 2021.[45]

Terapia progestogênica

Mulheres com IOP e útero intacto devem receber um progestógeno para prevenir a hiperplasia e o carcinoma endometrial induzido pelo estrogênio. Ele pode ser administrado por meio de via oral, vaginal, transdérmica ou por um dispositivo intrauterino. As formulações mais amplamente utilizadas são progesterona natural micronizada, medroxiprogesterona, noretisterona e diidrogesterona. A dose dependerá do regime escolhido, contínuo ou cíclico, e da dose de estrogênio administrada (Quadro 54.6).[53]

Em mulheres na menopausa natural, a progesterona natural micronizada apresenta vantagens sobre a medroxiprogesterona, uma vez que está associada à redução do risco de câncer de mama e de eventos tromboembólicos, além de preservar os benefícios metabólicos do estrogênio.[44]

Não há dados comparando as THs combinadas cíclica e contínua. Mulheres com IOP utilizando o regime contínuo podem apresentar sangramento espontâneo quando a função ovariana é retomada de forma intermitente, causando desconforto.[42] Mulheres jovens podem preferir a terapia cíclica, por proporcionar sangramento de privação mensal e, portanto, uma semelhança com seus pares. Outra opção é a terapia com estradiol combinada com um dispositivo intrauterino que libera levonorgestrel, especialmente para mulheres que não desejam engravidar.[48]

Indução da puberdade

Adolescentes com amenorreia primária nas quais os caracteres sexuais secundários não se desenvolveram devem receber, inicialmente, doses baixas de estradiol, oral ou transdérmico, na tentativa de imitar a puberdade natural. Ao longo de 2 a 3 anos,

Quadro 54.6 Preparações progestogênicas utilizadas na insuficiência ovariana prematura.

Progestógeno	Regime contínuo	Regime cíclico por 12 a 14 dias consecutivos
Progesterona natural micronizada oral e vaginal	100 a 200 mg/dia	200 mg/dia
Medroxiprogesterona oral	2,5 a 5 mg/dia	10 mg/dia
Noretisterona oral	0,5 a 1 mg/dia	–
Diidrogesterona oral	10 mg/dia	20 mg/dia
Dispositivo intrauterino de levonorgestrel	20 μg/dia	–

Adaptado de Rahman e Panay, 2021.[45]

há um aumento gradual na dose do estrogênio, e o progestógeno deve ser combinado, em regime cíclico, após 2 anos da estrogenoterapia ou na ocorrência da menarca (Quadro 54.7).[54]

CONSEQUÊNCIAS A LONGO PRAZO E MANEJO

Saúde óssea

Uma das consequências bem estabelecidas, a longo prazo, do hipoestrogenismo em mulheres com IOP é a perda significativa da DMO e o aumento do risco de fraturas. A incidência de osteoporose em mulheres com IOP varia entre 8 e 27% e é significativamente maior se comparada àquelas que atingem a menopausa natural na idade habitual.[44] Os fatores de risco para a redução da DMO incluem idade inferior a 20 anos no início do estado de privação estrogênica, tabagismo, sedentarismo, baixo índice de massa corporal (IMC), baixos níveis de vitamina D, baixa ingestão de cálcio, não adesão à terapia hormonal ou atraso superior a 1 ano no diagnóstico de IOP.[1]

A avaliação da saúde óssea envolve a análise desses fatores de risco, a dosagem dos níveis séricos de vitamina D e a determinação da DMO por meio da absorciometria de raios X de dupla energia (DXA). O diagnóstico de baixa massa óssea e osteoporose em mulheres com idade inferior a 40 anos é desafiador, pois o escore T derivado da DXA para diagnosticar a osteoporose geralmente não pode ser usado até que o pico de massa óssea seja atingido.[55] Além disso, a DMO pode ser subestimada em mulheres de baixa estatura, como nas portadoras de síndrome de Turner.[56]

As evidências sugerem que o uso da TH não apenas preserva a DMO, mas também pode restaurar seus níveis de forma semelhante à dos grupos de controle. O seu uso por pelo menos 3 anos pode, inclusive, reduzir o risco de fraturas.[42] O manejo da saúde óssea na IOP inclui o início imediato da TH e sua continuação até a idade natural da menopausa. Os resultados de ensaios clínicos randomizados e controlados indicam que a reposição hormonal com doses mais "fisiológicas", de 100 a 150 μg de estradiol transdérmico ou 2 mg na formulação oral, pode ser superior a 30 μg de etinilestradiol para o ganho de massa óssea na coluna.[57,58] Estudos de DMO ainda não foram realizados em mulheres com IOP usando COC contendo estradiol.[44]

Nas mulheres com contraindicação para o uso da TH, a utilização de terapias antirreabsortivas, como bisfosfonatos ou denosumabe, pode ser uma alternativa. É recomendável repetir a avaliação da DMO após 5 anos do início da TH, apesar de não haver evidências sobre a frequência do monitoramento. A diminuição da DMO deve levar à revisão da terapia de reposição estrogênica.[1]

Saúde cardiovascular

Mulheres com IOP apresentam aumento do risco de doença cardiovascular. Uma metanálise de 10 estudos observacionais envolvendo 190.588 mulheres com 9.440 eventos mostrou que a presença de IOP é um fator de risco independente para doença vascular coronariana.[59] Dados de 15 estudos observacionais mostraram que, em comparação com mulheres que tiveram menopausa aos 50 a 51 anos, as mulheres com IOP apresentaram um risco significativamente maior de um evento cardiovascular não fatal antes dos 60 anos.[60] Naquelas não tratadas, a mortalidade cardiovascular também se encontra aumentada.[1] Estudos longitudinais revelaram uma taxa de aumento de 80% do risco de mortalidade por doença isquêmica coronariana em mulheres com IOP quando comparadas com as mulheres em menopausa fisiológica.[61]

O estado de hipoestrogenismo exerce efeitos deletérios na saúde cardiovascular e encontra-se associado a um padrão lipídico mais aterogênico, aumento da gordura visceral, resistência à insulina, inflamação, disfunção endotelial, distúrbios do óxido nítrico, vasoconstrição e disfunção do sistema nervoso autonômico.[44]

Em mulheres com IOP, metanálises mostraram que aquelas que utilizaram a TH por mais tempo, sobretudo por mais de 10 anos, apresentaram um menor risco de doença cardiovascular. A dose e o tipo de hormônio parecem fundamentais para esses benefícios.[62,63]

O risco cardiovascular deve ser avaliado em todas as mulheres com IOP. É recomendado o monitoramento anual da pressão arterial, do peso e do tabagismo, bem como de outros fatores de risco, como o diabetes melito, condição cuja prevalência encontra-se aumentada nessas mulheres.[64]

Saúde cognitiva

Evidências sugerem que o estrogênio exerce um efeito neuroprotetor, de modo que a sua deficiência aumentaria o risco de declínio cognitivo e demência. Foi demonstrado que a IOP está associada a aumento do risco de disfunções neurológicas e cognitivas, demência e doença de Parkinson.[48] Dados de estudos longitudinais envolvendo mulheres submetidas à ooforectomia bilateral confirmaram que a idade da menopausa cirúrgica estava associada a um declínio cognitivo e à neuropatologia da doença de Alzheimer, com aquelas mais jovens sendo mais gravemente afetadas.[65] A TH administrada precocemente parece modificar favoravelmente tais condições. A ESHRE recomenda o uso da TH para reduzir o risco de declínio na capacidade cognitiva até a idade média de menopausa natural.

Saúde sexual

A disfunção sexual é um problema comum entre mulheres com IOP, com fatores biológicos e psicossociais presentes. É mais complexa quanto mais jovem é a idade do diagnóstico e é afetada por etiologia, paridade, personalidade e resposta do parceiro.[66] O manejo inclui aconselhamento psicossexual e reposição de estrogênio sistêmico e local, se necessário.[42] Para mulheres com contraindicação à TH, os lubrificantes são úteis para o tratamento do desconforto vaginal e dispareunia, causa importante

Quadro 54.7 Terapia hormonal em adolescentes.

Idade	Conduta sugerida	Preparações e doses
12 a 13 anos	Se não houver desenvolvimento espontâneo, iniciar estrogênios em baixas doses	17β-estradiol transdérmico (adesivo): 6,25 μg/dia Oral: 0,25 mg/dia
13 a 15 anos	Aumentar gradualmente a dose do estrogênio em intervalos de 6 a 12 meses ao longo de 2 a 3 anos até a dose de adulto	Transdérmico: 12,5, 25, 37,5, 50, 75, 100 μg/dia (adultos: 100 a 200 μg/dia) Oral: 0,5, 1, 1,5, 2 mg/dia (adultos: 2 a 4 mg/dia)
15 a 16 anos	Iniciar progestógeno cíclico após 2 anos de estrogênio ou quando ocorrer sangramento de escape	Progesterona natural micronizada oral 100 a 200 mg/dia ou didrogesterona 5 a 10 mg/dia durante 12 a 14 dias do mês

Adaptado de Bondy, 2007.[54]

de disfunção sexual. A terapia androgênica, embora não seja recomendada rotineiramente, deve seguir as recomendações de uso e monitoramento das mulheres na pós-menopausa com transtorno do desejo sexual hipoativo.[67]

Fertilidade

Mulheres com IOP devem ser informadas de que essa condição leva ao comprometimento da fertilidade, mas não à perda completa. Nas mulheres que priorizam a gestação, a avaliação da reserva ovariana deve ser feita já ao diagnóstico por meio da dosagem do hormônio antimülleriano e da contagem de folículos antrais para avaliar o potencial de fertilidade. Essas mulheres devem ser encaminhadas para um especialista em fertilidade.[13,68,69]

É importante salientar que mulheres jovens com diagnóstico de câncer que serão submetidas à quimioterapia ou/ou à radioterapia devem ser informadas sobre a possibilidade de falência ovariana e ser aconselhadas a congelar seus óvulos antes do procedimento.[68]

Em uma minoria de mulheres, especialmente aquelas com diagnóstico precoce, pode haver um número suficiente de folículos disponíveis. A criopreservação de ovócitos ou a transferência de embriões congelados pode ser uma opção viável. Devido à baixa probabilidade de fertilidade, a principal opção ainda é a adoção ou o uso de óvulos ou embriões de doadores.[68,69]

Resumo

A insuficiência ovariana prematura (IOP), antes chamada "falência ovariana precoce" ou "menopausa prematura", é uma condição que afeta a saúde reprodutiva feminina e se caracteriza pela perda da atividade ovariana antes dos 40 anos.[1] É marcada por irregularidades menstruais, associadas à redução da capacidade ovariana de produzir esteroides sexuais, e infertilidade. Estima-se que a prevalência de IOP varie entre 1 e 3%. A incidência em mulheres com cariótipo 46,XX é de aproximadamente 1:1.000 antes dos 30 anos, 1:250 em torno dos 35 anos e 1:100 aos 40 anos. Pode ser resultante de defeitos genéticos, metabólicos, ambientais, autoimunes, iatrogênicos ou idiopáticos. A terapia hormonal (TH) é recomendada para todas as mulheres com IOP, a menos que haja uma contraindicação absoluta. A TH deve ser iniciada logo após o diagnóstico e mantida pelo menos até a idade média de menopausa natural.

REFERÊNCIAS BIBLIOGRÁFICAS

1. European Society for Human Reproduction and Embryology (ESHRE) Guideline Group on POI; Webber L, Davies M, Anderson R et al. ESHRE Guideline: management of women with premature ovarian insufficiency. Hum Reprod. 2016; 31:926-37.
2. Nelson LM, Anasti JN, Kimzey LM et al. Development of luteinized graafian follicles in patients with karyotypically normal spontaneous premature ovarian failure. J Clin Endocrinol Metab. 1994; 79:1470-5.
3. Taylor AE, Adams JM, Mulder JE et al. A randomized, controlled trial of estradiol replacement therapy in women with hypergonadotropic amenorrhea. J Clin Endocrinol Metab. 1996; 81:3615-21.
4. Van Kasteren YM, Schoemaker J. Premature ovarian failure: a systematic review on therapeutic interventions to restore ovarian function and achieve pregnancy. Hum Reprod Update. 1999; 5:483-92.
5. Nelson LM, Covington SN, Rebar RW. An update: spontaneous premature ovarian failure is not an early menopause. Fertil Steril. 2005; 83:1327-32.
6. Sprague BL, Trentham-Dietz A, Cronin KA. A sustained decline in postmenopausal hormone use: results from the National Health and Nutrition Examination Survey, 1999-2010. Obstet Gynecol. 2012; 120:595-603.
7. Anasti JN. Premature ovarian failure: an update. Fertil Steril. 1998; 70:1-15.
8. Committee opinion no. 605: primary ovarian insufficiency in adolescents and young women. Obstet Gynecol. 2014; 124:193-7.
9. Pardini DP. Falência ovariana precoce. In: Clapauch R (org.). Endocrinologia feminina e andrologia. São Paulo: A.C. Farmacêutica; 2012. p. 361-74.
10. Vujović S, Ivović M, Tancić-Gajić M et al. Premature ovarian failure. Srp Arh Celok Lek. 2012; 140:806-11.
11. Helling AN. Premature ovarian failure. Reproduction. 2010; 140:633-41.
12. Panay N, Kalu E. Management of premature ovarian failure. Best Pract Res Clin Obstet Gynaecol. 2009; 23:129.
13. Nelson LM. Clinical practice: primary ovarian insufficiency. N Engl J Med. 2009; 360:606-14.
14. Hamoda H; British Menopause Society and Women's Health Concern. The British Menopause Society and Women's Health Concern recommendations on the management of women with premature ovarian insufficiency. Post Reprod Health. 2017; 23:22-35.
15. Heddar A, Ogur C, Da Costa S et al. Genetic landscape of a large primary ovarian insufficiency cohort: New genes and pathways and implications for personalized medicine. BioMedicine. 2022; 84:104246.
16. Stuenkel CA, Gompel A, Davis SR et al. Approach to the patient with recent-onset secondary amenorrhea: is it primary ovarian insufficiency? J Clin Endocrinol Metab. 2022; 107:825-35.
17. Di-Battista A, Moysés-Oliveira M, Melaragno MI. Genetics of premature ovarian insufficiency and the association with X chromosome translocations. Reproduction. 2020; 160:R55-R64.
18. Simpson JL, Rajkovic A. Ovarian differentiation and gonadal failure. Am J Med Genet. 1999; 89:186-200.
19. Schlessinger D, Herrera L, Crisponi L et al. Genes and translocations involved in POF. Am J Med Genet. 2002; 111:328.
20. Bione S, Sala C, Manzini C et al. A human homologue of the Drosophila melanogaster diaphanous gene is disrupted in a patient with premature ovarian failure: evidence of conserved function in oogenesis and implications for human sterility. Am J Hum Genet. 1998; 62:533.
21. Reches A. Fragile X Syndrome: Introduction. Methods Mol Biol. 2019; 1942:3-10.
22. Bodega B, Bione S, Dalprà L et al. Influence of intermediate and uninterrupted expansions of the FMR1 CGG on the manifestation of premature ovarian insufficiency. Hum Reprod. 2006; 21:952.
23. Gersak K, Meden-Vrtovec H, Peterlin B. Fragile X premutation in women with sporadic premature ovarian failure in Slovenia. Hum Reprod. 2003; 18:1637.
24. Bretherick KL, Fluker MR, Robinson WP. FMR1 repeat sizes in the gray zone and upper normal range are associated with premature ovarian failure. Hum Genet. 2005; 117:376.
25. Stuenkel CA, Gompel A. Primary ovarian insufficiency. N Engl J Med. 2023; 388:154-63.
26. Chen YT, Mattison DR, Feigenbaum L et al. Reduction in oocyte number following prenatal exposure to a diet high in galactose. Science. 1981; 214:1145.
27. Kaufman FR, Kogut MD, Donnell GN et al. Hypergonadotropic hypogonadism in female patients with galactosemia. N Engl J Med. 1981; 304:994.
28. Laml T, Preyer O, Umek W et al. Genetic disorders in premature ovarian failure. Hum Reprod Update. 2002; 8:483-91.
29. Aittomäki K. The genetics of XX gonadal dysgenesis. Am J Hum Genet. 1994; 54:844.
30. Aittomäki K, Lucena JL, Pakarinen P et al. Mutation in the follicle-stimulating hormone receptor gene causes hereditary hypergonadotropic ovarian failure. Cell. 1995; 82:959.
31. Latronico AC, Anasti J, Arnhold IJ et al. Brief report: testicular and ovarian resistance to luteinizing hormone caused by inactivating mutations of the luteinizing hormone-receptor gene. N Engl J Med. 1996; 334:507.
32. Levine MA, Downs RW Jr, Moses AM et al. Resistance to multiple hormones in patients with pseudohypoparathyroidism. Association with deficient activity of guanine nucleotide regulatory protein. Am J Med. 1983; 74:545.
33. Vogt EC, Real FG, Husebye ES et al. Premature menopause and autoimmune primary ovarian insufficiency in two international multi-center cohorts. Endocr Connect. 2022; 11:e220024.
34. Bansal R, Aggarwa N. Menopause in autoimmune disease and hormone replacement therapy. In: Sharma SK (ed.). Women's health in autoimmune diseases. Singapore: Springer Nature; 2020. p. 255-67.
35. Betterle C, Dal Pra C, Mantero F et al. Autoimmune adrenal insufficiency and autoimmune polyendocrine syndromes: autoantibodies, autoantigens, and their applicability in diagnosis and disease prediction. Endocr Rev. 2002; 23:327-64.
36. Christin-Maitre S, Givony M, Albarel F et al. Position statement on the diagnosis and management of premature/primary ovarian insufficiency (except Turner syndrome). Ann Endocrinol (Paris). 2021; 82:555-71.
37. Su HI, Kwan B, Whitcomb BW et al. Modeling variation in reproductive lifespan of adolescent and young women cancer survivors using AMH. J Clin Endocrinol Metab. 2020; 105:2740-51.
38. Nelson LM. Pathogenesis and causes of spontaneous primary ovarian insufficiency (premature ovarian failure). UpToDate. 2013.
39. Bastos CA, Lisboa KO, Fuchs SC et al. Determinants of ovarian pre- menopausal transition and postmenopausal women: a population based study. Maturitas. 2005; 53:405-12.
40. Lambrinoudaki I, Paschou SA, Lumsden MA et al. Premature ovarian insufficiency: A toolkit for the primary care physician. Maturitas. 2021; 147:53-63.
41. Podfigurna-Stopa A, Czyzyk A, Grymowicz M et al. Premature ovarian insufficiency: the context of long-term effects. J Endocrinol Invest. 2016; 39:983-90.

42. Maclaran K, Panay N. Current concepts in premature ovarian insufficiency. Women's Health. 2015; 11:169-82.
43. Hubayter ZR, Popat V, Vanderhoof VH et al. A prospective evaluation of antral follicle function in women with 46,XX spontaneous primary ovarian insufficiency. Fertil Steril. 2010; 94:1769-74.
44. Panay N, Anderson RA, Nappi RE et al. Premature ovarian insufficiency: an International Menopause Society White Paper. Climacteric. 2020; 23:426-46.
45. Rahman R, Panay N. Diagnosis and management of premature ovarian insufficiency. Best Pract Res Clin Endocrinol Metab. 2021; 35:101600.
46. Singer D, Mann E, Hunter MS et al. The silent grief: psychosocial aspects of premature ovarian failure. Climacteric. 2011; 14:428-37.
47. Committee Opinion No. 698: Hormone therapy in primary ovarian insufficiency. Obstet Gynecol. 2017; 129:e134-e141.
48. Machura P, Grymowicz M, Rudnicka E et al. Premature ovarian insufficiency – hormone replacement therapy and management of long-term consequences. Prz Menopauzalny. 2018; 17:135-8.
49. Rossouw JE, Anderson GL, Prentice RL et al.; Writing Group for the Women's Health Initiative Investigators. Risks and benefits of estrogen plus progestin in healthy postmenopausal women: principal results From the Women's Health Initiative randomized controlled trial. JAMA. 2002; 288:321-33.
50. Webber L, Anderson RA, Davies M et al. HRT for women with premature ovarian insufficiency: a comprehensive review. Hum Reprod Open. 2017; 2017:hox007.
51. Sullivan SD, Sarrel PM, Elson LM. Hormone replacement therapy in young women with primary ovarian insufficiency and early menopause. Fertil Steril. 2016; 106:1588e99.
52. Upton CE, Daniels JP, Davies MC. Premature ovarian insufficiency: the need for evidence on the effectiveness of hormonal therapy. Climacteric. 2021; 24:453-8.
53. Effects of hormone replacement therapy on endometrial histology in postmenopausal women. The Postmenopausal Estrogen/Progestin Interventions (PEPI) Trial. The Writing Group for the PEPI Trial. JAMA. 1996; 275:370-5.
54. Bondy CA. Turner Syndrome Study Group. Care of girls and women with Turner syndrome: a guideline of the Turner Syndrome Study Group. J Clin Endocrinol Metab. 2007; 92:10-25.
55. Ferrari S, Bianchi ML, Eisman JA et al. Osteoporosis in young adults: pathophysiology, diagnosis, and management. Osteoporos Int. 2012; 23:2735-48
56. Shah S, Nguyen HH, Vincent AJ. Care of the adult woman with Turner syndrome. Climacteric. 2018; 21:428-36.
57. Crofton PM, Evans N, Bath LE et al. Physiological versus standard sex steroid replacement in young women with premature ovarian failure: effects on bone mass acquisition and turnover. Clin Endocrinol (Oxf). 2010; 73:707-14.
58. Cartwright B, Robinson J, Seed PT et al. Hormone replacement therapy versus the combined oral contraceptive pill in premature ovarian failure: a randomized controlled trial of the effects on bone mineral density. J Clin Endocrinol Metab. 2016; 101:3497-505.
59. Roeters van Lennep JE, Heida KV et al. Cardiovascular disease in women with premature ovarian insufficiency: A systematic review and meta-analysis. Eur J Prev Cardiol. 2016; 23:178-86.
60. Zhu D, Chung HF, Dobson AJ et al. Age at natural menopause and risk of incident cardiovascular disease: a pooled analysis of individual patient data. Lancet Public Health. 2019; 4:e553-e564.
61. Jacobsen BK, Knutsen SF, Fraser GE. Age at natural menopause and total mortality and mortality from ischemic heart disease: the Adventist Health Study. J Clin Epidemiol. 1999; 52:303-7.
62. Gerval MO, Stevenson J. Establishing the risk related to hormone replacement therapy and cardiovascular disease in women. Clin Pharm. 2017; 5:7-24.
63. Tsiligiannis S, Panay N, Stevenson JC. Premature ovarian insufficiency and long-term health consequences. Curr Vasc Pharmacol. 2019; 17:604-9.
64. Anagnostis P, Christou K, Artzouchaltzi AM et al. Early menopause and premature ovarian insufficiency are associated with increased risk of type 2 diabetes: a systematic review and meta-analysis. Eur J Endocrinol. 2019; 180:41-50.
65. Bove R, Secor E, Chibnik LB et al. Age at surgical menopause influences cognitive decline and Alzheimer pathology in older women. Neurology. 2014; 82:222-9.
66. Graziottin A, Basson R. Sexual dysfunction in women with premature menopause. Menopause. 2004; 11:766-77.
67. Parish SJ, Hahn SR, Goldstein SW et al. The international society for the study of women's sexual health process of care for the identification of sexual concerns and problems in women. Mayo Clin Proc. 2019; 94:842-56.
68. Bidet M, Bachelot A, Bissauge E et al. Resumption of ovarian function and pregnancies in 358 patients with premature ovarian failure. J Clin Endocrinol Metab. 2011; 96:3864-72.
69. Practice Committee of the American Society for Reproductive Medicine; Practice Committee of the American Society for Reproductive Medicine. Testing and interpreting measures of ovarian reserve: a committee opinion. Fertil Steril. 2020; 114:1151-7.

CAPÍTULO 55

Terapia de Reposição Hormonal na Menopausa

Dolores Pardini

INTRODUÇÃO

Menopausa é a suspensão permanente dos ciclos menstruais secundária à falência da atividade folicular ovariana.[1] Considera-se uma mulher na menopausa após, pelo menos, 12 meses de amenorreia. Ela pode ser natural ou induzida por cirurgia, quimioterapia, radiação ou distúrbio autoimune.[2,3] A menopausa natural costuma ocorrer entre os 45 e 55 anos de idade, sendo a maioria dos casos em torno dos 50 anos de idade. Denomina-se *menopausa precoce* a falência dos ovários que ocorre antes dos 40 anos de idade (< 5% das mulheres) e *menopausa tardia* aquela que se manifesta após os 55 anos de idade (até 2% das mulheres).[2-4] Estima-se que, nos próximos 25 anos, mais de 1 bilhão de mulheres ao redor do mundo atingirão a idade de 50 anos e aproximadamente 2 milhões delas atingirão a menopausa anualmente.[2,4]

Em 2001, a Organização Mundial da Saúde (OMS) recomendou que o termo "climatério" fosse substituído por "perimenopausa" e "transição menopausal". Em 2001, o *Stages of Reproductive Aging Workshop* (STRAW) propôs uma nomenclatura para cada estágio da falência ovariana, incluindo critérios menstruais e hormonais qualitativos para essa definição.[5] Desde então, ela vem sendo considerada padrão-ouro para caracterizar a transição menopáusica e, em 2021, foi revisada (Figura 55.1).[6] Segundo a classificação do STRAW, o início da transição para menopausa é caracterizado pela irregularidade menstrual com ciclos superiores a 7 dias ou sangramentos frequentes ininterruptos. Durante esse período, predominam os ciclos anovulatórios e os níveis séricos de estradiol são flutuantes. Nessa fase, os sintomas ainda podem ser bastante leves. A perimenopausa pode durar de 1 a 3 anos.[6,7]

Convém salientar que essa classificação se aplica apenas para a menopausa fisiológica ou espontânea e não para a menopausa secundária. Também não se aplica para mulheres histerectomizadas, sob anticoncepção hormonal oral ou com progestógenos intrauterinos ou que tenham se submetido à ablação prévia do endométrio.[6,7] Para essas mulheres, os sintomas climatéricos decorrentes da diminuição da produção do estrógeno ovariano são indicativos de menopausa.[6-8]

Embora nem todas as mulheres experimentem sintomas exuberantes, o hipoestrogenismo resulta em alterações em todo o corpo, incluindo fogachos, perda de massa óssea, tendência a aumento de peso e da gordura abdominal, insônia e irritabilidade, entre outros.[2,4,6-10]

Recentemente, estudos no genoma têm encontrado novos genes que podem influenciar o envelhecimento ovariano e a menopausa.[11] Os mais relevantes são os BR serina/treonina quinase 1 (*BRSK1*), que codifica uma quinase relacionada à proteinoquinase ativada por AMP (AMPK), e o gene que codifica a proteína manutenção de minicromossomos 8 (*MCM8*), essencial para a replicação do genoma.[11]

Em um estudo brasileiro populacional recente, apesar da indicação da reposição hormonal em mulheres sintomáticas, a duração média de uso foi de 8 meses, mas diferente entre as classes socioeconômicas (24 meses para classe A contra 3 meses para as classes D/E).[12]

A terapia hormonal na menopausa (THM) é reconhecidamente muito eficaz no alívio dos sintomas menopausais decorrentes do hipoestrogenismo. No entanto, sua prescrição (dose, tipo, via de administração e duração) deve sempre ser individualizada, considerando as contraindicações, os riscos e os benefícios.[6-10]

RISCOS E BENEFÍCIOS

Nas últimas duas décadas, um significativo número de posicionamentos, diretrizes e consensos têm sido publicados sobre os riscos/benefícios da THM pelas sociedades médicas,[7-9] inclusive no Brasil, por meio da Sociedade Brasileira de Climatério (SOBRAC).[10] Neste contexto, a Endocrine Society publicou, em 2010, um posicionamento rigorosamente documentado e

	Menarca					Última menstruação (0)				
Etapa	−5	−4	−3b	−3a	−2	−1	+1a	+1b	+1c	+2
Terminologia	Idade reprodutiva				Transição menopausal		Pós-menopausa			
	Inicial	Pico	Tardia		Inicial	Tardia	Inicial			Tardia
					Perimenopausa					
Duração	Variável				Variável	1 a 3 anos	2 anos (1 + 1)		3 a 6 anos	Até o fim da vida
Critérios principais										
Ciclo menstrual	Variável ou regular	Regular	Regular	Alterações leves no fluxo/duração	Duração variável, diferença persistente ≥ 7 dias na duração dos ciclos seguintes	Intervalo de amenorreia ≥ 60 dias				
Critérios complementares										
Endócrinos FSH AMH Inibina B			 Baixo Baixo	Variável* Baixo Baixo	↑ Variável* Baixo Baixo	↑ > 25 UI/ℓ** Baixo Baixo	↑ Variável Baixo Baixo		Estabilizado Muito baixo Muito baixo	
Contagem de folículos antrais			Baixa	Baixa	Baixa	Baixa	Muito baixa		Muito baixa	
Características descritivas										
Sintomas						Sintomas vasomotores *Provável*	Sintomas vasomotores *Muito provável*			*Aumento* de sintomas de atrofia urogenital

Figura 55.1 Estágios da falência ovariana segundo o *Stages of Reproductive Aging Workshop* (STRAW). *Coleta de sangue nos primeiros 2 a 5 dias do ciclo. **Nível esperado aproximado de acordo com estudos baseados no atual padrão internacional. AMH: hormônio antimülleriano; FSH: hormônio foliculestimulante. (Adaptada de Harlow et al., 2012.)[6]

com todas as conclusões a respeito dos riscos e benefícios da THM, com classificações de acordo com o grau de evidência;[8] posteriormente atualizou seu posicionamento, utilizando os mesmos critérios.[9] As conclusões estão divididas naquelas que permaneceram inalteradas com o passar do tempo, com base em estudos experimentais de melhor consistência (*grau de evidência A*); naquelas que permaneceram inalteradas, porém com um nível menor de certeza, com base em estudos experimentais ou observacionais de menor consistência (*grau de evidência B*); e naquelas fundamentadas em relatos de caso e estudos não controlados (*graus de evidência C e D*).[8,9] As recomendações relatadas a seguir expressam um resumo da literatura em relação aos princípios da THM, em uma visão simples e global, que servem como suporte comum para questões relacionadas aos vários aspectos do tratamento hormonal. O grau de evidência de cada conclusão confere a credibilidade ao tema em questão.

Conclusões com grau de evidência A

Sintomas vasomotores

Persistem como a principal indicação para a THM, e, na ausência de contraindicações, é o tratamento mais efetivo para esses sintomas. Afetam 60 a 80% das mulheres na perimenopausa, podendo, em 20% delas, persistir por décadas.[8] Caracterizam-se por ondas de calor de início súbito e sudorese noturna e sua fisiopatologia não é ainda completamente compreendida, embora esteja associada à queda abrupta dos níveis estrogênicos e à redução das concentrações de endorfina no hipotálamo, com consequente distúrbio termorregulatório.[8]

Para as portadoras de fogachos e/ou sudorese noturna, uma revisão sistemática do Instituto Cochrane calculou uma redução de 75% na frequência e 87% na gravidade dos sintomas vasomotores nas usuárias de hormonoterapia.[9]

Síndrome geniturinária da menopausa

Em 2014, as expressões "atrofia vulvovaginal" e "vaginite atrófica", decorrentes do hipoestrogenismo, foram substituídas por síndrome geniturinária da menopausa (SGM).[12,13] A SGM, que acomete cerca de 50% das mulheres na pós-menopausa, inclui: bexiga hiperativa (BHA), incontinência urinária (IU), infecção recorrente do trato urinário (IRTU) e atrofia vaginal.[12,14]

As terapias para a vagina, com baixas doses de estrógenos (cremes, comprimidos, supositórios e anéis), restauram o epitélio, a flora, a umidade e as secreções vaginais, aumentam o número de células superficiais e normalizam o pH vaginal ácido, reduzindo a frequência de infecções urinárias recorrentes.[10,12,13] Elas estão recomendadas para o manejo de sintomas vulvovaginais (secura vaginal, prurido, vaginite recorrente e dispareunia) e urinárias (urgência urinária e IRTU), não aliviados com lubrificantes e hidratantes vaginais.[12-14] Quando o estrógeno em baixas doses é administrado somente na vagina, não é necessária a associação de progesterona para proteção endometrial nas mulheres com útero.[4,8]

Ainda não existem dados suficientes que confirmem a segurança da estrogenoterapia local em mulheres com antecedentes de câncer de mama (CM);[8,15] por esse motivo, o uso de hidratantes ou lubrificantes vaginais deve ser priorizado nesses casos.[1,8,15] Entretanto, em pacientes muito sintomáticas, a despeito da terapia não hormonal, pode-se considerar o uso de estrógenos vaginais em baixas doses após a discussão do caso com a paciente e seu oncologista.[10]

Receptores de andrógenos também estão presentes e distribuídos no vestíbulo e em outros compartimentos urogenitais, responsivos não só aos estrógenos, mas também aos andrógenos. Em alguns países, já foi aprovado o uso de supositórios intravaginais de deidroepiandrosterona para o tratamento da dispareunia.[1,14]

A Sociedade Americana de Menopausa e a Sociedade Internacional para o Estudo da Saúde Sexual da Mulher recomendam uma abordagem consensual no manejo da SGM em populações específicas de pacientes, incluindo mulheres com alto risco de câncer de mama, mulheres com câncer de mama positivo para receptor estrogênico, mulheres com câncer de mama triplo-negativo e mulheres com doença metastática.[16]

Osteoporose pós-menopausa

O estrógeno isolado ou associado à progesterona é eficaz na prevenção da perda óssea associada à menopausa e na redução da incidência de fratura vertebral e não vertebral, incluindo pacientes de baixo risco.[4,10] Embora a magnitude do declínio na renovação óssea esteja relacionada aos níveis de estrógeno, a reposição em baixas doses também tem influência positiva na massa óssea da maioria das mulheres. Com base nas evidências, a THM é a terapia de primeira linha para mulheres pós-menopausa que apresentem alto risco de fratura e estejam abaixo dos 60 anos de idade, manifestando sintomas menopausais ou não, com a mesma eficácia dos bisfosfonatos.[4,8] O efeito protetor da THM na densidade mineral óssea (DMO) diminui após suspensão do hormônio. Iniciar a THM com dose padrão não é recomendado para fins exclusivos de prevenção de fratura após os 60 anos de idade.[4,8,14]

Câncer de cólon

A reposição estroprogestativa reduz o risco de câncer de cólon. O modo de ação ainda permanece desconhecido, embora várias observações sugiram que o tecido colônico é hormonalmente influenciado.[1,4,8] O estrógeno decresce a concentração de ácidos biliares, os quais supostamente promovem alterações malignas no cólon. Acredita-se que os progestógenos atuem com efeito antiproliferativo no ciclo proteico das células colônicas.[1,2]

Tromboembolismo venoso

A THM aumenta o risco de fenômenos tromboembólicos, em duas vezes aproximadamente, o que é intensificado por obesidade, trombofilia, idade > 60 anos, cirurgia e imobilização.[4,8] A via de administração do estrógeno, a dosagem e o tipo de progestógeno associado ao estrógeno podem aumentar o risco dos eventos tromboembólicos, sendo ainda maior se o estrógeno for ministrado por via oral.[16]

Estímulo do endométrio

A administração de estrógeno isoladamente induz estímulo do endométrio, aumentando risco de hiperplasia e câncer endometrial. As mulheres com útero devem obrigatoriamente receber a associação com progestógeno. O regime contínuo da combinação estrógeno–progestógeno confere proteção endometrial.[1-4,8,10,17]

Câncer de mama

O grau de associação entre o CM e a THM permanece controverso.[8,10,18] Entretanto, os únicos dados considerados como grau de evidência A são o aumento da porcentagem de densidade mamária (PDM) pela administração de estrógeno isolado ou associado à progesterona e redução no risco de CM pelo uso de raloxifeno.[8] O *International Breast Cancer Intervention Study* (IBIS) mostrou uma redução de 13,7% na PDM com o uso do modulador seletivo do receptor de estrogênio (SERM) tamoxifeno, comparado a 7,3% no grupo placebo durante 4 anos e meio de acompanhamento.[19] Nas mulheres que apresentaram uma redução de 10% ou mais da PDM, o risco de CM foi reduzido em 52% comparado ao grupo placebo ($p < 0,01$).[19,21]

A PDM é um forte fator de risco para a neoplasia de mama e é influenciada por alguns tipos de THM. A associação de estrógeno e progesterona aumenta a PDM em 3 a 5%, aumento significativamente maior do que o observado com placebo e estrógeno isoladamente.[19] Dados do Estudo das Enfermeiras (*Nurse's Study*)[18,20] e do WHI (*Women's Health Initiative*)[20] sugerem que a administração exclusiva de estrógeno por longo período (15 e 7 anos, respectivamente) não aumentou o risco de CM em mulheres norte-americanas (Figura 55.2). Em contrapartida, pelo WHI a THM combinada promoveu um aumento de 26% da incidência de CM após 5 anos de uso.[20] Uma outra observação é que o uso de estrógeno isolado por menos de 5 anos pode reduzir o risco de CM em pacientes que iniciaram a reposição muitos anos após a menopausa, fenômeno denominado *gap time*. Dados oriundos do estudo SEER (*Surveillance, Epidemiology and End Results*) mostraram que mulheres com idade entre 50 e 54 anos tinham chances de 13/1.000 de desenvolver CM após 5 anos de menopausa. Em contraste, esse risco foi de apenas 2,59/1.000 naquelas que iniciaram a estrogenoterapia antes de completarem 5 anos da menopausa.[21] Uma possível explicação para esse fato seria a apoptose induzida pelo estrógeno. As células mamárias cancerígenas em privação estrogênica por longo tempo em meio de cultura (mimetizando o *gap time*) se adaptariam e se tornariam sensíveis aos efeitos pró-apoptóticos do estradiol. Em mulheres, esse efeito pró-apoptótico paradoxal poderia encolher o tamanho de tumores ocultos preexistentes e reduzir a taxa de detecção clínica tardia dos cânceres.[21] Não existem dados suficientes para avaliar as possíveis diferenças na incidência do CM quando são empregados diferentes tipos e vias de administração de estrogênio, progesterona natural, progestógenos e androgênios.[4,8] No entanto, existem evidências de que pacientes que fazem uso diário de progestógeno têm risco significativamente maior do que aquelas em uso intermitente do hormônio.[22] Da mesma forma, no estudo *Breast Cancer: Epidemiological Study on Environment in Côte d'Or and Ille-et-Vilaine* (CECILE),[23] aumento do risco para câncer de mama apenas foi observado com o uso de progestógenos sintéticos, e a progesterona natural micronizada (PNM) aparentemente teve um efeito protetor (*odds ratio* ajustada de 0,79 com a PNM).[23]

Conclusões com grau de evidência B

Distúrbios metabólicos

A prevalência de obesidade é maior na mulher na pós-menopausa do que na pré-menopausa. Embora a menopausa *per se* não esteja associada a ganho de peso, ela acarreta um aumento da gordura corporal e da adiposidade visceral.[2] A gordura abdominal e o declínio do estrógeno estão relacionados com várias alterações metabólicas, como resistência à insulina, dislipidemia e propensão para desenvolver o diabetes melito (DM) tipo 2 (DM2). Uma alteração na secreção de adipocinas resulta em inflamação crônica e suas consequências metabólicas.[2,8,24] Alguns estudos clínicos e estudos observacionais relataram que a THM reduziria em 14 a 19% a prevalência de DM2, efeito que se perderia após a descontinuação da terapia. No entanto, não tem sido demonstrado qualquer efeito ou melhora da terapia no controle glicêmico de mulheres diabéticas.[6]

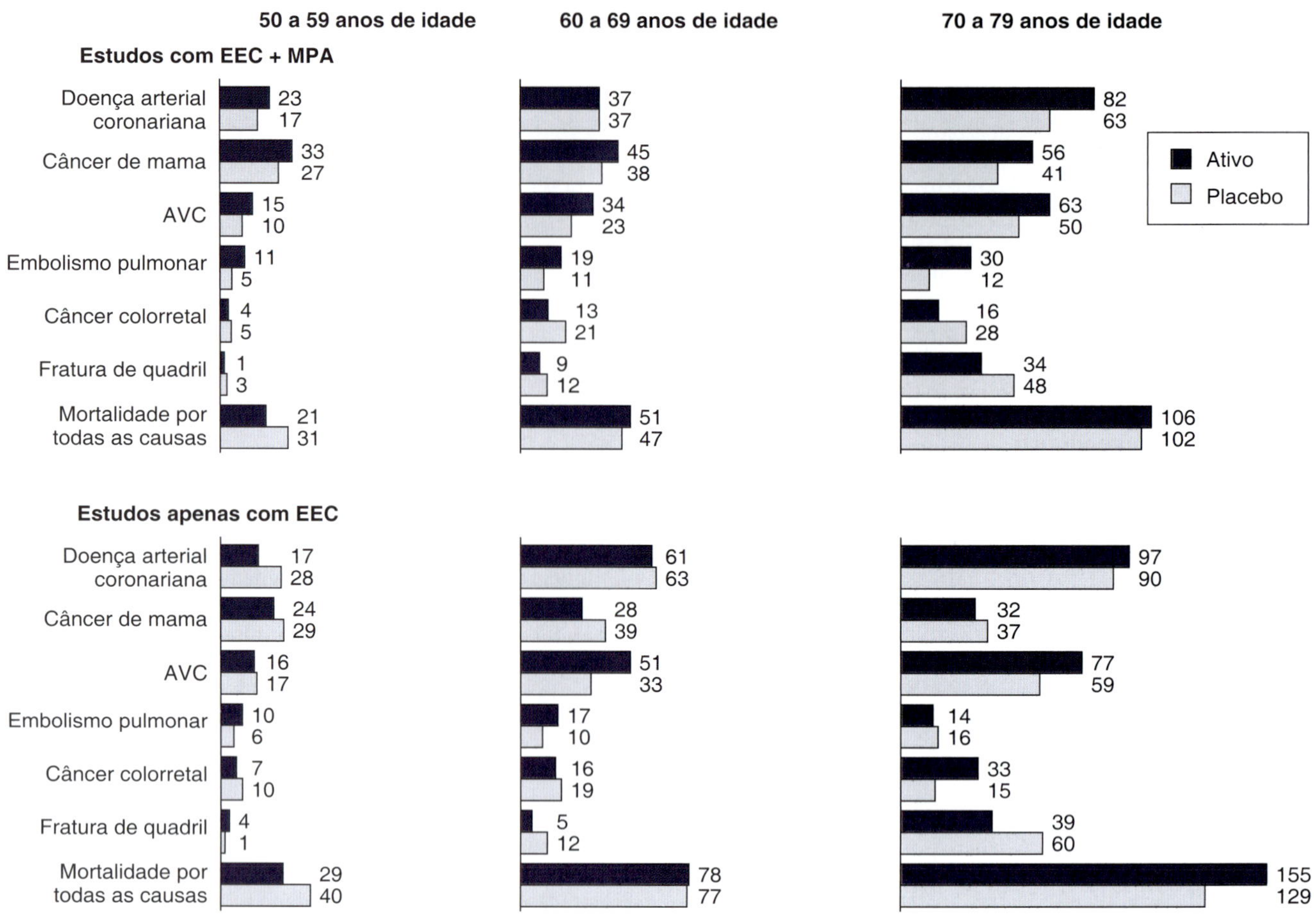

Figura 55.2 Dados dos estudos *Women's Health Initiative*: riscos absolutos (casos por 10.000 pessoas/ano) por grupo etário para desfechos nas fases de intervenção estrogênio-progestógeno ou somente estrogênio. AVC: acidente vascular cerebral; EEC: estrógenos equinos conjugados; MPA: acetato de medroxiprogesterona. (Adaptada de Manson et al., 2013.[22])

Doença cardiovascular

A menopausa pode ser considerada fator de risco para a doença arterial coronariana (DAC) em mulheres, devido a efeitos potenciais da senescência ovariana em função cardíaca, pressão arterial e alguns parâmetros metabólicos, como tolerância à glicose e perfil lipídico.[1,8] O hipoestrogenismo da menopausa ativa o sistema renina–angiotensina, estimula a produção de endotelina, um potente vasoconstritor, e favorece a diminuição do óxido nítrico, um potente mediador da vasodilatação. Todos esses fatores podem contribuir para o processo aterosclerótico.[24]

O risco de acidente vascular cerebral (AVC) duplica durante a primeira década após a menopausa e, em última análise, excede o dos homens mais velhos. Esses eventos vasculares tendem, no entanto, a ter prognóstico mais grave em mulheres.[24,25] Menopausa precoce e insuficiência ovariana primária estão associadas a aumento do risco de DAC, AVC e mortalidade.[26-29]

No entanto, o estudo WHI ganhou notoriedade por demonstrar elevação do risco de DAC e AVC no grupo de mulheres em terapia combinada, quando comparado ao placebo.[20] Por outro lado, análises *post hoc* não evidenciaram aumento de risco naquelas mulheres que iniciaram a THM antes dos 60 anos de idade ou nos primeiros 10 anos após o início da menopausa, talvez por esse grupo de mulheres apresentar menos aterosclerose basal.[6,12] Todavia, mesmo nestes casos, o risco individual de doença cardiovascular deve ser considerado no momento de se indicar a THM, embora pontos de corte específicos de risco para se contraindicar a reposição não estejam ainda validados. Da mesma forma, não se tem evidência se o risco da THM seria maior em mulheres diabéticas. De todo modo, recomenda-se que, caso seja indicada a THM em pacientes com diabetes ou risco cardiovascular elevado, ela deverá ser feita com cautela e que seja dada preferência às preparações transdérmicas.[6]

O receio de ganhar peso com a reposição hormonal constitui uma das maiores causas de má adesão e abandono da THM. Entretanto, a maioria dos estudos mostra o contrário: as usuárias ganham menos peso e gordura corporal que as não usuárias.[4] O Instituto Cochrane, em revisão sistemática em 2002 e atualizada em 2010, envolvendo 90 estudos, concluiu que não existem evidências de que a THM com estrógeno isolado ou combinado com um progestógeno acarrete modificação no peso corporal, indicando que esses esquemas terapêuticos não induzem aumento de peso extra em comparação ao adquirido na menopausa.[27]

DIAGNÓSTICO E MANEJO DA MENOPAUSA APÓS UM CÂNCER

Mulheres com menos de 45 anos com amenorreia prolongada após tratamento de câncer gonadotóxico devem receber THM, desde que não tenham contraindicações.[30,31] O manejo deve ser adaptado a cada uma, considerando a idade da paciente, o tipo de câncer, o tempo desde o diagnóstico (riscos concorrentes mudam com o tempo), a qualidade de vida (sintomas da menopausa), comorbidades (p. ex., tromboembolismo venoso, polifarmácia e potencial para interações medicamentosas) e fatores de risco para doenças crônicas (p. ex., osteoporose e doença cardíaca isquêmica), bem como opiniões e preferências. Evidências de qualidade moderada a baixa na população geral sugerem que a THM transdérmica não aumente as taxas de tromboembolismo venoso (TEV). Como as pacientes com câncer apresentam risco elevado de TEV, recomenda-se oferecer THM transdérmica em vez de THM oral. O teste da função ovariana após 12 meses pode ser considerado, dependendo do tratamento do câncer. Nos pacientes entre 40 e 45 anos com câncer de mama e amenorreia secundária após quimioterapia, um hormônio antimülleriano indetectável aos 30 meses é um preditor confiável de menopausa permanente. As decisões sobre a THM após o câncer devem utilizar uma abordagem de tomada de decisão compartilhada, incluindo o paciente e o oncologista responsável pelo tratamento (Quadro 55.1).[31]

REPOSIÇÃO HORMONAL E MORTALIDADE

Embora seja consenso o aumento da ocorrência dos fenômenos tromboembólicos e da incidência do câncer de mama, nas usuárias da reposição estrogênica, conforme as considerações descritas, também é consensual que a estrogenoterapia iniciada na perimenopausa, no grupo-alvo de mulheres entre 50 e 59 anos de idade, associa-se a uma redução de 40% na mortalidade dessas mulheres.[8] Previamente aos estudos *Heart and Estrogen/Progestin Study* (HERS) e *Women's Health Initiative* (WHI), estudos epidemiológicos haviam demonstrado redução na mortalidade em mulheres sob estrogenoterapia, quando comparadas com menopausadas sem THM.[4] Entretanto, a melhor evidência do efeito da THM na mortalidade é proveniente de metanálise que reuniu 19 estudos randomizados, controlados e duplos-cegos, envolvendo 16.000 mulheres com idade média de 55 anos. Nessa metanálise, observou-se uma redução da mortalidade em termos absolutos de 84% nas pacientes tratadas; isto é, 1 em cada 119 mulheres tratadas com THM em 5 anos não morreu, em comparação às não tratadas.[29,30]

REPOSIÇÃO DE ESTRÓGENO

Vias de administração e doses recomendadas

Tanto a via oral quanto a transdérmica promovem alívio dos sintomas e aumento de massa óssea; entretanto, a via oral pode aumentar o risco de tromboembolismo venoso, se comparada à via transdérmica ou percutânea.[1,24]

O estradiol e o progestógeno, quando administrados por via não oral, impedem o metabolismo de primeira passagem pelo fígado e, assim, têm menor potencial para estímulo das proteínas hepáticas (p. ex., o angiotensinogênio) e dos fatores de coagulação (p. ex., a antitrombina III), o que pode ser mais favorável em termos de risco cardiovascular e fenômenos tromboembólicos. O risco de tromboembolismo venoso mostrou-se menor, quando usado o estradiol por via transdérmica em comparação com o estradiol por via oral. Entretanto, não foi confirmado se essa redução no risco se deveu ao impacto diferencial do estradiol nos fatores de coagulação sintetizados no fígado. Por outro lado, a administração por via oral acarreta maior impacto na redução dos níveis do LDL-colesterol (LDL-c), o que é uma vantagem para a mulher com hipercolesterolemia e triglicerídeos (TG) normais, haja vista que estes últimos podem elevar-se com a medicação.

Quadro 55.1 Uso de terapia hormonal da menopausa (THM) ou tibolona, por tipo de câncer.

Tipo de câncer	Efeito da THM sobre os desfechos do câncer	Nível de evidência	Uso de THM
CA de mama (geral)	Revisão sistemática e metanálise (n = 4.050) encontrou risco de recidiva com tibolona ou THM (HR 1,46)	Moderado	Evitar THM
CA de mama negativo para receptor estrogênico	Análise de subgrupo não encontrou risco de recidiva com THM ou tibolona (HR 1,19)	Moderado	Considerar em pacientes específicas
CA de mama positivo para receptor estrogênico	Análise de subgrupo não encontrou risco de recidiva com THM ou tibolona (HR 1,80)	Moderado	Evitar THM
Sarcomas uterinos	Diretrizes europeias sugerem evitar THM (podem ser sensíveis ao estrogênio)	Muito baixo	Evitar THM
CA ovariano de baixo grau seroso e células granulosas	Diretrizes europeias sugerem evitar THM (pode ser sensível ao estrogênio)	Muito baixo	Evitar THM
CA endometrial, de baixo grau em estágio inicial	Revisão sistemática não encontrou efeito sobre o desfecho do câncer. As diretrizes europeias sugerem oferecer THM	Moderado	Considerar THM
CA cervical	Um pequeno estudo retrospectivo (n = 120) não encontrou efeito sobre o desfecho do câncer	Muito baixo	Considerar THM
CA hematológico	Um pequeno estudo (n = 130) não observou efeito sobre os desfechos do câncer	Muito baixo	Considerar THM
Melanoma cutâneo maligno precoce	Um pequeno estudo (n = 120) mostrou ausência de efeito sobre os desfechos do câncer	Muito baixo	Considerar THM
CA colorretal	Um grande estudo prospectivo (n = 834) e um estudo nacional de coorte relataram melhora dos desfechos do câncer	Baixo	Considerar THM
CA hepatocelular	Um estudo de casos-controles (n = 244) relatou melhora dos desfechos do câncer	Muito baixo	Considerar THM
TU ovariano de células germinativas	As diretrizes europeias sugerem oferecer THM com base individualizada	Muito baixo	Considerar THM

CA: câncer; HR: taxa de risco; THM: terapia hormonal da menopausa; TU: tumor. (Adaptado de Hickey et al., 2024.[31])

A primeira passagem uterina da administração vaginal de progestógenos acarreta concentrações locais adequadas e boa proteção endometrial, com níveis sistêmicos do progestógeno muito baixos. O uso não oral do estradiol, combinado ao progestógeno intrauterino, pode melhorar a adesão e minimizar os riscos da THM. Entretanto, ainda são necessários estudos de boa qualidade para confirmar essa hipótese. Uso vaginal de estradiol é preferencial no tratamento isolado das queixas urogenitais (Quadro 55.2).[4,28,29]

Baixas doses de estradiol isoladamente ou de estradiol associado ao progestógeno são mais bem toleradas e podem apresentar uma relação custo/benefício melhor que a dose padrão. Entretanto, essas mesmas doses e, principalmente, as ultrabaixas ainda não têm o apoio de estudos controlados e prospectivos de boa qualidade (Quadro 55.3).[3,8,24]

Classificação dos estrógenos

Os estrógenos disponíveis para prescrição são classificados em sintéticos e naturais.

Sintéticos. Os principais são etinilestradiol, mestranol, quinestrol e dietilestilbestrol. Devido ao fato de não serem oxidados pela desidrogenase que oxida o 17β-estradiol, seu efeito no fígado é acentuado, levando à produção de proteínas como a globulina ligadora de hormônios sexuais (SHBG) e o angiotensinogênio, independentemente da via de administração. Por esse motivo, embora exerça efeito no osso, seu uso é restrito aos anticoncepcionais orais.[4,24]

Naturais. Atualmente, são recomendados produtos contendo valerianato de estradiol ou estradiol para uso sistêmico. O uso de estrógenos conjugados não é mais recomendado. O estriol não previne a perda de massa óssea e deve ser usado apenas na forma de creme vaginal.[3,4]

Tanto os estrógenos sintéticos como os naturais têm se mostrado úteis na preservação da massa óssea e na melhora da sintomatologia. Entretanto, para a THM, os naturais são mais indicados (Quadros 55.4 e 55.5).[3,4]

Quadro 55.2 Vias de administração de estrógeno.

Via de administração	Vantagens	Desvantagens
Oral	Mais difundida Custo menor ↑ HDL-c; ↓ LDL-c	↑ Angiotensinogênio ↑ SHBG, TBG, CBG ↑ Triglicerídeos Relação $E_2/E_1 < 1$ ↑ Antitrombina III
Não oral	Relação $E_2/E_1 > 1$ ↔ Triglicerídeos Evita os efeitos decorrentes da primeira passagem pelo fígado	Custo maior Alergia cutânea local (2 a 24%) Impacto discreto no HDL-c e LDL-c

CBG: globulina ligadora do cortisol; E_2: estradiol; E_1: estrona; HDL-c: colesterol da lipoproteína de alta densidade; LDL-c: colesterol da lipoproteína de baixa densidade; SHBG: globulina ligadora de hormônios sexuais; TBG: globulina ligadora da tiroxina; ↔: efeito neutro. (Adaptado de Pardini, 2014;[4] Santen et al., 2010.[8])

Quadro 55.3 Doses de estrógeno usadas em terapia hormonal da menopausa.

Estrógenos	Baixa dose	Dose média	Maior dose
ECE	0,3 a 0,45 mg/dia	0,625 mg/dia	1,25 mg/dia
17β-estradiol	0,5 mg/dia	1,0 mg/dia	1,5 a 2,0 mg/dia
Valerato de estradiol	0,5 mg/dia	1,0 mg/dia	2,0 mg/dia
Adesivo de estradiol transdérmico	25 a 37,5 μg/ 2 vezes/semana	50 μg/2 vezes/ semana	75 a 100 μg/2 vezes/semana
Estradiol em gel	0,5 mg/dia	1 mg/dia	1,5 mg/dia
Hemi-hidrato de estradiol em gel	0,75 mg/dia (1 *pump*)	1,5 mg/dia (2 *pumps*)	2,25 a 3,0 mg/dia (3 a 4 *pumps*)
Hemi-hidrato de estradiol em *spray* cutâneo	1,53 mg/dia (1 *spray*)	3,06 mg/dia (2 *sprays*)	4,5 mg/dia (3 *sprays*)

ECE: estrógenos conjugados equinos.

REPOSIÇÃO DE PROGESTÓGENO

No início do climatério, irregularidade menstrual observada em algumas mulheres pode ser atribuída à insuficiência lútea presente nesse período e pode ser tratada com a reposição da progesterona por cerca de 10 a 12 dias a cada mês. Entretanto, o tratamento com progestógenos para alívio dos sintomas menopausais, tais como fogachos e atrofia vaginal, ainda é controverso e pouco eficiente.[2-4]

A indicação primária da adição do progestógeno à estrogenoterapia refere-se à proteção endometrial contra hiperplasia e adenocarcinoma, associados à reposição isolada de estrógeno. Nas mulheres com útero ou histerectomia parcial, em que existe resíduo de cavidade endometrial, é obrigatória a associação dos progestógenos sintéticos – as progestinas – ao estrógeno. Esta associação não é recomendada, quando baixas doses de estrógeno são, isoladamente, administradas por via vaginal no tratamento da atrofia vaginal.[28,29] No WHI, observou-se redução de 35% no risco de câncer de endométrio, em relação ao placebo, com a terapia combinada (risco relativo [RR] de 0,65).[20]

Embora seja obrigatória a promoção de atividade secretória no endométrio previamente estrogenizado para que determinada substância possa ser caracterizada como progestógeno, as ações específicas em outros órgãos e tecidos diferem substancialmente entre os diferentes tipos de progestógenos empregados na THM, de acordo com sua estrutura. Eles podem ser derivados das moléculas de progesterona, testosterona ou espironolactona e, em função de suas diferentes origens, apresentam maior ou menor afinidade com os receptores de progesterona, testosterona, estradiol e aldosterona (Quadros 55.6 e 55.7).[28-30]

Várias moléculas novas de progestógenos têm sido sintetizadas nas últimas duas décadas, sendo consideradas de 4ª geração. Incluem-se neste grupo drospirenona, trimegestona, nesterona e acetato de nomegestrol. Somente as duas primeiras estão disponíveis para THM no mercado brasileiro. A segurança e os benefícios da escolha do progestógeno, à semelhança da escolha do estrógeno, baseiam-se na individualização. A drospirenona, por ser um esteroide essencialmente com atividade

Quadro 55.4 Classificação e apresentação dos estrógenos usados na terapia hormonal da menopausa.

Estrógenos	Apresentação
I – Orais	
Valerianato de estradiol	Comprimidos 1 a 2 mg
Estradiol micronizado	Comprimidos 1 a 2 mg
II – Vaginais	
Estriol	10 mg/cp
Estradiol	10 mg/cp
Promestrieno	1 mg/mℓ
III – Transdérmicos e percutâneos	
Estradiol	25, 50 e 100 μg/adesivo
Estradiol gel	0,5-0,75-1 mg/dose

Quadro 55.5 Produtos comerciais para terapia hormonal da menopausa (estrógenos).

Produto comercial (fabricante)	Via de administração	Composição	Posologia habitual
Primogyna® (Schering)	Oral	Valerato de estradiol (drágeas 1 e 2 mg)	1 a 2 mg/dia
Estrofem® (Medley), Natifa® (Libbs) etc.	Oral	Estradiol (comprimidos 1 e 2 mg)	1 a 2 mg/dia
Ovestrion® (MSD)	Intravaginal	Estriol (creme vaginal)	Aplicar o conteúdo de 1 aplicador, 1 a 4 vezes/semana
Sandrena® Gel (MSD)	Transdérmica	17β-estradiol (sachês 0,5 e 1,0 g)	Aplicar o conteúdo de 1 sachê na face interna das coxas, no abdome ou nas nádegas diariamente, sobre a pele limpa
Oestrogel® (Besins)	Transdérmica	17β-estradiol (gel em embalagem com 80 g; cada dose de gel [1,25 g] liberada pela válvula dosadora contém 0,75 mg do medicamento)	Aplicar 2 doses na face interna das coxas, nos braços, no abdome ou nas nádegas diariamente, sobre a pele limpa
Systen® 25/50/100 (Theramex)	Transdérmica	17β-estradiol (adesivos transdérmicos)	Substituir o adesivo a cada 3 dias ou 2 vezes/semana

Quadro 55.6 Afinidade dos diferentes progestógenos aos diferentes receptores esteroides.

Composto	Prog	Andro	Antiandro	Glico	Antimineral	Estro
Progesterona	+	–	+	–	+	–
NETA	++	+	–	–	–	±
LNG	+++	++	–	–	±	–
MPA	+++	+	–	+	–	–
TMG	++++	–	+	–	++	–
DGT	+++	–	–	–	–	–
NGA	+++	–	+	–	–	–

Andro: atividade androgênica; Antiandro: atividade antiandrogênica; Antimineral: atividade antimineralocorticoide; DGT: didrogesterona; Estro: atividade estrogênica; Glico: atividade glicocorticoide; LNG: levonorgestrel; MPA: acetato de medroxiprogesterona; NETA: acetato de noretindrona; NGA: acetato de nomegestrol; Prog: atividade progestacional; TMG: trimegestona. (Adaptado de Sitruk-Ware, 2004.[29])

Quadro 55.7 Características específicas das novas moléculas de progestógenos.*

Progestógeno	Principal efeito
Dienogeste	Antiandrogênico
Drospirenona	Antimineralocorticoide
Nesterona	Altamente progestacional e antigonadotrófico
Acetato de nomegestrol	Altamente antigonadotrófico
Trimegestona	Altamente progestacional

*Nenhum tem ação androgênica ou estrogênica. (Adaptado de Pardini, 2014;[4] Sitruk-Ware, 2004.[32])

antimineralocorticoide, é mais indicada para pacientes com predisposição à retenção hídrica. Por seu efeito antiandrogênico, também pode ser uma boa escolha para mulheres hirsutas ou hiperandrogênicas, diferentemente daquelas cuja queixa principal é a redução da libido. Não existe consenso a respeito da melhor via de administração do progestógeno, bem como do tipo ou da dose ideal a ser utilizada para minimizar os efeitos colaterais sem comprometer a proteção endometrial (ver Quadros 55.5 e 55.8).[28-30]

Quando o progestógeno é adicionado à reposição estrogênica, os esquemas podem ser cíclicos ou contínuos (Quadro 55.9). No primeiro tipo de esquema combinado, enquanto o estrógeno é administrado de forma contínua, o progestógeno é utilizado 10 a 12 dias por mês, e, ao final de cada ciclo, ocorre o sangramento. Já no esquema contínuo, ambos são administrados sem interrupção e induzem a amenorreia. O desejo da paciente é o principal fator determinante na escolha do tipo de esquema.[6]

Estudos observacionais têm demonstrado que os riscos de tromboembolismo, câncer de mama (CM), dislipidemia e alterações do humor são menos frequentes com a progesterona natural micronizada (PNM) do que com as progestinas.[12,32] Deve ser utilizada nas doses de 100 mg/dia nos esquemas contínuos e 200 mg/dia nos esquemas cíclicos. A PNM é contraindicada em mulheres com alergia a amendoim e deve ser administrada ao se deitar, uma vez que apresenta efeitos hipnóticos.[31-34]

REPOSIÇÃO ANDROGÊNICA

A reposição de andrógenos na pós-menopausa ainda permanece um tema bastante controverso, sem indicações bem estabelecidas.[8,35] Na maioria das vezes, a testosterona é prescrita como tratamento para queda da libido, aumento da massa muscular etc. Com o objetivo de resumir evidências atuais a respeito da reposição de testosterona, o Departamento de Endocrinologia Feminina e Andrologia (DEFA) da Sociedade Brasileira de Endocrinologia (SBEM) publicou um Consenso em 2019.[36] Posteriormente, diversas sociedades médicas internacionais uniram-se para publicar um Consenso Global sobre o mesmo tema.[37] Ambos os consensos concluem que a única evidência para administração de testosterona na mulher é a disfunção sexual com desejo hipoativo (DSDH).[38,39] Reconhecido por mais de 3 décadas, esse distúrbio é definido como deficiência ou ausência de desejo e/ou fantasias sexuais, gerando sofrimento na mulher.[39] O diagnóstico da DSDH não deve ser feito pela dosagem de

Quadro 55.8 Classificação dos hormônios esteroides usados na terapia hormonal da menopausa (THM).

Classe de esteroides	Característica do esteroide	Descrição	Exemplo
A	Encontrado na natureza	Formulado para ser um fármaco sem sofrer modificação química	Estrógenos conjugados equinos
B	Semissintético	Encontrado em fontes vegetais e não sintetizados no corpo humano. Precisa ser sintetizado a partir de material natural	Diosgenina e estigmasterol (precursores para a síntese de vários esteroides)
C	Sintético	Sintetizado a partir de material não esteroide por um processo de "síntese total"	Estrona, estradiol, progesterona etc.
D	Feito pelo homem	Esteroides não encontrados em humanos, animais ou plantas	Acetato de medroxiprogesterona, etinilestradiol, noretindrona, levonorgestrel etc.

Quadro 55.9 Produtos comerciais para terapia de reposição hormonal da menopausa (progestógenos; estrógenos + progestógenos).

Produto comercial (fabricante)	Via de administração	Composição	Posologia habitual
Utrogestan® (Besins) Junno® (FQM) Gynpro® (EXELTIS)	Oral/vaginal	Progesterona natural (100/200 mg)	Tomar ou aplicar na vagina 1 comp./dia (200 mg), durante 12 dias (*esquema sequencial*)
Farlutal® (Pfizer)			Tomar 1 comp./dia (100 mg) (*esquema contínuo*)
Duphaston® (Abbott)	Oral	Didrogesterona (comp. 10 mg)	Tomar 1 comp./dia, de maneira contínua
Natifa® Pro (Libbs)	Oral	Estradiol 1 mg + acetato de noretisterona 0,5 mg	Tomar 1 comp./dia
Suprema® (Biolab/Sanus)	Oral	Estradiol 2 mg + acetato de noretisterona 1 mg	Tomar 1 comp./dia
Angeliq® (Bayer Health Care)	Oral	Estradiol (1 mg) + drospirenona (2 mg)	Tomar 1 comp./dia, durante 28 dias
Cliane® (Bayer)	Oral	Estradiol (1 mg) + acetato de noretisterona (2 mg)	Tomar 1 comp./dia, de maneira contínua
Femoston 1/10® (Abbott)	Oral	Estradiol (1 mg) + didrogesterona (10 mg)	Tomar 1 comp./dia, de maneira contínua
Femoston Conti® (Abbott)	Oral	Estradiol (1 mg) + didrogesterona (5 mg)	Tomar 1 comp./dia, de maneira contínua
Totelle® (Wyeth)	Oral	Estradiol (drágea, 1 mg) + trimegestona (drágea, 0,125 mg)	Tomar 1 drágea/dia, de maneira contínua
Totelle Ciclo® (Wyeth)	Oral	Estradiol (drágea, 1 mg) + trimegestona (drágea, 0,250 mg)	Tomar estradiol (1 mg/dia) do 1º ao 14º dia; depois, estradiol (1 mg/dia) + trimegestona (do 15º ao 28º dia)
Mirena® (Bayer)	Sistema intrauterino	Levonorgestrel	A liberação inicial de levonorgestrel é de 20 µg/24 h

comp.: comprimido.

testosterona sérica e, sim, por meio de uma extensa avaliação clínica e de outros fatores que podem contribuir para essa condição.[38,39] Observa-se um leve declínio dos níveis circulantes de testosterona durante os anos de vida reprodutiva da mulher, mas não existe uma alteração substancial após a menopausa.[3]

Na pós-menopausa, ocorre um hiperandrogenismo relativo, mesmo com níveis absolutos baixos de androgênios.[35] A justificativa para isso é que, nesse período, a queda de estrógenos é de aproximadamente 16 vezes e a dos androgênios é de apenas 2 a 4 vezes. Já em mulheres submetidas à ooforectomia bilateral, os níveis de testosterona total e livre calculada caem significativamente. Outros grupos de mulheres de risco para insuficiência androgênica são aquelas com falência ovariana prematura, em tratamento com antiandrogênios, contraceptivos orais ou terapia hormonal por via oral (que reduzem o hormônio luteinizante [LH] e aumentam a SHBG, diminuindo os androgênios livres), assim como as mulheres com insuficiência adrenal primária ou secundária (nas mulheres, a principal fonte de androgênios são as adrenais).[35-38]

No mercado brasileiro, ainda não existe testosterona disponível para reposição feminina em nenhuma apresentação, exceto nas formas de gel ou de cremes manipulados. Em geral, a testosterona injetável não é recomendada, devido à natureza farmacológica dessa via acarretar variações importantes nos níveis circulantes desse hormônio.[36] Em baixas doses (1,25 a 2,5 mg), a metiltestosterona tem se mostrado eficiente no alívio dos sintomas menopausais, na massa óssea, na função sexual e em variáveis de qualidade de vida. Entretanto, ela é contraindicada por sua hepatotoxicidade. Undecanoato de testosterona por via oral está disponível na Europa, nos EUA e no Canadá, tendo absorção preferencialmente linfática. Os implantes de testosterona são inseridos a cada 4 a 6 meses de intervalo.[36,37]

O monitoramento da testosterona sérica é fundamental para a segurança da paciente que inicia a THM e seus níveis fisiológicos (70 a 90 ng/dℓ) jamais devem ser ultrapassados.[35-37] Os adesivos de testosterona ainda não são comercializados para mulheres, mas os estudos que usaram de 150 a 300 µg mostraram resultados satisfatórios.[38,39] A deidroepiandrosterona (DHEA) micronizada converte-se em testosterona e, embora tenha sido usada em vários estudos na dose de 50 mg/dia por via oral, pode diminuir os níveis de HDL-c e ser hepatotóxica.[40-42]

HORMÔNIOS BIOIDÊNTICOS E IMPLANTES HORMONAIS

Terapêutica hormonal bioidêntica (THB) refere-se àquela realizada com hormônios com as mesmas estruturas química e molecular encontradas nos hormônios endógenos. Todavia, o termo tem sido erroneamente usado para as preparações formuladas em farmácias de manipulação. Não existem respaldos científicos que mostrem maior segurança ou eficácia dos hormônios bioidênticos.[24] Muito pelo contrário, dados dos EUA mostram uma frequente variação, para mais ou para menos, no conteúdo de cápsulas e cremes de estrógenos e progestógenos, em relação à dose prescrita, em produtos de THB não aprovados pela Food and Drug Administration (FDA).[43] Existem, inclusive, relatos de pacientes em uso de THB que desenvolveram hiperplasia ou câncer de endométrio.[43-46] Estima-se que produtos de farmácias de manipulação apresentem probabilidade aproximadamente 10 vezes maior de estarem significativamente diferentes da dose prescrita.[43,44] Portanto, seu uso não deve ser estimulado.

Estudo retrospectivo de coorte recente teve como objetivo avaliar a quantidade de exposição ao estrogênio associada ao uso de cremes transdérmicos compostos de estradiol (E_2) manipulados e compará-los com a exposição ao estrogênio associada ao uso de adesivos e géis transdérmicos de E_2 aprovados pela FDA. As participantes foram inicialmente divididas em três grupos: mulheres na pós-menopausa sem terapia de reposição hormonal (TH) (n = 8.720); mulheres na pós-menopausa usando adesivo, gel ou creme transdérmico de E_2 (n = 1.062); e mulheres na pré-menopausa sem terapia hormonal (n = 16.308). O grupo foi subdividido por formulação (adesivo [n = 777], gel [n = 132] ou creme [n = 153]) e faixa de dose (baixa, média ou alta). Os adesivos e géis aprovados pela FDA mostraram que os cremes tinham valores significativamente mais baixos do que os adesivos e géis.[44,45]

Os médicos devem estar cientes da orientação e magnitude dessas diferenças potenciais na exposição ao estrogênio ao encontrar mulheres que já usaram ou estão usando cremes de E_2 compostos.

Os implantes hormonais também passaram a ser uma preocupação. Eles não são regulamentados pela Agência Nacional de Vigilância Sanitária (Anvisa) e vêm ganhando espaço ao prometer inúmeros benefícios aos seus usuários, desde tratar os sintomas da menopausa até ação antienvelhecimento, passando pela diminuição da gordura corporal e contracepção. Os efeitos colaterais podem ser imprevisíveis e graves, já que não há possibilidade de ajuste de dose, controle da liberação hormonal e do tempo de atividade. Pode existir também a dificuldade para a sua remoção. Sua utilização tem resultado em discussões do ponto de vista ético e consequentes posicionamentos de diferentes entidades, como a Federação Brasileira de Ginecologia e Obstetrícia e Sociedade Brasileira de Endocrinologia e Metabologia no Brasil, bem como a Sociedade Norte-Americana de Menopausa (NAMS), entre outras. Todas, considerando as preocupações baseadas em segurança e não padronização de doses.[47]

INÍCIO E TÉRMINO DA THM

Com a finalidade de maximizar a segurança da reposição hormonal, ela deve ser iniciada nas mulheres sintomáticas antes dos 60 anos de idade e/ou com menos de 10 anos de menopausa que não apresentem contraindicações.[8] Acredita-se que a THM melhore e até reverta a disfunção endotelial e a progressão da aterosclerose, quando iniciada precocemente. Entretanto, a THM de início tardio pode tornar lesões ateroscleróticas estabelecidas (mais comuns em mulheres idosas) mais suscetíveis a anormalidades inflamatórias e hemostáticas.[8,10]

As Figuras 55.3 e 55.4 mostram algoritmos que servem como orientação para o início da THM, propostos pela Endocrine Society e pela North American Menopause Society, respectivamente.[2,9]

O tempo ideal de descontinuação da THM ainda permanece contraditório. Cerca de 42% das mulheres na faixa etária de 60 a 65 anos de idade e 20% das mulheres entre 70 e 74 anos de idade ainda referem fogachos, sintoma que acarreta transtornos no sono e decréscimo da qualidade de vida.[8] Estudo sueco recente relatou que 16% de 184 mulheres com idade > 85 anos apresentavam fogachos e cerca de 22% delas ainda usavam algum tipo de reposição hormonal.[48] Na Finlândia e no Canadá, a prevalência de THM em mulheres acima de 75 anos é de 4%.[8] Embora os sintomas vasomotores permaneçam no início e no decorrer da THM por tempo indeterminado, algumas mulheres portadoras de osteoporose ainda preferem manter o estrógeno como tratamento em vez de outras opções.[35] Os fogachos retornam em aproximadamente 50% das mulheres que interrompem a reposição estrogênica, e a proteção contra osteoporose se perde rapidamente com essa interrupção.[24]

A Sociedade Americana de Geriatria posiciona-se contra THM em mulheres acima dos 65 anos de idade. Entretanto, o Colégio Americano de Ginecologia e Obstetrícia e a Sociedade

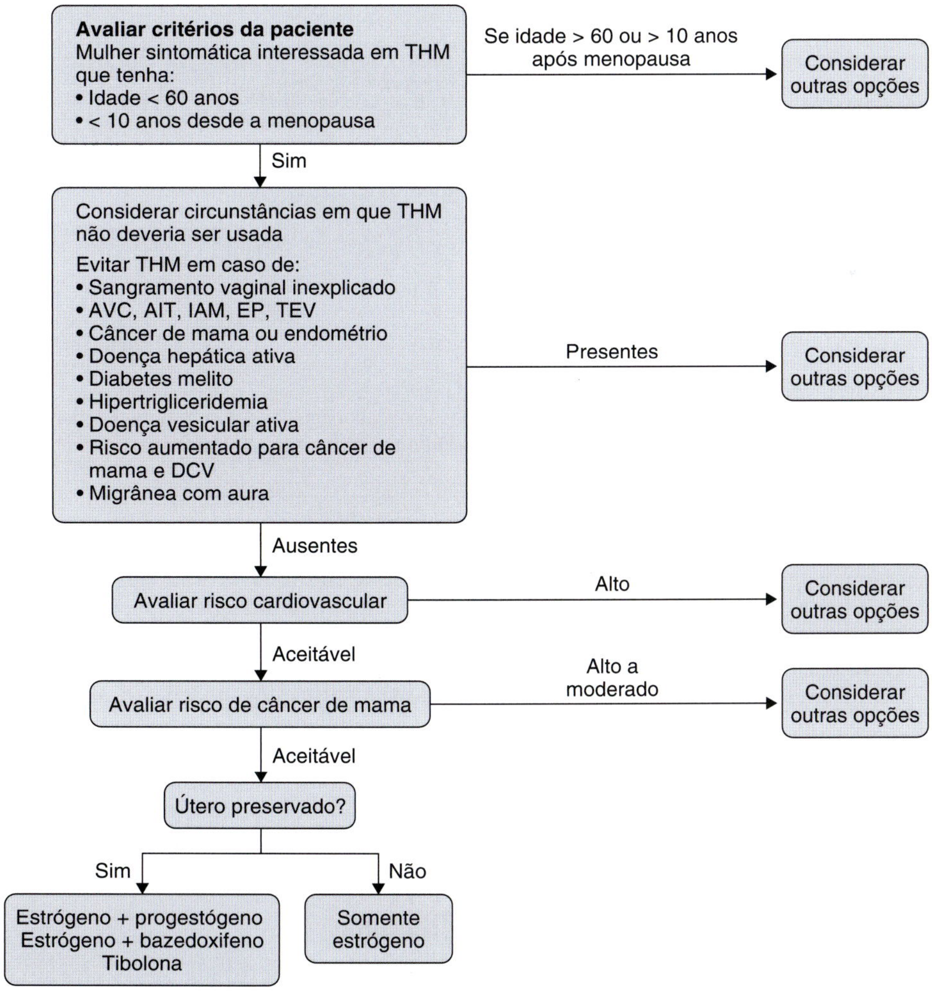

Figura 55.3 Abordagem da paciente com sintomas vasomotores que pretenda usar terapia hormonal da menopausa (THM). Algoritmo proposto pela Endocrine Society. AIT: acidente isquêmico transitório; AVC: acidente vascular cerebral; DCV: doença cardiovascular; EP: embolia pulmonar; IAM: infarto agudo do miocárdio; TEV: tromboembolismo venoso. (Adaptada de Stuenkel et al., 2015.)[9]

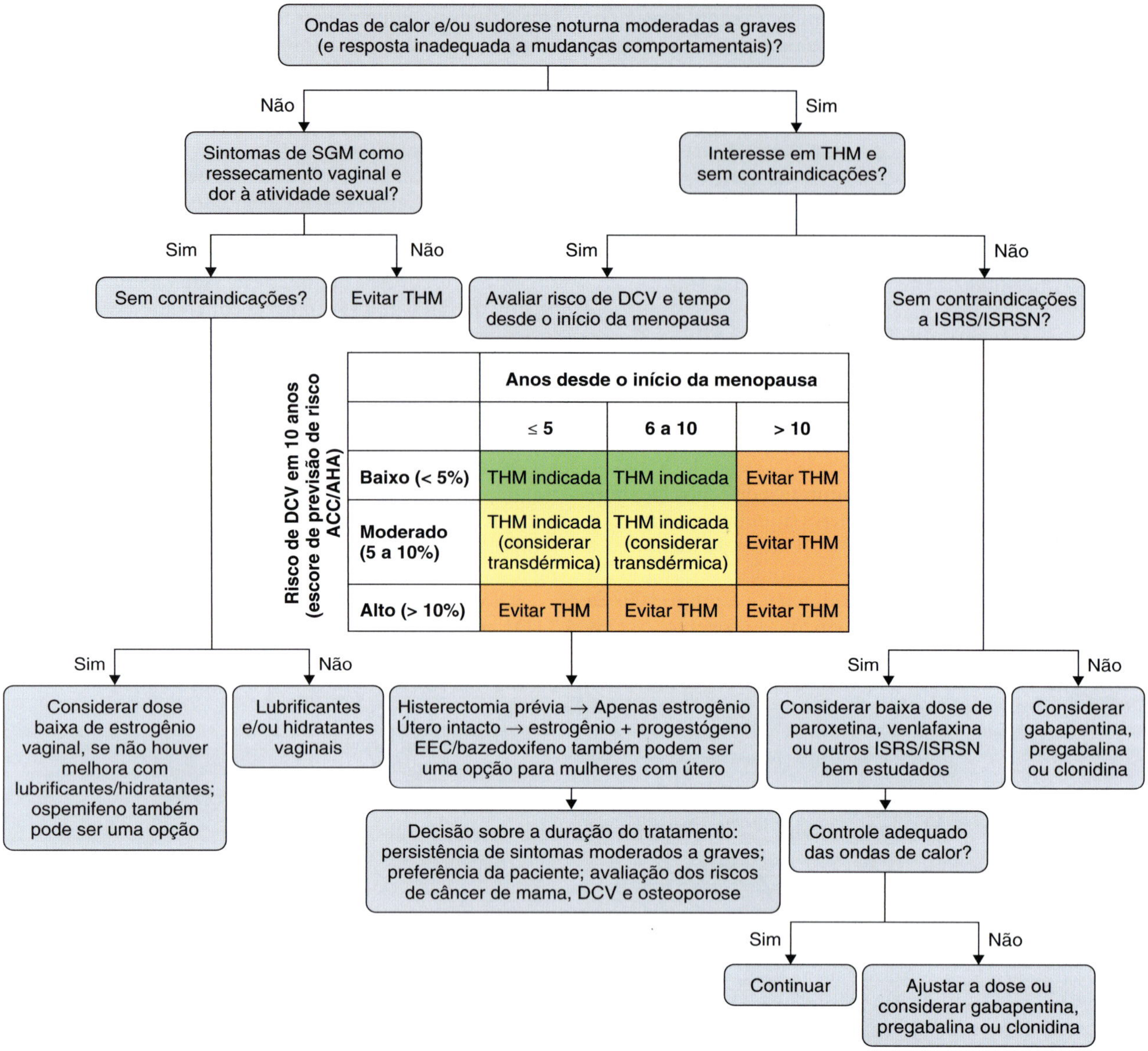

Figura 55.4 Abordagem da paciente com sintomas vasomotores que pretenda iniciar a terapia hormonal da menopausa (THM). Algoritmo proposto pela North American Menopause Society. DCV: doença cardiovascular; EEC: estrógenos equinos conjugados; ISRS: inibidores seletivos da recaptação de serotonina; ISRSN: inibidores seletivos da recaptação de serotonina e norepinefrina; SGM: síndrome geniturinária da menopausa. (Adaptada de Stuenkel et al., 2015.)[9]

Americana de Menopausa sugerem que a decisão de suspender a THM deve ser absolutamente individualizada, mensurando-se os riscos e benefícios e sempre sob supervisão médica.[24] Além disso, uma vez decidindo-se pela descontinuação, esta deve ser gradual, em um período de 6 meses a 1 ano, visando prevenir o recrudescimento dos sintomas.[12]

Durante o uso da THM, as mulheres devem ser acompanhadas, pelo menos, uma vez ao ano, atentando-se para a melhora dos sintomas climatéricos e para a avaliação ultrassonográfica do endométrio e o correto *screening* para câncer de mama.[6]

CONTRAINDICAÇÕES ABSOLUTAS À ESTROGENOTERAPIA SISTÊMICA

Considerando-se as diversas vias, doses e esquemas terapêuticos, as contraindicações absolutas que ainda persistem são: insuficiência hepática aguda ou grave; tromboembolismo agudo; tromboembolismo pulmonar prévio ou trombose idiopática; porfiria cutânea tardia; sangramento vaginal não diagnosticado; deficiência das proteínas C, S ou antitrombina; história prévia de infarto agudo do miocárdio e/ou AVC; câncer de mama ou câncer de endométrio atual ou pregresso.[2,10]

Em algumas situações específicas, embora a THM não seja contraindicada de forma absoluta, sugere-se agir com precaução nessa indicação, evitando-se a reposição estrogênica, se possível. Entre estas situações, destacam-se: DM, endometriose prévia, meningioma benigno, hipertrigliceridemia (triglicerídeos > 400 mg/dℓ), migrânea com aura e colelitíase. Nestas últimas três condições, não se deve utilizar a via oral, mas outras vias de administração podem ser consideradas.[2,10,35]

OUTRAS OPÇÕES TERAPÊUTICAS

Tibolona

A tibolona está aprovada no tratamento dos sintomas da síndrome climatérica em países europeus e no Brasil, mas não no Canadá e nos EUA. Este fármaco é metabolizado em compostos com atividade estrogênica (3 alfa e beta) que, por sua vez, são convertidos no isômero delta 4, o qual tem afinidade com os receptores de progesterona e androgênio.[48] A tibolona também diminui os níveis circulantes de SHBG, o que aumenta a testosterona livre e contribui para a androgenicidade do fármaco. Na dose de 1,25 ou 2,5 mg/dia, ela alivia os sintomas vasomotores, melhora a atrofia urogenital, previne a perda de massa óssea e promove aumento da densidade óssea. Devido a seu perfil androgênico, tibolona pode melhorar a libido, elevar os níveis séricos do LDL-c e reduzir o HDL-c. Prescreve-se a tibolona de forma contínua, induzindo atrofia endometrial, com consequente amenorreia.[49,50]

Em alguns estudos, seu uso foi relacionado a maior risco para cancêr de mama.[10] Por isso, tibolona é contraindicada para mulheres com história dessa neoplasia.[10] No estudo LIFT,[51] o uso de tibolona (1,25 mg/dia) em mulheres idosas (60 a 85 anos) com osteoporose resultou em significativa redução no risco para fraturas vertebrais e não vertebrais, cancêr de mama invasivo e câncer de cólon.[47] No entanto, em comparação ao placebo, o grupo da tibolona apresentou aumento no risco para AVC (RR de 2,19), o que motivou a interrupção do estudo.[51] Outros inconvenientes da tibolona são aumento de peso e dislipidemia.[35,50]

Complexo seletivo do receptor estrogênico

O complexo seletivo do receptor estrogênico (TSEC; do inglês, *tissue selective estrogen complex*), aprovado na Europa e nos EUA, consiste em uma apresentação por via oral que associa os estrógenos equinos conjugados (EEC) com o SERM bazedoxifeno (BZA).[52] O componente do SERM visa minimizar os efeitos adversos do estrógeno na mama e no endométrio, enquanto manteria seus benefícios nos sintomas menopausais. O BZA foi escolhido como SERM em função de sua segurança na mama e no endométrio, bem como porque, em estudos pré-clínicos, mostrou ter efeitos favoráveis em massa óssea, atividade vasomotora e metabolismo lipídico.[52,53]

A associação EEC 0,45 mg/BZA 20 mg (Duavive®), na dose de 1 comprimido diário, foi aprovada na União Europeia para tratamento de mulheres sintomáticas na pós-menopausa com útero, nas quais os esquemas contendo progestógenos não sejam bem tolerados. Esta associação também foi aprovada nos EUA (Duavee®) para tratamento de sintomas vasomotores moderados e prevenção da osteoporose pós-menopausa.[52,53]

A segurança e a eficácia do TSEC foram apoiadas por um estudo randomizado e controlado por placebo, denominado SMART (*Selective Estrogens, Menopause and Response to Therapy*). Esse estudo demonstrou diminuição significativa dos fogachos em relação ao placebo ($p < 0,001$). Reduziu a atrofia vaginal comparado à situação basal, mas sem significância quando comparado ao grupo placebo.[52,53] A adição do BZA ao EEC reduz o risco de hiperplasia endometrial verificada durante a estrogenoterapia isolada. Embora o EEC e o BZA, individualmente, estejam associados ao aumento de fenômenos tromboembólicos, a associação não acarretou risco adicional. Em resumo, a associação EEC/BZA pode ser uma alternativa para mulheres não histerectomizadas na pós-menopausa intolerantes às formulações contendo progestógenos.[48,49]

Ospemifeno

O ospemifeno é um SERM que, na dose de 60 mg/dia, por via oral, provoca modificações benéficas no epitélio vaginal, de forma que a dispareunia grave associada à atrofia vaginal é sua principal indicação e pode ser uma opção para aquelas mulheres que preferem medicação por via oral.[12] Seu uso, no entanto, pode estar associado à piora dos sintomas vasomotores (seu principal efeito colateral) e é contraindicado para mulheres com CM ou outro tipo de câncer estrógeno-dependente, por falta de estudos de segurança neste grupo.[6,12] Deve também ser evitado nas pacientes com risco elevado de fenômenos tromboembólicos, uma vez que ele aumenta esse risco.[12]

Opções terapêuticas não hormonais para os sintomas vasomotores

Para mulheres muito sintomáticas e com contraindicação absoluta ou recusa à reposição estrogênica, várias alternativas terapêuticas têm sido propostas, conforme mostrado no Quadro 55.10. Os inibidores seletivos da recaptação de serotonina (ISRS) e os inibidores da recaptação de serotonina e norepinefrina (IRSN), como a venlafaxina, estão entre os fármacos mais prescritos. Os gabapentinoides (p. ex., gabapentina e pregabalina) podem também ser úteis. Limita-se o uso da clonidina em virtude de seus efeitos colaterais.[1,9,50]

Estudos controlados com placebo ou *head-to-head* mostraram resultados semelhantes na redução dos fogachos com estradiol na dose de 0,5 mg/dia e venlafaxina 75 mg/dia.[54]

A paroxetina, na dose de 7,5 mg/dia, é o único tratamento não hormonal aprovado pela FDA. Entretanto, convém salientar, que é um medicamento que inibe o citocromo CYP2D6, o que acarreta diminuição na conversão do tamoxifeno em seu metabólito ativo (endoxifeno), podendo aumentar a recorrência do câncer de mama. É, pois, contraindicada para mulheres com câncer de mama em uso de tamoxifeno. Nesta situação, a melhor opção para alívio dos sintomas vasomotores é a venlafaxina, por ter interferência mínima com o CYP2D6.[54-56]

A American Cancer Society (ACS) e a American Society of Clinical Oncology (ASCO) recomendam a prescrição de IRSN e ISRS para alívio de sintomas vasomotores em sobreviventes de câncer de mama.[55] Entre ISRS, paroxetina, citalopram e escitalopram têm os melhores perfis de segurança.[52,56] Os efeitos colaterais mais frequentemente relatados são náuseas, astenia, tontura, xerostomia, constipação intestinal e disfunção sexual.[54,56] Os IRSN podem aumentar a pressão sanguínea; portanto, essa variável deve ser monitorada em todos os pacientes.[52] A maioria dos estudos têm focado na venlafaxina. Em um desses estudos, as pacientes foram randomizadas para placebo e venlafaxina em doses de 37,5, 75 e 150 mg/dia. Após 4 semanas de tratamento, a redução na gravidade dos sintomas nos 4 grupos foi, respectivamente, 27, 37, 61 e 61%.[54,56,57]

Os estudos são inconsistentes ou controversos sobre alívio dos fogachos por meio de ioga, hipnose, acupuntura e perda de peso. O mesmo se aplica às isoflavonas e existe preocupação em relação a seu efeito estrogênico na mama.[1,8-10,54]

Outras opções sugeridas de tratamento, as quais, em estudos controlados, não se mostraram superiores ao placebo no controle dos sintomas vasomotores incluem: fluoxetina, sertralina, vitamina E, ácidos ômega-3, fitoestrógenos, ginseng, maca peruana *dong quai*, *black cohosh*, óleo de prímula, *red clover* etc.[8-10,50,54,58]

PERSPECTIVAS FUTURAS

Uma nova perspectiva para o tratamento dos SVM é o fezolinetanto, um antagonista dos receptores da neurocinina K3. O antagonismo no receptor NK3 diminui a ação da neurocinina B no centro termorregulatório e, com isso, ocorrem menos disparos de ondas de calor (Figura 55.5). Os antagonistas de

Quadro 55.10 Recomendações de tratamento com terapias não hormonais para sintomas vasomotores com níveis de evidência.

Categoria	Tratamento	Nível de evidência
Estilo de vida	Técnicas de resfriamento	Nível II
	Evitar gatilhos	Nível II
	Exercícios	Nível II
	Ioga	Nível II
	Modificações dietéticas	Nível III
	Perda de peso	Nível II-III
Técnicas mente-corpo	Terapia comportamental	Nível I
	Intervenções de atenção plena	Nível II
	Hipnose	Nível I
	Respiração estimulada	Nível I
Terapias prescritas	ISRS/IRSN	Nível I
	Gabapentina	Nível I
	Pregabalina	Nível III
	Clonidina	Nível I-III
	Oxibutinina	Nível I-II
	Suvorexante	Nível II
	Fezolinetanto	Nível I
Suplementos dietéticos	Extratos de soja	Nível II
	Metabólitos de soja	Nível II
	Suplementos/ervas	Nível I-III
	Canabinoides	Nível II
Acupuntura, outros tratamentos e tecnologias	Acupuntura	Nível II
	Bloqueio ganglionar estrelado	Nível II-III
	Intervenção quiroprática	Nível II

ISRSN: inibidores seletivos da recaptação de serotonina; nível I: evidências científicas boas e consistentes; nível II: evidência científica limitada ou inconsistente; nível III: consenso e opinião de especialistas. SNRI: inibidores da recaptação de serotonina e norepinefrina. (Adaptado de North American Menopause Society, 2022.[2])

NK3R também inibem a interação neuronal da kisspeptina com o GnRH, o que leva à redução da pulsatilidade dele, gerando diminuição dos níveis circulantes de LH.[59,60]

Os resultados até agora demonstraram serem rápidos e substanciais na redução de frequência e gravidade dos SVM, o que tem influenciado em melhorias na qualidade de vida. O fezolinetanto tem os atributos de alto grau de seletividade no receptor NK3, de modo que doses diárias moderadas atingem a eficácia do medicamento com clara margem de segurança em estudos com duração de até 12 semanas.[59,60] O fármaco já foi aprovado pela FDA e já é comercializado nos EUA. O fezolinetanto foi incluído no último posicionamento da Sociedade Americana de Menopausa com o grau de evidência I (ver Quadro 55.10).[2]

Resumo

A terapia hormonal na menopausa (THM) continua sendo a mais efetiva terapêutica para os sintomas climatéricos. A segurança depende de indicação adequada, monitoramento e individualização. Os benefícios podem exceder os riscos, quando iniciada antes dos 60 anos de idade e com menos de 10 anos de menopausa. Mulheres acima dos 60 anos de idade, em geral, não devem iniciar a THM. Os consensos atuais são unânimes ao relatar que os benefícios da THM são máximos quando ela é iniciada na perimenopausa. Seu grupo-alvo são, pois, mulheres entre 50 e 59 anos de idade. A reposição deve ser individualizada e basear-se em dados clínicos, sempre se levando em conta as preferências da paciente. Todas as mulheres candidatas à THM devem ser amplamente avaliadas quanto aos riscos de doença cardiovascular, tromboembolismo e câncer de mama. O risco de câncer de mama é maior com a terapia estroprogestogênica do que com a estrogenoterapia isolada. De acordo com estudos observacionais, ele é também maior com progestógenos sintéticos (inclusive, tibolona) do que com a progesterona natural. A escolha da via, da dose e da composição da THM dependerá sempre das considerações sobre risco/benefício. A THM é a abordagem mais eficaz no alívio dos sintomas vasomotores. Alternativas não hormonais incluem o uso de alguns antidepressivos (p. ex., paroxetina, escitalopram e venlafaxina) e gabapentina, como também, como perspectiva futura, o fezolinetanto. Baixas doses de estrógeno vaginal podem ser terapia efetiva para a síndrome geniturinária da menopausa.

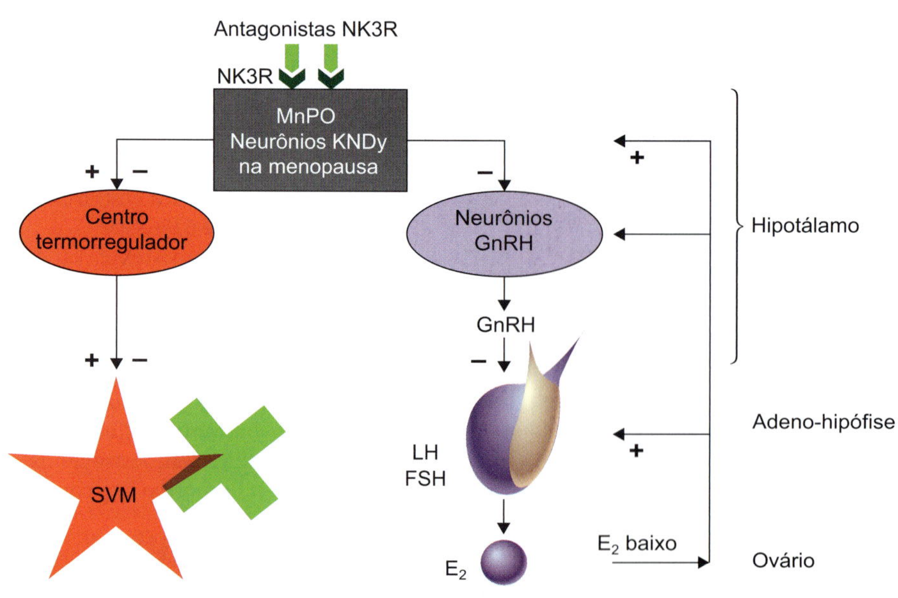

Figura 55.5 Os neurônios da kisspeptina, neurocinina B e dinorfina (KNDy) interagem com os neurônios reprodutivos (*lado direito, em púrpura*) e termorreguladores (*lado esquerdo, em vermelho*) dentro do hipotálamo. Os antagonistas do receptor da neurocinina 3 (NK3R) (*em verde*) ligam-se ao NK3R dentro do núcleo pré-óptico mediano (MnPO), o que resulta na inibição do centro termorregulador e término dos sintomas vasomotores (SVM). Os antagonistas de NK3R também inibem a interação neuronal da kisspeptina com o GnRH, o que leva à redução da pulsatilidade de dele, gerando diminuição dos níveis circulantes de LH. E_2: estradiol; FSH: hormônio foliculoestimulante; GnRH: hormônio liberador de gonadotrofinas; LH: hormônio luteinizante. (Adaptada de Depypere et al., 2021.[59])

REFERÊNCIAS BIBLIOGRÁFICAS

1. Pinkerton JV. Hormone therapy for menopausal women. N Engl J Med. 2020; 382:446-55.
2. The NAMS 2022 Hormone Therapy Position Statement Advisory Panel. The 2017 hormone therapy position statement of the North American Menopause Society. Menopause. 2022; 29:767-94.
3. Zain A, Santoro N. Menopausal hormone therapy and menopausal symptoms. Fertil Steril. 2014; 101:905-15.
4. Pardini DP. Terapia de reposição hormonal na menopausa. Arq Bras Endocrinol Metab. 2014; 58:172-81.
5. Soules MR, Sherman S, Parrott E et al. Executive summary: Stages of Reproductive Aging Workshop (STRAW). Climacteric. 2001; 4:267-72.
6. Harlow S, Gass M, Hall JE et al. Executive summary of the Stages of Reproductive Aging Workshop + 10: addressing the unfinished agenda of staging reproductive aging. J Clin Endocrinol Metab. 2012; 97:1159-68.
7. Executive Committee of the International Menopause Society. Guidelines for hormone treatment of women in the menopausal transition and beyond: position statement by the Executive Committee of the International Menopause Society. Maturitas. 2005; 51:15-20.
8. Santen RJ, Allred DC, Ardoin SP et al. Postmenopausal hormone therapy: an Endocrine Society Scientific Statement. J Clin Endocrinol Metab. 2010; 95(Suppl 1):S1-66.
9. Stuenkel CA, Davis SR, Gompel A et al. Treatment of symptoms of the menopause: an Endocrine Society clinical practice guideline. J Clin Endocrinol Metab. 2015; 100:3975-4011.
10. Bonassi R, Pompei L et al. Consenso Brasileiro de Terapia Hormonal na Menopausa. São Associação Brasileira de Climatério (SOBRAC) – São Paulo: Leitura Médica; 2018.
11. He C, Kraft P, Chen C et al. Genome-wide association studies identify loci associated with age at menarche and age at natural menopause. Nat Genet. 2009; 41:724-8.
12. Pompei LM, Bonassi-Machado R, Steiner ML et al. Profile of Brazilian climacteric women: results from the Brazilian Menopause Study. Climacteric. 2022; 25:523-9.
13. Portman DJ, Gass ML. Genitourinary syndrome of menopause: new for vulvovaginal atrophy from the International Society for the Study of Women's Sexual Health and The North American Menopause Society. Menopause. 2014; 21:1063-8.
14. The NAMS 2020 GSM Position Statement Editorial Panel. The 2020 genitourinary syndrome of menopause position statement of the North American Menopause Society. Menopause. 2020; 27:976-92.
15. Palacios S, Nappi RE, Shapiro M et al. An individualized approach to the management of vaginal atrophy in Latin America. Menopause. 2019; 26:919-28.
16. Faubion SS, Larkin LC, Stuenkel CA et al. Management of genitourinary syndrome of menopause in women with or at high risk for breast cancer: consensus recommendations from The North American Menopause Society and The International Society for the Study of Women's Sexual Health. Menopause. 2018; 25:596-608.
17. Marsden J; British Menopause Society. British Menopause Society consensus statement: The risks and benefits of HRT before and after a breast cancer diagnosis. Post Reprod Health. 2019; 25:33-7.
18. Vinogradova Y, Coupland C, Hippisley-Cox J. Use of hormone replacement therapy and risk of venous thromboembolism: nested case-control studies using the QResearch and CPRD databases. BMJ. 2019; 364:k4810.
19. Rossouw JE, Anderson GL, Prentice R et al. Risks and benefits of estrogen plus progestin in healthy postmenopausal women: principal results from the Women's Health Initiative randomized controlled trial. JAMA. 2002; 288:321-33.
20. Rice MS, Heather Eliassen A, Hankinson SE et al. Breast cancer research in the Nurses' Health Studies: exposures across the life course. Am J Public Health. 2016; 106:1592-8.
21. Cuzick J, Warwick J, Piney E et al. Tamoxifen and breast density in women at increased risk of breast cancer. J Natl Cancer Inst. 2004; 96:621-8.
22. Manson JE, Chlebowski RT, Stefanick ML et al. Menopausal hormone therapy and health outcomes during the intervention and extended poststopping phases of the Women's Health Initiative randomized trials. JAMA. 2013; 310:1353-68.
23. Beral V; Million Women Study Collaborators. Breast cancer and hormone-replacement therapy in the Million Women Study. Lancet. 2003; 362:419-27.
24. Collaborative Group on Hormonal Factors in Breast Cancer. Type and timing of menopausal hormone therapy and breast cancer risk: individual participant meta-analysis of the worldwide epidemiological evidence. Lancet. 2019; 394:1159-68.
25. Stute P. Is breast cancer risk the same for all progestogens? Arch Gynecol Obstet. 2014; 290:207-9.
26. Davis SR, Lambrinoudaki I, Lumsden M et al. Menopause. Nat Rev Dis Primer. 2015; 1:15004. Disponível em: www.nature.com/nrdp.
27. Lobo RA, Davis SR, De Villiers TJ et al. Prevention of diseases after menopause. Climacteric. 2014; 17:540-56.
28. Norman RJ, Flight IH, Rees MC. Oestrogen and progestogen hormone replacement therapy for peri-menopausal and post-menopausal women: weight and body fat distribution. Cochrane Database Syst Rev. 2000; (2):CD0017018.
29. Farquhar C, Marjoribanks J, Lethaby A et al. Long term hormone therapy for perimenopausal and postmenopausal women. Cochrane Database Syst Rev. 2009; (3):CD004143.
30. Salpeter SR, Cheng J, Thabane L et al. Bayesian meta-analysis of hormone therapy and mortality in younger postmenopausal women. Am J Med. 2009; 122:1016-22.
31. Hickey M, Basu P, Sassarini J et al. Managing menopause after cancer. Lancet. 2024; 403:984-96.
32. Sitruk-Ware R. New progestogens: a review of their effects in perimenopausal and postmenopausal women. Drugs Aging. 2004; 21:865-83.
33. Spark MJ, Willis J. Systematic review of progesterone use by midlife and menopausal women. Maturitas. 2012; 72:192-202.
34. Campagnoli C, Clavel-Chapelon F, Kaaks R et al. Progestins and progesterone in hormone replacement therapy and the risk of breast cancer. J Steroid Biochem Mol Biol. 2005; 96:95-108.
35. Takahashi TA, Johnson KM. Menopause. Med Clin North Am. 2015; 99:521-34.
36. Weiss RV, Hohl A, Athayde A et al. Testosterone therapy for women with low sexual desire: a position statement from the Brazilian Society of Endocrinology and Metabolism. Arch Endocrinol Metab. 2019; 63:190-8.
37. Davis SR, Baber R, Panay N et al. Global Consensus Position Statement on the use of testosterone therapy for women. J Clin Endocrinol Metab. 2019; 104:4660-6.
38. Goldstein I, Kim NN, Clayton AH et al. Hypoactive sexual desire disorder: International Society for the study of women's sexual health (ISSWSH) expert consensus panel review. Mayo Clin Proc. 2017; 92:114-28.
39. Kingsberg S, Faubion S. Clinical management of hypoactive sexual desire disorder. Menopause. 2018; 26:217-9.
40. Bell JR, Davison SL, Papalia MA et al. Endogenous androgen levels and cardiovascular risk prolile in women across the adult life span. Menopause. 2007; 14:630-8.
41. Pluchino N, Carmignani A, Cubeddu A et al. Androgen therapy in women: for whom and when. Arch Gynecol Obstet. 2013; 288:731-7. Erratum in: Arch Gynecol Obstet. 2013; 288:1427.
42. Davis SR, Panjari M, Stanczyk FZ. Clinical review: DHEA replacement for postmenopausal women. J Clin Endocrinol Metab. 2011; 96:1642-53.
43. Stanczyk FZ, Niu C, Azen C et al. Determination of estradiol and progesterone content in capsules and creams from compounding pharmacies. Menopause. 2019; 26:966-71.
44. Newman MS, Saltiel D, Smeaton J, Stanczyk FZ. Comparative estrogen exposure from compounded transdermal estradiol creams and Food and Drug Administration-approved transdermal estradiol gels and patches. Menopause. 2023; 30(11):1098-1105.
45. Eden JA, Hacker NF, Fortune M. Three cases of endometrial cancer associated with "bioidentical" hormone replacement therapy. Med J Aust. 2007; 187:244-5.
46. Dezman VL, Gersak MZ, Gersak K. Two case of atypical endometrial hyperplasia associated with "bioidentical" hormone replacement therapy: IGCS-0084 Uterine Cancer, including Sarcoma. Int J Gynecol Cancer. 2015; 25(Suppl 1):71.
47. Sociedade Brasileira de Endocrinologia e Metabologia. Carta das Sociedades Médicas à ANVISA. Pedido público de providências quanto ao uso indiscriminado de implantes hormonais no Brasil Disponível em: https://diabetes.org.br/wp-content/uploads/2023/12/Carta-das-Sociedades-Medicas-a-ANVISA.pdf. Acesso em: 6 jan. 2024.
48. Järvstråt L, Spetz Holm AC, Lindh-Åstrand L et al. Use of hormone therapy in Swedish women aged 80 years or older. Menopause. 2015; 22:275-8.
49. Formoso G et al. Short and long term effects of tibolone in postmenopausal women. Cochrane Database Syst Rev. 2012; 2:CD008536.
50. Albertazzi P, Di Micco R, Zanardi E. Tibolone: a review. Maturitas. 1998; 30:295-305.
51. Cummings SR, Ettinger B, Delmas PD et al.; LIFT Trial Investigators. The effects of tibolone in older postmenopausal women. N Engl J Med. 2008; 359:697-708.
52. Pickar JH, Boucher M, Morgenstern D. Tissue selective estrogen complex (TSEC): a review. Menopause. 2018; 25:1033-104.
53. Archer DF, Freeman EW, Komm BS et al. Symptoms in the selective estrogens, menopause, and response to therapy trials. J Womens Health (Larchmt). 2016; 25:1102-11.
54. Biglia N, Bounous VE, Francesco De Seta F et al. Non-hormonal strategies for managing menopausal symptoms in cancer survivors: an update. Ecancermedicalscience. 2019; 13:909.
55. Runowicz CD, Leach CR, Henry NL et al. American Cancer Society/American Society of Clinical Oncology breast cancer survivorship care guideline. J Clin Oncol. 2016; 34:611-35.
56. Handley AP, Williams M. The efficacy and tolerability of SSRI/SNRIs in the treatment of vasomotor symptoms in menopausal women: a systematic review. J Am Assoc Nurse Pract. 2015; 27:54-61.
57. Loprinzi CL, Kugler JW, Sloan JA et al. Venlafaxine in management of hot flashes in survivors of breast cancer: a randomised controlled trial. Lancet. 2000; 356:2059-63.
58. Hall E, Frey BN, Soares CN. Non-hormonal treatment strategies for vasomotor symptoms. Drugs. 2011; 71:287-304.
59. Depypere H, Lademacher C, Siddiqui E, Fraser GL. Fezolinetant in the treatment of vasomotor symptoms associated with menopause. Expert Opin Investig Drugs. 2021; 30:681-94 .
60. Johnson KA, Martin N, Nappi RE et al. Efficacy and safety of fezolinetant in moderate to severe vasomotor symptoms associated with menopause: a phase 3 RCT. J Clin Endocrinol Metab. 2023; 108:1981-97.

CAPÍTULO 56

Contracepção Feminina

Ruth Clapauch ■ Ciciliana Maíla Zilio Rech ■ Larissa Garcia Gomes

INTRODUÇÃO

O controle e o planejamento reprodutivo por meio da contracepção significaram um grande passo para a liberdade feminina, já que possibilitaram a escolha de ter ou não filhos e o momento mais adequado para tal. Essa liberdade promoveu maior participação das mulheres no mercado de trabalho e mudança profunda na organização da nossa sociedade. Com o planejamento, também foram possíveis a redução do número de gestações e o maior espaçamento entre elas, reduzindo as morbimortalidades materna e neonatal.[1]

Desde os primórdios, a humanidade busca formas de evitar gestações não planejadas. Dos métodos com eficácia comprovada, os preservativos foram, no século XVIII, os primeiros dispositivos não hormonais a serem desenvolvidos. O contraceptivo hormonal oral foi sintetizado em laboratório apenas em 1950, sendo liberado para a população 10 anos depois. Nos últimos 60 anos, o desenvolvimento das técnicas contraceptivas avançou significativamente para aumentar sua efetividade, tolerabilidade e segurança. Redução de dose do estrógeno e do progestógeno, criação de progestógenos com menor impacto metabólico, desenvolvimento de progestógenos isolados, uso de estrógeno natural na pílula combinada, transição do dispositivo intrauterino (DIU) inerte para o de cobre ou com levonorgestrel (LNG), introdução do preservativo feminino e utilização de outras vias (implante, vaginal, adesivo) foram alguns desses avanços.

Mesmo com o surgimento de métodos cada vez mais eficazes e com menos efeitos adversos, e apesar do esforço para acesso e do constante trabalho educacional, ainda existem muitas mulheres que não conseguem evitar uma gravidez não planejada. Segundo o censo do Instituto Brasileiro de Geografia e Estatística (IBGE) de 2022, as brasileiras em idade reprodutiva (dos 13 aos 50 anos) são cerca de 57 milhões. A média de gravidez em brasileiras com idade inferior a 20 anos ainda é acima da média mundial: 68,4, comparada com 46 nascimentos/1.000; dados do Ministério da Saúde de 2016 apontam que 66% dessas gestações não foram planejadas.[2] Além das consequências emocionais e econômicas, cerca de 200 mil hospitalizações foram registradas anualmente entre 2008 e 2015 para cuidados após abortos, a maioria dos quais ocorreu de forma ilegal e em condições inseguras. A proporção de óbitos por aborto variou de 47,4%, em 2008, para 72,2%, em 2015, nas hospitalizações. Acrescente-se que, por subnotificação, muitas mulheres que vieram a óbito após o aborto sequer foram hospitalizadas. As mulheres com maior risco de óbito por aborto foram as de cor preta, indígenas, de baixa escolaridade, com menos de 14 e mais de 40 anos, vivendo nas regiões Norte, Nordeste e Centro-Oeste e sem companheiro.[3]

Neste capítulo, objetiva-se fazer uma revisão em contracepção hormonal feminina, para que os profissionais de saúde estejam aptos para orientar suas pacientes com informações precisas e adequadas, de acordo com as evidências mais atuais.

MÉTODOS CONTRACEPTIVOS

Existe uma grande variedade de métodos contraceptivos, tanto hormonais quanto não hormonais, transitórios e definitivos, e sua escolha deve levar em consideração segurança, eficácia, disponibilidade e tolerabilidade. Dessa forma, ao se prescrever um método contraceptivo, é necessário revisar toda a história clínica, as doenças concomitantes e o risco de gravidez da mulher. A proteção simultânea que os métodos de barreira proporcionam contra contaminação pelo vírus da imunodeficiência humana (HIV) e por outras infecções sexualmente transmissíveis (IST) também deve ser levada em consideração.[4]

Os contraceptivos são classificados em não hormonais e hormonais.

Contraceptivos hormonais

Os contraceptivos hormonais (CH) podem ser classificados conforme sua composição (Quadro 56.1) e sua via de administração (Quadro 56.2). A composição refere-se ao progestógeno isolado ou associado ao estrógeno (combinado). Já a via de administração compreende o meio de utilização do fármaco por via oral ou não oral (transdérmica, vaginal, intramuscular, intrauterina e subdérmica).[5]

Quadro 56.1 Caracterização dos contraceptivos hormonais quanto à sua composição.

Estrógeno associado ao progestógeno	Progestógeno isolado
Oral Injetável mensal Anel vaginal Adesivo	Oral Injetável trimestral (MPA) SIU-LNG Implante liberador de ENG

ENG: etonogestrel; MPA: acetato de medroxiprogesterona de depósito; SIU-LNG: sistema intrauterino liberador de levonorgestrel. (Adaptado de Macedo, 2022.[5])

Quadro 56.2 Classificação dos contraceptivos hormonais quanto à via de administração.

Métodos orais	Métodos não orais
Oral combinado Oral de progestógeno isolado	Injetável trimestral (MPA) Injetável mensal Anel vaginal SIU-LNG Implante liberador de ENG

ENG: etonogestrel; MPA: acetato de medroxiprogesterona de depósito; SIU-LNG: sistema intrauterino liberador de levonorgestrel. (Adaptado de Macedo, 2022.[5])

Os CH consistem em preparações geralmente sintéticas de estrógenos e/ou progestógenos, disponíveis em diversas formas de liberação, como pílulas hormonais orais, combinadas ou de progestógeno isolado, injeções de liberação prolongada, dispositivos intrauterinos e intravaginais, adesivos e implantes (ver Quadro 56.1).[4-6]

Os progestógenos exercem seu efeito contraceptivo por meio da supressão do hormônio liberador de gonadotrofina (GnRH) no hipotálamo, levando à redução da síntese e liberação do hormônio luteinizante (LH) hipofisário, bloqueando, assim, a ovulação. Os progestógenos alteram o muco cervical e a receptividade endometrial, diminuindo o transporte e a sobrevida dos espermatozoides. Os estrógenos também têm efeito de supressão do hormônio foliculoestimulante (FSH) e prevenindo o desenvolvimento do folículo dominante. Entretanto, a função mais importante dos estrógenos é reduzir o sangramento irregular que ocorre quando se usam progestógenos isolados.

O estudo que comparou o diário de sangramento de 5.257 mulheres usando nove diferentes métodos de contracepção (não hormonal, contraceptivo hormonal combinado [CHC] e progestógeno isolado) demonstrou que 90% das mulheres em uso de CHC apresentaram sangramento regular durante o intervalo de seguimento. Ocasionalmente, a mulher pode não apresentar o sangramento de privação durante a semana de placebo. Se existir alguma preocupação quanto à gestação, a mulher deve ser testada para gravidez, mas a falta do sangramento pode decorrer da supressão do eixo hipotálamo-hipófise-ovariano e não indica qualquer problema de saúde.[7]

Contraceptivos orais combinados

Trata-se do método mais utilizado no mundo todo e consiste na administração de um estrógeno e um progestógeno. Os contraceptivos orais combinados (COC) também podem ser classificados em gerações, na dependência da dose do estrógeno, de sua composição e da época de sua introdução no mercado norte-americano (Quadro 56.3).[5] Os COCs podem, ainda, ser categorizados como monofásicos (mesma dose de estrógeno e progestógeno em todos os comprimidos da cartela), bifásicos (duas doses diferentes de estrógeno e progestógeno), trifásicos (três doses diferentes) e quadrifásicos (quatro doses diferentes).[5] A separação em fases tem como principal objetivo o controle do ciclo em mulheres que sangram durante o uso de COCs monofásicos, que são os mais prescritos na prática clínica diária.[5]

Quadro 56.3 Classificação dos contraceptivos orais combinados (COC) de acordo com a geração.

Geração	Composição
Primeira	COC com dose de EE ≥ 50 μg associado a um dos progestógenos: noretindrona, noretisterona, linestrenol ou noretinodrel
Segunda	COC com dose de EE < 50 μg associado a um dos progestógenos: levonorgestrel ou norgestrel
Terceira	COC com dose de EE < 50 μg associado a um dos progestógenos: gestodeno, desogestrel ou norgestimato
Sem classificação	COC com dose de EE < 50 μg associado a um dos progestógenos: drospirenona,* clormadinona* e ciproterona. Os COCs com estrógeno natural enquadram-se no grupo "sem classificação"

*Alguns autores classificam os COCs contendo esses progestógenos como de quarta geração. EE: etinilestradiol. (Adaptado de Macedo, 2022.[5])

O etinilestradiol (EE) é o estrógeno mais comumente utilizado nos COCs e tem meia-vida mais prolongada e maior potência do que o estradiol, principalmente na indução de proteínas hepáticas sensíveis ao estrógeno. Inicialmente, ele foi empregado em doses elevadas (50 μg/dia), mas atualmente seu uso é recomendado em menores doses, variando entre 30 e 15 μg/dia (Quadro 56.4).[5,6] Novas formulações de COC com estrógenos naturais, valerato de estradiol e 17β-estradiol, foram mais recentemente comercializadas. Essas formulações exercem menor indução de proteínas hepáticas,[8] mas ainda não há estudos que confirmem menores riscos de fenômenos tromboembólicos e de complicações cardiovasculares com elas.[5]

Com relação aos progestógenos, aqueles derivados do anel 19-nortestosterona, principalmente os mais antigos, classificados em 1ª e 2ª gerações, estão mais associados a efeitos androgênicos indesejáveis, como acne, oleosidade facial e diminuição do HDL-colesterol. Os progestógenos derivados da estrutura da progesterona e da espironolactona apresentam menor ação androgênica (Figura 56.1).[9]

Contraceptivos de progestógenos isolados

Esses contraceptivos apresentam apenas o progestógeno na sua formulação. As pílulas de progestógenos (PP) estão particularmente indicadas no período pós-parto e durante a amamentação,[10-12] mas também são uma boa opção para mulheres com contraindicação para o uso dos estrógenos.[13]

No Brasil, estão disponíveis as pílulas de acetato de noretisterona, desogestrel e, mais recentemente, de drosperinona. O principal mecanismo de ação das pílulas de desogestrel e drosperinona é a inibição da ovulação, de modo que são mais eficientes; o principal mecanismo contraceptivo do acetato de noretisterona é a alteração do muco cervical (Quadro 56.5).[5,11]

O principal benefício das PPs é a ausência de efeitos prejudiciais ao sistema de coagulação e, portanto, a inexistência de relação com eventos tromboembólicos.[11,12] O padrão de sangramento das PPs é dependente do regime posológico. Acetato de noretisterona e desogestrel são administrados em esquema contínuo, e o padrão de sangramento pode variar desde amenorreia (40 a 60% dos casos) até *spotting* ou mesmo irregularidade menstrual. A irregularidade menstrual é justamente o principal inconveniente das PPs, levando à descontinuação do tratamento com taxas superiores às observadas nos COCs.[5,11,12]

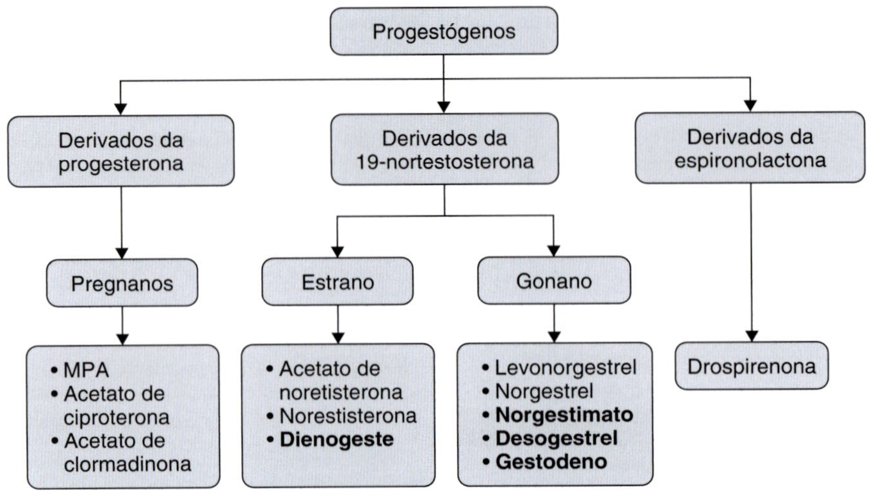

Figura 56.1 Classificação dos progestógenos de acordo com sua estrutura química. Progestógenos estranos e gonanos *em negrito* são os mais recentes, classificados como de 3ª e 4ª gerações, ao passo que os demais são os mais antigos, categorizados como de 2ª geração. MPA: acetato de medroxiprogesterona.

Quadro 56.4 Exemplos de contraceptivos orais combinados monofásicos comercializados no Brasil.

Nome comercial	Estrógeno	Dose	Progestógeno	Fabricante
Mirelle®	EE	15 μg	Gestodeno	Bayer
Adoless®	EE	15 μg	Gestodeno	Farmoquímica
Mínima®	EE	15 μg	Gestodeno	Medley
Yaz®	EE	20 μg	Drospirenona	Bayer
Allestra®	EE	20 μg	Gestodeno	Aché
Diminut®	EE	20 μg	Gestodeno	Libbs
Femiane®	EE	20 μg	Gestodeno	Bayer
Harmonet®	EE	20 μg	Gestodeno	Wyeth/Pfizer
Mercilon®	EE	20 μg	Desogestrel	MS&D
Femina®	EE	20 μg	Desogestrel	Aché
Belara®	EE	30 μg	Clormadinona	Grünenthal
Yasmin®	EE	30 μg	Drospirenona	Bayer
Minulet®	EE	30 μg	Gestodeno	Wyeth/Pfizer
Tâmisa®	EE	20 μg	Gestodeno	Eurofarma
Tâmisa 15®	EE	15 μg	Gestodeno	Eurofarma
Ciclo 21®	EE	30 μg	Levonorgestrel	União Química
Microdiol	EE	30 μg	Desogestrel	MS&D
Qlaira®	VE	2 mg	Dienogeste	Bayer
Stezza®	E	2,5 mg	Nomegestrol	MSD

E: estradiol; EE: etinilestradiol; VE: valerato de estradiol.

Quadro 56.5 Exemplos de contraceptivos orais de progestógenos isolados comercializados no Brasil.

Nome comercial	Progestógeno	Dose (mg)	Fabricante
Norestin®	Noretisterona	0,35	Biolab
Cerazette®	Desogestrel	0,75	MSD
Nactali®	Desogestrel	0,75	Libbs
Kelly®	Desogestrel	0,75	Sigma-Pharma
Slinda®	Drosperinona	4	Exeltis
Ammy®	Drosperinona	4	Mantecorp Farmasa
Exluton®	Linestrenol	0,5	Organon do Brasil

A drosperinona é administrada no esquema de 24 dias com pausa de 4 dias, de modo que geralmente tem padrão de sangramento mais previsível.[13] Os demais contraceptivos que apresentam apenas o progestógeno na sua formulação devem ser utilizados de forma contínua, sem pausa, no mesmo horário.

As PPs ou minipílulas estão particularmente indicadas no período pós-parto e durante a amamentação.[10-12] Como a progesterona não interfere na lactação, diferentemente do estrógeno, as PP são os contraceptivos orais ideais para mulheres que estão amamentando.[7] São também uma boa opção para mulheres com contraindicação para o uso dos estrógenos.[7] A minipílula de desogestrel comprovou ter eficácia similar à dos COCs, sendo, portanto, a mais indicada.[5,11]

As mulheres que recebem a prescrição de PP devem ser orientadas sobre a mudança do padrão de sangramento e de que amenorreia ocorre em 40 a 60% das usuárias (normalmente após 6 meses de uso do método).

Contraceptivos hormonais injetáveis

Os CH também estão disponíveis na forma de injeções mensais, que consistem na combinação do estrógeno e progestógeno, e injeções para uso trimestral, compostas apenas de progestógeno (geralmente, o acetato de medroxiprogesterona de depósito) (Quadro 56.6).[4,14]

O acetato de medroxiprogesterona depósito está associado com concentrações mais baixas de estradiol quando comparado com desogestrel e drosperinona oral, em virtude de sua maior capacidade de supressão do eixo gonadotrófico, o que pode levar à diminuição da massa óssea. Uma revisão sistemática demonstrou diminuição da massa óssea em mulheres em uso de acetato de medroxiprogesterona *depot versus* não usuárias, mas houve recuperação da massa óssea após a suspensão do uso.[15]

O acetato de medroxiprogesterona pode levar à amenorreia em até 50 a 80% das usuárias, e o bloqueio do eixo pode ser prolongado, podendo ter persistência da irregularidade menstrual por até 12 meses; logo, é um método adequando para quem se beneficia da amenorreia, mas inadequado para quem deseja uma gestação em um período curto.

Sistema intrauterino liberador de levonorgestrel (SIU-LNG)

Consiste em dispositivo de polietileno, em formato de T, com um reservatório hormonal ao redor da haste, que libera levonorgestrel (LNG) continuamente na cavidade uterina. Atualmente, no mercado brasileiro, existem dois tipos de SIU-LNG com nome comercial de Mirena® (contém 52 mg de LNG e libera em média 20 μg de LNG/dia) e Kyleena®. Ambos foram idealizados para contracepção por 5 anos; mais recentemente, um estudo de extensão do uso de Mirena® mostrou que este foi seguro e eficaz por 8 anos.[16] Como qualquer método de progestógeno, a mulher deve ser orientada sobre a mudança do padrão de sangramento e de que a amenorreia pode ocorrer em 20 a 60% das usuárias (geralmente após 6 meses de uso). Trata-se de um método seguro para ser introduzido no pós-parto. O ponto forte do SIU-LNG 19,5 mg é ser menor e mais fino, de modo que está associado à menor dor durante sua inserção.[4,5,17,18]

Anel contraceptivo intravaginal

Esse anel consiste na combinação de EE e etonogestrel (ENG); é flexível e transparente e deve ser inserido na vagina e mantido por 3 semanas, seguido por 1 semana de pausa.[4]

Adesivo (patch) transdérmico

No mercado brasileiro, dispõe-se apenas da combinação de EE e norelgestromina. Os adesivos devem ser colocados em pele limpa e seca, em regiões de pouco atrito, como abdome, dorso ou nádegas, e trocados semanalmente ao completar 3 semanas, seguidos por 1 semana de pausa, sem adesivo. Não colocar na região das mamas, pois isso aumenta o risco de mastodinia.[4,14,17]

Implante de etonogestrel subcutâneo

O implante de ENG é um dos métodos mais eficientes de contracepção. Sua inserção e remoção são procedimentos minimamente invasivos e sua duração costuma ser de 3 anos. Como qualquer método de progestógeno, a mulher deve ser orientada quanto à mudança do padrão de sangramento, ao fato de que amenorreia pode ocorrer em até 40% das mulheres e que um padrão favorável de sangramento é alcançado em 8% delas. O implante de ENG representa um método seguro para ser implementado no pós-parto.[4,14,17]

Métodos não hormonais

Dispositivo intrauterino de cobre e prata

Consiste em um dispositivo de polietileno, em formato de T no caso do DIU de cobre e Y no caso do DIU de prata contendo cobre. A efetividade contraceptiva ocorre pela liberação contínua do metal cobre na cavidade uterina, interferindo, assim, na fecundação e na implantação do óvulo fecundado na parede uterina (nidação). O DIU de prata é um pouco menor, o que facilita sua inserção e retirada.

Ligadura tubária

Trata-se de um método de contracepção definitivo.

Outros métodos

Preservativo feminino e diafragma são dispositivos de látex que devem ser colocados na vagina e funcionam como métodos de barreira. Os espermicidas são agentes químicos produzidos em diversas apresentações – gel, creme, espuma – que matam os espermatozoides. Esses métodos dependem da colocação correta dos dispositivos antes da atividade sexual e devem permanecer por 6 a 8 horas após o fim da relação sexual.[4,14,17]

Quadro 56.6 Exemplos de contraceptivos injetáveis para aplicação intramuscular (IM) mensal comercializados no Brasil.

Nome comercial	Estrógeno	mg/mℓ	Progestógeno	mg/mℓ	Fabricante
Genérico	Valerato de estradiol	5 mg	Enantato de noretisterona	50 mg	Eurofarma
Mesigyna®	Valerato de estradiol	5 mg	Enantato de noretisterona	50 mg	Bayer
Genérico	Enantato de estradiol	10 mg	Algestona acetofenida	150 mg	Germed
Depomês®	Cipionato de estradiol	5 mg	Acetato de medroxiprogesterona*	25 mg	Biolab

*Contraceptivos para aplicação trimestral IM, à base de acetato de medroxiprogesterona: Depo Provera® (Wyeth); Demedrox® (União Química) etc.

Mecanismos de ação

Na contracepção hormonal, o maior responsável é o progestógeno, cujo principal mecanismo é a inibição da secreção de gonadotrofinas. Para que isso ocorra, sua administração deve ser iniciada até o quinto dia do ciclo. Além da inibição da secreção diária, observa-se supressão do pico do LH, que desencadearia a ovulação. Efeitos contraceptivos adicionais dos progestógenos incluem:

- Mudanças nas características do muco cervical, tornando-o mais espesso e dificultando a penetração dos espermatozoides
- Inibição da secreção e da peristalse das trompas, que auxiliam a captação e o transporte de óvulos e espermatozoides
- Promoção de um endométrio decidualizado, pouco proliferado e menos receptivo à nidação. Por isso, escapes menstruais frequentemente ocorrem com o uso de contraceptivos de progestógenos isolados.[4,5,14,17]

A adição de estrógenos aos progestógenos proporcionou maior estabilidade ao endométrio e, portanto, melhor controle do ciclo, evitando os sangramentos de escape. Como mecanismo contraceptivo adicional, os estrógenos também inibem a secreção do FSH e aumentam o número de receptores a progestógenos.[4,5,14,17]

Por praticidade e menos sangramentos indesejados, os COCs tornaram-se a opção mais amplamente utilizada e a primeira escolha para contraceptivo hormonal, exceto em situações especiais (ver seção "Critérios de elegibilidade").[5,10,14]

A contracepção hormonal de emergência abrange pílulas só de progestógenos ou combinadas, em doses maiores que as habituais, até 5 dias depois de uma relação desprotegida. Essas pílulas funcionam mediante o bloqueio do pico de LH, que desencadeia a ovulação, por isso sua eficácia é maior quando aplicadas dias antes da ovulação, e nula quando administradas no dia ou após a ovulação.[4,5,14,17]

Os DIUs de cobre e cobre e prata alteram os fluidos na cavidade uterina, a motilidade e a integridade do esperma, inviabilizando a fertilização e a nidação.[14] Já o sistema intrauterino (SIU) apresenta ação local e inclui alguma ação hormonal, por liberar LNG no endométrio, fazendo-o se tornar atrófico, interferindo no muco cervical e inibindo a ovulação em 20% das mulheres, embora esse não seja o seu principal mecanismo de ação.[14,18]

Métodos como diafragma e preservativos com ou sem espermicidas funcionam como barreiras à fertilização. Embora tenham menor eficácia, previnem ISTs. Laqueadura tubária é um método cirúrgico definitivo de contracepção.[14]

Eficácia

Os CHs atuais são muito eficazes, sem diferença entre a PP comparada com os COCs. É importante que a mulher saiba que nenhum método é infalível, mas que o uso correto de qualquer um deles minimiza as chances de falhas. Em cada contraceptivo, há a taxa de falha inerente ao método (quando há uso perfeito ou teórico) e a taxa de falha associada ao uso típico do método. O SIU de LNG de baixa dose apresentou taxa de falha um pouco maior que o SIU convencional: 0,3 em vez de 0,2 mulher em 100 tiveram a menor taxa de falha esperada em 1 ano. Quanto mais o método depender da usuária, maior será a diferença entre a taxa de falha menor esperada, obtida mediante estudos clínicos supervisionados, comparada com as taxas da vida real ou de uso típico (Quadro 56.7).[4,5,14,17]

Quadro 56.7 Taxas de falhas de diferentes métodos contraceptivos durante o primeiro ano de uso e percentual de continuidade ao final do primeiro ano.

Método	Taxa de falha do método (%) em 100 mulheres em 1 ano		Taxa de continuidade do método após 1 ano (%)
	Em uso típico	Menor taxa esperada	
Nenhum	85	85	n/d
Espermicida	29	18	42
Coito interrompido	27	4	43
Abstinência periódica	29	1 a 9	51
Diafragma	16	6	57
Preservativos			
Feminino	21	5	49
Masculino	15	2	53
Hormonais orais			
Pílula combinada	8	0,3	68
Pílula só de progestógeno	8	0,3	68
Hormonais não orais			
Adesivo/anel	8	0,3	68
Injetável trimestral	3	0,2	56
SIU-LNG	0,1	0,2	81
Implante de liberador de ENG	0,05	0,05	84
DIU de cobre	0,8	0,6	78
Laqueadura tubária	0,5	0,5	100

n/d: não disponível; DIU: dispositivo intrauterino; ENG: etonogestrel; SIU-LNG: sistema intrauterino liberador de levonorgestrel convencional. (Adaptado de Macedo, 2022.[5])

Efeitos adversos

Os efeitos adversos relacionados aos CHs têm diminuído desde a redução das doses dos hormônios, em particular da dose do EE para menos do que 50 µg/dia. Os principais efeitos adversos são cefaleia, náuseas, tontura, alterações de humor, mastalgia, diminuição da libido e alterações menstruais (Quadro 56.8). Nos casos de sangramentos excessivos e efeitos não tolerados, aumento da dose dos estrógenos, modificação do tipo de progestógenos e uso de formas não orais são possibilidades para adequação do uso.[4,14,17]

Grandes estudos populacionais demonstraram que o EE está associado ao aumento de risco de tromboembolismo venoso e de doenças cardio e cerebrovasculares em todas as suas apresentações – a saber, COC, injetável combinado mensal, adesivos e anel intravaginal, embora esse aumento de risco seja pequeno (ver seção "Contraceptivos hormonais e risco de trombose").[19,20] O aparecimento de enxaqueca com aura ou seu agravamento na vigência do uso de COC são complicações que obrigam a interrupção do contraceptivo hormonal, pois podem significar um sintoma premonitório de doença cerebrovascular.[5,17]

Os progestógenos orais, os presentes no SIU-LNG e os implantes não estão associados ao aumento de risco de tromboembolismo e de doença cardiovascular.[21] Os efeitos indesejados mais comuns desses métodos são os escapes prolongados e não previsíveis nos primeiros meses de uso. Os progestógenos injetáveis parecem estar associados ao aumento de risco de tromboembolismo venoso, diferentemente das outras apresentações.[14,21] O DIU de cobre também pode apresentar sangramento prolongado nos primeiros meses e, mais raramente, doença inflamatória pélvica e perfuração uterina.[5,14]

CRITÉRIOS DE ELEGIBILIDADE

A prescrição de qualquer contraceptivo atualmente é guiada pelos critérios médicos de elegibilidade elaborados periodicamente pela Organização Mundial da Saúde (OMS). O mais recente foi publicado em 2015.[22] Esses critérios representam um consenso das indicações e contraindicações nas mais variadas situações clínicas e podem ser acessadas gratuitamente no *site* da OMS. O Quadro 56.9 apresenta as categorias e significados clínicos propostos pela OMS; o Quadro 56.10 demonstra algumas das situações clínicas mais comuns para prescrição de contraceptivos.

É fundamental destacar que, em contracepção, a mudança da via de administração do estrógeno não representa menor impacto metabólico, ao contrário do que ocorre com a terapia hormonal na menopausa (TH). O etinilestradiol, que é comumente utilizado em contracepção, induz alterações hepáticas semelhantes, independentemente da via administrada, em vista de sua elevada potência biológica, comparado com o estradiol utilizado na TH.[23]

BENEFÍCIOS EXTRACONTRACEPTIVOS DOS CONTRACEPTIVOS HORMONAIS

Muitas mulheres iniciarão o uso de contraceptivos por seus benefícios não contraceptivos (Quadros 56.11 e 56.12). Em um estudo realizado entre 2010 e 2021, em 91.313 mulheres que iniciaram o uso de CHC, este foi prescrito apenas para contracepção em 56,5% dos casos e por outras razões terapêuticas em 42,5%, com (33,5%) ou sem finalidade contraceptiva adicional (9,1%). Os motivos para a prescrição foram tratamento de irregularidades do ciclo (44,3%), dores menstruais (39,5%), sangramento menstrual intenso ou prolongado (25,5%), acne (9%), cistos ovarianos (8,2%), síndrome dos ovários policísticos (6,2%), síndrome pré-menstrual (5,3%) e endometriose (5%).[24] É importante que esses efeitos sejam conhecidos pelas usuárias, pois contribuem para a adesão ao tratamento.

Quadro 56.8 Efeitos adversos relacionados com estrógenos e progestógenos.

Efeitos estrogênicos	Náuseas, vômitos, mastalgia, cefaleia, irritabilidade, edema
Efeitos decorrentes dos progestógenos	Aumento de apetite, acne e oleosidade da pele, sangramento uterino irregular, edema, aumento de peso

SITUAÇÕES ESPECIAIS

Adolescência

A idade não contraindica qualquer método contraceptivo. Preservativos e coito interrompido, seguidos das pílulas combinadas, são as opções mais utilizadas por adolescentes. Entretanto, os métodos que dependem do uso correto nessa faixa etária apresentam maior número de falhas e menor continuidade quando comparados com casos de mulheres adultas. Em estudos de vida real, os métodos de curta duração têm taxa de falha quase 22 vezes maior que os métodos reversíveis de ação prolongada (LARCs), e as falhas são mais frequentes em mulheres com idade inferior a 21 anos.[26]

Dessa forma, os LARCs, como DIUs, SIUs e o implante de ENG, vêm sendo considerados as opções de melhor custo-benefício, porém deve-se lembrar das dificuldades de acesso e aceitabilidade pela adolescente, além de que métodos intrauterinos apresentam maior propensão à expulsão em nulíparas. O implante é subdérmico e aplicado com anestesia local. Como tem duração de 3 anos, alta eficácia contraceptiva e não requer exame ginecológico prévio, tem se popularizado nessa faixa etária.[27]

Sabendo que são os métodos mais comumente aceitos entre as adolescentes, os COCs e os preservativos devem ser aconselhados pelo profissional de saúde. Vias não orais, como a de depósito, a transdérmica e a vaginal, são boas opções, já que permitem níveis séricos mais constantes e dosagens menores, além de dispensar a tomada diária de pílula. Métodos hormonais antes da menarca não são recomendados, em vista de interferência sobre o eixo gonadal. Também é importante lembrar que não existem evidências que suportem a relação causal entre ganho de peso e CH em qualquer faixa etária, já que essa é uma preocupação frequente.[28]

O conhecimento dos benefícios extracontraceptivos contribui para a adesão ao método (redução da tensão pré-menstrual e da dismenorreia, regularização de ciclos, controle da endometriose e dos sinais do hiperandrogenismo) e devem ser informados

Quadro 56.9 Critérios da Organização Mundial da Saúde para elegibilidade de métodos contraceptivos.

Categoria	Classificação	Interpretação
1	Não existe restrição para o uso do método	Prescreva em quaisquer circunstâncias
2	As vantagens do método geralmente se sobrepõem aos riscos	Prescreva de modo geral
3	Os riscos do método sobrepõem-se às vantagens	Não prescreva, a menos que métodos mais adequados não estejam disponíveis ou não sejam aceitáveis
4	Risco inaceitável caso o método seja utilizado	Não prescreva

Adaptado de WHO, 2015.[22]

Quadro 56.10 Situações clínicas frequentes e uso de contraceptivos hormonais.

	Progestógeno isolado		Contraceptivo combinado	
Situação clínica	**Oral; implante; SIU-LNG**	**Injetável**	**Oral; vaginal; transdérmico**	**Injetável**
HAS				
HAS controlada	2	1	3	3
Níveis elevados de PA (mmHg)				
PAS > 140 a 159 ou PAD $= 90$ a 99	1	2	3	3
PAS ≥ 160 ou PAD ≥ 100	2	3	4	4
Doença vascular	2	3	4	4
Obesidade	1	1	2	2
Tabagismo				
Idade < 35 anos	1	1	2	2
Idade ≥ 35 anos				
< 15 cigarros/dia	1	1	3	3
≥ 15 cigarros/dia	1	1	4	3
Diabetes melito				
Sem lesão de órgão-alvo e < 20 anos de doença	2	2	2	2
Com lesão de órgão-alvo ou ≥ 20 anos de doença	2	3	3/4*	3/4*
Dislipidemia				
Sem fator de risco para DCV	2	2	2	2
Com fator de risco para DCV	2	3	3/4*	3/4*
Doença cardíaca isquêmica (atual ou prévia) ou AVC	2	3	4	4
Cefaleias**				
Enxaqueca sem aura				
Idade < 35 anos	2	1	2	2
Idade ≥ 35 anos	2	1	3	3
Enxaqueca com aura (qualquer idade)	4	4	4	4
Outras cefaleias	1	1	1	1
Mutações pró-trombóticas (fator V de Leiden, protrombina, deficiência de proteínas S, C e antitrombina)	2	2	4	4

*Dependendo da gravidade de cada caso. **Classificação para mulheres sem nenhum fator de risco para acidente vascular cerebral (AVC). O aumento de risco de AVC aumenta com idade, hipertensão ou tabagismo. Obs.: os números de 1 a 4 referem-se às categorias de risco citadas no Quadro 56.9. DCV: doença cardiovascular; HAS: hipertensão arterial sistêmica; PA: pressão arterial; PAD: pressão arterial diastólica; PAS: pressão arterial sistólica; SIU- LNG: sistema intrauterino liberador de levonorgestrel. (Adaptado de Macedo, 2022;[5] WHO, 2015.[22])

Quadro 56.11 Morbidades cujos tratamento, prevenção e redução de risco são promovidos pelo uso dos contraceptivos hormonais combinados.

- Redução de mortalidade materna
- Redução de sangramento menstrual e indução de amenorreia, em especial em regime estendido
- Redução da dismenorreia
- Regularização do ciclo menstrual
- Redução de dor pélvica causada por adenomiose ou endometriose
- Redução de sinais de hiperandrogenismo
- Redução de sintomas de tensão pré-menstrual, principalmente com esquemas estendidos ou contínuos
- Redução de gestação ectópica
- Redução de risco de câncer de endométrio (50%; quanto maior for o uso, maior será a redução de risco, com permanência de efeito por até 20 anos), ovário (20% para cada 5 anos de uso) e colorretal (18%, sendo maior se o uso for recente)
- Prevenção de enxaqueca relacionada com a menstruação com uso contínuo. Se a enxaqueca persistir, optar por contraceptivo de progestógeno isolado. Com essa opção, amenorreia ocorre em 20 a 40% das usuárias, geralmente após 6 meses de uso

Adaptado de Macedo, 2022.[5]

Quadro 56.12 Morbidades cujos tratamento, prevenção e redução de risco são promovidos pelo uso dos contraceptivos hormonais de progestógenos isolados.

SIU-LNG ▪ Redução de mortalidade materna ▪ Redução de sangramento menstrual – o SIU-LNG 52 mg é o método que mais reduz o volume menstrual, chegando a até 90%. Indução de amenorreia em 20 a 40% das usuárias, geralmente após 6 meses de uso ▪ Redução de hiperplasia endometrial ▪ Redução de risco de câncer de endométrio ▪ Redução de pólipos endometriais em usuárias de tamoxifeno ▪ Redução da dismenorreia e de dor pélvica causada por adenomiose ou endometriose
Implante de etonorgestrel ▪ Redução de mortalidade materna ▪ Redução de dismenorreia e de sangramento menstrual ▪ Redução de dor pélvica causada por adenomiose ou endometriose
AMPD ▪ Redução de mortalidade materna ▪ Redução de volume menstrual ▪ Redução de dor pélvica causada por endometriose ou adenomiose ▪ Redução de crises de falcização
Pílula de progestógeno ▪ Redução de mortalidade materna ▪ Redução de dismenorreia e de sangramento menstrual ▪ Redução de dor pélvica causada por adenomiose ou endometriose

AMPD: acetato de medroxiprogesterona de depósito; SIU-LNG: sistema intrauterino liberador de levonorgestrel. (Adaptado de Bahamondes et al., 2015.[25])

às pacientes. A redução da acne ocorre com o uso de todos os contraceptivos orais, incluindo os de baixa dose, ainda que contenham progestógenos com perfil mais androgênico. No entanto, quando há acne severa ou hirsutismo, progestógenos com ação antiandrogênica (p. ex., ciproterona, drospirenona, clormadinona) são preferidos.

O acetato de medroxiprogesterona de depósito (AMPD) trimestral injetável pode levar à redução de densidade mineral óssea ao longo do tempo de uso em adolescentes (menor que 1 desvio-padrão), além de prejudicar o ganho de massa óssea naquelas que ainda não atingiram o seu pico.[29] Essa redução é reversível e não se sabe se está associada ao aumento do risco de fratura. Estudos prospectivos sugerem que CHCs com doses de etinilestradiol < 30 μg podem prejudicar o pico de massa óssea, em particular se iniciados nos primeiros 3 anos após a menarca.[30] Isso porque a produção de hormônio do crescimento (GH) e fator de crescimento semelhante à insulina 1 (IGF1) tem concentrações variadas durante o ciclo menstrual. Essa variabilidade se perde com o estrógeno exógeno, e, com isso, a resposta do IGF1 ao GH é atenuada.[29]

Especificamente nessa faixa etária, o uso concomitante de preservativos deve sempre ser incentivado, independentemente do método contraceptivo escolhido, uma vez que cerca de 50% de todas as ISTs ocorrem na faixa etária de 15 a 24 anos. As adolescentes que usam LARCs têm 60% menos probabilidade de usar preservativos do que aquelas que usam contraceptivos orais.[31] Lembretes digitais para evitar esquecimentos de pílulas e aplicativos que auxiliam o controle do ciclo menstrual são boas ferramentas para o aumento da efetividade dos métodos que dependem da paciente.[32]

Perimenopausa

Na transição menopáusica, a fecundidade é menor, porém a taxa de abortos chega a 54,5% aos 42 anos e a 74,7% em mulheres a partir dos 45 anos.[33] Além disso, as gestações em mulheres com mais de 40 anos apresentam maior risco de complicações, como diabetes gestacional, pré-eclâmpsia e placenta prévia. Observa-se, inicialmente, insuficiência de corpo-lúteo, seguida de ciclos anovulatórios cada vez mais frequentes. O médico deve promover a conscientização sobre a fertilidade ainda potencial até a última menstruação, caracterizada por amenorreia há mais de 1 ano, e alertar sobre as ovulações imprevisíveis na irregularidade menstrual da transição climatérica.[34]

Como o primeiro hormônio a se reduzir é a progesterona, os CHs à base de progestógenos, orais ou não, podem executar um papel duplo: garantir anovulação e contrabalançar a exposição estrogênica proliferativa no endométrio. O SIU-LNG, por sua longa duração, pode ser inserido na pré-menopausa e mantido após a menopausa como parte da terapia de reposição hormonal, fazendo o papel de um progestógeno com ação local somente.[4,17]

Embora a idade por si só não seja uma contraindicação ao uso de CHC, muitas mulheres poderão ter morbidades que os tornem menos elegíveis (ver seção "Critérios de elegibilidade"). Para as que não têm, em uma fase posterior em que ainda haja necessidade de contracepção, associada a sintomas intermitentes de hipoestrogenismo, o estradiol presente nos novos CHCs orais em tese tem vantagens para mulheres com mais de 40 anos, quando comparado com o etinilestradiol. Os novos esquemas com menores doses, intervalo mais curto sem hormônios ou uso prolongado ou flexível podem aliviar cefaleia e síndrome pré-menstrual, que podem piorar nesse período, além de controlar o sangramento.[34]

Em contrapartida, ao promoverem ciclos regulares, os CHCs podem mascarar a transição menopáusica, cuja fase seria elucidada por métodos indiretos, como dosagens hormonais.[4,14]

Síndrome dos ovários policísticos

Os COC são o tratamento de primeira escolha para as manifestações hiperandrogênicas (como acne e hirsutismo) e irregularidade menstrual na síndrome dos ovários policísticos (SOP), tanto em mulheres adultas quanto adolescentes. Não existe vantagens do uso de doses de EE ≥ 30 mcg comparadas com COC de baixa dose de EE (< 30 mcg). De acordo com novo o consenso, devemos dar preferência à baixa dose de estrógeno, preferencialmente com progestógenos de ação antiandrogênica (drospirenona, ciproterona, dienogeste).[35] Os COCs melhoram o hiperandrogenismo, pois promovem a inibição de LH e seu estímulo sobre a produção ovariana de andrógenos, ao passo que os estrógenos levam ao aumento da globulina ligadora de hormônios sexuais (SHBG), com diminuição dos andrógenos livres, além de alguns progestógenos terem ação inibitória dos receptores de andrógenos.[30] Esses medicamentos também tratam a irregularidade menstrual e promovem proteção contra hiperplasia endometrial/câncer de endométrio.[35,36] Além disso, o consenso reitera que a combinação de EE 35 μg e acetato de ciproterona 2 mg deve ser considerada um tratamento de segunda linha.[35]

Vale ressaltar que as pacientes com SOP apresentam risco aumentado para vários fatores de risco cardiovascular, como resistência insulínica, obesidade, intolerância à glicose, diabetes, perfil lipídico desfavorável, hipertensão arterial sistêmica e apneia obstrutiva do sono. Portanto, as pacientes devem ser avaliadas quanto às comorbidades, e os riscos e benefícios devem ser avaliados individualmente quando o profissional for indicar métodos contraceptivos para essas pacientes.[4,5,17,35]

Nos casos em que o uso dos estrógenos for contraindicado para mulheres com SOP que precisem de contracepção para associar ao tratamento com antiandrógenos, os métodos que usam progestógenos isolados, como oral, SIU-LNG, implante de ENG e DIU de cobre, são opções seguras.[35,36]

Obesidade

A maioria das mulheres com obesidade tem ciclos regulares, ovula e não tem hiperandrogenismo, embora a associação com a SOP seja mais prevalente do que naquelas com peso normal. Independentemente do diagnóstico de SOP, obesidade e sobrepeso aumentam o risco de irregularidade menstrual e estão associados a maior incidência de eventos adversos na gravidez, como diabetes gestacional, hipertensão e parto prematuro.[37] No entanto, os estudos de desenvolvimento de contraceptivos excluíram mulheres que estivessem acima de 130% de seu peso ideal, levando a uma lacuna no conhecimento sobre eficácia e segurança de contraceptivos na obesidade,[38] especialmente nas categorias com maiores índice de massa corporal. Há relatos isolados sobre menor eficácia dos contraceptivos orais de baixa dose, do adesivo hormonal combinado e da contracepção de emergência em mulheres com obesidade, embora ainda faltem estudos randomizados com maior grau de evidência na literatura.

Após o uso de COC de baixa dose (20 µg de EE/150 µg de LNG), mulheres com obesidade apresentaram meia-vida maior e mais tempo para atingir o estado de equilíbrio do LNG, quando comparadas com aquelas de peso normal (média de 13 *versus* 5 dias, respectivamente),[37] o que pode comprometer o efeito de inibição do pico ovulatório. Da mesma forma, menores níveis séricos do progestógeno norelgestromina, presente no adesivo combinado, foram observados nas mulheres com obesidade, quando comparados com os níveis de mulheres de peso normal, bem como de LNG presente no SIU, embora esse não seja o seu mecanismo contraceptivo principal. Na contracepção de emergência, a concentração sérica máxima de LNG foi 50% menor nas mulheres com obesidade, quando comparadas com aquelas de peso normal, e, quando se dobrou a dose única de 1,5 para 3 mg nas mulheres com obesidade, os parâmetros farmacocinéticos se normalizaram.[4,5,14,17]

Estudos maiores que englobaram pacientes usando diferentes tipos de CH não mostraram eficácia reduzida nas mulheres com obesidade. Não está claro se o tipo de progestógeno ou o número de dias de pausa influencia a eficácia desses contraceptivos nesse grupo de mulheres. Por outro lado, as mulheres com obesidade têm maior risco de tromboembolismo venoso. Maior dose estrogênica e o tipo de progestógeno podem ser deletérios (ver seção "Contraceptivos hormonais e risco de trombose").[4,17]

Nenhum método atualmente é proscrito na obesidade isolada, mas maiores estudos sobre eficácia são necessários nessa população. DIU, SIU-LNG e implantes de progestógenos parecem manter o mesmo efeito, independentemente do peso corporal.[38,39]

Cirurgia bariátrica

Após a perda rápida inicial de peso, a fertilidade aumenta, mas os riscos materno-fetais persistem altos por algum tempo. Como recomendação de segurança, essas mulheres são aconselhadas a evitar gestações por pelo menos 12 meses após o procedimento e até que o peso tenha se estabilizado. Contudo, as mudanças no trato gastrintestinal afetam a absorção dos contraceptivos hormonais, com descrição de maior taxa de falha dos contraceptivos orais; por isso, tem-se recomendado, logo após o procedimento, o uso de contracepção não oral reversível de ação prolongada, como implantes, DIU ou SIU.[40]

Diabetes melito

Os riscos associados ao descontrole glicêmico na gravidez são bem conhecidos, englobando abortos, anomalias congênitas, hipoglicemia e maior mortalidade perinatal. Portanto, a contracepção é fundamental em diabéticas para evitar gravidez não intencional e na preparação metabólica quando ela é planejada.[17,41]

Em relação aos CHs, nas mulheres com diabetes melito (DM) há menos de 20 anos e sem complicações vasculares, os combinados podem ser utilizados, preferencialmente os de menor dose estrogênica (20 µg de EE),[41] já que estudos demonstraram que os com dose de EE menor que 35 µg não afetaram as concentrações de glicose ou insulina.[42] Uma revisão da Cochrane também não evidenciou efeito dos CHC no metabolismo de carboidratos ou lipídeos em diabéticas (embora haja poucos estudos).[43] Quando a duração do diabetes é > 20 anos ou há complicações micro ou macrovasculares, a OMS recomenda o uso de progestógenos isolados, DIU ou SIU-LNG, que se mostraram seguros.[22]

Os DIUs e SIUs são indicados para mulheres com DMs tipo 1 e tipo 2. Contraceptivos injetáveis (acetato de medroxiprogesterona) não são contraindicados para mulheres diabéticas saudáveis. Os implantes anticoncepcionais são adequados para mulheres com diabetes. As pílulas anticoncepcionais de emergência são adequadas para todas as mulheres com DM para evitar gravidez indesejada.[41]

Endometriose

A contracepção na endometriose pode ser realizada com progestógenos isolados ou com métodos hormonais combinados.[44] Os progestógenos administrados de forma contínua resultam em bloqueio ovulatório e reduzem a dor pélvica,[45,46] a dismenorreia e a dispareunia. Nenhuma combinação ou via de administração mostrou-se superior no tratamento clínico da endometriose, e ainda não há consenso sobre se a administração deve ser contínua ou cíclica, embora o regime contínuo seja preferido, principalmente por menores taxas de dismenorreia. Também não há consenso sobre a superioridade de qualquer contraceptivo hormonal específico na prevenção de recorrência após a cirurgia.[47]

CONTRACEPTIVOS HORMONAIS E RISCO DE TROMBOSE

Os estrógenos aumentam as concentrações de fibrinogênio, protrombina, D-dímero, plasminogênio e outros fatores pró-coagulantes e diminuem fatores anticoagulantes produzidos pelo fígado. Os grandes estudos de coortes identificaram que o risco basal de trombose venosa nas mulheres na idade reprodutiva é de cerca de 2 a 10 em cada 10 mil mulheres-ano, e o risco de mulheres em uso de CHC é de 7 a 10 tromboses venosas em cada 10 mil mulheres-ano.[48] Esse risco é maior em contraceptivos com alta dose de EE, maior que 50 µg/dia; na gestação, esse risco é ainda muitas vezes maior. Um estudo inglês avaliou 972.683 mulheres em idade reprodutiva e encontrou risco de trombose venosa de 20 em cada 100 mil mulheres; esse risco aumentou para 114 em cada 100 mil mulheres no 3º trimestre de gestação e 421 em cada 100 mil mulheres nas primeiras 3 semanas pós-parto.[49]

Esse efeito pró-trombótico dos estrógenos pode ser modulado pela androgenicidade dos progestógenos, ou seja, quanto maior for a ação androgênica, a exemplo do levonorgestrel, menor será o efeito pró-coagulante da formulação. Os estudos populacionais demonstraram que os COCs com LNG como progestógeno apresentam menor risco de trombose do que aqueles que contêm desogestrel, gestodeno e drospirenona.[15,19] Além disso, o maior risco de tromboembolismo venoso ocorre principalmente no primeiro ano de uso, e parece não haver diferença de risco entre as doses de EE de 30 e 20 μg/dia. Os estrógenos naturais valerato de estradiol e 17β-estradiol apresentam menor efeito na indução de proteínas hepáticas pró-coagulantes do que o EE.[5,6] No entanto, faltam estudos populacionais para confirmar a segurança clínica dessas preparações. Os contraceptivos com progestógenos isolados, por via oral, SIU-LNG e implante, não conferem aumento de risco de trombose e são opções interessantes para mulheres com risco para eventos trombóticos e com necessidade de contracepção.[18,19]

A história prévia e familiar de primeiro grau de trombose, especialmente associada a estrógenos, como no uso de COC, ou gravidez, deve ser obtida sempre antes da prescrição de COC. Entretanto, a investigação de trombofilia em casos de história familiar negativa não deve ser recomendação de rotina. Os COCs não devem ser prescritos a mulheres com história familiar de primeiro grau de trombose com idade < 50 anos, tampouco àquelas com trombofilia confirmada.[17]

CONTRACEPÇÃO NA MULHER COM DOENÇA CARDIOVASCULAR

Estudos populacionais e metanálises demonstraram aumento do risco de infarto agudo do miocárdio, AVC e tromboembolismo venoso (TEV) em pacientes em uso de COC.[48,50,51] O risco de AVC em mulheres em idade reprodutiva sem contraceptivo é de 5 em cada 100 mil mulheres/ano, e esse risco aumentou para 7 em cada 100 mil mulheres/ano nas mulheres em uso de CHC, sem excluir mulheres que fumavam e tinham hipertensão arterial.[51]

Os progestógenos isolados não alteram o risco de TEV e são opções válidas para mulheres em risco ou com passado de eventos tromboembólicos. Em relação à trombose arterial, é descrito maior risco entre usuárias de COC, principalmente se associado a fatores de risco clássicos para doença cardiovascular, como tabagismo, dislipidemia, obesidade e hipertensão arterial.[22] Ao contrário do TEV, em que está estabelecido que progestógenos mais androgênicos têm menor risco tromboembólico, ainda não se sabe qual progestógeno tem menor risco de trombose arterial.[20] Os progestógenos isolados também não estão associados ao aumento de risco de IAM ou AVC, sendo indicados para mulheres de risco ou que já tiveram algum desses eventos.

CONTRACEPÇÃO NA MULHER COM CÂNCER

Embora o câncer seja uma doença mais frequente em mulheres na pós-menopausa, mulheres na menacme também podem ser afetadas. Durante o tratamento, o risco de TEV aumenta durante a fase aguda do tratamento cirúrgico e quimioterápico, que contraindica o uso de CHC. Outro risco comum é o sangramento de escape, que pode ocorrer por plaquetopenia induzida pela quimioterapia. A anemia também é um efeito colateral da quimioterapia, devido à toxicidade na medula óssea. Nessas situações, uso de esquemas cíclicos de CHC e DIU de cobre devem ser evitados. Em alguns tratamentos, o risco de infecção aumenta, contraindicando o uso de DIU de cobre. O SIU-LNG poderia estar associado a menor risco de infecção.

Outra questão é como administrar a contracepção após o tratamento do câncer. O manejo deve levar em consideração se a patologia é hormônio-dependente, a idade da paciente e seu histórico médico. Tratamentos anteriores, radioterapia e quimioterapia podem obscurecer o risco cardiovascular a curto e longo prazos. Radioterapia na mama esquerda e no mediastino pode aumentar o risco de insuficiência cardíaca e de IAM. A quimioterapia também pode estar associada à toxicidade cardíaca.[52]

Mama

As recomendações atuais da OMS contraindicam qualquer contracepção hormonal durante o tratamento do câncer de mama. Nas mulheres com mais de 5 anos após o diagnóstico, o uso de contraceptivos é classificado como categoria 3.[22] Existem poucos dados sobre o risco de recorrência com o SIU-LNG. Uma revisão da Cochrane mostrou que seu uso em mulheres tratadas com tamoxifeno levou à redução da incidência de hiperplasia e de pólipos endometriais.[53] Nessa análise, não houve diferença significativa na recorrência da doença nem em morte; porém, ainda faltam evidências confiáveis sobre a segurança do uso do SIU-LNG em mulheres com câncer de mama.[54,55]

A primeira escolha para a maioria das mulheres é o DIU de cobre. Recomendam-se também métodos de barreira. A contracepção de emergência pode ser usada em todos os casos.

Cânceres do sistema reprodutor feminino

Dez por cento dos cânceres ginecológicos afetam mulheres com menos de 40 anos, e a taxa de sobrevivência após 5 anos é superior a 65%.[52] Até recentemente, o uso de contraceptivos não era considerado após o câncer ginecológico, pois a cirurgia radical era o tratamento mais frequente. No entanto, o avanço nos métodos de diagnóstico e tratamento permitiu tratamentos conservadores com melhores resultados e maiores taxas de cura e sobrevivência.

Endométrio

O principal fator associado ao câncer de endométrio hormônio-dependente é o hiperestrogenismo, causado por ciclos anovulatórios, por TH sem uso adequado de progestógeno e por obesidade. Dessa forma, pílulas apenas de progestógeno, SIU-LNG e DIU de cobre são as melhores opções. O DIU de cobre tem efeito inflamatório no endométrio e promove a estabilização do *PTEN*, gene supressor tumoral, cuja mutação ocorre em aproximadamente 40% dos cânceres endometriais.[56]

Colo uterino

A OMS não recomenda o uso de DIU (cobre ou SIU-LNG) para as mulheres que apresentaram câncer de colo uterino e recomenda fortemente uso de preservativos e outros métodos hormonais.

Ovário

O uso de progestógenos para suprimir a ovulação é preferível ao uso de contracepção intrauterina ou de barreira. No que diz respeito ao SIU-LNG, a OMS considera que os riscos são superiores aos benefícios. Para o Centers for Disease Control and Prevention (CDC),[57] por outro lado, os benefícios superariam os riscos. Para os *tumores trofoblásticos*, não há nenhuma contraindicação específica, incluindo uso de CHC. Entretanto, de acordo com a OMS e o CDC, se os níveis de gonadotrofina coriônica humana (hCG) permanecerem elevados, o uso de métodos intrauterinos poderia contribuir para perfuração uterina.[22]

CONTRACEPÇÃO DE EMERGÊNCIA

Após a relação sexual desprotegida, para evitar uma gestação não planejada, a contracepção de emergência pode ser realizada pela administração de pílula combinada ou PP com alto conteúdo hormonal. Os contraceptivos de emergência reduzem em 57 a 93% o risco de gravidez após uma relação desprotegida.[58,59]

A pílula combinada é utilizada como o esquema de Yuzpe: 100 µg de EE + 500 µg de LNG a cada 12 horas, por 24 horas, com eficácia até 72 horas após a relação sexual desprotegida. De modo alternativo, existe a pílula contendo apenas LNG, que deve ser tomada até 120 horas após a relação sexual: 0,75 mg a cada 12 horas, por 24 horas, ou, de preferência, 1,5 mg em dose única, com eficácia até 120 horas após a relação sexual. A pílula de emergência contendo apenas progestógeno é mais eficaz e apresenta menos efeitos adversos que a pílula combinada.[58]

Resumo

A contracepção é um direito. Atualmente, a mulher tem muitas opções eficazes para programar sua prole, que devem ser apresentadas pelo profissional de saúde e amplamente discutidas, visando identificar o melhor método, que naturalmente poderá ser modificado ao longo do tempo. A contracepção hormonal faz parte das escolhas contraceptivas. Ela pode ter efeitos extracontraceptivos que representem riscos, bem definidos pelos critérios de elegibilidade da Organização Mundial da Saúde (OMS). Da mesma forma, os hormônios podem ter benefícios que vão além da contracepção em determinadas situações. Mais uma vez, a individualização é a chave para o bem-estar da paciente.

REFERÊNCIAS BIBLIOGRÁFICAS

1. Teulings NEWD, Masconi KL, Ozanne SE et al. Effect of interpregnancy weight change on perinatal outcomes: systematic review and meta-analysis. BMC Pregnancy Childbirth. 2019; 19:386.
2. Plataforma integrada de Vigilância do Ministério da Saúde. Disponível em http://plataforma.saude.gov.br/natalidade/nascidos-vivos, acessada em 24 de março de 2024.
3. Cardoso BB, Vieira FM dos SB, Saraceni V. Aborto no Brasil: o que dizem os dados oficiais? Cad Saúde Pública [Internet]. 2020; 36:e00188718.
4. Colquitt CW, Martin TS. Contraceptive Methods. J Pharm Pract. 2017; 30:130-5.
5. Macedo CSV. Contracepção hormonal. In: Clapauch R. Endocrinologia feminina e andrologia. 3. ed. Rio de Janeiro: Thieme Revinter, 2022.
6. Sitruk-Ware R, Nath A. Characteristics and metabolic effects of estrogen and progestins contained in oral contraceptive pills. Best Pract Res Clin Endocrinol Metab. 2013; 27:13-24.
7. Belsey EM. Vaginal bleeding patterns among women using one natural and eight hormonal methods of contraception. Contraception 1988; 38: 181-206.
8. Lopez LM, Grey TW, Stuebe AM et al. Combined hormonal versus nonhormonal versus progestin-only contraception in lactation. Cochrane Database Syst Rev. 2015; (3):CD003988.
9. Stanczyk FZ. Pharmacokinetics and potency of progestins used for hormone replacement therapy and contraception. Rev Endocr Metab Disord. 2002; 3:211-24.
10. Sondheimer SJ. Oral contraceptives: mechanism of action, dosing, safety, and efficacy. Cutis. 2008; 81(1 Suppl):19-22.
11. Freeman S, Shulman LP. Considerations for the use of progestin-only contraceptives. J Am Acad Nurse Pract. 2010; 22:81-91.
12. Yancey JR, Raleigh M. Progestin-only contraceptives: effects on weight. Am Fam Physician. 2014; 89:715-6.
13. Regidor PA, Colli E. Drospirenone 4 mg in a 24/4 regimen maintains inhibition of ovulation even after a 24-h delay pill intake – Pharmacological aspects and comparison to other progestin-only pills. Ur Rev Med Pharmacol Sci. 2022; 26:1994-9.
14. Horvath S, Schreiber CA, Sonalkar S. Contraception. In: Feingold KR, Anawalt B, Boyce A et al. (Eds.). Endotext [Internet]. South Dartmouth (MA): MDText.com, Inc.; 2000.
15. Curtis KM, Martins SL. Progestogen-only contraception and bone mineral density: a systematic review. Contraception. 2006; 73(5)470-87.
16. Jensen JT, Lukkari-Lax E, Schulze A et al. Contraceptive efficacy and safety of the 52-mg levonorgestrel intrauterine system for up to 8 years: findings from the Mirena Extension Trial. Am J Obstet Gynecol. 2022; 227(6):873. e1-873.e12.
17. Chabbert-Buffet N, Marret H, Agostini A et al. Clinical practice guidelines for contraception by the French National College of Gynecologists and Obstetricians (CNGOF). J Gynecol Obstet Hum Reprod. 2019; 48:441-54.
18. Lähteenmäki P, Rauramo I, Backman T. The levonorgestrel intrauterine system in contraception. Steroids. 2000; 65:693-7.
19. Lidegaard Ø, Nielsen LH, Skovlund CW et al. Risk of venous thromboembolism from use of oral contraceptives containing different progestogens and oestrogen doses: Danish cohort study, 2001-9. BMJ. 2011; 343:d6423.
20. Lidegaard Ø, Løkkegaard E, Jensen A et al. Thrombotic stroke and myocardial infarction with hormonal contraception. N Engl J Med. 2012; 366: 2257-66.
21. Glisic M, Shahzad S, Tsoli S et al. Association between progestin-only contraceptive use and cardiometabolic outcomes: a systematic review and meta-analysis. Eur J Prev Cardiol. 2018; 25:1042-52.
22. World Health Organization (WHO). Medical eligibility criteria for contraceptive use 2015. 5. ed. Disponível em: www.who.int/reproductivehealth/publications/family_ormal_planning/MEC-5/enem/.
23. Sitruk-Ware R, Plu-Bureau G, Menard J et al. Effects of oral and transvaginal ethinyl estradiol on hemostatic factors and hepatic proteins in a randomized, crossover study. J Clin Endocrinol Metab. 2007; 92:2074-9.
24. Cagnacci A, Bruni V, Di Carlo C et al. How often is oral contraception used for contraception? The need of benefit's. Eur J Contracept Reprod Health Care. 2023; 28:81-2.
25. Bahamondes, L., Bahamondes MV, Shulman LP. Non-contraceptive benefits of hormonal and intrauterine reversible contraceptive methods. Human Reproduction Update. 2015; 21: 640-51.
26. Winner B, Peipert JF, Zhao Q et al. Effectiveness of long-acting reversible contraception. N Engl J Med. 2012; 366(21):1998-2007.
27. Rosenthal MA, McQuillan SK. Adolescent contraception. CMAJ. 2021; 193:E1218.
28. Federação Brasileira das Associações de Ginecologia e Obstetrícia (Febrasgo). Anticoncepção para adolescentes. São Paulo: Connexomm. Série Orientações e recomendações Febrasgo. n. 9, 2017.
29. Bachrach LK. Hormonal contraception and bone health in adolescents. Front Endocrinol (Lausanne). 2020; 11:603.
30. Golden NH. Bones and birth control in adolescent girls. J Pediatr Adolesc Gynecol. 2020; 33:249-4.
31. Steiner RJ, Liddon N, Swartzendruber AL et al. Long-acting reversible contraception and condom use among female US high school students: implications for sexually transmitted infection prevention. JAMA Pediatr. 2016; 170:428-34.
32. Sociedade Brasileira de Pediatria (SBP). Anticoncepção na adolescência: guia prático de atualização. Departamento Científico de Adolescência. SBP. 02/18.
33. van Heertum K, Liu J. Contraception and conception in mid-life: a review of the current literature. Womens Midlife Health. 2017; 3:3.
34. Cucinella L, Tiranini L, Nappi RE. Sexual health and contraception in the menopause journey. Best Pract Res Clin Endocrinol Metab. 2024; 38:101822.
35. Teede HJ, Tay CTMisso ML, Laven JJ et al. Recommendations from the 2023 international evidence-based guideline for the assessment and management of polycystic ovary syndrome. Fertil Steril. 2023; 120:767-93.
36. Azziz R, Carmina E, Chen Z et al. Polycystic ovary syndrome. Nat Rev Dis Primers. 2016; 2:16057.
37. Silvestris E, Pergola G, Rosania R et al. Obesity as disruptor of the female fertility. Reprod Biol Endocrinol. 2018; 16:22.
38. Simmons KB, Edelman AB. Hormonal contraception and obesity. Fertil Steril. 2016; 106:1282-8.
39. Edelman AB, Cherala G, Munar MY et al. Prolonged monitoring of ethinyl estradiol and levonorgestrel levels confirms an altered pharmacokinetic profile in obese oral contraceptives users. Contraception. 2013; 87:220-6.
40. Shawe J, Ceulemans D, Akhter Z et al. Pregnancy after bariatric surgery: Consensus recommendations for periconception, antenatal and postnatal care. Obes Rev. 2019; 20:1507-22.
41. Robinson A, Nwolise C, Shawe J. Contraception for women with diabetes: challenges and solutions. Open Access J Contracept. 2016; 7:11-8.
42. Kalra B, Kalra S. Contraception in women with diabetes. J Pak Med Assoc. 2017; 67:482-3.
43. Visser J, Snel M, van Vliet HA. Hormonal versus non-hormonal contraceptives in women with diabetes mellitus type 1 and 2. Cochrane Database Syst Rev. 2013; (3):CD003990.
44. Becker CM, Bokor A, Heikinheimo O et al. ESHRE guideline: endometriosis. Hum Reprod Open. 2022; 2022:hoac009.
45. Muzii L, Di Tucci C, Achilli C et al. Continuous versus cyclic oral contraceptives after laparoscopic excision of ovarian endometriomas: a systematic review and metanalysis. Am J Obstet Gynecol. 2016; 214:203-11.
46. Federação Brasileira das Associações de Ginecologia e Obstetrícia (FEBRASGO). Endometriose. São Paulo: FEBRASGO, 2021 (Protocolo FEBRASGO-Ginecologia, n. 78/Comissão Nacional Especializada em Endometriose).
47. Grandi G, Barra F, Ferrero S et al. Hormonal contraception in women with endometriosis: a systematic review. Eur J Contracept Reprod Health Care. 2019; 24:61-70.
48. ESHRE Capri Workshop Group. Venous thromboembolism in women: a specific reproduction health risk. Hum Reprod Update. 2013; 19:471-48.

49. Jackson E, Curtis KM, Gaffield ME. Risk of venous thromboembolism during the postpartum period: a systematic review. Obstet Gynecol. 2011: 117(3):691-703.
50. Petitti DB, Sidney S, Bernstein A et al. Stroke in users of low-dose oral contraceptives. N Eng J Med. 1996; 335:8-15.
51. Roach RE, Helmerhorst FM, Lijfering WM et al. Combined oral contraceptives: the risk of myocardial infarction and ischemic stroke. Cochrane Database Syst Rev. 2015; (8):CD011054.
52. Gompel A, Ramirez I, Bitzer J. Contraception in cancer survivors – an expert review Part I. Breast and gynaecological cancers. Eur J Contracept Reproductive Health Care. 2019; 1-8.
53. Dominick S, Hickey M, Chin J et al. Levonorgestrel intrauterine system for endometrial protection in women with breast cancer on adjuvant tamoxifen. Cochrane Database Syst Rev. 2015; 12:CD007245.
54. Vaz-Luis I, Partridge AH. Exogenous reproductive hormone use in breast cancer survivors and previvors. Nat Rev Clin Oncol. 2018; 15:249-61.
55. Lambertini M, Massarotti C, Havas J et al. Contraceptive use in premenopausal women with early breast cancer. JAMA Netw Open. 2022; 5:e2233137.
56. Lin MCH, Burkholder KA, Viswanathan NA et al. Involution of latent endometrial precancers by hormonal and non-hormonal mechanisms. Cancer. 2009; 115:2111-8.
57. Curtis KM, Tepper NK, Jatlaoui TC et al. US medical eligibility criteria for contraceptive use, 2016. MMWR Recomm Rep. 2016; 65:1-103.
58. Noé G, Croxatto HB, Salvatierra AM et al. Contraceptive efficacy of emergency contraception with levonorgestrel given before or after ovulation. Contraception. 2011; 84:486-92.
59. Gemzell-Danielsson K. Mechanism of action of emergency contraception. Contraception. 2012; 82:404-9.

CAPÍTULO 57

Abordagem Clínica do Paciente Transgênero

Erik Trovão Diniz ■ Ana Carolina Thé ■ Fernanda Lima de Vasconcellos Farias ■ Barbara Guiomar Sales Gomes da Silva

INTRODUÇÃO

A identidade de gênero pode ser entendida como o gênero com o qual uma pessoa se identifica, podendo ou não concordar com aquele que lhe foi atribuído ao nascimento. Quando há concordância, a pessoa é denominada cisgênero; quando há incongruência, diz-se que é transgênero ou transexual.[1]

Uma pessoa designada como homem ao nascimento, mas que se identifica e deseja ser socialmente aceita como pertencente ao gênero feminino é chamada de mulher transgênero (*male-to-female*). Da mesma forma, um indivíduo designado como mulher ao nascimento deve ser chamado de homem transgênero caso sua identidade de gênero seja masculina (*female-to-male*). A diferenciação entre homem e mulher se baseia, portanto, no gênero com o qual aquela pessoa se identifica, e não no gênero de nascimento, na genitália externa ou no tipo de gônada. Existem, ainda, pessoas cuja identidade de gênero é não binária, como quando não há identificação com nenhum dos gêneros ou quando transitam entre os polos feminino e masculino.[2]

Para classificar um indivíduo como transgênero, não é necessário que haja intervenções médicas, clínicas e/ou cirúrgicas, uma vez que nem todos os indivíduos trans necessitam ou desejam esse tipo de abordagem. Assim, a condição de transgeneridade é unicamente definida pela identidade de gênero.[1,2]

O conceito de identidade de gênero difere do conceito de orientação sexual, uma vez que esta última diz respeito ao gênero para o qual se dirige a atração afetivo-sexual de um indivíduo, podendo ser heterossexual (quando se dirige ao gênero oposto), homossexual (quando se dirige ao mesmo gênero) e bissexual (quando se dirige a qualquer gênero). Há, ainda, as condições de assexualidade, quando não há atração sexual por pessoa de qualquer gênero, e pansexualidade, se a atração ocorre por qualquer indivíduo, independentemente de sua apresentação de gênero.[1,2]

A maioria dos estudos epidemiológicos mostra uma clara tendência de aumento da proporção de pessoas que se identificam como transexuais ao longo dos últimos anos, especialmente nas faixas etárias mais jovens. As maiores visibilidade e aceitação desses indivíduos na sociedade parecem ter contribuído para que mais pessoas se autodenominem como transgênero, explicando, assim, o aumento de prevalência.[3,4]

Dados do estudo epidemiológico brasileiro mais recente indicam que a prevalência de indivíduos transgênero na população geral é estimada em 0,69%, ao passo que indivíduos não binários representam 1,19% da população. Em comparação com a população cisgênero, não se identificaram diferenças significativas em se tratando das diferentes regiões brasileiras, do grau de escolaridade e de classes sociais. No entanto, os indivíduos transgênero apresentaram idade mais jovem em comparação com os cisgêneros e não binários. A probabilidade de estar em um relacionamento sério também foi menor entre os não binários quando comparados com indivíduos cisgênero.[5]

Em sua quarta edição, o *Manual diagnóstico e estatístico de transtornos mentais* (DSM-4) ainda contemplava o termo "transtorno de identidade de gênero". No entanto, a transgeneridade não é considerada transtorno ou doença mental, de modo que, na quinta e mais recente edição do manual, essa classificação foi extinta. O termo *transexualismo*, que carrega em si uma conotação patológica, também deve, da mesma forma, ser evitado.[6,7]

Uma parcela dos indivíduos transgênero, no entanto, pode experimentar diferentes graus de sofrimento psíquico decorrentes da sua condição de transexualidade e da falta de aceitabilidade familiar e social. Essa condição clínica, prevista no DSM-5, é denominada disforia de gênero (Quadro 57.1).[6,7] No Brasil, 85% dos homens trans e 50% das mulheres trans relataram algum grau de sofrimento decorrente de suas características corporais relacionadas com o gênero.[5]

Nem todos os indivíduos transgênero apresentarão disforia de gênero. No entanto, entre aqueles que a apresentam, não é incomum haver ideação ou tentativa anterior de suicídio. Na população transgênero adulta, a prevalência de ideação suicida varia de 37 a 83%, ao passo que a tentativa de suicídio atinge taxas de 9,8 a 44% em diferentes estudos.[8] Esses números são bem maiores quando comparados com os dados da população geral e até mesmo da população LGBTQIA+ de uma forma geral.[8]

Quadro 57.1 Critérios diagnósticos para disforia de gênero em adolescentes e adultos (DSM-5).

A. Forte incongruência entre o gênero de identidade e o gênero atribuído ao nascimento, com duração mínima de 6 meses, manifestada por pelo menos dois dos seguintes critérios:

- Uma forte incongruência entre o gênero de identidade e as características sexuais primárias e/ou secundárias
- Um forte desejo de se livrar de suas características sexuais primárias e/ou secundárias devido à marcante incongruência destas com o gênero de identidade (em adolescentes, um desejo de prevenir o desenvolvimento de características sexuais secundárias)
- Um forte desejo de ter as características sexuais primárias e/ou secundárias que correspondem ao gênero de identidade
- Um forte desejo de pertencer ao outro gênero (ou a algum gênero alternativo, diferente do gênero atribuído ao nascimento)
- Um forte desejo de ser tratado como pertencente a outro gênero (ou a algum gênero alternativo, diferente do gênero atribuído ao nascimento)
- Uma forte convicção de que possui sentimentos e reações típicas do outro gênero (ou de algum gênero alternativo, diferente do gênero atribuído ao nascimento)

B. A condição está associada a sofrimento clinicamente significativo ou prejuízo no funcionamento social, escolar ou em outras áreas importantes.

PROCEDIMENTOS DE AFIRMAÇÃO DE GÊNERO

Define-se como afirmação de gênero o conjunto de procedimentos terapêuticos multidisciplinares realizados com o objetivo de adequar o corpo (anatômica e funcionalmente) dos indivíduos transgênero ao gênero de sua identidade, envolvendo tanto a reposição hormonal cruzada quanto procedimentos cirúrgicos.[9]

No Brasil, as regras que norteiam o atendimento médico e o acompanhamento de indivíduos com incongruência de gênero foram publicadas pelo Conselho Federal de Medicina (CFM) em 2020. Entre as recomendações, está a necessidade de obtenção do consentimento livre e esclarecido, informando a possibilidade de esterilidade associada aos procedimentos de afirmação de gênero.[9] A resolução define, ainda, que a idade mínima para início da reposição hormonal cruzada é de 16 anos, com a autorização do responsável legal para os menores de 18 anos. O bloqueio puberal com análogos de hormônio liberador de gonadotrofinas (GnRH, do inglês *gonadotropin-releasing hormone*) pode ser utilizado antes dos 16 anos, a partir do estágio puberal Tanner 2, mas somente de forma experimental e em protocolos de pesquisa. Já para a realização de qualquer procedimento cirúrgico para afirmação de gênero, a idade mínima é de 18 anos, com outros pré-requisitos: acompanhamento com equipe multiprofissional por pelo menos 12 meses antes da cirurgia e já estar realizando terapia hormonal de afirmação de gênero (THAG).[9] O Quadro 57.2 lista os procedimentos cirúrgicos que podem ser realizados em homens e em mulheres transgênero.

Benefícios dos procedimentos de afirmação de gênero

Vários estudos mostram que a THAG na população transgênero melhora a qualidade de vida.[10] Em um ensaio clínico randomizado com homens transgênero, a reposição de testosterona promoveu aumento da pontuação em uma escala de satisfação de vida, independentemente da via de reposição utilizada.[11] Outro estudo prospectivo, com mulheres transgênero, demonstrou 16% de melhora em escores de qualidade de vida após 1 ano da terapia hormonal feminilizante.[12]

A terapia hormonal cruzada também mostra benefícios na saúde mental.[10] Estudos prospectivos demonstraram redução das pontuações de escores clínicos para depressão e ansiedade,

Quadro 57.2 Cirurgias que podem ser realizadas em homens e mulheres transgênero, a depender do desejo do indivíduo e da disponibilidade da técnica.

Homens trans	Mulheres trans
Mastectomia bilateral, reconstrução mamária	Neovaginoplastia
Histerectomia/ooforectomia bilateral	Prótese mamária
Metoidioplastia	Glotoplastia/tireoplastia
Neofaloplastia	Feminilização facial

assim como diminuição da proporção de indivíduos com sintomas depressivos, tanto para homens quanto mulheres trans adultos.[13-15] Na população de adolescentes trans, o bloqueio puberal isolado, seguido de terapia hormonal, também mostrou redução dos escores para depressão.[16,17]

Ao comparar indivíduos transgênero com e sem acesso à terapia hormonal cruzada, o tratamento promoveu redução da proporção de ideação suicida,[18,19] inclusive com benefício adicional maior quando a terapia é iniciada ainda na adolescência, em comparação com os indivíduos que só iniciaram o tratamento na idade adulta.[19]

O tratamento cirúrgico de afirmação de gênero, em suas diferentes modalidades, também mostrou benefícios em diferentes estudos, como redução dos níveis de estresse psicológico, ideação suicida e tabagismo.[20,21] Em homens trans, a cirurgia de mastectomia melhora também a autoestima, o bem-estar psicossocial e físico e a satisfação sexual e com a imagem corporal.[22,23] Em mulheres trans, o aumento das mamas por meio de colocação de prótese também aumentou o bem-estar psicossocial e sexual e reduziu pensamentos ruminativos.[24,25]

AVALIAÇÃO INICIAL

Na consulta inicial do paciente transgênero, é necessário realizar anamnese e exame físico completos, estabelecendo-se a saúde física e psicossocial atual e questionando o indivíduo sobre alguns aspectos específicos, tais como: uso prévio e/ou atual de hormônios sem acompanhamento médico, expectativas das mudanças físicas que ocorrerão com a THAG e o desejo de preservar a fertilidade.[1] Ao homem trans, deve-se questionar sobre o desejo de gestar; à mulher trans, sobre o desejo de manter ou bloquear as ereções.[1]

Também se deve questionar se alguma das cirurgias envolvidas no processo de transição (ver Quadro 57.2) já foi realizada e se é desejo do paciente realizar alguma.

O hábito de fumar também deve ser questionado, e o tabagismo, desencorajado, devido ao maior risco de policitemia em homens trans que fazem uso concomitante de testosterona e de fenômenos tromboembólicos em mulheres trans em uso de estrógeno. Ressalta-se a alta taxa de tabagismo entre homens e mulheres trans, mais elevada do que na população cisgênero.[26] Um estudo brasileiro demonstrou que 14,1% dos jovens trans avaliados (entre 16 e 25 anos) fumavam cigarro comum diariamente e 9,3% dos participantes fumavam cigarros eletrônicos.[27]

Da mesma forma, hábitos de vida saudáveis devem ser estimulados, buscando controlar qualquer fator de risco cardiovascular. Controle do peso, prevenção do diabetes melito e controle da pressão arterial sistêmica e do perfil lipídico devem ser metas perseguidas também nessa população.

Entre os exames iniciais a serem solicitados, destacam-se: glicemia de jejum, perfil lipídico, transaminases, hemograma, testosterona total e estradiol. Nos homens trans, gravidez atual deve ser descartada. Nas mulheres trans, a Endocrine Society orienta ainda a dosagem de prolactina (PRL) basal antes do início da reposição de estrógeno.[2] O posicionamento da Sociedade Brasileira de Endocrinologia e Metabologia (SBEM) também orienta a solicitação de pesquisa para infecções sexualmente transmissíveis, em concordância com os pacientes.[28]

A avaliação psiquiátrica antes do início da reposição hormonal cruzada não é obrigatória, embora seja aconselhada a avaliação psicológica concomitante, em busca de transtornos depressivos e/ou de ansiedade que mereçam tratamento e acompanhamento específicos. Neste último caso, o indivíduo deverá ser encaminhado ao psiquiatra.

TERAPIA HORMONAL DE AFIRMAÇÃO DE GÊNERO NO HOMEM TRANSGÊNERO

Tendo como objetivo reduzir os níveis de hormônios esteroides femininos e levar ao desenvolvimento dos caracteres sexuais secundários masculinos, deve-se iniciar a reposição de testosterona, seguindo os mesmos princípios da reposição em homens cisgênero hipogonádicos.[2,29]

Dessa forma, qualquer uma das preparações de testosterona disponíveis e aprovadas para uso clínico pode ser utilizada (Quadro 57.3).[2] Tanto as apresentações parenterais quanto as transdérmicas atingirão os objetivos esperados, embora as últimas costumem demorar mais para chegar aos efeitos desejados pelo indivíduo, o que limita mais o seu uso no homem trans.

Antes do início, no entanto, o clínico deve estar atento para a presença de contraindicações ao uso da testosterona, que estão listadas no Quadro 57.4.

Nos meses que se seguem ao início da reposição, características virilizantes começarão a se desenvolver, tais como: aumento de pelos terminais em áreas andrógeno-dependentes, clitoromegalia (aumento médio do clitóris de 3,83 cm após 2 anos),[30] redistribuição da gordura subcutânea, aumento de massa muscular e aumento da tonalidade da voz.[2,31-33] Este último efeito é irreversível,[8] e tal informação deve ser dada ao indivíduo antes do início da reposição.

Os pacientes também devem ser alertados sobre o aumento da libido e a possibilidade de alopecia androgênica.[31,34-36] O Quadro 57.5 mostra os efeitos esperados com o uso de testosterona e o tempo médio estimado para seu início e para seu efeito máximo.[2]

A cessação da menstruação costuma ocorrer nos primeiros 6 meses do início da reposição hormonal cruzada.[2,20] No entanto, em alguns indivíduos, o sangramento vaginal pode persistir, mesmo com o uso da testosterona, especialmente nos casos em que se opta pelas apresentações transdérmicas.[37] Há, também, evidências de que, embora a amenorreia seja atingida nos primeiros meses de THAG, a menstruação pode ressurgir após 1 ano da terapia em cerca de 25% dos pacientes.[38,39]

Como a presença de menstruação costuma provocar graus variáveis de desconforto em homens trans,[40,41] alternativas devem ser buscadas para se atingir a amenorreia. Nesses casos, pode-se lançar mão de agentes progestógenos, como o uso diário de medroxiprogesterona (5 a 10 mg).[1,2,29] Análogos do GnRH também podem ser utilizados para esse fim, porém, devido ao alto custo, devem ficar reservados para aquelas situações em que o uso de progestógenos for contraindicado ou se mostrar ineficaz.[2]

Vale ressaltar que a dose e a preparação de testosterona utilizadas devem levar em consideração o desejo e as expectativas do paciente, assim como o surgimento dos efeitos colaterais, aspectos estes que irão guiar a titulação da dose e/ou a mudança da apresentação durante o seguimento.

Da mesma forma, deve-se vigiar os níveis séricos de testosterona total, que devem permanecer na faixa média de normalidade para o gênero masculino, evitando-se, assim, doses suprafisiológicas.[2] O Quadro 57.3 mostra o momento recomendado para a dosagem da testosterona de acordo com a preparação de testosterona utilizada, segundo a diretriz da Endocrine Society.[2] Outros autores orientam também a dosagem da testosterona total sérica no final do intervalo de aplicação dos ésteres de testosterona de curta duração, como uma forma de avaliar a adequação do intervalo utilizado. Nesse casos, esperam-se níveis entre 300 e 400 ng/dℓ.[28]

Durante o seguimento, também devem ser dosados a glicemia de jejum, o perfil lipídico e o hematócrito (a cada 3 meses no primeiro ano e 1 a 2 vezes ao ano a partir do segundo).[1,2] Uma vez atingida a amenorreia, não há necessidade de se dosar o estradiol. A Endocrine Society não recomenda o seguimento

Quadro 57.4 Contraindicações ao início de reposição de testosterona em homens transgênero.

- Gestação
- Lactação
- Câncer estrógeno-dependente
- ICC grave descompensada
- SAOS grave e não tratada

Hematócrito > 48%
- IAM nos últimos 6 meses

IAM: infarto agudo do miocárdio; ICC: insuficiência cardíaca descompensada; SAOS: síndrome da apneia obstrutiva do sono.

Quadro 57.5 Efeitos masculinizantes no homem transgênero.

Efeito	Início	Máximo
Oleosidade cutânea, acne	1 a 6 meses	1 a 2 anos
Crescimento de pelos	6 a 12 meses	4 a 5 anos
Aumento da massa muscular	6 a 12 meses	2 a 5 anos
Redistribuição da gordura	1 a 6 meses	2 a 5 anos
Cessação das menstruações	1 a 6 meses	–
Aumento do clitóris	1 a 6 meses	1 a 2 anos
Mudança da voz	6 a 12 meses	1 a 2 anos

Adaptado de Hembree et al., 2017.[2]

Quadro 57.3 Preparações de testosterona disponíveis no Brasil utilizadas na terapia hormonal de afirmação de gênero do homem transgênero.

Preparação de testosterona	Dose	Momento da dosagem sérica da testosterona
Cipionato de testosterona	100 a 200 mg IM, de 15 em 15 ou 21 em 21 dias	Metade do intervalo entre as aplicações
Undecanoato de testosterona	1.000 mg IM a cada 3 meses	Logo antes da próxima aplicação
Testosterona transdérmica em gel*	20,25 a 81 mg/dia	Após 1 semana de início (no mínimo, 2 h após a aplicação)

*A nova apresentação de testosterona em gel no Brasil vem em frasco com válvula dosadora (*pump*) na dose de 16,2 mg/g. Cada *pump* libera 1,25 g de gel, o que corresponde a 20,25 mg de testosterona. Podem ser feitos de 1 a 4 *pumps* ao dia. Comentários: a preparação intramuscular composta de quatro ésteres de testosterona na dose de 250 mg também está disponível no Brasil e pode ser utilizada no lugar do cipionato de testosterona. IM: via intramuscular.

com transaminases, desde que as dosagens de testosterona sérica se mantenham dentro da faixa fisiológica,[2] uma vez que estudos prospectivos em homens transgênero em uso de testosterona não têm evidenciado aumento expressivo das enzimas hepáticas.[31,42,43]

Efeitos colaterais indesejados

Em decorrência do efeito estimulatório da testosterona sobre a eritropoiese, o aumento do hematócrito constitui um dos achados mais comuns da THAG em homens trans.[44] No entanto, policitemia clinicamente significativa (> 54%) tem se mostrado rara, e elevações leves do hematócrito não parecem estar associadas ao aumento do risco de tromboembolismo.[45,46]

A eritrocitose costuma ser mais pronunciada nos primeiros 3 meses de reposição, tendendo à estabilização após o primeiro ano.[29,46] Em uma coorte longitudinal que acompanhou homens trans adultos por 20 anos desde o início da THAG, foi encontrada uma prevalência de eritrocitose significativa (> 54%) em apenas 0,9% dos participantes (valores acima de 50% ocorreram em 11%). Tabagismo e índice de massa corporal (IMC) elevado foram associados a valores mais altos de hematócrito.[47] Outro estudo, este de caráter transversal, avaliou mais de 6 mil homens transgênero em THAG e encontrou uma baixa prevalência de valores de hematócrito > 54%. Como esperado, quanto maiores foram os níveis séricos de testosterona atingidos, mais elevado foi o hematócrito.[48]

Em relação ao risco de eritrocitose de acordo com a preparação utilizada, as formulações de aplicação intramuscular têm sido associadas a maior risco do que a testosterona em gel.[47,48] Desse modo, diante de um paciente com aumento indesejável do hematócrito, já acima de 50%, deve-se considerar a troca da preparação para o gel de testosterona ou, em caso de falta de acesso ou recusa do paciente em utilizar a preparação transdérmica, ajustar a dose ou o intervalo da preparação intramuscular. Há evidências de que, entre as formulações parenterais, o undecilato de testosterona tem menor risco de eritrocitose do que o cipionato, provavelmente pela maior estabilidade dos níveis séricos de testosterona com o seu uso.[45]

Além do reajuste da terapia, aconselha-se que, em casos de hematócrito > 50%, investiguem-se fatores concomitantes que possam estar contribuindo para a policitemia, como o tabagismo e a síndrome da apneia obstrutiva do sono (SAOS), que pode ser precipitada ou agravada pela testosterona.[44,46] Assim, pode-se evitar que seus valores passem de 54%. No entanto, se o hematócrito ultrapassar 54%, a testosterona deve ser suspensa, podendo ser reiniciada em dose menor (ou com outra preparação) após 3 meses, se o hematócrito reduzir para abaixo de 50%. Em casos de eritrocitose mais grave ou refratária, pode-se optar pela flebotomia.[2]

Outro efeito colateral comum é a acne, que costuma acometer 88 a 94% dos homens transgênero em THAG.[49] Ela ocorre na face e no dorso, atingindo um ápice com 6 meses de reposição.[31,49] No entanto, raramente é grave, e costuma se resolver espontaneamente a longo prazo.[29,50,51] Se o homem trans mantiver relações sexuais com penetração peniana, ressecamento vaginal pode vir a ser uma queixa, mas a utilização de lubrificantes ou até mesmo de estrógeno vaginal pode resolver o problema.[29]

O Quadro 57.6 resume os principais efeitos adversos associados à THAG no homem transgênero.

Risco cardiovascular

Até o momento, os dados referentes à avaliação de risco cardiovascular (RCV) em homens transgênero são escassos e conflitantes, especialmente no que diz respeito a um potencial efeito da THAG sobre esse risco. Contudo, alguns fatores de risco parecem ser agravados pela reposição de testosterona, como a pressão arterial e o perfil lipídico. Sobre a pressão arterial, no entanto, os dados são bastante conflitantes. De fato, embora alguns estudos tenham sugerido aumento do risco de hipertensão, outros não comprovaram esses achados.[52-55]

Quadro 57.6 Efeitos adversos da terapia hormonal de afirmação de gênero em homens transgênero.

Efeitos adversos comprovados	▪ Eritrocitose ▪ Acne ▪ Alopécia androgenética ▪ Queda do HDL-c ▪ Ressecamento vaginal
Efeitos adversos prováveis*	▪ Hipertensão ▪ Infertilidade
Efeitos adversos potenciais**	▪ Elevação do LDL-c ▪ Aumento do risco cardiovascular

*Há evidências apontando para o efeito indesejado, mas ainda existem dados conflitantes. **Há algumas evidências apontando para o efeito indesejado, mas a escassez de dados e o grande número de vieses dos estudos não permitem ainda uma conclusão mais contundente. HDL-c: colesterol da lipoproteína de alta densidade. LDL-c: colesterol da lipoproteína de baixa densidade.

Além disso, entre aqueles que evidenciaram aumento da pressão arterial (PA), uns sugeriram aumento isolado da PA sistólica, ao passo que outros apontaram um aumento isolado da PA diastólica.[56,57] Portanto, alguns autores sugerem que ainda não há evidência suficiente para afirmar que a THAG tem algum impacto real sobre a hipertensão, porém, enquanto são aguardados estudos maiores e com seguimentos mais longos para confirmar esses achados, é preciso ficar atento à aferição da PA dos homens transgênero.[58,59]

Já sobre o perfil lipídico, a maioria das evidências apontam para uma redução dos níveis de HDL-colesterol (HDL-c); contudo, o impacto dessas alterações no risco cardiovascular ainda não está bem determinado.[53,60-62] Sugere-se, também, que a THAG pode elevar o LDL-colesterol e os triglicerídeos, mas esse impacto não é tão bem estabelecido quanto a queda do HDL-c.[44,58,63,64]

Em relação à resistência à insulina e ao risco de diabetes melito tipo 2 (DM2), a maior parte dos estudos não tem evidenciado alteração.[31,53,65] Algumas evidências mais recentes, na verdade, têm apontado para melhora da sensibilidade à insulina em homens transgênero em reposição de testosterona.[66,67] Uma recente metanálise, incluindo 22 estudos e 14.840 homens transgênero, comparou o risco cardiovascular entre homens transgênero e mulheres cisgênero. A incidência tanto de acidente vascular cerebral (AVC) quanto de IAM foi maior na população transgênero, evidenciando maior RCV. No entanto, havia um alto risco de vieses nos estudos incluídos na metanálise, e os resultados não foram capazes de determinar se a THAG contribui para esse potencial aumento do RCV. Afinal, esses estudos não corrigiram o risco encontrado para o grande número de fatores confundidores nessa população que, por si só, podem explicar o maior risco cardiovascular (RCV), como menores condições socioeconômicas, maior prevalência de tabagismo e maior estresse de minoria.[68] Inclusive, um estudo recente neozelandês demonstrou haver associação entre o estresse de minoria na população transgênero e a maior prevalência de indicadores negativos para a saúde física, como hipertensão e hipercolesterolemia.[69]

Na verdade, estudos que se propuseram a acompanhar o risco cardiovascular em homens transgênero após o início da THAG não demonstraram aumento do risco a curto e médio prazos.[70-73] No entanto, as evidências ainda são fracas, e faltam estudos a longo prazo.[44,74]

Neoplasia maligna

Até o momento, nenhum estudo estabeleceu relação entre o uso de testosterona e o desenvolvimento de qualquer tipo de câncer em homens trans.[72,75] Entretanto, não há ainda um estudo multicêntrico de duração suficiente para estabelecer o risco de câncer associado à THAG nessa população.[29]

De qualquer modo, o rastreio de câncer de mama e de colo de útero deve seguir o preconizado pelo Ministério da Saúde para mulheres cisgênero. Desse modo, homens transgênero que mantêm relação sexual com penetração peniana ou com objetos compartilhados devem ser orientados a realizar colpocitologia oncótica.[28] Já em relação ao câncer de mama, a mamografia deve ser realizada naqueles com 50 anos ou mais ou a partir de 40 anos se houver fatores de risco, de acordo com o Ministério da Saúde. No entanto, uma vez realizada a mastectomia bilateral, o rastreio não é mais necessário.[28] Em contrapartida, a Endocrine Society orienta que, mesmo nos homens trans submetidos à mastectomia bilateral, deve-se realizar exame físico anual da região periareolar.[2]

Naqueles que desenvolvem câncer de mama durante o seguimento, pode ser razoável a suspensão da reposição de testosterona, considerando a conversão desta em estradiol pela ação da aromatase. No entanto, esse é um risco teórico, não comprovado na população de homens transgênero.[76] Assim, a conduta deve ser individualizada em comum acordo com o oncologista. Não se sabe se o uso de tamoxifeno ou inibidores da aromatase em homens trans com câncer de mama diminuiria o risco de recidiva, caso a testosterona venha a ser mantida.

Em relação ao risco de câncer de endométrio, este não parece estar aumentado. Embora exista o receio teórico de que a aromatização da testosterona exógena em estradiol possa levar à hiperplasia do endométrio, não tem sido descrito aumento de risco de câncer de endométrio. Há evidências de que homens transgênero em THAG podem ter endométrio tanto proliferativo quanto atrófico.[77,78]

Saúde reprodutiva

Embora a THAG com testosterona sabidamente iniba a ovulação e a fertilidade, não há evidências que corroborem sua utilidade como método contraceptivo, de modo que os homens trans devem ser alertados sobre a possibilidade de gestar mesmo em uso regular da testosterona.[1]

Portanto, deve-se orientar o paciente sobre a necessidade de fazer uso de algum método contraceptivo e sobre os riscos em caso de gravidez não programada em vigência da reposição de testosterona.[1] Um estudo avaliando homens transgênero que engravidaram relatou que um terço deles teve gestações não planejadas, o que reforça a necessidade de se abordar o tema durante a consulta.[79]

Naqueles que desejam gestar, deve-se programar a suspensão prévia da reposição, para que a gravidez seja liberada de forma segura. Também é importante esclarecer ao paciente acerca da falta de evidências na literatura sobre o efeito da testosterona na fertilidade em longo prazo.[80]

Alguns relatos indicam que, dentro de 6 meses após a suspensão da testosterona, a fertilidade pode ser restaurada.[80] No entanto, alguns estudos têm demonstrado aceleração da atresia folicular em homens trans usando testosterona e redução da fertilidade.[81]

Dessa forma, uma opção para aqueles indivíduos que gostariam de garantir a preservação da fertilidade, mas que não querem atrasar o início da reposição, seria a criopreservação dos oócitos.[44,80] Um estudo demonstrou que 23% dos homens transgênero teriam optado pela criopreservação dos oócitos caso essa opção tivesse sido oferecida antes do início da THAG.[82] Essa técnica, no entanto, tem alto custo e nem sempre está disponível.

Saúde óssea

Ainda há poucos estudos na literatura avaliando a saúde óssea de indivíduos transgênero. Aparentemente, a massa óssea basal não difere entre homens transgênero e mulheres cisgênero. Após o início da reposição com testosterona, ela, no mínimo, permanece estável;[83,84] afinal, a testosterona pode ser aromatizada no tecido ósseo a estradiol, o que pode explicar a manutenção da massa óssea mesmo após a redução da produção do estrógeno ovariano. Não à toa, metanálises que incluíram estudos com homens trans em reposição hormonal cruzada não encontraram mudanças significativas na densidade mineral óssea (DMO) após o início do tratamento.[85-87] Contudo, a testosterona também pode ter efeito direto sobre a geometria óssea, e algumas evidências têm demonstrado aumento da aposição periostal, ficando a geometria óssea mais próxima da que encontramos em homens cisgênero.[83]

No entanto, faltam dados a longo prazo, e poucos e pequenos estudos têm avaliado a ocorrência de fraturas.[88] Sabe-se que a manutenção de níveis adequados de esteroide sexual circulante é fundamental para a manutenção da saúde óssea, estando em maior risco de desenvolver perda óssea aqueles indivíduos que se submetem à gonadectomia bilateral e abandonam a reposição hormonal ou a utilizam de forma irregular.[2,88,89] Inclusive, alguns estudos têm associado níveis normais de hormônio luteinizante (LH) (indicando testosterona sérica na faixa da normalidade) com menor chance de desenvolver perda de massa óssea.[90]

De acordo com a diretriz da Endocrine Society, a densitometria óssea estaria, então, indicada nos homens trans que fazem uso irregular de testosterona (especialmente após a gonadectomia) ou naqueles com fatores de risco conhecidos para osteoporose.[2] Já de acordo com o posicionamento brasileiro da SBEM, o rastreio deveria ser realizado em todos a partir dos 65 anos ou a partir dos 50 anos se houver fatores de risco; se a gonadectomia foi realizada e a THAG foi suspensa há 5 anos, a densitometria deve ser realizada independentemente da idade.[28]

No entanto, não existem dados que corroborem qual é o gênero a ser utilizado na interpretação da densitometria óssea e da ferramenta de avaliação de risco de fratura (FRAX) de indivíduos trans. Para aqueles que iniciaram a terapia hormonal (TH) após a puberdade normal, sugere-se usar o gênero de nascimento, porém pode-se avaliar caso a caso e calcular usando os dois gêneros, chegando-se a um valor intermediário, de acordo com a Endocrine Society.[2] A International Society of Clinical Densitometry (ISCD), em seu último posicionamento oficial, incluiu algumas orientações para essa interpretação, como mostra o Quadro 57.7.[91]

TERAPIA HORMONAL DE AFIRMAÇÃO DE GÊNERO NA MULHER TRANSGÊNERO

Os objetivos da THAG para a mulher transgênero são reduzir os níveis endógenos de testosterona, atenuando as características masculinas, e repor estrógeno, de acordo com os princípios da terapia hormonal estrogênica em mulheres cisgênero hipogonádicas.[2,92]

Após a avaliação clínica detalhada, com confirmação da persistência da incongruência de gênero, discussão sobre benefícios e riscos da THAG e sobre fertilidade, pode-se iniciar o esquema hormonal. Em geral, o uso de estrógeno isoladamente não é capaz de suprimir a testosterona endógena em níveis compatíveis com os valores de referência para mulheres, de modo que é necessária a adição de medicamentos antiandrogênicos, tais como ciproterona, espironolactona ou até análogos de GnRH.[2,28]

Quadro 57.7 Sugestão da International Society of Clinical Densitometry (ISCD) para cálculo do Z-escore e T-escore em indivíduos transgênero.

T-escore
Cálculo: Calcular a partir do banco de dados de mulheres caucasianas em todos os indivíduos transgênero de todos os grupos étnicos
Interpretação: Usar o ponto de corte ≤ –2,5 para diagnóstico de osteoporose em todos os indivíduos a partir de 50 anos, independentemente do *status* hormonal
Z-escore
Cálculo: Usar o banco de dados compatível com a identidade de gênero do indivíduo avaliado, exceto se o profissional solicitante do exame requerer que o cálculo seja feito a partir do gênero de nascimento
Interpretação: Usar o ponto de corte ≤ –2,0 para diagnóstico de baixa massa óssea para a idade < 50 anos

Para indivíduos não binários, os cálculos devem ser feitos com base no gênero de nascimento.

Quadro 57.8 Preparações de estradiol e fármacos antiandrogênicos disponíveis no Brasil utilizados na terapia hormonal de afirmação de gênero da mulher transgênero.

	Fármaco	Dose
Estrógenos orais	17β-estradiol	1 a 6 mg/dia
	Valerato de estradiol	1 a 6 mg/dia
Estrógeno transdérmico	Gel de estradiol (0,5 ou 1,0 mg) Gel de estradiol em válvula dosadora*	1 a 6 mg/dia 1,5 a 6 mg/dia
Bloqueadores androgênicos orais	Ciproterona	25 a 100 mg/dia
	Espironolactona	50 a 200 mg/dia**
Análogos de GnRH	Gosserrelina	3,6 mg SC/mês
	Leuprorrelina	3,75 a 7,5 mg IM/mês 11,25 mg IM/trimestral

*Cada *pump* libera 0,75 mg de estradiol. **Vigiar a pressão arterial e o potássio sérico. Obs.: não se recomenda o uso do etinilestradiol, por estar associado a maior número de eventos tromboembólicos e mortalidade cardiovascular. Comentários: a depender do caso, a dose do estradiol pode ser mais baixa, como 0,5 mg ou 0,75 mg, de acordo com a preparação.

Podem ser usados estrógenos conjugados (não mais disponíveis no Brasil), 17β-estradiol ou valerato de estradiol por via oral, ou o 17β-estradiol gel ou adesivo, por via transdérmica. Não há estudos que estabeleçam a superioridade de um regime ou via de administração sobre outro. Entretanto, sabe-se que a via oral pode levar a mais eventos adversos e o etinilestradiol é comprovadamente associado a maior risco de eventos tromboembólicos,[93] além de não ser dosável nos ensaios laboratoriais. Portanto, seu uso é contraindicado na THAG. Para mulheres com idade superior a 40 anos e/ou com risco cardiovascular elevado, a via transdérmica é preferível.[28]

A associação com bloqueadores androgênicos vai depender das características individuais, como o grau de pilificação masculina e o desejo de manter ou não as ereções. Esses bloqueadores estão indicados quando persistem as ereções espontâneas ou o crescimento de pelos terminais, a despeito da otimização da terapia estrogênica.[2] Nas mulheres trans que desejam manter a ereção peniana, a dose do antiandrogênico deve ser a menor possível.

Os dois antiandrogênicos orais mais utilizados são a espironolactona e a ciproterona. Os poucos estudos que avaliaram comparativamente as duas substâncias na população de mulheres trans apontam que o uso da ciproterona apresenta maior potência na redução dos níveis de testosterona sérica.[94,95] No entanto, embora sejam complicações raras, a ciproterona também está mais associada ao desenvolvimento de hepatotoxicidade e ao surgimento/crescimento de meningiomas.[96,97]

Os análogos de GnRH, embora sejam medicamentos de alto custo, por reduzirem diretamente a produção de gonadotrofinas, são muito eficazes no bloqueio da produção de testosterona. Na população transgênero, além de serem utilizados para o bloqueio puberal em adolescentes trans (ver adiante), também são uma opção de terapia antiandrogênica na mulher trans adulta, sobretudo para os casos de mais difícil tratamento com as opções orais convencionais. Tanto a leuprorrelina quanto a gosserrelina são utilizadas com essa finalidade, com baixa incidência de efeitos colaterais e adequado perfil de segurança.[98,99]

As doses e a via de administração são variáveis. As preparações utilizadas estão detalhadas no Quadro 57.8.

A escolha deve se basear em custo, disponibilidade, conveniência para a mulher e julgamento clínico do médico. As doses devem ser individualizadas, considerando-se o desejo da paciente e a presença de condições clínicas que contraindiquem doses mais elevadas de estrógeno, como histórico de doenças tromboembólica e aterosclerótica. Para mulheres com idade superior a 40 anos, em especial na presença de fatores de risco cardiovasculares, é recomendável o uso da via transdérmica em doses menores.[28]

Não há evidências que apoiem o uso de progestógenos em mulheres trans (exceto a ciproterona), de modo que qualquer preparação que os contenha deve ser evitada. Entretanto, devido ao baixo custo, muitas mulheres trans ainda utilizam apresentações parenterais intramusculares, como o enantato de estradiol com a algestona (Perlutan®) ou o valerato de estradiol com enantato de noretisterona (Mesigyna®), contraceptivos de aplicação mensal e disponíveis no Sistema Único de Saúde (SUS) em muitos municípios. Algumas mulheres trans relatam maior satisfação em relação ao tamanho das mamas com o uso de progestógenos. Contudo, esse efeito é questionável, e estudos avaliando o papel dos progestógenos nas mamas em esquemas de THAG têm baixa qualidade de evidência.[2] Até o momento, não há evidências que comprovem ou não esse efeito.

A associação da reposição de estrógeno com o antiandrogênico não se faz mais necessária após a orquiectomia, realizada durante a cirurgia de redesignação sexual. Também é possível reduzir a dose do estrógeno para 2 mg/dia, a partir de então utilizando-o apenas como reposição hormonal e não mais para bloqueio da testosterona endógena.[2]

Nos casos em que a terapia medicamentosa não for suficiente para reduzir o crescimento capilar cutâneo de forma satisfatória, pode-se indicar tratamento estético dermatológico, desde que disponível.[1]

Nos primeiros 3 a 12 meses após o início da THAG feminina, os efeitos esperados são redução da libido, diminuição das ereções espontâneas, redução moderada dos pelos faciais e corporais e da oleosidade de pele e couro cabeludo, crescimento de tecido mamário e redistribuição de gordura corporal em padrão feminino.[2] O crescimento das mamas é uma modificação ansiosamente esperada, mas, em geral, não é de grande monta e alcança o desenvolvimento máximo em aproximadamente 2 a 3 anos,[2] causando frustração em boa parte das mulheres trans e, consequentemente, o desejo de cirurgia para implante de prótese mamária. Com o tempo, também ocorre atrofia de próstata e testículos.

É de extrema importância que o profissional de saúde entenda as expectativas da paciente e exponha de forma clara os efeitos esperados para cada medicação e o tempo para o alcance das mudanças corporais. O Quadro 57.9 mostra os efeitos feminilizantes da THAG em mulheres trans.

A Endocrine Society recomenda o seguimento das mulheres trans a cada 3 meses no primeiro ano de THAG e, depois, duas vezes ao ano, a fim de avaliar as mudanças físicas e monitorar os níveis hormonais e possíveis efeitos indesejados.[2] A cada visita, é importante avaliar peso, tabagismo (sempre estimular a cessação), satisfação com os resultados, sintomas depressivos e possível uso de doses suprafisiológicas. O Quadro 57.10 mostra o protocolo de avaliação inicial e seguimento adotado no Serviço de Endocrinologia do Hospital das Clínicas da Universidade Federal de Pernambuco (HC-UFPE).

A dosagem de estradiol sérico deve permanecer dentro da faixa de normalidade para a fase folicular do ciclo de mulheres cisgênero (podendo variar entre 100 e 200 pg/mℓ), evitando-se níveis acima de 200 pg/mℓ, uma vez que podem estar associados a maior risco tromboembólico.[2] A testosterona total deve ser mantida, de preferência, em níveis inferiores a 50 ng/dℓ. No entanto, caso a paciente esteja satisfeita com as modificações corporais, não há indicação de modificação da dose da THAG mesmo se os níveis hormonais estiverem fora dessas metas. Se houver uso de espironolactona, deve-se dosar potássio a cada 3 meses no primeiro ano e, após, anualmente.

Efeitos colaterais indesejáveis

Tromboembolismo venoso (TEV) é o principal temor quando se trata do uso de estrógenos. Em uma revisão, foi mostrado que o risco de TEV ao longo da vida varia entre 1 e 5%.[100] A maioria dos estudos avaliou pequenas coortes e por curtos períodos. Um estudo holandês reportou prevalência de 5,5% e incidência de 58 casos/10.000 pessoas-ano, com a maioria dos casos em indivíduos com idade superior a 40 anos e em uso de etinilestradiol.[70] Por outro lado, o estudo de Viena seguiu 162 mulheres trans e não mostrou episódios tromboembólicos naquelas em uso de estrógenos transdérmicos.[101] Além disso, 8% das participantes tinham trombofilia (resistência à proteína C ativada) e, mesmo assim, não apresentaram trombose durante o uso da via transdérmica. Tal achado sugere que não seria necessário pesquisar trombofilias antes de iniciar a TH em mulheres trans, exceto em casos de história pessoal ou familiar de TEV.[2,93]

Uma revisão mais recente de base de dados de mais de 2 mil mulheres trans, a maioria em uso de estrógeno oral, mostrou risco aumentado para TEV quando comparadas com homens e mulheres cisgênero, de forma mais pronunciada quando se avaliou por um tempo de seguimento maior.[73] Esses achados foram corroborados por um estudo holandês, cujos autores alertaram para o possível papel de outros fatores de risco associados mais frequentemente à população transgênero, como o tabagismo.[102,103] Portanto, antes de iniciar a THAG, as mulheres transgênero precisam ser informadas sobre o risco de doenças tromboembólicas com o uso do estrógeno e advertidas sobre a necessidade de modificar outros fatores, como sedentarismo, tabagismo, obesidade e hipertensão arterial.[2]

Em relação à profilaxia em cirurgias eletivas, classicamente se recomenda que a THAG seja suspensa pelo menos 2 semanas antes do procedimento e reiniciada 3 a 4 semanas após, embora não haja evidências que deem suporte a tal recomendação.[93] Contudo, estudos retrospectivos mais recentes não

Quadro 57.9 Efeitos feminilizantes da terapia hormonal em mulheres transgênero.

Efeito	Início	Máximo
Redistribuição de gordura corporal	3 a 6 meses	2 a 3 anos
Diminuição de massa e força musculares	3 a 6 meses	1 a 2 anos
Redução da oleosidade e suavização da textura da pele	3 a 6 meses	Indeterminado
Redução da libido	1 a 3 meses	3 a 6 meses
Diminuição das ereções espontâneas	1 a 3 meses	3 a 6 meses
Crescimento das mamas	3 a 6 meses	2 a 3 anos
Diminuição do volume testicular	3 a 6 meses	2 a 3 anos
Diminuição da produção de esperma	Indeterminado	> 3 anos
Diminuição de pelos terminais	6 a 12 meses	> 3 anos*
Mudança da voz	Não ocorre**	–

*A perda completa dos pelos terminais das áreas andrógeno-dependentes, em geral, requer complementação com tratamento estético (eletrólise, *laser*). **A mudança no timbre de voz pode ser alcançada com tratamento fonoaudiológico; alguns centros de referência realizam cirurgia nas pregas vocais. (Adaptado de Hembree et al., 2017.[2])

Quadro 57.10 Manejo inicial e seguimento da terapia hormonal de afirmação de gênero (THAG) em mulheres transgênero no HC-UFPE.

Avaliação	Pré-TH ou 1ª consulta	3 meses	6 meses	9 meses	12 meses	Anual, a partir do 2º ano
Exame físico*	X	X	X	X	X	X
Exames laboratoriais**	X	X	X	X	X	X
Estímulo a MEV***	X	X	X	X	X	X
Densitometria óssea****	A critério					
IST	A critério					

*Exame geral, peso, índice de massa corporal, cintura abdominal, relação cintura/quadril, pressão arterial, características físicas da hormonização. **Glicemia de jejum, colesterol total e frações, triglicerídeos, creatinina, testosterona total e estradiol. A dosagem de PRL deve ser realizada no início e, depois, anualmente. Para as esperadas baixas concentrações de testosterona total, o método de espectrometria de massa em *tandem* é preferível, porém pouco disponível. ***Orientação para cessação do tabagismo; atividade física; redução de danos para álcool, drogas ilícitas e superdosagem hormonal. ****Repetir a depender de fatores de risco ou suspensão da estrogenoterapia após a gonadectomia. HC-UFPE: Hospital das Clínicas da Universidade Federal de Pernambuco; IST: infecções sexualmente transmissíveis; MEV: mudança de estilo de vida; TH: terapia hormonal.

têm demonstrado aumento de risco tromboembólico durante procedimentos cirúrgicos entre as mulheres trans que mantiveram o uso do estrógeno.[104,105]

Hiperprolactinemia secundária à estrogenoterapia é um achado relativamente frequente, podendo estar presente em até 20% dos casos, visto que os estrógenos estimulam a secreção de PRL e podem levar à hiperplasia dos lactotrofos.[106] Após a cessação ou a redução das doses, a PRL normaliza na maioria dos casos, mas, como a elevação normalmente é leve e assintomática, a mudança do esquema terapêutico não costuma ser necessária. Uma observação interessante é de que a hiperprolactinemia desaparece após a gonadectomia, quando não se faz mais necessário o uso da ciproterona, sugerindo que a causa possa estar relacionada à ciproterona.[107] Uma comparação entre mulheres trans evidenciou que o aumento na PRL provocado pela ciproterona foi significativamente maior de que aquele observado nas usuárias de espironolactona.[108] Um estudo retrospectivo com 98 pacientes usando estrógeno com espironolactona não mostrou elevação de PRL em até 6 anos de seguimento.[109]

Ainda há dúvida, no entanto, se as doses de estradiol habitualmente mais altas do que as utilizadas em mulheres cisgênero poderiam estimular os lactotrofos a ponto de causar um prolactinoma. Há alguns relatos de caso na literatura apontando para essa associação, mas nenhuma relação de causa-efeito foi comprovada.[110,111] De qualquer modo, como os sinais e sintomas dos prolactinomas podem ser pouco evidentes nessa população, limitando-se basicamente à galactorreia ou a efeitos de massa, recomenda-se dosar a PRL antes de iniciar a THAG na primeira consulta e monitorar seus níveis ao menos 1 vez/ano, solicitando ressonância magnética (RM) de sela túrcica para os casos de PRL persistentemente elevada, mesmo após a estabilização ou a redução das doses de THAG ou na presença de níveis muito elevados (em geral, acima de 100 ng/mℓ).[2,111]

Mais recentemente, um outro efeito adverso tem sido associado à THAG em mulheres transgênero: o aumento de risco de meningioma com o uso da ciproterona. Esse achado tem sido apontado em mulheres cisgênero em uso desse progestógeno, especialmente com doses mais altas, de 25 a 100 mg/dia, e quando o uso ocorre por tempo prolongado. O mesmo achado parece ser verdade para a população transgênero, como apontou um estudo que incluiu 10.876 mulheres transgênero. Esse risco diminuiu com a suspensão da ciproterona.[112]

O Quadro 57.11 resume os principais efeitos adversos associados à THAG na mulher transgênero.

Quadro 57.11 Efeitos adversos da terapia hormonal de afirmação de gênero em mulheres transgênero.

Efeitos adversos comprovados	Tromboembolismo venoso Hiperprolactinemia (em geral, leve)*** Meningioma[§] Hipertrigliceridemia[§§] Redução da libido[§§§]
Efeitos adversos prováveis*	Resistência à insulina Infertilidade
Efeitos adversos potenciais**	Diabetes melito tipo 2 Aumento do risco cardiovascular

*Há evidências apontando para o efeito indesejado, mas ainda há dados conflitantes. **Há algumas evidências apontando para o efeito indesejado, mas a escassez de dados e o grande número de vieses dos estudos não permitem ainda uma conclusão mais contundente. ***Costuma ser assintomática, mas pode cursar com galactorreia. [§]Apenas relacionada à ciproterona. [§§]Apenas associada a preparações de estradiol orais. [§§§]Pode ser um efeito desejado.

Risco cardiovascular

Alguns estudos têm apontado maior prevalência de fatores de RCV clássicos em mulheres transgênero, como hipertensão e DM2, embora os dados sejam conflitantes. A maioria dos estudos aponta para o aumento da resistência à insulina em mulheres transgênero em THAG, mas sem conseguir determinar o aumento do risco de DM2.[66,113]

Embora um estudo com 214 mulheres trans tenha demonstrado prevalência significativamente maior de DM2, quando comparadas tanto com homens quanto com mulheres cis,[114] esse dado não é corroborado por outros autores.[115,116]A maior parte das mulheres avaliadas nesse estudo teve o diagnóstico antes de iniciar a THAG, o que pode ser explicado pelo fato de elas serem cuidadosamente avaliadas durante o tratamento pré-hormonização.[114] O mesmo estudo mostrou prevalência de infarto agudo do miocárdio (IAM) semelhante aos homens cis, mas significativamente maior do que nas mulheres cis.[114] Em uma coorte holandesa, a mortalidade por doença cardíaca isquêmica foi maior que a da população geral, e 61% das pacientes eram usuárias de etinilestradiol, com idade média de início da estrogenoterapia de 46 anos e tabagismo atual em 50%.[37] É possível que o efeito do estrógeno na saúde cardiovascular das mulheres trans dependa da idade de início da THAG, agravando a doença aterosclerótica já existente quando iniciado tardiamente.

Em uma metanálise que avaliou o RCV da população transgênero, o risco foi maior entre mulheres transgênero quando comparadas com o grupo-controle. A incidência de AVC foi de 1,8% (1,3 vez maior que no grupo-controle) e a de IAM foi de 1,2% (mas apenas 2 dos 5 estudos que avaliaram IAM mostraram aumento do risco). No entanto, o tipo de estrógeno utilizado e as vias de administração utilizadas nos estudos incluídos foram bastante heterogêneos, o que claramente pode ter interferido nos resultados. Nenhum dos estudos incluídos controlou seus achados para outros potenciais fatores confundidores, como tabagismo e estresse de minoria.[68]

Em relação ao perfil lipídico, uma metanálise mostrou ser frequente a elevação de triglicerídeos em mulheres trans medicadas com estrógenos orais, achado não observado com o uso de estrógenos transdérmicos.[65] No entanto, independentemente da via de administração, não houve alterações significativas nos níveis de LDL-colesterol e HDL-colesterol.[65] De qualquer modo, sabe-se que, em mulheres cisgênero, o estrógeno por via oral pode aumentar o HDL-c e reduzir o LDL-c, não contribuindo para um padrão lipídico aterogênico.

Considerando que as evidências atuais são baseadas em poucos e pequenos estudos, não há uma recomendação específica para rastreamento das doenças cardiovasculares em mulheres trans, devendo-se seguir as mesmas diretrizes da população geral. Antes de iniciar a THAG, é de suma importância avaliar fatores de risco associados (tabagismo, dislipidemia, hipertensão, sedentarismo etc.), a fim de minimizar o risco cardiovascular.[1,2]

Neoplasias malignas

Até o momento, não há evidências de maior incidência de câncer em mulheres trans em uso de THAG, embora os estudos sejam pouco robustos de modo geral. As maiores coortes não mostraram maior risco de câncer ou de mortalidade por câncer.[37,114]

Para o câncer de mama, um temor devido ao uso do estrógeno, os dados também são conflitantes. Alguns estudos mostraram risco semelhante ao de homens cis e inferior ao de mulheres cis.[117] Já um estudo holandês mostrou que o risco aumenta em comparação com os homens cisgênero, mas permanece abaixo do risco entre mulheres cisgênero.[118] Relatos de casos mostram ocorrência em idade mais jovem e após um tempo curto de exposição à THAG.[119,120] Não há, portanto, consenso sobre quando iniciar o rastreamento com mamografia. Deve-se, pois, seguir as mesmas recomendações das mulheres cisgênero, de acordo com o preconizado pelo Ministério da Saúde.[2,121]

Tampouco há evidências de maior risco para o câncer de próstata em mulheres trans submetidas à THAG. Contudo, a incidência pode ser subestimada pelo fato de médico e paciente negligenciarem a presença dos órgãos genitais internos masculinos, mas é importante lembrar que a próstata é mantida após a cirurgia de transgenitalização. Existem apenas relatos isolados de casos de câncer de próstata em mulheres trans em uso de THAG.[122-124] A Endocrine Society recomenda o rastreamento após os 50 anos, seguindo as mesmas indicações de homens cisgênero.[2]

Fertilidade

O uso prolongado de estrógenos e antiandrogênicos pode provocar atrofia testicular e redução de quantidade e de qualidade dos espermatozoides, que pode ou não ser reversível se a THAG for suspensa.[1,125,126] Embora pareça que a espermatogênese seja retomada após a suspensão da THAG na maioria dos casos, os dados ainda são limitados.[1] Além disso, algumas evidências têm apontado uma alteração na qualidade do esperma em mulheres transgênero mesmo antes do início da THAG. Entre as explicações para isso, destacam-se: estresse psicológico, polimorfismo do receptor do andrógeno, automedicação não declarada e uso de roupas íntimas apertadas ou a retração intencional dos testículos na virilha para esconder a genitália.[1,125] Desse modo, considerando que a THAG tem o potencial de agravar ainda mais a fertilidade e que não há como afirmar com certeza que o potencial reprodutivo será restabelecido em todos os casos com a suspensão da terapia hormonal, todas as mulheres trans devem ser orientadas quanto a esse aspecto e quanto à possibilidade de criopreservação do esperma ou sua extração cirúrgica antes do início da THAG.[1]

Afinal, estima-se que 40 a 67% dos indivíduos transgênero desejam ter filhos, e cerca de 50% desejam ter alguma relação genética com a prole.[127] Um estudo evidenciou que 51% das mulheres transgênero teriam realizado criopreservação dos gametas se o procedimento tivesse sido oferecido.[82]

Uma vez que a paciente em uso da THAG expresse o desejo de suspender a terapia como forma de reestabelecer a fertilidade, é preciso enfatizar que não há como prever o tempo necessário para que isso aconteça. Quando um análogo de GnRH está em uso, tem-se sugerido um tempo de pelo menos 3 meses para o restabelecimento da espermatogênese, mas esse tempo pode ser mais prolongado.[1] Deve-se ressaltar, também, que a produção de testosterona será provavelmente restabelecida, e alguns efeitos indesejados podem surgir.[1]

Também é importante alertar as pacientes de que a THAG não pode ser considerada eficaz como método contraceptivo, assim como no homem transgênero.[1]

Saúde óssea

Sabe-se que o estrógeno exerce um importante papel no ganho de massa e qualidade ósseas, tanto em mulheres quanto em homens. Os dados do efeito na saúde óssea de mulheres transgênero são, contudo, ainda limitados. Aparentemente, a massa óssea das mulheres transgênero é menor do que a de homens cisgênero, mesmo antes de iniciar a THAG, como evidenciado em um estudo realizado em Porto Alegre.[128] Acredita-se que menor quantidade de massa magra e maior prevalência de sedentarismo e de deficiência de vitamina D possam ser fatores responsáveis por esse achado.[128,129]

Assim, é esperado que o início da terapia estrogênica eleve a DMO, o que foi comprovado por alguns estudos que mostraram que a THAG promove ganho de massa óssea em colo de fêmur, rádio e coluna lombar, mesmo havendo concomitante perda de massa magra.[130] Uma metanálise com estudos que compararam a DMO antes e depois do início da TH mostrou um significativo aumento de DMO em coluna lombar após 12 e 24 meses.[85] O significado desse achado é incerto, e não existem dados conclusivos com relação a fraturas.

Após a gonadectomia, as mulheres trans devem ser avisadas de que a suspensão ou o uso irregular da THAG podem levar ao estado de hipogonadismo, com significativa perda de massa óssea e alto risco para osteoporose. Uma forma de avaliar a adesão à terapia hormonal em mulheres trans gonadectomizadas é a dosagem de LH sérico, que se correlaciona inversamente com a DMO, podendo tornar-se um marcador de adesão.[90]

Em relação à solicitação de DXA, o posicionamento brasileiro da SBEM aponta as mesmas indicações para solicitação da DXA que as sugeridas para homens transgênero (ver anteriormente).[28] Já a Endocrine Society orienta a solicitação naquelas mulheres transgênero com fatores de risco conhecidos para perda de massa óssea ou naquelas que foram gonadectomizadas e suspenderam ou estão em uso irregular da reposição estrogênica.[2] O Quadro 57.7 mostra a sugestão da ISCD para cálculo e intepretação do Z e T-escores na população transgênero.[91]

MORTALIDADE

O seguimento em longo prazo de mulheres trans mostrou taxa de mortalidade de 12,1%. Entre 25 e 39 anos, destacaram-se como causas de morte: suicídio, uso de drogas ilícitas e AIDS.[37] A mortalidade cardiovascular também se mostrou elevada, em média de idade de 60 anos, sendo três vezes mais comum em usuárias de etinilestradiol.[37] Dados relativos ao Brasil revelam uma expectativa de vida média de 35 anos e o maior número absoluto de assassinatos de pessoas trans do mundo, entre 2008 e 2023, segundo dados da Transgender Europe.[131]

ADOLESCENTES TRANSGÊNERO

O acompanhamento de crianças e adolescentes com incongruência de gênero também requer uma equipe multidisciplinar treinada, que inclui psicólogos, psiquiatras, pediatras, endocrinologistas pediátricos, fonoaudiólogos, cirurgiões, entre outros.[132] Nem todos os adolescentes com incongruência de gênero vão necessitar de THAG e/ou cirurgias. Intervenções hormonais (bloqueio e hormonização) podem ser benéficas para adolescentes com diversidade de gênero e fortes sentimentos de disforia de gênero após o início da puberdade.[1]

Crianças com incongruência de gênero podem apresentar piora do quadro de aversão ao gênero de nascimento quando aparecem caracteres sexuais secundários, o que interfere nas relações familiares, escolares e pessoais. O objetivo da intervenção hormonal é levar o indivíduo a se sentir mais confortável com sua escolha de gênero, melhorando seu bem-estar.[132]

A diretriz da Endocrine Society de 2017 recomenda que adolescentes que preencham critérios para transição de gênero sejam submetidos a bloqueio puberal com análogos do GnRH (aGnRH) e que o início desse bloqueio seja realizado assim que aparecerem os primeiros sinais de puberdade (estágios 2 ou 3 de Tanner). Recomenda, ainda, que se inicie a THAG a partir dos 16 anos com doses crescentes e que a cirurgia para redesignação de sexo, em indivíduos que assim desejarem, seja realizada a partir dos 18 anos.[2] No Brasil, o tratamento hormonal é feito com suporte do Parecer nº 8/13 do CFM[9] e pela Resolução CFM nº 2.265/2019, publicada em janeiro de 2020, que reitera o início do bloqueio em indivíduos no estágio Tanner 2.[133]

Bloqueio puberal em adolescentes com disforia de gênero

Os aGnRH têm sido utilizados desde a década de 1980 para o tratamento da puberdade precoce e seu uso é considerado seguro e eficaz. Essa medicação atua diretamente na hipófise, levando a uma *downregulation* dos receptores de GnRH, inibindo a produção de LH e FSH e, assim, a progressão da puberdade.[132]

Os aGnRH utilizados no Brasil são a leuprorrelina, na dose de 3,75 mg a cada 28 dias, ou a triptorrelina, na dose de 11,25 mg a cada 12 semanas. A histrelina, em implante subcutâneo, tem sido utilizada em alguns países, pois garante o bloqueio da secreção de gonadotrofinas por até 12 meses.[132]

O objetivo do bloqueio é parar a progressão da puberdade, atenuando a angústia e a ansiedade associadas ao aparecimento dos caracteres sexuais secundários.[134] A supressão da puberdade permite dar tempo ao paciente para explorar, experimentar e decidir sobre sua identidade de gênero.[135]

O ideal é iniciar o bloqueio assim que começarem os primeiros sinais de puberdade, no estágio 2 de Tanner. Nesse estágio, as características puberais próprias do gênero atribuído ao nascimento não se desenvolvem ou regridem.[1] Em meninas, a puberdade normalmente começa entre os 8,5 e 12,5 anos (média: 10,5 anos), e a primeira modificação é a telarca. Nos meninos, a puberdade é mais tardia do que nas meninas, normalmente entre os 9,5 e 13,5 anos (média: 11,5 anos), e o primeiro sinal é o aumento do volume testicular.[136]

Em pacientes que iniciam o tratamento em estágios 3 e 4 de Tanner, a medicação pode prevenir a continuação da puberdade, manter algumas características e regredir algumas características sexuais secundárias, como parar ciclos menstruais ou ereções.[1] Há pouco benéfico em pacientes que se apresentam muito tarde, quando características sexuais secundarias irreversíveis já se desenvolveram, como mamas, pomo de Adão e engrossamento da voz.[1,136]

As vantagens do bloqueio puberal são a reversibilidade (com a suspensão dos análogos, a puberdade progride normalmente, incluindo o desenvolvimento de esperma maduro e oócitos) e a prevenção do aparecimento de características sexuais secundárias indesejadas, como mamas e menstruação nos meninos trans e engrossamento da voz, crescimento peniano, ereções espontâneas, crescimento de pelos de aspecto masculino e pomo de Adão nas meninas trans.[137]

A eficácia do tratamento com aGnRH tem sido demonstrada em alguns estudos. Um estudo longitudinal com 55 adolescentes em Amsterdã que foram submetidos a bloqueio puberal mostrou melhora no funcionamento psicológico, redução de problemas emocionais e comportamentais e melhora de sintomas depressivos durante o bloqueio puberal.[138] Outro estudo, realizado com 89 pacientes em bloqueio puberal entre 9 e 16 anos, relatou uma diminuição de ideação suicida, estresse psicológico e uso de álcool e drogas.[139]

Em relação aos riscos do bloqueio puberal, uma das principais preocupações em relação ao uso de aGnRH em adolescentes por um período prolongado é o risco de diminuição da DMO, pois a puberdade é um período determinante do acúmulo de massa óssea em um indivíduo. O bloqueio pode, potencialmente, interferir no acréscimo de massa óssea da puberdade e reduzir o pico de massa óssea.[140]

Um estudo avaliou o curso da DMO durante 2 anos de terapia com aGnRH em adolescentes com disforia de gênero e durante 3 anos de tratamento com hormônios afirmadores de gênero. Durante o bloqueio, foi observada diminuição da DMO, mas que foi seguida por aumento durante a terapia com esteroides sexuais.[141] Sendo assim, os adolescentes devem ser aconselhados sobre a importância de exercícios, ingestão adequada de cálcio na alimentação, exposição solar para prover níveis adequados de vitamina D ou suplementação de vitamina D e realização de DMO a cada 1 a 2 anos;[141] afinal, as consequências da diminuição da DMO para a saúde óssea a longo prazo nesses indivíduos continuam incertas. Estudos futuros devem avaliar o risco de fraturas nessa população.[140,141]

Outra preocupação importante com o uso dos aGnRH é a fertilidade. Adolescentes que são submetidos a bloqueio puberal, invariavelmente, não têm maturação adequada de gametas.[136] Como o bloqueio puberal interrompe a gametogênese, a terapia com análogos do GnRH precisa ser adiada ou descontinuada para permitir a espermatogênese ou o desenvolvimento completo dos oócitos e preservar a fertilidade nos indivíduos que assim desejarem. Esses indivíduos devem ser aconselhados em relação às opções de preservação da fertilidade e encaminhados para especialistas na área antes do tratamento.[142]

Em mulheres trans, a única possibilidade é a criopreservação de tecido testicular, pois, no estágio 2 de Tanner, só 20% das meninas trans iniciaram a espermatogênese. Em casos de bloqueio mais tardio, pode-se coletar o esperma maduro por ejaculação, mas ocorreria o desenvolvimento de caracteres sexuais secundários.[136]

Em homens trans, a criopreservação de tecido ovariano é a única opção disponível se a estimulação folicular não for eficiente, como o que acontece nos primeiros estágios puberais de Tanner. Nos estágios mais tardios, pode ser possível a criopreservação de oócitos, como é feito em pacientes oncológicas.[136]

A criopreservação de oócitos e esperma é um método efetivo para preservar a fertilidade de quem pensa em ter filhos no futuro e deve ser aconselhada ao adolescente e seus pais. As maiores barreiras são o custo, a preocupação com o atraso no bloqueio puberal e o potencial desconforto nos procedimentos de coleta de gametas.[136]

Adultos jovens podem ser relutantes em parar o bloqueio puberal; quando ele é suspenso, a produção de gametas pode demorar a acontecer. Então, apesar do aconselhamento, poucos jovens optam por preservação de gametas.[142,143]

Reposição hormonal cruzada em adolescentes com disforia de gênero

Subsequentemente ao tratamento com aGnRH, esteroides sexuais são adicionados para induzir o desenvolvimento de características do gênero de identidade daquele indivíduo.[140]

A reposição hormonal deve ser iniciada progressivamente, com aumento gradual da dose de esteroides sexuais. Esse tratamento deve ser iniciado com estrógeno ou testosterona a partir dos 16 anos, de acordo com a recomendação da Endocrine Society e da resolução do Conselho Federal de Medicina.[2,9,133]

A *Guideline* da Endocrine Society recomenda a hormonização cruzada em indivíduos com disforia de gênero bem documentada e/ou com exacerbação durante a adolescência e desde que estejam com acompanhamento regular com equipe multidisciplinar. Além disso, recomenda que seja realizado mediante consentimento informado dos pais e do indivíduo e que o adolescente compreenda os riscos e benefícios do tratamento e os efeitos colaterais esperados.[2]

Há, geralmente, dois regimes de tratamento: quando a puberdade é bloqueada logo nos primeiros estágios puberais de Tanner, a nova puberdade é induzida iniciando com doses baixas e aumentando progressivamente. De modo alternativo, quando os aGnRH são iniciados em indivíduo mais maduro, os hormônios podem ser iniciados com dose maior e ser aumentados mais rapidamente.[140]

Em meninas trans, o 17β-estradiol é o estrógeno sintético de preferência, pelo menor perfil trombogênico. Para indução puberal, recomenda-se iniciar com dose de 0,25 mg/dia, seguida de incrementos a cada 6 meses até uma dose de manutenção de 2 a 4 mg/dia. Em meninas que iniciam o bloqueio puberal em estágios 4 a 5 de Tanner, pode-se iniciar os estrógenos com dose de 1 mg/dia, com aumento gradual a cada 6 meses. Meninas trans necessitam de terapia supressora, independentemente da dose de estradiol, até a gonadectomia. Os aGnRH são preferíveis em relação aos antiandrogênicos, mas têm custo mais elevado.[135,140]

Para meninos trans, injeções de testosterona são recomendadas para indução puberal. A dose inicial é de 25 mg/m^2 de superfície corpórea a cada 2 semanas, devendo-se aumentar progressivamente a cada 6 meses até uma dose de manutenção de 200 mg a cada 2 semanas. O tratamento com análogos do GnRH deve ser mantido até ser atingida a dose de manutenção da testosterona ou, preferencialmente, até a gonadectomia.[135,140]

CONSIDERAÇÕES FINAIS

O indivíduo com incongruência de gênero deve receber cuidado integral e multidisciplinar, com equipe comprometida, treinada e sensibilizada quanto às suas peculiaridades. A TH é, de certa forma, bastante simples e realizada de acordo com os princípios do tratamento do hipogonadismo. Para além da TH, o endocrinologista precisa estar atento às necessidades e aos sentimentos de cada paciente, a fim de identificar sinais sugestivos da disforia de gênero, individualizar o manejo e contribuir para difundir conhecimento e combater o estigma sofrido por homens e mulheres transgênero.

Resumo

O papel do endocrinologista no acompanhamento de indivíduos transgênero é fundamental para a saúde dessa população, uma vez que a terapia hormonal de afirmação de gênero (THAG) ajuda a melhorar a qualidade de vida e diminui a disforia de gênero. Os homens trans devem receber testosterona (quaisquer das preparações disponíveis), seguindo os mesmos princípios da reposição em homens hipogonádicos e acompanhando o desenvolvimento dos sinais de virilização e o hematócrito. Já as mulheres trans devem receber estrógeno (com exceção do etinilestradiol), associado ou não a alguma medicação antiandrogênica (ciproterona ou espironolactona), controlando outros fatores de risco para tromboembolismo – efeito adverso mais temido com a reposição. Não existem dados a longo prazo sobre o risco cardiovascular, mas o seguimento clínico e laboratorial é fundamental para minimizar qualquer dano à saúde, devendo-se estimular hábitos de vida saudáveis e cessação do tabagismo. O risco de câncer não parece aumentado, e o indivíduo deve fazer o rastreio da mesma forma que a população geral. Deve-se sempre conversar sobre o desejo de manter a fertilidade e sobre a escassez de evidências a respeito do efeito da terapia hormonal sobre a saúde reprodutiva. Por fim, o seguimento com uma equipe multiprofissional deve ser priorizado sempre que possível, pois é essencial não apenas durante a reposição hormonal, mas também para a realização dos procedimentos cirúrgicos que venham a ser necessários.

REFERÊNCIAS BIBLIOGRÁFICAS

1. Coleman E, Radix AE, Bouman WP et al. Standards of care for the health of transgender and gender diverse people, version 8. Int J Transgend Health. 2022; 23(Suppl 1):S1-S259.
2. Hembree WC, Cohen-Kettenis PT, Gooren L et al. Endocrine treatment of gender-dysphoric/gender incongruent persons: an Endocrine Society clinical practice guideline. J Clin Endocrinol Metab. 2017; 102:3869-903.
3. Zucker KJ. Epidemiology of gender dysphoria and transgender identity. Sexual Health. 2017; 14:404-11.
4. Nolan IT, Kuhner CJ, Geolani WD. Demographic and temporal trends in transgender identities and gender confirming surgery. Transl Androl Urol. 2019; 8:184-90.
5. Spizzirri G, Eufrásio R, Lima MCP et al. Proportion of people identified as transgender and non-binary gender in Brazil. Scientific Reports. 2021; 11:2240.
6. American Psychiatric Association. DSM-IV – Manual diagnóstico e estatístico de transtornos mentais. trad. Cláudia Dornelles; 4. ed. rev. Porto Alegre: Artmed; 2002.
7. American Psychiatry Association. Diagnostic and Statistical Manual of Mental disorders – DSM-5. 5. ed. Washington: American Psychiatric Association, 2013.
8. McNeil J, Ellis SJ, Eccles FJR. Suicide in trans populations: a systematic review of prevalence and correlates. Psychology of Sexual Orientation and Gender Diversity. 2017; 4:535-54.
9. Conselho Federal de Medicina. Resolução CFM nº 2.265/2016, de 09 de janeiro de 2020.
10. Baker KE, Wilson LM, Sharma R et al. Hormone therapy, mental health, and quality of life among transgender people: A systematic review. J Endocr Soc. 2021; 5(4).
11. Pelusi C, Costantino A, Martelli V et al. Effects of three different testosterone formulations in female-to-male transsexual persons. J Sex Med. 2014; 11:3002-11.
12. Manieri C, Castellano E, Crespi C et al. Medical treatment of subjects with gender identity disorder: the experience in an Italian Public Health Center. Int J Transgenderism. 2014; 15(2):53-65.
13. Colizzi M, Costa R, Todarello O. Transsexual patients' psychiatric comorbidity and positive effect of cross-sex hormonal treatment on mental health: results from a longitudinal study. Psychoneuroendocrinology. 2014; 39:65-73.
14. Fuss J, Hellweg R, Van Caenegem E et al. Cross-sex hormone treatment in male-to-female transsexual persons reduces serum brain-derived neurotrophic factor (BDNF). Eur Neuropsychopharmacol. 2015; 25:95-9.
15. Fisher AD, Castellini G, Ristori J et al. Cross-sex hormone treatment and psychobiological changes in transsexual persons: two-year follow-up data. J Clin Endocrinol Metab. 2016; 101:4260-9.
16. de Vries AL, Steensma TD, Doreleijers TA et al. Puberty suppression in adolescents with gender identity disorder: a prospective follow-up study. J Sex Med. 2011; 8:2276-83.
17. Achille C, Taggart T, Eaton NR et al. Longitudinal impact of gender-affirming endocrine intervention on the mental health and well-being of transgender youths: preliminary results. Int J Pediatr Endocrinol. 2020; 2020:8.
18. Ruppin U, Pfäfflin F. Long-term follow-up adults with gender identity disorder. Arch Sex Behav. 2015; 44:1321-9.
19. Turban JL, King D, Kobe J et al. Access to gender-affirming hormones during adolescence and mental health outcomes among transgender adults. PLoS ONE. 2022; 17:e0261039.
20. Almazan AN, Keuroghlian AS. Association between gender-affirming surgeries and mental health outcomes. JAMA Surg. 2021; 156:611-8.
21. Wernick JA, Busa S, Matouk K et al. A Systematic Review of the Psychological Benefits of Gender-Affirming Surgery. Urol Clin North Am. 2019; 4:475-86.
22. Agarwal CA, Scheefer MF, Wright LN et al. Quality of life improvement after chest wall masculinization in female-to-male transgender patients: a prospective study using the BREAST-Q and Body Uneasiness Test. J Plast Reconstr Aesthet Surg 2018; 7:651-7.
23. van de Grift TC, Kreukels BP, Elfering L et al. Body image in transmen: multidimensional measurement and the effects of mastectomy. J Sex Med 2016; 13:1778-86.
24. Weigert R, Frison E, Sessiecq Q et al. Patient satisfaction with breasts and psychosocial, sexual, and physical well-being after breast augmentation in male-to-female transsexuals. Plast Reconstr Surg. 2013; 132(6):1421-9.
25. Mueller A, Quadros C, Schwarz K et al. Rumination as a marker of psychological improvement in transsexual women postoperative. Transgend Health 2016; 1:274-8.
26. Wheldon CW, Watson RJ, Fish JN et al. Cigarette smoking among youth at the intersection of sexual orientation and gender identity. LGBT Health. 2019; 6:235-41.
27. Fontanari AMV, Churchill S, Scheneider MA et al. Tobacco use among transgender and gender non-binary youth in Brazil. Cien Saude Colet. 2021; 26(3):5281-92.
28. Vieira LMF et al. Posicionamento conjunto – Medicina diagnóstica inclusiva: cuidando de pacientes transgênero. 2019.
29. Defreyne J, T'Sjoen G. Transmasculine hormone therapy. Endocrinol Metab Clin North Am. 2019; 48:357-75.
30. Fisher AD, Castellini G, Ristori J et al. Cross-sex hormone treatment and psychobiological changes in transsexual persons: two-year follow-up data. J Clin Endocrinol Metab. 2016; 101:4260-9.
31. Wierckx K, Van Caenegem E, Schreiner T et al. Cross-sex hormone therapy in trans persons is safe and effective at short-time follow-up: Results from the European Network for the Investigation of Gender Incongruence. J Sex Med. 2014; 11:1999-2011.
32. Fisher AD, Castellini G, Ristori J et al. Cross-sex hormone treatment and psychobiological changes in transsexual persons: two-year follow-up data. J Clin Endocrinol Metab. 2016; 101:4260-9.

33. Bultynck C, Pas C, Defreyne J et al. Self-perception of voice in transgender persons during cross-sex hormone therapy. Laryngoscope. 2017; 127:2796-804.
34. Nakamura A, Watanabe M, Sugimoto M et al. Dose-response analysis of testosterone replacement therapy in patients with female to male gender identity disorder. Endocr J. 2013; 60:275-81.
35. Costantino A, Cerpolini S, Alvisi S et al. A prospective study on sexual function and mood in female-to-male transsexuals during testosterone administration and after sex reassignment surgery. J Sex Marital Ther. 2013; 39:321-35.
36. Giltay EJ, Gooren LJG. Effects of sex steroid deprivation/administration on hair growth and skin sebum production in transsexual males and females. J Clin Endocrinol Metab. 2000; 85:2913-21.
37. Asscheman H, Giltay EJ, Megens JAJ et al. A long-term follow-up study of mortality in transsexuals receiving treatment with cross-sex hormones. Eur J Endocrinol. 2011; 164:635-42.
38. Grimstad, Kremen J, Shim J et al. Breakthrough bleeding in transgender and gender diverse adolescents and young adults on long-term testosterone. J Pediatr Adolesc Gynecol. 2021; 34(5):706-16.
39. Taub RL, Ellis SA, Neal-Perry G et al. The effect of testosterone on ovulatory function in transmasculine individuals. Am J Obstet Gynecol. 2020; 223:229. e221-229.e228.
40. Mitu K. Transgender reproductive choice and fertility preservation. AMA J Ethics 2016; 18:1120.
41. Motta G, Crespi C, Mineccia V et al. Does testosterone treatment increase anger expression in a population of transgender men? J Sex Med. 2018; 15:94-101.
42. Jacobeit JW, Gooren LJ, Schulte HM. Safety aspects of 36 months of administration of long-acting intramuscular testosterone undecanoate for treatment of female-to-male transgender individuals. Eur J Endocrinol. 2009; 161:795-8.
43. Mueller A, Kiesewetter F, Binder H et al. Long-term administration of testosterone undecanoate every 3 months for testosterone supplementation in female-to-male transsexuals. J Clin Endocrinol Metab. 2007; 92:3470-5.
44. Safer JD, Tangpricha V. Care of transgender persons. N Engl J Med. 2019; 381:2451-60.
45. Defreyne J, Vantomme B, Van Caenegem E et al. Prospective evaluation of hematocrit in gender-affirming hormone treatment: results from European Network for the Investigation of Gender Incongruence. Andrology. 2018; 6:446-54.
46. Velho I, Fighera TM, Ziegelmann PK et al. Effects of testosterone therapy on BMI, blood pressure, and laboratory profile of transgender men: a systematic review. Andrology. 2017; 5:881-8.
47. Madsen MC. Erythrocytosis in a large cohort of trans men using testosterone: a long-term follow-up study on prevalence, determinants, and exposure years. 2021; 106:1710-7.
48. Krishnamurthy N, Slack DJ, Kyweluk M et al. Erythrocytosis Is rare with exogenous testosterone in gender-affirming hormone therapy. J Clin Endocrinol Metab. 2024; 109:1285-90.
49. Radi R et al. Treating acne in transgender persons receiving testosterone: A practical guide. Am J Clin Dermatol. 2022; 23:219-29.
50. Bhasin S, Brito JP, Cunningham GR et al. Testosterone therapy in men with hypogonadism: An Endocrine Society Clinical Practice Guideline. J Clin Endocrinol Metab. 2018; 103:1715-44.
51. Motosko CC, Zakhem GA, Pomeranz MK et al. Acne: a side-effect of masculinizing hormonal therapy in transgender patients. Br J Dermatol. 2019; 180:26-30.
52. Emi Y, Adachi M, Sasaki A et al. Increased arterial stiffness in female-to-male transsexuals treated with androgen. J Obstet Gynaecol Res. 2008; 34:890-7.
53. Olson-Kennedy J, Okonta V, Clark LF et al. Physiologic response to gender-affirming hormones among transgender youth. J Adolesc Health. 2017; 62:397-401.
54. Vita R, Settineri S, Liotta M et al. Changes in hormonal and metabolic parameters in transgender subjects on cross-sex hormone therapy: a cohort study. Maturitas. 2018; 107:92-6.
55. Fernandez JD, Tannock LR. Metabolic effects of hormone therapy in transgender patients. Endocr Pract. 2015; 22:383-8.
56. Mueller A, Haeberle L, Zollver H et al. Effects of intramuscular testosterone undecanoate on body composition and bone mineral density in female-to-male transsexuals. J Sex Med. 2010; 7:3190–8.
57. van Velzen DM, Paldino A, Klaver M et al. Cardiometabolic effects of testosterone in transmen and estrogen plus cyproterone acetate in transwomen. J Clin Endocrinol Metab. 2019; 104:1937–47.
58. Connelly PJ, Marie Freel E, Perry C et al. Gender-affirming hormone therapy, vascular health and cardiovascular disease in transgender adults. Hypertension. 2019; 74:1266-74.
59. Connelly PJ, Clark A, Touyz RM et al. Transgender adults, gender-affirming hormone therapy and blood pressure: a systematic review. J Hypertens. 2021; 39:223-30.
60. Jarin J, Pine-Twaddell E, Trotman G et al. Cross-sex hormones and metabolic parameters in adolescents with gender dysphoria. Pediatrics. 2017; 139:e20163173.
61. Deutsch MB, Bhakri V, Kubicek K. Effects of cross-sex hormone treatment on transgender women and men. Obstet Gynecol. 2015; 125:605-10.
62. Wultsch A, Kaufmann U, Ott J et al. Profound changes in sex hormone levels during cross-sex hormone therapy of transsexuals do not alter serum cholesterol acceptor capacity. J Sex Med. 2015; 12:1436-9.
63. Connelly PJ, Marie Freel E, Perry C et al. Gender-affirming hormone therapy, vascular health and cardiovascular disease in transgender adults. Hypertension. 2019; 74:1266-74.
64. Jacobeit JW, Gooren LJ, Schulte HM. Safety aspects of 36 months of administration of long-acting intramuscular testosterone undecanoate for treatment of female-to-male transgender individuals. Eur J Endocrinol. 2009; 161:795-8.
65. Maraka S, Singh Ospina N, Raja-Gutierrez R et al. Sex steroids and cardiovascular outcomes in transgender individuals: a systematic review and meta-analysis. J Clin Endocrinol Metab. 2017; 102:3914-23.
66. Shadid S, Abosi-Appeadu K, De Maertelaere AS et al. Effects of gender-affirming hormone therapy on insulin sensitivity and incretin responses in transgender people. Diabetes Care. 2020; 43:411-7.
67. Auer MK, Ebert T, Pietzner M et al. Effects of sex hormone treatment on the metabolic syndrome in transgender individuals: focus on metabolic cytokines. Clin Endocrinol Metab. 2018; 103:790-802.
68. van Zijverden LM, Wiepjes CM, van Diemen JK et al. Cardiovascular disease in transgender people: a systematic review and meta-analysis. Eur J Endocrinol. 2024; 190:S13-S24.
69. Veale JF. Transgender-related stigma and gender minority stress-related health disparities in Aotearoa New Zealand: hypercholesterolemia, hypertension, myocardial infarction, stroke, diabetes, and general health. Lancet Reg Health West Pac. 2023; 39:100816.
70. van Kesteren PJM, Asscheman H, Megens JAJ et al. Mortality and morbidity in transsexual subjects treated with cross-sex hormones. Clin Endocrinol (Oxf). 1997; 47:337-43.
71. Calof OM, Singh AB, Lee ML et al. Adverse events associated with testosterone replacement in middle-aged and older men: a meta-analysis of randomized, placebo-controlled trials. J Gerontol A Biol Sci Med Sci. 2005; 60:1451-7.
72. Weinand JD, Safer JD. Hormone therapy in transgender adults is safe with provider supervision; a review of hormone therapy sequelae for transgender individuals. J Clin Transl Endocrinol. 2015; 2:55-60.
73. Getahun D, Nash R, Flanders WD et al. Cross-sex hormones and acute cardiovascular events in transgender persons. Ann Intern Med. 2018; 169:205-13.
74. Elamin MB, Garcia MZ, Murad MH et al. Effect of sex steroid use on cardiovascular risk in transsexual individuals: a systematic review and meta-analyses. Clin Endocrinol (Oxf). 2010; 72:1-10.
75. Perrone AM, Cerpolini S, Maria Salfi NC et al. Effect of long-term testosterone administration on the endometrium of female-to-male (FtM) transsexuals. J Sex Med. 2009; 6:3193-200.
76. Wahlström E, Audisio RA, Selvaggi G. Aspects to consider regarding breast cancer risk in trans men: A systematic review and risk management approach. PLoS One. 2024; 19(3):e0299333.
77. Hawkins M, Deutsch MB, Obedin-Maliver J et al. Endometrial findings among transgender and gender nonbinary people using testosterone at the time of gender-affirming hysterectomy. Fertil Steril. 2021; 115(5):1312-7.
78. Khalifa MA, Toyama A, Klein ME, Santiago V. Histologic features of hysterectomy specimens from female-male transgender individuals. Int J Gynecol Pathol. 2019; 38(6):520-7.
79. Light AD, Obedin-Maliver J, Sevelius JM et al. Transgender men who experienced pregnancy after female-to-male gender transitioning. Obstet Gynecol. 2014; 124:1120-7.
80. Neblett MF 2nd, Hipp HS. Fertility considerations in transgender persons. Endocrinol Metab Clin North Am. 2019; 48:391-402.
81. De Roo C, Lierman S, Tilleman K et al. Ovarian tissue cryopreservation in female-to-male transgender people: insights into ovarian histology and physiology after prolonged androgen treatment. Reprod Biomed Online. 2017; 34:557-66.
82. Tornello SL, Bos H. Parenting intentions among transgender individuals. LGBT Health. 2017; 4:115-20.
83. Goodrich E, Walcott Q, Dallman J et al. Bone Health in the Transgender Population. JBJS Rev. 2023; 11(10).
84. Fighera TM, Ziegelmann PK, Silva TR et al. Bone mass effects of cross-sex hormone therapy in transgender people: updated systematic review and meta-analysis. J Endocr Soc. 2019; 3:943-64.
85. Singh-Ospina N, Maraka S, Rodriguez-Gutierrez R et al. Effect of sex steroids on the bone health of transgender individuals: a systematic review and meta-analysis. J Clin Endocrinol Metab. 2017; 102:3904-13.
86. Fighera TM, Ziegelmann PK, Rasia da Silva T et al. Bone mass effects of cross-sex hormone therapy in transgender people: Updated systematic review and meta-analysis. J Endocr Soc. 2019; 3:943-64.
87. Turner A, Chen TC, Barber TW et al. Testosterone increases bone mineral density in female-to-male transsexuals: a case series of 15 subjects. Clin Endocrinol (Oxf). 2004; 61:560-6.
88. Stevenson MO, Tangpricha V. Osteoporosis and bone health in transgender persons. Endocrinol Metab Clin North Am. 2019; 48:421-7.
89. Rothman MS, Iwamoto SJ. Bone health in the transgender population. Clin Rev Bone Miner Metab. 2019; 17:77-85.

90. van Kesteren P, Lips P, Gooren LJG et al. Long-term follow-up of bone mineral density and bone metabolism in transsexuals treated with cross-sex hormones. Clin Endocrinol (Oxf). 1998; 48:347-54.
91. The International Society for Clinical Densitometry (ISCD). 2023. ISCD Official Positions – Adult. Disponível em: https://https://iscd.org/official-positions-2023/.
92. Hamidi O, Davidge-Pitts CJ. Transfeminine hormone therapy. Endocrinol Metab Clin N Am. 2019; 48:341-55.
93. Asscheman H, T'Sjoen G, Lemaire A et al. Venous thrombo-embolism as a complication of cross-sex hormone treatment of male-to-female transsexual subjects: a review. Andrologia. 2014; 46:791-5.
94. Angus L, Leemaqz S, Ooi O et al. Cyproterone acetate or spironolactone in lowering testosterone concentrations for transgender individuals receiving oestradiol therapy. Endocr Connect. 2019; 8(7):935-940.
95. Burinkul S, Panyakhamlerd K, Suwan A et al. Anti-androgenic effects comparison between cyproterone acetate and spironolactone in transgender women: A randomized controlled trial. J Sex Med. 2021; 18:1299-307.
96. Bessone F, Lucena MI, Roma MG et al. Cyproterone acetate induces a wide spectrum of acute liver damage including corticosteroid-responsive hepatitis: report of 22 cases. Liver Int. 2016; 36:302-10.
97. Millward CP, Keshwara SM, Islim AI et al. Development and growth of intracranial meningiomas in transgender women taking cyproterone acetate as gender-affirming progestogen therapy: a systematic review. Transgend Health. 2022; 7:473-83.
98. Dittrich R, Binder H, Cupisti S et al. Endocrine treatment of male-to-female transsexuals using gonadotropin-releasing hormone agonist. Exp Clin Endocrinol Diabetes. 2005; 113:586-92.
99. Gava G, Cerpolini S, Martelli V et al. Cyproterone acetate vs leuprolide acetate in combination with transdermal oestradiol in transwomen: a comparison of safety and effectiveness. Clin Endocrinol (Oxf). 2016; 85:239-46.
100. Shatzel JJ, Connelly KJ, DeLoughery TG. Thrombotic issues in transgender medicine: a review. Am J Hematol. 2017; 92:204-8.
101. Ott J, Kaufmann U, Bentz E-K et al. Incidence of thrombophilia and venous thrombosis in transsexuals under cross-sex hormone therapy. Fertil Steril. 2010; 93:1267-72.
102. Nota NM, Wiepjes CM, de Blok CJ et al. Occurrence of acute cardiovascular events in transgender individuals receiving hormone therapy. Circulation. 2019; 139:1461-2.
103. Bouck EG, Grinsztejn E, Mcnamara M et al. Thromboembolic risk with gender-affirming hormone therapy: potential role of global coagulation and fibrinolysis assays. Res Pract Thromb Haemost. 2023; 7:102197.
104. Kozato A, Fox GWC, Yong PC et al. No venous thromboembolism increase among transgender female patients remaining on estrogen for gender-affirming surgery. J Clin Endocrinol Metab. 2021; 106:e1586-90.
105. Price R, Debryn D, Mukerji S, Nozari A et al. No thromboembolic complications after facial feminization surgery in transgender patients utilizing estrogen therapy: A retrospective cohort study. Transgend Health. 2023; 8(4):344-1.
106. Hembree WC, Koen-Kettenis PT, Gooren L et al. Endocrine treatment of gender-dysphoric/gender-incongruent persons: an Endocrine Society clinical practice guideline. J. Clin. Endocrinol. Metab. 2017; 102:3869-903.
107. Defreyne J, Nota N, Pereira C et al. Transient elevated serum prolactin in trans women is caused by cyproterone acetate treatment. LGBT Health. 2017; 4:328-36.
108. Fung R, Hellstern-Layefsky M, Tastenhoye C et al. Differential effects of cyproterone acetate vs spironolactone on serum high-density lipoprotein and prolactin concentrations in the hormonal treatment of transgender women. J Sex Med. 2016; 13:1765-72.
109. Bisson JR, Chan KJ, Safer JD. Prolactin levels do not rise among transgender women treated with estradiol and spironolactone. Endocr Pract. 2018; 24:646-51.
110. Raven LM, Guttman-Jones M, Muir CA. Hyperprolactinemia and association with prolactinoma in transwomen receiving gender affirming hormone treatment. Endocrine. 2021; 72:524-8.
111. Petersenn S, Fleseriu M, Casanueva FF et al. Diagnosis and management of prolactin-secreting pituitary adenomas: a Pituitary Society international Consensus Statement. Nat Rev Endocrinol. 2023; 19:722-40.
112. Weill A, Nguyen P, Labidi M et al. Use of high dose cyproterone acetate and risk of intracranial meningioma in women: cohort study. BMJ. 2021; 372:n37.
113. Spanos C, Bretherton I, Zajac JD et al. Effects of gender-affirming hormone therapy on insulin resistance and body composition in transgender individuals: a systematic review. World J Diabetes. 2020; 11:66-77.
114. Wierckx K, Elaut E, Declercq E et al. Prevalence of cardiovascular disease and cancer during cross-sex hormone therapy in a large cohort of trans persons: a case-control study. Eur J Endocrinol. 2013; 169:471-8.
115. van Velzen D, Wiepjes C, Nota N et al. Incident diabetes risk is not increased in transgender individuals using hormone therapy. J Clin Endocrinol Metab. 2022; 107:e2000-7.
116. Mather KJ, Kim C, Christophi CA et al. Steroid sex hormones, sex hormone-binding globulin, and diabetes incidence in the Diabetes Prevention Program. J Clin Endocrinol Metab. 2015; 100:3778-86.
117. Brown GR, Jones KT. Incidence of breast cancer in a cohort of 5,135 transgender veterans. Breast Cancer Res Treat. 2015; 149:191-8.
118. de Blok Christel JM, Wiepjes CM, Nota NM et al. Breast cancer risk in transgender people receiving hormone treatment: nationwide cohort study in the Netherlands. BMJ. 2019; 365:1652.
119. Gooren L, Bowers M, Lips P et al. Five new cases of breast cancer in transsexual persons. Andrologia. 2015; 47:1202-5.
120. Gooren LJ, van Trotsenburg MA, Giltay EJ et al. Breast cancer development in transsexual subjects receiving cross-sex hormone treatment. J Sex Med. 2013; 10:3129-34.
121. de Blok Christel JM, Dreijerink KMA, den Heijer M. Cancer risk in transgender people. Endocrinol Metab Clin N Am. 2019; 48:441-452.
122. Thurston AV. Carcinoma of the prostate in a transsexual. Br J Urol. 1994; 73:217.
123. van Harst EP, Newling DW, Gooren LJ et al. Metastatic prostatic carcinoma in a male-to-female trans-sexual. BJU Int. 1998; 81:776.
124. Miksad RA, Bubley G, Church P et al. Prostate cancer in a transgender woman 41 years after initiation of feminization. JAMA. 2006; 296:2316-7.
125. Rodriguez-Wallberg KA, Häljestig J et al. Sperm quality in transgender women before or after gender affirming hormone therapy-A prospective cohort study. Andrology. 2021; 9:1773-80.
126. de Nie I, Meißner A, Kostelijk EH et al. Impaired semen quality in trans women: Prevalence and determinants. Hum Reprod. 2020; 35:1529-36.
127. Raja NS, Rubin ES, Moravek MB. A Review of animal models investigating the reproductive effects of gender-affirming hormone therapy. J Clin Med. 2024; 13:1183.
128. Fighera TM, da Silva E, Lindenau JD et al. Impact of cross-sex hormone therapy on bone mineral density and body composition in transwomen. Clin Endocrinol (Oxf). 2018; 88:856-62.
129. Chrisostomo KR, Skare TL, Chrisostomo HR et al. Transwomen and bone mineral density: a cross-sectional study in Brazilian population. Br J Radiol. 2020; 93:20190935.
130. Van Caenegem E, Wierckx K, Taes Y et al. Preservation of volumetric bone density and geometry in trans women during cross-sex hormonal therapy: a prospective observational study. Osteoporos Int. 2015; 26:35-47.
131. Transgender Europe. Disponível em: https://transrespect.org/en/map/trans-murder-monitoring/#. Acesso em: 19/05/24.
132. Cespedes, WJ, Steinmetz, L. Hormonioterapia em crianças e adolescentes com incongruência de gênero. In: Damiani D. Endocrinologia pediátrica Nuvarte Setian: da fisiologia à clínica. 1. ed. São Paulo, SP. Sarvier Editora, 2023. p. 724-9.
133. Resolução do Conselho Federal de Medicina nº 2265/2019 publicado no diário oficial da União de 09 de janeiro de 2020. Seção 1, p. 96-102. Disponível em https://sistemas.cfm.org.br/normas/visualizar/resolucoes/BR/2019/2265.
134. Martinerie L, Condat A, Bargiacchi A et al. Management of endocrine disease: Approach to the management of children and adolescents with Gender Dysphoria. Eur J Endocrinol. 2018; 179:R219-37.
135. Calcaterra V, Tornese G, Zuccotti G et al. Adolescent gender dysphoria management: position paper from the Italian Academy of Pediatrics, the Italian Society of Pediatrics, the Italian Society for Pediatric Endocrinology and Diabetes, the Italian Society of Adolescent Medicine and the Italian Society of Child and Adolescent Neuropsychiatry. Ital J Pediatr. 2024; 50:73.
136. Conflitti AC, Spaziani M, Pallotti F et al., TALENT Study Group. Update on bioethical, medical and fertility issues in gender incongruence during transition age. J Endocrinol Invest. 2023; 46:1725-36.
137. de Vries AL, Steensma TD, Doreleijers TA et al. Puberty suppression in adolescents with gender identity disorder: a prospective follow-up study. J Sex Med. 2011; 8:2276-83.
138. de Vries AL, McGuire JK, Steensma TD et al. Young adult psychological outcome after puberty suppression and gender reassignment. Pediatrics. 2014; 134:696-704.
139. Turban JL, King D, Carswell JM et al. Pubertal suppression for transgender youth and risk of suicidal ideation. Pediatrics. 2020; 145:e20191725.
140. Claahsen-van der Grinten H, Verhaak C, Steensma T et al. Gender incongruence and gender dysphoria in childhood and adolescence-current insights in diagnostics, management, and follow-up. Eur J Pediatr. 2021; 180:1349-57.
141. Schagen SEE, Wouters FM, Cohen-Kettenis PT et al. Bone development in transgender adolescents treated with GNRH analogues and subsequent gender-affirming hormones. J Clin Endocrinol Metab. 2020; 105: e4252-e4263.
142. De Roo C, Tillerman K, T'Sjoen G et al. Fertility options in transgender people. Int Rev Psychiatry 2016; 28(1):112-9.
143. Brierley J, Larcher V, Hadjipanayis AA, Grossman Z. European Academy of Paediatrics statement on the clinical management of children and adolescents with gender dysphoria. Front Pediatr. 2024; 12:1298884.

PARTE 6

Doenças do Pâncreas Endócrino

CAPÍTULO

58

Diabetes Melito: Classificação e Diagnóstico

Ruy Lyra ■ Lúcia Helena Cordeiro ■ Luiz de Gonzaga G. de Azevedo Jr. ■ José Maria Correia Lima e Silva ■ Karoline Matias Morais de Medeiros ■ Ana Teresa Bezerra de Melo ■ Marcos Almeida ■ Lucio Vilar

INTRODUÇÃO

O diabetes melito (DM) representa um grupo de doenças metabólicas com etiologias diversas, caracterizado por hiperglicemia, que resulta de uma secreção deficiente de insulina pelas células beta, resistência periférica à ação da insulina ou ambas. As duas principais etiologias são o DM tipo 2 (DM2), que corresponde a 90 a 95% dos casos, e o DM tipo 1 (DM1), que corresponde a 5 a 10%. A hiperglicemia crônica do diabetes frequentemente está associada a dano, disfunção e insuficiência de vários órgãos, principalmente olhos, rins, coração e vasos sanguíneos.[1,2]

O diabetes é um dos desafios de saúde que mais crescem no século XXI, tendo o número de adultos acometidos pela doença diabetes mais do que triplicado nos últimos 20 anos. Segundo a International Diabetes Federation (IDF), atualmente 537 milhões de pessoas entre 20 e 79 anos de idade (25,2% da população) vivem com diabetes (1 em cada 10 adultos).[2] Um em cada dois adultos com diabetes não é diagnosticado. Um milhão e cem mil crianças e jovens menores de 20 anos de idade têm DM1, com cerca de 130 mil casos novos a cada ano.[2] O DM e suas complicações também implicam redução da expectativa de vida e elevada mortalidade, resultando em 46,7 milhões de mortes em 2021. Isso corresponderia a uma morte a cada 5 segundos.[2] Mantidas as tendências atuais, a IDF estima para 2030 a presença de 643 milhões de adultos com DM, e a projeção para 2045 é de 783 milhões de indivíduos com DM.[2] A crescente prevalência de diabetes em todo o mundo é motivada por uma complexa interação de fatores socioeconômicos, demográficos, ambientais e genéticos. O aumento contínuo deve-se, em grande parte, a um aumento no DM2 e fatores de risco relacionados, que incluem crescente urbanização e mudanças de hábitos de vida (com maior ingestão calórica, aumento do consumo de alimentos processados, estilos de vida sedentários, níveis crescentes de obesidade). Enquanto a prevalência global de diabetes nas áreas urbanas é de 10,8%, nas áreas rurais, é menor, de 7,2%. No entanto, essa lacuna está se aproximando, com a prevalência rural em ascensão.[2]

A prevalência de DM varia muito entre diferentes nações e regiões, mas tem se elevado em todos os países, com maior intensidade naqueles em desenvolvimento. De acordo com a IDF, atualmente, haveria no Brasil 15,7 milhões de adultos com DM (33% ainda sem diagnóstico), o que corresponderia a uma prevalência em torno de 9%. A projeção para 2030 e 2045 é de 21,5 e 26 milhões de casos, respectivamente. O Brasil ocupa o sexto lugar na lista de países com maior número de pessoas com diabetes, após China, Índia, Indonésia, EUA e Paquistão.[2] Proporcionalmente, o DM é mais prevalente na Polinésia Francesa, na qual 25,2% da população tem DM.[2]

A maior prevalência de DM2 é observada entre os índios Pima americanos, dos quais 80% têm obesidade e 55%, DM2.[3] Na população adulta (≥ 18 anos de idade) dos EUA, estimou-se, em 2015, que 12,2% tinham DM (24% não diagnosticados) e 34%, pré-diabetes.[4] Especula-se que, em 2050, um quinto a um terço dos americanos terão DM2, caso se mantenha a tendência atual de crescimento da doença. A prevalência do DM2 aumenta com a idade e, na maioria dos países, a estimativa é que 20% ou mais dos indivíduos com idade ≥ 65 anos tenham DM (Figura 58.1).[2,4]

Como 35 a 50% dos casos de DM2 são assintomáticos ou oligossintomáticos, o diagnóstico da doença, em geral, é feito tardiamente, com um atraso estimado de pelo menos 4 a 7 anos. Com isso, as complicações micro e macrovasculares não raramente estão presentes quando há a detecção inicial da hiperglicemia. Em consequência das complicações crônicas, os diabéticos apresentam, em comparação à população não afetada pela doença, elevada morbidade (perda da visão, insuficiência renal em estágio terminal, amputação não traumática dos membros inferiores, infarto agudo do miocárdio, acidente vascular cerebral etc.), redução na expectativa de vida e mortalidade duas a três vezes maior. Essa evolução indesejada do diabetes poderia ser amenizada ou parcialmente evitada por meio de diagnóstico e tratamento precoces da doença e de suas complicações.[2,4]

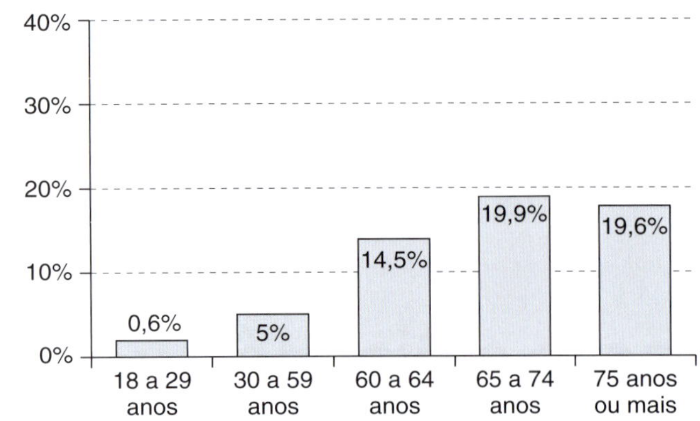

Figura 58.1 Prevalência de diabetes melito (DM) na população urbana brasileira ajustada para idade, segundo a Pesquisa Nacional de Saúde. Note que, a partir de 65 anos, essa prevalência é de cerca de 20%.

CLASSIFICAÇÃO

A classificação do DM proposta pela American Diabetes Association (ADA) se baseia na etiologia (Quadro 58.1) e pode ser dividida nas seguintes categorias gerais:

- DM1 (pode ser autoimune ou, mais raramente, idiopático; destruição das células beta pancreáticas, resultando em deficiência absoluta de insulina)
- DM2 (resultante de perda progressiva da secreção adequada de insulina pelas células beta, frequentemente antecedida pela resistência à insulina)
- Diabetes melito gestacional (hiperglicemia diagnosticada durante a gravidez, geralmente surgindo a partir da 24ª semana)
- Tipos específicos de DM devido a outras causas, como síndromes monogênicas de diabetes (p. ex., diabetes melito neonatal [DMN] e diabetes da maturidade dos jovens [MODY]); doenças do pâncreas exócrino (p. ex., pancreatite, fibrose cística, carcinoma etc.); DM induzido por fármacos (p. ex., glicocorticoides, antipsicóticos atípicos, estatinas etc.) ou produtos químicos.[2]

Quadro 58.1 Classificação etiológica para o diabetes melito.

- Diabetes melito tipo 1 (destruição das células beta, em geral levando à deficiência absoluta de insulina)
  - Autoimune (90 a 95%)
  - Idiopático (5 a 10%)
- Diabetes melito tipo 2 (pode variar de predominância de resistência insulínica com relativa deficiência de insulina à predominância de um defeito secretório das células beta, associado à resistência insulínica)
- Outros tipos específicos
  - Defeitos genéticos da função da célula beta
    - MODY
    - Diabetes neonatal
    - DNA mitocondrial
    - Outros
  - Defeitos genéticos na ação da insulina
    - Resistência insulínica tipo A
    - Leprechaunismo
    - Síndrome de Rabson-Mendehall
    - Diabetes lipoatrófico
    - Outros
  - Doenças do pâncreas exócrino
    - Pancreatite
    - Traumatismo
    - Neoplasia
    - Fibrose cística
    - Hemocromatose
    - Pancreatopatia fibrocalculosa
  - Diabetes pós-transplante
  - Endocrinopatias
    - Acromegalia
    - Síndrome de Cushing
    - Glucagonoma
    - Feocromocitoma
    - Hipertireoidismo
    - Somatostatinoma
    - Aldosteronoma
- Outros tipos específicos (*continuação*)
  - Induzido por medicamentos ou produtos químicos
    - Glicocorticoides
    - Antipsicóticos atípicos
    - Vacor
    - Pentamidina
    - Ácido nicotínico
    - Hormônios tireoidianos
    - Diazóxido
    - Agonistas beta-adrenérgicos
    - Tiazídicos
    - Fenitoína
    - Interferon-α
    - Inibidores de protease
    - Inibidores do *checkpoint* imune
    - Antipsicóticos atípicos
    - L-asparaginase
    - Ciclosporina
    - Estatinas
  - Infecções
    - Rubéola congênita
    - Citomegalovirose
    - Covid-19
  - Formas incomuns de diabetes autoimune
    - Síndrome da pessoa rígida
    - Anticorpos antirreceptores insulínicos
  - Outras síndromes genéticas às vezes associadas ao diabetes
    - Síndrome de Down
    - Síndrome de Klinefelter
    - Síndrome de Turner
    - Síndrome de Wolfram
    - Ataxia de Friedreich
    - Coreia de Huntington
    - Síndrome de Laurence-Moon-Biedl
    - Distrofia miotônica
    - Porfiria
    - Síndrome de Prader-Willi
    - Outras
- Diabetes melito gestacional

MODY: *maturity onset diabetes of the young*. (Adaptado de American Diabetes Association, 2024.[1])

Diferenciação entre diabetes melito tipos 1 e 2

A distinção entre DM1 e DM2 é, em geral, relativamente simples e se baseia fundamentalmente em dados clínicos e epidemiológicos (Quadro 58.2). Tipicamente, o DM1 surge na infância e adolescência, enquanto o DM2 predomina em adultos com excesso de peso e idade > 40 anos.[1,2,4] Contudo, nas últimas décadas, o DM2 tem sido diagnosticado cada vez mais precocemente (podendo, inclusive, ocorrer em crianças e adolescentes obesos), enquanto o DM1 pode se manifestar em qualquer faixa etária. A classificação é importante para definir a terapia a ser adotada. Entretanto, muitos pacientes não são claramente definidos como DM1 ou DM2 no momento do diagnóstico. Os sintomas clássicos do DM (poliúria, polidipsia, polifagia) estão presentes em praticamente 100% dos casos de DM1. Em contraste, muitos pacientes com DM2 são assintomáticos ou apresentam sintomas atípicos (visão turva, câibras, dores nas pernas, disfunção erétil e vulvovaginite de repetição), sendo muitas vezes diagnosticados em exames de rotina. No entanto, tanto o DM1 quanto o DM2 são doenças heterogêneas, nas quais a apresentação clínica e a progressão da doença podem variar consideravelmente. Quando o DM1 tem início já na vida adulta, os sintomas não se apresentam de forma clássica, como visto nas crianças; ocasionalmente, pacientes com DM2 podem ter cetoacidose diabética (CAD) como manifestação inicial.[1-4] Nas últimas décadas, o crescente número de crianças e adolescentes com obesidade em vários países tem aumentado exponencialmente a prevalência de DM2 nessa população, bem como a quantidade de casos de DM1 associado a excesso de peso.[3,5] Nos casos duvidosos, o diagnóstico se confirma pela dosagem de autoanticorpos contra antígenos da célula beta e do peptídeo C (ver *Diagnóstico*, adiante).[3,5,6]

A ocorrência de agregação familiar do diabetes é mais comum no DM2 do que no DM1. No entanto, estudos recentes descrevem uma prevalência duas vezes maior de DM1 em famílias com tipo 2, sugerindo uma possível interação genética entre os dois tipos de diabetes.[6]

Tipicamente, os valores do peptídeo C estão baixos (< 0,6 ng/mℓ) no DM1, porém eles podem estar normais nos primeiros 5 anos após o diagnóstico. No DM2, os níveis de peptídeo C geralmente excedem 1,8 ng/mℓ, mas tendem a cair um pouco com a progressão da doença.[1]

Diabetes melito tipo 1

Denominado inicialmente diabetes insulinodependente ou diabetes juvenil, o DM1 é responsável por 5 a 10% do diabetes

Quadro 58.2 Principais diferenças entre diabetes melito tipo 1 (DM1) e tipo 2 (DM2).

Característica clínica	DM1	DM2
Início usual	Infância e adolescência*	A partir dos 40 anos**
Frequência relativa	5 a 10%	90 a 95%
Prevalência	0,1 a 0,3%	9 a 12%
Concordância em gêmeos idênticos	Até 50%	80 a 90%
Associação com HLA	Sim	Não
ICA/anti-GAD_{65}	Geralmente presentes	Ausentes
Peptídeo C sérico	Baixo	Normal ou elevado
Obesidade ao diagnóstico	Ocasional	Frequente (80% são obesos)
Sintomas clássicos	Quase sempre presentes	50% dos pacientes são assintomáticos
Complicação aguda mais característica	Cetoacidose diabética	Síndrome hiperosmolar hiperglicêmica
Tratamento medicamentoso inicial	Insulina	Hipoglicemiantes orais

*Pode surgir em qualquer faixa etária. **Em alguns países (p. ex., EUA, Canadá e Japão), tem havido um número crescente de casos de DM2 em crianças e adolescentes. anti-GAD_{65}: anticorpo antidescarboxilase do ácido glutâmico; HLA: antígeno leucocitário humano; ICA: anticorpos anti-ilhotas.

e é causado por deficiência absoluta de insulina, consequente à destruição autoimune ou, bem mais raramente, idiopática das células beta pancreáticas.[5,7,8]

Tipicamente, pacientes com DM1 têm índice de massa corporal (IMC) normal, mas a presença de sobrepeso ou obesidade não exclui o diagnóstico, devido à prevalência crescente dessas condições em todas as faixas etárias.[7,8] Uma característica marcante das pessoas com DM1 tipo 1 é a tendência à cetose e a invariável necessidade de insulinoterapia como tratamento. A CAD pode ser a manifestação inicial da doença em até um terço dos adultos e até dois terços das crianças. Quanto menor a idade, maior o risco.[3,7,8]

Epidemiologia

A doença predomina em crianças e adolescentes (pico entre 10 e 14 anos), mas pode surgir em qualquer idade, inclusive em octogenários. Estima-se que o DM1 acometa 0,3% da população geral com idade igual ou inferior a 20 anos, e 0,5 a 1% se considerarmos todas as faixas etárias. Até recentemente, estimava-se que havia em torno de 1,4 milhão de casos nos EUA e 10 a 20 milhões no mundo.[2,7,8] Convém citar que, nas últimas décadas, tem aumentado significativamente o número de casos de DM1, em diversos países, sobretudo em crianças com idade < 5 anos.[2,7,8]

Anualmente, cerca de 86.000 crianças são diagnosticadas com DM1 em todo o mundo, com um aumento anual de 3% em sua incidência.[2,8] A incidência de DM1 na população infantil mostra ampla variação geográfica, variando de 0,01/100.000/ano em Papua-Nova Guiné a 62,4/100.000/ano na Finlândia. Na Europa, a maior incidência está localizada na Finlândia, Sardenha (sul da Itália), Noruega e Suécia, e a menor, nos países do leste europeu.[2,7,8]

Patogênese

O DM1 caracteriza-se por deficiência absoluta na produção de insulina, decorrente, na maioria dos casos, de uma destruição autoimune indolente das células beta (DM tipo 1A [DM1A]).[3,9] Acredita-se que o processo seja desencadeado pela agressão das células beta por fator ambiental (sobretudo, infecções virais) em indivíduos geneticamente suscetíveis.[3,9,10] Polimorfismos no complexo antígeno leucocitário humano (HLA, do inglês *human leucocyte antigen*), localizado no cromossomo 6, são os principais responsáveis pela maior suscetibilidade genética para o DM1, seguidos de polimorfismos do gene da insulina e, em terceiro lugar, por polimorfismos no gene de uma fosfatase específica dos linfócitos (*PTPN22*, do inglês *protein tyrosine phosphatase nonreceptor 22*).[8-10] Cerca de 90% dos pacientes com DM1 têm HLA-DR3, DQB1*0201 (HLA DR3-DQ2) ou HLA-DR4, DQB1*0302 (HLA DR4-DQ8). Em contraste, a presença de alguns alelos DR4, tais como DRB1*0403 e DPB1*0402, reduz o risco de surgimento de DM1 mesmo na presença do alelo de alto risco DQB1*0302. O alelo HLA DQB1*0602 também fornece proteção contra o desenvolvimento de DM1.[11-15] Somente 5% dos indivíduos com alelos de alto risco desenvolvem DM1, ressaltando a importância de outros fatores genéticos e não genéticos.[3,9-11]

Na maioria dos casos, a agressão inicial das células beta ocorre indiretamente, ou seja, anticorpos produzidos contra antígenos virais acabam lesionando as células beta devido ao mimetismo molecular entre antígenos virais e antígenos dessas células. A velocidade da destruição das células beta é bastante variável, sendo rápida em alguns indivíduos (principalmente em crianças) e lenta em outros (sobretudo entre adultos). A hiperglicemia permanente se manifesta quando 90% das ilhotas são destruídas.[3,9-11]

Alguns autoanticorpos foram identificados como marcadores da destruição autoimune da célula beta. Os principais são os autoanticorpos anti-ilhotas (ICA) e anti-insulina (IAA), antidescarboxilase do ácido glutâmico (anti-GAD), antitirosinofosfatases IA-2 e IA-2b e antitransportador de zinco 8 (anti-Znt8). Eles geralmente precedem a hiperglicemia por meses a anos (estágio pré-diabético), e um ou mais deles estão presentes em 85 a 90% dos pacientes na ocasião do diagnóstico. Podem persistir por até 10 anos ou mais após o mesmo, sobretudo o anti-GAD. Em crianças com menos de 10 anos de idade, os IAA podem preceder os demais anticorpos.[3,9-11] O anti-Znt8 eventualmente pode ser o único anticorpo positivo. Em adultos que desenvolvem DM1, o anti-GAD tem maior sensibilidade.[10] Vários estudos indicam que a medição de ICA em familiares de pessoas com DM1 pode identificar indivíduos em risco de desenvolver a doença.[9] Na predição do desenvolvimento da doença em jovens, o número de anticorpos positivos parece ser mais importante que os títulos dos anticorpos.[3,9-12] Em um estudo com 585 crianças que tinham mais de dois autoanticorpos positivos, quase 70% desenvolveram DM1 em 10 anos e 84%, em 15 anos.[10,12] Os autoanticorpos atravessam a placenta e podem permanecer positivos por até 9 meses no sangue do bebê cuja mãe tiver DM1.[9,10]

Entre os fatores ambientais que poderiam participar no desenvolvimento do DM1, incluem-se infecções virais (rubéola congênita, enteroviroses, parotidite e sarampo), deficiência de vitamina D e exposição precoce ao leite bovino e ao trigo. Atualmente, apenas o papel da rubéola congênita e dos enterovírus está confirmado.[3,9,10]

Somente 10 a 15% das crianças diagnosticadas com DM1 têm história familiar em parentes de primeiro grau. O risco é maior quando o pai é afetado, em comparação à mãe. A concordância média entre gêmeos homozigóticos fica em torno de 59%, o que reforça a importância de fatores não genéticos no desenvolvimento da doença (Quadro 58.3).[3,9,10]

O DM1 idiopático ou DM tipo 1B (DM1B) representa 5 a 10% dos pacientes com DM1 recém-diagnosticado e inclui casos de deficiência absoluta de insulina que não são imunomediados. Essa forma de diabetes é fortemente herdada e não

Quadro 58.3 Fator genético como risco empírico para o diabetes melito tipo 1 (DM1).

Grau de parentesco	Risco para DM1 (%)
População geral	0,3 a 0,5
Parentes de 1º grau	1 a 15
Filhos de pai acometido	6
Filhos de mãe acometida	2 a 3
Filhos de pai e mãe acometidos	30
Gêmeos homozigóticos	30 a 50
Gêmeos heterozigóticos	5

Adaptado de Hissa et al., 2013.[10]

Quadro 58.4 Estágios do diabetes melito tipo 1.

	Estágio 1	Estágio 2	Estágio 3
Características fenotípicas	▪ Autoimunidade ▪ Normoglicemia ▪ Pré-sintomático	▪ Autoimunidade ▪ Disglicemia ▪ Pré-sintomático	▪ Hiperglicemia de início recente ▪ Sintomático
Critérios diagnósticos	▪ Dois ou mais autoanticorpos anti-ilhotas ▪ Sem GJA ou TDG	▪ Disglicemia: GJA ou TDG ▪ HbA_{1c} de 5,7 a 6,4% ou aumento na $HbA_{1c} > 10\%$	▪ Sintomas característicos ▪ Hiperglicemia ▪ Critérios diagnósticos-padrão

GJA: glicemia de jejum alterada (entre 100 e 125 mg/dℓ); TDG: tolerância diminuída à glicose (glicemia de 2 horas no teste oral de tolerância à glicose entre 140 e 199 mg/dℓ). (Adaptado de American Diabetes Association, 2024.[1])

está associada ao HLA.[2] Indivíduos com esse tipo de diabetes cursam com cetoacidose episódica e apresentam diferentes graus de deficiência de insulina entre os episódios. A maioria dos pacientes descritos até o momento é de ascendência africana ou asiática.[3,9,10] A patogênese de deficiência insulínica no DM1B não é conhecida,[1,3] porém já foi relatado que mutações no gene da insulina podem, ocasionalmente, ser encontradas em crianças e jovens com DM1B.[13]

O estadiamento do DM1 está especificado no Quadro 58.4.[1] Em geral, a hiperglicemia torna-se manifesta de forma permanente quando pelo menos 90% das células beta são destruídas (Figura 58.2).[3,10,11] No estágio 1, o risco de desenvolvimento do DM1 sintomático é de cerca de 44% no geral, mas varia consideravelmente com base no número, no título e na especificidade dos autoanticorpos, bem como na idade de soroconversão e no risco genético. No estágio 2 da doença, o risco de desenvolvimento do DM1 sintomático é de 60% em 2 anos e 75% em 5 anos.[1]

Etiologia

O DM1A pode ter herança monogênica ou, mais frequentemente, poligênica. A forma monogênica pode se apresentar isoladamente ou associada a duas raras condições: a síndrome poliglandular autoimune do tipo 1 (SPA-1) e a síndrome IPEX (desregulação imune, poliendocrinopatia, enteropatia, ligadas ao X).[1,14,15]

A SPA-1, também conhecida como APECED, é rara (prevalência de 1:9.000 a 1:200.000 habitantes), tem transmissão autossômica recessiva e está associada a mutações no gene *AIRE* (regulador autoimune; *autoimmune regulator*), resultando em uma proteína AIRE defeituosa, a qual é essencial para a manutenção dos mecanismos de imunotolerância. A proporção de mulheres para homens acometidos varia de 0,8 a 2,4.[14] O diagnóstico da SPA-1 tem base na combinação de dois dos três critérios principais: candidíase mucocutânea crônica (CMC), hipoparatireoidismo (HPT) e insuficiência adrenal primária (IAP). Entre 89 casos da Finlândia, todos tinham CMC; 86%, HPT; 79%, IAP; e 23%, DM1.[14]

A *síndrome IPEX* é muito rara e resulta de mutações do gene *FoxP3* que controla o desenvolvimento das células T regulatórias.[15] Na ausência dessas células, que desligam as células T patogênicas, aproximadamente 80% das crianças com a síndrome desenvolvem DM1. O diabetes pode se manifestar já ao nascimento, mas é mais comum que se manifeste no período neonatal. A maioria das crianças com a síndrome IPEX morre precocemente na infância. Essa síndrome pode ser revertida com o transplante de medula óssea.[1,15]

No diagnóstico diferencial do DM1, é preciso lembrar que 50% das crianças com diabetes neonatal permanente têm uma mutação da molécula Kir6.2 do receptor das sulfonilureias.[16] Trata-se de uma condição não autoimune e que se diferencia do diabetes associado à síndrome IPEX por não cursar com autoanticorpos contra a célula beta e por responder ao tratamento oral com sulfonilureias.[1,16]

A forma poligênica do DM1A tem fortes associações com genes ligados ao HLA.[11] Nesse contexto, o DM1 é um dos principais componentes da SPA tipo 2 (SPA-2) e SPA tipo 3 (SPA-3).[3,9]

Diabetes autoimune latente em adultos

O diabetes autoimune latente em adultos (LADA) é uma forma de diabetes autoimune em que a velocidade da destruição das células beta pancreáticas é mais lenta do que a habitualmente observada no DM1. Em geral, o diagnóstico de LADA ocorre entre 30 e 50 anos de idade, independentemente do uso de insulina, e apresenta características clínicas mais semelhantes aos indivíduos com DM2. Trata-se, portanto, de uma forma híbrida de DM que compartilha características tanto do DM1 (p. ex., marcadores de autoimunidade) como do DM2 (p. ex., excesso de peso e resistência à insulina).[17-19] Estima-se que responda por 3 a 12% dos casos de diabetes em adultos, sendo mais frequente na Europa.[19]

A Sociedade de Imunologia do Diabetes (IDS) define LADA pelo início de diabetes na idade adulta (> 30 anos), independência de insulina por pelo menos 6 meses após o diagnóstico e presença de pelo menos um autoanticorpo contra células beta positivo, independentemente da especificidade do título, número ou epítopo.[17-19] No entanto, a definição exata de LADA ainda está em

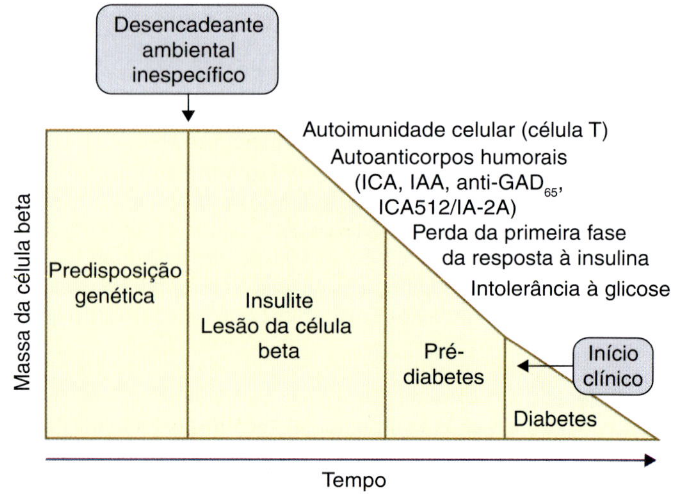

Figura 58.2 Patogênese do diabetes melito tipo 1.

debate e não há diretrizes claras até o momento.[20] Dessa maneira, o grupo definido como LADA é extremamente heterogêneo em suas características genéticas, fenotípicas e imunológicas, mostrando uma ampla variabilidade na taxa de destruição das células beta pancreáticas, resistência à insulina e autoimunidade, provavelmente devido a diferenças nos fatores genéticos e imunológicos.[17-19] Como consequência, LADA continua sendo despercebido no contexto clínico, com alta taxa de erros de diagnóstico (5 a 10%), sendo muitas vezes diagnosticado como DM2.[18]

Estudos genéticos sugerem que LADA apresenta características genômicas tanto do DM1 quanto do DM2, apoiando o conceito de que o LADA pode ser considerado a mistura dos dois principais tipos de diabetes.[18] Entretanto, ainda falta uma análise genética exclusiva do LADA, sendo necessários mais estudos para esclarecer sua fisiopatologia.[17-19]

O anti-GAD é marcador mais sensível no LADA, estando positivo em cerca de 90% dos casos ao diagnóstico. Os autoanticorpos anti-IAA, anti-IA-2 (IA-2A) e anti-Znt8A, que são frequentes em indivíduos com diagnóstico recente de DM1, são menos prevalentes em pacientes com LADA.[17-19]

Diabetes melito tipo 2

Surge habitualmente após os 40 anos de idade, e a maioria dos pacientes (cerca de 80%) é obesa. Contudo, nos últimos anos, tem sido observado com frequência em indivíduos mais jovens.[2,21,22] Além disso, em alguns países (p. ex., EUA, Canadá, Japão etc.), tem ocorrido um aumento dramático e quase exponencial na incidência de DM2 em crianças e adolescentes obesos.[23,24] De acordo com alguns autores, esse crescimento foi de quase 10 vezes na última década. Nos EUA, o DM2 tem representado cerca de um terço dos novos casos de DM em indivíduos com menos de 20 anos de idade.[23,24] No Brasil, dados do Estudo de Riscos Cardiovasculares em Adolescentes (ERICA), em que cerca de 38 mil adolescentes foram avaliados, recentemente revelaram que 8% tinham obesidade, 20% síndrome metabólica, 3,3% DM2 e 22% pré-diabetes.[25] Aproximadamente 70 a 90% dos pacientes com DM2 têm também a *síndrome metabólica*, caracterizada por um aglomerado de fatores que implicam risco cardiovascular elevado (dislipidemia, obesidade abdominal, resistência insulínica, tolerância alterada à glicose ou diabetes e hipertensão).[26]

A síndrome hiperosmolar hiperglicêmica (SHH) é a complicação aguda clássica do DM2 e implica elevada mortalidade.[27] Contudo, em alguns países, cerca de um terço dos casos de CAD ocorre em pacientes com DM2.[27] Ademais, CAD é tipicamente a manifestação inicial do DM2 com tendência à cetose (ver adiante).[28]

Patogênese

Os principais mecanismos fisiopatológicos que levam à hiperglicemia no DM2 são:

- Resistência periférica à ação insulínica nos adipócitos e, principalmente, no músculo esquelético
- Secreção deficiente de insulina pelo pâncreas
- Aumento da produção hepática de glicose, resultante da resistência insulínica no fígado.[1,29,30]

Entretanto, outros componentes desempenham importante papel na patogênese do DM2: o adipócito (lipólise acelerada), o trato gastrintestinal (deficiência/resistência incretínica), as células alfa pancreáticas (hiperglucagonemia), o rim (reabsorção aumentada de glicose pelos túbulos renais) e o cérebro (resistência à insulina, levando à disfunção de neurotransmissores). Coletivamente, esses componentes compreendem o que foi chamado por octeto ominoso de DeFronzo (Figura 58.3).[30] Alterações na microbiota intestinal também contribuem para o surgimento de resistência insulínica e DM2.[31]

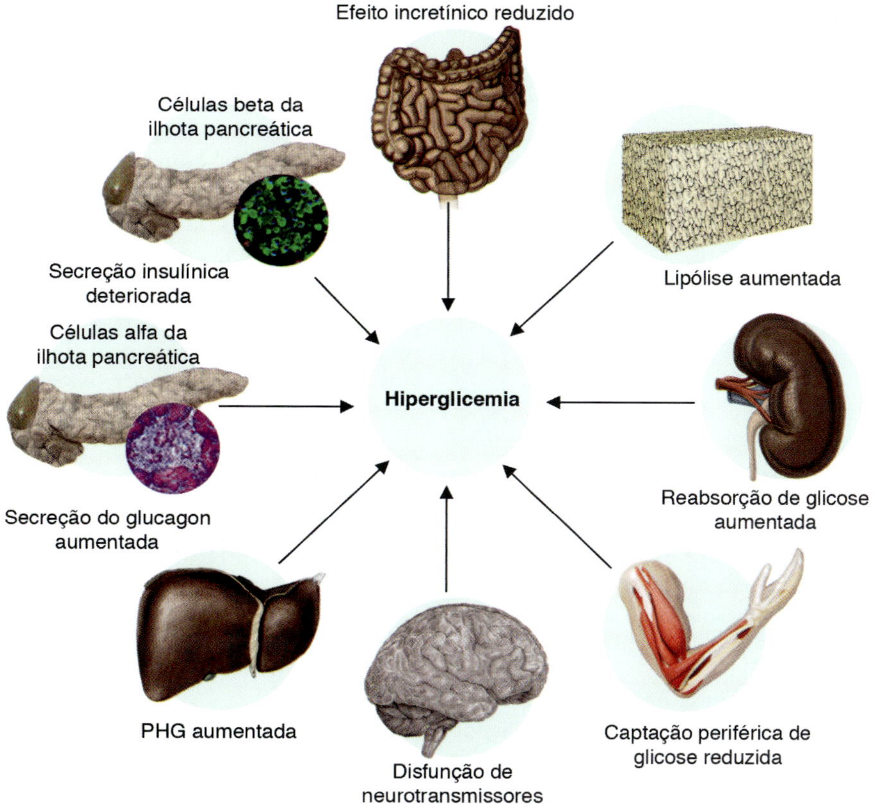

Figura 58.3 Patogênese do diabetes melito tipo 2 ("octeto nefasto"). PHG: produção hepática de glicose. (Adaptada de DeFronzo, 2009.)[30]

Fatores de risco

Os fatores de risco mais relevantes para o desenvolvimento do DM2 estão listados no Quadro 58.5. Obesidade é o mais importante (sobretudo aquela com distribuição predominantemente abdominal da gordura) (Figura 58.4). Em geral, quanto maiores a circunferência abdominal e o IMC, maior o risco para DM2.[21,23] A incidência de DM2 é cinco vezes maior em pacientes com síndrome metabólica em comparação a um grupo de pacientes sem a síndrome.[21,23] Entre outros fatores importantes, incluem-se sedentarismo, história familiar de DM2 (principalmente em parentes do primeiro grau, predisposição maior do que no DM1), idade > 40 anos, síndrome dos ovários policísticos (SOP) e prévio diabetes gestacional.[1,21] Tabagismo também implica risco aumentado para DM2, o inverso acontecendo em relação ao DM1 e ao LADA.[21,23,32] Em contrapartida, há evidências de que o consumo crônico de café diminua o risco para o DM2.[33] Entre os indivíduos mais suscetíveis, o risco para o DM2 pode ser diminuído com a adoção de um estilo de vida mais saudável (dieta e atividade física).[34]

Crianças que nascem pequenas para a idade gestacional têm risco aumentado de desenvolver, na vida adulta, síndrome metabólica e DM2.[34] A desnutrição intrauterina faz com que ocorram no feto alterações metabólicas que vão modificar os mecanismos reguladores da tolerância a carboidratos, aumentando a disponibilidade de nutrientes com benefício a curto prazo. No entanto, essas adaptações metabólicas poupadoras de glicose ficariam programadas permanentemente e persistiriam por toda a vida, levando a um aumento na resistência insulínica. Essa hipótese tem sido chamada de fenótipo econômico.[34] Também têm risco aumentado para futuro desenvolvimento de DM2 crianças nascidas de gestações em que tenha ocorrido o DMG.[35]

Quadro 58.5 Principais fatores de risco para o diabetes melito tipo 2.

- Obesidade
- História familiar de diabetes (pais ou irmãos com diabetes)
- Raça/etnia (negros, hispânicos, índios Pima, indivíduos oriundos de ilhas do Pacífico etc.)
- Idade ≥ 45 anos
- Diagnóstico prévio de intolerância à glicose
- Hipertensão arterial
- Dislipidemia (HDL-colesterol < 35 mg/dℓ e/ou triglicerídeos > 250 mg/dℓ)
- História de diabetes melito gestacional ou macrossomia fetal
- Tabagismo

De acordo com alguns estudos, quanto maior o consumo de café, menor o risco para diabetes melito tipo 2. (Adaptado de American Diabetes Association, 2024.[1])

Diabetes melito tipo 2 com tendência à cetose

Em alguns países, sobretudo nos EUA, tem sido descrito, com frequência crescente, um subgrupo de pacientes, na maioria negros ou hispânicos e obesos, que apresentam CAD como manifestação inicial do DM, sem aparente fator precipitante, mas evoluem de modo atípico, e, dentro de poucos meses, a insulinoterapia pode ser interrompida, e os pacientes, tratados com hipoglicemiantes orais ou, eventualmente, apenas com dieta.[28,36] Tais indivíduos têm a pesquisa de autoanticorpos negativa, porém antígenos HLA classe II DRB1*03 e/ou DRB1*04 estão frequentemente presentes.[37]

Essa variante de diabetes, que ainda não foi incorporada nas classificações da ADA, da Organização Mundial da Saúde (OMS) ou da IDF, já foi chamada de diabetes atípico, diabetes tipo 1,5, diabetes *Flatbush* e, mais recentemente, diabetes melito tipo 2 com tendência à cetose (DM2TC).[36,37] Atualmente, ele é considerado um subgrupo do "diabetes com tendência à cetose", que engloba um grupo heterogêneo de pacientes, classificados pelo sistema Aβ conforme a presença ou não de autoanticorpos (A), especialmente anti-GAD_{65} e anti-IA2 (A+ ou A–, respectivamente), e a reserva funcional das células beta pancreáticas (β), avaliada pela dosagem de peptídeo C em jejum e após estímulo com 1 mg de glucagon (β+ ou β–). Tal avaliação deve ser feita idealmente após 1 a 3 semanas da resolução da CAD.[28,36-38]

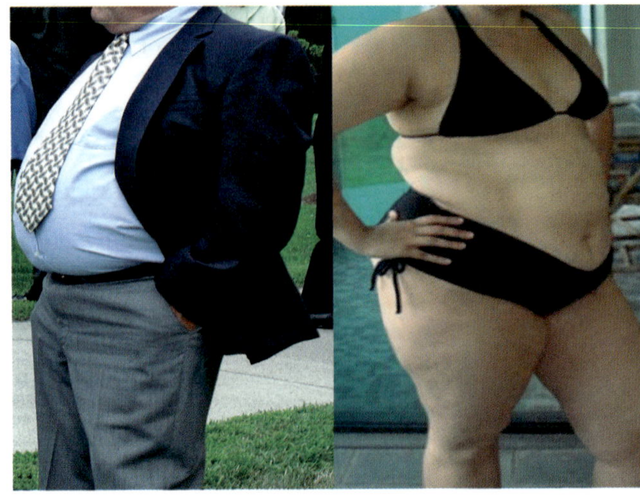

Figura 58.4 O risco de diabetes melito tipo 2 é cerca de duas vezes maior com a obesidade abdominal (*androide*) do que com a obesidade que predomina em coxas e quadril (*ginecoide* ou *ginoide*).

Os portadores de DM2TC pertencem ao subgrupo A–β+, caracterizado por ausência de autoanticorpos e presença de função das células beta (peptídeo C em jejum ≥ 1 ng/mℓ ou pico após estímulo com glucagon ≥ 1,5 ng/mℓ).[38] Antígenos HLA classe II DRB1*03 e/ou DRB1*04 estão frequentemente presentes.[37] Os pacientes com DM2TC geralmente são obesos, com idade média de 40 anos (variação, 33 a 53), sendo a maioria negros ou hispânicos, mas sua incidência tem crescido em todas as etnias.[36,37] Estima-se que, nos EUA, o DM2TC responda por 20 a 50% dos casos em negros e hispânicos, e cerca de 10% em brancos e asiáticos.[36,38] É mais comum no sexo masculino, em uma proporção que varia de 2:1 a 8:1 na literatura. A fisiopatologia ainda não está bem esclarecida, mas é provável que tenha participação importante da glicotoxicidade, enquanto o papel da lipotoxicidade permanece controverso.[28,36-38]

Defeitos genéticos da função da célula beta

Neste grupo, enquadram-se as formas de DM monogênico, representadas sobretudo pelo diabetes do adulto no jovem (MODY, do inglês *maturity onset diabetes of the young*) e o diabetes neonatal.[1,39-41]

MODY

Os critérios clássicos para o MODY incluem início antes dos 25 anos de idade em pelo menos um membro da família, presença de diabetes em duas gerações consecutivas, ausência de autoanticorpos das células beta, ausência de sinais de resistência à insulina e secreção endógena de insulina sustentada, evidenciada por peptídeo C detectável (> 0,6 ng/mℓ) após 5 anos do diagnóstico de DM.[41-43]

Etiologia

MODY resulta de mutações em genes envolvidos no desenvolvimento e na função das células beta. A herança mais frequentemente observada é autossômica dominante. Trata-se de diabetes geneticamente heterogêneo, bastante subdiagnosticado, visto que a maioria dos pacientes tem diagnóstico inicial de DM1 ou DM2.[41-43]

Até o momento, foram identificadas mutações inativadoras em pelo menos 14 genes, resultando em 14 subtipos de MODY que diferem na apresentação clínica (idade de início e padrão da hiperglicemia), manifestações extrapancreáticas, risco de complicações microvasculares e forma de tratamento (Quadro 58.6).[41] Os MODY 3 (causado por mutações no gene do fator hepatocítico nuclear 1α [*HNF-1α*]), MODY 2 (mutações no gene da enzima glicoquinase [GCK]) e MODY 1 (mutações no gene e fator hepatocítico nuclear 4α [*HNF-4α*]) respondem globalmente por 85% dos casos.[39-41] Cerca de 50% dos casos no Japão e 90% dos casos na Coreia têm etiologia desconhecida e não estão associados aos genes identificados nos países ocidentais.[41]

Epidemiologia

Estima-se uma prevalência mínima de 3,6% em pacientes com DM e idade < 30 anos. Também é estimado que cerca de 5% dos pacientes com DM2 e até 10% daqueles com DM1 tenham MODY.[39,41] Aparentemente, as mutações no *HNF-1α* (MODY 3 ou MODY HNF1A) predominam em países como Inglaterra, Dinamarca, Escandinávia, Alemanha, EUA e Espanha,[41,44] enquanto mutações na glicoquinase (MODY 2 ou MODY GCK) parecem predominar na França e na Itália.[45,46] No Brasil, existem descrições de algumas famílias portadoras das formas MODY 2 e MODY 3, sendo MODY 1, portanto, o menos comum desses três tipos. Mais raros ainda são os demais tipos da doença.[42]

Características clínicas

Os pacientes podem apresentar sobreposição de traços tanto do DM1 quanto do DM2, principalmente no início da doença, dificultando a identificação e a classificação do MODY. Alguns estudos demonstraram que pode levar mais de uma década até que o diagnóstico correto seja feito.[45,46]

A maioria dos pacientes com MODY tem peso normal, ao contrário das crianças e adolescentes com DM2, nos quais

Quadro 58.6 Características dos subtipos de MODY.

Subtipo de MODY (*gene*)	Ano	Frequência	Características clínicas	Complicações microvasculares	Tratamento
MODY 1 (*HNF4α*)	1991	< 5%	▪ Hipoglicemia hiperinsulinêmica neonatal transitória (*frequente*) ▪ Defeito progressivo na secreção de insulina ▪ ↓ HDL-c e TG; ↑ LDL-c	Frequentes	▪ Boa resposta a doses baixas de SU ▪ Metformina e análogos do GLP-1 são opções adicionais ▪ Insulinoterapia necessária em até 40% dos casos (*a longo prazo*)
MODY 2 (*GCK*)	1993	30 a 70%	▪ Hiperglicemia leve e estável ▪ Tipicamente assintomática; diagnóstico frequentemente acidental	Raras	▪ Apenas dieta (na maioria dos casos) ▪ Insulinoterapia excepcionalmente necessária
MODY 3 (*HNF1α*)	1996	30 a 70%	▪ Hipoglicemia hiperinsulinêmica neonatal transitória (*raramente*) ▪ Glicosúria renal (*precedendo a hiperglicemia*) ▪ Defeito progressivo na secreção de insulina ▪ TOTG frequentemente necessário para um diagnóstico precoce ▪ ↑ HDL-c; ↓ PCR-us	Frequentes	▪ Boa resposta a doses baixas de SU ▪ Metformina e análogos do GLP-1 são opções adicionais ▪ Insulinoterapia necessária em até 40% dos casos (*a longo prazo*)
MODY 4 (*PDX1*)	1997	Raro: < 1% dos casos de MODY	▪ Sobrepeso ou obesidade em alguns pacientes	Desconhecido	▪ Apenas dieta, hipoglicemiantes orais ou, eventualmente, insulina
MODY 5 (*HNF1β*)	1997	1% dos casos de MODY	▪ Retardo do crescimento intrauterino ▪ Anomalias renais e do trato urogenital ▪ Hipoplasia pancreática	Frequentes	▪ Alguns pacientes respondem às SU ou glinidas. Insulinoterapia necessária para a maioria dos casos
MODY 6 (*NEUROD1*)	1999	Muito raro: descritas < 5 famílias	▪ Maioria sobrepeso ou obesidade	Desconhecido	▪ Terapêutica com insulina
MODY 7 (*KLF11*)	2005	Muito raro: descritas 3 famílias	▪ Fenótipo semelhante ao DM2	Desconhecido	▪ Diabetes na infância ou idade adulta, maioria obesos, terapêutica com insulina
MODY 8 (*CEL*)	2006	Muito raro: descritas < 5 famílias	▪ Atrofia pancreática → insuficiência exócrina pancreática ▪ Fibrose e lipomatose pancreáticas → diabetes	Desconhecido	–
MODY 9 (*PAX4*)	2007	Muito raro: descritas < 5 famílias	▪ Tendência para cetoacidose diabética	Desconhecido	–
MODY 10 (*INS*)	2008	Raro: < 1% dos casos de MODY	▪ Variabilidade fenotípica	Desconhecido	▪ Insulinoterapia necessária para a maioria dos casos, por vezes, ADO
MODY 11 (*BLK*)	2009	Muito raro: descritas 3 famílias	▪ Sobrepeso ou obesidade em alguns pacientes	Desconhecido	–
MODY 12 (*ABCC8*)	2012	Raro: < 1% dos casos de MODY	▪ Similar ao MODY 1 e MODY 3	Desconhecido	▪ Boa resposta a doses baixas de SU
MODY 13 (*KCNJ11*)	2012	Muito raro: descrita 1 família	▪ Similar ao MODY 1 e MODY 3	Desconhecido	▪ Terapêutica com SU ou insulina
MODY 14 (*APPL1*)	2015	Muito raro: descritas 2 famílias	▪ Sobrepeso ou obesidade em alguns pacientes	Desconhecido	–

ADO: antidiabéticos orais; GCK: glicoquinase; GLP-1: peptídeo semelhante ao glucagon tipo 1; HNF-1α: fator hepatocítico nuclear 1α; HNF-1β: fator hepatocítico nuclear 1β; HNF-4α: fator hepatocítico nuclear 4α (HNF-4α; MODY 1); IPF-1: fator promotor da insulina-1; PCR-us: proteína C reativa ultrassensível; SU: sulfonilureias; TG: triglicerídeos; TOTG: teste oral de tolerância à glicose. (Adaptado de Hattersley e Patel, 2017;[39] Urakami, 2019;[40] Firdous et al., 2018;[41] Bishay e Greenfield, 2016.[43])

predomina a obesidade (Quadro 58.7).[45,46] Nos MODY 3 e MODY 1, diferentemente do MODY 2, o defeito secretório de insulina e a hiperglicemia tendem a se agravar com o tempo, e muitos pacientes vão requerer hipoglicemiantes orais ou insulina.[39-41] Glicosúria renal (anterior à hiperglicemia), baixos níveis de proteína C reativa ultrassensível e risco cardiovascular aumentado (a despeito dos níveis elevados da lipoproteína de alta densidade [HDL]) são outras características do MODY 3.[41] Além disso, são comuns a doença renal do diabetes e a retinopatia diabética.[41,44] Pacientes com MODY 2 têm hiperglicemia leve, assintomática e estável; raramente desenvolvem complicações microvasculares e, em geral, não requerem terapia farmacológica para tratar a hiperglicemia, exceto durante a gravidez.[1,43] Pacientes com MODY 5 podem apresentar anormalidades renais (cistos; aplasia, displasia ou agenesia; rins em ferradura; doença renal crônica) e urogenitais (útero bicornado; atresia dos vasos deferentes; hemiútero etc.), testes anormais da função hepática, hiperuricemia e hipomagnesemia.[39,41,47]

O diagnóstico de MODY é feito por meio da realização de testes genéticos de diagnóstico por sequenciação direta do gene. Laboratórios em vários países oferecem testes clínicos, principalmente para mutações nos genes *HNF-4α*, *HNF-1α* e da glicoquinase. A lista dos laboratórios está disponível no *site* da GeneTests. Apenas laboratórios CLIA (*Clinical Laboratory Improvement Alterations*) certificados devem ser usados. Os testes genéticos só devem ser realizados após consentimento informado e aconselhamento genético.

Quadro 58.7 Comparação das características do MODY com diabetes melito tipo 1 (DM1) e tipo 2 (DM2).

	DM1	DM2	MODY
Idade ao diagnóstico (*anos*)	Maioria < 25, mas pode ocorrer em qualquer idade	Tipicamente > 25, mas a incidência está aumentando em adolescentes, em paralelo com taxas crescentes de obesidade em crianças e adolescentes	Maioria < 25
Peso	Geralmente magros, mas com epidemia de sobrepeso e obesidade, no momento do diagnóstico, é cada vez mais comum o excesso ponderal	Cerca de 80% acima do peso	Similar à população geral
Autoanticorpos	Presentes	Ausentes	Ausentes
Dependência de insulina	Sempre	Ocasional	Ocasional (sobretudo MODY 1 e 3)
Sensibilidade à insulina	Normal, quando controlado (pode estar diminuída, se houver obesidade ou síndrome metabólica)	Diminuída	Normal (mas pode diminuir se o paciente for obeso)
História familiar de diabetes	Infrequente (5 a 10%)	Frequente (75 a 90%)	Multigeracional (> 2 gerações)
Risco de cetoacidose diabética	Alto	Intermediário	Baixo

Em 2012, Shields et al.[48] desenvolveram um modelo de predição de probabilidade de MODY (*MODY Probability Calculator*), utilizando uma combinação de dados clinicolaboratoriais de pacientes com diagnóstico de DM antes dos 30 anos de idade. O ponto de corte observado de probabilidade discriminatória (DM1 *versus* DM2 *versus* MODY) com sensibilidade ≥ 80% e especificidade ≥ 90% foi de 50%. Esse modelo de predição, entretanto, foi validado apenas em indivíduos caucasianos de origem europeia. Em 2019, dois estudos preliminares utilizando essa ferramenta na população brasileira sugeriram que pontos de cortes iguais ou superiores a 60% seriam mais adequados para indicar o teste genético no Brasil.[49,50]

Diabetes melito neonatal

O DMN é definido como hiperglicemia mantida com início antes dos 6 meses de idade. Tem prevalência estimada em 1:90.000 a 1:160.000 nascidos vivos. Pode ser permanente ou transitório, quando entra em remissão nos primeiros anos da infância, embora com possibilidade de recorrer mais tardiamente. Atualmente, mais de 20 genes já foram relacionados ao DMN. Entre os casos permanentes, cerca de um terço é causado por mutações no gene *KCNJ11*. Pacientes com essas mutações respondem bem ao tratamento com sulfonilureias (Quadro 58.8).[1,39,51]

Outros tipos específicos

Diabetes mitocondrial

O *diabetes mitocondrial* representa menos de 1% dos casos de DM em crianças e adolescentes. Sua forma mais comum é causada pela mutação m.3243 A>G no DNA mitocondrial. Ele deve ser suspeitado quando houver o aparecimento de DM associado à surdez, ou diabetes e oftalmoplegia externa progressiva, ambas situações de herança familiar materna. Casos mais graves associados a miopatia, encefalopatia e acidose láctica podem ser causados pela mesma mutação. Pacientes com diabetes mitocondrial devem, pois, evitar o uso de metformina, pelo risco potencial de acidose metabólica.[1,52]

Quadro 58.8 Principais genes envolvidos no diabetes melito neonatal, prevalência aproximada e características.

Diabetes neonatal	Genes	Prevalência aproximada	Características
Permanente (45%)	*KCNJ11*	31%	*DEND* (atraso no desenvolvimento, hipotonia, epilepsia)
	ABCC8	10%	Atraso no desenvolvimento
	Insulina (*INS*)	12%	–
	GCK	2 a 3%	–
Transitório (45%)	*6q24*	70%	–
	Kir6.2 (*KCNJ11*) e *SUR1* (*ABCC8*)	25%	–
Síndromes de malformação pancreática (10%)	*EIR2AK3* (Wolcott-Rallison), *FOXP3* (síndrome IPEX), *WFS1*, *GATA6*, *GATA4*, *NEUROD1*, *IPF1* etc.	–	*GATA6* (malformação cardíaca)

Os subtipos por mutações nos genes *KCNJ11* e *ABCC8* respondem às sulfonilureias; o quadro de atraso no desenvolvimento pode ser revertido com essa medicação, o que não ocorre com uso de insulina. (Adaptado de American Diabetes Association, 2024;[1] Hattersley e Patel, 2017;[39] Lemelman et al., 2018.[51])

Defeitos genéticos na ação insulínica

Neste item serão comentadas algumas raras formas monogênicas de diabetes melito.

Mutações no receptor insulínico

Mais de 70 mutações no receptor da insulina já foram descritas, e as anormalidades metabólicas resultantes dessas mutações podem variar de hiperinsulinemia e hiperglicemia leve a diabetes grave. Pode haver acantose *nigricans*, a exemplo de outras condições que cursam com resistência insulínica grave. Outros achados em mulheres são virilização e cistos ovarianos.[1] O *leprechaunismo* (síndrome de Donohue)[53] e a *síndrome de Rabson-Mendenhall*[54] são duas síndromes pediátricas associadas a mutações no gene do receptor da insulina, com subsequentes alterações na função desse receptor e resistência insulínica extrema. A primeira cursa com aspectos faciais característicos e costuma ser fatal na infância.[54] A última vem acompanhada de anormalidades em dentes e unhas, bem como hiperplasia da glândula pineal.[54]

Diabetes lipoatrófico

Caracteriza-se por resistência insulínica grave e hiperinsulinemia, associadas a lipoatrofia, lipodistrofia, DM e hipertrigliceridemia.[8] A lipodistrofia congênita pode ser generalizada ou parcial.[1,8]

Lipodistrofia generalizada congênita

Também denominada síndrome de Berardinelli-Seip, trata-se de uma rara doença autossômica recessiva. Ela afeta igualmente ambos os sexos e tem prevalência estimada em 0,96 caso/milhão, havendo aproximadamente 500 casos relatados na literatura; no entanto, estima-se que, de cada quatro casos existentes, apenas um seja relatado.[55] A *lipodistrofia generalizada congênita* (LGC) se caracteriza por hipoleptinemia e ausência total ou quase total do tecido adiposo corporal, incluindo gordura subcutânea e das cavidades intra-abdominal e intratorácica, bem como pelo desenvolvimento, mais tarde na vida, de complicações metabólicas, como DM, hipertrigliceridemia e esteatose hepática. Existem pelo menos quatro tipos distintos de LGC: (1) tipo 1, associado a mutações no gene *AGPAT2*; (2) tipo 2, associado a mutações no *BSCL2*; (3) tipo 3, decorrente de mutações no *CAV1*; e tipo 4, causado por mutações no *PTRF* (*polymerase I and transcript release factor*).[56-58] Cada um desses genes codifica proteínas que desempenham importantes funções na homeostase lipídica, regulando a síntese de triglicerídeos, a formação da gotícula de gordura e a diferenciação dos adipócitos. Os genes *AGPAT2* e *BSCL2* são responsáveis por 95% de todos os casos de LGC descritos até o momento, com predomínio da LGC tipo 2 (93% dos casos) na casuística do Rio Grande do Norte.[58]

Os indivíduos acometidos com LGC apresentam as manifestações clínicas da doença ao nascimento ou logo nos primeiros anos de vida. A escassez de tecido adiposo subcutâneo confere aos pacientes uma aparência musculosa característica (pseudo-hipertrofia muscular), com proeminência das veias subcutâneas superficiais (flebomegalia) (Figura 58.5).[1,57,59] Outros achados típicos ocasionalmente encontrados são fácies acromegálica, aumento de extremidades, acantose *nigricans*, organomegalias (fígado e baço), hérnia umbilical, crescimento linear acelerado, apetite voraz (devido à hipoleptinemia) e avanço de idade óssea. Hirsutismo, clitoromegalia, pubarca e menarca precoces, irregularidade menstrual e SOP podem estar evidentes no sexo feminino. Durante a evolução da doença, os pacientes apresentam hipertrigliceridemia (que pode ser grave e levar a episódios recorrentes de pancreatite), resistência à insulina e DM de difícil controle, resultando em morbimortalidade prematura.[1,57,58] Em um estudo recente, observou-se que as principais causas de morte foram doença hepática grave e infecções. A doença levou à mortalidade prematura, com redução de 30 anos ou mais na expectativa de vida. A idade média ao falecimento foi de 27,1 ± 12, 4 anos.[59] Foi também relatado que os pacientes com LGC apresentam densidade mineral óssea normal ou alta, associada a níveis séricos elevados de esclerostina.[60]

Lipodistrofia parcial familiar

A lipodistrofia parcial familiar (LPF) é menos rara que a LGC. Existem sete tipos, sendo mais frequente a variante Dunnigan (LPF tipo 2), que tem herança autossômica dominante e é causada por mutações no gene *lamin A/C* (ou *LMNA*), localizado no cromossomo 1q21-22. Ela se manifesta por lipoatrofia parcial, com acúmulo de gordura na face (com duplo queixo) e vulva (Figura 58.6).[55,56]

Foi também demonstrado que mutações no gene do receptor ativado por proliferador de peroxissoma gama (PPAR-γ) podem resultar em DM2 de início precoce (LPF tipo 3).[55,56]

Mutações no gene do PPAR-γ

Foi demonstrado que mutações no gene do PPAR-γ podem resultar em DM2 de início precoce (*lipodistrofia familiar tipo 3*).[55,56]

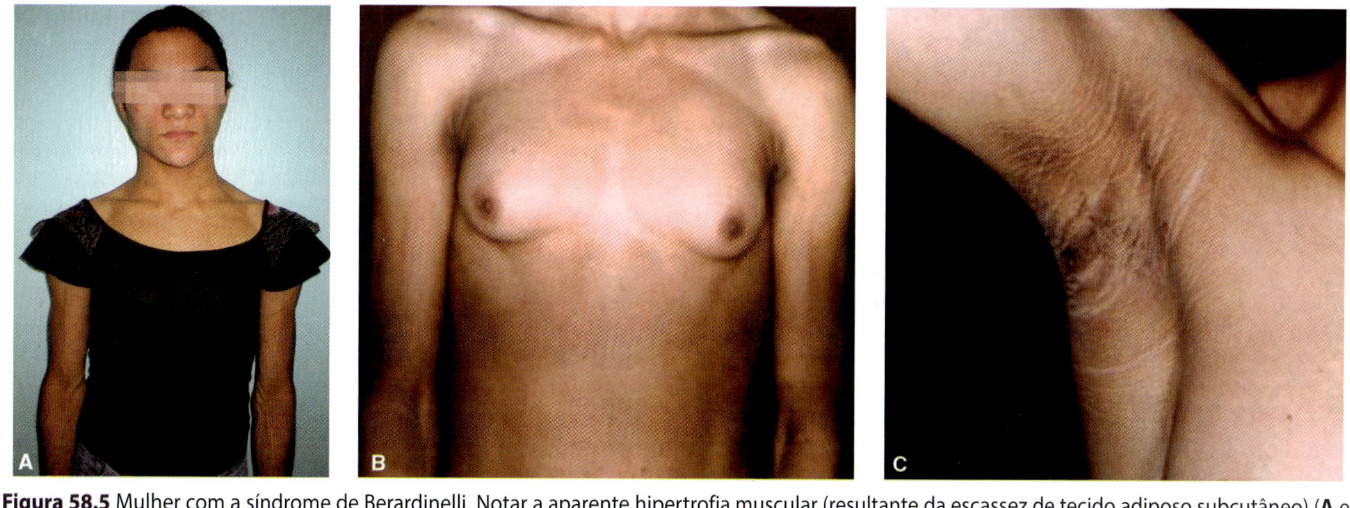

Figura 58.5 Mulher com a síndrome de Berardinelli. Notar a aparente hipertrofia muscular (resultante da escassez de tecido adiposo subcutâneo) (**A** e **B**) e a acantose *nigricans* axilar (**C**).

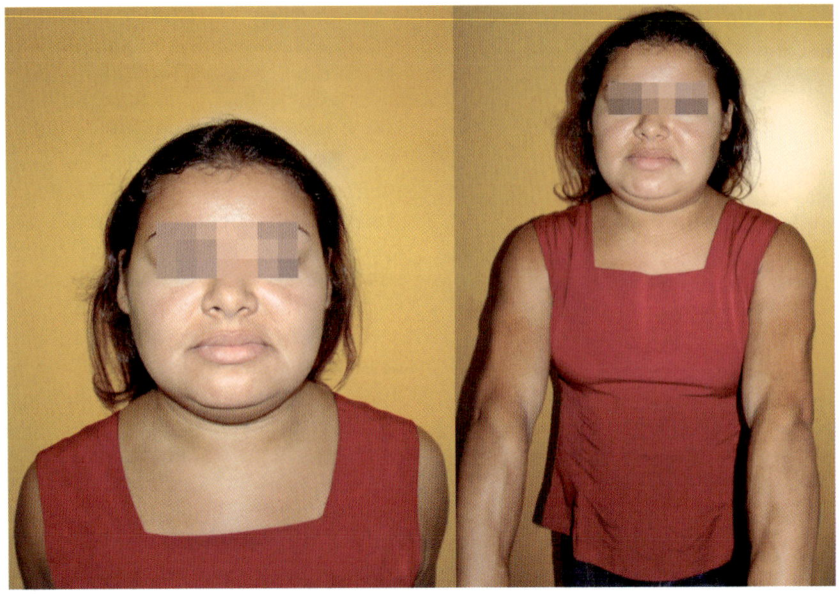

Figura 58.6 Lipodistrofia parcial familiar (síndrome de Dunnigan). Notar o acúmulo de gordura na face, com duplo queixo, bem como a aparente hipertrofia muscular, consequente à atrofia do tecido adiposo subcutâneo.

Doenças do pâncreas exócrino

Pancreatectomia ou qualquer doença pancreática (p. ex., neoplasias, pancreatites, fibrose cística etc.) (ver Quadro 58.1) podem causar diabetes, sendo a causa mais comum a pancreatite crônica etílica.[2,61] Rastreio para DM deve ser realizado 3 a 6 meses após uma pancreatite aguda e, depois, anualmente. Em pacientes com pancreatite crônica, o rastreio para DM deve ser anual.[1]

Com exceção do carcinoma, a lesão tem de ser extensa para propiciar a hiperglicemia. Pancreatopatia fibrocalculosa pode ocorrer acompanhada de dor abdominal com irradiação para o dorso e calcificações pancreáticas à radiografia simples do abdome. Por outro lado, existem evidências de que o DM aumente o risco de câncer pancreático.[62]

Rastreio para DM deve ocorrer a partir dos 10 anos em pessoas com fibrose cística. O TOTG é o teste recomendado para tal. DM é a comorbidade mais comum em portadores de fibrose cística (insuficiência insulínica é o defeito primário) e ocorre em 20% dos adolescentes e 40 a 50% dos adultos.[1]

Endocrinopatias

Vários hormônios (GH, cortisol, glucagon, catecolaminas etc.) antagonizam a ação da insulina nos tecidos periféricos e no fígado. Por isso, doenças que cursem com produção excessiva desses hormônios (acromegalia, síndrome de Cushing, glucagonoma, feocromocitoma etc.) podem cursar com diabetes em 20 a 50% dos casos.[63] Não raramente, diabetes é o motivo da consulta inicial dos indivíduos com acromegalia (Figura 58.7). Por outro lado, em dois estudos, hipercortisolismo subclínico foi foi demonstrado em até 3,5% dos pacientes com DM2 e com controle glicêmico insatisfatório (Figura 58.8).[64,65] O glucagonoma tem como tríade característica a hiperglicemia, a anemia e uma erupção cutânea denominada eritema necrolítico migratório. Este último, frequentemente, pode preceder o DM (Figura 58.9). Outras manifestações da síndrome glucagonoma são glossite, diarreia, perda de peso e trombose venosa profunda.[2,66] DM pode também ser observado em pacientes com somatostatinomas[67] e aldosteronomas.[68] Inibição da secreção de insulina é o principal mecanismo da hiperglicemia nesses casos. Embora raras, as mencionadas endocrinopatias devem sempre ser lembradas por representarem causas potencialmente reversíveis de DM.

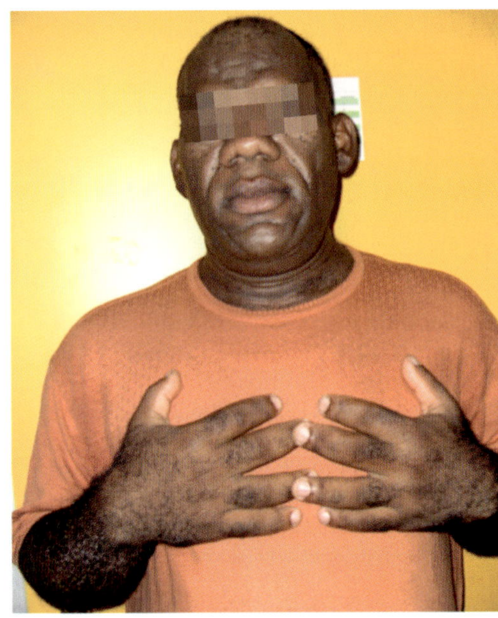

Figura 58.7 Diabetes melito e intolerância à glicose são encontrados, respectivamente, em 20 a 50% e 10 a 20% dos casos de acromegalia.

Resistência insulínica e DM2 são também bastante comuns em mulheres com SOP.[69] Hipertireoidismo também implica risco aumentado de DM. Aumento da produção hepática de glicose parece ser o principal mecanismo da hiperglicemia nesses casos.[70]

Diabetes induzido por fármacos ou produtos químicos

A lista de medicações causadoras de hiperglicemia é crescente. Elas atuam induzindo resistência à insulina e/ou diminuindo a secreção pancreática de insulina. Glicocorticoides são os fármacos mais frequentemente associados ao surgimento de DM.[1,71,72] Diuréticos tiazídicos são também frequentemente incriminados. Entretanto, estudo recente demonstrou que doses baixas (até 25 mg/dia) de tiazídicos não implicam risco aumentado para DM.[71] Vacor (um veneno de rato) e pentamidina intravenosa podem destruir as células beta permanentemente.[1,71] Além disso, pacientes em uso

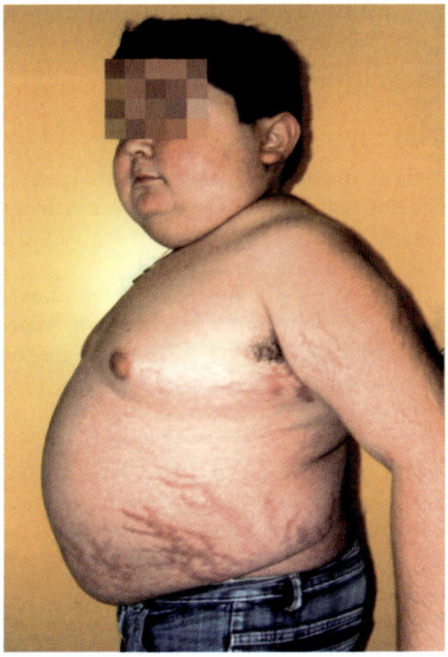

Figura 58.8 Adolescente de 17 anos de idade com diabetes melito secundário à doença de Cushing.

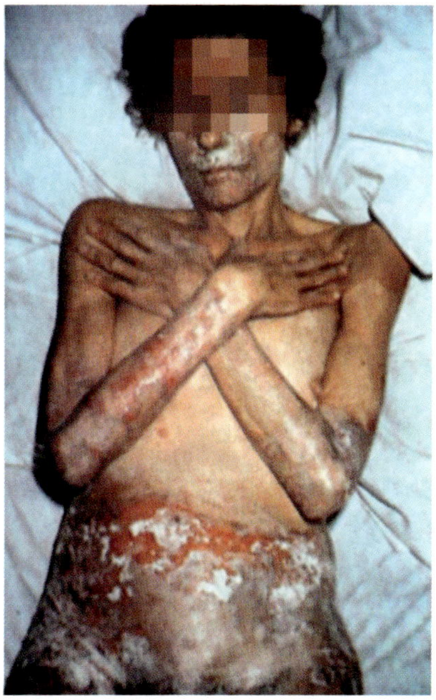

Figura 58.9 O eritema necrolítico migratório é uma das manifestações típicas do glucagonoma e pode preceder a hiperglicemia.

de interferon-α podem desenvolver DM associado a anticorpos contra as células beta. Ao que parece, em indivíduos geneticamente predispostos, esse medicamento pode induzir ou acelerar um processo diabetogênico já em andamento.[73]

Hiperglicemia tem sido também relacionada com o uso de antipsicóticos atípicos, sobretudo olanzapina e clozapina.[1,2] Ela tem sido atribuída à piora da resistência à insulina, devido a ganho de peso e hiperprolactinemia.[74]

Estudos observacionais e metanálises de dados de estudos clínicos randomizados revelaram um aumento de 10 a 12% no risco de surgimento de DM associado à terapia com estatinas mas com baixo risco absoluto, ou seja, um caso adicional por 1.000 pacientes por ano de exposição.[75] Esse risco aumentado parece se restringir ao pacientes com glicemia de jejum (GJ) alterada ou com vários componentes da síndrome metabólica, bem como naqueles submetidos ao uso em doses elevadas de rosuvastatina (20 a 40 mg/dia) e atorvastatina (40 a 80 mg/dia). Pravastatina e pitavastatina parecem ter um efeito neutro sobre a glicemia. Os mecanismos exatos da ação diabetogênica ainda não estão estabelecidos, mas parecem envolver diminuição na secreção e resistência insulínica nos adipócitos e músculo esquelético, por inibição da expressão do GLUT4 nesses tecidos.[75] De todo modo, os incontestáveis benefícios cardiovasculares das estatinas superam, de longe, seus eventuais pequenos efeitos sobre a glicemia.

Infecções

Alguns vírus têm sido associados à destruição da célula beta. Diabetes ocorre em cerca de 20% dos pacientes com rubéola congênita, embora a maioria desses pacientes tenha marcadores imunes e do HLA característicos do DM1. Adicionalmente, os vírus *Coxsackie* B, citomegalovírus, adenovírus, SARS-CoV 2 e o da parotidite têm sido implicados na indução de certos casos da doença.[1,2,8]

Formas raras de diabetes autoimune

DM é observado em cerca de 35% dos pacientes com a rara *síndrome da pessoa rígida*, previamente conhecida como a síndrome do homem rígido (*stiff-man syndrome*).[76] É caracterizada por rigidez acentuada e progressiva da musculatura axial que envolve, principalmente, a coluna e os membros inferiores, com espasmos dolorosos. Em geral, os pacientes têm títulos elevados de autoanticorpos anti-GAD. É duas vezes mais comum em mulheres.[1,76]

Anticorpos contra o receptor da insulina podem causar diabetes por se ligarem ao receptor e bloquearem a ligação da insulina. Os pacientes afetados frequentemente têm acantose *nigricans*, um marcador cutâneo de resistência insulínica. Anticorpos contra o receptor de insulina são ocasionalmente encontrados em pacientes com lúpus eritematoso sistêmico e outras doenças autoimunes. Curiosamente, em alguns casos, esses anticorpos podem atuar como agonistas da insulina e provocar hipoglicemia.[1,77]

Outras síndromes genéticas ocasionalmente associadas ao diabetes

Várias síndromes genéticas cursam com uma incidência aumentada de DM, tais como as síndromes de Down, Klinefelter e Turner, entre outras (ver Quadro 58.1).[1] A *síndrome de Wolfram 1* (WS1) é uma doença autossômica recessiva caracterizada por diabetes insípido (DI), DM (de origem não autoimune e presente em um terço dos casos), atrofia óptica e surdez (*síndrome DIDMOAD*), associados a outras manifestações clínicas variáveis. Resulta de mutação no gene *WFS1* que codifica uma proteína denominada wolframina e foi mapeado no cromossomo 4p16.1.[78,79] A wolframina tem função importante na manutenção da homeostase do retículo endoplasmático (RE) nas células beta pancreáticas.[79] Recentemente, mutações em um outro gene, *CISD2*, foram identificadas em pacientes com um tipo de síndrome de Wolfram, na qual DI não ocorre (*síndrome de Wolfram 2*).[79]

Diabetes melito gestacional

O DM gestacional (DMG) representa a principal complicação metabólica da gravidez. Classicamente, é definido como a intolerância à glicose, de qualquer grau, diagnosticada pela primeira vez durante a gravidez, e que pode ou não persistir após o parto.[80] Em função da epidemia de obesidade e diabetes, tem ocorrido aumento na frequência de DM2 em mulheres em idade fértil e no número de grávidas com DM2 não diagnosticado.[81] Assim, as mulheres nas quais for detectado diabetes na primeira visita do pré-natal devem ser diagnosticadas com diabetes pré-gestacional e não DMG.[81,82]

O quadro de DMG é revertido após o parto, mas tende a recorrer em gravidezes subsequentes.[83] Gestantes com DMG estão sujeitas a complicações obstétricas (polidrâmnio, toxemia gravídica, ruptura prematura de membranas amnióticas etc.) e a maior frequência de partos por cesárea. Além disso, têm risco aumentado para, futuramente, desenvolver DM2, dislipidemia e hipertensão.[84,85] Macrossomia (peso > 4 kg) é a anormalidade fetal mais característica, observada em até 30% dos casos, podendo predispor a traumatismos obstétricos, se o parto for por via transvaginal. Aumento da morbidade e da mortalidade perinatais também ocorre. Como o DMG geralmente se manifesta a partir da 24ª semana de gestação, ele não implica risco aumentado para teratogênese,[81] diferentemente do que ocorre quando há hiperglicemia no período da embriogênese fetal.[80-85]

Diabetes pós-transplante

Diabetes de início recente pós-transplante é o termo mais utilizado para descrever os indivíduos que desenvolvem diabetes após transplante de órgãos sólidos (Quadro 58.9). Os mecanismos aventados incluem resistência insulínica e menor secreção de insulina pelas células beta. Os principais fatores de risco são o uso de glicocorticoides, imunossupressores (sobretudo, tacrolimo e ciclosporina) e inibidores do alvo mamífero da rapamicina (mTOR; p. ex., sirolimo e everolimo). Agentes antiproliferativos como azatioprina e micofenolato de mofetila não causam hiperglicemia, a exemplo do uso de belatacepte. Outros fatores de risco incluem polimorfismos de genes envolvidos no surgimento de DM, doença renal policística, infecção por citomegalovírus, hipomagnesemia e incompatibilidade de HLA. O risco é também maior quando o rim transplantado é oriundo de cadáver, em comparação com doador vivo.[85,86]

A maneira ideal de dar o diagnóstico de DM nesses pacientes é quando a dose da terapia imunossupressora está estável e na ausência de infecção. Dos exames laboratoriais, o teste padrão-ouro é o teste oral de tolerância à glicose (TOTG). A insulina é a terapia de escolha em ambiente hospitalar e, após a alta, o tratamento deve ser individualizado.[86,87]

DIAGNÓSTICO

Clínico

Os sintomas clássicos do DM (poliúria, polidipsia e polifagia, associadas à perda ponderal) são bem mais característicos do DM1, no qual são quase sempre encontrados.[1,2] No entanto, a obesidade não descarta esse diagnóstico. No DM2, cerca de 40 a 50% dos pacientes desconhecem ter a doença por serem assintomáticos ou oligossintomáticos, apresentando mais comumente sintomas inespecíficos, como tonturas, dificuldade visual, astenia e/ou câibras. Vulvovaginite de repetição e disfunção erétil podem ser, também, os sintomas iniciais. Cerca de 80% dos pacientes têm excesso de peso.[1,2,6,88]

Quadro 58.9 Incidência de diabetes melito após transplante de órgãos sólidos.

Tipo de transplante	Incidência (%)
Rim	10 a 74
Coração	11 a 38
Fígado	7 a 30
Pulmão	32

Adaptado de Shivaswamy et al., 2016.[86]

Laboratorial

A menos que haja um diagnóstico clínico claro (p. ex., paciente em crise hiperglicêmica ou com sintomas clássicos de hiperglicemia e glicose plasmática aleatória de > 200 mg/dℓ), o diagnóstico requer dois resultados anormais de GJ, HbA_{1c} ou glicemia de 2 horas no TOTG da mesma amostra ou em duas amostras de teste separadas. Se um paciente tiver resultados discordantes de dois testes diferentes, deve ser repetido o teste que estiver acima do valor do ponto de corte para o diagnóstico.[1,6,88]

Glicemia

A GJ representa o meio mais prático de avaliar o *status* glicêmico, e dois valores superiores ou iguais a 126 mg/dℓ, obtidos em dias diferentes, são suficientes para estabelecer o diagnóstico de diabetes melito. Níveis entre 100 e 125 mg/dℓ caracterizam a GJ alterada (Quadros 58.10 e 58.11). Nessa situação, os pacientes devem ser submetidos a um TOTG.[1,6,88]

A hiperglicemia inequívoca (p. ex., GJ > 250 a 300 mg/dℓ) com descompensação metabólica aguda ou sintomas óbvios de DM torna desnecessária a repetição do exame em um outro dia para confirmação do diagnóstico da doença.[1,88]

Teste oral de tolerância à glicose

No TOTG, coleta-se amostra de sangue para a dosagem da GJ, administram-se 75 g de glicose anidra (equivalentes a 82,5 g de glicose monoidratada [Dextrosol®]), dissolvidos em 250 a 300 mℓ de água. Após 2 horas, obtém-se uma nova amostra para medir a

Quadro 58.10 Categorias de tolerância à glicose, segundo a American Diabetes Association (ADA).

Achados laboratoriais	Categoria
GJ de 70 a 99 mg/dℓ	Normal
GJ ≥ 100 e < 126 mg/dℓ	Glicemia de jejum alterada
GJ ≥ 126 mg/dℓ (em duas ocasiões)	Diabetes melito
Glicemia ao acaso > 200 mg/dℓ + GJ ≥ 126 mg/dℓ (em paciente sintomático)	Diabetes melito
Glicemia de 2 horas no TOTG ≥ 140 e < 200 mg/dℓ	Tolerância diminuída à glicose
Glicemia de 2 horas no TOTG ≥ 200 mg/dℓ	Diabetes melito
HbA_{1c} entre 5,7 e 6,4%	Pré-diabetes
HbA_{1c} ≥ 6,5%	Diabetes melito

GJ: glicemia de jejum; TOTG: teste oral de tolerância à glicose. (Adaptado de American Diabetes Association, 2024;[1] Gross et al., 2002.[6])

Quadro 58.11 Critérios diagnósticos para o diabetes melito.

1. Glicemia de jejum ≥ 126 mg/dℓ (7,0 mmol/ℓ)*[a]

<u>ou</u>

2. Glicemia de 2 horas ≥ 200 mg/dℓ (11,1 mmol/ℓ) durante o TOTG 75 g-2 horas*

<u>ou</u>

3. HbA_{1c} ≥ 6,5% (48 mmol/mol)*[b]

<u>ou</u>

4. Glicemia ao acaso > 200 mg/dℓ (11,1 mmol/ℓ) em paciente com sintomas clássicos de hiperglicemia ou crise hiperglicêmica

*Na ausência de hiperglicemia inequívoca, os critérios de 1 a 3 devem ser confirmados por repetição dos testes. [a]Jejum é definido por nenhuma ingestão calórica por pelo menos 8 horas. [b]A HbA_{1c} deve ser dosada em um laboratório que utilize um método certificado pelo NGSP e padronizado pelo ensaio do *Diabetes Control and Complications Trial* (DCCT). TOTG: teste oral de tolerância à glicose.

glicemia. Em crianças, a sobrecarga de glicose deve ser de 1,75 g/kg, até um máximo de 75 g. O TOTG deve ser realizado pela manhã, após 8 a 14 horas de jejum e pelo menos 3 dias de dieta sem restrição de carboidratos (ingestão superior a 150 g/dia).[1,6]

Interpretação

Níveis de glicemia de 2 horas < 140 mg/dℓ, entre 140 e 199 mg/dℓ e ≥ 200 mg/dℓ são considerados como tolerância normal à glicose, tolerância diminuída à glicose (TDG) e diabetes melito, respectivamente. TDG e glicemia de jejum alterada (entre 100 e 125 mg/dℓ) caracterizam o chamado pré-diabetes, situação com risco elevado de progressão para diabetes.1,6,88 Recentemente, a IDF sugeriu uma revisão dos critérios diagnósticos da hiperglicemia intermediária, propondo a adoção de glicemia de 1 hora ≥ 155 mg/dl como ponto de corte para TDG.

Como o TOTG tem baixa reprodutibilidade, sua indicação está limitada a algumas situações específicas, sobretudo para o diagnóstico do DMG e em pacientes com GJ alterada (Quadro 58.12).[1,88] Ademais, representa a melhor opção para o diagnóstico do DM pós-transplante.[86]

Quadro 58.12 Principais indicações para o teste oral de tolerância à glicose.

- Diagnóstico do diabetes melito (quando a GJ e a HbA1c propiciarem resultados dúbios ou discordantes)
- Diagnóstico do diabetes gestacional
- Diagnóstico do diabetes pós-transplante
- Pacientes com GJ alterada (GJ ≥ 100 e < 126 mg/dℓ)

GJ: glicemia de jejum. (Adaptado de American Diabetes Association, 2024;[1] Gross et al., 2002.[6])

Quadro 58.13 Correlação entre nível da HbA_{1c} e níveis médios de glicemia.

	Glicemia média	
HbA_{1c} (%)	mg/dℓ	mmol/ℓ
6	126	7,0
7	154	8,6
8	183	10,2
9	212	11,8
10	240	13,4
11	269	14,9
12	298	16,5

Adaptado de American Diabetes Association, 2024.[1]

Hemoglobina glicada

A hemoglobina glicada ou glicosilada (HbA_{1c} ou A1C) representa 4 a 6% da hemoglobina total. Ela é produto da reação não enzimática entre glicose sanguínea e o grupo aminoterminal de um resíduo de valina na cadeia beta da hemoglobina a partir de uma reação não enzimática, irreversível e de intensidade diretamente proporcional à glicemia. Os valores da HbA_{1c} refletem a média das glicemias durante os últimos 2 a 3 meses, que é o tempo de sobrevida das hemácias. Quanto maior a concentração de glicose plasmática e maior o período de contato, maior a porcentagem da HbA_{1c} (Quadro 58.13).[2,88,89]

Embora a HbA_{1c} seja considerada representativa da média ponderada global das glicemias médias diárias durante os últimos 2 a 3 meses, modelos teóricos e estudos clínicos sugerem que, em pacientes com controle estável, 50% da $HbA1_{1c}$ são formados no mês precedente ao exame; 25%, no mês anterior a este; e os 25% restantes, no terceiro ou quarto mês antes do exame (Figura 58.10).[1,88,89]

Acurácia

HbA_{1c} é considerada o padrão-ouro na avaliação do controle glicêmico, devendo ser realizada a cada 3 a 4 meses. A ADA tem recomendado como meta níveis de HbA_{1c} < 7% (53 nmol/mol),[90] uma vez que valores acima desse patamar implicam elevação progressiva no risco para as complicações micro e macrovasculares (Figura 58.11), bem como aumento nas mortalidades cardiovasculares, por doença arterial coronariana (DAC) e por todas as causas (Figura 58.12).[91-93] No UKPDS,[92] cada redução de 1% no valor absoluto da A1C diminuiu em 35% o risco de complicações microvasculares.

Na avaliação do tratamento, a dosagem da HbA_{1c} deve ser realizada 2 vezes/ano em pacientes com controle glicêmico estável e dentro dos objetivos do tratamento. Uma avaliação mais frequente (p. ex., a cada 3 a 4 meses) está indicada quando o controle glicêmico ideal ainda não tiver sido alcançado.[88,90]

Em 2009, após revisão extensa de evidências epidemiológicas emergentes, um comitê internacional de especialistas convocado pela ADA, pela IDF e pela Associação Europeia para o estudo do Diabetes (EASD) recomendou que indivíduos com HbA_{1c} ≥ 6,5% (48 nmol/mol) já sejam considerados portadores de DM.[94] A escolha desse ponto de corte de 6,5% baseou-se no maior risco de ocorrência de retinopatia diabética a partir desse valor.[94] Também foi mostrado que pacientes com valores de HbA_{1c} entre 5,7 e 6,4% têm elevado risco de progredir para diabetes e, se desejado, poderiam também ser considerados como tendo diabetes (Quadro 58.14).[93] Para validar esses achados, é preciso, contudo, que a HbA_{1c} seja dosada em um laboratório que use um método certificado pelo National Glycohemoglobin Standardization Program (NGSP).[88,90,94]

Interpretação

Na interpretação dos resultados da HbA_{1c}, é necessário considerar inúmeros fatores, tais como o método laboratorial, sendo padrão-ouro o utilizado no *Diabetes Control and Complications Trial* (DCCT) (HPLC – cromatografia líquida de alta eficiência).[1,88] Ao usar a HbA_{1c} para diagnosticar o diabetes, é importante reconhecer que a HbA_{1c} é uma medida indireta dos níveis médios de glicose no sangue e levar em consideração outros fatores que podem afetar a glicação da hemoglobina independentemente da glicemia. Situações que encurtam a sobrevida das hemácias, como anemia hemolítica, estados hemorrágicos etc., resultam

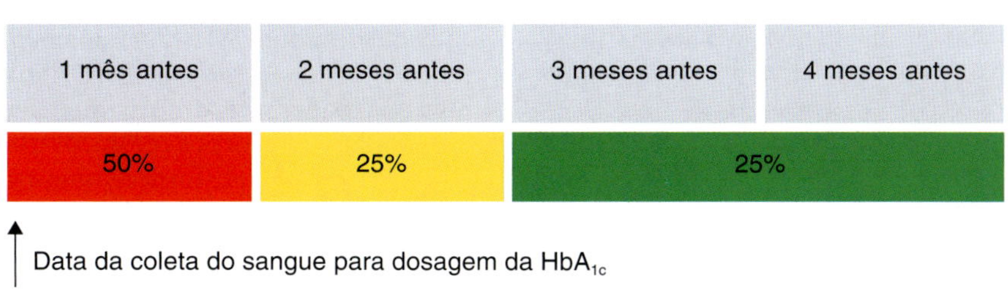

Figura 58.10 Impacto das glicemias mais recentes, em comparação às "mais antigas", sobre os níveis de HbA_{1c}.

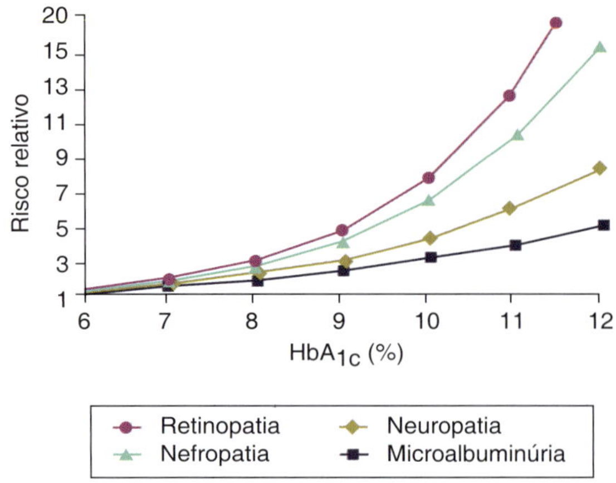

Figura 58.11 Relação entre os níveis de HbA_{1c} e risco relativo de complicações microvasculares observada no *Diabetes Control and Complications Trial* (DCCT). Valores ≥ 7% implicam elevação progressiva no risco para as complicações micro e macrovasculares.

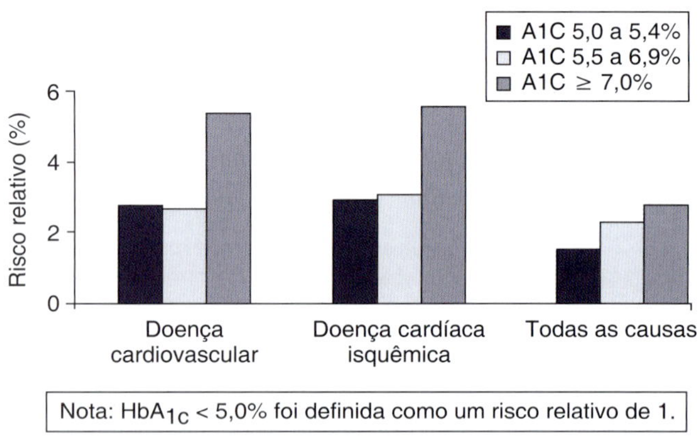

Figura 58.12 Risco relativo de morte por doença cardiovascular e doença arterial coronariana, e por todas as causas, de acordo com os níveis de HbA_{1c}. (Adaptada de Khaw et al., 2001.[93])

em valores inapropriadamente baixos de HbA_{1c}, enquanto as que aumentam a sobrevida das hemácias (p. ex., anemias por carência de ferro, vitamina B_{12} ou folato) cursam com HbA_{1c} inapropriadamente elevada.[89,90] Altas doses de vitaminas C e E levam a resultados falsamente diminuídos, por inibir a glicação da hemoglobina, enquanto uremia, hipertrigliceridemia, alcoolismo crônico, uso crônico de salicilato e opiáceos, por interferência na metodologia, resultam em valores falsamente elevados (Quadro 58.15).[88-90] Outros fatores que podem afetar a glicação da hemoglobina independentemente da glicemia incluem o tratamento para HIV com certos medicamentos, idade, raça/etnia, gravidez (segundo e terceiro trimestres).[89,94-96] A quantificação da HbA_{1c} não deve ser feita em pacientes com hemoglobinopatias, principalmente as formas homozigotas.[6,89] Nessas situações, é mais recomendável avaliar o controle do DM pela frutosamina.[6,96]

Convém também ressaltar que há diferenças étnicas e raciais que influenciam a capacidade de glicação da hemoglobina.

Quadro 58.14 Categorias de risco aumentado para diabetes (pré-diabetes).

- GJ ≥ 100 e < 126 mg/dℓ (*glicemia de jejum alterada*)
- Glicemia de 2 horas no TOTG 75 g ≥ 140 e < 200 mg/dℓ (*tolerância diminuída à glicose*)
- HbA_{1c} de 5,7 a 6,4%

GJ: glicemia de jejum. (Adaptado de American Diabetes Association, 2024.[1])

Quadro 58.15 Condições que levam a valores falsamente anormais para a HbA_{1c}.

Falsa elevação da HbA_{1c}
- Insuficiência renal crônica
- Hipertrigliceridemia
- Álcool
- Esplenectomia
- Deficiência de ferro
- Toxicidade por chumbo
- Toxicidade por opiáceos

Falsa diminuição da HbA_{1c}
- Qualquer condição que diminua a meia-vida das hemácias (anemia hemolítica, esferocitose, eliptocitose, lise desencadeada por deficiência de G6PD)
- Perda de sangue (aguda ou crônica)
- Transfusão de sangue recente
- Gravidez ou parto recente
- Altas doses de vitamina C ou E (1 g/dia)
- Hemoglobinopatias (não com HPLC)
- Hemoglobina F (com imunodetecção)
- Dapsona

G6PD: glicose-6-fosfato desidrogenase; HPLC: cromatografia líquida de alta eficiência. (Adaptado de American Diabetes Association, 2024;[1] International Expert Committee, 2009.[94])

Assim, verificou-se em alguns estudos que os níveis de HbA_{1c} ao diagnóstico eram menores em brancos do que em negros e hispânicos, independentemente da condição socioeconômica do paciente.[96]

Frutosamina

A frutosamina é uma proteína glicada, constituída principalmente de albumina, que reflete o controle glicêmico nos últimos 7 a 14 dias, visto que a meia-vida da albumina é de 14 a 20 dias.[6] A determinação da frutosamina não deve ser considerada equivalente à da HbA_{1c}, embora haja uma boa correlação entre esses dois parâmetros. A medida da frutosamina pode ser um método alternativo para avaliar o controle glicêmico dos pacientes que tenham condições que alterem os valores da HbA_{1c} (p. ex., hemoglobinopatias) ou quando se queira avaliar mudanças a curto prazo no controle glicêmico (p. ex., durante a gravidez). O papel da frutosamina como fator preditivo para o desenvolvimento de complicações do diabetes ainda não foi determinado.[6,88]

Glicosúria

A pesquisa de glicose na urina tem baixa sensibilidade diagnóstica, uma vez que glicosúria costuma surgir apenas com glicemias > 180 mg/dℓ. Além disso, pode ocorrer glicosúria na ausência de DM: gravidez (em até 50% das gestantes), tubulopatias renais, insuficiência renal crônica e glicosúria renal familiar. Esta última é uma condição benigna, assintomática e autossômica recessiva, na qual a glicose aparece na urina, a despeito da normoglicemia. Resulta de mutações no gene *SLC5A2*, o qual codifica o cotransportador de sódio/glicose-2 (SGLT-2).[6,97]

Pesquisa de corpos cetônicos

Em pacientes com DM e hiperglicemia, o achado de cetonemia e cetonúria é característico de CAD, uma situação potencialmente grave que requer intervenção imediata.[38,88] A maioria dos testes laboratoriais para corpos cetônicos usa o método nitroprussiato (p. ex., Ketostix®), que fornece uma estimativa semiquantitativa dos níveis de acetoacetato e acetona no sangue e na urina; porém, ele não reconhece o β-hidroxibutirato (β-OHB), principal produto metabólico na CAD (75% do total de cetonas formadas).[6] Por isso, para o diagnóstico da CAD e durante seu tratamento, o ideal é a dosagem no β-OHB no sangue capilar, obtida com glicosímetros mais recentes (p. ex., Freestyle Optium Neo®). Níveis de β-OHB < 0,6 mmol/ℓ são considerados normais, enquanto valores > 1 mmol/ℓ representam hipercetonemia e níveis > 3 mmol/ℓ indicam CAD.[94,98,99]

Deve ser lembrado de que corpos cetônicos na urina durante o jejum ocorrem em mais de 30% dos indivíduos normais na primeira urina da manhã e que resultados falsamente positivos podem ocorrer com o uso de medicamentos que contenham o grupo sulfidrila (p. ex., captopril). Resultados falso-negativos podem ocorrer quando a urina ficar exposta ao ar por longo período ou quando for muito ácida, como ocorre após ingestão de grandes quantidades de vitamina C.[6,88,98]

Dosagem do peptídeo C

A capacidade secretória do pâncreas pode ser analisada por meio da dosagem no plasma do peptídeo C, que é secretado na circulação porta em concentrações equimolares com a insulina, sendo ambos originados da clivagem da proinsulina. O método mais utilizado é a determinação do peptídeo C basal e 6 minutos após a injeção intravenosa de 1 mg de glucagon. Os pacientes com DM1 têm valores médios de peptídeo C de 0,35 ng/mℓ no basal e de 0,5 ng/mℓ após estímulo. No DM2, esses valores são de 2,1 e de 3,3 ng/mℓ, respectivamente. Como ponto de corte para classificar os pacientes, deve ser considerado que níveis do peptídeo C > 0,9 ng/mℓ no basal e > 1,8 ng/mℓ após glucagon indicam uma reserva de insulina compatível com DM2. Valores inferiores confirmam o diagnóstico de DM1.[6,88,95]

Dosagem dos autoanticorpos contra a célula beta

Autoanticorpos contra a célula beta são encontrados no DM1A e no LADA. Sua dosagem permite a distinção dessas condições com o DM2. O autoanticorpo de maior utilidade é o anti-GAD_{65}. Ele está presente em cerca de 80% dos casos de DM1 de instalação recente e ainda é detectado em 50% dos pacientes após 10 anos de diagnóstico. Os outros autoanticorpos (ICA, IAA, IA-2 e anti-Znt8A) são encontrados em cerca de 70 a 80% dos pacientes diabéticos tipo 1 logo após o diagnóstico, mas tendem a desaparecer após 2 a 3 anos de duração da doença. Eventualmente, o anti-Znt8A pode ser o único anticorpo positivo, e sua não determinação pode levar ao errôneo diagnóstico de DM1 idiopático.[6,88,99-102]

Diagnóstico do diabetes gestacional

O painel de consenso dos International Association of Diabetes and Pregnancy Study Groups (IASDPG), publicado em 2010,[83] sugeriu que os critérios diagnósticos para o DMG fossem fundamentados nos achados do HAPO (*Hyperglycemia and Adverse Pregnancy Outcomes*), um estudo observacional cujo objetivo foi encontrar o exato ponto de corte que associa a hiperglicemia materna a eventos perinatais adversos.[84] Os pontos de corte para diagnostico são: GJ ≥ 92 mg/dℓ, após 1 hora ≥ 180 mg/dℓ e após 2 horas ≥ 153 ng/dℓ. A demonstração de um desses valores já leva ao diagnóstico de DMG (Quadro 58.16).[83,84] Tal critério já foi posteriormente adotado por diversas sociedades médicas mundiais, como a IDF, SBD e ADA, bem como pela OMS.

Ainda de acordo com os critérios da IASDPG, na primeira consulta do pré-natal, uma GJ ≥ 126 mg/dℓ aponta para o diagnóstico de diabetes pré-gestacional, enquanto valores entre 92 e 125 mg/dℓ são considerados como diagnósticos de DMG.[83]

No Reino Unido, o National Institute for Health and Care Excellence (NICE) propõe outros critérios para o diagnóstico do DMG (GJ, 100 mg/dℓ; glicemia de 2 horas, 140 mg/dℓ).[85] Para mais detalhes, ver Capítulo 65, *Diabetes Melito e Gestação*.

Quadro 58.16 Diagnóstico de diabetes gestacional, utilizando o teste oral de tolerância à glicose, com 75 g.

	IADPSG, ADA, SBD 2010 e OMS 2013*	*NICE
Jejum	92 mg/dℓ	100 mg/dℓ
1 hora	180 mg/dℓ	
2 horas**	153 mg/dℓ	140 mg/dℓ

*Diagnóstico estabelecido pela detecção de 1 ou mais pontos da curva. **Pelos critérios da OMS, glicemia de 2 horas entre 153 e 199 mg/dℓ. ADA: American Diabetes Association; IADPSG: International Association of Diabetes and Pregnancy Study Groups; NICE: National Institute for Health and Care Excellence; OMS: Organização Mundial da Saúde; SBD: Sociedade Brasileira de Diabetes.

RASTREAMENTO

O DM deve sempre ser considerado em pacientes com os sintomas clássicos da doença (poliúria, polidipsia e perda de peso, apesar da polifagia), assim como naqueles com queixas de vulvovaginite de repetição ou disfunção erétil. Entre os indivíduos assintomáticos, o diabetes deve ser pesquisado naqueles com idade acima de 45 anos ou nos mais jovens, caso haja fatores que os tornem mais suscetíveis à doença (IMC ≥ 25 kg/m², hipertensão, história familiar de diabetes, dislipidemia, diagnóstico prévio de DMG etc.).[1,6,88] Além disso, dados recentes mostram que DM2 tem se destacado como uma das principais etiologias da doença hepática gordurosa não alcoólica (esteatose ou esteato-hepatite), a qual é encontrada em até 60% ou mais dos diabéticos tipo 2.[103] Assim, na presença de sinais ultrassonográficos sugestivos de esteatose hepática, parece prudente a pesquisa do DM2.[1,104] Certos fármacos como glicocorticoides, diuréticos tiazídicos, alguns medicamentos para o HIV e antipsicóticos atípicos são conhecidos por aumentar o risco de diabetes, e indivíduos que fazem uso desses medicamentos devem ser rastreados para diabetes (Quadro 58.17).

Para pacientes com fibrose cística, recomenda-se a triagem anual para diabetes, com um TOTG a partir dos 10 anos de idade. A HbA_{1c} não é recomendada como teste de triagem nesses casos. Paciente submetido a transplante de órgãos deve passar por triagem para DM, com o TOTG, quando estiver estável em um regime imunossupressor e na ausência de infecção aguda.[86,87]

A ADA também recomenda que, em crianças, o DM2 seja pesquisado bianualmente, a partir dos 10 anos de idade ou no início da puberdade, quando houver sobrepeso (IMC > 85º percentil para idade e sexo ou peso 120% do ideal para a altura) e dois ou mais dos seguintes fatores de risco:

Quadro 58.17 Indicações para pesquisa do diabetes em indivíduos assintomáticos.

- Todo indivíduo com 45 anos de idade (se a glicemia for normal, repeti-la a cada 3 anos ou mais frequentemente, quando houver fatores de risco para diabetes)
- Indivíduos com idade < 45 anos com IMC ≥ 25 kg/m² e fatores de risco adicionais para diabetes:
  - Sedentarismo
  - História familiar de diabetes (parentes em 1º grau)
  - História de macrossomia fetal ou diagnóstico prévio de diabetes gestacional
  - Hipertensão (PA ≥ 140/90 mmHg)
  - História de DCV
  - Dislipidemia (HDL-colesterol < 35 mg/dℓ e triglicerídeos ≥ 250 mg/dℓ)
  - Diagnóstico prévio de intolerância à glicose (em jejum ou ao TOTG)
  - Síndrome dos ovários policísticos
  - Esteatose hepática e outras condições clínicas associadas à resistência insulínica (p. ex., acantose *nigricans*)
- Uso prolongado de glicocorticoides ou antipsicóticos atípicos

DCV: doença cardiovascular; IMC: índice de massa corporal; PA: pressão arterial; TOTG: teste oral de tolerância à glicose. (Adaptado de American Diabetes Association, 2024.[1])

- História familiar de DM2 em parentes em primeiro e segundo graus
- Determinadas raças ou etnias (p. ex., nativos norte-americanos, negros, latino-americanos etc.)
- Sinais de resistência insulínica ou condições associadas à resistência insulínica (p. ex., acantose *nigricans*, hipertensão, dislipidemia, SOP ou recém-nascido com baixo peso para a idade gestacional)
- História materna de DM ou DMG na gestação da criança.[1]

Resumo

O diabetes melito (DM) constitui um grave problema de saúde pública mundial, em função do número cada vez maior de pessoas acometidas (463 milhões no mundo todo; 1 em cada 11 adultos), e por resultar em elevada morbimortalidade (estimativa de 4,2 milhões de mortes em 2019) e redução na expectativa de vida (5 a 10 anos). A cada 8 segundos, uma pessoa morre devido ao DM e suas complicações. A projeção para 2045 é de 700 milhões de indivíduos com DM. No Brasil, cerca de 17 milhões de indivíduos têm DM. Os dois principais tipos de DM são o tipo 2 (90 a 95% dos casos) e o tipo 1 (5 a 10%). O LADA é o tipo mais comum de diabetes autoimune no adulto, frequentemente confundido com DM2. Causas adicionais importantes incluem o uso de medicamentos (p. ex., glicocorticoides, inibidores de protease e antipsicóticos atípicos etc.), síndromes endócrinas com excessiva produção hormonal (p. ex., acromegalia, síndrome de Cushing, feocromocitoma, hiperaldosteronismo primário etc.), diabetes gestacional e diabetes pós-transplante. O diagnóstico de DM se confirma pela detecção de glicemia de jejum ≥ 126 mg/dℓ e hemoglobina glicada ≥ 6,5%.

REFERÊNCIAS BIBLIOGRÁFICAS

1. American Diabetes Association. Classification and Diagnosis of Diabetes: Standards of Medical Care in Diabetes-2024. Diabetes Care. 2020; 43(Suppl.1): S14-S31.
2. International Diabetes Federation. IDF Diabetes Atlas. 9. ed., 2019. Disponível em: www.diabetesatlas.org.
3. Atkinson MA, Eisenbarth GS, Michels AW. Type 1 diabetes. Lancet. 2014; 383:69-82.
4. Winer N, Sowers JR. Epidemiology of diabetes. J Clin Pharmacol. 2004; 44:397-405.
5. Rao PV. Type 2 diabetes in children: clinical aspects and risk factors. Indian J Endocrinol Metab. 2015; 19(Suppl 1):S47-50.
6. Gross JL, Silveiro SP, Camargo JL et al. Diabetes mellitus: diagnóstico, classificação e avaliação do controle glicêmico. Arq Bras Endocrinol Metab. 2002; 46:16-26.
7. Levitsky LL, Misra M. Epidemiology, presentation, and diagnosis of type 1 diabetes mellitus in children and adolescents. Update (2019).
8. Briet C, Piffaretti C, Fosse S et al. Epidemiology of type 1 diabetes and its complications. Rev Prat. 2018; 68:607-10.
9. Ilonen J, Lempainen J, Veijola R. The heterogeneous pathogenesis of type 1 diabetes mellitus. Nat Rev Endocrinol. 2019; 15:635-50.
10. Hissa MN, Barros AIS, Hissa MRN. Patogênese do diabetes mellitus tipo 1. In: Lyra R, Cavalcanti N. Diabetes mellitus. 3. ed. Rio de Janeiro: AC Farmacêutica; 2013. pp. 59-67.
11. Dib SA. Heterogeneidade do diabetes mellitus tipo 1. Arq Bras Endocrinol Metab. 2008; 52:205-18.
12. Ziegler AG, Rewers M, Simell O et al. Seroconversion to multiple islet autoantibodies and risk of progression to diabetes among chidren. JAMA. 2013; 309:2473.
13. Molven A, Ringdal M, Nordbø AM et al. Mutations in the insulin gene can cause MODY and autoantibody-negative type 1 diabetes. Diabetes. 2008; 57:1131-5.
14. Weiler FG, Dias-da-Silva MR, Lazaretti-Castro M. Autoimmune polyendocrine syndrome type 1: case report and review of literature. Arq Bras Endocrinol Metabol. 2012; 56:54-66.
15. d'Hennezel E, Bin Dhuban K, Torgerson T et al. The immunogenetics of immune dysregulation, polyendocrinopathy, enteropathy, X linked (IPEX) syndrome. J Med Genet. 2012; 49:291-302.
16. Begum-Hasan J, Polychronakos C, Brill H. Familial permanent neonatal diabetes with KCNJ11 mutation and the response to glyburide therapy – a three-year follow-up. J Pediatr Endocrinol Metab. 2008; 21:895-903.
17. Hjort R, Ahlqvist E, Carlsson PO et al. Overweight, obesity and the risk of LADA: results from a Swedish case-control study and the Norwegian HUNT Study. Diabetologia. 2018; 61:1333-43.
18. Pieralice S, Pozzilli P. Latent autoimmune diabetes in adults: a review on clinical implications and management.Diabetes Metab J. 2018 Dec;42:451-64.
19. Carlsson S. Etiology and pathogenesis of latent autoimmune diabetes in adults (LADA) compared to type 2 diabetes. Front Physiol. 2019; 10:320.
20. Laugesen E, Østergaard JA, Leslie RD. Danish Diabetes Academy Workshop and Workshop Speakers. Latent autoimmune diabetes of the adult: current knowledge and uncertainty. Diabet Med. 2015; 32:843-52.
21. Chawla R, Madhu SV, Makkar BM et al. RSSDI-ESI clinical practice recommendations for the management of type 2 diabetes mellitus 2020. Indian J Endocrinol Metab. 2020; 24:1-122.
22. Zhang N, Yang X, Zhu X et al. Type 2 diabetes mellitus unawareness, prevalence, trends and risk factors: National Health and Nutrition Examination Survey (NHANES) 1999–2010. J Int Med Res. 2017; 45:594-609.
23. Bellou V, Belbasis L, Tzoulaki I et al. Risk factors for type 2 diabetes mellitus: An exposure-wide umbrella review of meta-analyses PLoS One. 2018; 13:e0194127.
24. Temneanu OR, Trandafir LM, Purcarea MR. Type 2 diabetes mellitus in children and adolescents: a relatively new clinical problem within pediatric practice. J Med Life. 2016; 9:235-9.
25. 25.Telo GH, Cureau FV, Szklo M et al. Prevalence of type 2 diabetes among adolescents in Brazil: Findings from Study of Cardiovascular Risk in Adolescents (ERICA). Pediatr Diabetes. 2019; 20:389-96.
26. Eckel RH, Grundy SM, Zimmet PZ. The metabolic syndrome. Lancet. 2005; 365:1415-28.
27. Umpierrez G, Korytkowski M. Diabetic emergencies – ketoacidosis, hyperglycaemic hyperosmolar state and hypoglycaemia. Nat Rev Endocrinol. 2016; 12:222-32.
28. Smiley D, Chandra P, Umpierrez G. Update on diagnosis, pathogenesis and management of ketosis prone type 2 diabetes mellitus. Diabet Manag. 2011; 1:589-600.
29. DeFronzo RA. Pathogenesis of type 2 diabetes mellitus. Med Clin North Am. 2004; 88:787-835.
30. DeFronzo RA. Banting lecture. From the triumvirate to the ominous octet: a new paradigm for the treatment of type 2 diabetes mellitus. Diabetes. 2009; 58:773-95.
31. Caricilli AM, Saad MJA. The role of gut microbiota on insulin resistance. Nutrients. 2013; 5:829-51.
32. Carlsson S, Midthjell K, Grill V. Smoking is associated with an increased risk of type 2 diabetes but a decreased risk of autoimmune diabetes in adults: an 11-year follow-up of incidence of diabetes in the Nord-Trondelag study. Diabetologia. 2004; 47:1953-6.
33. Tuomilehto J, Hu G, Bidel S et al. Coffee consumption and risk of type 2 diabetes mellitus among middle-aged Finnish men and women. JAMA. 2004; 291:1213-9.
34. Laws RA, St George AB, Rychetnik L et al. Diabetes prevention research: a systematic review of external validity in lifestyle interventions. Am J Prev Med. 2012; 43:205-14.
35. Damm P. Future risk of diabetes in mother and child after gestational diabetes mellitus. Int J Gynaecol Obstet. 2009; 104(Suppl 1):S25-6.
36. Lebovitz HE, Banerji MA. Ketosis-prone diabetes (flatbush diabetes): an emerging worldwide clinically important entityketosis-prone diabetes (Flatbush diabetes): an emerging worldwide clinically important entity. Curr Diab Rep. 2018; 18:120.
37. Concha LL, Durruty PA, García de los Ríos MA. Diabetes mellitus tipo 2 con tendencia a la cetosis. Caso clínico. Rev Med Chile. 2015; 143:1215-8.
38. Balasubramanyam A. Syndromes of ketosis-prone diabetes. Trans Am Clin Climatol Assoc. 2019; 130:145-55.
39. Hattersley AT, Patel KA. Precision diabetes: learning from monogenic diabetes. Diabetologia. 2017; 60:769-77.
40. Urakami T. Maturity-onset diabetes of the young (MODY): current perspectives on diagnosis and treatment. Diabetes Metab Syndr Obes. 2019; 12:1047-56.
41. Firdous P, Nissar K, Ali S et al. Genetic testing of maturity-onset diabetes of the young current status and future perspectives. Front Endocrinol (Lausanne). 2018; 9:253.
42. Oliveira SV, Furuzawa GK, Reis AF. Diabetes mellitus do tipo MODY. Arq Bras Endocrinol Metab. 2002; 46:186-92.
43. Bishay RH, Greenfield JR. A review of maturity onset diabetes of the young (MODY) and challenges in the management of glucokinase-MODY. Med J Aust. Med J Aust. 2016; 205:480-5.
44. Fajans SS, Bell GI, Polonsky KS. Molecular mechanisms and clinical pathophysiology of maturity-onset diabetes of the young. N Engl J Med. 2001; 345:971-80.
45. Costa A, Bescós M, Velho G et al. Genetic and clinical characterization of maturity-onset diabetes of the young in Spanish families. Eur J Endocrinol. 2000; 142:380-6.
46. Massa O, Maxi F, Cuesta-Munoz A et al. High prevalence of glucokinase mutations in Italian children with MODY. Influence on glucose tolerance, first-phase insulin response, insulin sensitivity and BMI. Diabetologia. 2001; 44:898-905.
47. Bellanné-Chantelot C, Chauveau D, Gautier JF et al. Clinical spectrum associated with hepatocyte nuclear factor-1beta mutations. Ann Intern Med. 2004; 140:510-7.

48. Shields BM, McDonald TJ, Ellard S et al. The development and validation of a clinical prediction model to determine the probability of MODY in patients with young-onset diabetes. Diabetologia. 2012; 55:1265-72.
49. Tarantino RM, Abreu GM, Fonseca ACP et al. MODY probability calculator for GCK and HNF1A screening in a multiethnic background population. Arch Endocrinol Metab. 2019; pii: S2359.
50. Magalhaes ALF, Motta FT, Alcântara AEE et al. Probability of MODY in acohort of 209 Brazilians with young onset diabetes. Pediatr Diabetes. 2019; 20:162.
51. Lemelman MB, Letourneau L, Greeley SAW. Neonatal diabetes mellitus: an update on diagnosis and management. Clin Perinatol. 2018; 45:41-59.
52. Murphy R, Turnbull DM, Walker M, Hattersley AT. Clinical features, diagnosis and management of maternally inherited diabetes and deafness (MIDD) associated with the 3243A>G mitochondrial point mutation. Diabet Med. 2008; 25:383-99.
53. Kosztolanyi G. Leprechaunism/Donohue syndrome/insulin receptor gene mutations: a syndrome delineation story from clinicopathological description to molecular understanding. Eur J Pediatr. 1997; 156:253-5.
54. Musso C, Cochran E, Moran SA et al. Clinical course of genetic diseases of the insulin receptor (type A and Rabson-Mendenhall syndromes): a 30-year prospective. Medicine (Baltimore). 2004; 83:209-22.
55. Hussain I, Garg A2. Lipodystrophy syndromes. Endocrinol Metab Clin North Am. 2016; 45:783-97.
56. Araújo-Vilar D, Santini F. Diagnosis and treatment of lipodystrophy: a step-by-step approach. J Endocrinol Invest. 2019; 42:61-73.
57. Craveiro Sarmento AS, Ferreira LC, Lima JG et al. The worldwide mutational landscape of Berardinelli-Seip congenital lipodystrophy. JTA Mutat Res. 2019; 781:30-52.
58. Lima JG, Nobrega LH, de Lima NN et al. Clinical and laboratory data of a large series of patients with congenital generalized lipodystrophy. Diabetol Metab Syndr. 2016; 8:23.
59. Lima JG, Nobrega LHC, Lima NN et al. Causes of death in patients with Berardinelli-Seip congenital generalized lipodystrophy. PLoS One. 2018; 13:e0199052.
60. Lima JG, Nobrega LHC, Lima NN et al. Normal bone density and trabecular bone score, but high serum sclerostin in congenital generalized lipodystrophy. Bone. 2017; 101:21-5.
61. Apte MV, Wilson JS. Alcohol-induced pancreatic injury. Best Pract Res Clin Gastroenterol. 2003; 17:593-612.
62. Bonelli L, Aste H, Bovo P et al. Exocrine pancreatic cancer, cigarette smoking, and diabetes mellitus: a case-control study in northern Italy. Pancreas. 2003; 27:143-9.
63. Biering H, Knappe G, Gerl H et al. Prevalence of diabetes in acromegaly and Cushing syndrome. Acta Med Austriaca. 2000; 27:27-31.
64. Leibowitz G, Tsur A, Chayen SD et al. Pre-clinical Cushing's syndrome. An unexpected frequent cause of poor glycaemic control in obese diabetic patients. Clin Endocrinol (Oxf). 1996; 44:717-22.
65. Catargi B, Rigalleau V, Poussin A et al. Occult Cushing's syndrome in type-2 diabetes. J Clin Endocrinol Metab. 2003; 88:5808-13.
66. van Beek AP, de Haas ER, van Vloten WA et al. The glucagonoma syndrome and necrolytic migratory erythema: a clinical review. Eur J Endocrinol. 2004; 151:531-7.
67. Sessa F, Arcidiaco M, Valenti L et al. Metastatic psammomatous somatostatinoma of the pancreas causing severe ketoacidotic diabetes cured by surgery. Endocr Pathol. 1997; 8:327-33.
68. Corry DB, Tuck ML. The effect of aldosterone on glucose metabolism. Curr Hypertens Rep. 2003; 5:106-9.
69. Schroder AK, Tauchert S, Ortmann O et al. Insulin resistance in patients with polycystic ovary syndrome. Ann Med. 2004; 36:426-39.
70. Song E, Koo MJ, Noh E et al. Risk of diabetes in patients with long-standing Graves' disease: a longitudinal study. Endocrinol Metab (Seoul). 2021; 36:1277-86.
71. Luna B, Feinglos MN. Drug-induced hyperglycemia. JAMA. 2001; 286:1945-8.
72. Heurtebize MA, Faillie J-L. Drug-induced hyperglycemia and diabetes. Therapie. 2024; 79(2):221-38.
73. Fathallah N, Slim R, Larif S et al. Drug-induced hyperglycaemia and diabetes. Drug Saf. 2015; 38:1153-68.
74. Ananth J, Venkatesh R, Burgoyne K et al. Atypical antipsychotic drug use and diabetes. Psychother Psychosom. 2002; 71:244-54.
75. Carmena R, Betteridge DJ. Diabetogenic action of statins: Mechanisms. Curr Atheroscler Rep. 2019; 21:23.
76. Murinson BB. Stiff-person syndrome. Neurologist. 2004; 10:131-7.
77. Magsino Jr CH, Spencer J. Insulin receptor antibodies and insulin resistance. South Med J. 1999; 92:717-9.
78. Aloi C, Salina A, Pasquali L et al. Wolfram syndrome: new mutations, different phenotype. PLoS One. 2012; 7:e29150.
79. Rigoli L, Di Bella C. Wolfram syndrome 1 and Wolfram syndrome 2. Curr Opin Pediatr. 2012; 24:512.
80. Dirar AHM, Doupis J. Gestational diabetes from A to Z. World J Diabetes. 2017; 8:489-511.
81. Schaefer-Graf U, Napoli A, Nolan CJ. The Diabetic Pregnancy Study Group. Diabetes in pregnancy: a new decade of challenges ahead. Diabetologia. 2018; 61:1012-21.
82. Plows JF, Stanley JL, Baker PN et al. The pathophysiology of gestational diabetes mellitus Int J Mol Sci. 2018; 19:3342.
83. International Association of Diabetes and Pregnancy Study Groups Consensus Panel. International Association of Diabetes and Pregnancy Study Groups recommendations on the diagnosis and classification of hyperglycemia in pregnancy. Diabetes Care. 2010; 33:676-82.
84. Metzger E, Lowe LP, Dyer AR et al. Hyperglycemia and adverse pregnancy outcomes. The HAPO Study cooperative research group. N Engl J Med. 2008; 358:1991-2002.
85. NICE guideline NG3, Diabetes in pregnancy: management of diabetes and its complications from preconception to the postnatal period. 2015. Disponível em: www.nice.org.uk/guidance/ng3.
86. Shivaswamy V, Boerner B, Larsen J. Post-transplant diabetes mellitus: causes, treatment, and impact on outcomes. Endocr Rev. 2016; 37:37-61.
87. Wallia A, Illuri V, Molitch ME. Diabetes care after transplant. Med Clin N Am. 2016; 100: 535-50.
88. Sociedade Brasileira de Diabetes. Diretrizes da SBD 2019-2020.
89. Bergman M, Abdul-Ghani M, Neves JS et al. Pitfalls of HbA1c in the diagnosis of diabetes. J Clin Endocrinol Metab. 2020;105: dgaa372.
90. American Diabetes Association. Standards of medical care in diabetes (Glycemic Targets). Diabetes Care. 2020; 43 (Suppl 1):S66-76.
91. Diabetes Control and Complications Trial (DCCT) Research Group. The effect of intensive treatment of diabetes on the development and progression of long-term complications in insulin-dependent diabetes mellitus. N Engl J Med. 1993; 309:977-86.
92. UK Prospective Diabetes Study Group. Intensive blood-glucose control with sulphonylureas or insulin compared with conventional treatment and risk of complications in patients with type 2 diabetes: UKPDS 33. Lancet. 1998; 352:837-53.
93. Khaw KT, Wareham N, Luben R et al. Glycated haemoglobin, diabetes, and mortality in men in Norfolk cohort of european prospective investigation of cancer and nutrition (EPIC-Norfolk). BMJ. 2001; 322:15-891. International Expert 92.
94. International Expert Committee. International Expert Committee report on the role of the A1C assay in the diagnosis of diabetes. Diabetes Care. 2009; 32:1327-34.
95. American Diabetes Association. Tests of glycemia in diabetes. Diabetes Care. 2001; 24(Suppl 1):S80-2.
96. Herman WH, Cohen RM. Racial and ethnic differences in the relationship between HbA1c and blood glucose: implications for the diagnosis of diabetes. J Clin Endocrinol Metab. 2012; 97:1067-72.
97. Kleta R, Stuart C, Gill FA et al. Renal glucosuria due to SGLT2 mutations. Mol Genet Metab. 2004; 82:56-8.
98. Tantiwong P, Puavilai G, Ongphiphadhanakul B et al. Caplillary blood beta-OHB measurement by reagent strip in diagnosing diabetic ketoacidosis. Clin Lab Sci. 2005; 18:139-44.
99. Brooke J, Stiell M, Ojo O. Evaluation of the accuracy of capillary hydroxybutyrate measurement compared with other measurements in the diagnosis of diabetic ketoacidosis: A systematic review. Int J Environ Res Public Health. 2016; 13:E837.
100. Kolb H, Dannehl K, Grüneklee D et al. Prospective analysis of islet cell antibodies in children with type 1 (insulin-dependent) diabetes. Diabetologia. 1988; 31:189-94.
101. Niskanen LK, Tuomi T, Karjalainen J et al. GAD antibodies in NIDDM. Ten-year follow-up from diagnosis. Diabetes Care. 1995; 18:1557-65.
102. Wiest-Ladenburger U, Hartmann R, Hartmann U et al. Combined analysis and single-step detection of GAD65 and IA2 autoantibodies in IDDM can replace the histochemical islet cell antibody test. Diabetes. 1997; 46:565-71.
103. Chalasani N, Younossi Z, Lavine JE et al. The diagnosis and management of non-alcoholic fatty liver disease: practice guideline by the American Gastroenterological Association, American Association for the Study of Liver Diseases, and American College of Gastroenterology. Gastroentero logy. 2012; 142:1592-609.
104. American Diabetes Association. Children and Adolescents: Standards of Medical Care in Diabetes–2020. Diabetes Care. 2020; 43(Suppl 1):S163-82.

CAPÍTULO 59

Tratamento Farmacológico do Diabetes Melito Tipo 2

Luciano Albuquerque ▪ Lucio Vilar ▪ Ana Carolina Thé ▪ Saulo Cavalcanti ▪ Ruy Lyra

INTRODUÇÃO

O diabetes melito (DM) representa um grave problema de saúde pública mundial, pelo número crescente de pessoas acometidas (cerca de 537 milhões, com projeção de 643 milhões e 783 milhões para 2030 e 2045, respectivamente) e por implicar elevada morbimortalidade e redução na expectativa de vida (4,2 milhões de mortes em 2019, sendo 44% destas em menores de 60 anos de idade).[1-3] O diabetes melito tipo 2 (DM2) é responsável por 90 a 95% dos casos de DM.[2]

De acordo com a International Diabetes Federation (IDF), há atualmente no Brasil 15,7 milhões de pessoas com DM (31,9% ainda sem diagnóstico), o que corresponde a uma prevalência de 8,8%. A projeção para 2045 é de 23,2 milhões de casos.[3]

Adicionalmente, o DM2 mal controlado acarreta risco elevado para as complicações microvasculares da doença (retinopatia, neuropatia e doença renal do diabetes), cuja prevalência aumenta de forma exponencial com níveis de hemoglobina glicada (HbA_{1c}) a partir de 6,5 a 7%.[4-8] Como se trata de doença muitas vezes silenciosa, cerca de 40 dos pacientes com DM2 desconhecem ter a doença, o que implica retardo de 4 a 7 de anos na sua detecção e a possibilidade da presença das citadas complicações já ao diagnóstico.[2,6,8]

A maioria (80 a 90%) dos pacientes com DM2 tem síndrome metabólica, caracterizada por obesidade central, dislipidemia, hiperglicemia e hipertensão que, em conjunto, aumentam o risco de doença cardiovascular (DCV).[2,9] Tal fato contribui bastante para que indivíduos com DM2 tenham uma expectativa de vida reduzida em 5 a 10 anos, em média, se diagnosticados entre os 40 e 60 anos de idade, e apresentem mortalidade 2 a 3 vezes maior do que a da população geral (50% morrem de doença arterial coronariana e 75%, de problemas cardiovasculares).[9-12] Além disso, as complicações microvasculares também levam a graves consequências para os pacientes, como cegueira, insuficiência renal em estágio terminal e amputações.[4-8,12] O DM2 está também associado a risco aumentado para hipogonadismo hipogonadotrófico, doença hepática gordurosa não alcoólica, câncer, doenças psiquiátricas, doença de Alzheimer e outras formas de demência, artrite, fraturas e outras condições incapacitantes ou fatais.[11,12] O principal fator de risco para essas complicações é o controle glicêmico inadequado.[2,12]

METAS DO TRATAMENTO

O objetivo principal do tratamento do DM2 é diminuir ao máximo as complicações micro e macrovasculares.[12-15] Isso pode ser conseguido por meio de um rígido controle glicêmico, lipídico e da pressão arterial (PA), conforme já bem demonstrado em diversos estudos, como o UKPDS (*United Kingdom Prospective Diabetes Study*)[5-7] e o STENO-2,[8] entre outros. O ideal é que essa abordagem seja instituída tão logo possível.[12,13]

As atuais Normas de Cuidados Médicos em Diabetes da American Diabetes Association (ADA) recomendam redução da HbA_{1c} para menos de 7% na maioria dos pacientes, com o objetivo de reduzir a incidência de doença microvascular.[12] O ideal é que a glicemia de jejum (GJ) e a glicemia pós-prandial sejam mantidas em 80 a 130 mg/dℓ e < 180 mg/dℓ, respectivamente (Quadros 59.1 e 59.2).[12] Recomendações semelhantes são propostas pela Sociedade Brasileira de Diabetes (SBD).[15] No entanto, metas mais rigorosas de HbA_{1c} (≤ 6,5%) podem ser consideradas para pacientes selecionados (com curta duração de doença e longa expectativa de vida, sem DCV significativa), quando isso puder ser alcançado sem hipoglicemia significativa ou outros efeitos adversos do tratamento.[12] A American Association of Clinical Endocrinologists (AACE),[14] a IDF[3] e a SBD[15] estipulam como meta valores de HbA_{1c} ≤ 6,5, < 7% e < 7%, respectivamente (ver Quadro 59.1). Por outro lado, metas menos restritivas ou rigorosas (p. ex., HbA_{1c} < 8,0 ou

Quadro 59.1 Metas do controle glicêmico para os diabéticos.

Parâmetro	ADA	IDF	AACE	SBD
HbA_{1c} (%)	< 7*	< 7*	≤ 6,5	< 7*
Glicemia de jejum (mg/dℓ)	80 a 130	< 115	< 110	80 a 130
Glicemia pré-prandial (mg/dℓ)	80 a 130	< 115	< 110	80 a 130
Glicemia pós-prandial de 2 horas (mg/dℓ)	< 180	< 160	< 140	< 180

*Metas mais rigorosas (p. ex., HbA_{1c} < 6,5%), se alcançáveis com segurança, devem ser vislumbradas para pacientes com curta duração de doença e longa expectativa de vida, sem doença cardiovascular significativa. Em contrapartida, metas menos restritivas (p. ex., HbA_{1c} < 7,5 ≤ 8,5%) são aceitáveis para idosos frágeis e pacientes com história de hipoglicemias graves de repetição, doença de longa duração, expectativa de vida limitada, complicações avançadas etc. AACE: American Association of Clinical Endocrinologists; ADA: American Diabetes Association; IDF: International Diabetes Federation; SBD: Sociedade Brasileira de Diabetes. (Adaptado de International Diabetes Federation, 2021;[3] American Diabetes Association, 2024.[12] Sociedade Brasileira de Diabetes, 2023[15].)

< 8,5%) seriam apropriadas para idosos frágeis, pacientes com história de hipoglicemias graves de repetição, expectativa de vida limitada, complicações diabéticas crônicas avançadas, quadros demenciais ou outras importantes comorbidades associadas.[12,14-17]

Os resultados dos estudos *Action to Control Cardiovascular Risk in Diabetes* (ACCORD),[18] *Action in Diabetes and Vascular Disease: Preterax and Diamicron Modified-Release Controlled Evaluation* (ADVANCE)[19] e *Veterans Affairs Diabetes Trial* (VADT)[20] mostraram que pacientes com longa duração do DM, com ou sem DCV manifesta, não se beneficiaram de um controle glicêmico mais estrito (meta de HbA_{1c} < 6,5% ou < 6,0%) no que se refere à redução de desfechos cardiovasculares. Ao contrário, observou-se no ACCORD aumento de 22% na mortalidade total com a terapia intensiva, o que foi impulsionado, principalmente, pelo índice de mortalidade cardiovascular.[18] Maior ganho de peso e maior frequência de hipoglicemias podem ser explicações para esse achado.[12,13] Em uma metanálise envolvendo os estudos citados, ficou evidenciado que os indivíduos que conseguiram o melhor controle de HbA_{1c} apresentavam menor risco de eventos cardiovasculares, sem aumento na mortalidade.[21]

Os resultados acumulados dos estudos citados sugerem que uma conduta mais agressiva com relação à hiperglicemia nem sempre está indicada no DM2, sendo, pois, de fundamental importância individualizar as metas terapêuticas (Figura 59.1).[12,14-16,22]

Além de um controle glicêmico precoce, é fundamental que, paralelamente, haja um controle ideal de outros fatores de risco, tais como dislipidemia, hipertensão e tabagismo, para que se consiga uma efetiva redução na morbimortalidade dos diabéticos.[6-8,12,13] A proporção de pacientes bem controlados tem aumentado, mas ainda é muito baixa. Dados das *National Health and Nutrition Examination Surveys* (NHANES), oriundos de adultos americanos com DM, mostraram que, entre 2015 e 2018, 66,8% dos pacientes alcançaram HbA_{1c} < 7,0%; 8,2%, PA < 130/80 mmHg; 59,7%, colesterol da lipoproteína de baixa densidade (LDL-c) < 100 mg/dℓ; ao passo que somente 21,2% obtiveram adequado controle dos três parâmetros.[23] Em um estudo multicêntrico brasileiro, os percentuais correspondentes foram 46%, 28,5%, 20,6% e 0,2%, respectivamente.[24]

BASES FISIOPATOGÊNICAS PARA O TRATAMENTO

O DM2 é uma doença complexa e progressiva, caracterizada por alterações metabólicas, e as principais são: diminuição da sensibilidade à insulina no músculo, excessiva produção hepática de glicose (por resistência insulínica no fígado) e declínio progressivo da função das células beta (β). Na sua gênese, participam fatores genéticos e ambientais (p. ex., sedentarismo e obesidade).[25,26] Adicionalmente, outros componentes desempenham importante papel na patogênese do DM2: os adipócitos (lipólise acelerada), o trato gastrintestinal (deficiência/resistência incretínica), as células alfa (α) pancreáticas (hiperglucagonemia), o rim (reabsorção aumentada de glicose pelos túbulos renais) e o cérebro (resistência insulínica e disfunção de neurotransmissores). Coletivamente, esses componentes compreendem o que foi denominado por DeFronzo "octeto ominoso ou nefasto".[25] Alterações na microbiota intestinal também têm sido sugeridas no surgimento de resistência insulínica (RI), obesidade e DM2 (Figura 59.2).[25,26] O conhecimento desses conceitos sugere que a associação farmacológica precoce atuando nos diferentes defeitos fisiopatológicos pode ampliar os benefícios terapêuticos. RI é encontrada em cerca de 85 a 90% dos casos de DM2.[24,25] No fígado, a RI manifesta-se por uma produção excessiva de glicose durante o estado basal, ao passo que, no músculo, ela se expressa pela captação deficiente de glicose. Lipólise exagerada e aumento dos ácidos graxos livres (AGL) circulantes resultam da RI nos adipócitos.[25,26]

Enquanto as células β são capazes de aumentar sua secreção de insulina o suficiente para compensar a RI, a tolerância à glicose permanece normal.[25] No entanto, ocorre progressiva redução da quantidade de células β, em consequência de apoptose aumentada, proliferação diminuída e desdiferenciação em células α.[25,26] Inicialmente, eleva-se apenas glicemia pós-prandial (perda da fase rápida de secreção de insulina); depois, a GJ começa a aumentar, levando ao surgimento do DM2 manifesto (Figura 59.3).[25,27] Por ocasião do diagnóstico do DM2, a função das células β já está reduzida em cerca de 50%.[25,27]

A hiperglicemia prolongada leva ao agravamento da RI e do defeito secretório das células β (*glicotoxicidade*), contribuindo, assim, para as falências primária e secundária dos

Quadro 59.2 Metas individualizadas do controle glicêmico em diversas situações em adultos não gestantes com diabetes.

	Pacientes com DM1 ou DM2	Idoso saudável	Idoso comprometido (frágil)	Idoso muito comprometido
HbA_{1c} (%)	< 7,0	< 7,5	< 8,0	Evitar sintomas de hiper ou hipoglicemia
Glicemia de jejum e pré-prandial (mg/dℓ)	80 a 130	80 a 130	90 a 150	100 a 180
Glicemia 2 h pós-prandial	< 180	< 180	< 180	–
Glicemia ao deitar (mg/dℓ)	90 a 150	90 a 150	100 a 180	110 a 200
TIR 70-180 mg/dℓ (mg/dℓ)	> 70%	> 70%	> 50%	–
T Hipog < 70 mg/dℓ	< 4%	< 4%	< 1%	0
T Hipog < 54 mg/dℓ	< 1%	< 1%	0	0

Valores normais de glicemia de jejum: 70 a 99 mg/dℓ; valores normais de HbA_{1c}: < 5,7%; T Hipog: tempo em hipoglicemia; TIR: tempo no alvo (*time in range*). (Adaptado de Sociedade Brasileira de Diabetes, 2023.[15])

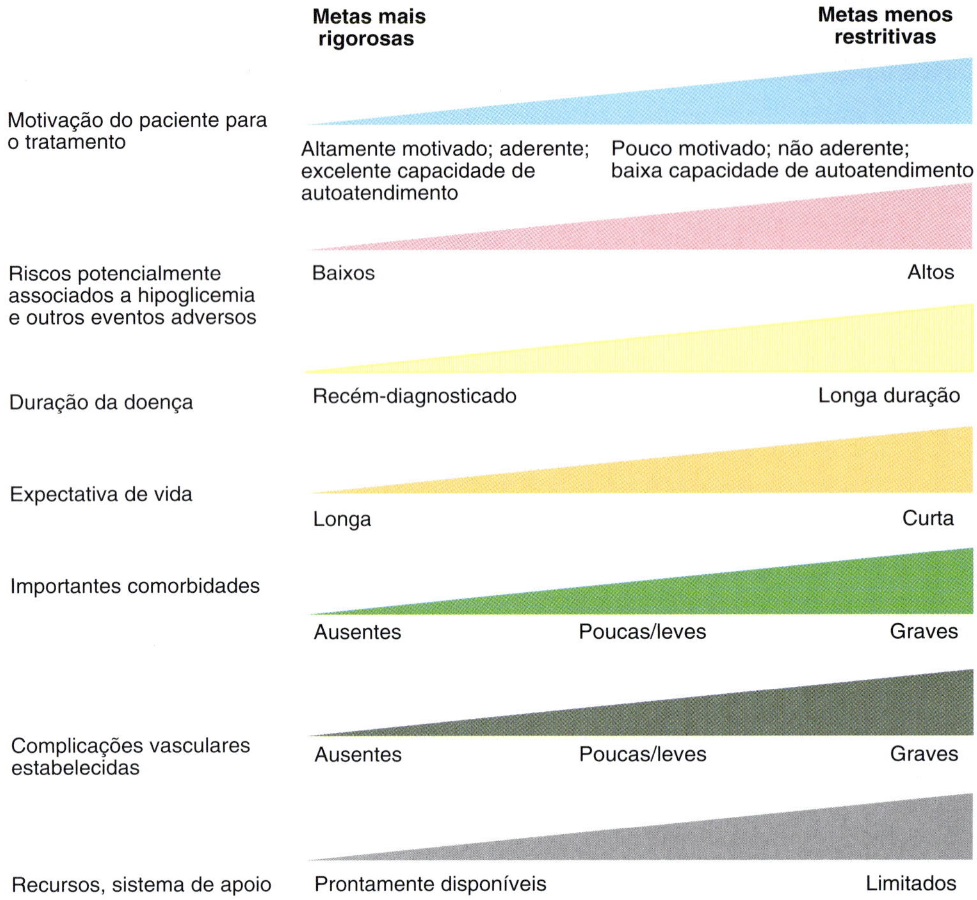

Figura 59.1 Abordagem da hiperglicemia. Representação dos elementos utilizados na decisão por metas mais rigorosas ou menos restritivas para a HbA_{1c}. (Adaptada de Inzucchi et al., 2015.)[22]

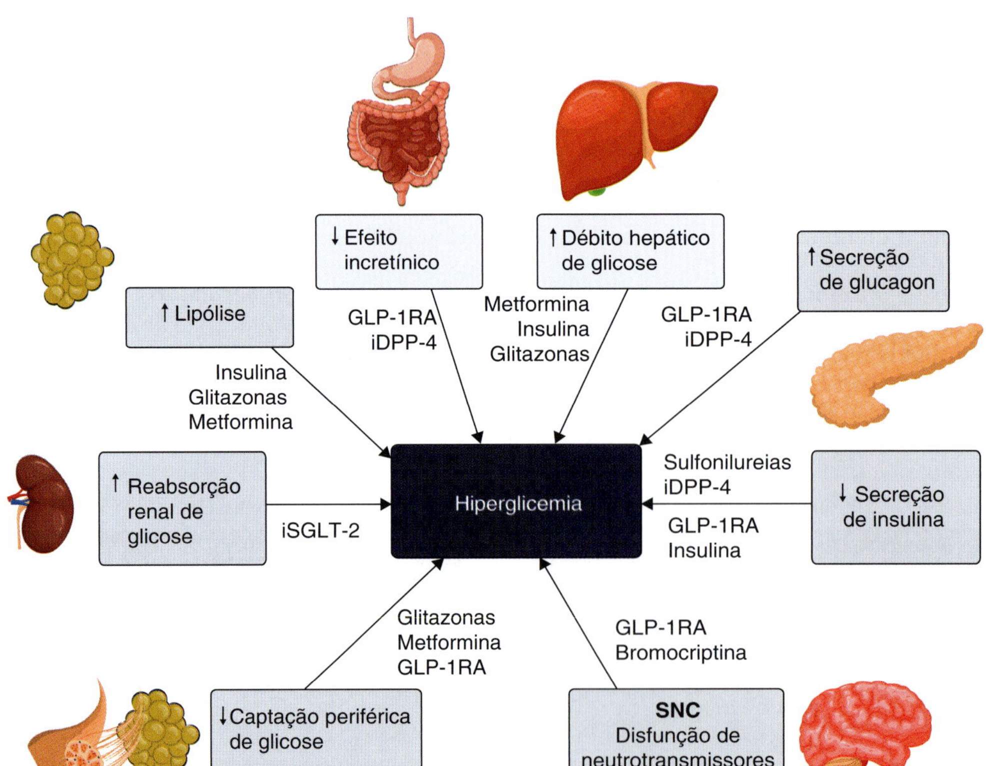

Figura 59.2 Defeitos fisiopatogênicos do diabetes melito tipo 2 e as medicações contra eles dirigidas. GLP-1RA: agonistas do receptor do GLP-1; iDPP-4: inibidores da peptidilpeptidase-4; iSGLT-2: inibidores do cotransportador de sódio e glicose-2; SNC: sistema nervoso central. (Adaptada de DeFronzo, 2009;[25] Inzucchi e Majumdar, 2016.)[35]

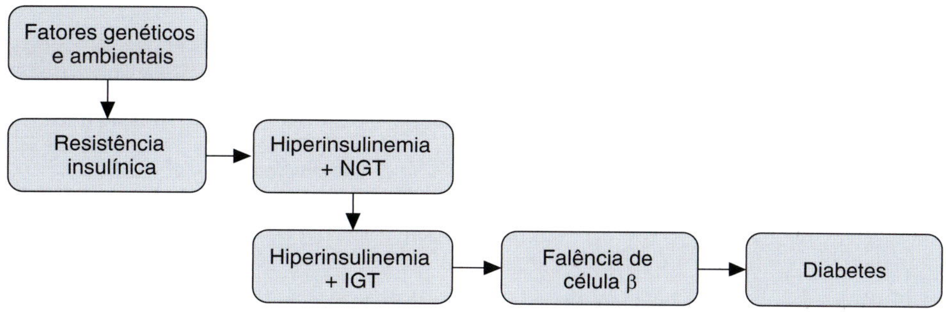

Figura 59.3 Estágios metabólicos evolutivos do diabetes melito tipo 2. IGT: tolerância diminuída à glicose; NGT: tolerância normal à glicose.

anti-hiperglicemiantes orais.[27] Do mesmo modo, o aumento dos AGL circulantes, por um fenômeno denominado *lipotoxicidade*, contribui para o agravamento da hiperglicemia por meio de três mecanismos: (1) inibição da secreção de insulina pelas células β; e (2) aumento da RI no músculo esquelético (por deposição de AGL), com diminuição da captação de glicose pelo mesmo.[25] Além disso, o excessivo aporte de AGL para o fígado favorece sua oxidação, contribuindo para gliconeogênese aumentada (com consequente incremento da produção hepática de glicose), esteatose hepática e maior síntese hepática de VLDL (Figura 59.4). Isso culmina na *dislipidemia diabética*, caracterizada por hipertrigliceridemia, colesterol da lipoproteína de alta densidade (HDL-c) baixo e aumento do número de partículas de LDL pequenas e densas, as quais são mais aterogênicas por serem mais propensas à oxidação e à glicosilação.[25-27]

Incretinas são hormônios produzidos por células do intestino delgado em resposta à ingestão de nutrientes. Os principais representantes do grupo são o peptídeo semelhante ao glucagon-1 (GLP-1) e o polipeptídeo insulinotrópico glicose-dependente (GIP).[28] Eles são responsáveis por mais de 50% da secreção de insulina após uma refeição e, nos pacientes com DM2, tal efeito incretínico encontra-se diminuído. De fato, o GLP-1 apresenta atividade insulinotrópica inferior à observada em indivíduos saudáveis, mas ela ainda é substancial. Já o efeito estimulatório do GIP está quase completamente perdido, ressaltando-se que a maior parte do efeito enteroinsular na secreção de insulina é determinada pelo GIP.[28-31] GLP-1 e GIP são rapidamente degradados *in vivo* e *in vitro* pela enzima dipeptidil peptidase-4 (DPP-4).[28,29]

A RI cerebral alteraria os centros hipotalâmicos de controle do apetite, com aumento da ingestão de alimentos e ganho de peso.[25,26] Estudos em roedores forneceram evidências de que a RI cerebral leva a aumento no débito hepático da glicose e diminuição na captação muscular de glicose.[32]

Nos últimos 10 anos, diferentes estudos estabeleceram um elo de causalidade entre microbiota intestinal e resistência à insulina/obesidade. De fato, na obesidade e no DM2, ocorrem mudanças drásticas na composição da microbiota que têm como consequência principal um aumento da permeabilidade da mucosa intestinal ao lipopolissacarídeo (LPS), presente na membrana de bactérias gram-negativas, elevando seus níveis circulantes. O LPS pode induzir um processo inflamatório subclínico crônico e obesidade, levando à resistência à insulina mediante a ativação do receptor *toll-like* 4 (TLR4) que está expresso na maioria das células e macrófagos.[33,34]

Em resumo, a perda progressiva da massa e da função da célula é multifatorial. Nesse processo, estariam envolvidos a glicotoxicidade, a lipotoxicidade, a deficiência/resistência incretínica, o estresse oxidativo e a inflamação, bem como a deposição de amiloide nas células β e certos fatores genéticos.[25-28]

OPÇÕES DE TRATAMENTO

As opções de tratamento para o DM2 incluem modificações no estilo de vida (MEV) (dieta, atividade física, perda de peso, cessação do tabagismo etc.) e administração de medicamentos com diferentes mecanismos hipoglicemiantes: agentes antidiabéticos orais (biguanidas, sulfonilureias [SU], inibidores da DPP-4, glinidas, glitazonas, inibidores da α-glicosidase e inibidores do cotransportador 2 de sódio e glicose [iSGLT-2]), agonistas do receptor do GLP-1 (GLP-1RA), coagonistas dos receptores de GIP/GLP-1 e insulinas (Quadro 59.3).[12,14,35-37]

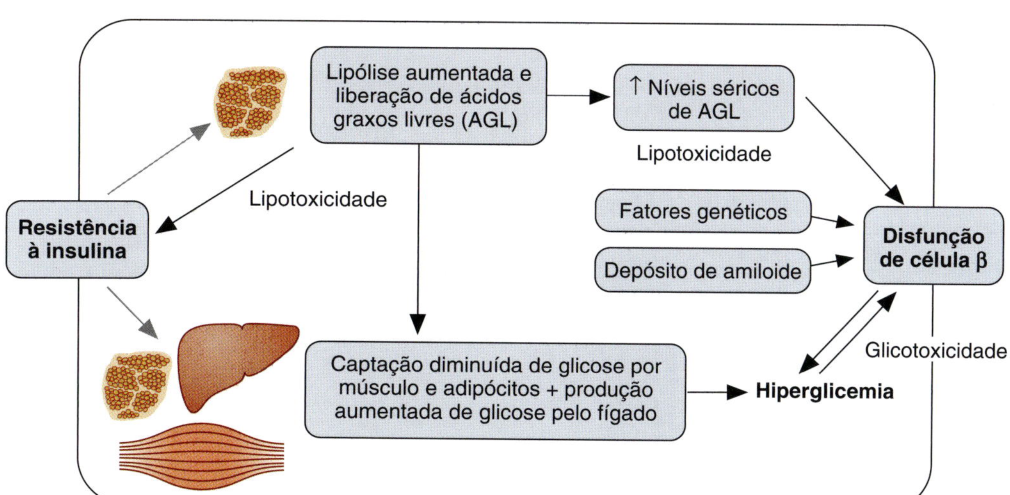

Figura 59.4 Patogênese do diabetes melito tipo 2, com ênfase para a lipotoxicidade e a glicotoxicidade, as quais agravam a resistência insulínica e a disfunção da célula β.

Quadro 59.3 Características dos principais medicamentos para o tratamento do diabetes melito tipo 2.

Classe	Composto	Mecanismos celulares	Efeito(s) fisiológico(s) primário(s)	Vantagens	Desvantagens	Custo
Biguanidas	Metformina	Ativam a AMP-quinase	↓ Produção hepática de glicose	Extensa experiência Sem ganho de peso Sem hipoglicemia Possivelmente, ↓ eventos cardiovasculares (UKPDS)	Efeitos colaterais gastrintestinais (diarreia, dor abdominal etc.) (*comuns*) Risco de acidose láctica (*muito rara*) Deficiência de vitamina B_{12} (*rara*) Múltiplas contraindicações (IRC, acidose, desidratação, hipoxia etc.)	Baixo
Sulfonilureias	Gliclazida MR Glimepirida Glibenclamida Glipizida Clorpropamida	Fecham os canais K_{ATP} nas membranas plasmáticas das células β	↑ Secreção (mas não a produção) de insulina	Extensa experiência ↓ Risco microvascular (UKPDS e ADVANCE)	Hipoglicemia Ganho de peso	Baixo
Meglitinidas (glinidas)	Repaglinida Nateglinida	Fecham os canais K_{ATP} nas membranas plasmáticas das células	↑ Secreção de insulina	↓ Excursões glicêmicas pós-prandiais Baixo risco de hipoglicemia	Hipoglicemia Ganho de peso Necessidade de administração antes de cada refeição	Moderado
Tiazolidinedionas (glitazonas)	Pioglitazona (PGZ)	Ativam o fator de transcrição nuclear PPAR-γ	↑ Sensibilidade à insulina	Não induzem hipoglicemia Durabilidade do efeito hipoglicêmico ↑ HDL-c ↓ TG ↓ Eventos cardiovasculares (PGZ; ProACTIVE)	Edema Ganho de peso ↑ Risco para IC e fraturas ósseas ↑ Risco para câncer de bexiga (??)	Moderado
Inibidores da α-glicosidase	Acarbose Miglitol* Voglibose*	Inibem a α-glicosidase intestinal	↓ Absorção intestinal de carboidratos	Não induzem hipoglicemia ↓ Excursões glicêmicas pós-prandiais ↓ Eventos cardiovasculares (acarbose; STOP-NIDDM)	Discreta redução da HbA_{1c} Efeitos gastrintestinais (flatulência, diarreia, dor abdominal)	Moderado
Inibidores da DPP-4	Vildagliptina Sitagliptina Linagliptina Saxagliptina Alogliptina Omarigliptina*	Inibem a atividade da DPP-4, aumentando os níveis pós-prandiais das incretinas (GLP-1 e GIP)	↑ Secreção de insulina (*glicose-dependente*) ↓ Secreção de glucagon (*glicose-dependente*)	Não induzem hipoglicemia Bem tolerados ↓ Excursões glicêmicas pós-prandiais	↓ Modesta da HbA_{1c} Urticária/angioedema Aumento no risco de internamento por IC (saxagliptina)	Moderado
Agonistas do receptor de GLP-1 (análogos do GLP-1)	Liraglutida Exenatida Lixisenatida Exenatida SR* Dulaglutida Albiglutida* Semaglutida	Ativam receptores do GLP-1	↑ Secreção de insulina (*glicose-dependente*) ↓ Secreção de glucagon (*glicose-dependente*) ↓ Produção hepática de glicose (?) ↑ Sensibilidade à insulina Lentificam o esvaziamento gástrico ↑ Saciedade ↓ Apetite	Não induzem hipoglicemia ↓ Excursões glicêmicas pós-prandiais ↓ Peso Melhoram perfil lipídico ↓ PCR-as Efeitos protetores cardiovasculares e renais (↓ Albuminúria)	Efeitos colaterais gastrintestinais (náuseas, vômitos, diarreia etc.) (*comuns*) Pancreatite (?) Hiperplasia de células c/carcinoma medular de tireoide em animais (*com liraglutida*)	Muito alto
Coagonistas do receptor de GIP/GLP-1	Tirzepatida	Ativam receptores de GIP e GLP-1	↑ Secreção de insulina (*glicose-dependente*) ↓ Secreção de glucagon (*glicose-dependente*) ↓ Produção hepática de glicose (?) ↑ Sensibilidade à insulina Lentificam o esvaziamento gástrico ↑ Saciedade ↓ Apetite	Não induzem hipoglicemia ↓ Excursões glicêmicas pós-prandiais ↓ Peso Melhoram perfil lipídico ↓ PCR-as Efeitos protetores cardiovasculares e renais (↓ Albuminúria)	Efeitos colaterais gastrintestinais (náuseas, vômitos, diarreia etc.) (*comuns*)	Muito alto
Insulinas	NPH humana Regular humana lispro, asparte, glulisina Glargina Detemir Degludeca Pré-misturadas (NPH + regular; lispro bifásica; asparte bifásica etc.)	Ativam receptores da insulina	↑ Utilização periférica de glicose ↓ Produção hepática de glicose ↓ Lipólise	Medicamentos mais potentes na ↓ HbA_{1c} ↓ Risco de complicações microvasculares (UKPDS) Melhora do perfil lipídico	Hipoglicemias (*comuns*) ↑ Peso Serem injetáveis	Variável

*Não comercializados no Brasil em junho de 2024; ↓: diminuição; ↑: aumento; GIP: polipeptídeo insulinotrópico glicose-dependente; GLP-1: peptídeo semelhante ao glucagon-1; HDL-c: colesterol da lipoproteína de alta densidade; IC: insuficiência cardíaca; IRC: insuficiência renal crônica; K_{ATP}: canais de potássio ATP-sensíveis; PCR-as: proteína C reativa de alta sensibilidade; PPAR-γ: receptores ativados por proliferadores de peroxissomo gama; TG: triglicerídeos. (Adaptado de ADA, 2024;[12] Davies et al., 2022;[13] Sociedade Brasileira de Diabetes, 2023;[15] Garber et al., 2020; Bertoluci et al., 2023.[40])

As atuais diretrizes da AACE,[14] da SBD,[15] da ADA/EASD[13,37] e a luso-brasileira[40] recomendam que todos os adultos com DM2 sejam avaliados quanto ao *status* de risco cardiovascular, à função renal e ao índice de massa corporal (IMC), bem como quanto à HbA_{1c}, antes de definir o uso de agentes antidiabéticos. As MEV são recomendadas em todas as fases do DM2, podendo haver ajustes de acordo com eventuais comorbidades. Para pacientes sem comorbidades e com HbA_{1c} entre 6,5 e 7,5%, a metformina segue sendo o agente de primeira escolha. Pacientes com doença cardiovascular estabelecida ou classificados como de alto risco cardiovascular devem ser tratados com iSGLT-2 ou GLP-1RA, principalmente aqueles com benefício cardiovascular estabelecido. Para pacientes com insuficiência cardíaca (IC) ou alteração renal, os iSGLT-2 devem ser a primeira escolha. Já na presença de obesidade, os GLP-1RA ou coagonistas do receptor de GIP/GLP-1 ganham destaque. Pacientes com $HbA_{1c} > 7,5\%$ devem receber terapia dupla inicial, podendo ou não incluir a metformina, de acordo com as comorbidades verificadas. As diretrizes da SBD[15] e a luso-brasileira[40] classificam os fármacos em AD1 (antidiabéticos com benefício cardiovascular comprovado) e AD (agentes redutores de glicose) (Quadro 59.4). Agentes com benefícios às comorbidades citadas devem ser adicionados à terapia em uso, independentemente da HbA_{1c}, visto que tais benefícios extrapolam o relacionado ao controle glicêmico. Se o controle glicêmico permanecer inadequado ($HbA_{1c} > 7\%$ ou acima da meta estipulada) após 3 meses de tratamento ou venha a se deteriorar durante o seguimento, o tratamento deve ser intensificado com a adição de um novo fármaco com mecanismo de ação diferente, podendo-se atingir terapia tríplice ou, mesmo, quádrupla), de acordo com as características e necessidades dos pacientes (Figura 59.5).[13] Se a prioridade for minimizar o risco cardiovascular, a associação entre iSGLT-2 e GLP-1RA deve ser priorizada. O risco de hipoglicemia deve ser minimizado, evitando-se as sulfonilureias e resguardando a insulinoterapia para os casos graves. Por outro lado, o custo é um fator limitante à adesão adequada ao tratamento, devendo sempre ser considerado nas possíveis associações. Caso as sulfonilureias sejam empregadas, deve-se dar preferência à gliclazida MR, a qual implica menor risco de hipoglicemia em comparação às demais e por ter segurança cardiovascular. Para pacientes com $HbA_{1c} > 9\%$ e sintomas relacionados à hiperglicemia (poliúria, polidipsia, polifagia e perda de peso), deve-se considerar a utilização de terapia baseada em insulina como abordagem inicial do DM2, introduzindo-se os antidiabéticos orais tão logo possível.[13-15]

Como o DM2 comumente é uma doença progressiva em termos da redução da capacidade secretória de insulina pelas células β, poucos pacientes permanecerão bem controlados após 2 a 3 anos de monoterapia.[35-38] Por isso, uma das maiores preocupações no tratamento do DM2 é a inércia clínica, visto que frequentemente há demora excessiva para a introdução de um segundo fármaco.[35,36] Neste contexto, a terapia combinada inicial é recomendada para alcançar controle glicêmico mais rapidamente.[37] Além disso, no estudo VERIFY,[39] o declínio do controle glicêmico foi mais lento nos pacientes que receberam a combinação de metformina e vildagliptina em comparação com aqueles que tomaram somente vildagliptina e no grupo em que a vildagliptina foi adicionada sequencialmente à metformina.[39] Portanto, a terapia combinada inicial, independentemente do valor da HbA_{1c} e da presença ou não de doença aterosclerótica clinicamente significativa (DACS), IC ou doença renal crônica (DRC), é uma válida opção de tratamento que deve ser individualizada e discutida com os pacientes.[37]

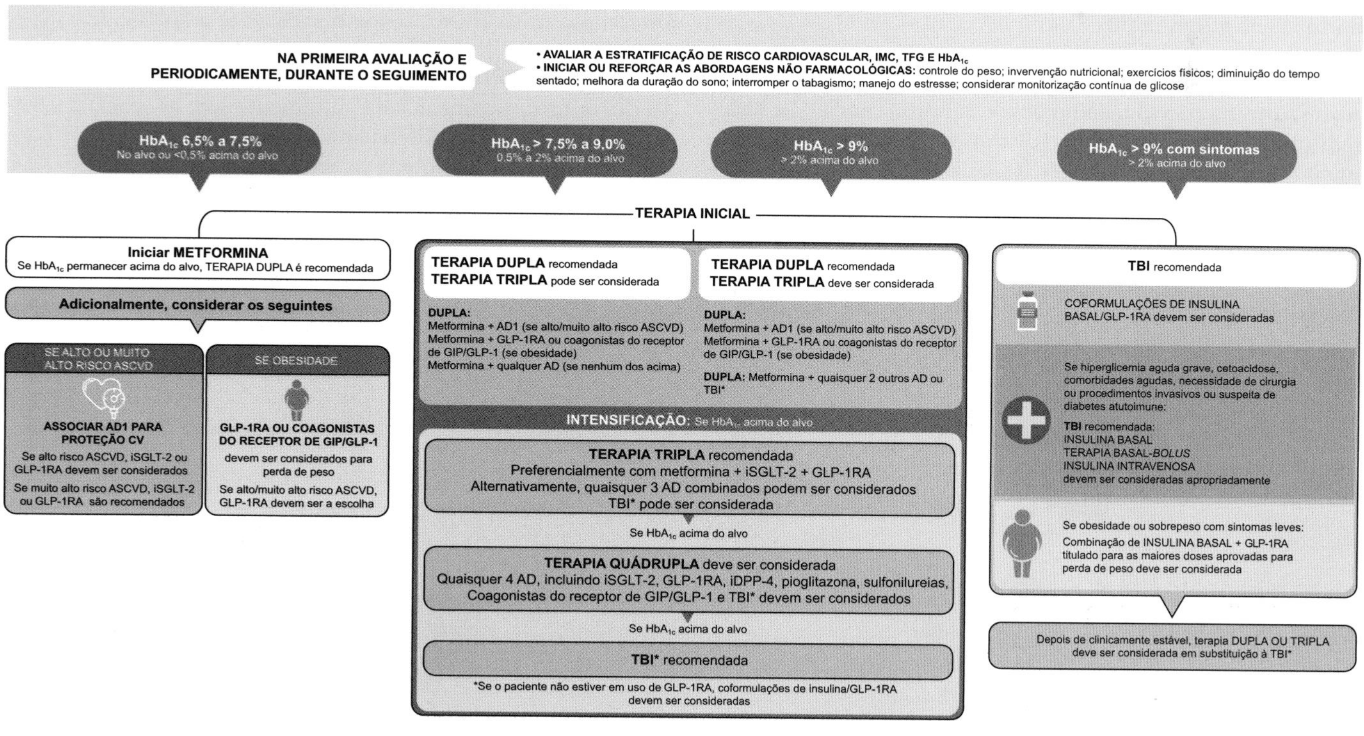

Figura 59.5 Tratamento medicamentoso do diabetes melito tipo 2 (DM2), de acordo com as diretrizes da American Diabetes Association (ADA)/European Association for the Study of Diabetes (EASD). ASCVD: doença cardiovascular aterosclerótica; CV: cardiovascular(es); GLP-1RA: agonistas do receptor do GLP-1; IC: insuficiência cardíaca; iDPP-4: inibidores da peptidilpeptidase-4; iSGLT-2: inibidores do cotransportador de sódio e glicose-2; TBI: terapia baseada em insulina.

Quadro 59.4 Classificação das medicações antidiabéticas de acordo com o potencial de proteção renal e de redução de desfechos cardiovasculares.

	Descrição	Agentes
AD1	Agentes com benefício demonstrado em redução de desfechos cardiovasculares e/ou mortalidade cardiovascular e/ou hospitalização por insuficiência cardíaca e/ou desfechos renais (independentemente do efeito na glicemia)	▪ Inibidores do SGLT-2 empagliflozina, dapagliflozina canagliflozina ▪ Agonistas do receptor de GLP-1 (GLP-1RA): liraglutida, semaglutida, dulaglutida e exenatida LAR
AD	Agentes com segurança cardiovascular demonstrada e eficácia em reduzir a glicemia	▪ Sulfonilureias de 2ª geração: gliclazida MR e glimepirida ▪ Inibidores da DPP-4: vildagliptina, sitagliptina, alogliptina, saxagliptina e linagliptina ▪ Glitazonas: pioglitazona
Terapia baseada em insulina	Diferentes estratégias de tratamento	▪ Insulinas basais: degludeca; glargina; detemir; NPH ▪ Esquema basal-*bolus* ▪ Associação de insulina e GLP-1RA: degludeca + liraglutida ▪ Combinação fixa de insulina e GLP-1RA: degludeca + liraglutida

DM2: diabetes melito tipo 2; DPP-4: dipeptidil peptidase-4; GLP-1: peptídeo semelhante ao glucagon-1; MR: liberação modificada; SGLT-2: transportador de sódio e glicose-2. (Adaptado de Bertoluci et al., 2023.[40])

Classes terapêuticas

Biguanidas

O único representante disponível deste grupo é a metformina, habitualmente utilizada como tratamento inicial para a maioria dos pacientes com DM2.

Mecanismo de ação

A metformina não tem efeito direto sobre as células β e leva à redução da glicemia por meio de dois mecanismos principais: melhora da sensibilidade periférica à insulina (que reduz a insulinemia) e, sobretudo, inibição da gliconeogênese hepática (responsável por 75% de sua ação anti-hiperglicêmica) (Figura 59.6).[41] Em nível celular, metformina aumenta a atividade da tirosinoquinase do receptor de insulina, estimulando a translocação do GLUT-4 e a atividade da glicogênio sintase. Ele também inibe as vias de sinalização hepática do glucagon, diminuindo a produção de AMP cíclico nos hepatócitos.[42] No tecido adiposo, metformina diminui a reesterificação de AGL e inibe a lipólise, o que, indiretamente, pode melhorar a sensibilidade à insulina e sua secreção, mediante a redução da lipotoxicidade.[42] No intestino, metformina facilita a captação e utilização de glicose, além de estimular a secreção de GLP-1 pelas células L. Paralelamente, observa-se aumento da expressão do receptor de GLP-1 na célula β.[43] Há também evidências de que metformina modifique a composição da microbiota intestinal.[43] Em estudos com animais obesos, metformina aumentou a abundância de *Akkermansia*, uma bactéria gram-negativa degradadora de muco, o que resultou em aumento do número de células T reguladoras e na melhora da inflamação de baixo grau nos adipócitos (ver Figura 59.6).[4]

Metabolismo e excreção

Metformina não é metabolizada pelo fígado, sendo excretada intacta na urina. Essa excreção está diminuída em pacientes com insuficiência renal.[41]

Metformina deve sempre ser administrada com alimentos, uma vez que eles retardam a absorção do medicamento e reduzem os efeitos colaterais gastrintestinais. Inicia-se com 500 a 850 mg/dia e, se necessário, fazem-se ajustes graduais da dose até que se consiga um controle glicêmico adequado ou se atinja a dose máxima recomendada. Esta última, em geral, é de 2.550 mg/dia (em duas a três tomadas). Entretanto, não se costuma observar benefícios adicionais quando se usam doses > 2.000 mg/dia.[36-38] A formulação de liberação estendida (Glifage XR® – comp. 500 mg, 750 mg, 850 mg e 1 g) é preferível, visto que pode ser administrada em tomada única diária, sendo mais bem tolerada.[44]

Indicações e eficácia

Metformina deve ser iniciada juntamente com as modificações do estilo de vida em todo paciente com DM2 sem doença cardiorrenal. Como monoterapia, ela reduz a GJ em 20 a 30%, a

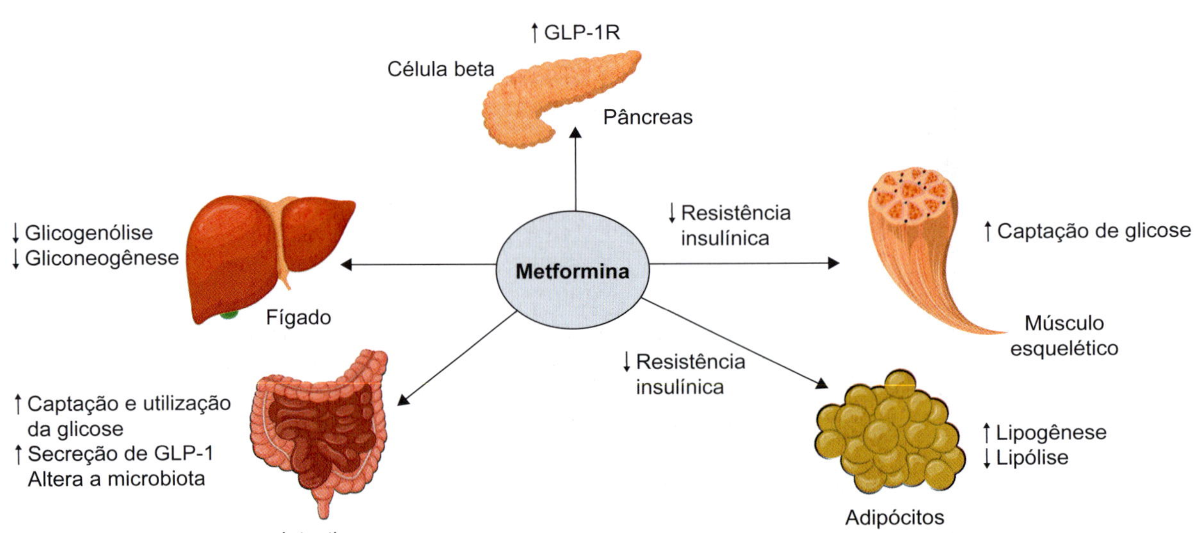

Figura 59.6 Os dois mecanismos principais da metformina para reduzir a glicemia são melhora da sensibilidade periférica à insulina e, sobretudo, inibição da produção hepática de glicose. Ela também estimula a secreção de GLP-1 e aumenta a expressão de seu receptor (GLP-1R) na célula beta. Outros efeitos intestinais incluem aumento da captação/utilização de glicose e alteração da microbiota intestinal. ↑: aumento; ↓: diminuição.

glicemia pós-prandial em 30 a 40% e a HbA_{1c} em 1 a 2% (valor absoluto).[35,36] Além de reduzir a glicemia, ela também diminui a insulinemia e o peso corporal, praticamente sem causar hipoglicemia. No UKPDS, a terapia com metformina diminuiu significativamente os riscos de DCV e a mortalidade relacionada com o diabetes.[6,7]

Metformina também melhora o perfil lipídico, caracterizando-se por redução de triglicerídeos (TG) e do LDL-c, enquanto os níveis do HDL-colesterol (HDL-c) não se alteram ou aumentam discretamente.[41,45] Entre outros benefícios, encontramos diminuição de marcadores plasmáticos de ativação endotelial (moléculas solúveis de adesão intercelular, moléculas solúveis de adesão das células vasculares etc.), da coagulação (PAI-1, fator de von Willebrand etc.) e inflamação (proteína C reativa ultrassensível).[6,7,41]

Efeitos colaterais

Sintomas gastrintestinais (SGI) ocorrem em até 20% dos pacientes. Em geral, são transitórios, mas em cerca de 5% dos pacientes obrigam a interrupção do tratamento.[36,41] Com a formulação de liberação prolongada (Glifage XR®), a frequência de SGI é aproximadamente 50% menor.[44,45] Apenas excepcionalmente metformina causa hipoglicemia, a menos que os pacientes façam uso concomitante de secretagogos de insulina ou insulina, ou ingiram álcool em excesso.[36,38]

Acidose láctica é a reação adversa mais temida da metformina.[36,38] É, contudo, bastante rara, exceto quando há insuficiência renal, particularmente com taxa de filtração glomerular estimada (TFGe) < 30 mℓ/minuto, ou outras condições predisponentes.[36,41]

Metformina reduz a absorção de cianocobalamina (vitamina B_{12}) no íleo distal, e seu uso crônico pode levar à deficiência dessa vitamina e, consequentemente, à elevação da homocisteína ou, mais raramente, neuropatia e anemia megaloblástica.[46] A ADA recomenda que, anualmente, sejam checados os níveis séricos da vitamiana B_{12}.[12] Outros efeitos adversos incomuns são reações cutâneas de hipersensibilidade (às vezes, simulando psoríase),[47] hepatite colestática[48] e anemia hemolítica, em pacientes com deficiência de glicose 6-fosfato desidrogenase ou por algum mecanismo autoimune.[49]

Contraindicações

Costuma-se não recomendar o uso de metformina quando há condições que impliquem maior risco para o surgimento de acidose láctica: disfunção renal grave, TFGe < 30 mℓ/minuto, cirrose hepática, doença pulmonar obstrutiva crônica, IC descompensada, fase aguda de doença miocárdica isquêmica, sepse e pacientes alcoolistas ou com história de acidose láctica.[35,36] As recomendações atuais sugerem dose máxima de 1 g caso a TFGe caia abaixo de 45 mℓ/minuto, contraindicando o uso em indivíduos com TFGe abaixo de 30 mℓ/minuto.[13,14] A medicação deve ser temporariamente suspensa 1 a 2 dias antes da realização de exames com contrastes radiológicos ou procedimentos cirúrgicos de médio a grande porte. Metformina não é teratogênica e representa uma das opções de tratamento do DM gestacional. Ela é também segura para mulheres que estejam amamentando.[35,36] Atentar ao fato de que a cimetidina pode interagir com a metformina, elevando seus níveis plasmáticos em até 40%.[35,36]

Outras indicações para o uso da metformina

Metformina pode ser utilizada no tratamento do pré-diabetes,[50,51] do diabetes gestacional (DMG)[52-54] e da síndrome dos ovários policísticos (SOP).[55,56]

Sulfonilureias

Mecanismo de ação

As sulfonilureias estimulam a secreção pancreática de insulina, pela ação no receptor SUR1, presente nas células β (Figura 59.7). Convém ressaltar que essas substâncias estimulam a secreção, mas não a síntese de insulina, e requerem, portanto, células β funcionantes para que atuem.[36,57]

Tipos

As sulfonilureias costumam ser classificadas como de primeira (clorpropamida [não mais comercializada]) e segunda (gliclazida, glipizida [não comercializada no Brasil], glimepirida e glibenclamida) gerações, em virtude de sua potência e época do surgimento (Quadro 59.5).[36,57]

Gliclazida. Deve-se dar preferência à formulação com liberação modificada (Diamicron® MR – comp. 30 e 60 mg), que lhe confere ação prolongada (cerca de 24 horas) e menor risco de hipoglicemia em comparação às demais sulfonilureias, bem como menor ganho de peso. A dose recomendada varia de 30 a 120 mg/dia, em uma única tomada diária.[19,58-60]

Glimepirida. É administrada em uma única tomada, com dose inicial de 1 a 2 mg/dia e dose usual de manutenção de 2 a 4 mg/dia (máximo de 8 mg/dia).[57,61]

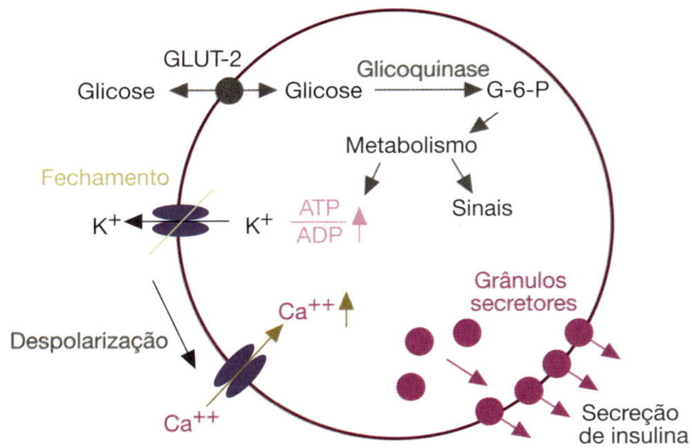

Figura 59.7 Esquematização do mecanismo de ação das sulfonilureias (SU). O fechamento dos canais de potássio por meio da subunidade Kir induzida pelas SU desencadeia a despolarização. Isso resulta na entrada de cálcio na célula β e consequente liberação de insulina.

Quadro 59.5 Características das principais sulfonilureias.

Fármaco	Tempo de ação (h)	Dose inicial (mg/dia)	Dose usual de manutenção (mg/dia)	Dose máxima (mg/dia)	Tomadas diárias
Gliclazida MR (Diamicron® MR comp. 30 e 60 mg)	24	30	30 a 60	120	1
Glimepirida (Amaryl®; Glimepirida® etc. comp. 1, 2, 3, 4 e 6 mg)	24	1 a 2	2 a 4	8	1
Glibenclamida (Daonil®; Glibenclamida® etc. comp. 5 mg)	12 a 24	2,5 a 5	5 a 20	20	1 a 3

Glibenclamida. Tem tempo de ação de 16 a 24 horas, o que possibilita sua administração em 1 a 2 tomadas diárias (dose usual de 2,5 a 20 mg/dia). Seu principal inconveniente é causar mais hipoglicemias graves (que necessitam da ajuda de terceiros no tratamento) do que os outros secretagogos de insulina.[36,37,57]

Indicação e eficácia

Em geral, observa-se um decréscimo de 60 a 70 mg/dℓ na GJ e de 1 a 2% na HbA_{1c}. Com o passar do tempo, a eficácia tende a declinar, caracterizando a falência pancreática secundária.[36,57]

Efeitos colaterais

A hipoglicemia é o principal efeito colateral das sulfonilureias (Quadro 59.6), sendo mais frequente com glibenclamida e clorpropamida.[36,57,60] Outro importante inconveniente é o ganho de peso, relacionado com aumento da insulinemia.[36,57]

Quadro 59.6 Fatores que implicam maior risco de hipoglicemia com as sulfonilureias.

- Dose excessiva
- Omissão de refeições
- Atividade física extenuante
- Ingestão excessiva de bebidas alcoólicas
- Idade avançada
- Certas doenças associadas (insuficiência renal, insuficiência adrenal, hipotireoidismo, diarreia crônica, síndrome de má-absorção etc.)
- Medicamentos (sulfonamidas, anti-inflamatórios não esteroides etc.)

Contraindicações

De modo geral, as sulfonilureias devem ser evitadas em pacientes com insuficiência renal ou hepática graves. Elas também costumam ser contraindicadas na gravidez (exceto glibenclamida) e durante a amamentação (exceto glibenclamida e glipizida).[36,57]

Glitazonas

Mecanismo de ação

As glitazonas (tiazolidinedionas) são agonistas dos receptores ativados por proliferadores de peroxissomo gama (PPAR-γ), expressos, sobretudo, no tecido adiposo, no qual regulam genes envolvidos na diferenciação do adipócito e na captação e armazenamento dos ácidos graxos, além da captação de glicose.[62,63]

A ativação dos PPAR-γ resulta em aumento de lipogênese e da massa do tecido adiposo subcutâneo, o que diminui os AGL circulantes, podendo provocar ganho de peso. Também ocorre maior expressão da adiponectina, com aumento de sua concentração sérica, ao lado de diminuição da produção de citocinas pró-inflamatórias, como interleucina 6 (IL-6) e fator de necrose tumoral alfa (TNF-α). Ocorre ainda maior expressão de GLUT-1 e GLUT-4, proteínas envolvidas na captação periférica de glicose. Tais processos levam a maior sensibilidade à insulina, com menor conteúdo ectópico de gordura (Figura 59.8).[62-64]

Tipos

Desde 2006, o único representante do grupo disponível é a *pioglitazona. Rosiglitazona* foi retirada do mercado em função de sua possível associação a um maior risco de infarto agudo do miocárdio e aumento na mortalidade cardiovascular.[64]

Posologia

Pioglitazona está disponível em comprimidos de 15, 30 e 45 mg. Inicia-se com 15 a 30 mg/dia, em uma única tomada. A dose máxima recomendada é de 45 mg/dia.

Indicação e eficácia

Pioglitazona pode ser usada isoladamente ou em associação a qualquer outra classe de hipoglicemiantes. Em monoterapia, tem eficácia comparável às sulfonilureias e à metformina (redução de até 1,5% na HbA_{1c}). Devido ao mecanismo de ação intranuclear das glitazonas, seu efeito anti-hiperglicêmico pleno é um tanto atrasado (até 12 semanas).[37,62,63]

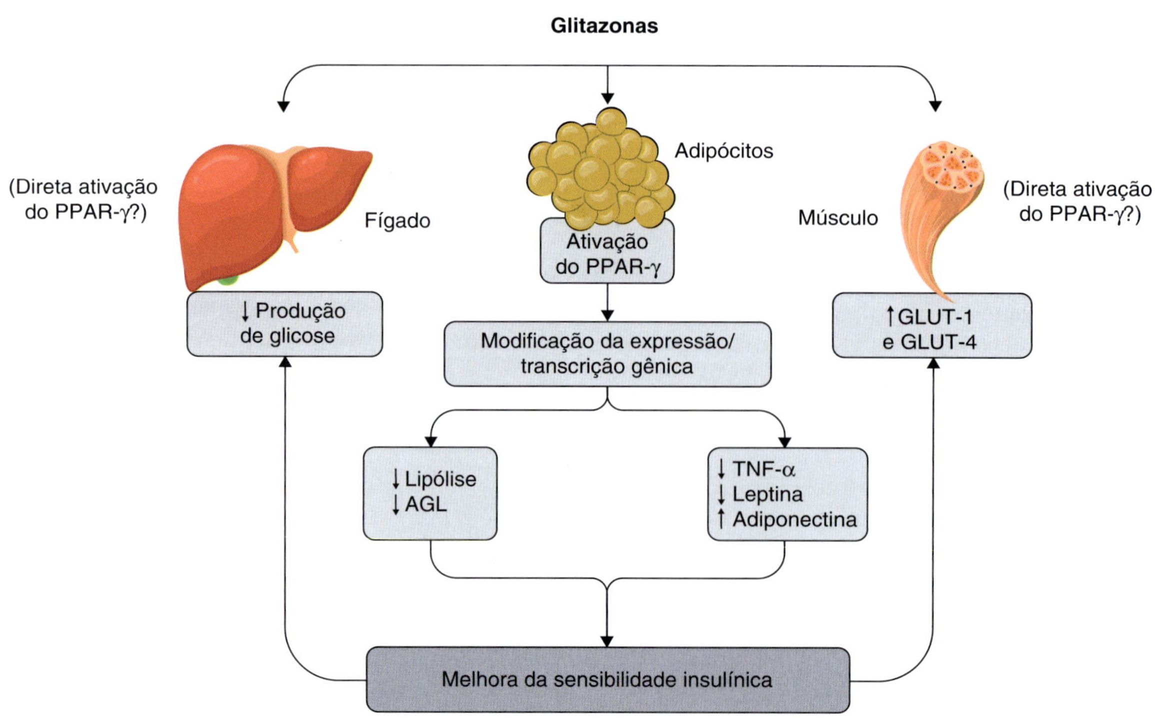

Figura 59.8 Mecanismo de ação das glitazonas, cujo efeito hipoglicemiante resulta sobretudo da melhora sensibilidade insulínica. AGL: ácidos graxos livres; ↑: aumento; ↓: diminuição; PPAR-γ: receptores ativados por proliferadores de peroxissomo gama; TNF-α: fator de necrose tumoral alfa.

A terapia com pioglitazona tende a reduzir os níveis dos TG e aumentar os do HDL-c, diferindo do observado com a rosiglitazona – elevação dos níveis de TG, LDL-c e lipoproteína(a).[63,64] Tal fato poderia explicar a maior segurança cardiovascular da pioglitazona.[37] No IRIS, o uso de pioglitazona em pacientes com pré-diabetes ou síndrome metabólica reduziu o risco de acidente vascular cerebral (AVC) em 36%, de síndromes coronárias agudas em 53% e o desfecho composto de AVC, IAM e hospitalização por IC em 39%.[65,66]

Outras indicações para o uso das glitazonas

No estudo *Actos Now For Prevention of Diabetes* (ACT NOW),[67] a utilização da pioglitazona com dose-alvo de 45 mg reduziu em 72% o risco de progressão em pacientes com pré-diabetes (tolerância diminuída à glicose [IGT] ou GJ alterada). Contudo, associou-se a maior risco de ganho de peso e edema, em comparação ao placebo.[67]

Pioglitazona tem também sido usada em pacientes com esteato-hepatite não alcoólica (EHNA), com relatos de melhora de esteatose, necroinflamação e fibrose hepáticas.[68]

Efeitos colaterais

Observam-se reações adversas em menos de 5% dos pacientes. Entre elas, destacam-se edema periférico, anemia dilucional discreta (redução de até 1,0 g/dℓ e 3,3% na hemoglobina e hematócrito, respectivamente) e ganho de peso.[63,64,69,70] Tal ganho seria decorrente de deposição de gordura SC com redução da gordura visceral, além da retenção hídrica com edema.[64,69] Pode surgir, ainda, hipoglicemia quando as glitazonas são associadas à insulina ou aos secretagogos de insulina.[69] Foi observado também maior risco para fraturas, principalmente nas extremidades distais (antebraço, punho, pés, tornozelo, fíbula ou tíbia), nas quais fraturas osteoporóticas não costumam ocorrer.[37,71]

Devido à retenção de líquidos, pioglitazona pode agravar ou desencadear IC.[13,21] Outras raras complicações são edema de mácula[72] e piora da orbitopatia de Graves (por aumento da gordura retro-orbital).[73]

Contraindicações

Contraindica-se a pioglitazona em doenças hepáticas graves, alcoolistas, indivíduos com reconhecida alergia a esse fármaco, pacientes com DM tipo 1 e gestantes. Ela deve também ser evitada em casos de IC, sendo contraindicada naqueles categorizados nas classes III e IV da New York Heart Association (NYHA).[64,69]

São considerados maus candidatos à pioglitazona pacientes que se enquadrem nas seguintes condições: (1) histórico de DCV grave de longa data, que pode estar associado à IC; (2) dispneia ou edema nos membros inferiores sem causa aparente, (3) obesidade grave (IMC ≥ 40 kg/m²) ou (4) pacientes com diabetes melito de longa data em uso de insulina de altas doses. Diante da suspeita de IC, o clínico deve excluir essa condição antes de iniciar a terapia com pioglitazona, por meio de dosagem de marcadores sorológicos (BNP, NT-pró-BNP e troponina) e/ou ecocardiograma.[13,21,37]

Interações medicamentosas

Pioglitazona pode aumentar o metabolismo pelo citocromo P450 3A4 de alguns fármacos, tais como anticoncepcionais orais, digoxina, ranitidina, nifedipino etc. Observou-se que pioglitazona leva à redução de até 30% dos níveis de etinilestradiol e noretindrona. Deve-se, portanto, aumentar a dose do anticoncepcional oral em pacientes diabéticas medicadas com pioglitazona.[64,69]

Inibidores da dipeptidil peptidase-4

Tipos

Também chamados *gliptinas*, atuam como inibidores competitivos reversíveis da DPP-4 (enzima que rapidamente degrada o GLP-1 e o GIP), pela qual têm afinidades variadas (ver Quadro 59.3).[21,74-77] Os agentes disponíveis na maioria dos países são *vildagliptina*, *sitagliptina*, *saxagliptina*, *linagliptina*, *alogliptina* e *evogliptina* (Quadro 59.7).[21,75] *Omarigliptina* foi aprovada no Japão em 2015 e é administrada a cada 7 dias.[78]

Mecanismo de ação

As gliptinas atuam estimulando o sistema das incretinas (GLP-1 e GIP) ao inibir seu metabolismo pela DPP-4.[74,75] Com o aumento nos níveis circulantes do GLP-1, ocorre estímulo glicose-dependente da secreção de insulina pelas células β e inibição da secreção de glucagon pelas células α pancreáticas (Figura 59.9).[13,74]

Quadro 59.7 Características farmacocinéticas dos inibidores da DPP-4 (gliptinas) comercializados no Brasil.

Fármaco	Dose	Meia-vida	Inibição da DPP-4	Metabolismo	Via de eliminação	Interação medicamentosa
Vildagliptina (Galvus®)	50 mg 2 vezes/dia	1,5 a 4,5 h	Máx. 95% > 80% 12 h pós-dose	Hidrolisada no fígado a metabólito inativo	Renal (cerca de 22% como fármaco e 55% como metabólito)	Nenhuma conhecida
Sitagliptina (Januvia®)	100 mg 1 vez/dia	8 a 24 h	Máx. 97% > 80% 24 h pós-dose	Não significativamente metabolizada	Renal (cerca de 80%, não modificada)	Nenhuma conhecida
Saxagliptina (Onglyza®)	5 mg 1 vez/dia	2 a 4 h (fármaco) 3 a 7 h (metabólito)	Máx. 80% Cerca de 70% 24 h pós-dose	Algum metabolismo a metabólito ativo	Renal (cerca de 12 a 29% como fármaco e 21 a 52% como metabólito)	Cautela com fármacos metabolizados pelo sistema CYP3A4/5 (claritromicina, telitromicina, itraconazol, cetoconazol, indinavir, atazanavir, nefazodona, nelfinavir, ritonavir e saquinavir
Linagliptina (Trayenta®)	5 mg 1 vez/dia	10 a 40	Máx. 80% Cerca de 70% 24 h pós-dose	Não significativamente metabolizada	Biliar	Nenhuma conhecida
Alogliptina (Nesina®)	25 mg 1 vez/dia	12 a 21	Máx. 90% Cerca de 75% 24 h pós-dose	Não significativamente metabolizada	Renal	Interação desprezível com CYP P450
Evogliptina (Suganon®)	5 mg 1 vez/dia	33 a 39	> 80% ao longo de 24 h	Metabolizada no fígado em compostos inativos	Sobretudo biliar	Nenhuma conhecida

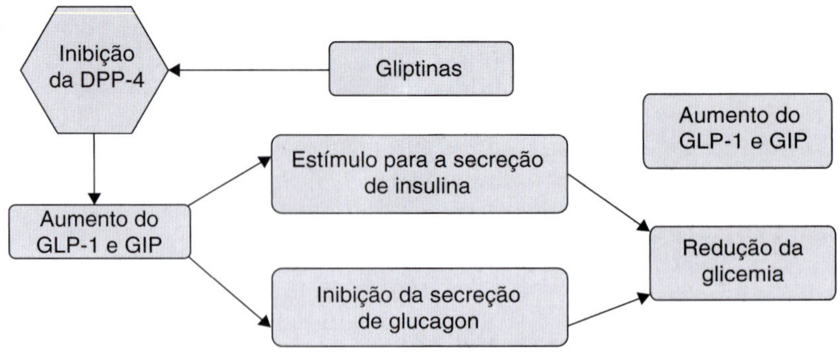

Figura 59.9 Esquematização do mecanismo de ação hipoglicemiante das gliptinas. A inibição da dipeptidil peptidase 4 (DPP-4) aumenta os níveis plasmáticos de GLP-1 e GIP.

Eficácia

Em estudos com até 52 semanas de duração, a monoterapia com inibidores da DPP-4 resultou em redução da GJ em aproximadamente 18 mg/dℓ (10 a 35 mg/dℓ), glicemia pós-prandial em cerca de 25 mg/dℓ (20 a 60 mg/dℓ) e HbA_{1c} em 0,75% (0,4 a 1,2%).[74-77] Maior eficácia na redução da HbA_{1c} é observada quando as gliptinas são associadas à metformina ou a iSGLT-2.[74-77] Em pacientes inadequadamente controlados com metformina, sitagliptina (100 mg/dia) e omarigliptina (25 mg/semana) se mostraram com eficácia similar na melhora do controle glicêmico.[78]

Posologia

O esquema recomendado para vildagliptina é de 50 mg 2 vezes/dia. As doses preconizadas para os demais compostos, em tomada única diária, são: 100 mg/dia para sitagliptina, 25 mg/dia para alogliptina e 5 mg/dia para saxagliptina, linagliptina e evogliptina.[74-77] Com exceção da linagliptina, de excreção biliar, as demais gliptinas têm eliminação renal. Por isso, não há necessidade de ajuste de dose de linagliptina e evogliptina em caso de doença renal crônica (DRC).[74,75]

Tolerabilidade

Em geral, as gliptinas são bem toleradas, não se associando a hipoglicemia significativa nem a reações adversas gastrintestinais ou eventos cardiovasculares.[74,79] Aumento (em 27%) no risco de hospitalização por IC, em comparação ao placebo, foi relatado com a saxagliptina no estudo SAVOR-TIMI 53,[80] mas tal achado não foi ratificado em estudos subsequentes envolvendo os demais agentes da classe.[79,81] Relatos iniciais de risco aumentado para pancreatite aguda e câncer de pâncreas com inibidores da DPP-4 ou análogos do GLP-1[74,75] não foram confirmados em estudos posteriores.[81,82] Contudo, recomenda-se cautela no uso desses medicamentos em indivíduos com história de pancreatite aguda, bem como a não utilização ou suspensão diante da suspeita dessa doença.[13]

As gliptinas são particularmente atrativas para pacientes idosos, uma vez que são bem toleradas e raramente causam hipoglicemia. No entanto, o fato de terem um efeito neutro sobre o peso e não melhorarem desfechos cardiovasculares tem levado, na maioria dos países, a uma queda marcante na sua prescrição nos últimos anos.[13,21]

Contraindicações

As gliptinas estão contraindicadas para casos de DM tipo 1, gestantes e lactantes. Também devem ser evitadas nos casos mais graves de IC (classes III e IV da NYHA para alogliptina e saxagliptina; classe IV para as demais).[80,81]

Interação medicamentosa

Foram relatadas interações significativas da saxagliptina com fármacos metabolizados pelo sistema hepático CYP3A4/5 (p. ex., atazanavir, claritromicina, indinavir, itraconazol, cetoconazol, nefazodona, nelfinavir, ritonavir, saquinavir e telitromicina).[74-76]

Glinidas

Neste grupo, incluem-se *repaglinida* e *nateglinida*. Elas aumentam a secreção de insulina pelas células β, atuando em sítios de ligação distintos daqueles das SU. Há vários anos, elas não são mais recomendadas no tratamento do DM2, por serem menos eficazes que os demais secretagogos de insulina.[21]

Inibidores da α-glicosidase

O único representante deste grupo no Brasil é a *acarbose*. Ele atua no intestino delgado, em que retarda a digestão e a absorção dos carboidratos complexos por inibição das α-glicosidases. Os carboidratos não absorvidos sofrem a ação de bactérias colônicas, resultando na produção do gás metano.[36,83,84] Devido a seu modesto efeito redutor da glicemia e HbA_{1c}, bem como a seus frequentes efeitos colaterais gastrintestinais (dor abdominal, diarreia e, sobretudo, flatulência), não há mais lugar para a utilização da acarbose no manejo do DM2.[13,35,36]

No estudo STOP-NIDDM,[85] a acarbose se mostrou mais eficaz que placebo na progressão para DM2 em indivíduos com o pré-diabetes, na dose de 100 mg, 3 vezes/dia. Outras potenciais indicações são os manejos da hipoglicemia reativa idiopática[86] e da síndrome de *dumping* pós-gastrectomia.[87]

Inibidores do cotransportador tipo 2 de sódio e glicose

Tipos

Os iSGLT-2 são também denominados *gliflozinas*. Atualmente, há três fármacos comercializados no Brasil: *dapagliflozina*, *canagliflozina* e *empagliflozina*, todos administrados em dose oral única diária (Quadro 59.8).[13,88-90] A *ertugliflozina* foi aprovada nos EUA como monoterapia (Steglatro®) e em combinações de doses fixas com metformina (Segluromet®) e sitagliptina (Steglujan®).[91,92]

Mecanismo de ação

Aproximadamente 90% da glicose filtrada pelos glomérulos é reabsorvida no túbulo contornado proximal pelo cotransportador de sódio e glicose-2 (SGLT-2) e os 10% restantes pelo SGLT-1 (Quadro 59.9).[89] Em condições normais, 180 g de glicose são reabsorvidos diariamente. Em pacientes diabéticos, os rins são expostos a níveis mais elevados de glicose, ocorrendo maior

Quadro 59.8 Inibidores do SGLT-2.

	Canagliflozina (Invokana®)	Dapagliflozina (Forxiga®)	Empagliflozina (Jardiance®)
Apresentação	Comp. 100 e 300 mg	5 e 10 mg	10 e 25 mg
Dose inicial	100* ou 300 mg/dia	5** ou 10 mg/dia	10 mg
Dose máxima	300 mg/dia	10 mg/dia	25 mg
Precauções	Checar função renal antes de iniciar tratamento Administrar 100 mg/dia se TFGe < 60 mℓ/min/1,73 m² Não iniciar se TFGe < 35 mℓ/min/1,73 m² Descontinuar se diálise	Checar função renal antes de iniciar tratamento Não iniciar se TFGe < 25 mℓ/min/1,73 m² Descontinuar se diálise	Checar função renal antes de iniciar tratamento Administrar 10 mg/dia se TFGe < 20 mℓ/min/1,73 m² Não iniciar se TFGe < 45 mℓ/min/1,73 m² Descontinuar diálise

*Para pacientes em uso de diuréticos de alça, com TFGe < 60 mℓ/min/1,73 m² ou idade ≥ 75 anos. **Para pacientes em risco de depleção de volume. TFGe: taxa de filtração glomerular estimada.

Quadro 59.9 Cotransportadores de sódio e glicose.

Gene	Proteína	Acrônimo	Distribuição tissular no túbulo proximal	Razão do cotransporte Na^+:glicose	Contribuição para a reabsorção de glicose (%)
SLC5A1	Contransportador de sódio e glicose 1	SGLT-1	Segmento S3	2:1	10
SLC5A2	Contransportador de sódio e glicose 2	SGLT-2	Predominantemente nos segmentos S1 e S2	1:1	90

expressão dos transportadores, com reabsorção de aproximadamente 250 g de glicose por dia. Diferentemente do SGLT-2, o SGLT-1 está também presente no intestino.[89]

As gliflozinas promovem redução glicêmica por meio da inibição do SGLT-2, o que resulta em bloqueio da reabsorção renal de glicose no túbulo proximal e aumento de sua excreção urinária (Figura 59.10).[93] Pelo aumento da excreção renal de glicose, tais agentes promovem ainda modesta redução de peso e, pelo efeito diurético, redução da volemia e da pressão arterial.[89,90]

Eficácia

Vários estudos demonstram a eficácia e a segurança dos iSGLT-2, com resultados similares entre os agentes, não existindo estudo comparativo entre eles até o momento. Em geral, observa-se redução na HbA_{1c} na ordem de 0,7 a 1%, redução de 2 a 4 kg no peso corporal e queda de 2 a 5 mmHg na pressão arterial sistólica.[88-90] Tais resultados foram obtidos em ensaios clínicos empregando as gliflozinas em monoterapia, bem como em adição a outras classes de medicamentos antidiabéticos.[88-92,94]

Os estudos clínicos observaram redução de eventos cardiovasculares combinados, redução de internamento por IC e redução da progressão de nefropatia diabética.[94-97] A redução de mortalidade cardiovascular foi inicialmente observada no estudo EMPA-REG OUTCOME, no qual a empagliflozina foi administrada a pacientes com histórico de DCV prévia.[94]

Outros estudos também demonstraram que os iSGLT-2 reduzem, de forma significativa e robusta, o risco de hospitalização por IC ou morte cardiovascular (CV) em indivíduos com DM2 com ou sem doença aterosclerótica significativa (ASCVD).[40] Adicionalmente, eles melhoram os sintomas em pessoas com IC estabelecida, independentemente da fração de ejeção do VE.[13,40] Uma metanálise recente mostrou que o uso de iSGLT-2 resultou em redução de 32% no risco de hospitalização por IC e de 15% na morte CV em comparação com placebo.[98]

Os três agentes demonstraram eficácia na redução de desfechos renais nos estudos CREDENCE,[99] DAPA-CKD[100] e EMPA-RENAL.[101] Dapagliflozina e empagliflozina também reduziram eventos relacionados à IC, independentemente da fração de ejeção.[102-104] Os benefícios na DRC e na IC foram consistentes em diabéticos e não diabéticos. Assim, tais agentes, independentemente do controle glicêmico, devem ser prescritos para pacientes com doença renal do diabetes ou IC (com fração de ejeção reduzida ou preservada) (ver Figura 59.5).

Tolerabilidade

As gliflozinas são bem toleradas. Sua reação adversa mais frequente é a infecção fúngica dos sistemas genital e urinário, afetando cerca de 5 a 11% dos pacientes.[88-92] Infecções bacterianas também podem ocorrer mais raramente. Tais eventos parecem estar relacionados ao aumento na glicosúria, favorecendo o crescimento dos microrganismos.[88-92,94]

Uma vez que as gliflozinas têm mecanismo de ação independente da insulina, episódios de hipoglicemia foram raramente observados em todos os estudos.[88-92] Inibidores de SGLT-2 podem também aumentar o risco de hipotensão, por efeito de depleção de volume. Tais eventos parecem ser mais importantes em idosos, podendo ocasionar maior risco de quedas. Hipotensão ortostática é rara.[91,92,94-96]

Alterações na hemodinâmica renal foram também observadas. O uso das gliflozinas leva à vasoconstrição da arteríola renal aferente, com diminuição inicial na TFG seguida de redução na progressão de queda da TFG e redução da proteinúria. Hipercalemia leve transitória foi relatada em 12 a 27% dos indivíduos que receberam gliflozinas.[91,92,94-96,98]

Evidências sugerem que os iSGLT-2 podem aumentar modestamente os níveis de LDL-c (4 a 8%), mas isso tem pouca relevância clínica.[91,92]

O uso de inibidor de SGLT-2 também pode levar a aumentos na reabsorção óssea. No estudo CANVAS, o uso de canagliflozina foi associado ao aumento no risco de fraturas ósseas e de amputação em membros inferiores, sobretudo em pé ou pododáctilos.[105] Tais achados não se repetiram nos estudos dos outros agentes da classe, nem em estudo subsequente com a canagliflozina.[105]

Outro evento adverso observado é o risco de cetoacidose diabética (CAD) com níveis pouco elevados de glicemia (cetoacidose euglicêmica). Tal complicação é bem mais frequente no DM1 (10%) de que no DM2 (0,05%).[106]

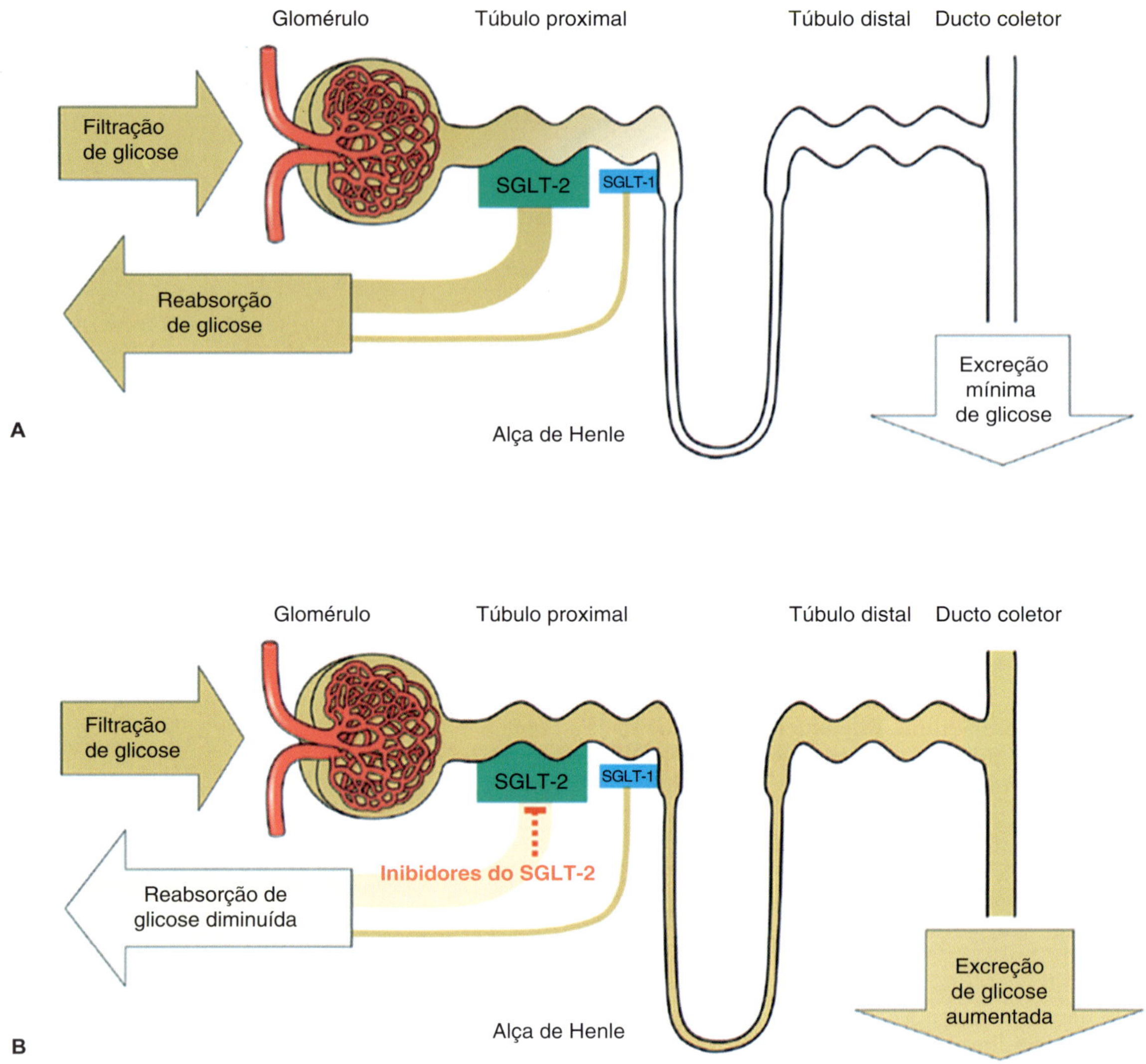

Figura 59.10 Mecanismo de ação dos inibidores do SGLT-2. **A.** Fisiologia normal da reabsorção renal de glicose. **B.** Inibidores do SGLT-2 inibem a reabsorção renal de glicose.

Agonistas do receptor de GLP-1

O GLP-1 é um hormônio liberado pelas células L enteroendócrinas localizadas no íleo e no cólon. Apresenta múltiplas ações: estimula a secreção de insulina de maneira glicose-dependente, inibe a secreção de glucagon e o débito hepático de glicose, retarda o esvaziamento gástrico, provoca saciedade, reduz o apetite e propicia perda ponderal. Além disso, melhora a sensibilidade periférica à insulina, com aumento da captação de glicose pelo músculo esquelético e adipócitos. Efeitos benéficos adicionais incluiriam estímulo à cardioproteção e neuroproteção (Figura 59.11).[34-37,102] Fisiologicamente, o GLP-1 é rapidamente degradado pela enzima DPP-4. Por isso, vêm sendo desenvolvidos análogos do GLP-1 resistentes à degradação pela DPP-4.[34-37,107] Esses fármacos são também denominados análogos do GLP-1.[76,107]

Entre os representantes dessa categoria, encontramos agentes de curta ação, com 1 a 2 aplicações diárias (*exenatida, liraglutida* e *lixisenatida*) e de longa ação, com administração semanal (semaglutida, dulaglutida, exenatida de liberação sustentada [SR; do inglês, *sustained release*] e albiglutida).[107-108] Desde 2019, dispõe-se também da semaglutida oral, para tomada única diária (Quadro 59.10).[109]

Em estudos *head-to-head*, liraglutida mostrou-se mais efetiva que dulaglutida, exenatida e lixisenatida na redução da HbA_{1c} e do peso corporal.[108] Considerando-se os mesmos parâmetros, semaglutida mostrou-se mais eficaz de que a liraglutida, exenatida SR e dulaglutida.[109]

Os GLP-1RA podem ser utilizados em associação com qualquer outra classe de antidiabéticos, exceto com os iDPP-4, pelo mecanismo de ação superponível.[13,21,37] Tipicamente, o tratamento com GLP-1RA propicia redução de 0,5 a 1,5% na HbA_{1c} e perda de 2 a 5% no peso corporal. Eventualmente, esses percentuais podem ser maiores.[33,38] Os GLP-1RA estão particularmente indicados para pacientes com excesso ponderal ou aqueles com DCV estabelecida ou com risco alto para DCV (ver Figura 59.5 e Quadros 59.3 e 59.4). Devem, contudo, ser usados com muita cautela ou evitados em pacientes com IC e fração de ejeção reduzida, já que eventualmente podem causar taquicardia. Os compostos de comprovados benefícios cardiovasculares são liraglutida, dulaglutida e semaglutida, que serão comentados adiante.[37,38,108,109]

Liraglutida

Liraglutida é um análogo acilado do GLP-1 com meia-vida de 10 a 14 horas, o que possibilita sua aplicação, SC, 1 vez/dia.[76,110] Sua cadeia de ácidos graxos está ligada no carbono 16 à lisina,

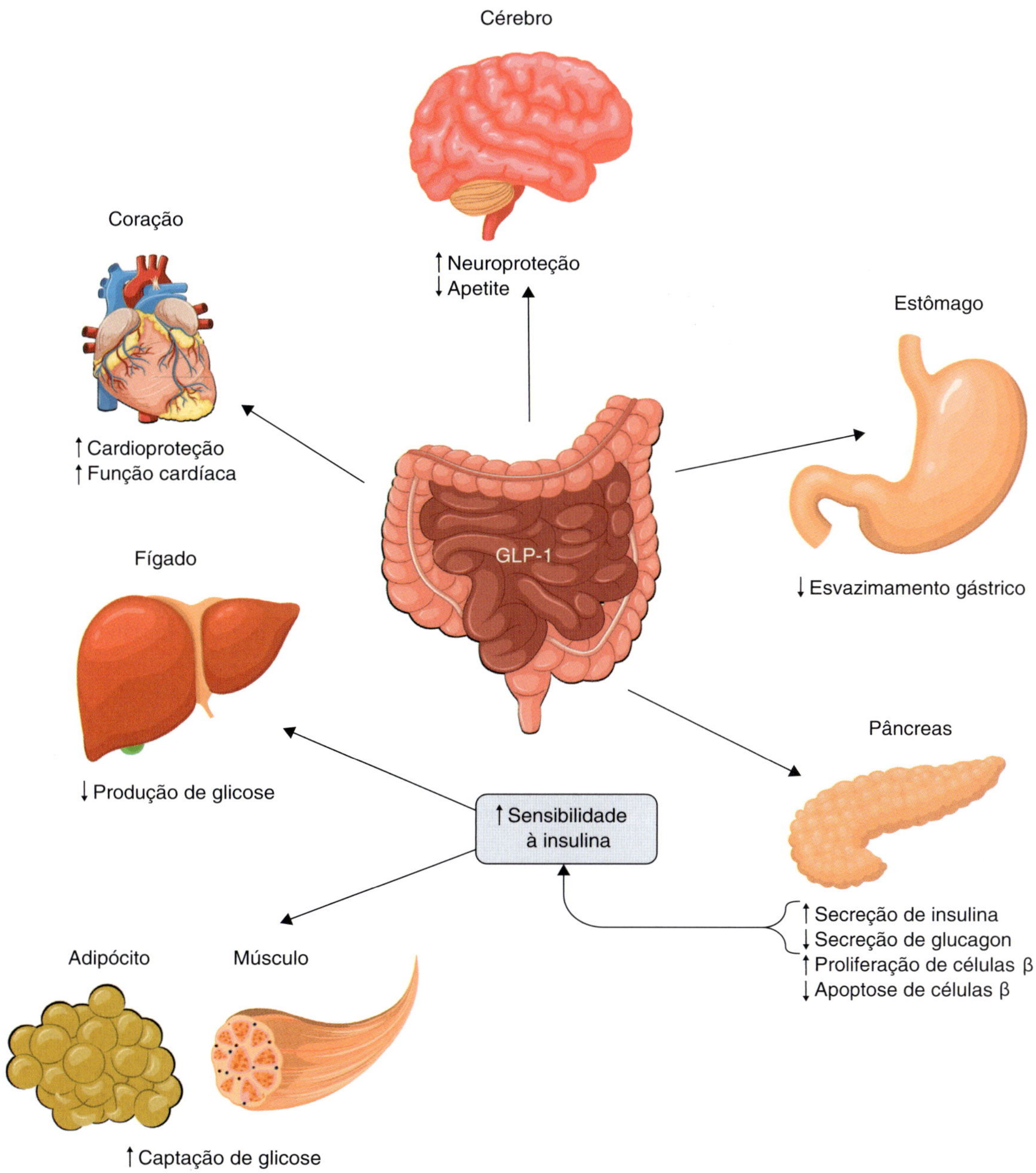

Figura 59.11 Mecanismo de ação dos agonistas do receptor do GLP-1.

Quadro 59.10 Agonistas do receptor do GLP-1.

Fármaco	Via de administração	Nome comercial	Dose	Comprovado benefício cardiovascular
Ação curta				
Liraglutida	SC	Victoza®	1,2 a 1,8 mg, 1 vez/dia	Sim
Exenatida	SC	Byetta®	5 μg, 2 vezes/dia	Não
Lixesenatida	SC	Lyxumia®	20 μg, 1 vez/dia	Não
Semaglutida	VO	Rybelsus®	14 mg, 1 vez/dia	Não
Ação longa				
Semaglutida	SC	Ozempic®	0,25 a 1 mg, 1 vez/semana	Sim
Semaglutida	SC	Wegovy®	0,25 a 2,4 mg, 1 vez/semana	Sim (em obesos, sem diabetes)
Dulaglutida	SC	Trulicity®	1,5 mg, 1 vez/semana	Sim
Exenatida ER*	SC	Bydureon®	2 mg, 1 vez/semana	Não

*Não comercializado no Brasil em 2024. ER: liberação prolongada (*extended release*); SC: via subcutânea; VO: via oral.

o que mascara o ponto de clivagem da liraglutida, tornando-a resistente à degradação pela DPP-4.[76,110]

A *dose* da liraglutida no tratamento do DM2 varia de 1,2 a 1,8 mg/dia, em aplicação única diária SC. Inicia-se com 0,6 mg/dia e aumenta-se para 1,2 mg/dia após 1 semana. Se necessário, a dose é subsequentemente reajustada para 1,8 mg/dia.[76,110]

Eficácia

A liraglutida está associada à redução de 0,8 a 1,2% na HbA_{1c}, além de perda ponderal significativa e benefícios sobre outros fatores de risco cardiovasculares, melhorando o perfil lipídico, reduz a PA (sobretudo, a PA sistólica) e a proteína C reativa de alta sensibilidade.[107-110] Os estudos iniciais demonstraram segurança e eficácia na associação com as várias classes de antidiabéticos orais.[76,111]

No estudo de segurança cardiovascular (LEADER), o uso da liraglutida resultou em redução significativa na ocorrência do desfecho composto e da mortalidade por causas cardiovasculares.[112]

Liraglutida tem também sido empregada com sucesso no tratamento da obesidade, sendo os melhores resultados observados com a dose de 3 mg/dia,[113] disponível com o nome comercial de Saxenda®. Ademais, o uso de liraglutida (1,8 mg/dia) em pacientes com EHNA pode propiciar melhora bioquímica e histológica, com resolução completa em até 39% dos casos.[114]

Dulaglutida

Dulaglutida consiste em uma ligação entre duas cadeias do análogo do GLP-1 e um fragmento de imunoglobulina G (IgG). Essa estrutura lhe confere uma absorção mais lenta e menor depuração renal. Por isso, ela é aplicada semanalmente, na dose de 1,5 mg.[115]

Eficácia

Sua adição ao tratamento propicia redução na HbA_{1c} de 0,78 a 1,51%.[112] Nos estudos AWARD, dulaglutida se mostrou mais efetiva que insulina glargina, metformina, exenatida e sitagliptina na redução da HbA_{1c} e na perda ponderal.[115] No estudo AWARD-6, em diabéticos inadequadamente controlados com metformina (≥ 1.500 mg/dia), dulaglutida se mostrou não inferior à liraglutida (1,8 mg/dia) em termos de redução da HbA_{1c} e revelou-se com similar perfil de tolerabilidade. A perda de peso foi, contudo, maior com a liraglutida.[116] No estudo REWIND, a dulaglutida reduziu a incidência de eventos cardiovasculares (3P-MACE) em 12%.[117] A população do estudo incluía apenas 31,5% de pacientes com DCV prévia (68,5% com múltiplos fatores de risco), o que levou a FDA a aprovar recentemente a dulaglutida para a redução de eventos CV em prevenção primária, único agente até o momento com essa indicação.

Semaglutida

A semaglutida é um análogo de GLP-1 modificado pela adição de uma cadeia de 17 carbonos e um grupo carboxil na posição 26 (posição 20 da semaglutida), o que lhe confere maior capacidade de ligação à albumina circulante e uma meia-vida de 7 dias (165 a 184 horas).[109] A formulação injetável é aplicada semanalmente por via subcutânea. A semaglutida oral é administrada em dose única diária.

Eficácia

Nos diversos estudos do programa SUSTAIN, a semaglutida subcutânea mostrou maior redução de HbA_{1c} e de peso corporal quando comparada a sitagliptina, canagliflozina, dulaglutida, liraglutida e glargina, chegando à redução de 1,5% na HbA_{1c} e de 5 kg de peso corporal.[109] No estudo SUSTAIN 6 foi observada redução de 26% nos eventos cardiovasculares (3P-MACE), com resultado potencializado pela redução de AVC não fatal, sem redução de mortalidade cardiovascular.[118] Nesse mesmo estudo, também foi observado agravamento de retinopatia diabética, complicação que foi atrelada à rápida redução dos níveis glicêmicos.[109] A dose inicial é de 0,25 mg nas primeiras 4 semanas, passando a seguir para 0,5 mg 1 vez/semana. Caso seja necessário melhor controle glicêmico, a dose pode ser elevada a 1 mg.[104]

Para o tratamento de obesidade, semaglutida foi testada no manejo de obesos não diabéticos com resultados superiores à liraglutida 3 mg, porém em tomadas diárias (ver Quadro 59.10).[119] Posteriormente, no programa STEP, a semaglutida em doses semanais de até 2,4 mg levou à redução de 14,9% no peso corporal, sendo atualmente aprovada tanto para o tratamento do DM2 quanto da obesidade (diferindo as doses máximas indicadas).[120]

A semaglutida oral está disponível em comprimidos de 3, 7 e 14 mg para tomada única diária, 30 minutos antes da primeira refeição. O fármaco foi testado no programa PIONEER, tendo se mostrado superior à sitagliptina e à empagliflozina na redução de HbA_{1c} e no peso corporal.[109,121,122] No estudo PIONEER 4, com 26 semanas de duração, a semaglutida oral (14 mg 1 vez/dia) mostrou-se não inferior à liraglutida 1,8 mg/dia na redução da HbA_{1c}, mas foi mais efetiva em termos de redução ponderal (–4,4 kg [EP 0,2] *versus* –3,1 kg [EP 0,2]; intervalo de confiança [IC] 95% –1,9 a –0,6, p = 0,0003).[122] No estudo PIONEER-6, a semaglutida oral demonstrou segurança cardiovascular, sendo não inferior ao placebo na redução de eventos cardiovasculares.[123]

Tolerabilidade dos GLP-1RA

SGI (sobretudo, náuseas, vômitos e diarreia) e reações no local das aplicações são os principais efeitos colaterais dos GLP-1RA. Náuseas (leves a moderadas) representam a manifestação mais frequente (vistas em até 30 a 50%), mas somente em até 5% dos pacientes são causa de interrupção do tratamento. Essas reações adversas tendem a desaparecer com o tempo, porém podem persistir por várias semanas, sobretudo as náuseas. Estas últimas estão mais relacionadas ao retardo no esvaziamento gástrico que se mostra menos pronunciado com as formulações de ação prolongada. É rara a ocorrência de hipoglicemia, exceto nos pacientes em uso concomitante de uma sulfonilureia ou de insulina.[13,21,76,103-106]

Existem relatos de pancreatite aguda (PtA) em indivíduos tratados com GLP-1RA; porém, em estudos comparativos e metanálises, o risco para essa complicação não se mostrou significativamente maior.[76,112,124] O próprio DM2 implica risco aumentado para essa complicação. No entanto, a recomendação atual ainda é evitar a terapia com GLP-1RA em indivíduos com história ou suspeita clínica de PtA.[37,76] Em roedores tratados com liraglutida, observou-se aumento no risco da carcinoma medular de tireoide (CMT), o que não foi confirmado em estudos clínicos.[21,37,76] Contudo, tem-se recomendado a não prescrição da liraglutida a pacientes com história pessoal ou familiar de CMT ou neoplasia endócrina múltipla tipo 2.[13,21,37,38] No Quadro 59.11 constam os principais resultados de estudos de desfechos cardiovasculares com GLP-1RA e inibidores do SGLT-2.

Tirzepatida

A tirzepatida é um agonista duplo dos receptores de GLP-1 e GIP, com estrutura principal da sequência de aminoácidos do GIP. A medicação é de uso subcutâneo semanal, sendo comercializada em doses de 2,5, 5, 7,5, 10, 12,5 e 15 mg, com indicação de titulação a cada 4 semanas. Tem indicação tanto para o tratamento

Quadro 59.11 Resultados de estudos de desfechos cardiovasculares e renais com GLP-1RA e inibidores do SGLT-2.

	EMPA-REG (*empagliflozina*)	CANVAS (*canagliflozina*)	DECLARE (*dapagliflozina*)	LEADER (*liraglutida*)	SUSTAIN (*semaglutida*)	REWIND (*dulaglutida*)
↓ MACE	−14%	−14%	ns	−13%	−26%	−12%
↓ Morte CV/TC	−38%/−32%	ns	ns	−22%/−15%	ns	ns
↓ AVC não fatal	ns	ns	ns	ns	−39%	−24%
↓ IAM não fatal	ns	ns	ns	ns	ns	ns
↓ Progressão na DRD	−44%	−47%	−24%	−22%	−36%	−15%
↓ Hospitalização por ICC	−35%	−35%	−27%	−13% (ns)	+11% (ns)	−7% (ns)
% DCV prévia	99%	65%	41%	82%	83%	31,5%

↓: diminuição; AVC: acidente vascular cerebral; CV: cardiovascular; DCV: doença cardiovascular; DRD: doença renal do diabetes; IAM: infarto agudo do miocárdio; ICC: insuficiência cardíaca congestiva; MACE: eventos adversos cardiovasculares maiores; ns: não significativo; TC: por todas as causas.

do DM2 (Mounjaro®) quanto da obesidade (Zepbound®), com uso de doses similares, sendo atualmente o fármaco mais potente nessas duas indicações.

Eficácia

Cinco estudos pivotais publicados em 2021 estabeleceram a eficácia do medicamento na redução dos níveis da HbA_{1c} e do peso corporal em portadores de DM2. No estudo SURPASS-2, por exemplo, a tirzepatida levou a redução de −2,3% na HbA_{1c} e 11,2 kg no peso corporal, sendo superior à semaglutida nesses dois parâmetros.[125] Os eventos adversos mais frequentes com a tirzepatida foram relacionados com o trato gastrintestinal, incluindo náuseas, diarreia e vômitos, sendo na sua maioria de gravidade leve a moderada, com baixa descontinuação do tratamento (< 5%). O estudo para avaliação da redução de eventos cardiovasculares (SURPASS-CVOT) ainda está em andamento; porém, no estudo SURPASS-4, a tirzepatida demonstrou segurança quando utilizada por pacientes com DM2 e alto risco cardiovascular.[126]

Insulinoterapia

A insulina é o agente mais potente para reduzir a glicemia. Em comparação aos fármacos orais, tem como inconveniente maior o fato de ser injetável, causar mais hipoglicemia e ocasionar maior ganho de peso.[127,128] Segundo as recomendações da ADA,[13] o uso de insulina está prioritariamente indicado quando a meta desejada de HbA_{1c} não foi alcançada com a combinação de 2 ou 3 antidiabéticos. Indica-se também a insulinoterapia temporariamente, durante a gravidez e em doenças agudas, como sepse, IAM, AVC ou complicações agudas hiperglicêmicas (estado hiperosmolar hiperglicêmico e CAD).[14,37] Além disso, como comentado, insulinoterapia deve ser considerada ao diagnóstico para pacientes intensamente sintomáticos e com considerável descontrole glicêmico (p. ex., glicemia > 300 mg/dℓ ou HbA_{1c} > 10% [ADA, AACE] ou > 9% [SBD]).[13,14]

Tipos de insulina

As características farmacocinéticas das principais insulinas estão resumidas no Quadro 59.12. Durante muito tempo, a insulina *NPH*, de ação intermediária, foi a mais utilizada, em combinação com medicamentos de uso oral ou insulina regular (INS-R). Ao longo das últimas duas décadas, passou-se a dispor dos análogos de insulina, obtidos por alteração na sequência de aminoácidos da insulina humana (Quadro 59.13).[127-129] Entre os análogos de ação ultrarrápida (AAUR) estão as insulinas *asparte*, *lispro* e *glulisina*. Eles têm início de ação mais rápido e tempo de ação mais curto em comparação à INS-R, possibilitando melhor controle da glicemia pós-prandial e menor risco de hipoglicemia. Podem ser aplicados 10 a 15 minutos antes das refeições.[121,122] A asparte nicotinamida (Fiasp®) tem início de ação ainda mais rápido, podendo ser utilizada ao iniciar a refeição ou até 20 minutos após esse início.[130] Em contrapartida, a INS-R necessita ser aplicada 30 minutos antes.[127]

Existem quatro análogos basais de ação prolongada: as insulinas *glargina*, *detemir* e *degludeca*, disponíveis na concentração de 100 unidades/mℓ (U100), e a insulina glargina U300 (Toujeo®) (Figura 59.12).[127-129]

Glargina

A glargina, aprovada pela FDA em 2000, foi obtida a partir da substituição da asparagina por glicina na posição A_{21} e adição de duas moléculas de arginina na posição B30.[127,129] Isso resulta em maior estabilidade e em absorção contínua, mais lenta e prolongada, sem picos nos níveis séricos do composto. Aplicada SC, em dose única diária, propicia níveis basais de insulina por até 24 horas.[121] Ela pode ser aplicada tanto pela manhã quanto à noite. Contudo, existem evidências de que a aplicação ao café da manhã resulta em menor risco de hipoglicemia noturna.[127-129] Para pacientes em uso prévio de insulina NPH, em uma única aplicação diária, inicia-se a glargina na mesma dose. Contudo, a dose deve ser 20 a 30% menor que a dose total de NPH se esta vinha sendo administrada 2 vezes/dia.[127]

Diferentes esquemas têm sido propostos para ajustes da dose da glargina. Pode-se, por exemplo, iniciar com 10 unidades (U) ou 0,2 U/kg SC, com reajustes de 2 unidades a cada 3 dias, até que a GJ se mantenha consistentemente nos níveis desejados (*i. e.*, entre 80 e 130 mg/dℓ, na dependência da idade, comorbidades associadas e outras características dos pacientes). Como alternativa, pode-se fazer reajustes diários de 1 unidade até que tais objetivos sejam alcançados.[128]

Em comparação à apresentação original (glargina-U100), a glargina-U300 (Toujeo®), lançada em 2016, tem duração de ação mais prolongada (até 36 horas), o que permite maior flexibilidade no horário de aplicação (até 3 horas antes ou depois do horário habitual). Ademais, ela proporciona níveis séricos de insulina mais estáveis e causa menos hipoglicemia, sobretudo, hipoglicemias noturnas e hipoglicemias graves.[131]

Detemir

A detemir difere da insulina humana pela remoção da treonina na posição B_{30} e pela acilação à lisina na posição B_{29} de um ácido graxo com 14 carbonos (ácido mirístico). Essa modificação aumenta a autoassociação e possibilita a ligação da detemir à albumina.[132,133] Sua duração de ação depende da dose utilizada e varia de 16 a 23 horas, mais comumente necessitando de duas aplicações diárias, sobretudo em casos de DM1.[122,132] O laboratório responsável anunciou a suspensão da comercialização de detemir em maio de 2024.

Quadro 59.12 Características farmacocinéticas das insulinas humanas e análogos insulínicos principais aplicados por via subcutânea.

Ação efetiva	Insulina	Nome comercial	Início de ação	Pico de ação	Duração efetiva
Rápida	Regular	Humulin R® Novolin R®	0,5 a 1 h	2 a 4 h	5 a 8 h
Ultrarrápida	Lispro	Humalog®	5 a 15 min	0,5 a 1,5 h	3 a 5 h
	Asparte	NovoRapid®	5 a 15 min	0,5 a 1,5 h	3 a 5 h
	Asparte (+ nicotinamida)	Fiasp®	5 a 10 min	0,5 a 1,5 h	3 a 5 h
	Glulisina	Apidra®	5 a 15 min	0,5 a 1,5 h	3 a 5 h
Intermediária	NPH	Humulin N® Novolin N®	2 a 4 h	8 a 10 h	12 a 16 h
Longa	Glargina U100	Lantus®	2 a 4 h	Sem pico	20 a 24 h
	Glargina U300	Toujeo®	2 a 4 h	Sem pico	Até 36 h
	Detemir	Levemir®	4 a 6 h	Sem pico	18 a 23 h
Ultralonga	Degludeca	Tresiba®	2 a 4 h	Sem pico	Até 42 h

Obs.: apenas as insulinas regular, lispro, glulisina ou asparte podem ser aplicadas por vias subcutânea (SC), intravenosa (IV) ou intramuscular (IM); as demais, apenas SC. (Adaptado Mathieu et al., 2021;[127] Donner e Muñoz, 2012.[128])

Quadro 59.13 Características dos análogos insulínicos.

Análogo insulínico	Alteração na molécula da insulina humana
Lispro	Inversão dos aminoácidos prolina e lisina nas posições 28 e 29 da cadeia B
Asparte	Substituição da prolina pelo ácido aspártico na posição 28 da cadeia B (B28)
Glulisina	Substituição da asparagina pela lisina na posição 3 + substituição da lisina pelo ácido glutâmico na posição 29
Glargina	Substituição da asparagina pela glicina na posição 21 da cadeia alfa + adição de duas moléculas de arginina nas posições B31 e B32
Detemir	Acilação do ácido mirístico na posição B29, onde está posicionada a lisina + remoção da treonina da posição B30
Degludeca	Adição do ácido hexadecanoico ao aminoácido lisina na posição B29

Degludeca

A insulina degludeca é um análogo insulínico de ação ultralonga (meia-vida de cerca de 25 horas e duração de ação > 42 horas), com perfil hipoglicêmico plano (sem picos) e estável.[134] Em estudos clínicos, a degludeca proporcionou controle glicêmico similar à glargina em pacientes com DM1 ou DM2, mas com risco de hipoglicemia noturna 26 a 32% menor.[134,135] A estrutura molecular da degludeca é semelhante à da sequência de aminoácidos da insulina humana, exceto para uma cadeia beta modificada, ou seja, a eliminação da treonina na posição 30 e a adição de um diácido graxo com 16 carbonos à lisina na posição B29.[127,134]

A medicação é aplicada 1 vez/dia, mas o horário da injeção pode ser potencialmente modificado, sem comprometimento do controle glicêmico e da segurança. Os ajustes da dose são feitos semanalmente em 2 unidades (para mais ou para menos), na dependência da meta da GJ.[127,134]

No estudo DEVOTE, entre indivíduos com alto risco cardiovascular, degludeca se revelou não inferior à glargina U100 em termos da ocorrência de eventos cardiovasculares maiores. Já a taxa de hipoglicemia grave foi menor com a degludeca, a despeito valores médios similares de HbA_{1c}.[135] No estudo que comparou degludeca com glargina U300, as taxas globais de hipoglicemia foram similares. Contudo, na fase de titulação da dose, o risco foi menor com a glargina U300.[136]

Degludeca foi também aprovada para uso em formulações contendo sua associação fixa com a liraglutida (Xultophy®). Essa formulação permite um adequado controle das glicemias de jejum e pós-prandial, bem como um controle glicêmico mais rápido do que com o uso isolado das medicações.[137,138]

Insulinas pré-misturadas

Existem também preparações com pré-misturas das insulinas NPH e regular, na proporção de 70/30 (Humulin® 70N/30R). Da mesma maneira, dispõe-se da insulina *lispro bifásica* (Humalog Mix®), que consiste na associação da lispro com a lispro protamina neutra, nas proporções de 25/75 e 50/50, e da insulina *asparte bifásica* (NovoMix®30). Essa última é uma mistura de insulina asparte (30%) com insulina asparte protamina (70%). Em alguns países, a NovoMix®50 também está disponível. Em

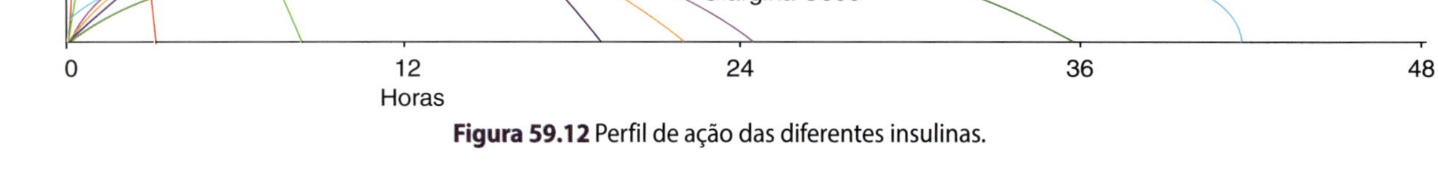

Figura 59.12 Perfil de ação das diferentes insulinas.

geral, ambas as insulinas bifásicas são administradas em duas aplicações diárias um pouco antes do café da manhã e do jantar; eventualmente, três aplicações diárias se fazem necessárias para alguns pacientes. Podem também, em uma fase mais precoce da doença, ser administradas apenas antes do jantar, com manutenção dos hipoglicemiantes orais.[127,128,139,140]

Mais recentemente foi comercializada a pré-mistura das insulinas degludeca e asparte (Ryzodeg® 70/30), a ser aplicada 1 a 2 vezes/dia, juntamente com uma refeição principal.[141]

Que insulina basal utilizar?

Diversos estudos compararam as diferentes insulinas basais, associadas a hipoglicemiantes orais ou a insulinas de ação rápida ou ultrarrápida. Com relação ao controle glicêmico, não se observam diferenças entre elas. Entretanto, ficou evidente uma ocorrência significativamente menor de hipoglicemia grave e hipoglicemia noturna com os análogos mais recentes (degludeca e glargina U300), quando comparados à glargina U100, mas sem diferença entre eles.[136]

Esquema de insulinização

Os principais esquemas de insulinoterapia para o DM2 estão resumidos a seguir.

Esquema basal. Adição de insulina basal (NPH ao deitar ou análogos) em dose única diária, com manutenção dos antidiabéticos orais. *Indicação*: controle glicêmico inadequado com a combinação de antidiabéticos orais e GLP-1RA injetáveis.[121,122]

Esquema basal *plus*. Manutenção do esquema anterior e adição da insulina regular (INS-R) ou, de preferência, um análogo de ação ultrarrápida (asparte, lispro ou glulisina) antes da principal refeição do dia. *Indicação*: hiperglicemia pós-prandial, a despeito do esquema basal.

Esquema basal-*bolus*. Insulinoterapia intensiva. Administração da insulina basal (NPH ou detemir 2 vezes/dia ou análogos de longa ação 1 vez/dia), associada a injeções pré-prandiais de INS-R ou, de preferência, de análogos de ação ultrarrápida. Essa abordagem possibilita um controle glicêmico melhor, mas tem como principais inconvenientes a necessidade de múltiplas injeções diárias e um risco maior para hipoglicemias. Outro esquema de insulinoterapia intensiva é a bomba de infusão contínua SC, cuja maior limitação é o custo muito elevado. Ambas as opções são igualmente eficazes.[13,21,37]

Associações fixas de GLP-1RA + insulina basal

Duas associações fixas de GLP-1RA e insulina basal estão disponíveis para uso, a *lixisenatida + insulina glargina* (LixiLan – Soliqua®) e a *liraglutida + insulina degludeca* (IDegLira – Xultophy®). Além da comodidade posológica de uma aplicação única diária, tal abordagem garante potente controle glicêmico, com menor ganho de peso e menos episódios de hipoglicemia, provavelmente por conta das menores doses de insulina necessárias. Estudos clínicos demonstraram maior eficácia no controle glicêmico quando comparados a insulina basal isoladamente em pacientes mal controlados com medicações orais, além de equivalência ao esquema basal-*bolus* em pacientes já em insulinoterapia.[137,142,143]

Soliqua® está disponível em canetas 10 a 40 (300 UI de glargina + 150 mg de lixisenatida em 3 mℓ) indicadas para terapia inicial em pacientes em uso de medicações orais (dose inicial 10 UI) ou em insulinoterapia basal (dose inicial de 20 UI). As canetas 30-60 (30 UI de glargina + 150 mg de lixisenatida em 3 mℓ) ficam reservadas para pacientes em uso de mais de 30 UI de insulina basal (dose inicial de 30 UI).

Xultophy® tem uma única apresentação (degludeca 100 UI/mℓ + liraglutida 3,6 mg/mℓ em canetas com 3 mℓ), sendo indicada a dose inicial de 16 UI (equivalente a 0,6 mg de liraglutida).

Insulina inalável

A insulina inalada (*Technosphere Insulin* – Afrezza®), disponível em cápsulas com 4, 8 e 12 UI, surgiu como alternativa à insulina prandial, sendo derivada da insulina regular. Após a inalação, o início de ação ocorre rapidamente, com tempo de concentração máxima plasmática ($t_{máx}$) de 8 a 15 minutos (*versus* 50 a 60 minutos com a lispro) e duração de ação de 180 a 240 minutos (*versus* 280 minutos com a lispro). Nos estudos clínicos mostrou redução de HbA_{1c} não inferior aos análogos insulínicos subcutâneos de ação ultrarrápida, com menor frequência de hipoglicemias e similar ganho de peso, porém com eventos adversos respiratórios, sobretudo tosse (principal causa de descontinuação). É contraindicada em pacientes com doenças respiratórias, sendo indicada a realização de espirometria antes e durante o tratamento.[144,145] Sua comercialização foi descontinuada no Brasil em 2022.

Outros agentes

Pranlintida

Trata-se de um análogo sintético da amilina, hormônio cossecretado com a insulina pelas células β em resposta à alimentação. Entre as ações principais da amilina ou da pranlintida (Symlin®) estão: redução da ingestão alimentar (possivelmente, por um mecanismo central), retardo do esvaziamento gástrico e supressão da secreção pós-prandial de glucagon (o que pode diminuir a produção pós-prandial de glicose pelo fígado).[146] Esse fármaco é útil e tem sido usado nos EUA há vários anos em pacientes com DM1 ou DM2 em uso de insulina. A dose inicial é de 60 mg SC antes das principais refeições. Deve ser aumentada para 120 mg, se bem tolerada. Concomitantemente, as doses das insulinas pré-prandiais de ação rápida ou ultrarrápida devem ser reduzidas em 50%, a fim de minimizar o risco de hipoglicemias.[146,147]

Colesevelam

Os ácidos biliares (AB) são moléculas de sinalização que ativam o receptor transmembrana TGR5 e o receptor nuclear farnesoide X (FXR). Os sequestrantes de ácidos biliares (SAB) formam complexos SAB-AB no lúmen intestinal, o que diminui a atividade do FXR, induzindo a produção de GLP-1 pelas células L; desta forma, a via FXR/GLP-1 se mostra um novo mecanismo de controle do metabolismo da glicose e um possível alvo farmacológico para o tratamento do DM2.[148] Colesevelam (Welchol®) é um SAB de segunda geração utilizado no tratamento da hipercolesterolemia. As reduções médias na HbA_{1c} e na GJ obtidas após a administração do colesevelam ficam em torno de 0,5% e 16 mg/dℓ, respectivamente. Também propicia uma redução adicional de aproximadamente 15% nos níveis de LDL-c.[148] Efeitos colaterais gastrintestinais, sobretudo constipação intestinal, acometem 10% ou mais dos pacientes, mas raramente forçam a interrupção do tratamento.[148,149]

Bromocriptina

Uma formulação de liberação rápida da bromocriptina (BCR-QR), administrada dentro de 2 horas após o paciente ter levantado de manhã, foi desenvolvida e aprovada pela FDA para o tratamento do DM2 em 2009. Sugeriu-se que a criação de um pico circadiano no tônus dopaminérgico central diminuiria a atividade simpática e melhoraria a sensibilidade à insulina, ocasionando menor produção hepática de glicose.[150] Náuseas são os efeitos adversos mais comuns, ocorrendo em cerca de 30% dos pacientes, o que leva à descontinuação em cerca de 10% dos pacientes em uso de doses mais altas; doses mais baixas são mais bem toleradas. Seja em monoterapia ou associada a outras medicações, o uso da BCR-QR (Cycloset®), em doses de até 4,8 mg/dia, tem possibilitado reduções na HbA_{1c}, em geral modestas (0,4 a 0,8%); no entanto, segundo alguns relatos, podem alcançar 1,2%.[13,37,150]

CONSIDERAÇÕES CLÍNICAS ESPECIAIS

Disfunção renal

A maioria dos agentes antidiabéticos orais têm limitações para o uso na DRC. Isso se torna ainda mais relevante devido à considerável prevalência dos estágios 3 a 5 da DRC (TFGe < 60 mℓ/minuto) entre indivíduos com DM2 (25 a 30%).[102,151] Metformina está contraindicada quando a TFGe for < 30 mℓ/minuto, devendo a dose ser reduzida ao máximo de 1 g com TFGe < 45 mℓ/minuto.[2] As sulfonilureias devem ser usadas com bastante cautela devido ao maior risco de hipoglicemia (gliclazida MR é a mais indicada; evitar glibenclamida e clorpropamida), em doses menores que as habituais.[102] As gliptinas são também úteis, e não é necessário ajuste de dose com a linagliptina e a evogliptina (devido à excreção biliar), enquanto saxagliptina, vildagliptina e sitagliptina são administradas com a metade da dose usual se TFGe for < 50 mℓ/minuto. Para a alogliptina, o recomendável é 12,5 mg/dia para TFGe ≥ 30 e < 50 mℓ/minuto e 6,25 mg/dia para TFGe < 30 mℓ/minuto.[150,152] Tampouco faz-se necessário ajustar a dose da pioglitazona (PGZ), mas o risco de ela favorecer a ocorrência de IC, devido à maior retenção de líquidos, é maior na DRC.[150,151] As gliflozinas apresentam baixa eficácia em reduzir a glicemia com TFGe < 45 mℓ/minuto, porém os benefícios cardiovasculares (empagliflozina) e de redução na progressão de doença renal, principalmente em albuminúricos, são mantidos.[37,38,153,154] Embora os análogos de GLP-1 não tenham sido estudados especificamente na população com disfunção renal, o uso dessa classe é seguro com TFGe > 15 mℓ/minuto.[152] Em casos de DRC grave (p. ex., TFGe < 15 a 30 mℓ/minuto), a insulina é sempre a terapia de escolha.[13,14,21]

Disfunção hepática

Em pacientes com DM2, é bastante comum a ocorrência da doença hepática esteatótica associada a distúrbio metabólico (MASLD), observada em 28 a 69% dos casos.[155,156] Diretrizes recentes recomendam o rastreio com ultrassonografia (USG) de abdome e, diante do achado de esteatose, a utilização do escore Fib-4 para avaliação do risco de fibrose. Diante de risco intermediário ou alto (Fib-4 ≥ 1,3), devemos avaliar fibrose pela elastografia, ressonância magnética ou, mesmo, biopsia hepática.[157] Não existe nenhum medicamento aprovado no Brasil especificamente para tratamento da MASLD, porém benefícios foram demonstrados usando análogos de GLP-1 e iSGLT-2 nesse grupo de pacientes, em grande parte relacionados com perda de peso e melhora metabólica.[155,156] Apesar desses achados recentes, o agente mais efetivo continua sendo a PGZ. No entanto, na existência de doença hepática ativa ou valores de aminotransferases acima de 3 vezes o limite superior da normalidade (LSN), é prudente evitar o uso de PGZ, acarbose, vildagliptina e sitagliptina. Nessa situação, convém considerar gliclazida MR ou glimepirida (sempre iniciar com doses menores do que as usuais) ou linagliptina (na dose habitual).[35,36] Metformina não é hepatotóxica, mas o risco de acidose láctica em caso de insuficiência hepática é maior, embora seja muito baixo.[156,157] Desta forma, classicamente, costuma-se não recomendar o uso de metformina em casos de cirrose hepática.[35,36,156]

Consumo excessivo de álcool

Convém evitar clorpropamida (efeito *antabuse*-símile), metformina (risco de acidose láctica, se houver disfunção hepática grave) e glitazonas.[35,36]

Pacientes idosos

Neste grupo etário, a preocupação maior deve ser com a ocorrência de hipoglicemias. A metformina é geralmente considerada a opção de escolha, lembrando sempre de ajustar doses de acordo com a TFGe.[158,159] Outra opção atraente são os inibidores DPP-4, devido à baixa ocorrência de hipoglicemia.[159] Entre as sulfonilureias, deve-se dar preferência à gliclazida MR (pelo menor risco de hipoglicemia), em doses menores que as usadas em indivíduos mais jovens.[35,36] IC é a principal complicação da terapia com a PGZ em idosos.[21,36] As gliflozinas, de preferência associadas à metformina, estão mais indicadas para pacientes com excesso de peso, alto risco cardiovascular, IC ou DRC, atentando para o risco de hipotensão em caso do uso associado de diuréticos.[13,158,159]

Lembrar que, em idosos com múltiplas comorbidades, transtornos cognitivos, tendência a cair ou sob polifarmácia, níveis de HbA_{1c} < 8% ou até mesmo < 8,5% podem ser meta terapêutica aceitável (ver Quadro 59.11).[13,14] Também é necessário ser mais cauteloso no controle da PA. De fato, hipoglicemias podem levar a déficit cognitivo e favorecer o surgimento ou agravamento de déficit cognitivo e demência, bem como predispor a arritmias e à elevação da pressão arterial. Da mesma forma, aumento no risco de queda é uma das complicações de hipotensão e hipoglicemia.[13,14,158]

Gravidez e lactação

Embora a insulinoterapia continue sendo a opção de escolha para o diabetes gestacional (DMG), a segurança e a eficácia da glibenclamida (GBC) e da metformina foram bem demonstradas em alguns estudos controlados.[160] Contudo, duas revisões sistemáticas e metanálises mostraram que a terapia com GBC se associou a maior risco para macrossomia e hipoglicemia neonatal, em comparação à insulina e à metformina.[52,53] Assim, a tendência atual é restringir a GBC aos casos em que o uso de insulina e metformina não seja possível ou desejado.[160]

Diabetes muito descompensado

Na presença de diabetes intensamente descompensado, com GJ ≥ 300 mg/dℓ e/ou HbA_{1c} ≥ 10%, e diabetes sintomático com poliúria, polidipsia e perda de peso, a terapia inicial com insulina, metformina e MEV é recomendada. Após alívio dos sintomas e diminuição da glicemia, outros antidiabéticos orais podem frequentemente ser introduzidos, com a eventual suspensão da insulina.[13,14,37]

Crianças e adolescentes

O DM2 tem sido descrito com frequência crescente nesse grupo etário em alguns países. Nos casos não responsivos às modificações no estilo de vida, a metformina é a terapia de escolha.[161] A liraglutida e a empagliflozina foram recentemente aprovadas para uso a partir dos 10 anos de idade, em casos que não alcançaram controle com metformina + MEV.[162,163] Pacientes com níveis glicêmicos mais elevados (glicemia > 250 mg/dℓ ou HbA_{1c} > 8,5%) ou muito sintomáticos devem ser tratados com insulinoterapia. Os estudos atualmente disponíveis com glitazonas, glinidas, gliptinas e inibidores do SGLT-2 não incluíram pacientes < 18 anos.[161]

CONSIDERAÇÕES FINAIS

Na escolha da terapia do DM2, as principais variáveis consideradas pelas diretrizes atuais são os níveis de HbA_{1c}, a presença ou não de complicações cardiovasculares ou renais e o peso corporal. Outros fatores, como motivação e expectativa de vida do paciente, duração do diabetes, dislipidemia e intensidade da hiperglicemia e dos sintomas, assim como existência de outras comorbidades, devem ser considerados, tanto na definição de metas terapêuticas quanto do esquema farmacológico a ser utilizado. Paralelamente à melhora do controle glicêmico, é mandatório o adequado controle de pressão arterial, lipídios e peso corporal, para que se consiga mais efetivamente reduzir as complicações crônicas micro e macrovasculares do DM2.[13-15,40]

As atuais diretrizes não mais recomendam a metformina como terapia farmacológica inicial para todos os pacientes.[13-15,37,40] Na presença de doença cardiovascular ou renal (ou alto risco para as mesmas), deve-se tentar direcionar o tratamento para os agentes que demonstraram reduzir desfechos: inibidores do SGLT-2 (iSGLT-2) e/ou agonistas do receptor de GLP-1(GLP-1RA). Os iSGLT-2 têm prioridade diante de IC ou DRC (albuminúria e/ou redução da TFG). Já em pacientes com ASCVD, a escolha recai sobre os GLP-1RA, com sabidos benefícios cardiovasculares, podendo reduzir eventos cardíacos adversos maiores (MACE) (IAM não fatal, AVC não fatal e morte cardiovascular): semaglutida, liraglutida e dulaglutida. Tais medicamentos também reduzem a progressão da DRC (ver Quadro 59.11).[13-15,37,40]

Uma terapia dupla inicial deve também ser considerada em pacientes com $HbA_{1c} > 7{,}5\%$.[40] Há, contudo, evidências que favorecem o tratamento duplo inicial para todos os pacientes, visando minimizar o risco de falência ou inércia do tratamento, como sugerido pelo estudo VERIFY.[39]

Durante o seguimento dos pacientes, novas medicações podem ser adicionadas (terapia tripla ou, mesmo, quádrupla) visando atingir as metas glicêmicas estabelecidas.[21,27,38] Entre as sulfonilureias, a gliclazida MR é a mais indicada pela sua eficácia comprovada na redução das complicações microvasculares e segurança cardiovascular, demonstradas no estudo ADVANCE. Ademais, o risco de ganho ponderal e hipoglicemias é maior com as outras sulfonilureias.[15,40]

A insulinoterapia em geral fica reservada para os casos em que as metas de HbA_{1c} não sejam atingidas com a combinação de outros agentes antidiabéticos. No entanto, ela pode ser temporariamente necessária já ao diagnóstico para pacientes muito sintomáticos (p. ex., perda de peso significativa; marcantes poliúria e polidipsia), glicemia ≥ 300 mg/dℓ e/ou $HbA_{1c} \geq 9$ a 10%).[13,14,121] Finda a fase de maior glicotoxicidade e hiperglicemia aguda, a insulinoterapia poderá ser interrompida.[34-38]

Na presença de obesidade, a melhor opção seriam os GLP-1RA (especialmente semaglutida e liraglutida pela maior eficácia na perda de peso), ou, sobretudo, a tirzepatida (coagonista do receptor de GIP/GLP-1). A cirurgia bariátrica também é uma opção efetiva, devendo ser sempre considerada diante de IMC ≥ 35 kg/m², bem como em casos selecionados com IMC entre 30 e 34,9 kg/m² sem adequado controle glicêmico com medicamentos (ver Capítulo 80, *Cirurgia Bariátrica e Metabólica*).[163-165]

Pacientes com doença renal do diabetes, além do uso de um iSGLT-2, devem também tomar um inibidor da enzima de conversão da angiotensina (ECA) ou um bloqueador do receptor de angiotensina (BRA), com efeitos sabidamente renoprotetores.[13-15]

Para a maioria dos pacientes, a meta da pressão arterial são valores < 130/80 mmHg. Da mesma forma, para pacientes de alto risco ou muito alto risco para ASCVD, as metas do LDL são níveis < 70 mg/dℓ e < 50 mg/dℓ, respectivamente.[13-15,40]

Na Figura 59.13, consta o fluxograma proposto pelos autores para o tratamento do DM2, baseado em sua na larga experiência com essa enfermidade e respaldado pelas recentes recomendações da SBD, ADA/EASD e AACE.

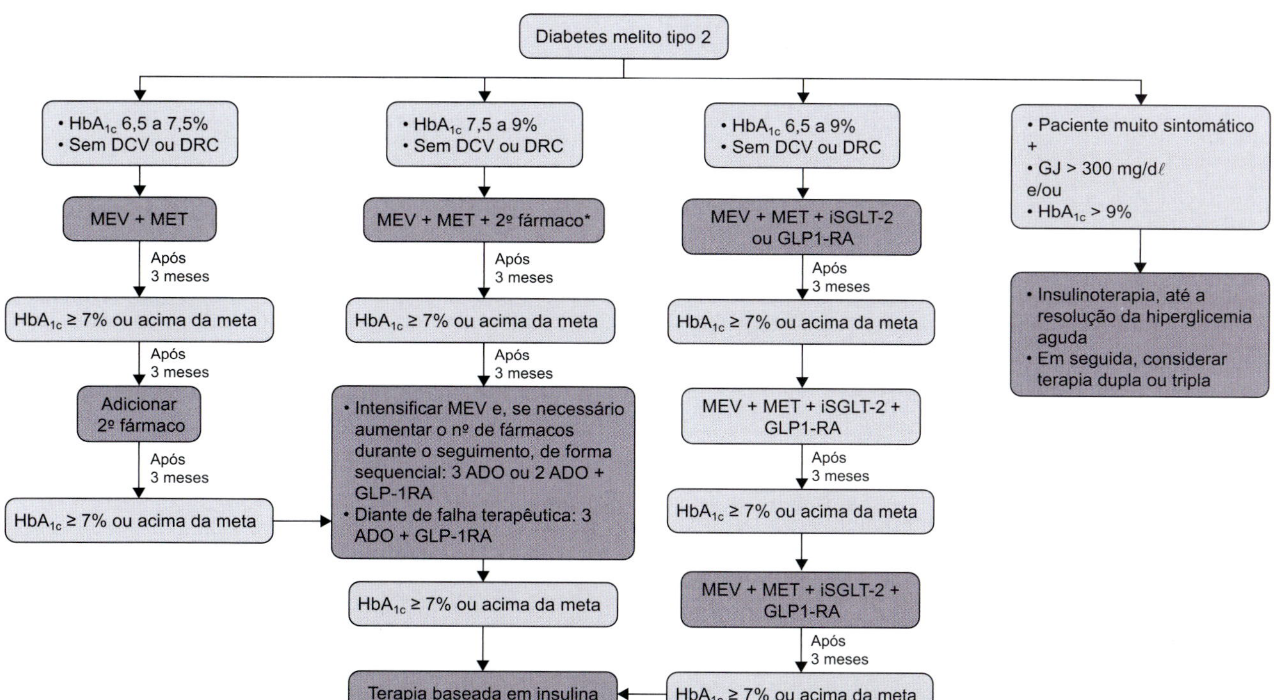

Figura 59.13 Algoritmo proposto pelos autores para o tratamento medicamentoso do diabetes melito tipo 2 (DM2). *O 2º fármaco, de preferência, deve ser um iSGLT-2 ou, na presença de obesidade, um GLP-1RA ou um aGIP/GLP-1. ADO: antidiabético oral; aGLP1/GIP: coagonista do receptor de GIP/GLP-1; DCV: doença cardiovascular; DRC: doença renal crônica; GLP-1RA: agonista do receptor do GLP-1; iSGLT-2: inibidor do cotransportador de sódio e glicose-2; MEV: modificação do estilo de vida; MET: metformina.

Resumo

O diagnóstico e o tratamento precoces do diabetes melito tipo 2 (DM2) são fundamentais na prevenção de suas complicações crônicas. Diversas opções terapêuticas estão disponíveis e diferentes estratégicas têm sido propostas. Para a maior parte dos pacientes, metformina, salvo contraindicações, deve ser introduzida juntamente com as modificações no estilo de vida logo após o diagnóstico, visando, para a maioria dos casos, a uma $HbA_{1c} < 7\%$. Caso a resposta não seja satisfatória dentro de 3 meses, deve-se adicionar um fármaco com um diferente mecanismo de ação. Terapia combinada inicial deve, contudo, ser considerada para os pacientes com $HbA_{1c} > 7{,}5\%$ ou naqueles com doença cardiovascular (DCV) ou doença renal estabelecidas. Aos pacientes com doença renal ou insuficiência cardíaca, devem ser prescritos inibidores do SGLT-2. Análogos do receptor do GLP-1 (GLP-1RA) ou agonistas do receptor de GIP e GLP-1 (aGIP/GLP-1) devem ser priorizados para os indivíduos com DCV aterosclerótica ou para aqueles com sobrepeso/obesidade. A terapia baseada em insulina geralmente fica reservada para os casos em que as metas do controle glicêmico não sejam atingidas com a combinação de agentes antidiabéticos orais GLP-1RA ou aGIP/GLP-1. No entanto, ela pode ser temporiamente necessária já ao diagnóstico para pacientes sintomáticos, com glicemia >300 mg/dℓ e/ou $HbA_{1c} > 9$ a 10%. Paralelamente à melhora do controle glicêmico, é mandatório o adequado controle de pressão arterial, lipídios e peso corporal, para que se consiga mais efetivamente reduzir as complicações crônicas microvasculares e a morbimortalidade cardiovascular do DM2.

REFERÊNCIAS BIBLIOGRÁFICAS

1. Matthews DR, Matthews PC. Banting Memorial Lecture 2010. Type 2 diabetes as an "infectious" disease: is this the Black Death of the 21st century? Diabet Med. 2011; 28:2-9.
2. Chatterjee S, Khunti K, Davies MJ. Type 2 diabetes. Lancet. 2017; 389:2239-51.
3. International Diabetes Federation. IDF diabetes atlas. 10. ed. 2021. Disponível em: www.diabetesatlas.org.
4. Škrha J, Šoupal J, Škrha J Jr et al. Glucose variability, HbA1 c and microvascular complications. Rev Endocr Metab Disord. 2016; 17:103-10.
5. United Kingdom Prospective Diabetes Study (UKPDS). Intensive blood-glucose control with sulphonilureas or insulin compared with conventional treatment and risk of complications in patients with type 2 diabetes (UKPDS 33). Lancet. 1998; 352:837-53.
6. UK Prospective Diabetes Study Group (UKPDS). Tight blood pressure control and the risk of macrovascular and microvascular complications in type 2 diabetes: UKPDS 38. BMJ. 1998; 317:703-13.
7. Holman RR, Paul SK, Bethel MA et al. 10-year follow-up of intensive glucose control in type 2 diabetes. N Engl J Med. 2008; 359:1577-89.
8. Gaede P, Vedel P, Larsen N et al. Multifactorial intervention and cardiovascular disease in patients with type 2 diabetes. N Engl J Med. 2003; 348:383-93.
9. Cornier MA, Dabelea D, Hernandez RC et al. The metabolic syndrome. Endocr Rev. 2008; 29:777-822.
10. Leon BM, Maddox TM. Diabetes and cardiovascular disease: epidemiology, biological mechanisms, treatment recommendations and future research. World J Diabetes. 2015; 6:1246-58.
11. Raghavan S, Vassy JL, HoYL et al. Diabetes mellitus–related all-cause and cardiovascular mortality in a national cohort of adults. J Am Heart Assoc. 2019; 8:e011295.
12. American Diabetes Association. Standards of Medical Care in Diabetes – 2024. Diabetes Care. 2024; 47(Suppl 1).
13. Davies MJ, Aroda VR, Collins BS et al. Management of Hyperglycemia in Type 2 Diabetes, 2022. A consensus report by the American Diabetes Association (ADA) and the European Association for the Study of Diabetes (EASD). Diabetes Care. 2022; 45:2753-86.
14. Samson SL, Vellanki P, Blonde L et al. American Association of Clinical Endocrinology Consensus Statement: Comprehensive Type 2 Diabetes Management Algorithm – 2023 Update. Endocr Pract. 2023; 29:305-40.
15. Sociedade Brasileira de Diabetes. Diretriz da Sociedade Brasileira de Diabetes 2023. Disponível em: https://diretriz.diabetes.org.br.
16. Ismail-Beigi F, Moghissi E, Tiktin M et al. Individualizing glycemic targets in type 2 diabetes mellitus: implications of recent clinical trials. Ann Intern Med. 2011; 154:554-5.
17. Akalin S, Berntorp K, Ceriello A et al.; Global Task Force on Glycaemic Control. Intensive glucose therapy and clinical implications of recent data: a consensus statement from the Global Task Force on Glycaemic Control. Int J Clin Pract. 2009; 63:1421-5.
18. Gerstein HC, Miller ME, Byington RP et al. Action to Control Cardiovascular Risk in Diabetes Study Group. Effects of intensive glucose lowering in type 2 diabetes. N Engl J Med. 2008; 358:2545-59.
19. Patel A, MacMahon S, Chalmers J et al. ADVANCE Collaborative Group. Intensive blood glucose control and vascular outcomes in patients with type 2 diabetes. N Engl J Med. 2008; 358:2560-72.
20. Duckworth W, Abraira C, Moritz T et al. Glucose control and vascular complications in veterans with type 2 diabetes. N Engl J Med. 2009; 360:129-39.
21. Inzucchi SE, Bergenstal RM, Buse JB et al. Management of hyperglycemia in type 2 diabetes, 2015: a patient-centered approach. Update to a position statement of the American Diabetes Association and the European Association for the Study of Diabetes. Diabetes Care. 2015; 38:140-9.
22. Ray KK, Seshasai SR, Wijesuriya S et al. Effect of intensive control of glucose on cardiovascular outcomes and death in patients with diabetes mellitus: a meta-analysis of randomised controlled trials. Lancet. 2009; 373:1765-72.
23. Wang L, Li X, Wang Z, Bancks MP et al. Trends in prevalence of diabetes and control of risk factors in diabetes among US adults, 1999-2018. JAMA. 2021; 326(8):704-16.
24. Gomes MB, Gianella D, Faria M et al. Prevalence of type 2 diabetic patients within the targets of care guidelines in daily clinical practice: a multi-center study in Brazil. Rev Diabet Stud. 2006; 3:82-7.
25. Defronzo RA. Banting Lecture. From the triumvirate to the ominous octet: a new paradigm for the treatment of type 2 diabetes mellitus. Diabetes. 2009; 58:773-95.
26. Stumvoll M, Goldstein BJ, van Haeften TW. Type 2 diabetes: principles of pathogenesis and therapy. Lancet. 2005; 365:1333-4.
27. Wajchenberg BL. Betacell failure in diabetes and preservation by clinical treatment. Endocr Rev. 2007; 28:187-218.
28. Meier JJ, Nauck MA. Incretins and the development of type 2 diabetes. Curren Diab Reports. 2006; 6:194-201.
29. Toft-Nielsen MB, Damholt MB, Madsbad S et al. Determinants of the impaired secretion of glucagon-like peptide-1 in type 2 diabetic patients. J Clin Endocrinol Metab. 2001; 86:3717-23.
30. Holst JJ, Gromada J. Role of incretin hormones in the regulation of insulin secretion in diabetic and nondiabetic humans. Am J Physiol Endocrinol Metab. 2004; 287:E199-206.
31. Nauck MA, Juris J Meier JJ. The incretin effect in healthy individuals and those with type 2 diabetes: physiology, pathophysiology, and response to therapeutic interventions. Lancet Diabetes Endocrinol. 2016; 4:525-36.
32. Obici S, Feng Z, Karkanias G et al. Decreasing hypothalamic insulin receptors causes hyperphagia and insulin resistance in rats. Nat Neurosci. 2002; 5:566-72.
33. Saad MJ, Santos A, Prada PO. Linking gut microbiota and inflammation to obesity and insulin resistance. Physiology (Bethesda). 2016; 31:283-9.
34. Caricilli AM, Saad MJ. Gut microbiota composition and its effects on obesity and insulin resistance. Curr Opin Clin Nutr Metab Care. 2014; 17:312-8.
35. Inzucchi SE, Majumdar SK. Current therapies for the medical management of diabetes. Obstet Gynecol. 2016; 127:780-94.
36. Krentz AJ. Management of type 2 diabetes in the obese patient: current concerns and emerging therapies. Curr Med Res Opin. 2008; 24:401-17.
37. American Diabetes Association. Standards of medical care in diabetes – 2024. Pharmacologic approaches to glycemic treatment. Diabetes Care. 2023; 47(Suppl 1):S158-78.
38. Lyra R, Albuquerque L, Cavalcanti S et al. Tratamento farmacológico da hiperglicemia no DM2. Diretriz Oficial da Sociedade Brasileira de Diabetes; 2023.
39. Matthews DR, Pald'anius PM, Proot P et al.; VERIFY study group. Glycaemic durability of an early combination therapy with vildagliptin and metformin versus sequential metformin monotherapy in newly diagnosed type 2 diabetes (VERIFY): a 5-year, multicentre, randomised, double-blind trial. Lancet. 2019; 394:1519-29.
40. Bertoluci MC, Silva Júnior WS, Valente F et al. 2023 UPDATE: Luso-Brazilian evidence-based guideline for the management of antidiabetic therapy in type 2 diabetes. Diabetol Metab Syndr. 2023; 15:160.
41. Cusi K, DeFronzo RA. Metformin: a review of its metabolics effects. Diabetes Rev. 1998; 6:89-131.
42. Miller RA, Chu Q, Xie J et al. Biguanides suppress hepatic glucagon signalling by decreasing production of cyclic AMP. Nature. 2013; 494:256-60.
43. Mannucci E, Ognibene A, Cremasco F et al. Effect of metformin on glucagon-like peptide 1 (GLP-1) and leptin levels in obese nondiabetic subjects. Diabetes Care. 2001; 24:489-94.
44. Blonde L, Dailey GE, Jabbour SA et al. Gastrintestinal tolerability of extended-release metformin tablets compared to immediate-release metformin tablets: results of a retrospective cohort study. Curr Med Res Opin. 2004; 20:565-72.
45. National Institute for Health and Clinical Excellence (NICE). Type 2 diabetes: the management of type 2 diabetes: NICE Clinical Guideline 87. 2009.
46. Mazokopakis EE, Starakis IK. Recommendations for diagnosis and management of metformin-induced vitamin B12 (Cbl) deficiency. Diabetes Res Clin Pract. 2012; 97:359-67.
47. Koca R, Altinyazar HC, Yenidunya S et al. Psoriasiform drug eruption associated with metformin hydrochloride: a case report. Dermatol Online J. 2003; 9:11.

48. Nammour FE, Fayad NF, Peikin SR. Metformin-induced cholestatic hepatitis. Endocr Pract. 2003; 9:307-9.
49. Packer CD, Hornick TR, Augustine SA. Fatal hemolytic anemia associated with metformin: a case report. J Med Case Rep. 2008; 2:300.
50. Knowler WC, Barrett-Connor E, Fowler SE et al.; Diabetes Prevention Program Research Group. Reduction in the incidence of type 2 diabetes with lifestyle intervention or metformin. N Engl J Med. 2002; 346:393-403.
51. Hostalek U, Gwilt M, Hildemann S. Therapeutic use of metformin in prediabetes and diabetes prevention. Drugs. 2015; 75(10):1071-94.
52. Balsells M, García-Patterson A, Solà I et al. Glibenclamide, metformin, and insulin for the treatment of gestational diabetes: a systematic review and meta-analysis. BMJ. 2015; 350:h102.
53. Zhu B, Zhang L, Fan YY et al. Metformin versus insulin in gestational diabetes mellitus: a meta-analysis of randomized clinical trials. Ir J Med Sci. 2016; 185:371-81.
54. Spaight C, Gross J, Horsch A et al. Gestational diabetes mellitus. Endocr Dev. 2016; 31:163-78.
55. Nestler JE. Metformin for the treatment of the polycystic ovary syndrome. N Engl J Med. 2008; 358:47-54.
56. Andy C, Flake D, French L. Do insulin-sensitizing drugs increase ovulation rates for women with PCOS? J Fam Pract. 2005; 54:156-60.
57. Chalasani N, Younossi Z, Lavine JE et al. The diagnosis and management of non-alcoholic fatty liver disease: practice guideline by the American Gastroenterological Association, American Association for the Study of Liver Diseases, and American College of Gastroenterology. Gastroenterology. 2012; 142:1592-609.
58. Rendell M. The role of sulphonylureas in the management of type 2 diabetes mellitus. Drugs. 2004; 64:1339-58.
59. Schernthaner G. Gliclazide modified release: a critical review of pharmacodynamic, metabolic, and vasoprotective effects. Metabolism. 2003; 52(8 Suppl 1):29-34.
60. Zoungas S, Chalmers J, Kengne AP et al. The efficacy of lowering glycated haemoglobin with a gliclazide modified release-based intensive glucose lowering regimen in the ADVANCE trial. Diabetes Res Clin Pract. 2010; 89:126-33.
61. Schernthaner G, Grimaldi A, Di Mario U et al. GUIDE study: double-blind comparison of once-daily gliclazide MR and glimepiride in type 2 diabetic patients. Eur J Clin Invest. 2004; 34:535-42.
62. Korytkowski MT. Sulfonylurea treatment of type 2 diabetes mellitus: focus on glimepiride. Pharmacotherapy. 2004; 24:606-20.
63. Yki-Järvinen H. Thiazolidinediones. N Engl J Med. 2004; 351:1106-8.
64. Einhorn D, Aroda VR, Henry RR. Glitazones and the management of insulin resistance: what they do and how might they be used. Endocrinol Metab Clin North Am. 2004; 33:595-616.
65. Bell DS. Type 2 diabetes mellitus: what is the optimal treatment regimen? Am J Med. 2004; 116(Suppl 5A):23S-9S.
66. Nissen SE, Wolski K. Effect of rosiglitazone on the risk of myocardial infarction and death from cardiovascular causes. N Engl J Med. 2007; 356:2457-71.
67. Betteridge DJ. Effects of pioglitazone on lipid and lipoprotein metabolism. Diabetes Obes Metab. 2007; 9:640-7.
68. DeFronzo RA, Tripathy D, Schwenke DC et al.; ACT NOW Study. Pioglitazone for diabetes prevention in impaired glucose tolerance. N Engl J Med. 2011; 364:1104-15.
69. Rizos CV, Elisaf MS, Mikhailidis DP et al. How safe is the use of thiazolidinediones in clinical practice? Expert Opin Drug Saf. 2009; 8:15-32.
70. Dormandy JA, Charbonnel B, Eckland DJ et al. Secondary prevention of macrovascular events in patients with type 2 diabetes in the PROactive Study (PROspective pioglitAzone Clinical Trial In macroVascular Events): a randomized controlled trial. Lancet. 2005; 366:1279-89.
71. Kahn SE, Zinman B, Lachin JM et al.; Diabetes Outcome Progression Trial (ADOPT) Study Group. Rosiglitazone-associated fractures in type 2 diabetes: an Analysis from A Diabetes Outcome Progression Trial (ADOPT). Diabetes Care. 2008; 31:845-51.
72. Colucciello M. Vision loss due to macular edema induced by rosiglitazone treatment of diabetes mellitus. Arch Ophthalmol. 2005; 123:1273-5.
73. Levin F, Kazim M, Smith TJ et al. Rosiglitazone-induced proptosis. Arch Ophthalmol. 2005; 123:119-21.
74. Gupta V, Kalral S. Choosing a gliptin. Indian J Endocrinol Metab. 2011; 15:298-308.
75. Chen XW, He ZX, Zhou ZW et al. Clinical pharmacology of dipeptidyl peptidase 4 inhibitors indicated for the treatment of type 2 diabetes mellitus. Clin Exp Pharmacol Physiol. 2015; 42:999-1024.
76. Davidson JA. Advances in therapy for type 2 diabetes: GLP-1 receptor agonists and DPP-4 inhibitors. Cleve Clin J Med. 2009; 76(Suppl 5):S28-38.
77. Keating GM. Vildagliptin: a review of its use in type 2 diabetes mellitus. Drugs. 2010; 70:2089-112.
78. Vilar L, Gusmão A, Albuquerque JL et al. Effectiveness of adding vildagliptin to the treatment of diabetic patients nonresponsive to the combination of metformin and a sulphonylurea. Arq Bras Endocrinol Metabol. 2011; 55:260-5.
79. Scheen AJ. Safety of dipeptidyl peptidase-4 inhibitors for treating type 2 diabetes. Expert Opin Drug Saf. 2015; 14:505-24.
80. Son JW, Kim S. Dipeptidyl peptidase 4 inhibitors and the risk of cardiovascular disease in patients with type 2 diabetes: a tale of three studies. Diabetes Metab J. 2015; 39:373-83.
81. Kongwatcharapong J, Dilokthornsakul P, Nathisuwan S et al. Effect of dipeptidyl peptidase-4 inhibitors on heart failure: a meta-analysis of randomized clinical trials. Int J Cardiol. 2016; 211:88-95.
82. Thomsen RW, Pedersen L, Møller N et al. Incretin-based therapy and risk of acute pancreatitis: a nationwide population-based case-control study. Diabetes Care. 2015; 38:1089-98.
83. Josse RG, Chiasson JL, Ryan EA et al. Acarbose in the treatment of elderly patients with type 2 diabetes. Diabetes Res Clin Pract. 2003; 59:37-42.
84. van de Laar FA, Lucassen PL, Akkermans RP et al. Alpha-glucosidase inhibitors for patients with type 2 diabetes: results from a Cochrane systematic review and meta-analysis. Diabetes Care. 2005; 28:154-63.
85. Chiasson JL, Josse RG, Gomis R et al. STOP-NIDDM Trial Research Group. Acarbose treatment and the risk of cardiovascular disease and hypertension in patients with impaired glucose tolerance: the STOP-NIDDM trial. JAMA. 2003; 290:486-94.
86. Peter S. Acarbose and idiopathic reactive hypoglycemia. Horm Res. 2003; 60:166-7.
87. Yamada M, Ohrui T, Asada M et al. Acarbose attenuates hypoglycemia from dumping syndrome in an elderly man with gastrectomy. J Am Geriatr Soc. 2005; 53:358-9.
88. Davidson JA, Kuritzky L. Sodium glucose co-transporter 2 inhibitors and their mechanism for improving glycemia in patients with type 2 diabetes. Postgrad Med. 2014; 126:33-48.
89. Scheen AJ. Pharmacodynamics, efficacy and safety of sodium-glucose co--transporter type 2 (SGLT2) inhibitors for the treatment of type 2 diabetes mellitus. Drugs. 2015; 75:33-59.
90. Lajara R. The potential role of sodium glucose co-transporter 2 inhibitors in combination therapy for type 2 diabetes mellitus. Expert Opin Pharmacother. 2014; 15:2565-85.
91. Henry RR, Murray AV, Marmolejo MH et al. Dapagliflozin, metformin XR, or both: initial pharmacotherapy for type 2 diabetes, a randomised controlled trial. Int J Clin Pract. 2012; 66:446-56.
92. Stenlöf K, Cefalu WT, Kim KA et al. Long-term efficacy and safety of canagliflozin monotherapy in patients with type 2 diabetes inadequately controlled with diet and exercise: findings from the 52-week CANTATA-M study. Curr Med Res Opin. 2014; 30:163-75.
93. Bucheit JD, Pamulapati LG, Carter N et al. Oral semaglutide: A review of the first oral glucagon-like peptide-1 receptor agonist. Diabetes Technol Therap. 2020; 22:10-18.
94. Zinman B, Wanner C, Lachin JM et al. EMPA-REG OUTCOME Investigators. Empagliflozin, cardiovascular outcomes, and mortality in type 2 diabetes. N Engl J Med. 2015; 373:2117-28.
95. Wiviott SD, Raz I, Bonaca MP et al. Dapagliflozin and cardiovascular outcomes in type 2 diabetes. N Engl J Med. 2019; 380:347-57.
96. Neal B, Perkovic V, Mahaffey KW et al. Canagliflozin and cardiovascular and renal events in type 2 diabetes. N Engl J Med. 2017; 377:644-57.
97. Wu JHY, Foote C, Blomster J et al. Effects of sodium-glucose cotransporter-2 inhibitors on cardiovascular events, death, and major safety outcomes in adults with type 2 diabetes: a systematic review and meta-analysis. Lancet Diabetes Endocrinol. 2016; 4:411-9.
98. McGuire DK, Shih WJ, Cosentino F et al. Association of SGLT2 inhibitors with cardiovascular and kidney outcomes in patients with type 2 diabetes: a meta-analysis. JAMA Cardiol. 2021; 6:148e158.
99. Perkovic V, Jardine MJ, Neal B et al. Canagliflozin and renal outcomes in type 2 diabetes and nephropathy. N Engl J Med. 2019; 380:2295-306.
100. Heerspink HJL, Stefansson BV, Correa-Rotter R et al.; DAPA-CKD Trial Committees and Investigators. Dapagliflozin in patients with chronic kidney disease. N Engl J Med. 2020; 383:1436-46.
101. Herrington WG, Staplin N, Wanner C et al.; The EMPA-KIDNEY Collaborative Group. Empagliflozin in patients with chronic kidney disease. N Engl J Med. 2023; 388:117-27.
102. McMurray JJ, Solomon SD, Inzucchi SE et al.; DAPA-HF Trial Committees and Investigators. Dapagliflozin in patients with heart failure and reduced ejection fraction. N Engl J Med. 2019; 381:1995-2008.
103. Anker SD, Butler J, Filippatos G et al.; EMPEROR-Preserved Trial Investigators. Empagliflozin in heart failure with a preserved ejection fraction. N Engl J Med. 2021; 385:1451-61.
104. Packer M, Anker SD, Butler J et al.; EMPEROR-Reduced Trial Investigators. Cardiovascular and renal outcomes with empagliflozin in heart failure. N Engl J Med. 2020; 383:1413-24.
105. Watts NB, Bilezikian JP, Usiskin K et al. Evaluation of bone mineral density and bone mineral biomarkers in patients with type 2 diabetes treated with canagliflozin. J Clin Endocrinol Metab. 2016; 101:157-66.
106. Peters AL, Buschur EO, Buse JB et al. Euglycemic diabetic ketoacidosis: a potential complication of treatment with sodium–glucose cotransporter 2 inhibition. Diabetes Care. 2015; 38:1687-93.
107. Drucker DJ, Nauck MA. The incretin system: glucagon-like peptide-1 receptor agonists and dipeptidyl peptidase-4 inhibitors in type 2 diabetes. Lancet. 2006; 368:1696-705.

108. Madsbad S. Review of head-to-head comparisons of glucagon-like peptide-1 receptor agonists. Diabetes Obes Metab. 2016; 18:317-32.
109. Goldenberg RM, Steen O. Semaglutide: review and place in therapy for adults with type 2 diabetes. Can J Diabetes. 2019; 43:136-45.
110. Sisson EM. Liraglutide: clinical pharmacology and considerations for therapy. Pharmacotherapy. 2011; 31:896-911.
111. Zinman B, Gerich J, Buse JB et al. Efficacy and safety of the human GLP-1 analog liraglutide in combination with metformin and TZD in patients with type 2 diabetes mellitus (LEAD-4 Met1TZD). Diabetes Care. 2009; 32:1224-30.
112. Marso SP, Daniels GH, Brown-Frandsen K et al. Liraglutide and cardiovascular outcomes in type 2 diabetes. N Engl J Med. 2016 Jun 13. [Epub ahead of print.]
113. Nuffer WA, Trujillo JM. Liraglutide: a new option for the treatment of obesity. Pharmacotherapy. 2015; 35:926-34.
114. Armstrong MJ, Barton D, Gaunt P et al.; LEAN trial team. Liraglutide efficacy and action in non-alcoholic steatohepatitis (LEAN): study protocol for a phase II multicentre, double-blinded, randomised, controlled trial. BMJ Open. 2013; 3:e003995.
115. Jendle J, Grunberger G, Blevins T et al. Efficacy and safety of dulaglutide in the treatment of type 2 diabetes: a comprehensive review of the dulaglutide clinical data focusing on the AWARD phase 3 clinical trial program. Diabetes Metab Res Rev. 2016; 32:776-90.
116. Povedano ST, Dungan KM, Forst T et al. Once-weekly dulaglutide versus once-daily liraglutide in metformin-treated patients with type 2 diabetes (AWARD-6): a randomised, open-label, phase 3, non-inferiority trial. Lancet. 2014; 384:1349-57.
117. Gerstein HC, Colhoun HM, Dagenais GR et al. Dulaglutide and cardiovascular outcomes in type 2 diabetes (REWIND): a double-blind, randomised placebo-controlledtrial. Lancet. 2019; 394:121-30.
118. Marso SP, Bain SC, Consoli A et al. Semaglutide and cardiovascular outcomes in patients with type 2 diabetes. N Engl J Med. 2016; 375:1834-44.
119. O'Neil PM, Birkenfeld AL, McGowan B et al. Efficacy and safety of semaglutide compared with liraglutide and placebo for weight loss in patients with obesity: a randomised, double-blind, placebo and active controlled, dose-ranging, phase 2 trial. Lancet. 2018; 392:637-49.
120. Wilding JPH, Batterham RL, Calanna S et al. Once-weekly semaglutide in adults with overweight or obesity. N Engl J Med. 2021; 384:989-1002.
121. Hedrington MS, Davis SN. Oral semaglutide for the treatment of type 2 diabetes. Expert Opin Pharmacother. 2019; 20:133-41.
122. Pratley R, Amod A, Hoff ST et al. Oral semaglutide versus subcutaneous liraglutide and placebo in type 2 diabetes (PIONEER 4): A Randomised, double-blind, phase 3 trial. Lancet. 2019; 394:39-50.
123. Husain M, Brikenfeld AL, Donsmark M et al. Oral semaglutide and cardiovascular outcomes in patients with type 2 diabetes. N Engl J Med. 2019; 381:841-51.
124. Monami M, Dicembrini I, Nardini C et al. Glucagon-like peptide-1 receptor agonists and pancreatitis: a meta-analysis of randomized clinical trials. Diabetes Res Clin Pract. 2014; 103:269-75.
125. Frías JP, Davies MJ, Rosenstock J et al; SURPASS-2 Investigators. Tirzepatide versus semaglutide once weekly in patients with type 2 diabetes. N Engl J Med. 2021; 385:503-15.
126. Del Prato S, Kahn SE, Pavo I et al. Tirzepatide versus insulin glargine in type 2 diabetes and increased cardiovascular risk (SURPASS-4): a randomised, open-label, parallel-group, multicentre, phase 3 trial. The Lancet. 2021; 398:1811-24.
127. Mathieu C, Martens PJ, Vangoitsenhoven R. One hundred years of insulin therapy. Nat Rev Endocrinol. 2021; 17:715-25.
128. Donner T, Muñoz M. Update on insulin therapy for type 2 diabetes. J Clin Endocrinol Metab. 2012; 97:1405-13.
129. Sharma AK, Taneja G, Kumar A et al. Insulin analogs: Glimpse on contemporary facts and future prospective. Life Sci. 2019; 219:90-9.
130. Haahr H, Heise T. Fast-acting insulin aspart: a review of its pharmacokinetic and pharmacodynamic properties and the clinical consequences. Clin Pharmacokinet. 2020; 59:155-72.
131. Clements JN, Bello L. Insulin glargine 300 units/ml: a new basal insulin product for diabetes mellitus. Am J Health Syst Pharm. 2016; 73:359-66.
132. Kurtzhals P. Pharmacology of insulin detemir. Endocrinol Metab Clin North Am. 2007; 36(Suppl 1):14-20.
133. Morales J. Defining the role of insulin detemir in basal insulin therapy. Drugs. 2007; 67:2557-84.
134. Pettus J, Santos Cavaiola T, Tamborlane WV et al. The past, present, and future of basal insulins. Diabetes Metab Res Rev. 2016; 32:478-96.
135. Marso SP, McGuire DK, Zinman B et al.; DEVOTE Study Group. Efficacy and safety of Degludec versus Glargine in type 2 diabetes. N Engl J Med. 2017; 377:723-32.
136. Rosenstock J, Cheng A, Ritzel R et al. More Similarities than differences testing insulin Glargine 300 units/ml versus insulin Degludec 100 units/ml in insulin-naive type 2 diabetes: The randomized head-to-head BRIGHT trial. Diabetes Care. 2018; 41:2147-54.
137. Buse JB, Vilsbøll T, Thurman J et al. Contribution of Liraglutide in the fixed-ratio combination of insulin Degludec and Liraglutide (IDegLira). Diabetes Care. 2014; 37:2926-33.
138. Liu Y, Li X, Zheng Y et al. IDegLira for type 2 diabetes: a systematic review and meta-analysis. Endocrine. 2024; 83(3):648-58.
139. Hermansen K, Colombo M, Storgaard H et al. Improved postprandial glycemic control with biphasic insulin aspart relative to biphasic insulin Lispro and biphasic human insulin in patients with type 2 diabetes. Diabetes Care. 2002; 25:883-8.
140. Niskanen L, Jensen LE, Rastam J et al. Randomized, multinational, open-label, 2-period, crossover comparison of biphasic insulin aspart 30 and biphasic insulin lispro 25 and pen devices in adult patients with type 2 diabetes mellitus. Clin Ther. 2004; 26:531-40.
141. Kaneko S, Chow F, Choi DS et al. Insulin degludec/insulin aspart versus biphasic insulin aspart 30 in Asian patients with type 2 diabetes inadequately controlled on basal or pre-/self-mixed insulin: a 26-week, randomised, treat-to-target trial. Diabetes Res Clin Pract. 2015; 107:139-47.
142. Rosenstock J, Diamant M, Aroda VR et al. Efficacy and safety of lixilan, a titratable fixed-ratio combination of lixisenatide and insulin glargine, versus insulin glargine in type 2 diabetes inadequately controlled on metformin monotherapy: the LixiLan Proof-of-Concept Randomized Trial. Diabetes Care. 2016; 39:1579-86.
143. Moreira RO, Cobas R and Coelho RCLA. Combination of basal insulin and GLP-1 receptor agonist: is this the end of basal insulin alone in the treatment of type 2 diabetes? Diabetol Metab Syndr. 2018; 10:26-35.
144. Bruce W, Bode BW, McGill JB et al. Inhaled technosphere insulin compared with injected prandial insulin in type 1 diabetes: a randomized 24-week trial. Diabetes Care. 2015; 38:2266-73.
145. Seaquist ER, Blonde L, McGill JB et al. Hypoglycaemia is reduced with use of inhaled Technosphere Insulin relative to insulin aspart in type 1 diabetes mellitus. Diabet Med. 2020 May;37(5):752-9.
146. Singh-Franco D, Perez A, Harrington C. The effect of pramlintide acetate on glycemic control and weight in patients with type 2 diabetes mellitus and in obese patients without diabetes: a systematic review and meta-analysis. Diabetes Obes Metab. 2011; 13:169-80.
147. Hinshaw L, Schiavon M, Dadlani V et al. Effect of pramlintide on postprandial glucose fluxes in type 1 diabetes. J Clin Endocrinol Metab. 2016; 101:1954-62.
148. Trabelsi MS, Daoudi M, Prawitt J et al. Farnesoid X receptor inhibits glucagon-like peptide-1 production by enteroendocrine L cells. Nat Commun. 2015; 6:7629.
149. Brunetti L, Campbell RK. Clinical efficacy of colesevelam in type 2 diabetes mellitus. J Pharm Pract. 2011; 24:417-25.
150. Sando KR, Taylor J. Bromocriptine: its place in type 2 diabetes Tx. J Fam Pract. 2011; 60:E1-5.
151. Lalau JD, Arnouts P, Sharif A et al. Metformin and other antidiabetic agents in renal failure patients. Kidney Int. 2015; 87:308-22.
152. Scheen AJ. Pharmacokinetics and clinical use of incretin-based therapies in patients with chronic kidney disease and type 2 diabetes. Clin Pharmacokinet. 2015; 54:1-21.
153. Kelly MS, Lewis J, Huntsberry AM et al. Efficacy and renal outcomes of SGLT2 inhibitors in patients with type 2 diabetes and chronic kidney disease. Postgrad Med. 2019; 131:31-42.
154. Davidson JA. SGLT2 inhibitors in patients with type 2 diabetes and renal disease: overview of current evidence Postgrad Med. 2019; 131:251-60.
155. Akshintala D, Chugh R, Amer F et al. Nonalcoholic fatty liver disease: the overlooked complication of type 2 diabetes. In: Feingold KR, Anawalt B, Boyce A, editors. Endotext [Internet]. South Dartmouth (MA): MDText.com, Inc.; 2019 Jul 9.
156. Rinella ME, Lazarus JV, Ratziu V et al. A multi-society Delphi consensus statement on new fatty liver disease nomenclature. Hepatology. 2023; 78(6): 1966-86.
157. Moreira RO, Valerio CM, Villela-Nogueira CA et al Brazilian evidence-based guideline for screening, diagnosis, treatment, and follow-up of metabolic dysfunction-associated steatotic liver disease (MASLD) in adult individuals with overweight or obesity: A joint position statement from the Brazilian Society of Endocrinology and Metabolism (SBEM), Brazilian Society of Hepatology (SBH), and Brazilian Association for the Study of Obesity and Metabolic Syndrome (Abeso). Arch. Endocrinol. Metab. 2023; 67(6):e230123.
158. Pratley RE, Gilbert M. Clinical management of elderly patients with type 2 diabetes mellitus. Postgrad Med. 2012; 124:133-43.
159. American Diabetes Association. Standards of care in Diabetes – 2024. Older adults. Diabetes Care. 2024; 47(Suppl 1):S244-57.
160. Patti AM, Giglio RV, Pafili K et al. Pharmacotherapy for gestational diabetes. Expert Opin Pharmacother. 2018; 19:1407-14.
161. American Diabetes Association. Children and adolescents: Standards of Medical Care in Diabetes 2024. Diabetes Care. 2024; 47(Suppl. 1):S258-81.
162. Tamborlane WV, Barrientos-Perez M, Fainberg U et al. Liraglutide in children and adolescents with type 2 diabetes. N Engl J Med. 2019; 381:637-46.
163. Laffel LM, Danne T, Klingensmith GJ et al; DINAMO Study Group. Efficacy and safety of the SGLT2 inhibitor empagliflozin versus placebo and the DPP-4 inhibitor linagliptin versus placebo in young people with type 2 diabetes (DINAMO): a multicentre, randomised, double-blind, parallel group, phase 3 trial. Lancet Diabetes Endocrinol. 2023; 11:169-81.

CAPÍTULO

60

Diabetes Melito Tipo 2 no Idoso

Saulo Cavalcanti ■ Icaro Sampaio Inácio ■ Luiz de Gonzaga G. de Azevedo Jr. ■ Patrícia Gadelha ■ Luciano Albuquerque

INTRODUÇÃO

A prevalência do diabetes melito tipo 2 (DM2) entre idosos vem crescendo gradualmente, acompanhando o aumento da expectativa de vida. Atualmente, nos EUA, aproximadamente um quarto das pessoas com 65 anos ou mais tem DM2 e metade tem pré-diabetes.[1,2] No Brasil, cerca de 20% dos indivíduos nesse grupo etário têm DM2.[3] Os idosos com diabetes apresentam taxas mais altas de morte prematura, incapacidade funcional, perda muscular acelerada e doenças coexistentes, como hipertensão, doença arterial coronariana (DAC), insuficiência cardíaca e acidente vascular cerebral (AVC) quando comparados aos não diabéticos (Figura 60.1). A prevalência dessas complicações tende a aumentar com o progredir da idade (Figura 60.2).[1,2,4]

De forma semelhante ao que é preconizado para a população jovem diabética, os objetivos do tratamento do diabetes nos idosos incluem o controle da hiperglicemia e dos fatores de risco. No entanto, a população geriátrica tem uma estrutura heterogênea, de modo que as comorbidades e limitações funcionais dos indivíduos devem ser levadas em consideração para estabelecer metas de tratamento. Portanto, o tratamento deve ser individualizado.[5]

FISIOPATOLOGIA

Os idosos têm alto risco de desenvolver DM2 devido aos efeitos combinados de influências genéticas, estilo de vida e envelhecimento. Esses fatores contribuem para a hiperglicemia através de efeitos na capacidade secretória de insulina das células β e na sensibilidade do tecido à insulina (Figura 60.3).[6]

Declínios consistentes na função das células β e na secreção de insulina são características do envelhecimento em roedores e humanos.[7] A exposição crônica à hiperglicemia, por sua vez, pode piorar a resistência à insulina e prejudicar ainda mais a

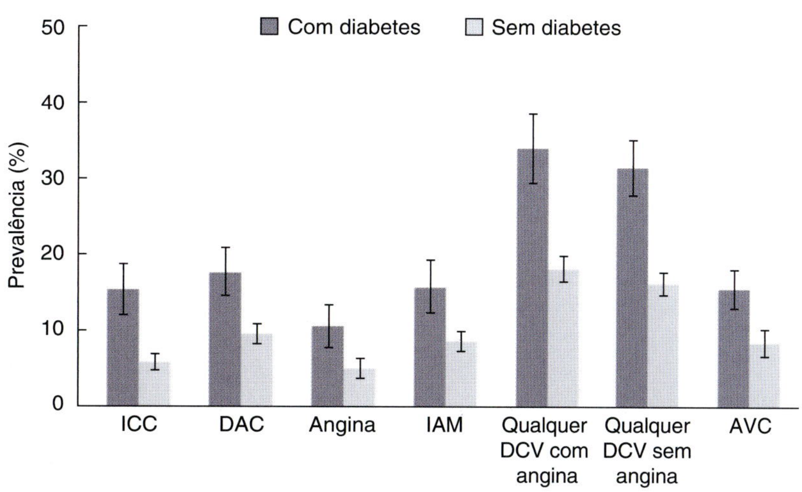

Figura 60.1 Complicações cardiovasculares em adultos nos EUA (2007-2010) com idade ≥ 65 anos foram mais frequentes na população diabética. ICC: insuficiência cardíaca congestiva; DAC: doença arterial coronariana; IAM: infarto agudo do miocárdio; DCV: doença cardiovascular; AVC: acidente vascular cerebral. (Adaptada de LeRoith et al., 2019.)[2]

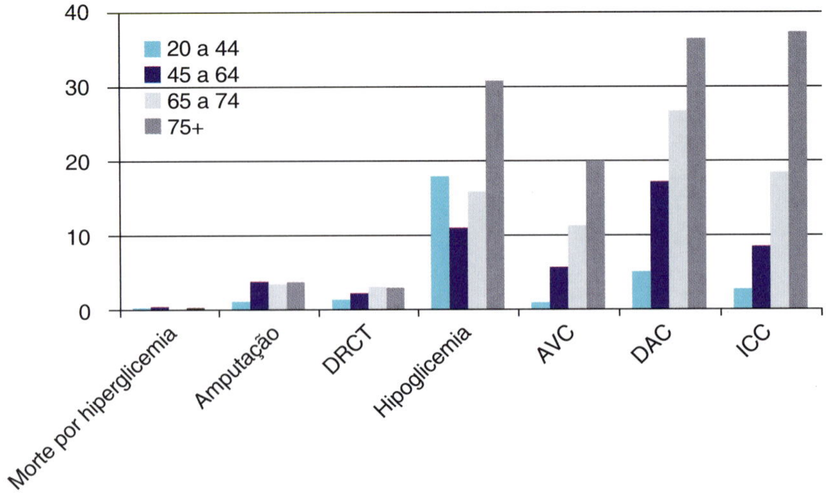

Figura 60.2 Incidência (por 1.000) das principais complicações do diabetes, de acordo com a idade, entre adultos com diabetes. Notar que as complicações cardiovasculares são mais frequentes na população com idade ≥ 65 anos. DRCT: doença renal crônica terminal; AVC: acidente vascular cerebral; DAC: doença arterial coronariana; ICC: insuficiência cardíaca congestiva. (Adaptada de LeRoith et al., 2019.)[2]

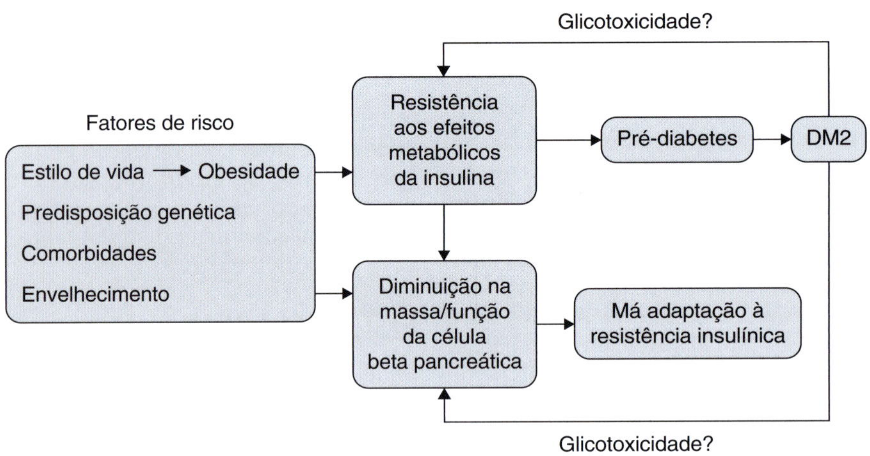

Figura 60.3 Modelo para os mecanismos envolvidos na patogênese do diabetes melito tipo 2 (DM2) no idoso. (Adaptada de LeRoith et al., 2019.)[2]

função das células β pancreáticas. A lipotoxicidade resultante da exposição prolongada a produtos da lipólise também pode contribuir para esse círculo vicioso, assim como a obesidade visceral.[8,9]

METAS TERAPÊUTICAS

Ao estabelecer as estratégias e metas de tratamento para a população geriátrica, é fundamental considerar os aspectos que diferenciam essa população das demais faixas etárias. Deve-se ter em mente a expectativa de vida do paciente em questão, as comorbidades associadas, a presença ou não de polifarmácia, a capacidade de autocuidado, o apoio social e a estrutura familiar, além do custo das medicações antidiabéticas, bem como o risco associado a uma eventual hipoglicemia.

AVALIAÇÃO DO ESTADO GLOBAL DE SAÚDE

Pacientes idosos com diabetes necessitam de avaliação criteriosa quanto à presença de várias síndromes geriátricas comuns (Quadro 60.1). Essas condições podem afetar as habilidades de automanejo do diabetes e a qualidade de vida, se deixadas sem tratamento.[4,10]

Quadro 60.1 Condições geriátricas comuns em idosos diabéticos.

- Sarcopenia
- Depressão
- Comprometimento cognitivo
- Polifarmácia
- Tendência a quedas
- Incontinência urinária

Adaptado de American Diabetes Association, 2024;[4] Sociedade Brasileira de Diabetes, 2019.[10]

Comprometimento cognitivo

Os idosos com diabetes apresentam maior risco de declínio cognitivo que, muitas vezes, pode passar despercebido.[11] Uma metanálise incluindo mais de um milhão de pessoas demonstrou um risco relativo (RR) geral para demência (doença de Alzheimer e demência vascular) em pessoas com diabetes de 1,73 (intervalo de confiança de 95% [IC 95%], 1,65 a 1,82) em comparação com indivíduos não diabéticos.[12]

O declínio cognitivo tem sido associado ao aumento do risco de hipoglicemia e, inversamente, a hipoglicemia grave tem sido associada ao aumento do risco de demência. Portanto, é importante rastrear rotineiramente os idosos quanto a comprometimento cognitivo e discutir os achados com os pacientes e seus cuidadores.[13]

Sarcopenia

Sarcopenia é uma perda de massa muscular relacionada com a idade que se encontra acelerada na presença de diabetes. Tal condição indica que o paciente apresenta maior probabilidade de exigir cuidados no futuro, além de apresentar risco aumentado de quedas e fraturas que podem encurtar a expectativa de vida saudável. A presença da sarcopenia impõe uma modificação do estilo de vida, sendo fundamental incluir exercício físico contra resistência (musculação), bem como dieta prescrita por nutricionista com um aporte proteico maior que o habitual.[10,14]

Polifarmácia

A terapia medicamentosa múltipla tornou-se o padrão de atendimento no tratamento de doenças crônicas. Quanto ao tratamento do DM2, antes da aprovação da metformina nos EUA em 1995, apenas insulina e sulfonilureias estavam disponíveis. Agora, múltiplas classes de agentes orais, análogos de insulina e agonistas do peptídeo semelhante ao glucagon tipo 1 (GLP-1) de uso subcutâneo aumentam as oportunidades para o sucesso no tratamento, bem como o potencial para polifarmácia.[15]

Os regimes de medicamentos dos pacientes precisam de revisão e avaliação para garantir que medicamentos desnecessários e redundantes sejam descontinuados. Pacientes e profissionais precisam discutir ativa e regularmente os objetivos da terapia e abordar preocupações sobre adesão, custo, efeitos colaterais e outros assuntos de importância na realização de um plano terapêutico individualizado e realista.[2,5]

RISCO DE HIPOGLICEMIA

Os idosos com diabetes são especialmente vulneráveis à hipoglicemia, uma vez que apresentam um número desproporcionalmente alto de complicações clínicas e comorbidades. Além disso, em caso de hipoglicemia, a capacidade de glicogenólise pode ser insuficiente, com consequente maior dificuldade de recuperação dela e maior potencial para eventos graves hipoglicêmicos (com necessidade de auxílio de terceiros ou mesmo manifestações neurológicas graves como convulsão e coma).[2] Portanto, no manejo do DM2, deve-se ter um cuidado especial na prevenção de hipoglicemia, particularmente as hipoglicemias graves que implicam risco aumentado de arritmias cardíacas, hipertensão arterial, eventos macro e microvasculares, bem como mortalidade cardiovascular e por todas as causas.[2,16,17]

A American Diabetes Association (ADA) propõe uma abordagem individualizada para o estabelecimento de metas glicêmicas na população geriátrica. Idosos saudáveis, com poucas doenças crônicas coexistentes, função cognitiva intacta e bom *status* funcional devem ter metas glicêmicas mais baixas. Em contraste, aqueles com várias doenças crônicas coexistentes, comprometimento cognitivo ou dependência funcional, devem ter metas menos rigorosas (Quadro 60.2).[4]

A última diretriz da Endocrine Society, publicada em 2019, sugere metas baseadas em uma avaliação global de saúde, categorizando os pacientes em boa saúde (Grupo 1), saúde intermediária (Grupo 2) e saúde debilitada (Grupo 3).[2] Para os pacientes do Grupo 2, seriam aceitáveis glicemias de jejum de até 150 mg/dℓ, e para aqueles do Grupo 3, valores de até 180 mg/dℓ poderiam ser tolerados. No caso dos pacientes do Grupo 1, as metas são semelhantes àquelas dos pacientes jovens, sendo aceitável uma glicemia de jejum de até 130 mg/dℓ.[2] Recomendações similares são propostas pela ADA (Quadro 60.3).[4]

TRATAMENTO DA HIPERGLICEMIA

Modificações do estilo de vida

Dieta

Os planos de nutrição para pacientes com diabetes geralmente são dietas saudáveis individualizadas com base em preferências e objetivos de tratamento. As diretrizes alimentares recomendam um aumento na ingestão de fibras (25 a 35 g/dia).[18] Escolher legumes, grãos integrais e cereais matinais ricos em fibras é a melhor maneira de aumentar o consumo de fibras, embora o aumento da fibra deva ser evitado nos casos de esvaziamento gástrico tardio (gastroparesia). Além disso, atender às recomendações de ingestão de líquidos é importante para prevenir constipação intestinal e impactação fecal em idosos.[2]

Em pacientes com 65 anos de idade ou mais, com diabetes e fragilidade, a diretriz da Endocrine Society sugere o uso de dietas ricas em proteínas (1,2 a 1,5 g/kg/dia) e energia para prevenir a desnutrição e a perda de peso.[2] Para os idosos sarcopênicos ou caquéticos, os *experts* têm proposto uma ingestão diária de pelo menos 1,5 g/kg/dia (15 a 20% da ingestão calórica total).[19] O uso de suplementos proteicos pode eventualmente ser considerado. No entanto, os estudos sobre nutrientes específicos (p. ex., suplementos proteicos, aminoácidos de cadeia ramificada e creatina) não têm mostrado benefícios consistentes.[20] Nos pacientes com sarcopenia, é recomendável a suplementação de vitamina D3 para manter os níveis de 25-OH vitamina D > 30 ng/mℓ.[21]

Quadro 60.2 Definição das metas de tratamento para idosos com diabetes melito tipo 2 de acordo com as condições de saúde.

Condições de saúde do paciente	Racional	HbA_{1c} (%)	Glicemia de jejum ou pré-prandial	Glicemia ao deitar	PA (mmHg)
Grupo 1 Poucas doenças crônicas coexistentes, *status* cognitivo e funcional intactos	Longa expectativa de vida restante	< 7,5	80 a 130	80 a 180	<130/80
Grupo 2 Várias doenças crônicas coexistentes, ou prejuízo de 2+ AIVD, ou comprometimento cognitivo leve a moderado	Variável expectativa de vida restante	< 8,0	90 a 150	100 a 180	<130/80
Grupo 3 Doenças crônicas em estágio terminal, ou dependência para 2+ AVD, ou comprometimento cognitivo moderado a grave	Limitada expectativa de vida restante	Evitar depender da HbA_{1c} nas decisões do controle glicêmico. Elas devem ser baseadas na prevenção de sintomas de hipoglicemia e de hiperglicemia	100 a 180	110 a 200	<140/90

HbA_{1c}: hemoglobina glicada; AIVD: atividades instrumentais da vida diária; AVD: atividades da vida diária; PA: pressão arterial. (Adaptado de American Diabetes Association, 2024.[4])

Quadro 60.3 Medicações usadas para tratar a hiperglicemia em idosos com doença renal crônica (DRC) ou doença cardiovascular aterosclerótica (DCVa).

Classe de medicação	Uso em idosos sem DRC ou DCVa	Uso em idosos com DRC (estágios 3 a 5)	Uso em idosos com DCVa
Insulina	■ Pode causar hipoglicemia	■ Redução do *clearance* renal; ajustes de doses podem ser necessários ■ Risco aumentado de hipoglicemia	■ Pode agravar retenção de líquidos quando usada com as glitazonas ■ Devem-se evitar hipoglicemias pelo potencial risco de arritmias, HAS e AVC
Metformina	■ Iniciar com 500 mg (dose máxima de 2 g/dia); para idosos frágeis, uma dose máxima de 1 g/dia pode ser preferível ■ Não causa hipoglicemia ■ Pode causar intolerância gastrintestinal ■ Pode causar deficiência de vitamina B_{12} (fazer dosagens anuais)	■ Reduzir dose para 1.000 mg/dia em caso de TFGe entre 30 e 45 mℓ/min; não iniciar se TFGe < 45 mℓ/min; suspender se TFGe < 30 mℓ/min ■ Suspender também diante de risco de lesão renal aguda (contrastes radiológicos, hipotensão, sepse, choque, hipoxia)	■ Pode ser benéfica em pacientes com DAC; evitar em casos de IC grave (maior risco de acidose láctica)
Sulfonilureias	■ Podem causar hipoglicemia e ganho de peso ■ Risco de hipoglicemia em ordem decrescente: gliclazida MR < glimepirida < glipizida < glibenclamida ■ Evitar glibenclamida	■ Glibenclamida: não usar se TFGe < 60 mℓ/min ■ Gliclazida MR e glimepirida: evitar se TFGe < 30 mℓ/min ■ Glipizida: usar com cautela se TFGe < 30 mℓ/min	■ Hipoglicemias graves causam arritmias e HAS, além de aumentar a ocorrência de eventos cardiovasculares e a mortalidade cardiovascular
Glitazonas	■ Não causam hipoglicemia ■ Aumentam o risco de fraturas ■ Podem causar ganho de peso ■ Causam retenção hídrica, podendo exacerbar ou desencadear IC ■ Dose recomendada: 15 a 30 mg/dia	■ Maior risco de retenção hídrica e IC, se houver DRC ■ Sem necessidade de ajustes de dose na DRC	■ Pioglitazona (PGZ) reduz a mortalidade por DCVa ■ Em contrapartida, causa retenção hídrica, podendo exacerbar ou desencadear IC ■ PGZ contraindicada se houver IC
Inibidores da DPP-4	■ Dose usual: vildagliptina (50 mg, 2 vezes/dia); sitagliptina (100 mg, 1 vez/dia); saxaglitpina (5 mg/dia); linaglitpina (5 mg/dia); alogliptina, (25 mg/dia) ■ Bem tolerados ■ Não causam hipoglicemia	■ Necessários ajustes de doses (exceto com linagliptina e evogliptina [5 mg/dia]) ■ Vildagliptina: • TFGe: > 50 mℓ/min: 100 mg/dia • TFGe: 30 a 50 mℓ/min: 50 mg/dia • TFGe: < 30 mℓ/min: 25 mg/dia ■ Sitagliptina: • TFGe: > 50 mℓ/min: 100 mg/dia • TFGe: 30 a 50 mℓ/min: 50 mg/dia • TFGe: < 30 mℓ/min: 25 mg/dia ■ Saxagliptina: • TFGe: > 50 mℓ/min: 2,5 ou 5 mg/dia ■ Alogliptina: • TFGe: > 60 mℓ/min: 25 mg/dia • TFGe: 30 a 60 mℓ/min: 12,5 mg/dia • TFGe: < 30 mℓ/min: 6,25 mg/dia	■ Risco aumentado de hospitalização por IC foi relatado em usuários de saxagliptina
Inibidores do SGLT2	■ Dose usual: dapagliflozina (10 mg/dia); canagliflozina (100 mg); empagliflozina (25 mg/dia) 1 vez/dia ■ Bem tolerados ■ Não causam hipoglicemia ■ Empagliflozina, canagliflozina e vildagliptina podem reduzir eventos cardiovasculares e a progressão de doença renal do diabetes ■ Efeitos adversos de depleção de volume mais comuns em idosos; o mesmo para infecções fúngicas genitais ■ Riscos aumentados de amputações em pés e fraturas foram relatados apenas com a canagliflozina ■ Raramente causam cetoacidose diabética	■ Canagliflozina, dapagliflozina e empagliflozina: evitar o uso se TFGe < 45 mℓ/min ■ Canagliflozina e dapagliflozina podem causar lesão renal aguda ■ Podem reduzir progressão da DRD	■ Reduzem MACE e IC ■ Devem ser prescritos em indivíduos com IC ou DCVa estabelecida
Agonistas do receptor de GLP-1 Agonistas do receptor de GLP-1 e GIP	■ Particularmente indicados se houver obesidade ou não controle adequado da glicemia com 3 ADO ■ Doses usuais: liraglutida (1,2 a 1,8 mg/dia); dulaglutida (1,5 mg, 1 vez/semana); semaglutida (0,25 a 1 mg, 1 vez/semana); exenatida (5 μg, 2 vezes/dia); lixisenatida (20 μg/dia) ■ Não causam hipoglicemia ■ EA-GI são frequentes ■ Tirzepatida: particularmente indicada se houver obesidade ou não controle adequado da glicemia com 3 ADO • Dose usual: 15 mg, 1 vez/semana • Não causa hipoglicemia • EA-GI são frequentes	■ Exenatida: TFGe < 30 mℓ/min: evitar uso ■ Lixisenatida: evitar se TFGe < 15 mℓ/min ■ Liraglutida, dulaglutida, semaglutida: sem necessidade de ajuste de dose ■ EA-GI podem ser mais prevalentes se houver DRD ■ Tirzepatida: evitar uso se TFGe < 30 mℓ/min	■ Liraglutida, semaglutida e dulaglutida reduzem MACE ■ Tirzepatida: reduz MACE

ADO: agentes antidiabéticos orais; AVC: acidente vascular cerebral; DAC: doença arterial coronariana; DCVa: doença cardiovascular aterosclerótica; DPP-4: dipeptidil peptidase 4; DRC: doença renal crônica; DRD: doença renal do diabetes; EA-GI: efeitos adversos gastrintestinais; GIP: peptídeo inibitório gástrico; GLP-1: peptídeo semelhante ao glucagon tipo 1; HAS: hipertensão arterial sistêmica; IC: insuficiência cardíaca; MACE: eventos adversos cardiovasculares maiores; SGLT2: cotransportador de sódio-glicose tipo 2; TFGe: taxa de filtração glomerular estimada.

Atividade física

A prescrição de atividades físicas deve ser guiada pelas condições gerais do paciente: condicionamento físico, preferências, habilidades e limitações, como osteoartroses, artrites, tremores, sequelas de AVC, DAC etc. Por outro lado, é preciso evitar subestimar a capacidade do idoso de modificação de hábitos.[10]

Aos indivíduos funcionalmente independentes deve ser oferecida uma atividade aeróbica moderada de pelo menos 30 minutos, 5 dias por semana. Pacientes com alto risco de queda devem ser direcionados à fisioterapia para exercícios de equilíbrio e fortalecimento muscular antes do treino.[3]

Tratamento medicamentoso

As estratégias de manejo glicêmico devem ser ajustadas para as necessidades individuais dos pacientes com mais de 65 anos de idade. Fatores específicos em relação a certas classes de medicamentos são particularmente importantes para idosos com diabetes, principalmente aqueles com doença renal crônica e cardiopatias.

Agentes antidiabéticos orais

Metformina

A metformina é recomendada como tratamento inicial de idosos com DM2, sempre associada às mudanças do estilo de vida. Além de ser altamente eficaz na redução da glicemia, pode reduzir eventos cardiovasculares e não causa hipoglicemia ou ganho de peso.[2,22,23]

Apesar dos benefícios, metformina não deve ser iniciada em pacientes com taxa de filtração glomerular estimada (TFGe) < 45 mℓ/minuto e deve ser suspensa se a TFGe cair abaixo de 30 mℓ/minuto, devido ao maior risco de acidose láctica. Pela mesma razão, metformina deve ser usada com cautela em pacientes com insuficiência hepática ou insuficiência cardíaca congestiva. Além disso, metformina pode causar efeitos colaterais gastrintestinais e redução no apetite, o que pode ser problemático para pacientes idosos, sobretudo aqueles com a saúde debilitada (Grupo 3).[4,23]

A metformina deve ser administrada inicialmente na dose de 500 a 850 mg, 1 vez/dia, preferencialmente após o jantar. Esta dose pode ser aumentada, se necessário, a cada 15 a 30 dias até se atingir a meta desejada de glicemia ou a dose máxima de 2.550 mg/dia (divididos em 2 a 3 doses diárias). Doses > 2.000 mg/dia habitualmente não trazem benefícios adicionais e, sobretudo, para pacientes frágeis (Grupo 3), uma dose máxima de 1.000 a 1.500 mg/dia pode ser desejável.[10,22]

Inibidores da dipeptidil peptidase 4 (gliptinas)

Os inibidores de dipeptidil peptidase 4 (DPP-4) são uma opção de tratamento bastante atraente para idosos diabéticos, uma vez que podem ser administrados em dose única diária, são bem tolerados, têm baixo risco de hipoglicemia e apresentam efeito neutro no peso.[23] Os representantes dessa classe disponíveis para uso clínico são alogliptina (25 mg, 1 vez/dia), sitagliptina (100 mg, 1 vez/dia), vildagliptina (50 mg, 2 vezes/dia), saxagliptina (5 mg, 1 vez/dia), linagliptina (5 mg, 1 vez/dia) e evogliptina (5 mg/dia).[23,24]

Sulfonilureias

As sulfonilureias devem ser utilizadas com cautela em pacientes idosos, pois estão fortemente associadas à hipoglicemia. Se utilizadas, deve-se dar preferência à gliclazida de liberação modificada (MR) que é bem tolerada e causa menos hipoglicemia que as demais sulfonilureias. Se possível, deve-se usar dose máxima de 60 mg/dia. Uma alternativa à gliclazida MR é a glimepirida, na dose de 1 a 4 mg/dia. Deve-se evitar a glibenclamida pelo risco excessivo de hipoglicemia. O risco de hipoglicemia aumenta principalmente em pacientes com insuficiência renal, idade acima de 75 anos, pacientes com demência, insuficiência cardíaca e diabetes de longa duração.[25,26]

Tiazolidinedionas (glitazonas)

A pioglitazona (PGZ) é a única representante desta classe atualmente comercializada. Embora não cause hipoglicemia, ela deve ser administrada com cautela em idosos, uma vez que favorece a retenção de líquidos e pode agravar ou precipitar insuficiência cardíaca. Está também associada a ganho de peso e, mais raramente, edema macular. Também implica aumento de fraturas em mulheres na pós-menopausa, particularmente em úmero, mãos e pés. Portanto, seu uso deve ser evitado naqueles pacientes que estejam em risco de desenvolver ou tenham insuficiência cardíaca congestiva, osteoporose, quedas frequentes/fraturas e edema macular.[24,27,28]

PGZ pode ser uma alternativa para idosos nos quais o uso de metformina, inibidores da DPP-4 ou sulfonilureias estiver contraindicado ou não for bem tolerado. No paciente idoso, deve-se iniciar com 15 mg/dia, ajustando a dose até 30 mg/dia, se necessário.[10]

Inibidores do cotransportador de sódio-glicose tipo 2 (gliflozinas)

Os inibidores do cotransportador de sódio-glicose tipo 2 (SGLT2) – dapagliflozina, canagliflozina e empagliflozina – reduzem a HbA_{1c} em 0,8%, podem reduzir o peso e não causam hipoglicemia. Em pacientes com doença cardiovascular estabelecida ou alto risco cardiovascular, esses agentes mostraram ser capazes de reduzir a mortalidade cardiovascular.[28-30] Também foi definido que as gliflozinas são benéficas para pacientes com insuficiência cardíaca e naqueles com a doença renal do diabetes.[29-31] Assim, são fármacos considerados de escolha para prevenção secundária de eventos cardiovasculares, associados à metformina.

As gliflozinas causam elevação no volume urinário e aumentam o risco de infecções urogenitais por *Candida*, sobretudo em idosos. No *Canagliflozin Cardiovascular Assessment Study* (CANVAS), a canagliflozina associou-se a maior risco de amputações de membros inferiores em relação ao placebo. Risco aumentado de fraturas foi também relatado com a canagliflozina.[29] Por isso, tem sido recomendado que, em idosos ou naqueles com TFGe < 60 mℓ/minuto, a dose máxima da canagliflozina seja de 100 mg/dia. Casos muito raros de cetoacidose diabética foram relatados em pacientes com DM2 em uso de gliflozinas, incluindo pacientes com idade superior a 65 anos.[4,32] É importante ressaltar que, pelo seu efeito glicosúrico, ocorre uma consequente diurese osmótica, o que pode favorecer a hipovolemia e a hipotensão postural. Esta última pode levar a quedas, principalmente em idosos mais frágeis.[2,24] O efeito das gliflozinas no controle glicêmico mostra-se diminuído quando a TFGe < 45 mℓ/minuto (devido ao menor efeito glicosúrico e, consequentemente, à menor redução da glicemia), situação relativamente frequente em idosos com diabetes. Contudo, as gliflozinas mantêm seus efeitos em minimizar a progressão da doença renal, na redução de eventos cardiovasculares e na diminuição de hospitalizações por insuficiência cardíaca.[4,15,28] Devido ao aparente melhor perfil de segurança da dapagliflozina e da empagliflozina, em comparação à canagliflozina, a maioria dos endocrinologistas tem dado preferência a esses dois fármacos.

Agentes antidiabéticos injetáveis

Agonistas do receptor de GLP-1

Os agonistas do receptor de GLP-1 (GLP-1RA) estão particularmente indicados quando há obesidade ou diante da falta de controle glicêmico adequado, a despeito do uso de três agentes antidiabéticos orais.[2,5]

Os GLP-1RA têm mecanismo de ação bastante abrangente. De fato, eles aumentam a liberação da insulina, diminuem a secreção de glucagon, retardam o esvaziamento gástrico, suprimem o apetite e aumentam a saciedade. Além disso, reduzem o risco de eventos cardiovasculares e apenas raramente causam hipoglicemia.[2,28] Náuseas são um efeito colateral comum (devido ao retardo no esvaziamento gástrico) que pode durar algumas semanas. Vômitos e diarreia também podem ocorrer. Esses efeitos gastrintestinais podem ser uma limitação importante para o uso dos GLP-1RA em idosos. Outras características negativas são a via de administração subcutânea e o alto custo do tratamento.[33-35] A perda de peso causada por essa classe de hipoglicemiantes pode também ser um fator limitante para idosos desnutridos, mas, em contrapartida, pode ser uma boa opção para os obesos.[5,10]

Em pacientes com DM2 e doença cardiovascular aterosclerótica estabelecida, foi evidenciado benefício com liraglutida, semaglutida, dulaglutida e albiglutida na prevenção de novos eventos maiores (AVC não fatal, infarto agudo do miocárdio não fatal ou morte cardiovascular).[33-35] A inicial preocupação com um risco aumentado de pancreatite não foi comprovada em estudos subsequentes.[36] Entre os diversos representantes dessa classe de medicamentos disponíveis no Brasil, deve-se dar preferência a liraglutida e semaglutida, por serem mais eficazes em proporcionar perda ponderal, controle glicêmico e benefícios cardiovasculares.[32-35]

Agonistas do receptor de GIP e GLP-1

Recentemente, a tirzepatida, um coagonista do receptor de peptídeo inibitório gástrico (GIP) e GLP-1, foi aprovada pela Food and Drug Administration (FDA) e pela Agência Nacional de Vigilância Sanitária (Anvisa) para o tratamento do DM2. Ela é administrada por injeção subcutânea, 1 vez/semana, na dose de 15 mg. Nos ensaios de fase 3, a tirzepatida diminuiu a HbA_{1c} e o peso (geralmente em maior intensidade do que outros medicamentos hipoglicemiantes, incluindo semaglutida e insulina), sem diferenças significativas na segurança ou eficácia nos indivíduos mais velhos em comparação aos mais jovens.[37,38]

Insulinoterapia

Em pacientes com DM2, a insulinoterapia geralmente é iniciada quando a combinação de agentes orais com GLP-1RA ou tirzepatida não fornece um controle glicêmico adequado.[36,37] Esse tratamento depende da capacidade do paciente idoso de administrar insulina por conta própria ou da assistência de um cuidador. As doses de insulina devem ser tituladas para atingir alvos glicêmicos individualizados e evitar hipoglicemias.[2,15]

Inicialmente, um análogo de insulina de ação prolongada pode ser adicionado, com ajuste de dose para manter a glicemia de jejum na faixa desejada.[39,40] As insulinas glargina U300 (300 unidades/mℓ) e degludeca são preferíveis à glargina U100 como insulina basal, uma vez que permitem menores variabilidade glicêmica e ocorrências de hipoglicemias noturnas ou graves. Também propiciam maior flexibilidade no horário de aplicação, em virtude da maior meia-vida.[39-42]

Recentemente, medicamentos contendo a combinação de doses fixas de GLP-1RA e insulina basal, como insulina degludeca e liraglutida (IDegLira), por exemplo, tornaram-se disponíveis em uma única caneta, sendo necessária apenas uma aplicação diária subcutânea. Os estudos com essa combinação relataram excelente redução na HbA_{1c} com menos hipoglicemia e menos ganho de peso, em comparação com o aumento da titulação de insulina basal isolada ou intensificação com esquema basal-*bolus*.[43]

No Quadro 60.3 estão listadas as principais medicações usadas no tratamento do DM2 em indivíduos com idade ≥ 65 anos.

AVALIAÇÃO DO CONTROLE GLICÊMICO

A HbA_{1c} continua sendo o teste mais utilizado para avaliar o controle glicêmico. No entanto, vários fatores comumente observados em idosos podem aumentar ou diminuir falsamente a HbA_{1c}. O envelhecimento em si está associado a uma elevação da mesma.[44-46]

Também é importante lembrar que a HbA_{1c} reflete a glicemia média durante um período de 90 dias. É um marcador fraco da variabilidade glicêmica ou do risco de hipoglicemia. Assim, é importante lembrar que a simples flexibilização dos objetivos da HbA_{1c} nessa população não elimina o risco de hipoglicemia. Deve-se evitar a dependência da HbA_{1c} como único parâmetro de objetivos glicêmicos em idosos frágeis com múltiplas comorbidades.[47,48]

Quando a HbA_{1c} não for confiável, os valores da glicemia capilar serão de grande auxílio para orientar a terapia. Além deles, temos disponível um dispositivo para o monitoramento da glicemia no líquido intersticial, que permite aos pacientes a avaliação sem necessidade de puntura digital e com mais frequência (Freestyle Libre®).[49] Instalado pelo próprio paciente ou por algum cuidador, o sensor em questão funciona de forma ininterrupta por até 2 semanas, sendo trocado após esse período. Trata-se, portanto, de opção promissora para pacientes nos quais se busca menor impacto de automonitoramento, assim como pacientes com maior risco de hipoglicemia, ou em períodos de descontrole glicêmico.[10,49]

Resumo

O diabetes melito, particularmente o tipo 2 (DM2), está se tornando mais prevalente na população geral, especialmente em indivíduos com idade superior a 65 anos. A fisiopatologia da doença nesses pacientes tem a participação dos efeitos diretos do envelhecimento na regulação metabólica. Durante o manejo do DM2 no idoso, antes de se estabelecerem metas glicêmicas e uma estratégia de tratamento, devem-se considerar a saúde geral de cada paciente, a coexistência de condições clínicas, preferências pessoais, capacidade de enfrentamento e fatores que afetem a qualidade de vida. Se não houver contraindicações, a metformina é recomendada como o agente antidiabético oral inicial para idosos com DM2, sempre associada às mudanças do estilo de vida. O uso de inibidores do SGLT2, como terapia adjuvante, deve ser sempre considerado em pacientes com albuminúria persistente, insuficiência cardíaca ou doença cardiovascular aterosclerótica. Quando a insulinoterapia for necessária, as insulinas basais de ação prolongada (degludeca e glargina U300) devem constituir a primeira opção, em virtude da menor incidência de hipoglicemias graves e hipoglicemias noturnas.

REFERÊNCIAS BIBLIOGRÁFICAS

1. National Institute of Diabetes and Digestive and Kidney Diseases. Diabetes in America. 3. ed. 2018. Disponível em: www.niddk.nih.gov/about-niddk/strategic-plans-reports/diabetes-in-america-3rd-edition. Acesso em: 6 maio 2020.
2. LeRoith D, Biessels GJ, Susan S Braithwaite SS et al. Treatment of diabetes in older adults: An Endocrine Society Clinical Practice Guideline. J Clin Endocrinol Metab. 2019; 104:1520-74.
3. Iser BPM, Stopa SR, Chueiri OS et al. Prevalência de diabetes autorreferido no Brasil: resultados da Pesquisa Nacional de Saúde 2013. Epidemiol Serv Saúde. 2015; 24:305-14.
4. American Diabetes Association. Older adults: standards of medical care in diabetes – 2024. Diabetes Care. 2024; 47(Suppl 1):S244-S257.

5. Yakaryılmaz FD, Öztürk ZA. Treatment of type 2 diabetes mellitus in the elderly. World J Diabetes. 2017; 8:278-85.
6. Lee PG, Halter JB. The pathophysiology of hyperglycemia in older adults: clinical considerations. Diabetes Care. 2017; 40:444-52.
7. Halter JB. Aging and insulin secretion. In: Masoro EJ, Austad SN, eds. Handbook of the biology of aging. 7. ed. Waltham, MA: Elsevier; 2011. p. 373-84.
8. Maedler K, Schumann DM, Schulthess F et al. Aging correlates with decreased beta-cell proliferative capacity and enhanced sensitivity to apoptosis: a potential role for Fas and pancreatic duodenal homeobox-1. Diabetes. 2006; 55:2455-62.
9. DeFronzo RA. Insulin resistance, lipotoxicity, type 2 diabetes and atherosclerosis: the missing links. The Claude Bernard Lecture 2009. Diabetologia. 2010; 53:1270-87.
10. Sociedade Brasileira de Diabetes. Diretrizes da SBD 2019-2020. Disponível em: https://www.diabetes.org.br/profissionais/images/DIRETRIZES-COMPLETA-2019-2020.pdf.
11. Cukierman T, Gerstein HC, Williamson JD. Cognitive decline and dementia in diabetes–systematic overview of prospective observational studies. Diabetologia. 2005; 48:2460-9.
12. Gudala K, Bansal D, Schifano F et al. Diabetes mellitus and risk of dementia: a meta-analysis of prospective observational studies. J Diabetes Investig. 2013; 4:640-50.
13. Lee AK, Rawlings AM, Lee CJ et al. Severe hypoglycaemia, mild cognitive impairment, dementia and brain volumes in older adults with type 2 diabetes: the Atherosclerosis Risk in Communities (ARIC) cohort study. Diabetologia. 2018; 61:1956-65.
14. Murata Y, Kadoya Y, Yamada S et al. Sarcopenia in elderly patients with type 2 diabetes mellitus: prevalence and related clinical factors. Diabetol Int. 2017; 9:136-42.
15. Austin RP. Polypharmacy as a risk factor in the treatment of type 2 diabetes. Diabet Spectrum. 2006; 19:13-6.
16. Matthew C. Riddle MC, Ambrosius WT et al. Epidemiologic relationships between A1C and All-cause mortality during a median 3.4-year follow-up of glycemic treatment in the ACCORD trial. Diabetes Care. 2010; 33:983-90.
17. Zoungas S, Patel A, Chalmers J et al. ADVANCE Collaborative Group. Severe hypoglycemia and risks of vascular events and death. N Engl J Med. 2010; 363:1410-8.
18. Otten JJ, Pitzi Hellwig J, Meyers J eds. Dietary Reference Intakes: The essential guide to nutrient requirements. Washington, DC: National Academies Press; 2006.
19. Op den Kamp CM, Langen RC, Haegens A, Schols AM. Muscle atrophy in cachexia: can dietary protein tip the balance? Curr Opin Clin Nutr Metab Care. 2009; 12:611-6.
20. Baldwin C, Spiro A, Ahern R et al. Oral nutritional interventions in malnourished patients with cancer: a systematic review and meta-analysis. J Natl Cancer Inst. 2012; 104:371-85.
21. Borba VZC, Costa TL, Moreira CA et al. Mechanisms of endocrine disease: Sarcopenia in endocrine and non-endocrine disorders. Eur J Endocrinol. 2019; 180:R185-R199.
22. Kirkman MS, Briscoe VJ, Clark N et al. Diabetes in older adults. Diabetes Care. 2012; 35:2650-64.
23. Germino FW. Noninsulin treatment of type 2 diabetes mellitus in geriatric patients: a review. Clin Ther. 2011; 33:1868-82.
24. American Diabetes Association. Pharmacologic approaches to glycemic treatment: Standards of care in diabetes – 2024. Diabetes Care. 2024;47(Suppl. 1):S158 -S178.
25. American Geriatrics Society 2015. Beers Criteria Update Expert Panel. American Geriatrics Society 2015 updated beers criteria for potentially inappropriate medication use in older adults. J Am Geriatr Soc. 2015; 63:2227-46.
26. Holstein A, Hammer C, Hahn M et al. Severe sulfonylurea-induced hypoglycemia: a problem of uncritical prescription and deficiencies of diabetes care in geriatric patients. Expert Opin Drug Saf. 2010; 9:675-81.
27. Schwartz AV, Chen H, Ambrosius WT et al. Effects of TZD use and discontinuation on fracture rates in ACCORD bone study. J Clin Endocrinol Metab. 2015; 100:4059-66.
28. Billington EO, Grey A, Bolland MJ. The effect of thiazolidinediones on bone mineral density and bone turnover: systematic review and meta-analysis. Diabetologia. 2015; 58:2238-46.
29. Li L, Shen JT, Bala MM et al. Incretin treatment and risk of pancreatitis in patients with type 2 diabetes mellitus: systematic review and meta-analysis of randomised and non-randomised studies. BMJ. 2014; 348:g2366.
30. Neal B, Perkovic V, Mahaffey KW et al. CANVAS Program Collaborative Group. Canagliflozin and cardiovascular and renal events in type 2 diabetes. N Engl J Med. 2017; 377:644-57.
31. Wanner C, Inzucchi SE, Lachin JM et al. EMPA-REG OUTCOME Investigators. Empagliflozin and progression of kidney disease in type 2 diabetes. N Engl J Med. 2016; 375:323-34.
32. Wiviott SD, Raz I, Bonaca MP et al. Dapagliflozin and cardiovascular outcomes in type 2 diabetes. N Engl J Med. 2019; 380:347-57.
33. Erondu N, Desai M, Ways K et al. Diabetic ketoacidosis and related events in the canagliflozin type 2 diabetes clinical program. Diabetes Care. 2015; 38:1680-86.
34. Gerstein HC, Colhoun HM, Dagenais GR et al. Dulaglutide and cardiovascular outcomes in type 2 diabetes (REWIND): a double-blind, randomised placebo-controlled trial. Lancet. 2019; 394:121-30.
35. Kristensen SL, Rørth R, Jhund OS et al. Cardiovascular, mortality, and kidney outcomes with GLP-1 receptor agonists in patients with type 2 diabetes: a systematic review and meta-analysis of cardiovascular outcome trials. Lancet Diabetes Endocrinol. 2019; 7:776-85.
36. Marso SP, Daniels GH, Brown-Frandsen K et al. Liraglutide and cardiovascular outcomes in type 2 diabetes. N Engl J Med. 2016; 375:311-22.
37. 37. Rosenstock J, Wysham C, Frías JP et al. Efficacy and safety of a novel dual GIP and GLP-1 receptor agonist tirzepatide in patients with type 2 diabetes (SURPASS-1): a double-blind, randomised, phase 3 trial. Lancet. 2021; 398(10295):143-55.
38. Karagiannis T, Avgerinos I, Liakos A et al. Management of type 2 diabetes with the dual GIP/GLP-1 receptor agonist tirzepatide: a systematic review and meta-analysis. Diabetologia. 2022; 65(8):1251-61.
39. Inzucchi SE, Bergenstal RM, Buse JB et al. Management of hyperglycemia in type 2 diabetes, 2015: a patient-centered approach: update to a position statement of the American Diabetes Association and the European Association for the Study of Diabetes. Diabetes Care. 2015; 38(1):140-9.
40. Wallia A, Molitch ME. Insulin therapy for type 2 diabetes mellitus. JAMA. 2014; 311:2315-25.
41. Bergenstal RM, Bailey TS, Rodbard D et al. Comparison of insulin glargine 300 units/ml and 100 units/ml in adults with type 1 diabetes: continuous glucose monitoring profiles and variability using morning or evening injections. Diabetes Care. 2017; 40:554-60.
42. Marso SP, McGuire DK, Zinman B et al. DEVOTE Study Group. Efficacy and safety of degludec versus glargine in type 2 diabetes. N Engl J Med. 2017; 377:723-32.
43. Freemantle N, Mamdani M, Vilsbøll T et al. Ideglira versus alternative intensification strategies in patients with type 2 diabetes inadequately controlled on basal insulin therapy. Diabetes Ther. 2015; 6:573-91.
44. Pani LN, Korenda L, Meigs JB et al. Effect of aging on A1C levels in individuals without diabetes: evidence from the Framingham Offspring Study and the National Health and Nutrition Examination Survey, 2001-2004. Diabetes Care. 2008; 31:1991-6.
45. American Diabetes Association. Glycemic targets: Standards of Medical Care in Diabetes–2020. Diabetes Care. 2020; 43(Suppl 1):S66-S76.
46. Munshi MN, Segal AR, Slyne C et al. Shortfalls of the use of HbA1C-derived eAG in older adults with diabetes. Diabetes Res Clin Pract. 2015; 110:60-5.
47. Lipska KJ, Warton EM, Huang ES et al. HbA1c and risk of severe hypoglycemia in type 2 diabetes: the Diabetes and Aging Study. Diabetes Care. 2013; 36:3535-42.
48. Munshi MN, Slyne C, Segal AR et al. Liberating A1C goals in older adults may not protect against the risk of hypoglycemia. J Diabetes Complications. 2017; 31:1197-9.
49. Kudva YC, Ahmann AJ, Bergenstal RM et al. Approach to using trend arrows in the FreeStyle Libre Flash glucose monitoring systems in adults. Endocr Soc. 2018; 2:1320-37.

CAPÍTULO

61

Prevenção da Doença Cardiovascular no Paciente com Diabetes Melito

Rodrigo O. Moreira ■ Marcello Casaccia Bertoluci

INTRODUÇÃO

As doenças cardiovasculares (DCV) são uma das mais importantes complicações do diabetes melito (DM) tipo 2 (DM2). Pacientes com DM2 têm 2 a 4 vezes mais chances de desenvolver doença coronariana e acidente vascular cerebral (AVC) isquêmico, e 1,5 a 3,6 vezes mais chances de morrer devido a essas complicações.[1] O DM2 é também um fator de risco maior para insuficiência cardíaca (IC), doença arterial obstrutiva periférica (DAOP) e complicações microvasculares, afetando a qualidade e a expectativa de vida. Estima-se que, em geral, o DM2 reduza essa expectativa de vida em torno de 4 a 8 anos, comparada à de indivíduos sem a doença.[2] A adequada prevenção das complicações cardiovasculares não pode ser limitada ao controle da hiperglicemia. O estudo STENO[3] mostrou que uma intervenção intensiva focada no controle de múltiplos fatores de risco pode reduzir desfechos cardiovasculares em até 50%. Desta forma, é necessária uma combinação de estratégias de combate a vários outros fatores de risco para haver eficácia na prevenção da DCV em pacientes com DM.

Em 2017, a Sociedade Brasileira de Endocrinologia e Metabologia (SBEM), a Sociedade Brasileira de Diabetes (SBD) e a Sociedade Brasileira de Cardiologia (SBC) uniram-se para elaboração de um documento que abordasse a avaliação, a prevenção e o tratamento das DCV nos pacientes com DM2.[4] O documento intitulado *Brazilian guidelines on prevention of cardiovascular disease in patients with diabetes: a position statement from the Brazilian Diabetes Society (SBD), the Brazilian Cardiology Society (SBC) and the Brazilian Endocrinology and Metabolism Society (SBEM)*[4] é a base para este capítulo, incluindo a atualização de algumas informações publicadas após a edição do mesmo, principalmente no *Update 2023: Luso-Brazilian evidence-based guideline for the management of antidiabetic therapy in type 2 diabetes*, que aborda as atualizações referentes aos antidiabéticos orais e injetáveis.

ESTRATIFICAÇÃO DO RISCO CARDIOVASCULAR

A primeira etapa na avaliação cardiovascular no paciente com DM é a estratificação do risco,[5] extremamente importante por definir alvos de perfil lipídico e pressão arterial, assim como a necessidade do uso de antiagregantes plaquetários.

Os pacientes com DM podem ser classificados em quatro categorias de risco com base na previsão da taxa de eventos cardiovasculares em 10 anos (risco baixo, risco intermediário, risco alto e risco muito alto) (Quadro 61.1). Essa estratificação deve levar em conta idade, fatores de estratificação de risco (FER) (Quadro 61.2), aterosclerose subclínica (ATS) (Quadro 61.3) e doença aterosclerótica clinicamente significativa (DACS) (Quadro 61.4).

Os pacientes de risco baixo são os mais jovens, sem qualquer evidência de FER, ATS ou DACS. Os pacientes de risco

Quadro 61.1 Estratificação do risco cardiovascular em pacientes com diabetes melito.

Categoria de risco	Risco de eventos em 10 anos (%)	Idade (anos)	Condição clínica associada
Baixo	< 10%	Homem: < 38 anos Mulher: < 46 anos	Sem FER
Intermediário	10 a 20%	Homem: 38 a 49 anos Mulher: 46 a 56 anos	Sem FER
Alto	20 a 30%	Homem: > 50 anos ou mais Mulher: > 56 ou mais	1 a 2 FER, além de DM2 ou 1 ATS em qualquer idade
Muito alto	> 30%	Qualquer idade	Presença de DACS ATS de risco muito alto ou 3 ou mais FER além do DM2

ATS: aterosclerose subclínica; DACS: doença aterosclerótica clinicamente significativa; DM2: diabetes melito tipo 2; FER: fatores de estratificação de risco.

Quadro 61.2 Estratificação de risco (FER) em pacientes com diabetes melito tipo 2 (DM2).

Risco alto	Risco muito alto
Duração do DM2 superior a 10 anos[a] História familiar de DCP[b] Síndrome metabólica[c] Hipertensão arterial sistêmica Tabagismo atual[d] LDL-c acima de 190 mg/dℓ (sem critérios para HF) TFG estimada abaixo de 60 mℓ/min/1,73 m² Albuminúria acima de 30 mg/g de creatinina Neuropatia autonômica cardiovascular (NAC) incipiente Retinopatia diabética não proliferativa moderada a grave NT-proBNP >125 pg/mℓ BNP >35 mg/dℓ Hs-TnT (troponina T) acima do p99 Lipoproteína(a) > 50 mg/dℓ	Albuminúria > 300 mg/g com qualquer TFGe Albuminúria 30 a 300 mg/g com TFGe < 45 mℓ/min/1,73 m² TFGe < 30 mℓ/min/1,73 m² Retinopatia diabética proliferativa HF confirmada hétero ou homozigótica

[a]Apenas para pacientes com diagnóstico após os 18 anos de idade. [b]Eventos cardiovasculares em parentes de 1º grau antes dos 55 anos de idade em homens e 65 anos de idade em mulheres. [c]De acordo com o critério da International Diabetes Federation.[6] [d]Último episódio de consumo há menos de 1 ano. BNP: peptídeo natriurético; DCP: doença cardiovascular precoce; HF: hipercolesterolemia familiar; LDL-c: colesterol da lipoproteína de baixa densidade; NT-ProBNP: N-terminal do pró-hormônio do peptídeo natriurético do tipo B; TFGe: taxa de filtração glomerular estimada.

Quadro 61.3 Aterosclerose subclínica (ATS).

Risco alto	Risco muito alto
Escore de cálcio coronariano 10 a <100 Agatston[a] Placas em qualquer território arterial com < 50% de estenose Índice tornozelo-braquial < 0,9 Aneurisma de aorta abdominal	Escore de cálcio coronário > 100 Agatston[b] Placas em qualquer território arterial com > 50% de estenose

[a]Exame de escolha para reestratificação de pacientes inicialmente classificados como baixo risco ou risco intermediário. [b]Não deve ser solicitado rotineiramente para pacientes com diabetes melito sem sintomas cardiovasculares.

Quadro 61.4 Definição de doença aterosclerótica clinicamente significativa.

- Síndrome coronariana aguda: IAM ou angina instável
- Angina estável ou IAM prévio
- AVC isquêmico ou AIT prévio
- Revascularização de carótidas, coronárias ou membros inferiores
- Doença arterial obstrutiva periférica ou amputação de membros inferiores

AIT: ataque isquêmico transitório; AVC: acidente vascular cerebral; IAM: infarto agudo do miocárdio.

intermediário estão em uma faixa etária acima daquela dos de baixo risco, mas não apresentam FER, ATS ou DACS. São considerados pacientes de risco alto aqueles que apresentam pelo menos um FER ou ATS, mas não têm eventos cardiovasculares prévios. Os de risco muito alto são aqueles de qualquer idade que apresentem DACS.

Vale a pena ressaltar que a maioria dos critérios para definição dos FER são clínicos ou laboratoriais e que, na maioria das vezes, não é necessária a realização de exames de imagem para a estratificação de risco. Entretanto, a realização de exames pode ser necessária principalmente para pacientes sem qualquer FER, conforme descrito adiante neste capítulo.

INVESTIGAÇÃO DA ATEROSCLEROSE SUBCLÍNICA

Deverá ser sempre realizada nos pacientes de risco intermediário ou supostamente quando existir a necessidade de reestratificação do risco. Isto pode ser necessário em pacientes de risco intermediário com forte história de DCV na família.

Escore de cálcio coronariano

O exame de escolha para a investigação da ATS é o escore de cálcio coronariano (ECC), particularmente indicado nos indivíduos com risco intermediário. Vale a pena salientar que está sendo abordado apenas o ECC, sem o aprofundamento sobre a necessidade de realização de angiotomografia de coronária. A presença de calcificação nas coronárias é considerada um marcador de aterosclerose e um importante preditor de eventos cardiovasculares em pacientes com DM. Quanto maior o ECC, maior o risco cardiovascular de um indivíduo.[7] Uma importante metanálise envolvendo 8 estudos e 6.521 pacientes com DM2 mostrou que o risco relativo de mortalidade por todas as causas e/ou eventos cardiovasculares é 5,47 vezes maior no grupo com ECC > 10 em comparação a pacientes com ECC < 10.[8] Desta forma, pacientes com DM e ECC > 10 devem ser considerados como risco alto e pacientes com ECC < 10 podem ser considerados como risco baixo ou risco intermediário, dependendo da idade. O ECC, por outro lado, é útil para estratificar um paciente DM2 de risco alto para risco muito alto, quando acima de 100 Agatston, alterando a meta de colesterol da lipoproteína de baixa densidade (LDL-c) e a indicação do uso de estatinas. Isso é especialmente importante quando há história familiar de DAC precoce. Caso o ECC não esteja disponível (principalmente devido ao alto custo), as opções custo-efetivas mais viáveis são o eco-Doppler colorido das artérias carótidas e vertebrais (ECV) ou a realização do índice tornozelo–braquial (ITB). As duas ferramentas podem ser utilizadas para reestratificar pacientes de risco ou risco baixo intermediário para risco alto.

Eco-Doppler colorido de carótidas

Uma placa arterial de qualquer tamanho (definida como espessura da íntima média carotídea [EIMC] > 1,5 mm) é suficiente para reestratificar o paciente em alto risco.[9] Embora a quantificação da EIMC seja amplamente utilizada na pesquisa clínica, ela não deve ser empregada na prática clínica diária. Vale a pena salientar que a presença de uma placa com obstrução acima 50% da luz do vaso reestratifica o paciente em muito alto risco.

Índice tornozelo-braquial

O ITB é um exame de simples realização que também pode ser utilizado para a reestratificação de risco. O ITB é obtido pela medida da pressão sistólica na posição supina em ambas as artérias braquiais e nas artérias tibiais posteriores com o uso de Doppler com um sensor de 5 mHz. Em cada medida, será usado o maior valor, e o ponto de corte de < 0,9 é a referência. ITB baixo está associado a um elevado risco cardiovascular.[5]

INVESTIGAÇÃO DA ISQUEMIA MIOCÁRDICA SILENCIOSA

Isquemia miocárdica silenciosa é definida pela evidência objetiva de isquemia em um paciente sem angina e sem equivalente anginoso. Geralmente é detectada em pacientes que apresentam um teste ergométrico com alterações transitórias do segmento ST ou por cintilografia miocárdica de estresse com defeito reversível de perfusão, sem seus sintomas.

A prevalência de isquemia miocárdica silenciosa em pacientes com DM2 depende de fatores como idade, tempo de diabetes, fatores de risco, alterações no segmento ST e método utilizado para diagnóstico. Em pacientes com DM2 assintomáticos com idade entre 40 e 65 anos, sem doença coronariana conhecida, sem doença arterial (AVC ou DAOP), sem insuficiência renal, sem retinopatia proliferativa e sem hipertensão grave, o estudo transversal *Milan Study on Atherosclerosis and Diabetes* (MiSAD) mostrou uma prevalência de 6,4% de isquemia, confirmada por cintilografia miocárdica de estresse, em um total de 112 pacientes testados.[10] Esta prevalência é 3 vezes maior do que a encontrada em indivíduos sem DM em condições semelhantes. No outro extremo, o estudo randomizado multicêntrico *Basel Asymptomatic high-Risk Diabetics' Outcome Trial* (BARDOT) avaliou, mediante cintilografia miocárdica de estresse, 400 pacientes com DM2, também sem doença arterial coronariana (DAC) conhecida, assintomáticos, porém com alto risco cardiovascular.[11] Nestas condições, a prevalência de positividade na cintilografia foi de 22%. Em pacientes com DM2, encaminhados para avaliação cardiovascular por queixas inespecíficas, a prevalência de isquemia miocárdica detectada em cintilografia miocárdica tende a ser bem maior. Em um estudo de coorte que avaliou 1.737 pacientes com DM encaminhados para cintilografia miocárdica de estresse por motivos variados (como angina estável e dispneia), ou aparentemente assintomáticos, a cintilografia miocárdica de estresse positiva foi encontrada em 39% dos 826 assintomáticos.[12] Em relação ao prognóstico, uma parte desses pacientes (n = 1.430) foi acompanhada durante uma mediana de 2 anos para o surgimento de desfechos cardiovasculares, como IAM ou morte cardíaca. Durante o acompanhamento desses pacientes, ocorreram 98 eventos, cuja taxa anual foi de 2,2% nos assintomáticos, 3,2% nos pacientes com angina típica e 7,7% nos pacientes com dispneia em comparação com os demais grupos. O estudo mostrou a importância de se valorizarem sintomas relacionados a equivalente anginoso, especialmente a dispneia, nesses pacientes.

Apesar de a isquemia miocárdica silenciosa estar associada a um aumento de morbidade nos pacientes com DM2, evidências de que o rastreamento universal possa reduzir desfechos cardiovasculares nessa população ainda são escassas. Dois estudos randomizados não mostraram diferenças significativas entre rastrear ou não rastrear pacientes assintomáticos com cintilografia miocárdica de estresse. O estudo DIAD avaliou a eficácia em reduzir desfechos cardiovasculares do rastreamento de rotina em pacientes com DM2 assintomáticos e sem DAC conhecida.[13] O DIAD randomizou 1.123 pacientes para serem rastreados por cintilografia miocárdica de estresse ou simplesmente acompanhados. Após o acompanhamento médio de 4,8 anos, ocorreram eventos em 2,7% dos pacientes rastreados comparativamente a 3% dos não rastreados, o que não foi significativo. Em outro estudo randomizado e aberto objetivando avaliar a eficácia do rastreamento com cintilografia de estresse farmacológico ou por exercício, o DYNAMIT, foram incluídos 631 pacientes com DM2, assintomáticos, e sem doença coronariana conhecida, porém com alto risco cardiovascular.[14] Os pacientes foram randomizados para rastreamento de isquemia silenciosa ou apenas para seguimento clínico. O DYNAMIT não mostrou diferença significativa entre os grupos. Considerando essas evidências, o *Position Statement* de 2017 não recomenda o rastreamento universal de isquemia miocárdica silenciosa em pacientes com DM sem sintomas cardiovasculares.[4] O documento reforça, entretanto, a necessidade de controle dos fatores de risco por meio de tratamento intensivo da dislipidemia e uso de anti-hiperglicemiantes. Para o controle da glicemia, a recentemente publicada Diretriz Luso-Brasileira recomenda o uso de fármacos com comprovado benefício cardiovascular (ver adiante).[15]

O *Position Statement* de 2017 recomenda que pacientes com DM com risco cardiovascular intermediário, alto ou muito alto devem realizar anualmente um eletrocardiograma (ECG) de repouso.[4] O estudo EDIC demonstrou que, em pacientes com DM tipo 1 (DM1) acompanhados durante 19 anos, alterações no ECG, especialmente do segmento ST, aumentam em 2 vezes o risco para eventos cardiovasculares em comparação aos pacientes sem anormalidades no ECG.[16] No estudo UKPDS, 1 em cada 6 novos diagnósticos de DM2 tinha evidências de IAM silencioso ao ECG de repouso.[17] No estudo MiSAD (detalhado anteriormente), em 925 pacientes com DM2 e assintomáticos, alterações do segmento ST no ECG de repouso associaram-se fortemente com doença coronariana, sendo o único fator identificado tanto em homens como mulheres.[10]

Existem, no entanto, situações em que a investigação complementar de isquemia silenciosa em pacientes com DM deve ser considerada:

- Presença de anormalidades no ECG de repouso
- Existência de sintomas cardiovasculares típicos ou atípicos (dispneia inexplicável, dor ou desconforto precordial atípico)
- Evidência de DACS (ataque isquêmico transitório prévio, AVC prévio ou diagnóstico de DAOP)
- Pacientes com ECC acima de 400 A.

Quando for necessária a investigação nesses pacientes, o exame com maior nível de evidência é o teste ergométrico, que tem sensibilidade de 78% e especificidade de 70% para detectar DAC.[18] Um importante estudo acompanhou cerca de 2.800 pacientes com DM2 por 16 anos e demonstrou que aqueles indivíduos sem anormalidades no teste ergométrico apresentavam menor incidência de eventos cardiovasculares.[19] Caso o paciente não possa realizar o teste ergométrico, a cintilografia do miocárdio de estresse é o exame de melhor custo-efetividade. Outras alternativas seriam o ecocardiograma com estímulo farmacológico, a angiotomografia de coronárias (ATC) ou, ainda, a ressonância magnética do coração.

Embora a ATC em pacientes com DM venha sendo cada vez mais utilizada na prática clínica em pacientes assintomáticos, as evidências indicam que, pelo menos nesses pacientes, os benefícios são questionáveis. O principal estudo que avaliou a ATC em pacientes com DM, FACTOR 64, não demonstrou benefício de sua utilização na redução de eventos cardiovasculares após acompanhamento médio de 4 anos.[20] Por outro lado, em pacientes com sintomas atípicos, a ATC pode ser considerada o exame de escolha para diagnóstico diferencial da dor precordial, já que apresenta um bom valor preditivo negativo.[21]

MANEJO DA DISLIPIDEMIA

De modo geral, o desenvolvimento de aterosclerose no paciente com DM está relacionado com o controle glicêmico (em menor grau) e com a resistência à insulina (RI), em maior grau. A dislipidemia aterogênica observada nesses pacientes é caracterizada por níveis elevados de triglicerídeos – consequentes à elevação do VLDL-colesterol (VLDL-c) – e níveis reduzidos de HDL-colesterol (HDL-c), sem alterações significativas no LDL-colesterol (LDL-c).[22,23] O mecanismo responsável por esse perfil mais aterogênico está diretamente associado ao impacto da RI na estrutura do LDL-c. Resumidamente, a combinação de VLDL-c elevado e HDL-c baixo favorecerá a formação de moléculas de lipoproteínas de baixa densidade (LDL) mais densas e menores, denominadas LDL pequenas e densas (pdLDL). Essas lipoproteínas, apesar de menores, são mais propensas à oxidação e à glicosilação. As modificações estruturais e funcionais favorecem que as pdLDL sejam transportadas mais facilmente através da íntima das artérias, propiciando o fenômeno de fagocitose e de aterogênese vascular de forma mais acelerada e intensa.[22,23] Assim, não apenas os níveis séricos do colesterol são agravantes na aterogênese do paciente com DM, mas também suas propriedades biomoleculares são potencialmente mais danosas.

O manejo adequado da dislipidemia no paciente com DM só é possível após a determinação do risco cardiovascular. O tratamento da dislipidemia nos pacientes de risco baixo ou intermediário poderá ser menos agressivo. As metas propostas para esses pacientes são LDL-c < 100 mg/dℓ e colesterol não HDL (não HDL-c) < 130 mg/dℓ. A diferença consiste no fato de que, para os pacientes de risco baixo, o uso de estatina é opcional, e nos pacientes de risco intermediário, o uso desse fármaco deve ser sempre considerado. Mais uma vez, vale a pena ressaltar que esses pacientes são a minoria dos pacientes com DM2. Estes níveis foram recomendados com base em uma metanálise envolvendo 14 estudos e quase 19.000 pacientes que demonstrou que a redução de eventos cardiovasculares com estatinas é proporcional à redução do LDL-c, independentemente da história prévia de DCV ou condição de base.[24]

Nos pacientes estratificados como de Risco Alto, por sua vez, o uso de estatinas é altamente recomendado. Três alvos terapêuticos podem ser definidos para essa população:

- Redução do LDL-c > 50% em relação ao nível basal
- LDL-c abaixo de 70 mg/dℓ (para pacientes já em uso de estatina)
- Não HDL-c < 100 mg/dℓ.

Nesses pacientes, o esquema de estatinas recomendado é o de alta potência, conforme apresentado no Quadro 61.5. O paciente deve ser monitorado inicialmente a cada 3 meses até que os alvos terapêuticos sejam alcançados. Caso isso não ocorra, o tratamento deve ser intensificado, tanto com o aumento da dose da estatina como com a associação de ezetimiba.

Pacientes de *risco muito alto* têm como mandatório o uso de estatinas de alta potência. Assim como pacientes de alto risco, 3 alvos terapêuticos podem ser definidos:

- Redução do LDL-c > 50% em relação ao nível basal
- LDL-c < 50 mg/dℓ (para pacientes já em uso de estatina)
- Não HDL-c < 80 mg/dℓ.

As recomendações de monitoramento e intensificação de tratamento são as mesmas do paciente de risco alto. As metas de tratamento da dislipidemia encontram-se resumidas no Quadro 61.6. Para os pacientes que não conseguiram alcançar as metas terapêuticas com a dose máxima de estatina e com a associação de ezetimiba (ou que não toleram a utilização de estatina), a introdução dos inibidores da pró-proteína convertase subtilisina kexina do tipo 9 (PCSK9) – evolocumabe e alirocumabe – pode ser considerada. Os estudos FOURIER[25] e ODYSSEY-OUTCOMES[26] (com evolocumabe e alirocumabe, respectivamente) demonstraram que a utilização dessas medicações em pacientes com risco muito alto e fora da meta proporcionou uma redução adicional e significativa às estatinas dos níveis de LDL-c e de eventos cardiovasculares, especialmente na população com DM2. O Quadro 61.7 apresenta as características dos dois inibidores da PCSK9. Finalmente foi aprovada no Brasil também a inclisirana sódica (Sybrava®). A inclisirana também age reduzindo os níveis PCSK9, porém agindo por meio da inibição da expressão do gene *PCSK9*. Apresenta potência semelhante aos inibidores da PCSK9, porém o estudo clínico que avalia desfechos cardiovasculares ainda está em andamento.

Quadro 61.5 Classificação dos esquemas terapêuticos com estatinas, de acordo com a potência na redução do LDL-colesterol.

Potência moderada (redução de 30 a 50%)	Alta potência (redução > 50%)
■ Sinvastatina 10 a 40 mg ■ Pravastatina 10 a 80 mg ■ Atorvastatina 10 a 20 mg ■ Pitavastatina 1 a 4 mg ■ Rosuvastatina 5 a 10 mg	■ Atorvastatina 40 a 80 mg ■ Rosuvastatina 20 a 40 mg ■ Ezetimiba 10 mg + sinvastatina 40 mg ■ Ezetimiba 10 mg + atorvastatina 20 a 80 mg ■ Ezetimiba 10 mg + rosuvastatina 10 a 40 mg

Quadro 61.6 Metas do tratamento do colesterol em pacientes com diabetes melito.

Risco CV em 10 anos	Sem uso de estatina (% de redução desejada)	Em uso de estatina	
		Meta de LDL (mg/dℓ)	Meta de Não HDL (mg/dℓ)
Baixo*	30 a 50	< 100	< 130
Intermediário	30 a 50	< 100	< 130
Alto	> 50	< 70	< 100
Muito alto	> 50	< 50	< 80

*O uso de estatina é opcional nessa população. CV: cardiovascular; HDL-c: colesterol da lipoproteína de alta densidade; LDL-c: colesterol da lipoproteína de baixa densidade.

O ensaio clínico de não inferioridade, RACING, comparou a associação de estatinas de moderada intensidade e ezetimiba com estatinas de alta potência em monoterapia em pacientes com DM2 e DCV. O estudo observou que um percentual significativamente maior atingia as metas de LDL-c com a associação do que com a monoterapia, apresentando melhor tolerância. A associação de estatina de moderada potência à ezetimiba é uma excelente opção para pacientes que toleram menos as estatinas de alta potência.

MANEJO DA HIPERGLICEMIA

O bom controle glicêmico é decisivo na redução das complicações microvasculares e importante, a longo prazo, para redução de complicações macrovasculares do DM. Grandes estudos clínicos randomizados (UKPDS,[27] ADVANCE[28] e DCCT)[29] que testaram a eficácia do controle glicêmico intensivo em relação a um controle menos rígido da glicemia, tanto no DM1 como no DM2, mostraram inequivocamente que reduzir a hemoglobina glicada (HbA_{1c}) para abaixo de 7% promovia uma redução significativa e robusta de desfechos microvasculares (retinopatia, doenças microvasculares e neuropatia) em alguns anos.

As evidências para redução de desfechos macrovasculares são menos robustas, já que derivam de estudos antigos ou observacionais de muito longo prazo. A principal evidência deriva do estudo UKPDS.[30] Os dados desse estudo demonstraram que, para cada redução de 1% na HbA_{1c}, existe uma diminuição de 14% em IAM fatal e não fatal e de 12% em AVC fatal e não

Quadro 61.7 Inibidores da pró-proteína convertase subtilisina kexina do tipo 9 (PCSK9) disponíveis no mercado brasileiro.

Inibidores de PCSK9	Nome comercial	Posologia
Alirocumabe	Praluent®	75 mg a cada 2 semanas ou 150 mg a cada 2 semanas
Evolocumabe	Repatha®	140 mg a cada 2 semanas ou 520 mg a cada 4 semanas

fatal (Figura 61.1). Em 2018, um importante estudo envolvendo 271.000 pacientes com DM2 também reforçou a importância do controle glicêmico/HbA_{1c} como preditor de IAM e morte por todas as causas.[31] Finalmente, em pacientes com DM1, a análise dos dados do DCCT/EDIC[32] demonstrou que pacientes tratados intensivamente apresentam uma redução de 57% no risco de desfechos cardiovasculares após um longo período de acompanhamento. Desta maneira, o *Position Statement* de 2017 recomenda que pacientes adultos, não gestantes, sem limitação evidente na expectativa de vida devam buscar a meta HbA_{1c} menor que 7%.[4] Esta meta, no entanto, deve ser flexibilizada para cima em indivíduos com importante limitação da expectativa de vida, além de graves comorbidades ou indivíduos fragilizados e com tendência à hipoglicemia grave.[4]

Em 2020, houve uma atualização do tratamento da hiperglicemia publicada conjuntamente pela SBEM e SBD, agora com a parceria da Sociedade Portuguesa de Diabetologia e a Sociedade Portuguesa de Endocrinologia, Diabetes e Metabolismo (SPEDM).[15] O tratamento passa a ser individualizado, de acordo com as características clínicas do paciente. Além do nível de controle glicêmico, devem ser consideradas as presenças de DACS, IC e doença renal crônica.[15] A seguir será apresentado um resumo do documento.

Pacientes com diabetes melito tipo 2 sem complicações vasculares ou renais: prevenção primária

Antes de decidir sobre o uso de antidiabéticos no DM2, é sempre necessário avaliar o risco cardiovascular. Em pacientes com DM2 sem complicações cardiovasculares ou renais conhecidas e recentemente diagnosticados, ainda sem tratamento prévio, o nível inicial de HbA_{1c} também é importante na decisão do esquema de medicação antidiabética a ser iniciado.

Quando a HbA_{1c} estiver entre 6,5 e 7,5%, a monoterapia com metformina em doses diárias entre 500 mg e 2 g é a primeira escolha,[33] devendo ser titulada para minimizar efeitos adversos gastrointestinais. Se o paciente for de risco alto ou de risco muito alto, é recomendado associar um inibidor do transportador de sódio e glicose-2 (iSGLT-2) ou um agonista do receptor do peptídeo semelhante ao glucagon-1 (AR GLP-1, do inglês *glucagon-like peptide-1*), também chamados de agonistas do GLP-1. Esses fármacos têm comprovado efeito protetor cardiovascular, proporcionando redução do risco de eventos e de mortalidade cardiovascular, independentemente da HbA_{1c}. Caso o paciente apresente obesidade, a preferência recairá sobre o AR GLP-1 ou o agonista duplo do receptor de GIP e GLP-1 (tirzepatida), pela eficácia na redução e na manutenção do peso (ver Figura 61.2).[4,15]

Quando a HbA1c estiver entre 7,5 e 9%, a terapia dupla está formalmente indicada. O tratamento intensivo da glicemia no primeiro ano logo após o diagnóstico de DM2 reduz significativamente os casos de IAM 20 a 15 anos depois, o chamado efeito do legado. Por isso é muito importante reduzir a inércia terapêutica nos primeiros anos do diagnóstico e tratar para a meta HbA1c < 7%, preferencialmente com fármacos com comprovado benefício cardiovascular e renal (AD1), ou seja, iSGLT-2 ou um peptídeo semelhante ao glucagon-1 [aGLP-1]). Nesses casos, a terapia dupla é comprovadamente superior à metformina isoladamente no alcance da meta de HbA_{1c} (ver Figura 61.2).[15,34,35]

A escolha por um AD1 em pacientes de prevenção primária justifica-se pelo efeito protetor renal e pela proteção cardiovascular dessas duas classes. Em termos de proteção renal, uma análise de subgrupo derivada de uma metanálise[36] incluindo os estudos CANVAS PROGRAM,[37] EMPAREG OUTCOMES,[38] DECLARE TIMI 58[39] e CREDENCE[40] mostrou que os iSGLT-2 reduzem de forma robusta o desfecho renal composto (perda sustentada de 40% da taxa de filtração glomerular [TFG], doença renal terminal e morte de causa renal) mesmo em pacientes sem doença renal prévia e com TFG normal. Em relação à proteção cardiovascular (prevenção primária), a análise de subgrupo nos pacientes sem doença aterosclerótica clínica não mostrou, contudo, benefício na redução de eventos cardiovasculares maiores (MACE) com os iSGLT-2.[41]

Em relação aos AR GLP-1, as análises de subgrupo de uma metanálise[42] que incluiu LEADER,[43] SUSTAIN-6[44] e REWIND,[45] demonstraram que liraglutida, semaglutida e dulaglutida reduzem eventos cardiovasculares, tanto em pacientes de prevenção primária como secundária. Desta forma, a escolha de um AD1 para terapia dupla com metformina deve basear-se na avaliação do risco renal e do risco cardiovascular do paciente. Caso não esteja disponível um AD1, qualquer outro fármaco com segurança cardiovascular demonstrada (AD) também pode ser utilizado com o objetivo de controlar a glicemia. O Quadro 61.8 apresenta a lista de medicações antidiabéticas e sua classificação de acordo com a Diretriz Luso-Brasileira (AD1 e AD).[15]

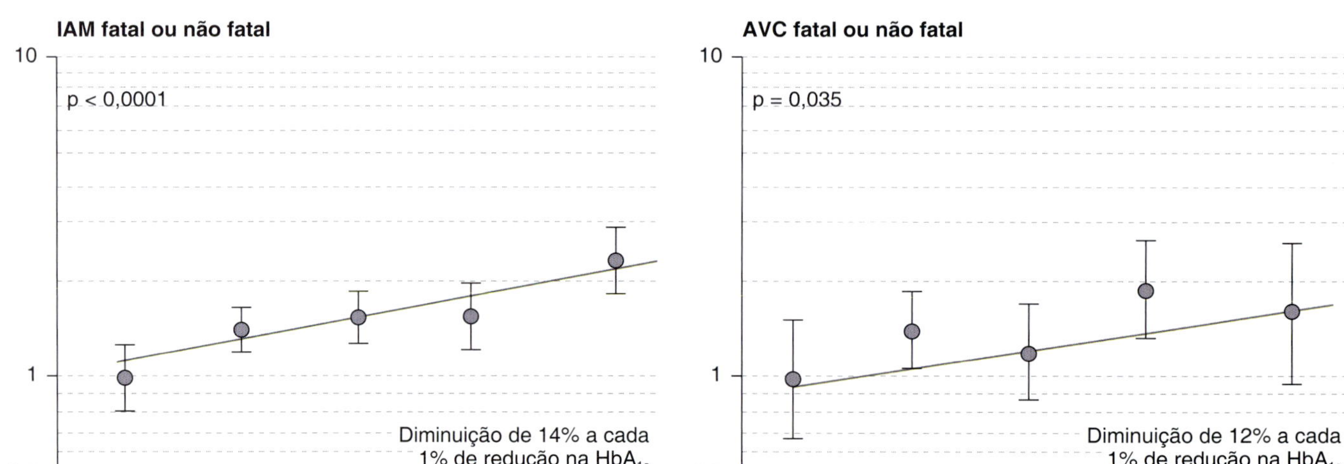

Figura 61.1 Efeitos da redução da hemoglobina glicada (HbA_{1c}) nos desfechos macrovasculares em pacientes com diabetes melito tipo 2. Resultados do *United Kingdom Prospective Diabetes Study* (UKPDS). AVC: acidente vascular cerebral; IAM: infarto agudo do miocárdio. (Adaptada de Stratton et al., 2000.)[27]

Quadro 61.8 Principais medicações antidiabéticas (AD) disponíveis no Brasil para o diabetes melito tipo 2 e sua classificação de acordo com o potencial de proteção renal e de redução de desfechos cardiovasculares.

	Descrição	Agentes
AD1	Agentes com benefício demonstrado em redução de desfechos cardiovasculares e/ou mortalidade cardiovascular e/ou hospitalização por insuficiência cardíaca e/ou desfechos renais (independentemente do efeito na glicemia)	▪ Inibidores do SGLT-2: empagliflozina, dapagliflozina, canagliflozina ▪ Análogos do GLP-1 (aGLP-1): liraglutida, semaglutida e dulaglutida
AD	Agentes com segurança cardiovascular demonstrada e eficácia em reduzir a glicemia	▪ Sulfonilureias de 2ª geração: gliclazida MR e glimepirida ▪ Inibidores da DPP-4: evogliptina, vildagliptina, sitagliptina, alogliptina, saxagliptina e linagliptina ▪ Glitazonas: pioglitazona
Terapia baseada em insulina	Diferentes estratégias de tratamento	▪ Insulinas basais: degludeca, glargina, U100 ou U300, NPH ▪ Esquema basal-*bolus* ▪ Combinação fixa de insulina e aGLP-1: degludeca + liraglutida, glargina + lixizenatida

DPP-4: dipeptidilpeptidase-4; GLP-1: peptídeo semelhante ao glucagon-1; MR: liberação modificada; SGLT-2: transportador de sódio e glicose-2. (Adaptado de Bertoluci et al., 2023.[15])

HbA_{1c} > 9,0. Nos pacientes sintomáticos sem tratamento prévio, o início da terapia dupla deve considerar a associação de metformina com insulina para redução mais rápida da hiperglicemia. A terapia baseada em insulina (insulina basal, esquema basal-*bolus* ou combinação fixa insulina/aGLP-1) é mandatória, quando houver sintomas (poliúria, polidipsia e perda de peso); no entanto, ela pode ser trocada posteriormente por um AD1 (preferencialmente) ou qualquer AD para manutenção, após a resolução da hiperglicemia aguda.

O controle glicêmico deve ser avaliado a cada 3 meses após o início do tratamento. Se a meta de HbA_{1c} não for atingida, deve-se considerar a intensificação do tratamento (terapia tríplice ou quádrupla). As evidências não indicam superioridade de fármaco sobre outro em terapia tríplice no controle da glicemia.[46] No entanto, recomenda-se a associação de um iSGLT-2 com um aGLP-1 devido aos efeitos protetores renais e cardiovasculares de cada um. A terapia quádrupla também é uma opção, quando a terapia tríplice não atingir a meta de HbA_{1c}.[15]

Pacientes com doença aterosclerótica clinicamente significativa

Em pacientes com DACS, a primeira recomendação é iniciar um AR GLP-1 (iSGLT-2 ou aGLP-1) desde o momento do diagnóstico (Figura 61.3). Nesta situação, ambas as classes mostraram benefícios. Nesses pacientes, os iSGLT-2 têm benefício definido na redução de eventos cardiovasculares, principalmente morte cardiovascular e hospitalização por IC.

Em relação aos AR GLP-1, observou-se uma redução significativa de eventos cardiovasculares e da mortalidade cardiovascular em metanálise.[42]

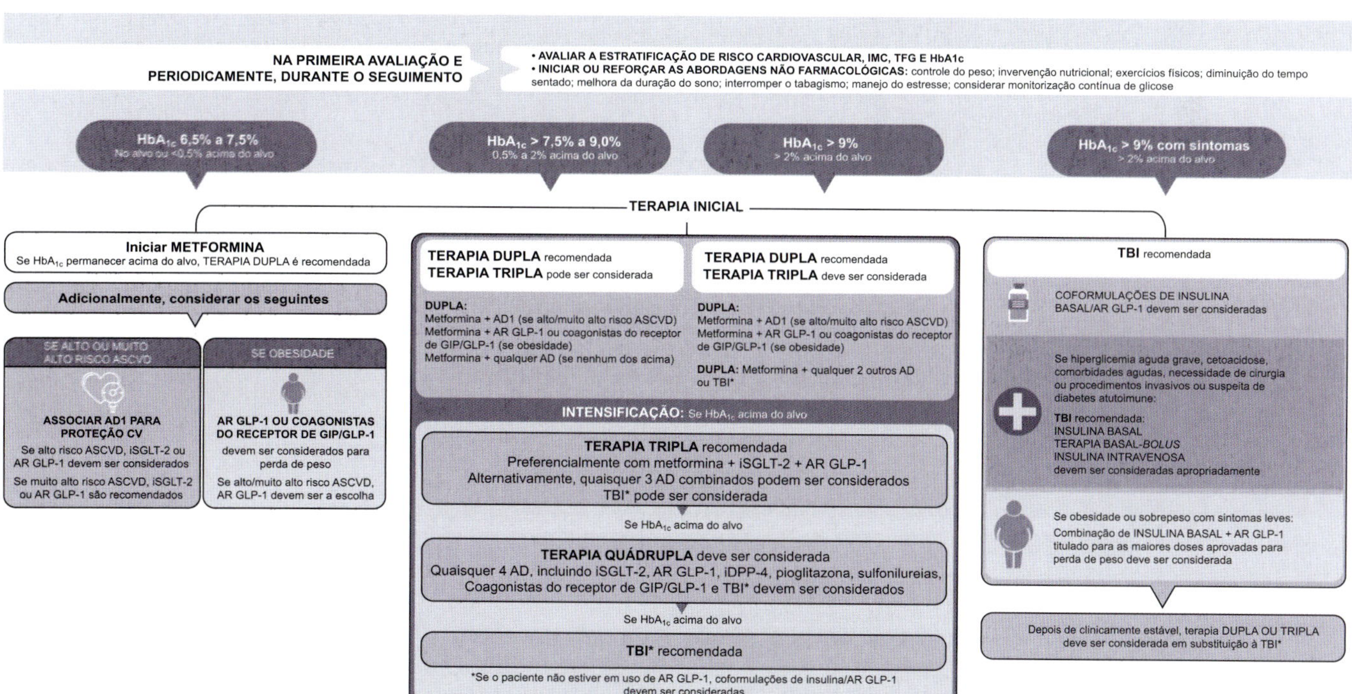

Figura 61.2 Manejo da terapia antidiabética em adultos com diabetes melito tipo 2 (DM2) e sem doença cardiorrenal. Avisos: 1. iDPP4, AR GLP-1 e/ou aGIP/GLP-1 não devem ser associados; 2. Não combinar agentes da mesma classe. AD: agentes redutores da glicemia – inibidores da DPP4 (vildagliptina, sitagliptina, saxagliptina, alogliptina, linagliptina, evogliptina); sulfonilureias de 2ª geração (gliclazida MR e glimepirida), pioglitazona e coagonistas do receptor de GIP/GLP-1 (aGIP/GLP-1); AD1: antidiabéticos com benefício cardiovascular comprovado (AR GLP-1 e iSGLT-2); AR GLP-1: agonistas do receptor de GLP-1; ASCVD: doença cardiovascular aterosclerótica. iSGLT-2: inibidores do SGLT-2; TBI: Terapia baseada em insulina (coformulações de insulina basal/AR GLP-1; insulina basal e terapia basal-bolus). (Reproduzida, com autorização, da Sociedade Brasileira de Diabetes. Adaptada de Bertoluci et al., 2023.[15])

A recomendação para se associar gradualmente um segundo agente a um AD1, caso a meta de HbA_{1c} não tenha sido atingida, deve-se ao fato de que reduções rápidas da glicemia foram associadas a maior mortalidade em pacientes com DM2 e DAC avançada no estudo ACCORD. A escolha do segundo agente, por sua vez, pode recair tanto na associação de um dos AD1 com a metformina ou mesmo com a combinação de dois AD1. Não há evidências, até o momento, de que a associação de ambos AD1 seja superior à monoterapia com qualquer um dos dois. Por outro lado, em todos os ensaios clínicos com desfechos cardiovasculares, tanto com iSGLT-2 como com aGLP-1, cerca de 70 a 80% dos pacientes estavam usando metformina. Análises de subgrupo, entretanto, não mostram diferenças com o uso ou não da metformina nos desfechos cardiovasculares. Uma metanálise[47] de estudos randomizados e observacionais mostrou associação de metformina com menor mortalidade cardiovascular em relação às sulfonilureias em pacientes com IAM prévio, redução da mortalidade por todas as causas.

Pacientes com insuficiência cardíaca

Os pacientes com IC têm benefício inequívoco com o uso de iSGLT-2; tanto em em pacientes em IC com fração de ejeção (FE) preservada quanto reduzida (FE < 40%). Os iSGLT-2 reduzem significativamente o desfecho composto por hospitalização por IC e mortalidade cardiovascular.[38,39] Dados mais recentes confirmam que esse efeito se estende a pacientes sem DM.[48] O efeito dos aGLP-1 na redução de desfechos ligados à IC parece ser importante nos pacientes com DM2 e IC com FE preservada. O estudo STEP-HFpEF comparou a semaglutida 1 mg SC com o placebo em pessoas com DM2 e mostrou melhora importante da qualidade de vida e da resposta a testes de esforço. Os aGLP-1 parecem reduzir a internação hospitalar por IC, porém de forma bem menos robusta do que os iSGLT-2.[42]

A estratégia da Diretriz Luso-Brasileira[15] UPDATE 2023 para tratamento da hiperglicemia em pacientes com IC recomenda o uso precoce dos iSGLT-2 (Figura 61.4). A indicação,

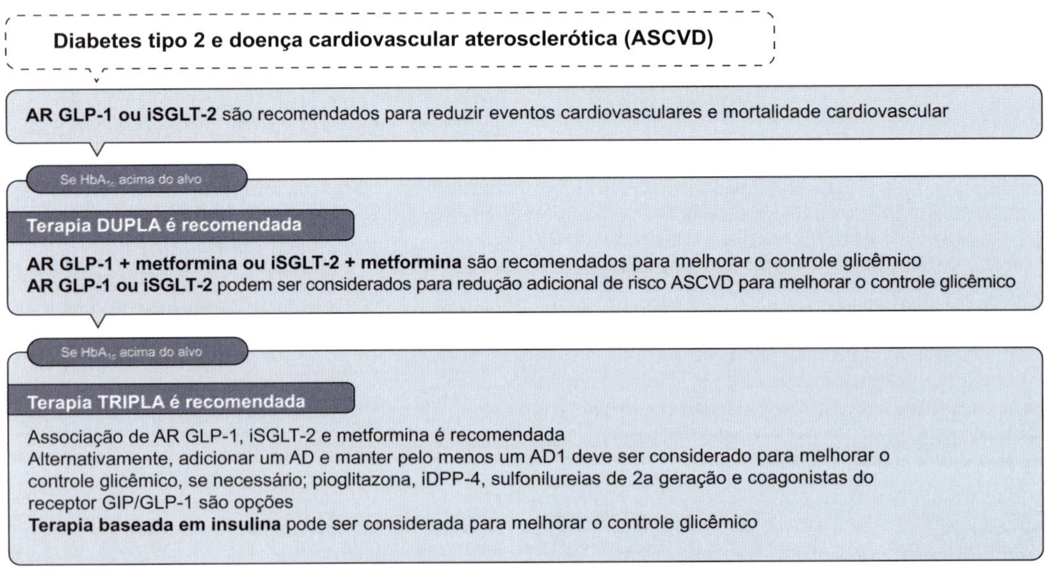

Figura 61.3 Tratamento da hiperglicemia em pacientes com diabetes melito tipo 2 (DM2) e doença aterosclerótica clinicamente significativa. AR GLP-1: agonistas do receptor de GLP-1; iDDP-4: inibidores da DPP-4; iSGLT-2: inibidores do SGLT-2. (Reproduzida, com autorização, da Sociedade Brasileira de Diabetes. Adaptada de Bertoluci et al., 2023.[15])

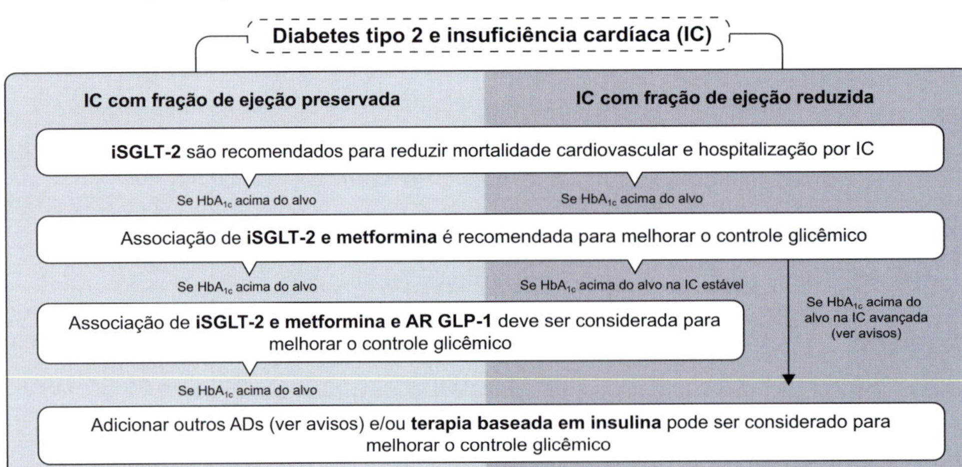

Figura 61.4 Tratamento da hiperglicemia em pacientes com diabetes melito tipo 2 (DM2) e insuficiência cardíaca (IC). *Avisos*: 1. Na IC avançada com fração de ejeção reduzida, os AR GLP-1 não são recomendados. 2. AR GLP-1 devem ser utilizados com cautela em outros pacientes com fração de ejeção reduzida. 3. Pioglitazona e saxagliptina não são recomendados em pacientes com IC. 4. Outros iDPP-4 devem ser evitados na IC avançada com fração de ejeção reduzida. 5. Sulfonilureias devem ser usadas com cautela na IC avançada, devido ao aumento no risco de hipoglicemia. (Reproduzida, com autorização, da Sociedade Brasileira de Diabetes. Adaptada de Bertoluci et al., 2023.[15])

no entanto, é limitada pela filtração glomerular. Atualmente, a canagliflozina é recomendada em bula para ser utilizada com TFG > 35 mℓ/minuto/1,73 m², enquanto a dapagliflozina e a empagliflozina são permitidas, respectivamente, com TFG > 25 e 20 mℓ/minuto/1,73 m². Em pacientes com TFG > 45 mℓ/minuto/1,73 m², pode-se associar metformina, desde que o paciente esteja estável em relação à IC. A utilização de metformina em pacientes com TFG e entre 30 e 45 mℓ/minuto/1,73 m² também é permitida, desde que com redução de dose até 1 g/dia e deve ser suspensa se a TFG cair para < 30 mℓ/minuto/1,73 m² (maior risco de acidose láctica).

Quando a meta de HbA_{1c} não for atingida nos pacientes usando terapia dupla com iSGLT-2 e metformina, a terapia tripla com a inclusão de um AR GLP-1 deverá ser considerada. Alternativamente, um outro AD poderá ser usado em substituição ao AR GLP-1 com objetivo de controlar a glicemia (ver Figura 61.4). Neste caso, é importante salientar que a pioglitazona, a saxagliptina e a alogliptina não devem ser utilizadas em pacientes com IC por estarem associadas direta ou indiretamente a aumento de hospitalização por IC. Ademais, os AR GLP-1 devem ser utilizados com cautela em outros pacientes com FE reduzida (ver Figura 61.4). Da mesma forma, os AR GLP-1 não são recomendados na IC avançada com FE reduzida. A terapia à base de insulina é uma alternativa que deve ser considerada a qualquer momento do tratamento.[15]

Pacientes com doença renal crônica

A doença renal crônica no DM manifesta-se tanto por redução da TFG como pelo surgimento de albuminúria persistente. Esquemas distintos para o tratamento da hiperglicemia no DM2 são utilizados para pacientes com TFG maior ou menor do que 20 mℓ/minuto/1,73 m². Em pacientes com TFG > 30 mℓ/minuto/1,73 m², os iSGLT-2 são recomendados para proteção renal.[15] O estudo CREDENCE com canagliflozina avaliou pacientes com DM2 e TFG entre 30 e 90 mℓ/minuto/1,73 m².[40] O desfecho primário composto foi doença renal terminal (diálise e transplante renal) ou TFG < 15 mℓ/minuto/1,73 m²), duplicação da creatinina sérica ou morte renal ou por causas cardiovasculares. A canagliflozina reduziu o desfecho composto renal em 30% (*hazard ratio* [HR], 0,7; intervalo de confiança de 95% [IC 95%], 0,59 a 0,82) em relação ao placebo.[40] Em torno de 58% dos pacientes também usavam metformina. Desta forma, a recomendação inicial para pacientes com doença renal crônica também é terapia dupla com iSGLT-2 associado à metformina. Se o paciente, apesar da terapia dupla, ainda permanecer com a HbA_{1c} acima da meta, a terapia tripla com metformina, iSGLT-2 e aGLP-1 deve ser considerada. Alternativamente, um outro AD poderá ser usado no lugar do aGLP-1, se a meta de HbA_{1c} não for atingida. Posteriormente, uma terapia quádrupla, com ou sem inclusão de insulina, poderá ser utilizada, se necessário (Figura 61.5).[15]

Em maio de 2024, foram publicados os resultados do estudo FLOW,[49] que incluiu 3.533 pacientes com DM2 e DRC (TFGe média de 47,0 ± 15,2 mℓ/minuto/1,73 m² e albuminúria média de 567,6 mg/g) que foram randomizados para semaglutida ou placebo. Após uma mediana de acompanhamento de 3,4 anos, pacientes randomizados para semaglutida tiveram uma redução de 24% no desfecho primário foi definido como desenvolvimento de insuficiência renal (diálise, transplante renal ou TFGe < 15 mℓ/minuto/m²), redução sustentada de 50% na TFGe ou morte por doença renal ou cardiovascular. Os dados do estudo FLOW confirmam a segurança da semaglutida em pacientes com DRC e ainda demonstram o seu benefício para essa população.[49] Provavelmente, as diretrizes das Sociedades serão revisadas de modo a incluir a semaglutida como recomendada para pacientes com DM2 e DRC.

Em pacientes com TFG < 30 mℓ/minuto/1,73 m², há limitações para o uso da metformina e dos iSGLT-2. Há três opções em monoterapia que são viáveis nesta situação:

- Usar um inibidor de DPP-4 com ajuste de dose para a função renal (exceto linagliptina e evogliptina, que não requerem ajuste de dose), que poderá ser extensivo mesmo em pacientes em hemodiálise
- Usar apenas insulina basal, com redução de dose (–15%) devido à menor excreção renal
- Usar um AR GLP-1 (liraglutida, semaglutida e dulaglutida), isoladamente ou em associação fixa com insulina, diante de TFG entre 15 e 30 mℓ/min/1,73 m².[15]

Em caso de não se atingir a meta de HbA_{1c}, os inibidores de DPP-4 ainda poderão ser combinados à insulina. A insulina basal e as combinações fixas de insulina/AR GLP-1 poderão

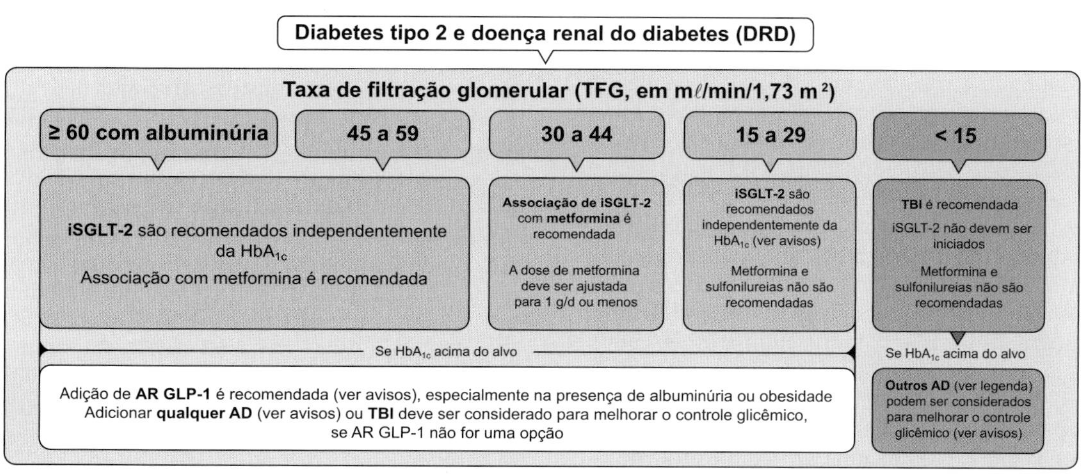

Figura 61.5 Tratamento da hiperglicemia em pacientes com diabetes melito tipo 2 (DM2) e doença renal crônica (DRC). Avisos: 1. Iniciar iSGLT-2 deve ser restrito a pacientes com TFG > 20 mℓ/min/1,73m², se dapagliflozina, e > 35 mℓ/min/1,73m², se canagliflozina. 2. Em pacientes já em uso de um iSGLT-2, a medicação pode ser mantida até a terapia renal substitutiva, uma vez que os iSGLT-2 perdem seu efeito antidiabético quando a TGF cai abaixo de 45 mℓ/min/1,73m². 3. Entre os iDPP-4, ajustes de doses são necessários com a diminuição da TFG, exceto com linagliptina e evogliptina. 4. A experiência com AR GLP-1 é limitada quando a TFG cai para menos de 15 mℓ/min/1,73m². 5. Pioglitazona pode ser usada na ausência de insuficiência cardíaca, gliclazda MR, glipizida e glimepirida podem ser usadas com TFG < 30 mℓ/min/1,73m²; glibenclamida não deve ser usada com TFG < 60 ml/min/1,73m². (Reproduzida, com autorização, da Sociedade Brasileira de Diabetes. Adaptada de Bertoluci et al., 2023.[15])

ser tituladas. O esquema de insulina basal-*bolus* é a melhor alternativa, quando as opções anteriores não forem suficientes para se atingir a meta de HbA_{1c}.[15]

MANEJO DA HIPERTENSÃO ARTERIAL SISTÊMICA

Assim como no manejo da dislipidemia, a conduta na hipertensão arterial sistêmica (HAS) do paciente com DM também baseia-se na definição de metas. Existem algumas situações em que medicações são indicadas, devido a possíveis benefícios específicos.

Em pacientes com DM sem DACS, o alvo da pressão arterial 80 mmHg de (PA) de 130 mmHg para pressão arterial sistólica (PAS) e pressão arterial diastólica (PAD) parece razoável. Embora não exista um estudo específico que defina esta meta, há evidências que sugerem benefícios com a utilização desse alvo terapêutico. Em uma metanálise envolvendo 144.220 pacientes de 42 estudos clínicos randomizados,[50] demonstrou-se que pacientes que mantiveram sua PA entre 120 e 124 mmHg tiveram uma redução significativa de mortalidade em comparação a pacientes com PA entre 130 e 134 mmHg. Vale a pena ressaltar que essa meta se torna recomendada para pacientes com albuminúria (relação albumina-creatinina urinária [RAC_u] > 30 mg/g), em que os benefícios na proteção renal se tornam inequívocos.

Um aspecto importante deve ser levado em conta em pacientes com DM e história de doença coronariana: a PA não deve ser reduzida para níveis inferiores a 120/70 mmHg. Dados de pelo menos 3 grandes estudos clínicos (INVEST,[51] CLARIFY[52] e ARIC)[53] sugerem que parece existir um aumento do risco de morte cardiovascular e de eventos cardiovasculares em virtude de reduções mais agressivas da PA. A possível explicação para esse fato seria a necessidade de uma PAD normal para manter a perfusão das artérias coronárias, que ocorre principalmente durante a diástole.

Existe uma importante dúvida se existiria uma medicação de escolha para pacientes com DM. De acordo com o *Position Statement* de 2017,[4] qualquer uma das quatro classes terapêuticas (inibidores da enzima conversora da angiotensina [IECA], bloqueadores do receptor da angiotensina II [BRA], bloqueadores dos canais de cálcio [BCC] ou diuréticos tiazídicos) pode ser utilizada como terapia inicial. A escolha deverá ser baseada em eficácia, tolerabilidade, custo e presença de comorbidades. Esta recomendação foi baseada principalmente nos dados do estudo ALLHAT,[53] que comparou lisinopril, anlodipino e clortalidona. Os resultados do estudo não demonstraram diferenças entre as três medicações nos desfechos primários.

Entretanto, em pacientes com DM e albuminúria (RAC_u > 30 mg/g), é recomendada a utilização de um IECA ou de um BRA. Dados de pelo menos três grandes estudos[54-57] demonstraram que o bloqueio do sistema renina-angiotensina-aldosterona em pacientes com albuminúria reduz significativamente os desfechos renais, e existem dados também demonstrando uma diminuição de eventos cardiovasculares nessa população. Vale a pena ressaltar, entretanto, que essas medicações nunca devem ser combinadas, já que existe um aumento significativo do risco de perda de função renal, síncope e hipercalemia.[58-60]

A maioria dos pacientes com DM não consegue a atingir as metas sugeridas de PA apenas com uma classe de anti-hipertensivos. Desta forma, a combinação de diferentes classes torna-se necessária; nesses casos é razoável a combinação de um IECA ou BRA com um BCC di-hidropiridínico (p. ex., anlodipino, felodipino, nifedipino, nitrendipino etc.). Essa recomendação baseia-se principalmente no estudo ACCOMPLISH, que comparou a combinação de benazepril com anlodipino *versus* benazepril com hidroclorotiazida.[61] O estudo demonstrou que a primeira combinação (IECA + BCC) foi mais efetiva na redução dos desfechos cardiovasculares, mesmo atingindo níveis de PA semelhantes aos da combinação IECA + diurético.[61] Finalmente, caso sejam necessárias três diferentes classes de anti-hipertensivos, a combinação de IECA ou BRA + BCC + diurético tiazídico pode ser útil.

USO DE ANTIAGREGANTES PLAQUETÁRIOS

De modo geral, a indicação para o uso de antiagregantes plaquetários por pacientes com DM vem mudando constantemente nas últimas duas décadas. No passado recente, existia um conceito de que todo paciente com DM2 deveria ser considerado de alto risco cardiovascular e utilizar ácido acetilsalicílico (AAS) (ou clopidogrel). Este conceito tem sido, contudo, revisto com base nos últimos estudos e revisões. Dessa forma, atualmente torna-se evidente que a estratificação de risco é essencial para definir em quais pacientes os benefícios do uso do AAS irão se sobrepor aos riscos.

Não existe indicação para a utilização de AAS (Aspirina®) ou clopidogrel (Iscover®) em pacientes de baixo risco, risco intermediário ou alto risco. Isto é, não existe hoje indicação de prescrição de antiagregantes plaquetários para a prevenção primária de eventos cardiovasculares em pacientes com DM.[15] Parte dessa conclusão origina-se de uma importante metanálise publicada envolvendo seis estudos e aproximadamente 10.000 participantes com DM e sem DCV.[62] Quando o AAS foi comparado com placebo, não houve diferença em incidência de eventos cardiovasculares, mortalidade cardiovascular ou morte por todas as causas.[62]

Por outro lado, a utilização de antiagregantes plaquetários é recomendada para todos os pacientes de risco muito alto, ou seja, pacientes de prevenção secundária.[15] Outra importante metanálise[63] com 287 estudos e aproximadamente 135.000 indivíduos demonstrou os benefícios do AAS em prevenir desfechos cardiovasculares em pacientes com DACS, incluindo IAM, AVC, angina estável ou instável, ataque isquêmico transitório, doença arterial obstrutiva periférica e fibrilação atrial.[15] Para aqueles pacientes com indicação de antiagregação, mas que são alérgicos ao AAS ou que desenvolvem intolerância gástrica, o clopidogrel pode ser utilizado como alternativa.[15]

Existe também uma recomendação para a utilização de AAS e clopidogrel combinados após síndrome coronariana aguda.[15] Nestes pacientes, a terapia dupla deve ser mantida até 1 ano após a alta hospitalar, com base em resultados de pelo menos 5 grandes estudos.[64-68] Vale a pena ressaltar que, em pacientes com baixo risco de sangramento, parece ser razoável continuar com a combinação de dois antiagregantes por um período maior de tempo.[15]

Resumo

A prevenção de eventos cardiovasculares deve ser um dos grandes objetivos no tratamento do paciente com diabetes melito. Essa prevenção, entretanto, não pode ser feita com apenas uma intervenção. A única maneira de reduzir eventos cardiovasculares é mediante uma abordagem ampla do paciente, com adequação das metas à estratificação de risco cardiovascular, implicando um adequado controle da hiperglicemia, da hipertensão arterial e da dislipidemia, bem como o uso de antiagregantes plaquetários em pacientes de muito alto risco para eventos cardiovasculares (prevenção secundária).

REFERÊNCIAS BIBLIOGRÁFICAS

1. Emerging Risk Factors Collaboration, Sarwar N, Gao P, Seshasai SR et al. Diabetes mellitus, fasting blood glucose concentration, and risk of vascular disease: a collaborative meta-analysis of 102 prospective studies. Lancet. 2010; 375:2215-2.
2. Gu K, Cowie CC, Harris MI. Mortality in adults with and without diabetes in a national cohort of the U.S. population, 1971–1993. Diabetes Care. 1998; 21:1138-45.
3. Gæde P, Vedel P, Larsen N et al. Multifactorial intervention and cardiovascular disease in patients with type 2 diabetes. N Engl J Med. 2003; 348:383-93.
4. Bertoluci MC, Moreira RO, Faludi A et al. Brazilian guidelines on prevention of cardiovascular disease in patients with diabetes: a position statement from the Brazilian Diabetes Society (SBD), the Brazilian Cardiology Society (SBC) and the Brazilian Endocrinology and Metabolism Society (SBEM). Diabetol Metab Syndr. 2017; 9:53.
5. Bertoluci MC, Rocha VZ. Cardiovascular risk assessment in patients with diabetes. Diabetol Metab Syndr. 2017; 9:25.
6. Mottillo S, Filion KB, Genest J et al. The metabolic syndrome and cardiovascular risk a systematic review and meta-analysis. J Am Coll Cardiol. 2010; 56:1113-32.
7. Rahmani S, Nakanishi R, Budoff MJ. Imaging atherosclerosis in diabetes: current state. Curr Diab Rep. 2016; 16:105.
8. Kramer CK, Zinman B, Gross JL et al. Coronary artery calcium score prediction of all-cause mortality and cardiovascular events in people with type 2 diabetes: systematic review and meta-analysis. BMJ. 2013; 346:f1654.
9. Baber U, Mehran R, Sartori S et al. Prevalence, impact, and predictive value of detecting subclinical coronary and carotid atherosclerosis in asymptomatic adults: the BioImage study. J Am Coll Cardiol. 2015; 65:1065-74.
10. Milan Study on Atherosclerosis and Diabetes (MiSAD) Group. Prevalence of unrecognized silent myocardial ischemia and its association with atherosclerotic risk factors in noninsulin-dependent diabetes mellitus. Milan Study on Atherosclerosis and Diabetes (MiSAD) Group. Am J Cardiol. 1997; 79:134-9.
11. Zellweger MJ, Maraun M, Osterhues HH et al. Progression to overt or silent CAD in asymptomatic patients with diabetes mellitus at high coronary risk: main findings of the prospective multicenter BARDOT trial with a pilot randomized treatment substudy. JACC Cardiovasc Imaging. 2014; 7:1001-10.
12. Zellweger MJ, Hachamovitch R, Kang X et al. Prognostic relevance of symptoms versus objective evidence of coronary artery disease in diabetic patients. Eur Heart J. 2004; 25:543-50.
13. Young LH, Wackers FJ, Chyun DA et al. Cardiac outcomes after screening for asymptomatic coronary artery disease in patients with type 2 diabetes: the DIAD study: a randomized controlled trial. JAMA. 2009; 301:1547-55.
14. Lièvre MM, Moulin P, Thivolet C et al. Detection of silent myocardial ischemia in asymptomatic patients with diabetes: results of a randomized trial and meta-analysis assessing the effectiveness of systematic screening. Trials. 2011; 12:23.
15. Bertoluci MC, Silva Júnior WS, Valente F et al. 2023 UPDATE: Luso-Brazilian evidence-based guideline for the management of antidiabetic therapy in type 2 diabetes. Diabetol Metab Syndr. 2023; 15:160.
16. Soliman EZ, Backlund JC, Bebu I et al. Electrocardiographic abnormalities and cardiovascular disease risk in type 1 diabetes: The Epidemiology of Diabetes Interventions and Complications (EDIC) Study. Diabetes Care. 2017; 40:793.
17. Davis TM, Coleman RL, Holman RR, Group U. Prognostic significance of silent myocardial infarction in newly diagnosed type 2 diabetes mellitus: United Kingdom Prospective Diabetes Study (UKPDS) 79. Circulation. 2013; 127:980-7.
18. Hill J, Timmis A. ABC of clinical electrocardiography – Exercise tolerance testing. BMJ. 2002; 324:1084-7.
19. Lyerly GW, Sui X, Church TS et al. Maximal exercise electrocardiography responses and coronary heart disease mortality among men with diabetes mellitus. Circulation. 2008; 117:2734-42.
20. Muhlestein JB, Lappe DL, Lima JA et al. Effect of screening for coronary artery disease using CT angiography on mortality and cardiac events in high-risk patients with diabetes: the FACTOR-64 randomized clinical trial. JAMA. 2014; 312:2234-43.
21. Hadamitzky M, Hein F, Meyer T et al. Prognostic value of coronary computed tomographic angiography in diabetic patients without known coronary artery disease. Diabetes Care. 2010; 33:1358-63.
22. Vergès B. Pathophysiology of diabetic dyslipidaemia: where are we? Diabetologia. 2015; 58:886-99.
23. Filippatos T, Tsimihodimos V, Pappa E et al. Pathophysiology of diabetic dyslipidaemia. Curr Vasc Pharmacol. 2017; 15:566-75.
24. Kearney PM, Blackwell L, Collins R et al. Efficacy of cholesterol-lowering therapy in 18,686 people with diabetes in 14 randomised trials of statins: a meta-analysis. Lancet. 2008; 371:117-25.
25. Sabatine MS, Giugliano RP, Keech AC et al. FOURIER Steering Committee and Investigators. Evolocumab and clinical outcomes in patients with cardiovascular disease. N Engl J Med. 2017; 376:1713-22.
26. Schwartz GG, Steg PG, Szarek M et al. Committees and Investigators. Alirocumab and cardiovascular outcomes after acute coronary syndrome. N Engl J Med. 2018; 379:2097-107.
27. Stratton IM, Adler AI, Neil HA et al. Association of glycaemia with macrovascular and microvascular complications of type 2 diabetes (UKPDS 35): prospective observational study. BMJ. 2000; 321:405-12.
28. ADVANCE Collaborative Group et al. Intensive blood glucose control and vascular outcomes in patients with type 2 diabetes. N Engl J Med. 2008; 358:2560-72.
29. Diabetes Control and Complications Trial (DCCT). Results of feasibility study. The DCCT Research Group. Diabetes Care. 1987; 10:1-19.
30. Holman RR, Paul SK, Bethel MA et al. 10-year follow-up of intensive glucose control in type 2 diabetes. N Engl J Med. 2008; 359:1577-89.
31. Rawshani A, Rawshani A, Franzén S et al. Risk factors, mortality, and cardiovascular outcomes in patients with type 2 diabetes. N Engl J Med. 2018; 379:633-44.
32. The Diabetes Control and Complications Trial/Epidemiology of Diabetes Interventions and Complications (DCCT/EDIC) Study Research Group. Intensive diabetes treatment and cardiovascular disease in patients with Type 1 Diabetes. N Engl J Med. 2005; 353:2643-53.
33. UK Prospective Diabetes Study (UKPDS) Group. Effect of intensive blood-glucose control with metformin on complications in overweight patients with type 2 diabetes (UKPDS 34). Lancet. 1998; 352:854-65.
34. Matthews DR, Paldánius PM, Proot P et al. Glycaemic durability of an early combination therapy with vildagliptin and metformin versus sequential metformin monotherapy in newly diagnosed type 2 diabetes (VERIFY): a 5-year, multicentre, randomised, double-blind trial. Lancet. 2019; 394:1519-29.
35. Cai X, Gao X, Yang W et al. Efficacy and safety of initial combination therapy in treatment-naïve type 2 diabetes patients: a systematic review and meta-analysis. Diabetes Ther. 2018; 9:1995-2014.
36. Neuen BL, Young T, Heerspink HJL et al. SGLT2 inhibitors for the prevention of kidney failure in patients with type 2 diabetes: a systematic review and meta-analysis. Lancet Diabetes Endocrinol. 2019; 7:845-54.
37. Neal B, Perkovic V, Mahaffey KW et al. Canagliflozin and cardiovascular and renal events in type 2 diabetes. N Engl J Med. 2017; 377:644-57.
38. Zinman B, Wanner C, Lachin JM et al. Empagliflozin, cardiovascular outcomes, and mortality in type 2 diabetes. N Engl J Med. 2015; 373:2117-28.
39. Wiviott SD, Raz I, Bonaca MP et al. Dapagliflozin and cardiovascular outcomes in type 2 diabetes. N Engl J Med. 2019; 380:347-57.
40. Perkovic V, Jardine MJ, Neal B et al. Canagliflozin and renal outcomes in type 2 diabetes and nephropathy. N Engl J Med. 2019; 380:2295-306.
41. Zelniker TA, Wiviott SD, Raz I et al. SGLT2 inhibitors for primary and secondary prevention of cardiovascular and renal outcomes in type 2 diabetes: a systematic review and meta-analysis of cardiovascular outcome trials. Lancet. 2019; 393:31-9.
42. Kristensen SL, Rørth R, Jhund PS et al. Cardiovascular, mortality, and kidney outcomes with GLP-1 receptor agonists in patients with type 2 diabetes: a systematic review and meta-analysis of cardiovascular outcome trials. Lancet Diabetes Endocrinol. 2019; 7:776-85.
43. Marso SP, Daniels GH, Brown-Frandsen K et al. Liraglutide and cardiovascular outcomes in Type 2 Diabetes. N Engl J Med. 2016; 375:311-22.
44. Marso SP, Bain SC, Consoli A et al. Semaglutide and cardiovascular outcomes in patients with type 2 diabetes. N Engl J Med. 2016; 375:1834-44.
45. Gerstein HC, Colhoun HM, Dagenais GR et al. Dulaglutide and renal outcomes in type 2 diabetes: an exploratory analysis of the REWIND randomised, placebo-controlled trial. Lancet. 2019; 394:131-8.
46. Gross JL, Kramer CK, Leitão CB et al. Effect of antihyperglycemic agents added to metformin and a sulfonylurea on glycemic control and weight gain in type 2 diabetes: a network meta-analysis. Ann Intern Med. 2011; 154:672-9.
47. Han Y, Xie H, Liu Y et al. Effect of metformin on all-cause and cardiovascular mortality in patients with coronary artery diseases: a systematic review and an updated meta-analysis. Cardiovasc Diabetol. 2019; 18:96.
48. McMurray JJV, Solomon SD, Inzucchi SE et al. Dapagliflozin in patients with heart failure and reduced ejection fraction. N Engl J Med. 2019; 381:1995-2008.
49. Perkovic V, Tuttle KR, Rossing P et al.; FLOW trial committees and investigators. Effects of semaglutide on chronic kidney disease in patients with type 2 diabetes. N Engl J Med. 2024 May 24 [Online ahead of print].
50. Bundy JD, Li C, Stuchlik P et al. Systolic blood pressure reduction and risk of cardiovascular disease and mortality: a systematic review and network meta-analysis. JAMA Cardiol. 2017; 2:775-81.
51. Messerli FH, Mancia G, Conti CR et al. Dogma disputed: can aggressively lowering blood pressure in hypertensive patients with coronary artery disease be dangerous? Ann Intern Med. 2006; 144:884-93.
52. Vidal-Petiot E, Ford I, Greenlaw N et al. Cardiovascular event rates and mortality according to achieved systolic and diastolic blood pressure in patients with stable coronary artery disease: an international cohort study. Lancet. 2016; 388:2142-52.
53. McEvoy JW, Chen Y, Rawlings A et al. Diastolic blood pressure, subclinical myocardial damage, and cardiac events: implications for blood pressure control. J Am Coll Cardiol. 2016; 68:1713-22.

54. ALLHAT Officers and Coordinators for the ALLHAT Collaborative Research Group. The antihypertensive and lipid-lowering treatment to prevent heart attack trial: major outcomes in high-risk hypertensive patients randomized to angiotensin-converting enzyme inhibitor or calcium channel blocker vs diuretic. JAMA. 2002; 288:2981-97.
55. de Zeeuw D, Remuzzi G, Parving HH et al. Proteinuria, a target for renoprotection in patients with type 2 diabetic nephropathy: lessons from RENAAL. Kidney Int. 2004; 65:2309-20.
56. Atkins RC, Briganti EM, Lewis JB et al. Proteinuria reduction and progression to renal failure in patients with type 2 diabetes mellitus and overt nephropathy. Am J Kidney Dis. 2005; 45:281-7.
57. Heart Outcomes Prevention Evaluation Study Investigators. Effects of ramipril on cardiovascular and microvascular outcomes in people with diabetes mellitus: results of the HOPE study and MICRO-HOPE substudy. Lancet. 2000; 355:253-9.
58. Parving HH, Brenner BM, McMurray JJ et al. Cardiorenal end points in a trial of aliskiren for type 2 diabetes. N Engl J Med. 2012; 367:2204-13.
59. Gheorghiade M, Bohm M, Greene SJ et al. Effect of aliskiren on postdischarge mortality and heart failure readmissions among patients hospitalized for heart failure: the ASTRONAUT randomized trial. JAMA. 2013; 309:1125-35.
60. Yusuf S, Teo KK, Pogue J et al. Telmisartan, ramipril, or both in patients at high risk for vascular events. N Engl J Med. 2008; 358:1547-59.
61. Weber MA, Bakris GL, Jamerson K et al. Cardiovascular events during differing hypertension therapies in patients with diabetes. J Am Coll Cardiol. 2010; 56:77-85.
62. De Berardis G, Sacco M, Strippoli GF et al. Aspirin for primary prevention of cardiovascular events in people with diabetes: meta-analysis of randomised controlled trials. BMJ. 2009; 339:b4531.
63. Antithrombotic Trialists' Collaboration. Collaborative meta-analysis of randomised trials of antiplatelet therapy for prevention of death, myocardial infarction, and stroke in high risk patients. BMJ. 2002; 324:71-86.
64. Wiviott SD, Braunwald E, McCabe CH et al. Prasugrel versus clopidogrel in patients with acute coronary syndromes. N Engl J Med. 2007; 357:2001-15.
65. Mehta SR, Yusuf S, Peters RJ et al. Effects of pretreatment with clopidogrel and aspirin followed by long-term therapy in patients undergoing percutaneous coronary intervention: the PCICURE study. Lancet. 2001; 358:527-33.
66. Bhatt DL, Fox KA, Hacke W et al. Clopidogrel and aspirin versus aspirin alone for the prevention of atherothrombotic events. N Engl J Med. 2006; 354:1706-17.
67. Wallentin L, Becker RC, Budaj A et al. Ticagrelor versus clopidogrel in patients with acute coronary syndromes. N Engl J Med. 2009; 361:1045-57.
68. Bonaca MP, Bhatt DL, Cohen M et al. Long-term use of ticagrelor in patients with prior myocardial infarction. N Engl J Med. 2015; 372:1791-800.

CAPÍTULO

62

Pré-Diabetes: Visão Geral

Fábio R. Trujilho ▪ Thaisa D. G. Trujilho ▪ Joaquim Custódio Jr.

INTRODUÇÃO

O termo *pré-diabetes* tem sido usado para caracterizar as situações em que se encontra elevação da glicemia e/ou da hemoglobina glicada (HbA_{1c}), mas não são ultrapassados os valores diagnósticos do diabetes melito (DM).[1,2] Mais especificamente, pelos critérios da American Diabetes Association (ADA), o diagnóstico de pré-diabetes se estabelece pela presença de glicemia de jejum alterada (GJA), tolerância diminuída à glicose (TDG) e/ou níveis elevados de HbA_{1c} entre 5,7 e 6,4%.[2,3] A TDG é definida como níveis de glicemia de 2 horas no teste oral de tolerância à glicose com 75 g de glicose anidra (TOTG-75 g) entre 140 e 199 mg/dℓ, e a GJA caracteriza-se por valores de glicemia de jejum entre 100 e 125 mg/dℓ (Quadro 62.1).[2,3] A Organização Mundial da Saúde (OMS) advoga os mesmos critérios para TDG, porém define GJA como glicemia de jejum entre 110 e 125 mg/dℓ.[4] Ademais, a OMS propôs a denominação *hiperglicemia intermediária* para se referir ao pré-diabetes. Recentemente, a Federação Internacional de Diabetes (IDF) sugeriu uma revisão dos critérios diagnósticos da hiperglicemia intermediária, propondo a adoção de uma glicemia plasmática após sobrecarga de glicose de 1 hora ≥ 155 mg/dℓ como ponto de corte para TDG durante um TOTG-75 g. O motivo para a sugestão da modificação do critério foi pautado na possibilidade de um diagnóstico mais precoce da hiperglicemia intermediária, usando um critério que se mostrou altamente preditivo de detecção da progressão para DM2, de suas complicações e mortalidade.[5]

O pré-diabetes não deve ser visto como uma entidade clínica por si só, e sim como uma condição de risco aumentado de DM e doenças cardiovasculares.[2] Os *fatores de risco* para o pré-diabetes são os mesmos para o DM tipo 2 (DM2) e incluem obesidade abdominal, sedentarismo, síndrome metabólica, hipertensão, antecedentes de diabetes gestacional, forte história familiar de DM2 e condições associadas a resistência insulínica, entre outros (Quadro 62.2).[2-5]

Quadro 62.1 Critérios diagnósticos do pré-diabetes, de acordo com a American Diabetes Association.

- Glicemia de jejum entre 100 e 125 mg/dℓ (*glicemia de jejum alterada*)
- Glicemia de 2 h no TOTG-75g entre 140 e 199 mg/dℓ (*tolerância diminuída à glicose*)
- HbA_{1c} entre 5,7 e 6,4%

Adaptado de American Diabetes Association, 2024.[2]

RELEVÂNCIA DO PRÉ-DIABETES

A importância maior do pré-diabetes reside no fato de os pacientes com TDG ou GJA terem cerca de 5 vezes mais risco de desenvolver DM2, em comparação com as pessoas com tolerância normal à glicose.[6,8,9] O risco de progressão aumenta quando tanto a TDG como a GJA estão presentes, em comparação ao achado isolado de uma delas.[6] O risco de progressão é também maior com $HbA_{1c} \geq 6\%$.[10,11]

Outro aspecto muito importante é que os pacientes com pré-diabetes estão sujeitos às mesmas complicações microvasculares (retinopatia, neuropatia periférica, disfunção autonômica cardíaca e albuminúria) e, sobretudo, complicações macrovasculares do DM, embora com menores frequência e gravidade.[7,8,12,13] Em uma metanálise, o pré-diabetes mostrou-se associado a um risco aumentado de mortalidade por todas as causas e doenças cardiovasculares (DCV) na população geral e em pacientes com doença cardiovascular aterosclerótica.[13]

Quadro 62.2 Principais fatores de risco para pré-diabetes e diabetes melito tipo 2 (DM2).

- Pessoas com 35 anos ou mais
- Sobrepeso e obesidade
- Sedentarismo
- Parentes de 1º grau com DM2
- Antecedentes de diabetes melito gestacional ou macrossomia fetal
- Síndrome metabólica
- Hipertensão arterial sistêmica
- Dislipidemias (triglicerídeos > 250 mg/dℓ e/ou HDL-colesterol < 35 mg/dℓ)
- Condições associadas à resistência insulínica (obesidade grave, acantose *nigricans*, história de síndrome dos ovários policísticos etc.)
- Pessoas com HIV, exposição a medicações de alto risco para diabetes ou história de pancreatite

Adaptado de American Diabetes Association, 2024;[2] Tabák et al., 2012;[6] Brannick et al., 2016.[7]

EPIDEMIOLOGIA

A prevalência de pré-diabetes varia de acordo com as características étnicas e demográficas da população, assim como dos critérios utilizados para o diagnóstico. De acordo com estimativas da International Diabetes Federation (IDF), havia em 2021, em todo o mundo, cerca de 541 milhões de indivíduos com idade de 20 e 79 anos com TDG (10,6% da população adulta), com projeções para 622,7 milhões em 2030 e 730,3 milhões em 2045 (11,4% da população adulta) (Quadro 62.3).[14] Nas diferentes regiões, as prevalências de TDG foram variáveis. A África mostrou uma prevalência de 12,6%, seguida da América do Norte e do Caribe, com 11,6%. Na Europa, foi vista uma prevalência menor, de 7,1%, e nas Américas do Sul e Central, de 5,4%.[14]

Nos EUA, dados do Centers for Disease Control and Prevention mostraram estimativas, entre 2017 e 2020, de que 38 da população adulta tinha pré-diabetes, com base nos níveis de glicemia de jejum e HbA_{1c}. Os dados foram semelhantes entre todos os grupos raciais, étnicos e níveis de escolaridade. A prevalência foi maior nos indivíduos com idade ≥ 65 anos (48,8%). Somente cerca de 12% dos indivíduos sabiam ter pré-diabetes. Um outro estudo realizado para avaliar a prevalência de pré-diabetes em adultos brasileiros, considerando a HBA_{1c}, mostrou uma prevalência de pré-diabetes pelo critério ADA de 18,5%. A prevalência do pré-diabetes aumentou com a idade e a presença de fatores de risco, como hipertensão arterial, obesidade, circunferência abdominal elevada e baixo colesterol HDL. Os indivíduos com menor escolarização apresentaram prevalências superiores de pre-diabetes.[15]

No Brasil, a frequência de pré-diabetes descrita no *Brazilian Longitudinal Study of Adult Health* (ELSA – Brasil), em uma coorte com 15.105 indivíduos com idade entre 35 e 74 anos, variou entre 16,1 e 52,6%, na dependência do critério diagnóstico usado: 20,3% tinham TDG; 52,6%, GJA (pelos critérios da ADA); e 16,1%, ambas.[16] Nesse mesmo estudo, a prevalência de DM foi de 19,7%, com 50,4% desconhecendo ter a doença.[17]

HISTÓRIA NATURAL

A história natural da GJA e da TDG é variável, com cerca de 25% dos casos progredindo para DM2, 50% permanecendo em seu estado glicêmico anormal e 25% revertendo para tolerância normal à glicose, ao longo de um período de observação de 3 a 5 anos.[18] Outros estudos mostraram taxas de progressão para DM2 de 5 a 10% ao ano, com incidência cumulativa de DM2 em 6 anos de até 65%.[6,19,20]

Quadro 62.3 Estimativas de prevalência de diabetes melito (DM) e tolerância diminuída à glicose (TDG) para 2021, 2030 e 2045, segundo a International Diabetes Federation.

População	2021	2030	2045
População mundial (bilhões)	7,9	8,6	9,5
População de 20 a 79 anos de idade (bilhões)	5,1	5,7	6,4
DM (20 a 79 anos de idade)			
Prevalência global (%)	10,5	11,3	12,2
Número de pessoas com DM (milhões)	536,6	642,7	783,2
TDG (20 a 79 anos de idade)			
Prevalência global (%)	10,6	11	11,4
Número de pessoas com TDG (milhões)	541,0	622,7	730,3

Adaptado de International Diabetes Federation, 2022.[14]

Maior propensão para progressão é observada em indivíduos mais velhos ou que apresentem: excesso de peso; $HbA_{1c} \geq 6\%$; glicemia de jejum entre 110 e 125 mg/dℓ; e/ou outros fatores de risco para DM2 (p. ex., síndrome metabólica, síndrome dos ovários policísticos, antecedente de diabetes melito gestacional, forte história familiar de DM2 etc.).[18,20-22] Além disso, o risco de progressão é bem maior quando GJA e TDG são concomitantes.[18,20-23]

No ELSA – Brasil, os critérios diagnósticos de pré-diabetes tiveram baixa sensibilidade em predizer a progressão para DM2 durante um seguimento médio de 3,7 ± 0,6 anos, com melhores desempenhos para a TDG e a GJA definidos pelos critérios da OMS (GJA-OMS).[20] Por exemplo, a taxa de progressão foi de 20,5% (*hazard ratio* [HR]:11,5) nos casos de TDG; 25,4% (HR: 15,4) nos casos de GJA-OMS; 12,7% (HR: 7) nos casos de GJA-ADA; e 12,9 (HR: 6,9) com HbA_{1c} elevada.[20] Quando duas anormalidades estavam presentes, a taxa de progressão foi maior: 36,4% (HR: 23,6) para TDG + GJA-OMS; 24,5% (HR: 15) para TDG + GJA-ADA; e 20% (HR: 7) para GJA-ADA + HbA_{1c}.[20] Resultados similares foram mostrados em metanálise de 103 estudos de coorte prospectivos.[24] Nos 47 estudos que relataram restituição da normoglicemia, a regressão variou de 33 a 59% em 1 a 5 anos de seguimento e de 17 a 42% durante 6 a 11 anos de acompanhamento.[24]

Quanto maior a magnitude da elevação da HbA_{1c}, maior o risco de progressão para DM2.[10,11] Uma revisão sistemática, que incluiu mais de 44.000 indivíduos de 16 estudos com média de seguimento de 5,6 anos, mostrou ser esse risco em 5 anos significativamente maior com HbA_{1c} de 6 a 6,5% (25 a 50%) do que com HbA_{1c} de 5,5 a 5,9% (9 a 25%) ou HbA_{1c} de 5 a 5,49% (< 9%).[10]

FISIOPATOLOGIA

O defeito no metabolismo da glicose que causa DM2 começa muitos anos antes do diagnóstico da doença.[21,23] De fato, embora em menor intensidade, muitos dos distúrbios metabólicos do DM2 podem ser observados nos pacientes com pré-diabetes. Entre eles se incluem resistência insulínica, disfunção de célula beta, produção aumentada de citocinas inflamatórias, lipólise aumentada e desregulação da produção hepática de glicose (Figura 62.1).[7,21-23] No pré-diabetes, ocorre a resistência à insulina (RI) nos tecidos periféricos (músculo, fígado e tecido adiposo), consequente à sinalização inadequada desse hormônio. Dessa forma, acontece inicialmente um aumento da secreção da insulina pelas células pancreáticas, visando compensar a resistência periférica à ação desse hormônio. Entretanto, uma perda progressiva na massa de células beta, com comprometimento de sua função, limita a habilidade do pâncreas de manter a normoglicemia por um aumento compensatório na secreção de insulina.[21-23]

GJA e TDG representam processos fisiopatológicos distintos. Apesar de ambos serem estados insulinorresistentes, eles diferem em seu local de RI.[23,25,26] Pessoas com GJA isolada predominantemente apresentam RI hepática e sensibilidade muscular à insulina normal. Em contraste, nos indivíduos com TDG isolada, a sensibilidade à insulina no fígado é normal ou levemente diminuída, mas acontece RI moderada a grave no músculo esquelético. Não surpreendentemente, pacientes com GJA e TDG manifestam RI muscular e hepática.[8,22,23,26] O padrão de secreção de insulina também difere entre GJA e TDG.[25] Na GJA, observam-se diminuição na primeira fase (primeiros 10 minutos) da resposta insulínica à glicose intravenosa, bem como diminuição da resposta insulínica à glicose oral nos primeiros 30 minutos. No entanto, a resposta da insulina na fase

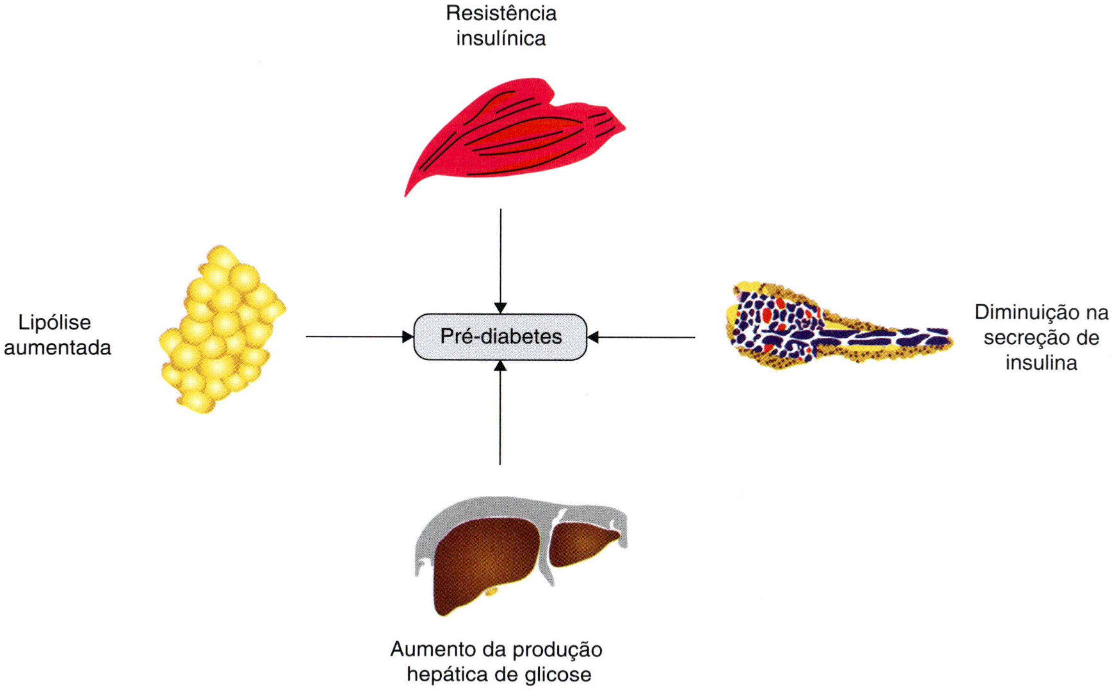

Figura 62.1 Patogênese do pré-diabetes.

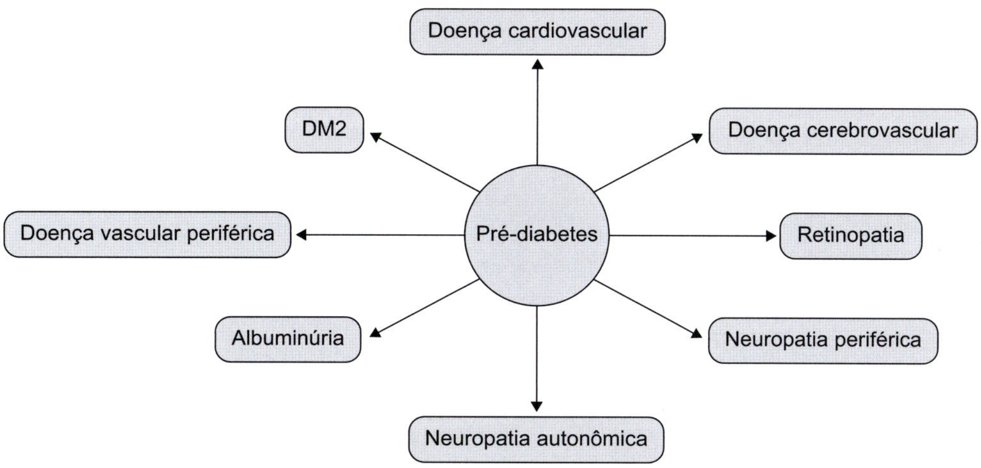

Figura 62.2 Complicações do pré-diabetes. DM2: diabetes melito tipo 2.

tardia (60 a 120 minutos) durante o TOTG-75 g é normal. Em contraste, na TDG, defeito na secreção insulínica em resposta a uma carga oral de glicose é observado tanto na fase inicial como na fase tardia.[23,26-28]

Uma das características fisiopatológicas do DM2 é a diminuição do efeito insulinotrópico das incretinas, representadas pelo polipeptídeo insulinotrópico glicose-dependente (GIP) e o peptídeo semelhante ao glucagon 1 (GLP-1).[28] Os estudos que avaliaram anormalidades na secreção de incretinas em pacientes com pré-diabetes encontraram resultados inconsistentes e díspares.[7,29,30]

COMPLICAÇÕES MACROVASCULARES

A disglicemia pré-diabética aumenta o risco de eventos adversos cardiovasculares (infarto agudo do miocárdio, insuficiência cardíaca e morte cardiovascular) e doença cerebrovascular (acidente vascular cerebral [AVC] e ataque isquêmico transitório) (Figura 62.2).[6,12,31] No estudo EPIC-Norfolk, um aumento de 1% na HbA_{1c} dentro da faixa normal associou-se a aumento da mortalidade cardiovascular em 10 anos.[32] Uma análise de homens com 44 a 55 anos de idade em estudo francês mostrou ser a mortalidade cardiovascular 2 vezes superior em pacientes com TDG em comparação com os normoglicêmicos.[33] Tais achados podem ser justificados pelo fato de a maioria dos pacientes com pré-diabetes apresentar características da síndrome metabólica, tais como dislipidemia aterogênica (aumento dos triglicerídeos com redução do HDL-colesterol), hipertensão arterial sistêmica e aumento da adiposidade visceral, avaliada pela medida da circunferência abdominal, que podem ser identificados vários anos antes do diagnóstico de DM2.[5-8]

COMPLICAÇÕES MICROVASCULARES

As três complicações microvasculares previamente já relacionadas ao DM – retinopatia, neuropatia e nefropatia (doença renal do diabetes) – foram também documentadas em pessoas com pré-diabetes (ver Figura 62.2).[34-39] A ocorrência dessas complicações "a longo prazo" da hiperglicemia em pessoas com pré-diabetes indicaria suscetibilidade de certos indivíduos ao desenvolvimento de complicações microvasculares, após a exposição a uma carga glicêmica subdiabética, bem como reforça o papel da resistência insulínica na patogênese dessas complicações.[6] No estudo *Diabetes Prevention Program* (DPP), 7,9% dos indivíduos com TDG apresentaram retinopatia,[34] achado semelhante à prevalência de 8,1% observada no *Gutenberg Health Study* na Alemanha.[35] Em outro estudo, a prevalência de microalbuminúria entre pré-diabéticos foi estimada em 15,5%.[36] Indivíduos com pré-diabetes também apresentam alteração na hemodinâmica e na função microvascular retinianas.[37]

Sintomas e sinais de polineuropatia periférica diabética clássica podem também ocorrer em pessoas com pré-diabetes.[6,38,39] Aproximadamente 11 a 25% dos indivíduos com pré-diabetes apresentam evidências de neuropatia periférica.[38] Além disso, o pré-diabetes está associado a disfunção autonômica (ver Figura 62.2), manifestando-se como reduzida variabilidade da frequência cardíaca e aumento da prevalência de disfunção erétil.[6,25]

TRATAMENTO

As abordagens terapêuticas do pré-diabetes têm como principal objetivo reduzir a progressão para o DM2. Também visam prevenir as complicações (micro e macrovasculares) e reduzir a mortalidade excessiva relacionada com a hiperglicemia, também observadas em pacientes com pré-diabetes.[3,8,25]

Prevenção do diabetes melito

GJA e TDG compartilham duas características em comum: comprometimento da função das células beta e resistência insulínica. Deste modo, parece lógico supor que os esforços para preservar ou melhorar as funções das células beta e/ou diminuir a RI podem ser uma maneira poderosa para retardar a conversão do pré-diabetes em DM2.[3,8]

Basicamente, o manejo do pré-diabetes envolve a abordagem comportamental, com mudanças no estilo de vida (MEV), e o uso de medicamentos que se mostraram eficazes em retardar ou prevenir a progressão para DM2. Ainda não há consenso, contudo, sobre quando a farmacoterapia deve ser instituída. Metformina é a opção de escolha na maioria dos casos, apesar de trabalhos em asiáticos indicarem boa eficácia dos inibidores de alfaglicosidase, como a acarbose, nessa população.[4,8] Outras moléculas vêm sendo estudadas para essa condição, mas ainda sem receber indicação formal em bula.[1]

Mudanças no estilo de vida

As MEV, que compreendem diminuição na ingestão calórica diária, prática regular de atividades físicas (pelo menos 150 minutos de exercício aeróbico leve a moderado, ou 75 minutos de exercício intenso por semana) e redução do excesso de peso corporal (da ordem de 5 a 10% em pacientes com sobrepeso ou obesidade), são reconhecidas atualmente como a mais importante medida terapêutica para pacientes com pré-diabetes.[3-5] De fato, quando os indivíduos perdem 5% do seu peso, a sensibilidade à insulina corporal total melhora em 30%, e a evolução de TDG para DM2 decai em aproximadamente 58%.[4,8]

Nas últimas 3 décadas, diversos estudos avaliaram o efeito das MEV e da terapia medicamentosa na redução da progressão para DM2 em pacientes com pré-diabetes, estando os principais relacionados com a TDG no Quadro 62.4. O *Da Qing Diabetes Prevention Study Group (estudo de Da Qing)*, realizado na cidade chinesa de Da Qing, apresentou as primeiras evidências do benefício das MEV para a TDG, ao analisar 577 pacientes.[40] Após 6 anos, em comparação ao grupo-controle, a redução no risco de desenvolvimento de DM2 foi de 31% ($p < 0,03$) no grupo submetido apenas à dieta melhorada, 46% ($p < 0,0005$) no grupo randomizado para somente atividade física e 42% ($p < 0,005$) no grupo dieta melhorada e atividade física.[40] No *Finnish Diabetes Prevention Study* (FDPS), com 552 pacientes com GJA, as MEV possibilitaram redução de 42% na progressão para DM2 após 3,2 anos.[41] Posteriormente, o estudo DPP evidenciou, após 2,8 anos de seguimento, redução de 58% da progressão para DM2 com adoção de MEV.[42] Estudos subsequentes demonstraram que o impacto das MEV na prevenção do DM2 em indivíduos com pré-diabetes varia de acordo com a população estudada e a intensidade dessas mudanças. De fato, enquanto o estudo Toranomon, com homens japoneses com TDG, demonstrou redução da progressão para DM2 em 67,4% (3% *versus* 9,3%, p < 0,001), em relação ao grupo-controle após 4 anos,[43] o *Indian Diabetes Prevention Program* (IDPP) demonstrou menor eficácia (28%) na população indiana.[44]

É importante comentar que o prolongamento do acompanhamento de pacientes de três desses estudos mostrou redução sustentada na taxa de conversão para o DM2: 39% aos 30 anos no estudo Da Qing;[45] 43% aos 7 anos no FDPS finlandês;[46] e 34% em 10 anos[47] e 27% em 15 anos[48] no *Diabetes Prevention Program Outcome Study* (DPPOS), uma continuação do DPP. De forma notável, ao final de 30 anos de seguimento do estudo Da Qing, as reduções na mortalidade por todas as causas, mortalidade relacionada a doenças cardiovasculares e complicações microvasculares foram significativamente superiores nos grupos de intervenção no estilo de vida em comparação com o grupo-controle.[45]

Abordagem farmacológica

Houve significativa expansão das opções terapêuticas para o tratamento do DM2 nos últimos 20 anos, com o surgimento de novas classes terapêuticas de distinta ação nos diferentes mecanismos fisiopatológicos. Neste contexto, a aplicação dessas medicações em estudos clínicos específicos para a população com pré-diabetes é relativamente recente.[3-5]

Metformina

A metformina é considerada atualmente a principal opção farmacológica para uso em pacientes com pré-diabetes, tendo em vista o acúmulo de evidências favorecendo o seu uso, sua segurança e seu baixo custo. No estudo DPP, a metformina impediu a progressão para DM2 em 31% da população estudada (58% com as MEV).[42] Em um subgrupo de pacientes, a eficácia da metformina foi maior, tais como naqueles com idade < 60 anos, IMC ≥ 35 kg/m² ou história de diabetes melito gestacional (redução de cerca de 50%).[42] Mais importante ainda, o efeito protetor da metformina persistiu após 15 anos de seguimento, conforme dados do DPPOS.[48] Em um estudo indiano com protocolo similar ao DPP (IDPP), mas com doses mais baixas de metformina (250 a 500 mg, 2 vezes/dia), a redução no risco de progressão para DM foi menor do que a observada no DPP, mas similar à obtida com as MEV (–26% *versus* –28%).[44] Curiosamente, a combinação de metformina e MEV não apresentou efeito aditivo (–28%).[44] Esses achados sugerem que as características clínicas da população-alvo podem influenciar a eficácia terapêutica do fármaco.

Uma metanálise de 32 estudos, totalizando 4.570 participantes seguidos por 8.267 pacientes-anos, mostrou que metformina reduziu a incidência de diabetes de início recente em 40% (*odds*

Quadro 62.4 Principais estudos clínicos na prevenção do diabetes melito tipo 2 (DM2).

Estudo	País	Nº de pacientes (n)	Tempo de seguimento	Perfil dos pacientes	Intervenção	Redução no desenvolvimento de DM2
Pan et al.[40] (*Da Qing IGT and Diabetes Study*, 1997)	China	577	6 anos	TDG	MEV	42%
Tuomilehto et al.[41] (*Finnish Diabetes Prevention Study*, 2001)	Finlândia	522	3,2 anos	GJA	MEV	42%
Chiasson et al.[49] (*STOP-NIDDM Trial*, 2002)	Multicêntrico	1.368	3,3 anos	TDG	MEV + acarbose (100 mg, 3 vezes/dia)	24%
Knowler et al.[42] (*DPP Trial*, 2002)	EUA	3.234	2,8 anos	TDG	MEV ou MET (1.500 mg/dia)	58% com MEV; 31% com MET
Sjöström et al.[50] (*SOS Study*, 2004)	Suécia	1.703	10 anos	Obesos	Cirurgia bariátrica (diversas modalidades)	75%
Torgerson et al.[51] (*XENDOS Study*, 2004)	Multicêntrico	3.305	4 anos	Obesos com TNG ou TDG	MEV + orlistate (120 mg, 3 vezes/dia)	37%
Kosaka et al.[43] (*Toranomon Study*, 2005)	Japão	458	4 anos	TDG; apenas homens	MEV	67%
Ramachandran et al.[44] (*IDPP Trial*, 2006)	Índia	531	3 anos	TDG	MEV e/ou MET (500 mg, 2 vezes/dia)	28% com MEV; 26% com MET; 28% com MEV e MET
Diabetes Prevention Program Research Group[48] (*DPPOS*, 2015)	EUA	2.776	15 anos	GJA + TDG	MEV ou MET	27% com MEV; 18% com MET
DeFronzo et al.[52] (*ACT Now Study*, 2011)	EUA	602	2,4 anos	TDG	PIO (45 mg/dia)	72%
Armato et al.[53] (2012)	EUA	40	9 meses	GJA e/ou TDG	MET (1.000 mg/dia) + PIO (15 mg/dia)	100% (*nenhuma progressão para DM2*)
		47	9 meses	GJA e/ou TDG	MET (1.000 mg/dia) + PIO (15 mg/dia) + exenatida (10 mg, 2 vezes/dia)	100% (*nenhuma progressão para DM2*)
Gerstein et al.[54] (*DREAM Study*, 2006)	Multicêntrico	5.269	3 anos	GJA e/ou TDG	Rosiglitazona (8 mg/dia)	60%
Pi-Sunyer et al.[55] (*SCALE Study*, 2015)	Multicêntrico	3.731 (2.283 com pré-DM)	2 anos	Obesos GJA + TDG	Liraglutida (3 mg/dia)	71%
Garvey et al.[56] (*SEQUEL Study*, 2014)	Multicêntrico	475	2 anos	GJA + TDG (e/ou SM)	FNTM (7,5 mg) + TOPM (46 mg) ou FNTM (15 mg) + TOPM (92 mg)	49% com FNTM (7,5 mg) + TOPM (46 mg); 89% com FNTM (15 mg) + TOPM (92 mg)
Gerstein et al.[57] (*ORIGIN Trial*, 2012)	Multicêntrico	12.527	6,2 anos	TDG, GJA ou DM2 recém-diagnosticado	Insulina glargina	28%
Holman et al.[58] (*ACE Trial*, 2017)	China	6.522	5 anos	TDG	Acarbose (50 mg, 3 vezes/dia)	18%
McGowan et al.[59] (*STEP-10 Trial*, 2024)	Multicêntrico	202	1,5 ano	GJA + TDG	Semaglutida (1 mg SC por semana)	97,5%

FNTM: fentermina; GJA: glicemia de jejum alterada; MEV: mudança de estilo de vida; MET: metformina; PIO: pioglitazona; pré-DM: pré-diabetes; SC: subcutâneo; SM: síndrome metabólica; TDG: tolerância diminuída à glicose; TNG: tolerância normal à glicose; TOPM: topiramato de liberação prolongada.

ratio de 0,6; intervalo de confiança [IC]: 0,5 a 0,8), com uma redução de risco absoluto de 6% (IC: 4 a 8) durante uma duração média de 1,8 ano.[60] Metformina também propiciou redução do IMC (–5,3%, IC 95%: –6,7 a –4,0), da glicemia e da resistência insulínica calculada, além de melhorar o perfil lipídico.[60]

Tiazolidinedionas (glitazonas)

As tiazolidinedionas, também chamadas "glitazonas" (agonistas do receptor ativado do proliferador de peroxissomos [PPAR] gama), são uma classe de medicamentos que despontaram como alternativa interessante para os pacientes com pré-diabetes, tendo em vista a comprovação de melhora da sensibilidade à insulina e da função de célula beta pancreática.[3-5] Entretanto, o perfil de segurança desses fármacos tem sido questionado ao longo do tempo, em virtude dos riscos de edema, surgimento ou agravamento de insuficiência cardíaca e fraturas. A pioglitazona, única substância da classe atualmente disponível, demonstrou grande eficácia no estudo *ACT Now*, com redução da progressão para DM2 em 72% após 2,4 anos de seguimento.[52] Em um outro estudo, utilizou-se a combinação de pioglitazona e metformina, o que resultou em eficácia de 100% na prevenção da progressão para DM2 após 9 meses, bem como na conversão para tolerância normal à glicose em 14,3%.[53] No estudo DREAM, a redução da progressão foi de 60% com a rosiglitazona (8 mg/dia).[54]

Inibidores da alfaglicosidase

O principal representante deste grupo é a acarbose, que que atualmente tem sido pouco utilizada no manejo do DM2, devido, sobretudo, a seus efeitos adversos gastrintestinais. Ela é, contudo, o único hipoglicemiante, além da metformina, que contém em bula indicação para tratamento do pré-diabetes. Os dados do estudo STOP-NIDDM, com redução de evolução para DM2 em 24%

no grupo usando acarbose (100 mg, 3 vezes/dia), deram suporte a essa indicação.[49] Mais recentemente, o estudo ACE analisou o impacto da acarbose sobre eventos cardiovasculares em pacientes com pré-diabetes, sem demonstrar benefício nesse desfecho.[58]

Inibidores da SGLT-2

Os inibidores do transportador de sódio-glicose do tipo 2 (SGLT-2) despontam como medicações potencialmente úteis para pacientes com pré-diabetes.[3-5,61] As principais evidências atuais são derivadas da análise de subgrupo em estudos desenhados para desfechos em insuficiência cardíaca e em doença renal crônica. Uma revisão sistemática indicou uma redução de 21% na evolução para DM2 em pacientes com pré-diabetes que utilizaram essa classe de fármacos.[62]

Outros hipoglicemiantes orais

Dados de estudos com inibidores da dipeptidil peptidase 4 (DPP-4) não demonstraram benefícios em pacientes com pré-diabetes, tendo em vista que são fármacos com efeito neutro sobre o peso e que não têm impacto sobre a resistência insulínica.[63] As sulfonilureias também não demonstraram utilidade no contexto do pré-diabetes.[64]

Agonistas do receptor do GLP-1

Estes fármacos representam uma das principais ferramentas no tratamento do DM2, devido ao seu amplo mecanismo de ação, visto que melhoram a secreção de insulina, diminuem a RI, reduzem o apetite e aumentam a saciedade, com consequentes reduções da glicemia, da HbA_{1c} e do peso corporal.[63] Eles também diminuem o risco de eventos cardiovasculares.[65] Nesse contexto, o uso em pacientes com pré-diabetes e sobrepeso/obesidade foi testado, com bons resultados.[55,65] No estudo SCALE, com 3.731 pacientes (2.283 deles com pré-diabetes), o uso da liraglutida, na dose de 3 mg/dia, reduziu em 71% a progressão para DM2, em comparação ao placebo.[55] A semaglutida, na sua formulação de uso subcutâneo, foi avaliada em diferentes estudos dentro do programa STEP, voltado para pacientes com obesidade, indicando uma potencial redução de progressão de pré-diabetes para DM2 acima de 80%.[66] O estudo STEP-10, especificamente desenhado para avaliar os efeitos da semaglutida em pacientes com obesidade e pré-diabetes, demonstrou uma redução de 97,5% na progressão para DM2 após 80 semanas, com 81% dos pacientes que usaram o medicamento retornando à normoglicemia, contra 18% do grupo placebo.[59] Os principais inconvenientes para seu uso são o custo muito elevado, os efeitos colaterais gastrintestinais e o fato de serem injetáveis. Ainda não há dados na literatura sobre o efeito da semaglutida oral em pessoas com pré-diabetes.

Agentes antiobesidade

Fármacos desenvolvidos para tratamento de obesidade também demonstraram retardar a evolução para DM2 em indivíduos pré-diabéticos. O estudo XENDOS, com o *orlistate*, reduziu em 37% a progressão para DM2 em indivíduos obesos com pré-diabetes.[51] Mais recentemente, a combinação de *fentermina* com o *topiramato de liberação prolongada* demonstrou, no estudo SEQUEL, reduções na progressão de DM em 89% (na dose de 15 mg de fentermina e 92 mg de topiramato de liberação prolongada), após 2 anos de tratamento.[56]

Insulinoterapia

No estudo ORIGIN, a administração da *insulina glargina* por cerca de 6 anos em pré-diabéticos resultou em redução de 28% no risco de progressão para DM2.[57] No entanto, em comparação ao placebo, implicou risco aumentado de hipoglicemia e ganho de peso.[57]

Indicação de farmacoterapia

Segundo a ADA, a metformina pode ser recomendada para indivíduos com pelo menos um dos seguintes critérios:

- Alto risco de progressão para DM2 (história de diabetes melito gestacional ou IMC $\geq$ 35 kg/m²)
- Idade < 60 anos
- $HbA_{1c} \geq 6\%$
- Hiperglicemia progressiva ou HbA_{1c} crescente, a despeito das MEV.[67]

Abordagem cirúrgica

O tratamento cirúrgico da obesidade tem demonstrado ser uma abordagem eficaz para perda de peso, com bons resultados a médio e longo prazos.[68] Os benefícios glicêmicos, decorrentes da modificação do trânsito intestinal e do aumento da produção do GLP-1, além de menor lipotoxicidade em virtude da perda de peso, já estão bem estabelecidos.[68] O estudo SOS demonstrou uma significativa redução na progressão para DM2, em 75%, em comparação com obesos não submetidos à cirurgia bariátrica.[50] Portanto, a cirurgia bariátrica pode ser considerada para os pacientes pré-diabéticos com IMC $\geq$ 35 kg/m² não responsivos ao tratamento clínico.[6,50,57,63]

Prevenção de complicações micro e macrovasculares

As evidências de prevenção de doença microvascular em pacientes com pré-diabetes, por meio da abordagem terapêutica, ainda são incipientes, dado o acompanhamento necessário prolongado para observar esse efeito.[8,65] No estudo DPPOS, os pacientes do grupo MEV evidenciaram uma redução significativa na incidência de complicações microvasculares, apenas no sexo feminino, quando comparados aos grupos metformina e placebo.[69] Por outro lado, complicações como retinopatia e doença renal do diabetes parecem surgir em proporção significativa já no estágio de pré-diabetes, o que sugere que o controle metabólico mais precoce seria crucial para evitar essas complicações.[3-6,8]

Do ponto de vista terapêutico, com exceção do estudo SOS (com cirurgia bariátrica),[70] nenhum outro foi capaz de demonstrar de forma inequívoca um benefício de determinada intervenção para redução de eventos cardiovasculares em pré-diabetes. No estudo *Acarbose Cardiovascular Evaluation Trial* (ACE), duplo-cego e randomizado, a *acarbose* (50 mg, 3 vezes/dia) não se mostrou mais eficaz que o placebo na redução de eventos cardiovasculares maiores.[58] Contudo, a incidência de DM2 no grupo da acarbose foi 18% menor do que no grupo placebo.[58]

Para maior efetividade na prevenção dos eventos cardiovasculares, além do controle glicêmico, devem-se, sobretudo, combater outros fatores de risco cardiovascular, como tabagismo, obesidade, dislipidemia e hipertensão.[8,28,67]

Resumo

O termo *pré-diabetes* tem sido aplicado a indivíduos com glicemia de jejum alterada (entre 100 e 125 mg/dℓ), tolerância diminuída à glicose (glicemia de 2 horas entre 140 e 199 mg/dℓ no teste oral de tolerância à glicose) e/ou hemoglobina glicada entre 5,7 e 6,4%. O pré-diabetes implica risco elevado de progressão para diabetes melito tipo 2, bem como risco cardiovascular aumentado. Sua crescente prevalência na população adulta torna essa condição importante no contexto da abordagem metabólica do paciente. Reforçar as estratégias de mudança de estilo de vida, com redução da ingestão calórica e prática regular de atividade física, é essencial para o sucesso terapêutico. Dentre as intervenções farmacológicas sugeridas, metformina é a opção de escolha, por sua eficácia, baixo custo e boa tolerabilidade. Cirurgia bariátrica pode ser considerada para os casos de obesidade graus 2 ou 3 (índice de massa corporal $\geq$ 35 kg/m²) não responsivos ao tratamento clínico.

REFERÊNCIAS BIBLIOGRÁFICAS

1. Giacaglia L, Barcellos C, Genestreti P, Silva M et al. Tratamento farmacológico do pré-diabetes. Diretriz Oficial da Sociedade Brasileira de Diabetes; 2023.
2. American Diabetes Association. Professional Practice Committee. 3. Prevention or Delay of Diabetes and Associated Comorbidities: Standards of Care in Diabetes-2024. Diabetes Care. 2024; 47(Suppl 1):S43-S51.
3. Khetan AK, Rajagopalan S. Prediabetes. Can J Cardiol. 2018; 34:615-23.
4. World Health Organization. Definition and diagnosis of diabetes mellitus and intermediate hyperglycaemia: report of a WHO/IDF consultation. Geneva: WHO; 2006.
5. Bergman M, Tuomilehto J. International Diabetes Federation Position Statement on the 1-hour post-load plasma glucose for the diagnosis of intermediate hyperglycaemia and type 2 diabetes. Diabetes Res Clin Pract. 2024; 210:111636.
6. Tabák AG, Herder C, Rathmann W et al. Prediabetes: a high-risk state for developing diabetes. Lancet. 2012; 379:2279-905.
7. Brannick B, Wynn A, Dagogo-Jack S. Prediabetes as a toxic environment for the initiation of microvascular and macrovascular complications. Exp Biol Med (Maywood). 2016; 241:1323-31.
8. Zand A, Ibrahim K, Patham B. Prediabetes: why should we care? Methodist Debakey Cardiovasc J. 2018; 14:289-97.
9. Kanat M, Ralph A DeFronzo RA, Abdul-Ghani MA. Treatment of prediabetes. World J Diabetes. 2015; 6:1207-22.
10. Zhang X, Gregg EW, Williamson DF et al. A1c level and future risk of diabetes: a systematic review. Diabetes Care. 2010; 33:1665-73.
11. Kaczorowski J, Robinson C, Nerenberg K. Development of the CANRISK questionnaire to screen for prediabetes and undiagnosed type 2 diabetes. Canadian J Diabetes. 2009; 33:381-5.
12. Brannick B, Dagogo-Jack S. Prediabetes and cardiovascular disease: Pathophysiology and interventions for prevention and risk reduction. Endocrinol Metab Clin North Am. 2018; 47:33-50.
13. Cai X, Zhang Y, Li M, Wu JH et al. Association between prediabetes and risk of all cause mortality and cardiovascular disease: updated meta-analysis. BMJ. 2020; 370:m2297.
14. Sun H, Saeedi P, Karuranga S et al. IDF Diabetes Atlas: Global, regional and country-level diabetes prevalence estimates for 2021 and projections for 2045. Diabetes Res Clin Pract. 2022; 183:109119.
15. Centers for Disease Control and Prevention. Prevalence of prediabetes among adults. Updated May 15, 2024. Disponível em: https://www.cdc.gov/diabetes/data/statistics-report/prevalence-of-prediabetes.html. Acesso em: 15 maio 2024.
16. Schmidt MI, Hoffmann JF, Diniz MFS et al. High prevalence of diabetes and intermediate hyperglycemia – The Brazilian Longitudinal Study of Adult Health (ELSA-Brasil). Diabetol Metab Syndr. 2014; 6:123.
17. Iser BPM, Pinheiro PC, Malta DC et al. Prediabetes and intermediate hyperglycemia prevalence in adults and associated factors, Health National Survey. Cien Saude Colet. 2021; 26(2):531-40.
18. Twigg SM, Kamp MC, Davis TM et al. Prediabetes: a position statement from the Australian Diabetes Society and Australian Diabetes Educators Association. Med J Aust. 2007; 186:461-5.
19. Diabetes Prevention Program Research Group. Long-term effects of metformin on diabetes prevention: identification of subgroups that benefited most in the Diabetes Prevention Program and Diabetes Prevention Program Outcomes Study. Diabetes Care. 2019; 42:601-8.
20. Schmidt MI, Bracco PA, Yudkin JS et al. Intermediate hyperglycaemia to predict progression to type 2 diabetes (ELSA-Brasil): an occupational cohort study in Brazil. Lancet Diabetes Endocrinol. 2019;7:267-77.
21. Abdul-Ghani M, DeFronzo RA, Amin Jayyousi A et al. Prediabetes and risk of diabetes and associated complications: impaired fasting glucose versus impaired glucose tolerance: does it matter? Curr Opin Clin Nutr Metab Care. 2016; 19:394-9.
22. Garber AJ, Handelsman Y, Einhorn D et al. Diagnosis and management of prediabetes in the continuum of hyperglycemia: when do the risks of diabetes begin? A Consensus Statement from the American College of Endocrinology and the American Association of Clinical Endocrinologists. Endocr Pract. 2008; 14:933-46.
23. Nathan DM, Davidson MB, DeFronzo RA et al. Impaired fasting glucose and impaired glucose tolerance: implications for care. Diabetes Care. 2007; 30:753-9.
24. Richter B, Hemmingsen B, Metzendorf MI et al. Development of type 2 diabetes mellitus in people with intermediate hyperglycaemia. Cochrane Database Syst Rev. 2018; 10:CD012661.
25. Bansal N. Prediabetes diagnosis and treatment: a review. World J Diabetes. 2015; 6:296-303.
26. Meyer C, Pimenta W, Woerle HJ et al. Different mechanisms for impaired fasting glucose and impaired postprandial glucose tolerance in humans. Diabetes Care. 2006; 29:1909-14.
27. Kanat M, Norton L, Winnier D et al. Impaired early-but not late-phase insulin secretion in subjects with impaired fasting glucose. Acta Diabetol. 2011; 48:209-17.
28. Stumvoll M, Goldstein BJ, van Haeften TW. Type 2 diabetes: principles of pathogenesis and therapy. Lancet. 2005; 365:1333-46.
29. Rask E, Olsson T, Söderberg S et al. Insulin secretion and incretin hormones after oral glucose in non-obese subjects with impaired glucose tolerance. Metabolism. 2004; 53:624-31.
30. Ahren B, Larsson H, Holst JJ. Reduced gastric inhibitory polypeptide but normal glucagon-like peptide 1 response to oral glucose in postmenopausal women with impaired glucose tolerance. Eur J Endocrinol. 1997; 137:127-31.
31. Selvin E, Lazo M, Chen Y et al. Diabetes mellitus, prediabetes, and incidence of subclinical myocardial damage. Circulation. 2014; 130:1374-82.
32. Khaw KT, Wareham N, Bingham S et al. Association of hemoglobin A1c with cardiovascular disease and mortality in adults: the European Prospective Investigation into Cancer in Norfolk. Ann Intern Med. 2004; 14:413-20.
33. Balkau B, Eschwege E, Papoz L et al. Risk factors for early death in non-insulin dependent diabetes in men with known glucose tolerance status. BMJ. 1993; 307:295-9.
34. Diabetes Prevention Program Research Group. The prevalence of retinopathy in impaired glucose tolerance and recent-onset diabetes in the Diabetes Prevention Program. Diabet Med. 2007; 24:137-44.
35. Lamparter J, Raum P, Pfeiffer N et al. Prevalence and associations of diabetic retinopathy in a large cohort of prediabetic subjects: the Gutenberg Health Study. J Diabetes Complications. 2014; 28:482-7.
36. Bahar A, Makhlough A, Yousefi A et al. Correlation between prediabetes conditions and microalbuminuria. Nephrourol Mon. 2013; 5:741-4.
37. Lott M, Slocomb J, Shivkumar V et al. Impaired retinal vasodilator responses in prediabetes and type 2 diabetes. Acta Ophthalmol. 2013; 91:e462-9.
38. Papanas N, Vinik AI, Ziegler D. Neuropathy in prediabetes: does the clock start ticking early? Nat Rev Endocrinol. 2011; 7:682-90.
39. Ylitalo K, Herman W, Harlow S. Monofilament insensitivity and small and large nerve fiber symptoms in impaired fasting glucose. Prim Care Diabetes. 2013; 7:309-13.
40. Pan XR, Li GW, Hu YH et al. Effects of diet and exercise in preventing NIDDM in people with impaired glucose tolerance: The Da Qing IGT and Diabetes Study. Diabetes Care. 1997; 20:537-44.
41. Tuomilehto J, Lindstrom J, Eriksson JG et al. Prevention of type 2 diabetes mellitus by changes in lifestyle among subjects with impaired glucose tolerance. N Engl J Med. 2001; 344:1343-50.
42. Knowler WC, Barrett-Connor E, Fowler SE et al. Reduction in the incidence of type 2 diabetes with lifestyle intervention or metformin. N Engl J Med. 2002; 346:393-403.
43. Kosaka K, Noda M, Kuzuya T. Prevention of type 2 diabetes by lifestyle intervention: a Japanese trial in IGT males. Diabetes Res Clin Pract. 2005; 67:152-62.
44. Ramachandran A, Snehalatha C, Mary S et al. The Indian Diabetes Prevention Programme shows that lifestyle modification and metformin prevent type 2 diabetes in Asian Indian subjects with impaired glucose tolerance (IDPP-1). Diabetologia. 2006; 49:289-97.
45. Gong Q, Zhang P, Wang J et al.; Da Qing Diabetes Prevention Study Group. Morbidity and mortality after lifestyle intervention for people with impaired glucose tolerance: 30-year results of the Da Qing Diabetes Prevention Outcome Study. Lancet Diabetes Endocrinol. 2019; 7:452-61.
46. Lindström J, Ilanne-Parikka P, Peltonen M et al.; Finnish Diabetes Prevention Study Group. Sustained reduction in the incidence of type 2 diabetes by lifestyle intervention: follow-up of the Finnish Diabetes Prevention Study. Lancet. 2006; 368:167-9.
47. Knowler WC, Fowler SE, Hamman RF et al.; Diabetes Prevention Program Research Group 10-year follow-up of diabetes incidence and weight loss in the Diabetes Prevention Program Outcomes Study. Lancet. 2009; 374:1677-86.
48. Diabetes Prevention Program Research Group. Long-term effects of lifestyle intervention or metformin on diabetes development and microvascular complications over 15-year follow-up: the Diabetes Prevention Program Outcomes Study. Lancet Diabetes Endocrinol. 2015; 3:866-75.
49. Chiasson JL, Josse RG, Gomis R et al. Acarbose for prevention of type 2 diabetes mellitus: the STOP-NIDDM randomised trial. Lancet. 2002; 359:2072-7.
50. Sjöström L, Lindroos AK, Peltonen M et al. Lifestyle, diabetes, and cardiovascular risk factors 10 years after bariatric surgery. N Engl J Med. 2004; 351:2683-93.
51. Torgerson JS, Hauptman J, Boldrin MN et al. XENical in the prevention of Diabetes in Obese Subjects (XENDOS) study: a randomized study of orlistat as an adjunct to lifestyle changes for the prevention of type 2 diabetes in obese patients. Diabetes Care. 2004; 27:155-61.
52. DeFronzo RA, Tripathy D, Schwenke DC et al. Pioglitazone for diabetes prevention in impaired glucose tolerance. N Engl J Med. 2011; 364:1104-15.
53. Armato J, DeFronzo RA, Abdul-Ghani M et al. Successful treatment of prediabetes in clinical practice: targeting insulin resistance and β-cell dysfunction. Endocr Pract. 2012; 18:342-50.
54. DREAM (Diabetes Reduction Assessment with ramitril and rosiglitazone Medication) Trial Investigators, Gerstein HC, Yusuf S, Bosch J et al. Effect of rosiglitazone on the frequency of diabetes in patients with impaired glucose tolerance or impaired fasting glucose: a randomised controlled trial. Lancet. 2006; 363:1096-105.

55. Pi-Sunyer X, Astrup A, Fujioka K et al. A randomized, controlled trial of 3.0 mg of liraglutide in weight management. N Engl J Med. 2015; 373:11-22.
56. Garvey WT, Ryan DH, Henry R et al. Prevention of type 2 diabetes in subjects with prediabetes and metabolic syndrome treated with phentermine and topiramate extended release. Diabetes Care. 2014; 37:912-21.
57. Gerstein HC, Bosch J, Dagenais GR et al. ORIGIN Trial Investigators. Basal insulin and cardiovascular and other outcomes in dysglycemia. N Eng J Med. 2012; 367:319-28.
58. Holman RR, Coleman RL, Chan JCN et al. Effects of acarbose on cardiovascular and diabetes outcomes in patients with coronary heart disease and impaired glucose tolerance (ACE): a randomised, double-blind, placebo-controlled trial. Lancet Diabetes Endocrinol. 2017; 5:877-86.
59. McGowan BM et al. Presented at the 31st European Congress on Obesity (ECO), 12–15 May 2024, Venice, Italy.
60. Salpeter SR, Buckley NS, Kahn JA et al. Meta-analysis: metformin treatment in persons at risk for diabetes mellitus. Am J Med. 2008; 121:149-57.
61. Hemmingsen B, Krogh J, Sonne DP et al. Sodium-glucose cotransporter (SGLT) 2 inhibitors for prevention or delay of type 2 diabetes mellitus and its associated complications in people at risk for the development of type 2 diabetes mellitus. Cochrane Database Syst Rev. 2016; 4:CD012106.
62. Mori Y, Duru OK, Tuttle KR, Fukuma S et al. Sodium-glucose cotransporter 2 inhibitors and new-onset type 2 diabetes in adults with prediabetes: systematic review and meta-analysis of randomized controlled trials. J Clin Endocrinol Metab. 2022; 108:221-31.
63. Hemmingsen B, Sonne DP, Metzendorf MI et al. Dipeptidyl-peptidase (DPP)-4 inhibitors and glucagon-like peptide (GLP)-1 analogues for prevention or delay of type 2 diabetes mellitus and its associated complications in people at increased risk for the development of type 2 diabetes mellitus. Cochrane Database Syst Rev. 2017; 5:CD012204.
64. Davidson MB. Should prediabetes be treated pharmacologically? Diabetes Ther. 2023; 14:1585-93.
65. Gilbert MP, Pratley RE. GLP-1 analogs and DPP-4 inhibitors in type 2 diabetes therapy: review of head-to-head clinical trials. Front Endocrinol (Lausanne). 2020; 11:178.
66. Perreault L, Davies M, Frias JP et al. Changes in glucose metabolism and glycemic status with once-weekly subcutaneous semaglutide 2.4 mg among participants with prediabetes in the STEP program. Diabetes Care. 2022; 45:2396-405.
67. American Diabetes Association. Prevention or delay of type 2 diabetes: standards of medical care in diabetes-2020. Diabetes Care. 2020; 43(Suppl 1):S32-6.
68. Mancini MC. Bariatric surgery – an update for the endocrinologist. Arq Bras Endocrinol Metabol. 2014; 58:875-88.
69. Nathan DM, Barrett-Connor E, Crandall JP et al.; Diabetes Prevention Program Research Group. Long-term effects of lifestyle intervention or metformin on diabetes development and microvascular complications: the DPP Outcomes Study. Lancet Diabetes Endocrinol. 2015; 3:866-75.
70. Sjöström L, Peltonen M, Jacobson P et al. Bariatric surgery and long-term cardiovascular events. JAMA. 2012; 307:56-65.

CAPÍTULO 63

Insulinoterapia no Diabetes Melito Tipo 1

Rodrigo Nunes Lamounier ■ Talita Letícia Trevisan

INTRODUÇÃO

O diabetes melito tipo 1 (DM1) é uma condição causada por lesão autoimune das células beta produtoras de insulina das ilhotas pancreáticas que geralmente leva à deficiência grave de insulina endógena. O DM1 é responsável por aproximadamente 5 a 10% de todos os casos de diabetes, estando frequentemente associado a redução da qualidade de vida, complicações graves a longo prazo, expectativa de vida reduzida e custos substanciais para as pessoas e os sistemas de saúde.[1]

Embora a incidência atinja o pico na puberdade e no início da idade adulta, o DM1 de início recente ocorre em todas as faixas etárias. Dados recentes mostram que 60% dos casos novos de DM1 ocorrem após os 20 anos, e a mediana do diagnóstico fica em torno de 29 anos. Como as pessoas com DM1 vivem por muitas décadas após o início da doença, 80% das pessoas com DM1 têm mais de 18 anos; em 2021, a estimativa era de que no mundo havia mais pessoas com DM1 acima de 60 anos do que com idade inferior a 18 anos.[2] A administração de insulina é a única opção de tratamento, e a evolução do tratamento e os esquemas de uso de insulina causaram um enorme impacto na duração da vida e no tempo livre de complicações. Neste capítulo, vamos detalhar a insulinoterapia, suas peculiaridades e os aspectos teóricos e práticos do tratamento.[1,3]

HISTÓRIA DA INSULINOTERAPIA

A insulina é considerada uma das maiores descobertas da história da medicina, sendo atribuída a um grupo da Universidade de Toronto liderado por J. J. R. Macleod, professor de fisiologia. Em 1921, Macleod aceitou uma proposta de Frederick G. Banting, médico e cirurgião de 22 anos, para trabalhar em seu laboratório e testar suas ideias sobre extratos pancreáticos para reduzir a glicose no sangue de cães pancreatectomizados. Banting, auxiliado pelo estudante Charles Best, começou a obter evidências de que esses extratos funcionavam. J. B. Collip, um bioquímico visitante, juntou-se ao grupo e contribuiu para purificar o componente ativo redutor de glicose dos extratos, levando ao primeiro teste bem-sucedido de insulina em um menino de 14 anos com diabetes, Leonard Thompson, em janeiro de 1922. Após colaborações com outros laboratórios de pesquisa e da indústria farmacêutica, no final de 1923, teve início a produção industrial da insulina em grande escala.[3]

Ao longo dos últimos 100 anos, a insulinoterapia evoluiu amplamente desde o isolamento da insulina, a purificação de seus extratos animais e o desenvolvimento de formulações de ação prolongada, notadamente, a adição da protamina à insulina humana, resultando na insulina NPH e, posteriormente, na progressão para a produção da insulina humana com a técnica do DNA recombinante. Essa técnica permitiu, inicialmente, a produção das insulinas NPH e regular humanas e, posteriormente, o desenvolvimento de análogos de insulina com perfil de ação mais fisiológicos, propiciando mais segurança e menor risco de hipoglicemia na insulinoterapia intensiva. Atualmente, há disponíveis diversos tipos de insulina: de ação rápida, ultrarrápida, intermediária, lenta e ultralenta (Figura 63.1).[4]

Além da hiperglicemia, a insulinopenia contribui para outras alterações metabólicas, como hipertrigliceridemia, cetoacidose e catabolismo, que pode levar à morte. A descompensação metabólica grave foi, durante décadas, corrigida com o uso de insulina em uma ou duas aplicações diárias. Contudo, nos últimos 30 anos, acumularam-se evidências mostrando a importância da insulinoterapia intensiva, com múltiplas doses diárias de insulina, ou mesmo com a infusão subcutânea contínua de insulina, para a prevenção de complicações crônicas relacionadas com o diabetes.[4]

O estudo *Diabetes Control and Complications Trial* (DCCT) envolveu 1.441 pacientes com DM1 e comparou o tratamento convencional (uma a duas aplicações ao dia das insulinas NPH) com a insulinoterapia intensiva, com múltiplas doses diárias de insulina NPH, associadas à insulina humana regular antes das refeições, ou com o uso de bomba de insulina.[5] Nesse estudo marcante, o tratamento intensivo ao longo de 6 anos resultou em glico-hemoglobina (HbA_{1c}) menor (7%) e redução de 50% das complicações microvasculares (Quadro 63.1). Houve, também,

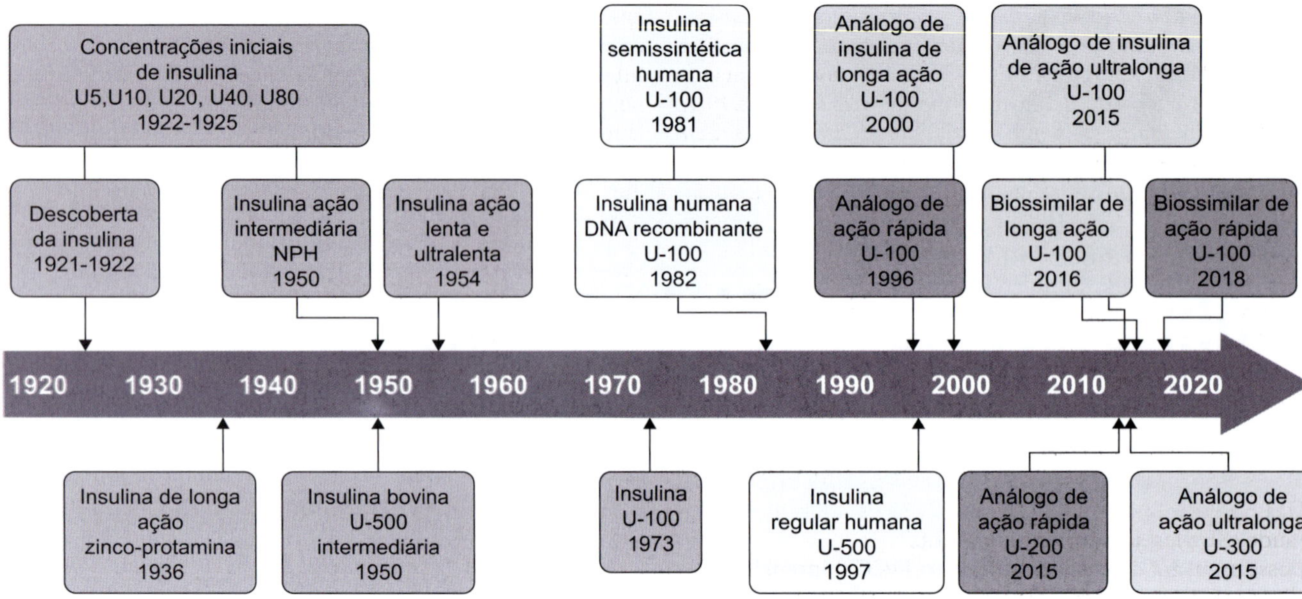

Figura 63.1 Linha do tempo do desenvolvimento da insulina. (Adaptada de Hirsch et al., 2020.[4])

redução de complicações graves (Quadro 63.2). Entretanto, a terapia insulínica intensiva associou-se a maior risco de hipoglicemias graves do que o tratamento convencional.[5]

O seguimento epidemiológico (EDIC) dos pacientes do DCCT mostrou que o grupo intensivo não apenas manteve o menor risco de complicações microvasculares, como apresentou também diminuição de complicações macrovasculares, e esses benefícios se mantiveram por pelo menos 20 após o tratamento ativo durante o estudo clínico.[6] Considerando-se que, no seguimento observacional, 1 ano após o término do estudo já não havia mais diferença de HbA_{1c} entre os grupos, o benefício a longo prazo do tratamento intensivo é atribuído a um "efeito legado".[6]

Quadro 63.1 Insulinoterapia intensiva – resultados do *Diabetes Control and Complications Trial* (DCCT).

Complicação	Redução no risco (%)
Retinopatia inicialmente ausente	76
Retinopatia inicialmente leve	54
Evolução para retinopatia grave	47
Evolução para microalbuminúria (> 40 mg/24 h)	39
Evolução para albuminúria (> 300 mg/24 h)	54
Aparecimento de neuropatia clínica	60
Aparecimento de doença macrovascular	41*

*Não estatisticamente significativo. (Adaptado de Diabetes Control and Complications Trial Research Group, 1993.[5])

Quadro 63.2 Impacto da insulinoterapia intensiva na incidência de complicações graves relacionadas com o diabetes tipo 1.

Complicação	Coorte Steno Diabetes Center, 1978 (%)	Coorte Grupo insulinoterapia intensiva DCCT/EDIC, 2008 (%)
Cegueira	30	1*
Falência renal	22	1**
Amputação	12	1***

*Acuidade < 20/200 em ambos os olhos. **Creatinina > 2,0 mg/dℓ, ou diálise, ou transplante. ***Todos tinham os dedos dos pés, exceto um, que teve uma amputação abaixo do joelho. (Adaptado de Diabetes Control and Complications Trial Research Group, 1993;[5] The DCCT/EDIC Research Group, 2005.[6])

Diante do impacto da insulinoterapia intensiva e do risco de hipoglicemias graves relacionados, houve um grande progresso tanto do monitoramento glicêmico domiciliar, com a ampla difusão do uso dos glicosímetros e, posteriormente com o desenvolvimento dos sistemas de monitoramento contínuo de glicose, quanto de novas formulações de insulina, os análogos de insulina, em que modificações na cadeia de aminoácidos da molécula de insulina humana resultaram em formulações de insulina com perfil de ação mais fisiológico, minimizando o risco de hipoglicemia.[4]

INSULINOTERAPIA INTENSIVA

A insulinoterapia intensiva consiste basicamente no uso de uma insulina basal, seja de ação intermediária, como a NPH, seja de ação longa, como a glargina U100, ou ultralonga, como a degludeca ou a insulina glargina U300. Ela é associada a uma insulina alimentar, aplicada sempre antes das refeições, podendo ser de ação regular (regular), rápida (análogos, lispro, asparte ou glulisina) ou ultrarrápida, como as insulinas Fiasp® e Lyumjev®. Estas últimas são, respectivamente, versões de ação ultrarrápida das insulinas asparte e lispro, que contêm excipientes que aceleram a absorção dessas insulinas no tecido subcutâneo, tornando seu início de ação um pouco mais rápido em relação às originais. A insulina Lyumjev® ainda não está disponível no mercado brasileiro (junho de 2024).[7,8]

Durante a insulinoterapia no DM1, deve-se procurar ao máximo mimetizar os padrões fisiológicos de secreção de insulina observados nos indivíduos saudáveis. A insulina é secretada continuamente em pequenas quantidades (insulinemia basal). Todas as vezes que nos alimentamos, eleva-se a glicemia, e as células beta secretam agudamente insulina, com o intuito de manter a normoglicemia. É justo dizer, então, que, para realizar cada alimentação, é necessário antes aplicar uma dose de insulina rápida ou insulina prandial.[7,8]

A insulinoterapia intensiva visa repor a insulina basal e evitar os picos pós-prandiais de glicose, motivo pelo qual é chamada de terapia basal-*bolus*. Sua importância no controle do DM, bem como na redução de suas complicações crônicas micro e macrovasculares, ficou bem sedimentada com os resultados do DCCT/EDIC. O impacto da insulinoterapia na vida das pessoas com DM1 é enorme, por isso o estudo DCCT foi interrompido pelo comitê independente, e esse tratamento deve ser considerado padrão-ouro para todas as pessoas com DM1, consideradas, naturalmente, as peculiaridades de cada indivíduo. A modalidade mais usual do esquema basal-*bolus* é a terapia de múltiplas doses de insulina (MDI). Uma eficiente alternativa à MDI são os sistemas de infusão contínua de insulina subcutânea (CSII), conhecidos como bombas de insulina.[7,9]

Além de procurar mimetizar o padrão secretório fisiológico da insulina (Figura 63.2), a terapia basal-*bolus* permite que o médico ajuste a melhor terapia ao paciente, levando-se em consideração as preferências pessoais, as rotinas diárias do paciente, as necessidades específicas a cada faixa etária, e os medicamentos disponíveis ao paciente, seja pelo Sistema Único de Saúde (SUS), seja no sistema privado.[8]

Nesse ponto, é justo lembrar que o DCCT intensificou a insulinoterapia utilizando as insulinas NPH e regular e com o monitoramento da glicemia 4 vezes/dia antes das refeições e antes de dormir no grupo intensivo; portanto, não havia nem análogos de insulina nem uso livre de monitoramento na ponta de dedo, tampouco monitoramento contínuo de glicose.[5] Assim, apesar de seu enorme impacto no risco futuro de complicações crônicas, o risco de hipoglicemias graves foi bem maior no grupo intensivo em relação ao grupo convencional, especialmente durante o estudo (Quadro 63.3). Entretanto, no seguimento epidemiológico, à medida que o tempo de observação foi passando, não havia mais diferença de hipoglicemias entre os grupos, o que se deve provavelmente tanto ao fato de que a maioria dos pacientes do grupo originalmente convencional passou a fazer também tratamento intensivo quanto à incorporação do uso de análogos de insulina rápidos a partir de 1997 e, principalmente, à popularização e ampla difusão do monitoramento intensivo da glicemia capilar.[10]

Portanto, se, por um lado, a insulinoterapia intensiva passou a ser fundamental e o tratamento-padrão, sempre que possível, era indicado para todas as pessoas com DM1, por outro, passou a ser prioritário o desenvolvimento de novas tecnologias que pudessem oferecer maior segurança e menor risco de hipoglicemia. Com a difusão e a evolução do monitoramento da glicose, o desenvolvimento de novas insulinas que pudessem diminuir o risco de hipoglicemias passou a ser ainda mais crucial. De fato, no que diz respeito aos análogos de insulina, a literatura aponta redução significativa dos eventos de hipoglicemia com a utilização dos novos análogos, mantendo controle glicêmico semelhante, quando comparada com o uso de insulinas humanas (NPH e regular).[7,11]

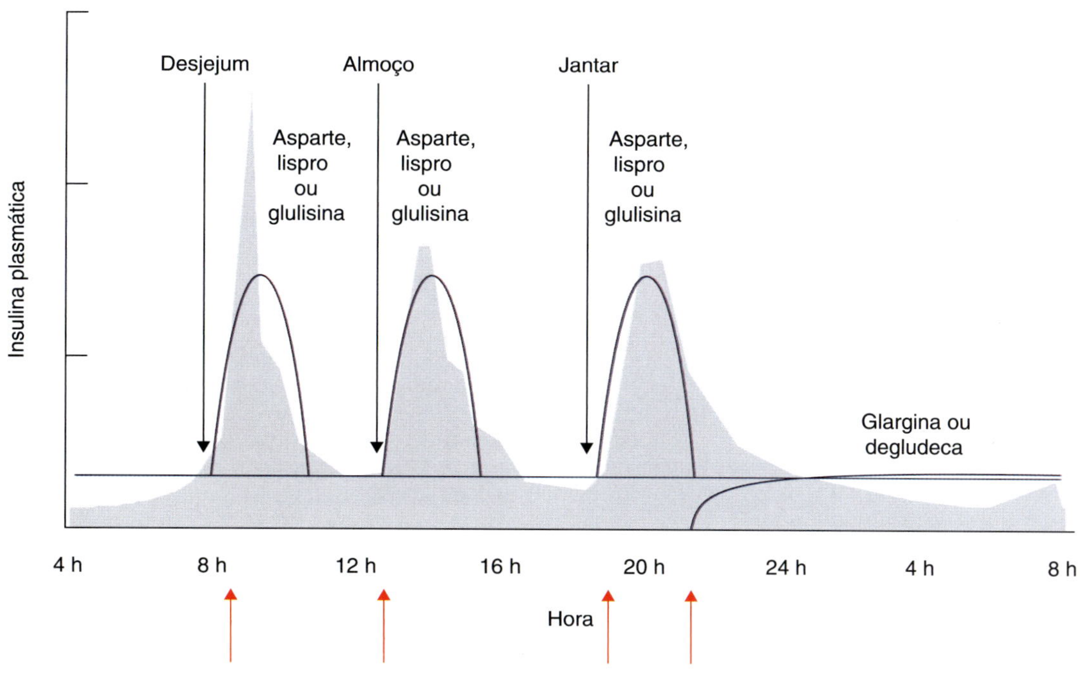

Figura 63.2 Representação da terapia basal-*bolus*, com a administração de glargina ou degludeca pela manhã ou à noite e dos análogos asparte, lispro ou glulisina antes das refeições.

Quadro 63.3 Incidência* de hipoglicemia e cetoacidose diabética por grupo de tratamento durante o estudo DCCT e seu seguimento epidemiológico, EDIC.[8]

	Convencional			Intensivo		
	DCCT	EDIC Ano 6	EDIC Ano 12	DCCT	EDIC Ano 6	EDIC Ano 12
Coma, crise convulsiva	5,4	16,4	9,2	16,3	6,7	13,6
Hipoglicemia grave	18,7	47,3	39,6	61,2	38,5	48,4
Cetoacidose diabética	1,8	2,4	0	2	1,2	0

*Para cada 100 pacientes/ano. DCCT: *Diabetes Control and Complications Trial*; EDIC: *Epidemiology of Diabetes Interventions and Complications*. (Adaptado de Diabetes Control and Complications Trial Research Group, 1993;[5] The DCCT/EDIC Research Group, 2005;[6] 2009.[9])

TIPOS DE INSULINA E SUAS FORMULAÇÕES

Muitas formulações diferentes de insulina estão disponíveis no Brasil e no mundo. É de fundamental importância conhecer as peculiaridades de cada uma delas, para a sua correta prescrição (Quadro 63.4 e Figura 63.3). Também é importante ressaltar que os tempos de ação e de pico podem ser dose-dependentes, com uma dose menor implicando menor duração do efeito e pico mais precoce. No entanto, de acordo com algumas publicações, as insulinas lispro e asparte apresentam o mesmo tempo de ação, independentemente da dose aplicada.[7,11-15]

Insulina regular

A insulina regular humana ainda é muito utilizada no Brasil. Tem início de ação entre 30 minutos e 1 hora após sua aplicação, e seu pico varia entre 1 e 3 horas, com duração de efeito que se estende de 3 até 5 horas. Quando usada, deve ser aplicada de 20 a 30 minutos antes da refeição, podendo ser aplicada isoladamente ou junto, na mesma seringa ou caneta, à insulina NPH. Utiliza-se a insulina regular 2, 3 e até 4 vezes/dia.[7,15]

Análogos de insulina de ação rápida

Há três análogos de ação rápida injetáveis aprovados para crianças e adultos: as insulinas asparto, lispro e glulisina. Todas elas apresentam alteração molecular específica (Quadro 63.5), porém, em comum, não se observa diferença significativa de início de ação, de pico e de duração entre elas, tanto em adultos como em crianças. Há nítidas vantagens na utilização dos análogos de insulina sobre a insulina regular, especialmente em crianças, como melhor controle glicêmico (incremento médio de 0,15% na redução da HbA_{1c}) e maior flexibilidade no horário de aplicação, menor risco de hipoglicemia, bem como menor ganho de peso.[7,11-16]

Os análogos de ação rápida devem, sempre que possível, ser aplicados até 15 minutos antes das refeições, pois isso reduz o risco de hiperglicemia pós-prandial, assim como pode reduzir as hipoglicemias noturnas. Excepcionalmente, para lactentes, pré-escolares e crianças em que há imprevisibilidade alimentar, pode-se aplicar esses análogos imediatamente após a alimentação. Os análogos de ação rápida devem ter preferência para uso em CSII ou bomba de insulina, já que são superiores à insulina humana regular, possibilitando melhor controle da glicemia pós-prandial e menor hipoglicemia noturna. As insulinas lispro, asparte e glulisina são todas aprovadas para uso com CSII.[7,11-16]

Uma nova formulação da insulina asparte, *Faster Insulin Aspart* (Fiasp®), foi aprovada no Brasil, sendo considerada uma insulina ultrarrápida. Ela foi conseguida após a adição de nicotinamida (vitamina B_3), resultando em absorção, início da ação e

Quadro 63.4 Principais insulinas disponíveis no Brasil.

Tipo de insulina	Via de administração	Início da ação (h)	Pico de ação (h)	Duração da ação (h)
Ação ultrarrápida				
Faster Aspart (Fiasp®)	SC	0,1 a 0,2	1 a 3	3 a 5
Análogos ultrarrápidos (lispro [Humalog®, asparte [NovoRapid®] e glulisina [Apidra®])	SC	0,15 a 0,35	1 a 3	3 a 5
Ação rápida				
Insulina regular (Humulin R®; Novolin R®)	SC	0,5 a 1	2 a 4	5 a 8
Ação intermediária				
NPH (Humulin N®; Novolin N®)	SC	1 a 3	4 a 8	12 a 18
Ação longa				
Glargina U100 (Lantus®)	SC	2 a 4	8 a 12	22 a 24*
Glargina U300 (Toujeo®)	SC	2 a 6	Pico mínimo	30 a 36
Ação ultralonga				
Degludeca (Tresiba®)	SC	0,5 a 1,5	Pico mínimo	> 42

*A duração pode ser mais curta, dependendo da dose empregada. SC: via subcutânea. (Adaptado de Danne et al., 2018.[15])

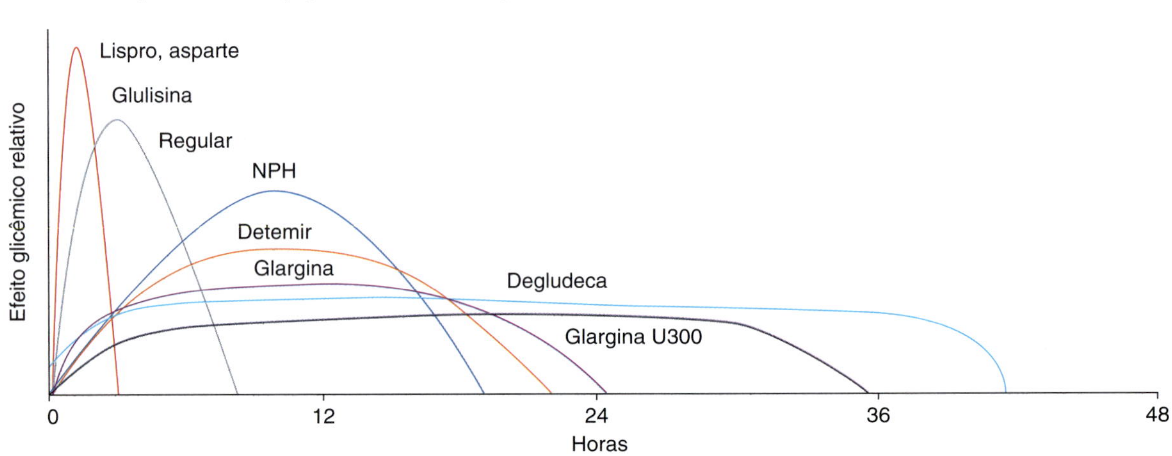

Figura 63.3 Perfil de ação das diferentes insulinas.

Quadro 63.5 Características dos análogos de insulina.

Análogo insulínico	Alteração na molécula da insulina humana
Lispro	Inversão dos aminoácidos prolina e lisina nas posições 28 e 29 da cadeia B
Asparte	Substituição da prolina pelo ácido aspártico na posição 28 da cadeia B (B28)
Glulisina	Substituição da asparagina pela lisina na posição 3 + substituição da lisina pelo ácido glutâmico na posição 29
Glargina	Substituição da asparagina pela glicina na posição 21 da cadeia alfa + adição de duas moléculas de arginina nas posições B31 e B32
Degludeca	Adição do ácido hexadecanoico ao aminoácido lisina na posição B29

pico de ação mais rápidos. Em comparação com a insulina asparte original, tem início de ação 5 minutos antes, pico 11 minutos mais cedo e, já nos primeiros 15 minutos da aplicação, maior quantidade de insulina disponibilizada na circulação. Ela pode ser aplicada imediatamente antes das refeições ou até 20 minutos após seu início. Em estudos randomizados, envolvendo pacientes submetidos ao esquema basal-*bolus*, o controle da hiperglicemia pós-prandial mostrou-se discretamente superior com Fiasp® em comparação à insulina asparte original.[17-19]

Insulina de ação intermediária

A primeira grande evolução no desenvolvimento da insulina ocorreu em 1936, quando Hans Cristian Hagedorn descobriu que a adição da protamina, uma proteína extraída do sêmen da truta, prolongava a ação da insulina humana simples (insulina regular). Surgiu, assim, a insulina NPH (do inglês *neutral protamin hagedorn*). Seu perfil de ação, na insulinização da pessoa com DM1, pode ser adequado para esquemas de 2, 3, ou até mesmo 4 vezes/dia. O fracionamento busca diminuir os picos da dose injetada de insulina NPH, contribuindo para uma ação resultante mais parecida com um perfil de insulina basal. No esquema basal-*bolus*, pode ser usada pela manhã e à noite; preferencialmente, a dose noturna de NPH deve ser deslocada para o mais tarde possível, na hora de dormir. Devido ao seu mecanismo de ação com pico de ação entre 4 e 8 horas (ver Quadro 63.4), a NPH de modo geral não funciona bem com apenas uma aplicação ao dia, exceto em casos de fase de lua de mel, ou mesmo em adultos com diagnóstico recente, ou diabetes autoimune latente do adulto (LADA).[7] Esquemas variantes com NPH em pequenas doses no almoço e/ou no jantar podem compor o esquema terapêutico, sempre com cuidado, devido ao risco de sobreposição de curva de ação e sua relação com o risco aumentado de hipoglicemias. Assim como a insulina humana regular, a insulina NPH pode diferir bastante no seu perfil de ação entre diferentes indivíduos. Além disso, como a NPH é um precipitado de protamina e zinco, ela deve ser ressuspendida com uma agitação discreta 12 a 15 vezes antes da aplicação. Se a ressuspensão não for feita corretamente, pode gerar grande variabilidade no seu modo de ação, de uma aplicação para a outra ou de um dia para o outro.[20] As maiores desvantagens da NPH são as amplas variações diárias interindividuais e intraindividuais e a duração dos picos, que, quando comparados com os dos análogos de ação prolongada, podem resultar em controle metabólico abaixo do ideal e aumento do risco de hipoglicemia noturna. A NPH também necessita de ressuspensão adequada. Em um estudo, a concentração de insulina em frascos e cartuchos usados de insulina NPH que não haviam sido misturados completamente variou entre 5 e 200 U/mℓ, o que demonstra a importância da homogeneização dessa insulina antes da sua aplicação no tecido subcutâneo.[7,15,21]

Análogos de insulina basais

Os análogos de insulina basais atualmente disponíveis são as insulinas glargina (U100 e U300) e degludeca, que apresentam diferentes modos e tempos de ação (ver Quadro 63.4). Elas se mostraram seguras e eficazes em crianças, adolescentes, adultos e idosos com DM1. Quando comparadas com a insulina NPH, exibem um efeito insulínico mais previsível, com menor variação glicêmica de um dia para outro, além de possibilitarem a redução da ocorrência de episódios de hipoglicemia, sobretudo hipoglicemia noturna. São, portanto, preferíveis sempre que disponíveis.[7,11,15,16]

Insulina glargina

A insulina glargina originalmente está disponível em produto contendo 100 unidades/mℓ (U100), como a maioria das insulinas. Ela tem duração de ação de até 24 horas, mas, em alguns pacientes, o efeito da medicação diminui após 20 horas. Ela é frequentemente administrada 1 vez/dia, mas, muitas vezes, podem ser necessárias duas aplicações diárias. Recomenda-se que seja administrada aproximadamente no mesmo horário todos os dias. Quando comparada com a NPH, a glargina propiciou um controle glicêmico igual ou superior, associado a menor risco de hipoglicemias noturnas. Ao substituir a NPH pela glargina, deve-se reduzir a dose total diária (DTD) de insulina basal em cerca de 20%, para evitar hipoglicemia. Depois disso, a dose deve ser ajustada individualmente.[7,11,13,15,22-26]

Em 2015, entrou no mercado a insulina glargina U300 (Toujeo®), que, em maior concentração, apresenta meia-vida maior, o que permite uma única aplicação diária, com uma variação de 2 a 3 horas para mais ou para menos em relação ao horário habitual. A maior concentração da U300 retarda ainda mais a dissolução do precipitado de insulina glargina no tecido subcutâneo, levando a um perfil mais favorável para uma insulina basal. Em relação à glargina U100, a glargina U300 apresenta, ao longo de 24 horas, perfis farmacocinéticos e farmacodinâmicos mais planos e duração de ação mais duradoura (até 36 horas), devido a uma liberação mais gradual e prolongada do depósito subcutâneo. Em estudo com 549 pacientes com DM1, as duas insulinas propiciaram controle glicêmico e incidência de hipoglicemias semelhantes, porém com uma dose de glargina U300 20% maior.[27,28]

Insulina degludeca

A insulina degludeca é um análogo de ação ultralonga que forma multi-hexâmeros solúveis após a administração subcutânea, os quais, depois, se dissociam lentamente e resultam em um processo lento de liberação estável de monômeros na circulação, prolongando a ação por até 42 horas. O perfil de ação ultralonga da degludeca possibilita maior flexibilidade no horário de aplicação habitual (3 horas para mais ou para menos). Em pacientes com DM2, quando comparada com a glargina, a degludeca resultou em menor ocorrência de hipoglicemia noturna. Tanto em pacientes com DM1 quanto com DM2, não há clara diferença no controle medido pela HbA_{1c}. Entretanto, aqueles tratados com degludeca parecem ter menor risco de hipoglicemia e menor incidência de hipoglicemias noturnas (DM1 e DM2) e hipoglicemias graves (DM2).[7,11,13,29-31]

Insulinas pré-misturadas

No Brasil, há muitas pré-misturas de insulinas em doses fixas contendo: NPH (70%) + regular (30%); lispro protamina (75%) + lispro (25%); lispro protamina (50%) + lispro (50%); e asparte protamina (70%) + asparte (30%).

Não há, contudo, evidências de benefícios do uso de pré-misturas em pacientes com DM1, nos quais esse tipo de insulina pode aumentar o risco de hipoglicemia. Ademais, sua utilização pode causar dificuldades de aderência e um "engessamento", que dificulta a variação da dose de acordo com a dinâmica necessidade do estilo de vida desses pacientes. Portanto, sua maior utilidade seria para os casos de DM2.[7,11,13]

MONITORAMENTO DA GLICOSE

O monitoramento da glicose é o componente essencial para a insulinoterapia intensiva.[32] O DCCT formalizou a sua imprescindibilidade, e, desde então, as pessoas com DM1 em insulinoterapia intensiva são orientadas a checar a glicemia: antes das refeições e dos lanches; ao deitar-se; pós-refeição, quando uma refeição próxima não está prevista; antes, durante e após a atividade física; quando há suspeita de hipoglicemia ou hiperglicemia; e antes de atividades como dirigir.[32] Em pessoas com DM1, há correlação entre o aumento da frequência de checagem de glicemias capilares e menor HbA_{1c}.[33] Vale pontuar que há uma técnica adequada para glicemia capilar com necessidade de conservação de fitas de glicemia longe da exposição ao calor e uso apenas de fitas dentro da validade. Antes da glicemia capilar, recomenda-se que as mãos sejam lavadas, para evitar uma pseudo-hiperglicemia.[34]

Enquanto as glicemias capilares trouxeram a possibilidade de verificar valores pontuais de glicose ao longo do dia (muito diferente dos intervalos de glicose extrapolados da glicosúria) e tomar mais decisões quanto ao diabetes, o sensor de glicose apresenta o valor da glicose do interstício de forma contínua. A precisão dos cuidados em diabetes entra em uma nova era, e o surgimento do monitoramento contínuo de glicose é considerado o ponto de virada na evolução da tecnologia no tratamento do diabetes.[34]

O primeiro sensor de glicose foi aprovado nos EUA pela Food and Drug Administration (FDA) em 2001. Era um modelo cego, para uso profissional para avaliação retrospectiva da curva de glicose. A pessoa com DM usava essa tecnologia por 3 dias, e o *download* era feito em consultório médico, após o uso. Apenas nesse momento os dados de glicose eram vistos e interpretados. Só em 2006 é que surgiu o monitoramento contínuo de glicose em tempo real, juntamente ao uso de bomba de insulina. Desde então, houve muitos avanços, que vão desde a redução do tamanho do sensor, passando por maior acurácia até eliminação da necessidade de calibração com glicemia capilar em algumas versões. O primeiro sensor de glicose que pôde ser usado sem bomba de insulina chegou ao Brasil em 2016 (FreeStyle Libre®), e só no ano de 2024 houve outras alternativas no mercado brasileiro. Um possível ponto negativo dele é a necessidade de escaneamento para que a leitura de glicose ocorra. Assim, não há possibilidade de configuração de alarmes de hipoglicemia e hiperglicemia, que são potenciais facilitadores de mudança de comportamento e redução do medo de hipoglicemia.[7,32]

Em 2019, o consenso de tempo dentro do alvo foi publicado, trazendo novas metas para o manejo do DM1, além da HbA_{1c}. A partir de fevereiro de 2019, objetivou-se ter mais de 70% do dia na faixa de 70 a 180 mg/dℓ (o que equivale a 17 horas), menos de 5% em glicemia acima de 250 mg/dℓ e menos de 4% no intervalo de hipoglicemia nível 1 (54 a 70 mg/dℓ) e 1% ≤ 54 mg/dℓ (Figura 63.4).[35] É de grande relevância pontuar que uma análise *post hoc* do DCCT demonstrou associação inversa entre tempo dentro do alvo estimado (a partir de sete glicemias capilares de um único dia obtidas a cada 3 meses) e o desenvolvimento ou a progressão de retinopatia, ou o desenvolvimento de microalbuminúria. O risco para progressão da retinopatia aumentou em 64% (intervalo de confiança [IC] de 95%, 51 a 78) para cada 10% de redução de tempo dentro do alvo estimado (P < 0,001). Ainda assim, são precisos mais dados para validar o tempo dentro do alvo como um *endpoint* substituto para complicações relacionadas com o diabetes, especialmente a longo prazo.[7]

Diversos estudos clínicos avaliaram o impacto do monitoramento contínuo de glicose demonstrando impacto seja na redução de HbA1c, seja na redução do risco de hipoglicemias, tanto em pessoas com DM1 quanto DM2. O benefício do uso do sensor foi consistente em todas as idades, desde crianças pequenas, escolares, adolescentes até adultos e idosos. Em crianças pequenas, o uso de monitoramento contínuo da glicose (CGM) causou a redução de risco de hipoglicemias e do estresse causado pelo medo de hipoglicemias nos genitores ou cuidadores da criança pequena com diabetes.[7]

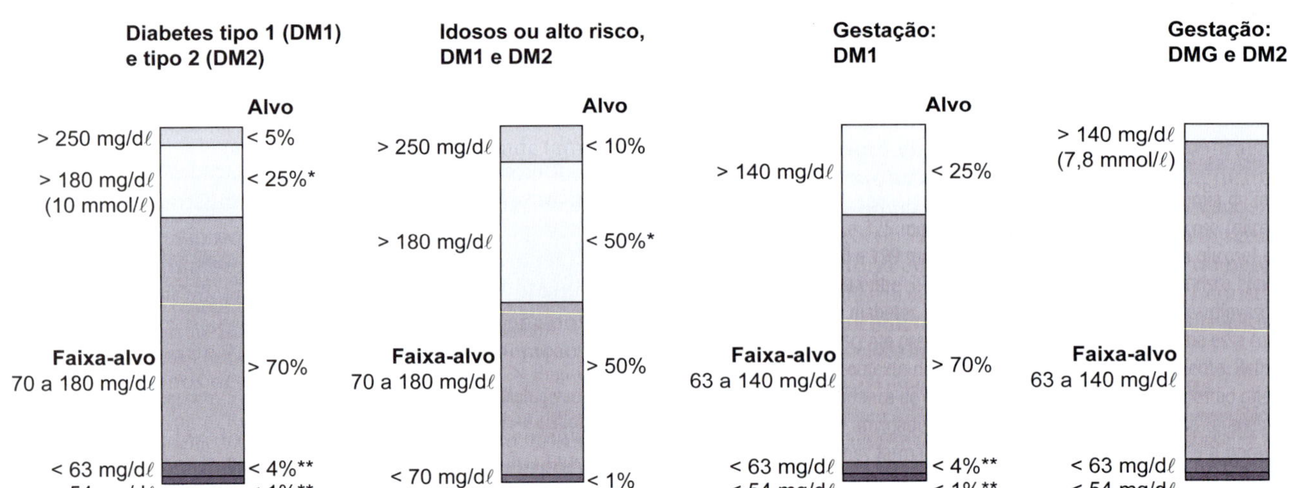

Figura 63.4 Tempo no alvo, de acordo com o monitoramento contínuo de glicose. DM1: diabetes melito tipo 1; DM2: diabetes melito tipo 2; DMG: diabetes melito gestacional. (Adaptado de Silva Júnior et al., 2023;[7] Beck et al. 2019.[35])

Hoje, vivemos a era em que o sensor de glicose deve ser indicado para todas as pessoas com diabetes.[32] No Reino Unido, 95% da população com DM1 tem acesso à essa tecnologia via sistema de saúde pública. No Brasil, há algumas cidades com iniciativas para fornecimento de sensor de glicose para pessoas com DM1. Em 2024, iniciou-se um processo de consultas públicas para avaliar a disponibilização do monitor contínuo de glicose no SUS. Esperamos que, até a próxima edição deste livro, isso seja uma realidade em todo o país.

PRESCRIÇÃO DE INSULINOTERAPIA

Como comentado anteriormente, o esquema basal-*bolus* é a forma mais fisiológica de se tratar o paciente com DM1. Ele é considerado o tratamento padrão-ouro para todos os pacientes com DM1 em que for possível a sua implementação, adaptando-se o esquema de acordo com o perfil, as preferências e as limitações de cada paciente.[7,11]

A quantidade de insulina basal prescrita deve ficar entre 40 e 60% da DTD de insulina em uso.[36] Pode-se prescrever a NPH 2 a 3 vezes/dia ou, preferencialmente, se possível, usar análogos de longa ação 1 vez/dia. Glargina frequentemente é administrada 1 vez/dia, mas, em até um terço dos casos, pode ser usada em duas aplicações diárias. Em contrapartida, degludeca e glargina U300 necessitam apenas de uma única aplicação diária. O complemento dessa dose deve ser feito com o uso de insulina regular ou, de preferência, com lispro, asparte ou glulisina, aplicadas sempre antes de qualquer alimentação rica em carboidrato.[7,11]

Dose de insulina

A dose diária de insulina no DM1 recém-diagnosticado ou logo após a recuperação da cetoacidose diabética varia entre 0,5 e 1,0 U/kg. Com frequência, podem ser necessárias doses maiores para a recuperação do equilíbrio metabólico, caracterizado pela reposição dos depósitos corporais de glicogênio, proteína e gordura que foram exauridos durante a descompensação diabética. Para crianças pré-púberes, em geral, a dose varia de 0,7 a 1 U/kg/dia. Na puberdade e em períodos de estresse físico ou emocional, as doses podem aumentar substancialmente, acima de 1 U/kg, podendo chegar a 2 U/kg/dia. De fato, as doses de insulina tendem a aumentar na puberdade de ambos os sexos ou em períodos menstruais de adolescentes e mulheres adultas. Elas devem ser constantemente ajustadas de forma gradual, tendo em mente o alcance do alvo glicêmico (70 a 180 mg/dℓ) e da HbA_{1c} < 7,5%, preferencialmente < 7%, sem a presença de hipoglicemia graus 2 e 3.[7]

É importante lembrar que determinadas condições implicam a necessidade de modificação da dose diária de insulina, para mais (infecções, puberdade, período menstrual, estresse etc.) ou para menos (insuficiência renal, hipotireoidismo, doença de Addison, síndromes de má-absorção etc.).[7,11]

Alguns pacientes podem espontaneamente normalizar as glicemias, na chamada fase de lua de mel ou remissão parcial, após a introdução da insulinoterapia. Normalmente, esse período não dura mais do que poucas semanas. Recomenda-se, entretanto, que a terapia insulínica não seja suspensa, mas sim mantida em doses baixas (0,2 a 0,5 U/kg/dia), com cuidado para evitar hipoglicemias.[7]

É fundamental ensinar ao paciente uma maneira prática de corrigir as hiperglicemias a partir do cálculo do fator de sensibilidade e do *bolus* de correção. A correta contagem de carboidratos é outro ponto de suma importância para o correto cálculo da dose das insulinas prandiais.[37]

Fator de sensibilidade e *bolus* de correção

Define-se fator de sensibilidade (FS) como a quantidade de glicose sanguínea (em mg/dℓ) que sofrerá diminuição em 2 a 4 horas após a administração de 1 U de insulina *bolus* (insulina de ação rápida). Vários métodos podem ser usados para determinar o FS de um indivíduo. Um dos mais utilizados é a chamada "regra dos 1.800", na qual o FS é encontrado ao se dividir 1.800 pela DTD de insulina que vem sendo usada pelo paciente e proporcionando controle glicêmico adequado. Por exemplo, se o paciente estiver usando 30 UI de insulina no dia (basal + *bolus*), seu FS será 1.800 ÷ 30 = 60. Isso significa que a aplicação de 1 UI de análogo de insulina de ação rápida reduzirá a glicemia em 60 mg/dℓ (Quadro 63.6). Se o paciente utilizar insulina regular, usa-se 1.500 ÷ dose total de insulina. Considerando-se a tendência de ser mais conservador e dar menos ênfase à correção, pode-se também usar 2.000.

O FS é útil na redução das glicemias elevadas antes das refeições ou em qualquer outro momento em que ocorrer hiperglicemia. O *bolus* de correção (BC) pode ser calculado pela divisão da diferença entre a glicemia atual (GAT) e a glicemia-alvo (GAL) pelo FS (BC = GAT – GAL ÷ FS) (Quadro 63.7). Para a maioria dos pacientes, a glicemia-alvo é de 100 mg/dℓ. Entretanto, em pacientes com maior tendência à hipoglicemia, a GAL deve ser maior (120 a 140 mg/dℓ), ao passo que, na gravidez, esse alvo deve ser menor (90 mg/dℓ). Se tomarmos como exemplo um paciente com FS de 30, glicemia de 220 mg/dℓ e meta glicêmica de 100 mg/dℓ (portanto, 220 – 100 ÷ 30 = 4), a aplicação de 4 UI de insulina de ação rápida trará a glicemia em 2 a 4 horas para 100 mg/dℓ (ver Quadro 63.7).

Relação insulina/carboidrato e *bolus* de alimentação

A relação insulina/carboidrato (RIC), obtida com a contagem de carboidratos, é muito importante, pelo fato de possibilitar maior flexibilidade na qualidade e na quantidade de carboidratos

Quadro 63.6 Cálculo do fator de sensibilidade (FS).

Análogos insulínicos de ação rápida
FS = 2.000 ÷ dose total de insulina (basal + *bolus*)
Exemplo:
Dose total: 40 unidades
FS = 2.000 ÷ 40 = 50

Insulina regular
FS = 1.500 ÷ dose total de insulina (basal + *bolus*)
Exemplo:
Dose total: 40 unidades
FS = 1.500 ÷ 40 = 37,5, ou 40
(p. ex., arredondando, facilitando, assim, as contas)

Quadro 63.7 Cálculo do *bolus* de correção (BC).

$$BC = \frac{\text{Glicemia atual – glicemia-alvo}}{\text{Fator de sensibilidade}}$$

Exemplo:
Glicemia atual: 250 mg/dℓ
Glicemia-alvo: 100 mg/dℓ
Fator de sensibilidade: 50

$$BC = \frac{250 - 100 \text{ unidades de insulina de ação rápida}}{50}$$

a serem ingeridos durante uma refeição ou um lanche e manter um bom controle glicêmico pós-prandial. Ela traduz a quantidade de insulina (em unidades) capaz de metabolizar determinada quantidade de carboidratos (em gramas). A RIC é individual e pode variar desde 1 unidade de insulina a cada 5 g de carboidratos até 1 unidade a cada 25 g de carboidratos ou mais, em raras situações.[7,37]

A aplicação desse processo envolve o aprendizado do sistema de contagem de carboidratos e o monitoramento frequente das glicemias pré e pós-prandiais. Inicia-se com o valor obtido pela "regra dos 500", em que o número 500 é dividido pela DTD de insulina que vem sendo usada pelo paciente e proporcionando controle glicêmico adequado (Quadro 63.8). Para alguns pacientes, mais novos, ou mesmo em adultos, pode-se usar 400, ou 450, intensificando, assim, a quantidade de insulina por grama de carboidrato. Por exemplo, em um indivíduo que usa 50 UI de insulina/dia, a relação insulina/carboidrato (relação I/C) será 500 ÷ 50, ou seja, 10. Isso significa que 1 unidade de insulina regular ou análogo de insulina de ação rápida metabolizará 10 g de carboidratos. Um segundo método é o da utilização do peso corporal do paciente. Quanto maior for o peso, maior será a necessidade insulínica para metabolização glicídica (Quadro 63.9). O monitoramento glicêmico pré e pós-prandial frequente tornará possível a determinação mais precisa da relação I/C. Essa relação varia intensamente durante 24 horas. Ela é maior ao despertar (fenômeno do alvorecer), diminui e permanece estável até o fim do dia, eleva-se de novo ao entardecer e cai progressivamente até alcançar necessidades menores de insulina durante a noite e a madrugada.[37,38]

Para determinar a relação I/C inicial em pacientes com DM1 recém-diagnosticado, nos quais ainda não é possível saber a DTD de insulina que proporcionará controle glicêmico ideal, a regra de 500 pode não ter precisão adequada. Nessa situação, também pode ser utilizado o peso corporal (ver Quadro 63.9). Em crianças com menos de 50 kg, inicia-se o tratamento com relação I/C igual a 30.[6,37]

Quadro 63.8 Relação insulina/carboidrato (I/C).

Relação I/C = 500 ÷ dose total diária de insulina
Exemplo:
Paciente usa 50 unidades de insulina/dia
Relação I/C = 500 ÷ 50 = 10
Cada 1 UI de insulina de ação rápida irá metabolizar 10 g de carboidratos

Quadro 63.9 Relação insulina/carboidrato, de acordo com o peso do paciente.

Peso (kg)	Razão
45 a 49	1:16
49,5 a 58	1:15
58,5 a 62,5	1:14
63 a 67	1:13
67,5 a 76	1:12
76,5 a 80,5	1:11
81 a 85	1:10
85,5 a 89,5	1:9
90 a 98,5	1:8
99 a 107,5	1:7
≥ 108	1:6

Com base no que foi exposto anteriormente, exemplifica-se o caso de uma criança de 8 anos com DM1: dose total de insulina por dia, 20 UI (NPH + regular); glicemia antes do café da manhã: 175 mg/dℓ; meta glicêmica, 100 mg/dℓ; café da manhã: 1 copo de leite (12 g de carboidratos), 1/2 pão francês com requeijão (14 g de carboidratos) e 1 maçã pequena (12 g); total de carboidratos: 38 g.

Qual deveria ser a quantidade de insulina regular a ser aplicada?

- Passo 1: calcule o fator de sensibilidade pela regra dos 1.500. Assim, 1.500 ÷ 20 = 75; ou seja, 1 unidade de insulina regular reduzirá 75 mg/dℓ de glicose; **FS = 75**
- Passo 2: calcule a dose do BC: glicemia atual – meta glicêmica ÷ FS. Então, o BC: 175 – 100 ÷ 75 = 1 U; **BC = 1 UI**
- Passo 3: calcule a relação I/C utilizando a regra dos 500. Assim, 500 ÷ 20 = 25, ou seja, 1 unidade de insulina ultrarrápida cobrirá 25 g de carboidratos: **relação I/C = 25**
- Passo 4: calcule o *bolus* de alimentação (BA): total de carboidratos ÷ relação I/C. BA: 38 ÷ 25 = 1,5, ou seja, 1,5 UI irá metabolizar 38 g de carboidrato. **BA = 1,5**
- Passo 5: calcule a dose total: dose BC + dose BA = 1 U + 1,5 U = 2,5 U.

Em resumo, para essa criança, é necessário aplicar 2,5 UI de insulina regular, meia hora antes da refeição. Caso a insulina utilizada seja um análogo de ação rápida, deve ser utilizada a regra de 1.800 (ou 2.000), e a dose total (BC + BA) deverá ser aplicada 15 minutos antes da refeição ou lanche.

Em determinadas situações, o paciente torna-se mais sensível à insulina (necessitando de doses menores), como pessoas com baixo peso, atletas bem condicionados e pessoas com DM1 recém-diagnosticado. Às vezes, ocorre o contrário, ou seja, maior resistência à insulina: período puberal, obesidade, estados infecciosos, último trimestre da gestação e pessoas em uso de glicocorticoides, entre outras.

BOMBA DE INSULINA E SISTEMAS AUTOMATIZADOS DE LIBERAÇÃO DE INSULINA

A maioria das publicações que compara MDI e CSII ou bomba de insulina tem um número pequeno de participantes e curto prazo de duração. Estudos de mundo real mostram que a bomba de insulina pode propiciar maior redução da HbA_{1c} e da incidência de hipoglicemia, assim como redução da dose total de insulina/dia. Não há um consenso que guie qual é a melhor forma de administração de insulina para determinado indivíduo, mas a ideia de que para se usar o CSII é preciso atingir determinada HbA_{1c} ou ser um exímio contador de carboidratos já está ultrapassada.[37,39]

Após o advento do monitoramento contínuo de glicose, houve um grande salto na incorporação de tecnologia no tratamento do DM1, com a perspectiva de evolução dos sistemas de infusão contínua de glicose interagindo progressivamente com a informação da glicose do sensor em tempo real, no sentido do desenvolvimento e da busca para o pâncreas artificial. Assim, em 2006, a Juvenile Diabetes Research Foundation (JDRF), uma das maiores instituições de fomento à pesquisa em DM1 do mundo, lançou o *roadmap* (roteiro ou caminho) para o pâncreas artificial (Figura 63.5).[40]

Os sistemas de infusão contínua de glicose têm sido progressivamente aperfeiçoados nos últimos anos, permitindo mais segurança e menos hipoglicemias, com: (1) alarmes; (2) suspensão de infusão de insulina na hipoglicemia; (3)

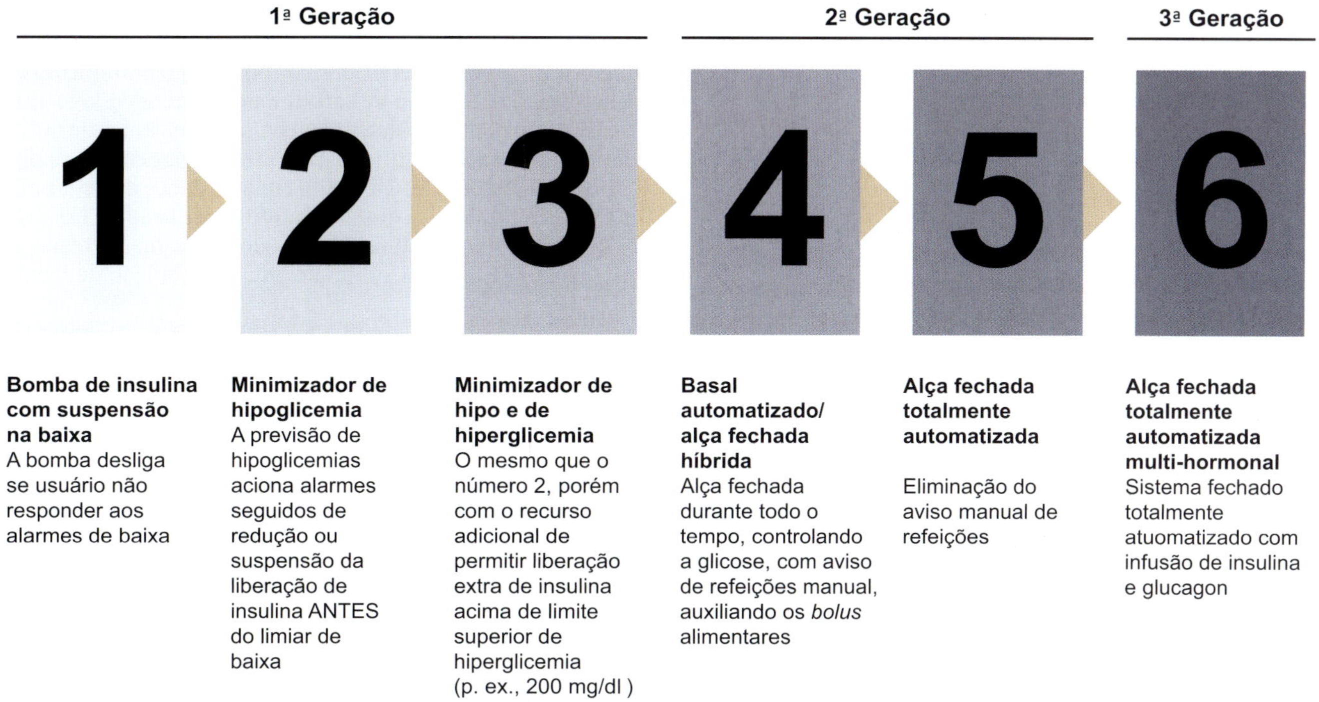

Figura 63.5 Roteiro para o pâncreas artificial. (Adaptada de Hovorka et al., 2006.[39])

suspensão da infusão de insulina antes de a glicose atingir o limiar de hipoglicemia, o que se chamou de *sensor augmented pump*; e (4) sistemas de alça fechada híbrida, em que há um algoritmo matemático que interpreta as tendências da glicose no sensor e modifica automaticamente a infusão de insulina, de modo a manter a glicose dentro do alvo.[39-41]

Desde 2022, está disponível no Brasil um sistema *hybrid closed loop*, que ajusta as taxas de infusão de insulina basal a cada 5 minutos, buscando a meta de glicose. Essa meta depende de cada sistema; o existente atualmente no Brasil permite ajustar a meta de 100 mg/dℓ, preferencialmente, 110 ou 120 mg/dℓ, e o usuário deve informar ao sistema a quantidade de carboidratos que está ingerindo toda vez que for se alimentar. O uso desse tipo de sistema em estudos de mundo real envolvendo mais de 100 mil usuários mostrou média de tempo no alvo de 70 a 180 mg/dℓ de 72% entre todos os participantes.[42] De fato, com base nesses e em dados de outros sistemas de alça fechada híbrida com resultados semelhantes e consistentes, o National Health Service (NHS) incluiu os sistemas de alça fechada híbrida no sistema de saúde pública inglês para todos os pacientes com DM1 que queiram usar o sistema, desde que cumpram ao menos um dos seguintes requisitos: $HbA_{1c} > 7,5\%$, histórico de hipoglicemias desabilitantes, ou, ainda, mulheres que desejem engravidar.

No Brasil, em 2024, existem duas marcas de bomba de insulina, com previsão de entrada de pelo mais uma nos próximos anos. A Medtronic está descontinuando o modelo 640G com tecnologia *Smartguard*, com suspensão da infusão da insulina na previsão (antes) da hipoglicemia, e atualmente apenas comercializa sistema Minimed™ 780G, que pode funcionar em dois modos: manual – semelhante a uma 640 G; ou modo automatizado (*SmartGuard*), com infusão e suspensão da entrega de insulina conforme a glicose, ou seja, é um sistema *hybrid closed loop*. O sistema MiniMed™ 780G está aprovado para pacientes de 7 a 80 anos que usam mais de 8 unidades/dia de insulina.[43] O modelo Accu-Chek® *Spirit Combo* da marca fabricante (que pode se integrar com o sensor FreeStyle Libre® com um apoio de leitor extra) está sendo descontinuado, no ano de 2024, o que é um fator de preocupação para a comunidade *Do-it-yourself*. Esse movimento mundial surgiu em 2013, com o lema: "*we are not waiting*". Em uma união de esforços, várias pessoas desenvolveram um algoritmo próprio (o Android APS é o mais usado no Brasil) para funcionamento de um sistema automatizado de infusão de insulina que acaba não passando pelas inúmeras barreiras regulamentárias de aprovação de produtos. O código é aberto e colaborativo, o que facilita o acesso a um sistema de infusão automatizada de insulina. O modelo da Roche foi substituído, em 2023, pela bomba de insulina sem fio (*patch pump*, ou minibomba) Accu-Chek® solo, que até o momento não interage com a informação de sensor, poia não tem sensor acoplado, permitindo a infusão basal em microdoses em diversos horários do dia, programação de basal temporária e um sistema de ajuda de *bolus*.[38,44,45]

Na transição de MDI para a bomba de insulina (CSII), o cálculo de dose inicial em geral reduz em 20 a 25% a quantidade total de insulina aplicada por dia. O valor resultante é dividido por 2, sendo 50% do valor dividido por 24 horas para configuração da basal. Esses cálculos podem ser adaptados a depender da dieta, em especial quando esta contém menos de 100 g de carboidratos/dia, conforme o exemplo a seguir.[39]

- Uso atual em MDI:
  - Insulina degludeca 12 unidades (U) de manhã e de 17 a 20 U/dia de insulina asparte
  - Aprox.: 30 U/dia – 25% = 22,5 U
- Na bomba:
  - 22,5 U/2 = 11,25 U para a programação da basal
  - 11,25 U/24 (horas do dia) = 0,468 U/hora ≥ 0,450 U/hora.

A configuração da RIC e a sensibilidade podem ser feitas da mesma maneira que com o uso de MDI.

Locais de aplicação

Os locais habituais de injeção da insulina são mostrados na Figura 63.6:

- Abdome: o local preferido quando é necessária uma absorção mais rápida, pois pode ser menos afetado pela atividade muscular ou pelo exercício
- Coxa (parte frontal ou lateral): local preferido para absorção mais lenta de insulinas de ação mais longa
- Nádegas (quadrante lateral superior)
- Braço (face lateral): em crianças pequenas com pouca gordura subcutânea, a injeção nesse local pode resultar mais facilmente em injeção intramuscular, com o surgimento de dor e hematomas desagradáveis.

A rotação dos locais de injeção também é importante para evitar lipo-hipertrofia (ver adiante). A limpeza ou desinfecção da pele não é necessária, a menos que a falta de higiene seja um problema real. Tampouco é necessário massagear o local da aplicação, visto que isso pode acelerar a absorção da insulina.

INSULINOTERAPIA PARA A ATIVIDADE FÍSICA

A atividade física geralmente exige ajustes na dosagem de insulina, quer sejam basais, quer sejam insulinas rápidas, e pode necessitar também de ingestão adicional de carboidratos. A variação da dose de insulina e a quantidade de carboidratos que deve ser ingerida antes, durante ou após a prática do exercício dependerá do tipo de atividade, se aeróbica ou anaeróbica, da intensidade do exercício e da duração da atividade física. O estado atlético do indivíduo e o nível do condicionamento físico também podem influenciar.[7]

Existe a necessidade de ajustes da insulina e da ingestão de carboidratos durante o período em atividade física. Esses ajustes devem ser, contudo, individualizados. Para usuários de bombas de insulina, a suspensão da taxa basal durante o exercício por até 120 minutos reduz o risco de hipoglicemia durante o exercício. Nos pacientes em uso de insulina basal-*bolus*, há risco aumentado de hipoglicemia noturna, devido ao aumento da taxa metabólica basal e ao consequente aumento do consumo de glicose por muitas horas após o exercício. Esse risco pode ser reduzido com o aumento do consumo de carboidrato durante ou logo após a atividade e o consumo de um lanche noturno, antes de dormir. Muitos atletas precisam reduzir significativamente suas doses de insulina em 50, 75 e até 100% em atividades de *endurance*.[7]

Em pacientes em uso de CSII, a infusão de insulina basal deve ser reduzida 60 a 90 minutos antes do início da atividade. Em caso de uso de sistema automatizado de liberação de insulina (AID), de modo geral coloca-se um alvo temporário antes da atividade física, de 150 mg/dℓ. No sistema 780G, por exemplo, com o alvo temporário, as correções automatizadas ficam desabilitadas, sempre no sentido de prevenir quedas de glicose. De modo geral, com o uso do sistema automatizado e a organização para que a insulina circulante seja mínima (*insulin on board*), a quantidade de carboidrato necessária tende a ser menor.[7]

INSULINIZAÇÃO DO PACIENTE EM BOMBA DE INSULINA

As indicações clássicas para o uso de bomba de insulina são mostradas no Quadro 63.10.

Com os sistemas automatizados, o uso de insulina tornou-se mais simples, exigindo menos do usuário, inclusive com alguns estudos mostrando maior redução naqueles sem uso prévio de CSII, ou sem intimidade com a terapia. Por outro lado, a proporção de usuários que atingem o tempo no alvo > 70% e tempo abaixo do alvo < 4% é maior com o uso de sistemas automatizados de infusão de insulina. Os dados populacionais confirmam o alto percentual de pacientes que atingem a meta, de modo que o sistema automatizado é uma ótima estratégia para a maioria dos pacientes com DM1.[7,39]

A DTD antes do início do CSII pode ser usada para determinar as configurações iniciais da bomba. Em crianças mais velhas e adolescentes, espera-se uma divisão 50/50 do total da dose para basal-*bolus*; contudo, para crianças com idade inferior

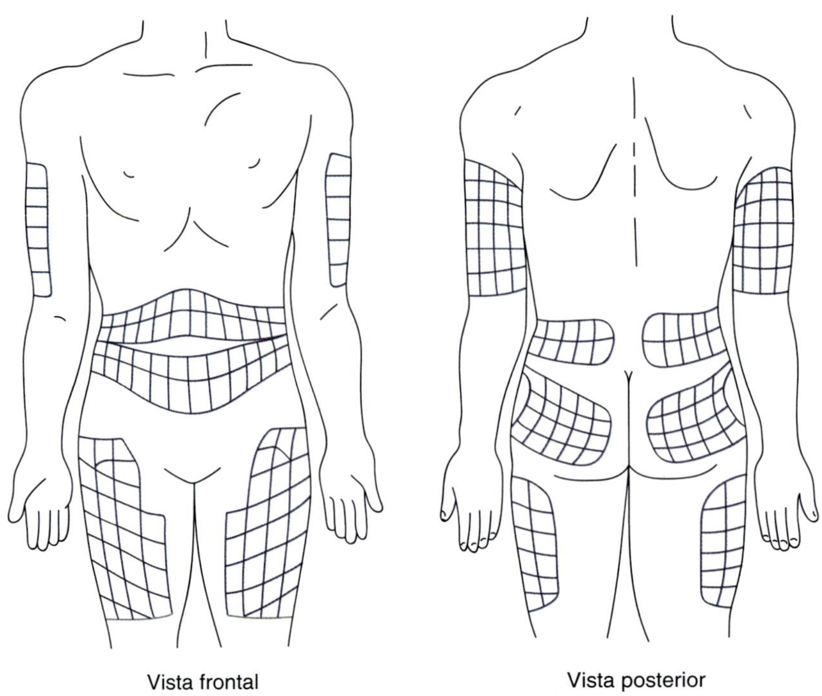

Figura 63.6 Locais habituais de aplicação subcutânea da insulina.

Quadro 63.10 Indicações clássicas para o uso da bomba de insulina.

Indicações ou situações em que a bomba de insulina deve ser considerada	Circunstâncias em que CSII pode ser útil
▪ Hipoglicemia grave recorrente ▪ Grande variabilidade glicêmica, não decorrente de terapia de múltiplas doses desajustada, mesmo na vigência de HbA_{1c} normal ▪ Diabetes mal controlado (HbA_{1c} fora do alvo para a faixa etária) ▪ Complicações microvasculares ou risco de complicações macrovasculares ▪ Comprometimento da qualidade de vida ▪ Neuropatia autonômica	▪ Crianças pequenas, lactentes e recém-nascidos ▪ Crianças e adolescentes com o fenômeno do alvorecer pronunciado ▪ Crianças com fobia de agulhas/picadas ▪ Gestantes ▪ Idosos ▪ Atletas

CSII: sistema de infusão contínua de insulina subcutânea. (Adaptado de Silva Júnior et al., 2023;[7] Sherr et al., 2022.[37])

a 7 anos, a administração basal de insulina pode chegar a cerca de 30 a 35% da dose total diária de insulina.[7,39]

Para iniciar a prescrição, pegue a quantia a ser entregue como basal, ou seja, 50% da dose total de insulina, e divida-a por 24 (que corresponde ao número de horas do dia). Por exemplo, para um paciente com dose total de insulina de 24 unidades/dia, pegue a metade disso, ou seja, 12 unidades e divida esse número por 24, o que resulta em 0,5 unidade/hora, que você programará na dose de insulina basal desse paciente a cada hora. A personalização dessa prescrição pode ser necessária, pois geralmente se necessita de maior quantidade de insulina durante a madrugada até o período matinal. Pode-se utilizar, nesse caso, as tabelas de Renner.

Nos usuários de CSII, para a determinação dos fatores de correção/fatores de sensibilidade à insulina, podem ser mantidos os fatores de correção e as relações de carboidratos que foram usados antes da transição para a bomba, ou utilizar a mesma fórmula com fator de correção da regra de 1.800, dividindo 1.800 pela dose total diária de insulina. Dependendo da sensibilidade à insulina, a regra de 1.800 pode ser ajustada para cima (2.000/DTD), para os pacientes que são sensíveis à insulina, ou para baixo (1.500/DTD), para aqueles que são mais resistentes. Da mesma maneira, para a relação I/C, mantém-se a mesma relação usada na MDI precedente ao início do CSII ou usando a regra de 500, dividindo-se 500 pela dose total diária de insulina. Lembre-se de que crianças pequenas podem necessitar de doses maiores de insulina ultrarrápida nas refeições. A utilização de rigoroso controle glicêmico por glicemia capilar, ou o uso de sensores em monitoramento contínuo, deve ser para ajustes graduais e personalização das doses de insulina.[7,39]

EFEITOS COLATERAIS DA INSULINA

Hipoglicemia

É a principal e mais temida complicação, sendo mais comum com a insulinoterapia intensiva do que com a convencional. Omissão de refeição e erro na dose de insulina são outros fatores habituais. Entre adolescentes e adultos, atividade física e ingestão de bebidas alcoólicas estão entre os fatores precipitantes mais comuns. No entanto, muitas vezes, a hipoglicemia ocorre sem uma causa aparente.[46]

Ganho de peso

A insulinoterapia implica ganho de peso médio de 3 a 9%. Isso pode ser importante quando há sobrepeso ou obesidade. Um excessivo ganho ponderal pode ser minimizado pelo uso da menor dose possível, a fim de se alcançarem as metas do controle glicêmico. Além disso, dieta e atividade física devem ser incentivadas.[7,11]

Reações alérgicas

Pode surgir alergia à insulina como reação no local da injeção (eritema, endurecimento, prurido ou sensação de ardor) ou, mais raramente, como manifestações sistêmicas variadas (urticária, edema de glote, choque anafilático). Com o advento das insulinas humanas, reações alérgicas têm sido observadas em menos de 1% dos pacientes tratados. O tratamento mais simples consiste em trocar a insulina por análogos de insulina. No entanto, essa conduta nem sempre funciona, uma vez que, eventualmente, o paciente também pode ser alérgico aos análogos.[7,11]

Outras reações cutâneas

Outras reações cutâneas incluem a lipoatrofia e a lipo-hipertrofia (Figura 63.7). A última resulta da aplicação repetida da insulina em um mesmo local e pode ser prevenida pelo rodízio adequado dos locais das injeções. A lipoatrofia parece ser um fenômeno imunológico, e é considerada um achado bastante raro após a introdução da insulina humana e, mais ainda, após o uso dos análogos insulínicos. No entanto, relatos recentes indicam que a lipoatrofia tem sido um problema crescente em pacientes tratados com análogos insulínicos, principalmente naqueles que usam bombas.[47,48]

Diante de casos de lipoatrofia, deve-se trocar o tipo de insulina, o que nem sempre funciona. Como alternativa, pode-se injetar betametasona com a insulina (1 mg por unidade de

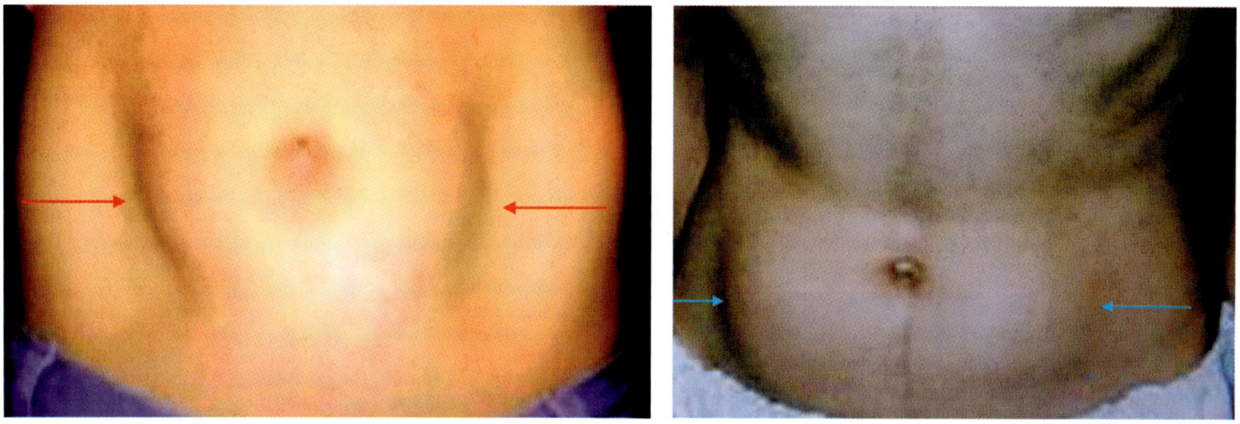

Figura 63.7 Lipoatrofia (*setas vermelhas*) e lipo-hipertrofia (*setas azuis*) abdominais em adolescentes fazendo uso de insulinas regular e NPH humanas.

insulina ou 0,075 mg), havendo relatos tanto de sucesso quanto de insucesso com essa abordagem. A experiência do tratamento da lipo-hipertrofia com lipoaspiração é ainda limitada, mas têm sido relatados bons resultados estéticos.[47-49]

MEDICAMENTOS COADJUVANTES À INSULINOTERAPIA EM PACIENTES COM DM1

Apesar de o tratamento do DM1 ter como base exclusivamente a insulinoterapia, alguns fármacos classicamente utilizados para o tratamento do DM2 estão sendo constantemente testados em estudos clínicos, como adjuvantes às terapias com insulina para pacientes com DM1. Há poucas e limitadas conclusões científicas relevantes sobre esses fármacos, porém alguns agentes podem ter um papel na otimização do controle metabólico, auxiliando o controle do peso e reduzindo a variabilidade glicêmica em pessoas com DM1. Questões específicas de segurança, incluindo o aumento do risco de hipoglicemia e cetoacidose diabética, bem como os efeitos desses tratamentos nos principais desfechos cardiovasculares, devem ser avaliadas em estudos futuros, antes que essas escolhas terapêuticas se tornem amplamente disponíveis para o tratamento da DM1. Limitações dos ensaios clínicos, pequeno número de estudos e pacientes envolvidos, heterogeneidade nos desenhos dos estudos e resultados explorados são escassos, não levando em consideração a heterogeneidade clínica dos pacientes com DM1 e dentro de desenhos que não refletem a vida ideal dos pacientes.

A metformina demonstrou possíveis efeitos benéficos sobre o peso corporal e o perfil lipídico e redução de doses de insulina, porém sem efeito sustentável sobre a HbA_{1c} e com potencial aumento de risco de hipoglicemias. Pode, contudo, reduzir marcadores de risco cardiovascular.[50]

Os inibidores de dipeptidil peptidase 4 (DPP-4), a despeito do bom perfil de segurança e um possível papel protetor da função da célula beta, não propiciaram efeito significativo sobre a HbA_{1c}.[51]

Os agonistas do receptor de peptídeo semelhante ao glucagon 1 (GLP-1) (no caso, a liraglutida) demonstraram redução significativa da HbA_{1c} e do peso corporal e, particularmente, redução das doses de insulina em *bolus*, porém com aumento igualmente significativo do risco de cetoacidose diabética e hipoglicemia.[52] Os outros análogos de GLP-1, como a semaglutida e a tirzepatida (agonista duplo do receptor de polipeptídeo insulinotrópico dependente de glicose [GIP]/GLP-1), podem ter papel como adjuvantes nos pacientes com DM1, especialmente naqueles com excesso de peso ou obesidade, apesar de que, até o momento, não há ainda estudos clínicos nesse sentido.[53-55]

Os análogos da amilina foram aprovados pela FDA e demonstraram significativa redução da HbA_{1c}, melhora do peso corporal e redução das doses de insulina. Entretanto, a necessidade de aplicação subcutânea 3 a 4 vezes/dia, além do seu elevado custo, frearam sua utilização em maior número de pacientes.[56]

Os inibidores do cotransportador de sódio-glicose 2 (iSGLT-2) também têm sido amplamente estudados, mas não são aprovados nem pela FDA nem pela European Medicines Agency (EMA) para adultos com DM1, em função da pequena redução de HbA_{1c} nos estudos e do risco de cetoacidose diabética. Estima-se que a cada 100 pessoas com DM1 tratadas com iSGL-2, haverá 3 a 5 novos casos de cetoacidose diabética, além de aumento de infecções genitais e urinárias.

CONSIDERAÇÕES FINAIS

A insulinoterapia é o pilar principal do tratamento do paciente com DM1, porém requer constante supervisão médica, ação de equipe multiprofissional para promoção de educação continuada do paciente e da família, suporte nutricional e treinamento adequado em contagem de carboidratos, além de suporte psicológico para todos os envolvidos na vida e na sua relação com o tratamento do diabetes. A tecnologia vem auxiliando cada vez mais o controle e o tratamento do DM1. Assim, a adoção do uso de tecnologias, aplicativos e ferramentas disponíveis que tragam conforto e satisfaçam a qualidade de vida das pessoas é constante na rotina do especialista. O advento dos sistemas automatizados de infusão de insulina traz uma perspectiva de um novo momento do tratamento do DM1.

Resumo

A descoberta da insulina foi o grande marco da história do diabetes melito tipo 1 (DM1), uma vez que, até então, a doença era geralmente fatal. A primeira insulina disponibilizada foi a regular. Subsequentemente, Hagedorn acrescentou a protamina à insulina, criando, assim, a insulina NPH. Com o advento da biologia molecular, passou-se a sintetizar, pela técnica do DNA recombinante, a insulina humana sintética, menos antigênica que as insulinas de origem animal (bovina e suína). Nas últimas duas décadas, vários análogos insulínicos sintéticos têm sido desenvolvidos, por modificações na cadeia B da insulina, para serem usados como insulina basal (insulinas glargina e degludeca) ou para o controle da glicemia pós-prandial (insulinas lispro, asparte e glulisina). Em comparação com as insulinas NPH e regular, os referidos análogos têm a vantagem de causar menos hipoglicemia, o principal temor dos pacientes submetidos à insulinoterapia. A insulinoterapia intensiva representa a melhor forma de tratamento para o DM1, seja na forma de múltiplas injeções de insulina (esquema basal-*bolus*), seja por meio de bombas de infusão contínua de insulina subcutânea, com o objetivo de mimetizar a liberação fisiológica de insulina pelas células beta e melhor prevenir o risco de complicações crônicas futuras. O advento dos sistemas automatizados de infusão de insulina traz uma perspectiva real de que, havendo acesso a sistemas como esses, a maior parte dos usuários pode atingir as metas terapêuticas.

REFERÊNCIAS BIBLIOGRÁFICAS

1. Gregory GA, Robinson TIG, Linklater SE et al. International Diabetes Federation Diabetes Atlas Type 1 Diabetes in Adults Special Interest Group; Magliano DJ, Maniam J, Orchard TJ et al. Global incidence, prevalence, and mortality of type 1 diabetes in 2021 with projection to 2040: a modelling study. Lancet Diabetes Endocrinol. 2022; 10:741-60.
2. Gregory GA, Robinson TIG, Linklater SE et al. Global incidence, prevalence, and mortality of type 1 diabetes in 2021 with projection to 2040: a modelling study. Lancet Diabetes Endocrinol. 2022. 10:741-60.
3. Bliss M. The discovery of insulin. Chicago, IL: The University of Chicago Press: 1982.
4. Hirsch IB, Juneja R, Beals JM et al. The evolution of insulin and how it informs therapy and treatment choices. Endocr Rev. 2020; 41:733-55.
5. Diabetes Control and Complications Trial Research Group; Nathan DM, Genuth S, Lachin J et al. The effect of intensive treatment of diabetes on the development and progression of long-term complications in insulin-dependent diabetes mellitus. N Engl J Med. 1993; 329:977-86.
6. The DCCT/EDIC Research Group (Writing Committee: Nathan DM, Cleary PA, Backlund JY et al.). Intensive diabetes treatment and cardiovascular disease in patients with type 1 diabetes. N Engl J Med. 2005; 353:2643-53.
7. Silva Júnior WS, Gabbay M, Lamounier R et al. Insulinoterapia no diabetes mellitus tipo 1 (DM1). Diretriz Oficial da Sociedade Brasileira de Diabetes (2023).
8. Candido R, Wyne K, Romoli E. A review of basal-bolus therapy using insulin glargine and insulin lispro in the management of diabetes mellitus. Diabetes Ther. 2018; 9:927-49.
9. Diabetes Control and Complications Trial/Epidemiology of Diabetes Interventions and Complications (DCCT/EDIC) Research Group; Nathan DM, Zinman B, Cleary PA et al. Modern-day clinical course of type 1 diabetes mellitus after 30 years' duration: the diabetes control and complications trial/ epidemiology of diabetes interventions and complications and Pittsburgh epidemiology of diabetes complications experience (1983-2005). Arch Intern Med. 2009; 169:1307-16.
10. Nimri, Nir J, Phillip M. Insulin pump therapy. Am J Therap. 2020; 27:e30-e41.
11. Sims EK, Carr ALJ, Oram RA et al. 100 years of insulin: celebrating the past, present and future of diabetes therapy Nat Med. 2021; 27:1154-64.

12. Nosek L, Roggen K, Heinemann L et al. Insulin aspart has a shorter duration of action than human insulin over a wide dose-range. Diabetes Obes Metab. 2013; 15:77-83.
13. Hirsch IB. Insulin analogues. N Engl J Med. 2005; 352:174-83.
14. Home PD. The pharmacokinetics and pharmacodynamics of rapid-acting insulin analogues and their clinical consequences. Diabetes Obes Metab. 2012; 14:780-8.
15. Danne T, Phillip M, Buckingham BA et al. ISPAD Clinical Practice Consensus Guidelines 2018: Insulin treatment in children and adolescents with diabetes. Pediatr Diabetes. 2018; 19(Suppl 27):115-35.
16. Malik FS, Taplin CE. Insulin therapy in children and adolescents with type 1 diabetes. Paediatr Drugs. 2014; 16:141-50.
17. Bode BW, Johnson JA, Hyveled L et al. Improved postprandial glycemic control with faster-acting insulin Aspart in patients with type 1 diabetes using continuous subcutaneous insulin infusion. Diabetes Technol Ther. 2017; 19:25-33.
18. Russell-Jones D, Bode BW, De Block C et al. Fast-acting insulin aspart improves glycemic control in basal-bolus treatment for type 1 diabetes: results of a 26-week multicenter, active-controlled, treat-to-target, randomized, parallel-group trial (onset 1). Diabetes Care. 2017; 40:943-50.
19. Mathieu C, Bode BW, Franek E et al. Efficacy and safety of fast-acting insulin aspart in comparison with insulin aspart in type 1 diabetes (onset 1): A 52-week, randomized, treat-to-target, phase III trial. Diabetes Obes Metab. 2018; 20:1148-55.
20. Jehle PM, Micheler C, Jehle DR et al. Inadequate suspension of neutral protamine Hagendorn (NPH) insulin in pens. Lancet. 1999; 354:1604-7.
21. Lucidi P, Porcellati F, Marinelli Andreoli A et al. Pharmacokinetics and pharmacodynamics of NPH insulin in type 1 diabetes: the importance of appropriate resuspension before subcutaneous injection. Diabetes Care. 2015; 38:2204-10.
22. Schober E, Schoenle E, Van Dyk J et al. Comparative trial between insulin glargine and NPH insulin in children and adolescents with type 1 diabetes. Diabetes Care. 2001; 24:2005-6.
23. Lane W, Bailey TS, Gerety G et al. Effect of insulin degludec vs insulin glargine U100 on hypoglycemia in patients with type 1 diabetes: The SWITCH 1 randomized clinical trial. JAMA. 2017; 318:33-44.
24. Schober E, Schoenle E, Van Dyk J et al. Comparative trial between insulin glargine and NPH insulin in children and adolescents with type 1 diabetes. Diabetes Care 2001; 24:2005-6.
25. Wang F, Carabino JM, Vergara CM. Insulin glargine: A systematic review of a long-acting insulin analogue. Clin Ther 2003; 25:1541-77.
26. Chase HP, Dixon B, Pearson J et al. Reduced hypoglycemic episodes and improved glycemic control in children with type 1 diabetes using insulin glargine and neutral protamine Hagedorn insulin. J Pediatr 2003; 143:737-40.
27. Goldman J, White JR Jr. New insulin glargine 300 U/mℓ for the treatment of type 1 and type 2 diabetes mellitus. Ann Pharmacother 2015; 49:1153-61.
28. Home PH, Bergenstal RM, Bolli GB et al. Glycaemic control and hypoglycaemia during 12 months of randomized treatment with insulin glargine 300 U/mℓ versus glargine 100 U/mℓ in people with type 1 diabetes (EDITION 4). Diabetes Obes Metab. 2017; 43:351-8.
29. Bode BW, Buse JB, Fisher M et al. Basal-Bolus Type 1 trial investigators. Insulin degludec improves glycaemic control with lower nocturnal hypoglycaemia risk than insulin glargine in basal-bolus treatment with mealtime insulin aspart in Type 1 diabetes (BEGIN(*) Basal-Bolus Type 1): 2-year results of a randomized clinical trial. Diabet Med. 2013; 30:1293-7.
30. Holmes RS, Crabtree E, McDonagh MS. Comparative effectiveness and harms of long-acting insulins for type 1 and type 2 diabetes: A systematic review and meta-analysis. Diabetes Obes Metab. 2019; 21:984-92.
31. Marso SP, McGuire DK, Zinman B et al.; DEVOTE Study Group. Efficacy and safety of Degludec versus Glargine in type 2 diabetes. N Engl J Med. 2017; 377:723-32.
32. American Diabetes Association Professional Practice Committee. 7. Diabetes technology: Standards of care in diabetes. 2024. Diabetes Care. 2024; 47(Suppl. 1):S126-S144.
33. Miller KM, Beck RW, Bergenstal RM et al.; T1D Exchange Clinic Network. Evidence of a strong association between frequency of self-monitoring of blood glucose and hemoglobin A1c levels in T1D exchange clinic registry participants. Diabetes Care. 2013; 36:2009-14.
34. Hirose T, Mita T, Fujitani Y et al. Glucose monitoring after fruit peeling: pseudohyperglycemia when neglecting hand washing before fingertip blood sampling: wash your hands with tap water before you check blood glucose level. Diabetes Care. 2011; 34:596-7.
35. Beck RW, Bergenstal RM, Riddlesworth TD et al. validation of time in range as an outcome measure for diabetes clinical trials. Diabetes Care. 2019; 42:400-5.
36. Davidson PC, Hebblewhite HR, Steed RD et al. Analysis of guidelines for basal-bolus insulin dosing: basal insulin, correction factor, and carbohydrate-to-insulin ratio. Endocr Pract. 2008; 14:1095-101.
37. Sherr JL, Schoelwer M, Dos Santos TJ et al. ISPAD Clinical Practice Consensus Guidelines 2022: Diabetes technologies: Insulin delivery. Pediatr Diabetes. 2022; 23:1406-31.
38. Braune K, Lal RA, Petruželková L et al. Open-source automated insulin delivery: international consensus statement and practical guidance for health-care professionals. Lancet Diabetes Endocrinol. 2022; 10:58-74.
39. Hovorka R, Wilinska ME, Chassin LJ, Dunger DB. Roadmap to the artificial pancreas. Diabetes Res Clin Pract. 2006; 74(Suppl. 2): S178-S182.
40. Bergenstal RM. Roadmaps to Continuous glucose monitoring's role in transforming diabetes management. Diabetes Spectr. 2023; 36:284-6.
41. Choudhary P, Arrieta A, van den Heuvel T et al. Celebrating the data from 100.000 Real-World Users of the MiniMedTM 780 G System in Europe, Middle East and Africa Collected Over 3 Years: From Data to Clinical Evidence. Diabetes Technol Ther. 2024; 26: 32-37.
42. McVean J, Miller J. MiniMed TM780G Insulin pump system with smartphone connectivity for the treatment of type 1 diabetes: overview of its safety and efficacy. Expert Rev Med Devices. 2021; 18:499-504.
43. Cryer PE, Davis SN, Shamoon H. Hypoglycemia in diabetes. Diabetes Care. 2003; 26:1902-12.
44. Ziegler R, Oliver N, Waldenmaier D et al. Evaluation of the accuracy of current tubeless pumps for continuous subcutaneous insulin infusion. Diabetes Technol Ther. 2021; 23:350-7.
45. Passanisi S, Lombardo F, Mameli C et al. Safety, metabolic and psychological outcomes of Medtronic MiniMed 780G™ in Children, adolescents and young adults: a systematic review. Diabetes Ther. 2024; 15:343-65.
46. Holstein A, Stege H, Kovacs P. Lipoatrophy associated with the use of insulin analogues: a new case associated with the use of insulin glargine and review of the literature. Expert Opin Drug Saf. 2010; 9:225-31.
47. Schnell K, Biester T, Tsioli C et al. Lipoatrophy in a large pediatric diabetes outpatient service. Pediatric Diabetes. 2013; 14:20.
48. Ramos AJ, Farias M. Human insulin-induced lipoatrophy: a successful treatment with glucocorticoid. Diabetes Care. 2006; 29:926-7.
49. Petrie JR, Chaturvedi N, Ford I et al. Cardiovascular and metabolic effects of metformin in patients with type 1 diabetes (REMOVAL): a double-blind, randomised, placebo-controlled trial. Lancet Diabetes Endocrinol. 2017; 5:597-609.
50. Wang Q, Long M, Qu H et al. DPP-4 Inhibitors as treatments for type 1 diabetes mellitus: a systematic review and meta-analysis. J Diabetes Res. 2018; 2018:5308582.
51. Mathieu C, Zinman B, Hemmingsson JU et al. Efficacy and safety of liraglutide added to insulin treatment in type 1 diabetes: The ADJUNCT ONE Treat-To-Target Randomized Trial. Diabetes Care. 2016; 39:1702-10.
52. Garg SK, Kaur G, Haider Z et al. Efficacy of semaglutide in overweight and obese patients with type 1 diabetes. Diabetes Technol Ther. 2024; 26:184-9.
53. Park J, Ntelis S, Yunasan E et al. glucagon-like peptide 1 analogues as adjunctive therapy for patients with type 1 diabetes: An updated systematic review and meta-analysis. J Clin Endocrinol Metab. 2023; 109:279-92.
54. Garg SK, Akturk HK, Kaur G et al. Efficacy and safety of tirzepatide in overweight and obese adult patients with type 1 diabetes. Diabetes Technol Ther. 2024; 26:367-74.
55. Ryan GJ, Jobe LJ, Martin R. Pramlintide in the treatment of type 1 and type 2 diabetes mellitus. Clin Ther. 2005; 27:1500-12.
56. Wolfsdorf JI, Ratner RE. SGLT inhibitors for type 1 diabetes: Proceed with extreme caution. Diabetes Care. 2019; 42:991-3.

CAPÍTULO

64

Controle Glicêmico no Ambiente Hospitalar

Denise Momesso ■ Silmara A. O. Leite ■ M. Cecilia Lansang ■ Guillermo E. Umpierrez

INTRODUÇÃO

A hiperglicemia hospitalar em pacientes com e sem histórico de diabetes melito (DM) está associada a resultados adversos, incluindo o aumento das taxas de infecção, do tempo de permanência hospitalar e da mortalidade.[1-8] Estudos clínicos randomizados em pacientes críticos e não críticos com hiperglicemia demonstram que a melhora do controle glicêmico pode reduzir as complicações hospitalares, as infecções sistêmicas e os custos de hospitalização. No entanto, o controle glicêmico intensivo pode estar associado ao aumento do risco de hipoglicemia, fator associado a maiores morbidade e mortalidade em pacientes hospitalizados.[9-16] A preocupação com a hipoglicemia tem levado à revisão das recomendações das metas de glicemia-alvo pelas sociedades médicas, bem como a uma busca por opções alternativas de tratamento.[17-21]

Neste capítulo, serão abordados os cuidados necessários para os pacientes hospitalizados, desde a transição da casa para o hospital no pronto atendimento, na unidade intensiva e nos ambientes não críticos clínico e cirúrgico até a alta hospitalar.

AVALIAÇÃO DA GLICEMIA NO AMBIENTE HOSPITALAR

Avaliação

Recomenda-se que todos os pacientes hospitalizados tenham a glicemia avaliada, independentemente do diagnóstico prévio de DM.[17-21] A glicemia pode ser avaliada por meio do teste laboratorial remoto de glicemia utilizando glicemia capilar ou plasmática e/ou por meio do exame de sangue. Diversos são os motivos que suportam essa recomendação. O diagnóstico de DM muitas vezes é desconhecido ou não informado. A dosagem de glicemia permite o diagnóstico de novos casos de DM durante a hospitalização.[21,22] Ademais, a hiperglicemia hospitalar pode ocorrer em pacientes sem diagnóstico prévio de DM, configurando hiperglicemia de estresse. Estudos mostram que a hiperglicemia de estresse em pacientes sem DM pode estar associada a piores desfechos do que a hiperglicemia em pacientes com DM prévio.[1-7]

Monitoramento

A manutenção do monitoramento da glicemia durante a internação está indicada em todos os pacientes com DM, na presença de hiperglicemia ou hipoglicemia e nas situações clínicas de risco para alterações glicêmicas (disglicemia), como uso de glicocorticoides e outros medicamentos com potencial de alterar glicemia, dietas enteral e parenteral, sepse, pacientes críticos, fase aguda de infarto agudo do miocárdio (IAM), acidente vascular cerebral (AVC), trauma e insuficiências hepática e renal agudas.[17-21]

A frequência do monitoramento da glicemia deve considerar o tipo de dieta, o esquema de insulina proposto e o cenário clínico. A glicemia deve ser medida 3 a 4 vezes/dia antes das refeições nos pacientes em dieta oral ou enteral cíclica e a cada 4 a 6 horas nos pacientes em jejum ou com dieta enteral ou parenteral contínuas. O monitoramento da glicemia e da aplicação de insulina antes das refeições pode ser um grande desafio nos pacientes hospitalizados, devendo haver um esforço conjunto entre as equipes de nutrição, copa, enfermagem e médica e o paciente. A individualização do monitoramento da glicemia deve ser realizada, a fim de obter melhor controle da glicemia e segurança durante a internação.[17-21]

Considerando a conveniência e a ampla disponibilidade dos aparelhos para medição da glicemia à beira do leito, sugerimos sua utilização como a melhor abordagem. O teste laboratorial remoto de glicemia utilizado deve ser próprio para uso hospitalar, permitir rastreabilidade dos resultados e ser submetido a controles de qualidade rígidos e frequentes, a fim de garantir a acurácia dos resultados. Além disso, deve-se atentar aos possíveis interferentes na dosagem de glicemia capilar, como falha no uso do glicosímetro, higiene inadequada das mãos, circulação periférica comprometida, extremos de hematócrito, hipoxia, alcalose ou acidose, medicamentos (paracetamol, vitamina C) e substâncias interferentes (icodextrina, triglicerídeos, ácido úrico).[23-25]

Vários estudos relataram a eficácia do sistema de monitoramento contínuo da glicose (CGMS, do inglês *continuous glucose monitoring system*) em pacientes tratados com insulina no hospital. Os dispositivos CGMS fornecem valores estimados de glicose a cada 5 a 15 minutos, resultando em melhor avaliação do controle glicêmico do que os testes de glicemia capilar. No entanto, o uso do CGMS no hospital permanece em investigação, com muitos estudos em andamento avaliando seu uso em diversas populações de pacientes internados. Considerando o sensor de glicemia intersticial disponível no mercado brasileiro atualmente, seu uso pode ser feito com cautela em pacientes não críticos, fora de fase aguda de doença e em planejamento de alta hospitalar, sendo necessário medir a glicemia capilar na presença de extremos de glicemia.[17-21,26,27]

Dosagem de hemoglobina glicada

A hemoglobina glicada (HbA_{1c}) deve ser medida em pacientes com hiperglicemia hospitalar ou naqueles com DM prévio se ela não tiver sido avaliada nos últimos 3 meses. Em pacientes hiperglicêmicos sem histórico de DM prévio, uma HbA_{1c} maior ou igual a 6,5% sugere que o diabetes precede a hospitalização. Em pacientes com história de DM, a HbA_{1c} é útil na avaliação do controle glicêmico antes da admissão e na adaptação do regime de tratamento no momento da alta hospitalar.[17-21] Atenção deve ser dada às possíveis situações clínicas que reduzem a acurácia da HbA_{1c} na avaliação da glicemia média estimada e para diagnóstico de DM, como anemias, hemólise, hemotransfusão, doença renal crônica, hemoglobinopatias, uso de drogas que afetam a eritropoiese e gestação.[28]

DEFINIÇÕES E METAS DE GLICEMIA NO AMBIENTE HOSPITALAR

Hiperglicemia hospitalar

A hiperglicemia hospitalar é definida como glicemia acima de 140 mg/dℓ. Níveis de glicemia acima desse valor estão associados a piores desfechos clínicos, maior chance de diagnóstico de diabetes e necessidade de tratamento.[17-21]

Hiperglicemia hospitalar persistente refere-se à ocorrência de glicemias acima de 180 mg/dℓ por mais de dois episódios em 24 horas. Esses casos devem ser manejados de forma proativa e podem estar associados a piores desfechos clínicos nos pacientes com hiperglicemia hospitalar.[17-21]

Hiperglicemia de estresse

A hiperglicemia de estresse (HPE), principal diagnóstico diferencial do DM em pacientes internados, é caracterizada pela elevação transitória e reversível da glicemia em situações agudas, como doenças graves, cirurgia, trauma, choque, uso de medicamentos e nutrição enteral ou parenteral. Essa condição afeta em torno de 10% dos internados e está associada a um prognóstico mais grave, com mortalidade de 16%, em comparação com 3% nos diabéticos e 1,7% nos não diabéticos.[1]

A HPE é decorrente das respostas hormonal (epinefrina, glucagon, hormônio do crescimento [GH] e cortisol) e inflamatória (fator de necrose tumoral alfa e interleucinas) ao estresse, que elevam a produção hepática de glicose, geram ou agravam a resistência à insulina e pioram a função da célula beta. A administração de glicocorticoides, catecolaminas e glicose agrava esse estado. A hiperglicemia causa distúrbios hidroeletrolíticos e disfunção dos neutrófilos e do endotélio, além de aumentar o estresse oxidativo e a inflamação sistêmica (Figura 64.1).[1,17]

Além de determinar o prognóstico da internação, a HPE indica predisposição ao DM. O risco de desenvolver a doença nos 3 anos seguintes à internação é de 2,6% nos pacientes com glicemia > 126 mg/dℓ e de 9,9% se a glicemia for > 200 mg/dℓ.[15]

Evidências dos efeitos deletérios da hiperglicemia sobre desfechos

A hiperglicemia, independentemente de um diagnóstico prévio de diabetes, está associada a maus desfechos. Vários estudos observacionais mostram, ainda, que a taxa de complicações e mortalidade é maior em pacientes hiperglicêmicos sem histórico de diabetes, em comparação com pacientes com diagnóstico conhecido de diabetes.[1-8]

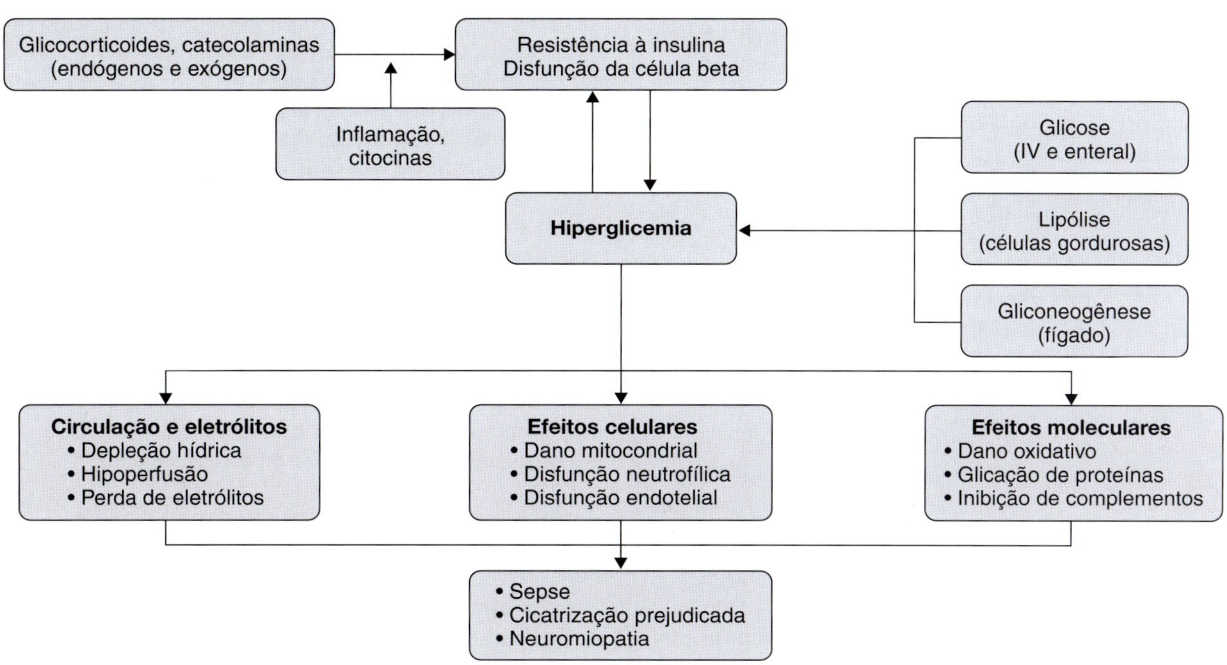

Figura 64.1 Causas e efeitos da hiperglicemia de estresse.

Hiperglicemia no ambiente de cuidados intensivos

Há evidências substanciais que ligam a hiperglicemia em pacientes criticamente doentes a taxas mais altas de complicações hospitalares, maior tempo de internação, maior utilização de recursos de cuidados de saúde e maior mortalidade hospitalar.[7-10] Apesar de vários estudos de coorte e ensaios clínicos randomizados sugerirem que o controle glicêmico rigoroso reduz complicações hospitalares e mortalidade, essa meta tem sido difícil de conseguir sem aumentar o risco de hipoglicemia grave.[9-13,29-37] Ensaios recentes realizados na unidade de terapia intensiva (UTI) falharam em demonstrar melhora significativa na mortalidade, ou têm mostrado o aumento do risco de mortalidade com o controle glicêmico intensivo.[11,12] Portanto, os níveis-alvo de glicemia recomendados são de 140 a 180 mg/dℓ para a maioria dos pacientes na UTI.[19-21]

Hiperglicemia no ambiente não crítico

Em pacientes clínicos e cirúrgicos em geral, uma forte associação também tem sido relatada entre hiperglicemia e hospitalização prolongada, infecção e sequelas após a alta hospitalar.[1-6] Foi estimado, por exemplo, que, para cada 40 mg/dℓ de aumento da glicemia, ocorre aumento de 30% do risco de infecções pós-operatórias.[6] O adequado controle glicêmico em pacientes não críticos também tem demonstrado benefícios na redução da morbimortalidade relacionada com a internação.[14-18]

Hipoglicemia hospitalar

A hipoglicemia, definida como glicemia < 70 mg/dℓ, é uma complicação comum de tratamento da hiperglicemia.[38] Recomenda-se utilizar a classificação internacional para classificar e padronizar os níveis de hipoglicemia – hipoglicemia nível 1: 54 a 69 mg/dℓ; hipoglicemia nível 2: inferior a 54 mg/dℓ; hipoglicemia nível 3: inferior a 70 mg/dℓ, com necessidade de auxílio de terceiros.[39]

A incidência de hipoglicemia em estudos realizados na UTI variou entre 5 e 28%, dependendo da intensidade do controle glicêmico,[32] e entre 1 e 33% em estudos usando terapia com insulina subcutânea no ambiente não crítico.[14,15] Os fatores de risco mais importantes para hipoglicemia incluem idade avançada, insuficiência renal, alterações na ingestão nutricional, interrupção do monitoramento da glicemia, insulinoterapia anterior e/ou diminuição insuficiente da dose de insulina quando a glicemia está tendendo a baixar ou a terapia com glicocorticoides está sendo reduzida.[38-41]

Em pacientes com diabetes, a hipoglicemia foi associada a piores desfechos hospitalares, com aumento do risco de 66% de morte dentro de 1 ano e maior tempo de permanência no hospital em comparação com os pacientes que não tiveram hipoglicemia.[41] A hipoglicemia está associada a intervalo QT prolongado, alterações no eletrocardiograma de isquemia miocárdica, elevação da pressão arterial, angina, arritmias e morte súbita.[42] Apesar dessas observações, diversos estudos relataram que o aumento da mortalidade intra-hospitalar é limitado a pacientes com hipoglicemia espontânea, em vez de hipoglicemia associada a medicações, levantando a possibilidade de que a hipoglicemia possa representar um marcador de gravidade da doença, e não uma causa direta da morte.[43]

Metas para valores da glicemia

Em pacientes hospitalizados, é recomendado manter as metas de glicemias entre 100 e 180 mg/dℓ, evitando hipoglicemias e hiperglicemias.[17-21] Nos pacientes criticamente enfermos, a maioria das sociedades recomenda alvos de glicemia < 180 mg/dℓ, com limite inferior entre os valores de 110 a 150 mg/dℓ para pacientes submetidos à cirurgia cardíaca.[20,21,33-37]

Para pacientes em ambientes fora da UTI (enfermaria, centro cirúrgico e pronto atendimento), a Sociedade Brasileira de Diabetes (SBD), a Endocrine Society e as diretrizes práticas da American Diabetes Association (ADA) e da American Association of Clinical Endocrinologists (AACE) recomendam níveis de glicemia antes da refeição < 140 mg/dℓ e, se checados aleatoriamente, < 180 mg/dℓ.[17-21] Metas de glicemia mais elevadas (< 200 mg/dℓ) podem ser aceitáveis em pacientes terminais ou em pacientes com comorbidades graves.[17-21]

MANEJO DA HIPERGLICEMIA E DIABETES NO HOSPITAL

Controle glicêmico em pacientes críticos

A insulina é a maneira preferida de controlar a hiperglicemia no hospital. Em pacientes graves, tais como aqueles em uso de vasopressores, com crises hiperglicêmicas, sepse ou choque, a insulina deve ser administrada por meio de bomba de infusão contínua de insulina regular por via venosa. A meia-vida curta da insulina regular aplicada por via intravenosa (< 15 minutos) permite flexibilidade no ajuste da taxa de infusão em caso de mudanças imprevisíveis na nutrição e na saúde do paciente. Quando a glicemia exceder 180 mg/dℓ em mais de duas medidas, a infusão contínua de insulina venosa deve ser iniciada para manter a glicemia < 180 mg/dℓ.[17-21]

Uma variedade de protocolos de infusão se mostrou eficaz para alcançar o controle glicêmico com uma baixa taxa de hipoglicemia. O protocolo ideal deve permitir o ajuste da infusão de forma flexível, levando em consideração o corrente valor da glicemia, em comparação com a glicemia anterior, a fim de determinar a sensibilidade insulínica de cada paciente. As medições de glicemia devem ser horárias, até que o controle glicêmico esteja estável. Em seguida, elas podem ser realizadas a cada 1 a 2 horas, para avaliar a resposta ao tratamento e prevenir hipoglicemia. Nos pacientes críticos, a fonte de sangue capilar deve ser evitada, devido à má perfusão periférica, e deve ser dada preferência ao uso de fonte de sangue venoso ou arterial para dosagem de glicemia com glicosímetros. A equipe do hospital deve ser treinada e capacitada para uso adequado do protocolo institucional. A insulina deve ser administrada em via separada das demais infusões venosas. A maioria dos pacientes tem glicemias controladas após 5 a 7 horas de infusão. Se não houver queda dos níveis de glicemia ou se a velocidade de infusão for superior a 10 U/hora, convém reavaliar o paciente, a dosagem de glicemia, o equipo e a via de infusão e trocar a solução de insulina.[19-21,32-37]

Uma variedade de aplicativos, *softwares* ou sistemas de apoio à decisão clínica estão disponíveis clinicamente para auxiliar o controle glicêmico hospitalar, permitindo a padronização do tratamento, a maior aderência aos protocolos, a redução de falhas e a otimização do tempo da equipe assistencial.[44-47]

Transição da insulina intravenosa para a insulina subcutânea

A transição adequada da infusão intravenosa para a via subcutânea é necessária para evitar hiperglicemia de rebote.[48] Isso é particularmente imperativo em pacientes com diabetes melito tipo 1 (DM1), nos quais apenas algumas horas sem insulina podem resultar em cetoacidose diabética. A transição da insulina venosa para a subcutânea deve ser considerada na presença de estabilidade clínica e hemodinâmica.[20,21]

Para pacientes com uso prévio de insulina basal, DM1, DM2 em uso de insulina e/ou necessidade de dose elevadas de insulina venosa, recomenda-se iniciar a insulina basal antes da suspensão da insulina venosa. Existem três métodos gerais para calcular a dose subcutânea durante o período de transição. Os dois primeiros métodos têm como base a dose que o paciente vinha usando previamente ou o seu peso, como discutido posteriormente. O terceiro método é por extrapolação a partir da necessidade de infusão da insulina por via intravenosa. Uma maneira comum é somar a infusão total de insulina intravenosa das últimas 6 ou 8 horas e multiplicar por 4 ou 3, respectivamente, com redução de 20% para obter a dose de insulina basal. Presumindo-se que o paciente não esteja com ingestão oral enquanto é realizada a infusão de insulina intravenosa, este último método é preferido em pacientes com necessidades de insulina e condições hemodinâmicas estáveis.[20,21]

Caso a insulina de ação prolongada seja escolhida como insulina basal, ela deve ser administrada 2 a 4 horas antes da interrupção da infusão intravenosa. Se a escolhida for uma insulina de ação intermediária (p. ex., a NPH), esta deve ser aplicada 1 a 2 horas antes da interrupção da insulina intravenosa.[20,21]

Controle glicêmico em pacientes não críticos

Para a maioria dos pacientes não críticos, a terapia com insulina por via subcutânea é eficaz e segura para controle da hiperglicemia persistente durante a internação. Os tipos de insulinização disponíveis para uso hospitalar e suas recomendações estão descritos no Quadro 64.1. A insulinização no ambiente hospitalar em caso de hiperglicemia persistente deve ser realizada com os esquemas de insulina basal-*bolus* ou basal-*plus*, por serem mais efetivos no controle da glicemia.[14-20] Não se recomenda a utilização isolada de escala de correção com aplicação intermitente de insulina regular ou análogos de insulina por via subcutânea de acordo com a glicemia ("*sliding-scale*"), uma vez que tal abordagem resulta em elevada e indesejável ocorrência de hipoglicemias e hiperglicemia.[17-20,46] O início da insulinoterapia deve ser oportuno, e ajustes devem ser realizados a cada 24 a 48 horas, com base em glicemias, dieta, cenário clínico e dose de insulina utilizada. Para controle glicêmico satisfatório no hospital, é importante a proatividade da equipe assistencial, com monitoramento e ajustes frequentes no tratamento, evitando, assim, a hiperglicemia e a hipoglicemia.[17-21]

Quadro 64.1 Tipos de insulinização em pacientes hospitalizados não críticos.

Esquema de insulina	Recomendação de uso inicial
Escala de correção (Apenas insulina suplementar ultrarrápida ou rápida, de acordo com a glicemia)	Não deve ser utilizada de rotina em pacientes com hiperglicemia hospitalar. Pode ser utilizada por curtos períodos na presença de hiperglicemia leve em pacientes sem uso domiciliar de insulina
Basal-*plus* (Insulina basal associada à insulina suplementar de correção)	Pode ser utilizado em pacientes com hiperglicemias moderadas (180 a 250 mg/dℓ) e/ou com baixa dose diária total de insulina
Basal-*bolus* (Insulina basal associada à insulina *bolus* em múltiplas doses)	Recomendado para a maioria dos casos de hiperglicemia hospitalar. Deve ser utilizado em pacientes com hiperglicemia grave (> 250 mg/dℓ), DM1, DM autoimune, DM secundário à pancreatectomia e/ou com dose diária total de insulina elevada

DM: diabetes melito. (Adaptado de Marino et al., 2024.[19])

Insulina basal

O uso da *insulina basal* visa impedir a hiperglicemia durante o estado de jejum. Pode ser prescrita uma insulina de ação lenta, como a glargina, 1 a 2 vezes/dia. Caso se opte por uma insulina de ação intermédia (NPH), ela deve ser aplicada 2 vezes/dia, com dois terços da dose pela manhã e um terço à noite. A insulina degludeca deve ser aplicada 1 vez/dia, porém, devido à sua longa duração, os ajustes na dose são realizados a cada 2 dias, e deve haver atenção para a presença de insulina circulante por até 42 horas, mesmo após suspensão da insulina.[17-21]

Insulina prandial

A *insulina prandial*, também denominada insulina nutricional ou insulina *bolus*, é aplicada antes das refeições, com a insulina regular ou, de preferência, com os análogos insulínicos de ação ultrarrápida (asparte, lispro e glulisina), para evitar hiperglicemia pós-refeição.

Após a aplicação por via subcutânea, o tempo de início de ação dos análogos de insulina de ação ultrarrápida é de 5 a 15 minutos, e o pico de ação ocorre em 1 a 1,5 hora, com duração de 4 a 6 horas. A insulina regular por via subcutânea tem início de ação em 30 a 60 minutos, pico em 2 a 4 horas e duração de 6 a 8 horas.

As insulinas análogas de ação ultrarrápida devem ser aplicadas até 15 minutos antes das refeições, ao passo que a insulina regular deve ser aplicada 30 minutos antes das refeições. Os análogos de insulina de ação ultrarrápida também podem ser aplicados imediatamente antes ou após as refeições em situações específicas, nas quais a dieta pode ter ingestão reduzida ou não aceita pelo paciente.

Os análogos insulínicos são preferíveis, devido ao início de ação mais rápido e à duração de ação mais curta, o que reduz o risco de hipoglicemia e aumenta a eficácia de correção da hiperglicemia. Considerando as características farmacocinéticas das insulinas, o uso dos análogos de ação ultrarrápida fornece maior segurança, por limitar o risco de "sobreposição de insulina" e hipoglicemias, que têm sido associados à administração de doses repetidas de insulina regular.[17-21]

Insulina de correção ou suplementar

A *insulina de correção* ou *suplementar* é empregada para corrigir a hiperglicemia quando a glicemia está acima da meta. O monitoramento da glicemia e a aplicação de insulina de correção ou suplementar devem ser de acordo com a dieta. Nos pacientes em dieta oral, a insulina suplementar é administrada com a insulina prandial antes das refeições. Nos pacientes em dieta zero, enteral ou parenteral contínua, a insulina suplementar de correção pode ser aplicada de acordo com a glicemia a cada 4 ou 6 horas. As doses de insulina de correção variam de acordo com a sensibilidade à insulina de cada paciente, como mostra o Quadro 64.2.[17,20]

*Esquema de insulina basal-*bolus

O esquema basal-*bolus* (BB) geralmente se refere à combinação de insulina basal de longa ação com análogos insulínicos pré-prandiais. Em pacientes com a ingestão oral adequada, a abordagem de *bolus* para cobrir a refeição e a insulina basal é o esquema preferido.[14-20]

O estudo RABBIT 2 mostrou, em pacientes com DM2 internados para tratamento clínico, que o esquema BB resultou em melhor controle de glicemia em comparação com o uso isolado de esquema de insulina de correção de acordo com os valores da glicemia capilar.[14] Em outro estudo similar, envolvendo

Quadro 64.2 Exemplo de escala de doses de correção (em unidades) de hiperglicemia conforme recomendado pela Endocrine Society.

Glicemia (mg/dℓ)	Sensível	Usual	Resistente
141 a 180	2	4	6
181 a 220	4	6	8
221 a 260	6	8	10
261 a 300	8	10	12
301 a 350	10	10	12
351 a 400	12	14	16
> 400	14	16	18

Sensível: idosos, insuficiência renal e hepática. Usual: diabéticos tipo 1 e tipo 2 com peso normal. Resistente: obesos, pacientes em uso de glicocorticoides. (Adaptado de Umpierrez et al., 2012.[17])

pacientes internados para cirurgia geral, o esquema BB resultou em melhora significativa do controle da glicemia, bem como em menor número de complicações pós-operatórias e infecções de feridas.[15]

Múltiplas doses de insulina NPH e insulina regular foram comparadas com o esquema de tratamento BB com insulina de longa ação e de ação rápida em dois estudos controlados na enfermaria clínica em pacientes com DM2.[49-51] Ambos os estudos relataram que o tratamento com as insulinas NPH e regular resulta em melhoras semelhantes no controle glicêmico, e não houve diferença na taxa de eventos hipoglicêmicos ou no tempo de permanência hospitalar em comparação com o uso de análogos.[50,51] Como a NPH tem um pico de ação de 8 a 12 horas após a injeção, há o risco de hipoglicemia em pacientes com pouca ingestão oral de alimentos.[52]

O uso de análogos de insulina de ação ultrarrápida foi comparado com a insulina regular para a realização de *bolus* em pacientes hospitalizados. O uso de *bolus* com análogos esteve associado a menor mortalidade, menor tempo de internação, redução de custos e melhora modesta do controle glicêmico.[53]

Dose total diária de insulina

A dose total diária (DTD) de insulina compreende as insulinas basal e prandial.

Para pacientes sem o uso prévio de insulina, a DTD de insulina pode ser calculada como 0,2 a 0,6 U/kg/dia. Essa dose deve ser dividida em 50% para a insulina lenta fazer o basal e a outra metade para a insulina rápida, dividida nas três refeições, se o paciente estiver se alimentando. Exemplo de paciente com 70 kg, DTD = 70 × 0,4 = 28 U; 14 U de glargina (1 vez/dia) e 14 U de insulina rápida (cerca de 4 U fixas antes das refeições). Em idosos e indivíduos com comprometimento da função renal, a DTD inicial deve ser menor (≤ 0,3 U/kg/dia) para evitar hipoglicemia. Em pacientes com hiperglicemia grave (> 250 mg/dℓ) ou uso de glicocorticoides, pode ser necessária DTD de insulina mais elevada.[17-21]

Nos casos de pacientes tratados com insulina antes da admissão, a DTD usada em casa pode ser reduzida em 20 a 25% para prevenir a hipoglicemia, devendo-se prescrever a metade da dose como insulina basal de ação prolongada e metade como insulina prandial. Nos pacientes com ingestão calórica pobre ou incerta, pode ser prescrita apenas a insulina de ação longa (em dose 20 a 25% menor), adicionando-se a insulina rápida apenas para correção da glicemia, se necessário.[17-21]

Esquema de insulina basal-plus ou basal-correção

O esquema basal-*plus* ou *basal*-correção consiste no uso de insulina basal associada à insulina suplementar de correção de acordo com a glicemia. Esse esquema pode ser utilizado como forma inicial de insulinoterapia em pacientes hiperglicêmicos e/ou na presença de hiperglicemia leve a moderada. Para cálculo da dose inicial de insulina basal, pode-se usar uma dose de 0,1 a 0,3 U/kg/dia. Em pacientes com uso prévio de insulina basal, podem-se considerar ajustes em 20 a 25% na dose usual, a fim de prevenir a hipoglicemia.[17-21]

Com frequência, pacientes hospitalizados reduzem a ingestão calórica total em decorrência de falta de apetite, doença aguda, procedimentos médicos ou intervenções cirúrgicas. Nesse contexto, o estudo publicado por Umpierrez et al.[54] relatou que uma dose única diária de glargina, associada à correção de doses com insulina de ação rápida, resulta em melhora similar no controle glicêmico; não houve diferença na ocorrência de hipoglicemia em comparação com um esquema basal-*bolus* padrão. Tais resultados indicam que o esquema de insulina basal acrescido de correção pode ser preferido para pacientes com pouca ou nenhuma ingestão oral e/ou para aqueles com hiperglicemia leve.[54]

Uso de antidiabéticos no hospital

O uso de antidiabéticos orais ou injetáveis geralmente não é recomendado em pacientes hospitalizados em fase aguda de doença, em virtude dos poucos dados disponíveis a respeito de sua segurança e eficácia, contraindicações frequentes, risco de hipoglicemia e início lento de ação, o que limita os ajustes de dose e resulta em eficácia limitada no rápido controle glicêmico. Entretanto, os antidiabéticos podem ser utilizados em algumas situações específicas, na ausência de contraindicações, e devem ter seu uso retomado na reconciliação medicamentosa como planejamento de alta hospitalar.[17-21]

Os inibidores de dipeptidil peptidase 4 (DPP-4) têm sido utilizados no hospital com benefícios no controle da hiperglicemia leve a moderada e evidências de segurança. A segurança e a eficácia de sitagliptina, um inibidor da DPP-4, para o manejo da hiperglicemia em pacientes internados foram avaliadas em um estudo-piloto randomizado em pacientes com DM2 tratados em casa com dieta, antidiabéticos orais ou uma dose diária de insulina baixa (≤ 0,4 unidade/kg/dia).[55] Os pacientes foram randomizados para uso de sitagliptina isolada, ou com uma dose baixa de insulina glargina, ou um esquema de insulina basal-*bolus* e doses suplementares de insulina lispro. Todos os esquemas de tratamento resultaram em melhoras semelhantes na concentração média diária de glicemia quando a glicemia à admissão era < 180 mg/dℓ. No entanto, entre pacientes com glicemia > 180 mg/dℓ à admissão, evidenciou-se média glicêmica mais elevada no grupo da sitagliptina isolada.[55] Outros estudos com inibidores de DPP-4 demonstraram segurança e eficácia semelhantes às da insulinização basal-*bolus* em pacientes hospitalizados com hiperglicemia leve.[56-58] A saxagliptina, por outro lado, não deve ser usada no hospital, por estar relacionada ao aumento de internações por insuficiência cardíaca.[58] Dessa forma, o uso dos inibidores de DDP-4 pode ser considerado na presença de hiperglicemia leve (180 a 200 mg/dℓ), na ausência de contraindicações específicas ao uso dessa classe de fármacos.[18,19]

A metformina pode ser utilizada em pacientes não críticos, fora de fase aguda de doença, na ausência de contraindicações, como planejamento de alta hospitalar e/ou em pacientes com hiperglicemia grave com necessidade de altas doses de insulina.[18,19] Deve haver cautela com o uso de metformina nas situações de risco para acidose láctica, como disfunção renal aguda, insuficiência cardíaca descompensada, hipoxemia, alcoolismo e cirrose, bem como nos pacientes submetidos a contrastes radiológicos, cirurgia, choque ou sepse. Estudos atuais demonstram que a ocorrência real de acidose láctica com o uso de metformina não parece estar aumentada.[59,60]

Os inibidores do transportador de sódio e glicose 2 (iSGLT-2) podem ser mantidos na internação em pacientes com estabilidade clínica, especialmente em internação por insuficiência cardíaca, na ausência de contraindicações. Recomenda-se que pacientes em uso de iSGLT-2 realizem monitoramento de cetonemia ou cetonúria devido ao riso de cetoacidose euglicêmica, e que a medicação seja suspensa na presença de cetonemia ou cetonúria positiva.[18,19] O estudo EMPULSE avaliou o uso de empaglifozina em pacientes internados por insuficiência cardíaca após a estabilização clínica, e foram observados maiores benefícios clínicos, com redução do desfecho primário combinado (morte por todas as causas e desfechos relacionados com a descompensação da insuficiência cardíaca).[61,62] A segurança do uso hospitalar dos iSGLT-2 após a estabilização clínica foi demonstrada em metanálise e estudos retrospectivos.[63,64] O risco de cetoacidose euglicêmica em uso de iSGLT-2 é maior na presença de instabilidade hemodinâmica, infecção, em modificações da dieta e na redução da ingestão de carboidratos. Atenção deve ser dada também à possibilidade de distúrbios hidroeletrolíticos, hipotensão e aumento do risco de infecções geniturinárias.[18,19]

Os agonistas do peptídeo semelhante ao glucagon 1 (GLP-1) devem ser evitados nas internações, e é recomendada a suspensão dos medicamentos dessa classe, com retorno do uso como planejamento de alta hospitalar.[18,19] Apesar dos benefícios no controle glicêmico, o uso está restrito devido aos potenciais efeitos adversos gastrintestinais, como lentificação do esvaziamento gástrico, gastroparesia, náuseas, vômitos e inapetência.[65-67]

Medicamentos secretagogos de insulina (sulfonilureias e glinidas) não são recomendados durante a internação hospitalar, devido ao risco de hipoglicemia. Da mesma forma, o uso de pioglitazona não é recomendado, devido ao risco de retenção hídrica e descompensação de insuficiência cardíaca e renal. Ambas as classes de medicamentos podem ser utilizadas no planejamento de alta hospitalar em pacientes fora de fase aguda, na ausência de contraindicações e com taxa de filtração glomerular > 30 mℓ/minuto.[18,19]

As vantagens e desvantagens dos medicamentos disponíveis para o manejo da hiperglicemia no ambiente hospitalar estão resumidas no Quadro 64.3.

MANEJO DA HIPOGLICEMIA NO HOSPITAL

Todos os episódios de hipoglicemia devem ser checados quanto à causa, e a prescrição de insulina deve ser reavaliada. A hipoglicemia no hospital está normalmente relacionada com uma ou mais das seguintes causas evitáveis: insulinoterapia, jejum prolongado, alterações inadvertidas da dieta, redução da aceitação da dieta, dieta enteral ou parenteral, reabilitação de dieta oral, aplicação de insulina não coordenada com dieta, falhas nos ajustes de insulinoterapia, alteração na dose de medicamentos

Quadro 64.3 Vantagens e desvantagens dos medicamentos disponíveis para o manejo da hiperglicemia no ambiente hospitalar.

Medicação	Vantagens	Desvantagens
Insulina	Ampla experiência com controle glicêmico Protocolos amplamente disponíveis Fácil de ajustar em caso de hipoglicemia, alterações na alimentação, procedimentos diagnósticos, ou função renal reduzida	Hipoglicemia Erros comuns no hospital Injetável Barreiras para uso pelo paciente e equipe de saúde
Inibidores da DPP-4	Evidências de eficácia e segurança no controle glicêmico na presença de hiperglicemia leva (< 180 a 200 mg/dℓ) Baixo risco de hipoglicemia Sem grandes efeitos colaterais relatados no estudo-piloto Via oral	Modesto efeito na redução da glicemia Contraindicados em pacientes com história de pancreatite Avaliar necessidade de ajuste para função renal Saxagliptina: associada ao aumento internações por insuficiência cardíaca Necessidade de ajuste para função renal
Metformina	Bom efeito de diminuição da glicemia Baixo risco de hipoglicemia Baixo custo Via oral	Risco de acidose láctica em pacientes com disfunção renal aguda, insuficiência cardíaca descompensada, hipoxemia, alcoolismo e cirrose, bem como naqueles submetidos a contrastes radiológicos, cirurgia, choque ou sepse Efeitos colaterais gastrintestinais Necessidade de ajuste para função renal
Inibidores do SGLT-2	Bom efeito de diminuição de glicose Baixo risco de hipoglicemia Benefícios cardiovasculares e renais Via oral	Experiência limitada Risco aumentado de infecções do trato urinário e genital, desidratação, hipotensão e cetoacidose diabética euglicêmica Necessidade de monitoramento de cetonemia
Análogos do GLP-1	Bom efeito de diminuição de glicose Baixo risco de hipoglicemia Benefícios cardiovasculares e renais	Dados limitados de segurança e eficácia Efeitos colaterais gastrintestinais Risco de gastroparesia Injetável
Sulfonilureias	Bom efeito na diminuição da glicemia Baixo custo Via oral	Risco de hipoglicemia, especialmente em pacientes com ingestão oral reduzida ou insuficiência renal Necessidade de ajuste para função renal
Glitazonas	Bom efeito de diminuição de glicose Baixo risco de hipoglicemia Baixo custo Via oral	Início de ação lento Retenção de líquidos e edema Contraindicadas em pacientes com insuficiência cardíaca, disfunção hepática e renal Necessidade de ajuste para função renal

DPP-4: dipeptidil peptidase 4; GLP-1: peptídeo semelhante ao glucagon 1; SGLT-2: transportador de sódio e glicose 2.

com potencial de alterar glicemia e terapias dialíticas. Devem ser investigadas, também, causas patológicas de hipoglicemia comuns no paciente internado, como disfunção renal, disfunção hepática, insuficiência adrenal e insuficiência cardíaca. Causas menos comuns de hipoglicemia devem ser investigadas de acordo com o cenário clínico.[38,41-43]

As hipoglicemias hospitalares nível 1 (entre 54 e 70 mg/dℓ) e nível 2 (< 54 mg/dℓ) devem ser corrigidas preferencialmente por via oral, enteral ou gastrostomia com solução contendo 15 a 30 g de glicose (0,3 g/kg). Para tal, podem ser usados sachês de glicose em gel ou líquidos açucarados.[19-21]

A correção por via intravenosa está recomendada nos casos de hipoglicemia grave (glicemia < 70 mg/dℓ associada à alteração do nível de consciência) e/ou impossibilidade de uso das vias oral, enteral ou gastrostomia e/ou em uso de insulinoterapia intravenosa. A correção pode ser realizada com 10 a 30 mℓ de solução de glicose a 50% (5 g de glicose para cada 10 mℓ de solução) em acesso venoso preferencialmente profundo. Outra maneira mais específica para determinar o volume de glicose a ser administrado por via intravenosa é o cálculo por meio da seguinte equação: volume de glicose a 50% (mℓ) = (100 − glicemia) × 0,4. Caso seja utilizado acesso venoso periférico, pode-se optar pelo uso de glicose a 25% (2,5 g de glicose para cada 10 mℓ de solução em infusão lenta).[19-21]

Em casos de hipoglicemia grave em paciente sem acesso venoso disponível, recomenda-se a aplicação de glucagon 1 mg por via subcutânea ou intramuscular.[19]

Após a correção inicial da hipoglicemia, a glicemia deve ser reavaliada a cada 15 minutos, e os procedimentos devem ser repetidos até que glicemia esteja acima de 100 mg/dℓ.[19]

CONTROLE GLICÊMICO NO PRÉ-OPERATÓRIO

Controle glicêmico pré-operatório

As recomendações de tratamento para o portador de diabetes melito tipo 2 (DM2) são baseadas na natureza e na extensão do procedimento cirúrgico, na terapia farmacológica antecedente e no estado de controle metabólico antes da cirurgia.[3,21,68-71]

Recomenda-se otimizar o controle glicêmico no período pré-operatório de pacientes com DM prévio, sendo desejável HbA_{1c} menor do que 8% e glicemias entre 100 e 180 mg/dℓ. Em situações clínicas nas quais não seja possível obter HbA_{1c} < 8%, recomenda-se que as glicemias sejam mantidas entre 100 e 180 mg/dℓ no período pré-operatório.[17,68] Em cirurgias eletivas, caso a glicemia esteja acima de 250 mg/dℓ, pode-se adiar a cirurgia até a glicemia ficar abaixo de 250 mg/dℓ por pelo menos 4 horas antes da cirurgia.[68]

As recomendações para administração de medicamentos antidiabéticos no pré-operatório de acordo com as Diretrizes da Sociedade Brasileira de Diabetes 2023[68] estão descritas no Quadro 64.4.

Controle glicêmico intraoperatório e pós-operatório imediato

As metas de glicemia no período perioperatório devem ser de valores entre 140 e 180 mg/dℓ, visando evitar glicemias menores do que 70 mg/dℓ.[68]

Em cirurgias de médio e grande porte, recomenda-se monitorar a glicemia a cada 1 hora, e a hiperglicemia (glicemia > 180 mg/dℓ) deve ser tratada com insulina regular por via intravenosa no intraoperatório e pós-operatório imediato. Os protocolos de insulina venosa para o período perioperatório podem ser semelhantes aos usados nos pacientes críticos.[68-71] Em pacientes graves ou pacientes com DM1 ou DM2 submetidos a cirurgia cardíaca e cirurgias de grande porte, o uso de bomba de infusão contínua intravenosa de insulina é recomendado, de acordo com vários protocolos disponíveis na literatura.[68-71]

Em cirurgias de pequeno porte, para pacientes que já estejam em uso de insulina, recomendam-se o monitoramento da glicemia no início da cirurgia e, em casos de hiperglicemia, a realização de controle glicêmico por via subcutânea com análogos de insulina a cada 2 horas ou insulina regular a cada 4 horas.[68]

SITUAÇÕES OU POPULAÇÕES ESPECÍFICAS

Nutrição enteral – sonda nasogástrica

Deslocamento inesperado de tubos de alimentação, interrupção temporária da nutrição devido a náuseas ou para testes de diagnóstico e alternância de nutrição enteral com ingestão oral em

Quadro 64.4 Recomendações para uso de antidiabéticos no pré-operatório de cirurgia eletiva de acordo com as Diretrizes da Sociedade Brasileira de Diabetes 2023.[68]

Medicação	Recomendação	Classe e nível
Inibidores da DPP-4	*É recomendada* a manutenção dos inibidores de DPP-4 no período perioperatório de cirurgias eletivas	I A
Metformina	*Deve ser considerado* manter o uso da metformina até o dia anterior à cirurgia e a reintrodução após o procedimento, individualizando de acordo com a evolução clínica, na ausência de complicações cirúrgicas	IIa B
Inibidores do SGLT-2	*É recomendada* a suspensão dos iSGLT-2 3 a 4 dias antes de cirurgia de grande porte ou de procedimentos invasivos planejados, para redução do risco de cetoacidose diabética euglicêmica	I B
Análogos de GLP-1	*Deve ser considerada* a suspensão dos análogos de GLP-1 e agonistas duais GIP/GLP-1 previamente a procedimentos que envolvam sedação anestésica ou anestesia geral, devido ao risco potencial de aspiração gástrica	IIa C
Sulfonilureias e glinidas	*É recomendada* a suspensão de medicamentos secretagogos de insulina (sulfonilureias e metiglinidas) nas 24 h que antecedem a cirurgia	I C
Glitazonas	*Pode ser considerada* a manutenção ambulatorial das tiazolinedionas no período perioperatório de cirurgias eletivas não cardíacas	IIb C
Insulina basal de ação longa (degludeca, glargina, levemir)	*Deve ser considerada* a manutenção da dose convencional de insulina basal de longa ação na véspera da cirurgia, com a redução de 20 a 30% da dose a partir da noite anterior até o final do período de jejum. Para análogos ultralentos, essa redução deve acontecer com 72 h de antecedência	IIb A
Insulina basal de ação intermediária NPH	*Deve ser considerada* a manutenção da dose convencional de insulina de ação intermediária (NPH) na noite anterior à cirurgia, com redução da dose habitual em 50% na manhã do procedimento	IIa C
Insulina prandial de ação curta	*É recomendada* a suspensão das doses prandiais fixas de insulina de ação curta, no período de jejum, mantendo-as apenas para correção de eventuais hiperglicemias	I C

DPP-4: dipeptidil peptidase 4; GLP-1: peptídeo semelhante ao glucagon 1; iSGLT-2: inibidores de SGLT-2; SGLT-2: transportador de sódio e glicose 2.

pacientes com um apetite inconsistente representam desafios únicos no hospital.[17-21] Embora possa ser tentador administrar a dose de insulina basal e *bolus* prandial como uma única dose de insulina de ação prolongada para esses pacientes, isso não é recomendado. O esquema com baixa dose de insulina basal, em associação à insulina de ação rápida (regular), a cada 6 horas, ou a análogos insulínicos de ação ultrarrápida, a cada 4 horas, para correção da hiperglicemia é frequentemente usado. Alguns profissionais preferem administrar uma insulina de ação intermediária (NPH) com a insulina regular a cada 8 a 12 horas.[17-21]

Nutrição parenteral

A utilização da nutrição parenteral (NPT) tem sido associada a agravamento de hiperglicemia, independentemente de uma história anterior de diabetes, bem como a maior risco de complicações, infecções, sepses e morte.[72] O controle da hiperglicemia durante a NPT pode ser realizado com insulina regular em infusão contínua, especialmente em pacientes críticos. Pacientes hemodinamicamente estáveis com hiperglicemia leve a moderada podem ser controlados com insulina subcutânea nos esquemas basal-*bolus* ou basal-*plus*.[18,21] O controle glicêmico durante a NPT também pode ser realizado com a insulina regular intravenosa adicionada às soluções de NPT, iniciando-se com a dose de 0,1 unidade por grama de dextrose em pacientes não diabéticos e 0,15 U por grama de dextrose em pacientes com história de diabetes.[73]

Terapia com glicocorticoide e impacto na glicemia

A corticoterapia em pacientes hospitalizados é comum. Um estudo transversal de um único centro mostrou que 12,8% de todos os indivíduos hospitalizados usavam glicocorticoides.[74] Estes podem ser administrados por vários esquemas e em doses variáveis. Pode-se prever que os níveis de glicemia na maioria dos indivíduos aumentem aproximadamente 4 a 8 horas após a administração de glicocorticoides orais e, mais precocemente, após a administração de glicocorticoides intravenosos. O monitoramento da glicemia capilar é fundamental para orientar as intervenções terapêuticas apropriadas.[18,19,74-76]

Uma dose única diária de glicocorticoide (p. ex., prednisolona ou prednisona pela manhã) pode ser o modo mais comum de administração.[74] Em indivíduos suscetíveis, isso geralmente resulta em aumento da glicemia no final da manhã, que continua até a noite. Os efeitos hiperglicêmicos de uma dose matinal de glicocorticoide são maiores na hora do almoço e do jantar. Durante a noite, a glicemia geralmente volta aos níveis basais até a manhã seguinte.[74-76] Assim, o tratamento deve ser adaptado para o tratamento da hiperglicemia vespertina, evitando a hipoglicemia noturna e no início da manhã.

Múltiplas doses de hidrocortisona ou dexametasona podem causar um efeito hiperglicêmico durante o período de 24 horas. É provável que o esquema de insulina subcutânea basal-*bolus* seja a escolha mais apropriada para alcançar o controle glicêmico no caso de hiperglicemia secundária ao glicocorticoide na maioria dos pacientes. A administração matinal da insulina humana NPH pode se encaixar bem na excursão da glicose induzida por uma única dose matinal de glicocorticoide. Um análogo basal pode ser apropriado se houver hiperglicemia por períodos mais prolongados. No entanto, deve-se tomar cuidado para identificar e proteger contra hipoglicemia durante a noite e no início da manhã se forem utilizados análogos de insulina de ação prolongada nesse contexto. Pode ser necessária uma titulação subsequente da dose de insulina para permitir a manutenção do controle da glicemia, em face do aumento ou da diminuição da dose do glicocorticoide.[18-20,74-76]

Quando um paciente recebe alta do hospital em terapia com glicocorticoide, uma estratégia clara para o manejo da hiperglicemia ou potencial hiperglicemia deve ser entregue ao paciente em material didático e educativo. O paciente também deve ser orientado a como reduzir a dose da insulina à medida que diminui aquela do glicocorticoide.[18,19,75]

Tecnologia de bomba de insulina no hospital

Estudos recentes relataram que o sistema de circuito fechado (*closed-loop*), também conhecido como pâncreas artificial ou sistema automático de administração de insulina, apresentou boa eficácia, com maior tempo na meta e menor média diária de glicemias em uma taxa aumentada de hipoglicemia na UTI, assim como no ambiente de enfermaria.[77] Em um estudo fora da UTI, o tempo no intervalo-alvo entre 100 e 180 mg/dℓ foi relatado em 59,8% dos pacientes que usavam a tecnologia de circuito fechado, em comparação com 38,1% com o regime subcutâneo padrão de insulina.[78] De modo similar, outro estudo com uso de bomba subcutânea em circuito fechado em pacientes que receberam suporte nutricional também relatou maior tempo de glicemia-alvo (68 *versus* 36,4%) e valores médios mais baixos de glicemia (153 *versus* 205 mg/dℓ) em comparação com um regime-padrão de insulina.[79] O tratamento com pâncreas artificial é experimental, e mais estudos são necessários para comprovar sua segurança e eficácia em contextos de UTI e não UTI.

As contraindicações para a utilização desse dispositivo no ambiente hospitalar estão listadas no Quadro 64.5.

TRANSIÇÃO DO HOSPITAL PARA CASA

A transição para um ambulatório requer planejamento e coordenação. O planejamento de alta hospitalar do paciente com DM deve se iniciar precocemente. A internação hospitalar deve ser entendida como uma oportunidade de otimização terapêutica e educação em diabetes. Embora a insulina seja usada para a maioria dos pacientes com DM no hospital, muitos pacientes não necessitam de insulina após a alta. Por outro lado, os esquemas de tratamento precisam de intensificação em alguns pacientes.[17-20] Um estudo mostrou que os pacientes com diabetes com controle aceitável (HbA_{1c} < 7,5% na admissão) podem receber alta com seu tratamento pré-hospitalar.[80-82] Já aqueles com HbA_{1c} entre 7,5 e 9% podem ter alta com agentes orais e insulina basal (50% da dose basal hospitalar). Por fim, pacientes com HbA_{1c} > 9 a 10% devem receber alta hospitalar com esquema de insulina basal-*bolus* ou a combinação de agentes orais e insulina basal em 80% da dose no hospital.[82]

A educação em diabetes para pacientes e familiares deve ser parte integrante do cuidado e do planejamento de alta hospitalar. Ações de educação em diabetes fornecidas por profissionais de saúde durante a internação promovem maior conhecimento e adesão ao tratamento e têm sido associadas a melhores desfechos, com melhora do controle glicêmico após a alta e redução das reinternações.[83-87]

Quadro 64.5 Contraindicações gerais da bomba de insulina subcutânea em circuito fechado no ambiente hospitalar.

- Estado alterado de consciência
- Ideação suicida
- Instabilidade prolongada dos níveis de glicose no sangue
- Cetoacidose diabética
- Paciente/família com incapacidade ou recusa em participar no próprio cuidado
- Mau funcionamento da bomba de insulina
- Falta de suprimentos adequados para a bomba de insulina no hospital
- Outras circunstâncias identificadas pelo médico ou pela enfermagem

PROGRAMA CLÍNICO DE CONTROLE GLICÊMICO HOSPITALAR

Os hospitais devem estar preparados para dar assistência apropriada aos pacientes com DM e promover o controle glicêmico satisfatório durante a internação.[88] Nesse contexto, recomenda-se que os hospitais organizem um programa de cuidados clínicos gerenciado e estruturado, com atuação multidisciplinar, focando na qualidade e na segurança assistenciais.[17-20,88] A implantação desse modelo de linha de cuidados tem sido associada à redução de hiperglicemia, hipoglicemia, complicações clínicas, tempo de internação, reinternação e custos.[87-90] O programa de controle glicêmico hospitalar envolve o estabelecimento de: equipe multidisciplinar; rotinas de cuidados assistenciais e protocolos clínicos; identificação adequada de pacientes com DM; monitoramento de glicemia; educação em diabetes para pacientes e/ou familiares; orientações de alta hospitalar; indicadores de qualidade; e capacitação dos profissionais de saúde e de todos envolvidos na assistência.[17-20,88] A equipe multidisciplinar deve ser capacitada para o manejo do diabetes e da glicemia em ambiente hospitalar, coordenada por profissional de saúde com experiência em diabetes e controle glicêmico (preferencialmente, médico endocrinologista) e composta de médicos, enfermeiros, nutricionistas, farmacêuticos, fisioterapeutas e psicólogos, entre outros profissionais envolvidos no cuidado.[20,88]

Resumo

A hiperglicemia hospitalar é comum e está associada a aumento do risco de complicações hospitalares, maior utilização de recursos da saúde e maior mortalidade hospitalar. No paciente criticamente doente, a infusão contínua de insulina intravenosa é a opção mais apropriada, com um limiar inicial de 180 mg/dℓ. Uma vez iniciada a insulinoterapia, os valores da glicemia devem ser mantidos entre 140 e 180 mg/dℓ. Em indivíduos não criticamente doentes, o regime basal-*bolus* com componentes basal, prandial e de correção é o preferido para pacientes com boa ingestão nutricional. Por outro lado, o esquema com dose única de insulina de longa ação e de correção de insulina é o tratamento preferido para pacientes com ingestão oral fraca ou inexistente.

REFERÊNCIAS BIBLIOGRÁFICAS

1. Umpierrez GE, Isaacs SD, Bazargan N et al. Hyperglycemia: an independent marker of in-hospital mortality in patients with undiagnosed diabetes. J Clin Endocrinol Metab. 2002; 87:978-82.
2. Leite SAO, Locatelli SB, Niece SP et al. Impact of hyperglycemia on morbidity and mortality, length of hospitalization and rates of re-hospitalization in a general hospital setting in Brazil. Diabetol Metab Syndr. 2010; 2:49.
3. Kotagal M, Symons RG, Hirsch IB et al. Perioperative hyperglycemia and risk of adverse events among patients with and without diabetes. Ann Surg. 2015; 261:97-103.
4. Dungan KM, Braithwaite SS, Preiser J-C. Stress hyperglycaemia. Lancet. 2009 May 23; 373(9677):1798-807.
5. McAlister FA, Majumdar SR, Blitz S et al. The relation between hyperglycemia and outcomes in 2,471 patients admitted to the hospital with community-acquired pneumonia. Diabetes Care 2005; 28:810-5.
6. Ramos M, Khalpey Z, Lipsitz S et al. Relationship of perioperative hyperglycemia and postoperative infections in patients who undergo general and vascular surgery. Ann Surg. 2008; 248:585-91.
7. Lipton JA, Barendse RJ, Van Domburg RT et al. Hyperglycemia at admission and during hospital stay are independent risk factors for mortality in high risk cardiac patients admitted to an intensive cardiac care unit. Eur Heart J Acute Cardiovasc Care. 2013; 2:306-13.
8. Wang Z, Ren J, Wang G et al. Association between diabetes mellitus and outcomes of patients with sepsis: a meta-analysis. Med Sci Monit. 2017 Jul 20; 23:3546-55.
9. van den Berghe G, Wouters P, Weekers F et al. Intensive insulin therapy in the critically ill patients. N Engl J Med. 2001; 345:1359-67.
10. Finfer S, Chittock DR, Su SY et al. Intensive versus conventional glucose control in critically ill patients. N Engl J Med. 2009; 360:128397.
11. NICE-SUGAR Study Investigators, Finfer S, Liu B, Chittock DR, Norton R et al. Hypoglycemia and risk of death in critically ill patients. N Engl J Med. 2012; 367:1108-18.
12. Umpierrez G, Cardona S, Pasquel F et al. Randomized controlled trial of intensive versus conservative glucose control in patients undergoing coronary artery bypass graft surgery: GLUCO-CABG Trial. Diabetes Care. 2015; 38:1665-72.
13. Griesdale DEG, Souza RJ, van Dam RM et al. Intensive insulin therapy and mortality among critically ill patients: a meta- analysis incluiding NICE-SUGAR study. CMJA. 2009; 180: 821-827.
14. Umpierrez GE, Smiley D, Zisman A et al. Randomized study of basal-bolus insulin therapy in the inpatient management of patients with type 2 diabetes (RABBIT 2 trial). Diabetes Care. 2007; 30:2181-6.
15. Umpierrez GE, Smiley D, Jacobs S et al. Randomized study of basal-bolus insulin therapy in the inpatient management of patients with type 2 diabetes undergoing general surgery (RABBIT 2 surgery). Diabetes Care. 2011; 34:256-61.
16. Murad MH, Coburn JA, Coto-Yglesias F et al. Glycemic control in non-critically ill hospitalized patients: a systematic review and meta-analysis. J Clin Endocrinol Metab. 2012; 97:49-58.
17. Umpierrez GE, Hellman R, Korytkowski MT et al. Management of hyperglycemia in hospitalized patients in non-critical care setting: an Endocrine Society clinical practice guideline. J Clin Endocrinol Metab. 2012; 97:16-38.
18. Korytkowski MT, Muniyappa R, Antinori-Lent KA et al. Management of Hyperglycemia in Hospitalized Adult Patients in Non-Critical Care Settings: An Endocrine Society Clinical Practice Guideline J Clin Endocrinol Metab 2022, 107: 2101-28.
19. Marino EC, Momesso D, Toyoshima MTK et al. Rastreamento e controle da hiperglicemia hospitalar em pacientes não críticos. Diretriz Oficial da Sociedade Brasileira de Diabetes (2024). Disponível em: https://diretriz.diabetes.org.br/hiperglicemia-hospitalar-em-paciente-nao-critico/. Acesso em: 13 jul. 2024.
20. Posicionamento Oficial n.3/2015 da Sociedade Brasileira de Diabetes: Controle da glicemia no paciente hospitalizado.
21. American Diabetes Association Professional Practice Committee. Diabetes care in the hospital: Standards of Care in Diabetes–*2024*. Diabetes Care 2024;47(Suppl. 1):S295-S306.
22. Abdelmalak B, Abdelmalak JB, Knittel J et al. The prevalence of undiagnosed diabetes in non-cardiac surgery patients, an observational study. Can J Anaesth. 2010 Dec 1; 57(12):1058-64.
23. Cobas R, Rodacki M, Giacaglia L et al. Diagnóstico do diabetes e rastreamento do diabetes tipo 2. Diretriz oficial da sociedade brasileira de diabetes. Conectando Pessoas; 2022.
24. Bowman CF, Nichols JH. Comparison of accuracy guidelines for hospital glucose meters. J Diabetes Sci Technol. 2020 May; 14(3):546-5.
25. Sumita NM, Vieira LMF, Andriolo A et al. Diretrizes para gestão e garantia da qualidade de testes laboratoriais remotos (TLR) da Sociedade Brasileira de Patologia clínica/medicina laboratorial (SBPC/ML). 2. ed., 2016.
26. Klonoff DC, Buckingham B, Christiansen JS et al. Continuous glucose monitoring: an Endocrine Society Clinical Practice Guideline. J Clin Endocrinol Metab. 2011 Oct; 96(10):2968-79.
27. Clubbs Coldron B, Coates V, Khamis A et al. Use of continuous glucose monitoring in non-ICU hospital settings for people with diabetes: a scoping review of emerging benefits and issues. J Diabetes Sci Technol. 2023 Mar; 17(2):467-73.
28. Weykamp C. HbA1 c: a review of analytical and clinical aspects. Ann Lab Med. 2013 Nov; 33(6):393-400.
29. Malmberg K, Norhammar A, Wedel H, Ryden L. Glycometabolic state at admission: important risk marker of mortality in conventionally treated patients with diabetes mellitus and acute myocardial infarction: long-term results from the Diabetes and Insulin-Glucose Infusion in Acute Myocardial Infarction (DIGAMI) study. Circulation. 1999; 99:2626-32.
30. Malmberg K, Rydén L, Wedel H et al. Intense metabolic control by means of insulin in patients with diabetes mellitus and acute miocardial infarction (DIGAMI 2): effects on mortality and morbidity. Eur Heart J. 2005; 26:650-661.
31. Van den Berghe G, Wilmer A, Hermans G et al. Intensive insulin therapy in the medical ICU. N Engl J Med. 2006; 354:449-61.
32. Krikorian A, Ismail-Beigi F, Moghissi ES. Comparisons of different insulin infusion protocols: a review of recent literature. Curr Opin Clin Nutr Metab Care. 2010; 13:198-204.
33. Qaseem A, Humphrey LL, Chou R et al. Use of intensive insulin therapy for the management of glycemic control in hospitalized patients: A clinical practice guideline from the American College of Physicians. Ann Intern Med. 2011; 154:260-7.
34. Jacobi J, Bircher N, Krinsley J et al. Guidelines for the use of an insulin infusion for the management of hyperglycemia in critically ill patients. Crit Care Med. 2012; 40:3251-76.
35. Shetty S et al. Adapting to a new consensus guidelines for managing hyperglycemia during critical illness: the uptaded yale insulin protocol. Endocr Pract. 2012; 18:363-70.
36. Joint British Diabetes Societies Inpatient Care Group. Guidelines for the management of inpatient diabetes. https://abcd.care/joint-british-diabetes-societies-jbds-inpatient-care-group. 2019.

37. Lazar HL, McDonnell M, Chipkin SR et al. The Society of Thoracic Surgeons Practice Guideline Series: Blood glucose management during adult cardiac surgery. Ann Thorac Surg. 2009; 87:663-9.
38. Smith WD, Winterstein AG, Johns T et al. Causes of hyperglycemia and hypoglycemia in adult inpatients. Am J Health Syst Pharm. 2005; 62:714-19.
39. Battelino T, Danne T, Bergenstal RM et al. Clinical targets for continuous glucose monitoring data interpretation: recommendations from the international consensus on time in range. Diabetes Care. 2019 Aug; 42(8):1593-603.
40. Cryer PE, Axelrod L, Grossman AB et al. Evaluation and management of adult hypoglycemic disorders: an Endocrine Society Clinical Practice Guideline. J Clin Endocrinol Metab. 2009; 94:709-28.
41. Turchin A, Matheny ME, Shubina M et al. Hypoglycemia and clinical outcomes in patients with diabetes hospitalized in the general ward. Diabetes Care. 2009; 32:1153-7.
42. Gill GV, Woodward A, Casson IF et al. Cardiac arrhythmia and nocturnal hypoglycaemia in type 1 diabetes-the 'dead in bed' syndrome revisited. Diabetologia. 2009; 52:42-5.
43. Boucai L, Southern WN, Zonszein J. Hypoglycemia-associated mortality is not drug-associated but linked to comorbidities. Am J Med. 2011; 124:1028-35.
44. Huckvale K, Adomaviciute S, Prieto JT et al. Smartphone apps for calculating insulin dose: a systematic assessment. BMC Med. 2015 May 6; 13:106.
45. Davidson PC, Steed RD, Bode BW. Glucommander: a computer-directed intravenous insulin system shown to be safe, simple, and effective in 120,618 h of operation. Diabetes Care. 2005 Oct; 28(10):2418-23.
46. Mader JK, Neubauer KM, Schaupp L et al. Efficacy, usability and sequence of operations of a workflow-integrated algorithm for basal-bolus insulin therapy in hospitalized type 2 diabetes patients. Diabetes Obes Metab. 2014 Feb; 16(2):137-46.
47. Toyoshima MTK, de Souza ABC, Admoni SN et al. New digital tool to facilitate subcutaneous insulin therapy orders: an inpatient insulin dose calculator. Diabetol Metab Syndr. 2015; 7:114.
48. Kreider KE, Lein LF. Transitioning safely from intravenous to subcutaneous insulin. Curr Diab Rep. 2015; 15:23.
49. Hirsch IB. Sliding scale insulin – time to stop sliding. JAMA. 2009; 301:213-4.
50. Hor T, Smiley D, Munoz C et al. Comparison of inpatient insulin regimens: detemir plus aspart vs. NPH plus regular in Medical patients with type 2 diabetes (DEAN Trial). Diabetes. 2008; 57(Suppl 1):458A.
51. Bueno E, Benitez A, Rufinelli JV et al. Basal bolus regimen with insulin analogs versus human insulin in medical patients with type 2 diabetes: a randomized controlled trial in Latin America. Endocr Pract. 2015; 21:807-13.
52. Rubin DJ, Rybin D, Doros G et al. Weight-based, insulin dose-related hypoglycemia in hospitalized patients with diabetes. Diabetes Care. 2011; 34:1723-8.
53. Ko JK, Tomor V, Nathanson BH et al. Does type of bolus insulin matter in the hospital? Retrospective cohort analysis of outcomes between patients receiving analogue versus human insulin. Clin Ther. 2010; 32:1954-66.
54. Umpierrez GE, Smiley D, Hermayer K et al. Randomized study comparing a basal-bolus with a basal plus correction insulin regimen for the hospital management of medical and surgical patients with type 2 diabetes: basal plus trial. Diabetes Care. 2013; 36:2169-74.
55. Umpierrez GE, Gianchandani R, Smiley D et al. Safety and efficacy of sitagliptin therapy for the inpatient management of general medicine and surgery patients with type 2 diabetes: a pilot, randomized, controlled study. Diabetes Care. 2013; 36:3430-5.
56. Pasquel FJ, Gianchandani R, Rubin DJ et al. Efficacy of sitagliptin for the hospital management of general medicine and surgery patients with type 2 diabetes (Sita-Hospital): a multicentre, prospective, open-label, non-inferiority randomised trial. Lancet Diabetes Endocrinol. 2017 Feb; 5(2):125-33.
57. Vellanki P, Rasouli N, Baldwin D et al. Glycaemic efficacy and safety of linagliptin compared to a basal-bolus insulin regimen in patients with type 2 diabetes undergoing non-cardiac surgery: A multicentre randomized clinical trial. Diabetes Obes Metab. 2019 Apr; 21(4):837-43.
58. Rabizadeh S, Tavakoli Ardakani MA, Mouodi M et al. DPP4 inhibitors in the management of hospitalized patients with type 2 diabetes: a systematic review and meta-analysis of randomized clinical trials. Adv Ther. 2020 Sep; 37(9):3660-75.
59. Bano T, Mishra SK, Kuchay MS et al. Continuation of metformin till night before surgery and lactate levels in patients undergoing coronary artery bypass graft surgery. Indian J Endocrinol Metab. 2019 Aug; 23(4):416-21.
60. Salpeter SR, Greyber E, Pasternak GA et al. Risk of fatal and nonfatal lactic acidosis with metformin use in type 2 diabetes mellitus. Cochrane Database Syst Rev. 2010 Apr 14; 2010(4):CD002967.
61. Voors AA, Angermann CE, Teerlink JR et al. The SGLT2 inhibitor empagliflozin in patients hospitalized for acute heart failure: a multinational randomized trial. Nat Med. 2022 Mar; 28(3):568-74.
62. Biegus J, Voors AA, Collins SP et al. Impact of empagliflozin on decongestion in acute heart failure: the EMPULSE trial. Eur Heart J. 2023 Jan 1;44(1): 41-50.
63. Okoroike H, Patel S, Simone P et al. Impact of inpatient initiation of sodium-glucose cotransporter-2 inhibitors on prescription rates in patients with heart failure with reduced ejection fraction. Am J Cardiol. 2023 Jan 1; 186:150-5.
64. Chieng JHL, Sia TK, Teo YH et al. Evaluating the initiation of sodium/glucose cotransporter 2 inhibitors within 2 weeks of an acute hospital admission: a systematic review and meta-analysis of nine clinical trials. Med Princ Pract. 2022 Apr 4; 31(3):215-23.
65. Kobori T, Onishi Y, Yoshida Y et al. Association of glucagon-like peptide-1 receptor agonist treatment with gastric residue in an esophagogastroduodenoscopy. J Diabetes Investig. 2023 Jun; 14(6):767-73.
66. Sherwin M, Hamburger J, Katz D et al. Influence of semaglutide use on the presence of residual gastric solids on gastric ultrasound: a prospective observational study in volunteers without obesity recently started on semaglutide. Can J Anaesth. 2023 Aug; 70(8):1300-6.
67. Nakatani Y, Maeda M, Matsumura M et al. Effect of GLP-1 receptor agonist on gastrointestinal tract motility and residue rates as evaluated by capsule endoscopy. Diabetes Metab. 2017 Oct; 43(5):430-7.
68. Marino EC, Negretto L, Ribeiro RS et al. Rastreio e Controle da hiperglicemia no perioperatório. Diretriz Oficial da Sociedade Brasileira de Diabetes (2023). DOI: 10.29327/5238993.2023-7, ISBN: 978-85-5722-906-8.
69. Duggan EW, Carlson K, Umpierrez GE. Perioperative hyperglycemia management: An update. Anesthesiology. 2017; 126:547-60.
70. Sudhakaran S, Surani SR. Guidelines for perioperative management of the diabetic patient. Surg Res Pract. 2015; 2015:28406.
71. Dobri GA, Lansang MC. How should we manage insulin therapy before surgery? Cleve Clin J Med. 2013; 80:702-4.
72. Pasquel FJ, Spiegelman R, McCauley M et al. Hyperglycemia during total parenteral nutrition: an important marker of poor outcome and mortality in hospitalized patients. Diabetes Care. 2010; 33:739-41.
73. Umpierrez GE, Spiegelman R, Zhao V et al. A double-blind, randomized clinical trial comparing soybean oil-based versus olive oil-based lipid emulsions in adult medical-surgical intensive care unit patients requiring parenteral nutrition. Crit Care Med. 2012; 40:1792-8.
74. Sudlow A, O'Connor HM, Narwani V et al. Assessing the prevalence of dexamethasone use in patients undergoing surgery, and subsequent glucose measurements: a retrospective cohort study. Pract Diab. 2017; 34:117-21.
75. Grommesh B, Lausch MJ, Vannelli AJ et al. Hospital insulin protocol aims for glucose control in glucocorticoid-induced hyperglycemia. Endocr Pract. 2016; 22:180-9.
76. Radhakutty A, Burt MG. Management of endocrine disease: Critical review of the evidence underlying management of glucocorticoid-induced hyperglycaemia. Eur J Endocrinol. 2018; 179:R207-R218.
77. Yatabe T, Rie Yamazaki K, Kitagawa M et al. The evaluation of the ability of closed-loop glycemic control device to maintain the blood glucose concentration in intensive care unit patients. Crit Care Med. 2011; 39:575-8.
78. Bally L, Thabit H, Hartnell S et al. Closed-loop Insulin delivery for glycemic control in noncritical care. N Engl J Med. 2018; 379:547-56.
79. Boughton CK, Bally L, Martignonic F et al. Fully closed-loop insulin delivery in inpatients receiving nutritional support: a two-centre, open-label, randomised controlled trial. Lancet Diabetes Endocrinol. 2019; 7:368-77.
80. LevittD L, SilverK D, Spanakis EK. In-patient continuous glucose monitoring and glycemic outcomes. J Diabetes Sci Technol. 2017; 11:1028-35.
81. Davis GM, Galindo RJ, Migdal AL et al. Diabetes technology in the inpatient setting for management of hyperglycemia. Endocrinol Metab Clin North Am. 2020; 49:79-93.
82. Umpierrez GE, Reyes D, Smiley D et al. Hospital discharge algorithm based on admission HbA1 c for the management of patients with type 2 diabetes. Diabetes Care. 2014; 37:2934-9.
83. Powers A, Winder M, Maurer M et al. Impact of inpatient diabetes transitions of care consult on glycemic control. Patient Educ Couns. 2020 Jun; 103:1255-7.
84. Chrvala CA, Sherr D, Lipman RD. Diabetes self-management education for adults with type 2 diabetes mellitus: A systematic review of the effect on glycemic control. Patient Educ Couns. 2016; 99(6):926-43.
85. Murphy JA, Schroeder MN, Ridner AT et al. Impact of a pharmacy-initiated inpatient diabetes patient education program on 30-day readmission rates. J Pharm Pract. 2020 Dec; 33(6):754-9.
86. Soh JGS, Mukhopadhyay A, Mohankumar B et al. Predicting and validating 30-day hospital readmission in adults with diabetes whose index admission is diabetes-related. J Clin Endocrinol Metab. 2022 Sep 28; 107(10): 2865-73.
87. Momesso DP, Costa Filho RC, Costa JLF et al. Impact of an inpatient multidisciplinary glucose control management program. Arch Endocrinol Metab. 2018 Oct; 62(5):514-22.
88. Momesso DP et al. Programa de controle glicêmico hospitalar. Diretrizes clínicas da Sociedade Brasileira de Diabetes 2024. Disponível em: https://diretriz.diabetes.org.br.
89. Bansal V, Mottalib A, Pawar TK et al. Inpatient diabetes management by specialized diabetes team versus primary service team in non-critical care units: impact on 30-day readmission rate and hospital cost. BMJ Open Diabetes Res Care. 2018 Apr 5; 6(1):e000460.
90. Mandel SR, Langan S, Mathioudakis NN et al. Retrospective study of inpatient diabetes management service, length of stay and 30-day readmission rate of patients with diabetes at a community hospital. J Community Hosp Intern Med Perspect. 2019; 9(2):64-73.

CAPÍTULO 65

Diabetes Melito e Gestação

Cristina F. Sampaio Façanha ■ Lenita Zajdenverg ■ Carlos Antonio Negrato ■ Patricia Medice Dualib

INTRODUÇÃO

A hiperglicemia é uma das complicações mais frequentemente encontradas na gestação.[1] Diferentes condições de hiperglicemia podem comprometer a saúde da gestação, incluindo-se o diabetes melito tipo 1 (DM1) ou o diabetes melito tipo 2 (DM2) preexistentes ou diagnosticados durante a gestação, como também o diabetes melito gestacional (DMG). Este é definido como intolerância a carboidratos de gravidade variável que se inicia durante a gestação atual e não preenche os critérios diagnósticos de diabetes melito (DM) fora do período da gestação.[2] É muito importante a distinção entre os tipos de DM que acometem a gestação, uma vez que eles causam impactos diferentes no curso da mesma e no desenvolvimento fetal. O DMG é a forma mais frequente, sendo sua prevalência descrita entre 3 e 25% das gestantes, de acordo com o método diagnóstico empregado e a população estudada.[3]

Tipos específicos de diabetes associados a condições genéticas, especialmente o GCK-MODY (*matury onset diabetes of the young* resultante de mutações no gene relacionado à glicoquinase [GCK]), podem ser diagnosticados pela primeira vez durante a gravidez.[4] Estima-se que aproximadamente 5% dos casos atribuídos ao DMG encontrados na triagem de rotina sejam na realidade alguma forma de MODY. Este diagnóstico deve ser considerado em mulheres magras e jovens com histórico familiar positivo de diabetes em um dos pais. O diagnóstico de MODY é particularmente importante devido aos diferentes objetivos da terapia antidiabética, controle ultrassonográfico do crescimento fetal e risco de hipoglicemia hiperinsulinêmica no recém-nascido (RN).[5]

O aumento na frequência de gestações em idades mais avançadas, a adoção de um estilo de vida pouco saudável, com aumento na obesidade e de alterações da tolerância à glicose descritas nesta população, além da adoção de critérios diagnósticos mais rigorosos desde 2010 com base nas recomendações do International Association of Diabetes and Pregnancy Study Groups Consensus Panel (IADPSG),[6] têm contribuído para um aumento progressivo na prevalência de DMG e de gestantes com DM2.[7]

Estima-se que 21,1 milhões (16,7%) dos nascidos vivos em 2021 tenham sido expostos a alguma forma de hiperglicemia na gestação. Destes, 80,3% foram por DMG, 10,6% resultaram de diabetes prévio e 9,1% por diabetes diagnosticado durante a gestação.[8] Estes números demonstram o grande impacto causado pelo DM nos sistemas de saúde e reafirmam sua relevância para a saúde pública. No Brasil, uma reanálise do Estudo Brasileiro de Diabetes Gestacional (EBDG) utilizando-se os novos critérios propostos pelo IADPSG estima prevalência de DMG em 18% das gestações.[9,10]

FISIOPATOLOGIA DO DIABETES NA GESTAÇÃO

Influência da gestação no metabolismo dos carboidratos

Durante a gestação, o organismo materno passa por uma série de ajustes em sua fisiologia que são importantes para atingir um equilíbrio metabólico adequado e suprir as novas demandas maternas e fetais. Uma importante adaptação metabólica está na sensibilidade à insulina, que se ajusta às necessidades da gravidez. No início, observa-se um aumento na sensibilidade à insulina e consequente aumento na captação de glicose e estímulo da lipogênese em preparo para o aumento das demandas energéticas previstas com o progredir da gestação.[11] No entanto, à medida que a gravidez avança, a resistência à insulina (RI) se desenvolve como uma adaptação fisiológica, mediada pelos hormônios placentários antagônicos à insulina, e está parcialmente relacionada com o hormônio somatomamotrofina coriônica humana (anteriormente denominado lactogênio placentário), cuja concentração aumenta proporcionalmente à massa placentária.[12-14] Além disso, níveis elevados de cortisol livre, estrogênios, progesterona e trofinas secretadas pela placenta contribuem para a RI, tornando a gravidez um estado diabetogênico.[15] Este mecanismo tem o objetivo de aumentar a oferta de glicose no sangue materno e, por consequência, a sua disponibilidade para o feto.[16] A glicose é a principal fonte de energia para o feto e, para manter sua disponibilidade contínua, seu transporte através da placenta é feito por difusão passiva mediada pelo transportador de glicose GLUT-1, cuja ação independe de insulina. Além disso, observa-se um ajuste nos mecanismos neuro-hormonais de controle da fome e da saciedade mediados por leptina e grelina, como também uma redução na atividade da adiponectina, o que resulta em redução da saciedade.[14] Outro fator hiperglicemiante na gravidez é a degradação da insulina por enzimas da membrana placentária semelhantes às insulinases hepáticas.[14] Todos estes mecanismos se desenvolvem para garantir um fornecimento de energia adequado para o feto.

A gestação também se caracteriza por um perfil mais inflamatório em relação ao estado pré-gravídico.[17] A liberação de citocinas no leito placentário associada com elevação da adiposidade materna e diminuição da atividade física contribui para alterar ainda mais a tolerância à glicose na gravidez. Para manter o metabolismo glicêmico adequado, observa-se hiperplasia e hipertrofia das células beta-pancreáticas, aumentando a capacidade secretória do pâncreas, com uma demanda cada vez maior com o progredir da gestação.[14] Algumas mulheres não conseguem se ajustar adequadamente a todas estas adaptações metabólicas da gravidez e desenvolvem o DMG.[12,18]

Em mulheres com DM, a gestação também necessita das mesmas adaptações, porém com maior dificuldade devido à condição metabólica preexistente. Em pacientes com DM1, o início da gestação é geralmente marcado por maior instabilidade no controle glicêmico com acentuação no risco de hipoglicemias e menor necessidade de insulina, principalmente na insulina basal. Já na segunda metade da gestação, a RI se desenvolve, modificando novamente a razão insulina/carboidrato e a sensibilidade à insulina.[12]

Já nas pacientes com DM2, mesmo naquelas em que o controle metabólico ficou adequado com o uso de antidiabéticos orais, a terapia precisa ser ajustada e instituída a insulinoterapia durante a gestação. Nessas mulheres, a RI aumenta consideravelmente, principalmente associada ao ganho de peso e a outros marcadores da síndrome metabólica.[18]

A instabilidade no controle glicêmico aumenta, o que contribui para o risco do surgimento ou do agravamento das complicações crônicas e agudas do DM em gestantes com DM pré-gestacional.[12]

Influência do diabetes no binômio materno-fetal

A exposição à hiperglicemia durante o período da gestação está associada a um comprometimento na saúde materna e fetal, independentemente da causa da hiperglicemia. As mulheres com diabetes pré-gestacional ou com hiperglicemia durante o período de fertilização, implantação e organogênese apresentam maior risco de malformações congênitas, aborto precoce e morte intrauterina, e esse risco é semelhante em mulheres com DM1 e DM2.[19]

Os aumentos na hemoglobina glicada (HbA_{1c}) materna no início da gestação estão associados a maior prevalência de malformações fetais, complicações hipertensivas e pré-eclâmpsia, partos prematuros e risco aumentado para complicações obstétricas (polidrâmnio, ruptura prematura de membranas amnióticas), como também a maior frequência de cesarianas e morte perinatal (Quadros 65.1 e 65.2).[12,20]

A prevalência de malformações varia de acordo com a população estudada, situando-se entre 6 e 13%, ou seja, cerca de 2 a 4 vezes maior que aquela observada na população geral (ver Quadro 65.2). Defeitos cardíacos e do tubo neural são as malformações mais frequentes. As anomalias estruturais mais complexas (malformações maiores) são 7 a 10 vezes mais frequentes em RN de mães com DM (Figura 65.1).[12]

Quadro 65.1 Efeitos adversos do diabetes melito no concepto.

Efeitos adversos imediatos	Macrossomia fetal (15 a 40%) Malformações congênitas Abortos espontâneos Óbito intrauterino Asfixia perinatal e traumatismo no parto Complicações neonatais: Hipoglicemia (30 a 50%) Icterícia e policitemia (30%) Síndrome do desconforto respiratório (30%) Hipocalcemia (50%)
Efeitos adversos tardios	Risco aumentado de obesidade, hipertensão arterial, esteatose hepática e DM2 na idade adulta Autismo, alterações do desenvolvimento psicomotor

Geralmente, o DMG aparece na segunda metade da gravidez e, portanto, não implica risco aumentado para malformações fetais. No entanto, neste período acontecem o crescimento e o desenvolvimento fetais e a presença de hiperglicemia está associada a distúrbios como risco aumentado para macrossomia e RNs grandes para a idade gestacional (GIG) (Figura 65.2), bem como a alterações epigenéticas e do desenvolvimento funcional que podem levar a complicações não apenas no período neonatal, mas ao longo de toda a vida da prole.[21]

A hiperglicemia materna resulta em uma quantidade maior de glicose disponibilizada ao feto, que responde com hiperinsulinemia e consequente aumento na adipogênese. Este aumento no risco de macrossomia e GIG se dá de forma contínua, como foi observado no estudo *Hyperglycemia and Adverse Pregnancy Outcomes* (HAPO).[22] O hiperinsulinismo fetal é também responsável por outras complicações neonatais (p. ex., hipoglicemia) e fetais (p. ex., retardo da maturação pulmonar). Estas últimas resultam da baixa produção de surfactante e levam à síndrome do desconforto respiratório do RN. A hipocalcemia e a hipomagnesemia, ambas associadas à interrupção do aporte nutricional materno após o parto, são outras complicações neonatais. Além disso, a policitemia também está associada ao hiperinsulinismo

Quadro 65.2 Razões de chance (OR, do inglês *odds ratio*) na gravidez de desfechos adversos materno-fetais em mulheres com diabetes preexistente *versus* mulheres sem diabetes.

Desfechos	OR
Desfechos maternos	
Pré-eclâmpsia	3,48 (3,01 a 4,02)
Cesariana	3,52 (2,91 a 4,25)
Desfechos no concepto	
Defeitos congênitos não cardíacos	2,34 (1,44 a 3,81)
Defeitos congênitos cardíacos	4,64 (2,87 a 7,51)
Parto pré-termo (< 37 semanas)	3,48 (3,06 a 3,96)
Natimorto	3,52 (3,19 a 3,88)
Macrossomia (peso fetal > 4 kg)	1,91 (1,74 a 2,10)
Hipoglicemia neonatal	26,6 (15,37 a 46,11)
Distúrbio respiratório neonatal	2,09 (1,55 a 2,83)
Icterícia neonatal	2,82 (1,60 a 5)
Mortalidade perinatal	3,39 (3,02 a 3,81)

Adaptado de Metzger et al., 2010;[6] Alexopoulos et al., 2019;[12] Baz et al., 2016.[13]

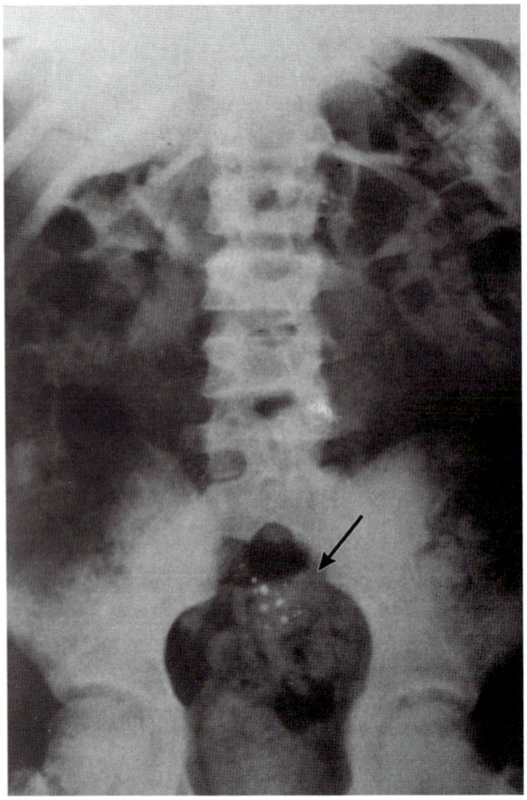

Figura 65.1 A agenesia sacral (*seta*) é uma malformação congênita quase patognomônica da embriopatia diabética (cerca de 600 vezes mais comum do que na população geral).

fetal crônico; quando relacionada à prematuridade e a alterações no metabolismo das bilirrubinas, pode comprometer a vida do RN.[23,24]

As consequências do desenvolvimento fetal em um ambiente intrauterino hiperglicêmico persistem ao longo da vida adulta.[21,25] Em grandes estudos de coorte a longo prazo, foi demonstrado um aumento no risco de obesidade, síndrome metabólica e DM na prole.[26-29] Outros riscos tardios também descritos nestas crianças incluem hipertensão e aumento de risco cardiovascular,[30] além de esteatose hepática[31] e distúrbios no desenvolvimento neuropsicomotor, incluindo distúrbios do espectro autista, que são particularmente estudados em mulheres com DMG.[32]

Além dos efeitos adversos gestacionais, as mulheres que desenvolveram DMG têm risco elevado de recidiva do problema em gravidezes subsequentes, bem como de desenvolverem DM2 e doença cardiovascular no futuro (Quadro 65.3).[12,13,33]

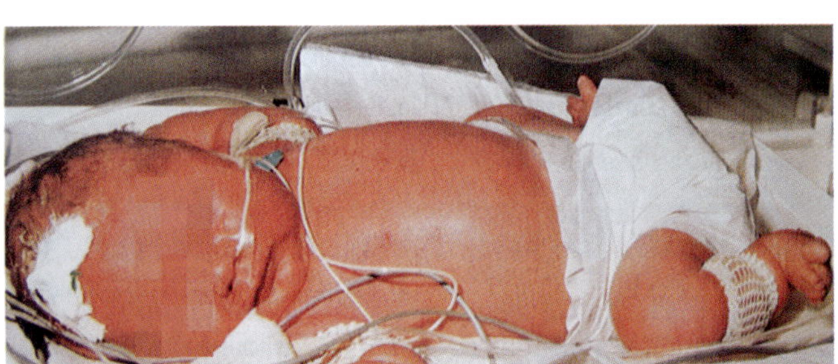

Figura 65.2 A macrossomia (peso ao nascimento > 4 kg) é a manifestação mais característica dos recém-nascidos de mães que tiveram diabetes melito gestacional (mais comum naquelas com mau controle glicêmico).

Quadro 65.3 Efeitos adversos do diabetes melito na gestante.

Efeitos adversos imediatos	Hipoglicemia (especialmente no DM1 no primeiro trimestre) Polidrâmnio Maior risco de ruptura prematura das membranas amnióticas e parto prematuro Toxemia gravídica Infecções do trato urinário Monilíase vaginal Maior frequência de cesariana Mortalidade aumentada (complicações hipertensivas e obstétricas) Cetoacidose diabética Surgimento ou agravamento das complicações crônicas do DM (especialmente nas gestantes com DM pré-gestacional)
Efeitos adversos tardios*	Risco de recidiva de DMG em gestações subsequentes Risco de desenvolvimento futuro de DM2, dislipidemia, hipertensão e doença cardiovascular

*Nos casos de diabetes melito gestacional (DMG). (Adaptado de Metzger et al., 2010;[6] Baz et al., 2016.[13])

RASTREAMENTO E CRITÉRIOS DIAGNÓSTICOS DO DIABETES DIAGNOSTICADO NA GESTAÇÃO E DO DIABETES MELITO GESTACIONAL

O rastreamento da hiperglicemia na gestação deve ser universal, ou seja, todas as gestantes sem diagnóstico prévio de DM devem ter sua glicemia dosada já na primeira consulta pré-natal. Aquelas que apresentem glicemia dentro da normalidade devem ser novamente submetidas ao rastreamento após a 24ª semana de idade gestacional (Figura 65.3).

A hiperglicemia, se presente, pode ser classificada em diabetes melito preexistente diagnosticado na gestação (*overt diabetes*) ou em DMG. No primeiro caso, os níveis da glicemia de jejum, da glicemia ao acaso e/ou de HbA_{1c} atingem valores compatíveis com o diagnóstico de DM fora da gestação, ou seja, glicemia de jejum ≥ 126 mg/dℓ ou glicemia ao acaso > 200 mg/dℓ, glicemia de 2 horas no teste oral de tolerância à glicose (TOTG) ≥ 200 mg/dℓ ou HbA_{1c} ≥ 6,5%.[34,35]

O DMG é diagnosticado diante de uma glicemia de jejum ≥ 92 mg/dℓ e < 126 mg/dℓ no primeiro trimestre da gestação, e/ou se no TOTG com 75 g de glicose anidra realizado entre a 24ª e a 28ª semana de gestação pelo menos um dos valores de glicemia a seguir esteja presente: em jejum ≥ 92 e < 126 mg/dℓ; em 1 hora ≥ 180 mg/dℓ; em 2 horas ≥ 153 e < 200 mg/dℓ.[34,35]

Naqueles locais onde existem limitações técnica e financeira para a realização do TOTG, uma glicemia de jejum deve ser realizada entre a 24ª e a 28ª semana de gestação. Se ela estiver entre 92 e 125 mg/dℓ, o diagnóstico de DMG está estabelecido.[34]

Embora todas as gestantes devam ser rastreadas para a presença de DMG, alguns fatores de risco clássicos e outros emergentes para tal condição devem ser mencionados (Quadro 65.4).[34,36]

Além dos fatores de risco clássicos, hipovitaminose D,[37] idade precoce da menarca,[38] e distúrbios do sono como insônia, apneia obstrutiva do sono, síndrome das pernas inquietas e duração curta ou prolongada do sono têm sido também apontados como fatores de risco para o DMG.[39]

RECOMENDAÇÕES PARA PACIENTES COM DIABETES PRÉ-GESTACIONAL

Orientações preconceptivas para mulheres com diabetes melito pré-gestacional

O planejamento adequado da gestação com obtenção de controle glicêmico efetivo é fundamental para reduzir os riscos de

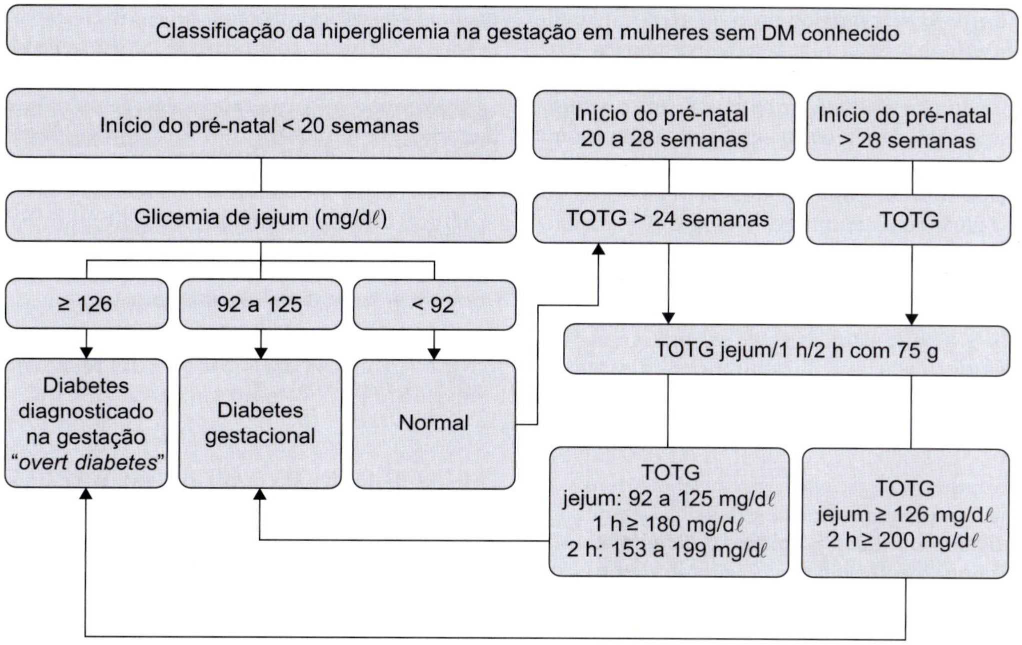

Figura 65.3 Fluxograma para o diagnóstico de diabetes diagnosticado na gestação e diabetes gestacional.[34]

malformações congênitas e a mortalidade perinatal, entre outros desfechos gestacionais adversos, nas mulheres com diabetes pré-gestacional, já que a organogênese ocorre nas fases iniciais da gravidez.[40] Além dos cuidados gerais com a saúde, a mulher com DM deve ser aconselhada a manter o método contraceptivo até que o objetivo do tratamento seja atingido. A atual diretriz da Sociedade Brasileira de Diabetes (SBD) recomenda como nível ideal para engravidar uma $HbA_{1c} \leq 6\%$, dosada pelo método de cromatografia líquida de alta eficiência (*high performance liquid chromatography* – HPLC), para a prevenção de malformações, principalmente as cardíacas.[41] Quando este método não está disponível, o valor da HbA_{1c} deve estar o mais próximo possível dos valores normais sem a ocorrência de hipoglicemia.[42] Em mulheres com risco aumentado de hipoglicemia, considera-se aceitável um valor de HbA_{1c} de 6,5%. Os estudos demonstram que a HbA_{1c} 90 dias antes ou após a concepção em níveis ≥ 9,1% está associada ao aumento significativo de malformações e de prematuridade.[43] Portanto, é recomendado que as pacientes com valores de HbA_{1c} acima de 9% sejam desaconselhadas de engravidar.[42]

Quadro 65.4 Fatores de risco para desenvolvimento de diabetes melito gestacional (DMG).

- Idade materna avançada
- Sobrepeso e obesidade
- Histórico familiar de diabetes em parentes de primeiro grau
- Presença de condições associadas à resistência à insulina
  - *Acantosis nigricans*
  - Obesidade central
  - Hipertrigliceridemia
  - Hipertensão arterial sistêmica
  - Síndrome dos ovários policísticos
- Ganho excessivo de peso na gravidez atual
- Crescimento fetal excessivo
- Polidrâmnio
- Hipertensão ou pré-eclâmpsia na gravidez atual
- Antecedentes obstétricos de abortamentos de repetição
- Malformações
- Morte fetal ou neonatal
- Macrossomia
- DMG prévio
- Hemoglobina glicada ≥ 5,7% no primeiro trimestre

Adaptado de Zajdenverg et al., 2022.[34]

Rastreamento das complicações crônicas das mulheres com diabetes melito pré-gestacional

Retinopatia diabética

Devido ao risco de piora significativa do quadro oftalmológico, edema macular e amaurose durante a gestação, as mulheres com DM pré-gestacional devem ser rastreadas para a presença de retinopatia diabética (RD) no período preconceptivo ou o mais precocemente possível. Maior tempo de DM, presença de RD proliferativa, mau controle glicêmico antes de engravidar associado a uma queda rápida na glicemia no início da gestação, e hipertensão arterial são indicativos de maior risco de progressão da RD.[44] Recomenda-se avaliar as gestantes por retinografia nos três trimestres e no puerpério (salvo gestantes com exame normal no primeiro trimestre que podem ser reavaliadas no terceiro trimestre). A abordagem durante a gestação deve ser feita por um oftalmologista. A angiofluoresceinografia deve ser evitada na gravidez. Frequentemente, há regressão para os estágios da RD apresentados antes da gestação em até 1 ano após o parto.[45]

Doença renal do diabetes

No início da gravidez, observa-se um aumento de 30 a 50% no fluxo renal e na filtração glomerular. Com isto, muitas gestantes com doença renal do diabetes (DRD) podem apresentar inicialmente melhora na depuração da creatinina e piora da proteinúria. No terceiro trimestre, existe um aumento da resistência vascular periférica e, assim, as mulheres com DRD podem evoluir com diminuição da taxa de filtração glomerular (TFG) e aumento dos níveis de pressão arterial chegando até a pré-eclâmpsia. A função renal deve ser avaliada a cada trimestre por meio de dosagem de creatinina sérica, cálculo da TFG estimada (TFGe) e determinação da relação albumina/creatinina na urina. Se necessária, pode-se obter o *clearance* de creatinina e a excreção urinária de proteínas em 24 horas.

As gestantes com DRD têm maior risco de prematuridade, exacerbação da hipertensão arterial e desenvolvimento de pré-eclâmpsia. Em relação aos desfechos fetais, há alto risco de morte neonatal, restrição do crescimento uterino e abortamento.[46] Embora a proteinúria piore na gravidez, o dano renal não é permanente, exceto em um pequeno grupo de mulheres com doença avançada (proteinúria pré-gestacional maior que 3 g/24 horas e/ou creatinina acima de 1,5 mg/dℓ), no qual a gravidez pode acelerar a progressão da DRD.[47]

Neuropatias

A neuropatia diabética pode estar presente antes da gestação, e existem poucos estudos durante a gestação. Algumas situações associadas à disautonomia do DM podem somar-se aos sintomas característicos da gestação. A presença de gastroparesia dificulta o controle glicêmico por absorção inadequada dos alimentos, sendo indicado um controle glicêmico ainda mais intensivo.[48] Quadros graves de gastroparesia podem levar a desnutrição materna e respectivas consequências para o concepto, como o retardo do crescimento intrauterino.[49]

Doença cardiovascular

A presença de fatores de risco para doença arterial coronariana (DAC) está associada a alta mortalidade materna. Os fatores de risco são: idade materna avançada, DRD, hipertensão arterial crônica, tabagismo e histórico familiar de DAC prematura. As gestantes com fatores de risco ou com DAC prévia devem realizar eletrocardiograma e ecocardiograma de esforço ainda no primeiro trimestre.[50]

METAS E MONITORAMENTO DA GLICEMIA NA GESTAÇÃO

Hemoglobina glicada

Como a HbA_{1c} está sujeita às alterações hematológicas próprias da gravidez, não existem valores de normalidade para cada trimestre gestacional.[51] No entanto, recomenda-se que as mulheres com DM pré-gestacional tenham sua HbA_{1c} medida na primeira consulta pré-natal, podendo-se considerar sua medição mensalmente até que valores < 6% sejam atingidos, quando então poderá ser avaliada a cada 2 ou 3 meses.[42] O papel da HbA_{1c} como parâmetro do controle glicêmico no DMG ainda não está completamente esclarecido.[22]

Automonitoramento da glicemia capilar

O automonitoramento da glicemia capilar é essencial para a tomada de decisão de se iniciar a terapia farmacológica no DMG e para se fazer os ajustes das doses de insulina nas gestantes com DM.

Nos casos de DMG, o automonitoramento deve ser iniciado imediatamente após o diagnóstico e sua frequência deve ser determinada de acordo com a viabilidade financeira e técnica locais, além do tipo de tratamento usado, se farmacológico ou não.[42]

As gestantes em tratamento não farmacológico devem realizar perfil de quatro pontos (em jejum, 1 hora após o café da manhã, 1 hora após o almoço e 1 hora após o jantar). As gestantes em tratamento farmacológico devem realizar perfil de seis pontos (em jejum, 1 hora após o café da manhã, antes do almoço, 1 hora após o almoço, antes do jantar e 1 hora após o jantar) (Quadro 65.5).[42]

Nas mulheres com DM pré-gestacional, recomenda-se o automonitoramento da glicemia capilar antes e 1 hora após as três principais refeições, ao deitar-se e, esporadicamente, entre 2 e 4 horas da manhã.[42]

Quadro 65.5 Frequência do monitoramento da glicose em gestantes com diabetes melito gestacional considerando o acesso aos diferentes serviços de saúde no Brasil.[42,52]

Viabilidade financeira e técnica total	Viabilidade financeira e técnica parcial
Pacientes tratadas com medidas não farmacológicas	
Perfil diário de 4 pontos: jejum, pós-café, pós-almoço e pós-jantar	Perfil de 4 pontos 3 vezes/semana: jejum, pós-almoço e pós-jantar
Pacientes tratadas com medidas farmacológicas	
Perfil diário de 6 pontos: jejum, pós-café, antes do almoço, pós-almoço, antes do jantar e pós-jantar	Perfil diário de 4 pontos 3 vezes/semana: jejum, pós-café, pós-almoço e pós-jantar

Metas glicêmicas a serem alcançadas durante a gravidez

Recomenda-se que as gestantes com DM pré-gestacional ou DMG tenham como meta valores de glicemia pré-prandiais entre 65 e 95 mg/dℓ, 1 hora pós-prandial < 140 mg/dℓ e 2 horas pós-prandiais < 120 mg/dℓ. Em mulheres com risco aumentado de hipoglicemia, estes alvos devem ser aumentados para glicemias de jejum variando de 70 a 99 mg/dℓ e glicemias ao deitar e entre 2 e 4 horas da madrugada de 80 a 120 mg/dℓ (Quadro 65.6).[42]

Monitoramento contínuo da glicose

O monitoramento contínuo da glicose fornece dados das variações de glicemia que ocorrem nas 24 horas. Os sensores de monitoramento contínuo de glicose permitem a leitura da glicose intersticial de forma contínua (em tempo real) ou intermitente.[44]

O estudo *Continuous Glucose Monitoring in Pregnant Women with Type 1 Diabetes* (CONCEPTT) avaliou uma coorte de gestantes com DM1 acompanhadas com o sistema de monitoramento contínuo de glicose (Guardian-Medtronic®) comparadas com gestantes que realizaram monitoramento por meio da glicemia capilar. As gestantes com monitoramento contínuo apresentaram maior tempo no alvo e menor tempo em hiperglicemia e seus RNs apresentaram menor incidência de GIG, menor taxa de internações em unidade de tratamento intensivo (UTI) e menos hipoglicemia neonatal.[53] Um estudo com o sistema de monitoramento intermitente da glicose intersticial (FreeStyle Libre®) sugere a existência de benefício com redução nas glicemias de jejum e pós-prandial, bem como menor incidência de macrossomia.[54]

No Brasil, a leitura de glicose intersticial em tempo real é indicada para as gestantes com DM1, em uso ou não de bomba de insulina, com o objetivo de evitar hipoglicemia materna e neonatal, bebês GIG, internações em UTI neonatal e tempo prolongado de hospitalização após o parto.[42] O monitoramento contínuo da glicose deve também ser considerado para as gestantes em uso de insulina que apresentem grande variabilidade glicêmica ou risco de hipoglicemia abrupta.[42]

Quadro 65.6 Alvos de glicemia capilar durante a gestação de mulheres com diabetes melito.[42]

Tempo do teste	Nível glicêmico
Jejum	> 65 e < 95 mg/dℓ
1 h após as refeições	< 140 mg/dℓ
2 h após as refeições	< 120 mg/dℓ

Em gestantes com DM1 que fazem uso do monitoramento contínuo da glicose, além do alcance de valores da glicemia capilar pré e pós-prandiais, devem-se manter as metas de acima de 70% do tempo avaliado dentro do alvo de 63 a 140 mg/dℓ, de 25% acima do alvo e de < 4% abaixo de 63 mg/dℓ, sendo < 1% abaixo de 54 mg/dℓ.[42,55]

O monitoramento contínuo da glicose tem sido estudado no DMG, porém até o momento não existe evidência do seu benefício para evitar as complicações decorrentes da hiperglicemia na gestação.[56] Existem poucos dados sobre o uso do monitoramento contínuo da glicose em gestantes com DM2. Portanto, não há sugestão de tempo no alvo no consenso internacional para este grupo de pacientes.[55]

CUIDADOS NA ASSISTÊNCIA PRÉ-NATAL DA GESTANTE COM DIABETES

Tratamento do diabetes na gestação

Terapia nutricional

As mulheres grávidas com diagnóstico de DM devem receber as orientações dietéticas individualizadas necessárias para alcançar as metas do tratamento. A quantidade de calorias deve basear-se no índice de massa corporal (IMC), na frequência e na intensidade de exercícios físicos e no padrão de crescimento fetal visando a um ganho de peso adequado. A distribuição recomendada do conteúdo calórico é:[10,57]

- 40 a 55% de carboidratos
- 15 a 20% de proteínas (no mínimo 1,1 g/kg/dia)
- 30 a 40% de gorduras.

Até recentemente, as tabelas que avaliavam o ganho de peso ideal nas gestações de mulheres com DM eram baseadas nos valores preconizados pelo Institute of Medicine dos EUA.[58,59] Em 2021, Kac et al.[60] construíram tabelas de ganho de peso gestacional para mulheres brasileiras de acordo com o IMC pré-gestacional e baseadas em dados obtidos no Consórcio Brasileiro de Nutrição Maternoinfantil, com validação externa com o estudo Nascer no Brasil (Quadro 65.7).[60]

Quadro 65.7 Recomendações do Ministério da Saúde para ganho de peso durante a gravidez.

IMC (kg/m²)	Classificação do IMC pré-gestacional	Recomendações de GPG (kg)
< 18,5	Baixo peso	9,7 a 12,2
≥ 18,5 e < 25	Eutrofia	8 a 12
≥ 25 e < 30	Sobrepeso	7 a 9
≥ 30	Obesidade	5 a 7,2

GPG: ganho de peso gestacional; IMC: índice de massa corporal.

A dieta também precisa ser planejada e distribuída ao longo do dia objetivando-se evitar episódios de hiperglicemia, hipoglicemia ou cetose. Deve-se dar atenção especial à adequação das doses de insulina e dos horários de sua administração ao conteúdo dos nutrientes fornecidos em cada refeição nas mulheres que fazem uso desse medicamento. Em geral, é necessário fracionar a ingestão alimentar em três refeições grandes e três pequenas.[61] A ceia tem grande importância, principalmente para as pacientes que fazem uso de insulina à noite, e deve conter 25 g de carboidratos complexos, além de proteínas ou gorduras, para evitar hipoglicemia durante a madrugada.[61,62] As mulheres submetidas à insulinoterapia podem ser orientadas a fazer o ajuste da dose prandial de insulina de ação rápida pelo cálculo do conteúdo de carboidratos de cada refeição.[61] Os adoçantes artificiais não nutritivos, como aspartame, sacarina, acessulfame-K e sucralose, podem ser utilizados com moderação, não ultrapassando as quantidades máximas de seis sachês ou 15 gotas/dia.[63,64]

Suplementação de vitaminas e minerais

O uso de ácido fólico (600 µg a 5 mg/dia) desde o período preconceptivo até o fechamento do tubo neural (12ª semana de gravidez), é recomendado para todas as mulheres, inclusive aquelas com DM, para reduzir o risco de defeito no tubo neural no RN.[65,66] A suplementação com outras vitaminas e sais minerais deve ser implementada quando forem detectadas deficiências nutricionais.[65]

Diversos estudos têm mostrado que o uso de mioinositol nas pacientes de alto risco para o desenvolvimento de DMG pode levar à prevenção dessa condição.[37]

Atividade física

A prática regular de exercícios físicos propicia sensação de bem-estar, diminuição do ganho de peso, redução da adiposidade fetal, melhora do controle glicêmico e redução de problemas durante o trabalho de parto.[67,68] A prática regular de exercícios físicos reduz a resistência à insulina, facilitando a utilização periférica de glicose. Esse efeito tem potencial de evitar ou retardar a necessidade de uso de insulina nas mulheres com DMG.[69]

Uma revisão sistemática que incluiu sete estudos randomizados e caso-controle encontrou benefícios na prática de exercícios físicos na gestação sobre o controle das glicemias de jejum e pós-prandial em gestantes com DMG.[70]

Antes de recomendar exercício físico durante a gravidez, é necessário realizar uma avaliação cuidadosa da presença de complicações ou contraindicações (Quadro 65.8).

Após a 12ª semana de idade gestacional, a prática de exercícios físicos de baixa intensidade pode ser encorajada mesmo em mulheres previamente sedentárias, desde que não tenham contraindicações à sua realização. Deve-se indicar a prática de exercícios físicos que não ofereçam alto risco de quedas

Quadro 65.8 Contraindicações para a prática de exercícios físicos na gestação.

Absolutas	Relativas
Doença cardíaca hemodinamicamente significativa Doença pulmonar restritiva Incompetência istmocervical ou cerclagem Gestações múltiplas com risco de parto prematuro Hemorragia persistente no segundo ou terceiro trimestres Placenta prévia Trabalho de parto prematuro durante a gravidez atual Membranas rotas Pré-eclâmpsia Anemia grave	Anemia Arritmia cardíaca materna Bronquite crônica Diabetes tipo 1 mal controlado (níveis glicêmicos acima de 200 mg/dℓ, hipoglicemia frequente, retinopatia e nefropatia em gaus mais avançados, neuropatia autonômica com doença cardíaca e neuropatia periférica) Extrema obesidade mórbida Baixo peso extremo (IMC inferior a 12) História de estilo de vida extremamente sedentário Restrição de crescimento fetal na gravidez atual Hipertensão mal controlada Limitações ortopédicas Transtorno convulsivo mal controlado Hipertireoidismo mal controlado Tabagismo intenso

Fonte: ACOG Committee Opinion nº 650: physical activity and exercise during pregnancy and the postpartum period.[35]

ou traumatismos abdominais e não ocasionem aumento da pressão arterial materna, contrações uterinas ou restrição do crescimento fetal.[68] Aquelas que já praticavam previamente alguma atividade podem continuar com seus exercícios durante a gravidez, optando por modalidades mais seguras e confortáveis para o período gestacional, como caminhadas, natação, hidroginástica, bicicleta estacionária, aeróbica de baixo impacto, ioga e pilates (desde que evitadas as posturas que dificultem o retorno venoso), como também os exercícios ergométricos de membros superiores.[68]

As pacientes que não tenham contraindicações de realizar exercícios físicos devem fazê-lo diariamente por pelo menos 30 minutos, podendo dividi-los em três sessões de 10 minutos cada, realizadas preferencialmente após as refeições. É importante monitorar a glicemia capilar antes e depois da atividade física e manter uma boa hidratação. Os exercícios devem ser realizados em um ambiente adequado, sem calor excessivo, para evitar o risco de desidratação.

Tratamento medicamentoso

O tratamento farmacológico pode ser iniciado quando duas ou mais medidas de glicemia, avaliadas após 7 a 14 dias de terapia não farmacológica, estiverem acima da meta[71] ou quando 30 a 50% das medidas estiverem alteradas em um período máximo de 1 semana.[18]

A insulina é recomendada como terapia farmacológica de primeira escolha no tratamento da mulher com DM1, DM2 e DMG, pois tem eficácia e segurança comprovadas e passagem transplacentária limitada devido ao tamanho da sua molécula.[18] Ademais, os dados de estudos comparativos entre a insulinoterapia e diferentes fármacos não demonstram diferenças significativas para o tratamento do DMG. Por outro lado, os dados de uma revisão Cochrane que avaliou diferentes terapias no tratamento do DMG não demonstraram diferenças em desfechos como pré-eclâmpsia (risco relativo [RR] 1,14; intervalo de confiança [IC] 95% 0,86 a 1,52; 10 estudos randomizados controlados [RCT]; n = 2.060), cesariana (RR 1,03; IC 95% 0,93 a 1,14; 17 RCT; n = 1.988), bebês GIG (RR médio 1,01; IC 95% 0,76 a 1,35; 13 RCT; n = 2.352) e morte perinatal ou composto de morbidade grave (RR 1,03; IC 95% 0,84 a 1,26; 2 RCT; n = 760), e também foram inconclusivos quanto aos desfechos a longo prazo.[72]

Em decorrência da insuficiência de dados de avaliação de desfechos a longo prazo na prole com o uso de antidiabéticos orais na gestação, a insulina permanece como o fármaco de primeira escolha para o controle glicêmico na gestação.

Escolha da insulina

No momento atual, as seguintes insulinas apresentam estudos de segurança e eficácia na gravidez, sendo autorizadas e consideradas de escolha para o uso na gestação pelas agências reguladoras (Quadro 65.9).

- Insulinas NPH e regular
- Análogos insulínicos de ação ultrarrápida: insulina *Fast Aspart* (FiAsp®)
- Análogos insulínicos de ação rápida: insulinas asparte e lispro
- Análogos insulínicos de ação lenta ou ultralenta: insulinas detemir (retirada do mercado) e degludeca.[42,73,74]

Os estudos clínicos têm demonstrado vantagens no tratamento com análogos insulínicos na gestação. Os análogos insulínicos de ação rápida lispro e asparte demonstraram melhor controle pós-prandial em relação à insulina regular,[75] e a insulina detemir tem eficácia comparável à NPH, porém com menos episódios hipoglicêmicos.[76] Detemir foi retirada do mercado em maio de 2024.

Quadro 65.9 Categoria das insulinas para uso na gestação.

Insulina/análogo	Categoria de risco
Insulina R	B
Insulina inalada	C
Insulina lispro	B
Insulina asparte	A
Insulina glulisina	C
Insulina *Fast Aspart*	A
Insulina NPH	B
Insulina glargina e biossimilar	C
Insulina detemir	A
Insulina degludeca	A
Insulina glargina U300	C
Insulina lispro *mix* 75/25 e 50/50	B
Insulina asparte *mix* 70/30	C

Em um ensaio clínico randomizado comparando a insulina degludeca com a insulina detemir, observaram-se desfechos semelhantes no controle glicêmico, que foi medido pela HbA_{1c}, com perfil de segurança não inferior.[74]

Apesar da experiencia clínica com o uso da insulina glargina em gestantes, até o momento não existem estudos randomizados e controlados que atestem a segurança do uso deste fármaco durante a gestação, sendo grande parte do conhecimento vigente oriunda de estudos observacionais ou não controlados.[75] No entanto, os estudos de revisão sistemática e de metanálise não têm demonstrado diferenças no risco de desfechos gestacionais adversos como malformações congênitas, hipoglicemia neonatal ou complicações obstétricas quando comparada com o tratamento com NPH.[77] A preocupação se deve ao fato de a insulina glargina ter uma afinidade pelo receptor do fator de crescimento semelhante à insulina-1 (IGF-1) da ordem de seis vezes e meia maior, o que poderia promover um crescimento fetal excessivo e macrossomia e/ou acelerar a retinopatia materna.[78] Estes eventos não foram observados na prática ou em quaisquer estudos clínicos, visto que, devido ao seu peso molecular, a insulina não atravessaria a barreira placentária. Atualmente, a glargina tem classificação C para o uso na gestação. A Diretriz Brasileira de Diabetes considera que, nas mulheres que engravidem em uso de glargina e tenham risco de piora do controle glicêmico com a mudança do tratamento, este análogo insulínico poderia ser mantido durante a gravidez se clinicamente necessário. Entretanto, alerta-se que a indicação de análogos insulínicos de ação prolongada, classificados pela Agência Nacional de Vigilância Sanitária (Anvisa) como categoria C durante a gestação, seja feita com cautela e com esclarecimento e concordância da paciente.[18] Nesta situação, deve-se discutir com a paciente os riscos e os benefícios de manter a glargina ou de trocá-la por uma outra insulina. Tampouco existem, até o momento, estudos conclusivos sobre o uso do análogo insulínico de ação rápida glulisina durante a gravidez. As publicações atuais contêm apenas séries de casos.

A insulina FiAsp® (*faster-acting insulin aspart*) é uma formulação da insulina asparte com ação ainda mais rápida, obtendo assim melhor cobertura para o pico pós-prandial de glicose, que é mais precoce na gestação. Em um estudo incluindo pacientes com DM1 e DM2 na gestação, a FiAsp® demonstrou crescimento fetal e controle da HbA_{1c} semelhantes à insulina asparte.[79] Atualmente, é ela considerada categoria A de segurança, tendo seu uso permitido durante a gestação.

Nas gestantes com DMG, a terapia insulínica pode ser iniciada na dose de 0,5 unidade (U)/kg/dia com ajustes baseados no monitoramento da glicose a cada 1 a 2 semanas. A distribuição da insulina deve ser feita baseada no perfil glicêmico e geralmente combina insulinas de ação prolongada ou intermediária com insulinas de ação rápida ou ultrarrápida.[18]

Escolha do esquema de insulinoterapia

O esquema de insulinoterapia deve ser individualizado e dependerá do tipo de insulina utilizado. Para as pacientes com DM1, os esquemas preconizados são: (1) *bolus* basal ou múltiplas doses no qual se utiliza um análogo de insulina basal e a cobertura prandial com análogos insulínicos rápidos ou ultrarrápidos[80] ou (2) infusão subcutânea contínua de insulina (bomba de insulina). Ambos parecem ter eficácia semelhante em termos de desfechos maternos e fetais.[80,81] A indicação do uso de bomba de infusão contínua pode ser especificamente vantajosa nos casos das gestantes que apresentem grande variabilidade glicêmica, particularmente aquelas que cursem com episódios frequentes de hipoglicemia ao longo do dia e da noite.[82] Os estudos utilizando bombas de infusão contínua em sistema fechado mostraram serem as mesmas seguras e eficazes em gestantes com DM1.[83,84]

Nas mulheres que usavam insulina antes da gestação, geralmente é necessário reduzir a dose em 10 a 20% durante o primeiro trimestre devido a maior sensibilidade à insulina associada ao consumo energético do feto, além da ocorrência de náuseas e vômitos. O risco de hipoglicemia aumenta neste período, principalmente nas pacientes com DM1 e hipoglicemias assintomáticas.[75,80]

Os ajustes das doses das insulinas devem ser feitos em curtos intervalos, não ultrapassando 2 semanas, e podem ser semanais a partir da 30ª semana. Entre a 18ª e a 24ª semana de gestação, em média, já se observa essa necessidade maior de insulina e a dose pode ser aumentada. O terceiro trimestre é marcado por um aumento expressivo e progressivo da RI devido à elevada produção de hormônios placentários, o que implica a necessidade de aumentos na dose pré-prandial em 2 a 3 vezes.[75]

Para as gestantes com DM2, é importante que se inicie a insulinoterapia logo ao diagnóstico da gestação em esquema de múltiplas doses de insulina.[80] Nas gestantes com DM2, a RI já presente antes da gestação evolui de maneira significativa ao longo dos trimestres gestacionais e de modo mais pronunciado do que nas gestantes com DM1.[85]

Nas primeiras horas após o parto, nas mulheres com DM1 ou DM2, deve-se reduzir em 50% a dose de insulina utilizada antes da gestação ou no primeiro trimestre, ou em 70% da dose utilizada no final da gravidez. São necessários ajustes adicionais ao longo do puerpério e durante o período da amamentação por causa do risco de hipoglicemia.[86]

Antidiabéticos orais

O uso de antidiabéticos orais tem sido sugerido para as gestantes com DMG devido à sua facilidade posológica e seus mecanismos de ação compatíveis com a fisiopatologia da hiperglicemia. A metformina e a glibenclamida são os fármacos que têm mais estudos na gestação; porém, diferentemente da insulina, ambos atravessam a barreira placentária em menor ou maior grau, podendo interferir na fisiologia fetal.[42]

Apesar de a glibenclamida ter sido estudada para tratamento do DMG, inclusive em ensaio clínico randomizado,[87] os estudos de desfechos fetais têm desaconselhado seu uso após ter sido reconhecido que a passagem transplacentária da medicação poderia influenciar na fisiologia fetal, aumentando o risco de macrossomia e hipoglicemia neonatal.[88]

O uso da metformina no DMG tem sido muito controverso, pois há posicionamentos distintos adotados por diferentes sociedades médicas.[89] As vantagens da metformina, além da administração oral, incluem os seguintes fatos: (1) sua ação é compatível com o tratamento da RI característica da gestação; (2) ela não é teratogênica;[90] (3) seus efeitos maternos e neonatais precoces são, no mínimo, semelhantes aos da insulinoterapia, inclusive apresentam, em alguns estudos, melhores desfechos em relação ao ganho de peso materno, risco de macrossomia, crescimento fetal excessivo e hipoglicemia neonatal.[91] Porém, dois pontos de extrema relevância devem ser levados em consideração: a metformina tem baixa eficácia quando usada isoladamente (cerca de 46% das gestantes tratadas com esse agente necessitaram de suplementação de insulina).[92] Outro aspecto importante é que a metformina atravessa a barreira placentária, e apesar de não estar associada a malformações congênitas, existe um potencial de efeitos fisiológicos e epigenéticos fetais ainda não conclusivos, os quais podem ser manifestos ao longo da vida da prole, incluindo maior risco de obesidade ou maior adiposidade central.[89,93]

Segundo a diretriz da SBD-edição 2022, a metformina pode ser indicada no DMG nas seguintes situações: (1) falta de adesão ou adequada acessibilidade à insulinoterapia; (2) dificuldade na autoadministração da insulina; (3) estresse em níveis exacerbados decorrente do uso de insulina; (4) restrição alimentar excessiva da gestante para evitar o uso da insulina; ou (5) em associação com a insulina se a gestante estiver em uso de doses elevadas (> 2 U/kg/dia) ou quando houver excessivo ganho de peso materno ou fetal.[18]

Nas gestantes com DM2, a metformina pode ser usada em combinação com a insulina, principalmente naquelas que apresentam ganho de peso gestacional excessivo ou fetos GIG.[42] O estudo randomizado *Metformin in Women with Type 2 Diabetes in Pregnancy* (Mity) avaliou o uso da metformina ou placebo combinado com insulina em 502 gestantes com DM2 a partir da 6ª semana de idade gestacional.[94] Não houve diferença entre os grupos nos desfechos neonatais primários (aborto ou interrupção da gestação, natimorto ou morte neonatal até 28 dias, nascimento prematuro, tocotraumatismo, síndrome do desconforto respiratório, hipoglicemia neonatal e internação na UTI neonatal por > 24 horas). As gestantes que usaram metformina tiveram melhor controle glicêmico, menor ganho de peso, utilizaram doses menores de insulina e houve menos parto cesariano. Os bebês tiveram menor peso ao nascer e menor quantidade de tecido adiposo. Em relação ao peso do bebê, houve menos bebês grandes para a idade gestacional, porém maior frequência de bebês pequenos para a idade gestacional.[94]

Manejo das comorbidades na gestação

Controle da pressão arterial

Antes da gravidez ou tão logo a mesma seja confirmada, deve-se suspender o uso de inibidores da enzima de conversão da angiotensina (IECA) e bloqueadores do receptor da angiotensina (BRA) em virtude da sua associação com embriopatias e fetopatias.[47-49] O uso de tiazídicos também está associado a anormalidades fetais.[11] Os anti-hipertensivos seguros para gestantes são a alfametildopa; os bloqueadores de canais de cálcio não di-hidropiridínicos de duração prolongada; e os betabloqueadores com atividade beta-agonista parcial, como carvedilol, labetalol e pindolol. O uso de atenolol tem sido associado à restrição de crescimento fetal e, portanto, deve ser evitado.[95]

Consideram-se níveis pressóricos alterados na gestação a ocorrência de pressão arterial sistólica ≥ 140 mmHg e/ou diastólica ≥ 90 mmHg verificadas em duas ocasiões diferentes e com intervalo mínimo de 4 horas e máximo de 7 dias.[96]

Existem diferentes formas de manifestação da doença hipertensiva na gravidez, que incluem a hipertensão arterial crônica; a hipertensão gestacional, que se manifesta após a 20ª semana de gestação sem proteinúria; a pré-eclâmpsia (PE) associada à proteinúria; a eclâmpsia ou síndrome HELLP; e a hipertensão arterial crônica superposta por pré-eclâmpsia (HAC+PE).[96]

Em uma gestação complicada por diabetes e hipertensão crônica, a meta de pressão arterial (PA) < 135/85 mmHg é razoável.[19,47] Alvos de PA < 120/80 mmHg podem prejudicar o crescimento fetal, especialmente na presença de insuficiência placentária.[96]

Prevenção de pré-eclâmpsia

O uso ácido acetilsalicílico (AAS) é indicado em doses de 75 a 150 mg/dia para as gestantes com DM1 ou DM2 na gestação. O uso deve ser iniciado entre a 12ª e a 28ª semana de gestação, preferencialmente antes da 16ª semana de gestação, e devendo ser mantido até o parto.[97]

Dislipidemia

Apesar de uma elevação nos lípides plasmáticos ser fisiológica na gestação, as evidências sugerem que a dislipidemia esteja associada a PE, prematuridade e RN GIG.[98,99] Sabe-se que a presença de um perfil lipídico adverso é mais frequente na gestação de mulheres com DM.[100] Os estudos têm sugerido que a dislipidemia poderia também contribuir para o desenvolvimento de desfechos gestacionais adversos na gestação complicada pelo DM.[101,102]

Em mulheres com dislipidemia pré-gestacional, o uso de estatinas deve ser suspenso tão logo a gestação seja confirmada. Em julho de 2021, a Food and Drug Administration (FDA) retirou a recomendação de suspender a terapia com estatinas desde o período de planejamento da gestação ao considerar o risco de a mulher ficar sem tratamento por um período prolongado.[103] Contudo, seu uso durante a gestação permanece não recomendado devido a potenciais efeitos teratogênicos, que foram relatados principalmente em estudos em animais e pequenas séries de casos em humanos. Por outro lado, revisões sistemáticas e metanálises recentes sugerem segurança e até possíveis benefícios em casos selecionados, como gestantes de muito alto risco cardiovascular ou com hipercolesterolemia familiar homozigótica.[98]

Não há esquema terapêutico hipolipemiante seguro na gravidez. Dentre os medicamentos disponíveis, apenas os sequestrantes de ácidos biliares, que não são absorvidos no sistema gastrointestinal, são aprovados para o uso durante a gravidez.[104] Quando houver risco de pancreatite aguda, a ezetimiba e o fenofibrato podem ser considerados se os benefícios superarem o risco potencial nos casos de hipertrigliceridemia grave não responsiva à dietoterapia e ao controle glicêmico adequado com insulinoterapia.[98]

Avaliação do bem-estar fetal

A descompensação da glicemia materna está associada a um comprometimento na formação, no crescimento, no desenvolvimento, na vitalidade e no bem-estar fetais. Os objetivos da avaliação fetal são verificar a vitalidade no primeiro trimestre, a integridade estrutural no segundo trimestre, e monitorar o crescimento e o bem-estar fetais no terceiro trimestre.[12]

As pacientes com DM pré-gestacional têm um aumento de até 5 vezes no risco de morte intrauterina.[105] A rotina de monitoramento fetal deve ser individualizada e feita por equipe experiente no acompanhamento das gestantes com DM. Em pacientes com DM pré-gestacional, o monitoramento fetal deve ser feito mais frequentemente nas gestantes com complicações macro e microvasculares. A ecocardiografia fetal para a avaliação das quatro câmaras cardíacas deve ser realizada entre a 18ª e a 20ª semana de gestação. O objetivo é identificar qualquer disfunção anatômica ou funcional do coração fetal de filhos de mulheres com DM pré-gestacional ou DM diagnosticado na gestação (Quadro 65.10).[12,13]

Devido ao aumento no risco de complicações fetais estar associado a um controle glicêmico inadequado, recomenda-se também para as pacientes com DMG de difícil controle e em tratamento farmacológico que realizem mais frequentemente o monitoramento fetal (Quadro 65.11).[1]

Independentemente do controle glicêmico, na presença de outros fatores de risco como a hipertensão, os testes para avaliar o bem-estar fetal devem ser antecipados e realizados em intervalos de tempo menores.[1]

Quadro 65.10 Recomendações para avaliação de crescimento e bem-estar fetais no diabetes melito pré-gestacional e no diabetes melito diagnosticado na gestação no Brasil de acordo com a presença de complicações vasculares e recursos técnicos e financeiros.

Condição clínica	Sem vasculopatia		Com vasculopatia	
Recursos técnicos e financeiros	Parciais	Totais	Parciais	Totais
US para datação da gestação	X	X	X	X
US morfológica (1º trimestre)		X		X
US morfológica (2º trimestre)	X	X	X	X
Ecocardiografia fetal		X		X
US obstétrica para avaliar crescimento fetal	X	X	X	X
CMF diário a partir de 28 semanas	X	X	X	X
CTG anteparto a partir de 28 semanas	X	X	X	X
PBF a partir de 28 semanas	X	X	X	X
PBF simplificado	X	X	X	X
Doppler AU e artérias uterinas entre 26 e 28 semanas	X	X	X	X
Doppler AU e artérias uterinas entre 32 e 34 semanas		X	X	X

AU: artéria umbilical; CMF: contagem de movimentos fetais; CTG: cardiotocografia; PBF: perfil biofísico fetal; US: ultrassonografia.

Quadro 65.11 Recomendações para avaliação de crescimento e bem-estar fetais no diabetes melito gestacional no Brasil de acordo com o tratamento, farmacológico ou não, e os recursos técnicos e financeiros.

Condição clínica	Sem vasculopatia		Com vasculopatia	
Recursos técnicos e financeiros	**Parciais**	**Totais**	**Parciais**	**Totais**
US para datação da gestação	X	X	X	X
US morfológica (1º trimestre)		X		X
US morfológica (2º trimestre)		X		X
Ecocardiografia fetal	s/n	s/n	s/n	s/n
US obstétrica no momento do diagnóstico de DMG	X	X	X	X
US obstétrica para avaliar crescimento fetal entre 28 e 32 semanas		X		X
US obstétrica para avaliar crescimento fetal na 36ª semana	X		X	
CMF diário a partir de 28 semanas	X	X	X	X
CTG anteparto		34 semanas	32 semanas	32 semanas
PBF		34 semanas	32 semanas	32 semanas
PBF simplificado		34 semanas	32 semanas	32 semanas
Doppler AU	s/n	s/n	s/n	s/n

AU: artéria umbilical; CMF: contagem de movimentos fetais; CTG: cardiotocografia; PBF: perfil biofísico fetal; s/n: sem necessidade; US: ultrassonografia.

PARTO DA GESTANTE COM DIABETES

Indicação do momento do parto

A decisão do momento do parto é baseada na avaliação obstétrica e deve levar em conta o tipo de DM (pré-gestacional, diagnosticado na gestação ou DMG), a adequação do controle glicêmico, a avaliação do bem-estar fetal e a presença de comorbidades.

A gestante com DMG que alcança um controle glicêmico adequado sem fazer uso de terapia farmacológica e tenha seu feto com boa vitalidade e crescimento adequado pode ser acompanhada por uma conduta expectante e aguardar o início espontâneo do trabalho de parto. Nos casos da gestante com DMG em terapia farmacológica e que consegue um controle glicêmico adequado, a indicação do parto deve ser feita entre a 39ª e a 40ª semana gestacional. Já nos casos da gestante com DMG que apresenta um mau controle glicêmico, o parto deve ser indicado entre a 37ª e a 38ª semana da gravidez.[106]

O parto a termo, ou seja, aquele entre a 38ª e a 40ª semana gestacional, é indicado para as grávidas com DM pré-gestacional ou DM diagnosticado na gestação que não tenham complicações vasculares e que estejam com um controle glicêmico adequado. Nos casos em que haja complicações vasculares ou inadequação do controle glicêmico, pode-se considerar antecipar o parto para a 37ª semana. A programação de partos antes da 37ª semana se associou ao aumento do risco de morbimortalidade neonatal.[106] Portanto, a indicação de interrupção da gestação no período prematuro tardio entre as semanas 34 e 36 deve ser reservada apenas para as gestantes que, mesmo após admissão hospitalar, não alcancem um controle glicêmico adequado ou nos casos que apresentem testes para avaliação do bem-estar fetal anormais.

Em situações nas quais haja entrada em trabalho de parto prematuro ou necessidade de interrupção precoce da gestação (antes da 34ª semana), poderá ser prescrito um glicocorticoide, geralmente a betametasona. A betametasona age na maturação pulmonar fetal, reduz a mortalidade perinatal, e a incidência e a gravidade da síndrome do desconforto respiratório. O uso de glicocorticoide não é contraindicado na gestante com DM, mas deve ser administrado de modo concomitante com um monitoramento intensivo da glicemia e aumento das doses da insulina.[18]

Via do parto

A indicação da via de parto para a mulher com DM deve ser individualizada e levar em consideração o peso e a posição fetais estimados à US, a presença de comorbidades maternas, a adequação de condições técnicas locais, e a preferência da gestante. Portanto, o diagnóstico de DM não é uma indicação absoluta de cesariana. Por outro lado, nos casos em que o peso fetal estimado à US seja superior a 4.500 g, o parto cesáreo deve ser indicado.[106]

Local do parto

As mulheres com qualquer tipo de hiperglicemia na gestação devem realizar o parto em ambiente hospitalar acompanhadas de um obstetra.

O parto das mulheres com DM pré-gestacional ou DM diagnosticado na gestação deve ser realizado em nível terciário e em local que disponha de UTI neonatal. Excepcionalmente, o parto pode ser feito em nível secundário apenas nos casos de parto a termo nas mulheres com controle metabólico adequado, crescimento e vitalidade fetais preservados, e ausência de malformações fetais e comorbidades maternas.[106]

Já nos casos das mulheres com DMG controladas com medidas não farmacológicas, o parto poderá ser feito prioritariamente em nível secundário. A indicação do parto em nível terciário deve ser reservada para os casos de DMG com controle metabólico inadequado ou gestantes que estejam em uso de terapia farmacológica, no parto pré-termo, quando o crescimento e a vitalidade fetais estiverem alterados, bem como na presença de comorbidades maternas e fetais.[106]

Controle glicêmico durante o parto

A maioria dos consensos de especialistas recomenda manter durante o parto valores de glicemia materna entre 70 e 120 mg/dℓ.[18] Embora os estudos não sejam conclusivos, a meta de evitar valores elevados de glicemia materna durante o parto tem como objetivo evitar um aumento na insulina fetal nas horas anteriores ao parto e, assim, diminuir o risco de hipoglicemia neonatal.[18]

Especialmente na mulher com DM1, deve-se estar atento para a prevenção da ocorrência de hipoglicemia e cetose durante o parto. Esses riscos estão associados, respectivamente, com períodos prolongados de jejum e com a privação inadvertida de fornecimento de insulina.[107]

Nas mulheres que vinham em uso de terapia farmacológica na gestação, é indicado o controle horário da glicemia capilar ou da glicose intersticial pelo monitoramento contínuo de glicose (CGM) durante o parto. O uso de insulina subcutânea ou intravenosa (IV) e a infusão de glicose IV podem ser necessários para manter a normoglicemia durante o parto.[107] Existem descritos diversos protocolos de insulinização intraparto. A escolha do método deve seguir a experiência local mantendo a meta de normoglicemia. O uso do sistema de infusão contínua de insulina ajustado para o tipo de parto e o tempo de jejum é seguro e eficaz nas parturientes com DM1.[107]

Cuidados com o recém-nascido

Os RNs de mulheres com diabetes podem ficar em alojamento conjunto com as mães, a menos que haja complicações ou sinais clínicos anormais que impliquem que o bebê necessite de cuidados intensivos ou especiais.[108] O RN deve ser levado ao seio o mais rapidamente possível após o parto e, depois, a cada 2 ou 3 horas até que a amamentação mantenha a glicemia entre as mamadas em, pelo menos, 40 mg/dℓ. A medição da glicemia deve ser feita usando-se um método de qualidade garantida e validado para uso neonatal. Por ser uma situação de emergência, pode-se utilizar fitas reagentes para a dosagem da glicemia à beira do leito para se obter um diagnóstico rápido da hipoglicemia.[108] A confirmação da hipoglicemia mediante a dosagem da glicose plasmática é indicada, mas não deve atrasar a imediata intervenção. Os RNs com hipoglicemia sintomática, principalmente aqueles que apresentaram crises convulsivas, têm risco de dano cerebral em mais de 50% dos casos. Idealmente, as maternidades devem ter protocolos para prevenir, detectar e tratar a hipoglicemia em RNs de mulheres com diabetes. Há necessidade de indicar imediatamente glicose IV nos casos de glicemia abaixo de 40 mg/dℓ associada com sinais clínicos anormais. A indicação de alimentação por sonda deve ser feita mesmo nos casos assintomáticos mas com duas leituras consecutivas abaixo de 40 mg/dℓ, apesar do suporte máximo para alimentação ou dificuldade de alimentação VO.[109]

São indicações para admissão em UTI neonatal: (1) RN com hipoglicemia associada a sinais clínicos, (2) indicação de infusão IV de glicose, ou (3) necessidade de alimentação por sonda (a menos que haja um suporte adequado disponível na enfermaria pós-natal). Além disso, é necessário encaminhamento para UTI para os RNs nascidos antes da 34ª semana gestacional ou com dificuldade respiratória, sinais de descompensação cardíaca, sinais de encefalopatia neonatal, policitemia com necessidade de exsanguinotransfusão e icterícia com indicação de fototerapia.[109]

No caso da presença de sopro ao exame cardiovascular ou outros sinais clínicos associados a doença cardíaca congênita ou cardiomiopatia, deve-se indicar a realização de um ecocardiograma, mesmo se o rastreamento durante a gestação foi negativo.

ACOMPANHAMENTO DA PUÉRPERA COM DIABETES MELITO PRÉVIO

Controle glicêmico

Imediatamente após o parto, as necessidades de insulina ficam reduzidas. Portanto, as mulheres com DM1 ou DM2 que faziam de insulina pré-gestacional devem ser orientadas quanto à necessidade de ajustar as doses já no pós-parto imediato. As puérperas em uso de insulina devem estar cientes do risco aumentado de hipoglicemia no período pós-natal, especialmente se elas estiverem amamentando.[109] A orientação inicial é de reduzir a dose total diária de insulina para 30% da dose diária ao final da gestação ou em 50% em relação à dose utilizada antes da gestação ou no primeiro trimestre gestacional. São necessários ajustes adicionais ao longo do puerpério. O automonitoramento da glicemia deve continuar de maneira regular para estabelecer a dose apropriada e evitar a hipoglicemia. Além do monitoramento da glicemia, as lactantes em uso de insulina devem ser aconselhadas a fazer uma refeição ou um lanche antes ou durante as mamadas.[106]

As puérperas com DM2 podem ser orientadas a retornarem o uso de metformina. A segurança do uso de outros medicamentos antidiabéticos durante o aleitamento não está estabelecida. O Ministério da Saúde do Brasil recomenda a consulta da tabela da Sociedade Brasileira de Pediatria de 2010 e atualizada em 2017 (disponível em https://www.sbp.com.br/fileadmin/user_upload/2012/12/amdrog10.pdf) com o objetivo de avaliar a segurança do uso de fármacos pela nutriz (Quadro 65.12).

ACOMPANHAMENTO DA PUÉRPERA COM DIABETES MELITO GESTACIONAL OU DIABETES MELITO PRÉVIO DIAGNOSTICADO NA GESTAÇÃO

Deve-se descontinuar a terapia farmacológica imediatamente após o parto, testar os níveis de glicemia para excluir o diagnóstico de hiperglicemia persistente antes da alta hospitalar e aconselhar a paciente a procurar tratamento médico caso os sintomas de

Quadro 65.12 Classificação de risco durante a amamentação de medicamentos mais frequentemente utilizados por mulheres com diabetes melito.

Classe do medicamento	Compatível	Possivelmente compatível	Possivelmente perigoso	Perigoso
Antidiabéticos	Insulinas Metformina	Glibenclamida, acarbose, pioglitazona, I-DPP-4, liraglutida, semaglutida	Gliclazida e glimepirida (faltam estudos) iSGLT-2 (Em estudos em animais, os inibidores do SGLT2 foram excretados no leite materno e afetaram o crescimento neonatal. Não estão disponíveis dados em humanos.)	–
Hipolipemiantes	Colestiramina	Estatinas, ezetimiba, fibratos	Inibidores da PCSK-9 (não há dados publicados)	–
Anti-hipertensivos	Captopril, enalapril, hidralazina, labetalol, metildopa, metoprolol, nicardipino, nifedipino, nimodipino, nitrendipino, propranolol, hidroclorotiazida, espirolonactona	Anlodipino, atenolol, bisoprolol, candesartana, carvedilol, clonidina, doxazosina, irbesartana, lisinopril, losartana, minoxidil, nebivolol, olmesartana, ramipril, valsartana, indapamida, hidroclorotiazida	Sotalol, telmisartana, clortalidona	–

iDPP-4: inibidores da dipeptidil peptidase 4; iSGLT-2: inibidores do cotransportador de sódio-glicose 2; PCSK-9: pró-proteína convertase, subtilisina/kexina tipo 9.

hiperglicemia apareçam. É preciso também orientá-la a fazer modificações no estilo de vida (MEV), como reduzir o peso, fazer dieta balanceada e praticar exercícios físicos regularmente.

As mulheres com DM diagnosticado na gestação (DMDG) têm elevado risco de persistirem com hiperglicemia pós-parto. No estudo de Wong et al.[110] de 133 mulheres com DMDG testadas 6 a 8 semanas após o parto, 41% reverteram para a tolerância normal à glicose, 38% tinham glicemia de jejum alterada ou tolerância diminuída à glicose, e 21% tinham DM. A presença de normoglicemia ou pré-diabetes foi observada em aproximadamente 80% de mulheres com DM diagnosticado na gestação. Portanto, nem todas as mulheres com DMDG apresentam diabetes persistente no pós-parto.[110]

É recomendada para as mulheres com DMG ou DM diagnosticado na gestação sem hiperglicemia evidente no pós-parto a realização de TOTG com 75 g de glicose anidra 6 a 8 semanas após o parto adotando os critérios da Organização Mundial da Saúde (OMS) para o diagnóstico de DM sem gravidez, isto é, GJ ≥ 126 mg/dℓ e/ou glicemia 2 horas após 75 g de glicose anidra ≥ 200 mg/dℓ.[52]

Nos locais com limitações técnica e financeira para a realização do TOTG, uma glicemia de jejum deve ser realizada 6 semanas pós-parto. Se estiver entre 100 e 125 mg/dℓ, a paciente tem o diagnóstico de pré-diabetes e se ≥ 126 mg/dℓ, o DM está presente.[52]

Caso os exames estejam normais, a glicemia de jejum e/ou TOTG com 75 g de glicose anidra ou a medição da HbA_{1c} devem ser reavaliadas anualmente. Níveis de HbA_{1c} ≥ 6,5% (em duas ocasiões) também são considerados diagnósticos de DM.

A adesão das pacientes a esta avaliação do *status* glicêmico no pós-parto é ainda bastante precária. Diversas barreiras têm sido apontadas como fatores para a não realização deste rastreamento, tais como a inconveniência do TOTG, prioridades com o bebê, com o trabalho e com a família. Os problemas relacionados aos serviços de saúde também têm papel importante devido ao desconhecimento da importância desta reavaliação ou da falta de informação e de comunicação entre as pacientes e os prestadores de serviço. Programas educacionais tanto para a comunidade quanto para os profissionais de saúde e uso de telemedicina são algumas das medidas que aumentam a adesão ao rastreamento do DM após o parto.[111]

As pacientes precisam ser bem esclarecidas quanto ao risco elevado de recidiva do DMG em gestações subsequentes. Em diferentes séries, a frequência de recorrências variou de 33 a 90%. Elas devem ser igualmente alertadas sobre o risco futuro de DM2. Metanálise que avaliou 1.332.373 mulheres (67.956 com DMG e 1.264.417 controles) encontrou que aquelas com histórico de DMG têm um risco aproximadamente 10 vezes maior de desenvolver DM2 quando comparadas com aquelas com gravidez normoglicêmica.[112] Entre pacientes com 5 a 28 anos de acompanhamento, a incidência cumulativa de DM2 variou de 5,3 a 66,7%, com risco relativo (IC 95%) de 3,9 a 47,3, dependendo da população estudada e dos critérios diagnósticos utilizados. Este risco é maior se houver excesso ponderal. De fato, observou-se que 5 a 15% das pacientes com peso normal e 35 a 60% daquelas que permaneceram ou se tornaram obesas desenvolveram DM2 após o parto.[113]

No caso das pacientes que persistam com uma tolerância diminuída à glicose a despeito de MEV, deve-se considerar o uso da metformina. Essa recomendação baseia-se no fato de que as mulheres que tiveram DMG têm risco muito alto de, no futuro, desenvolver DM2. No estudo *Diabetes Prevention Program* (DPP), o benefício do tratamento com metformina foi significativamente maior na coorte de DMG do que nas mulheres sem histórico de DMG (redução de 50% *versus* 14% em comparação com o placebo). Também se observou que, em comparação com o placebo, a redução na progressão para DM2 em 10 anos foi de 35% com MEV e 40% com metformina.[114]

ALEITAMENTO

A amamentação deve ser incentivada nas mulheres com histórico de DMG ou com DM pré-gestacional. Independentemente do histórico de DM, o aleitamento materno é a fonte nutricional ideal para todos os RNs. Dentre os diversos benefícios, o leite materno se associou com menor risco na prole durante a infância e a vida adulta de desenvolvimento de sobrepeso, obesidade, RI, pré-diabetes e DM.[115] A orientação quanto aos benefícios da lactação deve já ser realizada durante as consultas pré-natais e mantida no anteparto e nas consultas de revisão pós-parto.[116]

O aleitamento materno reduz significativamente a chance de as mulheres com DMG prévio desenvolverem DM2 e se associou à redução do risco cardiovascular futuro. Quanto maior o tempo de aleitamento, maior o efeito protetor.[117]

As mulheres em uso de insulina devem ser orientadas a ingerir mais 500 kcal/dia do que a ingestão calórica pré-gravidez. Pequenos lanches antes da amamentação podem reduzir os riscos de hipoglicemia.

CONTRACEPÇÃO

Não há um método contraceptivo mais apropriado para todas as mulheres com DM; portanto, o aconselhamento deve ser individualizado.

Os contraceptivos reversíveis de ação prolongada (LARCs), por não dependerem da adesão da paciente e por sua alta eficácia, são considerados a principal opção para as mulheres com DM.[118] Os LARCs incluem dispositivo intrauterino (DIU) de cobre ou hormonal, contraceptivos injetáveis e implantes subdérmicos. Os DIUs são seguros, eficazes e não interferem no metabolismo materno. O DIU de cobre é ofertado no Sistema Único de Saúde (SUS) e, quando indicado e em concordância com a paciente, pode ser inserido em até 10 minutos após a dequitação placentária (inserção imediata) ou também até 72 horas após o parto. Esta opção deve ser apresentada ainda durante a consulta na gestação solicitando que a gestante confirme sua decisão assinando um Termo de Consentimento Livre e Esclarecido (TCLE). A inserção imediata do DIU facilita a adesão a um método contraceptivo, mas pode se associar com maior risco de expulsão do dispositivo. Portanto, há sempre a necessidade de reavaliação de posicionamento no pós-parto.[106]

Se um contraceptivo oral for a escolha, durante o aleitamento as pílulas que contenham somente progestógenos são a opção, visto que o estrogênio inibe a lactação. Os métodos de barreira, como o diafragma com espermicida ou o preservativo, apresentam alto grau de falha. O controle de gravidez por meio de tabela e avaliação de muco ou temperatura aumenta os riscos de falha, uma vez que as mulheres com DM podem não ter ciclos menstruais regulares.[106,118]

A OMS avaliou os critérios de elegibilidade de diferentes métodos anticoncepcionais para a mulher com diabetes (Quadro 65.13).[119] Nas mulheres sem comorbidades com histórico de DMG ou com DM com menos de 20 anos de diagnóstico, a indicação dos métodos deve ser feita considerando-se as mesmas contraindicações definidas para as mulheres sem diagnóstico de DM. Para pacientes com mais de 20 anos de doença ou com complicações macro e microvasculares, deve-se evitar o uso de progestógenos injetáveis de longa duração e pílulas combinadas (ver Quadro 65.13).[119]

Quadro 65.13 Critérios de elegibilidade dos métodos contraceptivos para a mulher com diabetes melito (DM).

	COC	CIC	POP	AMPD	LNG-ETG implante	DIU cobre	DIU-LNG*
Diabetes melito							
DMG	1	1	1	1	1	1	1
DM sem vasculopatia	2	2	2	2	2	1	2
DM com nefropatia/retinopatia/neuropatia	3/4	3/4	2	3	2	1	2
DM com mais de 20 anos de evolução	3/4	3/4	2	3	2	1	2

1: não há restrição ao uso de contraceptivo; 2: as vantagens do método são maiores que os potenciais riscos; 3: os potenciais riscos são maiores que as vantagens do método; 4: risco inaceitável para o uso do contraceptivo. *Considerar inserção nas primeiras 48 horas pós-parto, incluindo inserção imediata após dequitação ou após 4 semanas de puerpério. AMPD: acetato de medroxiprogesterona depósito; CIC: contraceptivo injetável combinado; COC: contraceptivo oral combinado (pílula); DIU cobre: dispositivo intrauterino de cobre; DIU-LNG: dispositivo intrauterino com levonorgestrel; DMG: diabetes melito gestacional; ETG: etonogestrel; POP: progestágeno isolado (pílula).

Resumo

A gestação é uma condição diabetogênica, sobretudo em função da produção dos hormônios placentários com ação antagônica à insulina, o que pode acarretar o surgimento do diabetes melito gestacional (DMG) e a dificuldade no controle glicêmico do diabetes melito (DM) pré-gestacional. A ocorrência de DM tipo 1 (DM1) na população de gestantes é de 0,1% por ano; a de DM tipo 2 (DM2), 2 a 3% por ano; e a de DMG, 12 a 18%, dependendo dos critérios diagnósticos utilizados e da população estudada. O DM tem efeitos adversos potencialmente muito graves na mãe e no feto. No caso do DM pré-gestacional, a preocupação maior é o risco aumentado para malformações congênitas fetais. Estas estão relacionadas principalmente com o controle glicêmico no momento da concepção e no período da embriogênese. Elas não ocorrem no DMG, já que ele tipicamente se manifesta a partir da 24ª semana de gestação. Em casos de DMG, as complicações fetais podem ser precoces (sobretudo, macrossomia) e tardias (p. ex., risco aumentado na idade adulta de obesidade e DM2). A insulinoterapia é o tratamento de escolha para o DM em gestantes; contudo, o uso de metformina tem se mostrado seguro e eficaz em casos de DMG. Uma alternativa, mais usada no passado, é a glibenclamida, a qual, apesar de ser eficaz no controle glicêmico, aumenta o risco de macrossomia fetal, hipoglicemia e outros desfechos neonatais desfavoráveis.

REFERÊNCIAS BIBLIOGRÁFICAS

1. Caughey AB, Turrentine M. ACOG Practice Bulletin: Gestational Diabetes Mellitus. Obstet Gynecol. 2018; 131.
2. Diagnostic criteria and classification of hyperglycemia first detected in pregnancy: a World Health Organization Guideline. Diabetes Res Clin Pract. 2014; 103:341-63.
3. Zhu Y, Zhang C. Prevalence of gestational diabetes and risk of progression to type 2 diabetes: a global perspective. Curr Diab Rep. 2016; 16:7.
4. Urbanová J, Brunerová L, Nunes M, Brož J. Identification of MODY among patients screened for gestational diabetes: a clinician's guide. Arch Gynecol Obstet. 2020; 302:305-14.
5. Timsit J, Ciangura C, Dubois-Laforgue D et al. Pregnancy in women with monogenic diabetes due to pathogenic variants of the glucokinase gene: Lessons and challenges. Front Endocrinol (Lausanne). 2022; 12.
6. Metzger BE. International Association of Diabetes and Pregnancy Study Groups Recommendations on the diagnosis and classification of hyperglycemia in pregnancy. Diabetes Care. 2010; 33:676-82.
7. Lavery J, Friedman A, Keyes K et al. Gestational diabetes in the United States: temporal changes in prevalence rates between 1979 and 2010. BJOG. 2017; 124:804-13.
8. International Diabetes Federation. IDF Diabetes Atlas, 10 ed. Brussels, Belgium: 2021. Disponível em: https://www.diabetesatlas.org. Acesso em: 14 jul. 2024.
9. Trujillo J, Vigo A, Duncan BB et al. Impact of the International Association of Diabetes and Pregnancy Study Groups criteria for gestational diabetes. Diabetes Res Clin Pract. 2015; 108:288-95.
10. Organização Pan-Americana da Saúde, Ministério da Saúde, Federação Brasileira das Associações de Ginecologia e Obstetrícia, Sociedade Brasileira de Diabetes. Rastreamento e diagnóstico de diabetes mellitus gestacional no Brasil. Brasília, DF: OPAS, 2016. 32p. Disponível em: https://iris.paho.org/bitstream/handle/10665.2/34278/9788579671180-por.pdf?sequence=1&isAllowed=y. Acesso em 14 jul. 2024.
11. Di Cianni G, Miccoli R, Volpe L et al. Intermediate metabolism in normal pregnancy and in gestational diabetes. Diabetes Metab Res Rev. 2003; 19:259-70.
12. Alexopoulos AS, Blair R, Peters AL. Management of preexisting diabetes in pregnancy: A review. JAMA. 2019; 321:1811-9.
13. Baz B, Riveline JP, Gautier JF. Endocrinology of pregnancy. Gestational diabetes mellitus: definition, aetiological and clinical aspects. Eur J Endocrinol. 2016; 174:R43-R51.
14. Plows J, Stanley J, Baker P, Reynolds C, Vickers M. The pathophysiology of gestational diabetes mellitus. Int J Mol Sci. 2018; 19:3342.
15. Catalano PM, Tyzbir ED, Roman NM et al. Longitudinal changes in insulin release and insulin resistance in nonobese pregnant women. Am J Obstet Gynecol. 1991; 165:1667-72. doi:10.1016/0002-9378(91)90012-G.
16. Phelps RL, Metzger BE, Freinkel N. Carbohydrate metabolism in pregnancy. XVII. Diurnal profiles of plasma glucose, insulin, free fatty acids, triglycerides, cholesterol, and individual amino acids in late normal pregnancy. Am J Obstet Gynecol. 1981; 140:730-6.
17. Christian LM, Porter K. Longitudinal changes in serum proinflammatory markers across pregnancy and postpartum: Effects of maternal body mass index. Cytokine. 2014; 70:134-40.
18. Zajdenverg L, Dualib PM, Façanha CF et al. Tratamento farmacológico do diabetes na gestação. In: Diretriz Oficial da Sociedade Brasileira de Diabetes 2022.
19. Balsells M, García-Patterson A, Gich I, Corcoy R. Maternal and fetal outcome in women with type 2 versus type 1 diabetes mellitus: A systematic review and meta-analysis. J Clin Endocrinol Metab. 2009; 94(11):4284-91.
20. Cohen AL, Wenger JB, James-Todd T et al. The association of circulating angiogenic factors and HbA1c with the risk of preeclampsia in women with preexisting diabetes. Hypertens Pregnancy. 2014; 33:81-92.
21. Bianco ME, Josefson JL. Hyperglycemia during pregnancy and long-term offspring outcomes. Curr Diab Rep. 2019; 19:143.
22. Lowe LP, Coustan DR, Metzger BE et al. Hyperglycemia and Adverse Pregnancy Outcome (HAPO) Study: Associations of maternal A1C and glucose with pregnancy outcomes. Diabetes Care. 2012; 35:574-80.
23. Padmanabhan S, Zen M, Lee V, Cheung NW. Pre-existing diabetes in pregnancy. Minerva Endocrinol. 2016; 41(1).
24. Negrato CA, Mattar R, Gomes MB. Adverse pregnancy outcomes in women with diabetes. Diabetol Metab Syndr. 2012; 4.
25. Kawasaki M, Arata N, Miyazaki C et al. Obesity and abnormal glucose tolerance in offspring of diabetic mothers: A systematic review and meta-analysis. PLoS One. 2018; 13:e0190676.
26. Scholtens DM, Kuang A, Lowe LP et al. Hyperglycemia and Adverse Pregnancy Outcome Follow-Up Study (HAPO FUS): Maternal glycemia and childhood glucose metabolism. Diabetes Care. 2019; 42:381-92.
27. Dabelea D, Hanson RL, Lindsay RS et al. Intrauterine exposure to diabetes conveys risks for type 2 diabetes and obesity: A study of discordant sibships. Diabetes. 2000; 49:2208-11.
28. Silverman BL, Rizzo TA, Cho NH, Metzger BE. Long-term effects of the intrauterine environment: The northwestern university diabetes in pregnancy center. In: Diabetes Care. 1998; 21 Suppl 2:B142-9.
29. Lawlor DA, Lichtenstein P, Långström N. Association of maternal diabetes mellitus in pregnancy with offspring adiposity into early adulthood: Sibling study in a prospective cohort of 280.866 men from 248.293 families. Circulation. 2011; 123:258-65.
30. Miranda JO, Cerqueira RJ, Barros H, Areias JC. Maternal diabetes mellitus as a risk factor for high blood pressure in late childhood. Hypertension. 2019; 73:e1-e7.
31. Bellatorre A, Scherzinger A, Stamm E et al. Fetal overnutrition and adolescent hepatic fat fraction: the exploring perinatal outcomes in children study. J Pediatrics. 2018; 192:165-70.
32. Nahum Sacks K, Friger M, Shoham-Vardi I et al. Prenatal exposure to gestational diabetes mellitus as an independent risk factor for long-term neuropsychiatric morbidity of the offspring. Am J Obstet Gynecol. 2016; 215:380.e1-7

33. Di Cianni G, Lacaria E, Lencioni C, Resi V. Preventing type 2 diabetes and cardiovascular disease in women with gestational diabetes – The evidence and potential strategies. Diabetes Res Clin Pract. 2018; 145:184-92.
34. Zajdenverg L, Façanha CFS, Dualib PM et al. Rastreamento e diagnóstico da hiperglicemia na gestação. In: Diretriz Oficial da Sociedade Brasileira de Diabetes; 2022.
35. WHO. Diagnostic criteria and classification of hyperglycemia first detected in pregnancy: A World Health Organization Guideline. WHO, ed. Diabetes Res Clin Pract. 2014; 103:341-63.
36. Hod M, Kapur A, Sacks DA et al. The International Federation of Gynecology and Obstetrics (IFGO) Initiative on gestational diabetes mellitus: A pragmatic guide for diagnosis, management, and care. Int J Gynecol Obstet. 2015; 131 Suppl 3:S173-211.
37. Quotah OF, Andreeva D, Nowak KG et al. Interventions in preconception and pregnant women at risk of gestational diabetes: A systematic review and meta-analysis of randomized controlled trials. Diabetol Metab Syndr. 2024; 16(1). doi:10.1186/s13098-023-01217-4.
38. Lee JS, Lee YA, Shin CH et al. Long-term health outcomes of early menarche in women: An umbrella review. QJM. 2022; 115:837-47.
39. Eleftheriou D, Athanasiadou KI, Sifnaios E et al. Sleep disorders during pregnancy: an underestimated risk factor for gestational diabetes mellitus. Endocrine. 2024; 83:41-50.
40. Wahabi HA, Fayed A, Esmaeil S et al. Systematic review and meta-analysis of the effectiveness of pre-pregnancy care for women with diabetes for improving maternal and perinatal outcomes. PLoS One. 2020; 15: e0237571.
41. Ludvigsson JF, Neovius M, Söderling J et al. Periconception glycemic control in women with type 1 diabetes and risk of major birth defects: Population based cohort study in Sweden. BMJ (Online). 2018; 362. doi:10.1136/bmj.k2638.
42. Zajdenverg L, Façanha C, Dualib PM et al. Planejamento, metas e monitorização do diabetes durante a gestação. In: Diretriz Oficial da Sociedade Brasileira de Diabetes. 2022.
43. Ludvigsson JF, Neovius M, Söderling J et al. Maternal glycemic control in type 1 diabetes and the risk for preterm birth: A population-based cohort study. Ann Intern Med. 2019; 170:691-701.
44. Widyaputri F, Rogers SL, Kandasamy R et al. Global estimates of diabetic retinopathy prevalence and progression in pregnant women with preexisting diabetes: A systematic review and meta-analysis. JAMA Ophthalmol. 2022; 140:486-94.
45. Diabetes Control and Complications Trial Research Group. Effect of pregnancy on microvascular complications in the diabetes control and complications trial research group. Diabetes Care. 2000; 23:1084-91.
46. Shah S, Venkatesan RL, Gupta A et al. Pregnancy outcomes in women with kidney transplant: Meta-analysis and systematic review. BMC Nephrol. 2019; 20:24.
47. Vestgaard M, Sommer MC, Ringholm L et al. Prediction of preeclampsia in type 1 diabetes in early pregnancy by clinical predictors: a systematic review. J Matern Fetal Neonatal Med. 2018; 31:1933-9.
48. Litzenberg K, Krishna SG, Hinton A et al. S0460 Outcomes for diabetic and idiopathic gastroparesis during pregnancy: Nationwide database registry. Am J Gastroenterol. 2020; 115. doi:10.14309/01.ajg.0000703888.32741.3b.
49. Reece EA, Homko CJ. Diabetes-related complications of pregnancy. J Natl Med Assoc. 1993; 85(7).
50. Management of diabetes in pregnancy: Standards of medical care in diabetes-2021. Diabetes Care. 2021; 44(Suppl 1):S200-S210.
51. Law GR, Gilthorpe MS, Secher AL et al. Translating HbA1c measurements into estimated average glucose values in pregnant women with diabetes. Diabetologia. 2017; 60(4). doi:10.1007/s00125-017-4205-7.
52. Organização Pan-Americana da Saúde. Ministério da Saúde. Federação Brasileira das Associações de Ginecologia e Obstetrícia. Sociedade Brasileira de Diabetes. Rastreamento e Diagnóstico de Diabetes Mellitus Gestacional no Brasil. Vol 1; 2017. Disponível em: https://www.diabetes.org.br/profissionais/images/pdf/diabetes-gestacional-relatorio.pdf%0Ahttps://www.diabetes.org.br/profissionais/images/pdf/diabetes-gestacional-relatorio.pdf%0Ahttp://www.diabetes.org.br/profissionais/images/pdf/diabetes-gestacional-re.
53. Feig DS, Donovan LE, Corcoy R et al. Continuous glucose monitoring in pregnant women with type 1 diabetes (CONCEPTT): A multicentre international randomized controlled trial. Lancet. 2017; 390:2347-59.
54. Majewska A, Stanirowski PJ, Tatur J et al. Flash glucose monitoring in gestational diabetes mellitus (FLAMINGO): A randomized controlled trial. Acta Diabetol. 2023; 60:1171-7.
55. Battelino T, Danne T, Bergenstal RM et al. Clinical targets for continuous glucose monitoring data interpretation: Recommendations from the international consensus on time in range. Diabetes Care. 2019; 42:1593-603.
56. Yu Q, Aris IM, Tan KH, Li LJ. Application and utility of continuous glucose monitoring in pregnancy: A systematic review. Front Endocrinol (Lausanne). 2019; 10. doi:10.3389/fendo.2019.00697.
57. Management of diabetes in pregnancy: Standards of medical care in diabetes-2018. Diabetes Care. 2018; 41. doi:10.2337/dc18-S013.
58. Rasmussen KM, Yaktine AL. Weight gain during pregnancy: Reexamining the guidelines. National Academies Press. 2009; 184(3). doi:10.1067/mob.2001.109591.
59. Dalfra' MG, Burlina S, Lapolla A. Weight gain during pregnancy: A narrative review on the recent evidences. Diabetes Res Clin Pract. 2022; 188:109913.
60. Kac G, Carrilho TRB, Rasmussen KM et al. Gestational weight gain charts: Results from the Brazilian maternal and child nutrition consortium. Am J Clin Nutrition. 2021; 113:1351-60.
61. Procter SB, Campbell CG. Position of the academy of nutrition and dietetics: Nutrition and lifestyle for a healthy pregnancy outcome. J Acad Nutr Diet. 2014; 114(7). doi:10.1016/j.jand.2014.05.005.
62. Reichelt AJ, Spichler ER, Branchtein L et al. Fasting plasma glucose is a useful test for the detection of gestational diabetes. Diabetes Care. 1998; 21:1246-9.
63. Archibald AJ, Dolinsky VW, Azad MB. Early-life exposure to non-nutritive sweeteners and the developmental origins of childhood obesity: Global evidence from human and rodent studies. Nutrients. 2018; 10:194.
64. Fitch C, Keim KS. Position of the Academy of Nutrition and Dietetics: Use of nutritive and nonnutritive sweeteners. J Acad Nutr Diet. 2012; 112:739-58.
65. Care D, Suppl SS. 14. Management of diabetes in pregnancy: Standards of medical care in diabetes 2019. Diabetes Care. 2019; 42(January):S165-S172. doi:10.2337/dc19-S014.
66. Barua S, Kuizon S, Junaid MA. Folic acid supplementation in pregnancy and implications in health and disease. J Biomed Sci. 2014; 21:77.
67. Jovanovic-Peterson L, Durak EP, Peterson CM. Randomized trial of diet versus diet plus cardiovascular conditioning on glucose levels in gestational diabetes. Am J Obstet Gynecol. 1989; 161:415-9.
68. Committee opinion no. 650: Physical activity and exercise during pregnancy and the postpartum period. Obstetrics and Gynecology. 2015; 126:e135-e142.
69. Onaade O, Maples JM, Rand B et al. Physical activity for blood glucose control in gestational diabetes mellitus: rationale and recommendations for translational behavioral interventions. Clin Diabetes Endocrinol. 2021; 7(1). doi:10.1186/s40842-021-00120-z.
70. Laredo-Aguilera JA, Gallardo-Bravo M, Rabanales-Sotos JA et al. Physical activity programs during pregnancy are effective for the control of gestational diabetes mellitus. Int J Environ Res Public Health. 2020; 17:6151.
71. Caissutti C, Saccone G, Khalifeh A et al. Which criteria should be used for starting pharmacologic therapy for management of gestational diabetes in pregnancy? Evidence from randomized controlled trials. J Matern Fetal Neonatal Med. 2019; 32:2905-14.
72. Martis R, Crowther CA, Shepherd E et al. Treatments for women with gestational diabetes mellitus: An overview of Cochrane systematic reviews. Cochrane Database Syst Rev. 2018; 8:CD012327.
73. Toledano Y, Hadar E, Hod M. Safety of insulin analogues as compared with human insulin in pregnancy. Expert Opin Drug Saf. 2016; 15:963-73.
74. Mathiesen ER, Alibegovic AC, Corcoy R et al. Insulin degludec versus insulin detemir, both in combination with insulin aspart, in the treatment of pregnant women with type 1 diabetes (EXPECT): an open-label, multinational, randomized, controlled, non-inferiority trial. Lancet Diabetes Endocrinol. 2023; 11:86-95.
75. Napoli A. Insulin therapy and diabetic pregnancy. Am J Ther. 2020; 27:e91-e105.
76. Mathiesen ER, Hod M, Ivanisevic M et al. Maternal efficacy and safety outcomes in a randomized, controlled trial comparing insulin detemir with NPH insulin in 310 pregnant women with type 1 diabetes. Diabetes Care. 2012; 35:2012-7.
77. Pollex E, Moretti ME, Koren G, Feig DS. Safety of insulin glargine use in pregnancy: A systematic review and meta-analysis. Ann Pharmacother. 2011; 45:9-16.
78. Bacon S, Feig DS. Glucose targets and insulin choice in pregnancy: What has changed in the last decade? Curr Diab Rep. 2018; 18(10). doi:10.1007/s11892-018-1054-9.
79. Nørgaard SK, Søholm JC, Mathiesen ER et al. Faster-acting insulin aspart versus insulin aspart in the treatment of type 1 or type 2 diabetes during pregnancy and post-delivery (CopenFast): an open-label, single-centre, randomized controlled trial. Lancet Diabetes Endocrinol. 2023:811-21.
80. Rys PM, Ludwig-Slomczynska AH, Cyganek K et al. Continuous subcutaneous insulin infusion vs multiple daily injections in pregnant women with type 1 diabetes mellitus: A systematic review and meta-analysis of randomized controlled trials and observational studies. Eur J Endocrinol. 2018; 178(5). doi:10.1530/EJE-17-0804.
81. Nielsen LR, Pedersen-Bjergaard U, Thorsteinsson B et al. Hypoglycemia in pregnant women with type 1 diabetes: Predictors and role of metabolic control. Diabetes Care. 2008; 31(1). doi:10.2337/dc07-1066.
82. Lee TTM, Collett C, Bergford S et al. Automated insulin delivery in women with pregnancy complicated by type 1 diabetes. N Engl J Med. 2023; 389:1566-78.
83. Benhalima K, Beunen K, Van Wilder N et al. Comparing advanced hybrid closed loop therapy and standard insulin therapy in pregnant women with type 1 diabetes (CRISTAL): a parallel-group, open-label, randomized controlled trial. Lancet Diabetes Endocrinol. 2024; 12:390-403.
84. Choudhary P, Kolassa R, Keuthage W et al. Advanced hybrid closed loop therapy versus conventional treatment in adults with type 1 diabetes (ADAPT): A randomized controlled study. Lancet Diabetes Endocrinol. 2022; 10(10). doi:10.1016/S2213-8587(22)00212-1.

85. Padmanabhan S, Jiang S, Mclean M, Cheung NW. Effect of pregnancy on insulin requirements differs between type 1 and type 2 diabetes: A cohort study of 222 pregnancies. Aust N Z J Obstet Gynecol. 2016; 56:352-7.
86. Roeder HA, Moore TR, Ramos GA. Changes in postpartum insulin requirements for patients with well-controlled type 1 diabetes. Am J Perinatol. 2016; 33(7). doi:10.1055/s-0036-1571323.
87. Langer O, Conway DL, Berkus MD et al. A Comparison of glyburide and insulin in women with gestational diabetes mellitus. N Engl J Med. 2000; 343(16). doi:10.1056/nejm200010193431601.
88. Tarry-Adkins JL, Aiken CE, Ozanne SE. Comparative impact of pharmacological treatments for gestational diabetes on neonatal anthropometry independent of maternal glycemic control: A systematic review and meta-analysis. PLoS Med. 2020; 17(5). doi:10.1371/journal.pmed.1003126.
89. Tocci V, Mirabelli M, Salatino A et al. Metformin in gestational diabetes mellitus: To use or not to use, that is the question. Pharmaceuticals (Basel). 2023; 16(9):1318.
90. Cassina M, Donà M, Di Gianantonio E et al. First-trimester exposure to metformin and risk of birth defects: A systematic review and meta-analysis. Hum Reprod Update. 2014; 20:656-69.
91. Bao L xin, Shi W ting, Han Y xin. Metformin versus insulin for gestational diabetes: A systematic review and meta-analysis. J Matern Fetal Neonatal Med. 2021; 34:2741-53.
92. Rowan JA, Hague WM, Gao W et al. Metformin versus insulin for the treatment of gestational diabetes. N Engl J Med. 2008; 358:2003-15.
93. Rowan JA, Rush EC, Plank LD et al. Metformin in gestational diabetes: The offspring follow-up (MiG TOFU): Body composition and metabolic outcomes at 7-9 years of age. BMJ Open Diabetes Res Care. 2018; 6:e000456.
94. Feig DS, Donovan LE, Zinman B et al. Metformin in women with type 2 diabetes in pregnancy (Mity): a multicentre, international, randomized, placebo-controlled trial. Lancet Diabetes Endocrinol. 2020; 8:834-44.
95. Butalia S, Audibert F, Côté AM et al. Hypertension Canada's 2018 Guidelines for the management of hypertension in pregnancy. Can J Cardiol. 2018; 34:526-31.
96. Federação Brasileira das Associações de Ginecologia e Obstetrícia (Febrasgo). Conceitos básicos de hipertensão arterial para assistência pré-natal. Jul/2017. Disponível em: https://www.febrasgo.org.br/pt/noticias/item/151-conceitos-basicos-de-hipertensao-arterial-para-assistencia-pre-natal. Acesso em 7 de abril de 2024.
97. Finnegan C, Breathnach F, Dicker P et al. Investigating the role of early low-dose aspirin in diabetes: A phase III multicentre double-blinded placebo-controlled randomized trial of aspirin therapy initiated in the first trimester of diabetes pregnancy. Contemp Clin Trials Commun. 2019; 16:100465.
98. Lewek J, Banach M. Dyslipidemia management in pregnancy: Why is it not covered in the guidelines? Curr Atheroscler Rep. 2022; 24:547-56.
99. Kim SY, Lee SM, Kwon GE et al. Maternal dyslipidemia and altered cholesterol metabolism in early pregnancy as a risk factor for small for gestational age neonates. Sci Rep. 2021; 26(11):21066.
100. Barrett HL, Nitert MD, McIntyre HD, Callaway LK. Normalizing metabolism in diabetic pregnancy: Is it time to target lipids? Diabetes Care. 2014; 37:1484-93.
101. Krstevska B, Jovanovska SM, Krstevska SS et al. Maternal lipids may predict fetal growth in type 2 diabetes mellitus and gestational diabetes mellitus pregnancies. Pril (Makedon Akad Nauk Umet Odd Med Nauki). 2016; 37:99-105.
102. Gutaj P, Wender-Ozegowska E, Brązert J. Maternal lipids associated with large-for-gestationala ge birth weight in women with type 1 diabetes: Results from a prospective single-center study. Archives of Medical Science. 2017; 13(4). doi:10.5114/aoms.2016.58619.
103. Bittencourt MS. Statins and Pregnancy – New FDA Recommendations. Arq Bras Cardiol. 2022; 119:1-2.
104. Bertoluci MC, Moreira RO, Faludi A et al. Brazilian guidelines on prevention of cardiovascular disease in patients with diabetes: A position statement from the Brazilian Diabetes Society (SBD), the Brazilian Cardiology Society (SBC) and the Brazilian Endocrinology and Metabolism Society (SBEM). Diabetol Metab Syndr. 2017; 14:9:53.
105. Starikov R, Dudley D, Reddy UM. Stillbirth in the pregnancy complicated by diabetes. Curr Diab Rep. 2015; 15:11.
106. Organização Pan-Americana de Saúde, Federação Brasileira das Associações de Ginecologia e Obstetrícia, Sociedade Brasileira de Diabetes, Ministério da Saúde. Cuidados Obstétricos em Diabetes Mellitus Gestacional no Brasil. Vol 1. 1 ed. Brasília, DF: Ministério da Saude; 2021.
107. Yap Y, Modi A, Lucas N. The peripartum management of diabetes. BJA Educ. 2020; 20:5-9.
108. Ministério da Saúde. Secretaria de Atenção à Saúde. Departamento de Ações Programáticas Estratégicas B. Atenção à Saúde do Recém-Nascido: Guia para os Profissionais de Saúde, Volume I – Cuidados Gerais. 2. ed. atual. Brasília, DF: Ministério da Saúde. 2014. 192 p.
109. National Institute for Health and Care Excellence (NICE). Diabetes in pregnancy: management from preconception to the postnatal period. 3 ed. National Institute for Health and Care Excellence: Guidelines; 2020.
110. Wong T, Ross GP, Jalaludin BB, Flack JR. The clinical significance of overt diabetes in pregnancy. Diabetic Medicine. 2013; 30(4). doi:10.1111/dme.12110.
111. Ikemoto Sato AK, Zerbinatti Pereira R, Moreira dos Santos PH et al. Barriers and interventions for postpartum reclassification of glycemic status in women with gestational diabetes mellitus: A scoping review. Diabetes Metab Syndr. 2022; 16:102552.
112. Vounzoulaki E, Khunti K, Abner SC et al. Progression to type 2 diabetes in women with a known history of gestational diabetes: Systematic review and meta-analysis. BMJ. 2020; 369:m1361.
113. Albareda M, Caballero A, Badell G et al. Diabetes and abnormal glucose tolerance in women with previous gestational diabetes. Diabetes Care. 2003; 26:1199-205.
114. Ratner RE, Christophi CA, Metzger BE et al. Prevention of diabetes in women with a history of gestational diabetes: Effects of metformin and lifestyle interventions. J Clin Endocrinol Metab. 2008; 93:4774-9.
115. Dieterich CM, Felice JP, O'Sullivan E, Rasmussen KM. Breastfeeding and health outcomes for the mother-infant dyad. Pediatr Clin North Am. 2013; 60:31-48.
116. Reichental ZL, O'Brien VM, O'Reilly SL. Interventions to support women with overweight or obesity or gestational diabetes mellitus to initiate and continue breastfeeding: Systematic review and meta-analysis. Obes Rev. 2022; 23:e13371.
117. Ziegler AG, Wallner M, Kaiser I et al. Long-term protective effect of lactation on the development of type 2 diabetes in women with recent gestational diabetes mellitus. Diabetes. 2012; 61:3167-71.
118. Parks C, Peipert JF. Eliminating health disparities in unintended pregnancy with long-acting reversible contraception (LARC). Am J Obstet Gynecol. 2016; 214:681-8.
119. World Health Organization. Medical eligibility criteria for contraceptive use. 5 ed. Geneva: WHO; 2015. Disponível em: https://www.who.int/reproductivehealth/mec-app/en/. Acesso em 7 de abril de 2024.

CAPÍTULO

66

Retinopatia Diabética

Rodrigo Pessoa Cavalcanti Lira

INTRODUÇÃO

Pacientes com diabetes melito frequentemente desenvolvem complicações oculares, tais como instabilidade da refração, paralisias dos nervos motores oculares (3º, 4º e 6º nervos cranianos), úlceras de córnea, glaucoma, neovascularização de íris e catarata. Entretanto, a mais comum e a que mais cega é a retinopatia diabética (RD).[1]

RD é a principal causa de casos novos de cegueira não reversível em pessoas entre 25 e 74 anos de idade em países desenvolvidos. Sua prevalência varia bastante entre os estudos, mas provavelmente afeta 35 a 40% dos diabéticos, sendo mais frequente no diabetes melito (DM) tipo 1 (DM1) que no DM tipo 2 (DM2).[1-3] Entre quase 23 mil pacientes com DM oriundos de 35 estudos (1980 a 2008), cerca de 35% tinham alguma forma de RD, 7% RD proliferativa, 7% edema macular e 10% grave comprometimento visual.[3] Quanto maior o tempo de evolução do DM e pior o controle glicêmico, maior o risco de RD.[1,2]

Nos estágios iniciais da RD, os pacientes são assintomáticos, mas, à medida que a doença progride, o paciente percebe manchas no campo visual, distorção da imagem e redução da acuidade visual. Os microaneurismas são o sinal mais precoce de RD.[1,2]

A avaliação da RD deve sempre levar em conta a dosagem da glicemia de jejum e da hemoglobina glicada (HbA_{1c}).[4] A doença renal do diabetes (previamente denominada nefropatia diabética), caracterizada por albuminúria e redução da taxa de filtração glomerular, também é um excelente preditor de RD; ambas as doenças são causadas pela microangiopatia diabética, e a presença e gravidade de uma reflete-se na outra.[5]

FISIOPATOLOGIA

O mecanismo exato pelo qual o DM causa retinopatia não é totalmente compreendido, mas várias teorias tentam explicar a história natural da doença. A base da doença é a microangiopatia com danos relacionados direta e indiretamente com hiperglicemia.[6-10]

Microangiopatia (caracterizada por espessamento da membrana basal do capilar) e oclusão capilar, secundárias à hiperglicemia crônica, são a base da patogênese da RD (Figura 66.1). Juntas, essas anormalidades causam hipoxia retiniana, quebra da barreira hematorretiniana e aumento da permeabilidade vascular. Como resultado, ocorrem hemorragias, exsudatos e edema retinianos, bem como o desenvolvimento de edema macular. Além disso, oclusão e isquemia microvasculares favorecem o aparecimento de exsudatos algodonosos, alterações capilares, *shunts* arteriovenosos e neovascularização.[7-10]

Os efeitos da hiperglicemia crônica sobre a RD são explicados por diferentes mecanismos bioquímicos, como aumento da atividade da via dos polióis, formação de produtos finais de glicação avançada, estresse oxidativo, ativação da proteinoquinase C (PKC) e aumento de atividade da via da hexosamina. Dislipidemia também foi associada ao surgimento de RD e edema macular.[5-10]

Hormônio do crescimento

O hormônio do crescimento (GH) contribui para o desenvolvimento e a progressão da retinopatia.[11-13] Reversão de RD já foi relatada em casos de necrose hipofisária pós-parto e, até os anos 1960, ablação cirúrgica hipofisária foi proposta por alguns autores como tratamento da RD grave.[11-13] Mais recentemente, evidenciou-se que a deficiência de GH tem algum efeito protetor contra a retinopatia; contudo, RD grave já foi descrita em casos de hipopituitarismo.[13]

Plaquetas e viscosidade sanguínea

A variedade de anormalidades hematológicas observadas no DM, como aumento da agregação plaquetária e diminuição da deformidade dos eritrócitos, predispõe a alentecimento da circulação sanguínea, dano endotelial e oclusão capilar. Isso provoca isquemia retiniana e contribui para o desenvolvimento da RD.[8,10,13]

Aldose redutase e fatores vasoproliferativos

Um aumento persistente na glicemia faz com que o excesso de glicose seja metabolizado pela via da aldose redutase em alguns

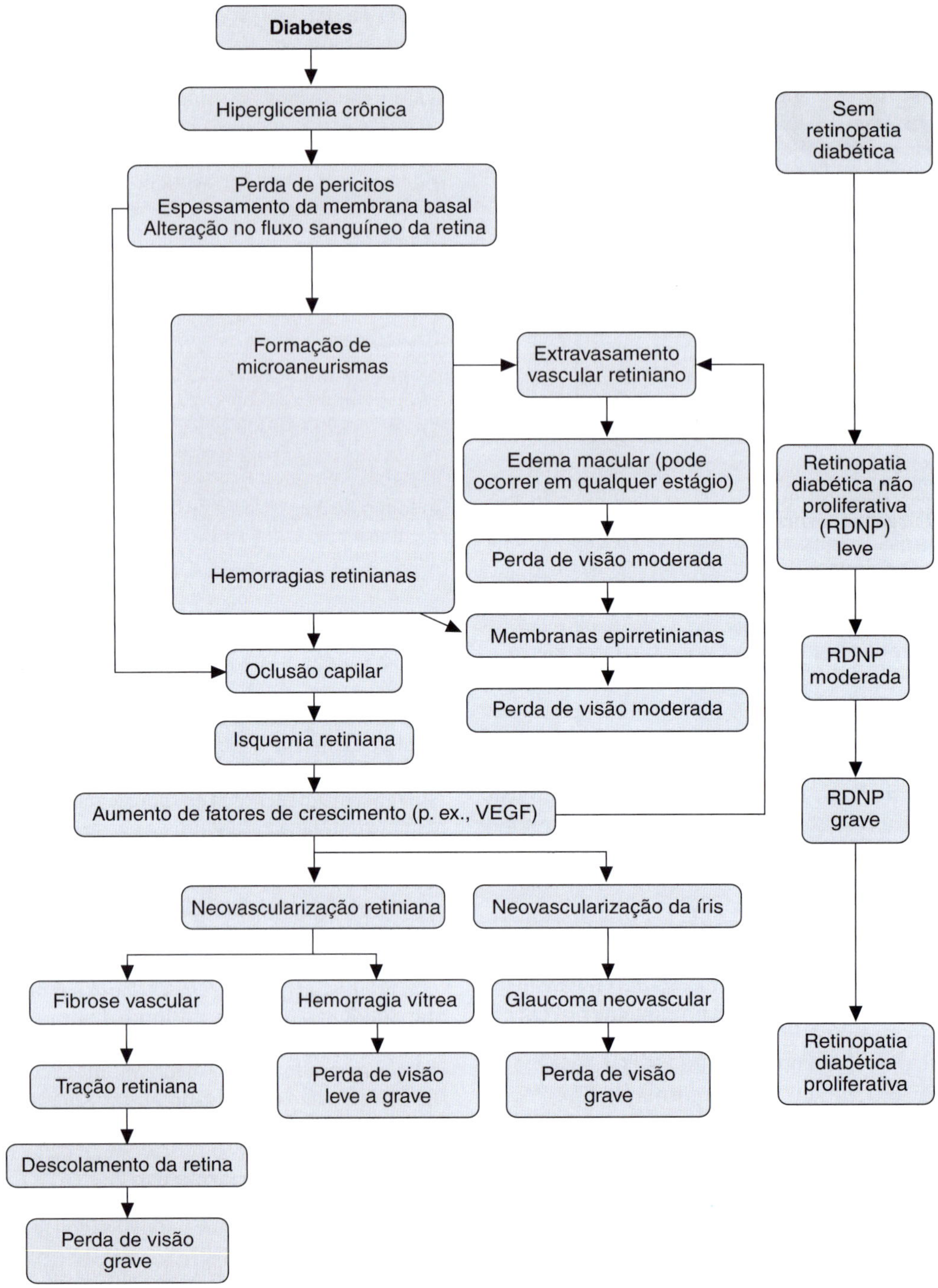

Figura 66.1 Fluxograma da patogênese da retinopatia diabética. VEGF: fator de crescimento do endotélio vascular. (Adaptada de Brownlee et al., 2011.[11])

tecidos, levando à conversão de açúcar em álcool (p. ex., glicose em sorbitol e galactose em dulcitol). Os pericitos intramurais dos capilares retinianos são afetados pelo nível elevado de sorbitol, prejudicando a autorregulação dos capilares. Isso predispõe ao enfraquecimento da estrutura da parede do capilar e favorece a formação de microaneurismas (o mais precoce sinal detectável de retinopatia).[7-9,13] A ruptura dos microaneurismas provoca hemorragias retinianas superficiais (em chama de vela) e profundas (hemorragias puntiformes).[7,8] O aumento da permeabilidade desses vasos resulta em vazamento de fluido e de material rico em proteínas e lipídios, correspondendo clinicamente ao espessamento retiniano e aos exsudatos, os quais, se ocorrerem na mácula, provocarão diminuição da visão central.[7,8]

Proteinoquinase C

A isoforma PKC-beta é ativada pela hiperglicemia e, experimentalmente, demonstrou-se que sua ativação está associada à quebra da barreira hematorretiniana pela ativação de fatores de crescimento vascular.[13]

Edema macular

O edema macular é a causa mais comum de baixa visual em pacientes com RD não proliferativa e também é um importante fator adicional para a baixa visual nos pacientes com a forma proliferativa.[13,14] Uma das teorias para o surgimento do edema macular é que, na hiperglicemia, há aumento dos níveis de diacilglicerol, com aumento da PKC ativada, levando à modificação da permeabilidade e do fluxo sanguíneo.[9,14]

Hipoxia

Com a progressão da doença, pode ocorrer oclusão dos capilares retinianos, provocando hipoxia tecidual. O infarto da camada de fibras nervosas leva à formação de exsudatos algodonosos, os quais estão associados à estase do fluxo axoplasmático.[8,9]

A hipoxia retiniana eleva a expressão intraocular de moléculas que aumentam a quebra da barreira hematorretiniana e levam à proliferação vascular, tais como o fator de crescimento semelhante à insulina-1 (IGF-1; do inglês, *insulin-like growth factor 1*), o fator de crescimento fibroblástico básico e, sobretudo, o fator de crescimento do endotélio vascular (VEGF; do inglês, *vascular endothelial growth factor*). O VEGF é, certamente, um dos principais fatores angiogênicos implicados na patogênese da RD.[8-10,13]

Com a progressão da hipoxia, são ativados alguns mecanismos compensatórios. Surgem anormalidades do calibre venoso, como variação do calibre, tortuosidade e dilatação, as quais sinalizam aumento da hipoxia e quase sempre são próximas a áreas de não perfusão capilar. Também podem estar presentes anormalidades microvasculares intrarretinianas (IRMA; do inglês, *intraretinal microvascular abnormalities*), as quais representam crescimento de novos vasos ou remodelamento de vasos preexistentes por proliferação endotelial intrarretiniana, a fim de criar *shunts* em áreas de não perfusão capilar.[8-10]

Neovascularização

A isquemia retiniana leva à produção de fatores vasoproliferativos que estimulam a formação de novos vasos. Primeiro, a matriz extracelular é quebrada por proteases e novos vasos são originados principalmente a partir de vênulas retinianas. Se estes ultrapassarem a membrana limitante interna, passarão a ser chamados de neovasos, definindo o estágio proliferativo da RD. Com o progredir da doença, esses neovasos formam redes capilares entre a superfície interna da retina e a face posterior da hialoide.[8,9,13]

Em pacientes com RD proliferativa, períodos de apneia noturna podem ser um fator de risco para neovascularização da íris e/ou do ângulo.[15]

A neovascularização é mais comumente observada nos limites entre a retina perfundida e a não perfundida e ocorre mais comumente ao longo das arcadas vasculares e da cabeça do nervo óptico. Os neovasos crescem ao longo da superfície interna da retina e face posterior da hialoide. Esses vasos frágeis podem ser rompidos facilmente por tração vítrea, o que pode provocar hemorragia vítrea e/ou sub-hialóidea.[6-9,13] Os neovasos, inicialmente, são associados a pequena quantidade de tecido fibroglial. Entretanto, à medida que aumenta a densidade de tecido neovascular, ocorre progressão do tecido fibroglial. Em estágios tardios, os neovasos podem regredir, deixando apenas o tecido fibroso avascular aderido tanto à retina quanto à hialoide posterior. Como o vítreo tende a contrair com o passar do tempo, podem ser criadas forças tracionais sobre a retina. Essa tração causa edema retiniano, descolamento tracional retiniano e formação de rupturas retinianas, com consequente descolamento regmatogênico da retina.[8-11]

FATORES DE RISCO

Duração do diabetes

Isoladamente, a duração do DM é o fator de risco mais importante. Em pacientes com DM1, retinopatia é infrequente nos primeiros 5 anos após o diagnóstico. Depois de 10 a 15 anos, 25 a 50% dos pacientes vão apresentar algum grau de retinopatia. Essa prevalência aumenta para 57 a 95% após 15 anos e atinge aproximadamente 100% após 30 anos de doença.[7,8] Embora rara na primeira década de vida, a RD proliferativa é encontrada em 14 a 17% dos pacientes com DM1 15 anos depois do diagnóstico, aumentando consistentemente após esse período.[1-3] Em pacientes com DM2, 23% têm RD não proliferativa após 11 a 13 anos; 41%, após 14 a 16 anos; e 60%, após 16 anos.[13] Em estudo mais recente, entre 2.272 pacientes com DM2, 25,8% apresentaram retinopatia (20,2% com RD não proliferativa e 4,7% com RD proliferativa).[16] A prevalência de retinopatia na dependência da duração do diabetes foi de 1,1% ao diagnóstico; 6,6% nos primeiros 5 anos; 12% após 5 a 9,9 anos; 24% após 10 a 14,9 anos; 39,9% após 15 a 19,9 anos; 52,7% após 20 a 24,9 anos; 58,7% após 25 a 29,9 anos e 63% após 30 anos ou mais.[16] No *United Kingdom Prospective Study* (UKPDS), entre 1.919 pacientes submetidos a radiografias retinianas de alta qualidade, 703 (37%) tinham RD ao diagnóstico, com progressão em 29% ao longo de 6 anos.[17] Entre os pacientes sem RD ao diagnóstico, 22% desenvolveram essa complicação em 6 anos.[17]

Controle do diabetes

O controle rigoroso do DM pode prevenir o aparecimento ou a progressão da retinopatia. A HbA_{1c} elevada aumenta o risco de progressão para RDP.[4,10,17-19] Em contrapartida, agravamento da RD após uma rápida melhora do controle glicêmico pode ocorrer, como já relatado com a insulinoterapia e, mais recentemente, com o uso de semaglutida, um agonista do receptor do peptídeo semelhante ao glucagon 1 (GLP-1; do inglês, *glucagon-like peptide 1*).[20]

Hipertensão arterial

Hipertensão arterial sistêmica (HAS) é fator de risco para progressão da RD.[19,21] No UKPDS, pacientes mantidos sob controle estrito da pressão arterial (< 150/85 mmHg) tiveram uma redução de risco de 34% nas alterações microvasculares em comparação com o grupo de controle da pressão arterial convencional (< 180/105).[17,20] Para cada redução de 10 mmHg na pressão arterial sistólica, houve uma redução de 13% associada dos desfechos microvasculares, independentemente do hipotensor utilizado.[13,17,19,21] Em outro estudo, o lisinopril, um inibidor da enzima de conversão de angiotensina (IECA), propiciou redução de 50% na progressão da retinopatia diabética não proliferativa (RDNP) em diabéticos tipo 1 normotensos.[22]

Doença renal do diabetes

A maioria dos pacientes com doença renal do diabetes (DRD), caracterizada por albuminúria e redução da taxa de filtração glomerular, também apresentam RD. Em contrapartida, somente um terço dos casos de RD têm DRD.[7,8,19,21]

Gestação

A gravidez é sabidamente é um fator de risco para surgimento e, sobretudo, piora da RD, estando esse risco diretamente relacionado com a gravidade da RD pré-gestacional, bem como, durante a gestação, com mau controle glicêmico e hipertensão arterial (risco ainda maior em mulheres que desenvolvem pré-eclâmpsia).[13,19,23] Felizmente, regressão da piora da RD ocorre em muitos casos dentro de 12 meses após o parto.[19,23]

As pacientes que iniciam a gravidez sem retinopatia têm um risco em torno de 10% de desenvolver algum grau de RDNP.[13,19,23] Já nas pacientes com RDNP no início da gravidez, o risco de progressão é maior naquelas com as formas mais graves (até 55%) do que naquelas com as formas mais leves (cerca de 20%).[19,23,24] Mulheres com RD proliferativa tendem a apresentar piora acentuada da doença em caso de gravidez, sendo muito importante a panfotocoagulação pré-gestacional, visando estabilizar o quadro ocular.[23,24] Em contraste, não há surgimento de retinopatia em mulheres com diabetes gestacional.[19]

Dislipidemia

Pacientes com dislipidemia não controlada têm maior tendência a edema macular e a acúmulo de exsudatos duros.[19,23,24]

Outros fatores de risco

Tabagismo, cirurgia intraocular (especialmente catarata), obesidade e anemia também podem contribuir para a ocorrência de RD.[19]

DIAGNÓSTICO

História

Nos estágios iniciais, os pacientes são assintomáticos. Com o progredir da doença, surgem sintomas variados, tais como escotomas, visão embaçada e distorção na imagem.[19]

Exame físico

A base da avaliação quanto à retinopatia é o exame oftalmológico completo, incluindo um detalhado exame da retina com a pupila dilatada. Uma alternativa de triagem de retinopatia em locais distantes ou pouco assistidos por especialistas é o uso de telemedicina por meio de retinógrafos de baixo custo (Figura 66.2) e centros remotos para interpretação dos exames.[25]

Crianças e adolescentes com DM1 devem iniciar a avaliação oftalmológica após a puberdade ou ao completarem 5 anos de doença. Em adultos com DM1, tal procedimento deve ser iniciado após 5 anos de doença. Em pacientes com DM2, a avaliação oftalmológica deve ser realizada imediatamente após o diagnóstico, visto que a doença é muitas vezes diagnosticada com 5 a 10 anos de atraso. O intervalo entre os exames é anual, mas pode ser menor, dependendo do grau de retinopatia ou maculopatia encontrado.[19,26]

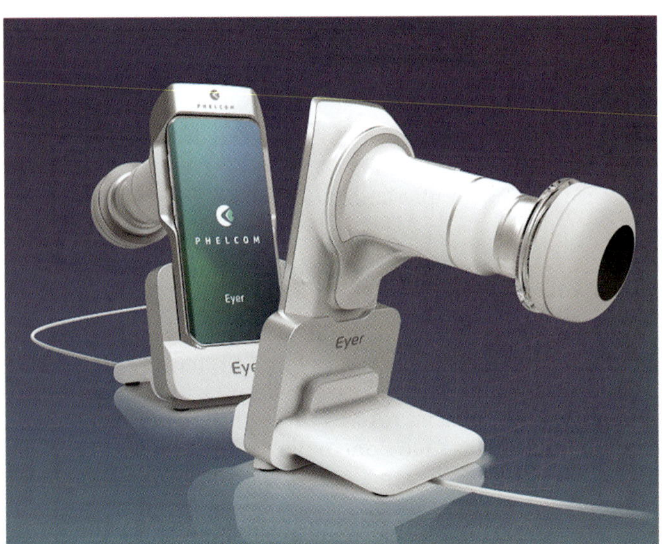

Figura 66.2 Retinógrafo portátil. (Imagem cedida pela Phelcom.)

Microaneurismas

Microaneurismas são o mais precoce sinal da RD e ocorrem secundariamente à perda de pericitos. O aspecto é o de herniações saculares nas paredes dos vasos capilares retinianos. Sua localização é predominantemente na camada plexiforme interna, próximo às áreas de má perfusão capilar. Surgem como pontos avermelhados nas camadas superficiais retinianas. Na angiofluoresceinografia, aparecem como pontos de hiperfluorescência com pouco aumento tardio (Figura 66.3). Quando o tamanho ultrapassa 100 μm, passam a ser denominados macroaneurismas (Figuras 66.4 e 66.5). Sua ruptura provoca hemorragias intrarretinianas.[5,6,13,19]

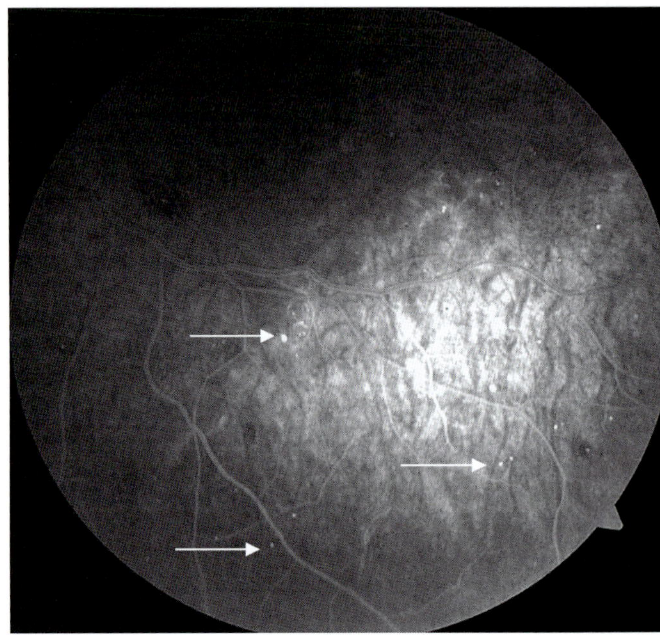

Figura 66.3 Angiofluoresceinografia em paciente com retinopatia diabética não proliferativa leve com pontos de hiperfluorescência (*setas*) referentes a microaneurismas. (Imagem cedida pelo Dr. Enzo Fulco.)

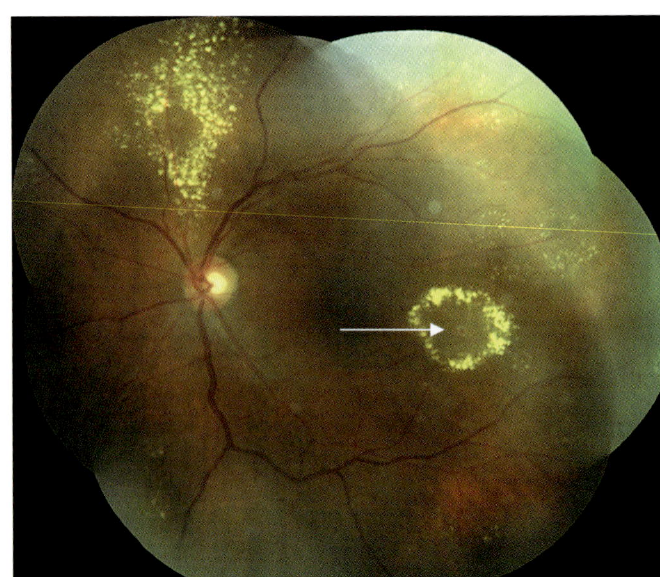

Figura 66.4 Retinografia em paciente com retinopatia diabética não proliferativa leve-moderada com edema macular clinicamente significativo (*seta*) associado a macroaneurisma. (Imagem cedida pelo Dr. Enzo Fulco.)

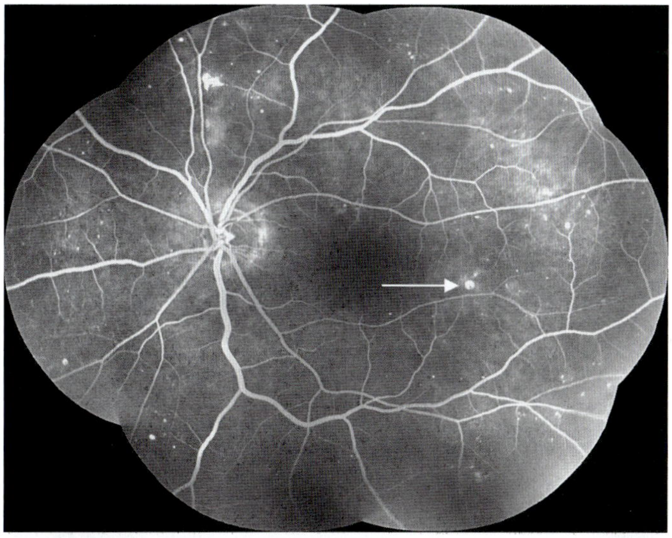

Figura 66.5 Angiofluoresceinografia em paciente com retinopatia diabética não proliferativa leve-moderada associada a macroaneurisma. (Imagem cedida pelo Dr. Enzo Fulco.)

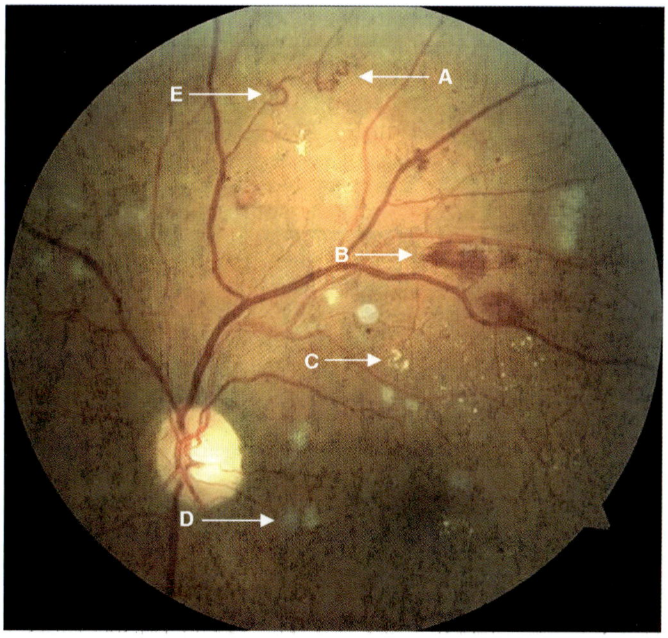

Figura 66.6 Retinografia em paciente com retinopatia diabética proliferativa inicial. **A.** Neovasos periféricos. **B.** Hemorragia em chama de vela. **C.** Exsudatos duros. **D.** Manchas algodonosas. **E.** *Loop* venoso. (Imagem cedida pelo Dr. Enzo Fulco.)

Hemorragias retinianas

Surgem quando há rupturas de microaneurismas na retina. Quando acontecem nas camadas mais profundas da retina, como na nuclear interna ou na plexiforme externa, o aspecto é de micro-hemorragias puntiformes. A angiofluoresceinografia ajuda a distinguir as hemorragias puntiformes (hipofluorescentes) dos microaneurismas (hiperfluorescentes). Já as hemorragias em chama de vela são mais extensas e superficiais, tendo esse aspecto por serem localizadas na camada de fibras nervosas (Figura 66.6).[5,6,13,19]

Edema retiniano e exsudatos duros

São causados pela quebra da barreira hematorretiniana, permitindo o vazamento de proteínas, lipídios e plasma. Parecem ser mais comuns em pacientes com dislipidemias (ver Figura 66.6).[6,13,19]

Manchas algodonosas

São infartos da camada de fibras nervosas devido à oclusão das arteríolas pré-capilares. Ocorrem próximo a áreas de microaneurismas e de hiperpermeabilidade vascular (ver Figura 66.6).[6,13,19]

Loops *venosos e ensalsichamento venoso*

Essas variações do calibre e do trajeto venoso ocorrem adjacentes a áreas de não perfusão capilar e refletem aumento da isquemia. O surgimento dessas alterações é um importante fator preditivo de progressão para retinopatia proliferativa (ver Figuras 66.6 e 66.7).[6,13,19]

Anormalidades microvasculares intrarretinianas

Representam leitos capilares remodelados, com *shunts* arteriovenulares, sem mudanças proliferativas. Têm localização intrarretiniana, não ultrapassando a membrana limitante interna. Esse *shunt* acentua a má perfusão local. Apresentam pouco vazamento na angiofluoresceinografia e são encontrados próximo a áreas de não perfusão retiniana (ver Figura 66.7).[5,13,19]

Edema macular

É a principal causa de baixa visual em pacientes com diabetes. Ocorre por dano aos capilares retinianos e consequente quebra da barreira hematorretiniana, permitindo o extravasamento

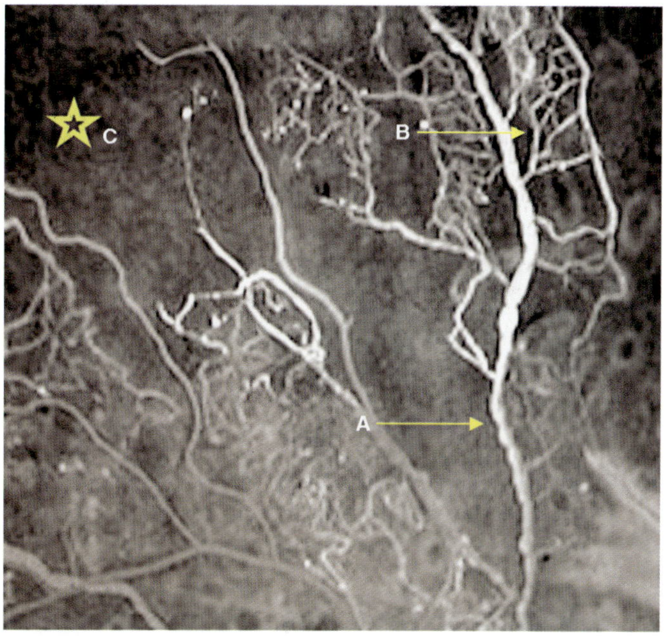

Figura 66.7 Angiofluoresceinografia em paciente com retinopatia diabética não proliferativa grave. **A.** Ensalsichamento venoso. **B.** Anormalidades microvasculares intrarretinianas (IRMA). **C.** Área de isquemia retiniana com má perfusão capilar. (Imagem cedida pelo Dr. Enzo Fulco.)

para o espaço extracelular de líquido, proteínas e lipídios (ver Figura 66.4). Pode atingir pacientes em qualquer estágio de retinopatia. Nos casos de RD proliferativa, o edema também pode ser causado pela tração vítrea, caso a retina esteja afastada do epitélio pigmentar retiniano.[5,6,13,19]

Neovasos retinianos

São vasos desenvolvidos a partir do estímulo da isquemia retiniana e que, apesar de originados de vasos intrarretinianos, ultrapassam o limite anatômico entre a retina e o vítreo (a camada mais interna da retina conhecida com membrana limitante interna). A presença de neovasos é o que define a RD proliferativa. Ocorrem mais frequentemente próximo ao disco óptico (neovascularização de disco [NVD]) (Figura 66.8) ou dentro de 3 diâmetros de papila em torno das 4 arcadas vasculares retinianas principais (neovascularização em qualquer parte [NVE; do inglês, *neovasculization elsewhere*]).[5,6,13]

É comum ocorrerem hemorragias extrarretinianas na RD proliferativa. As hemorragias pré-retinianas ou sub-hialóideas localizam-se no espaço entre a retina e a hialoide posterior (Figuras 66.9 a 66.11). Já a hemorragia vítrea apresenta-se como opacidade difusa ou coágulos dentro do gel vítreo (ver Figuras 66.10 e 66.11).[5,6,13]

Pode haver presença de tecido proliferativo fibrovascular associado a complexos de neovascularização. Nessa situação, é comum haver forte adesão com o corpo vítreo, e uma complicação temida é o descolamento retiniano tracional, provocado por tração vitreorretiniana. Nesse tipo de descolamento, a retina é elevada, imóvel e côncava, ao contrário do descolamento retiniano regmatogênico, que é bolhoso, móvel e convexo. Entretanto, pode haver coexistência dos dois tipos na RD.[6,13,19]

Classificação

Uma classificação simplificada e bastante útil divide a RD em não proliferativa e proliferativa (Quadro 66.1). Concomitantemente a qualquer uma delas, pode haver edema macular clinicamente significante.[5,6,13,19]

Retinopatia diabética não proliferativa

A existência de microaneurismas retinianos em diabéticos já caracteriza o diagnóstico de RDNP, mas pode também haver, em diferentes graus de comprometimento, presença de micro-hemorragias, exsudatos duros, manchas algodonosas, *loops* com ensalsichamento venoso e/ou IRMA (ver Figura 66.7).[6,13,19] O estágio que chama mais a atenção por requerer tratamento de forma intensa é a RDNP grave, definida pela regra 4:2:1, ou seja, hemorragias e microaneurismas difusos nos 4 quadrantes, ou *loops* com ensalsichamento venoso em 2 quadrantes, ou anormalidades microvasculares intrarretinianas em 1 quadrante.[6,13,19]

Retinopatia diabética proliferativa

A retinopatia diabética proliferativa (RDP) é classificada em dois tipos: a *inicial* ou a de *alto risco*. Na RDP inicial, os neovasos estão presentes, mas não preenchem os critérios de alto risco. Na RDP de alto risco, encontra-se NVD em ≥ 1/3 da área do disco óptico, ou há qualquer NVD associada à hemorragia vítrea ou sub-hialóidea, ou há presença de NVE ≥ 1/2 diâmetro de papila, associada à hemorragia vítrea ou sub-hialóidea (ver Figuras 66.8 a 66.11).[6,13,19]

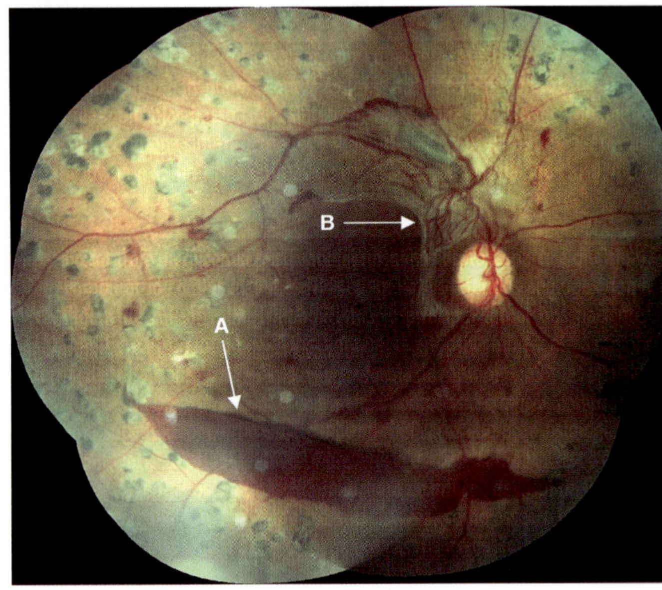

Figura 66.9 Retinografia em paciente com retinopatia diabética proliferativa de alto risco. **A.** Hemorragia pré-retiniana/sub-hialóidea. **B.** Tecido proliferativo fibrovascular associado a complexos de neovascularização. (Imagem cedida pelo Dr. Enzo Fulco.)

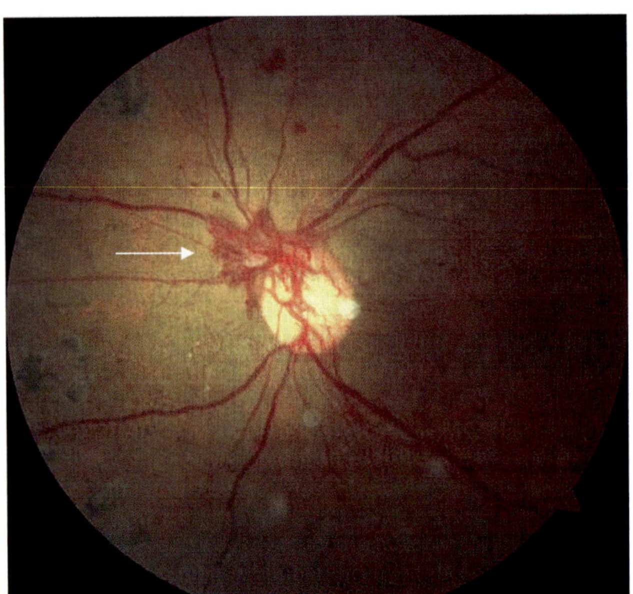

Figura 66.8 Retinografia em paciente com retinopatia diabética proliferativa de alto risco apresentando neovasos no disco (*seta*). (Imagem cedida pelo Dr. Enzo Fulco.)

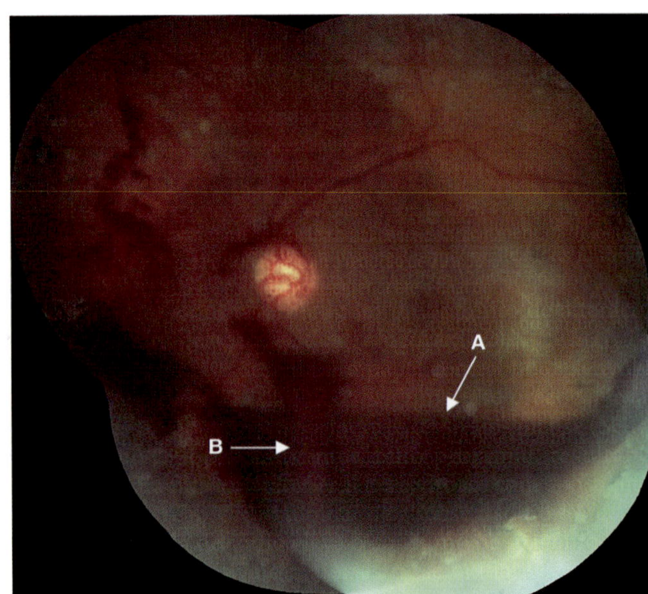

Figura 66.10 Retinografia em paciente com retinopatia diabética proliferativa de alto risco. **A.** Hemorragia pré-retiniana/sub-hialóidea. **B.** Hemorragia vítrea. (Imagem cedida pelo Dr. Enzo Fulco.)

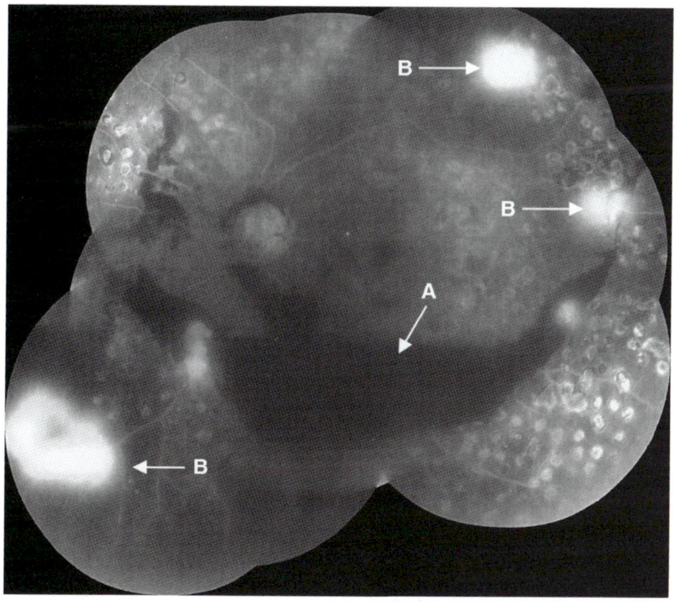

Figura 66.11 Angiofluoresceinografia em paciente com retinopatia diabética proliferativa de alto risco. **A.** Hemorragia pré-retiniana/sub-hialóidea. **B.** Neovasos periféricos. (Imagem cedida pelo Dr. Enzo Fulco.)

Quadro 66.1 Classificação da retinopatia diabética (RD).

- Ausência de retinopatia
- RD não proliferativa (RDNP)
  - RDNP leve → presença isolada de microaneurismas
  - RDNP moderada → presença de microaneurismas e de outras alterações que não caracterizem a RDNP grave
  - RDNP grave → presença de qualquer uma das três alterações a seguir:
    - Hemorragias graves e microaneurismas em cada um dos quatro quadrantes da retina
    - Dilatações venosas em pelo menos dois quadrantes
    - Alterações vasculares intrarretinianas (IRMA) em pelo menos um dos quadrantes
- RD proliferativa → presença de neovascularização (no disco óptico ou em qualquer parte) e hemorragia vítrea

Adaptado de Sociedade Brasileira de Diabetes, 2019.[21]

Edema macular clinicamente significante

O *Early Treatment Diabetic Retinopathy Study* (ETDRS)[27] definiu edema macular clinicamente significante (ver Figura 66.4) como:

- Espessamento retiniano dentro dos 500 μm do centro da fóvea
- Exsudatos duros dentro dos 500 μm do centro da fóvea com área adjacente de edema retiniano
- Uma área de ao menos 1 diâmetro de papila (1.500 μm) de espessamento retiniano que esteja parcialmente dentro de 1 diâmetro de papila do centro da fóvea.[27]

Exames complementares

Entre o vasto arsenal disponível, os principais exames complementares são: glicemia de jejum (GJ), hemoglobina glicada (HbA_{1c}), angiofluoresceinografia, tomografia de coerência óptica e ultrassonografia ocular.[6,13,19]

Glicemia de jejum e hemoglobina glicada

A GJ nos dá uma avaliação do controle da glicemia no momento do exame, enquanto a HbA_{1c} fornece um panorama do controle glicêmico referente aos últimos 2 a 3 meses, com ênfase para os últimos 30 dias.[3]

Retinografia

É um exame muito útil e pode ser realizado por meio de telemedicina em aparelhos portáteis e de custo relativamente baixo.[28,29] Permite o registro e a triagem de pacientes com suspeita de retinopatia. A maioria das alterações vasculares de RD pode ser diagnóstica, tais como neovasos, exsudatos duros e moles, hemorragias intrarretinianas e pré-retinianas, além dos complexos fibrovasculares (ver Figura 66.6).[6,7]

A inteligência artificial pode ajudar na detecção precoce da retinopatia diabética, analisando imagens da retina e identificando sinais de alterações ou danos. Existem alguns projetos que usam a inteligência artificial para essa finalidade, como a Avaliação Automatizada de Doenças da Retina (ARDA), da Google Health,[30] e o Phelcom Eyer Maps, desenvolvido pela Universidade Federal de São Paulo (Unifesp) (Figura 66.12).[31]

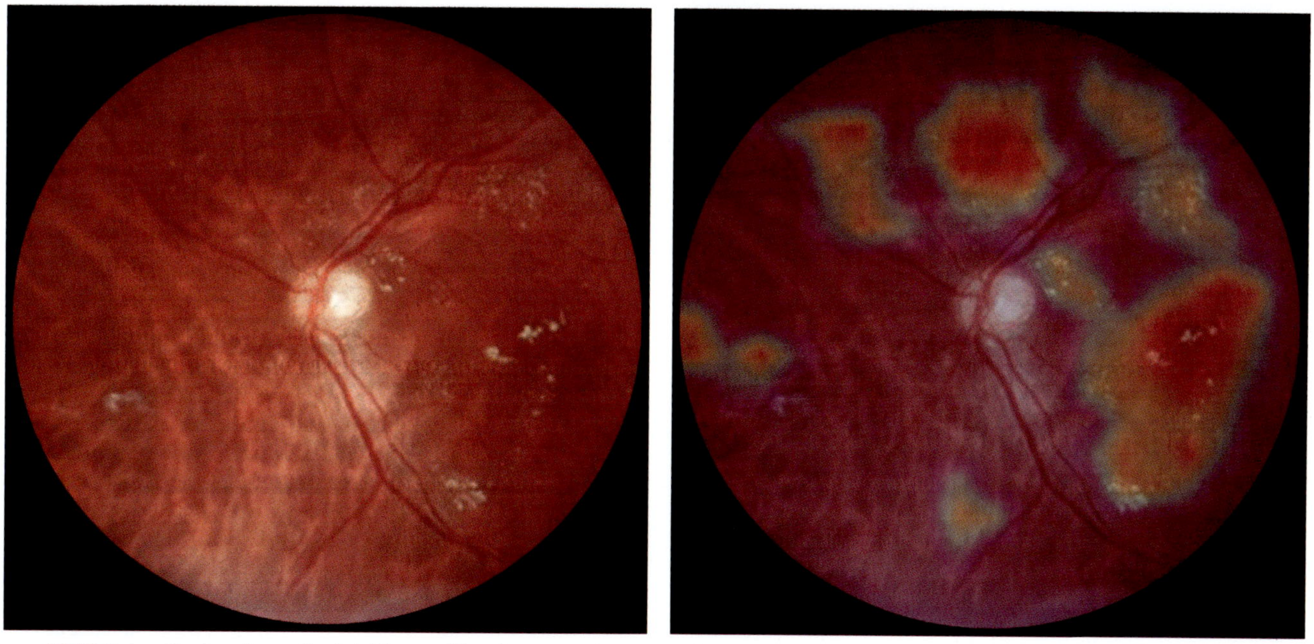

Figura 66.12 Detecção de retinopatia diabética proliferativa com edema macular clinicamente significante por meio do aparelho Phelcom Eyer Maps. (Imagens cedidas pela Phelcom.)

Essas soluções podem facilitar o acesso aos exames oftalmológicos, especialmente em áreas com escassez de especialistas, e agilizar o encaminhamento para o tratamento adequado. No entanto, é importante ressaltar que a inteligência artificial não substitui o médico oftalmologista, mas, sim, auxilia na triagem e no diagnóstico.

Angiofluoresceinografia

É um exame muito importante para o diagnóstico detalhado e o acompanhamento de RD. Os microaneurismas aparecem como pontos de hiperfluorescência nas fases precoces e com pouco vazamento nas tardias (ver Figura 66.3).[5-7]

Hemorragias puntiformes aparecem com pontos hipofluorescentes por bloqueio. As hemorragias em chama de vela também apresentam correspondentes áreas de hipofluorescência por bloqueio (ver Figura 66.6). As áreas de má perfusão capilar aparecem como hipofluorescentes (ver Figura 66.7).[5-7]

IRMA são mostradas como vasos colaterais que vazam pouco e são geralmente encontradas nas margens das áreas de não perfusão (ver Figura 66.7). Tufos de neovasos vazam contraste por causa da alta permeabilidade; eles apresentam uma hiperfluorescência precoce que aumenta em tamanho e intensidade nas fases tardias (ver Figura 66.11).[5-7]

Os novos aparelhos de angiografia que utilizam lentes de grande angular oferecem um padrão de avaliação da microcirculação periférica que deverá revolucionar a avaliação da RD na próxima década.[32,33]

Tomografia de coerência óptica

Utiliza luz para gerar uma imagem transversal da retina com resolução próxima da histológica. Mede a espessura da retina e determina se há edema intrarretiniano (Figura 66.13) ou tração vitreomacular. Esse teste é utilizado para o diagnóstico da RD e é considerado fundamental para a modulação do tratamento do edema macular diabético com as medicações intravítreas.[34-36]

Ultrassonografia

Pode ser usada para avaliar a retina se os meios estiverem obstruídos por hemorragia vítrea (Figura 66.14).[37]

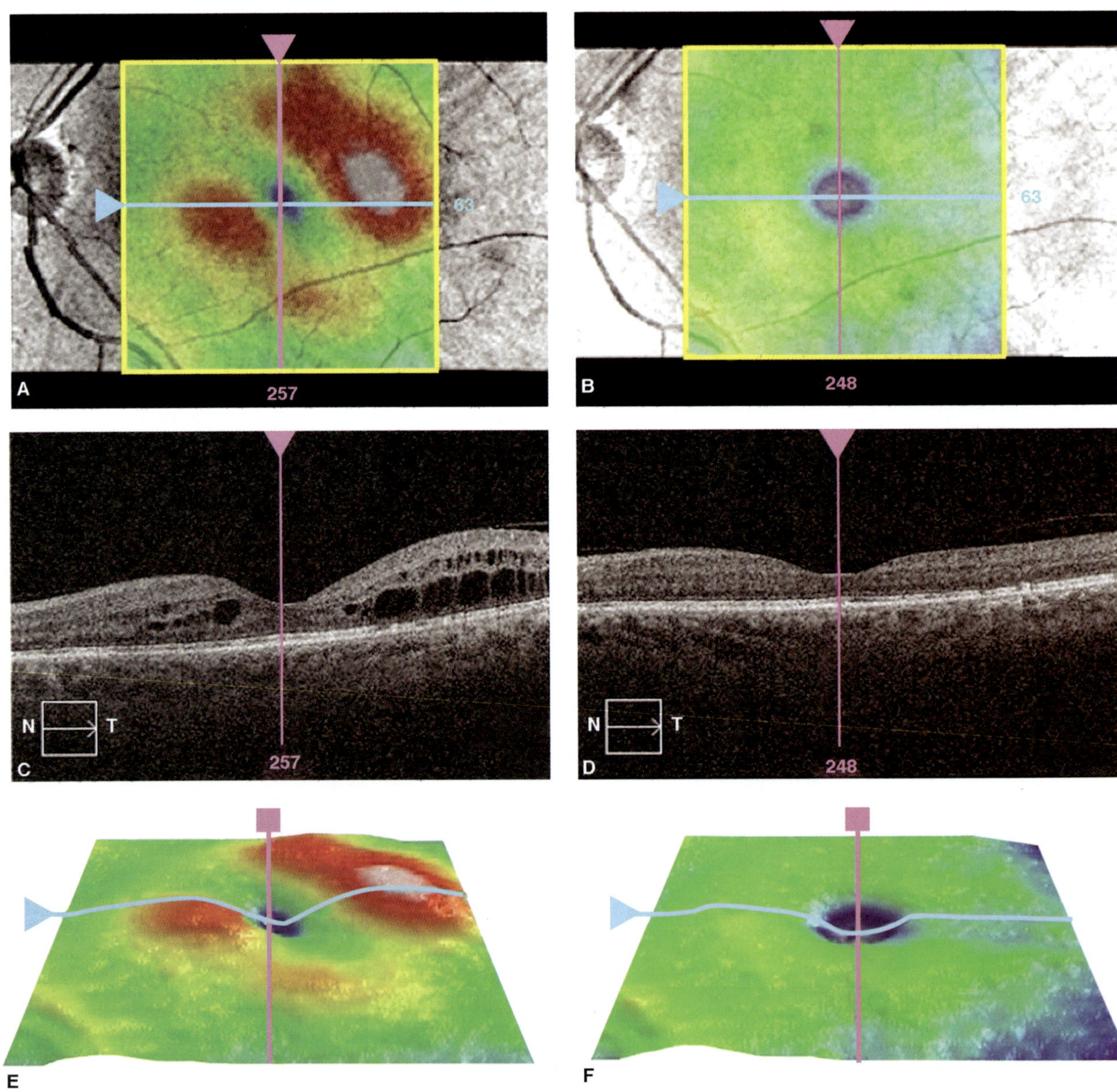

Figura 66.13 Tomografia de coerência óptica em paciente com edema macular clinicamente significativo tratado com antiangiogênico intravítreo, antes (**A**, **C** e **E**) e depois do tratamento (**B**, **D** e **F**).

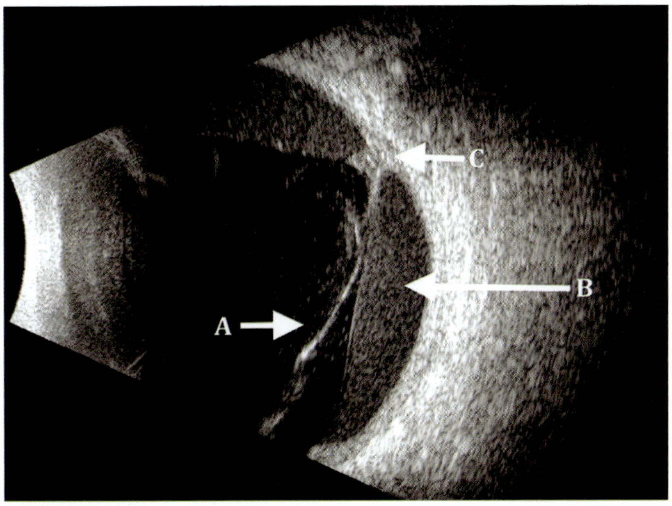

Figura 66.14 Ultrassonografia ocular em paciente com hemorragia vítrea (**A**), hemorragia sub-hialóidea (**B**) e descolamento de retina tracional (**C**). (Imagem cedida pela Dra. Virginia Torres.)

DIAGNÓSTICO DIFERENCIAL

É vasto o diagnóstico diferencial da RD e inclui oclusão venosa retiniana, oclusão arterial retiniana, retinopatia por hemoglobinopatias, macroaneurisma retiniano, síndrome ocular isquêmica, síndrome de Terson e retinopatia por Valsalva.[5-7,13]

TRATAMENTO

Parte fundamental do tratamento da RD é a educação do paciente. Isso inclui acompanhamento multiprofissional regular (médico, nutricionista e educador físico), mudança nos hábitos de vida, reeducação alimentar, atividade física frequente, combate ao tabagismo e à obesidade, rigoroso controle da glicemia, do perfil lipídico e das comorbidades, como a hipertensão arterial e a nefropatia.[26,38] Os benefícios são evidentes, tanto na prevenção quanto no controle da progressão da RD.

Fatores com bom prognóstico para tratamento são:

- Exsudatos circinados recentes
- Áreas de vazamento bem-definidas
- Boa perfusão capilar.

Fatores com mau prognóstico para tratamento são:

- Edema difuso
- Depósitos lipídicos foveais
- Isquemia macular
- Edema macular cistoide
- Visão menor que 20/200
- Coexistência de hipertensão arterial.[6,7,13,19]

Controle da glicemia, da pressão arterial e dos lipídios

O *Diabetes Control and Complications Trial* (DCCT) mostrou que, em pacientes usuários de insulina, se a HbA_{1c} for mantida < 7%, a progressão da retinopatia e das outras complicações do diabetes é substancialmente reduzida. O tratamento intensivo da doença renal do diabetes pode retardar a progressão da RD e do glaucoma neovascular.[17,39-41]

O UKPDS demonstrou a importância do controle rigoroso da glicemia, a fim de reduzir a incidência e a progressão de complicações microvasculares, inclusive a RD, em pacientes com DM2.[17]

Adicionalmente, deve-se otimizar o controle da hipertensão arterial (meta: PA $\leq 140 \times 90$ mmHg) e da dislipidemia, para reduzir o risco e a progressão da RD.[38]

Fotocoagulação com *laser*

Nos anos 1970, o *laser* passou a ser utilizado no tratamento da RD. A fundamentação é utilizar, através de um feixe de luz, um nível de energia que, ao ser absorvido pela retina (especialmente na camada de epitélio pigmentar), gere a coagulação do tecido (Figura 66.15).[5,13,19,21]

Na RD não proliferativa, a terapia com *laser* é sobretudo indicada como parte do tratamento do edema macular. Se o edema for devido a microaneurismas específicos, a estratégia consiste em realizar uma ablação focal.[42] Nos casos em que o edema é difuso, um tratamento em grade é realizado em toda mácula.[42] O ETDRS observou que fotocoagulação para edema macular reduz a incidência de perda visual moderada (perda de 2 linhas de visão ou dobrar o ângulo de visão) de 30% para 15% ao longo de um período de 3 anos.[27] Na RD proliferativa, está indicada a panfotocoagulação retiniana, poupando apenas a área macular.[13,19,43] Isso envolve aproximadamente 1.500 aplicações de *laser*, divididas em 2 a 3 sessões. O *Diabetic Retinopathy Study* (DRS) observou que uma panfotocoagulação retiniana adequada reduz o risco de perda visual grave (< 5/200) em mais de 50%.[43]

Em casos de coexistência de edema macular e RD proliferativa, primeiro trata-se a mácula e, nas sessões seguintes, é realizada panfotocoagulação periférica.[44]

O mecanismo exato pelo qual a panfotocoagulação funciona não é totalmente compreendido. A base teórica é que a destruição da retina hipóxica diminua a produção de fatores vasoproliferativos, como o VEGF, reduzindo a neovascularização[5,19,43]

Antiangiogênicos e esteroides intravítreos

Alguns antiangiogênicos e esteroides intravítreos têm sido utilizados com sucesso como adjuvantes no tratamento da RD (ver Figura 66.13). O Protocolo I, conduzido pela *Diabetic Retinopathy*

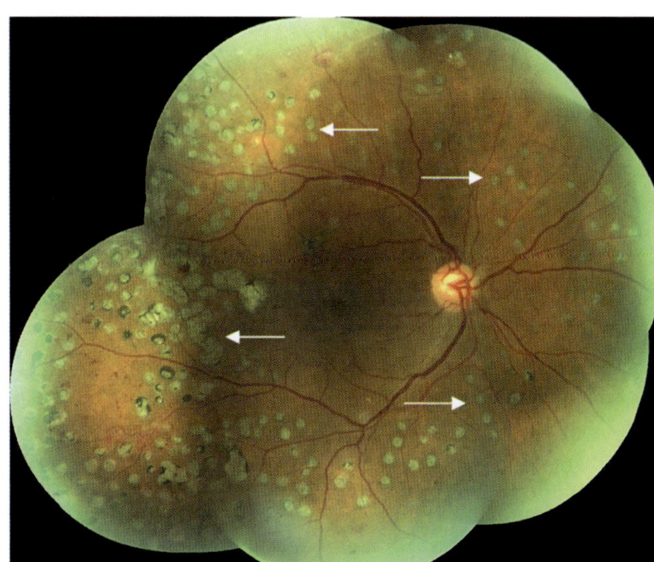

Figura 66.15 Retinografia em paciente com retinopatia diabética proliferativa inicial tratada com panfotocoagulação (as *setas* apontam as cicatrizes). (Imagem cedida pelo Dr. Enzo Fulco.)

Clinical Research Network (DRCR.net), foi um estudo clínico randomizado para o tratamento do edema macular diabético que comparou: (1) o antiangiogênico intravítreo ranibizumabe, associado à fotocoagulação com *laser* (imediata ou tardia); (2) a triancinolona intravítrea associada à fotocoagulação imediata; e (3) a fotocoagulação isolada.[44] Os resultados mostraram que o ranibizumabe associado à fotocoagulação foi superior, mas que, em pacientes pseudofácicos (pacientes já operados de catarata), a triancinolona associada à fotocoagulação teve desempenho semelhante, e que a fotocoagulação isolada, apesar de efetiva, teve desempenho inferior ao tratamento farmacológico intravítreo associado.[44]

O estudo clínico DRCR.net protocolo T comparou os anti-VEGF intravítreos aflibercepte, ranibizumabe e o *off-label* bevacizumabe para o tratamento do edema macular diabético.[45] Os três medicamentos revelaram-se efetivos e seguros, mas, em pacientes com visão pior que 20/50, o aflibercepte mostrou um resultado discretamente superior ao ranibizumabe, e este foi um pouco superior ao bevacizumabe nas doses utilizadas no estudo.[45] Apenas pessoas com visão 20/32 ou pior foram incluídas no estudo; portanto, os benefícios do tratamento não foram avaliados para pacientes que tenham visão 20/20 ou 20/25. Os participantes foram aleatorizados para receber aflibercepte (2 mg/0,05 mℓ), bevacizumabe (1,25 mg/0,05 mℓ), ou ranibizumabe (0,3 mg/0,05 mℓ). A avaliação foi mensal. O medicamento foi injetado até o edema macular se resolver ou estabilizar. Foi realizada fotocoagulação quando o edema macular persistia após 6 meses de tratamento.[45]

O ranibizumabe foi aprovado para o tratamento do edema macular com base nos estudos RISE e RIDE;[46] o aflibercepte foi aprovado a partir dos estudos VISTA e VIVID.[47] Embora efetivo, o uso do bevacizumabe tem indicação *off-label*, visto que não há aprovação para seu uso intraocular e apresenta riscos adicionais, por ser um medicamento fracionado de forma não ideal.[48,49] Ele é, contudo, utilizado mundialmente devido ao custo muito inferior aos demais. O acetato de triancinolona também é efetivo como tratamento adjuvante do edema macular diabético, mas seu uso é *off-label*. Além disso, parte dos pacientes vai apresentar glaucoma cortisônico; assim, por induzir formação de catarata, esse fármaco deve ser vetado em pacientes com olhos fácicos, ou seja, olhos com o cristalino intacto.

A segurança e a eficácia do antiangiogênico brolucizumabe foram avaliadas em dois estudos (KESTREL e KITE) em pacientes com deficiência visual decorrente de edema macular diabético. Em ambos os estudos, o brolucizumabe (administrado a cada 8 ou 12 semanas) demonstrou eficácia não inferior ao aflibercepte (administrado a cada 8 semanas).[50]

A segurança e a eficácia de faricimabe foram avaliadas em dois estudos (YOSEMITE e RHINE) em pacientes com edema macular diabético. Em ambos, os pacientes tratados com faricimabe com intervalo entre as doses de até 16 semanas apresentaram resultados comparáveis aos dos pacientes tratados com aflibercepte com intervalo de até 8 semanas entre as doses, o que sugere o potencial do faricimabe para estender a durabilidade do tratamento para pacientes com edema macular diabético.[51]

No estudo clínico DRCR.net protocolo V, entre os pacientes com edema macular, mas com boa acuidade visual, não houve diferença significativa na acuidade visual quando os olhos foram inicialmente tratados com aflibercepte ou com fotocoagulação ou apenas com observação.[52] Nesses casos, a observação sem tratamento, a menos que a acuidade visual piore, pode ser uma estratégia razoável.[52]

No DRCR.net protocolo S, para avaliar a eficácia e a segurança de ranibizumabe intravítreo *versus* panfotocoagulação com *laser* da retina para RD proliferativa, a acuidade visual na maioria dos olhos do estudo que completou o acompanhamento de 5 anos foi semelhante nos dois grupos. No entanto, o grupo ranibizumabe apresentou menores taxas de desenvolvimento de edema macular diabético com menos prejuízo da visão e menor perda de campo visual. Por outro lado, o menor custo e a menor frequência de visitas falaram a favor dos pacientes tratados com o *laser*. Esses achados apoiam tanto a terapia com antiangiogênicos como a panfotocoagulação como tratamentos viáveis para RD proliferativa.[53]

Vitrectomia

A remoção cirúrgica do vítreo pode ser necessária em casos de hemorragias vítreas de longa duração que atrapalhem a visão, como também em casos de deslocamento tracional da retina ou membranas epirretinianas que afetem a mácula. Em geral, é realizada a panfotocoagulação da retina no mesmo ato cirúrgico, com a finalidade de promover ablação da retina isquêmica extramacular.[13,19,54]

De acordo com o *Diabetic Retinopathy Vitrectomy Study* (DRVS), a vitrectomia é aconselhável em hemorragias vítreas com mais de 6 meses de duração. Em pacientes com DM1, devido à agressividade da evolução da doença, a indicação de vitrectomia é mais precoce, preferencialmente antes de 4 meses.[55,56]

Enquanto o paciente estiver no período de observação da reabsorção espontânea da hemorragia vítrea, deve-se acompanhar com exame de ultrassonografia, a fim de afastar a presença de descolamento tracional da retina.

Crioterapia

Quando houver indicação de fotocoagulação, mas não for possível realizá-la porque o paciente apresenta opacidade de meios por catarata ou hemorragia vítrea, pode-se lançar mão da crioterapia para realizar a ablação da retina periférica isquêmica.[9,57,58]

No Quadro 66.2 estão resumidas as recomendações para o manejo da RD, de acordo com sua gravidade.

Monitoramento a longo prazo

A frequência de acompanhamento é determinada pelo grau de retinopatia.[6,59] Cinco por cento dos pacientes com RD não proliferativa (RDNP) leve sem acompanhamento irão progredir para a forma proliferativa em 1 ano, sendo aconselhável o monitoramento *semestral*.[59-61]

Progressão para RD proliferativa em 1 ano é esperada acontecer em 27% dos pacientes com RDNP moderada sem acompanhamento, sendo aconselhável o monitoramento *quadrimestral*.

Mais de 50% dos pacientes com RDNP grave sem acompanhamento irão progredir para a forma proliferativa em 1 ano, sendo aconselhável o monitoramento *trimestral*.[59-61]

Pacientes que apresentem edema macular clinicamente significante ou RD proliferativa devem ser tratados prontamente com fotocoagulação a *laser* e/ou antiangiogênicos intravítreos e/ou cirurgia vitreorretiniana.[55-57]

CONSIDERAÇÕES FINAIS

Deve ficar claro para o paciente que a RD, assim como o próprio DM, é uma condição progressiva, portanto:

- O acompanhamento é vitalício
- Pode haver piora a despeito do tratamento (se não tratar, é pior)
- Pode ser necessária a readaptação profissional
- É importante o acompanhamento multidisciplinar.[19,59]

Quadro 66.2 Recomendações da American Diabetes Association para o manejo da retinopatia diabética (RD).

Gravidade da RD	Encaminhamento ao oftalmologista	Acompanhamento	Tratamento intraocular recomendado*
Sem retinopatia	Dentro de 1 ano	A cada 1 a 2 anos	Nenhum
RDNP leve	Dentro de 1 ano	Anualmente	Nenhum
RDNP moderada	Dentro de 3 a 6 meses	A cada 6 a 9 meses	Nenhum
RDNP grave	Imediato	A cada 6 a 9 meses	Pode-se considerar FPR precoce para pacientes com DM tipo 2
RDP	Imediato	A cada 3 meses	FPR ou terapia intravítrea com anti-VEGF, especialmente se características de alto risco estiverem presentes. Crioterapia pode ocasionalmente ser usada quando a FPR não for exequível Obs.: considerar vitrectomia para hemorragia vítrea persistente ou descolamento de retina tracional
Sem EMA	Dentro de 1 ano	A cada 1 a 2 anos	Nenhum
Sem EMA-EC	Dentro de 3 a 6 meses	A cada 6 meses	Nenhum, mas atente cuidadosamente para progressão para EMA-EC
EMA-EC	Imediato	A cada 1 a 4 meses	Anti-VEGF como terapia de primeira linha para a maioria dos olhos. Considere o *laser* macular como uma terapia adjuvante em olhos com EMA-EC persistente, apesar da terapia anti-VEGF. O tratamento com esteroides intravítreos pode ser usado como alternativa em casos selecionados

EMA: edema de mácula; EMA-EC: edema de mácula com envolvimento central; FPR: fotocoagulação panretiniana; RDNP: retinopatia diabética não proliferativa; RDP: retinopatia diabética proliferativa; VEGF: fator de crescimento do endotélio vascular. (Adaptado de Solomon et al., 2017.[26])

Resumo

A retinopatia diabética (RD) é a principal causa de casos novos de cegueira não reversível em pessoas entre 25 e 74 anos de idade em países desenvolvidos. No Brasil, é terceira causa mais frequente, após catarata e glaucoma. Sua prevalência varia bastante entre os estudos, mas provavelmente afeta aproximadamente 40% dos indivíduos com diabetes melito (DM), sendo mais frequente no DM tipo 1 (DM1) do que no DM tipo 2 (DM2). No DM1, a RD somente é encontrada após 5 anos de doença, mas pode já estar presente em até 20% dos pacientes com DM2 ao diagnóstico. A RD proliferativa (RDP) é a forma mais grave e se caracteriza pela presença de neovasos retinianos que podem facilmente se romper. A perda da visão pode resultar de hemorragia vítrea, descolamento de retina tracional ou edema macular. O principal fator de risco para a RD é a hiperglicemia crônica; assim, para sua prevenção, é fundamental um bom controle glicêmico desde o início do DM. O tratamento de escolha para a RDP e a RD não proliferativa grave ainda é a fotocoagulação com *laser*. A aplicação intravítrea de medicamentos antiangiogênicos é o tratamento de escolha para o edema macular diabético quando houver redução da acuidade visual e, como tratamento adjuvante em RDP, também tem se mostrado eficaz.

REFERÊNCIAS BIBLIOGRÁFICAS

1. Ting DSW, Cheung GCM, Wong TY. Diabetic retinopathy: global prevalence, major risk factors, screening practices and public health challenges: a review. Clin Experiment Ophthalmol. 2016; 44:260-77.
2. Williams R, Airey M, Baxter H et al. Epidemiology of diabetic retinopathy and macular oedema: a systematic review. Eye. 2004; 18:963-83.
3. Yau JW, Rogers SL, Kawasaki R et al. Global prevalence and major risk factors of diabetic retinopathy. Diabetes Care. 2012; 35:556-64.
4. Massin P, Lange C, Tichet J et al. Hemoglobin A1c and fasting plasma glucose levels as predictors of retinopathy at 10 years: the French DESIR study. Arch Ophthalmol. 2011; 129:188-95.
5. Frank RN. Etiologic mechanisms in diabetic retinopathy. Retina. 1994; 2:1243-77.
6. Kusuhara S, Fukushima Y, Ogura S et al. Pathophysiology of diabetic retinopathy: the old and the new. Diabetes Metab J. 2018; 42:364-76.
7. Heng LZ, Comyn O, Peto T et al. Diabetic retinopathy: pathogenesis, clinical grading, management and future developments. Diabet Med. 2013; 30:640-50.
8. Tarr JM, Kaul K, Chopra M et al. Pathophysiology of diabetic retinopathy. ISRN Ophthalmol. 2013; 2013:343560.
9. Stitt AW, Lois N, Medina RJ et al. Advances in our understanding of diabetic retinopathy. Clin Sci. 2013; 125:1-17.
10. Ola MS, Nawaz MI, Siddiquei MM et al. Recent advances in understanding the biochemical and molecular mechanism of diabetic retinopathy. J Diabetes Complications. 2012; 26:56-64.
11. Brownlee M, Aiello L, Cooper M et al. Complications of diabetes mellitus. In: Kronemberg HM et al. (Eds) Williams textbook of endocrinology. 12th ed. Philadelphia: W.B. Saunders; 2011. pp. 1462-551.
12. Smith LEH, Kopchick JJ, Chen W et al. Essential role of growth hormone in ischemia-induced retinal neovascularization. Science. 1997; 276:1706-9.
13. Bhavsar AR. Diabetic Retinopathy Workup. Disponível em https://emedicine.medscape.com/article/1225122-workup#showall. Acesso em 09/01/2020.
14. Barchetta I, Riccieri V, Vasile M et al. High prevalence of capillary abnormalities in patients with diabetes and association with retinopathy. Diabet Med. 2011; 28:1039-44.
15. Shiba T, Takahashi M, Hori Y et al. Relationship between sleep-disordered breathing and iris and/or angle neovascularization in proliferative diabetic retinopathy cases. Am J Ophthalmol. 2011; 151:604-9.
16. Cohen SR, Gardner TW. Diabetic retinopathy and diabetic macular edema. Dev Ophthalmol. 2016; 55:137-46.
17. Stratton IM, Kohner EM, Aldington SJ et al. UKPDS 50: risk factors for incidence and progression of retinopathy in Type II diabetes over 6 years from diagnosis. Diabetologia. 2001; 44:156-63.
18. Rohlfing CL, Wiedmeyer H-M, Little RR et al. Defining the relationship between plasma glucose and HbA1 c analysis of glucose profiles and HbA1c in the Diabetes Control and Complications Trial. Diabetes Care. 2002; 25:275-8.
19. Cheung N, Mitchell P, Wong TY. Diabetic retinopathy. Lancet. 2010; 376:124-36.
20. Bain SC, Klufas MA, Ho A, Matthews DR. Worsening of diabetic retinopathy with rapid improvement in systemic glucose control: A review. Diabetes Obes Metab. 2019; 21:454-66.
21. Sociedade Brasileira de Diabetes. Avaliação e manejo da retinopatia no diabetes mellitus. In: Diretrizes da Sociedade Brasileira Diabetes 2019-2020. São Paulo: Clannad Editora Científica; 2019. p. 369-73.
22. Sjølie AK, Chaturvedi N.J The retinal renin-angiotensin system: implications for therapy in diabetic retinopathy. Hum Hypertens. 2002;16 Suppl 3:S42-6.
23. Morrison JL, Hodgson LA, Lim LL, Al-Qureshi S. Diabetic retinopathy in pregnancy: a review. Clin Exp Ophthalmol. 2016; 44:321-34.
24. Bhatnagar A, Ghauri AJ, Hope-Ross M, Lip PL. Diabetic retinopathy in pregnancy. Curr Diabetes Rev. 2009; 5:151-6.
25. Bragge P, Gruen RL, Chau M et al. Screening for presence or absence of diabetic retinopathy: a meta-analysis. Arch Ophthalmol. 2011; 129:435-44.
26. Solomon SD, Chew E, Duh EJ et al. Diabetic retinopathy: a position statement by the American Diabetes Association. Diabetes Care. 2017; 40:412-8.
27. Early Treatment Diabetic Retinopathy Study Research Group. Early photocoagulation for diabetic retinopathy: ETDRS report number 9. Ophthalmology. 1991; 98:766-85.
28. Daskivich LP, Vasquez C, Martinez C et al. Implementation and Evaluation of a large-scale teleretinal diabetic retinopathy screening program in the Los

Angeles County Department of Health Services. JAMA Intern Med. 2017; 177:642-9.
29. Sim DA, Mitry D, Alexander P et al. The evolution of teleophthalmology programs in the United Kingdom: beyond diabetic retinopathy screening. J Diabetes Sci Technol. 2016; 10:308-17.
30. Gulshan V, Peng L, Coram M et al. Development and validation of a deep learning algorithm for detection of diabetic retinopathy in retinal fundus Photographs. JAMA. 2016; 316:2402-10.
31. Penha FM, Priotto BM, Hennig F et al. Single retinal image for diabetic retinopathy screening: performance of a handheld device with embedded artificial intelligence. Int J Retin Vitr. 2023: 9(1):41.
32. Wessel MM, Aaker GD, Parlitsis G et al. Ultra-wide-field angiography improves the detection and classification of diabetic retinopathy. Retina. 2012; 32:785-91.
33. Mookiah MRK, Acharya UR, Chua CK et al. Computer-aided diagnosis of diabetic retinopathy: A review. Comput Biol Med. 2013; 43:2136-55.
34. Goebel W, Kretzchmar-Gross T. Retinal thickness in diabetic retinopathy: a study using optical coherence tomography (OCT). Retina. 2002; 22:759-67.
35. Elman MJ, Ayala A, Bressler NM et al. Intravitreal ranibizumab for diabetic macular edema with prompt versus deferred laser treatment: 5-year randomized trial results. Ophthalmology. 2015; 122:375-81.
36. Virgili G, Menchini F, Casazza G et al. Optical coherence tomography (OCT) for detection of macular oedema in patients with diabetic retinopathy. Cochrane Database Syst Rev. 2025;1:CD008081.
37. Meier P, Wiedemann P. Vitrectomy for traction macular detachment in diabetic retinopathy. Graefes Arch Clin Exp Ophthalmol. 1997; 235:569-74.
38. Association AD. 11. Microvascular complications and foot care: Standards of Medical Care in Diabetes – 2019. Diabetes Care. 2019; 42(Suppl 1): S124-38.
39. Rodriguez-Fontal M, Kerrison JB et al. Metabolic control and diabetic retinopathy. Curr Diabetes Rev. 2009; 5:3-7.
40. Bhavsar AR. Diabetic retinopathy: the latest in current management. Retina. 2006; 26:S71-S79.
41. Liew G, Mitchell P, Wong TY. Systemic management of diabetic retinopathy. BMJ. 2009; 338:b441.
42. Network DRCR, others. A randomized trial comparing intravitreal triamcinolone acetonide and focal/grid photocoagulation for diabetic macular edema. Ophthalmology. 2008; 115(9):1447-59.
43. Group DRSR, others. Photocoagulation treatment of proliferative diabetic retinopathy: clinical application of Diabetic Retinopathy Study (DRS) findings, DRS Report Number 8. Ophthalmology. 1981; 88:583-600.
44. Elman MJ, Aiello LP, Beck RW et al. Randomized trial evaluating ranibizumab plus prompt or deferred laser or triamcinolone plus prompt laser for diabetic macular edema. Ophthalmology. 2010; 117:1064-77.
45. Wells JA, Glassman AR, Ayala AR et al. Aflibercept, bevacizumab, or ranibizumab for diabetic macular edema. N Engl J Med. 2015; 372:1193.
46. Brown DM, Nguyen QD, Marcus DM et al. Long-term outcomes of ranibizumab therapy for diabetic macular edema: the 36-month results from two phase III trials: RISE and RIDE. Ophthalmology. 2013; 120:2013-22.
47. Korobelnik J-F, Do DV, Schmidt-Erfurth U et al. Intravitreal aflibercept for diabetic macular edema. Ophthalmology. 2014; 121:2247-54.
48. Arevalo JF, Garcia-Amaris RA. Intravitreal bevacizumab for diabetic retinopathy. Curr Diabetes Rev. 2009; 5:39-46.
49. US Food and drug administration. F.D.A. alerts health care professionals of infection risk from repackaged avastin intravitreal injections. Disponível em: https://hartlaw.com/f-d-a-alerts-health-care-professionals-of-infection-risk-from-repackaged-avastin-intravitreal-injections.
50. Brown DM, Emanuelli A, Bandello F et al. KESTREL and KITE: 52-week results from two phase III pivotal trials of brolucizumab for diabetic macular edema. Am J Ophthalmol. 2022; 238:157-72.
51. Wykoff CC, Abreu F, Adamis AP et al. Efficacy, durability, and safety of intravitreal faricimab with extended dosing up to every 16 weeks in patients with diabetic macular oedema (YOSEMITE and RHINE): two randomised, double-masked, phase 3 trials. Lancet. 2022; 399:741-55.
52. Baker CW, Glassman AR, Beaulieu WT et al. Effect of Initial management with aflibercept vs laser photocoagulation vs observation on vision loss among patients with diabetic macular edema involving the center of the macula and good visual acuity: A randomized clinical trial. JAMA. 2019; 321:1880-94.
53. Gross JG, Glassman AR, Liu D et al. Five-year outcomes of panretinal photocoagulation vs intravitreous ranibizumab for proliferative diabetic retinopathy: A randomized clinical trial. JAMA Ophthalmol. 2018; 136:1138-48.
54. Smiddy WE, Feuer W, Irvine WD et al. Vitrectomy for complications of proliferative diabetic retinopathy: functional outcomes. Ophthalmology. 1995; 102:1688-95.
55. Group DRVSR. Early vitrectomy for severe proliferative diabetic retinopathy in eyes with useful vision: results of a randomized trial – Diabetic Retinopathy Vitrectomy Study report 3. Ophthalmology. 1988; 95:1307-20.
56. Group DRVSR. Early vitrectomy for severe vitreous hemorrhage in diabetic retinopathy: four-year results of a randomized trial: Diabetic Retinopathy Study Report 5. Arch Ophthalmol. 1990; 108:958.
57. Daily MJ, Gieser RG. Treatment of proliferative diabetic retinopathy with panretinal cryotherapy. Ophthalmic Surg. 1984; 15:741-45.
58. Benedett R, Olk RJ, Arribas NP et al. Transconjunctival anterior retinal cryotherapy for proliferative diabetic retinopathy. Ophthalmology. 1987; 94:612-19.
59. Hooper P, Boucher MC, Colleaux K et al. Contemporary management of diabetic retinopathy in Canada: from guidelines to algorithm guidance. Ophthalmologica. 2014; 231:2-15.
60. Hendrick AM, Gibson MV, Kulshreshtha A. Diabetic retinopathy. Prim Care. 2015; 42:451-64.
61. Simó-Servat O, Hernández C, Simó R. Diabetic retinopathy in the context of patients with diabetes. Ophthalmic Res. 2019; 62:211-7.

CAPÍTULO

67

Doença Renal do Diabetes

Isabella Cristina Paliares ▪ Priscila Maria Teixeira Aroucha ▪ Tiago Munhoz Vidotto ▪ Sérgio Atala Dib ▪ João Roberto de Sá

INTRODUÇÃO

A doença renal do diabetes (DRD) é uma das complicações microvasculares mais frequentes do diabetes melito tipo 1 (DM1) e tipo 2 (DM2), pois acomete 20 a 40% dos pacientes. É caracterizada pelo aumento da albuminúria e/ou redução da taxa de filtração glomerular estimada (TFGe), que geralmente se instala 10 anos após o início do DM1, mas pode ocorrer desde o momento do diagnóstico no DM2.[1,2]

A DRD foi descrita inicialmente como uma doença predominantemente glomerular e caracterizada pelo aumento da excreção urinária de albumina (EUA) anterior à redução da TFGe.[3,4] No entanto, estudos recentes demonstram que aproximadamente 20% dos casos apresentam redução da TFGe sem a elevação da albuminúria.[2,5,6] Desde então, o termo doença renal do diabetes tem sido empregado em vez de "nefropatia diabética" (ND) para se referir a esse espectro ampliado de apresentação clínica, reservando-se então o uso do termo ND para o quadro específico de albuminúria elevada seguida de declínio da função renal ou quando diagnosticada por meio de biopsia renal.[2,7]

A elevada prevalência de DM na população contribui para que a DRD seja a principal causa no mundo de doença renal crônica (DRC) em pacientes que ingressam em programas de terapia renal substitutiva e a segunda causa no Brasil.[2,8,9] Aproximadamente 25 em 10 mil adultos com diagnóstico de DM2 evoluem para DRC terminal (DRCT) ao ano.[6] Além disso, a DRD se associa a aumento da mortalidade por todas as causas, principalmente a cardiovascular.[1,2,10] Desse modo, realizar o diagnóstico precoce para evitar a sua progressão é fundamental para reduzir a mortalidade cardiovascular e evitar a perda de função renal.

HISTÓRIA NATURAL DA DOENÇA RENAL DO DIABETES

A história natural clássica da DRD é caracterizada por hiperfiltração glomerular e hipertrofia renal, seguidas por aumento progressivo de albuminúria, redução da TFGe e, finalmente, DRCT (Figura 67.1).[11] No entanto, este padrão clássico pode estar ausente tanto no DM1 como, sobretudo, no DM2, uma vez que pode ocorrer a redução da TFGe sem elevação de albuminúria, fato esse associado a fatores como hipertensão, dislipidemia, obesidade e idade.[2,4,11]

De modo geral, após a ativação do sistema renina-angiotensina-aldosterona (SRAA), a microalbuminúria (EUA entre 30 e 300 mg/dia) costuma ser a primeira alteração laboratorial da DRD e, quando não ocorre uma intervenção precoce, a progressão para macroalbuminúria (EUA > 300 mg/dia) pode ocorrer em aproximadamente 50% dos casos.[11-13] A macroalbuminúria, por sua vez, se associa a um risco 10 vezes maior de progressão para DRCT em comparação ao dos pacientes com albuminúria normal.[11-13] Por outro lado, a evolução entre estes estágios de albuminúria não é a regra, visto que cerca de 30% dos casos de microalbuminúria podem regredir de forma espontânea ou associada a intervenções terapêuticas.[14,15]

Este modelo de progressão da DRD centrado na albuminúria tem sido questionado nas últimas décadas. As análises longitudinais de pacientes com DM2 do *United Kingdom Prospective Diabetes Study* (UKPDS) e com DM1 do *Diabetes Control and Complications Trial/Epidemiology of Diabetes Interventions and Complications* (DCCT/EDIC) forneceram informações quanto ao curso da albuminúria e a redução da TFGe nestes indivíduos. No UKPDS, dentre os 1.132 pacientes (28,3% da amostra) que desenvolveram redução da TFGe durante o seguimento de 15 anos, 67% apresentavam albuminúria normal, com progressão para microalbuminúria em 16,3% dos casos.[16] No estudo DCCT/EDIC, dentre os 89 indivíduos (6,2% da amostra) que desenvolveram redução da TFGe no seguimento de 19 anos, 23,6% eram normoalbuminúricos.[17,18]

Estes dados sugerem que a DRD é uma entidade heterogênea que inclui indivíduos com a progressão clássica da doença ou apenas com uma redução isolada da TFGe.[18] Nesse sentido, foram identificados três fenótipos alternativos da DRD, cada um com suas características distintas: regressão da albuminúria, rápido declínio na taxa de TFGe e perda da TFGe sem o surgimento de albuminúria. A regressão da albuminúria em pacientes com

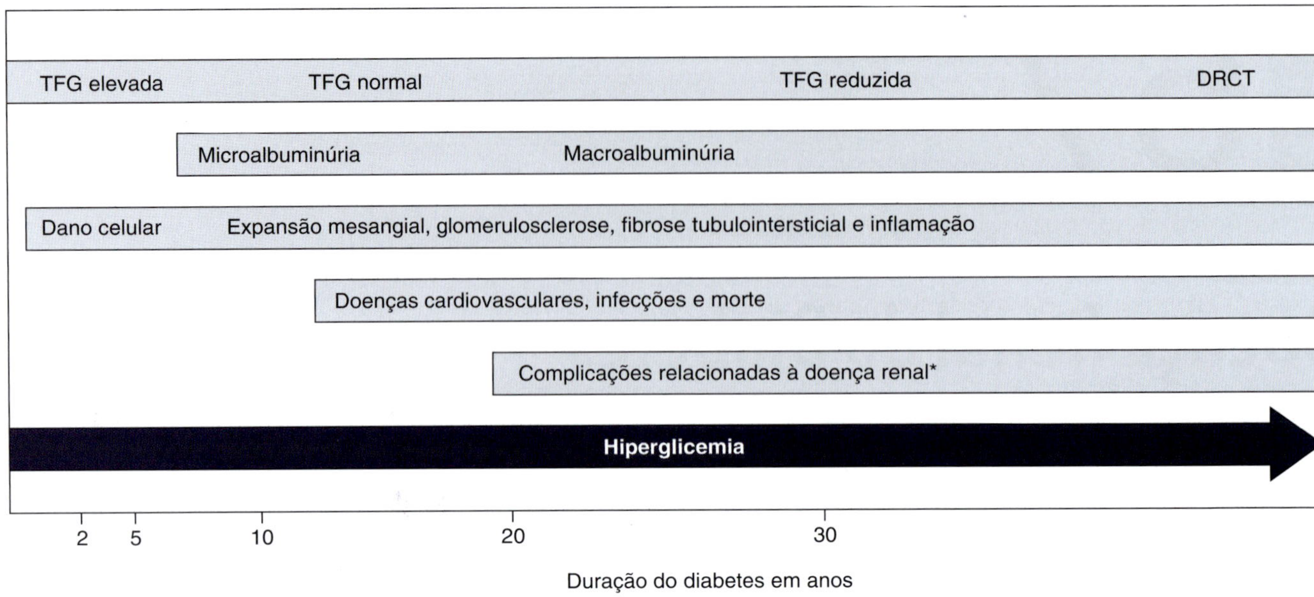

Figura 67.1 História natural clássica da doença renal do diabetes melito (DM). O eixo horizontal da figura representa a duração do DM em anos. *Anemia e alterações do metabolismo mineral e ósseo. DRCT: doença renal crônica terminal; TFG: taxa de filtração glomerular. (Adaptada de Alicic et al., 2017.[11])

diabetes é, provavelmente, resultado dos efeitos benéficos de intervenções multidisciplinares, como o uso de medicamentos anti-hipertensivos. O rápido declínio na TFGe pode ocorrer em alguns indivíduos, mesmo na ausência de albuminúria, e frequentemente resulta em falência renal em um curto período de tempo. Por fim, aqueles pacientes que apresentam redução na TFGe sem a presença de macroalbuminúria ou mesmo de microalbuminúria apresentam o fenótipo denominado DRD não proteinúrica ou não albuminúrica, respectivamente.[19] Estudos recentes demonstram que esse tipo de apresentação não albuminúrica se relaciona a uma redução menos acentuada da TFGe quando comparada à forma albuminúrica, porém ambas se associam a maior mortalidade e eventos cardiovasculares maiores (MACE, do inglês *major adverse cardiovascular events*) em relação ao que ocorre com os diabéticos sem alteração da função renal.[8]

A queda da TFGe, por sua vez, é um processo unidirecional que, uma vez iniciado, na maioria das vezes progride de forma linear até a DRCT, embora em taxas individuais diferentes.[20] De acordo com o *Kidney Disease Improving Global Outcomes* (KDIGO), a progressão rápida da queda da TFGe é definida como perda superior a 5 mℓ/min/ano.[21] Na população diabética em estudo da Joslin Clinic, o declínio renal progressivo esteve presente em cerca de 10, 32 e 50% dos pacientes com normoalbuminúria, microalbuminúria e proteinúria, respectivamente.[20]

Fatores de risco

Nem todos os pacientes com DM apresentam DRD, uma vez que fatores ambientais, genéticos e epigenéticos contribuem para o desenvolvimento da doença. Estes fatores de risco podem ser divididos em fatores de suscetibilidade, de início ou de progressão (Quadro 67.1).[11]

Quadro 67.1 Fatores de risco para doença renal do diabetes (DRD).

Suscetibilidade	▪ Idade elevada ▪ Sexo masculino ▪ Etnia (negros, hispânicos, asiáticos, nativos americanos) ▪ Histórico familiar de DRD ▪ Hiperglicemia ▪ Obesidade ▪ Hipertensão arterial ▪ Tabagismo ▪ Alta ingesta proteica
Início	▪ Fatores genéticos ▪ Hiperglicemia ▪ Obesidade ▪ Lesão renal aguda ▪ Fármacos nefrotóxicos
Progressão	▪ Etnia (negros, hispânicos, asiáticos, nativos americanos) ▪ Hiperglicemia ▪ Obesidade ▪ Hipertensão arterial ▪ Lesão renal aguda ▪ Fármacos nefrotóxicos ▪ Tabagismo ▪ Alta ingesta proteica

Adaptado de Alicic et al., 2017.[11]

FISIOPATOLOGIA

O evento fisiopatológico que pode levar a DRD e progressão para DRCT pode ser separado didaticamente em duas fases: uma precoce (na qual predominam as alterações hemodinâmicas e metabólicas) e outra tardia (com predomínio de alterações celulares e remodelação tecidual) (Figura 67.2).[9]

A hiperglicemia apresenta um papel central no desenvolvimento e na progressão da DRD. Em uma fase precoce, leva à hiperexpressão dos cotransportadores de sódio-glicose (SGLT) tipo 1 e tipo 2, localizados no túbulo proximal, resultando no aumento da filtração glomerular de glicose com consequente aumento da reabsorção tubular de glicose e sódio. A recuperação aumentada de sódio eleva o consumo de oxigênio, o que causa isquemia relativa e maior estresse oxidativo no túbulo intersticial. A redução de sódio no túbulo distal e na mácula densa altera o mecanismo de *feedback* tubuloglomerular, resultando na dilatação da arteríola aferente e na vasoconstrição da arteríola eferente (Figura 67.3).[9,22]

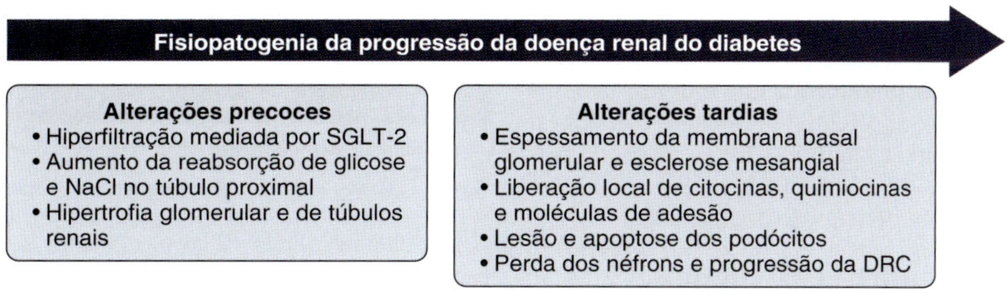

Figura 67.2 Fisiopatogenia da doença renal do diabetes subdividida em alterações precoces (com predomínio dos efeitos hemodinâmicos e metabólicos) e alterações tardias (com predomínio de remodelamentos celular e tecidual). DRC: doença renal crônica; SGLT-2: cotransportador de sódio-glicose do tipo 2. (Adaptada de Anders et al., 2018.[9])

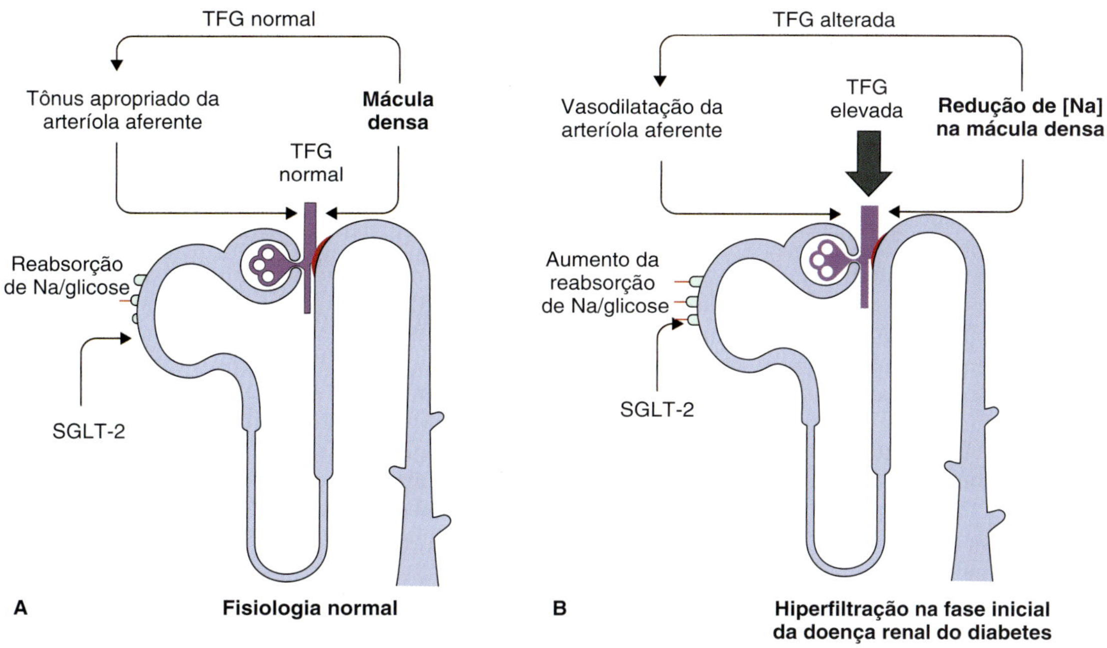

Figura 67.3 Mecanismo de *feedback* tubuloglomerular na fisiologia normal (**A**) e na doença renal do diabetes (**B**). (Adaptada de Cherney et al., 2014.[22])

Essas alterações hemodinâmicas levam a hipertrofia tubular, bem como a hipertensão e hiperfiltração glomerulares, contribuindo para a hipertrofia renal, que, em uma fase mais tardia, pode resultar em glomerulosclerose nodular (nódulos de Kimmelstiel-Wilson), glomerulosclerose global, atrofia tubular e hialinose arteriolar.[9,22]

A hiperglicemia persistente pode desencadear disfunção do endotélio glomerular com perda do glicocálice e das fenestrações, o que leva inicialmente à albuminúria e, posteriormente, à rarefação microvascular. Também ocorre aumento na geração de espécies reativas de oxigênio (EROs) com consequentes alterações na sinalização intracelular (desequilíbrio redox) e comprometimento funcional das organelas e dos componentes celulares.[23]

Um aumento nos níveis de angiotensina II secundário à ativação exacerbada do SRAA gera ativação do fator de transcrição pró-fibrótico TGF-beta, retroalimentação da inflamação e do estresse oxidativo, além de interferir na sinalização do cálcio nos podócitos, o que leva a desorganização do citoesqueleto, retração dos processos podocitários, disrupção da barreira de filtração e proteinúria, contribuindo, assim, para os processos de atrofia e fibrose contínuas.[24]

Com base no exposto anteriormente, fica clara a importância da abordagem terapêutica da DRD voltada ao bloqueio do SGLT-2 e do SRAA, tendo como objetivo a quebra do ciclo vicioso de inflamação e fibrose gerado pela hiperglicemia, pela hiperfiltração e pela hipertensão glomerulares.

DIAGNÓSTICO DA DOENÇA RENAL DO DIABETES

O diagnóstico é geralmente realizado pela presença de elevação de albuminúria e/ou redução da TFGe em indivíduos com diabetes na ausência de sinais ou sintomas de outras causas primárias para lesão renal. Desta forma, a avaliação desses dois parâmetros é fundamental no rastreamento e no monitoramento da DRD.[1,2]

As diretrizes atuais recomendam a avaliação anual da EUA e da TFGe em todos os pacientes com DM. O rastreamento deve ser iniciado por ocasião do diagnóstico do DM2 e após 5 anos do início no DM1.[1,2,25] Em outras situações específicas, como os indivíduos com DM descompensado, puberdade e gestação, o rastreamento deve ser feito de forma individualizada e em intervalos mais curtos.[2]

Cálculo da taxa de filtração glomerular estimada

Existem diversas fórmulas para a estimativa da TFG. A equação *chronic kidney disease epidemiology collaboration* (CKD-EPI) é a recomendada pelo KDIGO, uma vez que apresenta melhor acurácia em relação às demais para o cálculo da TFGe, especialmente dentro da faixa de normalidade.[26,27] Porém, quando aplicada em indivíduos com DM, sua acurácia parece ser menor em comparação aos sem DM, pois há tendência a subestimar a verdadeira TFGe.[28,29]

A cistatina C sérica é outro marcador endógeno da TFGe com melhores sensibilidade e especificidade do que a creatinina sérica, porém seu emprego na prática diária ainda não está amplamente disponível.[26,30] De acordo com o KDIGO, deve-se considerar solicitar a dosagem de cistatina C quando a TFGe estimada pela CKD-EPI estiver entre 45 e 60 mℓ/min/1,73 m², especialmente quando não houver outras evidências de doença renal.[13]

Avaliação da excreção urinária de albumina

Além de ser um marcador de lesão glomerular, a albuminúria também é um fator preditivo para eventos cardiovasculares, progressão da DRD e mortalidade.[10,14] Deve ser realizada preferencialmente em amostra isolada de urina devido a maior facilidade de coleta e boa acurácia para o diagnóstico quando comparada à dosagem de urina de 24 horas. Atualmente, o parâmetro mais utilizado é a relação albumina/creatinina (RAC) em mg/g em amostra urinária isolada.[13,31,32] Apesar de a concentração de albumina (mg/ℓ) em amostra isolada de urina também poder ser utilizada para o rastreio da DRD, argumenta-se que a RAC corrige para eventual diluição/concentração da urina.[2]

O Quadro 67.2 descreve os pontos de corte atualmente adotados para o diagnóstico de DRD com base em valores de albuminúria em amostra de urina isolada e de 24 horas.[2]

Valores de albuminúria acima de 14 mg/ℓ sugerem aumento de riscos cardiovascular e renal, o que aponta a necessidade de um acompanhamento mais frequente quando os valores estiverem entre 14 mg/ℓ e 30 mg/ℓ.[2] Em função da variabilidade diária da EUA e dos fatores que podem elevar o resultado independentemente de dano renal (exercício físico, febre, insuficiência cardíaca descompensada, hiperglicemia acentuada, menstruação, hipertensão arterial não controlada), os pacientes com albuminúria elevada devem confirmar a alteração em duas de três medições coletadas em um intervalo de 3 a 6 meses.[1,2]

Quadro 67.2 Valores de albuminúria utilizados para o diagnóstico da doença renal do diabetes.

Amostra de urina	Albuminúria elevada
Albuminúria em amostra isolada	≥ 30 mg/ℓ
Albuminúria/creatinúria em amostra isolada	≥ 30 mg/g
Albuminúria em amostra de 24 horas	≥ 30 mg/24 h

Adaptado da Diretriz da Sociedade Brasileira de Diabetes, 2023.[2]

Na impossibilidade de determinação da EUA, a detecção de proteínas totais pode ser utilizada. Proteinúrias qualitativa (*dipstick*) positiva ou quantitativa em amostra isolada ≥ 430 mg/ℓ ou em urina de 24 horas > 500 mg correspondem a valores muito elevados de EUA (macroalbuminúria).[2,31,33] Os pacientes com valores menores podem ainda ter microalbuminúria, uma vez que este método não é sensível suficiente para detectar pequenos incrementos na EUA.[33]

Classificação da doença renal

A classificação da DRD segue o estadiamento proposto pelo KDIGO para a DRC e leva em consideração os níveis da TFGe (grau 1 a 5) e os valores de albuminúria (A1 a A3). Existe a possibilidade de diferentes combinações destas variáveis, que podem ter impacto no manejo e no prognóstico do paciente (Figura 67.4).[13,34]

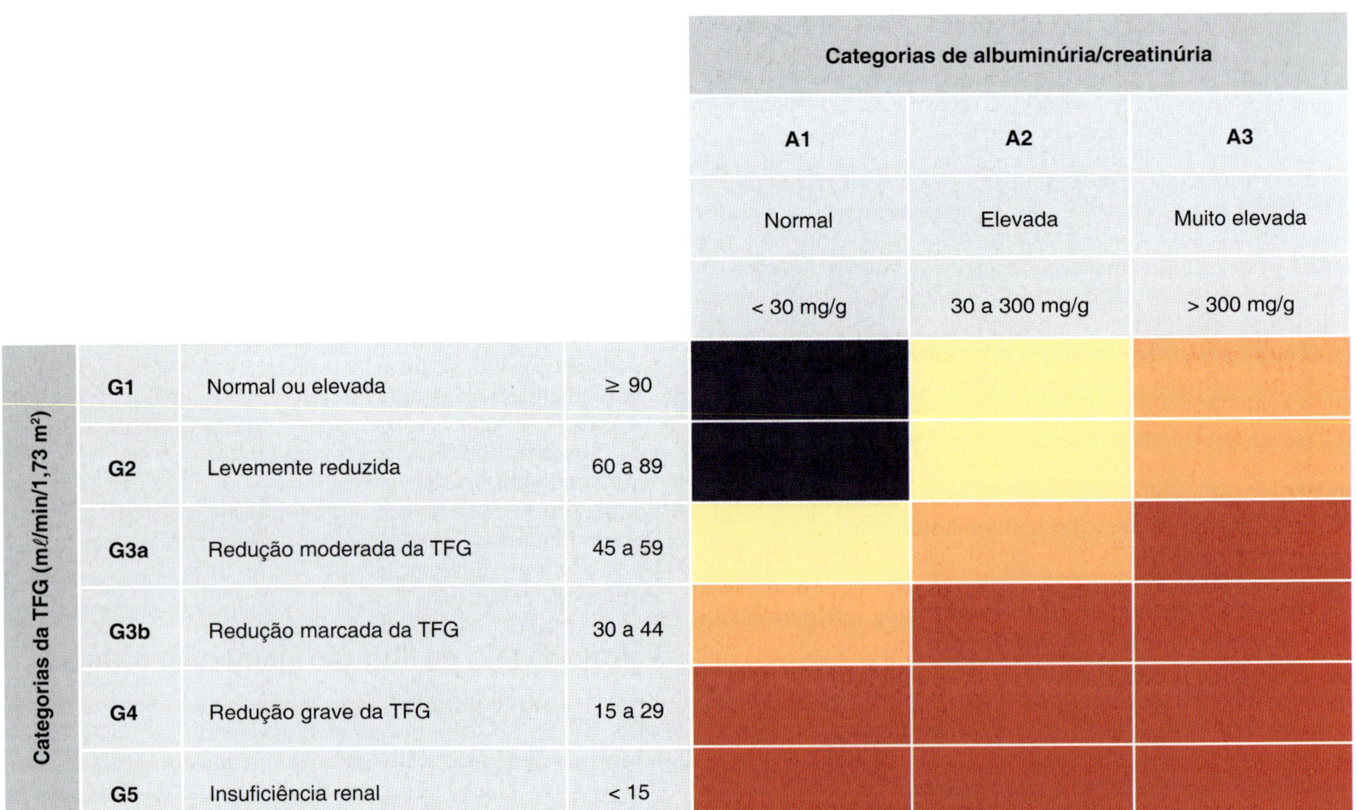

Figura 67.4 Prognóstico da doença renal crônica de acordo com as categorias de taxa de filtração glomerular (TFG) e albuminúria. Definição dos riscos de acordo com as cores. *Azul*: baixo risco (na ausência de outros marcadores de doença renal); *amarelo*: risco moderadamente elevado; *laranja*: alto risco; *vermelho*: risco muito alto. (Adaptada da Diretriz da Sociedade Brasileira de Diabetes, 2023.[2])

Independentemente do estágio da TFGe, o grau de albuminúria se associa com o risco de doença cardiovascular (DCV), progressão da DRC e mortalidade.[1]

DIAGNÓSTICO DIFERENCIAL

A prevalência de portadores de DM com disfunção renal por outras etiologias é elevada; variou de 3 a 82% com valor preditivo positivo de 37% em estudo de biopsia.[35] As situações mostradas no Quadro 67.3 sugerem a necessidade de afastar outras causas da nefropatia, nas quais a biopsia renal deve ser considerada, por ser o exame definitivo para determinar a etiologia da doença.[2]

TRATAMENTO

O alvo do tratamento da DRD deve objetivar o controle de todos os fatores de risco modificáveis associados à progressão da doença.

Tratamento não medicamentoso

Orientação dietética

Em pacientes com EUA elevada e redução da TFGe, recomenda-se restrição moderada da ingesta proteica (0,8 g/kg de peso ideal/dia).[2] Até o momento, não há consenso na literatura sobre o benefício da restrição proteica nos pacientes com DM e aumento da EUA, mas com TFGe preservada.[2] Já um consumo superior a 1,3 g/kg de peso ideal/dia deve ser evitado, uma vez que se associa ao aumento da albuminúria, a uma redução mais acentuada da TFGe e à mortalidade por DCV.[1,2,36]

A redução da ingestão de sódio (< 1.500 mg/dia ou < 3.750 mg de sal/dia) como proposto pelo estudo *Dietary Approaches to Stop Hypertension* (DASH), deve ser considerada nos indivíduos com DM e HAS devido ao potencial benefício para o controle pressórico e redução do risco cardiovascular.[37,38] Essa dieta não é recomendada para os pacientes em programa de diálise com necessidade de controle dos níveis séricos de potássio. Além disso, nesta fase da doença, em geral recomenda-se uma ingesta proteica mais elevada (em torno de 1 a 1,2 g/kg de peso ideal/dia), pois a desnutrição é um grande problema associado à diálise.[1,39]

O emprego de suplementos como ácidos graxos poli-insaturados, vitamina C, zinco e magnésio ainda não é recomendado para o tratamento da DRD devido a evidências insuficientes até o momento.[40-43]

Demais intervenções no estilo de vida

Os pacientes portadores de DM são aconselhados a praticar 150 minutos semanais de atividade física de moderada intensidade[13] e a cessação do tabagismo deve ser incentivada para diminuir o risco cardiovascular dos pacientes com DM e DRC.

Quadro 67.3 Diagnóstico diferencial da doença renal do diabetes (DRD).

Situações em que se deve realizar uma avaliação etiológica da DRD mais detalhada:

- Surgimento de proteinúria em pacientes com diagnóstico de DM há < 5 anos, especialmente se DM tipo 1
- Ausência de retinopatia ou neuropatia associada à doença renal
- Proteinúria de início abrupto e rapidamente progressiva
- Sedimento urinário ativo: cilindros hemáticos e/ou leucocitários, acantócitos, hemácias dismórficas
- Manifestações clínicas de outra doença sistêmica
- Redução da TFG superior a 30% após o início de IECA ou BRAs (sugestivo de estenose da artéria renal)
- Declínio rápido da TFGe (> 5 mℓ/min/ano)

BRA: bloqueador de receptores de angiotensina; DM: diabetes melito; IECA: inibidor da enzima conversora de angiotensina; TFG: taxa de filtração glomerular; TFGe: taxa de filtração glomerular estimada. (Adaptado da Sociedade Brasileira de Diabetes, 2023;[2] KDIGO, 2022.[13])

Os pacientes devem ser orientados a se manterem hidratados e a evitar o uso de drogas nefrotóxicas, com especial atenção ao uso de anti-inflamatórios não esteroidais. Também é recomendado o ajuste das dosagens dos medicamentos utilizados de acordo com a taxa de filtração glomerular.

Controle glicêmico

A eficácia do controle glicêmico intensivo na redução da ocorrência de microalbuminúria e progressão para macroalbuminúria já foi demonstrada em diversos estudos em portadores de DM1 ou DM2.[44,45] Além disso, o tratamento glicêmico intensivo precoce parece ser determinante na prevenção e evolução da DRD.[1]

Em pacientes com DM1, o estudo DCCT demonstrou que o grupo submetido ao tratamento glicêmico intensivo apresentou redução da incidência de microalbuminúria e de macroalbuminúria. Este efeito, por sua vez, persistiu no estudo de seguimento (DCCT/EDIC) com redução também da queda da TFGe.[44]

O UKPDS realizado em portadores de DM2 recém-diagnosticados mostrou a redução da microalbuminúria, porém sem reduzir de forma significativa os eventos renais duros, como o número de pacientes em diálise e transplante renal.[46] Posteriormente, outros trabalhos foram realizados em indivíduos com maior tempo de diagnóstico de DM2, como o *Action to Control Cardiovascular Risk in Diabetes* (ACCORD)[47] e o *Action in Diabetes and Vascular Disease* (ADVANCE).[48] Estes trabalhos observaram redução na incidência de microalbuminúria e macroalbuminúria no grupo sob tratamento intensivo. No seguimento dos pacientes do ADVANCE, aqueles tratados com um controle glicêmico intensivo apresentaram redução do risco de progressão para DRCT.[49]

Também foi demonstrado no ACCORD que o controle glicêmico intensivo em fase avançada da doença renal pode resultar em aumento de eventos adversos como hipoglicemia e mortalidade, e há somente pouco ou até nenhum benefício na evolução da doença renal.[50-52]

Desta forma, as atuais diretrizes recomendam um alvo de HbA1c inferior a 7% para evitar ou retardar a progressão de complicações microvasculares do diabetes, como a nefropatia. Porém, faz-se importante a individualização dos alvos glicêmicos para populações específicas, como os pacientes com DRC, que podem ter alvos de HbA1c menos rigorosos.[1,2,34]

Com o advento de medicamentos como os inibidores do cotransportador de sódio-glicose 2 (iSGLT-2) e os agonistas do receptor do peptídeo-1 semelhante ao glucagon (GLP-1), iniciou-se uma nova era no tratamento do DM que, além de permitir a obtenção de metas glicêmicas mais agressivas sem aumentar o risco de hipoglicemia, também apresenta benefícios quanto à redução de eventos cardiovasculares, da progressão da doença renal e da mortalidade em pacientes com DM2.[53-59]

Os estudos randomizados e controlados por placebo em pacientes com DM2 utilizando diferentes iSGLT-2, cujos desfechos primários foram segurança cardiovascular, também demonstraram, em seus desfechos secundários, resultados positivos quanto à progressão da doença renal.[54-56] Esses medicamentos inibem a reabsorção de glicose e sódio no túbulo proximal renal, promovendo glicosúria, diurese osmótica e natriurese, o que favorece a perda de peso e o controle pressórico. Além disso, com o bloqueio da reabsorção de sódio ocorre aumento desse eletrólito na mácula densa, o que restaura o *feedback* tubuloglomerular com a vasoconstrição da arteríola aferente em conjunto com a redução da pressão intraglomerular, da albuminúria e da perda da TFGe.[22]

Desse modo, diante destes achados positivos nos desfechos secundários com o uso dos iSGLT-2 em indivíduos com

DM2 com ou sem doença renal estabelecida, foram desenvolvidos estudos desenhados especificamente para avaliação de desfechos renais (Quadro 67.4):

- No estudo *Canagliflozin and Renal Outcomes in Type 2 Diabetes and Nephropathy* (CREDENCE), pacientes portadores de DM2 e DRC macroalbuminúrica (EUA 300 a 5.000 mg/g) receberam canagliflozina 100 mg *versus* placebo. O estudo foi inicialmente desenhado para ter duração de 5,5 anos, porém foi interrompido precocemente com apenas 2,6 anos de seguimento, visto que, nos 4.401 pacientes com DM2 e TFGe de 30 a 90 mℓ/min/1,73 m^2 (média de 56 mℓ/min/1,73 m^2), foram observadas redução do risco relativo do desfecho primário em 30% (composto por DRCT, duplicação dos níveis séricos de creatinina, morte por doença renal ou por evento cardiovascular) e redução de doença renal terminal em 32%. Além disso, ocorreu uma redução do risco de mortalidade por DCV em 22% e por todas as causas em 19%[57]
- Já o estudo *Dapagliflozin and Prevention of Adverse Outcomes in Chronic Kidney Disease* (DAPA-CKD) incluiu 4.304 pacientes portadores de DRC com uma TFGe entre 25 e 75 mℓ/min/1,73 m^2 e RAC de 200 a 5.000 mg/g. Também foram incluídos pacientes que não tinham DM2 (32,5% da amostra composta por não diabéticos). Este estudo também foi interrompido precocemente devido à eficácia da intervenção em relação ao desfecho primário (composto de um declínio sustentado na TFGe de pelo menos 50%, DRCT, morte por causas renais ou cardiovasculares). Após uma mediana de 2,4 anos de seguimento, um evento de desfecho primário ocorreu em 197 dos 2.152 participantes (9,2%) no grupo dapagliflozina e em 312 dos 2.152 participantes (14,5%) do grupo placebo (taxa de risco, 0,61; intervalo de confiança [IC] 95%, 0,51 a 0,72; $p < 0{,}001$; número necessário para tratamento, 19 [IC 95%, 15 a 27]). O efeito da dapagliflozina na redução do desfecho primário foi similar no grupo de pacientes com e sem DM[58]
- O estudo *Empagliflozin in Patients with Chronic Kidney Disease* (EMPA-KIDNEY) incluiu 6.609 pacientes com DRC (TFGe entre 20 e 45 mℓ/min/1,73 m^2 com ou sem albuminúria, ou TFG entre 45 e 90 mais a presença de RAC acima de 200 mg/g). Os pacientes foram alocados para empagliflozina 10 mg 1 vez/dia *versus* placebo. O desfecho primário foi o composto de queda sustentada na TFG em mais de 40%, progressão para doença renal terminal (*i. e.*, TFG < 10 mℓ/min/1,73 m^2, necessidade de diálise ou transplante renal), morte de causa renal ou morte CV. Do total de pacientes, 46% apresentavam diabetes. Após uma mediana de seguimento de 2 anos, o desfecho primário ocorreu em 432 de 3.304 pacientes (13,1%) no grupo da empagliflozina e em 558 de 3.305 pacientes (16,9%) no grupo placebo (taxa de risco, 0,72; IC 95%, 0,64 a 0,82; $p < 0{,}001$). Os resultados foram semelhantes entre pacientes com ou sem diabetes.[59]

O estudo *Effect of Semaglutide versus Placebo on the Progression of Renal Impairment in People with Type 2 Diabetes and Chronic Kidney Disease* (FLOW) incluiu 3.534 participantes portadores de DM2 e DRC (TFGe 50 a 75 mℓ/min/1,73 m^2 e RAC 300 a 5.000 mg/g; ou TFGe 25 a 50 mℓ/min/1,73 m^2 e RAC 100 a 5.000 mg/g). Esse estudo randomizado, duplo-cego, de superioridade, comparou a semaglutida na dose de 1 mg com placebo e tinha como desfecho primário composto o declínio persistente da TFGe ≥ 50% desde o início do ensaio, doença renal terminal, morte por doença renal ou por doença cardiovascular. O estudo foi interrompido precocemente pela análise intermediária dos seus resultados ter atendido aos critérios pré-especificados para a interrupção precoce do estudo por eficácia. Seu principal objetivo foi alcançado ao demonstrar uma redução estatisticamente significativa e superior na progressão da doença renal, bem como na mortalidade cardiovascular e renal em 24% para as pessoas tratadas com semaglutida 1 mg em comparação com o placebo.[62,63]

Frente aos resultados promissores desses estudos, as diretrizes mais recentes têm dado cada vez mais ênfase à prescrição precoce e preferencial destas classes de medicamentos em pacientes portadores de DM2 e DRC.[1,2]

Uso de anti-hiperglicemiantes na doença renal crônica

O rim, juntamente com o fígado, é o principal local de metabolização e excreção dos medicamentos anti-hiperglicemiantes. Desta forma, a redução da TFGe pode resultar no acúmulo de certos medicamentos ou de seus metabólitos com consequente elevação do risco de hipoglicemia. Além disso, o comprometimento renal, *per se*, é um fator de risco para hipoglicemia, uma vez que o rim contribui para aproximadamente 30% da produção endógena de glicose.[18] Assim, a função renal deve ser avaliada com cautela para definir a necessidade de ajuste de dose ou mesmo suspensão dos fármacos utilizados para o tratamento da hiperglicemia (Quadro 67.5).

- **Metformina:** este fármaco não é metabolizado e, portanto, é excretado de forma inalterada pelos rins. Sua concentração plasmática se eleva em pacientes com dano renal e, portanto, é contraindicada se a TFGe for menor que 30 mℓ/min/1,73 m^2.

Quadro 67.4 Estudos com os inibidores do cotransportador de sódio-glicose 2 e desfecho renal.

Estudo	Fármaco	Características dos participantes	Desfecho primário composto HR (IC 95%)	Evolução para DRCT HR (IC 95%)	Morte CV HR (IC 95%)
CREDENCE[57] (n = 4.401)	Canagliflozina	TFGe 30 a 90 mℓ/min/1,73 m^2 e RAC 300 a 5.000 mg/g	0,70 (0,59 a 0,82), $p = 0{,}00001$	0,68 (0,54 a 0,86), $p = 0$	0,78 (0,61 a 1), $p = 0{,}05$
DAPA-CKD[58] (n = 4.304)	Dapagliflozina	TFGe 25 a 75 mℓ/min/1,73 m^2 e RAC 200 a 5.000 mg/g	0,61 (0,51 a 0,72), $p < 0{,}001$	0,64 (0,5 a 0,82)*	0,81 (0,58 a 1,12)*
EMPA-KIDNEY[59] (n = 6.609)	Empaglifozina	TFGe 20 a 45 mℓ/min/1,73 m^2 com ou sem albuminúria, ou TFG 45 a 90 com RAC > 200 mg/g	0,72 (0,64 a 0,82), $p < 0{,}001$	0,67 (0,52 a 0,85)*	0,84 (0,6 a 1,19)*

*p não avaliado. Os análogos de GLP-1 também apresentam benefício renal. *No estudo Liraglutide and Cardiovascular Outcomes in Type 2 Diabetes* (LEADER), ocorreu redução do desfecho renal composto (incidência de macroalbuminúria, dobrar a creatinina sérica, DRCT ou morte por doença renal) em 22% dos pacientes quando avaliou o grupo que recebeu liraglutida *versus* placebo.[60] Outro estudo que avaliou o efeito dos análogos de GLP-1, o *Semaglutide and Cardiovascular Outcomes in Patients with Type 2 Diabetes* (SUSTAIN-6), também evidenciou redução em 36% do desfecho renal composto (macroalbuminúria persistente, dobrar a creatinina sérica em indivíduos com TFGe < 45 mℓ/min/1,73 m^2 ou necessidade de diálise).[61] Em ambos, o benefício renal foi representado principalmente pela redução da macroalbuminúria. CV: cardiovascular; DRCT: doença renal crônica terminal; HR: *hazard ratio*; IC: intervalo de confiança; RAC: relação albuminúria/creatinina; TFGe: taxa de filtração glomerular estimada.

Quadro 67.5 Recomendações para o uso dos anti-hiperglicemiantes na doença renal crônica.

Classe	Medicamento	Ajuste da dose conforme a TFG (mℓ/min/1,73 m^2)
Biguanidas	Metformina	Uso em dose reduzida (até 1 g/dia) se TFG 30 a 44 Contraindicada se TFG < 30
Sulfonilureias	Glibenclamida	Uso em dose reduzida se TFG 60 a 90 Contraindicada se TFG < 60
	Gliclazida	Experiência limitada TFG < 30
	Glipizida	Experiência limitada TFG < 30
	Glimepirida	Experiência limitada TFG < 45
Glitazonas	Pioglitazona	Experiência limitada TFG < 15
Glinidas	Repaglinida	Experiência limitada TFG < 30
	Nateglinida	Contraindicada se TFG < 45
Inibidor de α-glicosidade	Acarbose	Contraindicada se TFG < 45
Inibidores da DPP-4	Sitagliptina	100 mg/dia se TFG > 50 50 mg/dia se TFG 30 a 50 25 mg/dia se TFG < 30
	Saxagliptina	5 mg/dia se TFG > 50 2,5 mg/dia se TFG ≤ 50
	Vildagliptina	50 mg 2 vezes/dia se TFG > 50 50 mg/dia se TFG ≤ 50
	Alogliptina	25 mg/dia se TFG > 60 12,5 mg/dia se TFG 30 a 60 6,25 mg/dia se TFG < 30
	Linagliptina	Sem necessidade de ajuste de dose
	Evogliptina	Sem necessidade de ajuste de dose Experiência limitada TFG < 15
Análogos de GLP-1	Exenatida	Uso em dose reduzida (5 a 10 μg/dia) se TFG 45 a 90 Contraindicada se TFG < 45
	Liraglutida	Experiência limitada TFG < 15
	Semaglutida SC	Experiência limitada TFG < 15
	Semaglutida VO	Experiência limitada TFG < 15
	Dulaglutida	Experiência limitada TFG < 15
GLP-1/GIP	Tirzepatida	Experiência limitada TFG < 15
Inibidores do SGLT-2	Empaglifozina	Experiência limitada TFG < 20
	Canaglifozina	Experiência limitada TFG < 35
	Dapaglifozina	Experiência limitada TFG < 25

Adaptado da Diretriz da Sociedade Brasileira de Diabetes, 2023.[2]

Além disso, a metformina deve ser utilizada com dose reduzida (máximo de 1 g/dia) e não iniciada se a TFGe for inferior a 45 mℓ/min/1,73 m^2. Seu uso deve ser descontinuado em condições de risco para acidose láctica (sepse, hipotensão, hipoxia, cirurgias) ou se existir risco de lesão renal aguda (uso de contraste iodado em paciente com TFGe menor que 60 mℓ/min/1,73 m^2)[1,2,18,26]

- **Glitazonas:** a pioglitazona é metabolizada completamente pelo fígado e, portanto, não é necessário o ajuste da dose na doença renal. Porém, seu uso é limitado pelos potenciais efeitos colaterais, tais como anemia, retenção hídrica, aumento de risco de fraturas e insuficiência cardíaca[2,18,26]
- **Sulfonilureias:** dependendo da via de metabolização e eliminação do fármaco, nos estágios avançados da doença renal pode ocorrer aumento do risco de hipoglicemia. A glibenclamida é convertida no fígado em metabólitos ativos de excreção renal e assim é contraindicada se a TFGe for menor que 60 mℓ/min/1,73 m^2. Por outro lado, a glipizida e a gliclazida são as sulfonilureias de escolha para o uso na DRD, uma vez que são metabolizadas pelo fígado e excretadas na urina como metabólitos inativos, sem necessidade de ajuste da dose, apesar do limitado número de estudos em DRCT[18,64]
- **Acarbose:** este inibidor da alfaglicosidase intestinal é metabolizado pelas bactérias intestinais com a produção de diversos metabólitos que podem ter atividade biológica. Seu uso deve ser evitado se a TFGe for inferior a 45 mℓ/min/1,73 m^2, pois nos estágios mais avançados o acúmulo destes metabólitos pode ser deletério para o fígado[18,64]
- **Glinidas:** a repaglinida é metabolizada principalmente no fígado e pode ser utilizada em doses reduzidas (0,5 mg/refeição) se a TFGe for menor que 30 mℓ/min/1,73 m^2 (experiência limitada). A nateglinida, por ter metabolização hepática com a formação de metabólitos ativos excretados pelo rim, tem seu uso contraindicado se a TFGe for inferior a 45 mℓ/min/1,73 m^2 [18,64,65]
- **Inibidores de DPP-4:** todos os representantes desta classe são excretados predominantemente pelo rim, com exceção da linagliptina e da evogliptina, que apresentam uma eliminação renal apenas residual. Desse modo, as doses de sitagliptina, vildagliptina, saxagliptina e alogliptina devem ser ajustadas de acordo com a TFGe, sendo a linagliptina e a evogliptina as únicas que não necessitam de ajuste de dose[2,18,64,65]
- **Análogos de GLP-1:** a exenatida é excretada pelo rim e, portanto, deve ser evitada se a TFGe for menor que 45 mℓ/min/1,73 m^2. Por outro lado, a liraglutida, a semaglutida e a dulaglutida são degradadas por endopeptidases e não é necessário o ajuste de dose em pacientes com TFGe superior a 15 mℓ/min/1,73 m^2. Porém, a experiência na DRCT (TFGe < 15 mℓ/min/1,73 m^2) é limitada e, portanto, não é recomendada a utilização destes fármacos neste cenário[2,18,65]
- **Inibidores do SGLT-2:** esta classe de medicação depende da habilidade renal de filtrar a glicose e apresentam redução de eficácia no controle glicêmico na presença de uma TFGe menor que 45 mℓ/min/1,73 m^2. Entretanto, como os benefícios renais e cardiovasculares são observados em indivíduos com TFGe inferiores, a recomendação quanto ao seu uso ainda está presente quando a TFGe é maior que 25 mℓ/min/1,73 m^2 no caso da dapagliflozina, quando a TFGe é superior a 30 mℓ/min/1,73 m^2 para a empagliflozina e quando a TFGe supera 35 mℓ/min/1,73 m^2 quando se trata da canagliflozina[2]
- **Insulinas:** tanto as insulinas humanas quanto seus análogos devem ser utilizados com cautela, pois a maioria dos pacientes com DRC apresenta risco aumentado de hipoglicemia em decorrência da redução da neoglicogênese e da excreção renal; inclusive ocorrem casos de parada da necessidade do uso de insulina ou antidiabéticos orais, quadro conhecido como *burn out diabetes*.[66] Em geral, a necessidade diária de insulina é reduzida em 25% quando a TFGe é menor que 50 mℓ/min/1,73 m^2 e em 50% quando a TFGe é inferior a 10 mℓ/min/1,73 m^2. Em alguns casos, porém, pode ocorrer o aumento da dose de insulina devido à resistência insulínica resultante do processo inflamatório e da uremia.[65] Apesar de haver poucos trabalhos na literatura, principalmente aqueles de longo prazo, os análogos de insulina podem apresentar potencial benefício quanto à redução de hipoglicemia noturna e hiperglicemia pós-prandial (insulinas ultrarrápidas) nos pacientes com DRC avançada.

Controle pressórico e bloqueio do sistema renina-angiotensina-aldosterona

A hipertensão arterial sistêmica é um fator de risco para o desenvolvimento e a progressão da DRD, da retinopatia e de eventos cardiovasculares, sendo crucial seu controle independentemente do agente utilizado.[1,67,68] O alvo recomendado de pressão arterial para os pacientes com DRD é < 130/80 mmHg.[1,2]

Os inibidores da enzima conversora de angiotensina (IECAs) ou os bloqueadores dos receptores da angiotensina (BRAs) são os fármacos de primeira escolha para os indivíduos com DM, hipertensão e doença renal estabelecida (TFGe ≤ 60 mℓ/min/1,73 m² e EUA ≥ 30 mg/g) devido aos seus efeitos renoprotetores. Além disso, seu uso é recomendado para todos os pacientes com elevação de albuminúria comprovada independentemente do valor da pressão arterial (PA).[1,2,69-72] Por outro lado, seu uso não é indicado para a prevenção primária da DRC nos pacientes com DM que apresentam PA normal.[72-74]

O uso do duplo bloqueio do SRAA não é recomendado na DRD, uma vez que não há benefício no desfecho cardiovascular ou renal, além do maior risco de hipercalemia e/ou lesão renal aguda.[75,76] Em relação à escolha da classe, uma metanálise com dados de 22.365 pacientes com DRD, a maioria com DM2, não revelou diferença entre IECA e BRA quanto à redução da albuminúria e à prevenção da doença renal terminal e da duplicação da creatinina.[2,77]

Mais recentemente, a finerenona, um antagonista do receptor mineralocorticoide seletivo não esteroidal, demonstrou bloquear muitos dos efeitos prejudiciais da hiperativação dos receptores mineralocorticoides e desempenhar um papel importante ao evitar a progressão da doença cardiorrenal. No estudo FIDELIO-DKD,[78] foram incluídos 5.734 participantes com DM2 e DRC (RAC na urina de 30 a 300 mg/g, TFGe de 25 a 60 mℓ/min/1,73 m² e retinopatia diabética; ou RAC na urina de 300 a 5.000 mg/g e TFGe de 25 a 75 mℓ/min/1,73 m²) tratados com bloqueadores do sistema renina-angiotensina otimizados e randomizados para finerenona ou placebo. O desfecho primário avaliado foi um composto de DRCT, diminuição sustentada ≥ 40% na TFGe em relação ao valor basal ou morte renal. Ao longo de um acompanhamento médio de 2,6 anos, o grupo em uso de finerenona apresentou menor incidência do desfecho renal composto, com *hazard ratio* (HR) 0,82, IC 95% de 0,73 a 0,93, p = 0,001, assim como do desfecho cardiovascular composto (morte cardiovascular, infarto do miocárdio não fatal, acidente vascular cerebral não fatal ou hospitalização por IC), com HR 0,86, IC 95% 0,75 a 0,99, p = 0,03. Para admissão no estudo, o valor do potássio sérico deveria ser ≤ 4,8 mmol/ℓ. No caso de aumento do potássio (> 5,5 mmol/ℓ), a medicação era retirada por 72 horas e o fármaco reiniciado na dose de 10 mg diante de potássio ≤ 5 mmol/ℓ. A finerenona foi bem tolerada e levou a apenas um discreto aumento da hipercalemia.[78]

Já no estudo FIGARO-DKD, a população estudada foi de 7.437 pacientes com DM2 e DRC (RAC entre 30 e 300 mg/g e TFGe entre 25 e 90 mℓ/min/1,73 m²; ou RAC entre 300 e 5.000 mg/g e TFGe superior a 60 mℓ/min/1,73m²) randomizados para finerenona ou placebo, além do bloqueio do SRAA na dose máxima tolerada.[79] Os pacientes randomizados para finerenona tiveram uma redução significativa no desfecho primário composto de infarto do miocárdio não fatal, acidente vascular cerebral não fatal, hospitalização por IC e mortes por DCV (HR 0,87; IC 95% de 0,76 a 0,98; *p* = 0,03), com o benefício impulsionado principalmente por menor incidência de hospitalização por IC (HR 0,71; IC 95% de 0,56 a 0,90). Com relação ao desfecho renal composto secundário (insuficiência renal, diminuição sustentada na TFGe em ≥ 40% ou óbito por causas renais), não houve diferença estatisticamente significativa entre os grupos (HR 0,87; IC 95% de 0,76 a 1,01). A hipercalemia foi mais frequente no grupo finerenona (1,2% *versus* 0,4%).[79]

O estudo FIDELITY, por sua vez, compilou os dados dos ensaios FIDELIO-DKD e FIGARO-DKD e reiterou a redução do desfecho cardiovascular composto com finerenona em comparação com o placebo em 14% (HR 0,86; IC 95% de 0,78 a 0,95; p = 0,0018), assim como redução do desfecho renal composto em 23% (HR 0,77; IC 95% de 0,67 a 0,88; p = 0,0002).[80] É importante ressaltar que, como a randomização dos pacientes nos referidos estudos foi entre os anos de 2015 e 2018, a maioria deles (93%) não estava em uso em uso de iSGLT-2, terapia hoje estabelecida como padrão para os pacientes com DM2 e DRC. Uma potencial vantagem desta combinação de iSGLT-2 com finerenona, além da diminuição dos eventos cardiovasculares, é a redução do risco de hipercalemia.[80]

Tratamento da dislipidemia

A redução dos níveis séricos lipídicos com o uso de estatinas em paciente com DM e DRC não dialítica se associa com a redução dos eventos cardiovasculares, porém sem benefício na mortalidade.[81-83] Por outro lado, em pacientes dialíticos, o início da terapia com o uso de estatinas não demonstrou redução dos eventos cardiovasculares e/ou mortalidade.[84-86] Esses dados sugerem que o benefício do uso das estatinas ocorre quando são iniciadas em uma fase anterior à perda da função renal.[87] Uma possível exceção seriam os pacientes com prévio infarto agudo do miocárdio.[87]

Até o momento, não existem dados na literatura que reforcem a necessidade da suspensão de estatinas nos pacientes que já estiverem em uso antes do início da diálise, sendo assim sugerida a manutenção da medicação nesta situação. Esta mesma conduta se aplica aos pacientes previamente submetidos ao transplante renal.[2,88]

Segundo as recomendações da American Diabetes Association (ADA), todo paciente com diabetes e idade superior a 40 anos deve receber estatina para prevenção primária, e se deve considerar seu uso nos indivíduos com idade entre 20 e 39 anos se eles apresentarem um fator de risco cardiovascular adicional.[1] Estas recomendações são para todos os pacientes com DM independentemente da presença ou não de DRC. Por outro lado, nos indivíduos com DRC, os fibratos devem ser usados somente na presença de níveis de triglicerídeos acima de 1.000 mg/dℓ para reduzir o risco de pancreatite aguda, uma vez que seu uso não apresenta benefício inequívoco sobre os desfechos renais e na prevenção secundária de eventos cardiovasculares.[2]

O ajuste da dose das estatinas e dos fibratos em pacientes com DRC deve ser feito de acordo com a TFGe.[2]

Encaminhamento ao nefrologista

O encaminhamento ao nefrologista deve ser considerado nas seguintes situações:[1]

- Etiologia incerta da doença renal
- Dificuldade do manejo das complicações associadas a doença renal: anemia, hiperparatireoidismo secundário, doença óssea metabólica, hipertensão resistente ou distúrbios eletrolíticos
- TFGe < 30 mℓ/min/1,73 m², para avaliar a necessidade de terapia de substituição renal.

Terapia de substituição renal

A terapia de substituição renal (TSR) consiste em hemodiálise, diálise peritoneal, transplante renal ou transplante duplo rim-pâncreas no DM1 ou quando houver dependência de insulina.

A sobrevida dos pacientes diabéticos em programa de hemodiálise é menor do que a de indivíduos com outras etiologias de doença renal.[89] Os transplantes renais de doador vivo e de doador falecido, assim como o transplante duplo pâncreas-rim, estão associados a maior sobrevida quando comparados à hemodiálise.[90] Portanto, sugerimos sempre que possível que o paciente com DRCT seja submetido ao transplante renal de doador vivo em detrimento da hemodiálise.

Resumo

A doença renal do diabetes (DRD) é uma das mais frequentes complicações microvasculares do diabetes melito (DM), acometendo entre 25 e 40% dos pacientes, e geralmente começa a se manifestar após 5 a 10 anos do início da doença. A elevada prevalência do DM na população contribui para que a DRD seja a principal causa de doença renal crônica no mundo, responsável por aproximadamente metade dos casos de falência renal nos países desenvolvidos. Tipicamente, a doença se manifesta inicialmente como aumento persistente da excreção urinária de albumina que, na ausência de tratamento, tende a se exacerbar e a evoluir com redução progressiva da taxa de filtração glomerular (TFG). No entanto, particularmente no DM tipo 2, a queda da TFG pode anteceder o aumento da excreção urinária de albumina. O principal fator de risco para o surgimento da DRD é o controle glicêmico inadequado, mas fatores ambientais adicionais (sobretudo, hipertensão) e fatores genéticos também desempenham um papel importante.

REFERÊNCIAS BIBLIOGRÁFICAS

1. American Diabetes Association Professional Practice Committee. 11. Chronic kidney disease and risk management: Standards of care in diabetes-2024. Diabetes Care. 2024; 47(Suppl 1):S219-30.
2. Sá J, Canani L, Rangel E, Bauer A et al. Doença renal do diabetes. Diretriz Oficial da Sociedade Brasileira de Diabetes; 2023.
3. Kimmelstiel P, Wilson C. Intercapillary lesions in the glomeruli of the kidney. Am J Pathol. 1936; 12:83-98.
4. Melmed S, Auchus RJ, Goldfine AB et al. Williams textbook of endocrinology. 14. ed. Philadelphia: Elsevier; 2020.
5. Boer IH, Rue TC, Hall YN et al. Temporal trends in the prevalence of diabetic kidney disease in the United States. JAMA. 2011; 305:2532-9.
6. Dwyer JP, Parving HH, Hunsicker LG et al. Renal dysfunction in the presence of normoalbuminuria in type 2 diabetes: results from the DEMAND study. Cardiorenal Med. 2012; 2:1-10.
7. KDOQI. KDOQI Clinical practice guidelines and clinical practice recommendations for diabetes and chronic kidney disease. Am J Kidney Dis. 2007; 49(2 Suppl 2):S12-154.
8. Buyadaa O, Magliano DJ, Salim A et al. Risk of rapid kidney function decline, all-cause mortality, and major cardiovascular events in nonalbuminuric chronic kidney disease in type 2 diabetes. Diabetes Care. 2020; 43:122-9.
9. Anders HJ, Huber TB, Isermann B, Schiffer M. CKD in diabetes: diabetic kidney disease versus nondiabetic kidney disease. Nat Rev Nephrol. 2018; 14:361-77.
10. Valmadrid CT, Klein R, Moss SE, Klein BE. The risk of cardiovascular disease mortality associated with microalbuminuria and gross proteinuria in persons with older-onset diabetes mellitus. Arch Intern Med. 2000; 1608:1093-100.
11. Alicic RZ, Rooney MT, Tuttle KR. Diabetic kidney disease: Challenges, progress, and possibilities. Clin J Am Soc Nephrol. 2017; 12:2032-45.
12. Berhane, AM, Weil, EJ, Knowler WC et al. Albuminuria and estimated glomerular filtration rate as predictors of diabetic end-stage renal disease and death. Clin J Am Soc Nephrol. 2011; 6:2444-51.
13. Kidney Disease: Improving Global Outcomes (KDIGO) Diabetes Work Group. KDIGO 2022 Clinical practice guideline for diabetes management in chronic kidney disease. Kidney Int. 2022; 102:S1-S127.
14. Newman DJ, Mattock MB, Dawnay AB et al. Systematic review on urine albumin testing for early detection of diabetic complications. Health Technol Assess. 2005; 9:iii-vi, xiii-163.
15. Perkins BA, Ficociello LH, Silva KH et al. Regression of microalbuminuria in type 1 diabetes. N Engl J Med. 2003; 348:2285-93.
16. Retnakaran R, Cull CA, Thorne KI et al. UKPDS Study Group. Risk factors for renal dysfunction in type 2 diabetes: U.K. Prospective Diabetes Study 74. Diabetes. 2006; 55:1832-9.
17. Molitch ME, Steffes M, Sun W et al. Development and progression of renal insufficiency with and without albuminuria in adults with type 1 diabetes in the diabetes control and complications trial and the epidemiology of diabetes interventions and complications study. Diabetes Care. 2010; 33:1536-43.
18. Pugliese G, Penno G, Natali A et al. Diabetic kidney disease: new clinical and therapeutic issues. Joint position statement of the Italian Diabetes Society and the Italian Society of Nephrology on "The natural history of diabetic kidney disease and treatment of hyperglycemia in patients with type 2 diabetes and impaired renal function". J Nephrol. 2020; 33:9-35.
19. Oshima M, Shimizu M, Yamanouchi M et al. Trajectories of kidney function in diabetes: a clinicopathological update. Nat Rev Nephrol. 2021; 17:740-50.
20. Krolewski AS. Progressive renal decline: the new paradigm of diabetic nephropathy in type 1 diabetes. Diabetes Care. 2015; 38:954-62.
21. KDIGO. Definition, identification, and prediction of CDK progression. Kidney Int. 2013; (suppl 3):63-72.
22. Cherney DZ, Perkins BA, Soleymanlou N et al. Renal hemodynamic effect of sodium-glucose cotransporter 2 inhibition in patients with type 1 diabetes mellitus. Circulation. 2014; 129:587-97.
23. Thomas MC, Brownlee M, Susztak K et al. Diabetic kidney disease. Nat Rev Dis Primers. 2015; 1:15018.
24. Verheijden KAT, Sonneveld R, Bakker-van Bebber M et al. The calcium-dependent protease calpain-1 links TRPC6 activity to podocyte injury. J Am Soc Nephrol. 2018; 29:2099-109.
25. de Boer IH, Khunti K, Sadusky T et al. Diabetes management in chronic kidney disease: a consensus report by the American Diabetes Association (ADA) and Kidney Disease: Improving Global Outcomes (KDIGO). Diabetes Care. 2022; 45:3075-90.
26. Vilar L. Endocrinologia clínica. 6. ed. Rio de Janeiro: Guanabara Koogan, 2017.
27. Levey AS, Stevens LA, Schmid CH et al. A new equation to estimate glomerular filtration rate. Ann Intern Med. 2009; 150:604-12.
28. Camargo EG, Soares AA, Detanico AB et al. The Chronic Kidney Disease Epidemiology Collaboration (CKD-EPI) equation is less accurate in patients with type 2 diabetes when compared with healthy individuals. Diabet Med. 2011; 28:90-5.
29. Silveiro SP, Araujo GN, Ferreira M et al. Chronic Kidney Disease Epidemiology Collaboration (CKD-EPI) equation pronouncedly underestimates glomerular filtration rate in type 2 diabetes. Diabetes Care. 2011; 34:2353-5.
30. Macisaac RJ, Ekinci EI, Jerums G. Markers of and risk factors for the development and progression of diabetic kidney disease. Am J Kidney Dis. 2014; 63(2 Suppl 2):S39-62.
31. Incerti J, Zelmanovitz T, Camargo JL et al. Evaluation of tests for microalbuminuria screening in patients with diabetes. Nephrol Dial Transplant. 2005; 20:2402-7.
32. Wu HY, Peng YS, Chiang CK et al. Diagnostic performance of random urine samples using albumin concentration vs ratio of albumin to creatinine for microalbuminuria screening in patients with diabetes mellitus: a systematic review and meta-analysis. JAMA Intern Med. 2014; 174:1108-15.
33. Gross JL, de Azevedo MJ, Silveiro SP et al. Diabetic nephropathy: diagnosis, prevention, and treatment. Diabetes Care. 2005; 28(1):164-76.
34. KDIGO. Clinical practice guideline on diabetes management in chronic kidney disease. 2019.
35. Fiorentino M, Bolignano D, Tesar V et al. Renal biopsy in patients with diabetes: a pooled meta-analysis of 48 studies. Nephrol Dial Transplant. 2017; 32:97-110.
36. Klahr S, Levey AS, Beck GJ et al. Modification of diet in renal disease study Group. The effects of dietary protein restriction and blood pressure control on the progression of chronic renal disease. N Engl J Med. 1994; 330:877-884.
37. Mills KT, Chen J, Yang W et al. Chronic Renal Insufficiency Cohort (CRIC) Study Investigators. Sodium excretion and the risk of cardiovascular disease in patients with chronic kidney disease. JAMA. 2016; 315:2200 10.
38. de Paula TP, Steemburgo T, de Almeida JC et al. The role of Dietary Approaches to Stop Hypertension (DASH) diet food groups in blood pressure in type 2 diabetes. Br J Nutr. 2012; 108:155-62.
39. Murray DP, Young L, Waller J et al. Is dietary protein intake predictive of 1-year mortality in dialysis patients? Am J Med Sci 2018; 356:234-43.
40. Shimizu H, Ohtani K, Tanaka Y et al. Long-term effect of eicosapentaenoic acid ethyl (EPA-E) on albuminuria of non-insulin dependent diabetic patients. Diabetes Res Clin Pract. 1995; 28:35-40.
41. Dullaart RP, Beusekamp BJ, Meijer S et al. Long-term effects of linoleic-acid-enriched diet on albuminuria and lipid levels in type 1 (insulin-dependent) diabetic patients with elevated urinary albumin excretion. Diabetologia. 1992; 35:165-72.
42. Gaede P, Poulsen HE, Parving HH, Pedersen O. Double-blind, randomised study of the effect of combined treatment with vitamin C and E on albuminuria in type 2 diabetic patients. Diabet Med. 2001; 18:756-60.
43. Farvid MS, Jalali M, Siassi F, Hosseini M. Comparison of the effects of vitamins and/or mineral supplementation on glomerular and tubular dysfunction in type 2 diabetes. Diabetes Care. 2005; 28:2458-64.

44. DCCT/EDIC research group. Effect of intensive diabetes treatment on albuminuria in type1 diabetes: long-term follow-up of the Diabetes Control and Complications Trial and Epidemiology of Diabetes Interventions and Complications study. Lancet Diabetes Endocrinol. 2014; 2:793-800.
45. de Boer IH, Sun W, Cleary PA et al. DCCT/EDIC Research Group. Intensive diabetes therapy and glomerular filtration rate in type 1 diabetes. N Engl J Med. 2011; 365:2366-76.
46. UK Prospective Diabetes Study (UKPDS) Group. Intensive blood-glucose control with sulphonylureas or insulin compared with conventional treatment and risk of complications in patients with type 2 diabetes (UKPDS 33). Lancet. 1998; 352:837-53.
47. Ismail-Beigi F, Craven T, Banerji MA et al. ACCORD trial group. Effect of intensive treatment of hyperglycemia on microvascular outcomes in type 2 diabetes: an analysis of the ACCORD randomized trial. Lancet. 2010; 376:419-30.
48. Patel A, MacMahon S, Chalmers J et al. ADVANCE Collaborative Group. Intensive blood glucose control and vascular outcomes in patients with type 2 diabetes. N Engl J Med. 2008; 358:2560-72.
49. Wong MG, Perkovic V, Chalmers J et al. Long-term benefits of intensive glucose control for preventing end-stage kidney disease: ADVANCE-ON. Diabetes Care. 2016; 39:694-700.
50. Agrawal L, Azad N, Bahn GD et al. VADT Study Group. Long-term follow-up of intensive glycemic control on renal outcomes in the Veterans Affairs Diabetes Trial (VADT). Diabetologia. 2018; 61:295-99.
51. MacIsaac RJ, Jerums G, Ekinci EI. Effects of glycemic management on diabetic kidney disease. World J Diabetes. 2017; 8:172-86.
52. Papademetriou V, Lovato L, Doumas M et al. ACCORD Study Group. Chronic kidney disease and intensive glycemic control increase cardiovascular risk in patients with type 2 diabetes. Kidney Int. 2015; 87:649-59.
53. Sarafidis P, Ferro CJ, Morales E et al. SGLT-2 inhibitors and GLP-1 receptor agonists for nephroprotection and cardioprotection in patients with diabetes mellitus and chronic kidney disease. A consensus statement by the EURECA-m and the DIABESITY working groups of the ERA-EDTA. Nephrol Dial Transplant. 2019; 34:208-30.
54. Zinman B, Wanner C, Lachin JM et al. Empagliflozin, cardiovascular outcomes, and mortality in type 2 diabetes. N Engl J Med. 2015; 373:2117-212.
55. Neal B, Perkovic V, Mahaffey KW et al. Canagliflozin and cardiovascular and renal events in type 2 diabetes. N Engl J Med. 2017; 377:644-57.
56. Wiviott SD, Raz I, Bonaca MP et al. Dapagliflozin and cardiovascular outcomes in type 2 Diabetes. N Engl J Med. 2019; 380:347-57.
57. Perkovic V, Jardine MJ, Neal B et al. CREDENCE Trial Investigators. Canagliflozin and renal outcomes in type 2 diabetes and nephropathy. N Engl J Med. 2019; 380:2295-306.
58. Heerspink HJL, Stefánsson BV, Correa-Rotter R et at. DAPA-CKD Trial Committees and Investigators. Dapagliflozin in patients with chronic kidney disease. N Engl J Med. 2020; 383:1436-46.
59. The EMPA-KIDNEY Collaborative Group. Herrington WG, Staplin N, Wanner C et al. Empagliflozin in patients with chronic kidney disease. N Engl J Med. 2023; 388(2):117-27.
60. Marso SP, Daniels GH, Brown-Frandsen K et al. Liraglutide and cardiovascular outcomes in type 2 diabetes. N Engl J Med. 2016; 375: 311-22.
61. Marso SP, Bain SC, Consoli A et al. Semaglutide and cardiovascular outcomes in patients with type 2 diabetes. N Engl J Med. 2016; 375:1834-44.
62. Perkovic V, Tuttle KR, Rossing P et al. Effects of semaglutide on chronic kidney disease in patients with type 2 diabetes. N Engl J Med. 2024; 391: 109-21.
63. Rossing P, Baeres FMM, Bakris G et al. The rationale, design and baseline data of FLOW, a kidney outcomes trial with once-weekly semaglutide in people with type 2 diabetes and chronic kidney disease. Nephrol Dialysis Transplant. 2023; 38:2041-51.
64. Sociedade Brasileira de Diabetes (SBD), Sociedade Brasileira de Endocrinologia e Metabologia (SBEM), Sociedade Brasileira de Nefrologia. Posicionamento Oficial Tripartite. Prevenção, diagnóstico e conduta terapêutica na doença renal do diabetes. 2016.
65. Hahr AJ, Molitch ME. Management of diabetes mellitus in patients with chronic kidney disease. Clin Diabetes Endocrinol. 2015; 1:2.
66. Abe M, Kalantar-Zadeh K. Haemodialysis-induced hypoglycemia and glycemic disarrays. Nat Rev Nephrol. 2015; 11:302-13.
67. Leehey DJ, Zhang JH, Emanuele NV et al. BP and renal outcomes in diabetic kidney disease: the Veterans Affairs Nephropathy in Diabetes Trial. Clin J Am Soc Nephrol. 2015; 10:2159-69.
68. Emdin CA, Rahimi K, Neal B et al. Blood pressure lowering in type 2 diabetes: a systematic review and meta-analysis. JAMA. 2015; 313:603-15.
69. Brenner BM, Cooper ME, de Zeeuw D et al. Effects of losartan on renal and cardiovascular outcomes in patients with type 2 diabetes and nephropathy. N Engl J Med. 2001; 345:861-9.
70. Lewis EJ, Hunsicker LG, Bain RP, Rohde RD. The Collaborative Study Group. The effect of angiotensin-converting-enzyme inhibition on diabetic nephropathy. N Engl J Med. 1993; 329:1456-62.
71. Lewis EJ, Hunsicker LG, Clarke WR et al. Collaborative Study Group. Renoprotective effect of the angiotensin-receptor antagonist irbesartan in patients with nephropathy due to type 2 diabetes. N Engl J Med. 2001; 345:851-60.
72. Mauer M, Zinman B, Gardiner R et al. Renal and retinal effects of enalapril and losartan in type 1 diabetes. N Engl J Med. 2009; 361:40-51.
73. Weil EJ, Fufaa G, Jones LI et al. Effect of losartan on prevention and progression of early diabetic nephropathy in American Indians with type 2 diabetes. Diabetes. 2013; 62:3224-31.
74. Bangalore S, Fakheri R, Toklu B, Messerli FH. Diabetes mellitus as a compelling indication for use of renin angiotensin system blockers: systematic review and meta-analysis of randomized trials. BMJ. 2016; 352-438.
75. Yusuf S, Teo KK, Pogue J et al. Telmisartan, ramipril, or both in patients at high risk for vascular events. N Engl J Med. 2008; 358:1547-59.
76. Fried LF, Emanuele N, Zhang JH et al. Combined angiotensin inhibition for the treatment of diabetic nephropathy. N Engl J Med. 2013; 369:1892-903.
77. Cai J, Huang X, Zheng Z et al. Comparative efficacy of individual renin-angiotensin system inhibitors on major renal outcomes in diabetic kidney disease: a network meta-analysis. Nephrol Dial Transplant. 2018; 33:1968-76.
78. Bakris GL, Agarwal R, Anker SD et al.; FIDELIO-DKD Investigators. Effect of finerenone on chronic kidney disease outcomes in type 2 diabetes. N Engl J Med. 2020; 383:2219-29.
79. Pitt B, Filippatos G, Agarwal R et al.; FIGARO-DKD Investigators. Cardiovascular events with finerenone in kidney disease and type 2 diabetes. N Engl J Med. 2021; 385:2252-63.
80. Agarwal R, Filippatos G, Pitt B et al. FIDELIO-DKD and FIGARO-DKD Investigators. Cardiovascular and kidney outcomes with finerenone in patients with type 2 diabetes and chronic kidney disease: the FIDELITY pooled analysis. Eur Heart J. 2022; 43:474-84.
81. National Kidney Foundation. KDOQI clinical practice guideline for diabetes and CKD: 2012 update. Am J Kidney Dis. 2012; 60:850-86.
82. Slinin Y, Ishani A, Rector T et al. Management of hyperglycemia, dyslipidemia, and albuminuria in patients with diabetes and CKD: a systematic review for a KDOQI clinical practice guideline. Am J Kidney Dis. 2012; 60:747-69.
83. LaRosa JC, Grundy SM, Waters DD et al. Intensive lipid lowering with atorvastatin in patients with stable coronary disease. N Engl J Med. 2005; 352:1425-35.
84. Wanner C, Krane V, Marz W et al. Atorvastatin in patients with type 2 diabetes mellitus undergoing hemodialysis. N Engl J Med. 2005; 353:238-48.
85. Fellstrom BC, Jardine AG, Schmieder RE et al. Rosuvastatin and cardiovascular events in patients undergoing hemodialysis. N Engl J Med. 2009; 360:1395-407.
86. Baigent C, Landray MJ, Reith C et al. The effects of lowering LDL cholesterol with simvastatin plus ezetimibe in patients with chronic kidney disease (Study of Heart and Renal Protection): a randomized placebo-controlled trial. Lancet. 2011; 377:2181-92.
87. Athyros VG, Tziomalos K, Karagiannis A, Mikhailidis DP. Statins and cardiovascular events in patients with end-stage renal disease on hemodialysis. The AURORA results suggest the need for earlier intervention. Curr Vasc Pharmacol. 2009; 7:264-6.
88. Bertoluci MC, Pimazoni-Netto A, Pires A et al. Diabetes and cardiovascular disease: from evidence to clinical practice: position statement 2014 of Brazilian Diabetes Society. Diabetol Metab Syndr. 2014; 6:58.
89. Locatelli F, Pozzoni P, Vecchio L. Renal replacement therapy in patients with diabetes and end-stage renal disease. J Am Soc Nephrol. 2004; 15:25-9.
90. Sollinger HW, Odorico JS, Becker YT et al. One thousand simultaneous pancreas-kidney transplants at a single center with 22-year follow-up. Ann Surg. 2009; 250:618-30.

CAPÍTULO 68

Neuropatias Diabéticas: Classificação, Diagnóstico e Tratamento

Hermelinda Pedrosa ▪ Andrew J. M. Boulton ▪ Rodica Pop-Busui ▪ Lucianne Tannus ▪ Cejana Hamu

INTRODUÇÃO

As neuropatias diabéticas (ND) são as complicações crônicas mais prevalentes do diabetes melito (DM) e constituem um grupo de distúrbios heterogêneos que afeta partes diferentes do sistema nervoso periférico. De modo simples, as ND são definidas como "presença de sintomas e/ou sinais de disfunção dos nervos periféricos em pessoas com DM, após a exclusão de outras causas".[1] O diagnóstico requer "avaliação clínica cuidadosa, pois a ausência de sintomas não afasta a presença de neuropatia."[2-5] O diagnóstico precoce das ND é importante, diante do cenário epidêmico crescente e global do DM, cujo aumento de prevalência está estimado em 46% até 2045 (537 para 783 milhões), de acordo com a International Diabetes Federation (IDF Atlas).[4] Isso implicará um aumento de todas as complicações micro e macrovasculares. Caracteristicamente, a ND instala-se a partir de lesão neural em nervos longos que fazem a inervação dos dedos dos pés e progride de forma proximal.[2-5] O Consenso de Toronto definiu a ND típica como distúrbio sensitivo-motor, simétrico e dependente do comprimento, decorrente de alterações metabólicas e microvasculares resultantes de exposição à hiperglicemia de longa duração e de covariantes cardiovasculares.[6]

Ambos os tipos de DM (tipo 1 [DM1] e tipo 2 [DM2]) são afetados, com comprometimento de 50% dos pacientes com DM2 ao longo da vida.[2-5]

Indivíduos com pré-DM (glicemia de jejum alterada [GJA] ou tolerância diminuída à glicose [TDG]) podem desenvolver neuropatias semelhantes àquelas com DM estabelecido.[7-9] Dados recentes consolidam a necessidade de se investigar neuropatia, mesmo sem o diagnóstico de DM, no caso de sobrepeso e obesidade, condições presentes na síndrome metabólica (SM), a qual também se associa a neuropatia.[10,11]

Dentre as várias formas de ND, as mais frequentes são as difusas, como a polineuropatia distal simétrica (PNDS) e as neuropatias autonômicas diabéticas (NAD),[2-4,12,13] dentre as quais a neuropatia autonômica cardiovascular (NAC) é a mais estudadas.[2-6,14] As formas menos frequentes compreendem as denominadas atípicas e reversíveis.[2,3,12] A PNDS é a mais comum dentre as ND, presente em 75% dos casos, também denominada polineuropatia sensitivo-motora crônica, e por esse motivo atribui-se à PNDS a expressão de polineuropatia diabética (PND), que será também aqui usada, ou neuropatia diabética periférica.[2-6] Seguem-se a polineuropatia diabética dolorosa (PNDD),[5,6,15] observada em 16 a 34% dos casos, com média de 25%;[16-18] e as NAD, as quais resultam em, além de NAC, comprometimento, gastrintestinal e geniturinário e disfunção pupilar hipoglicemia não percebida e sudomotora.[2-4,12,13]

Convém ressaltar que a prevalência das formas mais frequentes de ND, PNDS, PNDD e NAD varia conforme os critérios diagnósticos utilizados para detectar alterações em fibras nervosas finas e grossas[2,5,6] e a origem das amostras, se em hospitais/centros clínicos ou em comunidades – estas menos passíveis de viés. Em estudos populacionais europeus e do Reino Unido, bem como em dados de outras revisões, a prevalência variou entre 21 e 29%,[16-19] mas chegou a 51% no estudo norte-americano BARI 2D.[20]

Os mecanismos fisiopatogênicos envolvidos na PND são complexos e compreendem a toxicidade da hiperglicemia e seus desdobramentos metabólicos intracelulares em ambos os tipos de DM (mais importante no DM1) que, em conjunto com a resistência à insulina (RI) e a dislipidemia (observadas principalmente no DM2), por meio da oxidação lipídica, intensificam processos inflamatórios. O estresse oxidativo intracelular resulta em disfunção mitocondrial, sobrecarrega o retículo endoplasmático, promove danos ao DNA, com lesão celular funcional irreversível. A sinalização de insulina, comprometida no DM1 e também pela RI no DM2, é outro fator que se alinha para resultar na lesão da célula nervosa.[2-5,7,21] A SM, associada na maioria dos casos de DM2, constitui fator modificável envolvido na ND; outros novos fatores e mecanismos metabólicos têm emergido, e obesidade é apontada como o segundo fator metabólico mais frequente – DM é o primeiro – por dados de estudos observacionais recentes.[7,21,22]

A prevenção é a estratégia mais importante no cuidado das ND, com foco no controle da hiperglicemia, a qual demonstrou maior correlação com o dano neural em pessoas com DM1, como mostrou o estudo DCCT-EDIC,[23] e nas mudanças no estilo de vida, com resultados importantes para DM2, especialmente NAC.[24] Além da influência do mau controle glicêmico, o estudo EURODIAB mostrou, há quase 20 anos, a associação de fatores de risco cardiovascular (RCV) e sobrepeso, em pacientes com DM1, com desenvolvimento de ND em 25% da coorte (1.101 indivíduos seguidos por 7,3 anos).[25] Dados de estudos com as mais fortes evidências disponíveis referem-se à PNDS e à NAC apenas na avaliação de desfechos secundários ou como análises *a posteriori* (*post hoc*) e não como desfechos primários.[2,4,26]

Neste capítulo, serão enfocados os mecanismos fisiopatogênicos, classificação, diagnóstico e tratamento da ND, com foco em PNDS (PND), PNDD e NAC, em virtude de maior frequência e, portanto, maior interesse na prática clínica diária.

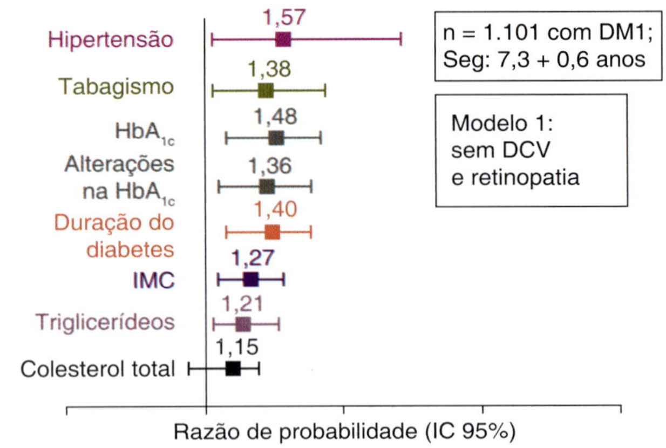

Figura 68.1 Fatores de risco para neuropatia em uma coorte de 1.101 pessoas com diabetes melito tipo 1 (DM1), seguidas por 7 anos. DCV: doença cardiovascular; IC: intervalo de confiança; IMC: índice de massa corporal; Seg: seguimento. (Adaptada de Tesfaye et al., 2005.[25])

FATORES DE RISCO

Vários fatores de risco metabólico e RCV têm sido apontados como contribuintes para a progressão das neuropatias no DM1[25] e DM2.[2,5] Os componentes da SM são importantes fatores de risco modificáveis.[2,4,7,22]

Estudos observacionais envolveram um ou mais desses componentes no desenvolvimento de ND, mas apresentam limitações significativas no desenho: a maioria dos estudos era apenas de coorte transversal e focada em populações de pacientes com DM.[22] Uma crítica a esses estudos, como em tantos outros precedentes, é a não aplicação de uma definição padronizada de neuropatia e uso limitado de teste de diagnósticos, geralmente apenas avaliando fibras grossas, que, em geral, são comprometidas mais tardiamente.[2-5]

Em revisão do grupo de Michigan, Grisold et al.[7] apontaram que estudos transversais, envolvendo indivíduos com DM, pré-diabetes (GJA e/ou TDG *versus* normoglicemia), avaliados por meio do Escore de Michigan (MSNS, do inglês *Michigan Neuropathy Severity Scale*), evidenciaram prevalências de 228,13 e 11,3% *versus* 7,4% (MONIKA/KORA, Alemanha),[8] respectivamente. O aumento é significativo quando obesidade se associa a pré-diabetes e DM2, 29 e 34%, *versus* normoglicemia, 11,1% ($p < 0,001$).[32] Em modelo prospectivo de 3 anos de seguimento e exame pelo MSNS, os resultados foram robustos para recém-diagnóstico de DM *versus* pré-DM e normoglicemia: 50% *versus* 49% *versus* 29% ($P < 0,001$).[7,27]

Componentes da SM têm demonstrado papel importante na ND. Parâmetros como circunferência abdominal e a hipertrigliceridemia constituíram fatores de risco independentes para PNDS e dor neuropática,[8] além de a hipertrigliceridemia ter influenciado a progressão da PNDS em outro relato (Michigan, EUA).[27,28] O estudo EURODIAB apontou que os principais fatores de PND em pacientes com DM1 relacionam-se com idade, duração do DM, controle glicêmico e fatores de RCV (hipertensão, tabagismo, obesidade, dislipidemia – triglicerídeos e colesterol total elevados) (Figura 68.1).[25]

Debates ainda ocorrem acerca dos mecanismos implicados na PNDS associada ao pré-diabetes, recém-diagnóstico de DM e obesidade, como também o tipo de fibra nervosa lesionada, se fina ou grossa.[5,28] O importante é estar ciente de que o dano neural é precoce e pode se apresentar com ou sem sintomas, sendo necessário proceder à investigação de PNDS antes do diagnóstico de DM e também diante de SM. Controvérsias sobre a mensuração de disfunção nervosa implicam resultados distintos: alguns estudos mostram maior frequência entre TDG e GJA do que em indivíduos normais ou mesmo sem diferenças.[29]

Em pessoas jovens, com DM recém-diagnosticado, a prevalência varia entre 10 e 26%.[2] Dados do estudo SEARCH envolvendo 1.734 adultos com DM1 e 258 com DM2 (acima de 18 anos, > 5 anos de duração da doença), a prevalência de PND foi de 7 e 22%, respectivamente. Os fatores significativamente correlacionados para DM1 foram: idade avançada, maior duração do diabetes, tabagismo, pressão arterial diastólica aumentada, obesidade, aumento de colesterol da lipoproteína de baixa densidade (LDL-c) e triglicerídeos e colesterol da lipoproteína de alta densidade (HDL-c) baixo. Para DM2, foram associados à PND idade avançada, duração do diabetes, sexo masculino, tabagismo e HDL-c baixo. Assim, faz-se necessário atentar para dislipidemia e obesidade, além do mau controle da glicemia.[30]

Metanálise envolvendo pessoas com DM2 (n = 12.116) apontou que duração do DM (2,5, intervalo de confiança [IC] 95% 1,71 a 3,29 anos), idade (4,00, IC 95% 3,05 a 4,95 anos), hemoglobina glicada (HbA_{1c}) (0,48, IC 95 0,33 a 0,64%) e retinopatia (*odds ratio* 2,34, 1,74 a 3,16) foram associados a maior risco de PND, enquanto índice de massa corporal (IMC), tabagismo, triglicerídeos e colesterol total não indicaram aumento de risco. A limitação da metanálise foi a inclusão de estudos transversais.[31]

Vale ressaltar a obesidade, diante do aumento epidêmico nas últimas décadas, como importante fator de risco metabólico para a neuropatia, visto que se associa a vários tipos de neuropatia periférica, independente da presença de DM, incluindo PNDS, neuropatia de fibra fina (NFF) e NAC.[21,22,29] Elegante estudo conduzido por Callaghan et al. avaliou testes para diagnosticar neuropatia associada à obesidade, apontando que medidas de fibras finas apresentam melhor desempenho para identificar neuropatia, mas não para NAC.[10] A exemplo de estudos transversais prévios,[27] o estudo prospectivo ADDITION, conduzido na Dinamarca (n = 1.256), mostrou que a obesidade é fator de risco neuropático; IMC, peso, circunferência abdominal, além de HDL-c e LDL-c, associaram-se à neuropatia.[32] Com base em estudos atuais, mesmo com alguns achados distintos de metanálise, os fatores de risco tradicionais para ND em pessoas com DM1 e DM2 são: duração do diabetes, idade, HbA_{1c} e retinopatia diabética. Obesidade, dislipidemia, HAS e tabagismo são fatores emergentes para DM1 e consolidados para DM2, além da SM. Ademais, são fatores de risco elevados os grupos de minorias raciais e étnicas. Assim, as intervenções nos "determinantes sociais de saúde (SDOH, do inglês *social determinants of health*)" são necessárias e podem ser mais eficientes para a população com PND.[2,4,33-35]

FISIOPATOGÊNESE

Os efeitos metabólicos da hiperglicemia crônica associada a estresse oxidativo no desenvolvimento das complicações microvasculares diabéticas estão bem estabelecidos.[36] A hiperglicemia crônica atua no desenvolvimento da lesão e na disfunção neuroaxonal, como verificado nos estudos DCCT-EDIC (DM1)[23] e no de Kumamoto (DM2) na população japonesa,[37] o que não é observado na maioria dos estudos com DM2. De fato, mínimas alterações de glicemia podem lesionar fibras finas e causar dor neuropática, como observado em casos de pré-DM e SM.[8] No entanto, os mecanismos ainda não estão totalmente esclarecidos, e parece que a autoimunidade pode estar envolvida.[17,21]

O excesso intracelular de glicose resulta do fluxo aumentado da via poliol que acarreta aumento de sorbitol e frutose pela maior atividade das enzimas aldose redutase, sorbitol desidrogenase e aumento do estresse oxidativo. A glicólise excessiva sobrecarrega a cadeia de transporte mitocondrial de elétrons, com geração de espécies reativas de oxigênio (ROS, do inglês *reactive oxigen species*) e de nitrogênio (RNS, do inglês *reactive nitrogen species*). Há aumento da osmolalidade celular, redução do transportador NADPH, o que também promove estresse oxidativo. O fluxo aumentado da via hexosamina associa-se à lesão inflamatória; excesso de ROS induz alterações intracelulares no retículo endoplasmático e DNA, provocando danos e alterações funcionais da célula nervosa. O óxido nítrico (NO), potente vasodilatador, antagoniza trombose, tem propriedades anti-inflamatórias e pode inibir o crescimento de células do músculo liso vascular e a produção do peptídeo vasoconstritor, a endotelina-1 (ET-1). A disponibilidade de NO está reduzida, uma vez que o superóxido se liga ao NO para formar o oxidante peroxinitrito, diretamente tóxico para as células endoteliais. A membrana basal das células endoteliais, glicosilada, contribui para diminuir a vasodilatação juntamente com o insuficiente NO, além de baixa resposta aos efeitos vasodilatadores da substância P, do peptídeo relacionado com o gene da calcitonina (CGRP), da bradicinina, da histamina e do polipeptídeo intestinal vasoativo (VIP).[38,39]

Produtos finais de glicação avançada (AGE, do inglês *advanced glycated end products*) aumentam e, ligados ao receptor extracelular (RAGE, do inglês *receptor of advanced glycated end products*), iniciam uma cascata inflamatória por meio de NADPH oxidases e de ativação de macrófagos, com produção de citocinas inflamatórias (interleucina-1, fator de necrose tumoral-alfa), fatores de crescimento (*insulin-like,* semelhante à insulina; derivado de plaquetas; e do nervo), moléculas de adesão intracelular (ICAM, do inglês *intracelular adhesion molecules*) e fatores vasculares, danificando a função biológica das proteínas.[40] AGE interagem com receptores tipo *Toll* (TLR, do inglês *Toll-like receptors*), com RAGE, fator de transcrição NFκ-beta e, ainda, citocinas pró-inflamatórias.[41,42] Um elevado conteúdo intracelular de glicose também estimula a formação de diacilglicerol, ativando a proteinoquinase C (PKC),[39] cujas isoformas PKC-α e PKC-β atuam nos nervos e nas artérias epineurais.[43]

A dislipidemia tem papel importante, sobretudo na PNDS associada ao DM2. Os ácidos graxos livres (AGL) causam danos diretos às células de Schwann e promovem liberação de citocinas inflamatórias pelos adipócitos e macrófagos. Há oxidação ou glicação de LDL que se liga a receptores extracelulares (incluindo o receptor de LDL oxidada LOX1, TLR-4 e *RAGE*), desencadeando cascatas de sinalização que ativam a NADPH oxidase, promovendo estresse oxidativo intracelular.[21,22,36] Adicionalmente, o colesterol pode ser oxidado a oxisterol, que provoca apoptose em neurônios.[21,22,36,43]

No DM2, a sinalização de insulina se altera devido à RI neuronal com inibição da via PI3K (fosfatidilinositol-3 quinase ou Akt), semelhante à RI no músculo e no tecido adiposo, e o rompimento dessa via resulta em disfunção mitocondrial e estresse oxidativo, lesão nas fibras nervosas e agravamento da PND.[43,44] No DM1, há sinalização insuficiente pela deficiência do peptídeo C, causando disfunção nervosa pela reduzida atividade da Na-K-ATPase e da NO sintase endotelial (eNOS), diminuindo o fluxo sanguíneo com hipoxia endoneural.[45]

A SM também induz inflamação pelas adipocinas, mas o mecanismo ainda é incerto. O sistema renina-angiotensina (SRA) encontra-se hiperativado e pode contribuir para o desenvolvimento do DM2, por meio de RI e secreção de citocinas pró-inflamatórias pelo tecido adiposo.[44] Estudos experimentais com inibidores da enzima conversora de angiotensina (IECA) apontam melhora de PND pelo relaxamento vascular endotélio-dependente.[46] A conexão de mecanismos (RI, dislipidemia, inflamação sistêmica e ativação do SRA) alimenta o ciclo de estresse oxidativo, sinais inflamatórios e dano celular, possibilitando que aspectos da SM, independentemente de DM, sejam suficientes para causar neuropatia.[21,44,47]

O envolvimento de fatores imunológicos foi detectado em biopsias de nervos na amiotrofia proximal (femoral): um infiltrado inflamatório linfocitário perivascular sugestivo de vasculite evidenciava a interação com os mecanismos metabólicos.[48] Esse fato pode explicar a ativação da imunidade inata presente nas complicações diabéticas.[39,42]

Evidências emergentes sugerem que o metabolismo esfingolipídico alterado é importante fator neurotóxico. Os esfingolipídios são lipídios bioativos, componentes estruturais essenciais da membrana das células plasmáticas e importantes moléculas de sinalização, particularmente no sistema nervoso. Quando ocorre erro na biossíntese, surgem os 1-deoxi-5-hidroxiesfingolipídios, que são tóxicos para os neurônios e para as células beta pancreáticas. Os níveis desses componentes estão elevados em pacientes com SM, DM1 e mais acentuadamente em pacientes com DM2.[21,22,47]

O suprimento vascular dos nervos periféricos é esparso, e isso os torna mais sensíveis à isquemia. Além disso, os axônios são extensivamente longos e o corpo celular neuronal é relativamente pequeno; portanto, o suprimento de nutrientes e fatores tróficos torna-se prejudicado na parte distal dos axônios, deixando-os mais suscetíveis à lesão, o que explica o fato de sinais e sintomas se iniciarem na direção distal-proximal.[2,4,5]

As Figuras 68.2 e 68.3 contemplam os atuais e emergentes mecanismos fisiopatogênicos envolvidos na PNDS.[2,47]

CLASSIFICAÇÃO E APRESENTAÇÕES CLÍNICAS

O Consenso de Toronto[6] propõe uma subclassificação das ND em *típica* e *atípica*, assim definidas:

- *PND típica*: mais prevalente, de evolução crônica e relacionada com o tempo de exposição hiperglicêmica, fatores metabólicos e cardiovasculares. É simétrica, distal, comprimento-dependente e sensitivo-motora. A presença de retinopatia e doença renal do diabetes (DRD) assegura a etiologia pelo DM. Disautonomias e dor neuropática podem ocorrer ao longo do tempo

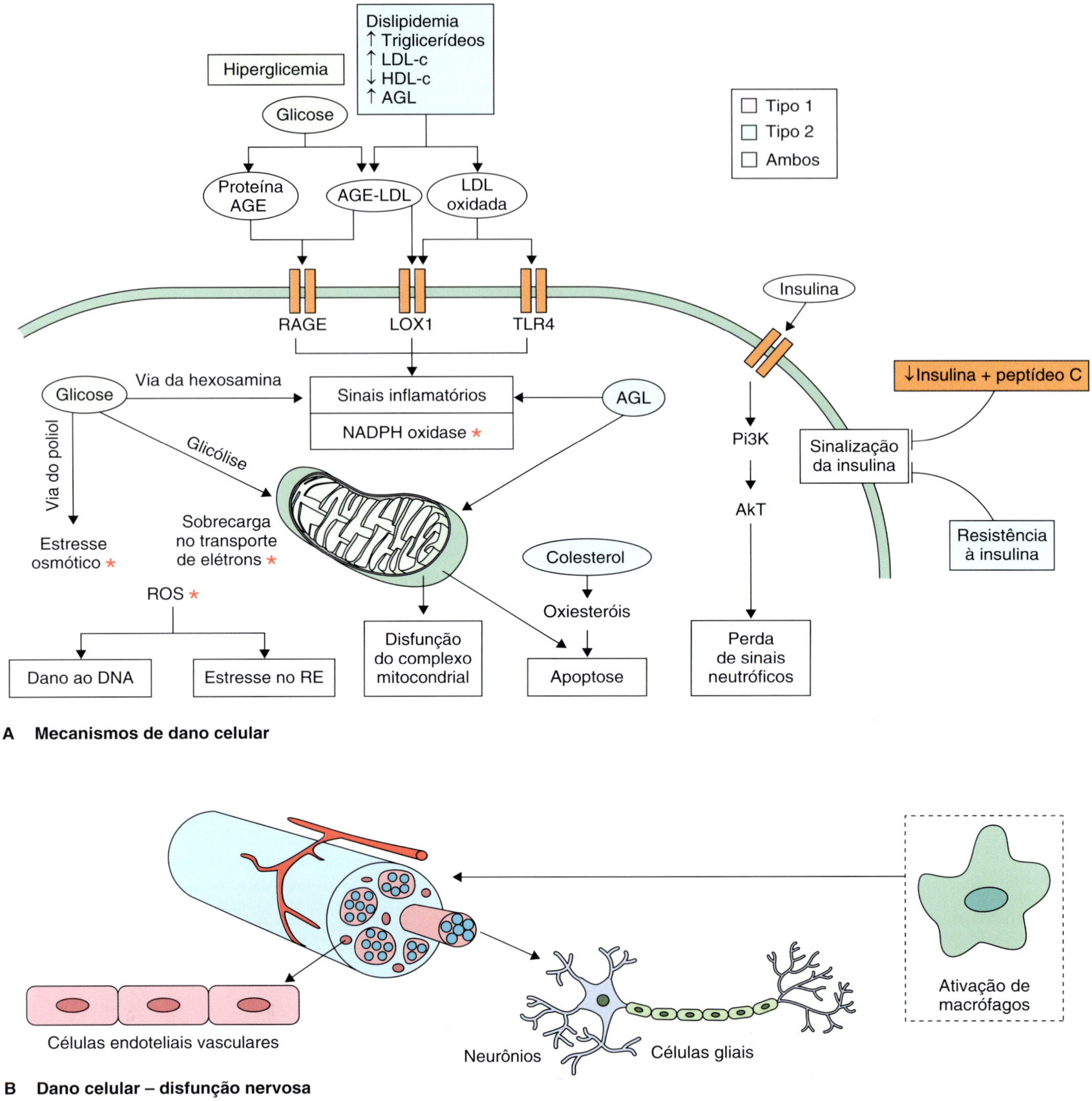

Figura 68.2 Fatores ligados ao diabetes melito tipo 1 (*laranja*), ao tipo 2 (*azul*) e a ambos (*verde*) causam danos no DNA, estresse em retículo endoplasmático, disfunção no complexo mitocondrial, apoptose e perda da sinalização neuronal. (Adaptada de Pop-Busui et al., 2017;[2] Feldman et al., 2019.[47])

- *PND atípica*: surge em qualquer época do curso do DM. A evolução é monofásica ou flutuante, com dor neuropática aguda ou subaguda. Disautonomias são comuns e aventam-se alterações autoimunes.

O posicionamento da American Diabetes Association (ADA),[2] endossado pela Sociedade Brasileira de Diabetes (SBD), traduzido por especialistas brasileiros convidados,[3] ajustou a classificação correlacionando-a às fibras nervosas lesionadas, finas ou grossas (Quadro 68.1) – abordagem enfatizada previamente pelo Consenso de Toronto.[6] Este é um aspecto importante para a melhor compreensão clínica dos aspectos fenotípicos da PNDS,[49] em especial quando associada a sintomas neuropáticos, como destacado na recente monografia da ADA, coordenada por Pop-Busui et al.,[4] e recente revisão de Boulton.[12]

Historicamente, as diversas formas de ND foram verificadas no estudo referencial de Rochester,[50] com 60% dos pacientes com DM apresentando: 50%, PND; 25%, mononeuropatias (focais); 7%, NAD; e 3%, outras formas. O estudo pioneiro de Pirart,[51] mais de quatro décadas atrás, já mostrava a associação da duração do DM à PND: 8% apresentavam alterações ao diagnóstico e 50%, após 25 anos de seguimento.

Assim, as ND compreendem três classes: difusas (típicas), mononeuropatias (focais e multifocais) e radiculopatias ou polirradiculopatias (ambas atípicas), além das neuropatias não

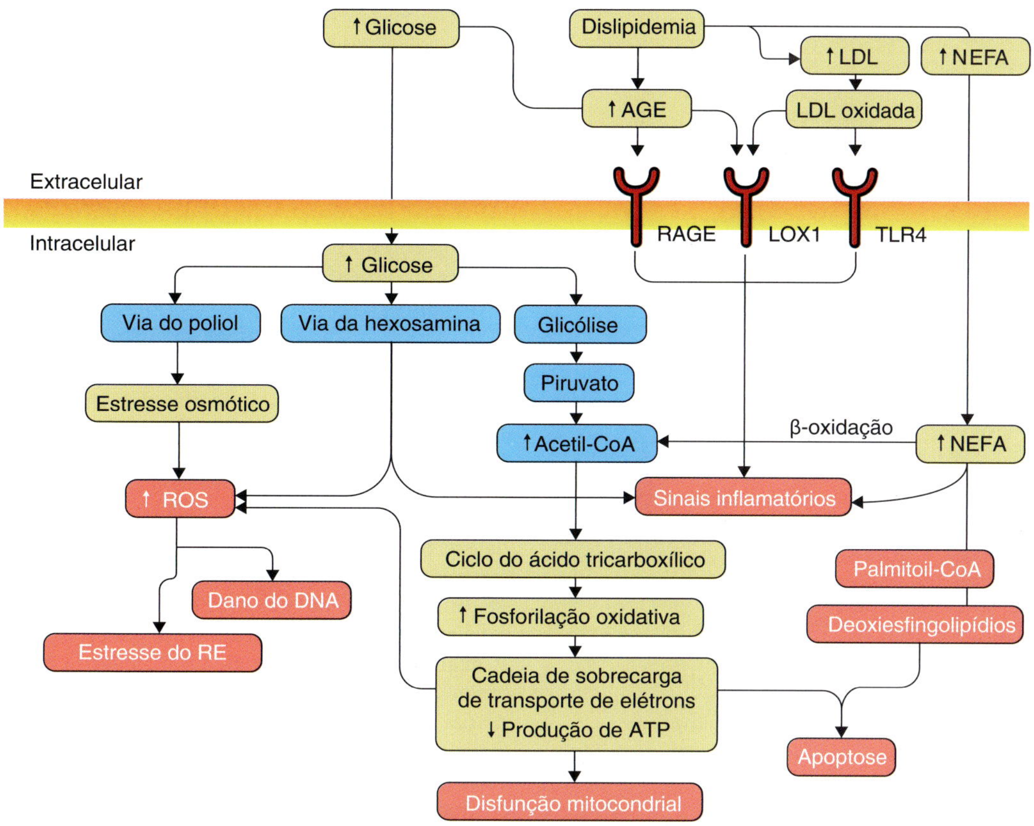

Figura 68.3 Novo mecanismo proposto para a fisiopatogênese da neuropatia diabética: metabolismo de esfingolipídios. Hiperglicemia e dislipidemia acarretam várias alterações neuronais. Células de Schwann, glia e células vasculares, incluindo estresse no RE, danos ao DNA, disfunção mitocondrial, neurodegeneração e apoptose, resultando em neuropatia que difere se diabetes tipo 1 (DM1) ou diabetes tipo 2 (DM2), presença de síndrome metabólica (SM) e duração da doença. Dislipidemia tem papel relevante e um potencial mecanismo emerge a partir do aumento de ácidos graxos não esterificados (NEFA): deoxiesfingolipídios atípicos são formados pelo metabolismo errático de alanina ou glicina em vez de serina na via do palmitoil-CoA, contribuindo para apoptose da célula nervosa. Há excesso de deoxiesfingolipídios no DM2, e em menor intensidade em SM e DM1. Acetil-CoA: acetil coenzima A; ATP: adenosina trifosfato; LOX1: receptor LDL oxidado 1; palmitoil-CoA: palmitoil coenzima A; RAGE: receptor de produtos de glicação avançada; RE: retículo endoplasmático; ROS: espécies reativas de oxigênio; TLR4: receptor semelhante a *Toll* 4. (Adaptada de Feldman et al., 2019.[47])

diabéticas comuns em diabetes.[2] A abordagem inicial, sucinta, será para as formas menos frequentes e atípicas, seguindo-se as formas mais frequentes e típicas – as difusas (Figura 68.4).

Mononeuropatias: mononeurite múltipla

Nervo periférico isolado (compressivas)

As mononeuropatias restringem-se à distribuição de um único nervo ou de múltiplos nervos (mononeuropatia múltipla).[52,53] Essas formas são mais frequentes em pessoas com DM do que naquelas sem DM (sobretudo em pessoas idosas) e resultam de vasculite ou infarto perineural, agudo, doloroso e de evolução limitada.

Há envolvimento do nervo fibular comum, mediano, ulnar e/ou radial. Os nervos peroneal comum, femoral lateral cutâneo e, mais raramente, sural e isquiático são acometidos no segmento inferior. Caracteristicamente, são assimétricas e reversíveis, com regressão espontânea, entre 6 semanas e 12 meses. Estudos eletrofisiológicos são mais úteis na identificação da redução da velocidade da condução nervosa (VCN) ou bloqueio da condução no local da compressão do nervo, que pode exigir a descompressão cirúrgica. A melhora na gravidade dos sintomas e no escore do estado funcional não é diferente entre as pessoas com e sem DM. Tratamento é sintomático e com fisioterapia.[2,6,52,54]

Em segmento superior. Compressão do nervo mediano, sob o ligamento transverso do carpo, constitui a clássica *síndrome do túnel do carpo* (STC), forma mais prevalente. Uma em cada três pessoas com DM tem alterações eletrofisiológicas de STC; apenas 5,8% são sintomáticos. A dor é intensa, em queimação e parestesias (dormência), com intensificação até estágios mais avançados (hipotrofia de eminência tenar – mais comum em homens), ou mão caída (pelo envolvimento ulnar e radial). O teste de *Tinel*, parestesia no território do nervo mediano, após a percussão do punho e da palma da mão, indica positividade.[2,6,52,54]

Em segmento inferior. Nervo peroneal ou fibular é o mais comprometido e o sinal clínico típico é fraqueza de dorsiflexão do tornozelo ("pé caído"). Deve-se diferenciar da compressão de raiz de L5. A compressão das fibras motoras do nervo tibial anterior (impossibilitando eversão, inversão e dorsiflexão do pé) constitui a *síndrome do túnel do tarso*. O quadro de dor piora quando o paciente se levanta e caminha. A compressão do nervo femoral lateral da coxa acarreta *meralgia parestésica*, caracterizada por dor, parestesia e déficit sensitivo na face lateral da coxa. Lesões do nervo isquiático e obturador são mais raras.[2,6,52,54]

Cranianas

As neuropatias cranianas (Figura 68.5) acometem os nervos cranianos III (oculomotor), IV (troclear), VI (abducente) e VII (facial), em ordem decrescente. A instalação é aguda, dolorosa e limitada. As manifestações de oftalmoplegia (ptose palpebral, diplopia) e dor periorbital requerem afastar isquemia cerebral, aneurisma e tumores intracranianos. Alterações pupilares são

Quadro 68.1 Classificação das neuropatias diabéticas.

Neuropatias difusas (mais frequentes)
- Polineuropatia diabética (PND)
  - Primariamente fibras finas: GJA e TDG, SM – fibras C e A delta
  - Primariamente fibras grossas: A beta e A alfa
  - Mistas: nas finas e grossas (mais comum)
- Autonômica
- Cardiovascular
  - VFC reduzida
  - Taquicardia de repouso
  - Hipotensão ortostática
  - Morte súbita (arritmia maligna)
- Gastrintestinal
  - Gastroparesia diabética (gastropatia)
  - Enteropatia diabética (diarreia)
  - Hipomotilidade colônica (constipação intestinal)
- Urogenital
  - Cistopatia diabética (bexiga neurogênica)
  - Disfunção erétil
  - Disfunção sexual feminina
- Disfunção sudomotora
  - Hipoidrose/anidrose distal
  - Sudorese gustativa
- Hipoglicemia sem sintomas (não percebida)
- Função pupilar anormal

Mononeuropatias (mononeurite múltipla) (formas atípicas)
- Nervo craniano ou periférico isolado (p. ex., III nervo craniano, nervos ulnar, mediano, femoral, peroneal ou fibular)
- Mononeurite múltipla (se confluente, é semelhante à polineuropatia)

Radiculopatias ou polirradiculopatias (formas atípicas)
- Neuropatia do plexo radicular (também chamada de polirradiculopatia lombossacral, amiotrofia motora proximal)
- Radiculopatia torácica

Neuropatias não diabéticas comuns em diabetes
- Paralisias por pressão
- Polineuropatia desmielinizante crônica inflamatória
- Neuropatia do plexo radicular
- Neuropatias agudas de fibras finas dolorosas (induzidas por tratamento)

GJA: glicemia de jejum alterada; SM: síndrome metabólica; TDG: tolerância diminuída à glicose; VFC: variabilidade da frequência cardíaca. (Adaptado de Pop-Busui et al., 2017.[2])

encontradas em 18% das pessoas e em 25% pode haver recidivas; paralisia facial ocorre em 6 a 48%. Em geral, resolvem-se espontaneamente ao longo de vários meses. A melhora na gravidade dos sintomas e no escore do estado funcional não é diferente entre as pessoas com e sem DM.[2,6,52,54]

Radiculopatia ou polirradiculopatia

Neuropatia do plexo radicular: amiotrofia motora proximal, polirradiculopatia lombossacral

Esta forma é também conhecida como amiotrofia diabética ou polirradiculoneuropatia lombossacral diabética, porque envolve o plexo lombossacral. A combinação de fatores metabólicos e vasculares (isquemia e infiltração inflamatória observada ao longo do nervo; microvasculite epineural autoimune) é o fator causal do comprometimento da raiz do nervo femoral. Há aumento de proteínas no liquor ou líquido cefalorraquidiano (LCR). Mais comum entre pessoas idosas com DM2, há dor intensa, em queimação, nas coxas, e fraqueza muscular significativa (dificuldade para subir escadas ou até se levantar de uma cadeira) devido à hipotrofia dos músculos dos quadris e da coxa, e perda ponderal substancial (caquexia neuropática). A avaliação eletrofisiológica é necessária para documentar a extensão da doença e outras etiologias (p. ex., degenerações discal ou neoplásica, infecciosa e inflamatória da coluna). O distúrbio é autolimitante e há melhora com tratamento médico e fisioterapia (Figura 68.6).[2,6,48,55,56] Não há evidências de ensaios clínicos randomizados para apoiar qualquer recomendação de imunoterapia.[56]

Radiculopatia torácica

As radiculopatias tronculares são raras. Há envolvimento das raízes nervosas torácicas, de provável origem vascular. Podem ser uni ou bilaterais, são mais comuns em pessoas idosas com DM2 e há perda ponderal importante. A dor intensa, em queimação e lancinante assemelha-se à neuralgia pós-herpética. O diagnóstico diferencial é com angina ou compressão radicular de outra origem. A parede abdominal também pode

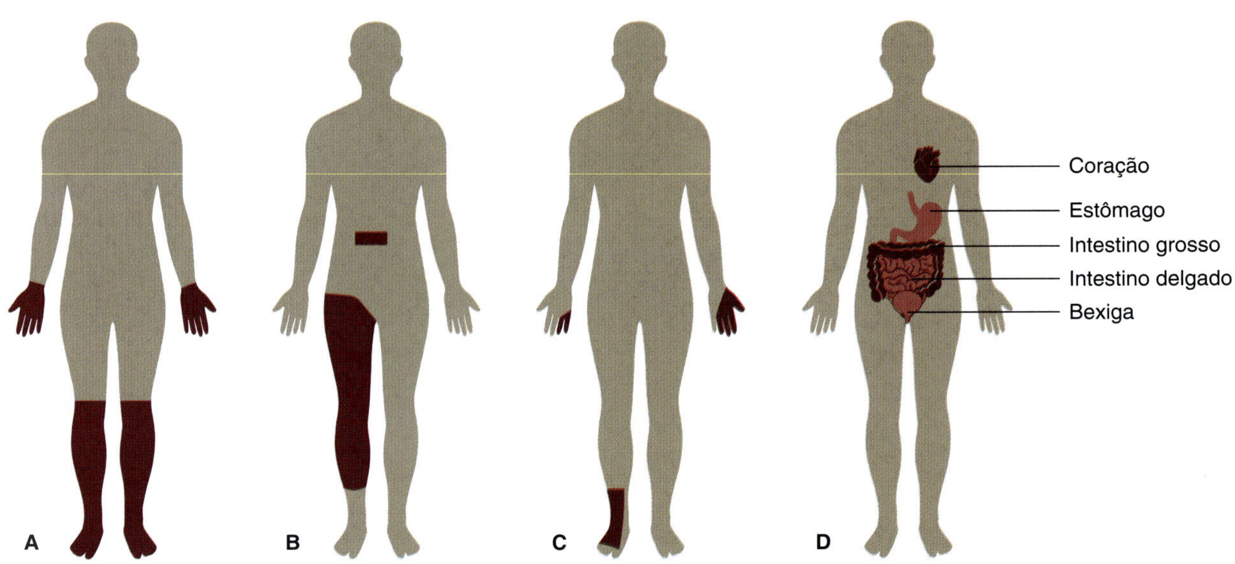

Figura 68.4 Padrões de apresentação diferentes de neuropatia diabética. **A.** Polineuropatia em "bota e luva", com envolvimento de fibras finas e ou grossas. **B.** Radiculopatia (amiotrofia, radiculopatia truncal). **C.** Mononeuropatia (nervos radial e mediano no membro superior esquerdo; nervo ulnar em membro superior direito; nervo peroneal ou fibular na perna direita). **D.** Neuropatia autonômica (envolvimento cardiovascular, gastrintestinal, urogenital). (Adaptada de Callaghan, 2012.[21])

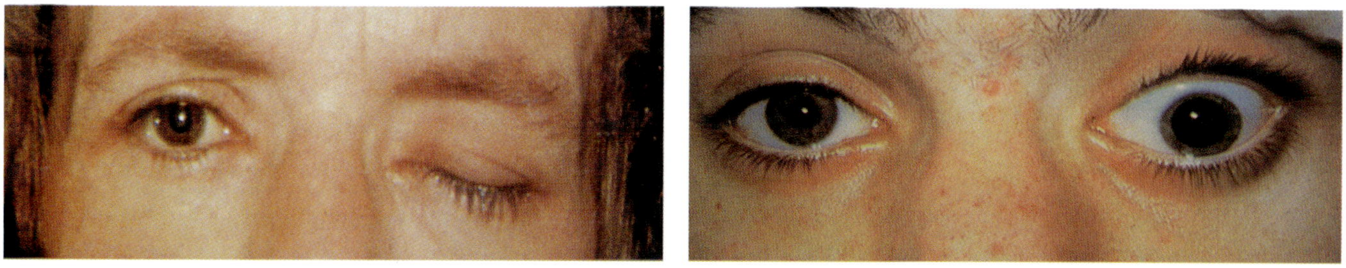

Figura 68.5 Entre as paralisias dos nervos cranianos, a mais comum é a do III nervo, manifestando-se por ptose palpebral, com ou sem dilatação pupilar.

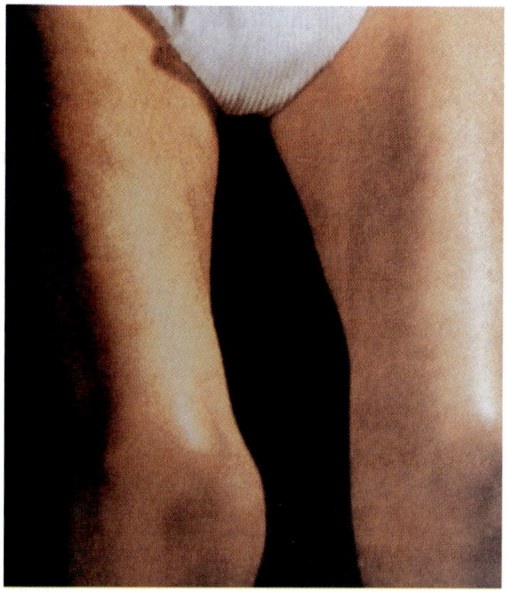

Figura 68.6 Amiotrofia em paciente de 60 anos que tinha diabetes melito tipo 2 e apresentava dor intensa, em queimação, nas coxas. Notar a acentuada hipotrofia dos músculos das coxas.

ser acometida, tornando-se enfraquecida, com herniação da musculatura, dificultando o diagnóstico diferencial com massas intra-abdominais.[2,6,55]

Neuropatias não diabéticas comuns em diabetes

As principais são as paralisias por pressão, polineuropatia desmielinizante inflamatória crônica (PNDIC); neuropatia do plexo radicular; e as neuropatias agudas de fibras finas dolorosas (induzidas por tratamento). O foco, portanto, será para a PNDIC, diante da necessidade de descartar sua presença e de se fazer o diagnóstico diferencial com polirradiculopatias e neuropatia dolorosa aguda induzida por tratamento.

Polineuropatia desmielinizante inflamatória crônica

Deve-se considerar PNDIC diante de predomínio de disfunção motora caracterizando a apresentação de polirradiculopatia.[2,6] O diagnóstico de PNDIC frequentemente não é percebido e deve ser descartada a síndrome de Guillain-Barré. A evolução é rapidamente progressiva, com déficits motores mais graves (simétricos ou assimétricos) do que os sensitivos. O controle glicêmico não corresponde ao quadro clínico e há importante aumento de proteínas no LCR. Os estudos de VCN estão alterados e a desmielinização é indicativa de inflamação induzida por macrófago, característica de PNDIC. O paciente deve ser encaminhado para um neurologista, pois a recuperação é rápida com o uso de imunoglobulina injetável; como segunda opção, plasmaférese ou uso de imunossupressores em combinação (azatioprina e glicocorticoide).[2,6]

A neuropatia induzida por tratamento do DM (conhecida anteriormente por *neurite insulínica*) é considerada uma neuropatia, rara, de fibras finas, causada por mudanças bruscas no controle da glicose diante de hiperglicemia crônica, especialmente em pessoas com controle da glicose muito ruim (HbA_{1c} > 9%, diante de cetoacidose ou melhora rápida com insulina ou agentes orais – sulfonilureias). Tratamento analgésico pode ser necessário; a resolução completa é observada em até 6 a 12 meses.[2,12,57] A prevalência e os fatores de risco dessa forma de neuropatia ainda não são conhecidos e estão em estudo.

Polineuropatias difusas

Compreendem a PNDS, que inclui: neuropatia de fibras finas, neuropatia de fibras grossas e neuropatia mista, de fibras finas e grossas (*forma mais comum*) – e as neuropatias diabéticas autonômicas (NAD).

Polineuropatia distal simétrica (típica, PNDS)

O Consenso de Toronto considera a PNDS como a "polineuropatia simétrica, sensitivo-motora, comprimento-dependente, decorrente de alterações metabólicas e microvasculares resultantes de exposição crônica à hiperglicemia, associada a retinopatia e DRD, além de fatores de RCV".[6]

Os fatores de RCV foram inseridos na definição de neuropatia diabética, diante dos vários dados que apontam essa associação, sobretudo em pessoas com DM2.[6] A PNDS, como mencionado anteriormente, é a forma mais prevalente e estudada dentre as ND e poderá ser referida nas seções seguintes, como PND.

Aspectos epidemiológicos

Os dados de incidência e/ou prevalência de PND variam em função do critério de definição e diagnóstico utilizado nos estudos. Na Holanda,[58] a incidência de polineuropatias por qualquer causa aumenta com a idade, variando de aproximadamente 50 casos por 100.000 pessoas-ano quando na faixa etária de 45 a 49 anos até algo em torno de 300 por 100.000 pessoas-ano entre 75 e 79 anos; PND correspondeu a 32% de todos os casos.

O recente estudo ADDITION verificou que a prevalência em pacientes com recém-diagnóstico de DM foi de 13%, com incidência cumulativa de 10% em 13 anos de seguimento.[32]

Como ressaltado antes, o viés dos dados de centros clínicos *versus* comunidade pode ser observado em vários estudos, como na Espanha, que mostrou prevalência de 27% em hospitais e 21% nos centros de atenção primária.[19] Os dados do DCCT[59] mostram a relação do controle glicêmico com a incidência de PND no DM1: em 6,5 anos, o grupo de tratamento intensivo apresentou 60% de redução na incidência de PND. A continuidade, por meio do estudo EDIC,[23] apontou que a *memória metabólica* dos que atingiram bom controle desde o início do estudo favoreceu a menor evolução para PND confirmada: tratamento intensivo, 25%, e tratamento convencional, 35% ($p < 0{,}001$).

Obesidade tem papel importante em estudos populacionais conduzidos em países como China,[60] EUA,[10,11,61] Dinamarca[32] e Holanda.[62] Independentemente de glicemia e HbA_{1c}, os componentes da SM estão associados à PNDS em pessoas com DM2, com relato semelhante naquelas com DM1.[30]

Os fatores envolvidos no desenvolvimento da PND parecem também concorrer para sua associação com sintomas dolorosos (PNDD), mas os dados são limitados. Além disso, a maior parte dos estudos é transversal e usa análise univariada em vez de multivariada.[15,47] Um grande estudo britânico, conduzido na comunidade por Abbot et al. (n = 15.692),[16] mostrou 34% de prevalência geral de PND (com ou sem sintomas), PNDD presente em 21% (definida pela presença de escore de sintomas ≥ 5 e escore de comprometimento neuropático [sinais] ≥ 3) e PND grave em 60% (sinais > 8 e sintomas ≥ 5). Já 26% tinham sintomas sem PND (sinais de déficit neurológico ausentes). Além disso, mulheres e asiáticos tinham risco 50% maior de sintomas neuropáticos do que homens e pessoas de outras etnias. O dado emergente foi a observação de que a piora dos escores de PND se associou a sintomas neuropáticos mais graves. A inércia de tratamento também é um fato grave: Daousi et al.[63] verificaram na comunidade em Liverpool que 39,3% nunca haviam sido tratados para dor neuropática e 12,5% não relatavam queixas aos médicos. Em outra amostra populacional, 64% tinham PND e 26%, PNDD.[64]

A prevalência é maior diante de escores de dor elevados e maior perda sensitiva, doença renal e IMC mais alto, além de fatores metabólicos como mau controle e alta variabilidade da glicemia.[2,47,64]

Vale salientar que sintomas têm menor reprodutibilidade e não são usados isoladamente como critério diagnóstico de PNDD, mas devem ser tratados para melhorar a qualidade de vida dos pacientes.[2-5,15]

Fibras nervosas e disfunções envolvidas

As fibras finas representam aproximadamente 80 a 91% das fibras nervosas e são responsáveis por condução da dor, controle do fluxo sanguíneo periférico, temperatura, função sudomotora e funções autonômicas.[65,66] Essas fibras não têm mielina, *tipo C* – fibras amielínicas, ou são finamente mielinizadas – *A-δ* (A-delta); seus respectivos diâmetros e velocidade de condução nervosa (VCN) são 0,1 a 1,3 μm e 1 a 5 μm, 0,6 a 2 m/s e 5 a 30 m/s. As fibras C conduzem a transmissão sensitiva mais lentamente, enquanto as *A-delta* o fazem mais rapidamente, porém são muito mais lentas que as fibras grossas.[67]

As fibras grossas *A-β* (A-beta) controlam sensibilidade de proteção plantar, equilíbrio e mobilidade articular, enquanto as fibras *A-α* (A-alfa) efetuam a propriocepção (posição segmentar) e o controle muscular.[2-5] As fibras grossas são mielinizadas, os diâmetros e velocidade são maiores – 5 a 12 μm e 30 a 70 m/s, e 12 a 22 μm e 70 a 120 m/s, respectivamente.[67] A lesão das fibras nervosas finas resulta em dor e disautonomias;[2,5] em fibras grossas, instabilidade e desequilíbrio com quedas, úlceras nos pés e amputações (Figuras 68.7 e 68.8).[1-5]

As fibras finas são precocemente lesionadas e os nervos mais longos são inicialmente atingidos, explicando a relação comprimento-dependente característica da PND, com direção de instalação distal-proximal.[2-6] O envolvimento dos membros inferiores se dá a partir dos dedos dos pés, até atingir segmentos proximais (pernas e coxa); geralmente, quando os joelhos são atingidos, sintomas são relatados nos dedos e ascendem para as mãos e os antebraços, caracterizando a clássica distribuição em *bota e luva*.[2-6] As fibras motoras são atingidas em estágios avançados, favorecendo quedas e hipotrofia dos músculos interósseos dos pés e das mãos, além de deformidades características: dedos em garra e em martelo, proeminências das cabeças dos metatarsos.[1] Outra manifestação atribuída ao comprometimento de fibras grossas é a limitação da mobilidade articular.[1]

Características dos sintomas e sinais neuropáticos

A dor é definida como experiência emocional desagradável relacionada a um dano tecidual real ou potencial, sendo dividida nos tipos "nociceptivo" e "neuropático". A dor nociceptiva ocorre por ativação fisiológica de receptores ou da via dolorosa e está relacionada com lesão de tecidos ósseos, musculares ou ligamentares; já a dor neuropática periférica (DNP) é iniciada por lesão ou disfunção do sistema nervoso, sendo compreendida como resultado da ativação anormal da via nociceptiva (fibras finas e trato espinotalâmico).[68,69]

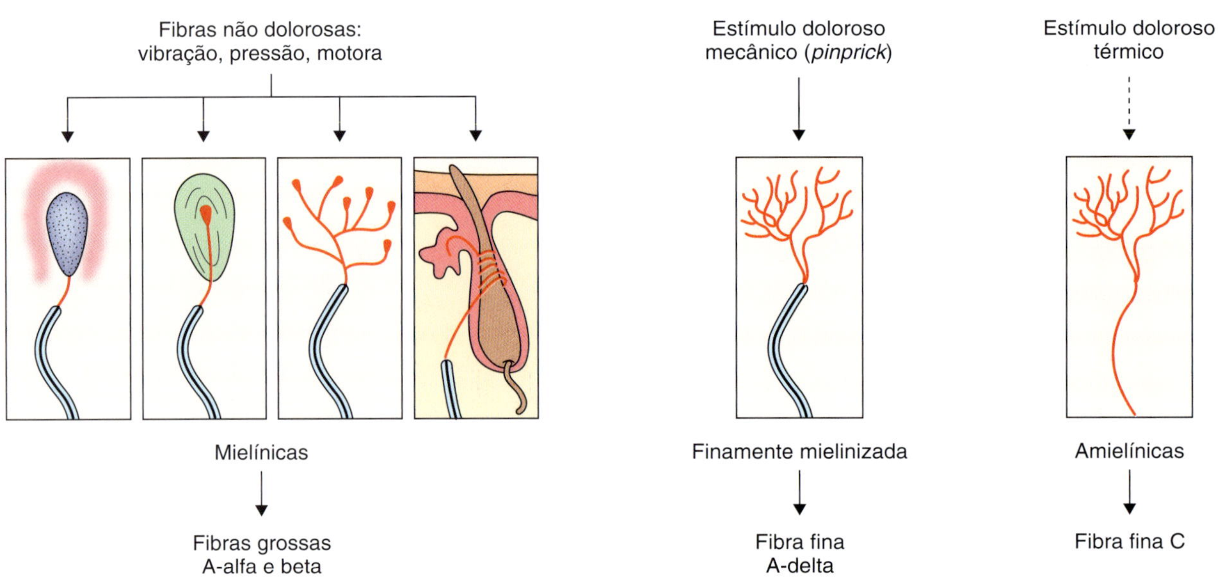

Figura 68.7 Caracterização de fibras nervosas envolvidas nas neuropatias diabéticas difusas. Lesão em fibras nervosas finas resulta em dor e disautonomias; em fibras grossas, quedas, úlceras e amputações de pés e pernas.

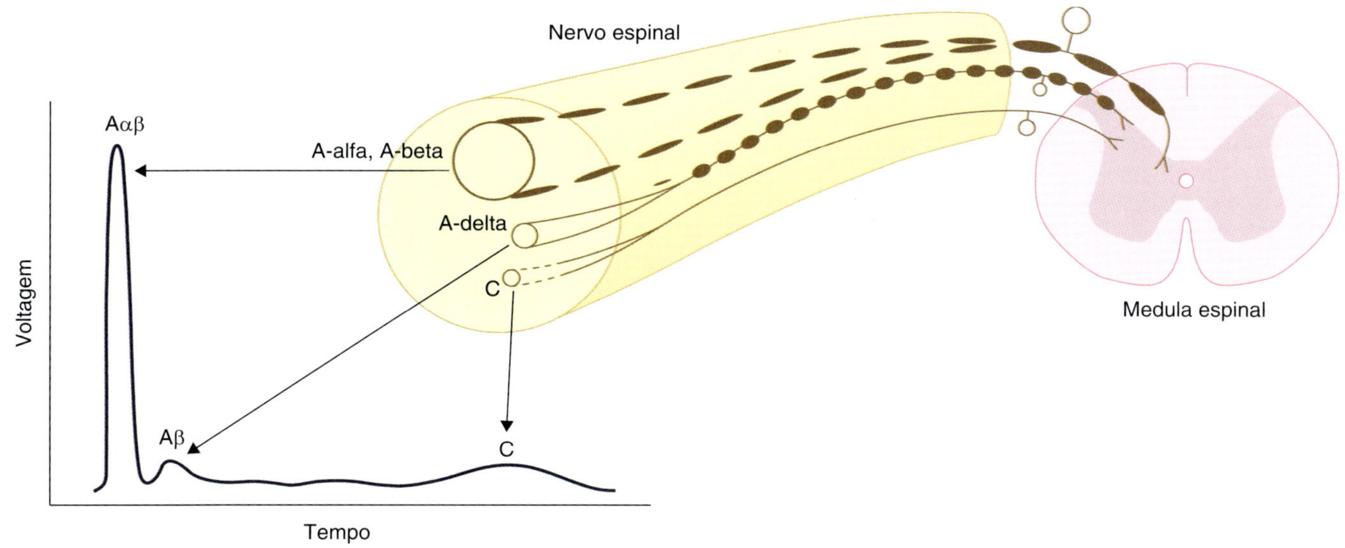

Figura 68.8 Tipos de fibras nervosas e a correspondente velocidade de condução nervosa (VCN): na A-beta (grossa, mielínica), VCN é mais rápida que a de A-delta (fina, pouco mielinizada) que supera a velocidade de condução da fibra C (fina, amielínica).

As descrições mais comuns dos sintomas neuropáticos são parestesia (sensação anormal, espontânea, como dormência), disestesia (sensação desagradável, como formigamento), alodinia (reação dolorosa a estímulos diminuídos, como contato das roupas, cobertores, lençóis), hiperalgesia (resposta intensa a mínimo estímulo doloroso, como o toque pontiagudo do palito). Os sintomas tipicamente surgem em repouso, melhoram com os movimentos e as atividades diárias e exacerbam-se à noite (Quadro 68.2). A piora noturna decorre, provavelmente, da menor competição com outros estímulos dolorosos em relação ao período diurno e por alterações nas áreas centrais de processamento da dor.[2-6,15]

O envolvimento periférico autônomo altera a microcirculação e ocasiona respostas vasomotoras e de temperatura, referidas como sensação de esfriamento/congelamento e aquecimento.[1,6] O comprometimensto de fibras motoras traduz-se por câibras e fraqueza muscular nos pés e pernas.[5,6] A DNP é crônica quando a duração é > 3 meses e a intensidade não diminui à medida que a PND se agrava ou pela sua maior duração.[15,16] A instabilidade postural deve ser valorizada, pois há maior frequência de quedas secundárias aos distúrbios na propriocepção e alterações motoras.[2-5]

Avaliação clínica: características dos sinais de déficit neurológico

O Painel de Toronto[6] define a PNDS como:

- *Possível*: presença de sintomas (dormência, formigamentos, dor em queimação, pontadas nos dedos, pés ou pernas) ou sinais (sensibilidades diminuídas ou reflexos aquileus comprovadamente diminuídos ou ausentes)
- *Provável*: presença de dois ou mais sintomas e sinais de diminuição das sensibilidades ou reflexos aquileus diminuídos ou ausentes
- *Confirmada*: existência de anormalidade de VCN e um ou mais sintomas ou um ou mais sinais neuropáticos.

Vale ressaltar que VCN avalia apenas fibras grossas mielínicas, não há disponibilidade em todos os centros e não deve ser usada como diagnóstico inicial de PND ou PNDD.[2-5,47] Além disso, fibras, em geral, finas são mais precocemente comprometidas do que as grossas.[5-15,66]

Quadro 68.2 Características das funções das fibras nervosas, sintomas neuropáticos e exame neurológico.

Parâmetro	Fibras grossas	Fibras finas
Função	Pressão, equilíbrio	Nocicepção, sensibilidade (temperatura fria ou quente)
Sintomas*	Dormência, formigamento, desequilíbrio (quedas)	Dor: expressa como queimação (ardência), choques elétricos, pontada, facada, lancinante
Exames (diagnóstico clínico)	Vibração: diminuída ou ausente Reflexo aquileu: diminuído, ou ausente Propriocepção: alterada Monofilamento 10 g: presente ou ausente	Discriminação térmica (frio ou quente): diminuída ou ausente Sensibilidade dolorosa (toque pontiagudo): diminuída ou ausente

Outras manifestações

- Surgimento em repouso ou à noite ou diurna e com piora noturna; melhora ao caminhar ou durante realização de atividades diárias
- Alodinia (resposta dolorosa a estímulo não doloroso), hiperalgesia (resposta exacerbada a estímulo doloroso), câibras e fraqueza muscular (envolvimento motor)

*Documentar a presença de sintomas: se presentes e exame neurológico normal, indicam dor neuropática periférica ou neuropatia de fibra fina. (Adaptado de Pop-Busui et al., 2017;[2] 2022.[4])

A história e o exame físico conduzem à identificação de causa de neuropatia em 64% dos casos e 10% após a realização de testes para outras causas,[22,50] que devem ser excluídas como: deficiências vitamínicas (B_{12}, B_6), infecções (p. ex., HIV, hanseníase), hipotireoidismo, alcoolismo, doenças renais, malignidades, medicamentosas (amiodarona, isoniazida, vincristina, pós-quimioterapia, pós-cirurgias), hereditárias (amiloidose transtirretina familiar), dentre outras.[2,4,6] O rastreamento anual para investigar a PND é a partir de 5 anos de duração para o DM1 e ao diagnóstico no DM2, de acordo com algoritmos baseados em evidências.[2-6]

Os achados clínicos da neuropatia diabética que detectam alterações em fibras finas e grossas são: alteração da sensibilidade à dor (*pinprick*, toque pontiagudo) e à temperatura quente (fibra fina tipo C) e à temperatura fria (fibra fina A-delta), sensibilidade vibratória (fibra grossa A-beta), reflexos aquileus (fibra grossa A-alfa) e propriocepção (fibra grossa A-alfa), em uma distribuição de "meias e luvas". A sensibilidade dolorosa (*pinprick*) é testada com um palito pontiagudo, descartado após o uso , ou *neurotip*; já a temperatura (frio) é testada com um objeto metálico (o próprio cabo do diapasão). A vibração é testada pela aplicação inicial em proeminência óssea (fronte, esterno) e depois no dorso do hálux; a propriocepção é examinada por pequenos movimentos da articulação interfalângica distal do hálux, solicitando-se o reconhecimento da posição pelo paciente (para baixo ou para cima).[2-4]

A avaliação dos sinais neurológicos é efetuada bilateralmente, em sentido comprimento-dependente, ou seja, do segmento distal para o proximal, classificando as respostas registradas como presentes, se normais, e diminuídas ou ausentes para os sinais sensitivos (fibras finas e grossas).[2-4] Os reflexos são registrados como presentes, se normais, e diminuídos ou ausentes, e o reflexo aquileu é o primeiro a ser comprometido. O posicionamento e a recente monografia sobre Neuropatia Diabética da ADA[2,4] recomendam registrar todos os testes alterados como diminuídos ou ausentes, inclusive reflexos. A força muscular pode ser avaliada clinicamente pela incapacidade de o paciente se manter de pé apoiando-se sobre os calcanhares ou caminhar na ponta dos pés; a quantificação da força muscular é feita pela dinamometria.

Testes qualitativos. Diapasão 128 Hz avalia a sensibilidade vibratória; reflexos são investigados com martelo neurológico (modelos Buck, Babinski); para a sensibilidade dolorosa são recomendados palito descartável, pino ou *neurotip* (não devem ser usadas agulhas).[2-5]

Testes semiquantitativos. Ver Figura 68.9. O bioestesiômetro e o neuroestesiômetro identificam o limiar da sensibilidade vibratória (LSV), têm maior especificidade e menor sensibilidade do que o monofilamento 10 g e são validados para identificar o risco de ulceração, que é sete vezes maior quando o LSV é > 25 volts.[1,70] Monofilamento 10 g ou de *Semmes-Weinstein* avalia o risco neuropático de ulceração. O modo de aplicação do monofilamento 10 g e diapasão 128 Hz está detalhado pelo International Working Group on the Diabetic Foot, com indicação de três locais plantares de teste: hálux, 1ª e 5ª cabeças de metatarsos;[71,72] já a *Task Force* da ADA e a AACE há muito tempo recomendam incluir a 3ª cabeça de metatarso, totalizando quatro locais de testes,[73] o que também é recomendado pelo programa de capacitação *Step by Step*.[74] A recomendação atual é que as pessoas com DM sejam avaliadas anualmente com um teste de fibra fina e um teste de fibra grossa, além da avaliação do risco neuropático com o monofilamento 10g.[2-4,75] O Quadro 68.3 mostra os instrumentos neurológicos e a correlação com a fibra nervosa.[5,15,47,69]

Mecanismos da dor neuropática periférica diabética

Os mecanismos exatos da DNP diabética ainda não estão elucidados, porém sabe-se que há envolvimento periférico e central, estendendo-se desde a modulação neuronal periférica conduzida pelos canais de sódio (gerador de potenciais de ação), potássio (controlador molecular de excitabilidade celular), cálcio (voltagem-dependente, controlador de liberação de substâncias transmissoras das subunidades alfa e delta das fibras aferentes – glutamato e substância P) e receptores 5-hidroxitriptamina 3 (localizados nas vias descendentes medulares) até processos espinais ampliados e alterações centrais hipotalâmicas.[5,15,47,69]

As alterações induzidas pela PND nas funções cerebrais associam-se a comorbidades (ansiedade, depressão, memória de dor, transtornos do sono) e a fatores genéticos e fenotípicos (TRPV1). Assim, comprometimento das modulações ascendentes e descendentes combinadas às centrais aponta para provável nova denominação da PND no futuro, uma vez que não se restringe a danos periféricos. O Quadro 68.4 mostra os mecanismos centrais e periféricos envolvidos na PNDD.[5,47,69]

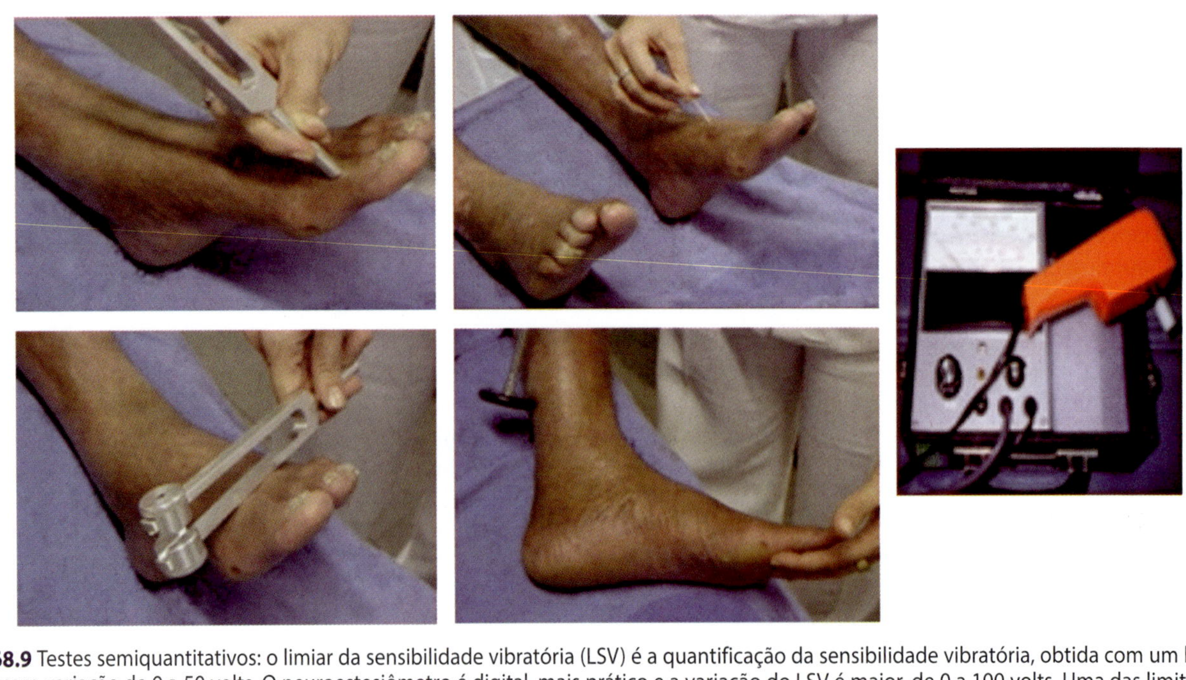

Figura 68.9 Testes semiquantitativos: o limiar da sensibilidade vibratória (LSV) é a quantificação da sensibilidade vibratória, obtida com um bioestesiômetro, com variação de 0 a 50 volts. O neuroestesiômetro é digital, mais prático e a variação do LSV é maior, de 0 a 100 volts. Uma das limitações é o elevado custo e em geral e a necessidade de uso de corrente elétrica para o manejo. Por isso, o monofilamento 10 g é o instrumento recomendado para o rastreamento de risco de ulceração e amputação.

Quadro 68.3 Tipos de sensibilidade e fibras correlacionadas aos instrumentos neurológicos qualitativos e semiquantitativos.

Sensibilidade	Tipo de fibra	Teste
Dolorosa (*pinprick*)	C – fina, amielínica	Pino, palito *neurotip*
Temperatura Frio	A-delta – fina, levemente mielinizada	Cabo do diapasão 128 Hz "esfriado" (ou tubo frio)
Temperatura Quente	C – fina, amielínica	Cabo do diapasão 128 Hz "esquentado" (ou tubo quente)
Vibração	A-beta – grossa, mielínica	Diapasão 128 Hz, bioestesiômetro ou neuroestesiômetro
Reflexos aquileus*	A-alfa – grossa, mielínica	Martelo*
Propriocepção	A-alfa – grossa, mielínica	Movimentação da falange distal do hálux
Sensibilidade protetora plantar**	A-beta, A-alfa – grossa, mielínica	Monofilamento 10 g**

A sensibilidade ao frio pode ser investigada com o próprio cabo do diapasão 128 Hz (esfriado com álcool ou água gelada) bilateralmente. *Martelo (modelos: Buck ou Babinski) para pesquisa de reflexos aquileus – primeiro a se alterar. **Monofilamento 10 g avalia a presença de risco neuropático de ulceração. O IWGDF incluiu o teste do toque para identificar o risco neuropático de ulceração, na indisponibilidade do diapasão 128 Hz e do monofilamento 10 g. Detalhamento nas Diretrizes Práticas.[71] (Adaptado de Pedrosa et al., 2019;[3] Schaper et al., 2023.[71])

Quadro 68.4 Mecanismos da dor neuropática.

Periféricos
- Alterações na distribuição dos canais de sódio e distribuição e expressão dos canais de cálcio
- Expressão alterada de neuropeptídeos
- *Sprouting* (crescimento) simpático
- Perda do controle inibitório medular
- Alteração do fluxo sanguíneo periférico
- Atrofia axonal, degeneração e regeneração
- Dano em fibras finas
- Aumento do fluxo glicêmico

Centrais
- Sensibilização central
- Alterações no equilíbrio de facilitação e inibição das vias descendentes
- Aumento da vascularização talâmica

Outros
Aumento da instabilidade glicêmica
Aumento do fluxo sanguíneo epineural do nervo
Microcirculação alterada na pele do pé
Redução da densidade da fibra nervosa intraepidérmica
Disfunção autonômica

Adaptado de Jensen, 2023;[5] Feldman et al., 2019;[47] Tesfaye et al., 2013.[69]

Avaliação da dor

Vários métodos têm sido empregados para quantificar a dor, independentemente da causa, utilizando-se escalas visuais, questionários de dor e escores. A escala visual analógica (EVA) (Figura 68.10) é uma modalidade validada, confiável e muito fácil de aplicar.[2,3,15]

Nessa escala, o sintoma referido pelo paciente é marcado em uma linha de 100 mm, delimitada em seus extremos como a variação entre ausência de dor (sem dor) e dor intensa (pior dor possível). Mede-se com uma régua, utilizando-se a escala milimétrica (mm). A escala numérica de Likert difere da EVA por conter 11 pontos, uma vez que é numerada de zero (sem dor) a 10 (pior dor possível) (ver Figura 68.10). O escore obtido é útil para verificar a intensidade da dor e acompanhar a resposta terapêutica em estudos ou na rotina clínica. Se o escore for > 40 mm ou 4, indica necessidade de intervenção terapêutica.[3] Uma redução de 30 a 50% é a meta a ser atingida, e deve ser explicado ao paciente que um alívio total nem sempre é obtido.[5,15,69] Outros instrumentos para avaliar DNP utilizados em pesquisa incluem alguns questionários, como *Brief Pain Inventory*, *Neuropathic Pain Questionnaire* (NPQ) e *McGill Pain Questionnaire*.[6,15,69]

A PNDD pode ser avaliada por meio de várias ferramentas validadas, com combinação de sintomas e sinais:[15] *Neuropathy Disability Score* (NDS; escore de disfunção ou comprometimento neuropático);[76] *Michigan Neuropathy Score Instrument*;[77] *Toronto Clinical Scoring System*; *Neuropathy Symptom and Change* (NSC – 38 itens); *Neuropathy Impairment Score of Lower Limbs*) (NIS-LL); *Total Symptom Scores* (TSS); e *Utah Early Neuropathy*.[78] O NDS[7] é o mais usado no Brasil;[79] está traduzido em adaptação cultural para o Brasil[80] e foi adotado pelo Programa da SBD e IWGDF, o *Step by Step* (SbS, Passo a Passo).[74,75]

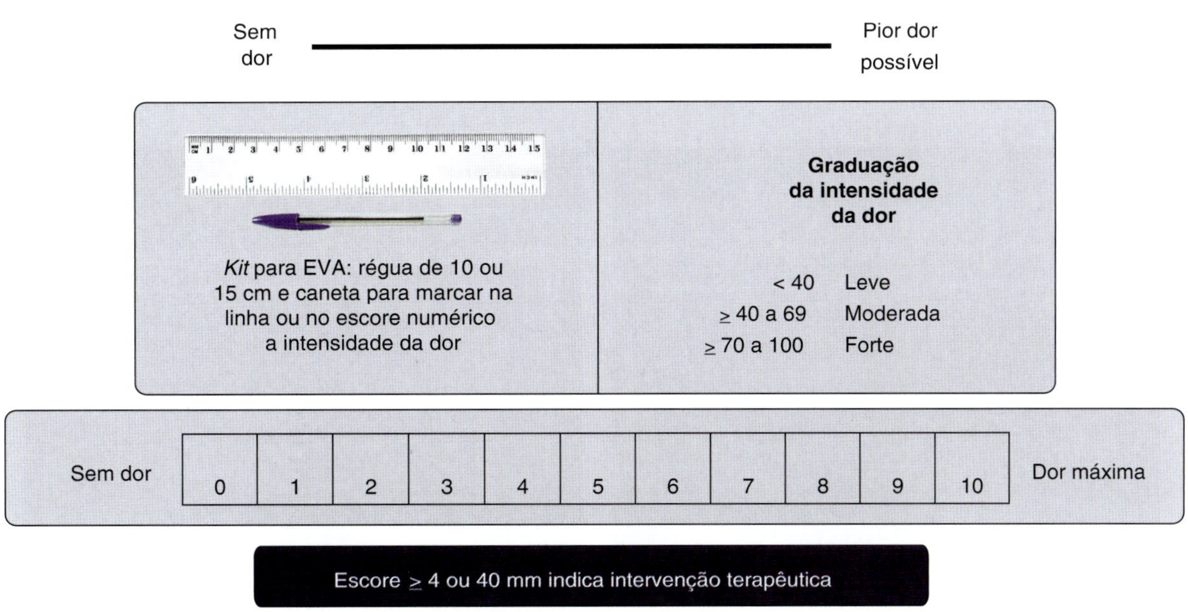

Figura 68.10 Escala visual analógica (EVA) e de Likert (numérica) para mensuração da dor.

Alterações psicológicas e comorbidades, incluindo aumento da ansiedade, depressão e prejuízo do sono, associam-se à PNDD.[15,81,82] Vários métodos estão disponíveis para avaliação de qualidade de vida: *Norfolk Quality of Life Scale*, *Neuropathic Pain Impact on Quality of Life Questionnaire* (NePIQoL), SF-36, dentre outros.[6,15] O impacto de PND e PNDD no estado emocional pode ser verificado por meio escalas de ansiedade e depressão, usadas para avaliar PND, dor, desequilíbrio e depressão. Villeykite e Gonzalez,[83] em estudo prospectivo, verificaram que PND é um fator de risco para sintomas depressivos porque gera dor e instabilidade e tem forte associação com depressão, por percepções de diminuição de autoestima e receio de desempenhar papéis sociais. No entanto, a recomendação de tratamento psicológico para a PND e a DPN, com as atuais abordagens terapêuticas, ainda não está estabelecida.[4]

Neuropatia de fibra fina

Diante de quadro clínico de PND ou PNDD, com VCN normal, o Painel de Toronto[6] recomenda a realização de um teste validado para definir e quantificar a gravidade da PNDS e tentar diagnosticar NFF,[6,84] pois VCN é um teste objetivo para fibras grossas.[6] Indivíduos com predomínio de NFF têm também exame clínico quase normal.[47,66,84] Entre os testes validados, destacam-se a biopsia de pele e a microscopia confocal da córnea.[6,66,84,85]

Biopsia de pele. Indicada para quantificar a densidade da fibra nervosa intraepidérmica (IENFD, do inglês *intraepidermal nerve fiber density*), de forma minimamente invasiva.[6,84,85] IENFD está reduzida significativamente em pacientes com VCN normal, indicando dano precoce em fibras finas precoce.[6,84,85] Callaghan et al.[10] mostraram boa acurácia desse método para avaliação de NFF em pessoas com obesidade, sem a necessidade de avaliação por neurologista. IENFD é considerada o padrão-ouro para diagnóstico de NFF;[6,47] no entanto, essa abordagem é restrita a cenários de pesquisa.

Microscopia confocal da córnea (CCM). A CCM (do inglês *corneal confocal microscopy*) é uma técnica não invasiva, oftalmoscópica, que avalia densidade, comprimento e tortuosidade das fibras nervosas da córnea – quanto mais acentuada a perda de fibras e menor a densidade, mais grave a NFF.[68,84,85] CCM também está validada para uso na NFF idiopática e na doença de Fabry.[15,84] Os três parâmetros avaliados por retinógrafo especial (Heidelberg Engineering GmbH, Heidelberg, Alemanha) são: densidade da fibra nervosa, densidade da ramificação e comprimento da fibra nervosa.[84,86] CCM configura-se como teste rápido e de fácil condução para avaliar fibras finas *in vivo* e um consórcio multinacional validou os parâmetro de CCM para a NFF com resultados promissores.[87] As Figuras 68.11 e 68.12 mostram as alterações encontradas na IENFD, por meio da biopsia de pele e CCM.

Outros testes confirmatórios de NFF também usados são:[2,6,68,78]

- LDI (do inglês, *laser Doppler flare imaging*): capta, por meio do *laser* e *Doppler*, a vasodilatação neurovascular induzida por uma temperatura de 44°C
- Teste SSR (do inglês, *sympathetic skin response*, resposta simpática da pele): avalia a resposta simpática das vias polissinápticas e pós-ganglionares
- QSART (do inglês, *quantitative sudomotor axon reflex testing*; teste quantitativo do reflexo axônico sudomotor): apresenta resultados promissores e superiores aos do SSR
- *CASE IV* (do inglês, *computer-aided sensory examination*; exame sensitivo com assistência do computador) *Medoc*.

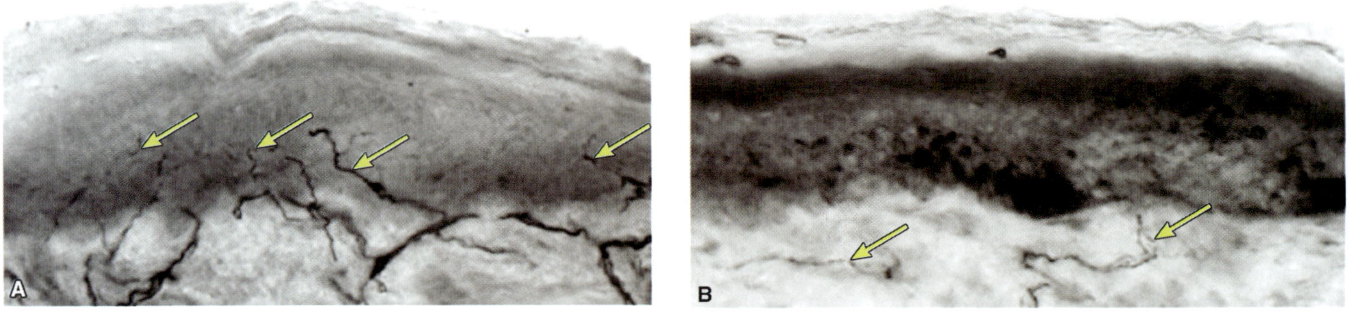

Figura 68.11 Biopsia de pele corada com PGP 9.5, mostrando fibras nervosas intraepidérmicas (IENF) em um indivíduo saudável (**A**) e ausência de IENF em um paciente diabético com neuropatia grave, com visualização apenas de fibras nervosas dérmicas (**B**).

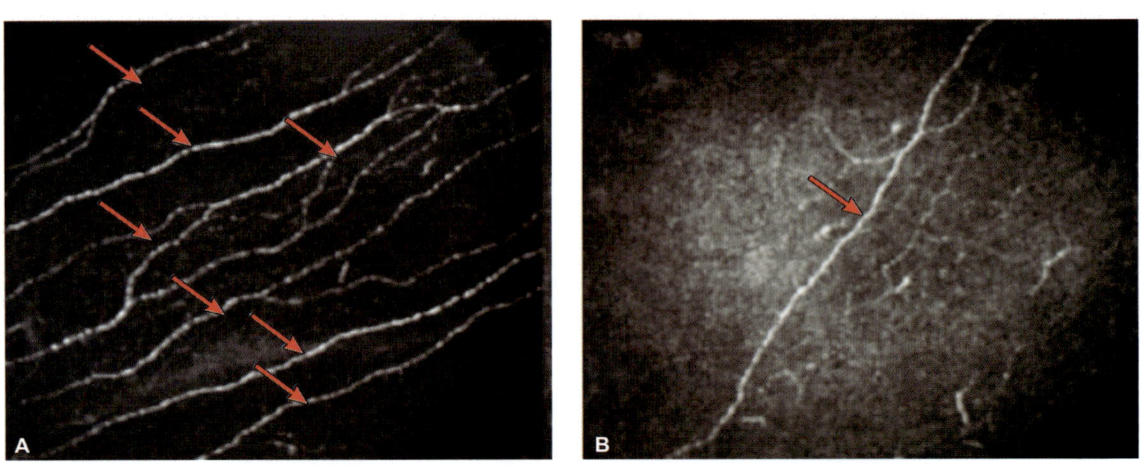

Figura 68.12 Imagem de microscopia confocal de córnea de um indivíduo controle (**A**) com densidade do nervo corneano normal (*setas*), em comparação com a imagem de um paciente diabético com neuropatia grave e marcante perda de fibras nervosas da córnea (**B**).

Um *patch*, o *Neuropad*, por meio de mudança visual da cor na pele, avalia a integridade da inervação simpática pós-ganglionar pela fibra fina tipo C. Está validado para testes quantitativos sensitivos, cardíacos autônomos e quantificação de IENFD,[88] recentemente validado como rastreamento de PNDS na América Latina[89] e também aplicado em estudo com o SAS (*Survey of Autonomic Symptoms*) no Brasil.[90,91]

Portanto, a recomendação atual é simplificar a avaliação de PND, por meio de história e exame clínico, para identificar alterações em fibra fina e fibra grossa e indivíduos em risco de ulceração, com base em evidências estabelecidas (Quadro 68.5).[6,75] A avaliação do neurologista deve ser solicitada apenas diante de assimetria, sintomas neurológicos associados à fraqueza motora de instalação aguda ou subaguda e não comprimento-dependente.[2-5,47]

Neuropatias autonômicas

As formas mais frequentes de ND, após PND e PNDD, são as NAD que "resultam do envolvimento do sistema nervoso autônomo (SNA), simpático e parassimpático, na presença de DM ou alterações metabólicas como GJA/TDG (pré-DM), após exclusão de outras causas".[2,6,92,93] Há comprometimento de todo o SNA, com manifestações cardiovasculares, gastrintestinais, urogenitais, disfunção sudomotora, hipoglicemia não percebida e função pupilar anormal.[2,6,13,14,93] A forma mais frequente e estudada é a neuropatia autonômica cardiovascular (NAC). O nervo vago é o mais longo e controla 75% de toda a atividade parassimpática, alterada mais precocemente.[93] As manifestações são subclínicas, com sinais e sintomas de gravidade variável, detectadas apenas por testes diagnósticos (Quadro 68.6).[2,6,93,94] As NAD frequentemente coexistem com PND, PNDD e outras complicações do DM, sobretudo DRD e retinopatia.[2,6,15] Os dados de prevalência variam e também dependem das amostras estudadas (hospitalares ou comunidade) e dos critérios diagnósticos usados.[2,13,94,95] Os testes diagnósticos padrão-ouro para as NAD, embora sensíveis e específicos, exigem equipamentos sofisticados e caros. Assim, instrumentos mais simples, como questionários de sintomas autonômicos, foram desenvolvidos para identificar a NAD de maneira mais prática e com menor custo.

Um dos mais simples, validados em vários países, é o SAS, de Zilliox.[90,94] Trata-se de um instrumento de triagem para disfunção autonômica, com boas sensibilidade e especificidade e recentemente validado para o português como Questionário de Sintomas Autonômicos (QSA).[91] Ele consiste em um conjunto de sintomas de 11 itens para mulheres e 12 para homens, em vários domínios da função autonômica: adaptação ao ortostatismo, sudomotor, vasomotor, gastrintestinal, funções urinária e sexual (este último só se aplica ao sexo masculino) (Quadro 68.7). Cada item no QSA requer responder "sim" ou deixar sem nenhuma resposta. A gravidade dos sintomas correspondentes a cada pergunta no QSA foi avaliada em uma escala *Likert*, de 1 (menos grave) a 5 (mais grave), resultando na pontuação do impacto total dos sintomas autonômicos. Foi definido um ponto de corte de três respostas ou mais como positivo para definir a presença de sintomas de NAD. Um dos dados relevantes da coorte do DF foi o risco aumentado de sintomas em 1,63 para cada aumento de HbA_{1c} e 10,03 para aqueles participantes com SM.

Quadro 68.5 Rastreamento de polineuropatia diabética e risco neuropático de ulceração.

Recomendação	Grau de evidência

História clínica e exame físico anuais:
▪ Avaliar temperatura ou dor (testes de fibra fina)
  • Cabo do diapasão 128 Hz* ou palito pontiagudo
▪ Avaliar sensibilidade vibratória (teste de fibra grossa)
  • Diapasão 128 Hz
▪ Risco de ulceração/amputação (sensibilidade protetora)
  • Teste com monofilamento 10 g
	B

Testes eletrofisiológicos (VCN): ▪ Não é necessário (para rastreamento) ▪ Encaminhar ao neurologista: ▪ Quadro clínico atípico (alteração motora mais intensa que a sensitiva, início rápido, assimetria), diagnóstico pouco claro, suspeita de outra causa de PNDS	B

*Cabo do diapasão deve ser colocado em água fria para testar a percepção do metal frio. PNDS: polineuropatia distal simétrica; VCN: velocidade de condução nervosa.

Neuropatia autonômica cardiovascular

A NAC é definida como "a alteração do controle autônomo do sistema cardiovascular na presença de DM e após exclusão de outras causas".[2,6,13,14] Testes reflexos autonômicos cardiovasculares (CARTs, do inglês *cardiovascular autonomic reflex tests*), conhecidos como testes de Ewing,[96] são necessários para documentar a presença de NAC.[2,13,14]

Quadro 68.6 Sinais e sintomas das neuropatias autonômicas diabéticas.

Cardiovasculares – sistêmicos
- Taquicardia de repouso – perda das variações reflexas da frequência cardíaca; palpitações; pode ser assintomática; FC > 100 bpm
- Hipotensão ortostática (queda na pressão arterial sistólica ≥ 20 mmHg e 10 mmHg na diastólica), hipotensão pós-prandial: tontura, fraqueza, sensação de desmaio, vertigem, dificuldade visual, síncope
- Ausência de descenso noturno da pressão arterial
- Eletrocardiograma – sinais de infarto do miocárdio (silencioso)
- Alterações no intervalo R-R
- Ecocardiograma – disfunção do ventrículo esquerdo
- MAPA (ausência de descenso noturno: *non-dipping, reverse dipping*)
- Intolerância ao exercício
- Desregulação da circulação cerebral
- Calcificação arterial (média)

Esofagogastrintestinais
- Disfagia ou pirose
- Saciedade precoce (sensação de plenitude pós-prandial, *empachamento*)
- Náuseas, vômitos incoercíveis
- Constipação intestinal; diarreia aquosa explosiva (com exacerbação noturna)
- Incontinência fecal
- Instabilidade do controle glicêmico (más-absorção de nutrientes)

Geniturinários
- Urgência miccional, noctúria, hesitação
- Diminuição do jato urinário, reduzida sensação de plenitude vesical
- Distensão abdominal (palpação do globo vesical)
- Infecções urinárias recorrentes (frequentemente assintomáticas)
- Disfunção erétil com libido preservada (em geral, acompanhada de disfunção vesical)
- Ejaculação retrógrada
- Secura vaginal, dispareunia, excitação sexual diminuída

Sudomotores
- Sudorese gustatória (facial e truncal, pós-prandial sem relação com hipoglicemia)
- Hipoidrose/anidrose (pele seca, com rachaduras e fissuras nos pés)

Metabólicos e disautonômicos
- Hipoglicemia sem sintomas (não percebida), grande variabilidade glicêmica

Disfunção pupilar
- Falha de acomodação pupilar à mudança de luminosidade

Respiratórios
- Apneia obstrutiva do sono, falha de resposta respiratória induzida pela hipoxia

Vascular periférico
- Vasodilatação dorsal nos pés, pele quente, edema do pé e perna, *shunt* arteriovenoso, palidez à elevação e rubor postural dos membros inferiores, perda do reflexo de proteção vasomotora cutânea, perda do reflexo venoarteriolar

Quadro 68.7 Questionário de sintomas autonômicos (QSA).

Perguntas	Você tem algum desses sintomas: Sim = 1	Não = 0	Se a resposta é *sim*, quanto esse sintoma incomoda você? 1 = quase nada	2 = bem pouco	3 = pouco	4 = bastante	5 = muito
1. Você sente tontura?	1	0	1	2	3	4	5
2. Você sente a boca ou os olhos secos?	1	0	1	2	3	4	5
3. Seus pés são pálidos ou arroxeados?	1	0	1	2	3	4	5
4. Você costuma sentir seus pés mais frios do que o restante do corpo?	1	0	1	2	3	4	5
5. Você sua (transpira) menos nos pés do que no restante do corpo?	1	0	1	2	3	4	5
6. Você sua (transpira) pouco ou nada nos pés (p. ex., depois de fazer exercício fisico ou em dias quentes)?	1	0	1	2	3	4	5
7. Você sua (transpira) mais nas mãos do que no restante do corpo?	1	0	1	2	3	4	5
8. Você tem náuseas, vontade de vomitar ou sente inchaço no abdome após fazer uma pequena refeição?	1	0	1	2	3	4	5
9. Você tem diarreia (mais de três evacuações ao dia) por vários dias seguidos?	1	0	1	2	3	4	5
10. Você tem o intestino preso (menos de uma evacuação a cada dois dias) que dura vários dias?	1	0	1	2	3	4	5
11. Você tem incontinência urinária (não segura a urina)?	1	2	1	2	3	4	5
12. Você tem dificuldade de ter ereção (*somente para o sexo masculino*)?	1	2	1	2	3	4	5

A prevalência é muito variável: em amostras populacionais com DM1 e DM2, foi de 16,6 a 20%.[99] Há aumento com a idade (DM1, 38%; DM2, 44%; entre 40 e 70 anos) e duração da doença (DM1, 35%; DM2, 60%; de longa duração)[58,59] e é influenciada pelos critérios diagnósticos utilizados.

A prevalência de NAC é variável em pacientes recém-diagnosticados com DM1;[95] contudo, a incidência aumenta com a duração do DM,[14,31] e taxa de prevalência de 30% foi observada no DCCT/EDIC após 20 anos de seguimento.[28,100] No DM2, a prevalência de NAC também aumenta com a duração da doença e pode estar presente em 60% dos pacientes após 15 anos de diagnóstico.[14,98,99] Há relação com a duração de exposição glicêmica: a prevalência variou de 2,6% entre 1 e 5 anos (DCCT) a 23% entre 1 e 15 anos de duração do DM1 (EDIC).[100] NAC afeta 20% de jovens com DM1 ou DM2, especialmente mulheres e com níveis elevados de HbA_{1c}.[35] Além disso, pode estar presente em pacientes com TDG, RI ou SM.[8,101,102]

O controle glicêmico evita a progressão da NAC no DM1,[100] e a terapia multifatorial do Steno2 (mudança no estilo de vida, correção da hiperglicemia e dos fatores de RCV) se mostrou eficaz no DM2,[24] com redução de 68%.

NAC é considerada fator evolutivo para DRD e marcador de RCV para pessoas com DM2, como verificado no ACCORD,[103] e com DM1,[30] em função de arritmias, infartos silenciosos e morte súbita.[13,14,97] A NAC associa-se mais à PNDD do que à PND assintomática e raramente é o quadro predominante ou isolado.[104] Os principais fatores de risco são idade, duração do DM, controle glicêmico, complicações diabéticas (PNDD, retinopatia e DRD) e componentes da SM (obesidade, hipertensão e dislipidemia e obesidade).[6,13,14,94,95,98]

Outros fatores estão envolvidos na relação entre SM e disfunção autonômica. Além da síndrome da apneia obstrutiva do sono (SAOS) e suas consequências, incluindo alteração na microbiota intestinal, outros componentes da SM são capazes de causar disfunção autonômica: obesidade (mesmo sem disglicemia), doença metabólica esteatótica, leptina (como ativador simpático), inflamação e neuroinflamação hipotalâmica. O resultado final desse complexo sistema pode ser a exacerbação de distúrbios metabólicos em diferentes níveis, bem como os efeitos cardiovasculares (Figura 68.13).[98]

O rastreamento recomendado pelo Consenso de Toronto, ADA e SBD[2,3,6,75] é o mesmo da PND: DM2 ao diagnóstico e DM1 > 5 anos de duração (principalmente se $HbA_{1c} > 7\%$), além da presença de fatores de RCV, tabagismo, complicações macro ou microvasculares, pré-operatório para cirurgia de grande porte e antes de iniciar programa de exercício.[2,13,14,98]

O diagnóstico da NAC em seus estágios iniciais pode ser um desafio, pelo fato de muitos indivíduos com NAC serem assintomáticos.[94,95,105] Sintomas de NAC mais avançada variam desde taquicardia de repouso à manifestação mais incapacitante, hipotensão ortostática (HO), que se acompanha de fraqueza, tonturas, palpitações, alteração visual e desmaios, piores pela manhã, após as refeições, ao se levantar, em ortostatismo prolongado ou durante as atividades. Outros sinais observados em fases mais avançadas da NAC incluem intolerância ao exercício e alterações de regulação da pressão arterial (*nondipping/reverse dipping*).[2] A HO é definida como redução de pressão arterial sistólica e diastólica (PAS ≥ 20 mmHg ou PAD ≥ 10 mmHg) ao se levantar, sem aumento adequado da frequência cardíaca,[2,6,13,14] resultando em maior risco de quedas, sobretudo entre pessoas idosas, e necessidade de ajuste do tratamento anti-hipertensivos. A HO indica NAC *avançada ou grave*, mais relacionada a maior risco de morte do que as alterações na frequência cardíaca (FC), que não são específicas de NAC. Metanálise (12 estudos,

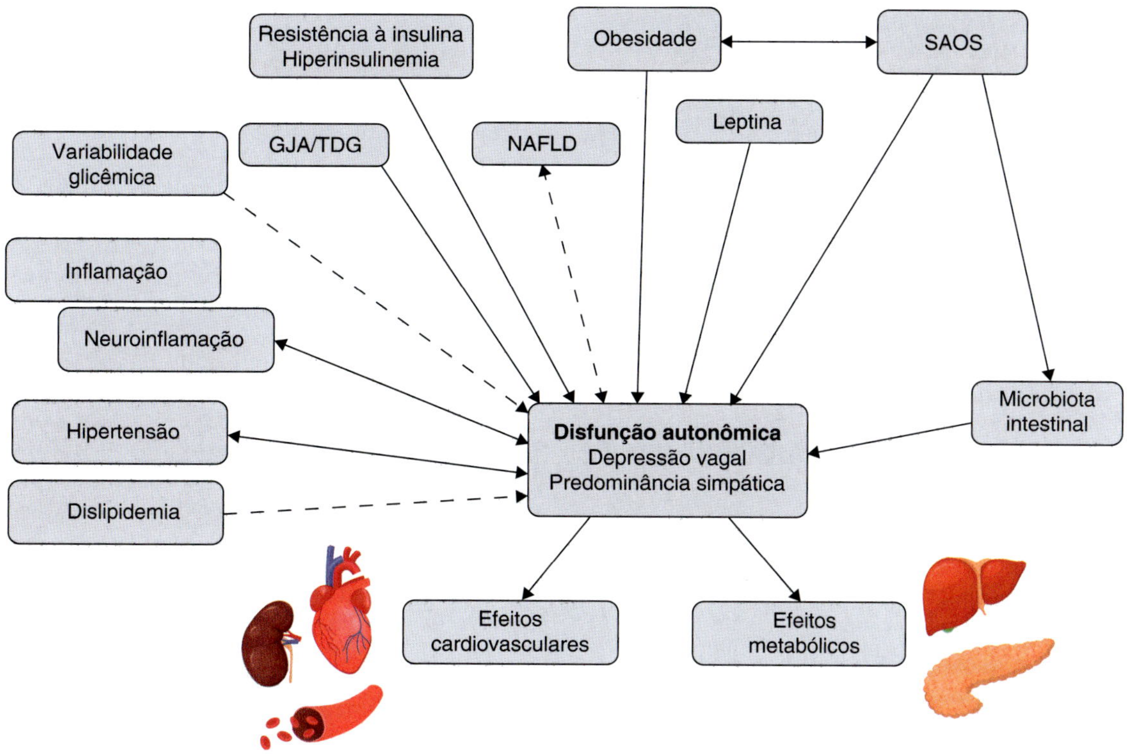

Figura 68.13 Mecanismos envolvidos na disfunção autonômica cardiovascular, pela depressão funcional vagal e predomínio simpático. GJA: glicemia de jejum alterada; NAFLD: doença hepática gordurosa não alcoólica; SAOS: síndrome da apneia obstrutiva do sono; TDG: tolerância diminuída à glicose. (Adaptada de Spallone, 2019.[98])

1.468 pacientes) verificou infarto agudo do miocárdio (IAM) silencioso em 28% dos casos de NAC, contra 10% naqueles sem NAC.[106] Estudos prospectivos mostraram que alterações em CARTs ou prolongamento do QT impõem um risco maior de acidente vascular cerebral (AVC).[14]

Os CARTs[96] são considerados padrão-ouro para o diagnóstico de NAC.[2,13,14,94-98] CARTs avaliam a função parassimpática pela resposta da FC à respiração profunda, no domínio do tempo, manobra de Valsalva e alteração postural; a função simpática é avaliada pela resposta da PAS em ortostatismo e pela manobra de Valsalva.[96] Esses testes são sensíveis, específicos, reprodutíveis, fáceis de realizar, seguros e padronizados.[14] A resposta da FC à respiração profunda tem 80% de especificidade.[14] Importante ressaltar que a manobra de Valsalva deve ser evitada em casos de retinopatia proliferativa e risco de hemorragia retiniana.[14]

No entanto, embora disponíveis em cenários clínicos, ainda exigem uma compreensão melhor dos médicos sobre a aplicabilidade dos seus resultados.[105,107] Portanto, testes que avaliam a detecção da VFC de modo mais simples e durante atendimento médico poderiam levar à detecção mais precoce da NAC.[105] Recentemente, estudos avaliaram se medidas da VFC obtidas por meio de registro de eletrocardiograma (ECG) de 12 canais por 10 segundos (SDNN, do *inglês standard deviation of normally conducted R-R intervals*, e rMSSD, do inglês *root mean square of successive differences between normal-to-normal R-R intervals*) poderiam fornecer medida confiável para o diagnóstico de NAC.[108,109] O estudo *Multi-Ethnic Study of Atherosclerosis* (MESA) definiu pontos de corte limítrofes (< percentil 5) e anormais (< percentil 2) para os índices SDNN e rMSSD, de acordo com sexo e raça, em uma população de 1,175 indivíduo com idade ≥ 45 anos sem DCV ou fatores de RCV estabelecidos (média de idade 59 ± 10 anos; 59% sexo feminino; 47% brancos). Esses valores anormais foram significativamente associados a eventos cardiovasculares e mortalidade por todas as causas. Dados do estudo DCCT/EDIC demonstraram a concordância entre os índices de VFC derivados de ECG (SDNN e rMSSD) e CARTs em 311 pacientes com DM1 e determinaram pontos de corte de normalidade para essa população, apoiando o uso potencial dessas variáveis como diagnóstico de NAC. No entanto, mais estudos são necessários para a generalização desses resultados para outras populações (p. ex., adolescentes ou indivíduos com DM2).[105]

O Quadro 68.8 mostra a interpretação dos testes clínicos básicos.

O Painel de Toronto[6] propôs o seguinte estadiamento de NAC:

- *Possível ou incipiente*: um teste alterado
- *Definitiva ou confirmada:* pelo menos dois testes alterados
- *Avançada ou grave:* presença de HO assintomática ou sintomática.

A avaliação da FC no domínio do tempo e a resposta da PA em ortostatismo têm a reprodutibilidade necessária para uso em estudos clínicos[105,106] e foram usadas como *endpoints* no DCCT/EDIC[23,100] e outros estudos.[20] Os índices do domínio da variabilidade da FC (VFC) obtidos em análises espectrais (*spectral analysis of heart rate variation)*, em curtos (5 a 7 minutos) e longos (24 horas) eletrocardiogramas (ECG), são medidas da função parassimpática (*high-frequency power*, HFP – poder espectral na região de alta frequência: 0,15 a 0,40 Hz), simpática (*very-low-frequency power*, VLFP – poder espectral na região de muito baixa frequência: 0,003 a 0,04 Hz) e ambas as funções (*low-frequency power*, LFP – poder espectral na região de baixa frequência: 0,04 a 0,15 Hz).[96,97] A análise espectral com ECG curto foi usada em estudos para correlacionar PNDD e NFF à NAC e é passível de implementação na rotina.[104,106] Os estudos cintilográficos ainda não são usados de rotina para o diagnóstico de NAC, apenas aplicados conjuntamente com CARTs[98,107] (ver Quadro 68.8). É importante ressaltar que há vários fatores de confusão (hiper ou hipoglicemia, ingestão de cafeína, medicamentos, idade, horário do dia, respiração etc.) que podem alterar e influenciar nos resultados.[13,14,107s] Ver mais recomendações de Pop-Busui, Boulton e Feldman et al., para a ADA,[2] do Painel de Toronto,[6,14] revisão de Spallone[98] e de Pedrosa et al., para a ALAD (Quadro 68.9)[13] e a recente revisão de Pop-Busui.[94]

Importante ressaltar que a NAC é um fator de risco para insuficiência cardíaca (IC), uma das complicações cardiovasculares mais prevalentes do DM. Logo, a investigação pode favorecer uma intervenção mais rigorosa e necessária.[94]

Neuropatias gastrintestinais

As funções motoras, sensitivas e secretórias do trato gastrintestinal (TGI) são moduladas pela interação autonômica simpática (mesentérica), parassimpática (vagal e pélvica) e sistemas entéricos, com a ritmicidade subjacente gerada pelas células intersticiais de Cajal (ICC, do inglês *interstitial Cajal cells*), localizadas na musculatura lisa.[6] A inervação simpática é inibitória, exceto nos esfíncteres anal e da porção inferior do esôfago; a parassimpática é excitatória (colinérgica) e inibitória (não adrenérgica, não colinérgica).[6,13,93] As manifestações incluem: dismotilidade esofágica (disfagia, regurgitação, esofagite por retenção de medicamentos), atonia da vesícula biliar, gastroparesia *diabeticorum* (GD), constipação intestinal e/ou diarreia explosiva noturna.[93] Os sintomas são inespecíficos e não se relacionam com a gravidade da gastroparesia e com estudos de esvaziamento gástrico (2,B).

A prevalência de GD é difícil de ser estimada devido à fraca correlação dos sintomas com o esvaziamento gástrico. Em um único estudo populacional (Minnesota, EUA), a proporção de indivíduos desenvolvendo GD em um período de 10 anos foi estimada em 5,2% para o DM1, 1% para o DM2 e 1% para o grupo-controle.[110] GD deve ser suspeitada diante de controle errático da glicose (picos hiperglicêmicos diminuem o esvaziamento gástrico e a hipoglicemia acelera); sintomas de alteração do relaxamento e hipersensibilidade à distensão gástrica (sensação de plenitude), indicando retardo do esvaziamento de alimentos sólidos. Há também náuseas, vômitos, saciedade precoce, eructação, bem como dor e distensão abdominais, além de transtornos psicológicos. Observam-se também má-absorção de medicamentos orais, desnutrição, regulação pós-prandial da pressão arterial anormal, má qualidade de vida e recorrentes internações hospitalares.

O padrão-ouro para diagnóstico é a medida do esvaziamento gástrico com cintigrafia (tecnécio-99) de digestíveis em intervalos de 15 minutos por 4 horas após a ingestão padrão de alimentos sólidos com carboidratos, fibras, gordura e proteína (Figura 68.14).[6,93] Uso do teste com o ar expirado com ácido ^{13}C-octanoico é uma alternativa emergente viável.[2,13] A otimização dos níveis de glicose antes do escaneamento é necessária para evitar resultados falso-positivos. Outras condições, como doenças obstrutivas gástricas ou úlcera péptica, devem ser descartadas.[2] Efeitos colaterais de medicamentos (opioides, antidepressivos

Quadro 68.8 Testes cardiovasculares e interpretação clínica das respostas da frequência cardíaca (FC) e da pressão arterial (PA).

Teste	Normal	Neuropatia autonômica cardiovascular
Variação da FC na respiração profunda	FC na inspiração (↑) FC na expiração (↓)	FC não varia ou tem mínima variação
Manobra de Valsalva	Esforço: FC (↑), PA (↓)	FC não varia; PA tem mínima variação
	Pós-esforço: FC (↓), PA (↑)	–
FC na mudança de posição deitada para posição de pé	FC (↑)	FC não varia ou tem mínima variação
Resposta da PAS (mmHg) ao ficar de pé	PAS < 10 mmHg (↓)	PAS ≥ 20 mmHg (↓)
Resposta da PAD (mmHg) ao aperto de mão mantido (*handgrip*)*	PAD > 16 mmHg (↑)	PAD < 10 mmHg (↑)

*Alguns autores advogam que o teste do aperto de mão não deve mais fazer parte dos testes autonômicos cardiovasculares, pois é altamente dependente do estado hipertensivo e da PA diastólica basal, além de não mostrar qualquer associação com os testes de respiração profunda, proporção 30/15, manobra de Valsalva e hipotensão ortostática.[122] PAD: pressão arterial diastólica; PAS: pressão arterial sistólica. (Adaptado de Pop-Busui et al., 2017;[2] Pedrosa et al., 2019;[13] Spallone et al., 2011.[14])

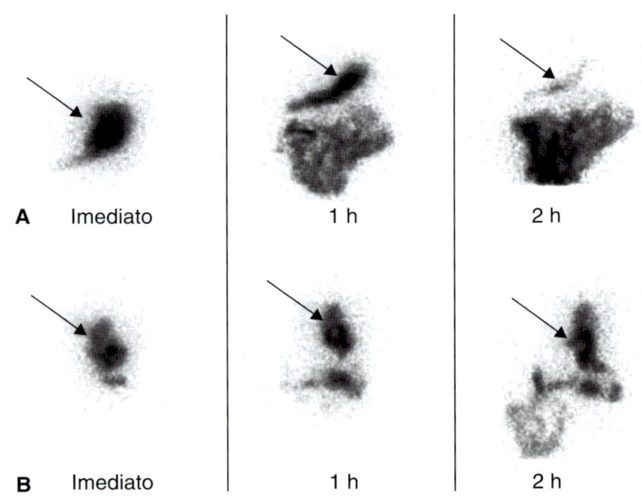

Figura 68.14 Cintigrafia com tecnécio-99: normal (**A**); gastroparesia (**B**). Notar retardo no esvaziamento gástrico no tempo de 2 horas (*seta*).

Quadro 68.9 Recomendações de sociedades científicas para rastreamento e diagnóstico de neuropatia autonômica cardiovascular na prática clínica.

Parâmetro	Consenso de Toronto (2011)	ADA (2017)	AACE/ACE (2018)	SID/AMD (2018)
Sintomas	Rastreamento	Rastreamento	Rastreamento	Rastreamento
Sinais	Rastreamento	Rastreamento, diagnóstico	Rastreamento	Rastreamento
CARTs	Padrão-ouro	Útil em assintomáticos	Rastreamento	Rastreamento
VFC	Prognóstico	Pesquisa	Uso associado a CARTs	Pesquisa
Inclusão de indivíduos	Rastreamento universal de sinais e sintomas	Complicações microvasculares e/ou hipoglicemia sem sintomas	DM2 ao diagnóstico, DM1 > 5 anos de diagnóstico	Presença de RCV alto e complicações

AACE: American Association of Clinical Endocrinologists; ACE: American College of Endocrinologists; ADA: American Diabetes Association; AMD: Associação de Médicos Diabetologistas; CARTs: *cardiovascular autonomic reflex tests*, com base nas recomendações do Consenso de Toronto para neuropatia autonômica cardiovascular (NAC); RCV: risco cardiovascular; SID: Sociedade Italiana de Diabetes. VFC: variabilidade da frequência cardíaca. (Adaptado de Spallone et al., 2011;[14] Spallone, 2019.[98])

tricíclicos, anticolinérgicos, agonistas do receptor do peptídeo semelhante ao glucagon 1 [GLP-1]) e uso de *cannabis* pode interferir na motilidade gastrintestinal e contribuir para o surgimento de sintomas e sinais de gastroparesia.[13,105]

A constipação intestinal pode refletir a denervação intestinal com perda do reflexo gastrocólico. A constipação intestinal pode se alternar com diarreia explosiva, de característica aquosa pelo comprometimento do intestino grosso, com proliferação bacteriana requerendo antibioticoterapia.[6,13,93]

Neuropatias urogenitais

A gravidade das manifestações urológicas é intensa, sobretudo as vesicais, que resultam de paralisia do músculo detrusor, alteração da sensação vesical, disfunção de receptores uroteliais e defeituoso mecanismo de sinalização. A investigação deve ser conduzida diante de infecções urinárias recorrentes, pielonefrites e bexiga palpável. Outras manifestações frequentes são: hesitação do ato de urinar, fluxo diminuído, intervalos aumentados entre as micções, sensação de esvaziamento vesical alterada e prolongamento do esvaziamento, ao que se seguem retenção e incontinência urinárias.[6,13,93]

A disfunção erétil (DE) envolve comprometimento neuropático, mas é também considerada uma disfunção endotelial e vascular, com clara associação à doença cardiovascular (DCV).[6,13,93] A prevalência de DE varia de acordo com a população estudada e critérios diagnósticos empregados, porém é mais comum em homens e mulheres com DM.[6] No DCCT/EDIC (10º ano de seguimento), DE estava presente em 34%, disfunção orgástica em 20% e redução da libido (embora não esteja relacionada com DE por disautonomia) em 55%.[111] O seguimento do DDCT/EDIC apontou que 39% das mulheres e 36% dos homens tinham pelo menos uma queixa, com 42% e 45% relatando disfunção sexual, respectivamente. O diagnóstico deve ser feito após exclusão de outras causas e perfil hormonal para descartar hipogonadismo.[2,13,93] Controle glicêmico, com mais evidência no DM1, e de outros fatores de RCV pode melhorar a condição[2,4,47] entre pessoas com DM2.[13,93] O tratamento farmacológico inclui inibidores da fosfodiesterase tipo 5 como terapia de primeira linha. Prostaglandinas transuretrais, injeções intracavernosas, dispositivos a vácuo e próteses penianas podem ser tentados em casos avançados.[2,6,13]

Outras manifestações autonômicas

Disfunção sudomotora (disautonomia simpática periférica). Pode se manifestar como pele seca, anidrose ou intolerância ao calor e compreende uma das vias para o pé em risco de ulceração.[1,6,52,71] Uma forma rara de disfunção sudomotora é a sudorese gustatória, que compreende a sudorese excessiva limitada exclusivamente à região da cabeça e do pescoço, após a ingestão de determinados tipos de alimentos, sem relação com hipoglicemia e geralmente associada à DRD.[1,2,6,13,93] A triagem de rotina com instrumentos para investigar disfunção sudomotora ainda não é recomendada.[2] A eficácia do agente antimuscarínico tópico glicopirrolato no tratamento da sudorese gustatória foi confirmada, e a aplicação diária atenua essa complicação por pelo menos 24 horas.[2,6,52] Anidrose e alterações em microcirculação nos membros inferiores, resultando em pele seca nos pés e *shunts* arteriovenosos, são fatores pré-ulcerativos; cuidados locais e hidratação atenuam o risco e devem ser alvo de inspeção dos pés.[1,2,6,71]

Hipoglicemia não percebida (IAH). A IAH (*impaired awareness of hypoglycemia*) é definida como a habilidade diminuída de perceber o início da hipoglicemia e está associada a elevado risco de hipoglicemia grave em pessoas tratadas com insulina.[13] A NAD tem sido considerada por muitos anos como a causa de IAH, pela ativação autonômica de sintomas de alerta atenuada e respostas autonômicas deficientes resultantes de limiares alterados da contrarregulação hormonal (liberação de glucagon e epinefrina). Contudo, estudos de limiares de geração de sintomas em DM1 não têm encontrado diferenças nem retardo no surgimento de sintomas diante de NAD.[112-114]

TRATAMENTO

Manejo clínico e terapêutico das neuropatias difusas diabéticas

Controle da glicose, fatores de risco cardiovascular e mudanças no estilo de vida

O foco do manuseio de PND e NAD é o controle da glicemia, e isso deve ser buscado para ambos os tipos de DM, com metas individualizadas para prevenção em pessoas com DM1 e retardar a progressão naquelas com DM2.[2,4,75] Além disso, modificações do estilo de vida, sobretudo em pessoas com DM2,[24,26,32] tratamento da dor,[2,4,115] com melhora da qualidade de vida, especialmente diante de disautonomias, devem ser pilares do tratamento.[2,31,51]

Contudo, devido à maior longevidade e à maior prevalência de obesidade e SM em pessoas com DM2 e, ainda que menos frequente, naquelas com DM1, as intervenções para os fatores de RCV são recomendadas, como apontam os dados já relatados. Exercício e controle de peso têm emergido como uma estratégia preventiva para as ND,[2,4,47] diante do papel da obesidade como segunda causa metabólica de PNDS, independentemente de hiperglicemia associada.[7,11,22] PND em conjunção com GJA, TDG e SM impõem investigação e intervenção; e interesse tem surgido em investigar os desfechos de PND após cirurgia bariátrica.[2,4,47]

Exclusão de outras causas

Descartar outras causas etiológicas e subjacentes se impõe, porque PND é um diagnóstico de exclusão.[2,4,75] Segundo o estudo referencial de Rochester, 10% dos pacientes com DM podem ter outras causas associadas.[50] Portanto, um perfil laboratorial deve ser solicitado após detalhada história clínica, incluindo pesquisa de deficiência de vitamina B_1 e B_{12}, diante do amplo uso de metformina (dosar ácido metilmalônico com ou sem homocisteína pode ser útil);[47] TSH e T_4 livre; vitamina D3; imunoeletroforese com imunofixação para pesquisar gamopatias monoclonais; função renal etc. Importante questionar sobre abuso de álcool e uso de medicações, como quimioterápicos e antirretrovirais. Tal como acontece com a PND, é importante realizar o diagnóstico diferencial de NAC e excluir condições com sintomatologia semelhante, como anemia, doenças da tireoide, desidratação, insuficiência adrenal, uso de substâncias ilícitas, medicamentos e/ou suplementos.[2,4,105]

O encaminhamento para avaliação por neurologista deve acontecer diante de: rápida evolução e predomínio de déficit motor em relação ao sensitivo; assimetria importante de alteração neurológica; envolvimento de nervo craniano ou mononeuropatia; sintomas e sinais proximais; e histórico familiar de neuropatia não diabética.[2-6,47]

Tratamento medicamentoso da dor neuropática periférica

É importante seguir um algoritmo baseado em evidências e revisões, como as recomendações de Toronto,[6,14,15] da ADA[2,75] e, em especial, da recente monografia de Pop-Busui et al.[4] A Figura 68.15 contém as recomendações atuais adaptadas à realidade brasileira.

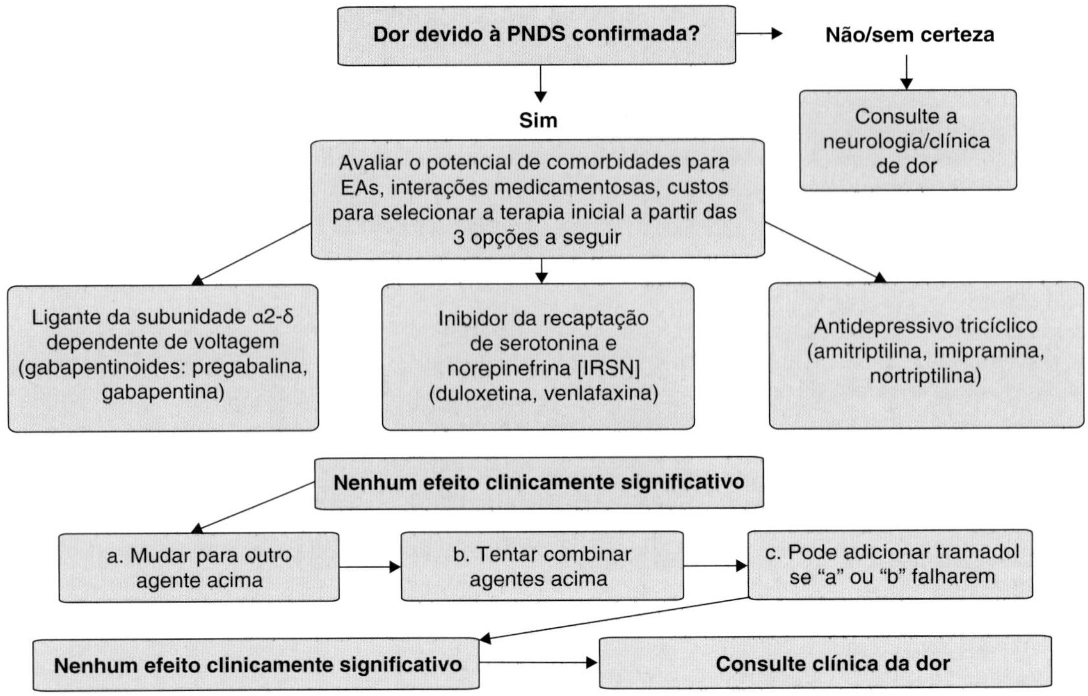

Figura 68.15 Algoritmo do tratamento de polineuropatia diabética (PND) e dor neuropática periférica (DNP) após exclusão de outras causas. As medicações de primeira linha recomendadas são: gabapentinoides (pregabalina, gabapentina); antidepressivos tricíclicos (ADT; amitriptilina, imipramina e nortriptilina); e inibidor da recaptação de noradrenalina e serotonina (IRSN; duloxetina). (Adaptada de Pop-Busui et al., 2017;[2] 2022;[4] Tesfaye et al., 2011; Tesfaye e Kempler, 2023.[15,115])

Ressalta-se que os fármacos recomendados para os sintomas neuropáticos não influenciam absolutamente nos mecanismos fisiopatogênicos da PND e da NAD.[2-6,47,105] Não há evidências convincentes de que o controle da glicemia ou o manejo do estilo de vida sejam suficientes e eficazes para tratar a dor neuropática em indivíduos com DM ou pré-DM, requerendo-se o tratamento farmacológico.

Os medicamentos considerados de primeira linha para o tratamento da PNDD e DNP são: gabapentinoides – pregabalina e gabapentina (anticonvulsivantes moduladores dos canais de cálcio ou ligantes da subunidade alfa-2-delta); inibidores da recaptação de serotonina e noradrenalina (IRSN) – duloxetina; e antidepressivos tricíclicos (ADT) – amitriptilina.[2-6]

A *pregabalina* e a *duloxetina* são aprovadas pela Food and Drug Administration (FDA), pela European Medicines Agency (EMA) e pela Agência Nacional de Vigilância Sanitária (Anvisa) para o tratamento da PNDD e DNP. *Pregabalina* e *gabapentina* devem ser ajustadas se houver disfunção renal,[6,15,115-117] e as versões em liberação prolongada estão aprovadas nos EUA: pregabalina (Lyrica CR®) e enacarbil gabapentina (Horizant®). A segunda tem indicação adicional para síndrome das pernas inquietas. *Duloxetina* requer cuidados em pacientes com doença hepática e ADT não são recomendados em idosos, presença de NAC, glaucoma e alterações da próstata.[6,15,115-117] Importante atentar para titular as doses gradualmente, com reajuste semanal ou a cada 2 semanas, com base no escore do sintoma, iniciando-se com doses baixas, sobretudo em pessoas idosas.[2,4]

Combinação de medicações

As medicações de primeira linha podem ser usadas em monoterapia, pois promovem 50% de alívio da dor neuropática em 40% das pessoas com PNDD ou DNP, ou em combinação (acréscimo de 14% no alívio, alcançando 64% na redução da intensidade).[115] O estudo OPTION[118] combinou três modalidades e respectivas doses máximas até por 6 semanas: ADT-amitriptilina (75 mg) com pregabalina; pregabalina (600 mg) com ADT-amitriptilina; e duloxetina (120 mg) com pregabalina. Houve boa tolerância à combinação, e 54% das pessoas conseguiram 50% de alívio dos sintomas em dose máxima tolerada da combinação. De modo interessante, a combinação com menor descontinuação por eventos adversos foi pregabalina suplementada com ADT-amitriptilina ($p = 0{,}031$). Portanto, ela poderá ser uma estratégia se não houver boa resposta em monoterapia.

Opioides

Os opioides tramadol, oxicodona e tapentadol[2,4] constituem uma alternativa em combinação como a terceira linha, segundo consenso internacional coordenado por Ziegler et al.[117] As recomendações mais recentes da ADA[2,4,75] orientam restrição ao uso dessa classe, exceto a curto prazo, diante de efeitos como uso abusivo, dependência e superdosagem.[4,12] Além disso, opioides têm efeito limitado para a DNP e PNDD. Há relatos de que apenas 26% dos pacientes em terapia crônica com opioides receberam alguma medicação com base em algoritmos recomendados para tratar PND ou DNP, ou seja, a classe foi a primeira linha de tratamento na maioria dos casos.[12,47,115,116]

Portanto, faz-se necessária a divulgação ampla das diretrizes baseadas em evidências para evitar o uso disseminado dos opioides e tratamento inapropriado da PNDD e DNP. A Figura 68.16 mostra a versão do algoritmo proposto por Feldman et al. diante da problemática de excesso de opioides.[47]

Outros anticonvulsivantes

Compostos mais antigos como a carbamazepina foram substituídos por gabapentinoides (gabapentina e pregabalina), que têm maior eficácia e melhor perfil de segurança.[115-117] Outros anticonvulsivantes como *topiramato, lamotrigina, lacosamida* e *valproato de sódio* não são recomendados por diretrizes.[115-117] Clonazepam (0,5 a 2 mg/dia) pode ser útil para pacientes com câibras ou síndrome das pernas inquietas, como também a pregabalina tem sido usada para este fim.[5]

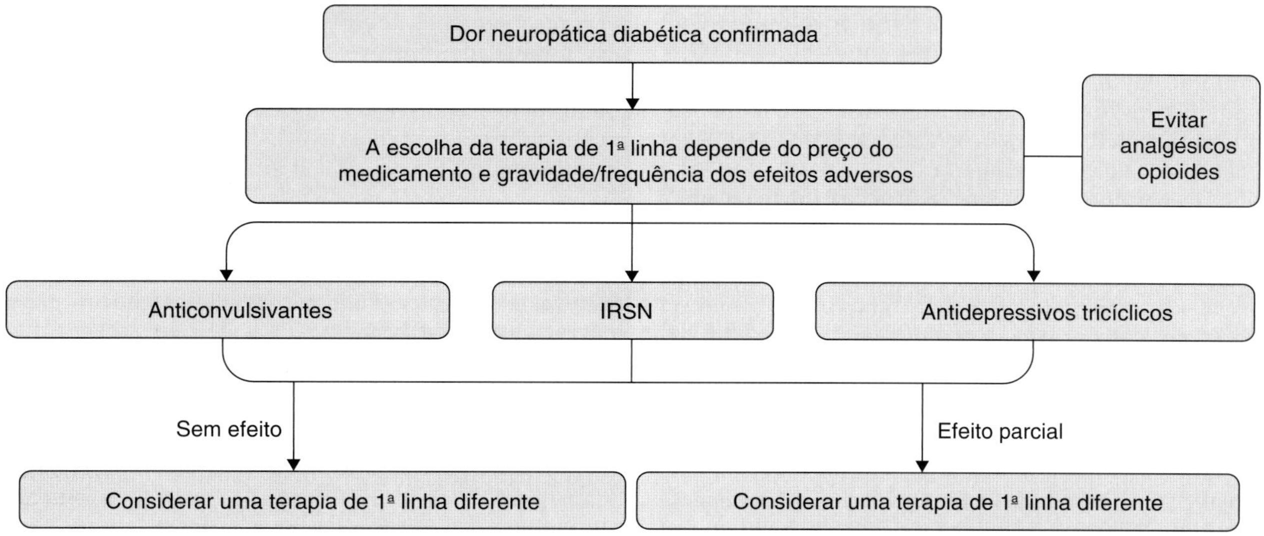

Figura 68.16 Tratamento da dor na polineuropatia diabética dolorosa (PNDD). A ADA reforça evitar analgésicos opioides, diante do uso inadequado nos EUA: um em cada quatro pacientes são tratados com a classe, sem receber medicamentos de primeira linha antes. (Adaptada de Feldman et al., 2019.[47])

Analgésicos simples, anti-inflamatórios e medidas locais

O uso de analgésicos e anti-inflamatórios não hormonais (AINH) não é recomendado, exceto nas mononeuropatias compressivas, de forma eventual, com cautela na função renal e no trato gastrintestinal. Acupuntura ou *TENS* podem aliviar[2,4] a dor na síndrome do túnel do carpo, mas o tratamento indicado, e nem sempre de resolução definitiva, é a cirurgia com secção do ligamento transverso do carpo.[15] Com relação aos medicamentos à base de *cannabis*, os potenciais benefícios na dor neuropática crônica são superados pelos potenciais danos. No entanto, não há uma recomendação com base em dados robustos para o uso.[119] A vitamina D3 também tem sido alvo de investigação, com dados apontando a presença de sintomas e déficit neurológico com a deficiência. A limitação existente é a carência de desenho longitudinal.[120]

Dor refratária

Entre as definições mais complexas desenvolvidas para estudos clínicos, considera-se dor refratária aquela com duração de 6 meses, gravidade $\geq$ 40 mm (na escala de 100 mm) de EVA e/ou pelo menos 2 semanas ou mais com uma tentativa de cada regime medicamentoso com os fármacos recomendados.[121] Quando não há boa resposta, apesar de doses máximas toleradas aos medicamentos orais, a recomendação é:[4,115]

- Capsaicina (adesivo 8%): aprovada pela FDA e pela EMA para desfuncionalizar as fibras nervosas nociceptivas, acarretando retração reversível das fibras hipersensibilizadas
- Anestésico intravenoso: lidocaína, sob a infusão intravenosa de 5 mg/kg durante 1 hora, tem mostrado eficácia. Embora seja uma conduta segura, recomenda-se o uso por especialista em dor e monitoramento cardíaco
- Implante de estimulador elétrico na medula (SCS, do inglês *sinal cord simulation*): a estimulação elétrica da medula requer um procedimento cirúrgico para implantação sob alta frequência (10 kHz) por especialista e sob anestesia. O alívio é observado em 60% dos pacientes. Em um estudo longitudinal multicêntrico randomizado, 1/3 dos participantes relatou 50% de redução da dor por 5 anos.[115,122] Está aprovada por FDA, EMA e Anvisa, e um consenso internacional foi publicado recentemente sob a coordenação de Boulton et al., inserindo essa opção após avaliação cuidadosa do quadro de refratariedade.[121]

Tratamento com base na fisiopatogênese da polineuropatia diabética periférica: terapias modificadoras de doenças

Até o momento, não há terapias aprovadas para a modificação da história natural de PND, NAC ou outras formas de ND. Fatores importantes incluem a falta de concordância e uniformidade no uso de testes para PNDS mais sensíveis, que reflitam a história natural da doença e detectem a regeneração de fibras nervosas, além de amostras apropriadas de pacientes com diabetes.

Alguns medicamentos aprovados no Brasil, como ácido tióctico e benfotiamina, foram incluídos no Adendo BRANSPEDI-SBD.[3]

O Consenso Internacional, coordenado por Ziegler et al.[117] insere o uso para PND na prática clínica diante de situações como:

- Casos assintomáticos leves a moderados (50%): ácido tióctico (alfalipoico)
- Casos sintomáticos sem dor neuropática (parestesias, dormência): ácido tióctico, benfotiamina
- Sintomas dolorosos: tratamento analgésico (medicações de primeira linha), opções não farmacológicas.

Outros fármacos não lograram mostrar, até o momento, dados consistentes ou consolidados para aprovação, como os inibidores da aldose redutase, estudados desde 1980 pelo envolvimento da via do sorbitol no desenvolvimento da ND. No Japão e na Índia, há a liberação do uso de epalrestate; no Canadá, do ranirestate. Dados positivos têm sido relatados com o ponalrestate. A suplementação com ácidos poli-insaturados (ácido eicopentaenoico, ácido docosapentaenoico e ácido docosa-hexaenoico) foi testada em pacientes com DM1, com melhora no comprimento da fibra fina através da CCM, mas a confirmação de eficácia requer amostra mais ampla.[47]

Ácido tióctico. Também chamado *ácido alfalipoico* (AAL). É um potente antioxidante que inibe a formação de radicais livres, atua como coenzima nos complexos multienzimáticos mitocondriais e tem sido usado na Alemanha há mais de 50 anos. No Brasil, é comercializado como comprimidos de alta liberação (*high release*), Thioctacid® 600 HR.[3] O NATHAN 1 (*Neurological Assessment of THioctic Acid in*

Diabetic Neuropathy, maior e mais duradouro estudo com o ácido alfalipoico (seguimento de 4 anos, multicêntrico, randomizado, duplo-cego de grupo paralelo, com PND leve a moderada, 600 mg/dia em dose única), evidenciou mudanças da linha basal: menor progressão e melhora de sinais (reflexos e sensibilidade em membros superiores e inferiores, FC e força muscular) e de sintomas (dor em queimação e dormência).[115] Não houve diferenças com o placebo em testes quantitativos, inclusive VCN, sem alcançar o objetivo primário. Essa é razão que explica a não aprovação nos EUA.[47] O ácido tióctico é muito bem tolerado, número necessário para tratar (NNT) de 6,3 e sem número necessário para causar danos (NNH) relatado. A glicemia pode diminuir pelo efeito antioxidante.[3,6] Devido a achados de metanálise, a apresentação intravenosa (disponível na Europa) é recomendada pelo Consenso de Toronto (evidência A).[6,15]

Benfotiamina. É um derivado da tiamina lipossolúvel (vitamina B_1) e, em modelos experimentais, inibe as vias de AGE, hexosamina e PKC diacilglicerol.[117] Em alguns estudos de fase 3, foi mais eficaz que o placebo em indivíduos com PND sintomática. Todavia, em que pesem as ações multimodais e relatos de redução da dor quando administrado em doses altas, não houve diferenças nos marcadores inflamatórios nem melhora nos sinais de PND no estudo mais longo de 2 anos, permanecendo inconclusivo o uso no seu tratamento.[4,117]

A Figura 68.17 mostra as possíveis intervenções, com base nos mecanismos fisiopatogênicos.[123]

Transplante de pâncreas

O transplante de pâncreas é a única terapia que restaura a secreção de insulina, porém se limita a pacientes com DRD terminal e hipoglicemia intratável com as terapias usuais. Vários estudos apontam diferentes tempos de duração de reversibilidade da PND, variando entre 3 e 12 meses, em 1 a 10 anos de seguimento. Por outro lado, as formas de avaliação também são variadas (VCN, escores, testes autonômicos); mais recentemente, IENFD e CCM foram também usadas, mostrando dados positivos, principalmente com a CCM. Isso denota que a variabilidade de dados está associada aos critérios usados para a avaliação. Transplantes de ilhotas são técnicas menos invasivas, e estudos de VCN mostraram melhores dados do que com IENFD.[52]

Tratamento não farmacológico

Acupuntura tem sido usada há bastante tempo, mas há dificuldades de avaliar os diferentes estudos pelo pobre desenho e medidas não convencionais de desfecho.[116]

A atividade fisioterapêutica supervisionada é uma medida adjuvante à terapia medicamentosa, notadamente quando há envolvimento motor e de pares cranianos. O uso de órteses (talas para imobilização, fixação do tornozelo) e fisioterapia são úteis na neuropatia monofocal compressiva (túnel do carpo, pé caído). Os pacientes devem ser também orientados quanto ao uso de calçados adequados.[54]

Manejo das mononeuropatias

Em sua maioria, essas formas de neuropatia são reversíveis e autolimitadas, sem relação com outras complicações diabéticas, tampouco com PNDD ou NAD. A intervenção é dirigida ao tratamento da dor, de grave intensidade, e segue as mesmas diretrizes do controle da dor na PNDD. Nas síndromes compressivas (túneis do carpo e do tarso), abordagem cirúrgica pode ser requerida, mas a recidiva pode ocorrer.[6,15,54]

Manejo das disfunções autonômicas

As NAD são as neuropatias difusas mais diversas e a apresentação clínica depende dos sistemas comprometidos. Em geral, não são isoladas e devem ser investigadas outras manifestações quando um diagnóstico é confirmado. O Quadro 68.10 apresenta um resumo da abordagem terapêutica para as diversas disfunções autonômicas.

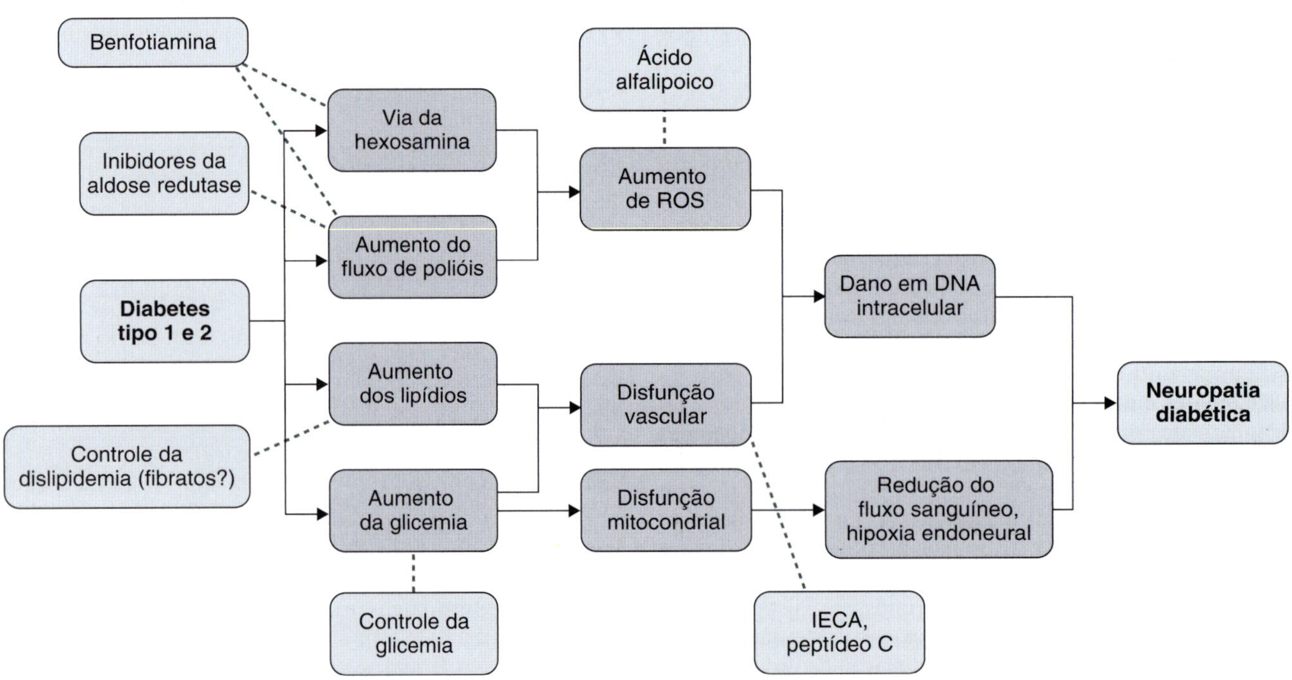

Figura 68.17 Abordagem da polineuropatia diabética seguindo mecanismos fisiopatogênicos. IECA: inibidores da enzima conversora de angiotensina; ROS: espécies reativas de oxigênio. (Adaptada de Javed et al., 2015.[123])

Quadro 68.10 Abordagem terapêutica das disfunções autonômicas.

Disfunções	Abordagem terapêutica
Gastroparesia	Refeições em pequenas porções e frequentes; procinéticos (metoclopramida, domperidona, eritromicina, levossulpirida); marca-passo gástrico; injeção de toxina botulínica no piloro; cirurgia etc.
Diarreia (frequentemente noturna, alternando com constipação intestinal e incontinência fecal)	Dieta com fibras solúveis e/ou restrição de glúten e lactose; antibióticos (tetraciclina, trimetoprima + sulfametoxazol, metronidazol, ciprofloxacino etc.); enzimas pancreáticas; antidiarreicos (loperamida, difenoxilato), anticolinérgicos (escopolamina, homatropina, codeína, atropina); clonidina; octreotida etc.
Constipação intestinal	Dieta rica em fibras; agentes lubrificantes; bisacodil; laxativos osmóticos; procinéticos (usar cautelosamente)
Hipotensão ortostática (HO)	Evitar mudanças posturais bruscas; meias elásticas; elevação da cabeceira à noite; aumentar ingesta de líquidos; ingerir água gelada antes de levantar-se; evitar bebidas quentes e consumo de álcool; evitar fármacos que causam HO (diuréticos, tricíclicos, nitratos); fármacos: fludrocortisona; midodrina; clonidina; octreotida
Taquicardia sinusal – disautonomia	Betabloqueadores cardiosseletivos
Bexiga neurogênica	Manobra de Credé; betanecol, doxasozina; autocateterização vesical intermitente; cirurgia do colo vesical
Disfunção sudomotora (anidrose, intolerância ao calor, pele seca, hiperidrose, sudorese gustatória)	Lubrificantes e emolientes da pele; glicopirrolato tópico; brometo de propantelina 10 mg a 30 mg/dia; escopolamina; toxina botulínica; vasodilatadores
Ejaculação retrógrada	Bronfeniramina, imipramina, fenilefrina
Disfunção erétil	Sildenafila, tadalafila, vardenafila; alprostadil; próteses etc.
Secura vaginal	Lubrificantes vaginais, cremes vaginais hormonais

O Adendo SBD ao Posicionamento da ADA, 2019, contempla práticas clínicas adotadas, de acordo com as agências regulatórias do Brasil[3] e a revisão ALAD, para a América Latina.[13] (Adaptado de Tesfaye et al., 2010;[6] Pedrosa et al., 2019;[13] Kempler et al., 2011.[93])

O Quadro 68.11 resume todo o manejo das ND, de acordo com as recomendações da ADA e ALAD e seus respectivos graus de evidência.

Sintomas autonômicos cardiovasculares

Uma recente revisão sistemática[124] selecionou 13 estudos randomizados e controlados, incluindo um total de 724 pacientes com DM e NAC, e avaliou a eficácia das opções disponíveis de tratamento medicamentoso. Foi observada melhora significativa nos índices autonômicos de pacientes com DM e NAC que receberam inibidor da enzima conversora de angiotensina (IECA) por 24 semanas ($p < 0{,}05$) a 2 anos ($p < 0{,}001$), bloqueador de receptor de angiotensina (BRA) por 1 ano ($p < 0{,}05$), dose única de betabloqueador (BB) ($p < 0{,}05$), ácidos graxos poli-insaturados ômega-3 (PUFAs) por 3 meses ($p < 0{,}05$), ácido alfalipoico (ALA) por 4 ($p < 0{,}05$) a 6 meses ($p = 0{,}048$), vitamina B_{12} em combinação com ALA, acetil L-carnitina (ALC) e superóxido dismutase (SOD) por 1 ano ($p = 0{,}001$), além de melhora quase significativa nos índices autonômicos de pacientes diabéticos com NAC que receberam vitamina E por 4 meses ($p = 0{,}05$) em comparação ao grupo-controle. Não houve melhora significativa em monoterapia com vitamina B_{12} ($p \geq 0{,}05$). Esses resultados sugerem que IECA, BRA, BB, ALA, PUFAs ômega-3, vitamina E, vitamina B_{12} em combinação com ALA, ALC e SOD podem ser eficazes no tratamento da NAC.

Estudos com inibidores do cotransportador de sódio e glicose (iSGLT-2) demonstraram queda na PA sem aumento compensatório na FC, sugerindo redução na atividade do sistema nervoso simpático (SNS) pelos iSGLT-2, com potencial efeito na NAC.[125] O estudo EMBODY[126] avaliou o efeito de empagliflozina 10 mg *versus* placebo em pacientes com DM2 2 semanas após um quadro de IAM e observou melhora significativa dos índices de VFC de 24 horas (SDNN, *sStandard deviation of all 5-min mean normal RR intervals* [SDANN], rMSSD, frequência alta [FA], razão frequência baixa para alta [FB/FA]) após 24 semanas, enquanto no grupo placebo foi observada apenas para SDNN.

A HO destaca-se entre os sintomas de NAC pela importante alteração na qualidade de vida. O tratamento torna-se mais difícil quando há hipertensão arterial em decúbito. As medidas práticas incluem aumento da ingestão de sal, uso de meia elástica (atentar para a presença de doença arterial obstrutiva periférica) e/ou cintas abdominais, realização de exercícios físicos, suspensão de fármacos que causem HO (diuréticos, nitratos, tricíclicos) e elevação da cabeceira do leito à noite (ver Quadro 68.10). As terapias de primeira linha são o alfa-agonista *midodrina*, que promove melhora em um período bastante curto (10 mg, 2 a 4 vezes/dia por via oral), e a *fludrocortisona* (0,1 a 0,4 mg/dia via oral), que aumenta o tônus arterial e expande o volume plasmático.[13,14,98,127,128] Indivíduos com NAC e HO apresentam níveis pressóricos mais elevados na posição supina; portanto, anti-hipertensivos de curta ação, como betabloqueadores, clonidina, IECA e hidralazina, devem ser iniciados preferencialmente ao deitar, e os alvos pressóricos devem ser individualizados para minimizar os sintomas de intolerância ortostática.[13,75]

Outros fármacos, como *metoclopramida* (100 mg, 3 vezes/dia), *ioimbina* (10 mg, 3 vezes/dia), *clonidina* (0,1 a 0,4 mg/dia), são usados mediante o *status* adrenérgico do paciente. Na HO refratária, frequentemente observada após as refeições, a *eritropoetina* (25 a 50 U/kg por via subcutânea, 3 vezes/semana) pode ser opção, corrigindo também a anemia se houver deficiência de eritropoetina. Os *betabloqueadores* cardiosseletivos são utilizados com boa resposta nas taquicardias.[13,14,114] O uso do antioxidante ALA mostrou melhora da redução da FC em relação ao placebo.[98]

Gastroparesia

O tratamento da gastroparesia diabética (GD) pode ser dietético, medicamentoso ou cirúrgico. As refeições devem ser fracionadas e com baixo teor de gorduras e fibras. O uso de fármacos procinéticos, a fim de acelerar o esvaziamento gástrico, melhora os sintomas de plenitude e alivia o refluxo gastresofágico. Os mais utilizados são *metoclopramida* e *domperidona*, administrados antes de cada refeição, mas os efeitos gastrocinéticos tendem a diminuir com o tempo (por taquifilaxia). *Domperidona* é o mais bem tolerado. Diante da falha desses medicamentos, pode-se lançar mão da *eritromicina* (250 mg de 6/6 horas), que atua como agonista do receptor da motilina.

Cirurgias radicais (Y de Roux), gastrostomia, piloroplastia ou jejunostomia podem ser úteis, a fim de garantir um aporte nutricional apropriado e descompressão gástrica. Uso de *marca-passo gástrico* ou de injeção de *toxina botulínica* no piloro têm tido resultados positivos.[93] O sistema de infusão contínua de insulina (SIC de insulina – *bomba*) é uma indicação formal diante do controle errático da glicemia.[13] Deve-se evitar em pacientes com GD o uso de medicamentos com efeitos negativos na motilidade gastrintestinal, como agonistas dos receptores do GLP-1, inibidores da dipeptidil peptidase 4 (DPP-4), opioides, ADT e anticolinérgicos.[13]

Enteropatia

A estase intestinal e o crescimento bacteriano excessivo, sem sucesso com dieta, exigem o tratamento com antibióticos ou quimioterápicos de amplo espectro. Destacam-se: *tetraciclina*,

Quadro 68.11 Recomendações baseadas em evidências da ADA, para seguimento de pessoas com diabetes, em relação às neuropatias diabéticas.

Recomendações com base em evidências	Grau
Prevenção	
Otimizar o controle glicêmico precocemente para prevenir ou retardar o desenvolvimento da PND e NAC em pessoas com DM1	A
Otimizar o controle da glicemia para prevenir ou retardar a progressão da PND em pessoas com DM2	B
Considerar uma abordagem multifatorial direcionada à glicemia, entre outros fatores de risco, para prevenir a NAC em pessoas com DM2	C
Rastreamento e diagnóstico	
Considerar o rastreamento de pacientes com pré-diabetes com sintomas de neuropatia periférica	B
Todos os pacientes devem ser avaliados quanto à PND, à época do diagnóstico do DM2 e 5 anos após o diagnóstico do DM1 e pelo menos anualmente após isso	B
A avaliação deve incluir histórico cuidadoso e pesquisa de sensibilidade à temperatura ou toque pontiagudo com palito (*pinprick*, função de fibra fina) e sensibilidade de vibração com um diapasão de 128 Hz (função de fibra grossa)	B
Todos os pacientes devem ser testados anualmente com monofilamento de 10 g para avaliar o risco neuropático de ulceração e amputação	B
Testes eletrofisiológicos ou encaminhamento ao neurologista raramente são necessários para o rastreamento, exceto em situações clínicas atípicas, se o diagnóstico não for claro ou se houver suspeita de etiologia diferente. Características atípicas incluem neuropatia motora predominando sobre a sensitiva, início rápido de sintomas ou apresentação clínica assimétrica	B
Tratamento	
O controle rigoroso da glicemia visando a valores quase normais em pacientes com DM1 reduz drasticamente a incidência de PND e é recomendado para a prevenção de PND e NAC no DM1	A
Em pacientes com DM2 mais avançado, com múltiplos fatores de risco e comorbidades, o controle intensivo apenas da glicose é modestamente eficaz na prevenção de PND, e metas centradas no paciente devem ser alcançadas	B
Intervenções no estilo de vida são recomendadas para a prevenção de PND em pacientes com pré-diabetes, síndrome metabólica e DM2	B
Tratamento da dor neuropática periférica do diabetes	
Considerar a pregabalina ou a duloxetina como abordagem inicial no tratamento sintomático da dor neuropática periférica associada ao diabetes	A
Gabapentina também pode ser usada como abordagem inicial eficaz, levando em consideração o *status* socioeconômico dos pacientes, comorbidades e possíveis interações medicamentosas	B
Embora não sejam aprovados pela Food and Drug Administration (FDA), dos EUA, os antidepressivos tricíclicos também são eficazes para a dor neuropática periférica, mas devem ser usados com cautela, pelo maior risco de efeitos colaterais sérios*	B
Devido aos altos riscos de dependência e outras complicações, o uso de opioides, incluindo tramadol, não é recomendado como agente de primeira ou segunda linha no tratamento da dor associada à PND	E

Recomendações com base em evidências	Grau
Prevenção de queda	
Testes que avaliam a marcha e o equilíbrio devem ser considerados em pessoas com PND, para avaliar o risco de quedas	E
Fatores psicossociais	
Considerar o tratamento com duloxetina, pregabalina e gabapentina para melhorar a qualidade de vida em pacientes com dor neuropática periférica com ou sem neuropatia estabelecida	C
Avaliar os efeitos de PND na qualidade de vida para aumentar a adesão e a resposta ao tratamento da dor neuropática periférica do diabetes	E
Neuropatias autonômicas	
Sintomas e sinais de NAD devem ser avaliados em pacientes com complicações microvasculares e neuropáticas	E
Na presença de sintomas ou sinais de NAC, devem ser realizados testes que excluam outras comorbidades ou efeitos/interações medicamentosas que possam mimetizar NAC	E
Avaliar a possibilidade de sintomas e sinais de NAC em pacientes com hipoglicemia assintomática	C
Otimizar o controle da glicemia precocemente, para prevenir ou retardar o desenvolvimento de NAC em pessoas com DM1	A
Considerar uma abordagem multifatorial direcionada para glicemia, entre outros fatores de risco, para prevenir NAC em pessoas com DM2	C
Considerar modificações no estilo de vida para melhorar a neuropatia autonômica cardiovascular em pacientes com pré-diabetes	C
Avaliar gastroparesia em pessoas com neuropatia diabética, retinopatia e/ou doença renal do diabetes, observando os sintomas de variabilidade glicêmica inesperada, saciedade precoce, inchaço, náuseas e vômitos	C
Excluir outras causas documentadas que alterem o esvaziamento gástrico, como o uso de opioides, ou agonistas do receptor do peptídeo 1 semelhante ao glucagon (AR-GLP1) e a obstrução orgânica do esvaziamento gástrico antes da realização de testes especializados para a gastroparesia	C
Testar gastroparesia, medindo o esvaziamento gástrico com cintigrafia de sólidos digestíveis em intervalos de 15 minutos por 4 horas após a ingestão de alimentos, ou fazendo um teste com ar expirado usando o ácido ^{13}C-octanoico	B
Considerar a metoclopramida a curto prazo no tratamento da gastroparesia diabética*	E
Considerar a possibilidade de rastrear anualmente homens com outras formas de neuropatia diabética para disfunção erétil com perguntas simples sobre a libido e a capacidade de alcançar e manter uma ereção	C
Considerar o rastreamento de pacientes com outras formas de neuropatia diabética para sintomas do trato urinário inferior e disfunção sexual feminina na presença de infecções recorrentes do trato urinário, usando questionamentos relacionados a sintomas como noctúria, dor durante a relação sexual e outros	E

*Consultar o Adendo da SBD ao Posicionamento de Neuropatia Diabética da ADA,[3] para as práticas no Brasil e a revisão para a América Latina.[13] ADA: American Diabetes Association; ALAD: Asociación Latinoamericana de Diabetes; NAC: neuropatia autonômica cardiovascular; NAD: neuropatias autonômicas diabéticas; PND: polineuropatia diabética; SBD: Sociedade Brasileira de Diabetes. (Adaptado de Pop-Busui et al., 2017;[2] Pedrosa et al., 2019.[3,13])

sulfametoxazol + *trimetoprima*, *metronidazol* e *ciprofloxacino*. Pode ser benéfico o uso de antidiarreicos clássicos (*loperamida*, *difenoxilato*) ou anticolinérgicos (*escopolamina*, *homatropina*, *codeína*, *atropina*), atentando-se para a possibilidade de megacólon tóxico. A suplementação de *enzimas pancreáticas* pode ser útil, com ou sem insuficiência pancreática exócrina associada; *fibras solúveis* são opções, por diminuírem o trânsito intestinal.[13,93]

Bexiga neurogênica

A medida inicial para os pacientes consiste em instruí-los a realizar a *manobra de Credé*, a fim de iniciar a micção. Uma opção é o agente simpaticomimético *betanecol* (10 mg, 4 vezes/dia), embora não promova um esvaziamento completo da bexiga. O alfa$_1$-bloqueador *doxazosina* (1 a 2 mg, 2 a 3 vezes/dia) induz relaxamento adicional do esfíncter vesical. Diante de refratariedade, a cirurgia do colo vesical, que alivia o espasmo do esfíncter interno, e a autocateterização vesical intermitente são opções.[13,93] No entanto, o tratamento recomendado (classe B/C) pelo Painel de Toronto é a cateterização intermitente.[6,93]

Sudorese gustatória

Pode ser tratada com *propantelina* (15 mg, 3 vezes/dia VO) ou adesivos de *escopolamina*, cuja desvantagem principal é o efeito colinérgico. O uso tópico do agente antimuscarínico, *glicopirrolato*, pode reduzir 50% dos episódios e a gravidade em 100%. O transplante renal também implica melhora substancial do quadro.[2,13,53,93]

Disfunção erétil e outras manifestações

Os medicamentos mais eficientes são os inibidores da fosfodiesterase tipo 5 (iPDE-5): *tadalafila*, *sildenafila* e *vardenafila*. O percentual médio de resposta favorável é > 50%.[93] A ejaculação retrógrada pode ser tratada com agonistas alfa-adrenérgicos: *pseudoefedrina* (60 mg, 3 vezes/dia VO), *bronfeniramina* (8 mg, 2 vezes/dia VO), *imipramina* (25 mg, 3 vezes/dia VO) ou *fenilefrina*.[6,13] Em caso de ejaculação precoce, pode-se optar por ISRS (fluoxetina, paroxetina ou sertralina) em pacientes jovens.[94,95]

O Adendo da SBD ao Posicionamento da ADA contempla detalhamento sobre as medicações em uso no Brasil para uso nas manifestações clínicas das disautonomias;[3] recente revisão da ALAD também enfoca as intervenções clinicoterapêuticas na América Latina.[13]

CONSIDERAÇÕES FINAIS

PND e NAC são complicações prevalentes e dispendiosas do diabetes, afetando até 50% dos pacientes no mundo.[2,4,12] Essas formas de ND constituem as complicações crônicas mais desafiadoras do DM, devido ao risco independente de mortalidade, complicações nos pés, incluindo amputações de membros inferiores, dor intensa, quedas e fraturas, arritmia, insuficiência cardíaca e impacto direto na função diária e na qualidade de vida.[1-6]

Na atual epidemia de diabetes,[4] como alertado pela IDF, a neuropatia afeta um amplo espectro de cuidados médicos diante da indisponibilidade de terapias modificadoras de doenças.[2-6,47] Além disso, constata-se no meio científico um declínio no interesse das empresas farmacêuticas em desenvolver terapias novas e eficazes para a neuropatia.[47]

Os relatos mais recentes do DCCT/EDIC[33] apontam as características clínicas e fatores de risco, considerados isoladamente e em conjunto, associados a PND e NAC em uma grande coorte de participantes com DM1, que foram fenotipados com avaliações detalhadas e padronizadas de neuropatia, longitudinalmente, por mais de 20 anos. HbA_{1c} com média elevada foi o fator de risco mais forte para PND; no entanto, NAC foi associada também a idade, duração do diabetes e microalbuminúria.

Além das informações sobre os mecanismos biológicos subjacentes recentemente descobertos, destacando a disfuncionalidade mitocondrial axonal e o papel deletério da inflamação e do estresse oxidativo,[2-5] esses dados têm informações críticas sobre o espectro de fatores de risco e os fenótipos de pacientes com neuropatia e com DM1. Com relação ao DM2, o estudo ADDITION traz importantes questionamentos acerca da irreversibilidade e do uso de CARTs no rastreio e diagnóstico de NAD.[32]

Outro ponto importante é a compreensão do potencial papel das novas classes usadas como terapias antidiabéticas, os SGLT-2 e os agonistas do receptor do GLP-1, diante dos robustos dados positivos para a DCV em pessoas com DM, como discutido na revisão recente de Spallone.[98] Em virtude da ampla e multifacetada ação da 25OH-vitamina D, dados promissores apontam seu papel na evolução da PND e PNDD;[120] no entanto, as reduzidas amostras e a qualidade dos dados requerem mais estudos, como apontam Boulton et al. em interessante prova de conceito.[121]

Essas possibilidades – ao lado de intervenção multifatorial em ambos os tipos de DM, SM e obesidade, comprovação de terapias modificadoras dos mecanismos fisiopatogênicos, aliadas a uma ação proativa com o envolvimento dos profissionais de saúde, sobretudo médicos, a fim de diagnosticar e intervir por intermédio de medidas simples e de modo adequado – representam, de fato, o cenário estratégico para o enfrentamento de uma das complicações mais desafiadoras do diabetes: as ND.

Resumo

Numerosos revisões, diretrizes e consensos sobre as neuropatias diabéticas (ND) foram publicados nos últimos anos, vários deles mencionados e utilizados neste capítulo. Todos enfatizam a necessidade de histórico e exame clínico, além da exclusão de outras causas, como abordagens padrões para o diagnóstico da polineuropatia diabética (PND). O uso de opioides destaca-se para os casos mais graves de polineuropatia diabética dolorosa (PNDD). Em contrapartida, emerge outra opção diante da PNDD refratária, como adesivos de capsaicina 8% e estimulação elétrica da medula, com a oportuna publicação do consenso internacional recentemente publicado. Portanto, os fármacos de primeira linha para os sintomas neuropáticos seguem sendo os antidepressivos duais (duloxetina), os gabapentinoides (pregabalina e gabapentina) e os antidepressivos tricíclicos (amitriptilina). Evidências recentes apontam que a combinação dessas medicações é eficaz e traz alívio quando doses máximas não resultam em respostas adequadas ou não são toleradas em monoterapia. Nenhum tratamento está disponível para as ND a partir da mudança na história natural da doença. Muitos estudos estão em andamento, considerando-se a complexidade e o envolvimento multifatorial, além da hiperglicemia, em ambos os tipos de DM, reforçando-se cada vez mais a importância de identificação e intervenção dos fatores de risco cardiovascular. Em vários países, o ácido tióctico e a benfotiamina são utilizados, inclusive no Brasil. O consenso internacional recente aloca a inserção de ambos no algoritmo proposto pelo grupo de especialistas. Os elevados custos das ND e suas complicações resultam da sua persistente condição negligenciada em cenários clínicos, de pesquisa e de gestão de saúde; portanto, é preciso compreender os determinantes sociais de saúde para uma efetiva e ampla intervenção com alcance populacional.

REFERÊNCIAS BIBLIOGRÁFICAS

1. Boulton AJM. Diabetic neuropathy and foot complications. Handb Clin Neurol. 2014; 126:97-107.
2. Pop-Busui R, Boulton AJM, Feldman EL et al. Diabetic neuropathy: a position statement by the American Diabetes Association. Diabetes Care. 2017; 40:136-54.
3. Pedrosa HC, Macedo GMCM, Rolim LPCS et al. Tradução - posicionamento oficial SBD nº 05/2019. Neuropatia diabética. Posicionamento em neuropatias diabéticas da ADA e adendo de recomendações práticas do BRANSPEDI – SBD. Disponível em: www.diabetes.org.br.
4. Pop-Busui R, Ang L, Boulton A et al. Diagnosis and treatment of painful diabetic peripheral neuropathy. Compendia. 2022; 2022(1):1-32.
5. Jensen ST. The pathogenesis of painful diabetic neuropathy and clinical presentation. Diabetes Research and Clinical Practice. 2023; 206:11075.
6. Tesfaye S, Boulton AJ, Dyck PJ et al. On behalf of the Toronto Diabetic Neuropathy Expert Group. Diabetic neuropathies: update on definitions, diagnostic criteria and estimation of severity. Diabetes Care. 2010; 33:2285-9.
7. Grisold A, Callaghan BC, Feldman EL. Mediators of diabetic neuropathy: is hyperglycemia the only culprit? Curr Opin Endocrinol Diabetes Obes. 2017; 24:103-11.
8. Ziegler D, Rathmann W, Dickhaus T et al. Prevalence of polyneuropathy in pre-diabetes and diabetes is associated with abdominal obesity and macroangiopathy: the MONICA/KORA Augsburg Surveys S2 and S3. Diabetes Care. 2008; 31:464-9.
9. Boulton AJM, Malik RA. Neuropathy of IGT and its measurement. Diabetes Care. 2010; 33:207-8.
10. Callaghan BC, Xia R, Reynolds E et al. Better diagnostic accuracy of neuropathy in obesity: A new challenge for neurologists. Clin Neurophysiol. 2018; 129:654-62.
11. Callaghan BC, Xia R, Reynolds E et al. Association between metabolic syndrome components and polyneuropathy in an obese population. JAMA Neurol. 2016; 73:1468-76.
12. Boulton AJM. A brief overview of the diabetic neuropathies. Diabetes Research and Clinical Practice. 2023; 206:110758.
13. Pedrosa HC, Braver JD, Rolim LC et al. Neuropatía autonómica diabética. Rev ALAD. 2019; 9:72-9.

14. Spallone V, Ziegler D, Freeman R et al. Cardiovascular autonomic neuropathy in diabetes: clinical impact, assessment, diagnosis, and management. Diabetes Metab Res Rev. 2011; 27:639-53.
15. Tesfaye S, Vileikyte L, Rayman G et al. Painful diabetic peripheral neuropathy: consensus recommendations on diagnosis, assessment and management. Diabetes Metab Res Rev. 2011; 27: 629-38.
16. Abbot C, Malik R, Van Ross ERE et al. Prevalence and characteristics of painful diabetic neuropathy in a large community-based population in the UK. Diabetes Care. 2011; 34:2220-4.
17. Sloan G, Shillo P, Selvarajah D et al. A new look at painful diabetic neuropathy. Diabetes Res Clin Pract. 2018; 144:177-91.
18. van Hecke O, Austin SK, Khan RA et al. Neuropathic pain in the general population: a systematic review of epidemiological studies. Pain. 2014; 155:654-62.
19. Cabezas-Cerrato J. The prevalence of clinical diabetic polyneuropathy in Spain: a study in primary care and hospital clinic groups. Neuropathy Spanish Study Group of the Spanish Diabetes Society (SDS). Diabetologia. 1998; 41:1263-9.
20. Pop-Busui R, Lu J, Lopes N et al. BARI 2D Investigators. Prevalence of diabetic peripheral neuropathy and relation to glycemic control therapies at baseline in the BARI 2D cohort. J Peripher Nerv Syst. 2009; 14:1-13.
21. Callaghan BC, Cheng HT, Stables CL et al. Diabetic neuropathy: clinical manifestations and current treatments. Lancet Neurol. 2012; 11:521-34.
22. Callaghan BC, Gallagher G, Fridman V et al. Diabetic neuropathy: what does the future hold? Diabetologia. 2020; 63:891-7.
23. Martin CL, Albers JL, Pop-Busui R, for the DCCT/EDIC Research Group. Neuropathy and related findings in the diabetes control and complications trial/epidemiology of diabetes interventions and complications study. Diabetes Care. 2014; 37:31-8.
24. Gaede P, Vedel P, Larsen N et al. Multifactorial intervention and cardiovascular disease in patients with type 2 diabetes. N Engl J Med. 2003; 348:383-9.
25. Tesfaye S, Chaturvedi N, Eaton SE et al. EURODIAB Prospective Complications Study Group Vascular risk factors and diabetic neuropathy. N Engl J Med. 2005; 352:341-50.
26. Ang L, Jaiswal M, Martin C et al. Glucose control and diabetic neuropathy: lessons from recent large clinical trials. Curr Diab Rep. 2014; 14:528.
27. Wiggin TD, Sullivan KA, Pop-Busui R et al. Elevated triglycerides correlate with progression of diabetic neuropathy. Diabetes. 2009; 58:1634-40.
28. Lee CC, Perkins BA, Kayaniyil S et al. Peripheral neuropathy and nerve dysfunction in individuals at high risk for type 2 diabetes: the PROMISE Cohort. Diabetes Care. 2015; 38:793-800.
29. Pourhamidi K, Dahlin LB, Englund E et al. No difference in small or large nerve fiber function between individuals with normal glucose tolerance and impaired glucose tolerance. Diabetes Care. 2013; 36:962-4.
30. Jaiswal M, Divers J, Dana Dabelea D et al. Prevalence of and risk factors for diabetic peripheral neuropathy in youth with type 1 and type 2 diabetes: SEARCH for Diabetes in Youth Study. Diabetes Care. 2017; 40:1226-32.
31. Liu X, Xu Y, Na M et al. The risk factors for diabetic peripheral neuropathy: A meta-analysis. PLoS One. 2019; 14:e0212574.
32. Andersen ST, Witte DR, Dalsgaard EM et al. Risk factors for incident diabetic polyneuropathy in a cohort with screen-detected type 2 diabetes followed for 13 years: ADDITION-Denmark. Diabetes Care. 2018; 41:1068-75. Disponível em: https://doi.org/10.1371/journal.pone.0212574.
33. Braffett BH, Gubitosi-Klug RA, Albers JW et al.; DCCT/ EDIC Research Group. Risk factors for diabetic peripheral neuropathy and cardiovascular autonomic neuropathy in the DCCT/EDIC study. Diabetes. 2020; 69:1000-10.
34. Jeyam A, McGurnaghan SJ, Blackbourn LAK et al. SDRNT1BIO Investigators. Diabetic neuropathy is a substantial burden in people with type 1 diabetes and is strongly associated with socioeconomic disadvantage: a population-representative study from Scotland. Diabetes Care. 2020; 43:734-42.
35. Mizokami-Stout KR, Li Z, Foster NC et al. T1D Exchange Clinic Network. The contemporary prevalence of diabetic neuropathy in type 1 diabetes: findings from the T1D Exchange. Diabetes Care. 2020; 43:806-12.
36. Brownlee M. The pathobiology of diabetic complications. Diabetes. 2005; 54:1615-25.
37. Shichiri M, Kishikawa H, Ohkubo Y et al. Long-term results of the Kumamoto Study on optimal diabetes control in type 2 diabetic patients. Diabetes Care. 2000; 23(Suppl 2):B21-9.
38. Vincent AM, Russell JW, Low P et al. Oxidative stress in the pathogenesis of diabetic neuropathy. Endocr Rev. 2004; 25:612-28.
39. Calsolari MR, Nogueira-Machado JA, Vilar L et al. Mecanismos fisiopatológicos envolvidos na neuropatia diabética. In: Pedrosa HC, Vilar L, Boulton AJM (Ed.). Neuropatias e pé diabético. Rio de Janeiro: AC Farmacêutica; 2014. p. 17-29.
40. Singh R, Barden A, Mori T et al. Advanced glycation end products: a review. Diabetologia. 2001; 44:129-46.
41. Bierhaus A, Nawroth PP. Multiple levels of regulation determine the role of the receptor for AGE (RAGE) as common soil in inflammation, immune responses in diabetes mellitus and its complications. Diabetologia. 2009; 52:2251-63.
42. Veloso CA, Fernandes JS, Volpe CM et al. TLR4 and RAGE: similar routes leading to inflammation in type 2 diabetic patients. Diabetes Metab. 2011; 37:336-42.
43. Yagihashi S, Mizukami H, Sugimoto K. Mechanism of diabetic neuropathy: where are we now and where to go? J Diabetes Invest. 2011; 2:18-32.
44. Kim B, Feldman EL. Insulin resistance in the nervous system. Trends Endocrinol Metab. 2012; 23:133-41.
45. Ekberg K, Johansson BL. Effect of C-peptide on diabetic neuropathy in patients with type 1 diabetes. Exp Diabetes Res. 2008; 2008:457912.
46. Sima AA, Nathaniel V, Prashar A et al. Endoneurial microvessels in human diabetic neuropathy. Endothelial cell disjunction and lack of treatment effect by aldose reductase inhibitor. Diabetes. 1991; 40:1090-9.
47. Feldman EL, Callaghan BC, Pop-Busui R et al. Diabetic neuropathy. Nat Rev Dis Primers. 2019; 5:41.
48. Coppack SW, Watkins PJ. The natural history of diabetic femoral neuropathy. Q J Med. 1991; 79:307-13.
49. Rolim LC, Koga da Silva EM, De Sá JR et al. A systematic review of treatment of painful diabetic neuropathy by pain phenotype versus treatment based on medical comorbidities. Front Neurol. 2017; 8:285.
50. Dyck PJ, Davies JL, Wilson DM et al. Risk factors for severity of diabetic polyneuropathy: intensive longitudinal assessment of the Rochester Diabetic Neuropathy Study cohort. Diabetes Care. 1999; 22:1479-86.
51. Pirart J. Diabetes mellitus and its degenerative complications: a prospective study of 4,400 patients observed between 1947-1973. Diabetes Care. 1978; 1:168-88.
52. Boulton AJM. Neuropatias diabéticas. In: Pedrosa HC, Vilar L, Boulton AJM (Ed.). Neuropatias e pé diabético. Rio de Janeiro: AC Farmacêutica; 2014. p. 1-16.
53. Albers JW, Pop-Busui R. Diabetic neuropathy: mechanisms, emerging treatments, and subtypes. Curr Neurol Neurosci Rep. 2014; 14:473.
54. Smith BE. Focal and entrapment neuropathies. Handb Clin Neurol. 2014; 126:31-43.
55. Dyck PJ, Windebank AJ. Diabetic and nondiabetic lumbosacral radiculoplexus neuropathies: new insights into pathophysiology and treatment. Muscle Nerve. 2002; 25:477-91.
56. Chan YC, Lo YL, Chan ES. Immunotherapy for diabetic amyotrophy. Cochrane Database Syst Ver. 2012; 6:CD006521.
57. Gibbons CH, Freeman R. Treatment-induced neuropathy of diabetes: an acute, iatrogenic complication of diabetes. Brain. 2015; 138:43-52.
58. Visser NA, Notermans NC, Linssen RS et al. Incidence of polyneuropathy in Utrecht, the Netherlands. Neurology. 2015; 84:259-64.
59. The Diabetes Control and Complications Trial Research Group. The effect of intensive treatment of diabetes on the development and progression of long-term complications in insulin-dependent diabetes mellitus. N Engl J Med. 1993; 329:977-86.
60. Lu B, Hu J, Wen J et al. Determination of peripheral neuropathy prevalence and associated factors in chinese subjects with diabetes and pre-diabetes – Shanghai diabetic neuropathy epidemiology and molecular genetics study (SHDREAMS). Plos One. 2013; 8:4e61053.
61. Callaghan BC, Gao L, Li Y et al. Diabetes and obesity are the main metabolic drivers of peripheral neuropathy. Ann Clin Trans Neurol. 2018; 5:397-405.
62. Hanewinckel R, Drenthen J, Ligthart S et al. Metabolic syndrome is related to polyneuropathy and impaired peripheral nerve function: a prospective population-based cohort study. J Neurol Neurosurg Psychiatry. 2016; 87:1336-42.
63. Daousi C, McFarlane IA, Woodward A et al. Chronic painful peripheral neuropathy in a urban community: a control comparison of people with and without diabetes. Diabet Med. 2004; 21:976-82.
64. Oyibo SO, Prasad YD, Jackson NJ et al. The relationship between blood glucose excursions and painful diabetic peripheral neuropathy: a pilot study. Diabet Med. 2002; 19:870-3.
65. Said G, Baudoin D, Toyooka K. Sensory loss, pain, motor deficit and axonal regeneration in length-dependent diabetic neuropathy. J Neurol. 2008; 255:1693-702.
66. Malik R, Tesfaye S, Newrick K et al. Sural nerve pathology with minimal but progressive neuropathy. Diabetology. 2005; 48:578-85.
67. Rojas J, Chávez-Castillo M, Torres W et al. Peripheral and autonomic neuropathy in an adolescent with type 1 diabetes mellitus: evidence of symptom reversibility after successful correction of hyperglycemia. J Res Diabetes. 2014, Article ID 899900, 22 pages.
68. Malik RA, Veves A, Tesfaye S. Small fibre neuropathy: role in the diagnosis of diabetic sensorimotor polyneuropathy. Diabetes Metab Res Rev. 2011; 27:678-84.
69. Tesfaye S, Boulton AJM, Dickenson AH. Mechanisms and management of diabetic painful distal symmetrical polyneuropathy. Diabetes Care. 2013; 36:2456-65.
70. Young MJ, Breddy JL, Veves A et al. The prediction of diabetic neuropathic foot ulceration using vibration perception thresholds: a prospective study. Diabetes Care. 1994; 17:557-60.
71. Schaper NC, van Netten J, Apelqvist J et al. Practical guidelines on the prevention and management of diabetes-related foot disease (IWGDF 2023 update). Diabetes/Metabolism Research and Reviews; 2023. p. e3657.
72. Grupo de Trabalho Internacional sobre Pé Diabético: Consenso Internacional sobre Pé Diabético. Pedrosa HC. Andrade AC, Tradutoras. (2001). Secretaria de Estado de Saúde do Distrito Federal. Disponível em: http://189.28.128.100/dab/docs/publicacoes/geral/conceinterpediabetico.pdf.

73. Boulton AJM, Armstrong D, Albert S et al. ADA-AACE Task Force. Diabetes Care. 2008; 31:1679-85.
74. Pedrosa HC, Tavares SF, Saigg MAC et al. Programa Passo a Passo – fichas clínicas. In: Pedrosa HC, Vilar L, Boulton AJM (Eds.). Neuropatias e pé diabético. Rio de Janeiro: AC Farmacêutica; 2014. p. 297-307.
75. Retinopathy, neuropathy, and foot care: standards of care in diabetes - 2024. Diabetes Care. 2024; 47(Suppl. 1):S231-S243.
76. Young MJ, Boulton AJ, MacLeod AF et al. A multicentre study of the prevalence of diabetic peripheral neuropathy in the United Kingdom hospital clinic population. Diabetologia. 1993; 36:150-4.
77. de Oliveira FB, Botelho KKP, Bezerra AR et al. Cross-cultural adaptation to Brazilian Portuguese of the Michigan Neuropathy Screening Instrument: MNSI-Brazil. Clinical scales, criteria and tools. Arq. Neuro-Psiquiatr. 2016; 74(8).
78. Sharma S, Rayman G. Frontiers in diagnostic and therapeutic approaches in diabetic sensorimotor neuropathy (DSPN). Front Endocrinol. 14:1165505.
79. Cobas RA, Gomes MB. Dados brasileiros de neuropatia diabética. In: Pedrosa HC, Vilar L, Boulton AJM (Eds.). Neuropatias e pé diabético. Rio de Janeiro: AC Farmacêutica; 2014. p. 80-6.
80. Moreira RO, Castro AP, Papelbaum M et al. Tradução para o português e avaliação da confiabilidade de uma escala para diagnóstico da polineuropatia distal diabética. Artigos Originais. Arq Bras Endocrinol Metab. 2005; 49(6).
81. Vileikyte L, Peyrot M, Gonzalez JS et al. Predictors of depressive symptoms in persons with diabetic peripheral neuropathy: a longitudinal study. Diabetologia. 2009; 52:1265-73.
82. Vileikyte L. Quality of life of persons with painful diabetic neuropathy: How can we improve it? Diabetes Research and Clinical Practice. 2023; 206:110756.
83. Vileikyte L, Gonzalez JS. Recognition and management of psychosocial issues in diabetic neuropathy. Handb Clin Neurol. 2014; 126:195-209.
84. Malik RA, Veves A, Tesfaye S et al. Small fibre neuropathy: role in the diagnosis of diabetic sensorimotor polyneuropathy. Diabetes Metab Res Ver. 2011; 27:678-84.
85. Quattrini C, Tavakoli M, Jeziorska M et al. Surrogate markers of small fiber damage in human diabetic neuropathy. Diabetes. 2007; 56:2148-54.
86. Tavakoli M, Quatrinni C, Abbot A et al. Corneal confocal microscopy: a novel noninvasive test to diagnose and stratify the severity of human diabetic neuropathy. Diabetes Care. 2010; 33:1792-7.
87. Perkins BA, Lovblom LE, Bril V et al. Corneal confocal microscopy for identification of diabetic sensorimotor polyneuropathy: a pooled multinational consortium study. Diabetologia. 2018; 61:1856-61.
88. Spallone V, Morganti R, Siampli M et al. Neuropad as a diagnostic tool for diabetic autonomic and sensorimotor neuropathy. Diabet Med. 2009; 26:686-92.
89. Gómez-Banoy N, Cuevas V, Soler F et al. Screening tests for distal symmetrical polyneuropathy in Latin American patients with type 2 diabetes mellitus. Arch Endocrinol Metab. 2017; 61:5.
90. Zilliox L, Peltier AC, Wren PA et al. Assessing autonomic dysfunction in early diabetic neuropathy. Neurology. 2011; 76:1099-105.
91. Azevedo Vieira de AR, Porto-Dantas LB, Prado Romani FA et al. Autonomic neuropathic symptoms in patients with diabetes: practical tools for screening in daily routine. Diabetology & Metabolic Syndrome. 2023; 15:83.
92. Vinik AI, Maser RE, Mitchell BD et al. Diabetic autonomic neuropathy. Diabetes Care. 2003; 26:1553-79.
93. Kempler P, Amarenco G, Freeman R et al. Management strategies for gastrintestinal, erectile, bladder, and sudomotor dysfunction in patients with diabetes. Diabetes Metab Res Rev. 2011; 27:665-77.
94. Pop-Busui R. Autonomic diabetic neuropathies: a brief overview. Diabetes Research and Clinical Practice. 2023; 206:110762.
95. Ang L, Mizokami-Stout K, Eid SA et al. The conundrum of diabetic neuropathies - Past, present, and future. J Diabetes Complications. 2022; 36(11):108334.
96. Ewing DJ, Martyn CN, Young RJ et al. The value of cardiovascular autonomic function tests: 10 years experience in diabetes. Diabetes Care. 1985; 8:491-8.
97. Vinik AI, Ziegler D. Diabetic cardiovascular autonomic neuropathy. Circulation. 2007; 115:387-97.
98. Spallone V. Update on the impact, diagnosis and management of cardiovascular autonomic neuropathy in diabetes: what is defined, what is new, and what is unmet. Diabetes Metab J. 2019; 43:3-30.
99. Low PA, Benrud-Larson LM, Sletten DM et al. Autonomic symptoms and diabetic neuropathy: a population-based study. Diabetes Care. 2004; 27:2942-7.
100. Pop-Busui R, Low PA, Waberski BH et al. Effects of prior intensive insulin therapy on cardiac autonomic nervous system function in type 1 diabetes mellitus: the Diabetes Control and Complications Trial/Epidemiology of Diabetes Interventions and Complications Study (DCCT/EDIC). Circulation. 2009; 119:2886-93.
101. Carnethon MR, Prineas RJ, Temprosa M et al. Diabetes Prevention Program Research Group. The association among autonomic nervous system function, incident diabetes, and intervention arm in intervention arm in the Diabetes Prevention Program. Diabetes Care. 2006; 29:914-9.
102. Ziegler D, Voss A, Rathmann W et al. Increased prevalence of cardiac autonomic dysfunction at different degrees of glucose intolerance in the general population: the KORA Survey. Diabetologia. 2015; 58:1118-28.
103. Pop-Busui R, Evans GW, Gerstein HC et al. Effects of cardiac autonomic dysfunction on mortality risk in the Action to Control Cardiovascular Risk in Diabetes (ACCORD) Trial. Diabetes Care. 2010; 33:1578-84.
104. Gandhi RA, Marques JLB, Selvarajah D et al. Painful diabetic neuropathy is associated with greater autonomic dysfunction than painless diabetic neuropathy. Diabetes Care. 2010; 33:1585-90.
105. Dillon BR, Ang L, Pop-Busui R. Spectrum of diabetic neuropathy: New insights in diagnosis and treatment. Annu Rev Med. 2024; 75:293-306.
106. Maser RE, Mitchell BD, Vinik AI et al. The association between cardiovascular autonomic neuropathy and mortality in individuals with diabetes: a meta-analysis. Diabetes Care. 2003; 26:1895-901.
107. Tannus LRM, Sperandei S, Montenegro Jr RM et al. Reproducibility of methods used for the assessment of autonomous nervous system's function. Auton Neurosci. 2013; 177:275-9.
108. O'Neal WT, Chen LY, Nazarian S et al. Reference ranges for short-term heart rate variability measures in individuals free of cardiovascular disease: the Multi-Ethnic Study of Atherosclerosis (MESA). J Electrocardiol. 2016; 49(5):686-90.
109. Pop-Busui R, Backlund JC, Bebu I et al. DCCT/EDIC Research Group. Utility of using electrocardiogram measures of heart rate variability as a measure of cardiovascular autonomic neuropathy in type 1 diabetes patients. J Diabetes Investig. 2022; 13:125-33.
110. Choung RS, Locke GR 3rd, Schleck CD et al. Risk of gastroparesis in subjects with type 1 and 2 diabetes in the general population. Am J Gastroenterol. 2012; 107:82-8.
111. Penson DF, Wessels H, Cleary P et al. Diabetes Control and Complications Trial/Epidemiology of Diabetes Interventions and Complications Research Group. Sexual dysfunction and symptom impact in men with long-standing type 1 diabetes in the DCCT/EDIC cohort. J Sex Med. 2009; 6:1969-78.
112. Wessells H, Braffett BH, Holt SK et al. Burden of urological complications in men and women with long-standing type 1 diabetes in the Diabetes Control and Complications Trial/Epidemiology of Diabetes Interventions and Complications Cohort. Diabetes Care. 2018; 41(10):2170-7.
113. Graveling AJ, Frier BM. Impaired awareness of hypoglycaemia: a review. Diabetes Metab. 2010; 36(Suppl 3):S64-74.
114. Olsen S, Bjørgaas MR, Asvold BO. Impaired awareness of hypoglycemia in adults with type 1 diabetes is not associated with autonomic dysfunction or peripheral neuropathy. Diabetes Care. 2016; 39:426-33.
115. Tesfaye S, Kempler P. Conventional management and current guidelines for painful diabetic neuropathy. Diabetes Research and Clinical Practice. 2023; 206:110765.
116. Finnerup NB et al. Pharmacotherapy for neuropathic pain in adults: a systematic review and meta-analysis. Lancet Neurol. 2015; 14:162-73.
117. Ziegler D, Tesfaye S, Spallone V et al. Screening, diagnosis and management of diabetic sensorimotor polyneuropathy in clinical practice: International expert consensus recommendations. Diab Res Clin Practice. 2022; 186:109063.
118. Tesfaye S, Sloan G, Petrie J et al. Comparison of amitriptyline supplemented with pregabalin, pregabalin supplemented with amitriptyline, and duloxetine supplemented with pregabalin for the treatment of diabetic peripheral neuropathic pain (OPTION-DM): a multicentre, double-blind, randomised crossover trial. Lancet. 2022; 400(10353):680-90.
119. Mucke M, Phillips T, Radbruch L et al. Cannabis-based medicines for chronic neuropathic pain in adults. Cochrane Database Syst Ver. 2018; 3:CD012182.
120. Shillo P, Selvarajah D, Greig M et al. Reduced vitamin D levels in painful diabetic peripheral neuropathy. Diabet Med. 2019; 36:44-51.
121. Boulton AJM, Jensen TS, Luecke T et al. Does spinal cord stimulation fit into the international guidelines for refractory painful diabetic neuropathy? a consensus statement. Diabetes Res Clin Pract. 2023; 206:110763.
122. Petersen EA, Stauss TG, Scowcroft JA et al. Durability of high-frequency 10-kHz spinal cord stimulation for patients with painful diabetic neuropathy refractory to conventional treatments: 12-month results from a randomized controlled trial. Diabetes Care. 2022; 45(1):e3-6.
123. Javed S, Uazman A, Malik RA. Treating diabetic neuropathy and emerging solutions. Rev Diabet Stud. 2015; 12:63-83.
124. Goh JK, Koh L. Evaluating treatment options for cardiovascular autonomic neuropathy in patients with diabetes mellitus: a systematic review. Diabetol Int. 2023; 14(3):224-42.
125. Spallone V, Valensi P. SGLT2 inhibitors and the autonomic nervous system in diabetes: a promising challenge to better understand multiple target improvement. Diabetes Metab. 2021; 47:101224.
126. Shimizu W, Kubota, Y, Hoshika Y et al. Effects of empagliflozin versus placebo on cardiac sympathetic activity in acute myocardial infarction patients with type 2 diabetes mellitus: the EMBODY trial. Cardiovasc Diabetol. 2020; 19:148.
127. Jordan J, Fanciulli A, Tank J et al. Management of supine hypertension in patients with neurogenic orthostatic hypotension: scientific statement of the American Autonomic Society, European Federation of Autonomic Societies, and the European Society of Hypertension. J Hypertens. 2019; 37:1541-6.
128. American Diabetes Association. Standards of Medical Care. Diabetes Care. 2024; (Suppl 1):S1-S322.

CAPÍTULO

69

Doença dos Pés Relacionada ao Diabetes

Ana Carolina Thé ▪ Hermelinda Pedrosa ▪ George de Souza Chagas ▪ Daniela Zago Ximenes ▪ Andrew J. M. Boulton

INTRODUÇÃO

O International Working Group on the Diabetic Foot (IWGDF), em sua atualização de 2023, deixa de usar o termo "pé diabético" e passa a definir a *doença dos pés relacionada ao diabetes* como a presença de uma ou mais das seguintes situações, em indivíduos com diagnóstico prévio ou atual de diabetes melito: neuropatia periférica, doença arterial periférica, infecção, úlcera, neuro-osteoartropatia, gangrena ou amputação.[1] É uma das complicações mais impactantes do diabetes melito (DM) e sua incidência tende a aumentar à medida que a epidemia global do DM ascende, diante da maior longevidade da população e da associação com a obesidade. Atualmente estima-se que 537 milhões de pessoas vivam com DM no mundo, com uma projeção de 783 milhões em 2045.[2] O DM é a principal causa de amputação não traumática de membros inferiores (Figura 69.1), sendo responsável por 83% das amputações maiores nos EUA.[3]

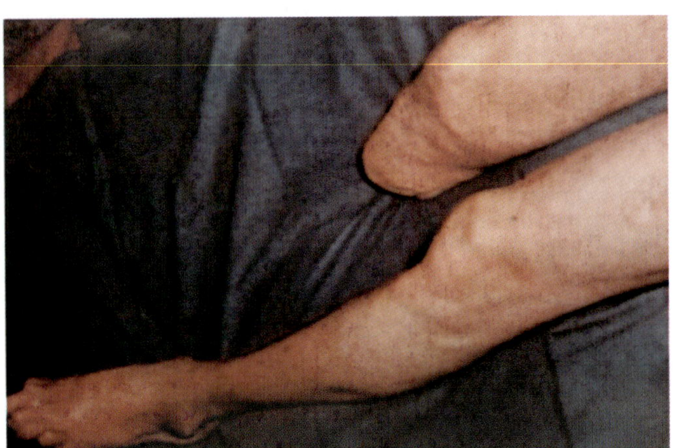

Figura 69.1 O diabetes melito é a causa mais frequente de amputação não traumática em membros inferiores (50 a 70% dos casos). Estima-se que a cada 20 segundos uma pessoa com a DM perca parte do pé, o pé ou a perna em todo o mundo.

Úlceras nos pés relacionadas ao diabetes (UPRD) precedem mais de 80% das amputações, com piora na qualidade de vida do paciente diante do impacto pessoal e para a família decorrente do tratamento hospitalar prolongado, do absenteísmo e da aposentadoria precoce, além de elevado custo para o sistema de saúde.[1,4] Os resultados do estudo *The European Study Group on Diabetes and Lower Extremity Project* (EURODIALE) mostraram que apenas 2/3 das UPRD cicatrizarão eventualmente, e o perfil demográfico típico do paciente que evolui com UPRD e/ou amputação é de indivíduos com DM tipo 2 (DM2) de longa duração, do sexo masculino, com comorbidades (principalmente doença renal do diabetes em estágio avançado ou em fase terminal e limitada deambulação.[5]

DADOS EPIDEMIOLÓGICOS E SOCIOECONÔMICOS

Os dados populacionais sobre a doença dos pés relacionada ao diabetes apresentam problemas de ordem metodológica dos desenhos dos estudos e da seleção de amostras. A prevalência global de UPRD é estimada em 6%,[3] com incidência cumulativa ao longo da vida de 25 a 34%.[2,6] O risco de morte em 5 anos para pacientes com UPRD é 2,5 vezes maior que em pessoas com diabetes e sem úlceras.[7] Os dados são provavelmente mais altos em países de baixa renda e em desenvolvimento.[4,8,9] No Brasil, um estudo de 2010, com base em um modelo hipotético, envolveu uma população de 7,12 milhões de pessoas com DM2 e estimou 484.500 UPRD ao ano, 169.600 admissões hospitalares e 80.900 amputações, das quais 21.700 teriam desfecho de morte.[10] Considerando-se os dados do mais recente censo demográfico brasileiro (2022) e a prevalência do diabetes de cerca de 10,5%, o número estimado de pessoas com diabetes para o país ultrapassa os 20 milhões,[2] e os dados de 2010,[10] potencialmente, estariam mais que duplicados. O acompanhamento por mais de 10 anos de 247 indivíduos com diabetes, com ou sem prévia amputação, comprovou mortalidade cumulativa com 1, 3, 5 e 10 anos de 15,4%, 33,1%, 45,8% e 70,4%, respectivamente.[11] Em países em desenvolvimento, o custo de tratamento para um caso complexo de UPRD equivale a 5,7 anos da renda anual, representando ruína financeira para os pacientes e suas famílias.[12] Dados brasileiros estimam que o reembolso praticado pelo Sistema Único de Saúde (SUS) é sete vezes menor do que o observado na saúde suplementar privada.[13] No Brasil, os custos médicos anuais para procedimentos referentes à doença dos pés relacionada ao diabetes, incluindo as amputações, foram de 9,89 milhões de dólares em 2014.[14]

MECANISMOS DA ULCERAÇÃO

As UPRD são comumente causadas por estresse repetitivo em uma área sujeita a grande estresse vertical ou de cisalhamento em pacientes com neuropatia periférica, com ou sem a doença arterial periférica.[14,15] Traumatismos externos, decorrentes, sobretudo, de calçados inadequados, objetos dentro dos calçados, caminhar descalço, quedas, acidentes e tipo de atividade, são responsáveis por 80 a 90% das UPRD. Lesões pré-ulcerativas, como bolhas, pele macerada, micoses interdigitais e calosidades, podem ocasionar UPRD, se não houver intervenção em tempo hábil.[14,15]

Polineuropatia diabética

A exposição prolongada à hiperglicemia provoca danos às fibras nervosas finas (tipo-C e delta-A), acarretando insensibilidade e, em fases mais avançadas, acometimento das fibras grossas (beta-A e alfa-A), produzindo deformidades estruturais nos pés. Danos às fibras grossas também resultam em perda da propriocepção, do movimento articular e da noção de posição segmentar nas pernas e nos pés, e, em estágios avançados, em fraqueza muscular e alterações da arquitetura óssea.[16-18] Observam-se, então, deformidades neuropáticas típicas como dedos em garra ou em martelo, proeminências de metatarsos e acentuação do arco plantar. Consequentemente, surgem áreas de pressão anormal (metatarsos; região dorsal e plantar dos dedos dos pés) e modifica-se o padrão normal da marcha ao caminhar.[16-18] Assim, a tríade da UPRD é a conjunção de polineuropatia diabética (PND), deformidade e traumatismo.[19]

O comprometimento das fibras simpáticas (finas) pela neuropatia autonômica periférica resulta em diminuição ou ausência de sudorese (anidrose) e pele ressecada, predispondo a rachaduras e fissuras (Figura 69.2). Além disso, alterações na microcirculação pela denervação dos receptores nociceptivos perivasculares e pelo espessamento da membrana basal dos capilares desequilibram os mecanismos reguladores da vasodilatação e vasoconstrição, com aumento do fluxo e surgimento de fístulas arteriovenosas que desviam esse fluxo dos tecidos profundos.[16,17] O resultado clínico é um pé "quente", veias dorsais distendidas e, algumas vezes, edema.

O processo de glicosilação não enzimática e a maior deposição de produtos avançados de glicosilação tardia (AGES) em fibras do colágeno, articulações e pele favorecem a limitação da mobilidade articular, com redução da amplitude articular, sobretudo na região subtalar.[16-18] A incapacidade do hálux de realizar dorsiflexão e extensão (demonstrada pela goniometria), deformidades nos pés e alterações no padrão da marcha resultam em modificações na biomecânica e pressões plantares anormais.[18] O traumatismo repetitivo do caminhar não é percebido, devido às perdas da sensibilidade protetora plantar e da sensibilidade dolorosa, surgindo hiperqueratose e calos, que aumentam a pressão local em até 30%.[20] Caso a carga não seja removida e redistribuída, lesões se instalarão nas áreas de pressão das deformidades, com ruptura da pele e consequente infecção (Figuras 69.3 e 69.4).[18,20] A Figura 69.5 resume os determinantes do pé em risco e os mecanismos de ulceração.

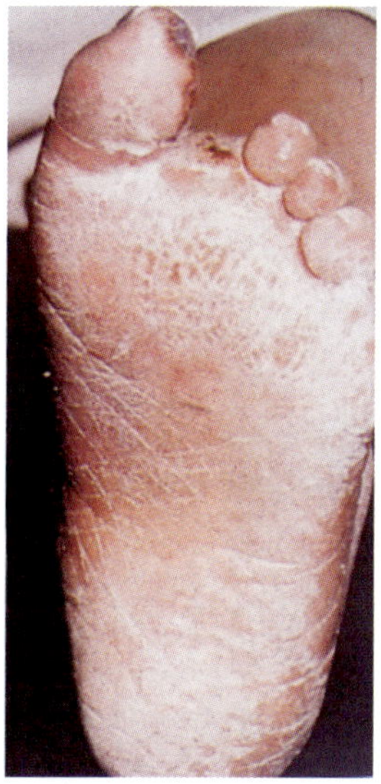

Figura 69.2 A neuropatia autonômica causa diminuição ou ausência de sudorese (anidrose), cuja apresentação clínica é o ressecamento da pele, predispondo a rachaduras e fissuras, que podem resultar em úlceras e amputações.

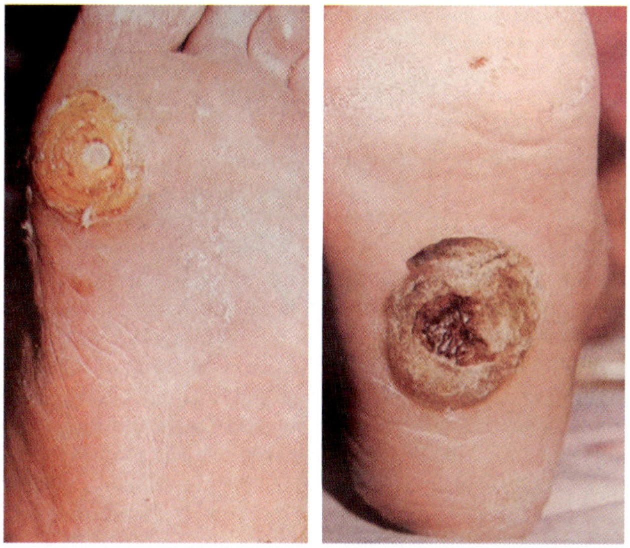

Figura 69.3 Úlceras neuropáticas, com acentuada hiperqueratose (80 a 90% dessas úlceras são precipitadas por fatores externos, sobretudo o uso de calçados inadequados).

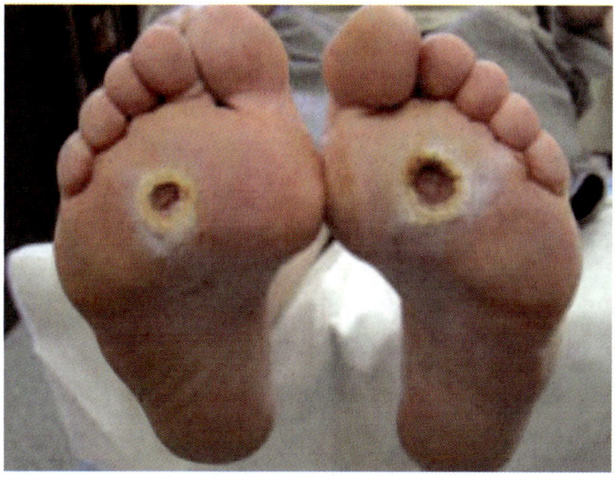

Figura 69.4 Aspecto característico de úlcera plantar neuropática.

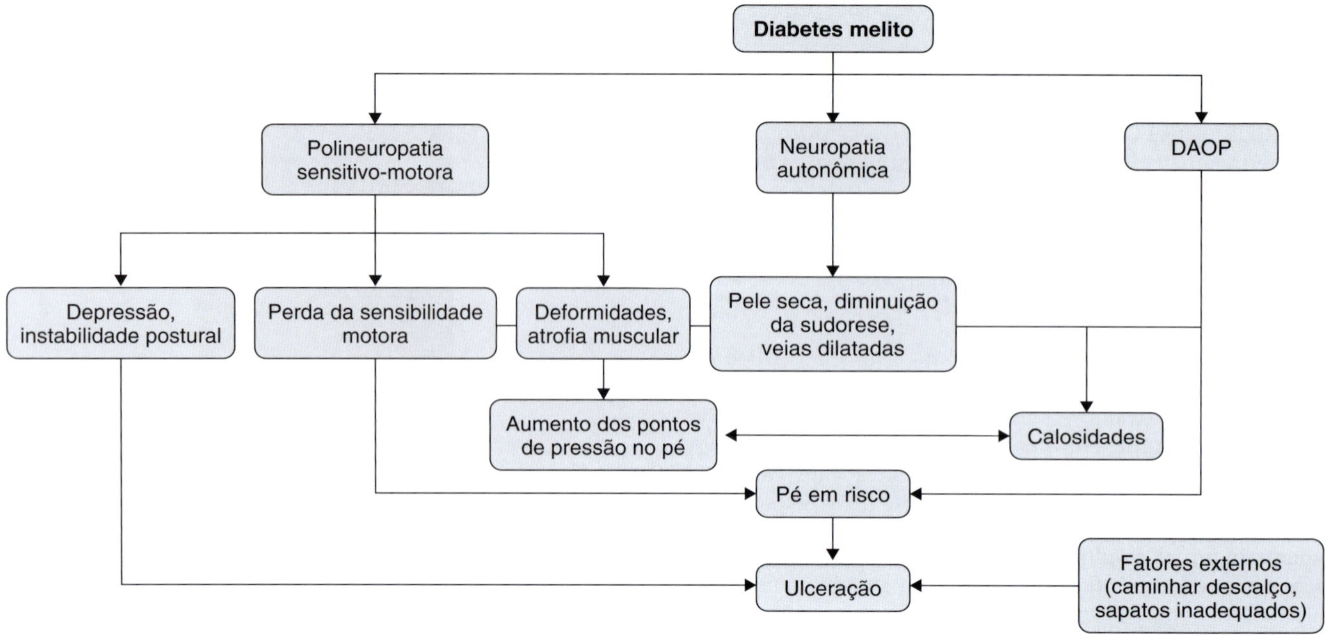

Figura 69.5 Mecanismos de ulceração. O pé em risco resulta de uma combinação de polineuropatia periférica sensitivo-motora (deformidades e pressão plantar) e neuropatia diabética autonômica (pele seca), complicando-se pela doença arterial obstrutiva periférica (DAOP). (Adaptada de Vileikyte e Gonzalez, 2014.[21])

Pé de Charcot

Uma complicação grave e incomum é a neuroartropatia de Charcot ou pé de Charcot (Figura 69.6A), considerada uma síndrome inflamatória que surge após lesão ou traumatismo leve despercebido, cirurgia, infecção, amputação menor ou úlcera prévia, ocorrendo um ciclo contínuo de inflamação. Apresenta-se frequentemente sem aviso e pode rapidamente evoluir para deformidade grave e irreversível do pé, e resultar em ulceração e amputação.[22,23] A inflamação descontrolada do pé causa osteólise, deslocamento da fratura e desabamento dos ossos afetados. O sistema de sinalização do ligante do receptor do ativador do fator nuclear kappa B/osteoprotegerina (RANKL/OPG) tem papel relevante após o estabelecimento do ciclo inflamatório: a liberação de citocinas pró-inflamatórias, interleucina-1 (IL-1) e o fator de necrose tumoral alfa (TNF-α) induzem maior expressão do RANKL, o qual estimula a transcrição do fator nuclear kappa-beta (NF-κB), o que favorece a maturação de osteoclastos e subsequente osteólise. O NF-κB estimula a produção da OPG a partir dos osteoblastos; a OPG modula a atividade do RANKL e a expressão do NF-κB, inativando a via, em uma autorregulação. Contudo, no pé de Charcot isso não ocorre e RANKL, NF-κB, atividade osteoclástica e citocinas pró-inflamatórias estabelecem um ciclo contínuo de osteólise local.[24,25] A inter-relação de PND, neuropatia autonômica e atividade osteoclástica ainda não está totalmente esclarecida. Sabe-se que a denervação simpática associa-se a aumento do fluxo sanguíneo periférico e reabsorção óssea mediada pela ação do polipeptídeo relacionado ao gene da calcitonina (CGRP; do inglês, *calcitonin gene related peptide*), um peptídeo secretado nos terminais nervosos, que regula a síntese do óxido nítrico (NO) em alguns tecidos. O NO pode modular tanto a formação quanto a reabsorção óssea *in vitro*.

As exatas incidência e prevalência da neuroartropatia de Charcot (NC) são desconhecidas.[26] Dados disponíveis apontam para uma prevalência que varia de 0,1 a 0,4% da população com diabetes.[27] Outra revisão encontrou uma variação de 0,08 a 13% na prevalência da NC, evidenciando a heterogeneidade dos critérios diagnósticos.[28]

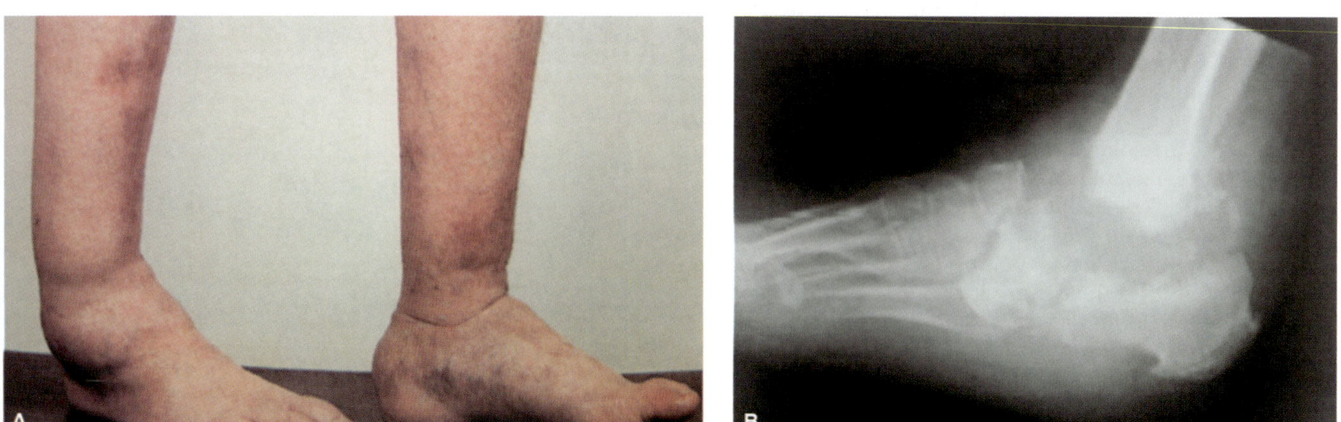

Figura 69.6 A. Aspecto usual do pé de Charcot, cujas deformidades resultam de destruição e deslocamento ósseos. **B.** Neuroartropatia do tornozelo, com graves osteólise e deslocamento talonavicular.

Em pacientes com DM tipo 1 (DM1), alterações típicas da NC tendem a aparecer mais precocemente de que no DM2.[28]

A NC é unilateral em 80% dos casos, e as luxações articulares e fraturas comprometem o arco médio, com distribuição desordenada da carga no tarso, no metatarso e no tornozelo, sendo de pior prognóstico os danos em calcâneo e tornozelo (Figura 69.6 B). O risco de deformidades crônicas é elevado, porque nem sempre o paciente adere ao tratamento prolongado (6 a 12 meses), que é baseado na descarga do peso com gesso de contato total ou gesso de fibra de vidro. O diagnóstico diferencial com a osteomielite, na presença de ulceração, constitui um desafio clínico. A grave alteração da estrutura do pé, pelo desabamento ósseo no mediopé, resulta no chamado pé em mata-borrão, que evolui com altos riscos de UPRD e amputação (ver Figura 69.6).[24,25]

Doença arterial obstrutiva periférica

A doença arterial obstrutiva periférica (DAOP) é definida como qualquer doença arterial obstrutiva aterosclerótica abaixo do ligamento inguinal, resultando em redução do fluxo sanguíneo para as extremidades inferiores.[29] A sintomatologia tem baixa sensibilidade diagnóstica, visto que está ausente em 25 a 50% dos casos e pode ser atípica, principalmente se houver PND. Claudicação intermitente ocorre em apenas 30%.[30] A DAOP influencia diretamente o desenvolvimento de UPRD e determina sua evolução mediante o grau de gravidade da isquemia. As lesões surgem após traumatismo, mesmo de pequena intensidade, predominam nas faces lateral e medial dos pés, bem como nas extremidades digitais, e são dolorosas (na ausência de PND).[16,17] A DAOP constitui um fator de risco independente para UPRD e amputação, além de estar associada a maior risco cardiovascular.[29,30] Em geral, existe concomitância de DAOP e PND, resultando em ulcerações neuroisquêmicas (Figuras 69.7 e 69.8).

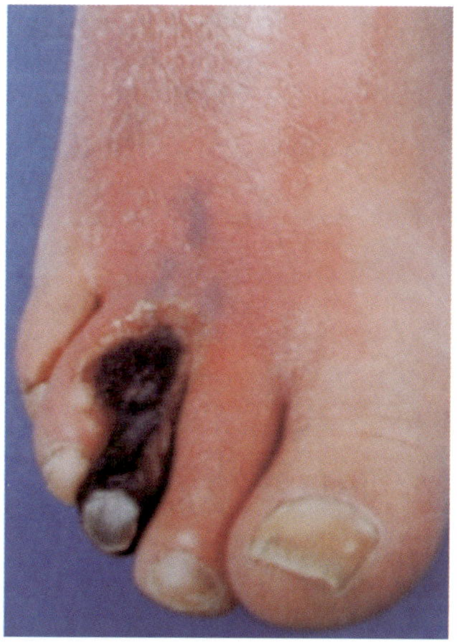

Figura 69.7 Pé neuroisquêmico: celulite e gangrena após pedicure realizada pela própria paciente. Os pulsos estavam ausentes.

IDENTIFICAÇÃO DOS PACIENTES EM RISCO

Os principais fatores de risco para a ulceração são PND, deformidades neuropáticas, traumatismo, limitação da mobilidade articular, pressão plantar anormal, história de ulcerações, DAOP, retinopatia e doença renal do diabetes (DRD).[8,17,31-33] Estudos populacionais prévios mostram que as úlceras neuropáticas e neuroisquêmicas compreendem 90% das úlceras (40 a 60% puramente neuropáticas, 45% neuroisquêmicas), e as puramente isquêmicas são mais raras (10 a 20%). História prévia de úlcera representa risco 57 vezes maior de uma nova ulceração, enquanto calosidades e pressão plantar anormal propiciam risco 11 e 4 vezes maior, respectivamente.[16,17,20]

Retinopatia diabética e/ou DRD, déficit visual, tabagismo, questões psicossociais como depressão e isolamento social (morar sozinho) e inacessibilidade ao sistema de saúde, além da desinformação para autocuidado (educação terapêutica), são considerados importantes fatores de risco (Quadro 69.1).[17,31-34] Dados do Reino Unido verificaram que pacientes com diabetes de origem asiática têm menos úlceras e amputações, provavelmente por haver menos limitação da mobilidade articular nessa população e maior cuidado dos muçulmanos com os pés.[35]

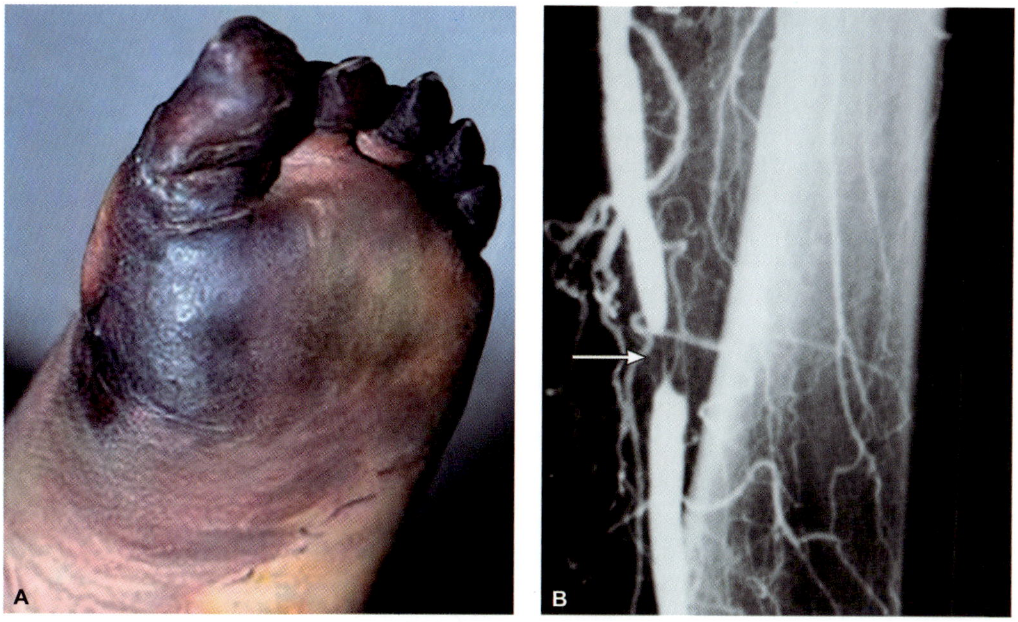

Figura 69.8 Gangrena nos cinco pododáctilos em um paciente com polineuropatia periférica (**A**) e doença arterial obstrutiva periférica (*seta*) (**B**).

Quadro 69.1 Fatores de risco para ulcerações e amputação.

Principais
- Polineuropatia diabética sensitiva (PND)
- Deformidades*
- PND motora (biomecânica, limitação da mobilidade articular)
- Traumatismo
- Doença arterial obstrutiva periférica
- Doença renal do diabetes terminal
- História de úlcera e/ou de amputação

Outros
- Mau controle glicêmico
- Tabagismo
- Retinopatia diabética
- Depressão
- Morar sozinho, isolamento social, inacessibilidade ao sistema de saúde
- Déficit visual
- Etnia (hispano-americanos, caucasianos)

*Dedos em garra/martelo, metatarsos proeminentes. Os fatores de risco principais foram identificados a partir de estudos prospectivos.

O IWGDF define como "paciente em risco de UPRD" aquele indivíduo com DM, sem úlcera ativa, mas que apresenta perda da sensibilidade protetora plantar ou DAOP.[33]

AVALIAÇÃO CLÍNICA E RASTREAMENTO

História e exame clínicos são cruciais para o diagnóstico e a classificação do risco, e envolvem testes neurológicos e vasculares simples, de baixo custo e boa sensibilidade.[21,36] Sintomas, isoladamente, não são critérios importantes para confirmar PND ou DAOP, pois podem estar ausentes. O exame físico inicia-se por avaliação do calçado e sua remoção, além de remoção das meias, e deve ser realizado regularmente a partir do 5º ano de duração do DM1 e ao diagnóstico do DM2, e o acompanhamento do paciente deve ser feito de acordo com a estratificação de risco (Quadro 69.2).[21,32,36] Deve-se realizar inspeção da arquitetura dos pés, das condições e da coloração da pele e das unhas, além de verificar a presença de pelos e palpar os pulsos das artérias pediosas dorsais e tibiais posteriores.[21,32,36] Estudo multicêntrico de pacientes com DM2 no Brasil verificou que apenas 58% dos atendidos em centros especializados e não especializados tiveram registro de exame dos pés efetuado no ano anterior, como também de fundoscopia (46,9%), microalbuminúria (38,9%) e tabagismo (54,5%).[37] Em outro estudo nacional, avaliando pessoas com DM1, o exame dos pés foi o que mais mostrou falha de registro.[38] As características clínicas da doença dos pés relacionada ao diabetes – neuropático, isquêmico ou neuroisquêmico – estão resumidas no Quadro 69.3.

Instrumentos neurológicos, biomecânicos e vasculares

Testes qualitativos

Avaliam fibras grossas e finas, de modo qualitativo, com respostas subjetivas de presença ou ausência de sinais: diapasão 128 Hz (sensibilidade vibratória); pino, palito ou *neurotip* (sensibilidade à dor); martelo de Buck (reflexos aquileus).[21,36]

Testes semiquantitativos

O monofilamento de 10 g avalia a sensibilidade protetora plantar, conduzida pelas fibras grossas mielinizadas.[21,38] A recomendação da American Diabetes Association (ADA) e da American Association of Clinical Endocrinologists (AACE),[36] também adotada

Quadro 69.2 Classificação do risco, recomendações e acompanhamento periódico segundo ADA, AACE e SBD (atualizados segundo o IWGDF Practical Guidelines, 2023).

Categoria	Risco de úlcera	Características	Frequência da triagem*
0	Muito baixo	Ausência de perda da SPP e DAOP	Anual
1	Baixo	Perda da SPP ou DAOP	A cada 6 a 12 meses
2	Moderado	Perda da SPP ou DAOP; perda da SPP e deformidade dos pés; ou DAOP e deformidade dos pés	A cada 3 a 6 meses
3	Alto	Perda da SPP ou DAOP e uma ou mais das seguintes: ▪ História de úlcera ▪ História de amputação de membro inferior (menor ou maior) ▪ Doença renal em estágio terminal	A cada 1 a 3 meses

*A frequência da triagem baseia-se na opinião de *experts*, pois não há evidência disponível para a determinação desses intervalos. AACE: American Association of Clinical Endocrinologists; ADA: American Diabetes Association; DAOP: doença arterial obstrutiva periférica; IWGDF: International Working Group on the Diabetic Food; SBD: Sociedade Brasileira de Diabetes. SPP: sensibilidade protetora plantar. (Adaptado de Vileikyte e Gonzalez, 2014.[21])

pela Sociedade Brasileira de Diabetes (SBD),[21] é realizar o teste em quatro áreas plantares de cada pé – hálux (região plantar da falange distal) e primeira, terceira e quinta cabeças de metatarsos (Figura 69.9) –, embora o IWGDF recomende o teste em apenas três locais (hálux e primeira e quinta cabeças de metatarsos).[1]

O monofilamento requer um "repouso" de 24 horas após ser aplicado em 10 a 15 pacientes, e sua acurácia diminui após 500 testes.[39] Qualquer área insensível é considerada anormal.[32] A combinação do teste com monofilamento e um ou mais testes qualitativos alterados diagnostica perda de sensibilidade protetora plantar, uma modalidade de rastreamento de PND, e risco de UPRD.[36]

O bioestesiômetro e o neuroestesiômetro têm maior especificidade[16,40] do que o monofilamento e quantificam o limiar da sensibilidade vibratória pela amplitude em volts: 0 a 50 e 1 a 100, respectivamente. O limiar > 25 volts indica 7 vezes mais risco de UPRD e incidência de ulceração de 20%.[40] Tem como limitação o custo bastante superior ao do monofilamento.

Pressão plantar (PP) também deve ser valorizada como fator de risco para UPRD e vários métodos a avaliam, desde simples plantígrafos sem escala de força (Harris Mat®) a plantígrafos

Quadro 69.3 Características da doença dos pés relacionada ao diabetes: pé neuropático, isquêmico e neuroisquêmico.

Pé neuropático
- Quente, bem perfundido, pulsos amplos, vasos dorsais dilatados
- Anidrose, pele seca com tendência a rachaduras e fissuras
- Arco médio elevado, metatarsos proeminentes, dedos em garra/martelo
- Áreas de pressão plantar anormal (hiperqueratose), calosidades
- Edema, hiperemia, alterações articulares graves (pé de Charcot)

Pé isquêmico
- Pé frio, má perfusão, pulsos diminuídos ou ausentes
- Pele fina, brilhante
- Cianose, rubor postural, palidez à elevação
- Unhas atrofiadas, ausência/rarefação de pelos

Pé neuroisquêmico
- Combinação dos achados neuropáticos e vasculares, com ou sem deformidades

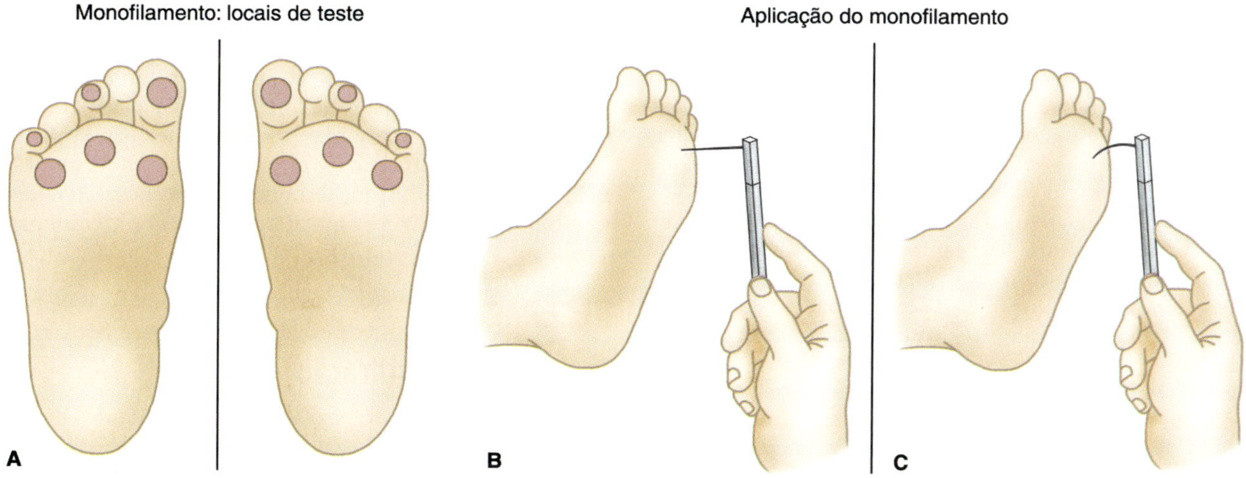

Figura 69.9 A. Locais de aplicação do monofilamento de 10 g. **B** e **C.** Modos de aplicação do teste. Deve-se explicar o teste ao paciente; solicitar que diga "sim" ou "não" durante o toque nas áreas de teste, aplicando força apenas o suficiente para curvar o monofilamento (**C**). Realizam-se aplicações simuladas e reais nas mesmas áreas para confirmar a identificação do local testado pelo paciente: se duas de três respostas estiverem corretas, descarta-se perda de sensibilidade protetora plantar. Qualquer área insensível indica sensibilidade protetora plantar alterada. (Adaptada de Vileikyte e Gonzalez, 2014.[21])

com escala de força (Podotrack/PressureStat®), validados com relação ao pedobarógrafo,[16] que, com plataformas e palmilhas dotadas de sensores, captam, por meio da pisada, a PP anormal. O ponto de corte indicativo de anormalidade varia segundo os sistemas empregados (Figura 69.10).[6,16] A PP também norteia a confecção de palmilhas para aliviar a distribuição de carga.[20,21] O PressureStat® possibilita uma abordagem educativa ao mostrar ao paciente a área mais escura, indicativa de maior PP. O Quadro 69.4 contém os parâmetros recomendados para a coleta de dados clínicos, visando ao rastreamento do pé em risco.

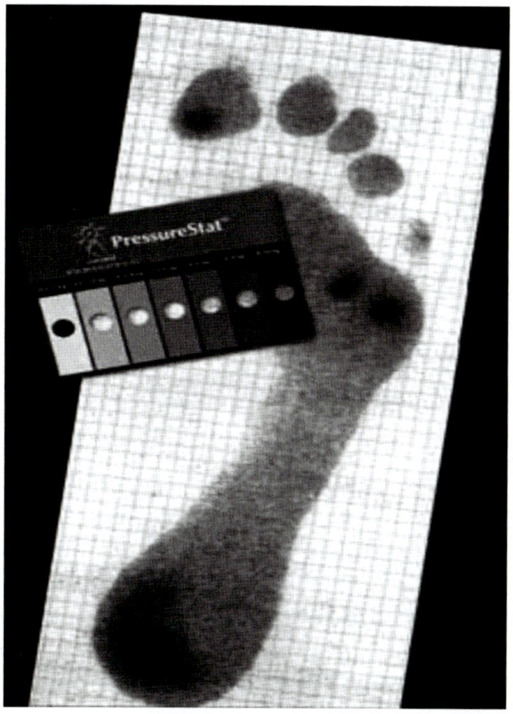

Figura 69.10 Plantígrafos (PressureStat® e Harris Mat®) são úteis para identificar áreas de maior pressão e auxiliar na confecção de palmilhas moldadas individualizadas. O PressureStat® (*foto*) tem a vantagem de custar menos, requerer menos tempo para sua realização e ser útil para o acompanhamento.[16]

Vasculares

O diagnóstico clínico não provê valor confiável por várias limitações:

- Polineuropatia coexiste em vários pacientes e mascara os sintomas de DAOP (claudicação intermitente e dor isquêmica em repouso)
- O exame físico não assegura DAOP nem identifica sua gravidade
- A coexistência de edema, PND e infecção pode dificultar o desempenho de testes
- Calcificação da camada média arterial limita a compressibilidade das artérias na insuflação do manguito durante a tomada do índice tornozelo-braquial (ITB), fornecendo valores elevados.

Quadro 69.4 Rastreamento do pé em risco (primeira visita clínica, em todos os pacientes).

Dados demográficos ▪ Idade, sexo, tipo e duração do diabetes melito, comorbidades (dislipidemia, hipertensão arterial, complicações diabéticas)
História prévia ▪ Úlcera, amputação
Remoção obrigatória dos calçados ▪ Exame dos calçados e dos pés
Achados clínicos ▪ Deformidades, calos, rachaduras, maceração da pele, micoses, coloração/temperatura da pele
Detecção de polineuropatia periférica* ▪ Monofilamento 10 g (cor laranja, SORRI®)* ▪ Vibração (diapasão 128 Hz) ▪ Dor (pino, palito) ▪ Sensibilidade ao frio (cabo do diapasão 128 Hz) ▪ Reflexos aquileus (martelo)
Detecção de doença vascular periférica ▪ Inspeção da pele, palpação dos pulsos, determinação do ITB (eco-Doppler manual)
Biomecânica (pressão plantar) ▪ Plantígrafos (Harris Mat®, PressureStat®) ▪ Plataformas, palmilhas com sensores

*Monofilamento brasileiro (SORRI®, Bauru, SP). ITB: índice tornozelo-braquial.

A palpação dos pulsos deve ser sempre efetuada, porém há grande variação intra e interobservadores, mesmo em mãos experientes.

O ITB é a relação da maior pressão sistólica das artérias distais de ambos os pés (artérias tibiais posteriores e pediosas), aferida com Doppler manual (transdutor de 8 a 10 MHz), pela maior pressão sistólica aferida nas artérias braquiais.[21] O ponto de corte do ITB normal é > 0,9 e < 1,15 a 1,3 (Figura 69.11). Um valor < 0,9 é indicativo de isquemia (sensibilidade de 95% e especificidade de quase 100%) e impõe um acompanhamento constante do paciente, inclusive por cirurgião vascular. É importante ressaltar que, em função de insensibilidade, pessoas com diabetes podem não se queixar de claudicação intermitente, sintoma mais precoce da DAOP. Dados do *United Kingdom Prospective Diabetes Study* (UKPDS) indicam que, para cada três indivíduos claudicantes, há um "silencioso". Por outro lado, mesmo considerando-se as limitações impostas pelos *shunts* arteriovenosos e/ou calcificações, que podem falsamente elevar o ITB (> 1,15 a 1,3), a tomada da pressão das artérias distais pode estimar o potencial de cicatrização de uma úlcera.[2,12,17]

A pressão arterial sistólica do dedo do pé tende a ser mais precisa. Pressões sanguíneas sistólicas nos dedos dos pés < 30 mmHg são sugestivas de DAOP e de incapacidade de curar ulcerações nos pés. Caso o paciente apresente pressões nos dedos dos pés < 30 mmHg com úlceras nos pés, deverá ser encaminhado para avaliação vascular imediata.[40,41] Devido à alta prevalência de DAOP em pessoas com diabetes, as diretrizes da Society for Vascular Surgery e da American Podiatric Medical Association recomendam que todas as pessoas com diabetes > 50 anos de idade sejam submetidas a triagem por meio de estudos arteriais não invasivos. Se normais, estes devem ser repetidos a cada 5 anos. No Brasil, ainda não é comum o uso dessa ferramenta.[41,42]

Termometria e termografia

Detecção precoce e monitoramento da inflamação/infecção têm sido descritos há vários anos, por meio da temperatura da pele com termometria a *laser*, objetivando diagnosticar UPRD aguda ou recidiva precoce de lesão crônica, bem como monitorar a evolução do pé de Charcot.[43] O ponto de corte ≥ 2°C de diferença entre áreas ou no pé contralateral indica inflamação e/ou infecção. A termografia infravermelha na superfície do pé é também utilizada para identificar potenciais pontos quentes (*hotspot*). A combinação de termometria com termografia foi validada e surge como uma ferramenta mais eficaz, com melhores sensibilidade (> 60%) e especificidade (> 79%),[42] contornando o problema de falso-positivos.

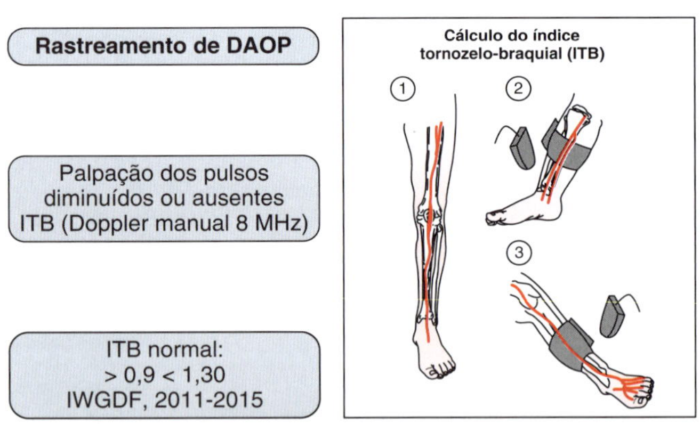

Grau	Valor do ITB
Calcificação	> 1,30
Grau 1	Pulso 0,9 a 1,30 s presente
Grau 2	< 0,9 – Claudicação intermitente, PAS membro inferior > 50 mmHg
Grau 3	PAS tornozelo < 50 mmHg, PAS podáctilo < 30 mmHg

Figura 69.11 Tomada do índice tornozelo-braquial (ITB) para o rastreamento de doença arterial obstrutiva periférica (DAOP) e tabela de classificação do ITB. IWGDF: International Working Group on the Diabetic Foot; PAS: pressão arterial sistólica.

ULCERAÇÕES

Definição e classificação

A definição de úlcera no pé diabético na doença dos pés relacionada ao diabetes, segundo o glossário do IWGDF, é "ruptura da pele do pé que inclui pelo menos a epiderme e parte da derme".[1] Gangrena é definida como morte de tecido devido a suprimento insuficiente de sangue, infecção ou lesão. Pode ser classificada em: sem infecção, geralmente resultando em tecido seco e preto, frequentemente chamado de gangrena seca ou com infecção; geralmente, acompanhada de putrefação e celulite circundante, também chamada de gangrena úmida. Após a determinação da presença de úlcera com ou sem infecção, é preciso determinar a presença dos fatores de risco e classificar a UPRD em neuropática, isquêmica ou neuroisquêmica (ver Quadro 69.3).[32]

Para comunicação entre profissionais de saúde sobre as características da úlcera, podemos utilizar o sistema SINBAD, que gradua área, profundidade, infecção, DAOP, PND e localização (Quadro 69.5).[43] O sistema SINBAD é simples, rápido, não requer especialista ou equipamentos, contém todas as informações necessárias para triagem e permite linguagem única e fácil comunicação entre profissionais de qualquer localidade.[1,45] Ademais, é uma classificação validada para predizer cicatrização e amputação com elevado grau de confiabilidade. Por isso, é a classificação recomendada pelo IWGDF.[1]

Caso haja infecção, deve-se adicionar a classificação pelo sistema IDSA/IWGDF, que funciona como guia terapêutico e consiste em 4 níveis de gravidade da infecção. Foi desenvolvida como parte do sistema de classificação PEDIS, para fins de pesquisa, e é amplamente usada na predição de hospitalização,

Quadro 69.5 Esquema SINBAD para classificação e pontuação de úlceras no pés.

Categoria	Definição	Escore
Localização	Antepé Mediopé e retropé	0 1
Isquemia	Fluxo sanguíneo para o pé intacto: pelo menos, um pulso palpável Evidência clínica de redução do fluxo sanguíneo	0 1
Neuropatia	Sensibilidade protetora plantar intacta Sensibilidade protetora plantar perdida	0 1
Infecção bacteriana	Ausente Presente	0 1
Área	Úlcera < 1 cm² Úlcera ≥ 1 cm²	0 1
Profundidade	Úlcera restrita a epiderme e derme Úlcera atingindo músculo, tendão ou regiões mais profundas	0 1
Escore máximo		**6**

SINBAD: acrônimo em inglês para *site* (localização), *ischemia* (isquemia), *neuropathy* (neuropatia), *bacterial infection* (infecção bacteriana) e *depth* (profundidade). (Adaptado de Ince et al., 2008.[46])

além de ser validada para estimar risco de amputações maiores e menores (Quadro 69.6).[46,47]

Em serviços de referência em cirurgia vascular, recomenda-se usar o escore WIfI (*Wound, Ischemia, foot Infection*), que usa uma combinação de pontuações para ferida (profundidade da úlcera ou extensão da gangrena), isquemia (pressão no tornozelo, pressão no dedo do pé ou pressão transcutânea de oxigênio ($TcPO_2$) e infecção (critério da IDSA/IWGDF). O WIfI estima o risco de amputação e o benefício da revascularização em 1 ano, ambos estratificados como muito baixo, baixo, moderado e alto.[46,47]

Abordagem da úlcera

Após o diagnóstico da UPRD, determinação causal e classificação, é preciso avaliar a possibilidade de osteomielite e iniciar cuidados com o leito da lesão; descarga do peso (*off-loading*); avaliação especializada da cirurgia vascular e ortopedia para intervenção cirúrgica.[1,46]

Cuidados iniciais

Após a inspeção para determinação causal da lesão, a limpeza via desbridamento é obrigatória e deve ocorrer em até 24 horas para retirada do tecido infectado, pois a demora favorece a disseminação para os compartimentos do pé. As calosidades com fundo hemorrágico devem ser removidas para promover drenagem de secreção.[19] Se houver isquemia seca, desbridamento é contraindicado, e deve-se realizar a tomada do ITB (e/ou IDB) por um profissional treinado (médico ou enfermeiro) para avaliação inicial de DAOP e solicitação da cirurgia vascular.[21] A prova óssea deve ser efetuada em toda UPRD aberta para avaliar comprometimento ósseo.[1,46-49]

Diagnóstico de infecção

O diagnóstico de infecção é clínico, baseado na presença de sinais e/ou sintomas locais ou sistêmicos de inflamação. As culturas determinam o microrganismo causador e a sensibilidade ao antibiótico, enquanto os marcadores de infecção são utilizados para o seguimento da evolução, sendo a velocidade de hemossedimentação (VHS) melhor do que o hemograma e a proteína C reativa (PCR), que se normalizam antes.[1,46-49] As classificações de IDSA/IWGDF (ver Quadro 69.6)[44,45] são recomendadas não só para determinar o grau da infecção, como também para selecionar o esquema inicial de antibiótico e estimar o risco de amputação e hospitalização (estudos prévios, comparando PEDIS 4 [grave] com grau 3 [moderada], mostraram risco 7,1 vezes mais maior de amputação e hospitalização 4 dias mais longa).[47,49] A maior profundidade e o grau de infecção da UPRD indicam a necessidade de coletar material para cultura e antibiograma após o desbridamento, com retirada de fragmento da base da lesão e envio em meio adequado e rápido para microbiologia. Uso de *swab* é contraindicado e não se recomendam coletas múltiplas, a menos que não ocorra melhora clínica ou se deseje avaliar possível resistência ao antibiótico.[46-49] A maioria das UPRD com infecção são polimicrobianas, sendo o *S. aureus* o patógeno mais isolado (50% dos casos); estafilococos coagulase-negativos encontram-se em 5%; estreptococos aeróbios, em cerca de 30%; e enterobactérias, em 40%.[49,50]

Quadro 69.6 Classificação das ulcerações segundo IDSA/IWGDF.

Manifestação	Grau	PEDIS
Úlcera sem inflamação ou secreção	Infecção ausente	1
Dois ou mais sinais de inflamação,* celulite < 2 cm, infecção limitada à pele e ao subcutâneo	Leve	2
Um ou mais de: celulite > 2 cm, gangrena, linfangite, comprometimento de fáscia, tendões, articulações, osso ou abscesso profundo	Moderado	3
Infecção em paciente "toxemiado" ou metabolicamente instável**	Grave	4

*Purulência, eritema, calor, enduração. **Febre, calafrio, taquicardia, hipotensão, desorientação, vômito, leucocitose, acidose, azotemia ou hiperglicemia grave. (Adaptado de Lipsky et al., 2012;[47] Monteiro-Soares et al., 2019.[48])

Diagnóstico de osteomielite

Osteomielite está presente em 50 a 60% dos pacientes com UPRD hospitalizados e em 10 a 20% dos pacientes em tratamento ambulatorial.[41] A maioria ocorre no antepé, dissemina-se pelo tecido de partes moles até a camada cortical e atinge a medula óssea. O diagnóstico requer a correlação entre os dados clínicos, histológicos e de imagem.[52] Uma das situações mais desafiantes é distinguir diferenças entre as alterações ósseas decorrentes de infecção e as relacionadas ao pé de Charcot. Essa grave e incomum complicação da PND não se associa a DAOP, acomete mais o mediopé e as ulcerações ocorrem em fase mais tardia após surgirem deformidades (pé em mata-borrão).[50-52]

A suspeita clínica de osteomielite é obrigatória se uma UPRD se localiza sobre uma proeminência óssea; se falha em cicatrizar apesar de descarga do peso (*offloading*) adequada; se há hiperemia e edema em um pododáctilo, o chamado "dedo em salsicha" (Figura 69.12); se há exposição de osso; e se há UPRD extensa (área > 2 cm^2). Entretanto, osteomielite pode ocorrer na ausência de sinais inflamatórios. A prova óssea consiste na palpação do osso por meio de uma sonda de aço inoxidável estéril, através da úlcera (Figura 69.13). A percepção de tocar o osso implica alta probabilidade de osteomielite (sensibilidade de 60% e especificidade de 90%) e alto valor positivo preditivo (89%).[1,48,50-52]

Ressonância magnética. A ressonância magnética (RM) é o exame de imagem indicado quando há incerteza diagnóstica e preparação para tratamento cirúrgico da osteomielite.[48,52] O padrão típico é baixa intensidade de T1, alto sinal focal em T2 e alto sinal na medula óssea nas sequências de recuperação de inversão curta tau (STIR, *short tau inversion recovery*). A sensibilidade e a especificidade da RM em metanálises foram 90% e 85%,

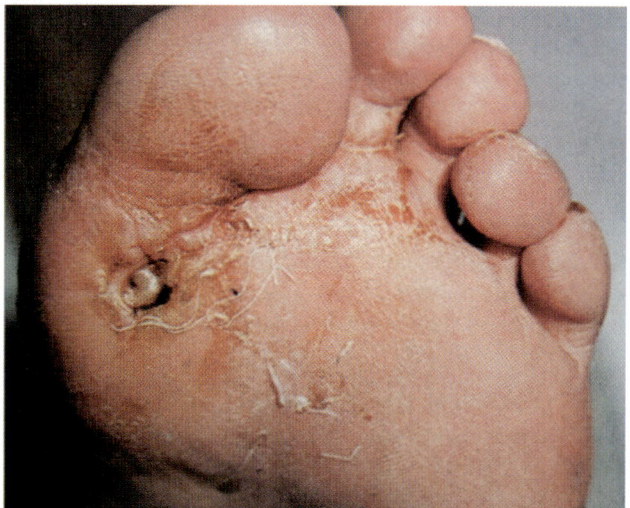

Figura 69.12 Úlcera neuropática com descarga purulenta na base do primeiro pododáctilo, associada à osteomielite da cabeça do primeiro metatarso.

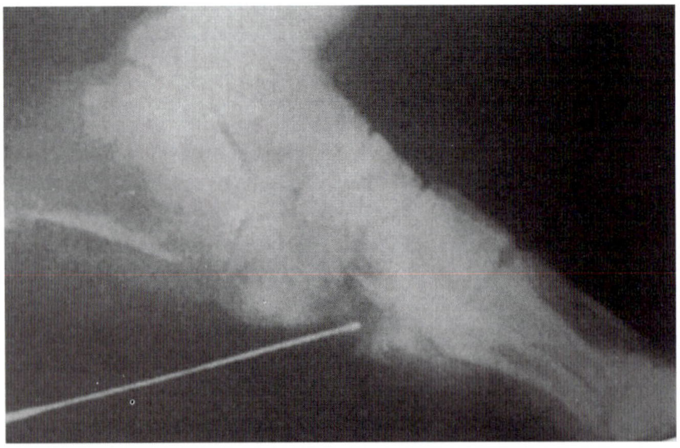

Figura 69.13 A sondagem óssea tem sensibilidade de 60% e especificidade de 90% no diagnóstico da osteomielite.

respectivamente.[52,53] As limitações incluem reduzido número de radiologistas especializados em imagem musculoesquelética, disponibilidade limitada e alto custo. A diferenciação do edema medular da neuro-osteoartropatia de Charcot é um desafio diagnóstico, e a acurácia da RM é menor diante de isquemia.[52-54]

Cintilografias ósseas/tomografias. Indicam-se cintilografias quando a RM não puder ser realizada ou estiver contraindicada. A cintilografia com bisfosfonato marcado com tecnécio 99 (^{99}Tc) é pouco específica e tem valor para descartar osteomielite apenas se for negativa. As cintilografias com leucócitos marcados com índio 111 (^{111}In) ou tecnécio 99m (^{99m}Tc) são mais específicas, mais caras e úteis para descartar pé de Charcot se o resultado for positivo, uma vez que o osso sem infecção não capta o leucócito marcado. A sensibilidade varia entre 75 e 80%, e a especificidade, entre 70 e 85%.[51-54]

A tomografia com emissão de pósitrons (PET), utilizando como marcador a ^{18}F-fluordeoxiglicose (FDG), tem elevada acurácia no diagnóstico da osteomielite, quando combinada com a tomografia computadorizada (^{18}F-FDG PET/CT).[53-55] Esse exame pode ser usado em indivíduos com implante metálico e faz a distinção entre osteomielite e pé de Charcot, bem como entre lesões inflamatórias e processos infecciosos.[48,54,55] Em recente metanálise, ele teve sensibilidade de 89% e especificidade de 92%.[53] O uso combinado de leucócitos marcados com tecnécio 99m, tomografia computadorizada por emissão de fóton único e tomografia computadorizada (^{99m}Tc-WBC SPECT/CT) mostrou-se com acurácia similar à RM no diagnóstico de osteomielite confirmada por biopsia.[56] Seu uso tem sido também proposto para predizer remissão da osteomielite e a duração da antibioticoterapia. A captação negativa de leucócitos indica remissão da infecção e serve de guia para a duração da antibioticoterapia.[57]

Biopsia óssea. A biopsia óssea ainda constitui o padrão-ouro em determinadas situações: (1) quando o diagnóstico de osteomielite permanecer incerto após avaliações clínicas e de imagens; (2) quando dados de cultura de partes moles forem inconclusivos; (3) diante da falta de resposta à antibioticoterapia inicial empírica; ou (4) quando se considera o uso de antibióticos de elevado potencial de selecionar organismos resistentes (p. ex., rifampicina, fluoroquinolonas ou clindamicina).[46,52]

Estudos recentes referendam o tratamento não cirúrgico da osteomielite e menor duração da antibioticoterapia. Contudo, não há consenso em relação à duração ideal. O *IWGDF Guidance* de 2023 recomenda 6 semanas, se não houver ressecção total do osso infectado; mas, se após 2 a 4 semanas, não houver melhora clínica, considerar nova biopsia óssea, mudar o esquema de antibióticos ou realizar ressecção cirúrgica do osso infectado. Caso seja realizada ressecção completa e não haja infecção de tecido mole, tratar com antibiótico por poucos dias.[1,46]

Exames de imagem

Radiografia simples. A realização seriada de radiografia do pé deve ser feita em toda UPRD como exame inicial, repetindo após 2 semanas, quando é mais preditiva de osteomielite.[48,49] As vantagens são a fácil disponibilidade, o baixo custo e a possibilidade de verificar presença de gás e de corpo estranho radiopaco. As imagens mostram erosões corticais, reação periosteal e, em UPRD grave, destruição óssea com sequestro (Figura 69.14), geralmente presentes em infecção de maior duração. A sensibilidade é de 54% e a especificidade, 68%, com razão de risco 2,84. A baixa a moderada acurácia do exame pode ser aumentada combinando-se à prova óssea.[1,48,49] Os exames de imagem mais avançados são, portanto, indicados quando a dúvida diagnóstica persiste e em preparação para tratamento cirúrgico.[48,52]

Tratamento da infecção

O esquema de antibióticos, idealmente, deve seguir o comportamento da microbiota local e da sensibilidade registrada, diante da crescente incidência de resistência bacteriana.[1,50] No entanto, inicialmente ele é empírico e deve basear-se na gravidade da infecção ou em dados microbiológicos de cultura recente ou bacterioscopia (Gram). UPRD superficiais, da comunidade, por exemplo, não requerem esse procedimento, pois as bactérias são geralmente estreptococo do grupo A e *Staphylococcus aureus*. Cefalosporinas de primeira geração e penicilinas semissintéticas são utilizadas por 1 a 2 semanas, por via oral. Nas lesões moderadas a graves (sinais de inflamação; celulite > 2,0 cm; linfangite; abscesso profundo, envolvendo músculo, tendão e osso), a cobertura deve ter atividade contra cocos gram-positivos, gram-negativos e anaeróbios, por vias intravenosa ou oral, dependendo do quadro clínico do paciente, por 2 a 4 semanas.

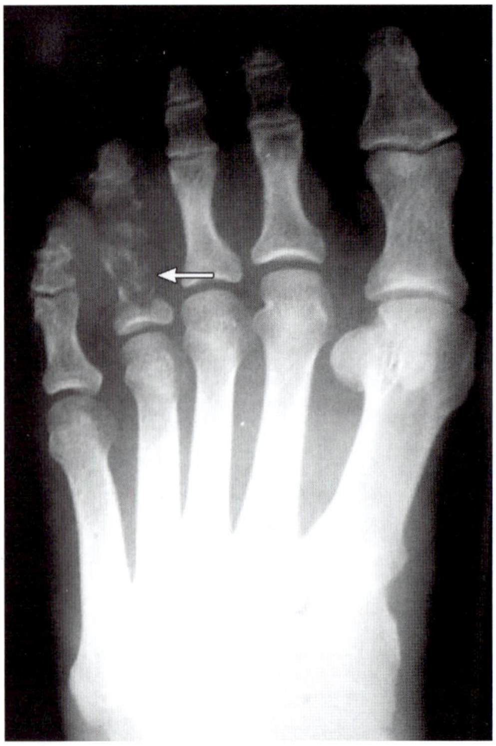

Figura 69.14 Destruição óssea causada por osteomielite (*seta*).

As opções terapêuticas incluem carbapenêmicos (ertapeném, imipeném), penicilinas/inibidor da penicilinase (ampicilina/sulbactam, amoxicilina/clavulanato ou piperacilina/tazobactam) ou combinação de fluoroquinolona (ciprofloxacino ou levofloxacino) com clindamicina. Em pacientes com lesões graves, há instabilidade hemodinâmica e metabólica. Nesses casos, a antibioticoterapia empírica inicial deve ser intravenosa e com ampla cobertura antimicrobiana.

Anaeróbios são isolados com mais frequência nas infecções graves e são menos comuns nas leves e moderadas. Nas lesões crônicas, há predominância de flora polimicrobiana (com presença também de enterococos, enterobactérias, *P. aeruginosa* e outros bacilos gram-negativos não fermentadores). É importante ressaltar que bactérias gram-negativas, como *Serratia*, *Acinetobacter*, *Citrobacter* e *Pseudomonas*, podem causar infecções devastadoras e, quando identificadas, não devem ser menosprezadas como meras colonizadoras da pele. O tratamento definitivo segue os resultados da cultura e sensibilidade aos antibióticos, não sendo imperiosa a mudança terapêutica, se resposta satisfatória for observada.[1,48-50]

A multirresistência bacteriana é um fato comum, e, dentre os fatores de risco para seu desenvolvimento, destacam-se: história prévia de hospitalização, procedimentos cirúrgicos e terapia prolongada com antibióticos de amplo espectro, os quais podem favorecer a colonização por bactérias resistentes (p. ex., enterococo resistente à vancomicina, *S. aureus* resistente à oxacilina, *Klebsiella* spp. produtoras de betalactamase de espectro ampliado) ou estar relacionados com o processo infeccioso. Na ocorrência de estafilococos multirresistentes (oxacilina-resistentes), vancomicina ou teicoplanina ou quinupristina/dalfopristina (parenteral) ou linezolida (disponível para uso parenteral e oral) são indicadas. Se houver resistência intermediária aos glicopeptídeos (vancomicina e teicoplanina), é recomendável a discussão com especialista da área (infectologista).[1,48-51] O Quadro 69.7 mostra as recomendações de antibioticoterapia com base na gravidade da infecção da úlcera.[51]

Cuidados com a lesão

O uso de métodos e substâncias para o efetuar cuidado com o leito da lesão da UPRD tem sido foco de várias publicações. De acordo com as recomendações das *IWGDF Practical Guidelines*, 2023 (Quadro 69.8), deve-se regularmente limpar a lesão com água ou solução salina e realizar desbridamento apropriado com retirada do tecido necrosado, levando em conta contraindicações relativas, como isquemia.[45] Deve-se utilizar um curativo estéril, visando controlar o exsudato excessivo e manter o ambiente quente e úmido, o que favorece a cura da úlcera. Vale salientar que, embora ainda muito empregado em nosso meio, não se recomenda o uso local de pomadas e/ou cremes com enzimas e antibióticos, iodopovidona (Povidine®), água oxigenada ou permanganato de potássio, pois promovem a destruição de fibroblastos e o ressecamento tecidual.[47,57] Para casos selecionados, as terapias com pressão negativa e câmara hiperbárica de oxigênio devem ser consideradas, embora a relação custo/benefício ainda não tenha sido comprovada.[48,54,57]

Descarga do peso (offloading) e calçados

Considerando-se que há alta prevalência de recorrência das UPRD, entre 30 e 40% no primeiro ano após cicatrização, provisão de descarga do peso e calçados é fundamental para a prevenção e o tratamento adequado. O uso de gesso, calçados, cirurgias e outras técnicas de descarga do peso (*offloading*) já tem papel bem estabelecido para prevenir e promover a cicatrização de UPRD (Quadro 69.9).[16,37,57,58]

Tratamento cirúrgico

Procedimentos curativos visam ressecar ossos e/ou articulações infectadas como uma alternativa à amputação do pé (p. ex., exostectomia, artroplastia digital, ressecções da cabeça de metatarsos, ressecções de articulações, calcanectomia parcial etc.) e estão indicados diante de gangrenas (Figura 69.15) ou UPRD

Quadro 69.7 Recomendação de antibioticoterapia, com base na gravidade da infecção na úlcera nos pés relacionada ao diabetes.

Classificação das infecções	Tratamento	Duração do tratamento
Úlcera não infectada	▪ Não requer terapia antibiótica	–
Infecção leve	▪ Penicilinas semissintéticas (dicloxacilina, cloxacilina, flucloxacilina) ou cefalosporinas de 1ª geração (cefalexina) ▪ Tratar ambulatorialmente, exceto se contraindicado	▪ Geralmente 1 a 2 semanas
Infecção moderada	▪ Cobertura de amplo espectro, caso seja necessária antibioticoterapia empírica de urgência. As escolhas mais apropriadas incluem a classe dos carbapenêmicos (ertapeném, imipeném), uma penicilina/inibidor da penicilinase (piperacilina-tazobactam, ampicilina-sulbactam ou amoxicilina-clavulanato) ou combinações de fluoroquinolona (ciprofloxacino ou levofloxacino) com clindamicina ▪ Se houver história prévia ou forte suspeita de infecção por estafilococo resistente à meticilina (MRSA), considerar o uso empírico de linezolida ou vancomicina ▪ Hospitalização pode ser necessária para intervenção cirúrgica	▪ 2 a 4 semanas, na ausência de envolvimento ósseo
Infecção grave	▪ Conduta similar à da infecção moderada, mas requer tratamento urgente com hospitalização inicial e antibióticos por via intravenosa	▪ 2 a 4 semanas, dependendo da natureza de qualquer cirurgia e da presença bacteriana
Osteomielite	▪ Diagnóstico difícil. O tratamento requer consideração tanto de ressecção cirúrgica de ossos infectados ou necróticos quanto de terapia antimicrobiana. Em alguns casos, realiza-se terapia antimicrobiana supressiva, isoladamente	▪ Todo osso envolvido é removido (cirurgia ablativa): tratamento com base no envolvimento de tecidos moles; se não houver infecção, recomenda-se profilaxia por até 72 h; se houver infecção, tratamento por 2 semanas ▪ Osso remanescente infectado, mas viável: tratamento por 4 a 6 semanas ▪ Osso inviável remanescente: mínimo de 6 a 12 semanas (algumas vezes, usa-se esquema antibiótico a longo prazo para suprimir a infecção, em vez de tentar curá-la)

Adaptado de Schaper et al., 2024;[1] Lipsky et al., 2020.[51]

Quadro 69.8 Cuidados com o leito da ulceração: intervenções para promover a cicatrização da ulceração.

Recomendação	Grau de recomendação	Qualidade da evidência
Remover o tecido necrosado e desprendido e o calo circundante à úlcera com bisturi, em detrimento de outros métodos, considerando contraindicações relativas, como dor ou isquemia grave	Forte	Baixa
Selecionar curativos, principalmente com base no controle de exsudato, conforto e custo	Forte	Baixa
Não usar curativos ou aplicações contendo agentes antimicrobianos de superfície com o único objetivo de acelerar a cicatrização da úlcera	Forte	Baixa
Considerar o uso do curativo impregnado de sacarose-octassulfato em úlcera neuroisquêmica e não infectada, apesar dos cuidados otimizados aplicados por pelo menos 2 semanas	Fraco	Moderada
Considerar o uso da oxigenoterapia hiperbárica sistêmica como terapia adjuvante no tratamento de úlcera isquêmica não cicatrizante, apesar dos cuidados otimizados e existindo recurso para apoiar essa intervenção	Fraco	Moderada
Considerar, além da terapia padrão, o uso de pressão negativa em pacientes com diabetes e ferida pós-operatória (cirúrgica) no pé	Fraco	Baixa
Não selecionar agentes associados à melhora da cicatrização por meio de alteração da biologia da lesão, incluindo fatores de crescimento, pele derivada de bioengenharia, gases, gel plaquetário autólogo, ozônio e dióxido de carbono ou óxido nítrico, tópicos	Fraco	Baixa
Não selecionar agentes que interfiram na cicatrização da lesão, por meio de alteração do meio físico, incluindo o uso de eletricidade, magnetismo, ultrassom e ondas de choque, para substituir o cuidado padrão de boa qualidade	Forte	Baixa
Não fazer intervenções destinadas à corrigir o estado nutricional (incluindo suplementação de proteínas, vitaminas e oligoelementos, farmacoterapia com agentes promotores da angiogênese) com o objetivo de melhorar a cicatrização, em substituição à terapia padrão	Forte	Baixa

Adaptado de Schaper et al., 2024;[1] Pedrosa, 2020;[37] Pedrosa, 2018;[49] Bus et al., 2020.[59]

Quadro 69.9 Recomendações para descarga do peso (*offloading*) e calçados no manejo da UPRD.

Recomendação	Grau de recomendação	Qualidade da evidência
Gesso de contato e outros instrumentos pré-fabricados		
Bota até o joelho não removível (GCT) para descarga do peso e cicatrização de úlcera neuropática do antepé, sem isquemia ou infecção não controlada	Forte	Alta
Considerar bota removível até o joelho, se houver contraindicação de GCT, apenas quando houver expectativa de adesão ao uso pelo paciente	Fraco	Moderada
Considerar outro dispositivo para descarga de peso em antepé (p. ex., sandália ortopédica, sandália de gesso ou calçado temporário), se houver contraindicação de uso de GCT ou bota removível até o joelho	Fraco	Moderada
Calçados terapêuticos		
Para prevenir recorrência da úlcera, prescrever calçados terapêuticos com efeito demonstrado para aliviar a carga plantar durante a caminhada (redução da carga em 30%) e encorajar seu uso pelo paciente	Forte	Moderada
Orientar o paciente com diabetes a não caminhar com pés descalços, de meias ou chinelos em casa ou fora de casa	Forte	Baixa
Orientar o uso de calçados adequados em pacientes de risco, para prevenir ulceração plantar ou não plantar; considerar uso de calçados, palmilhas ou órteses para dedos customizados, diante de deformidades ou sinal pré-ulcerativo	Forte	Baixa
Não prescrever e orientar o uso de calçados, objetivando-se a cicatrização da úlcera	Forte	Baixa
Considerar modificações dos sapatos, calçado temporário, espaçadores de dedos ou órteses para descarga de peso ou cicatrizar úlcera não plantar, sem isquemia ou infecção não controlada, cuja modalidade dependa da localização da lesão	Fraco	Baixa

GCT: gesso de contato total. (Adaptado de Schaper et al., 2024;[1] Pedrosa, 2020;[37] Pedrosa, 2018;[49] Bus et al., 2020.[59,61])

com osteomielite grave, bem como para remoção dos tecidos necróticos e infectados.[47,48,52,59]

Por fim, diversos fatores podem contribuir para a falha primária na obtenção da cicatrização das úlceras: alívio inadequado ou insuficiente da descarga; desbridamento tardio ou inadequado; tratamento ineficiente da infecção; intervenção tardia ou não detecção da insuficiência vascular; não adesão do paciente e/ou dos familiares ao tratamento; e inexistência de uma abordagem multidisciplinar.[34,37] Portanto, a atuação em equipe e a discussão interdisciplinar com base em evidências podem modificar o desfecho da UPRD, sobretudo a evolução para amputação.[1,37,54]

PREVENÇÃO E COMPLICAÇÕES

A capacitação de profissionais de saúde e educação de pacientes e familiares para o autocuidado é a grande arma para a prevenção da doença dos pés relacionada ao diabetes e suas complicações. Estudos em Liverpool mostraram que cuidados podiátricos básicos e exames regulares reduzem o risco de ulceração em 58%.[46,56] Além disso, a organização dos cuidados a partir da implantação de equipes multiprofissionais tem mostrado, em vários estudos, uma diminuição entre 50 e 80% nas taxas de amputações.[1,9,58-60] No Brasil, dados do Centro Doença dos Pés Relacionada ao Diabetes do Distrito Federal atestam essa experiência, com uma tendência à redução nas amputações superior a 77% no período de 1992 a 2002.[48]

Na Europa e nos EUA, a formação dos podiatras é de nível superior, sendo necessários 3 a 6 anos para a conclusão do curso. Uma das soluções encontradas no meio médico para suplantar a problemática da inexistência de podiatras tem sido o treinamento da enfermagem para realizar os cuidados específicos básicos

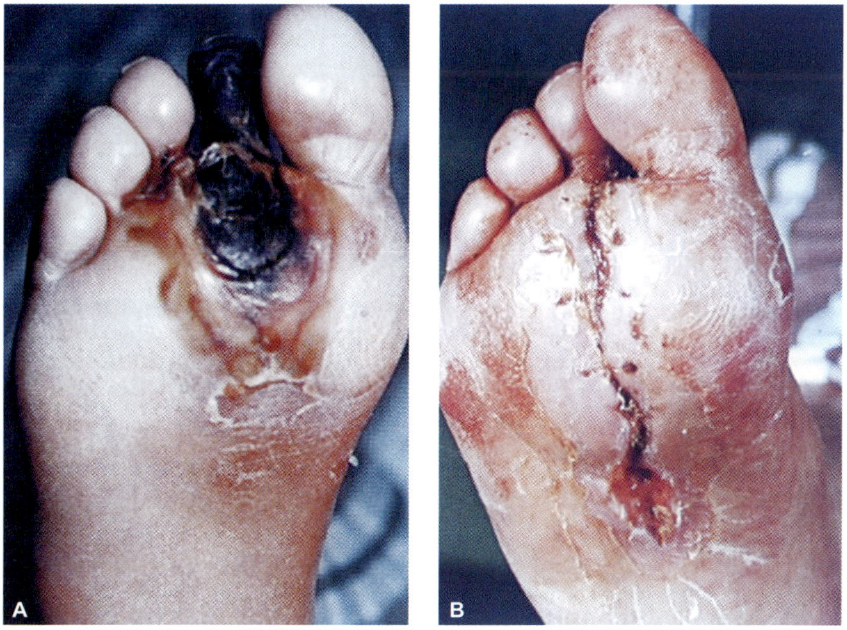

Figura 69.15 Gangrena no segundo pododáctilo (**A**), com resposta favorável ao tratamento cirúrgico (**B**).

(desbridamentos leves, remoção de calos, curativos, cuidados das unhas, *offloading*). Os itens indispensáveis para o alcance da prevenção das UPRD são:

- Educação para pessoas com DM e seus cuidadores, equipes dos hospitais e centros especializados (níveis terciário e secundário) e da atenção básica (nível primário)
- Sistema para detecção dos indivíduos em risco de ulceração, com exame anual
- Intervenções para reduzir o risco de UPRD, como cuidados podiátricos e uso de calçados apropriados
- Tratamento efetivo e imediato para qualquer complicação nos pés
- Auditoria de todos os aspectos do serviço para identificar e assegurar que as práticas de cuidados locais sejam efetuadas segundo padrões aceitáveis (de evidências)
- Estruturação do serviço com o objetivo de alcançar as necessidades do paciente para um cuidado crônico, em vez de buscar apenas a intervenção de problemas agudos (de urgência).[1,48,54-61]

A recomendação para a formação de uma equipe básica para o cuidado da doença dos pés relacionada ao diabetes envolve, portanto, clínico geral ou endocrinologista treinados, enfermeiros, fisiatra e ortesista (para confecção de palmilhas, outras órteses, sapatos especiais), cirurgião vascular, ortopedista, infectologista, assistente social e psicólogo/psiquiatra. Outras disciplinas, como dermatologia e fisioterapia, têm papel de suporte igualmente importante.[1,46]

Em 2024, a Sociedade Brasileira de Diabetes (SBD) publicou o Algoritmo do Pé em Diabetes, com o propósito de facilitar a identificação e a assistência das complicações dos pés de pessoas com diabetes, na atenção primária do Brasil. O objetivo foi orientar os profissionais de saúde para evitar a inércia terapêutica, detectar precocemente as lesões neurológicas, vasculares e infecciosas, além de estratificar e classificar o risco de ulceração dos pés. As informações são de fácil entendimento, abordadas de forma esquemática e sucinta em tópicos como avaliação do risco de úlceras, autocuidado com os pés, lesões pré-ulcerativas e descarga (*offloading*) temporária e permanente.[62]

Resumo

O diabetes melito (DM) representa a causa mais comum de amputação não traumática de membros inferiores na população geral. Está associado a uma série de alterações macro e microvasculares que podem manifestar-se com uma grande variedade de complicações. Ulcerações do pé afetam cerca de 2 a 4% dos pacientes com DM. Os fatores de risco para as lesões do pé incluem neuropatia periférica e autonômica, doença vascular e prévia ulceração do pé, bem como outras complicações microvasculares, tais como retinopatia e doença renal em fase terminal. Úlceras são o resultado de uma combinação de componentes que, em conjunto, levam à ruptura do tecido. Os caminhos causais mais frequentemente observados para o desenvolvimento de úlceras no pé incluem neuropatia periférica e doença vascular, deformidade do pé ou traumatismo. A doença vascular periférica, muitas vezes, não é diagnosticada em pacientes com DM até que a perda de tecido seja evidente, geralmente sob a forma de uma úlcera não cicatrizante. Identificação de pacientes com DM que estão em alto risco de ulceração é importante e pode ser alcançada por meio de rastreamento anual do pé com subsequentes intervenções multidisciplinares para os cuidados com os pés. Compreender os fatores que predispõem os pacientes com DM a alto risco de ulceração e valorizar as relações entre os diferentes aspectos do processo da doença são medidas essenciais para a prevenção e o tratamento das complicações da doença dos pés relacionada ao diabetes.

REFERÊNCIAS BIBLIOGRÁFICAS

1. Schaper NC, van Netten JJ, Apelqvist J et al. Practical guidelines on the prevention and management of diabetes-related (IWGDF 2023 update). Diabetes Metab Res Rev. 2024; e3657.
2. International Diabetes Federation. IDF Diabetes Atlas. 10th edition. Brussels, Belgium: International Diabetes Federation; 2021. Disponível em: www.diabetesatlas.org/en/resources.
3. Hicks CW, Selvin E. Epidemiology of peripheral neuropathy and lower extremity disease in diabetes. Curr Diab Rep. 2019; 19:86.
4. Boulton AJ, Vileikyte L, Ragnarson-Tennvall G et al. The global burden of diabetic foot disease. Lancet. 2005; 366:1719-24.
5. Prompers L, Schaper N, Apelqvist J et al. Prediction of outcome in individuals with diabetic foot ulcers: focus on the differences between individuals with and without peripheral arterial disease. The EURODIALE Study. Diabetologia. 2008; 51:747-55.
6. Singh N, Armstrong DG, Lipsky BA. Preventing foot ulcers in patients with Diabetes. JAMA. 2005; 293:217-28.

7. Walsh JW, Hoffstad OJ, Sullivan MO, Margolis DJ. Association of diabetic foot ulcer and death in a population-based cohort from the United Kingdom. Diabet Med. 2016; 33:1493-8.
8. Bowling FL, Rashid ST, Boulton AJ. Preventing and treating foot complications associated with diabetes mellitus. Nat Rev Endocrinol. 2015; 11:606-16.
9. Pedrosa HC, Leme LAP, Novaes C et al. The diabetic foot in South America: progress with the Brazilian Save the Diabetic Foot Project. Int Diabetes Monitor. 2004; 16:17-24.
10. Rezende KF, Ferraz MB, Malerbi DA et al. Predicted annual costs for inpatients with diabetes and foot ulcers in a developing country – a simulation of the current situation in Brazil. Diabetes UK. Diabetic Med. 2010; 27:109-12.
11. Morbach S, Furchert H, Gröblinghoff U et al. Long-term prognosis of diabetic foot patients and their limbs: amputation and death over the course of a decade. Diabetes Care. 2012; 35:2021-7.
12. Cavanagh P, Attinger C, Abbas Z et al. Cost of treating diabetic foot ulcers in five different countries. Diabetes Metab Res Rev. 2012; 28(Suppl 1):107-11.
13. Rezende KF, Nunes MA, Melo NH et al. In hospital care for diabetic foot: a comparison between the estimated cost and the SUS reimbursement. Arq Bras Endocrinol Metabol. 2008; 52:523-30.
14. Toscano C, Sugita T, Rosa M. et al. Annual direct medical costs of diabetic foot disease in Brazil: A cost of illness study. Int J Environ Res Public Health. 2018; 15:89.
15. Monteiro-Soares M, Boyko EJ, Ribeiro J et al. Predictive factors for diabetic foot ulceration: a systematic review. Diabetes Metab Res Rev. 2012; 28: 574-600.
16. Boulton AJM. The diabetic foot: from art to science. The 18th Camillo Golgi lecture. Diabetologia. 2004; 47:1343-53.
17. Pedrosa HC, Tavares FS. As vias para a ulceração. In: Pedrosa HC, Vilar L, Boulton AJM (Eds.). Neuropatias e pé diabético. Rio de Janeiro: AC Farmacêutica; 2014. pp. 144-59.
18. Gomes EB, Felix Tolentino M, Vilar L et al. Avaliação das limitações da polineuropatia diabética: o papel da fisioterapia. In: Pedrosa HC, Vilar L, Boulton AJM (Ed.). Neuropatias e pé diabético. Rio de Janeiro: AC Farmacêutica; 2014. pp. 262-76.
19. Reiber GE, Vileikyte L, Boyko EJ et al. Causal pathways for incident lower-extremity ulcers in patients with diabetes from two settings. Diabetes Care. 1999; 22:157-62.
20. Veves A, Murray HJ, Young MJ et al. The risk of foot ulceration in diabetic patients with high foot pressure: a prospective study. Diabetologia. 1992; 35:660.
21. Vileikyte L, Gonzalez J. Reconhecimento e manuseio das questões psicossociais na neuropatia diabética. In: Pedrosa HC, Vilar L, Boulton AJM (Eds.). Neuropatias e pé diabético. Rio de Janeiro: AC Farmacêutica; 2014. pp. 120-43.
22. Stanley J, Collier A. Charcot osteo-arthropathy. Current Orthopaedics. 2008; 22:428-33.
23. Wukich D, Sungb W. Charcot arthropathy of the foot and ankle: modern concepts and management review. J Diabetes Compl. 2009; 23:409-26.
24. Rogers LC, Frykberg RG, Armstrong DG et al. The Charcot foot in diabetes. Diabetes Care. 2011; 34:2123-9.
25. Petrova NL, Edmonds M. Acute Charcot neuro-osteoarthropathy. Diabetes Metab Res Rev. 2016; 32(Suppl 1):281-6.
26. Molines L, Darmon P, Raccah D. Charcot's foot: newest findings on its pathophysiology, diagnosis and treatment. Diabetes Metab. 2010; 36:251-5.
27. Rajbhandari SM, Jenkins RC, Davies C, Tesfaye S. Charcot neuroarthropathy in diabetes mellitus. Diabetologia. 2002; 45:1085-96.
28. Mishra SC, Chhatbar KC, Kshikar A, Mehndiratta A. Diabetic Foot. BMJ. 2017; 359(Suppl):1-7.
29. Rogers LC, Frykberg RG, Armstrong DG et al. The Charcot foot in diabetes. Diabetes Care. 2011; 34:2123-9.
30. Petrova NL, Edmonds M. Acute Charcot neuro-osteoarthropathy. Diabetes Metab Res Rev. 2016; 32(Suppl 1):281-6.
31. Hinchliffe RJ, Brownrigg JR, Apelqvist J et al. IWGDF Guidance on the diagnosis, prognosis and management of peripheral artery disease in patients with foot ulcers in diabetes. Diabetes Metab Res Rev. 2016; 32(Suppl 1):37-44.
32. Jude ED, Eleftheriadou I, Tentolouris N. Peripheral arterial disease in diabetes – review. Diabet Med. 2010; 27:4-14.
33. Schaper NC. Lessons from Eurodiale. Diabetes Metab Res Rev. 2012; 28 (Suppl 1):21-6.
34. Schaper NC, Van Netten JJ, Apelqvist J. Prevention and management of foot problems in diabetes: a Summary Guidance for Daily Practice 2015, based on the IWGDF Guidance Documents. Diabetes Metab Res Rev. 2016; 32 (Suppl 1):7-15.
35. Bus SA, Lavery LA, Monteiro-Soares M et al. IWGDF guideline on the prevention of foot ulcers in persons with diabetes. In: IWGDF Guidelines on the prevention and management of diabetic foot disease. 2019. Disponível em: www.iwgdfguidelines.org.
36. Abbot CA, Carrington AL, Ashe H et al. The North-West diabetes footcare study: incidence of, and risk factors for, new diabetic foot ulceration in a community based patient cohort. Diabet Med. 2002; 20:377-84.
37. Pedrosa HC. Avaliação, prevenção e tratamento do pé diabético. Diretrizes da Sociedade Brasileira de Diabetes 2019-2020. Disponível em: www.diabetes.org.br.
38. Boulton AJ, Armstrong DG, Albert ST et al. Comprehensive foot examination and risk assessment: a report of the task force of the foot care interest group of the American Diabetes Association, with endorsement by the American Association of Clinical Endocrinologists. Diabetes Care. 2008; 31:1679-85.
39. Gomes MB, Gianella D, Faria M et al. Prevalence of the Type 2 diabetic patients within the targets of care guidelines in daily practice: a multicenter study in Brazil. Rev Diabetic Stud. 2006; 3:73-8.
40. Conte MS, Bradbury AW, Kolh P et al. Global vascular guidelines on the management of chronic limb-threatening ischemia. Eur J Vasc Endovasc Surg. 2019; 58:S1-S109.e33.
41. American Diabetes Association Professional Practice Committee; 12. Retinopathy, neuropathy, and foot care: Standards of Care in Diabetes—2024. Diabetes Care. 2024; 47(Suppl.1):S231-S243.
42. Hingorani A, LaMuraglia GM, Henke P et al. The management of diabetic foot: A clinical practice guideline by the Society for Vascular Surgery in collaboration with the American Podiatric Medical Association and the Society for Vascular Medicine. J Vasc Surg. 2016; 63(2 Suppl):3S-21S.
43. Gomes MB, Cobas RA, Matheus AS. Regional differences in clinical care among patients with type 1 diabetes in Brazil: Brazilian type 1 diabetes study Group. Diabetol Metab Syndr. 2012; 4:44.
44. Young MJ, Breddy JL, Veves A et al. The prediction of diabetic foot ulceration using vibration perception thresholds. Diabetes Care. 1994; 17:557-61.
45. Bownrigg RW, Hinchliffe RJ, Apelqvist J et al. Effectiveness of bedside investigations to diagnose peripheral artery disease among people with diabetes mellitus: a systematic review. Diabetes Metab Res Rev. 2016; 32(Suppl 1):119-27.
46. Ince P, Abbas ZG, Lutale JK et al. Use of the SINBAD classification system and score in comparing outcome of foot ulcer management on three continents. Diabetes Care. 2008; 31:964-7.
47. Lipsky BA, Berendt AR, Cornia PB et al. Infectious Diseases Society of America clinical practice guideline for the diagnosis and treatment of diabetic foot infections. Clin Infect Dis. 2012; 54:e132-73.
48. Monteiro-Soares M, Russell D, Boyko EJ et al. IWGDF Guideline on the classification of diabetic foot ulcers. In: IWGDF Guidelines on the prevention and management of diabetic foot disease. 2019. Disponível em: www.iwgdfguidelines.org.
49. Pedrosa HC. Avaliação, prevenção e tratamento do pé diabético. Diretrizes da Sociedade Brasileira de Diabetes 2017-2018. Disponível em: www.diabetes.org.br.
50. Hazenberg CE, van Netten JJ, van Baal SG et al. Assessment of signs of foot infection in diabetes patients using photographic foot imaging and infrared thermography. Diabetes Technol Ther. 2014; 16:370-7.
51. Lipsky BA, Senneville E, Abbas ZG et al. Guidelines on the diagnosis and treatment of foot infection in persons with diabetes (IWGDF 2019 update). Diabetes Metab Res Rev. 2020; 36:e3280.
52. Lázaro-Martínez JL, Tardáguila-García A, García-Klepzig JL. Diagnostic and therapeutic update on diabetic foot osteomyelitis. Endocrinol Diabetes Nutr. 2017; 64:100-8.
53. Mutluoglu M, Lipsky BA. Diabetic foot osteomyelitis. CMAJ. 2016; 188:E535.
54. Lauri C, Tamminga M, Glaudemans AWJM et al. Detection of osteomyelitis in the diabetic foot by imaging techniques: a systematic review and meta-analysis comparing MRI, white blood cell scintigraphy, and FDG-PET. Diabetes Care. 2017; 40:1111-20.
55. Lima LM, Santos ALG, Fidelis C et al. Diretrizes brasileiras para o tratamento das infecções em úlceras neuropáticas dos membros inferiores. Braz J Infect Dis. 2010; 14:1-76.
56. Israel O, Sconfienza LM, Lipsky BA. Diagnosing diabetic foot infection: the role of imaging and a proposed flow chart for assessment. Q J Nucl Med Mol Imaging. 2014; 58:33-45.
57. La Fontaine J, Bhavan K, Lam K et al. Comparison between Tc-99m WBC SPECT/CT and MRI for the diagnosis of biopsy-proven diabetic foot osteomyelitis. Wounds. 2016; 28:271-8.
58. 55.Vouillarmet J, Moret M, Morelec I et al. Application of white blood cell SPECT/CT to predict remission after a 6 or 12 week course of antibiotic treatment for diabetic foot osteomyelitis. Diabetologia. 2017; 60:2486-94.
59. Bus SA, Armstrong DG, Gooday C et al. Guidelines on offloading foot ulcers in persons with diabetes (IWGDF 2019 update). Diabetes Metab Res Rev. 2020; 36:e3274.
60. Brocco E, Ninkovic S, Marin M et al. Diabetic foot management: multidisciplinary approach for advanced lesion rescue. J Cardiovasc Surg (Torino). 2018; 59:670-84.
61. Bus SA, Lavery LA, Monteiro-Soares M et al. Guidelines on the prevention of foot ulcers in persons with diabetes (IWGDF 2019 update). Diabetes Metab Res Rev. 2020; 36:e3269.
62. Macedo GMC, Dompieri NB, Lucoveis MLS. Algoritmo do pé em diabetes. 1. ed. Sociedade Brasileira de Diabetes, 2024. Disponível para associados SBD, acesso restrito.

CAPÍTULO 70

Crises Hiperglicêmicas e Hipoglicemia

Alberto J. S. Ramos ■ Ana Carolina Thé ■ Marcos Almeida ■ Lucio Vilar

CRISES HIPERGLICÊMICAS

As chamadas "crises hiperglicêmicas" englobam a cetoacidose diabética (CAD) e o estado hiperglicêmico hiperosmolar (EHH), os quais representam as duas complicações agudas mais graves do diabetes melito (DM). CAD e EHH continuam sendo importantes causas de morbimortalidade entre pacientes diabéticos, apesar da existência de critérios de diagnóstico e protocolos de tratamento bem desenvolvidos.[1,2]

Alguns sinônimos para o EHH são "estado hiperglicêmico hiperosmolar não cetótico", "coma hiperglicêmico hiperosmolar não cetótico" e "coma hiperosmolar".[3] Entretanto, a denominação "estado hiperglicêmico hiperosmolar" tem sido preferida pela maioria dos autores e será adotada neste capítulo, considerando que: (1) pequenos graus de cetose podem ocorrer no EHH; e (2) coma somente ocorre em cerca de 30 a 50% dos pacientes, enquanto nos demais há graus variados do nível de consciência (sonolência, obnubilação e torpor).[4]

O EHH é consequente a um déficit relativo de insulina que, em último caso, pode levar a hiperglicemia significativa, desidratação e hiperosmolalidade. Por outro lado, na CAD, a deficiência de insulina é mais intensa, ocorrendo, ainda, a produção de corpos cetônicos e acidose metabólica.[3,4] Tradicionalmente, o EHH e a CAD têm sido descritos como entidades distintas. No entanto, estimativas sugerem que cerca de 20 a 30% dos pacientes que se apresentam com EHH têm acidose metabólica resultante de uma CAD concomitante.[5,6]

Embora a CAD ocorra prioritariamente no DM tipo 1 (DM1), ela tem sido vista com frequência crescente no DM tipo 2 (DM2).[3,7] A CAD pode ser a manifestação inicial do DM1 em 15 a 20% dos adultos e em 30 a 40% das crianças e dos adolescentes afetados pela doença.[2,6] Trata-se da principal causa de mortalidade em crianças, adolescentes e adultos jovens com DM1 (cerca de 50% dos óbitos).[2,8,9]

A CAD costuma ser considerada como pouco frequente no DM2, geralmente surgindo em situações de estresse intenso, tais como infecções graves, infarto agudo do miocárdio (IAM), acidente vascular cerebral (AVC) etc. Contudo, dados recentes mostram que, em alguns países, pelo menos 30% dos casos ocorrem em indivíduos com DM2.[1,7] Além disso, CAD é tipicamente a apresentação inicial do DM2 com tendência à cetose.[10,11]

O EHH é muito raro no DM1, com nítido predomínio no DM2, do qual pode ser a manifestação inicial em até 17% dos casos.[6,12,13] Ainda que predomine em idosos, o EHH pode ser observado em qualquer grupo etário.[12,13] De fato, estudos revelam que cerca de 20% dos casos de EHH ocorrem em indivíduos com idade < 30 anos.[2] O EHH tem também sido descrito em crianças e adolescentes com DM2 e DM1.[14-18] Entre 1997 e 2009, o número de casos no grupo pediátrico aumentou em mais de 50% nos EUA.[1,16]

Epidemiologia

A taxa de incidência anual de CAD estimada a partir de estudos populacionais americanos varia de 4,6 a 8 episódios por 1.000 admissões de pacientes com diabetes.[3,8] A exata incidência do EHH não está estabelecida. Dados dos EUA também revelam que a frequência da CAD teve aumento de 30% na última década, com mais de 140.000 internações por ano.[1,4] A taxa de internações por EHH é significativa, representando menos de 1% de todas as admissões relacionadas ao diabetes.[1,8] O tratamento de emergências diabéticas representa um fardo econômico substancial. Por exemplo, nos EUA, o custo médio do manuseio da CAD é de US$ 17.500 por paciente, o que representa um custo total hospitalar anual de US$ 2,4 bilhões.[4,19]

Em diversos relatos, a mortalidade na CAD tem variado entre 1,2 e 9% (em geral < 5%).[2,19] Tem-se observado redução na mortalidade global registrada nos EUA (atualmente é < 1%), porém taxas mais elevadas são vistas em pacientes com idade > 60 anos e naqueles com doenças concomitantes graves.[1,2,4,9] Quanto ao EHH, a taxa de mortalidade permanece significativamente maior (até 20%), provavelmente por acometer pessoas mais idosas com comorbidades (em especial, cardiovasculares).[3,4,8] Em crianças, essa mortalidade pode chegar a 60%.[12]

Fatores precipitantes

Em muitos casos, não se consegue identificar um fator precipitante para CAD e EHH.[4-6,19] Os dois principais fatores precipitantes da

CAD são tratamento inadequado (p. ex., omissão do uso da insulina ou de outras medicações antidiabéticas) e infecções.[3-5,20,21] Os processos infecciosos mais frequentes são pneumonia e infecções do trato urinário.[2,21] Outros fatores precipitantes são IAM, AVC, cirurgias e pancreatite aguda, bem como o uso de medicamentos, álcool em excesso, drogas ilícitas, procedimentos invasivos e atividade física extenuante (p. ex., correr uma maratona) (Quadros 70.1 e 70.2).[2,20,21] Em pacientes jovens, sobretudo adolescentes do sexo feminino, problemas psicológicos associados a transtornos alimentares podem ser um fator contribuinte em cerca de 20% dos casos de CAD recorrente.[3,8,21]

Problemas mecânicos com dispositivos de infusão subcutânea contínua de insulina (CSII) podem precipitar a CAD.[22] Entretanto, com a melhora da tecnologia e melhor educação dos pacientes, tal situação tem sido descrita menos frequentemente.[4] Por interferirem na ação e/ou na secreção de insulina, diversos fármacos (p. ex., tiazídicos, glicocorticoides, fenitoína, agentes simpaticomiméticos, pentamidina etc.) podem desencadear CAD ou EHH.[1,4,8,21,23] Hiperglicemia e quadros de CAD e EHH têm sido igualmente relatados em pacientes submetidos ao uso de L-asparaginase para o tratamento da leucemia linfoblástica aguda.[24] Nos últimos anos, tem havido um crescente número de relatos de casos de CAD e EHH (alguns fatais) secundários ao uso de antipsicóticos atípicos, como aripiprazol, clozapina, olanzapina, quetiapina e risperidona.[25] Supõe-se que esses fármacos atuem induzindo resistência à insulina, como também por ação direta na função da célula beta.[25] Mais recentemente, tem havido relatos de CAD euglicêmica em pacientes com DM1 ou DM2 (mais raramente) tratados com inibidores do cotransportador de sódio e glicose 2 (SGLT-2).[26-29] Aumento da secreção de glucagon pelas células alfa pancreáticas e omissão ou redução inadvertida na dose de insulina são mecanismos aventados.[22] Finalmente, há raros casos de CAD desencadeados pela imunoterapia com inibidores do *checkpoint* imune.[30]

De acordo com alguns estudos, drogas ilícitas poderiam também predispor a CAD ou EHH. Entre elas se incluem maconha, cocaína, *ecstasy* e heroína.[4,31-33]

A CAD pode também ocorrer em casos de DM secundário a distúrbios endócrinos (acromegalia, síndrome de Cushing, feocromocitoma, hipertireoidismo etc.),[4,19,34-36] pancreatite aguda[37] e consumo excessivo de álcool.[38] CAD é uma rara complicação do diabetes gestacional.[39]

O EHH pode também ser precipitado por infecções, medicações, não adesão ao tratamento, DM não diagnosticado, uso abusivo de substâncias e doenças coexistentes (ver Quadro 70.1). Infecções são a principal causa (57% dos casos), particularmente pneumonia, seguida de infecção do trato urinário e sepse. A baixa adesão à medicação para o DM causa 21% dos casos de EHH. Outras causas de EHH incluem IAM, AVC, embolia pulmonar, cirurgias e trombose da artéria mesentérica, entre outras.[12,13,19,20]

Como já comentado, EHH e, sobretudo, CAD são frequentemente encontrados em pacientes sem diagnóstico prévio de diabetes.[4,8,12] Dados recentes de países europeus mostram que até 38% das crianças e adolescentes tiveram a CAD como manifestação inicial do DM1.[40,41] Em estudo multicêntrico brasileiro, esse percentual foi de 42%.[42] Crianças com idade < 2 anos apresentam maior risco de desenvolver CAD; nesse grupo, a incidência chegou a 71% em um estudo recente.[40]

Quadro 70.1 Fatores precipitantes da cetoacidose diabética (CAD) e do estado hiperglicêmico hiperosmolar (EHH).

Tratamento inadequado Interrupção da administração da insulina ou de hipoglicemiantes orais, omissão da aplicação da insulina, mau funcionamento da bomba de infusão de insulina
Doenças agudas Infecções (pulmonar, trato urinário, *influenza*), infarto agudo do miocárdio, acidente vascular cerebral, hemorragia gastrintestinal, queimaduras, pancreatite
Distúrbios endócrinos Hipertireoidismo, feocromocitoma, síndrome de Cushing, acromegalia e diabetes gestacional
Fármacos Glicocorticoides, agonistas adrenérgicos, fenitoína, betabloqueadores, clortalidona, diazóxido, pentamidina, inibidores de protease, antipsicóticos atípicos (aripiprazol, clozapina, olanzapina, quetiapina e risperidona), inibidores do SGLT-2 (dapagliflozina, canagliflozina e empagliflozina) etc.
Substâncias Álcool (consumo excessivo), *ecstasy*, cocaína, maconha, cetamina etc.
Desidratação Oferta inadequada de água, uremia, diálise, diarreia, sauna etc.
Outros Ingestão excessiva de refrigerantes ou líquidos contendo açúcar

Patogênese

A patogênese da CAD e do EHH, apesar de intensamente estudada, ainda apresenta muitos aspectos que não foram elucidados. Os defeitos subjacentes na CAD e no EHH são: (1) deficiência absoluta ou relativa de insulina na CAD ou ação ineficaz da insulina no EHH; (2) níveis elevados de hormônios contrarreguladores (glucagon, catecolaminas, cortisol e hormônio de crescimento [GH]), o que resulta em aumento da produção hepática de glicose e diminuição da utilização de glicose nos tecidos periféricos; e (3) desidratação e anormalidades eletrolíticas, principalmente em virtude da diurese osmótica causada por glicosúria.[4,19] Para efeito didático, o processo está resumido na Figura 70.1.

Cetoacidose diabética

A CAD se caracteriza por hiperglicêmica associada à produção excessiva de corpos cetônicos, os quais incluem acetoacetato (AA),

Quadro 70.2 Fatores precipitantes da cetoacidose diabética em estudos de diversos países.

Fator precipitante	Austrália	Brasil	China	Indonésia	Coreia	Nigéria	Espanha	Síria	Taiwan	EUA
DM sem diagnóstico prévio (%)	5,7	12,2	NR	3,3	NR	NR	12,8	NR	18,2	17,2 a 23,8
Infecção (%)	28,6	25,0	39,2	58,3	25,3	32,5	33,2	47,8	31,7	14,0 a 16,0
Baixa adesão ao tratamento (%)	40,0	39,0	24,0	13,3	32,7	27,5	30,7	23,5	27,7	41,0 a 59,6
Outras causas (%)	25,7	15,0	10,9	17,1	11,2	4,8	23,3	7,8	6,2	9,7 a 18,0
Desconhecido (%)	NR	18,8	25,0	8,0	30,8	34,6	NR	20,9	16,2	3,0 a 4,2

NR: não relatado. (Adaptado de Fayfman et al., 2017.[1])

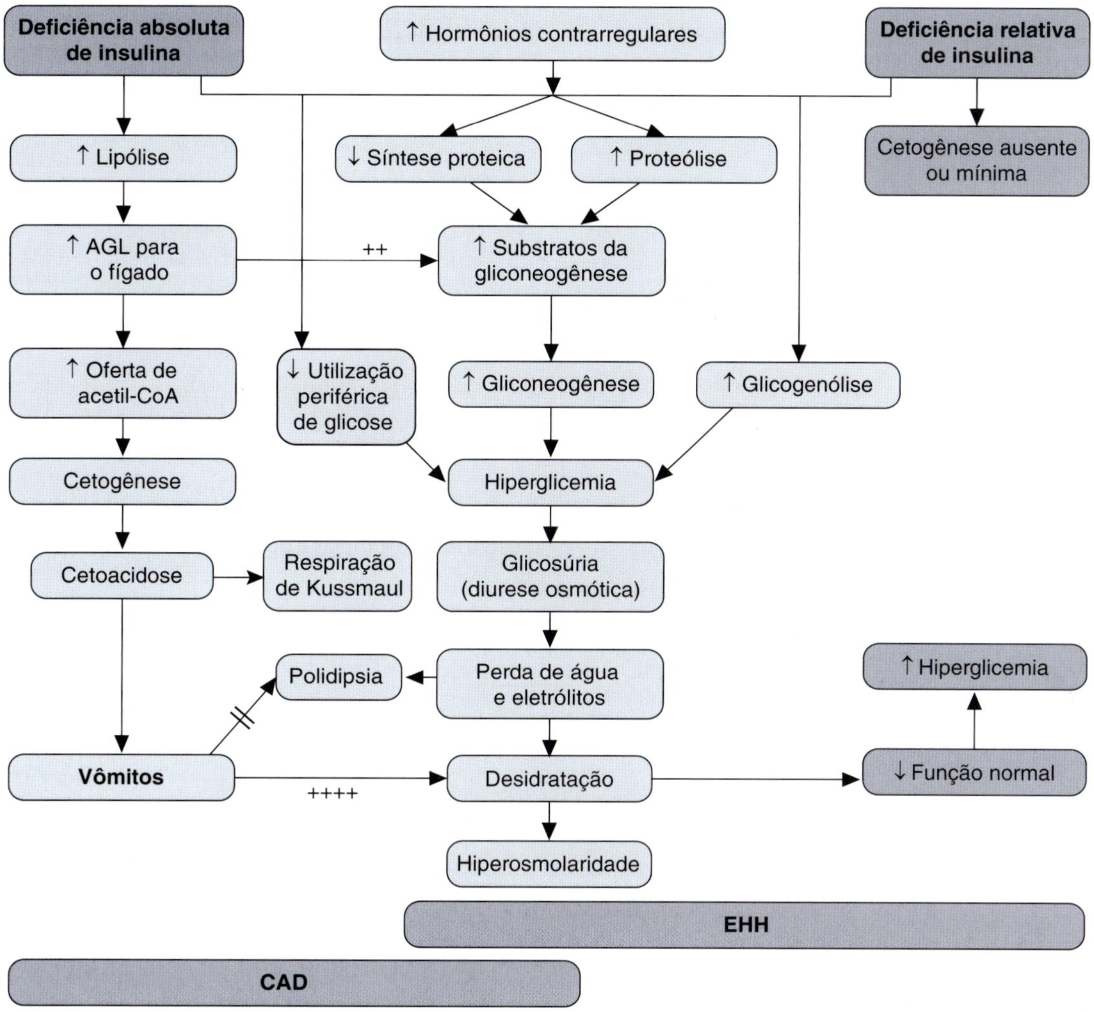

Figura 70.1 Patogênese da cetoacidose diabética (CAD) e do estado hiperglicêmico hiperosmolar (EHH). ↑: aumento; ↓: diminuição, AGL: ácidos graxos livres; acetil-CoA: acetilcoenzima A. (Adaptada de Kitabchi et al., 2009.[8])

β-hidroxibutirato (BHB) e acetona.[19] O AA é o corpo cetônico central e dele derivam os demais. O BHB é formado a partir da redução do AA nas mitocôndrias. A acetona, por sua vez, é gerada pela descarboxilação espontânea do AA. Seu interesse clínico deriva principalmente do fato de causar hálito com odor frutado (hálito cetônico), pelo qual a cetose pode ser identificada.[19] A tríade bioquímica característica da CAD é hiperglicemia, cetonemia e acidose metabólica com hiato aniônico (*anion gap*) alto.[1-3]

Hiperglicemia

A hiperglicemia na CAD é o resultado de três eventos: (1) aumento da gliconeogênese; (2) glicogenólise aumentada; e (3) menor utilização da glicose por fígado, músculos e adipócitos.[4] Insulinopenia e elevação dos níveis de cortisol também levam a diminuição da síntese de proteínas e proteólise elevada com aumento da produção de aminoácidos (alanina e glutamina), os quais, juntamente com os ácidos graxos livres (AGL) liberados dos adipócitos, servem de substrato para a gliconeogênese.[4,43-45] O aumento dos níveis de glucagon, catecolaminas e cortisol, associado à insulinopenia, estimula as enzimas gliconeogênicas, especialmente a fosfoenolpiruvato carboxiquinase (PEPCK).[4,46] A redução da taxa de filtração glomerular pela desidratação contribui para agravar a hiperglicemia (ver Figuras 70.1 e 70.2).[2,4]

A combinação de insulinopenia e excesso de catecolaminas propicia aumento do catabolismo do tecido adiposo (lipólise) com produção excessiva de AGL e glicerol, os quais, no fígado, serão oxidados em corpos cetônicos, um processo predominantemente estimulado pelo glucagon.[4] Concentrações aumentadas de glucagon reduzem os níveis hepáticos de malonil coenzima A, a primeira enzima limitadora da síntese *de novo* de ácidos graxos. Níveis reduzidos de malonil-CoA estimulam cetogênese via carnitina palmitoiltransferase 1 (CPT1-L), isoforma hepática, que promove oxidação de AGL a corpos cetônicos.[47] Assim, a produção de corpos cetônicos é acelerada como resultado do aumento da atividade da acil-CoA graxa e da CPT1-L.[47,48] Além disso, na CAD, estão diminuídos o metabolismo e a depuração dos corpos cetônicos. Estes últimos são ácidos fortes, e sua produção excessiva causa hipercetonemia e acidose metabólica. O aumento da pressão parcial de dióxido de carbono (Pa_{CO_2}) estimula os centros respiratórios, provocando uma respiração rápida e profunda – *respiração de Kussmaul* (ver Figura 70.2).[2] Tanto a hiperglicemia quanto os altos níveis de corpos cetônicos causam diurese osmótica, o que leva à hipovolemia e à diminuição da taxa de filtração glomerular, a qual agrava ainda mais a hiperglicemia.[46]

Acidose metabólica

A CAD tipicamente se caracteriza por acidose metabólica com *anion gap* elevado, a qual resulta do acúmulo de corpos cetônicos.[4,8,40]

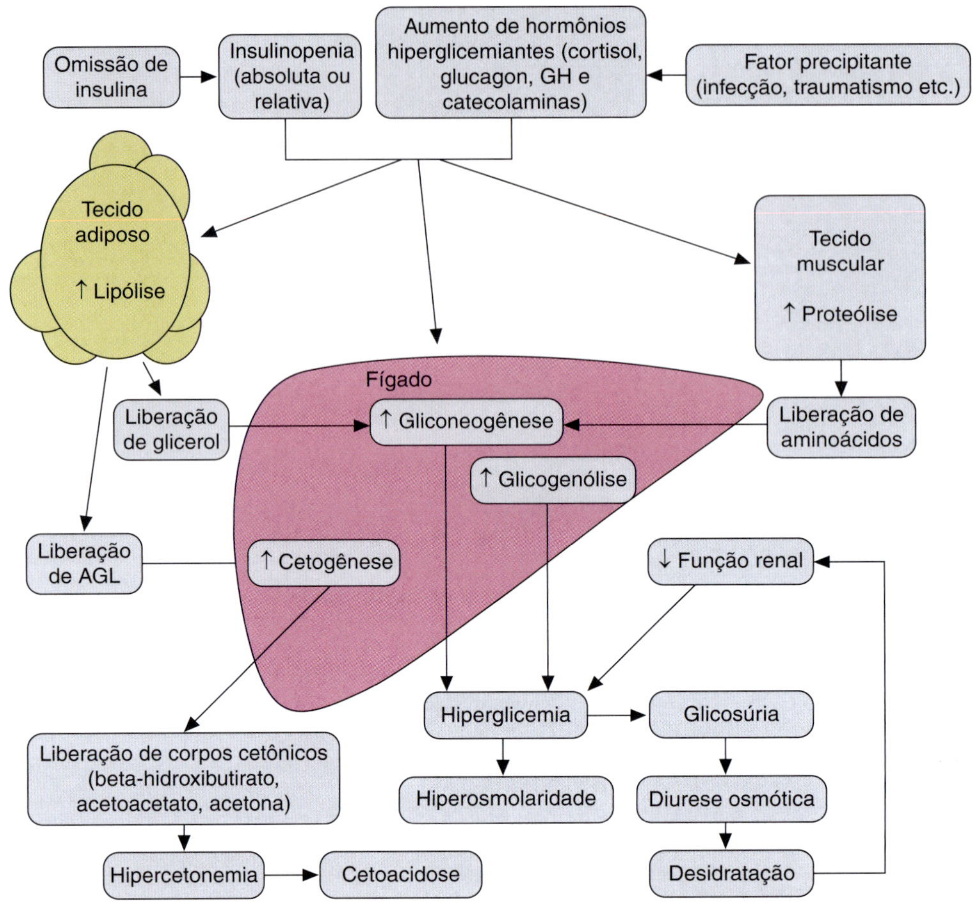

Figura 70.2 Patogênese da cetoacidose diabética. GH: hormônio do crescimento; AGL: ácidos graxos livres. (Adaptada de Umpierrez e Korytkowski, 2016;[2] Maletkovic e Drexler, 2013;[3] Kitabchi e Nyenwe, 2006.[19])

Estado hiperglicêmico hiperosmolar

Sabe-se menos sobre a patogênese do EHH do que sobre a da CAD. Aparentemente, os níveis circulantes de insulina são suficientes para prevenir a lipólise e, consequentemente, a cetogênese, mas inadequados para propiciar a utilização de glicose.[12,13] A quantidade de insulina necessária para suprimir a lipólise é um décimo menor do que a requerida para estimular a utilização periférica de glicose.[46] Os pacientes com EHH são também deficientes em insulina. Contudo, eles apresentam concentrações mais elevadas de insulina (demonstrado pelos níveis basais e estimulados do peptídeo C) do que pacientes com CAD. Além disso, nos pacientes com EHH, são menores as concentrações séricas dos AGL e dos hormônios contrarregulatórios (cortisol, GH e glucagon).[14,15,49] O início mais lento do EHH (vários dias), em comparação ao da CAD (< 1 a 2 dias) resulta em manifestações mais graves de hiperglicemia, desidratação e hiperosmolalidade plasmática, as quais se correlacionam com níveis de consciência alterados.[2,6,49]

Diagnóstico

Aspectos clínicos

A CAD evolui rapidamente dentro de poucas horas ou poucos dias após o(s) evento(s) precipitante(s).[3,4] A maioria dos pacientes relata aumento progressivo e relativamente rápido dos sinais de descompensação do DM (principalmente poliúria e polidipsia) nas últimas 24 horas. Dor abdominal, náuseas e vômitos estão presentes em 40 a 75% dos casos.[1,2] Ao exame físico, são comuns sinais de desidratação, tais como mucosa bucal seca, olhos fundos, turgor da pele diminuído, taquicardia, hipotensão e, nos casos mais graves, choque. Respiração de Kussmaul (em casos de acidose metabólica grave), hálito cetônico (semelhante ao aroma do removedor de esmaltes) e dor à palpação abdominal são achados adicionais.[3-5,50] Hematêmese pode ocorrer em até 25% dos pacientes, em virtude de gastrite.[5]

A dor abdominal na CAD pode simular abdome agudo em 50 a 75% dos casos. Não há correlação da dor com a intensidade da hiperglicemia ou da desidratação, mas, sim, com a gravidade da acidose metabólica (pouco frequente com bicarbonato sérico > 15 mmol/ℓ).[1,4,51] Na série de Umpierrez e Freire,[51] dor abdominal estava presente em 86% dos pacientes com bicarbonato sérico < 5 mmol/ℓ, em 66% quando entre 5 e 10 mmol/ℓ, em 36% quando entre 10 e 14,9 mmol/ℓ e em 13% quando entre 15 e 18 mmol/ℓ.

A despeito da presença de infecção, os pacientes com CAD podem se mostrar eutérmicos ou até mesmo com leve hipotermia. Esse achado resultaria da vasodilatação periférica que acompanha a acidose metabólica.[5] Na CAD, o nível de consciência varia de estado de alerta pleno a coma profundo.[4,25,40] Ainda é controversa a causa do estado comatoso, com alguns estudos indicando como fator primordial a hiperosmolalidade plasmática[52] e outros, a acidose metabólica.[53] Mais recentemente, uma análise retrospectiva de cerca de 200 pacientes com CAD revelou ser a acidose metabólica o fator determinante principal, porém a hiperosmolalidade plasmática teve um papel sinergístico para precipitar depressão do sensório em casos de acidose grave.[54]

Diferentemente do que ocorre na CAD, o EHH tem desenvolvimento insidioso e se manifesta dias a semanas após o(s) eventos(s) precipitantes.[3,5,12] Neste período, são frequentes manifestações de descompensação do DM e distúrbios do sensório. Taquipneia apenas se faz presente diante de concomitante CAD ou acidose láctica. A desidratação geralmente é mais intensa no EHH, devido ao maior déficit de líquidos (8 a 10 *versus* 3 a 6 ℓ).[8,12,13]

No Quadro 70.3 estão comparadas as principais características clínicas e laboratoriais de CAD e de EHH.

Aspectos laboratoriais

Os critérios de diagnóstico para a CAD e o EHH propostos pela American Diabetes Association (ADA) em 2009 são apresentados no Quadro 70.4. De acordo com eles, a CAD se caracteriza por glicemia > 250 mg/dℓ, cetonemia e acidose metabólica (pH < 7,3 e bicarbonato < 18 mEq/ℓ).[8] Contudo, até 7% das pessoas com CAD se apresentam com glicemia < 200/dℓ, caracterizando a chamada *cetoacidose diabética euglicêmica* (eu-CAD).[26-28,55] Após o uso crescente dos inibidores do SGLT-2 para o tratamento do DM2, a quantidade de casos de eu-CAD tem aumentado consideravelmente (causa mais frequente).[56] Outras condições associadas à eu-CAD incluem gravidez, ingestão calórica diminuída, consumo excessivo de álcool, uso de insulina antes da internação, uso abusivo de cocaína, pancreatite, sepse e doença hepática grave.[55] Em cerca de um terço dos casos induzidos pela sotagliflozina, os níveis de glicemia ao diagnóstico estavam < 250 ng/mℓ.[55] Por isso, recentemente, foi proposto por diversas sociedades médicas (American Association of Clinical Endocrinologists [AACE]/American College of Endocrinology [ACE], ADA, Endocrine Society e Pediatric Endocrine Society, entre outras), em um documento conjunto de consenso, uma nova definição de CAD que não inclui o valor da glicemia mas, sim, concentrações de cetonas na urina ou no soro acima do limite superior da normalidade, associadas a níveis de bicarbonato < 15 mmol/ℓ ou um pH < 7,3 (Quadro 70.5).[57]

A osmolalidade plasmática (P_{Osm}) efetiva na CAD é variável, mas geralmente < 320 mOsm/kg. A gravidade da CAD é classificada como leve, moderada ou grave, com base na intensidade da acidose metabólica (pH do sangue, bicarbonato e cetonas) e alteração do *status* mental (ver Quadro 70.4).[4,15]

Os critérios de diagnóstico para EHH tipicamente incluem glicemia acima de 600 mg/dℓ, pH sanguíneo > 7,3, bicarbonato > 18 mEq/ℓ e P_{Osm} efetiva > 320 mOsm/kg, na ausência de apreciável cetonemia (ver Quadro 70.4).[1,2] No entanto, cetonemia leve pode estar presente, e sobreposição significativa entre CAD e EHH é observada em mais de um terço dos pacientes. Ademais, estima-se que acidose metabólica possa ser encontrada em 20 a 30% dos pacientes com EHH devido à coexistência de CAD ou acidose láctica.[2-4,44]

Quadro 70.3 Diferenciação entre estado hiperglicêmico hiperosmolar (EHH) e cetoacidose diabética (CAD).

Quadro clínico	EHH	CAD
Geral		
Desidratação	Desidratação mais importante	Menos desidratados
Coma	Em cerca de 50%	Em cerca de 50%
Hiperventilação	Ausente	Presente
Idade mais frequente	> 40 anos	< 40 anos
Tipo usual de diabetes	Tipo 2	Tipo 1
Diagnóstico prévio de diabetes	Em cerca de 50%	Em 33 a 85%
Pródromos	Vários dias	Menos de 1 dia
Sintomas e sinais neurológicos	Muito comuns	Raros
Doença renal ou cardiovascular associada	85%	15%
Achados laboratoriais		
Glicemia (mg/dℓ)	600 a 2.400*	250 a 800
Cetonúria	≤ 1+	≥ 3+
Na^+ sérico	Normal, alto ou baixo	Em geral baixo
K^+ sérico	Normal ou alto	Alto, normal ou baixo
Bicarbonato	Normal	Baixo
pH sanguíneo	Normal (> 7,3)	Baixo (< 7,3)
Osmolalidade plasmática efetiva (mOsm/kg)	> 320	Variável (em geral, < 320)
Mortalidade	≥ 15%	< 5%

*Nos últimos anos, tem-se descrito um número crescente de casos de CAD euglicêmica que cursa com glicemia < 250 mg/dℓ. (Adaptado de Maletkovic e Drexler, 2013;[3] Kitabchi et al., 2009.[8])

Quadro 70.4 Cetoacidose diabética (CAD) e estado hiperglicêmico hiperosmolar (EHH): critérios de diagnóstico laboratorial e estratificação de gravidade segundo a ADA em 2009.

Parâmetros	CAD			EHH
	Leve	Moderada	Grave	
Glicemia (mg/dℓ)	> 250	> 250	> 250	> 600
pH arterial	7,25 a 7,30	7,0 a 7,24	< 7,0	> 7,3
Bicarbonato (mEq/ℓ)	15 a 18	10 a 14	< 10	> 15
Cetonúria	Positiva	Positiva	Positiva	Negativa ou leve
Cetonemia	Positiva	Positiva	Positiva	Negativa ou leve
β-hidroxibutirato sanguíneo ou urinário (mmol/ℓ)	> 3	> 3	> 3	< 3
Osmolalidade plasmática efetiva*	Normal-alta	Normal-alta	Normal-alta	Muito alta (> 320)
*Anion gap***	> 10	> 12	> 12	< 12
Status mental	Alerta	Alerta ou sonolento	Estupor ou coma	Estupor ou coma

*P_{Osm} efetiva = 2 [Na^+ medido (mEq/ℓ) + glicose (mg/dℓ)/18] (mOsm/kg). ***Anion gap* = (Na^+) – (Cl^- + HCO_3^-) [normal = 12 ± 2 mEq/ℓ]. (Fonte: Kitabchi et al., 2009.[8])

Quadro 70.5 Novos critérios diagnósticos para cetoacidose diabética e hipoglicemia propostos por documento de consenso de diversas sociedades médicas (AACE/ACE, ADA, Endocrine Society e Pediatric Endocrine Society, entre outras) em 2017.

Cetoacidose diabética
- Concentrações de cetonas na urina ou no soro acima do limite superior da normalidade + níveis de bicarbonato < 15 mmol/ℓ ou pH < 7,3

Hipoglicemia
- **Nível 1:** glicemia < 70 mg/dℓ (3,9 mmol/ℓ) e ≥ 54 mg/dℓ (3,0 mmol/ℓ)
- **Nível 2:** glicemia < 54 mg/dℓ
- **Nível 3:** alteração do *status* mental ou físico que exige a assistência de outra pessoa para recuperação

Adaptado de Agiostratidou et al., 2017.[57]

Quadro 70.6 Perda média de água e eletrólitos na cetoacidose diabética (CAD) e no estado hiperglicêmico hiperosmolar (EHH).

Déficit	CAD	EHH
Água total (ℓ)	6	9
Água (mℓ/kg)	100	100 a 200
Sódio (mEq/kg)	7 a 10	5 a 13
Cloro (mEq/kg)	3 a 5	5 a 15
Potássio (mEq/kg)	3 a 5	4 a 6
Fosfato (mmol/kg)	5 a 7	3 a 7
Magnésio (mEq/kg)	1 a 2	1 a 2
Cálcio (mEq/kg)	1 a 2	1 a 2

Adaptado da Kitabchi e Nyenwe, 2006;[19] Kitabchi et al., 2001.[46]

Quadro 70.7 Armadilhas no diagnóstico da cetoacidose diabética (CAD) e do estado hiperglicêmico hiperosmolar (EHH).

- Na CAD, leucocitose com desvio à esquerda, na ausência de infecção. Leucócitos > 25.000/mm³ indicam processo infeccioso associado
- Se o laboratório ainda usar métodos colorimétricos, a interferência dos corpos cetônicos pode elevar falsamente os níveis de creatinina
- Pacientes na fase inicial de CAD ou de EHH, se apresentarem hipercalemia acentuada, podem ter elevação do segmento ST-T, sugerindo infarto agudo do miocárdio
- Métodos que usam o nitroprussiato para a dosagem da cetonemia ou da cetonúria não mensuram o beta-hidroxibutirato (BHB). Como o BHB é convertido a acetoacetato (AA) durante o tratamento, os testes podem sugerir erroneamente a piora do quadro de acidose. Por isso, o mais recomendado é dosar o BHB no sangue ou na urina ao diagnóstico e no seguimento do tratamento
- Os métodos do nitroprussiato usados tanto para cetonemia quanto para cetonúria podem apresentar resultados falso-positivos se o paciente usar algum medicamento que contenha grupo sulfidrila, como, por exemplo, o captopril
- Elevação de amilase e lipase ocorre na ausência de pancreatite; aumento transitório de alanina aminotransferases também é frequente

Adaptado de Kitabchi et al., 2009.[8]

No Quadro 70.6, é apresentada a perda média de água e eletrólitos na CAD e no EHH. É imprescindível que se leve em conta a magnitude dessas perdas ao se programar o tratamento.[6,44]

Dosagem dos corpos cetônicos

A maioria dos testes laboratoriais para corpos cetônicos usa a reação dos mesmos com o nitroprussiato (p. ex., Ketostix®), que fornece uma estimativa semiquantitativa dos níveis de AA e acetona na urina; porém, ele não reconhece o BHB, principal produto metabólico na CAD (75% do total de cetonas formadas).[46,58,59] Uma vez que BHB é convertido em AA durante o tratamento, a pesquisa urinária de corpos cetônicos pode apresentar valores elevados, erroneamente sugerindo que a cetonemia esteja se agravando.[2,46] Além disso, fármacos que têm grupos sulfidrila (sobretudo captopril) podem interagir com o reagente na reação do nitroprussiato, conferindo um resultado falso-positivo (Quadro 70.7).[60] Por isso, o acompanhamento com medição de cetonas urinárias durante o tratamento pelo método nitroprussiato não é recomendado. Glicosímetros mais recentes (p. ex., FreeStyle Optium Neo®) têm também a capacidade de medir o BHB no sangue capilar com boa acurácia. Níveis de BHB no sangue < 0,6 mmol/ℓ são considerados normais, enquanto valores > 1 mmol/ℓ representam cetonemia e níveis > 3 mmol/ℓ indicam CAD.[58] Assim, sempre que possível, é recomendada a dosagem no BHB no sangue para diagnóstico e tratamento de CAD.[2,4]

Anormalidades hematológicas e bioquímicas

Hemograma

Na CAD, costuma-se encontrar leucocitose com desvio à esquerda, mesmo quando não há infecção. Habitualmente, a contagem de leucócitos varia de 10.000 a 15.000/mm³.[8,46] Esse achado parece ser causado por aumento dos níveis circulantes de catecolaminas, cortisol e citocinas pró-inflamatórias, como, por exemplo, o fator de necrose tumoral alfa (TNF-α).[4] Contudo, valores > 25.000 leucócitos/mm³ sugerem infecção associada possivelmente desencadeando o quadro.[61,62] Na série vermelha, normalmente se espera aumento do hematócrito em decorrência de desidratação.[46]

Ionograma

Potássio. Pacientes com CAD e EHH têm déficit no potássio corporal total em torno de 3 a 5 mmol/kg.[46] Apesar desse déficit, o nível do potássio sérico medido na admissão hospitalar está frequentemente dentro da faixa normal ou até mesmo elevado. Isso se deve à saída do íon intracelular para o compartimento extracelular, determinada por deficiência de insulina, hipertonicidade e acidose.[2-4]

Sódio. Os níveis de sódio geralmente estão normais ou baixos. Níveis altos sugerem grau maior de desidratação. Uma glicemia muito elevada pode falsear o resultado da natremia para baixo.[63] Atualmente, é aceito que a melhor forma de se calcular o sódio real ou corrigido é adicionar 2,4 mmol/ℓ para cada 100 mg/dℓ de glicemia acima da concentração sérica de glicose de 100 mg/dℓ.[4,63] Se o nível do sódio corrigido ainda estiver muito baixo, deve-se suspeitar da concomitância de hipertrigliceridemia acentuada, que é frequente na CAD e no EHH.[46,64] Pseudonormoglicemia e pseudo-hiponatremia podem ser observadas em pacientes com CAD e quilomicronemia grave.[4,46]

***Anion gap*.** O *anion gap* ou hiato aniônico tipicamente está aumentado na CAD (> 12 nos casos moderados ou graves). Ele é calculado subtraindo-se da concentração de sódio a soma entre cloro e bicarbonato (Quadro 70.8).[8,46]

Ureia e creatinina

Tanto a ureia quanto a creatinina podem estar elevadas devido à desidratação. Falsa elevação da creatinina, se dosada por métodos colorimétricos, pode ser observada em função da interferência dos corpos cetônicos.[20,64]

Quadro 70.8 Fórmulas úteis para auxiliar o tratamento da cetoacidose diabética (CAD) e do estado hiperglicêmico hiperosmolar (EHH).

***Anion gap* (AG)** $AG = Na - (Cl + HCO_3)$ *(VR: 12 ± 2)*
Osmolalidade plasmática (P_{Osm}) $P_{Osm} = 2\,(Na) + glicemia/18 + ureia/2{,}8$ *(VR: 290 ± 5)*
Osmolalidade plasmática efetiva (PE_{Osm}) $PE_{Osm} = 2\,(Na) + glicemia/18$ *(VR: 280 ± 5)*
Reposição de bicarbonato (HCO_3) de sódio Dose (mEq) = (15 – HCO_3 encontrado) × 0,3 × peso

VR: valor de referência.

Osmolalidade plasmática

Na CAD, o valor a P_{Osm} é variável, enquanto no EHH ela sempre excede 320 mOsm/kg (VR = 290 ± 5). Deve-se dar preferência à medida da P_{Osm} efetiva que, diferentemente da P_{Osm} total, não inclui a ureia na sua fórmula (ver Quadro 70.8).[4,46]

Enzimas pancreáticas e hepáticas

Hiperamilasemia, a qual se correlaciona com o pH e a P_{Osm}, e elevação da lipase (correlacionada apenas com a P_{Osm}) são observadas em 16 a 25% dos pacientes com CAD.[65] A origem da amilase nesses casos é geralmente de tecido não pancreático, tal como as parótidas.[4] Elevação discreta de aminotransferases (transaminases) também é comum na CAD (ver Quadro 70.8).[20,46]

Diagnóstico diferencial

Em algumas condições, é possível observar alterações metabólicas semelhantes às de CAD e EHH (Quadro 70.9). Pacientes em períodos de jejum prolongado ou em dietas sem carboidratos apresentam cetose, embora raramente com hipoglicemia. No caso de cetoacidose alcoólica (CAA), os níveis de corpos cetônicos são muito altos. No entanto, o aumento se faz à custa do BHB, que apresenta uma relação 7:1 com o AA, diferentemente da relação média de 3:1 na CAD.[4,20,46] Contudo, relação tão alta quanto 10:1 pode ser vista na CAD.[20,66,67] A CAD deve também ser distinguida de outras causas de acidose com aumento importante do *anion gap*, incluindo acidose láctica, insuficiência renal crônica avançada e ingestão de medicamentos como salicilatos, metanol, etilenoglicol e álcool isopropílico (ver Quadro 70.9).[4,20,46]

Tratamento

Os objetivos principais no tratamento de CAD e EHH são:

- Restauração do volume circulatório e perfusão tecidual
- Redução gradual da glicemia e da P_{Osm}
- Correção do desequilíbrio de eletrólitos e, na CAD, redução da cetose
- Identificação e pronto tratamento do fator desencadeante, quando possível.[1,4]

Para alcançar tais objetivos, diferentes protocolos têm sido propostos. Neste capítulo, adotaremos o protocolo recomendado pela ADA.[1,2]

No caso de CAD leve, o tratamento pode ser feito na unidade intermediária. Nos casos de CAD moderada e grave, bem como nos de EHH, é recomendado o tratamento em unidade de terapia intensiva.

As metas metabólicas do tratamento da CAD são:

- Reduzir a cetonemia na taxa de 0,5 mmol/ℓ/hora
- Aumentar o bicarbonato sérico em 3,0 mmol/ℓ/hora
- Diminuir a glicemia em 50 a 75 mg/dℓ/hora
- Manter o potássio sérico entre 4,0 e 5,0 mmol/ℓ.[3,5]

Reposição de líquidos

A reposição de líquidos (RL) é o primeiro passo crítico no manuseio da CAD e do EHH.[1] O déficit hídrico (DH) estimado é de cerca de 100 mℓ/kg em pacientes com CAD e 100 a 200 mℓ/kg em pacientes com EHH.[2,46] O DH é estimado da seguinte forma: DH = (0,6) × (peso corporal em kg) × (1–[sódio corrigido/140]).[46] A RL restaura o volume intravascular e a perfusão renal, além de reduzir os níveis dos hormônios contrarreguladores e a hiperglicemia. Solução salina ou fisiológica (SF) isotônica (a 0,9%) é infundida a uma taxa de 500 a 1.000 mℓ/hora durante as primeiras 2 a 4 horas, seguida pela infusão de 250 a 500 mℓ/hora de SF a 0,9% (se o sódio sérico estiver baixo) ou 0,45% (se o sódio sérico estiver normal ou elevado) (Figura 70.3).[2,4,8] Quando a glicemia estiver entre 200 e 250 mg/dℓ na CAD e entre 250 e 300 mg/dℓ no EHH, muda-se a RL para solução glicosada (SG) a 5% e SF 0,45% (ver Figura 70.3), com o intuito de minimizar o risco de queda muito rápida da glicemia, o que poderia favorecer o surgimento de hipoglicemia e edema cerebral, bem como agravamento da cetoacidose.[2,4,46]

Insulinoterapia

O pilar do tratamento da CAD e do EHH é o uso da insulina em doses baixas, o qual, além de possibilitar redução contínua e lenta da glicemia, suprime a lipólise, a neoglicogênese e a cetogênese.[6,18,46] No passado, usavam-se doses elevadas (até 100 U/hora) que implicavam risco aumentado de hipoglicemia, hipocalemia e edema cerebral.[5] Estudos randomizados controlados em pacientes com CAD têm mostrado que a insulinoterapia é eficaz, independentemente da via de administração.[2,46] No entanto, a infusão intravenosa é a opção de escolha.[1-3,8]

Quadro 70.9 Diagnóstico diferencial da cetoacidose diabética (CAD) e do estado hiperglicêmico hiperosmolar (EHH) com outras causas de acidose metabólica e coma.

	CAD	EHH	Coma hipoglicêmico	Inanição, jejum prolongado ou dieta cetogênica	Acidose láctica	Acidose urêmica	Cetose alcoólica	Intoxicação por salicilatos	Intoxicação por metanol ou etilenoglicol	Rabdomiólise
pH	↓	N	N	N	↓	↘	↓ ou ↑↑	↓	↓	↓ a ↓↓
Glicemia	↑	↑↑	↓↓	N	N	N	N ou ↓	N ou ↓	N	N
Glicosúria	+++	+++	N	N	N	N	N	N	N	N
Cetonemia	↑↑	N ou ↗	N ou ↗	N ou ↗	N	N	↗ a ↗↗	N	N	N
Anion gap	↑	N	N	N ou ↗	↑↑	↗	↑	↑	↑	↑↑
Osmolalidade		> 320	N	N	N	↓ ou ↑	N	N	↑↑	N ou ↗
Ácido úrico	↑	N	N	↗	N	N	N	N	N	
Miscelânea	–	–	–	–	Lactato > 7 mmol/ℓ	Ureia > 200 mg/dℓ	Níveis séricos de etanol (+)	Níveis séricos de salicilato (+)	Níveis séricos de metanol ou etilenoglicol (+)	Mioglobinúria, hemoglobinúria

N: normal ou negativo; ↑: aumento; ↓: diminuição; ↑↑: aumento significativo; ↓↓: diminuição significativa; ↘: diminuição discreta; ↗: aumento discreto; ↗↗: aumento moderado. (Adaptado de Kitabchi et al., 2001.[46])

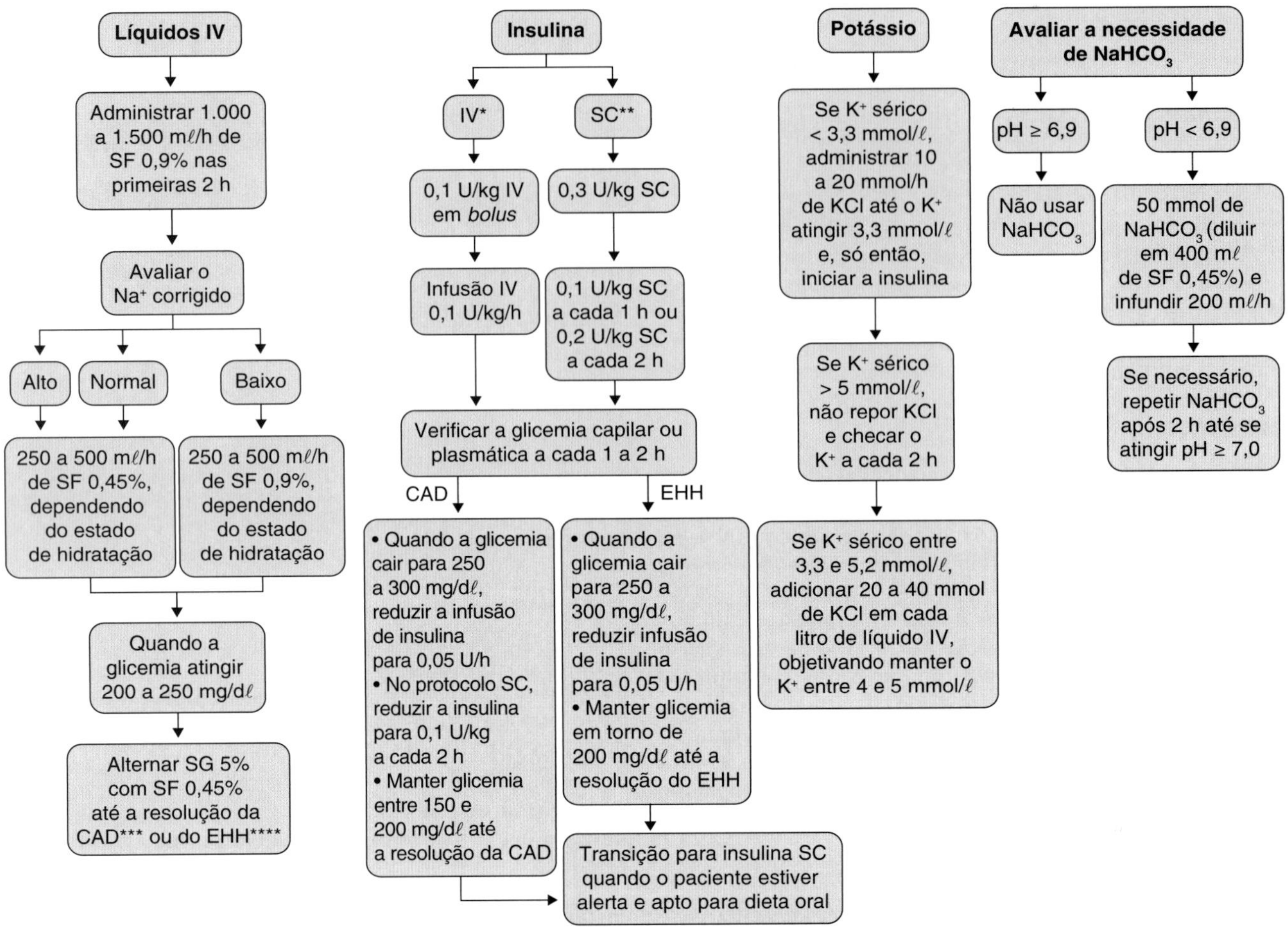

Figura 70.3 Protocolo para tratamento de pacientes adultos com cetoacidose diabética (CAD) e estado hiperosmolar hiperglicêmico (EHH) recomendado pela American Diabetes Association (ADA). *Insulina Regular. **Insulinas Lispro ou Asparte. ***Resolução da CAD: glicemia < 250 mg/dℓ, bicarbonato > 18 mmol/ℓ e pH arterial ou venoso > 7,3. ****Resolução do EHH: P_{Osm} < 320 mOsm/kg e normalização do nível de consciência. IV: via intravenosa; SC: via subcutânea; SF: solução fisiológica ou salina; SG: solução glicosada. $NaHCO_3$: bicarbonato de sódio. (Adaptada de Umpierrez e Korytkowski, 2016.[2])

Como administrar

Para a maioria dos especialistas, o tratamento ideal é a administração de insulina regular (IR) por infusão intravenosa (IV) na dose de 0,1 U/kg/hora, com medição da glicemia capilar ou plasmática a cada 1 a 2 horas.[1,2,68] Na maioria dos protocolos, a infusão de insulina é precedida em adultos pela injeção IV de um *bolus* de IR na dose de 0,1 U/kg. Contudo, um estudo randomizado mostrou que pacientes que recebem a infusão de IR na dose de 0,14 U/kg/hora não precisariam do *bolus* inicial de IR.[69] Nas duas situações, se não houver uma resposta adequada após a primeira hora de tratamento (redução na glicemia de 50 a 75 mg/dℓ ou de, pelo menos, 10%), um *bolus* IV de IR (0,14 U/kg) deve ser administrado, com manutenção da infusão na dose prévia.[2,4,69] Essa dose posteriormente deve ser ajustada, se necessário. Quando a glicemia cair abaixo de 200 a 250 mg/dℓ na CAD ou 200 a 300 mg/dℓ no EHH, a infusão de insulina deve ser reduzida para 0,02 a 0,5 U/kg/hora, visando manter a glicemia entre 150 e 200 mg/dℓ na CAD e entre 250 e 300 mg/dℓ no EHH, até a resolução dos quadros (ver Figura 70.3).[1,2,8]

Para os casos de CAD leve a moderada não complicada, é possível utilizar análogos insulínicos de ação ultrarrápida (Lispro ou Asparte) por via subcutânea (SC).[2,4] Dois esquemas foram inicialmente testados:

- Dose inicial de 0,3 U/kg, seguida de 0,1 U/kg a cada 1 hora
- Dose inicial de 0,3 U/kg, seguida de 0,2 U/kg 1 hora depois e, subsequentemente, 0,2 U/kg a cada 2 horas.

Nas duas opções, quando a glicemia cair abaixo de 250 mg/dℓ, o análogo, com a dose reduzida em 50%, é administrado a cada 2 horas até a resolução da CAD.[70,71] Este esquema terapêutico alternativo não deve ser administrado em pacientes com hipotensão, CAD grave ou EHH.[1,4]

Em casos de cetoacidose euglicêmica, paralelamente à infusão IV de insulina, deve-se infundir glicose a 10%, já que, em muitos casos, a glicemia está normal ou apenas levemente aumentada.[55]

Quando administrar

A insulinoterapia deve ser introduzida precocemente, exceto quando o potássio estiver < 3,3 mEq/ℓ (ver Figura 70.3), visto que ela pode agravar a hipocalemia por aumentar o fluxo intracelular de K^+.[4,7] Nesses casos, devemos inicialmente hidratar o paciente, instituir a reposição de potássio e aguardar que alcance valores ≥ 3,3 mEq/ℓ para iniciar a insulinização, como forma de evitar arritmias potencialmente fatais e fraqueza dos músculos respiratórios.[2,4,19,20]

Quando suspender a insulina intravenosa

A troca para a insulina subcutânea (SC) deve ser realizada em pacientes aptos para receber alimentação oral após a resolução da CAD ou do EHH.[2,4] Segundo os critérios da ADA,[8] a resolução de cetoacidose inclui glicemia < 200 mg/dℓ e dois dos seguintes achados: bicarbonato sérico ≥ 15 mEq/ℓ, pH venoso > 7,3 e *anion gap* ≤ 12 mEq/ℓ. A resolução do EHH requer P_{Osm} < 320 mOsm/kg e normalização do nível de consciência.[8]

A infusão IV de insulina deve ser continuada por 2 horas após a administração da insulina SC para manter níveis adequados de insulina no plasma. A descontinuação imediata da insulina IV pode levar à hiperglicemia ou à recorrência de CAD. Se o paciente não puder se alimentar, é preferível continuar a infusão de insulina e a RL (SF 0,45% e SG 5%) IV.[2,4]

Quando da introdução da insulina SC, se o paciente não tiver diagnóstico prévio de DM, diversos esquemas podem ser adotados como, por exemplo, insulinas Glargina ou Degludeca (1 vez/dia), juntamente com as insulinas Glulisina, Asparte ou Lispro, antes das refeições. Pacientes já sabidamente diabéticos deverão retornar às doses anteriores ou a doses modificadas, se necessário, em casos de DM1. Nos pacientes com DM2, a reintrodução do esquema anti-hiperglicemiante, com ou sem a manutenção da insulinoterapia, deve ser individualizada.[8,26]

Reposição de potássio

A despeito do déficit corporal de potássio (3 a 6 mmol/kg) em pacientes com CAD ou EHH,[2,20] o potássio sérico (sK^+), na maioria das vezes, está normal ou até mesmo elevado, devido, sobretudo, à acidose metabólica.[46] O tratamento da CAD e do EHH habitualmente faz baixar o sK^+, tanto pela hidratação (hemodiluição) quanto pela entrada de potássio nas células (ação direta da insulina e diminuição da acidose).[2-4]

Se o paciente apresentar calemia > 5,2 mEq/ℓ, não se deve infundir cloreto de potássio (KCl) inicialmente. Quando o sK^+ cai para menos de 5,3 mEq/ℓ e há diurese, deve-se acrescentar 20 a 30 mEq de KCl em cada litro da solução de hidratação, titulando a concentração de modo a manter o sK^+ entre 4 e 5 mEq/ℓ (Quadro 70.10). Doses menores de KCl se fazem necessárias em pacientes com insuficiência renal aguda ou crônica.[2,4]

Raramente, pacientes com CAD podem se apresentar com hipocalemia acentuada ($sK^+ \leq 3,3$ mEq/ℓ) no início do quadro. Nessa situação, deve-se postergar a introdução da insulina e fazer uma reposição mais generosa de potássio (10 a 20 mEq/hora) até se alcançar o alvo ($sK^+ > 3,3$ mEq/ℓ).[4,46] O uso do fosfato de potássio não apresenta vantagens sobre o KCl e pode provocar hipocalcemia (ver Figura 70.3).[20,46]

Reposição de bicarbonato

A administração de bicarbonato de sódio ($NaHCO_3$) na CAD é controversa e deve ser restrita a pouquíssimos casos.[2,4] Estudos prospectivos randomizados não demonstraram benefícios da administração de $NaHCO_3$ em pacientes com CAD e pH ≥ 6,9.[72,73] Ademais, essa terapia está associada a alguns efeitos adversos, tais como alcalose metabólica, hipocalemia, agravamento da anoxia tecidual, redução mais lenta da cetonemia, aumento no risco de edema cerebral (principalmente em crianças) e acidose paradoxal do liquor.[74]

Considerando os efeitos adversos da acidose metabólica grave, como contratilidade miocárdica prejudicada, a maioria dos especialistas advoga que os pacientes adultos com pH < 6,9 devem receber 50 mmol de $NaHCO_3$ em 400 mℓ de água estéril com 20 mEq KCl, solução a ser administrada em um ritmo de 200 mℓ/hora por 2 horas até o pH venoso se tornar > 7,0. O pH venoso deve ser avaliado a cada 2 horas até que suba para 7,0; o tratamento pode ser repetido a cada 2 horas, se necessário (ver Figura 70.3).[2,5,8]

Quadro 70.10 Administração de potássio (K^+) em adultos com cetoacidose diabética (CAD) de acordo com o K^+ sérico inicial.

Potássio sérico	Conduta
< 3,3 mEq/ℓ	Administrar 40 mEq de K^+ por hora, até $K^+ \geq 3,3$ mEq/ℓ
≥ 3,3 e ≤ 5,0 mEq/ℓ	Adicionar 20 a 30 mEq de K^+ em cada litro de SF para manter K^+ em 4 a 5 mEq/ℓ
> 5,2 mEq/ℓ	Não administrar K^+, mas checá-lo de a cada 2 h

K^+: potássio; SF: solução fisiológica. (Adaptado de Gosmanov et al., 2021;[4] Kitabchi e Nyenwe, 2006.[19])

Reposição de fosfato

Na CAD e no EHH, ocorre depleção do fosfato intracelular, como resultado de sua perda por conta da diurese osmótica.[20,46] No entanto, a reposição rotineira de fosfato não oferece benefícios clínicos e aumenta o risco de hipocalcemia.[2,5,75]

A reposição IV do fosfato apenas é recomendada quando há um quadro de disfunção cardíaca, anemia ou depressão respiratória, associado a níveis de fosfato < 1 mg/dℓ.[2,4,76] Quando necessário, 20 a 30 mEq/ℓ de fosfato de potássio (K_2HPO_4) podem ser adicionados à RL. Essa reposição deve ser cuidadosa e, em casos de hipofosfatemia grave, a velocidade máxima recomendada para a reposição de K_2HPO_4 é 4,5 mmol/hora (1,5 mℓ/hora de K_2HPO_4).[76]

Complicações da cetoacidose diabética e de seu tratamento

Hipoglicemia e hipocalemia

Hipoglicemia (frequência de 5 a 25%) e hipocalemia são as duas complicações mais frequentes do tratamento da CAD e do EHH.[2,3,6,20] Monitoramento frequente a cada 1 a 2 horas é obrigatório para reconhecer a hipoglicemia, uma vez que muitos pacientes que desenvolvem hipoglicemia durante o tratamento não apresentam as manifestações adrenérgicas típicas, como sudorese, nervosismo, fadiga, fome e taquicardia.[7,19,20]

Edema cerebral

A complicação mais temida do tratamento da CAD é o *edema cerebral*, que está associado a uma taxa de mortalidade de 20 a 40%[4,8] e responde por 57 a 87% de todas as mortes por CAD em crianças.[77,78] Ele ocorre em 0,3 a 1,0% dos episódios de CAD em crianças, mas é extremamente raro em adultos.[2,3] Os sintomas e sinais de edema cerebral são variáveis e incluem cefaleia, deterioração gradual do nível de consciência, convulsões, incontinência esfincteriana, alterações pupilares, papiledema, bradicardia, elevação da pressão arterial e parada respiratória.[77] As medidas preventivas do edema cerebral incluem:

- Evitar a hidratação excessiva e a redução rápida da P_{Osm}
- Diminuir gradualmente a glicemia
- Manter a glicemia entre 200 e 250 mg/dℓ até que a P_{Osm} seja normalizada e o *status* mental, melhorado.[77,78]

Síndrome da angústia respiratória do adulto

Essa complicação normalmente acontece durante terapia com líquidos, insulina e substituição de eletrólitos, caracterizando-se por dispneia súbita, infiltrado pulmonar difuso à radiografia torácica e hipoxemia. Tem alta mortalidade, devendo ser tratada com ventilação mecânica. Pode ser precipitada, a exemplo do edema cerebral, pela administração excessiva de cristaloides.[4,5,8,20]

Acidose hiperclorêmica

Essa complicação pode ser reconhecida por um baixo nível de bicarbonato, pH normal a baixo, *anion gap* normal e cloreto plasmático aumentado. A causa dessa condição é multifatorial, mas resulta sobretudo da administração excessiva de líquidos contendo cloro (NaCl e KCl). Em geral, a acidose hiperclorêmica não ocasiona dano ao paciente e tende a ser corrigida com medidas usadas no tratamento da CAD. Pode ser minimizada pelo uso de SF hipotônicas e quantidades menores de cloreto durante o tratamento.[4,20,46]

Trombose vascular

Risco aumentado para fenômenos trombóticos venosos e arteriais é uma característica da CAD, sendo consequência da desidratação e aumento da viscosidade e coagulabilidade sanguíneas. Heparina profilática (5.000 unidades SC a cada 8 horas) deve ser considerada para pacientes em coma, com idade acima de 50 anos ou fatores de risco para trombose.[5,9,30-32]

Mucormicose

Trata-se de uma rara infecção fúngica que ocasionalmente pode ser vista em pacientes com CAD. Clinicamente, caracteriza-se por dor facial, descarga nasal sanguinolenta, edema de órbita e visão turva.[69,70]

Prevenção

A maneira mais eficiente de se prevenir a CAD e o EHH é identificar os fatores predisponentes e precipitantes e, rapidamente, combatê-los, principalmente as infecções. Na prevenção da CAD e do EHH, é fundamental que os pacientes e familiares recebam:

- Orientação sobre a importância de não interromper o tratamento, nem omitir aplicações da insulina
- Acesso a fitas reagentes e glicosímetros para automonitoramento domiciliar da glicemia
- Adequadas instruções sobre o reconhecimento dos sintomas da descompensação do diabetes
- Orientação para contatar seu médico ou o serviço de saúde diante do surgimento desses sintomas ou de evidências de infecções
- Estímulo para as vacinações contra doenças infecciosas respiratórias.[10,30-32]

No caso de omissões da aplicação, é fundamental descobrir a causa. Muitos adolescentes com transtornos alimentares o fazem com objetivo de perder peso.[5] Em outros a omissão se deve à revolta ou à negação que ainda não foram vencidas. Nesses casos, o apoio psicológico é fundamental. Eventualmente, tem sido necessário que os pais voltem a aplicar a insulina nos seus filhos com diabetes.[5,9,31]

HIPOGLICEMIA

Hipoglicemia ou níveis baixos de glicose no sangue é a complicação mais frequente do tratamento do DM e pode ser fatal, respondendo por 6 a 10% das mortes entre os indivíduos com DM1.[79,80] Apesar dos avanços significativos, a terapia insulínica no diabetes permanece imperfeita, muitas vezes resultando em excesso relativo de insulina e, consequentemente, em hipoglicemia iatrogênica.[80] Um risco aumentado em duas a três vezes para hipoglicemia grave ocorre em pacientes com DM1 ou DM2 submetidos a um controle glicêmico mais rígido.[81,82] Ademais, a hipoglicemia prejudica os mecanismos de defesa contra um subsequente episódio hipoglicêmico.[83] Assim, as hipoglicemias são a principal barreira para que os pacientes diabéticos se mantenham com glicemias e hemoglobina glicada (HbA_{1c}) nos níveis considerados ideais.[1,83]

Em 2005, um grupo de trabalho da ADA definiu hipoglicemia como valores de glicemia < 70 mg/dℓ e hipoglicemia grave aquela em que o paciente precisa da ajuda de terceiros para se recuperar.[84] Em 2017, a ADA e outras sociedades médicas propuseram uma nova classificação da hipoglicemia por níveis: *nível 1*, definido como glicemia entre < 70 mg/dℓ (3,9 mmol/ℓ) e ≥ 54 mg/dℓ (3,0 mmol/ℓ); *nível 2*, definido como uma glicemia < 54 mg/dℓ); e *nível 3*, definido como evento grave, caracterizado por alteração do *status* mental ou físico que exige assistência de outra pessoa para recuperação (ver Quadro 70.5).[57] Essa classificação baseia-se no fato de que a liberação dos hormônios contrarreguladores geralmente começa com a queda da glicemia < 70 mg/dℓ, enquanto os sintomas geralmente se iniciam com glicemia < 54 mg/dℓ e acentuação dos sintomas neuroglicopênicos com glicemia < 50 mg/dℓ (2,8 mmol/ℓ) (Figura 70.4).[57,85]

Mecanismos anti-hipoglicemia

A hipoglicemia desencadeia vários mecanismos contrarreguladores, sendo os principais:

- Supressão da secreção de insulina pelas células beta
- Estímulo da liberação de glucagon pelas células alfa, de epinefrina pela medula adrenal, bem como de cortisol pelo córtex adrenal e de GH pela adeno-hipófise
- Liberação de norepinefrina pelos neurônios simpáticos pós-ganglionares e acetilcolina pelos neurônios pós-ganglionares simpáticos e parassimpáticos, além de outros neuropeptídeos.[79,83,87]

A redução da secreção de insulina possibilita aumentar a produção hepática e renal de glicose, além de diminuir sua captação nos tecidos periféricos, especialmente os músculos esqueléticos. O glucagon tem papel fundamental nesse mecanismo, aumentando a glicogenólise hepática e favorecendo a gliconeogênese. A liberação de epinefrina resulta em maior produção hepática de glicose e diminuição da captação nos tecidos insulinossensíveis, além de ajudar na percepção dos sintomas hipoglicêmicos e contribuir para diminuição de secreção de insulina por mecanismo alfa-adrenérgico. Seu papel torna-se crítico quando a secreção de glucagon é insuficiente.[79,83,86,87]

Em diabéticos tipo 1, evidentemente, não ocorre diminuição da secreção de insulina em resposta à hipoglicemia, uma vez que sua concentração circulante, causadora de hipoglicemia, depende da absorção da insulina administrada. Em contrapartida, eles tendem a desenvolver insuficiência autonômica,

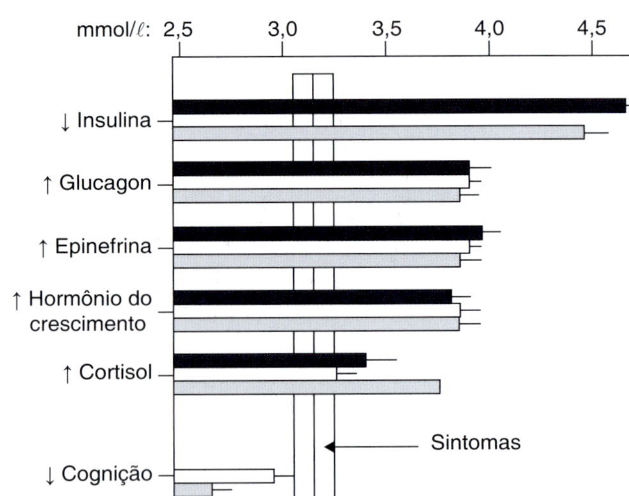

Figura 70.4 Esquematização dos limiares glicêmicos para ativação dos mecanismos contrarregulatórios e surgimento de sintomas diante de queda da glicemia. (Adaptada de Cryer, 2011.)[86]

expressa precocemente pela perda da resposta esperada de aumento na secreção de glucagon na vigência de hipoglicemia. Após 5 anos de doença, a resposta da epinefrina, principal arma de defesa contra a hipoglicemia, mostra-se frequentemente atenuada, sendo seu limiar para liberação mais baixo do que em indivíduos normais, especialmente após uma hipoglicemia prévia (Figura 70.5).[86-88]

Os mecanismos contrarreguladores em pessoas saudáveis são desencadeados de modo bastante reprodutível:

- Glicemia < 85 mg/dℓ, redução da secreção de insulina
- Glicemia < 70 mg/dℓ, aumento dos hormônios contrarreguladores
- Glicemia < 54 mg/dℓ, aparecimento dos sintomas autonômicos e neuroglicopênicos
- Glicemia < 50 mg/dℓ, agravamento dos sintomas neuroglicopênicos, com potencial surgimento de disfunção cognitiva, distúrbios de conduta e, nos casos mais graves (glicemia < 35 a 40 mg/dℓ), convulsão, coma e até mesmo morte (Quadro 70.11).[86-88]

Entretanto, esses limiares são dinâmicos e dependentes, sobretudo, do controle glicêmico prévio. Assim, diabéticos em mau controle glicêmico e HbA_{1c} elevada percebem sintomas de hipoglicemia quando os níveis glicêmicos são mais altos do que em períodos de bom controle. O oposto é visto em portadores de DM tratados intensivamente que não reconhecem que estão em hipoglicemia até que os valores glicêmicos sejam extremamente baixos, sendo esse fenômeno precipitado ou agravado por episódios prévios de hipoglicemias.[1,86-88]

Quadro 70.11 Respostas fisiológicas à diminuição da glicemia.

Resposta	Limiar glicêmico (mg/dℓ [mmol/ℓ])	Efeitos fisiológicos	Papel na prevenção ou correção da hipoglicemia (contrarregulação da glicose)
↓ Insulina	80 a 85 (4,4 a 4,7)	↑ Gn; ↓ Gu	Fator contrarregulador primário da glicose; primeira defesa contra a hipoglicemia
↑ Glucagon	65 a 70 (3,6 a 3,9)	↑ Gn	Fator contrarregulador primário da glicose; segunda defesa contra a hipoglicemia
↑ Epinefrina	65 a 70 (3,6 a 3,9)	↑ Gn; ↓ Gu	Envolvido; fundamental quando há deficiência de glucagon; terceira defesa contra a hipoglicemia
↑ Cortisol e GH	65 a 70 (3,6 a 3,9)	↑ Gn; ↓ Gu	Envolvido, mas não fundamental
Sintomas	50 a 55 (2,8 a 3,1)	↑ Glicose exógena	Rápido comportamento de defesa (ingestão de alimentos)
↓ Cognição	< 50 (2,8)	–	Compromete o comportamento de defesa

↑: aumento; ↓: diminuição; Gn: gliconeogênese hepática e renal; Gu: utilização da glicose pelos tecidos sensíveis à insulina, tais como o músculo esquelético (sem efeito direto na utilização da glicose pelo sistema nervoso central). (Adaptado de Cryer, 2011.[86])

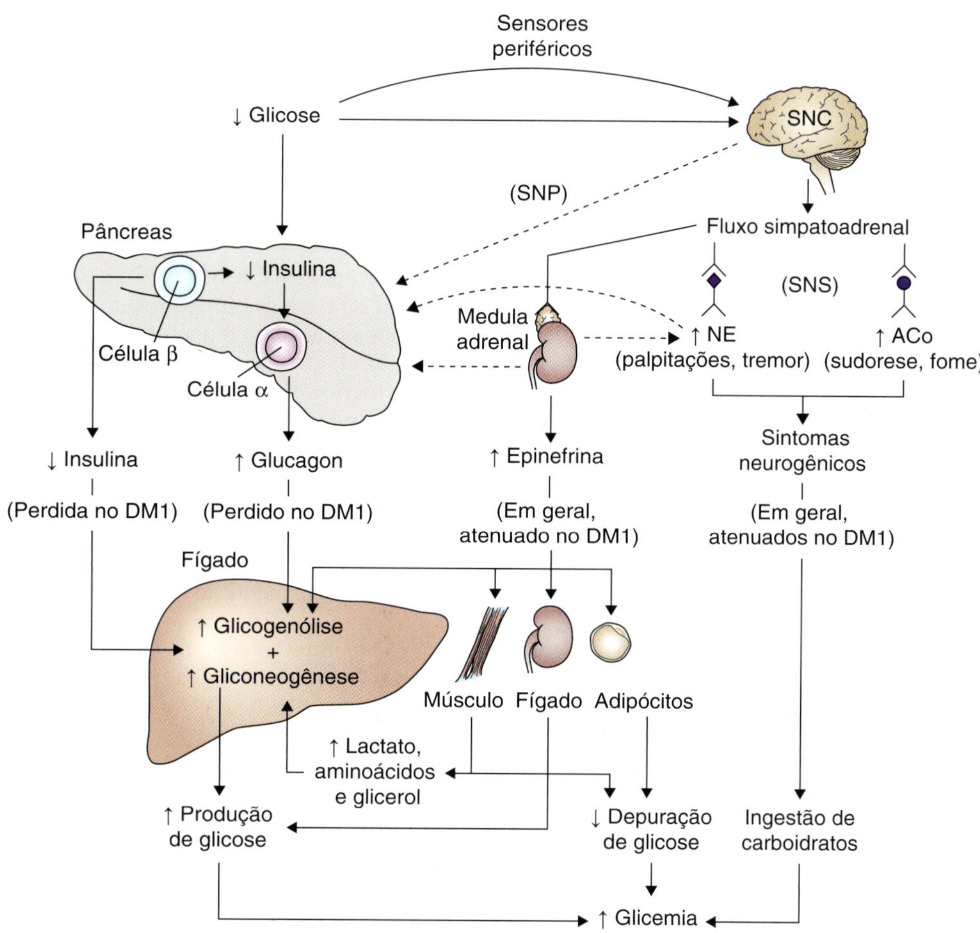

Figura 70.5 Defesas fisiológicas e comportamentais contra a hipoglicemia em humanos. ACo: acetilcolina; NE: norepinefrina; SNC: sistema nervoso central; SNP: sistema nervoso parassimpático; SNS: sistema nervoso simpático; DM1: diabetes melito tipo 1. (Adaptada de Cryer, 2011.[86])

Fatores predisponentes

Diversos fatores podem favorecer o aparecimento de hipoglicemia em diabéticos (Quadro 70.12), mas, sem dúvida, o mais frequente é a omissão de refeições, seguida do uso de doses excessivas de insulina ou hipoglicemiantes orais e da ingestão alcoólica excessiva. Atividade física pode também favorecer o surgimento de hipoglicemias, sobretudo em pacientes tratados com insulina. Entretanto, convém salientar que, muitas vezes, o fator causal da hipoglicemia pode não ser identificável (Quadro 70.13).[79-84]

Diante do surgimento de hipoglicemias frequentes em um diabético tipo 1 que vinha apresentando um controle glicêmico satisfatório, deve-se investigar a possibilidade da coexistência de condições que impliquem menor necessidade diária de insulina, como, por exemplo, hipotireoidismo, doença de Addison, insuficiência renal ou síndrome de má absorção intestinal.[80-82] Uma rara causa seria o desenvolvimento de um insulinoma.[88]

No estudo *Diabetes Control and Complications Trial* (DDCT),[81] episódios hipoglicêmicos foram três vezes mais comuns em pacientes em insulinoterapia intensiva (três a quatro aplicações diárias) do que nos sob terapia convencional (uma a duas injeções/dia). No *United Kingdom Prospective Diabetes Study* (UKPDS),[82] com diabéticos do tipo 2, tanto no grupo com tratamento intensivo quanto no grupo com tratamento convencional, a insulina foi o medicamento que mais se associou à hipoglicemia.

Miller et al.[91] estudaram 1.055 portadores de DM2 e observaram sintomas hipoglicêmicos em 12% dos pacientes tratados apenas com dieta, 16% dos que usavam hipoglicemiantes orais (sulfonilureias, metformina ou combinação de ambos) e 30% dos que faziam uso de insulinoterapia. Hipoglicemia grave ocorreu apenas em 0,5%, todos sob insulinoterapia.[91]

Quadro 70.12 Fatores de risco para hipoglicemia em diabéticos.

- Absorção variável ou retardada da insulina por via subcutânea
- Contrarregulação defeituosa
- Controle glicêmico rígido
- Dose excessiva de insulina ou sulfonilureia
- Exercícios prolongados ou extenuantes
- Fármacos indutores de hipoglicemia
- Fármacos que prejudiquem o reconhecimento da hipoglicemia
- Hipotireoidismo
- Ingestão excessiva de bebidas alcoólicas
- Insuficiência renal ou adrenal
- Insulinoma (*raramente*)
- Omissão ou atraso de refeição
- Síndrome de má-absorção
- Variável necessidade basal de insulina durante a noite

Adaptado de Cryer et al., 2011;[86] Gale e Tattersall, 1990;[89] Vilar, 1999.[90]

Quadro 70.13 Causas de hipoglicemia em 43 pacientes com diabetes melito tipo 1, atendidos no Oxford Diabetes Centre (UK).

Causa	Frequência (%)
Omissão ou atraso de lanche ou refeição	35
Dose excessiva de insulina	20
Erro do paciente	40
Erro do médico	60
Ingestão excessiva de álcool	10
Pós-exercício	6
Não identificada	29

Adaptado de Vilar, 1999.[90]

Em pacientes tratados com insulina, hipoglicemias são frequentes durante a atividade física e podem ocorrer durante, logo após ou até mesmo mais tardiamente (no período de 6 a 20 horas ou mais). Essas hipoglicemias podem ser assintomáticas e resultam de maior consumo de glicose muscular, maior absorção de insulina nos locais de aplicação, melhora da sensibilidade insulínica, bem como defeitos na contrarregulação.[92]

Hipoglicemias graves são mais frequentes em crianças diabéticas pequenas, em virtude da dificuldade inerente à idade de identificar e combater a hipoglicemia precocemente. Além disso, muitas vezes, elas recusam a alimentação, a despeito de já terem feito uso da dose habitual de insulina.[93,94]

Deve-se ter cuidado especial com hipoglicemias em idosos diabéticos. A interação de muitas medicações, comumente usadas por idosos, associada algumas vezes à dificuldade de aceitação regular da dieta pode predispor mais facilmente às hipoglicemias.[79,80,84] Convém também salientar que diabéticos idosos podem ter sintomas atípicos de hipoglicemia ou ser menos sintomáticos do que os mais jovens. Assim, tem-se recomendado um controle glicêmico menos rígido nesses pacientes, nos quais valores de $HbA_{1c} < 8\%$ ou mesmo $< 8,5\%$ podem ser uma meta aceitável, sobretudo naqueles com déficit cognitivo, padrão alimentar errático (com omissão de refeições), risco cardiovascular aumentado ou doença sistêmica grave.[85,95] Hipoglicemias graves podem favorecer a ocorrência de taquiarritmias e elevação da pressão arterial.[1,96]

A utilização de análogos de insulina de ação lenta (Glargina, Detemir ou Degludeca) ou ultrarrápida (Lispro, Asparte e Glulisina) tem diminuído bastante o risco de hipoglicemias na prática clínica. Isso se deve ao fato de que eles se associam menos frequentemente à hipoglicemia do que as insulinas NPH ou Regular.[97] Estudos recentes demonstraram taxas menores de hipoglicemia em pacientes com DM1 (SWITCH-1) e DM2 (SWITCH-2) com um ou mais fatores de risco para sua ocorrência nos usuários de Degludeca em comparação aos usuários de Glargina U100.[98,99]

Com relação às sulfonilureias, hipoglicemia é mais comum com clorpropamida e glibenclamida, particularmente em pacientes idosos ou nos portadores de insuficiência renal. Essa complicação é menos usual com glimepirida e, sobretudo, com a gliclazida MR (GL-MR).[100] No estudo GUIDE,[101] a frequência de hipoglicemia com GL-MR foi 50% menor, em comparação à glimepirida. O risco de hipoglicemia grave é significativamente menor com as glinidas (repaglinida e nateglinida) do que com as sulfonilureias, em virtude da ação hipoglicemiante menos potente e menos duradoura.[95] Outras medicações usadas no tratamento do DM2, como metformina, inibidores da alfaglicosidase, glitazonas, inibidores da dipeptidil peptidase 4 (DPP-4), inibidores do SGLT-2 e análogos do peptídeo semelhante ao glucagon 1 (GLP-1), em geral, não provocam hipoglicemia quando usadas como monoterapia, mas podem aumentar o risco dessa complicação se associadas à insulina ou a secretagogos de insulina (particularmente, as sulfonilureias).[102] Foram relatados casos de hipoglicemias graves e resistentes em pacientes que tomaram, concomitantemente, glibenclamida e uma quinolona (ciprofloxacino, levofloxacino ou, sobretudo, gatifloxacino).[103,104]

Diagnóstico

Os sinais e sintomas de hipoglicemia são inespecíficos; por isso, o diagnóstico deve, sempre que possível, ser confirmado por meio de dosagem da glicemia capilar ou plasmática. As manifestações da hipoglicemia podem ser divididas nas resultantes de neuroglicopenia, ou seja, insuficiente concentração de glicose para o funcionamento adequado do sistema nervoso central (SNC), e as consequentes à estimulação do sistema nervoso autônomo (Quadro 70.14).[79,86,89]

Sinais e sintomas neuroglicopênicos

São variáveis, exteriorizando-se, nos casos mais leves, por tonturas, cefaleia, parestesias, confusão mental e/ou distúrbios do comportamento. Nos casos mais graves, podem surgir convulsões, torpor e coma, o qual, raramente, pode ser fatal.[79,86,89,90] Plena recuperação do SNC nem sempre ocorre se o tratamento for tardio.[89,90] Uma rara complicação de comas hipoglicêmicos de repetição é a hidrocefalia.[105]

Sinais e sintomas de hiperatividade autonômica

Podem ser adrenérgicos (taquicardia, palpitações, sudorese, tremores etc.) e parassimpáticos (náuseas, vômitos ou, mais comumente, sensação de fome). São os sintomas adrenérgicos que normalmente alertam o paciente para a ocorrência de hipoglicemia. Com exceção da sudorese, a maioria dos sintomas simpáticos é mascarada pelos betabloqueadores, que, assim, devem ser usados com muita cautela em diabéticos tratados com insulina. Nem sempre o quadro autonômico precede os sintomas neuroglicopênicos.[84,86,88]

Complicações cardiovasculares

Hipoglicemias graves podem resultar em isquemia miocárdica recorrente, prolongamento do intervalo QT e arritmias ventriculares. Além disso, a hipoglicemia inibe processos metabólicos miocárdicos e induz apoptose nos cardiomiócitos. Elevação da pressão arterial é uma complicação adicional da hipoglicemia (Figura 70.6).[1,96]

Hipoglicemia noturna

Hipoglicemia durante o sono é um dos principais temores dos pacientes submetidos à insulinoterapia.[79,84] Pode ser assintomática ou se manifestar por pesadelos frequentes, sudorese noturna, cefaleia matinal ou, nos casos mais graves, coma.[79,84,89]

Na série de Guillod et al.,[106] a prevalência de hipoglicemias noturnas foi de 67%, sendo 32% de episódios não suspeitados. No DCCT, 55% dos casos de hipoglicemia grave ocorreram durante o sono, enquanto 43% deles o fizeram entre meia-noite e 8 horas da manhã.[107]

Efeito Somogyi

Hipoglicemia no meio da madrugada, seguida de hiperglicemia matinal de rebote (supostamente resultante da liberação dos hormônios contrarreguladores), caracteriza o chamado *efeito Somogyi*, descrito inicialmente em 1959.[108] Em contrapartida, estudos que mensuraram a glicemia plasmática negaram a existência desse fenômeno ou revelaram sua raridade.[109] Da mesma maneira, estudos em que se utilizou o sistema de monitoramento contínuo de glicose (CGMS) confirmaram a inexistência de hiperglicemia após hipoglicemia.[84,110]

Quadro 70.14 Sintomas e sinais de hipoglicemia.

Autonômicos

- Tremor, sudorese (pele fria e úmida), palpitações/taquicardia, sensação de fome, palidez, náuseas/vômitos

Neuroglicopênicos

- Hipoglicemia leve a moderada
  - Tontura, fraqueza, distúrbios visuais, confusão mental, cefaleia, parestesias, distúrbios de comportamento
- Hipoglicemia grave
  - Convulsões, coma, dilatação pupilar, torpor, hemiplegia, postura de descorticação

Adaptado de Cryer, 2011;[86] Gale e Tattersall, 1990;[89] Vilar, 1999.[90]

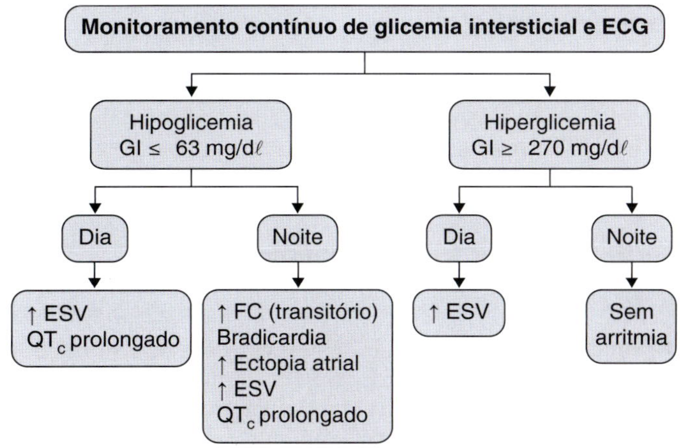

Figura 70.6 Efeitos diferenciais da hipoglicemia diurna *versus* noturna no risco cardiovascular em pacientes com diabetes melito tipo 2. A hipoglicemia noturna está associada a mais arritmias cardíacas do que o observado durante a hipoglicemia diurna. A hiperglicemia foi associada a um risco aumentado de extrassístoles ventriculares (ESV) durante o dia, mas não durante a noite. ↑: aumento; ECG: eletrocardiograma; FC: frequência cardíaca; GI: glicose intersticial; QT_c: intervalo de repolarização cardíaca. (Adaptada de Chow et al., 2014.[96])

Hipoglicemia sem sinais de alarme

A ocorrência de hipoglicemia sem sinais de alarme (*hypoglycemic anawareness*) foi descrita há mais de 50 anos em pacientes com DM1 e também em portadores de insulinoma.[84,111] Esses pacientes toleram concentrações glicêmicas extremamente baixas sem apresentar os sintomas de alarme que tornam possível o reconhecimento do episódio hipoglicêmico.[111,112] Em uma forma mais perigosa, os pacientes desenvolvem neuroglicopenia grave sem nenhum sinal de alerta adrenérgico, fazendo com que fiquem sem condições de ingerir algum alimento ou pedir ajuda a terceiros, o que pode culminar em frequentes episódios de coma ou crises convulsivas.[111,112] Esse fenômeno geralmente resulta de insuficiência autonômica, caracterizada por diminuição na resposta do sistema nervoso simpático e adrenomedular, o que ocasiona a redução dos sintomas neurogênicos que evidenciariam a neuroglicopenia.[88,111] Pode acontecer em muitos pacientes tratados com insulina, sobretudo os diabéticos tipo 1. De fato, até 50% deles podem apresentar o problema, seja em função de uma deficiente liberação de hormônios contrarreguladores, seja por estarem submetidos a um controle muito rígido do diabetes.[111,112]

Tratamento

O melhor tratamento da hipoglicemia é sua prevenção. Os pacientes devem ser orientados a reconhecer os sinais hipoglicêmicos de alerta, assim como evitar atitudes que possam predispor a hipoglicemia (omitir refeições, ingerir bebidas alcoólicas em excesso, praticar exercícios em jejum etc.).[84,89] Ademais, a insulina não deve ser aplicada em um local que será muito trabalhado durante a atividade física (p. ex., nas coxas, em um paciente que for correr ou pedalar), devido ao aumento da absorção da insulina a partir do tecido celular subcutâneo.[84]

Os diabéticos, sobretudo os em uso de insulina, devem carregar consigo algum tipo de identificação (p. ex., cartão ou bracelete), com nome, diagnóstico, medicação utilizada, telefone de contato, além do nome e telefone do médico. O uso de tatuagens é uma opção que tem sido vista com frequência crescente. Essas condutas poderão ser de muita utilidade, por exemplo, se o paciente apresentar uma hipoglicemia grave e for levado torporoso ou em coma a um serviço de emergência por pessoas que desconheçam o diagnóstico e/ou o tratamento a que ele está sendo submetido.[84,89,90]

Pacientes conscientes

Pacientes com sintomas de hipoglicemia e capazes de engolir devem ingerir 15 g de carboidrato de absorção rápida (p. ex., uma colher das de sopa de açúcar ou 30 mℓ de soro glicosado a 50% diluído em água filtrada). A glicemia capilar deve ser avaliada após 15 minutos; se não houver reversão da hipoglicemia, recomenda-se repetir o processo.[84,113]

Pacientes torporosos ou em estado de coma

Nessa situação, está contraindicada a administração de alimentos VO, devido ao risco de aspiração traqueobrônquica.[89,90,114] Havendo um acesso venoso disponível, deve-se administrar 3 ampolas (30 mℓ) de glicose a 50%, diluídas em 100 mℓ de SF 0,9% IV. Reavaliar a glicemia capilar em 5 minutos e, não havendo recuperação, o procedimento deve ser repetido.[113] Após a correção imediata, é necessário oferecer alimentos, se possível. Na indisponibilidade de acesso venoso, oral, pode-se administrar glucacon SC ou por via intramuscular (IM) e instalar o acesso venoso periférico.[113] Em casos de necessidade de glicose hipertônica IV, a quantidade de ampolas de glicose a 50% a ser administrada pode ser calculada usando a fórmula: (100 – glicemia) × 0,4.[113] Por exemplo, se a glicemia estiver em 50 mg/dℓ, administram-se 2 ampolas.

É importante ressaltar que a solução hipertônica de glicose não é isenta de riscos e pode causar trombose e flebite. O extravasamento da solução também é problemático, podendo causar lesões cutâneas e/ou de partes moles, flebite, isquemia ou até síndrome do compartimento. Por isso, é mais recomendado que seja diluída em 100 mℓ de SF.[113]

Em ambiente extra-hospitalar, um familiar ou amigo pode aplicar glucagon IM ou SC (1 mg para adultos e 0,5 mg para crianças), que, em geral, restaura a consciência ao paciente dentro de 15 minutos.[80,84,115] Náuseas e, mais raramente, vômitos são os principais efeitos colaterais desse tratamento.[115] Outra opção mais atraente, em virtude de maior facilidade e rapidez de aplicação, é o glucagon nasal (Baqsimi®), ainda não disponível no Brasil em 2024.[116] Recuperação plena da consciência habitualmente ocorre dentro de 15 minutos.[117] Uma vez consciente, o paciente deverá ingerir um alimento que contenha açúcar. Se o glucagon não estiver disponível, pequenas quantidades de mel, xarope ou glicose em gel podem ser esfregadas na mucosa bucal do paciente, mas o efeito hiperglicemiante é mínimo.[84]

Hipoglicemia assintomática

Pacientes com hipoglicemia assintomática por resposta autonômica defeituosa devem elevar os níveis de glicemia média a serem alcançados, reduzir a dose total diária de insulina, usar esquemas de múltiplas pequenas doses de insulina Regular (ou, de preferência, dos análogos Asparte, Lispro ou Glulisina), aumentar o número de pequenos lanches durante o dia e incrementar a frequência de automonitoramento da glicemia. Esforços devem ser feitos para evitar hipoglicemias durante semanas ou meses, visando à reversão da adaptação do SNC. A troca das insulinas Regular e NPH pelos análogos de insulina de ação ultrarrápida (Asparte, Lispro ou Glulisina) e de ação lenta (Detemir, Glargina ou Degludeca), respectivamente, é bastante útil, visto que eles se acompanham de menor risco de hipoglicemia.[84,89,112]

O uso de determinados fármacos (p. ex., fluoxetina) pode favorecer o surgimento de hipoglicemias assintomáticas, devendo ser interrompido caso o problema ocorra.[118]

Pacientes com hipoglicemias assintomáticas, detectadas pela aferição de glicemia capilar entre 2 e 3 horas da manhã, devem ser controlados com aumento da quantidade de alimentos ingeridos à hora de deitar e/ou com a redução da dose da insulina noturna.[84,112]

Coma de causa indeterminada

Qualquer diabético em coma, caso não se possa determinar de imediato o valor da glicemia, deverá ser medicado com duas ampolas de glicose a 50% IV (após a coleta de material para dosagem da glicemia). Se houver hipoglicemia, a rápida recuperação da consciência é a regra; se for coma hiperglicêmico, não haverá prejuízos maiores para o paciente.[89,104,114]

Hipoglicemia grave induzida por fármacos

Se o paciente apresentar hipoglicemia importante ou coma, devido ao uso de sulfonilureia de efeito hipoglicêmico prolongado (clorpropamida ou glibenclamida), ou altas doses de insulina de ação longa ou intermediária, deverá ser hospitalizado para tratamento com infusão contínua de glicose e cuidadoso monitoramento da glicemia.[84]

Em pacientes com insuficiência renal, a hipoglicemia pode ser prolongada, demandando internação hospitalar, reidratação e administração intravenosa de solução de glicose a 100%.[84]

Hipoglicemia em paciente em uso de acarbose

Nos pacientes em uso de acarbose isolada ou combinada a uma sulfonilureia ou insulina, as hipoglicemias devem ser tratadas com comprimidos de glicose ou glucagon (IM, SC ou intranasal), uma vez que acarbose retarda a absorção de carboidratos. O uso de alimentos contendo açúcar (sacarose) pode não ser útil, uma vez que a absorção intestinal de glicose a partir dos polissacarídeos, oligossacarídeos e dissacarídeos está prejudicada, em virtude da inibição competitiva da alfaglicosidase pela acarbose.[84]

Conclusão

Para a prevenção de episódios hipoglicêmicos, é de fundamental importância o automonitoramento para que ajustes terapêuticos possam ser feitos periodicamente, principalmente nos pacientes que fazem uso de sulfonilureias ou insulina. Por outro lado, o reconhecimento precoce dos sinais e sintomas é crucial para que se evitem a morbidade e as complicações psicológicas e psicossociais que a hipoglicemia pode acarretar. Orientação do paciente e de familiares próximos é imprescindível, pois a sua falta poderá interferir na harmonia do núcleo familiar. Entretanto, mesmo com os riscos que a hipoglicemia pode ocasionar, o tratamento intensivo do diabetes deve ser almejado para que se possam evitar as complicações da hiperglicemia a longo prazo.

Resumo

Cetoacidose diabética (CAD), estado hiperglicêmico hiperosmolar (EHH) e hipoglicemia são complicações frequentes e graves do diabetes melito tipos 1 e 2, as quais necessitam de reconhecimento, diagnóstico e tratamento imediatos, já que são potencialmente letais. CAD e EHH são caracterizados por insulinopenia e hiperglicemia grave. Em 20 a 30% dos pacientes que se apresentam com EHH, existe acidose metabólica consequente a CAD concomitante. CAD e EHH podem ser precipitados por vários fatores, sendo os principais a omissão do tratamento e infecções. Diversas medicações podem também estar envolvidas. Mais recentemente tem-se relatado um número crescente de chamada CAD euglicêmica (com valores de glicemia < 250 mg/dℓ). Sua principal etiologia são os inibidores do cotransportador de sódio e glicose 2 (SGLT-2). A mortalidade global registrada entre crianças e adultos com CAD é < 1% em centros médicos com experiência no seu manejo, mas essa taxa pode ser bem maior nos pacientes em condições menos favoráveis e na concomitância de doenças graves. A mortalidade entre os pacientes com EHH é pelo menos 10 vezes mais elevada (5 a 20%). A hipoglicemia é a complicação mais temida da terapia antidiabética, sendo mais frequente com a insulinoterapia e os secretagogos de insulina, particularmente as sulfonilureias. Hipoglicemia grave pode causar distúrbios neurológicos graves (p. ex., convulsões e coma) e complicações cardiovasculares (p. ex., arritmias, isquemia miocárdica e elevação da pressão arterial), que podem culminar na morte do paciente.

REFERÊNCIAS BIBLIOGRÁFICAS

1. Fayfman M, Pasquel FJ, Umpierrez GE. Management of hyperglycemic crises: diabetic ketoacidosis and hyperglycemic hyperosmolar state. Med Clin North Am. 2017; 101:587-606.
2. Umpierrez G, Korytkowski M. Diabetic emergencies – ketoacidosis, hyperglycaemic hyperosmolar state and hypoglycaemia. Nat Rev Endocrinol. 2016; 12:222-32.
3. Maletkovic J, Drexler A. Diabetic ketoacidosis and hyperglycemic hyperosmolar state. Endocr Metab Clin North Am. 2013; 42:677-95.
4. Gosmanov AR, Gosmanova EO, Kitabchi AE. Hyperglycemic crises: diabetic ketoacidosis, and hyperglycemic hyperosmolar state. In: Feingold KR, Anawalt B, Blackman MR et al. (Eds.). Endotext [Internet]. South Dartmouth (MA): MDText.com, Inc.; 2000-2021.
5. Nyenwe EA, Kitabchi AE. The evolution of diabetic ketoacidosis: An update of its etiology, pathogenesis and management. Metabolism. 2016; 65:507-21.
6. Pasquel FJ, Umpierrez GE. Hyperosmolar hyperglycemic state: a historic review of the clinical presentation, diagnosis, and treatment. Diabetes Care. 2014; 37:3124-31.
7. Wang ZH, Kihl-Selstam E, Eriksson JW. Ketoacidosis occurs in both type 1 and type 2 diabetes – a population-based study from Northern Sweden. Diabet Med. 2008; 25:867-70.
8. Kitabchi AE, Umpierrez GE, Miles JM et al. Hyperglycemic crises in adult patients with diabetes. Diabetes Care. 2009; 32:1335-43.
9. Lebovitz HE, Banerji MA. Ketosis-prone diabetes (Flatbush Diabetes): an emerging worldwide clinically important entity. Curr Diab Rep. 2018; 18:120.
10. Vellanki P, Umpierrez GE. Diabetic ketoacidosis: a common debut of diabetes among African Americans with type 2 diabetes. Endocr Pract. 2017; 23:971-8.
11. Centers for Disease Control and Prevention. Mortality due to hyperglycemic crises. 2013. Available at: http://www.cdc.gov/diabetes/statistics/complications_ national.htm. Accessed September 2, 2016.
12. Stoner GD. Hyperosmolar hyperglycemic state. Am Fam Physician. 2017; 96:729-36.
13. Anna M, Weinreb JE. Hyperglycemic hyperosmolar state. In: De Groot LJ, Beck-Peccoz P, Chrousos G et al. (Ed.). Endotext [Internet]. South Dartmouth (MA): MDText.com, Inc.; 2000-2015.
14. Wolfsdorf JI, Glaser N, Agus M et al. ISPAD Clinical Practice Consensus Guidelines 2018: Diabetic ketoacidosis and the hyperglycemic hyperosmolar state. Pediatr Diabetes. 2018; 19 Suppl 27:155-77.
15. Tsai SL, Hadjiyannakis S, Nakhla M. Hyperglycemic hyperosmolar syndrome at the onset of type 2 diabetes mellitus in an adolescent male. Paediatr Child Health. 2012; 17:24-6.
16. Bagdure D, Rewers A, Campagna E et al. Epidemiology of hyperglycemic hyperosmolar syndrome in children hospitalized in USA. Pediatr Diabetes. 2013; 14:18-24.
17. Watanabe S, Kido J, Ogata M et al. Hyperglycemic hyperosmolar state in an adolescent with type 1 diabetes mellitus. Endocrinol Diabetes Metab Case Rep. 2019 [Epub ahead of print]
18. Morales AE, Rosenbloom AL. Death caused by hyperglycemic hyperosmolar state at the onset of type 2 diabetes. J Pediatr. 2004; 144:270-3.
19. Kitabchi AE, Nyenwe EA. Hyperglycemic crises in diabetes mellitus: diabetic ketoacidosis and hyperglycemic hyperosmolar state. Endocr Metab Clin N Am. 2006; 35:725-51.
20. Wyckoff J, Abrahamson MJ. Diabetic ketoacidosis and hyperosmolar hyperglycemic state. In: Kahn CR, Weir GC, King GL et al. (Editors). Joslin's Diabetes Mellitus. 14. ed. Philadelphia: Lippincott Williams and Wilkins; 2005. pp. 887-99.
21. Barski L, Nevzorov R, Rabaev E et al. Diabetic ketoacidosis: clinical characteristics, precipitating factors and outcomes of care. Isr Med Assoc J. 2012; 14:299-303.
22. Peden NR, Broatan JT, McKenry JB. Diabetic ketoacidosis during long-term treatment with continuous subcutaneous insulin infusion. Diabetes Care. 1984; 7:1-5.
23. Liamis G, Milionis HJ, Elisaf M. Pharmacologically-induced metabolic acidosis: a review. Drug Saf. 2010; 33:371-91.
24. Dundar B, Eren E, Oktem F et al. Hyperosmolar non-ketotic syndrome in a child associated with l-asparaginase and prednisolone. Pediatr Int. 2007; 49:256-7.
25. Reis JS, Alvarenga T, Rosário PW et al. Diabetes mellitus associated with atypical antipsychotic medications: case report and review of the literature. Arq Bras Endocrinol Metabol. 2007; 51:488-93.
26. Diaz-Ramos A, Eilbert W, Marquez D. Euglycemic diabetic ketoacidosis associated with sodium-glucose cotransporter-2 inhibitor use: a case report and review of the literature. Int J Emerg Med. 2019; 12:27.
27. Burke KR, Schumacher CA, Harpe SE. SGLT2 inhibitors: A systematic review of diabetic ketoacidosis and related risk factors in the primary literature. Pharmacotherapy. 2017; 37:187-94.
28. Modi A, Agrawal A, Morgan F. Euglycemic diabetic ketoacidosis: A review. Curr Diabetes Rev. 2017; 13:315-21.
29. de Filette JMK, Pen JJ, Decoster L. Immune checkpoint inhibitors and type 1 diabetes mellitus: a case report and systematic review. Eur J Endocrinol. 2019; 181:363-74.
30. Gilbert JD, Byard RW. Fatal diabetic ketoacidosis – a potential complication of MDMA (Ecstasy) use. J Forensic Sci. 2018; 63:939-41.
31. Hennessy A. Cannabis masks diabetic ketoacidosis. BMJ Case Rep. 2011; 2011:bcr0220102716.
32. Nyenwe EA, Loganathan RS, Blum S et al. Active use of cocaine: an independent risk factor for recurrent diabetic ketoacidosis in a city hospital. Endocr Pract 2007; 13:22-9.
33. Kopff B, Mucha S, Wolffenbuttel BH et al. Diabetic ketoacidosis in a patient with acromegaly. Med Sci Monit. 2001; 7:142-7.
34. Sozen T, Gedik O, Bayraktar M. Diabetic ketosis with alkalosis in Cushing's syndrome. Isr J Med Sci. 1987; 23:907-32.
35. Ishii C, Inoue K, Negishi K et al. Diabetic ketoacidosis in a case of pheochromocytoma. Diabetes Res Clin Pract. 2001; 54:137-42.
36. Sola E, Morillas C, Garzon S et al. Association between diabetic ketoacidosis and thyrotoxicosis. Acta Diabetol. 2002; 39:235-7.
37. Acharya GK, Hita AG et al. Diabetic ketoacidosis and acute pancreatitis: serious adverse effects of everolimus. Ann Emerg Med. 2017; 69:666-7.
38. Brandstaetter E, Bartal C, Sagy I et al. Recurrent diabetic ketoacidosis. Arch Endocrinol Metab. 2019; 63:531-5.
39. Pitteloud N, Binz K, Caulfield A et al. Ketoacidosis during gestational diabetes. Case report [letter]. Diabetes Care. 1998; 21:1031-2.
40. Szypowska A, Skórka A. The risk factors of ketoacidosis in children with newly diagnosed type 1 diabetes mellitus. Pediatr Diabetes. 2011; 12:302-6.
41. Schober E, Rami B, Waldhoer T; Austrian Diabetes Incidence Study Group. Diabetic ketoacidosis at diagnosis in Austrian children in 1989-2008: a population-based analysis. Diabetologia. 2010; 53:1057-61.
42. Negrato CA, Cobas RA, Gomes MB; Brazilian Type 1 Diabetes Study Group. Temporal changes in the diagnosis of type 1 diabetes by diabetic ketoacidosis in Brazil: a nationwide survey. Diabet Med. 2012; 29:1142-72.
43. Laffel L. Ketone bodies: a review of physiology, pathophysiology and application of monitoring to diabetes. Diabetes Metab Res Rev. 1999;15(6):412-26.
44. Garry JD, Dobbins RL. Fatty acids, lipotoxicity and insulin resistance. Diabetologia. 1999; 42:128-38.
45. Schade DS, Eaton RP. The temporal relationship between endogenously secreted stress hormones and metabolic decompensation in diabetic man. J Clin Endocrinol Metab 1980; 50:131-6.
46. Kitabchi AE, Umpierrez GE, Murphy MB et al. Management of hyperglycemic crises in patients with diabetes. Diabetes Care. 2001; 24:131-53.
47. McGarry JD, Woeltje KF, Kuwajima M et al. Regulation of ketogenesis and the renaissance of carnitine palmitoyltransferase. Diabetes Metab Rev. 1989; 5:271-84.
48. Reichard GA Jr, Skutches CL, Hoeldtke RD et al. Acetone metabolism in humans during diabetic ketoacidosis. Diabetes. 1986; 35:668-74.
49. Ennis ED, Stahl EJ, Kreisberg RA. The hyperosmolar hyperglycemic syndrome. Diabetes Rev. 1994; 2:115-26.
50. Knight B, Olivieri L, Willis GC. Current diagnosis and treatment of hyperglycemic emergencies. Emerg Med Clin North Am. 2014; 32:437-52.
51. Umpierrez G, Freire AX. Abdominal pain in patients with hyperglycemic crises. J Crit Care. 2002; 17:63-7.
52. Fulop M, Rosenblatt A, Kreitzer SM et al. Hyperosmolar nature of diabetic coma. Diabetes 1975; 24:594-9.
53. Edge JA, Roy Y, Bergomi A et al. Conscious level in children with diabetic ketoacidosis is related to severity of acidosis and not to blood glucose concentration. Pediatr Diabetes. 2006; 7:11-5.
54. Nyenwe EA, Razavi LN, Kitabchi AE et al. Acidosis: the prime determinant of depressed sensorium in diabetic ketoacidosis. Diabetes Care 2010; 33:1837-952.
55. Barski L, Eshkoli T, Brandstaetter E et al. Euglycemic diabetic ketoacidosis. Eur J Intern Med. 2019; 63:9-14.
56. Chow E, Clement S, Garg R et al. Euglycemic diabetic ketoacidosis in the era of SGLT-2 inhibitors. BMJ Open Diabetes Res Care. 2023; 11:e003666.
57. Agiostratidou G, Anhalt H, Ball D et al. Standardizing clinically meaningful outcome measures beyond HbA1 c for type 1 diabetes: a consensus report of the American Association of Clinical Endocrinologists, the American Association of Diabetes Educators, the American Diabetes Association, the Endocrine Society, JDRF International, The Leona M. and Harry B. Helmsley Charitable Trust, the Pediatric Endocrine Society, and the T1D Exchange. Diabetes Care. 2017; 40:1622-30.
58. Sheikh-Ali M, Karon BS, Basu A et al. Can serum beta-hydroxybutyrate be used to diagnose diabetic ketoacidosis? Diabetes Care. 2008; 31:643-7.
59. Evans K. Diabetic ketoacidosis: update on management. Clin Med (Lond). 2019; 19:396-8.
60. Csako G, Elin RJ. Unrecognized false-positive ketones from drugs containing free sulfhydryl groups. JAMA. 1993; 269:1634.
61. Slovis CM, Mork VG, Slovis RJ et al. Diabetic ketoacidosis and infection: leukocyte count and differential as early predictors of serious infection. Am J Emerg Med. 1987; 5:1-5.
62. Kaminska ES, Pourmotabbed G. Spurious laboratory values in diabetic ketoacidosis and hyperlipidemia. Am J Emerg Med. 1993; 11:77-80.

63. Spasovski G, Vanholder R, Allolio B et al. Hyponatraemia Guideline Development G. Clinical practice guideline on diagnosis and treatment of hyponatraemia. Nephrol Dial Transplant. 2014; 29 Suppl 2:i1-i39.
64. Westerberg DP. Diabetic ketoacidosis: evaluation and treatment. Am Fam Physician. 2013; 87:337-46.
65. Yadav D, Nair S, Norkus EP et al. Nonspecific hyperamylasemia and hyperlipasemia in diabetic ketoacidosis: incidence and correlation with biochemical abnormalities. Am J Gastroenterol. 2000; 95:3123-8.
66. Dokmetas HS, Canbay E, Yilmaz S et al. Diabetic ketoacidosis and rhino-orbital mucormycosis. Diabetes Res Clin Pract. 2002; 57:139-42.
67. Kanikarla-Marie P, Jain SK. Hyperketonemia and ketosis increase the risk of complications in type 1 diabetes. Free Radic Biol Med. 2016; 95:268-77.
68. Rosenbloom AL. The management of diabetic ketoacidosis in children. Diabetes Ther. 2010; 1:103-20.
69. Goyal N, Miller JB, Sankey SS et al. Utility of initial bolus insulin in the treatment of diabetic ketoacidosis. J Emerg Med. 2010; 38:422-7.
70. Umpierrez GE, Cuervo R, Karabell A et al. Treatment of diabetic ketoacidosis with subcutaneous insulin aspart. Diabetes Care. 2004; 27:1873-8.
71. Umpierrez GE, Latif K, Stoever J et al. Efficacy of subcutaneous insulin lispro versus continuous intravenous regular insulin for the treatment of patients with diabetic ketoacidosis. Am J Med. 2004; 117:291-6.
72. Morris LR, Murphy MB, Kitabchi AE. Bicarbonate therapy in severe diabetic ketoacidosis. Ann Intern Med. 1986; 105:836-40.
73. Viallon A, Zeni F, Lafond P et al. Does bicarbonate therapy improve the management of severe diabetic ketoacidosis? Crit Care Med. 1999; 27:2690-3.
74. Okuda Y, Adrogue HJ, Field JB et al. Counterproductive effects of sodium bicarbonate in diabetic ketoacidosis in childhood. J Clin Endocrinol Metab. 1996; 81:314-20.
75. Fisher JN, Kitabchi AE. A randomized study of phosphate therapy in the treatment of diabetic ketoacidosis. J Clin Endocrinol Metab. 1983; 57:177-80.
76. Miller DW, Slovis CM. Hypophosphatemia in the emergency department therapeutics. Am J Emerg Med. 2000; 18:457-61.
77. Marcin JP, Glaser N, Barnett P et al. Factors associated with adverse outcomes in children with diabetic ketoacidosis-related cerebral edema. J Pediatr. 2002; 141:793-7.
78. Roberts MD, Slover RH, Chase HP. Diabetic ketoacidosis with intracerebral complications. Pediatr Diabetes. 2001; 2:109-14.
79. McCall AL. Insulin therapy and hypoglycemia. Endocrinol Metab Clin North Am. 2012; 41:57-87.
80. Unger J, Parkin C. Hypoglycemia in insulin-treated diabetes: a case for increased vigilance. Postgrad Med. 2011; 123:81-91.
81. The DCCT research group. The effect of intensive treatment of diabetes on the development and progression of long term complications in insulin-dependent diabetes. N Engl J Med. 1993; 329:977-86.
82. United Kingdom Prospective Diabetes Study Group. United Kingdom prospective diabetes study 24. Comparing sulphonylureas, insulin and metformin therapy in patients with newly diagnosed type 2 diabetes that could not be controlled with diet therapy. Ann Intern Med. 1998; 128:165-74.
83. Nery M. Hipoglicemia como fator complicador no tratamento do diabetes mellitus tipo 1. Arq Bras Endocrinol Metab. 2008; 52:288-98.
84. American Diabetes Association Workgroup on hypoglycemia. Defining and reporting hypoglycemia in Diabetes. A report from the American Diabetes Association workgroup on hypoglycemia. Diabetes Care. 2005; 28:1245-94.
85. Cryer PE. Mechanisms of sympathoadrenal failure and hypoglycemia in diabetes. J Clin Invest. 2006; 116:1470-3.
86. Cryer PE. Hypoglycemia. In: Melmed S, Polonsky KS, Reed Larsen PH et al. (Eds.). Williams textbook of endocrinology. 11. ed. Philadelphia: W.B. Saunders; 2011. pp. 1552-77.
87. Ahrén B. Autonomic regulation of islet hormone secretion-implications for health and disease. Diabetologia. 2000; 43:393-410.
88. Tavintharan S, Mukherjee JJ. A rare cause of syncope in a patient with diabetes mellitus – a case report. Ann Acad Med Singapore. 2001; 30:436-9.
89. Gale E, Tattersall R. Hypoglycemia. In: Tattersall RB, Gale ESM (Eds.). Diabetes – Clinical management & clinical endocrinology. London: Churchill Livingstone; 1990. pp. 678-86.
90. Vilar L. Endocrinologia clínica. Rio de Janeiro: Medsi; 1999.
91. Miller CD, Phillips LS, Ziemer DC et al. Hypoglycemia in patients with type 2 diabetes mellitus. Arch Intern Med. 2001; 161:1653-9.
92. McMahon SK, Ferreira LD, Ratnam N et al. Glucose requirements to maintain euglycemia after moderate-intensity afternoon exercise in adolescents with type 1 diabetes are increased in a biphasic manner. J Clin Endocr Metab. 2007; 92:963-8.
93. Unger J, Parkin C. Recognition, prevention, and proactive management of hypoglycemia in patients with type 1 diabetes mellitus. Postgrad Med. 2011; 123:71-80.
94. Ryan CM, Becker DJ. Hypoglycemia in children with type 1 diabetes mellitus. Risk factors, cognitive function, and management. Endocrinol Metab Clin North Am. 1999; 28:883-900.
95. Inzucchi SE, Bergenstal RM, Buse JB et al. Management of hyperglycemia in type 2 diabetes: a patient-centered approach. Position statement of the American Diabetes Association (ADA) and the European Association for the Study of Diabetes (EASD). Diabetologia. 2012; 55:1577-96.
96. Chow E, Bernjak A, Williams S et al. Risk of cardiac arrhythmias during hypoglycemia in patients with type 2 diabetes and cardiovascular risk. Diabetes. 2014; 63:1738-47.
97. Singh SR, Ahmad F, Lal A et al. Efficacy and safety of insulin analogues for the management of diabetes mellitus: a meta-analysis. CMAJ. 2009; 180:385-97.
98. Lane W, Bailey TS, Gerety G et al. Effect of insulin degludec vs insulin glargine U100 on hypoglycemia in patients with type 1 diabetes: The SWITCH 1 randomized clinical trial. JAMA. 2017; 318:33-44.
99. Heller SR, DeVries JH et al. Lower rates of hypoglycaemia in older individuals with type 2 diabetes using insulin degludec versus insulin glargine U100: Results from SWITCH 2. Diabetes Obes Metab. 2019; 21:1634-41.
100. Holstein A, Egberts EH. Risk of hypoglycaemia with oral antidiabetic agents in patients with type 2 diabetes. Exp Clin Endocrinol Diabetes. 2003; 111:405-14.
101. Schernthaner G, Grimaldi A, Di Mario U et al. GUIDE study: double-blind comparison of once-daily gliclazide MR and glimepiride in type 2 diabetic patients. Eur J Clin Invest. 2004; 34:535-42.
102. Inzucchi SE, Bergenstal RM, Buse JB et al. Management of hyperglycaemia in type 2 diabetes, 2015: a patient-centred approach. Update to a position statement of the American Diabetes Association and the European Association for the Study of Diabetes. Diabetologia. 2015; 58:429-42.
103. Lin G, Hays DP, Spillane L. Refractory hypoglycemia from ciprofloxacin and glyburide interaction. J Toxicol Clin Toxicol. 2004; 42:295-7.
104. LeBlanc M, Belanger C, Cossette P. Severe and resistant hypoglycemia associated with concomitant gatifloxacin and glyburide therapy. Pharmacotherapy. 2004; 24:926-31.
105. Iino K, Yoshinari M, Yoshizumi H et al. Normal pressure hydrocephalus in diabetic patients with recurrent episodes of hypoglycemic coma. Diabetes Res ClinPract. 2000; 47:105-10.
106. Guillod L, Comte-Perret S, Monbaron D et al. Nocturnal hypoglycaemias in type 1 diabetic patients: what can we learn with continuous glucose monitoring? Diabetes Metab. 2007; 33:360-5.
107. The DCCT Research Group. Epidemiology of severe hypoglycemia in the Diabetes Control and Complications Trial. Am J Med. 1991; 90:450-9.
108. Somogyi M. Exacerbation of diabetes by excess insulin action. Am J Med. 1959; 26:169-91.
109. Hirsch IB, Smith LJ, Havlin CE et al. Failure of nocturnal hypoglycemia to cause daytime hyperglycemia in patients with IDDM. Diabetes Care. 1990; 13:133-42.
110. Høi-Hansen T, Pedersen-Bjergaard U, Thorsteinsson B. The Somogyi phenomenon revisited using continuous glucose monitoring in daily life. Diabetologia. 2005; 48:2437-8.
111. Edelman SV, Morello CM. Hypoglycemia unawareness and type 1 diabetes. South Med J. 2004; 97:1143-4.
112. Bolli GB. Prevention and treatment of hypoglycaemia unawareness in type 1 diabetes mellitus. Acta Diabetol. 1998; 35:183-93.
113. Sociedade Brasileira de Diabetes (SBD). Diretrizes da Sociedade Brasileira de Diabetes 2019-2020. Rio de Janeiro: Clanad; 2020.
114. Hockaday TD, Alberti KG. Diabetic coma. Clin Endocrinol Metab. 1972; 1:751-88.
115. Pollack CV Jr. Utility of glucagon in the emergency department. J Emerg Med. 1993; 11:195-205.
116. Yale JF, Dulude H, Egeth M et al. Faster use and fewer failures with needle-free nasal glucagon versus injectable glucagon in severe hypoglycemia rescue: a simulation study. Diabetes Technol Ther. 2017; 19:423-32.
117. Seaquist ER, Dulude H, Zhang XM. Prospective study evaluating the use of nasal glucagon for the treatment of moderate to severe hypoglycaemia in adults with type 1 diabetes in a real-world setting. Diabetes Obes Metab. 2018; 20:1316-20.
118. Sawka AM, Burgart V, Zimmerman D. Loss of hypoglycemia awareness in an adolescent with type 1 diabetes mellitus during treatment with fluoxetine hydrochloride. J Pediatr. 2000; 136:394-6.

CAPÍTULO 71

Hipoglicemia em Adultos Não Diabéticos

Lucio Vilar ■ Nicole Lemaitre

INTRODUÇÃO

A *hipoglicemia* é considerada uma alteração laboratorial que pode ser consequência de várias doenças ou do uso de medicamentos. Para que se estabeleça o diagnóstico de hipoglicemia, é necessária a constatação da *tríade de Whipple*, que consiste em níveis glicêmicos baixos (< 54 mg/dℓ), associados a sintomas compatíveis com hipoglicemia e melhora desses sintomas após administração de glicose.[1-3]

Embora a hipoglicemia seja frequente em pessoas com diabetes melito (DM), trata-se de evento clínico bastante incomum em não diabéticos por causa da eficácia das defesas fisiológicas normais e comportamentais contra a queda das concentrações plasmáticas de glicose.[4] Assim, na ausência de DM, recomenda-se uma investigação completa de hipoglicemia apenas para pacientes nos quais a tríade de Whipple seja observada. Caso contrário, a avaliação de hipoglicemia pode expor o paciente a desnecessários exames, custos e danos potenciais, sem expectativa de benefício.[1-3]

Neste capítulo, serão enfatizados os aspectos mais relevantes da investigação diagnóstica e do tratamento da hipoglicemia em indivíduos adultos não diabéticos.

FISIOLOGIA DA DEFESA CONTRA HIPOGLICEMIA

Metabolismo da glicose

A glicose é derivada de três fontes: *absorção intestinal*, que ocorre após a digestão de carboidratos da dieta; *glicogenólise*, que é a quebra de glicogênio, o modo como se armazena a glicose polimerizada; e a *gliconeogênese*, que é a formação de glicose a partir de precursores, como lactato (e piruvato), aminoácidos (principalmente, alanina e glutamina) e, em menor grau, glicerol.[3]

O fígado é a principal fonte de produção de glicose endógena (por meio de glicogenólise e gliconeogênese)[5] e pode ser também um órgão de captação dessa substância. Do mesmo modo, os rins produzem glicose (por meio da gliconeogênese) e a utilizam.[6]

O músculo é capaz de captar e armazenar glicose como glicogênio ou metabolizá-la (por meio da glicólise) em piruvato que, entre outros destinos, pode ser reduzido a lactato ou transaminado para formar alanina. O lactato (e piruvato) liberado do músculo pode ser transportado para o fígado e os rins, servindo como precursor gliconeogênico, a exemplo de alanina, glutamina e outros aminoácidos. Embora quantitativamente menos importante do que músculo esquelético, o adipócito também pode captar e metabolizar glicose.[3,5]

A glicose é essencialmente o único combustível metabólico para o cérebro sob condições fisiológicas. Embora o cérebro humano adulto constitua apenas cerca de 2,5% do peso corporal, seu metabolismo oxidativo responde por aproximadamente 25% da taxa metabólica basal e por mais de 50% da utilização global de glicose pelo corpo. Cerca de 50% da glicose produzida pelo fígado diariamente é consumida pelo cérebro. Assim, é de fundamental importância a manutenção de níveis séricos adequados e estáveis de glicemia para o funcionamento normal do cérebro. Contudo, o cérebro utilizará combustíveis alternativos, se seus níveis circulantes aumentarem o suficiente para que eles entrem nas células cerebrais. Por exemplo, durante o jejum prolongado, níveis bastante elevados circulantes de cetona podem suprir a maioria das necessidades energéticas do cérebro e reduzir sua utilização de glicose. No entanto, isso não é uma condição fisiológica.[3,7]

Durante um período de jejum, o próprio organismo se responsabiliza por manter um aporte de glicose suficiente. Inicialmente, a produção de glicose endógena provém da glicogenólise hepatomuscular. No entanto, esse reservatório é limitado e, após um jejum de 12 horas, cerca de 50% da glicose já é proveniente da gliconeogênese hepática. Esse percentual aumenta para quase 100% após um jejum de 42 horas ou mais.[8,9]

Respostas à hipoglicemia

As concentrações séricas de glicose são controladas pela ação de hormônios hiper (glucagon) e hipoglicemiantes (insulina), cujas secreções devem ser controladas por uma sintonia muito fina, pois, visto que é importante fonte de energia, a glicose deve estar disponível para os tecidos em concentrações em quantidade adequada na corrente sanguínea (70 a 110 mg/dℓ).[9]

A insulina tem seu gene no braço curto do cromossomo 11, sendo produzida inicialmente como pré-proinsulina, que é então clivada em proinsulina e, posteriormente, em insulina (cadeias A e B) e peptídeo C, os quais são liberados na circulação em concentrações equivalentes (Figura 71.1). Cerca de 40 a 50 unidades de insulina são secretadas por dia. Nos estados de hipoglicemia, a liberação de proinsulina, insulina e peptídeo C geralmente é suprimida para níveis mínimos. A insulina estimula a entrada e a utilização da glicose pelas células, e mantém em níveis adequados a glicemia no período pós-prandial.[8,9]

A queda das concentrações da glicose plasmática causa uma sequência de respostas, com limiares glicêmicos definidos em indivíduos saudáveis (Quadro 71.1).[4,10,11] A primeira resposta é uma diminuição na secreção de insulina, com a glicemia ainda dentro da faixa fisiológica (entre 80 e 85 mg/dℓ). Aumento da secreção de hormônios contrarreguladores da glicose (p. ex., glucagon e epinefrina) ocorre quando os níveis de glicemia diminuem, mostrando-se logo abaixo da faixa fisiológica (entre 65 e 70 mg/dℓ). Concentrações mais baixas de glicemia determinam uma resposta simpatoadrenal mais intensa (simpática neural e adrenomedular) e sintomas costumam surgir com a glicemia entre 50 e 54 mg/dℓ.[4,10,11] Níveis de glicemia ainda menores (50 mg/dℓ) causam disfunção cognitiva, ao passo que manifestações mais graves de insuficiência funcional do cérebro costumam surgir com valores de glicemia muito baixos. Por exemplo, o risco de convulsões e coma é maior com glicemias < 36 mg/dℓ e < 20 mg/dℓ, respectivamente.[1,7]

O glucagon é o primeiro hormônio contrarregulador estimulado, quando há redução na glicemia (Figura 71.2) e, na sua ausência, as catecolaminas são importantes. Tudo indica que o hormônio do crescimento (GH) e o cortisol sejam relevantes apenas após hipoglicemia prolongada (pelo menos 12 horas). Estes hormônios agem estimulando a formação de glicose (gliconeogênese) no fígado e a quebra do glicogênio (glicogenólise) hepático e muscular. Como forma de proteção fisiológica, o limiar glicêmico para o aparecimento de sintomatologia encontra-se abaixo dos limiares que estimulam esses hormônios.[4,8-11]

A hipoglicemia indica que a taxa de efluxo de glicose da circulação excedeu a taxa do influxo glicêmico para a corrente sanguínea. Ela pode resultar da saída excessiva de glicose da circulação (utilização excessiva, perdas externas), de deficiente aporte de glicose (produção endógena insuficiente, na ausência de liberação exógena de glicose), ou de ambos os mecanismos. O consumo aumentado de glicose ocorre em condições como exercícios, gravidez e sepse. Perdas renais eventualmente ocorrem com concentrações normais de glicose (p. ex., glicosúria renal e gravidez). Entretanto, devido à capacidade que o fígado (e os rins) tem de aumentar várias vezes a produção de glicose, a hipoglicemia clínica raramente resulta apenas de um efluxo excessivo de glicose.[1,4,8]

Esta condição pode ser causada por defeitos contrarregulatórios, enzimáticos ou de substratos. Defeitos contrarregulatórios incluem demasiada secreção de insulina ou deficiente secreção dos hormônios contrarreguladores. Defeitos enzimáticos na produção de glicose podem ser primários ou resultar de doença hepática. Defeitos de substrato originam-se da incapacidade de mobilizar ou utilizar substratos gliconeogênicos.[1,4,8]

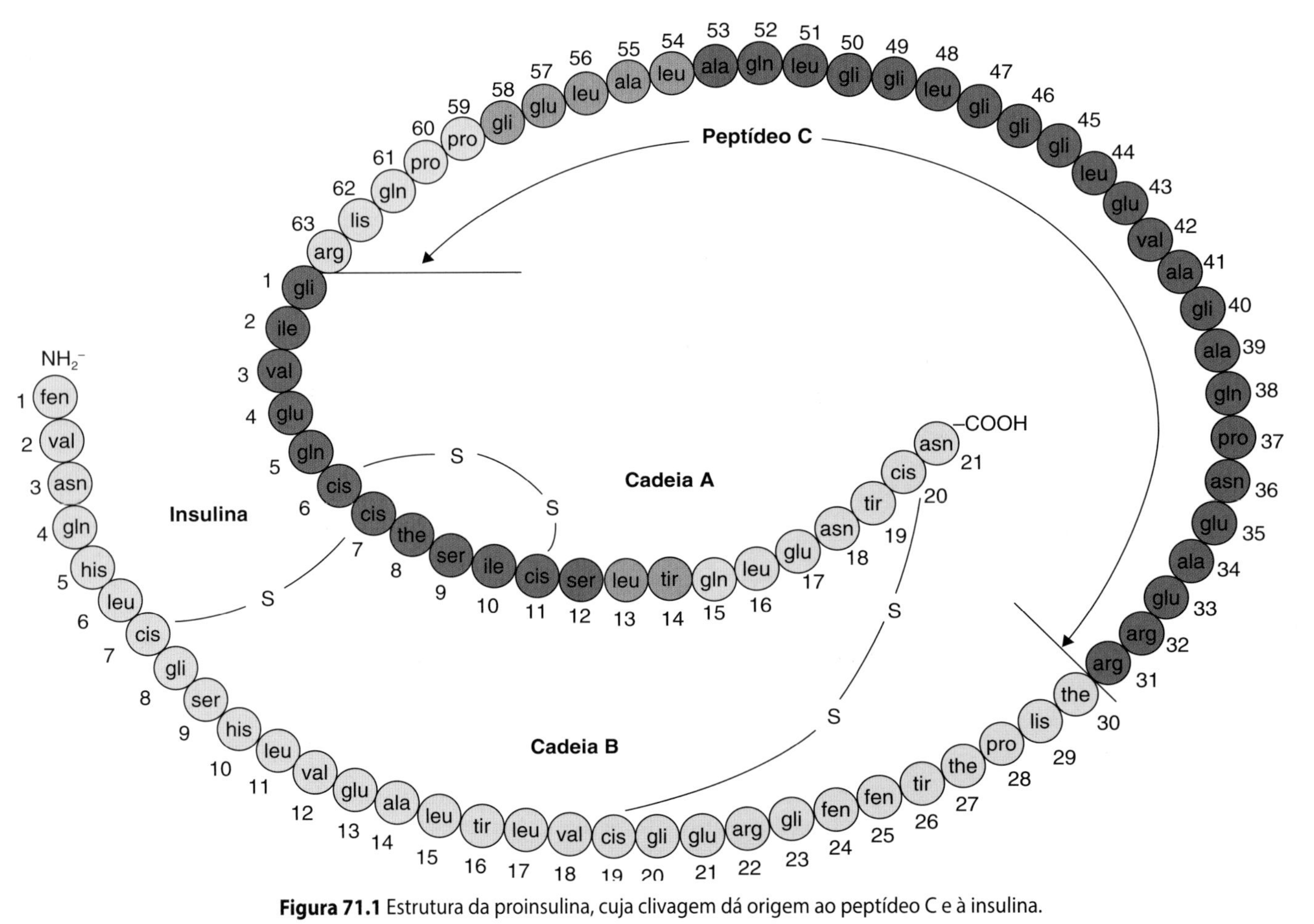

Figura 71.1 Estrutura da proinsulina, cuja clivagem dá origem ao peptídeo C e à insulina.

Quadro 71.1 Respostas fisiológicas à diminuição da glicemia.

Resposta	Limiar glicêmico (mg/dℓ [mmol/ℓ])	Efeitos fisiológicos	Papel na prevenção ou correção da hipoglicemia (contrarregulação da glicose)
↓ Insulina	80 a 85 (4,4 a 4,7)	$\uparrow T_p$	Fator primário na contrarregulação da glicose; primeira defesa contra a hipoglicemia
↑ Glucagon	65 a 70 (3,6 a 3,9)	$\uparrow T_p$	Fator primário na contrarregulação da glicose; segunda defesa contra a hipoglicemia
↑ Epinefrina	65 a 70 (3,6 a 3,9)	$\uparrow T_p, \downarrow T_c$	Envolvida; crítica ou fundamental quando há deficiência de glucagon; terceira defesa contra a hipoglicemia
↑ Cortisol e GH	65 a 70 (3,6 a 3,9)	$\uparrow T_p, \downarrow T_c$	Envolvidos; não fundamentais
Inícios dos sintomas autonômicos e neuroglicopênicos	50 a 55 (2,8 a 3,1)	↑ Glicose exógena	Defesa comportamental imediata (ingestão de alimentos)
↓ Cognição	< 50 (< 2,8)	–	Compromete a defesa comportamental

GH: hormônio do crescimento; T_p: taxa de produção de glicose (no fígado e nos rins); T_c: taxa de *clearance* da glicose pelos tecidos sensíveis à insulina (p. ex., o músculo esquelético); nenhum efeito direto dessa utilização pelo sistema nervoso central).

Quadro 71.2 Causas de hipoglicemia em adultos.

Indivíduos doentes ou em uso de medicamentos e/ou outras substâncias

- Fármacos e substâncias
  - Insulina ou secretagogos de insulina
  - Álcool
  - Outros
- Doenças graves
  - Insuficiência hepática, renal ou cardíaca
  - Sepse
  - Inanição
  - Malária
- Deficiência hormonal
- Cortisol
- GH
- ACTH
- Glucagon e epinefrina (em diabéticos com neuropatia autonômica)
- Tumores de células não ilhotas

Indivíduos aparentemente saudáveis

- Hiperinsulinismo endógeno
  - Insulinoma
  - Distúrbios funcionais da célula beta
  - Síndrome de hipoglicemia pancreatógena não insulinoma
  - Nesidioblastose
  - Hipoglicemia pós-cirurgia de derivação gástrica
  - Hipoglicemia autoimune
  - Anticorpo anti-insulina
  - Anticorpo antirreceptor insulínico
  - Secretagogos de insulina
  - Outros
- Hipoglicemia factícia

ACTH: hormônio adrenocorticotrófico.

CLASSIFICAÇÃO CLÍNICA DAS HIPOGLICEMIAS

A classificação tradicional dos distúrbios hipoglicêmicos em pessoas não diabéticas, como hipoglicemias pós-absortivas (em jejum) ou pós-prandiais (reativas), é suplantada por uma categorização clínica: (1) indivíduos doentes ou em uso de medicamentos; (2) indivíduos aparentemente saudáveis (Quadro 71.2).[1,2] Neste último grupo, incluem-se, sobretudo, os pacientes com hiperinsulinismo endógeno (p. ex., insulinoma, nesidioblastose, hipoglicemia autoimune etc.). O primeiro grupo é representado principalmente por situações que cursam com hipoglicemia sem hiperinsulinismo associado, como doenças graves (p. ex., sepse), deficiências hormonais (sobretudo de GH e cortisol) e tumores de células não ilhotas.[2,12] Diversas substâncias são responsáveis pelo surgimento de hipoglicemia, particularmente insulina, secretagogos de insulina e álcool.[2,13]

Todas as condições citadas cursam, sobretudo, com hipoglicemia de jejum. Algumas delas, no entanto, manifestam-se exclusivamente (galactosemia, hipoglicemia pós-cirurgia de derivação gástrica etc.) ou quase exclusivamente (hipoglicemia pancreatógena não insulinoma) por hipoglicemia pós-prandial. A presença de sintomas pós-prandiais sem constatação da tríade de Whipple, anteriormente denominada "hipoglicemia reativa", é atualmente considerada uma alteração funcional cujos sintomas não decorrem de hipoglicemia.[1,2,12]

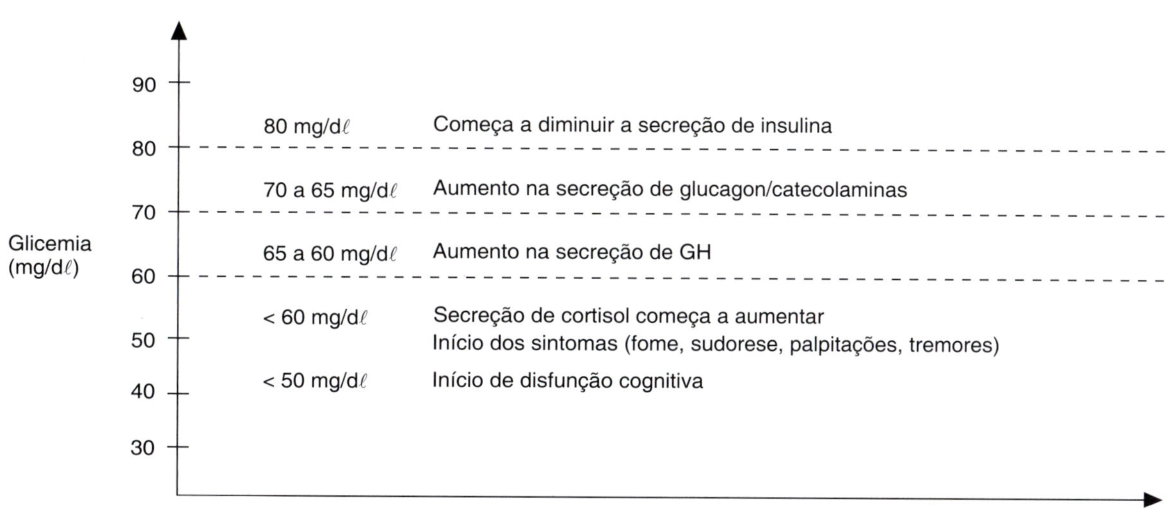

Figura 71.2 Respostas hormonais e sintomatologia na hipoglicemia.

Insulinoma

Embora raros, os insulinomas são os tumores neuroendócrinos pancreáticos (panNET) secretores de hormônios mais comuns e representam uma causa curável de hipoglicemia potencialmente fatal.[1] Sua relatada incidência é de 0,7 a 4 casos por milhão por ano.[1] Em cerca de 99% dos casos, o tumor situa-se no pâncreas. Insulinomas extrapancreáticos (ocasionalmente malignos) foram relatados em duodeno, íleo, jejuno, hilo do baço, antro gástrico e pulmão.[1] Em geral, insulinomas têm ocorrência esporádica (90 a 95% dos casos), mas 4 a 6% são observados em pacientes com neoplasia endócrina múltipla (MEN) tipo 1 (MEN-1).[14-16] Esta última, herdada como um traço autossômico dominante, tem como manifestações principais hiperparatireoidismo primário, tumores das ilhotas pancreáticas e tumores hipofisários.[15,16] Cerca de 10% dos tumores são múltiplos (mais comuns em casos de MEN-1), e 5 a 10% são malignos, diagnóstico que só pode ser confirmado com a detecção de metástases (geralmente para fígado e linfonodos regionais).[16]

Insulinomas predominam no sexo feminino (cerca de 60% dos casos) e ocorrem em todos os grupos etários, porém são mais comuns entre 30 e 60 anos de idade.[15,17] Entre 224 pacientes, a idade média variou de 8 a 82 anos (média de 47).[18] Em geral, os tumores associados à MEN-1 surgem mais precocemente (idade < 40 anos e, às vezes, < 20 anos, com caso relatado em criança de 5 anos) do que os esporádicos (geralmente > 40 anos de idade).[15] Normalmente insulinomas são pequenos (90% têm menos de 2 cm e 30%, menos de 1 cm), mas tumores tão grandes quanto 17 cm já foram relatados. Lesões > 3 cm têm maior potencial de malignidade.[14-16] Esses tumores distribuem-se no pâncreas praticamente de modo homogêneo. Em 66 casos, 38% estavam localizados no corpo; 34%, na cabeça; e 28%, na cauda do pâncreas.[19]

Uma vez que as definições de malignidade no insulinoma são ambíguas, os insulinomas não metastáticos são atualmente referidos como "indolentes", e os insulinomas metastáticos, como "agressivos". Aproximadamente 10 a 15% dos insulinomas pertencem à categoria agressiva, e 85 a 90% podem ser considerados indolentes.[1]

Como são tumores neuroendócrinos (NET), além de insulina, insulinomas podem secretar diversas substâncias, como hormônio adrenocorticotrófico (ACTH), serotonina, gonadotrofina coriônica humana, gastrina, glucagon, somatostatina ou polipeptídeo pancreático.[15]

É preciso atentar à possibilidade de um insulinoma ocorrer em pacientes com diabetes melito. Tal situação deve ser suspeitada, sobretudo, diante do inesperado surgimento de hipoglicemias de repetição em pacientes mal controlados ou que raramente tinham hipoglicemias.[20]

Distúrbios raros que simulam insulinoma

Existem três distúrbios cujos achados bioquímicos simulam os dos insulinomas, uma vez que cursam com produção excessiva primária de insulina ou hiperinsulinismo endógeno: a hipoglicemia hiperglicêmica persistente familiar da infância, a hiperplasia primária das ilhotas (também denominada nesidioblastose) e a síndrome de hipoglicemia pancreatógena não insulinoma (NIPHS).[17,21]

Nesidioblastose

A nesidioblastose caracteriza-se por hipertrofia das ilhotas, às vezes com hiperplasia, associada a núcleos de células beta aumentados e hipercromáticos. Clínica e laboratorialmente assemelha-se ao insulinoma.[1,22,23] Em geral surge na infância (ver adiante), mas raramente é diagnosticada na idade adulta. Estima-se que a nesidioblastose represente 0,5 a 5% dos casos de hiperinsulinemia orgânica em adultos.[23] O diagnóstico de nesidioblastose deve ser altamente considerado, quando os estudos de localização pré e intraoperatórios forem negativos (ver adiante).[17,23] Convém comentar que a concomitância de nesidioblastose com insulinoma ou tumor não funcionante de ilhotas já foi relatada.[16,17,24]

Síndrome de hipoglicemia pancreatógena não insulinoma

A NIPHS é muito menos frequente do que os insulinomas. Ela é caracterizada por crises de neuroglicopenia, devido à hipoglicemia hiperinsulinêmica endógena que muitas vezes (mas nem sempre) surge após uma refeição. Há predominância no sexo masculino. A anormalidade pancreática é o envolvimento difuso das ilhotas com nesidioblastose. Os procedimentos radiológicos de localização são sempre negativos. A confirmação da hiperfunção das ilhotas depende de positividade no teste de estímulo arterial seletivo com cálcio.[17,21,25]

Mais recentemente, uma síndrome similar à NIPHS foi descrita em pacientes submetidos à derivação gástrica em Y de Roux (DGYR) para o tratamento de obesidade grave.[26,27] Acredita-se que a secreção aumentada de peptídeo semelhante ao glucagon-1 (GLP-1) esteja envolvida, o que acarreta hiperplasia ou hipertrofia das células beta.[22,28] Em alguns casos (mas não em todos),[29] nesidioblastose foi identificada. Os episódios hipoglicêmicos geralmente surgem 1 a 3 anos após a DGYR, 2 a 3 horas após a refeição.[28] Ocorreu um caso notável em que a inserção de um tubo de gastrostomia no remanescente do estômago resultou em reversão dos sintomas neuroglicopênicos.[29] Esse achado indica que, pelo menos em alguns pacientes, a hipoglicemia seria consequência do trânsito alterado de nutrientes.[29] Também foi relatado um caso em que a hipoglicemia pós-DGYR teve como causa um insulinoma.[30]

Mutação ativadora do gene da glicoquinase

Trata-se de uma rara causa de hipoglicemia hiperinsulinêmica que habitualmente se manifesta no recém-nascido. Contudo, eventualmente pode se manifestar mais tardiamente na infância ou, mesmo, na idade adulta.[31]

Outros tumores

É bastante rara a hipoglicemia resultante de tumores de células não ilhotas (NICTH).[18] A maioria desses tumores é mesenquimal (fibrossarcoma, mesotelioma, rabdomiossarcoma, liomiossarcoma, lipossarcoma, hemangiopericitoma, neurofibroma e linfossarcoma), com localização retroperitoneal (mais de um terço dos casos), intra-abdominal (cerca de um terço) ou intratorácica. Têm tamanho variável (0,3 a 20 kg), mas são geralmente volumosos.[32] Em uma série de 78 casos de NICTH, os tumores mais envolvidos foram os carcinomas hepatocelular e gástrico. Em 70%, os tumores mediam mais de 10 cm.[33] Estima-se que NICTH também ocorra em cerca de 4% dos pacientes com tumores fibrosos solitários (*síndrome de Doege-Potter*), raras neoplasias mesenquimais que se desenvolvem sobretudo como tumores pleurais (Figura 71.3).[18,32]

Entre os tumores epiteliais de células não ilhotas que eventualmente cursam com hipoglicemia, estão hepatomas, neoplasias adrenocorticais (geralmente grandes e malignas) e tumores carcinoides (íleo, brônquios ou pâncreas).[31] Em uma série, mais de 25% dos pacientes com hepatomas apresentavam hipoglicemia.[3] Na ausência de metástases hepáticas, é raro ocorrer hipoglicemia em pacientes com os tipos mais frequentes de carcinomas (p. ex., estômago, cólon, pulmão, mama, próstata, testículo e pâncreas). Outras neoplasias que eventualmente podem cursar com hipoglicemia são leucemias, linfomas, mieloma múltiplo, melanoma, teratoma ou pseudomixoma.[3,22,33]

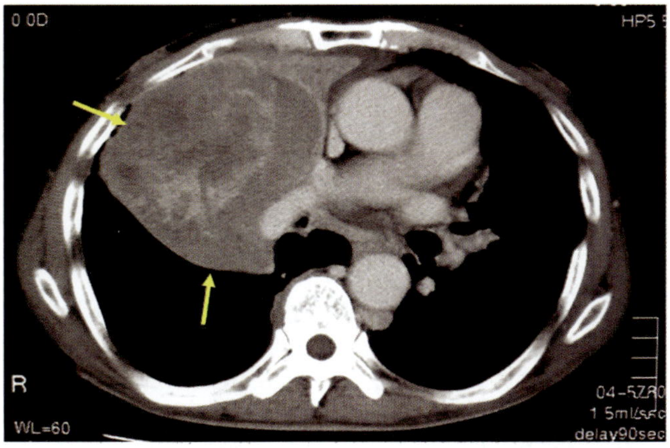

Figura 71.3 Tumor fibroso solitário da pleura secretor de IGF-2, evidenciado à tomografia computadorizada como volumosa massa no hemitórax direito (*setas*). IGF-2: fator de crescimento semelhante à insulina-2.

A *patogênese* da NICTH pode diferir entre pacientes e ser multifatorial em determinado paciente. Contudo, na maioria dos casos, a hipoglicemia resulta da produção excessiva do fator de crescimento semelhante à insulina-2 (IGF-2), mais especificamente de uma forma incompletamente processada (*big* IGF-2 ou "pró-IGF-2"), a qual não se acopla às proteínas de ligação e, assim, mais facilmente tem acesso aos tecidos-alvo.[16,32,33] Por isso, esses tumores têm sido denominados IGF-2oma. O IGF-2 tem ação semelhante à da insulina e também inibe a liberação de insulina, glucagon e GH.[22] A elevada biodisponibilidade de *big* IGF-2 e IGF-2 livre aumenta o consumo periférico de glicose e diminui a produção hepática dessa substância, favorecendo o surgimento de hipoglicemia.[16]

Hipoglicemia atribuída à hiperprodução de IGF-1 também foi relatada, havendo até o momento apenas um caso descrito (carcinoma pulmonar de células grandes com metástases axilares).[34] Existem também dois relatos de tumores secretores do GLP-1, causando hipoglicemia por hiperplasia de células beta (NET ovariano e glucagonoma metastático).[35,36] Ademais, foram descritos quatro casos de hipoglicemia causada por tumores secretores de somatostatina (três pancreáticos e um ovariano).[37-40] Finalmente, há raros relatos de aparente produção ectópica de insulina por tumores de células não ilhotas, mas, em muitos casos, havia mecanismos alternativos para hipoglicemia, e a concomitância de um insulinoma não foi definitivamente excluída.[22] Contudo, pelo menos em dois casos (p. ex., carcinoma de colo do útero e paraganglioma), tal possibilidade foi confirmada com base na detecção de ácido ribonucleico (RNA) mensageiro da proinsulina ou de insulina nas células tumorais.[41,42]

Consumo excessivo de glicose pelo tumor é outra possível causa de hipoglicemia, bem como comprometimento da produção hepática de glicose (p. ex., em casos de múltiplas metástases hepáticas, carcinoma hepático primário etc.).[3,22] Certas neoplasias malignas hematológicas (sobretudo linfomas, leucemia mielomonocítica crônica e mieloma múltiplo) podem causar hipoglicemia em virtude de produzirem anticorpos anti-insulina ou contra os receptores de insulina (ver adiante).[16,43]

Produção ectópica de insulina é raríssima, mas já foi descrita.[16] Os mecanismos patogênicos e os tipos de tumores associados a hipoglicemia estão resumidos no Quadro 71.3.

Hipoglicemia factícia

Hipoglicemia factícia (HF) geralmente resulta do uso intencional, inadequado ou equivocado de insulina ou sulfonilureias.[3,44] Foram também descritos casos decorrentes da ingestão de glinidas.[12,42] Muitas vezes, a HF é observada em indivíduos com transtornos psiquiátricos ou com grande necessidade de atenção.[18]

Hipoglicemia autoimune

Trata-se de uma rara causa de hipoglicemia que pode resultar de dois mecanismos principais: (1) produção de autoanticorpos contra a insulina (em indivíduos sem prévia exposição à insulina exógena) ou, mais raramente, contra a proinsulina; ou (2) produção de autoanticorpos contra o receptor da insulina.[22,43,45-47] A primeira situação, também denominada doença de Hirata ou síndrome da insulina autoimune, em geral associa-se a doenças autoimunes (sobretudo a doença de Graves) ou ao uso de fármacos que contêm o grupamento sulfidrila, principalmente o metimazol (Quadro 71.4).[3,43,45] Em aproximadamente 380 casos relatados na literatura, cerca de 90% ocorreram no Japão, o que pode ser explicado pela elevada prevalência dos alelos DRB1*0406, DQA1*0301 e DQB1*0302 nessa população em comparação com os caucasianos.[45] A produção desses anticorpos pode ser engatilhada por infecções virais (p. ex., por Coxsackie B, sarampo, rubéola e hepatite C).[46] A hipoglicemia pode manifestar-se em jejum ou ser exacerbada pela atividade física. No entanto, em geral surge 3 a 4 horas após as refeições e resulta de liberação tardia da insulina que estava ligada ao complexo insulina–anticorpo, ocasionando hiperinsulinemia descontrolada.[3,45] Paradoxalmente, a hipoglicemia pode acontecer logo

Quadro 71.3 Mecanismos patogênicos e tipos de tumores associados à hipoglicemia.

	Insulina	GH	IGF-1	IGF-2	*Big* IGF-2	IGFBP-3	Outros	Distúrbios clínicos associados
Insulinoma	↑	–	–	–	–	–	↑ Peptídeo C e proinsulina Pesquisa (–) para SU e IAA	MEN-1 (cerca de 10%)
IGF-2oma	↑	↑	↑	↔/↑	↑↑	↑	↑ Razões pró-IGF-2:IGF-2 e IGF-2:IGF-1	–
Somatostatinoma	↑	↑	↔/↑	?	?	?	↑ somatostatina; ↑ hormônios contrarreguladores	DM2; colelitíase; diarreia
IGF-1oma	↑	↔	↑↑	↔	↔	↔	↑ IGF-1	Acromegalia (?)
GLP-1oma	–	–	–	–	–	–	↑ Glucagon, somatostatina e GLP-1	DM2
Hipoglicemia autoimune por tumor	↑↑	–	–	–	–	–	↑ IAA e IRAA	Malignidades hematológicas

(–): negativa; SU: sulfonilureias; IAA: anticorpos anti-insulina; MEN-1: neoplasia endócrina múltipla tipo 1; IRAA: anticorpos contra o receptor de insulina; IGF-1oma: tumor secretor de IGF-1; IGF-2oma: tumor secretor de IGF-2; GLP-1oma: tumor secretor de GLP-1; IGFBP-3: proteína 3 de ligação ao fator de crescimento semelhante à insulina; DM2: diabetes melito tipo 2; GLP-1: peptídeo semelhante ao glucagon-1. (Adaptado de Iglesias e Díez, 2014.[16])

Quadro 71.4 Condições associadas a anticorpos anti-insulina e hipoglicemia.

Medicamentos
- Insulina (humana, animal)
- Medicamentos contendo sulfidrila (metimazol, carbimazol, tiopronina, glutationa, captopril, D-penicilamina, tioglicose, imipeném, penicilina G etc.)
- Hidralazina, procainamida, isoniazida, diltiazem, interferon-α, ácido alfalipoico etc.

Distúrbios autoimunes
- Doença de Graves
- Doença de Addison
- Síndrome poliglandular autoimune
- Anticorpos anti-hipofisários
- Lúpus eritematoso sistêmico
- Artrite reumatoide
- Polimiosite

Outras causas
- Discrasias plasmocitárias
- Mieloma múltiplo
- Leucemia mielomonocítica crônica
- Gamopatia monoclonal benigna
- Pós-transplante de pâncreas
- Idiopática

Adaptado de Lupsa et al., 2009.[45]

após uma refeição ou a ingestão de glicose anidra para realização do teste oral de tolerância à glicose.[47] Tem intensidade variável, mas pode ser grave e levar ao coma.[48]

A hipoglicemia causada por anticorpos antirreceptor de insulina, também denominada *síndrome da resistência insulínica tipo B*, associa-se a doenças autoimunes (p. ex., lúpus eritematoso sistêmico, tireoidite de Hashimoto e púrpura trombocitopênica idiopática) e a certas neoplasias (p. ex., doença de Hodgkin). Pode ser de jejum ou pós-prandial e é resultante do efeito agonista do anticorpo no receptor insulínico. É comum o achado de acantose *nigricans*, um marcador cutâneo de resistência insulínica. Convém salientar que já foram descritos casos de hipoglicemia autoimune em indivíduos sem doenças autoimunes ou que não fizeram uso de fármacos que continham o grupamento sulfidrila.[16,22,43,46]

Deficiências hormonais

A maioria dos adultos com deficiência dos hormônios contrarreguladores não desenvolve hipoglicemia. Entretanto, hipoglicemia de jejum pode eventualmente ser observada em pacientes com doença de Addison, hipopituitarismo ou deficiência isolada de GH ou ACTH, inclusive como manifestação clínica inicial desses distúrbios hormonais.[49-51] Geralmente a secreção deficiente de glucagon e epinefrina favorece o surgimento de hipoglicemias sem sinais de alerta em diabéticos com neuropatia autonômica.[1,2]

Feocromocitoma

Normalmente os feocromocitomas (FEO) associam-se à hiperglicemia. Secreção excessiva de catecolaminas por tais tumores inibe a liberação de insulina pelo pâncreas devido ao estímulo dos receptores alfa-adrenérgicos.[8,12] No entanto, o estímulo dos receptores beta-adrenérgicos resulta no aumento da liberação de insulina pelas ilhotas pancreáticas.[8]

Na literatura, existem raros relatos de pacientes com FEO ou paragangliomas que cursam com hipoglicemia, por mecanismos diversos e nem sempre óbvios, que supostamente envolvem produção tumoral de insulina ou de uma substância com atividade semelhante à insulina, efeito local de metástases no parênquima hepático ou consumo excessivo de glicose pelo tumor.[42,52,53] Todavia, é mais comum a ocorrência de hipoglicemia após a remoção cirúrgica dos FEO, em função da redução drástica e aguda nos níveis de catecolaminas circulantes que inibem a secreção de insulina (*hipoglicemia de rebote* pela inibição da supressão alfa-adrenérgica).[54]

Fármacos e substâncias

Causa mais comum de hipoglicemia. Insulina, secretagogos de insulina e álcool são em geral as substâncias mais envolvidas (em ordem decrescente de frequência).[13,55] Embora vários medicamentos tenham sido associados à ocorrência de hipoglicemia, para a maioria deles, a qualidade de evidências é baixa ou muito baixa (Quadro 71.5). Nesse grupo, estão hipotensores (inibidores da enzima conversora da angiotensina, antagonistas do receptor da angiotensina, betabloqueadores), diuréticos (furosemida, acetazolamida), neurolépticos, antidepressivos, anti-inflamatórios não esteroides, fibratos etc. (ver Quadro 71.5).[2,13,55]

Fármacos usados no tratamento do diabetes

Entre as insulinas, o risco de hipoglicemia é menor com seus análogos (Degludeca, Glargina, Detemir, Lispro, Glulisina e Asparte) do que com as insulinas protamina neutra de Hagedorn (NPH) e Regular. Entre os análogos basais, o risco de hipoglicemia é menor com a Degludeca.[13,56] Entre as sulfonilureias, hipoglicemia ocorre, em ordem decrescente de frequência, com gliclazida MR, glimepirida, clorpropamida e glibenclamida.[57] Em contrapartida, a ocorrência de hipoglicemia é mínima com a monoterapia com metformina, glitazonas, acarbose, inibidores da dipeptidil peptidase 4 (DPP-4), agonistas do receptor do GLP-1 ou inibidores do cotransportador de sódio-glicose tipo 2 (SGLT-2).[13,58]

Álcool

O álcool não interfere na glicogenólise, mas inibe a gliconeogênese. Além disso, diminui a resposta do cortisol e do GH à hipoglicemia

Quadro 71.5 Fármacos relatados como causa de hipoglicemia (não incluídos agentes anti-hiperglicêmicos e álcool).

Moderada qualidade de evidência
- Cibenzolina
- Gatifloxacino
- Pentamidina
- Quinina, quinidina
- Indometacina
- Glucagon (*durante endoscopia*)

Baixa qualidade de evidência
- Cloroquineoxalina sulfonamida
- Artesunato/artemisinina/arteméter
- Fator de crescimento semelhante à insulina-1
- Lítio
- Propoxifeno/dextropropoxifeno

Muito baixa qualidade de evidência
- Inibidores da enzima conversora da angiotensina
- Antagonistas do receptor da angiotensina
- Bloqueadores do receptor beta-adrenérgico
- Quinolonas (levofloxacino, ciprofloxacino, clinafloxacino, moxifloxacino etc.)
- Outros agentes anti-infecciosos (cloranfenicol, cetoconazol, oxitetraciclina, etionamida, isoniazida, sulfametoxazol–trimetoprima etc.)
- Neurolépticos (haloperidol, clorpromazina, perexilina)
- Antidepressivos (fluoxetina, inibidores da monoamina oxidase, imipramina)
- Analgésicos (paracetamol, fenilbutazona, colchicina, sulfimpirazona, tramadol, salicilatos)
- Antialérgicos (orfenadrina, difenidramina)
- Diuréticos (furosemida, acetazolamida)
- Anestésicos (enflurano, halotano)
- Miscelânea (mifepristona, disopiramida, heparina, 6-mercaptopurina, fenitoína, penicilamina, gabapentina etc.)

Adaptado de Cryer et al., 2009;[2] Murad et al., 2009;[13] Ben Salem et al., 2011.[55]

e retarda a resposta da epinefrina e do glucagon à hipoglicemia. Hipoglicemia pode ocorrer em indivíduos que consumiram álcool e apresentam má nutrição e baixas reservas de glicogênio. O álcool também pode aumentar a resposta da insulina a uma carga de glicose, o que pode resultar em hipoglicemia pós-prandial. Isso foi descrito no cenário de ingestão de álcool durante uma pequena refeição. O etanol pode também contribuir para a progressão da hipoglicemia em diabéticos em uso de fármacos hipoglicemiantes. Por fim, pode causar hipoglicemia de jejum em estados de depleção de glicogênio.[3,13,18,55]

A hipoglicemia induzida pelo álcool pode ser profunda e acarretar mortalidade em até 10% dos casos (maior em crianças). Em geral, surge 6 a 36 horas após o consumo moderado a intenso de bebida alcoólica em um indivíduo que ingeriu pouca comida (ou seja, em um estado de depleção hepática de glicogênio). Hipoglicemia pode também ser manifestação tardia da cetoacidose alcoólica.[3,13]

Salicilatos

Em razão de um mecanismo ignorado, salicilatos são capazes de provocar hipoglicemia com doses elevadas (4 a 6 g/dia) em crianças, mas raramente o fazem em adultos.[13,55]

Anti-infecciosos

É bastante raro hipoglicemia ocorrer durante a terapia com sulfonamidas.[13,55] Ultimamente têm sido relatados casos de hipoglicemias, algumas fatais, em pacientes que fizeram uso de quinolonas.[59,60] Em geral o fármaco mais envolvido é o gatifloxacino. Para outras quinolonas (ciprofloxacino, clinafloxacino, levofloxacino, moxifloxacino e esparfloxacino), a qualidade de evidência é muito baixa, e a proporção de pacientes tratados que apresentaram hipoglicemia variou de 1 a 6%.[2,13]

A *pentamidina* constitui-se em uma toxina para a célula beta. Em uma série de 128 pacientes imunodeprimidos com pneumonia por *Pneumocystis jirovecii*, o uso desse fármaco causou hipoglicemia em 7%, hipoglicemia seguida de diabetes em 14% e apenas diabetes em 18%.[61]

Outros

Entre os *fármacos antiarrítmicos*, a hipoglicemia foi relatada com quinidina, disopiramida e cibenzolina (ver Quadro 71.5).[13]

Doenças graves

Fármacos (sobretudo a insulina) representam a etiologia mais comum de hipoglicemia entre pacientes hospitalizados. A segunda causa mais frequente são as doenças graves (p. ex., insuficiência cardíaca, renal e hepática, sepse e inanição). Essas doenças levam à hipoglicemia por mecanismos múltiplos.[12] A hipoglicemia hepatógena é mais comum, quando ocorre uma rápida e maciça destruição do fígado (p. ex., na hepatite tóxica, hepatite viral fulminante, esteatose hepática por inanição ou ingestão alcoólica) ou em pacientes com tumores hepáticos malignos (primários ou múltiplas metástases) (Figura 71.4). É pouco comum com outras formas de hepatite e cirrose.[3,18] Malária grave é outra causa de hipoglicemia.[62] Em pacientes com insuficiência renal, redução da depuração renal de insulina e diminuição da produção de glicose renal podem ser fatores relevantes na origem da hipoglicemia.[2,3]

Hipoglicemia pós-prandial ou reativa

A hipoglicemia pós-prandial (HPP) ocorre exclusivamente após as refeições, em geral no prazo de 4 horas após a ingestão do alimento. Qualquer distúrbio que cause hipoglicemia de jejum

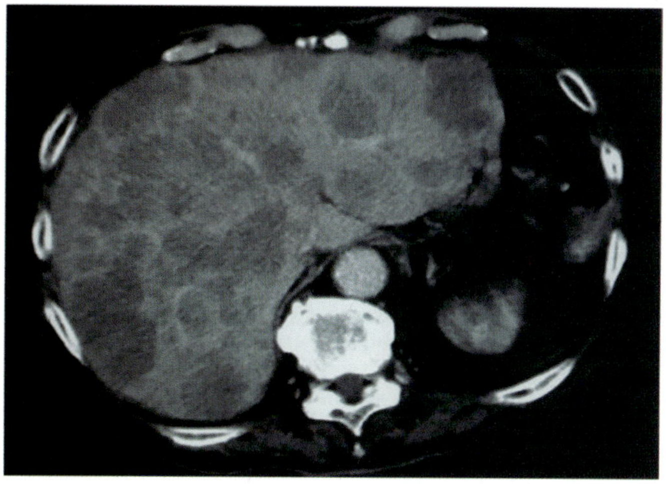

Figura 71.4 Múltiplas metástases hepáticas em um paciente que passou a apresentar crises hipoglicêmicas 1 ano após se submeter à cirurgia para retirada de carcinoma gástrico.

pode, também, cursar com sintomas pós-prandiais. Entretanto, algumas doenças ou condições manifestam-se somente por HPP: (1) deficiências congênitas de enzimas do metabolismo dos carboidratos, como intolerância hereditária à frutose e galactosemia;[2,12] (2) após cirurgias que favoreçam uma rápida passagem dos alimentos ingeridos para o intestino delgado, como gastrectomia, gastrenterostomia, piloroplastia, derivação gástrica etc.[26,27] A patogênese da hipoglicemia pós-derivação gástrica é desconhecida, mas supostamente resulta na secreção elevada de incretinas (particularmente, o GLP-1) por células enteroendócrinas.[28] A hipoglicemia ocorre 1,5 a 3 horas após a refeição e precisa ser diferenciada da síndrome de *dumping* (plenitude abdominal, náuseas, fraqueza etc.), que surge mais precocemente (menos de 1 hora após a refeição).[27] Outra possível causa de HPP é a forma idiopática ou funcional, cuja relevância clínica – e até mesmo sua existência – é motivo de debate.[2,22,63] Em uma série,[64] somente 5% de 132 episódios sintomáticos apresentaram níveis de glicemia ≤ 50 mg/dℓ.

Muito raramente, os insulinomas cursam apenas com HPP,[12,65] e tal achado quase sempre é observado nos pacientes com hipoglicemia pancreatógena não insulinoma.[25]

É possível ocorrer hipoglicemia reativa precoce ou tardia após a ingestão da mistura de bebida alcoólica com refrigerantes contendo açúcar (p. ex., rum com cola, gim com água tônica).[65]

Hemodiálise

Nessa situação, a hipoglicemia parece resultar da difusão da glicose do plasma para os eritrócitos, provavelmente devido ao maior consumo de glicose por essas células, resultante de um metabolismo anaeróbico acelerado, induzido por mudanças no pH citoplasmático.[66]

MANIFESTAÇÕES CLÍNICAS

Antes que qualquer sintomatologia apareça, ocorrem eventos hormonais na tentativa de elevar a glicemia. No início, há diminuição na secreção da insulina; depois, aumentam glucagon, catecolaminas e, por último, GH e cortisol. Se essas respostas hormonais não forem suficientes para elevar a glicemia, surgem, então, os sintomas hipoglicêmicos (ver Figura 71.2).[1,9]

Em indivíduos saudáveis, os sintomas de hipoglicemia ocorrem com uma concentração média de glicemia de, aproximadamente, 55 mg/dℓ (3 mmol/ℓ). No entanto, a repetição frequente de episódios hipoglicêmicos causa uma diminuição no limiar de aparecimento dos sintomas, de modo que diabéticos com controle intensivo ou pacientes com insulinomas chegam a apresentar hipoglicemias sem sintomas. No entanto, diabéticos com mau controle glicêmico podem ter sintomas mesmo com glicemias mais elevadas.[2,18,65]

Os sintomas hipoglicêmicos podem variar de pessoa para pessoa, mas, em geral, costumam se repetir na mesma pessoa em cada episódio hipoglicêmico. São categorizados como *autonômicos* (fome, sudorese, parestesias, palpitações, sudorese, ansiedade e tremor) e *neuroglicopênicos* (desorientação, distúrbios visuais, mudanças de comportamento, crises epilépticas, confusão, torpor e coma) (Quadro 71.6).[1,12,65] Geralmente as manifestações do insulinoma iniciam-se com sintomas leves que se acentuam em intensidade e frequência com o passar dos anos. Normalmente ocorrem no estado de jejum (em 73% dos casos); no entanto, também podem estar presentes apenas no estado pós-prandial (em 6%) e em ambas as situações (em 21%).[67] Muitas vezes o correto diagnóstico é confirmado tardiamente (até 2 anos ou mais) após o início do quadro, devido ao fato de que, em muitas ocasiões, as manifestações neuropsiquiátricas ou neurológicas não são devidamente valorizadas pelos pacientes ou são mal interpretadas pelo médico.[16,67] Por exemplo, o paciente pode permanecer anos com o diagnóstico equivocado de epilepsia.[68] É possível que aconteça perda de peso, porém os pacientes tendem a apresentar ganho ponderal devido à ação lipogênica da insulina e pelo fato de as hipoglicemias estimularem a ingestão de alimentos.[16,67] Em duas séries brasileiras, totalizando 44 pacientes, todos apresentavam sinais e sintomas de hipoglicemia (autonômicos e/ou neuroglicopênicos); 61%, ambos os tipos de sintomas; 40%, apenas neuroglicopênicos; e nenhum tinha somente manifestações adrenérgicas.[69,70] De modo geral, perda de consciência ocorreu em 68%, confusão mental ou alteração do comportamento em 75%, ganho ponderal em 36% e convulsões tipo grande mal em 14% (Quadro 71.7).[69,70] Em uma das séries,[69] os sintomas haviam se iniciado, em média, 4,1 anos antes do diagnóstico.

AVALIAÇÃO DIAGNÓSTICA

Os sintomas/sinais da hipoglicemia são inespecíficos, o que pode dificultar o diagnóstico. No diagnóstico diferencial, devem ser consideradas condições como ansiedade, estresse, histeria, depressão, epilepsia, angina do peito, narcolepsia e tumores cerebrais. Os sintomas hipoglicêmicos geralmente surgem quando a glicemia diminui para menos de 55 mg/dℓ (3,1 mmol/ℓ). Contudo, após jejum prolongado, algumas crianças e mulheres apresentam glicemias < 55 mg/dℓ sem nenhuma sintomatologia. Além disso, valores falsamente baixos da glicemia (*pseudo-hipoglicemia*) ocorrem, sobretudo, em pacientes com leucocitose, eritrocitose ou trombocitose, em função da metabolização da glicose *in vitro*. Isso pode ocorrer quando a amostra de sangue é coletada em um tubo que não inclui um inibidor de glicólise, e a separação do plasma ou soro dos elementos figurados (células) sofre retardamento, bem como na hipertrigliceridemia.[21,22,65]

Em geral, após uma noite de jejum, níveis de glicemia > 70 mg/dℓ (3,9 mmol/ℓ) são normais, aqueles entre 50 e 70 mg/dℓ (2,8 e 3,9 mmol/ℓ) são indicativos de hipoglicemia, ao passo que valores < 50 mg/dℓ são muito sugestivos.[1,2] Entretanto, é mais confiável estabelecer a confirmação diagnóstica de hipoglicemia por intermédio da *tríade de Whipple*. Esta última inclui níveis glicêmicos < 55 mg/dℓ (3 mmol/ℓ), associados a sintomas compatíveis com hipoglicemia e alívio desses sintomas após a administração de glicose.[1,2,65] Uma vez confirmada a hipoglicemia, deve-se partir para investigar sua etiologia, por meio de anamnese e avaliação laboratorial.

Na Figura 71.5, consta um algoritmo para a investigação de suposta hipoglicemia.

Anamnese

No início, deve-se descartar o uso de fármacos potencialmente causadores de hipoglicemia (ver Quadro 71.5). É preciso estar atento ao fato de que a hipoglicemia induzida por ingestão excessiva de álcool pode manifestar-se tardiamente (até 36 horas depois), quando a dosagem sanguínea de álcool poderá já estar normal.[65] A possibilidade de HF deve ser considerada em todo paciente submetido à avaliação para um distúrbio hipoglicêmico, especialmente quando a hipoglicemia ocorre de maneira "caótica",

Quadro 71.6 Sintomatologia da hipoglicemia.

Sintomas neuroglicopênicos
- Borramento visual
- Perda do senso de tempo
- Sonolência, tonturas, astenia, cefaleia
- Movimentos e pensamento lentos
- Dificuldade de concentração
- Confusão mental, irritabilidade
- Transtornos do comportamento
- Convulsão, torpor, coma

Sintomas autonômicos
- Sudorese
- Tremores
- Taquicardia
- Palpitações
- Ansiedade
- Náuseas
- Fome
- Parestesias

Adaptado de Karam e Masharani, 2004;[8] Service, 1995.[65]

Quadro 71.7 Manifestações clínicas em 44 pacientes com insulinomas.

Sintomas	Nº de pacientes
Neuroglicopênicos	
Confusão mental ou comportamento anormal	33 (75%)
Perda de consciência	30 (68%)
Tonturas	22 (50%)
Convulsões	14 (32%)
Cefaleia	10 (23%)
Amnésia	10 (23%)
Escotomas	8 (18%)
Diplopia	7 (16%)
Adrenérgicos	
Sudorese excessiva	20 (45%)
Tremores	13 (30%)
Palidez	13 (30%)
Palpitações	10 (23%)
Extremidades frias	3 (7%)
Outros	
Ganho de peso	16 (36%)

Adaptado de Felício et al., 2012;[69] Vilar et al., 2016.[70]

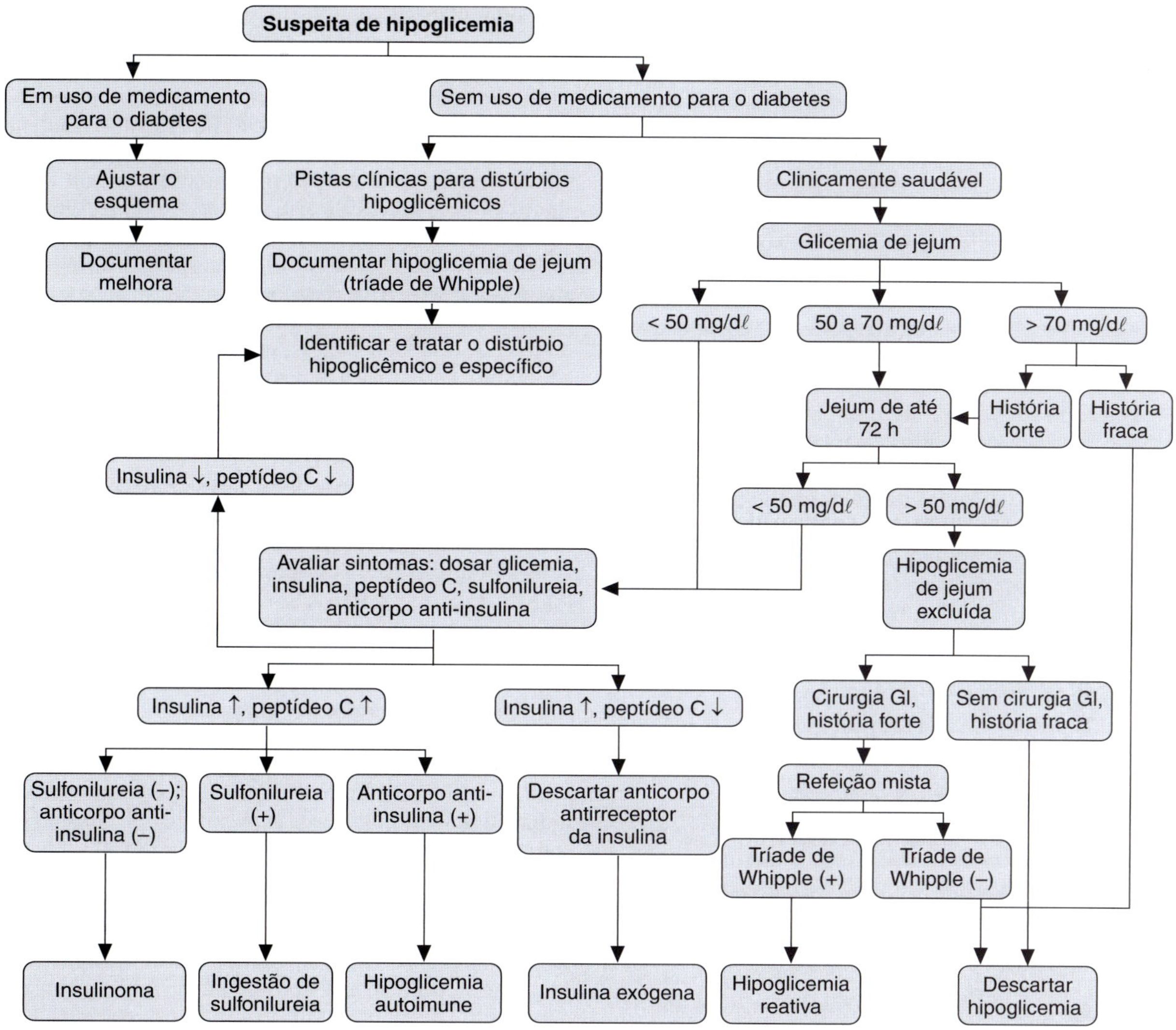

Figura 71.5 Algoritmo para investigação diagnóstica de suposta hipoglicemia. (+): positivo(a); (–): negativo(a); ↓: baixo(a); ↑: alto(a); GI: gastrintestinal. (Adaptada de Cryer, 2011.[3])

ou seja, sem nenhuma relação com o jejum ou as refeições. É importante lembrar que, nessa condição, o paciente poderá relatar dosagens anormais da glicemia, ou mesmo apresentar resultados fraudulentos de exames, como parte de um comportamento psicopata.[2,22,65]

Avaliação laboratorial

A abordagem mais recomendada atualmente consiste na coleta de sangue no momento da crise, para que se possa confirmar o diagnóstico de hipoglicemia (pela dosagem da glicemia) e já seguir na investigação etiológica com mensuração simultânea de insulina, peptídeo C e, se possível, proinsulina e sulfonilureias. Desse modo, objetiva-se fazer o diagnóstico diferencial entre as principais causas de hipoglicemia. Muitas vezes, é necessário submeter os pacientes a um jejum prolongado para que a hipoglicemia se manifeste.[2,71]

Insulinoma

As características laboratoriais dos insulinomas incluem níveis elevados de insulina, peptídeo C e proinsulina, associados à hipoglicemia. No entanto, elas nem sempre estão presentes. Como o valor absoluto de insulina não está elevado em todos os pacientes, um nível normal do hormônio não exclui o diagnóstico da doença. Um valor de insulina em jejum > 24 μU/mℓ (geralmente, < 100) é encontrado em cerca de 50% dos pacientes com insulinoma.[72] Contudo, em muitos pacientes, podem estar no limite superior da normalidade (ainda assim, inadequadamente altos devido à hipoglicemia).[16,22] Após um jejum prolongado, com glicemia < 54 mg/dℓ, níveis > 3 μU/mℓ de insulina são altamente sugestivos (sensibilidade de 93% e especificidade de 100%).[67] Na experiência de outros autores, valores de insulina > 7 μU/mℓ, diante de glicemia < 40 mg/dℓ, são altamente indicativos de insulinoma.[72] Níveis > 100 μU/mℓ são mais indicativos de HF por uso exógeno de insulina ou de hipoglicemia autoimune.[12,65] Nas duas séries brasileiras, os valores de insulina variaram de 6,4 a 860 μU/mℓ.[69,70]

Também foi relatado que razão insulina (mU/mℓ)/glicose (mg/dℓ) > 0,3 é encontrada em quase todos os pacientes com comprovados insulinoma ou outras doenças das ilhotas pancreáticas causadoras de hiperinsulinismo orgânico.[12,65] A acurácia desse teste pode ser aumentada por meio do cálculo da proporção alterada de insulina/glicose, pela fórmula mostrada a seguir. Se o valor for > 50, confirma-se hiperinsulinismo orgânico.[72]

$$\text{Razão alterada} = \frac{[\text{insulina (mU/m}\ell) \times 100]}{[\text{glicemia (mg/d}\ell) - 30]}$$

Caso o paciente não apresente crises frequentes com sintomas espontâneos, deve ser submetido a um teste ambulatorial (jejum à noite, com coleta do sangue na manhã seguinte). Nessa situação, até 40% dos pacientes com insulinoma apresentarão hipoglicemia.[12,71,72] Caso contrário, o paciente deve ser hospitalizado e submetido ao teste de jejum prolongado (TJP), com até 72 horas de duração, na tentativa de, uma vez induzida a hipoglicemia, coletar o sangue para as dosagens necessárias (Quadro 71.8). Cerca de 75% dos pacientes com insulinomas são diagnosticados após 24 horas de jejum e 90 a 94%, em 48 horas.[4] Ao final do teste, recomenda-se a administração de 1 mg de glucagon.[17,71] Adicionalmente, podem-se dosar os níveis séricos do beta-hidroxibutirato, visto que a insulina tem efeito anticetogênico.[3,71] Caso seja possível, os anticorpos anti-insulina devem ser pesquisados, uma vez que podem influenciar os resultados da dosagem de insulina e peptídeo C. Contudo, sua presença, especialmente se for em baixa concentração, não é suficiente para estabelecer o diagnóstico de hipoglicemia autoimune.[17,22,67]

Durante o TJP, a presença de um insulinoma é altamente provável pela detecção de níveis inadequadamente elevados de insulina (≥ 3 μU/mℓ), peptídeo C (≥ 0,6 ng/mℓ) e proinsulina (≥ 5 pmol/ℓ), com glicemia < 54 mg/dℓ, em um paciente sulfonilureia-negativo e sem anticorpos anti-insulina.[2,17] Do mesmo modo, níveis de beta-hidroxibutirato ≤ 2,7 mmol/ℓ (a insulina inibe a cetogênese hepática) e aumento na glicemia de, pelo menos, 25 mg/dℓ após glucagon intravenoso indicam mediação da hipoglicemia pela insulina. Como um todo, esses critérios propiciam sensibilidade > 90% e especificidade > 70% para o diagnóstico de insulinoma.[17,22,67]

Quadro 71.8 Protocolo para o teste de 72 horas de jejum.

- Descontinuar todas as medicações não essenciais, no início do teste
- É permitida a ingestão de líquidos livres de cafeína e de calorias
- O(a) paciente não deverá fazer repouso, enquanto estiver acordado(a)
- Medir glicemia a cada 6 h; quando < 60 mg/dℓ, dosar também insulina, peptídeo C e, se possível, proinsulina na mesma amostra a cada 1 a 2 h
- Terminar o teste quando glicemia for ≤ 45 mg/dℓ, sinais ou sintomas de hipoglicemia aparecerem ou após 72 h
- Ao final, dosar na mesma amostra: glicose, insulina, peptídeo C, proinsulina, beta-hidroxibutirato e sulfonilureias; administrar glucagon (1 mg IV) e dosar a glicemia com 10, 20 e 30 min; alimentar o(a) paciente
- Em caso de suspeita de hipopituitarismo, dosar cortisol e GH

IV: via intravenosa. Adaptado de Cryer et al., 2009.[2]

Eventualmente, pacientes com insulinoma podem não preencher os achados clássicos do hiperinsulinismo endógeno, mesmo durante um jejum de 72 horas.[17] Enquanto cerca de 90% apresentam valores de insulina plasmática ≥ 5 μU/mℓ, alguns poucos (cerca de 7%) têm níveis < 3 μU/mℓ durante a hipoglicemia,[67] porém, em geral, os níveis de peptídeo C são ≥ 0,6 ng/mℓ e/ou os de proinsulina são ≥ 5 pmol/ℓ.[17,71,72] Em alguns casos, os insulinomas secretam predominantemente proinsulina, de modo que os valores de insulina e peptídeo C estarão normais ou baixos.[73] Embora valores de proinsulina ≥ 5 pmol/ℓ tenham sensibilidade de 100% para o diagnóstico,[67] na série de Guettier et al.,[74] especificidade de 100% somente foi obtida com níveis ≥ 27 pmol/ℓ.

Em casos de insulinoma, são muito raros resultados falso-negativos durante o TJP, diferentemente do que ocorre em pacientes com nesidioblastose ou hipoglicemia pancreatógena não insulinoma (todos os 10 casos da série da Mayo Clinic).[22,71]

No Quadro 71.9, está resumida a interpretação diagnóstica do TJP, no que se refere às principais causas de hipoglicemia.

Teste do glucagon

Trata-se de teste alternativo, menos bem padronizado, ao TJP. Administra-se 1 mg por via intravenosa e dosam-se a glicemia e a insulina nos tempos 0, 10, 20 e 30 minutos. Nos indivíduos normais, a resposta máxima da insulina ocorre rapidamente e geralmente não excede 100 μU/mℓ.[4,5] Os pacientes com insulinoma demonstram resposta exagerada da insulina ao glucagon, com valores frequentemente ultrapassando 160 μU/mℓ em 15 a 30 minutos após a injeção.[5] Como limitações desse teste, podem-se mencionar uma resposta falso-negativa em cerca de 10% dos pacientes com insulinoma e o perigo de hipoglicemia tardia (após 90 a 180 minutos).[4] Em contrapartida, casos em que a hipoglicemia foi desencadeada apenas após administração de glucagon, mas não durante o jejum prolongado, já foram relatados.[75]

Teste de supressão do peptídeo C

Este teste pode ser utilizado para fornecer informação diagnóstica complementar, especialmente se os resultados do TJP

Quadro 71.9 Interpretação diagnóstica do teste de 72 horas de jejum.

Diagnóstico	Sinais e sintomas	Glicemia (mg/dℓ)	Insulina (μU/mℓ)	Peptídeo C (nmol/ℓ)	Proinsulina (pmol/ℓ)	Beta-hidroxibutirato (mmol/ℓ)	Mudança na glicemia após administração de glucagon (mg/dℓ)	Sulfonilureia plasmática
Normal	Não	> 45	< 3	< 0,2	< 5	> 2,7	< 25	Não
Insulinoma	Sim	≤ 45	≥ 3 a 5	≥ 0,2	≥ 5	≤ 2,7	≥ 25	Não
Autoinduzida por insulina	Sim	≤ 45	≥ 5	< 0,2	< 5	≤ 2,7	≥ 25	Não
Autoinduzida por sulfonilureias	Sim	≤ 45	≥ 5	≥ 0,2	≥ 5	≤ 2,7	≥ 25	Sim
Mediada por IGF-2	Sim	≤ 45	< 3 a 5	< 0,2	< 5	≤ 2,7	< 25	Não
Não mediada por insulina	Sim	≤ 45	< 3 a 5	< 0,2	< 5	> 2,7	< 25	Não
Ingestão durante o teste	Não	≤ 45	< 3 a 5	< 0,2	< 5	≤ 2,7	≥ 25	Não
Distúrbios não hipoglicêmicos	Sim	≥ 40	< 3 a 5	< 0,2	< 5	> 2,7	< 25	Não

Adaptado de Cryer et al., 2009;[2] Arya et al., 2014.[17]

forem inconclusivos. Deve ser realizado com bastante cuidado, uma vez que insulina regular é administrada por via intravenosa para induzir a hipoglicemia. A vantagem do teste é ter duração muito mais curta do que a do TJP. Ele é realizado após uma noite de jejum. O procedimento consiste na infusão de insulina regular (0,125 U/kg) durante 60 minutos, com amostras de sangue sendo obtidas no braço contralateral nos tempos 0, 30, 60, 90 e 120 minutos, para determinação de insulina, peptídeo C e glicemia.[4] Um resultado anormal é uma redução percentual mais baixa do peptídeo C em 60 minutos, em comparação com os dados normativos ajustados de forma adequada para o índice de massa corporal (IMC) e a idade do paciente.[4,5,76] Por exemplo, um resultado anormal para um indivíduo de 45 anos de idade com IMC de 25 a 29 kg/m² seria supressão de peptídeo C < 61% aos 60 minutos.[76]

As limitações deste teste incluem o fato de que alguns pacientes com um insulinoma documentado têm níveis normais de peptídeo C, incluindo redução percentual normal nos níveis de peptídeo C. Existe também o risco de induzir hipoglicemia grave. Além disso, poucos dados referentes a confiabilidade, sensibilidade e segurança deste teste foram publicados.[5]

Teste da refeição mista

Este teste é indicado para pacientes com sintomas de hipoglicemia em 5 horas após as refeições. Ele é realizado após uma noite de jejum. Consiste na administração de uma refeição semelhante à que o paciente relata como desencadeadora da hipoglicemia pós-prandial. Coletam-se amostras para dosagem de glicemia, insulina, peptídeo C e proinsulina antes da refeição e a cada 30 minutos posteriormente, até completar 5 horas. A interpretação dos resultados do teste é a mesma utilizada para a hipoglicemia espontânea ou após o jejum prolongado (ver Quadro 71.9).[4,5]

Nesidioblastose

As alterações bioquímicas são similares às observadas no insulinoma.[22,23] No entanto, como mencionado, resultados falso-negativos no TJP são bem mais frequentes.[22,23]

Hipoglicemia factícia

Quando induzida por sulfonilureias apresenta-se, a exemplo dos insulinomas, com níveis elevados de insulina e peptídeo C.[65] Nesses casos, a dosagem de sulfonilureias é a única maneira de fazer o diagnóstico diferencial com o insulinoma. No nosso país, entretanto, a maioria dos laboratórios especializados somente faz a dosagem de sulfonilureias de primeira geração. As formulações de insulina atualmente disponíveis não contêm peptídeo C. Assim, nos casos decorrentes da autoaplicação de insulina, os níveis de peptídeo C encontram-se suprimidos (< 0,2 nmol/ℓ) e desproporcionalmente baixos em relação aos de insulina.[12,22,44] Ademais, os valores de insulina costumam ser mais elevados do que os observados em pacientes com insulinomas.[17,22,65]

Hipoglicemia autoimune

Trata-se de uma condição muito rara entre caucasianos, e os limitados casos da literatura foram, sobretudo, descritos em japoneses e coreanos ou seus descendentes.[17,22,65] Existem dois tipos de hipoglicemia autoimune. Uma é a *síndrome autoimune da insulina*, que é caracterizada por hipoglicemia hiperinsulinêmica, títulos elevados de autoanticorpos de insulina (IAA), nenhuma exposição anterior à insulina exógena e nenhuma anormalidade patológica das ilhotas pancreáticas.[17,22,65] Esta condição, também conhecida como *doença de Hirata*, está relacionada ao uso de medicações contendo o grupo sulfidrila, tais como metimazol, carbimazol, captopril, isoniazida, hidralazina, imipeném, clopidrogrel e ácido α-lipoico.[43] A outra forma é a síndrome de resistência à insulina tipo B (TBIRS), um distúrbio autoimune raro causado pela presença de autoanticorpos contra o receptor de insulina (IRAb).[43] Os pacientes acometidos se apresentam com uma ampla gama de anormalidades na homeostase da glicose, variando de hipoglicemia a hiperglicemia extremamente resistente à insulina.[22,43]

Pacientes com hipoglicemia autoimune cursam com elevação de insulina e proinsulina, associada à supressão do peptídeo C.[22,65] Os níveis séricos de insulina frequentemente são > 100 μU/mℓ e muitas vezes excedem 1.000 μU/mℓ, podendo, inclusive, ser > 100.000 μU/mℓ.[43,65] Tais achados em pacientes com acantose *nigricans* ou doença autoimune, bem como em uso de fármacos que contenham o grupo sulfidrila, são fortes indicativos de uma etiologia autoimune para a hipoglicemia.[43,45]

Hipoglicemia sem hiperinsulinemia

Nesta situação, é preciso pesquisar os raros tumores não pancreáticos, cujo diagnóstico não é difícil, uma vez que, em geral, são facilmente identificados pelos exames de imagem por serem volumosos.[65] Laboratorialmente, caracterizam-se por níveis baixos de insulina e de peptídeo C durante a hipoglicemia, e os do *big* IGF-2 (ou pró-IGF-2) encontram-se elevados.[31,32] As concentrações plasmáticas de IGF-2 livre (ou IGF-1 livre) estão elevadas, mas essas dosagens não estão facilmente disponíveis. Os níveis plasmáticos do IGF-2 total, em geral, estão dentro da normalidade, porém as razões pró-IGF-2:IGF-2 e IGF-2:IGF-1 podem estar elevadas.[31-34] Insuficiência adrenal (primária ou secundária) e deficiência de GH devem também ser consideradas em pacientes com hipoglicemia e níveis de insulina normais ou baixos.[2,3,22]

Exames de localização

Uma vez feito o diagnóstico de insulinoma, a segunda etapa consiste em identificar a localização do tumor para que seja possível sua eficaz ressecção.[1-4] Essa localização geralmente é um desafio, já que a maioria dos insulinomas (66 a 90%) medem menos < 2 cm (24 a 30% < 1 cm) e podem estar localizados em qualquer parte do pâncreas, além da possibilidade de serem múltiplos em até 10% dos casos.[5,67,70] Em um estudo com 50 pacientes, o tamanho médio foi 1,5 cm: 24% eram < 1 cm; 42% tinham 1 a 2 cm; 30%, 2 a 3 cm; e somente 4% eram > 3 cm.[77] Na nossa série, esse tamanho situou-se entre 1 e 7 cm (Figura 71.6).[70] Tumores > 3 cm têm maior risco de serem malignos.[72] Insulinomas malignos gigantes de até 17 cm já foram relatados.[78] A exata localização pré-operatória do insulinoma torna os pacientes potenciais candidatos à enucleação, poupando-os de uma ressecção mais extensa com maiores danos pancreáticos.[5]

O pequeno tamanho habitual dos insulinomas pode dificultar sua visualização pelos exames de imagem. Na série de Mayo Clinic, os exames de imagem detectaram aproximadamente 75% dos insulinomas.[67] Os procedimentos convencionais (não invasivos) têm sensibilidade limitada: ultrassonografia (US) abdominal, 13 a 67%; tomografia computadorizada (TC), 44 a 74%; e ressonância magnética (RM), 56 a 90% (Quadro 71.10).[79-81] Resultados melhores foram relatados com a TC de multifase com contraste e cortes finos (sensibilidade de 83 a 94%).[82,83] Também mais recentemente, passou-se a dispor da US com contraste de microbolhas (sensibilidade de 89%)[81,84] e da US endoscópica, a qual tem sido considerada a ferramenta diagnóstica mais precisa, visto que fornece informações sobre os linfonodos adjacentes e dispõe de excelente capacidade para detecção de lesões da

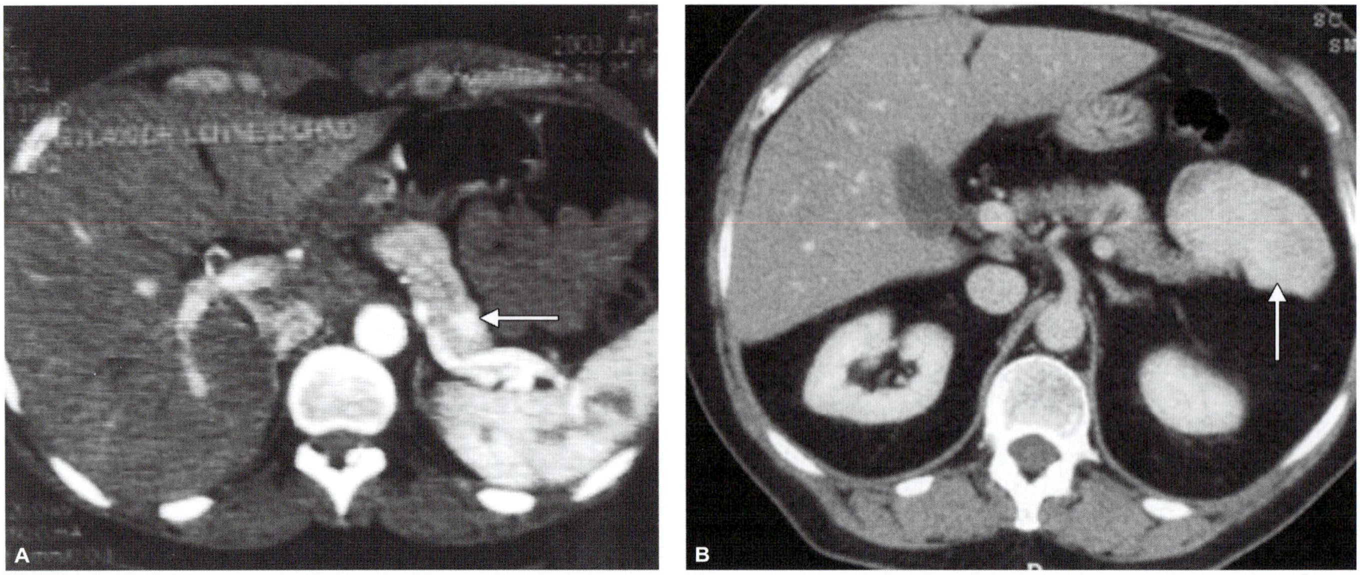

Figura 71.6 Insulinomas de 1 cm no corpo do pâncreas (**A**) e 7 cm na cauda (**B**) (*setas*). A sensibilidade da tomografia computadorizada varia de 17 a 80% na detecção dos insulinomas.

cabeça e do corpo do pâncreas, com sensibilidade de até 95% e 98%, respectivamente.[81,85,86] Permite também realizar biopsia ou punção aspirativa por agulha fina do tumor.[81,87] Suas principais limitações incluem ser operador-dependente, invasiva e frequentemente mostrar-se incapaz de detectar tumores na cauda do pâncreas (sensibilidade em torno de 50%) (Figura 71.7).[80,81,85] Uma acurácia diagnóstica maior (de até 100%) para os insulinomas é obtida, quando se combina a US endoscópica com a TC multifase ou, preferencialmente, a RM.[80,81,85,88]

Os NET pancreáticos contêm receptores para a somatostatina, sobretudo o tipo 2 (SSTR2). No entanto, eles têm baixa expressão nos insulinomas benignos.[81] Por isso, a sensibilidade da cintilografia com pentetreotida (conjugado da ácido dietilenotriaminopentacético [DTPA]) e octreotida) marcada com índio-111 (^{111}In) ou tecnécio-99 (^{99}Tc) (OctreoScan®) é baixa para esses tumores (50 a 75%).[80,81] Ultimamente esse exame vem sendo substituído pela tomografia com emissão de pósitrons acoplada à tomografia computadorizada (PET/CT) usando outros análogos da somatostatina (DOTATOC/DOTATATE/DOTANOC) marcados com gálio-68 (^{68}Ga). Este exame tem como vantagens menores radiação e duração, melhor resolução espacial e anatômica, bem como capacidade superior de detectar lesões, sobretudo as diminutas, devido à maior afinidade do DOTATATE com o receptor de somatostatina, em relação à octreotida.[81] Na maioria dos estudos, sua sensibilidade ainda se mostrou insatisfatória (61 a 87%).[81] No entanto, em estudo recente, a ^{68}Ga-DOTATATE PET/CT propiciou a localização de 9 dentre 10 insulinomas.[89]

Insulinomas têm baixa taxa de proliferação e, consequentemente, a ^{18}F-fluorodeoxiglicose (^{18}F-FDG)-PET/CT não é útil.[80,81] Já a PET/CT com fluoreto-18-L-di-hidroxifenilalanina (^{18}F-DOPA) parece ser o melhor procedimento para detecção de insulinomas malignos.[88] Também seria útil na distinção entre insulinoma e nesidioblastose.[5,90] Além disso, entre 10 casos de insulinomas, teve sensibilidade de 90%, contra 40% com a RM e 30% com a TC, na localização do tumor pancreático.[90]

Quadro 71.10 Procedimentos para localização de insulinomas.

Procedimento	Sensibilidade (%)
Tomografia computadorizada abdominal	44 a 74
US abdominal	13 a 67
US pancreática endoscópica	70 a 100
US abdominal com contraste de microbolhas	89
Ressonância magnética abdominal	56 a 90
Cintilografia com ^{111}In-pentetreotida	50 a 75
US pancreática transoperatória	91
Palpação pancreática transoperatória	75 a 90
^{68}Ga-DOTATATE-PET/CT	61 a 87
^{68}Ga-exendina-4 PET/CT	87 a 98
^{18}F-DOPA-PET/CT	50 a 73
Estímulo seletivo arterial com cálcio e coleta venosa hepática	77 a 100

US: ultrassonografia; PET/CT: combinação da tomografia por emissão de prótons e tomografia computadorizada. (Adaptado Hofland et al., 2024;[1] Christ et al., 2020;[80] Maggio et al., 2020.[81])

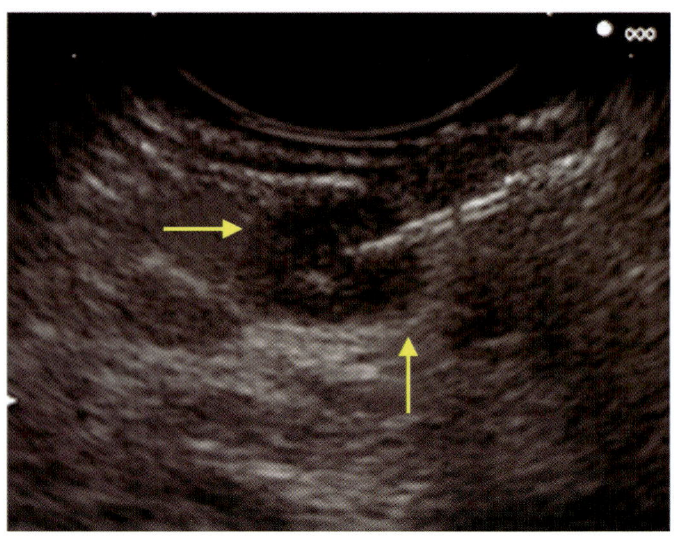

Figura 71.7 Insulinoma visualizado por ultrassonografia endoscópica (*setas*).

Outro alvo diagnóstico é o receptor de GLP-1 (GLP-1R), presente em mais de 90% dos casos de insulinomas.[80] A exendina-4, um análogo sintético estável do GLP-1, pode ser marcada com diferentes radioisótopos. A ^{68}Ga-exendina-4 PET/CT (ainda não disponível no Brasil em 2024) aparentemente é superior aos demais exames de medicina nuclear na visualização dos insulinomas, com sensibilidade de 87 a 98%.[1,91]

Nos casos não diagnosticados pelos exames de imagem pré-operatórios, pode-se submeter o paciente ao teste de Imamura-Doppman ou, preferencialmente, encaminhá-lo à cirurgia e tentar identificar o tumor por meio da US transoperatória (USTO), em combinação com palpação pancreática bidigital feita pelo cirurgião.[19] A USTO mostra a localização de 75 a 100% dos insulinomas.[19] À palpação do pâncreas durante a cirurgia, consegue-se identificar 42 a 95% dos tumores.[19,78] A combinação da palpação com a USTO pode propiciar uma sensibilidade próxima de 100%, na experiência de alguns cirurgiões.[19,22] Outros estudos mostraram que aproximadamente 40% de todos os insulinomas não são localizados no pré-operatório, e 3 a 10% permanecem ocultos mesmo após a palpação e a US intraoperatórias.[19,78,80]

O estímulo seletivo arterial com cálcio e a coleta venosa hepática (EACV), também conhecido como *teste de Imamura-Doppman*, é um procedimento invasivo que consiste em uma angiografia pancreática em que o gliconato de cálcio (0,25 a 1 mg/kg), que atua como secretagogo de insulina, é injetado nas artérias gastroduodenais, esplênicas e mesentérica superior.[91,92] Amostras de sangue são coletadas na veia hepática para dosagem de insulina em diferentes momentos: antes e 30, 60 e 90 segundos após infusão.[92] O racional fisiopatológico consiste na observação de que o cálcio estimula a liberação de insulina em células beta hiperfuncionantes, mas não em células beta normais. O teste é positivo, quando há aumento de pelo menos duas vezes na insulina hepática basal.[93] O sítio da injeção que provoca uma resposta positiva indica a localização anatômica do tumor no pâncreas, de acordo o território arterial correspondente (Quadro 71.11).[92,93]

A sensibilidade do EACV em diversos estudos variou de 77 a 100%.[80] Uma metanálise recente de 10 estudos, envolvendo 337 pacientes, revelou sensibilidade de 93% e especificidade de 86%.[94] No entanto, devido ao seu alto custo, invasividade e possíveis complicações, ele tem sido reservado para os casos de doença persistente ou recidivante após a cirurgia, quando os exames de imagem forem negativos ou inconclusivos.[2,78] O teste pode também ser utilizado para diferenciar insulinoma de nesidioblastose. Um aumento de 19 vezes no valor de insulina em relação ao basal tem 99% de especificidade para o diagnóstico de insulinoma.[95] Finalmente, o exame pode ser útil em pacientes com mais de um tumor pancreático (Figura 71.8).[65,71]

PATOLOGIA

A classificação da Organização Mundial da Saúde para panNET separa esses tumores, usando o índice Ki67, em quatro categorias amplas: panNET bem diferenciado graus 1, 2 ou 3 (G1-2-3) e carcinoma pancreático neuroendócrino (panNEC) pouco diferenciado. Útil para a distinção de panNEC e panNET, G3 é a superexpressão de p53 e a perda de expressão de Rb1. A coloração da insulina à imuno-histoquímica não é obrigatoriamente positiva nos insulinomas, podendo ser desnecessária uma vez feito o diagnóstico clínico.[1]

Quadro 71.11 Artérias pancreáticas e sua localização pancreática correspondente.

Artéria	Região do pâncreas
Mesentérica superior	Cabeça
Gastroduodenal	Processo uncinado
Esplênica proximal, porção proximal	Corpo
Esplênica proximal, porção distal	Cauda

Os insulinomas indolentes e agressivos são entidades diferentes. Os insulinomas agressivos são caracterizados por início rápido dos sintomas, maiores tamanho e expressão de ARX e alfa-1-antitripsina e diminuição ou ausência de expressão imuno-histoquímica de insulina, PDX1 e GLP-1R. Além disso, os insulinomas agressivos muitas vezes abrigam mutações nos genes *ATRX* e *DAXX*. Digno de nota, os insulinomas indolentes têm alta expressão do GLP-1R e baixa expressão dos receptores somatostatínicos SSTR2 e SSTR5, o inverso sendo observado nos insulinomas agressivos.[1]

PROGNÓSTICO

Pacientes com insulinoma agressivo apresentam menor sobrevida em comparação com aqueles com insulinoma indolente. A sobrevida em 5 anos de pacientes com insulinoma indolente foi relatada como sendo de 94 a 100% e para aqueles com insulinoma agressivo equivale a 24 a 67%.[1]

TRATAMENTO

O tratamento da hipoglicemia tem como objetivo controlar a quantidade de glicose no sangue, aliviar os sintomas clínicos e tratar a doença de base, evitando, assim, a ocorrência de novas crises. Dependendo da etiologia, consiste em suspensão do fármaco indutor da hipoglicemia, mudanças alimentares e tratamento medicamentoso e/ou cirúrgico.[71,72]

Insulinoma

Cirurgia

A cirurgia é o tratamento escolhido para os insulinomas e possibilita cura de 77 a 100% dos casos.[15,72] Enucleação do tumor, quando exequível, é a técnica de escolha, particularmente diante de lesões pequenas (< 2 cm) localizadas além de 2 a 3 mm do ducto pancreático principal e/ou do colédoco.[1] Pancreatectomia mais extensa é indicada, se houver múltiplos adenomas ou

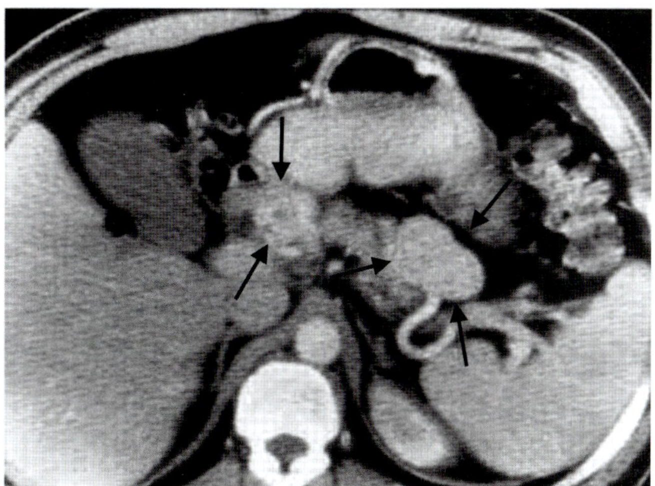

Figura 71.8 Tomografia computadorizada mostrando tumores pancreáticos duplos, na cabeça (insulinoma) e na cauda (não funcionante) (*setas*).

microadenomatose. A duodenopancreatectomia (*cirurgia de Whipple*) pode ser necessária para pacientes com tumores da cabeça do pâncreas. Em alguns serviços no exterior, a dosagem de insulina transoperatória, por meio de um ensaio rápido, é realizada para avaliação da resposta cirúrgica, com sensibilidade de 84 a 100% e acurácia de 84 a 89%. O esperado é que, em 20 minutos da ressecção tumoral bem-sucedida, os níveis de insulina se normalizem, e a relação insulina/glicose seja $\leq 0,4$.[15] A pancreatectomia total não é recomendável e, em vários centros, utiliza-se a via laparoscópica para ressecção de insulinomas.[96]

Durante a cirurgia, todo o pâncreas deve ser palpado e mobilizado. Isso se deve ao fato de que até 20% dos pacientes com hiperinsulinemia têm tumores múltiplos ou nesidioblastose.[97] Em uma série da Mayo Clinic,[72] 87% dos pacientes obtiveram cura após a primeira cirurgia. O percentual de recidiva cumulativa pós-cirúrgica foi de 5% com 10 anos, e 7% com 20 anos, nos casos esporádicos. Em pacientes com MEN-1, esses percentuais foram de 21%. Ocorreram recidivas em até 18 anos após o procedimento.[72]

As complicações da cirurgia incluem fístula e hemorragia pancreáticas pós-operatórias, bem como retardo no esvaziamento gástrico, com insuficiência pancreática exócrina e endócrina.[1]

Medidas de suporte

Refeições regulares ou lanches ricos em carboidratos lentos são geralmente recomendados para todos os pacientes. A inclusão de uma refeição antes de dormir ou tarde da noite é suficiente para a maioria. Alimentação ao longo da noite via sonda nasogástrica pode eventualmente ser necessária para evitar hipoglicemia noturna em pacientes gravemente sintomáticos. Outra opção nesses casos é a infusão intravenosa de glicose.[1]

Tratamento medicamentoso

A farmacoterapia habitualmente é indicada para os pacientes que recusem a cirurgia ou apresentem contraindicação, ou, ainda, para aqueles que não respondem adequadamente à cirurgia (localização tumoral malsucedida ou metástases).[98] As opções estão descritas a seguir.

Diazóxido. Considerado o medicamento de escolha, não é comercializado em nosso país. Ele atua no canal de potássio sensível ao ATP, promovendo sua abertura, o que provoca a inibição da secreção de insulina pela célula beta pancreática. Tem também efeito hiperglicemiante por aumentar a glicogenólise (mediante a inibição da adenosina monofosfato cíclica).[81,98] A dose inicial recomendada é de 300 a 400 mg/dia por via oral (VO), em 2 a 3 tomadas, até um máximo de 1.200 mg/dia. A taxa de sucesso no controle dos sintomas é de 50 a 60%.[81] Os efeitos colaterais do fármaco (sobretudo intolerância gástrica, retenção hídrica, edema e hirsutismo) limitam seu uso prolongado.[98]

Hidroclorotiazida. Na dose de 12,5 a 25 mg/dia, pode ser adicionada ao diazóxido, com o qual tem sinergismo, por sua ação hiperglicemiante. Previne, também, a retenção hídrica induzida pelo diazóxido.[71,98]

Antagonistas dos canais de cálcio. Existem alguns relatos de tratamento bem-sucedido com nifedipino, verapamil ou diltiazem.[99-102]

Glicocorticoides. Às vezes, os glicocorticoides são usados para controlar a hipoglicemia. Porém, seu uso crônico representa um risco significativo de variados efeitos colaterais, como ganho de peso, distúrbios neuropsiquiátricos, hipertensão, diabetes melito e infecções oportunistas.[1]

Análogos da somatostatina (AS). Os compostos de primeira geração, octreotida LAR (30 mg por via intramuscular a cada 28 dias) e lanreotida autogel (120 mg por via subcutânea a cada 28 dias), podem ser usados como segunda linha para controle dos sintomas, em caso de falha dos fármacos mencionados ou, como primeira linha, para insulinomas malignos por causa de seu efeito antiproliferativo.[81,100,103,104] Os AS suprimem a secreção de insulina e glucagon ao ativarem o SSTR2. Como os insulinomas benignos têm uma baixa expressão de SSTR2, pode ocorrer efeito paradoxal (hipoglicemia) por supressão da secreção de glucagon. Por isso, recomenda-se inicialmente avaliar a resposta ao tratamento com octreotida ou lanreotida de curta ação por via subcutânea.[1] Já os tumores malignos têm alta expressão do SSTR2, cuja ativação pode causar hiperglicemia.[81,97] De um modo geral, o controle dos sintomas é observado em 35 a 50% dos casos, mas a eficácia dos AS é limitada pelo desenvolvimento de taquifilaxia.[81,100] A efetividade do tratamento é maior nos casos de tumores visualizados ao OctreoScan® ou ao ^{68}Ga-DOTATATE PET/TC.[1,98] Em um caso de insulinoma metastático, foi relatado o sucesso da combinação de octreotida LAR e verapamil.[105] A associação bem-sucedida de lanreotida autogel e cabergolina no tratamento de insulinomas associados à MEN-1 também foi relatada.[106]

A *pasireotida* é um AS de segunda geração, que possui uma afinidade 30 a 40 vezes maior para SSTR1 e SSTR5 do que octreotida e lanreotida.[81] Como seu principal efeito colateral é a hiperglicemia, decorrente de inibição da secreção de insulina e GLP-1, ele, teoricamente, seria a escolha entre os AS, mas ainda não foi aprovado para essa finalidade.[1] Contudo, existem relatos de reversão da hipoglicemia em pacientes com insulinomas agressivos ou malignos tratados com pasireotida.[1,107]

Outras medicações. Recentemente, *everolimo* (Afinitor®), um inibidor da via de sinalização denominada alvo mamífero da rapamicina (mTOR, do inglês *mammalian target of rapamycin*), e *sunitinibe* (Sutent®), um inibidor da tirosinoquinase, foram introduzidos como terapias-alvo para pacientes com insulinomas metastáticos.[81,100] Devido a sua capacidade em induzir hiperglicemia, o everolimo alivia os sintomas em 2 semanas, mesmo na ausência de regressão da massa tumoral.[108]

Terapia com radionuclídeos de receptores de peptídeos (PRRT). Em três séries de casos, observou-se que a PRRT (do inglês, *peptide receptor radionuclide therapy*) controla a hipoglicemia em pacientes com insulinomas metastáticos.[109-111] Em outro estudo, o ^{177}Lu-DOTATATE mostrou-se efetivo em dois terços dos pacientes com insulinomas malignos, sendo, pois, preferível.[112]

Quimioterapia. A estreptozotocina (STZ) foi usada isoladamente ou em combinação com 5-fluoruracila (5-FU) ou doxorrubicina: a combinação de STZ e 5-FU foi superior à STZ na taxa de resposta global em um estudo de 84 pacientes com carcinoma de ilhotas recorrente ou metastático, incluindo 15 insulinomas.[113] Temozolomida, isoladamente ou em combinação com capecitabina, propiciou bons resultados no controle da doença, com taxa de sobrevivência em 2 anos de 92%.[81,114] Para tumores pobremente diferenciados, a combinação de etoposídeo e cisplatina é recomendada.[81]

RZ538. Trata-se de um anticorpo monoclonal humano que se liga a um local único no receptor de insulina e atua como modulador alostérico negativo desse receptor.[1] Recentemente, o uso bem-sucedido do RZ538 foi relatado em um paciente com hipoglicemia refratária grave e insulinoma maligno.[115]

Outras condutas. Embolização seletiva da artéria hepática pode ser uma medida paliativa em casos de metástases hepáticas.[116] Em alguns centros, a ablação endoscópica do tumor guiada por US com etanol ou radiofrequência tem sido utilizada com bastante sucesso em casos selecionados.[117]

Tumores de células não ilhotas

Conforme o padrão histológico do tumor, pode-se optar por cirurgia, radioterapia e/ou quimioterapia. Melhora da hipoglicemia, algumas vezes, é obtida após a administração de GH ou glicocorticoides. Estes últimos podem reduzir os níveis de IGF-2.[2,31,32]

Deficiências hormonais

Em pacientes com insuficiência adrenal, a reposição do glicocorticoide corrige a hipoglicemia, que, em casos muito raros, é indicação para a terapia com GH recombinante humano.

Hipoglicemia autoimune

Remissões da hipoglicemia autoimune foram descritas com a terapia imunossupressora, como os glicocorticoides, mas não há estudos controlados que mostrem a real eficácia desse tratamento.[43] Plasmaférese pode ser útil em alguns casos; no entanto, os benefícios geralmente são transitórios.[118]

Nesidioblastose

O tratamento inicial da nesidioblastose deve ser medicamentoso, com a utilização de diazóxido ou antagonistas dos canais de cálcio. Na maioria dos casos, há melhora clínica espontânea em 10 a 15 anos, como parte da evolução da doença. Quando a cirurgia for necessária, a forma focal pode ser diagnosticada por intermédio de cateterismo venoso e tratada com pancreatectomia distal (70 a 95%). Esta última com frequência é útil no controle da hipoglicemia e raramente resulta em diabetes.[71,119] A forma difusa é muito mais difícil de tratar.

Síndrome da hipoglicemia pancreatógena não insulinoma

O tratamento mais recomendado para a NIPHS é a cirurgia, e pancreatectomia parcial pode reverter as hipoglicemias mesmo em pacientes cuja doença pareça envolver todo o pâncreas. A extensão da cirurgia é determinada pelos resultados do teste com injeção arterial seletiva de cálcio.[3,21]

Hipoglicemias reativas ou pós-prandiais

O tratamento inicial da hipoglicemia reativa consiste em um plano dietético que inclua baixa ingestão de carboidratos (sobretudo açúcares simples) e alto consumo de proteína, com refeições menores e mais frequentes. *Substâncias anticolinérgicas* são eficazes em pacientes com hipoglicemia reativa idiopática, mas podem causar efeitos colaterais indesejáveis (boca seca, constipação intestinal, sedação, retenção urinária etc.). *Propranolol* reduz os sintomas (exceto sudorese excessiva) em pacientes com hipoglicemia pós-gastrectomia. Relatou-se também melhora dos sintomas com o uso de acarbose ou metformina.[2,12,22]

O manejo da hipoglicemia pós-DGYR requer intervenção nutricional, farmacológica e, eventualmente, cirúrgica. Deve-se inicialmente tentar pequenas refeições frequentes, com carboidratos complexos e baixos índices glicêmicos. Se necessário, usar bloqueadores dos canais de cálcio, acarbose, diazóxido ou análogos da somatostatina. Para os casos refratários, é preciso considerar o tratamento cirúrgico, em que se deve incluir a realização de um procedimento bariátrico restritivo, com ou sem reconstituição da continuidade gastrintestinal. Ressecção pancreática parcial ou total deve ser evitada.[120]

Resumo

Hipoglicemia (glicemia < 55 mg/dℓ) é incomum em pessoas sem diabetes melito. Seu diagnóstico é confirmado pela tríade de Whipple (baixa concentração de glicose plasmática, sinais e sintomas consistentes com hipoglicemia e resolução dos mesmos após a administração de glicose por via oral ou intravenosa). Medicamentos são, de longe, a causa mais comum de hipoglicemia. Outras possíveis causas são ingestão excessiva de álcool, distúrbios hormonais (p. ex., insuficiência adrenal e deficiência de hormônio do crescimento), hiperinsulinismo endógeno (insulinoma e nesidioblastose), sepse, insuficiência hepática e renal, bem como os raros tumores de células não beta e as hipoglicemias autoimunes, entre outras. Hipoglicemia pós-prandial tem sido relatada, com frequência crescente, em pacientes submetidos a cirurgia bariátrica. Hipoglicemia factícia resulta do uso acidental ou sub-reptício de insulina ou secretagogos de insulina. O diagnóstico de hiperinsulinismo endógeno é reforçado pela detecção, após o teste de jejum prolongado, de insulina ≥ 3 μU/mℓ, peptídeo C ≥ 0,2 nmol/ℓ, proinsulina ≥ 5 pmol/ℓ, beta-hidroxibutirato ≤ 2,7 mmol/ℓ e níveis séricos indetectáveis de secretagogos de insulinas (sulfonilureias e glinidas). Nesta situação, exames de imagem devem ser realizados, com sensibilidade de até 85% para ressonância magnética, 70 a 80% para tomografia computadorizada, 60 a 90% para a ultrassonografia pancreática endoscópica, 50 a 60% para cintilografia com pentetreotida e 13 a 67% para ultrassonografia transabdominal. Entre os exames de medicina nuclear, a ^{68}Ga-exendina-4 PET/CT (ainda não disponível no Brasil em 2024) é o de maior sensibilidade (até 98%).

REFERÊNCIAS BIBLIOGRÁFICAS

1. Hofland J, Refardt JC, Feelders RA et al. Approach to the patient: insulinoma. J Clin Endocrinol Metab. 2024; 109(4):1109-118.
2. Cryer PE, Axelrod L, Grossman AB et al. Evaluation and management of adult hypoglycemic disorders: an Endocrine Society clinical practice guideline. J Clin Endocrinol Metab. 2009; 94:709-28.
3. Cryer PE. Hypoglycemia. In: Kronenberg HM, Melmed S, Polonsky KS et al. (Eds.). Williams textbook of endocrinology. 12. ed. Philadelphia: W.B. Saunders; 2011. pp. 1552-80.
4. Cryer PE. The prevention and correction of hypoglycemia. In: Jefferson LS, Cherrington AD (Eds.). Handbook of physiology. Section 7: The endocrine system. Volume II: the endocrine pancreas and regulation of metabolism. New York: Oxford University Press; 2001. pp. 1057-92.
5. Desimone ME, Weinstock RS. Non-diabetic hypoglycemia. In: Feingold KR, Anawalt B, Boyce A et al. (Eds.) Endotext [Internet]. South Dartmouth (MA): MDText.com, Inc.; 2000-2017.
6. Boden G. Gluconeogenesis and glycogenolysis in health and diabetes. J Investig Med. 2004; 52:375-8.
7. Cryer PE. Hypoglycemia, functional brain failure and brain death. J Clin Invest. 2007; 117:868-70.
8. Karam JH, Masharani U. Hypoglycemic disorders. In: Greenspan FS, Gardner DG (Eds.). Basic and clinical endocrinology. 7. ed. Stamford: McGraw-Hill Companies; 2004. pp. 747-65.
9. Amiel SA. Counterregulation to hypoglycaemia: physiology. Ann Endocrinol. 2004; 65:85-7.
10. Mitrakou A, Ryan C, Veneman T et al. Hierarchy of glycemic thresholds for counterregulatory hormone secretion, symptoms, and cerebral dysfunction. Am J Physiol Endocrinol Metab. 1991; 260:E67-74.
11. Fanelli C, Pampanelli S, Epifano L et al. Relative roles of insulin and hypoglycaemia on induction of neuroendocrine responses to, symptoms of, and deterioration of cognitive function in hypoglycaemia in male and female humans. Diabetologia. 1994; 37:797-807.
12. Guettier JM, Gorden P. Hypoglycemia. Endocrinol Metab Clin North Am. 2006; 35:753-66.
13. Murad MH, Coto-Yglesias F, Wang AT et al. Clinical review: drug-induced hypoglycemia: a systematic review. J Clin Endocrinol Metab. 2009; 94:741-5.
14. Mehrabi A, Fischer L, Hafezi M et al. A systematic review of localization, surgical treatment options, and outcome of insulinoma. Pancreas. 2014; 43:675-86.
15. Chiruvella A, Kooby DA. Surgical management of pancreatic neuroendocrine tumors. Surg Oncol Clin N Am. 2016; 25:401-21.
16. Iglesias P, Díez JJ. Management of endocrine disease: a clinical update on tumor-induced hypoglycemia. Eur J Endocrinol. 2014; 170:R147-57.
17. Arya VB, Mohammed Z, Blankenstein O et al. Hyperinsulinaemic hypoglycaemia. Horm Metab Res. 2014; 46:157-70.

18. Service FJ, McMahon MM, O'Brien PC et al. Functioning insulinoma – incidence, recurrence, and long-term survival of patients: a 60-year study. Mayo Clin Proc. 1991; 66:711-9.
19. Boukhman MP, Karam JM, Shaver J et al. Localization of insulinomas. Arch Surg. 1999; 134:818-22.
20. Nagai T, Imamura M, Takai Y et al. Insulinoma accompanied by diabetes mellitus. Diabetes Res Clin Pract. 2003; 60:19-23.
21. Thompson GB, Service FJ, Andrews JC et al. Noninsulinoma pancreatogenous hypoglycemia syndrome: an update in 10 surgically treated patients. Surgery. 2000; 128:937-44; discussion on 944-5.
22. Service FJ. Diagnostic approach to adults with hypoglycemic disorders. Endocrinol Metab Clin North Am. 2000; 28:519-32.
23. Jabri AL, Bayard C. Nesidioblastosis associated with hyperinsulinemic hypoglycemia in adults: review of the literature. Eur J Intern Med. 2004; 15:407-10.
24. Bright E, Garcea G, Ong SL et al. An unusual case of concurrent insulinoma and nesidioblastosis. JOP. 2008; 9:649-53.
25. Batra CM, Saluja SS, Bajaj R et al. Non-insulinoma pancreatogenous hypoglycemia syndrome. J Assoc Physicians India. 2011; 59:256-8.
26. Service GJ, Thompson GB, Service FJ et al. Hyperinsulinemic hypoglycemia with nesidioblastosis after gastric-bypass surgery. N Engl J Med. 2005; 353:249-54.
27. Z'graggen K, Guweidhi A, Steffen R et al. Severe recurrent hypoglycemia after gastric bypass surgery. Obes Surg. 2008; 18:981-8.
28. Meier JJ, Butler AE, Galasso R et al. Hyperinsulinemic hypoglycemia after gastric bypass surgery is not accompanied by islet hyperplasia or increased betacell turnover. Diabetes Care. 2006; 29:1554-9.
29. McLaughlin T, Peck M, Holst J et al. Reversible hyperinsulinemic hypoglycemia after gastric bypass: a consequence of altered nutrient delivery. J Clin Endocrinol Metab. 2010; 95:1851-5.
30. Zagury L, Moreira RO, Guedes EP et al. Insulinoma misdiagnosed as dumping syndrome after bariatric surgery. Obes Surg. 2004; 14:120-3.
31. McLean A. Endoscopic ultrasound in the detection of pancreatic islet cell tumours. Cancer Imaging. 2004; 4:84-91.
32. Groot JWB, Rikhof B, van Doom J et al. Non-islet cell tumour-induced hypoglycemia: a review of the literature including two new cases. Endocrin Relat Cancer. 2007; 14:979-93.
33. Okabe R, Sonobe M, Bando T et al. Large solitary fibrous tumor with overexpression of insulin-like growth factor-2. Interact Cardiovasc Thorac Surg. 2010; 11:688-90.
34. Nauck MA, Reinecke M, Perren A et al. Hypoglycemia due to paraneoplastic secretion of insulin-like growth factor-I in a patient with metastasizing large-cell carcinoma of the lung. J Clin Endocrinol Metab. 2007; 92:1600-5.
35. Todd JF, Stanley SA, Roufosse CA et al. A tumour that secretes glucagon-like peptide-1 and somatostatin in a patient with reactive hypoglycaemia and diabetes. Lancet. 2003; 361:228-30.
36. Roberts RE, Zhao M, Whitelaw BC et al. GLP-1 and glucagon secretion from a pancreatic neuroendocrine tumor causing diabetes and hyperinsulinemic hypoglycemia. J Clin Endocrinol Metab. 2012; 97:3039-45.
37. Sugiyama T, NakanishiM, Hoshimoto K et al. Severely fluctuating blood glucose levels associated with a somatostatin-producing ovarian neuroendocrine tumor. J Clin Endocrinol Metab. 2012; 97:3845-50.
38. Wright J, Abolfathi A, Penman E et al. Pancreatic somatostatinoma presenting with hypoglycaemia. Clin Endocrinol (Oxf). 1980; 12:603-8.
39. Cao XP, Liu YY, Xiao HP et al. Pancreatic somatostatinoma characterized by extreme hypoglycemia. Chin Med J. 2009; 122:1709-12.
40. He X, Wang J, Wu X et al. Pancreatic somatostatinoma manifested as severe hypoglycemia. J Gastroint Liver Dis. 2009; 18:221-4.
41. Seckl MJ, Mulholland PJ, Bishop AE et al. Hypoglycemia due to an insulin-secreting small-cell carcinoma of the cervix. N Engl J Med. 1999; 341:733-6.
42. Uysal M, Temiz S, Gul N et al. Hypoglycemia due to ectopic release of insulin from a paraganglioma. Horm Res. 2007; 67:292-5.
43. Censi S, Mian C, Betterle C. Insulin autoimmune syndrome: from diagnosis to clinical management. Ann Transl Med. 2018; 6:335.
44. Marks V, Teale JD. Hypoglycemia: factitious and felonious. Endocrinol Metab Clin North Am. 1999; 28:579-601.
45. Lupsa BC, Chong AY, Cochran EK et al. Autoimmune forms of hypoglycemia. Medicine (Baltimore). 2009; 88:141-53.
46. Ismail AA. The insulin autoimmune syndrome (IAS) as a cause of hypoglycaemia: an update on the pathophysiology, biochemical investigations and diagnosis. Clin Chem Lab Med. 2016; 54:1715-24. [Epub ahead of print].
47. Nasu T, Suzuki R, Okamoto Y et al. Late postprandial hypoglycemia due to bioactive insulin dissociation from autoantibody leading to unconsciousness in a patient with insulin autoimmune syndrome. Intern Med. 2011; 50:339-43.
48. Ma WY, Won JG, Tang KT et al. Severe hypoglycemic coma due to insulin autoimmune syndrome. J Chin Med Assoc. 2005; 68:82-6.
49. Lee P, Chrysostomou A, Tress B et al. Lymphocytic hypophysitis: a rare cause of hypoglycaemia in a man with type 2 diabetes mellitus. Intern Med J. 2005; 35:254-7.
50. Pia A, Piovesan A, Tassone F. A rare case of adulthood-onset growth hormone deficiency presenting as sporadic, symptomatic hypoglycemia. J Endocrinol Invest. 2004; 27:1060-4.
51. McAulay V, Frier BM. Addison's disease in type 1 diabetes presenting with recurrent hypoglycaemia. Postgrad Med J. 2000; 76:230-2.
52. Frankton S, Baithun S, Husain E et al. Phaeochromocytoma crisis presenting with profound hypoglycaemia and subsequent hypertension. Hormones (Athens). 2009; 8:65-70.
53. Habra MA, Núñez R, Chuang H et al. Fatal hypoglycemia in malignant pheochromocytoma: direct glucose consumption as suggested by (18)F-2-fluoro-2-deoxy-D-glucose positron emission tomography/computed tomography imaging. Endocrine. 2010; 37:209-12.
54. Alilou M, Gaamouche K, El Moussaoui R et al. Hypoglycaemia after surgery on phaeochromocytoma. Ann Fr Anesth Reanim. 2003; 22:481-3.
55. Ben Salem C, Fathallah N, Hmouda H et al. Drug-induced hypoglycaemia: an update. Drug Saf. 2011; 34:21-45.
56. Rossetti P, Porcellati F, Fanelli CG et al. Superiority of insulin analogues versus human insulin in the treatment of diabetes mellitus. Arch Physiol Biochem. 2008; 114:3-10.
57. Rendell M. The role of sulphonylureas in the management of type 2 diabetes mellitus. Drugs. 2004; 64:1339-58.
58. Inzucchi SE, Bergenstal RM, Buse JB et al. Management of hyperglycemia in Type 2 Diabetes, 2015: a patient-centered approach: update to a position statement of the American Diabetes Association and the European Association for the Study of Diabetes. Diabetes Care. 2015; 38:140-9.
59. Khovidhunkit W, Sunthornyothin S. Hypoglycemia, hyperglycemia, and gatifloxacin. Ann Intern Med. 2004; 141:969.
60. Friedrich LV, Dougherty R. Fatal hypoglycemia associated with levofloxacin. Pharmacotherapy. 2004; 24:1807-12.
61. Assan R, Perronne C, Assan D et al. Pentamidine-induced derangements of glucose metabolism. Diabetes Care. 1995; 18:47-55.
62. White NJ, Miller KD, Marsh K et al. Hypoglycaemia in African children with severe malaria. Lancet. 1987; 1:708-11.
63. Brun JF, Fedou C, Mercier J. Postprandial reactive hypoglycemia. Diabetes Metab. 2000; 26:337-51.
64. Palardy J, Havrankova J, Lepage R et al. Blood glucose measurements during symptomatic episodes in patients with suspected postprandial hypoglycemia. N Engl J Med. 1989; 321:1421-5.
65. Service FJ. Hypoglycemic disorders. N Engl J Med. 1995; 332:1144-52.
66. Martens P, Tits J. Approach to the patient with spontaneous hypoglycemia. Eur J Intern Med. 2014; 25:415-21.
67. Placzkowski KA, Vella A, Thompson GB et al. Secular trends in the presentation and management of functioning insulinoma at the Mayo Clinic, 1987-2007. J Clin Endocrinol Metab. 2009; 94:1069-73.
68. Ma H, Zhang XP, Zhang Y et al. Pancreatic insulinoma misdiagnosed as epilepsy for eight years: a case report and literature review. Intern Med. 2015; 54:1519-22.
69. Felício JS, Martins CP, Semer M et al. Endogenous hyperinsulinism: review and follow-up of 24 cases. Arq Bras Endocrinol Metabol. 2012; 56:83-95.
70. Vilar L, Albuquerque JA, Lyra R et al. Clinical, biochemical and imaging features of 20 cases of insulinomas. Arch Endocrinol Metab. 2016; 59(Suppl 2):S25.
71. Natt N, Service FJ. The highway to insulinoma: road sign and hazards. Endocrinologist. 1997; 7:89-96.
72. Service FJ, McMahon MM, O'Brien PC et al. Functioning insulinoma: incidence, recurrence, and long-term survival of patients: a 60-year study. Mayo Clin Proc. 1991; 66:711-9.
73. Atkin M, Meeking D, Medbak S. A case of insulinoma presenting with low serum insulin levels. Endocrine Abstracts. 2008; 15:P44.
74. Guettier JM, Lungu A, Goodling A et al. The role of proinsulin and insulin in the diagnosis of insulinoma: a critical evaluation of the Endocrine Society clinical practice guideline. J Clin Endocrinol Metab. 2013; 98:4752-8.
75. Soh AW, Kek PC. Insulinoma in a patient with normal results from prolonged fast and glucagon-induced hypoglycemia. Endocr Pract. 2010; 16:838-41.
76. Service FJ, O'Brien PC, Kao PC et al. C-peptide suppression test: effects of gender, age and body mass index: implications for the diagnosis of insulinoma. J Clin Endocrinol Metab. 1992; 74:204-10.
77. Pasieka JL, McLeod MK, Thompson NW et al. Surgical approach to insulinomas: assessing the need for preoperative localization. Arch Surg. 1992; 127:442-7.
78. Karavias D, Habeos I, Maroulis I et al. Giant malignant insulinoma. Ann Surg Treat Res. 2015; 88:289-93.
79. Okabayashi T, Shima Y, Sumiyoshi T et al. Diagnosis and management of insulinoma. World J Gastroenterol. 2013; 19:829-37.
80. Christ E, Antwi K, Fani M, Wild D. Innovative imaging of insulinoma: the end of sampling? A review. Endocr Relat Cancer. 2020; 27:R79-92.
81. Maggio I, Mollica V, Brighi N et al. The functioning side of the pancreas: a review on insulinomas. J Endocrinol Invest. 2020; 43:139-48.
82. Fidler JL, Fletcher JG, Reading CC et al. Preoperative detection of pancreatic insulinomas on multiphasic helical CT. Am J Roentgenol. 2003; 181:775-80.
83. Gouya H, Vignaux O, Augui J et al. CT, endoscopic sonography, and a combined protocol for preoperative evaluation of pancreatic insulinomas. Am J Roentgenol. 2003; 181:987-92.
84. An L, Li W, Yao KC et al. Assessment of contrast enhanced ultrasonography in diagnosis and preoperative localization of insulinoma. Eur J Radiol. 2011; 80:675-80.

85. McLean A. Endoscopic ultrasound in the detection of pancreatic islet cell tumours. Cancer Imaging. 2004; 4:84-9.
86. Wang H, Ba Y, Xing Q et al. Diagnostic value of endoscopic ultrasound for insulinoma localization: a systematic review and meta-analysis. PLoS One. 2018; 13:e0206099.
87. Kann PH, Moll R, Bartsch D et al. Endoscopic ultrasound-guided fine-needle aspiration biopsy (EUS-FNA) in insulinomas: indications and clinical relevance in a single investigator cohort of 47 patients. Endocrine. 2017; 56:158-63.
88. Burghardt L, Meier JJ, Uhl W et al. Importance of localization of insulinomas: a systematic analysis. J Hepatobiliary Pancreat Sci. 2019; 26:383-92.
89. Nockel P, Babic B, Millo C et al. Localization of insulinoma using 68 Ga-DOTATATE PET/CT scan. J Clin Endocrinol Metab. 2017; 102:195-9.
90. Kauhanen S, Seppanen M, Minn H et al. Fluorine-18-L-dihydroxyphenylalanine (18F-DOPA) positron emission tomography as a tool to localize an insulinoma or betacell hyperplasia in adult patients. J Clin Endocrinol Metab. 2007; 92:1237-44.
91. Zhang X, Jia H, Li F et al. Ectopic insulinoma diagnosed by 68Ga-Exendin-4 PET/CT: A case report and review of literature. Medicine (Baltimore). Medicine. 2021; 100:e25076.
92. Guettier JM, Kam A, Chang R et al. Localization of insulinomas to regions of the pancreas by intraarterial calcium stimulation: the NIH experience. J Clin Endocrinol Metab. 2009; 94:1074-80.
93. Doppman JL. Localization of insulinomas to regions of the pancreas by intra-arterial stimulation with calcium. Ann Intern Med. 1995; 123:269-73.
94. Wang H, Ba Y, Xing Q et al. Diagnostic value of ASVS for insulinoma localization: A systematic review and meta-analysis. PLoS One. 2019; 14: e0224928.
95. Thompson SM, Vella A, Thompson GB et al. Selective arterial calcium stimulation with hepatic venous sampling differentiates insulinoma from nesidioblastosis. J Clin Endocrinol Metab. 2015; 100:4189-97.
96. Hu M, Zhao G, Luo Y et al. Laparoscopic versus open treatment for benign pancreatic insulinomas: an analysis of 89 cases. Surg Endosc. 2011; 25:3831-7.
97. Finlayson E, Clark OH. Surgical treatment of insulinomas. Surg Clin North Am. 2004; 84:775-85.
98. Chan JA, Kulke MH. Medical management of pancreatic neuroendocrine tumors: current and future therapy. Surg Oncol Clin N Am. 2016; 25:423-37.
99. Eichmann D, Hufnagel M, Quick P et al. Treatment of hyperinsulinaemic hypoglycaemia with nifedipine. Eur J Pediatr. 1999; 158:204-6.
100. Matej A, Bujwid H, Wroński J. Glycemic control in patients with insulinoma. Hormones. 2016; 15:489-99.
101. Diaz AG, Lucas S, Ferraina P et al. Clinical experience in 37 cases of insulinoma. Medicina (B Aires). 2006; 66:499-504.
102. Imanaka S, Matsuda S, Ito K et al. Medical treatment for inoperable insulinoma: clinical usefulness of diphenylhydantoin and diltiazem. Jpn J Clin Oncol. 1986; 16:65-71.
103. Usukura M, Yoneda T, Oda N et al. Medical treatment of benign insulinoma using octreotide LAR: a case report. Endocr J. 2007; 54:95-101.
104. Romeo S, Milione M, Gatti A et al. Complete clinical remission and disappearance of liver metastases after treatment with somatostatin analogue in a 40-year-old woman with a malignant insulinoma positive for somatostatin receptors type 2. Horm Res. 2006; 65:120-5.
105. Stehouwer CD, Lems WF, Fischer HR et al. Malignant insulinoma: is combined treatment with verapamil and the long-acting somatostatin analogue octreotide (SMS 201-995) more effective than single therapy with either drug? Neth J Med. 1989; 35:86-94.
106. Marciello F, Di Somma C, Del Prete M et al. Combined biological therapy with lanreotide autogel and cabergoline in the treatment of MEN-1-related insulinomas. Endocrine. 2014; 46:678-81.
107. Tirosh A, Stemmer SM, Solomonov E et al. Pasireotide for malignant insulinoma. Hormones. 2016; 15:271-6.
108. Bernard V, Lombard-Bohas C, Taquet MC et al. Efficacy of everolimus in patients with metastatic insulinoma and refractory hypoglycemia. Eur J Endocrinol. 2013; 168:665-74.
109. Brown E, Watkin D, Evans J et al. Multidisciplinary management of refractory insulinomas. Clin Endocrinol. 2017; 88:1-10.
110. Ong GS, Henley DE, Hurley D et al. Therapies for the medical management of persistent hypoglycaemia in two cases of inoperable malignant insulinoma. Eur J Endocrinol. 2010; 162:1001-8.
111. Magalhães D, Sampaio IL, Ferreira G et al. Peptide receptor radionuclide therapy with (177)Lu-DOTA-TATE as a promising treatment of malignant insulinoma: a series of case reports and literature review. J Endocrinol Investig. 2019; 42:249-60.
112. Zandee WT, Brabander T, Blaževic A. Symptomatic and radiological response to 177 Lu-DOTATATE for the treatment of functioning pancreatic neuroendocrine tumors. J Clin Endocrinol Metab. 2019; 104:1336-44.
113. Moertel CG, Hanley JA, Johnson LA. Streptozocin alone compared with streptozocin plus fluorouracil in the treatment of advanced islet-cell carcinoma. N Engl J Med. 1980; 303:1189-94.
114. Koumarianou A, Kaltsas G, Kulke MH et al. Temozolomide in advanced neuroendocrine neoplasms: pharmacological and clinical aspects. Neuroendocrinology. 2015; 101:274-88.
115. Osataphan S, Vamvini M, Rosen ED, et al. Anti-insulin receptor antibody for malignant insulinoma and refractory hypoglycemia. N Engl J Med. 2023; 389(8):767-69.
116. Civera Andrés M, Real Collado JT, Martínez Usó I et al. Selective therapeutic embolization in malignant insulinoma. Rev Clin Esp. 2000; 200:548-50.
117. El Sayed G, Frim L, Jamie Franklin J et al. Endoscopic ultrasound-guided ethanol and radiofrequency ablation of pancreatic insulinomas: a systematic literature review. Therap Adv Gastroenterol. 2021; 14:17562848211042171.
118. Yaturu S, DePrisco C, Lurie A. Severe autoimmune hypoglycemia with insulin antibodies necessitating plasmapheresis. Endocr Pract. 2004; 10:49-54.
119. Witteles RM, Straus II FH, Sugg SL et al. Adult-onset nesidioblastosis causing hypoglycemia: an important clinical entity and continuing treatment dilemma. Arch Surg. 2001; 136:656-63.
120. Cui Y, Elahi D, Andersen DK. Advances in the etiology and management of hyperinsulinemic hypoglycemia after Roux-en-Y gastric bypass. J Gastrointest Surg. 2011; 15:1879-88.

PARTE

7

Dislipidemia e Obesidade

CAPÍTULO 72

Investigação Diagnóstica das Dislipidemias

Cynthia Melissa Valerio ▪ Humberto B. Ferreira ▪ Rodrigo O. Moreira

INTRODUÇÃO

Um indivíduo adulto, em condições fisiológicas, apresenta um complexo sistema de regulação dos níveis séricos de ácidos graxos, ésteres derivados e lipoproteínas. O colesterol é um componente estrutural essencial para a formação da membrana plasmática das células animais, com função primordial na criação de barreiras entre elas. Também é a molécula primária para a formação de hormônios esteroides, triglicerídeos e ácidos biliares. Em média, 25% do colesterol corporal é obtido a partir da dieta, principalmente de produtos alimentares de origem animal e laticínios, ao passo que os outros 75% são sintetizados nos hepatócitos através da via do mevalonato.[1]

Na corrente sanguínea, o colesterol é transportado sob a forma de lipoproteínas, especialmente as de baixa densidade (LDL) e as de alta densidade (HDL). A regulação do processo de transporte de lipídeos ocorre a partir das apoproteínas ou apolipoproteína.[2,3]

Por fatores endógenos ou exógenos, distúrbios podem ocorrer de forma isolada ou envolvendo duas ou mais lipoproteínas. As principais consequências clínicas das dislipidemias são a aterosclerose, devido a concentrações altas de LDL, e a pancreatite aguda, secundária a níveis muito altos de triglicerídeos (TG).[4]

LIPÍDEOS E LIPOPROTEÍNAS

As lipoproteínas são partículas complexas com um núcleo hidrofóbico central de lipídeos não covalentes, formados por núcleos de ésteres de colesterol e triglicerídeos. Ao redor desse núcleo hidrofóbico, há uma monocamada lipídica, composta de fosfolipídeos, colesterol livre e proteínas. As proteínas que constituem as lipoproteínas são denominadas apolipoproteínas ou apoproteínas (Apo). As Apo exercem funções vitais no metabolismo das lipoproteínas, como montagem da partícula, ligação aos receptores de membrana que as captam para o interior da célula (Apo B-48, Apo B-100 e Apo-E) ou como cofatores enzimáticos, como as Apos C-II, C-III e A-I. As lipoproteínas são divididas em sete classes de acordo com seu tamanho, densidade e composição de lipídeos e proteínas, cada uma apresentando particularidades específicas no metabolismo lipídico, que será discutido adiante.[6]

Os principais lipídeos do corpo humano são TG, ácidos graxos, colesterol e fosfolipídeos. Eles podem ser encontrados em diversos locais do corpo e desempenham uma grande variedade de funções – o transporte e o armazenamento de energia proveniente dos alimentos são realizados pelos ácidos graxos e pelos TGs; já o colesterol tem função de substrato para a síntese de alguns hormônios, participa da formação de sais biliares e, junto aos fosfolipídeos, integra a composição da membrana celular.[4,5]

Devido à sua natureza hidrofóbica, os TGs e o colesterol não podem circular diretamente no plasma, exigindo a formação de um complexo solúvel conhecido como lipoproteína. Esse complexo lipoproteico apresenta uma estrutura esférica composta de um núcleo contendo TG e ésteres de colesterol, envolvido por uma camada externa composta de colesterol livre, fosfolipídeos e algumas proteínas, chamadas apoproteínas (Figura 72.1).[4-7]

As lipoproteínas são solúveis e circulam pelo plasma, onde se ligam a receptores específicos em determinados tecidos. Elas são classificadas de acordo com sua densidade, que é determinada pela quantidade de TG e apoproteínas. Suas principais características e o metabolismo dos lipídios e das lipoproteínas, subdivididos em ciclos exógeno e endógeno, serão discutidos em detalhe adiante.[6] As características das principais lipoproteínas são mostradas no Quadro 72.1.

A formação das lipoproteínas e do colesterol tem origem mista, tanto exógena, a partir da absorção intestinal de gordura, quanto endógena, pela síntese hepática de colesterol mediada pela acetilcoenzima A (acetil-CoA) e outras mais de 20 enzimas. A ação das moléculas de sais biliares emulsifica a gordura intestinal, o colesterol, os esteróis (moléculas de colesterol de origem vegetal)

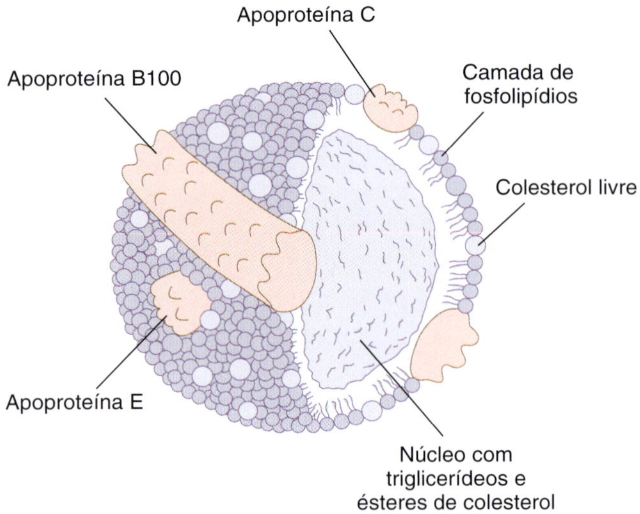

Figura 72.1 Estrutura das lipoproteínas.

e as vitaminas lipossolúveis. Desse modo, há a formação de estruturas micelares, que facilitam a absorção e o transporte dessas estruturas do lúmen intestinal para os enterócitos.[9]

Em média, de 25 a 75% (aproximadamente 75 gramas) do colesterol de origem animal ingerido é absorvido pelo lúmen intestinal e será hidrolisado sob ação das lipases. Esse processo de absorção ainda não é completamente compreendido. No entanto, as atuais explicações fisiológicas sugerem que o deslocamento do ácido graxo pelo lúmen intestinal é mediado por transportadores específicos e pela difusão passiva das moléculas.[2]

Ciclo exógeno

A gordura da dieta é absorvida no duodeno e no jejuno proximal, onde os TGs são hidrolisados pelas lipases pancreáticas em ácidos graxos, monoglicerídeos e diglicerídeos, que, após a ação de sais biliares, transformam-se em micelas, que são facilmente absorvidas na borda em escova dos enterócitos. Esse processo de absorção ainda não é completamente compreendido. No entanto, as explicações fisiológicas atuais sugerem que o deslocamento dos ácidos graxos pelo lúmen intestinal seja mediado por transportadores específicos e pela difusão passiva das moléculas.

O transporte e a absorção do colesterol e do esterol vegetal necessitam de um cotransportador para sua absorção, que é a proteína *Niemann-Pick C1-like 1* (NPC1-L1) – componente de transportador de colesterol intestinal, localizado na membrana apical do enterócito –, para promover sua passagem pela membrana da célula intestinal. A NPC1-L1 tornou-se um importante alvo terapêutico no tratamento das hipercolesterolemias. Uma vez inibida, tem o potencial de reduzir a absorção do colesterol intestinal e, consequentemente, reduzir os seus níveis plasmáticos. A descoberta e a ação desse cotransportador são de importância fisiológica, clínica e terapêutica.[4,5,8]

No entanto, menos de 5% dos esteróis de origem vegetal ingeridos são absorvidos. Em raras síndromes, como a sitosterolemia, a maior parte dos esteróis vegetais são transportados em efluxo para o lúmen intestinal, por um fenômeno intermediado pelos transportadores de ligação ATP (ABC), G5 (ABCG5) e G8 (ABCG8).[10]

Uma vez absorvidas, as moléculas de colesterol ou esterol se ligam às moléculas de apoproteína B48 (Apo B-48) no meio intracelular e, em seguida, são transportadas para a circulação. Na linfa, após o transporte intraluminal, essas duas moléculas permanecem fortemente ligadas até atingirem o sistema arteriovenoso.

Apesar de os transportadores C36 serem importantes para a absorção intestinal de colesterol, eles não são essenciais. Portanto, ainda existem vias na absorção de ácidos graxos que precisam ser mais bem estudadas.

Após serem absorvidos e reesterificados, os ésteres de colesterol e os TGs são incorporados ao centro de partículas denominadas quilomícrons (QM). Os QMs são grandes moléculas ricas em TG (80 a 90%) que contêm uma proteína estrutural em sua superfície: a Apo B-48. Os QMs passam pelos vasos linfáticos intestinais e têm acesso ao sistema vascular pelo ducto torácico. Posteriormente à sua secreção, ocorrem diversas modificações dos QMs, que realizam a captação de apoproteínas (Apo C-II, Apo C-III e Apo-E) e colesterol após a interação com moléculas de HDL.

Quando incorporam as Apo C-II, os QMs sofrem a ação da lipase lipoproteica ou lipoproteína lipase (LPL) – enzima presente no endotélio capilar dos tecidos periféricos, principalmente nos tecidos adiposo e muscular –, formando os remanescentes de QM (Figura 72.2). Finalmente, os remanescentes são removidos pelo fígado por meio da interação com receptores específicos. Em condições normais, portanto, os QMs só devem ser encontrados no plasma no período pós-prandial, visto que, no ciclo exógeno, as moléculas são completamente hidrolisadas.[4,5,11]

Ciclo endógeno

O ciclo endógeno engloba o transporte dos lipídeos para a periferia e, posteriormente, de volta para o fígado. O tecido hepático produz e libera a lipoproteína de muito baixa densidade (VLDL,

Quadro 72.1 Características das principais lipoproteínas.

Lipoproteína	QM	Remanescentes de QM	VLDL	IDL	LDL	HDL	Lp(a)
Lipídeos principais	85% TG	60% TG 20% Col	55% TG 20% Col	35% TG 25% Col	5% TG 60% Col	5% TG 20% Col	30 a 45% Col
Origem	Intestino	Derivados dos QMs	Fígado	Derivados de VLDL	Derivados de IDL	Fígado Intestino Plasma	Fígado Intestino Plasma
Apoproteínas	Apo B-48, Apo C, Apo-E, Apo A-I, A-II, A-IV	B-48, E	B-100, E, C-I, C-II, C-III	B-100, E	B-100	A-I, A-II, C-I, C-II, C-III, E	B-100, Apo(a)
Densidade (g/mℓ)	< 0,930	0,930 a 1,006	0,930 a 1,006	1,006 a 1,019	1,019 a 1,063	1,063 a 1,210	1,055 a 1,085
Diâmetro (nm)	75 a 1.200	80 a 125	30 a 80	25 a 35	18 a 25	5 a 12	Cerca de 30

Col: colesterol; HDL: lipoproteína de alta densidade; IDL: lipoproteína de densidade intermediária; LDL: lipoproteína de baixa densidade; QM: quilomícrons; TG: triglicerídeos; VLDL: lipoproteína de muito baixa densidade. (Adaptado de Melmed et al., 2016.[4])

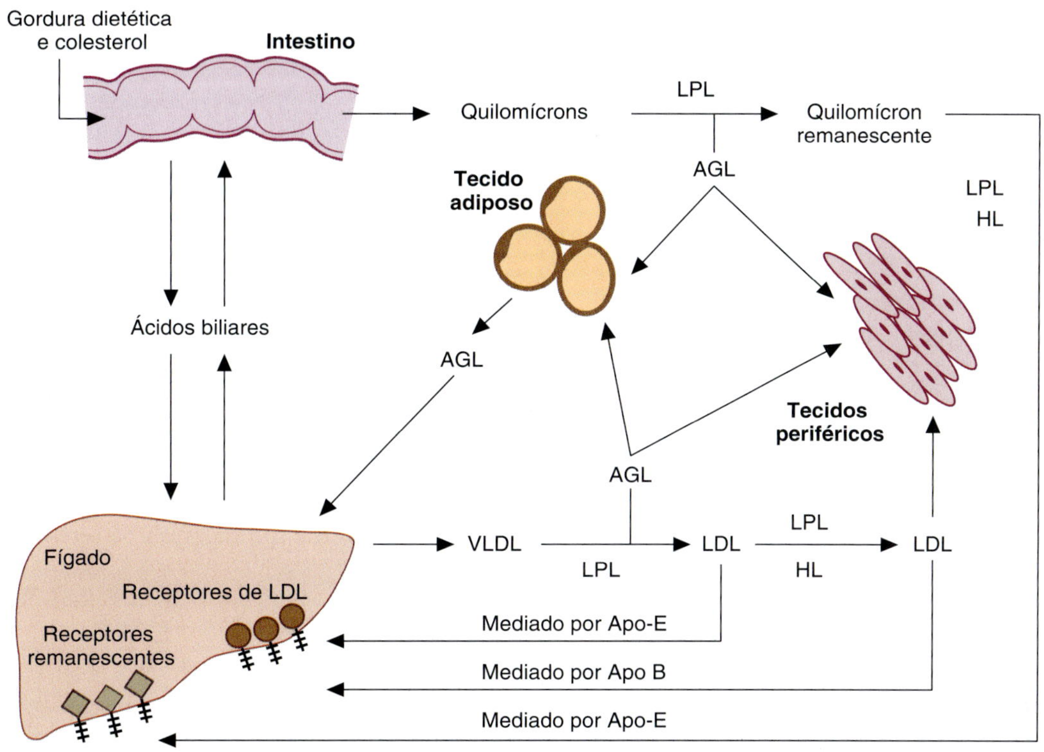

Figura 72.2 Metabolismo endógeno e exógeno dos lipídeos e das lipoproteínas. AGL: ácidos graxos livres; HL: lipase hepática; LPL: lipase lipoproteica.

do inglês *very low density lipoprotein*), responsável por transportar TGs para os tecidos periféricos. Sob a ação da LPL endotelial, os TGs do núcleo das VLDLs são hidrolisados e liberados para as células. Além disso, ocorre a transferência de apoproteínas da superfície para a HDL, o que, juntamente à depleção de TG, torna essas partículas menos densas, formando os remanescentes da VLDL ou lipoproteína de densidade intermediária (IDL, do inglês *intermediate density lipoprotein*). As IDLs, por sua vez, seguem dois caminhos: são removidas pelo fígado (via receptor específico que interage com a Apo-E) ou originam a lipoproteína de baixa densidade (LDL, do inglês *low density lipoprotein*), principal carreador do colesterol plasmático em jejum, mediante a ação da lipase hepática localizada na superfície sinusoidal dos hepatócitos.

A molécula de LDL-colesterol (LDL-c) transporta o colesterol, especialmente o éster de colesterol, para o fígado e as células periféricas. Esse processo é facilitado pelos receptores celulares de alta afinidade, que reconhecem tanto a Apo B-100 quanto a Apo-E (70 a 80% do catabolismo da LDL ocorre através dos receptores da LDL). Esses receptores estão presentes no fígado e nos tecidos periféricos. Após a ligação ao seu receptor, a LDL é absorvida pelo hepatócito e forma uma vesícula, que se funde com os lisossomos celulares. Os componentes proteicos da LDL são convertidos em aminoácidos, e os ésteres de colesterol são hidrolisados pelas enzimas lipases ácidas lisossomais. O colesterol não esterificado resultante desse processo atravessa a membrana lisossomal e se acumula no citoplasma celular, onde inibe a atividade da enzima 3-hidroxi-3-metilglutaril coenzima A (HMG-CoA) redutase, que é fundamental para a síntese intracelular de colesterol no fígado. Como resultado desse acúmulo, há uma redução da síntese celular de colesterol e da expressão do receptor da LDL (LDLR). A HMG-CoA redutase é, portanto, um importante alvo terapêutico das estatinas, que têm como principal mecanismo de ação a inibição dessa enzima, resultando em diminuição das concentrações intracelulares de colesterol, aumento da expressão dos LDLR e maior absorção do LDL-c.[4,5,8,11]

A molécula de lipoproteína de alta densidade (HDL, do inglês *intermediate density lipoprotein*)-colesterol (HDL-c) é secretada pelo fígado e pelo intestino na forma de partícula discoide (HDL nascente) e provém do catabolismo da VLDL e dos QMs. As partículas de HDL maiores e mais ricas em lipídeos são denominadas HDL_2, e as menores e mais densas, HDL_3. As primeiras são responsáveis pelo transporte reverso do colesterol, processo no qual o colesterol excedente é removido dos tecidos periféricos e retorna ao fígado, o que pode ocorrer diretamente ou por meio da transferência de colesterol esterificado para a VLDL ou a IDL, sob a ação da enzima proteína transferidora de ésteres de colesterol (CETP). Uma vez na HDL, o colesterol sofre a ação da enzima lecitina-colesterol aciltransferase (LCAT), que o esterifica pela transferência de um ácido graxo da molécula de fosfatidilcolina. A segunda via de efluxo do colesterol celular é determinada pela interação entre a Apo A-1 livre ou associada às partículas de HDL e o transportador ABCA-1.[8,11] As funções das principais apoproteínas e receptores de membrana envolvidos no metabolismo das lipoproteínas estão mostradas, respectivamente, nos Quadros 72.2 e 72.3.

Entre as lipoproteínas, destaca-se também a lipoproteína(a) [Lp(a)], com estrutura básica semelhante à da LDL, da qual difere pela presença da apoproteína(a) ligada à Apo B-100. É sintetizada no fígado e apresenta muita semelhança com o plasminogênio, o que lhe confere propriedades trombogênicas. A Lp(a) é considerada, por muitos autores, um fator de risco independente para o desenvolvimento de doença arterial coronariana.

AVALIAÇÃO DIAGNÓSTICA

O diagnóstico das dislipidemias baseia-se essencialmente na anamnese, no exame físico e na dosagem dos lipídeos séricos. À medida que os métodos diagnósticos e propedêuticos de

Quadro 72.2 Características e funções das principais apoproteínas envolvidas no metabolismo das lipoproteínas.

Apoproteína	Local de síntese	Lipoproteína associada	Função
Apo A-I	Fígado e intestino	HDL, QM	Estrutural para HDL, interação com a ABCA-1, ativação da LCAT
Apo A-II	Fígado	HDL, QM	Estrutural para HDL, ativação da LH
Apo A-V	Fígado	VLDL, QM, HDL	Promoção da hidrólise do TG mediada pela LPL
Apo B-48	Intestino	QM	Estrutural para QM
Apo B-100	Fígado	VLDL, IDL, LDL, Lp(a)	Estrutural e ligação ao LDLR
Apo C-II	Fígado	QM, VLDL e HDL	Ativação da LPL
Apo C-III	Fígado	QM, VLDL e HDL	Inibição da LPL
Apo E	Fígado	Remanescentes de QM, IDL, HDL	Ligação ao LDLR e LRP
Apo(a)	Fígado	Lp(a)	Competição com o plasminogênio

ABCA-1: *ATP-binding cassette transporter A1*; HDL: lipoproteína de alta densidade; IDL: lipoproteína de densidade intermediária; LCAT: lecitina-colesterol aciltransferase; LDL: lipoproteína de baixa densidade; LDLR: receptor do LDL; LH: lipase hepática; Lp(a): lipoproteína(a); LPL: lipase lipoproteica; LRP: proteína relacionada com o receptor do LDL; QM: quilomícrons; TG: triglicerídeos; VLDL: lipoproteína de muito baixa densidade.

Quadro 72.3 Funções dos principais receptores e transportadores de membrana envolvidos no metabolismo das lipoproteínas.

Proteína de membrana	Apolipoproteína com a qual interage	Função
Receptor de LDL	Apo B-100, Apo-E	*Clearance* plasmático de LDL, remanescentes de QM e IDL
Proteína relacionada com o receptor de LDL	Apo-E	*Clearance* plasmático do remanescente de QM e IDL
Receptor *scavenger* B1	Apo A-I	Captação do colesterol da HDL para o fígado e efluxo do colesterol dos macrófagos para a HDL
Transportador ABCA-1	Apo A-I	Transporte do colesterol da célula para a HDL nascente
Niemann-Pick C1-like 1	N/A	Captação do colesterol pelos enterócitos

ABCA-1: *ATP-binding cassette transporter A1*; HDL: lipoproteína de alta densidade; IDL: lipoproteína de densidade intermediária; LDL: lipoproteína de baixa densidade; N/A: não se aplica; QM: quilomícrons.

imagem avançam, o diagnóstico etiológico e as estratificações estão sendo complementados com testes genéticos e exames de imagem, como o escore coronariano de cálcio.

Anamnese

Diante de um paciente com dislipidemia, deve-se procurar estabelecer a época de seu diagnóstico, assim como pesquisar, nos familiares em primeiro grau, a também ocorrência dessa enfermidade, de diabetes melito (DM) e de doença arterial coronariana (DAC) prematura. Além disso, deve-se investigar no paciente: hábitos de vida, uso de medicamentos e doenças que possam levar à dislipidemia secundária (Quadros 72.4 e 72.5).

Exame físico

Alterações no exame físico decorrentes de distúrbios lipídicos são incomuns, mas, quando presentes, podem ser úteis para a identificação do tipo de dislipidemia (Quadro 72.6).

Dosagem dos lipídeos plasmáticos

A dislipidemia é diagnosticada quando exames laboratoriais, avaliados em duas medições distintas, revelam níveis de LDL-colesterol (LDL-c) > 130 mg/dℓ, HDL-colesterol (HDL-c) < 40 mg/dℓ e/ou TGs > 200 mg/dℓ.

O perfil lipídico é definido pelas determinações bioquímicas do colesterol total (CT), do HDL-c, do LDL-c e dos TGs. Para a coleta de sangue, recomenda-se que o paciente mantenha sua dieta habitual e estado metabólico saudável, não sendo mais necessário o jejum. A justificativa para tal mudança é simples: os TGs levam de 8 a 12 horas para voltar aos níveis de jejum, e o homem passa a maior parte do dia em estado pós-prandial. Além disso, estudos têm mostrado que elevações dos TG pós-prandiais se associam a maior risco de eventos cardiovasculares.[5,12,13]

Atualmente, as novas diretrizes recomendam o jejum apenas em algumas situações específicas:[2,6]

- Quando os níveis de TG sem jejum são maiores que 440 mg/dℓ (neste caso, um novo exame deve ser realizado em jejum e, se possível, com tempo de jejum superior a 12 horas)[5,13,14]
- No acompanhamento de hipertrigliceridemias
- Indivíduos em uso de medicamentos que aumentem os TGs
- Após um episódio de pancreatite por hipertrigliceridemia
- História de doença arterial coronariana prematura pessoal ou familiar
- História de hipercolesterolemia familiar.

A avaliação do LDL-c pode ser realizada mediante a dosagem direta da fração por meio de ensaios colorimétricos, embora haja uma grande variação entre os ensaios disponíveis, podendo ocorrer discrepâncias de até 30% nos resultados. Outra metodologia é a avaliação pela fórmula de Friedewald (LDL-c = CT – HDL-c – TG/5), que é a mais comumente utilizada. Suas limitações estão relacionadas com concentrações elevadas de TGs, que podem subestimar os valores de LDL-c em comparação com os obtidos com ensaio direto, bem como em casos de hepatopatia colestática crônica e síndrome nefrótica.[1,2,7]

Perfil lipídico: em quem fazer?

Todo indivíduo com DAC ou outras manifestações de doença aterosclerótica (cerebrovascular, carotídea e da aorta abdominal e/ou dos seus ramos terminais) deve ter perfil lipídico determinado obrigatoriamente, independentemente de idade ou sexo.[15]

Adultos

O desenvolvimento da aterosclerose é multifatorial, e sua velocidade de progressão, bem como sua gravidade, estão relacionadas com diversos fatores de risco. A hipercolesterolemia é um dos principais fatores de risco modificáveis, podendo ser

Quadro 72.4 Medicamentos que causam dislipidemia.

Medicamentos	Efeitos habituais
Diuréticos tiazídicos	↑ TG; ↓ HDL-c
Betabloqueadores não seletivos	↑ TG; ↓ HDL-c
Estrogênios orais	↑ TG; ↓ LDL-c
Progestógenos	↑ LDL-c; ↓ HDL-c
Esteroides anabólicos androgênicos	↓ HDL-c; ↑ CT
Retinoides	↑ TG
Glicocorticoides	↑ CT; ↑ TG; HDL-c
Ciclosporina	↑ LDL-c; ↑ TG; ↓ HDL-c
Alfainterferona	↑ TG
Tamoxifeno	↑ TG
Ciclofosfamida	↑ TG
Sequestrantes de ácidos biliares	↑ TG
Inibidores de protease	↑ TG; LDL-c; ↓ HDL-c
Antipsicóticos de 2ª geração (p. ex., olanzapina, clozapina etc.)	TG

CT: colesterol total; HDL-c: HDL-colesterol; LDL-c: LDL-colesterol; TG: triglicerídeos; ↑: aumento; ↓: diminuição.

Quadro 72.5 Causas de dislipidemias secundárias.

Predominantemente hipercolesterolemia	▪ Hipotireoidismo ▪ Hepatopatia crônica ▪ Colestase ▪ Síndrome nefrótica ▪ Disglobulinemias ▪ Porfiria intermitente aguda ▪ Anorexia nervosa
Predominantemente hipertrigliceridemia	▪ Obesidade/resistência insulínica ▪ Dieta rica em carboidratos ▪ Diabetes melito ▪ Etilismo ▪ Lipodistrofias ▪ Hipotireoidismo ▪ Doença renal crônica (uremia) ▪ Doença de estocagem do glicogênio ▪ Disglobulinemias ▪ Terapia estrogênica ▪ Acromegalia ▪ Síndrome de Cushing ▪ Infecção pelo HIV ▪ Gestação (sobretudo, no 3º trimestre)
Predominantemente ↓ HDL-c	▪ Tabagismo ▪ Hepatite C ▪ Infecção pelo HIV ▪ Esteroides anabolizantes ▪ Diabetes melito ▪ Obesidade ▪ Sedentarismo

↓: diminuição; HDL-c: HDL-colesterol; HIV: vírus da imunodeficiência humana.

secundária (decorrente de outras doenças, uso de medicações, ou estilo de vida inadequado) ou primária, como no caso da hipercolesterolemia familiar.

Recomendam-se, portanto, a avaliação de risco cardiovascular e a determinação do perfil lipídico em todos os indivíduos com idade superior a 20 anos. Tanto os exames laboratoriais quanto a avaliação de risco para doença cardiovascular aterosclerótica devem ser repetidos a cada 5 anos, desde que não apareçam novos fatores de riscos.[5,12]

Quadro 72.6 Dislipidemias: lesões cutâneas características.

Lesão cutânea	Tipo de dislipidemia
Xantoma eruptivo	Hipertrigliceridemia grave (TG > 2.000 mg/dℓ)
Lipemia *retinalis*	Hipertrigliceridemia grave (TG > 2.000 mg/dℓ)
Arco corneano, xantelasmas*	Hipercolesterolemia
Xantoma tendinoso	Hipercolesterolemia familiar (quase patognomônico)**
Xantoma palmar	Disbetalipoproteinemia (quase patognomônico)***
Xantoma tuberoso ou tuberoeruptivo	Disbetalipoproteinemia

*Podem ocorrer em indivíduos normocolesterolêmicos, sobretudo nos mais idosos. Xantelasmas também podem ser encontrados em pacientes com Apo-E estruturalmente anormal ou com níveis elevados de Apo B. **Também visto na disbetalipoproteinemia e nos raros casos de sitosterolemia e xantomatose cerebrotendinosa. ***Também ocorre na dislipidemia da colestase. TG: triglicerídeos.

Crianças e adolescentes (2 a 19 anos)

Tradicionalmente, recomenda-se a avaliação do perfil lipídico em crianças e adolescentes cujos parentes de primeiro grau apresentem história de dislipidemias (CT > 240 mg/dℓ e/ou TG > 400 mg/dℓ) ou doenças ateroscleróticas (DAC, acidente vascular cerebral [AVC] e/ou doença arterial periférica) antes dos 55 anos para homens e antes dos 65 anos para mulheres.

Com o aumento na incidência de obesidade, diabetes melito tipo 2 (DM2) e síndrome metabólica em crianças e adolescentes, a triagem foi ampliada para outros fatores de risco, tais como hiperglicemia, resistência insulínica e hipertensão arterial sistêmica (HAS); e quando a criança/o adolescente é portadora de algum tipo de doença ou faz uso de medicações que cursem com dislipidemias. O Quadro 72.7 mostra as indicações de triagem lipídica em crianças e adolescentes.[5,12]

Valores de referência

De acordo com a atualização da Diretriz Brasileira de Dislipidemia e Prevenção da Aterosclerose de 2017, os valores de referência (desejáveis) dos lipídeos para adultos com mais de 20 anos são: CT < 190 mg/dℓ, HDL-c > 40 mg/dℓ, TG < 175 mg/dℓ sem jejum e TG < 150 mg/dℓ com jejum. A diretriz publicada em 2018 pela American Heart Association/American College of Cardiology (AHA/ACC) sugere, com base em estudos populacionais, que indivíduos adultos com CT em torno de 150 mg/dℓ e LDL-c correspondente de 100 mg/dℓ apresentam menor taxa de eventos cardiovasculares.[5,12]

Existem inúmeras evidências de que a hipercolesterolemia contribui para a gênese da aterosclerose, principalmente por concentrações elevadas de LDL-c. Entretanto, fatores ambientais importantes também contribuem para o desenvolvimento e/ou o agravamento da doença. Entre eles, destacam-se: tabagismo, HAS, DM e distúrbios envolvendo as lipoproteínas. Além disso, o fato de a aterosclerose ter início precoce (adulto jovem) e progredir com o tempo transforma a idade, por si só, em um importante fator de risco. Com base nessas evidências e na identificação desses fatores, tanto a diretriz americana como a brasileira orientam alvos para LDL-c de acordo com as classificações de risco dos pacientes.[2,6]

Estratificação de risco cardiovascular

Em sua maioria, os indivíduos que apresentam aterosclerose são assintomáticos e descobrem a doença após um primeiro evento coronariano agudo. A identificação dos indivíduos de maior risco na população geral é de extrema importância, devido à sua predisposição a um evento cardiovascular (infarto agudo do miocárdio [IAM] e AVC, fatal e não fatal) com altas morbidade e mortalidade no futuro.[5,13]

Quadro 72.7 Indicação de triagem lipídica em crianças e adolescentes.

Faixa etária	Triagem
< 2 anos	Não há indicação de triagem
2 a 8 anos	Triagem seletiva, indicada para crianças com fatores de risco como: História familiar de infarto agudo do miocárdio, acidente vascular cerebral e doença arterial periférica em homens com idade inferior a 55 anos e mulheres com idade inferior a 65 anos História familiar de hipercolesterolemia (colesterol total > 240 mg/dℓ) ou história familiar desconhecida Outros fatores de risco cardiovascular, tais como hipertensão, diabetes melito, tabagismo ou obesidade p95
9 a 11 anos	Triagem universal
12 a 16 anos	Triagem seletiva: caso ocorra história familiar positiva, ou um novo fator de risco, recomenda-se a dosagem de dois perfis lipídicos em jejum (com pelo menos 2 semanas de intervalo entre as dosagens, mas em menos de 12 semanas entre uma dosagem e outra) e realizar uma média com os valores
17 a 20 anos	Triagem universal

IMC: índice de massa corporal.

As principais diretrizes de dislipidemias buscam estratificar o risco cardiovascular ao classificar os pacientes em categorias de risco e/ou subgrupos e individualizar as metas de LDL-c e de colesterol não HDL (não HDL-c). Diversos algoritmos foram criados com base em análises de estudos populacionais combinados com os principais fatores de risco, equacionando fórmulas que estimam a probabilidade de um indivíduo ter um evento cardiovascular. A diretriz brasileira (2017) recomenda o Escore de Risco Global, ao passo que a diretriz da AHA/ACC (2019) recomenda o uso das equações de coortes agrupadas (PCE, do inglês *pooled cohort equations*); ambas facilmente acessíveis na internet ou por aplicativos.[12,16,17]

É importante ressaltar que, independentemente da metodologia, os algoritmos podem ser usados tanto na avaliação inicial quanto naqueles pacientes que já se encontram em tratamento, porém ainda sem uma classificação de risco.

Na rotina clínica, ao avaliar um paciente com dislipidemia, é crucial identificar aqueles que têm histórico de eventos cardiovasculares anteriores ou doença aterosclerótica com manifestações clínicas evidentes. Eles já se enquadram em uma categoria de muito alto risco, sendo necessária uma abordagem mais agressiva na tentativa de prevenir um novo evento (prevenção secundária) (Figura 72.3).[12] Os demais pacientes devem ter seu risco cardiovascular estratificado:

- Aqueles com hipercolesterolemia grave (LDL-c ≥ 190 mg/dℓ), não importando a idade, confirmada em duas medidas são tidos como de alto risco cardiovascular, independentemente de fatores de risco adicionais
- Adultos entre 40 e 75 anos que vivem com DM2 deverão ser adequadamente avaliados de acordo com os estratificadores de risco
- Adultos entre 40 e 75 anos que se encontram fora das categorias anteriores devem ter o seu risco estimado por métodos matemáticos, e diferentes calculadoras poderão ser utilizadas, tais como a calculadora de risco cardiovascular em 10 anos (*10-year ASCVD Risk*, da AHA/ACC) ou a calculadora de risco cardiovascular (Sociedade Brasileira de Cardiologia [SBC])
- Pacientes com diagnóstico de DM1 devem ter sempre seu risco cardiovascular avaliado. Para indivíduos com DM1 diagnosticados há menos de 20 anos e sem outros fatores de risco, o cálculo do risco deve ser feito utilizando a calculadora *Steno T1 Risk Engine*. Já aqueles com mais de 20 anos de doença, ou com algum fator de risco cardiovascular, devem ser estratificados utilizando a mesma estratégia aplicada aos pacientes com DM2.[18]

Quanto às calculadoras de risco cardiovascular, a AHA/ACC sugeriu a classificação de risco de um evento cardiovascular em 10 anos mediante cálculo com uma ferramenta como:

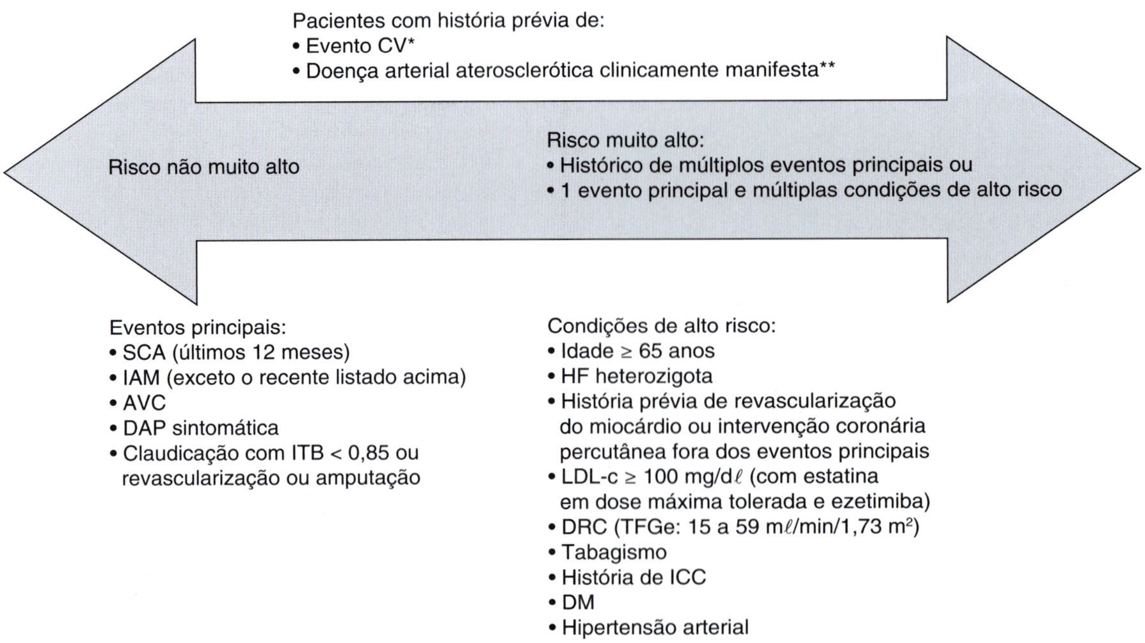

Figura 72.3 Algoritmo para estratificação de risco na prevenção secundária de eventos cardiovasculares. *Evento cardiovascular: infarto do miocárdio (IAM), acidente vascular cerebral (AVC); fatal e não fatal. **Doença arterial clinicamente manifesta: síndrome coronariana aguda (SCA) (IAM; angina estável ou angina instável; revascularização de coronária); AVC; ataque isquêmico transitório (AIT), doença arterial periférica (DAP) e aneurisma de aorta (todos secundários à aterosclerose). CV: cardiovascular; DM: diabetes melito; DRC: doença renal crônica; HF: hipercolesterolemia familiar; ICC: insuficiência cardíaca congestiva; ITB: índice tornozelo-braquial; TFGe: taxa de filtração glomerular estimada. (Adaptada de American College of Cardiology, 2018.[12])

< 5% (baixo risco), entre 5 e < 7,5% (limítrofe ou *borderline*), entre 7,5 e < 20% (intermediário) e ≥ 20% (alto risco).[6] No entanto, é importante destacar que, apesar de consenso formal da necessidade de tratar adequadamente o risco cardiovascular e da intensificação do tratamento, os pontos de corte quanto à estratificação de risco variam de acordo com as sociedades (Quadros 72.8 e 72.9).

No caso de crianças e adolescentes (até 19 anos), não há necessidade de estratificar o risco cardiovascular, exceto nas situações especiais mencionadas anteriormente neste capítulo. Para os adultos jovens com idade entre 20 e 39 anos, é feita a estimativa de risco ao longo da vida (*Lifetime ASCVD Risk*) (Figura 72.4).[19]

Os estudos sobre os benefícios da prevenção primária em pacientes com mais de 75 anos ainda são conflitantes; sendo assim, não se faz necessária a estratificação de risco. A avaliação do risco cardiovascular e a decisão por iniciar ou modificar a terapia medicamentosa nessa população devem ser feitas em conjunto – médico e paciente – após a consideração individual de riscos e benefícios do tratamento, efeitos colaterais e comorbidades concomitantes.[12]

As diretrizes em geral recomendam o uso das PCEs como uma avaliação inicial, porém a decisão de começar uma terapia ou intensificar algum tratamento é individualizada. A estratificação de risco é uma orientação, mas fatores individuais e condições clínicas específicas apresentadas pelos pacientes podem aumentar o risco e devem ser levadas em consideração na decisão terapêutica (Quadro 72.10).[5,12]

Avaliação do escore de cálcio

O escore de cálcio coronariano (CAC) é uma ferramenta adicional para avaliar o risco cardiovascular, especialmente útil para preencher lacunas no conceito de risco residual. Apesar da existência de diferentes escores de risco baseados em fatores e marcadores de risco, muitos pacientes (68 a 80%), inicialmente

Quadro 72.8 Avaliação do risco cardiovascular de acordo com cada sociedade.

Entidade	Risco cardiovascular				
	Baixo	*Borderline*	Moderado	Alto	Muito alto
AHA/ACC	< 5%	5 a 7,5%	7,5 a 20%	> 20%	Desfechos clinicamente significativos
ESC	< 1%	NI	1 a 5%	5 a 10%	> 10% ou desfechos clinicamente significativos
SBC	Escore informado pela calculadora	NI	Escore informado pela calculadora	Escore informado pela calculadora	Desfechos clinicamente significativos
IAS	NI	NI	10 a 19% + 1 fator de risco	> 20%	Desfechos clinicamente significativos
TASK-FORCE	NI	NI	7,5 a 10% + 1 fator de risco	Risco > 10% + 1 fator de risco	Desfechos clinicamente significativos
ACP	NI	NI	6 a 12% + 1 fator de risco	> 12% + 1 fator de risco	Desfechos clinicamente significativos

ACP: American College of Physicians; AHA/ACC: American Heart Association/American College of Cardiology; ESC: European Society of Cardiology; IAS: International Atherosclerosis Society; SBC: Sociedade Brasileira de Cardiologia.

Quadro 72.9 Situações de estratificação do risco que dispensam a calculadora.

Entidade	Situações em que não é necessário o uso de calculadora para o risco cardiovascular
AHA/ACC	Desfechos clinicamente significativos ou presença de estratificadores maiores no diabetes ou LDL-c > 190 mg/dℓ em duas medidas
ESC	Desfechos clinicamente significativos ou presença de estratificadores maiores no diabetes ou LDL-c > 190 mg/dℓ em duas medidas ou DRC com TFG < 30 mℓ/min
SBC	Desfechos clinicamente significativos ou presença de estratificadores maiores no diabetes ou LDL-c > 190 mg/dℓ em duas medidas
IAS	Desfechos clinicamente significativos ou presença de estratificadores maiores no diabetes ou LDL-c > 190 mg/dℓ em duas medidas ou DRC com TFG < 30 mℓ/min
TASK-FORCE	Desfechos clinicamente significativos
ACP	Desfechos clinicamente significativos

ACP: American College of Physicians; AHA/ACC: American Heart Association/American College of Cardiology; DRC: doença renal crônica; ESC: European Society of Cardiology; IAS: International Atherosclerosis Society; LDL-c: colesterol da lipoproteína de baixa densidade; SBC: Sociedade Brasileira de Cardiologia; TFG: taxa de filtração glomerular.

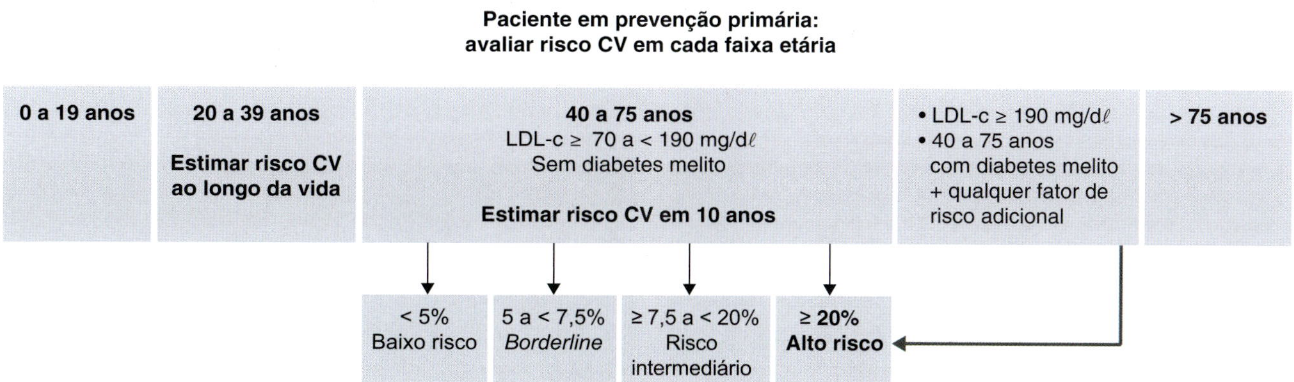

Figura 72.4 Algoritmo para estratificação de risco na prevenção primária de eventos cardiovasculares (CV). (Adaptada de American College of Cardiology, 2018.[12])

Quadro 72.10 Fatores ou condições clínicas que aumentam o risco cardiovascular (CV).

- História familiar de evento CV prematuro (homens, idade < 55 anos; mulheres, idade < 65 anos)
- Hipercolesterolemia primária (LDL-c entre 160 e 189 mg/dℓ; não HDL-c entre 190 e 219 mg/dℓ)
- Síndrome metabólica
- Doença renal crônica (TFGe < 60 mℓ/min/1,73 m^2, com ou sem albuminúria; não tratada com diálise ou transplante renal)
- Condições inflamatórias crônicas, como psoríase, artrite reumatoide ou infecção pelo HIV
- História de menopausa prematura (< 40 anos) e história de condições associadas à gravidez que aumentam posteriormente o risco CV, como pré-eclâmpsia
- Raça/etnia de alto risco (p. ex., ascendência do sul da Ásia)
- Lipídeos/biomarcadores: associados a aumento do risco CV

Hipertrigliceridemia primária (TG ≥ 175 mg/dℓ – 3 avaliações)
Se medido:
- Proteína C reativa de alta sensibilidade elevada (≥ 2 mg/ℓ)
- Lp(a) elevada (≥ 50 mg/dℓ)
- Apo B elevada (≥ 130 mg/dℓ)
- ITB < 0,9

Apo B: apolipoproteína B; HDL-c: colesterol da lipoproteína de alta densidade; HIV: vírus da imunodeficiência humana; ITB: índice tornozelo-braquial; LDL-c: colesterol de lipoproteína de baixa densidade; Lp(a): lipoproteína (a); TFGe: taxa estimada de filtração glomerular; TG: triglicerídeos. (Adaptado de American College of Cardiology, 2018.[12])

considerados de baixo ou moderado risco, podem eventualmente desenvolver eventos cardiovasculares.[20]

No caso de pacientes com diabetes, o CAC tem sido associado a maior risco de mortalidade por todas as causas quando está alterado, em comparação com pacientes não diabéticos. No entanto, não há evidências suficientes para recomendar rotineiramente a investigação de isquemia cardíaca silenciosa em pacientes com CAC alterado. Estudos nesse sentido não mostraram redução na mortalidade desses pacientes.[20]

O CAC é uma ferramenta útil para reavaliar o risco cardiovascular em pacientes de risco moderado e em alguns grupos de baixo risco. Nos pacientes de risco moderado, a realização do CAC é formalmente recomendada quando disponível (nível I). Para os pacientes de baixo risco, é indicada a realização do CAC apenas se forem diabéticos ou se tiverem história familiar de DAC precoce (familiar de primeiro grau com evento coronariano, se homem < 55 anos, se mulher < 65 anos) (nível IIa).[20]

Não existem, no entanto, métodos farmacológicos conhecidos que levem à regressão do CAC. O uso de estatinas, embora associado à progressão de calcificações, não comprovadamente reduz o CAC. Apesar da aceleração da progressão do CAC durante o tratamento com estatinas, estas reduzem o volume percentual de ateroma e diminuem o risco de eventos cardiovasculares adversos maiores (MACE).[20]

Em contrapartida, não há benefício em realizar o CAC em pacientes de alto risco e muito alto risco, sendo até mesmo contraindicado (nível III). O valor preditivo do exame de CAC em indivíduos sintomáticos é ainda menos estabelecido, não apresentando valor preditivo significativo. Além disso, está associado a custos adicionais e exposição à radiação.

Interpretação do escore de cálcio coronariano

- CAC zero: praticamente exclui aterosclerose coronariana em indivíduos com baixa probabilidade pré-teste de DAC. Pacientes com CAC zero geralmente não precisam tomar estatinas para reduzir níveis elevados de colesterol, exceto se:
  - Forem tabagistas
  - Tiverem diabetes melito
  - Tiverem história de DAC prematura
  - Apresentarem calcificação da aorta torácica
- CAC 1 a 10: indica aterosclerose mínima com baixo risco de eventos cardiovasculares futuros
- CAC 10 a 99: indica risco intermediário
- CAC 100 a 400: reestratificação de pacientes de risco moderado. Indica uma quantidade razoável de placa, com um risco moderadamente aumentado de eventos cardiovasculares futuros. Recomenda-se reduzir o LDL-c em até 49%
- CAC > 400: indica alto risco. Um escore elevado de cálcio coronariano correlaciona-se com um risco significativo de eventos cardiovasculares, como isquemia miocárdica. Em diabéticos, indica a necessidade de investigar doença aterosclerótica subclínica.

O Quadro 72.11 ilustra a interpretação clínica do CAC.[21]

Avaliação e aplicabilidade da lipoproteína(a)

Os níveis normais de Lp(a) são considerados abaixo de 30 mg/dℓ, com risco cardiovascular aumentando significativamente quando os níveis estão em 50 mg/dℓ ou mais. As partículas de Lp(a) são mais aterogênicas do que outras lipoproteínas contendo Apo B, devido à sua capacidade de transportar até 90% de todos os fosfolipídeos oxidados (OxPL) nas lipoproteínas e à sua longa meia-vida na circulação.[22]

Embora as evidências atuais de estudos observacionais e genéticos sustentem a hipótese de que a redução da Lp(a) em pacientes com níveis elevados pode diminuir o risco cardiovascular, é importante notar que a causalidade ainda não foi estabelecida em ensaios clínicos randomizados. Fortes evidências indicam que a Lp(a) é altamente hereditária e tem um potencial aterogênico significativo.[12,22]

DIRETRIZES E RECOMENDAÇÕES

Diretriz ACC/AHA 2018. A Lp(a) é considerada um fator de aumento de risco, favorecendo o início de estatinas para prevenção primária em adultos com idade entre 40 e 75 anos com risco limítrofe ou intermediário de 10 anos de doença cardiovascular aterosclerótica (DCVA).[23]

Quadro 72.11 Interpretação clínica do escore de cálcio coronariano.

Grau de calcificação coronariana	Valores absolutos (Agatston)	Valores ajustados (sexo, idade e etnia) pelo percentil	Interpretação clínica
Ausente	0	0	Risco de eventos coronários futuros muito baixo
Discreto	1 a 10	≤ 75	Indica aterosclerose mínima com baixo risco de eventos cardiovasculares futuros
Intermediário	10 a 99	≤ 75	Risco de eventos coronários futuros baixo. Baixa probabilidade de isquemia miocárdica
Moderado	101 a 400	76 a 90	Maior risco de eventos coronários futuros (fator agravante) Considerar reclassificação do indivíduo para alto risco
Acentuado	> 400	> 90	Maior probabilidade de isquemia miocárdica e alto risco cardiovascular

Sociedade Europeia de Cardiologia e Aterosclerose. Em pacientes com história familiar de doenças cardiovasculares, recomenda-se medir a Lp(a) pelo menos uma vez na vida.[23]

É essencial reconhecer que a indicação mais forte para o rastreamento da Lp(a) é uma história pessoal de DCVA prematura, não apenas uma história familiar.

PESQUISA E TRATAMENTO

A principal lacuna de pesquisa atual não é se a redução da Lp(a) com terapia medicamentosa é possível, mas se essa redução se traduz em uma diminuição dos eventos cardiovasculares, como observado com a redução do LDL-c. Até que os ensaios clínicos em andamento forneçam essa percepção, abordar o risco residual de Lp(a) elevada envolve a redução agressiva do LDL-c e a otimização geral dos fatores de risco cardiovascular (Quadro 72.12).

Quadro 72.12 Recomendações atuais de possíveis dosagens de Lp(a).

- Indicação relativa: história familiar (HFa) de doença da artéria coronária (DAC) prematura (< 55 anos em homens e < 65 anos em mulheres)
- A Lp(a) pode aumentar o risco cardiovascular em pacientes com 40 a 75 anos em risco intermediário
- Dosar pelo menos uma vez na vida em pessoas com HFa de Lp(a) alta ou DAC
- Em pacientes de alto risco com Lp(a) elevada, o uso de inibidores da PCSK9 pode ser considerado
- É razoável medir Lp(a) nas seguintes situações:
  - HFa de DAC prematura
  - História pessoal de DAC
  - LDL-c > 190 mg/dℓ
  - Indivíduos com muito alto risco cardiovascular para avaliar o benefício do uso de inibidores da PCSK9
  - Pacientes com risco intermediário e potencial benefício para início de estatinas em prevenção primária
  - Resposta não adequada do LDL-c às estatinas, apesar de boa adesão ao tratamento
  - Estenose valvar calcificada
  - DCVA recorrente ou progressiva apesar de terapia hipolipemiante
- O rastreamento em cascata é recomendado para identificar outros membros da família que possam ter níveis elevados de Lp(a) não diagnosticados

DCVA: doença cardiovascular aterosclerótica; LDL-c: colesterol da lipoproteína de baixa densidade; PCSK9: pró-proteína convertase subtilisina/kexina tipo 9.

DISTÚRBIOS DO METABOLISMO LIPÍDICO

As dislipidemias são classificadas em *primárias*, quando decorrentes de distúrbios genéticos, e *secundárias*, quando ocorrem em consequência de outras doenças ou uso de determinados tipos de medicamentos (ver Quadro 72.5). É importante destacar que, frequentemente, causas secundárias podem desencadear distúrbios primários, resultando na manifestação de ambos os tipos de dislipidemia em um mesmo paciente. Da mesma maneira, a elevação dos lipídeos pode configurar manifestação inicial das diversas doenças associadas à dislipidemia.[1-5,12]

Em termos genéticos, as dislipidemias são classificadas como monogênicas, resultantes de mutações em um único gene, e poligênicas, causadas por combinações de várias mutações que, individualmente, não teriam grande impacto.[2]

A classificação de Fredrickson para as dislipidemias, muito usada no passado, é baseada no padrão das lipoproteínas e de sua migração eletroforética (Quadro 72.13).[24]

A classificação fenotípica ou bioquímica considera os valores de CT, LDL-c, TG e HDL-c. Compreende quatro tipos principais bem-definidos, descritos a seguir:

- Hipercolesterolemia isolada: elevação isolada do LDL-c (> 130 mg/dℓ)
- Hipertrigliceridemia isolada: o aumento isolado dos níveis de triglicerídeos (> 150 mg/dℓ em jejum, ou > 175 mg/dℓ sem jejum) está relacionado com o aumento do número de partículas ricas em TGs, como VLDL, IDL e QM. A estimativa do volume das lipoproteínas aterogênicas pelo LDL-c torna-se menos precisa à medida que aumentam os níveis plasmáticos de lipoproteínas ricas em TG. Portanto, o valor do não HDL-c pode ser usado como indicador de diagnóstico e meta terapêutica nessas situações[8]
- Hiperlipidemia mista: valores aumentados tanto de LDL-c (> 130 mg/dℓ) como de TG (> 150 mg/dℓ, em jejum, ou > 175 mg/dℓ sem jejum). Nesses indivíduos, pode-se utilizar também o não HDL-c como indicador e meta terapêutica. Nos casos de TG > 400 mg/dℓ, quando o cálculo do LDL-c pela fórmula de Friedewald é inadequado, deve-se considerar hiperlipidemia mista se o CT for ³ 200 mg/dℓ[4,5,8]
- HDL-c baixo. Redução do HDL-c (homens < 40 mg/dℓ; mulheres < 50 mg/dℓ) isolada ou associada ao aumento de LDL-c ou de TG.[5,13]

Dislipidemias primárias

Didaticamente, podemos classificar as dislipidemias primárias em função de sua relação com o metabolismo dos TGs, do LDL-c ou do HDL-c (Quadro 72.14).[25]

Quadro 72.13 Classificação fenotípica das dislipidemias primárias (Fredrickson), de acordo com a expressão clínico-laboratorial.

Fenótipo	Alteração lipoproteica	Alteração lipídica	Valores no perfil lipídico (mg/dℓ)	Aparência do plasma após a refrigeração
I	↑↑↓ QM	Hipertrigliceridemia	CT = 160 a 400 TG = 1.500 a 5.000	Sobrenadante cremoso
IIa	↑ LDL	Hipercolesterolemia	CT > 240 TG < 200	Transparente
IIb	↑ LDL + VLDL	Hipertrigliceridemia + hipercolesterolemia	CT = 240 a 500 TG = 200 a 500	Turvo
III	↑ IDL	Hipercolesterolemia + hipertrigliceridemia	CT = 300 a 600 TG = 300 a 600	Turvo
IV	↑ VLDL	Hipertrigliceridemia	TG = 300 a 1.000 CT ≤ 240	Turvo
V	↑ QM; ↑ VLDL	Hipertrigliceridemia	CT = 160 a 400 TG = 1.500 a 5.000	Sobrenadante cremoso, camada inferior turva

↓: diminuição; ↑: aumento; CT: colesterol total; IDL: lipoproteína de densidade intermediária; LDL: lipoproteína de baixa densidade; QM: quilomícrons; TG: triglicerídeos; VLDL: lipoproteína de muito baixa densidade.

Quadro 72.14 Dislipidemias primárias.

Relacionadas com o LDL-c	Hipercolesterolemia familiar Mutação do *LDLR* Apo B-100 defeituosa Hipercolesterolemia autossômica recessiva Mutações do *PCSK9* com ganho de função Hipercolesterolemia poligênica Hiperlipidemia familiar combinada Sitosterolemia
Relacionadas com o HDL-c	Hiperalfalipoproteinemia (déficit de CETP) Hipoalfalipoproteinemia familiar Doença de Tangier Deficiência e variantes de Apo A-I Deficiência de LCAT
Relacionadas com os triglicerídeos	Graves (TG > 1.000 mg/dℓ) Síndrome da quilomicronemia familiar Síndrome da quilomicronemia multifatorial Moderadas a graves (TG de 500 a 1.000 mg/dℓ) Hipertrigliceridemia familiar Disbetalipoproteinemia

CETP: proteína transferidora de ésteres de colesterol; LCAT: lecitina-colesterol aciltransferase; TG: triglicerídeos.

Dislipidemias relacionadas com os triglicerídeos

Síndrome de quilomicronemia familiar

A síndrome de quilomicronemia familiar (SQF), anteriormente conhecida sob vários espectros sindrômicos (deficiência de lipoproteína lipase [LPLD]; hiperlipoproteinemia tipo 1; hipertrigliceridemia endógena; hipertrigliceridemia induzida por gordura familiar; hiperquilomicronemia familiar; deficiência familiar de LPL; hiperlipidemia tipo I [Fredrickson], hiperlipoproteinemia tipo IA; hiperlipemia idiopática tipo Burger-Grutz; e síndrome de Burger-Grutz), é um distúrbio monogênico, autossômico recessivo, cujo diagnóstico baseia-se na detecção de mutações raras, bialélicas (homozigoto ou heterozigoto composto) dos genes envolvidos no metabolismo e na depuração dos QMs, entre os quais destacam-se:[26]

- Mutações no gene da lipoproteína lipase (LPL) [responsável por mais de 80% dos casos]: localizada na superfície endotelial; quando defeituosa, a LPL implica acúmulo de QMs não hidrolisados
- Mutações no gene da Apo C-II: cofator e ativador obrigatório da LPL
- Mutações no gene da Apo A-V: importante para a estabilização do complexo formado entre a LPL e o QM
- Mutações no gene do fator 1 da maturação da lipase (*LMF1*): proteína intracelular essencial para a ativação pós-translacional da LPL
- Mutações no gene da proteína 1 de ligação de HDL ancorada por glicosilfosfatidilinositol (*GPIHBP1*): direciona o transporte transendotelial da LPL e ajuda a ancorar as moléculas de QM na superfície endotelial próximo à LPL.

Diagnóstico e manifestações clínicas

Do ponto de vista clínico, o defeito na síntese enzimática tem apresentação muito similar, independentemente do gene acometido, o que determina a elevação dos níveis de TGs, de modo que a via exógena da depuração deles não condicione o *clearance* adequado dos níveis de TG. Desse modo, o paciente evolui com sobrenadante lipídico, com a formação perene de QMs, mesmo em jejum prolongado.

É frequente que os pacientes se apresentem com crises recorrentes de dor abdominal e/ou pancreatite aguda, xantomas eruptivos, alteração do sensório, lipemia *retinalis*, hepatoesplenomegalia e início geralmente na infância.[25-27]

Os xantomas eruptivos apresentam-se como pápulas eritematosas a alaranjadas que medem de 0,2 a 0,5 cm, localizadas em pontos de pressão, mãos, superfícies extensoras e nádegas (Figura 72.5). Mais raramente, surgem difusamente, acometendo tronco e membros. Ocasionalmente, são pruriginosos.

A hepatoesplenomegalia é um dos achados reversíveis com o tratamento e resulta do acúmulo do excesso de QMs nos macrófagos do sistema reticuloendotelial na SQF.[26,27]

Em geral, os pacientes não são obesos e podem, em poucos casos, só ser diagnosticados na idade adulta com uma pancreatite aguda ou em virtude da detecção de *lipemia retinalis*, que é a aparência leitosa do sangue nos vasos retinianos ao fundo de olho; ou o achado de soro lipídico em avaliação bioquímica de rotina.[26,27]

Na avaliação laboratorial, os pacientes afetados têm hiperquilomicronemia, com elevação persistente dos TGs, em geral apesar do jejum, com valores que normalmente excedem 1.000 mg/dℓ. Como uma pequena quantidade de colesterol também é transportada pelos QMs, o CT pode estar elevado, mas sempre em uma proporção triglicerídeos: colesterol < 5:1. Muitos pacientes têm aumento moderado de VLDL, mas com LDL e HDL diminuídas.[26-29]

O chamado "teste da geladeira" é um método clássico e simples de demonstrar o aumento dos QMs. Como estes têm densidade muito baixa, após 18 horas em geladeira, ficarão na superfície, com aspecto de uma camada superior "cremosa" e um infranadante límpido (Figura 72.6). Os TGs caem vertiginosamente, e costumam alcançar valores de 200 a 600 mg/dℓ em 3 a 4 dias. A confirmação da deficiência de LPL é obtida pela medida da atividade lipolítica do plasma após a injeção intravenosa de heparina (0,2 mg/kg).[4,25-31]

Fadiga, confusão mental e déficit cognitivo estão entre outros sintomas observados nos pacientes acometidos pela SQF.[15] Pancreatite recorrente acomete 50% dos pacientes com SQF; a taxa geral de mortalidade associada é de 5 a 6%, mas aumenta para 30% em subgrupos de pacientes que evoluem com necrose pancreática ou falência persistente de múltiplos órgãos.[18,19] Dor abdominal pode ocorrer na ausência de pancreatite. Os múltiplos episódios de pancreatite aguda e a intensidade das restrições alimentares para o tratamento impactam negativamente a qualidade da vida do paciente e aumentam consideravelmente sua morbimortalidade.[30,31]

■ *Diagnóstico de síndrome da quilomicronemia familiar*

É fundamental que o diagnóstico de um paciente com síndrome de quilomicronemia familiar (SQF) parta de uma suspeição clínica e laboratorial bem fundamentada. Inicialmente, o diagnóstico pode

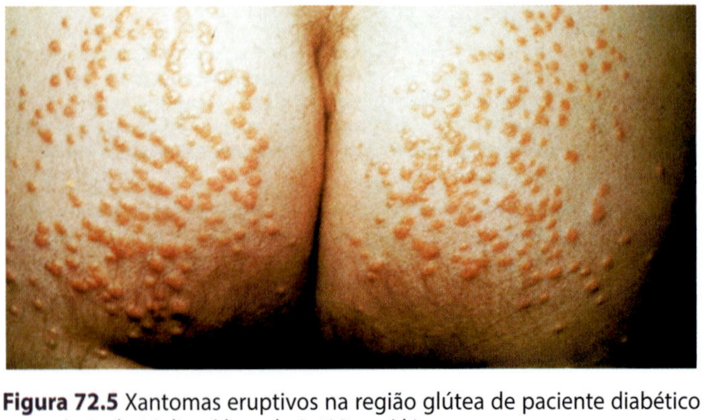

Figura 72.5 Xantomas eruptivos na região glútea de paciente diabético com níveis de triglicerídeos de 2.400 mg/dℓ.

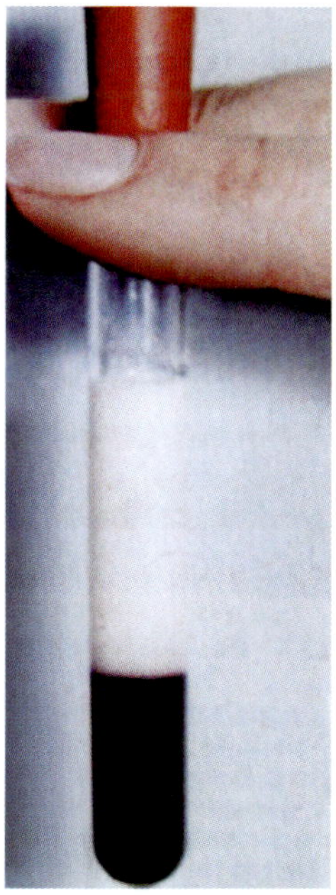

Figura 72.6 Aspecto leitoso do soro em uma paciente diabética com hiperglicemia e hipertrigliceridemia intensas, com normalização após a introdução da insulinoterapia.

ser orientado por exames laboratoriais, após a exclusão de fatores de confusão. A confirmação definitiva do diagnóstico pode ser realizada por meio de testes genéticos ou pela avaliação do grau de atividade da lipoproteína lipase (LPL).[25-31]

Na suspeita de SQF, deve-se observar a presença de hipertrigliceridemia grave, caracterizada por níveis de TGs superiores a 880 mg/dℓ, que sejam refratários a terapias farmacológicas e não farmacológicas, repetidas e dosadas em pelo menos três ocasiões distintas.[25-31]

Além disso, é crucial descartar fatores externos que possam contribuir para a elevação dos níveis de TGs, tais como:

- Alcoolismo
- Diabetes melito não controlado
- Hipotireoidismo
- Má alimentação
- Síndrome nefrótica
- Uso de medicamentos que possam elevar os níveis de TGs.

Após a avaliação desses aspectos, a presença de pancreatites recorrentes de origem não alcoólica e não biliar, dor abdominal recorrente e refratária sem causa definida, mutações genéticas confirmadas ou grau de atividade da LPL reduzida é um indicador claro de quilomicronemia. O fluxograma exposto na Figura 72.7 demonstra os passos ao diagnóstico.

Síndrome de quilomicronemia multifatorial

Anteriormente denominada hiperlipoproteinemia tipo V de Fredrickson ou hipertrigliceridemia grave poligênica, a síndrome de quilomicronemia multifatorial (SQM) é um distúrbio lipídico poligênico agravado pela presença de comorbidades conhecidas por aumentar os TGs (DM não controlado, hipotireoidismo, gravidez, obesidade), fatores ambientais (p. ex., uso abusivo de álcool, dieta rica em gorduras e açúcares simples) e certos medicamentos (p. ex., glicocorticoides, etinilestradiol, neurolépticos).[28]

Sua prevalência tende a ser maior de forma linear com o aumento da prevalência de obesidade, síndrome metabólica e DM2 na população mundial. Nos portadores de SQM, a quilomicronemia é flutuante e se manifesta mais tardiamente do que na SQF. Eles apresentam boa resposta a alterações no estilo de vida e no tratamento de fatores secundários, além de responderem bem às terapias farmacológicas que reduzem os níveis de TGs. Apesar de ter um risco elevado de pancreatite, esse risco é menor do que o observado em pacientes com SQF.[26-28]

É viável distinguir essas duas formas de quilomicronemia utilizando métodos como a eletroforese de lipoproteínas ou a ultracentrifugação (identificando a presença de VLDL e QM na SQM *versus* apenas QM na SQF). No entanto, o teste genético permanece como o procedimento-padrão para identificar pacientes com a SQF e diferenciá-los daqueles com a SQM.[26-28]

Hipertrigliceridemia familiar

Previamente denominada hiperlipoproteinemia tipo IV de Fredrickson, a hipertrigliceridemia familiar é decorrente de

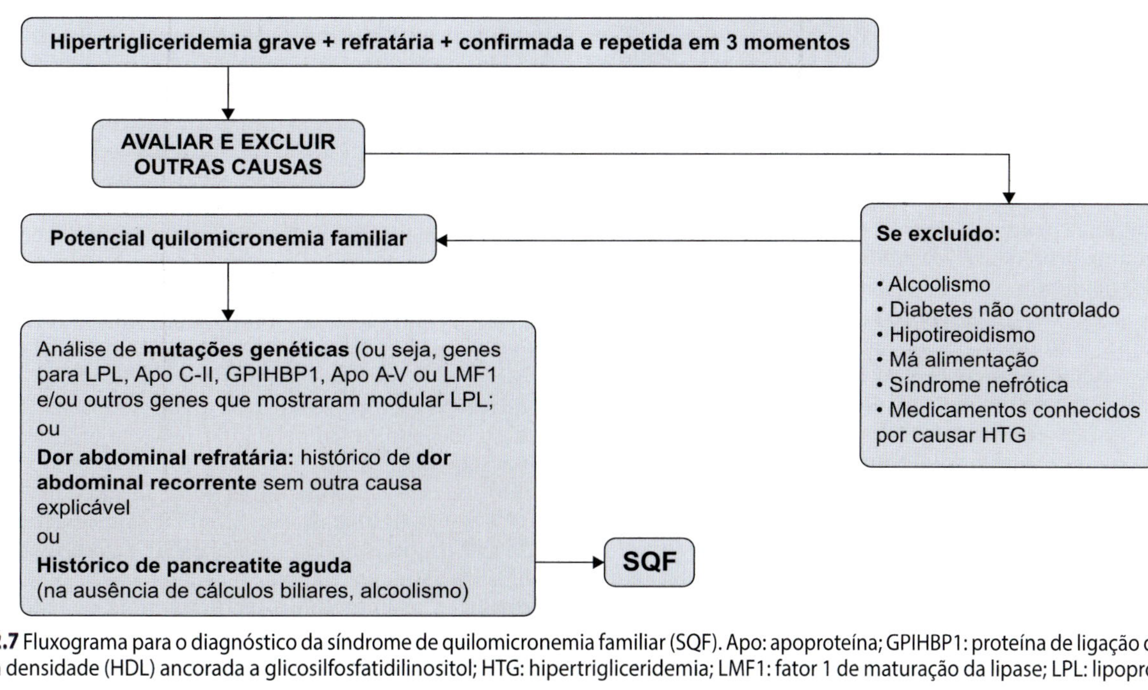

Figura 72.7 Fluxograma para o diagnóstico da síndrome de quilomicronemia familiar (SQF). Apo: apoproteína; GPIHBP1: proteína de ligação da lipoproteína de alta densidade (HDL) ancorada a glicosilfosfatidilinositol; HTG: hipertrigliceridemia; LMF1: fator 1 de maturação da lipase; LPL: lipoproteína lipase.

uma produção exagerada de VLDL e transmitida como um defeito autossômico dominante.[32] Os níveis séricos de TG são, em geral, moderados, com níveis de TG de 500 a 1.000 mg/ℓ, ao passo que o CT está normal ou discretamente elevado. É uma dislipidemia frequente, em geral diagnosticada devido à associação com outras enfermidades (p. ex., obesidade, DM, hipotireoidismo), ingestão excessiva de bebidas alcoólicas ou uso de alguns fármacos (p. ex., diuréticos tiazídicos, betabloqueadores, estrogênios, tamoxifeno etc.). Nessas situações, os TGs costumam ficar mais elevados, podendo exceder 1.000 mg/dℓ, e o HDL-c encontra-se baixo.[13,27]

Na hipertrigliceridemia familiar, geralmente não há manifestações clínicas, tais como xantomas. Episódios de pancreatite podem ocorrer em virtude dos níveis dos TGs. Cerca de 70% dos pacientes com hipertrigliceridemia familiar preenchem os critérios diagnósticos de síndrome metabólica.[13]

Disbetalipoproteinemia

Anteriormente conhecida como hiperlipoproteinemia tipo III, a disbetalipoproteinemia é predominante em homens. Entre mulheres, geralmente só se manifesta após a menopausa. Decorre de mutação no gene que codifica a estrutura da Apo-E, levando ao surgimento de isoformas da Apo-E que não interagem normalmente com os seus receptores.[32] Nessa condição, existe um acúmulo de remanescentes de QM, VLDL e IDL. As partículas remanescentes predominantes são denominadas beta-VLDL. De modo característico, os níveis da LDL estão diminuídos, refletindo o bloqueio da transformação normal dos remanescentes da VLDL em LDL. Todas essas partículas remanescentes são ricas em ésteres do colesterol, de maneira que, quase sempre, os níveis de CT estão tão elevados quanto os de TG.

A doença só ocorre no indivíduo homozigoto para o alelo Apo-E2, situação observada em cerca de 1% da população. No entanto, a prevalência da disbetalipoproteinemia é muito menor (1:10.000), indicando a necessidade de outros fatores para a sua expressão, sejam outras dislipidemias primárias (p. ex., hiperlipidemia familiar combinada), sejam fatores ambientais, como obesidade, ingestão excessiva de álcool, DM ou hipotireoidismo. As manifestações clínicas da disbetalipoproteinemia não costumam aparecer antes dos 20 anos, exceto nos raros casos de mutações Apo-E autossômicas dominantes.[27,33-35]

A maioria dos pacientes (cerca de 80%) apresenta xantomas tuberosos ou tuberoeruptivos. Localizados nas superfícies extensoras, os tuberosos são geralmente móveis e de coloração alaranjada ou vermelha. Já os tuberoeruptivos são nódulos amarelados ou róseos, com 3 a 8 mm, frequentemente confluentes, e costumam surgir também nas superfícies extensoras. A presença de xantomas palmares, que são nódulos de descoloração amarelo-alaranjada nos sulcos da palma da mão (Figura 72.8), é praticamente patognomônica da disbetalipoproteinemia familiar, mas pode ocorrer igualmente na doença colestática. Às vezes, xantomas tendinosos podem também estar presentes.[33,35]

Diversos pacientes apresentam tolerância à glicose diminuída, e a obesidade é muito frequente. A doença aterosclerótica das coronárias e demais artérias é um achado bastante comum, em especial envolvendo membros inferiores (claudicação intermitente e gangrena). De fato, a disbetalipoproteinemia representa uma pequena porcentagem, de 0,2 a 1%, de todos os distúrbios lipídicos relacionados com IAM em indivíduos com idade inferior a 60 anos. Episódios de pancreatite aguda secundários à hipertrigliceridemia às vezes ocorrem.[33,35]

Em geral, os valores do colesterol e dos TGs revelam-se moderadamente elevados e semelhantes (CT e TG na faixa

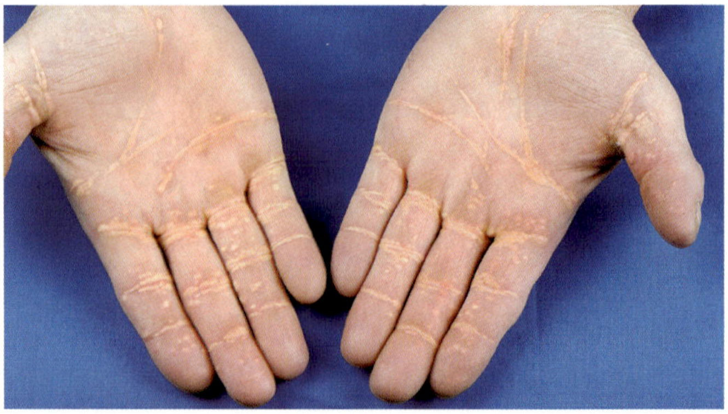

Figura 72.8 A presença de xantomas palmares é muito sugestiva de disbetalipoproteinemia.

de 300 a 400 mg/dℓ); HDL-c apresenta-se normal, ao passo que o LDL-c quase sempre está diminuído. Na eletroforese das lipoproteínas, encontra-se o padrão banda beta larga.[13,33,35]

Dislipidemias relacionadas com o LDL-colesterol

Hipercolesterolemia familiar

A hipercolesterolemia familiar (HF) é uma condição genética monogênica, predominantemente transmitida de forma autossômica dominante, que afeta aproximadamente 1 em cada 250 indivíduos globalmente. Essa condição pode resultar no surgimento precoce de doença cardiovascular aterosclerótica. Antigamente denominada hiperliproteinemia do tipo IIa na classificação de Fredrickson (ver Quadro 72.14), a hipercolesterolemia familiar caracteriza-se por elevações de CT e LDL-c e níveis de TG normais.[5,36,37]

As manifestações clínicas associam-se aos níveis elevados de LDL-c e são resultado de mutações dos genes que codificam o receptor de LDL (LDLR), o que leva a menor catabolismo da LDL e, consequentemente, a aumento dos níveis do LDL-c. Mecanismos adicionais para a patogênese da HF incluem defeitos na apolipoproteína B que prejudicam sua ligação com o LDLR e mutações de ganho de função no gene da pró-proteína convertase subtilisina/kexina tipo 9 (PCSK9), as quais aumentam a degradação do LDLR.[37]

A maioria dos pacientes com HF heterozigota têm um CT > 300 mg/dℓ e LDL-c acima de 250 mg/dℓ. Entretanto, adultos com LDL-c ≥ 190 mg/dℓ e crianças/adolescentes (< 20 anos de idade) com LDL-c ≥ 160 mg/dℓ já devem ser considerados para rastreio na suspeita do diagnóstico. Em sua maioria, os pacientes são assintomáticos, apesar de a doença aterosclerótica subclínica (p. ex., aumento do espessamento médio intimal das carótidas e calcificação coronária) estar presente já na infância e na adolescência. Indivíduos com história de DAC precoce na família (homens < 55 anos/mulheres < 65 anos), parentes de primeiro grau com histórico de colesterol elevado e/ou diagnóstico de HF merecem uma investigação com análise do perfil lipídico a partir dos 2 anos.[5,38]

A HF homozigótica tem um quadro clínico mais dramático, pois os pacientes podem apresentar doença cardiovascular aterosclerótica precoce com níveis de LDL-c que ultrapassam 500 mg/dℓ. Manifestações clínicas como angina, IAM e morte súbita podem ocorrer antes dos 30 anos. Há casos de IAM causado por estreitamento grave de valvas cardíacas em crianças com menos de 10 anos. A suspeita de uma paciente com HF homozigótica também se baseia na história familiar (igual à da HF heterozigótica), níveis elevados de LDL-c (> 500 mg/dℓ) e alterações no exame físico. Os achados incluem xantomas tendinosos que, quando presentes, são muito característicos da HF, principalmente na região do calcâneo (Figura 72.9), mas também podem acometer outros

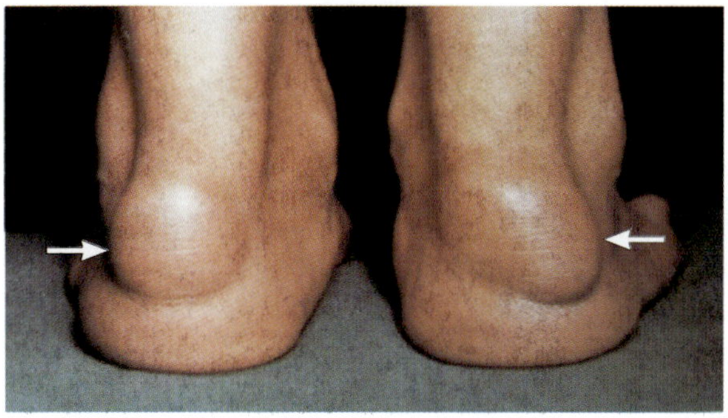

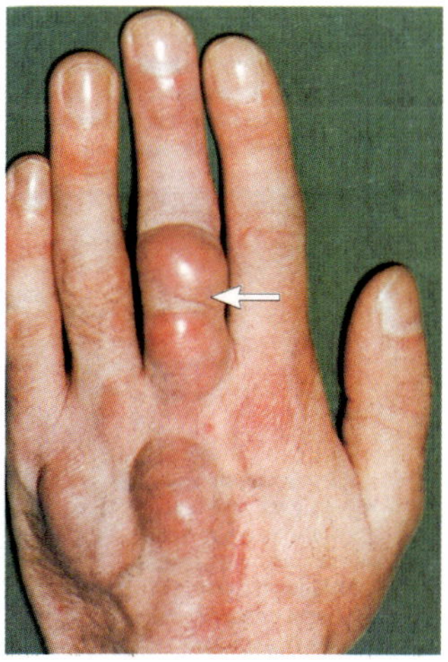

Figura 72.9 Aspecto característico dos xantomas tendinosos (*setas*) quase patognomônicos da hipercolesterolemia familiar.

tendões do corpo; xantelasmas (Figura 72.10); e arco corneano (Figura 72.11). Xantomas tuberosos também podem ser encontrados na HF (Figura 72.12). Essas alterações são incomuns nos pacientes heterozigotos.[5,13,36,38]

O diagnóstico de HF pode ser feito com base apenas em achados da história clínica e alterações do perfil lipídico. A última atualização da diretriz brasileira de dislipidemias recomenda os critérios diagnósticos da Dutch Lipid Clinic Network (Dutch MEDPED),[29] descritos no Quadro 72.15. Uma vez diagnosticado, o médico deve orientar a determinação do perfil lipídico em todos os familiares de primeiro grau dos pacientes portadores de HF – esse rastreio é conhecido como rastreamento em cascata.[5]

Cada vez mais, os testes genéticos ganham espaço como ferramenta valiosa no diagnóstico da doença, pois permitem estabelecer o diagnóstico definitivo de HF, identificar as variantes patogênicas que cursam com pior prognóstico, melhorar as triagens familiares e, finalmente, influenciar de forma positiva a adesão ao tratamento. Algumas limitações ainda existem, mas tendem a diminuir no futuro, tais como acesso limitado na prática clínica, custo e acurácia (sensibilidade e especificidade para diagnóstico).[5,36,38]

A seguir, são descritas algumas características das principais etiologias de HF.

Mutação no gene do receptor da lipoproteína de baixa densidade

Atualmente, mais de 1.800 mutações no *LDLR* já foram identificadas, tornando-a causa clássica de HF. Em geral, são encontradas mutações ao longo de toda a sequência do gene. No Brasil, os éxons 4, 7 e 14 são os locais mais comuns. A hiperlipidemia ocorre pela incapacidade do receptor de remover o LDL-c, podendo ser essa disfunção parcial ou completa. As mutações podem afetar a síntese de LDLR (ausência ou síntese defeituosa), a atividade (capacidade do LDLR de ligar-se ao LDL-c), a expressão na superfície do hepatócito, a internalização e a reciclagem do receptor.[5,13,27]

Apolipoproteína B-100 defeituosa familiar

Clínica e laboratorialmente, a Apo B-100 defeituosa familiar (ADF) assemelha-se à HF heterozigótica de outras etiologias, sendo difícil diferenciá-las na ausência de testes genéticos. Provavelmente, representa a segunda causa mais frequente do fenótipo da HF.[5,13,27]

A ADF resulta de mutação no gene da Apo B-100 que prejudica a ligação da LDL a seu receptor (LDLR), impedindo a formação do complexo LDL/Apo B/LDLR. Aproximadamente 157 mutações no gene da Apo B-100 já foram relatadas, sendo a substituição de glutamina por arginina no aminoácido 3.500 a mutação mais frequente.[5,13,27]

Mutação de ganho de função no gene da pró-proteína convertase subtilisina/kexina tipo 9: mutação de ganho de função

Após a internalização do complexo LDL/Apo B-100/LDLR e a posterior dissociação no citoplasma, o LDLR retorna à membrana do hepatócito. Essa "reciclagem" do receptor ocorre de forma contínua, exceto pela regulação de PCSK9, que degrada o LDLR. As alterações que levam ao aumento das atividades de

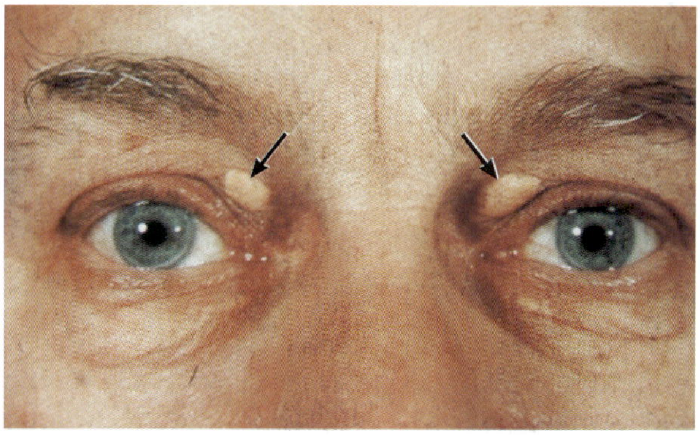

Figura 72.10 Xantelasma bilateral (*setas*) em um paciente com LDL-colesterol de 190 mg/dℓ. Observe o arco corneano incompleto.

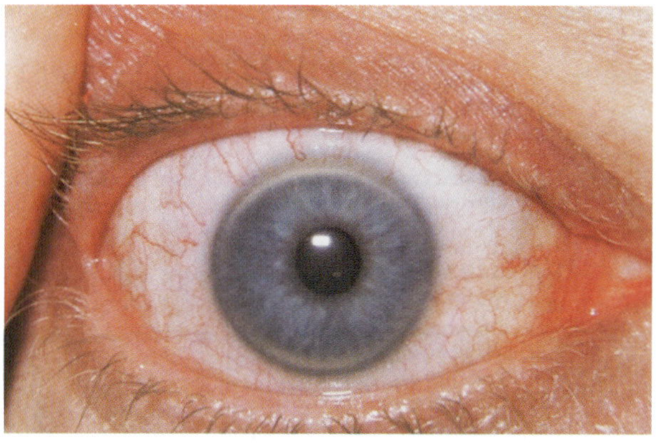

Figura 72.11 Arco corneano bilateral em mulher de 38 anos com hipercolesterolemia familiar heterozigota (colesterol total = 340 mg/dℓ).

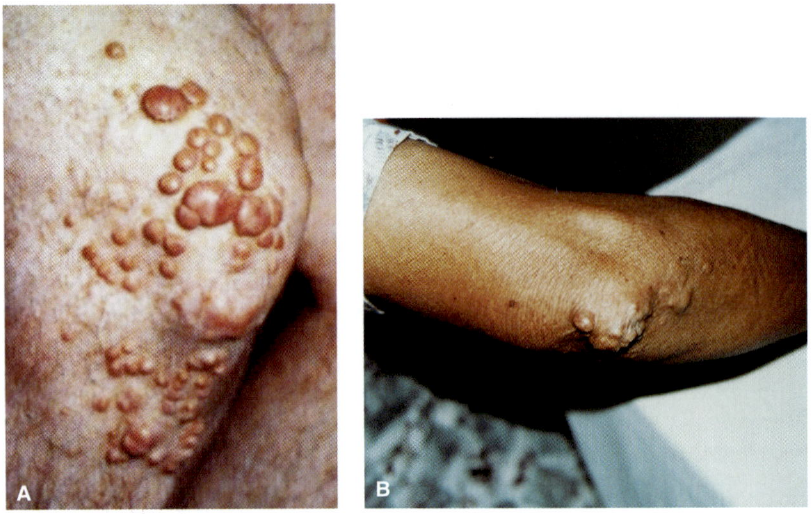

Figura 72.12 Xantomas tuberosos são encontrados em casos de hipercolesterolemia. Frequentemente são observados no joelho (A) e no cotovelo (B).

Quadro 72.15 Critérios diagnósticos da hipercolesterolemia familiar (HF), com base nos critérios da Dutch Lipid Clinic Network (Dutch MEDPED).

	Parâmetros	Pontos
História familiar	Parente de 1º grau portador de doença vascular/coronária prematura (homens < 55 anos, mulheres < 60 anos) *ou*	1
	Parente adulto com colesterol total > 290 mg/dℓ*	1
	Parente de 1º grau portador de xantoma tendíneo e/ou arco corneano *ou*	2
	Parente de 1º grau < 16 anos com colesterol total > 260 mg/dℓ*	2
História clínica	Paciente portador de doença coronária prematura (homens < 55 anos, mulheres < 60 anos)	2
	Paciente portador de doença cerebral ou periférica prematura (homens < 55 anos, mulheres < 60 anos)	1
Exame físico	Xantoma tendíneo	6
	Arco corneano < 45 anos	4
Níveis de LDL-c (mg/dℓ)	≥ 330	8
	250 a 329	5
	190 a 249	3
	155 a 189	1
Análise do DNA	Presença de mutação funcional dos genes do LDLR, da Apo B-100 ou da PCSK9*	8
Diagnóstico de HF		Certeza se > 8 Provável se 6 a 8 Possível se 3 a 5

*Modificado de Dutch Lipid Clinic Network, adotando um critério do Simon Broome Register. LDLR: receptor de LDL. (Adaptado de Neil et al., 1999.[40])

PCSK9 foram descritas em 2003 em duas famílias com fenótipo de HF heterozigota, após a exclusão das mutações no gene do LDLR e da Apo B-100. As mutações no gene *PCSK9* são causas menos comuns de HF, porém estão associadas a fenótipos mais graves de hipercolesterolemia e aumento do risco de DAC.[5,13,39]

Hipercolesterolemia autossômica recessiva

O fenótipo clínico da ARH (do inglês *autosomal recessive hypercholesterolemia*) é similar ao da clássica hipercolesterolemia familiar homozigota, porém é mais variável e, em geral, menos grave. Em um estudo italiano,[30] os valores médios do LDL-c na ARH foram comparáveis com os dos casos de HF heterozigota, porém mais baixos que os encontrados na HF homozigótica (15,54 ± 2,33 *versus* 21,4 ± 3,56 mmol/ℓ).

A ARH resulta de mutações no gene *LDLRAP1*, que codifica a proteína adaptadora do LDLR, necessária para a internalização do LDLR após este estar ligado ao LDL-c. Por ser uma doença de herança autossômica recessiva, apenas mutações homozigóticas apresentam o fenótipo de HF, ao passo que indivíduos heterozigotos são apenas portadores.[5,13,39]

Hipercolesterolemia poligênica

A hipercolesterolemia poligênica é a causa mais comum de hipercolesterolemia isolada, respondendo por cerca de 85% dos casos de hiperlipoproteinemia padrão IIa de Fredrickson. Os pacientes apresentam um catabolismo defeituoso da LDL, associado ao aumento da sua produção, possivelmente devido a vários polimorfismos em um único nucleotídeo. Isso leva a concentrações de LDL-c superiores ao limiar diagnóstico de HF. Não há uma mutação específica responsável pela hipercolesterolemia; em vez disso, é proposta uma causa poligênica. A frequência de parentes em primeiro grau com aumento de colesterol é muito baixa. A hipercolesterolemia poligênica ocorre em indivíduos suscetíveis em associação a fatores ambientais. O colesterol total situa-se em torno de 300 a 350 mg/dℓ, e não há elevação dos TGs. O risco de DAC e aterosclerose para portadores dessa condição é alto, e, quando associado às causas secundárias de dislipidemias, o quadro pode ser ainda mais grave. O diagnóstico é feito após a exclusão de outras causas genéticas de dislipidemias, ausência de história familiar (< 10% dos parentes de primeiro grau) e ausência de xantomas tendinosos.[5,13,27]

Hiperlipidemia familiar combinada

Transmitida de forma autossômica dominante, a hiperlipidemia familiar combinada (HFC) é a dislipidemia primária mais comum. Embora sua prevalência tenha sido inicialmente estimada em 0,5 a 2%, estudos populacionais mais recentes revelaram uma incidência significativamente maior (5 a 7%).[13,41]

Em contraste com a hipercolesterolemia familiar, que é causada por mutações em um número limitado de genes afetados, a genética da HFC permanece indeterminada.[13,41] Um papel importante para o agrupamento de genes de Apo A-I/C-III/A-IV/A-V no cromossomo 11 foi encontrado inicialmente.[32]

Mais recentemente, outros genes passaram a ser descritos, incluindo alelos específicos do fator de transcrição a montante 1 (USF-1, do inglês *upstream transcription factor-1*) no cromossomo 1q21, o CD-36 (cromossomo 4) e o fator hepatocítico nuclear 4a (cromossomo 20).[42]

A expressão fenotípica com aumento de TG, de LDL-c, ou ambos, dependerá da interação da suscetibilidade do risco cumulativo do fator poligênico com a intensidade do fator secundário subjacente. Na HFC, existe uma produção aumentada de VLDL pelo fígado, com redução da capacidade de remoção de lipoproteínas ricas em TG (VLDL e QM). Os pacientes podem ter níveis de LDL e VLDL aumentados, bem como elevação apenas de uma dessas lipoproteínas. Assim, existem três fenótipos para a HFC: hipertrigliceridemia, hipercolesterolemia ou ambas. Um fato importante é que o padrão de alteração lipídica pode se modificar ao longo do tempo em um mesmo paciente. A doença costuma se manifestar plenamente na idade adulta, sendo excepcional a detecção de hiperlipidemia em crianças. Com relação à apresentação clínica, os pacientes podem apresentar-se com xantelasmas, mas obesidade e diminuição da tolerância à glicose são também frequentes.[13,25,42,43]

O risco de DAC nos indivíduos com HFC é significativamente elevado: trata-se da dislipidemia mais frequente em pacientes afetados por DAC (10%) e entre os sobreviventes de IAM com idade acima de 60 anos (11,3%).[44]

Sitosterolemia

A sitosterolemia, uma doença rara devido à mutação dos genes *ABCG5* ou *ABCG8*, tem como característica o aumento do efluxo celular de colesterol intestinal, reduzindo a secreção biliar de colesterol e fitosteróis. Isso resulta em uma elevação significativa dos níveis de colesterol sérico e manifestações clínicas como xantomas, xantelasmas e DAC precoce. A base fisiopatológica envolve a redução da excreção de ácidos biliares e o aumento da absorção de esteróis vegetais no intestino, a partir de distúrbios monogênicos autossômicos recessivos nos alelos ABCG5 e 8 e erros no cotransportador transmembranar NPC1L1.[45,46]

A clínica típica da sitosterolemia inclui xantomas, anemia hemolítica e macrotrombocitopenia. Diferentemente de outras síndromes de dislipidemia, raramente se nota catarata ou sintomas neurológicos, sendo as alterações hematológicas e do colesterol únicas. Os altos níveis de sitosterol, com padrão mais inflamatório e aterogênico do que o colesterol habitual, determinam um risco cardiovascular muito alto aos pacientes.[45,46]

O diagnóstico de sitosterolemia é pensado em pacientes com xantomas ou DAC, elevados níveis de sitosterol e alterações hematológicas persistentes, com confirmação a partir de testes genéticos. O tratamento com ezetimiba é a primeira escolha.

Apesar de os transportadores C36 serem importantes na absorção intestinal de colesterol, eles não são essenciais. Portanto, ainda existem vias na absorção de ácidos graxos que precisam ser mais bem estudadas. Concluindo, as síndromes raras associadas ao metabolismo do colesterol são causas importantes de DAC, mas com testes genéticos mais disponíveis, o diagnóstico não pode ser omitido, a fim de permitir tratamento adequado e redução de desfechos prematuros graves ao paciente.[45,46]

Dislipidemias relacionadas com o HDL-colesterol

Inicialmente, o médico deve estar atento para distinguir os distúrbios primários de condições mais comuns que cursam com baixos níveis de HDL-c. Por exemplo, em função do consumo baixo de gordura na dieta (p. ex., dieta vegetariana), existe produção diminuída de HDL a partir de QMs (que também estão diminuídos); nessa situação, os indivíduos apresentarão baixo risco de DAC. Outra causa de redução do HDL-c é a hipertrigliceridemia, pois, nessa situação, os TGs são fisiologicamente retirados e substituídos por colesterol esterificado no núcleo da HDL. Portanto, à medida que se elevam os níveis dos TG no plasma, o HDL-c diminuirá.[4,13] A redução do HDL-c também é comumente vista em pacientes com dislipidemia diabética, síndrome metabólica ou submetidos à terapia antirretroviral.[4,13]

Os distúrbios primários relacionados com HDL-c podem se apresentar com níveis de HDL-c muito baixos (hipoalfalipoproteinemia) ou, mais raramente, muito elevados (hiperalfalipoproteinemia) (Quadro 72.16).

Deficiência da proteína transferidora de ésteres de colesterol

Tendo em vista que as CETPs regulam os níveis plasmáticos do HDL-c e o tamanho das partículas de HDL, elas são consideradas proteínas-chave no transporte reverso do colesterol, um sistema protetor contra aterosclerose. Deficiência de CETP é uma condição rara, exceto entre japoneses, nos quais metade dos casos resulta de mutações no gene da CETP. Caracteriza-se por níveis de HDL-c muito aumentados (geralmente > 100 mg/dℓ) por atividade diminuída da CETP. Nos heterozigotos, a elevação do HDL-c é moderada.[48-51] Apesar dos valores elevados de HDL-c, o efeito sobre o risco para DAC de mutações que diminuem a atividade das CETPs ainda é incerto.[7]

Doença de Tangier

A doença de Tangier resulta de mutações no gene *ABCA1*, que codifica o *ATP-binding cassette transporter A1*, proteína transmembrana que tem o importante papel no transporte reverso do colesterol executado pela partícula HDL ao longo dos vasos sanguíneos. Laboratorialmente, caracteriza-se por níveis baixos

Quadro 72.16 Distúrbios genéticos do metabolismo da lipoproteína de alta densidade (HDL).

Distúrbio	Gene mutante	Modo de herança	Frequência	Valor típico do HDL-c (mg/dℓ)	Opacificações da córnea	DCVP
Hipoalfalipoproteinemia familiar	*ApoA1/ApoC2/ApoA4*	AD	Cerca de 1/400	20 a 30	–	+
Deficiência familiar de Apo A-I	*ApoA1 ou ApoA1/ApoC2*	AR	Rara	5	+	+
Apo $A\text{-}I_{Milano}$	*ApoA1*	AD	Rara	10	–	–
Deficiência de LCAT	*LCAT*	AR	Rara	10	+	?
Doença do olho de peixe	*LCAT*	AR	Rara	10	+	–
Doença de Tangier	*ABCA1*	AR	Rara	5	+	+
Deficiência de CETP	*CETP*	AR	Rara	100	–	–

AD: autossômico dominante; AR: autossômico recessivo; CETP: proteína transferidora de ésteres de colesterol; DCVP: doença cardiovascular prematura; LCAT: lecitina-colesterol aciltransferase. (Adaptado de Melmed et al., 2016;[4] Weissglas-Volkov e Pajukanta, 2010.[47])

de HDL-c – pacientes com a forma homozigótica apresentam HDL-c < 10 mg/dℓ, LDL-c baixo e hipertrigliceridemia moderada. Entre as principais manifestações clínicas, estão amígdalas de coloração alaranjada, em decorrência de depósito de colesterol (Figura 72.13), opacidades da córnea, hepatoesplenomegalia, neuropatia periférica e doença aterosclerótica precoce (DAC, AVC e insuficiência vascular periférica). Não existe um tratamento específico.[47,51]

Hipoalfalipoproteinemia familiar

Na maioria das vezes, a hipoalfalipoproteinemia familiar tem transmissão autossômica dominante e se caracteriza por deficiência parcial de HDL. É comum (prevalência em torno de 1/400) e se manifesta por baixos níveis de HDL-c e risco aumentado para DAC prematura. O diagnóstico fica sugerido pela detecção de valores do HDL-c < 30 mg/dℓ em homens e < 40 mg/dℓ em mulheres antes da menopausa. Não há achados físicos característicos, mas frequentemente existe uma história familiar de HDL-c baixo e DAC prematura. Os defeitos metabólicos e genéticos que levam à redução do HDL-c são desconhecidos, mas supõe-se que até 50% dos níveis baixos do HDL-c estejam ligados à lipase hepática ou ao *locus* do gene da Apo A-I/C-III/A-IV.[8,24]

Deficiência de Apo A-I e variantes Apo A-I

Mutações no gene da Apo A-I ou determinadas variantes também podem causar redução da síntese de HDL, resultando em baixos níveis de HDL-c (geralmente < 10 mg/dℓ), DAC prematura, xantomas e opacidades corneanas. Os níveis de LDL-c são normais, e a atividade LCAT está preservada. Existem outras raras variantes de Apo A-I, incluindo a Apo A-I_{Milano}, que é transmitida por um traço autossômico dominante e não se associa à DAC precoce.[13,25]

Deficiência da lecitina-colesterol aciltransferase

A deficiência da LCAT é um raro distúrbio autossômico recessivo, causado por mutações em seu gene, e pode manifestar-se por opacidades na córnea, anemia normocítica, insuficiência renal em adultos jovens e, talvez, DAC precoce. Resulta em diminuição da esterificação do colesterol para ésteres de colesterol nas partículas de HDL, fazendo o colesterol livre se acumular nas partículas de lipoproteínas e tecidos periféricos, como córnea, membranas das hemácias e nos glomérulos renais. Na deficiência de LCAT, os níveis de colesterol são variáveis, e os do HDL-c, baixos. Em geral, a quantidade de colesterol livre corresponde a cerca de um terço do CT. Na deficiência de LCAT, o colesterol livre representa a maior parte do colesterol plasmático. O acúmulo de colesterol livre, nesses casos, poderia levar à DAC prematura, mas os dados da literatura nesse tópico são conflitantes.[51] Até que se disponha de uma medicação que efetivamente aumente a atividade da LCAT, o tratamento da deficiência dessa enzima continuará sendo preventivo (pela restrição de gorduras dietéticas) e sintomático (p. ex., transplante renal).[13,25,52]

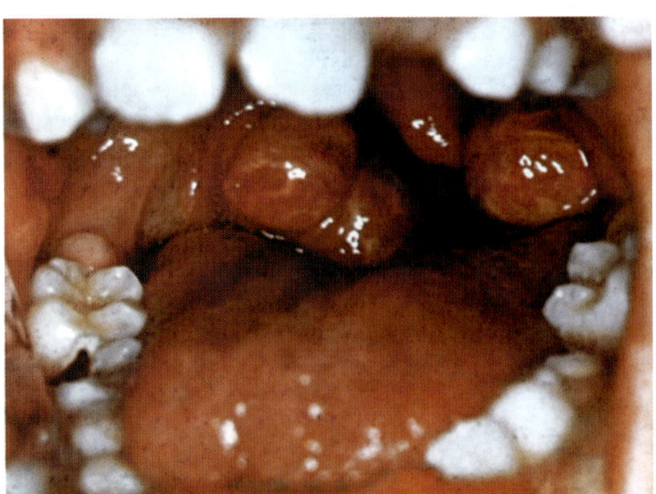

Figura 72.13 Amígdalas de coloração alaranjada, devido a depósito de colesterol, estão entre as principais manifestações da doença de Tangier.

Uma variante da deficiência da LCAT é a chamada doença do olho de peixe. Embora também decorra de mutações no gene da LCAT, tem um fenótipo menos acentuado. São encontrados opacidade na córnea e HDL-c baixo, mas não há anemia nem doença renal. Aterosclerose prematura raramente ocorre.[13,53]

Dislipidemias secundárias

Determinadas doenças (particularmente DM, obesidade, hipotireoidismo e alcoolismo) e medicações podem predispor à dislipidemia, por interferirem no metabolismo de uma ou mais lipoproteínas, levando ao aumento do colesterol e/ou de TGs plasmáticos (ver Quadros 72.4 e 72.5). Podem também exacerbar significativamente as alterações lipídicas das hiperlipoproteinemias primárias.[4,13,27]

Os pacientes com dislipidemias secundárias estão sujeitos às mesmas consequências induzidas pelas hiperlipidemias primárias ou de causas genéticas: aterosclerose prematura, pancreatites e outros aspectos da síndrome de quilomicronemia e xantomatose.

Resumo

Dislipidemia é definida como qualquer alteração nos níveis séricos dos lipídeos. Os distúrbios do metabolismo lipídico, particularmente a hipercolesterolemia, têm forte relação com a doença vascular aterosclerótica (sobretudo, a doença arterial coronariana), ao passo que, nos casos de hipertrigliceridemia grave, há aumento substancial no risco de pancreatite aguda. As dislipidemias secundárias podem sobrepor-se a causas primárias, especialmente nas condições que cursam com elevação dos triglicerídeos; os exemplos mais comuns são: obesidade, diabetes melito tipo 2 descompensado, ingestão excessiva de álcool e certos medicamentos (p. ex., estrogenoterapia, tamoxifeno e ácido retinoico). Tanto em causas secundárias como primárias, a estratificação do paciente quanto aos fatores de risco cardiovasculares é de importância primordial para individualização do tratamento e instituição da terapia medicamentosa adequada.

REFERÊNCIAS BIBLIOGRÁFICAS

1. Goldstein JL, Brown MS. Regulação da via mevalonada. Natureza. 1990; 343(6257):425-30.
2. Feingold KR. Introduction to Lipids and Lipoproteins. 2021 Jan 19. In: Feingold KR, Anawalt B, Boyce A et al. Endotext [Internet]. South Dartmouth (MA): MDText.com, Inc.; 2000. PMID: 26247089.
3. Ginsberg HN. Lipoprotein physiology. Endocrinol Metab Clin North Am. 1998 Sep; 27(3):503-19.
4. Melmed S, Polonsky KS, Larsen PR et al. William's Textbook of Endocrinology. 13. ed. Philadelphia: Elsevier; 2016.
5. Faludi AA, Izar MCO, Saraiva JFK et al. Atualização da Diretriz Brasileira de Dislipidemias e Prevenção da Aterosclerose – 2017. Arq Bras Cardiol. 2017; 109 (2 Supl 1):1-76.
6. Macheboeuf MA. Sur l'etat physiochimique de la lecithine et des esters de cholesterol dans le serum. Bull Soc Chim. 1929; 45:662.
7. Novazzi JP, Fonseca FAH, Monteiro CMC. Diagnóstico e classificação das dislipidemias. In: Martinez TLR (Ed.). Manual de condutas clínicas em dislipidemias. São Paulo: Medline; 2003. pp. 133-40.

8. Ramasamy I. Recent advances in physiological lipoprotein metabolism. Clin-Chem Lab Med. 2014; 52:1695-727.
9. Vourakis M, Mayer G, Rousseau G. The role of gut microbiota on cholesterol metabolism in atherosclerosis. Int J Mol Sci. 2021 Jul 28; 22(15):8074.
10. Yu XH, Qian K, Jiang N et al. ABCG5/ABCG8 in cholesterol excretion and atherosclerosis. Clin Chim Acta. 2014 Jan 20; 428:82-8.
11. Scartezini M, Picheth G, Salgado W et al. Metabolismo dos lipídios e lipoproteínas. In: Martinez TLR (Ed.). Manual de condutas clínicas em dislipidemias. São Paulo: Medline, 2003. pp. 21-33.
12. American College of Cardiology. 2018 Guideline on the management of blood cholesterol. Disponível em: www.acc.org/~/media/Non-Clinical/Files-PDFs-Excel-MS-Word-etc/Guidelines/2018/Guidelines-Made-Simple-Tool-2018-Cholesterol.pdf.
13. Ramasamy I. Update on the laboratory investigation of dyslipidemias. Clin Chim Acta. 2018; 479:103-25.
14. Nordestgaard BG, Benn M, Schnohr P et al. Nonfasting triglycerides and risk of myocardial infarction, ischemic heart disease, and death in men and women. JAMA. 2007; 298:299-308.
15. Galema-Boers JM, van Lennep JE. Dyslipidemia testing: why, for whom and when. Maturitas. 2015; 81:442-5.
16. American College of Cardiology (ACC). ASCVD Risk Estimator Plus. Disponível em: http://tools.acc.org/ASCVD-Risk-Estimator-Plus/#!/calculate/estimate/.
17. Sociedade Brasileira de Cardiologia (SBC), Departamento de Aterosclerose da SBC, Sociedade Brasileira de Endocrinologia e Metabologia (SBEM), Sociedade Brasileira de Diabetes. Calculadora para Estratificação de Risco Cardiovascular. Atualização da Diretriz Brasileira de Dislipidemias e Prevenção da Aterosclerose 2017 e Diretriz Brasileira de Prevenção de Doença Cardiovascular em Paciente com Diabetes 2017. Disponível em: http://departamentos.cardiol.br/sbc-da/2015/CALCULADORAER2017/index.html.
18. Steno Diabetes Center Copenhagen. Individualised interactive CVD & ESKD risk calculator. Disponível em: https://steno.shinyapps.io/T1RiskEngine/. Last update: 31/01/2021.
19. Cox RA. The hyperlipidemias. Bol Assoc Med PR. 2003; 95:36-44.
20. Kitjanukit S, Kuanprasert S, Suwannasom P et al. Coronary artery calcium (CAC) score for cardiovascular risk stratification in a Thai clinical cohort: A comparison of absolute scores and age-sex-specific percentiles. Heliyon. 2023; 10(1):e23901.
21. Neves PO, Andrade J, Monção H. Coronary artery calcium score: current status. Radiologia Brasileira. 2017; 50(3):182-9.
22. Alhomoud IS, Talasaz A, Mehta A et al. Role of lipoprotein(a) in atherosclerotic cardiovascular disease: A review of current and emerging therapies. Pharmacotherapy. 2023 Oct; 43(10):1051-63.
23. Mach F, Baigent C, Catapano AL et al. 2019 ESC/EAS Guidelines for the management of dyslipidaemias: lipid modification to reduce cardiovascular risk: The Task Force for the management of dyslipidaemias of the European Society of Cardiology (ESC) and European Atherosclerosis Society (EAS). Eur Heart J. 2020 Jan 1; 41(1):111-88.
24. Fredrickson DS. An international classification of hyperlipidemias and hyperlipoproteinemias. Ann Intern Med. 1971; 75:471-2.
25. Defeshe JC, Ferreira Jr JR, Martinez TLR. Dislipidemias primárias. In: Martinez TLR (Ed.). Manual de condutas clínicas em dislipidemias. São Paulo: Medline, 2003. pp. 121-32.
26. Moulin P, Dufour R, Averna M et al. Identification and diagnosis of patients with familial chylomicronaemia syndrome (FCS): Expert panel recommendations and proposal of an "FCS score". Atherosclerosis. 2018; 275: 265e272.
27. Ramasamy I. Update on the molecular biology of dyslipidemias. Clin Chim Acta. 2016; 454:143-85.
28. Paquette. M Bernard S, Hegele RA et al. Chylomicronemia: Differences between familial chylomicronemia syndrome and multifactorial chylomicronemia. Atherosclerosis. 2019; 283:137-42.
29. Brunzell JD, Bierman EL. Chylomicronemia syndrome. Interaction of genetic and acquired hypertriglyceridemia. Med Clin. North Am 1982; 66:455-68.
30. Davidson M, Stevenson M, Hsieh A et al. The burden of familial chylomicronemia syndrome: Results from the global IN-FOCUS study. J Clin Lipidol. 2018; 12:898-907.
31. Rashid N, Sharma PP, Scott RD et al. Severe hypertriglyceridemia and factors associated with acute pancreatitis in an integrated health care system. J Clin Lipidol. 2016; 10:880-90.
32. Falko JM. Familial chylomicronemia syndrome: a clinical guide for endocrinologists. Endocr Pract. 2018; 24:756-63.
33. Laufs U, Parhofer KG, Ginsberg HN et al. Clinical review on triglycerides. European Heart Journal. 2020; 41:99-109.
34. Marais AD, Solomon GA, Blom DJ. Dysbetalipoproteinaemia: a mixed hyperlipidaemia of remnant lipoproteins due to mutations in apolipoprotein E. Crit Rev Clin Lab Sci. 2014; 51:46-62.
35. Marais D. Dysbetalipoproteinemia: an extreme disorder of remnant metabolism. Curr Opin Lipidol. 2015; 26292-7.
36. Smelt AH, de Beer F. Apolipoprotein E and familial dysbetalipoproteinemia: clinical, biochemical, and genetic aspects. Semin Vasc Med. 2004; 4:249-57.
37. Representatives of the Global Familial Hypercholesterolemia Community. Reducing the clinical and public health burden of familial hypercholesterolemia. A global call action. JAMA Cardiol. 2020; 5(2):217-29.
38. Sturm AC, Knowles JW, Gidding SS et al. Clinical genetic testing for familial hypercholesterolemia: JACC scientific expert panel. J Am Coll Cardiol. 2018; 72:662-80.
39. Gidding SS, Champagne MA, de Ferranti SD et al. The agenda for familial hypercholesterolemia: a scientific statement from the American Heart Association. Circulation. 2015; 132:2167-92.
40. Defesche JC, Gidding SS, Harada-Shiba M et al. Familial hypercholesterolaemia. Nat Rev Dis Primers. 2017; 3:17093.
41. Neil HAW, Betteridge DJ, Broome K et al. Mortality in treated heterozygous familial hypercholesterolaemia: Implications for clinical management. Atherosclerosis. 1999; 142:105-12.
42. de Graaf J, van der Vleuten G, Stalenhoef AF. Diagnostic criteria in relation to the pathogenesis of familial combined hyperlipidemia. Semin Vasc Med. 2004; 4:229-40.
43. Wierzbicki AS, Graham CA, Young IS et al. Familial combined hyperlipidaemia: under – defined and under – diagnosed? Curr Vasc Pharmacol. 2008; 6:13-22.
44. van der Kallen CJ, Voors-Pette C, de Bruin TW. Abdominal obesity and expression of familial combined hyperlipidemia. Obes Res. 2004; 12:2054-61.
45. Gaddi A, Cicero AF, Odoo FO et al. Atherosclerosis and Metabolic Diseases Study Group. Practical guidelines for familial combined hyperlipidemia diagnosis: an up-date. Vasc Health Risk Manag. 2007; 3:877-86.
46. Vega V, Javier et al. Determinación y jerarquización de signos clínicos para diagnóstico temprano de xantomatosis cerebrotendinosa. Rev Méd Chile, Santiago, v. 146, n. 6, p. 745-752, jun. 2018. Disponible en http://www.scielo.cl/scielo.php?script=sci_arttext&pid=S0034-98872018000600745&lng=es&nrm=iso>. accedido en 08 jun. 2024. http://dx.doi.org/10.4067/s0034-98872018000600745.
47. Yoo EG. Sitosterolemia: a review and update of pathophysiology, clinical spectrum, diagnosis, and management. Ann Pediatr Endocrinol Metab. 2016; 21(1):7-14.
48. Weissglas-Volkov D, Pajukanta P. Genetic causes of high and low serum HDL-cholesterol. J Lipid Res. 2010; 51:2032-57.
49. Nagano M, Yamashita S, Hirano K et al. Molecular mechanisms of cholesteryl ester transfer protein deficiency in Japanese. J Atheroscler Thromb. 2004; 11:110-21.
50. de Grooth GJ, Klerkx AH, Stroes ES et al. A review of CETP and its relation to atherosclerosis. J Lipid Res. 2004; 45:1967-74.
51. Kyriakou T, Hodgkinson C, Pontefract DE. Genotypic effect of the −565C. T polymorphism in the ABCA1 gene promoter on ABCA1 expression and severity of atherosclerosis. Arterioscler Thromb Vasc Biol. 2005; 25:418-2.
52. Ossoli A, Simonelli S, Vitali C et al. Role of LCAT in atherosclerosis. J Atheroscler Thromb. 2016; 23:119-27.
53. Miida T, Zhang B, Obayashi K et al. T13 M mutation of lecithin-cholesterol acyltransferase gene causes fish-eye disease. Clin Chim Acta. 2004; 343:201-8.

CAPÍTULO

73

Hipertrigliceridemia: Por Que e Como Tratar?

Josivan Gomes de Lima ▪ Lucia Helena Coelho Nóbrega ▪ Lucio Vilar

INTRODUÇÃO

A hipertrigliceridemia atinge elevadas proporções nos dias de hoje, em decorrência da maior prevalência de diabetes melito (DM), obesidade e outros componentes da síndrome metabólica, e aumenta o risco de desenvolvimento de pancreatite aguda. O papel dos triglicerídeos (TG) no risco cardiovascular, no entanto, ainda não está totalmente estabelecido; existem estudos de associação (maior trigliceridemia e doença cardiovascular), mas o tratamento medicamentoso da hipertrigliceridemia com ômega-3, niacina ou fibratos não levou a uma redução do risco cardiovascular.[1-3] Em indivíduos com alto risco cardiovascular, a normalização dos níveis de colesterol da lipoproteína de baixa densidade (LDL-c) com estatinas atenua esse risco, mas não o elimina completamente. A hipertrigliceridemia pode contribuir para a manutenção desse risco residual e seu tratamento com os medicamentos atualmente disponíveis não promove impacto cardiometabólico.

CONCEITO DE HIPERTRIGLICERIDEMIA E METABOLISMO LIPÍDICO

A hipertrigliceridemia pode ser definida como elevação dos TG acima do percentil 95, para sexo e idade. Pode ser isolada ou combinada com outras alterações lipídicas; por exemplo, hipercolesterolemia (altos níveis de LDL-c, em particular de maior risco aterogênico, se contido em partículas pequenas e densas) ou níveis baixos de colesterol da lipoproteína de alta densidade (HDL-c).[4-7] O Quadro 73.1 resume os valores considerados normais ou alterados pela Diretriz Brasileira de Dislipidemia e Prevenção da Aterosclerose,[7] publicada em 2017. Níveis de TG < 150 mg/dℓ são considerados desejáveis e ≥ 500 mg/dℓ, muito elevados.[7] Já a European Atherosclerosis Society (EAS) define hipertrigliceridemia leve a moderada como valores de TG entre 150 mg/dℓ (1,7 mmol/ℓ) e 880 mg/dℓ (10 mmol/ℓ), enquanto níveis de TG > 880 mg/dℓ (10 mmol/ℓ) caracterizam a hipertrigliceridemia grave.[5]

As fontes dos TG são: exógenas (provenientes da gordura da dieta), sendo os TG transportados por quilomícrons (QM); e endógenas (oriundas da síntese hepática), TG transportados pelas lipoproteínas de densidade muito baixa (VLDL). Nos capilares do tecido adiposo e do músculo esquelético, VLDL e QM são hidrolisados pela lipase lipoproteica (LPL), em ácidos graxos livres. Após uma refeição, 90% dos TG são de origem intestinal (QM), ao passo que, em jejum, predominam os TG de origem endógena (VLDL). O aumento de lipoproteínas ricas em TG na circulação decorre de síntese aumentada no fígado, elevação da absorção intestinal ou diminuição do catabolismo periférico. Os remanescentes de QM e VLDL são removidos pelo fígado por meio de receptores específicos que também modulam a velocidade de depuração dessas partículas.[7] A Figura 73.1 mostra, de forma simplificada, o metabolismo dos TG.

Quadro 73.1 Classificação dos triglicerídeos (TG) segundo a Diretriz Brasileira de Dislipidemia e Prevenção da Aterosclerose (2017).

Níveis de TG (mg/dℓ)	Categoria
< 150	Desejáveis
150 a 199	Limítrofes
200 a 499	Elevados
≥ 500	Muito elevados

Adaptado de Faludi et al., 2017.[7]

A LPL (codificada pelo gene *LPL*) é produzida na forma de monômero e dimeriza após a ação do fator de maturação da lipase (codificada pelo gene *LMF1*). Para agir, ela precisa ainda migrar para o capilar, com a ajuda da proteína GPIHBP1 e dos cofatores de ativação apolipoproteína (Apo)-CII e Apo-A5. Com esse fluxo, da síntese à ação, a LPL metaboliza as lipoproteínas ricas em triglicerídeos das vias exógena (QM) e endógena (VLDL). Mutações nos genes *LPL*, *LMF1*, *GPIHBP1*, *APOCII* e *APOA5* podem causar a síndrome de quilomicronemia familiar (SQF – Quadro 73.2).

Ao contrário da Apo-CII, a Apo-CIII atua inibindo a ação da LPL e é alvo terapêutico com oligonucleotídeos antissenso, como a volanesorsena.

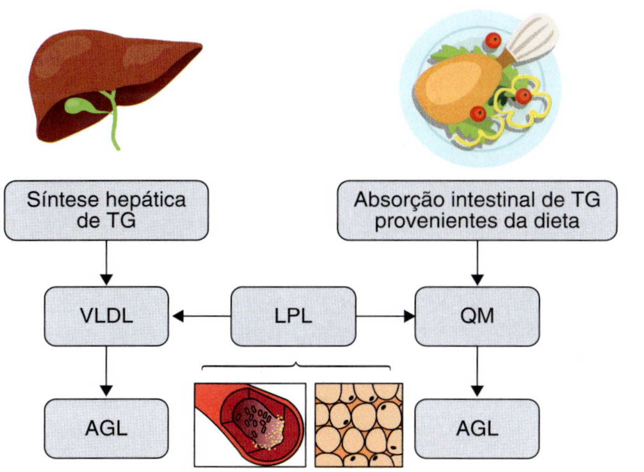

Figura 73.1 Metabolismo dos triglicerídeos (TG). AGL: ácidos graxos livres; LPL: lipase lipoproteica; QM: quilomícron; VLDL: lipoproteína de densidade muito baixa.

A metabolização hepática do IDL (que ainda é rico em triglicerídeos provenientes do VLDL) necessita de APOE, de modo que mutações nessa apoproteína levam ao acúmulo de triglicerídeos e de colesterol, na chamada disbetalipoproteinemia.

EPIDEMIOLOGIA

No Brasil, o maior estudo de coorte populacional disponível atualmente, o Estudo Longitudinal de Saúde no Adulto (ELSA), com inclusão de 15.105 servidores universitários das 5 regiões do país, evidenciou 31,2% de prevalência de hipertrigliceridemia (definida como níveis de TG > 150 mg/dℓ).[8] Esses dados são semelhantes aos obtidos no estudo NHANES, que registrou prevalência de 30% de hipertrigliceridemia na população norte-americana.[9] Com as mudanças no estilo de vida da população, propiciando sedentarismo e obesidade, a expectativa é de aumento nessas prevalências.[1,7]

CLASSIFICAÇÃO

A hipertrigliceridemia tem várias etiologias e pode ser classificada em primária ou secundária.[10] A base genética da hipertrigliceridemia primária foi identificada em apenas 5% dos casos.[11] Obesidade, sedentarismo, etilismo, diabetes melito e pré-diabetes são condições frequentemente associadas à hipertrigliceridemia.[12] Causas primárias (genéticas) e secundárias de hipertrigliceridemia estão listadas nos Quadros 73.2 e 73.3, respectivamente.[13]

Quadro 73.3 Causas secundárias de hipertrigliceridemia.

▪ Dieta rica em carboidratos ▪ Obesidade ▪ Diabetes melito tipo 2 ▪ Síndrome metabólica ▪ Hipotireoidismo ▪ Síndrome nefrótica ▪ Insuficiência renal crônica ▪ Etilismo	▪ Hepatopatias colestáticas crônicas ▪ Doenças autoimunes ▪ Gestação ▪ Dieta rica em carboidratos ▪ Medicamentos (glicocorticoides, estrogênios orais, tamoxifeno, betabloqueadores, tiazídicos, sequestrantes de ácidos biliares, imunossupressores, isotretinoína, inibidores de protease, antipsicóticos atípicos)

Adaptado de Izar et al., 2009.[13]

SINAIS CLÍNICOS E DIAGNÓSTICO

A maioria dos pacientes com hipertrigliceridemia são assintomáticos e não apresentam alterações no exame físico. No entanto, nas formas graves dessa dislipidemia (geralmente com TG > 2.000 mg/dℓ), alguns sinais clínicos característicos podem estar presentes, como xantomas eruptivos, *lipemia retinalis* e, nos casos de disbetalipoproteinemia, xantomas tuberosos e xantomas palmares (Figura 73.2). Os xantomas tendíneos, o arco corneano e os xantelasmas não ocorrem na hipertrigliceridemia, e apenas são vistos na hipercolesterolemia grave.[13]

O diagnóstico de hipertrigliceridemia deve ser confirmado por meio de dosagens laboratoriais dos níveis de TG em jejum. A aplicabilidade prática da dosagem da lipemia pós-prandial ainda é questionável, apesar de associação significativa com risco cardiovascular. Alguns autores propõem valores pós-prandiais de normalidade < 175 mg/dℓ.[13,14]

HIPERTRIGLICERIDEMIA E COMORBIDADES

Diabetes melito

Pacientes com DM têm alto risco cardiovascular. Especificamente, os indivíduos com DM tipo 2 (DM2) têm a resistência insulínica como base fisiopatológica da doença. Uma vez que os TG são metabolizados pela lipase lipoproteica estimulada pela insulina, quanto pior a resistência insulínica, menor a ação da lipase lipoproteica e, consequentemente, maior a trigliceridemia.[15] O HDL-c sérico, por sua vez, varia inversamente com a trigliceridemia, de modo que a dislipidemia típica de diabéticos

Quadro 73.2 Causas primárias de hipertrigliceridemia.

Fenótipo lipídico	Distúrbio genético	Mutação	Herança	Frequência	Manifestação na infância	Sinais clínicos	Aterosclerose prematura
VLDL-c e TG ↑ ou ↑↑	Hipertrigliceridemia familiar	Poligênica	Dominante/recessiva/ não mendeliana	1:300	+	–	–
VLDL-c e/ou TG ↑↑↑ (TG e/ou CT ↑↑↑)	Hiperlipidemia familiar combinada	*Apo-B?*	Dominante	0,5 a 1:100	+	–	++
IDL-c ↑↑↑ (CT e TG ↑↑)	Disbetalipoproteinemia	*Apo-E (E2/E2)*	Codominante/não mendeliana	1:10.000	+ (*raramente*)	Xantoma palmar (quase patognomônico; xantomas tuberosos ou tuberoeruptivos	++
QM ↑↑↑ (TG ↑↑↑)	Síndrome de quilomicronemia familiar (SQF)	*LPL, LMF1, GPIHBP1, Apo-C2, Apo-A5*	Recessiva/ codominante	1:1.000.000	+	Pancreatite; xantomas eruptivos; *lipemia retinalis*	+

Apo: apolipoproteína; CT: colesterol total; IDL-c: colesterol da lipoproteína de densidade intermediária; LPL: lipase lipoproteica; QM: quilomícrons; TG: triglicerídeos; VLDL-c: colesterol da lipoproteína de muito baixa densidade. (Adaptado de Hegele, 2001;[11] Berglund et al., 2014;[12] Izar et al., 2009.[13])

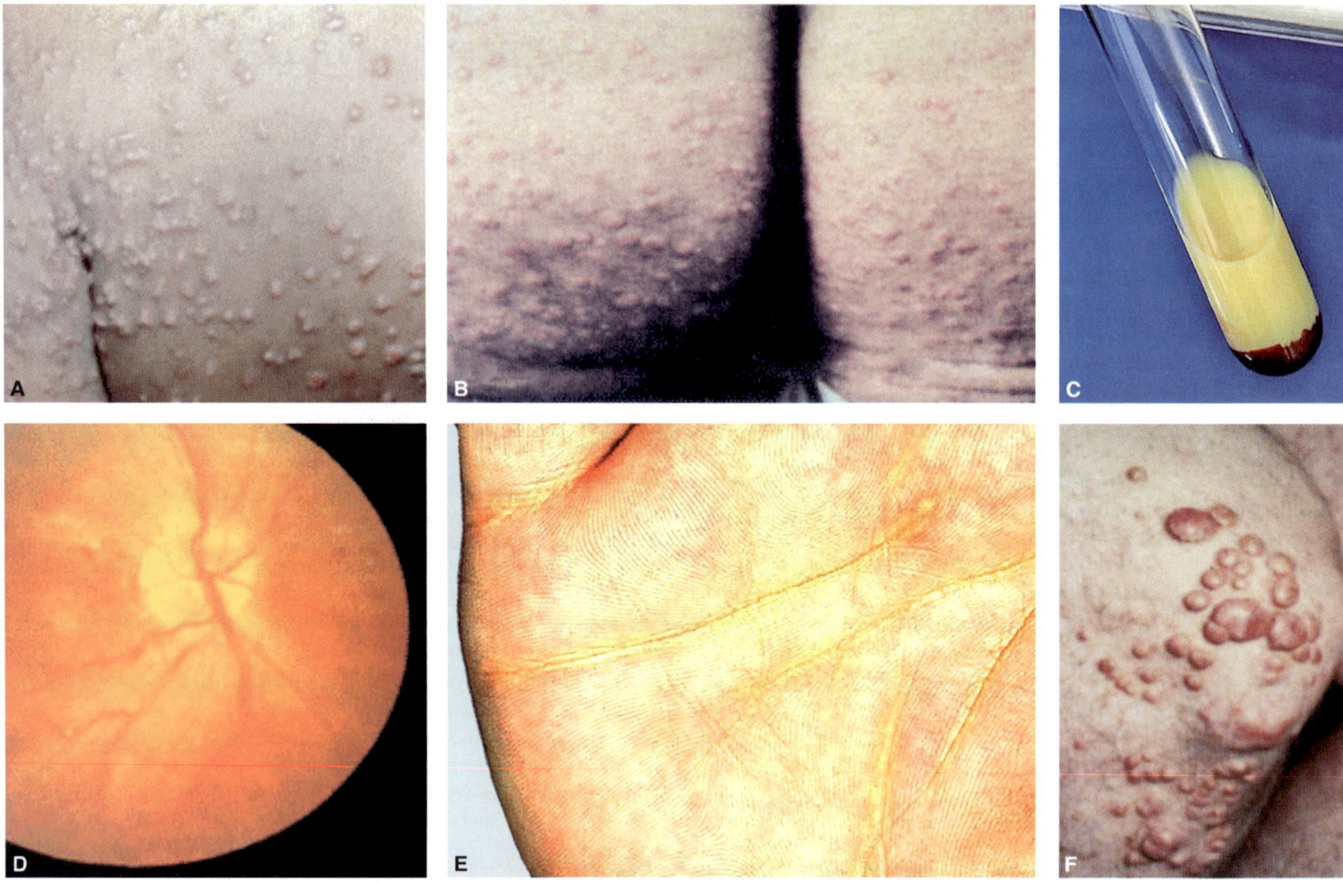

Figura 73.2 Manifestações das hipertrigliceridemias primárias. **A** e **B.** Xantomas eruptivos que são caracterizados por acúmulo de células espumosas com aspecto de erupções amarelas morbiliformes de 2 a 5 mm de diâmetro, em geral com uma aréola avermelhada. Associam-se a hipertrigliceridemias acentuadas e são reversíveis com o tratamento. Frequentes na quilomicronemia familiar ou na dislipidemia mista primária. Podem ocorrer no tronco, nas nádegas ou nas extremidades. **C.** Plasma lipêmico, quando o soro é deixado a 4°C *overnight* em paciente com triglicerídeos > 1.000 mg/dℓ. **D.** *Lipemia retinalis*: uma aparência leitosa dos vasos retinianos pode ser observada, quando as concentrações de triglicerídeos plasmáticas excedem 1.000 mg/dℓ. **E.** Xantoma palmar é um acúmulo de células espumosas de cor amarelo-alaranjada nas linhas das palmas das mãos, quase patognomônico da disbetalipoproteinemia. **F.** Xantoma tuberoso consiste em um acúmulo de células espumosas de cor alaranjada com cerca de 3 cm de diâmetro. Ocorre também na disbetalipoproteinemia, nas superfícies extensoras e nos cotovelos.

caracteriza-se por hipertrigliceridemia, baixo HDL-c e níveis de LDL-c comparáveis aos da população não diabética.[15] Entretanto, as partículas de LDL são frequentemente do fenótipo B, mais aterogênicas por serem pequenas e densas. Entende-se que o DM descompensado é causa de elevação secundária de TG e, com o controle da doença, geralmente se consegue alcançar adequado controle da hipertrigliceridemia.[16] O desequilíbrio de incretinas intestinais, com predomínio do peptídeo semelhante ao glucagon do tipo 2 (GLP-2), também se associa a aumento de formação de QM, contribuindo para hiperlipemia pós-prandial do paciente diabético.[17]

Hipertrigliceridemia e pancreatite

Pancreatite aguda é sabidamente uma complicação da hipertrigliceridemia grave, sendo rara com valores de TG < 1.000 mg/dℓ.[18,19] Em uma série de 95 casos de pancreatite associada à hipertrigliceridemia (PAT), o valor mais baixo de TG foi 1.771 mg/dℓ.[18] Dados de estudos europeus revelam prevalência de 10 a 20% para PAT em indivíduos com TG > 1.000 mg/dℓ.[18] O quadro clínico e o tratamento da PAT são semelhantes aos de pancreatites de outras etiologias, mas sua patogênese não está definida.[19] Parece resultar da liberação local de ácidos graxos livres e lisolecitina, a partir de substratos das lipoproteínas no leito capilar do pâncreas. Quando a concentração desses lipídios excede a capacidade de ligação com a albumina, eles podem determinar a lise das membranas das células parenquimatosas, iniciando a pancreatite química. Em diversos estudos, a frequência de hipertrigliceridemia grave em pacientes com pancreatite aguda variou de 4 a 53%.[20,21] Nas hipertrigliceridemias primárias, mutações no *LPL* apresentam-se usualmente com valores mais elevados de trigliceridemia e risco maior para PAT; nos casos primários poligênicos, algumas variáveis patogênicas com alguns polimorfismos específicos também parecem ser mais predisponentes à PAT, sugerindo que a determinação molecular da causa da hipertrigliceridemia pode ajudar a estratificar o risco de desenvolver pancreatite.[21]

Curiosamente, por um mecanismo ainda não definido, dor abdominal recorrente pode ser observada em pacientes com hipertrigliceridemia grave (> 1.000 mg/dℓ), na ausência de evidência laboratorial (elevação amilase ou lipase) ou de imagem sugestiva de pancreatite.[20,21]

Hipertrigliceridemia e doença cardiovascular

A hipertrigliceridemia é fator de risco independente para doença cardiovascular (DCV), sobretudo a doença arterial coronariana.[7,22] Em metanálise incluindo mais de 260 mil participantes, a *odds ratio* para DCV na comparação entre os indivíduos no terceiro tercil de TG e os no primeiro foi de 1,7 (intervalo de confiança de 95% [IC95%] 1,6 a 1,9).[23] Em estudo prospectivo incluindo 14 mil homens jovens cujos TG foram avaliados em intervalo de 5 anos, observou-se que os TG foram forte e independentemente associados a risco de DCV (*odds ratio* para DCV de 4,1), quando comparados indivíduos nos quinto e primeiro quintis de TG.[24] A importância da hipertrigliceridemia também é ratificada pelo fato de um terço dos indivíduos com DCV terem TG > 150 mg/dℓ.[5]

Acredita-se também que a hipertrigliceridemia muito contribua para o risco cardiovascular (CV) residual em pacientes tratados com estatinas.[1,22] Tal possibilidade foi comprovada em três estudos recentes que avaliaram pacientes com alto risco CV e níveis de LDL-c bem controlados (40 a 100 mg/dℓ) com o uso de estatinas. De fato, a ocorrência de eventos CV mostrou-se significativamente maior nos pacientes com TG elevados (200 a 499 mg/dℓ) do que naqueles com TG < 150 mg/dℓ.[25-27]

Apesar de pacientes com hipertrigliceridemia apresentarem frequentemente HDL baixo, partículas de LDL pequenas e densas, resistência insulínica e aumento de coagulabilidade, a relação triglicerídeos-aterosclerose parece ser mais de associação do que de causalidade.[7,22,28] Além disso, existem dúvidas, também, se a diminuição dos TG reduz o risco CV.[7,28] Por exemplo, em 7 grandes estudos, redução significativa de eventos CV apenas ocorreu em 3 deles, a despeito da robusta diminuição dos TG em todos os estudos.[28] No estudo VA-HIT, o benefício foi o mesmo nos pacientes com TG abaixo ou acima de 150 mg/dℓ, ao passo que ele foi maior naqueles com HDL-c < 31,5 mg/dℓ *versus* aqueles com HDL-c ≥ 31,5 mg/dℓ.[29]

Como prova de conceito, estudos foram realizados visando à redução de trigliceridemia e avaliando a redução de eventos cardiovasculares. O estudo PROMINENT avaliou, durante 3,4 anos, 10.497 pacientes com diabetes tipo 2 e hipertrigliceridemia leve (200 a 499 mg/dℓ, média de 271 mg/dℓ) e HDL abaixo de 40 mg/dℓ (média de 33 mg/dℓ), conforme sugerido por Chapman et al.[30] O fibrato utilizado foi o pemafibrato (0,2 mg, 2 vezes/dia), em comparação com placebo. A grande maioria (95%) usava a estatina e dois terços eram de prevenção secundária. No grupo pemafibrato, houve redução de trigliceridemia, VLDL e Apo-CIII, mas não houve diferença dos grupos pemafibrato *versus* placebo em relação aos eventos cardiovasculares (infarto do miocárdio, acidente vascular cerebral [AVC], revascularização coronária, morte por doença cardiovascular). Juntamente com os estudos STRENGHT (ômega-3), AIM-HIGH (niacina), FIELD e ACCORD (fenofibrato), esse foi mais um estudo que, objetivando a redução de TG, não mostrou redução de evento cardiovascular. O estudo REDUCE-IT usou somente ômega-3 EPA, em dose elevada (4 g/dia), e foi o único que demonstrou redução de eventos cardiovasculares. Entretando, observa-se elevação de LDL no grupo controle, levantando-se a hipótese de que não houve redução de eventos no grupo intervenção, mas sim um aumento de risco no grupo controle (talvez o uso de óleo mineral como placebo tenha comprometido a absorção das estatinas, elevando o LDL).

Assim, considerando os resultados desses estudos, apesar de a hipertrigliceridemia poder estar associada à doença cardiovascular, não se tem comprovação de que seu tratamento medicamentoso possa reduzir risco cardiovascular. Ao contrário, elevações mais significativas da trigliceridemia (em geral > 1.000 mg/dℓ) aumentam o risco de pancreatite aguda, e o tratamento medicamentoso reduz esse risco.[1]

Hipertrigliceridemia em pacientes com infecção pelo HIV

Indivíduos acometidos da infecção pelo vírus da imunodeficiência humana (HIV) em tratamento antirretroviral apresentam alto risco CV e elevada prevalência de alterações metabólicas.[27,31] A infecção pelo HIV por si só está associada à dislipidemia e seu tratamento com inibidores de protease frequentemente acarreta elevação dos TG, associada a baixos níveis de HDL-c e aumento do LDL-c, sugerindo um mecanismo relacionado à resistência insulínica e à síndrome metabólica.[7,13]

Embora modificações da estratégia terapêutica antirretroviral e mudança de estilo de vida possam reduzir de maneira significativa a hipertrigliceridemia, frequentemente a instituição de tratamento medicamentoso é necessária. Fibratos podem ser utilizados isoladamente ou em combinação com estatinas nesses indivíduos, mas vale lembrar que a sinvastatina é contraindicada em função de sua metabolização pelo CYP 4503A4, mesmo sítio de biotransformação de inibidores de protease/transcriptase reversa (além de alguns antibióticos e antifúngicos), o que determina maiores riscos de toxicidade hepática e muscular induzidos pela estatina. Pravastatina, rosuvastatina, pitavastatina ou fluvastatina podem ser utilizadas com maior segurança, visto que não são metabolizadas pelo CYP 4503A4. O ácido nicotínico seria uma alternativa menos eficaz em casos de intolerância às estatinas.[13,31]

HIPERTRIGLICERIDEMIA COM AGENTES ANTINEOPLÁSICOS

À medida que novos agentes quimioterápicos são desenvolvidos, melhorando a sobrevida de pacientes com neoplasias, efeitos colaterais também são descritos. Medicações como lenvatinibe (inibidor do receptor do VEGF) e pembrolizumabe (inibidor de *checkpoint* imune) podem causar hipertrigliceridemia grave, desencadeando, inclusive, pancreatite aguda. Não é rara a combinação de quimioterápicos nos esquemas terapêuticos, e isso pode intensificar ainda mais o risco de hipertrigliceridemia e pancreatite. Outros quimioterápicos também podem elevar trigliceridemia, como cisplatina, paclitaxel, asparaginase (principalmente se associada a corticoides) etc. Os mecanismos de ação são variáveis ou até desconhecidos, mas é importante que, ao prescrever tais medicações, se saiba da existência desse potencial e grave efeito adverso. Acompanhamento dos TG séricos provavelmente é necessário nos pacientes que já tenham um histórico prévio de hipertrigliceridemia e naqueles com síndrome metabólica.

HIPERTRIGLICERIDEMIA NA INFÂNCIA

Os níveis esperados de TG máximos para idade e sexo na infância diferem dos valores considerados normais para o adulto. Diante de uma criança com níveis elevados de TG, deve-se tentar corrigir ou eliminar o fator desencadeante, como obesidade, sedentarismo ou diabetes descompensado, e orientar mudança de estilo de vida, reservando-se os medicamentos hipolipemiantes para os casos mais graves, a partir dos 10 anos de idade. Havendo indicação de tratamento medicamentoso, pode-se utilizar fenofibrato ou ciprofibrato, em baixas doses e com cautela. A associação de medicamentos pode ser necessária.[7,13] Deve-se atentar, entretanto, que quanto mais elevada a trigliceridemia (em alguns casos, os TG podem exceder 10.000 mg/dℓ), e principalmente se for diagnosticada devido a uma pancreatite aguda, maior será a chance de se tratar de uma síndrome de hiperquilomicronemia familiar.[13] Esta última, mais frequentemente, resulta de mutações nos genes de proteínas envolvidas na hidrólise dos QM (lipase lipoproteica, LMF1, Apo-A5, Apo-CII e glicosilfosfatidilinositol ancorada à proteína de ligação da lipoproteína de alta densidade 1 [GPIHBP1]).[13]

Os QM são hidrolisados pela LPL ao longo da superfície luminal de capilares, principalmente no coração, no músculo esquelético e no tecido adiposo. A Apo-CII ativa a LPL. A GPIHBP1, por sua vez, é uma proteína do endotélio dos capilares que proporciona uma plataforma para o processamento dos QM mediado pela LPL.[13]

Em casos de hiperquilomicronemia, a resposta terapêutica aos fibratos é pobre, sendo a dieta a medida terapêutica principal.[13]

HIPERTRIGLICERIDEMIA NA GESTAÇÃO

Hipertrigliceridemia grave pode ocorrer na gestação, inclusive associada à pancreatite aguda. As opções terapêuticas são limitadas pela menor experiência ou contraindicação ao uso de hipolipemiantes durante a gravidez. Fibratos são apenas indicados nos casos mais graves de hipertrigliceridemia não responsivos à dietoterapia e com risco de evolução para pancreatite aguda. Na literatura, existem alguns relatos do uso de genfibrozila,[32] bezafibrato[33] ou fenofibrato[34] em gestantes com hipertrigliceridemia grave, associada ou não à pancreatite aguda, sem aparentes efeitos deletérios no feto. Também de forma *off label*, nos casos de hipertrigliceridemia grave e risco iminente de pancreatite aguda, o uso de orlistate no terceiro trimestre de gestação seria uma opção, uma vez que ele inibe a lipase intestinal e poderia reduzir em até 30% a absorção intestinal de gordura.[35]

POR QUE TRATAR?

O tratamento da hipertrigliceridemia deve ser considerado na prevenção de pancreatite aguda e para a redução de risco CV.[7,13] Contudo, os dados sobre os benefícios na redução de eventos cardiovasculares por meio da diminuição dos níveis séricos dos TG não são convincentes como aqueles observados com o uso de estatinas no tratamento da hipercolesterolemia.[5,7,29,36-40]

O tratamento da hipertrigliceridemia inclui mudanças no estilo de vida (dieta e exercícios), farmacoterapia e o tratamento das causas secundárias de elevação dos TG.[5,7,13]

É importante lembrar que as causas secundárias devem ser sempre tratadas antes de se pensar especificamente em iniciar um fibrato.[13]

COMO TRATAR?

Mudanças no estilo de vida

Obesidade e consumo excessivo de álcool e/ou ácidos graxos saturados são as principais causas de hipertrigliceridemia secundária.[7,10,13] As mudanças no estilo de vida devem, pois, ser sempre incentivadas nos indivíduos com hipertrigliceridemia e devem incluir dieta apropriada, associada a atividade física regular, redução de consumo de álcool e abandono do tabagismo (Quadro 73.4).[41] A meta deve ser uma diminuição de, pelo menos, 5 a 10% do peso corporal nos indivíduos obesos, em especial naqueles com síndrome metabólica.[7,13] No tratamento da hipertrigliceridemia, o alcance das metas nutricionais é variável e depende da adesão à dieta e às mudanças no estilo de vida, o que resultará em perda de peso e redução de 20 a 30% nos níveis séricos de TG.[7] Este efeito geralmente é preservado, desde que o peso não seja recuperado.

Em muitos estudos, a redução dos níveis de TG devido à perda de peso é de 20 a 30%. O exercício físico regular é mais eficiente em reduzir os TG séricos do que em promover perda ponderal.[5]

Dieta

A dieta é uma maneira eficaz de diminuir os níveis elevados de TG. Todas as mudanças na dieta que levam à perda de peso em pacientes com sobrepeso ou obesidade reduzem a hipertrigliceridemia; embora nem todos usem os mesmos mecanismos.[30] A diminuição da ingestão de gorduras alimentares leva a menores quantidades de lipoproteínas derivadas do intestino e, portanto, diminui a hiperlipidemia pós-prandial.[5,7] O consumo reduzido de açúcares simples (mono e diglicerídeos) ajuda a melhorar a resistência à insulina e afeta positivamente a produção hepática de lipoproteínas ricas em TG. Existem também evidências associando o consumo de frutose com aumento nos níveis de TG (sobretudo nos pacientes com hipertrigliceridemia). Por exemplo, um consumo de frutose que atinja 15 a 20% da energia total ingerida pode elevar os TG em até 30 a 40%. A sacarose, um dissacarídeo contendo glicose e frutose, representa uma importante fonte de frutose na dieta.[5-7,30]

Quadro 73.4 Impacto da modificação de hábitos alimentares e estilo de vida nos níveis séricos dos triglicerídeos.

Intervenção não medicamentosa	Magnitude
Redução de peso	+++
Redução da ingestão de bebidas alcoólicas	+++
Redução da ingestão de açúcares simples	+++
Redução da ingestão de carboidratos	+++
Substituição (parcial) de ácidos graxos saturados por mono e poli-insaturados	++
Aumento da atividade física	++

Adaptado de Faludi et al., 2017.[7]

O paciente com hipertrigliceridemia deve, pois, ser orientado a realizar dieta com baixo a moderado teor de carboidratos (dando preferência àqueles com baixo índice glicêmico), baixo teor de frutose (< 10% do valor calórico total [VCT]), alto teor de fibras e consumo de gorduras monoinsaturadas. Nas hipertrigliceridemias mais graves, deve orientar-se redução de gorduras totais na dieta para um máximo de 10% das calorias diárias, com preferência sempre para as gorduras monoinsaturadas. Ademais, o controle da hiperglicemia é fundamental, pois ela agrava a hipertrigliceridemia.[5-7]

A lipemia induzida pelo etanol parece resultar da inibição da lipase lipoproteica (LPL) e a consequente redução na hidrólise de quilomícrons. Além disso, o produto da metabolização do álcool é a acetilcoenzima A (acetil-CoA), principal precursora da síntese de ácidos graxos. Assim, a restrição ao consumo de álcool deve ser enfatizada, com abstinência total nas hipertrigliceridemias mais graves.[7]

Atividade física

Deve ser encorajada atividade física aeróbica por, pelo menos, 30 minutos em 5 dias da semana. Recomenda-se atividade física que produza aumento em 60 a 75% da frequência cardíaca máxima. Quando o paciente é submetido à dieta e à perda de peso, os níveis de TG reduzem, em média, 25% (até cerca de 50%), mas há grande variação individual.[7]

Tratamento medicamentoso

No tratamento da hipertrigliceridemia isolada, a opção de escolha são os fibratos. Os ácidos graxos ômega-3 e o ácido nicotínico podem ser empregados como terapia adjunta ou alternativa, sobretudo quando os fibratos não propiciarem a resposta terapêutica desejada ou não forem bem tolerados.[41-45]

Na hiperlipidemia mista, os níveis de TG deverão orientar o modo como o tratamento farmacológico será instituído.[7,36,41] Com níveis > 500 mg/dℓ, o objetivo terapêutico é a redução do risco de pancreatite.[7] Deve-se, pois, iniciar o tratamento com um fibrato, adicionando-se, se necessário, os ácidos graxos ômega-3 e/ou o ácido nicotínico. Após a redução de TG, deve-se avaliar a necessidade de diminuição dos níveis do LDL-c.[7,13] Quando os níveis iniciais de TG forem < 500 mg/dℓ, deve-se iniciar o tratamento com uma estatina, de modo isolado ou em combinação com a ezetimiba.[7,13,41] O recomendável é priorizar a meta do LDL-c, para depois avaliar a necessidade de associação de medicamentos para a correção da hipertrigliceridemia.[7] As estatinas reduzem os TG em 10 a 20%, com maior eficácia observada nos compostos de longa meia-vida, como atorvastatina, pitavastatina e rosuvastatina.[41]

Fibratos

Os principais representantes deste grupo são fenofibrato, ciprofibrato e bezafibrato. Pemafibrato, apesar de ter sido avaliado no estudo PROMINENT, não está disponível no Brasil (2024). Genfibrozila, devido ao potencial efeito adverso com o uso concomitante de estatina, não é utilizado rotineiramente, tendo importância apenas histórica.[7,13,36]

Mecanismos de ação. Derivados do ácido fíbrico, os fibratos são agonistas de receptores nucleares denominados "receptores alfa ativados de proliferação dos peroxissomos" (PPAR-α) (Figura 73.3),[46] os quais são responsáveis pela expressão de genes relacionados ao metabolismo lipídico. Esse estímulo leva a aumento da produção e ação da LPL, redução da Apo-CIII, a qual inibe a LPL, e maior síntese da Apo-AI, resultando em diminuição dos níveis de TG e aumento do HDL-c. O aumento da atividade da LPL incrementa a hidrólise dos TG na VLDL e nos QM. A redução dos TG pelos fibratos altera as subfrações de LDL, com aumento do tamanho e diminuição de sua suscetibilidade à oxidação (Figura 73.4). Ademais, fibratos são capazes de aumentar a excreção biliar do colesterol e a afinidade das LDL pelos receptores específicos, contribuindo para redução do LDL-c.[7,13,41]

Aos fibratos foram também atribuídos efeitos pleiotrópicos, que incluem redução de níveis da proteína C reativa de alta sensibilidade, melhora da sensibilidade insulínica e da hiperuricemia, e aumento da expressão de óxido nítrico sintetase no endotélio vascular. Tais efeitos promoveriam uma ação anti-inflamatória, antiaterogênica, antitrombogênica e vasodilatadora.[47-49]

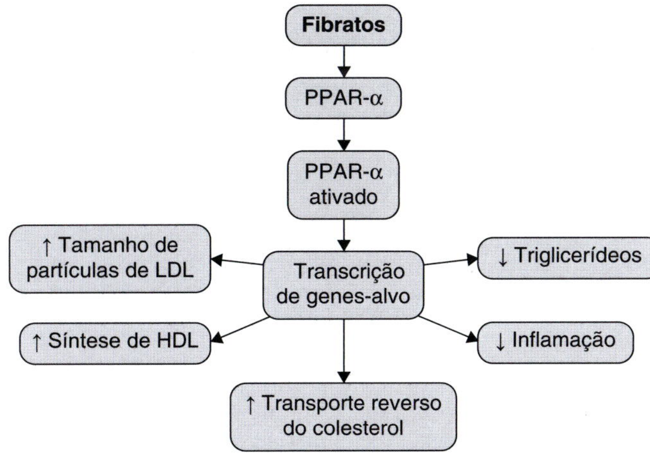

Figura 73.3 Mecanismo de ação dos fibratos. HDL: lipoproteína de alta densidade; LDL: lipoproteína de baixa densidade; PPAR-α: receptores alfa ativados de proliferação dos peroxissomos.

Um dos fibratos em particular, o fenofibrato, após uso prolongado em pacientes com DM2, reduziu a microalbuminúria e a progressão de retinopatia diabética.[50]

Eficácia e posologia. As doses habituais dos fibratos atualmente disponíveis e seus efeitos nos lipídios estão resumidos no Quadro 73.5. Os fibratos são os fármacos mais eficazes em diminuir os níveis séricos e TG (redução de 30 a 50%). Eles também elevam o HDL-c e causam discreta redução do LDL-c.[5,7,13]

Redução no risco cardiovascular. Os resultados dos principais estudos com fibratos, como FIELD[39] e VA-HIT,[29] sugeriram que os benefícios em termos de redução de eventos cardiovasculares com esses fármacos somente ocorreriam ou seriam mais evidentes em subgrupos de pacientes com níveis de TG > 204 mg/dℓ e níveis de HDL-c < 34 mg/dℓ. Uma revisão sistemática e metanálise de 18 estudos revelou que, em indivíduos de alto risco cardiovascular, a terapia com fibratos propiciou redução de 10% no risco relativo (RR) para eventos cardiovasculares maiores (p = 0,048) e de 13% no RR para eventos coronarianos (p < 0,0001).[40] Não houve, contudo, redução no RR para AVC, mortalidade por todas as causas ou mortalidade cardiovascular.[40]

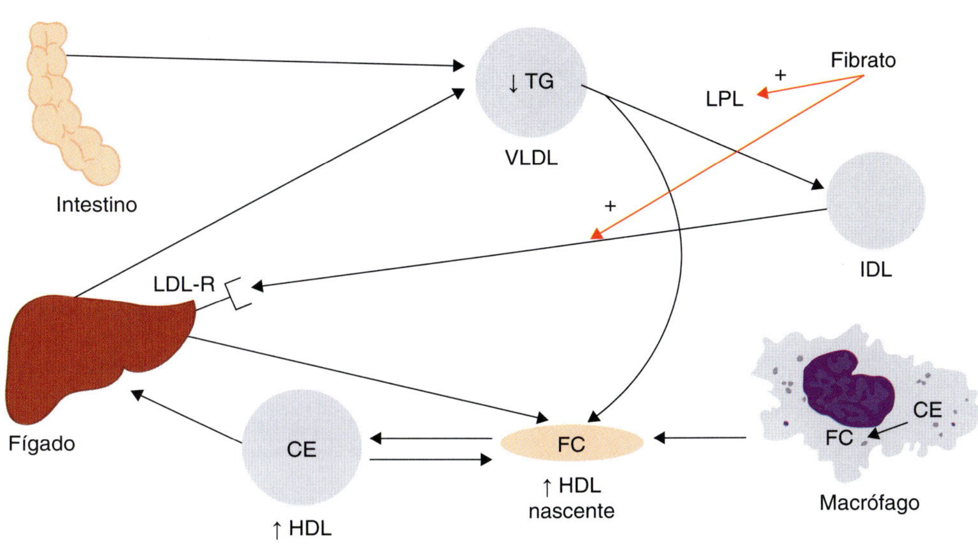

Figura 73.4 Esquematização do mecanismo de ação dos fibratos. CE: éster de colesterol; FC: colesterol livre; HDL: lipoproteína de alta densidade; IDL: lipoproteína de densidade intermediária; LDL-R: receptor da lipoproteína de baixa densidade; LPL: lipase lipoproteica; TG: triglicerídeos.

Quadro 73.5 Doses dos fibratos e efeitos no perfil lipídico (percentuais médios).

Medicamento	Nome comercial	Dose	↑ HDL-c (%)	↓ TG (%)	↓ LDL-c (%)
Bezafibrato	Bezafibrato®; Cedur® etc.	200 a 600	7 a 11	30 a 60	Variável
Bezafibrato de liberação prolongada	Cedur retard®	400	7 a 11	30 a 60	Variável
Ciprofibrato	Lipless®, etc.	100	7 a 11	30 a 60	Variável
Fenofibrato	Fenofibrato®, Lipidil®, Lipanon® etc.	160 a 250	7 a 11	30 a 60	Variável
Genfibrozila*	Genfibrozila®, Lopid®	600 a 1.200 900	7 a 11	30 a 60	Variável

*Não mais disponível comercialmente no Brasil. HDL-c: colesterol da lipoproteína de alta densidade; LDL-c: colesterol da lipoproteína de baixa densidade; TG: triglicerídeos. (Adaptado de Faludi et al., 2017.[7])

Os dados sobre os benefícios cardiovasculares da adição de fibratos a indivíduos com dislipidemia mista em uso de estatinas são controversos.[7,13] Por isso, as diretrizes da maioria das sociedades médicas não recomenda essa terapia combinada, exceto em casos particulares (Quadro 73.6).[5,7,15,2,22,33] A revisão de Chapman et al.[30] indica ser ela útil para pacientes de alto risco cardiovascular que, a despeito do uso de dose adequada de estatina, permaneçam com valores de TG > 150 mg/dℓ e/ou de HDL-c < 40 mg/dℓ. No *ACCORD Lipid Study* (ALS), a adição de fenofibrato à estatina não se mostrou superior ao placebo, com exceção de um subgrupo de homens com diabetes melito tipo 2 com TG > 204 mg/dℓ e níveis de HDL-c < 34 mg/dℓ.[38] No entanto, o estudo de seguimento estendido do ALS (ACCORDION) revelou um "efeito de legado" ou "memória metabólica" nos pacientes que tomaram fenofibrato em comparação ao placebo, resultando em menores taxas de mortalidade por todas as causas, mortalidade cardiovascular, infarto do miocárdio não fatal e insuficiência cardíaca.[46]

Entre mais de 10.000 pacientes com DM2 (67% com prévia doença cardiovascular) e hipertrigliceridemia leve a moderada (200 a 499 mg/dℓ), pemafibrato foi comparado com placebo em um estudo multinacional duplo-cego.[51] A ocorrência de eventos cardiovasculares foi similar nos dois grupos, apesar de o pemafibrato ter reduzido os níveis de TG, VLDL-colesterol, remanescentes de colesterol e Apo-CIII.[51]

As diretrizes brasileiras para prevenção de doença cardiovascular em pacientes com DM recomendam a terapia combinada no subgrupo com TG >204 mg/dℓ e HDL-c < 34 mg/dℓ, apesar de uso de estatina e das MEV.[15] Segundo as diretrizes europeias para o tratamento da dislipidemia,[5] o fenofibrato pode ser indicado diante de níveis de TG > 200 mg/dℓ ou colesterol não-HDL elevado (30 mg/dℓ acima da meta definida de LDL-c), a despeito dos valores de LDL-c na meta e do uso de estatina, em casos de DM2, DM1 com complicação microvascular, prevenção secundária, bem como outros indivíduos com alto risco cardiovascular (CV).[5]

Quadro 73.6 Indicações de tratamento farmacológico para a hipertrigliceridemia.

Diretrizes brasileiras/AHA/ADA[7,15,22,32]
- TG > 500 mg/dℓ: indicado o uso de fibrato, independentemente do risco CV, juntamente com as MEV (visando à prevenção de pancreatite aguda); adicionar ácido nicotínico e/ou ômega-3, se necessário
- TG < 500 mg/dℓ: priorizar a redução de risco CV com o uso de estatinas (se necessário)
- Em casos de dislipidemia mista e TG < 500 mg/dℓ, a adição de um fibrato (de preferência, o fenofibrato) à estatina pode trazer benefícios cardiovasculares em diabéticos com TG > 204 mg/dℓ e HDL-c < 34 mg/dℓ

Diretrizes da ESC/EAS[5]
- DM2; DM1 + complicação microvascular; prevenção secundária; outros indivíduos com alto risco CV: fenofibrato pode ser indicado diante de TG > 200 mg/dℓ, a despeito do LDL-c na meta e do uso de estatina em dose adequada

Endocrine Society[6]
- TG > 1.000 mg/dℓ: indicado o uso de fibratos, na prevenção de pancreatite aguda

AHA: American Heart Association; ADA: American Diabetes Association; CV: cardiovascular; EAS: European Atherosclerosis Society; DM1: diabetes melito tipo 1; DM2: diabetes melito tipo 2; ESC: European Society of Cardiology; HDL-c: colesterol da lipoproteína de alta densidade; LDL-c: colesterol da lipoproteína de baixa densidade; MEV: mudanças no estilo de vida; TG: triglicerídeos. (Adaptado de Catapano et al., 2016;[5] Berglund et al., 2012;[6] Faludi et al., 2017;[7] Bertoluci et al., 2017;[15] American Diabetes Association, 2016.[35])

Tolerabilidade. De modo geral, os fibratos são seguros e bem tolerados. Seus principais efeitos colaterais são: náuseas, diarreia, redução da libido, dores musculares, astenia, erupção cutânea, prurido, cefaleia e insônia. Geralmente são transitórios ou de leve intensidade.[52] Colestase e elevação discreta das enzimas hepáticas podem ocorrer, mas são raros os casos de hepatite tóxica ou rabdomiólise.[52] Esta última é mais frequente quando os fibratos (sobretudo a genfibrozila) são associados às estatinas. Portanto, em caso de terapia combinada, deve-se evitar o uso de genfibrozila e dar preferência ao fenofibrato micronizado, pela menor interferência com o metabolismo hepático das estatinas.[5-7,13,52]

Uso de fibratos na doença renal crônica

Os fibratos são eliminados primariamente por via renal, devendo ser usados com cautela e em doses menores, se houver disfunção renal. Também se relatou que eles causam elevação dos níveis séricos de creatinina (com a possível exceção da genfibrozila), por um mecanismo não plenamente elucidado, particularmente nos casos com taxa de filtração glomerular estimada (TFGe) < 30 mℓ/min/1,73 m². [53] No estudo FIELD, o uso do fenofibrato em pacientes com TFGe ≥ 30 mℓ/min/1,73 m² não teve efeito adverso na função renal.[54]

As recomendações atuais para o uso de fibratos na doença renal crônica são os casos de hipertrigliceridemia grave (TG > 1.000 mg/dℓ), de forma cuidadosa e com ajuste da dose de acordo com a função renal (Quadro 73.7).[55,56] Fibratos não devem ser prescritos a pacientes submetidos à diálise.[56]

Quadro 73.7 Doses máximas de fibratos recomendadas pela National Kidney Foundation (NKF) em pacientes com redução da função renal, de acordo com o valor da taxa de filtração glomerular (mℓ/min/1,73 m²).

Medicamento	> 90	60 a 90	15 a 59	< 15
Bezafibrato	200 mg, 3 vezes/dia	200 mg, 2 vezes/dia	200 mg, 1 vez/dia	Evitar
Ciprofibrato	200 mg, 1 vez/dia	Desconhecida	Desconhecida	Desconhecida
Fenofibrato	200 mg, 1 vez/dia	134 mg, 1 vez/dia	67 mg, 1 vez/dia	Evitar
Genfibrozila	600 mg, 2 vezes/dia	600 mg, 2 vezes/dia	600 mg, 2 vezes/dia	Evitar

Adaptado de Kasiske et al., 2004.[56]

Ácido nicotínico

O ácido nicotínico promove redução da síntese de TG, VLDL e Apo-B, além de diminuição do LDL-c e aumento de tamanho e densidade dessas partículas. Seu mecanismo de ação ainda não está totalmente elucidado. Postula-se que reduza a mobilização intracelular de ácidos graxos livres nos hepatócitos e promova inibição direta e seletiva da diacilglicerol aciltransferase-2 (DGAT-2), diminuindo a síntese de TG em 20 a 50%. O ácido nicotínico aumenta a produção de Apo-AI e diminui seu catabolismo, o que favorece o aumento do transporte reverso de colesterol e dos níveis de HDL-c em até 35% (Figura 73.5).[7,13,57] Desde a publicação do estudo AIM-HIGH, que não demonstrou redução de evento cardiovascular, o uso de ácido nicotínico reduziu significativamente. Na prática, raramente se tem indicação de utilização regular.

Posologia. Recomenda-se iniciar o ácido nicotínico de liberação prolongada na dose de 500 mg à noite, seguida de aumentos gradativos a cada 4 semanas, sempre de 250 mg, até alcançar a dosagem máxima de 2.000 mg/dia, se necessário, com o intuito de diminuir a ocorrência de reações adversas.[7,13]

Eficácia. O ácido nicotínico tem uma ação moduladora nos lipídios bastante abrangente, aumentando o HDL-c de maneira dose-dependente em até 25%, e reduzindo ambos LDL-c em 15 a 18% e TG de 20 a 40% na dose de 2 g/dia. Além disso, é o único fármaco que eleva os níveis de lipoproteína (a), chegando a até 30% nessa dose. A despeito desses efeitos benéficos no perfil lipídico, grandes estudos de segurança CV[58-60] não demonstraram redução de eventos cardiovasculares com o ácido nicotínico, apesar de estudos de imagem evidenciarem diminuição da progressão de aterosclerose, com reduções da placa de ateroma e da espessura íntima-média, possivelmente por efeitos anti-inflamatórios ou vasoprotetores.[7]

Tolerabilidade. Os efeitos colaterais mais habituais são rubor facial, prurido e toxicidade hepática. O rubor pode ser minimizado pela tomada do medicamento à noite ou pelo uso do ácido acetilsalicílico (AAS) ou outros anti-inflamatórios não esteroides, 30 a 60 minutos antes da administração do ácido nicotínico. Hiperglicemia e hiperuricemia podem também ocorrer.[7,13,57]

Os frequentes efeitos colaterais e a falta de eficácia em reduzir eventos cardiovasculares, a despeito dos benefícios bioquímicos, tornam o ácido nicotínico pouco utilizado na maioria dos países, sendo atualmente proscrito na Europa.[7,13]

Ômega-3

Os ácidos graxos ômega-3 (n-3 FA) são derivados do óleo de peixes, capazes de reduzir a síntese hepática de VLDL e, por consequência, de TG. Não são sintetizados em nosso organismo e devem ser ingeridos por meio de dieta e suplementação alimentar. Os principais são o ácido eicosapentaenoico (EPA) e o ácido docosa-hexaenoico (DHA).[7,13]

Os n-3 FA podem ser indicados como terapia adjuvante na hipertrigliceridemia grave, bem como em intolerância ou contraindicações aos fibratos.

Potenciais efeitos pleiotrópicos dos n-3 FA incluem ações anti-inflamatória, antitrombótica, antiagregante plaquetária e antiarrítmica, bem como melhora na disfunção endotelial.[7,13]

Posologia e eficácia. Na dose de 4 g/dia (dose máxima autorizada pela Food and Drug Administration [FDA]), os n-3 FA possibilitam redução de 20 a 30% nos TG. Redução > 30% ocorre com níveis de TG > 500 mg/dℓ.[61] Recomenda-se dose inicial de 1 g/dia para reduzir o surgimento de reações adversas à medicação.[7]

Redução de eventos cardiovasculares (ECV) com o uso de n-3 FA foi testada em alguns estudos, sem sucesso.[62-64] Somente o estudo REDUCE IT, publicado em 2019, evidenciou benefício significativo, com redução de 25% nos ECV.[65] Nesse estudo, avaliou-se o efeito de um EPA purificado, o ácido etil-eicosapentaenoico ou *etil icosapent* (IPE), na redução de ECV em pacientes com TG entre 135 e 499 mg/dℓ e alto risco cardiovascular, tais como indivíduos com idade ≥ 45 anos e DCV aterosclerótica preexistente (71%) ou sujeitos com idade ≥ 45 anos e DM associado a dois ou mais fatores de risco adicionais para DCV (29%), todos sob terapia com estatina de alta intensidade ou na máxima dose tolerada.[65] No início do estudo, a trigliceridemia basal variava de 135 a 499 mg/dℓ (mediana de 216), e os valores de LDL-c situavam-se entre 41 e 100 mg/dℓ. Um total de 8.179 pacientes foram acompanhados por 4,9 anos. Ao final, no grupo randomizado para o IPE, observou-se uma redução de 25% (IC 95%, 17 a 32%, $p < 0{,}001$) no *end point* primário, representado pela combinação de 5 eventos adversos cardiovasculares maiores (MACE) (morte cardiovascular, infarto agudo do miocárdio, AVC, revascularização coronariana e hospitalização por angina instável). Essa redução foi de 38% nos pacientes com TG > 200 mg/dℓ e HDL-c ≤ 35 mg/dℓ.[65]

Em dezembro de 2019, o IPE (Vascepa®) foi aprovado pela FDA como terapia adjunta para reduzir o risco cardiovascular (CV) em pacientes com TG ≥ 150 mg/dℓ em uso de estatina (na dose máxima tolerada) que tenham DCV estabelecida ou DM associado a dois ou mais fatores de risco adicionais para DCV.[66] A decisão da FDA foi referendada nos EUA pela National Lipid Association[67] e pela American Heart Association.[61]

Tolerabilidade. Os efeitos colaterais mais comuns são náuseas, eructação, distensão abdominal, flatulência, diarreia e hálito com odor de peixe. Contudo, nos estudos clínicos, menos de 5% dos pacientes abandonaram o tratamento devido a esses sintomas. Hiperglicemia já foi relatada no passado,[7] mas não foi observada nos estudos mais recentes, em que a dose máxima utilizada foi de 4 g/dia.[61,65]

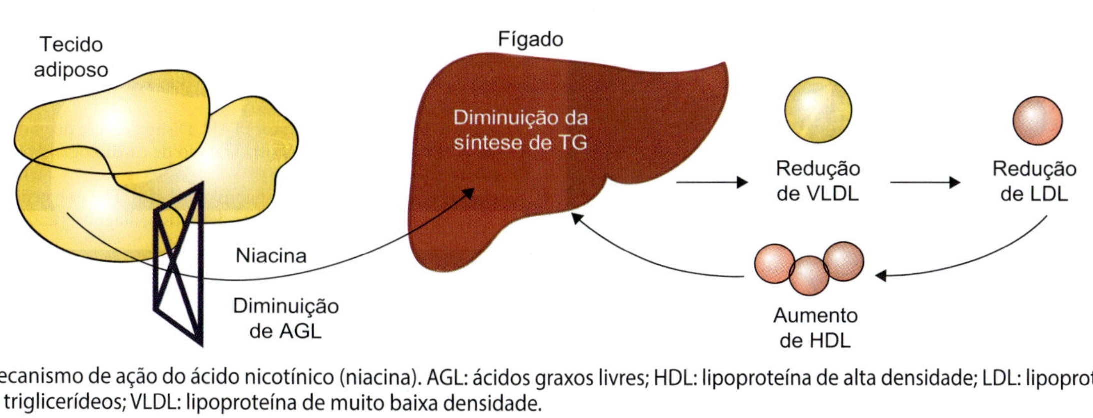

Figura 73.5 Mecanismo de ação do ácido nicotínico (niacina). AGL: ácidos graxos livres; HDL: lipoproteína de alta densidade; LDL: lipoproteína de baixa densidade; TG: triglicerídeos; VLDL: lipoproteína de muito baixa densidade.

Estatinas

Embora sejam os fármacos de escolha para tratamento da hipercolesterolemia, as estatinas também são capazes de reduzir os TG em até 26% (maior eficácia com rosuvastatina, atorvastatina e pitavastatina) e aumentar o HDL-c em até 10%. Os melhores resultados são relatados em indivíduos com elevação moderada de ambos – TG e LDL-c.[7]

Para pacientes que usem a combinação de estatinas e fibratos, recomenda-se que esses fármacos sejam ingeridos em horários distintos do dia para reduzir eventuais interações e toxicidade. Além disso, deve-se evitar a genfibrozila, em função do maior risco de miotoxicidade e rabdomiólise. Mais informações sobre as estatinas podem ser consultadas no Capítulo 74, *Tratamento da Hipercolesterolemia*.

Plasmaférese

A plasmaférese pode ser indicada em casos de hipertrigliceridemia grave, em geral de base genética, com muito alto risco de pancreatite e DCV, em casos de incapacidade de controle dos níveis de TG, apesar de tratamento adequado com dieta, atividade física e medicamentos, inclusive com associação dos fármacos disponíveis. Tem alto custo e deve ser reservada apenas para esses casos, em centros especializados.[68,69]

Novos fármacos

Novas terapias para hipertrigliceridemia estão em desenvolvimento.[70] *Lomitapide* é um medicamento inibidor da proteína de transferência de TG microssomal, que reduz a transferência de TG para as lipoproteínas aterogênicas e ricas em Apo-B, diminuindo, assim, a síntese hepática de TG. O incremento no depósito de gordura no fígado pode, no entanto, ser um limitante.[70] Inibidores da DGAT-1, dentre outros fármacos em estudo, também são potenciais terapias futuras para a hipertrigliceridemia.[70,71]

Manejo da síndrome da quilomicronemia familiar

A síndrome da quilomicronemia familiar (SQF) é um distúrbio autossômico recessivo raro causado por mutações no gene da lipase lipoproteica (LPL), resultando no acúmulo de quilomícrons no plasma e hipertrigliceridemia grave.[72] A resposta aos fibratos é geralmente insatisfatória, de modo que a dieta é a melhor forma de tratamento.[72] Faz-se necessária, contudo, uma redução drástica de ingestão de gordura (8 a 10% do total de calorias diárias), o que dificulta a adesão ao tratamento a longo prazo.[72]

A volanesorsena (Waylivra®), um oligonucleotído antissenso inibidor do mRNA da anti-Apo-CIII, já foi aprovado pela Agência Nacional de Vigilância Sanitária (Anvisa) para os casos de SQF, com risco elevado de pancreatite e com mutação confirmada.[73,74] Tem se mostrado bastante eficaz no manejo da SQF, reduzindo os níveis de TG em 70 a 80%.[73,74] Como a Apo-CIII inibe a LPL, a redução nos seus níveis leva ao aumento da atividade da enzima, com consequente maior hidrólise das moléculas de QM.[73] Em estudo recente, ele reduziu os TG para menos de 750 mg/dℓ em 77% dos pacientes com SQF tratados.[73] Com a redução da trigliceridemia, há consequente diminuição do risco de pancreatite aguda.[75] Um dos potenciais efeitos adversos é a plaquetopenia, que precisa ser monitorada.[73,75] Outras medicações da mesma classe, como a olezarsena, estão em estudo com resultados promissores.[76]

Metas de tratamento

O ideal é que indivíduos com alto risco CV mantenham os níveis de TG em jejum < 150 mg/dℓ.[5-8] Entretanto, alguns autores consideram a meta de colesterol não HDL (adequada ao risco CV) mais realista para indicação de tratamento e acompanhamento.[77] Nos casos de hipertrigliceridemia grave, manter a trigliceridemia < 1.000 mg/dℓ geralmente é suficiente para evitar a pancreatite aguda.[7]

Resumo

A hipertrigliceridemia é uma condição frequente na prática clínica que requer diagnóstico e tratamento precoces. Ela pode ser primária, mas, na maioria dos casos, resulta de ingestão excessiva de gorduras e carboidratos, consumo de bebidas alcoólicas, diabetes melito descompensado e/ou obesidade. No manejo da hipertrigliceridemia, devem ser recomendadas atividade física regular e dietas com teor moderado de carboidratos, preferencialmente de baixo índice glicêmico, evitando-se a ingestão de bebida alcoólica. Investigação e tratamento das causas secundárias de hipertrigliceridemia são prioritários e devem visar à redução dos níveis de triglicerídeos (TG). Diante de valores de TG muito elevados (> 1.000 mg/dℓ),deve-se procurar reduzi-los rapidamente, devido ao risco aumentado de pancreatite aguda. Havendo indicação de tratamento farmacológico, os fibratos, preferencialmente o fenofibrato, devem ser a primeira escolha. Ácido nicotínico e ácidos graxos ômega-3 também reduzem TG e podem ser usados em caso de intolerância aos fibratos ou como terapia adicional em caso de hipertrigliceridemia grave. Na dislipidemia mista, as estatinas são as medicações de escolha, visando reduzir risco cardiovascular. Caso a trigliceridemia ainda persista elevada, com risco para pancreatite aguda, os fibratos (com exceção da genfibrozila) podem ser associados às estatinas. As evidências atuais não comportam a prescrição de fibratos com o intuito de reduzir risco cardiovascular.

REFERÊNCIAS BIBLIOGRÁFICAS

1. Nordestgaard BG, Varbo A. Triglycerides and cardiovascular disease. Lancet. 2014; 384:626-35.
2. Sarwar N, Danesh J, Eiriksdottir G et al. Triglycerides and the risk of coronary heart disease: 10,158 incident cases among 262,525 participants in 29 Western prospective studies. Circulation. 2007; 115:450-8.
3. Austin MA, Hokanson JE, Edwards KL. Hypertriglyceridemia as a cardiovascular risk factor. Am J Cardiol. 1998; 81:7B-12B.
4. Jellinger PS, Smith DA, Mehta AE et al. American Association of Clinical Endocrinologists' guidelines for management of dyslipidemia and prevention of atherosclerosis. Endocr Pract. 2012; 18(Suppl 1):1-78.
5. Catapano AL, Graham I, De Backer G et al. 2016 ESC/EAS Guidelines for the Management of Dyslipidaemias. Eur Heart J. 2016; 37:2999-3058.
6. Berglund L, Brunzell JD, Goldberg AC et al. Evaluation and treatment of hypertriglyceridemia: an Endocrine Society clinical practice guideline. J Clin Endocrinol Metab. 2012; 97:2969-89.
7. Faludi AA, Izar MCO, Saraiva JFK et al. VI Brazilian guidelines on dyslipidemias and prevention of atherosclerosis. Arq Bras Cardiol. 2017; 109(2 Suppl 1):1-76.
8. Schimidt MI, Duncan BB, Mill JG et al. Cohort profile: longitudinal study of adult health (ELSA-Brasil). Int J Epidemiol. 2015; 44:68-75.
9. Ford ES, Giles WH, Dietz WH. Prevalence of the metabolic syndrome among US adults: findings from the third National Health and Nutrition Examination Survey. JAMA. 2002; 287:356-9.
10. Yuan G, Al-Shali KZ, Hegele RA. Hypertriglyceridemia: its etiology, effects and treatment. CMAJ. 2007; 176:1113-20.
11. Hegele RA. Monogenic dyslipidemias: window on determinants of plasma lipoprotein metabolism. Am J Hum Genet. 2001; 69:1161-77.
12. Berglund L, Brunzell JD, Goldberg AC et al. Treatment options for hypertriglyceridemia: from risk reduction to pancreatitis. Best Pract Res Clin Endocrinol Metab. 2014; 28:423-37.
13. Izar MCO, Kasinski N, Fonseca FAH. Dislipidemias: diagnóstico e tratamento. In: Serrano Jr. CV et al. (Ed.). Tratado de cardiologia da Socesp. São Paulo: Manole; 2009. pp. 562-83.
14. Hegele RA, Ginsberg HN, Chapman MJ et al. The polygenic nature of hypertriglyceridemia: implications for definition, diagnosis and management. Lancet Diabetes Endocrinol. 2014; 2:655-66.
15. Bertoluci MC, Moreira RO, Faludi A et al. Brazilian guidelines on prevention of cardiovascular disease in patients with diabetes: a position statement from the Brazilian Diabetes Society (SBD), the Brazilian Cardiology Society (SBC) and the Brazilian Endocrinology and Metabolism Society (SBEM). Diabetol Metab Syndr. 2017; 9:53.
16. Pang J, Chand DC, Watts GF. Origin and therapy for hypertriglyceridemia in type 2 diabetes. World J Diabetes. 2014; 5:165-75.

17. Xiao C, Dash S, Morgantini C et al. New and emerging regulators of intestinal lipoprotein secretion. Atherosclerosis. 2014; 233:608-15.
18. Garg R, Rustagi T. Management of hypertriglyceridemia induced acute pancreatitis. Biomed Res Int. 2018; 2018:4721357.
19. Valdivielso P, Ramirez-Bueno A, Ewald N. Current knowledge of hypertriglyceridemic pancreatitis. Eur J Inter Med. 2014; 25:689-94.
20. Brunzell JD. Clinical practice. Hypertriglyceridemia. N Engl J Med. 2007; 357:1009-17.
21. Guay SP, Paquette M, Taschereau A et al. Acute pancreatitis risk in multifactorial chylomicronemia syndrome depends on the molecular cause of severe hypertriglyceridemia. Atherosclerosis. 2024; 392:117489.
22. Miller M, Stone NJ, Ballantyne C et al. Triglycerides and cardiovascular disease: a Scientific Statement from the American Heart Association. Circulation. 2011; 123:2292-333.
23. Hodis HN, Mack WJ, Dunn M et al. Intermediate-density lipoproteins and progression of carotid arterial wall intima-media thickness. Circulation. 1997; 95:2022-6.
24. Jukema JW, van Boven AJ, Groenemeijer B et al. The Asp9 Asn mutation in the lipoprotein lipase gene is associated with increased progression of coronary atherosclerosis. REGRESS Study Group, Interuniversity Cardiology Institute, Utrecht, The Netherlands. Regression Growth Evaluation Statin Study. Circulation. 1996; 94:1913-8.
25. Nichols GA, Philip S, Reynolds K et al. Increased residual cardiovascular risk in patients with diabetes and high versus normal triglycerides despite statin-controlled LDL cholesterol. Diabetes Obes Metab. 2019; 21:366-71.
26. Nichols GA, Philip S, Reynolds K et al. Increased cardiovascular risk in hypertriglyceridemic patients with statin-controlled LDL cholesterol. J Clin Endocrinol Metab. 2018; 103:3019-27.
27. Toth PP, Philip S, Hull M et al. Association of elevated triglycerides with increased cardiovascular risk and direct costs in statin-treated patients. Mayo Clin Proc. 2019; 94:1670-80.
28. Sniderman AD, Couture P, Martin SS et al. Hypertriglyceridemia and cardiovascular risk: a cautionary note about metabolic confounding. J Lipid Res. 2018; 59:1266-75.
29. Rubins HB, Robins SJ, Collins D et al. Gemfibrozil for the secondary prevention of coronary heart disease in men with low levels of high-density lipoprotein cholesterol. Veterans affairs high-density lipoprotein cholesterol intervention trial study group. N Engl J Med. 1999; 341:410-8.
30. Chapman MJ, Ginsberg HN, Amarenco P et al. Triglyceride-rich lipoproteins and high-density lipoprotein cholesterol in patients at high risk of cardiovascular disease: evidence and guidance for management. Eur Heart J. 2011; 32:1345-61.
31. Husain NE, Ahmed MH. Managing dyslipidemia in HIV/AIDS patients: challenges and solutions. HIV AIDS (Auckl). 2014; 7:1-10.
32. Saadi HF, Kurlander DJ, Erkins JM et al. Severe hypertriglyceridemia and acute pancreatitis during pregnancy: treatment with gemfibrozil. Endocr Pract. 1999; 5:33-6.
33. Bar-David J, Mazor M, Leiberman JR et al. Gestational diabetes complicated by severe hypertriglyceridemia and acute pancreatitis. Arch Gynecol Obstet. 1996; 258:101-4.
34. Whitten AE, Lorenz RP, Smith JM. Hyperlipidemia-associated pancreatitis in pregnancy managed with fenofibrate. Obstet Gynecol. 2011; 117:517-9.
35. Wierzbicki AS, Reynolds TM, Crook MA. Usefulness of orlistat in the treatment of severe hypertriglyceridemia. Am J Cardiol. 2002; 89:229-31.
36. American Diabetes Association. Standards of medical care in diabetes. Diabetes Care. 2016; 39:S1-112.
37. Keech A, Simes RJ, Barter P et al.; FIELD study investigators. Effects of long-term fenofibrate therapy on cardiovascular events in 9795 people with type 2 diabetes mellitus (the FIELD study): randomised controlled trial. Lancet. 2005; 366:1849-61.
38. The ACCORD Study Group. Effects of combination lipid therapy in type 2 diabetes mellitus. N Engl J Med. 2010; 362:1563-74.
39. Frick MH, Elo O, Haapa K et al. Helsinki heart study: primary-prevention trial with gemfibrozil in middle-aged men with dyslipidemia. Safety of treatment, changes in risk factors, and incidence of coronary heart disease. N Engl J Med. 1987; 317:1237-45.
40. Jun M, Foote C, Lv J et al. Effects of fibrates on cardiovascular outcomes: a systematic review and meta-analysis. Lancet, 2010; 375:1875-84.
41. Vrablík M, Češka R. Treatment of hypertriglyceridemia: a review of current options. Physiol Res. 2015; 64:S331-40.
42. Kreisberg RA, Oberman A. Medical management of hyperlipemia/dyslipidemia. J Clin Endocrinol Metab. 2003; 88:2445-61.
43. Katsiki N, Nikolic D, Montalto G et al. The role of fibrate treatment in dyslipidemia: an overview. Curr Pharm Des. 2013; 19:3124-31.
44. Seth Loomba R, Arora R. Fibrates: where are we now? Ther Adv Cardiovasc Dis. 2009; 3:91-6.
45. Wierzbicki AS, Viljoen A. Fibrates and niacin: is there a place for them in clinical practice? Expert Opin Phamacother. 2014; 18:2673-80.
46. Zhu L, Hayen A, Bell KJL. Legacy effect of fibrate add-on therapy in diabetic patients with dyslipidemia: a secondary analysis of the ACCORDION study. Cardiovasc Diabetol. 2020;19:28.
47. Tsimihodimos V, Miltiadous G, Daskalopoulou SS et al. Fenofibrate: metabolic and pleiotropic effects. Curr Vasc Pharmacol. 2005; 3:87-98.
48. Coban E, Ozdogan M, Yazicioglu G et al. The effect of fenofibrate on the levels of high sensitivity C-reactive protein in dyslipidaemic hypertensive patients. Int J Clin Pract. 2005; 59:415-8.
49. Goya K, Sumitani S, Xu X et al. Peroxisome proliferator-activated receptor alpha agonists increase nitric oxide synthase expression in vascular endothelial cells. Arterioscler Thromb Vasc Biol. 2004; 24:658-63.
50. Ansquer JC, Foucher C, Rattier S et al. Fenofibrate reduces progression to microalbuminuria over 3 years in a placebo-controlled study in type 2 diabetes: results from the Diabetes Atherosclerosis Intervention Study (DAIS). Am J Kidney Dis. 2005; 45:485-93.
51. Das Pradhan A, Glynn RJ, Fruchart JC et al. Triglyceride lowering with pemafibrate to reduce cardiovascular risk. N Engl J Med. 2022; 387:1923-34.
52. Davidson MH, Armani A, McKenney JM et al. Safety considerations with fibrate therapy. Am J Cardiol. 2007; 99:3C-18C.
53. Ferro CJ, Mark PB, Kanbay M et al. Lipid management in patients with chronic kidney disease. Nat Rev Nephrol. 2018; 14:727-49.
54. Ting RD, Keech AC, Drury PL et al. Benefits and safety of long-term fenofibrate therapy in people with type 2 diabetes and renal impairment: the FIELD study. Diabetes Care. 2012; 35:218-25.
55. Kidney Disease: Improving Global Outcomes (KDIGO) Lipid Working Group. KDIGO clinical practice guideline for lipid management in chronic kidney disease. Kidney Int Suppl. 2013; 3:263-305.
56. Kasiske B, Cosio FG, Beto J et al.; National Kidney Foundation. Clinical practice guidelines for managing dyslipidemias in kidney transplant patients: a report from the managing dyslipidemias in chronic kidney disease Work Group of the National Kidney Foundation Kidney Disease Outcomes Quality Initiative. Am J Transplant. 2004; 4(Suppl 7):13-53.
57. Bodor ET, Offermanns S. Nicotinic acid: an old drug with a promising future. Br J Pharmacol. 2008; 153(Suppl 1):S68-75.
58. AIM-HIGH Investigators. The role of niacin in raising high-density lipoprotein cholesterol to reduce cardiovascular events in patients with atherosclerotic cardiovascular disease and optimally treated low-density lipoprotein cholesterol Rationale and study design. The atherothrombosis intervention in metabolic syndrome with low HDL/high triglycerides: impact on global health outcomes (AIM-HIGH). Am Heart J. 2011; 161:471-7.
59. AIM-HIGH Investigators, Boden WE, Probstfield JL et al. Niacin in patients with low HDL cholesterol levels receiving intensive statin therapy. N Engl J Med. 2011; 365:2255-67.
60. The HPS2-THRIEVE Collaborative Group. Effects of extended-release niacin with laropiprant in high-risk patients. N Engl J Med. 2014; 371:203-12.
61. Skulas-Ray AC, Wilson PWF, Harris WS et al. Omega-3 fatty acids for the management of hypertriglyceridemia: a science advisory from the American Heart Association. Circulation. 2019; 140:e673-91.
62. Kromhout D, Giltay EJ, Geleijnse JM; Alpha Omega Trial Group. N-3 fatty acids and cardiovascular events after myocardial infarction. N Engl J Med. 2010; 363:2015-26.
63. Rauch B, Schiele R, Schneider S et al. OMEGA Study Group. OMEGA, a randomized, placebo-controlled trial to test the effect of highly purified omega-3 fatty acids on top of modern guideline-adjusted therapy after myocardial infarction. Circulation. 2010; 122:2152-9.
64. Galan P, Kesse-Guyot E, Czernichow S et al.; OM3 Collaborative Group. Effects of B vitamins and omega 3 fatty acids on cardiovascular diseases: a randomised placebo controlled trial. BMJ. 2010; 341:c6273.
65. Bhatt DL, Gabriel Steg P, Miller M et al. Cardiovascular risk reduction with icosapent ethyl for hypertriglyceridemia. N Engl J Med. 2019; 380:11-22.
66. U.S. Food & Drug Administration. FDA approves use of drug to reduce risk of cardiovascular events in certain adult patient groups. Disponível em: www.fda.gov/news-events/press-announcements/fda-approves-use-drug-reduce-risk-cardiovascular-events-certain-adult-patient-groups.
67. Orringer CE, Jacobson TA, Maki KC. National Lipid Association Scientific Statement on the use of icosapent ethyl in statin-treated patients with elevated triglycerides and high or very-high ASCVD risk. Clin Lipidol. 2019; 13:860-72.
68. Viljoen A, Wierzbicki AS. Diagnosis and treatment of severe hypertriglyceridemia. Expert Rev Cardiovasc Ther. 2012; 10:505-14.
69. Izquierdo-Ortiz MJ, Abaigar-Luquin P. Severe hypertriglyceridaemia. Treatment with plasmapheresis. Nefrologia. 2012; 32:417-8.
70. Florentin M, Kostapanos MS, Anagnostis P et al. Recent developments in pharmacotherapy for hypertriglyceridemia: what's the current state of the art? Expert Opin Pharmacother. 2020; 21:107-20.
71. Sahebkar A, Chew GT, Watts GF. Recent advances in pharmacotherapy for hypertriglyceridemia. Prog Lipid Res. 2014; 56:47-66.
72. Falko JM. Familial chylomicronemia syndrome: a clinical guide for endocrinologists. Endocr Pract. 2018; 24:756-63.
73. Warden BA, Duell PB. Volanesorsen for treatment of patients with familial chylomicronemia syndrome. Drugs Today (Barc). 2018; 54:721-35.
74. Witztum JL, Gaudet D, Freedman SD et al. Volanesorsen and triglyceride levels in familial chylomicronemia syndrome. N Engl J Med. 2019; 381:531-42.
75. Alexander VJ, Karwatowska-Prokopczuk E, Prohaska TA et al. Volanesorsen to prevent acute pancreatitis in hypertriglyceridemia. N Engl J Med. 2024; 390:476-7.
76. Bergmark BA, Marston NA, Prohaska TA et al. Olezarsen for hypertriglyceridemia in patients at high cardiovascular risk. N Engl J Med. 2024; 390:1770-80.
77. Bays HE, Jones PH, Brown WV et al. National Lipid Association Annual Summary of Clinical Lipidology 2015. J Clin Lipidol. 2014; 8:S1-36.

CAPÍTULO

74

Tratamento da Hipercolesterolemia

Francisco Antonio Helfenstein Fonseca ■ Marília Izar Helfenstein Fonseca ■ Maria Cristina Izar

INTRODUÇÃO

A hipercolesterolemia é comum e um importante fator de risco para doença cardiovascular (DCV) aterosclerótica. Caracteriza-se por níveis elevados principalmente de colesterol da lipoproteína de baixa densidade (LDL-c), sendo que valores ideais dependem do risco cardiovascular (RCV) individual.[1]

METABOLISMO LIPÍDICO

Ciclo exógeno do colesterol

O colesterol é absorvido no lúmen intestinal por meio da proteína transportadora do colesterol *Niemann-Pick C1 like 1* (NPC1-L1). A seguir, ele é esterificado e incorporado com ácidos graxos para formação de quilomícrons, contendo apoproteína B48 (Apo-B48), que são lançados na circulação linfática. Após a hidrólise dos triglicerídeos (TG) pela lipase lipoproteica, partículas remanescentes de quilomícrons são enriquecidas com apoproteína E (Apo-E) e metabolizadas após captação hepática.[1,2]

Ciclo endógeno de colesterol

A síntese endógena de colesterol ocorre principalmente no fígado a partir da enzima 3-hidróxi, 3-metilglutaril coenzima A (HMG-CoA) redutase atuando sobre seu substrato HMG-CoA. O colesterol livre é esterificado e incorporado na formação da lipoproteína de muito baixa densidade (VLDL), que também recebe TG por meio da proteína de transferência de triglicerídeos microssomal (MTP) além da apoproteína B100 (Apo-B100). Na corrente sanguínea, as VLDL sofrem hidrólise pela lipase lipoproteica, fornecendo ácidos graxos livres (AGL), que são captados pelo tecido adiposo ou utilizados como fonte de energia pela musculatura esquelética. Os remanescentes da VLDL podem fornecer colesterol para formação de placas ou interagem com outras lipoproteínas promovendo remodelamento dessas lipoproteínas, e esses remanescentes são hidrolisados pela lipase hepática, originando lipoproteínas de baixa densidade (LDL).[1,2]

Enquanto isso, a lipoproteína de alta densidade (HDL) transporta o colesterol esterificado pela lecitina-colesterol aciltransferase (LCAT) dos vasos periféricos para o fígado (transporte reverso de colesterol). A proteína de transferência de ésteres de colesterol (CETP) permite a troca de conteúdo de TG e colesterol entre lipoproteínas.[1,2] As Figuras 74.1 e 74.2 ilustram, respectivamente, os metabolismos exógeno e endógeno do colesterol.

EPIDEMIOLOGIA

No Brasil, segundo dados do Estudo Longitudinal de Saúde no Adulto (ELSA), a prevalência estimada de hipercolesterolemia é epidêmica, pois atinge 61,5% dos adultos.[3]

CLASSIFICAÇÃO

A hipercolesterolemia resulta da combinação de fatores genéticos e ambientais, e pode ser primária ou secundária (Quadro 74.1).[4] Descartar causas secundárias é fundamental, e o tratamento da

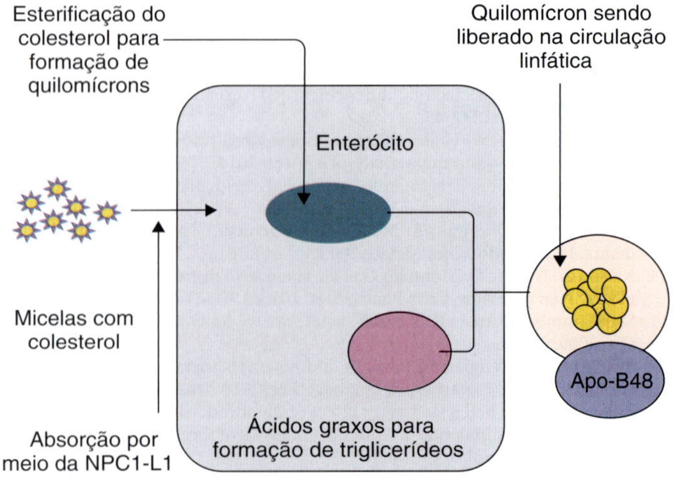

Figura 74.1 Metabolismo exógeno do colesterol.

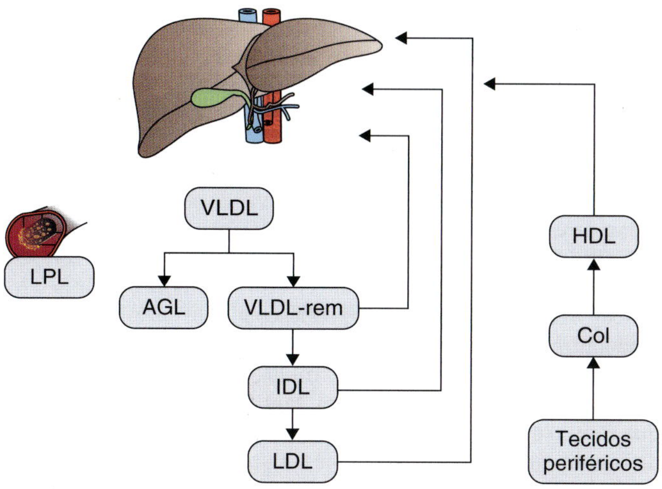

Figura 74.2 Metabolismo endógeno do colesterol. AGL: ácidos graxos livres; Col: colesterol; HDL: lipoproteínas de alta densidade; IDL: lipoproteínas de densidade intermediária; LPL: lipase lipoproteica; VLDL: lipoproteínas de muito baixa densidade; VLDL-rem: remanescentes da VLDL.

doença subjacente ou a retirada do agente causal podem atenuar ou reverter a situação.[4]

Dentre as hipercolesterolemias primárias, vale ressaltar a hipercolesterolemia familiar (HF), uma doença genética, subdiagnosticada, grave, que cursa com níveis de LDL-c marcantemente elevados (geralmente acima de 190 mg/dℓ) e associada com maior risco de doença arterial coronariana (DAC) prematura e morte precoce.[5,6] Decorre de variantes genéticas com perda de função do receptor da LDL (LDLR), da Apo-B100, da proteína adaptadora do LDLR ou da pró-proteína convertase subtilisina/kexina tipo 9 (PCSK9).

Quadro 74.1 Causas primárias e secundárias de hipercolesterolemia.[4]

Primárias	Hipercolesterolemia familiar Hipercolesterolemia poligênica Hiperlipidemia familiar combinada
Secundárias	Hipotireoidismo Colestase Síndrome nefrótica Disglobulinemias Porfiria intermitente aguda Anorexia nervosa Fármacos (anabolizantes, diuréticos, progestógenos, ciclosporina etc.)

SINAIS CLÍNICOS E DIAGNÓSTICO

Na maioria dos casos, não são encontrados sinais clínicos sugestivos de hipercolesterolemia, exceto nas formas graves, em que podem estar presentes xantomas tendinosos, xantelasmas ou arco corneano (Figura 74.3). Xantomas tuberosos podem sugerir dislipidemia mista de base genética, e xantomas eruptivos caracterizam as hipertrigliceridemias graves. Os xantomas tendinosos são quase patognomônicos da HF.

O diagnóstico das dislipidemias é feito por meio da dosagem laboratorial de colesterol total e suas frações, e pode ou não ser realizado com jejum de 12 horas, haja vista que o jejum não altera o nível de colesterol das lipoproteínas e apenas influencia discretamente os níveis de TG.[1,6,7] Deve-se também afastar as causas secundárias descritas anteriormente. Embora o perfil lipídico sem jejum permita melhor avaliação do RCV associado aos TG, aumentos nessa fração lipídica reduzem a acurácia das equações estimativas do LDL-c. O Quadro 74.2 traz valores referenciais e alvos terapêuticos de parâmetros lipídicos conforme o RCV do indivíduo com mais de 20 anos. O rastreamento universal com análise do perfil lipídico é recomendado pelas sociedades médicas a partir dos 10 anos de idade, e aos 2 anos em situações

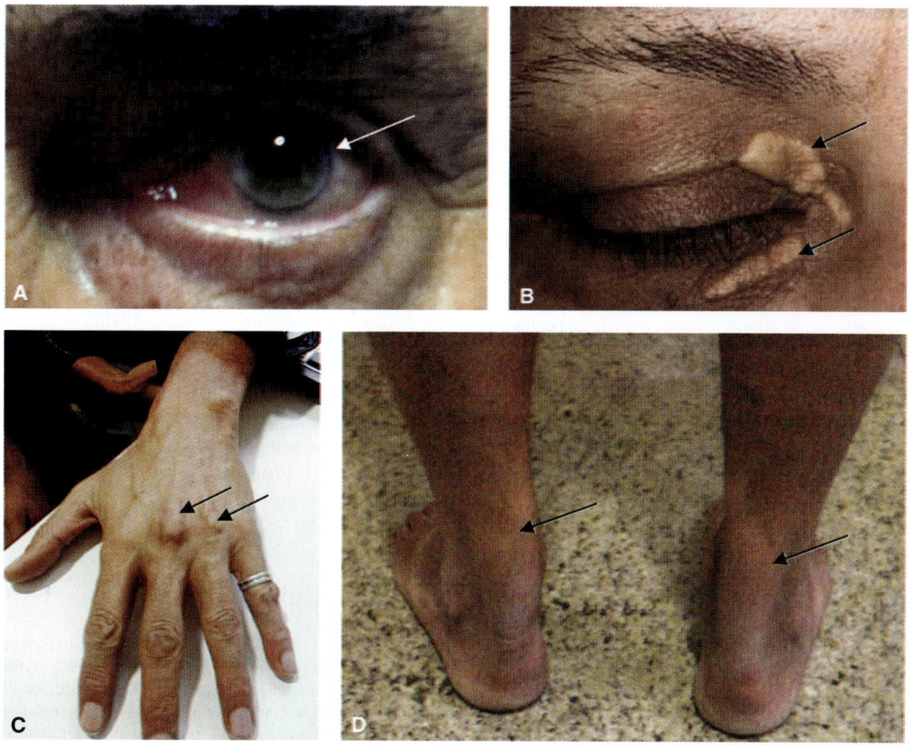

Figura 74.3 Os sinais característicos da hipercolesterolemia grave incluem arco corneano (**A**), xantelasmas (**B**), xantomas tuberosos (**C**) e xantomas tendinosos (**D**), todos indicados por *setas*.

específicas, como na suspeita de HF.[6] No caso da HF, o diagnóstico clínico pode ser feito com base em escores, como o Dutch MEDPED (Quadro 74.3) associado a teste genético, sempre que possível, e recomenda-se um rastreamento familiar em cascata quando o diagnóstico é confirmado.[6,7]

Quadro 74.2 Valores de referência e meta terapêutica de parâmetros lipídicos conforme risco cardiovascular estimado em adultos com mais de 20 anos.[1]

Lipídios	Com jejum (mg/dℓ)	Sem jejum (mg/dℓ)	Categoria de risco
Colesterol total	< 190	< 190	
HDL-c	> 40	> 40	
Triglicerídeos	< 150	< 175	
Por categoria de risco cardiovascular			
LDL-c	< 130	< 130	Baixo
	< 100	< 100	Intermediário
	< 70	< 70	Alto
	< 50	< 50	Muito alto
Não HDL-c	< 160	< 160	Baixo
	< 130	< 130	Intermediário
	< 100	< 100	Alto
	< 80	< 80	Muito alto

HDL-c: colesterol da lipoproteína de alta densidade; LDL-c: colesterol da lipoproteína de baixa densidade.

Quadro 74.3 Critérios diagnósticos de hipercolesterolemia familiar (HF) heterozigótica com base nos critérios da Dutch Lipid Clinic Network (Dutch MEDPED).[6,7]

Parâmetros		Pontos
Histórico familiar	Parente de 1º grau com DAC prematura (homens < 55 anos, mulheres < 60 anos)	1 ponto
	Parente de 1º ou 2º grau com CT > 290 mg/dℓ	1 ponto
	Parente de 1º grau com xantoma tendinoso	2 pontos
	Parente de 1º grau com arco corneano	2 pontos
	Parente de 1º grau com CT > 260 mg/dℓ (< 16 anos)	2 pontos
Histórico clínico	Paciente com DAC prematura (homens < 55 anos, mulheres < 60 anos)	2 pontos
	Paciente com DAOP ou cerebrovascular (homens < 55 anos, mulheres < 60 anos)	1 ponto
Exame físico	Xantoma tendinoso	6 pontos
	Arco corneano < 45 anos	4 pontos
Nível de LDL-c (mg/dℓ)	≥ 330	8 pontos
	250 a 329	6 pontos
	190 a 249	3 pontos
	155 a 189	1 ponto
Análise do DNA	Presença de mutação funcional no gene do receptor de LDL, Apo-B100 ou PCSK9	8 pontos
Diagnóstico de HF	Certeza	> 8 pontos
	Provável	6 a 8 pontos
	Possível	3 a 5 pontos

CT: colesterol total; DAC: doença arterial coronariana; DAOP: doença arterial obstrutiva periférica; DNA: ácido desoxirribonucleico; LDL: lipoproteína de baixa densidade; PCSK9: pró-proteína convertase subtilisina/kexina tipo 9.

ESTRATIFICAÇÃO DO RISCO CARDIOVASCULAR

Visa estimar a probabilidade de um indivíduo desenvolver eventos CV em determinado período de tempo. O objetivo da estratificação é identificar os indivíduos de alto risco que se beneficiam das intervenções preventivas mais intensivas, como o uso de estatinas, anti-hipertensivos e antiplaquetários.

Existem várias diretrizes e ferramentas que propõem diferentes formas de calcular e estratificar o RCV.[8-13] A Diretriz Brasileira de Cardiologia utiliza o escore de risco global (ERG), que combina fatores de risco clássicos, como idade, sexo, pressão arterial, tabagismo, colesterol e diabetes melito (DM) com presença de doença aterosclerótica subclínica, familiar ou prematura, sendo que o risco e os alvos terapêuticos são calculados no uso ou não de hipolipemiantes.[8,9] Conforme o risco calculado, sugere-se o tratamento com hipolipemiantes em adição à mudança do estilo de vida. Os Quadros 74.4 a 74.8 exemplificam o cálculo do RCV individualizado. A estimativa de risco pode ser obtida por meio do aplicativo "Calculadora para estratificação do risco cardiovascular – atualização 2020", feita com base nas recomendações conjuntas das Sociedades de Cardiologia, de Endocrinologia e Metabologia, e de Diabetes (SBC, SBEM, SBD).[8]

Quadro 74.4 Estratificação de risco cardiovascular proposta pela Sociedade Brasileira de Cardiologia.[9]

Risco cardiovascular muito alto
Doença aterosclerótica significativa (coronária, cerebrovascular ou vascular periférica) com ou sem eventos clínicos prévios
Obstrução ≥ 50% em qualquer território vascular
Risco cardiovascular alto
Aterosclerose subclínica documentada: ▪ Presença de placas em US de carótidas ▪ ITB < 0,9 ▪ CAC > 100
Presença de placas coronárias na angio-TC
Aneurisma de aorta abdominal
LDL-c ≥ 190 mg/dℓ
Doença renal crônica (TFG < 60 mℓ/min/m²) não dialítica
Diabetes melito tipo 1 ou 2 + LDL-c entre 70 e 189 mg/dℓ + fatores de risco adicionais OU critérios de aterosclerose subclínica: ▪ Idade ≥ 48 anos para homens e ≥ 54 anos para mulheres ▪ Tempo de diagnóstico de diabetes > 10 anos ▪ Histórico familiar de parente de 1º grau com DAC prematura (< 55 anos para homens e < 65 anos para mulheres) ▪ Tabagismo ▪ Hipertensão arterial sistêmica ▪ Síndrome metabólica ▪ Albuminúria ou retinopatia ▪ Doença renal crônica (TFG < 60 mℓ/min/m²) ▪ Placas em US de carótidas > 1,5 mm ▪ ITB < 0,9 ▪ CAC > 10 ▪ Placas coronárias na angio-TC

Escore de risco global > 20% para homens em 10 anos + LDL-c entre 70 e 189 mg/dℓ. Escore de risco global > 10% para mulheres em 10 anos + LDL-c entre 70 e 189 mg/dℓ. **Risco cardiovascular intermediário**: escore de risco global entre 5 e 20% para homens em 10 anos; escore de risco global entre 5 e 10% para mulheres em 10 anos. Diabetes melito tipo 1 ou 2 sem fatores de risco adicionais ou critérios de aterosclerose subclínica (*descritos anteriormente*). **Risco cardiovascular baixo**: escore de risco global < 5% em 10 anos. CAC: cálcio nas artérias coronárias; DAC: doença arterial coronariana; ITB: índice tornozelo-braquial; LDL: lipoproteína de baixa densidade; TC: tomografia computadorizada; TFG: taxa de filtração glomerular; US: ultrassonografia.

Quadro 74.5 Atribuição de pontos de acordo com o risco global para mulheres.[9]

Pontos	Idade (anos)	HDL-c	CT	PAS (não tratada)	PAS (tratada)	Fumo	DM
−3				< 120			
−2		60+					
−1		50 a 59			< 120		
0	30 a 34	45 a 49	< 160	120 a 129		Não	Não
1		35 a 44	160 a 199	130 a 139			
2	35 a 39	< 35		140 a 149	120 a 129		
3			200 a 239		130 a 139	Sim	
4	40 a 44		240 a 279	150 a 159			Sim
5	45 a 49		280+	160+	140 a 149		
6					150 a 159		
7	50 a 54				160+		
8	55 a 59						
9	60 a 64						
10	65 a 69						
11	70 a 74						
12	75+						

CT: colesterol total; DM: diabetes melito; HDL: lipoproteína de alta densidade; PAS: pressão arterial sistólica.

Quadro 74.6 Risco global em 10 anos para mulheres.[9]

Pontos	Risco (%)
≤ −2	< 1
−1	1
0	1,2
1	1,5
2	1,7
3	2
4	2,4
5	2,8
6	3,3
7	3,9
8	4,5
9	5,3
10	6,3
11	7,3
12	8,6
13	10
14	11,7
15	13,7
16	15,9
17	18,5
18	21,6
19	24,8
20	28,5
21+	> 30

TRATAMENTO

Todos os indivíduos com hipercolesterolemia devem receber orientação quanto à mudança de estilo de vida, que inclui dieta com baixo teor de colesterol e gorduras saturadas (Quadro 74.9), atividade física regular, redução do peso corporal, cessação do tabagismo, controle dos outros fatores de risco como pressão arterial, glicemia e TG, bem como o uso de hipolipemiantes quando necessário.[1]

Os exercícios aeróbicos, como caminhadas, corridas leves, ciclismo e/ou natação, realizados de 3 a 6 vezes/semana em sessões de duração de 30 a 60 minutos são recomendados, pois promovem redução de TG e discreto aumento de HDL-c sem interferir no LDL-c. Nas atividades aeróbicas, recomenda-se como intensidade a zona-alvo situada entre 60 e 80% da frequência cardíaca (FC) máxima estimada em teste ergométrico. Na vigência de medicamentos que modifiquem a FC máxima, como os betabloqueadores, a zona-alvo permanecerá em 60 a 80% da FC máxima obtida no teste em vigência do tratamento.[1]

Fitosteróis

Consistem em esteroides encontrados exclusivamente em vegetais que reduzem a absorção intestinal de colesterol ao competirem com os mesmos. Em adição às estatinas, reduzem o LDL-c em torno de 10%.[14] Recomenda-se aproximadamente 2 g ao dia de fitosteróis junto às refeições em indivíduos com hipercolesterolemia apresentando risco CV intermediário ou baixo que não possuem indicação de farmacoterapia, como adjuvante da terapia farmacológica em pacientes com risco CV elevado e muito elevado que não conseguem alcançar os objetivos de LDL-c com estatinas ou são intolerantes às estatinas, e na HF em crianças e adultos.[13]

Tratamento medicamentoso

Estatinas

Constituem a primeira escolha no tratamento da hipercolesterolemia por apresentarem evidência robusta de redução de

Quadro 74.7 Atribuição de pontos de acordo com o risco global para homens.[9]

Pontos	Idade (anos)	HDL-c	CT	PAS (não tratada)	PAS (tratada)	Fumo	DM
−2		60+		< 120			
−1		50 a 59					
0	30 a 34	45 a 49	< 160	120 a 129	< 120	Não	Não
1		35 a 44	160 a 169	130 a 139			
2	35 a 39	< 35	200 a 239	140 a 159	120 a 129		
3			240 a 279	160+	130 a 139		Sim
4			280+		140 a 159	Sim	
5	40 a 44				160+		
6	45 a 49						
7							
8	50 a 54						
9							
10	55 a 59						
11	60 a 64						
12	65 a 69						
13							
14	70 a 74						
15	75+						

CT: colesterol total; DM: diabetes melito; HDL: lipoproteína de alta densidade; PAS: pressão arterial sistólica.

Quadro 74.8 Risco global em 10 anos para homens.[9]

Pontos	Risco (%)
≤ −3	< 1
−2	1,1
−1	1,4
0	1,6
1	1,9
2	2,3
3	2,8
4	3,3
5	3,9
6	4,7
7	5,6
8	6,7
9	7,9
10	9,4
11	11,2
12	13,2
13	15,6
14	18,4
15	21,6
16	25,3
17	29,3
18+	> 30

eventos CV.[15] De maneira geral, reduzem o LDL-c em até 55%, diminuem TG em 8 a 34% e elevam o HDL-c em 2 a 10%, além de apresentarem efeito pleiotrópico anti-inflamatório comprovado pela redução de proteína C reativa (PCR). São classificadas como tendo alta (redução > 50% do LDL-c em relação ao nível basal), moderada (entre 30 e 50%) ou baixa efetividade redutora de colesterol (< 30%) (Quadro 74.10).[9] O Quadro 74.11 evidencia o perfil farmacocinético das estatinas.[16] As estatinas de maior meia-vida têm sido associadas com maior potência em reduzir o LDL-c e maior efetividade na redução de TG. A escolha do fármaco e da dose deve considerar o risco calculado do paciente, o LDL-c basal e a meta de LDL-c. Seguimento com análise do perfil lipídico deve ser realizado para avaliar potenciais ajustes após pelo menos 4 a 6 semanas de tratamento. A duplicação da dose da estatina resulta, em geral, em decréscimo adicional de apenas 6% nos níveis de LDL-c.[1] A medida é recomendada em crianças, geralmente a partir dos 8 a 10 anos, e em adultos.

As estatinas interagem com a enzima HMG-CoA redutase, reduzindo sua biodisponibilidade para atuar sobre seu substrato (HMG-CoA) e determinando menor síntese endógena de colesterol, o que leva à maior expressão dos receptores para captação de LDL na membrana celular e, por consequência, à redução nos níveis séricos de LDL-c. São administradas em dose única diária, a qualquer hora do dia, exceto as estatinas de meia-vida curta, como a sinvastatina, a pravastatina ou a lovastatina, que devem ser ingeridas preferencialmente à noite (horário de maior síntese endógena de colesterol).

As estatinas geralmente são bem toleradas e raramente faz-se necessária a interrupção do tratamento em decorrência de efeitos colaterais. Os sintomas musculares associados às estatinas, como mialgias, fraqueza e cãibras, são os mais comuns, e geralmente ocorrem no primeiro mês de tratamento. Os efeitos colaterais mais graves são raros e incluem miopatia (miosite), hepatite e

Quadro 74.9 Recomendações dietéticas para tratamento de dislipidemias.[1]

Recomendações	LDL-c dentro da meta e sem comorbidades	LDL-c acima da meta ou comorbidades	TG 150 a 199	TG 200 a 499	TG ≥ 500
Perda de peso (%)	Manter peso saudável	5 a 10	Até 5	5 a 10	5 a 10
Carboidrato (% VCT)	50 a 60	45 a 60	50 a 60	50 a 55	45 a 50
Açúcares de adição (% VCT)	< 10	< 10	< 10	5 a 10	< 5
Proteína (% VCT)	15	15	15	15 a 20	20
Gordura (% VCT)	25 a 35	25 a 35	25 a 35	30 a 35	30 a 35
Ácidos graxos *trans* (% VCT)	Excluir da dieta	Excluir da dieta	Excluir da dieta	Excluir da dieta	Excluir da dieta
Ácidos graxos saturados (% VCT)	< 10	< 7	< 7	< 5	< 5
Ácidos graxos monoinsaturados (% VCT)	15	15	10 a 20	10 a 20	10 a 20
Ácidos graxos poli-insaturados (% VCT)	5 a 10	5 a 10	10 a 20	10 a 20	10 a 20
EPA e DHA	– –	0,5 a 1	1 a 2	> 2	
Fibras	25 g (6 g solúveis) 25 g (6 g solúveis)	25 g (6 g solúveis)	25 g (6 g solúveis)	25 g (6 g solúveis)	

DHA: ácido docosa-hexaenoico; EPA: ácido eicosapentaenoico; LDL: lipoproteína de baixa densidade; LDL-c: colesterol de LDL; TG: triglicerídeos; VCT: valor calórico total.

Quadro 74.10 Potência das estatinas.[9]

Estatinas de alta efetividade
Redução > 50% de LDL-c em relação ao LDL-c basal ▪ Rosuvastatina 20 a 40 mg ▪ Atorvastatina 40 a 80 mg
Estatinas de moderada efetividade
Redução 30 a 50% de LDL-c em relação ao LDL-c basal ▪ Rosuvastatina 5 a 10 mg ▪ Atorvastatina 10 a 20 mg ▪ Sinvastatina 20 a 40 mg ▪ Pravastatina 40 a 80 mg ▪ Fluvastatina 80 mg ▪ Pitavastatina 2 a 4 mg ▪ Lovastatina 40 mg
Estatinas de baixa efetividade
Redução < 30% de LDL-c em relação ao LDL-c basal ▪ Sinvastatina 10 mg ▪ Pravastatina 10 a 20 mg ▪ Pitavastatina 1 mg ▪ Lovastatina 20 mg ▪ Fluvastatina 20 a 40 mg

LDL: lipoproteína de baixa densidade.

rabdomiólise.[17] Devido a estes eventos adversos, recomenda-se dosagem de creatinoquinase (CK) e de transaminases previamente ao início da terapia com estatina e durante o tratamento na presença de sintomas. Não há recomendação de dosagens periódicas de enzimas hepáticas ou CK em indivíduos assintomáticos.[1]

O Quadro 74.12 traz um questionário para avaliação dos sintomas musculares associados a estatinas.

Um discreto incremento na hemoglobina glicada (HbA1c), na glicemia em jejum e no risco de novos casos de DM foi descrito durante o tratamento com estatinas, sendo esse risco maior em indivíduos com níveis basais no limite para diagnóstico de DM e sob doses mais elevadas das estatinas. Também foi observada uma leve piora dos níveis glicêmicos em pacientes com DM.[19,20]

Vale ressaltar que algumas condições e alguns fármacos interferem no metabolismo das estatinas levando a aumento dos seus níveis séricos, o que predispõe a maior risco de efeitos colaterais. O Quadro 74.13 apresenta tais fármacos.[4]

Sugere-se a suspensão das estatinas por 2 a 4 semanas no caso de elevação sintomática de CK em mais de 3 vezes o limite superior da normalidade (LSN).[21] Após afastar as causas secundárias e as interações medicamentosas, pode-se reiniciar a estatina em dose menor, trocar de estatina, ou administrá-la

Quadro 74.11 Perfil farmacocinético das estatinas.[16]

Parâmetro	Rosuvastatina	Atorvastatina	Sinvastatina	Pravastatina	Fluvastatina	Pitavastatina	Lovastatina
$T_{máx}$ (h)	3	3	1,3 a 2,4	0,9 a 1,6	0,4 a 2,1	0,6 a 0,8	2 a 4
Biodisponibilidade	20	12	5	18	24	80	5
Lipofilicidade	Não	Sim	Sim	Não	Sim	Sim	Sim
Ligação proteica	88	80 a 90	94 a 98	43 a 55	> 98	96	95
Metabolismo	Mínimo CYP2C9 CYP2C19 Excreção biliar	CYP3A4	CYP3A4	Sulfação Excreções biliar e urinária	CYP2C9	Mínimo CYP2C8 CYP2C9	CYP3A4
Metabólitos	Ativos (menores)	Ativos	Ativos	Inativos	Inativos	Ativos (menores)	Ativos
Meia-vida (h)	19	15	2 a 3	1,3 a 2,8	1,2	10 a 11	2,9
Excreção urinária (%)	10	2	13	20	6	ND	10
Excreção fecal (%)	90	70	58	71	90	90	83

Quadro 74.12 Índice clínico proposto na presença de sintomas musculares possivelmente associados às estatinas (SAMS).[18]

Características clínicas	Pontuação
Localização e padrão dos sintomas musculares	
Simétricos em flexores do quadril ou coxas	3
Simétricos nas panturrilhas	2
Simétricos na região proximal das extremidades posteriores	2
Assimétricos, intermitentes ou não	1
Padrão temporal	
Início dos sintomas < 4 semanas	3
Início dos sintomas de 4 a 12 semanas	2
Início dos sintomas > 12 semanas	1
Melhora dos sintomas após suspensão da estatina	
< 2 semanas	2
2 a 4 semanas	1
Sem melhora após 4 semanas	0
Recorrência de sintomas similares após reinício de terapia com estatina	
< 4 semanas	3
4 a 12 semanas	1
Acima de 12 semanas ou ausência de recorrência	0
Probabilidade de SAMS	
Provável	9 a 11
Possível	7 a 8
Improvável	2 a 6

alguns dias da semana em conjunto ao uso diário de ezetimiba. Na presença ou em caso de história prévia de rabdomiólise (dor muscular acompanhada de níveis de CK muito elevados > 10.000 U/ℓ, mioglobinúria e insuficiência renal), as estatinas não são recomendadas.[21]

A elevação confirmada em pelo menos duas dosagens de transaminases maior que três vezes seu LSN merece uma investigação diagnóstica de outras etiologias e redução da dose ou suspensão da estatina, o que deverá se basear no julgamento clínico. As estatinas não devem ser prescritas a indivíduos com hepatopatias agudas, como presença de icterícia, aumento de bilirrubina direta e do tempo de protrombina, mas podem ser indicadas nos casos de doença hepática crônica ou doença hepática gordurosa não alcoólica.[22]

A intolerância às estatinas é uma condição rara definida como inabilidade em tolerar pelo menos duas ou mais estatinas, sendo uma delas na menor dose e a outra em dose habitual, com sintomas reversíveis após a descontinuação do tratamento.[17] Em casos selecionados, pode-se tentar utilizar baixas doses diárias de estatinas ou até mesmo em dias alternados para se aumentar sua tolerabilidade. Se houver intolerância associada a dor muscular significante independentemente do valor da CK e após se ter tentado diversas estatinas em baixas doses, indica-se a suspensão das mesmas a depender do julgamento clínico.

Inibidor da absorção intestinal de colesterol

A ezetimiba atua na borda em escova das células intestinais, inibindo a ação da NPC1-L1; com isso, reduz a absorção intestinal de colesterol.[1] Promove reduções variáveis de LDL-c de até 20 a 25% e efeitos neutros em HDL-c e TG, e sua combinação com estatinas (dupla inibição) superior ao uso isolado de estatinas tanto no perfil lipídico como em redução de desfechos CV.[23] A lógica da dupla inibição reside no fato de que o bloqueio da produção endógena de colesterol aumenta a sua absorção intestinal e vice-versa.

A ezetimiba é administrada em dose única de 10 mg/dia, não interfere na absorção de gorduras e vitaminas lipossolúveis e pode ser administrada a qualquer hora do dia, com ou sem alimentação; não causa efeitos colaterais significativos, podendo ser utilizada em crianças e adultos.[1]

Sequestrantes de ácidos biliares

Consistem em resinas de troca iônica, fármacos não absorvíveis sequestradores de ácidos biliares. Como resultado, ocorre uma depleção do colesterol celular hepático, estimulando a síntese de LDLR e de colesterol endógeno; pode também ocorrer aumento da produção de VLDL e, consequentemente, de TG plasmáticos.[1] Reduzem o LDL-c em 5 a 30% e aumentam o HDL-c em cerca de 10% quando utilizados em doses terapêuticas; no entanto, são fármacos pouco usados devido aos frequentes efeitos colaterais gastrintestinais (constipação intestinal, plenitude gástrica, náuseas, meteorismo) e interferência na motilidade intestinal com consequente alteração na absorção de outros fármacos.[24] A posologia inicial da colestiramina é de 4 g pela manhã e à noite; pode ser aumentada a intervalos semanais ou quinzenais até a dose máxima de 24 g/dia, administrada junto às refeições. Suplementação de vitaminas lipossolúveis e ácido fólico pode ser necessária para crianças e, em casos eventuais, em adultos. Não são recomendados em monoterapia na hipertrigliceridemia, sobretudo se TG > 400 mg/dℓ.[1]

Ácido nicotínico

É uma vitamina solúvel (niacina) que reduz o LDL-c em 5 a 25%, aumenta o HDL-c em 15 a 35% e diminui os TG em 20 a 50%, podendo ser utilizado como adjuvante no tratamento da hipercolesterolemia, embora não reduza os eventos CV.[1,25]

Existem três formulações do ácido nicotínico: (1) de liberação imediata ou cristalina; (2) de liberação lenta; e (3) de liberação intermediária ou prolongada. Em função dos significativos e frequentes efeitos colaterais do ácido nicotínico de liberação

Quadro 74.13 Fármacos e substâncias que interferem no metabolismo das estatinas.[4]

Mecanismo	Efeito	Substância
Inibição do citocromo P-450 3A4	Aumento dos níveis séricos de todas as estatinas, exceto rosuvastatina, pitavastatina e pravastatina	Claritromicina, eritromicina, troleandomicina, ciclosporina, tacrolimo, delavirdina, mesilato, ritonavir, fluconazol, itraconazol, cetoconazol, fluoxetina, suco de toranja, mibefradil, nefazodona, verapamil
Indução do citocromo P-450 3A4	Diminuição dos níveis séricos de todas as estatinas, exceto rosuvastatina, pitavastatina e pravastatina	Barbitúricos, carbamazepina, griseofulvina, fenitoína, primidona, rifabutina, rifampicina, nafcilina, troglitazona
Inibição do citocromo P-450 2C9	Pode aumentar níveis séricos da fluvastatina	Amiodarona, cimetidina, fluoxetina, isoniazida, sulfametoxazol-trimetoprima, fluvoxamina, itraconazol, metronidazol, sulfimpirazona, ticlopidina, zafirlucaste
Indução do citocromo P-450 2C9	Pode diminuir níveis séricos da fluvastatina	Barbitúricos, carbamazepina, griseofulvina, fenitoína, primidona, rifampicina

prolongada, recomenda-se o início com 500 mg à noite com aumentos gradativos a cada 4 semanas, sempre de 250 mg, até alcançar a dose de 1.000 a 2.000 mg/dia.[1]

Rubor facial (*flushing*) e prurido são os principais efeitos colaterais. O rubor é mediado pela liberação da prostaglandina D2 (PGD2) e pode ser minimizado pela ingestão prévia de ácido acetilsalicílico (pelo menos 300 mg) 30 a 60 minutos antes de sua administração. Pode ocorrer aumento da glicemia e da uricemia. Doses maiores que 2 g devem ser evitadas em função do risco aumentado de hepatotoxicidade.[1]

Inibidores da PCSK9

Consistem em anticorpos monoclonais que inibem a proteína PCSK9, ocasionando aumento da população de receptores de LDL e subsequente captação dessa lipoproteína pelo fígado, o que promove a redução no LDL-c em até 60 a 70%, mesmo na presença de outras terapias hipolipemiantes. Promovem ainda reduções no colesterol não HDL, nos TG, na Apo-B, na lipoproteína (a) [Lp(a)], além de aumento no HDL-c e na Apo-A1. As mutações com ganho de função no gene responsável pela codificação dessa proteína são causas reconhecidas de HF.[1,26]

O evolocumabe e o alirocumabe promovem uma significativa redução de desfechos CV e são indicados para tratamento das HF homo e heterozigótica, bem como na DCV aterosclerótica estabelecida ou quando há risco CV elevado, em pacientes incapazes de alcançar a meta recomendada de LDL-c a despeito de uso de estatinas e ezetimiba em doses máximas toleradas ou se houver intolerância/contraindicação às estatinas.[1,27,28]

A posologia recomendada de evolocumabe é de 140 mg a cada 2 semanas ou 420 mg ao mês por meio de injeção subcutânea. O alirocumabe deve ser aplicado nas doses de 75 ou 150 mg a cada 2 semanas.

Os eventos adversos observados incluem reações no local de aplicação (2 a 4% dos pacientes), formação de anticorpos neutralizadores dos fármacos (menos de 1% dos pacientes), além de nasofaringite, náuseas, fadiga e reações no local de aplicação.[1] Estes fármacos, além de reduzirem os desfechos cardiovasculares, possuem sinais de maior estabilidade de placas ateroscleróticas, segundo os estudos de multimodalidade de imagens coronarianas. Os estudos de extensão com evolocumabe e alirocumabe estiveram associados a maiores segurança e benefício a longo prazo, incluindo redução de mortalidade.

Ácido ribonucleico de pequena interferência (siRNA)

A inclisirana inibe a tradução da PCSK9, resultando em diminuição da geração desta proteína, aumento de LDLR e consequente redução dos níveis séricos de LDL-c em cerca de 50%, além de reduções nos níveis de colesterol não HDL e Apo-B.[23] Trata-se de um medicamento de longa ação, de administração subcutânea apenas duas vezes ao ano, sendo indicado para o tratamento de adultos com hipercolesterolemia primária (familiar heterozigótica e não familiar) ou dislipidemia mista, como complemento à dieta quando os pacientes não conseguem atingir as metas individualizadas de LDL-c, em adição a doses máximas toleradas de estatinas ou outros hipolipemiantes, ou quando os mesmos não são tolerados ou contraindicados. A dose recomendada de inclisirana é de 284 mg, administrada como uma única injeção subcutânea no início do tratamento, reforço após 3 meses e depois a cada 6 meses. O agente é aprovado no Brasil.[29]

Inibidor da proteína de transferência de triglicerídeos microssomal

A lomitapida é um inibidor da MTP, responsável pela transferência de TG para a Apo-B100 no fígado e para a Apo-B48 no intestino, inibindo tanto a síntese de VLDL quanto a de quilomícrons.[1] Foi avaliada em estudos com uma amostra pequena de pacientes adultos com HF homozigótica, nos quais mostrou reduzir os níveis de LDL-c em pelo menos 40%.[24] É administrada por via oral na dose inicial de 5 mg/dia, podendo ser titulada até a dose máxima de 60 mg/dia conforme a necessidade individual de cada paciente. Os eventos adversos mais frequentes consistem em esteatose hepática e sintomas gastrintestinais, como náuseas, flatulência e diarreia.[30] É recomendado o monitoramento das enzimas hepáticas. A lomitapida, embora já aprovada pela Agência Nacional de Vigilância Sanitária (Anvisa), ainda não está incorporada para uso no Brasil.

Antissenso anti-Apo-B

O mipomerseno é um antissenso da Apo-B que inibe a síntese dessa apoproteína no hepatócito de modo a reduzir a formação hepática de VLDL e dos produtos da sua metabolização, como IDL, LDL e Lp(a).[1] Embora promova efeitos variáveis na redução de LDL-c por volta de 25%, a depender da população estudada, é aprovado fora do Brasil para tratamento da HF homozigótica.[31] Os efeitos colaterais mais comumente associados ao medicamento incluem reações no local da aplicação, sintomas de resfriado, aumento das transaminases e esteatose hepática.[32]

Embora ainda não disponível em nosso país, o ácido bempedoico é um agente hipolipemiante que tem sido usado principalmente em combinação com a ezetimiba para tratamento da hipercolesterolemia, especialmente para os pacientes intolerantes a estatinas. Não tem efeitos musculares e reduz moderadamente o LDL-c na combinação com ezetimiba. Foram comprovados estudos de segurança e efetividade na redução de desfechos cardiovasculares.[33]

POPULAÇÕES ESPECIAIS

Crianças

Toda criança deve ter dosagem laboratorial do perfil lipídico a partir dos 10 anos, mas após 2 anos no caso de: sinais clínicos sugestivos de dislipidemia, comorbidades e outros fatores de risco para aterosclerose, doenças ou uso de medicamentos que cursam com dislipidemia, histórico familiar de DCV precoce ou pais com CT > 240 mg/dℓ.[1] Os valores de normalidade dos lipídios diferem na população pediátrica (Quadro 74.14).[1] Os fatores de risco associados à aterosclerose desde a infância encontram-se no Quadro 74.15. Vale reforçar a importância de se descartarem as causas secundárias de dislipidemia em pediatria.

De maneira geral, o tratamento farmacológico com estatinas é indicado a partir dos 10 anos, idealmente após a menarca em meninas e estágio Tanner 2 em meninos, nas seguintes situações: LDL-c persistentemente > 190 mg/dℓ, LDL-c > 160 mg/dℓ se houver DAC precoce em parentes de 1º grau ou na presença de um fator de alto risco, ou LDL-c > 130 mg/dℓ na presença

Quadro 74.14 Valores de referência dos lipídios em crianças e adolescentes.[1]

Lipídios	Com jejum (mg/dℓ)	Sem jejum (mg/dℓ)
Colesterol total	< 170	< 170
HDL-c	> 45	> 45
Triglicerídeos (0 a 9 anos)	< 75	< 85
Triglicerídeos (10 a 19 anos)	< 90	< 100
LDL-c	< 110	< 110

HDL-c: colesterol da lipoproteína de alta densidade; LDL-c: colesterol da lipoproteína de baixa densidade.

Quadro 74.15 Condições e fatores de risco associados à aterosclerose desde a infância.[1]

Doenças de alto risco	DM, DRC, transplante cardíaco ou renal, doença de Kawasaki com aneurismas
Doenças de moderado risco	Doenças inflamatórias crônicas, infecção pelo HIV, histórico familiar de DCV precoce
Fatores de alto risco	Hipertensão arterial sem uso de medicação, tabagismo, obesidade (> p97)
Fatores de moderado risco	Hipertensão arterial sem uso de medicação, obesidade (p95 < IMC< p97), HDL-c < 40 mg/dℓ

DCV: doença cardiovascular; DM: diabetes melito; DRC: doença renal crônica; HDL-c: colesterol de lipoproteína de alta densidade; HIV: vírus da imunodeficiência adquirida; IMC: índice de massa corporal; p: percentil.

de DAC ou se múltiplos fatores de risco estiverem presentes.[1] As estatinas são seguras para a população pediátrica; a exposição ao longo da vida a menores níveis de colesterol possui alto impacto na redução de risco CV na vida adulta e deve ser levada em conta na terapia de crianças, adolescentes e adultos jovens. As doses de estatinas utilizadas em crianças encontram-se no Quadro 74.16, sendo que a ezetimiba pode ser usada já a partir de 5 anos na dose de 10 mg/dia.[6]

Idosos

Nos idosos, uma atenção especial deve ser dada à investigação de causas secundárias de dislipidemia, muito comuns nessa faixa etária. O diagnóstico e o tratamento da hipercolesterolemia devem ser feitos de maneira semelhante à realizada em pessoas mais jovens, e no tratamento com estatinas há benefícios tanto na redução dos níveis de LDL-c quanto na prevenção de desfechos CV.[34-36] No entanto, deve-se ficar mais atento à associação de medicamentos em função do maior risco de efeitos colaterais nessa população, em especial quando se associam fibratos e estatinas.[1]

Mesmo os idosos com mais de 75 anos podem se beneficiar da terapia com estatinas. Embora diretrizes recentes questionem o início de estatinas nessa faixa etária em prevenção primária, quando indicado, sugere-se iniciar com baixas doses observando-se a tolerabilidade e os efeitos colaterais.[1] Sugere-se também individualizar o tratamento nos pacientes com idade acima de 75 anos avaliando-se o risco *versus* o benefício da terapia de acordo com a presença de comorbidades, expectativa de vida e uso de polifarmácia.[1,13] Não há dúvidas sobre o benefício de se manterem estatinas em pacientes acima de 75 anos que já vêm fazendo uso das mesmas. O estudo *Ezetimibe Lipid-Lowering Trial on Prevention of Atherosclerotic Cardiovascular Disease in 75 or Older* (EWTOPIA 75) também comprovou o benefício da ezetimiba na redução de desfechos cardiovasculares em indivíduos com idade maior que 75 anos.[37]

Pacientes com doença renal crônica

Com a redução da função renal, a remoção anormal das lipoproteínas é um mecanismo que contribui para as frequentes alterações lipídicas observadas nos indivíduos com doença renal crônica (DRC). Conforme a última diretriz brasileira, esses indivíduos devem ser considerados com alto RCV e devem receber uma terapia hipolipemiante de alta efetividade (estatinas com ou sem ezetimiba) para redução dos níveis de LDL-c e prevenção de desfechos CV.[1,13,38,39] Entretanto, as doses máximas de algumas estatinas devem ser ajustadas para o grau de DRC, como as utilizadas nos ensaios clínicos.[40] As doses de estatinas recomendadas na presença de DRC encontram-se no Quadro 74.17. A preferência deve ser

Quadro 74.16 Doses habituais de hipolipemiantes em crianças e adolescentes.[6]

Fármacos	Doses
Lovastatina	10 a 40 mg/dia
Pravastatina	10 a 40 mg/dia
Sinvastatina	10 a 40 mg/dia
Rosuvastatina	5 a 40 mg/dia
Atorvastatina	10 a 40 mg/dia
Colestiramina	4 a 16 g/dia
Ezetimiba	10 mg/dia

Quadro 74.17 Doses de estatinas e ezetimiba utilizadas em pacientes com doença renal crônica.[1]

Fármacos	Doses (mg/dia)
Fluvastatina	80
Atorvastatina	20
Rosuvastatina	10
Sinvastatina/ezetimiba	20/10
Pravastatina	40
Sinvastatina	40
Pitavastatina	2

dada à atorvastatina e à pitavastatina, bem como à ezetimiba, por causa do perfil desses fármacos e dos benefícios comprovados nessa população. É necessário cuidado nas associações de hipolipemiantes, particularmente quando da administração de fibratos, que são contraindicados na doença renal grave. Nos pacientes dialíticos, não se recomenda iniciar estatina.[1,40]

Pacientes com diabetes melito

Os pacientes com diabetes melito (DM), em geral, têm uma aterosclerose mais extensa e mais precoce. A dislipidemia diabética se caracteriza por hipertrigliceridemia, redução do HDL-c e aumento no número de partículas de LDL pequenas e densas, que são mais aterogênicas. Os níveis absolutos de LDL-c, no entanto, são similares nos diabéticos e na população geral. Apesar disso, a redução da colesterolemia por meio do tratamento com estatinas nos casos de DM tipo 2 é um elemento crucial na prevenção da doença aterosclerótica, pois comprovadamente reduz o risco de eventos cardiovasculares nesta população.[1,41] Classificados como de alto RCV, os pacientes com DM tipo 1 ou tipo 2 devem receber estatinas de moderada a alta efetividade com o intuito de atingir metas individualizadas de LDL-c e redução do RCV.[9] Foram comprovados benefícios adicionais pelo uso de ezetimiba ou de inibidores da PCSK9. O uso de fibrato pode reduzir os desfechos em pacientes com dislipidemia aterogênica, incluindo os desfechos microvasculares.[42] De forma interessante, o tratamento com a combinação de estatina com ezetimiba no estudo *Long-Term Efficacy and Safety of Moderate-Intensity Statin with Ezetimibe Combination Therapy versus High-Intensity Statin Monotherapy in Patients with Atherosclerotic Cardiovascular Disease* (RACING)[43] mostrou que esta associação é não inferior ao tratamento com dose mais elevada da estatina e, além de mais bem tolerada, apresentou menor incidência de diabetes. Além disso, uma análise retrospectiva de um grande estudo em pacientes (n = 72.050) que haviam sido submetidos a intervenção coronária percutânea não apenas mostrou melhor tolerabilidade da combinação de estatina com ezetimiba em comparação à dosagem mais elevada, mas reduziu em 25% os principais desfechos cardiovasculares e confirmou a menor incidência de diabetes.[44]

CONSIDERAÇÕES FINAIS

A hipercolesterolemia é o mais bem caracterizado fator de risco para DCV. Reduzir expressivamente os níveis de LDL-c para metas conforme o RCV individual com o uso de estatinas comprovadamente reduz o risco de desfechos cardiovasculares, o que faz desses agentes os fármacos de escolha no tratamento da hipercolesterolemia. Os subgrupos de alto risco, como os portadores de DM, HF ou insuficiência renal, bem como os pacientes em prevenção secundária, necessitam de modificações efetivas dos níveis de LDL-c com o uso de estatinas de alta efetividade. A dupla inibição com ezetimiba combinada ao uso de estatinas vem se mostrando superior ao uso isolado de estatinas em termos de eficácia e causa poucos efeitos colaterais. Os inibidores da PCSK9 são benéficos na redução adicional dos níveis de LDL-c e de desfechos cardiovasculares, sendo recomendados em situações específicas quando as metas de LDL-c não são atingidas a despeito de uso das doses máximas toleradas de estatinas e ezetimiba se houver alto RCV, HF ou DCV estabelecida. No entanto, apenas 24% dos pacientes encontram-se controlados e dentro da meta de LDL-c conforme o RCV individualizado.[45] É necessário reforçar com a comunidade médica a importância do atingimento das metas de LDL-c para a redução de desfechos cardiovasculares, confirmando que, quanto mais baixos e assim mantidos a longo prazo os níveis destes, melhor.

Resumo

A hipercolesterolemia é o mais bem caracterizado fator de risco para doença cardiovascular (DCV). A redução dos níveis de colesterol da lipoproteína de baixa densidade (LDL-c) modificou a história natural da DCV. Resultados mais expressivos foram observados com reduções mais efetivas, especialmente com as estatinas, as quais representam a primeira opção para tratamento da hipercolesterolemia e prevenção de DCV. Ezetimiba também se mostrou benéfica na redução adicional de desfecho cardiovascular, assim como os inibidores da PCSK9. Subgrupos de alto risco, como os indivíduos com diabetes melito, hipercolesterolemia familiar ou insuficiência renal, bem como os pacientes em prevenção secundária, necessitam de modificações efetivas dos níveis de LDL-c com uso de estatinas de alta efetividade. Terapias complementares para a redução do risco residual, como aquelas voltadas para elevação do colesterol da lipoproteína de alta densidade (HDL-c) e redução de triglicerídeos, podem ser utilizadas em casos específicos. Ressalte-se ainda a necessidade de manutenção a longo prazo das terapias citadas para maior benefício na redução do risco de desfechos cardiovasculares. É consenso que a redução de LDL-c é fundamental e que, quanto mais baixo, possivelmente melhor.

REFERÊNCIAS BIBLIOGRÁFICAS

1. Faludi AA, Izar MCO, Saraiva JFK et al. Atualização da Diretriz Brasileira de Dislipidemias e Prevenção da Aterosclerose – 2017. Arq Bras Cardiol. 2017; 109:1-92.
2. Brunzell JD, Failor RA. Diagnosis and treatment of dyslipidemia. Disponível em: www.medicinanet.com.br/m/conteudos/acp-medicine/5658/diagnostico_e_tratamento_da_dislipidemia_%E2%80%93_john_d_brunzell_r_alan_failor.htm. Acesso em: 13/01/2016.
3. Schimidt MI, Duncan BB, Mill JG et al. Cohort profile: Longitudinal study of adult health (ELSA-Brasil). Int J Epidemiol. 2015; 44:68-75.
4. Izar MCO, Kasinski N, Fonseca FAH. Dislipidemias: diagnóstico e tratamento. In: Serrano Jr CV, Timerman A, Stefanini E (Ed.). Tratado de cardiologia da Socesp. São Paulo: Manole; 2009. pp. 562-83.
5. Singh S, Bittner V. Familial hypercholesterolemia – epidemiology, diagnosis and screening. Curr Atheroscler Rep. 2015; 17:482.
6. Izar MCO, Giraldez VZR, Bertolami A et al. Atualização da Diretriz Brasileira de Hipercolesterolemia Familiar – 2021. Arq Bras Cardiol. 2021; 117:782-844.
7. Nordestgaard BG, Langsted A, Mora S et al. European Atherosclerosis Society (EAS) and the European Federation of Clinical Chemistry and Laboratory Medicine (EFLM) joint consensus initiative. Fasting is not routinely required for determination of a lipid profile: clinical and laboratory implications including flagging at desirable concentration cut-points–a joint consensus statement from the European Atherosclerosis Society and European Federation of Clinical Chemistry and Laboratory Medicine. Eur Heart J. 2016; 37:1944-58.
8. Calculadora de estratificação de risco cardiovascular. Disponível em: Home – Calculadora de Risco Cardiovascular (cardiol.br). Acesso em: 30/03/2024.
9. Précoma DB, Oliveira GMM, Simão AF et al. Atualização da Diretriz de Prevenção Cardiovascular da Sociedade Brasileira de Cardiologia – 2019. Arq Bras Cardiol. 2019; 113:787-891.
10. ASCVD risk estimator plus. Disponível em: ASCVD Risk Estimator + (acc.org). Acesso em: 30/03/2024.
11. Arnett DK, Blumenthal RS, Albert MA et al. 2019 ACC/AHA Guideline on the Primary Prevention of Cardiovascular Disease: A Report of the American College of Cardiology/American Heart Association Task Force on Clinical Practice Guidelines. Circulation. 2019; 140:e596-e646.
12. Grundy SM, Stone NJ, Bailey AL et al. 2019 ACC/AHA Guideline on the Primary Prevention of Cardiovascular Disease: A Report of the American College of Cardiology/American Heart Association Task Force on Clinical Practice Guidelines. Circulation. 2019; 139:e1082-e1143.
13. The Task Force for the Management of Dyslipidemias of the European Society of Cardiology (ESC) and European Atherosclerosis Society (EAS). 2019 ESC/EAS Guidelines for the management of dyslipidemias: lipid modification to reduce cardiovascular risk. Eur Heart J. 2020; 41:111-88.
14. Wang Le, Feng Li, Prabahar K et al. The effect of phytosterol supplementation on lipid profile: A critical umbrella review of interventional meta-analyses. Phytother Res. 2024; 38:507-19.
15. Baigent C, Keech A, Kearney PM et al. Efficacy and safety of cholesterol-lowering treatment: prospective meta-analysis of data from 90,056 participants in 14 randomized trials of statins. Lancet. 2005; 366:1267-78.
16. Izar MCO. Dislipidemias: como diagnosticar e tratar. Rev Bras Med. 2011; 68:42-60.
17. Adhyaru BB, Jacobson TA. Safety and efficacy of statin therapy. Nat Rev Cardiol. 2018; 15:757-69.
18. Rosenson RS, Miller K, Sanchez RJ et al. The statin-associated muscle symptom clinical index (SAMS-CI): revision for clinical use, content validation, and inter-rater reliability. Cardiovasc Drugs Ther. 2017; 31:179-86.
19. Cholesterol Treatment Trialists' (CTT) Collaboration. Effects of statin therapy on diagnoses of new-onset diabetes and worsening glycaemia in large-scale randomised blinded statin trials: an individual participant data meta-analysis. Lancet Diabetes Endocrinol. 2024; 12(5):306-19.
20. Maki KC, Ridker PM, Brown WV et al. An assessment by the Statin Diabetes Safety Task Force: 2014 update. J Clin Lipidol. 2014; 8:S17-29.
21. Rosenson RS, Baker SK, Jacobson TA et al. An assessment by the Statin Muscle Safety Task Force: 2014 update. J Clin Lipidol. 2014; 8:S58-71.
22. Bays H, Cohen DE, Chalasani N et al. An assessment by the Statin Liver Safety Task Force: 2014 update. J Clin Lipidol. 2014; 8:S47-57.
23. Baigent C, Landray MJ, Reith C et al. The effects of lowering LDL cholesterol with simvastatin plus ezetimibe in patients with chronic kidney disease (Study of Heart and Renal Protection): A randomized placebo-controlled trial. Lancet. 2011; 377:2181-92.
24. Jain P. Traditional and novel non-statin lipid-lowering drugs. Indian Heart J. 2024; 76:S38-43.
25. Michos ED, Sibley CT, Baer JT et al. Niacin and statin combination therapy for atherosclerosis regression and prevention of cardiovascular disease events: reconciling the AIM-HIGH (Atherothrombosis Intervention in Metabolic Syndrome with Low HDL/High Triglycerides: Impact on global health outcomes) trial with previous surrogate endpoint trials. J Am Coll Cardiol. 2012; 59:2058-64.
26. Gouni-Berthold I, Berthold HK. PCSK9 antibodies for the treatment of hypercholesterolemia. Nutrients. 2014; 6:5517-33.
27. Sabatine MS, Giugliano RP, Keech AC et al. Evolocumab and clinical outcomes in patients with cardiovascular disease. N Engl J Med. 2017; 376:1713-22.
28. Schwartz GG, Steg PG, Szarek M et al. Alirocumab and cardiovascular outcomes after acute coronary syndrome. N Engl J Med. 2018; 379:2097-107.
29. Novartis. Bula do medicamento. Disponível em: Bula-SYBRAVA-Solucao-Injetavel-seringa-preenchida-Medico.pdf (novartis.com.br). Acesso em: 21/04/2024.
30. Liu X, Men P, Wang Y et al. Efficacy and safety of lomitapide in hypercholesterolemia. Am J Cardiovasc Drugs. 2017; 17:299-309.
31. Astaneh B, Makhdami N, Astaneh V, Guyatt G. The effect of mipomersen in the management of patients with familial hypercholesterolemia: A systematic review and meta-analysis of clinical trials. J Cardiovasc Dev Dis. 2021; 8:82.
32. Parham JS, Goldberg AC. Mipomersen and its use in familial hypercholesterolemia. Expert Opin Pharmacother. 2019; 20:127-31.
33. Nissen SE, Lincoff AM, Brennan D et al. Bempedoic acid and cardiovascular outcomes in statin-intolerant patients. N Engl J Med. 2023; 388;1353-64.

34. Cholesterol Treatment Trialists Collaboration. Efficacy and safety of statin therapy in older people: A meta-analysis of individual participant data from 28 randomized controlled trials. Lancet. 2019; 393:407-15.
35. Shepherd J, Blauw GJ, Murphy MB et al. Prospective Study of Pravastatin in the Elderly at Risk. Pravastatin in elderly individuals at risk of vascular disease (PROSPER): a randomized controlled trial. Lancet. 2002; 360: 1623-30.
36. Streja E, Feingold KR. Evaluation and treatment of dyslipidemia in the elderly. 2024. In: Feingold KR et al., editors. Endotext [Internet]. South Dartmouth (MA): MDText.com, Inc.; 2000. PMID: 25905356.
37. Ouchi Y, Sasaki J, Arai H et al. Ezetimibe Lipid-Lowering Trial on Prevention of Atherosclerotic Cardiovascular Disease in 75 or Older (EWTOPIA 75): A randomized, controlled trial. Circulation. 2019; 140:992-1003.
38. Suh SH, Kim SW. Dyslipidemia in patients with chronic kidney disease: An updated overview. Diabetes Metab J. 2023; 47:612-29.
39. Ghayda RA, Lee JY, Yang JW et al. The effect of statins on all-cause and cardiovascular mortality in patients with non-dialysis chronic kidney disease, patients on dialysis, and kidney transplanted recipients: an umbrella review of meta-analyses. Eur Rev Med Pharmacol Sci. 2021; 25:2696-710.
40. Tonelli M, Wanner C; Kidney Disease: Improving Global Outcomes Lipid Guideline Development Work Group Members. Lipid management in chronic kidney disease: synopsis of the kidney disease: Improving Global Outcomes 2013 Clinical Practice Guideline. Ann Intern Med. 2014; 160:182.
41. Kearney PM, Blackwell L, Collins R et al. Cholesterol Treatment Trialists' (CTT) Collaborators. Efficacy of cholesterol-lowering therapy in 18,686 people with diabetes in 14 randomized trials of statins: a meta-analysis. Lancet. 2008; 371:117-25.
42. Faludi AA, Izar MCO, Saraiva JFK et al. Diretriz brasileira baseada em evidências sobre prevenção de doenças cardiovasculares em pacientes com diabetes: posicionamento da Sociedade Brasileira de Diabetes (SBD), da Sociedade Brasileira de Cardiologia (SBC) e da Sociedade Brasileira de Endocrinologia e Metabologia (SBEM). Arq Bras Cardiol. 2017; 109(6 Suppl 1):1-31.
43. Kim BK, Hong SJ, Lee YJ et al. Long-term efficacy and safety of moderate-intensity statin with ezetimibe combination therapy versus high-intensity statin monotherapy in patients with atherosclerotic cardiovascular disease (RACING): A randomized, open-label, non-inferiority trial. Lancet. 2022; 400(10349):380-90.
44. Lee SJ, Joo JH, Park S et al. Combination lipid-lowering therapy in patients undergoing percutaneous coronary intervention. J Am Coll Cardiol. 2023; 82:401-10.
45. Vrablik M, Seifert B, Parkhomenko A et al. Lipid-lowering therapy use in primary and secondary care in Central and Eastern Europe: DA VINCI observational study. Atherosclerosis. 2021; 334:66-75.

CAPÍTULO 75

Obesidade: Relevância, Avaliação Diagnóstica e Complicações

Ruy Lyra ▪ Raíssa Lyra

INTRODUÇÃO

A obesidade, definida como o índice de massa corporal (IMC) maior ou igual a 30 kg/m², é uma doença metabólica crônica, de difícil tratamento.[1] Sua prevalência vem aumentando em proporções epidêmicas nas últimas três décadas, com incremento de 27,5% em adultos e de 47,1% em crianças.[2,3] Segundo a Organização Mundial da Saúde (OMS), em 2016, mais de 1,9 bilhão de pessoas com idade ≥ 18 anos tinham excesso de peso (IMC ≥ 25 kg/m²), dos quais mais de 650 milhões tinham obesidade.[3] A projeção é de que, em 2025, cerca de 2,3 bilhões de indivíduos estejam com excesso de peso, sendo mais de 700 milhões com obesidade.[3] Ainda segundo a OMS, em 2016, 340 milhões de crianças e adolescentes de 5 a 19 anos de idade e cerca de 40 milhões de crianças com menos de 5 anos de idade foram consideradas como tendo sobrepeso ou obesidade.[3]

No Brasil, segundo dados da Pesquisa de Vigilância de Fatores de Risco e Proteção para Doenças Crônicas por Inquérito Telefônico (Vigitel), divulgados pelo Ministério da Saúde, a proporção de adultos com excesso de peso passou de 42,7% em 2006 para 61,4% em 2023 (63,4% em homens e 59,6% em mulheres), e o percentual de obesos subiu de 11,4% para 24,3% (23,8% em homens e 24,8% em mulheres) no mesmo período.[4]

A obesidade predispõe ao surgimento de uma variedade de doenças crônicas, incluindo doenças cardiovasculares e cerebrovasculares; distúrbios metabólicos, digestivos, respiratórios e gonadais; alguns tipos de cânceres e uma ampla gama de condições osteomusculares.[5,6] Além disso, também pode levar a uma série de consequências psicológicas e sociais.[7,8] Adicionalmente, a obesidade está associada a redução expressiva da expectativa de vida (cerca de 5 a 20 anos perdidos) e aumento das taxas de mortalidade, dependendo da gravidade das comorbidades.[9,10] Ademais, ela acarreta significativos incrementos de gastos com assistência médica e compra de medicamentos.[11] No Brasil, segundo dados do Ministério da Saúde, só em 2018 foram registradas 12.438 internações por obesidade no SUS (Sistema Único de Saúde), o que representou R$ 64,3 milhões em gastos públicos. Estes números posicionam o Brasil no quarto lugar entre as internações por causas endócrinas, nutricionais e metabólicas.[4] Diante desse cenário, é necessário conhecer cada vez mais essa condição, buscando o tratamento adequado e evitando suas complicações.

A causa exata da obesidade é desconhecida. No entanto, parece haver uma relação complexa entre fatores biológicos, psicossociais e comportamentais, que incluem composição genética, *status* socioeconômico e influências culturais.[12] O desenvolvimento da obesidade tem sido associado a microrganismos, epigenética, aumento da idade materna, multiparidade, menor tempo de sono à noite, desreguladores endócrinos, iatrogênese farmacêutica, bem como a efeitos intrauterinos.[13] Condições comórbidas e seus tratamentos também podem ser um fator no desenvolvimento da obesidade.[13]

POSSÍVEIS CAUSAS DA EPIDEMIA DE OBESIDADE

A obesidade é causada por uma complexa interação de ambiente, predisposição genética e comportamento humano.[4] Os fatores ambientais são provavelmente os principais contribuintes para a epidemia de obesidade. Está claro que a obesidade se desenvolve quando há um desequilíbrio positivo entre o consumo e o gasto de energia, mas a contribuição relativa desses fatores é ainda mal compreendida.[14-16] A ingestão excessiva de carboidratos (p. ex., refrigerantes) e gorduras saturadas (favorecida pelo crescente número de lojas de *fast-food*), bem como o aumento no consumo de bebidas alcoólicas (sobretudo, entre os mais jovens), têm sido um fator primordial para o desenvolvimento da obesidade.[14,15] Além disso, tem havido uma tendência crescente a um comportamento mais sedentário da população, aliado a avanços tecnológicos (p. ex., controles remotos, esteiras rolantes, *videogames* ou jogos em *tablets* etc.), o que resulta em menor gasto energético no dia a dia.[16] Há cerca de três décadas, um estudo já demonstrara uma correlação direta entre horas gastas frente à televisão e o ganho de peso em crianças.[17]

Além dos fatores ambientais, há a predisposição genética para a obesidade. Sabe-se que mutações de um único gene são responsáveis por formas raras de obesidade monogênica (leptina, receptor de leptina, receptor da melanocortina 4 [*MC4R*] e pró-opiomelanocortina [*POMC*]) (Quadro 75.1).[18] No entanto, há evidências crescentes de que variantes genéticas comuns ou polimorfismos de nucleotídio único (SNP) podem desempenhar um papel importante na epidemia de obesidade. Esses SNP têm efeitos modestos na suscetibilidade individual para formas comuns de obesidade, mas, devido à sua alta frequência, podem contribuir para a obesidade em nível populacional.[19] Nesse contexto, mostrou-se que a variante do gene associado à obesidade (*FTO*) é um fator de risco para obesidade comum.[20,21] Demonstrou-se que um indivíduo homozigótico para o alelo de risco (rs9939609) tinha chance 1,67 vez maior de obesidade, quando comparado a pessoas sem o alelo de risco.[20]

AVALIAÇÃO DIAGNÓSTICA

A avaliação diagnóstica de pacientes com excesso ponderal deve incluir análise antropométrica da adiposidade e avaliação clínica das complicações relacionadas ao excesso de peso. O IMC é uma ferramenta valiosa utilizada em estudos e em registros eletrônicos de saúde; ressalte-se, entretanto, que se trata apenas de uma medida de triagem, sendo isoladamente insuficiente para o diagnóstico amplo dessa condição. Métodos para avaliação da composição corporal podem ser utilizados, caso se julgue necessário e oportuno.

Antropometria

Índice de massa corporal

O IMC é calculado dividindo-se o peso em quilogramas pela altura em metros quadrados. De acordo com o IMC, a Organização Mundial da Saúde (OMS) classifica os indivíduos adultos como magros ou desnutridos (IMC < 18,5 kg/m^2), normais (IMC de 18,5 a 24,9 kg/m^2), com sobrepeso (IMC de 25 a 29,9 kg/m^2), com obesidade grau 1 (IMC de 30 a 34,9 kg/m^2), obesidade grau 2 (IMC de 35 a 39,9 kg/m^2) e obesidade grau 3 (IMC ≥ 40 kg/m^2) (Quadro 75.2).[3] Indivíduos com IMC ≥ 50 ou ≥ 60 kg/m^2 são classificados como superobesos ou super-superobesos, respectivamente.[22] A Organização Pan-Americana da Saúde (OPAS) propôs uma classificação do IMC para idosos: baixo peso (IMC < 23 kg/m^2), peso adequado (IMC entre 23 e 27,9 kg/m^2), sobrepeso (IMC entre 28 e 29,9 kg/m^2) e obesidade (≥ 30 kg/m^2) (Quadro 75.3).[23]

As duas principais limitações no uso do IMC isoladamente para diagnosticar a obesidade são a incapacidade em distinguir o peso decorrente de musculatura *versus* gordura e a impossibilidade de estimar a distribuição de gordura corporal.[24-27]

Para cada aumento de 5 unidades no IMC acima de 25 kg/m^2, a mortalidade geral aumenta em 29%, a mortalidade vascular em 41% e a mortalidade relacionada ao diabetes melito (DM) em 210%.[27]

O IMC isolado não é usado em crianças e adolescentes de 2 a 18 anos de idade; em vez disso, recomenda-se o uso de uma escala de percentil com base no sexo e na idade.[28] Nesta população, o excesso de peso é definido como um IMC no percentil 85 a 94, e a obesidade corresponde a um IMC igual ou superior ao percentil 95.[28]

Circunferência abdominal

A circunferência abdominal é uma medida de suma importância na avaliação do paciente obeso. Tem sido usada por muitas sociedades médicas como marcador de obesidade centrípeta.[29] Essa circunferência deve ser medida ao final da expiração profunda, na linha média horizontal entre a crista ilíaca e o último rebordo costal, com o paciente em pé e de braços estendidos ao lado do corpo. Em sul-americanos, valores da circunferência abdominal > 90 cm em homens e > 80 cm em mulheres são considerados anormais.[30,31]

Relação cintura-quadril

A relação cintura-quadril é um bom marcador da distribuição de gordura corporal, já que possibilita estimar tanto a gordura visceral (cintura) como a periférica (quadril). Não é utilizada no acompanhamento do tratamento da obesidade, já que pacientes que perdem grande quantidade de peso mantêm a relação cintura-quadril inalterada. Além disso, são usadas duas variáveis, o que torna mais trabalhosa a obtenção de um índice.[31]

Quadro 75.1 Causas de obesidade monogênica grave.

Gene	Proteína codificada	Localização	Característica da obesidade	Traços associados
ADCY3	Adenilato ciclase 3	2p23.3	Grave, início precoce	Diabetes melito tipo 2
BDNF	Fator neurotrófico derivado do cérebro	11p14.1	Grave, início precoce	Hiperfagia, obesidade grave, hiperatividade e disfunção cognitiva
KSR2	Quinase supressora de Ras 2	12q24.22-q24.23	Grave	Hiperfagia (na infância), resistência insulínica, taxa de metabolismo basal reduzida
LEP	Leptina	7q32.1	Grave, início precoce	Hiperfagia, hipogonadismo hipogonadotrófico
LEPR	Receptor da leptina	1p31.3	Grave, início precoce	Hiperfagia, hipogonadismo hipogonadotrófico
MC4R	Receptor da melanocortina 4	18q21.32	Grave, início precoce	Crescimento linear e estatura final aumentados, hiperinsulinemia, supressão incompleta da secreção de GH
PCSK1	Pró-proteína convertase subtilisina/kexina tipo 1	5q15	Grave, surgimento na infância	Hiperfagia, alteração na homeostase da glicose, crescimento linear diminuído, hipotireoidismo e hipocortisolismo secundários, hipogonadismo hipogonadotrófico
POMC	Pró-opiomelanocortina	2p23.3	Grave, desde os primeiros meses de vida	Deficiência de ACTH, cabelos avermelhados, palidez cutânea

ACTH: hormônio adrenocorticotrófico; GH: hormônio do crescimento.

Quadro 75.2 Classificação da adiposidade segundo o índice de massa corporal (IMC).

IMC (kg/m²)	Classificação	Grau de obesidade
< 18,5	Baixo peso	–
18,5 a 24,9	Peso normal	–
25 a 29,9	Sobrepeso	–
30 a 34,9	Obesidade	1
35 a 39,9	Obesidade	2
≥ 40	Obesidade grave (*obesos mórbidos*)	3
≥ 50	Obesidade grave (*superobesos*)	3

Adaptado da Organização Mundial da Saúde (OMS), 2024.[3]

Quadro 75.3 Classificação da adiposidade segundo o índice de massa corporal (IMC) em idosos.

IMC (kg/m²)	Classificação
< 23	Baixo peso
23 a 27,9	Peso adequado
28 a 29,9	Sobrepeso
≥ 30	Obesidade

Adaptado de Organização Pan-Americana da Saúde (OPAS), 2002.[23]

Relação cintura-estatura

Tem sido considerada um bom preditor de doenças cardiovasculares. Valores acima de 0,5 associam-se a aumento do risco metabólico.[29,32]

Métodos para avaliar a composição corporal

Diferentes métodos de avaliação da composição corporal têm sido propostos (Quadro 75.4)[33] e alguns deles serão comentados a seguir.

Dobras cutâneas

Estima-se a gordura corporal pela medida da espessura de gordura representativa da camada subcutânea. Trata-se de um método rápido, não invasivo e de baixo custo. Contudo, tem baixa precisão por ser operador-dependente e por subestimar a gordura corporal total.[33]

Bioimpedância

Avalia a composição corporal a partir da passagem de corrente elétrica pelo corpo do indivíduo, de modo que a resistência à passagem dessa corrente é mensurada e, assim, conseguem-se calcular as quantidades de massa magra, água e gordura corporal. Constitui-se em método rápido e não invasivo, porém, sua

Quadro 75.4 Características, vantagens e limitações de alguns métodos de avaliação da composição corporal em adultos obesos.

Técnicas	Princípios e compartimentos mensurados	Vantagens	Desvantagens
Dobras cutâneas	Medida da espessura de gordura representativa da camada subcutânea	Rápida, não invasiva, baixo custo e facilidade de transporte de equipamentos	Baixa precisão pela variação da medida inter e intra-avaliadores; limitação máxima de abertura do adipômetro; subestimação da gordura corporal total
Pesagem hidrostática	Densidade corporal a partir da relação peso no ar/peso na água	Elevada precisão	Demorada; requer adaptação ao meio líquido; desconfortável para obesos; precisão afetada por estágio do ciclo menstrual, horário do dia, atividade física e uso de medicamentos
Pletismografia	Volume corporal a partir do deslocamento do ar	Relativamente rápida, capacidade de 250 kg	Superestima o volume de gás torácico em casos de sobrepeso/obesidade; erro ao determinar densidade da MLG em obesos; elevado custo; não fornece dados de segmentos corporais
Bioimpedância	Passagem de corrente elétrica pelo corpo; a impedância pode ser calculada medindo-se a corrente e a voltagem	Rápida, não invasiva	Precisão afetada em virtude de equipamento utilizado, alimentação, hidratação, água extracelular, atividade física, temperatura, ciclo menstrual e consumo de álcool. Dados pouco precisos para obesos graves; os resultados precisam ser inseridos em fórmulas preditoras, não adequadas para todas as faixas etárias e condições clínicas
Absorciometria de raios X de dupla energia (DEXA)	Divisão do corpo em três níveis: mineral-ósseo, MLG e MG por meio de raios X	Segura, relativamente rápida, requer mínima cooperação; considerada padrão-ouro de referência para avaliação da composição corporal de obesos; baixa emissão de radiação	Limite de 204 kg; tamanho do *scanner*; não é indicada para gestantes, lactantes, portadores de implantes metálicos, marca-passo, nem para indivíduos submetidos a procedimentos com iodo, bário ou isótopos por um período de 7 dias antes da avaliação. Imagens em 2D
Tomografia computadorizada	A partir da atenuação dos raios X nos diferentes tecidos, fornece imagem bidimensional em corte transversal do corpo	Boa correlação entre a circunferência da cintura e o tecido adiposo abdominal profundo; imagens em 3D	Exposição à radiação; alto custo do equipamento e necessidade de técnicos especializados
Ressonância magnética	A partir da frequência de rádio, é realizada a medição do número de núcleos de hidrogênio do tecido; quantifica a MG total e subcutânea	Apresenta boa correlação com a pesagem hidrostática; não utiliza radiação iônica; imagens em 3D	Custo elevado; dificuldades técnicas
Ultrassonografia	Conversão de energia elétrica em ondas sonoras, que passam através dos tecidos, quantificando a espessura dos tecidos muscular e adiposo	Boa correlação com o método de pesagem hidrostática e a absorciometria radiológica de feixe duplo	Custo elevado; dificuldades técnicas
Interactância de raios infravermelhos	Medidas de interactância podem estimar a composição corporal a partir da densidade óptica, que é inversamente proporcional ao percentual de gordura corporal; modelo de múltiplos compartimentos	Rápida e não invasiva	Acurácia modificada pelos instrumentos utilizados, prática do avaliador e distribuição da gordura corporal do avaliado; não deve ser utilizada de forma isolada para avaliar a composição corporal em pacientes obesos

MG: massa gorda; MLG: massa livre de gordura. (Adaptado de Souza et al., 2014.[33])

precisão pode ser afetada por alimentação, ingestão hídrica, atividade física, ciclo menstrual, consumo de álcool e equipamento utilizado. A vantagem da bioimpedância com oito eletrodos, em comparação com a de quatro eletrodos, é a avaliação compartimentada, que possibilita a análise da gordura visceral.[33]

Absorciometria de raios X de dupla energia (DEXA)

Considerada o padrão-ouro na análise da composição corporal em pesquisas e na prática clínica. Avalia e quantifica massa livre de gordura, massa gorda e nível mineral ósseo, de forma rápida, precisa e com pouca exposição à radiação. Entretanto, não é indicada para gestantes, lactantes, portadores de implantes metálicos, marca-passo, tampouco para indivíduos submetidos a procedimentos com iodo, bário ou isótopos por um período de 7 dias antes da avaliação.[33]

COMPLICAÇÕES

A obesidade é um dos principais fatores de risco para doenças não transmissíveis, tais como: distúrbios metabólicos, doenças cardiovasculares e cerebrovasculares, distúrbios respiratórios, digestivos, reprodutivos e osteoarticulares; neoplasias malignas etc. (Quadro 75.5). Geralmente, quanto maior o IMC, maior o risco dessas complicações.[8,26,34] O perfeito entendimento dos mecanismos desencadeantes da obesidade, a prevenção e o tratamento adequados podem minimizar essas comorbidades.

Diabetes melito tipo 2

A adiposidade central e o aumento do peso corporal estão associados a risco elevado de desenvolvimento de DM tipo 2 (DM2). Além disso, a duração da obesidade em indivíduos mais jovens também se associa a maior risco de desenvolvimento dessa doença, inclusive em crianças e adolescentes.[26]

A obesidade está ligada diretamente a vários mecanismos que medeiam a resistência insulínica, entre ele, o aumento dos níveis de ácidos graxos livres (AGL), com consequente inibição da absorção e uso celular de glicose, aumento da síntese de glicogênio e da oxidação de glicose. Além disso, o excesso ponderal associa-se a alterações no perfil das adipocinas, influenciando, assim, o desenvolvimento de alterações glicêmicas.[8,24,26]

Quadro 75.5 Comorbidades associadas à obesidade.

Metabólicas Diabetes melito tipo 2, diabetes gestacional, dislipidemia, hiperuricemia, gota, doença hepática gordurosa não alcoólica, deficiência de vitamina D etc.
Cardiovasculares Hipertensão, doença arterial coronariana, insuficiência cardíaca etc.
Cerebrovasculares Acidente vascular cerebral (isquêmico e hemorrágico)
Gonadais ▪ Em mulheres: anovulação crônica, distúrbios menstruais, infertilidade ▪ Em homens: disfunção erétil, redução da espermatogênese, hipogonadismo secundário, infertilidade
Digestivas Refluxo gastresofágico, esofagite, esôfago de Barrett, doença gordurosa do fígado não alcoólica, cirrose, pólipos colorretais
Respiratórias Apneia obstrutiva do sono, asma brônquica
Neoplásicas ▪ Em mulheres: câncer de mama, endométrio, vesícula biliar etc. ▪ Em homens: câncer de cólon, reto, próstata etc.
Neuropsiquiátricas Ansiedade, depressão, demência etc.
Outras Osteoartrite, síndrome do túnel do carpo, hipertrofia prostática benigna etc.

Hipertensão arterial sistêmica

A hipertensão arterial sistêmica (HAS) é o mais importante fator de risco para o desenvolvimento de doença arterial coronariana, acidente vascular cerebral (AVC), doença renal crônica e mortalidade por todas as causas.[17] Fatores que contribuem para o risco aumentado de HAS em obesos são: disfunção endotelial, hiperatividade do sistema nervoso simpático, hiperleptinemia e ativação do sistema renina–angiotensina–aldosterona.[8,26,34,35]

No tratamento da obesidade, pacientes que perdem peso e mantêm o peso perdido, na maioria das vezes, também atingem diminuições significativas nos níveis pressóricos.[24,26]

Dislipidemia

A dislipidemia associada à obesidade deve-se, na maioria das vezes, ao quadro de resistência insulínica subjacente que resulta em lipólise, aumento dos AGL circulantes, maior síntese hepática da lipoproteína de muito baixa densidade (VLDL) e triglicerídeos, redução da lipoproteína de alta densidade (HDL), bem como dos níveis normais ou próximos da normalidade da lipoproteína de baixa densidade (LDL). Entretanto, esta última caracteriza-se por maior expressão das partículas pequenas e densas da LDL, significativamente mais aterogênicas. A obesidade central tem forte associação com o desenvolvimento de tais alterações lipídicas que habitualmente se manifestam como hipertrigliceridemia e diminuição dos níveis de HDL-colesterol, com valores de LDL-colesterol normais ou discretamente elevados.[8,26,34]

Síndrome metabólica

A síndrome metabólica representa um aglomerado de condições que aumentam o risco de doenças cardiovasculares, como hiperglicemia, dislipidemia e HAS. Segundo os critérios da International Diabetes Federation (IDF), o diagnóstico de síndrome metabólica é definido pela presença de, pelo menos, duas das citadas comorbidades em indivíduos com circunferência abdominal aumentada (Quadro 75.6).[36]

Distúrbios respiratórios: apneia obstrutiva do sono e asma

O excesso de peso é fator de risco importante para o desenvolvimento da síndrome de apneia obstrutiva do sono (SAOS).

Quadro 75.6 Síndrome metabólica: critérios diagnósticos propostos pela International Diabetes Federation (IDF).

- Obesidade abdominal, definida conforme a etnia dos pacientes,* associada a, pelo menos, dois dos seguintes achados:
  - Triglicerídeos elevados: $\geq$ 150 mg/dℓ (ou tratamento específico para dislipidemia)
  - HDL-colesterol baixo: $\leq$ 40 mg/dℓ em homens e $\leq$ 50 mg/dℓ em mulheres
  - Pressão arterial elevada: $\geq$ 140/90 mmHg (ou tratamento específico para hipertensão)
  - Glicemia de jejum elevada: $\geq$ 100 mg/dℓ

**Em homens*: > 94 cm em europeus; > 90 cm em sul-americanos, africanos, chineses e sul-asiáticos; > 85 cm em japoneses. *Em mulheres*: > 80 cm em europeias; > 80 cm em sul-americanas, africanas, chinesas e sul-asiáticas; > 90 cm em japonesas. (Adaptado de Alberti et al., 2006.[36])

A obesidade visceral está ligada a maior produção de leptina e maior resistência a esse hormônio. Além disso, a obesidade central relaciona-se com a deposição de gordura no pescoço, ao contrário da obesidade periférica. Isso causa um estreitamento mais notável das vias respiratórias superiores durante o sono, aumentando a incidência da SAOS.[37] Há evidências de que a obesidade também aumente o risco de asma brônquica. Os mecanismos envolvidos nessa associação incluem hiper-responsividade das vias respiratórias, diminuição dos volumes pulmonares funcionais e inflamação sistêmica crônica.[38]

Câncer

Alguns tipos de cânceres têm incidência significativamente aumentada em indivíduos obesos. Entre homens, destacam-se os cânceres de cólon, reto e próstata; em mulheres, os cânceres de mama (após a menopausa), endométrio e vesícula biliar.[26,39] Os mecanismos fisiopatológicos que podem promover o desenvolvimento do câncer nos pacientes com obesidade e síndrome metabólica, muitas vezes presentes em pacientes obesos, incluem hiperinsulinemia e resistência insulínica, anormalidades no metabolismo dos hormônios sexuais e adipocinas, estado de inflamação crônica, altos níveis de leptina e hiperglicemia.[39,40]

Doença hepática gordurosa não alcoólica

A doença hepática gordurosa não alcoólica, atualmente denominada doença hepática esteatótica (DHE), é a doença do fígado mais prevalente no mundo. Associa-se com frequência à obesidade e representa a manifestação hepática da síndrome metabólica. A DHE pode apresentar-se como esteatose simples ou evoluir em 10 a 20% para a sua complicação inflamatória, a esteato-hepatite não alcoólica, bem como, eventualmente, para cirrose e carcinoma hepatocelular. O fígado desempenha importante papel no metabolismo dos AGL. O tecido adiposo em abundância, como observado nos pacientes obesos, libera maior quantidade de AGL, os quais devem ser oxidados ou armazenados no fígado. Alterações como redução na oxidação dos AGL e na exportação da gordura e disfunção mitocondrial ocasionam deposição de gordura hepática.[26,41,42]

Doenças osteoarticulares

A ocorrência de osteoartrite aumenta significativamente em indivíduos com sobrepeso e obesidade, sendo mais frequente em articulações que suportam o peso corporal, como joelhos, quadril e tornozelos. A obesidade também aumenta o risco para a síndrome do túnel do carpo e hérnias discais.[25,33]

Doenças do sistema reprodutivo

Anovulação crônica e distúrbios menstruais são frequentes em mulheres obesas. A síndrome dos ovários policísticos (SOP), caracterizada por irregularidade menstrual, hiperandrogenismo (clínico ou laboratorial) e ovários policísticos à ultrassonografia, geralmente associa-se à obesidade e à resistência à insulina. Apesar de a obesidade não fazer parte dos critérios diagnósticos da SOP, ela ocorre em até 80% dos casos e é responsável pela intensificação da resistência insulínica, sobretudo pelo incremento dos adipócitos viscerais. As mulheres com SOP tendem a apresentar maior deposição de gordura na região abdominal, e a associação com obesidade acaba por agravar as complicações metabólicas, como DM2 e HAS.[26,34,43]

Nos homens, a obesidade abdominal tem sido associada à disfunção erétil e à infertilidade, bem como a hipogonadismo hipogonadotrófico, com melhora clínica e laboratorial após a perda de peso.[44,45] Trata-se, pois, de hipogonadismo hipogonadotrófico funcional, já que é potencialmente reversível pela perda ponderal. Entre os mecanismos envolvidos, incluem-se supressão do eixo hipotalâmico-hipofisário-gonadal pela hiperestrogenemia (resultante da conversão periférica aumentada de androgênios em estrogênios nos adipócitos) e por citocinas pró-inflamatórias (interleucina-6 [IL-6] e fator de necrose tumoral alfa [TNF-α]), aumento da globulina ligadora de hormônios sexuais (SHBG) e SAOS. Acredita-se que a fragmentação do sono interrompa o ritmo noturno da testosterona. Além disso, aumento da temperatura no escroto (decorrente do aumento de adiposidade), hiperinsulinemia e hiperglicemia reduziriam a produção e a motilidade dos espermatozoides.[45-47]

Doenças cardiovasculares

À medida que o IMC aumenta, eleva-se também o risco de doença arterial coronariana e insuficiência cardíaca. O próprio ganho de peso, independentemente do IMC inicial, também é fator de risco para essas doenças. Quando a adiposidade central é adicionada a outros componentes da SM, o risco é ainda maior.[26,34]

Doença cerebrovascular

O risco de desenvolvimento de AVC isquêmico e hemorrágico é aumentado em homens obesos. Já nas mulheres, tem sido relatado apenas risco aumentado para AVC isquêmico. Além disso, a obesidade visceral tem sido considerada fator preditor de mortalidade no AVC.[26,34]

Doenças gastrintestinais

Entre as diversas doenças gastrintestinais, existem estudos associando a obesidade como fator de risco para doença do refluxo gastresofágico, esofagite erosiva, câncer de esôfago e colelitíase.[34]

Transtornos psicossociais

A obesidade tem sido associada a vários desfechos desagradáveis em termos de bem-estar psicossocial ou socioeconômico. Além disso, vários transtornos psiquiátricos têm associação com a obesidade, entre eles, transtornos obsessivo-compulsivos, transtornos do humor, hipocondria, fobias e somatizações.[34]

Complicações gestacionais

Gestantes obesas têm maior risco de desenvolvimento de DM gestacional, pré-eclâmpsia, hipertensão gestacional, depressão, parto cesariano e infecção de sítio cirúrgico, em comparação a gestantes não obesas. Na gravidez, a obesidade também se associa a maior risco de parto prematuro, macrossomia fetal, anormalidades congênitas e morte perinatal. Além disso, as taxas de amamentação são mais baixas e há maior risco de desmame precoce.[34,48]

CONSIDERAÇÕES FINAIS

Diante de todos os fatos expostos, a prevenção e o tratamento adequados da obesidade são de fundamental importância, pois eles têm o objetivo de reduzir ao máximo o risco das inúmeras complicações a ela associadas, com consequente aumento da qualidade e da expectativa de vida.

Resumo

A obesidade, definida como um índice de massa corporal (IMC) $\geq$ 30 kg/m^2, representa um grave e crescente problema de saúde pública no mundo todo, devido ao grande número de pessoas afetadas (cerca de 2 bilhões com excesso de peso [IMC $\geq$ 25 kg/m^2], dos quais mais de 650 milhões apresentam obesidade) e às diversas comorbidades a ela associadas. Entre estas últimas, incluem-se distúrbios metabólicos (p. ex., diabetes melito tipo 2, dislipidemias, hiperuricemia, doença hepática gordurosa não alcoólica); doenças cardiovasculares (p. ex., hipertensão, doença arterial coronariana, insuficiência cardíaca); doenças cerebrovasculares (p. ex., acidente vascular cerebral isquêmico ou hemorrágico); distúrbios respiratórios (p. ex., apneia obstrutiva do sono, asma brônquica); distúrbios digestivos (p. ex., refluxo gastresofágico, esofagite, colelitíase); distúrbios reprodutivos masculinos (p. ex., disfunção erétil, comprometimento da espermatogênese, infertilidade, hipogonadismo hipogonadotrófico); distúrbios reprodutivos femininos (p. ex., anovulação crônica, síndrome dos ovários policísticos, infertilidade); certos tipos de cânceres (p. ex., câncer de próstata, cólon, mama); distúrbios reumatológicos (p. ex., osteoartrite, gota, síndrome do túnel do carpo); transtornos psiquiátricos (p. ex., ansiedade, depressão, bulimia). Adicionalmente, a obesidade está associada a redução expressiva da expectativa de vida e aumento da mortalidade geral e cardiovascular.

REFERÊNCIAS BIBLIOGRÁFICAS

1. Williams EP, Mesidor M, Winters K et al. Overweight and obesity: prevalence, consequences, and causes of a growing public health problem. Curr Obes Rep. 2015; 4:363-70.
2. Ng M, Fleming T, Robinson M et al. Global, regional, and national prevalence of overweight and obesity in children and adults during 1980-2013: a systematic analysis for the Global Burden of Disease Study 2013. Lancet. 2014; 384:766-8.
3. World Health Organanization (WHO). Obesity and overweight. Disponível em: www.who.int/news-room/fact-sheets/detail/obesity-and-overweight. Acesso em: 7 abr. 2024.
4. Ministério da Saúde. VIGITEL Brasil 2023. Disponível em: https://www.gov.br/saude/pt-br/centrais-de-conteudo/publicacoes/svsa/vigitel/vigitel-brasil-2023-vigilancia-de-fatores-de-risco-e-protecao-para-doencas-cronicas-por-inquerito-telefonico. Acesso em: 7 abr. 2024.
5. World Health Organization (WHO). Obesity and overweight. Disponível em: www.who.int/mediacentre/factsheets/fs311/en. Acesso em: 7 abr. 2024.
6. Must A, Spadano J, Coakley EH et al. The disease burden associated with overweight and obesity. JAMA. 1999; 282:1523-9.
7. Braet C, Mervielde I, Vandereycken W. Psychological aspects of childhood obesity: a controlled study in a clinical and non clinical sample. J Pediatr Psychol. 1997; 22:59-71.
8. Kaplan MS, Huguet N, Newsom JT et al. Prevalence and correlates of overweight and obesity among older adults: findings from the Canadian National Population Health Survey. J Gerontol A Biol Sci Med Sci. 2003; 58:1018-30.
9. Berrington de Gonzalez A, Hartge P, Cerhan JR et al. Body-mass index and mortality among 1.46 million white adults. N Engl J Med. 2010; 363:2211-9.
10. Prospective Studies Collaboration. Body-mass index and cause-specific mortality in 900000 adults: collaborative analyses of 57 prospective studies. Lancet. 2009; 373:1083-96.
11. Sturm R. The effects of obesity, smoking, and drinking on medical problems and costs. Health Aff (Millwood). 2002; 21:245-53.
12. Skelton JA, Irby MB, Grzywacz JG et al. Etiologies of obesity in children: nature and nurture. Pediatr Clin North Am. 2011; 58:1333-54.
13. McAllister EJ, Dhurandhar NV, Keith SW et al. Ten putative contributors to the obesity epidemic. Crit Rev Food Sci Nutr. 2009; 49:868-913.
14. Kant AK, Graubard BI. Secular trends in patterns of self-reported food consumption of adult Americans: NHANES 1971-1975 to NHANES 1999-2002. Am J Clin Nutr. 2006; 84:1215-23.
15. Prentice AM, Jebb SA. Obesity in Britain: gluttony or sloth? BMJ. 1995; 311:437-9.
16. Holsten JE. Obesity and the community food environment: a systematic review. Public Health Nutr. 2008; 14:1-9.
17. Dietz Jr. WH, Gortmaker SL. Do we fatten our children at the television set? Obesity and television viewing in children and adolescents. Pediatrics. 1985; 75:807-12.
18. Fairbrother U, Kidd E, Malagamuwa T, Walley A. Genetics of severe obesity. Curr Diab Rep. 2018; 18:85.
19. Tiret L, Poirier O, Nicaud V et al. Heterogeneity of linkage disequilibrium in human genes has implications for association studies of common diseases. Hum Mol Genet. 2002; 11:419-29.
20. Frayling TM, Timpson NJ, Weedon MN et al. A common variant in the FTO gene is associated with body mass index and predisposes to childhood and adult obesity. Science. 2007; 316:889-94.
21. Hunt SC, Stone S, Xin Y et al. Association of the FTO gene with BMI. Obesity (Silver Spring). 2008; 16:902-4.
22. Kaye AL, Lingle BD, Brothers JC et al. The patient with obesity and super-super obesity: perioperative anesthetic considerations. Saudi J Anaesth. 2022; 16:332-8
23. Organización Panamericana de la Salud. División de Promoción y Protección de la Salud (HPP). Encuesta multicéntrica salud beinestar y envejecimiento (SABE) en América Latina: informe preliminar [Internet]. In: XXXVI Reunión del Comité Asesor de investigaciones en Salud; 9-11 jun. 2001; Kingston, Jamaica: OPAS, 2002. Disponível em: www.opas.org/program/sabe.htm. Acesso em: 7 abr. 2024.
24. Garvey WT, Mechanick JI, Brett EM et al. Reviewers of the AACE/ACE Obesity Clinical Practice Guidelines. American Association of Clinical Endocrinologists and American College of Endocrinology comprehensive clinical practice guidelines for medical care of patients with obesity. Endocr Pract. 2016; 22 Suppl 3:1-203.
25. Pasquali R, Casanueva F, Haluzik M et al. European Society of Endocrinology Clinical Practice Guideline: Endocrine work-up in obesity. Eur J Endocrinol. 2020; 182:G1-32.
26. Bray GA, Heisel WE, Afshin A et al. The science of obesity management: an Endocrine Society Scientific Statement. Endocr Rev. 2018; 39:79-132.
27. Jensen MD, Ryan DH, Apovian CM et al.; American College of Cardiology/American Heart Association Task Force on Practice Guidelines; Obesity Society. 2013 AHA/ACC/TOS guideline for the management of overweight and obesity in adults: a report of the American College of Cardiology/American Heart Association Task Force on Practice Guidelines and the Obesity Society. J Am Coll Cardiol. 2014; 63:2985-3023.
28. August GP, Caprio S, Fennoy I et al. Prevention and treatment of pediatric obesity: an Endocrine Society clinical practice guideline based on expert opinion. J Clin Endocrinol Metab. 2008; 93:4576-99.
29. Page JH, Rexrode KM, Hu F et al. Waist-height ratio as a predictor of coronary heart disease among women. Epidemiology. 2009; 20:361-6.
30. Sociedade Brasileira de Hipertensão; Sociedade Brasileira de Cardiologia; Sociedade Brasileira de Endocrinologia e Metabologia; Sociedade Brasileira de Diabetes; Sociedade Brasileira de Estudos da Obesidade. Diretriz brasileira de diagnóstico e tratamento da síndrome metabólica. Arq Brasil Cardiol. 2005; 84 (Suppl. 1): emento 1.
31. Godoy-Matos A, Moreira. R. Síndrome metabólica. In: Guedes EP; Moreira RO; Bechimol AK (Ed.). Endocrinologia. 3. ed. Rio de Janeiro: Rubio; 2006. pp. 1-9.
32. Siavash M, Sadeghi M, Salarifar F et al. Comparison of body mass index and waist/heigh tratio in predicting definite coronary artery disease. Ann Nutr Metab. 2008; 53:162-6.
33. Souza RGM, Gomes CA, Prado CMM et al. Methods for body composition analysis in obese adults. Rev Nutr Campinas. 2014; 27:569-83.
34. Segula D. Complications of obesity in adults: a short review of the literature. Malawi Med J. 2014; 26:20-4.
35. Gurgenian SV, Vatinian SKh, Zelveian PA. Arterial hypertension in metabolic syndrome: pathophysiological aspects. Ter Arkh. 2014; 86:128-32.
36. Alberti KG, Zimmet P, Shaw J. Metabolic syndrome – a new world-wide definition. A Consensus Statement from the International Diabetes Federation. Diabet Med. 2006; 23:469-80.
37. Coughlin SR, Mawdsley L, Mugarza JA et al. Obstructive sleep apnea is independently associated with an increased prevalence of metabolic syndrome. Eur Heart J. 2004; 25:735-41.
38. Baffi CW, Winnica DE, Holguin F. Asthma and obesity: mechanisms and clinical implications. Asthma Res Pract. 2015; 1:1.
39. Stone TW, McPherson M, Gail Darlington L. Obesity and cancer: existing and new hypotheses for a causal connection. EBioMedicine. 2018; 30:14-28.
40. Bellastella G, Scappaticcio L, Esposito K et al. Metabolic syndrome and cancer: "The common soil hypothesis". Diabetes Res Clin Pract. 2018; 143:389-97.
41. Dietrich P, Hellerbrand C. Non-alcoholic fatty liver disease, obesity and the metabolic syndrome. Best Pract Res Clin Gastroenterol. 2014; 28:637-53.
42. Manne V, Handa P, Kowdley KV. Pathophysiology of nonalcoholic fatty liver disease/nonalcoholic steatohepatitis. Clin Liver Dis. 2018; 22:23-37.
43. Delitala AP, Capobianco G, Delitala G et al. Polycystic ovary syndrome, adipose tissue and metabolic syndrome. Arch Gynecol Obstet. 2017; 296:405-19.
44. Wang C, Jackson G, Jones TH et al. Low testosterone associated with obesity and the metabolic syndrome contributes to sexual dysfunction and cardiovascular disease risk in men with type 2 diabetes. Diabetes Care. 2011; 34:1669-75.
45. Fernandez CJ, Chacko EC, Pappachan JM. Male obesity-related secondary hypogonadism – pathophysiology, clinical implications and management. Eur Endocrinol. 2019; 15:83-90.
46. Taylor SR, Meadowcraft LM, Williamson B. Prevalence, pathophysiology, and management of androgen deficiency in men with metabolic syndrome, type 2 diabetes mellitus, or both. Pharmacotherapy. 2015; 35:780-92.
47. De Lorenzo A, Noce A, Moriconi E et al. MOSH syndrome (male obesity secondary hypogonadism): clinical assessment and possible therapeutic approaches. Nutrients. 2018; 10:474.
48. Segovia SAA, Vickers MH, Gray C et al. Maternal obesity, inflammation, and developmental programming. Biomed Res Int. 2014; 2014:418975.

CAPÍTULO

76

Doença Hepática Esteatótica

Amélio Godoy-Matos ▪ Cynthia Melissa Valerio ▪ Wellington Santana da Silva Júnior ▪ João Marcello de Araujo Neto

INTRODUÇÃO

A doença hepática esteatótica (DHE) é a doença do fígado mais prevalente em todo o mundo, caracterizada pelo acúmulo excessivo de gordura nos hepatócitos. Surge a partir de causas variadas, que convergem para uma história natural comum determinando um espectro de manifestações hepáticas que incluem inflamação lobular, balonização e fibrose. A sua forma mais frequente, a DHE de causa metabólica corresponde à manifestação hepática da síndrome metabólica (SM).[1] Nessa forma, os pacientes também estão sob risco de evoluir para estágios mais avançados da doença hepática, mas são as doenças cardiometabólicas que representam a sua principal causa de morte.[1] Assim, o diagnóstico e o manejo da DHE têm se tornado objeto de interesse da comunidade médica pela possibilidade de se reduzir a morbimortalidade associada a essa condição.

EPIDEMIOLOGIA

Estima-se que a DHE acometa pelo menos 30% da população ocidental,[2] incluindo a brasileira. Em pessoas com excesso de peso e obesidade, a prevalência global da DHE é de 50,7% (intervalo de confiança [IC] 46,9-54,4), atingindo proporções ainda maiores em algumas regiões, como a América do Sul (prevalência de 70%) e o Leste Europeu (prevalência de 80%).[3] Nas pessoas com diabetes melito tipo 2 (DM2), a prevalência mundial estimada é de 65,3% (IC 62,3 a 68,1), variando de 51 a 81% entre as regiões globais.[4] Nesses indivíduos, 66% apresentam esteato-hepatite; 41%, fibrose significativa; 15%, fibrose avançada. Esses dados sugerem que as pessoas com DM2 estejam sob maior risco de evolução desfavorável da DHE. Em função de sua ampla prevalência, a DHE está se tornando a maior causa de cirrose, transplante hepático e carcinoma hepatocelular no mundo ocidental.

HISTÓRIA NATURAL

A história natural da DHE está representada na Figura 76.1. Ela tem início com o surgimento da esteatose, ou seja, de um acúmulo excessivo de vacúolos lipídicos nos hepatócitos compreendendo ≥ 5% do parênquima hepático.[5] De acordo com os critérios histopatológicos, a esteatose pode ser quantificada em:

- S0: esteatose ausente (< 5% de infiltração gordurosa no parênquima hepático)
- S1: esteatose leve (5 a 33% de infiltração gordurosa)
- S2: esteatose moderada (34 a 66%)
- S3: esteatose acentuada (> 66%).

Alguns pacientes com esteatose podem evoluir para a esteato-hepatite, que é caracterizada pela presença de inflamação lobular e balonização de hepatócitos (fenômeno de degeneração celular). Estima-se que até 40% dos pacientes com a DHE possam evoluir com a esteato-hepatite ao longo da vida.[5]

A presença da esteato-hepatite é um marcador de evolução desfavorável da DHE, uma vez que esse processo inflamatório pode deflagrar graus progressivos de fibrose, um processo que pode ter velocidade de evolução variada em diferentes pessoas. Se o processo fisiopatológico da fibrose não for interrompido, o paciente poderá evoluir para a cirrose e suas consequências.

Existem várias classificações para a quantificação de fibrose na literatura médica, sendo a classificação METAVIR (desenvolvida para pacientes com hepatites virais) a mais amplamente utilizada por causa da sua simplicidade. Ela apresenta cinco estágios, de F0 a F4, conforme discriminado a seguir:

- F0: fibrose ausente
- F1: fibrose leve
- F2: fibrose moderada
- F3: fibrose avançada
- F4: cirrose.

A presença de fibrose maior ou igual a F2 caracteriza a fibrose significativa, e a fibrose maior ou igual a F3 também pode ser chamada de fibrose avançada.

O Quadro 76.1 traz uma lista com os principais termos utilizados para a caracterização do espectro da DHE.

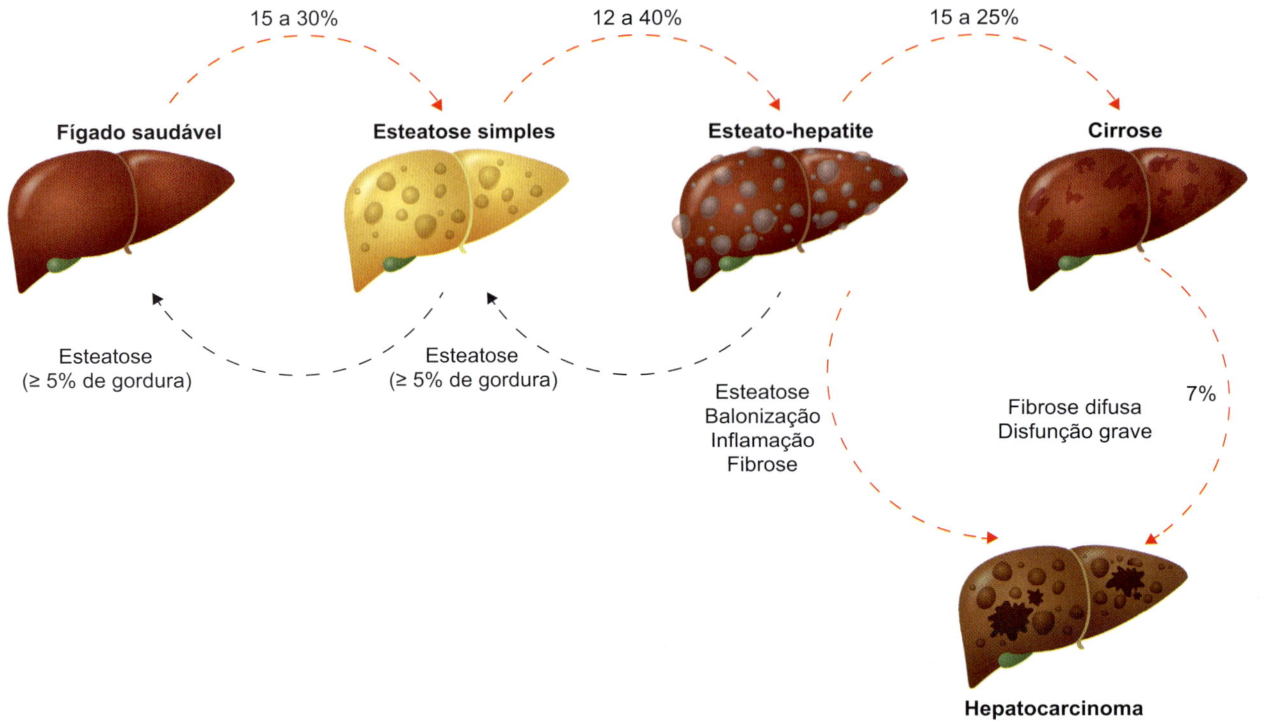

Figura 76.1 História natural da doença hepática esteatótica. (Adaptada de Rao et al., 2023.[5])

Quadro 76.1 Principais termos que caracterizam o espectro da doença hepática esteatótica.

- **Esteatose**: acúmulo excessivo de gordura hepática (≥ 5% do parênquima hepático)
- **Esteato-hepatite**: presença de inflamação lobular e balonização secundárias à esteatose; pode vir acompanhada de graus variados de fibrose
- **Fibrose**: processo de dano hepático crônico do fígado comum a várias etiologias de hepatopatias crônicas (inclusive a doença hepática esteatótica)
- **Cirrose**: estágio mais avançado da fibrose hepática, caracterizado pela presença de septos grossos de fibrose que desorganizam a estrutura acinar do fígado, formando então nódulos de regeneração. Apresenta uma fase compensada, em que não há manifestações clínicas; e uma fase descompensada, que pode ser marcada por eventos como ascite, encefalopatia, icterícia e hemorragia digestiva varicosa. Dentre as complicações da cirrose, inclui-se o carcinoma hepatocelular

CLASSIFICAÇÃO

As primeiras descrições da DHE remontam à metade do século passado. Consagrou-se, à época, o nome doença hepática gordurosa não alcoólica (em inglês *non-alcoholic fatty liver disease*). Este termo foi usado por décadas para diferenciar a DHE associada à SM da doença hepática secundária ao consumo crônico de álcool. Ambas as doenças são muito semelhantes sob o aspecto histopatológico, diferindo apenas em suas etiologias.

Nos últimos anos, esforços internacionais vêm sendo feitos para melhorar a classificação da DHE, o que tem por um dos objetivos aprimorar a qualidade dos estudos científicos na área. Junto com isso, novos termos foram estabelecidos para a doença,[6,7] cuja tradução para o português ainda não está definida. Utilizaremos uma proposta de tradução utilizada na diretriz da Sociedade Brasileira de Diabetes, enquanto aguardamos a tradução oficial para o português (Figura 76.2).[8]

A nova classificação tem o objetivo de diferenciar os subtipos de DHE, listados a seguir:

- DHE metabólica (DHEM, do inglês, *metabolic dysfunction-associated steatotic liver disease* [*MASLD*]): doença exclusivamente associada à SM
- Doença hepática alcoólica (DHA, do inglês, *alcohol-associated liver disease* [*ALD*]): doença marcada pelo consumo excessivo de álcool em pacientes que não têm critérios para SM
- DHEM-DHA (do inglês, *MASLD and increased alcohol intake* [*MetALD*]): doença associada à SM em pacientes que também fazem uso crônico de álcool. Nesses casos, acredita-se que tanto a SM quanto o consumo de álcool contribuam para o desenvolvimento da esteatose
- DHE secundária a causas específicas (do inglês, *specific etiology steatotic liver disease*), como uso de fármacos ou doenças monogênicas
- DHE criptogênica (do inglês, *cryptogenic steatotic liver disease*), caracterizada pela doença esteatótica do fígado na ausência de critérios para SM, consumo excessivo de álcool ou outras causas conhecidas.

Cabe destacar que o diagnóstico da DHEM é estabelecido a partir da presença de esteatose hepática (identificada por métodos de imagem ou biopsia hepática) associada a pelo menos um critério para SM (Quadro 76.2) na ausência de causas secundárias de esteatose, conforme apresentado na Figura 76.3.

FISIOPATOLOGIA

O excesso de peso, a distribuição da gordura corporal (central, visceral ou abdominal *versus* periférica, subcutânea ou gluteofemoral), a funcionalidade do tecido adiposo (TA) e a resistência à insulina (RI) são os fatores que constituem a base fundamental de distúrbios metabólicos como a SM, o DM2 e a própria DHEM.[1]

A RI no tecido adiposo (TA) tem papel fundamental na fisiopatologia da DHEM, pois favorece a lipólise, ou seja, a menor supressão de liberação dos ácidos graxos livres (AGLs). O acúmulo de gordura no fígado está fortemente associado com a ausência de supressão dos AGLs pela insulina, o que é concordante com a teoria da lipotoxicidade. Por sua vez, o fígado esteatótico torna-se resistente à insulina, propiciando aumento

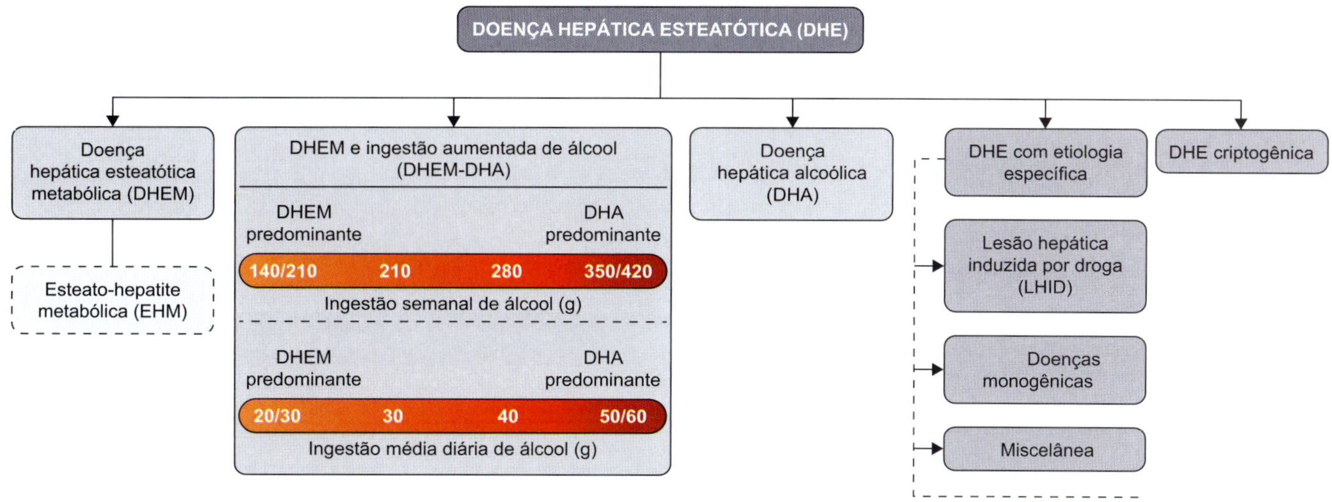

Figura 76.2 Classificação da doença hepática esteatótica. (Adaptada de Rinella et al., 2023;[6] Godoy-Matos et al., 2024;[7] Silva Júnior et al., 2024.[8])

Quadro 76.2 Critérios para síndrome metabólica utilizados no diagnóstico da doença hepática esteatótica metabólica (DHEM).

- Índice de massa corporal ≥ 25 kg/m² (≥ 23 kg/m² para asiáticos) e/ou circunferência da cintura > 90 cm (homens) e > 80 cm (mulheres) ou equivalente ajustado por etnia
- Glicemia em jejum ≥ 100 mg/dℓ e/ou teste de tolerância à glicose oral de 2 h ≥ 140 mg/dℓ e/ou hemoglobina glicada ≥ 5,7% ou diagnóstico de diabetes melito tipo 2
- Pressão arterial sistólica ≥ 130 mmHg e/ou pressão arterial diastólica ≥ 85 mmHg ou tratamento anti-hipertensivo
- Triglicerídeos ≥ 150 mg/dℓ ou tratamento hipolipemiante
- HDL-colesterol ≤ 40 mg/dℓ (homens) e ≤ 50 mg/dℓ (mulheres) ou tratamento hipolipemiante

HDL: lipoproteína de alta densidade. (Adaptado de Rinella et al., 2023.[6])

da lipogênese *de novo* e maior deposição subsequente de gordura no fígado. Uma vez que esse fenômeno ocorra precocemente a partir da presença de apenas 1,5% de gordura no parênquima hepático, sugere-se que o conteúdo de gordura no fígado funcione como um "termômetro" sensível para a saúde metabólica.[1,8]

O conceito da expansividade do tecido adiposo estabelece que a capacidade de expandir o TA subcutâneo mantém os ácidos graxos e os triglicerídeos sequestrados no local adequado. Quando um indivíduo atinge sua capacidade máxima de expandir o TA, o excesso vai ser depositado em órgãos não apropriados para estocagem de gordura, como fígado, músculo, pâncreas, rins e coração. Essa deposição ectópica de gordura condicionada pela escassez de TA subcutâneo determina menor sensibilidade à insulina e constitui um modelo de RI, DHEM e diabetes. Uma vez que essas manifestações são tipicamente identificadas nos estados de lipodistrofia generalizada ou parcial, afirma-se que parte significativa dos pacientes com DHEM e/ou DM2 têm um fenótipo "lipodistrófico-*like*".[1,8]

Outro aspecto fundamental da fisiopatologia da DHEM e do DM2 encontra-se no chamado eixo fígado-pâncreas (células α). Em situação fisiológica, o glucagon, que é sintetizado e secretado pelas células α pancreáticas, aumenta a depuração hepática de aminoácidos (AAs), promovendo a ureagênese. Como os AAs estimulam a produção e a liberação de glucagon, a redução dos AAs circulantes alivia a produção do glucagon, o que mantém o eixo fígado-células α em equilíbrio. No entanto, quando o fígado se torna esteatótico, há uma redução da sensibilidade ao glucagon no metabolismo dos AAs (resistência hepática ao glucagon), reduzindo a ureagênese e resultando em hiperaminoacidemia. Consequentemente, o aumento dos AAs estimula de volta a produção de glucagon para compensar a resistência, estabelecendo-se um círculo vicioso. É importante notar, todavia, que não há resistência ao glucagon no metabolismo dos carboidratos; assim, o aumento deste hormônio proporciona maiores glicogenólise, gliconeogênese e produção hepática de glicose, o que impacta a glicemia. Esses mecanismos fisiopatológicos que associam a DHEM à SM e ao DM2 encontram-se representados na Figura 76.4.[1,8]

FERRAMENTAS PARA O DIAGNÓSTICO

O diagnóstico da esteatose pode ser feito por todos os métodos de imagem tradicionais: ultrassonografia, tomografia computadorizada e ressonância magnética. Todos eles apresentam achados que podem sugerir e quantificar a presença do acúmulo excessivo de gordura no fígado, bem como evidenciar achados diagnósticos para cirrose e hipertensão portal. Entretanto, esses métodos tradicionais de imagem não são capazes de identificar a esteato-hepatite e a fibrose em estágios iniciais.

Atualmente, ainda não existem métodos diagnósticos não invasivos amplamente validados para a esteato-hepatite. Apenas a biopsia hepática é capaz de diferenciar com precisão os pacientes com esteatose daqueles com esteato-hepatite. Por se tratar de um método com risco considerável de complicações, a biopsia hepática é reservada para estudos clínicos e cenários práticos específicos, em especial aqueles casos em que há dúvidas sobre a etiologia da doença hepática.

A maioria dos esforços diagnósticos na DHE é baseada na identificação de fibrose. Para esta finalidade, algumas ferramentas são úteis, como os escores clínico-laboratoriais de risco para fibrose avançada e as elastografias.

Escores clínico-laboratoriais de risco para fibrose avançada

São escores que incluem variáveis clínicas e laboratoriais para predizer o risco de fibrose avançada e cirrose. Muitos escores foram validados em várias coortes nacionais e internacionais (FIB-4, NAFLD *fibrosis score*, APRI, dentre outros). Nos últimos anos, o FIB-4 vem ganhando destaque na literatura. Ele é calculado a partir da idade do paciente e de seus níveis séricos de plaquetas e aminotransferases. Quando aplicamos o ponto de corte de 1,3, a partir do qual são identificados os pacientes com maior risco de fibrose avançada, esse teste tem alta sensibilidade

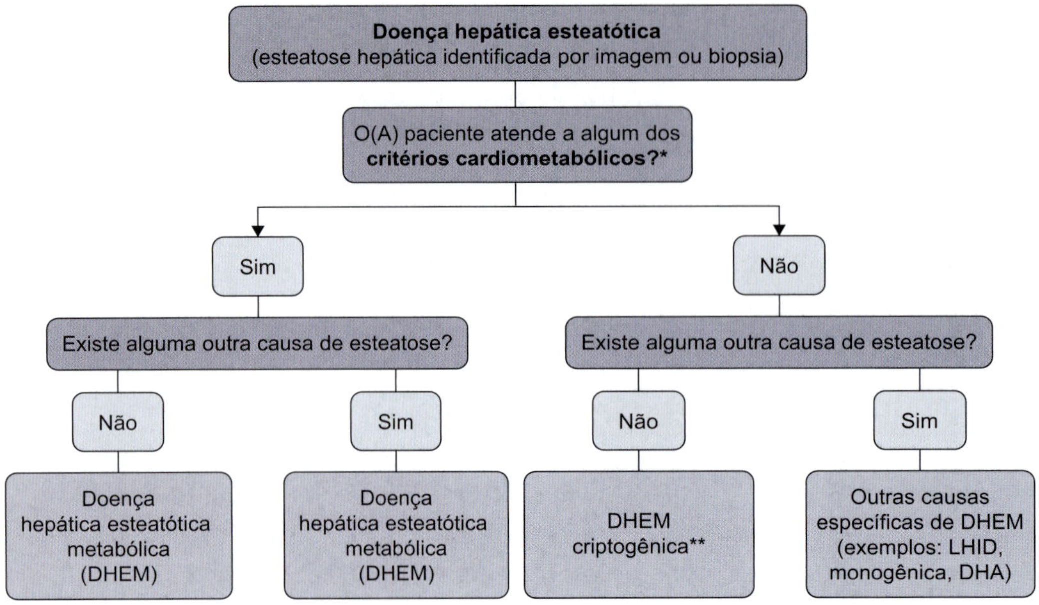

Figura 76.3 Fluxograma para o diagnóstico etiológico da doença hepática esteatótica (DHE). Na presença de esteatose hepática, a identificação de qualquer fator de risco cardiometabólico pode levar ao diagnóstico da doença hepática esteatótica metabólica (DHEM) caso não haja outras causas evidentes de esteatose hepática. Se forem identificados fatores adicionais de esteatose, isso é compatível com uma etiologia combinada. *Pelo menos um de cinco critérios cardiometabólicos (ver Quadro 76.2). **Na ausência de critérios cardiometabólicos evidentes, outras etiologias devem ser excluídas e, se nenhuma for identificada, isso caracteriza a DHE criptogênica. DHA: doença hepática alcoólica; DHEM-DHA: doença hepática esteatótica metabólica e alcoólica; LHID: lesão hepática induzida por droga. (Adaptada de Rinella et al., 2023.[6])

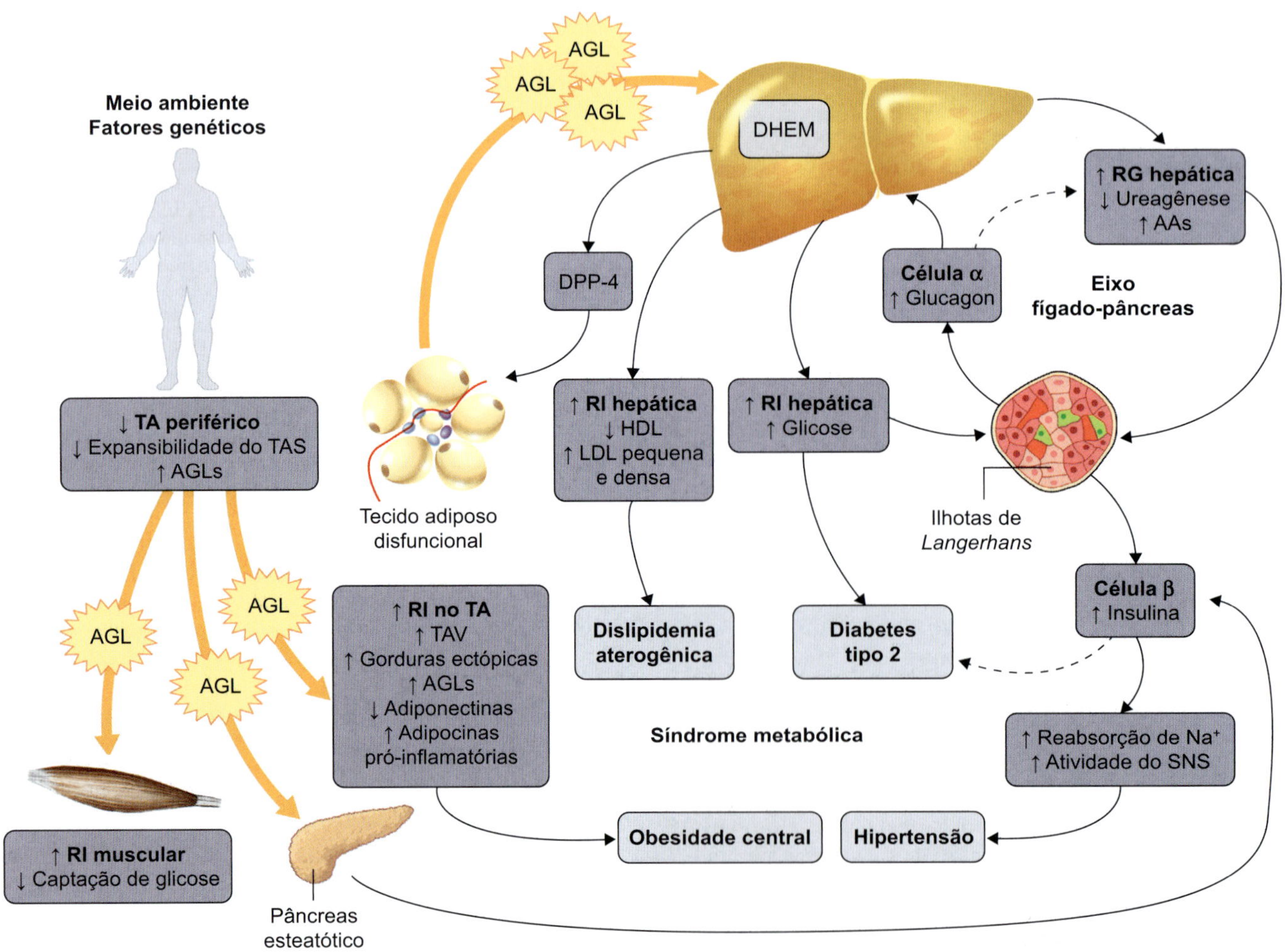

Figura 76.4 Fisiopatologia da doença hepática esteatótica metabólica (DHEM). AAs: aminoácidos; AGL: ácidos graxos livres; DPP-4: dipeptidil peptidase 4; HDL: lipoproteína de alta densidade; LDL: lipoproteína de baixa densidade; RH: resistência ao glucagon; RI: resistência à insulina; SNS: sistema nervoso simpático; TA: tecido adiposo; TAS: tecido adiposo subcutâneo; TAV: tecido adiposo visceral. (Adaptada de Godoy-Matos et al., 2020;[1] Silva Júnior et al., 2024.[8])

e excelente valor preditivo negativo. Isso significa que, se um indivíduo apresenta FIB-4 ≤ 1,3, ele tem probabilidade muito baixa de apresentar fibrose avançada.

Em suma, o FIB-4 e os demais escores clínico-laboratoriais são testes com bom desempenho para serem aplicados a grandes populações visando decidir quem será submetido a testes mais avançados de pesquisa de fibrose.

Elastografias

As elastografias (ultrassônicas e por ressonância) são métodos que utilizam os princípios físicos de análise de velocidade de transmissão de ondas mecânicas sobre o fígado para estimar a sua rigidez e, consequentemente, a presença e a quantificação de fibrose. Estes métodos permitem a identificação de níveis precoces de fibrose. Atualmente, a elastografia transitória pelo método de Fibroscan® é a mais validada na literatura e recomendada por diretrizes nacionais e internacionais.

RASTREAMENTO

Recomenda-se que a DHEM seja rastreada ativamente nos pacientes sob maior risco de acúmulo de gordura no fígado e de maior progressão para formas mais graves da doença hepática. São exemplos desses grupos de risco as pessoas com pré-diabetes ou DM2, com sobrepeso ou obesidade, pacientes com SM, com histórico familiar positivo para cirrose e hepatocarcinoma, dentre outros. O objetivo do rastreamento é identificar os pacientes com fibrose significativa para que se possa implementar as medidas de tratamento para esta população.

Uma forma racional de realizar o rastreamento populacional é começar aplicando o FIB-4 nos pacientes sob risco e, naqueles com escore maior do que 1,3, realizar a elastografia hepática transitória (Fibroscan®).

Cabe ressaltar que a avaliação isolada dos níveis séricos de aminotransferases tem baixa acurácia para identificar os pacientes com esteato-hepatite e fibrose. Portanto, ela não deve ser utilizada como critério para decidir qual paciente deverá ser rastreado para fibrose. Por outro lado, os pacientes com esteatose e aumento de enzimas hepáticas devem ser rastreados para outras doenças hepáticas, com destaque para as hepatites virais crônicas. O Quadro 76.3 lista exames laboratoriais que podem ser aplicados aos com DHE e aumento crônico de enzimas hepáticas.

DIAGNÓSTICOS DIFERENCIAIS

Como discutido anteriormente, nem toda esteatose está associada à SM. O consumo excessivo de álcool, por exemplo, é uma causa importante de esteatose. Atualmente, admite-se que o consumo diário de álcool acima de 20 g (mulheres) e de 30 g (homens) já pode ser prejudicial e suficiente para o desenvolvimento de esteatose. Uma vez que algumas pessoas apresentam um padrão de consumo intermitente de álcool (p. ex., *binge drinking*), os critérios de consumo excessivo de álcool também podem ser avaliados conforme a ingestão semanal (acima de 140 g para as mulheres e de 210 g para os homens).

Outras causas específicas da DHE encontram-se destacadas no Quadro 76.4. Nas áreas da endocrinologia e da metabologia, destacam-se o uso de nutrição parenteral e de fármacos como os corticoides, o hipogonadismo, a deficiência de hormônio do crescimento, o pan-hipopituitarismo, a síndrome dos ovários policísticos, a hipobetalipoproteinemia e as lipodistrofias.[7,8]

A DHE é uma manifestação clínica importante das síndromes lipodistróficas. Nas formas generalizadas, a DHE constitui uma das principais causas de complicações pelo aumento de risco de cirrose e pelos desfechos clínicos relacionados (encefalopatia, ruptura de varizes do esôfago e ascite). Já as formas parciais correspondem às apresentações mais frequentes, pois estão presentes em 60 a 90% dos casos. Todos os indivíduos com IMC < 25 kg/m² e DHEM devem, em princípio, ser rastreados para uma avaliação diagnóstica de lipodistrofia parcial.[9]

Quadro 76.3 Exames laboratoriais úteis para a avaliação de pacientes com doença hepática esteatótica e aumento crônico de enzimas hepáticas.

- Anti-HCV
- HBsAg, anti-HBs, anti-HBc IgG
- Ferritina e IST
- Ceruloplasmina e cobre sérico
- FAN, antimúsculo liso e anti-LKM1
- Antimitocôndria
- Alfa-1 antitripsina
- Antitransglutaminase tecidual IgA e dosagem de IgA

Anti-HBc: anticorpo contra o *core* (núcleo) do vírus da hepatite B; Anti-HBs: anticorpo contra o antígeno de superfície da hepatite B; Anti-HCV: anticorpo anti-hepatite C; Anti-LKM1: anticorpo contra a fração microssomal-1 do fígado e do rim; FAN: fator antinuclear; HBsAg: antígeno de superfície da hepatite B; IgA: imunoglobulina A; IgG: imunoglobulina G; IST: índice de saturação da transferrina. (Adaptado de Godoy-Matos et al., 2024;[7] Silva Júnior et al., 2024.[8])

TRATAMENTO

Modificação do estilo de vida

A modificação do estilo de vida (MEV) com foco na redução do peso corporal ≥ 5% é a terapia de primeira linha para o tratamento da DHEM. A perda de peso é a medida mais eficaz na melhora histológica da DHEM.[10] Embora reduções em torno de 3% do peso corporal já resultem em melhora da DHEM, perdas a partir de 5% são necessárias para reduzir a inflamação e estabilizar a fibrose.[11]

Há uma relação dose-resposta entre a perda de peso e a magnitude da melhora histológica. Reduções de peso ≥ 7%, quando sustentadas, podem resolver a DHEM em até 65 a 90% dos pacientes.[12]

Em relação à dieta, a recomendação é a de que seja rica em alimentos naturais, como frutas, vegetais, grãos integrais e proteínas magras. O consumo de gorduras saturadas deve ser substituído pelas fontes mono ou poli-insaturadas, e os carboidratos refinados devem ser preferencialmente substituídos pelas fibras e grãos integrais. Os alimentos ultraprocessados e as gorduras *trans* devem ter seu consumo limitado ao máximo. Na literatura médica, a dieta com melhor evidência para os indivíduos com DHEM é a dieta do Mediterrâneo.

Quadro 76.4 Outras causas específicas de doença hepática esteatótica.

- Emagrecimento rápido/desnutrição
- Uso de nutrição parenteral
- Fármacos (p. ex., tamoxifeno, amiodarona, 5-fluoruacil, metotrexato, irinotecano, corticoides etc.)
- Esteatose aguda da gestação
- Hepatites virais
- Doença de Wilson
- Deficiência de alfa-1 antitripsina
- Doença celíaca
- Hipo ou hipertireoidismo
- Hipogonadismo
- Síndrome dos ovários policísticos
- Deficiência de hormônio do crescimento e pan-hipopituitarismo
- Hipolipoproteinemia
- Lipodistrofias
- Deficiência de lipase ácida-lipossomal (LAL-D)
- Vírus da imunodeficiência humana (HIV)

O consumo de bebidas alcoólicas deve ser limitado, já que a quantidade segura a ser consumida não está estabelecida. O café pode ser consumido de forma regular, ou seja, de uma a três xícaras ao dia. Recomenda-se também reduzir a ingestão da frutose utilizada no preparo de alimentos ultraprocessados e bebidas açucaradas.

A prática de exercícios físicos aeróbicos e resistidos de moderada a alta intensidade pelo menos 3 vezes/semana é recomendada tanto pela melhora da sensibilidade à insulina quanto pelo potencial de contribuição para perda e manutenção do peso perdido. Há evidências de que os benefícios na melhora da esteatose e na redução das enzimas hepáticas ocorram também de maneira independente da perda de peso. A prática da atividade física de qualquer forma esteve associada com redução de mortalidade por todas as causas e de mortalidade cardiovascular, sendo altamente recomendada para os indivíduos com DHEM em qualquer fase da doença.[13]

Tratamento medicamentoso

A prescrição dos fármacos visando aos benefícios hepáticos é destinada a pacientes com esteato-hepatite e fibrose. Pacientes com esteatose sem esteato-hepatite e/ou fibrose devem ser tratados com mudança do estilo de vida, no que diz respeito aos objetivos hepáticos. Obviamente, isso não impede que um dos fármacos descritos neste capítulo seja usado no tratamento de DM ou obesidade nesta população.

Pioglitazona

A pioglitazona é recomendada como tratamento de primeira linha para a esteato-hepatite e/ou fibrose, independentemente da presença de DM2.[7,8] Embora não existam estudos de comparação direta do efeito de medicamentos antidiabéticos sobre desfechos relacionados à DHEM, como cirrose e mortalidade, a maioria dos estudos que comparam a pioglitazona com o placebo demonstra benefícios na esteatose e na esteato-hepatite.[14-16]

Uma metanálise em rede comparou o efeito de diferentes tratamentos para esteato-hepatite, incluindo 48 ensaios clínicos randomizados e estudos prospectivos. O desfecho primário foi a redução do escore de atividade da doença com o uso de vários medicamentos com potencial efeito na DHEM. O tratamento mais efetivo, em termos de redução do escore de atividade da doença por semestre foi a pioglitazona (-1,50; IC 95% -2,08 a -1). A pioglitazona foi o melhor tratamento para esteatose e para a redução da inflamação lobular.[17]

Cabe ressaltar que outros fatores devem ser considerados antes de se optar pelo uso da pioglitazona para o tratamento de pessoas com esteato-hepatite com ou sem fibrose, tais como o potencial ganho de peso, o risco de fraturas ósseas e a presença de insuficiência cardíaca.

Agonistas do receptor de GLP-1

O uso dos agonistas do receptor do peptídeo-1 semelhante ao glucagon (AR GLP-1) é indicado também como primeira linha no tratamento da DHEM nos indivíduos com sobrepeso, obesidade ou DM2, tanto pela melhora (ou redução) da esteatose quanto pelo potencial de resolução da esteato-hepatite sem piora da fibrose (resultados observados nos estudos de fase 2 com liraglutida e semaglutida).[7,8] Em relação aos mecanismos envolvidos, ainda não é possível determinar se esses efeitos de melhora histológica são parcialmente independentes ou secundários à perda de peso.

Até o momento, não existem dados definitivos de que os AR GLP-1 atuem na resolução da fibrose. Todos os estudos de fase 2 conduzidos até o momento tiveram curta duração. Há um estudo em andamento (ESSENCE) com semaglutida a 2,4 mg/semana que deverá trazer a resposta definitiva para essa questão. De qualquer maneira, o uso de semaglutida a 2,4 mg/semana se mostrou seguro em indivíduos com cirrose relacionada à DHEM não descompensada.[18]

Vitamina E

Em virtude do seu potencial efeito antioxidante e anti-inflamatório, a vitamina E reduz esteatose e esteato-hepatite na DHEM. No estudo PIVENS, realizado em pessoas com DHEM e sem DM2, o uso da vitamina E (800 UI/dia) por dois anos promoveu melhora do escore histológico NAS em dois ou mais pontos, sem aumento na fibrose *versus* placebo (43% *versus* 19%; $p < 0,001$).[19] Embora a suplementação da vitamina E seja considerada também como primeira linha para DHEM em pessoas sem DM2, novos ensaios específicos de grande porte em pessoas com DM2 ainda são necessários. Uma questão de segurança da vitamina E é que ela parece aumentar discretamente o risco de câncer de próstata em homens idosos.[20]

Inibidores do SGLT-2

Os estudos de desfechos histológicos relacionados à DHEM com inibidores do cotransportador-2 de sódio-glicose (iSGLT-2) são escassos. Ainda assim, há evidências de redução de enzimas hepáticas, de gordura hepática e de rigidez hepática aferidas por elastografia com esses agentes.[21-23]

As principais diretrizes para o manejo da DHEM preconizam que o tratamento com iSGLT-2 deve ser considerado nas pessoas com DM2 que apresentem esteato-hepatite e/ou fibrose.[7,8,24]

Resmetirom

O resmetirom, um agonista seletivo do receptor β do hormônio tireoidiano (THR-β), foi avaliado no estudo MAESTRO-NASH, que comprovou com biopsia hepática o benefício em termos de melhora da fibrose em 966 pacientes com esteato-hepatite tratados por 52 semanas em comparação com o placebo.[25]

Na esteato-hepatite, a função do THR-β no fígado fica comprometida, o que leva à redução da função mitocondrial e da betaoxidação de ácidos graxos em associação com um aumento na fibrose. O efeito demonstrado nesse desfecho específico fez com que o resmetirom se tornasse a primeira medicação aprovada em bula pela entidade americana Food and Drug Administration (FDA) para tratamento da esteato-hepatite com fibrose em março de 2024.

Tirzepatida

A tirzepatida, um coagonista dos receptores do peptídeo insulinotrópico gástrico (GIP) e do peptídeo-1 semelhante ao glucagon (GLP-1), aprovado para o tratamento do DM2, demonstrou redução importante no conteúdo de gordura hepática revelada por ressonância magnética em comparação com a insulina degludeca. O efeito direto da medicação nos desfechos histológicos foi avaliado no estudo SYNERGY-NASH, um estudo de fase 2b em que se observou resolução da esteato-hepatite sem piora da fibrose em 61% dos indivíduos avaliados após 52 semanas de tratamento em comparação com o placebo.[26] Novos estudos são aguardados.

Terapia combinada

Assim como a combinação terapêutica no DM2 é recomendada para se alcançar um controle glicêmico satisfatório, parece razoável combinar medicamentos que possam contribuir de forma aditiva ou sinérgica para a resolução da DHEM nas pessoas com DM2 que apresentam esteato-hepatite e/ou fibrose.

A combinação de pioglitazona com AR GLP-1 (de preferência) ou de um ou ambos com iSGLT-2 pode ser considerada para as pessoas com DM2 e esteato-hepatite e/ou fibrose com base nos potenciais benefícios e na ausência de danos observados com a terapia combinada usada para controle glicêmico e para melhoria de desfechos hepáticos clínicos e laboratoriais.[7,8,27] A escolha da combinação de medicamentos deve considerar os benefícios no controle do diabetes, no controle do peso e nos desfechos cardiovasculares. Estão em andamento ensaios clínicos comparando a terapia combinada com os agentes usados em monoterapia para os desfechos histológicos do fígado.

Outras medicações

Cabe ressaltar que alguns fármacos popularmente com supostos benefícios para a DHEM, como a silimarina, metionina e a pentoxifilina, não apresentam evidências robustas de benefício para serem recomendados como opções terapêuticas. Em um ensaio clínico randomizado duplo-cego controlado por placebo em pacientes com esteato-hepatite comprovada por biopsia (n = 99; 53,5% com DM2), a silimarina a 700 mg, 3 vezes/dia, durante 48 semanas, não reduziu o desfecho primário de eficácia, ou seja, uma diminuição de 30% ou mais no escore de atividade da doença em comparação ao placebo (32,7% *versus* 26%; p = 0,467).[28]

Por sua vez, o uso de pentoxifilina na dose de 400 mg 3 vezes/dia foi avaliado em um pequeno ensaio clínico randomizado aberto de centro único incluindo 35 pacientes com esteato-hepatite comprovada por biopsia (28% com DM2). A pentoxifilina utilizada por 1 ano melhorou o escore de atividade da doença em comparação ao placebo (2,10 ± 1,07 *versus* 0,90 ± 0,99; p < 0,001), mas não melhorou a fibrose.[29] Assim, são necessários mais dados obtidos de grandes séries de pacientes para avaliar a eficácia da pentoxifilina na DHEM.

Cirurgia bariátrica e metabólica

Em pessoas com obesidade classe III e naquelas com obesidade a partir da classe II e DM2, a cirurgia bariátrica deve ser considerada se a combinação de MEV e farmacoterapia não tiver se mostrado eficaz para melhorar a DHEM. Nesse perfil de pacientes, a cirurgia bariátrica é uma opção a ser considerada para reduzir o peso e as complicações metabólicas associadas à obesidade.[30]

Os benefícios da cirurgia bariátrica para a DHEM foram consistentes em diversos estudos que avaliaram técnicas operatórias distintas, incluindo a gastrectomia vertical, a derivação gástrica em Y de Roux e a banda gástrica ajustável. Embora os resultados na redução da esteato-hepatite já sejam evidentes ao final do primeiro ano pós-operatório, benefícios evidentes na fibrose demandam mais tempo, como demonstrado em estudos com tempos de seguimento de 5 a 6 anos.[31,32]

Pacientes com cirrose compensada e sem hipertensão portal podem ser avaliados para cirurgia bariátrica em centros de alta *expertise*. A presença de hipertensão portal e outras descompensações da cirrose deve levar o médico à avaliação para transplante hepático antes de prosseguir com o preparo para a cirurgia bariátrica.

Resumo

A doença hepática esteatótica (DHE) é a doença do fígado mais prevalente em todo o mundo. Estima-se que acometa pelo menos 30% da população ocidental,[2] incluindo a brasileira. Em pessoas com excesso de peso e obesidade, a prevalência global é de 50,7%. A DHE caracteriza-se pelo acúmulo excessivo de gordura nos hepatócitos, que pode resultar em inflamação lobular, balonização e fibrose. Sua forma mais frequente, a DHE de causa metabólica (DHEM), corresponde à manifestação hepática da síndrome metabólica. Nessa forma, os pacientes também estão sob risco de evoluir para estágios mais avançados da doença hepática (cirrose e carcinoma hepatocelular). A modificação do estilo de vida com foco na redução do peso corporal ≥ 5% é a terapia de primeira linha para o tratamento da DHEM. Embora reduções em torno de 3% do peso corporal já resultem em melhora da DHEM, perdas a partir de 5% são necessárias para reduzir a inflamação e estabilizar a fibrose. Reduções de peso ≥ 7%, quando sustentadas, podem resolver a DHEM em até 65 a 90% dos pacientes. A prescrição dos fármacos visando aos benefícios hepáticos é destinada a pacientes com esteato-hepatite e fibrose. A pioglitazona é recomendada como tratamento de primeira linha para esteato-hepatite e/ou fibrose, independentemente da presença de DM2. Resmetirom, um agonista seletivo do receptor β do hormônio tireoidiano (THR- β), é a primeira medicação aprovada em bula pela Food and Drug Administration (FDA) para tratamento da esteato-hepatite com fibrose.

REFERÊNCIAS BIBLIOGRÁFICAS

1. Godoy-Matos AF, Silva Júnior WS, Valerio CM. NAFLD as a continuum: from obesity to metabolic syndrome and diabetes. Diabetol Metab Syndr. 2020; 12:60.
2. Younossi ZM, Golabi P, Paik JM et al. The global epidemiology of nonalcoholic fatty liver disease (NAFLD) and nonalcoholic steatohepatitis (NASH): a systematic review. Hepatology. 2023; 77:1335-47.
3. Liu J, Ayada I, Zhang X et al. Estimating global prevalence of metabolic dysfunction-associated fatty liver disease in overweight or obese adults. Clin Gastroenterol Hepatol. 2022; 20:e573-e582.
4. Younossi ZM, Golabi P, Price JK et al. The global epidemiology of nonalcoholic fatty liver disease and nonalcoholic steatohepatitis among patients with type 2 diabetes. Clin Gastroenterol Hepatol. 2024.
5. Rao G, Peng X, Li X et al. Unmasking the enigma of lipid metabolism in metabolic dysfunction-associated steatotic liver disease: from mechanism to the clinic. Front Med (Lausanne). 2023; 10:1294267.
6. Rinella ME, Lazarus JV, Ratziu V et al.; NAFLD Nomenclature consensus group. A multisociety Delphi consensus statement on new fatty liver disease nomenclature. Hepatology. 2023; 78:1966-86.
7. Godoy-Matos AF, Valério CM, Silva Júnior WS et al. 2024 UPDATE: the Brazilian Diabetes Society position on the management of metabolic dysfunction-associated steatotic liver disease (MASLD) in people with prediabetes or type 2 diabetes. Diabetol Metab Syndr. 2024; 16:23.
8. Silva Júnior WS, Valério CM, Araujo-Neto JM et al. Doença hepática esteatótica metabólica (DHEM). Diretriz Oficial da Sociedade Brasileira de Diabetes (2024).
9. Polyzos SA, Perakakis N, Mantzoros CS. Fatty liver in lipodystrophy: a review with a focus on therapeutic perspectives of adiponectin and/or leptin replacement. Metabolism. 2019; 96:66-82.
10. Hannah Jr WN, Harrison SA. Effect of weight loss, diet, exercise, and bariatric surgery on nonalcoholic fatty liver disease. Clin Liver Dis. 2016; 20:339-50.
11. Patel NS, Doycheva I, Peterson MR et al. Effect of weight loss on magnetic resonance imaging estimation of liver fat and volume in patients with nonalcoholic steatohepatitis. Clin Gastroenterol Hepatol. 2015; 13:561-8.
12. Vilar-Gomez E, Martinez-Perez Y, Calzadilla-Bertot L et al. Weight loss through lifestyle modification significantly reduces features of nonalcoholic steatohepatitis. Gastroenterology. 2015; 149:367-78.e5.
13. Kim D, Murag S, Cholankeril G et al. Physical activity, measured objectively, is associated with lower mortality in patients with nonalcoholic fatty liver disease. Clin Gastroenterol Hepatol. 2021; 19:1240-1247.e5.
14. Kumar J, Memon RS, Shahid I et al. Antidiabetic drugs and non-alcoholic fatty liver disease: A systematic review, meta-analysis and evidence map. Dig Liver Dis. 2021; 53:44-51.
15. Cusi K, Orsak B, Bril F et al. Long-term pioglitazone treatment for patients with nonalcoholic steatohepatitis and prediabetes or type 2 diabetes mellitus: a randomized trial. Ann Intern Med. 2016; 165:305-15.
16. Musso G, Cassader M, Paschetta E et al. Thiazolidinediones and advanced liver fibrosis in nonalcoholic steatohepatitis: a meta-analysis. JAMA Intern Med. 2017; 177:633-40.
17. Panunzi S, Maltese S, Verrastro O et al. Pioglitazone and bariatric surgery are the most effective treatments for nonalcoholic steatohepatitis: A hierarchical network meta-analysis. Diabetes Obes Metab. 2021; 23:980-90.
18. Loomba R, Abdelmalek MF, Armstrong MJ et al. Semaglutide 2.4 mg once weekly in patients with nonalcoholic steatohepatitis-related cirrhosis: a randomised, placebo-controlled phase 2 trial. Lancet Gastroenterol Hepatol. 2023; 8:511-22.

19. Sanyal AJ, Chalasani N, Kowdley KV et al. Pioglitazone, vitamin E, or placebo for nonalcoholic steatohepatitis. N Engl J Med. 2010; 362:1675-85.
20. Klein EA, Thompson IM Jr, Tangen CM et al. Vitamin E and the risk of prostate cancer: the Selenium and Vitamin E Cancer Prevention Trial (SELECT). JAMA. 2011; 306:1549-56.
21. Raj H, Durgia H, Palui R et al. SGLT-2 inhibitors in nonalcoholic fatty liver disease patients with type 2 diabetes mellitus: A systematic review. World J Diabetes. 2019; 10:114-32.
22. Kuchay MS, Krishan S, Mishra SK et al. Effect of empagliflozin on liver fat in patients with type 2 diabetes and nonalcoholic fatty liver disease: a randomized controlled trial (E-LIFT Trial). Diabetes Care. 2018; 41:1801-8.
23. Shimizu M, Suzuki K, Kato K et al. Evaluation of the effects of dapagliflozin, a sodium-glucose co-transporter-2 inhibitor, on hepatic steatosis and fibrosis using transient elastography in patients with type 2 diabetes and nonalcoholic fatty liver disease. Diabetes Obes Metab. 2019; 21:285-92.
24. Moreira RO, Valerio CM, Villela-Nogueira CA et al. Brazilian evidence-based guideline for screening, diagnosis, treatment, and follow-up of metabolic dysfunction-associated steatotic liver disease (MASLD) in adult individuals with overweight or obesity: A joint position statement from the Brazilian Society of Endocrinology and Metabolism (SBEM), Brazilian Society of Hepatology (SBH), and Brazilian Association for the Study of Obesity and Metabolic Syndrome (Abeso). Arch Endocrinol Metab. 2023; 67:e230123.
25. Harrison SA, Bedossa P, Guy CD et al.; MAESTRO-NASH Investigators. A phase 3, randomized, controlled trial of resmetirom in NASH with liver fibrosis. N Engl J Med. 2024; 390:497-509.
26. Vuppalanchi R, Loomba R, Sanyal AJ et al. Randomised clinical trial: Design of the SYNERGY-NASH phase 2b trial to evaluate tirzepatide as a treatment for metabolic dysfunction-associated steatohepatitis and modification of screening strategy to reduce screen failures. Aliment Pharmacol Ther. 2024 May 20.
27. Akuta N, Kawamura Y, Watanabe C et al. Impact of sodium glucose co-transporter 2 inhibitor on histological features and glucose metabolism of nonalcoholic fatty liver disease complicated by diabetes mellitus. Hepatol Res. 2019; 49:531-9.
28. Wah Kheong C, Nik Mustapha NR, Mahadeva S. A randomized trial of silymarin for the treatment of nonalcoholic steatohepatitis. Clin Gastroenterol Hepatol. 2017; 15:1940-1949.e8.
29. Alam S, Nazmul Hasan S, Mustafa G et al. Effect of pentoxifylline on histological activity and fibrosis of nonalcoholic steatohepatitis patients: a one year randomized control trial. J Transl Int Med. 2017; 5:155-63.
30. Monteiro Júnior FD, Silva Júnior WS, Salgado Filho N et al. Effects of weight loss induced by bariatric surgery on the prevalence of metabolic syndrome. Arq Bras Cardiol. 2009; 92:418-56.
31. Lassailly G, Caiazzo R, Ntandja-Wandji LC et al. Bariatric surgery provides long-term resolution of nonalcoholic steatohepatitis and regression of fibrosis. Gastroenterology. 2020; 159:1290-301.e5.
32. Pais R, Aron-Wisnewsky J, Bedossa P et al. Persistence of severe liver fibrosis despite substantial weight loss with bariatric surgery. Hepatology. 2022; 76:456-68.

CAPÍTULO 77

Tratamento Medicamentoso da Obesidade

Marcio C. Mancini ▪ Ruy Lyra

INTRODUÇÃO

O tratamento da obesidade requer uma abordagem multidisciplinar que obrigatoriamente exige mudanças no estilo de vida, as quais implicam reeducação alimentar e implementação de atividade física. Para muitos pacientes, a terapia medicamentosa também é necessária, já que facilita e/ou aumenta a adesão à dieta, propiciando uma perda ponderal maior e mais duradoura. A cirurgia bariátrica é potencialmente indicada nos casos não responsivos ao tratamento clínico de indivíduos com índice de massa corporal (IMC) $\geq$ 40 kg/m^2 ou $\geq$ 35 kg/m^2 associado a comorbidades. Seja como for, está bem estabelecido que mesmo uma perda de 5 a 10% do peso corporal, independentemente de como for atingida, está associada à melhora do perfil de risco cardiovascular e a menor incidência de diabetes melito (DM) tipo 2 (DM2).[1-3]

CONTROLE NEUROENDÓCRINO DO APETITE

O sistema nervoso central (SNC), mais precisamente o hipotálamo, é o grande responsável pelo controle da homeostase energética, sob a influência de sinais periféricos metabólicos e endócrinos. Isso resulta em respostas que modulam não somente o comportamento alimentar, mas também o gasto energético. Lesões do hipotálamo ventromedial provocam grande aumento na ingestão alimentar e causam obesidade. Em contraste, lesões do hipotálamo lateral determinam hipofagia e perda de peso.[4,5] Em condições fisiológicas, o núcleo arqueado do hipotálamo, localizado na eminência mediana, detecta sinais de nutrientes e hormônios a partir da periferia. Ele é o sítio primário de duas populações de neurônios que formam parte do sistema central da melanocortina, um regulador-chave do balanço energético. A primeira população, localizada lateralmente, expressa dois polipeptídeos com ação estimuladora do apetite (*via orexigênica*): o neuropeptídeo Y (NPY) e a proteína (ou peptídeo) relacionada com o Agouti (AgRP), um antagonista do receptor da melanocortina. A segunda população, localizada medialmente, contém a pró-opiomelanocortina (POMC) e o transcrito regulado por cocaína e anfetamina (CART), componentes da *via anorexigênica*.[4-6] Expresso em diversas áreas do SNC, o CART atua antagonizando os efeitos do NPY, sendo, assim, um potente anorexígeno.[7] O hormônio estimulador dos melanócitos-alfa (α-MSH) é um dos produtos de clivagem da POMC e age como agonista dos dois principais receptores de melanocortina (tipos 3 e 4) relacionados com o controle da ingestão alimentar – MC3-R e MC4-R. A ação do α-MSH, antagonizada pela AgRP, consiste na inibição da alimentação e no aumento do gasto energético.[6] A privação de alimentos aumenta a expressão dos genes da AgRP e do NPY, além de reduzir a expressão dos genes da POMC e do CART. Portanto, o equilíbrio dos peptídeos hipotalâmicos orexigênicos e anorexigênicos é crucial para um adequado controle da ingestão de alimentos.[8] Superexpressão da AgRP e eliminação dos genes da POMC, do CART e do MC4-R resultam em hiperfagia e obesidade.[5,6] Em humanos, mutação no MC4-R constitui a causa mais frequente de obesidade monogenética.[7]

Os sinalizadores periféricos informam o hipotálamo não somente sobre a quantidade de energia já armazenada no organismo, como também sobre a necessidade de maior ou menor ingestão de alimentos. Esses sinalizadores originam-se, sobretudo, do trato gastrintestinal, do pâncreas e dos adipócitos (Figura 77.1).[4]

Produzida pelas células do epitélio gástrico, a ghrelina é conhecida como "hormônio da fome". Ela atua no hipotálamo estimulando a produção do NPY e da AgRP. Seus níveis séricos elevam-se com o jejum e diminuem após a ingestão alimentar, sobretudo de carboidratos e proteínas.[9]

Os sinalizadores da saciedade são hormônios gastrenteropancreáticos secretados durante a alimentação e agem provocando uma interrupção mais precoce do apetite. O mais conhecido é a colecistocinina (CCK), um octopeptídeo secretado sobretudo no duodeno, em resposta a nutrientes. Outros polipeptídeos envolvidos são peptídeo YY (PYY; secretado no íleo e no cólon), peptídeo semelhante ao glucagon-1 (GLP-1; produzido pelas células L no íleo), peptídeo liberador da gastrina (GRP; secretado no estômago) e hormônios pancreáticos, como amilina, glucagon, peptídeo pancreático e insulina (Quadro 77.1).[4,6]

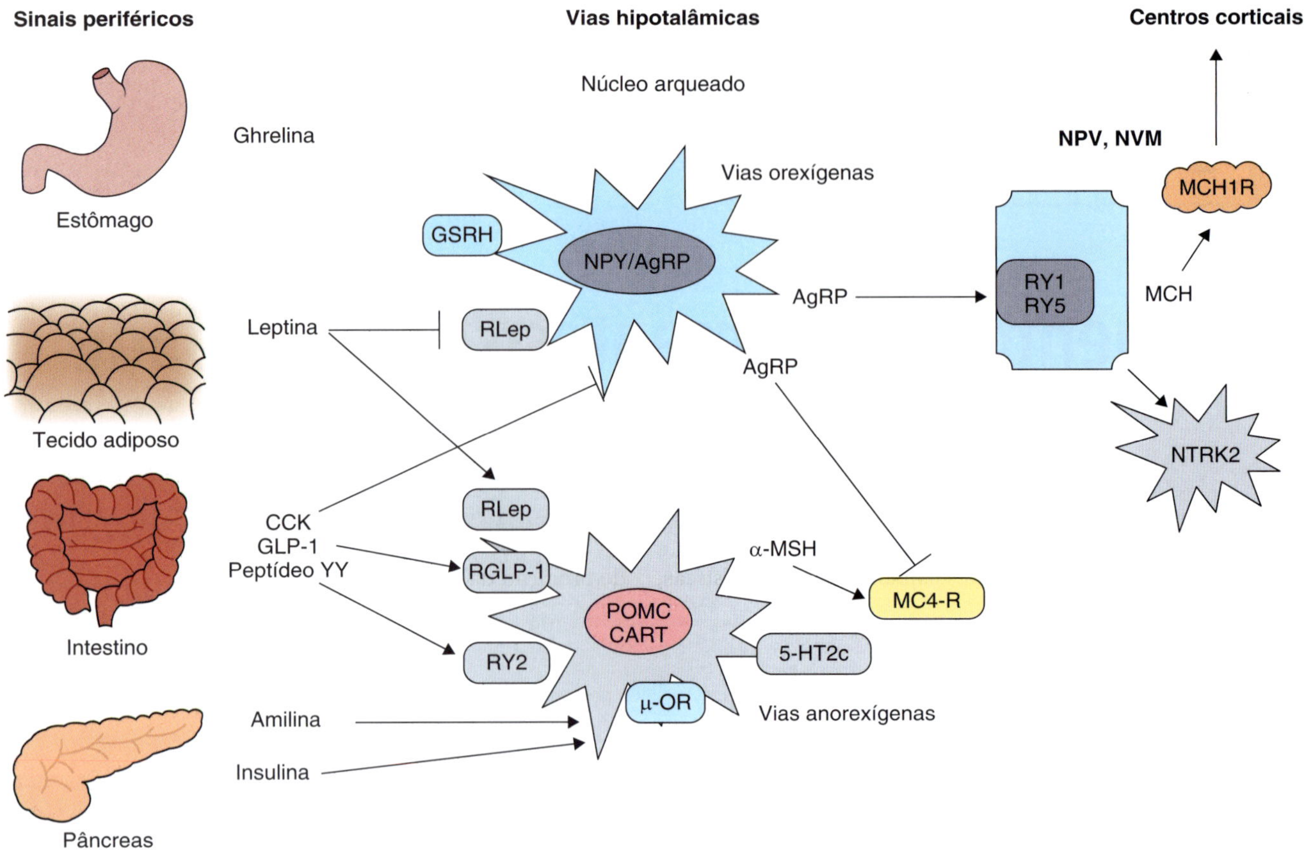

Figura 77.1 Regulação da ingestão calórica. AgRP: proteína relacionada com o Agouti; CART: transcrito regulado por cocaína e anfetamina; CCK: colecistocinina; GLP-1: peptídeo similar ao glucagon-1; GSRH: receptor da ghrelina; 5-HT2c: receptor-2c da serotonina; MC4-R: receptor-4 da melanocortina; NPY: neuropeptídeo Y; NPV: núcleo paraventricular; NVM: núcleo ventricular médio; μ-OR: receptor opioide tipo μ; MCH: hormônio concentrador de melanina; MCH1R: receptor-1 do MCH; α-MSH: hormônio estimulador dos melanócitos-alfa; NTRK2: receptor tirosinoquinase tipo 2 do fator neurotrófico cerebral; POMC: pró-opiomelanocortina; RGLP-1: receptor de GLP-1; RLep: receptor da leptina; RY1: receptor Y-1; RY2: receptor Y-2; RY5: receptor Y-5. (Adaptada de Boughton e Murphy, 2013;[4] Sobrino Crespo et al., 2014;[5] Asarian e Bächler, 2014.[6])

Quadro 77.1 Hormônios envolvidos no controle da fome e na saciedade.

Peptídeo	Local de produção	Efeito	Mecanismo de ação
Ghrelina*	Estômago	Orexigênico	Atua no hipotálamo, estimulando a produção de AgRP e NPY
Peptídeo liberador da gastrina (GRP)	Estômago	Anorexigênico	Diminui o apetite e aumenta a saciedade
Colecistocinina (CCK)	–	Anorexigênico	Diminui o tempo do esvaziamento gástrico e da ingestão alimentar
Peptídeo YY (PYY)	Íleo e cólon	Anorexigênico	Diminui a ingestão alimentar
Peptídeo semelhante ao glucagon-1 (GLP-1)	Íleo e cólon	Anorexigênico	Retarda o esvaziamento gástrico, reduz o apetite e aumenta a saciedade
Leptina	Tecido adiposo	Anorexigênico	Estimula a expressão da POMC e suprime a expressão de AgRP
Insulina	Células beta pancreáticas	Anorexigênico	Estimula, no núcleo arqueado, a expressão da POMC e suprime a expressão de AgRP/NPY

*Único peptídeo gastrintestinal que participa da via orexigênica. A administração exógena de ghrelina aumenta a ingestão de alimentos. AgRP: proteína relacionada com o Agouti; NPY: neuropeptídeo Y; POMC: pró-opiomelanocortina. (Adaptado de Asarian e Bächler, 2014;[6] Coulter et al., 2018;[10] Apovian et al., 2015.[11])

Existem também os sinalizadores de adiposidade, com ação anorexigênica, representados pela insulina e pela leptina (produzida pelos adipócitos). Esses peptídeos são secretados de acordo com a quantidade de gordura corporal e transmitem essa informação para os centros hipotalâmicos, gerando decréscimo na ingestão de alimentos.[4,12] Em roedores e humanos, a deficiência congênita de leptina causa hiperfagia e obesidade. No entanto, na maioria dos obesos, os níveis séricos de leptina estão elevados, sugerindo tolerância ou resistência a este hormônio.[12]

O apetite hedônico refere-se ao consumo de alimentos apenas por prazer e não para manter a homeostase energética. Nessa condição, o indivíduo também come, quando não está em um estado de esgotamento de energia a curto prazo, e os alimentos são consumidos exclusivamente por causa de suas propriedades gustativas recompensadoras. Os mecanismos fisiológicos subjacentes a esse comportamento alimentar não são profundamente entendidos, mas provavelmente estão envolvidos com mediadores recompensadores endógenos, como dopamina e endocanabinoides com ação no sistema mesolímbico dopaminérgico, que tem conexões com o hipotálamo.[13]

TRATAMENTO

Notoriamente, a obesidade é uma doença associada a diversas outras morbidades, como DM2, hipertensão arterial sistêmica (HAS), dislipidemia e doença arterial coronariana, bem como, consequentemente, a aumento significativo na mortalidade.

Portanto, a perda de peso em indivíduos obesos, seja por tratamento comportamental, medicamentoso ou cirúrgico, tem um papel fundamental.[14]

Há diversos estudos na literatura que relatam benefícios do tratamento da obesidade, não somente nos fatores de risco para doença cardiovascular (HAS, dislipidemia e hiperglicemia), mas também na melhora dos sintomas de diversas outras doenças, como incontinência urinária, apneia obstrutiva do sono e depressão.[14] A perda de apenas 5% do peso inicial já é capaz de promover benefícios à saúde e melhora da qualidade de vida. Se esse percentual não for obtido nos primeiros 6 meses de tratamento, deve-se optar por outra alternativa terapêutica. É importante ter em mente a eficácia de cada tipo de tratamento. Mudanças no estilo de vida podem proporcionar perda de até 5 a 7% do peso inicial. Perda de peso de 10 a 15% com tratamento medicamentoso é considerada uma resposta muita boa e superior a 15% é considerada uma excelente resposta. Perdas superiores a 30% são alcançadas, na maioria das vezes, com o tratamento cirúrgico.[14] É importante que profissionais de saúde e pacientes saibam dessas estatísticas, para que sejam sempre estabelecidas metas realistas e alcançáveis para cada tipo de tratamento escolhido. De qualquer forma, todo paciente obeso deve receber inicialmente orientações para mudanças no estilo de vida, com estímulos para uma alimentação saudável e a prática regular de atividade física. O tratamento comportamental pode ajudar muito a aumentar a adesão a essas orientações.[14]

Tratamento comportamental

Há muitos estudos que demonstram que acrescentar estratégias cognitivo-comportamentais ao tratamento farmacológico da obesidade aumenta significativamente a perda de peso corporal. Um exemplo é o automonitoramento realizado por meio do registro da ingestão alimentar, dos episódios de consumo excessivo ou compulsão alimentar, com identificação de fatores desencadeantes e sensações que se seguiram. Outro exemplo é o planejamento das compras de supermercado e de como adquirir pequenos aumentos de gasto calórico por meio da realização de maiores deslocamentos a pé no dia a dia. São técnicas que auxiliam na adoção de um estilo de vida mais saudável.[14]

Faz parte também da abordagem comportamental auxiliar o indivíduo obeso a reconhecer e evitar distorções cognitivas, como ideias extremistas de tudo ou nada ("ou estou de dieta bastante restritiva ou posso comer à vontade tudo o que eu quiser"), suposições de superalimentos e alimentos proibidos, ou sensação de fracasso total, quando o paciente recupera o peso ou "sai da dieta" por alguns dias.

A técnica de atenção plena, ou *mindfulness*, também tem sido bastante utilizada no tratamento da obesidade e de transtornos alimentares. O objetivo dessa abordagem é permitir que o indivíduo se concentre na tarefa do momento presente (no caso, comer) sem a interferência do estado mental estimulado por eventos recentes que já não são mais relevantes. Essa técnica promove a formação de um estado de conscientização de pistas fisiológicas para fome e saciedade, assim como o de gatilhos emocionais para comer demais, e o de uma atitude de não julgamento, por meio de experiências repetidas de degustação, que promovem o desenvolvimento de sensações, pensamentos e emoções.[14]

Tratamento dietético

O indivíduo que deseja perder peso sempre quer saber qual a melhor opção de dieta para alcançar seu objetivo: se é a pobre em carboidratos, a de muito baixas calorias, a dieta mediterrânea, a vegetariana, o jejum intermitente etc. Contudo, é importante ter em mente que, para que o tratamento dietético seja bem-sucedido, é fundamental que as mudanças alimentares sejam sustentáveis a longo prazo. A adesão à dieta é preditor mais importante da perda de peso do que a dieta em si.[14]

Dietas muito restritivas, embora possam ser utilizadas por um período limitado e em situações específicas, têm menor probabilidade de serem mantidas por toda a vida. Por isso é preferível optar pela reeducação alimentar, com um planejamento mais flexível, que considere as preferências alimentares e as necessidades especiais de acordo com a situação da saúde, o estilo de vida e até a realidade financeira. Sendo assim, o nutricionista deve não avaliar apenas o consumo calórico do paciente, mas também todo o contexto psicológico e socioeconômico em que ele está inserido.[14]

Para que haja um balanço energético negativo, essencial para o processo de emagrecimento, é importante realizar o planejamento alimentar do paciente de acordo com seu gasto energético, que na maior parte das vezes é calculado por fórmulas de predição da taxa metabólica basal (p. ex., Harris-Benedict) combinadas com o nível de atividade física (sedentário, pouco ativo, ativo, muito ativo).[14]

Exercício físico

Embora menos potente que o tratamento dietético no combate à perda de peso, o aumento do gasto energético por meio da atividade física é um forte preditor da manutenção do peso perdido. Além disso, associar exercícios com a dieta pode ter outros benefícios importantes à saúde, independentemente da perda de peso: a atividade física atenua a perda de massa muscular induzida pela dieta, melhora o funcionamento físico e pode compensar a diminuição no gasto total de energia que ocorre no processo de emagrecimento, de modo que a restrição calórica necessária combinada com o gasto energético seja mais bem-sucedida.[14]

A atividade física deve ser realizada por aproximadamente 30 minutos ou mais, 5 a 7 dias por semana, para evitar ganho de peso e melhorar a saúde cardiovascular, e a combinação de exercícios aeróbicos e resistidos é melhor do que a realização de apenas uma modalidade isoladamente. No entanto, a escolha de qualquer programa de exercícios deve sempre se adequar às condições de saúde do paciente, à sua idade e às suas preferências.[14]

Tratamento medicamentoso

O tratamento farmacológico da obesidade, com base em evidências clínicas consistentes, oriundas, principalmente, de grandes estudos multicêntricos, já está bem fundamentado. Assim, deve ser recomendado de acordo com uma avaliação criteriosa de eficácia e segurança.[13,14] Nesse contexto, dois importantes conceitos são cruciais. O primeiro estabelece a obesidade como doença crônica multifatorial, não passível de "cura" por meio de terapias a curto prazo. O segundo indica que a obesidade deve ser abordada de modo multidisciplinar, envolvendo mudanças no estilo de vida e recursos farmacológicos, a exemplo do DM2. Tais medicamentos são recomendados de acordo com o IMC e as comorbidades de cada indivíduo.[10,11,15,16]

Indicações

As últimas diretrizes da Endocrine Society recomendam a farmacoterapia para indivíduos com IMC > 30 kg/m^2 ou ≥ 27 kg/m^2 associado a, pelo menos, uma condição mórbida relacionada com a obesidade, como DM2, dislipidemia, HAS ou apneia obstrutiva do sono.[11]

Opções

Considerando-se a fisiopatologia da obesidade, seu tratamento medicamentoso deve visar: estimular as vias anorexígenas de sinalização, antagonizar as vias de sinalização orexígenas, aumentar o gasto energético e/ou inibir a absorção de nutrientes.[13,14]

Idealmente, um fármaco antiobesidade deve ter as seguintes características: eficácia na redução do peso ponderal; mecanismo de ação relacionado com a fisiopatologia da doença; perfil de segurança para uso a longo prazo; boa tolerabilidade; viabilidade econômica para tratamento a médio e longo prazos; e impacto positivo nas comorbidades associadas à obesidade.[10,13]

Durante muito tempo, o tratamento medicamentoso baseou-se no uso dos anorexígenos catecolaminérgicos em sua maioria (dietilpropiona [também conhecida como anfepramona], femproporex e mazindol), os quais, em 2011, foram retirados do mercado pela Agência Nacional de Vigilância Sanitária (Anvisa), pela ausência de dados sobre segurança cardiovascular e, sobretudo, pelo potencial surgimento de dependência, por serem derivados anfetamínicos, embora sem nenhum fato novo que tenha levado a essa suspensão da comercialização. Agentes anfetamínicos são comercializados nos EUA e disponíveis para tratamento de déficit de atenção e hiperatividade (mesmo em crianças a partir de 6 anos de idade) e para transtorno de compulsão alimentar. Até recentemente, os únicos agentes antiobesidade disponíveis no Brasil eram: sibutramina (agente sacietógeno); orlistate (inibidor das lipases intestinais); liraglutida e semaglutida (agonistas do receptor de GLP-1); e a combinação de naltrexona e bupropiona. Outros medicamentos de ação central, como fluoxetina, bupropiona e topiramato, têm sido ocasionalmente empregados, mas trata-se de indicação *off-label*.[10] Nos EUA, há ainda a combinação de fentermina e topiramato em formulação de liberação prolongada, a fentermina de liberação lenta em dose de 30 mg, a dietilpropiona e uma formulação de fentermina em dose menor (8 mg) (Quadro 77.2).[11,15,16]

Monoterapia

Sibutramina

Características farmacológicas. A sibutramina é um inibidor de recaptação de serotonina e norepinefrina. Diferentemente dos anorexígenos catecolaminérgicos, trata-se mais de um agente sacietógeno, visto que seu efeito principal na regulação da ingestão de alimentos parece estar relacionado muito mais com o aumento da saciedade e com o prolongamento dessa sensação do que com um efeito direto de supressão da fome.[17,18]

Dose. A dose atualmente recomendada para a sibutramina é de 10 a 15 mg/dia, embora vários estudos tenham documentado a dose de 20 mg/dia.

Eficácia. Em estudos clínicos controlados com placebo, o uso da sibutramina propiciou, na dose de 10 a 20 mg/dia, uma perda de peso significativamente superior à do placebo, variando de –2,9 a –9,4%.[10,13,19] Nos estudos com duração entre 16 e 52 semanas, a perda ponderal média variou entre 3,4 e 6 kg.[20]

O principal estudo que avaliou a eficácia da sibutramina na manutenção da perda de peso recebeu o acrônimo de STORM (*Sibutramine Trial of Obesity Reduction and Maintenance*) e comparou tal feito entre pacientes usando 10 a 20 mg/dia de sibutramina (n = 352) ou placebo (n = 115).[21] Após 52 semanas, a perda de peso média foi de 8,9 kg com sibutramina e 4,9 kg com placebo. Observou-se também melhora significativa dos perfis glicídico e lipídico,[22] ratificando os achados de outros estudos.[19,21]

A eficácia e a segurança da sibutramina foram também demonstradas em adolescentes, com redução estatisticamente

Quadro 77.2 Principais medicações antiobesidade.

Fármaco	Mecanismo de ação	Reações adversas	Contraindicações e advertências	Dose e monitoramento	Comentários
Sibutramina	↑ Saciedade; ↓ Apetite	Cefaleia, boca seca, constipação intestinal, irritabilidade, insônia, ↑ PA, ↑ FC	Gravidez e amamentação, DM, HAS, doença cardiovascular etc.	15 mg/dia	–
Fentermina	↓ Apetite	Boca seca, insônia, irritabilidade, ↑ PA, ↑ FC etc.	Gravidez e amamentação, DM, HAS, doença cardiovascular etc.	15, 30 ou 37,5 mg/dia pela manhã	–
Orlistate	Inibe a absorção de gordura	Dor abdominal, diarreia, flatulência, hepatotoxicidade, nefropatia por oxalato	Gravidez e amamentação	60 a 120 mg, 2 vezes/dia	Reduz absorção de vários fármacos (varfarina, amiodarona, vitaminas lipossolúveis, levotiroxina etc.)
Fentermina/topiramato ER	Desconhecido	Boca seca, tonturas, sonolência, cefaleia, distúrbios GI	Gravidez e amamentação, hipertireoidismo, glaucoma etc.	3,75/23 mg/dia por 14 dias; depois, 7,5/46 mg/dia; se necessário, aumentar até 15/92 mg/dia	Descontinuar *gradualmente* se perda de peso < 5% em 12 semanas
Liraglutida e semaglutida	↑ Saciedade; alentece esvaziamento gástrico	Náuseas, vômitos, diarreia, constipação intestinal, cefaleia etc.	Gravidez e amamentação, história pessoal ou familiar de câncer medular da tireoide e MEN-2, pancreatite, TFG < 45 mℓ/min	Iniciar com 0,6 mg/dia SC; ajustes semanais até 3 mg/dia, se necessário e bem tolerado	Descontinuar se perda de peso < 5% em 12 semanas
Naltrexona/bupropiona	↓ Apetite	Náuseas, vômitos, constipação intestinal ou diarreia, cefaleia, tonturas, insônia, boca seca	Gravidez e amamentação, HAS descontrolada, insuficiência renal grave, história de convulsões	8/90 mg, 1 vez/dia, por 7 dias; depois, 2 vezes/dia, por 7 dias; depois, 2 comp. de manhã e 1 à noite, por 7 dias. Por fim, 2 comp. 2 vezes/dia	Descontinuar se perda de peso < 5% em 12 semanas

DM: diabetes melito; ER: liberação estendida; FC: frequência cardíaca; GI: gastrintestinais; HAS: hipertensão arterial sistêmica; MEN-2: neoplasia endócrina múltipla tipo 2; PA: pressão arterial; TFG: taxa de filtração glomerular; SC: via subcutânea; comp.: comprimidos. ↑: aumento; ↓: diminuição. (Adaptado de Mancini e Halpern, 2006;[17] Bersoux et al., 2017.[18])

significativa no IMC e no peso corporal.[23,24] Em estudos clínicos controlados, o uso da sibutramina em obesos com compulsão alimentar propiciou resultados positivos para desfechos pré-especificados, como redução no peso corporal e na frequência de episódios de compulsão alimentar e melhora de sintomas psiquiátricos.[25,26]

Efeitos colaterais. Em geral, a sibutramina é bem tolerada. Em vários estudos, os efeitos adversos mais comuns foram cefaleia, boca seca, constipação intestinal e insônia (em 10 a 30% dos pacientes). Efeitos adversos menos frequentes foram aumento do apetite, tonturas, taquicardia, sudorese, náuseas, dor abdominal e hipermenorreia.[8,14] Em geral, mostraram-se moderados, associaram-se com doses mais altas e, raramente, obrigaram a retirada dos pacientes dos grupos de estudo.[8,14,20]

Devido a seu efeito adrenérgico, a sibutramina pode determinar elevação da pressão arterial (PA) e da frequência cardíaca (FC), geralmente discreta.[8,27,28] No STORM,[21] verificou-se um aumento médio de 0,1 mmHg na PA sistólica e de 0,3 mmHg na diastólica, mas somente 3% dos pacientes abandonaram o tratamento devido à elevação da PA. Em outro estudo, que incluiu 150 pacientes obesos com HAS controlada com um antagonista do cálcio (com ou sem diuréticos), esse porcentual foi de 5,3%.[28] No STORM, encontrou-se também aumento médio de 4,1 bpm na FC.[21] Em outros estudos, esse aumento situou-se em torno de 2 a 4,9 bpm.[8,27,28]

A partir de preocupações originadas pela discreta elevação da FC e da PA com a sibutramina,[28] a agência regulatória europeia, então denominada European Medicines Evaluation Agency (EMEA), solicitou à empresa farmacêutica detentora da licença que patrocinasse um estudo de desfechos cardiovasculares para determinar a segurança do produto. Assim, foi planejado e conduzido o estudo SCOUT (*Sibutramine Cardiovascular Outcome Trial*),[29] que incluiu 10.744 pacientes com alto risco de sofrer eventos cardiovasculares, já que tinham doença cardiovascular manifesta ou DM2.[30] Os resultados principais do estudo SCOUT foram publicados em 2010, demonstrando um aumento de 16% no risco relativo para desfechos cardiovasculares não fatais, como acidente vascular cerebral (AVC) e infarto agudo do miocárdio (IAM). Não houve aumento de mortalidade cardiovascular. A sibutramina associou-se a um risco absoluto para esses desfechos de 11,4%, e no grupo placebo, o risco absoluto foi de 10%.[31] Esses resultados propiciaram a recomendação, pelo Committee for Medicinal Products for Human Use (CHMP), de suspensão da autorização na Europa para comercializar produtos contendo sibutramina a partir de janeiro de 2010. Alguns meses depois, o medicamento teve sua comercialização interrompida pelo fabricante no mercado americano.

O posicionamento da agência europeia causou grande controvérsia, por basear-se em dados que não haviam sido completamente analisados nem submetidos à publicação e à revisão crítica. Na visão de muitos, foi uma decisão prematura.[32] Além disso, a população do estudo SCOUT é completamente distinta daquela sugerida na bula do medicamento.[33] Diferentemente, a Anvisa manteve o uso da sibutramina em nosso país, mas com restrições, estipulando um IMC mínimo de 30 kg/m² para início do tratamento, dose máxima de 15 mg/dia e prazo máximo de tratamento de 2 anos.[34]

Após a interrupção da comercialização na Europa, um estudo de vida real em cerca de 100 mil pessoas comparou a incidência de desfechos cardiovasculares nos pacientes que receberam prescrições de sibutramina e nos que tiveram prescrições de orlistate (este funcionou como um "grupo controle"). A conclusão do estudo foi que a sibutramina não aumentou desfechos cardiovasculares nos pacientes sem doença coronariana estabelecida e que seria uma opção de tratamento para estes pacientes.[35]

Contraindicações. O uso da sibutramina é contraindicado em gestantes e indivíduos com conhecida hipersensibilidade ao medicamento. Segundo as recomendações da Anvisa, deve também ser evitado em pacientes com HAS inadequadamente controlada (PA > 140/95 mmHg), história de doença cardiovascular ou cerebrovascular, bem como em indivíduos com DM2 e pelo menos um fator de risco adicional (*i. e.*, HAS controlada por medicação, dislipidemia, prática atual de tabagismo ou nefropatia diabética), pessoas com idade > 65 anos, crianças e adolescentes.[34]

Orlistate

O orlistate é um potente inibidor de lipases do trato gastrintestinal. Como consequência, cerca de 30% dos triglicerídeos provenientes da dieta não são digeridos nem absorvidos pelo intestino delgado, atravessando o trato gastrintestinal e sendo eliminados nas fezes. O orlistate não apresenta atividade sistêmica, e sua absorção intestinal é desprezível em doses de até 800 mg/dia.[18,36]

O orlistate não atua nos circuitos neuronais reguladores do apetite; contudo, ele promove uma liberação mais precoce do GLP-1, que tem efeito incretínico e sacietógeno.[18]

Posologia. A dose recomendada para o orlistate é de 120 mg antes de cada refeição. No entanto, mesmo na posologia de 60 mg, 3 vezes/dia, a medicação mostrou-se mais eficaz que o placebo.[1,15,16]

Eficácia no peso. A média de perda ponderal, subtraindo-se o placebo, é de aproximadamente 2,8 a 3,2 kg, associada a uma significativa melhora nos níveis de PA, perfil lipídico e controle metabólico do DM2. O orlistate também é aprovado pela Food and Drug Administration (FDA) para o tratamento da obesidade em adolescentes (a partir dos 12 anos de idade).[18]

Efeitos metabólicos. Demonstrou-se que o uso de orlistate propicia melhora de vários parâmetros metabólicos (Quadro 77.3) e seu efeito no perfil lipídico é superior ao esperado para a perda ponderal.[18] Tal fato se deve à redução de 25 a 30% da absorção intestinal de colesterol e de triglicerídeos promovida pelo orlistate.[37]

Em pacientes com DM2, o impacto no controle glicêmico induzido pelo orlistate também supera o esperado para a perda ponderal alcançada. O mecanismo postulado para esse efeito envolve melhora na sensibilidade à insulina, absorção lenta e incompleta dos lipídios da dieta, redução nos níveis plasmáticos de ácidos graxos pós-prandiais, diminuição do tecido adiposo visceral e estímulo à secreção de GLP-1.[38,39]

O maior estudo clínico controlado com o orlistate foi o XENDOS (*Xenical in the Prevention of Diabetes in Obesity Subjects*), criado para avaliar a eficácia do fármaco na prevenção de DM2 em pacientes obesos (n = 3.305).[40] Após 4 anos de tratamento, a incidência cumulativa de DM2 foi de 9% com o placebo e 6,2% com o orlistate, o que corresponde a uma redução do risco de 37,3% ($p = 0,0032$). A perda de peso correspondente foi de 5,2% e 2,8% ($p < 0,001$), respectivamente. Evidenciou-se também melhora em diversos outros fatores de risco cardiovascular, como PA, perfil lipídico e circunferência de cintura.[40]

Quadro 77.3 Benefícios metabólicos induzidos pelo orlistate.

- ↓ Glicemia, HbA_{1c} e insulinemia
- ↓ Triglicerídeos, LDL-c e lipoproteínas aterogênicas
- ↓ Fator de necrose tumoral, interleucina-6, lipemia pós-prandial e lipoproteínas aterogênicas
- ↑ HDL-c e adiponectina

HbA_{1c}: hemoglobina glicada; HDL-c: colesterol da lipoproteína de alta densidade; LDL-c: : colesterol da lipoproteína de baixa densidade. (Adaptado de Gray e Ryan, 2011;[15] Mancini e Halpern, 2006.[17])

Tolerabilidade. Uma série de efeitos colaterais gastrintestinais pode limitar o uso do orlistate, como dor abdominal, fezes oleosas, incontinência fecal e flatos com descarga oleosa. Quanto maior a ingestão de gorduras na alimentação, mais frequentes são esses sintomas.[37] Orlistate também associa-se à diminuição na absorção intestinal de vitaminas lipossolúveis, fármacos antiepilépticos, varfarina, ciclosporina e levotiroxina.[37]

Contraindicações. O uso do orlistate é contraindicado em gestantes e durante a amamentação, bem como em pacientes com colestase ou síndrome de má absorção crônica.[16]

Combinação de orlistate e sibutramina. A associação de orlistate com sibutramina foi avaliada em alguns estudos. Contudo, de um modo geral, sua eficácia não foi superior à monoterapia com a sibutramina.[23,41]

Antidepressivos e outros medicamentos de ação central

Fluoxetina e *sertralina* são inibidores de recaptação de serotonina e podem favorecer a redução do peso, mas não são considerados agentes antiobesidade. Indica-se seu uso apenas quando à obesidade estão associados transtorno depressivo ou transtorno da compulsão alimentar periódica (TCAP). Em estudos utilizando a fluoxetina (20 a 60 mg/dia) por um período de 6 meses, observou-se perda ponderal modesta com recuperação do peso a partir do sexto mês, o que torna essa medicação inadequada para uso a longo prazo.[10,14,42] Em um estudo multicêntrico com 52 semanas de duração, no grupo da fluoxetina (n = 230), a redução do peso foi similar à do grupo placebo.

A *bupropiona*, aprovada para tratamento de transtornos do humor e tabagismo, é um inibidor duplo da recaptação de monoaminas (dopamina e norepinefrina) e tem sido avaliada em estudos para obesidade, tanto em monoterapia quanto em associação com outros fármacos. Os resultados são variáveis, com perda ponderal entre 5 e 10% do peso inicial.[13,43] Em estudo duplo-cego, os percentuais de pacientes que perderam pelo menos 5% do peso inicial foram 46%, 59% e 83% (*p versus* placebo < 0,0001) para placebo, bupropiona SR (de liberação prolongada) 300 e 400 mg/dia, respectivamente; os percentuais correspondentes para perdas de peso ≥ 10% foram 20%, 33% e 46% (*p versus* placebo = 0,0008), respectivamente.[22] Resultados mais expressivos são obtidos pela combinação de bupropiona com naltrexona (ver adiante).[15,38]

O *topiramato* é aprovado para tratamento de epilepsia e profilaxia da enxaqueca. Seu mecanismo de ação relaciona-se com a modulação dos receptores do ácido gama-aminobutírico (GABA), com reflexos no comportamento alimentar. Apesar de eficaz para perda ponderal, as doses habitualmente necessárias para o tratamento da obesidade associam-se a efeitos colaterais diversos, o que acarretou interrupção do seu programa de desenvolvimento como agente antiobesidade.[44] No entanto, ele foi recentemente aprovado pela FDA em associação com a fentermina, usando-se doses menores.[15,16]

A *lisdexanfetamina* está aprovada especificamente para TCA, podendo ser prescrita para pacientes com TCA e obesidade, desde que sejam respeitadas suas contraindicações.[45,46]

Liraglutida

A *liraglutida* é um análogo do GLP-1 ou agonista do receptor de GLP-1 (GLP-1RA) que foi desenvolvido para o tratamento do DM2 na dose de até 1,8 mg/dia. Além de melhorar efetivamente o controle glicêmico, ela induz perda de peso. Melhores resultados na perda ponderal foram, contudo, obtidos com a dose de 3 mg/dia em estudos de fase 3,[47,48] o que motivou sua aprovação em 2015-2016 pela FDA, pela European Medicines Agency (EMA) e pela Anvisa para tratamento da obesidade.[24]

Mecanismo de ação. Os mecanismos mediadores da redução de peso pela liraglutida são provavelmente relacionados com uma combinação de efeitos no trato gastrintestinal e no cérebro (aumento da saciedade e diminuição do apetite). O papel das náuseas, principal reação adversa da liraglutida, na perda de peso é mais evidente com a dose de 3 mg/dia.[15,24,25] Em roedores, demonstrou-se também um efeito na seleção de nutrientes, estimulando o consumo de ração em detrimento de alimentos doces.[13,14]

Um recente estudo com camundongos sugere que a liraglutida tem como sítio de ação receptores do GLP-1 localizados no núcleo arqueado, onde promoveria: (1) estímulo direto dos neurônios do CART/POMC, aumentando a saciedade; e (2) efeito inibitório indireto, via sinalização dependente do GABA, nos neurônios de NPY/AgRP, resultando em redução no apetite (Figuras 77.2 e 77.3).[49] Mais recentemente, receptores do GLP-1 foram identificados no cérebro humano, especificamente no córtex parietal, na medula oblonga e no hipotálamo.[50]

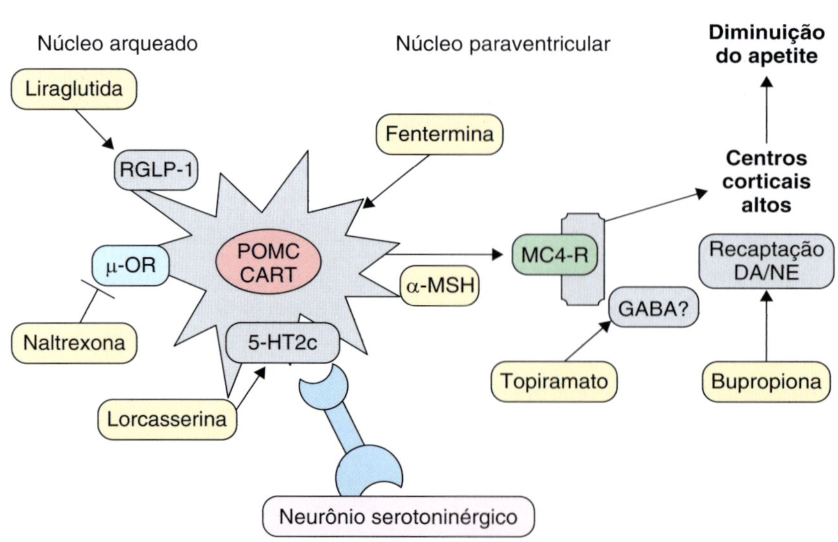

Figura 77.2 Locais de ação dos medicamentos para redução de peso recentemente aprovados pela Food and Drug Administration (FDA). DA: dopamina; NE: norepinefrina; RGLP-1: receptor de GLP-1. (Adaptada de Choudhury et al., 2016;[2] Apovian et al., 2015;[11] Gray e Ryan, 2011;[15] Kakkar e Dahiya, 2015.[16])

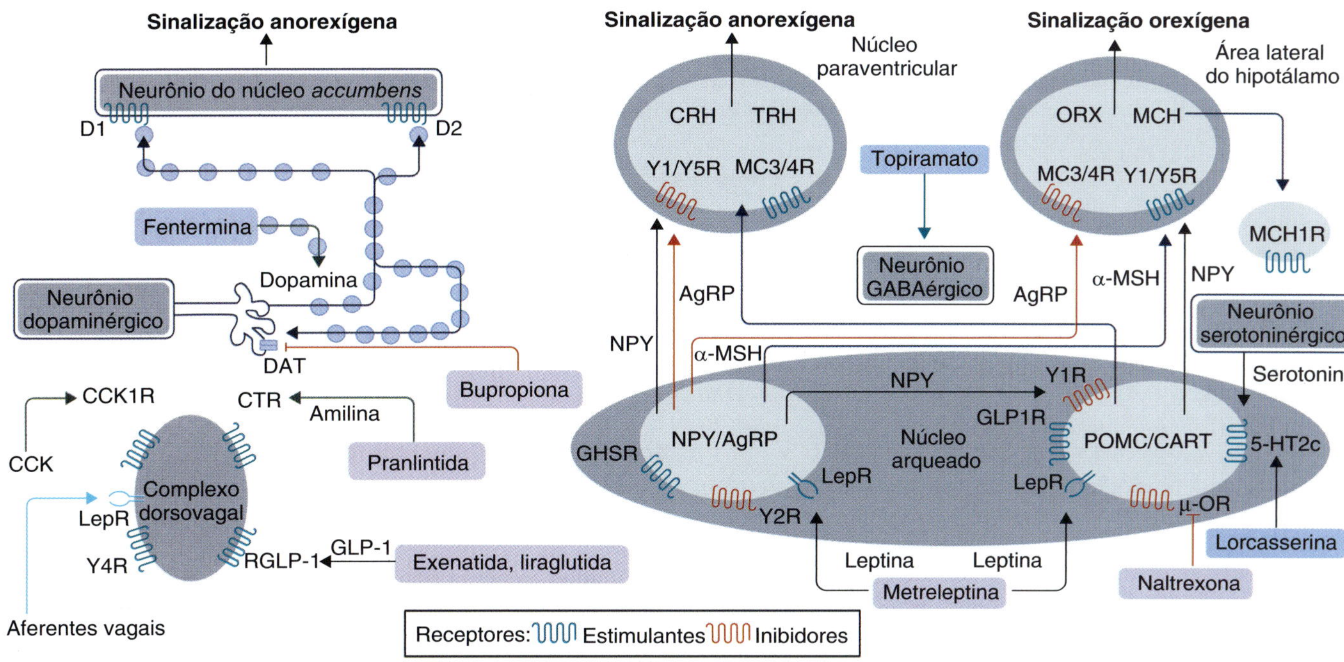

Figura 77.3 Locais de ação de medicamentos antiobesidade no controle da fome e da saciedade. DA: dopamina; NE: norepinefrina; RGLP-1: receptor de GLP-1. (Adaptada de Choudhury et al., 2016;[2] Apovian et al., 2015;[11] Gray e Ryan, 2011;[15] Kakkar e Dahiya, 2015.[16])

Dose. Liraglutida deve ser iniciada na dose de 0,6 mg/dia, por injeção subcutânea (SC), 1 vez/dia. A dose diária pode ser aumentada em 0,6 mg por semana até um máximo de 3 mg/dia SC, de acordo com a tolerabilidade do paciente e sua resposta clínica.[16,48]

Eficácia. Em um estudo duplo-cego, conduzido durante 56 semanas e que envolveu indivíduos com IMC $\geq$ 27 kg/m^2 sem DM2, 2.487 pacientes receberam liraglutida (3 mg/dia SC) e 1.244, placebo; ambos os grupos foram aconselhados sobre mudanças no estilo de vida.[47] Ao final do estudo, os pacientes no grupo da liraglutida haviam perdido, em média, 8,4 $\pm$ 7,3 kg, contra 2,8 $\pm$ 6,5 kg no grupo placebo (uma diferença de –5,6 kg; $p < 0{,}001$). Também se observou com a liraglutida maior proporção de indivíduos que perderam pelo menos 5% (63,2% *versus* 27,1%; $p < 0{,}001$) ou 10% do peso corporal (33,1% *versus* 10,6%; $p < 0{,}001$).[47]

Resultados similares foram observados, quando a liraglutida 3 mg foi testada em pacientes com DM2 em estudo multicêntrico duplo-cego.[51] Em metanálise de três estudos usando liraglutida (Quadro 77.4), a perda de peso máxima (por modelamento) foi de –7,68 kg e metade do efeito máximo ocorreu com 12,7 semanas.[31] A FDA recomenda que a liraglutida 3 mg seja descontinuada após 16 semanas, caso o paciente não tenha perdido, pelo menos, 5% do peso corporal inicial.[52]

Em comparações *head-to-head* com outros GLP-1RA aprovados para o tratamento do DM2 (lixisenatida, exenatida e dulaglutida), liraglutida, na dose de 1,8 mg/dia, mostrou-se mais eficaz em induzir perda ponderal.[53]

Tolerabilidade. As reações adversas mais comuns relatadas por, pelo menos, 5% dos pacientes que receberam liraglutida 3 mg *versus* placebo, respectivamente, foram náuseas (39,3% *versus* 13,8%), hipoglicemia em casos de DM2 (23% *versus* 12,7%), diarreia (20,9% *versus* 9,9%), constipação intestinal (19,4% *versus* 8,5%), vômitos (15,7% *versus* 3,9%), cefaleia (13,6% *versus* 12,6%), dispepsia (9,6% *versus* 2,7%), fadiga (7,5% *versus* 4,6%), tonturas (6,9% *versus* 5%), dor abdominal (5,4% *versus* 3,1%) e elevação da lipase (5,3% *versus* 2,2%).[15] Na maioria das vezes, esses efeitos colaterais foram transitórios, e em 94% dos casos sua intensidade foi leve a moderada.[47] Abandono do tratamento por efeitos gastrintestinais foi mais comum no grupo da liraglutida (6,4% *versus* 0,7%), o mesmo ocorrendo em relação a colelitíase, colecistite e taquicardia.[47]

No programa de desenvolvimento clínico para a liraglutida 3 mg, pancreatite aguda confirmada mostrou-se mais frequente nos indivíduos tratados com liraglutida 3 mg do que no grupo placebo (0,4% *versus* < 0,1%; $p < 0{,}01$).[18,54] No entanto, esses achados não foram ratificados pelos estudos SCALE.[47,51]

O estudo LEADER foi realizado em pacientes com DM2 e alto risco cardiovascular, com mais de 9.000 indivíduos acompanhados por quase 4 anos em uso de liraglutida 1,8 mg ou placebo.[54] A taxa da primeira ocorrência de morte por causas cardiovasculares, IAM não fatal ou AVC não fatal entre pacientes com DM2 foi mais baixa com liraglutida do que com placebo. A incidência de pancreatite (no estudo de maior exposição dos pacientes ao fármaco) foi menor no grupo liraglutida do que no grupo placebo.[54]

Contraindicações. O uso da liraglutida 3 mg é contraindicado diante de história pessoal ou familiar de carcinoma medular de

Quadro 77.4 Perda de peso associada ao uso de orlistate, liraglutida, topiramato/fentermina e naltrexona/bupropiona.

Fármaco	Nº de estudos	Perda de peso máxima (kg)	Nº de semanas para atingir metade da perda de peso máxima	Taxa de abandono (%)
Orlistate	31	–6,65	35,4	29,0
Liraglutida	3	–7,68	12,7	24,3
Topiramato/fentermina	6	–15,6	29,8	34,9
Naltrexona/bupropiona	6	–13,2	35,2	49,1
Placebo	51	–2,71	12,3	–

Adaptado de Dong et al., 2017.[31]

tireoide, em pacientes com neoplasia endócrina múltipla tipo 2, bem como durante a gestação.[15,16,54] Embora uma relação de causa/efeito não tenha sido confirmada, recomenda-se evitar análogos do GLP-1 em pacientes com história ou suspeita de pancreatite.[18,54]

Semaglutida

A exemplo da liraglutida, a semaglutida pertence à família dos GLP-1RA e foi aprovada pela FDA para o tratamento do DM2 em 2017 – na dose de até 1 mg/semana (Ozempic®) – e para o manejo da obesidade em 2021, na dose semanal de até 2,4 mg SC (Wegovy®). Ela propicia maior redução de peso e melhor controle glicêmico em comparação aos demais GLP-1RA. Seus mecanismos de ação são similares aos da liraglutida, com estímulo à saciedade e redução da fome e do apetite por meio de ações no sistema nervoso periférico e central.[55,56]

O programa *Semaglutide Treatment Effect in People with Obesity* (STEP) é uma coleção de 15 estudos de fase 3 randomizados duplos-cegos controlados por placebo voltados para a aprovação de semaglutida 2,4 mg 1 vez/semana SC para tratamento de obesidade. Cada estudo foi projetado para investigar a eficácia e a segurança de 2,4 mg de semaglutida em pessoas com sobrepeso ou obesidade, levando em consideração as etnias dos pacientes, certas comorbidades, diferentes faixas etárias ou as intervenções paralelas do braço de controle.[55-63]

O Quadro 77.5 resume a população e os principais desfechos dos estudos STEP mais importantes.

Eficácia. Em pacientes com doença cardiovascular preexistente e sobrepeso ou obesidade, mas sem diabetes, a semaglutida SC na dose de 2,4 mg foi superior ao placebo, levando a uma redução de 20% na incidência de morte por causas cardiovasculares, infarto do miocárdio não fatal ou AVC não fatal em um seguimento médio de cerca de 40 meses.[64]

Uma análise *post hoc* do SUSTAIN-6 e uma meta análise dos ensaios STEP sugerem que a semaglutida, um agonista do receptor GLP-1, poderia reduzir eventos cardiovasculares em pessoas sem doença cardiovascular estabelecida (prevenção primária).[65]

Tirzepatida

Tirzepatida é um agonista duplo do receptor do polipeptídeo insulinotrópico dependente de glicose (GIP) e do GLP-1, de administração semanal por via subcutânea. A tirzepatida foi aprovada pela FDA para tratamento do DM2 em 2022 e para o manejo da obesidade em novembro de 2023. A expectativa é que esteja disponível no mercado brasileiro em 2025.

Eficácia. No estudo SURMOUNT-1, a alteração percentual média no peso na semana 72 foi de –15,0% com doses semanais de 5 mg de tirzepatida, –19,5% com doses de 10 mg e –20,9% com doses de 15 mg e –3,1% com o placebo ($p < 0,001$ para todas as comparações com placebo).[66] No SURMOUNT-2, entre pacientes com DM2, a perda de peso e a redução da HbA1c foram significativamente maiores ($p < 0,001$) com tirzepatida de que com a semaglutida.[67] Uma análise *post hoc* do estudo SURMOUNT-1 mostrou que a tirzepatida reduziu o risco previsto de doença cardiovascular aterosclerótica e melhorou os fatores de risco cardiometabólicos em adultos com obesidade ou sobrepeso.[68]

Os benefícios cardiovasculares da tirzepatida estão sendo investigados em grandes estudos internacionais de fase 3 em pessoas com obesidade ou sobrepeso sem diabetes e em pacientes com diabetes (respectivamente, SURMOUNT-MMO; NCT05556512 e SURPASS-CVOT; NCT04255433).

Associações medicamentosas

Alguns estudos têm comprovado a eficácia da terapia combinada para a obesidade (Quadro 77.6). Com base nesses dados, a FDA aprovou, em formulações de liberação estendida (ER), a associação fixa de fentermina e topiramato (3,75/23 mg, 7,5/46 mg, 11,25/69 mg e 15/92 mg), em 2012, e da naltrexona com bupropiona (em 2014).[1,11,24,54] Outras associações, comentadas adiante, vêm sendo testadas em estudos clínicos multicêntricos.

Fentermina com topiramato

A fentermina, molécula de ação central associada à liberação de norepinefrina com propriedades simpaticomiméticas, foi aprovada nos EUA para tratamento da obesidade em monoterapia (37,5 mg/dia) durante curto período de tempo (< 12 semanas).[13] A ação central do topiramato está associada ao bloqueio dos canais de sódio e cálcio, à potencialização da ação do GABA e à inibição da anidrase carbônica (ver Figura 77.2). Seu mecanismo relacionado com a perda ponderal não é, contudo, totalmente conhecido, sendo descritos, em modelos animais, diminuição da fome, aumento na termogênese periférica e oxidação de reservas lipídicas.[11,13,16,18]

Dose. Quando se usa a combinação fentermina/topiramato ER, é necessário o escalonamento da dose.[10,16,18] Os estudos clínicos apoiam iniciar com a dosagem de 3,75/23 mg, 1 vez/dia, e mantê-la por, pelo menos, 2 semanas. Havendo boa tolerabilidade, um aumento para 7,5/46 mg é indicado. Posterior acréscimo deve ser considerado, somente se não tiver havido perda de, ao menos, 3% no peso corporal após 12 semanas. Neste caso, a dose pode ser aumentada para 11,25/69 mg e, depois, se necessário, para 15/92 mg.[70-72] A redução da dose deve também ser gradual, em 3 a 5 dias, devido à observação de convulsão, quando o topiramato foi suspenso abruptamente em pacientes com epilepsia.[10,11,16]

Quadro 77.5 População incluída randomizada e desfechos de eficácia dos estudos STEP 1 a 6 e 8.

STEP	População incluída	Tipo de estudo	N	Duração (semanas)	Idade média (anos)	IMC médio (kg/m²)	ΔPeso (%)
1	Adultos com obesidade e sobrepeso com comorbidades	Duplo-cego	1.961	68	46	37,9	14,9
2	Adultos com sobrepeso e diabetes tipo 2	Duplo-cego	1.210	68	55	35,7	9,6
3	Adultos com obesidade ou sobrepeso com comorbidades + terapia intensiva	Duplo-cego	611	68	46	38	16,0
4	Manutenção da perda de peso em pacientes com sobrepeso e obesidade	Duplo-cego	902	68	46	38,4	7,9*
5	Adultos com obesidade e sobrepeso com comorbidades	Duplo-cego	304	111	47	38,5	15,2
6	Adultos asiáticos com excesso de peso e comorbidades	Duplo-cego	401	68	51	31,9	13,2
8	Comparação de semaglutida com liraglutida	Aberto	338	68	49	37,5	15,8

* Mudança do peso percentual da semana 20 ao final do tratamento.

Quadro 77.6 Resumo dos resultados dos principais estudos clínicos com os novos fármacos em combinação para a obesidade.

Fármacos (mg/dia)	Estudos	Nº de pacientes	Duração (semanas)	PPSP (%)
Bupropiona (360) + naltrexona (32)	COR-I (fase 3)	1.742	60	4,8
	COR-II (fase 3)	1.496	60	5,2
Bupropiona (360) + zonisamida (360)	Fase 2	320	24	6,1
Fentermina (15) + topiramato (92)	EQUIP (fase 3)	1.267	56	9,4
	CONQUER (fase 3)	2.487	56	8,6

PPSP: perda de peso subtraída daquela do placebo. (Adaptado de Coulter et al., 2018;[10] Apovian et al., 2015;[11] Gray e Ryan, 2011;[15] Kakkar e Dahiya, 2015;[16] Halpern e Mancini, 2017.[69])

Eficácia. Seguindo dois estudos menores, o estudo CONQUER[70] avaliou 2.487 pacientes com IMC entre 27 e 45 kg/m² e duas ou mais comorbidades associadas. Os pacientes foram randomizados para três grupos: combinação de fentermina com topiramato de liberação lenta 15/92 mg, 7,5/46 mg ou placebo, todos em associação às mudanças no estilo de vida. Os resultados de perda ponderal foram 10,4%, 8,4% e 1,8% para cada grupo, respectivamente, após um período de 56 semanas (ver Quadro 77.6).

O estudo SEQUEL,[71] uma extensão em duplo-cego do estudo CONQUER, foi desenvolvido para avaliar a eficácia e a segurança a longo prazo da associação fixa de fentermina com topiramato por um período adicional de 52 semanas, totalizando uma duração de tratamento de 108 semanas. Foram incluídos 676 pacientes, posteriormente randomizados em 3 grupos: placebo e a combinação nas doses de 7,5/46 mg e 15/92 mg. Após as 108 semanas, o uso de fentermina com topiramato foi associado a uma perda ponderal importante e persistente, significativamente superior à perda com placebo ($p < 0{,}0001$). A perda de peso percentual foi de 1,8%, 9,3% e 10,5% para placebo, 7,5/46 mg e 15/92 mg, respectivamente (ver Quadro 77.6). O grupo em tratamento ativo apresentou melhora em variáveis cardiovasculares e metabólicas e diminuição nos novos casos de DM em comparação com o placebo.[71]

Resultados similares foram encontrados no estudo EQUIP, com 56 semanas de duração. A perda do peso inicial foi de 1,6% com placebo, 5,1% com 3,75/23 mg e 10,9% com 15/92 mg ($p < 0{,}0001$).[72] Na análise categórica, 17,3% dos pacientes do grupo placebo, 44,9% dos pacientes do grupo 3,75/23 mg e 66,7% do grupo 15/92 mg perderam, pelo menos, 5% do peso inicial após 56 semanas ($p < 0{,}0001$).[72] Em metanálise de seis estudos, a perda de peso máxima (por modelamento) foi de −15,6 kg e metade do efeito máximo ocorreu com 29,8 semanas.[31]

Tolerabilidade. Nos estudos citados, os principais *efeitos colaterais* observados foram: xerostomia, alteração do paladar, infecção do trato respiratório superior, insônia, parestesias e constipação intestinal.[70-72]

Contraindicação. Como o topiramato é teratogênico, ele não pode ser usado durante a gestação. Outras contraindicações da combinação fentermina/topiramato são amamentação, glaucoma e hipertireoidismo.[11,16,18,25]

Naltrexona com bupropiona

A combinação de naltrexona, um antagonista do receptor opioide, com bupropiona, um inibidor da recaptação de norepinefrina, foi recentemente aprovada nos EUA e na Europa, em formulação de liberação sustentada (SR) (Contrave®), para perda de peso em indivíduos com sobrepeso ou obesidade.[10,73]

Mecanismo de ação. Supõe-se que o efeito anorexigênico dessa associação resulte da ativação dos neurônios da POMC no núcleo arqueado.[10] A bupropiona estimularia a POMC hipotalâmica, e a naltrexona bloquearia a autoinibição da POMC por meio de betaendorfinas endógenas ocupando o receptor opioide μ (ver Figura 77.2).[10,11,73]

Dose. O esquema recomendado é uma titulação lenta, iniciando com 1 comprimido/dia, aumentando a cada semana 1 comprimido/dia até a dose de 2 comprimidos de naltrexona/bupropiona 8/90 mg, 2 vezes/dia.[16,18,73]

Eficácia. Até o momento, existem quatro estudos clínicos de fase 3 no programa de desenvolvimento COR (*Contrave Obesity Research*) utilizando a naltrexona SR (nas doses de 16 e 32 mg/dia) e a bupropiona SR (360 mg/dia), em duas tomadas diárias. O COR-I randomizou 1.742 pacientes para naltrexona SR ou placebo, com 4 semanas de titulação da medicação e 56 semanas de duração na dose estabelecida.[74] A perda de peso subtraída daquela do placebo (PPSP) foi de 3,7% e 4,8% para a combinação com 16 e 32 mg/dia de naltrexona, respectivamente.[74] O COR-II testou a associação usando 32 mg/dia em 1.001 pacientes, contra 495 que receberam placebo.[75] Os resultados foram semelhantes aos do COR-I, com PPSP de 5,2%.[75] A proporção de pacientes com ≥ 5% de redução do peso inicial em relação ao placebo foi também semelhante no COR-I (48 *versus* 16%) e no COR-II (56 *versus* 17%).[74,75] Resultados similares foram observados no estudo que envolveu pacientes com DM2 (COR-Diabetes) (ver Quadro 77.6).[76] Em metanálise de seis estudos, a perda de peso foi de −13,2 kg e metade do efeito máximo ocorreu com 35,2 semanas.[31]

Acosta et al.[77] estudaram preditores de resposta a medicamentos para tratar obesidade, classificando 450 participantes com obesidade em quatro fenótipos, com base em composição corporal, gasto energético de repouso, saciedade, comportamento alimentar e atividade física medidos por estudos e questionários validados. Em seguida, em um ensaio clínico de 12 meses de mundo real, 312 pacientes foram aleatoriamente designados para tratamento guiado por fenótipo ou tratamento não guiado por fenótipo com medicamentos antiobesidade: fentermina, fentermina/topiramato, bupropiona/naltrexona, lorcasserina e liraglutida de acordo com quatro fenótipos identificados: cérebro faminto (saciedade anormal), fome emocional (comer hedônico), intestino faminto (saciedade anormal) e queima lenta (diminuição da taxa metabólica). Em 15% dos participantes, nenhum fenótipo foi identificado. A combinação N/B foi utilizada por pacientes com fome emocional. A abordagem guiada pelo fenótipo foi associada a uma perda de peso 1,75 vez maior após 12 meses, com perda de peso média de 15,9% em comparação com 9,0% no grupo não guiado pelo fenótipo (diferença −6,9%; $p < 0{,}001$), e a proporção de pacientes que perdeu >10% em 12 meses foi de 79% no grupo de tratamento guiado por fenótipo *versus* 34% no grupo de tratamento que não foi guiado por fenótipo. A conclusão foi que os fenótipos biológicos e comportamentais podem ser direcionados farmacologicamente para magnificar a perda de peso.[77]

Tolerabilidade. Os efeitos colaterais mais comuns com naltrexona/bupropiona nos estudos clínicos foram náuseas (32,5% *versus* 6,7% com placebo), constipação intestinal (19,2% *versus* 7,2%), cefaleia (17,6% *versus* 10,4%), vômitos (10,7% *versus* 2,9%) e tonturas (9,9% *versus* 3,4%).[73] Náuseas, cefaleia e vômitos foram as principais causas de interrupção do tratamento.[73] Realizou-se um estudo cardiovascular a longo prazo chamado LIGHT, que foi encerrado devido à violação do protocolo, porque os dados provisórios do estudo foram divulgados prematuramente em 2015, indicando que a associação naltrexona-bupropiona poderia reduzir os riscos cardiovasculares, mas essas informações não puderam ser comprovadas.[69]

Devido ao encerramento precoce do estudo LIGHT, ficou faltando uma evidência da segurança cardiovascular para bupropiona, naltrexona ou sua combinação (BN). Uma revisão sistemática e metanálise teve como objetivo determinar a relação entre esses tratamentos e o risco de eventos adversos cardiovasculares maiores (MACE).[78] Os ensaios clínicos randomizados (ECR) de fase 3 aqui citados e mais outros que avaliaram isoladamente bupropiona e naltrexona *versus* controles, com incidência relatada de MACE, foram avaliados mediante um modelo de metanálise de rede aditiva para efeitos aleatórios, incluindo 12 ECR, para perda de peso e para cessação do tabagismo, totalizando 19.176 pacientes e 7.354 pacientes-ano que foram randomizados para um tratamento ativo (bupropiona [n = 2.965] ou BN [n = 6.980] ou naltrexona [n = 249]) *versus* controle (placebo [n = 6.968] ou adesivo de nicotina [n = 2.014]). O modelo de metanálise não mostrou associação entre BN em combinação ou isolados e MACE, com um poder estatístico para não inferioridade de 91%, com forte probabilidade de validade. A conclusão foi que naltrexona, bupropiona e BN não estão associados à incidência de eventos adversos cardiovasculares maiores em comparação com placebo.[78]

No Quadro 77.7 mostram-se os efeitos da combinação naltrexona/bupropiona sobre comorbidades relacionadas à adiposidade e a outros parâmetros clínicos.[79]

Novos fármacos antiobesidade em desenvolvimento clínico

Um grande número de medicamentos, em monoterapia ou em associação, vem sendo testado para o tratamento da obesidade (Quadro 77.8). A seguir serão comentados alguns deles que se encontram em estudos de fase 2 ou 3.

Bupropiona com zonisamida

Acredita-se que a zonisamida, um antiepiléptico que apresentou perda ponderal como efeito colateral nos estudos clínicos com pacientes epilépticos, aumentaria os níveis de serotonina e dopamina no cérebro, atuando como supressor do apetite. Outro mecanismo de ação é sua atividade inibitória na atividade da anidrase carbônica. É provável que esses mecanismos sejam responsáveis pelo seu efeito anorexigênico e consequente perda ponderal.[11,16,77]

Eficácia e tolerabilidade. Em um estudo randomizado, duplo-cego, com duração de 24 semanas, no qual se utilizaram monoterapia e diferentes combinações de zonisamida SR com bupropiona SR, a perda ponderal maior (7,5%) foi observada no grupo zonisamida SR 360 mg/bupropiona SR 360 mg. A perda de peso com o placebo de 1,4% ($p < 0,001$).

Eventos adversos. Os mais frequentemente relatados foram: cefaleia, náuseas e insônia.[80,81]

Beloranibe

Mecanismo de ação. Beloranibe é um composto de uma nova classe de medicamentos para perda de peso que influenciam o

Quadro 77.7 Efeitos da combinação naltrexona/bupropiona em comorbidades relacionadas à adiposidade e a outros parâmetros clínicos.

Parâmetro	Desfecho
Contraindicações	Hipertensão descontrolada, uso de opioides, história ou fatores de risco para convulsão, interrupção abrupta do uso de álcool ou de benzodiazepínico, administração concomitante de IMAO, transtorno afetivo bipolar, anorexia nervosa, bulimia nervosa, insuficiência hepática ou renal grave, gravidez, tentativa de gravidez, amamentação, tumor do SNC
Efeitos adversos comuns	Náusea, vômito, constipação, cefaleia, boca seca, tontura, diarreia, insônia, ansiedade, aumento da pressão arterial
Efeitos adversos raros	Convulsão, piora da depressão
Interações medicamentosas	Pacientes que já recebem N/B: drogas metabolizadas pelo CYP2D6 devem ser iniciadas na menor dosagem recomendada com titulação cautelosa (por exemplo, ISRS, betabloqueadores, agentes antipsicóticos, agentes antiarrítmicos tipo 1C, antidepressivos tricíclicos, citalopram, metoprolol, risperidona, propafenona e desipramina) Para pacientes que já recebem essas drogas: considerar a redução da dose ao iniciar N/B. A bupropiona pode reduzir a eficácia do tamoxifeno
Efeito em pré-diabetes	Não estudado
Efeito na pressão arterial (s.p.)	Não significantemente diferente
Efeito em lipídeos* (s.p.)	HDL-c +0,06 mmol/ℓ
Efeito na FC (s.p.)	+1,1 bpm
Efeito na A1c em pacientes com diabetes (s.p.)	−0,5%
Efeito em EACV importantes (MACE)	Não estudado (ver anteriormente, estudo LIGHT)
Efeito em MASH	Não estudado
Efeito em SOP	Não estudado
Efeito em OA	Não estudado
Efeito em AOS	Não estudado
Efeito na função física e qualidade de vida	Melhora do IWQOL
Efeito em desejo alimentar (*craving*)	Melhora em controle de *versus*, humor positivo, controle de comidas doces e palatáveis

A1c: hemoglobina glicada; AOS: apneia obstrutiva do sono; CYP2D6: citocromo P2D6; EACV: efeitos adversos cardiovasculares; FC: frequência cardíaca; IMAO: inibidor da monoaminoxidase; IWQOL: Questionário *Impact of Weight on Quality of Life*; MASH: esteato-hepatite associada a disfunção metabólica; N/B: naltrexona/bupropiona; OA: osteoartrose; SNC: sistema nervoso central; s.p.: subtraído do placebo; SOP: síndrome dos ovários policísticos. (Adaptado de Pedersen et al, 2022).

Quadro 77.8 Novas opções de farmacoterapia para a obesidade em desenvolvimento ou ainda não comercializadas no Brasil.

Fármaco	Características
Cetilistate*	Inibidor das lipases pancreáticas e gastrintestinais
Tesofensina*	Inibidor da recaptação de norepinefrina, dopamina e serotonina
Bupropiona + zonisamida*	Bupropiona: inibição da recaptação de norepinefrina e dopamina (estimuladora da POMC)
	Zonisamida: ↑ níveis de serotonina e dopamina (estimuladora da POMC e inibidora da AgRP)
Fentermina + topiramato	Fentermina: ↑ liberação de norepinefrina
	Topiramato: mecanismo desconhecido. Em modelos animais, ↓ apetite, e ↑ termogênese e oxidação de gorduras
Pranlintida + metreleptina*	Pranlintida: análogo da amilina; ↑ saciedade e ↓ ingestão alimentar
	Metreleptina: reverte os efeitos da perda de peso na redução do gasto energético; possui ação sinérgica com a pranlintida na sinalização anorexigênica no SNC

*Ainda não aprovadas pela FDA. AgRP: proteína relacionada com o Agouti; ↑: aumento; ↓: diminuição; POMC: pró-opiomelanocortina; SNC: sistema nervoso central. (Adaptado de Choudhury et al., 2016;[2] Gray e Ryan, 2011;[15] Kakkar e Dahiya, 2015.[16])

metabolismo, como consequência da inibição seletiva da metionina aminopeptidase 2.[37] Especificamente, os inibidores dessa enzima reduzem a biossíntese de gordura, bem como aumentam a oxidação de gordura e a lipólise. Eles são, portanto, únicos no seu duplo efeito de aumentar o metabolismo da gordura e diminuir a sensação de fome. No entanto, sua eficácia e sua segurança a longo prazo ainda não foram demonstradas.[15,25,82]

Um estudo clínico de fase 2 com 147 participantes mostrou perda de peso dose-dependente progressiva de 5,5 a 10,9 kg (5,3 a 10,6%) com beloranibe, aplicado SC 2 vezes/semana, nas doses de 0,6, 1,2 e 2,4 mg, durante 12 semanas. A perda ponderal com o placebo foi de 0,4 kg (0,3%) ($p < 0,0001$). A perda de peso associou-se à melhora nos fatores de risco cardiovascular.[82]

Eventos adversos. Os mais frequentemente relatados foram: cefaleia, lesões no local da aplicação, náuseas e diarreia, com a dose de 2,4 mg, 2 vezes/semana.[82]

Tesofensina

A *tesofensina* é um inibidor triplo da recaptação das monoaminas (norepinefrina, serotonina e dopamina) em nível pré-sináptico. Inicialmente desenvolvida para tratamento de condições neurológicas, promoveu perda ponderal não intencional registrada nos estudos clínicos, chegando a 4% do peso inicial, quando comparada ao grupo placebo, mesmo sem intervenção dietética.[11,16,25,83]

A tesofensina tem mecanismo de ação triplo que consiste em inibir o apetite e aumentar a saciedade; além disso, é provável que ela modifique diretamente o equilíbrio energético, visto que, em ensaios clínicos, tem-se demonstrado aumento da termogênese.[25,83]

Eficácia. Em um estudo inicial, duplo-cego, randomizado e controlado com placebo (TIPO-1), em pacientes com IMC entre 30 e 40 kg/m^2, a perda ponderal alcançada após 24 semanas de tratamento foi de 12,8 kg (com 1 mg), 11,3 kg (com 0,5 mg) e 6,7 kg (com 0,25 mg), contra 2,2 kg no grupo placebo.[84] A PPSP foi de 4,5%, 9,2% e 10,6% nos grupos de 0,25, 0,5 e 1 mg, respectivamente. No grupo que utilizou a dose de 0,5 mg, 87% perderam mais de 5 kg e 53% perderam mais de 10 kg do peso inicial.[81] Esses resultados correspondem a cerca do dobro da perda de peso propiciada por outras medicações aprovadas para o tratamento da obesidade.[15] A análise da composição corporal, por densitometria de corpo inteiro (DEXA), mostrou que a perda de peso resultou principalmente da diminuição de gordura e de pouca massa magra.[85]

Tolerabilidade. Os efeitos adversos descritos nos estudos foram insônia, alterações no humor, tonturas, taquicardia, palpitação, elevação da PA, constipação intestinal, náuseas e diarreia, sendo, em sua maioria, relacionados com a dose administrada. Ao todo, 20% dos pacientes sob a dose de 1 mg abandonaram o estudo por conta de efeitos adversos de maior intensidade, em comparação com os 8% do grupo de 0,5 mg e do grupo placebo.[83,84]

Cetilistate

A exemplo do orlistate, o *cetilistate* é um inibidor das lipases pancreáticas e gastrintestinais.[14] Nas doses de 80 ou 120 mg, 3 vezes/dia, ele vem sendo avaliado em estudos de fase 3 no Japão. Em estudos comparativos com o orlistate, tem mostrado eficácia similar, mas melhor tolerabilidade, causando menos efeitos gastrintestinais.[15,16,86]

Resumo

Nos últimos anos, vêm surgindo novas opções para o tratamento farmacológico da obesidade, embora com acesso ainda limitado no Brasil e com taxas de sucesso ainda baixas, especialmente no seguimento a longo prazo. Atualmente estão disponíveis apenas quatro agentes aprovados pela Agência Nacional de Vigilância Sanitária (Anvisa): orlistate, sibutramina, liraglutida, semaglutida e a combinação de naltrexona e bupropiona. Perspectivas muito promissoras são vislumbradas com a tirzepatida. A obesidade deve ser abordada como doença crônica multifatorial, não passível de "cura", e sim de "controle", demandando abordagem a longo prazo, de modo multiprofissional, envolvendo mudanças no estilo de vida, dietoterapia e recursos farmacológicos eficazes.

REFERÊNCIAS BIBLIOGRÁFICAS

1. Gray GA, Heisel WE, Ashkan A et al. The science of obesity management: an Endocrine Society Scientific Statement. Endocr Rev. 2018; 39:79-132.
2. Choudhury SM, Tan TM, Bloom SR. Gastrointestinal hormones and their role in obesity. Curr Opin Endocrinol Diabetes Obes. 2016; 23:18-22.
3. Thomas A, Wadden TA, Berkowitz RI et al. Randomized trial of lifestyle modification and pharmacotherapy for obesity. N Engl J Med. 2005; 353:2111-20.
4. Boughton CK, Murphy KG. Can neuropeptides treat obesity? A review of neuropeptides and their potential role in the treatment of obesity. Br J Pharmacol. 2013; 170:1333-48.
5. Sobrino Crespo C, Perianes Cachero A, Puebla Jiménez L et al. Peptides and food intake. Front Endocrinol (Lausanne). 2014; 5:58.
6. Asarian L, Bächler T. Neuroendocrine control of satiation. Horm Mol Biol Clin Investig. 2014; 19:163-92.
7. Stanikova D, Surova M, Buzga M et al. Age of obesity onset in MC4R mutation carriers. Endocr Regul. 2015; 49:137-40.
8. McNulty SJ, Ur E, Williams G. A randomized trial of sibutramine in the management of obese type 2 diabetic patients treated with metformin. Diabetes Care. 2003; 26:125-31.
9. Müller TD, Nogueiras R, Andermann ML et al. Ghrelin. Mol Metab. 2015; 4:437-60.
10. Coulter AA, Rebello CJ, Greenway FL. Centrally acting drugs for obesity: Past, present, and future. Drugs. 2018; 78:1113-32.
11. Apovian CM, Aronne LJ, Bessesen DH et al. Pharmacological management of obesity: an Endocrine Society clinical practice guideline. J Clin Endocrinol Metab. 2015; 100:342-62.
12. Farr OM, Gavrieli A, Mantzoros CS. Leptin applications in 2015: what have we learned about leptin and obesity? Curr Opin Endocrinol Diabetes Obes. 2015; 22:353-9.
13. Lowe MR, Butryn ML. Hedonic hunger: a new dimension of appetite? Physiol Behav. 2007; 91:432-9.
14. Mancini MC, Melo ME, Rosa PWL. Obesidade. In: Segal A, Kussunoki DKK, e Freire CC. Cirurgias bariátricas e metabólicas – tópicos de psicologia e psiquiatria. Rio de Janeiro: Rubio; 2020. pp. 3-8.

15. Gray GA, Ryan DH. Drug treatment of obesity. Psychiatr Clin North Am. 2011; 34:871-80.
16. Kakkar AK, Dahiya N. Drug treatment of obesity: current status and future prospects. Eur J Intern Med. 2015; 26:89-94.
17. Mancini MC, Halpern A. Pharmacological treatment of obesity. Arq Bras Endocrinol Metabol. 2006; 50:377-89.
18. Bersoux S, Byun TH, Chaliki SS et al. Pharmacotherapy for obesity: what you need to know. Cleve Clin J Med. 2017; 84:951-8.
19. Araújo JR, Martel F. Sibutramine effects on central mechanisms regulating energy homeostasis. Curr Neuropharmacol. 2012; 10:49-52.
20. Li Z, Maglione M, Tu W et al. Meta-analysis: pharmacologic treatment of obesity. Ann Intern Med. 2005; 142:532-46.
21. James WP, Astrup A, Finer N et al. Effect of sibutramine on weight maintenance after weight loss: a randomised trial. STORM Study Group. Sibutramine trial of obesity reduction and maintenance. Lancet. 2000; 356:2119-25.
22. Anderson JW, Greenway FL, Fujioka K et al. Bupropion SR enhances weight loss: a 48-week double-blind, placebo-controlled trial. Obes Res. 2002; 10:633-41.
23. Aydin N, Topsever P, Kaya A et al. Orlistat, sibutramine, or combination therapy: which performs better on waist circumference in relation with body mass index in obese patients? Tohoku J Exp Med. 2004; 202:173-80.
24. Daneschvar HL, Aronson MD, Smetana GW. FDA-approved anti-obesity drugs in the United States. Am J Med. 2016; 129:879.e1-6.
25. Patel D. Pharmacotherapy for the management of obesity. Metabolism. 2015; 64:1376-85.
26. Smith SR, Weissman NJ, Anderson CM et al. Behavioral modification and lorcaserin for overweight and obesity management (BLOOM) study group. Multicenter, placebo-controlled trial of lorcaserin for weight management. N Engl J Med. 2010; 363:245-56.
27. Godoy-Matos A, Carraro L, Vieira A et al. Treatment of obese adolescents with sibutramine: a randomized, double-blind, controlled study. J Clin Endocrinol Metab. 2005; 90:1460-5.
28. Milano W, Petrella C, Casella A et al. Use of sibutramine, an inhibitor of the reuptake of serotonin and noradrenaline, in the treatment of binge eating disorder: a placebo-controlled study. Adv Ther. 2005; 22:25-31.
29. James WP, Caterson ID, Coutinho W et al.; SCOUT Investigators. Effect of sibutramine on cardiovascular outcomes in overweight and obese subjects. N Engl J Med. 2010; 363:905-17.
30. McNeely W, Goa KL. Sibutramine. A review of its contribution to the management of obesity. Drugs. 1998; 56:1093-124.
31. Dong Z, Xu L, Liu H et al. Comparative efficacy of five long-term weight loss drugs: quantitative information for medication guidelines. Obes Rev. 2017; 18:1377-85.
32. Luque CA, Ray JA. Sibutramine: a serotonin-norepinephrine reuptake-inhibitor for the treatment of obesity. Ann Pharmacother. 1999; 33:968-78.
33. McMahon FG, Fujioka K, Singh BN et al. Efficacy and safety of sibutramine in obese white and African American patients with hypertension: a 1-year, double-blind, placebo-controlled, multicenter trial. Arch Intern Med. 2000; 160:2185-91.
34. Brasil. Agência Nacional de Vigilância Sanitária (Anvisa). Resolução RDC nº 52, de 10/10/2011. Disponível em: http://portal.anvisa.gov.br/documents/33868/380871/RDC+52-2011+DOU+10+de+outubro+de+2011.pdf/73813c57-6dcc-428e-a8b2-fb5467c461d1.
35. Hayes JF, Bhaskaran K, Batterham R et al. The effect of sibutramine prescribing in routine clinical practice on cardiovascular outcomes: a cohort study in the United Kingdom. Int J Obes (Lond). 2015; 39:1359-64.
36. O'Meara S, Riemsma R, Shirran L et al. A systematic review of the clinical effectiveness of orlistat used for the management of obesity. Obes Rev. 2004; 5:51-68.
37. Mittendorfer B, Ostlund RE, Patterson BW et al. Orlistat inhibits dietary cholesterol absorption. Obes Res. 2001; 9:599-604.
38. Kelley DE, Kuller LH, McKolanis TM et al. Orlistat on insulin resistance, regional adiposity, and fatty acids in type 2 diabetes mellitus. Diabetes Care. 2004; 27:33-40.
39. Damci T, Yalin S, Balci H et al. Orlistat augments postprandial increases in glucagon-like peptide 1 in obese type 2 diabetic patients. Diabetes Care. 2004; 27:1077-80.
40. Torgerson JS, Hauptman J, Boldrin MN et al. XENical in the Prevention of Diabetes in Obese Subjects (XENDOS) Study: a randomized study of orlistat as an adjunct to lifestyle changes for the prevention of type 2 diabetes in obese patients. Diabetes Care. 2004; 27:155-61.
41. Sari R, Balci MK, Cakir M et al. Comparison of efficacy of sibutramine or orlistat versus their combination in obese women. Endocr Res. 2004; 30:159-67.
42. Fernandez-Solo ML, Gonzalez-Jimenez A, Barredo-Acedo F et al. Comparison of fluoxetine and placebo in the treatment of obesity. Ann Nutr Metab. 1995; 39:159-63.
43. Fidler MC, Sanchez M, Raether B et al.; BLOSSOM Clinical Trial Group. A one-year randomized trial of lorcaserin for weight loss in obese and overweight adults: the BLOSSOM trial. J Clin Endocrinol Metab. 2011; 96:3067-77.
44. Leombruni P, Lavagnino L, Fassino S. Treatment of obese patients with binge eating disorder using topiramate: a review. Neuropsychiatr Dis Treat. 2009; 5:385-92.
45. Monteleone AM, Pellegrino F, Croatto G et al. Treatment of eating disorders: A systematic meta-review of meta-analyses and network meta-analyses. Neurosci Biobehav Rev. 2022; 142:104857.
46. Srivastava G, O'Hara V, Browne N. Use of lisdexamfetamine to treat obesity in an adolescent with severe obesity and binge eating. Children (Basel). 2019;6:22.
47. Pi-Sunyer X, Astrup A, Fujioka K et al.; SCALE Obesity and Prediabetes NN8022-1839 Study Group. A randomized, controlled trial of 3.0 mg of liraglutide in weight management. N Engl J Med. 2015; 373:11-22.
48. Astrup A, Carraro R, Finer N et al.; NN8022-1807 Investigators. Safety, tolerability and sustained weight loss over 2 years with the once-daily human GLP-1 analog, liraglutide. Int J Obes (Lond). 2012; 36:843-54.
49. Secher A, Jelsing J, Baquero AF et al. The arcuate nucleus mediates GLP-1 receptor agonist liraglutide-dependent weight loss. J Clin Invest. 2014; 124:4473-88.
50. Farr OM, Sofopoulos M, Tsoukas MA et al. GLP-1 receptors exist in the parietal cortex, hypothalamus and medulla of human brains and the GLP-1 analogue liraglutide alters brain activity related to highly desirable food cues in individuals with diabetes: a crossover, randomised, placebo-controlled trial. Diabetologia. 2016; 59:954-65.
51. Davies MJ, Bergenstal R, Bode B et al. Efficacy of liraglutide for weight loss among patients with type 2 diabetes: The SCALE Diabetes Randomized Clinical Trial. JAMA. 2015; 314:687-99.
52. Marso SP, Daniels GH, Brown-Frandsen K et al.; LEADER Steering Committee; LEADER Trial Investigators. Liraglutide and Cardiovascular Outcomes in Type 2 Diabetes. N Engl J Med. 2016; 375:311-22.
53. Madsbad S. Review of head-to-head comparisons of glucagon-like peptide-1 receptor agonists. Diabetes Obes Metab. 2016; 18:317-32.
54. Mancini MC, Melo ME. The burden of obesity in the current world and the new treatments available: focus on liraglutide 3.0 mg. Diabetol Metab Syndr. 2017; 9:44.
55. Bergmann NC, Davies MJ, Lingvay I, Knop FK. Semaglutide for the treatment of overweight and obesity: A review. Diabetes Obes Metab. 2023;25:18-35.
56. Ghusn W, De la Rosa A, Sacoto D et al. Weight loss outcomes associated with semaglutide treatment for patients with overweight or obesity. JAMA Netw Open. 2022; 5:e2231982.
57. Wilding JPH, Batterham RL, Calanna S et al. STEP 1 study group. once-weekly semaglutide in adults with overweight or obesity. N Engl J Med. 2021; 384:989-1002.
58. Davies M, Færch L, Jeppesen OK et al. Semaglutide 2·4 mg once a week in adults with overweight or obesity, and type 2 diabetes (STEP 2): A randomised, double-blind, double-dummy, placebo-controlled, phase 3 trial. Lancet. 2021; 397:971-84.
59. Wadden TA, Bailey TS, Billings LK et al. Effect of subcutaneous semaglutide vs placebo as an adjunct to intensive behavioral therapy on body weight in adults with overweight or obesity: The STEP 3 randomized clinical trial. JAMA. 2021; 325:1403-13.
60. Rubino D, Abrahamsson N, Davies M et al. Effect of continued weekly subcutaneous semaglutide vs. placebo on weight loss maintenance in adults with overweight or obesity: The STEP 4 Randomized Clinical Trial. JAMA. 2021; 325:1414-25.
61. Garvey WT, Batterham RL, Bhatta M et al., STEP 5 Study Group. Two-year effects of semaglutide in adults with overweight or obesity: the STEP 5 trial. Nat Med. 2022; 28:2083-91.
62. Kadowaki T, Isendahl J, Khalid U et al. Semaglutide once a week in adults with overweight or obesity, with or without type 2 diabetes in an east Asian population (STEP 6): A randomised, double-blind, double-dummy, placebo-controlled, phase 3a trial. Lancet Diabetes Endocrinol. 2022; 10:193-206.
63. Rubino DM, Greenway FL, Khalid U et al. Effect of weekly subcutaneous semaglutide vs. daily liraglutide on body weight in adults with overweight or obesity without diabetes: the STEP 8 randomized clinical trial. JAMA. 2022; 327:138-50.
64. Lincoff AM, Brown-Frandsen K, Colhoun HM et al.; SELECT Trial Investigators. Semaglutide and cardiovascular outcomes in obesity without diabetes. N Engl J Med. 2023; 389:2221-32.
65. Stumpf MAM, Cercato C, de Melo ME et al. Down the rabbit hole: reviewing the evidence for primary prevention of cardiovascular disease in people with obesity. Eur J Prev Cardiol. 2023; 30:1895-905.
66. Jastreboff AM, Aronne LJ, Ahmad NN et al.; SURMOUNT-1 Investigators. Tirzepatide once weekly for the treatment of obesity. N Engl J Med. 2022; 387:205-16.
67. Frías JP, Davies MJ, Rosenstock J et al.; SURPASS-2 Investigators. Tirzepatide versus semaglutide once weekly in patients with type 2 diabetes. N Engl J Med. 2021; 385:503-15.
68. Hankosky ER, Wang H, Neff LM et al. Tirzepatide reduces the predicted risk of atherosclerotic cardiovascular disease and improves cardiometabolic risk factors in adults with obesity or overweight: SURMOUNT-1 post hoc analysis. Diabetes Obes Metab. 2024; 26:319-28.
69. Halpern B, Mancini MC. Safety assessment of combination therapies in the treatment of obesity: focus on naltrexone/bupropion extended release and phentermine-topiramate extended release. Expert Opin Drug Saf. 2017; 16:27-39.

70. Gadde KM, Allison DB, Ryan DH et al. Effects of low-dose, controlled release, phentermine plus topiramate combination on weight and associated comorbidities in overweight and obese adults (CONQUER): a randomised, placebo-controlled, phase 3 trial. Lancet. 2011; 377:1341-52.
71. Garvey WT, Ryan DH, Look M et al. Two-year sustained weight loss and metabolic benefits with controlled-release phentermine/topiramate in obese and overweight adults (SEQUEL): a randomized, placebo-controlled, phase 3 extension study. Am J Clin Nutr. 2012; 95:297-308.
72. Allison DB, Gadde KM, Garvey WT et al. Controlled-release phentermine/topiramate in severely obese adults: a randomized controlled trial (EQUIP). Obesity (Silver Spring). 2012; 20:330-42.
73. Contrave Prescribing Information. 2014. Disponível em: www. accessdata.fda.gov/drugsatfda_docs/label/2014/200063s000lbl.pdf. Acesso em: 26 de outubro de 2015.
74. Greenway FL, Fujioka K, Plodkowski RA et al. Effect of natrexone plus bupropion on weight loss in overweight and obese adults (COR-I): a multicentre, randomised, double-blind, placebo-controlled, phase 3 trial. Lancet. 2010; 376:595-605.
75. Apovian CM, Aronne L, Rubino D et al. A randomized, phase 3 trial of naltrexone SR/bupropion SR on weight and obesity-related risk factors (COR-II). Obesity (Silver Spring). 2013; 21:935-43.
76. Hollander P, Gupta AK, Plodkowski R et al.; COR-Diabetes StudyGroup. Effects of naltrexone sustained-release/bupropion sustained-release combination therapy on body weight and glycemic parameters in overweight and obese patients with type 2 diabetes. Diabetes Care. 2013; 36:4022-9.
77. Acosta A, Camilleri M, Abu Dayyeh B et al. Selection of antiobesity medications based on phenotypes enhances weight loss: A pragmatic trial in an obesity clinic. Obesity (Silver Spring). 2021; 29(4):662-71.
78. Sposito AC, Bonilha I, Luchiari B et al. Cardiovascular safety of naltrexone and bupropion therapy: Systematic review and meta-analyses. Obes Rev. 2021; 22:e13224.
79. Pedersen SD, Manjoo P, Wharton S. Canadian adult obesity clinical practice guidelines: pharmacotherapy for obesity management. 2022. Available from: https://obesitycanada.ca/guidelines/pharmacotherapy. Acessado em: 05/03/2024.
80. Khera R, Murad MH, Chandar AK et al. Association of pharmacological treatments for obesity with weight loss and adverse events: a systematic review and meta-analysis. JAMA. 2016; 315:2424-34.
81. Gadde KM, Yonish GM, Foust MS. Combination therapy of zonisamide and bupropion for weight reduction in obese women: a preliminary, randomized, open-label study. J Clin Psychiatry. 2007; 68:1226-9.
82. Kim DD, Krishnarajah J, Lillioja S et al. Efficacy and safety of beloranib for weight loss in obese adults: a randomized controlled trial. Diabetes Obes Metab. 2015; 17:566-72.
83. Astrup A, Meier DH, Mikkelsen BO et al. Weight loss produced by tesofensine in patients with Parkinson's or Alzheimer's disease. Obesity. 2008; 16:1363.
84. SjodinA, Gasteyer C, Nielsen AL et al. The effect of the triple monoamine reuptake inhibitor tesofensine on energy metabolism and appetite in overweight and moderately obese men. Int J Obes. 2010; 34:1634-43.
85. Astrup A, Madsbad S, Breum L et al. Effect of tesofensine on body weight loss, body composition, and quality of life in obese patients: a randomized, double-blind, placebo-controlled trial. Lancet. 2008; 372:1906-13.
86. Kopelman P, Groot GH, Rissanen A et al. Weight loss, HbA1 c reduction, and tolerability of cetilistat in a randomized, placebo-controlled phase 2 trial in obese diabetics; comparison with orlistat (Xenical). Obesity. 2010; 18:108-15.

CAPÍTULO

78

Principais Tipos de Dietas: o que o Endocrinologista Precisa Saber

Ana Maria Pita Lottenberg ■ Maria Silvia Ferrari Lavrador ■ Roberta Marcondes Machado

INTRODUÇÃO

No cenário contemporâneo da saúde global, os desafios relacionados com a prevenção e o tratamento das doenças crônicas não transmissíveis (DCNT) tornaram-se questões prementes. Entre essas condições, destacam-se o diabetes melito (DM), a hipertensão arterial sistêmica (HAS), as dislipidemias e a obesidade, que afetam milhões de pessoas em todo o mundo e representam uma carga significativa para os sistemas de saúde e a qualidade de vida dos indivíduos.[1-7] Nesse contexto, evidencia-se a importância da adequação do estilo de vida da população, principalmente quanto à aderência a hábitos alimentares saudáveis e à prática de atividade física. Entre os desafios atuais na área da saúde, a nutrição tem um papel de destaque, devido à sua importância na prevenção e no manejo das doenças mais frequentes que compõem, atualmente, os cenários mundial e brasileiro. Isso é evidenciado em robustos estudos epidemiológicos, como o *global burden disease* (GBD),[8] que revelou que a alimentação inadequada se associa fortemente ao desenvolvimento das DCNT. Além de serem incapacitantes, as DCNT são responsáveis pelo maior número de mortes no mundo, que ocorrem inclusive precocemente, como observado na população brasileira.

O estudo GBD 2019, conduzido com populações de 204 países e territórios, avaliou 87 fatores de risco para mortalidade, anos de vida perdidos e fragilidade ou incapacitação e mostrou que, entre as nove principais causas, cinco eram de origem metabólica, as quais estão diretamente associadas a aspectos nutricionais.[9] Estimativas da Organização Mundial da Saúde (OMS) indicam que as DCNT foram responsáveis por 71% das mortes ocorridas globalmente em 2019.[10] No Brasil, as DCNT são igualmente relevantes, tendo sido responsáveis por aproximadamente 54,7% da mortalidade total[5] na última década e por 41,8% do total de mortes prematuras, ou seja, de indivíduos com idade entre 30 e 69 anos, no ano de 2019.[11] Um importante documento publicado na revista *Lancet*[12] indica a necessidade de maior robustez nas políticas de saúde pública para a implementação de ações urgentes para o enfrentamento das DCNT e para ampliar a sobrevida da população, garantindo melhor qualidade de vida.

Os principais fatores de risco observados no estudo GBD são evitáveis e tratáveis, de modo que combatê-los proporcionará enormes benefícios individuais, sociais e econômicos. Para tanto, é necessário investimento em pesquisas na área de nutrição que objetivem estratégias para a mudança de estilo de vida da população.

Nas últimas décadas, observaram-se mudanças substanciais associadas ao hábito alimentar e às condições de alimentação da população brasileira. Tanto no Brasil como em outros países em desenvolvimento, observou-se uma importante transição nutricional.[13] Os inquéritos alimentares populacionais revelaram a redução da prevalência de desnutrição na população brasileira, associada ao aumento de excesso de peso em diferentes fases da vida. A Estratégia de Saúde da Família, associada a diversos aspectos conjunturais do país, resultou em desfechos concretos para a redução da desnutrição.[12] Entretanto, a má alimentação, caracterizada pelo aumento da oferta de alimentos ultraprocessados, baixo consumo de frutas, hortaliças e grãos, associada à alta ingestão calórica, contribuiu de maneira expressiva para a gênese da obesidade.[13,14] Desse modo, cria-se um círculo vicioso, que se inicia no período intrauterino e se perpetua ao longo da vida. Já se encontra bem elucidada na literatura a forte associação entre o excesso de peso na gravidez com complicações e a diminuição do tempo de gestação e distúrbios metabólicos no neonato.[15] Essas condições aumentam o período de internação tanto da mãe como do bebê, causando desgaste emocional e onerando os gastos com saúde.

Além do excesso de peso observado na população brasileira, outros problemas de saúde estão associados à alimentação inadequada, como carências nutricionais induzidas pelo consumo insuficiente de micronutrientes, como vitaminas e minerais. Para exemplificar, dados do Ministério da Saúde revelam que aproximadamente 10 milhões de indivíduos apresentam osteoporose,[16] condição que pode ser parcialmente justificada por dieta inadequada. De acordo com o estudo *Burden of osteoporosis in four Latin American countries*, estimava-se, para o ano de 2022, aumento de 14% de fraturas gerais e de 17% em fraturas de quadril, em comparação com o ano de 2018.[17] Esse mesmo estudo mostrou que, no ano de 2018, foram gastos aproximadamente 310 milhões de dólares para o tratamento de osteoporose no Brasil.

O Ministério da Saúde propôs o Plano de Ações Estratégicas para o Enfrentamento das Doenças Crônicas e Agravos Não Transmissíveis (DCANT) no Brasil (2021-2030),[18] tanto do ponto de vista assistencial como na área de preparo de alimentos. Entre as 10 metas propostas nesse documento, seis são diretamente associadas a aspectos nutricionais, tais como: reduzir a obesidade entre crianças e adolescentes; deter o crescimento da obesidade entre adultos; aumentar em 30% a prevalência de consumo de frutas e hortaliças; reduzir o consumo de alimentos ultraprocessados; reduzir em 30% o consumo de bebidas adoçadas; e reduzir o consumo de álcool.

Neste capítulo, será explorada a inter-relação complexa entre a nutrição e essas condições crônicas de saúde, destacando a importância de estratégias alimentares adequadas no manejo e na prevenção de diabetes, hipertensão, dislipidemias e obesidade. Por meio de uma abordagem baseada em evidências, serão apresentados estudos experimentais clínicos e epidemiológicos, além de diretrizes nacionais e internacionais, visando fornecer aos profissionais de saúde as principais recomendações nutricionais para a prevenção e o manejo das doenças crônicas.

SOBREPESO E OBESIDADE

A obesidade, uma epidemia global em constante crescimento, é um fator de risco significativo para uma variedade de condições de saúde adversas, incluindo diabetes melito tipo 2, doenças cardiovasculares, certos tipos de câncer e distúrbios musculoesqueléticos. É uma doença crônica, de instalação lenta e de causas multifatoriais, sendo influenciada principalmente pela inadequação alimentar e o sedentarismo. Em menor proporção, a predisposição genética pode ser um agravante, mas os fatores ambientais são preponderantes na sua etiologia.

O aumento da prevalência de excesso de peso na população brasileira pode ser parcialmente explicado pela transição nutricional observada nas últimas décadas, caracterizada pela redução da desnutrição e pelo concomitante aumento da obesidade. Os dados do Instituto Brasileiro de Geografia e Estatística (IBGE) evidenciam o aumento do consumo de alimentos ultraprocessados, terminologia utilizada pela primeira vez no Brasil e que vem sendo adotada em estudos internacionais. São alimentos de alta densidade energética, ricos em açúcar, gorduras e sal, que levam à hiperfagia por não contribuírem com a saciedade e serem de fácil consumo. Além de alimentos, são preparados com ingredientes que não fazem parte de receitas habituais, como gorduras interesterificadas, xarope de milho, frutose, além de realçadores de sabor, espessantes, emulsificantes e corantes, o que aumenta a sua palatabilidade e os torna mais atrativos.[19]

Especificamente em relação aos ultraprocessados, existe um amplo corpo de evidências mostrando que se associam a menos golpes mastigatórios, tempo de trânsito oral mais curto e maior taxa de ingestão (calorias consumidas por minuto).[20,21] Múltiplos estudos epidemiológicos, transversais e controlados randomizados indicam que a maior taxa de ingestão está negativamente correlacionada com índices de adiposidade, como índice de massa corporal (IMC), porcentagem de massa gorda total, porcentagem de gordura visceral e circunferência da cintura.[20] Em um estudo clínico controlado, randomizado e cruzado, 20 indivíduos com sobrepeso foram internados e randomicamente alocados em dois grupos recebendo, *ad libitum*, alimentos ultraprocessados ou *in natura* e minimamente processados por 2 semanas em cada período. As refeições foram projetadas para serem equivalentes em calorias, densidade energética, macronutrientes, açúcar, sódio e fibras. A ingestão de energia foi 500 kcal superior durante a dieta ultraprocessada, com aumento do consumo de carboidratos e gorduras. Alterações no peso foram altamente correlacionadas com a ingestão de energia ($r = 0,8$, $p < 0,0001$), com os participantes ganhando $0,9 \pm 0,3$ kg ($p = 0,009$) durante a dieta ultraprocessada e perdendo $0,9 \pm 0,3$ kg ($p = 0,007$) durante a dieta não processada.[14]

Um estudo multicêntrico avaliou a associação entre o consumo de alimentos ultraprocessados e o perfil de nutrientes associados à obesidade em crianças e adolescentes de Argentina, Austrália, Brasil, Chile, Colômbia, México, Reino Unido e EUA, utilizando dados representativos nacionais coletados entre 2004 e 2014.[22] Modelos de regressão linear foram usados para avaliar as associações entre o impacto de alimentos ultraprocessados (quintis específicos por país e grupo etário e um aumento de 10% na participação) e a densidade energética das dietas e seu conteúdo de açúcares livres e fibras. Os alimentos ultraprocessados, definidos pelo sistema NOVA, variaram de 18% da ingestão total de energia entre crianças em idade pré-escolar na Colômbia a 68% entre adolescentes no Reino Unido. Em quase todos os países e grupos etários, o aumento do consumo de ultraprocessados foi associado a maior consumo de calorias e açúcares livres e a diminuições de fibras, sugerindo que o consumo de alimentos ultraprocessados é um potencial determinante da obesidade em crianças e adolescentes. Uma ação política global eficaz para abordar o crescente consumo de alimentos ultraprocessados e a obesidade infantil é urgente e necessária. Assim, limitar o consumo de alimentos ultraprocessados pode ser uma estratégia eficaz para a prevenção e o tratamento da obesidade. Fatores como aumento do tamanho das porções, alimentação fora de casa, hábitos alimentares da família, influência social e aspectos emocionais e culturais também contribuem de forma significativa para o aumento do peso corporal.

Para o tratamento da obesidade, muitas estratégias são indicadas, mas poucas são as evidências científicas acerca da eficácia da maioria delas. O Posicionamento para o Tratamento Nutricional da Obesidade publicado em 2023 pela Associação Brasileira para Estudos da Obesidade e Síndrome Metabólica (ABESO)[23,24] abordou as principais evidências científicas que reforçam a relevância do seguimento de dieta apropriada que promova déficit calórico (redução de aproximadamente 500 kcal – 750 kcal das necessidades calóricas), seja sustentável em longo prazo e contribua com a promoção da saúde global do indivíduo. Nesse contexto, os padrões alimentares preconizados são a dieta do Mediterrâneo[25] e a dieta DASH (do inglês *dietary approach to stop hypertension*)[26] – os mais recomendados atualmente pela maioria das diretrizes internacionais. Existem fortes evidências de que a recomendação alimentar não deve se basear apenas em percentual calórico de macronutrientes (carboidratos, proteínas e gorduras). Estudos mostram que padrões alimentares que combinam diferentes alimentos de grupos variados são mais eficientes na prevenção e no tratamento de doenças, como diabetes melito e doença cardiovascular.

Dieta do Mediterrâneo

Os benefícios para a saúde da dieta mediterrânea foram relatados em vários ensaios clínicos randomizados controlados[25,27] e em importantes coortes prospectivas.[28,29] Por se tratar de uma dieta rica em frutas, hortaliças, grãos, carnes magras, ovos, leite e derivados magros, a dieta mediterrânea contempla uma grande variedade de alimentos ricos em fibras e moléculas bioativas com atividades antioxidantes. Entre os compostos bioativos presentes nesses alimentos, estão polifenóis, que compreendem o ácido hicroxicinâmico, flavonoides (quercitina e catequina), resveratrol, oleuropeína e hidroxitirosol, que exibem a atividade antioxidante e anti-inflamatória mediadas pelo fator nuclear kappa B (NF-κB).[30-33] Assim, o conjunto de propriedades da dieta do Mediterrâneo,[27] que compreende o consumo de gorduras saudáveis e o alto teor de fibras, explica os benefícios metabólicos observados nos indivíduos com excesso de peso corporal. Essa dieta exibe efeitos nutrigenômicos, por influenciar a expressão gênica por meio de mecanismos como regulação da metilação do DNA, inibição da acetilação de histonas e promoção de estabilidade genômica.[34]

Um estudo de coorte avaliou a aderência à dieta do Mediterrâneo em participantes provenientes do banco de dados *Women's Health Study*.[35] Foram analisados também 33 biomarcadores sanguíneos, incluindo lipídeos, lipoproteínas, apolipoproteínas plasmáticas, inflamação e resistência à insulina, com a aplicação de ensaios-padrão e espectroscopia por ressonância magnética nuclear. Foram acompanhadas mais de 25 mil mulheres inicialmente saudáveis nos EUA por até 25 anos por pesquisadores do Brigham and Women's Hospital, e aquelas com maior aderência à dieta do Mediterrâneo tiveram até 23% menor risco de mortalidade por todas as causas, com benefícios tanto para a mortalidade por câncer quanto para a mortalidade cardiovascular. Foram observadas alterações relevantes em biomarcadores relacionados com o metabolismo, como inflamação, resistência à insulina, entre outros.

Dieta DASH

A dieta DASH é amplamente reconhecida como abordagem terapêutica não medicamentosa elaborada para reduzir a hipertensão arterial sistêmica (HAS).[36] Semelhante à dieta mediterrânea, essa abordagem é caracterizada por menor quantidade de sódio.

A dieta DASH se caracteriza por menor teor de gorduras, especialmente saturada, é rica em frutas e hortaliças e tem restrição de sódio. Essa dieta e seus componentes podem reduzir a pressão arterial (PA), em virtude de melhorarem a função vascular periférica e aspectos metabólicos associados. Evidências de qualidade moderada indicam que dietas com restrição de sódio podem reduzir a PA por meio da elevação da atividade de renina plasmática, níveis séricos de aldosterona, níveis plasmáticos de noradrenalina e adrenalina, colesterol total e triglicerídeos. O efeito de dietas de baixo teor de gordura na PA pode ser atribuído à melhora da resistência à insulina. Além disso, a ingestão elevada de potássio reduziu a pressão arterial em estudos de qualidade moderada. Isso está de acordo com modelos animais que relataram aumento da atividade da renina-angiotensina, lesão renal e aumento da PA em ratos com deficiência de potássio.[37]

Ao avaliar a aderência à dieta DASH em 2.459 adolescentes (12 a 21 anos), recrutados do banco de dados da *National Health and Nutrition Examination Survey* (NHANES), constatou-se que o maior escore de aderência se associou inversamente à presença de síndrome metabólica. Um resultado semelhante foi observado em um estudo de coorte transversal com 341 crianças e adolescentes (6 a 13 anos) com excesso de peso, dos quais 62% dos participantes tinham fatores de risco cardiometabólicos e 43% tinham resistência à insulina. A análise dos resultados revelou que aqueles com maior escore de aderência à dieta DASH consumiam menos calorias e gordura total e tiveram menor glicemia de jejum, quando comparados com o menor escore de aderência. Além disso, constatou-se uma relação inversa com a resistência à insulina. Portanto, o conjunto desses resultados reforça a evidência de perfil metabólico favorável atribuído à dieta DASH.[38]

Há um corpo de evidências contundentes na literatura acerca das propriedades benéficas das dietas do Mediterrâneo e DASH quanto à sua recomendação para a prevenção e o tratamento da obesidade e de condições metabólicas associadas.

Aspectos metabólicos associados aos carboidratos

A escolha adequada dos tipos de carboidratos pode influenciar significativamente a saúde metabólica, a energia disponível e a prevenção de várias doenças. Os carboidratos podem ser classificados em simples, a exemplo de sacarose (glicose + frutose), xarope de milho (glicose + frutose) e frutose livre, e complexos (polissacarídeos), cujas principais fontes são o amido e as fibras. As fibras solúveis, como pectina, guar e goma, são encontradas em grãos (feijão, ervilha, lentilha e grão-de-bico), e o betaglucano, na aveia. As fibras insolúveis são encontradas nos demais alimentos vegetais. Já as fibras solúveis são um componente crucial para a saúde metabólica e têm diversos benefícios metabólicos. Elas retardam a absorção de glicose, ajudando a evitar picos glicêmicos após as refeições, condição particularmente importante para portadores de diabetes ou com resistência à insulina. Em virtude de retardarem o esvaziamento gástrico e aumentarem a sensação de saciedade, as fibras solúveis podem ajudar no controle do apetite.

Além disso, as fibras solúveis são o principal substrato utilizado pelas bactérias intestinais para a formação de ácidos graxos de cadeia curta [AGCC]) (acetato, butirato e propionato).[39] Os AGCC interagem em vias de sinalização mediadas pelos receptores GPR41 e GPR43 e ativam vias anorexigênicas no hipotálamo, induzem o armazenamento de triglicerídeos no tecido adiposo e inibem a lipogênese hepática. Além disso, eles promovem oxidação lipídica hepática e muscular.[40-42] Um ponto fundamental acerca da importância das fibras solúveis associada à dieta com quantidades adequadas de gorduras é a manutenção da camada de muco, essencial para impedir a passagem de patógenos como o lipopolissacarídeo (LPS) para a circulação.[43]

Todas essas ações resultam em menor liberação de ácidos graxos livres (AGL) na circulação, o que diminui o grau de inflamação e melhora a sensibilidade à insulina, culminando em melhor controle glicêmico e de peso.

Dietas nutricionalmente adequadas são constituídas com aproximadamente 45 a 55% do valor calórico total (VCT) na forma de carboidratos. Normalmente, as dietas alimentares DASH e mediterrânea apresentam esse percentual, com predomínio de fontes alimentares ricas em fibras.

Dietas com baixo teor de carboidratos (low carb)

Não há um consenso na literatura sobre o que seria uma dieta *low carb*, e os percentuais podem variar entre 10 e 40% do VCT. Em alguns estudos, até mesmo dietas entre 45 e 50% são identificadas como *low carb*, a depender da quantidade de carboidratos utilizada para comparação. De forma equivocada, a população entende que a diminuição radical de carboidratos poderia ser a estratégia mais eficiente para a perda de peso; porém, estudos bem controlados não confirmam isso.

Os benefícios atribuídos à perda de peso com dietas *low carb* são observados apenas em estudos de curta (3 meses) e média duração (6 meses), vários com resultados divergentes.[44-47] Dietas *low carb* podem estar associadas à menor concentração plasmática de triglicerídeos e à elevação do colesterol da lipoproteína de alta densidade (HDL-c). Apesar disso, o fato de fornecerem quantidades elevadas de gorduras (normalmente saturadas) também contribui para a elevação do colesterol da lipoproteína de baixa densidade (LDL-c).[48] Dietas ricas em gorduras elevam todas as classes de lipoproteínas, como quilomícron, lipoproteína de densidade muito baixa (VLDL), HDL e, inclusive, HDL. No entanto, os resultados observados em estudos clínicos sobre a elevação de HDL devem ser interpretados com cautela, pois a elevação de HDL não é suficiente para suplantar a ação deletéria de uma dieta rica em gordura sobre o LDL.[48] Além disso, encontra-se bem estabelecido na literatura que dietas *low carb* (consequentemente, com maior percentual de gorduras) pioram a função endotelial[49] e comprometem as vias envolvidas nos processos de saciedade.[50] Conforme demonstrado em uma revisão sistemática que avaliou estudos com dietas *low carb* e de curta duração, essa intervenção foi mais eficiente na perda de peso em comparação com dietas com restrição de gorduras.[51] É importante ressaltar que esse resultado superior foi observado em metanálises de baixa qualidade, e nenhuma ou pouca diferença foi observada em metanálises de alta qualidade. Os autores mostraram que o maior impacto na perda de peso é o déficit calórico, e não exatamente a composição em macronutrientes da dieta.

Embora dietas *low carb* possam oferecer benefícios a curto prazo para a perda de peso, uma abordagem dietética equilibrada, rica em alimentos integrais, hortaliças, frutas, carnes e laticínios magros é a escolha mais benéfica para a saúde global do indivíduo a longo prazo. É importante priorizar o ajuste de ingestão calórica para promover uma perda de peso gradual e sustentável.

Dieta cetogênica

A dieta cetogênica foi proposta como parte do tratamento da epilepsia refratária. Ela começa com uma proporção de gorduras para carboidratos e proteínas de 3:1 ou 4:1.[52] Essa proporção é ajustada para manter a concentração de cetonas na urina moderada ou alta, variando entre 80 e 160 mg/dℓ. Embora maior produção de corpos cetônicos possa, em alguns casos, resultar em melhor controle da doença, a tolerância a uma dieta tão restrita é baixa.

A dieta cetogênica vem sendo recomendada para o tratamento da obesidade, especialmente na mídia. Essa abordagem dietética se concentra em reduzir drasticamente a ingestão de carboidratos e aumentar o percentual de gorduras, induzindo estado de cetose, em que o corpo queima gordura como fonte primária de energia. Isso pode levar a uma perda de peso significativa em muitas pessoas.

Estudos que avaliaram o efeito da dieta cetogênica utilizaram dietas com 60 a 70% do VCT da dieta e aproximadamente 5 a 10% do VCT ou menos que 50 gramas ao dia de carboidratos.[53] Essa restrição de carboidratos induz a elevação da produção hepática de corpos cetônicos, como acetoacetato e beta-hidroxibutirato, a partir de ácidos graxos. Estes serão utilizados como fonte alternativa de energia para tecidos extra-hepáticos, em substituição à glicose.

Um estudo controlado e randomizado conduzido com 20 indivíduos por 2 semanas comparou o efeito da dieta cetogênica (75,8% de gordura, 10% de carboidrato) com a da dieta "*plant-based*" (10,3% de gordura, 75,2% de carboidrato) sobre a composição.[54] Os participantes foram orientados a comer à vontade, e as dietas eram pobres em alimentos ultraprocessados. Ao final do estudo, não se observou diferença quanto ao consumo alimentar e à saciedade. A dieta cetogênica resultou em maior perda de peso, porém devido à perda de massa magra (avaliada por absorciometria por dupla emissão de raios X [DEXA]).

Portanto, a dieta cetogênica é muito radical e apresenta limitações em termos de saúde global, devido à sua restrição em fibras, vitaminas e minerais. Ela fornece uma quantidade significativa de ácidos graxos saturados, impactando negativamente a saúde cardiovascular. Além disso, por não proporcionar hábitos alimentares saudáveis, de acordo com a Sociedade Brasileira para o Estudo da Obesidade e Síndrome Metabólica (ABESO), a dieta cetogênica não deve ser recomendada para o tratamento nutricional da obesidade (grau de recomendação III, nível de evidência A).[23]

O Quadro 78.1 apresenta o resumo das recomendações preconizadas pela Abeso.

DIABETES MELITO

Portadores de diabetes são encorajados a consumir quantidades reduzidas de açúcar de adição, biscoitos, doces em geral, bebidas açucaradas e sucos de frutas, mesmo sem açúcar. Devem ser priorizadas fontes de carboidratos ricos em fibras, vegetais, legumes, leguminosas, frutas, laticínios magros e grãos integrais, pois favorecem a redução do índice glicêmico das refeições.

Existe uma associação significativa entre sarcopenia (perda de massa muscular associada ao envelhecimento) e diabetes tipo 2, e essa relação é complexa e bidirecional. Assim, quantidades adequadas de proteínas devem ser oferecidas (entre 1 e 1,5 g/kg de peso corporal) para promover balanço nitrogenado positivo e manutenção da massa muscular e contribuir com a saciedade.

Nesse contexto, a dieta mediterrânea e a dieta DASH são totalmente indicadas para o manejo do diabetes. Uma revisão envolvendo 15 estudos com 557.475 participantes e 57.064 casos de diabetes melito mostrou que a alta adesão à dieta DASH foi significativamente associada a um risco reduzido de diabetes melito (risco relativo [RR]: 0,82; intervalo de confiança [IC] 95%: 0,76 a 0,90, $P < 0{,}001$). Análises de subgrupos revelaram ainda uma associação inversa significativa entre a adesão à dieta DASH e o risco de diabetes melito em estudos de caso-controle (RR: 0,65; IC 95%: 0,29 a 1,43, $P < 0{,}001$), com uma associação inversa marginal em estudos de coorte (RR: 0,83; IC 95%: 0,76 a 0,91, $P < 0{,}001$).[36]

Uma metanálise com revisão sistemática de estudos de coorte prospectivos e ensaios clínicos randomizados revelou uma associação inversa com a mortalidade total por doença cardiovascular (RR: 0,79; IC 95%: 0,77, 0,82), incidência de doença coronariana (RR: 0,73; IC 95%: 0,62, 0,86), mortalidade por doença coronariana (RR: 0,83; IC 95%: 0,75, 0,92), incidência de acidente vascular cerebral (RR: 0,80; IC 95%: 0,71, 0,90), mortalidade por acidente vascular cerebral (RR: 0,87; IC 95%: 0,80, 0,96) e incidência de infarto agudo do miocárdio (RR: 0,73; (IC) 95%: 0,61, 0,88). O presente estudo sugere que a dieta mediterrânea tem um papel benéfico na prevenção de doenças cardiovasculares em populações que incluem indivíduos com diabetes.[55]

Tratamento nutricional das dislipidemias

Uma série de estudos relevantes, clínicos e epidemiológicos, têm evidenciado como tanto a quantidade quanto o tipo de gordura na dieta influenciam o risco de doença cardiovascular (DCV). É sabido que os ácidos graxos têm a capacidade de afetar diferentes vias metabólicas e desempenhar papéis distintos na produção de lipídeos no fígado e no metabolismo das lipoproteínas. Isso ocorre porque podem modular a atividade de fatores de transcrição que regulam a expressão de enzimas envolvidas na síntese de ácidos graxos e colesterol, bem como de transportadores que controlam o equilíbrio do colesterol. Portanto, há uma série de evidências que indicam que os ácidos graxos são os principais

Quadro 78.1 Resumo adaptado das recomendações nutricionais para o tratamento do sobrepeso e da obesidade preconizadas pela ABESO.

Dieta/estratégia	Evidências favoráveis para perda de peso (ECR)	Evidências não favoráveis para perda de peso (ECR)	Ausência de evidências para perda de peso (ECR)	Abeso recomenda?
Controle de porções	X			S
Densidade energética	X			S
Alimentos				
Aumento de frutas, verduras e legumes	X			S
Redução de consumo de *fast food*	X			S
Redução de consumo de bebidas açucaradas	X			S
Intervenções baseadas em energia				
Dieta de baixa caloria	X			S
Dieta de muito baixa caloria	X			Situações específicas
Substitutos de refeição	X			S*
Baseadas em padrões				
Dieta do Mediterrâneo	X			S
Dieta DASH	X			S
Plant-based e vegetariana	X			S*
Baseadas em macronutrientes				
Low carb	**	**		N
Cetogênica	**	**		N
Baixo IG			X	N

*A estratégia pode ser utilizada como parte da dieta hipocalórica, mas deve-se sempre avaliar o perfil do indivíduo. **Estratégia e resultado não sustentáveis a longo prazo. ECR: estudo clínico randomizado.

determinantes do perfil de lipídeos (colesterol e triglicerídeos e lipoproteínas (quilomícron, VLDL, LDL e HDL) no sangue.

Os ácidos graxos saturados estão diretamente relacionados com os níveis plasmáticos de colesterol total, HDL-c e LDL-c de maneira linear. Entre os ácidos graxos saturados, o ácido mirístico (C14:0), encontrado em leite e derivados, é particularmente conhecido por aumentar significativamente os níveis de colesterol, sendo rapidamente incorporado em moléculas de triglicerídeos.[56] O ácido palmítico (C16:0), encontrado em carnes e no óleo de palma, e o ácido láurico (C12:0), encontrado no coco, também contribuem para esse aumento.[57] Já o ácido esteárico (C14:0), encontrado no cacau, é prontamente convertido em ácido oleico no fígado pela estearoil-CoA dessaturase 1 (SCD1), o que não eleva os níveis de colesterol e não está associado ao aumento do risco cardiovascular.[58] Em razão de os saturados elevarem o colesterol total e o LDL-c, recomenda-se o consumo de leite e derivados na forma desnatada e carnes magras (especialmente frango e peixe) e consumo mínimo de produtos industrializados, por serem fontes importantes de óleo de palma.[59]

Os ácidos graxos *trans* são aqueles que mais elevam o LDL-c e têm efeito adverso adicional, pois reduzem o HDL-c. No Brasil, ainda são utilizados em diversos produtos industrializados, bem como em alimentos servidos em lanchonetes, como salgados. Os ácidos graxos *trans* devem ser totalmente excluídos da alimentação, especialmente para indivíduos hipercolesterolêmicos.[60]

Já os ácidos graxos insaturados não se associam à elevação do colesterol e do LDL-c. As principais fontes de ácido oleico (18:1) são azeite de oliva, canola, abacate e nozes; já as do ácido linoleico (18:2) (série ômega-6) são óleo de soja, milho e girassol; e do ácido linolênico (18:3 – ALA) (série ômega 3), óleo de soja, canola e linhaça.[60] Ácidos graxos ômega 3 também são encontrados em peixes de águas muito frias e profundas: ácidos eicospentaenoico (EPA) e docosa-hexaenoico (DHA).[59]

Com relação aos triglicerídeos, ácidos graxos *trans* e saturados ativam vias lipogênicas hepáticas, aumentando a sua concentração no plasma e no fígado, por meio de fatores de transcrição como PGC-1β (receptor ativado do proliferador de peroxissomos [*PPAR*]-γ *coactivator-1*β) e SREBP-1c (do inglês *sterol responsive element binding protein-1c*), promovendo a transcrição de enzimas lipogênicas, como ACC (do inglês *acetyl-CoA carboxylase*), FAS (do inglês *fatty acid sintase*), SCD-1 (do inglês *stearoyl-CoA desaturase*) e DGAT (do inglês *diacylglycerol acyltransferase*), levando à maior secreção de VLDL.[59,60] Já os ácidos graxos insaturados, especialmente da série ômega 3 (ALA, EPA e DHA), inibem essas mesmas vias, controlando a síntese de triglicerídeos pelo fígado.[59] O consumo elevado de açúcares, como frutose e sacarose, está associado a maior prevalência de síndrome metabólica e aumento dos níveis plasmáticos de triglicerídeos, o que contribui para o aumento do risco cardiovascular. O excesso do consumo de açúcares de adição, como sacarose e xarope de milho, que são importantes fontes de frutose, induz vias lipogênicas hepáticas, por ativar o *carbohydrate responsive element binding protein* (ChREBP), ativando vias lipogênicas hepáticas.[61]

O álcool também contribui para a elevação da trigliceridemia, por ser metabolizado a acetil-CoA, precursora da síntese de ácidos graxos. Sua oxidação ocorre no fígado por meio da enzima álcool desidrogenase (ADH), e, em menor parte, por meio do citocromo p450 2E1 (CYP2E1) e pela via da catalase. A ADH converte o álcool em acetaldeído, e a catalase localizada no peroxissomo requer peróxido de hidrogênio para oxidar o álcool. O acetaldeído é metabolizado pela aldeído desidrogenase

2 (ALDH2) na mitocôndria, formando acetato, NAD e espécies reativas de oxigênio. Na sequência, é formada a acetil-CoA, que, juntamente ao glicerol, formará os triglicerídeos. O *Health Examines Study,* que incluiu 1.519 participantes, revelou que o alto consumo de álcool (> 4 doses dia) aumentou em 2 a 8 vezes a concentração plasmática de triglicerídeos.[62] Outros estudos mostraram que o menor consumo (a partir de duas doses diárias) também implica elevação da trigliceridemia, conforme demonstrado em indivíduos saudáveis.[63,64]

Para o tratamento da hipercolesterolemia, recomendam-se a redução de alimentos ricos em ácidos graxos saturados, a retirada de ácidos graxos *trans* e a inclusão, em quantidades adequadas, de alimentos ricos gorduras insaturadas. Para indivíduos com hipertrigliceridemia, segue-se a mesma recomendação, acrescida de redução de açúcares e controle do consumo de álcool. Em situações especiais para trigliceridemias elevadas, o uso de ômega 3 pode ser recomendado. Seguimento de padrões alimentares saudáveis ricos em alimentos vegetais, como grãos, frutas e hortaliças, contribuem para o manejo das dislipidemias.[64]

CONSIDERAÇÕES FINAIS

Para desenvolver recomendações nutricionais eficazes que atendam às necessidades individuais e se alinhem aos padrões alimentares saudáveis, como dietas DASH e do Mediterrâneo, é fundamental considerar uma abordagem personalizada que leve em consideração as condições clínicas específicas, as preferências pessoais e os objetivos de cada indivíduo. Para que o padrão alimentar seja sustentável a longo prazo e promova a adesão ao tratamento, ele deve ser flexível, prazeroso e adaptado às necessidades individuais. A educação contínua, o suporte profissional e o estabelecimento de metas realistas são fundamentais para o sucesso. Adotar uma abordagem personalizada ajuda a garantir que a dieta não só contribua para o controle e a prevenção de doenças, mas também proporcione saúde e bem-estar geral para o indivíduo.

Resumo

Embora isoladamente o efeito da dieta sobre a perda de peso seja limitado, sua prescrição de forma individualizada e associada a outras medidas, como a atividade física, é essencial para o controle de peso. Atualmente, há vários tipos de dietas disponíveis, divididas em três grandes grupos: macronutrientes moderados (jejum intermitente, mediterrânea, DASH), *low carb* e *low fat*. No entanto, nenhum ensaio clínico tem demonstrado superioridade de um tipo sobre o outro em relação à perda de peso, e é muito mais importante a restrição calórica diária prescrita do que a proporção entre os diferentes macronutrientes ou os tipos de alimentos utilizados. Também é fundamental para o sucesso da dieta a adesão do paciente, de modo que o contexto sociocultural e as preferências individuais devem ser considerados. Da mesma forma, deve-se dar preferência a dietas com maior probabilidade de manutenção a longo prazo, devendo-se lembrar que dietas muito restritivas, como a cetogênica, costumam perder adesão com o tempo. Por fim, alguns tipos de dieta, como a mediterrânea e a *low carb*, parecem ter um benefício sobre a mortalidade cardiovascular e o controle da glicemia em pacientes com diabetes.

REFERÊNCIAS BIBLIOGRÁFICAS

1. International Diabetes Federation (IDF). IDF Diabetes Atlas, 9th ed. Brussels, Belgium: IDF, 2019.
2. World Health Organization (WHO). Global Report on Diabetes. Geneva: WHO, 2016 [internet]. [citado em 2016 Abril 16]. Disponível em: https://www.who.int/publications/i/item/9789241565257.
3. Whelton PK, Carey RM, Aronow WS et al. ACC/AHA/AAPA/ABC/ACPM/AGS/APhA/ASH/ASPC/NMA/PCNA Guideline for the Prevention, Detection, Evaluation, and Management of High Blood Pressure in Adults: A Report of the American College of Cardiology/American Heart Association Task Force on Clinical Practice Guidelines. Hypertension. 2018; 71:e13-e115.
4. Grundy SM et al. 2018 AHA/ACC/AACVPR/AAPA/ABC/ACPM/ADA/AGS/APhA/ASPC/NLA/PCNA. Guideline on the management of blood cholesterol: A report of the American College of Cardiology/American Heart Association Task Force on Clinical Practice Guidelines. Circulation. 2019; 139: e1082-e1143.
5. Mach F et al. 2019 ESC/EAS Guidelines for the management of dyslipidaemias: lipid modification to reduce cardiovascular risk. Eur Heart J. 2020; 41:111-88.
6. World Health Organization (WHO). Obesity and Overweight Fact Sheet [internet]. [citado 2024 Mar 1]. Disponível em: https://www.who.int/news-room/fact-sheets/detail/obesity-and-overweight.
7. Garvey WT et al. Obesity in older adults: technical review and position statement of the American Society for Nutrition and NAASO, The Obesity Society. Am J Clin Nutr. 2009; 82: 923-34.
8. GBD 2017 Diet Collaborators. Health effects of dietary risks in 195 countries, 1990-2017: a systematic analysis for the Global Burden of Disease Study 2017. Lancet. 2019; 393:1958-72.
9. GBD 2019 Risk Factors Collaborators. Global burden of 87 risk factors in 204 countries and territories, 1990-2019: a systematic analysis for the Global Burden of Disease Study 2019. Lancet. 2020; 396:1223-49.
10. World Health Organization. Noncommunicable diseases. Key facts. [Internet]. [Citado 2023]. Disponível em: https://www.who.int/news-room/fact-sheets/detail/noncommunicable-diseases.
11. Brasil. Ministério da Saúde, Secretaria de Vigilância em Saúde, Departamento de Análise em Saúde e Vigilância de Doenças não Transmissíveis. Vigitel Brasil 2021: Vigilância de fatores de risco e proteção para doenças crônicas por inquérito telefônico: estimativas sobre frequência e distribuição sociodemográfica de fatores de risco e proteção para doenças crônicas nas capitais dos 26 estados brasileiros e no Distrito Federal em 2021. Disponível em: https://www.gov.br/saude/pt-br/centrais-de-conteudo/publicacoes/svsa/vigitel/vigitel-brasil-2021-estimativas-sobre-frequencia-e-distribuicao-sociodemografica-de-fatores-de-risco-e-protecao-para-doencas-cronicas/view. Acesso em: 6 jul. 2024. Brasília: Ministério da Saúde, 2022.
12. Institute for Health Metrics and Evaluation (IHME). The Lancet: Latest global disease estimates reveal perfect storm of rising chronic diseases and public health failures fuelling COVID-19 pandemic [internet]. [citado 2020 Out 15]. Disponível em: https://www.healthdata.org/news-events/newsroom/news-releases/lancet-latest-global-disease-estimates-reveal-perfect-storm.
13. Monteiro CA, Cannon G, Levy RB et al. Ultra-processed foods: what they are and how to identify them. Public Health Nutr. 2019; 22:936-41.
14. Hall KD, Ayuketah A, Brychta R et al. Ultra-processed diets cause excess calorie intake and weight gain: An inpatient randomized controlled trial of ad libitum food intake. Cell Metab. 2020; 32:690. Erratum for: Cell Metab. 2019; 30:67-77.e3.
15. Creanga AA, Catalano PM, Bateman BT. Obesity in pregnancy. N Engl J Med. 2022; 387:248-59.
16. Sociedade Brasileira de Endocrinologia e metabologia. Campanha da Adrenal 2024: Hormônios Adrenais – Fato ou Fake [Internet]. [citado 2022 Ago 19]. disponível em: https://www.endocrino.org.br/noticias/campanha-da-adrenal-2024-hormonios-adrenais-fato-ou-fake/#:~:text=O%20Departamento%20enfatiza%20que%20n%C3%A3o,FADIGA%20ADRENAL%20%C3%89%20FAKE!
17. Aziziyeh R, Amin M, Habib M et al. The burden of osteoporosis in four Latin American countries: Brazil, Mexico, Colombia, and Argentina. J Med Econ. 2019; 22(7):638-44.
18. Brasil. Ministério da Saúde. Secretaria de Vigilância em Saúde. Departamento de Análise em Saúde e Vigilância de Doenças Não Transmissíveis. Plano de ações estratégicas para o enfrentamento das doenças crônicas e agravos não transmissíveis no Brasil 2021-2030 [Internet]. Brasília (DF): Ministério da Saúde; 2021 [citado 2022 Ago 19]. 118 p. Disponível em: https://www.gov.br/saude/pt-br/centrais-de-conteudo/publicacoes/publicacoes-svs/doencas-cronicas-nao-transmissiveis-dcnt/09-plano-de-dant-2022_2030.pdf/.
19. Malik VS, Willett WC, Hu FB. Global obesity: trends, risk factors and policy implications. Nat Rev Endocrinol. 2013; 9:13-27.
20. Juul F, Vaidean G, Parekh N. Ultra-processed foods and cardiovascular diseases: Potential mechanisms of action. Adv Nutr. 2021; 12(5):1673-1680.
21. Teo PS, Lim AJ, Goh AT et al. Texture-based differences in eating rate influence energy intake for minimally processed and ultra-processed meals. Am J Clin Nutr. 2022; 116(1):244-54.
22. Neri D, Steele EM, Khandpur N et al. NOVA Multi-Country Study Group on Ultra-Processed Foods, Diet Quality and Human Health. Ultraprocessed food consumption and dietary nutrient profiles associated with obesity: A multicountry study of children and adolescents. Obes Rev. 2022; 23 Suppl 1:e13387.
23. Pepe RB, Lottenberg AMP, Fujiwara CTM et al. Posicionamento sobre o tratamento nutricional do sobrepeso e da obesidade: departamento de nutrição

da Associação Brasileira para o estudo da obesidade e da síndrome metabólica (ABESO – 2022). 1. ed. São Paulo: Abeso, 2022.
24. Pepe RB, Lottenberg AM, Fujiwara CTH et al. Position statement on nutrition therapy for overweight and obesity: nutrition department of the Brazilian association for the study of obesity and metabolic syndrome (ABESO-2022). Diabetol Metab Syndr. 2023; 15:124.
25. Estruch R, Ros E, Salas-Salvadó J et al. Primary prevention of cardiovascular disease with a Mediterranean diet. New England Journal of Medicine. 2013; 368:1279-90.
26. Sacks FM, Svetkey LP, Vollmer WM et al. DASH-Sodium Collaborative Research Group. Effects on blood pressure of reduced dietary sodium and the Dietary Approaches to Stop Hypertension (DASH) diet. DASH-Sodium Collaborative Research Group. N Engl J Med. 2001; 344:3-10.
27. de Lorgeril M, Salen P, Martin JL et al. Mediterranean alpha-linolenic acid-rich diet in secondary prevention of coronary heart disease. Lancet. 1999; 343:1454-9.
28. Bonaccio M, Di Castelnuovo A, Costanzo S et al. Mediterranean diet and mortality in the elderly: a prospective cohort study and a meta-analysis. Brit J Nutr. 2018; 120:841.
29. Domínguez LJ, Martínez-González MA, Basterra-Gortari FJ et al. Mediterranean diet and incidence of and mortality from coronary heart disease and stroke in women with type 2 diabetes: A prospective study in the Nurses' Health Study and meta-analysis. Circulation. 2020; 142:740-8.
30. Nani A, Murtaza B, Sayed Khan A et al. Antioxidant and anti-inflammatory potential of polyphenols contained in Mediterranean diet in obesity: Molecular mechanisms. Molecules. 2021; 26:985.
31. Hwang JT, Kwon DY, Yoon SH. AMP-activated protein kinase: a potential target for the diseases prevention by natural occurring polyphenols. N Biotechnol. 2009; 26:17-22.
32. Meydani M, Hasan ST. Dietary polyphenols and obesity. Nutrients. 2010; 2:737-51.
33. Wang S, Moustaid-Moussa N, Chen L et al. Novel insights of dietary polyphenols and obesity. J. Nutr. Biochem. 2014; 25:1-18.
34. La Scala S, Naselli F, Quatrini P et al. Drought-adapted Mediterranean diet plants: A source of bioactive molecules able to give nutrigenomic effects per sè or to obtain functional foods. Int J Mol Sci. 2024; 25:2235.
35. Ahmad S, Moorthy MV, Lee IM et al. Mediterranean diet adherence and risk of all-cause mortality in women. JAMA Netw Open. 2024; 7:e2414322.
36. Quan X, Shen X, Li C et al. Adherence to the dietary approaches to stop hypertension diet reduces the risk of diabetes mellitus: a systematic review and dose-response meta-analysis. Endocrine. 2024 May 30. Online ahead of print.
37. Aljuraiban GS, Gibson R, Chan DS et al. The role of diet in the prevention of hypertension and management of blood pressure: an umbrella review of meta-analyses of interventional and observational studies. Adv Nutr. 2024; 1:100123.
38. Rahimi H, Yuzbashian E, Zareie R et al. Dietary approaches to stop hypertension (DASH) score and obesity phenotypes in children and adolescents. Nutr J. 2020; 19:112.
39. Makki K, Deehan EC, Walter J et al. The impact of dietary fiber on gut microbiota in host health and disease. Cell Host Microbe. 2018; 23:705-15.
40. Deehan EC, Yang C, Perez-Muñoz ME et al. Precision microbiome modulation with discrete dietary fiber structures directs short-chain fatty acid production. Cell Host Microbe. 2020; 27:389-404.e6.
41. Cani PD, Delzenne NM. The role of the gut microbiota in energy metabolism and metabolic disease. Curr Pharm Des. 2009; 15:1546-58.
42. Canfora EE, Jocken JW, Blaak EE. Short-chain fatty acids in control of body weight and insulin sensitivity. Nat Rev Endocrinol. 2015; 11:577-91.
43. Everard A, Belzer C, Geurts L et al. Cross-talk between Akkermansia muciniphila and intestinal epithelium controls diet-induced obesity. Proc Natl Acad Sci U S A. 2013; 110:9066-71.
44. Samaha FF, Iqbal N, Seshadri P et al. A low-carbohydrate as compared with a low-fat diet in severe obesity. N Engl J Med. 2003; 348:2074-81.
45. Aude YW, Agatston AS, Lopez-Jimenez F et al. The national cholesterol education program diet vs a diet lower in carbohydrates and higher in protein and monounsaturated fat: a randomized trial. Arch Intern Med. 2004;164:2141-6.
46. Brinkworth GD, Noakes M, Clifton PM et al. Effects of a low carbohydrate weight loss diet on exercise capacity and tolerance in obese subjects. Obesity (Silver Spring). 2009; 17:1916-23.
47. Summer SS, Brehm BJ, Benoit SC et al. Adiponectin changes in relation to the macronutrient composition of a weight-loss diet. Obesity (Silver Spring). 2011; 19:2198-204.
48. Ruth MR, Port AM, Shah M et al. Consuming a hypocaloric high fat low carbohydrate diet for 12 weeks lowers C-reactive protein, and raises serum adiponectin and high density lipoprotein-cholesterol in obese subjects. Metabolism. 2013; 62:1779-87.
49. Phillips SA, Jurva JW, Syed AQ et al. Benefit of low-fat over low-carbohydrate diet on endothelial health in obesity. Hypertension. 2008; 51:376-82.
50. Struik NA, Brinkworth GD, Thompson CH et al. Very low and higher carbohydrate diets promote differential appetite responses in adults with type 2 diabetes: a randomized trial. J Nutr. 2020; 150:800-5.
51. Churuangsuk C, Kherouf M, Combet E, Lean M. Low-carbohydrate diets for overweight and obesity: a systematic review of the systematic reviews. Obes Rev. 2018; 19:1700-18.
52. Nylen K, Likhodii S, Abdelmalik PA et al. A comparison of the ability of a 4:1 ketogenic diet and a 6.3:1 ketogenic diet to elevate seizure thresholds in adult and young rats. Epilepsia. 2005; 46:1198-204.
53. Ludwig DS. The Ketogenic Diet: Evidence for optimism but high-quality research needed. J Nutr. 2020; 150(6):1354-1359.
54. Hall KD, Guo J, Courville AB et al. Effect of a plant-based, low-fat diet versus an animal-based, ketogenic diet on ad libitum energy intake. Nat Med. 2021; 27:344-53.
55. Becerra-Tomás N, Blanco Mejía S, Viguiliouk E et al. Mediterranean diet, cardiovascular disease and mortality in diabetes: A systematic review and meta-analysis of prospective cohort studies and randomized clinical trials. Crit Rev Food Sci Nutr. 2020; 60:1207-27.
56. Mensink, RP. Effects of saturated fatty acids on serum lipids and lipoproteins: a systematic review and regression analysis. Geneva: World Health Organization; 2016.
57. Li Z, Lei H, Jiang H et al. Saturated fatty acid biomarkers and risk of cardiometabolic diseases: A meta-analysis of prospective studies. Front Nutr. 2022; 9:963471.
58. Reilly M, Dillon E, Guo W et al. High-density lipoprotein proteomic composition, and not efflux capacity, reflects differential modulation of reverse cholesterol transport by saturated and monounsaturated fat diets. Circulation. 2016; 133:1838-50.
59. Izar MCO, Lottenberg AM, Giraldez VZR et al. Position statement on fat consumption and cardiovascular health – 2021. Arq Bras Cardiol. 2021; 116:160-212.
60. Lottenberg AM, Afonso Mda S, Lavrador MS et al. The role of dietary fatty acids in the pathology of metabolic syndrome. J Nutr Biochem. 2012; 23:1027-40.
61. Soleimani M, Barone S, Luo H et al. Pathogenesis of hypertension in metabolic syndrome: the role of fructose and salt. Int J Mol Sci. 2023; 24:4294.
62. Choi S, Kim K, Lee JK et al. Association between change in alcohol consumption and metabolic syndrome: analysis from the Health Examinees Study. Diabetes Metab J. 2019; 43:615-626.
63. Millwood IY, Walters RG, Mei XW et al. Conventional and genetic evidence on alcohol and vascular disease aetiology: a prospective study of 500 000 men and women in China. Lancet. 2019; 393:1831-42.
64. Visseren FLJ, Mach F, Smulders YM et al. ESC National Cardiac Societies; ESC Scientific Document Group. 2021 ESC Guidelines on cardiovascular disease prevention in clinical practice. Eur Heart J. 2021; 42:3227-3337. Erratum in: Eur Heart J. 2022; 43(42):4468.

CAPÍTULO 79

Suplementação Alimentar: Conceitos Fundamentais

Roberto Zagury ■ Luciano Albuquerque

INTRODUÇÃO

Os suplementos alimentares são produtos cuja finalidade é fornecer nutrientes, substâncias bioativas, enzimas ou probióticos em complemento à alimentação. Seu uso está aumentando em todo o mundo devido à maior acessibilidade, à melhora do custo e aos supostos benefícios para a saúde e o rendimento muscular.

Apesar de regulamentados pela Agência Nacional de Vigilância Sanitária (Anvisa), os suplementos não são considerados medicamentos, tendo, portanto, controle limitado na avaliação de composição, eficácia, segurança e comercialização. Desse modo, seu consumo vem aumentando exponencialmente nos últimos anos, seja pela busca de melhor desempenho esportivo, seja pela motivação estética. A indústria de suplementos movimenta grandes volumes financeiros, com elevados investimentos em *marketing*, utilizando, muitas vezes, informações distorcidas para destacar potenciais benefícios.[1]

SUPLEMENTAÇÃO ALIMENTAR COM BASE EM EVIDÊNCIAS

Diversas entidades têm elaborado revisões e classificações para os produtos de suplementação. Entre elas, podemos destacar o ACSM (American College of Sports Medicine),[2] o AIS (Australian Institute of Sports),[3] a ISSN (International Society of Sports Nutrition)[4] e o IOC (International Olympic Committee).[5] Além disso, há um documento de alta relevância no âmbito nacional publicado conjuntamente por Comitê Olímpico Brasileiro (COB), Sociedade Brasileira de Medicina do Exercício e do Esporte (SBMEE), Conselho Federal de Medicina (CFM) e Autoridade Brasileira de Controle de Dopagem (ABCD).[6] Com base nas evidências disponíveis na literatura, essas entidades classificam os suplementos quanto a eficácia, segurança e legalidade. As principais recomendações estão resumidas no Quadro 79.1.

Creatina

A creatina monoidratada (CrM) é um composto nitrogenado não proteico e não essencial, com produção endógena nos tecidos hepático, renal e pancreático, a partir dos aminoácidos arginina, glicina e metionina.[7] Pode ser obtida pela dieta, sendo suas principais fontes alimentares a carne bovina, o salmão e o atum. Circula ligada à proteína transportadora de creatina, sendo armazenada primariamente no músculo esquelético. Sua suplementação faz sentido, uma vez que, para se ofertarem quantidades ergogênicas (capazes de melhorar o desempenho esportivo), seria necessário consumir entre 2 e 3 kg de carne por dia.[8,9]

É um dos suplementos mais bem estudados, com metanálises que asseguram sua segurança e eficácia,[10-17] assim como diretrizes específicas estabelecidas.[18]

Após sua captação pela célula muscular via transportador sódio-dependente, a CrM desempenha três funções:

- Participa do principal sistema de ressíntese de ATP a curto prazo, evitando variações abruptas nos níveis de ATP durante o exercício de alta intensidade (*papel primordial*)
- Atua na prevenção da acidose intracelular induzida pelo exercício (via consumo de H^+)
- Auxilia no transporte da energia, do local de sua produção (a mitocôndria) até o sítio de sua utilização (a miofibrila), reequilibrando a relação ATP/ADP nessas duas organelas).[19]

A creatina apresenta também outras ações, como participação em mecanismos antioxidantes, controle da concentração de cálcio intracelular e do glutamato extracelular, e regulação da permeabilidade mitocondrial.

Nesse sentido, sua suplementação é justificada em esportes caracterizados por atividades de alta intensidade e curta duração (até 150 segundos), com maior benefício em atividades de até 30 segundos por estímulo. Em outras palavras, seu uso seria mais bem indicado em modalidades alimentadas eminentemente pelo

Quadro 79.1 Lista de suplementos alimentares e sua "classificação" pelas principais sociedades da área.

Entidade	Classificação e descrição da categoria	Subclassificação (*quando houver*)	Lista de suplementos enquadrados nesta categoria
ACSM	Suplementos com base em evidências no esporte	Alimentos esportivos	Barrinhas, bebidas esportivas, gel, suplementos proteicos e refeições líquidas
		Suplementos médicos	Ferro, cálcio, vitamina D, ômega-3 e multivitamínicos
		Suplementos específicos para melhora de desempenho	Creatina, cafeína, bicarbonato de sódio, beta-alanina, nitrato
AIS	Grupo A As evidências científicas dão suporte a seu uso em situações específicas e de acordo com os protocolos estudados	Alimentos esportivos	Barrinhas, bebidas esportivas, gel, suplementos proteicos e refeições líquidas
		Suplementos médicos	Ferro, cálcio, vitamina D, probióticos e multivitamínicos
		Suplementos para melhora de desempenho	Cafeína, beta-alanina, bicarbonato de sódio, nitrato, suco de beterraba, creatina, glicerol
ISSN	Categoria I Evidências fortes que dão suporte a sua eficácia e segurança	Suplementos para ganho de massa muscular	HMB, creatina monoidratada, *whey protein*, aminoácidos essenciais
		Suplementos para melhora de desempenho	Beta-alanina, cafeína, carboidratos, creatina monoidratada, bicarbonato de sódio, fosfato de sódio, água, bebidas esportivas

ACSM: American College of Sports Medicine; AIS: Australian Institute of Sports; HMB: beta-hidroximetilbutirato; ISSN: International Society of Sports Nutrition. (Adaptado de American College of Sports Medicine Joint Position Statement, 2016;[2] Kerksick et al., 2018;[4] Maughan et al., 2018.[5])

sistema bioenergético ATP-PCr (sistema da fosfocreatina). São atividades anaeróbicas por excelência, tais como: musculação, esportes de combate, atividades do tipo *stop and go* e exercícios com modulação de intensidade (entrada abrupta em alta intensidade – *sprints* finais, por exemplo) (Quadro 79.2).[18]

Com a suplementação de CrM, espera-se um ganho de força e potência entre 5 e 15% e, como consequência disso, um aumento de 1 a 2,5 kg na massa magra em relação ao placebo.[14-17] Do ponto de vista da segurança, pode-se afirmar que há razoável respaldo científico.[20-24] Há estudos com até 5,6 anos de acompanhamento,[23] bem como uma metanálise brasileira,[24] que confirmam que o consumo da CrM é seguro para os rins. O que ocorre é um aumento reversível de aproximadamente 30% nos níveis séricos de creatinina, uma vez que a CrM é catabolizada nessa substância. No entanto, não acontece perda de função renal, visto que, paralelamente, há uma elevação de mesma monta na creatininúria, o que gera, por fim, uma taxa de filtração glomerular (TFG) inalterada.[25] Vale a pena ressaltar também que, quando se usam ensaios mais antigos, a creatinina sérica pode apresentar reatividade cruzada com a CrM. O único efeito adverso consistentemente relatado na literatura é o ganho de peso, resultante de aumento de massa magra e edema celular.[4,5]

Prescrição

O uso da CrM é dividido em uma fase inicial de carregamento, que objetiva criar um "estoque" intramuscular, e uma fase de manutenção. De acordo com a diretriz da ISSN,[18] há duas opções para se realizar a fase de carregamento: 0,3 g/kg/dia, dividido em 4 vezes/dia (dose de acordo com o peso corporal); ou 5 g, 4 vezes/dia (dose fixa), ambas durante 5 a 7 dias. Na fase de manutenção administram-se 3 a 5 g/dia. Indivíduos com grande massa muscular podem necessitar de doses de manutenção mais elevadas (5 a 10 g/dia). A ingestão associada com carboidratos, associados ou não a proteínas, pode aumentar a retenção muscular da CrM.[18] Há relatos de que o consumo concomitante com cafeína pode neutralizar o efeito ergogênico da CrM[26] e, por outro lado, o consumo pós-treino relaciona-se com discreta elevação no conteúdo muscular de creatina.[27]

Recomenda-se dar preferência à apresentação em pó, devido aos potenciais efeitos colaterais gastrintestinais da apresentação em cápsulas,[21] apesar do escasso respaldo científico sobre o tema. Em comparação à formulação líquida, o pó apresenta maior "tempo de prateleira" (maior durabilidade).[28] Por fim, vale lembrar que, apesar de haver cerca de 17 tipos diferentes de creatina à disposição no mercado, recomenda-se sempre a CrM, por ser esta a mais estudada de todas, a mais barata e por não haver benefício concreto dos outros sais em relação a ela.[18,28,29]

Cafeína anidra

A cafeína, ou 1,3,7-trimetilxantina, é um estimulante psicoativo de ocorrência natural, considerado o mais consumido no mundo. Presente em bebidas como café, chás, mate, refrigerantes e energéticos, faz parte da dieta de cerca de 90% da população mundial em quantidades variando de 70 a 400 mg/dia.[30] Neste capítulo será abordada apenas a cafeína anidra – o SA – pelo fato de exercer um efeito ergogênico mais pronunciado.[30] Com efeito no desempenho estimado em +3,2%,[31] seu uso estaria melhor indicado em atividades de *endurance* (resistência), ou seja, modalidades como corrida de rua, bicicleta, natação e triátlon, nas quais o sistema bioenergético primordial de fornecimento de ATP é a respiração mitocondrial (exercício aeróbico). Quanto maior a duração da prática esportiva, maior a participação dessa via aeróbica e, com isso, mais sentido faz o uso da cafeína. Entre as vantagens da cafeína, destacam-se: seu uso ser permitido pela WADA (World Anti-doping Agency),[32] ter baixo custo e apresentar grande disponibilidade.

Após sua absorção, a cafeína é metabolizada no fígado, via CYP1A2, em teofilina (84%), teobromina (12%) e paraxantina (4%). Tais subprodutos ainda retêm efeito biológico, mas subsequentemente são convertidos a metabólitos inativos.[33] Quanto maior a eficiência desta isoforma do citocromo P450, menor é a meia-vida ($T_{1/2}$) dos compostos ativos e, com isso, menor seu

Quadro 79.2 Exemplos de modalidades nas quais há benefício no uso da creatina.

- Musculação
- Futebol
- Basquetebol
- Voleibol
- Tênis
- Corrida (60 a 200 m)
- Natação (50 m)
- Atletismo
- Remo, canoagem, *stand up paddle*
- Esportes de combate (judô, jiu-jítsu, MMA, *muay thai* etc.)

MMA: artes marciais mistas. (Adaptado de Kreider et al., 2017.[18])

efeito ergogênico, existindo metabolizadores rápidos e lentos. Alguns polimorfismos conhecidos guardam relação com este fenômeno (genótipos AA e AC → maior efeito no desempenho).[34] A $T_{1/2}$ pode variar de 2,5 até 10 horas, sendo sugerido seu uso até 6 a 10 horas de distância do horário desejado para o sono do paciente. Sabe-se também que o estrogênio atua competindo com a cafeína pelo CYP1A2. Assim, é possível que as mulheres beneficiem-se mais da suplementação com cafeína.

Entre os mecanismos de ação capazes de explicar os benefícios ergogênicos da cafeína, podem-se citar:

- Antagonismo ao receptor de adenosina no sistema nervoso central (SNC) e, com isso, uma modulação na percepção subjetiva de dor, esforço e fadiga, com aumento do estado de alerta
- Inibição da fosfodiesterase, estimulando o sistema nervoso simpático
- Efeito poupador de glicogênio
- Aumento da secreção de cortisol, catecolaminas e betaendorfina
- Estímulo à lipólise (*shift* para consumo de substrato energético lipídico).[35]

Apesar das ações citadas e do aumento no gasto energético (termogênico), não há impacto comprovado na perda de peso.[36]

Prescrição

A dose considerada segura e efetiva situa-se entre 3 e 6 mg/kg. A cafeína deve ser tomada, se possível, de 30 a 60 minutos pré-treino ou pré-prova. Existe evidência de aumento de desempenho, quando a cafeína é tomada em duas doses: uma pré-treino e outra (a menor parte) durante a prova.[31] Deve-se dar preferência, como já dito, para as atividades aeróbicas, mas há possibilidade de benefício também em exercício de alta intensidade e de menor duração.[30] Em uma revisão sistemática que incluiu 9 estudos que testaram o uso da cafeína em esportes de combate, resultado positivo foi observado em 6 estudos (66,7%), e nenhum benefício nos demais.[37]

São descritos possíveis eventos adversos: taquicardia, sudorese, palpitações, cefaleia, ansiedade, insônia, arritmias e aumento da pressão arterial. Respeitadas as doses propostas e a presença de comorbidades descompensadas, o uso da cafeína é seguro. Não há comprovação de maior risco de desidratação ou de eventos cardiovasculares.[38-44]

Nitrato inorgânico

A suplementação com nitrato inorgânico (NI) é realizada indiretamente, por meio de uso do suco de beterraba (rico em NI) ou do consumo, pelo praticante, de extrato de beterraba. A ideia é aumentar a biodisponibilidade do óxido nítrico (NO) na fibra muscular, uma vez que a microbiota da cavidade oral é capaz de reduzir nitrato em nitrito. Este último, por sua vez, quando entra na circulação sanguínea é convertido em NO.[45] Esta via passa a ter importância maior em situações de hipoxia ou em esportes praticados em moderada a alta intensidade.

Do ponto de vista racional, o NO:

- Aumenta o fluxo sanguíneo muscular
- Estimula a biogênese mitocondrial
- Participa da homeostase da glicose e do cálcio
- Pode melhorar a contratilidade muscular.[46]

De fato, já se relatou benefício modesto em provas do tipo *time trial* (em torno de 3%), assim como um aumento do tempo até a exaustão (*time to exhaustion*) em 16%.[46,47] O principal mecanismo proposto seria uma redução no custo energético do exercício em relação ao ATP e ao O_2.[48] Em outras palavras: há diminuição do volume máximo de oxigênio ($V_{O2\ máx}$) durante estímulos submáximos.

Diante do exposto, pode-se dizer que seu benefício ergogênico primário ocorre sobretudo em exercícios aeróbicos com duração entre 5 e 30 minutos, nos quais há recrutamento de fibras IIa, como corrida, natação, ciclismo e canoagem.[49-51]

Prescrição

Deve-se ofertar entre 5 e 7 mmol de NI de forma isolada (cerca de 2,5 horas pré-prova) ou, de maneira mais crônica, 4 a 8 dias antes do evento. Cada 6,4 mg de extrato de beterraba contêm 0,1 mmol. Ou seja, são necessários de 320 a 448 mg de beterraba para se atingir a dose ergogênica de 5 a 7 mmol de NI.[30,46] De forma prática, recomenda-se o consumo de um suco de beterraba feito com 1 ou 2 beterrabas (150 a 300 g de beterraba) batida(s) em 400 mℓ de água (ou suco de laranja) 3 horas antes do evento esportivo. Existem suplementos com o extrato de beterraba já pronto para consumo, sob a forma de *shots* (de maneira geral, 1 *shot* de 70 mℓ contém 400 mg de NI), ou em cápsulas (composição variável, mas, de maneira geral, cada cápsula contém 500 mg de extrato de beterraba).[52] Recomenda-se sempre a leitura criteriosa dos rótulos, uma vez que é comum que, em sua composição haja, além do extrato de beterraba, outros ingredientes como a taurina.

Do ponto de vista de segurança, os efeitos colaterais mais frequentes são a *beeturia* (urina tingida de vermelho) e a coloração avermelhada das fezes. Os pacientes devem ser informados de que esses achados não têm significância clínica.[53]

Beta-alanina

A beta-alanina (BA), é um aminoácido não essencial produzido de modo endógeno, principalmente pelo fígado (e, em menor quantidade, pelo intestino e pelos rins), podendo ser obtido na dieta por meio do consumo de carne e aves. Junto à histidina, leva à produção de carnosina, um dos principais tampões do meio intracelular. [54] É recomendada, sobretudo, para atividades físicas de alta intensidade e curta duração (60 a 240 segundos), desempenhadas de maneira intercalada, pela redução do acúmulo de ácido no meio intracelular, retardando a fadiga.[55] Em alguns trabalhos, menciona-se o benefício em atividades de 30 segundos até 10 minutos.[56-58] De maneira geral, pode-se afirmar que a BA não produz ganho de força muscular, mas pode, sim, aumentar o volume de treinamento e melhora a *endurance* anaeróbica. Exemplos: esportes de combate, *crossfit*, exercícios militares, remo, treinos de musculação com característica mais metabólica (circuitos e/ou séries com número mais elevado de repetições).

Após o consumo da BA e subsequente absorção pelo sistema digestório, a BA sofre um transporte ativo para dentro do miócito esquelético por meio de dois transportadores específicos: TauT e PAT1. Depois disso, já dentro da célula muscular, é combinada à L-histidina, via enzima carnosina sintase, para, então, formar a carnosina muscular. A carnosina pode também sofrer ação da enzima carnosinase e ser metabolizada/degradada de volta à L-histidina e à BA.[59]

Prescrição

A BA deve ser consumida na dose de 4 a 6 g/dia. O ideal é que este total seja dividido em quatro ou mais tomadas distribuídas ao longo do dia, uma vez que essa estratégia reduz a ocorrência de parestesia.[56-58] Uma outra forma de minimizar esse desconforto é dar preferência à formulação de liberação estendida. No entanto, tal apresentação não é facilmente encontrada no nosso país e suas solubilidade e palatabilidade não são boas. Vale lembrar que, por ser um SA "de acúmulo", seu efeito não ocorre imediatamente após a primeira dose. São necessárias ao menos 4 semanas para o melhor efeito. Períodos maiores (p. ex., 10 semanas) são recomendados por algumas entidades (p. ex., o IOC).[5]

Bicarbonato de sódio

O bicarbonato de sódio (BS) ou $NaHCo_3$, a exemplo da BA, deve ser entendido como um suplemento tamponante. Ou seja, seu benefício se deve à redução da acidose muscular, responsável pelo processo de fadiga que, muitas vezes, acarreta interrupção do exercício de alta intensidade. Desta forma, seu uso faz sentido em modalidades nas quais a glicólise anaeróbica funcione como o sistema principal de fornecimento de energia.[4,5]

A grande diferença entre os dois é que a BA (via carnosina) atua como tampão intracelular, e o BS age eminentemente no meio extracelular.[4,5]

Uma das grandes vantagens do BS é sua ampla disponibilidade e seu baixo custo. Por outro lado, desconforto gastrintestinal é frequente e pode limitar a utilização.[4,5]

Prescrição

A dose recomendada para a ingesta aguda é de 0,2 a 0,3 g/kg, devendo ser tomado cerca de 1 a 3 horas antes da competição e diluído em quantidade razoável (500 a 700 mℓ) de líquido. Essa solução deve ser ingerida aos poucos, em um intervalo de 30 a 60 minutos, visando evitar a sobrecarga osmótica, que pode causar distúrbios intestinais. Outro ponto que poderia favorecer a ingesta da solução seria a ingestão concomitante de carboidratos, o que atenuaria o paladar e poderia contribuir para a redução de desconforto intestinal. A dose de uso crônico é de 0,2 g/kg, continuamente por 6 a 10 semanas.

Outra estratégia relatada seria 0,5 g/kg/dia, em 3 a 4 tomadas ao longo do dia, por 5 dias antes da competição. Esse modo de uso aparenta ter menos efeitos adversos intestinais, e o efeito alcalinizante pode durar por até 24 horas após a última dose.[60-64]

Whey protein

O *whey protein* (WP) é um subproduto líquido, rico em proteínas, derivado do soro do leite.[65-67] Sua composição consiste em:

- 45 a 57% de betalactoglobulina
- 15 a 25% de alfalactalbumina
- 10 a 15% de imunoglobulinas
- 10 a 15% de glicomacropeptídeos
- 1% de lactoferrina
- < 1% de lactoperoxidase.

Do ponto de vista comercial, existem três tipos principais de WP, discriminados no Quadro 79.3.

Quadro 79.3 Tipos de *whey protein* comercialmente disponíveis.

Tipo	Concentração proteica (%)	Conteúdo de lactose, lipídios e minerais
Concentrado	25 a 90	Maior percentual de carboidratos (incluindo a lactose) e lipídios A quantidade desses macronutrientes se reduz proporcionalmente à medida que a concentração proteica aumenta
Isolado	90 a 95	Pequena, mínima ou nenhuma quantidade
Hidrolisado	Variável	Variável

Adaptado de Marshall, 2004.[67]

O uso do WP pode ser considerado em situações nas quais a cota proteica desejada pelo praticante de exercício não possa ser atendida pela alimentação. Deve-se sempre seguir o princípio conhecido como *food first*, ficando o uso de SA reservado aos casos de falha da dieta.[4,5,67,68] No Quadro 79.4 encontra-se a quantidade de proteína que deve ser ofertada de acordo com o volume e a intensidade de treinamento, e a modalidade esportiva praticada.[4,5,67,68]

Além de dar suporte à prática esportiva, atendendo às demandas que são criadas, o WP apresenta uma característica bastante interessante do ponto de vista de composição corporal. Trata-se de uma fonte proteica de alta qualidade, composta de aproximadamente 40 a 50% de aminoácidos essenciais, tendo elevada concentração de leucina (acima de 3 g por porção). Além disso, tem elevada biodisponibilidade e ótimo escore de digestibilidade dos aminoácidos.[65,68] Tais propriedades permitem estimular de forma muito eficiente a síntese proteica muscular, mais intensamente do que a proteína da soja e a caseína.[67-69] A elevada concentração de leucina por porção de estimula a via da mTOR, principal via anabolizante intracelular.[70] Por outro lado, há um certo limite na capacidade do estímulo da síntese proteica induzida pelo consumo de WP. Tal "teto" encontra-se perto de 25 g de WP por tomada.[71,72]

Whey protein induz ganho de massa magra?

Em combinação com o exercício de musculação, o uso de WP possibilita, sim, ganho de massa magra.[67,68,73] Um elegante estudo randomizado incluiu 63 indivíduos destreinados que consumiram 22 g de WP, 22 g de proteína de soja ou um suplemento à base de carboidratos.[73] Após um período de 9 meses de um programa de treinamento resistido para corpo inteiro sob supervisão, o grupo que recebeu WP obteve maior ganho de massa magra, sendo a avaliação da composição corporal realizada pela absorciometria de raios X de dupla energia (DEXA).[73]

Por fim, é importante ressaltar que o padrão de oferta de WP ao longo do dia influencia o resultado obtido. Administrar a dose proteica total dividida em três tomadas ao longo do dia produz um resultado mais expressivo do que o observado quando se toma a dose total do dia de uma única vez ou em oito mais tomadas.[74] Os benefícios da ingestão proteica acontecem com a tomada tanto antes quanto depois do treinamento resistido. É importante destacar que a resposta anabólica induzida pelo exercício é duradoura, permanecendo o músculo "sensibilizado" por um período de até 24 horas. Desse modo, o período após o treino continua a ser o indicado para a ingestão de proteínas, embora a ingesta proteica total diária seja o fator mais importante.[75]

Quadro 79.4 Quantidade proteica a ser ofertada de acordo com o volume e a intensidade de treinamento, e a modalidade esportiva praticada.

Situação	Cota proteica recomendada (g/kg/dia)
Indivíduos sedentários	0,8 a 1
Exercício resistido – fase inicial de treinamento	1,5 a 1,7
Exercício resistido – fase de manutenção do treinamento	1 a 1,2
Exercício de *endurance* – intensidade moderada	1,2 a 1,4
Exercício de *endurance* – intensidade elevada	1,6
Esportes de força ou explosão	1,4 a 1,7
Levantamento de peso	1,3 a 2
Praticante do sexo feminino	Necessidades 15% menores

Adaptado de Kerksick et al., 2018;[4] Maughan et al., 2018;[5] Marshall, 2004;[67] Stark et al., 2012.[68]

Beta-hidroximetilbutirato (HMB)

O beta-hidroximetilbutirato (HMB) é um derivado do metabolismo de leucina. Um indivíduo adulto converte apenas 5% da leucina em HMB, o que justifica sua suplementação, visto que seriam necessários 600 g de proteína para produzir 3 g de HMB, dose com potencial ergogênico. Pela ação na via do mTOR, o HMB teria benefícios na redução do dano muscular induzido pelo exercício, com potencial benefício na regeneração e recuperação muscular.[76] Tais efeitos seriam possíveis mesmo em indivíduos não treinados, o que tem despertado interesse para o uso em idosos, com manutenção de massa muscular e funcionalidade.[77]

Prescrição

A dose recomendada é de 3 g/dia, geralmente divididos em 3 tomadas, sendo uma delas consumida cerca de 1 hora antes do treino. Seu consumo crônico parece ser seguro tanto em jovens quanto em idosos, e os benefícios são observados após 2 a 3 semanas, em casos de indivíduos não treinados, e 6 ou mais semanas, em casos de indivíduos treinados, sendo iniciado preferencialmente durante o período de periodização do treinamento.[76]

Resumo

Para uma correta prescrição de suplementos alimentares (SA), é necessário que o médico tenha conhecimento de seus mecanismos básicos de ação, suas indicações, seus benefícios e eventuais malefícios. Contudo, ele deve inicialmente avaliar se realmente existe indicação para uso de SA. Se for o caso, deve-se escolher o produto que mais se adéque às necessidades do paciente e às modalidades de atividade física que ele pratica. É também fundamental que se escolham os suplementos mais bem "ranqueados" pelas principais entidades da área. Recomenda-se também cautela no momento da decisão de prescrever ou não um SA, uma vez que, quase sempre, não se está diante de atletas, e sim de "amadores ambiciosos", praticantes para os quais os ganhos ergogênicos (em torno de 3%) podem não representar real benefício. Usar o encontro médico (e os SA) como ferramenta de combate ao uso indevido de esteroides anabolizantes também é sempre sensato. A orientação do médico tem um poder que, muitas vezes, se subestima.

REFERÊNCIAS BIBLIOGRÁFICAS

1. Garcia-Cazarin ML, Wambogo EA, Regan KS et al. Dietary supplement research portfolio at the NIH, 2009-2011. J Nutr. 2014; 144:414-8.
2. American College of Sports Medicine Joint Position Statement. Nutrition and athletic performance. Med Sci Sports Exerc. 2016; 48:543-68.
3. Australian Institute of Sports. Benefits and risks of using supplements and sports foods. Disponível em: https://ais.gov.au/nutrition/supplements. Acesso em: 24 dez. 2019.
4. Kerksick CM, Wilborn CD, Roberts MD et al. ISSN Exercise & sports nutrition review update: research & recommendations. J Int Soc Sports Med. 2018; 15:38.
5. Maughan RJ, Burke LM, Dvorak J et al. IOC consensus statement: dietary supplements and the high-performance athlete. Br J Sports Med. 2018; 52:439-55.
6. Conselho Federal de Medicina. Medicamentos e suplementos nos exercícios e esportes: dopagem e antidopagem, orientações de uso, riscos à saúde, responsabilidade profissional. Disponível em: www.cbc.esp.br/img/governanca/medicina_esporte.pdf. Acesso em: 25 fev. 2020.
7. Lattavo A, Kopperud A, Rogers PD. Creatine and other supplements. Pediatr Clin North Am. 2007; 54:735-60
8. Terjung RL, Clarkson P, Eichner R et al. The physiological and health effects of creatine supplementation. Med Sci Sports Exerc. 2000; 32:706-17.
9. Lowe MT, Faull RL, Christie DL, Waldvogel HJ. Distribution of the creatine transporter throughout the human brain reveals a spectrum of creatine transporter immunoreactivity. J Comp Neurol. 2015; 523(5):699-725.
10. Lanhers C, Pereira B, Naughton G et al. Creatine supplementation and lower limb strength performance: a systematic reviews and meta-analyses. Sports Med. 2015; 45:1285-94.
11. Lanhers C, Pereira B, Naughton G et al. Creatine supplementation and upper limb strength performance: a systematic reviews and meta-analyses. Sports Med. 2017; 47:163-73.
12. Devries MC, Phillips SM. Creatine supplementation during resistance training in older adults – a meta-analysis. Med Sci Sports Exerc. 2014; 46:1194-203.
13. Silva AS, Pertille A, Barbosa CGR et al. Effects of creatine supplementation on renal function: a systematic review and meta-analysis. J Ren Nutr. 2019; 29:480-9.
14. Antonio J, Candow DG, Forbes SC et al. Common questions and misconceptions about creatine supplementation: what does the scientific evidence really show? J Int Soc Sports Nutr. 2021; 18(1):13.
15. Branch JD. Effect of creatine supplementation on body composition and performance: a meta-analysis. J Sport Nutr Exerc Metab. 2003; 13:198-226.
16. Lanhers C, Pereria B, Naughton G et al. Creatine supplementation and upper limb strength performance: a systematic review and meta-analysis. Sports Med. 2017; 47:163-73.
17. Kreider RB, Stout JR. Creatine in health and disease. Nutrients. 2021; 13(2):447
18. Kreider RB, Kalman DS, Antonio J et al. International Society of Sports Nutrition position stand: safety and efficacy of creatine supplementation in exercise, sport and medicine. J Int Soc Sports Med. 2017; 14:18.
19. Robinson TM, Sewell DA, Hultman E et al. Role of submaximal exercise in promoting creatine and glycogen accumulation in human skeletal muscle. J Appl Physiol. 1999; 87:598-604.
20. Araujo MB, Moura LP, Junior RC et al. Creatine supplementation and oxidative stress in rat liver. J Int Soc Sports Nutr. 2013; 10(1):54.
21. Groeneveld GJ, Beijer C, Veldink JH et al. Few adverse effects of long-term creatine supplementation in a placebo-controlled trial. Int J Sports Med. 2005; 26:307-13.
22. Devries MC, Phillips SM. Creatine supplementation during resistance training in older adults – a meta-analysis. Med Sci Sports Exerc. 2014; 46:1194-203.
23. Silva AS, Pertille A, Barbosa CGR et al. Effects of creatine supplementation on renal function: a systematic review and meta-analysis. J Ren Nutr. 2019; 29:480-9.
24. Kieburtz K, Tilley BC, Elm JJ et al. Effect of creatine monohydrate on clinical progression in patients with Parkinson disease – a randomized clinical trial. JAMA. 2015; 313:584-93.
25. Poortmans JR, Francaux M. Long-term oral creatine supplementation does not impair renal function in healthy athletes. Med Sci Sports Exerc. 1999; 31:1108-10.
26. Vandenberghe K, Gillis N, Van Leemputte M et al. Caffeine counteracts the ergogenic action of muscle creatine loading. J Appl Physiol. 1996; 80:452-7.
27. Harris RC, Soderlund K, Hultman E. Elevation of creatine in resting and exercised muscle of normal subjects by creatine supplementation. Clin Sci (Lond). 1992; 83:367-74.
28. Jager R, Purpura M, Shao A et al. Analysis of the efficacy, safety, and regulatory status of novel forms of creatine. Amino Acids. 2011; 40:1369-83.
29. Jagim AR, Oliver JM, Sanchez A et al. A buffered formof creatine does not promote greater changes in muscle creatine content, body composition, or training adaptations than creatine monohydrate. J Int Soc Sports Nutr. 2012; 9:43.
30. Naderi A, Oliveira EP, Ziegenfuss TN et al. Timing, optimal dose and intake duration of dietary supplements with evidence-based use in sports nutrition. J Exerc Nutr Biochem. 2016; 20:1-12.
31. Ganio MS, Klau JF, Casa DJ. Effect of caffeine on sport-specific endurance performance: a systematic review. J Strenght Cond Res. 2009; 23:315-24.
32. Word Anti-doping Agency. Prohibited list (January 2020). Disponível em: www.wada-ama.org/sites/default/files/wada_2020_english_prohibited_list_0.pdf. Acesso em: 25 fev. 2020.
33. Arnaud MJ. The pharmacology of caffeine. Prog Drug Res. 1987; 31:273-313.
34. Womack CJ, Saunders MJ, Bechtel MK et al. The influence of a CYP1A2 polymorphism on the ergogenic effects of caffeine. J Int Soc Sports Nutr. 2012; 9:7.
35. Sokmen B, Armstrong LE, Kraemer WJ et al. Cafffeine use in sports: considerations for the athlete. J Strenght Cond Res. 2008; 22:978-86.
36. 36. Schubert MM, Hall S, Leveritt M et al. Caffeine consumption around an exercise bout: effects on energy expenditure, energy intake, and exercise enjoyment. J Appl Physiol. 2014; 117(7):745-54.
37. Lopéz-González LM, Sánchez-Oliver AJ, Mata F et al. Acute caffeine supplementation in combat sports: a systematic review. J Int Soc Sports Nutr. 2018; 15:60.
38. Armstrong LE, Pumerantz AC, Roti MW et al. Fluid, electrolyte and renal indices of hydration during eleven days of controlled caffeine consumption. Int J Sport Nutr Exerc Metab. 2005; 15:252-65.
39. Roti MW, Casa DJ, Pumerantz AC et al. Thermoregulatory responses to exercise in the heat: chronic caffeine intake has no effect. Aviat Space Envirom Med. 2006; 77:124-9.
40. Maughan RJ, Griffin J. Caffeine ingestion and fluid balance: a review. J Hum Nutr Dietet. 2003; 16:411-20.
41. Katan MB, Schouten E. Caffeine and arrhythmia. Am J Clin Nutr. 2005; 81:539-40.
42. Peters U, Poole C, Arab L. Does tea affect cardiovascular disease? A meta-analysis. Am J Epidemiol. 2001; 154:495-503.

43. Abdelfattah R, Kamran H, Lazar J et al. Does caffeine consumption increase the risk of new-onset atrial fibrillation? Cardiology. 2018; 140:106-14.
44. Park SY, Freedman ND, Haiman CA et al. Association of coffee consumption with total and cause-specific mortality among nonwhite populations. Ann Intern Med. 2017; 167:228-35.
45. Duncan C, Dougall H, Johnston P et al. Chemical generation of nitric oxide in the mouth from the enterosalivary circulation of dietary nitrate. Nat Med. 1995; 1:546-51.
46. Jones AM, Haramizu S, Ranchordas M et al. A-Z of nutritional supplements: dietary supplements, sports nutrition foods and ergogenic aids for health and performance – part 27. Br J Sports Med. 2011; 45:1246-8.
47. Montenegro CF, Kwong DA, Minow ZA et al. Betalain-rich concentrate supplementation improves exercise performance and recovery in competitive triathletes. Appl Physiol Nutr Metab. 2017; 42:166-72.
48. Wylie LJ, Ortiz de Zevallos J, Isidore T et al. Dose-dependent effects of dietary nitrate on the oxygen cost of moderate-intensity exercise: acute vs. chronic supplementation. Nitric Oxide. 2016; 57:30-9.
49. Lansley KE, Winyard PG, Fulford J et al. Dietary nitrate supplementation reduces the O2 cost of walking and running: a placebo-controlled study. J Appl Physiol. 2011; 110:591-600.
50. Lansley KE, Winyard PG, Bailey SJ et al. Acute dietary nitrate supplementation improves cycling time trial performance. Med Sci Sports Exerc. 2011; 43:1125-31.
51. Bailey SJ, Winyard P, Vanhatalo A et al. Dietary nitrate supplementation reduces the O2 cost of low-intensity exercise and enhances tolerance to high-intensity exercise in humans. J Appl Physiol. 2009; 107:1144-55.
52. Tamme T, Reinik M, Roasto M et al. Nitrates and nitrites in vegetables and vegetable-based products and their intakes by the Estonian population. Food Addit Contam. 2006; 23:355-61.
53. Cazassa GA, Tovar AP, Richardson CE et al. Energy availability, macronutrient intake, and nutritional supplementation for improving exercise performance in endurance athletes. Cur Sports Med Rep. 2018; 17:215-23.
54. Harris RC, Tallon MJ, Dunnett M et al. The absorption of orally supplied B-alanine and its effect on muscle carnosine synthesis in human vastus lateralis. Amino Acids. 2006; 30:279-89.
55. Baguet A, Koppo K, Pottier A et al. Beta-alanine supplementation reduces acidosis but not oxygen uptake response during high-intensity cycling exercise. Eur J Appl Physiol. 2010; 108:495-503.
56. Trexler ET, Smith-Ryan AE, Stout JR et al. International society of sports nutrition position stand: Beta-alanine. J Int Soc Sports Nutr. 2015; 12:30.
57. Saunders B, Elliott-Sale K, Artioli GG et al. B-alanine supplementation to improve exercise capacity and performance: a systematic review and meta-analysis. Br J Sports Med. 2017; 51:658-69.
58. Hobson RM, Saunders B, Ball G et al. Effects of B-alanine supplementation on exercise performance: a meta-analysis. Amino Acids. 2012; 43:25-37.
59. Perim P, Marticorena FM, Ribeiro F et al. Can the skeletal muscle carnosine response to beta-alanine supplementation be optimized? Front Nutr. 2019; 6:135.
60. Carr AJ, Hopkins WG, Gore CJ. Effects of acute alkalosis and acidosis on performance: a meta-analysis. Sports Med. 2011; 41:801-14.
61. Douroudos II, Fatouros IG, Gourgolis V et al. Dose-related effect of prolonged NaHCO3 ingestion during high-intensity exercise. Med Sci Sports Exerc. 2006; 38:1746-53.
62. Burke LM. Practical considerations for bicarbonate loading and sports performance. Nestle Nutr Inst Workshop Ser. 2013; 75:15-26.
63. Mc Naughton L, Thompson D. Acute versus chronic sodium bicarbonate ingestion and anaerobic work and power output. J Sports Med Phys Fitness. 2001; 41:456-62.
64. Carr AJ, Slater GJ, Gore CJ et al. Effect of sodium bicarbonate on (HCO3), pH, and gastrointestinal symptoms. Int J Sport Nutr Exerc Metab. 2011; 21:189-94.
65. Hoffman JR, Falvo MJ. Protein – which is best? J Sports Sci Med. 2004; 3:118-30.
66. Sousa GT, Lira FS, Rosa JC et al. Dietary whey protein lessens several risk factors for metabolic diseases: a review. Lipids Health. 2012; 11:67.
67. Marshall K. Therapeutic applications of whey protein. Altern Med Rev. 2004; 9:136-56.
68. Stark M, Lukaszuk J, Prawitz A et al. Protein timing and its effects on muscular hypertrophy and strength in individuals engaged in weight-training. J Int Soc Sports Nutr. 2012; 9:54.
69. Phillips SM. A brief review of critical processes in exercise-induced muscular hypertrophy. Sports Med. 2014; 44(Suppl 1):S71-7.
70. Dreyer HC, Drummond MJ, Pennings B et al. Leucine-enriched essential amino acid and carbohydrate ingestion following resistance exercise enhances mTOR signaling and protein synthesis in human muscle. Am J Physiol Endocrinol Metab. 2008; 294:E392-400.
71. Phillips SM. The science of muscle hypertrophy: making dietary protein count. Proc Nutr Soc. 2011; 70:100-3.
72. Moore DR, Robinson MJ, Fry JL et al. Ingested protein dose response of muscle and albumin protein synthesis after resistance exercise in young men. Am J Clin Nutr. 2009; 89:161-8.
73. Volek JS, Volk BM, Gómez AL et al. Whey protein supplementation during resistance training augments lean body mass. J Am Col Nutr. 2013; 32:122-35.
74. Areta JL, Burke LM, Ross ML et al. Timing and distribution of protein ingestion during prolonged recovery from resistance exercise alters myofibrillar protein synthesis. J Physiol. 2013; 591:2319-31.
75. Jäger R, Kerksick CM, Campbell BI et al. International Society of Sports Nutrition Position Stand: protein and exercise. J Int Soc Sports Nutr. 2017; 14:20.
76. Wilson JM, Fitschen PJ, Campbell B et al. International Society of Sports Nutrition Position Stand: beta-hydroxy-beta-methylbutyrate (HMB). J Int Soc Sports Nutrition. 2013; 10(1):6.
77. Lin Z, Zhao A, He J. Effect of β-hydroxy-β-methylbutyrate (HMB) on the muscle strength in the elderly population: a meta-analysis. Front Nutr. 2022; 9:914866.

CAPÍTULO

80

Cirurgia Bariátrica e Metabólica

Fernando Kennedy Pereira Chaves ▪ Fernando Santa Cruz ▪ Flavio Kreimer ▪ Josemberg Marins Campos ▪ Alvaro Ferraz

INTRODUÇÃO

A obesidade é uma doença crônica e progressiva que, quando não controlada adequadamente, pode evoluir para comorbidades mais graves. A prevalência mundial de obesidade triplicou desde 1975.[1] Em 2022, mais de 1 bilhão de pessoas em todo o mundo vivia com obesidade. A obesidade entre adultos mais que dobrou desde 1990 e quadruplicou entre crianças e adolescentes de 5 a 19 anos.[1] Esse número é projetado para aumentar para 1,9 bilhão de pessoas até 2035, com a taxa de obesidade subindo para 24% da população global.[2] Nos EUA, estimam-se custos acima de 200 bilhões de dólares anuais.[2,3] No Brasil, houve aumento de 106% de pacientes portadores de obesidade nos últimos anos, elevando-se de 11,8% em 2006 para 24,3% em 2023, e mais da metade da população (61,4%) tem excesso de peso.[4,5] Estimam-se custos equivalentes a 2,4% do produto interno bruto do Brasil com ações de prevenção ou tratamento da obesidade anualmente.[6]

A cirurgia bariátrica e metabólica se consolidou como uma das melhores opções terapêuticas para a obesidade grave, especialmente quando há comorbidades, tendo alto grau de eficácia e reduzida taxa de complicações.[7] No Brasil, o número de cirurgias bariátricas aumentou de 34.629 em 2011 para 74.738 em 2022 (aumento de 115,82%).[5] Apesar disso, o número total de cirurgias realizadas representa menos de 0,5% da população portadora de obesidade elegível à cirurgia bariátrica.[5,6] Esse número ainda é menor, levando em consideração apenas pacientes do Sistema Único de Saúde (SUS). O número total de cirurgias realizadas pelo SUS representa apenas 0,2% do total de pessoas que necessitam desse tratamento.[5,8,9] Neste capítulo, serão discutidas as indicações e as técnicas cirúrgicas disponíveis, bem como as possíveis complicações e a condução clínica pós-operatória.

INDICAÇÃO DE CIRURGIA BARIÁTRICA E METABÓLICA

Os critérios de indicação de cirurgia bariátrica tiveram mudanças importantes nos últimos anos. O critério de inclusão do índice de massa corporal (IMC) ≥ 35 kg/m² como pré-requisito para cirurgia bariátrica e metabólica foi estabelecido arbitrariamente nos anos 1990. Nesse período, a morbimortalidade cirúrgica era significativamente maior do que hoje. Os dados atuais apoiam a redução dos critérios arbitrários de indicação cirúrgica.[10] Particularmente, nos pacientes com diabetes melito tipo 2 (DM2) há vários estudos de qualidade mostrando que cirurgia metabólica deve ser fortemente considerada em casos selecionados.

Em janeiro de 2016, o Conselho Federal de Medicina (CFM) lançou a resolução nº 2.131/2015 que inclui 21 comorbidades que, se associadas a pacientes com IMC > 35 kg/m², tornam estes elegíveis à cirurgia bariátrica (Quadro 80.1). A Agência Nacional de Saúde (ANS), por meio da resolução 262 que passou a vigorar em 2012, incluiu a cirurgia bariátrica por via laparoscópica no rol de cobertura mínima obrigatória dos planos privados de assistência à saúde.[11]

Quadro 80.1 Critérios de indicação de cirurgia bariátrica no Brasil.

IMC	Elegíveis à cirurgia bariátrica
≥ 40 kg/m²	Todos
≥ 35 kg/m²	Pacientes com comorbidades: diabetes melito tipo 2 (DM2), apneia do sono, hipertensão arterial, dislipidemia, doenças cardiovasculares (doença arterial coronariana, infarto agudo do miocárdio, angina, insuficiência cardíaca congestiva, acidente vascular cerebral, fibrilação atrial, cardiomiopatia dilatada, *cor pulmonale*, síndrome de hipoventilação, asma grave não controlada, osteoartroses, hérnias discais, refluxo gastresofágico com indicação cirúrgica, colecistopatia calculosa, pancreatites agudas de repetição, esteatose hepática, incontinência urinária de esforço na mulher, infertilidade masculina e feminina, disfunção erétil, síndrome dos ovários policísticos, veias varicosas e doença hemorroidária, hipertensão intracraniana idiopática (pseudotumor *cerebri*), estigmatização social e depressão
Entre 30 e 34,9 kg/m²	Idade mínima de 30 anos e máxima de 70 anos + diagnóstico definido de DM2 há menos de 10 anos + refratariedade comprovada ao tratamento clínico

Adaptado de Conselho Federal de Medicina, 2016.[13]

Em 2017, o CFM reconheceu a cirurgia metabólica como opção terapêutica para pacientes com DM2 que apresentem IMC > 30 kg/m^2, desde que não tenha sido obtido bom controle da doença com o tratamento clínico. A segurança e a eficácia desses procedimentos em pacientes com IMC mais baixo parecem ser semelhantes aos resultados em pacientes com obesidade grave.[10]

Em 2022, houve uma importante mudança nas diretrizes da American Society for Metabolic and Bariatric Surgery (ASMBS) e da International Federation for the Surgery of Obesity and Metabolic Disorders (IFSO), que atualizaram suas diretrizes de 1991, principalmente devido à grande quantidade de estudos mostrando os ótimos resultados da cirurgia bariátrica na melhora significativa das doenças metabólicas, bem como na diminuição da mortalidade geral. Ao mesmo tempo, a segurança da cirurgia bariátrica tem sido estudada e relatada extensivamente. As novas diretrizes recomendam a cirurgia para indivíduos com IMC ≥ 35 kg/m^2, independentemente de comorbidades, e consideram a cirurgia para aqueles com IMC entre 30 e 34,9 kg/m^2 com doenças metabólicas. Os limiares de IMC foram ajustados para a população asiática, de modo que um IMC ≥ 25 kg/m^2 sugere obesidade clínica, e indivíduos com IMC ≥ 27,5 kg/m^2 podem ser candidatos à cirurgia bariátrica.[7] No Brasil, a Sociedade Brasileira de Cirurgia Bariátrica e Metabólica (SBCBM), o Colégio Brasileiro de Cirurgia Digestiva (CBCD) e o Colégio Brasileiro de Cirurgiões (CBC) emitiram um documento concordando com a ASMBS e a IFSO que pacientes com IMC acima de 30 kg/m^2 podem ser candidatos à cirurgia metabólica quando não houver resposta ao tratamento clínico da obesidade ou controle de outras doenças associadas.[12]

INDICAÇÃO DE CIRURGIA BARIÁTRICA NOS EXTREMOS DE IDADE

O número de crianças e adolescentes (de 5 a 19 anos de idade) obesos em todo o mundo aumentou 10 vezes nas últimas quatro décadas, sendo 6% em meninas (50 milhões) e quase 8% em meninos (74 milhões) em 2016 no mundo.[14] As crianças e adolescentes obesos apresentam aumento de morbimortalidade ao chegar à idade adulta. Portanto, teoricamente, o tratamento eficaz da obesidade na adolescência pode reduzir potencialmente os riscos de suas comorbidades no futuro. Há estudos mostrando o benefício da cirurgia bariátrica a longo prazo na perda de peso e no tratamento e prevenção do DM2 em adolescentes.[15,16]

No Brasil, a realização de cirurgia bariátrica em adolescente segue critérios estabelecidos pela Resolução do CFM nº 2.131/2015.[13] Adolescentes entre 16 e 18 anos de idade necessitam de concordância dos responsáveis legais e avaliação por pediatra, com evidência de consolidação das cartilagens das epífises de crescimento dos punhos. Em menores de 16 anos de idade, só será permitida em caráter experimental e dentro dos protocolos do sistema CEP/Conep (Comissão Nacional de Ética em Pesquisa).[17]

Já em idosos houve um aumento, de 2006 a 2022, de aproximadamente 83,61% na obesidade entre pessoas com 65 anos ou mais, de acordo com dados do sistema de Vigilância de Fatores de Risco e Proteção para Doenças Crônicas por Inquérito Telefônico (VIGITEL) de 2023, a prevalência de obesidade foi de 22,4%.[4] Nesses pacientes, a cirurgia pode ser indicada, desde que haja uma avaliação criteriosa, considerando risco-benefício, risco cirúrgico, comorbidades, expectativa de vida e benefícios do emagrecimento (CFM nº 2.131/2015).[18] A cirurgia tem sido realizada com sucesso em pacientes cada vez mais idosos nas últimas décadas, incluindo indivíduos > 70 anos de idade.[7] As mudanças fisiológicas que ocorrem com o envelhecimento podem ter um impacto na eficácia da cirurgia, na incidência de complicações pós-operatórias e na capacidade de pacientes idosos se recuperarem da cirurgia. Porém, a fragilidade do paciente, em vez da idade por si só, está associada a taxas mais altas de complicações pós-operatórias. Assim, não há evidências que sustentem um limite de idade para pacientes que procuram a cirurgia, mas recomenda-se uma seleção cuidadosa, que inclua a avaliação da fragilidade.[7] As indicações devem ser cuidadosamente avaliadas e discutidas com os pacientes.[19]

AVALIAÇÃO PRÉ-OPERATÓRIA

Além dos critérios citados anteriormente, avaliação e preparo por equipe multidisciplinar são essenciais (endocrinologista, cardiologista, pneumologista, psicólogo e/ou psiquiatra, nutricionista e/ou nutrólogo etc.), com o objetivo de conseguir adequada adaptação às alterações pós-operatórias.

Cada profissional deve solicitar e realizar exames específicos, avaliando a indicação de cirurgia bariátrica e alguma possível contraindicação. Além disso, é necessário que sejam emitidos pareceres favoráveis ao ato cirúrgico. Também são realizados alguns exames, tais como: endoscopia digestiva alta (EDA) com pesquisa de *H. pylori*, ultrassonografia de abdome total e avaliação laboratorial, incluindo hemograma, coagulograma, bioquímica, dosagens hormonais e perfil nutricional (Quadro 80.2).[20]

Além da avaliação de IMC e comorbidades, só devem ser considerados para essa cirurgia os pacientes maiores de 16 anos de idade e com tratamento clínico insatisfatório por pelo menos 2 anos. Pacientes usuários de drogas ilícitas, com evidência de alcoolismo, com quadros psicóticos ou demenciais graves e moderados deverão ser avaliados com cautela pela equipe.

Algumas medidas devem ser tomadas pelo endocrinologista no pré-operatório, tais como:

- Otimização de controle glicêmico, visando à hemoglobina glicada (HbA_{1c}) < 7%
- Tratamento de dislipidemias, de acordo com a necessidade

Quadro 80.2 Lista de avaliação pré-operatória de cirurgia bariátrica.

- História clínica e exame físico completo (comorbidades, causas da obesidade, peso/IMC, história de perda ponderal)
- Exames laboratoriais de rotina
- Triagem nutricional com análise do ferro, vitamina B_{12}, ácido fólico e 25-hidroxivitamina D (a dosagem de vitaminas A e E é opcional)
- Avaliação cardiopulmonar com rastreio da apneia do sono (ECG, radiografia de tórax, ecocardiografia se houver suspeita de doença cardíaca ou de hipertensão pulmonar; avaliação de trombose venosa profunda se for clinicamente indicada)
- Avaliação gastrintestinal (endoscopia com pesquisa de *Helicobacter pylori*; avaliação da vesícula biliar por US de abdome)
- Avaliação endócrina; glicemia de jejum e hemoglobina glicada, na investigação de pré-diabetes ou DM2; TSH e T_4 livre, se houver sintomas/sinais e/ou risco aumentado de disfunção tireoidiana; andrógenos (testosterona total e livre; sulfato de DHEA e androstenediona), caso haja suspeita de síndrome dos ovários policísticos; rastreio para a síndrome de Cushing, se houver suspeita clínica (teste de supressão noturna com 1 mg de dexametasona; cortisol livre na urina de 24 horas; cortisol salivar entre 23h e meia-noite)
- Avaliação nutricional
- Avaliação do comportamento fisiológico
- Pareceres médicos e de demais profissionais de saúde
- Consentimento informado
- Fornecimento de informações financeiras relevantes
- Esforço continuado para perda de peso pré-operatória
- Otimização do controle da glicemia
- Aconselhamento de gravidez e tabagismo
- Verificação do rastreamento por câncer realizado por médicos de cuidados primários

DHEA: deidroepiandrosterona; DM2: diabetes melito tipo 2; ECG: eletrocardiograma; IMC: índice de massa corporal; TSH: hormônio tireoestimulante; US: ultrassonografia. (Adaptado de Mechanick et al., 2013.[20])

- Tratamento de hipotireoidismo com levotiroxina
- Rastreio de causas raras de obesidade, quando necessário
- Em pacientes com histórico de gota, o tratamento profilático para as crises pode ser iniciado diante de níveis elevados de ácido úrico
- Orientação para perda de peso pré-operatória, de cerca de 10% do peso total, diminuindo a chance de complicações.[20]

TÉCNICAS CIRÚRGICAS ATUAIS

A cirurgia bariátrica não apenas altera a anatomia do trato gastrintestinal, mas também induz mudanças hormonais significativas que contribuem para a perda de peso e a melhora das comorbidades associadas à obesidade. As técnicas cirúrgicas bariátricas têm sido tradicionalmente classificadas em três categorias principais: *restritiva* (restrição mecânica), *disabsortiva* (redireciona uma parte do intestino delgado, reduzindo a absorção de nutrientes) e *mista.* (Quadro 80.3).[21] Embora essa classificação seja amplamente aceita, ela apresenta limitações significativas. Em primeiro lugar, a restrição e a má-absorção não refletem adequadamente a complexidade das respostas fisiológicas da cirurgia bariátrica. Esses procedimentos induzem mudanças hormonais substanciais que afetam a saciedade, o metabolismo da glicose e outras funções endócrinas.[18,22,23]

A *gastrectomia vertical (SG)* é o procedimento mais realizado no mundo. De acordo com o levantamento da IFSO, realizado entre 2020 e 2021, a gastrectomia *vertical (SG)* responde por 58,3% de todas as cirurgias bariátricas realizadas no mundo. Segue-se a derivação (*bypass*) gástrica em *Y de Roux (DGYR)*, que constitui 26,4% das intervenções. Outros procedimentos como o *bypass gástrico com uma anastomose (OAGB)*, o *desvio biliopancreático (BPD)* e a *banda gástrica ajustável (AGB)* compõem menores proporções de 7,6%, 1,3% e 0,8%, respectivamente.[24]

Na América do Norte, a distribuição dos procedimentos cirúrgicos também coloca a SG em destaque, correspondendo a aproximadamente 70% das cirurgias bariátricas, seguida da *DGYR*, que representa cerca de 26,6%. O *OAGB*, ainda menos comum, responde por menos de 1% das intervenções bariátricas na região.[24] Já no Brasil, a técnica mais comum ainda é a *DGYR*, realizado em 79,3% dos casos.[25]

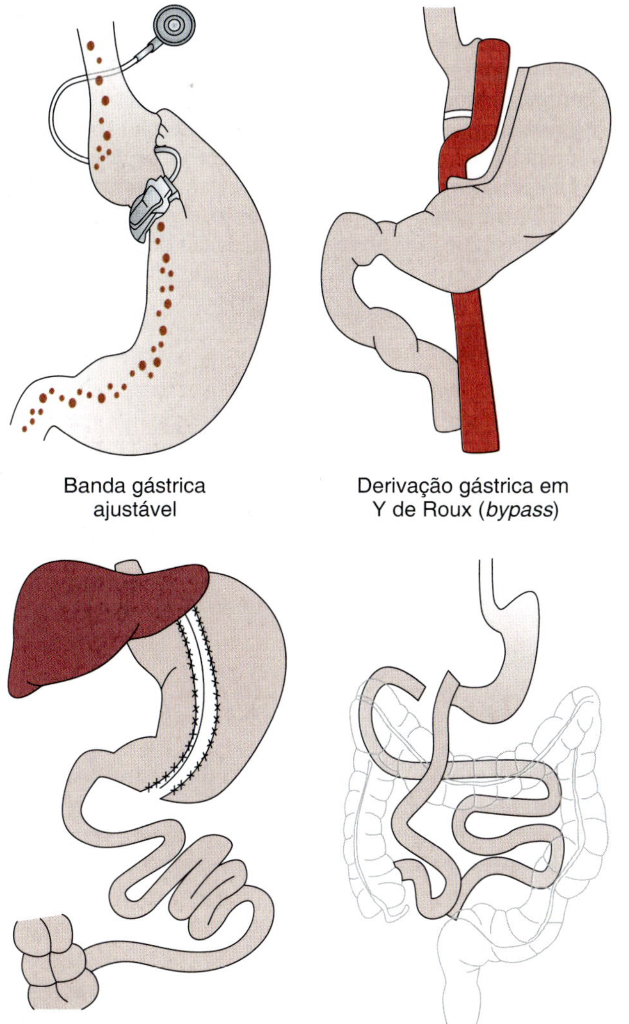

Figura 80.1 Diagrama das técnicas cirúrgicas atuais.

Restritivas

Banda gástrica ajustável

A banda gástrica ajustável (BGA) consiste no implante de um dispositivo que envolve o estômago proximal e forma um reservatório gástrico de 20 a 30 mℓ, com uma via de saída ajustada por um portal de insuflação, que é situado no subcutâneo abdominal (Figura 80.1).[15] Essa técnica causa uma sensação de plenitude gástrica, levando a uma perda de peso de 30% em média nos primeiros anos. Contudo, existem elevada recidiva da obesidade e complicações a longo prazo,[14,15] o que tem causado desuso dessa técnica nos últimos anos, correspondendo a menos de 3% dos procedimentos em 2017.[26]

Quadro 80.3 Procedimentos cirúrgicos mais comuns (classificação tradicional).

Técnicas restritivas
▪ Banda gástrica ajustável
▪ Gastrectomia vertical (*sleeve gastrectomy)*
Técnicas disabsortivas
▪ Cirurgia de Scopinaro
▪ *Duodenal switch*
Cirurgia mista
▪ Derivação (*bypass*) gástrico em Y de Roux

Gastrectomia vertical (sleeve)

Atualmente, gastrectomia vertical (GV) representa o procedimento mais realizado nos EUA, e seu uso vem crescendo bastante nos outros países, inclusive no Brasil. Consiste na confecção de um tubo vertical por meio da retirada da grande curvatura e do fundo gástrico. O estômago remanescente passa a ter volume entre 150 e 200 mℓ (ver Figura 80.1).[21] Originalmente, constituía a primeira etapa da cirurgia de *duodenal switch* em pacientes de alto risco, mas em virtude dos bons resultados e relativa facilidade técnica, GV se consolidou como o tratamento primário da obesidade.[26]

Além da restrição mecânica, há evidências de que essa técnica diminua os níveis de grelina (um hormônio estimulante do apetite, produzido no fundo gástrico, área que é ressecada na cirurgia), mantendo-os consistentemente baixos durante pelo menos 5 anos, e exerça um efeito metabólico ao acelerar o esvaziamento gástrico.[27,28] A perda do excesso de peso após GV é um pouco menor quando comparada à DGYR, no entanto, sem significância estatística. A associação entre DRGE e GV tem sido uma das questões mais controversas da técnica cirúrgica. O paciente portador de obesidade, mesmo antes da cirurgia, apresenta múltiplas causas de refluxo – pressão intra-abdominal aumentada e maior taxa de hérnia hiatal são duas delas. A DRGE pode ser mais frequente após a GV do que após a DGYR.[28] As complicações pós-operatórias mais comuns, imediatas e tardias, estão listadas no Quadro 80.4.

A complicação mais temida da GV, felizmente cada vez mais rara, é a fístula. Ela aparece como uma complicação aguda (dentro de 7 dias), causando taquicardia, taquipneia e febre. Muitas vezes, é necessária a intervenção cirúrgica ou endoscópica de imediato. Outras complicações são: estenose, doença do refluxo gastresofágico (DRGE) intratável e dilatação da bolsa.[28]

Métodos disabsortivos: derivações biliopancreáticas

Cirurgia de Scopinaro

Consiste em gastrectomia parcial, com retirada de dois terços do estômago, associada a uma derivação biliopancreática (DBP) a 50 cm da válvula ileocecal. Ela apresenta, pois, grande componente disabsortivo, sendo bastante eficaz na perda de peso.[15] No entanto, devido ao maior risco de desnutrição proteica, as DBP vêm caindo em desuso, correspondendo a menos de 1% dos procedimentos bariátricos no mundo.[26]

Duodenal switch

Trata-se de método com predominância disabsortiva, sendo atualmente indicado para pacientes superobesos (IMC > 50 kg/m^2); pode ser realizado em dois passos. A técnica é constituída por uma GV acompanhada de uma derivação biliopancreática (DBP), sendo realizada uma anastomose proximal com o duodeno (ver Figura 80.1).[21] Tem efeitos metabólicos por elevar a secreção de hormônios intestinais, como o peptídeo similar ao glucagon 1 (GLP-1), o peptídeo YY (PYY) e a oximodulina, todos com ação anorexígena e efeitos benéficos sobre a homeostase da glicose, o que contribui para remissão do DM2 na maioria dos casos. A redução da glicemia habitualmente antecede a perda de peso.[21,29]

Quadro 80.4 Complicações do *bypass* gástrico em Y de Roux e da gastrectomia vertical.

Tipo de complicação	*Bypass* gástrico (DGYR) (%)	Gastrectomia vertical (SG) (%)
Complicações precoces (< 30 dias)		
Obstrução intestinal	0,3 a 3	0,3 a 3
Tromboembolismo venoso	0,3 a 1	0,3 a 1
Hemorragia gastrintestinal	1 a 2,5	1 a 2,5
Vazamento de anastomose	0,5 a 3	0,5 a 1
Infecção de ferida	0,5 a 3	0,5 a 1
Hérnia interna	1 a 3	0,5 a 1
Complicações tardias (≥ 30 dias)		
Estenose de anastomose	0,5 a 2	0,5 a 1
Obstrução intestinal	1 a 5	0,3 a 1
Úlcera marginal	1 a 2	0,5 a 1
Colelitíase	3 a 5	3 a 5
Hérnia incisional	2 a 5	1 a 2
Deficiências nutricionais e vitamínicas	10 a 15	5 a 10
Síndrome de *dumping*	5 a 10	Não especificado
Má-absorção	2 a 5	Não especificado
Fístula gastrogástrica	1 a 2	Não especificado
Refluxo gastroesofágico	5 a 10	10 a 20
Hospitalar	0,03 a 0,2	0,03 a 0,2

Adaptado de Giordano et al., 2015.[30]

Cirurgia mista

Derivação gástrica em Y de Roux | Bypass gástrico

Por muitos anos, a DGYR foi a cirurgia mais realizada no mundo. O componente restritivo constitui-se na confecção de uma bolsa gástrica, a partir da secção do estômago paralela à pequena curvatura em direção ao ângulo de His, com volume próximo a 30 mℓ. O componente disabsortivo é caracterizado pelo desvio intestinal, em que o duodeno e a porção do jejuno não participam mais do trânsito alimentar, assim como o estômago é excluso (ver Figura 80.1).[21] A anastomose gastrojejunal é confeccionada de maneira a dispor de um diâmetro adequado para que se mantenha o componente restritivo. A DGYR tem ação metabólica tanto por seu componente restritivo quanto pelo desvio intestinal, que causa maior secreção de incretinas pelas células L intestinais. Esse efeito metabólico leva à remissão do DM2 em cerca de 70% dos casos.[29]

As complicações pós-operatórias mais comuns, imediatas e tardias, estão listadas no Quadro 80.4. A fístula gástrica e a trombose venosa são as complicações precoces mais temidas pelo cirurgião, para as quais deve haver muita suspeição.[21,29]

Deficiência de ferro pode ocorrer pela menor absorção intestinal, visto que o duodeno não participa mais do trânsito, especialmente em mulheres com fluxo menstrual abundante. A reposição de vitaminas e minerais é obrigatória.[20,29]

Técnicas emergentes

Cirurgias emergentes são novos métodos ou técnicas cirúrgicas que estão em fase de desenvolvimento ou avaliação e mostram potencial significativo para melhorar os resultados dos pacientes. A Resolução CFM nº 2.131/2015 define os tipos de cirurgias regulamentadas atuais, que são a banda gástrica ajustável, a gastrectomia vertical, a derivação gastrojejunal em Y de Roux, a cirurgia de Scopinaro e o *duodenal switch*. Técnicas não aprovadas pelo CFM devem ser realizadas apenas como parte de protocolos de pesquisa aprovados pela Comissão Nacional de Ética em Pesquisa.[31] Porém, as cirurgias emergentes oferecem novas possibilidades e mostram-se promissoras, apesar de requererem mais estudos e acompanhamento para confirmar sua eficácia e segurança a longo prazo. As técnicas atuais continuam sendo as mais praticadas devido ao seu comprovado histórico de resultados positivos na perda de peso e na melhora das condições associadas à obesidade.[12,32]

As principais cirurgias emergentes são o *bypass* gástrico de uma anastomose (OAGB), a anastomose duodenoileal única com gastrectomia vertical (OADS ou SADI-S), a gastrectomia vertical com bipartição de trânsito (SGTB) e a gastrectomia vertical com interposição ileal (SGII).[12,32]

Bypass gástrico de uma anastomose

O *bypass* gástrico de uma anastomose (OAGB) tem se tornado cada vez mais popular nos últimos anos, sendo o terceiro procedimento bariátrico mais comumente realizado no mundo, principalmente na Europa e na Ásia.[24] Essa técnica envolve a criação de uma única anastomose entre o estômago e o intestino delgado, simplificando o processo cirúrgico em comparação com o bypass gástrico tradicional (Figura 80.2).[12,24,32]

Ela tem mostrado resultados satisfatórios em termos de tempo cirúrgico curto, baixa taxa de complicações perioperatórias,

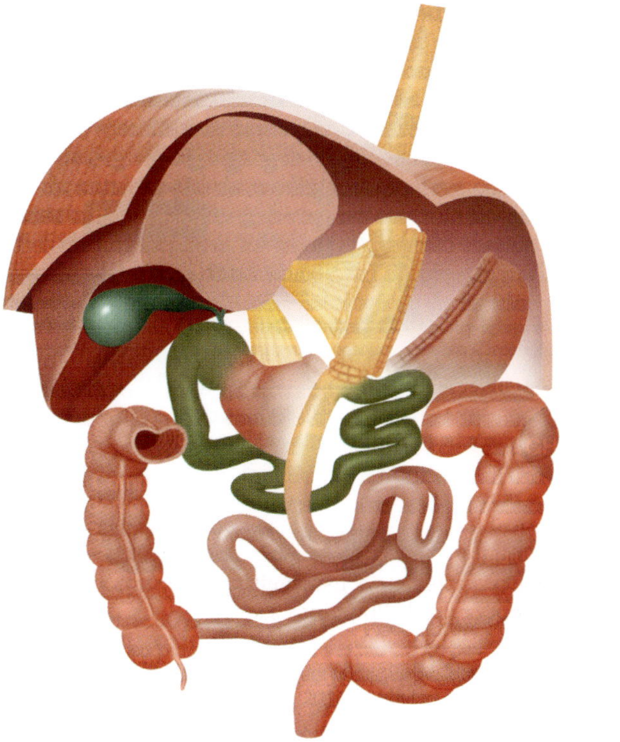

Figura 80.2 *Bypass* gástrico de uma anastomose. (Adaptada de Valezi et al., 2023.[12])

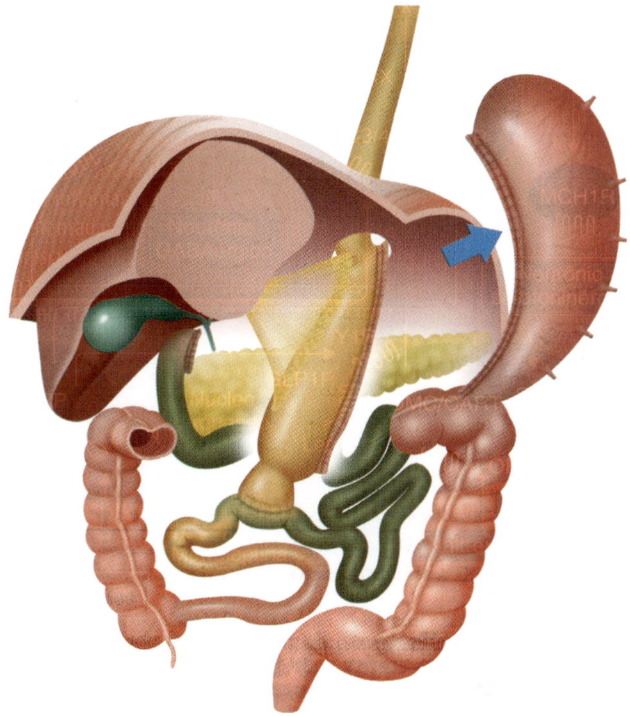

Figura 80.3 Anastomose duodeno ileal única com gastrectomia vertical. (Adaptada de Valezi et al., 2023.[12])

perda de peso eficaz e remissão de comorbidades como diabetes melito tipo 2, hipertensão e apneia do sono. Estudos comparativos indicam que seus resultados são satisfatórios em relação aos de outras cirurgias bariátricas já bem estabelecidas, com vantagens adicionais de uma curva de aprendizado mais curta.[32,33] Apesar de suas vantagens, o OAGB não está isento de controvérsias. Uma das principais preocupações é o refluxo biliar, já que não temos o desvio gástrico em Y de Roux que protege o estomago da secreção biliar. Além disso, existe a possibilidade de déficits nutricionais significativos devido à maior distalização do canal comum em comparação com a DGYR tradicional.[12,32-34]

Anastomose duodeno ileal única com gastrectomia vertical

A anastomose duodeno ileal única com gastrectomia vertical (SADI-S/OADS) foi pensada como uma modificação da derivação biliopancreática com *duodenal switch* (BPD-DS) (Figura 80.3). A técnica visa reduzir a complexidade do procedimento e, assim, diminuir o risco de complicações, preservando o piloro e eliminando a necessidade de uma anastomose jejunoileal.[12,32,35]

O SADI-S é uma operação bariátrica eficaz e segura para o gerenciamento da síndrome metabólica, com resultados sustentáveis em termos de perda de peso e resolução de comorbidades. A técnica simplificada reduz o tempo operatório e a taxa de complicações, comparada ao BPD-DS tradicional. No entanto, as deficiências nutricionais permanecem uma preocupação significativa, exigindo monitoramento e suplementação contínuos.[35]

Gastrectomia vertical com bipartição de trânsito

A SGTB (Figura 80.4) foi descrita por Santoro em 2002, e os primeiros casos foram relatados em 2004.[36] Essa abordagem cirúrgica cria uma anastomose gastroileal no antro, permitindo a drenagem parcial de alimentos do estômago diretamente no íleo. Isso permite que a maior parte dos alimentos não vá para o duodeno e o jejuno proximal, alcançando diretamente o íleo, promovendo a secreção de hormônios incretínicos como GLP-1 e PYY. Essa abordagem visa reduzir a capacidade gástrica e modificar a resposta hormonal para melhorar a saciedade e o controle glicêmico.[12,32,36-38]

Gastrectomia vertical com interposição ileal

Há mais de 40 anos, estudos em modelos animais sugeriram que a transposição de 10 cm do íleo terminal para o jejuno proximal resultaria em perda de peso, provavelmente por um mecanismo de sinalização de saciedade.[12,32] A gastrectomia vertical com interposição ileal (SGII) é uma técnica cirúrgica que combina a gastrectomia vertical (VG) com a interposição de uma porção do íleo para o trato digestivo proximal (Figura 80.5). Essa abordagem visa aumentar a saciedade e melhorar o controle glicêmico por meio do efeito incretínico, que estimula a secreção de hormônios intestinais como GLP-1 e PYY.[39]

A SGII é considerada uma técnica promissora e viável para o tratamento da obesidade grave e do diabetes melito tipo 2. No entanto, como envolve múltiplas anastomoses, há um risco aumentado de complicações. Um número significativo de publicações envolvendo animais modelos e a base fisiológica do procedimento indicam que é uma alternativa cirúrgica viável e eficaz, mostrando superioridade sobre o manejo clínico no tratamento de obesidade e DM2.[12,39]

ACOMPANHAMENTO DO PACIENTE NO PÓS-OPERATÓRIO

A realização da cirurgia bariátrica é a principal etapa na perda de peso, porém não pode ser vista como um processo único, necessitando de mudanças de hábitos e estilo de vida para um bom resultado.[40] A dieta no pós-operatório precoce passa por uma transição lenta de líquida a pastosa, até a dieta sólida cerca de 1 mês após o procedimento, período que pode variar de acordo

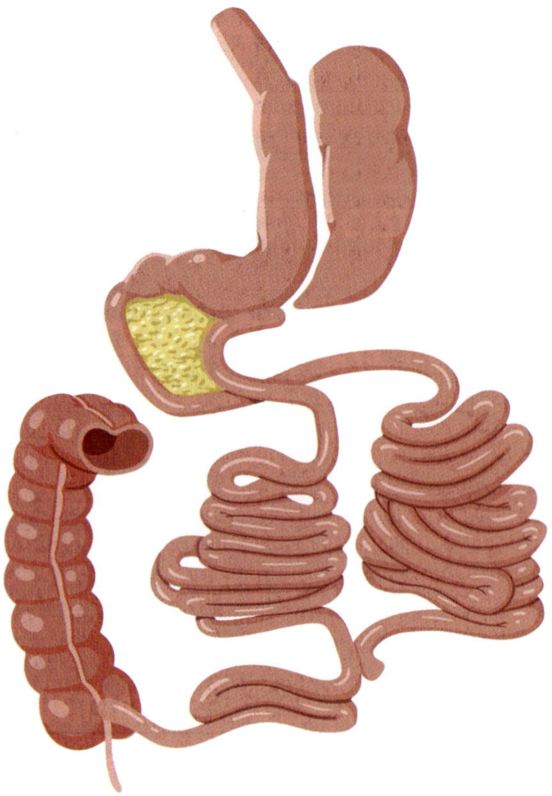

Figura 80.4 Gastrectomia vertical com bipartição de trânsito. (Adaptada de Valezi et al., 2023.[12])

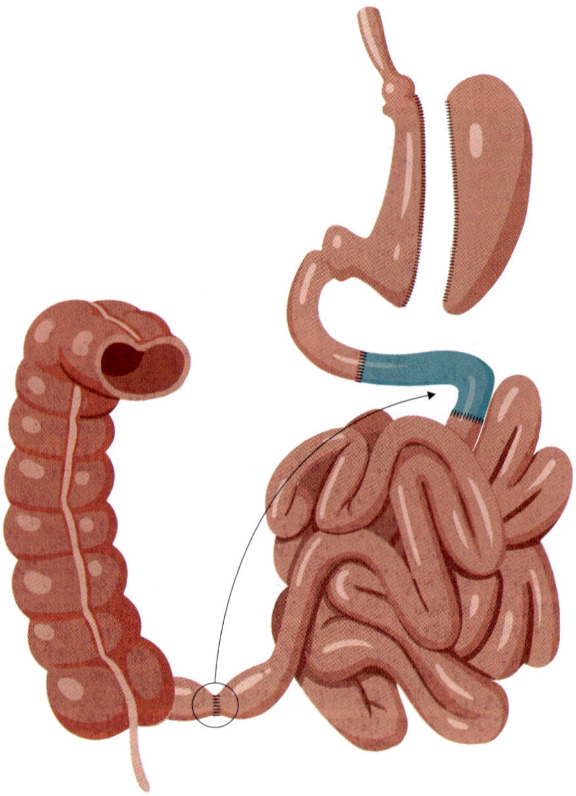

Figura 80.5 Gastrectomia vertical com interposição ileal. (Adaptada de Valesi et al,. 2023.[12])

com o protocolo da equipe cirúrgica. A dieta deve ser rica em proteínas e pobre em carboidratos, a fim de evitar a recidiva de obesidade e hipoproteinemia, sempre acompanhada por equipe multidisciplinar. No pós-operatório precoce, é recomendada a ingestão mínima de 60 g/dia de proteína, chegando a até 1,5 g/kg de peso ideal. As medicações de uso contínuo devem ser utilizadas maceradas ou em versões líquidas de absorção rápida, devendo ser evitadas as versões *extended release*, para maximizar a absorção.[20,41]

A realização de atividade física é útil para controlar o peso a longo prazo, melhorar o resultado estético e reduzir as taxas de sarcopenia. Entretanto, isso deve ser realizado progressivamente e com o acompanhamento de um profissional de educação física.[40] É recomendado um mínimo de 150 minutos/semana de atividade física, com objetivo de atingir 300 minutos/semana, incluindo treinos de força.[20]

A reposição de micronutrientes deve seguir as necessidades de cada caso. A recomendação mínima diária para DGYR e GV inclui duas cápsulas de complexos multivitamínicos/multiminerais, 1.200 a 1.500 mg de cálcio elementar (de preferência, o citrato de cálcio, pela melhor absorção), 2.000 UI de vitamina D (buscando alcançar níveis de 25-hidroxivitamina D [25OHD] > 30 ng/mℓ), vitamina B_{12} (de acordo com as necessidades) e 45 a 60 mg de ferro total. É recomendável que os níveis de glicemia sejam determinados nos diabéticos após a alta hospitalar, auxiliando no manejo das doses de medicações antidiabéticas e buscando flagrar possíveis hipoglicemias.[14]

Alimentos hipercalóricos ricos em sacarose podem desencadear a síndrome de *dumping*, caracterizada pela presença da diarreia osmótica, a qual é decorrente das alterações disabsortivas secundárias à DGYR e pode estar associada a náuseas, tontura, mal-estar e sudorese, de ocorrência pós-prandial. Em geral, manifesta-se dentro de 60 a 90 minutos após a alimentação.[29,42]

Diante de episódios de hipoglicemia que não respondam a medidas comportamentais/nutricionais, diagnósticos diferenciais devem ser excluídos (hipoglicemia factícia ou insulinogênica, insulinoma, ou hipoglicemia hiperinsulinêmica pancreatogênica não insulinoma [HHPNI]). Nos casos de HHPNI podem ser associadas algumas medicações, como octreotida, acarbose, antagonistas do canal de cálcio e, em casos extremos, pode ser necessária reversão da cirurgia.[20]

Nos diabéticos é recomendado que o uso de sulfonilureias e meglitinidas seja suspenso e doses de insulina sejam ajustadas, devido ao risco de hipoglicemia no período pós-operatório precoce, em que a ingestão calórica está reduzida. A metformina pode ser utilizada após passado o período inicial, sendo mantida até que haja evidências de resolução clínica do diabetes.

Cada vez mais, tem sido ressaltada a importância do acompanhamento endocrinológico do paciente no pós-operatório, visando avaliar a evolução de peso, comorbidades e perfil nutricional, aumentando as taxas de sucesso. É recomendado que as avaliações laboratoriais sejam feitas periodicamente, envolvendo hemograma, provas de função hepática e bioquímica.

A frequência das consultas após a cirurgia deve ser ajustada de acordo com o perfil e a gravidade de cada caso. Perda de massa óssea, com surgimento de osteopenia ou osteoporose, é uma sabida complicação da DGYR e da DBP, em consequência de hiperparatireoidismo secundário a má-absorção do cálcio e deficiência de vitamina D. Por isso, avaliação periódica com densitometria óssea está indicada nesses casos. A terapia com bisfosfonatos (BFN) somente deve ser considerada após a devida correção das deficiências de cálcio e vitamina D. O uso de BFN em infusão intravenosa (p. ex., zoledronato, 5 mg a cada 12 meses por 3 anos) é preferível, visto que há preocupação com uma inadequada absorção dos BFN orais, bem como com o eventual surgimento de úlceras de boca anastomótica induzidas por esses fármacos.[14,23]

Nos procedimentos puramente disabsortivos, é recomendada a avaliação de deficiência de vitamina A, que pode se apresentar como complicações oculares. Diante de deficiência de ferro, deve ser feita reposição de 150 a 200 mg de ferro elementar/dia, em associação com vitamina C. Em alguns casos, pode ser necessária infusão intravenosa, devido à dificuldade em absorver o ferro administrado oralmente. Em procedimentos e que o estômago distal seja desviado, pode ocorrer deficiência de vitamina B_{12} em até 30 a 40% dos casos. Diante de queixas de astenia, diarreia, queda de cabelo, deficiência de cicatrização, entre outras, devem ser avaliadas deficiências de selênio, cobre e zinco (Quadro 80.5).[20,41]

Exames como EDA e ultrassonografia de abdome total devem ser realizados, buscando avaliar possíveis complicações como fístula, úlceras, alterações hepáticas e colelitíase, além de servirem para acompanhar a evolução da anatomia cirúrgica. No pós-operatório tardio, o paciente deve visitar a equipe multidisciplinar pelo menos anualmente, visando a bom controle de perda de peso e comorbidades.

O Quadro 80.6 sumariza os exames recomendados no seguimento e a periodicidade deles.

RESULTADOS DA CIRURGIA BARIÁTRICA

Perda de peso

Desde que a seleção, a preparação e o acompanhamento da cirurgia sejam bem executados, as técnicas cirúrgicas mencionadas resultam em significativa perda de peso. No entanto, a perda do excesso de peso é menor (30 a 50%) com procedimentos restritivos, em comparação com as técnicas disabsortivas que podem alcançar entre 60 e 70% de perda do excesso de peso (Quadro 80.7).[30] Umemura et al.[43] demonstraram maior eficácia da DGYR na manutenção da perda do excesso de peso, quando comparada à GV. Em contraste, um estudo randomizado multicêntrico suíço mostrou que, em um acompanhamento de 5 anos, não houve diferença na perda de peso entre os dois procedimentos. Há ligeiro aumento no excesso de IMC a cada ano para os dois procedimentos; no entanto, os resultados permanecem bem-sucedidos para ambos: 61,1% de excesso de perda de IMC para GV e 68,3% para DGYR.[25]

Melhora das comorbidades

As cirurgias bariátricas, principalmente aquelas em que há alteração da anatomia intestinal, mostram-se efetivas para a resolução de várias comorbidades. Após a DGYR, é possível observar remissão do DM2 em até 80% dos pacientes e redução de 46,6% das complicações microvasculares e de até 50% nas causas de mortalidade nos pacientes operados, quando comparados aos que não foram submetidos à cirurgia. Outras doenças associadas à obesidade também apresentam melhoras (Quadro 80.8).[44,46]

O estudo SOS (*Swedish Obesity Subjects*) envolveu o acompanhamento de dois grupos de pacientes (controle e grupo da cirurgia) entre 2 e 10 anos após cirurgia, demonstrando melhora nas comorbidades e qualidade de vida no grupo da cirurgia bariátrica, em comparação com o tratamento conservador. O grupo cirúrgico apresentou maior recuperação ou reversão das seguintes variáveis: DM2, hipertrigliceridemia, HDL-colesterol, hipertensão arterial, hiperuricemia, qualidade de vida e perda de peso. No entanto, a taxa de remissão da hipercolesterolemia não diferiu entre os dois grupos após 2 ou 10 anos.[48]

A reversão das comorbidades foi maior na avaliação inicial. Assim, com relação ao DM2, ele foi constatado em 72 e 36% dos pacientes depois de 2 e 10 anos, respectivamente. No entanto, no seguimento de 10 anos, o número de novos casos de DM2 foi 3,4 vezes maior no grupo controle (24 *versus* 70%).[48] Após um seguimento médio de 26 anos desse estudo, os resultados mostraram que a cirurgia bariátrica aumentou a expectativa de vida em 2,1 anos em pacientes com DM2 e em 1,6 ano em pacientes sem DM2, reduzindo a mortalidade geral em 23 e 18%, respectivamente. A redução da mortalidade cardiovascular foi significativa em ambos os subgrupos, enquanto não houve associações significativas com mortes por malignidades ou outras causas.[49]

A análise combinada de quatro estudos clínicos randomizados mostra que a taxa de remissão do DM2 foi ligeiramente superior com a DGYR, em comparação com GV (60 *versus* 55%) (Quadro 80.9).[47,50-52]

A DGYR pode afetar de modo favorável o hipotireoidismo, em decorrência da perda de peso; no entanto, em casos eventuais, pode implicar necessidade de aumento da dose da levotiroxina em virtude da má-absorção. Entre 20 pacientes com obesidade

Quadro 80.5 Diagnósticos e tratamentos das deficiências nutricionais.

Deficiência	Sinais e sintomas	Confirmação	Primeira fase de tratamento	Segunda fase de tratamento
Desnutrição proteica	Fraqueza, perda de massa muscular, cabelos quebradiços e edema generalizado	Níveis de albumina sérica e pré-albumina, creatinina sérica	Suplementação proteica	Nutrição parenteral ou enteral; reversão do procedimento cirúrgico
Cálcio e vitamina D	Hipocalcemia, tetania, formigamento, cólicas, doença óssea metabólica	Cálcio total e ionizado; PTH; 25OHD; N-telopeptídeo urinário; densitometria óssea	Citrato de cálcio 1.200 a 2.000 mg/dia; vitamina D_3 oral, 50.000 UI/dia	Vitamina D_3 1.000 UI/dia
Vitamina B_{12}	Anemia perniciosa, formigamento nos dedos da mão e do pé, depressão, demência	Hemograma total, vitamina B_{12}	B_{12} cristalina oral, 300 μg/dia	Uso de vitamina B_{12} intramuscular 1.000 a 2.000 μg por 2 a 3 meses
Ácido fólico	Anemia macrocítica, palpitações, fadiga, defeito no tubo neural	Hemograma total, níveis de ácido fólico, homocisteína	Folato oral, 400 μg/dia (incluído no multivitamínico)	Folato oral 1.000 μg/dia
Ferro	Capacidade para o trabalho diminuída, palpitações, fadiga, baqueteamento digital, anemia, cabelos quebradiços e pica	Hemograma total, ferro sérico, capacidade de ligação do ferro e ferritina	Sulfato ferroso 300 mg, 2 a 3 vezes/dia, ingerido juntamente com vitamina C	Administração parenteral de ferro
Vitamina A	Xeroftalmia, perda da visão noturna, decrescimento da imunidade	Níveis de vitamina A	Vitamina A oral, 5.000 a 10.000 UI/dia	Vitamina A oral, 50.000 UI/dia

PTH: paratormônio. (Adaptado de Heber et al., 2010.[41])

Quadro 80.6 Cronograma para a monitoramento clínico e bioquímico.

Exame	Pré-operatório	1 mês	3 meses	6 meses	12 meses	18 meses	24 meses	Anual
Hemograma completo	X	X	X	X	X	X	X	X
Testes de função hepática	X	X	X	X	X	X	X	X
Glicose	X	X	X	X	X	X	X	X
Creatinina	X	X	X	X	X	X	X	X
Eletrólitos	X	X	X	X	X	X	X	X
Ferro/ferritina	X			Xa	Xa	Xa	Xa	Xa
Vitamina B_{12}	X			Xa	Xa	Xa	Xa	Xa
Folato	X			Xa	Xa	Xa	Xa	Xa
Cálcio	X			Xa	Xa	Xa	Xa	Xa
PTH intacto	X			Xa	Xa	Xa	Xa	Xa
25OHD	X			Xa	Xa	Xa	Xa	Xa
Albumina/pré-albumina	X			Xa	Xa	Xa	Xa	Xa
Vitamina A	X						Opcional	Opcional
Zinco	X			Opcional	Opcional		Opcional	Opcional
Densidade mineral óssea e composição corporal	X				Xa		Xa	Xa
Vitamina B_1			Opcional	Opcional	Opcional	Opcional	Opcional	Opcional

Os dados indicam o cronograma sugerido para o monitoramento laboratorial após a cirurgia bariátrica. Xa: exames que só devem ser realizados após derivação gástrica em Y de Roux (DGYR), derivação biliopancreática (DBP) e DBP/DS (*duodenal switch*). Todos eles são considerados como sugerido para pacientes submetidos à cirurgia restritiva em que as deficiências francas são menos comuns. PTH: paratormônio. (Adaptado de Mechanick et al., 2013;[20] Heber et al., 2010.[41])

Quadro 80.7 Comparação do resultado a longo prazo dos principais procedimentos.

Resultados	GV	DGYR	DBP
Resolução de DM2	++	+++	++++
% excesso de perda de peso	++	+++	++++
Morbimortalidade	++	+++	++++
Deficiências nutricionais	++	+++	++++

DBP: derivações biliopancreáticas; DGYR: derivação gástrica em Y de Roux; DM2: diabetes melito tipo 2; GV: gastrectomia vertical. (Adaptado de Cazzo et al., 2014.[45])

Quadro 80.8 Resolução ou melhora das comorbidades após a derivação gástrica em Y de Roux.

Comorbidade	Resolução ou melhora (%)
Diabetes melito tipo 2	86
Hiperlipidemia	70
Hipertensão	78,5
Apneia do sono	83,6

Adaptado de Schauer et al., 2017.[47]

Quadro 80.9 Taxa de remissão* a longo prazo (%) de diabetes melito tipo 2 (DM2) após derivação gástrica em Y de Roux (DGYR) e gastrectomia vertical (GV) em estudos clínicos randomizados (ECR).

ECR	DGYR % (N com remissão/N com DM2)	GV % (N com remissão/N com DM2)
STAMPEDE[47]	31% (15/49	23% (11/47)
SLEEVEPASS[50]	45% (18/40)	37% (15/41)
SM-BOSS[51]	75% (21/28)	77% (20/26)
Ruiz-Tovar et al.[52]	86% (51/59)	82% (50/61)
Todos	60% (105/176)	55% (96/175)

*A remissão a longo prazo de DM2 foi definida como $HbA_{1c} < 6{,}5\%$ sem uso de medicamentos após 5 anos de cirurgia.

grave submetidos à DGYR, houve remissão de hipotireoidismo em 5 (25%); melhora em 2 (10%); ausência de alteração em 8 (40%); e agravamento em 5 (25%), dos quais a maioria tinha doença tireoidiana autoimune.[53]

Em um estudo que comparou, por até 40 anos, 21.837 pacientes divididos em pares cirúrgicos e não cirúrgicos mostrou que mortalidade por todas as causas foi 16% menor na cirurgia em comparação com os grupos sem cirurgia. Os dados demonstraram que a mortalidade após a cirurgia *versus* não cirurgia diminuiu 29% em doenças cardiovasculares, 43% no câncer e 72% no diabetes.[54]

Em uma outra metanálise que envolveu 174.772 participantes, a cirurgia bariátrica foi associada a uma redução de 49,2% na taxa de mortalidade por todas as causas em comparação com os cuidados usuais. Os pacientes que passaram por cirurgia bariátrica apresentaram uma expectativa de vida mediana 6,1 anos maior do que aqueles que receberam apenas cuidados convencionais para obesidade. Os benefícios da cirurgia bariátrica são ainda mais pronunciados em pacientes com DM2. Para esses indivíduos, a expectativa de vida aumentou em 9,3 anos após a cirurgia, comparado a um aumento de 5,1 anos para aqueles sem diabetes.[55]

Esse impacto positivo na longevidade e na saúde geral ressalta a importância de considerar a cirurgia bariátrica como uma opção viável e eficaz no tratamento da obesidade grave e de suas complicações associadas.[55,56]

Mecanismos da remissão do diabetes após cirurgia metabólica

Numerosos estudos realizados nos últimos 10 anos demonstraram melhora ou remissão de DM após a intervenção cirúrgica bariátrica.[10] Ao avaliar pacientes com DM2 e obesidade, metanálise mostrou que, em comparação ao tratamento medicamentoso, a cirurgia bariátrica proporcionou maior taxa de resolução do DM2, melhor controle da glicemia e níveis séricos mais de baixos de HbA_{1c} e triglicerídeos.[57]

Algumas teorias foram criadas para explicar os mecanismos da remissão do DM2 e serão comentadas a seguir.

Hipótese da ingestão alimentar mínima e perda de peso. A diminuição da ingestão calórica contribui para a perda de peso e tem efeitos imediatos na sensibilização hepática à insulina, contribuindo para a remissão da DM2.[58] Essa hipótese falha em explicar a superioridade do controle glicêmico alcançado após DGYR, comparado com a perda de peso equivalente e advinda de dieta ou cirurgia bariátrica bastante restritiva.[59,60]

Hipótese do intestino distal. Após os procedimentos bariátricos, especialmente a DGYR, há uma aceleração do esvaziamento gástrico com aumento da quantidade de alimento não absorvido que chega ao intestino distal, estimulando a secreção pelas células L de GLP-1, PYY e oxintomodulina, os quais regulam a energia e o metabolismo da glicose.[59,60] Entre os principais efeitos do GLP-1 que contribuem para a redução da glicemia, incluem-se estímulo da secreção de insulina, inibição da secreção de glucagon, melhora da sensibilidade periférica à insulina, aumento da saciedade e diminuição do apetite.[61] Os níveis plasmáticos de GLP-1 também aumentam significativamente após a DBP[62] e, surpreendentemente, após a GV[63] – uma cirurgia inicialmente considerada apenas como restritiva. Aceleramento do trânsito gastrintestinal (TGI) e alteração da fisiologia gastrintestinal poderiam explicar o drástico aumento no GLP-1 plasmático.[59,60] Já a gastroplastia em banda ajustável (GBA), que simplesmente restringe a ingestão de alimentos, sem acelerar o TGI, não eleva o GLP-1. Em contrapartida, a administração de um antagonista do GLP-1 (exendina$_{9\text{-}39}$) dificilmente causa elevação significativa da glicemia em pacientes com DM2 que entraram em remissão após a DGYR.[64] Isso indica que outros fatores além do GLP-1 podem contribuir para a remissão do DM2 após cirurgia bariátrica.[59]

Hipótese do intestino proximal. Aponta que o alimento desviado do duodeno e jejuno proximal evita a secreção de substâncias ainda não identificadas que promovem resistência insulínica e DM2. Rubino.[65] submeteu ratos Goto-Kakizaki (GK) não obesos e portadores DM2 à derivação duodenojejunal (DDJ) e à anastomose gastrojejunal, que permite a passagem de alimento pelo intestino proximal, ao contrário da DDJ. Os ratos submetidos à DDJ alcançaram melhora na tolerância à glicose, ao passo que aqueles submetidos à anastomose gastrojejunal não demonstraram melhora no perfil glicêmico.

Alteração da microbiota intestinal. Estudos recentes sugerem que a alteração da microbiota intestinal após a DGYR parece ter efeito positivo na remissão do DM2.[59] A DGYR promove um rápido incremento na proporção de algumas espécies de bactérias e, em um estudo recente, a transferência da microbiota dos ratos operados para não operados promoveu perda do excesso de peso e melhora no metabolismo da glicose.[66] Esse efeito parece ser devido a um aumento na produção de ácidos graxos de cadeia curta, mas estudos ainda são necessários. A transferência da microbiota intestinal de indivíduos magros saudáveis para indivíduos obesos com DM2 demonstrou, após 6 meses, aumento da sensibilidade hepática e periférica à insulina, redução da produção hepática de glicose e alteração da microbiota intestinal.[67]

Controle da obesidade após cirurgia bariátrica

A principal causa de perda de peso insatisfatória é a ingestão de alimentos com alto teor calórico, ricos em gordura, e a ingestão alcoólica excessiva.[40] Estudos apontam que pessoas com idade avançada e portadoras de diabetes também estão mais propensas a perdas insuficientes de peso após serem submetidas à DGYR. Tal fato pode estar relacionado a alterações metabólicas ligadas ao processo de envelhecimento e a anormalidades na homeostase da glicemia relacionadas ao DM2.[44]

O insucesso está relacionado a fatores ligados ao paciente (comportamentais e biológicos) e às técnicas cirúrgicas. Apesar de a cirurgia bariátrica resultar em perda de peso durável para a maioria dos pacientes, algum grau de recuperação pós-cirúrgica do peso é comum, como observado em metade dos pacientes em 2 anos após a cirurgia.[68] Após 5 anos, cerca de 20% dos pacientes submetidos à DGYR apresentam baixa perda de peso.[69]

A Sociedade Brasileira de Cirurgia Bariátrica e Metabólica (SBCBM) estabeleceu, em 2015, critérios objetivos para o reganho de peso em pacientes que, após um longo período de controle, recuperaram peso, ou nos quais houve reaparecimento de doença associada.[70] Considerou-se recidiva da obesidade a recuperação de 50% do peso perdido alcançado a longo prazo ou recuperação de 20% do peso associado ao reaparecimento de comorbidade (Quadro 80.10).

Não respondedores à cirurgia bariátrica

As causas do insucesso da cirurgia bariátrica também podem estar relacionadas com fatores ligados ao paciente. Sabemos que alterações hormonais acentuadas ocorrem imediatamente após a cirurgia bariátrica. Essas alterações dos níveis de hormônios como leptina, GLP-1 e PYY estão relacionadas com a resposta do paciente à cirurgia bariátrica, principalmente naqueles portadores de DM2. Os não respondedores estão associados à recuperação do peso e aos efeitos da síndrome metabólica.[69]

Assim, novas estratégias terapêuticas são aplicadas de acordo com: IMC inicial na cirurgia primária, alterações metabólicas e trajetórias das alterações do peso.

Estratégias sequenciais para tratamento de recidiva da obesidade

O tratamento do reganho de peso deve ter uma estratégia sequencial de processo terapêutico. Um modelo de atendimento crônico deve ser oferecido a esses pacientes, enfatizando a importância da equipe multidisciplinar apoiada por especialistas, a fim de melhorar o manejo da obesidade.[71,72] As causas relacionadas com recidiva, especialmente as comportamentais, devem inicialmente passar por avaliação clínica multidisciplinar; posteriormente, as causas técnicas devem ter solução cirúrgica.[48] É necessário avaliar a aderência do paciente às mudanças de estilo de vida; as possíveis medicações que levem a ganho de peso; o desenvolvimento de comportamentos alimentares nocivos; as complicações psicológicas e a avaliação endoscópica ou radiológica da anatomia cirúrgica.[71-73]

Quadro 80.10 Critérios para reganho de peso após a cirurgia bariátrica propostos pela Sociedade Brasileira de Cirurgia Bariátrica e Metabólica (SBCBM).

Obesidade controlada
▪ Peso perdido total (PPT) > 20% em 6 meses
Obesidade parcialmente controlada
▪ PPT entre 10 e 20% em 6 meses
Obesidade não controlada
▪ PPT < 10% em 6 meses
Recidiva da obesidade
▪ Recuperação de 50% do peso perdido alcançado a longo prazo ou recuperação de 20% do peso associado ao reaparecimento de comorbidades
Recidiva controlada
▪ Recuperação entre 20 e 50% do peso perdido a longo prazo
Ganho de peso esperado
▪ Reganho, a longo prazo, de < 20% da perda de peso

Adaptado de Ruiz-Tovar et al., 2019.[52]

As intervenções devem inicialmente incluir avaliação por equipe multidisciplinar, incluindo mudanças dietéticas, atividade física, mudanças no comportamento com acompanhamento clínico constante e, quando necessário, terapêutica farmacológica ou procedimentos endoscópicos e cirúrgicos.[68,70]

Após adequado tratamento clínico, a endoscopia digestiva terapêutica pode auxiliar na estratégia do tratamento de reganho de peso. Por exemplo, pacientes submetidos à DGYR com anastomose gastrojejunal dilatada podem ser submetidos a tratamento endoluminal, tal como plasma de argônio e/ou sutura endoscópica, a fim de calibrar essa anastomose.[68,74,75]

TRATAMENTO ENDOSCÓPICO DA OBESIDADE

Balão intragástrico

O balão intragástrico (BIG) é uma opção minimamente invasiva no tratamento da obesidade, de caráter não permanente. Consiste na colocação de prótese esférica de silicone no estômago, preenchida por 600 a 700 mℓ de solução salina, por meio de EDA, sob sedação ou anestesia geral (Figura 80.6). O balão permanece implantado por 6 meses a 1 ano, levando à restrição mecânica de ingestão alimentar e à sensação de saciedade. As indicações para o BIG estão listadas no Quadro 80.11. De maneira geral, o uso do balão associado a terapias conservadoras a curto prazo (6 a 12 meses) apresenta resultados clínicos seguros e satisfatórios relacionados à perda de peso.[76]

As principais contraindicações ao uso do BIG são alterações anatômicas no esôfago ou faringe, grande hérnia hiatal, anormalidades congênitas ou condições que propiciem hemorragia digestiva alta, além de passado de cirurgia abdominal (Quadro 80.12).

Após a colocação do BIG, são fornecidas instruções sobre a dieta líquida a ser adotada (15 dias), a realização de acompanhamento nutricional e o retorno de consultas mensais com o médico durante o período de uso do balão. Após o período estabelecido (6 meses ou 1 ano), o dispositivo deverá ser retirado, devido ao risco de vazamentos e complicações, as quais têm baixa incidência com as novas gerações do BIG.[76]

Os efeitos adversos mais comuns são náuseas/vômitos e dor epigástrica, especialmente na primeira semana, que, em casos extremos, forçam a retirada do BIG em alguns pacientes. Complicações menores incluem esofagite de refluxo e estase gástrica sintomática. Outras possíveis complicações do BIG são erosão esofágica e/ou gástrica, que podem causar sangramento e perfuração gástrica, impactação do balão e deflação espontânea do BIG, que pode causar obstrução intestinal.[65,76]

Em 2016, foi elaborado o Consenso Brasileiro de Balão Intragástrico, que reuniu a experiência de 39 endoscopistas. O consenso representa recomendações práticas para a execução de procedimentos de colocação de BIG e reflete a experiência de mais de 40.000 casos. Os dados gerais de especialistas brasileiros mostraram média de perda de peso de 18,4% ± 2,9%. A taxa de eventos adversos após o período de adaptação foi de 2,5%, sendo os mais comuns hiperinsuflação (0,9%) e vazamento espontâneo (0,8%) do dispositivo. A taxa de remoção precoce por intolerância foi de 2,2%.[76]

Endossutura gástrica

A endossutura gástrica (ESG) utiliza o sistema de sutura endoscópica OverStitch® (Apollo Endosurgery, Austin, TX, EUA) que tem como objetivo a redução do lúmen gástrico por meio de sua tubulização. A perda de peso média varia de 15 a 20%. Essa redução de peso pode ser justificada por vários mecanismos: restrição de volume, atraso no esvaziamento gástrico e diminuição dos níveis de grelina. Complicações comuns relatadas são náuseas, vômito e dor abdominal.[68] Esse procedimento é relativamente recente e ainda necessita de mais estudos sobre seus efeitos na redução de peso a longo prazo. Como mencionado, a técnica também pode ser usada em pacientes que desenvolvam reganho ponderal após DGYR devido à anastomose gastrojejunal dilatada.[75,77]

Cirurgia revisional

As técnicas de cirurgia bariátrica sofrem constante evolução.[7] Procedimentos se tornam obsoletos, e pode haver evolução desfavorável com as técnicas utilizadas nos dias atuais. Assim, cirurgias de intervenções podem ser realizadas em um paciente que já foi submetido à cirurgia bariátrica e teve alguma complicação, insucesso na melhora das comorbidades ou reganho de peso.[78,79] Esse grupo de procedimentos pode ser dividido em três subgrupos:

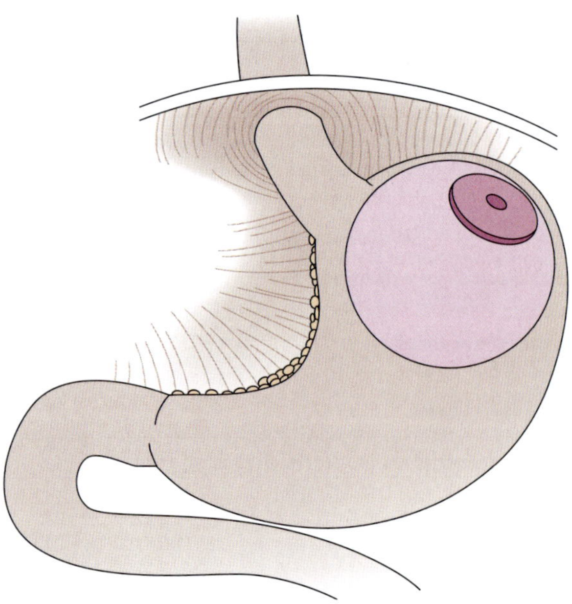

Figura 80.6 Imagem esquemática de balão intragástrico no estômago.

Quadro 80.11 Considerações sobre o uso do balão intragástrico (BIG) no tratamento da obesidade.

- Pode ser considerado diante de IMC > 25 kg/m², com ganho de peso progressivo e tratamento clínico sem sucesso
- Para todas as faixas de IMC, a escolha do tipo do balão é a critério do médico
- Idade mínima recomendada é ≥ 12 anos, com puberdade estabelecida, após falha do tratamento clínico e/ou com presença de comorbidades, com avaliação pela equipe multiprofissional e autorização por escrito de ambos os pais
- Não há limite máximo de idade para implante do BIG, se o paciente estiver em uma condição clínica adequada para procedimentos endoscópicos

IMC: índice de massa corporal. (Adaptado de Neto et al., 2018.[76])

Quadro 80.12 Contraindicações para o uso do balão intragástrico no tratamento da obesidade.

- Úlceras gástricas ativas
- Úlceras em qualquer outro local
- Cirurgia gástrica prévia
- Varizes do esôfago
- Varizes gástricas
- Hérnia hiatal > 5 cm
- Uso de anticoagulantes

cirurgia de conversão, cirurgia de revisão e cirurgia de reversão (Quadro 80.13). Atualmente, tais técnicas representam o terceiro tipo de cirurgia mais comum nos EUA[26] e têm maiores taxas de complicações de que a cirurgia bariátrica primária.[79-81]

A avaliação da anatomia cirúrgica pode ser feita inicialmente com EDA e/ou radiografia contrastada de abdome ou tomografia abdominal com contraste. Se não houver alterações, a cirurgia revisional não estará recomendada. Caso haja alguma alteração estrutural na cirurgia primária, como fístula gastrogástrica, aumento de anastomose gastrojejunal ou alargamento do remanescente gástrico (*pouch*) entre outras, a cirurgia revisional pode ser indicada.[78-81]

Existem algumas situações que podem indicar uma cirurgia revisional. Para efeito didático, é possível identificar dois grupos de pacientes: os que apresentam complicações do procedimento inicial e os que apresentam falha (perda insuficiente e/ou recidiva da obesidade).[78,80] A escolha do melhor procedimento primário visando a resultados duráveis com menos complicações é fundamental e pode determinar as chances de sucesso a longo prazo e, consequentemente, afetar a possibilidade de revisões cirúrgicas.[80]

A outra situação prevista para a realização de reintervenções cirúrgicas em pacientes previamente operados é o tratamento de complicações. Na GV, a ocorrência de refluxo gastresofágico grave é uma complicação comum; quando o tratamento clínico não alcança bons resultados, uma opção é a conversão para a DGYR.[73]

Pacientes que desenvolvem desnutrição devido à má-absorção intestinal, com consequente anemia e hipoproteinemia, podem ter necessidade de reversão cirúrgica, com o restabelecimento da continuidade intestinal para a anatomia normal.[82] Entretanto, é importante destacar que a cirurgia revisional apresenta taxa de risco maior do que a cirurgia primária e sucesso reduzido, sendo fundamental uma análise cautelosa por equipe multidisciplinar da necessidade da realização do procedimento.[78,80,83]

Atualmente, essas cirurgias revisionais podem ser feitas por meio de plataforma robótica por, muitas vezes, serem mais complexas e desafiadoras para o cirurgião.

CIRURGIA BARIÁTRICA ROBÓTICA E DIGITAL

A cirurgia, como outras especialidades, foi profundamente modificada pelos avanços tecnológicos. Em 1999, a Intuitive Surgical Inc. (Sunnyvale, CA, EUA) introduziu o sistema cirúrgico *Da Vinci*. Desde então, houve grande aumento no número de procedimento robóticos (136.000 em 2008 *versus* 877.000 em 2017), incluindo cirurgias cardíacas, no aparelho digestivo, urológicas, ginecológicas e pediátricas.[84]

A difícil ergonomia em pacientes com obesidade aumentou a utilização de plataformas robóticas para procedimentos bariátricos. As vantagens da robótica em cirurgia bariátrica são amplificadas pela complexidade que acompanha os pacientes obesos (Quadro 80.14). Em termos de desafio cirúrgico, estes incluem restrições de espaço, muitas vezes causadas pelo aumento da gordura visceral e parede abdominal espessa que dificulta a manipulação de instrumentos laparoscópicos. Esses atributos do paciente limitam o espaço para o pneumoperitônio e resultam em um campo operatório confinado e de difícil acesso.[84,85]

Adicionalmente, a cirurgia robótica em paciente obeso parece estar relacionada com menor incidência de traumatismo e dor no pós-operatório imediato. Os braços do robô ficam ancorados em torno de um ponto fixo, sem exercer força na parede abdominal, assim diminuindo o traumatismo na região. Além disso, eles permitem uma tração no trocarte que eleva a parede abdominal, aumentando a cavidade abdominal. A cirurgia bariátrica robótica não é apenas segura e viável, mas também uma opção válida em comparação à laparoscopia.[84,85]

Quadro 80.13 Classificação das reintervenções cirúrgicas em pacientes submetidos a procedimentos bariátricos prévios.

Subgrupo	Conceito
Cirurgia de conversão	Mudança de uma técnica cirúrgica para outra (p. ex., banda gástrica para *bypass* gástrico)
Cirurgia de revisão	Modificações na cirurgia realizada, mantendo a técnica original (p. ex., correção de fístula gastrogástrica, reconfecção de anastomose gastrojejunal)
Cirurgia de reversão	Restauração da anatomia, desfazimento da cirurgia primária (p. ex., restabelecimento de trânsito normal após *bypass* jejunoileal)

Adaptado de Ma et al., 2016;[78] Qiu et al., 2018;[79] Pires Souto et al., 2018.[81]

Quadro 80.14 Vantagens da utilização da plataforma robótica em cirurgia bariátrica.

- Melhor visibilidade do campo operatório com imagem tridimensional
- Maior liberdade dos movimentos cirúrgicos
- Melhor ergonomia para o cirurgião
- Maiores destreza e precisão na manipulação tecidual em regiões anatômicas difíceis
- Tecnologia EndoWrist®, que imita os movimentos do punho humano, permitindo grande liberdade de movimentos
- Menos traumatismo e dor no pós-operatório imediato

Adaptado de Jung et al., 2017;[84] Domene et al., 2019;[85] Clapp et al., 2019.[86]

Cirurgia 4.0

Algumas das limitações da plataforma robótica atual deverão ser superadas com a chamada cirurgia digital (Cirurgia 4.0). A utilização de dispositivos cada vez mais tecnológicos na plataforma robótica conseguirá transpor os limites que a cirurgia minimamente invasiva laparoscópica contém. A cirurgia robótica constitui o melhor exemplo disso, sendo a protagonista da digitalização da cirurgia com o uso de inteligência artificial. A utilização de inteligência artificial poderá transformar o console do robô em ambiente com um sistema de suporte colaborativo ativo. Haverá a combinação de informação, que poderá auxiliar o cirurgião em tempo real na melhor tomada de decisão.[84,85]

Resumo

A cirurgia bariátrica e metabólica vem se consolidando como uma das melhores opções terapêuticas para a obesidade grave, especialmente quando há comorbidades. Está classicamente indicada para indivíduos com obesidade grau III (índice de massa corporal [IMC] $\geq$ 40 kg/m^2) e para aqueles com obesidade grau II (IMC entre 35 e 39,9 kg/m^2), acompanhada de comorbidades. Em 2011, a International Diabetes Federation passou a sugerir também a cirurgia bariátrica e metabólica para indivíduos com diabetes melito tipo 2 (DM2) com obesidade grau I (IMC entre 30 e 34,9 kg/m^2), na ausência de um controle glicêmico adequado com a terapia medicamentosa. Em pacientes com DM2 e IMC $\geq$ 35 kg/m^2, a cirurgia bariátrica e metabólica possibilita reversão do DM2 na maioria dos casos, bem como de outras comorbidades, tais como hipertensão, hipogonadismo hipogonadotrófico e apneia obstrutiva do sono. Por sua maior simplicidade, a gastrectomia vertical atualmente é o procedimento mais realizado no mundo (58%; 70% na América do Norte). Já no Brasil, o *bypass* gástrico em Y de Roux ainda responde por 80% das cirurgias. Reganho de peso após a cirurgia bariátrica e metabólica é observado em até 50% dos casos e pode estar relacionado com um padrão dietético inadequado e com ingestão alcoólica excessiva, bem como com problemas relativos à técnica cirúrgica empregada, por exemplo, dilatação da anastomose gastrojejunal ou alargamento do remanescente gástrico. A difícil ergonomia em pacientes com obesidade tem aumentado a utilização de plataformas robóticas para procedimentos bariátricos. Adicionalmente, a cirurgia robótica no paciente obeso parece estar relacionada com menor incidência de traumatismo e dor no pós-operatório imediato.

REFERÊNCIAS BIBLIOGRÁFICAS

1. World Health Organization. One in eight people are now living with obesity.2024. Available from: https://www.who.int/news/item/01-03-2024-one-in-eight-people-are-now-living-with-obesity. Acesso em 14 jul. 2024.
2. Campaign to end obesity. Advancing America's journey to healthy weight. Obesity facts & Resources. Available from: www.obesitycampaign.org/obesity_facts.asp.
3. Cawley J, Meyerhoefer C. The medical care costs of obesity: an instrumental variables approach. J Health Econ. 2012; 31:219-30.
4. Brasil. Ministério da Saúde. Secretaria de Vigilância em Saúde. Departamento de Análise em Saúde e Vigilância de Doenças Não Transmissíveis. Vigitel Brasil 2021: vigilância de fatores de risco e proteção para doenças crônicas por inquérito telefônico: estimativas sobre frequência e distribuição sociodemográfica de fatores de risco e proteção para doenças crônicas nas capitais dos 26 estados brasileiros e no Distrito Federal em 2021. Ministério da Saúde, Secretaria de Vigilância em Saúde, Departamento de Análise em Saúde e Vigilância de Doenças não Transmissíveis. Brasília: Ministério da Saúde; 2021.
5. Sociedade Brasileira de Cirurgia Bariátrica e Metabólica (SBCBM). Brasil registra aumento no número de cirurgias bariátricas por planos de saúde Brasil e queda pelo SUS. Disponível em: https://www.sbcbm.org.br/brasil-registra-aumento-no-numero-de-cirurgias-bariatricas-por-planos-de-saude-brasil-e-queda-pelo-sus/. Acesso em 23 jul. 2023.
6. Rocha MAB. Análise custo-efetividade da cirurgia bariátrica no tratamento da obesidade mórbida. Dissertação de mestrado. 2018. Disponível em: https://repositorio-aberto.up.pt/handle/10216/116868. Acesso em 14 jul. 2024.
7. Eisenberg D, Shikora SA, Aarts E et al. 2022 American Society for Metabolic and Bariatric Surgery (ASMBS) and International Federation for the Surgery of Obesity and Metabolic Disorders (IFSO): Indications for metabolic and bariatric surgery. Surg Obes Rel Dis. 2022; 18:1345-56.
8. Lobstein T, Jackson-Leach R, Powis J et al. World Obesity Atlas 2023. 2023 [cited 2024 Jun 6]. Available from: www.worldobesity.org.
9. Sociedade Brasileira de Cirurgia Bariátrica e Metabólica (SBCBM). Apenas 0,2% da população brasileira que necessita de cirurgia bariátrica recebeu o tratamento em 2024. Disponível em: https://www.sbcbm.org.br/apenas-02-da-populacao-brasileira-que-necessita-de-cirurgia-bariatrica-recebeu-o-tratamento-em-2023/.
10. Aminian A. Bariatric procedure selection in patients with type 2 diabetes: choice between Roux-en-Y gastric bypass or sleeve gastrectomy. Surg Obes Relat Dis. 2020; 16:332-9.
11. Agência Nacional de Saúde (ANS). Resolução Normativa – RN nº 262, de 1º de agosto de 2011. Disponível em: www.ans.gov.br/index2.php?option=com_legislacao&view=legislacao&task=TextoLei&format=raw&id=1786.
12. Valezi AC, Campos ACL, Von Bahten LC. Brazilian multi-society position statement on emerging bariatric and metabolic surgical procedures. Arq Bras Cir Digest. 2023; 36:e1759.
13. Conselho Federal de Medicina. Resolução do CFM nº 2.131, de 13 de janeiro de 2016. Disponível em: www.portalmedico.org.br/resolucoes/CFM/2015/2131_2015.pdf.
14. Organização Pan-Americana da Saúde obesidade infantil 2017. Disponível em: www.paho.org/bra/index.php?option=com_content&view=article&id=5527:obesidade-entre-criancas-e-adolescentes-aumentou-dez-vezes-em-quatro-decadas-revela-novo-estudo-do-imperial-college-lon-don-e-da-oms&Itemid=820. Acesso em: 30 set. 2019.
15. El-Matbouly MA, Khidir N, Touny HA et al. A 5-year follow-up study of laparoscopic sleeve gastrectomy among morbidly obese adolescents: Does it improve body image and prevent and treat diabetes? Obes Surg. 2018; 28:513-9.
16. International Diabetes Federation. Position statement: Bariatric surgical and procedural interventions in the treatment of obese patients with type 2 diabetes. Bruxelas: International Diabetes Federation; 2011. Disponível em: www.idf.org/webdata/docs/IDF-Position-Statement-Bariatric-Surgery.pdf.
17. Brasil. Ministério da Saúde. Secretaria de Vigilância em Saúde. Departamento de Análise em Saúde e Vigilância de Doenças Não Transmissíveis. Vigitel. Saúde Suplementar: vigilância de fatores de risco e proteção para doenças crônicas por inquérito telefônico. Agência Nacional de Saúde Suplementar. Brasília: Ministério da Saúde; 2018.
18. Singh PM, Panwar R, Borle A et al. Efficiency and safety effects of applying eras protocols to bariatric surgery: a systematic review with meta-analysis and trial sequential analysis of evidence. Obes Surg. 2017;27:489-501.
19. Arterburn DE, Telem DA, Kushner RF, Courcoulas AP. Benefits and risks of bariatric surgery in adults: a review. JAMA. 2020; 324;879-87.
20. Mechanick JI, Youdim A, Jones DB et al. Clinical practice guidelines for the perioperative nutritional, metabolic, and nonsurgical support of the bariatric surgery patient--2013 update: cosponsored by American Association of Clinical Endocrinologists, the Obesity Society, and American Society for Metabolic & Bariatric Surgery. Surg Obes Relat Dis. 2013; 9:159-91.
21. Campos JM, Galvão Neto MP, Moura EGH (ed.). Endoscopia em cirurgia da obesidade. São Paulo: Santos; 2008.
22. Arakawa R, Febres G, Cheng B et al. Prospective study of gut hormone and metabolic changes after laparoscopic sleeve gastrectomy and Roux-en-Y gastric bypass. PLoS One. 2020; 15(7):e0236133.
23. Nguyen NT, Brethauer SA, Morton JM et al. The ASMBS Textbook of Bariatric Surgery. Cham: Springer Nature, 2020. 654p.
24. Angrisani L, Santonicola A, Iovino P et al. IFSO Worldwide Survey 2020–2021: Current trends for bariatric and metabolic procedures. Obes Surg. 2024; 34:1075-85.
25. Silva LB, de Quadros LG, Campos JM et al. Brazilian national bariatric registry – a pilot study. Rev Col Bras Cir. 2023;50:e20233382.
26. American Society for Metabolic and Bariatric Surgery. Estimate of bariatric surgery numbers. 2011-2017.
27. Myers SR, McGuirl J, Wang J. Robot-assisted versus laparoscopic gastric bypass: comparison of short-term outcomes. Obes Surg. 2013; 23:467-73.
28. Zundel N et al. Laparoscopic sleeve gastrectomy: technique and outcomes. In: The ASMBS Textbook of Bariatric Surgery. Springer, Cham; 2020. pp. 149-59.
29. Yu J, Zhou X, Li L et al. The long-term effects of bariatric surgery for type 2 diabetes: systematic review and meta-analysis of randomized and non-randomized evidence. Obes Surg. 2015; 25:143-58.
30. Giordano S, Victorzon M. Bariatric surgery in elderly patients: a systematic review. Clin Interv Aging. 2015; 10:1627.
31. Conselho Federal de Medicina. Resolução CFM nº 2.131/2015. 2015. Disponível em: https://sistemas.cfm.org.br/normas/visualizar/resolucoes/BR/2015/2131.
32. Valezi AC, Campos ACL, Von Bahten LC. Brazilian multi-society position statement on emerging bariatric and metabolic surgical procedures. Arq Bras Cir Digest. 2023; 36:e1759.
33. Bhandari M, Kosta S, Khurana M et al. Emerging procedures in bariatric metabolic surgery Surg Clin North Am. 2021; 101(2):335-53.
34. Robert M, Espalieu P, Pelascini E et al. Efficacy and safety of one anastomosis gastric bypass versus Roux-en-Y gastric bypass for obesity (YOMEGA): a multicentre, randomised, open-label, non-inferiority trial. Lancet. 2019; 393:1299-309.
35. Mahawar KK, Himpens J, Shikora SA et al. The first consensus statement on one anastomosis/mini gastric bypass (OAGB/MGB) using a modified Delphi approach. Obes Surg. 2018; 28:303-12.
36. Spinos D, Skarentzos K, Esagian SM et al. The effectiveness of single-anastomosis duodenoileal bypass with sleeve gastrectomy/one anastomosis duodenal switch (SADI-S/OADS): An updated systematic review. Obes Surg. 2021; 31:1790-800.
37. Santoro S, Castro LC, Velhote MCP et al. Sleeve gastrectomy with transit bipartition: A potent intervention for metabolic syndrome and obesity. Ann Surg. 2012; 256:104-10.
38. Melo PRE de, Zorron R, Dib VRM et al. Sleeve gastrectomy with duodenal transit bipartition (S-DTB): Preliminary results and technical aspects of its metabolic structure. Surg Sci. 2024; 15:244-64.
39. Santoro S, Castro LC, Velhote MC et al. Sleeve gastrectomy with transit bipartition: A potent intervention for metabolic syndrome and obesity. Ann Surg. 2012; 256:104-10.
40. DePaula AL, Stival AR, DePaula CC et al. Surgical treatment of type 2 diabetes in patients with BMI below 35: mid-term outcomes of the laparoscopic ileal interposition associated with a sleeve gastrectomy in 202 consecutive cases. J Gastrointest Surg. 2012; 16:967-76.
41. American Society of Metabolic and Bariatric Surgery. Life after bariatric surgery. Disponível em: https://asmbs.org/patients/life-after-bariatric-surgery.
42. Heber D, Greenway FL, Kaplan LM et al. Endocrine and nutritional management of the post-bariatric surgery patient: an Endocrine Society Clinical Practice Guideline. J Clin Endocrinol Metab. 2010; 95:4823-43.
43. Cui Y, Elahi D, Andersen DK. Advances in the etiology and management of hyperinsulinemic hypoglycemia after Roux-en-Y gastric bypass. J Gastrointest Surg. 2011; 15:1879-88.
44. Umemura A, Lee WJ, Sasaki A et al. History and current status of bariatric and metabolic surgeries in East Asia. Asian J Endosc Surg. 2015; 8:268-74.
45. Aminian A. Bariatric procedure selection in patients with type 2 diabetes: choice between Roux-en-Y gastric bypass or sleeve gastrectomy. Surg Obes Relat Dis. 2020; 16:332-39.
46. Cazzo E, da Silva FP, Pareja JC et al. Predictors for weight loss failure following Roux-en-Y gastric bypass. Arq Gastroenterol. 2014; 51:328-30.
47. Schroeder R, Harrison TD, McGraw SL. Treatment of adult obesity with bariatric surgery. Am Family Phys. 2016; 93:31-7.
48. Schauer PR, Bhatt DL, Kirwan JP et al. Bariatric surgery versus intensive medical therapy for diabetes – 5-year outcomes. N Engl J Med. 2017; 376:641-51.
49. Sjöholm K, Sjöström E, Carlsson LM et al. Weight change–adjusted effects of gastric bypass surgery on glucose metabolism: 2-and 10-year results from the Swedish Obese Subjects (SOS) study. Diabetes Care. 2016; 39:625-31.
50. Carlsson LMS, Sjöholm K, Jacobson P et al. Life Expectancy after bariatric surgery in the swedish obese subjects study. N Engl J Med. 2020; 383:1535-43.
51. Salminen P, Helmiö M, Ovaska J et al. Effect of laparoscopic sleeve gastrectomy vs laparoscopic Roux-en-Y gastric bypass on weight loss at 5 years among patients with morbid obesity: the SLEEVEPASS randomized clinical trial. JAMA. 2018; 319:241-54.
52. Peterli R, Wölnerhanssen BK, Peters T et al. Effect of laparoscopic sleeve gastrectomy vs laparoscopic Roux-en-Y gastric bypass on weight loss in pa-

tients with morbid obesity: the SM-BOSS randomized clinical trial. JAMA. 2018; 319:255-65.
53. Ruiz-Tovar J, Carbajo MA, Jimenez JM et al. Long-term follow-up after sleeve gastrectomy versus Roux-en-Y gastric bypass versus one-anastomosis gastric bypass: a prospective randomized comparative study of weight loss. Surg Endosc. 2019; 33:401-10.
54. Fazylov R, Soto E, Cohen S et al. Laparoscopic Roux-en-Y gastric bypass surgery on morbidly obese patients with hypothyroidism. Obes Surg. 2008; 18:644-7.
55. Adams TD, Meeks H, Fraser A et al. Long-term all-cause and cause-specific mortality for four bariatric surgery procedures. Obesity. 2023; 31:574-85.
56. Syn NL, Cummings DE, Wang LZ et al. Association of metabolic–bariatric surgery with long-term survival in adults with and without diabetes: a one-stage meta-analysis of matched cohort and prospective controlled studies with 174 772 participants. Lancet. 2021; 397:1830-41.
57. Carlsson LMS, Sjöholm K, Jacobson Pet al. Life expectancy after bariatric surgery in the Swedish obese subjects study. N Engl J Med. 2020;383:1535-43.
58. Buchwald H, Avidor Y, Braunwald E et al. Bariatric surgery: a systematic review and meta-analysis. JAMA. 2004; 292:1724-37.
59. Bojsen-Moller KN, Dirksen C, Jorgensen NB et al. Early enhancements of hepatic and later of peripheral insulin sensitivity combined with increased postprandial insulin secretion contribute to improved glycemic control after Roux-en-Y gastric bypass. Diabetes. 2014; 63:1725-37.
60. Cho YM. A gut feeling to cure diabetes: potential mechanisms of diabetes remission after bariatric surgery. Diabetes Metab J. 2014; 38:406-15.
61. Bojsen-Moller KN. Mechanisms of improved glycaemic control after Roux-en-Y gastric bypass. Dan Med J. 2015; 62:B5057.
62. Salinari S, Bertuzzi A, Asnaghi S et al. First-phase insulin secretion restoration and differential response to glucose load depending on the route of administration in type 2 diabetic subjects after bariatric surgery. Diabetes Care. 2009; 32:375-80.
63. Cho YM, Fujita Y, Kieffer TJ. Glucagon-like peptide-1: glucose homeostasis and beyond. Annu Rev Physiol. 2014; 76:535-59.
64. Romero F, Nicolau J, Flores L et al. Comparable early changes in gastrointestinal hormones after sleeve gastrectomy and Roux-En-Y gastric bypass surgery for morbidly obese type 2 diabetic subjects. Surg Endosc. 2012; 26:2231-9.
65. Jiménez A, Casamitjana R, Viaplana-Masclans J et al. GLP-1 action and glucose tolerance in subjects with remission of type 2 diabetes after gastric bypass surgery. Diabetes Care. 2013; 36:2062-9.
66. Rubino F. Is type 2 diabetes an operable intestinal disease? A provocative yet reasonable hypothesis. Diabetes Care. 2008; 31(Suppl 2):S290-6.
67. Liou AP, Paziuk M, Luevano JM Jr et al. Conserved shifts in the gut microbiota due to gastric bypass reduce host weight and adiposity. Science translational medicine. 2013; 5:178ra41.
68. Vrieze A, Van Nood E, Holleman F et al. Transfer of intestinal microbiota from lean donors increases insulin sensitivity in individuals with metabolic syndrome. Gastroenterology. 2012; 143:913-6-7.
69. Scerbo MH, Felinski MM, Bajwa KS et al. Endoscopic primary bariatric procedures. In: The ASMBS Textbook of Bariatric Surgery. Springer, Cham; 2020. pp. 391-402.
70. Sima E, Webb DL, Hellström PM et al. Non-responders after gastric bypass surgery for morbid obesity: peptide hormones and glucose homeostasis. Obes Surg. 2019; 29:4008-17.
71. Berti LV, Campos J, Ramos A et al. Position of the SBCBM – Nomenclature and definition of outcomes of bariatric and metabolic surgery. ABCD. 2015; 28(Suppl 1):2.
72. Welbourn R, Hollyman M, Kinsman R et al. Bariatric surgery worldwide: baseline demographic description and one-year outcomes from the fourth IFSO global Registry report 2018. Obes Surg. 2019; 29:782-95.
73. Gutt S, Schraier S, González Bagnes MF et al. Long-term pharmacotherapy of obesity in patients that have undergone bariatric surgery: pharmacological prevention and management of body weight regain. Expert Opin Pharmacother. 2019; 20:939-47.
74. Shukla AP, He D, Saunders KH et al. Current concepts in management of weight regain following bariatric surgery. Expert Rev Endocrinol Metab. 2018; 13:67-76.
75. Horgan S, Jacobsen G, Weiss GD et al. Incisionless revision of post-Roux-en-Y bypass stomal and pouch dilation: multicenter registry results. Surg Obes Relat Dis. 2010; 6:290-5.
76. Kumar N. Endoscopic therapy for weight loss: Gastroplasty, duodenal sleeves, intragastric balloons, and aspiration. World J Gastrointest Endosc. 2015; 7:847-59.
77. Neto MG, Silva LB, Grecco E et al. Brazilian Intragastric Balloon Consensus Statement (BIBC): Practical guidelines based on experience of over 40,000 cases. Surg Obes Relat Dis. 2018; 14(2):151-9.
78. Vargas EJ, Bazerbachi F, Rizk M et al. Transoral outlet reduction with full thickness endoscopic suturing for weight regain after gastric bypass: a large multicenter international experience and meta-analysis. Surg Endosc. 2018; 32:252-9.
79. Ma P, Reddy S, Higa KD. Revisional bariatric/metabolic surgery: What dictates its indications? Curr Atheroscler Rep. 2016; 18:42.
80. Qiu J, Lundberg PW, Javier Birriel T et al. Revisional bariatric surgery for weight regain and refractory complications in a single MBSAQIP accredited center: what are we dealing with? Obes Surg. 2018; 28:2789-95.
81. Switzer NJ, Karmali S, Gill RS et al. Revisional bariatric surgery. Surg Clin North Am. 2016; 96:827-42.
82. Pires Souto K, Meinhardt NG, de Azevedo Dossin I et al. Revisional malabsorptive bariatric surgery: 29-year follow-up in a Brazilian public hospital. Obes Surg. 2018; 28:1504-10.
83. Chen CY, Lee WJ, Lee HM et al. Laparoscopic Conversion of gastric bypass complication to sleeve gastrectomy: technique and early results. Obes Surg. 2016; 26:2014-21.
84. Pok EH, Lee WJ, Ser KH et al. Laparoscopic sleeve gastrectomy in Asia: Long term outcome and revisional surgery. Asian J Surg. 2016; 39:21-8.
85. Jung MK, Hagen ME, Buchs NC et al. Robotic bariatric surgery: a general review of the current status. Intern J Med Rob Comp Assist Surg. 2017; 13:e1834.
86. Domene CE, Volpe P, Heitor FA et al. Bariatric surgery: an overview. In: Domene CE, Kim KC, Puy RV, Volpe P. Bariatric robotic surgery: a comprehensive guide. Springer, Cham; 2019. pp. 1-5.
87. Clapp B, Liggett E, Jones R et al. Comparison of robotic revisional weight loss surgery and laparoscopic revisional weight loss surgery using the MBSAQIP database. Surg Obes Relat Dis. 2019; 15:909-19.

PARTE

8

Doenças Osteometabólicas

CAPÍTULO 81

Reposição de Vitamina D em Adultos: Quando e Como?

Layana Tyara Sandes Fraga ▪ Tiago Donizeti Bertolacini da Silva ▪ Wesdrey Dantas Fernandes ▪ Sergio Setsuo Maeda

INTRODUÇÃO

A vitamina D é um pré-hormônio que atua como regulador da homeostase do cálcio e do metabolismo ósseo, juntamente ao paratormônio (PTH).[1] Sua deficiência está relacionada com a fisiopatologia de diversas doenças: em crianças, raquitismo e retardo do crescimento; em adultos, osteomalacia e hiperparatireoidismo secundário, o que contribui para aumento da reabsorção óssea, perda de massa óssea e desenvolvimento de osteopenia e osteoporose. Pode ocorrer, ainda, fraqueza muscular, favorecendo o risco de quedas, defeitos de mineralização e fraturas ósseas.[1-4] Embora o raquitismo e a osteomalacia sejam doenças mais raras, a insuficiência de vitamina D é bastante comum, especialmente em idosos.[3,4]

Tem-se dedicado muitas pesquisas aos possíveis efeitos extraesqueléticos da vitamina D, devido à expressão generalizada dos receptores de vitamina D (VDRs, do inglês *vitamin D receptor*) em praticamente todos os tecidos celulares. Estudos epidemiológicos indicam que baixas concentrações de 25-hidroxivitamina D [25(OH)D] estão associadas a várias doenças agudas e crônicas, o que gera um crescente interesse em seu estudo.[5,6] Apesar disso, ensaios clínicos randomizados em grande parte não conseguiram demonstrar efeitos significativos da suplementação de vitamina D em diversos desfechos de saúde. Esse cenário resultou em debates científicos controversos e abordagens divergentes tanto na prática clínica cotidiana quanto em iniciativas de saúde pública relacionadas com o rastreio de hipovitaminose D e seu tratamento.[7-10] Bouillon et al.[11] realizaram uma revisão sobre os efeitos na saúde da suplementação de vitamina D, avaliando ensaios clínicos randomizados (2017-2020), bem como estudos de randomização mendeliana, com a conclusão de que a suplementação de indivíduos suficientes de vitamina D não proporciona benefícios de saúde demonstráveis; no entanto, a correção da deficiência grave de vitamina D continua a ser necessária.[11]

AVALIAÇÃO LABORATORIAL DOS NÍVEIS DE VITAMINA D E VALORES DE REFERÊNCIA

A dosagem de vitamina D é geralmente determinada pela concentração sérica total de 25-hidroxivitamina D [25(OH)D, calcifediol ou calcidiol], definida como a soma dos níveis de 25-hidroxivitamina D_2 e 25-hidroxivitamina D_3.[12-14] A 25(OH)D é o principal e mais abundante metabólito da vitamina D, cuja dosagem é considerada o melhor indicador para a avaliação do *status* de vitamina D.[1,12,14-16] Devido à sua meia-vida relativamente longa (2 a 3 semanas), os níveis circulantes de 25(OH)D variam muito pouco em curtos períodos, refletindo a combinação da ingestão alimentar e da produção cutânea de vitamina D.[15,16] O resultado da dosagem de vitamina D pode ser expresso em nanograma por mililitro (ng/mℓ) ou nanomol por litro (nmol/ℓ), 1 nmol/ℓ = 0,4 ng/mℓ.[17]

As concentrações séricas de outros metabólitos da vitamina D, como 1,25-di-hidroxivitamina D [1,25$(OH)_2$D, calcitriol], 24,25-di-hidroxivitamina D_3 [24,25$(OH)_2D_3$], *vitamin D-binding protein* (VBP) e 25-di-hidroxivitamina D livre, geralmente não são usadas para avaliar o *status* de vitamina D, sendo úteis em pesquisa clínica ou em situações especiais.[12,13] A dosagem de 1,25$(OH)_2$D geralmente não é recomendada nessa avaliação, devido à sua meia-vida curta (4 a 6 horas) e ao rígido controle de seus níveis séricos por cálcio, fósforo, PTH e FGF-23 (do inglês *fibroblast growth factor 23*).[15,18] Níveis normais ou elevados da 1,25$(OH)_2$D – também chamada calcitriol – são frequentemente encontrados em indivíduos com deficiência de vitamina D devido ao hiperparatireoidismo secundário, com aumento da expressão da enzima 1α-hidroxilase (CYP27B1) e aumento da produção de 1,25$(OH)_2$D.[15,18] A avaliação da 1,25$(OH)_2$D poderia ser útil, por exemplo, quando há suspeita de um defeito na conversão de 25(OH)D em 1,25$(OH)_2$D, como encontrado em casos de insuficiência renal, hipoparatireoidismo, algumas formas genéticas de raquitismo e osteomalacia oncogênica, suspeita de hipercalcemia como resultado da ingestão tóxica de calcitriol ou devido à superprodução de $1,25(OH)_2D$ em doenças granulomatosas ou em alguns linfomas.[12,13]

Em relação à avaliação laboratorial, os ensaios atualmente disponíveis podem ser classificados em ensaios de ligação e ensaios químicos. Os métodos atuais para medir a vitamina D são: imunoensaios de quimioluminescência (CLIA) e radioimunoensaio (RIA), que correspondem a ensaios de ligação; e cromatografia líquida de alta *performance* (HPLC) e cromatografia líquida acoplada à espectrometria de massas em *tandem* (LC-MS/MS), que são ensaios químicos. A especificidade e a precisão desses métodos são muito variáveis. Para os imunoensaios RIA e CLIA, a precisão do método dependerá da especificidade do anticorpo utilizado (quão bem o anticorpo reconhece D_2 e D_3). Já a HPLC e a LC-MS/MS podem relatar D_2 e D_3 independentemente.[19]

A maioria dos laboratórios utiliza ensaios de ligação, uma vez que esses ensaios envolvem métodos que são geralmente automatizados, baratos, rápidos e de fácil execução.[15,20] Imunoensaios automatizados que medem apenas a 25(OH)D sérica total [inclui os níveis de $25(OH)D_2$ e $25(OH)D_3$] são utilizados rotineiramente em muitos laboratórios clínicos.[2,12] Esses ensaios apresentam algumas limitações, como diferentes especificidades do ligante do ensaio para $25(OH)D_2$ e $25(OH)D_3$ e reatividade cruzada com metabólitos de vitamina D [especialmente a $24,25(OH)_2D$]).[15,20]

A LC-MS/MS é atualmente considerada o método mais exato e preciso para medir a 25(OH)D e os metabólitos da vitamina D, tanto em pesquisa como em situações clínicas.[2,12] É considerada um método de altas precisão e especificidade e baixa interferência analítica, limitada pelo alto custo de aquisição e manutenção do equipamento, além da necessidade de profissionais especializados para desenvolver e validar o método.[15,16]

Apesar dos avanços em desenvolvimento e padronizações metodológicas nos últimos anos, como o Vitamin D Standardization Program (EUA) e o Vitamin D External Quality Assessment Scheme (DEQAS, Reino Unido), ainda existem variações consideráveis nos níveis de 25(OH)D obtidos em diferentes ensaios, o que pode impactar a interpretação clínica dos resultados obtidos em diferentes laboratórios e estudos clínicos.[12,15,20]

Uma abordagem padronizada para a determinação precisa da concentração de 25(OH)D é importante para a definição do *status* da vitamina D: deficiência, insuficiência, suficiência ou toxicidade.[12,21] As diretrizes de vitamina D elaboradas pelas principais organizações em todo o mundo recomendam que os níveis de suficiência de 25(OH)D estejam na faixa de 20 a 30 ng/mℓ (50 a 75 nmol/ℓ),[14,22,23] embora níveis ótimos ainda sejam debatidos, especialmente pela falta de padronização dos ensaios.[14,24] Valores de 25(OH)D < 12 ng/mℓ estão associados a um risco aumentado de raquitismo/osteomalacia, ao passo que concentrações de 25(OH)D entre 20 e 50 ng/mℓ parecem ser seguros e suficientes para a saúde esquelética da população geral saudável.[12,25]

Estudos internacionais e brasileiros mostram uma alta prevalência de hipovitaminose D, independentemente da região avaliada. Essa deficiência, entretanto, varia de acordo com os valores de referência estabelecidos para a 25(OH)D.[2,26]

Historicamente, o Institute of Medicine (IOM), atualmente conhecido como National Academy of Medicine (NAM), em seu relatório publicado em 2011, estabeleceu o valor > 20 ng/mℓ para suficiência de 25(OH)D.[22] A National Osteoporosis Society (NOS) também corrobora esse valor: 25(OH)D < 12 ng/mℓ corresponde à deficiência; entre 12 e 20 ng/mℓ pode ser inadequado para algumas pessoas; > 20 ng/mℓ é suficiente para quase toda a população.[27] A maioria dos membros da International Osteoporosis Foundation (IOF) recomenda o valor de 25(OH)D > 30 ng/mℓ como o nível-alvo apropriado para indivíduos mais velhos (Quadro 81.1).[29]

Para a European Calcified Tissue Society (ECTS), em seu posicionamento de 2019, a deficiência de vitamina D corresponde a valores de 25(OH)D < 20 ng/mℓ, e valores de 25(OH)D < 12 ng/mℓ são considerados deficiência grave de vitamina D; a suficiência é definida como 25(OH)D > 20 ng/mℓ (ver Quadro 81.1).[17]

Para a Sociedade Brasileira de Endocrinologia e Metabologia (SBEM) e a Sociedade Brasileira de Patologia Clínica/Medicina Laboratorial (SBPC/ML), em seu posicionamento publicado em 2020,[15] o *status* de 25(OH)D é definido pelos valores: deficiência: < 20 ng/mℓ; adequado para a população geral < 65 anos: entre 20 e 60 ng/mℓ; ideal: entre 30 e 60 ng/mℓ, recomendado para indivíduos com condições vulneráveis, como idosos e caidores frequentes, pós-cirurgia bariátrica, gestantes, indivíduos em uso de medicamentos que interferem no metabolismo da vitamina D e pacientes com osteoporose, hiperparatireoidismo secundário, osteomalacia, diabetes melito tipo 1, câncer, doença renal crônica ou má-absorção intestinal; e risco de intoxicação: > 100 ng/mℓ (Quadro 81.2).[15]

O consenso de especialistas da Europa Central e Oriental, publicado em 2022, assim como o posicionamento da Endocrine Society de 2011 e da SBEM/SBPM/ML, ratificam esses valores: 25(OH)D < 20 ng/mℓ para deficiência de vitamina D; entre 20 e 30 ng/mℓ, insuficiência; entre 30 e 50 ng/mℓ, suficiência de vitamina D. De acordo com esse consenso, uma concentração de 25(OH)D > 50 a 60 ng/mℓ é considerada segura, mas não como alvo, e 25(OH)D > 60 a 100 ng/mℓ é considerada uma zona de incerteza, com potenciais riscos ou benefícios. A dosagem de 25(OH)D > 100 ng/mℓ é considerada como risco de toxicidade (ver Quadro 81.1).[30]

CONDIÇÕES SUSCETÍVEIS À DEFICIÊNCIA DE VITAMINA D

Recomenda-se avaliar a concentração de 25(OH)D no plasma em populações que apresentam condições suscetíveis à deficiência

Quadro 81.1 Valores de vitamina D sérica 25(OH)D para a definição de suficiência, insuficiência ou deficiência proposta por diversas sociedades científicas.

25(OH)D ng/mℓ	IOM/NAM[22]	NOS[27]	AGS[32]	ECTS[17]	CEEE[30]
< 10	Deficiência	Deficiência		Deficiência	Deficiência
10 a 20	Insuficiência	Insuficiência		Deficiência	Deficiência
20 a 30	Suficiência	Suficiência		Suficiência	Insuficiência
30 a 50	Suficiência	Suficiência	> 30: concentração mínima aceitável (alvo) em idosos		Suficiência

AGS: American Geriatrics Society, EUA; CEEE: Central and Eastern European Expert; ECTS: European Calcified Tissue Society; ES: Endocrine Society, EUA; IOM: Institute of Medicine, hoje conhecido como National Academy of Medicine (NAM), EUA; NOS: National Osteoporosis Society, UK. (Adaptado de Lips et al., 2019;[17] Dominguez et al., 2021.[31])

Quadro 81.2 Recomendações da Sociedade Brasileira de Endocrinologia e Metabologia e da Sociedade Brasileira de Patologia Clínica e Medicina Laboratorial a respeito dos valores de referência de 25(OH)D estratificados de acordo com a idade e as características clínicas individuais.[15]

25(OH)D ng/mℓ	*Status* de vitamina D
< 20	Deficiência
20 a 60	Adequado para a população geral < 65 anos
30 a 60	Ideal: recomendado para indivíduos com condições vulneráveis*
> 100	Risco de intoxicação

*Indivíduos com condições vulneráveis: idosos e caidores frequentes, pós-cirurgia bariátrica, gestantes, indivíduos em uso de medicamentos que interferem no metabolismo da vitamina D e pacientes com osteoporose, hiperparatireoidismo secundário, osteomalacia, diabetes melito tipo 1, câncer, doença renal crônica ou má-absorção. (Adaptado de Moreira et al., 2020.[15])

de vitamina D, conforme especificado no Quadro 81.3. Essas situações clínicas podem ser categorizadas considerando a fisiopatologia subjacente à deficiência, como: diminuição da produção devido à síntese cutânea insuficiente ou à transformação hepática e renal inadequada, aumento da degradação ou do consumo, problemas de absorção e/ou perda intestinal.[15]

Nessas condições de risco, então, há evidências de que manter concentrações de 25(OH)D acima de 30 ng/mℓ é benéfico para o paciente, principalmente no que se refere especificamente à redução do risco de fraturas.[15] As principais condições clínicas beneficiadas são descritas no Quadro 81.4.

Idosos e quedas

Devido a padrões de vida, uso de múltiplos medicamentos, presença de várias comorbidades e diminuição da eficácia na produção natural de vitamina D pela pele, os idosos constituem o principal grupo de risco para a deficiência de vitamina D e, consequentemente, de desenvolvimento de hiperparatireoidismo secundário.[33] Além disso, níveis reduzidos de 25(OH)D estão associados ao aumento do risco de fraturas e quedas, especialmente em idosos frágeis e residentes em instituições.[34]

Entre os indivíduos idosos, há maior prevalência de sarcopenia, resultando em risco elevado de quedas e fraturas.[15] Foi demonstrada a presença do receptor de vitamina D (VDR) em células precursoras musculares esqueléticas, ao passo que o número de VDR nos músculos parece diminuir com o envelhecimento.[35] Um estudo avaliando fibras musculares após o tratamento diário com vitamina D_3 4.000 UI em mulheres idosas com nível basal de 25(OH)D de 18 ng/mℓ mostrou aumento da expressão dos VDRs nucleares em fibras musculares tipo II em comparação com o grupo placebo. Esse achado é semelhante

Quadro 81.4 Condições clínicas e grupos que se beneficiam das concentrações de 25(OH)D acima de 30 ng/mℓ.

Grupos	Condições clínicas
Idosos > 65 anos	Osteoporose (primária ou secundária) Fraturas por fragilidade
Mulheres gestantes	Doenças ósseas metabólicas (osteomalacia, osteogênese imperfeita) Hiperparatireoidismo primário Hiperparatireoidismo secundário
	Sarcopenia Quedas recorrentes Doença renal crônica
	Síndrome de má-absorção
	Insuficiência hepática
	Diabetes melito tipo 1
	Câncer

Adaptado de Moreira et al., 2020.[15]

ao fenômeno observado com o envelhecimento, sugerindo que idosos com baixos níveis de vitamina D podem experimentar atrofia muscular exacerbada.[36]

A revisão sistemática realizada por Beaudart et al.[37] concluiu que a suplementação de vitamina D estava associada ao aumento significativo da força muscular global, sendo mais evidente em indivíduos com mais de 65 anos e naqueles com valores iniciais muito baixos (< 12 ng/mℓ) de 25(OH)D. Da mesma forma, outro ensaio clínico randomizado demonstrou que a administração de vitamina D teve um efeito positivo no aumento da massa muscular e da força física, sendo independente da atividade física.[38]

O estudo *Vitamin D Assessment* (ViDA), com mais de 5 mil adultos, não demonstrou efeito de dose mensal elevada de vitamina D sobre quedas.[39] Em outro estudo, Bouillon et al.[40] concluíram que a suplementação diária com doses modestas de vitamina D em idosos com deficiência pode trazer melhorias discretas na função muscular e no equilíbrio e redução do risco de quedas.

Por fim, de acordo com o consenso "Vitamina D na população idosa", resultado da 5ª Conferência Internacional "Controvérsias em Vitamina D", realizada em Stresa, Itália, em 2021, concluiu-se que a suplementação de vitamina D parece ser a maneira mais fácil de alcançar a suficiência de 25(OH)D, especialmente para populações mais idosas e institucionalizadas. Além disso, das três estratégias possíveis para estabelecer a suficiência de vitamina D – exposição ao sol, fortificação de alimentos e suplementação –, a última parece ser a mais eficaz na população idosa.[41]

Quadro 81.3 Principais condições clínicas associadas à deficiência de vitamina D.

Produção insuficiente: cutânea, hepática ou renal	Aumento da metabolização/do consumo	Absorção intestinal reduzida
Idade > 65 anos Pele escura Barreiras físicas (protetor solar, roupas, óculos) Obesidade Exposição solar reduzida (gravidez, risco de câncer de pele, pós-transplante, LES) Produção reduzida de 25(OH)D: insuficiência hepática grave Produção/ação reduzida de $1,25(OH)_2D$: doença renal crônica e raquitismo dependente de vitamina D tipos I e II, raquitismo hipofosfatêmico ligado ao X e outras condições associadas ao excesso de FGF-23	Medicamentos: anticonvulsivantes (fenobarbital, carbamazepina, difenil-hidantoína); cetoconazol; isoniazida; antirretrovirais (efavirenz, tenofovir); antibióticos Condições inflamatórias (LES, AR, tuberculose) Hiperparatireoidismo primário Tratamento da osteoporose com teriparatida ou PTH (1 a 84)	Má-absorção intestinal: doenças inflamatórias, doença celíaca, doença de Crohn, fibrose cística, insuficiência pancreática Cirurgia bariátrica, ressecções pancreáticas ou intestinais Medicamentos: orlistate, colestiramina

AR: artrite reumatoide; FGF-23: fator de crescimento de fibroblastos 23; LES: lúpus eritematoso sistêmico; PTH: paratormônio; 25(OH)D: 25-hidroxivitamina D; $1,25(OH)_2D$: 1,25 di-hidroxivitamina D. (Adaptado de Moreira et al., 2020.[15])

Gestação

A insuficiência de vitamina D é comum durante a gestação e é mais prevalente, principalmente, no primeiro trimestre.[42,43] A administração de suplementos de vitamina D, resultando em concentrações de 25(OH)D ≥ 30 ng/mℓ, revelou redução do risco de pré-eclâmpsia e retardo de crescimento intrauterino.[44-46] Os níveis de 25(OH)D também estão associados à prematuridade, e o risco de parto prematuro é 3,8 vezes maior em mulheres grávidas com níveis séricos de 25(OH)D < 20 ng/mℓ em comparação àquelas com níveis > 40 ng/mℓ.[47,48]

Outra metanálise recente evidenciou que os filhos de mães com 25(OH)D < 22 ng/mℓ apresentam um risco aumentado de baixo peso ao nascer e anomalias antropométricas. Além disso, destacou-se um aumento do risco de parto prematuro entre as mães com 25(OH)D < 12 ng/mℓ, assim como escores mais baixos em testes de desenvolvimento mental e linguagem.[49] Da mesma forma, uma revisão sistemática da Cochrane também concluiu que a suplementação exclusiva de vitamina D durante a gravidez provavelmente reduz o risco de pré-eclâmpsia, diabetes gestacional e baixo peso ao nascer em comparação com placebo ou nenhuma intervenção.[50]

Osteoporose e outras doenças ósseas

Sabe-se que a participação da vitamina D na absorção de cálcio e na mineralização óssea é fundamental para o equilíbrio da saúde óssea. Níveis reduzidos de 25(OH)D estão correlacionados a má qualidade óssea e o aumento do risco de fraturas em mulheres pós-menopausa.[51] A baixa ingestão diária de cálcio e a deficiência de vitamina D resultam em baixa densidade mineral óssea (DMO) e maior incidência de osteopenia e osteoporose em mulheres. Há estudos que destacaram aumento significativo da densidade óssea e redução em fraturas de quadril e não vertebrais com a suplementação de vitamina D com cálcio.[52,53] Esses efeitos protetores foram mais evidentes em pacientes com níveis iniciais baixos de 25(OH)D (< 10 a 12 ng/mℓ) em uma população residente em casas de repouso.[54]

Recentemente, um subestudo do ensaio ViDA, envolvendo participantes com níveis iniciais de 25(OH)D de 12 ng/mℓ, revelou que doses mensais de vitamina D atenuaram significativamente a perda de DMO no colo do fêmur e no quadril total.[55]

A hipovitaminose D crônica (decorrente de ingestão insuficiente de vitamina D ou baixa exposição solar) e/ou a baixa ingestão de cálcio podem ocasionar defeitos na mineralização óssea, resultando em raquitismo e osteomalacia. Munns et al.[25] preconizam a suplementação de vitamina D (400 UI para < 12 meses de idade e 600 UI para acima de 1 ano) para prevenir o raquitismo nutricional e a osteomalacia durante a infância. Níveis séricos de 25(OH)D superiores a 20 parecem ser adequados para a mineralização óssea em crianças.[25]

Quanto a outros distúrbios osteometabólicos, vale destacar que o hiperparatireoidismo primário (HPTP) está relacionado com redução da DMO e maior risco de fraturas. Em pacientes com HPTP, níveis baixos de vitamina D são frequentes,[56] e há indícios de que essa deficiência está associada a doença mais grave, níveis mais elevados de PTH e alteração dos marcadores de remodelação óssea, além de maior risco de fome óssea após paratireoidectomia.[57] Stein et al.[56] demostraram que, em pacientes com HPTP, a suplementação de vitamina D por 6 meses elevou a concentração média sérica de 25(OH)D de 20 ng/mℓ para 38 ng/mℓ, resultando em melhorias na DMO da coluna lombar e reduções nas concentrações séricas de telopeptídeo carboxiterminal (CTX), sem aumento do cálcio sérico ou urinário.[56] Santos et al.[58] também concluíram que a reposição da vitamina D_3 na dose de 14.000 UI semanal por 12 semanas foi segura e eficaz nos grupos analisados de pacientes com HPTP. Bilezikian et al.[59] recomendam que os níveis séricos de 25(OH)D sejam mantidos acima de 30 ng/mℓ nesse grupo de pacientes.

Hiperparatireoidismo secundário

A vitamina D desempenha um papel crucial na redução da síntese de PTH na paratireoide, e sua baixa concentração está correlacionada com níveis elevados de PTH no sangue, o que caracteriza o hiperparatireoidismo secundário. Outras causas que podem estar indiretamente relacionadas com essa condição são: doença renal crônica, doenças que levam à má-absorção intestinal, como doença celíaca, fibrose cística, doenças inflamatórias intestinais e cirurgia bariátrica.[60]

A relação entre vitamina D e PTH não é linear; em geral, é recomendado manter os níveis de 25(OH)D entre 20 ng/mℓ e 40 ng/mℓ para evitar o desenvolvimento de hiperparatireoidismo secundário, já que a elevação dos níveis de PTH está associada a resultados desfavoráveis, principalmente em idosos, como quedas, fraturas e aumento da mortalidade.[61,62] Além disso, devido à maior prevalência de hiperparatireoidismo secundário na população idosa, associada a consequências adversas para a densidade óssea, a manutenção de concentrações de 25(OH)D acima de 30 ng/mℓ é recomendada nesse grupo.[63]

Cirurgia bariátrica

Em pacientes que serão submetidos à cirurgia bariátrica, a avaliação pré-operatória da saúde óssea deve ser realizada, devido à alta prevalência de deficiência de vitamina D e hiperparatireoidismo secundário na população com obesidade.[60] Após o procedimento cirúrgico, esses pacientes são mais suscetíveis a apresentarem alteração do metabolismo ósseo, em virtude de alterações hormonais associadas à má-absorção e alterações mecânicas relacionadas à perda de peso, acarretando maior risco de fraturas e fragilidade óssea.[64,65]

Mechanick et al.,[66] na diretriz de 2020, sugerem a correção da deficiência de vitamina D, se possível, antes da cirurgia bariátrica, objetivando valores > 30 ng/mℓ. A suplementação pós-operatória pode ser realizada com 2.000 a 3.000 UI/dia e, para casos mais graves, 50.000 UI 1 a 3 vezes na semana ou 3.000 a 6.000 UI/dia; se necessário, pode-se acrescentar reposição com calcitriol, com o objetivo de tratar o hiperparatireoidismo secundário.[66]

Obesidade

Em relação à obesidade, estudos observacionais e metanálises têm associado o aumento do peso corporal a níveis séricos mais baixos de vitamina D. Como possíveis explicações para a hipovitaminose D nessa população, têm-se o sequestro da vitamina D pelo tecido adiposo (devido à sua lipossolubilidade) e a alteração do metabolismo hepático, que leva à redução da atividade da 25-hidroxilase.[67]

Tobias et al.[68] concluíram que a reposição de colecalciferol elevou os níveis séricos dos biomarcadores da vitamina D, mas esse efeito foi atenuado pelo sobrepeso e pela obesidade. Portanto, é possível que o excesso de tecido adiposo corporal modifique a resposta à suplementação de colecalciferol, fazendo esse grupo de pacientes necessitar de rastreio para deficiência vitamínica e maior atenção quando a terapia de suplementação for iniciada, já que a obesidade influencia negativamente a suplementação.[68]

Doença cardiovascular e diabetes melito

Em relação à vitamina D, existem vários mecanismos propostos para seus possíveis benefícios no que se refere a desfechos cardiovasculares: atuação no sistema renina-angiotensina-aldosterona, diminuição da resistência à insulina, atuação na regulação imune e efeitos antiateroscleróticos e antifibróticos. Baixas concentrações de vitamina D estariam ligadas a doenças como diabetes, hipertensão e dislipidemia. Com base nessas observações, estudos randomizados foram realizados com o objetivo de testar se a reposição e a normalização dos níveis de 25(OH)D levariam à redução de eventos cardiovasculares. Os principais são os estudos ViDA, VITAL e D2D.[69-71] O estudo ViDA avaliou participantes de 50 a 84 anos, em um seguimento médio de 3,3 anos, que receberam dose inicial de vitamina D de 200.000 UI, seguida de doses mensais de 100.000 UI, e mostrou que não houve redução de eventos cardiovasculares (IAM, AVC e IC) ou mortalidade. Já o estudo VITAL, com seguimento de 5,3 anos, avaliou 25.871 participantes com idade superior a 50 anos que receberam 2.000 UI/dia ou placebo e não mostrou redução de IAM, AVC ou mortalidade cardiovascular, mesmo em quem tinha 25(OH)D mais baixa. Por fim, o estudo D2D, envolvendo 2.423 participantes que foram randomizados para receber vitamina D na dose de 4.000 UI ou placebo, após 2,5 anos de acompanhamento, não encontrou evidências de redução no risco de DM2.[69]

Por outro lado, uma recente metanálise de Pittas et al.[72] em 2023, envolvendo três ensaios clínicos randomizados, concluiu que a reposição de vitamina D visando a níveis mais altos de 25(OH)D (> 30 ng/mℓ) em pacientes com pré-diabetes diminuiu o risco de evolução para DM2 em 15% e aumentou em 30% a chance de normalização do metabolismo da glicose. Além disso, a suplementação de vitamina D pode ter efeitos benéficos na função das células beta pancreáticas e no sistema imunológico em pacientes com diabetes melito tipo 1, conforme demonstrado em um estudo brasileiro.[73] Nesses pacientes, o rastreio e a suplementação de vitamina D, quando deficiente, devem ser iniciados.[73]

Doença renal crônica

A deficiência de vitamina D é comum entre pacientes com doença renal crônica (DRC) que recebem tratamento conservador ou diálise, assim como entre aqueles que passaram por transplante renal.[74,75] Uma metanálise com mais de 17 mil pacientes concluiu que a falta de vitamina D estava ligada ao aumento do risco de morte por todas as causas, especialmente em pacientes em diálise.[76]

Yadav et al.[77] avaliaram a suplementação com altas doses de colecalciferol em 120 pacientes com DRC em estágio 3 a 4. Após 16 semanas, os níveis séricos de 25(OH)D estavam em torno de 40 ng/mℓ no grupo tratado, o que levou à redução significativa dos níveis de PTH, CTX e fosfatase alcalina óssea em comparação com o grupo placebo. Embora os níveis séricos de 25(OH)D acima de 40 ng/mℓ estivessem relacionados com a redução da remodelação óssea, não houve avaliação do risco de fratura.[77]

As recomendações do *Kidney Disease Improving Global Outcomes* (KDIGO) orientam a mensuração dos níveis de 25(OH)D em pacientes com DRC e sugerem que os níveis séricos ideais sejam semelhantes aos recomendados para a população em geral. Uma vez que a DRC é associada ao aumento do risco de fraturas, são recomendadas concentrações de 25(OH)D acima de 30 ng/mℓ.[75]

Câncer

Estudos *in vitro* indicam que a $1,25(OH)_2D$ tem efeitos antineoplásicos, incluindo ações antiproliferativas e anti-inflamatórias, inibição da angiogênese e metástase, além de estimular a diferenciação e a apoptose de células malignas.[78] Alguns estudos observacionais clínicos demonstraram associações entre concentrações séricas baixas de 25(OH)D e aumento do risco de doenças malignas e/ou mortalidade por câncer.[79-82] Especificamente, níveis séricos de 25(OH)D < 25 ng/mℓ foram associados a maior risco de morte por câncer, incluindo cânceres digestivos, do sistema nervoso central, pulmonares, hematológicos e de mama.[78]

Dados do estudo VITAL também demonstraram que a suplementação de vitamina D (2.000 UI por dia) e ômega 3 não preveniu câncer.[83] Embora esse grande estudo tenha demonstrado que a suplementação com vitamina D não reduziu a incidência de câncer invasivo, análises posteriores mostraram que a taxa de mortalidade por câncer foi significativamente menor nos pacientes que receberam vitamina D em comparação com aqueles que receberam placebo. É importante destacar que a maioria dos pacientes tinha níveis séricos normais de 25(OH)D no momento da randomização, o que sugere que a necessidade de vitamina D para a prevenção do câncer provavelmente já estava atendida na maioria dos participantes.[83]

Ainda não há consenso sobre níveis séricos ideais de 25(OH)D nem sobre a suplementação de vitamina D para prevenir o câncer ou reduzir sua mortalidade. Parece razoável, entretanto, manter níveis ideais de vitamina D em indivíduos com diagnóstico recente de câncer, já que sua suplementação pode estar relacionada com o aumento de sobrevida dessa população.[84]

Medicamentos que interferem no metabolismo da vitamina D

A exposição prolongada a glicocorticoides está associada ao aumento do risco de perda óssea e fraturas.[85,86] A diretriz de 2022 do American College of Rheumatology recomenda uma concentração sérica de 25(OH)D entre 30 e 50 ng/mℓ em pacientes em tratamento com glicocorticoides.[87] Apesar de serem fracas as evidências para suplementação de cálcio e vitamina D a fim de reduzir o risco de fraturas na osteoporose induzida por glicocorticoide (OIG), são recomendados níveis séricos de 25(OH)D > 30 ng/mℓ, pois essa abordagem pode minimizar a perda óssea e melhorar a eficácia do tratamento da OIG.[88]

O uso prolongado de medicamentos antiepilépticos também aumenta o risco de fraturas. Esses medicamentos têm efeitos negativos sobre o metabolismo mineral e parecem ser, pelo menos em parte, mediados pela deficiência de vitamina D.[89,90] Alguns antiepilépticos, incluindo fenitoína, fenobarbital e carbamazepina, induzem o sistema de enzimas hepáticas, conhecido como citocromo P450 (CYP3A4), que aumenta o catabolismo tanto da 25(OH)D quanto da $1,25(OH)_2D$.[91] Estudos prospectivos indicam que a suplementação de vitamina D pode melhorar ou manter a massa óssea em usuários de anticonvulsivantes.[92,93] Níveis séricos ótimos de 25(OH)D para pacientes em uso desses fármacos não foram estabelecidos, mas, considerando que os níveis de 25(OH)D medidos podem ser 20% mais baixos do que os níveis reais, concentrações próximas de 30 ng/mℓ podem ser benéficas.[92,93]

A terapia antirretroviral combinada (TARV) tem um efeito negativo sobre o metabolismo ósseo.[94] Alguns medicamentos podem levar a baixa densidade mineral óssea e fraturas, incluindo o efavirenz, que está associado à redução dos níveis de 25(OH)D, e tenofovir, que está relacionado com o hiperparatireoidismo secundário.[94] Um estudo com pacientes com HIV recebendo efavirenz, tenofovir e entricitabina demonstrou que a suplementação de vitamina D aumentou os níveis séricos de 25(OH)D para 55 ng/mℓ e atenuou a perda óssea no quadril total quando comparados com os pacientes do grupo placebo, cuja concentração de 25(OH)D permaneceu inalterada em 25 ng/mℓ.[94] Além disso, a vitamina D foi associada à melhora da função das células T-*helper* e à diminuição da carga viral[95] e do colesterol total e não HDL.[96]

Outros medicamentos que diminuem os níveis de 25(OH) D incluem orlistate, cetoconazol, colestiramina, teriparatida e PTH(1-84). Pacientes em uso crônico desses medicamentos devem ter seu *status* de vitamina D avaliado e, se necessário, realizar a reposição adequada.[2]

TRATAMENTO DA HIPOVITAMINOSE D EM ADULTOS

Exposição solar

A exposição solar é a principal fonte endógena de vitamina D. A ação dos fótons ultravioleta B (UVB), de comprimento de onda entre 290 e 315 mm, sobre o 7-desidrocolesterol (provitamina D_3), presente na membrana plasmática dos queratinócitos, promove sua fotólise, convertendo-o em pré-vitamina D_3. Esta tem uma estrutura termodinamicamente instável e, sob ação da temperatura corporal, é modificada a colecalciferol (vitamina D_3).[97] Estima-se que um indivíduo de pele clara (fotótipo 2), quando exposto ao sol entre 10 e 15 horas, durante o verão, com braços e pernas expostos, com protetor solar protegendo a face, por aproximadamente 10 a 30 minutos, 2 a 3 vezes por semana, satisfaça as necessidades corporais de vitamina D. Indivíduos de pele escura (fotótipos 5 e 6) necessitam de exposição solar de duração 3 a 5 vezes maior em relação aos fotótipos 1 e 2 para produzir a mesma quantidade de colecalciferol.[98] Entretanto, a produção cutânea de vitamina D_3 não ocorre em uma taxa constante e sofre influência de diversas variáveis, como pigmentação da pele, genótipo, latitude, altitude, estação do ano, grau de exposição solar, poluição do ar, uso de protetor solar e idade.[97]

É bem descrita a relação entre a exposição da pele à luz solar e o surgimento de câncer de pele não melanoma. Essa evidência tem estimulado a recomendação de uso de filtro solar para prevenção de câncer de pele e abstinência de qualquer exposição direta à luz solar, especialmente entre 9 e 15 horas. A Sociedade Brasileira de Dermatologia recomenda nunca se expor ao sol de forma desprotegida e intencional. Dessa forma, o aporte dietético e a suplementação de vitamina D são as formas mais seguras para prevenir/tratar a hipovitaminose D.[99]

Fontes alimentares de vitamina D

Não existem muitas fontes alimentares naturais ricas em vitamina D. O ergocalciferol (vitamina D_2) é encontrado principalmente em fungos, algas e vegetais. A vitamina D_3, por sua vez, está mais presente em alimentos de origem animal (Quadro 81.5). Fontes de origem animal também fornecem alguma quantidade de 25(OH)D, além de vitamina D_3. O conteúdo alimentar de 25(OH)D, entretanto, não é rotineiramente mensurado e incluído nas estimativas de ingestão de vitamina D.[100] Como evidenciado no Quadro 81.5, alimentos mais ricos em vitamina D não fazem parte da dieta típica do brasileiro, ou o seu consumo não alcança as necessidades diárias de vitamina D. Em alguns países, como Canadá, a fortificação do leite com vitamina D_3 é mandatória.[14] No Brasil, entretanto, ainda não foi adotada a fortificação de alimentos com vitamina D.

A ingestão dietética de referência (DRI, do inglês *dietary reference intakes*) de vitamina D, recomendada pelo IOM/NAM, em seu relatório de 2011, é resumida no Quadro 81.6. As necessidades diárias de vitamina D são representadas pela dose de colecalciferol em UI.[22]

Principais derivados da vitamina D usados na prática clínica

Existem tanto compostos naturalmente presentes na via metabólica da vitamina D como análogos sintéticos da vitamina D, disponíveis em apresentações comerciais para tratamento da insuficiência e da deficiência da vitamina D ou de seus metabólitos.[14]

O colecalciferol tem sido a forma mais comumente empregada para prevenção e tratamento de hipovitaminose D no Brasil. Ele deve passar por duas hidroxilações sucessivas, nos carbonos 25 e 1, para ser modificado à forma ativa da vitamina D, o calcitriol [ou $1,25(OH)_2D$].[102]

Variáveis fisiológicas, patológicas e medicações podem influenciar negativamente a atividade das enzimas hidroxilases envolvidas na ativação do colecalciferol, de forma que moléculas hidroxiladas seriam vantajosas em algumas situações. Apresentações de vitamina D 25-hidroxiladas (calcifediol) e de vitamina D 1α-hidroxiladas (calcitriol, alfacalcidol, eldecalcitol) contornariam defeitos da 25-hidroxilação hepática e da 1α-hidroxilação renal, respectivamente.[102] As formas 1α-hidroxiladas, entretanto, apresentam um baixo índice terapêutico, o que implica maior risco de hipercalciúria, hipercalcemia, nefrolitíase e nefrocalcinose. Dessa forma, as opções preferenciais e mais seguras, exceto em algumas situações específicas, para prevenção e tratamento de hipovitaminose D são o colecalciferol e o calcifediol (Figura 81.1 e Quadro 81.7).[14,102]

Outros análogos da vitamina D, como doxercalciferol e paricalcitol, são indicados especificamente para o hiperparatireoidismo secundário à DRC e não serão abordados neste capítulo.[102]

Quadro 81.5 Conteúdo de vitamina D_2 e vitamina D_3 das fontes alimentares mais ricas em vitamina D.

Alimento	Porção	Vitamina D
Cogumelos secos ao sol	100 g	1.600 UI de ergocalciferol
Cogumelos frescos	100 g	100 UI de ergocalciferol
Óleo de fígado de bacalhau	1 colher de sopa	1.360 UI de colecalciferol
Salmão selvagem	100 g	600 a 1.000 UI de colecalciferol
Salmão de criação	100 mg	100 a 250 UI de colecalciferol
Sardinha em conserva	100 g	300 UI de colecalciferol
Atum em conserva	100 g	230 UI de colecalciferol
Gema de ovo	1 unidade	20 UI de colecalciferol
Fígado de boi cozido	100 g	15 UI de colecalciferol

Adaptado de Maeda et al., 2014;[1] Hohl et al., 2022.[101]

Quadro 81.6 Recomendações nutricionais de vitamina D para prevenção de hipovitaminose D em adultos.

	Ingestão dietética mínima recomendada	Nível superior tolerável de ingestão
19 a 70 anos	600 UI	4.000 UI
> 70 anos	800 UI	4.000 UI
Gestantes e lactantes	600 UI	4000 UI

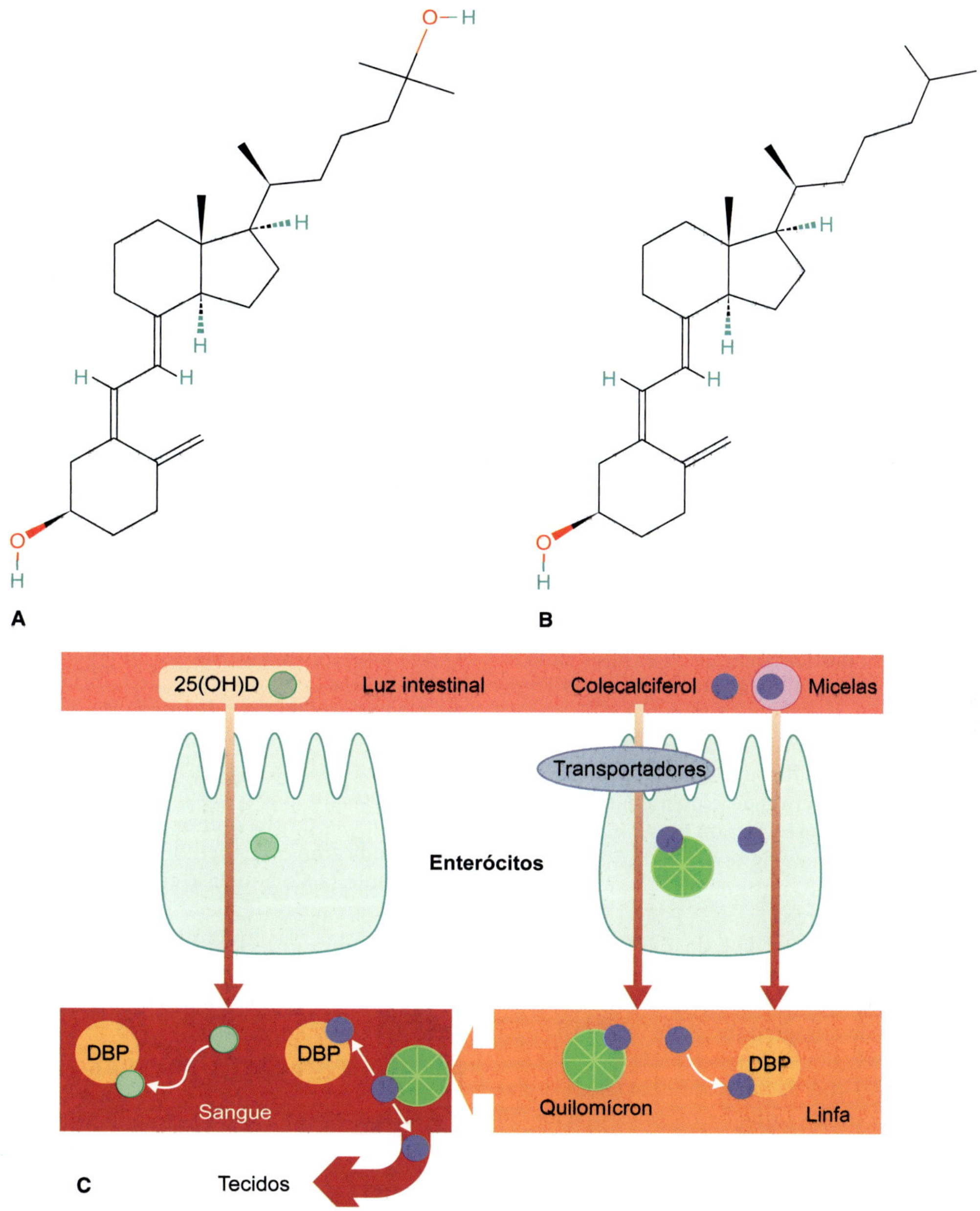

Figura 81.1 A. Fórmula química do calcifediol. **B.** Fórmula química do colecalciferol. A diferença estrutural entre colecalciferol e calcifediol consiste apenas na presença de uma hidroxila a mais no último. Essa única hidroxila adicional confere algumas vantagens farmacocinéticas. **C.** A absorção intestinal do colecalciferol depende da presença de ácidos biliares e da formação de micelas, ao passo que a absorção de calcifediol prescinde desses fatores. DBP: proteína carreadora de vitamina D. (Fonte: **A** e **B.** Disponíveis em: https://pubchem.ncbi.nlm.nih.gov. **C.** (Adaptada de Hewison et al., 2024.[97])

Quadro 81.7 Diferenças entre o colecalciferol e o calcifediol.

Parâmetros	Colecalciferol	Calcifediol
Meia-vida circulante	1 dia	2 a 3 semanas
Meia-vida funcional	2 a 3 meses	2 a 3 semanas
Presença em alimentos	Abundante em peixes gordos	Presente em pequenas quantidades em ovos e carne
Produção	Cutânea	Hepática
Eficácia de absorção	79%	93%
Transporte após a absorção	Quilomícrons/ducto torácico	Veia porta
Conversão μg ↔ UI	Sim (1 μg = 40 UI)	Não

Adaptado de Giustina et al., 2024;[14] Minisola e De Martino, 2022.[103]

A diretriz da Endocrine Society de 2011 não recomendava suplementação de calcifediol para prevenção ou tratamento de hipovitaminose D.[23] No entanto, desde aquela publicação, evidências recentes vêm demonstrando a eficácia e a segurança do uso de calcifediol para essa indicação.[104] O calcifediol tem demonstrado ser 3 a 6 vezes mais potente que o colecalciferol quando se consideram como desfecho os níveis séricos de 25(OH)D.[104]

O grupo editorial da European Society of Clinical and Economical Aspects of Osteoporosis, Osteoarthritis and Musculoskeletal Diseases (ESCEO) atualizou suas recomendações de manejo de hipovitaminose D em 2022, quando passou a preconizar preferencialmente o calcifediol em relação ao colecalciferol nas condições elencadas no Quadro 81.8.[105]

Colecalciferol

Em 2011, a Endocrine Society recomendava o tratamento da deficiência de vitamina D em adultos, definida como 25(OH)D sérica menor que 20 ng/mℓ, inicialmente, com 50.000 UI de colecalciferol ou ergocalciferol, 1 vez/semana, por 8 semanas; ou 6.000 UI por dia, de colecalciferol ou ergocalciferol, até alcançar níveis de 25(OH)D sérica acima de 30 ng/mℓ. Uma vez alcançada essa meta, é recomendada uma dose de manutenção com 1.500 a 2.000 UI por dia. Em indivíduos com obesidade, portadores de síndromes disabsortivas e em pacientes em uso de medicações que possam interferir no metabolismo da vitamina D, é recomendada uma dose de pelo menos 6.000 a 10.000 UI por dia de colecalciferol ou ergocalciferol até alcançar a meta de 30 ng/mℓ, seguida pela dose de manutenção de pelo menos 3.000 a 6.000 UI por dia.[23]

A SBEM recomenda as metas previstas no Quadro 81.2.[15]

Apesar de as recomendações da Endocrine Society em 2011 ainda indicarem a administração semanal de forma intercambiável à administração diária, estudos recentes têm demonstrado melhor efetividade e melhores desfechos clínicos relacionados com a administração diária em relação a esquemas intermitentes.[14] Martineau et al.[106] realizaram uma revisão sistemática e uma metanálise de dados individuais de 11.321 participantes de 25 ensaios clínicos randomizados de suplementação de vitamina D (D_2 ou D_3), que avaliaram prospectivamente a incidência de infecção respiratória aguda (IRpA). A suplementação de vitamina D reduziu a incidência IRpA em 12%. Na análise de subgrupos, foi evidenciado que essa redução se aplicava aos esquemas de suplementação diários ou semanais, mas não àqueles que incluíram uma ou mais doses em *bolus*. O efeito protetor foi mais significativo nos indivíduos com 25(OH)D sérica abaixo de 10 ng/mℓ.[106]

A menor ativação da 24-hidroxilase (CYP24A1), principal enzima da via catabólica da 25(OH)D e da $1,25(OH)_2D$, nos esquemas de administração diária pode ser a explicação para a maior eficácia dessa posologia. O grau de atividade dessa enzima pode ser inferido a partir da dosagem sérica da 25(OH)D e da $24,25(OH)_2D$ e mediante o cálculo da sua relação.[97]

Desse modo, o consenso internacional de 2024 sobre suplementação de vitamina D orienta que os regimes diários do nutriente parecem ser a estratégia mais eficiente e benéfica para melhorar seu status, embora os regimes semanais possam ser uma alternativa em indivíduos com problema de adesão.[14]

Megadoses de colecalciferol, maiores que 100.000 UI, administradas de uma só vez, são associadas a maior risco de quedas e fraturas em idosos institucionalizados, de modo que não são recomendadas.[14,97]

Calcifediol

Em junho de 2022, a Anvisa aprovou o registro do calcifediol como suplemento alimentar, na dose de 10 μg por dia. Mais hidrofílico que o colecalciferol, o calcifediol sofre menos sequestro no tecido adiposo, tem menor volume de distribuição e menor meia-vida funcional. Por ser absorvido diretamente para o sangue venoso portal, rapidamente alcança a circulação sanguínea (ver Figura 81.1) e, consequentemente, promove maior e mais rápido aumento dos níveis séricos da 25(OH)D. Suas propriedades farmacocinéticas constituem o racional para seu uso preferencial nas situações previstas no Quadro 81.8.[104,105]

A Spanish Society for Bone Research and Mineral Metabolism (SEIOMM) recomenda dose de ataque de 266 μg de calcifediol por semana, por 5 semanas, para correção de deficiência de vitamina D, seguida de 266 μg por mês, para manutenção.[107] Como no Brasil não existe essa apresentação de calcifediol (266 μg), e considerando a eficácia e a segurança da dose de 10 a 20 μg/dia, utilizada na maior parte dos estudos de calcifediol, é prudente indicar essa posologia para tratamento de hipovitaminose D.[104]

Segurança e risco de toxicidade

A suplementação de vitamina D é segura, e a intoxicação por vitamina D responde por menos de 10% dos casos de hipercalcemia.[97] A maior parte dos casos de intoxicação por vitamina D relatados ocorreu a partir de 2010, relacionados com a prescrição inadequada de vitamina D, prescrição de altas doses não licenciadas e uso de produtos sem controle de órgãos sanitários.[14]

As manifestações clínicas da intoxicação por vitamina D exógena são, em geral, secundárias à hipercalcemia, tais como: náuseas, vômitos, dor abdominal, constipação intestinal, anorexia, polidipsia, poliúria, desidratação, confusão mental, redução do nível de consciência, coma, depressão, psicose e, raramente, úlceras pépticas relacionadas com a hipergastrinemia. Redução do intervalo QT pode ocorrer, assim como arritmias e calcificação cardiovascular. Essas manifestações costumam ocorrer com níveis séricos de 25(OH)D acima de 150 ng/mℓ, associados a PTH baixo ou indetectável, hipercalcemia, hiperfosfatemia, hipercalciúria. Níveis séricos de $1,25(OH)_2D$ podem estar normais ou até reduzidos, devido à ativação da via catabólica da vitamina D (24-hidroxilase). Calcificações de partes moles, incluindo da córnea (ceratopatia em faixa), e dano renal irreversível podem fazem parte do quadro clínico.[97]

Em função da sua menor meia-vida funcional, a toxicidade relacionada com o calcifediol tende a ser corrigida mais rapidamente em relação àquela secundária ao colecalciferol.[97]

Apesar de sua raridade, a intoxicação por vitamina D é potencialmente letal, e seu tratamento deve ser indicado corretamente (Quadro 81.9).[97,108]

PREVENÇÃO DE DOENÇAS EM POPULAÇÃO SAUDÁVEL SEGUNDO A ENDOCRINE SOCIETY, 2024

De acordo com o painel multidisciplinar de especialistas clínicos publicado pela Endocrine Society[109] em junho de 2024, baseado em revisões sistemáticas da literatura, foi recomendada suplementação empírica, definida como a quantidade de vitamina D que excede a ingestão dietética de referência (IOM/NAM, ver Quadro 81.6), implementada sem dosagem de 25(OH)D, para os seguintes grupos: (1) crianças e adolescentes de 1 a 18 anos,

Quadro 81.8 Condições em que o calcifediol pode ser indicado como primeira opção.

- Mutações inativadoras de genes codificadores de enzimas com atividade 25-hidroxilase
- Inibição iatrogênica da 25-hidroxilase hepática (anticonvulsivantes, antirretrovirais, glicocorticoides, bisfenol A
- Insuficiência hepática
- Obesidade
- Síndromes disabsortivas
- Doença renal crônica – osteodistrofia renal
- Síndrome nefrótica
- Hipogonadismo masculino
- Outras condições (diabetes melito tipo 1, transplantados)
- Covid-19

Adaptado de Chevalley et al., 2022.[105]

Quadro 81.9 Tratamento da intoxicação por vitamina D.

Intervenção	Mecanismo de ação	Início de ação	Duração da ação	Pontos de atenção
Primeira opção				
Soro fisiológico 0,9%	A recuperação da euvolemia é a primeira meta do tratamento Aumento da excreção urinária de cálcio	Horas	Durante a infusão	Cautela em pacientes idosos e/ou com lesão renal aguda e/ou insuficiência cardíaca
Diuréticos de alça	Aumento da excreção urinária de cálcio	Horas	Durante o tratamento	Somente iniciar após a correção de hipovolemia. Uso precoce pode piorar a hipercalcemia
Glicocorticoides	Redução da absorção intestinal de cálcio; redução da produção de $1,25(OH)_2D$; aumento do catabolismo hepático da vitamina D	2 a 5 dias	Dias a semanas	Efeitos colaterais incluem hiperglicemia, imunossupressão, miopatia
Segunda opção				
Bisfosfonatos	Inibição da reabsorção óssea	24 a 72 h	2 a 4 semanas	Contraindicados em pacientes com *clearance* de creatinina < 35 mℓ/min/1,73 m²
Cetoconazol, fluconazol	Redução da produção de $1,25(OH)_2D$	2 a 4 dias	Durante o tratamento	Hepatotoxicidade
Cloroquina e hidroxicloroquina	Redução de produção da $1,25(OH)_2D$	Dias a semanas	Durante o tratamento	Maculopatia, prolongamento do intervalo QT

Adaptado de Hewison et al., 2024;[97] Loriaux e Vanek, 2021.[108]

para prevenir o raquitismo nutricional e diminuir o risco de infecções do trato respiratório (1.200 UI diariamente, dose média ponderada usada nos ensaios clínicos); (2) para aqueles com 75 anos ou mais, para reduzir o risco de mortalidade (900 UI diariamente); (3) gestantes, para reduzir o risco de pré-eclâmpsia, mortalidade intrauterina, prematuridade, bebês pequenos para a idade gestacional (PIG) e mortalidade neonatal (2.500 UI diariamente); e (4) para aqueles com pré-diabetes de alto risco, a fim de reduzir a progressão para diabetes (3.500 UI diariamente). Essa reposição empírica pode incluir a ingestão diária de alimentos fortificados, formulações que contenham vitamina D e/ou suplemento de vitamina D (pílula ou gotas). Doses mais altas de vitamina D estimulam a formação de $24,25(OH)_2D$ (que é a forma inativa), e, por essa razão, são recomendadas doses diárias mais baixas.[109]

Diferentemente da diretriz de 2011,[23] a nova diretriz mostra-se contra a dosagem rotineira de 25(OH)D, na ausência de indicações bem estabelecidas, tais como: (1) em adultos e crianças com obesidade; (2) em adultos e crianças com pele escura; e (3) durante a gravidez.[109] Além disso, esse painel não endossa mais o nível-alvo de 25(OH)D de 30 ng/mℓ nem níveis específicos de 25(OH)D para definir a suficiência, a insuficiência e a deficiência de vitamina D, como foi sugerido na diretriz anterior.[109]

Resumo

A deficiência de vitamina D está associada a diversas condições de saúde, como osteomalacia, osteoporose, aumento do risco de quedas e fraturas em idosos. Estudos revelam que a correção da deficiência grave de vitamina D é essencial, especialmente em populações vulneráveis, como idosos, pacientes com doenças crônicas, indivíduos com obesidade e gestantes. Metanálises recentes sugerem um potencial benefício na normalização do metabolismo da glicose em pacientes com pré-diabetes, indicando a necessidade de mais pesquisas nessa área. Dessa forma, a correção da deficiência grave de vitamina D é recomendada, porém a suplementação em indivíduos com níveis suficientes permanece controversa, requerendo abordagens individualizadas baseadas em fatores de risco específicos e condições de saúde subjacentes. A suplementação é a maneira mais eficaz para alcançar a suficiência de 25(OH)D em populações de risco e prevenir doenças em grupos específicos.

REFERÊNCIAS BIBLIOGRÁFICAS

1. Maeda SS, Borba VZC, Camargo MBR et al. Recomendações da Sociedade Brasileira de Endocrinologia e Metabologia (SBEM) para o diagnóstico e tratamento da hipovitaminose D. Arq Brasil Endocrinol Metab. 2014; 58:411-33.
2. Holick MF. Vitamin D Deficiency. N Engl J Medicine. 2007; 357:266-81.
3. Lips P. Vitamin D deficiency and secondary hyperparathyroidism in the elderly: consequences for bone loss and fractures and therapeutic implications. Endocr Rev. 2001; 22:477-501.
4. McKenna MJ. Differences in vitamin D status between countries in young adults and the elderly. Am J Med. 1992; 93:69-77.
5. Carpenter TO, Shaw NJ, Portale AA et al. Rickets. Nat Rev Dis Primers. 2017; 3:17101.
6. Christakos S, Dhawan P, Verstuyf A et al. Vitamin D: metabolism, molecular mechanism of action, and pleiotropic effects. Physiol Rev. 2016; 96:365-408.
7. Rejnmark L, Bislev LS, Cashman KD et al. Non-skeletal health effects of vitamin D supplementation: A systematic review on findings from meta-analyses summarizing trial data. PLoS One. 2017; 12:e0180512.
8. Autier P, Mullie P, Macacu A et al. Effect of vitamin D supplementation on non-skeletal disorders: a systematic review of meta-analyses and randomised trials. Lancet Diabetes Endocrinol. 2017; 5:986-1004.
9. Swart KM, Lips P, Brouwer IA et al. Effects of vitamin D supplementation on markers for cardiovascular disease and type 2 diabetes: an individual participant data meta-analysis of randomized controlled trials. Am J Clin Nutr. 2018; 107:1043-53.
10. Autier P, Boniol M, Pizot C et al. Vitamin D status and ill health: a systematic review. Lancet Diabetes Endocrinol. 2014; 2:76-89.
11. Bouillon R, Manousaki D, Rosen C et al. The health effects of vitamin D supplementation: evidence from human studies. Nat Rev Endocrinol. 2022; 18:96-110.
12. Giustina A, Adler RA, Binkley N et al. Controversies in vitamin D: Summary statement from an international conference. J Clin Endocrinol Metab. 2019; 104:234-40.
13. Binkley N, Sempos CT. Standardizing vitamin d assays: The way forward. J Bone Mineral Res. 2014; 29:1709-14.
14. Giustina A, Bilezikian JP, Adler RA et al. Consensus statement on vitamin D status assessment and supplementation: Whys, whens, and hows. Endocr Rev. 2024 Apr 27;
15. Moreira CA, Ferreira CE dos S, Madeira M et al. Reference values of 25-hydroxyvitamin D revisited: a position statement from the Brazilian Society of Endocrinology and Metabolism (SBEM) and the Brazilian Society of Clinical Pathology/Laboratory Medicine (SBPC). Arch Endocrinol Metab. 2020; 64:462-78.
16. Herrmann M, Farrell CJL, Pusceddu I et al. Assessment of vitamin D status – a changing landscape. Clin Chem Laboratory Med (CCLM). 2017; 55:3-26.
17. Lips P, Cashman KD, Lamberg-Allardt C et al. Current vitamin D status in European and Middle East countries and strategies to prevent vitamin D deficiency: a position statement of the European Calcified Tissue Society. Eur J Endocrinol. 2019; 180:P23-54.
18. Glendenning P, Inderjeeth CA. Controversy and consensus regarding vitamin D: Recent methodological changes and the risks and benefits of vitamin D supplementation. Crit Rev Clin Lab Sci. 2016; 53:13-28.
19. Atef SH. Vitamin D assays in clinical laboratory: Past, present and future challenges. J Steroid Biochem Mol Biol. 2018; 175:136-7.

20. Carter GD, Berry J, Durazo-Arvizu R et al. Hydroxyvitamin D assays: An historical perspective from DEQAS. J Steroid Biochem Mol Biol. 2018; 177:30-5.
21. Bouillon R. Comparative analysis of nutritional guidelines for vitamin D. Nat Rev Endocrinol. 2017; 13:466-79.
22. Rosen CJ, Gallagher JC. The 2011 IOM Report on Vitamin D and calcium requirements for North America: Clinical implications for providers treating patients with low bone mineral density. J Clin Densitom. 2011; 14:79-84.
23. Holick MF, Binkley NC, Bischoff-Ferrari HA et al. Evaluation, treatment, and prevention of vitamin D deficiency: an Endocrine Society Clinical Practice Guideline. J Clin Endocrinol Metab. 2011; 96:1911-30.
24. Sempos C, Binkley N. 25-Hydroxyvitamin D assay standardisation and vitamin D guidelines paralysis. Public Health Nutr. 2020; 23:1153-64.
25. Munns CF, Shaw N, Kiely M et al. Global consensus recommendations on prevention and management of nutritional rickets. J Clin Endocrinol Metab. 2016; 101:394-415.
26. Arantes HP, Kulak CAM, Fernandes CE et al. Correlation between 25-hydroxyvitamin D levels and latitude in Brazilian postmenopausal women: from the Arzoxifene Generations Trial. Osteoporosis Intern. 2013; 24:2707-12.
27. Aspray TJ, Bowring C, Fraser W et al. National Osteoporosis Society vitamin D guideline summary. Age Ageing. 2014; 43:592-5.
28. Holick MF, Binkley NC, Bischoff-Ferrari HA et al. Evaluation, treatment, and prevention of vitamin D deficiency: an Endocrine Society Clinical Practice Guideline. J Clin Endocrinol Metab. 2011; 96:1911-30.
29. Dawson-Hughes B, Mithal A, Bonjour JP et al. IOF position statement: vitamin D recommendations for older adults. Osteoporosis Intern. 2010; 21:1151-4.
30. Pludowski P, Takacs I, Boyanov M et al. Clinical practice in the prevention, diagnosis and treatment of vitamin D deficiency: A Central and Eastern European Expert Consensus Statement. Nutrients. 2022; 14:1483.
31. Dominguez LJ, Farruggia M, Veronese N et al. Vitamin D sources, metabolism, and deficiency: Available compounds and guidelines for its treatment. Metabolites. 2021; 11:255.
32. American Geriatrics Society Workgroup on Vitamin D Supplementation for Older Adults. Recommendations Abstracted from the American Geriatrics Society Consensus Statement on Vitamin D for Prevention of Falls and Their Consequences. J Am Geriatr Soc. 2014; 62:147-52.
33. van der Wielen RPJ, de Groot LCPGM, van Staveren WA et al. Serum vitamin D concentrations among elderly people in Europe. Lancet. 1995; 346:207-10.
34. Pasco JA, Henry MJ, Kotowicz MA et al. Seasonal periodicity of serum vitamin d and parathyroid hormone, bone resorption, and fractures: The Geelong Osteoporosis Study. J Bone Mineral Res. 2004; 19:752-8.
35. Bischoff-Ferrari H, Borchers M, Gudat F et al. Vitamin D receptor expression in human muscle tissue decreases with age. J Bone Mineral Res. 2004; 19:265-9.
36. Dawson-Hughes B. Vitamin D and muscle function. J Steroid Biochem Mol Biol. 2017; 173:313-6.
37. Beaudart C, Buckinx F, Rabenda V et al. The effects of vitamin d on skeletal muscle strength, muscle mass, and muscle power: A systematic review and meta-analysis of randomized controlled trials. J Clin Endocrinol Metab. 2014; 99:4336-45.
38. Aoki K, Sakuma M, Endo N. The impact of exercise and vitamin D supplementation on physical function in community-dwelling elderly individuals: A randomized trial. J Orthopaedic Sci. 2018; 23:682-7.
39. Scragg RKR. Overview of results from the Vitamin D Assessment (ViDA) study. J Endocrinol Invest. 2019; 42:1391-9.
40. Bouillon R, Marcocci C, Carmeliet G et al. Skeletal and extraskeletal actions of vitamin D: Current evidence and outstanding questions. Endocr Rev. 2019; 40:1109-51.
41. Giustina A, Bouillon R, Dawson-Hughes B et al. Vitamin D in the older population: a consensus statement. Endocrine. 2022; 79:31-44.
42. Sharma N, Nath C, Mohammad J. Vitamin D status in pregnant women visiting a tertiary care center of North Eastern India. J Family Med Prim Care. 2019; 8:356.
43. Amegah AK, Klevor MK, Wagner CL. Maternal vitamin D insufficiency and risk of adverse pregnancy and birth outcomes: A systematic review and meta-analysis of longitudinal studies. PLoS One. 2017; 12e0173605.
44. Mirzakhani H, Litonjua AA, McElrath TF et al. Early pregnancy vitamin D status and risk of preeclampsia. J Clin Invest. 2016; 126:4702-15.
45. Ali AM, Alobaid A, Malhis TN et al. Effect of vitamin D3 supplementation in pregnancy on risk of pre-eclampsia – Randomized controlled trial. Clinical Nutrition. 2019; 38:557-63.
46. Wang H, Xiao Y, Zhang L et al. Maternal early pregnancy vitamin D status in relation to low birth weight and small-for-gestational-age offspring. J Steroid Biochem Mol Biol. 2018; 175:146-50.
47. Wagner CL, Baggerly C, McDonnell SL et al. Post-hoc comparison of vitamin D status at three timepoints during pregnancy demonstrates lower risk of preterm birth with higher vitamin D closer to delivery. J Steroid Biochem Mol Biol. 2015; 148:256-60.
48. Santamaria C, Bi WG, Leduc L et al. Prenatal vitamin D status and offspring's growth, adiposity and metabolic health: a systematic review and meta-analysis. Brit J Nutr. 2018; 119:310-9.
49. Tous M, Villalobos M, Iglesias L et al. Vitamin D status during pregnancy and offspring outcomes: a systematic review and meta-analysis of observational studies. Eur J Clin Nutr. 2020; 74:36-53.
50. Palacios C, Kostiuk LK, Peña-Rosas JP. Vitamin D supplementation for women during pregnancy. Cochrane Database System Rev. 2019; 2019;7:CD008873.
51. Chon SJ, Koh YK, Heo JY et al. Effects of vitamin D deficiency and daily calcium intake on bone mineral density and osteoporosis in Korean postmenopausal woman. Obstet Gynecol Sci. 2017; 60:53.
52. Jackson RD, LaCroix AZ, Gass M et al. Calcium plus vitamin D supplementation and the risk of fractures. N Engl J Med. 2006; 354:669-83.
53. Bischoff-Ferrari HA, Willett WC, Wong JB et al. Fracture prevention with vitamin d supplementation. JAMA. 2005; 293:2257.
54. Tang BM, Eslick GD, Nowson C. Use of calcium or calcium in combination with vitamin D supplementation to prevent fractures and bone loss in people aged 50 years and older: a meta-analysis. Lancet. 2007; 370:657-66.
55. Reid IR, Horne AM, Mihov B et al. Effect of monthly high-dose vitamin D on bone density in community-dwelling older adults substudy of a randomized controlled trial. J Intern Med. 2017; 282:452-60.
56. Stein EM, Dempster DW, Udesky J et al. Vitamin D deficiency influences histomorphometric features of bone in primary hyperparathyroidism. Bone. 2011; 48:557-61.
57. Pallan S, Khan A. Primary hyperparathyroidism: Update on presentation, diagnosis, and management in primary care. Can Fam Physician. 2011; 57:184-9.
58. Santos LM, Ohe MN, Pallone SG et al. Levels of bioavailable, and free forms of 25(OH)D after supplementation with vitamin D3 in primary hyperparathyroidism. Endocrine. 2022; 80:183-90.
59. Bilezikian JP, Khan AA, Silverberg SJ et al. Evaluation and management of primary hyperparathyroidism: summary statement and guidelines from the Fifth International Workshop. J Bone Miner Res. 2022; 37(11):2293-314.
60. Santos MTA dos, Souza FIS de, Fonseca FLA et al. Alterações de parâmetros relacionados ao metabolismo ósseo em mulheres submetidas à derivação gástrica em Y de Roux. Arq Brasil Endocrinol Metabol. 2012; 56:376-82.
61. Osima M, Borgen TT, Lukic M et al. Serum parathyroid hormone is associated with increased cortical porosity of the inner transitional zone at the proximal femur in postmenopausal women: the Tromsø Study. Osteoporosis International. 2018; 29:421-31.
62. Domiciano DS, Machado LG, Lopes JB et al. Bone mineral density and parathyroid hormone as independent risk factors for mortality in community-dwelling older adults: A population-based prospective cohort study in Brazil. The São Paulo Ageing & Health (SPAH) Study. J Bone Min Res. 2016; 31:1146-57.
63. Vieth R, Ladak Y, Walfish PG. Age-related changes in the 25-hydroxyvitamin D versus parathyroid hormone relationship suggest a different reason why older adults require more vitamin D. J Clin Endocrinol Metab. 2003; 88:185-91.
64. Paccou J, Tsourdi E, Meier C et al. Bariatric surgery and skeletal health: A narrative review and position statement for management by the European Calcified Tissue Society (ECTS). Bone. 2022; 154:116236.
65. Kim J, Nimeri A, Khorgami Z et al. Metabolic bone changes after bariatric surgery: 2020 update, American Society for Metabolic and Bariatric Surgery Clinical Issues Committee position statement. Surg Obes Rel Dis. 2021; 17:1-8.
66. Mechanick JI, Apovian C, Brethauer S et al. Clinical practice guidelines for the perioperative nutrition, metabolic, and nonsurgical support of patients undergoing bariatric procedures – 2019 update. Surg Obes Rel Dis. 2020; 16:175-247.
67. Pereira-Santos M, Costa PRF, Assis AMO et al. Obesity and vitamin D deficiency: A systematic review and meta-analysis. Obes Rev. 2015; 16:341-9.
68. Tobias DK, Luttmann-Gibson H, Mora S et al. Association of body weight with response to vitamin d supplementation and metabolism. JAMA Netw Open. 2023; 6:e2250681.
69. Pittas AG, Dawson-Hughes B, Sheehan P et al. Vitamin D supplementation and prevention of type 2 diabetes. N Engl J Med. 2019; 381:520-30.
70. Scragg R, Waayer D, Stewart AW et al. The Vitamin D Assessment (ViDA) Study: design of a randomized controlled trial of vitamin D supplementation for the prevention of cardiovascular disease, acute respiratory infection, falls and non-vertebral fractures. J Steroid Biochem Mol Biol. 2016; 164:318-25.
71. Manson JE, Bassuk SS, Buring JE. Principal results of the VITamin D and OmegA-3 TriaL (VITAL) and updated meta-analyses of relevant vitamin D trials. J Steroid Biochem Mol Biol. 2020 Apr; 198:105522.
72. Pittas AG, Kawahara T, Jorde R et al. Vitamin D and risk for type 2 diabetes in people with prediabetes. Ann Intern Med. 2023; 176:355-63.
73. Gabbay MAL, Sato MN, Finazzo C et al. Effect of cholecalciferol as adjunctive therapy with insulin on protective immunologic profile and decline of residual β-cell function in new-onset type 1 diabetes mellitus. Arch Pediatr Adolesc Med. 2012; 1;166:601-7.
74. Vilarta CF, Unger MD, dos Reis LM et al. Hypovitaminosis D in patients undergoing kidney transplant: the importance of sunlight exposure. Clinics. 2017; 72:415-21.
75. Ketteler M, Block GA, Evenepoel P et al. Diagnosis, evaluation, prevention, and treatment of chronic kidney disease–mineral and bone disorder: synopsis of the kidney disease: Improving Global Outcomes 2017 Clinical Practice Guideline Update. Ann Intern Med. 2018; 168:422.
76. Jayedi A, Soltani S, Shab-Bidar S. Vitamin D status and all-cause mortality in patients with chronic kidney disease: A systematic review and dose-response meta-analysis. J Clin Endocrinol Metab. 2017; 102:2136-45.

77. Yadav AK, Kumar V, Kumar V et al. The effect of vitamin D supplementation on bone metabolic markers in chronic kidney disease. J Bone Mineral Res. 2018; 33:404-9.
78. Feldman D, Krishnan AV, Swami S et al. The role of vitamin D in reducing cancer risk and progression. Nat Rev Cancer. 2014; 14:342-7.
79. Wong G, Lim WH, Lewis J et al. Vitamin D and cancer mortality in elderly women. BMC Cancer. 2015; 15:106.
80. Yao S, Kwan ML, Ergas IJ et al. Association of serum level of vitamin D at diagnosis with breast cancer survival. JAMA Oncol. 2017; 3:351.
81. O'Brien KM, Sandler DP, Taylor JA, Weinberg CR. Serum vitamin D and risk of breast cancer within five years. Environ Health Perspect. 2017; 125:077004.
82. Lee JE, Li H, Chan AT et al. Circulating Levels of Vitamin D and Colon and Rectal Cancer: The Physicians' Health Study and a meta-analysis of prospective studies. Cancer Prevention Research. 2011 May 1;4(5):735-43.
83. Manson JE, Cook NR, Lee IM et al. Vitamin D supplements and prevention of cancer and cardiovascular disease. N Engl J Med. 2019; 380:33-44.
84. Samji V, Haykal T, Zayed Y et al. Role of vitamin D supplementation for primary prevention of cancer: Meta-analysis of randomized controlled trials. J Clin Oncol. 2019; 37(15_suppl):1534.
85. Amiche MA, Albaum JM, Tadrous M et al. Efficacy of osteoporosis pharmacotherapies in preventing fracture among oral glucocorticoid users: a network meta-analysis. Osteoporosis Internat. 2016; 27:1989-98.
86. Rossini M, Viapiana O, Vitiello M et al. Prevalence and incidence of osteoporotic fractures in patients on long-term glucocorticoid treatment for rheumatic diseases: the Glucocorticoid Induced OsTeoporosis TOol (GIOTTO) study. Reumatismo. 2017; 69:30.
87. Humphrey MB, Russell L, Danila MI et al. 2022 American College of Rheumatology Guideline for the Prevention and Treatment of Glucocorticoid-Induced Osteoporosis. Arthritis Rheumatol. 2023; 75:2088-102.
88. Lima GL, Paupitz JA, Aikawa NE et al. A randomized double-blind placebo-controlled trial of vitamin D supplementation in juvenile-onset systemic lupus erythematosus: positive effect on trabecular microarchitecture using HR-pQCT. Osteoporosis Internat. 2018; 29:587-94.
89. Jetté N, Lix LM, Metge CJ et al. Association of antiepileptic drugs with nontraumatic fractures. Arch Neurol. 2011; 68:107-12.
90. Nicholas JM, Ridsdale L, Richardson MP et al. Fracture risk with use of liver enzyme inducing antiepileptic drugs in people with active epilepsy: Cohort study using the General Practice Research Database. Seizure. 2013; 22:37-42.
91. Kulak CAM, Borba VZC, Bilezikian JP et al. Bone mineral density and serum levels of 25 OH vitamin D in chronic users of antiepileptic drugs. Arq Neuropsiquiatr. 2004; 62:940-8.
92. Mikati MA, Dib L, Yamout B et al. Two randomized vitamin D trials in ambulatory patients on anticonvulsants. Neurology. 2006; 67:2005-14.
93. Lazzari AA, Dussault PM, Thakore-James M et al. Prevention of bone loss and vertebral fractures in patients with chronic epilepsy–Antiepileptic drug and osteoporosis prevention trial. Epilepsia. 2013; 54:1997-2004.
94. Overton ET, Chan ES, Brown TT et al. Vitamin D and calcium attenuate bone loss with antiretroviral therapy initiation. Ann Intern Med. 2015; 16;162:815-24.
95. Stallings VA, Schall JI, Hediger ML et al. High-dose vitamin D3 supplementation in children and young adults with HIV. Pediatric Infect Dis J. 2015; 34:e32-40.
96. Longenecker CT, Hileman CO, Carman TL et al. Vitamin D supplementation and endothelial function in vitamin D deficient HIV-infected patients: A randomized placebo-controlled trial. Antivir Ther. 2012; 17:613-21.
97. Hewison M et al. Feldman and Pike's vitamin D. 5. ed. Academic Press, Elsevier, 2024.
98. Reichrath J et al. Sunlight, vitamin D and skin cancer. 3. ed. Springer Nature Switzerland AG, 2020.
99. Departamento de oncologia cutânea. Guia de Fotoproteção da Sociedade Brasileira de Dermatologia, 2022.
100. Taylor CL, Patterson KY, Roseland JM et al. Including food 25-hydroxyvitamin D in intake estimates may reduce the discrepancy between dietary and serum measures of vitamin D status. J Nutr. 2014; 144:654-9.
101. Hohl A, Portes AM, Montenegro AC et al. Vitamina D. In: Bandeira F, Madeira M, Silva BCC, editors. Guia Prático em Osteometabolismo. Editora Clannad; 2022.
102. Cianferotti L, Cricelli C, Kanis JA et al. The clinical use of vitamin D metabolites and their potential developments: a position statement from the European Society for Clinical and Economic Aspects of Osteoporosis and Osteoarthritis (ESCEO) and the International Osteoporosis Foundation (IOF). Endocrine. 2015; 50:12-26.
103. Minisola S, De Martino V. Disentanglement among vitamins D. Gynecol Endocrinol. 2022; 38:97-8.
104. Jodar E, Campusano C, de Jongh RT et al. Calcifediol: a review of its pharmacological characteristics and clinical use in correcting vitamin D deficiency. Eur J Nutr. 2023; 62:1579-97.
105. Chevalley T, Brandi ML, Cashman KD et al. Role of vitamin D supplementation in the management of musculoskeletal diseases: update from an European Society of Clinical and Economical Aspects of Osteoporosis, Osteoarthritis and Musculoskeletal Diseases (ESCEO) working group. Aging Clin Exp Res. 2022; 34:2603-23.
106. Martineau AR, Jolliffe DA, Hooper RL et al. Vitamin D supplementation to prevent acute respiratory tract infections: systematic review and meta-analysis of individual participant data. BMJ. 2017; 356:i6583.
107. Casado E, Quesada JM, Naves M et al. Recomendaciones de la SEIOMM en la prevención y tratamiento del déficit de vitamina D. Rev Osteoporosis Metab Mineral. 2021; 13:84-97.
108. Loriaux L, Vanek C, editors. Endocrine emergencies. Cham: Springer International Publishing; 2021.
109. Demay MB, Pittas AG, Bikle DD et al. Vitamin D for the prevention of disease: An endocrine society clinical practice guideline. J Clin Endocrinol Metab. 2024 Jun 3 [Online ahead of print].

CAPÍTULO 82

Hiperparatireoidismo Primário: Diagnóstico e Tratamento

Lucio Vilar ■ Érico Higino de Carvalho ■ Erik Trovão Diniz ■ Renata de Oliveira Campos

INTRODUÇÃO

O hiperparatireoidismo primário (HPTP), distúrbio que resulta da hipersecreção do hormônio da paratireoide ou paratormônio (PTH), é a causa mais comum de hipercalcemia diagnosticada ambulatorialmente.[1,2] Pode ocorrer a qualquer tempo, porém é mais frequente entre os 40 e 65 anos de idade. Mostra-se pouco comum na adolescência e, menos ainda, na infância. Predomina no sexo feminino, em uma proporção de aproximadamente 3:1.[3,4] O HPTP é uma doença relativamente comum, com estimada prevalência de 1 a 7 casos por 1.000 adultos e 0,78% em serviços de referência.[4-6] Em estudo recente realizado em Recife, observou-se uma prevalência de 1,62% em 371 mulheres na pós-menopausa.[7] A incidência de HPTP tem sido difícil de ser avaliada, com estimativas bastante variáveis (0,4 a 21,6 casos por 100.000 pessoas/ano). Dados recentes da Califórnia mostraram que a incidência anual de HPTP flutuou ao longo do estudo em 36,3 e 120,2/100.000 em mulheres (média de 65,5) e em 13,4 e 35,6 em homens (média de 24,7).[7]

CARACTERÍSTICAS E FUNÇÕES DAS PARATIREOIDES E DO PARATORMÔNIO

As paratireoides são pequenas glândulas do sistema endócrino, do tamanho de uma ervilha, que estão geralmente localizadas atrás da tireoide. Localizações ectópicas incluem a tireoide, o mediastino e o ângulo da mandíbula. Em geral, há 4 paratireoides, porém algumas pessoas têm 6 ou, até mesmo, 8 glândulas.[8]

Existem dois tipos de células nas paratireoides (*principais* e *oxifílicas*), sustentadas por matriz de tecido conjuntivo reticular e adiposo. As células principais (eosinófilas) são menores e secretam o PTH. As células oxifílicas são maiores, mais basófilas e têm função desconhecida.[8]

A função principal das paratireoides é manter o nível de cálcio (Ca^{++}) no sangue no estreito limite adequado ao funcionamento dos sistemas nervoso e muscular. Receptores sensores de cálcio (CaSR) nas glândulas são ativados, quando há redução da calcemia, liberando o PTH na corrente sanguínea.[8,9]

Cálcio e fósforo (P) são os principais constituintes do osso, e 99% do Ca^{++} corporal encontram-se nos ossos. Juntos, Ca^{++} e P constituem 65% do peso ósseo. No sangue, cerca de 50% do Ca^{++} total está ligado a proteínas, principalmente albumina e globulinas. A fração livre do Ca^{++} constitui o cálcio ionizado.[8]

O PTH, proteína que, em mamíferos, contém 84 aminoácidos, é sintetizado como um precursor maior denominado pré-pró-PTH. O gene do PTH está localizado no cromossomo 11. A regulação do cálcio ionizado ocorre pela secreção do PTH (1-84) em resposta a mudanças na concentração desse mineral em uma faixa fisiológica relativamente estreita. A secreção de PTH é, por sua vez, regulada negativamente pelo CaSR, localizado na superfície das células principais paratireóideas, bem como pelo aumento no sangue do cálcio e da $1,25(OH)_2D$ (calcitriol). Hipomagnesemia grave também inibe a secreção do PTH. Em contraste, hipocalcemia, hipomagnesemia leve, deficiência de vitamina D e insuficiente produção renal de calcitriol estimulam a secreção desse hormônio. O PTH mantém o cálcio sérico em parâmetros normais, por intermédio de três mecanismos principais: estimulação da reabsorção de cálcio no túbulo distal do rim, estímulo da reabsorção osteoclástica no osso e ativação da 1α-hidroxilase no túbulo proximal renal, levando à síntese de calcitriol, que, por sua vez, promove a absorção de cálcio no intestino delgado. Paratireoides, ossos, rins e intestino são, portanto, órgãos essenciais para a homeostase do cálcio.[5,8,9]

ETIOLOGIA E PATOGÊNESE

Adenomas solitários das paratireoides são responsáveis por cerca de 85 a 90% dos casos de HPTP.[2,10] Hiperfunção em múltiplas glândulas paratireoides (uma categoria ampla que inclui hiperplasia e adenomas múltiplos) ocorre na maior parte dos casos restantes.[11] Na maioria das séries, o carcinoma de paratireoide é responsável por menos de 1% dos casos de HPTP;[11,12] adenomas podem ser múltiplos (2 a 4%).[13] Em 145 pacientes com HPTP tratados cirurgicamente, foram detectados 13 casos (9%) de paratireoides ectópicas, assim distribuídas: 4 (31%) no sulco traqueoesofágico, 4 (31%) intratímicas, 2 (15%) intratireoidianas, e as restantes foram localizadas na janela aortopulmonar, no mediastino anterior e na região submandibular.[14]

Doença em múltiplas glândulas representa o achado mais comum em indivíduos com as síndromes de hiperparatireoidismo familiar.[5,11] Raramente, adenomas e carcinomas de paratireoides podem cursar sem hiperparatireoidismo.[12,15,16] Também raros são cistos paratireóideos intratireoidianos hiperfuncionantes.[17] Os resultados de uma revisão sistemática quanto à etiologia de 20.225 casos de HPTP estão resumidos no Quadro 82.1.

Hiperparatireoidismo leve a moderado ocorre em aproximadamente 5% dos pacientes submetidos à terapia crônica com lítio e frequentemente persiste após a suspensão do medicamento.[18] Pode também estar associado à irradiação externa do pescoço.[19] Incidência aumentada de HPTP tem sido relatada em indivíduos expostos à radiação em função do acidente nuclear em Chernobyl.[20]

O oncogene ciclina D1 (*PRAD1*) está exageradamente expresso em 20 a 40% dos casos de adenomas paratireóideos esporádicos e em uma proporção ainda maior de carcinomas.[21] No entanto, nenhuma mutação ativadora *missense* do *PRAD1* foi identificada nesses tumores (Quadro 82.2).[21] A expressão aumentada da ciclina D1 (e outras isoformas da ciclina D) aumenta a transcrição de múltiplos genes necessários para a síntese do DNA e a progressão do ciclo celular.[21-23]

A etiologia do carcinoma de paratireoide é desconhecida; entretanto, o recém-descoberto gene *HRPT2* tem sido implicado em sua patogênese.[12,24] Esse gene é um supressor tumoral, está localizado no cromossomo 1q21-q31 e codifica uma proteína denominada parafibromina.[22,24] Mutações no *HRPT2* são raras em adenomas esporádicos, mas são encontradas em 20% dos casos de carcinomas aparentemente esporádicos e na maioria dos pacientes com a *síndrome de hiperparatireoidismo–tumor de mandíbula* (ver adiante).[21-24]

Quadro 82.1 Etiologia do hiperparatireoidismo primário entre 20.225 pacientes.

Etiologia	Frequência (%)
Adenoma único	88,90
Hiperplasia	5,74
Adenoma duplo	4,14
Carcinoma	0,74

Adaptado de Ruda et al., 2005.[4]

SÍNDROMES DE HIPERPARATIREOIDISMO FAMILIAR

Cerca de 10% dos casos de HPTP correspondem a tipos de hiperparatireoidismo familiar que podem surgir isoladamente ou associar-se a doenças endócrinas hereditárias autossômicas dominantes, como as neoplasias endócrinas múltiplas tipo 1 (MEN-1), tipo 2A (MEN-2A) e tipo 4 (MEN-4), a síndrome do hiperparatireoidismo – tumor de mandíbula (HTM) e a hipercalcemia hipocalciúrica familiar (FHH) (ver Quadro 82.2).[5,21-28]

A *MEN-1* consiste primariamente em tumores ou hiperplasia de paratireoide, adenomas hipofisários e neoplasias pancreáticas. Ela relaciona-se a apenas 2 a 4% dos casos de HPTP. A *MEN-2A*, por sua vez, caracteriza-se por carcinoma medular da tireoide, feocromocitoma e HPTP. Este último representa a manifestação mais comum da MEN-1 (presente em até 100% dos casos) e ocorre em 20 a 30% dos pacientes com MEN-2A.[25] Mais recentemente descrita, a *MEN-4* é causada por mutações germinativas no gene *CDKN1B* e tem como manifestações mais frequentes os adenomas paratireóideos e hipofisários.[25]

A *HTM* resulta de mutações no gene *HRPT2* (em cerca de 50 a 75% dos casos), que codifica a parafibromina, e caracteriza-se

Quadro 82.2 Genes implicados na tumorigênese paratireoidiana sindrômica e esporádica e síndromes relacionadas.

Gene	Proteína codificada	Síndromes associadas ao hiperparatireoidismo	Aspectos dos tumores paratireóideos sindrômicos	Defeitos nos tumores paratireóideos esporádicos
MEN-1	Menina	MEN-1: hipófise anterior, paratireoides e tumores enteropancreáticos	Tumores múltiplos assimétricos (> 99% benignos) ou hiperplasia	Inativação em ± 25 a 35% dos tumores benignos; mutações extremamente raras nos carcinomas
CDKN1B	p27	MEN-4: hipófise anterior, paratireoides e tumores enteropancreáticos HPTP em ≈ 80%; tumores da adeno-hipófise; tumores neuroendócrinos pancreáticos; outros potenciais achados: tumores carcinoides, tumores do córtex adrenal, neoplasias tireoidianas etc.	Tumores múltiplos assimétricos (> 99% benignos) ou hiperplasia	–
HRPT2/CDC73	Parafibromina	Síndrome de hiperparatireoidismo–tumor de mandíbula; tumores uterinos e paratireóideos; cistos renais	Tumor único, comum (15% malignos)	Inativação em 70% dos cânceres; mutações raras nos adenomas
CASR	Receptor sensor de cálcio	FHH com inativação heterozigota; NSHPT com inativação homozigota	FHH: paratireoides com tamanho quase normal; alteração do *set-point* do cálcio sérico para a liberação do PTH NSHPT: marcante aumento de múltiplas glândulas	Expressão diminuída, comum; mutações extremamente raras
RET	c-Ret	MEN-2A: carcinoma medular de tireoide, feocromocitoma, hiperparatireoidismo primário	Tumor único, comum (> 99% benignos)	Mutações extremamente raras
CCND1/PRAD1	Ciclina D1	NA	NA	Expressão exagerada resulta de rearranjo no DNA que envolve o gene do PTH

DNA: ácido desoxirribonucleico; FHH: hipercalcemia hipocalciúrica familiar; HPTP: hiperparatireoidismo primário; MEN-1/MEN-2A/MEN-4: neoplasia endócrina múltipla tipos 1, 2A e 4; NA: não aplicável; NSHPT: hiperparatireoidismo neonatal grave; PTH: paratormônio. (Adaptado de Segiet et al., 2015;[21] Groussin, 2015.[23])

por tumores de paratireoides e fibromas ossificantes da mandíbula.[21,26] Clinicamente exterioriza-se por hipercalcemia na infância ou na adolescência e, ao contrário das outras síndromes herdadas, o adenoma da paratireoide é mais comum do que a hiperplasia. Também existe risco aumentado para carcinoma de paratireoide (em 15 a 20% dos casos). Outras possíveis manifestações são lesões renais, como tumor de Wilms, rins policísticos e hamartomas.[5,10,26]

A FHH, também conhecida como *hipercalcemia benigna familiar*, parece responder por cerca de 2% dos casos assintomáticos de hipercalcemia.[27,28] Trata-se de uma síndrome geneticamente heterogênea, de transmissão autossômica dominante, que resulta de mutações de perda de função em três genes distintos (*CASR*, *GNA11* e *AP2S1*).[27] Mutações no *CASR*, que codifica o receptor sensor de cálcio (CaSR), caracterizam a FHH tipo 1 (FHH1). Mutações no *GNA11*, codificador da subunidade G-11 (Gα11), causam a FHH2, ao passo que a FHH3 decorre de mutações no *AP2S1*, gene que codifica a subunidade -2σ da proteína adaptadora.[2,27-29]

Mutações inativadores no gene *CASR* causam aumento no limiar de supressão do cálcio sobre a secreção do PTH, que se traduz por pequena elevação nos níveis desse hormônio e hipercalcemia leve a moderada, não progressiva, presente desde o nascimento e, na maioria dos pacientes, não responsiva à cirurgia.[27,28] Indivíduos homozigotos para o gene apresentam hiperparatireoidismo neonatal grave, que se caracteriza por hipercalcemia, desmineralização óssea e hiperplasia das paratireoides.[5,27,28] Nos rins, o defeito no CaSR causa aumento da reabsorção tubular de cálcio, o que justifica a hipocalciúria característica da FHH.[22,27]

A FHH geralmente se manifesta na infância ou na adolescência, e há história familiar de hipercalcemia.[27,28] Ela é caracterizada por elevações do cálcio sérico com baixa excreção urinária de cálcio nas 24 horas, evidenciada pela razão cálcio:*clearance* de creatinina [CCCR] tipicamente < 0,01, observada em 80% dos casos. As concentrações do PTH são normais em 80% dos pacientes, com mínima elevação no restante[22,29] No HPTP, a CCCR geralmente é > 0,02 e a elevação dos níveis de PTH é mais marcante, embora eles possam ser normais em pelo menos 10% dos casos. Contudo, pode haver uma superposição nos valores de CCCR e PTH nas duas condições.[27,29] Nestes casos, testes genéticos tornam-se necessários.

Recentemente foi proposta uma nova ferramenta na distinção entre FHH e HPTP, denominada Pro-FHH. Nesta ferramenta, medem-se o cálcio sérico, o PTH, a osteocalcina sérica e a CCCR. Na coorte de Paris, com um ponto de corte de 0,928, o Pro-FHH teve 100% de especificidade e 100% de valor preditivo positivo para o HPTP.[30] Como limitação, o teste somente foi validado em adultos com níveis normais de PTH.[30]

O *hiperparatireoidismo familiar isolado* (HFI) é uma doença rara em adultos. Para seu diagnóstico, é preciso excluir outras causas de hipercalcemia familiar mencionadas.[28] Em algumas famílias, representa uma variante alélica da MEN-1, pois seu gene foi mapeado no *locus* dela. Em outras famílias, pode resultar de mutação no *CASR* ou, mais raramente, ser uma variante da síndrome HTM.[23] Em um estudo, com 22 indivíduos com HFI,[31] os percentuais encontrados de mutações nos genes *MEN-1*, *CASR* e *HRPT2* foram, respectivamente, de 23%, 18% e 0%. Em outros dois estudos,[32,33] a prevalência de mutação no *HRPT2* variou de 3 a 14%.

QUADRO CLÍNICO

O HPTP clássico, na forma originalmente descrita por Albright e Reifenstein na década de 1930, associava-se à nefrolitíase em cerca de metade dos casos e à doença óssea (*osteíte fibrosa cística*) em aproximadamente 25%.[5,11] A adoção da dosagem sistemática do cálcio sérico resultou tanto em um aumento significativo na incidência da doença como no surgimento de uma nova apresentação clínica, a *forma assintomática* do HPTP. Esta última caracteriza-se pela ausência de envolvimento ósseo e renal, porém muitos pacientes podem apresentar sintomas vagos ou inespecíficos, como astenia, cansaço fácil, depressão, transtornos da memória etc.[5,11]

Atualmente, em várias séries americanas e europeias, a maioria dos pacientes (80 a 90%) tem a forma assintomática – sendo o HPTP um achado casual, quando se diagnostica hipercalcemia em exames de rotina –, ao passo que cálculos renais são vistos em 15 a 20% dos pacientes, e doença óssea acomete menos de 5% deles.[10,34,35] Entretanto, em alguns outros países, como Índia e China, a doença óssea ainda prepondera.[36] Entre as variadas casuísticas, a discrepância na prevalência de doença óssea grave parece estar relacionada à deficiência de vitamina D, que exacerbaria a gravidade do envolvimento esquelético, mesmo em países tropicais.[10,35] Em nosso meio, a forma assintomática representa cerca de 50% dos casos. Em uma coorte de 82 pacientes com HPTP atendidos em Recife, 40 (48,7%) tinham a forma assintomática; 35 (42,7%), a doença óssea ou renal; e 7 (8,5%), ambas as doenças, óssea e renal.[37]

Manifestações renais

Nefrolitíase recorrente é a manifestação renal mais característica do HPTP (Figura 82.1), sendo relatada em cerca de 15 a 20% dos casos. Perda gradativa da função renal e, mais raramente, nefrocalcinose podem também ocorrer.[38]

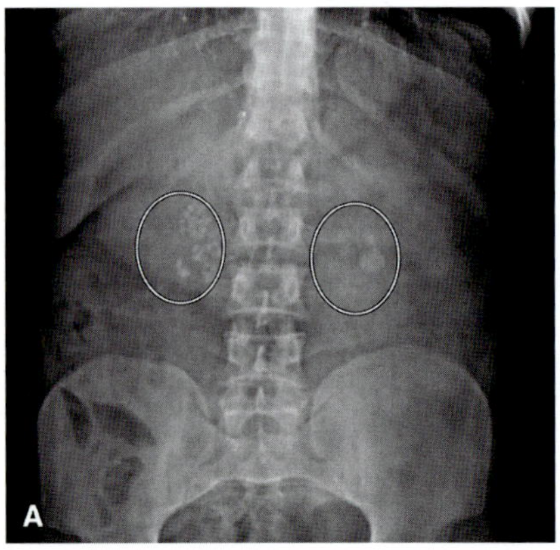

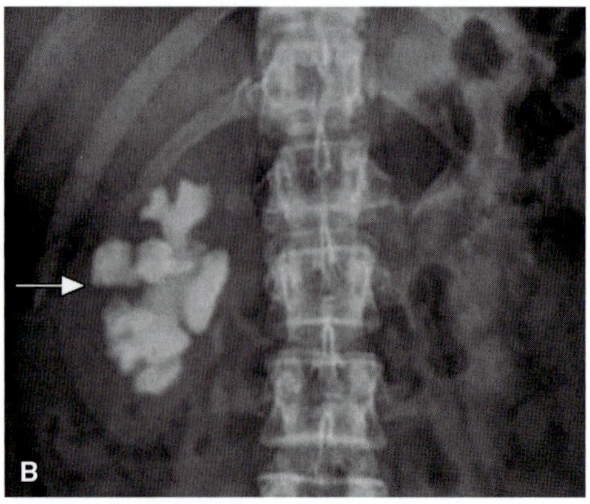

Figura 82.1 Nefrolitíase recorrente é a manifestação renal mais característica do hiperparatireoidismo primário. **A.** Presença de múltiplos cálculos renais bilaterais (*círculos*). **B.** Cálculo coraliforme (*seta*).

Envolvimento ósseo

Caracteristicamente, no HPTP há maior perda de osso cortical do que trabecular (Figura 82.2). Isso ocorre em função de o PTH ter ação catabólica no esqueleto apendicular (sobretudo nos terços médio e distal do rádio) e ação anabólica no esqueleto axial (vértebras).[10,38] Dores ósseas (de intensidade e localização variáveis), fraturas patológicas (Figuras 82.3 e 82.4) e fraqueza muscular (geralmente proximal) são as queixas mais frequentes relacionadas à doença óssea. Deformidades e comprometimento progressivo da deambulação também podem ocorrer. Entretanto, eventualmente os pacientes podem ser assintomáticos e ter seu envolvimento ósseo apenas revelado por radiografia simples, densitometria óssea e/ou cintilografia óssea.[38]

O achado radiológico mais sensível e específico da osteíte fibrosa cística é a reabsorção óssea subperiosteal, mais bem evidenciada nas falanges (Figura 82.5) e porções distais das clavículas. Outras manifestações incluem osteopenia generalizada (nos casos mais graves), desmineralização "em sal e pimenta" do crânio (Figura 82.6) e os *tumores marrons* ou osteoclastomas. Estes últimos representam um processo reativo não neoplásico, devido a reabsorção óssea e lesão óssea localizada, induzido pelo PTH. Seu nome deriva de seu aspecto marrom-avermelhado decorrente de micro-hemorragias e deposição de hemossiderina. Radiologicamente, os tumores marrons caracterizam-se como lesões líticas, bem definidas, que expandem ou erodem o osso afetado (Figura 82.7), e podem simular uma neoplasia primária óssea ou lesão

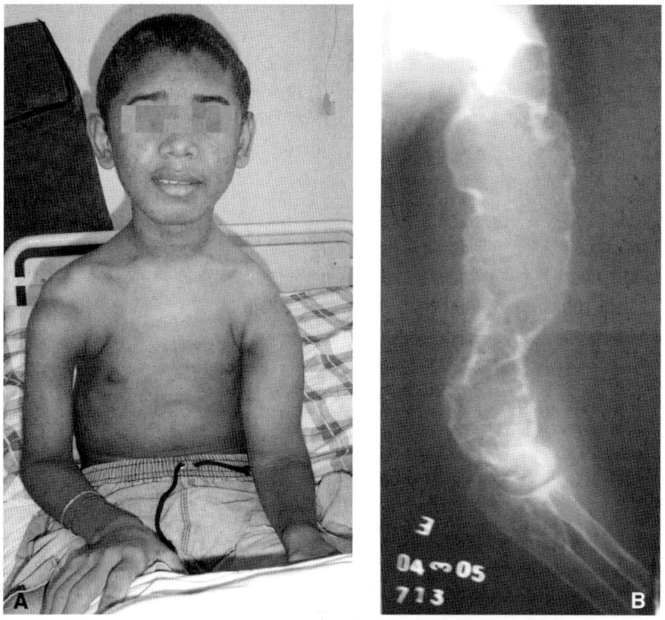

Figura 82.2 A. Paciente de 15 anos de idade com hiperparatireoidismo primário grave e deformidades resultantes de múltiplas fraturas. **B.** Observar a intensa reabsorção óssea e a deformidade no úmero esquerdo.

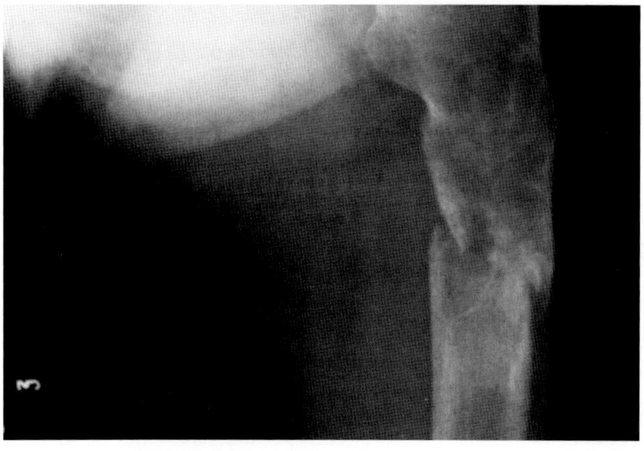

Figura 82.3 Fratura espontânea de fêmur em caso de hiperparatireoidismo primário grave.

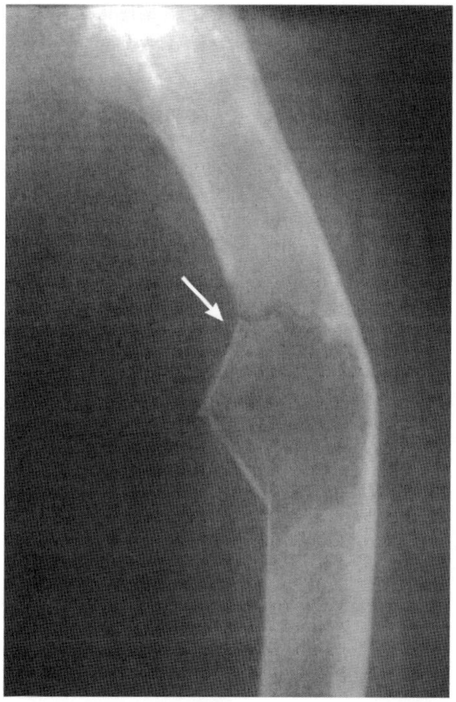

Figura 82.4 Fratura em fêmur, ocorrendo sobre um osteoclastoma (*seta*), após mínimo traumatismo, em uma paciente com hiperparatireoidismo primário grave (cálcio > 14 mg/dℓ e paratormônio > 1.000 pg/mℓ).

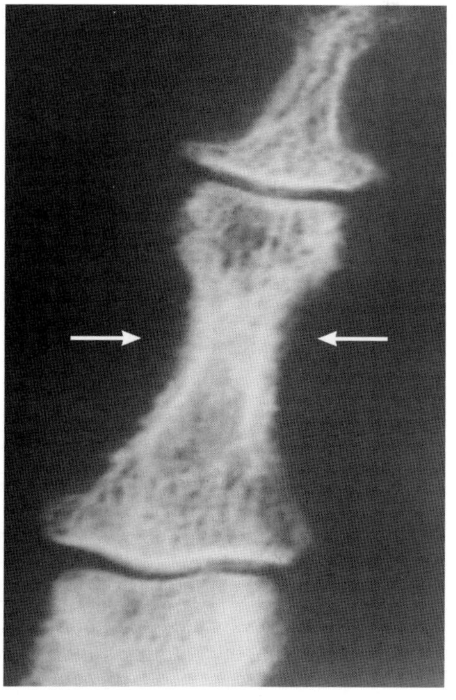

Figura 82.5 Aspecto característico da reabsorção subperióstea nas falanges (*setas*).

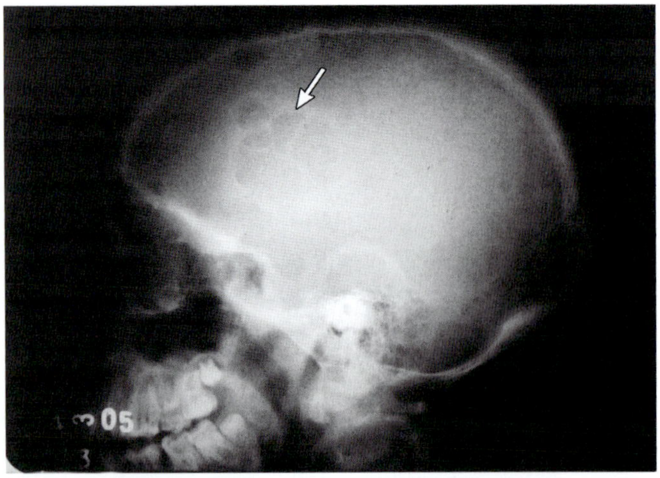

Figura 82.6 Desmineralização craniana no hiperparatireoidismo primário, com o clássico aspecto de "sal e pimenta". Importante observar também lesões ósseas líticas (*seta*).

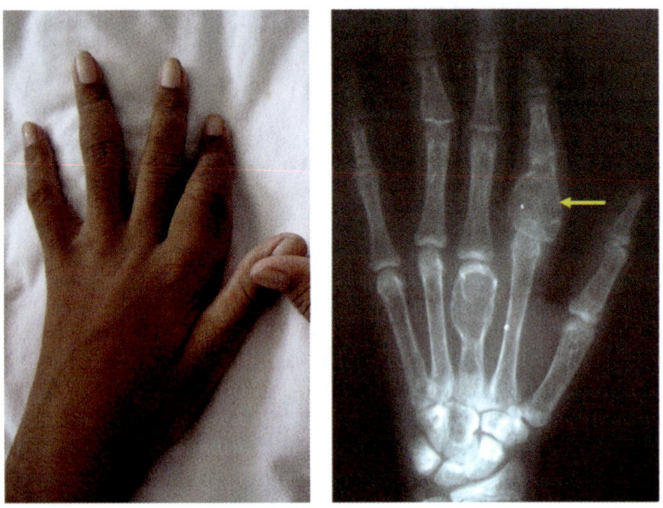

Figura 82.7 Paciente de 15 anos de idade com hiperparatireoidismo primário grave e deformidades nas mãos. Os osteoclastomas eram palpáveis (*seta*).

metastática. Esses tumores ocorrem mais frequentemente na pelve, em ossos longos e na clavícula, mas podem também acometer a maxila, a mandíbula, as costelas e o crânio (Figura 82.8).[39-41] Tumor marrom mandibular ou maxilofacial pode eventualmente ser a manifestação inicial do HPTP.[39,40] Muito raramente os tumores marrons podem invadir a órbita, resultando em proptose.[41] Perda da lâmina dura dos dentes pode também ser observada no HPTP, mas é um achado inespecífico, encontrado em doenças periodontais.[37]

Caracteristicamente, à densitometria óssea, observa-se predomínio de perda no osso cortical. Entretanto, quando o HPTP é mais avançado, o envolvimento ósseo será mais generalizado, e todo o esqueleto pode estar envolvido. Na cintilografia óssea, podem ser visualizadas áreas de hipercaptação focal ou difusa (Figura 82.9).[9,30,31]

Manifestações cardiovasculares

Alguns estudos relataram taxas variáveis de distúrbios cardiovasculares no HPTP, incluindo hipertensão arterial sistêmica (HAS), hipertrofia ventricular esquerda, doença arterial coronariana, calcificações valvulares e miocárdicas, além de anormalidades nas funções cardíaca e vascular. Dislipidemia, caracterizada por diminuição da fração de colesterol ligada à lipoproteína de alta densidade (HDL-colesterol) e aumento dos triglicerídeos, também foi relatada.[10,42] Os dados sobre os efeitos benéficos da paratireoidectomia nessas manifestações ainda são conflitantes.[10,43]

Por outro lado, estudos populacionais mais recentes têm sugerido que uma forma mais branda da doença pode estar associada a aumento da mortalidade por todas as causas e a aumento na ocorrência de doença cardiovascular fatal e não fatal.[10,44]

Manifestações psiquiátricas

Sintomas psiquiátricos podem ocorrer em até 23% dos pacientes com HPTP; destes, 78% apresentam depressão e ansiedade.[45] Outras manifestações relatadas são fadiga, perda de memória, dificuldade de concentração, irritabilidade, somatização, bem como transtornos do humor e do sono.[34,45,46]

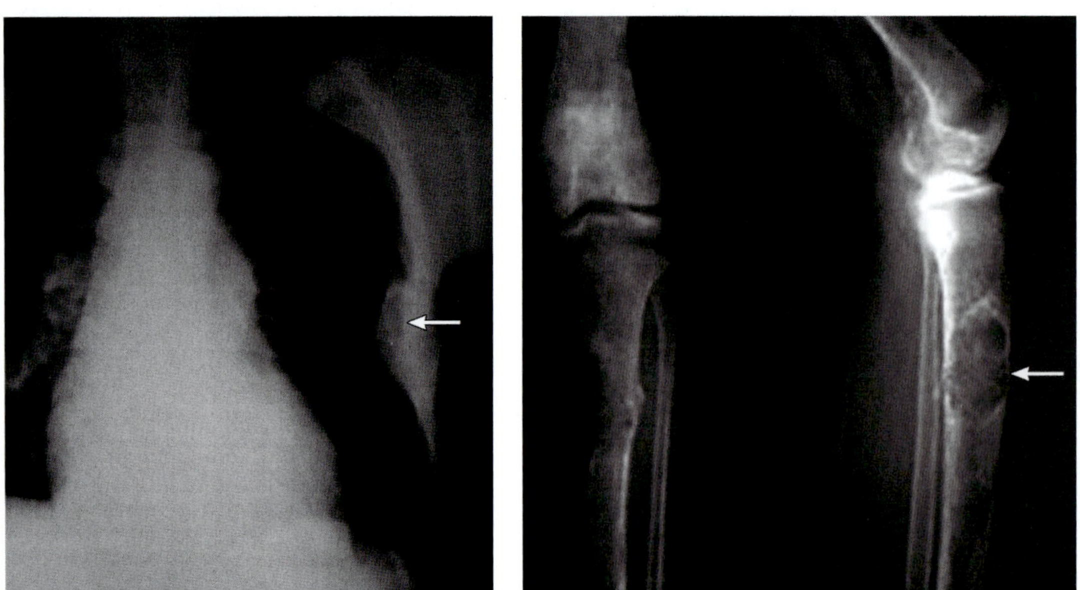

Figura 82.8 Lesões líticas (tumores marrons) em costela e tíbia (*setas*).

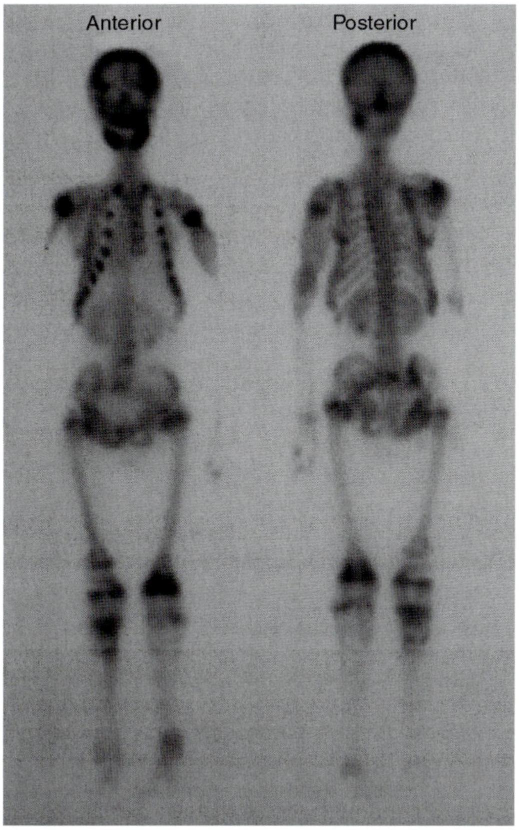

Figura 82.9 Cintilografia óssea, em caso de hiperparatireoidismo primário grave, com múltiplas áreas de hipercaptação do traçador (crânio, costelas, bacia, úmeros etc.).

Outras manifestações clínicas

Doença ulcerosa péptica e pancreatite são relacionadas com HPTP, mas não há uma evidência definitiva de relação causal. Há relatos de que pancreatite aguda ou crônica pode ser uma rara complicação do HPTP e, até mesmo, a manifestação inicial da doença,[47] incluindo raros casos de pancreatite aguda necrosante com óbito.[48] Na maioria dos grandes estudos, não se observou incidência aumentada de pancreatite no HPTP.[37,49] Na série da Mayo Clinic, pancreatite foi relatada em apenas 1,5% dos casos de HPTP.[50] Devido à hipercalcemia, podem também ocorrer poliúria, polidipsia, prurido e alterações gastrintestinais (anorexia, constipação intestinal e, nos casos graves, náuseas/vômitos).[10,34]

Calcificações ectópicas (pulmões, rins, artérias e pele) e ceratopatia em banda são raras, e neuropatia periférica é mencionada ocasionalmente.[34,37] Manifestações articulares podem ocasionalmente ser observadas, dentre as quais se incluem condrocalcinose (com ou sem ataques agudos de pseudogota), erosões justarticulares, fraturas subcondrais, sinovites traumáticas e gota úrica. Baqueteamento digital pode estar presente nos casos mais graves.[5,37]

Crise hipercalcêmica

Raramente, o HPTP pode se manifestar por uma crise hipercalcêmica ou crise paratireóidea, que é uma emergência médica e se caracteriza por hipercalcemia muito grave (cálcio sérico > 14 mg/dℓ [3,5 mmol/ℓ]).[4,5,37] Esta situação é mais frequente em pacientes com carcinoma paratireóideo (vista em cerca de 15% dos casos) do que com adenomas (< 2%).[34,37] Os sinais e sintomas mais usuais incluem desidratação (decorrente de poliúria e vômitos), arritmias cardíacas e sintomas neurológicos variando de sonolência e confusão mental a estupor e coma. Níveis de cálcio sérico > 15 a 16 mg/dℓ [3,75 a 4 mmol/ℓ]) implicam risco aumentado de coma, fibrilação ventricular e parada cardíaca.[4,5,37,38]

HIPERPARATIREOIDISMO PRIMÁRIO NORMOCALCÊMICO

O hiperparatireoidismo primário normocalcêmico (HPTPN) tem sido descrito com frequência crescente na última década, caracterizando-se por elevação dos níveis séricos do PTH, pelo menos em duas ocasiões, associada a valores do cálcio sérico (total e ionizado) persistentemente normais, na ausência de causas secundárias de elevação do PTH (Quadro 82.3).[1,51] Por definição, cálcio ionizado, 25(OH) vitamina D (25-OHD), excreção urinária de cálcio e função renal precisam estar normais, para diferenciar o HPTPN do hiperparatireoidismo secundário[1,10] (ver Quadro 82.3). Atualmente, deficiência de vitamina D é a causa mais comum de elevação isolada do PTH.[6] Em geral, este hormônio começa a se elevar quando a taxa de filtração glomerular decai para menos de 60 mℓ/minuto e os níveis de 25-OHD são < 20 ng/mℓ.[6,52] O HPTPN tem sido diagnosticado em cerca um terço dos incidentalomas paratireóideos, identificados por meio de ultrassonografia (US) tireoidiana.[10]

A história natural do HPTPN ainda não está plenamente estabelecida, e permanece incerto se ele representa uma forma incipiente do HPTP clássico ou um diferente espectro dessa doença.[10,51] Progressão para hipercalcemia tem sido relatada em até 22% dos casos.[51,52,54,55] Em uma pequena coorte de 37 pacientes com HPTPN, 40% apresentaram evidência de progressão da doença (desenvolvimento de nefrolitíase, fraturas, marcante hipercalciúria ou declínio na densidade mineral óssea [DMO] > 10%) e 19% desenvolveram hipercalcemia.[54] Outros dados mostram que, quando pacientes com HPTPN são acompanhados durante uma média de 4 anos, 22% progredirão para hipercalcemia.[55] Dados mais recentes evidenciaram que, durante os 6 anos do estudo, 36 de 187 (19%) pacientes tornaram-se hipercalcêmicos, 67% em 2 anos e 5,5% após 4 anos.[55] Contudo, em dois outros estudos, todos os pacientes permaneceram com níveis normais durante o acompanhamento.[51]

Tampouco está estabelecida a prevalência do HPTPN. No *Osteoporotic Fractures in Men Study* (MrOS),[56] registrou-se uma prevalência de 0,4% em uma população de 2.364 homens, e de 3,1% no *Dallas Heart Study* (DHS), que avaliou 3.450 indivíduos de ambos os gêneros.[56] Em mulheres na pós-menopausa, a prevalência de HPTPN variou de 0,4 a 6% em populações não selecionadas,[55] atingindo 8,9% de mulheres brasileiras submetidas à investigação de osteoporose.[57] No entanto, nos estudos com maior prevalência, o cálcio ionizado não foi dosado. Em Recife, entre 371 mulheres na menopausa, foram detectados 4 casos de HPTPN (prevalência de 1,08%), com cálcio total e cálcio ionizado normais.[7]

Quadro 82.3 Causas secundárias de elevação do paratormônio.

- Deficiência de vitamina D (25-OHD < 20 ng/mℓ ou 50 nmol/ℓ)
- Insuficiência renal crônica (TFG < 60 mℓ/min)
- Medicamentos (lítio, bisfosfonatos, anticonvulsivantes, hidroclorotiazida, denosumabe, furosemida, fósforo)
- Hipercalciúria renal
- Síndrome de má-absorção (doença celíaca, fibrose cística, *bypass* gástrico etc.)
- Pseudo-hipoparatireoidismo

TFG: taxa de filtração glomerular. (Adaptado de Bilezikian et al., 2005;[3] Bilezikian, 2012;[5] Bilezikian et al., 2022.[53])

Alguns estudos têm sugerido que o HPTPN não é uma condição indolente, revelando que a frequência de nefrolitíase, HAS e redução na DMO mostrou-se similar à observada no HPTP leve.[55,58,59]

É importante salientar que até 10% dos casos de aparente HPTPN têm cálcio sérico normal, mas valores elevados do cálcio ionizado e do PTH, caracterizando o HPTP clássico.[5,55]

DIAGNÓSTICO LABORATORIAL

A rotina diagnóstica do HPTP inclui a dosagem sérica de cálcio, fósforo, albumina, fosfatase alcalina, PTH intacto, 25-OHD e creatinina. A urina de 24 horas deve ser coletada para dosagem de cálcio. Uma vez que as manifestações ósseas do HPTP são comuns, todos os pacientes devem ser submetidos a investigação óssea radiológica e densitometria óssea em coluna, fêmur proximal e rádio (terço distal). Além disso, deve ser pesquisada a litíase renal, de preferência por meio de US, mesmo em pacientes assintomáticos ou com HPTPN.[5,10]

Bioquimicamente, o HPTP caracteriza-se pela associação de hipercalcemia e PTH elevado ou inapropriadamente normal, enquanto nas outras condições de hipercalcemia há inibição das paratireoides, que se traduz por níveis séricos baixos do PTH.[3,5,34] A maioria dos pacientes com HPTP têm níveis de PTH elevados, mas em 8 a 12% dos casos eles estão normais, em geral, no limite superior da normalidade (em apenas 1%, PTH < 40 pg/mℓ) (Quadro 82.4).[1-3] Neste contexto, o diagnóstico de HPTP deve sempre ser considerado.

A dosagem de cálcio ionizado pode ser útil em casos selecionados, tais como em pacientes com hiper ou hipoalbuminemia, trombocitose, macroglobulinemia de Waldenström e mieloma. Nas duas últimas situações, a hipercalcemia pode estar presente, mas o cálcio ionizado no soro é normal (hipercalcemia artefatual).[10] Deve-se também sempre dosar o cálcio ionizado diante da suspeita de HPTPN.[55] Havendo hipoalbuminemia, pode-se corrigir a calcemia de acordo com os níveis de albumina, por meio da equação:[3,5]

$$\text{Cálcio sérico encontrado} - [0{,}8 \times (4 - \text{Albumina sérica encontrada})]$$

Outras alterações bioquímicas do HPTP com menor valor diagnóstico incluem hipofosfatemia (aproximadamente 25% dos pacientes), hipercalciúria (em cerca de 40% [e em 100%, quando há nefrolitíase]), aumento da $1,25(OH)_2D$ (em um terço dos casos), elevação do monofosfato de adenosina cíclico (cAMP) urinário e, com menos frequência, acidose metabólica hiperclorêmica. Esta última é observada nos casos com níveis muito altos de PTH, com consequente inibição da reabsorção tubular de fosfato. Portanto, hipercloremia e diminuição do bicarbonato sérico são achados úteis na diferenciação entre HPTP e outras causas de hipercalcemia. No HPTP, os marcadores bioquímicos de formação óssea (p. ex., fosfatase alcalina e osteocalcina séricas) e reabsorção óssea, como o C-telopeptídeo, com frequência estão aumentados.[3,5,8,34]

Hipomagnesemia pode eventualmente ocorrer, já que a reabsorção tubular de magnésio, ainda que estimulada pelo PTH, é inibida pela hipercalcemia. A magnitude da elevação do PTH e das demais alterações bioquímicas é mais pronunciada em pacientes com envolvimento esquelético do que naqueles com a forma assintomática.[3,37]

Os níveis séricos da 25-OHD estão frequentemente reduzidos em pacientes com HPTP e, como comentado, podem mascarar a hipercalcemia em alguns pacientes, mimetizando, assim, o HPTPN.[5,60,61] Acredita-se que os baixos níveis séricos de 25-OHD resultem da aceleração da conversão dessa vitamina em $1,25(OH)_2D$, mediada pelos altos níveis de PTH, bem como encurtamento da meia-vida da 25-OHD. Os valores séricos da $1,25(OH)_2D$ encontram-se no limite superior da normalidade ou francamente elevados (em até um terço dos casos).[1,5]

O HPTP pode, em alguns casos, manifestar-se por uma crise hipercalcêmica (cálcio sérico > 15 mg/dℓ). Em uma série,[62] tal situação foi detectada em 35 de 638 casos (5,5%) de HPTP e mostrou-se mais frequente em carcinomas, adenomas duplos ou lesões com aparência cística. A taxa de mortalidade foi também maior do que em pacientes submetidos à paratireoidectomia sem crise hipercalcêmica (2,8% *versus* 0,1%).[62]

Quadro 82.4 Diagnóstico do hiperparatireoidismo primário.

Alterações laboratoriais
- PTH elevado (± *90% dos casos*)
- Cálcio sérico elevado (± *90% dos casos*) ou normal
- Hipercalciúria (*35 a 40%*)
- Fósforo sérico baixo (*25 a 50%*) ou normal
- Fosfatase alcalina, osteocalcina e cAMP urinário elevados
- Acidose metabólica hiperclorêmica (*eventualmente*)
- Hipomagnesemia (*eventualmente*)
- Anemia (± *50%*) e VHS aumentada

Possíveis alterações radiológicas
- Reabsorção óssea subperiosteal (falanges, clavículas etc.)
- Aspecto em "sal e pimenta" do crânio
- Lesões osteolíticas (*tumores marrons*)
- Perda da lâmina dura dos dentes
- Osteopenia/fraturas vertebrais etc.
- Nefrolitíase, nefrocalcinose
- Condrocalcinose (*em até 10%*)

Possíveis alterações à densitometria óssea
- Osteopenia ou osteoporose (predominantemente em osso cortical)

Possíveis alterações à cintilografia óssea
- Áreas de hipercaptação focal ou difusa

cAMP: monofosfato de adenosina cíclico; PTH: paratormônio; VHS: velocidade de hemossedimentação. (Adaptado de Eastell et al., 2014.[34])

Características clínicas e laboratoriais do carcinoma de paratireoide

O carcinoma de paratireoide, caracterizado por adesão do tecido glandular às estruturas adjacentes, tem crescimento lento e, de certa maneira, é indolente. Metástases geralmente são manifestação tardia desse carcinoma. À ocasião do diagnóstico, localizam-se em gânglios regionais e em outros órgãos em menos de 5% e 2% dos casos, respectivamente, enquanto a invasão para a tireoide e outras estruturas adjacentes é relatada em cerca de 25% (Quadro 82.5). As metástases a distância ocorrem por via hematogênica ou linfática, sendo mais comuns para pulmão (40%) e fígado (10%). Relatou-se também comprometimento de ossos, pleura, pericárdio e pâncreas.[12,63,64] Raramente, os carcinomas podem ser duplos ou localizados no mediastino.[64,65]

Em geral, o tamanho do carcinoma é muito maior do que o das lesões benignas. Na maioria dos estudos, seu diâmetro médio situa-se entre 3 e 3,5 cm, comparado com cerca de 1,5 cm para os adenomas. Por isso, 22 a 48% dos carcinomas são palpáveis, contra menos de 2% dos adenomas.[24,63,64]

Carcinomas caracterizam-se por níveis séricos do PTH intacto (10 a 65 pg/mℓ) bastante elevados (> 5 vezes o limite superior em mais de 70% dos pacientes, excedendo 1.000 pg/mℓ) e do cálcio (> 14 mg/dℓ em 50 a 75% dos pacientes, com crise hipercalcêmica em 14%).[24,63-65] Os níveis séricos de α e β-hCG podem estar elevados em pacientes com carcinoma.[63,64] Pacientes com adenomas de células oxifílicas podem ter elevação da calcemia e do PTH semelhante à de carcinomas, além de massa palpável.[66]

As manifestações renais e ósseas ocorrem em até 90% e 70% dos casos, respectivamente, sendo infrequente a forma

Quadro 82.5 Apresentação inicial em 163 pacientes com carcinoma de paratireoide.

Apresentação	Frequência (%)
Invasão local	23
Tireoide	15
Nervo laríngeo recorrente	4
Outros (músculo, traqueia, esôfago)	4
Metástases para linfonodos	4
Metástases a distância	2

Adaptado de Tuna et al., 2016.[58]

assintomática.[24,63] Em até 50% dos pacientes, o envolvimento ósseo e renal ocorre simultaneamente à ocasião do diagnóstico, sendo menos comuns em pacientes com adenomas (Quadro 82.6). Em 10% dos casos de carcinoma, rouquidão pode estar presente, devido a compressão ou invasão do nervo laríngeo recorrente e paresia das cordas vocais.[12,24] Os carcinomas raramente são não funcionantes.[12]

Em resumo, algumas características são bastante indicativas de carcinoma em casos de HPTP: massa cervical palpável, concomitância de doença óssea e renal, marcantes elevações do PTH e do cálcio sérico (> 14 mg/dℓ) e sintomas compressivos.[24,63,64]

DIAGNÓSTICO DIFERENCIAL

O HPTP precisa ser diferenciado de outras causas de hipercalcemia (Quadro 82.7), bem como de doenças que provoquem osteoporose, nefrolitíase, nefrocalcinose e hipofosfatemia. HPTP e neoplasias são responsáveis por cerca de 90% dos casos de hipercalcemia. Dados da literatura mostram que 50 a 60% dos pacientes ambulatoriais com hipercalcemia são portadores de HPTP e aproximadamente 31% deles têm neoplasias. Em pacientes hospitalizados, malignidades são a causa de 65% das hipercalcemias, e o HPTP, de 27%.[67-70]

A hipercalcemia relacionada às malignidades pode decorrer do envolvimento do esqueleto por metástases e é denominada *hipercalcemia osteolítica local* (LOH) ou, sobretudo, pela produção de um peptídeo relacionado com o PTH (PTH-rP), caracterizando a *hipercalcemia humoral da malignidade* (HHM).[67,71,72] LOH está classicamente associada a carcinoma de mama, de pulmão (exceto o de pequenas células), mieloma múltiplo e outras malignidades

Quadro 82.6 Comparação da incidência de sinais e sintomas, na ocasião do diagnóstico, em pacientes com adenomas ou carcinomas de paratireoide.

Manifestação	Adenoma	Carcinoma
Razão fem.:masc.	3:1	1:1
Doença renal ou óssea	18%	60% (27 a 90%)
Doença óssea	13 a 20%	55% (19 a 64%)
Doença renal e óssea	< 5%	32% (0 a 50%)
Doença ulcerosa péptica	3 a 13%	18% (0 a 22%)
Massa cervical palpável	< 2%	38% (22 a 48%)
Crise paratireóidea	< 2%	14% (0 a 27%)
Doença assintomática	38 a 61%	3% (0 a 27%)
Cálcio sérico	11 a 12 mg/dℓ	14 a 16 mg/dℓ
PTH	Moderadamente elevado	Muito elevado

Adaptado de McClenaghan e Qureshi, 2015;[12] Fraker, 1997;[63] Shane, 2001.[64]

de origem hematológica. Nesses casos, a hipercalcemia resulta, sobretudo, da produção, na medula óssea, de citocinas capazes de estimular a reabsorção óssea, como o fator de necrose tumoral-β (TNF-β), o fator de necrose tumoral-α (TNF-α), a interleucina-1 (IL-1), a interleucina-6 (IL-6) e os fatores transformadores de crescimento α e β (TGF-α e TGF-β). A produção de PTH-rP em virtude de metástases pode também contribuir para a osteólise. Produção de linfocinas e PTH-rP pelo tumor primário é fator adicional para o surgimento de hipercalcemia em pacientes com carcinoma de mama. Por fim, em casos de mieloma múltiplo, o ligante do receptor ativador do fator nuclear kappa β (RANKL) pode igualmente estimular a atividade osteoclástica.[71-73]

A HHM é frequentemente encontrada principalmente em pacientes com carcinomas escamosos (pulmão, rim, esôfago, língua, pele, cérvice e vulva) e carcinomas de rim, bexiga e ovário.[69-73] Nesses casos, a produção de citocinas possivelmente também contribui para a hipercalcemia. Hipersecreção de PTH-rP também já foi descrita em colangiocarcinoma, carcinoma do córtex

Quadro 82.7 Causas de hipercalcemia.

Relacionadas com o PTH
- Hiperparatireoidismo primário
  - Adenoma
    - Hiperplasia
  - Carcinoma
  - Neoplasia endócrina múltipla
- Terapia com lítio
- Hipercalcemia hipocalciúrica familiar

Relacionadas com neoplasias malignas
- Tumores sólidos, com metástases ósseas [hipercalcemia osteolítica local] (mecanismo principal ⟶ produção pela medula óssea ou metástases de citocinas estimuladoras da reabsorção óssea e PTH-rP)
  - CA de mama e pulmão
- Tumores sólidos com hipercalcemia humoral (mecanismo principal ⟶ produção de PTH-rP)
  - Carcinomas escamosos (pulmão, laringe, esôfago, pele, cérvice e vulva); CA de rim, bexiga, mama, ovário, anaplásico de tireoide e adrenocortical; tumores carcinoides; colangiocarcinoma; feocromocitoma, insulinoma, neoplasias pancreáticas, tumores benignos da mama, leiomioma uterino etc.
- Neoplasias hematológicas (mecanismo principal ⟶ produção de citocinas estimuladoras da reabsorção óssea)
  - Mieloma múltiplo, leucemias e linfomas
- Produção ectópica de PTH (muito rara)
  - CA de tireoide (papilífero, medular e anaplásico); CA ovariano; CA pulmonar de pequenas células, CA pancreático, CA de colo do útero (colo e endométrio), timoma; CA de células escamosas, CA escamoso de amígdala, CA hepatocelular e tumor ectodérmico primário altamente metastático; tumores neuroendócrinos

Relacionadas com a vitamina D
- Intoxicação pela vitamina D
- Doenças granulomatosas (sarcoidose, tuberculose, hanseníase)
- Hipercalcemia idiopática da infância

Outras causas
- Doenças endócrinas (insuficiência adrenal, hipertireoidismo, feocromocitoma, insulinoma, vipoma)
- Imobilização
- Intoxicação pela vitamina A
- Fármacos (tiazídicos, teofilina, berílio etc.)
- Doença hepática crônica avançada
- Infecção disseminada por citomegalovírus na AIDS
- Intoxicação por alumínio
- Insuficiência renal crônica
- Lúpus eritematoso sistêmico
- Síndrome do leite-alcalino
- Condrodisplasia metafisária de Jansen

AIDS: síndrome da imunodeficiência adquirida; CA: carcinoma; PTH-rP: peptídeo relacionado com o paratormônio. (Adaptado de Martin e Kayath, 1999;[67] Minisola et al., 2015;[68] Meng e Wagar, 2015;[69] Machenahalli e Shotliff, 2015.[70])

adrenal, feocromocitoma, carcinoma anaplásico de tireoide, insulinoma, tumores carcinoides, neoplasias pancreáticas e carcinoma de mama, bem como na hipercalcemia secundária a tumores benignos da mama e leiomioma uterino.[71-75]

Excepcionalmente, pode acontecer produção ectópica tumoral de PTH. Até recentemente, havia na literatura 32 casos relatados, incluindo carcinomas tireoidianos (papilífero e medular), tumores neuroendócrinos, paraganglioma cervical, tumor ectodérmico primário altamente metastático, carcinoide gástrico, melanoma, outros carcinomas (endométrio, ovário, pâncreas, fígado, pulmão, esôfago, bexiga, amígdalas) etc.[67,71,72,76] Já foi relatado caso de CA de bexiga que secretava tanto PTH como PTH-rP.[77]

Hipercalcemia pode também ser observada em pacientes com vipomas, tumores pancreáticos secretores do polipeptídeo intestinal vasoativo (VIP). Nesses casos, também está presente a síndrome WDHA (diarreia aquosa, hipocalemia e acloridria).[67,71,72]

Entre as principais causas de *hipercalcemia não tumoral*, incluem-se terapia com carbonato de lítio ou tiazídicos, doenças granulomatosas e infecciosas (tuberculose, sarcoidose, síndrome da imunodeficiência adquirida [AIDS] etc.), doenças endócrinas (insuficiência adrenal, hipertireoidismo etc.), FHH, síndrome do leite-alcalino, intoxicação por vitamina A ou D, imobilização prolongada, insuficiência renal crônica (IRC) etc. (ver Quadro 82.7).[67-70] A tríade característica da síndrome do leite-alcalino consiste em hipercalcemia, alcalose metabólica e insuficiência renal. Esta síndrome resulta da ingestão excessiva de leite e carbonato de cálcio. Sua patogênese não está esclarecida, mas pode envolver um círculo vicioso em que a alcalose reduz a depuração renal de cálcio, e a hipercalcemia, por sua vez, ajuda a manter a alcalose.[78]

Aumento da concentração da $1,25(OH)_2D$, por hidroxilação extrarrenal da mesma, é o mecanismo principal da hipercalcemia em pacientes com doenças granulomatosas. Pode também causar elevação da calcemia em alguns casos de linfomas.[67,70-72]

Um importante diagnóstico diferencial do HPTP é a FHH. Nesta última, a calciúria geralmente é < 100 mg/24 horas, e há história familiar de hipercalcemia. Além disso, a razão cálcio urinário/*clearance* de creatinina (CCCR) tipicamente é < 0,01 na FHH e > 0,02 no HPTP.[5,10,34] Contudo, 10 a 20% dos casos de HPTP podem também apresentar valores < 0,01, enquanto 20 a 25% dos pacientes com HFF têm valores > 0,01.[2,10,27] Nesta situação, os níveis de PTH podem ser úteis, já que na FHH eles estão normais (em 80 a 85% dos casos) ou apenas minimamente alterados (geralmente < 90 pg/mℓ). História familiar de hipercalcemia também aponta para o diagnóstico de HFF. Alguns grupos preconizam a pesquisa de mutações gene *CASR* em todos pacientes com CCCR ≤ 0,02, o que propicia uma sensibilidade diagnóstica de 98%.[27] Por outro lado, raros casos de concomitância de FHH e HPTP já foram relatados.[5,10] Para o cálculo da CCCR, utiliza-se a seguinte fórmula:

$$\frac{\text{Cálcio urinário} \times \text{creatinina sérica}}{\text{Cálcio sérico} \times \text{creatinina urinária}}$$

Hipercalcemia pode raramente estar presente em casos de lúpus eritematoso sistêmico.[79] Também rara é a condrodisplasia metafisária de Jansen, que se manifesta por baixa estatura, hipercalcemia e hipofosfatemia, com PTH e PTH-rP normais ou baixos. O defeito básico nessa doença é uma mutação no gene do receptor tipo 1 do PTH (PTH-R1), que leva à ativação contínua desse receptor.[80]

É preciso também estar atento à possibilidade de concomitância do HPTP com outras causas benignas[81] ou malignas[82] de hipercalcemia.

O *hiperparatireoidismo secundário* (HPTS) tem como causa principal a IRC (ver Quadro 82.3). Resulta de hipocalcemia crônica e produção deficiente de $1,25(OH)_2D$, comuns na IRC. O HPTS pode evoluir para um estado de hipersecreção autônoma de PTH, que, ao se acompanhar de hipercalcemia, caracteriza o *hiperparatireoidismo terciário* (ver Capítulo 83, *Manejo do Hiperparatireoidismo Secundário*).[83] Nas Figuras 82.10 e 82.11, constam dois fluxogramas para investigação da hipercalcemia.

EXAMES DE IMAGEM E PROCEDIMENTOS DE LOCALIZAÇÃO

Diante de dados laboratoriais indicativos ou sugestivos de HPTP, devem-se solicitar exames de imagem para avaliação das paratireoides (Quadro 82.8). Tais exames são também úteis na identificação de glândulas ectópicas no pescoço ou no mediastino (Figura 82.12), bem como em casos de hiperparatireoidismo persistente ou recidivante após a cirurgia.[10,53] Na prática, os mais utilizados são a cintilografia com sestamibi marcado com tecnécio-99 (^{99}Tc-sestamibi) e a US cervical.[3,6] Recomenda-se a realização dos dois exames, sempre que possível, visto que, ocasionalmente, apenas um dos dois identifica o adenoma paratireóideo.[3,6]

Cintilografia com sestamibi

A cintilografia com sestamibi (MIBI) é classicamente considerada o exame padrão-ouro (Figuras 82.13 e 82.14), mas sua efetividade depende do tamanho e do peso da lesão paratireóidea.[3,4,10] Em 64 pacientes com graus variados de gravidade do HPTP, resultados positivos ocorreram em 64% dos pacientes com HPTP assintomático, 83% no grupo com nefrolitíase sem envolvimento ósseo e 100% naqueles com doença grave caracterizada por osteíte fibrosa cística.[10] Em uma revisão de 20.225 casos de HPTP, a sensibilidade da cintilografia com ^{99}Tc-sestamibi foi de 88,4% para adenomas únicos; 44,4% para hiperplasia; e 30% para adenomas duplos. Com a US, os percentuais correspondentes foram de 78,5%, 35% e 16,2%.[4]

Maior sensibilidade diagnóstica é obtida quando se usa a tomografia computadorizada por emissão de fóton único (^{99m}Tc-MIBI SPECT) (Figura 82.15), que produz uma imagem tridimensional e, mais ainda, quando as imagens são fundidas com as da tomografia computadorizada (^{99m}Tc-MIBI SPECT/CT) (Figura 82.16).[84] Em uma metanálise, as sensibilidades para SPECT/CT, SPECT e da imagem plana à cintilografia foram 86%, 74% e 70%, respectivamente.[85]

Convém salientar que a cintilografia pode apresentar resultados falso-positivos na presença de nódulos tireoidianos, bem como resultados falso-negativos, em função do tamanho e da localização das paratireoides acometidas.[10] Ademais, o ^{99}Tc-sestamibi pode ser captado por osteoclastomas, simulando a existência de metástases.[86]

Ultrassonografia de paratireoides

A US deve ser realizada em todo paciente com diagnóstico laboratorial de HPTP. Ela é eficaz (sensibilidade de 64 a 100% na detecção dos adenomas paratireóideos), barata e não invasiva[3,53,84] (ver Figura 82.13). Em metanálise de 19 estudos, a US teve sensibilidade combinada de 76,1%.[87] Eventualmente, a US pode detectar adenomas não visualizados pela cintilografia.[6] Também foi relatado que a combinação da US com ^{99m}Tc-sestamibi SPECT/CT pode propiciar sensibilidade e especificidade de 97% e 100%, respectivamente.[87] US apresenta como principais desvantagens o fato de ser operador-dependente e a dificuldade na distinção entre adenomas paratireóideos intratireoidianos e nódulos tireoidianos.[10]

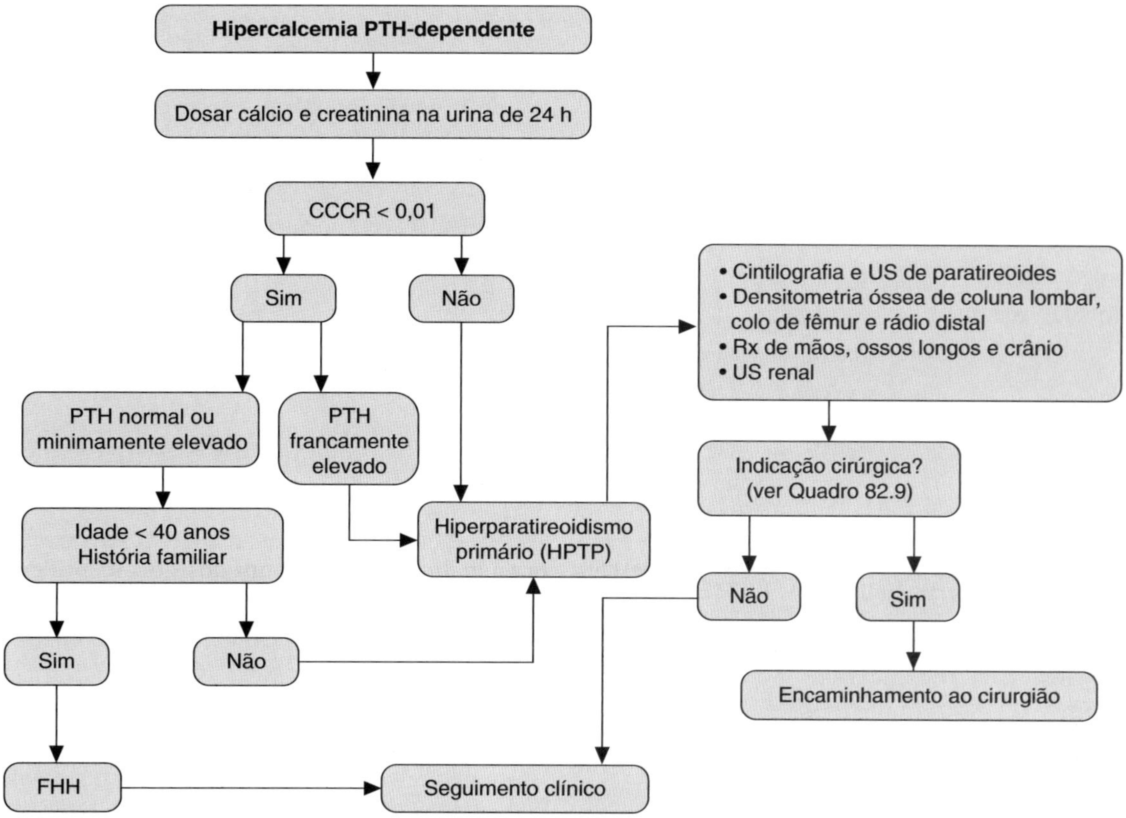

Figura 82.10 Fluxograma para investigação da hipercalcemia. CCCR: razão cálcio:*clearance* de creatinina, calculada em amostra urinária de 24 horas; FHH: hipercalcemia hipocalciúrica familiar; HPTP: hiperparatireoidismo primário; Rx: radiografia; US: ultrassonografia. (Adaptada de Lorenzo et al., 2011;[8] Sitges-Serra et al., 1988.[49])

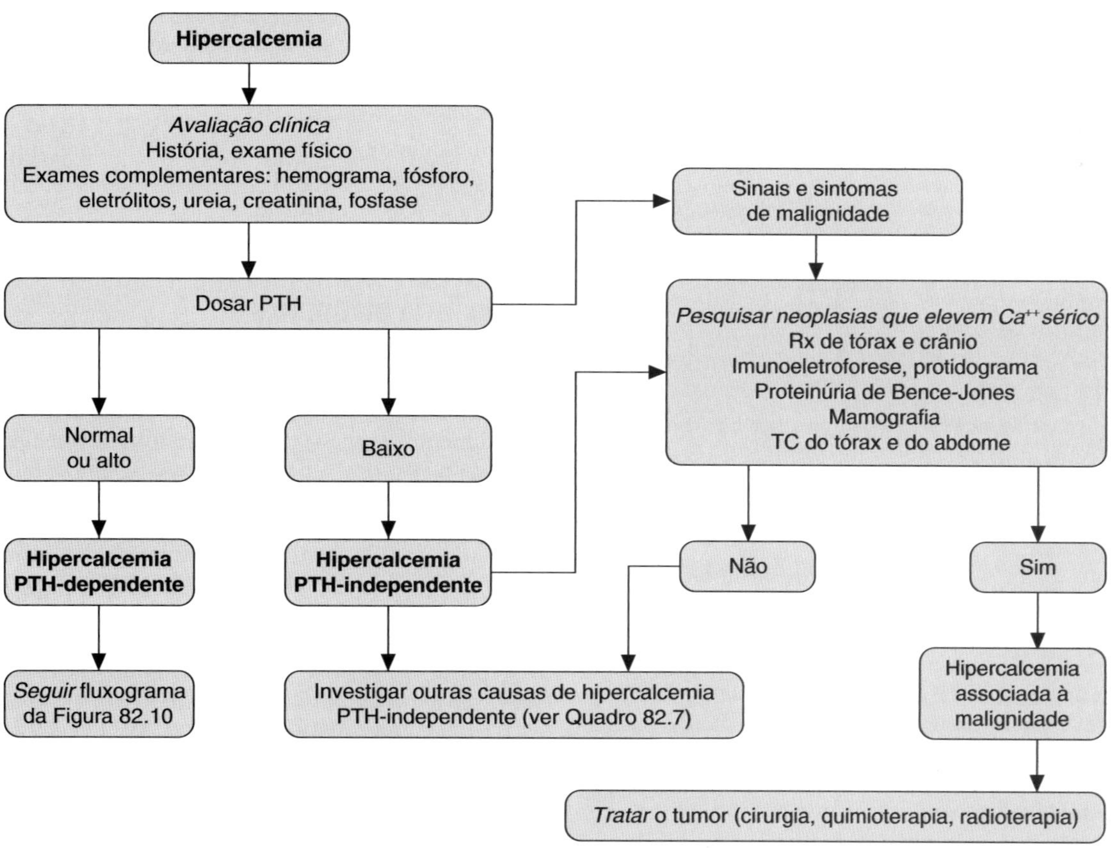

Figura 82.11 Fluxograma para investigação e manejo da hipercalcemia dependente de paratormônio (PTH). Rx: radiografia; TC: tomografia computadorizada. (Adaptada de Lorenzo et al., 2011;[8] Sitges-Serra et al., 1988.[49])

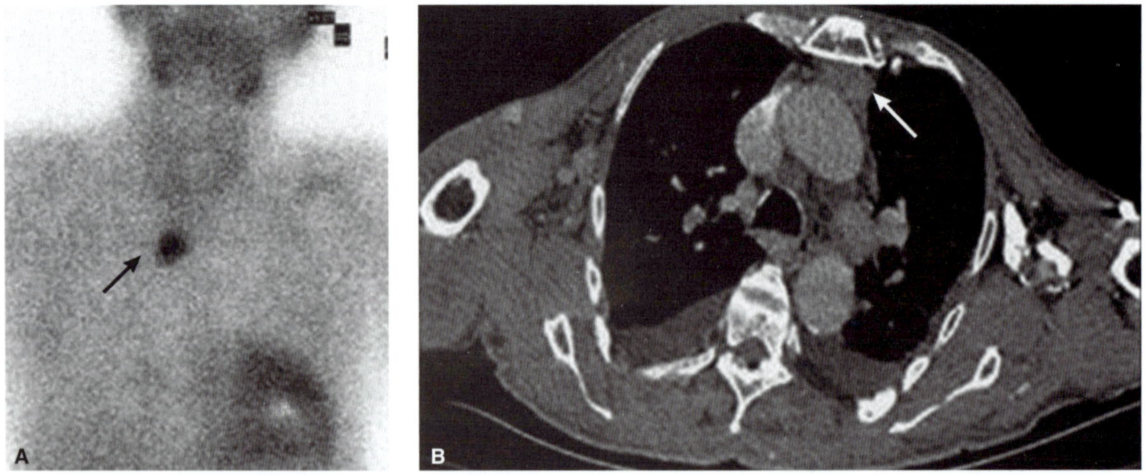

Figura 82.12 Adenoma paratireóideo no mediastino (*setas*), visualizado por cintilografia com ^{99}Tc-sestamibi (**A**) e tomografia computadorizada (**B**).

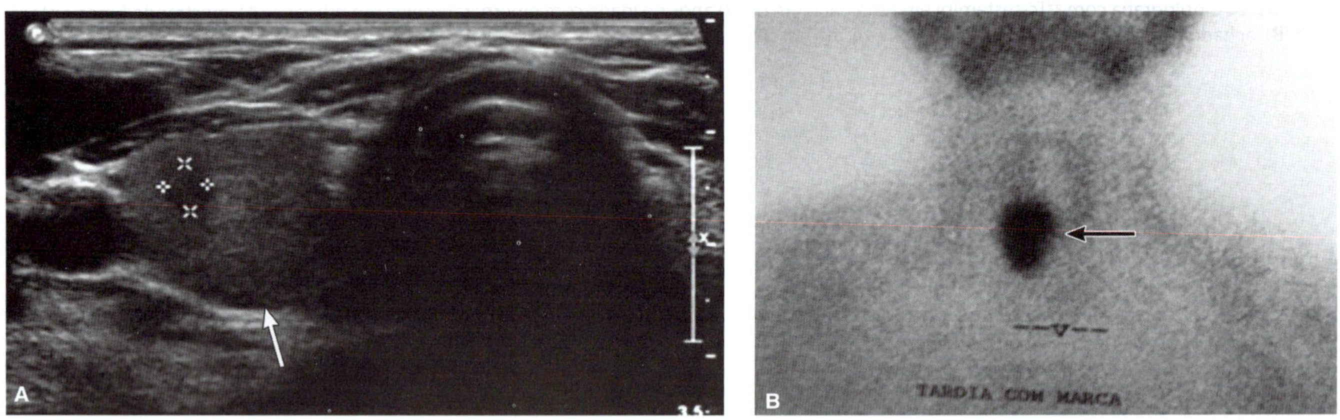

Figura 82.13 Ultrassonografia tireoidiana mostrando nódulo posterior ao lobo direito (*setas*), indicativo de adenoma paratireóideo (**A**), confirmado pela cintilografia com ^{99}Tc-sestamibi (**B**).

Quadro 82.8 Exames para identificação das lesões paratireóideas em casos de hiperparatireoidismo primário.

- Ultrassonografia cervical
- Cintilografia com ^{99}Tc-sestamibi
- Dosagem do PTH no aspirado de PAAF
- Tomografia computadorizada
- Tomografia computadorizada em 4D
- Ressonância magnética
- PET/CT *scan* com ^{18}F-fluorocolina

PAAF: punção aspirativa por agulha fina; PET/CT: tomografia por emissão de pósitrons acoplada à tomografia computadorizada ; PTH: paratormônio.

Dosagem do PTH no aspirado de PAAF

Nos casos com diagnóstico de HPTP em que a US cervical mostrar um nódulo não evidenciado pela cintilografia, pode-se ocasionalmente fazer uma punção aspirativa por agulha fina (PAAF) e dosar o PTH no aspirado.[35] Em adenoma paratireóideo, os valores de PTH não raramente excedem 4.000 a 5.000 pg/mℓ.[88] Na série de Ketha et al.,[89] uma concentração de PTH ≥ 100 pg/mℓ teve 100% de especificidade e 82% de sensibilidade para identificar o tecido paratireóideo. Em recente revisão sistemática e metanálise sobre casos de HPTP confirmados laboratorialmente, mas com exames de imagem discordantes, a dosagem do PTH no aspirado da PAAF teve sensibilidade de 95% e valor preditivo positivo de 97%.[90] Este procedimento é *contraindicado* diante da possibilidade de carcinoma paratireóideo, devido ao risco de disseminação das células tumorais ao longo do trajeto da agulha.[1]

Tomografia computadorizada e ressonância magnética

Tomografia computadorizada (TC) (Figura 82.17) e ressonância magnética (RM) (Figura 82.18) podem, ocasionalmente, também ser úteis na localização das paratireoides, quando os procedimentos já mencionados não forem conclusivos.[5,10] RM com contraste pode ser particularmente apropriada em casos de lesões no mediastino (Figura 82.19) e para indivíduos com doença persistente após a paratireoidectomia.[10,53] A TC tem sido usada mais amplamente com o recente desenvolvimento da tecnologia quadridimensional (4D-TC).[84,91-93] Em 604 pacientes com 850 adenomas ou glândulas hiperplásicas, as sensibilidades totais da US, cintilografia e 4D-TC foram 58,6% (456/778), 49,1% (317/645) e 82,3% (121/147), respectivamente ($p < 0,01$).[93] Da mesma forma, na série de Yeh et al. (n = 400), a acurácia diagnóstica da 4D-TC foi superior à do sestamibi SPECT/CT e similar à combinação das duas modalidades em pacientes com doença uni ou poliglandular.[94] Em algumas instituições, a 4D-TC tem sido empregada como alternativa de primeira linha à cintilografia.[84]

Os inconvenientes da 4D-TC são a necessidade da injeção intravenosa do contraste iodado e do uso profilático de glicocorticoides, bem como a dose de irradiação relativamente alta

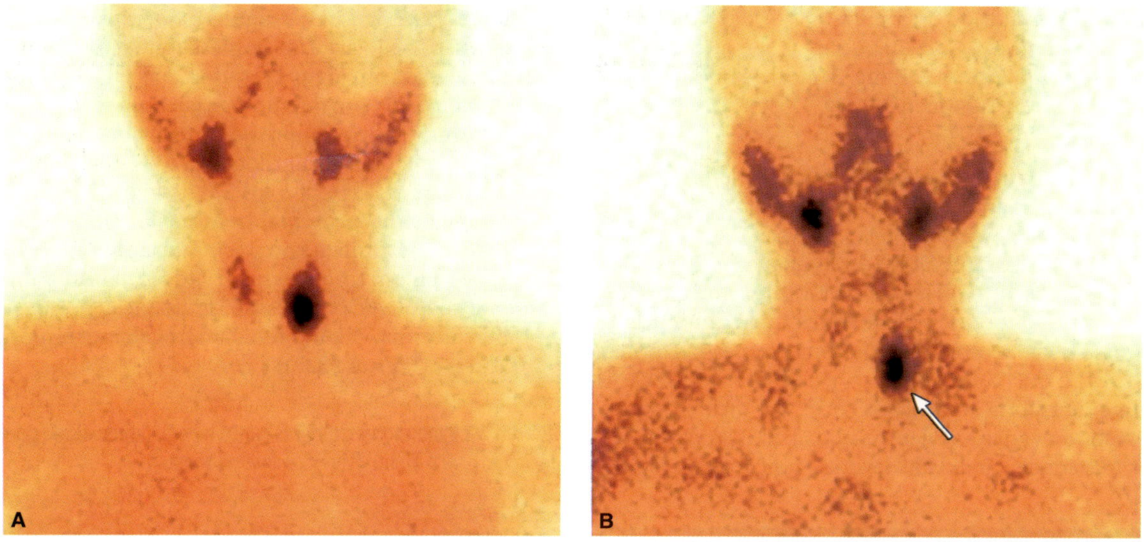

Figura 82.14 Cintilografia com ^{99}Tc-sestamibi em uma paciente de 50 anos de idade com hiperparatireoidismo primário (**A**), mostrando hipercaptação tardia (**B**), achado característico de adenoma paratireóideo (*seta*).

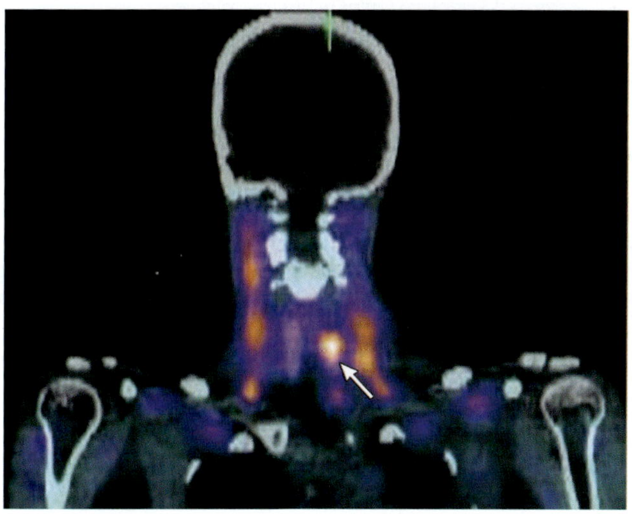

Figura 82.15 Adenoma paratireóideo à esquerda visualizado pela ^{99m}Tc-sestamibi-SPECT (*seta*).

(inferior à da SPECT/CT).[84] A RM quadridimensional também se mostrou bastante eficaz em um estudo, sobretudo em casos de adenomas únicos.[95]

Outros exames

Nos últimos anos, alguns estudos têm ressaltado a importância da PET/CT com ^{18}F-fluorocolina na avaliação por imagem das paratireoides.[96-98] Em alguns desses estudos, sua sensibilidade foi superior às da cintilografia com sestamibi e da 4D-TC.[97] Sua indicação maior, quando disponível, seria, entretanto, nos casos sem visualização da lesão paratireóidea pelos outros exames. A acurácia da combinação do ^{18}F-fluorocolina-PET/CT com a 4D-TC mostrou-se superior à dos dois procedimentos isoladamente.[98]

TRATAMENTO

O tratamento definitivo do HPTP é a paratireoidectomia, indicada para todos os pacientes com doença renal (nefrolitíase/nefrocalcinose) ou osteíte fibrosa cística.[53,99,100] Também pode ser recomendada para muitos pacientes com HPTP

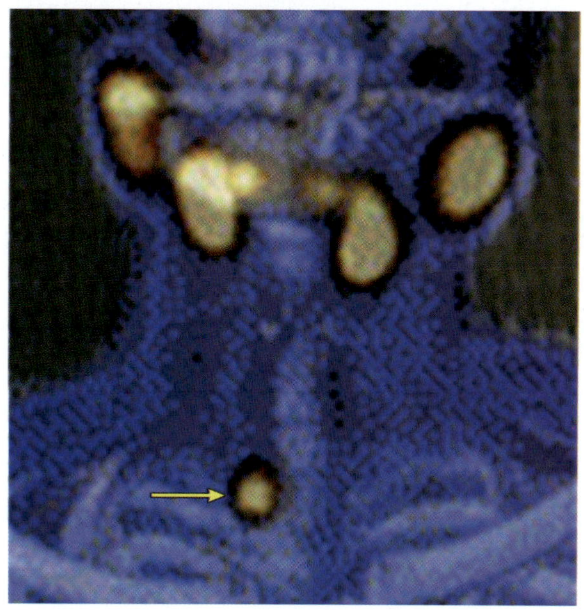

Figura 82.16 Mulher de 64 anos de idade com hiperparatireoidismo primário. Adenoma à direita visualizado pela reconstrução tridimensional da imagem obtida pela fusão da tomografia computadorizada com ^{99m}Tc-sestamibi-SPECT (*seta*).

assintomático, conforme será comentado a seguir. Alguns fármacos, particularmente calcimiméticos e bisfosfonatos, podem ser úteis para os pacientes não submetidos à cirurgia.[53,99]

Cirurgia

De acordo com as recomendações do Quinto *Workshop* Internacional sobre avaliação e manejo do HPTP, são também candidatos à paratireoidectomia pacientes com a forma assintomática do HPTP que, ao diagnóstico ou durante seu acompanhamento, apresentem uma ou mais das seguintes situações:

- Cálcio sérico > 1 mg/dℓ acima do limite superior da normalidade
- T-escore do terço distal de rádio, coluna, fêmur total e/ou colo femoral ≤ –2,5 ou fratura de fragilidade, incluindo fraturas vertebrais morfométricas

- Redução no *clearance* de creatinina (Cl_{Cr}) para menos de 60 mℓ/minuto/1,73 m^2
- Hipercalciúria (calciúria > 250 mg/24 horas em mulheres e > 300 mg/24 horas em homens)
- Idade < 50 anos.[53,99]

A cirurgia também é indicada para os pacientes cujo acompanhamento médico não seja possível ou desejado (Quadro 82.9).[53,99]

É importante ressaltar que as condutas citadas para o HPTP assintomático são recomendações, e não regras ou dogmas. Deve-se levar em conta que os pacientes não submetidos à cirurgia precisam ser acompanhados com exames periódicos (Quadro 82.10) e que, a longo prazo, pode ocorrer elevação da calcemia e deterioração da DMO.[53,100] Da mesma forma, melhora dos sintomas gerais e neuropsiquiátricos (p. ex., cognição, humor, ansiedade, qualidade de vida e função psicológica), da tolerância à glicose e de alguns parâmetros cardiovasculares (incluindo pressão arterial e espessura da íntima média carotídea) foi relatada em alguns estudos.[53,100-104] Dessa forma, nossa conduta tem sido considerar a possibilidade de cirurgia para o HPTP assintomático sempre que anormalidades nas paratireoides sejam detectadas à cintilografia e/ou à US.

A conduta ideal para o HPTP normocalcêmico ainda não está estabelecida, principalmente pelo desconhecimento de sua história natural. Assim, a maioria dos *experts* preferem uma abordagem mais conservadora, indicando cirurgia somente se houver progressão da doença (p. ex., surgimento de hipercalcemia, cálculo renal, nefrocalcinose, piora da DMO ou fraturas) (Figura 82.20).[51,55,99]

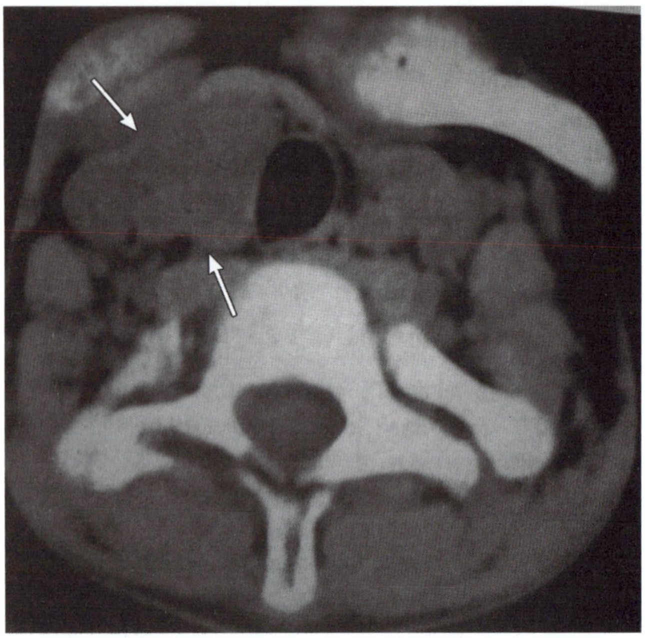

Figura 82.17 Tomografia computadorizada mostrando volumosa tumoração de paratireoide (3,7 cm), com níveis de cálcio sérico > 14 mg/mℓ e de PTH > 1.000 pg/mℓ, achados altamente sugestivos de carcinoma de paratireoide. O diagnóstico histológico foi de adenoma de células oxifílicas.

Quadro 82.9 Indicações cirúrgicas para o hiperparatireoidismo primário (HPTP) de acordo com o Quinto *Workshop* Internacional.

- Nefrolitíase
- Osteíte fibrosa cística ou nefrocalcinose
- HPTP assintomático, associado a uma ou mais das seguintes situações:
  - Cálcio sérico > 1 mg/dℓ acima do limite superior da normalidade
  - *Clearance* de creatinina < 60 mℓ/min/1,73 m^2
  - T-escore < –2,5 em coluna lombar, quadril e/ou antebraço
  - Fratura vertebral
  - Idade < 50 anos
  - Hipercalciúria (calciúria > 400 mg/24 h) em mulheres e > 300 mg/24 h em homens
  - Pacientes cujo acompanhamento médico não seja possível ou desejado

Adaptado de Bilezikian et al., 2022.[53,99]

Quadro 82.10 Recomendações para o seguimento de pacientes com hiperparatireoidismo primário assintomático não submetidos à cirurgia.

Parâmetro	Frequência de avaliação
Cálcio sérico	Anualmente
25-OH vitamina D	Anualmente
Cálcio urinário nas 24 h	Se clinicamente indicado
Clearance de creatinina (amostras urinárias de 24 h)	Anualmente
Densitometria óssea	A cada 1 a 2 anos (3 locais)*
Radiografia da coluna vertebral, VFA ou TBS	Se clinicamente indicado
Exame de imagem abdominal (radiografia, US ou TC)	Se clinicamente indicado

*Coluna lombar, quadril e rádio distal. TBS: escore de osso trabecular; TC: tomografia computadorizada; US: ultrassonografia; VFA: avaliação de fratura vertebral. (Adaptado de Bilezikian et al., 2022.[53,99])

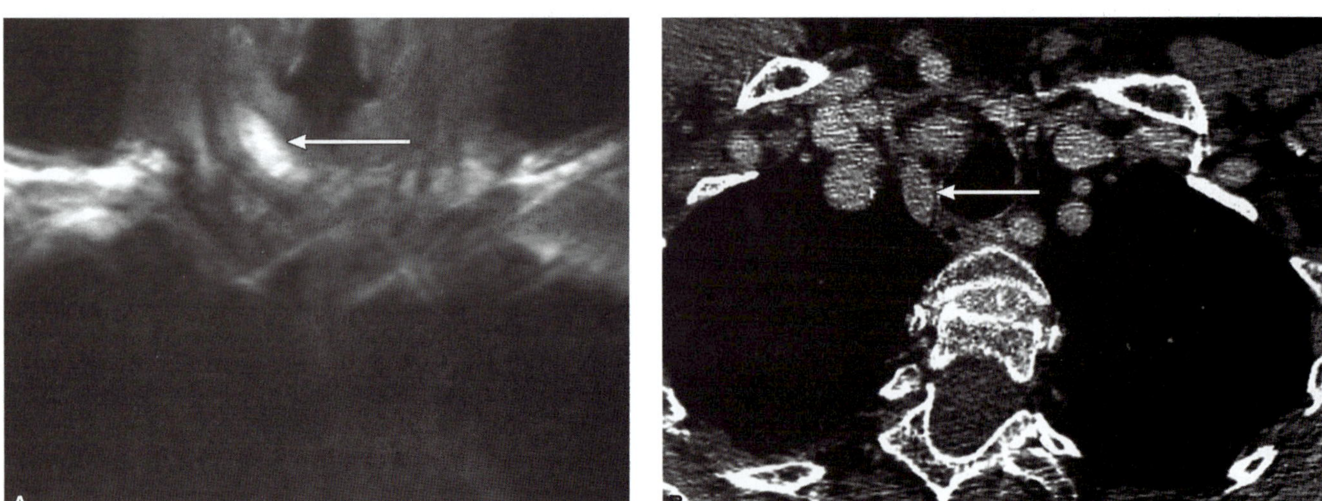

Figura 82.18 Adenomas paratireóideos (*setas*) visualizados por ressonância magnética (**A**) e tomografia computadorizada (**B**).

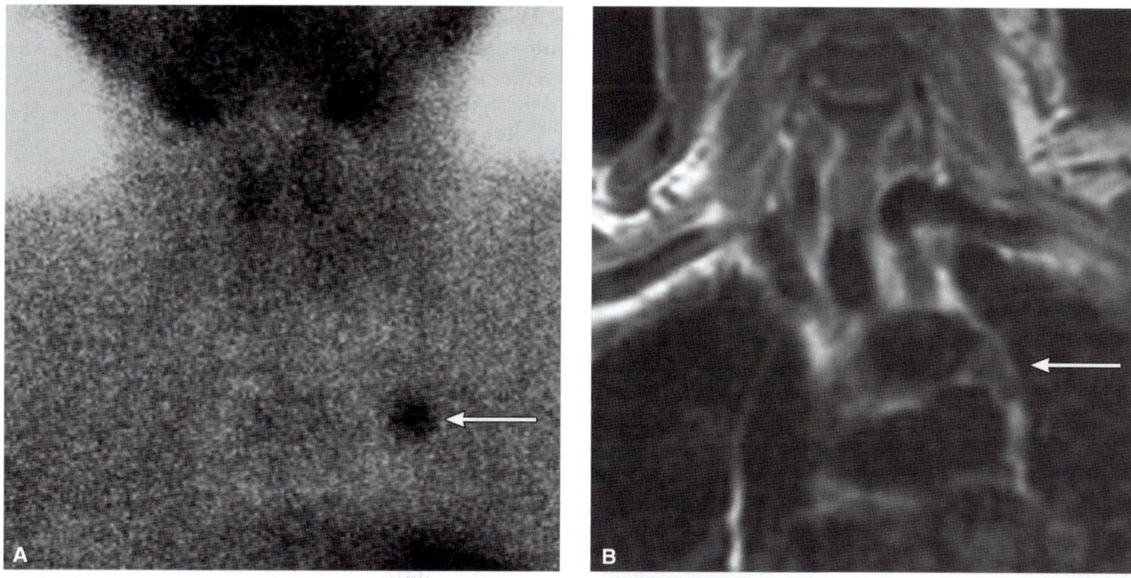

Figura 82.19 Homem de 60 anos de idade com hiperparatireoidismo primário. A cintilografia com ^{99}Tc-sestamibi (MIBI) (**A**) foi sugestiva de adenoma mediastínico, confirmado pela ressonância magnética (**B**) (*setas*).

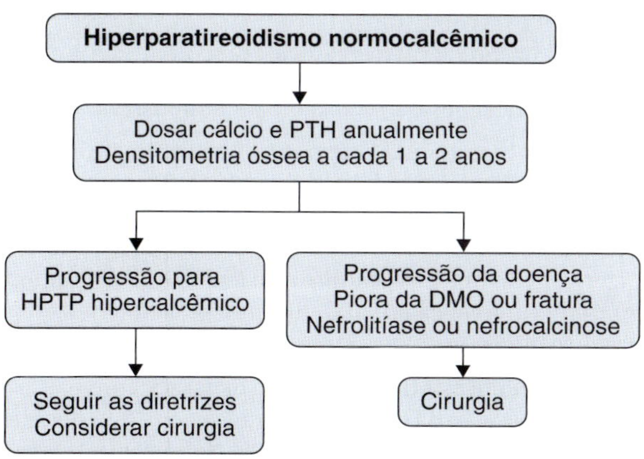

Figura 82.20 Algoritmo proposto pelos autores para o acompanhamento do hiperparatireoidismo normocalcêmico. DMO: densidade mineral óssea; HPTP: hiperparatireoidismo primário; PTH: paratormônio.

Extensão da cirurgia

A cirurgia tradicional para o HPTP é a exploração cervical bilateral com identificação de todas as paratireoides e retirada daquelas que se mostrarem anormais. O racional para se identificarem todas as quatro glândulas é que em 15 a 20% dos pacientes com HPTP esporádico seja detectado aumento de mais de uma paratireoide. Caso encontrem-se múltiplas glândulas aumentadas, retiram-se três delas e a metade daquela com aspecto mais normal (*paratireoidectomia subtotal*).[100,105-107]

Ultimamente, em muitos países, um número crescente de cirurgiões tem preconizado uma abordagem unilateral para a retirada de adenomas de paratireoide – *paratireoidectomia minimamente invasiva* (PMI) – com o intuito de reduzir o tempo e a morbidade da cirurgia.[100,108-111] Técnicas diferentes têm sido propostas, e a mais utilizada inclui o emprego de cintilografia pré-operatória com ^{99}Tc-sestamibi para localizar o adenoma e a dosagem intraoperatória do PTH para avaliação da adequada retirada do adenoma.[100,108,109]

Eficácia da cirurgia

A cura cirúrgica do HPTP causado por adenoma por meio de exploração cervical bilateral realizada por um cirurgião experiente em paratireoides é obtida em 95 a 98% dos casos.[100,106,107] Recidiva do HPTP ocorre em 2 a 5% dos pacientes. Em casos de hiperplasia ou doença multiglandular, a taxa de sucesso cirúrgico é inferior à do adenoma, e o risco de recidiva ou persistência da hipersecreção do PTH depende do tipo de cirurgia. Em pacientes submetidos à paratireoidectomia subtotal, esse risco a longo prazo é de aproximadamente 10 a 20% e pode chegar a 50% em pacientes com MEN.[10,100] Recidiva ou persistência do HPTP são bem mais raras após paratireoidectomia total e reimplante de tecido paratireoidiano no antebraço. Em um estudo recente,[110] a exploração bilateral cervical (n = 335) e a PMI com medida intraoperatória do PTH (n = 395) propiciaram taxas similares de cura (94% *versus* 97%) e recidiva (4% *versus* 3%). Resultados semelhantes foram registrados por outros autores.[100]

A cirurgia bem-sucedida normaliza a calcemia (no prazo de 4 a 12 horas, com o nadir sendo, em geral, observado 4 a 7 dias depois) e outros índices bioquímicos, como PTH e marcadores do *turnover* ósseo.[105,106] Em contrapartida, demonstrou-se que os níveis de PTH podem permanecer elevados em cerca de 20% dos pacientes com HPTP submetidos à paratireoidectomia, a despeito da normalização da calcemia.[112,113] Tal achado pode ser transitório ou permanecer por até 4 anos ou mais. Deficiência de vitamina D ou resistência renal à 1α-hidroxilase da 25-OHD mediada pelo PTH são possíveis fatores causais.[112,113]

Benefícios da cirurgia

A cirurgia bem-sucedida resulta não somente em cura bioquímica, mas também em significativo aumento na DMO, redução nos riscos de nefrolitíase e fraturas, bem como melhora na qualidade de vida.[99,105,114,115] O aumento na DMO ocorre, sobretudo, na coluna lombar e no colo do fêmur, geralmente após 6 meses da cirurgia, sendo mais expressivo em pacientes com doença óssea grave. Em uma série,[114] esse aumento variou de 3,5 a 440% (média de 112%) na coluna lombar e 14 a 450% (média de 131%) no colo do fêmur, 1 ano após a cirurgia. Em uma adolescente, o aumento da massa óssea na coluna lombar, 3 anos após a paratireoidectomia, chegou a 550%.[115]

Complicações da paratireoidectomia

Com um cirurgião experiente, complicações como sangramento, hipocalcemia pós-operatória (geralmente, transitória) e lesão do nervo recorrente laríngeo são infrequentes (1 a 3%). A frequência de hipoparatireoidismo aumenta para 10%, se uma segunda cirurgia for necessária.[100,105-107]

A hipocalcemia pode também ser secundária a hipoparatireoidismo transitório, hipomagnesemia (inibe secreção e ação do PTH) e *síndrome da fome óssea* (SFO).[105,116] Esta última é geralmente encontrada em pacientes com elevação pré-operatória da fosfatase alcalina sérica e envolvimento ósseo acentuado (em 25 a 90% dos casos), contra 0 a 6% naqueles sem envolvimento esquelético.[116] Caracteriza-se por um episódio prolongado de hipocalcemia sintomática, 3 a 7 dias após a cura cirúrgica, devido a uma ávida captação de cálcio e fosfato pelos ossos. Em geral, diferencia-se do hipoparatireoidismo pelos níveis séricos do fósforo (elevados no hipoparatireoidismo e baixos na SFO).[116]

Tratamento não cirúrgico

Muitos pacientes com HPTP assintomáticos que não preencham os critérios de indicação cirúrgica do National Institutes of Health (NHI), bem como aqueles com contraindicação ou falha cirúrgicas, são tratados de modo conservador. Para esses casos, princípios de manejo geral (ver Quadro 82.10) e abordagens farmacológicas (Quadro 82.11) podem ser utilizados.[53,101,117]

Medidas gerais

Os pacientes devem ser orientados a manter uma boa hidratação e evitar diuréticos tiazídicos e terapia com lítio, devido ao conhecido efeito hipercalcêmico desses medicamentos. Dieta com altos níveis de cálcio, especialmente em pacientes com níveis séricos elevados de $1,25(OH)_2D$, pode provocar hiperabsorção de cálcio e agravamento da hipercalciúria. Da mesma maneira, uma dieta com restrição de cálcio não seria desejável, já que poderia funcionar como combustível para os processos fisiopatológicos associados à secreção excessiva de PTH. Assim, o mais prudente parece ser uma ingestão de cálcio em parâmetro recomendado como ideal para adultos nos EUA, ou seja, 800 a 1.200 mg/dia.[101,117] A recomendação do Quinto *Workshop* Internacional é que se sigam as diretrizes nutricionais do Institute of Medicine (IOM): 800 mg/dia para mulheres com menos de 50 anos e homens com menos de 70 anos; 1.000 mg/dia para mulheres com mais de 50 anos e homens com mais de 70 anos.[53]

Fármacos

Vitamina D

Conforme mencionado, a deficiência de vitamina D pode estimular os mecanismos associados ao excesso de secreção do PTH. Desse modo, para pacientes com níveis baixos (< 20 ng/mℓ) de 25-OHD, deve-se administrar vitamina D_3 em doses suficientes para obtenção de níveis de 25-OHD ≥ 20 ng/mℓ (50 nmol/ℓ), mas a meta ≥ 30 ng/mℓ (75 nmol/ℓ) também é razoável.[53] Entretanto, os níveis séricos do cálcio devem ser monitorados frequentemente, uma vez que podem se elevar em alguns pacientes. Por isso, deve-se manter a 25-OHD entre 30 e 50 ng/mℓ.[53]

Bisfosfonatos

Na maioria dos estudos, o uso prolongado de alendronato (70 mg/semana) resultou em significativo aumento de massa óssea na coluna lombar e no colo do fêmur, bem como em marcante redução nos marcadores da remodelação óssea, sem, contudo, modificar os níveis de cálcio ou PTH. Ainda não se demonstrou que bisfosfonatos reduzem o risco de fraturas no HPTP.[101,117-119] Aumento de massa óssea também foi relatado com alendronato em casos de HPTPN.[55] Como alternativa ao alendronato, pode-se usar o denosumabe.[53]

Estrogênio

Discreta redução na calcemia (cerca de 0,5 a 1 mg/dℓ) com a terapia de reposição estrogênica (TRE) foi demonstrada em mulheres pós-menopausadas com HPTP em estudos não controlados.[120,121] Contudo, um estudo controlado e randomizado posterior não confirmou esse achado, mas evidenciou aumento significativo da DMO na coluna lombar e no colo do fêmur, sem modificação nos valores do cálcio ionizado e do PTH.[122]

Moduladores seletivos do receptor estrogênico (SERM)

Existem evidências limitadas, oriundas de estudos que envolveram um pequeno número de pacientes, de que o uso do raloxifeno (60 a 120 mg/dia) pode também ser útil, proporcionando aumento da DMO, redução da calcemia (0,5 mg/dℓ) e dos marcadores da remodelação óssea, sem modificar o PTH.[101,123]

Cinacalcete

O cinacalcete (Mimpara®) é um agente calcimimético e atua aumentando a sensibilidade do CaSR aos níveis circulantes de cálcio, reduzindo, assim, a secreção de PTH e a calcemia.[101,124,125] Ele foi aprovado nos EUA e na Europa para tratamento do HPTS e para os casos de HPTP não curados pela cirurgia ou em que haja contraindicações ou recusa do paciente para a cirurgia.[125]

Posologia. Cinacalcete está disponível em comprimidos de 30, 60 e 90 mg. A dose inicial recomendada é 30 mg em tomada única diária, que pode ser reajustada até 300 mg/dia. Em caso de hiperparatireoidismo por carcinoma paratireóideo, recomenda-se iniciar com 30 mg, 2 vezes/dia, cuja dose pode ser aumentada até 90 mg, 3 a 4 vezes ao/dia, visando-se à normalização da calcemia.[101,124-127]

Eficácia. Em recente estudo duplo-cego de fase 3, com 67 casos de HPTP, normalização da calcemia aconteceu em 76% dos pacientes tratados com esse fármaco e em 0% daqueles que tomaram placebo ($p < 0,001$), enquanto a redução média no PTH foi de 24%.[124] Outros estudos mostraram que o cinacalcete reduz os níveis do PTH em 5 a 30%, com normalização do cálcio sérico em aproximadamente 55 a 90% dos pacientes tratados.[101,126,127] Demonstrou-se também que o cinacalcete diminui a quantidade e o tamanho dos cálculos renais em pacientes com HPTP hipercalcêmico ou HPTPN.[128] Um dos principais inconvenientes do fármaco é que ele não aumenta a DMO.[100,125,126]

Convém comentar que a paratireoidectomia é superior ao cinacalcete na redução da calcemia, do PTH e na melhora da

Quadro 82.11 Opções farmacológicas para tratamento do hiperparatireoidismo primário e seus efeitos nos parâmetros bioquímicos e ósseos.

Fármaco	DMO	MRO	Cálcio sérico	PTH sérico
Cinacalcete	Nenhuma mudança	Aumento	Normalização em 55 a 75%	Redução discreta (5 a 30%)
TRHM	Aumento	Diminuição	Nenhuma mudança	Nenhuma mudança
Raloxifeno	ND	Diminuição	Redução (0,5 mg/dℓ)	Nenhuma mudança
Alendronato	Aumento	Diminuição	Nenhuma mudança	Nenhuma mudança

DMO: densidade mineral óssea; MRO: marcadores da remodelação óssea; ND: não disponível; TRHM: terapia de reposição hormonal da menopausa.

DMO.[5,53,101] Relatou-se também a eficácia do cinacalcete em pacientes com HPTP familiar com persistente hipercalcemia após a paratireoidectomia.[101,125,127] Adicionalmente, relatou-se que a combinação de alendronato e cinacalcete pode ser benéfica para melhorar a DMO.[129]

Tolerabilidade. Cinacalcete é geralmente bem tolerado, mas, em alguns estudos, cerca de 5% dos pacientes não toleraram a medicação, que precisou ser interrompida.[126] Os principais efeitos colaterais são artralgias (38%), mialgias (27%), cefaleia (23%), diarreia (22%) e náuseas.[101,124,127]

CARCINOMA DE PARATIREOIDE

Tratamento

Paratireoidectomia

Representa o tratamento de escolha para carcinoma de paratireoide, mas a ressecção completa do tumor nem sempre é possível, e a cura é raramente alcançada. Recidiva do HPTP ocorre em 40 a 60% dos pacientes, geralmente em 2 a 5 anos da cirurgia. Dosagens seriadas dos níveis séricos de cálcio e PTH funcionam como marcador tumoral ideal para essa neoplasia. A hipercalcemia precede a evidência física de doença recorrente na maioria dos casos, a qual envolve linfonodos cervicais ou outros tecidos do pescoço em dois terços dos casos.[12,63] Metástases a distância ocorrem em 25% dos pacientes, sobretudo nos pulmões; ossos e fígado são outros locais comumente afetados.[12,63,64]

Quimioterapia e radioterapia

Quimio e radioterapia têm atualmente um papel limitado no tratamento de pacientes com carcinoma de paratireoide, já que resultados são decepcionantes. No entanto, podem ser eventualmente utilizadas em pacientes com doença metastática e hipercalcemia refratária a outras terapias.[130-132]

Tratamento medicamentoso da hipercalcemia

Pacientes com carcinoma da paratireoide podem apresentar crise hipercalcêmica, tanto como manifestação inicial como em decorrência de metástases generalizadas. Há quatro objetivos básicos do tratamento desses pacientes: (1) corrigir a desidratação; (2) aumentar a excreção renal de cálcio; (3) inibir a reabsorção óssea acelerada; e (4) tratar o distúrbio subjacente. O tratamento inicial envolve a reposição volêmica agressiva com solução salina normal. Uma vez que o *status* de líquidos tenha sido corrigido, um diurético de alça, como furosemida, pode ser prescrito para aumentar a excreção renal de cálcio. Diuréticos tiazídicos são contraindicados, porque aumentam a absorção tubular distal de cálcio. Se o paciente permanecer com hipercalcemia, então, o uso de medicamentos antirreabsortivos, como bisfosfonatos intravenosos (p. ex., pamidronato e zoledronato) e o denosumabe, pode ser empregado. Esses bisfosfonatos devem ser administrados com cautela, porque são associados a insuficiência renal aguda e relatos raros de necrose avascular da mandíbula.[68-70,101,130-132]

Cinacalcete mostrou-se eficaz no controle da hipercalcemia em pacientes com câncer inoperável de paratireoide em um estudo multicêntrico.[133] Nesse estudo, as doses foram tituladas de 30 mg, 2 vezes/dia, até 90 mg, 4 vezes/dia, conforme necessário, para reduzir a calcemia.[133] Cinacalcete representa, portanto, uma importante terapia possível para pacientes com hipercalcemia intratável ou doença inoperável.[101]

Em um pequeno número de casos tratados com imunoterapia anti-PTH, induzindo anticorpos anti-PTH, resultados promissores têm sido relatados, com melhora clínica e redução da calcemia.[130,132] Em um caso, redução do tamanho de metástase foi descrita.[130]

Prognóstico

O prognóstico do carcinoma é bastante variável, e nenhuma característica torna possível predizer com certeza o desfecho da doença.[12] Diagnóstico precoce e completa ressecção do tumor na ocasião da cirurgia inicial implicam melhor prognóstico.[34,64] O tempo médio entre a cirurgia e a primeira recidiva é de, aproximadamente, 3 anos, embora intervalos de até 20 anos tenham sido relatados.[24,63] Uma vez que o tumor tenha recidivado, a cura completa é improvável. As taxas de sobrevida de 5 e 10 anos variam de 40 a 86% e 49 a 70%, respectivamente.[19,63,134-136]

HIPERPARATIREOIDISMO DURANTE A GESTAÇÃO

O HPTP durante a gravidez acarreta significativos riscos para a mãe e o feto. Sintomas maternos incluem: hiperêmese, fraqueza muscular, pancreatite, litíase renal, doença óssea, alterações do estado mental e crise hipercalcêmica. A doença não tratada complica o desenvolvimento fetal, e morte fetal é um risco significativo.[137,138] Paratireoidectomia permanece como o único tratamento definitivo para o HPTP, e a maioria dos autores sugerem que ela, se necessária, seja realizada no segundo trimestre da gestação, se possível com abordagem minimamente invasiva.[137,138] No entanto, em recente estudo, as taxas de abortamento e outras complicações obstétricas em 124 gestações não diferiram significativamente nas pacientes submetidas à paratireoidectomia e naquelas não cirurgicamente tratadas.[139]

Resumo

O hiperparatireoidismo primário (HPTP) predomina em mulheres entre 40 e 65 anos de idade, sendo a principal causa de hipercalcemia ambulatorial. Em 85 a 90% dos casos, é causado por um adenoma de paratireoide; hiperplasia ou carcinoma são mais raros. Em 10% dos casos, ocorre na forma familiar (neoplasia endócrina múltipla tipos 1 e 2A, hipercalcemia hipocalciúrica familiar ou hiperparatireoidismo familiar isolado). A forma assintomática, descoberta após dosagem ocasional de cálcio, é a mais comum (80 a 90% dos casos nos EUA; cerca de 50 a 60% dos casos em nosso meio). Laboratorialmente, o HPTP caracteriza-se por níveis elevados de cálcio e paratormônio (e hipofosfatemia em 25% dos casos), embora, nos últimos anos, um número crescente de HPTP normocalcêmico tenha sido relatado. Pesquisa de nefrolitíase e densitometria óssea (incluindo rádio distal) devem sempre ser realizadas, assim como cintilografia com sestamibi e ultrassonografia cervical para localização do adenoma. A paratireoidectomia é sempre realizada na forma clássica (osteíte fibrosa cística e doença renal). Para a forma assintomática, as diretrizes sugerem pelo menos um dos seguintes achados para indicação cirúrgica: idade < 50 anos; *clearance* de creatinina < 60 mℓ/min/1,73 m²; calciúria > 250 mg/24 h; em mulheres e > 300 mg/24 h em homens T-escore < −2,5 em qualquer sítio; cálcio sérico > 1 mg/dℓ acima do limite superior da normalidade. No entanto, havendo uma imagem positiva nos exames de localização das paratireoides, a possibilidade de cirurgia deve sempre ser discutida com o paciente.

REFERÊNCIAS BIBLIOGRÁFICAS

1. Walker MD, Silverberg SJ. Primary hyperparathyroidism. Nat Rev Endocrinol. 2018; 14:115-25.
2. Khan AA, Hanley DA, Rizzoli R et al. Primary hyperparathyroidism: review and recommendations on evaluation, diagnosis, and management. A Canadian and international consensus. Osteoporos Int. 2017; 28:1-19.
3. Bilezikian JP, Brandi ML, Rubin M et al. Primary hyperparathyroidism: new concepts in clinical, densitometric and biochemical features. J Intern Med. 2005; 257:6-17.
4. Ruda JM, Hollenbeak CS, Stack Jr. BC. A systematic review of the diagnosis and treatment of primary hyperparathyroidism from 1995 to 2003. Otolaryngol Head Neck Surg. 2005; 132:359-72.
5. Bilezikian JP. Primary hyperparathyroism. In: De Groot LJ et al. (Ed.). Endotext [Internet]. South Dartmouth (MA): MDText.com, Inc.; 2000-2012.
6. Vilar L, Gadelha PS, Gusmão A et al. Avaliação do status da vitamina D e dos níveis de cálcio e PTH em mulheres pós-menopausadas. Arq Brasil Endocrinol Metab. 2014; 58:S145.
7. Yeh MW, Ituarte PHG, Zhou HC et al. Incidence and prevalence of primary hyperparathyroidism in a racially mixed population. J Clin Endocrinol Metab. 2013; 98:1122-9.
8. Lorenzo JA, Canalis E, Raisz LG. Metabolic bone disease. In: Melmed S et al. (Ed.). Williams textbook of endocrinology. 12. ed. Philadelphia: WB Saunders; 2011. pp. 1305-49.
9. Shaker JL, Deftos L. Calcium and phosphate homeostasis. In: De Groot LJ et al. (Ed.). Endotext [Internet]. South Dartmouth (MA): MDText.com, Inc.; 2000-2014.
10. Bandeira F, Griz L, Chaves N et al. Diagnosis and management of primary hyperparathyroidism – a scientific statement from the Department of Bone Metabolism, the Brazilian Society for Endocrinology and Metabolism. Arq Bras Endocrinol Metabol. 2013; 57:406-24.
11. Fraser WD. Hyperparathyroidism. Lancet. 2009; 374:145-58.
12. McClenaghan F, Qureshi YA. Parathyroid cancer. Gland Surg. 2015; 4:329-38.
13. Bergson EJ, Heller KS. The clinical significance and anatomic distribution of parathyroid double adenomas. J Am Coll Surg. 2004; 198:185-9.
14. Mendoza V, Ramírez C, Espinoza AE et al. Characteristics of ectopic parathyroid glands in 145 cases of primary hyperparathyroidism. Endocr Pract. 2010; 16:977-81.
15. Sekine O, Hozumi Y, Takemoto N et al. Parathyroid adenoma without hyperparathyroidism. Jpn J Clin Oncol. 2004; 34:155-8.
16. Rickels MR, Langer JE, Mandel SJ. Hyperfunctioning intrathyroidal parathyroid cyst. J Clin Endocrinol Metab. 2004; 89:1051-2.
17. Wang L, Han D, Chen W et al. Non-functional parathyroid carcinoma: a case report and review of the literature. Cancer Biol Ther. 2015; 16:1569-76.
18. Bendz H, Sjodin I, Toss G et al. Hyperparathyroidism and long-term lithium therapy – a cross-sectional study and the effect of lithium withdrawal. J Intern Med. 1996; 240:357-65.
19. Schneider AB, Gierlowski TC, Shore-Freedman E et al. Dose-response relationships for radiation-induced hyperparathyroidism. J Clin Endocrinol Metab. 1995; 80:254-7.
20. Boehm BO, Rosinger S, Belyi D et al. The parathyroid as a target for radiation damage. N Engl J Med. 2011; 365:676-8.
21. Segiet OA, Deska M, Michalski M et al. Molecular profiling in primary hyperparathyroidism. Head Neck. 2015; 37:299-307.
22. Sharretts JM, Simonds WF. Clinical and molecular genetics of parathyroid neoplasms. Best Pract Res Clin Endocrinol Metab. 2010; 24:491-502.
23. Groussin L. Genetic evaluation in primary hyperparathyroidism: what investigation? For which patients? Ann Endocrinol (Paris). 2015; 76:142-4.
24. Betea D, Potorac I, Beckers A. Parathyroid carcinoma: challenges in diagnosis and treatment. Ann Endocrinol (Paris). 2015; 76:169-77.
25. Norton JA, Krampitz G, Jensen RT. Multiple endocrine neoplasia: genetics and clinical management. Surg Oncol Clin N Am. 2015; 24:795-832.
26. Bricaire L, Odou MF, Cardot-Bauters C et al. Frequent large germline HRPT2 deletions in a French National cohort of patients with primary hyperparathyroidism. J Clin Endocrinol Metab. 2013; 98:E403-8.
27. Lee JY, Shoback DM. Familial hypocalciuric hypercalcemia and related disorders. Best Pract Res Clin Endocrinol Metab. 2018; 32:609-19.
28. Pontikides N, Karras S, Kaprara A et al. Genetic basis of familial isolated hyperparathyroidism: a case series and a narrative review of the literature. J Bone Miner Metab. 2014; 32:351-66.
29. Eldeiry LS, Ruan DT, Brown EM et al. Primary hyperparathyroidism and familial hypocalciuric hypercalcemia: relationships and clinical implications. Endocr Pract. 2012; 18:412-7.
30. Egan AM, Ryan J, Aziz MA et al. Primary hyperparathyroidism in a patient with familial hypocalciuric hypercalcaemia due to a novel mutation in the calcium-sensing receptor gene. J Bone Miner Metab. 2013; 31:477-80.
31. Simonds WF, Robbins CM, Agarwal SK et al. Familial isolated hyperparathyroidism is rarely caused by germline mutation in HRPT2, the gene for the hyperparathyroidism-jaw tumor syndrome. J Clin Endocrinol Metab. 2004; 89:96-102.
32. Warner J, Epstein M, Sweet A et al. Genetic testing in familial isolated hyperparathyroidism: unexpected results and their implications. J Med Genet. 2004; 41:155-60.
33. Simonds WF, Robbins CM, Agarwal SK et al. Familial isolated hyperparathyroidism is rarely caused by germline mutation in HRPT2, the gene for the hyperparathyroidism-jaw tumor syndrome. J Clin Endocrinol Metab. 2004; 89:96-102.
34. Eastell R, Brandi ML, Costa AG et al. Diagnosis of asymptomatic primary hyperparathyroidism: proceedings of the Fourth International Workshop. J Clin Endocrinol Metab. 2014; 99:3570-9.
35. Bilezikian JP, Silverberg SJ. Asymptomatic primary hyperparathyroidism. N Engl J Med. 2004; 350:1746-51.
36. Vilar L, Vilar CF, Albuquerque L et al. Clinical manifestations in a cohort of 82 patients with primary hyperparathyroidism. Arch Endocrinol Metab. 2024 [Submitted].
37. Mithal A, Kaur P, Singh VP et al. Asymptomatic primary hyperparathyroidism exists in north India: retrospective data from 2 tertiary care centers. Endocr Pract. 2015; 21:581-5.
38. Bilezikian JP, Silverberg SJ. Clinical spectrum of primary hyperparathyroidism. Rev Endocr Metab Disord. 2000; 1:237-45.
39. Guldfred LA, Daugaard S, von Buchwald C. Brown tumor mimicking maxillary sinus mucocele as the first manifestation of primary hyperparathyroidism. Auris Nasus Larynx. 2012; 39:418-21.
40. Reséndiz-Colosia JA, Alvarado-Cabrero I, Flores-Díaz R et al. Multiple maxillofacial brown tumors as primary hyperparathyroidism manifestation. Gac Med Mex. 2008; 144:155-60.
41. Monteiro ML. Multiple brown tumors of the orbital walls: case report. Arq Bras Oftalmol. 2009; 72:116-8.
42. Luboshitzky R, Chertok-Schaham Y, Lavi I et al. Cardiovascular risk factors in primary hyperparathyroidism. J Endocrinol Invest. 2009; 32:317-21.
43. Ishay A, Herer P, Luboshitzky R. Effects of successful parathyroidectomy on metabolic cardiovascular risk factors in patients with severe primary hyperparathyroidism. Endocr Pract. 2011; 17:584-90.
44. Yu N, Donnan PT, Flynn RW et al. Increased mortality and morbidity in mild primary hyperparathyroid patients. The parathyroid epidemiology and audit research study (PEARS). Clin Endocrinol (Oxf). 2010; 73:30-4.
45. Joborn C, Hetta J, Johansson H et al. Psychiatric morbidity in primary hyperparathyroidism. World J Surg. 1988; 12:476-81.
46. Coker LH, Rorie K, Cantley L et al. Primary hyperparathyroidism, cognition, and health-related quality of life. Ann Surg. 2005; 242:642-50.
47. Carnaille B, Oudar C, Pattou F et al. Pancreatitis and primary hyperparathyroidism: forty cases. Aust N Z J Surg. 1998; 68:117-9.
48. Kishida M, Otsuka F, Mimura Y et al. A lethal complication, acute necrotizing pancreatitis, of Turner's syndrome with primary hyperparathyroidism. Endocr J. 2003; 50:835-6.
49. Sitges-Serra A, Alonso M, deLecea C et al. Pancreatitis and hyperparathyroidism. Br J Surg. 1988; 75:158-60.
50. Khoo TK, Vege SS, Abu-Lebdeh HS et al. Acute pancreatitis in primary hyperparathyroidism: a population-based study. J Clin Endocrinol Metab. 2009; 94:2115-8.
51. Cusano NE, Cipriani C, Bilezikian JP. Management of normocalcemic primary hyperparathyroidism. Best Pract Res Clin Endocrinol Metab. 2018; 32:837-45.
52. Hannan FM, Fairney A, Johnston DG. Vitamin D deficiency masking primary hyperparathyroidism. Ann Clin Biochem. 2004; 41:405-7.
53. Bilezikian JP, Khan AA, Silveberg SJ et al. Evaluation and management of primary hyperparathyroidism: summary statement and guidelines from the Fifth International Workshop. J Bone Miner Res. 2022; 37:2293-314.
54. Lowe H, McMahon DJ, Rubin MR et al. Normocalcemic primary hyperparathyroidism: further characterization of a new clinical phenotype. J Clin Endocrinol Metab. 2007; 92:3001-5.
55. Pawlowska M, Cusano NE. An overview of normocalcemic primary hyperparathyroidism. Curr Opin Endocrinol Diabetes Obes. 2015; 22:413-21.
56. Cusano NE, Naim MM, Wang PY et al. Normocalcemic hyperparathyroidism and hypoparathyroidism in two community-based nonreferral populations. J Clin Endocrinol Metab. 2013; 98:2734-41.
57. Marques TF, Vasconcelos R, Diniz E et al. Normocalcemic primary hyperparathyroidism in clinical practice: an indolent condition or a silent threat? Arq Bras Endocrinol Metabol. 2011; 55:314-7.
58. Tuna MM, Çalışkan M, Ünal M et al. Normocalcemic hyperparathyroidism is associated with complications similar to those of hypercalcemic hyperparathyroidism. J Bone Miner Metab. 2016; 34:331-5.
59. Chen G, Xue Y, Zhang Q et al. Is normocalcemic primary hyperparathyroidism – harmful or harmless? J Clin Endocrinol Metab. 2015; 100:2420-4.
60. Hauache OM, Sredni ST, Logulo AF et al. Apoplexia de paratiróide. Arq Bras. Endocrinol Metab. 1996; 40:271-4.
61. Moosgaard B, Vestergaard P, Heickendorff L et al. Vitamin D status, seasonal variations, parathyroid adenoma weight and bone mineral density in primary hyperparathyroidism. Clin Endocrinol (Oxf). 2005; 63:506-13.
62. Gasparri G, Camandona M, Mullineris B et al. Acute hyperparathyroidism: our experience with 36 cases. Ann Ital Chir. 2004; 75:321-4.

63. Fraker DL. Parathyroid tumors. In: DeVita Jr. VT (Ed.). Cancer: principles and practice of oncology. 5th ed. Philadelphia: Lippincott-Raven; 1997. pp. 1652-9.
64. Shane E. Clinical review 122. Parathyroid carcinoma. J Clin Endocrinol Metab. 2001; 86:485-93.
65. Kameyama K, Takami H. Double parathyroid carcinoma. Endocr J. 2003; 50:477-9.
66. Fleischer J, Becker C, Hamele-Bena D et al. Oxyphil parathyroid adenoma: a malignant presentation of a benign disease. J Clin Endocrinol Metab. 2004; 89:5948-51.
67. Martin LNC, Kayath MJ. Abordagem clínico-laboratorial no diagnóstico diferencial de hipercalcemia. Arq Bras Endocrinol Metab. 1999; 43:472-9.
68. Minisola S, Pepe J, Piemonte S et al. The diagnosis and management of hypercalcaemia. BMJ. 2015; 350:h2723.
69. Meng QH, Wagar EA. Laboratory approaches for the diagnosis and assessment of hypercalcemia. Crit Rev Clin Lab Sci. 2015; 52:107-19.
70. Machenahalli P, Shotliff K. Problem based review: the patient with hypercalcaemia. Acute Med. 2015; 14:138-41.
71. Mirrakhimov AE. Hypercalcemia of malignancy: an update on pathogenesis and management. N Am J Med Sci. 2015; 7:483-93.
72. Sternlicht H, Glezerman IG. Hypercalcemia of malignancy and new treatment options. Ther Clin Risk Manag. 2015; 11:1779-88.
73. Body JJ. Hypercalcemia of malignancy. Semin Nephrol. 2004; 24:48-54.
74. Strewler GJ. The parathyroid hormone-related protein. Endocrinol Metab Clin North Am. 2000; 29:629-45.
75. Donovan PJ, Achong N, Griffin K et al. PTHrP-mediated hypercalcemia: causes and survival in 138 patients. J Clin Endocrinol Metab. 2015; 100:2024-9.
76. Kandil E, Noureldine S, Khalek MA et al. Ectopic secretion of parathyroid hormone in a neuroendocrine tumor: a case report and review of the literature. Int J Clin Exp Med. 2011; 4:234-40.
77. Eid W, Wheeler TM, Sharma MD. Recurrent hypercalcemia due to ectopic production of parathyroid hormone-related protein and intact parathyroid hormone in a single patient with multiple malignancies. Endocr Pract. 2004; 10:125-8.
78. Picolos MK, Sims CR, Mastrobattista JM et al. Milk-alkali syndrome in pregnancy. Obstet Gynecol. 2004; 104:1201-4.
79. Erdozain JG, Egurbide MV, Ruiz-Irastorza G et al. Systemic lupus erythematosus presenting as acute symptomatic hypercalcemia. Lupus. 2004; 13:132-4.
80. Al Kaissi A, Ghachem MB, Nessib N et al. Distinctive new form of spondyloepimetaphyseal dysplasia with severe metaphyseal changes similar to Jansen metaphyseal chondrodysplasia. Australas Radiol. 2005; 49:57-62.
81. Hassan S, Amer S, Swamy V et al. Sarcoidosis and primary hyperparathyroidism simultaneously occurring in a hypercalcemic patient. Indian J Endocrinol Metab. 2012; 16:1062-3.
82. Matsumoto J, Kojima T, Shimizu T et al. A case of lung cancer with hypercalcemia which was incidentally complicated with primary hyperparathyroidism due to parathyroid adenoma. Ann Thorac Cardiovasc Surg. 2002; 8:151-3.
83. Ahmad R, Hammond JM. Primary, secondary, and tertiary hyperparathyroidism. Otolaryngol Clin North Am. 2004; 37:701-13.
84. Zafereo M, Yu J, Angelos P et al. American Head and Neck Society Endocrine Surgery Section update on parathyroid imaging for surgical candidates with primary hyperparathyroidism. Head Neck. 2019; 41:2398-409.
85. Wong KK, Fig LM, Gross MD et al. Parathyroid adenoma localization with 99m Tc-SestamibiSPECT/CT: a meta-analysis. Nucl Med Commun. 2015; 36(4):363-75.
86. Rubin MR, Livolsi VA, Bandeira F et al. Tc 99m-sestamibi uptake in osteitis fibrosa cystica simulating metastatic bone disease. J Clin Endocrinol Metab. 2001; 86:5138-40.
87. Patel CN, Salahudeen HM, Lansdown M et al. Clinical utility of ultrasound and 99mTc sestamibi SPECT/CT for preoperative localization of parathyroid adenoma in patients with primary hyperparathyroidism. Clin Radiol. 2010; 65:278-87.
88. Pimentel L, Portela S, Loureiro A et al. Normocalcemic primary hyperparathyroidism: long-term follow-up associated with multiple adenomas. Arq Bras Endocrinol Metab. 2014; 58:583-6.
89. Ketha H, Lasho MA, Algeciras-Schimnich A. Analytical and clinical validation of parathyroid hormone (PTH) measurement in fine-needle aspiration biopsy (FNAB) washings. Clin Biochem. 2015. [Epub ahead of print].
90. Castellana M, Virili C, Palermo A et al. Primary hyperparathyroidism with surgical indication and negative or equivocal scintigraphy: safety and reliability of PTH washout. A systematic review and meta-analysis. Eur J Endocrinol. 2019; 181:245-53.
91. Hinson AM, Lee DR, Hobbs BA et al. Preoperative 4D CT Localization of nonlocalizing parathyroid adenomas by ultrasound and SPECT-CT. Otolaryngol Head Neck Surg. 2015; 153:775-8.
92. Suh YJ, Choi JY, Kim S et al. Comparison of 4D CT, ultrasonography, and 99mTc sestamibi SPECT/CT in localizing single-gland primary hyperparathyroidism. Otolaryngol Head Neck Surg. 2015; 152(3):438-43.
93. Bahl M. Preoperative parathyroid imaging: trends in utilization and comparative accuracy of sonography, scintigraphy, and 4-dimensional computed tomography. J Comput Assist Tomogr. 2019; 43:264-8.
94. Yeh R, Tay YD, Tabacco G et al. Diagnostic performance of 4D CT and Sestamibi SPECT/CT in localizing parathyroid adenomas in primary hyperparathyroidism. Radiology. 2019; 291:469-76.
95. Memeh KO, Palacios JE, Khan R et al. Pre-operative localization of parathyroid adenoma: performance of 4D MRI parathyroid protocol. Endocr Pract. 2019; 25:361-5.
96. Boccalatte LA, Higuera F, Gómez NL et al. Usefulness of 18F-fluorocholine positron emission tomography-computed tomography in locating lesions in hyperparathyroidism: a systematic review. JAMA Otolaryngol Head Neck Surg. 2019. [Epub ahead of print].
97. Amadou C, Bera G, Ezziane M et al. 18F-fluorocholine PET/CT and parathyroid 4D computed tomography for primary hyperparathyroidism: the challenge of reoperative patients. World J Surg. 2019; 43:1232-42.
98. Piccardo A, Trimboli P, Rutigliani M et al. Additional value of integrated 18F-choline PET/4D contrast-enhanced CT in the localization of hyperfunctioning parathyroid glands and correlation with molecular profile. Eur J Nucl Med Mol Imaging. 2019; 46:766-75.
99. Bilezikian JP, Silverberg SJ, Bandeira F et al. Management of primary hyperparathyroidism. J Bone Miner Res. 2022; 37:2391-403.
100. Udelsman R, Åkerström G, Biagini C et al. The surgical management of asymptomatic primary hyperparathyroidism: proceedings of the Fourth International Workshop. J Clin Endocrinol Metab. 2014; 99:3595-606.
101. Marcocci C, Bollerslev J, Khan AA et al. Medical management of primary hyperparathyroidism: proceedings of the fourth International Workshop on the Management of Asymptomatic Primary Hyperparathyroidism. J Clin Endocrinol Metab. 2014; 99:3607-18.
102. Rubin MR, Bilezikian JP, McMahon DJ et al. The natural history of primary hyperparathyroidism with or without parathyroid surgery after 15 years. J Clin Endocrinol Metab. 2008; 93:3462-70.
103. Stefenelli T, Abela C, Frank H et al. Cardiac abnormalities in patients with primary hyperparathyroidism: implications for follow-up. J Clin Endocrinol Metab. 1997; 82:106-12.
104. Cansu GB, Yılmaz N, Özdem S et al. Parathyroidectomy in asymptomatic primary hyperparathyroidism reduces carotid intima-media thickness and arterial stiffness. Clin Endocrinol (Oxf). 2016; 84:39-47.
105. Yen TW, Wang TS. Subtotal parathyroidectomy for primary hyperparathyroidism. Endocr Pract. 2011; 17(Suppl 1):7-12.
106. Eigelberger MS, Clark OH. Surgical approaches to primary hyperparathyroidism. Endocrinol Metab Clin North Am. 2000; 29:479-502.
107. Singh Ospina NM, Rodriguez-Gutierrez R, Maraka S et al. Outcomes of parathyroidectomy in patients with primary hyperparathyroidism: a systematic review and meta-analysis. World J Surg. 2016; 40:2359-77.
108. Noureldine SI, Gooi Z, Tufano RP. Minimally invasive parathyroid surgery. Gland Surg. 2015; 4:410-9.
109. Carneiro-Pla D. Contemporary and practical uses of intraoperative parathyroid hormone monitoring. Endocr Pract. 2011; 17(Suppl 1):44-53.
110. Bergenfelz A, Kanngiesser V, Zielke A et al. Conventional bilateral cervical exploration versus open minimally invasive parathyroidectomy under local anaesthesia for primary hyperparathyroidism. Br J Surg. 2005; 92:190-7.
111. Rubello D, Casara D, Giannini S et al. Minimally invasive radioguided parathyroidectomy: an attractive therapeutic option for elderly patients with primary hyperparathyroidism. Nucl Med Commun. 2004; 25:901-8.
112. Ning L, Sippel R, Schaefer S et al. What is the clinical significance of an elevated parathyroid hormone level after curative surgery for primary hyperparathyroidism? Ann Surg. 2009; 249:469-72.
113. Dhillon KS, Cohan P, Darwin C et al. Elevated serum parathyroid hormone concentration in eucalcemic patients after parathyroidectomy for primary hyperparathyroidism and its relationship to vitamin D profile. Metabolism. 2004; 53:1101-6.
114. Kulak CAM, Bandeira C, Voss D et al. Marked improvement in bone mass after parathyroidectomy in osteitis fibrosa cystica. J Clin Endocrinol Metab. 1998; 83:732-5.
115. Nordenstrom E, Westerdahl J, Bergenfelz A. Recovery of bone mineral density in 126 patients after surgery for primary hyperparathyroidism. World J Surg. 2004; 28:502-7.
116. Witteveen JE, van Thiel S, Romijn JA et al. Hungry bone syndrome: still a challenge in the post-operative management of primary hyperparathyroidism: a systematic review of the literature. Eur J Endocrinol. 2013; 168: R45-53.
117. Strewler GJ. Medical approaches to primary hyperparathyroidism. Endocrinol Metab Clin. 2000; 29:523-39.
118. Parker CR, Blackwell PJ, Fairbairn KJ et al. Alendronate in the treatment of primary hyperparathyroid-related osteoporosis: J Clin Endocrinol Metab. 2002; 87:4482-9.
119. Chow CC, Chan WB, Li JKY et al. Oral alendronate increases bone mineral density in postmenopausal women with primary hyperparathyroidism. J Clin Endocrinol Metab. 2003; 88:581-7.
120. Marcus R, Madvig P, Crim M et al. Conjugated estrogens in the treatment of postmenopausal women with hyperparathyroidism. Ann Intern Med. 1984; 100:633-40.

121. Selby PL, Peacock M. Ethinyl estradiol and norethindrone in the treatment of primary hyperparathyroidism in postmenopausal women. N Engl J Med. 1986; 314:1481-5.
122. Grey AB, Stapleton JP, Evans MC et al. Effect of hormone replacement therapy on bone mineral density in postmenopausal women with mild primary hyperparathyroidism. A randomized, controlled trial. Ann Intern Med. 1996; 125:360-8.
123. Rubin MR, Lee K, McMahon DJ et al. Raloxifene lowers serum calcium and markers of bone turnover in postmenopausal women with primary hyperparathyroidism. J Clin Endocrinol Metab. 2003; 88:1174-8.
124. Khan A, Bilezikian J, Bone H et al. Cinacalcet normalizes serum calcium in a double-blind randomized, placebo-controlled study in patients with primary hyperparathyroidism with contraindications to surgery. Eur J Endocrinol. 2015; 172:527-35.
125. Nemeth EF, Goodman WG. Calcimimetic and calcilytic drugs: feats, flops, and futures. Calcif Tissue Int. 2016; 98:341-58.
126. Peacock M, Bilezikian JP, Bolognese MA et al. Cinacalcet HCl reduces hypercalcemia in primary hyperparathyroidism across a wide spectrum of disease severity. J Clin Endocrinol Metab. 2011; 96:E9-18.
127. Verheyen N, Pilz S, Eller K et al. Cinacalcet hydrochloride for the treatment of hyperparathyroidism. Expert Opin Pharmacother. 2013; 14:793-806.
128. Brardi S, Cevenini G, Verdacchi T et al. Use of cinacalcet in nephrolithiasis associated with normocalcemic or hypercalcemic primary hyperparathyroidism: results of a prospective randomized pilot study. Arch Ital Urol Androl. 2015; 87:66-71.
129. Faggiano A, Di Somma C, Ramundo V et al. Cinacalcet hydrochloride in combination with alendronate normalizes hypercalcemia and improves bone mineral density in patients with primary hyperparathyroidism. Endocrine. 2011; 39:283-7.
130. Betea D, Potorac I, Beckers A. Parathyroid carcinoma: challenges in diagnosis and treatment. Ann Endocrinol (Paris). 2015; 76:169-77.
131. Mohebati A, Shaha A, Shah J. Parathyroid carcinoma: challenges in diagnosis and treatment. Hematol Oncol Clin North Am. 2012; 26:1221-38.
132. Sharretts JM, Kebebew E, Simonds WF. Parathyroid cancer. Semin Oncol. 2010; 37:580-90.
133. Silverberg SJ, Rubin MR, Faiman C et al. Cinacalcet hydrochloride reduces the serum calcium concentration in inoperable parathyroid carcinoma. J Clin Endocrinol Metab. 2007; 92:3803-8.
134. Hundahl SA, Fleming ID, Fremgen AM et al. Two hundred eighty-six cases of parathyroid carcinoma treated in the U.S. between 1985-1995: a National Cancer Data Base Report. The American College of Surgeons Commission on Cancer and the American Cancer Society. Cancer. 1999; 86:538-44.
135. Lee PK, Jarosek SL, Virnig BA et al. Trends in the incidence and treatment of parathyroid cancer in the United States. Cancer. 2007; 109:1736-41.
136. Sandelin K, Auer G, Bondeson L et al. Prognostic factors in parathyroid cancer: a review of 95 cases. World J Surg. 1992; 16:724-31.
137. Rutkowska J, Bandurska-Stankiewicz E, Matuszewski W et al. Primary hyperparathyroidism in pregnancy – a diagnostic and therapeutic challenge. Endokrynol Pol. 2015; 66:270-4.
138. Herrera-Martínez AD, Bahamondes-Opazo R, Palomares-Ortega R et al. Primary hyperparathyroidism in pregnancy: a two-case report and literature review. Case Rep Obstet Gynecol. 2015; 2015:171828.
139. Hirsch D, Kopel V, Nadler V et al. Pregnancy outcomes in women with primary hyperparathyroidism. J Clin Endocrinol Metab. 2015; 100:2115-22.

CAPÍTULO

83

Manejo do Hiperparatireoidismo Secundário

Ana Paula Santana Gueiros ■ José Edevanilson de Barros Gueiros

INTRODUÇÃO

A doença renal crônica (DRC) é altamente prevalente e considerada um problema de saúde pública mundial. Com a progressiva perda da função renal, várias complicações se desenvolvem nos pacientes com DRC e, dentre essas, as alterações da homeostase mineral estão presentes na maioria dos pacientes em estágios 3 a 5 e, quase universalmente, nos pacientes em tratamento por diálise. Os distúrbios dos metabolismos mineral e ósseo da DRC (DMO-DRC) representam uma condição sistêmica caracterizada por anormalidades nos níveis séricos de cálcio, fósforo, paratormônio (PTH) e da vitamina D e seus metabólitos; pelas alterações no *turnover* ou remodelação, volume, mineralização, crescimento linear e na força óssea; e pela presença de calcificações extraósseas, principalmente as calcificações vasculares.[1,2]

Atualmente, o termo geral osteodistrofia renal é restrito às alterações na histologia óssea, que são avaliadas por meio de biopsia óssea, utilizando-se o sistema TMV (*turnover*, volume, mineralização). Quanto à remodelação óssea, a osteodistrofia renal pode ser de alta remodelação, representada pela doença óssea associada ao hiperparatireoidismo secundário (HPS) ou osteíte fibrosa (OF) e pela doença mista, e de baixa remodelação, compreendendo a doença óssea adinâmica (DOA) e a osteomalacia.[1,2]

Neste capítulo, abordaremos apenas o HPS, dando ênfase à fisiopatologia, à importância clínica e ao manejo terapêutico.

AVANÇOS NA PATOGÊNESE

O HPS é uma clássica e frequente complicação da DRC caracterizada pelo aumento da síntese e da secreção do PTH e pela hiperplasia das glândulas paratireoides em resposta às alterações sistêmicas na homeostase mineral, tais como a hipocalcemia, a hiperfosfatemia e o baixo nível sérico de calcitriol (1,25-di-hidroxivitamina D3). Presente já nas fases iniciais da DRC, o HPS se torna mais evidente nas fases avançadas, especialmente nos pacientes em diálise.

A patogênese do HPS é complexa, ainda não totalmente esclarecida, mas se origina da hipótese do *trade-off* descrita por Bricker em 1972.[3] Por esta teoria, a retenção de fósforo e a hiperfosfatemia decorrentes da progressiva perda da função renal acarretam uma diminuição transitória nos níveis séricos de cálcio iônico, a qual, por sua vez, estimula uma resposta fisiológica de secreção de PTH.[3] No entanto, a presença de HPS mesmo nas fases iniciais da DRC, além da observação de níveis elevados de PTH na ausência de hiperfosfatemia, mostrava que outros fatores ainda estavam envolvidos nesta fisiopatologia. Na época, Bricker já vislumbrava que um inibidor do calcitriol também colaborava para o HPS, o que somente foi demonstrado 30 anos depois. Assim, a identificação do fator de crescimento relacionado ao fibroblasto 23 (FGF-23) consolidou a teoria do *trade-off*. Atualmente, o FGF-23 é reconhecido como um elemento envolvido na patogênese do HPS (Figura 83.1).[4]

Cálcio e seu receptor

A concentração de cálcio extracelular é o principal regulador do PTH, e a hipocalcemia é um importante estímulo para a secreção desse hormônio. Os pacientes renais crônicos desenvolvem hipocalcemia por apresentarem baixa ingestão de cálcio, hipovitaminose D (déficit de 25-hidroxivitamina D3 ou calcidiol), déficit de calcitriol, hiperfosfatemia e resistência esquelética à ação calcêmica do PTH.[5]

A relação cálcio-PTH é representada por uma curva sigmoidal, na qual há um ponto onde o nível sérico de cálcio reduz em 50% a concentração máxima do PTH. É o chamado *set point*. Na DRC, existe um evidente desvio deste *set point* para a direita decorrente da alterada sensibilidade da paratireoide ao cálcio. Anormalidades no receptor sensor de cálcio (CaSR) da paratireoide, cuja expressão se encontra diminuída na DRC, justificam esta alteração da curva cálcio-PTH e se associam com a progressão do HPS,[6] representando, assim, um importante alvo terapêutico, como discorreremos mais adiante.

Vários fatores influenciam na expressão do CaSR. Sabe-se que existe um elemento responsivo ao calcitriol na região promotora do gene do CaSR; assim, a deficiência de calcitriol acarreta um efeito negativo em nível transcripcional.[7] Nos modelos animais

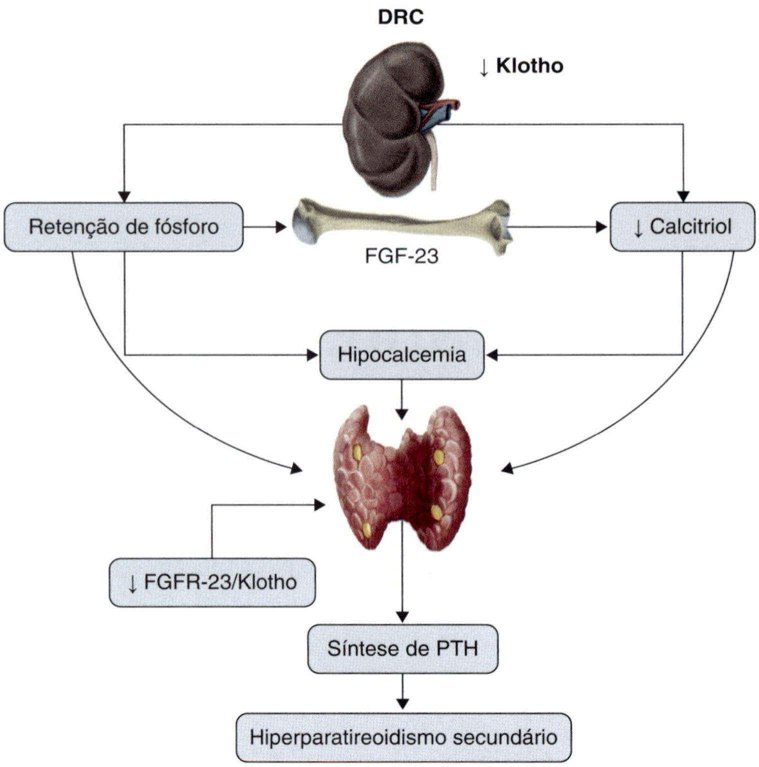

Figura 83.1 Inter-relações de cálcio, fósforo, calcitriol, paratormônio (PTH) e FGF-23/Klotho na patogênese do hiperparatireoidismo secundário. DRC: doença renal crônica; FGF-23: fator de crescimento relacionado ao fibroblasto 23; FGFR-23: receptor do FGF-23.

de DRC, as dietas ricas em fósforo também causaram diminuição de CaSR e progressão do HPS.[8] Os fatores transcripcionais envolvidos na proliferação das células da paratireoide também influenciam a expressão de CaSR, principalmente devido à observação de que esses receptores diminuem após a proliferação destas células.[9]

Calcitriol e receptor da vitamina D

Acompanhando a perda da função renal, a ação da enzima 1α-hidroxilase diminui, o que contribui para a menor conversão de calcidiol em calcitriol no rim. O FGF-23, por inibir a ação dessa enzima, colabora ainda mais para os menores níveis de calcitriol.[10] O calcitriol tem suas ações mediadas por sua ligação ao receptor da vitamina D (VDR) e seu baixo nível sérico promove o HPS por diversos mecanismos. A hipocalcemia resultante da baixa absorção intestinal de cálcio estimula a secreção de PTH. Por outro lado, o calcitriol age inibindo a transcrição do gene do PTH, o que leva a menor secreção. Assim como acontece com o CaSR, a expressão de VDR é reduzida na paratireoide de pacientes com HPS e o ambiente urêmico altera ainda mais a ligação do calcitriol ao VDR, contribuindo para a perda desta ação direta do calcitriol na inibição do PTH. O calcitriol também inibe indiretamente o PTH quando aumenta a expressão de CaSR. O baixo nível de calcitriol e a reduzida expressão de VDR estimulam a proliferação de células paratireoidianas por meio da baixa expressão de inibidores do ciclo celular e da proliferação.[11]

Fósforo, FGF-23 e Klotho

A hiperfosfatemia age estimulando a secreção do PTH e mantendo um estímulo persistente para a hiperplasia da paratireoide. Como mencionado anteriormente, a teoria do *trade-off* representa a base inicial de como o fósforo age estimulando indiretamente o aumento do PTH. Embora evidências de um efeito direto do fósforo em estimular a síntese e a secreção do PTH independentemente das concentrações de cálcio e calcitriol já tenham sido demonstradas há mais de 20 anos, só recentemente foi demonstrado que o mecanismo molecular que explica a ação direta do fósforo na paratireoide envolve sua ação em elementos específicos do CaSR.[12]

O FGF-23 é um importante regulador da homeostase do fósforo. Os níveis de FGF-23 aumentam progressivamente na DRC, o que sugere uma atuação em conjunto com o PTH na tentativa de aumentar a fosfatúria e manter os níveis séricos de fósforo normais.[4] A ação do FGF-23 nos órgãos-alvo se faz via receptor (FGFR-23), sendo indispensável a coexpressão de uma proteína transmembrana chamada Klotho, por intermédio de um complexo FGF-23/Klotho/FGFR-23.[13] Sabe-se que a DRC é um estado de progressiva diminuição da Klotho, o que acarreta prejuízo nas ações do FGF-23. A paratireoide expressa o complexo Klotho/FGFR-23, o que demonstra que o FGF-23 tem papel na regulação do PTH ao inibir sua secreção. No entanto, na DRC, pela reduzida expressão de FGFR-23 e pela deficiência de Klotho, a ação supressora do FGF-23 na paratireoide se encontra deprimida.[14] Como já referido, ao inibir a 1α-hidroxilase, o FGF-23 causa uma diminuição nos níveis séricos de calcitriol, o que acaba promovendo a hiperplasia da paratireoide e o HPS. O envolvimento do FGF-23 na regulação do PTH é complexo e existe uma forte associação entre seus níveis séricos e a gravidade do HPS.[4]

Resistência óssea ao paratormônio

A resistência esquelética ao PTH representa outro fator envolvido na proliferação da paratireoide e na progressão do HPS, uma vez que são necessários níveis mais elevados de PTH para manter a calcemia. A hiperfosfatemia, o déficit de calcitriol, o aumento nos níveis séricos de esclerostina, as alterações na expressão do receptor de PTH no osso, o estresse oxidativo e os produtos finais de glicação avançada (*AGEs*), estes últimos interferindo na expressão de genes e na síntese das proteínas ósseas essenciais à formação e à reabsorção, são fatores que contribuem para esta hiporresponsividade óssea na DRC.[15,16]

Hiperplasia da paratireoide

A persistência dos fatores acima descritos acarreta um prolongado estímulo à proliferação da paratireoide. Incialmente, o crescimento é do tipo policlonal, que é característica da hiperplasia difusa, e depois assume um aspecto monoclonal, representando a hiperplasia nodular (Figura 83.2).[17]

A proliferação da paratireoide se associa com a progressiva diminuição da expressão de CaSR e de VDR. Com a progressão do HPS, a transformação nodular é acompanhada pela crítica redução desses receptores, acarretando uma quase ausência do efeito inibitório do cálcio e do calcitriol na secreção do PTH. Como resultado desta autonomia, a contínua ação do PTH sobre a função de osteoclastos acarreta efluxos de cálcio e fósforo do osso para o sangue, causando tendência à hipercalcemia e à hiperfosfatemia. Nessa situação, a paratireoidectomia é, provavelmente, a única forma de tratar o HPS.

Recentemente, um estudo experimental demonstrou uma interessante inter-relação do CaSR com a Klotho, ressaltando o papel da Klotho na regulação e na prevenção da proliferação da paratireoide, o que sugeriu uma potencial estratégia terapêutica no controle do HPS.[18]

MANIFESTAÇÕES CLÍNICAS

O PTH representa uma importante toxina urêmica, uma vez que seu nível sérico persistentemente elevado é responsável por graves manifestações sistêmicas envolvendo principalmente os sistemas esquelético e cardiovascular (Figura 83.3).[19]

O excesso de PTH causa dor óssea muitas vezes incapacitante, fraqueza muscular, deformidades ósseas, diminuição da densidade mineral óssea, lesões líticas, fraturas, além de rupturas de tendões. Estas alterações estão associadas ao aumento da reabsorção óssea decorrente da intensa atividade dos osteoclastos. Tanto o tecido ósseo cortical quanto o trabecular são afetados nos mais diversos sítios. A reabsorção subperióstea é um achado radiográfico bem característico e pode ser observada facilmente nas falanges distais e nas clavículas. Na calota craniana, uma

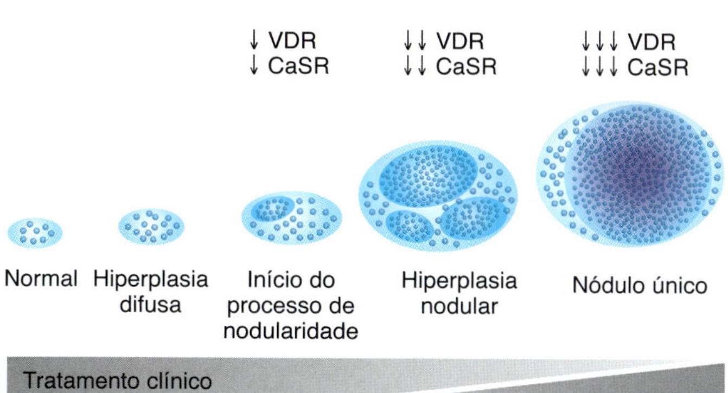

Figura 83.2 Evolução da hiperplasia da paratireoide e possibilidade terapêutica. CaSR: receptor sensor de cálcio; VDR: receptor da vitamina D. (Adaptada de Tominaga e Takagi, 1996.[17])

reabsorção com aspecto granular confere o clássico aspecto "sal e pimenta".[20]

Os tumores marrons ocorrem em cerca de 2% dos casos de HPS grave. Localizam-se, preferencialmente, na mandíbula, nos ossos longos e nas costelas. São lesões osteolíticas expansivas e são consideradas graves por causa dos efeitos compressivos que podem desenvolver, principalmente na medula espinhal.[20,21]

O HPS está associado com o aumento do risco cardiovascular, fraturas e morte. O PTH induz diretamente hipertrofia ventricular esquerda ao ativar os cardiomiócitos e também desempenha papéis direto e indireto no desenvolvimento da calcificação vascular. Além disso, elevados níveis de FGF-23, um importante marcador da gravidade do HPS, encontram-se associados com eventos cardiovasculares e morte.[22]

As calcificações extraósseas em tecidos moles e em vasos são frequentes. A calcifilaxia, decorrente da calcificação da camada média de pequenas artérias, representa outra grave complicação observada em pacientes com HPS grave.[19] São lesões isquêmicas de pele bastante dolorosas e que inicialmente se apresentam como placas purpúricas, mas depois evoluem para úlceras que dificilmente cicatrizam. Embora ocorra preferencialmente na pele, a calcifilaxia é considerada uma doença sistêmica e com alta letalidade, e já foram relatados casos em músculos, intestinos, pulmões, entre outros sítios.

O excesso de PTH também está associado com a resistência à eritropoetina devido à fibrose da medula óssea, altera a função imune e estimula os mediadores inflamatórios ligados à desnutrição.[23,24]

DIAGNÓSTICO

Os principais achados laboratoriais que sugerem o diagnóstico do HPS são os níveis séricos elevados de PTH e de fosfatase alcalina total ou sua fração óssea. Na DRC, os níveis de PTH variam conforme o estágio da doença e sua gravidade.[2] As diretrizes atuais sugerem que, em diálise, o PTH seja mantido entre 2 e 9 vezes o limite superior do método e recomendam ainda que seja observada a tendência de elevação considerando os valores acima de 600 pg/mℓ altamente preditivos de HPS.[2] A fosfatase alcalina, principalmente sua fração óssea, por ser uma enzima que demonstra atividade osteoblástica, pode colaborar no diagnóstico, uma vez que, quando acima do limite superior da normalidade, indica que a remodelação óssea está aumentada.[2,25] Com relação aos níveis de cálcio e fósforo, não existe um perfil uniforme, podendo os mesmos estarem normais, baixos ou elevados. Nas situações de HPS grave, geralmente podem ser observadas hiperplasia nodular, hipercalcemia e hiperfosfatemia.

A análise histológica do tecido ósseo obtido por meio de biopsia óssea após marcação com tetraciclina é o padrão-ouro para demonstrar as alterações do contínuo e excessivo efeito de PTH no tecido ósseo.[2] A OF é caracterizada pela alta atividade óssea (elevada taxa de formação óssea), incluindo geralmente aumento da celularidade (osteoblastos e osteoclastos), aumento da superfície osteoide, aumento das lacunas de reabsorção e presença de fibrose medular peritrabecular. Na avaliação do tecido sob luz polarizada, observa-se o predomínio da dupla marcação das trabéculas ósseas pela tetraciclina.

Os principais métodos de imagem utilizados na localização das glândulas paratireoides são o ultrassom de região cervical; a cintilografia de paratireoide com ^{99m}Tc-sestamibi, de preferência com tomografia computadorizada acoplada; e a ressonância magnética.[26,27] Diferentemente do hiperparatireoidismo primário, em que, na maioria das vezes, apenas uma glândula

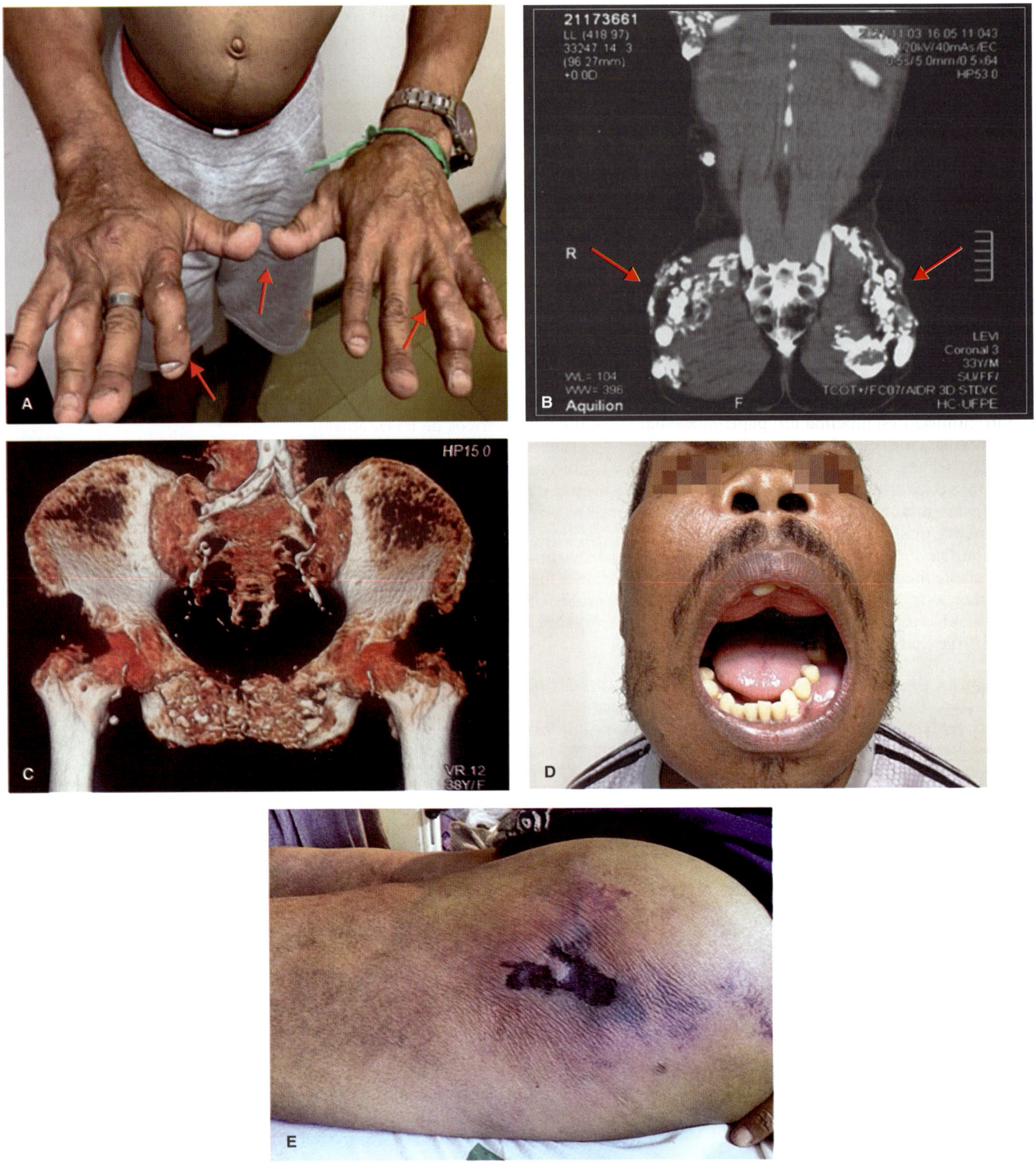

Figura 83.3 Manifestações clínicas do hiperparatireoidismo secundário grave. **A.** Reabsorção das falanges distais e calcificações em tecidos moles. **B.** Calcinose tumoral. **C.** Lesões líticas em quadril. **D.** Tumor marrom. **E.** Calcifilaxia.

está aumentada de volume, a dificuldade no HPS é a detecção de todas as glândulas. Nem sempre as quatro glândulas são localizadas, uma vez que a hiperplasia não é uniforme e as glândulas podem ter tamanho e atividade metabólica diferentes. A realização da cintilografia no preparo pré-operatório da paratireoidectomia é útil para avaliar glândulas ectópicas e até mesmo supranumerárias.[28]

TRATAMENTO

O tratamento clínico do HPS depende do estágio da DRC e obedece aos pontos mais importantes da sua fisiopatologia. Nos pacientes que ainda não dialisam, recomenda-se o controle de fatores modificáveis como a hipocalcemia, a alta ingestão de fósforo e a deficiência da 25-hidroxivitamina D3.[2] Naqueles em diálise, o tratamento baseia-se no controle dos níveis séricos de fósforo, no uso de vitamina D e de ativadores do VDR, e no uso de calcimiméticos.[19,29] Todas estas ferramentas podem agir de forma sinérgica para manter os valores de cálcio, fósforo e PTH nos níveis adequados. As diretrizes atuais recomendam para os pacientes em diálise evitar a hipercalcemia, baixar o nível sérico de fósforo para valores dentro da variação normal do método, e manter o nível sérico de PTH entre 2 e 9 vezes o limite superior do método.[2]

Controle do fósforo

Para atender as recomendações atuais, três níveis de ação são importantes no controle do fósforo: a restrição dietética, o uso de quelantes e a otimização da diálise.

Dentre os fatores que afetam a absorção gastrointestinal de fósforo, o conteúdo de fósforo do alimento e sua biodisponibilidade são importantes. A orientação dietética representa importante ferramenta no controle da hiperfosfatemia; portanto, o nutricionista desempenha um papel-chave nas substituições alimentares, controlando a ingestão de proteínas de origem animal, estimulando dietas de origem vegetal que possuem menor biodisponibilidade do fósforo e coibindo o consumo de alimentos processados, os quais contêm quantidades razoáveis de fósforo inorgânico ocultas entre os aditivos e conservantes.

A restrição dietética associada ao uso de quelantes de fósforo representa a estratégia mais utilizada no controle da hiperfosfatemia. As principais classes de quelantes são: quelantes à base de cálcio (carbonato ou acetato de cálcio), quelantes sem cálcio e quelantes com alumínio, estes últimos em desuso por causa dos riscos da intoxicação alumínica. Cada quelante tem suas vantagens e desvantagens, devendo a indicação ser individualizada e baseada nas características clínicas e laboratoriais do paciente.

Os quelantes com cálcio estão associados à hipercalcemia, ao risco de calcificação vascular e à mortalidade.[30,31] Assim, as diretrizes atuais recomendam mais restrição na prescrição desses quelantes, evitando seu uso em pacientes com hipercalcemia e/ou baixos níveis de PTH e quando houver calcificação vascular.[2]

Os principais quelantes livres de cálcio e de alumínio são o hidrocloreto de sevelâmer e o carbonato de lantânio. O hidrocloreto de sevelâmer é bastante utilizado e, comparado aos compostos com cálcio, não está associado à hipercalcemia e/ou à diminuição do PTH, além de ter propiciado melhora na taxa de formação óssea e na arquitetura trabecular.[31] Outros efeitos benéficos atribuídos ao hidrocloreto de sevelâmer foram o controle dos níveis séricos de colesterol-LDL e de ácido úrico, uma ação anti-inflamatória e a diminuição dos níveis séricos de FGF-23.

A remoção de fósforo por meio da diálise é dependente de fatores como o tipo de diálise (hemodiálise ou diálise peritoneal), a frequência e a duração da sessão, além do fluxo do dialisato. Considerando-se a necessidade de elevada ingestão proteica diária do paciente em diálise, o que representa uma dieta rica em fósforo, a otimização do tratamento dialítico ou o uso de modalidades mais eficientes como a hemodiafiltração representam estratégias eficazes no controle da hiperfosfatemia.[32]

Apesar de todas as ferramentas citadas anteriormente, o ótimo controle da hiperfosfatemia do paciente em diálise ainda é um desafio. A falta de aderência ao uso de quelantes, em parte pelos efeitos gastrointestinais e também devido ao elevado número de comprimidos, além do fato de os compostos terem capacidade de ação diária limitada, são fatores que contribuem para a elevada prevalência de hiperfosfatemia na diálise. Neste contexto, novas opções terapêuticas que atuam nos mecanismos de absorção intestinal do fósforo estão surgindo na tentativa de somar efeitos. O tenapanor, por exemplo, ao inibir o canal trocador sódio/hidrogênio (*NHE3*) na célula intestinal, age reduzindo a absorção paracelular de fósforo. De forma dose-dependente, o tenapanor foi capaz de reduzir os níveis de fósforo de pacientes em hemodiálise com hiperfosfatemia.[33] Serão necessários mais estudos para avaliar o papel da inibição do transporte intestinal de fósforo como ferramenta adjuvante no controle da hiperfosfatemia.

Vitamina D e ativadores do receptor da vitamina D

A correção da hipovitaminose D por meio da reposição nutricional de 25-hidroxivitamina D3 é recomendada em todos os estágios da DRC para a prevenção do HPS e do déficit de mineralização. O alvo terapêutico é manter o nível sérico de 25-hidroxivitamina D3 maior que 30 ng/mℓ.[2,29]

Os ativadores do VDR têm um histórico e um importante papel no tratamento do HPS. O calcitriol é o agente pioneiro e, ao longo de décadas, se mostrou eficaz em diminuir os níveis séricos de PTH, atuando também na expressão de VDR e de CaSR. Porém, sua janela terapêutica é estreita devido à sua ampla ação no VDR intestinal, o que acarreta hipercalcemia e hiperfosfatemia. Novos fármacos, os chamados análogos do calcitriol, surgiram na tentativa de amenizar estes efeitos colaterais. Dentre esses análogos, o paricalcitol vem sendo amplamente utilizado por ter ação mais seletiva no VDR da paratireoide, o que causa menos hipercalcemia e hiperfosfatemia, uma vez que possui menor ação nos receptores intestinais.[34] Esses fármacos são prescritos por via oral ou intravenosa, preferencialmente de forma intermitente, ou seja, a dose total é dividida ao longo da semana, geralmente 3 vezes/semana, após a diálise. A dose se baseia nos níveis de PTH, cálcio e fósforo.

Embora a terapia com calcitriol e análogos, além de controlar o HPS, também tenha sido associada a benefícios no sistema cardiovascular e na mortalidade de pacientes em diálise, precisa ser monitorada cuidadosamente a fim de se evitarem hipercalcemia e hiperfosfatemia, levando-se em consideração o risco de calcificação vascular.[35,36]

Calcimiméticos

O cloridrato de cinacalcete foi o primeiro calcimimético aprovado para o tratamento do HPS de pacientes em diálise. Ele regula a síntese e a secreção do PTH ao aumentar a sensibilidade do CaSR ao cálcio extracelular. Administrado por via oral, o cloridrato de cinacalcete causa uma rápida e dose-dependente redução de PTH que persiste por até 24 horas após sua administração. Sua eficácia no tratamento do HPS como monoterapia ou associado a ativadores do VDR, inclusive contribuindo no controle dos níveis séricos de cálcio e de fósforo, já está estabelecida. Entretanto, o estudo EVOLVE, que avaliou 3.883 pacientes em diálise com HPS, falhou em demonstrar benefício do uso de cloridrato de cinacalcete na redução do risco de morte por causas cardiovasculares.[37] Os principais efeitos colaterais do uso de cloridrato de cinacalcete são as manifestações gastrointestinais, como náuseas e vômitos, e a hipocalcemia que, apesar de ser na maioria das vezes leve e assintomática, precisa ser monitorada.

O etecalcetide é um calcimimético de segunda geração que interage com o CaSR em um sítio diferente do cloridrato de cinacalcete. Já aprovado nos EUA e na Europa para o tratamento de pacientes em hemodiálise com HPS, o etecalcetide se mostrou superior ao cloridrato de cinacalcete na redução do PTH e de outros marcadores da alta remodelação óssea, como o FGF-23 e a fosfatase alcalina óssea.[38] Com relação à farmacocinética, o etecalcetide é excretado quase exclusivamente pelos rins, e sua meia-vida é significativamente aumentada em pacientes em hemodiálise, sustentando a redução do PTH por até 72 horas. Sua administração é intravenosa, 3 vezes/semana, após hemodiálise, o que confere maior aderência do paciente. Com relação aos efeitos colaterais, seus sintomas gastrointestinais são semelhantes aos encontrados com o cloridrato de cinacalcete, porém a hipocalcemia parece ser mais comum com etecalcetide.

O evocalcete é um outro calcimimético desenvolvido para reduzir os efeitos gastrointestinais associados ao uso do cloridrato de cinacalcete e do etecalcetide. Liberado no Japão para os pacientes em diálise, também se mostrou não inferior ao cloridrato de cinacalcete no controle do PTH, com uma frequência de eventos gastrointestinais mais baixa.[39]

O *Kidney Disease: Improving Global Outcomes* (*KDIGO*) sugere que calcimiméticos, calcitriol e outros ativadores do VDR, ou a combinação das duas classes de fármacos, sejam utilizados no tratamento do HPS sem impor hierarquia entre classes.[2] De fato, na prática atual, a combinação de ativadores do VDR com calcimiméticos representa importante e efetiva estratégia para tratar clinicamente o HPS, reduzindo inclusive o número de paratireoidectomias.

Paratireoidectomia

Os pacientes com DRC com HPS refratário ao tratamento farmacológico recebem indicação de paratireoidectomia.[2] Na maioria das vezes, esses pacientes são portadores de hiperplasia nodular, cujas glândulas adenomatosas são pobres em VDR e CaSR e não mais respondem aos ativadores do VDR e aos calcimiméticos, e frequentemente se apresentam com hipercalcemia e/ou hiperfosfatemia. É importante ressaltar que os pacientes com manifestações graves ou ameaçadoras à vida, como tumor marrom em locais nobres, calcifilaxia, dor refratária, prurido intratável ou fraturas patológicas, devem também ser avaliados para a paratireoidectomia. Os tipos de cirurgia são: paratireoidectomia total sem autoimplante, paratireoidectomia total com autoimplante de fragmentos de paratireoide ou paratireoidectomia subtotal; esta última consiste em retirar três glândulas e preservar uma das glândulas ou um fragmento de uma paratireoide no seu sítio original.

Na maioria das vezes, após a paratireoidectomia, ocorre a chamada "fome óssea", que é caracterizada por intensa atividade osteoblástica acompanhada por um processo de mineralização, o que faz com que os níveis séricos de cálcio e fósforo sofram queda significativa, sendo necessário o monitoramento rigoroso e a reposição desses minerais. Nesse período, o paciente necessitará de altas doses de sais de cálcio por via intravenosa ou oral, além de uma alimentação rica em cálcio e fósforo.[40,41]

A paratireoidectomia é a forma mais rápida e efetiva de tratar o HPS e está associada com melhora clínica e maior sobrevida.[42,43] Entretanto, a longo prazo, os pacientes podem desenvolver complicações como hipoparatireoidismo, agravamento da calcificação vascular e DOA.[44] Assim, a decisão do tipo de cirurgia deve levar em consideração algumas características do paciente, como idade, perspectiva da realização do transplante renal, condições clínicas, entre outras.

Outros tratamentos

A ablação da glândula paratireoide por meio da injeção percutânea de álcool ou calcitriol guiada por US é uma prática pouco frequente, muitas vezes reservada aos pacientes sem condições clínicas para cirurgia, e os melhores resultados provêm da prática japonesa.[45-47]

Resumo

O hiperparatireoidismo secundário (HPS) é uma das principais complicações da doença renal crônica (DRC), representa uma resposta mal-adaptada em um cenário de depleção de Klotho à regulação dos níveis séricos de cálcio e de fósforo. Caracteriza-se pelo aumento da síntese e da secreção de paratormônio (PTH). Diferentes e complexos mecanismos estão envolvidos na sua fisiopatologia: retenção de fósforo, elevação dos níveis de FGF-23, diminuição da síntese renal de calcitriol e redução dos receptores sensores de cálcio e de vitamina D na paratireoide. Esta última alteração está associada à progressiva autonomia nodular da paratireoide, condição que cursa com níveis extremamente altos de PTH associados à hipercalemia e/ou à hiperfosfatemia. O excesso de PTH no tecido ósseo causa a osteíte fibrosa cística. As manifestações clínicas do HPS são bem evidentes e, dentre essas, as calcificações vasculares estão associadas a desfechos cardiovasculares indesejáveis. O tratamento envolve o uso de quelantes de fósforo, de ativadores da vitamina D (como o calcitriol e o paricalcitol; este último com mais seletividade pela paratireoide e, consequentemente, com menor risco de causar hipercalcemia e/ou hiperfosfatemia) e de calcimiméticos (ainda sendo o cinacalcete o mais utilizado). O objetivo é reduzir os níveis séricos do PTH mantendo-se os níveis de cálcio e de fósforo dentro da normalidade para o método. As diretrizes atuais recomendam manter o PTH entre duas e nove vezes o limite superior da normalidade. Quando ocorre falha na terapia clínica, principalmente quando o paciente desenvolve doença glandular autônoma, em especial na presença de hipercalcemia e/ou hiperfosfatemia, a paratireoidectomia deve ser indicada.

REFERÊNCIAS BIBLIOGRÁFICAS

1. Moe S, Drueke T, Cunningham J et al. Definition, evaluation, and classification of renal osteodystrophy: a position statement from Kidney Disease: Improving Global Outcomes (*KDIGO*). Kidney Int. 2006; 69:1945-53.
2. KDIGO clinical practice guideline for the diagnosis, evaluation, prevention, and treatment of chronic kidney disease-mineral and bone disorder (CKD-MBD). Kidney Int Suppl. 2017; 7:1-59.
3. Bricker NS. On the pathogenesis of the uremic state. An exposition of the "trade-off hypothesis". N Engl J Med. 1972; 286:1093-99.
4. Silver J, Naveh-Many T. FGF-23 and secondary hyperparathyroidism in chronic kidney disease. Nat Rev Nephrol. 2013; 9:641-9.
5. Slatopolsky E, Brown A, Dusso A. Pathogenesis of secondary hyperparathyroidism. Kidney Int. 1999; 56:S14-9.
6. Cañadillas S, Canalejo A, Santamaria R et al. Calcium-sensing receptor expression and parathyroid hormone secretion in hyperplastic parathyroid glands from humans. J Am Soc Nephrol. 2005; 16:2190-7.
7. Canaff L, Hendy GN. Human calcium-sensing receptor gene. Vitamin D response elements in promoters P1 and P2 confer transcriptional responsiveness to 1,25-dihydroxyvitamin D. J Biol Chem. 2002; 277:30337-50.
8. Ritter CS, Finch JL, Slatopolsky EZ et al. Parathyroid hyperplasia in uremic rats precedes down-regulation of calcium receptor. Kidney Int. 2001; 60:1737-44.
9. Mizobuchi M, Ritter CS, Krits I et al. Calcium-receptor expression is regulated by glial cells missing-2 in human parathyroid cells. J Bone Miner Res. 2009; 24:1173-9.
10. Gutierrez O, Isakova T, Rhee E et al. Fibroblast growth factor-23 mitigates hyperphosphatemia but accentuates calcitriol deficiency in chronic kidney disease. J Am Soc Nephol. 2005; 16:2205-15.
11. Hyder R, Sprague SM. Secondary hyperparathyroidism in patient with CKD. Clin J Am Soc Nephrol. 2020; 15:1041-43.
12. Centeno PP, Herberger A, Mun HC et al. Phosphate acts directly on the calcium-sensing receptor to stimulate parathyroid hormone secretion. Nat Commun. 2019; 10:4693.
13. Kurosu H, Ogawa Y, Miyoshi M et al. Regulation of fibroblast growth factor-23 signaling by klotho. J Biol Chem. 2006; 281:6120-23.
14. Komaba H, Goto S, Fujii H et al. Depressed expression of klotho and FGF receptor 1 in hyperplastic parathyroid glands from uremic patients. Kidney Int. 2010; 77:232-38.
15. Quadros KRS, Roza NAV, França RA et al. Advanced glycation end products and bone metabolism in patients with chronic kidney disease. JBMR Plus. 2023; 7:e10727.
16. Fukagawa M, Kazama JJ, Shigematsu T. Skeletal resistance to PTH as a basic abnormality underlying uremic bone diseases. Am J Kidney Dis. 2001; 38 Suppl1:S152-55.
17. Tominaga Y, Takagi H. Molecular genetics of hyperparathyroidism disease. Curr Opin Nephrol Hypertens. 1996; 5:336-41.

18. Fan Y, Liu W, Bi R et al. Interrelated role of klotho and calcium-sensing receptor in parathyroid hormone synthesis and parathyroid hyperplasia. Prac Natl Acad Sci USA. 2018; 115:E3749-58.
19. Cannata-Andía JB, Martín-Carro B, Martín-Vírgala J et al. Chronic kidney disease-mineral and bone disorders: Pathogenesis and management. Calcif Tissue Int. 2021; 108:410-22.
20. Alexander AJ, Jahangir D, Lazarus M et al. Imaging in chronic kidney disease-metabolic bone disease. Semin Dial. 2017; 30:361-8.
21. Campuzano-Zulaga G, Velasko-Perez W, Marin-Zulaga JI. A 60-year-old man with chronic renal failure and a costal mass: a case report and review of literature. J Med Case Rep. 2009; 3:7285.
22. Wolf M, Molnar MZ, Amaral AP et al. Elevated fibroblast growth factor 23 is a risk factor for kidney trasplant loss and mortality. J Am Soc Nephrol. 2011; 22:956-66.
23. Nigwekar SU. Calciphylaxis. Curr Opin Nephrol Hypertens. 2017; 26:276-81.
24. Amnuay K, Srisawat N, Wudhikarn K et al. Factors associated with erythropoiesis-stimulating agent hyporesponsiveness anemia in chronic kidney disease patients. Hematol Report. 2019; 11:8183.
25. Sprague SM, Bellorin-Front E, Jorgetti V et al. Diagnostic accuracy of bone turnover markers and bone histology in patients with CKD treated by dialysis. Am J Kidney. 2016; 67:559-66.
26. Strambu V, Bratucu M, Garofil D et al. The value of imaging of the parathyroid glands in secondary hyperparathyroidism. Chirurgia. 2019; 114:541-9.
27. Tunninen V, Varjo P, Schildt J et al. Comparison of five parathyroid scintigraphic protocols. Int J Mol Imaging. 2013; 2013:921260.
28. Greenspan BS, Dillehay G, Intenzo C et al. SNM practice guideline for parathyroid scintigraphy 4.0. J Nucl Med Technol. 2012; 40:111-8.
29. Hu L, Napoletano A, Provenzano M et al. Mineral bone disorders in kidney disease patients: The ever-current topic. Int J Mol Sci. 2022; 23:12223.
30. Block GA, Raggi P, Bellasi A et al. Mortality effect of coronary calcification and phosphate binder choice in incident hemodialysis patients. Kidney Int. 2007; 71:438-41.
31. Ferreira A, Frazão JM, Monier-Faugere MC et al. Effects of sevelamer hydrochloride and calcium carbonate on renal osteodystrophy in hemodialysis patients. J Am Soc Nephrol. 2008; 19:405-12.
32. Kuhlmann MK. Phosphate elimination in modalities of hemodialysis and peritoneal dialysis. Blood Purif. 2010; 29:137-44.
33. Block GA, Rosenbaum DP, Leonsson-Zachrisson M et al. Effect of tenapanor on serum phosphate in patients receiving hemodialysis. J Am Soc Nephrol. 2017; 28:1933-42.
34. Sprague SM, Llach F, Amdahl M et al. Paricalcitol versus calcitriol in the treatment of secondary hyperparathyroidism. Kidney Int. 2003; 63:1483-90.
35. Teng M, Wolf M, Ofsthun MN et al. Activated injectable vitamin D and hemodialysis survival: a historical cohort study. J Am Soc Nephrol. 2005; 16:1115-25.
36. Negrea L. Active vitamin D in chronic kidney disease: getting right back where we started from? Kidney Dis. 2018; 25:1-10.
37. Chertow GM, Block GA, Correa-Rotter R et al. EVOLVE trial investigators: effect of cinacalcet on cardiovascular disease in undergoing dialysis. N Engl J Med. 2012; 367:2482-94.
38. Block GA, Bushinsky DA, Cheng S et al. Effect of etelcalcetide vs cinacalcet on serum parathyroid hormone in patients receiving hemodialysis with hyperparathyroidism: A randomized clinical trial. JAMA. 2017; 317:156-164.
39. Fukagawa M, Shimazaki R, Akizawa T. Head-to-head comparison of the new calcimimetic agente evocalcet with cinacalcet in Japanese hemodialysis patients with secondary hyperparathyroidism. Kidney Int. 2018; 94:818-25.
40. Ling Lau W, Obi Y, Kalantar-Zadeh K. Parathyroidectomy in the management of secondary hyperparathyroidism. Clin J Am Soc Nephrol. 2018; 13:952-61.
41. Fukagawa M, Yokoyama K, Koiwa F et al. Clinical practice guideline for the management of chronic kidney disease-mineral and bone disorder. Ther Apher Dial. 2013; 17:247-88.
42. Komaba H, Taniguchi M, Wada A et al. Parathyroidectomy and survival among Japanese hemodialysis patients with secondary hyperparathyroidism. Kidney Int. 2015; 88:350-9.
43. Goldenstein PT, Elias RM, Carmo LPF et al. Parathyroidectomy improves survival in patients with secondary hyperparathyroidism: a comparative study. PLoSOne. 2013; 8:e68870.
44. Hernandes FR, Canziani MEF, Barreto FC et al. The shift from high to low turnover bone disease after parathyroidectomy is associated with the progression of vascular calcification in hemodialysis patients: a 12-month follow-up study. PLoS One. 2017; 12:e0174811.
45. De Barros Gueiros JE, Chammas MC, Gerhard R et al. Percutaneous etanol (PEIT) and calcitriol (PCIT) injection therapy are ineffective in treating severe secondary hyperparathyroidism. Nephrol Dial Transplant. 2004; 19:657-63.
46. Fukagawa M, Kitaoka M, Tominaga Y et al. Guidelines for percutaneous ethanol injection therapy of the parathyroid glands in chronic dialysis patients. Nephrol Dial Transplant. 2003; 18(Suppl 3):iii31-3.
47. Shiizaki K, Negi S, Hatamura I et al. Direct injection of calcitriol or its analogs into hyperplastic parathyroid glands induces apoptosis of parathyroid cells. Kidney Int. 2006; 102:S12-5.

CAPÍTULO 84

Hipoparatireoidismo: Etiologia e Quadro Clínico

Renata de Oliveira Campos ▪ George Robson Ibiapina ▪ Erik Trovão Diniz

INTRODUÇÃO

O hipoparatireoidismo (HPT) é um distúrbio endócrino decorrente de secreção e/ou ação deficientes do hormônio da paratireoide, também denominado paratormônio (PTH). Como consequência, ocorre redução das concentrações de cálcio no líquido extracelular, a qual é responsável pelo surgimento das manifestações clínicas da doença. Laboratorialmente, o HPT caracteriza-se por baixos níveis de cálcio sérico e elevação da concentração sérica de fósforo, ao passo que o PTH está ausente ou inadequadamente baixo na circulação; no entanto, ele pode estar elevado nos raros casos de resistência dos órgãos-alvo ao PTH.[1-3]

Estudo epidemiológico realizado na Dinamarca mostrou uma prevalência de HPT de 24/100.000 habitantes, com uma considerável predominância de causas cirúrgicas,[4,5] dados semelhantes aos encontrados nos EUA.[6] O estudo também mostrou aumento do risco de insuficiência renal, doenças cardiovasculares, catarata, infecções e complicações neuropsiquiátricas entre os pacientes com HPT. Não houve, no entanto, aumento da mortalidade, de forma que o HPT não parece estar relacionado à diminuição da sobrevida.[5,7]

FISIOLOGIA DO PARATORMÔNIO

O PTH é um peptídeo com 84 aminoácidos (peso molecular 9,4 kDa) sintetizado pelas células principais das paratireoides. Ele provém de uma molécula precursora denominada pré-pró-PTH, cuja clivagem origina pró-PTH e PTH. Assim como os demais hormônios peptídicos, os efeitos do PTH ocorrem mediante sua ligação a um receptor de membrana celular encontrado nos órgãos-alvo. Foram identificados três tipos de receptor de PTH (PTHR1, PTHR2 e PTHR3) que consistem em receptores acoplados à proteína G. Os efeitos fisiológicos importantes do PTH são mediados pelo PTHR1, localizados nos osteoblastos e nos rins. A ligação do PTH ao PTHR1 acoplado à proteína G dá início a uma cascata de processos intracelulares, principalmente por sinalização, pela subunidade α da proteína G estimuladora (Gsα), levando a uma síntese aumentada de monofosfato de 3',5'-adenosina cíclico (cAMP), à ativação da proteinoquinase A e à fosforilação de proteínas-alvo nos resíduos de serina. O resultado consiste na ativação das proteínas pré-formadas e na indução da transcrição gênica.[3,8]

A liberação de PTH é controlada por um estreito sistema de retroalimentação pelos níveis plasmáticos de cálcio. Este, em altas concentrações, suprime a secreção de PTH, enquanto baixos níveis estimulam sua liberação. A ocorrência de pequenas alterações nos níveis plasmáticos de cálcio é detectada pelo receptor paratireoidiano sensor de cálcio, localizado sobre a membrana plasmática das células principais paratireóideas. Ele é também encontrado nas células tubulares renais e nas células C da tireoide.[3,8] Outras condições que interferem na secreção do PTH estão colocadas no Quadro 84.1.

As ações conjuntas do PTH em seus tecidos-alvo (osso e rim) são fatores determinantes para a manutenção dos níveis de cálcio iônico dentro dos valores normais. No osso, regula a liberação de cálcio devido à sua ação estimulando a reabsorção óssea, ao passo que, nos rins, o PTH aumenta a reabsorção tubular de cálcio, diminui a reabsorção tubular de fosfato e estimula a conversão da 25-hidroxivitamina D (25OHD) em 1,25-di-hidroxivitamina D ou calcitriol (forma ativa da vitamina D) por meio da enzima 1α-hidroxilase. Adicionalmente, o PTH aumenta indiretamente

Quadro 84.1 Fatores que interferem na regulação da liberação do paratormônio (PTH).

Liberação de PTH aumentada	Liberação de PTH suprimida
▪ Hipocalcemia ▪ Hiperfosfatemia ▪ Deficiência de vitamina D ▪ Catecolaminas	▪ Hipercalcemia ▪ Excesso de vitamina D ▪ Hipomagnesemia grave ▪ Hipermagnesemia

a absorção intestinal de cálcio (via calcitriol). No HPT, os efeitos do PTH no osso e nos rins estão ausentes ou bastante diminuídos, apresentando, como resultado final, menor produção de calcitriol, hipocalcemia e hiperfosfatemia.[2,3,8]

ETIOLOGIA

O HPT ocorre como resultado de duas situações: secreção deficiente de PTH ou, mais raramente, resistência à ação do PTH, podendo resultar de causas adquiridas ou, mais raramente, de causas congênitas (Quadro 84.2).

Secreção deficiente de paratormônio

A secreção deficiente de PTH pode resultar de causas congênitas ou, mais frequentemente, adquiridas. A reserva de secreção paratireóidea é ampla, de forma que danos consideráveis devem ocorrer antes que o HPT se desenvolva. Estima-se que uma única glândula normal já seja suficiente para manter normais os níveis de PTH e a homeostase do cálcio sérico.[2]

Causas adquiridas

Neste item, incluem-se causas cirúrgicas e não cirúrgicas. A etiologia mais comum de HPT em adultos são cirurgias na região cervical, em especial tireoidectomia, paratireoidectomia e ressecção radical do pescoço.[1,2,9]

Quadro 84.2 Etiologia do hipoparatireoidismo.

Produção insuficiente de PTH
- Distúrbios genéticos
  - Mutações no gene do pré-pró-PTH
  - Mutações ativadoras do gene do receptor sensor do cálcio
  - Síndrome de DiGeorge
  - Síndrome HDR
  - Síndrome de Kenny-Caffey
  - Síndrome de Sanjad-Sakati
  - Síndrome de Kearns-Sayre
  - Hipoparatireoidismo familiar ligado ao X
  - Hipoparatireoidismo familiar autossômico recessivo ou dominante
  - Hipoparatireoidismo por distúrbios mitocondriais
- Iatrogênico
  - Cirurgia (tireoidectomia e paratireoidectomia)
  - Radioterapia
  - Terapia com ^{131}I
- Idiopático
- Autoimune
  - Isolado
  - Síndrome poliglandular autoimune
- Doenças infiltrativas/destrutivas
  - Hemocromatose
  - Talassemia
  - Doenças granulomatosas
  - Doença de Wilson
  - Amiloidose, sarcoidose
  - Metástases
- Distúrbio na secreção do PTH
  - Hipomagnesemia e hipermagnesemia
- Neonatal
  - Secundário a hiperparatireoidismo materno
  - Secundário a hipercalcemia hipocalciúrica familiar (HHF) materna

Resistência à ação do PTH
- Pseudo-hipoparatireoidismo
- Hipomagnesemia
- Medicações
- Condrodisplasia letal de Blomstrand

HDR: hipoparatireoidismo-surdez-displasia renal; PTH: paratormônio.

Cirúrgicas

O HPT pós-operatório, em geral, ocorre devido à remoção acidental ou inevitável das paratireoides e/ou em função de dano ao suprimento sanguíneo dessas glândulas.[1,3,10]

A prevalência de HPT vai depender, sobretudo, da experiência do cirurgião e da extensão da cirurgia.[2] Deficiência de vitamina D no pré-operatório também tem sido considerada fator de risco. Pode ser transitório, em decorrência da interrupção temporária do suprimento sanguíneo das paratireoides ou remoção de uma ou mais glândulas e, em geral, reverte em dias ou até o terceiro a sexto mês após o procedimento. Em contrapartida, o HPT pós-cirúrgico é considerado permanente ou crônico quando persiste após 6 meses da cirurgia.[11]

Uma análise de 14.934 pacientes oriundos de um estudo multicêntrico italiano revelou uma taxa de 1,7% para HPT pós-cirúrgico permanente e de 8,3% para HPT transitório.[12] Entre 834 indivíduos submetidos à tireoidectomia total por doença tireoidiana benigna, a incidência de HPT temporário foi de 14,4% e de permanente, de 1,1%.[13]

A prevalência dessa condição é, no entanto, bastante variável. Como exemplo, um estudo sueco envolvendo mais de 7 mil indivíduos submetidos à tireoidectomia total por doença benigna mostrou uma prevalência de 12,5% de HPT permanente.[14] Já dentre 216 pacientes submetidos à tireoidectomia minimamente invasiva, nenhum desenvolveu HPT permanente, ao passo que 2,3% evoluíram com hipocalcemia transitória.[15]

A hipocalcemia, nos pacientes que desenvolvem o HPT, costuma ocorrer dentro das primeiras 24 horas após a tireoidectomia.[16] Entretanto, em cerca de 60 a 70% dos casos de HPT pós-cirúrgico, os níveis séricos de cálcio costumam voltar ao normal após 4 a 6 semanas de evolução. Após esse período, o risco de HPT permanente aumenta, ocorrendo em 15 a 25% dos casos. O número de glândulas paratireóideas mantidas *in situ* após a cirurgia correlaciona-se fortemente com o risco de o paciente desenvolver HPT permanente, sendo este risco de 16% quando uma ou duas glândulas são preservadas, mas de apenas 2,5% quando todas as quatro paratireoides são mantidas *in situ*.[17]

A dosagem intraoperatória do PTH às vezes pode ser útil na identificação dos pacientes mais propensos a desenvolver HPT após tireoidectomia. Em um estudo,[18] tal complicação sempre ocorreu quando a redução do PTH foi > 75%. Outros autores observaram que um PTH < 10 pg/mℓ ao final da cirurgia era um forte indicativo da posterior ocorrência de HPT.[19]

A patogênese do HPT transitório é multifatorial: edema, isquemia ou hemorragia dentro das paratireoides. O diagnóstico diferencial da hipocalcemia pós-cirurgia deve incluir: a síndrome da fome óssea (ocorre em pacientes com hiperparatireoidismo primário grave e difere do HPT pelos níveis séricos baixos de fósforo); e a hipomagnesemia pós-operatória.[1,2]

Não cirúrgicas

Entre as causas não cirúrgicas de HPT estão os distúrbios infiltrativos, não infiltrativos e autoimunes. O HPT pode também não ter uma causa aparente, sendo rotulado como idiopático.[1-3,7]

Infiltrativas/destrutivas. O HPT pode ser consequente ao acúmulo, nas paratireoides, de metais como ferro (hemocromatose e talassemia) e cobre (doença de Wilson), ou até mesmo ser decorrente de infiltrações granulomatosas ou neoplásicas. Depósito de alumínio em pacientes submetidos à diálise também pode levar à hipofunção paratireóidea.[2,3,9,10]

HPT pode também ser encontrado em pacientes com a rara tireoidite de Riedel.[20] Já foram relatados casos em que o HPT precedeu o distúrbio tireoidiano.[21]

Não infiltrativas. É raro o surgimento da hipofunção paratireoidiana após a terapia com iodo radioativo.[22] Também raro é o HPT transitório após infarto espontâneo de um adenoma paratireóideo.[2] HPT sintomático foi também descrito em associação com a infecção pelo vírus da imunodeficiência humana (HIV).[23]

A hipomagnesemia pode prejudicar tanto a secreção como a ação do PTH e levar a um HPT funcional. A suplementação do magnésio corrige o defeito. Entre as etiologias de hipomagnesemia estão doenças crônicas (p. ex., alcoolismo, desnutrição, má-absorção intestinal, diabetes melito etc.), fármacos (p. ex., diuréticos, cisplatina, antibióticos aminoglicosídios, anfotericina B e ciclosporina), acidose metabólica e distúrbios renais (p. ex., pielonefrite crônica, nefropatia pós-obstrutiva, acidose tubular renal, perda renal primária de magnésio etc.).[2,24] HPT funcional pode também resultar de hipermagnesemia, observada em mulheres submetidas à terapia tocolítica ou em pacientes com doença renal crônica em uso de suplementos de magnésio, antiácidos ou laxantes.[2]

Alcalose respiratória crônica pode levar a hiperfosfatemia e redução do cálcio iônico, associadas a prejuízo da reabsorção renal de cálcio e PTH normal. Tais achados sugerem alteração na secreção do PTH e resistência renal ao PTH.[2,3]

Autoimune. Destruição autoimune das paratireoides pode ser um fenômeno isolado ou vir associada a outras doenças autoimunes, endócrinas e não endócrinas. A associação mais comum inclui HPT, insuficiência adrenal e candidíase mucocutânea, caracterizando a síndrome poliglandular autoimune (SPA) tipo I ou síndrome APECED (*Autoimmune PolyEndocrinopathy-Candidiasis-Ectodermal-Dystrophy*).[25] Nessa síndrome, candidíase mucocutânea crônica – em mucosa oral, unhas e esôfago (mais raro) – quase sempre é a primeira manifestação a surgir (em geral, em torno dos 5 anos de idade). O HPT, presente em 80 a 85% dos casos, costuma aparecer ao final da primeira década, e a doença de Addison (DA), por volta dos 14 anos de idade. Em casos excepcionais, a DA antecede o HPT.[25] Outras manifestações endócrinas – diabetes melito tipo 1 (DM1), tireoidite e ooforite – podem ser vistas em alguns pacientes. A SPA tipo I é herdada como um traço autossômico recessivo e decorre de mutações no gene *AIRE* (gene regulador autoimune), localizado no cromossomo 21q22.3.[25-27] O NALP5 (codificado pelo *NLRP5*) tem sido identificado como um antígeno específico de paratireoide em pacientes afetados.[26] Além disso, o HPT ocorre em cerca de 5% dos casos de SPA tipo 2 que surgem na vida adulta e tem como manifestações mais comuns DA (presença obrigatória), doença autoimune tireoidiana e DM1.[27]

Em cerca de um terço dos pacientes com HPT adquirido isolado, são encontrados anticorpos contra o receptor sensor de cálcio (CaSR), o que indica uma etiologia autoimune para esses casos.[28] Estes anticorpos não parecem destruir o CaSR, mas sim estimulá-lo, simulando, desta forma, um ambiente de hipercalcemia e, consequentemente, inibindo a secreção de PTH.[28]

Neonatal. Hipocalcemia neonatal pode resultar de prematuridade, asfixia ao nascimento, hipomagnesemia e DM maternos, aporte dietético excessivo de fosfato (p. ex., decorrente da administração de leite de vaca, o que pode refletir uma inabilidade do rim imaturo para secretar fosfato), hipovitaminose D ou HPT neonatal. Este último pode ser secundário à hipercalcemia materna durante a gestação, com consequente inibição das paratireoides do feto. É o caso, por exemplo, de mães com hiperparatireoidismo, com hipercalcemia hipocalciúrica familiar ou até mesmo com HPT que desenvolvem hipercalcemia como efeito adverso de uma dose de calcitriol mais elevada do que a necessária durante a gestação.[10,29]

Causas congênitas

Agenesia ou hipoplasia congênitas das paratireoides causam HPT neonatal, seja como um fenômeno isolado (HPT autossômico recessivo ou ligado ao X) ou como parte de síndromes genéticas (Quadro 84.3).[2,3,7] Em alguns casos, no entanto, pode ainda haver secreção residual de PTH ao nascimento, de forma que as manifestações da hipocalcemia só se tornam evidentes mais tardiamente.[30]

Síndrome de DiGeorge (SDG). Também denominada síndrome velocardiofacial, a SDG ocorre de modo esporádico e está associada a um defeito embriológico na formação da terceira, quarta e quinta bolsas branquiais, o que resulta na ausência de paratireoides. A SDG afeta 1 a cada 4.000 a 5.000 nascimentos vivos e, na maioria dos casos, resulta de microdeleções no cromossomo 22q11.2.[30,31] A expressão fenotípica da SDG é bastante ampla e inclui anomalias cardíacas, hipoplasia paratireóidea, fácies anormal (Figura 84.1), aplasia tímica com imunodeficiência, fenda palatina, além de alterações renais, oculares e esqueléticas.[30-33] Por isso, a SDG é com frequência citada pelo acrônimo CATCH 22 (***c**ardiac defects* [defeitos cardíacos], ***a**bnormal facies* [anormalidades faciais], ***t**hymic hypoplasia* [hipoplasia tímica], ***c**left palate* [palato em ogiva], ***h**ypocalcemia* [hipocalcemia] e ***22**q11 deletions* [deleções 22q11]).[3,32] Encontrada em 40 a 60% dos casos, a hipocalcemia pode ser transitória ou permanente, bem como se manifestar apenas na idade adulta.[2,34]

Síndrome hipoparatireoidismo-surdez-displasia renal (HDR). Caracteriza-se por HPT, surdez neurossensorial (moderada a grave) e anomalias ou disfunção renais (p. ex., nefrose e acidose tubular renal). De transmissão autossômica dominante, resulta de mutações ou deleções no gene homônimo do fator de transcrição GATA3, localizado no cromossomo 10p14-10, e responsável pela expressão do PTH.[30,35,36] Mutações do *GATA3* também podem ser responsáveis por casos de HPT isolado.[30]

Síndrome hipoparatireoidismo-retardo mental-dismorfismo (HRD). Estudos descrevem esta síndrome em indivíduos de origem árabe, a qual se caracteriza por HPT congênito (por aplasia ou agenesia paratireóidea), retardo mental e manifestações dismórficas (p. ex., microcefalia, microftalmia, anormalidades auriculares, ponte nasal deprimida, lábio superior fino, mãos e pés pequenos etc.). Aspectos clínicos adicionais incluem baixa estatura, suscetibilidade a infecções graves (sobretudo na infância), espessamento do osso cortical, osteosclerose e calcificação dos núcleos da base.[2,37,38]

A síndrome HRD engloba duas síndromes (Kenny-Caffey e Sanjad-Sakati) e resulta de uma deleção de 12 pb (del52-55) no segundo éxon que codifica o gene da tubulina cofator E (TBCE), localizado no braço longo do cromossomo 1q42-1q43.[37,38]

Distúrbios mitocondriais. Neste grupo, estão a síndrome de Kearns-Sayre (HPT, oftalmoplegia externa progressiva, retinopatia pigmentar, bloqueio cardíaco ou cardiomiopatia e diabetes), MELAS (encefalomiopatia mitocondrial, acidose láctica e episódios semelhantes ao acidente vascular cerebral) e MTDPS (síndrome da depleção do DNA mitocondrial), um distúrbio da oxidação dos ácidos graxos, associado a neuropatia periférica, fígado agudo gorduroso na gravidez e HPT. Essas síndromes são causadas por defeitos em genes mitocondriais e, como tal, têm transmissão materna.[1-3,9]

Hipoparatireoidismo isolado familiar (HIF). Trata-se de uma condição rara, com diferentes tipos de herança genética e etiologia, em que sintomas de hipocalcemia (p. ex., convulsões) podem se manifestar nos primeiros dias de vida.[30] Na maioria dos casos, decorre de mutações heterozigotas ativadoras do gene do CaSR nas células paratireóideas. Nesses casos, que têm transmissão autossômica dominante, encontramos manifestações mais leves, podendo o HIF se expressar apenas na vida adulta.[30,39-41]

O HIF pode também resultar de mutação homozigota do fator de transcrição GCMD, codificado pelo gene *GCM2*, o qual está expresso nas células secretoras de PTH das paratireoides em desenvolvimento. A transmissão da doença é autossômica recessiva ou, bem mais raro, autossômica dominante.[30,42]

O HIF ligado ao X resulta de agenesia paratireóidea, supostamente devido à deleção/inserção de DNA próximo ao gene *SOX3* no cromossomo Xq26-q27.[43] Existem ainda casos muito raros de HPT de herança autossômica dominante ou recessiva causados por mutações no gene *PTH* que levam a um processamento alterado da molécula do pré-pró-PTH e/ou à tradução inadequada do mRNA. Da mesma maneira, mutações no gene pré-pró-PTH resultam em níveis de PTH indetectáveis ou muito baixos, com consequentes hipocalcemia sintomática e hiperfosfatemia.[30]

Quadro 84.3 Causas genéticas do hipoparatireoidismo (HPT) – Achados clínicos e principais testes laboratoriais.

Distúrbio	Características clínicas ou laboratoriais que levam à consideração de testes genéticos específicos ou outros tipos de testes	Defeito molecular	Testes genéticos e de outros tipos para confirmação diagnóstica
1. HPT autossômico dominante (ADH) tipo 1 e tipo 2	Tipicamente, hipocalcemia assintomática ou leve, com ou sem hipercalciúria	Mutação com ganho de função no *CASR* (tipo 1) ou *G alfa 11* (tipo 2)	Sequenciamento no *CASR* ou *GNA11*
2. ADH tipo 1 com síndrome de Bartter tipo 5	Hipocalcemia, hipomagnesemia, hipocalemia, alcalose, hipercalciúria e depleção de água e sal podem ser observadas, dependendo da gravidade	*CASR*	Sequenciamento no *CASR*
3. HPT isolado	Sinais e sintomas do HPT	*PTH* ou *GCM2*	Sequenciamento no *PTH* ou *GCM2*, dependendo da apresentação
3.1. Autossômico recessivo		*PTH* ou *GCM2*	
3.2. Autossômico dominante		*PTH* ou *GCM2*	
3.3. Ligado ao X		*Locus* SOX3	
4. HPT de etiologia autoimune			
4.1. Síndrome poliglandular autoimune tipo 1 (SPA-1)	As três manifestações mais frequentes da SPA-1 são candidíase mucocutânea crônica, doença de Addison (DA) e HPT. Diabetes melito tipo 1, doença tireoidiana autoimune e hipogonadismo também podem ocorrer	Mutações no *AIRE* ou etiologia desconhecida	Sequenciamento do *AIRE* Avaliar glicemia, funções tireoidiana, adrenal e gonadal
4.2. Isolado	Sinais e sintomas de HPT	Mutações no *AIRE* ou etiologia desconhecida	Sequenciamento do *AIRE*
5. Síndrome HPT, surdez e anomalias renais (HDR)	Surdez neurossensorial, anormalidades anatômicas renais e disfunção renal; herança autossômica dominante	*GATA3*	Sequenciamento do *GATA3*, teste de audição; imagem renal
6. Síndrome de DiGeorge	Defeitos cardíacos (presentes em 80%, incluindo defeito ventriculosseptal, tetralogia de Fallot, arco aórtico interrompido, tronco arterioso persistente); imunodeficiência (infecções recorrentes, hipoplasia ou aplasia tímica, linfopenia de células T), HPT; anormalidades de faringe e laringe; fenda palatina; problemas psiquiátricos e de comportamento; anomalias oftálmicas; perda auditiva	Variados defeitos, deleções e microdeleções no cromossomo 22q11.2	A hibridização fluorescente *in situ* (FISH) é o teste tradicional mais comumente realizado
7. Síndrome de Kenny-Caffey			
7.1. Tipo 1 ou síndrome de Sanjad-Sakati (autossômica recessiva)	Baixa estatura; retardo de crescimento; mãos e pés pequenos; espessamento cortical e estenose medular dos ossos longos; fechamento tardio da fontanela; olhos anormais; fácies dismórfica, HPT	*TBCE*	Sequenciamento do *TBCE*
7.2. Tipo 2 (autossômica dominante)	Displasia óssea; baixa estatura com espessamento cortical e estenose medular dos ossos tubulares; fechamento tardio da fontanela anterior; anormalidades oculares e HPT	*FAM111A*	Sequenciamento do *FAM111A*
8. HPT associado com distúrbio mitocondrial		Mutações no genoma mitocondrial	Sequenciamento do DNA mitocondrial
8.1. Síndrome de Kearns-Sayre	Oftalmoplegia; anormalidades de condução cardíaca; retinose pigmentar; fraqueza proximal e bulbar; possivelmente ataxia	Deleção em grande escala no DNA mitocondrial	Avaliações clínicas especializadas, dependendo das manifestações (cardíacas, oftalmológicas, neurológicas, endocrinológicas ou outras)
8.2. MELAS	Manifestações principais: encefalomiopatia, acidose láctica e episódios semelhantes a AVC. Manifestações adicionais: oftalmoplegia externa, diabetes, perda auditiva, sintomas de AVC de início precoce, enxaqueca e disfunção cognitiva	Mutações no gene mitocondrial *tRNA Leu*	
8.3. MTPDS	Oxidação anormal de ácidos graxos associada a neuropatia, retinopatia e fígado gorduroso	Mutações no genoma mitocondrial	

AVC: acidente vascular cerebral. (Adaptado de Khan et al., 2019.[7])

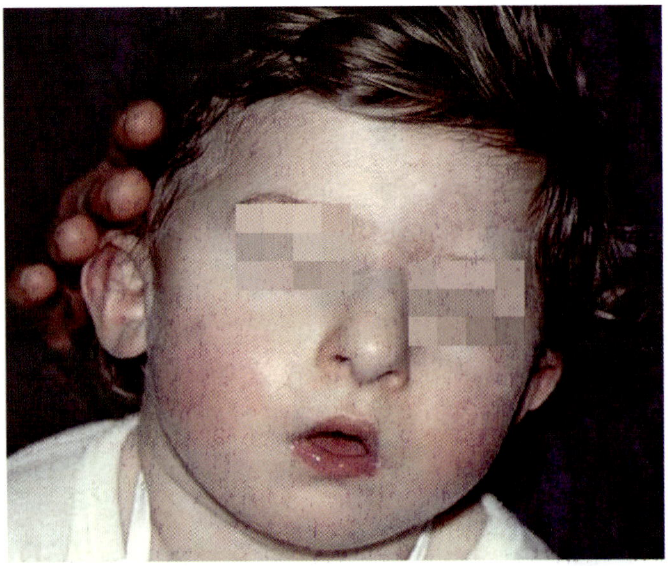

Figura 84.1 As características faciais de crianças com síndrome de DiGeorge são: orelhas pequenas com borda superior quadrada, pálpebras encobertas, lábio leporino ou fenda palatina, fácies assimétrica, queixo e boca pequenos etc.

Resistência à ação do paratormônio

Resistência ao PTH pode ser encontrada em pacientes com hipomagnesemia ou naqueles em uso de fármacos que bloqueiem a reabsorção óssea (p. ex., bisfosfonatos, calcitonina e plicamicina).[3] Também é observada em raras síndromes genéticas, como o pseudo-hipoparatireoidismo (PHP) e distúrbios relacionados.[3,44] No final deste capítulo, detalharemos os principais aspectos do PHP.

QUADRO CLÍNICO

As manifestações do HPT de qualquer etiologia ocorrem devido ao aumento da excitabilidade neuromuscular, tanto da musculatura esquelética quanto miocárdica, decorrente de hipocalcemia. Em geral, quanto menores os níveis de cálcio, maiores a riqueza e a intensidade dos sintomas. Os sintomas mais característicos da hipocalcemia são cãibras e parestesias (periférica e perioral). Nos casos mais graves, podem surgir tetania (contrações musculares involuntárias), espasmo carpopedal (Figura 84.2), laringospasmo, broncospasmo, convulsões e arritmias cardíacas, o que, em alguns casos, pode resultar em morte do paciente.[2,9]

Uma crise convulsiva pode ser a apresentação inicial do HPT, e esta hipótese, diante de convulsões sem causa aparente, deve ser sempre cogitada.[2,44] A doença deve também ser considerada em pacientes sem tetania, mas com evidências de miopatia (mialgias e fraqueza muscular).[2,9] A hipocalcemia crônica pode também propiciar o surgimento de disfunção extrapiramidal (parkinsonismo, coreia, disartria etc.) e cerebelar (anormalidades da marcha, instabilidade postural etc.). Sintomas extrapiramidais estão em geral associados à calcificação dos núcleos da base e costumam ser detectados por tomografia computadorizada (TC).[9,11] Podem também ocorrer alterações cutâneas, dentárias, oculares e alopecia (Quadro 84.4). O risco de desenvolvimento de catarata encontra-se aumentado, mas não em pacientes com HPT pós-cirúrgico.[45]

Algumas vezes, depressão crônica, reversível com a correção da hipocalcemia, pode ser manifestação adicional do HPT.[46] Ansiedade, fadiga e fraqueza muscular também têm sido associadas.[45,47]

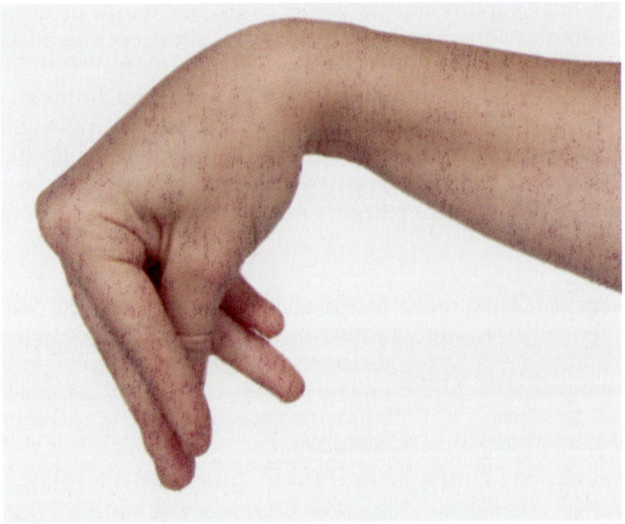

Figura 84.2 Espasmo carpopedal (sinal de Trousseau) espontâneo em paciente com hipocalcemia submetida à tireoidectomia quase total 48 horas antes.

As alterações dentárias dependem da época do aparecimento da hipocalcemia. Em crianças, pode causar hipoplasia do esmalte, defeitos da dentina, retardo na erupção dentária, aumento da frequência de cáries e encurtamento das raízes dos molares e pré-molares. Em certos casos, pode haver perda de todos os dentes.[2,3] HPT crônico, seja autoimune ou pós-cirúrgico, ocorre junto a aumento da densidade mineral óssea, sobretudo na coluna lombar.[2,3,9] Pode acontecer, ainda, de o HPT simular uma espondilite anquilosante.[48]

As manifestações cardíacas da hipocalcemia podem se restringir a prolongamento do segmento ST e do intervalo QT ao eletrocardiograma (ECG), às vezes acompanhado de episódios de síncope após atividade física.[49] Ondas T anormais podem ser encontradas em cerca de 50% dos casos. Entretanto, diante de queda acentuada da calcemia, poderão ocorrer taquicardia, insuficiência cardíaca (incomum e refratária ao tratamento convencional, mas reversível com a reposição de cálcio) e, o que é mais raro, fibrilação atrial ou ventricular.[50] Além disso, encontra-se miocardiopatia dilatada, reversível com a correção da hipocalcemia.[51] Por fim, há casos descritos de HPT com dor torácica e alterações eletrocardiográficas mimetizando as observadas no infarto agudo do miocárdio (IAM).[52]

Complicações renais também têm sido relatadas em pacientes com HPT crônico, tais como insuficiência renal crônica, litíase renal e aumento do risco de tratamento dialítico, provavelmente em decorrência do aumento do produto cálcio-fósforo.[4,53]

Convulsões ocorrem em 30 a 79% dos pacientes hipoparatireóideos. Em geral são do tipo grande mal, mas também podem ser do tipo pequeno mal, focais ou psicomotoras.[54] Algumas aparecem até meses ou anos após a tireoidectomia.[55] Calcificações dos núcleos da base (Figura 84.3) e cerebelo são mais comuns nos tipos idiopático ou autoimune.[54] Em uma série de pacientes com HPT idiopático isolado, as frequências de calcificação intracraniana, catarata e convulsões foram, respectivamente, de 76,5, 41,1 e 62,7%.[46]

Ao exame físico, as alterações mais características da hipocalcemia são os sinais de Trousseau e Chvostek. Este último é obtido pela rápida percussão sobre o nervo facial na região zigomática (cerca de 2 cm anterior ao lobo da orelha), o que resulta em contração involuntária dos músculos faciais ipsilaterais e do lábio superior. Até 20 a 25% das pessoas normocalcêmicas apresentam esse sinal. O sinal de Trousseau é mais específico

Quadro 84.4 Características clínicas associadas à hipocalcemia.

Irritabilidade neuromuscular
- Sinal de Chvostek
- Sinal de Trousseau
- Parestesias
- Tetania
- Convulsões (focais, pequeno mal, grande mal)
- Câibras musculares
- Mialgias (inclusive, dor torácica)
- Fraqueza muscular
- Polimiosite
- Espasmos laríngeos
- Broncospasmo

Sinais e sintomas neurológicos
- Sinais extrapiramidais devido à calcificação dos núcleos da base
- Calcificação do córtex cerebral ou cerebelo
- Distúrbios da personalidade
- Irritabilidade
- Habilidade intelectual prejudicada
- Alterações inespecíficas no EEG
- Pressão intracraniana aumentada
- Alterações da marcha
- Instabilidade postural
- Parkinsonismo
- Disartria
- Coreoatetose; espasmos distônicos

***Status* mental**
- Confusão
- Desorientação
- Psicose
- Fadiga
- Ansiedade

Mudanças ectodérmicas
- Pele seca
- Cabelos grosseiros
- Unhas frágeis
- Queda de cabelo; alopecia
- Hipoplasia do esmalte; defeitos da dentina
- Raízes pré-molares encurtadas
- Lâmina dura espessada
- Erupção dentária retardada
- Cáries dentárias
- Perda de todos os dentes (*bastante rara*)
- Eczema atópico
- Dermatite esfoliativa
- Psoríase
- Impetigo herpetiforme

Envolvimento do músculo liso
- Disfagia
- Dor abdominal
- Cólica biliar
- Dispneia
- Chiado (por broncospasmo)

Manifestações oftalmológicas
- Catarata subcapsular
- Papiledema

Manifestações cardíacas
- Prolongamento do segmento ST e intervalo QT
- Alterações no ECG indicativas de IAM; arritmias etc.
- Insuficiência cardíaca
- Cardiomiopatia

Complicações renais
- Litíase renal
- Insuficiência renal crônica

ECG: eletrocardiograma; EEG: eletroencefalograma; IAM: infarto agudo do miocárdio.

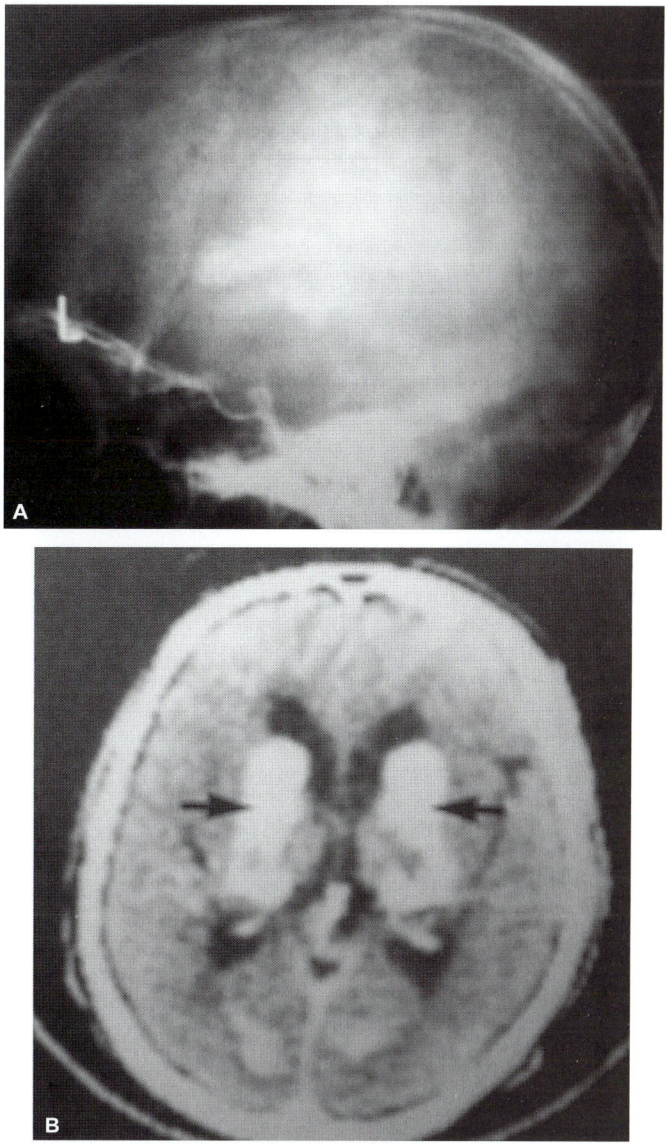

Figura 84.3 Calcificação bilateral dos núcleos da base em radiografia simples do crânio (**A**) e tomografia computadorizada (*setas*) (**B**).

(somente observado em 1 a 4% dos indivíduos normais) e é obtido inflando-se um esfigmomanômetro de pressão cerca de 20 mmHg acima da pressão sistólica, durante 3 minutos. Começa por adução do polegar, seguida da flexão das articulações metacarpofalangianas, extensão das articulações interfalangianas e flexão do punho, produzindo a postura da *main d'accoucheur* (mão de parteiro) (Figura 84.4).[2,9,11] Ambos os sinais podem ser mascarados pelo uso de anticonvulsivantes, por diminuírem a excitabilidade neuromuscular.[54]

É importante salientar que um significativo número de pacientes com HPT é completamente assintomático e tem sua doença diagnosticada ao acaso, seja pela dosagem da calcemia em exames de rotina, seja pela detecção dos sinais de Trousseau e de Chvostek ao exame físico.[2,3,9] Da mesma maneira, sintomas do HPT podem se tornar evidentes apenas durante períodos de aumento de demanda do sistema homeostático do cálcio (gestação e lactação, ciclo menstrual e estados de alcalose) ou durante o uso de substâncias que reduzam a calcemia (p. ex., bisfosfonatos).[9,56]

Tetania pode ser vista, também, em pacientes com hipomagnesemia, alcalose metabólica ou alcalose respiratória por hiperventilação (causa mais comum).[9,57]

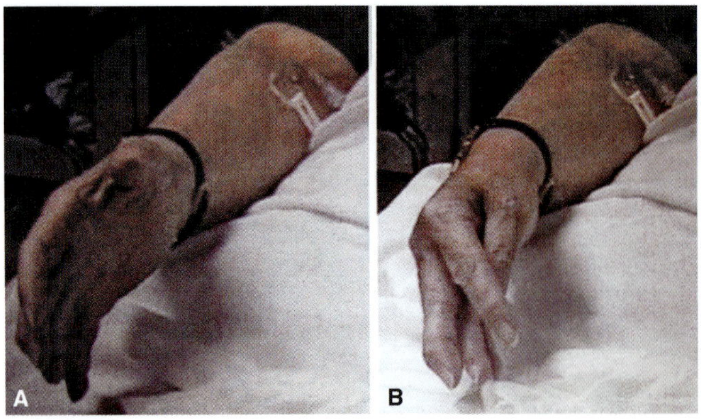

Figura 84.4 Aspecto característico do sinal de Trousseau (*"mão de parteiro"*).

O diagnóstico e o tratamento do HPT serão abordados no Capítulo 85, *Hipoparatireoidismo: Avaliação Diagnóstica e Tratamento*.

PSEUDO-HIPOPARATIREOIDISMO

O termo pseudo-hipoparatireoidismo (PHP) se refere a um grupo heterogêneo de distúrbios metabólicos genéticos raros, caracterizados por resistência dos órgãos-alvo à ação do PTH.[58] Ele é primariamente causado por defeitos moleculares que prejudicam a sinalização hormonal intracelular intermediada pela Gsα e pela adenilato ciclase. Como esta via de sinalização é essencial para a ocorrência dos efeitos fisiológicos do PTH, ocorre resistência das células-alvo a este hormônio, com consequentes hipocalcemia e hiperfosfatemia, mas diferindo do HPT pelos níveis séricos elevados do PTH.[58,59]

A causa molecular do PHP pode ser identificada em 80 a 90% dos pacientes.[58] A mutação do gene *GNAS*, responsável pela expressão da Gsα, é a causa mais comum, levando a uma inabilidade da célula em produzir cAMP a partir da ativação da adenilato ciclase.[58-60]

Fisiopatologia

O principal defeito fisiopatológico no PHP é a resistência renal ao PTH; visto que a resposta esquelética ao PTH permanece intacta.[61,62] O defeito está localizado no túbulo renal proximal, em que a 1α-hidroxilase converte a 25OHD em $1,25(OH)_2$ vitamina D, a forma ativa da vitamina D. Níveis baixos de calcitriol levam à hipocalcemia, pois o mesmo é necessário para a absorção intestinal de cálcio intestinal.[3,9] Além disso, a excreção reduzida de fosfato na urina leva à hiperfosfatemia.[62] A responsividade esquelética ao PTH não é afetada; portanto, altos níveis de PTH por períodos prolongados aumentam o risco de doença óssea relacionada ao hiperparatireoidismo, incluindo a osteíte fibrosa cística.[61,62]

Quadro clinicolaboratorial

O espectro de apresentação clínica do PHP é bastante variável, podendo incluir características físicas anormais, conhecidas em conjunto como *osteodistrofia hereditária de Albright* (OHA) e resistência tecidual a outros hormônios cujos receptores também são acoplados à Gsα (como o hormônio tireoestimulante [TSH], as gonadotrofinas, o hormônio liberador do hormônio do crescimento [GHRH] e a calcitonina).[44] Assim, pacientes com PHP apresentam sintomas e sinais de resistência ao PTH, raramente ao TSH (PHP tipo 1A [PHP1A], PHP1C e, raramente, PHP1B), gonadotrofinas (PHP1A e PHP1C) e GHRH (PHP1A).[57,58]

A OHA (Figura 84.5) caracteriza-se por face arredondada, pescoço curto, baixa estatura, ossificação ectópica (evidenciada por nódulos subcutâneos) e braquidactilia (dedos curtos das mãos, sobretudo o quarto e o quinto dedos). Esta última decorre do fechamento prematuro das placas de crescimento, que pode levar também à presença de outros ossos curtos no indivíduo acometido. O achado isolado de características fenotípicas da OHA, não acompanhadas de hipocalcemia nem resistência ao PTH, caracteriza o pseudopseudo-hipoparatireoidismo (PPHP).[58,63] Entre outras manifestações que podem ser atribuídas ao PHP, pode-se citar: retardo do crescimento intrauterino e obesidade. Entretanto, na maioria dos pacientes (em até 80% dos casos), as manifestações clínicas mais pronunciadas e que, em geral, levam o paciente a procurar ajuda médica costumam ser aquelas causadas pela hipocalcemia. Períodos de rápido crescimento ou deficiência de vitamina D associada podem precipitar ou agravar os sintomas.[58-61]

Vale a pena ressaltar que a hipocalcemia costuma ser a última alteração laboratorial da doença, uma vez que os níveis séricos de PTH e fósforo costumam se elevar cerca de 4 anos e meio antes.[58] Portanto, embora a definição clássica de resistência ao PTH seja a combinação de hipocalcemia, hiperfosfatemia e níveis altos de PTH (na ausência de deficiência de vitamina D e com níveis normais de magnésio), ela deve ser suspeitada na presença de PTH alto ou no limite superior da normalidade associado à hiperfosfatemia, mesmo com níveis séricos de cálcio normais.[58,61,62]

Classificação

O PHP tem sido tradicionalmente classificado em cinco subtipos principais, de acordo com as diferentes combinações de resistência ao PTH, resistência a outros hormônios, presença de OHA e grau de atividade da Gsα avaliada em ensaios *in vitro*: PHP1A, PHP1B, PHP1C, PHP2 e PPHP (ver Quadro 84.5).[58,62] A diferenciação definitiva entre esses subtipos, muitas vezes, depende da realização de testes genéticos que, infelizmente, não são de fácil acesso. Existem também condições que compartilham algumas semelhanças moleculares e clínicas com o PHP, com destaque especial para a heteroplasia óssea progressiva (HOP) e a acrodisostose (ver Quadro 84.5).[58-60] Em 2016, foi proposta uma nova classificação que englobasse todos esses distúrbios, de acordo com seus defeitos moleculares, que passariam a ser coletivamente denominados *distúrbios inativadores da sinalização do PTH e da proteína relacionada ao PTH intacto (PTHrP)* (Quadro 84.6).[57]

Tipo 1A

O PHP1A tem como principais manifestações a resistência ao PTH e OHA (Quadro 84.7).[58] Caracteriza-se pela presença de atividade diminuída (em torno de 50% do normal) da proteína Gsα, decorrente de mutações no gene *GNAS*, mapeado no cromossomo 20q13.3. Tal fato fica evidenciado pela falha em aumentar o AMP cíclico urinário e a fosfatúria após a administração de PTH. O PHP1A tem herança autossômica dominante e o gene mutante é herdado da mãe.[58-61]

Além da resistência ao PTH, com consequentes hipocalcemia e hiperfosfatemia, também pode ocorrer resistência a outros hormônios (TSH, GHRH, gonadotrofinas), causando hipotireoidismo (resistência ao TSH), hipogonadismo (resistência às gonadotrofinas) e deficiência de GH (resistência ao GHRH).[59-61] A resistência ao TSH costuma se expressar já ao nascimento, com consequente hipotireoidismo congênito, enquanto a resistência ao PTH se desenvolve durante a infância (em geral, entre 7 e 8 anos de idade) ou, mais raramente, até o início da segunda década de vida.[58]

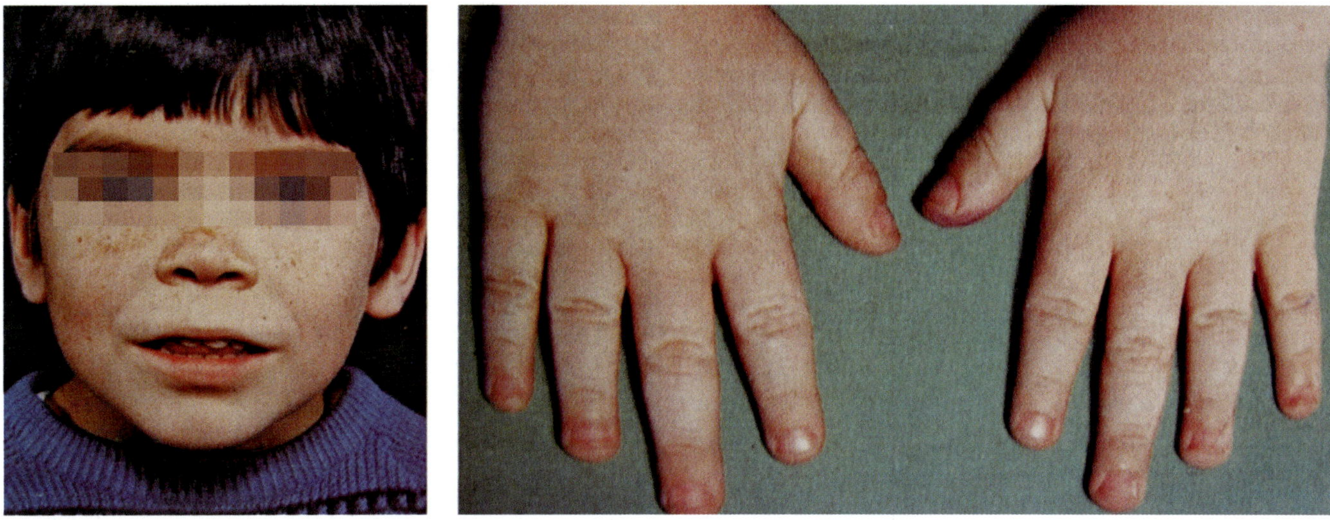

Figura 84.5 A osteodistrofia hereditária de Albright caracteriza-se por baixa estatura, face arredondada, pescoço curto, retardo mental, anormalidades dentárias e encurtamento do quarto e do quinto metacarpiano.

Quadro 84.5 Características do pseudo-hipoparatireoidismo (PHP) e outras doenças associadas à defeituosa sinalização do PTH/PTHrP e do cAMP.

Distúrbio	Defeitos moleculares	Origem	Anormalidades hormonais	Achados clínicos adicionais	Resposta do cAMP urinário ao PTH exógeno	Resposta do fosfato urinário ao PTH exógeno	Atividade da Gsα nos eritrócitos
PHP1A	Mutações inativadoras no *GNAS*	Materna	Resistência ao PTH Resistência ao TSH Resistência a outros hormônios (GHRH, gonadotrofinas, calcitonina etc.)	OHA	Diminuída	Diminuída	Reduzida
PHP1C	Idem	Materna	Idem	OHA	Diminuída	Diminuída	Normal
PHP1B	Defeitos de metilação	Materna	Resistência ao PTH Resistência ao TSH	Nenhum*	Diminuída	Diminuída	Normal
PHP2	Deficiência de vitamina D Mutações no *PRKAR1A*?	–	Nenhuma	Nenhum	Diminuída	Normal	Normal
PPHP	Mutações inativadoras no *GNAS*	Paterna	Nenhuma**	OHA	Normal	Normal	Reduzida
HOP	Idem	Paterna	Nenhuma	Nenhum	Normal	Normal	Reduzida
Acrodisostose tipo 1	Mutações no *PRKAR1A*	Autossômica dominante	Resistência ao PTH e, às vezes, ao TSH	OHA Face típica	Normal	Diminuída	Normal
Acrodisostose tipo 2	Mutações ativadoras do *PDE4D*	Autossômica dominante	Resistência ao PTH, TSH e outros hormônios	OHA Face típica	Normal	Ausente	Normal
Condrodisplasia de Blomstrand	Mutações inativadoras no *PTH1R*	Autossômica recessiva	Desconhecido	Displasia esquelética grave Habitualmente, letal Ossificação acelerada	Desconhecida	Desconhecida	Desconhecida
Síndrome de Eiken	Idem	Autossômica recessiva	Resistência ao PTH (leve)	Displasia esquelética grave; nanismo Ossificação retardada	Desconhecida	Desconhecida	Desconhecida

*Raramente, estigmas de osteodistrofia hereditária de Albright (OHA) podem estar presentes. **Uma leve resistência ao PTH e ao TSH já foi descrita em alguns casos. cAMP: monofosfato de adenosina cíclico; GHRH: hormônio liberador do hormônio do crescimento; HOP: heteroplasia óssea progressiva; PPHP: pseudopseudo-hipoparatireoidismo; PTH: paratormônio; PTHrp: proteína relacionada com o paratormônio; TSH: hormônio tireoestimulante. (Adaptado de Linglart et al., 2018;[59] Turan, 2017.[60])

Quadro 84.6 Nova classificação de pseudo-hipoparatireoidismo (PHP) e doenças relacionadas proposta pela European Pseudohypoparathyroidism Network.

Nova nomenclatura	Defeitos moleculares	Nomes das doenças
iPPSD1	Mutações inativadoras no *PTHR1*	Condrodisplasia de Eiken; condrodisplasia de Blomstrand
iPPSD2	Mutações inativadoras no gene da Gsα (*GNAS*)	PHP1A, PHP1C, PPHP/OHA/HOP
iPPSD3	Alterações de metilação em uma ou mais RDM do *GNAS*	PHP1B
iPPSD4	Mutações no *PRKA1A*, levando à reduzida atividade da PKA	Acrodisostose tipo 1
iPPSD5	Mutações ativadoras no *PDE4D*	Acrodisostose tipo 2
iPPSD6	Mutações ativadoras no *PDE3A*	Hipertensão autossômica dominante com braquidactilia
iPPSDx	Defeitos moleculares desconhecidos	–

HOP: heteroplasia óssea progressiva; iPPSD: distúrbio inativador da sinalização do PTH/PTHrP; OHA: osteodistrofia hereditária de Albright; *PDE3A*: gene da fosfodiesterase 3A; *PDE4D*: gene da fosfodiesterase 4D; PHP: pseudo-hipoparatireoidismo; PKA: proteinoquinase A; *PRKAR1A*: gene da proteinoquinase campo-dependente tipo 1 da subunidade regulatória alfa; *PTHR1*: gene do receptor 1 do PTH; PPHP: pseudopseudo-hipoparatireoidismo; PTHrP: proteína relacionada com o paratormônio (PTH); RDM: regiões diferencialmente metiladas. (Adaptado de Thiele et al., 2016.[57])

Adicionalmente, desenvolvimento cognitivo anormal (presente em 70% dos casos) pode estar presente em graus variados, e obesidade de início precoce pode se desenvolver antes dos distúrbios endócrinos (também observada no PHP1B).[58,61] Como a baixa estatura e a braquidactilia ocorrem pelo fechamento prematuro da placa de crescimento, eles só costumam ficar aparentes entre 5 e 7 anos de idade ou antes da puberdade. Na presença de resistência ao GHRH, a baixa estatura pode se apresentar de forma mais grave.[59]

Nos indivíduos que desenvolvem resistência a LH/FSH, a puberdade costuma se iniciar na idade habitual, mas a maturação sexual ocorre de forma incompleta e o hipogonadismo costuma se desenvolver, podendo se associar à infertilidade na vida adulta.[58,60]

Tipo 1B

Pacientes com PHP1B desenvolvem deficiência de Gsα aparentemente restrita aos túbulos proximais renais. Não costuma haver mutação codificadora do gene *GNAS*, mas sim defeitos de impressão do gene, resultante de metilação anormal do mesmo.[58,60]

A atividade da proteína Gsα mensurada nos eritrócitos ou membranas de fibroblastos é normal e há resistência ao PTH; no entanto, como esta se restringe apenas aos rins, pode ocorrer aumento da reabsorção óssea nas crianças acometidas, com consequentes dor e deformidades ósseas. Tipicamente, não há resistência a outros hormônios, nem OHA (ver Quadro 84.7). No entanto, em alguns casos, tem sido descrita a presença de resistência ao TSH ao nascimento. Da mesma forma, existem relatos esporádicos de pacientes com PHP1B com uma ou mais manifestações da OHA, especialmente a braquidactilia. Nesses casos, é possível observar uma discreta redução da atividade da proteína Gsα mensurada nos eritrócitos ou membranas de fibroblastos.[58-61]

Percebe-se, portanto, que pode ocorrer uma sobreposição entre as características clínicas do PHP1A e PHP1B, o que pode gerar dúvida diagnóstica.

Tipo 1C

O PHP1C tem sido considerado uma variante do PHP1A, com o mesmo modo de herança, porém com preservação da atividade normal da atividade da Gsα nos eritrócitos. As respostas do cAMP e da excreção de fosfato ao PTH exógeno estão, contudo, embotadas, como no PHP1A.[58] Mutações de origem materna no éxon 13 do *GNAS* (que codifica o domínio de interação do receptor) foram detectadas em alguns pacientes com PHP1C, sugerindo que, em tal condição, a deficiência de Gsα afete seletivamente as funções de acoplamento de receptores de Gsα.[60,61]

Tipo 2

Em indivíduos afetados pelo PHP2, a resistência ao PTH é caracterizada por uma resposta fosfatúrica reduzida à administração

Quadro 84.7 Principais características clínicas de pseudo-hipoparatireoidismo (PHP) e doenças relacionadas.

Característica	PHP1A	PHP1B	PPHP	HOP	ACRDIS1	ACRDIS2
Crescimento	Redução progressiva da VC Baixa estatura em adultos	Macrossomia Estatura adulta média	PIG Redução progressiva da VC Baixa estatura em adultos	PIG	PIG Baixa estatura em adultos	PIG Baixa estatura em adultos
Obesidade	Início precoce	Início precoce	Peso normal ou magro	Peso normal ou magro	Presente	Presente
Braquidactilia	70 a 80%	15 a 33%	< 30%	Rara	97%	92%
Idade óssea avançada	70 a 80%	15 a 33%	–	Desconhecido	100%	100%
Ossificação ectópica	30 a 60%	0 a 40%	18 a 100%	100%	0%	0%
Resistência ao PTH (progressiva)	100%	100%	Rara e leve	Ausente	100%	29%
Resistência ao TSH	100%	30 a 100%	Rara e leve	Ausente	≈100%	16%
Manifestações cerebrais	Prejuízo neurocognitivo Calcificações cerebrais	Calcificações cerebrais	Desconhecidas	Desconhecido	Desconhecidas	Prejuízo neurocognitivo
Gônadas	Resistência às gonadotrofinas	Normal	Normal	Desconhecido	Disfunção anatômica relatada em alguns casos	Desconhecido

ACRDIS1: acrodisostose tipo 1; ACRDIS2: acrodisostose tipo 2; HOP: heteroplasia óssea progressiva; PIG: pequeno para a idade gestacional; PPHP: pseudopseudo-hipoparatireoidismo; VC: velocidade de crescimento. (Adaptado de Mantovani et al., 2018.[58])

de PTH (assim como nas demais formas), apesar de um aumento normal na excreção urinária do cAMP (diferente dos outros subtipos em que se observa resposta diminuída do cAMP ao PTH) (ver Quadro 84.5).[58] Essa variante genética carece de uma clara base molecular, e existe a possibilidade de que seja um defeito adquirido.[61] De fato, um quadro clínico e laboratorial similar ocorre em pacientes com deficiência grave de vitamina D e, portanto, essa hipótese precisa ser excluída em pacientes com PHP2.[59] Também aventa-se a possibilidade de sinalização defeituosa a jusante da Gsα, com consequente menor geração de cAMP, como observado na acrodisostose resultante de mutações no *PRKAR1A6*.[58,61]

Pseudopseudo-hipoparatireoidismo

Originalmente descrito por Dr. Fuller Albright in 1952, trata-se de uma rara condição em indivíduos afetados por mutações inativadoras do *GNAS* que apresentam OHA, não acompanhada de resistência ao PTH nem hipocalcemia. No entanto, em alguns casos já foi descrita uma leve resistência ao PTH e ao TSH. Tipicamente, os pacientes se apresentam com baixa estatura, peso normal, braquidactilia (< 30%) e ossificação ectópica (18 a 100%). Baixo peso ao nascer pode também estar presente (ver Quadro 84.7).[44]

Com frequência, pacientes com PPHP são encontrados na mesma família do que aqueles com PHP1A. Assim, ambas as doenças são causadas por mutações no *GNAS* e apresentam atividade diminuída da Gsα. As pessoas que herdam o gene mutante de seu pai exibem PPHP, ao passo que aqueles que o herdam de sua mãe se apresentam com PHP1A.[57,60] Como os alelos materno e paterno costumam se expressar em tecidos diferentes, isso justificaria as distintas manifestações entre as duas condições.[48,49,62]

HETEROPLASIA ÓSSEA PROGRESSIVA

A HOP se refere à presença de ossificações ectópicas que são progressivas e se estendem profundamente no tecido conectivo ou muscular, na ausência de outras manifestações da OHA.[58-61] As ossificações costumam ocasionar anquilose grave nas articulações acometidas, com impacto negativo na mobilidade.[58] A exemplo do PHP1A, a HOP decorre de mutações inativadoras do gene *GNAS*, e com redução em torno de 50% na atividade da Gsα.[58,61] No entanto, nenhuma resistência hormonal está presente (ver Quadro 84.7).[59,61]

ACRODISOSTOSE

Acrodisostose é definida como a associação de braquidactilia grave, disostose facial e hipoplasia nasal. A braquidactilia geralmente afeta todas as falanges, metacarpos e metatarsos, exceto nos polegares e hálux. Nas radiografias, as epífises apresentam formato de cone, a idade óssea é avançada e podem ocorrer anormalidades no nascimento ou logo em seguida. Em alguns casos, a condrodisplasia é indistinta daquela da OHA.[58,60,61] Manifestações adicionais que podem estar presentes são déficit cognitivo, recém-nascidos pequenos para a idade gestacional (PIG) e resistência ao PTH e/ou a outros hormônios que sinalizam via Gsα (ver Quadro 84.7).[52] Resistências hormonais, sobretudo ao PTH e/ou TSH, foram detectadas em cerca de 60 a 70% dos pacientes com acrodisostose tipo 1 (mutação no *PRKAR1A*) e em 10 a 20% dos casos de acrodisostose tipo 1 (mutações no *PDE4D*).[58,60] Entretanto, as características faciais típicas e a braquidactilia mais generalizada distinguem a acrodisostose do PHP.[64] Por outro lado, foi demonstrado que alguns pacientes com um fenótipo típico do PHP1A também apresentam mutações no *PRKAR1A*.[58]

CONDRODISPLASIA LETAL DE BLOMSTRAND

A condrodisplasia letal de Blomstrand (BLC) é um distúrbio raro, caracterizado por letalidade precoce, maturação óssea avançada e diferenciação de condrócitos acelerada. Crianças com BLC, em geral, nascem prematuras e se apresentam com uma síndrome dismórfica grave, caracterizada por membros muito curtos. A herança de BLC é recessiva, e a síndrome está associada a mutações de perda de função, homozigotas ou heterozigotas, no gene que codifica o receptor de PTH/PTHrP (*PTHR1*). Hiperplasia secundária das glândulas paratireoides ocorre como resultado de hipocalcemia presumida. Estudos radiológicos revelam hiperdensidade acentuada de todo o esqueleto e ossificação bastante avançada. O diagnóstico pode ser feito tão cedo quanto entre a 12ª e a 13ª semana de gestação por ultrassonografia transvaginal. A maioria dos bebês com BLC morre logo após o nascimento.[1,48,65]

Resumo

O hipoparatireoidismo, caracterizado por hipocalcemia e hiperfosfatemia decorrentes principalmente da deficiência na secreção do PTH, tem como principal causa a cirúrgica, ocorrendo, em especial, após tireoidectomias totais. Nesses casos, o defeito pode ser transitório ou permanente (quando persiste além de 6 meses após a cirurgia). Outras causas, no entanto, tanto adquiridas (doença autoimune, doenças infiltrativas/destrutivas ou mesmo idiopática) quanto congênitas, podem estar presentes. Quando o hipoparatireoidismo é autoimune, ele pode ocorrer de forma isolada ou estar associado a outros distúrbios autoimunes, como na síndrome poliglandular autoimune tipo 1. Mas, independentemente da causa, as manifestações clínicas da doença costumam ser semelhantes, destacando-se parestesias, cãibras e tetania, além de convulsões e arritmias, quando a hipocalcemia ocorre de forma mais grave. Nos casos crônicos, pode ocorrer calcificação dos núcleos da base, com consequente sintomatologia extrapiramidal. Ao exame físico, os sinais de Chvostek e Trousseau (este mais específico) indicam a presença de níveis baixos de cálcio sérico. Um defeito na ação periférica do PTH também pode cursar com hipocalcemia e hiperfosfatemia, mas, neste caso, os níveis de PTH se encontram aumentados. É o caso do chamado pseudo-hipoparatireoidismo, causado, mais frequentemente, por mutação inativadora do gene *GNAS*. Este distúrbio possui vários subtipos, a depender das diferentes combinações entre resistência ao PTH, resistência periférica a outros hormônios (TSH, GHRH, FSH, LH) e o fenótipo clássico da doença, conhecido como osteodistrofia hereditária de Albright.

REFERÊNCIAS BIBLIOGRÁFICAS

1. Bilezikian JP, Khan A, Potts JT Jr et al. Hypoparathyroidism in the adult: Epidemiology, diagnosis, pathophysiology, target-organ involvement, treatment, and challenges for future research. J Bone Miner Res. 2011; 26:2317-37.
2. Gafni RI, Collins MT. Hypoparathyroidism. N Engl J Med. 2019; 380:1738-47.
3. Bringhurst FR, Demay MB, Kronenberg HM. Hormones and disorders of mineral metabolism. In Melmed S et al. (eds.). Williams Textbook of Endocrinology. 12th ed. Philadelphia: W.B. Saunders; 2011. pp. 1305-70.
4. Underbjerg L, Sikjaer T, Mosekilde L et al. Cardiovascular and renal complications to postsurgical hypoparathyroidism: a Danish nationwide controlled historic follow-up study. J Bone Miner Res. 2013; 28:2277-85.
5. Underbjerg L, Sikjaer T, Mosekilde L et al. The epidemiology of non-surgical hypoparathyroidism in Denmark: a nationwide case finding study. J Bone Miner Res. 2015; 30:1738-44.
6. Powers J, Joy K, Ruscio A et al. Prevalence and incidence of hypoparathyroidism in the United States using a large claims database. J Bone Miner Res. 2013; 28:2570-6.
7. Khan AA, Koch CA, Stan van Uum S et al. Standards of care for hypoparathyroidism in adults: a Canadian and International Consensus. Eur J Endocrinol. 2019; 180:P1-23.

8. Molina PE. Glândulas paratireoides e regulação do Ca^{2+} e do PO_4^-. In: Molina PE (Editor). Fisiologia endócrina, 4. ed. Nova York: McGraw-Hill; 2014.
9. Maeda SS, Fortes EM, Oliveira UM et al. Hypoparathyroidism and pseudohypoparathyroidism. Arq Bras Endocrinol Metabol. 2006; 50:664-73.
10. Schafer A, Fitzpatrick LA, Shoback DM. Hypocalcemia: Diagnosis and treatment. Disponível em: www.endotext.org/parathyroid/parathyroid7/parathyroidframe7.htm.
11. Lopes MP, Kliemann BS, Bini IB et al. Hypoparathyroidism and pseudohypoparathyroidism: etiology, laboratory features and complications. Arch Endocrinol Metab. 2016; 60:532.
12. Rosato L, Avenia N, Bernante P et al. Complications of thyroid surgery: analysis of a multicentric study on 14,934 patients operated on in Italy over 5 years. World J Surg. 2004; 28:271-6.
13. Bron LP, O'Brien CJ. Total thyroidectomy for clinically benign disease of the thyroid gland. Br J Surg. 2004; 91:569-74.
14. Annebäck M, Hedberg J, Almquist M et al. Risk of permanent hypoparathyroidism after total thyroidectomy for benign disease: a nationwide population-based cohort study from Sweden.Ann Surg. 2020 [Epub ahead of print]
15. Terris DJ, Angelos P, Steward DL et al. Minimally invasive video-assisted thyroidectomy: a multi-institutional North American experience. Arch Otolaryngol Head Neck Surg. 2008; 134:81-4.
16. Edafe O, Antakia R, Laskar N et al. Systematic review and meta-analysis of predictors of post-thyroidectomy hypocalcaemia. Brit J Surg. 2014; 101:307-20.
17. Lorente-Poch L, Sancho JJ, Ruiz S et al. Importance of in situ preservation of parathyroid glands during total thyroidectomy. Brit J Surg. 2015; 102:359-67.
18. Casella C, Talarico C, Di Fabio F et al. Hypoparathyroidism following total thyroidectomy: prognostic value of intraoperative parathyroid hormone assay. Ann Ital Chir. 2004; 75:23-7.
19. Quiros RM, Pesce CE, Wilhelm SM. Intraoperative parathyroid hormone levels in thyroid surgery are predictive of postoperative hypoparathyroidism and need for vitamin D supplementation. Am J Surg. 2005; 189:306-9.
20. Yasmeen T, Khan S, Patel SG et al. Clinical case seminar: Riedel's thyroiditis: report of a case complicated by spontaneous hypoparathyroidism, recurrent laryngeal nerve injury, and Horner's syndrome. J Clin Endocrinol Metab. 2002; 87:3543-7.
21. Nazal EM, Belmatoug N, de Roquancourt A et al. Hypoparathyroidism preceding Riedel's thyroiditis. Eur J Intern Med. 2003; 14:202-4.
22. Chatterjee S. Permanent hypoparathyroidism following radioiodine treatment for hyperthyroidism. J Assoc Physicians India. 2004; 52:421-2.
23. Kuehn EW, Anders HJ, Bogner JR et al. Hypocalcaemia in HIV infection and AIDS.J Intern Med. 1999; 245:69-73.
24. Tong GM, Rude RK. Magnesium deficiency in critical illness. J Intensive Care Med. 2005; 20:3-17.
25. Proust-Lemoine E, Wémeau JL. APECED syndrome or autoimmune polyendocrine syndrome Type 1. Presse Med. 2008; 37:1158-71.
26. Alimohammadi M, Björklund P, Hallgren A et al. Autoimmune polyendocrine syndrome type 1 and NALP5, a parathyroid autoantigen. N Engl J Med. 2008; 358:1018-28.
27. Schott M, Scherbaum WA, Eisenbarth GS et al. Hypoparathyroidism and autoimmune polyendocrine syndromes. N Engl J Med. 2004; 351:1032-3.
28. Mayer A, Ploix C, Orgiazzi J et al. Calcium-sensing receptor autoantibodies are relevant markers of acquired hypoparathyroidism. J Clin Endocrinol Metab. 2004; 89:4484-8.
29. Betti M, Ceccatelli G, Belcari F et al. Neonatal outcome in newborns from mothers with endocrinopathies. Gynecol Endocrinol. 2011; 27:248-50.
30. Cianferotti L, Marcucci G, Brandi ML. Causes and pathophysiology of hypoparathyroidism. Best Pract Res Clin Endocrinol Metab. 2018; 32:909-25.
31. Brandi ML. Genetics of hypoparathyroidism and pseudohypoparathyroidism. J Endocrinol Invest. 2011; 34(7 Suppl):27-34.
32. Morrow BE, McDonald-McGinn DM, Emanuel BS et al. Molecular genetics of 22q11.2 deletion syndrome. Am J Case Rep. 2018; 19:1416-21.
33. Sullivan KE. Chromosome 22q11.2 deletion syndrome and DiGeorge syndrome. Immunol Rev. 2019; 287:186-201.
34. Maalouf NM, Sakhaee K, Odvina CV. A case of chromosome 22q11 deletion syndrome diagnosed in a 32-year-old man with hypoparathyroidism. J Clin Endocrinol Metab. 2004; 89:4817-20.
35. Nesbit MA, Bowl MR, Harding B et al. Characterization of GATA3 mutations in the hypoparathyroidism, deafness and renal dysplasia (HDR) syndrome. J Biol Chem. 2004; 279:22624-34.
36. Al-Shibli A, Al Attrach I, Willems PJ. Novel DNA mutation in the GATA3 gene in an Emirati boy with HDR syndrome and hypomagnesemia. Pediatr Nephrol. 2011; 26:1167-70.
37. Parvari R, Hershkovitz E, Grossman N et al.; HRD/autosomal recessive Kenny-Caffey syndrome consortium. mutation of TBCE causes hypoparathyroidism-retardation-dysmorphism and autosomal recessive Kenny-Caffey syndrome. Nat Genet. 2002; 32:448-52.
38. Courtens W, Wuyts W, Poot M et al. Hypoparathyroidism-retardation-dysmorphism syndrome in a girl: A new variant not caused by a TBCE mutation – clinical report and review. Am J Med Genet A. 2006; 140:611-7.
39. Raue F, Pichl J, Dörr HG et al. Activating mutations in the calcium-sensing receptor: genetic and clinical spectrum in 25 patients with autosomal dominant hypocalcaemia – a German survey. Clin Endocrinol (Oxf). 2011; 75:760-5.
40. Egbuna OI, Brown EM. Hypercalcaemic and hypocalcaemic conditions due to calcium-sensing receptor mutations. Best Pract Res Clin Rheumatol. 2008; 22:129-48.
41. Shiohara M, Mori T, Mei B et al. A novel gain-of-function mutation (F821L) in the transmembrane domain of calcium-sensing receptor is a cause of severe sporadic hypoparathyroidism. Eur J Pediatr. 2004; 163:94-8.
42. Maret A, Ding C, Kornfield SL et al. Analysis of the GCM2 gene in isolated hypoparathyroidism: a molecular and biochemical study. J Clin Endocrinol Metab. 2008; 93:1426-32.
43. Bowl MR, Nesbit MA, Harding B et al. An interstitial deletion-insertion involving chromosomes 2 p25.3 and Xq27.1, near SOX3, causes X-linked recessive hypoparathyroidism. J Clin Invest. 2005; 115:2822-31.
44. Bindu M, Harinarayana CV. Hypoparathyroidism: a rare treatable cause of epilepsy – report of two cases. Eur J Neurol. 2006; 13:786-8.
45. Underbjerg L, Sikjaer T, Mosekilde L et al. Postsurgical hypoparathyroidism – risk of fractures, psychiatric diseases, cancer, cataract, and infections. J Bone Min Res. 2014; 29:2504-510.
46. Goswami R, Brown EM, Kochupillai N et al. Prevalence of calcium sensing receptor autoantibodies in patients with sporadic idiopathic hypoparathyroidism. Eur J Endocrinol. 2004; 150:9-18.
47. Bohrer T, Krannich JH. Depression as a manifestation of latent chronic hypoparathyroidism. World J Biol Psychiatry. 2007; 8:56-9.
48. Korkmaz C, Yasar S, Binboga A. Hypoparathyroidism simulating ankylosing spondylitis. Joint Bone Spine. 2005; 72:89-91.
49. Mangat JS, Till J, Bridges N. Hypocalcaemia mimicking long QT syndrome: case report. Eur J Pediatr. 2008; 167:37-49.
50. Mikhail N, El-Bialy A, Grosser J. Severe hypocalcemia: a rare cause of reversible heart failure. Congest Heart Fail. 2001; 7:256-8.
51. Avsar A, Dogan A, Tavli T. A rare cause of reversible dilated cardiomyopathy: hypocalcemia. Echocardiography. 2004; 21:609-12.
52. Lehmann G, Deisenhofer I, Ndrepepa G et al. ECG changes in a 25-year-old woman with hypocalcemia due to hypoparathyroidism: hypocalcemia mimicking acute myocardial infarction. Chest. 2000; 118:260-2.
53. Bollerslev J, Rejnmark L, Marcocci C et al. European Society of Endocrinology clinical guideline: Treatment of chronic hypoparathyroidism in adults. Eur J Endocrinol. 2015; 173:G1-G20.
54. Mazzaferri EL. Glândulas paratireoides, metabolismo do cálcio e distúrbios da homeostase do cálcio. In Mazzaferri EL (ed.). Endocrinologia. Rio de Janeiro: Guanabara Koogan; 1978. pp. 160-208.
55. Mrowka M, Knake S, Klinge H et al. Hypocalcemic generalised seizures as a manifestation of iatrogenic hypoparathyroidism months to years after thyroid surgery. Epileptic Disord. 2004; 6:85-7.
56. Kashyap AS, Kashyap S. Hypoparathyroidism unmasked by alendronate. Postgrad Med J. 2000; 76:417-8.
57. Thiele S, Mantovani G, Barlier A et al. From pseudo hypoparathyroidism to inactivating PTH/PTHrP signaling disorder (iPPSD), a novel classification proposed by the EuroPHP network. Eur J Endocrinol. 2016; 175:1-17.
58. Mantovani G, Bastepe M, Monk D et al. Diagnosis and management of pseudohypoparathyroidism and related disorders: first international Consensus Statement. Nat Rev Endocrinol. 2018; 14:476-500.
59. Linglart A, Levine MA, Jüppner H. Pseudohypoparathyroidism. Endocrinol Metab Clin North Am. 2018; 47:865-88.
60. Turan S. Current nomenclature of pseudohypoparathyroidism: Inactivating parathyroid hormone/parathyroid hormone-related protein signaling disorder. J Clin Res Pediatr Endocrinol. 2017; 9(Suppl 2):58-68.
61. Sinnott BP. Pseudohypoparathyroidism-Literature update 2018. Ann Endocrinol Metab. 2018; 2:26-33.
62. Mantovani G. Clinical review: Pseudohypoparathyroidism: Diagnosis and treatment. J Clin Endocrinol Metab. 2011; 96:3020-30.
63. Germain-Lee EL. Management of pseudohypoparathyroidism. Curr Opin Pediatr. 2019; 31:537-49.
64. Linglart A, Fryssira H, Hiort O et al. PRKAR1A and PDE4D mutations cause acrodysostosis but two distinct syndromes with or without GPCR-signaling hormone resistance. J Clin Endocrinol Metab. 2012; 97:E2328-38.
65. Galera MF, de Silva Patrício FR, Lederman HM et al. Blomstrand chondrodysplasia: a lethal sclerosing skeletal dysplasia. Case report and review. Pediatr Radiol. 1999; 29:842-5.

CAPÍTULO 85

Hipoparatireoidismo: Avaliação Diagnóstica e Tratamento

Gabriela Mazzarolo Marcondes Vieira ▪ Eliane Naomi Sakane ▪ Sergio Setsuo Maeda

INTRODUÇÃO

O diagnóstico de hipoparatireoidismo é confirmado pela presença de nível normal ou baixo do hormônio da paratireoide, denominado paratormônio (PTH), concomitante a concentrações baixas de cálcio e elevadas de fósforo no sangue na presença de função renal preservada.[1-3]

A principal função do PTH é aumentar os níveis séricos de cálcio em resposta à hipocalcemia. Quando as glândulas paratireoides estão comprometidas, a produção e a liberação de PTH são prejudicadas, deixando de haver essa resposta. Nesse cenário, a mobilização de cálcio do esqueleto é reduzida, assim como a reabsorção renal desse íon. Ocorre também menor conversão da vitamina D em sua forma ativa, o que diminui a absorção intestinal de cálcio. Além disso, o PTH inibe a reabsorção tubular renal de fosfato, e sua ausência tende a aumentar os níveis séricos de fósforo.[4-6]

O hipoparatireoidismo é facilmente distinguido do pseudo-hipoparatireoidismo, um distúrbio genético de resistência ao PTH e de deficiência de vitamina D, nos quais os níveis séricos de PTH estão elevados.[1-3]

DIAGNÓSTICO CLÍNICO-LABORATORIAL

Para o correto diagnóstico do hipoparatireoidismo, é necessária uma obtenção cuidadosa do histórico clínico e dos antecedentes do paciente, além de dosagens bioquímicas adequadas (Quadro 85.1).[2,3,6,7] Os sinais e os sintomas variam de acordo com a etiologia, o nível e a velocidade da redução do cálcio sérico. A hipocalcemia aguda tende a levar a manifestações mais exuberantes, enquanto as reduções crônicas podem passar despercebidas clinicamente.[2,6,8]

Quadro 85.1 Avaliação do paciente com hipoparatireoidismo.[1-3,6]

- Antecedentes pessoais de outras doenças ou de procedimento cervical anterior
- Antecedentes familiares
- Sinais e sintomas de hipocalcemia
- Exame físico: sinal de Trousseau, sinal de Chvostek, estigmas sindrômicos
- Avaliação laboratorial: PTH, cálcio, fósforo, magnésio, creatinina, 25(OH)D, AST, ALT, albumina, calciúria de 24 h
- Avaliação de órgãos-alvo: ECG, US do sistema urinário, TC de crânio, radiografias
- Um estudo genético é recomendado se: hipoparatireoidismo não cirúrgico + diagnóstico ou início dos sintomas com menos de 40 anos de idade + presença de estigmas genéticos + histórico familiar positivo + sem outra causa evidente para o hipoparatireoidismo.

ALT: alanina aminotransferase; AST: aspartato aminotransferase; ECG: eletrocardiograma; 25(OH)D: 25OH vitamina D; PTH: paratormônio; TC: tomografia computadorizada; US: ultrassonografia.

No histórico clínico, deve-se indagar sobre intervenções na região cervical anterior (principal causa de hipoparatireoidismo) e sobre antecedentes pessoais de doenças granulomatosas, infiltrativas, autoimunes ou de depósito (ferro e cobre). Nos pacientes submetidos a procedimentos na região cervical anterior, o diagnóstico de hipoparatireoidismo crônico se estabelece se a hipocalcemia persistir por mais de 12 meses.[6] Em outros casos, deve-se indagar sobre outras endocrinopatias e/ou histórico familiar de hipocalcemia e sobre sinais que sugiram síndromes genéticas (p. ex., dismorfismo facial e retardo do desenvolvimento) ou síndrome poliglandular autoimune tipo 1 (SPA-1) (p. ex., candidíase mucocutânea, onicomicoses, vitiligo etc.).[2,3,7,9,10] Dentre as causas genéticas, devem ser lembradas as síndromes de Sanjad-Sakati, de Kenny-Caffey, de DiGeorge, como também a forma isolada (autossômica dominante, recessiva ou ligada ao X) e a hipocalcemia autossômica dominante (mutação ativadora do sensor do cálcio).[1-3,7]

A hipocalcemia está associada a aumento da excitabilidade neuromuscular; portanto, sintomas como espasmos carpopedais, câibras e tetania são característicos desse transtorno metabólico. O quadro de hipocalcemia grave está associado a crises convulsivas e manifestações psiquiátricas, tais como mudanças de humor, ansiedade, depressão e, mais raramente, alucinações e episódios psicóticos. Também pode potencialmente levar à dispneia seguida de estridor laríngeo, o que caracteriza o laringospasmo.[1-3,7,11]

O exame físico deve incluir a pesquisa em busca dos sinais de Trousseau e de Chvostek, que, apesar de não serem patognomônicos, podem ser indicativos de uma hipocalcemia latente. A pesquisa pelo sinal de Trousseau consiste em manter por 3 minutos o manguito do esfigmomanômetro insuflado 20 mmHg acima do valor da pressão arterial sistólica do paciente, e é considerado positivo se ocorrer espasmo carpopedal (adução do polegar, flexão dos punhos, flexão das articulações metacarpofalangeanas e extensão das articulações interfalangeanas). Este sinal é encontrado em 1 a 4% da população normal, e é também positivo na hipomagnesemia e na alcalose.[2] O sinal de Chvostek é considerado positivo se houver contração ipsilateral da musculatura perilabial após percussão do nervo facial abaixo do zigoma (2 cm anteriores ao lobo da orelha). Esse sinal pode ser encontrado em 10% da população normal e cerca de 30% dos pacientes hipocalcêmicos não o apresentam.[2]

Nos exames complementares, o eletrocardiograma (ECG) pode revelar prolongamento do intervalo QT, anormalidades sugestivas de infarto agudo do miocárdio e, nos quadros mais graves, bradicardia.[2,3] Nos casos crônicos, os exames de imagem podem mostrar calcificações extraósseas em vários tecidos, tais como vasos sanguíneos, rins e sistema nervoso central.[3,6,10]

Do total do cálcio circulante, cerca de 40% estão ligados a proteínas (sobretudo à albumina), 10% estão presentes na forma de complexos e 50% se encontram livres (cálcio ionizado).[4,5,11,12] Como a hipoalbuminemia pode propiciar um valor de cálcio total falsamente baixo,[11] deve-se dosar o cálcio ionizado ou corrigir o cálcio total sérico pela fórmula:[1-3]

$$\text{Cálcio corrigido} = \text{cálcio total sérico mensurado em mg/d}\ell + [(4 - \text{albumina em g/d}\ell) \times 0{,}8]$$

Em relação à coleta de sangue, é necessário evitar um longo tempo de garroteamento, pois isso pode falsamente aumentar os níveis do cálcio ionizado no sangue.[2,3] A amostra também deve ser prontamente analisada para se evitar degradação do PTH, que tem meia-vida curta.[2] Além disso, o PTH intacto deve ser dosado por ensaios de 2ª ou 3ª geração por serem mais sensíveis.[3,13]

O diagnóstico do hipoparatireoidismo se estabelece pela detecção, em pelo menos duas ocasiões (com pelo menos 2 semanas de intervalo), de valores séricos de PTH (dosados por imunoensaio de 2ª ou 3ª geração) indetectáveis ou inapropriadamente baixos (< 20 pg/mℓ) na presença de hipocalcemia (corrigida pela albumina).[3,6]

Nível sérico de fósforo no limite superior da normalidade ou francamente elevado é um achado que corrobora o diagnóstico, mas não é obrigatório. Outros achados laboratoriais podem incluir baixos valores de $1{,}25(OH)_2D$ e de marcadores de reabsorção óssea.[2,3,7,10] O valor do cálcio urinário pode variar de acordo com a ingestão de cálcio; no entanto, sua fração de excreção costuma estar aumentada pela falta de reabsorção tubular mediada pelo PTH.[2-5]

Tanto a hipomagnesemia quanto a hipermagnesemia graves podem inibir a liberação do PTH pelas paratireoides, levando a um quadro de hipoparatireoidismo funcional.[5,9,14] Para uma correta interpretação dos exames, as eventuais alterações do magnésio devem ser corrigidas. Deve-se também lembrar de solicitar exames relacionados às funções renal e hepática.[2,9]

O diagnóstico etiológico do hipoparatireoidismo não cirúrgico é um desafio.[2] No ambiente de pesquisa clínica, a positividade para os anticorpos anti-IFNω e anti-NALP5 tem sido um achado bastante frequente nos casos de SPA-1.[1-3,15] Contudo, a dosagem de tais anticorpos ainda não está disponível na prática clínica.

DIAGNÓSTICO DIFERENCIAL DAS HIPOCALCEMIAS

As outras causas de hipocalcemia e/ou de níveis séricos baixos de PTH estão listadas no Quadro 85.2.[1-3,9,16]

Distúrbios na absorção de cálcio. Tanto os quadros disabsortivos quanto a deficiência grave de vitamina D podem levar à hipocalcemia. Nesses casos, as baixas concentrações de cálcio estimulam as paratireoides com aumento da produção de PTH.[2,4,5,9,11]

Doenças hepáticas ou renais graves. O comprometimento da produção hepática de 25(OH)D ou da sua conversão renal em $1{,}25(OH)_2$ vitamina D (calcitriol), a forma biologicamente ativa da vitamina D, causa diminuição da absorção intestinal do cálcio, o que pode gerar hipocalcemia e consequente elevação do PTH.[2,4,5,9,11]

Síndrome da fome óssea. Esta condição é observada após paratireoidectomia por hiperparatireoidismo em que há aumento da captação de cálcio e de fósforo pelo tecido ósseo. Neste caso, tanto as concentrações séricas de cálcio quanto as de fósforo estão baixas, assim como as de magnésio.[5,9,17]

Hipomagnesemia grave. Compromete tanto a liberação quanto a ação do PTH, podendo resultar em hipocalcemia com baixas concentrações de PTH.[2,4,5,9]

Pancreatite aguda. Pode levar à saponificação da gordura retroperitoneal com sequestro de cálcio no local.[2,9,11]

Rabdomiólise. Leva à liberação de grandes quantidades de fósforo, que pode se ligar ao cálcio sérico e sofrer precipitação, reduzindo a calcemia.[2,9,11]

Pacientes críticos, septicemia e queimaduras extensas. A hipocalcemia pode ser multifatorial, o que inclui redução da liberação do PTH ou da ação da vitamina D, estado inflamatório exacerbado e efeito das medicações em uso.[16]

Transfusão de sangue citratado. O citrato age como quelante do cálcio ionizado.[4,17,18]

Medicações. Os fármacos podem causar hipocalcemia por diversos mecanismos: (1) redução da absorção intestinal de cálcio (p. ex., glicocorticoides; inibidores da bomba de prótons [IBP]); (2) aumento da sua excreção renal (p. ex., diuréticos de alça); (3) diminuição da liberação do cálcio pelo osso (p. ex., antirreabsortivos); (4) redução da magnesemia (p. ex., IBP; quimioterápicos).[4,5,9,16,18]

Hipoalbuminemias. Redução do cálcio, mas não do cálcio ionizado, é observada nas situações que cursam com níveis séricos baixos de albumina, seja por redução de sua síntese hepática (p. ex., cirrose, desnutrição), seja por perda (p. ex., síndrome nefrótica).[1-5,16]

Pseudo-hipoparatireoidismo. Caracteriza-se por uma resistência à ação do PTH que leva à elevação dos níveis desse hormônio associada à hipocalcemia.[1,4,5,16,19]

TRATAMENTO

O objetivo do tratamento do paciente com hipoparatireoidismo, independentemente da etiologia, é deixá-lo sem sinais ou sintomas de hipocalcemia, prevenindo complicações crônicas provenientes da doença ou do tratamento. Os episódios de emergência

Quadro 85.2 Etiologias de hipocalcemia não dependentes do paratormônio (PTH).

Etiologias	Cálcio total	Cálcio ionizado	PTH	Sintomas de hipocalcemia	Manifestações ósseas	Algumas possíveis doenças associadas
Hipoalbuminemia	Baixo	Normal	Normal	Ausentes	Nenhuma	Cirrose hepática, síndrome nefrótica, queimaduras, desnutrição, septicemia
Hipomagnesemia	Baixo	Baixo	Variável	Variáveis	Nenhuma	Diuréticos, diarreia crônica, etilismo, ressecção do intestino delgado
Deficiência de cálcio	Baixo	Baixo	Alto	Variáveis	Raquitismo/ osteomalacia	Desnutrição grave, síndromes disabsortivas, DGYR
Deficiência de vitamina D	Baixo	Baixo	Alto	Variáveis	Raquitismo/ osteomalacia, ↓ DMO	Baixa exposição solar, obesidade, pele escura, envelhecimento, desnutrição grave, síndromes disabsortivas, anticonvulsivantes etc.
Hiperfosfatemia (aguda)	Baixo	Baixo	Variável	Variáveis	Dependem da etiologia	Enemas contendo fosfato, insuficiência renal, rabdomiólise etc.
DRC e TFG < 30 mℓ/min/1,73 m^2	Baixo	Variável	Alto	Variáveis	Hiperparatireoidismo	HAS grave, DM etc.
Síndrome da fome óssea	Baixo	Baixo	Variável	Moderados/ graves	Hiperparatireoidismo	Cura cirúrgica do hiperparatireoidismo (primário ou secundário à DRC)
Fármacos como: antirreabsortivos (bisfosfonatos, denosumabe); calcimiméticos (cinacalcete); quelantes de cálcio (EDTA, citrato, foscarnete); anticonvulsivantes (fenitoína, fenobarbital, carbamazepina); IBP; diuréticos de alça; quimioterápicos	Baixo	Baixo	Variável	Variáveis	Dependem da etiologia	Osteoporose, hiperparatireoidismo primário ou secundário, transfusão sanguínea, epilepsia, úlcera péptica, neoplasias etc.
Pancreatite aguda	Baixo	Baixo	Alto	Variável	Nenhuma	Etilismo, colelitíase, HTG

Refere-se aos níveis séricos de cálcio total, cálcio ionizado, PTH e fósforo. DGYR: derivação gástrica em Y de Roux; DM: diabetes melito; DMO: densidade mineral óssea; DRC: doença renal crônica; HAS: hipertensão arterial sistêmica; HTG: hipertrigliceridemia; IBP: inibidores da bomba de prótons; TFG: taxa de filtração glomerular. (Adaptado de Maeda et al., 2018.[2])

devem ser tratados prontamente e devem ser feitos ajustes em situações especiais, como infecções graves ou necessidade de jejum prolongado.[1-3]

Hipocalcemia aguda

Quando a hipocalcemia é grave e/ou se instala em curto espaço de tempo, o quadro clínico costuma ser mais exuberante e é necessário intervir com maior rapidez (Quadro 85.3).[2,20,21] Valores de cálcio abaixo de 7,5 mg/dℓ e/ou sinais como tetania e convulsões são indicações para o uso de medicação intravenosa.[14] Outras indicações são laringospasmo ou broncospasmo, bradicardia, prolongamento do intervalo QT e insuficiência cardíaca congestiva.[2]

As formulações de cloreto de cálcio a 10% (273 mg de cálcio elementar por ampola de 10 mℓ) e de gliconato de cálcio (GC) a 10% (90 mg de cálcio elementar por ampola de 10 mℓ) são preferíveis por causa do menor risco de necrose tecidual caso haja extravasamento durante a infusão intravenosa.[2,20,21] É mais aconselhável também utilizar solução glicosada (SG) para minimizar o risco de hipoglicemia. O GC deve ser infundido em 10 a 20 minutos. Infusões muito rápidas aumentam o risco de arritmia cardíaca (inclusive assistolia), principalmente se o paciente estiver em uso de digitálicos; portanto, idealmente, a reposição de cálcio deve ser feita sob monitoramento cardíaco.[2,3,20,22]

Após a intervenção inicial, a manutenção deve ser realizada com uma infusão lenta da solução de cálcio (0,5 a 1,5 mg/kg/hora) por 8 a 10 horas ou até que o paciente consiga receber por via oral a reposição necessária com cálcio e análogos de vitamina D.[2,3,20,21]

Hipomagnesemia

A hipomagnesemia pode ocorrer nos pacientes com diabetes melito (DM) mal controlado, etilismo crônico e/ou que estão utilizando certas medicações como diuréticos e aminoglicosídeos.[20,21] A apresentação de sulfato de magnésio a 50% pode ser administrada lentamente por via intramuscular profunda, se necessário, na dose de 2 mℓ a cada 6 horas por 24 horas. A infusão intravenosa é feita com uma solução diluída em até 20% em SG 5% ou solução fisiológica (SF) a 0,9% (p. ex., 5 g de sulfato de magnésio em 1.000 mℓ de SG ou SF em infusão lenta durante 3 horas). Caso a função renal esteja prejudicada, as doses devem ser reduzidas à metade. Existem formulações orais de cloreto ou citrato de magnésio que podem ser administradas 2 a 4 vezes/dia, com atenção à ocorrência de desconforto gastrintestinal.[1,3,20]

Tratamento crônico

A longo prazo, o tratamento consiste na suplementação de cálcio e análogos de vitamina D (Quadro 85.4).[22] A reposição do hormônio ausente ainda não é o tratamento de primeira escolha para o hipoparatireoidismo.[14]

Reposição de cálcio

A ingestão de produtos lácteos deve ser moderada, pois, embora sejam uma excelente fonte de cálcio, eles também são ricos em fósforo.[14] Devem também ser evitados os sais que contenham fósforo (como o fosfato de cálcio), uma vez que o

Quadro 85.3 Tratamento da hipocalcemia aguda.

	Medicação	Tempo de infusão
Intervenção inicial	1 a 2 ampolas de GC a 10% + SG 5% 50 a 100 mℓ	10 a 20 min
Manutenção (em bomba)	10 ampolas de GC a 10% + SG 5% 1.000 mℓ	0,5 a 1,5 mg/kg/h (50 mℓ/h)

GC: gliconato de cálcio; SG: soro glicosado.

Quadro 85.4 Tratamento da hipocalcemia crônica.[1-3,6,14,20,22-24]

Medicação	Doses usuais
Suplementação de cálcio (VO)	
Carbonato de cálcio	500 mg a 3 g/dia (pode chegar até 9 g/dia) de cálcio elementar divididos em duas a três doses às refeições
Citrato de cálcio	500 mg a 3 g/dia (pode chegar até 9 g/dia) de cálcio elementar divididos em duas a três doses às refeições (preferível nos casos de hipocloridria, como os usuários crônicos de inibidores da bomba de prótons)
Vitamina D (VO)	
Colecalciferol (D_3)	Suficiente para manter a 25(OH)D > 30 ng/mℓ
Calcitriol	0,25 a 3 μg/dia divididos em duas ou três doses
Alfacalcidol	0,25 a 3 μg/dia; necessita de ativação hepática
Diuréticos tiazídicos	
Hidroclorotiazida	Iniciar com 50 mg/dia; ajustar em 25 mg a cada 4 semanas; dose máxima, 100 mg/dia. Para pacientes sem controle adequado após ajustes convencionais

*Reservado para os casos de difícil controle com o tratamento convencional. VO: via oral.

paciente hipoparatireóideo tem uma excreção renal de fósforo diminuída.[14] Os sais de cálcio devem ser ingeridos junto às refeições, quando podem agir como quelantes do fósforo presente nos alimentos.[2,6,20-22]

O carbonato de cálcio é a forma mais amplamente encontrada no Brasil, e fornece 1 g de cálcio elementar a cada 2,5 g. No entanto, ele é pouco palatável, pode trazer desconforto gastrintestinal e precisa da hidrólise ácida para ser bem absorvido. Quando há intolerância a esse sal ou se o paciente apresentar hipocloridria (p. ex., gastrectomia ou uso de IBPs), pode-se optar pelo citrato de cálcio, que fornece 1 g de cálcio elementar a cada 5 g.[2,3,6,14] Há também o lactato de cálcio e o gliconato de cálcio (13% e 9% de cálcio elementar, respectivamente), mas são menos usados na prática clínica.[1-3,14]

Análogos da vitamina D

A vitamina D tem duas formas inertes, o colecalciferol (ou vitamina D_3) e o ergocalciferol (ou vitamina D_2). Para se tornarem biologicamente ativas, exigem uma hidroxilação enzimática no fígado, convertendo o colecalciferol em 25-hidroxivitamina D [25(OH)D], e uma segunda hidroxilação nos rins, onde a 1α-hidroxilase converte a 25(OH)D em $1,25(OH)_2D$ (ou calcitriol). A produção de calcitriol é estritamente controlada; ela é estimulada pelo PTH e pela hipocalcemia e inibida pelo fator de crescimento de fibroblastos-23 (FGF-23) e pela hiperfosfatemia.[4,5,11]

O tratamento convencional do hipoparatireoidismo inclui o uso de calcitriol, pois a deficiência de PTH prejudica a ativação da 1α-hidroxilase renal. Pode-se prescrever o calcitriol tanto isoladamente quanto em conjunto com o colecalciferol.[2,3,14,20,21]

O *calcitriol* (Rocaltrol®; Sigmatriol®) tem meia-vida curta de cerca de 5 a 8 horas com pico de absorção entre 4 e 6 horas. Deve ser titulado de acordo com a calcemia e em dosagem variando de 0,25 a 2 μg/dia divididos em duas a três doses; as mudanças na calcemia podem ser observadas 1 a 3 dias após a titulação de dose.[2,3,6,14,20-22]

O *colecalciferol* tem meia-vida mais longa, que dura de 2 a 3 semanas, e leva mais tempo para gerar mudanças na calcemia (aproximadamente 10 dias). Apesar das baixas concentrações circulantes de PTH, qualquer quantidade do hormônio que for produzida pode ser suficiente para garantir uma conversão mínima de colecalciferol em calcitriol, consistindo em um possível aporte basal, além do fato de que vários tecidos conseguem converter sua própria $1,25(OH)_2D$.[3,14] Nos pacientes tratados com calcitriol, tem-se sugerido usar colecalciferol em doses suficientes para manter os níveis séricos de 25(OH)D > 30 ng/mℓ.[1-3,6,14,20,21] Dependendo do grau de deficiência de vitamina D, pode ser necessária uma dosagem inicial de 50.000 UI por semana durante 8 semanas. A dose de manutenção geralmente é de 400 a 4.000 UI por dia para os pacientes que usam calcitriol associado, mas os grupos especiais, como pacientes obesos ou pós-bariátricos, podem precisar de doses até 10 vezes maiores.[10] Se o calcitriol não estiver disponível, a dose de colecalciferol geralmente é de 10.000 UI, podendo chegar a 100.000 UI por dia nos casos mais graves. Níveis séricos > 80 ng/mℓ podem ser aceitos nos pacientes com hipoparatireoidismo grave usando apenas colecalciferol.[1] Além disso, deve-se ter em mente que a vitamina D aumenta tanto a absorção de cálcio quanto a de fósforo no intestino; portanto, é necessário ter atenção aos valores da fosfatemia.[2,14]

Uma alternativa menos potente ao calcitriol é a 1α-(OH) D_3, também chamada *alfacalcidol* (Alfad®; Sigmacalcidol®), que precisa sofrer 25-hidroxilação no fígado para se converter em sua forma ativa, a $1\alpha,25(OH)_2D_3$, independente do PTH.[5,25] Tem a metade da potência do calcitriol e com o mesmo tempo de início de ação, e a dosagem usual varia de 0,25 a 3 μg/dia.[25]

Diuréticos tiazídicos

A hipercalciúria é uma das complicações da terapia com sais de cálcio e análogos da vitamina D no hipoparatireoidismo, visto que a falta do PTH reduz a reabsorção tubular do cálcio filtrado nos glomérulos.[2,4,5] Nas situações em que há hipercalciúria persistente a despeito dos ajustes na dose do calcitriol e/ou do sal de cálcio, pode-se usar um diurético tiazídico, como a hidroclorotiazida ou a clortalidona, na dose de 25 a 100 mg/dia.[6,14] A ação natriurética dose-dependente dos diuréticos tiazídicos no túbulo renal distal leva a um mecanismo compensatório que resulta no aumento no transporte passivo de cálcio, melhorando a reabsorção renal de cálcio em aproximadamente 6%.[8,16,20,26] A finalidade é a prevenção de nefrolitíase, disfunção renal e nefrocalcinose. Se houver risco de hipocalemia, pode-se associar um diurético poupador de potássio (p. ex., amilorida ou triantereno).[2,3]

Os efeitos colaterais, que podem ser hipocalemia, hipomagnesemia, hipercalcemia, hipotensão, hiponatremia, aumento da perda urinária de sódio e elevação do ácido úrico sérico, devem ser monitorados.[1,3,8,16,20,27] Os diuréticos tiazídicos são contraindicados para os pacientes com insuficiência adrenal, pois aumentam a perda urinária de sódio, elevando o risco de hipotensão,[3,27] assim como nos casos de hipocalcemia autossômica dominante tipo 1 com síndrome de Barter.[3,27] Os diuréticos tiazídicos devem ser evitados durante a gravidez.[21,28]

Uma dieta com baixo teor de sódio também deve ser recomendada, pois reduz a natriurese, o que contribui para a reabsorção renal de cálcio.[6,26]

Nos pacientes com hipoparatireoidismo, os diuréticos de alça, como a furosemida, devem ser usados com cautela, pois diminuem simultaneamente a reabsorção de sódio e cálcio e aumentam a perda urinária de cálcio. Se for clinicamente possível, devem ser descontinuados nesses indivíduos.[8,16,26]

Os glicocorticoides também devem ser interrompidos, se clinicamente possível, pois eles induzem hipercalciúria e prejudicam a ação da vitamina D e de seus análogos.[2,8]

Quelantes de fósforo

No hipoparatireoidismo, a falta de ação do PTH aumenta a reabsorção renal de fosfato. Embora a hiperfosfatemia aumente o

FGF-23, um hormônio fosfatúrico, esse aumento não é suficiente para compensar a falta de PTH.[26]

Para diminuir a absorção intestinal de fósforo, recomenda-se uma dieta com baixo teor de fósforo evitando bebidas à base de cola e embutidos e consumindo com cautela carnes, sardinha, frutos do mar, ovos e produtos lácteos.[1-3,8,20,21,27] A ingestão dos comprimidos de cálcio junto às refeições ajuda a quelar o fósforo dos alimentos, reduzindo sua absorção intestinal. Geralmente, tais medidas são suficientes para controlar a fosfatemia.[2,3,6,27] Havendo hiperfosfatemia refratária, medicamentos quelantes de fósforo intestinal que não contêm cálcio, como o sevelâmer e o carbonato de lantânio, podem ser usados. O sevelâmer é um polímero de cloridrato de alilamina que se liga ao fósforo no lúmen intestinal. A dose inicial é de 800 mg 3 vezes/dia com as refeições, e os possíveis efeitos colaterais são constipação intestinal, dispepsia, náuseas, dor abdominal, diarreia e flatulência.[14]

Magnésio

Tanto a hipermagnesemia como a hipomagnesemia podem diminuir a ação do PTH e suprimir sua secreção, então os níveis séricos de magnésio devem ser mantidos dentro do valor normal.[3,16,20,21]

A hipermagnesemia é rara e está associada principalmente à insuficiência renal. Até o momento, o único tratamento além da diálise renal é restringir a ingestão dietética, evitando alimentos ricos em magnésio, como legumes e grãos integrais.[2,20] No caso de hipomagnesemia, o magnésio pode ser reposto com fórmulas orais contendo sais de magnésio. A dose recomendada de óxido de magnésio (60% de magnésio elementar) é de 250 a 1.000 mg divididos em duas a quatro doses diárias. A dose diária de pidolato de magnésio (130 mg de magnésio elementar) é de uma a duas cápsulas ou frascos por dia. Alguns possíveis efeitos colaterais da reposição de magnésio são hipermagnesemia, náuseas, diarreia e gastrite. A amilorida é um diurético poupador de potássio que diminui a perda urinária de magnésio e pode ser prescrita quando há intolerância à suplementação oral de magnésio.[2,20]

A falta do PTH por si só pode contribuir para a hipomagnesemia porque o PTH aumenta a reabsorção de magnésio no túbulo renal distal, mas outras causas de hipomagnesemia crônica devem sempre ser investigadas. Medicamentos como IBPs, diuréticos tiazídicos e diuréticos de alça, além de situações clínicas como diarreia crônica, alcoolismo, má-absorção gastrintestinal, dieta pobre em magnésio e aumento da perda renal de magnésio (como na síndrome de Fanconi, necrose tubular renal e diabetes melito mal controlado), também podem diminuir os níveis de magnésio sérico, o que requer a necessidade de tratamento.[5,16]

Paratormônio e outras moléculas

$PTH_{1\text{-}34}$ recombinante (teriparatida). Há limitações pelo seu alto custo; foi testado em alguns estudos, mas sua única indicação em bula continua sendo para o tratamento da osteoporose.[29] Como tem meia-vida curta, precisa ser administrado 2 a 3 vezes/dia para controlar a calcemia nos casos de hipoparatireoidismo, e tem uso recomendado por um período máximo de 2 anos.[2,3,6,29] Um estudo em ratos demonstrou risco aumentado de osteossarcoma com o uso prolongado do $PTH_{1\text{-}34}$ recombinante,[9] embora o risco em seres humanos adultos seja baixo.[30] O fabricante recomenda que o fármaco deva ser evitado em indivíduos com risco aumentado para osteossarcoma, bem como naqueles com doença de Paget, elevações inexplicáveis da fosfatase alcalina ou com histórico de radiação externa envolvendo o esqueleto.[29]

Bomba de infusão de $PTH_{1\text{-}34}$. Há estudos que mostraram boa eficácia do $PTH_{1\text{-}34}$ quando administrado em pacientes hipoparatireóideos por meio de bomba de infusão contínua subcutânea.[31]

hPTH (1-34) acetato. Disponível em comprimidos de 0,75 mg que têm como excipientes o salcaprozato de sódio e um inibidor da tripsina, que facilitam a sua absorção intestinal e o protegem da proteólise. Em um estudo por 16 semanas na posologia de 4 vezes/dia, houve 42% de redução da necessidade de cálcio oral e redução do fósforo sérico.[32]

Calciolítico (encaleret). Modulador alostérico negativo do receptor de cálcio extracelular (CaR), indicado para o tratamento da hipocalcemia autossômica dominante tipo 1 (mutação ativadora do CaSR). Em um estudo de fase 2b, foram administradas doses crescentes de 30, 60 e 90 mg seguidas por 120 ou 180 mg 2 vezes/dia permitindo a retirada das reposições de calcitriol e cálcio; o PTH basal aumentou de $3{,}4 \pm 4{,}5$ pg/mℓ para $64{,}8 \pm 49{,}6$ pg/mℓ no dia 5; houve também aumento da calcemia e da magnesemia, além de redução da fosfatemia e da calciúria.[33]

Análogo híbrido PTH-PTHrP (LA-PTH). Trata-se de uma molécula híbrida com homologia tanto ao PTH quanto ao PTHrP. Mostrou ser efetiva em modelos animais, pois aumentou a calcemia e reduziu a fosfatemia. Em estudos de fase 1 em humanos, apresentou capacidade de elevar a calcemia de maneira dose-dependente.[6]

PTH transCon (palopegteriparatida). É um profármaco de PTH de ação prolongada que consiste em uma molécula de PTH (1-34) transitoriamente ligada a um transportador inerte por meio de um ligante. Com a autoclivagem do ligante, o PTH ativo é liberado de forma controlada.[6] Ainda não liberado para comercialização.

$PTH_{1\text{-}84}$ recombinante (NatPar®). O fabricante anunciou que este produto deve ser descontinuado em 2024.[34] Foi indicado para uso subcutâneo nos casos de difícil controle com o tratamento convencional (necessidade de > 2 g de cálcio + > 2 mcg de calcitriol por dia). A dose recomendada variava de 25 a 100 μg/dia e era ajustada a cada 4 semanas, dependendo da resposta terapêutica.[1-3,6]

MONITORAMENTO

Procura-se manter o paciente assintomático, com a calcemia no limite inferior da normalidade (ou até 0,5 mg/dℓ abaixo do limite inferior do normal) e a fosfatemia no limite superior da normalidade.[2,6,14,21,27] Devido à ausência da ação fosfatúrica do PTH, os níveis de fósforo tendem a ser mais elevados e, caso a calcemia aumente, existe o risco de calcificações ectópicas ao longo do tempo.[2,7] Seguindo o recomendado em outras situações, procura-se manter um valor de produto cálcio × fósforo < 55.[3] É importante ter atenção à calciúria, pois a falta da ação do PTH nos túbulos renais colabora para que ocorra calciúria com risco de prejuízo da função renal.[1-3]

A calciúria não deve exceder o limite de 300 mg/24 horas (para homens) ou 250 mg/24 horas (para mulheres), ou 4 mg/kg/24 horas, para se evitarem nefrolitíase, disfunção renal e nefrocalcinose.[1-3,7,23] Caso se observe calciúria aumentada, devemos verificar a calcemia. Se estiver muito acima do limite inferior da normalidade, pode-se reduzir a suplementação de cálcio ou vitamina D. Caso contrário, pode-se utilizar um diurético tiazídico (hidroclortiazida ou clortalidona), que aumenta a reabsorção tubular de cálcio, podendo inclusive incrementar levemente a calcemia. A restrição de sódio pela dieta também pode contribuir para diminuir a calciúria.[1-3,7,12]

O controle alimentar (dieta pobre em fósforo) e o uso de suplementos de cálcio às refeições geralmente são suficientes para evitar hiperfosfatemia. Nos raros casos em que a hiperfosfatemia é refratária, podem-se usar quelantes específicos, como o sevelâmer.[2,3,6]

A frequência dos exames depende de quão bem controlado o paciente se encontre (Quadro 85.5).[12] Naqueles assintomáticos e com bom controle metabólico, exames de sangue anuais ou duas vezes ao ano são suficientes. No entanto, até que o controle seja alcançado, é necessário que o paciente faça avaliações em intervalos menores. Podem ser solicitados exames 2 semanas após cada ajuste do esquema terapêutico.[3,6] A taxa de filtração glomerular deve ser sempre calculada para identificação precoce de qualquer perda de função renal, e a calciúria de 24 horas pode ser solicitada anualmente.[2,7,26]

Seja pela própria doença, seja pelas altas doses de cálcio e vitamina D necessárias para controlá-la, há risco de aparecimento de calcificações ectópicas, muitas vezes com catarata, nefrolitíase ou, mais raramente, calcificações nos gânglios basais. Exames oftalmológicos devem ser realizados anualmente, assim como avaliação dos rins por métodos de imagem. A presença de nefrolitíase ou nefrocalcinose pode ser avaliada por ultrassonografia (US) renal ou tomografia computadorizada (TC). A TC de crânio pode detectar calcificações de gânglios basais, mas só deve ser pedida quando houver essa suspeita.[1-3,6,14]

Com relação à saúde óssea, devemos atentar às outras condições que comprometem a qualidade óssea, tais como idade, presença de DM, menopausa, estados inflamatórios e insuficiência renal crônica, por exemplo.[14] A realização de absormetria de raios X de dupla energia (DXA) deve seguir as recomendações da população geral, como determinado pela International Society of Clinical Densitometry (ISCD).[3]

No Quadro 85.6, constam a terapia medicamentosa do hipoparatireoidismo e as doenças que podem interferir na homeostase do cálcio e exigir mudanças no monitoramento e na terapia.

HIPOPARATIREOIDISMO EM SITUAÇÕES ESPECIAIS

Gestação e lactação

As adaptações fisiológicas durante a gravidez e a lactação afetam o manejo do hipoparatireoidismo materno. A absorção de cálcio é facilitada devido à síntese placentária de calcitriol e de proteína relacionada ao PTH (PTHrP), a qual estimula a produção renal de calcitriol. Adicionalmente, o PTHrP estimula a reabsorção tubular de cálcio e a reabsorção óssea, o que também favorece o aumento da calcemia.[30,35,36] Tais fatos podem, eventualmente, levar à necessidade transitória de redução da dose das medicações para evitar hipercalcemia.

No entanto, uma elevada demanda de cálcio para mineralização do esqueleto fetal ocorre no terceiro trimestre de gravidez, o que

Quadro 85.5 Monitoramento e metas terapêuticas do paciente com hipoparatireoidismo.

Dosagem	Frequência	Meta	Comentários
Sangue			
Cálcio total	A cada 6 meses	No limite inferior ou até 0,5 mg/dℓ abaixo do LIN	Níveis mais baixos capazes de evitar sintomas neuromusculares sem efeitos colaterais; é indicada a dosagem do cálcio total corrigido pela albumina ou cálcio ionizado
Fosfato	A cada 6 meses	LSN	Suplementos de cálcio devem ser tomados às refeições para reduzir a absorção do fosfato; evitar doses excessivas de calcitriol, que aumentam a absorção do fosfato
Cálcio total × fosfato	A cada 6 meses	Baixo, < 55 mg²/dℓ² (em adultos)	Valores > 55 mg²/dℓ² aumentam o risco de calcificações ectópicas
Magnésio	A cada 6 a 12 meses	Valor normal	Se nível baixo, considerar suplementação de Mg
25(OH)D	A cada 6 a 12 meses	> 20 a 30 ng/mℓ	Níveis > 30 ng/mℓ são preferíveis
Creatinina	A cada 6 a 12 meses	Valor normal	Para o cálculo da taxa de filtração glomerular estimada
Urina			
Creatinina	A cada 6 a 12 meses	Valor normal	Importante para garantir que a coleta urinária foi realizada adequadamente pelo paciente
Cálcio	A cada 6 a 12 meses	< 300 mg/24 h (para homens) e < 250 mg/24 h (para mulheres) ou < 4 mg/kg/24 h	Se elevado e cálcio sérico dentro da meta, considerar início de hidroclorotiazida. Se elevado e cálcio sérico acima da meta, reduzir a dose de calcitriol
Sódio	A cada 6 a 12 meses	< 220 mmol/dia	Sódio e cálcio devem ser dosados na mesma amostra de 24 h
Perfil do cálculo (p. ex., citrato, oxalato, urato)	A cada 6 a 12 meses, se necessário, em pacientes com importante hipercalciúria ou calcificações renais	Valor normal	Monitorar em busca de hipocalcitratúria quando o paciente estiver usando PTH; considerar citrato de potássio para hipocitratúria; considerar dieta pobre em oxalato se houver hiperoxalúria
Imagem			
US	A cada 1 a 5 anos	–	Útil na avaliação de nefrocalcinose e nefrolitíase
TC renal	Somente se clinicamente indicada	–	Considerar TC em caso de nefrolitíase aguda
Densitometria óssea	Conforme indicações da ISCD	–	Recomenda-se monitoramento em pacientes com fratura de fragilidade ou em uso de PTH exógeno

ISCD: International Society of Clinical Densitometry; LIN: limite inferior da normalidade; LSN: limite superior da normalidade; PTH: paratormônio; TC: tomografia computadorizada; US; ultrassonografia. (Adaptado de Gafni et al. 2019;[1] Brandi et al., 2016;[3] Khan et al. 2022.[6])

Quadro 85.6 Terapia medicamentosa e doenças podem interferir na homeostase do cálcio e exigir mudanças no monitoramento e na terapia.[20]

Medicamento/doença	Mecanismo	Possíveis efeitos adversos no hipoparatireoidismo	Ação no paciente com hipoparatireoidismo
Diuréticos de alça	Aumentam a calciúria	Podem agravar a hipercalciúria e reduzir os níveis de cálcio sérico	Evitar se possível
Diuréticos tiazídicos	Diminuem a calciúria	Podem aumentar o nível de cálcio sérico	Podem ser usados para auxiliar no tratamento
Glicocorticoides	Diminuem a absorção intestinal de cálcio e aumentam a calciúria	Podem causar hipocalcemia	Evitar se possível
Medicamentos antirreabsortivos	Diminuem o *turnover* ósseo	Podem causar hipocalcemia	Raramente necessários no hipoparatireoidismo
Inibidores da bomba de prótons	Podem causar hipomagnesemia	Podem reduzir os níveis de cálcio sérico	Evitar se possível; senão, considerar suplementação de magnésio conforme necessário
Quimioterapia: cisplatina, 5-fluoruracila e leucovorina	Podem causar hipomagnesemia	Podem reduzir os níveis de cálcio sérico	Suplementação de magnésio conforme necessário
Glicosídeos cardíacos (p. ex., digoxina)	Hipercalcemia pode predispor à toxicidade da digoxina Hipocalcemia pode reduzir a eficácia da digoxina	Arritmias	Evitar se possível; caso contrário, é necessário monitoramento cardiológico rigoroso
Diarreia/doença gastrintestinal	Pode reduzir a absorção intestinal de cálcio e vitamina D	Pode causar hipocalcemia	Monitoramento rigoroso dos níveis de cálcio sérico com ajustes de dose conforme necessário
Alterações/correções do equilíbrio ácido-base*	A afinidade do cálcio para se ligar a proteínas no soro é altamente dependente do pH – somente a fração livre em condições fisiológicas ativas	Correção da acidose metabólica pode causar hipocalcemia Correção da alcalose metabólica pode causar hipercalcemia	
Imobilização	Aumento da reabsorção óssea. Em indivíduos saudáveis, os níveis de PTH e $1,25(OH)_2D$ são suprimidos	Pode causar hipocalcemia	

*As alterações na fração livre (ionizada) do cálcio sérico (Ca^{2+}) não podem ser monitoradas pela medição dos níveis totais de cálcio. Muitos laboratórios informam os níveis séricos de Ca^{2+} ajustados a um valor de pH neutro (7,4), o que não reflete o nível sérico real de Ca^{2+} em um paciente com distúrbios no equilíbrio ácido-base. Nesse caso, os pacientes podem apresentar sintomas, apesar dos níveis (aparentemente) normais de cálcio, e os níveis de Ca^{2+} no pH real devem ser solicitados.

implica a necessidade de aumento das doses de cálcio e calcitriol para evitar hipocalcemia materno-fetal.[2,30,36] Em relatos de casos, para manter o cálcio sérico no limite inferior da normalidade, a quantidade de cálcio elementar varia de 800 a 1.500 mg/dia no início da gravidez a 2.000 a 3.200 mg no terceiro trimestre gestacional. A dose do calcitriol precisa também ser aumentada no terceiro trimestre gestacional, podendo atingir 3 μg/dia.[2,30]

Outra consideração importante é a redução nos níveis de albumina e cálcio total observada nas gestantes devido à hemodiluição. Por esse motivo, o cálcio ionizado é o parâmetro de controle preferido e deve ser medido a cada 2 a 3 semanas.[2,30] No entanto, a técnica para medir o cálcio ionizado é muito sensível e requer protocolos pré-analíticos rígidos.[14]

Deve-se evitar uso de tiazídicos e de análogos do PTH em gestantes e lactantes.[6,28,30]

A hipocalcemia em gestantes com hipoparatireoidismo mal controlado leva ao hiperparatireoidismo secundário fetal com efeitos devastadores no osso fetal, evidenciados como desmineralização óssea e fraturas, prejuízo do desenvolvimento ósseo fetal e aumento do risco de abortos espontâneos, natimortos e trabalho de parto prematuro.[30,36] Nesse caso, a hiperfosfatemia materna concomitante é um fator adicional de agravamento.[2,30,36] Por outro lado, nos casos de supertratamento, a hipercalcemia resulta em maior passagem placentária de cálcio, o que pode suprimir a secreção fetal de PTH e causar hipocalcemia neonatal, que pode se associar a convulsões neonatais.[2,28,30]

Após o parto e durante a lactação, a dose das medicações precisa ser reduzida de forma individualizada em decorrência da produção de PTHrP pelas glândulas mamárias, com estímulo da reabsorção tubular e da mobilização de cálcio do esqueleto materno. Além disso, há um possível efeito estimulador da prolactina, elevada nesse período, sobre a 1α-hidroxilase renal. Portanto, nessa fase, o monitoramento e o ajuste das doses das medicações devem ser feitos em intervalos curtos. Finda a amamentação, a paciente deve voltar às doses usadas antes da gestação.[2,28,30,35,36]

O neonatologista e o pediatra assistentes devem estar cientes da condição materna de hipoparatireoidismo para que possam ficar atentos a possíveis alterações decorrentes das flutuações da calcemia da mãe.

Realização de exames

A necessidade de jejum (adiando a administração das medicações) ou o preparo para exames como a colonoscopia ou procedimentos cirúrgicos podem desencadear uma crise hipocalcêmica. Nessas situações, o paciente deve ser orientado a avisar a equipe que vai realizar o exame para que fique atenta a sinais de hipocalcemia e tente realizar o procedimento o quanto antes para que ele possa fazer uso das suplementações necessárias assim que possível.[1-3]

Modificações de outros tratamentos

O paciente deve informar novos diagnósticos e qualquer mudança em suas medicações para que possam ser feitos os ajustes necessários no seu esquema terapêutico, pois há diversas situações clínicas que podem desencadear alterações da calcemia.

Resumo

O hipoparatireoidismo é uma doença muitas vezes negligenciada, e a escassez de dados com relação a essa condição restringe as recomendações potenciais para seu manejo ideal. A etiologia mais comum do hipoparatireoidismo consiste em complicação pós-cirúrgica de cirurgias na região cervical anterior, sobretudo as tireoidectomias e as paratireoidectomias. Quanto maior a extensão da cirurgia e quanto menor a experiência do cirurgião, maior esse risco. O hipoparatireoidismo é suspeitado por queixas clínicas, mas é diagnosticado pela demonstração, em pelo menos duas ocasiões, de níveis de paratormônio (PTH) indetectáveis ou inapropriadamente baixos (< 20 pg/mℓ) na presença de hipocalcemia. O tratamento do hipoparatireoidismo, com administração de calcitriol e sais de cálcio, é focado na correção da hipocalcemia e da hiperfosfatemia, na redução de sintomas e na prevenção de complicações crônicas (manifestações renais, oculares, cardiovasculares, ósseas e neuropsiquiátricas). O objetivo do tratamento é manter o paciente assintomático com o cálcio total próximo ao limite inferior da normalidade. Situações especiais, como gravidez e lactação, requerem monitoramento frequente e individualizado devido à necessidade de ajustes das doses dos medicamentos.

REFERÊNCIAS BIBLIOGRÁFICAS

1. Gafni RI, Collins MT. Hypoparathyroidism. N Engl J Med. 2019; 380:1738-47.
2. Maeda SS, Moreira CA, Borba VZC et al. Diagnosis and treatment of hypoparathyroidism: a position statement from the Brazilian Society of Endocrinology and Metabolism. Arch Endocrinol Metab. 2018; 62:106-24.
3. Brandi ML, Bilezikian JP, Shoback D et al. Management of hypoparathyroidism: summary statement and guidelines. J Clin Endocrinol Metab. 2016; 101:2273-83.
4. Hall JE, Guyton AC. Guyton and Hall Textbook of Medical Physiology. 14 ed. London, England: WB Saunders; 2020.
5. Bilezikian JP. Primer on the metabolic bone diseases and disorders of mineral metabolism. Hoboken: Wiley-Blackwell; 2017.
6. Khan AA, Bilezikian JP, Brandi ML et al. Evaluation and Management of Hypoparathyroidism Summary Statement and Guidelines from the Second International Workshop. J Bone Miner Res. 2022; 37:2568-85.
7. Hakami Y, Khan A. Hypoparathyroidism. Front Horm Res. 2019; 51:109-26.
8. Kakava K, Tournis S, Papadakis G et al. Postsurgical hypoparathyroidism: A systematic review. In vivo. 2016; 30:171-9.
9. Bove-Fenderson E, Mannstadt M. Hypocalcemic disorders. Best Pract Res Clin Endocrinol Metab. 2018; 32:639-56.
10. Bilezikian JP, Khan A, Potts JT et al. Hypoparathyroidism in the adult: epidemiology, diagnosis, pathophysiology, target-organ involvement, treatment, and challenges for future research. JBMR. 2011; 26:2317-37.
11. Molina PE. Glândulas paratireoides e regulação do Ca2+ e do PO-4. In: Molina PE (Editor). Fisiologia endócrina. 4. ed. New York: McGraw-Hill, 2014.
12. Bringhurst FR, Demay MB, Kronenberg HM. Hormones and disorders of mineral metabolism. In: Melmed S et al. (Ed.). Williams textbook of endocrinology. 12. ed. Philadelphia: W.B. Saunders; 2011. pp. 1305-70.
13. Hanon EA, Sturgeon CM, Lamb EJ. Sampling and storage conditions influencing the measurement of parathyroid hormone in blood samples: a systematic review. Clin Chem Lab Med. 2013; 51:1925-41.
14. Sakane EN, Vieira MCC, Vieira GMM, Maeda SS. Treatment options in hypoparathyroidism. Arch Endocrinol Metab. 2022; 66:651-7.
15. Alimohammadi M, Björklund P, Hallgren A. Autoimmune polyendocrine syndrome type 1 and NALP5, a parathyroid autoantigen. N Engl J Med. 2008; 358:1018-28.
16. Pepe J, Colangelo L, Biamonte F et al. Diagnosis and management of hypocalcemia. Endocrine. 2020; 69:485-95.
17. Jain N, Reilly RF. Hungry bone syndrome. Curr Opin Nephrol Hypertens. 2017; 26:250-5.
18. Liamis G, Milionis HJ, Elisaf M. Review of drug-induced hypocalcemia. J Bone Miner Metab. 2009; 27:635-42.
19. Sinnott BP. Pseudohypoparathyroidism-Literature update 2018. Ann Endocrinol Metab. 2018; 2:26-33.
20. Bollerslev J, Rejnmark L, Marcocci C et al. European Society of Endocrinology Clinical Guideline: Treatment of chronic hypoparathyroidism in adults. Eur J Endocrinol. 2015; 173:G1-20.
21. Khan AA, Koch C, van Uum SHM et al. Standards of care for hypoparathyroidism in adults. Eur J Endocrinol. 2019; 180:P1-P22.
22. Shoback D. Clinical practice. Hypoparathyroidism. N Engl J Med. 2008; 359:391-403.
23. Abate EG, Clarke BL. Review of hypoparathyroidism. Front Endocrinol (Lausanne). 2017; 7:1-7.
24. Bilezikian JP, Brandi ML, Cusano NE et al. Management of hypoparathyroidism: Present and future. JCEM. 2016; 3:jc20153910.
25. Zand L, Kumar R. The use of vitamin D metabolites and analogs in the treatment of chronic kidney disease. Endocrinol Metab Clin North Am. 2017; 46:983-1007.
26. Peacock M. Hypoparathyroidism and the kidney. Endocrinol Metab Clin North Am. 2018; 47:839-53.
27. Zavatta G, Clarke BL. Challenges in the management of chronic hypoparathyroidism. Endocr Connect. 2020; 9:R229-40.
28. Ali DS, Dandurand K, Khan AA. Hypoparathyroidism in pregnancy and lactation: Current approach to diagnosis and management. J Clin Med. 2021; 10:1378.
29. Bula de Forteo. https://lilly.com/br/medicamentos/medicamentos-aprovados. Acesso em: 20 de abril de 2024.
30. Khan AA, Clarke B, Rejnmark L et al. Management of endocrine disease: Hypoparathyroidism in pregnancy - review and evidence-based recommendations for management. Eur J Endocrinol. 2019; 180:R37-R44.
31. Saraiva M, Chaves AC, Assunção G et al. Continuous teriparatide treatment in chronic hypoparathyroidism: A case report. Am J Case Rep. 2021; 22:e931739.
32. Ish-Shalom S, Caraco Y, Khazen NS et al. Safety and efficacy of oral human parathyroid hormone (1-34) in hypoparathyroidism: An open-label study. J Bone Miner Res. 2021; 36:1060-8.
33. Gafni RI, Hartley IR, Roszko KL et al. Efficacy and safety of encaleret in autosomal dominant hypocalcemia type 1. N Engl J Med. 2023; 389:1245-7.
34. https://www.natpara.com/recall. Acesso em: 20 de abril de 2024.
35. Kovacs CS. Fetus, neonate and infant. In: Feldman D PJ, Adams JS, ed. Vitamin D. 3 ed. San Diego: Elsevier. 2011: 625-46.
36. Kovacs CS. Calcium and bone metabolism disorders during pregnancy and lactation. Endocrinol Metab Clinics North Am. 2011; 40:795-826.

CAPÍTULO 86

Osteoporose: Etiopatogenia e Avaliação Diagnóstica

Erik Trovão Diniz ■ Isadora de Queiroz Negreiros Batista ■ Anna Carolina de Castro A. Lessa ■ Daniela Kamel ■ Fernão Henrique Costa e Alvim ■ Rosália de Oliveira Nunes ■ Érico Higino de Carvalho

INTRODUÇÃO

A osteoporose é a doença osteometabólica mais comum na prática clínica. É caracterizada pela diminuição da massa óssea e pela deterioração de sua microarquitetura, o que leva a um comprometimento da força óssea com consequente aumento do risco de fragilidade e fratura ósseas.[1,2] As fraturas ocasionam dor, incapacidade física, deformidades e redução da qualidade e da expectativa de vida.[3] As fraturas do quadril são as mais graves, pois apresentam aumento de 20% na mortalidade após o primeiro ano. Mais de 50% dos que sobreviveram a uma fratura de quadril são incapazes de manter sua independência, e muitos deles necessitam viver em ambientes institucionalizados.[4]

A osteoporose acomete cerca de 200 milhões de pessoas em todo o mundo e estima-se que, a partir dos 50 anos de idade, cerca de 50% das mulheres e 20% dos homens sofrerão uma fratura osteoporótica ao longo da vida.[5] No Brasil, um estudo incluindo 4.332 mulheres acima de 40 anos em São Paulo mostrou que a prevalência de osteoporose pós-menopausa foi de 33%.[6]

Atualmente, estima-se que metade das fraturas osteoporóticas no mundo ocorra na América do Norte e na Europa; porém, com o envelhecimento da população na América latina e na Ásia, a proporção de indivíduos acometidos nestas regiões deve aumentar nas próximas décadas.[3]

Em 2019, uma análise da incidência de fraturas em 204 países detectou um total de 178 milhões de novas fraturas naquele ano, um aumento de 33,4% desde 1990. O mesmo estudo encontrou um total de 25,8 milhões de pessoas vivendo com incapacidade em decorrência de uma fratura em todo o mundo.[7] As fraturas são, portanto, um grave problema de saúde pública, com consequências negativas para os indivíduos acometidos, seus familiares e para o sistema de saúde.[8]

Embora as mulheres na pós-menopausa sejam o grupo mais afetado, cerca de 30% das fraturas osteoporóticas de quadril ocorrem nos homens, inclusive no Brasil.[8] A taxa de mortalidade associada a fraturas é maior nos homens do que nas mulheres, provavelmente pelo fato de os homens serem mais idosos quando desenvolvem uma fratura e, portanto, apresentarem mais comorbidades.[9] Além disso, os homens são ainda menos propensos que as mulheres a receberem terapia antirreabsortiva após uma fratura (4,5% *versus* 49,5%, respectivamente).[8,10,11]

A taxa de mortalidade é também mais alta naqueles que apresentaram uma fratura prévia, e novamente os homens mostram maior risco de morte (11,3 por 100 pessoas-ano) do que as mulheres (7,8 por 100 pessoas-ano).[12] Um estudo realizado em 2023 estimou uma taxa de mortalidade no primeiro ano após uma fratura de quadril de 14,4 a 28,3%, dependendo do país analisado.[8]

No Brasil, um estudo epidemiológico (BRAZOS, do inglês *Brazilian Osteoporosis Study*) que incluiu 2.420 indivíduos com mais de 40 anos revelou uma prevalência de 12,8% de fraturas por fragilidade autorrelatadas em homens e de 15,1% em mulheres.[13] Embora não tenha havido diferença significativa entre as cinco regiões do Brasil, houve uma tendência a maior risco de fraturas em homens da região Nordeste.[13] Inclusive, outro estudo que avaliou a ocorrência de fraturas em homens da cidade de Recife demonstrou que, entre 234 homens saudáveis com mais de 60 anos (idade média de 69 ± 7 anos), a prevalência de fraturas vertebrais morfométricas foi de cerca de 32%.[14] Já o mais recente estudo epidemiológico brasileiro (BRAVOS, do inglês *Brazilian Validation Osteoporosis Study*) mostrou uma incidência menor de fraturas de quadril do que a anteriormente relatada, e 35% delas ocorreram em homens. Também foi vista uma diferença regional na incidência de fratura de quadril: as taxas foram menores nas regiões Norte e Nordeste, e houve um aumento progressivo nas regiões Centro-Oeste, Sudeste e Sul.[15]

A situação se torna ainda mais preocupante quando analisamos as projeções para o ano de 2050. Calcula-se que, em relação às fraturas de quadril no Brasil, ocorrerá um aumento de 4 vezes na sua incidência até o ano de 2050 em comparação ao ano de 2018.[8] É, portanto, fundamental que políticas de saúde pública sejam instituídas visando à prevenção primária de fraturas osteoporóticas e que o clínico esteja apto para reconhecer os fatores de risco, realizar o diagnóstico correto e tratar de forma adequada a osteoporose.

ETIOPATOGENIA

A osteoporose pode ser classificada em *primária*, quando associada à menopausa ou ao envelhecimento, ou *secundária*, quando existe um fator causal bem estabelecido, como medicações (principalmente os glicocorticoides) ou alguma doença específica (Quadro 86.1).[16]

A patogênese da osteoporose é bastante diversa e complexa, refletindo os diversos fatores que podem influenciar a resistência óssea ou que podem levar a um trauma, elemento crucial gerador da fratura. O tecido ósseo é bastante ativo, diferentemente da noção essencialmente estrutural a ele imputada. Ao longo da vida, o osso mais velho é reabsorvido periodicamente por osteoclastos em pequenos sítios e substituído por um novo osso produzido por osteoblastos. Esse processo é conhecido como remodelação, que é coordenada e direcionada a um local específico que necessita de reparo pelos osteócitos.[16] Os osteoblastos se originam a partir da diferenciação de células mesenquimais pluripotenciais, enquanto os osteoclastos são células gigantes multinucleadas derivadas de células hematopoiéticas. Os osteócitos, por sua vez, são as células mais numerosas do tecido ósseo e se originam a partir da diferenciação dos osteoblastos, ganhando prolongamentos que permitem a formação de uma verdadeira rede elétrica de comunicação no tecido esquelético. Não à toa, os osteócitos são fundamentais para manter a homeostase óssea, transmitindo sinais elétricos e químicos a partir da captação de forças mecânicas.[17,18] As unidades de remodelação, portanto, precisam da presença dos três tipos celulares para o seu correto funcionamento.

Esse conceito da unidade de remodelação é fundamental para o entendimento da patogênese da osteoporose, que se dá por um desequilíbrio desse processo, em geral tendendo a um aumento da reabsorção (ação osteoclástica) em detrimento da formação (ação osteoblástica) (Figura 86.1). O processo se inicia com a ativação dos osteoclastos pelo estímulo do receptor ativador do fator nuclear kappa B (RANK) pelo seu ligante, o RANKL, que é produzido pelo osteoblasto, deflagrando a reabsorção óssea. O mesmo osteoblasto regula a reabsorção liberando a osteoprotegerina (OPG), que compete com o RANK pelo RANKL e bloqueia a ativação do osteoclasto (ver Figura 86.1). A expressão do RANKL é estimulada por vários hormônios, tais como a 1,25-di-hidroxivitamina D [1,25$(OH)_2$D], o paratormônio (PTH), o peptídeo relacionado ao PTH (PTHrp) e as citocinas (interleucinas 1, 6 e 11), enquanto o interferon gama bloqueia esse processo por efeito direto no osteoclasto. Essa via é a principal via estimuladora da reabsorção.[16,17]

A via Wnt desempenha um papel importante na formação óssea ao estimular a atividade osteoblástica. Em conjunto com a proteína-5 relacionada ao receptor de lipoproteína de baixa densidade (LRP5) e as proteínas Frizzled, que servem como correceptores para membros da família Wnt de ligandinas, ativa a β-catenina e regula a expressão gênica dos osteoblastos, formando matriz óssea. Essa via é regulada pela esclerostina, uma proteína produzida pelo osteócito que antagoniza a Wnt, impedindo a formação do complexo Wnt/LRP5/proteínas Frizzled e, assim, a ativação do osteoblasto (Figura 86.2). O entendimento dessas duas vias proporcionou o desenvolvimento de medicações específicas para o tratamento da osteoporose.

Independentemente de ser osteoporose *primária* ou *secundária*, a quantidade de massa óssea atingida na maturidade esquelética (pico de massa óssea), entre o fim da segunda e início da terceira década de vida, tem grande influência na sua fisiopatologia. A massa óssea é bastante influenciada pela hereditariedade e por fatores ambientais (nutrição, exercícios, tabagismo, consumo de álcool e outras drogas ilícitas) e hormonais.[20] A manutenção bem-sucedida da massa óssea requer atenção aos mesmos fatores

Quadro 86.1 Causas de osteoporose secundária.

Doenças inflamatórias	Artrite reumatoide Doença inflamatória intestinal Fibrose cística Espondilite anquilosante Lúpus eritematoso sistêmico
Doenças da medula óssea	Mieloma múltiplo Mastocitose Leucemia
Síntese defeituosa de tecido conjuntivo	Osteogênese imperfeita Síndrome de Marfan Homocistinúria
Hipogonadismo	Amenorreia hipotalâmica Hemocromatose Síndrome de Turner Síndrome de Klinefelter Pós-quimioterapia Hipopituitarismo
Má-absorção	Doença celíaca Gastrectomia Cirurgia bariátrica Nutrição parenteral total (prolongada) Doença hepática crônica
Imobilização	Doença de Parkinson Poliomielite Paraplegia Paralisia cerebral
Endocrinopatias	Diabetes melito Hiperparatireoidismo Tireotoxicose Síndrome de Cushing Hiperprolactinemia Hipovitaminose D Acromegalia
Medicações	Glicocorticoides Inibidor da aromatase Omeprazol Anticonvulsivantes Lítio Heparina Terapia de privação androgênica
Baixo peso corporal	Anorexia nervosa Infecção pelo HIV
Hábitos	Ingestão excessiva de bebidas alcoólicas Tabagismo
Diversas	Gravidez/lactação Nefrolitíase hipercalciúrica Depressão Doença pulmonar obstrutiva crônica Insuficiência cardíaca congestiva Insuficiência renal crônica Síndrome da apneia do sono Transplante de órgãos

HIV: vírus da imunodeficiência humana. (Adaptado de Reid, 2014.[16])

que a influenciaram, e a deficiência em um desses fatores não é compensada pelos outros. Podemos ver isso em mulheres atletas (p. ex., ginastas, maratonistas) que desenvolvem amenorreia secundária, que leva a uma perda de massa óssea mesmo com dieta adequada e grande carga de exercícios.[16]

Quanto ao gênero, os homens tendem a apresentar maior pico de massa óssea e têm ossos maiores que as mulheres em decorrência da ação da testosterona e sua conversão a estradiol no tecido ósseo (Figura 86.3). Eles também têm uma resistência óssea maior com menor taxa de reabsorção, maior qualidade e

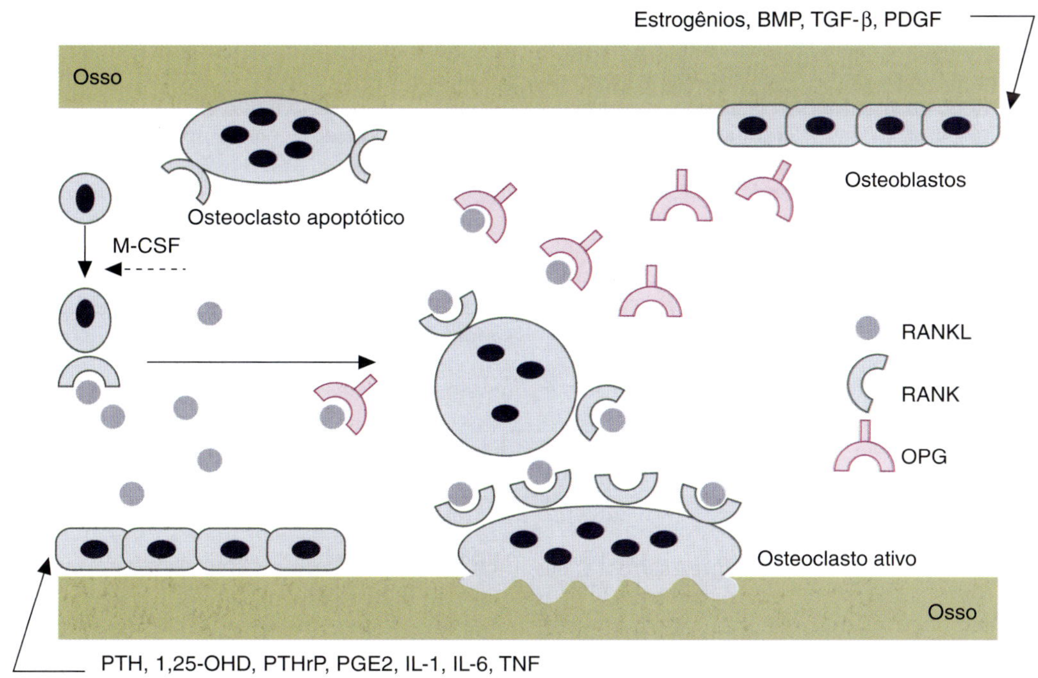

Figura 86.1 Regulação da atividade do osteoclasto pelo sistema OPG/RANKL. Sob diferentes estímulos, os osteoblastos são levados a produzir em especial osteoprotegerina (OPG) ou ligante do receptor ativador do fator nuclear kappa B (RANKL). O excesso de RANKL sobre OPG induz a diferenciação e a ativação dos osteoclastos, aumentando então a reabsorção óssea. A OPG funciona como uma armadilha capturando o RANKL sem deixar que ele chegue ao seu receptor. BMP: proteína morfogenética óssea; IL: interleucina; M-CSF: fator estimulador de colônias de monócitos/macrófagos; PDGF: fator de crescimento derivado de plaquetas; PTH: paratormônio; PTHrP: peptídeo relacionado ao PTH; TGF-β: fator transformador do crescimento beta; TNF: fator de necrose tumoral.

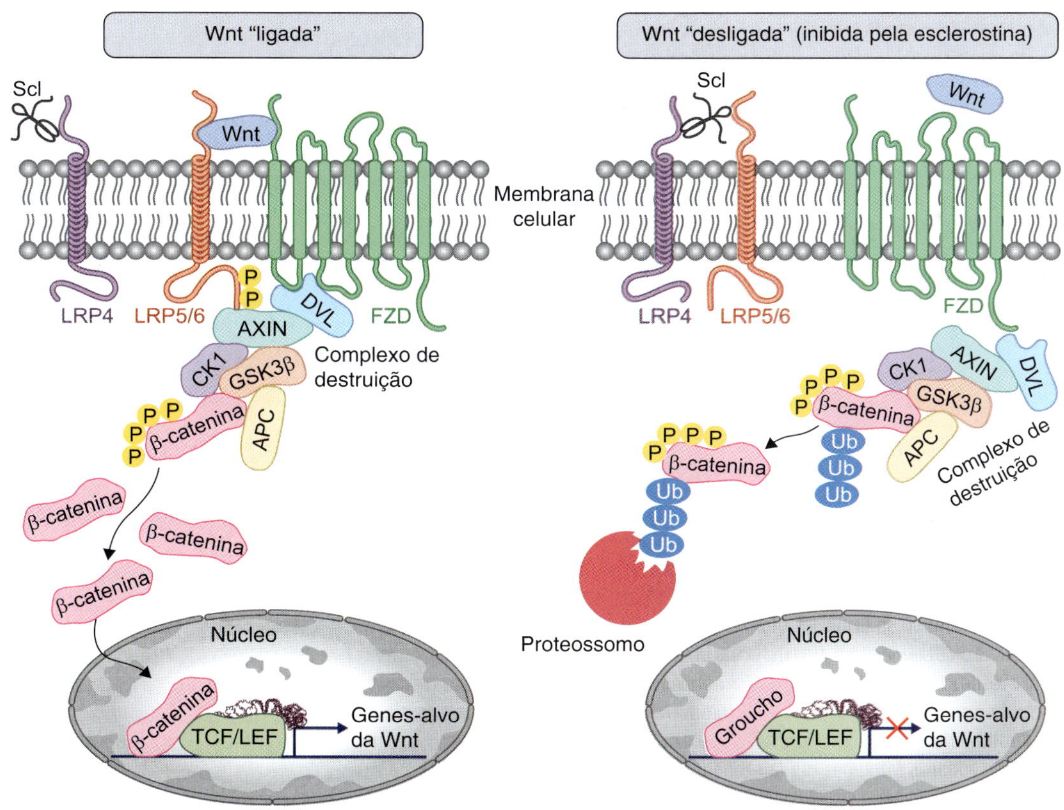

Figura 86.2 Papel da via Wnt na formação óssea ao estimular a atividade osteoblástica. Os esquemas acima mostram os estados "ligado" e "desligado" da via Wnt/β-catenina. No estado "ligado", a Wnt, um ligante extracelular, se liga à proteína relacionada ao receptor de lipoproteína 5/6 (LRP5/6) e à proteína Frizzled (FZD), ambas na superfície da membrana plasmática do osteoblasto, formando então um complexo ternário que leva à translocação do chamado complexo de destruição para a membrana. Desta forma, a β-catenina não sofre fosforilação e fica livre para seguir até o núcleo e se ligar aos fatores de transcrição TCF/LEF, o que dá início à transcrição dos genes responsáveis pela formação óssea. A esclerostina (Scl), por sua vez, se liga a LRP4 e LRP5/6 e impede a formação do complexo ternário com a Wnt. Dessa forma, o complexo de destruição fica livre para causar fosforilação (P) e ubiquitinação (Ub) da β-catenina, que é, assim, degradada por proteossomos. No núcleo, o repressor transcricional groucho toma o lugar da β-catenina, inibindo então a formação óssea. (Adaptada de Holdsworth et al., 2019.[19])

mineralização do colágeno, melhor macroestrutura (ossos grandes e com maior diâmetro) e melhor microestrutura (trabéculas ósseas em maior número e mais espessas).[21-23] Além disso, há uma perda óssea mais lenta, visto que inexiste o déficit estrogênico agudo da menopausa.[22] A mulher tem massa óssea muito dependente do estrógeno, o que é evidenciado pelas perdas de 20 a 30% de osso trabecular e de 5 a 10% de osso cortical nos primeiros 10 anos de menopausa. Após esse período, a perda é mais lenta e contínua, e é similar nos ossos trabecular e cortical.[22,23]

Dentre todos os hormônios que atuam na regulação da remodelação e da formação ósseas, o estrógeno tem um papel essencial. Ele inibe a esclerostina, suprime o RANKL e regula a produção de citocinas inflamatórias, levando a um estímulo osteoblástico, além de aumentar a produção de IGF-1 e de fator de crescimento transformador β (TGF-β) e a síntese do pró-colágeno – todas ações formadoras de matriz óssea (ver Figura 86.1).[19] A reposição estrogênica consegue manter a massa óssea. A ação estrogênica é importante também no homem, e são evidentes menor densidade mineral óssea (DMO) nos homens com deficiência de aromatase e menor relação estradiol/testosterona nos homens com osteoporose.[24]

No envelhecimento, ocorre elevação do PTH por diferentes mecanismos, que incluem menor produção cutânea de vitamina D, deficiência na síntese de $1{,}25(OH)_2$ vitamina D (devido à disfunção renal), déficit alimentar e diminuição na absorção intestinal de cálcio (em decorrência da diminuição de receptores intestinais da vitamina D), entre outros. O aumento do PTH para compensar o déficit de cálcio e de vitamina D leva a uma ativação de novas unidades de remodelação.[25] O envelhecimento também provoca maior produção de espécies reativas de oxigênio (ROS) e aumento da glicação proteica, comuns nos pacientes com diabetes, sabidamente mais propensos a fraturas. Outra consequência do envelhecimento é o aumento da produção por osteócitos senescentes, apoptóticos ou disfuncionais de citocinas que atuam estimulando a osteoclastogênese, a degradação da matriz, a reabsorção óssea focal e a porosidade cortical.[26,27]

Os glicocorticoides agem de maneiras direta e indireta sobre o esqueleto e o metabolismo ósseo, aumentando a reabsorção óssea e reduzindo a formação óssea. No processo de diferenciação dos osteoblastos, os glicocorticoides atuam na medula óssea, estimulando maior formação de células da linhagem adipocitária e suprimindo a função dos osteoblastos, com inibição da replicação celular e da síntese de colágeno.[17] Esses efeitos culminam na supressão da formação óssea, característica central na patogênese da OIG, e na perda da capacidade de o tecido reagir diante das microlesões (*microcrackers*), o que tem sido relacionado com a diminuição da resistência e o aumento da fragilidade óssea.[29] Ao mesmo tempo, ocorre a apoptose dos osteócitos, que têm papel no reparo dos microdanos ósseos. Atualmente, a perda dos osteócitos é considerada um dos componentes mais relevantes na perda da resistência óssea característica da OIG.[30] Os glicocorticoides promovem aumento da sobrevida dos osteoclastos, elevando a reabsorção óssea. Parte desse efeito se deve ao aumento da expressão de RANK-L, M-CSF e interleucina-6, bem como à supressão da osteoprotegerina. Os glicocorticoides também induzem efeitos indiretos sobre o metabolismo ósseo, como a inibição da reabsorção de cálcio no trato gastrintestinal e da reabsorção de cálcio no túbulo renal, aumentando, assim, a excreção urinária desse íon. Ambos os efeitos podem levar ao balanço negativo do cálcio e ao aumento compensatório do PTH, causando um estado de hiperparatireoidismo secundário.[33] Adicionalmente, o excesso de glicocorticoide inibe a secreção de gonadotrofinas no hipotálamo e na hipófise, reduzindo a produção dos esteroides sexuais, o que contribui para o aumento da reabsorção óssea.[34,35] O uso de glicocorticoides também influencia negativamente a mineralização óssea por um mecanismo de transrepressão da osteocalcina e do colágeno tipo I, além da expressão dos genes *PHEX* e *DMP-1*.[12,35] O excesso de glicocorticoides causa, ainda, o aumento da proteólise e a redução da miogênese, provocando perda de massa e força musculares, o que reduz o estímulo mecânico de formação óssea.[3] Outro efeito adverso potencialmente grave do uso crônico de glicocorticoide é o surgimento de necrose avascular, que pode acometer o fêmur proximal, o fêmur distal, o platô tibial e os ombros, haja vista o provável aumento da gordura na medula óssea e a redução do fluxo sanguíneo na região.[28,29]

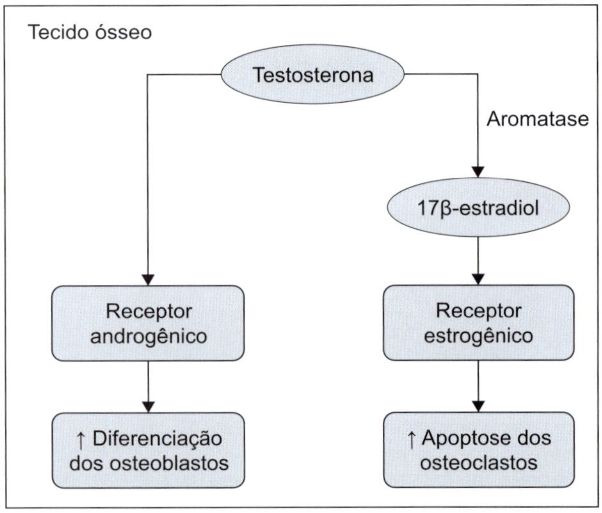

Figura 86.3 Ação da testosterona no tecido ósseo. A testosterona pode exercer seus efeitos nas células do tecido ósseo de forma direta ou indireta (pela aromatização a estradiol). Ambas as ações parecem ser importantes para manter a integridade do tecido ósseo no homem.

Em resumo, a desregulação do ciclo de remodelação fisiológico com predomínio dos estímulos que aumentam a atividade osteoclástica (reabsortiva) em detrimento da osteoblástica (formação) leva a um déficit crônico na formação óssea com perda progressiva da massa óssea e desestruturação da macro e da microestrutura ósseas, causando aumento do risco de fraturas.

DIAGNÓSTICO

Manifestações clínicas

A osteoporose é uma doença assintomática até a ocorrência de uma fratura por fragilidade, definida como aquela que ocorre sem ou com o mínimo trauma ou após queda da própria altura ou de uma altura menor desde que um trauma de alto impacto (como acidente automobilístico) não esteja envolvido.[30]

Dessa maneira, as fraturas por fragilidade são as principais manifestações da osteoporose e ocorrem com maior frequência em vértebras, seguidas por quadril e rádio distal (fratura de Colles).[30,31] As fraturas de quadril são as de maior morbimortalidade, pois levam a maior grau de limitação física. Já as fraturas vertebrais podem causar dor e limitação (fratura vertebral clínica), mas em dois terços dos casos são assintomáticas, sendo encontradas muitas vezes de forma incidental ou mediante a busca ativa com radiografia simples (fraturas morfométricas).[31] Cifose (Figura 86.4) ou perda de altura podem ser consequências de fraturas vertebrais.[30,31]

Na avaliação radiográfica da fratura, esta pode se apresentar em cunha (perda da altura anterior), bicôncava (perda da altura média) com o aspecto conhecido como *codfish*, ou compressiva (perda das três alturas) (Figura 86.5). A perda isolada da altura posterior é incomum e deve levantar a suspeita de alguma outra causa, como malignidade.[30,31] A fratura de vértebra também deve ser graduada, conforme mostrado no Quadro 86.2 e na Figura 86.6.

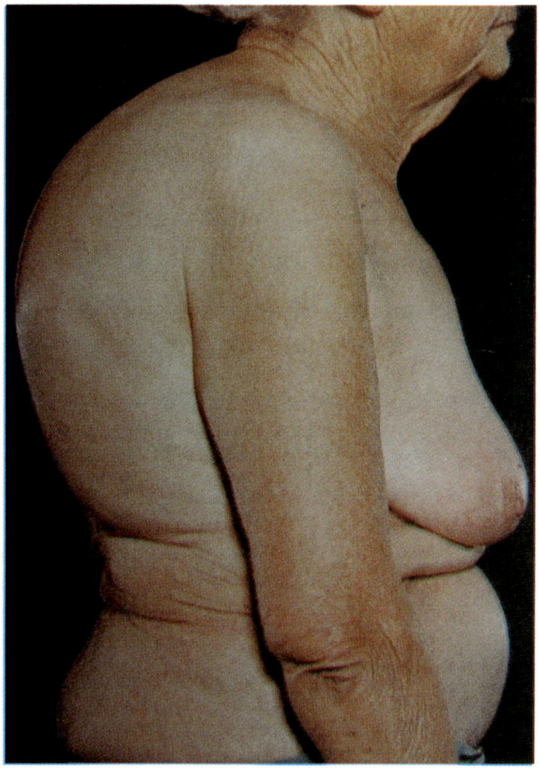

Figura 86.4 Osteoporose grave com acentuada cifose (*corcunda de viúva*) e diminuição da altura secundárias a fraturas de vértebras dorsais.

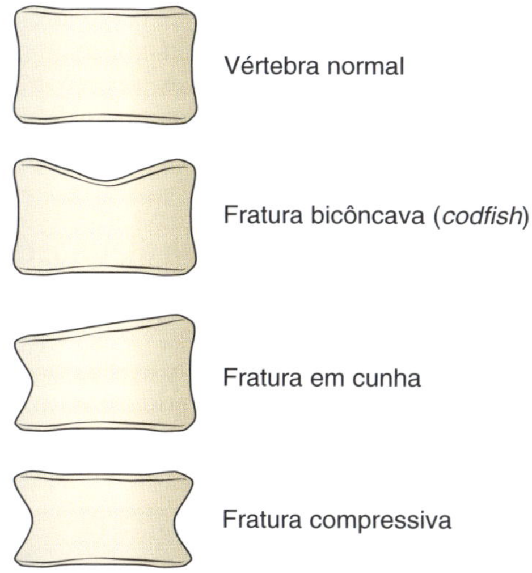

Figura 86.5 Tipos de fraturas vertebrais.

Quadro 86.2 Graus de gravidade da fratura vertebral avaliada por radiografia simples.

Grau	Gravidade	Característica
1	Leve	Redução de 20 a 25% na altura de uma das paredes da vértebra
2	Moderada	Redução de 25 a 40% na altura de uma das paredes da vértebra
3	Grave	Redução > 40% na altura de uma das paredes da vértebra

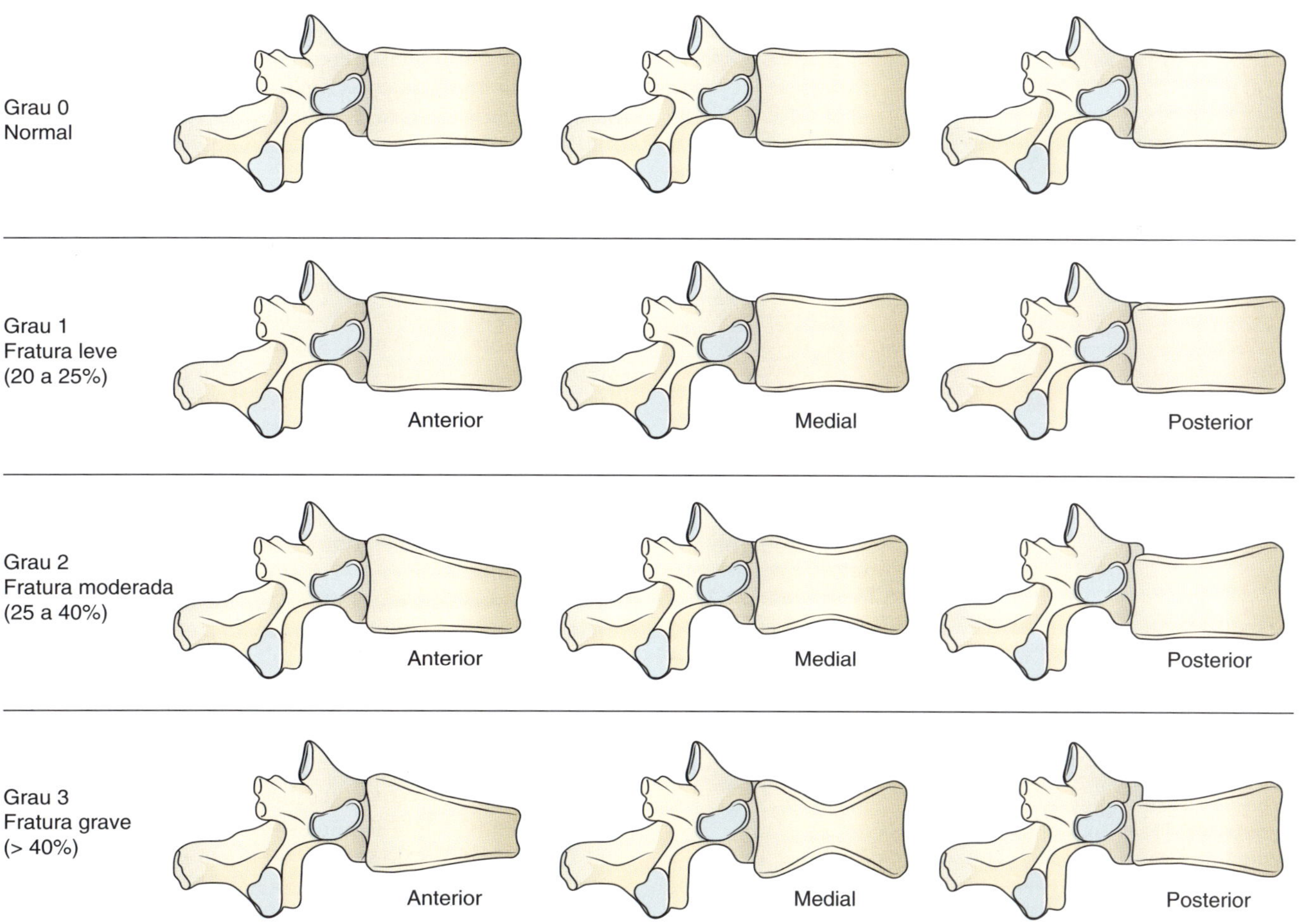

Figura 86.6 Método semiquantitativo de Genant para a avaliação de fraturas vertebrais morfométricas. (Adaptada de Guglielmi et al., 2008.[33])

Em todo paciente com diagnóstico de osteoporose, deve-se procurar por manifestações clínicas de causas secundárias para a perda de massa óssea, como hipercortisolismo, hiperparatireoidismo, hipertireoidismo, mieloma múltiplo e doença celíaca. Em homens, deve-se pesquisar queixas relacionadas com hipogonadismo.

Papel da densitometria óssea no diagnóstico

A medição da DMO por meio da absorciometria por dupla emissão de raios X (DXA) é considerada o teste-padrão para o diagnóstico de osteoporose e osteopenia (Figura 86.7).[30,32]

Estudos de coorte têm demonstrado uma forte correlação entre o risco de fratura e o nível de DMO revelado pela densitometria óssea.[32,34] Da mesma maneira, tem sido vista uma relação entre a magnitude do incremento da DMO e a redução do risco de fraturas durante o tratamento, de modo que a DXA também pode ser utilizada para o monitoramento da resposta terapêutica.[35,36]

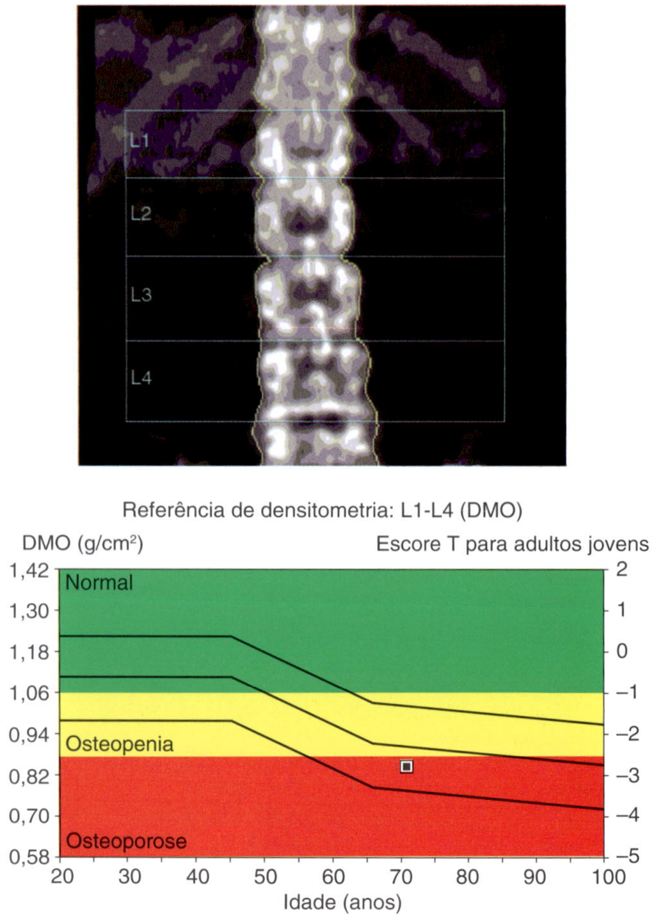

Densitometria

Região	DMO (g/cm²)	Adultos jovens Escore T	Média para adultos Escore Z
L1	0,884	−2,1	0,2
L2	0,836	−3,0	−0,8
L3	0,879	−2,7	−0,4
L4	0,826	−3,1	−0,8
L1-L2	0,858	−2,6	−0,3
L1-L3	0,866	−2,5	−0,3
L1-L4	0,854	−2,7	−0,4
L2-L3	0,859	−2,8	−0,6
L2-L4	0,847	−2,9	−0,7
L3-L4	0,852	−2,9	−0,6

Figura 86.7 Densitometria de coluna lombar em mulher de 71 anos com densidade mineral óssea classificada como osteoporose pelo escore T.

Para cálculo da DMO, o aparelho mede o conteúdo mineral ósseo (em gramas) e a área óssea (em cm²), fornecendo uma densidade areal.[37] Essa característica gera uma das limitações do método, visto que, por não levar em conta o volume ósseo, acaba subestimando a medida da DMO em indivíduos baixos (< 1,50 m) e superestimando nos mais altos (> 1,90 m).

Além da DMO, a DXA também fornece duas importantes medidas que auxiliam no diagnóstico: o escore T e o escore Z. O escore T reflete o desvio-padrão da DMO em relação à média de indivíduos jovens (durante o pico de massa óssea, que ocorre entre 20 e 30 anos) utilizando o banco de dados derivado do NHANES, que incluiu mulheres brancas entre 20 e 29 anos.[38] O escore T é usado para o diagnóstico de osteoporose e osteopenia em mulheres na pós-menopausa e homens acima de 50 anos.[32,37] A International Society for Clinical Densitometry (ISCD) tem admitido o uso do escore T para diagnóstico em mulheres na transição menopausal.[32]

De acordo com a classificação proposta pela Organização Mundial da Saúde (OMS), o escore T pode ser assim interpretado:[32,34]

- Até −1: normal
- < −1 e > −2,5: osteopenia
- ≤ −2,5: osteoporose
- ≤ −2,5 + uma ou mais fraturas por fragilidade: osteoporose estabelecida.

Já o escore Z reflete a comparação da DMO com a média da população da mesma faixa etária e deve ser calculado a partir de dados de referência específicos para a população estudada caso estes dados existam, tomando-se o cuidado de utilizar a etnia autorreferida pelo paciente.[32] O escore Z deve ser utilizado para o diagnóstico de baixa massa óssea em mulheres na pré-menopausa e nos homens abaixo de 50 anos quando ≤ −2. Nesse grupo de pacientes, o termo osteoporose só deve ser estabelecido na vigência de fratura por fragilidade e não se aplica "osteopenia" como terminologia.[32]

Em mulheres na pós-menopausa e homens acima dos 50 anos, um escore Z ≤ −2 pode sugerir a presença de uma causa secundária para a perda de massa óssea, o que indica a necessidade de uma investigação mais detalhada.

Na população masculina, há controvérsias sobre o melhor banco de dados a ser utilizado para o cálculo do escore T, se o masculino ou o feminino. No entanto, a OMS e a ISCD recomendam o uso do banco de dados feminino, assim como o recente consenso europeu que discute a osteoporose na população masculina.[39]

O Quadro 86.3 fornece os critérios para diagnóstico de osteoporose, osteopenia e baixa massa óssea corroborados pela ISCD. Importante ressaltar que, para o diagnóstico final, é preciso considerar sempre o sítio com pior escore T ou Z.

Para a determinação das medidas citadas anteriormente, a densitometria deve mensurar a DMO em locais específicos, conhecidos como região de interesse (ROI). São eles: as vértebras de L1-L4, o fêmur total, o colo do fêmur e, em determinadas situações, o rádio 33% (do antebraço não dominante).[32]

Embora alguns estudos sugiram que o risco de fratura em determinado sítio seja mais bem estimado pela medida da DMO naquele local,[40] outros têm demonstrado que a DMO de qualquer sítio prediz fraturas em todo o esqueleto.[41]

Quadro 86.3 Critérios para o diagnóstico de osteoporose, osteopenia e baixa massa óssea para a idade em diferentes faixas etárias.

Mulheres na pós-menopausa e homens ≥ 50 anos	Osteoporose: ▪ Escore T ≤ –2,5 em qualquer local ▪ Escore T entre –1 e –2,5 associado a fratura por fragilidade Osteopenia: escore T entre –1 e –2,5 sem fratura por fragilidade
Mulheres na pré-menopausa e homens < 50 anos	Baixa massa óssea para a idade: escore Z ≤ –2 Osteoporose: escore Z ≤ –2 associado a fratura por fragilidade
Crianças e adolescentes	Baixa massa óssea para a idade: escore Z ≤ –2 Osteoporose: ▪ Uma ou mais fraturas vertebrais (na ausência de doença local ou trauma) independente da DXA ▪ Escore Z ≤ –2 associado a fraturas por fragilidade clinicamente significativas*

As fraturas de pés, mãos, crânio e coluna cervical não devem ser consideradas fraturas por fragilidade. Nas crianças e nos jovens com menos de 20 anos, o escore Z deve ser calculado apenas na coluna de L1-L4 e no corpo inteiro (excluindo-se a cabeça). *São consideradas fraturas por fragilidade clinicamente significativas em crianças e adolescentes: duas ou mais fraturas de ossos longos até os 10 anos e/ou três ou mais fraturas de ossos longos até os 19 anos.

O rádio 33%, no entanto, não deve ser solicitado de rotina, ficando reservado aos casos de: hiperparatireoidismo primário (HPTP); indivíduos com obesidade cujo peso ultrapasse o limite da máquina; e quando algum dos demais sítios não puderem ser utilizados (p. ex., fratura de quadril bilateral; significativa doença osteodegenerativa da coluna).[32]

Em cada uma das aquisições referidas, deve-se sempre ter o cuidado de afastar a presença de artefatos, tais como acessórios, hastes de fixação ou calcificação da aorta. Cabe também ao clínico avaliar a qualidade do exame corroborando o adequado posicionamento das ROIs. Os parâmetros aos quais o clínico precisa ficar atento estão resumidos no Quadro 86.4.

Vale ressaltar que, em crianças e jovens com menos de 20 anos, os sítios a serem avaliados devem se limitar à coluna de L1-L4 e ao corpo inteiro, sempre excluindo a cabeça. Esta parte do esqueleto varia muito pouco em densidade, o que pode acabar mascarando mudanças significativas nos demais sítios. O escore Z (≤ –2) deve ser o único utilizado para o diagnóstico de baixa massa óssea nessa faixa etária (ver Quadro 86.3).[32]

O Quadro 86.5 resume as indicações para a solicitação de DXA de acordo com a OMS e a ISCD. São contraindicações para a sua realização: gestação, realização de exame contrastado nos últimos 7 dias (por interferir na medida da DMO) e peso acima do limite permitido para cada aparelho.

DENSITOMETRIA ÓSSEA: PAPEL NO SEGUIMENTO

Para seguimento, a DXA deve ser realizada sempre nos mesmos local e aparelho. Embora existam duas marcas de densitômetro (Hologic® e GE Lunar®) e ambas possam ser usadas para o diagnóstico, não é possível comparar suas respectivas medições.

Os melhores sítios para comparação da DMO entre dois exames são a coluna lombar, seguida do fêmur total. O colo do fêmur, por ter uma área menor, tem menor reprodutibilidade. Contudo, o rádio 33% é o menos recomendado para seguimento, exceto nos casos de HPTP tratados cirurgicamente.[32]

Para uma eficiente comparação entre dois exames, o clínico deve lançar mão dos valores absolutos da DMO, mas nunca dos

Quadro 86.4 Parâmetros que o clínico deve observar na densitometria para se certificar da correta técnica de aquisição.

L1-L4	Verificar se o posicionamento da coluna está adequado: ▪ Coluna centralizada ▪ Presença na imagem de T12, L5, últimas costelas e parte das cristas ilíacas Verificar a necessidade de se excluir alguma vértebra:[a] ▪ Se a diferença do escore T entre duas vértebras adjacentes for > 1, deve-se excluir a vértebra de maior densidade ▪ Se visualmente alguma vértebra apresentar lesão estrutural, ela deve ser excluída Verificar se as vértebras consideradas foram, de fato, L1, L2, L3 e L4 (a presença de vértebras de transição[b] em boa parte da população pode confundir o examinador)
Colo do fêmur e fêmur total	Verificar se o posicionamento do membro está adequado: ▪ O fêmur deve estar retificado ▪ O trocânter menor não deve ser visível na imagem[c] Verificar se a região de interesse do colo do fêmur inclui apenas tecido ósseo do colo em seu interior
Antebraço	Verificar se a medição foi realizada no antebraço não dominante Verificar o posicionamento do antebraço: ▪ O antebraço deve estar retificado ▪ A primeira fileira do carpo deve aparecer na imagem

Em qualquer sítio, deve-se verificar se há a presença de artefatos na imagem que possam prejudicar a medição da DMO. [a]Caso a exclusão de vértebras resulte em apenas uma delas no fim, a coluna não deverá mais ser utilizada para avaliação da DMO. [b]As vértebras de transição correspondem a vértebras torácicas supranuméricas. Para evitar o erro decorrente da sua presença, o técnico deve iniciar a contagem das vértebras de baixo para cima identificando a L5. [c]Para avaliação do quadril, o técnico deve submeter o membro inferior a uma rotação medial. Na imagem, a ausência do trocânter menor indica uma rotação adequada.

Quadro 86.5 Indicações para a solicitação de densitometria óssea segundo a International Society for Clinical Densitometry (ISCD).

- Mulheres ≥ 65 anos e homens ≥ 70 anos
- Mulheres na pós-menopausa < 65 anos ou homens < 70 anos com qualquer uma das seguintes situações:
  - Baixo peso
  - Fratura por fragilidade prévia
  - Uso de medicamentos de alto risco para perda de massa óssea
  - Doença ou condição que cause perda de massa óssea
- Mulheres na transição menopausal com fatores de risco para fratura
- Adulto de quaisquer idade e sexo com:
  - Fratura por fragilidade
  - Doença ou condição que cause perda de massa óssea
  - Uso de medicamentos associados à perda de massa óssea
- Qualquer indivíduo sendo considerado para iniciar terapia farmacológica para osteoporose
- Qualquer indivíduo em tratamento para osteoporose; o objetivo é monitorar a resposta
- Mulheres que descontinuam a terapia estrogênica

escores T ou Z. Outro aspecto importante é que cada aparelho deve fornecer a chamada mínima variação significativa (MVS) para cada sítio.[32] Como diferenças não significativas, inerentes ao próprio aparelho, podem ocorrer entre duas medições seguidas, a MVS permite que o clínico possa estabelecer com maior precisão se houve:

- Ganho real de DMO: quando a diferença entre os valores absolutos da DMO sobe além da MVS
- Perda real de DMO: quando a diferença entre os valores absolutos da DMO cai além da MVS
- Estabilidade de DMO: quando a diferença entre os valores absolutos da DMO sobe ou cai dentro da MVS.

O intervalo de repetição da DXA deve ser individualizado para cada caso levando-se em conta: a idade, a DMO basal, os fatores de risco para perda de massa óssea presentes e o tipo de tratamento farmacológico introduzido (os fármacos osteoformadores costumam mostrar mudanças significativas mais precocemente do que os bisfosfonatos).[32]

No caso de pacientes em uso de glicocorticoides, a DXA deve ser realizada no início do uso e a cada 1 a 3 anos, conforme os fatores de risco, o surgimento de novas fraturas e a dose administrada. Como controle, a DXA deve ser feita 2 a 3 anos após o término do tratamento.[10] Em pacientes com maior risco de fratura, sua realização pode ser considerada 6 meses após o início do uso de glicocorticoide.[29]

Avaliação de fratura vertebral

A busca ativa de fraturas vertebrais morfométricas é fundamental na avaliação inicial da osteoporose, considerando sua alta prevalência e sua natureza assintomática. Estima-se que este tipo de fratura ocorra em 25% das mulheres na pós-menopausa e sua detecção indica um risco elevado tanto de futuras fraturas vertebrais quanto de fraturas em outros sítios, incluindo o quadril.[42] Além disso, a detecção de fraturas vertebrais pode modificar a estratificação de risco de fratura, o que tem impacto na escolha terapêutica, como será discutido mais adiante.

A avaliação de fratura vertebral (VFA, do inglês *vertebral fracture assessment*) representa uma das funções do aparelho de densitometria óssea e serve para pesquisar a presença de fraturas vertebrais morfométricas durante a medição da DMO.[32] Para tanto, são medidas as três alturas de cada vértebra e é utilizado o método semiquantitativo de Genant (ver Figura 86.6) para detectar a presença de fraturas. O método tem sensibilidade de 87 a 93% e especificidade de 93 a 95% para detectar fraturas vertebrais moderadas e graves em mulheres com 65 anos ou mais. No entanto, sua acurácia cai na detecção de fraturas leves.[43,44] O Quadro 86.6 mostra as indicações para a solicitação da VFA de acordo com a ISCD.[32] O *guideline* de OIG da American College of Rheumatology recomenda fortemente a realização da DXA com avaliação da coluna vertebral, para busca ativa de fraturas se houver uso de glicocorticoide em doses equivalentes a 2,5 mg ou mais de prednisona por mais de 3 meses.[29]

A radiografia simples de coluna toracolombar tem o mesmo objetivo da VFA e pode ser realizada no seu lugar. Tem a vantagem de fornecer uma imagem com melhor definição, especialmente acima de T7, mas à custa de maior radiação. A VFA tem a vantagem de ser realizada no mesmo momento da densitometria e de já fornecer para o clínico as medidas das alturas vertebrais e a conclusão sobre a presença ou não de fraturas morfométricas.

No caso de dúvida diagnóstica, pode-se lançar mão de outros exames de imagem, como tomografia computadorizada ou ressonância magnética da coluna. A ISCD lista como indicações para esses exames as situações que apontem para um risco maior de malignidade, como a presença de lesões vertebrais que não podem ser atribuídas a causas benignas, de deformidades vertebrais em pacientes com um histórico relevante de malignidade e de lesões líticas ou escleróticas que possam ser sugestivas de malignidade.[32]

Escore de osso trabecular

O cálculo do escore de osso trabecular (TBS, do inglês *trabecular bone score*) é feito a partir de um *software* adicionado ao sistema da DXA que utiliza os dados derivados da coluna lombar (L1-L4) para gerar um índice textural formado por *pixels* de vários tons de cinza. Seu objetivo é fornecer a mensuração indireta da microarquitetura óssea, acrescentando, assim, uma informação não fornecida pelo cálculo da DMO.[45] Valores baixos do TBS são inversamente relacionados com o risco de fratura.[46] O Quadro 86.7 mostra uma sugestão de interpretação para os valores do TBS.[45]

Assim, o TBS corresponde a um preditor independente do risco de fratura vertebral, de quadril ou de fraturas maiores em mulheres na pós-menopausa e do risco de fraturas de quadril ou maiores em homens acima de 50 anos.[46] Ademais, os estudos têm demonstrado que o ajuste do cálculo do FRAX® (*fracture risk assessment tool*), uma ferramenta desenvolvida pela OMS e pela inglesa Universidade de Sheffield, com a adição do TBS leva a uma pequena, mas significante, melhora na avaliação do risco de fratura em pacientes com osteopenia.[47,48] Desta forma, o TBS pode mudar a estratificação de risco de fratura de um paciente e, assim, a sua indicação de terapia farmacológica. Isso ocorre especialmente naqueles indivíduos cujo risco estimado está próximo ao limiar de intervenção fornecido pela DMO ou pelo FRAX®.[45]

Em conjunção com a DMO, o TBS também tem se mostrado útil no monitoramento do tratamento, a depender da classe medicamentosa utilizada. Esta utilidade tem sido observada com o uso de agentes osteoformadores (teriparatida, abaloparatida e romosozumabe) e com o denosumabe a partir de 5 anos de uso do antirreabsortivo. Para o monitoramento do tratamento com bisfosfonatos, o TBS não tem se mostrado útil, uma vez que seus valores se modificam muito pouco com a terapia.[45]

Em relação à osteoporose secundária, o TBS tem se mostrado reduzido na maioria dos casos estudados, e funciona como preditor do risco de fratura independentemente da DMO nas seguintes situações: diabetes melito tipo 2 (DM2), doença renal crônica, corticoterapia e doenças reumatológicas, como também na artrite reumatoide.[45-54] Alguns estudos também têm evidenciado um menor TBS nos pacientes com HPTP que sofreram fratura.[45,55]

Por mecanismos ainda não completamente conhecidos, o DM2 tem sido associado a maior fragilidade óssea, com consequente aumento do risco de fraturas. No entanto, a DMO encontra-se paradoxalmente aumentada em indivíduos com DM2 quando comparados àqueles sem a doença. Acredita-se que os produtos de glicação avançada se depositem no tecido ósseo e levem a alteração da microarquitetura trabecular e aumento da porosidade cortical, com impacto negativo na qualidade óssea, aspecto não mensurado pela DXA.

Já o TBS tem se mostrado menor em pacientes com DM2 do que naqueles sem a doença, funcionando, inclusive, como preditor do risco de fratura.[47,49] Alguns estudos também apontaram que o TBS pode ser utilizado para ajustar o risco de fratura calculado pela FRAX® nos pacientes com DM2, melhorando a predição de risco.

Desta forma, uma vez que a DMO mede a quantidade óssea, enquanto o TBS mede a qualidade óssea, tais testes podem ser

Quadro 86.6 Indicações para a solicitação de avaliação de fratura vertebral (VFA) de acordo com a International Society for Clinical Densitometry (ISCD).

- Mulheres ≥ 70 anos e homens ≥ 80 anos
- Histórico de perda de altura > 4 cm
- Fratura vertebral referida, mas não documentada
- Terapia com glicocorticoide equivalente à prednisona ≥ 5 mg/dia por, no mínimo, 3 meses

Quadro 86.7 Sugestão de interpretação do *trabecular bone score* (TBS).[45]

Valor do TBS	Interpretação	Risco de fratura
> 1,21	TBS normal	Baixo
1,23 a 1,31	TBS parcialmente degradado	Intermediário
< 1,23	TBS degradado	Alto

considerados complementares na avaliação de risco.[46] Além disso, o TBS tem a vantagem de não ser relativamente afetado por alterações na coluna, como osteófitos e sindesmófitos.[45] No entanto, não se recomenda mensurar o TBS em casos de artefatos vertebrais graves, como lesões metastáticas, laminectomia e vértebra plana.[32]

Outros exames de imagem

Tomografia computadorizada quantitativa (TCQ). Tem como vantagem medir a densidade volumétrica em coluna e quadril, além de analisar separadamente ossos cortical e trabecular e servir para acompanhamento da resposta terapêutica. A TCQ periférica avalia os mesmos parâmetros em sítios periféricos, como o rádio distal e a tíbia. É considerada mais precisa e sensível do que a DXA na avaliação da osteoporose, porém trata-se de um exame caro que expõe o paciente a níveis mais altos de radiação e não está disponível na maioria dos serviços.[56]

Ultrassonografia quantitativa do calcâneo (UQc). Embora possa ser útil na predição do risco de fratura (especialmente em mulheres na pós-menopausa e homens > 65 anos), não há uma boa correlação dos seus achados com a DXA, nem há critérios bem-definidos para o diagnóstico de osteoporose a partir de seus resultados.[32,58] Além disso, não serve para acompanhamento do tratamento, visto que há uma baixa taxa de mudança da DMO em sítios periféricos. Sua principal utilidade consistiria, portanto, nas situações em que a realização da DXA não seja possível ou para identificar uma população com baixo risco de fratura na qual uma avaliação diagnóstica posterior não é necessária.[32]

Densitometria óssea periférica. Serve para medir a DMO de sítios periféricos, como calcâneo, antebraço e mãos, com a vantagem de ser realizada com aparelhos portáteis. No entanto, sua capacidade em predizer o risco de fratura é menor que a da densitometria convencional e da UQc; além disso, ela não tem utilidade no acompanhamento da DMO durante o tratamento. No entanto, se a DXA convencional não puder ser realizada, o resultado da DXA periférica pode ser utilizado para a decisão de início de tratamento caso seu resultado evidencie alto risco de fratura, especialmente se em conjunção com fatores de risco clínicos.[32]

Radiofrequência ecográfica de espectrometria múltipla (REMS). Corresponde a uma tecnologia que utilizada um transdutor ultrassonográfico para medição da DMO, escore T e escore Z do esqueleto axial. Vem sedimentando-se como uma técnica complementar ou alternativa à DXA, uma vez que tem se mostrado acurada em predizer o risco de fratura, além de apresentar algumas vantagens, como: ser livre de radiação (pode ser utilizada na gestação); ser portátil; ajustar automaticamente artefatos degenerativos presentes na coluna; e fornecer o *Fragility Score*, que avalia a qualidade óssea e prediz o risco de fratura nos próximos 5 anos.[57]

Biopsia óssea

Embora a histomorfometria em osso obtido por biopsia óssea seja o padrão-ouro para o diagnóstico de osteoporose, trata-se de uma técnica complexa e invasiva, o que limita seu uso. No entanto, encontra indicação nos casos em que os achados clínicos e laboratoriais não permitem o correto diagnóstico diferencial de osteoporose com osteomalacia ou doença mineral óssea do paciente renal crônico. Quando realizada, fornece informação sobre a quantidade e a qualidade (*turnover* e mineralização) ósseas e sobre as características do osso cortical, como a espessura e a porosidade, e a arquitetura trabecular.[59]

Ferramentas para a estimativa do risco de fratura

A DMO não consegue explicar grande parte da fragilidade óssea de muitos pacientes.[13,60] Ferramentas utilizando fatores de risco bem documentados para osteoporose têm sido propostas para detectar o risco de fratura e definir o tratamento dos pacientes, especialmente aqueles com osteopenia ou baixa massa óssea. Tais pacientes, apesar de não terem indicação de tratamento imediato, representam o grupo populacional mais abrangente e acabam fraturando mais em termos absolutos.[61] De todas as ferramentas, o FRAX® é o mais difundido e utilizado mundialmente.[60] Ele estima o risco de fratura em 10 anos para homens e mulheres entre 40 e 90 anos com base na epidemiologia da população em questão (validado em mais de 80 países) e na avaliação de fatores de risco integrados ou não à DMO do fêmur. Pode ser utilizado em locais de difícil acesso à DMO, e pode ser usado como triagem para indicar indivíduos com necessidade de fazer uma DMO para aprimorar a informação e definir o tratamento.[60]

Os fatores de risco independentes utilizados pelo FRAX® são: idade, sexo, peso, altura, histórico pessoal de fratura, histórico familiar (pai ou mãe) de fratura de fêmur, artrite reumatoide, uso de glicocorticoide (dose de prednisolona de 5 mg ou mais – ou equivalente – por mais de 3 meses), tabagismo ativo, consumo de álcool (> 3 unidades ou drinques/dia), além de outras causas secundárias, como diabetes melito tipo 1 (DM1), hipertireoidismo não tratado de longa data, hipogonadismo, menopausa prematura (< 45 anos), osteogênese imperfeita em adultos, desnutrição crônica, má-absorção intestinal, insuficiência renal crônica e doença hepática crônica.[30,60] Adicionalmente, pode ser usado o valor de DMO do colo de fêmur (g/cm^2), que estimaria mais acuradamente o risco para fraturas maiores (fratura clínica vertebral, de quadril, de úmero e de antebraço) e, mais especificamente, para fraturas de fêmur em 10 anos.[60] Este último parâmetro, no entanto, não é obrigatório.

O FRAX® é muito reconhecido e utilizado por causa da sua simplicidade e fácil aplicabilidade clínica, daí sua ampla utilização na atenção primária. Contudo, ele é questionado por não levar em consideração a intensidade da exposição de cada fator de risco, como no caso do uso de glicocorticoide e do tabagismo. Além disso, não considera como fator de risco o DM2 que, diferentemente do DM1, não deve ser considerado como causa secundária na ferramenta. Para tentar corrigir a ausência do DM2, sugere-se considerar o mesmo peso da artrite reumatoide ou aumentar a idade em 10 anos, ou reduzir 0,5 no escore T em colo de fêmur para melhor ajuste do risco de fratura específico para o DM2.[62] Outras limitações que podemos citar: não considera o tempo decorrido desde a última fratura, o número de quedas e nem a DMO da coluna lombar.[63]

Para tentar contornar as limitações citadas anteriormente, foi desenvolvido o FRAXplus®, que faz ajustes automáticos no risco calculado levando em conta: fraturas recentes, presença e tempo de duração do DM2, número de quedas no último ano, DMO da coluna lombar, comprimento do eixo do quadril (aqueles com comprimento maior têm maior risco de fratura) e alta exposição a glicocorticoide oral. Em relação a este último, o risco causado é associado a uma dose de 2,5 a 7,5 mg/dia de prednisolona ou equivalente. Se o indivíduo em questão usar doses superiores a 7,5 mg/dia, o risco causado pelo FRAX® deverá ser ajustado, ou seja, o risco de fratura maior deverá ter o resultado multiplicado por 1,15 (aumento de 15%), e o risco de fratura de fêmur deverá ser multiplicado por 1,2 (aumento de 20%).[63]

Os resultados da FRAX® utilizados para ponto de corte indicativo de tratamento são diferentes para cada região/país. Nos EUA, utilizam-se como pontos de corte 3% para fratura de fêmur e 20% para fraturas maiores. No Brasil, a Associação Brasileira de Avaliação Óssea e Osteometabolismo (Abrasso) recomenda a utilização da FRAX® em conjunto com a estratégia britânica do National Osteoporosis Guidelines Group (NOGG), que compara o paciente avaliado com indivíduos com as mesmas características (peso, idade, sexo) que apresentam fratura de fêmur sem outros fatores de risco. A entidade inglesa classifica o indivíduo como indicativo para tratamento (vermelho) ou sem indicação de tratamento no momento (verde) quando utilizada a medida da DMO (Figura 86.8). Se o paciente não tiver realizado a medição da DMO, pode ser enquadrado como intermediário (amarelo), indicando-se então uma medição adicional da DMO para refinar o diagnóstico e definir o tratamento (Figura 86.9).[64]

Um estudo epidemiológico brasileiro publicado em 2022, o já citado BRAVOS, foi realizado com o objetivo de fazer uma atualização do FRAX® Brasil.[15] Seus resultados mostraram que a incidência de fratura de quadril no Brasil é, na verdade, menor em todas as idades do que a reportada anteriormente e que foi utilizada para a construção do nosso modelo original de FRAX®.[15] Desta forma, a revisão do FRAX® Brasil fornecerá estimativas de risco menores do que as originais, embora a diferença final seja mínima.[65]

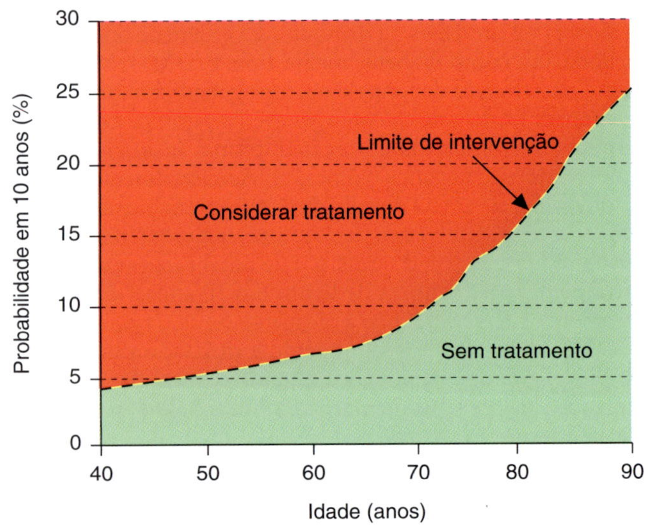

Figura 86.8 Limite de intervenção do FRAX® (com densidade mineral óssea) pelo National Osteoporosis Guidelines Group (NOGG).

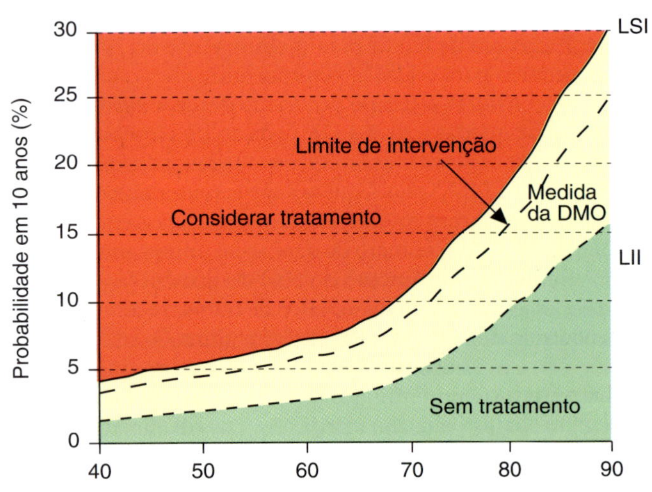

Figura 86.9 Limite de intervenção do FRAX® (sem densidade mineral óssea) pelo National Osteoporosis Guidelines Group (NOGG). LII: limite inferior de intervenção; LSI: limite superior de intervenção.

Como já registrado anteriormente, o FRAX® pode ser aprimorado utilizando-se os dados do TBS, o que melhora ainda mais a capacidade de predizer o risco de fraturas.[64] Importante lembrar que ele não se presta para o seguimento do tratamento, devendo ser utilizado preferencialmente nos pacientes sem tratamento prévio para osteoporose.

Avaliação laboratorial

Toda mulher na pós-menopausa com diagnóstico de osteoporose deve se submeter à dosagem de exames laboratoriais antes do início da terapia farmacológica com os objetivos de afastar as principais causas de osteoporose secundária, fazer o diagnóstico diferencial e avaliar o *status* da vitamina D.[66,67] O Quadro 86.8 mostra os exames iniciais a serem solicitados.

Se disponível, o PTH sérico pode ser dosado na avaliação inicial. De qualquer modo, se for detectada hipercalcemia, a busca deve prosseguir com a dosagem de PTH. Se a anemia estiver associada a níveis altos de cálcio, deverá ser solicitada eletroforese de proteínas para afastar a suspeita de mieloma múltiplo. A presença de hipercalciúria pode indicar hiperparatireoidismo ou hipercalciúria primária como causa secundária.[68] Já a hipocalciúria pode indicar síndromes de má absorção intestinal, especialmente se acompanhada de hipovitaminose D. Além disso, a medição da calciúria também é uma forma de avaliar a ingestão diária de cálcio, uma vez que dieta insuficiente de leite e derivados pode se expressar com hipocalciúria. Elevação inexplicada da fosfatase alcalina e níveis baixos de fósforo podem ser um indicativo de osteomalacia, doença caracterizada por desmineralização óssea e que faz diagnóstico diferencial com a osteoporose.

Embora 40 a 50% dos casos de osteoporose em homens não tenham causa aparente (*osteoporose idiopática*), as principais etiologias nessa população são ingestão excessiva de álcool, hipogonadismo e terapia glicocorticoide. Portanto, a investigação em busca de causas secundárias (ver Quadro 86.1) deve ser mais aprofundada nos homens, especialmente naqueles mais jovens (< 70 anos de idade). A dosagem de testosterona deve sempre fazer parte da investigação laboratorial inicial.[39,69]

Dependendo do contexto clínico, podemos incluir a dosagem de anticorpos para afastar possível doença celíaca e pesquisa de hipercortisolismo.[67] Caso o diagnóstico de baixa massa óssea com base no escore Z seja estabelecido na faixa etária mais jovem, uma investigação mais completa em busca de causas secundárias se faz necessária. A mesma conduta deve ser tomada nas mulheres na pós-menopausa ou nos homens acima dos 50 anos com escore Z ≤ –2.[69]

Além dos exames citados anteriormente, é também recomendado que, caso disponíveis, sejam solicitados marcadores de *turnover* ósseo antes do início do tratamento, tema que é discutido a seguir.

Quadro 86.8 Exames laboratoriais iniciais a serem solicitados após o diagnóstico de osteoporose.

- Hemograma
- 25-hidroxivitamina D
- Creatinina
- Cálcio
- Albumina
- Fósforo
- Paratormônio (PTH)
- Fosfatase alcalina
- Calciúria de 24 h
- Hormônio tireoestimulante (TSH)
- Testosterona (*em homens*)

Papel dos marcadores de *turnover* ósseo

Os marcadores de *turnover* ósseo (MTO) refletem a atividade dos osteoblastos e dos osteoclastos. A produção do osteoide pelos osteoblastos, por exemplo, é refletida pela produção de fosfatase alcalina específica do osso, osteocalcina e propeptídeo N-terminal do procolágeno tipo 1 (P1NP), enquanto a atividade reabsortiva dos osteoclastos é refletida pela produção de produtos da degradação do colágeno tipo 1, como o C-telopeptídeo (CTX) e o N-telopeptídeo (NTX), assim como pela secreção da enzima fosfatase ácida resistente ao tartarato.[70] Estes e outros MTO podem ser vistos no Quadro 86.9.

Os níveis dos MTO aumentam durante a puberdade e, após um pico entre os estágios II e III de Tanner, caem progressivamente até os níveis normais da idade adulta, durante a qual costumam ser mais altos nos homens.[70,71] Nas mulheres, após a menopausa, ocorre aumento destes níveis devido ao hipoestrogenismo, e eles ultrapassam os níveis masculinos.[70] Tem sido reportado, por exemplo, um aumento de 2 vezes nos níveis séricos de CTX após a menopausa.[72]Além da menopausa, qualquer outra situação que estimule a reabsorção óssea causa aumento dos marcadores de reabsorção. Por outro lado, quando usamos fármacos antirreabsortivos, esperamos uma queda dos seus níveis. Já durante o uso de medicamentos osteoformadores, é esperado um aumento dos níveis séricos dos MTO.

Uma outra situação clínica que altera os níveis de MTO são as fraturas. Afinal, será necessário recrutar osteoclastos e osteoblastos para que ocorram a consolidação e a formação do calo ósseo. Desta forma, espera-se um aumento dos MTO após uma fratura.[70] O tempo exato após a fratura em que o marcador atingirá seu pico é variável e depende do tipo de marcador (o que reflete as diferentes fases da remodelação), do tamanho do osso fraturado e do grau de imobilização; mas para o CTX, por exemplo, tem sido reportado um pico em torno de 2 semanas após a fratura.[70,73,74] Espera-se que este aumento persista por até 1 ano após a fratura.[70] Porém, poucas horas após a fratura, os níveis de CTX, P1NP e outros marcadores não parecem aumentar, de forma que suas dosagens imediatamente após o evento podem ainda refletir seus níveis basais.[73]

Os níveis dos MTO estão associados à perda de massa óssea e, especialmente, a risco de fratura.[75,76] Entretanto, esta associação é ainda moderada e, principalmente, não parece ser independente da DXA, de forma que seu papel na prática clínica com o objetivo de predizer risco de fratura ainda é limitado e, portanto, não recomendado.[70,77,78] No entanto, pode ter utilidade em algumas situações específicas, como na avaliação da resposta terapêutica e da adesão ao tratamento.[70,79] O Quadro 86.10 resume algumas possíveis indicações da dosagem dos MTO.

Quadro 86.9 Marcadores da remodelação (*turnover*) óssea.

Marcadores de formação	Propeptídeo do procolágeno tipo 1: ▪ C-terminal (PICP) ▪ N-terminal (P1NP) Fosfatase alcalina específica de osso Osteocalcina
Marcadores de reabsorção	Derivados da degradação do colágeno tipo 1: ▪ C-telopeptídeo (CTX) ▪ N-telopeptídeo (NTX) ▪ Piridinolina ▪ Deoxipiridinolina Fosfatase ácida resistente ao tartarato Hidroxiprolina Catepsina K

Adaptado de Jain e Camacho, 2018.[78]

Uma vez que os MTO podem ser úteis no monitoramento do tratamento, orienta-se a dosagem basal do CTX e/ou P1NP, marcadores mais recomendados atualmente para uso na prática clínica, seguida por sua repetição 3 meses após o início da terapia.[70] No caso de início de um fármaco antirreabsortivo, por exemplo, espera-se que ocorra uma queda dos níveis de CTX sérico, seguida pela queda do marcador de formação. Já quando iniciamos um medicamento exclusivamente anabólico, primeiramente ocorre aumento do P1NP, seguido pela elevação do CTX.[70,80]

Um dos principais desafios para o uso clínico dos MTO, no entanto, reside no fato dos seus valores serem altamente variáveis dia a dia, pois refletem a alta variação intraindividual.[70] Desta forma, para que uma variação após a intervenção terapêutica seja considerada real, é preciso que ela ultrapasse a MVS do ensaio utilizado.[70] Quando isto acontece, podemos concluir tanto que está havendo uma resposta eficaz à medicação quanto podemos garantir a adesão. A MVS para os MTO é um dado, porém, nem sempre disponível na prática clínica.[70] Portanto, para facilitar a interpretação do CTX e/ou do P1NP são sugeridos alguns pontos de corte, conforme mostrado no Quadro 86.11.

A coleta do CTX deve ser realizada pela manhã, em jejum, uma vez que a alimentação reduz seus níveis. Já o P1NP tem a vantagem de poder ser coletado a qualquer hora do dia e sem necessidade de jejum.[70] Se coletas seguidas forem realizadas para comparação, a análise deve ser feita no mesmo laboratório. Deve-se evitar a ingestão de bebidas alcoólicas nas horas que antecedem a coleta e a prática de atividade física nas 24 horas anteriores.[70,81]

Um dos limitadores da utilidade dos MTO é a grande variabilidade biológica (os níveis variam com a idade, o índice de massa corporal, o jejum, o ritmo circadiano e o período menstrual) e laboratorial dos seus valores, e não há ainda uma completa padronização para a sua dosagem.[70,82] Há, no entanto, um esforço para a padronização internacional da dosagem do CTX e do P1NP.[70]

Quadro 86.10 Potenciais utilidades da dosagem de marcadores de *turnover* ósseo na prática clínica.

Indicação	Marcador
Avaliação da adesão do paciente ao tratamento farmacológico	CTX
Suspeita de má-absorção durante o tratamento com bisfosfonato oral	CTX
Monitoramento da eficácia farmacológica dos antirreabsortivos	CTX
Monitoramento da eficácia farmacológica dos medicamentos anabólicos	P1NP
Acompanhamento durante o *holiday* dos bisfosfonatos	CTX
Acompanhamento durante a suspensão do denosumabe	CTX

CTX: C-telopeptídeo; P1NP: propeptídeo N-terminal do procolágeno tipo 1.

Quadro 86.11 Pontos de corte sugeridos para a correta interpretação dos marcadores de *turnover* ósseo e definição de resposta terapêutica.

Situação clínica	CTX	P1NP
Após início de antirreabsortivo	Valor absoluto < 0,280 ng/mℓ ou queda acima de 0,100 ng/mℓ	Valor absoluto < 35 μg/ℓ ou queda acima de 10 mcg/ℓ
Após início da teriparatida	Não recomendado	Valor absoluto > 69 μg/ℓ ou aumento acima de 10 mcg/ℓ

Obs: Após o início de um medicamento antirreabsortivo, os níveis séricos de C-telopeptídeo (CTX) se alteram antes dos níveis de propeptídeo N-terminal do procolágeno tipo 1 (P1NP).

Estratificação de risco

Para a adequada escolha da melhor terapia medicamentosa para determinado paciente, é preciso que, após o diagnóstico de osteoporose, seja realizada uma detalhada avaliação do risco de fratura estratificando o paciente em um de dois grupos: alto risco ou muito alto risco. Para aqueles estratificados como de muito alto risco de fratura, a classe terapêutica de escolha passa ser os fármacos anabólicos.[83]

Os pacientes classificados como muito alto risco de fratura (MARF) são aqueles que apresentam maior risco imediato de fratura futura (nos próximos 1 a 2 anos). Várias entidades como Endocrine Society (ES), AACE (American Association of Clinical Endocrinologists), ESCEO (European Society for Clinical and Economic Aspects of Osteoporosis, Osteoarthritis and Musculoskeletal Diseases)/IOF (International Osteoporosis Foundation), ABRASSO e SBEM (Sociedade Brasileira de Endocrinologia e Metabologia) publicaram seus critérios para MARF nos últimos anos (Quadro 86.12).[83-86] Em 2022, o posicionamento brasileiro utilizou os seguintes parâmetros isolados ou em associação para definir seus critérios para MARF: ocorrência e número de fraturas por fragilidade, grau de perda da DMO, uso crônico de glicocorticoide, idade, FRAX® e histórico de quedas.[83]

Os dados da literatura evidenciam a fratura por fragilidade prévia como um fator de risco expressivo, se não o principal, para fraturas subsequentes (sobretudo nos primeiros 2 anos após a fratura).[83] As fraturas de localização vertebral oferecem maior risco de nova fratura, o que aumenta progressivamente com o número de fraturas vertebrais anteriores (8,9%, 19,4%, 30,8% ou 54,2% naquelas com uma, duas, três ou quatro a cinco fraturas prévias).[87] E após uma, duas ou três fraturas não vertebrais o risco de nova fratura em 2 anos é de respectivamente 10%, 16% e 25%.[88] Desse modo, a presença de múltiplas fraturas por fragilidade, definida como duas ou mais fraturas, é um consenso de MARF entre as mais diversas sociedades.

Já em relação ao menor valor do escore T obtido pela DXA, há maior controvérsia. Sabemos que, para cada redução de 1 desvio-padrão na DMO ajustada à idade, o risco relativo de fratura aumenta 1,6 a 2,6 vezes.[89] Assim, a baixa DMO é um importante preditor não apenas do risco de fratura a longo prazo, mas também de fratura iminente (fratura dentro de 1 a 2 anos).[90] Porém, especialmente em relação ao risco iminente de fratura, outros fatores além da DMO são extremamente importantes, como idade avançada, fratura prévia e alto risco de queda, entre outros.[83] Duas ou mais quedas no ano anterior quase duplicaram o risco de fratura osteoporótica não vertebral nos 2 anos seguintes em mulheres com idade superior a 65 anos.[91] O histórico de pelo menos uma queda nos últimos 1 ou 2 anos também aumentou o risco de fratura iminente em duas coortes adicionais de idosos (principalmente mulheres), com taxas de risco variando de 2,2 a 6,7.[92,93] Desse modo, o posicionamento brasileiro optou por utilizar o valor do escore T como critério de muito alto risco apenas se associado a algum outro fator de risco.

O risco de fratura na osteoporose induzida por glicocorticoide é maior do que na osteoporose pós-menopausa ou senil com os mesmos valores de DMO, e são mais comuns as fraturas vertebrais e maior o risco quanto maior a dose do glicocorticoide.[94,95] Sendo assim, basta uma fratura em vigência de corticoterapia crônica para que possamos estratificar o paciente como em muito alto risco.

O cálculo da FRAX® também pode ser utilizado como um dos critérios para identificar esses pacientes de MARF.[83] O limite superior de intervenção de 1,2 (20% acima do limite de intervenção) para definir os pacientes com risco muito alto de fratura, conforme recomendado pelo ESCEO/IOF, parece ser apropriado para adoção no Brasil, uma vez que a FRAX® Brasil utiliza o limiar de intervenção totalmente dependente da idade, em vez do modelo híbrido.[83,86]

Quadro 86.12 Critérios para risco de fratura muito alto.

Posicionamento da SBEM e da ABRASSO:

1. DMO com *T-score* ≤ −2,5 em CL, FT ou CF associado a pelo menos uma fratura vertebral osteoporótica *ou* uma fratura de quadril por fragilidade, especialmente quando a fratura tiver ocorrido nos últimos 24 meses
2. Múltiplas fraturas vertebrais osteoporóticas *ou* duas ou mais fraturas osteoporóticas não vertebrais, independentemente da localização esquelética e do *T-score* da DMO, mesmo quando as fraturas tiverem ocorrido mais remotamente
3. Fratura por fragilidade durante o uso de glicocorticoide por longo prazo (≥ 3 meses de dose equivalente de prednisona ≥ 5 mg/dia)
4. DMO com *T-score* ≤ −3,0 associado a qualquer outro fator de risco clínico, a saber, idade avançada (≥ 65 anos), fratura prévia por fragilidade, alto risco de quedas ou uso prolongado de glicocorticoide
   - Alto risco de queda: duas quedas ou mais no último ano, ou desempenho físico e cognitivo diminuído, com elevado estado de fragilidade
5. Pacientes com risco de fratura 1,2 vez acima do limite de intervenção específico para a idade, avaliado pelo FRAX® Brasil e calculado com ou sem DMO

Posicionamento da AACE:

1. Fratura recente (p. ex., nos últimos 12 meses)
2. Fraturas durante o tratamento aprovado para osteoporose
3. Múltiplas fraturas
4. Fraturas durante o uso de medicamentos que causam danos ao esqueleto (p. ex., glicocorticoides de longo prazo)
5. DMO com *T-score* muito baixo (p. ex., < −3,0)
6. Alto risco de quedas ou histórico de quedas com lesões
7. Probabilidade de fratura muito alta pelo FRAX® (p. ex., fratura grave por osteoporose > 30%, fratura de quadril > 4,5% ou outro algoritmo de risco de fratura validado)

Posicionamento da Endocrine Society:

1. Fraturas vertebrais graves ou múltiplas
2. Osteoporose grave (*T-score* < −2,5 e fraturas)

Posicionamento da ESCEO e da IOF:

1. Combinação de histórico de fratura prévia (de atualidade incerta) + histórico familiar de fratura de quadril
2. Fratura vertebral recente (nos últimos 2 anos)
3. Exposição a doses altas de glicocorticoide (> 7,5 mg/dia) + DMO com *T-score* em colo do fêmur < −2,0

AACE: American Association of Clinical Endocrinology (Associação Americana de Endocrinologia Clínica); ABRASSO: Associação Brasileira de Avaliação Óssea e Osteometabolismo; CF: colo do fêmur; CL: coluna lombar; DMO: densidade mineral óssea; ESCEO: European Society for Clinical and Economic Aspects of Osteoporosis (Sociedade Europeia para Aspectos Clínicos e Econômicos da Osteoporose, Osteoartrite e Doenças Musculoesqueléticas), Osteoarthritis and Musculoskeletal Diseases; FT: fêmur total; IOF: International Osteoporosis Foundation (Fundação Internacional de Osteoporose); SBEM: Sociedade Brasileira de Endocrinologia e Metabologia.

Resumo

A osteoporose é a doença osteometabólica mais comum e tem sua morbimortalidade relacionada com o aumento do risco de fraturas por fragilidade, principalmente em vértebras, quadril e antebraço distal. Embora a osteoporose pós-menopausa seja a forma mais comum de apresentação da doença, também devem ser investigadas as causas secundárias de perda de massa óssea, como corticoterapia e hipogonadismo, bem como presença de fatores de risco, como tabagismo, baixo peso, histórico parental de fratura de quadril e etilismo. A densitometria óssea é o método diagnóstico de escolha, e o clínico deve atentar para a correta interpretação do exame, sabendo identificar erros técnicos e presença de artefatos. Um escore T ≤ –2,5 em qualquer local estabelece o diagnóstico de osteoporose nas mulheres na pós-menopausa e nos homens acima de 50 anos. Nos indivíduos mais jovens, o escore Z deve ser utilizado estabelecendo-se a nomenclatura de baixa massa óssea quando ≤ –2. Complementam o diagnóstico exames laboratoriais que afastem a presença das causas secundárias mais frequentes e, em casos selecionados, pode ser útil a dosagem de marcadores de remodelação óssea. Considerando as limitações da DXA, algumas ferramentas diagnósticas adicionais têm sido propostas, tais como o escore do osso trabecular, que adiciona informações referentes à microarquitetura óssea, e a ferramenta FRAX®, que estima o risco de fratura em 10 anos para homens e mulheres. O cálculo do FRAX® é fundamental para a decisão de início de terapia farmacológica nos casos de osteopenia. Já nos pacientes com osteoporose, é preciso estar atento aos critérios de muito alto risco de fratura logo após o diagnóstico para uma correta estratificação de risco e uma adequada decisão terapêutica.

REFERÊNCIAS BIBLIOGRÁFICAS

1. Walker MD, Shane E. Postmenopausal osteoporosis. N Engl J Med. 2023; 389:1979-991.
2. Charde SH, Joshi A, Raut J. A Comprehensive review on postmenopausal osteoporosis in women. Cureus. 2023; 15:e48582.
3. Sheik Ali A. Osteoporosis: A narrative review. Cureus. 2023; 15:e43031.
4. Orwig DL, Chan J, Magaziner J. Hip fracture and its consequences: differences between men and women. Orthop Clin North Am. 2006; 37: 611-22.
5. Qaseem A. Treatment of low bone density or osteoporosis to prevent fractures in men and women: A clinical practice guideline update from the American College of Physicians. Am Coll Phys. 2017; 166:818-39.
6. Reis Neto ET. Desenvolvimento e validação de instrumento para identificação de mulheres com baixa densidade óssea e fraturas por baixo impacto – The Sao Paulo Osteoporosis Risk Index (SAPORI). 2011. 24 f. Curso de Reumatologia, Unifesp, São Paulo, 2011.
7. Global Burden Disease Fracture Collaborators. Global, regional, and national burden of bone fractures in 204 countries and territories, 1990-2019: a systematic analysis from the global burden of disease study 2019. Lancet Healthy Longev. 2021; 2: e580-92.
8. Sing CW, Lin TC, Bartholomew S et al. Global epidemiology of hip fractures: secular trends in incidence rate, post-fracture treatment, and all-cause mortality. J Bone Miner Res. 2023; 38:1064-75.
9. Johnell O, Kanis JA. An estimate of the worldwide prevalence and disability associated with osteoporotic fractures. Osteoporos Int. 2006; 17:1726.
10. Kiebzak GM, Beinart GA, Perser K et al. Undertreatment of osteoporosis in men with hip fracture. Arch Intern Med. 2002; 162:2217.
11. Feldstein A, Elmer PJ, Orwoll E et al. Bone mineral density measurement and treatment for osteoporosis in older individuals with fractures: a gap in evidence-based practice guideline implementation. Arch Intern Med. 2003; 163:2165.
12. Bliuc D, Nguyen ND, Milch VE et al. Mortality risk associated with low-trauma osteoporotic fracture and subsequent fracture in men and women. JAMA. 2009; 301:513-21.
13. Pinheiro MM, Ciconelli RM, Martini LA et al. Clinical risk factors for osteoporotic fractures in Brazilian women and men: the Brazilian Osteoporosis Study (BRAZOS). Osteoporos Int. 2009; 20:399-408.
14. Borges CN, de Almeida JM, Lima D et al. Prevalence of morphometric vertebral fractures in old men and the agreement between different methods in the city of Recife, Brazil. Rheumatol Int. 2014; 34:1387-94.
15. Albergaria BH, Zerbini CAF, Szejnfeld VL et al. An updated hip fracture incidence rate for Brazil: the Brazilian Validation Osteoporosis Study (BRAVOS) Arch Osteoporos. 2022; 2:90.
16. Reid IR. Visão geral da patogênese. In: Rosen C. Manual de doenças osteometabólicas e distúrbios do metabolismo mineral. 2014; Cap 41: 290-2.
17. Adejuyigbe B, Kallini J, Chiou D, Kallini JR. Osteoporosis: molecular pathology, diagnostics, and therapeutics. Int J Mol Sci. 2023; 24:14583.
18. Gao Y, Patil S, Jia J. The development of molecular biology of osteoporosis. Int J Mol Sci. 2021; 22:8182.
19. Holdsworth G, Roberts SJ, Ke HZ. Novel actions of sclerostin on bone. J Mol Endocrinol. 2019; 62:R167-85.
20. Manolagas SC. The quest for osteoporosis mechanisms and rational therapies: how far we've come, how much further we need to go. J Bone Miner Res. 2018; 33:371-85.
21. Chen JF, Lin PW, Tsai YR et al. Androgens and androgen receptor actions on bone health and disease: from androgen deficiency to androgen therapy. Cells. 2019; 8:1318.
22. Amin S, Khosla S. Sex- and age-related differences in bone in men relative to women assessed by high-resolution peripheral quantitative computed tomography. J Osteoporos. 2012; 2012:129760.
23. Rinonapoli G, Ruggiero C, Meccariello L et al. Osteoporosis in men: A review of an underestimated bone condition. Int J Mol Sci. 2021; 22:2105.
24. Almeida M, Laurent MR, Dubois V et al. Estrogens and androgens in skeletal physiology and pathophysiology. Physiol Rev. 2017; 97:135-87.
25. Khosla S, Riggs BL. Pathophysiology of age-related bone loss and osteoporosis. Endocrine Metab Clin North Am. 2005; 34:1015-30.
26. Manolagas SC. From estrogen-centric to aging and oxidative stress: a revised perspective of the pathogenesis of osteoporosis. Endocr Rev. 2010; 31: 266-300.
27. Modder UI, Roforth MM, Hoey K et al. Effects of estrogen on osteoprogenitor cells and cytokines/bone-regulatory factors in postmenopausal women. Bone. 2011; 49:202-7.
28. Adami G, Saag KG. Glucocorticoid-induced osteoporosis: 2019 concise clinical review. Osteoporos Int. 2019; 30:1145-56.
29. Humphrey MB, Russell L, Danila MI et al. 2022 American College of Rheumatology Guideline for the prevention and treatment of glucocorticoid-induced osteoporosis. Arthritis Rheumatol. 2023; 75:2088-102.
30. Watts NB, Camacho PM, Lewiecki EM, Petak SM. American Association of Clinical Endocrinologists/American College of Endocrinology Clinical Practice Guidelines for the Diagnosis and Treatment of Postmenopausal Osteoporosis-2020 Update. Endocr Pract. 2021; 27:379-80.
31. Schousboe JT. Epidemiology of vertebral fractures. J Clin Densitom. 2016; 19:8-22.
32. The International Society for Clinical Densitometry (ISCD). 2023. ISCD Official Positions – Adult. Disponível em: https://iscd.org/official-positions-2023/.
33. Guglielmi G, Diacinti D, van Kuijk C et al. Vertebral morphometry: current methods and recent advances. Eur Radiol. 2008; 18:1484-96.
34. Aibar-Almazán A, Voltes-Martínez A, Castellote-Caballero Y, Afanador-Restrepo DF et al. Current status of the diagnosis and management of osteoporosis. Int. J. Mol. Sci. 2022; 23:9465.
35. Wasnich RD, Miller PD. Antifracture efficacy of antiresorptive agents are related to changes in bone density. J Clin Endocrinol Metab. 2000; 85:231-6.
36. Bouxsein ML, Eastell R, Lui LY et al. Change in bone density and reduction in fracture risk: a meta-regression of published trials. J Bone Miner Res. 2019; 34:632-42.
37. Bhattacharya P, Altai Z, Qasim M, Viceconti M. A multiscale model to predict current absolute risk of femoral fracture in a postmenopausal population. Biomech. Model. Mechanobiol. 2019; 18:301-18.
38. World Health Organization Study Group. Assessment of fracture risk and its application to screening for postmenopausal osteoporosis. 1994.
39. Fuggle NR, Beaudart C, Bruyère O et al. Evidence-Based Guideline for the management of osteoporosis in men. Nat Rev Rheumatol. 2024; 20:241-51.
40. Cummings SR, Black D. Bone mass measurements and risk of fracture in Caucasian women: a review of findings from prospective studies. Am J Med. 1995; 98:24S.
41. Black DM, Cummings SR, Genant HK et al. Axial and appendicular bone density predict fractures in older women. J Bone Miner Res 1992; 7:633-8.
42. Wáng YXJ, Du EZ, Gong J, Cheng X. Interpretation of osteoporotic vertebral deformity on frontal view radiographs of the chest and abdomen: a pictorial review. Quant Imaging Med Surg. 2021; 11:423-42.
43. Rud B, Vestergaard A, Hyldstrup L. Accuracy of densitometric vertebral fracture assessment when performed by DXA technicians – a cross-sectional, multiobserver study. Osteoporos Int. 2016; 27:1451-8.
44. Schousboe JT. Vertebral fracture identification as part of a comprehensive risk assessment in patients with osteoporosis. Curr Osteoporos Rep. 2018;16:573-83.
45. Shevroja E, Reginster JY, Lamy O et al. Update on the clinical use of trabecular bone score (TBS) in the management of osteoporosis: results of an expert group meeting organized by the European Society for Clinical and Economic Aspects of Osteoporosis, Osteoarthritis and Musculoskeletal Diseases (ESCEO), and the International Osteoporosis Foundation (IOF) under the auspices of WHO Collaborating Center for Epidemiology of Musculoskeletal Health and Aging. Osteoporos Int. 2023; 34:1501-29.

46. Krohn K, Schwartz EN, Chung YS et al. Dual-energy x-ray absorptiometry monitoring with trabecular bone score: The 2019 ISCD Official Positions. J Clin Densitom. 2019; 22:501-5.
47. Shevroja E, Lamy O, Kohlmeier L et al. Use of trabecular bone score (TBS) as a complementary approach to dual-energy X-ray absorptiometry (DXA) for fracture risk assessment in clinical practice. J Clin Densitom. 2017; 20:334-45.
48. Martineau P, Leslie WD, Johansson H et al. Clinical utility of using lumbar spine trabecular bone score to adjust fracture probability: The Manitoba BMD Cohort. J Bone Miner Res 2017; 32:1568-74.
49. Kim JH, Choi HJ, Ku EJ et al. Trabecular bone score as an indicator for skeletal deterioration in diabetes. J Clin Endocrinol Metab. 2015; 100:475-82.
50. Martineau P, Leslie WD. Trabecular bone score (TBS): Method and applications. Bone. 2017; 104:66-72.
51. Nowakowska-Płaza A, Wroński J, Sudoł-Szopińska I, Głuszko P. Clinical utility of trabecular bone score (TBS) in fracture risk assessment of patients with rheumatic diseases treated with glucocorticoids. Horm Metab Res. 2021; 53:499-503.
52. Paggiosi MA, Peel NF, Eastell R et al. The impact of glucocorticoid therapy on trabecular bone score in older women. Osteoporos Int. 2015; 26:1773-80.
53. Malle O, Bergthaler M, Krisper P et al. Usefulness of the trabecular bone score in maintenance dialysis patients: a single center observational study. Wien Klin Wochenschr. 2022; 134:442-8.
54. Buehring B, Thomas J, Wittkämper T et al. Evaluation of the trabecular bone score (TBS) in routine clinical care of patients with inflammatory rheumatic and non-inflammatory diseases: correlation with conventional bone mineral density measurement and prevalence of vertebral fractures. Z Rheumatol. 2020; 79:1067-74.
55. Jones AR, Simons K, Harvey S, Grill V. Bone mineral density compared to trabecular bone score in primary hyperparathyroidism. J Clin Med. 2022; 11:330.
56. Liu F, Zhu H, Ma J et al. Performance of iCare quantitative computed tomography in bone mineral density assessment of the hip and vertebral bodies in European spine phantom. J Orthop Surg Res. 2023; 18:777.
57. Fuggle NR, Reginster JY, Al-Daghri N et al. Radiofrequency echographic multi spectrometry (REMS) in the diagnosis and management of osteoporosis: state of the art. Aging Clin Exp Res. 2024; 36(1):135.
58. Métrailler A, Hans D, Lamy O et al. Heel quantitative ultrasound (QUS) predicts incident fractures independently of trabecular bone score (TBS), bone mineral density (BMD), and FRAX: the OsteoLaus Study. Osteoporos Int. 2023; 34:1401-9.
59. Lloret MJ, Fusaro M, Jørgensen HS et al. Evaluating osteoporosis in chronic kidney disease: Both bone quantity and quality matter. J Clin Med. 2024; 13:1010.
60. Kanis JA, Johnell O, Oden A et al. Ten year probabilities of osteoporotic fractures according to BMD and diagnostic thresolds. Osteopor Int. 2004; 12:989-95.
61. Siris ES, Brenneman SK et al. The effect of age and bone mineral density on the absolute, excess, and relative risk of fracture in postmenopausal women aged 50-99: results from National Osteoporosis Risk Assesment (NORA). Osteopor Int. 2006; 17:565-74.
62. Leslie WD, Johansson H McCloskey EV et al. Comparison of methods for improving fracture risk assesment in diabetes. Manitoba BMD Registry. J Bone Miner Res. 2108; 33:1923-30.
63. Schini M, Johansson H, Harvey NC et al. An overview of the use of the fracture risk assessment tool (FRAX) in osteoporosis. J Endocrinol Invest. 2024; 47:501-11.
64. Zerbini CAF, Szejnfeld Vl, Albergaria BH et al. Incidence of hip fracture in Brazil and the development of a FRAX model. Arch Osteoporos. 2015; 10:224.
65. Albergaria BH, Zerbini CAF, Lazaretti-Castro M et al. A new FRAX model for Brazil. Arch Osteoporos. 2023; 18:144.
66. Diab DL, Watts NB. Secondary osteoporosis: differential diagnosis and workup. Clin Obstet Gynecol. 2013; 56:686-93.
67. Malaise O, Bolland M, Ribbens C. Diagnosis of osteoporosis. Rev Med Liege. 2023; 78:586-92.
68. Ryan LE, Ing SW. Idiopathic hypercalciuria and bone health. Curr Osteoporos Rep. 2012; 10:286-95.
69. Adler RA. Update on osteoporosis in men. Best Pract Res Clin Endocrinol Metab. 2018; 32:759-72.
70. Schini M, Vilaca T, Gossiel F et al. Bone turnover markers: Basic biology to clinical applications. Endocr Rev. 2023; 44:417-73.
71. Diemar SS, Lylloff L, Rønne MS et al. Reference intervals in Danish children and adolescents for bone turnover markers carboxy-terminal cross-linked telopeptide of type I collagen (β-CTX), pro-collagen type 1 N-terminal propeptide (P1NP), osteocalcin (OC) and bone-specific alkaline phosphatase (bone ALP). Bone. 2021; 146:115879.
72. Gossiel F, Altaher H, Reid DM et al. Bone turnover markers after the menopause: T-score approach. Bone. 2018; 111:44-8.
73. Ivaska KK, Gerdhem P, Akesson K et al. Effect of fracture on bone turnover markers: a longitudinal study comparing marker levels before and after injury in 113 elderly women. J Bone Miner Res. 2007; 22:1155-64.
74. Veitch SW, Findlay SC, Hamer AJ et al. Changes in bone mass and bone turmover following tibial shaft fracture. Osteoporos Int. 2006; 17:364-72.
75. Marques EA, Gudnason V, Lang T et al. Association of bone turnover markers with volumetric bone loss, periosteal apposition, and fracture risk in older men and women: the AGES-Reykjavik longitudinal study. Osteoporos Int. 2016; 27:3485-94.
76. Vilaca T, Gossiel F, Eastell R. Bone turnover markers: use in fracture prediction. J Clin Densitom. 2017; 20:346-52.
77. Vasikaran S, Eastell R, Bruyère O et al. Markers of bone turnover for the prediction of fracture risk and monitoring of osteoporosis treatment: a need for international reference standards. Osteoporos Int. 2011; 22:391-420.
78. Jain S, Camacho P. Use of bone turnover markers in the management of osteoporosis. Curr Opin Endocrinol Diabetes Obes. 2018; 25:366-72.
79. Diez-Perez A, Naylor KE, Abrahamsen B et al. Recommendations for the screening of adherence to oral bisphosphonates. Osteoporos Int. 2017; 28:767-74.
80. Bauer DC, Black DM, Bouxsein ML et al. Treatment-related changes in bone turnover and fracture risk reduction in clinical trials of anti-resorptive drugs: a meta-regression. J Bone Miner Res. 2018; 33:634-42.
81. Szulc P, Naylor K, Hoyle NR et al. Use of CTX-1 and P1NP as bone turnover markers: National Bone Health Alliance recommendations to standardize sample handling and patient preparation to reduce pre-analytical variability. Osteoporos Int. 2017; 28:2541-56.
82. Laing TT, Compston JE. Biochemical markers of bone turnover – uses and limitations. Ann Clin Biochem. 2014; 51:189-202.
83. Silva BC, Madeira M, d'Alva CB et al. Definition and management of very high fracture risk in women with postmenopausal osteoporosis: a position statement from the Brazilian Society of Endocrinology and Metabolism (SBEM) and the Brazilian Association of Bone Assessment and Metabolism (ABRASSO). Arch Endocrinol Metab. 2022; 66:591-603.
84. Camacho PM, Petak SM, Binkley N et al. American Association of Clinical Endocrinologists/American College of Endocrinology Clinical Practice Guidelines for the Diagnosis and Treatment of Postmenopausal Osteoporosis–2020 Update. Endocr Pract. 2020; 26(Suppl 1):1-46.
85. Shoback D, Rosen CJ, Black DM et al. Pharmacological management of osteoporosis in postmenopausal women: an endocrine society guideline update. J Clin Endocrinol Metab. 2020; 105:dgaa048.
86. Kanis JA, Harvey NC, McCloskey E et al. Algorithm for the management of patients at low, high and very high risk of osteoporotic fractures. Osteoporos Int. 2020; 31:1-12.
87. Nevitt MC, Ross PD, Palermo L et al. Association of prevalent vertebral fractures, bone density, and alendronate treatment with incident vertebral fractures: effect of number and spinal location of fractures. The Fracture Intervention Trial Research Group. Bone. 1999; 25:613-19.
88. Gehlbach S, Saag KG, Adachi JD et al. Previous fractures at multiple sites increase the risk for subsequent fractures: the Global Longitudinal Study of Osteoporosis in Women. J Bone Miner Res. 2012; 27:645-53.
89. Marshall D, Johnell O, Wedel H. Meta-analysis of how well measures of bone mineral density predict occurrence of osteoporotic fractures. BMJ. 1996; (18)312:1254-9.
90. Lippuner K, Johansson H, Kanis JA, Rizzoli R. Remaining lifetime and absolute 10-year probabilities of osteoporotic fracture in Swiss men and women. Osteoporos Int. 2009; 20:1131-40.
91. Adachi JD, Berger C, Barron R et al. Predictors of imminent non-vertebral fracture in elderly women with osteoporosis, low bone mass, or a history of fracture, based on data from the population-based Canadian Multicentre Osteoporosis Study (CaMos). Arch Osteoporos. 2019; 14:53.
92. Bonafede M, Shi N, Barron R et al. Predicting imminent risk for fracture in patients aged 50 or older with osteoporosis using US claims data. Arch Osteoporo. 2016; 11:26.
93. Yusuf AA, Hu Y, Chandler D et al. Predictors of imminent risk of fracture in Medicare-enrolled men and women. Arch Osteoporos. 2020; 15:120.
94. Van Staa TP, Leufkens HG, Abenhaim L et al. Use of oral corticosteroids and risk of fractures. J Bone Miner Res. 2000; 15:993-1000.
95. Kaji H, Yamauchi M, Chihara K, Sugimoto T. The threshold of bone mineral density for vertebral fracture in female patients with glucocorticoid-induced osteoporosis. Endocr J. 2006; 53:27-34.

CAPÍTULO 87

Tratamento da Osteoporose

Fernanda Guimarães Weiler ■ Henrique Pierotti Arantes ■ Marise Lazaretti-Castro

INTRODUÇÃO

A osteoporose é a doença osteometabólica mais comum na prática clínica, sendo definida por baixa massa óssea associada à deterioração da microarquitetura do osso, levando ao aumento da fragilidade e, por consequência, de fraturas.[1] As fraturas acarretam alta morbidade, além de apresentarem importante impacto de custos de saúde pública. Na Europa, a incapacidade resultante da osteoporose é maior que a causada por câncer (exceto de pulmão) e semelhante ou maior que a perda causada por doenças como artrite reumatoide, asma ou doença cardíaca relacionada com hipertensão arterial sistêmica.[2] Há aumento também da mortalidade, em virtude, sobretudo, de complicações relacionadas com fratura de quadril. Após 1 ano de uma fratura de quadril, a taxa de mortalidade é 20% maior que a esperada, sendo que 40% dos sobreviventes passam a deambular apenas com ajuda e 80% ficam impossibilitados de realizar pelo menos uma atividade de vida diária de modo independente.[3,4]

No entanto, os efeitos adversos subsequentes a uma fratura de coluna são subestimados. Fraturas vertebrais causam perda de estatura, dores crônicas, aumento do risco de quedas, menor capacidade pulmonar, distúrbios do sono, aumento da dependência desses pacientes a terceiros e diminuição do apetite,[5] fatores que prejudicam de modo acentuado a saúde e a qualidade de vida.

Outro dado que chama atenção com relação à osteoporose é que a maioria dos pacientes de alto risco (80%), que já apresentou pelo menos uma fratura, não é diagnosticada e, portanto, não recebe tratamento.[6,7] Em homens, a taxa de mortalidade é maior em comparação às mulheres após fratura de quadril, vertebral e outras fraturas maiores.[8] Além disso, homens recebem menos tratamento após fratura de quadril.[9]

Vale ressaltar que muitas doenças ou situações clínicas podem causar ou agravar a osteoporose, e devem ser afastadas adequadamente por meio de história clínica e exames laboratoriais antes de iniciar qualquer tratamento farmacológico, especialmente na presença de fratura por fragilidade.

TRATAMENTO

O tratamento da osteoporose é multifacetado, envolvendo uma combinação de estratégias farmacológicas e não farmacológicas para maximizar a saúde óssea e minimizar o risco de fraturas. O tratamento não farmacológico da osteoporose inclui medidas relacionadas ao estilo de vida, como atividade física regular, otimização do consumo de cálcio e vitamina D, cessação do tabagismo e do consumo excessivo de álcool.

É importante enfatizar que as medidas para garantir uma boa saúde óssea devem ser iniciadas já na infância, pois assegurar um pico adequado de massa óssea na juventude, reduzir as perdas ao longo da vida e prevenir quedas são fatores essenciais.

Medidas não farmacológicas

Exercício físico

Diversos trabalhos demonstraram que a prática regular de exercícios aumenta a massa óssea e a força muscular, melhora o equilíbrio e diminui o risco de quedas.[10,11] Estudos também apontam para a redução de fratura de quadril.[12] Pacientes com alto risco de fratura em coluna devem evitar exercícios de flexão anterior ou lateral ou torção do tronco, porque tais movimentos exercem força de compressão sobre as vértebras, aumentando ainda mais o risco de fratura no local.

As mulheres pós-menopausa devem realizar exercícios de sustentação de peso por pelo menos 30 minutos na maioria dos dias da semana e incluir exercícios de fortalecimento muscular e de postura de 2 a 3 dias por semana.[13] Exercícios que aumentam a força muscular e melhoram o equilíbrio podem oferecer maiores benefícios para a redução de fraturas, diminuindo o risco de quedas. Para pacientes com fragilidade ou histórico de fratura vertebral, a caminhada rápida é um exercício de sustentação de peso suficiente e seguro.

Tabagismo, etilismo e consumo de cafeína

Todos os pacientes devem ser estimulados a parar de fumar e evitar o consumo excessivo de cafeína e de álcool. É essencial

Quadro 87.1 Conteúdo de cálcio em diferentes alimentos.

Alimento	Quantidade aproximada	Cálcio (mg)
Leite integral	1 copo (250 mℓ)	278
Leite desnatado	1 copo (250 mℓ)	288
Iogurte	1 copo (150 g)	243
Queijo muçarela	100 g	360
Queijo branco	100 g	100
Brócolis cozido	100 g	40
Damasco	4 unidades (160 g)	117
Figo	2 unidades (120 g)	253
Laranja	1 unidade (160 g)	75
Sardinha enlatada	4 unidades (100 g)	500
Pão branco	1 fatia (30 g)	53

Adaptado de International Osteoporosis Foundation, 2006.[17]

ainda que o médico discuta com os pacientes as estratégias para prevenir quedas e melhorar a segurança em casa, ou seja, calçados adequados, corrimão, tapetes antiderrapantes, alças de apoio no boxe do banheiro, iluminação adequada etc., bem como verifique e corrija distúrbios visuais e auditivos, conforme necessário.

Cálcio e vitamina D

Os resultados de estudos que avaliaram os efeitos da suplementação com cálcio e da vitamina D na redução do risco de fraturas são inconsistentes. É possível que os benefícios da reposição só sejam observados na presença de deficiência prévia desses nutrientes; entretanto, a maioria dos trabalhos incluiu também indivíduos saudáveis. A combinação de cálcio com vitamina D parece reduzir o risco de fraturas de quadril, principalmente em mulheres idosas frágeis, porém esse resultado não foi visto em todos os trabalhos.[14,15] É importante frisar que em todos os ensaios clínicos que testaram medicamentos para tratamento da osteoporose foi feita a adequação tanto de cálcio como de vitamina D ao longo de todo o estudo.

De acordo com National Academy of Medicine, antigamente conhecida como Institute of Medicine (IOM),[16] a recomendação diária de cálcio para mulheres na pós-menopausa é 1.000 a 1.200 mg, preferencialmente obtidos a partir da dieta. O conteúdo de cálcio de alguns alimentos está resumido no Quadro 87.1, e a principal fonte consiste em leite e seus derivados.[17] Vale destacar que algumas bebidas vegetais ("leite" de amêndoa, arroz, soja, etc.) atualmente têm sido fortificadas com cálcio, chegando a quantidades semelhantes às do leite de vaca, e podem ser alternativas para os intolerantes, alérgicos ou veganos.

Uma calculadora digital existente na página da International Osteoporosis Foundation (https://www.osteoporosis.foundation/educational-hub/topic/calcium-calculator) pode ser útil para a orientação da paciente. De maneira mais simplificada, pode-se estimar a quantidade de cálcio ingerida diariamente somando-se o cálcio proveniente dos laticínios a cerca de 250 mg do cálcio obtido em uma dieta geral sem lácteos. Somente quando a recomendação diária não for possível ser atingida pela dieta é que a complementação com sais de cálcio deverá ser prescrita.

O carbonato de cálcio é a formulação mais prescrita e a que apresenta maior porcentagem de cálcio disponível (40% de cálcio elementar), porém sua absorção depende da acidificação do sistema digestório. Em pacientes com acloridria, pós-cirurgia bariátrica e em pacientes em uso de inibidores de bomba de prótons, o citrato de cálcio (21% de cálcio elementar) apresenta melhor absorção e, portanto, é melhor opção. O fosfato tribásico de cálcio apresenta disponibilidade semelhante à do carbonato.

A suplementação com sais de cálcio pode causar náuseas, dispepsia e constipação intestinal em alguns pacientes, e o consumo excessivo pode levar ao desenvolvimento de urolitíase. Algumas publicações sugerem que a suplementação excessiva de cálcio poderia estar associada ao aumento de risco de eventos cardiovasculares,[18] mas esses resultados não foram confirmados em outros trabalhos.[19,20] Entretanto, uma pesquisa recente encontrou associação entre a suplementação habitual de cálcio e o risco de doenças cardiovasculares (DCV) e mortalidade em indivíduos com diabetes melito (DM). A população do estudo foi composta por 434.374 participantes do *UK Biobank*, incluindo 21.676 com DM. Em pessoas com DM, a suplementação habitual de cálcio foi associada a um aumento no risco de DCV (*hazard ratio* [HR] 1,34; IC 95% 1,14, 1,57), mortalidade por DCV (HR 1,67; IC 95% 1,19, 2,33), e mortalidade por todas as causas (HR 1,44; IC 95% 1,20, 1,72). Esses achados sugerem que, em indivíduos com DM, devemos ser cautelosos com o uso prolongado de suplementos de cálcio.[21]

Em contraste, estudos de coorte prospectivos não mostraram tal correlação[22,23] ou uma relação inversa entre a ingestão de cálcio na dieta e o risco de morte por doenças cardíacas ou infarto do miocárdio em diferentes populações.[24,25]

A deficiência de vitamina D é uma das principais causas de hiperparatireoidismo secundário, levando ao aumento da reabsorção óssea, um importante fator contribuinte para a osteoporose. Além disto, a deficiência grave (25-hidroxivitamina D [25OHD] < 12 ng/dℓ) pode prejudicar a absorção intestinal de cálcio e fósforo, e reduzir a mineralização do tecido osteoide, caracterizando osteomalacia. A hipovitaminose D também está associada à redução da força muscular e ao desequilíbrio, levando ao aumento do risco de quedas.[26]

Uma quantidade muito pequena de vitamina D está naturalmente disponível na dieta habitual, em óleos, peixes gordurosos (salmão, atum, sardinha), gema de ovo e fígado. Por outro lado, a exposição solar é bastante importante para a produção de vitamina D e, caso não exista contraindicação, deve ser estimulada.

O posicionamento oficial conjunto entre as Sociedade Brasileira de Endocrinologia e Metabologia (SBEM) e Sociedade Brasileira de Patologia Clínica e Medicina Laboratorial (SBPC/ML) definiu que concentrações de 25OHD inferiores a 20 ng/dℓ são consideradas deficientes para a população geral. Entretanto, recomenda-se que essas concentrações sejam mantidas acima de 30 ng/dℓ para populações mais vulneráveis à deficiência de vitamina D. Esses grupos incluem idosos (> 60 anos de idade) e pacientes com osteoporose, osteomalacia/raquitismo, hiperparatireoidismo (primário ou secundário), doença renal crônica ou má-absorção intestinal, e também indivíduos em uso de medicações que interfiram no metabolismo da vitamina D, submetidos à cirurgia bariátrica ou sob tratamento para câncer.[27] É muito importante garantir a suficiência de vitamina D previamente ao uso de agentes antirreabsortivos potentes, como ácido zoledrônico e denosumabe, para evitar hipocalcemia. Durante o tratamento com teriparatida, observou-se redução das concentrações plasmáticas de 25OHD; assim, é importante garantir concentrações suficientes de vitamina D durante todo o tratamento.

Para correção rápida nos casos de deficiência de vitamina D (25OHD < 20 ng/mℓ), recomenda-se a administração de doses elevadas de vitamina D_3 ou colecalciferol, ou seja, 50.000 UI/semana ou 7.000 UI/dia, durante 6 a 8 semanas.[28]

As recomendações das doses de manutenção durante o tratamento da osteoporose encontram-se no Quadro 87.2. No entanto, em indivíduos com má-absorção ou submetidos à cirurgia bariátrica, doses muito superiores podem ser necessárias para manter as concentrações ideais. Doses intermitentes muito elevadas (500.000 UI por ano ou 60.000 UI/mês) associaram-se a maior risco de quedas e fraturas,[29,30] e níveis séricos acima de 100 ng/mℓ aumentam o risco de intoxicação por vitamina D.

Quadro 87.2 Dose de manutenção diária de vitamina D recomendada pela Sociedade Brasileira de Endocrinologia e Metabologia.

Idade	População geral (UI)	População de risco (UI)
0 a 12 meses	400	400 a 1.000
1 a 8 anos	400	600 a 1.000
9 a 18 anos	600	600 a 1.000
19 a 70 anos	600	1.500 a 2.000
> 70 anos	800	1.500 a 2.000
Gestantes e lactantes: 14 a 18 anos	600	600 a 1.000
Gestantes e lactantes: > 18 anos	600	1.500 a 2.000

Adaptado de Maeda et al., 2014.[28]

O colecalciferol é a formulação mais prescrita. No Quadro 87.3 há um resumo das formulações disponíveis.

Cinto vibratório

Recentemente, outra medida não farmacológica aprovada pela FDA em janeiro de 2024 foi um dispositivo denominado *Osteoboost*, um cinto que a pessoa veste e produz vibrações calibradas e direcionadas à coluna lombar e aos quadris, projetado para reduzir a perda de resistência e densidade óssea. Deve ser utilizado por 30 minutos diariamente.

A aprovação pela FDA é para mulheres na pós-menopausa com osteopenia e foi baseada em um estudo duplo-cego controlado por placebo, financiado pelo National Institutes of Health, que mostrou eficácia na estimulação direta do crescimento ósseo e na preservação da densidade mineral óssea (DMO) e da resistência.[33] A tecnologia, que não utiliza medicamentos, oferece uma nova opção de tratamento para a osteopenia e pode ser uma medida adicional ao exercício físico e à otimização de cálcio e vitamina D. Entretanto, considera-se que sejam necessários mais estudos para analisar os benefícios desta medida.

Outras medidas

A suplementação de potássio, folato, vitamina B12, isoflavonas e fluoreto não é recomendada.[34]

Quadro 87.3 Resumo das formulações, meia-vida, características e quando utilizar.

Forma da vitamina D	Meia-vida funcional	Características	Quando utilizar
Colecalciferol (vitamina D3)	2 a 3 meses	▪ Forma nativa de vitamina D produzida por humanos e animais ▪ Lipofílico, armazenado em gordura e liberado quando necessário ▪ Útil na prática clínica, pois torna possível regimes de administração intermitente ▪ Ampla faixa de segurança graças aos mecanismos previstos regulando sua hidroxilação	A maioria das situações clínicas nas quais a deficiência de vitamina D deve ser abordada (ver a seguir para as exceções)
Ergocalciferol (vitamina D2)	2 meses	▪ Inferior ao colecalciferol no aumento dos níveis séricos de 25OHD ▪ Risco de subestimação da 25OHD total por ser menos detectada nos métodos imunológicos convencionais ▪ Amplamente prescrito nos EUA em altas doses (50.000 UI) ▪ Altas doses alteram o metabolismo da vitamina D, aumentando a atividade da 24-hidroxilase	Em casos de preferência dos pacientes (p. ex., vegetarianismo, veganismo, outros). No entanto, nestes casos, suplementos veganos de D3 extraídos do líquen ou de algas estão disponíveis e podem ser considerados no lugar da D2
Calcifediol (25(OH)D)	2 a 3 semanas	▪ Mais hidrofílico e, portanto, com maior solubilidade em solventes orgânicos, menos sequestro no tecido adiposo, menor volume de distribuição e meia-vida mais curta em comparação com o colecalciferol ▪ Aumento rápido nos níveis séricos de 25OHD juntamente com supressão do PTH ▪ Mais fácil de administrar do que o colecalciferol em caso de toxicidade ▪ Internalização mais eficiente em células que expressam o sistema megalina-cubilina	Síndromes de má-absorção, obesidade, disfunção do CYP2R1 ou em situações em que uma rápida obtenção de suficiência da vitamina D é desejável
Calcitriol [21,5(OH)2D]	15 horas	▪ Promove a absorção intestinal ativa de cálcio e suprime a secreção de PTH ▪ Aumenta a atividade do CYP24A1, que estimula a degradação de 25(OH) ▪ Risco de hipercalcemia e hipercalciúria ▪ Pode ser administrado diariamente ou fracionado em doses menores distribuídas ao longo de 24 horas	Como reposição hormonal para pacientes com atividade de 1α-hidroxilase tubular renal limitada ou ausente; raquitismo resistente à vitamina D tipo 1, raquitismo hipofosfatêmico ligado ao X; hipoparatireoidismo crônico, como alternativa à ausência do PTH e insuficiência renal crônica moderada a grave Considere substituí-lo por análogos com menor atividade calcêmica (maxacalcitol; falecalcitriol; paricalcitol; doxercalciferol)

Adaptado de Giustina et al., 2024;[31] Vieth, 2020.[32]

Indicação de tratamento farmacológico

O tratamento farmacológico para mulheres na pós-menopausa e homens com 50 anos de idade ou mais está indicado nos seguintes casos:[14,35]

- Presença de fratura por fragilidade, independentemente do *T-score*
- *T-score* ≤ −2,5 em coluna, fêmur total *ou* colo de fêmur
- *T-score* entre −1,0 e −2,5 quando o algoritmo FRAX® Brasil define o paciente como de alto risco segundo o modelo da NOOG (*UK National Osteoporosis Guideline Group*).

A ferramenta FRAX define os riscos absolutos de fraturas maiores e de quadril nos próximos 10 anos, calculados a partir de parâmetros clínicos e densitométricos. Em 2024, houve uma recalibração das curvas de risco a partir da disponibilização de novos dados epidemiológicos para incidência de fraturas.[35,36] Além disso, foram adicionados alguns novos parâmetros de ajuste, para melhorar a acurácia do cálculo do risco de fratura, como dose de glicocorticoide, diabetes melito tipo 2, número de quedas e fraturas recentes. O FRAX é de livre acesso e está disponível pelo *link*: https://abrasso.org.br/calculadora/calculadora.

Nas diretrizes brasileiras publicadas em 2017,[37] acrescentou-se ao que já foi descrito anteriormente uma possível indicação de tratamento em pacientes com *T-score* < −2,5 no rádio 33%. A realização do exame no rádio 33% está indicada comumente nos casos em que um dos sítios-padrão (coluna lombar e fêmur proximal) for inviável ou em casos de hiperparatireoidismo primário, com a ressalva de que o rádio não serve para monitorar o tratamento.

Entretanto, a presença de uma fratura por fragilidade já indica tratamento, independentemente do resultado da densitometria óssea. Em tais casos, a realização desse exame serve para auxiliar no monitoramento do tratamento.[37]

Opções de tratamento farmacológico

Vários medicamentos com diferentes mecanismos de ação estão disponíveis para o tratamento da osteoporose (Quadros 87.4 e 87.5).[15,37]

Inibidores da reabsorção óssea

Bisfosfonatos

Os bisfosfonatos (BF) são considerados medicamentos de primeira linha para o tratamento da osteoporose na pós-menopausa e em homens acima de 50 anos de idade, dada sua eficácia, sua segurança e seu baixo custo (ver Quadro 87.5). Em função da sua baixa taxa de absorção intestinal (cerca de 1%), os BF orais devem ser ingeridos com um copo de água pela manhã, em jejum, recomendando-se que a alimentação ocorra após pelo menos 30 minutos. Como exceção, foi desenvolvida uma formulação de risedronato com um revestimento que garante biodisponibilidade adequada do fármaco, mesmo na presença de alimentos. É fundamental que o paciente permaneça sentado ou em pé durante ao menos 30 minutos, para que não ocorram lesões esofágicas.[38]

Mecanismo de ação. Os BF são análogos do pirofosfato que se ligam à superfície das unidades ósseas de remodelação e são incorporados ativamente pelos osteoclastos durante a reabsorção óssea. Dentro dessas células, alteram a via metabólica de ATP (BF não aminados), ou inibem a enzima farnesil-pirofosfato-sintase (BF aminados), levando à inibição da função e do recrutamento dos osteoclastos e a alterações no seu citoesqueleto, com consequente apoptose.[39]

Variações na estrutura das cadeias laterais desses medicamentos afetam sua atividade farmacológica. A afinidade de

Quadro 87.4 Tratamento farmacológico da osteoporose.

Inibidores da reabsorção óssea
- Bisfosfonatos
- Estrogênios
- Moduladores seletivos do receptor de estrógeno (SERM)
- Denosumabe

Estimuladores da formação óssea
- Teriparatida
- Abaloparatida*
- Romosozumabe*

*Não comercializado no Brasil até maio de 2024.

Quadro 87.5 Características dos medicamentos utilizados no tratamento da osteoporose.

			Eficácia na prevenção de fraturas		
Medicamento	**Posologia**	**Via**	**Vertebrais**	**Não vertebrais**	**Quadril**
Alendronato	70 mg/semana	Oral	Sim	Sim	Sim
Risedronato	35 mg/semana 150 mg/mês	Oral	Sim	Sim	Sim
Ibandronato	150 mg/mês	Oral	Sim	Apenas em subgrupo de alto risco	Não
Ácido zoledrônico	5 mg/ano	Intravenosa	Sim	Sim	Sim
Estrógenos	Diversas formulações	Oral, transdérmica	Sim	Sim	Sim
Tibolona	1,25 a 2,5 mg/dia	Oral	Sim	Sim	Não
Raloxifeno	60 mg/dia	Oral	Sim	Não	Não
Denosumabe	60 mg semestral	Subcutânea	Sim	Sim	Sim
Teriparatida	20 μg/dia	Subcutânea	Sim	Sim	Não
Abaloparatida*	80 μg/dia	Subcutânea	Sim	Sim	Não
Romosozumabe*	210 mg/mês	Subcutânea	Sim	Sim	Sim

*Não comercializado no Brasil até maio de 2024. (Adaptado de Black e Rosen, 2016;[1] Eastell et al., 2019;[14] Radominski et al., 2017.[37])

ligação ao osso aumenta na seguinte ordem: risedronato, ibandronato, alendronato e ácido zoledrônico; enquanto a capacidade de inibição da enzima farnesil-pirofosfato-sintase aumenta na seguinte ordem: alendronato, ibandronato, risedronato e ácido zoledrônico.[39]

Eficácia. Estudos clínicos randomizados controlados demonstraram que o alendronato é capaz de aumentar a DMO e diminuir o risco de fraturas vertebrais, não vertebrais e de quadril,[40] efeitos também observados com o uso de risedronato.[41,42] Menores taxas de fraturas vertebrais foram observadas em um ensaio com ibandronato em comparação a placebo, mas não houve prevenção de fraturas não vertebrais ao longo de 3 anos. No entanto, a análise do subgrupo de mulheres de alto risco (*T-score* < –3,0) evidenciou redução significativa do risco de fraturas não vertebrais.[43] No estudo HORIZON, infusões anuais de 5 mg de ácido zoledrônico por 3 anos geraram reduções nos riscos de fraturas vertebrais, não vertebrais e de quadril.[44]

Efeitos colaterais e contraindicações. Os eventos adversos mais comuns com o uso de BF orais estão relacionados com intolerância gastresofágica. Náuseas, pirose, desconforto subesternal e dor à deglutição podem ocorrer, mas são raros os casos de ulceração ou hemorragia.[45] BF de uso semanal, mensal ou aqueles administrados por via intravenosa devem ser considerados em casos de intolerância gastrintestinal.

Por inibirem a reabsorção óssea, os BF (em especial os administrados por via intravenosa) podem causar diminuição do cálcio sérico, em geral modesta e transitória. A hipocalcemia pode tornar-se mais grave em indivíduos com hipoparatireoidismo ou naqueles com 25OHD baixa.[45]

A reação de fase aguda, caracterizada por febre baixa, mialgia, cefaleia, artralgias e dores ósseas, está associada sobretudo ao uso de BF intravenosos e ocorre mais frequentemente em pacientes não expostos previamente a BF e com 25OHD baixa.[45] Dor musculoesquelética pode ocorrer raramente em qualquer fase do tratamento.[46]

Apesar de grave, a fratura atípica do fêmur é um evento extremamente raro, com incidência de 1,8 caso por 100 mil pacientes/ano após 2 anos de uso de BF e de 113 por 100 mil pacientes/ano após 8 a 9,9 anos de exposição ao medicamento.[45] Tais fraturas ocorrem em região subtrocantérica ou diafisária com orientação transversa, são minimamente cominutivas e frequentemente bilaterais. Estão associadas a espessamento cortical, traumatismo mínimo e dor prodrômica. Portanto, quando um paciente em uso prolongado de BF queixa-se de dor na coxa ou na região inguinal, é recomendada uma avaliação radiológica dos fêmures bilateralmente. A patogênese exata das fraturas atípicas não é completamente compreendida, mas parece estar relacionada com a diminuição excessiva do processo de remodelação, com consequente acúmulo de microdanos. Estudos mostram associação com doses altas e uso prolongado de BF, e com terapia concomitante com corticosteroides, inibidores da bomba de prótons ou outros agentes antirreabsortivos. Entretanto, a proteção contra fraturas osteoporóticas obtida com o tratamento com BF é muito mais expressiva que os raros casos de fraturas atípicas, o que sugere uma relação risco/benefício bastante favorável ao uso dessa classe de medicamentos.[47]

A osteonecrose de mandíbula (ONM), definida como exposição de osso necrótico na cavidade oral que não cicatriza em 8 semanas na ausência de radiação prévia, ocorre raramente em pacientes com osteoporose tratados com BF, com prevalências relatadas entre 0 e 0,04%.[48] É mais comum em pacientes com câncer, que recebem doses cumulativas elevadas de BF intravenosos, e também está associada a procedimentos dentários invasivos, higiene oral precária, tabagismo, diabetes melito e ao uso concomitante de glicocorticoides ou quimioterapia. Em 2021, especialistas da SBEM, da Sociedade Brasileira de Estomatologia e Patologia Oral (Sobep) e da Associação Brasileira de Avaliação Óssea e Osteometabolismo (Abrasso) publicaram um posicionamento sobre a ONM. De acordo com esse documento, não existem evidências que suportem a interrupção do uso de BF antes de procedimentos odontológicos para prevenir a ONM. Porém, antes de iniciar a terapia antirreabsortiva, os pacientes devem ser encaminhados ao dentista para orientação e procedimentos preventivos.[48]

No estudo HORIZON, observou-se risco aumentado para fibrilação atrial com o uso de ácido zoledrônico,[44] porém essa associação não se confirmou em outros estudos com o mesmo fármaco. Inflamação de estruturas oculares foi descrita com o uso de BF, mas é uma ocorrência rara. Toxicidade renal pode ocorrer em virtude de administração intravenosa rápida, e o uso de BF não é recomendado para indivíduos com *clearance* de creatinina < 30 a 35 mℓ/minuto. Os BF orais também não devem ser prescritos para pacientes com doenças esofágicas clinicamente significativas ou em indivíduos que não conseguem permanecer em pé ou sentados. Em mulheres em idade fértil devem ser utilizados com cautela, visto que os efeitos sobre o feto são desconhecidos.[45]

Duração do tratamento. Os BF são incorporados à matriz óssea, e sua meia-vida biológica pode chegar a 10 anos. Portanto, seus efeitos esqueléticos podem perdurar após a descontinuação do tratamento. Além disso, seu uso prolongado está associado a efeitos colaterais graves, como fraturas atípicas de fêmur e ONM. Por tal motivo, deve-se considerar uma interrupção temporária do medicamento (*drug holiday*) após 5 anos de uso de BF oral ou 3 anos de BF intravenoso para pacientes que deixem de apresentar alto risco para fraturas. O tempo de duração da pausa não está bem definido (em geral varia entre 1 e 5 anos), e parâmetros como perda de DMO, elevação dos marcadores bioquímicos de remodelação óssea ou surgimento de novas fraturas podem ser utilizados como critérios para reiniciar o uso da medicação. Por outro lado, o tratamento prolongado com BF oral por mais de 5 anos (até 10 anos) e com BF intravenoso por mais de 3 anos (até 6 anos) determina redução adicional do risco de fraturas vertebrais e é indicado para pacientes que mantêm alto risco.[49,50] Uma sugestão de acompanhamento para pacientes em uso de BF encontra-se na Figura 87.1.

Terapia hormonal da menopausa e tibolona

A terapia estrogênica em mulheres pós-menopausa está disponível em diversas formulações (associadas ou não a progestógenos) e mostrou-se eficaz no aumento de DMO e na diminuição do risco de fraturas vertebrais, não vertebrais e de quadril (ver Quadros 87.4 e 87.5).[52] O ganho de DMO é proporcional à dose de estrógeno, mas o benefício é observado mesmo com doses baixas.[53] Quando um progestógeno é associado, o tipo de administração, contínuo ou cíclico, parece interferir nos resultados. No estudo PEPI, o uso de medroxiprogesterona contínua por 3 anos determinou ganhos de DMO na coluna discretamente maiores quando comparados ao esquema cíclico (5% *versus* 3,8%).[54]

O uso da terapia hormonal da menopausa é limitado pelos potenciais efeitos colaterais, como aumento do risco de câncer de mama, de eventos tromboembólicos e doença cardiovascular. Assim, a prescrição deve ser restrita a pacientes com sintomas climatéricos, antes dos 60 anos de idade e com menos de 10 anos de menopausa. Contraindicações incluem diagnóstico ou suspeita de neoplasia de mama ou de neoplasia

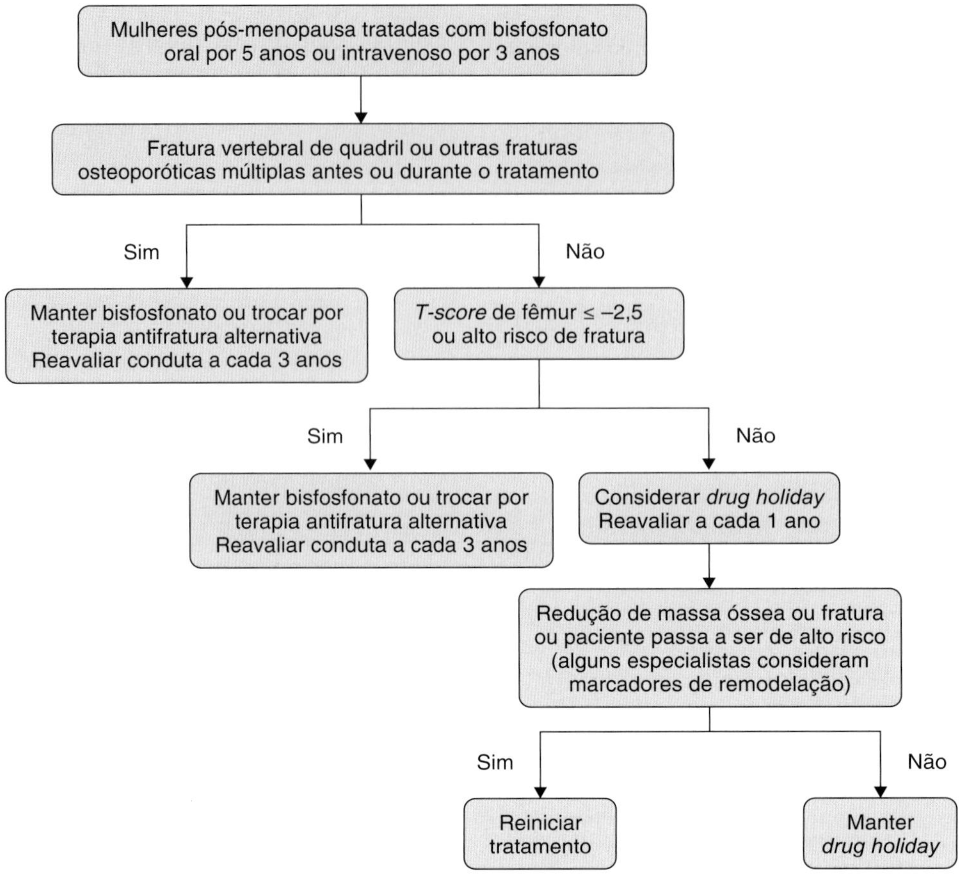

Figura 87.1 Sugestão de algoritmo com recomendações sobre o uso prolongado de bisfosfonatos. (Adaptada de Eastell et al., 2019;[14] Radominski et al., 2017;[37] Adler et al., 2016;[45] Silva et al., 2011.[51])

estrogênio-dependente, sangramento genital anormal, antecedente de distúrbios tromboembólicos, doença hepática grave e porfiria.

A tibolona determina redução do risco de fraturas vertebrais e não vertebrais (ver Quadro 87.4). Entretanto, esse medicamento não deve ser utilizado por mulheres com mais de 60 anos de idade ou com mais de 10 anos de menopausa, com alto risco para trombose venosa profunda ou outras doenças cardiovasculares.[55]

Moduladores seletivos do receptor de estrógeno

Estes compostos, comumente denominados SERM (do inglês *selective estrogen receptor modulators*), não apresentam a estrutura esteroide, mas interagem com receptores de estrogênio como agonistas ou antagonistas, dependendo do tecido-alvo e do fármaco.

O raloxifeno apresenta efeitos agonistas no tecido ósseo, ao passo que seus efeitos são de antagonismo aos estrógenos em mama, sem estímulo do endométrio. Representa atualmente o único SERM com indicações para prevenção e tratamento da osteoporose no Brasil. Estudos demonstraram ganho de massa óssea e significativo efeito protetor contra fraturas em coluna lombar; entretanto, não foram observadas reduções dos riscos de fraturas não vertebrais e de quadril (ver Quadros 87.4 e 87.5).[56,57] Observou-se, ainda, redução da incidência de neoplasia de mama. Eventos adversos incluem doenças tromboembólicas, câibras e piora de sintomas climatéricos, como fogachos e sudorese noturna.

Assim como o raloxifeno, o bazedoxifeno leva à diminuição do risco de fraturas vertebrais, sem efeito em fraturas não vertebrais e de quadril.[58] No Brasil, este fármaco é comercializado somente em combinação com estrógenos conjugados para o tratamento dos sintomas climatéricos. Estudos com essa associação evidenciaram aumento de DMO em coluna e fêmur, mas não há dados sobre o risco de fraturas.[59]

Denosumabe

Denosumabe é um anticorpo monoclonal humano contra o ligante do receptor nuclear fator kappa B (RANKL), com efeito antirreabsortivo.

Mecanismo de ação. Denosumabe impede a ligação do RANKL ao respectivo receptor (RANK) nos osteoclastos. Como consequência, ocorre menor diferenciação de células precursoras em osteoclastos maduros e redução de formação, função e sobrevida dos osteoclastos ativados, diminuindo a reabsorção óssea. Deve ser aplicado na dose 60 mg por injeção subcutânea, a cada 6 meses (ver Quadro 87.5).

Eficácia. O estudo pivotal – *Fracture Reduction Evaluation of Denosumab in Osteoporosis Every 6 Months* (FREEDOM) – randomizou 7.868 mulheres entre 60 e 90 anos com osteoporose densitométrica. Após 3 anos, em comparação ao placebo, denosumabe acarretou aumento de DMO em coluna e fêmur, redução de marcadores de remodelação óssea, além de redução de fraturas vertebrais, de quadril e não vertebrais.[60] A extensão de 10 anos, esse estudo aberto com menos pacientes mostrou aumento persistente de DMO de 21,7% na coluna e de 9,2% no fêmur, bem como manutenção da proteção contra fraturas vertebrais e não vertebrais.[61] Mesmo pacientes tratadas previamente com BF orais apresentam benefício de ganho de DMO ao realizar a troca para denosumabe.[62]

Indicação. Denosumabe está indicado para o tratamento da osteoporose em mulheres na pós-menopausa (incluindo aquelas em tratamento com inibidores de aromatase para câncer de mama), em homens (incluindo situações de deprivação androgênica) e na osteoporose induzida por glicocorticoide. Deve ser considerado principalmente em paciente com contraindicações ou não responsivos a outros medicamentos (especialmente BF) ou que tenham declínio importante da função renal (taxa de filtração glomerular < 30 mℓ/minuto).

Efeitos colaterais. Infecções de pele (celulite), dermatite, erupção cutânea e eczema podem ocorrer. A exemplo dos BF, raros casos de fraturas atípicas de fêmur e ONM foram relatados. Entretanto, ao contrário dos BF, o denosumabe pode ser utilizado em pacientes com função renal reduzida, pois não é eliminado pelos rins.[14,37] Por ser um antirreabsortivo muito potente, existe o risco de hipocalcemia, especialmente em pacientes com deficiência de vitamina D e/ou cálcio e comprometimento renal.

Interrupção do tratamento. Ao contrário dos BF, após a suspensão do denosumabe, não há efeito residual do fármaco. Observa-se rápido aumento dos marcadores de remodelação óssea e redução de massa óssea, até maior que o ganho obtido durante o tratamento em alguns estudos.[63,64] Esse efeito rebote pode levar ao surgimento de múltiplas fraturas vertebrais e, portanto, os pacientes em uso de denosumabe não são candidatos à chamada *drug holiday*.[65] Caso seja necessário interromper o tratamento, outro antirreabsortivo potente deve ser iniciado. Embora o regime ideal ainda seja incerto, a European Calcified Tissue Society publicou orientações para a suspensão do denosumabe, que estão descritas no Quadro 87.6.[66]

Em caso de ocorrência de fratura vertebral até 2 anos após a descontinuação do medicamento, a vertebroplastia não é indicada, pois pode precipitar fraturas vertebrais subsequentes. O denosumabe deve ser reiniciado de imediato, ainda que não elimine totalmente o risco de novas fraturas vertebrais. Outra possibilidade é iniciar um bisfosfonato (preferencialmente ácido zoledrônico), ou ainda considerar a combinação de denosumabe com teriparatida por 2 anos. O tratamento combinado deve ser seguido por uma terapia antirreabsortiva potente. A monoterapia com teriparatida após denosumabe não é indicada, especialmente após uma fratura.[67]

Estimuladores da formação óssea

Teriparatida

A presença de paratormônio (PTH) em níveis persistentemente elevados promove a reabsorção óssea, enquanto a administração intermitente de baixas doses do hormônio estimula a proliferação e a atividade dos osteoblastos com efeitos anabólicos sobre o esqueleto.[68]

A teriparatida, produzida por meio da técnica de DNA recombinante, possui os 34 aminoácidos iniciais da molécula de PTH, essenciais para as ações ósseas do hormônio. Aplicada por via subcutânea, é rapidamente metabolizada e eliminada pelo fígado e pelos rins, não sendo mais detectada após 3 horas de sua administração. Portanto, a aplicação diária gera picos e vales da medicação no organismo, levando ao aumento da formação óssea.[68]

Eficácia. A dose recomendada é de 20 μg/dia, por via subcutânea, durante um período máximo de 24 meses (ver Quadro 87.5). Em um estudo com duração de 21 meses envolvendo mulheres com baixa DMO e fraturas vertebrais prévias, houve redução importante no risco de fraturas vertebrais e não vertebrais.[68] A exemplo do observado com agentes antirreabsortivos, os incrementos na DMO explicam apenas parcialmente a eficácia da teriparatida na prevenção de fraturas. Dados não demonstraram ação do fármaco na prevenção de fraturas de quadril.[13,25]

Indicações. Teriparatida está indicada em mulheres na pós-menopausa e homens com osteoporose mais grave (*T-score* ≤ –3,5) sem fratura, ou osteoporose (*T-score* ≤ –2,5) e pelo menos uma fratura de fragilidade, pacientes que não toleram ou que tenham contraindicações aos BF ou em casos de falência terapêutica.[14,15,37] Outra indicação para o uso da teriparatida é no tratamento da osteoporose induzida por glicocorticoides em mulheres e homens.[69]

Duração do tratamento. A duração máxima do tratamento era limitada a 24 meses por causa do risco potencial de osteossarcoma, devido às evidências de desenvolvimento dessa neoplasia em ratos expostos a altas doses de teriparatida.[70] Entretanto, apenas três casos de osteossarcoma foram descritos entre humanos que fizeram uso do fármaco.[71] Em novembro de 2020, a FDA aprovou a mudança da bula do medicamento e da retirada da limitação de uso para 24 meses.[72] Quando o uso de teriparatida é interrompido, a DMO diminui rapidamente. É recomendado que, logo após a suspensão da teriparatida, seja introduzido um medicamento antirreabsortivo para manter a massa óssea adquirida com esse agente anabólico.[73]

Muitos pacientes candidatos ao tratamento com teriparatida já receberam terapia com outros agentes antirreabsortivos, como BF e denosumabe. Quanto maior a potência do medicamento usado para inibir a reabsorção óssea, maior o atraso na resposta à teriparatida.[74,75] Entretanto, não é recomendado atrasar o início da teriparatida após a suspensão do antirreabsortivo com o intuito de "desbloquear o osso", em virtude do grande risco que todos os pacientes com osteoporose grave apresentam na ausência de tratamento durante qualquer período.

Efeitos colaterais e contraindicações. Hipercalcemia, geralmente leve e transitória, e hipercalciúria podem ocorrer em 3% dos casos. Esses parâmetros laboratoriais devem ser monitorados, e o paciente deve manter níveis adequados de vitamina D. Outros eventos incluem náuseas, câibras, hipotensão postural e hiperuricemia.[68]

A teriparatida é contraindicada em situações de risco aumentado para osteossarcoma, como doença de Paget, história de irradiação envolvendo o esqueleto e elevação inexplicável da fosfatase alcalina de origem óssea. O fármaco também não deve ser administrado a pacientes com hipercalcemia, doenças

Quadro 87.6 Orientações após a suspensão de denosumabe, de acordo com a European Calcified Tissue Society.

Paciente com baixo risco de fratura e denosumabe por até 2,5 anos
▪ Iniciar BF oral 6 meses após a última dose de denosumabe e dosar marcadores de remodelação após 3 meses e a cada 6 meses para avaliar eficácia. Após 12 a 24 meses, considerar suspensão ou ▪ Ácido zoledrônico 6 meses após a última dose de denosumabe. Considerar nova dose após 1 ano, dependendo dos marcadores de remodelação óssea e da DMO
Paciente com alto risco de fratura e/ou denosumabe por mais de 2,5 anos
▪ Ácido zoledrônico 6 meses após a última dose de denosumabe. Dosar marcadores de remodelação em 3 e 6 meses: se estiverem altos, repetir infusão • Se não houver disponibilidade de marcadores de remodelação: ácido zoledrônico 6 e 12 meses após a última dose de denosumabe • Se não houver disponibilidade de ácido zoledrônico, ou em caso de intolerância ou preferência do(a) paciente: BF oral por 12 a 24 meses, dependendo dos marcadores de remodelação óssea e da DMO

BF: bisfosfonatos; DMO: densidade mineral óssea. (Adaptado de Tsourdi et al., 2021.[66])

esqueléticas malignas (incluindo metástases), gestantes e lactantes, bem como crianças e adolescentes.[68,69] Pacientes com disfunção hepática ou insuficiência renal leve a moderada (taxa de filtração glomerular de 30 a 79 mℓ/minuto/1,73 m²) podem usar a teriparatida sem necessidade de correção da dose, desde que o PTH não esteja elevado.[76]

Romosozumabe

O romosozumabe é um anticorpo monoclonal que bloqueia os efeitos da esclerostina, uma proteína produzida pelos osteócitos e osteoblastos que inibe a formação óssea. Dessa maneira, o seu bloqueio pelo romosozumabe aumenta a formação óssea, além de inibir a reabsorção óssea.[77,78] Estudos fase II demonstraram aumento de DMO em todos os sítios analisados (coluna, colo e fêmur total).[77-79] A segurança e a eficácia foram demonstradas em dois ensaios clínicos envolvendo mais de 11.000 pacientes. O *Fracture Study in Postmenopausal Women with Osteoporosis* (FRAME) avaliou o efeito do romosozumabe comparado com placebo em 7.180 mulheres na pós-menopausa com osteoporose densitométrica. Após 1 ano de uso do medicamento, houve redução de novas fraturas vertebrais em 73%, em comparação ao placebo. No segundo ano, todas as pacientes receberam denosumabe, tanto no braço romosozumabe quanto no placebo, e foi encontrada menor incidência de fraturas vertebrais radiográficas no grupo que utilizou romosozumabe no primeiro ano. Não houve redução de fraturas não vertebrais.[80] No estudo de extensão do FRAME,[81] que investigou 1 ano adicional de uso de denosumabe, reduções significativas e semelhantes em relação ao risco de fraturas e aumento da DMO da coluna vertebral e do quadril com a terapia inicial com romosozumabe foram mantidas em 36 meses.

O ensaio clínico *Active-Controlled Fracture Study in Postmenopausal Women with Osteoporosis at High Risk* (ARCH) comparou o efeito de 12 meses de romosozumabe ou alendronato em 4.093 mulheres na pós-menopausa com osteoporose densitométrica e fratura de fragilidade prévia.[73,82] A partir do segundo ano do estudo, todas as pacientes passaram a receber alendronato. Após 24 meses, houve redução de 48% em fraturas vertebrais radiográficas no grupo que utilizou romosozumabe no primeiro ano, além de menos fraturas clínicas, não vertebrais e de quadril.[73,82]

Os candidatos ao tratamento com romosozumabe são pacientes com osteoporose grave, caracterizada por múltiplas fraturas de fragilidade ou com risco iminente de fraturas, pacientes que não toleram outros medicamentos ou em casos em que houve falha com terapia prévia (histórico de fratura e perda de massa óssea, apesar da adequada adesão terapêutica).[77,83]

A posologia do medicamento é uma dose de 210 mg, que consiste em duas injeções subcutâneas de 105 mg cada, uma imediatamente seguida da outra, mensalmente, por 12 meses.[80,82,83] Após esse período, terapia antirreabsortiva deve ser instituída para evitar perda óssea subsequente.

Os efeitos colaterais comuns incluem dores articulares, cefaleia e reação no local da aplicação. Casos de fraturas atípicas e ONM foram descritos em um ensaio clínico.[78,80] Embora não tenha sido observado no estudo FRAME (contra placebo), o grupo que recebeu romosozumabe no estudo ARCH teve mais mortes por infarto agudo do miocárdio (IAM) e acidente vascular cerebral (AVC) do que o grupo que recebeu apenas alendronato.[82] Por esse motivo, o medicamento é contraindicado para pacientes que apresentarem IAM ou AVC no último ano.[80]

Segundo o Protocolo Clínico e Diretrizes Terapêuticas (PDCT) da Osteoporose do Sistema Único da Saúde (SUS), o romosozumabe está indicado para o tratamento da osteoporose grave em mulheres na pós-menopausa, acima de 70 anos, em falha terapêutica ao padrão de tratamento atualmente disponível no SUS e em muito alto risco de fratura por fragilidade. Nesse relatório, muito alto risco foi descrito como um ou mais dos seguintes fatores: fratura nos últimos 12 meses, múltiplas fraturas, fraturas durante tratamento, fraturas em uso de medicação que altere o metabolismo ósseo, *T-score* ≤ –3,0 e/ou alto risco de fratura no FRAX.[84]

Com o objetivo de orientar a conduta terapêutica em mulheres com osteoporose pós-menopáusica, a Endocrine Society e a American Association of Clinical Endocrinologists (AACE) publicaram, em 2020, suas diretrizes sobre o tema.[85,86] Na Figura 87.2 consta o algoritmo sugerido pela AACE.[86]

Terapia combinada

Enquanto a teriparatida aumenta mais a DMO de coluna lombar e o ácido zoledrônico aumenta mais a DMO de quadril, um estudo mostrou que a terapia combinada desses medicamentos proporciona incrementos de massa óssea mais expressivos quando ambos os locais são considerados.[87] Estudos com a associação de alendronato e PTH em mulheres pós-menopausa, no entanto, não mostraram benefícios no aumento da DMO em relação ao PTH em monoterapia.[75]

A combinação de raloxifeno com teriparatida associou-se a incremento mais expressivo da massa óssea do quadril quando comparado com teriparatida isolada, enquanto a DMO na coluna aumentou de forma semelhante entre os grupos.[88]

A combinação de denosumabe e teriparatida gerou efeitos na DMO superiores a qualquer um dos fármacos isoladamente, e foi observada melhora dos parâmetros de microarquitetura óssea.[89,90]

Apesar de esses e outros estudos demonstrarem benefícios com o uso concomitante de múltiplos fármacos para o desfecho de DMO, nenhum foi projetado para avaliar o impacto sobre o risco de fraturas. O tratamento combinado eleva significativamente os custos e os potenciais riscos de efeitos colaterais. Sem uma clara determinação dos efeitos dessa abordagem sobre o risco de fraturas, o tratamento combinado não é recomendado para a prevenção e o tratamento da osteoporose.

Novas perspectivas terapêuticas

Abaloparatida

Trata-se de um novo fármaco de ação anabólica desenvolvido para prevenção das fraturas, aprovado pela FDA e comercializado nos EUA desde 2017. Entretanto, até o momento em que este capítulo foi escrito, não estava disponível no Brasil e na Europa. A principal indicação desses agentes é para mulheres com osteoporose pós-menopausa e risco muito alto de fraturas, como aqueles com osteoporose grave (*T-score* < –2,5 e fraturas) ou múltiplas fraturas vertebrais, visando à redução no risco de fraturas vertebrais, de quadril e não vertebrais.[77,85]

Abaloparatida deve ser administrada por um tempo máximo de 24 meses. Findo esse período, os pacientes devem receber medicação antirreabsortiva (de preferência, BF ou denosumabe), com o intuito de manter os ganhos na DMO.[77,85]

Abaloparatida é um análogo sintético da proteína relacionada com PTH (PTHrP), no qual alguns aminoácidos foram substituídos, resultando em maximização do efeito anabólico e limitação do estímulo de reabsorção óssea. Ele compartilha homologia de 76% com o $PTHrP_{1-34}$ e de 41% com o PTH_{1-34} (teriparatida).[77]

Eficácia. O estudo *Abaloparatide Comparator Trial In Vertebral Endpoints* (ACTIVE) randomizou pacientes para abaloparatida ou placebo e manteve um grupo aberto de teriparatida por 18 meses. Foram incluídas no estudo mulheres na

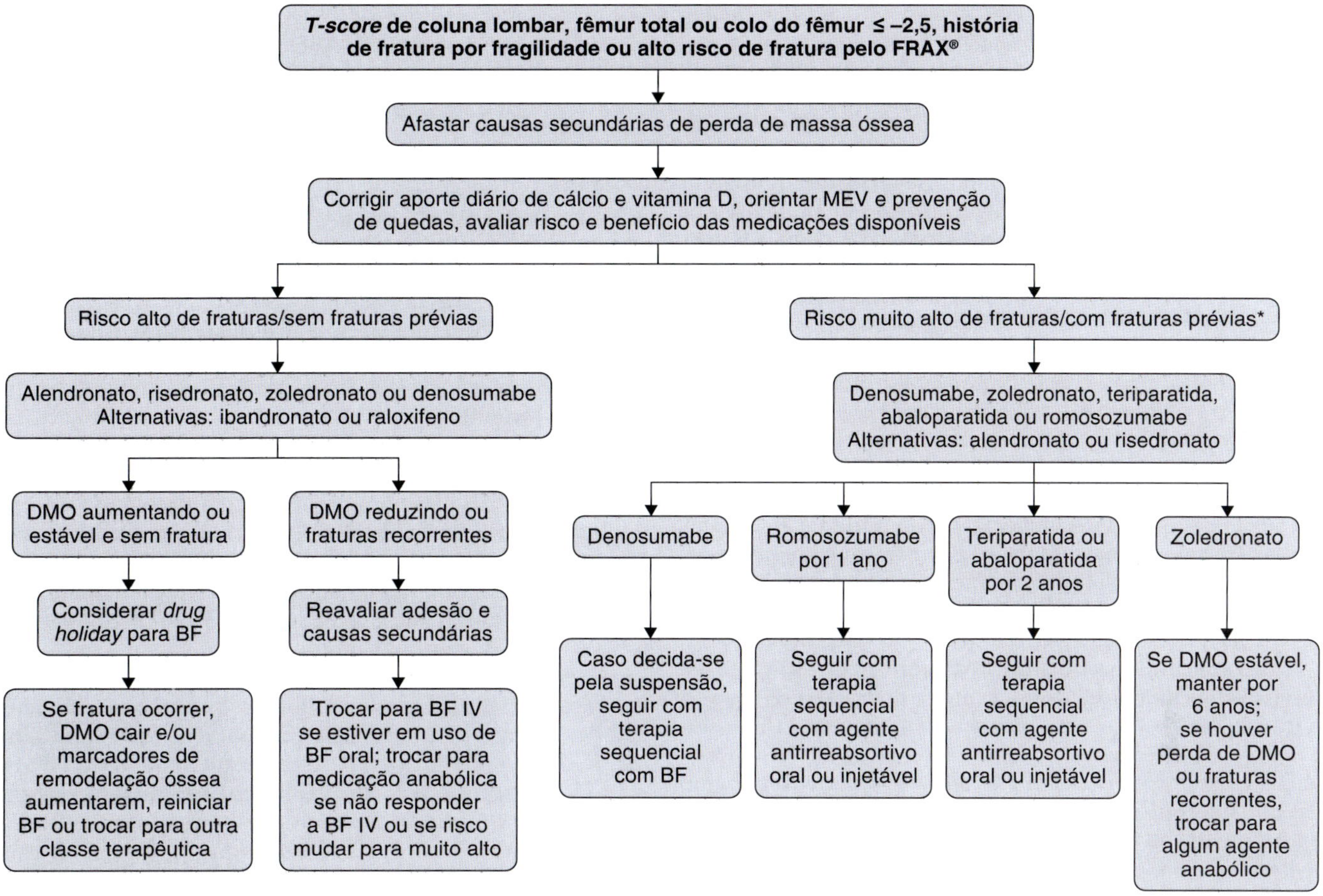

Figura 87.2 Algoritmo com recomendações para o tratamento da osteoporose pós-menopausa sugerido pela American Association of Clinical Endocrinologists (AACE). *Pacientes com muito alto risco de fraturas são definidos pela diretriz da AACE como aqueles com pelo menos uma das seguintes características: fratura recente (nos últimos 12 meses); fraturas durante o tratamento com medicação aprovada para osteoporose; fraturas múltiplas; fraturas durante o uso crônico de glicocorticoides; *T-score* muito baixo (< –3,0); alto risco de quedas. FRAX®: *Fracture Risk Assessment Tool*; MEV: mudança de estilo de vida; DMO: densidade mineral óssea; BF: bisfosfonatos; IV: intravenoso. (Adaptada de Camacho et al., 2020.)[86]

pós-menopausa com mais de 65 anos de idade e *T-score* entre –2,0 e –5,0 e fratura prévia ou mulheres com *T-score* entre –3,0 e –5,0 sem fratura prévia. Houve aumento de DMO no grupo abaloparatida e redução de fraturas vertebrais e não vertebrais, em comparação ao placebo. Desfecho de segurança analisado foi hipercalcemia, que foi menor no grupo abaloparatida em comparação ao grupo teriparatida.[83] Algumas preocupações com a baloparatida são a eficácia na redução de fraturas não vertebrais e o aumento de frequência cardíaca e palpitações.[15]

Metanálise demonstrou redução do risco de fraturas vertebrais em 87% e não vertebrais em 46% com a abaloparatida. Todavia, não houve diferença para as fraturas de quadril (nos estudos ocorreram poucas fraturas de quadril).[55]

Estudo com formulação transdérmica com abaloparatida por 12 meses em mulheres na pós-menopausa (n = 511) demonstrou aumento de DMO na coluna (menos robusto comparado à formulação subcutânea) e no fêmur. Novos estudos devem ser realizados com desfecho de fratura antes de se tornar uma opção terapêutica.[91]

A duração do tratamento deve ser de 24 meses e, assim como a teriparatida, ao término do uso, deve-se prescrever terapia antirreabsortiva para manutenção do ganho de massa óssea.

Efeitos colaterais. Deve-se ficar atento ao risco de hipercalcemia e hipotensão ortostática, bem como às precauções de pacientes com maior risco de osteossarcoma (ver tópico sobre a teriparatida).

Posologia. A dosagem do medicamento é de 80 mg, por via subcutânea, diariamente, por 24 meses.

Contraindicação. O medicamento é contraindicado em caso de hipersensibilidade à abaloparatida ou a algum componente da formulação.

OSTEOPOROSE EM HOMENS

Embora mais prevalente em mulheres, a osteoporose é uma doença comum também em homens, atingindo cerca de 12% das pessoas do sexo masculino mundialmente.[92,93] No estudo BRAZOS, a prevalência de fraturas por fragilidade foi de 12,8% entre 725 homens brasileiros com 40 anos ou mais.[94] As fraturas osteoporóticas em homens determinam maiores morbidade e mortalidade em comparação às mulheres, sendo que, após uma fratura de quadril, 8 a 10% dos homens morrem durante a hospitalização (*versus* 3 a 5% das mulheres) e 36 a 38% morrem em 1 ano (*versus* 24 a 28% das mulheres).[95,96] Ainda assim, por ser classicamente associada a mulheres, a osteoporose é subdiagnosticada e subtratada nos homens.

Os critérios para o diagnóstico e indicação de tratamento de osteoporose em homens com 50 anos ou mais são semelhantes aos das mulheres na pós-menopausa: (1) *T-score* ≤ –2,5 em coluna, fêmur ou antebraço; (2) presença de fratura por fragilidade; ou (3) alto risco para fraturas determinado pelo modelo FRAX®/NOGG.[8,97,98] Para a determinação do diagnóstico densitométrico, existe uma controvérsia em relação a qual população de referência utilizar para o cálculo do *T-score* em homens, se a feminina ou a masculina. A International Society for Clinical Densitometry recomenda o uso da base de dados feminina, pois, para uma mesma medida de DMO em g/cm^2, o risco de fratura é igual em homens e mulheres.[99]

As causas secundárias de osteoporose são mais comuns em homens e devem sempre ser investigadas. Em 40 a 60% dos casos é possível identificar uma causa secundária, sendo as mais comuns hipogonadismo, consumo excessivo de álcool e uso crônico de glicocorticoides.[93,98] Outras causas estão descritas no Quadro 87.7.

O manejo de homens com osteoporose é bastante semelhante ao de mulheres, com exceção do uso de hormônios femininos (estrogênio e tibolona) e dos SERMs, que estão contraindicados no sexo masculino.[98,100] Medidas não farmacológicas, como exercícios físicos, redução ou interrupção do consumo de álcool e do tabagismo, devem ser estimuladas. Estratégias para redução de quedas devem ser implementadas. Não existem muitos estudos em homens, mas de maneira geral recomenda-se suplementação de vitamina D para manter níveis séricos de 25OHD acima de 30 ng/mℓ e ingestão diária de cálcio de 1.000 a 1.200 mg através de dieta (preferencialmente) ou suplementos.[8]

Causas secundárias identificadas devem ser tratadas. Em homens com hipogonadismo, estudos demonstraram que a reposição de testosterona aumenta a DMO, reduz os marcadores de remodelação óssea, melhora a microarquitetura e a resistência óssea.[101,102] Em 2023, foi publicado o primeiro trabalho que considerou fratura com desfecho primário nesse contexto.[103] Essa subanálise do estudo TRAVERSE (*Testosterone Replacement Therapy for Assessment of Long-term Vascular Events and Efficacy Response in Hypogonadal Men*) avaliou a reposição de testosterona tópica em homens entre 45 e 80 anos com alto risco cardiovascular, testosterona sérica abaixo de 300 ng/dℓ e sintomas de hipogonadismo. Surpreendentemente, a incidência de fraturas foi maior no grupo que recebeu testosterona. Entretanto, a incidência de fraturas osteoporóticas típicas (coluna, quadril, úmero e antebraço) não foi diferente entre os grupos. Fraturas de tornozelo e costelas, normalmente associadas a trauma, foram responsáveis pela maior parte do excesso de fraturas do grupo testosterona. Tal diferença na incidência de fraturas já foi observada logo após o início do tratamento, período considerado muito curto para se observarem os possíveis efeitos ósseos da testosterona. Ademais, os investigadores não relataram dados sobre DMO ou resistência óssea. Portanto, é possível que a divergência entre os grupos esteja relacionada a mudanças comportamentais, com indivíduos do grupo testosterona aumentando a atividade física e o risco de traumas. Em conclusão, esse ensaio identificou um potencial (mas não definitivo) risco de fratura com o tratamento com testosterona, mas outros estudos são necessários para confirmar este achado.

Os estudos controlados randomizados que avaliaram medicamentos antiosteoporose em homens são menos comuns, menores e geralmente utilizaram a DMO em vez de fratura como desfecho. Uma metanálise publicada em 2023 mostrou que BF, denosumabe, teriparatida, abaloparatida e romosozumabe determinaram aumento de DMO em relação ao placebo.[104]

Assim como em mulheres na pós-menopausa, BF são considerados medicamentos de primeira linha para o tratamento da osteoporose em homens acima de 50 anos.[100] Em uma metanálise envolvendo 22 estudos e 4.868 homens, os BF levaram à redução do risco de fraturas vertebrais e não vertebrais em comparação ao placebo.[105] Não há estudos de longo prazo sobre BF na população masculina, porém, com base nos dados de mulheres na pós-menopausa, é sugerida uma reavaliação após 5 anos de terapia oral e 3 anos de terapia intravenosa para considerar uma pausa no tratamento. Se o paciente continuar com alto risco de fraturas, o uso pode ser estendido por 10 anos para BF orais ou 6 anos para intravenosos.

O denosumabe, assim como os BF, é aprovado pelas agências regulatórias para o tratamento de osteoporose em homens. Estudos, muitos deles realizados em homens recebendo terapia de deprivação androgênica, mostram aumento da DMO em todos os sítios e redução dos marcadores de remodelação óssea.[106,107]

A teriparatida é o único medicamento osteoformador aprovado no Brasil para homens e está indicada em situações de muito alto risco de fratura em casos de falha com outras medicações. O seu uso leva a aumento da DMO e dos marcadores de remodelação óssea, e diminuição do risco de fraturas vertebrais.[108]

Em um estudo de fase 3 que envolveu 245 homens, o romosozumabe determinou maior aumento de DMO nos três sítios comparado ao placebo.[109] Atualmente o uso para tratamento de homens com osteoporose é liberado ainda em poucos países, como o Japão, e não está aprovado pelas agências regulatórias americana e brasileira.

Quadro 87.7 Causas secundárias de osteoporose.

- Endocrinológicas: hipogonadismo, hipercortisolismo, hiperparatiroidismo, hipertireoidismo, diabetes melito
- Gastrintestinais: cirurgia bariátrica, doença inflamatória intestinal, doença celíaca, outras síndromes de má-absorção, hepatopatia crônica
- Reumatológicas: artrite reumatoide, lúpus eritematoso sistêmico
- Hematológicas: mieloma múltiplo, leucemia, linfioma, talassemia, mastocitose
- Renais: doença renal crônica, hipercalciúria
- Medicações: glicocorticoides, análogos de GnRH, inibidores de aromatase, anticonvulsivantes, inibidores de bomba de próton, quimioterápicos, inibidores de protease, agentes antidiabéticos (glitazonas e inibidores de SGLT2), doses excessivas de levotiroxina
- Outros: excesso de álcool, doença pulmonar obstrutiva crônica, fibrose cística, osteogênese imperfeita, doenças neuromusculares, HIV, pós-transplante

GnRH: hormônio liberador de gonadotrofinas; HIV: vírus da imunodeficiência humana; SGLT2: cotransportador de sódio e glicose 2.

Resumo

A osteoporose é a doença osteometabólica mais comum, sendo, muitas vezes, subdiagnosticada e subtratada. Nos homens, ela é frequente, e os profissionais de saúde devem estar atentos à possibilidade desse diagnóstico. Em sua etiologia, vários fatores podem estar envolvidos, sendo a causa mais comum a deficiência estrogênica que ocorre na menopausa, com consequente aumento da taxa de remodelação óssea. As causas secundárias são mais comuns em homens em comparação a mulheres. A osteoporose é um problema de saúde mundial, considerando o grande número de indivíduos acometidos, a prevalência crescente (em função do envelhecimento da população) e os custos do tratamento. Ademais, ela implica significativa morbimortalidade, bem como redução da qualidade de vida, em função das fraturas vertebrais e, sobretudo, das fraturas de quadril. O objetivo do tratamento é, portanto, a prevenção de fraturas. O tratamento não farmacológico envolve dieta saudável, prevenção de quedas e programas de exercícios físicos. Deve-se suplementar cálcio quando a ingestão dietética for insuficiente, e vitamina D para manter níveis de 25OHD acima de 30 ng/mℓ, considerando medicamentos ativos no tecido ósseo, com ação antirreabsortiva (estrogênio, SERM, bisfosfonatos e denosumabe) ou estimuladora da formação óssea (teriparatida, abaloparatida e romosozumabe).

REFERÊNCIAS BIBLIOGRÁFICAS

1. Black DM, Rosen CJ. Clinical practice. Postmenopausal osteoporosis. N Engl J Med. 2016; 374:254-62.
2. Johnell O, Kanis JA. An estimate of the worldwide prevalence and disability associated with osteoporotic fractures. Osteoporos Int. 2006; 17:1726-33.
3. Center JR, Nguyen TV, Schneider D et al. Mortality after all major types of osteoporotic fracture in men and women: an observational study. Lancet. 1999; 353:878-82.
4. Cooper C. The crippling consequences of fractures and their impact on quality of life. Am J Med. 1997; 103:12S-9.
5. Silverman SL. The clinical consequences of vertebral compression fracture. Bone. 1992; 13(Suppl 2):S27-31.
6. Freedman KB, Kaplan FS, Bilker WB et al. Treatment of osteoporosis: are physicians missing an opportunity? J Bone Joint Surg Am. 2000; 82-A:1063-70.
7. Nguyen TV, Center JR, Eisman JA. Osteoporosis: underrated, underdiagnosed and undertreated. Med J Aust. 2004; 180(5 Suppl):S18-22.
8. Watts NB, Adler RA, Bilezikian JP et al. Osteoporosis in men: an Endocrine Society clinical practice guideline. J Clin Endocrinol Metab. 2012; 97:1802-22.
9. Feldstein A, Elmer PJ, Orwoll E et al. Bone mineral density measurement and treatment for osteoporosis in older individuals with fractures: a gap in evidence-based practice guideline implementation. Arch Intern Med. 2003; 163:2165-72.
10. Moreira LD, Oliveira ML, Lirani-Galvão AP et al. Physical exercise and osteoporosis: effects of different types of exercises on bone and physical function of postmenopausal women. Arq Bras Endocrinol Metabol. 2014; 58:514-22.
11. Troy KL, Mancuso ME, Butler TA et al. Exercise early and often: effects of physical activity and exercise on Women's Bone Health. Int J Environ Res Public Health. 2018; 15 pii: E878.
12. LaMonte MJ, Wactawski-Wende J, Larson JC et al. Association of physical activity and fracture risk among postmenopausal women. JAMA Netw Open. 2019; 2:e1914084.
13. Brooke-Wavell K, Skelton DA et al. Strong, steady and straight: UK consensus statement on physical activity and exercise for osteoporosis. Br J Sports Med. 2022; 56(15):837.
14. Eastell R, Rosen CJ, Black DM et al. Pharmacological management of osteoporosis in postmenopausal women: An Endocrine Society clinical practice guideline. J Clin Endocrinol Metab. 2019; 104: 1-28.
15. Compston JE, McClung MR, Leslie WD. Osteoporosis. Lancet 2019; 393:364-76.
16. Ross AC, Manson JE, Abrams SA et al. The 2011 report on dietary reference intakes for calcium and vitamin D from the Institute of Medicine: what clinicians need to know. J Clin Endocrinol Metab. 2011; 96:53-8.
17. International Osteoporosis Foundation. Invest in your bones. Bone Appétit – the role of food and nutrition in building and maintaining strong bones. 2006. Disponível em: www.iofbonehealth.org/publications/bone-appetit.html.
18. Bolland MJ, Avenell A, Baron JA et al. Effect of calcium supplements on risk of myocardial infarction and cardiovascular events: meta-analysis. BMJ. 2010; 341:c3691.
19. Wang L, Manson JE, Sesso HD. Calcium intake and risk of cardiovascular disease: a review of prospective studies and randomized clinical trials. Am J Cardiovasc Drugs. 2012; 12:105-16.
20. Harvey NC, D'Angelo S, Paccou J et al. Calcium and vitamin D supplementation are not associated with risk of incident ischemic cardiac events or death: findings from the UK biobank cohort. J Bone Miner Res. 2018; 33:803.
21. Zixin Qiu, Qi Lu, Zhenzhen Wan et al. Associations of habitual calcium supplementation with risk of cardiovascular disease and mortality in individuals with and without diabetes. Diabetes Care. 2024; 47:199-207.
22. Xiao Q, Murphy RA, Houston DK et al. Dietary and supplemental calcium intake and cardiovascular disease mortality: the National Institutes of Health-AARP diet and health study. JAMA Intern Med. 2013; 173:639.
23. Van Hemelrijck M, Michaelsson K, Linseisen J et al. Calcium intake and serum concentration in relation to risk of cardiovascular death in NHANES III. PLoS One. 2013; 8:e61037.
24. Li K, Kaaks R, Linseisen J et al. Associations of dietary calcium intake and calcium supplementation with myocardial infarction and stroke risk and overall cardiovascular mortality in the Heidelberg cohort of the European Prospective Investigation into Cancer and Nutrition study (EPIC-Heidelberg). Heart. 2012; 98:920.
25. Khan B, Nowson CA, Daly RM et al. Higher dietary calcium intakes are associated with reduced risks of fractures, cardiovascular events, and mortality: A prospective cohort study of older men and women. J Bone Miner Res 2015; 30:1758-66.
26. Moreira-Pfrimer LD, Pedrosa MA, Teixeira L et al. Treatment of vitamin D deficiency increases lower limb muscle strength in institutionalized older people independently of regular physical activity: a randomized double-blind controlled trial. Ann Nutr Metab. 2009; 54:291-300.
27. Moreira CA, Ferreira CEDS, Madeira M et al. Reference values of 25-hydroxyvitamin D revisited: a position statement from the Brazilian Society of Endocrinology and Metabolism (SBEM) and the Brazilian Society of Clinical Pathology/Laboratory Medicine (SBPC). Arch Endocrinol Metab. 2020; 64:462-478. Erratum in: Arch Endocrinol Metab. 2020; 64:636.
28. Maeda SS, Borba VZC, Camargo MBR et al. Recomendações da Sociedade Brasileira de Endocrinologia e Metabologia (SBEM) para o diagnóstico e tratamento da hipovitaminose D. Arq Bras Endocrinol Metab. 2014; 58:411-33.
29. Sanders KM, Stuart AL, Williamson EJ et al. Annual high-dose oral vitamin D and falls and fractures in older women: a randomized controlled trial. JAMA. 2010; 303:1815-22.
30. Bischoff-Ferrari HA, Dawson-Hughes B, Orav EJ et al. Monthly high-dose vitamin D treatment for the prevention of functional decline: a randomized clinical trial. JAMA Intern Med. 2016; 176:175-83.
31. Giustina A, Bilezikian JP, Adler RA et al. Consensus statement on vitamin D status assessment and supplementation: whys, whens, and hows. Endocr Rev. 2024; 27:bnae009.
32. Vieth R. Vitamin D supplementation: cholecalciferol, calcifediol, and calcitriol. Eur J Clin Nutr. 2020; 74:1493-7.
33. Bilek LD, Flores LE, Waltman N et al. FRI681 OsteoboostTm is effective in preserving bone strength and density of the spine in women with low bone mass. J Endocr Soc. 2023; 7(Suppl 1):bvad114.449.
34. Rosen, HN, Lewiecki, M. Overview of the management of low bone mass and osteoporosis in postmenopausal women. In: UpToDate, Post TW (Ed.), UpToDate, Waltham, MA. Acesso em 19 de abril de 2024.
35. Cosman F, de Beur SJ, LeBoff MS et al.; National Osteoporosis Foundation. Clinician's guide to prevention and treatment of osteoporosis. Osteoporos Int. 2014; 25:2359-81.
36. Albergaria BH, Zerbini CAF, Szejnfeld VL et al. An updated hip fracture incidence rate for Brazil: the Brazilian Validation Osteoporosis Study (BRAVOS). Arch Osteoporos. 2022; 17(1):90.
37. Albergaria BH, Zerbini CAF, Lazaretti-Castro M et al. A new FRAX model for Brazil. Arch Osteoporos. 2023; 18:144.
38. Fuggle N, Al-Daghri N, Bock O et al. Novel formulations of oral bisphosphonates in the treatment of osteoporosis. Aging Clin Exp Res. 2022; 34:2625-34.
39. Russell RG, Watts NB, Ebetino FH, Rogers MJ. Mechanisms of action of bisphosphonates: similarities and differences and their potential influence on clinical efficacy. Osteoporos Int. 2008; 19:733-59.
40. Black DM, Cummings SR, Karpf DB et al.; Fracture Intervention Trial Research Group. Randomised trial of effect of alendronate on risk of fracture in women with existing vertebral fractures. Lancet. 1996; 348:1535-41.
41. Harris ST, Watts NB, Genant HK et al. (Vertebral Efficacy With Risedronate Therapy [VERT] Study Group). Effects of risedronate treatment on vertebral and nonvertebral fractures in women with postmenopausal osteoporosis: a randomized controlled trial. JAMA. 1999; 282:1344-52.
42. McClung MR, Geusens P, Miller PD et al. (Hip Intervention Program Study Group). Effect of risedronate on the risk of hip fracture in elderly women. N Engl J Med. 2001; 344:333-40.
43. Chesnut CH III, Skag A, Christiansen C et al. Effects of oral ibandronate administered daily or intermittently on fracture risk in postmenopausal osteoporosis. J Bone Miner Res. 2004; 19:1241-9.
44. Black DM, Delmas PD, Eastell R et al. (HORIZON Pivotal Fracture Trial). Once-yearly zoledronic acid for treatment of postmenopausal osteoporosis. N Engl J Med. 2007; 356:1809-22.
45. Adler RA, El-Hajj Fuleihan G, Bauer DC et al. Managing osteoporosis in patients on long-term bisphosphonate treatment: report of a task force of the American Society for Bone and Mineral Research. J Bone Miner Res. 2016; 31:16-35.
46. Drake MT, Clarke BL, Khosla S. Bisphosphonates: mechanism of action and role in clinical practice. Mayo Clin Proc. 2008; 83:1032-45.
47. Black DM, Geiger EJ, Eastell R et al. Atypical femur fracture risk versus fragility fracture prevention with bisphosphonates. N Engl J Med. 2020; 383:743-53.
48. Madeira M, Rocha AC, Moreira CA et al. Prevention and treatment of oral adverse effects of antiresorptive medications for osteoporosis - a position paper of the Brazilian Society of Endocrinology and Metabolism (SBEM), Brazilian Society of Stomatology and Oral Pathology (Sobep), and Brazilian Association for Bone Evaluation and Osteometabolism (Abrasso). Arch Endocrinol Metab. 2021; 64:664-72.
49. Black DM, Schwartz AV, Ensrud KE et al. Effects of continuing or stopping alendronate after 5 years of treatment: the Fracture Intervention Trial Long-term Extension (FLEX): a randomized trial. JAMA. 2006; 296:2927-38.
50. Black DM, Reid IR, Boonen S et al. The effect of 3 versus 6 years of zoledronic acid treatment of osteoporosis: a randomized extension to the HORIZON-Pivotal Fracture Trial (PFT). J Bone Miner Res. 2012; 27:243-54.
51. Silva AG, Vieira JG, Kunii IS et al. The effects of discontinuing long term alendronate therapy in a clinical practice setting. Arq Bras Endocrinol Metabol. 2011; 55:272-8.
52. Cauley JA, Robbins J, Chen Z et al. Effects of estrogen plus progestin on risk of fracture and bone mineral density: the Women's Health Initiative randomized trial. JAMA. 2003; 290:1729-38.
53. Lindsay R, Gallagher JC, Kleerekoper M et al. Effect of lower doses of conjugated equine estrogens with and without medroxyprogesterone acetate on bone in early postmenopausal women. JAMA. 2002; 287:2668-76.
54. Effects of hormone therapy on bone mineral density: results from the postmenopausal estrogen/progestin interventions (PEPI) trial. The Writing Group for the PEPI. JAMA. 1996; 276:1389-96.

55. Barrionuevo P, Kapoor E, Asi N et al. Efficacy of pharmacological therapies for the prevention of fractures in postmenopausal women: a network meta-analysis. J Clin Endocrinol Metab. 2019; 104:1623-30.
56. Ettinger B, Black DM, Mitlak BH et al.; Multiple Outcomes of Raloxifene Evaluation (MORE) Investigators. Reduction of vertebral fracture risk in postmenopausal women with osteoporosis treated with raloxifene: results from a 3-year randomized clinical trial. JAMA. 1999; 282:637-45. [Erratum, JAMA. 1999; 282:2124.]
57. Siris ES, Harris ST, Eastell R; Continuing Outcomes Relevant to Evista (CORE) Investigators. Skeletal effects of raloxifene after 8 years: results from the continuing outcomes relevant to Evista (CORE) study. J Bone Miner Res. 2005; 20:1514-24.
58. Silverman SL, Chines AA, Kendler DL et al. Sustained efficacy and safety of bazedoxifene in preventing fractures in postmenopausal women with osteoporosis: results of a 5 year, randomized, placebo-controlled study. Osteoporos Int. 2012; 23:351-63.
59. Lindsay R, Gallagher JC, Kagan R et al. Efficacy of tissue-selective estrogen complex of bazedoxifene/conjugated estrogens for osteoporosis prevention in at-risk postmenopausal women. Fertil Steril. 2009; 92:1045-52.
60. Cummings SR, San Martin J, McClung MR et al. Denosumab for prevention of fractures in postmenopausal women with osteoporosis. N Engl J Med. 2009; 361:756-65.
61. Bone HG, Wagman RB, Brandi ML et al. 10 years of denosumab treatment in postmenopausal women with osteoporosis: results from the phase 3 randomised FREEDOM trial and open-label extension. Lancet Diabetes Endocrinol. 2017; 5:513-23.
62. Kendler DL, Roux C, Benhamou CL et al. Effects of denosumab on bone mineral density and bone turnover in postmenopausal women transitioning from alendronate therapy. J Bone Miner Res. 2010; 25:72-81.
63. Bone HG, Bolognese MA, Yuen CK et al. Effects of denosumab treatment and discontinuation on bone mineral density and bone turnover markers in postmenopausal women with low bone mass. J Clin Endocrinol Metab. 2011; 96:972-80.
64. McClung MR, Wagman RB, Miller PD et al. Observations following discontinuation of long-term denosumab therapy. Osteoporos Int. 2017; 281723-32.
65. Cummings SR, Ferrari S, Eastell R et al. Vertebral fractures after discontinuation of denosumab: a post hoc analysis of the randomized placebo-controlled FREEDOM Trial and Its Extension. J Bone Miner Res. 2018; 33:190-8.
66. Tsourdi E, Zillikens MC, Meier C et al. Fracture risk and management of discontinuation of denosumab therapy: a systematic review and position statement by ECTS. J Clin Endocrinol Metab 2021; 106:264-81.
67. Leder BZ, Tsai JN, Uihlein AV et al. Denosumab and teriparatide transitions in postmenopausal osteoporosis (the DATA-Switch study): extension of a randomised controlled trial. Lancet. 2015; 386:1147-55.
68. Neer RM, Arnaud CD, Zanchetta JR et al. Effect of parathyroid hormone (1-34) on fractures and bone mineral density in postmenopausal women with osteoporosis. N Engl J Med. 2001; 344:1434-41.
69. Saag KG, Shane E, Boonen S Teriparatide or alendronate in glucocorticoid-induced osteoporosis. N Engl J Med. 2007; 357:2028.
70. Vahle JL, Sato M, Long GG et al. Skeletal changes in rats given daily subcutaneous injections of recombinant human parathyroid hormone (1-34) for 2 years and relevance to human safety. Toxicol Pathol. 2002; 30:312-21.
71. Gilsenan A, Midkiff K, Harris D et al. Teriparatide did not increase adult osteosarcoma incidence in a 15-year US postmarketing surveillance study. J Bone Miner Res. 2021; 36:244-51.
72. Miller PD, Lewiecki EM, Krohn K et al. Teriparatide: label changes and identifying patients for long-term use. Cleve Clin J Med. 2021; 88:489-93.
73. Black DM, Bilezikian JP, Ensrud KE et al. (PaTH Study Investigators). One year of alendronate after one year of parathyroid hormone (1-84) for osteoporosis. N Engl J Med. 2005; 353:555-65.
74. Black DM, Greenspan SL, Ensrud KE et al. The effects of parathyroid hormone and alendronate alone or in combination in postmenopausal osteoporosis. N Engl J Med. 2003; 349:1207-15.
75. Ettinger B, San Martin J, Crans G et al. Differential effects of teriparatide on BMD after treatment with raloxifene or alendronate. J Bone Miner Res. 2004; 19:745-51.
76. Lima GA, Paranhos Neto F de P, Pereira GRM et al. Osteoporosis management in patient with renal function impairment.Arq Bras Endocrinol Metabol. 2014; 58:530-9.
77. Canalis E. Novel anabolic treatments for osteoporosis. Eur J Endocrinol. 2018; 178: R33-R44.
78. McClung MR, Grauer A, Boonen S et al. Romosozumab in postmenopausal women with low bone mineral density. N Engl J Med. 2014; 370:412-20.
79. Genant HK, Engelke K, Bolognese MA et al. Effects of Romosozumab compared with teriparatide on bone density and mass at the spine and hip in postmenopausal women with low bone mass. J Bone Miner Res. 2017; 32:181-7.
80. Cosman F, Crittenden DB, Adachi JD et al. Romosozumab treatment in postmenopausal women with osteoporosis. N Engl J Med. 2016; 375:1532-43.
81. Lewiecki EM, Dinavahi RV, Lazaretti-Castro M et al. One year of romosozumab followed by two years of denosumab maintains fracture risk reductions: results of the FRAME extension study. J Bone Miner Res. 2019; 34:419-28.
82. Saag KG, Petersen J, Brandi ML et al. Romosozumab or alendronate for fracture prevention in women with osteoporosis. N Engl J Med. 2017; 377:1417-27.
83. Miller PD, Hattersley G, Riis BJ et al.; ACTIVE Study Investigators. Effect of abaloparatide vs placebo on new vertebral fractures in postmenopausal women with osteoporosis: A randomized clinical trial. JAMA. 2016; 316:722-33.
84. Protocolo Clínico e Diretrizes Terapêuticas (PDCT) da Osteoporose. Disponível em: PCDT Osteoporose (www.gov.br). Acesso em: 01/05/2024.
85. Shoback D, Rosen CJ, Dennis M et al. Pharmacological management of osteoporosis in postmenopausal women: an endocrine society guideline update. J Clin Endocrinol Metab. 2020; 105 pii: dgaa048.
86. Camacho PM, Petak SM, Binkley N et al. American Association of Clinical Endocrinologists/American College of Endocrinology Clinical Practice Guidelines for the diagnosis and treatment of postmenopausal osteoporosis-2020 update. Endocr Pract. 2020; 26:1-46.
87. Cosman F, Eriksen EF, Recknor C et al. Effects of intravenous zoledronic acid plus subcutaneous teriparatide [rhPTH(1-34)] in postmenopausal osteoporosis. J BoneMiner Res. 2011; 26:503-11.
88. Deal C, Omizo M, Schwartz EN et al. Combination teriparatide and raloxifene therapy for postmenopausal osteoporosis: results from a 6-month double-blind placebo-controlled trial. J Bone Miner Res. 2005; 20:1905-11.
89. Leder BZ, Tsai JN, Uihlein AV et al. Two years of denosumab and teriparatide administration in postmenopausal women with osteoporosis (The DATA Extension Study): a randomized controlled trial. J Clin Endocrinol Metab. 2014; 99:1694-700.
90. Tsai JN, Uihlein AV, Burnett-Bowie SA et al. Comparative effects of teriparatide, denosumab, and combination therapy on peripheral compartmental bone density, microarchitecture, and estimated strength: the DATA-HRpQCT Study. J Bone Miner Res. 2015; 30:39-45.
91. Lewiecki EM, Czerwinski E, Recknor C et al. Efficacy and safety of transdermal abaloparatide in postmenopausal women with osteoporosis: A randomized study. J Bone Miner Res. 2023; 38:1404.
92. Salari N, Ghasemi H, Mohammadi L et al. The global prevalence of osteoporosis in the world: a comprehensive systematic review and meta-analysis. J Orthop Surg Res. 2021; 16:1-20.
93. Vilaca T, Eastell R, Schini M. Osteoporosis in men. Lancet Diabetes Endocrinol. 2022; 10:273-283.
94. Pinheiro MM, Ciconelli RM, Jacques Nde O et al. The burden of osteoporosis in Brazil: regional data from fractures in adult men and women--the Brazilian Osteoporosis Study (BRAZOS). Rev Bras Reumatol. 2010; 50:113-27.
95. Jiang HX, Majumdar SR, Dick DA et al. Development and initial validation of a risk score for predicting in-hospital and 1-year mortality in patients with hip fractures. J Bone Miner Res 2005; 20:494-500.
96. Vondracek SF, Hansen LB. Current approaches to the management of osteoporosis in men. Am J Health Syst Pharm. 2004; 61:1801-11.
97. Rinonapoli G, Ruggiero C, Meccariello L et al. Osteoporosis in men: a review of an underestimated bone condition. Int J Mol Sci. 2021; 22:2105.
98. Loures MAR, Zerbini CAF, Danowski JS. Guidelines of the Brazilian Society of Rheumatology for the diagnosis and treatment of osteoporosis in men. Rev Bras Reumatol Engl Ed. 2017; 57(Suppl 2):497-514.
99. Shuhart C, Cheung A, Gill R et al. Executive Summary of the 2023 Adult Position Development Conference of the International Society for Clinical Densitometry: DXA Reporting, Follow-up BMD Testing and Trabecular Bone Score Application and Reporting. J Clin Densitom. 2024; 27:101435.
100. Fuggle NR, Beaudart C, Bruyère O et al. Evidence-based guideline for the management of osteoporosis in men. Nat Rev Rheumatol. 2024; 20:241-51.
101. Snyder PJ, Kopperdahl DL, Stephens-Shields AJ et al. Effect of testosterone treatment on volumetric bone density and strength in older men with low testosterone: A controlled clinical trial. JAMA Intern Med. 2017; 177:471-9.
102. Ng Tang Fui M, Hoermann R, Bracken K et al. Effect of testosterone treatment on bone microarchitecture and bone mineral density in men: a 2-year RCT. J Clin Endocrinol Metab 2021; 106:e3143-e3158.
103. Snyder PJ, Bauer DC, Ellenberg SS et al. Testosterone treatment and fractures in men with hypogonadism. N Engl J Med 2024; 390:203-11.
104. Beaudart C, Demonceau C, Sabico S et al. Efficacy of osteoporosis pharmacological treatments in men: a systematic review and meta-analysis. Aging Clin Exp Res. 2023; 35:1789-806.
105. Nayak S, Greenspan SL. Osteoporosis treatment efficacy for men: a systematic review and meta-analysis. J Am Geriatr Soc. 2017; 65:490-5.
106. Orwoll E, Teglbjærg CS, Langdahl BL et al. A randomized, placebo-controlled study of the effects of denosumab for the treatment of men with low bone mineral density. J Clin Endocrinol Metab. 2012; 97:3161-9.
107. Langdahl BL, Teglbjærg CS, Ho PR et al. A 24-month study evaluating the efficacy and safety of denosumab for the treatment of men with low bone mineral density: results from the ADAMO trial. J Clin Endocrinol Metab. 2015; 100:1335-42.
108. Kaufman JM, Orwoll E, Goemaere S et al. Teriparatide effects on vertebral fractures and bone mineral density in men with osteoporosis: treatment and discontinuation of therapy. Osteoporos Int 2005; 16:510-16.
109. Lewiecki EM, Blicharski T, Goemaere S et al. A phase 3 randomized placebo-controlled trial to evaluate efficacy and safety of romosozumab in men with osteoporosis. J Clin Endocrinol Metab. 2018; 103:3183-9.

CAPÍTULO

88

Osteoporose Induzida por Glicocorticoides: Prevenção e Tratamento

Victória Zeghbi Cochenski Borba ▪ Tatiana Munhoz da Rocha Lemos Costa ▪ Leticia Marinho Del Corso ▪ Carolina Aguiar Moreira

INTRODUÇÃO

Os glicocorticoides (GC) são medicamentos muito utilizados na prática clínica para uma grande variedade de doenças, principalmente pelo seu potente efeito anti-inflamatório e imunossupressor. Estima-se que 1% da população adulta e 3% da população com idade superior a 50 anos de idade usem GC, sendo esse percentual ainda maior (5,2%) entre os indivíduos acima de 80 anos de idade.[1,2]

A osteoporose induzida por glicocorticoides (OIG) é a forma mais comum de osteoporose secundária. A exposição aos GC resulta em perda óssea e deterioração da microarquitetura do esqueleto, levando a um risco aumentado de fraturas.[3-5] O risco de fraturas aumenta com a idade, a dose e o tempo de uso dos GC. Além disso, em muitas situações, as doenças de base também apresentam efeito negativo no esqueleto. Paradoxalmente, em algumas situações, como em algumas doenças inflamatórias sistêmicas, os GC podem ter um efeito "poupador ósseo", especialmente se não forem usados em doses muito elevadas, devido ao seu efeito anti-inflamatório e ao controle da doença de base.[6,7]

Recomendações para prevenção e tratamento da OIG foram estabelecidas por especialistas representantes de organizações científicas e publicadas com o objetivo de sintetizar as evidências sobre o manejo da doença.

Neste capítulo, apresentaremos as recomendações mais recentes do American College of Rheumatology (ACR) para prevenção e tratamento da OIG e do *Guideline* Latino-Americano.[8,9]

FISIOLOGIA DA REMODELAÇÃO ÓSSEA

A qualidade e a massa óssea são mantidas por um processo fisiológico contínuo de remodelação, por meio do qual o esqueleto se adapta às alterações funcionais, mecânicas e às demandas metabólicas. As células envolvidas nesse processo de remodelação óssea são os osteócitos, os osteoblastos e os osteoclastos.[10] Os osteoblastos são derivados de células mesenquimais e produzem a matriz óssea colagenosa, onde ocorrerá a mineralização óssea, além da produção de outras proteínas, como a osteocalcina, importante na composição do osteoide. Os osteócitos são osteoblastos maduros e diferenciados com função sensorial, que identificam as lesões no tecido ósseo, os *microcrackers*, e que, por meio de seus dendritos, são responsáveis pela reparação do tecido lesado. Já os osteoclastos são células de origem hematopoética que têm como função a reabsorção óssea. Várias citocinas estão envolvidas no processo de osteoclastogênese e na reabsorção óssea – entre elas, o ligante do receptor nuclear fator kappa B (RANKL), ao qual a osteoprotegerina (OPG) se liga, inibindo a ação do RANKL. Tanto a OPG como o RANKL são produzidos pelos osteoblastos, o que corrobora a comunicação existente entre as células e a função de "regente" que o osteoblasto apresenta nesse processo cíclico de remodelação óssea. Os estrogênios estimulam a produção de OPG, enquanto os GC e o paratormônio (PTH) a inibem.[11]

AÇÃO MOLECULAR DOS GLICOCORTICOIDES

Os GC exercem suas ações biológicas principalmente via mecanismos genômicos usando o receptor de glicocorticoides (RGC). Existem duas isoformas do receptor do GC, α e β, sendo a isoforma α mais abundantemente expressa. O RGCα modifica a expressão gênica por meio de múltiplos mecanismos, entre eles a "transativação", sugerida como responsável pelos efeitos adversos dos GC, e a "transrepressão", que inibe os mediadores inflamatórios, dando aos GC o efeito anti-inflamatório.[12-14]

As células do sistema esquelético – osteoblastos, osteoclastos e osteócitos – expressam os RGC, assim como as enzimas modificadoras de GC, responsáveis por determinar a suscetibilidade aos efeitos glicocorticoides.[13,14]

EFEITOS DOS GLICOCORTICOIDES NO TECIDO ÓSSEO

Muitos são os efeitos diretos e indiretos dos GC sobre o esqueleto e o metabolismo ósseo (Quadro 88.1 e Figuras 88.1 e 88.2). Os GC interferem na diferenciação dos osteoblastos atuando na medula óssea, estimulando maior formação de células da linhagem adipocitária em relação às células de linhagem osteoblástica.[12] Os GC também reduzem a função dos osteoblastos e aumentam a apoptose dessas células.[13,14] Esses efeitos resultam em uma redução significativa da formação óssea e também da capacidade do tecido em reagir frente às microlesões ou *microcrackers*, em virtude da perda dos osteócitos, e piora da circulação canalicular, o que tem sido relacionado com diminuição da resistência e aumento da fragilidade óssea. A redução da percepção de força mecânica aplicada sobre o osso leva à secreção aumentada de esclerostina pelos osteócitos, o que cursa com efeito inibitório sobre a formação óssea.

Os GC aumentam a sobrevida dos osteoclastos por meio de uma ação estimuladora sobre o RANKL e supressora sobre a OPG.[15] Embora isso leve a um aumento da reabsorção óssea, o principal mecanismo do efeito deletério dos GC no tecido ósseo é a diminuição da formação óssea.

Adicionalmente, os GC induzem efeitos indiretos sobre o metabolismo ósseo, como a inibição da reabsorção de cálcio no trato gastrintestinal e a inibição da reabsorção de cálcio no túbulo renal. Ambos os efeitos podem levar a redução do cálcio sérico e aumento compensatório do PTH, levando a um estado de hiperparatireoidismo secundário. Uma ação dos GC influenciando a mineralização óssea por um mecanismo de transrepressão da osteocalcina e do colágeno I tem sido relatada.[16] Os GC também influenciam primariamente os fatores de crescimento similares à insulina (IGF), apresentando uma ação supressora sobre a transcrição gênica do IGF-1, o qual contribui para a diminuição da formação óssea.[3,17] Os GC levam a aumento de proteólise e redução da miogênese, provocando perda de massa e força musculares. Adicionalmente, os GC podem ter um efeito supressivo sobre a função gonadal em homens e mulheres, o que leva a um impacto negativo na massa óssea.[3]

Quadro 88.1 Principais mecanismos fisiopatológicos envolvidos na osteoporose induzida por glicocorticoides.

Osteoblastos
- Redução da osteoblastogênese
- Aumento da apoptose
- Alteração na função dos osteoblastos – formação óssea
- Aumento de DKK1, levando a redução da expressão de osteoprotegerina pelos osteoblastos e impacto negativo na formação óssea
- Ação sobre genes relacionados com a via de sinalização *Wingless* (WNT): em doses altas, inibe a via de sinalização WNT intracelular, resultando em supressão da diferenciação dos osteoblastos

Osteoclastos
- Aumento da expressão de RANKL e maior ativação dos osteoclastos
- Aumento da osteoclastogênese e da sobrevida dos osteoclastos, com aumento da reabsorção óssea
- Supressão de osteoprotegerina

Osteócitos
- Aumento da apoptose dos osteócitos

DKK1: homólogo Dickkopf 1; RANKL: ligante do receptor nuclear fator kappa B. (Adaptado Humphrey et al., 2023.[8])

EPIDEMIOLOGIA

Existe uma relação bem-definida entre a terapia com GC e o risco de fraturas.[18] Estima-se que as fraturas possam ocorrer em 30 a 50% dos pacientes que se encontram em uso crônico de GC.[16] As fraturas induzidas pelos GC podem ocorrer no início do tratamento e acometem mais frequentemente o osso trabecular.[15]

A maior taxa de perda óssea ocorre nos primeiros 3 a 6 meses de tratamento com GC, devida à ativação precoce dos osteoclastos seguida pela diminuição da proliferação de osteoblastos e aumento da apoptose de osteoblastos e osteócitos.[19] Quase 20% dos pacientes em uso de GC sofrerão uma fratura patológica dentro dos primeiros 12 meses de tratamento.[20,21] Tais fraturas podem ser assintomáticas e muitas vezes ocorrem na vigência de uma densidade mineral óssea (DMO) normal, indicando, portanto, que a DMO pode subestimar o risco de fraturas nesses pacientes.[18]

Entre os fatores mais importantes que influenciam a ocorrência de fraturas estão: o padrão de uso dos GC, a duração da exposição e a dose utilizada. Doses GC $\geq$ 2,5 mg/dia aumentam o risco de fraturas de coluna e quadril; e $<$ 2,5 mg/dia, as de coluna. Durante terapia com GC via oral, o risco relativo (RR) é de 1,33 para fraturas não vertebrais, 1,6 para fraturas de fêmur, 1,09 para fraturas de antebraço e 2,6 para fraturas vertebrais. No entanto, o efeito nas fraturas é proporcional à dose, ou seja, o RR é maior na vigência de doses mais elevadas. Por exemplo, o RR de fratura de fêmur é de 0,99 com doses equivalentes a 2,5 mg/dia de prednisona, 1,77 com doses de 2,5 a 7,5 mg/dia e 2,27 com doses $>$ 7,5 mg/dia.[22] O mesmo padrão foi observado para as fraturas vertebrais: RR de 1,55 com 2,5 mg/dia, RR de 2,59 com 2,5 a 7,5 mg/dia e RR de 5,18 com doses $>$ 7,5 mg/dℓ.[22]

O impacto dos GC inalatórios e o risco de fraturas têm sido um tema bastante controverso na literatura, com estudos randomizados e controlados mostrando associação do uso de GC inalatórios e perda óssea em pacientes com doença pulmonar obstrutiva crônica (DPOC),[23] porém outros não encontraram tal associação,[24-26] inclusive metanálises de estudos randomizados controlados.[27,28] Por outro lado, metanálises de estudos observacionais encontraram associação do uso de GC e risco de fraturas,[29,30] assim como estudos observacionais encontraram

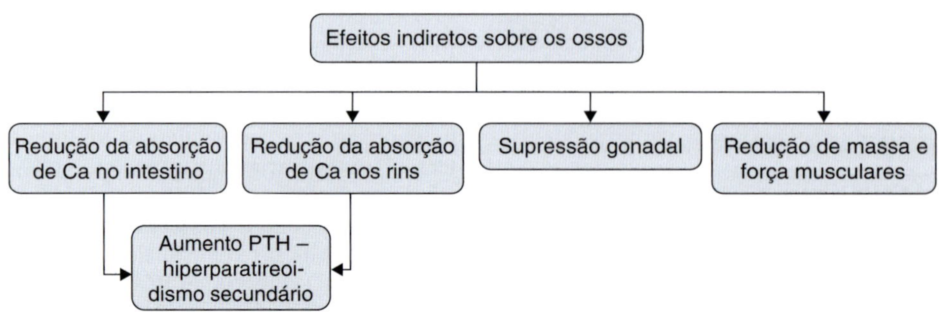

Figura 88.1 Mecanismos indiretos de ação dos glicocorticoides sobre os ossos. Ca: cálcio; PTH: paratormônio.

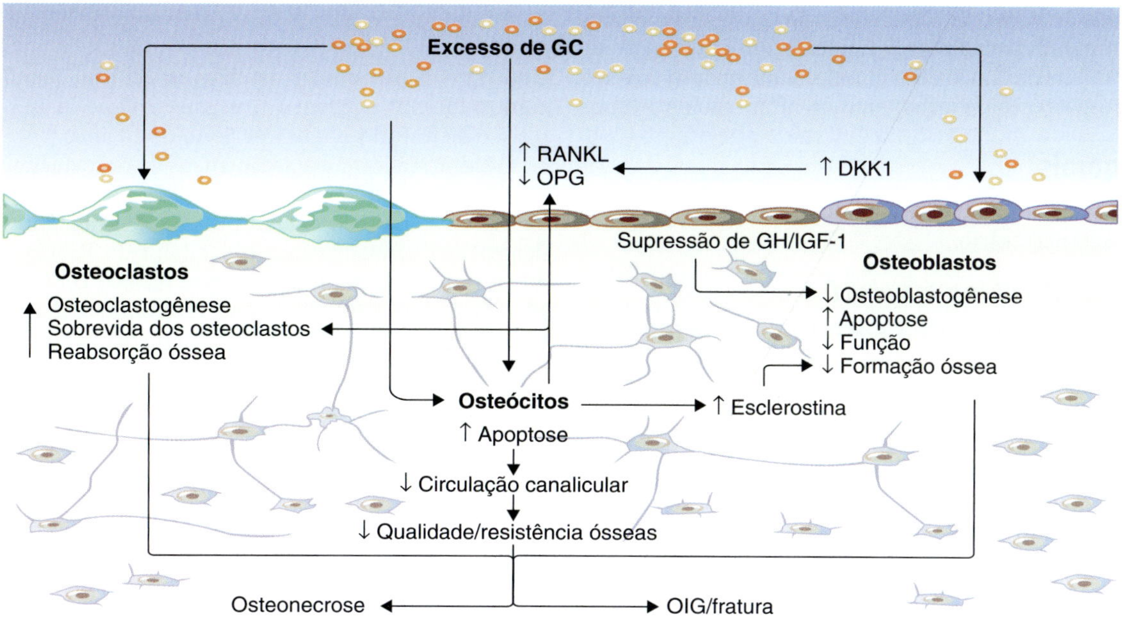

Figura 88.2 Mecanismos diretos de ação dos glicocorticoides (GC) sobre as células ósseas. DKK1: proteína 1 relacionada a Dickkopf; OIG: osteoporose induzida por GC; OPG: osteoprotegerina; RANKL: ligante do receptor nuclear fator kappa beta. (Adaptada de Buckley e Humphrey, 2018.[15])

associação de GC inalatórios e redução de DMO e aumento do risco de fraturas, especialmente nos pacientes tratados com doses altas de GC e por períodos mais longos.[31-37] Gonzalez et al.,[32] por exemplo, observaram que o tratamento com GC inalatório está associado a aumento do risco de fraturas de quadril e de extremidades superiores apenas quando usados por 4 anos ou mais, e em doses altas (1.000 μg/dia de fluticasona ou equivalente), com RR 1,10 (intervalo de confiança [IC] 95% 1,02 a 1,19). Deve-se mencionar que alguns estudos observacionais que não encontraram associação do uso de GC inalatórios com o aumento do risco de fraturas podem ter tido suas avaliações prejudicadas pelo tempo curto de seguimento – 1 a 2,2 anos.[25,38,39]

Um estudo que avaliou o uso de GC inalatório por mais de 2 anos e com dose acumulada elevada (≥ 840.000 μg de beclometasona ou equivalente) encontrou associação desses parâmetros à redução de 0,1 desvio padrão (DP) no T-escore na DMO em colo de fêmur e fêmur total. Longitudinalmente, o uso de doses altas de GC inalatórios (> 124.75 μg/ano) foi associado à redução de 0,02 DP no T-escore de fêmur total. Esse efeito foi estatisticamente significativo, porém relativamente fraco, visto que seriam necessários 50 anos para que houvesse redução de 1 DP na DMO. Contudo, o risco de fratura parece aumentar de modo mais significativo do que a alteração observada na DMO, o que reforça o conceito de que a DMO poderia subestimar o risco de fratura nos usuários de GC.[40]

Outro estudo observacional recente com pacientes asiáticos portadores de DPOC ou asma mostrou que os pacientes que usavam doses moderadas (250 a 500 μg/dia de fluticasona ou equivalente) ou altas (≥ 500 μg/dia de fluticasona ou equivalente) de GC inalatório apresentaram aumento significativo do risco de fraturas, com *hazard ratio* ajustado (HRa) de 1,48 para doses moderadas e HRa de 1,55 para doses altas de GC inalatório.[41]

Pacientes com doenças respiratórias apenas em uso de broncodilatadores também apresentam maior risco de fraturas, provavelmente relacionado com a doença respiratória de base.[42]

O risco aumenta rapidamente após o início do GC e também diminui rapidamente após a suspensão de seu uso, e parte disso pode ser explicado pela associação de miopatia induzida pelos GC, o qual aumenta o risco de quedas. O risco pode não retornar ao basal após cessação do uso quando a dose cumulativa usada foi elevada e suficiente para induzir alterações irreversíveis na microarquitetura óssea.[22]

AVALIAÇÃO DO RISCO DE FRATURAS

Está havendo uma mudança na abordagem da osteoporose, e com a OIG não é diferente. A tendência é de que não se usem apenas os pontos de corte na DMO pela densitometria por emissão de raios X de dupla energia (DXA), mas também as calculadoras de risco, como o FRAX® (*fracture risk assessment tool*), que calcula o risco de fraturas em 10 anos e leva em consideração o uso de GC no cálculo do risco. Ao se adicionar o uso de GC na calculadora FRAX®, o risco gerado é aquele associado ao uso de uma dose de 2,5 a 7,5 mg/dia de prednisolona ou equivalente. Se o indivíduo em questão fizer uso de doses maiores que 7,5 mg/dia, o risco gerado pelo FRAX® deve ser ajustado, ou seja, o risco de fratura maior deve ter o resultado multiplicado por 1,15 (aumento de 15%), e o risco de fratura de fêmur deve ser multiplicado por 1,2 (aumento de 20%).[43] Entretanto mesmo esse ajuste pode não corrigir doses ≥ 30 mg/dia. Uma nova ferramenta dentro da mesma plataforma (FRAX® *Plus*) permite um ajuste mais preciso considerando a dose de GC atual.

No entanto, devemos ressaltar que há limitações do FRAX® e das outras calculadoras no contexto da OIG. O foco no quadril poderia subestimar o risco de fraturas vertebrais, assim como o fato de não levar em consideração a duração e a dose acumulada de GC.

MANEJO

Conscientização

Apesar de a OIG ser uma doença estabelecida e com consequências graves, muitos pacientes em tratamento crônico com GC não são diagnosticados e não recebem orientação e tratamento para prevenção de fraturas. Muitas vezes, os pacientes apresentam sinais de fragilidade óssea e não são tratados adequadamente para a prevenção de uma nova fratura. Consequentemente, há necessidade de maior conscientização por parte dos médicos que prescrevem GC, para que os pacientes façam a prevenção de forma adequada, sejam avaliados corretamente quanto ao risco de osteoporose e recebam tratamento no momento oportuno.

Medidas gerais

O ideal é que a dose do GC seja a mais baixa possível e pelo menor período necessário.

Suplementação de cálcio e vitamina D

O uso de cálcio e vitamina D é essencial na prevenção e no manejo da OIG e deve ser prescrito a todos os pacientes, independentemente da dose e da duração do uso do GC. Segundo as últimas recomendações do ACR, a dose diária de cálcio (ingestão + suplementação) recomendada deve ser entre 1.000 e 1.200 mg para adultos e de 1.000 a 1.300 mg para crianças.[8] A suplementação com vitamina D deve, inicialmente, ser o suficiente para atingir os níveis adequados de 25OH vitamina D (≥ 30 ng/mℓ) e, posteriormente, são recomendadas doses diárias entre 600 e 800 UI de manutenção.[8] Entretanto, como os GC interferem na absorção da vitamina D, doses maiores podem ser necessárias para atingir ou manter os níveis desejáveis de 25OH vitamina D.[44,45] Não há um consenso em relação a qual forma de vitamina D seria a mais adequada – se colecalciferol, calcitriol ou alfacalcidol. Entretanto, a única associação que demonstrou redução significativa do risco de fratura vertebral foi a associação do cálcio com alfacalcidol.[46]

Modificação de estilo de vida

Recomendações de cessar tabagismo, reduzir ingestão de bebida alcoólica e realizar atividades físicas resistidas devem ser feitas a todos os pacientes em uso de GC.

Diagnóstico e monitoramento

A atualização em 2022 da diretriz de prevenção e tratamento de OIG pelo ACR permitiu que fossem realizados fluxogramas de orientação para avaliação, seguimento e tratamento dos pacientes em uso prolongado de GC.[8]

Atualmente, recomenda-se que o manejo baseie-se no risco de fratura individual de cada paciente, avaliado por julgamento clínico e com base em ferramentas específicas, quando indicado, como o FRAX®, que tem sido usado em vários países e que avalia o risco de fraturas em um período de 10 anos.[8,47]

Deve-se realizar a avaliação inicial do risco de fratura de todos os pacientes em uso prolongado de GC ≥ 2,5 mg /dia por mais de 3 meses, o mais precocemente possível, e, idealmente, no máximo dentro dos 6 primeiros meses de tratamento. Para indivíduos com 40 anos de idade ou mais, deve-se realizar o FRAX® e a DXA para avaliar a DMO com VFA (*Vertebral Fracture Assessment*) ou radiografia de coluna. Para pacientes com menos de 40 anos a DXA com VFA ou radiografia de coluna é recomendado, pois o FRAX não é validado nessa população. Para crianças, deve-se realizar a avaliação clínica do risco de fraturas, avaliação de presença de dor lombar e história de fraturas. A avaliação pode ser feita de acordo com o fluxograma da Figura 88.3.[8]

No fluxograma, a avaliação clínica do risco de fratura compreende os detalhes sobre o uso de GC (dose, duração, padrão de uso), presença de outros fatores de risco para osteoporose (história prévia de fratura, tireoidopatia, tabagismo, uso abusivo de álcool, desnutrição, baixo índice de massa corporal [IMC], hipogonadismo, hiperparatireoidismo etc.), avaliação de força muscular e sinais ao exame físico de fraturas não diagnosticadas.[8,16]

Posteriormente, para os pacientes que continuam em uso de GC, deve-se reavaliar o risco de fraturas anualmente, de acordo com o fluxograma da Figura 88.4.

Nos pacientes com mais de 40 anos de idade que não se encontram em tratamento medicamentoso além de cálcio e vitamina D e que estão usando doses muito altas de GC (dose inicial ≥ 30 mg/dia de prednisona ou dose acumulada > 5 g/ano), ou que tiverem antecedente de fraturas, a reavaliação pode ser realizada com menor intervalo.[8,16]

O TBS (*Trabecular Bone Score*) é uma ferramenta útil que aumenta a precisão diagnóstica, mas não é essencial e nem indispensável para pacientes em uso de GC. No entanto, pode ser útil para verificar a deterioração do osso trabecular nesses pacientes, evitando o artefato de variações de gordura na medula óssea da coluna vertebral.[9]

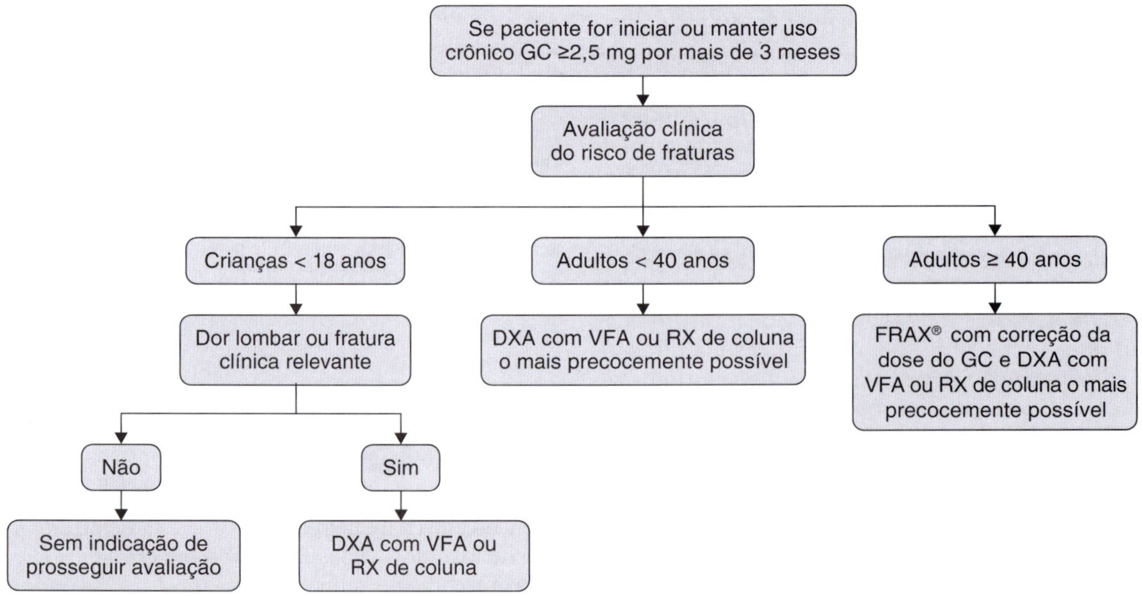

Figura 88.3 Fluxograma para avaliação inicial do risco de fraturas em usuários de glicocorticoide (GC). DXA: densitometria mineral óssea; RX: radiografia; VFA: *Vertebral Fracture Assessment*. (Adaptada de Humphrey et al., 2022.[8])

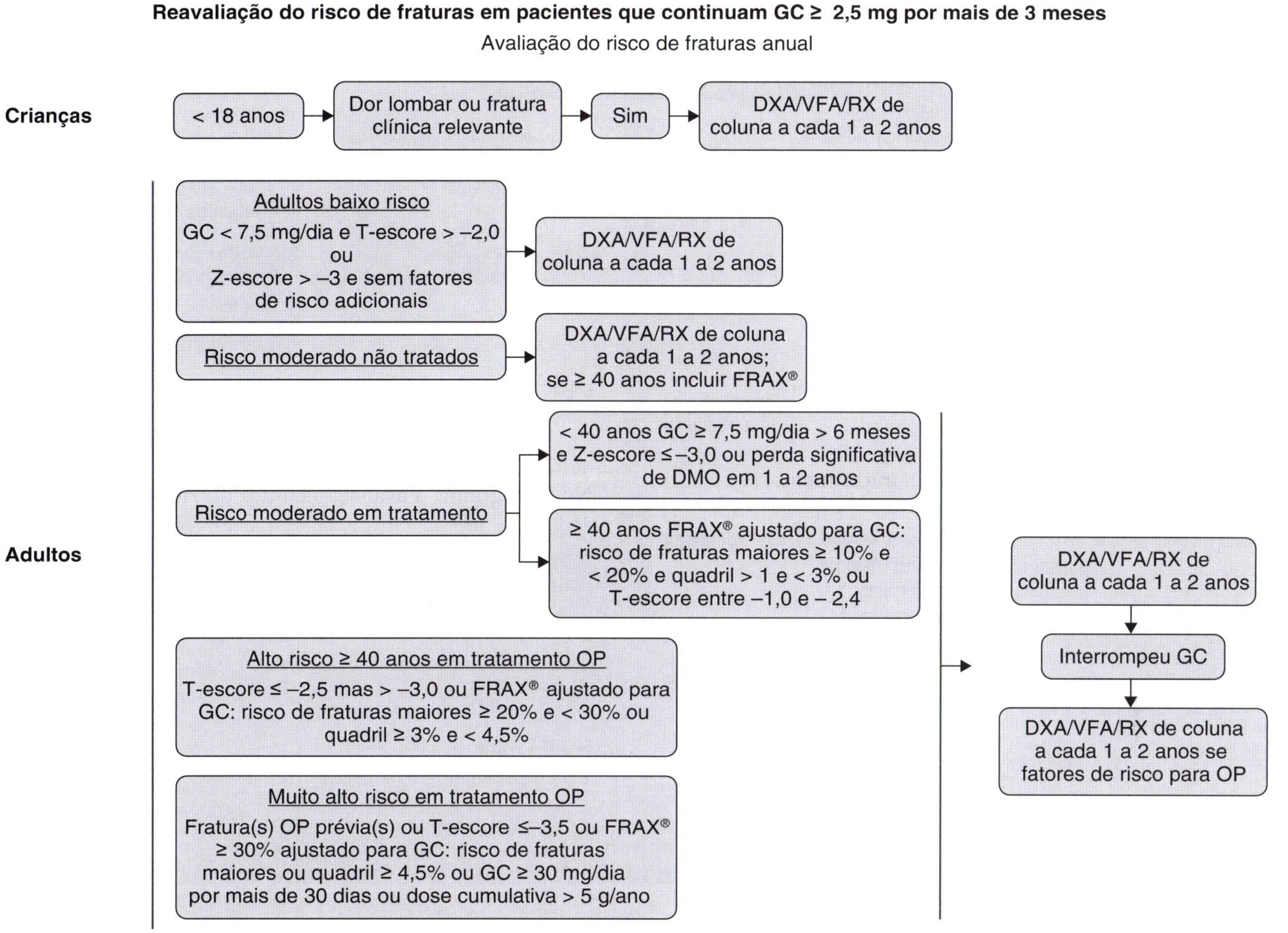

Figura 88.4 Fluxograma para avaliação anual do risco de fraturas e indicação de densitometria mineral óssea (DXA), *Vertebral Fracture Assessment* (VFA) e radiografias (RX), para pacientes em uso de glicocorticoide (GC). OP: osteoporose. (Adaptada de Humphrey et al., 20223.[8])

Tratamento medicamentoso

O critério para o uso de medicações específicas para o tratamento da osteoporose mudou em relação às recomendações de 2001 do ACR, nas quais um T-escore < –1,0 já indicava uso de medicações antiosteoporóticas.[48]

De acordo com as recomendações atuais, o tratamento vai depender do risco de fraturas apresentado pelo paciente.[8,16]

Pacientes com baixo risco de fraturas

Nessa situação, nenhum tratamento específico para osteoporose é recomendado e os pacientes devem receber cálcio, vitamina D e orientações quanto a mudanças no estilo de vida. Os níveis de 25OH vitamina D devem ser mantidos > 30 ng/mℓ.[8,16]

Pacientes com moderado, alto ou muito alto risco de fraturas

Tais pacientes devem receber, além das medidas anteriormente citadas, tratamento específico para osteoporose, que varia de acordo com a idade. Para pacientes com idade < 40 anos, deve-se considerar o tratamento farmacológico nas seguintes situações Z-escore ≤ –3,0 ou perda significativa DMO em 1 a 2 anos e GC ≥ 7,5 mg/dia por ≥ 6 meses (Figura 88.5).[8,14,15] Nos pacientes com idade ≥ 40 anos, recomenda-se tratamento farmacológico na presença de: FRAX® ajustado para GC revelando risco de fraturas maiores ≥ 10 e < 20% e de quadril ≥ 1 e < 3% ou T-escore entre –1,0 e –2,4 (ver Figura 88.5).[8,14,15]

Escolha da medicação

O fluxograma ilustrado na Figura 88.5 mostra as orientações do tratamento.

Se houver falha do tratamento (ocorrência de fratura após 18 meses de uso de bisfosfonato oral ou redução da DMO ≥ 10%/ano), recomenda-se a troca de classe de medicação (teriparatida ou denosumabe) ou a troca para um bisfosfonato intravenoso (se houver suspeita de falha na absorção ou aderência ao bisfosfonato oral).[8,16]

Se o paciente mantiver um risco moderado ou alto de fraturas após terapia com bisfosfonato oral por 5 anos, sugere-se que o tratamento seja continuado até completar 7 a 10 anos, ou seja trocado por bisfosfonato intravenoso ou, ainda, que seja feita a troca de classe de medicação (teriparatida ou denosumabe por exemplo).[8,16]

Existe receio com relação ao uso de bisfosfonatos em mulheres em idade reprodutiva, pois eles cruzam a barreira placentária, e os efeitos desta classe terapêutica sobre o esqueleto do feto não são bem conhecidos.[49,50] O painel da American Society of Bone and Mineral Research (ASBMR) recomenda considerar a teriparatida como alternativa para mulheres que planejem engravidar.[50] Nesse sentido, o denosumabe, por apresentar meia-vida mais curta (6 meses) do que os bisfosfonatos, poderia também ser indicado para essas mulheres.[51]

Uma vez que não há muitas informações de segurança para o tratamento da osteoporose durante a gestação, recomenda-se somente o uso de cálcio e vitamina D nessa população.[49,50]

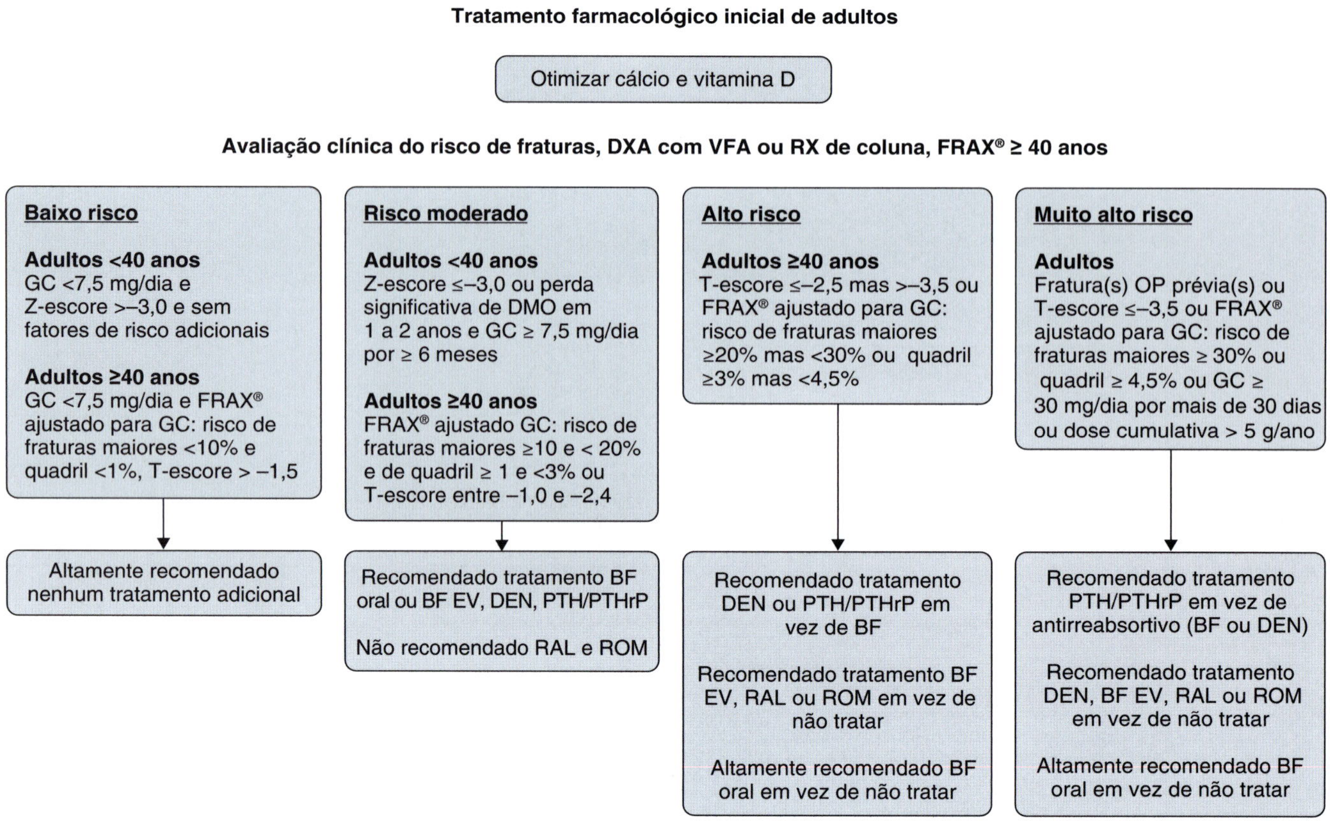

Figura 88.5 Fluxograma para orientação de tratamento de pacientes em uso de glicocorticoide (GC). BF: bisfosfonatos; EV: via endovenosa; DEN: denosumabe; DMO: densidade mineral óssea; OP: osteoporose; PTH/PTHrP: hormônio da paratireoide/proteína relacionada ao paratormônio; RAL: raloxifeno; ROM: romozosumabe. (Adaptada de Humprhey et al., 2023.[8])

Há uma preocupação com relação ao uso prolongado de bisfosfonatos em usuários crônicos de GC, pelo fato de estes pacientes serem mais suscetíveis aos efeitos adversos graves dos bisfosfonatos, como osteonecrose de mandíbula e fraturas atípicas.[52,53] Também há estudos recentes que compararam o uso de risedronato com denosumabe, e este último mostrou maior ganho na DMO tanto em coluna como em fêmur, mostrando-se uma boa alternativa para o tratamento da OIG.[54] Uma metanálise recente mostrou que o denosumabe foi superior no ganho de DMO na coluna lombar e no rádio aos bisfosfonatos em pacientes com OIG.[55] Em um trabalho com pacientes com diagnóstico de artrite reumatoide em uso de GC o romozosumabe teve eficácia semelhante ao denosumabe no ganho de massa óssea.[56]

Caso o uso dos GC seja descontinuado e o paciente esteja em tratamento medicamentoso para osteoporose, a suspensão do tratamento deve ser feita se o risco de fratura for avaliado como baixo. Caso contrário, deve-se completar o tratamento ou continuá-lo até que o risco de fratura seja classificado como baixo.[16]

Embora seja considerada por várias diretrizes como a primeira opção terapêutica para a OIG, o uso do alendronato apresenta limitações. Nesse contexto, existem evidências crescentes de que o uso da teriparatida deve ser considerada inclusive como tratamento de primeira linha para a OIG, uma vez que, em alguns estudos, ele se mostrou superior ao alendronato, tanto com relação a ganho de massa óssea quanto à redução do risco de fraturas vertebrais.[57,58] Ademais, por ser uma medicação anabólica, ela atua diretamente no mecanismo fisiopatológico da OIG, que é a redução da formação óssea.[59,60] Em pacientes de alto e muito alto risco é recomendada como primeira opção. Existem evidências de redução de fraturas com PTHrP, denosumabe, raloxifeno e romozosumabe na população em geral, porém ainda não demonstradas em pacientes com OIG.

As medicações PTH/PTHrP, denosumabe e romozosumabe exigem uma terapia sequencial, conforme mostrado na Figura 88.6.

A *guideline* Latino-Americano® recomenda tratamento medicamentoso para: pacientes com história de fraturas; moderado a alto risco de fraturas pelo FRAX® e pacientes com baixa DMO (T-escore coluna lombar ou fêmur < –2,5 acima de 40 anos ou Z-escore < –3,0 abaixo de 40 anos, uma rápida perda de massa óssea > 10% em 1 ano ou uso de GC > 7,5 mg/dia por mais de 6 meses). A mesma *guideline* recomenda que pacientes com história prévia de fraturas e T-escore <–3,0 preferencialmente sejam tratados com teriparatida, denosumabe e ácido zoledrônico.[9]

Resumo

A osteoporose induzida por glicocorticoides é uma doença frequente que apresenta elevada incidência de fraturas. Por isso, medidas preventivas devem ser tomadas desde o início da corticoterapia, e os pacientes devem ser alertados para os riscos da doença. A prevenção inclui mudanças de estilo de vida, atuando nos fatores de risco para osteoporose até o uso de medicações tradicionalmente usadas para o tratamento da osteoporose (bisfosfonatos, teriparatida, denosumabe e romozosumabe), dependendo do risco individual de fraturas estabelecido. Níveis séricos adequados de vitamina D, bem como ingestão e suplementação de cálcio, são mandatórios em todos os pacientes em uso prolongado de glicocorticoides. Entretanto, várias incertezas ainda permanecem, principalmente com relação ao tempo de tratamento e à segurança dessas medicações a longo prazo.

Recomendação de tratamento sequencial da osteoporose após descontinuação do GC

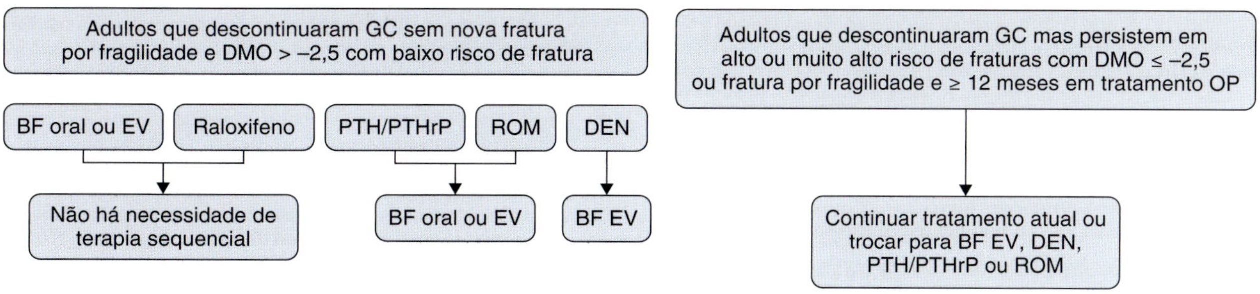

Figura 88.6 Fluxograma para tratamento sequencial da osteoporose (OP) após descontinuação do glicocorticoide (GC). BF: bisfosfonatos; DEN: denosumabe; DMO: densidade mineral óssea; IV: via intravenosa; PTH/PTHrP: hormônio da paratireoide/proteína relacionada ao paratormônio; RAL: raloxifeno; ROM: romozosumabe. (Adaptada de Humphrey et al., 20223.[8])

REFERÊNCIAS BIBLIOGRÁFICAS

1. Kanis JA, Johansson H, Oden A et al. A meta-analysis of prior corticosteroid use and fracture risk. J Bone Miner Res. 2004; 19:893-9.
2. Overman RA, Yeh JY, Deal CL. Prevalence of oral glucocorticoid usage in the United States: a general population perspective. Arthritis Care Res (Hoboken). 2013; 65:294-8.
3. van Staa TP. The pathogenesis, epidemiology and management of glucocorticoid-induced osteoporosis. Calcif Tissue Int. 2006; 79:129-37.
4. Chavassieux PBK, Zerbini C, Pereira RM et al., editors. Bone formation significantly greater in women on strontium ranelate than in those on alendronate after 6 and 12 months of treatment: Histomorphometric analysis from large randomized controlled trial. 2011; International Osteoporose Foundation.
5. Dempster DW. Bone histomorphometry in glucocorticoid-induced osteoporosis. J Bone Miner Res. 1989; 4:137-41.
6. Kirwan JR; The Arthritis and Rheumatism Council Low-Dose Glucocorticoid Study Group. The effect of glucocorticoids on joint destruction in rheumatoid arthritis. N Engl J Med. 1995; 333:142-7.
7. Landewé RB, Boers M, Verhoeven AC et al. COBRA combination therapy in patients with early rheumatoid arthritis: long-term structural benefits of a brief intervention. Arthritis Rheum. 2002; 46:347-56.
8. Humphrey MB, Russell L, Danila MI et al. 2022 American College of Rheumatology guideline for the prevention and treatment of glucocorticoid-induced osteoporosis. Arthritis Rheumatol. 2023; 75:2088-102.
9. Messina OD, Vidal M, Torres JAM et al. Evidence based Latin American Guidelines of clinical practice on prevention, diagnosis, management and treatment of glucocorticoid induced osteoporosis. A 2022 update. Aging Clin Exp Res. 2022; 34:2591-602.
10. Bilezikian JP, Matsumoto T, Bellido T et al. Targeting bone remodeling for the treatment of osteoporosis: summary of the proceedings of an ASBMR workshop. J Bone Miner Res. 2009; 24:373-85.
11. Rauner M, Sipos W, Pietschmann P. Osteoimmunology. Int Arch Allergy Immunol. 2007; 143:31-48.
12. Shi XM, Blair HC, Yang X et al. Tandem repeat of C/EBP binding sites mediates PPARgamma2 gene transcription in glucocorticoid-induced adipocyte differentiation. J Cell Biochem. 2000; 76:518-27.
13. Pereira RC, Delany AM, Canalis E. Effects of cortisol and bone morphogenetic protein-2 on stromal cell differentiation: correlation with CCAAT-enhancer binding protein expression. Bone. 2002; 30:685-91.
14. Weinstein RS, Jilka RL, Parfitt AM et al. Inhibition of osteoblastogenesis and promotion of apoptosis of osteoblasts and osteocytes by glucocorticoids. Potential mechanisms of their deleterious effects on bone. J Clin Invest. 1998; 102:274-82.
15. Buckley L, Humphrey MB. Glucocorticoid-induced osteoporosis. N Engl J Med. 2018; 379:2547-56.
16. Mazziotti G, Giustina A, Canalis E et al. Glucocorticoid-induced osteoporosis: clinical and therapeutic aspects. Arq Bras Endocrinol Metabol. 2007; 51: 1404-12.
17. Canalis E. Mechanisms of glucocorticoid action in bone. Curr Osteoporos Rep. 2005; 3:98-102.
18. van Staa TP, Leufkens HG, Abenhaim L et al. Oral corticosteroids and fracture risk: relationship to daily and cumulative doses. Rheumatology (Oxford). 2000; 39:1383-9.
19. Chen M, Fu W, Xu H, Liu CJ. Pathogenic mechanisms of glucocorticoid-induced osteoporosis. Cytokine Growth Factor Rev. 2023;70:54-66.
20. Buehring B, Viswanathan R, Binkley N et al. Glucocorticoid-induced osteoporosis: An update on effects and management. J Allergy Clin Immunol. 2013; 132:1019-30.
21. Cosman F, de Beur SJ, LeBoff MS et al. Clinician's guide to prevention and treatment of osteoporosis. Osteoporos Int. 2014; 25:2359-81.
22. Van Staa TP, Leufkens HG, Abenhaim L et al. Use of oral corticosteroids and risk of fractures. J Bone Miner Res. 2000; 15:993-1000.
23. Scanlon PD, Connett JE, Wise RA et al. Loss of bone density with inhaled triamcinolone in Lung Health Study II. Am J Respir Crit Care Med. 2004; 170:1302-9.
24. Johnell O, Pauwels R, Lofdahl CG et al. Bone mineral density in patients with chronic obstructive pulmonary disease treated with budesonide Turbuhaler. Eur Respir J. 2002; 19:1058-63.
25. Johannes CB, Schneider GA, Dube TJ et al. The risk of nonvertebral fracture related to inhaled corticosteroid exposure among adults with chronic respiratory disease. Chest. 2005; 127:89-97.
26. Ferguson GT, Calverley PMA, Anderson JA et al. Prevalence and progression of osteoporosis in patients with COPD: results from the TOwards a Revolution in COPD Health study. Chest. 2009; 136:1456-65.
27. Drummond MB, Dasenbrook EC, Pitz MW et al. Inhaled corticosteroids in patients with stable chronic obstructive pulmonary disease: a systematic review and meta-analysis. JAMA. 2008; 300:2407-16.
28. Yang IA, Clarke MS, Sim EH et al. Inhaled corticosteroids for stable chronic obstructive pulmonary disease. Cochrane Database Syst Rev. 2012; 7:CD002991.
29. Weatherall M, James K, Clay J et al. Dose–response relationship for risk of nonvertebral fracture with inhaled corticosteroids. Clin Exp Allergy. 2008; 38:1451-8.
30. Richy F, Bousquet J, Ehrlich GE et al. Inhaled corticosteroids effects on bone in asthmatic and COPD patients: a quantitative systematic review. Osteoporos Int. 2003; 14:179-90.
31. Loke YK, Cavallazzi R, Singh S. Risk of fractures with inhaled corticosteroids in COPD: systematic review and meta-analysis of randomised controlled trials and observational studies. Thorax. 2011; 66:699-708.
32. Gonzalez AV, Coulombe J, Ernst P et al. Long-term use of inhaled corticosteroids in COPD and the risk of fracture. Chest. 2018; 153:321-8.
33. Hubbard R, Tattersfield A, Smith C et al. Use of inhaled corticosteroids and the risk of fracture. Chest. 2006; 130:1082-8.
34. Goncalves PA, Dos Santos Neves R, Neto LV et al. Inhaled glucocorticoids are associated with vertebral fractures in COPD patients. J Bone Miner Metab. 2018; 36:454-61.
35. Hubbard RB, Smith CJ, Smeeth L et al. Inhaled corticosteroids and hip fracture: a population-based case–control study. Am J Respir Crit Care Med. 2002; 166:1563-6.
36. Suissa S, Baltzan M, Kremer R et al. Am J Respir Crit Care Med. 2004; 169:83-8.
37. Tsai CH, Liao LY, Lin CL et al. Inhaled corticosteroids and the risks of low-energy fractures in patients with chronic airway diseases: a propensity score matched study. Clin Respir J. 2018; 12:1830-7.
38. de Vries F, van Staa TP, Bracke MS et al. Severity of obstructive airway disease and risk of osteoporotic fracture. Eur Respir J. 2005; 25:879-84.
39. Miller DP, Watkins SE, Sampson T et al. Long-term use of fluticasone propionate/salmeterol fixed-dose combination and incidence of nonvertebral fractures among patients with COPD in the UK General Practice Research Database. Phys Sportsmed. 2010; 38:19-27.
40. Chen W, Johnson KM, FitzGerald JM et al. Long-term effects of inhaled corticosteroids on bone mineral density in older women with asthma or COPD: a registry-based cohort study. Arch Osteoporos. 2018; 13:116.
41. McDonald CF, Zebaze RM, Seeman E. Calcitriol does not prevent bone loss in patients with asthma receiving corticosteroid therapy: a double-blind placebo-controlled trial. Osteoporos Int. 2006; 17:1546-51.
42. Van Staa TP, Leufkens HG, Cooper C. Use of inhaled corticosteroids and risk of fractures. J Bone Miner Res. 2001; 16:581-8.
43. Kanis JA, Johansson H, Oden A et al. Guidance for the adjustment of FRAX according to the dose of glucocorticoids. Osteoporos Int. 2011; 22:809-16.

44. Holick MF. Optimal vitamin D status for the prevention and treatment of osteoporosis. Drugs Aging. 2007; 24:1017-29.
45. Holick MF, Binkley NC, Bischoff-Ferrari HA et al. Evaluation, treatment, and prevention of vitamin D deficiency: an Endocrine Society clinical practice guideline. J Clin Endocrinol Metab. 2011; 96:1911-30.
46. Ringe JD, Dorst A, Faber H et al. Superiority of alfacalcidol over plain vitamin D in the treatment of glucocorticoid-induced osteoporosis. Rheumatology International. 2004; 24:63-70.
47. Watts NB, Ettinger B, LeBoff MS. FRAX facts. J Bone Miner Res. 2009; 24:975-9.
48. Recommendations for the prevention and treatment of glucocorticoid-induced osteoporosis: 2001 update. American College of Rheumatology Ad Hoc Committee on Glucocorticoid-Induced Osteoporosis. Arthritis Rheum. 2001; 44:1496-503.
49. Hassen-Zrour S, Korbaa W, Bejia I et al. Maternal and fetal outcome after long-term bisphosphonate exposure before conception. Osteoporos Int. 2010; 21:709-10.
50. McKenzie AF, Budd RS, Yang C et al. Technetium-99m-methylene diphosphonate uptake in the fetal skeleton at 30 weeks gestation. J Nucl Med. 1994; 35:1338-41.
51. Dore RK, Cohen SB, Lane NE et al. Effects of denosumab on bone mineral density and bone turnover in patients with rheumatoid arthritis receiving concurrent glucocorticoids or bisphosphonates. Ann Rheum Dis. 2010; 69:872-5.
52. Shane E, Burr D, Ebeling PR et al. Atypical subtrochanteric and diaphyseal femoral fractures: report of a task force of the American Society for Bone and Mineral Research. J Bone Miner Res. 2014; 25:2267-94.
53. Khosla S, Burr D, Cauley J et al. Bisphosphonate-associated osteonecrosis of the jaw: report of a task force of the American Society for Bone and Mineral Research. J Bone Miner Res. 2007; 22:1479-91.
54. Saag KG, Pannacciulli N, Geusens P et al. Denosumab versus risedronate in glucocorticoid-induced osteoporosis: final results of a twenty-four-month randomized, double-blind, double-dummy Trial. Arthritis Rheumatol. 2019; 71:1174-84.
55. Jiang L, Dong J, Wei J, Liu L. Comparison of denosumab and oral bisphosphonates for the treatment of glucocorticoid-induced osteoporosis: a systematic review and meta-analysis. BMC Musculoskelet Disord. 2022; 23:1027.
56. Kobayakawa T, Miyazaki A, Kanayama Y et al. Comparable efficacy of denosumab and romosozumab in patients with rheumatoid arthritis receiving glucocorticoid administration. Mod Rheumatol. 2023; 33:96-103.
57. Wang YK, Zhang YM, Qin SQ et al. Effects of alendronate for treatment of glucocorticoid-induced osteoporosis: A meta-analysis of randomized controlled trials. Medicine (Baltimore). 2018; 97:42.
58. Saag KG, Zanchetta JR, Devogelaer JP et al. Effects of teriparatide versus alendronate for treating glucocorticoid-induced osteoporosis: thirty-six-month results of a randomized, double-blind, controlled trial. Arthritis Rheum. 2009; 60:3346-55.
59. Compstom J. Glucocorticoid-induced osteoporosis: an update. Endocrine. 2018; 61:7-16.
60. Weinstein RS, Jilka RL, Almeida M et al. Intermittent parathyroid hormone administration counteracts the adverse effects of glucocorticoids on osteoblast and osteocyte viability, bone formation, and strength in mice. Endocrinology. 2010; 151:2641-9.

CAPÍTULO

89

Doença de Paget Óssea

Érico Higino de Carvalho ■ Luiz Henrique Maciel Griz ■ Erik Trovão Diniz ■ Lucio Vilar

INTRODUÇÃO

A doença de Paget óssea (DPO), também chamada osteíte deformante, é uma doença do metabolismo ósseo, caracterizada por uma excessiva reabsorção óssea, seguida de um aumento exagerado na formação óssea, originando um tecido ósseo estruturalmente desorganizado, que favorece a redução da força e da qualidade óssea. Em geral, é uma patologia assintomática e lentamente progressiva. Os principais sítios ósseos acometidos são vértebras, ossos longos dos membros inferiores, pelve e crânio.[1-4]

Com discreta prevalência no sexo masculino, a DPO raramente surge antes dos 25 anos de idade; costuma desenvolver-se após os 40 anos e é mais comumente diagnosticada a partir da quinta década.[5-7] Raramente, aparece antes dos 40 anos de idade, mas sua prevalência tende a dobrar a cada década a partir dos 50 anos. Em um estudo com 800 pacientes, a idade média ao diagnóstico foi de 58 anos.[7]

A DPO é uma doença de variável distribuição geográfica ao redor do mundo, mais comumente encontrada em indivíduos de origem anglo-saxônica (Inglaterra, Austrália, Nova Zelândia e EUA), com prevalência em torno de 3% na população com idade superior a 40 anos. Nesses países, ela representa a segunda doença osteometabólica mais comum, sendo superada apenas pela osteoporose. Estudos recentes sugerem redução da incidência da DPO em alguns desses países.[4] Nas últimas décadas, vem sendo documentada uma mudança epidemiológica importante, com declínio da prevalência em áreas reconhecidamente mais prevalentes de DPO, associado à mudança na apresentação clínica, com formas mais brandas, predominantemente monostóticas (menor envolvimento do esqueleto), menores níveis nos marcadores de remodelação óssea e atraso no diagnóstico, acometendo pessoas mais idosas. Parte dessas mudanças pode ser justificada pela alteração na composição genética desses países pelo forte impacto da imigração, além de maior controle veterinário nas áreas rurais, refletindo o impacto da genética e ambiental na gênese da DPO.[1,2]

Em contrapartida, a DPO mostra-se incomum na Escandinávia, na Ásia, na África e entre aborígines australianos.[5-7] Até 2006, havia 1.149 casos publicados de DPO na América Latina, a maioria oriunda do Brasil, seguido pela Argentina.[4] Em nosso país, tipicamente havia predomínio de ascendência europeia entre os pacientes com DPO, sendo a maioria dos casos relatados oriunda de Recife, cidade que teve uma peculiar colonização mista durante aproximadamente quatro séculos, iniciando-se com os portugueses, que foram seguidos por holandeses e judeus.[4,8,9] Um estudo mostrou que, em Recife, a DPO tinha prevalência de 6,8 por 1.000 pacientes, e uma densidade de incidência de 50,3 por 10.000 pessoas/ano, dados comparáveis aos do sul europeu.[8] Recentemente, novos dados de Pernambuco mostram maior predomínio de raça parda ou negra, exibindo importante influência da miscigenação local, modificando perfil fenotípico clássico caucasiano.[9] A Figura 89.1 ilustra a extensa distribuição geográfica da DPO.

A etiologia da DPO permanece controversa, mas fatores genéticos e ambientais estão envolvidos.[3] O diagnóstico é feito principalmente por achados radiológicos característicos, e as complicações mais comuns são fraturas patológicas, deformidades ósseas e osteoartrose.[2,5]

PATOGÊNESE

A anormalidade primária na DPO é a formação localizada e descontrolada de grandes osteoclastos altamente ativos. A alteração inicial é um aumento da reabsorção óssea. A resposta a essa reabsorção, especialmente nos ossos que estão sujeitos à força mecânica, é um aumento intenso, mas caótico, na atividade osteoblástica. A aparência histológica característica é a de lesões focais com muitos osteoclastos gigantes e osteoblastos ativos. O osso que se forma nas lesões é desorganizado e tem um padrão de mosaico com a perda da estrutura lamelar habitual. A medula apresenta um padrão de fibrose e aumento da vascularização.[5,10] Os osteócitos também estão alterados nas lesões da DPO, apresentando tamanho aumentado, comprimento canalicular diminuído, diferenciação incompleta e menor expressão de esclerostina em comparação com controles em pacientes e modelos animais (ratos). Lesões pagéticas mostram aumento

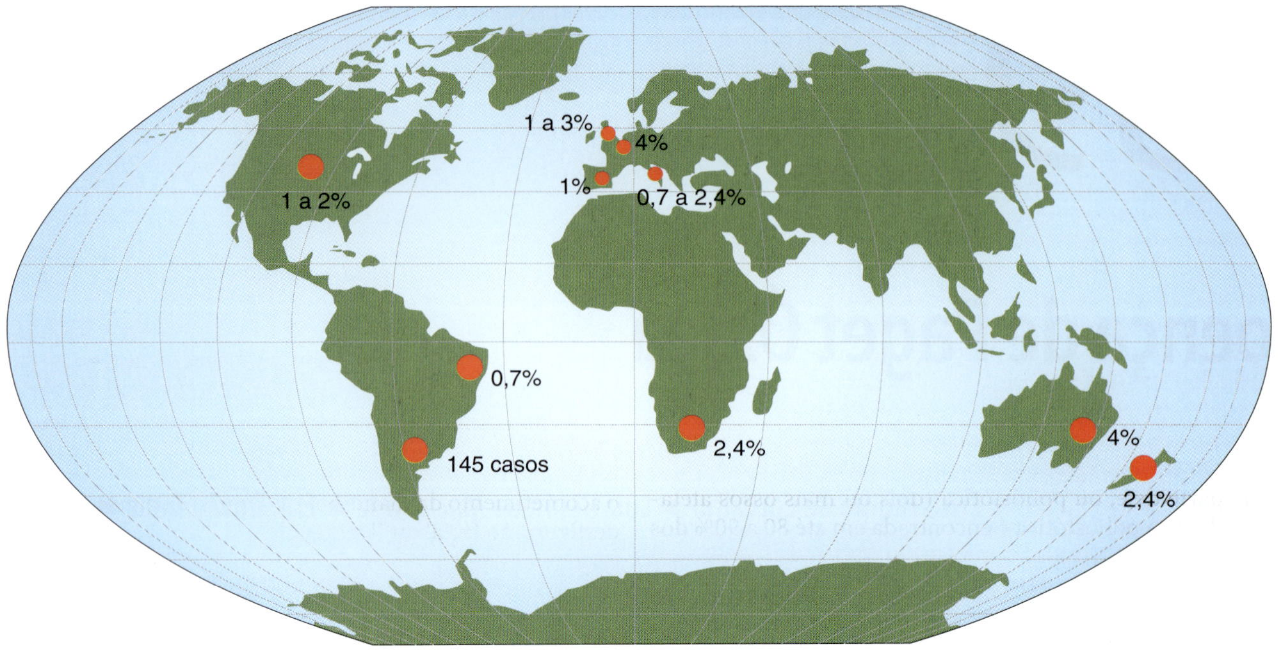

Figura 89.1 Estudos de prevalência no mundo de doença de Paget óssea. (Adaptada de Griz et al., 2014.[4])

de osteócitos senescentes que expressam o ligante RANK, que impulsiona a reabsorção óssea osteoclástica. Os osteoclastos anormais na DPO secretam mais fator de crescimento semelhante à insulina 1 (IGF-1), o que aumenta a senescência dos osteócitos, contribuindo para a formação de lesões, formando um círculo vicioso que perpetua as lesões, como descrito recentemente.[10]

ETIOLOGIA

A exata etiologia da DPO é desconhecida.[1,2] A grande variação na distribuição geográfica sugere uma influência dominante de fatores ambientais e étnicos.[3] Cerca de 15 a 30% dos pacientes têm um parente em primeiro grau com a doença, o que aponta para uma tendência à transmissão autossômica dominante. Além disso, os parentes em primeiro grau têm uma chance sete vezes maior de desenvolver a enfermidade, sobretudo se o paciente tiver, ao diagnóstico, idade inferior a 55 anos e deformidades.[7] Os casos familiares diferem dos esporádicos por se manifestarem mais precocemente, apresentarem frequência maior de doença poliostótica e cursarem com envolvimento esquelético mais extenso.[3,11]

O sequestossomo 1, *SQSTM1*, também conhecido como *p 62*, é o mais importante gene associado à doença identificado até o momento.[3,12] Localizado no cromossomo 5q35, é uma proteína de sinalização. Mutações casuais (P392L) desse gene representaram 26 a 46% dos casos familiares e 5 a 10% dos casos esporádicos. O papel do *SQSTM1/p62* não foi ainda totalmente esclarecido. Há evidências de que as mutações possam reduzir a capacidade de sequestrar proteínas citoplasmáticas e alterar o fator nuclear κB (NF-κB), resultando em osteoclastogênese aumentada.[13]

Além do *SQSTM1*, estudos genômicos de associação identificaram variantes em outros genes que predispõem à doença.[14-16] Alguns dos polimorfismos genéticos em regiões dos genes *CaSR, ESR1, TNFRSF11B (OPG), TNFRSF11A (RANK), CSF1 (M-CSF), OPTN, TM7SF4 (DC-STAMP), VCP* (proteína contendo valosina), *NUP205, RIN3, PML* e *GOLGA6A* resultam em risco aumentado de desenvolvimento da DPO.[3,17,18] Outros genes envolvidos mais recentemente descritos são *ZNF687, SP7, PFN1, HLA, FKDP5* e *DOCK6*, mostrando um painel muito amplo de genes relacionados com a DPO.[18]

Estudos biológicos de hibridização *in situ* e imuno-histoquímica também têm sugerido a possibilidade de infecção dos osteoclastos por um vírus, principalmente o paramixovírus, como causa da DPO, incluindo o do sarampo e o da raiva canina e o vírus sincicial respiratório.[3,4,19]

Estudos recentes também sugerem que citocinas pró-inflamatórias estão envolvidas na fisiopatologia da doença. Dentre estas, são citadas a interleucina 1α, interleucina 1β, interleucina 6 (IL-6) e fator de necrose tumoral α. Um estudo recente sugere um papel do gene da IL-6 em modificar as características clínicas da doença, com uma frequência maior de perda auditiva e de hiperparatireoidismo primário detectado.[15,19]

Mutações em outros genes podem levar a lesões ósseas pagetoides. Elas ocorrem em uma série de doenças raras, incluindo:

- Osteólise expansiva familiar, hiperfosfatasia esquelética expansiva e doença de Paget familiar de início precoce (todas causadas por mutações do gene do RANK [*TNFRSF11A*])
- Hiperfosfatasia idiopática, também conhecida como doença de Paget juvenil (causada por mutações no gene da osteoprotegerina [*TNFRSF11B*])
- Síndrome da miopatia hereditária com corpos de inclusão, doença de Paget e demência frontotemporal (IBMPFD; *inclusion body myopathy with early-onset Paget disease and frontotemporal dementia*) (causada por mutações no gene da VCP).[18]

Houve um grande avanço dos estudos nos últimos anos sobre a epidemiologia da DPO. Entretanto, ainda falta uma avaliação conjunta para compreender a interação de todos os fatores genéticos e ambientais envolvidos na etiologia da doença.[1,2,18,19]

DIAGNÓSTICO

O diagnóstico da DPO costuma ter base no quadro clínico, nas alterações radiológicas e cintilográficas características, bem como nos níveis elevados de um ou mais dos marcadores bioquímicos da remodelação óssea.[4,20]

Quadro clínico

A DPO pode se exteriorizar por dor, deformidades e fraturas ou pelas manifestações de suas complicações neurológicas, reumatológicas ou metabólicas. No entanto, a maioria dos pacientes é assintomática.[3,4,20-22] Desse modo, o diagnóstico costuma ser feito casualmente, quando se detecta a elevação dos níveis da fosfatase alcalina sérica (FAS) em investigação bioquímica de rotina ou pelo achado acidental de alterações radiológicas sugestivas da doença.[4] Tem sido notada uma tendência progressiva de a doença cursar com formas mais leves e menos extensas. O padrão clássico, extenso e incapacitante, inicialmente descrito por Sir James Paget em 1876, atualmente limita-se apenas a 5% dos pacientes sintomáticos.[23] A DPO deve, portanto, ser sempre considerada em indivíduos com mais de 50 anos de idade que se apresentem com elevação da FAS, bem como com dor ou deformidades ósseas.[7,21,22]

A DPO pode ser monostótica, envolvendo apenas um osso ou uma parte dele, ou poliostótica (dois ou mais ossos afetados).[7] A doença poliostótica é encontrada em até 80 a 90% dos pacientes sintomáticos e, caracteristicamente, é assimétrica.[8,24] Entre 103 pacientes com DPO, 61% tinham a forma poliostótica.[8] Com raras exceções, não há progressão da doença para locais que se mostraram normais à ocasião do diagnóstico.[22] Qualquer osso pode ser acometido, mas as regiões mais usuais são pelve, coluna vertebral, crânio, fêmur e tíbia (Quadro 89.1).[5,7,8] Os ossos dos membros superiores e da face, bem como a clavícula, a escápula e as costelas, são menos comprometidos. Raramente, mãos e pés são afetados.[7,22] Nos últimos anos, em alguns estudos, tem sido relatado um crescimento exponencial das formas monostóticas da DPO.[1,2,4]

O espectro clínico da DPO é muito variável e depende dos locais acometidos, do tipo e da magnitude das complicações e da atividade metabólica. *Dor óssea* é a queixa mais comum, sendo relatada por cerca de 30% dos pacientes. É, em geral, profunda, bem ou mal localizada e refratária ao repouso, podendo ser constante, exacerbar-se à noite ou pelo ato de carregar peso. Pode resultar do aumento da vascularização ou da distorção do periósteo pela expansão óssea. Outras causas de dor consistem em encurvamento da tíbia ou do fêmur, artrose secundária a deformidades ósseas, fraturas, compressão de nervos ou degeneração maligna. Estimulação química de receptores sensoriais (nociceptores) pela IL-6 e outros mediadores poderia, também, contribuir. Pode ser difícil distinguir a dor óssea da causada por artrite, especialmente no quadril e na coluna. Entretanto, uma resposta satisfatória à terapia antipagética aponta a DPO como o fator responsável.[5,7,21,22]

Deformidades são a segunda manifestação mais frequente e a queixa inicial em cerca de 20% dos pacientes. Ocorrem mais comumente no fêmur e na tíbia, causando encurvamento, que caracteristicamente é anterolateral no fêmur e anterior na tíbia (Figura 89.2). A fíbula quase nunca é acometida. No crânio, é possível observar aumento de seu volume e protuberância frontal (Figura 89.3). Outras deformidades incluem protrusão acetabular das costelas, cifose e escoliose. Da mesma maneira, o acometimento da mandíbula e dos ossos da face pode levar à desfiguração facial ou "leontíase óssea", bem como a problemas dentários e, raramente, estreitamento das vias respiratórias. Tais alterações mecânicas podem levar à nasalização da voz.[5,21,22]

Fraturas são uma complicação ocasional, mas séria, da DPO. Podem acontecer mesmo após mínimos traumatismos, sob a forma de fissuras ou fraturas completas (Figura 89.4). As primeiras são mais comuns e têm incidência significativamente maior ao longo das superfícies convexas dos ossos longos encurvados ou arqueados (sobretudo fêmur e tíbia). Elas podem ser assintomáticas ou causar dor indolente, associada a desconforto focal; além disso, com o tempo, podem levar a fraturas completas. Estas são mais comuns no fêmur, seguido da tíbia e do antebraço, os quais, juntos, respondem por até 90% das fraturas em ossos longos. Coluna e úmero são menos frequentemente envolvidos. Fraturas em um osso pagético podem ser patológicas ou traumáticas (podem resultar em perda sanguínea substancial, em virtude da vascularização óssea aumentada). Fraturas podem, também, acontecer nos locais em que houver degeneração maligna do osso pagético.[4,5,7,21,22]

Quadro 89.1 Distribuição relativa do acometimento ósseo em 108 casos da doença de Paget óssea.

Local	Frequência (%)
Pelve	92,4
Vértebras lombares	53,0
Fêmur	42,4
Tíbia	25,8
Crânio	25,7
Úmero	18,2
Vértebras torácicas	9,0
Escápula	9,0
Clavícula	4,5
Sacro	3,0
Esterno	3,0
Ísquio-púbis	3,0
Clavícula	2,9
Metacarpos	2,0
Metatarsos	1,5

Adaptado de Griz et al., 2014.[4]

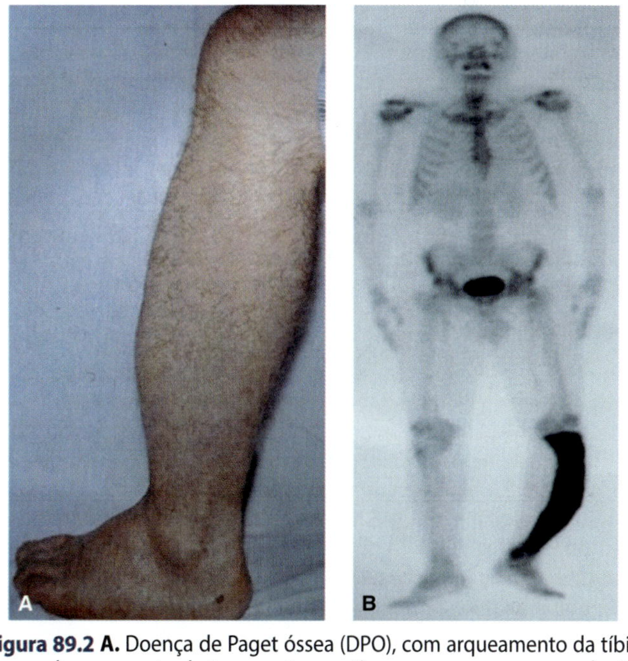

Figura 89.2 A. Doença de Paget óssea (DPO), com arqueamento da tíbia esquerda e aumento da temperatura cutânea na perna correspondente. **B.** À cintilografia, observa-se hipercaptação intensa do traçador (MDP-Tc[99]), característica da DPO, sobretudo na tíbia.S

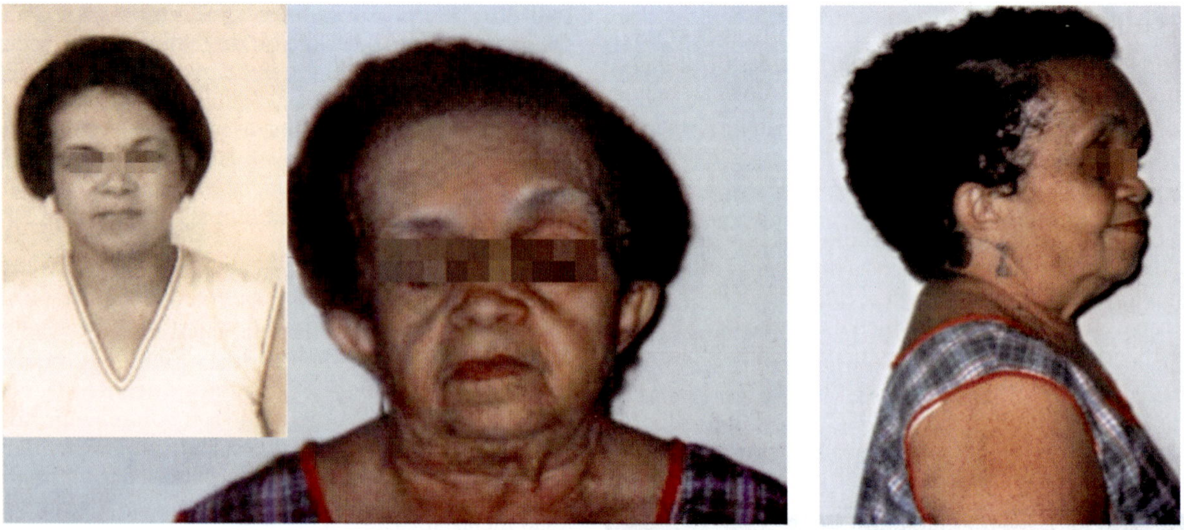

Figura 89.3 Doença de Paget em mulher de 64 anos. Notar a deformidade facial consequente ao aumento do crânio e à protrusão frontal. Comparar com a aparência da paciente antes do início da doença (*foto menor*).

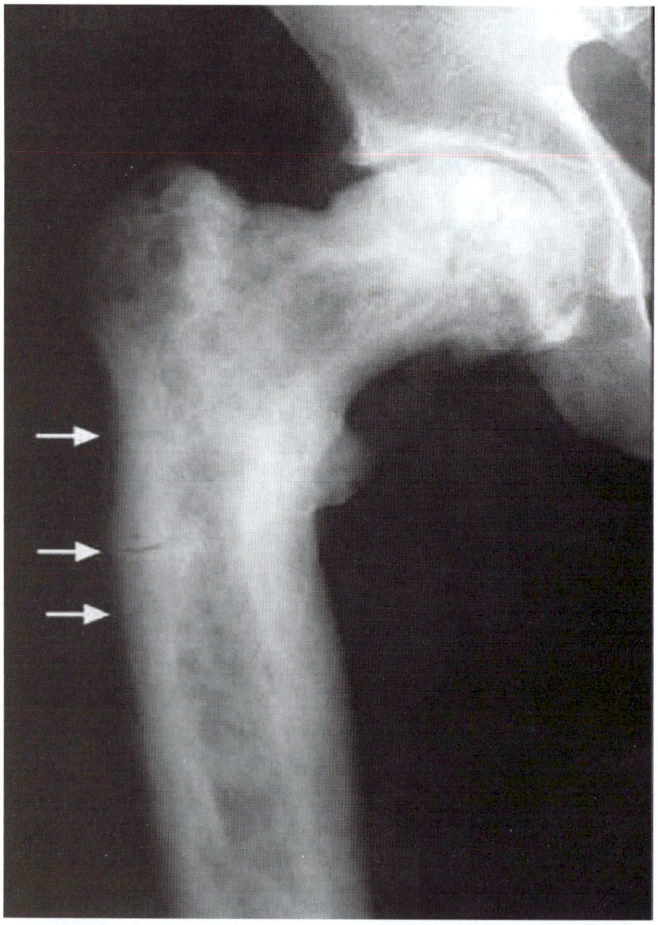

Figura 89.4 Comprometimento do fêmur em doença de Paget de longa duração, resultando em expansão óssea, espessamento cortical, áreas líticas e escleróticas mistas, e fraturas em fissura (*setas*).

Com exceção das fraturas, o início da doença é insidioso, e 30% dos pacientes têm sintomas por mais de 10 anos antes do diagnóstico.[21]

O envolvimento vertebral pode causar cifose e compressão da medula espinal. Alterações neurológicas também podem resultar de "roubo vascular" por causa do alto fluxo sanguíneo para a lesão. A doença de Paget do crânio pode ser assintomática, mas queixas comuns incluem aumento no tamanho da cabeça, com ou sem protrusão frontal, e cefaleia. A consequência mais comum do acometimento do crânio é a perda auditiva, que pode ser condutiva e neurossensorial (ver seção *Complicações*, adiante). Amplo envolvimento da base do crânio pode produzir impressão basilar e, raramente, causar compressão do tronco cerebral.[5,21,22] Outra rara consequência é a enoftalmia bilateral.[25]

No exame físico, além das deformidades mencionadas, podemos ocasionalmente observar aumento da temperatura cutânea nas áreas do esqueleto acometidas – em função de um grande aumento do fluxo sanguíneo no osso pagético –, o que pode ser incômodo para os pacientes.[21,22] Em indivíduos com menos de 40 anos de idade, a DPO tende a ser mais extensa (envolvendo um maior número de ossos) e a cursar com elevação mais acentuada da FAS.[8,21]

Achados laboratoriais

É característica na DPO a elevação dos marcadores bioquímicos de remodelação (*turnover*) óssea (MTO), tanto de formação (FAS, osteocalcina e pró-peptídeos do colágeno tipo 1 [P1NP]) como de reabsorção (hidroxiprolina, piridinolina, desoxipiridinolina, N-telopeptídeo [NTx] e C-telopeptídeo [CTx]). Em geral, há uma alta correlação entre os marcadores de formação e reabsorção, devido ao acoplamento entre essas duas atividades que se mantêm na DPO. O aumento desses MTO é proporcional à intensidade, ao tamanho e à quantidade de lesões, e pode ser mais pronunciado em pacientes com envolvimento craniano. O marcador mais utilizado é a FAS, cujos valores podem, contudo, estar normais em até 20% dos pacientes, sobretudo naqueles com doença monostótica (sensibilidade de 78% e especificidade de quase 100%). Se a suspeita clínica de DPO metabolicamente ativa for alta e a FAS for normal, devem ser utilizadas a fosfatase alcalina osso-específica, o P1NP ou os marcadores de reabsorção, preferencialmente o NTx urinário.[26,27] O β-CTx sérico, já bastante utilizado em outras doenças ósseas, não é tão útil na DPO, pela maior especificidade com colágeno velho, sendo a fração α de melhor utilidade na DPO, pela utilização do colágeno mais "jovem".[20,26,27]

Outros MTO, tais como osteocalcina, piridinolina e hidroxiprolina, têm valor limitado, tanto para o diagnóstico como para o seguimento da DPO.

Em resumo, em virtude do baixo custo e da simplicidade para sua avaliação, a FAS ainda representa o marcador mais utilizado na prática clínica para diagnóstico e seguimento dos pacientes com DPO. Apresenta, entretanto, a desvantagem de sofrer elevação nos casos de doença hepática.

Exames de imagem

O principal método diagnóstico é o radiológico. Os achados radiológicos da DPO são bastante característicos e raramente são confundidos com os de outras doenças. Neles se incluem lesões osteolíticas, lesões escleróticas resultantes do aumento da atividade osteoblástica, ossos aumentados de tamanho e espessamento cortical (ver Figuras 89.4 e 89.5). As lesões osteolíticas, características da fase precoce da doença, são comumente vistas no crânio (*osteoporose circunscrita*) (Figura 89.6) ou nos ossos longos (*lesão em chama de vela*) (Figura 89.7).[4,5,21,28] As radiografias de crânio e face, tíbias e abdome (pelve e vértebras) devem ser preferencialmente solicitadas nos pacientes com suspeita clínica de DPO.[27]

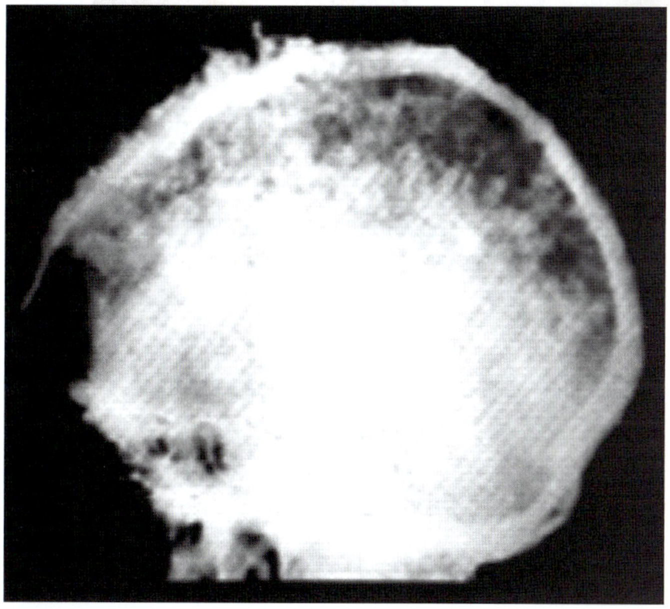

Figura 89.5 Aspecto característico do crânio pagético. Notar áreas de destruição óssea, com predomínio de lesões blásticas, e hipertrofia da calota craniana.

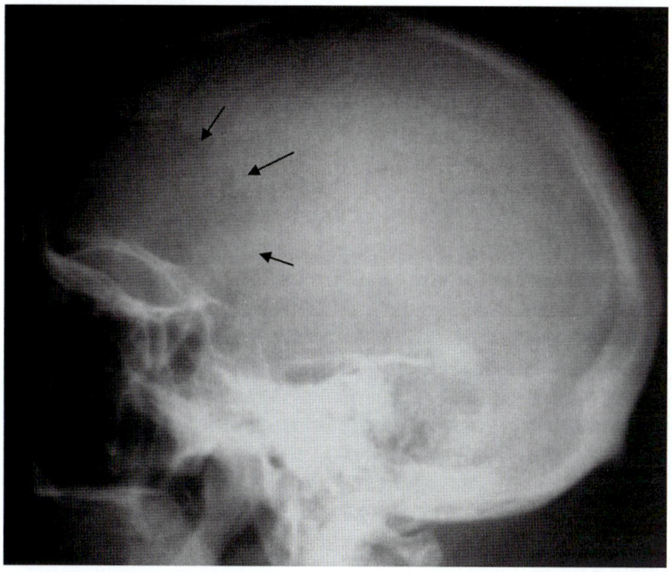

Figura 89.6 Doença de Paget no crânio, com grande lesão osteolítica (osteoporose circunscrita) (*setas*), além de espessamento cortical.

A cintilografia óssea com MDP-Tc[99] tem baixa especificidade, mas é o teste de maior sensibilidade para demonstrar o envolvimento do esqueleto na DPO, revelando uma captação do traçador intensamente aumentada no(s) osso(s) afetado(s) (ver Figuras 89.2 e 89.8). Para confirmação diagnóstica, as áreas suspeitas devem ser avaliadas em seguida com a radiografia simples. É preciso, contudo, atentar ao fato de que cerca de 10 a 15% das lesões detectadas pela cintilografia aparecem normais à radiografia.[4,7,21,28,29]

A tomografia computadorizada ou a ressonância magnética podem ser úteis no diagnóstico diferencial entre uma lesão óssea pagética e o osteossarcoma. Podem também, eventualmente, ser de valor na distinção entre doença monostótica na vértebra e lesão metastática.[7,21,28,29]

Outros exames

Biopsias ósseas podem ser úteis em casos atípicos. Uma simples biopsia de aspiração às vezes possibilita a visualização dos osteoclastos gigantes que são patognomônicos da doença. Amostras de osso que mostrem o padrão irregular "osso de mármore" podem, também, ser diagnósticas.[4,5,21]

Testes moleculares vêm sendo avaliados para o diagnóstico da DPO. Em recente estudo, a combinação de cinco marcadores genéticos e dois marcadores ósseos propiciou a correta detecção de 88,5% dos pacientes.[29]

COMPLICAÇÕES

As complicações da DPO podem ser neurológicas, reumatológicas, neoplásicas, cardíacas ou metabólicas (Quadro 89.2).[5,22]

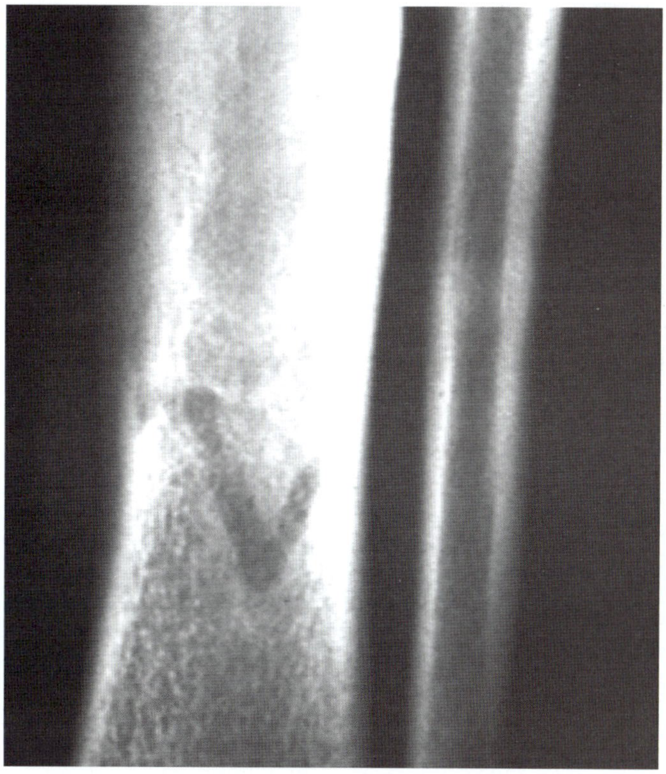

Figura 89.7 Lesão osteolítica (*em chama de vela*) na tíbia.

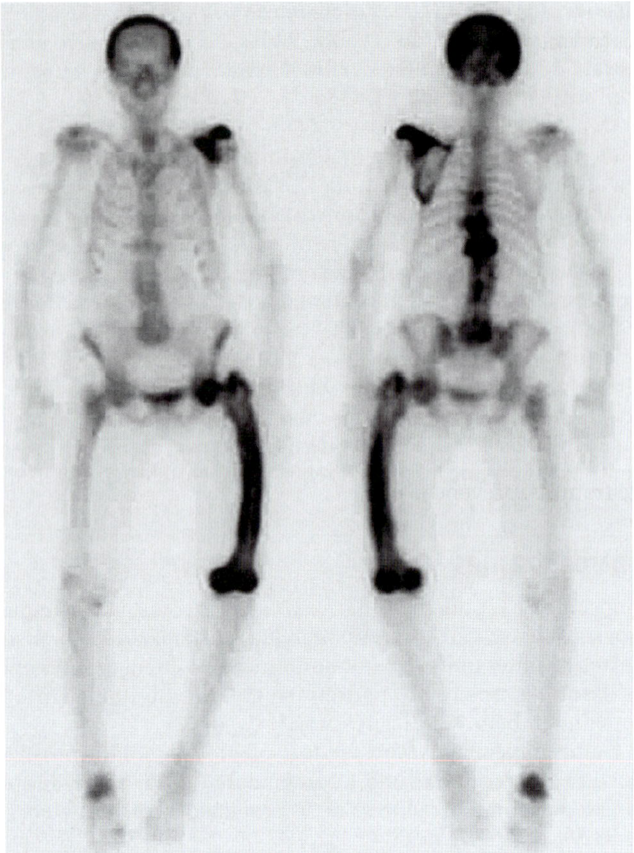

Figura 89.8 Doença de Paget poliostótica. À cintilografia, nota-se envolvimento de crânio, escápula esquerda, vértebras torácicas (T7, T9 e T11), fêmur esquerdo e calcâneo direito.

Quadro 89.2 Complicações da doença de Paget óssea.

Neurológicas ▪ Disfunção dos nervos cranianos (sobretudo, surdez) ▪ Paraplegia ou quadriplegia (por compressão do cordão medular) ▪ Síndromes do túnel do carpo e do tarso (por enclausuramento de nervos periféricos) ▪ Impressão basilar ▪ Compressão do tronco cerebral ▪ Hidrocefalia obstrutiva ▪ Insuficiência vertebrobasilar ▪ Demência vascular ▪ Perda da audição
Reumatológicas ▪ Osteoartrite ▪ Gota ▪ Periartrite calcificada ▪ Artrite reumatoide
Neoplásicas ▪ Sarcoma (osteossarcoma, condrossarcoma e fibrossarcoma) ▪ Tumor de células gigantes
Cardíacas ▪ Insuficiência cardíaca de alto débito ▪ Estenose valvar/distúrbios de condução
Metabólicas ▪ Hipercalcemia/hipercalciúria ▪ Hiperuricemia ▪ Nefrolitíase ▪ Hiperparatireoidismo secundário
Outras ▪ Isquemia aguda de membro inferior

Neurológicas

O envolvimento dos ossos cranianos pode causar complicações neurológicas, como perda auditiva (neurossensorial ou condutiva), cefaleia, tonturas e, mais raramente, demência vascular e hidrocefalia. Surdez de condução ou neurossensorial é a complicação neurológica mais frequente, sendo observada em 12 a 50% dos pacientes com envolvimento do crânio. Resulta da compressão do oitavo par craniano, do acometimento dos ossículos da orelha média ou otosclerose. O segundo, o quinto e o sétimo pares cranianos podem, menos comumente, sofrer compressão, resultando em distúrbios visuais e paralisia facial.[21,22,30,31]

Compressão do cordão medular e de nervos espinais é comum em pacientes com doença de Paget da coluna (efeito direto de vértebras aumentadas com margens espessadas ou por colapso vertebral). Como consequência, surgem dor, parestesias ou, mais raramente, prejuízo da função neurológica ou paraplegia. Síndromes do túnel do carpo e do tarso podem, eventualmente, ser observadas. Complicações muito raras incluem compressão do tronco cerebral, hidrocefalia obstrutiva, invaginação basilar e das tonsilas cerebelares ou insuficiência vertebrobasilar, decorrentes do envolvimento extenso da base do crânio.[10,21,22,30]

Reumatológicas

Incluem osteoartrite (geralmente, no joelho e quadril) e, menos frequentemente, gota, periartrite calcificada e artrite reumatoide.[7,21]

Neoplásicas

A mais temível complicação da DPO é o sarcoma ósseo (Figura 89.9), que surge em menos de 1% dos pacientes; no entanto, nos que apresentam doença extensa, esse percentual pode chegar a 10%.[21,32,33] Essa complicação resulta em prognóstico bastante desfavorável, com sobrevida de 7,5% em 5 anos (37% nos pacientes com sarcoma, mas sem DPO). A maioria dos pacientes não vive mais de 1 a 3 anos.[5,7,10] Dor, massa tumoral e/ou fraturas em locais previamente acometidos pela doença, associados a um

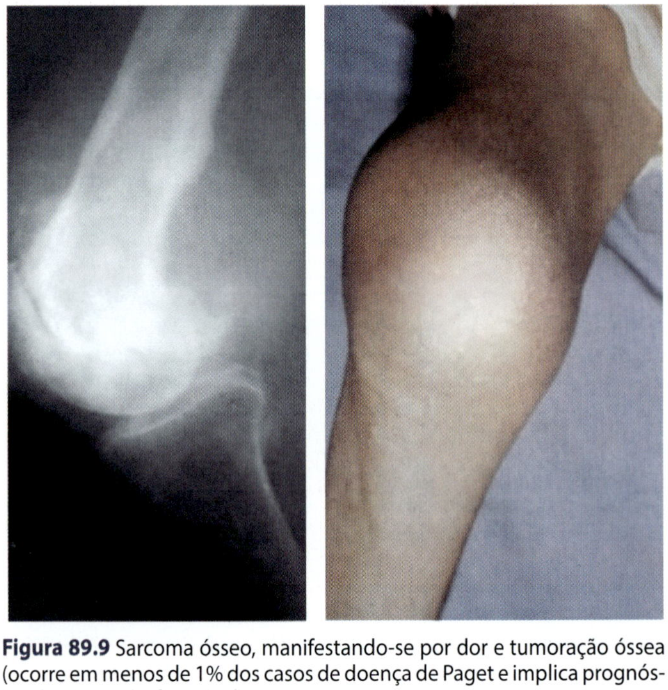

Figura 89.9 Sarcoma ósseo, manifestando-se por dor e tumoração óssea (ocorre em menos de 1% dos casos de doença de Paget e implica prognóstico bastante desfavorável).

súbito aumento da fosfatase alcalina, são as manifestações mais usuais do sarcoma.[5,33] Na série da Mayo Clinic, o local mais comum de transformação sarcomatosa foi a pelve, seguida do fêmur e do úmero. Outras regiões que podem ser afetadas são a face e o crânio. Cerca de 30% dos pacientes idosos com osteossarcoma também têm DPO.[7,21,22] Ocasionalmente, são também vistos fibrossarcomas, condrossarcomas e tumores de células gigantes benignos (TCGB), também chamados *granulomas reparativos*. Os TCGB podem representar uma extensão do tecido pagético para fora do esqueleto, são sensíveis aos bisfosfonatos (BFN) e podem também responder aos glicocorticoides.[5,34]

Cardíacas

Insuficiência cardíaca de alto débito pode raramente ocorrer em pacientes com acometimento de 30% ou mais do esqueleto; decorre de um fluxo sanguíneo ósseo muito aumentado. Estenose de válvula aórtica e distúrbios de condução (bloqueio atrioventricular incompleto e bloqueio de ramo) parecem ser, também, mais comuns em pacientes com DPO grave, em comparação à população geral.[7,21,22]

Metabólicas

Os níveis séricos de cálcio e fósforo encontram-se normais na DPO. Entretanto, hipercalciúria e hipercalcemia podem surgir em caso de imobilização prolongada ou fratura, em decorrência do aumento na reabsorção óssea. Em contrapartida, o achado de hipercalcemia em um paciente ambulatorial sugere o diagnóstico de *hiperparatireoidismo primário* (HPTP) associado. Não está claro se há uma relação entre essas duas doenças, mas HPTP tem sido relatado em até 15 a 20% dos casos de DPO.[35] Nessa situação, a correção do HPTP frequentemente leva à melhora dos sintomas ósseos da DPO[7] e à redução na FAS.[36] Hiperparatireoidismo secundário pode resultar do aumento da remodelação óssea visto na DPO. O tratamento da DPO com BFN pode induzir HPT secundário, o qual pode ser evitado com a suplementação de cálcio e vitamina D.[4,10,21]

Outras complicações

Isquemia aguda de membro inferior, causada por compressão da artéria femoral entre os músculos adutores e uma exostose do fêmur, foi descrita em um paciente com DPO.[37]

TRATAMENTO

Historicamente, os objetivos principais do tratamento da DPO são: restabelecer o metabolismo ósseo normal, promover alívio dos sintomas causados pela doença metabolicamente ativa e prevenir futuras complicações, especialmente deformidades ósseas, osteoartrite secundária, fraturas e compressão de estruturas nervosas.[4,5,21,38] As principais indicações para o tratamento estão listadas no Quadro 89.3. Nos pacientes assintomáticos, costuma-se iniciar o tratamento quando a localização da doença os coloca em risco de futuras complicações.[1,2,10,20-22,39]

A nova diretriz foi apresentada por um consórcio de organizações internacionais, incluindo a European Calcified Tissues Society, a International Osteoporosis Foundation, a American Society of Bone and Mineral Research, a Bone Research Society e a British Geriatric Society.[40] De acordo com essa diretriz, o tratamento da DPO deveria visar sobretudo ao alívio dos sintomas e não à normalização da fosfatase alcalina. Essa recomendação é baseada em revisão sistemática, que demonstrou haver baixas

Quadro 89.3 Indicações para o tratamento medicamentoso na doença de Paget óssea.

Benefícios comprovados
- Dor em ossos e articulações pagéticos
- Complicações neurológicas
- Déficit neurológico associado à doença vertebral

Benefícios questionados (baixa evidência)
- Lesões osteolíticas significativas com risco de fratura
- Envolvimento dos ossos longos, vértebras e base do crânio
- Hipercalcemia secundária à imobilização
- Insuficiência cardíaca de alto débito
- Perda de audição
- Pacientes que irão se submeter à cirurgia em ossos pagéticos (diminuir sangramento)

Adaptado de Hsu, 2019;[1] Singer, 2016;[5] Singer et al., 2014;[28] Ralston et al., 2019;[48] Reid, 2020.[52]

evidências sobre a eficácia do tratamento com BFN na prevenção de fraturas, prevenção de perda auditiva, diminuição de deformidades, progressão da osteoartrite, melhora da qualidade de vida e prevenção de sangramento em cirurgias eletivas em osso pagético.[40] É também respaldada pelos achados dos estudos PRISM[41] e PRISM-EZ,[42] nos quais o tratamento intensivo visando à normalização da FAS não melhorou desfechos clínicos, em comparação ao grupo de pacientes cujo objetivo do tratamento era a melhora da dor óssea.

Os investigadores do *ZiPP Study Cohort* pretendem avaliar a evolução do tratamento precoce com ácido zolendrônico em portadores da mutação no *SQSTM1*, levando a bloqueio da progressão da doença. Dos resultados iniciais das 222 pessoas que participaram no estudo, 20 (9%) apresentavam sinais precoces da DPO, que foram observados em cintilografias ósseas realizadas nas visitas iniciais do estudo, e tinham marcadores de remodelação óssea com valores mais elevados que o restante do grupo, mas ainda na faixa da normalidade. Nenhum dos participantes, com evidência de DPO precoce no exame, apresentava quaisquer sintomas ou sinais da doença, confirmando o seu caráter silencioso, podendo permanecer assim por muitos anos até o desenvolvimento de complicações. Os resultados finais são aguardados para 2025.[43]

Opções de tratamento

As principais opções terapêuticas para DPO são os BFN e a calcitonina. Os BFN são potentes inibidores da proliferação e atividade dos osteoclastos, além de induzirem apoptose dessas células (Quadro 89.4).[39-41] Por isso, representam a melhor opção para o tratamento da DPO. A calcitonina tem agora um papel limitado, sendo útil no controle da dor (curto período) nos pacientes com contraindicação ao BFN e na regressão de sintomas neurológicos.[2-4,20,40] Além dos efeitos colaterais, 10% dos pacientes relatam náuseas, gosto metálico e rubor facial, e é frequente o desenvolvimento de anticorpos em até 30 a 60% dos pacientes.[4,44] Recentemente, houve relatos de dois pacientes com intolerância ou contraindicação aos BFN em que o denosumabe mostrou-se eficaz no alívio da dor e na redução da FAS.[40,45] A citada diretriz não recomenda tratar a DPO com o denosumabe, pela insuficiência de dados, mas destaca seu potencial papel em casos de tumor de células gigantes irressecável.[40]

Que bisfosfonato escolher?

Zoledronato

Também chamado ácido zoledrônico, o zoledronato (ZLN) é um aminobisfosfonato de terceira geração, com alta potência antirreabsortiva, superior à dos outros BFN disponíveis (100 vezes mais,

Quadro 89.4 Terapia da doença de Paget óssea com bisfosfonatos.

Fármaco	Dose	Normalização da FAS (%)	Necessidade de retratamento	Comentários
Zoledronato	5 mg IV (dose única)	100	Raramente, antes de 5 anos	Contraindicado se TFG < 35 mℓ/min
Pamidronato	30 mg IV por 3 dias	60 a 80	Pode ser necessário em 1 a 3 anos	Contraindicado se TFG < 30 mℓ/min
Risedronato	30 mg/dia VO por 2 meses	59 a 73	Pode ser necessário em 2 a 5 anos	Contraindicado se TFG < 30 mℓ/min
Alendronato	40 mg/dia VO por 6 meses	60 a 70	Pode ser necessário em 1 a 5 anos	Contraindicado se TFG < 30 mℓ/min
Ibandronato	150 mg/dia VO por 6 meses	100	Pode ser necessário em 1 a 5 anos	Testado em um limitado número de pacientes

FAS: fosfatase alcalina sérica; IV: via intravenosa; TFG: taxa de filtração glomerular; VO: via oral. (Adaptado de Griz et al., 2014;[4] Singer, 2016;[5] Singer et al., 2014.[4,5,20])

em relação ao pamidronato).[5,39,40] Está disponível na forma de frascos-ampolas contendo 5 mg da medicação (Aclasta®). Uma infusão intravenosa de 5 mg durante 15 a 20 minutos propicia normalização da FAS em até 93% dos pacientes.[46,47] Nesses casos, é raro que uma nova dose de ZLN se faça necessária antes de 5 anos. ZLN propicia remissões mais precoces e mais duradouras da DPO em relação aos demais BFN (até 6 anos).[48]

Em 2017 foi publicada metanálise pela Cochrane mostrando superioridade dos BFN em relação ao placebo para controle da dor, reforçando o papel dos BFN na terapia da DPO. Quanto às avaliações entre os BFN, foram consideradas ainda inconclusivas, sugerindo uma certa superioridade do ZLN em comparação aos demais.[49] Estudos isolados já demonstraram que o ZLN foi significativamente mais efetivo que o risedronato (30 mg/dia durante 3 meses) em termos de normalização da FAS (89 *versus* 58% após 6 meses), do alívio mais rápido da dor e da duração da remissão.[26] Pacientes com resistência a outros BFN no tratamento de DPO podem responder ao ZLN.[46,50] Alguns estudos mostraram que o ZLN é eficaz em cerca de 90% dos casos resistentes ao pamidronato.[50] Recentemente publicados, os dados de acompanhamento de 7 anos de pacientes com DPO, na maioria assintomáticos, mostram baixo índice de complicações pagéticas e controle ideal da doença a longo prazo com uso do ZLN. A FA osso-específica (níveis basais mais altos e maior nadir) se mostrou o melhor preditor de retratamento.

Pamidronato

Após a aplicação de 30 mg de pamidronato em 3 dias consecutivos, normalização da FAS ocorre em 60 a 80% dos pacientes.[4,46] Contudo, desenvolvimento de resistência ao tratamento tem sido relatado, o que pode afetar a taxa de sucesso do retratamento.[4]

Bisfosfonatos orais

Alendronato (40 mg/dia), risedronato (30 mg/dia) e ibandronato (150 mg/mês) precisam ser administrados durante 6, 2 a 3 meses, e 6 meses, respectivamente, com baixa tolerabilidade.[4,5,20,39]

Por serem potencialmente nefrotóxicos, os BFN não devem ser usados em pacientes com taxa de filtração glomerular < 35 mℓ/minuto.[43] Reações de fase aguda, como febre e mialgias, ocorrem transitoriamente em cerca de 25% dos pacientes tratados com ZLN ou pamidronato. Uveíte é bem mais rara (cerca de 1%).[4,20]

Em conclusão, ZLN é o BFN de escolha no tratamento da DPO, propiciando, após uma única infusão intravenosa, remissões da doença mais frequentes e mais duradouras. Quanto maior for a supressão da FAS pós-tratamento, mais duradouras serão as remissões. Devem-se almejar níveis de FAS na parte inferior do valor de referência.[2,4,5,20]

O Quadro 89.4 resume o tratamento com BFN para a DPO.

SEGUIMENTO

No seguimento dos pacientes com DPO, considera-se remissão quando são alcançados níveis normais dos marcadores bioquímicos, como a FAS, e remissão parcial quando há queda de mais de 75%, 3 a 6 meses após o início do tratamento. A FAS deve ser dosada a cada 6 meses após o curso da terapia. Um novo tratamento poderá ser instituído quando ela se tornar elevada de novo[4] ou, como proposto por recente diretriz,[40] quando o paciente voltar a apresentar dor óssea. Marcadores de reabsorção óssea, como o CTx, e preferencialmente o NTx urinário,[27,40] apresentam alta sensibilidade, principalmente em indivíduos com FAS normal.[4,24]

CIRURGIA

A partir do momento em que ocorre lesão articular irreversível, principalmente nas articulações que suportam mais peso, há pouco a fazer, a não ser considerar a reposição cirúrgica, quando apropriado. A maioria dos pacientes apresenta boa resposta à cirurgia. Complicações da cirurgia no osso pagético incluem hemorragia, infecção, fraturas patológicas, união retardada e falta de união, dentre outras.[51] Deve ser lembrado que a reabilitação é sempre uma intervenção importante na doença de Paget óssea. Apesar de aventada utilidade da administração de agentes antirreabsortivos nas semanas que antecederem o ato cirúrgico para prevenção de sangramento, pela possível redução da hipervascularização óssea,[5,21,40,51] Ralston et al.[40] não encontraram benefício dos BFN na redução de sangramento. Além disso, não foi evidenciada superioridade entre diferentes técnicas cirúrgicas na melhora dos sintomas e evolução dos pacientes.[40]

Resumo

A doença de Paget óssea (DPO) é um distúrbio focal da remodelação óssea, inicialmente acompanhada de aumento da reabsorção óssea, seguida de desorganizada e excessiva formação óssea, levando a dor, deformidades e fraturas. Ela se apresenta com variável distribuição geográfica em sua prevalência e predomina em populações anglo-saxônicas. No Brasil, acomete predominantemente pacientes de ascendência europeia, sendo a maioria dos casos oriunda de Recife, em virtude de sua peculiar colonização mista europeia por cerca de quatro séculos. A etiologia da DPO é complexa e envolve fatores ambientais e genéticos. A doença é frequentemente assintomática, e o diagnóstico é feito em geral por meio da dosagem de marcadores da remodelação óssea (principalmente a fosfatase alcalina sérica), da cintilografia óssea e de sinais típicos dos exames clínico e radiológico. Os bisfosfonatos representam o tratamento de escolha na DPO, particularmente o zoledronato.

REFERÊNCIAS BIBLIOGRÁFICAS

1. Hsu E. Paget's disease of bone: updates for clinicians. Curr Opin Endocrinol Diabetes Obes. 2019; 26:329-34.
2. Appelman-Dijkstra NM, Papapoulos SE. Paget's disease of bone. Best Pract Res Clin Endocrinol Metab. 2018; 32:657-68.
3. Singer FR. Paget's disease of bone-genetic and environmental factors. Nat Rev Endocrinol. 2015; 11:662-71.
4. Griz L, Fontan D, Mesquita P et al. Diagnosis and management of Paget's disease of bone. Arq Bras Endocrinol Metabol. 2014; 58:587-99.
5. Singer F. Paget's disease of bone. In: De Groot LJ et al. (Eds.). Endotext [Internet]. South Dartmouth (MA): MDText.com, Inc.; 2000-2016 Jan 8.
6. Cooper C, Dennison E, Schafheutle K et al. Epidemiology of Paget's disease of bone. Bone. 1999; 24:3S-5S.
7. Siris E. Paget's disease of bone. J Bone Miner Res. 1998; 13:1061-5.
8. Bandeira F, Assunção V, Diniz ET et al. Characteristics of Paget's disease of bone in the City of Recife, Brazil. Rheumatol Int. 2010; 30:1055-61.
9. Carvalho EH, Carvalho LA, Mello RFB et al. Clinical-laboratory profile of patients with Paget's disease of bone in reference tertiary hospital in Recife-PE: a race miscigenation particularity. Poster apresentado no 35º Congresso Brasileiro de Endocrinologia e Metabologia, CBEM 2022, 3-7/09/2022, São Paulo, Brasil.
10. Tenshin H, Delgado-Calle J, Windle JJ et al. Osteocytes and Paget's disease of bone. Curr Osteoporos Rep. 2024; 22:266-72.
11. Siris ES, Ottman R, Flaster E et al. Familial aggregation of Paget's disease of bone. J Bone Miner Res. 1991; 6:495-500.
12. Ralston SH, Albagha OM. Genetic determinants of Paget's disease of bone. Ann N Y Acad Sci. 2011; 1240:53-60.
13. Cundy T, Naot D, Bava U et al. Familial Paget disease and SQSTM1 mutations in New Zealand. Calcif Tissue Int. 2011; 89:258-64.
14. Werner de Castro GR, Heiden GI et al. Paget's disease of bone: analysis of 134 cases from an island in Southern Brazil: another cluster of Paget's disease of bone in South America. Rheumatol Int. 2012; 32:627-31.
15. Gallone S, Di Stefano M, Fenoglio P et al. Proinflammatory cytokine gene polymorphisms and susceptibility to Paget's disease of bone: an association study. Cytokine. 2011; 56:560-3.
16. Falchetti A, Di Stefano M, Marini F et al. Two novel mutations at exon 8 of the Sequestosome 1 (SQSTM1) gene in an Italian series of patients affected by Paget's disease of bone (PDB). J Bone Miner Res. 2004; 19:1013-7.
17. Albagha OM, Wani SE, Visconti MR et al. Genome-wide association identifies three new susceptibility loci for Paget's disease of bone. Nat Genet. 2011; 43:685-9.
18. Makaram NS, Ralston SH. Genetics determinants of Paget's disease. Curr Osteoporos Rep. 2021; 19:327.
19. Gennari L, Rendina D, Merlotti D et al. Update on the patogenesis of Paget's disease of bone. Front. Cell Dev Biol. 2022; 10:932065.
20. Singer FR, Bone HG 3rd, Hosking DJ et al. Endocrine Society. Paget's disease of bone: an Endocrine Society clinical practice guideline. J Clin Endocrinol Metab. 2014; 99:4408-22.
21. Papapoulos SE. Paget's disease of bone – clinical, pathogenetic and therapeutic aspects. Bailliere's Clin Endocrinol Metab. 1997; 11:117-44.
22. Shoback D, Marcus RJW, Bickle D. Metabolic bone disease. In: Greenspan FS, Gardner DG (Ed.). Basic and clinical endocrinology. 7th ed. New York: McGraw-Hill & Lange; 2004. pp. 295-361.
23. Cundy T, McAnulty K, Wattie D et al. Evidence for secular change in Paget's disease. Bone. 1997; 20:69-71.
24. Bandeira F, Griz L, Caldas G et al. A single center experience of 103 cases. Paget's disease of bone in Brazil. Proceedings of the International Symposium on Paget's Disease of Bone/Fibrous Dysplasia: Advances and Challenges 2006. The Paget's Foundation, National Institute of Health, pp. 53.
25. Hardy TG, McNab AA. Bilateral enophthalmos associated with Paget disease of the skull: a case report. Ophthal Plast Reconstr Surg. 2002; 18:388-90.
26. Hosking D, Lyles K, Brown JP et al. Long-term control of bone turnover in Paget's disease with zoledronic acid and risedronate. J Bone Miner Res. 2007; 22:142-8. Erratum in: J Bone Miner Res. 2007; 22:773.
27. Al Nofal AA, Altayar O, BenKhadra K et al. Bone turnover markers in Paget's disease of the bone: a systematic review and meta-analysis. Osteoporos Int. 2015; 26:1875-91.
28. Theodorou DJ, Theodorou SJ, Kakitsubata Y. Imaging of Paget disease of bone and its musculoskeletal complications: review. AJR Am J Roentgenol. 2011; 196 (Suppl 6):S64-75.
29. Guay-Bélanger S, Simonyan D, Bureau A et al. Development of a molecular test of Paget's disease of bone. Bone. 2016; 84:213-21.
30. Poncelet A. The neurologic complications of Paget's disease. J Bone Miner Res. 1999; 14(Suppl 2):88-91.
31. Monsell EM. The mechanism of hearing loss in Paget's disease of bone. Laryngoscope. 2004; 114:598-606.
32. Crozier F, Margain D, Lebrigand B et al. Osteosarcoma manifesting as Paget's bone disease. J Radiol. 2000; 81:243-5.
33. Fransen P, Mestdagh C, Dardenne G. Pagetic sarcoma of the calvarium: report of two cases. Acta Neurol Belg. 1998; 98:352-5.
34. Rendina D, Mossetti G, Soscia E et al. Giant cell tumor and Paget's disease of bone in one family: geographic clustering. Clin Orthop. 2004; 421:218-24.
35. Posen S, Clifton-Bligh P, Wilkinson M. Paget's disease of bone and hyperparathyroidism: coincidence or causal relationship? Calcif Tissue Res. 1978; 26:107-9.
36. Gutteridge DH, Gruber HE, Kermode DG. Thirty cases of concurrent Paget's disease and primary hyperparathyroidism: sex distribution, histomorphometry, and prediction of the skeletal response to parathyroidectomy. Calcif Tissue Int. 1999; 65:427-35.
37. Manuel-Rimbau E, Julia J, Lozano P et al. Acute ischemia of the lower limb. An unusual complication of Paget's disease of bone. J Cardiovasc Surg (Torino). 1999; 40:275-7.
38. Siris ES, Lyles KW, Singer FR et al. Medical management of Paget's disease of bone: indications for treatment and review of current therapies. J Bone Miner Res. 2006; 21(Suppl 2):P94-8.
39. Naot D. Paget's disease of bone: an update. Curr Opin Endocrinol Diabetes Obes. 2011; 18:352-8.
40. Ralston SH, Corra-Gudino L, Cooper C et al. Diagnosis and management of Paget´s disease of bone in adults: a clinical guideline. J Bone Miner Res. 2019; 34:579-604.
41. Langston AL, Campbell MK, Fraser WD et al. Randomized trial of intensive bisphosphonate treatment versus symptomatic management in Paget's disease of bone. J Bone Miner Res. 2010; 25:20-31.
42. Tan A, Goodman K, Walker A et al. Long-term randomized trial of intensive versus symptomatic management in Paget's disease of bone: the PRISM-EZ study. J Bone Miner Res. 2017; 32:1165-73.
43. Cronin O, Subedi D, Forsyth I et al. Characteristics of early Paget's disease in SQSTM1 mutation carriers: baseline analysis of the ZiPP Study Cohort. J Bone Miner Res. 2020; 35:1246-52.
44. Dietrich FM, Fisher JA, Bijvoet OLM. Formation of antibodies to synthetic human calcitonin during treatment of Paget's Disease. Acta Endocrinol. 1979; 92:468-76.
45. Reid I, Sharma S, Kalluru R et al. Treatment of Paget's disease of bone with denosumab: case report and literature review. Calcif Tissue Int. 2016; 99:322-5.
46. Griz L, Colares V, Bandeira F. Treatment of Paget's disease of bone: importance of the zoledronic acid. Arq Bras Endocrinol Metabol. 2006; 50:845-51.
47. Maricic M. Zoledronic acid for Paget's disease of bone. Drugs Today (Barc). 2007; 43:879-85.
48. Reid IR, Lyles K, Su G et al. A single infusion of zoledronic acid produces sustained remissions in paget disease: Data to 6.5 years. J Bone Miner Res. 2011; 26:2261-70.
49. Corra-Gudino L, Tan AJH, del Pino-Montes J et al. Bisphophonates for Paget´s disease of bone in adults. Cochrane Database Syst Rev. 2017, 12 Art No.: CD 004956.
50. Merlotti D, Gennari L, Martini G et al. Comparison of different intravenous bisphosphonate regimens for Paget's disease of bone. J Bone Miner Res. 2007; 22:1510-7.
51. Kaplan FS. Surgical management of Paget's disease. J Bone Miner Res. 1999; 14(Suppl 2):34-850.

CAPÍTULO 90

Raquitismo e Osteomalacia

Erik Trovão Diniz ▪ Érico Higino de Carvalho

INTRODUÇÃO

O raquitismo e a osteomalacia são doenças metabólicas caracterizadas pela diminuição da mineralização óssea. No raquitismo, o defeito de mineralização ocorre na placa epifisária de crescimento, com defeitos na diferenciação e na maturação dos condrócitos. Já na osteomalacia, há comprometimento dos ossos cortical e trabecular. Em geral, ambos ocorrem associados, mas, após o fechamento da cartilagem epifisária, apenas a osteomalacia se desenvolve.[1-5]

A formação e o desenvolvimento ósseos dependem da produção de uma matriz orgânica, composta pelo colágeno tipo 1 produzido pelos osteoblastos, seguida de sua mineralização, com a deposição dos cristais de hidroxiapatita, compostos de cálcio e fósforo. Uma das principais causas de falha do processo de mineralização é a inadequada concentração extracelular desses íons, ou dos elementos responsáveis pela sua absorção, em especial a vitamina D.[1,3,5]

INTERAÇÕES FISIOLÓGICAS DE CÁLCIO, FÓSFORO, VITAMINA D, PARATORMÔNIO E FATOR DE CRESCIMENTO DE FIBROBLASTOS 23

A vitamina D (colecalciferol), proveniente da dieta ou produzida pela pele, precisa ser carreada até o fígado, onde sofrerá um processo de hidroxilação pela 25-hidroxilase (conjunto de enzimas microssomais do fígado), formando a 25-hidroxivitamina D (25-OHD). Esta segue até os rins para ser ativada em 1,25-di-hidroxivitamina D (1,25[OH]$_2$D) – calcitriol, a partir da ação catalítica da 1α-hidroxilase, cuja síntese é regulada pelo paratormônio (PTH).[6]

É a 1,25(OH)$_2$D que exercerá as funções fisiológicas da vitamina D, atuando no intestino (estimulando a absorção de cálcio e fósforo), nos rins (otimizando a reabsorção tubular de cálcio e fósforo) e no tecido ósseo, onde promove a diferenciação dos osteoblastos. Para desempenhar sua função, o calcitriol liga-se a receptores (nucleares) da vitamina D (VDR), formando heterodímeros com os receptores do ácido retinoico.[6,7]

A regulação da 1α-hidroxilase é, portanto, fundamental para manter a homeostase do cálcio e do fósforo. Fazem parte desse controle:

- PTH e cálcio: na hipocalcemia, aumenta-se a secreção do PTH, que estimula a 1α-hidroxilase, elevando os níveis de calcitriol, para que este possa restabelecer a normocalcemia. A 1,25(OH)2D, por sua vez, exerce efeito inibitório na secreção de PTH
- Fósforo: diante da hipofosfatemia, a 1α-hidroxilase é ativada e estimula a produção de calcitriol, que eleva a absorção intestinal de fósforo e normaliza a fosfatemia. Esta, no entanto, depende também da taxa de reabsorção renal de fósforo (TRP), mediada pelo cotransportador de sódio e fósforo (NaPT-2c), cuja redução da atividade gera aumento da fosfatúria, com consequente hipofosfatemia e elevação do calcitriol[8]
- Fator de crescimento de fibroblastos 23 (FGF-23): esse peptídeo é produzido pelos osteócitos em resposta à hiperfosfatemia e age diminuindo a TRP. Também inibe a 1α-hidroxilase, resultando em menor absorção intestinal de fósforo e cálcio. Ao mesmo tempo, ativa a enzima renal 24-hidroxilase, que forma a 24,25-di-hidroxivitamina D, metabólito inativo da vitamina D. Para exercer seus efeitos celulares, o FGF-23 depende de um correceptor, conhecido como α-*klotho*.[8,9]

Percebe-se, portanto, que a mineralização óssea depende de um equilíbrio adequado entre os fatores humorais citados. Qualquer alteração que cause redução dos níveis de cálcio, fósforo e/ou vitamina D pode, portanto, provocar um quadro de desmineralização óssea.

Além da homeostase desses fatores, a mineralização depende de uma função normal da fosfatase alcalina, produzida pelos osteoblastos. Essa enzima degrada o pirofosfato inorgânico, substância que atua inibindo a deposição da hidroxiapatita no colágeno ósseo. Sem a fosfatase alcalina, ocorre acúmulo do pirofosfato e, consequentemente, desmineralização óssea.[8,10]

CLASSIFICAÇÃO E ETIOLOGIA

É possível classificar raquitismo/osteomalacia de acordo com sua etiologia:

- Relacionado com a deficiência de vitamina D ou calciopênico (predomina a hipocalcemia crônica)
- Hipofosfatêmico (predomina a hipofosfatemia crônica)
- Defeito primário da mineralização (o aporte mineral é normal).[1-5]

Dentro dessas categorias etiológicas, pode-se, ainda, classificar o raquitismo/osteomalacia em congênito ou adquirido.[2-4] O Quadro 90.1 resume a classificação.

O raquitismo/osteomalacia hipofosfatêmico pode ainda ser classificado como dependente ou independente de FGF-23, a depender do papel deste hormônio na fisiopatologia da hipofosfatemia (Quadro 90.2).[2,8]

EPIDEMIOLOGIA

Dados da última década têm apontado um aumento na prevalência de raquitismo ao redor do mundo,[1,11] especialmente de causa nutricional. O raquitismo nutricional (em geral, por deficiência adquirida de vitamina D) corresponde à causa mais comum de doença óssea na faixa pediátrica, com prevalência maior em países de baixa e média rendas.[1,12]

Quadro 90.1 Classificação e etiologia dos diferentes tipos de raquitismo/osteomalacia.

Relacionados com a deficiência de vitamina D	
Congênitos	Raquitismo por deficiência de 1α-hidroxilase Raquitismo por deficiência de 25-hidroxilase Raquitismo por resistência do receptor de vitamina D Raquitismo por aumento da inativação hepática de vitamina D
Adquiridos	Baixa ingestão de vitamina D Baixa exposição solar Síndromes de má-absorção intestinal e derivação gástrica em Y de Roux Insuficiências hepática e renal Anticonvulsivantes Acidose sistêmica
Relacionados com a hipofosfatemia	
Congênitos	Raquitismo hipofosfatêmico ligado ao X Raquitismo hipofosfatêmico autossômico dominante Raquitismo hipofosfatêmico autossômico recessivo Raquitismo hipofosfatêmico com hipercalciúria
Adquiridos	Redução da absorção intestinal de fósforo: ▪ Síndromes de má-absorção, derivação gástrica em Y de Roux ▪ Antiácidos (hidróxido de alumínio) Redução da reabsorção renal de fósforo: ▪ Tubulopatias, síndrome de Fanconi ▪ Osteomalacia oncogênica (tumores mesenquimais) ▪ Síndrome do FGF-23 ectópico (neoplasias malignas) ▪ Induzida por preparações intravenosas de ferro ▪ Induzida pelo consumo de álcool ▪ Pós-transplante renal ▪ Síndrome de McCune-Albright ▪ Síndrome do nevo epidérmico
Relacionados com defeito primário da mineralização	
Congênito	Hipofosfatasia
Adquiridos	Intoxicação por fluoretos, etidronato, chumbo e cádmio Intoxicação por alumínio (hemodiálise) Acidose sistêmica

FGF-23: fator de crescimento de fibroblastos 23.

Contudo, as formas congênitas de raquitismo também têm sofrido um aumento da sua prevalência nos últimos anos, o que possivelmente se deve ao maior acesso aos testes genéticos.[1] Entre essas formas, o raquitismo hipofosfatêmico ligado ao X (XLHR) continua sendo o mais comum, com uma prevalência estimada em 1,7 por 100 mil crianças.[13]

Classicamente, a deficiência de vitamina D também tem sido considerada a principal causa de osteomalacia. No entanto, essa prevalência vem diminuindo nos últimos anos com a melhora do *status* nutricional, especialmente na população adulta.[14] Entre outras causas de osteomalacia, a síndrome de Fanconi tem se mostrado mais comum em áreas endêmicas para hepatite B, em decorrência do tratamento com adefovir ou tenofovir, fármacos potencialmente causadores da tubulopatia.[15]

Em relação à osteomalacia induzida por tumor, há poucos dados referentes à sua epidemiologia, considerando a sua raridade, mas alguns autores têm sugerido uma prevalência de 0,43 em cada 100 mil adultos.[16]

DIAGNÓSTICO

Embora não existam diferenças significativas nas apresentações clínica e radiológica das diversas causas de raquitismo/osteomalacia, os achados laboratoriais podem ajudar na distinção entre elas.[2-4]

Quadro clínico do raquitismo

Os sinais e sintomas do raquitismo podem ocorrer desde o primeiro ano de vida e progredir, ou aparecer em qualquer faixa etária, dependendo da causa. Há atraso no fechamento das fontanelas cranianas, no crescimento e no desenvolvimento motor, bem como fronte olímpica, amolecimento e diminuição da espessura do crânio (craniotabes) e retardo na erupção dos dentes, com hipoplasia do esmalte.[2-4,8,17]

Todavia, as manifestações mais marcantes são as deformidades ósseas, que podem acometer a coluna e os ossos longos, contribuindo para a baixa estatura.[17] Em casos mais graves, pode ocorrer abaulamento da junção costocondral, que determina o sinal conhecido como *rosário raquítico* (Figura 90.1).[1]

Os ossos longos costumam apresentar encurvamentos e extremidades alargadas. Esse alargamento, assim como o rosário raquítico, é decorrente do acúmulo do osteoide não mineralizado nas cartilagens de crescimento.[17] As deformidades costumam se iniciar antes dos 18 meses de idade e são determinadas pela sustentação do corpo. Dessa forma, podem ser vistas em antebraço naqueles bebês que engatinham ou nos membros inferiores quando a criança começa a se sustentar de pé, com o fêmur, a tíbia e a fíbula podendo assumir encurvamento em varo e o joelho podendo adquirir deformidade em valgo (Figuras 90.2 e 90.3).[1]

Quadro 90.2 Classificação de raquitismo/osteomalacia hipofosfatêmico de acordo com o papel do fator de crescimento de fibroblastos 23 (FGF-23) na fisiopatologia da hipofosfatemia.

Raquitismo hipofosfatêmico dependente de FGF-23	Raquitismo hipofosfatêmico independente de FGF-23
▪ Raquitismo hipofosfatêmico ligado ao X ▪ Raquitismo hipofosfatêmico autossômico dominante ▪ Raquitismo hipofosfatêmico autossômico recessivo ▪ Osteomalacia oncogênica ▪ Síndrome de McCune-Albright ▪ Síndrome do nevo epidérmico	▪ Redução da absorção intestinal de fósforo ▪ Síndrome de Fanconi ▪ Raquitismo hipofosfatêmico com hipercalciúria

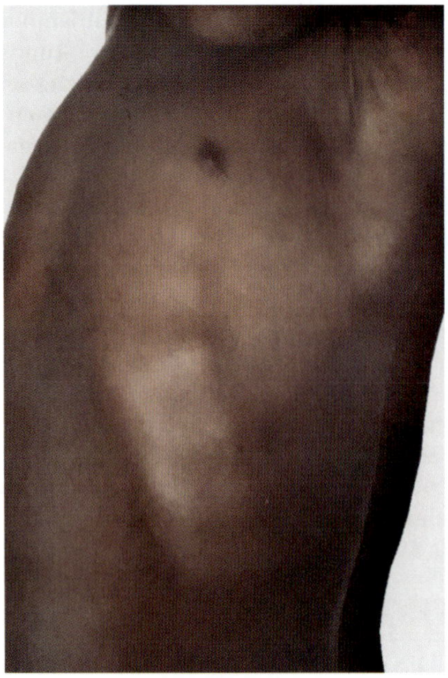

Figura 90.1 Rosário raquítico (abaulamento da junção costocondral).

A coluna vertebral pode apresentar deformidades em "S", cifose, escoliose e acentuação da lordose lombar (Figura 90.4) Ademais, sulco de Harrison (retração das costelas inferiores próximo ao diafragma), disfunção e infecção respiratórias são frequentes. Outros sintomas são hipotonia e fraqueza muscular, dores ósseas e maior suscetibilidade a fraturas.[1,2]

Nos raquitismos relacionados à vitamina D, podem ocorrer sintomas e sinais de hipocalcemia, como parestesias, tetania, convulsões e positividade dos sinais de Chvostek e Trousseau. Em casos mais graves, a hipocalcemia pode evoluir com miocardiopatia dilatada e insuficiência cardíaca.[17] No raquitismo por resistência do receptor da vitamina D, pode ocorrer alopecia (Figura 90.5).[2]

Já nos raquitismos hipofosfatêmicos, sobretudo no XLHR, tem sido descrita a ocorrência de abscessos dentários, mesmo na ausência de traumas ou cáries.[1,17] Também no XLHR, pode ocorrer: craniossinostose (fechamento prematuro das suturas do crânio), perda auditiva (por mecanismo desconhecido), estenose espinhal ou malformação de Chiari tipo 1 (extensão do tecido cerebral para dentro do canal espinhal cervical).[1]

Quando a doença se expressa na adolescência, os sinais mais floridos do raquitismo são raros, e as manifestações clínicas são mais inespecíficas, como dor em membros inferiores, fraqueza

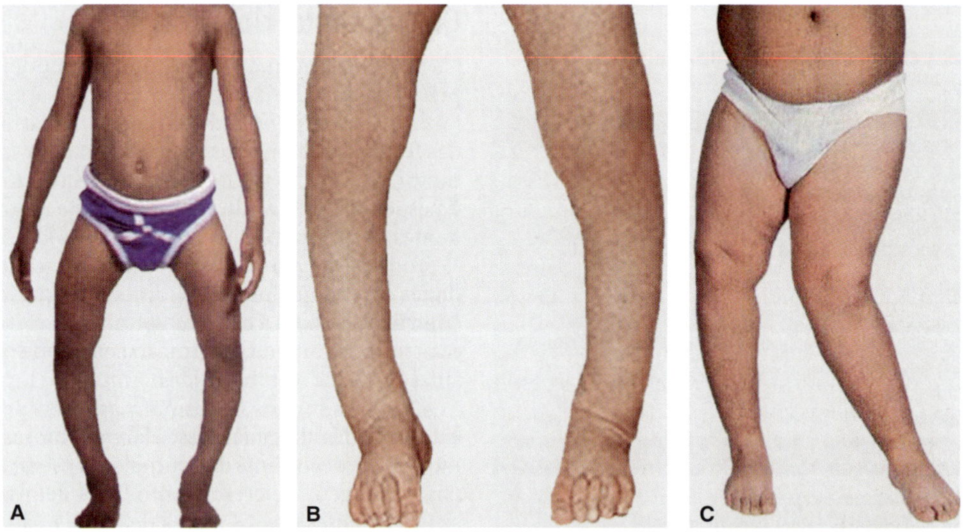

Figura 90.2 Deformidades em membros inferiores em casos de raquitismo por deficiência de vitamina D (**A** e **B**) e raquitismo hipofosfatêmico (**C**).

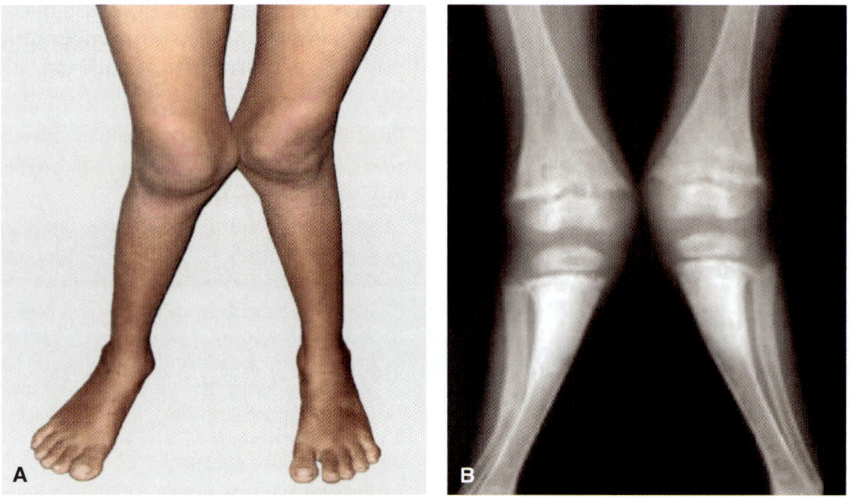

Figura 90.3 Raquitismo: paciente com genuvalgo.

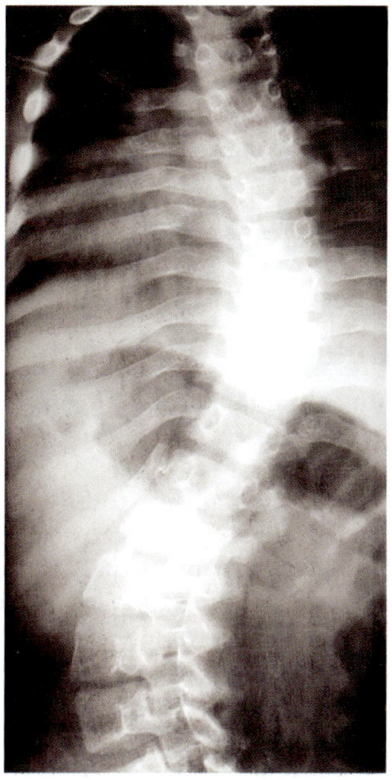

Figura 90.4 Osteomalacia em uma adolescente de 14 anos. Observe a coluna vertebral em "S", com escoliose toracolombar e rotação das vértebras lombares.

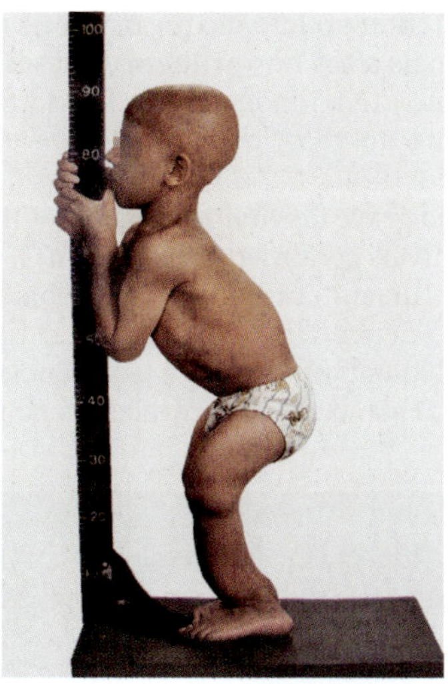

Figura 90.5 Raquitismo por resistência do receptor da vitamina D em um menino de 13 anos. Ele apresentava baixa estatura, alopecia, deformidades ósseas graves, escoliose, alargamento dos punhos e arqueamento de membros inferiores.

muscular (sinais mais compatíveis com osteomalacia) e alterações dentárias.[1] Adultos com XLHR evoluem com manifestações da osteomalacia, além de maior propensão a entesopatias, artropatias degenerativas e abscessos dentários recorrentes.[17] O Quadro 90.3 resume as manifestações clínicas do raquitismo.

Quadro clínico da osteomalacia

A principal tríade clínica da osteomalacia é composta de: dor óssea, fraqueza muscular e fraturas de fragilidade.

As dores ósseas são progressivas e, muitas vezes, debilitantes, podendo haver hipersensibilidade dolorosa à palpação óssea. A fraqueza muscular é normalmente proximal, associada ou não à perda de massa magra, e pode evoluir com piora progressiva.

Quadro 90.3 Manifestações clínicas do raquitismo de acordo com a etiologia.

Comuns a todas as formas de raquitismo	Atraso no fechamento das fontanelas cranianas, craniotabes, déficit de crescimento, deformidades ósseas, rosário raquítico, suscetibilidade a fraturas, dores ósseas, hipotonia e fraqueza muscular, atraso na erupção dos dentes e hipoplasia do esmalte dentário
Presentes nas formas calciopênicas	Parestesias, tetania, convulsões e positividade dos sinais de Chvostek e Trousseau
Específico do raquitismo dependente de vitamina D tipo 2	Alopecia parcial ou completa e perda de sobrancelhas e cílios
Específicos do raquitismo hipofosfatêmico ligado ao X	Abscessos dentários, perda auditiva, craniossinostose, estenose espinhal e malformação de Chiari tipo 1 Nos adultos: entesopatia e osteoartrite

Com o tempo, o paciente pode apresentar dificuldade de locomoção, ficando restrito ao leito.

As fraturas são causadas por mínimo ou nenhum trauma, predominando em costelas, vértebras e ossos longos. Além disso, podem ser erroneamente atribuídas à presença de osteoporose, o que dificulta e atrasa ainda mais o diagnóstico. Em associação com o início insidioso dos sintomas e a baixa suspeição clínica, isso acaba levando ao atraso no diagnóstico. Esse atraso pode levar não apenas à incapacidade de locomoção, como também a deformidades, especialmente no tórax (*pectus carinatum*) e na coluna (cifose).[18]

Quadro radiológico

As alterações clássicas do raquitismo são observadas nas metáfises dos ossos longos que se encontram alargadas – "em taça" –, com atraso na maturação óssea (Figura 90.6).[2] Contudo, o primeiro sinal radiológico é a perda da linha produzida pela zona de calcificação provisória na interface entre a metáfise e a placa de crescimento.[3] Em estágios mais avançados, essa zona passa a

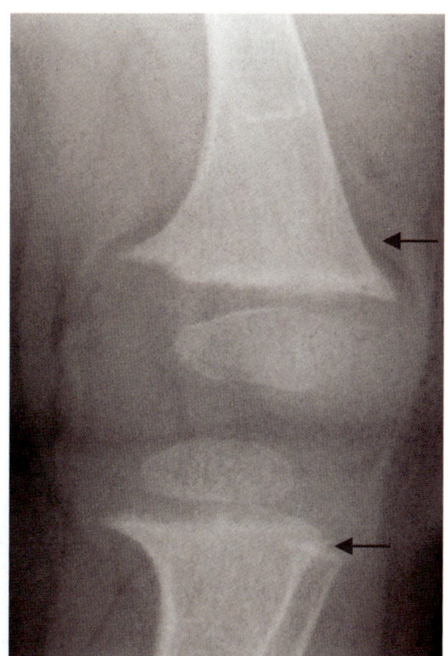

Figura 90.6 Alargamento de epífises e metáfises em joelho, com aspecto de taça (*setas*).

se apresentar de forma desgastada e irregular – "em escova" –, e ocorre o alargamento da região metafisária.[1] Essas alterações são mais marcantes na infância do que na adolescência e são mais bem visualizadas em áreas de crescimento ósseo mais rápido, como fêmur distal, tíbia proximal e distal, ulna distal e rádio distal.[1,17]

Nas demais regiões, observam-se os sinais de osteomalacia, com osteopenia generalizada e encurvamento dos ossos longos (Figura 90.7). As pseudofraturas (*zonas de Looser*), também conhecidas como pseudofraturas de Milkman, surgem como linhas radiotransparentes no córtex, perpendiculares ao comprimento e com cerca de 2 a 5 mm de espessura. Costumam ser bilaterais e simétricas e mais frequentes em colo do fêmur,

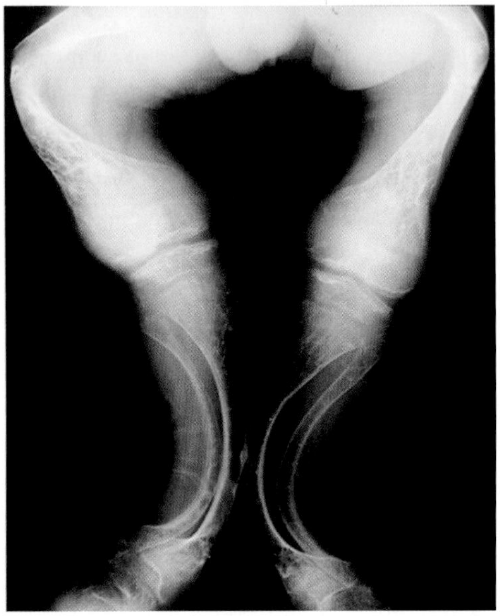

Figura 90.7 Raquitismo por resistência do receptor da vitamina D em um menino de 13 anos. Exame radiológico de membros inferiores mostrando rarefação óssea, lesões císticas, intenso arqueamento externo dos fêmures, sinais de fratura consolidada, bem como arqueamentos internos de tíbia e fíbula.

omoplata e púbis (Figura 90.8). Também podem ser encontradas na diáfise do fêmur, imediatamente abaixo do trocânter menor, e costumam aparecer como áreas hipercaptantes na cintilografia óssea.[2,4]

Além disso, são verificadas fraturas e deformidades na caixa torácica e na coluna vertebral: vértebras bicôncavas, cifoescoliose e lordose acentuada. Em casos de deficiência de vitamina D, com consequente hiperparatireoidismo secundário, pode haver, raramente, cistos ósseos e reabsorção subperiostal nas falanges.[2,4]

Achados laboratoriais

Em todo paciente com quadro clínico compatível, devem-se dosar inicialmente: cálcio e fósforo séricos, 25-OHD, PTH e fosfatase alcalina (FA).[3,19]

A FA encontra-se aumentada em todos os casos (exceto na hipofosfatasia), refletindo a avidez do osteoide não mineralizado.[1,2,4] Seus níveis costumam ser mais elevados nas causas calciopênicas do que nas hipofosfatêmicas, podendo chegar até 10 vezes o limite superior da normalidade.[3] Os níveis séricos de FA também refletem a atividade da doença e podem ser usados para monitorização do tratamento.[1]

Os níveis de cálcio e fósforo podem variar de baixos a normais-baixos, a depender da etiologia. Nas causas relacionadas com hipofosfatemia, os níveis de fósforo podem atingir valores próximos ou abaixo de 1 mg/dℓ. Nas causas relacionadas com a vitamina D, a hipocalcemia costuma predominar, mas, nos casos mais graves, pode ocorrer hipofosfatemia, em geral, leve.[3] Deve-se atentar ao fato de que os níveis séricos normais de fósforo são mais altos nos primeiros meses de vida e caem progressivamente até a idade adulta. Dessa forma, é importante estar atento ao valor de referência normal de acordo com a idade.

Na deficiência grave de vitamina D, a 25-OHD encontra-se reduzida (com níveis geralmente < 10 ng/mℓ). Outros tipos de raquitismo que cursam com níveis muito baixos de 25-OHD são o raquitismo dependente de vitamina D tipo 1b e o tipo 3 (ver a seguir).[3] No entanto, como a deficiência e a insuficiência de vitamina D são bastante prevalentes na população, seus

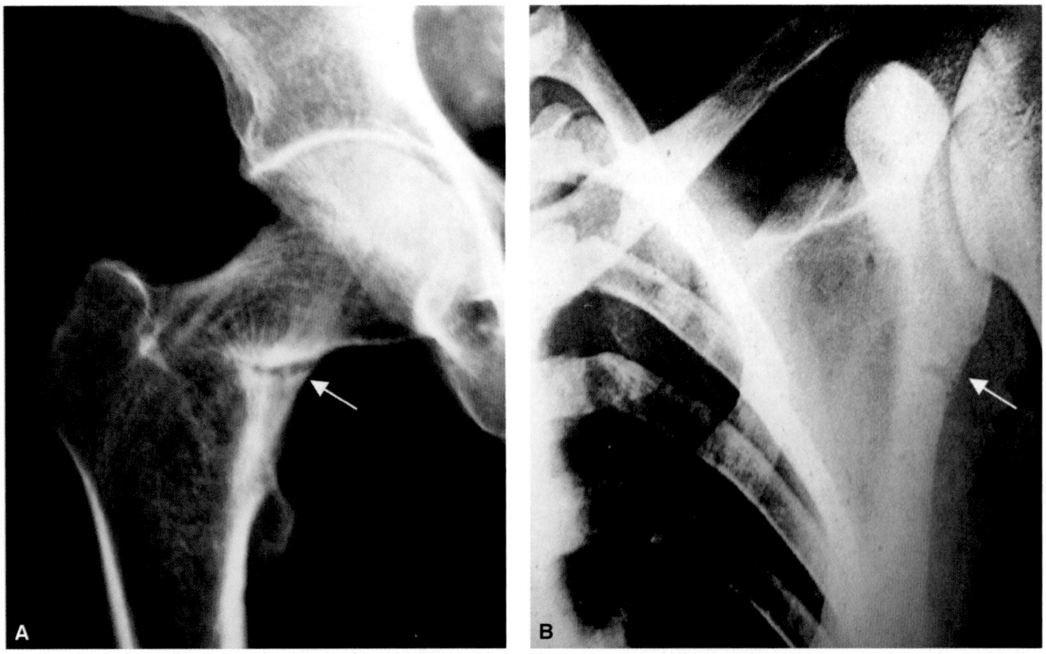

Figura 90.8 Aspecto característico das zonas de Looser ou pseudofraturas (*setas*).

níveis podem estar levemente reduzidos em qualquer causa de raquitismo/osteomalacia.[3]

Os níveis de PTH costumam estar aumentados quando há hipocalcemia, deficiência de vitamina D (25-OHD < 20 ng/mℓ) ou redução da síntese de calcitriol. Assim, o hiperparatireoidismo secundário é mais comum nas causas calciopênicas. Contudo, embora os níveis de PTH costumem ser normais nas causas hipofosfatêmicas, eles podem estar discretamente aumentados quando a etiologia é FGF-23-dependente, uma vez que esse hormônio pode inibir a síntese renal de calcitriol.[2,3]

Além disso, para contribuir com o diagnóstico diferencial da etiologia do raquitismo/osteomalacia, podem ser realizados: $1,25(OH)_2D$ (calcitriol) sérico; FGF-23 sérico e TRP.

O FGF-23 pode ser dosado na suspeita de osteomalacia oncogênica, na qual níveis elevados ou inapropriadamente normais (normal-alto) são esperados.[20] Também pode ser útol na suspeita de raquitismo hipofosfatêmico (HR) congênito.[3] Entretanto, como sua dosagem nem sempre se encontra disponível, a dosagem de $1,25(OH)_2D$ pode servir como marcador indireto de seus altos níveis nos casos de osteomalacia oncogênica ou HR congênito, pois estará suprimida ou inapropriadamente normal (se há hipofosfatemia, espera-se elevação do calcitriol).[9]

Além de marcador indireto de FGF-23, a dosagem de $1,25(OH)_2D$ é um importante exame para o diagnóstico diferencial das diferentes causas de raquitismo.[19] Nos casos de deficiência de 1α-hidroxilase, por exemplo, constata-se redução do calcitriol; já nos casos de resistência do receptor da vitamina D, seus níveis estão elevados.[2,4]

Por fim, a dosagem do fósforo urinário pode ser útil para o cálculo da TRP, que deve ser sempre realizada nos pacientes com raquitismo hipofosfatêmico. Nos casos de hipofosfatemia por perda renal, haverá uma baixa TRP (≤ 85%).[8] Quando o problema for o baixo aporte de fósforo, a TRP estará elevada. As causas de raquitismo relacionadas com a vitamina D também têm TRP elevada. Calcula-se a TRP pela seguinte fórmula:

$$TRP = (1 - P_u \times Cr_p / P_p \times Cr_u) \times 100$$

Em que TRP = taxa de reabsorção renal de fósforo; P_u = fósforo urinário; Cr_p = creatinina plasmática; P_p = fósforo plasmático; Cr_u = creatinina urinária.

Dessa forma, para o cálculo da TRP, é preciso realizar a dosagem, no mesmo dia, de P e Cr séricos (em jejum) e de P e Cr urinários a partir de amostra de urina isolada: segunda da manhã, que deve ser coletada, de preferência, 2 horas após a primeira.[19] Em crianças, a coleta em amostra isolada de urina é mais cômoda, mas, em adultos, pode ser utilizada a urina de 24 horas, especialmente se for preciso já realizar essa coleta para determinação do cálcio urinário.

No entanto, o cálculo da reabsorção tubular máxima de fósforo pela taxa de filtração glomerular (TmP/GRF) tem sido considerado um método mais acurado para avaliação da perda urinária de fósforo.[3] Para o seu cálculo, é preciso primeiro determinar a TRP; depois, pode ser usado o nanograma de Walton e Bijvoet ou as seguintes fórmulas:[3,19]

$$\text{Se } TRP \leq 0{,}86\text{: } TmP/GRF = TRP \times \text{fósforo sérico}$$

$$\text{Se } TRP > 0{,}86\text{: } TmP/GRF = a \times \text{fósforo sérico}$$
$$[\text{em que } a = 0{,}3 \times TRP/1 - (0{,}8 \times TRP)]$$

Em adultos, um valor de TmP/GRF entre 0,8 e 1,35 mmol/ℓ costuma ser considerado normal.[19] Já em crianças, esse valor varia conforme a idade.

O Quadro 90.4 resume os achados laboratoriais nos diferentes tipos de raquitismo/osteomalacia.

Densitometria óssea

A densitometria óssea obtida pela técnica de absorciometria de raios X de dupla energia (DEXA) não consegue diferenciar a osteoporose da osteomalacia, não sendo útil para o diagnóstico desta última. Entretanto, pode ser solicitada antes do início do tratamento e 6 meses depois para acompanhamento da resposta terapêutica.[21]

Histologia

O raquitismo caracteriza-se por alterações na placa epifisária de crescimento, na qual a zona de hipertrofia está alongada e com desorganização da arquitetura das colunas celulares.

Na osteomalacia, há alterações da mineralização dos ossos cortical e trabecular. O rebordo osteoide aparece aumentado e pouco mineralizado (Figura 90.9). A velocidade de mineralização está diminuída (MLT – intervalo de tempo de mineralização – superior a 100 dias); e a marcação da frente de mineralização com tetraciclina é deficiente (Figura 90.10).[22] Embora condições de intensa remodelação óssea, como hiperparatireoidismo, doença de Paget e hipertireoidismo, também alarguem o osteoide, a velocidade da mineralização se eleva. Embora seja o padrão-ouro para o diagnóstico, o exame histológico não deve ser realizado como rotina, por ser complexo e invasivo.[20]

Quadro 90.4 Achados laboratoriais nos diferentes tipos de raquitismo/osteomalacia.

	Baixo aporte de P	SF	OHO	XLHR, ADHR, RAHR	HHR	Baixo aporte de VD	VDD1R	VDD2R	HF
Ca	N	N ou ↓	N ou ↓	N ou ↓	N	N ou ↓	↓	↓	N ou ↑
P	↓	↓	↓	↓	↓	N ou ↓	N ou ↓	N ou ↓	N ou ↑
25-OHD	V	V	V	V	V	↓↓	V	V	V
$1,25(OH)_2D$	↑	N ou ↓	N ou ↓	N ou ↓	↑	N ou ↓	↓↓	↑↑	N
PTH	N	N ou ↑	N ou ↑	N ou ↑	N ou ↓	↑↑	↑↑	↑↑	N
FA	↑	↑	↑	↑	↑	↑ ou ↑↑	↑↑	↑↑	N ou ↓
TRP	↑	↓	↓	↓	↓	↑	↑	↑	N
Calciúria	N	N ou ↑	N ou ↓	N ou ↓	↑	↓	↓	↓	N ou ↑

ADHR: raquitismo hipofosfatêmico autossômico dominante; Ca: cálcio sérico; FA: fosfatase alcalina; HF: hipofosfatasia; HHR: raquitismo hipofosfatêmico com hipercalciúria; N: normal; $1,25(OH)_2D$: 1,25-di-hidroxivitamina D; 25-OHD: 25-hidroxivitamina D; OHO: osteomalacia hipofosfatêmica oncogênica; P: fósforo sérico; PTH: paratormônio; RAHR: raquitismo hipofosfatêmico autossômico recessivo; SF: síndrome de Fanconi; TRP: taxa de reabsorção de fósforo; V: variável; VD: vitamina D; VDD1R: raquitismo dependente de vitamina D tipo 1; VDD2R: raquitismo dependente de vitamina D tipo 2; XLHR: raquitismo hipofosfatêmico ligado ao X.

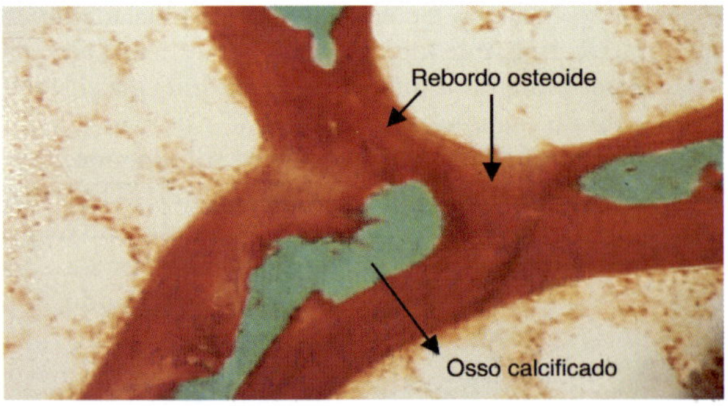

Figura 90.9 Exame histológico. Biopsia óssea da crista ilíaca em um paciente com osteomalacia hipofosfatêmica. Osso trabecular com rebordo osteoide muito aumentado. (Coloração Goldner, 250×.)

RAQUITISMO E OSTEOMALACIA HIPOFOSFATÊMICOS

Causas congênitas

O HR congênito é caracterizado por perda renal de fosfato (baixa TRP). São exemplos: HR ligado ao X (XLHR), HR autossômico dominante (ADHR), HR autossômico recessivo (ARHR) e HR com hipercalciúria. Com exceção deste último, tais distúrbios têm em comum a ação excessiva do FGF-23 e níveis séricos de $1,25(OH)_2D$ inadequadamente normais ou baixos.[2,8,23]

Raquitismo hipofosfatêmico ligado ao X

Tipo mais comum de raquitismo congênito (prevalência de 1/20.000 nascidos vivos),[24] o XLHR é causado por mutações inativadoras do gene *PHEX* (do inglês *phosphate regulating endopeptidases on the X chromosome*), localizado no cromossomo Xp22-1.[8,25,26]

A forma como essas mutações elevam os níveis de FGF-23 ainda não é completamente compreendida.[25] Também não parece haver correlação genótipo-fenótipo entre os diferentes tipos de mutações já descritas.[27,28] No entanto, independentemente do mecanismo, o efeito final do excesso de FGF-23 será a perda renal de fósforo e a inibição da 1α-hidroxilase.[8]

O XLHR afeta os meninos homozigotos e as meninas heterozigotas. Recomenda-se que os parentes de primeiro grau de um paciente afetado sejam investigados para XLHR. No entanto, em cerca de um terço dos casos, a história familiar é negativa.[29]

A gravidade da doença é variável na mesma família. Tipos leves podem manifestar-se apenas por hipofosfatemia, sem lesões ósseas.[3,8] Quando se expressa em adultos, cursa com calcificação de tendões e ligamentos (entesopatia) e osteoartrite, que surgem na terceira e quarta décadas de vida e podem limitar a mobilidade, além de serem causa de dor.[2,30,31] Alguns autores têm sugerido que o XLHR poderia se associar a maior risco de doença cardiovascular, possivelmente causada por efeito direto do excesso de FGF-23, mas os dados ainda são escassos e conflitantes.[32]

Em geral, em função da redução da TRP, ocorre hipofosfatemia crônica. Níveis séricos de cálcio e PTH se encontram mais frequentemente normais, mas os de $1,25(OH)_2D$ estão inapropriadamente normais. A calciúria apresenta-se diminuída ou normal, e os níveis de FGF-23, aumentados.[1,8,33] A análise genética do *PHEX* pode ser realizada para fazer o diagnóstico diferencial com as demais causas de HR congênito.

Raquitismo hipofosfatêmico autossômico dominante

O ADHR é causado por mutações *missense* no gene do FGF-23, as quais impedem a clivagem proteolítica desse hormônio.[1,34,35] O quadro clínico e laboratorial assemelha-se ao do XLHR, embora a doença tenha uma idade de início mais variável. Em alguns casos, a hipofosfatemia coincide, em mulheres, com a menarca ou surge após a gestação.[36] Acredita-se, inclusive, que a deficiência de ferro funcione como um gatilho ambiental para a expressão clínica da mutação.[9,37]

Raquitismo hipofosfatêmico autossômico recessivo

O ARHR é, em geral, causado por mutações inativadoras no gene da matriz proteica da dentina-1 (*DMP-1*), caracterizando o subtipo 1 da doença.[38,39] Devido à mutação, o FGF-23 encontra-se elevado, provocando um quadro clínico e laboratorial semelhante ao do XLHR.[2,8]

Outras mutações inativadoras descritas atingem os genes *ENPP1* (subtipo 2)[40,41] e *FAM20C* (subtipo 3),[42,43] que codificam proteínas clivadoras do FGF-23. No caso do subtipo 2, além do quadro de raquitismo hipofosfatêmico, pode ocorrer calcificação arterial durante a infância.[1,41]

Raquitismo hipofosfatêmico com hipercalciúria

De herança autossômica recessiva, o raquitismo hipofosfatêmico com hipercalciúria resulta de mutações no gene *SLC34A3*, codificador da NaPT-2c.[44,45] Em consequência, ocorrem diminuição da TRP e hipofosfatemia. Não há, portanto, participação do

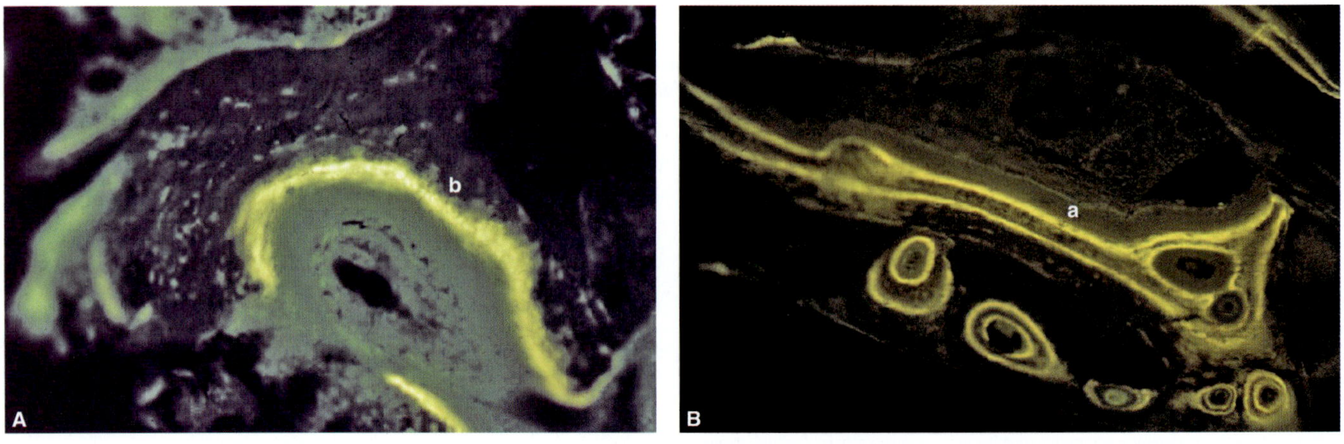

Figura 90.10 Exame histológico. Biopsia de crista ilíaca em paciente com osteomalacia hipofosfatêmica, marcada com tetraciclina (**A**). Observe as linhas de mineralização confluentes, devido à velocidade de mineralização reduzida (*b*). Compare com **B**, em que se vê o aspecto do osso normal na crista ilíaca marcado com tetraciclina, com dupla marcação com tetraciclina (*a*).

FGF-23 na sua fisiopatologia, não ocorrendo comprometimento da 1α-hidroxilase. Dessa forma, ocorre aumento da atividade dessa enzima em resposta à hipofosfatemia, o que causa maior absorção intestinal de cálcio e, consequentemente, hipercalciúria, sendo este um achado laboratorial que a distingue das demais causas de HR.[1,2]

Portadores heterozigóticos de mutações no gene *SLC34A3* podem manifestar a doença apenas na idade adulta, com baixa massa óssea, fraturas múltiplas, hipofosfatemia e hipercalciúria. Em formas ainda mais leves, ocorrem apenas hipofosfatemia, hipercalciúria e nefrolitíase, sem doença óssea.[8,46]

Causas adquiridas

Síndrome de Fanconi

A hiperfosfatúria típica da síndrome de Fanconi desencadeia quadro de raquitismo/osteomalacia com baixa TRP. Nesses casos, no entanto, há associação laboratorial com glicosúria, hipouricemia, aminoacidúria e acidose tubular renal tipo 2 (resultante da bicarbonatúria). Portanto, diante da suspeita clínica, é importante solicitar sumário de urina e gasometria arterial.

A acidose metabólica causa prejuízo direto na mineralização óssea, além de inibir a 1α-hidroxilase, levando a níveis inapropriadamente normais ou reduzidos de $1{,}25(OH)_2D$, cálcio baixo ou normal-baixo, bem como PTH alto ou normal-alto. Os níveis de FGF-23 não aumentam e podem estar reduzidos.[47]

As possíveis causas da síndrome de Fanconi devem ser investigadas: mieloma múltiplo, amiloidose, intoxicação por metais pesados, síndrome de Sjögren, cistinose e medicações (ifosfamida, aminoglicosídeos, adefovir, tenofovir).[48-51] O uso prolongado de ácido zoledrônico tem sido descrito como possível causa.[52] Com a suspensão dos fármacos, o quadro costuma ser revertido após algumas semanas a meses.

Osteomalacia induzida por tumor

Osteomalacia hipofosfatêmica oncogênica (OHO) ou osteomalacia induzida por tumor (OIT) é uma rara síndrome paraneoplásica decorrente da produção tumoral de FGF-23.[20,53] No entanto, a secreção de outros fatores fosfatúricos também tem sido descrita, embora sejam bem mais raros.[20,53] Embora classicamente descrita em adultos, a OHO também pode ocorrer em crianças.[54]

O quadro clínico e laboratorial é semelhante ao dos HR congênitos, destacando-se a hipofosfatemia com TRP baixa e os níveis de calcitriol baixos ou inapropriadamente normais. Os níveis séricos de FGF-23 costumam ser elevados ou normais-altos, mas há descrição de casos com níveis normais, nos quais, provavelmente, o tumor produzia algum outro fator fosfatúrico.[20] Todas essas alterações são revertidas com a retirada do tumor.

Os tumores costumam ser de origem mesenquimal, pequenos e benignos.[20,53,55] Desse modo, podem estar localizados em qualquer parte do corpo, o que dificulta sua localização e retarda o diagnóstico.[20,55] Um estudo envolvendo 287 pacientes com OIT concluiu que os sítios mais comuns são os membros inferiores (59,6% dos casos), seguidos por cabeça e pescoço, tronco e membros superiores.[56]

O maior desafio diagnóstico, portanto, corresponde à identificação do tumor, em especial devido ao seu tamanho reduzido e ao crescimento lento (o tumor não é localizado em cerca de 35% dos casos).[20] O primeiro passo para tentar localizar a lesão é um exame físico detalhado, seguido por exames de imagem que tenham o cuidado de incluir o corpo inteiro, do vértice do crânio aos dedos dos pés.[20] Exames como tomografia computadorizada e ressonância magnética de corpo inteiro podem ser realizados, mas muitas vezes sem sucesso.

Deve-se iniciar a investigação com a realização de exames de imagem funcionais, de preferência com análogos de somatostatina, uma vez que tumores mesenquimais expressam receptores de somatostatina (principalmente, o subtipo 2).[57] Entre estes, a PET/CT com gálio-68 (^{68}Ga-DOTATATE) tem sido apontada como o exame de escolha.[58-60] Uma segunda opção seria a realização de cintilografia com ^{111}In-pentetreotida (OctreoScan®).[20] O exame de tomografia computadorizada por emissão de pósitrons com fluordeoxiglicose (^{18}F-FDG-PET/CT) também pode ser realizado, embora tenha menor especificidade.[20,53]

Após a positividade de algum teste funcional, o próximo passo é a realização de um exame de imagem anatômico, como a ressonância magnética, com o objetivo de confirmar a presença do tumor, avaliar sua extensão e planejar a cirurgia. A tomografia computadorizada também pode ser realizada, mas é inferior à ressonância.[20]

Já o cateterismo venoso seletivo com dosagem de FGF-23 pode ser realizado nos casos em que um tumor já identificado precisa ser confirmado como produtor.[20]

Raquitismo hipofosfatêmico associado à síndrome de McCune-Albright

A síndrome de McCune-Albright é decorrente de uma mutação ativadora do gene *GNAS* no osso, na pele (causando as típicas manchas café com leite) e em algumas glândulas endócrinas (podendo cursar com puberdade precoce, gigantismo, hipertireoidismo e hipercortisolismo). A alteração esquelética típica é a chamada displasia fibrosa, que pode ser monostótica ou poliostótica. As lesões fibrosas do osso são ricas em células produtoras de FGF-23, de forma que os pacientes acometidos podem cursar com hipofosfatemia crônica e, consequentemente, raquitismo com quadro clínico e laboratorial semelhante ao XLHR.[1,8]

Raquitismo hipofosfatêmico associado à síndrome do nevo epidérmico

Nessa rara síndrome, também conhecida como síndrome da hipofosfatemia cutâneo-esquelética, mutações somáticas com ganho de função dos genes *HRAS*, *KRAS* e *NRAS* acometem tanto a pele, levando ao surgimento de nevos epidérmicos, quanto o osso, levando à produção excessiva de FGF-23 (por mecanismos ainda desconhecidos) e à hipofosfatemia.[1,2,61]

Outras etiologias

Algumas causas ainda mais raras de osteomalacia hipofosfatêmica FGF-23-dependente têm sido descritas na literatura:

- Síndrome do FGF-23 ectópico: ocorre pela secreção de FGF-23 por alguns tipos de câncer em estágio avançado (diferentemente da OIT, na qual os tumores são mesenquimais e benignos). Cânceres de próstata e de pulmão são os mais comuns, mas também há relato de outras neoplasias malignas em estágio avançado, como mama, ovário, estômago, rim, cólon, pâncreas e tireoide.[62] O tratamento quimioterápico costuma normalizar os níveis de FGF-23 quando o aumento é leve a moderado[61]
- Induzida por preparações intravenosas de ferro: nos últimos anos, tem sido descrito que a infusão intravenosa de sacarato de óxido férrico (Noripurum®), de ferripolimaltose e de carboximaltose férrica (Ferinject®) estimula de forma reversível a secreção de FGF-23, levando à hipofosfatemia desde que o paciente não tenha doença renal crônica avançada (nesses pacientes, o FGF-23 já está bastante elevado, mas exerce efeito discreto ou ausente nos túbulos renais). A conduta diante desses casos é a troca por preparações de ferro que não estimulam o FGF-23, como ferro dextrano ou ferumoxitol[61,63]

- Induzida por consumo de álcool: essa condição é extremamente rara e não se sabe qual seria exatamente seu mecanismo subjacente. Contudo, diante de um paciente com osteomalacia hipofosfatêmica que faça consumo excessivo de álcool, recomenda-se que o consumo seja suspenso por 1 a 2 meses antes de se iniciar uma investigação com exames de imagem pensando em OIT, uma vez que é uma alteração reversível[61,64]
- Pós-transplante renal: em alguns pacientes com doença renal crônica em estágios avançados, tem sido observada hipofosfatemia mesmo após a resolução do hiperparatireoidismo secundário ou terciário, ou seja, os níveis de fósforo permanecem baixos mesmo após a normalização dos níveis de PTH. Essa hipofosfatemia tem sido associada a níveis elevados de FGF-23. Esse quadro, no entanto, é transitório e se resolve em 6 a 18 meses, e é raro o desenvolvimento de osteomalacia, considerando o curto período de evolução.[61]

RAQUITISMO E OSTEOMALACIA RELACIONADOS COM A DEFICIÊNCIA DE VITAMINA D

Causas congênitas

Raquitismo dependente de vitamina D tipo 1

Trata-se de um distúrbio autossômico recessivo que se manifesta, em geral, no primeiro ano de vida e que envolve a incapacidade dos rins em sintetizar calcitriol.[2] A causa mais classicamente reconhecida é a mutação inativadora do gene *CYP27B1*, que codifica a enzima 1α-hidroxilase, fundamental para a formação da $1{,}25(OH)_2D$ a partir da 25-OHD. Essa etiologia, no entanto, vem sendo referida como raquitismo dependente de vitamina D tipo 1a, graças à identificação de uma outra causa genética: a mutação inativadora do gene *CYP2R1*, configurando o raquitismo dependente de vitamina D tipo 1b.[1,2]

O tipo 1b é mais raro e envolve a incapacidade do fígado em sintetizar a 25-OHD (o gene *CYP2R1* é fundamental para a atividade da 25-hidroxilase). Dessa forma, mesmo com a presença normal de 1α-hidroxilase nos rins, não há substrato para a formação de calcitriol, resultando em um quadro clínico laboratorial semelhante ao subtipo 1a. A única diferença refere-se aos níveis de 25-OHD: normais, pouco reduzidos ou até mesmo elevados no subtipo 1a e bastante reduzidos no subtipo 1b.[1,65]

Independentemente do subtipo, ocorre hipocalcemia grave, que pode evoluir com tetania e convulsões. Os níveis de PTH costumam apresentar-se elevados, e os de $1{,}25(OH)_2D$, reduzidos. Pode haver hipofosfatemia, mas não de forma tão intensa quanto no HR.[1-3]

Raquitismo dependente de vitamina D tipo 2

Nesse tipo de raquitismo, o problema desenvolve-se por um defeito da ação da vitamina D sobre o seu receptor. Há, portanto, uma resistência à ação do calcitriol, que tem, assim, seus níveis elevados. É uma doença autossômica recessiva bastante rara, que também tem sido dividida em dois subtipos:

- Raquitismo dependente de vitamina D tipo 2a: causada por uma mutação inativadora no gene receptor da vitamina D (VDR) que impede a formação do complexo hormônio-receptor, anulando, assim, as ações do calcitriol[1,2,65]
- Raquitismo dependente de vitamina D tipo 2b: o receptor da vitamina D está respondendo normalmente ao calcitriol, porém há um problema na interação do heterodímero VDR-RXR com o DNA. Esse problema parece ser causado pelo aumento da expressão de uma proteína nuclear que impede a transcrição do DNA em resposta ao receptor. No entanto, nenhum gene específico pela doença foi identificado até o momento.[1,65]

Os dois subtipos têm apresentação clínico-laboratorial semelhante. Em geral, desenvolve-se com 2 a 8 meses de vida, e, além do raquitismo, apresenta um achado clínico adicional característico: a *alopecia* (ver Figura 90.5).[1,65] Ela está presente em cerca de 2/3 dos casos, podendo ser parcial ou total. Pode haver também a queda de cílios e supercílios.[1] Alopecia parece ser decorrente da perda da ação do receptor de vitamina D nos folículos capilares, uma função que parece ocorrer desvinculada da sua ligação ao calcitriol.[65] Não é reversível com o tratamento.

Laboratorialmente, o raquitismo dependente de vitamina D tipo 2 difere do raquitismo dependente de vitamina D tipo 1 pelos níveis elevados da $1{,}25(OH)_2D$.[2]

Raquitismo dependente de vitamina D tipo 3

Essa forma rara de raquitismo dependente de vitamina D tem herança autossômica dominante e decorre de uma inativação hepática aumentada e mais rápida dos metabólitos da vitamina D. Sua causa é uma mutação com ganho de função do gene *CYP3A4*. A apresentação clínica e laboratorial parece ser semelhante ao raquitismo dependente de vitamina D tipo 1, mas há muito poucos casos descritos para poder garantir essa afirmação. De qualquer forma, a doença cursa com baixos níveis séricos de 25-OHD e $1{,}25(OH)_2D$. Como a inativação também afeta a reposição, costuma-se precisar de altas doses de calcitriol ou de colecalciferol.[1,65]

Causas adquiridas

A deficiência de vitamina D adquirida pode ocorrer por baixa ingestão, pouca exposição cutânea à radiação ultravioleta ou por síndromes de má-absorção intestinal. Para ser responsável por um quadro de raquitismo ou osteomalacia, os níveis de 25-OHD precisam, em geral, estar abaixo de 10 ng/mℓ. Quando isso ocorre por baixa ingestão, a condição é definida como raquitismo nutricional.[1] Pigmentação da pele, residência em altas altitudes na inverno, ausência de suplementação de vitamina D durante a infância e deficiência materna de vitamina D (os estoques de vitamina fetal dependem do estoque materno) têm sido apontadas como fatores de risco para raquitismo nutricional.[1]

Além dos baixos níveis de 25-OHD, há aumento do PTH, impedindo uma possível hipocalcemia. No entanto, em casos mais avançados, o cálcio pode acabar reduzindo, assim como o fósforo. Da mesma forma, os níveis séricos de calcitriol costumam ser normais em estágios iniciais por aumento compensatório da atividade da 1α-hidroxilase, mas seus níveis podem acabar caindo em casos mais avançados, especialmente quando os níveis de 25-OHD caem abaixo de 5 ng/mℓ.[3]

A baixa ingestão de cálcio também pode ser causa de raquitismo nutricional e tem sido descrita mais frequentemente em países como África do Sul, Nigéria e Bangladesh. Nesses casos, os níveis de 25-OHD costumam ser normais ou levemente reduzidos, mas há elevação do PTH e do calcitriol.[1]

Em síndromes de má-absorção intestinal por qualquer causa, pode haver associação de déficit de cálcio e vitamina D, e é característico o achado de hiperparatireoidismo secundário, com 25-OHD baixa, cálcio sérico normal (na maioria das vezes) e calciúria baixa.

As insuficiências hepática e renal, por interferirem no metabolismo da vitamina D, também podem cursar com osteomalacia. Em casos de acidose sistêmica, ocorre tanto um prejuízo direto da mineralização óssea quanto a inibição da 1α-hidroxilase. Já o uso crônico de anticonvulsivantes promove o aumento da atividade da 24-hidroxilase, desviando a 25-OHD nos rins para a produção de seu metabólito inativo.[5,11]

Com o envelhecimento, ocorre a redução da síntese cutânea de vitamina D, bem como a redução da sua hidroxilação hepática e renal e da concentração e da função dos seus receptores intestinais, propiciando um aumento do risco de osteomalacia.[11]

Hipofosfatasia

Trata-se de uma causa rara de raquitismo/osteomalacia, determinada pela redução da atividade da fosfatase alcalina tecidual não específica, causada por mutação no gene *TNSALP* (com herança autossômica dominante ou recessiva).[66,67] Em consequência, ocorre acúmulo de pirofosfato não degradado na matriz óssea, o que impede a fixação dos cristais de hidroxiapatita no colágeno.[10,68,69]

A hipofosfatasia manifesta-se de diferentes formas, de acordo com a faixa etária acometida, como a seguir:[10]

- Perinatal: pode ser diagnosticada ainda intraútero, com deformidades ósseas e insuficiência respiratória, ocasionando alta taxa de letalidade. Há, no entanto, uma forma perinatal benigna, em que as manifestações começam a abrandar durante o terceiro trimestre ou após o parto
- Infantil: pode expressar-se antes dos 6 meses de vida, com quadro grave de raquitismo e mortalidade de 50%,[70] ou após os 6 meses, quando a taxa de sobrevida é melhor, podendo ocorrer remissão, com recidiva após a vida adulta. Além das manifestações típicas do raquitismo, destaca-se a perda prematura dos dentes
- Adulta: costuma apresentar-se com fraturas recorrentes (especialmente fraturas metatarsais de estresse) e fraturas atípicas de fêmur). Pode ser confundida com osteoporose, retardando o correto diagnóstico. Devido ao acúmulo de pirofosfato nas articulações, pode surgir um quadro de pseudogota e condrocalcinose.[71] Na história clínica, pode chamar a atenção a perda prematura de dentes durante a infância
- Odonto-hipofosfatasia: sem nenhuma manifestação esquelética ou sistêmica, o quadro é limitado a alterações dentárias (perda de dentes e alta prevalência de cáries).

O achado laboratorial característico são os níveis baixos ou normais da fosfatase alcalina. Assim, a hipofosfatasia deve ser suspeitada em adultos diagnosticados com osteoporose, mas com níveis baixos de fosfatase alcalina ou com níveis normais logo após uma fratura.[67-69]

Pode ocorrer hiperfosfatemia, e os níveis de cálcio, 25-OHD, $1,25(OH)_2D$ e PTH costumam estar normais; entretanto, nos tipos mais precoces, pode haver hipercalcemia e hipercalciúria. Devido à inatividade da fosfatase alcalina, ocorre também elevação nos níveis séricos de compostos fosfatados, como: pirofosfato inorgânico (não dosado na prática), piridoxal-5-fosfato sérico (pode expressar-se laboratorialmente pela elevação dos níveis séricos de vitamina B_6) e fosfoetanolamina sérica ou urinária.[10] Para auxiliar no diagnóstico, tem sido proposta a utilização de critérios para o adulto e a criança (presença de dois critérios maiores ou um maior + dois menores confirmaria a doença). Níveis séricos baixos de FA devem ser considerados como critério obrigatório.[66]

Para o adulto, são critérios maiores: variante patogênica ou provavelmente patogênica no gene *TNSALP*; elevação da vitamina B6; fratura atípica de fêmur; e fraturas de metatarsos recorrentes. São critérios menores: atraso na consolidação de fraturas; dor musculoesquelética crônica; perda prematura de dentes (atraumática); condrocalcinose; e nefrocalcinose.

Para a criança, são critérios maiores: variante patogênica ou provavelmente patogênica no gene *TNSALP*; elevação da vitamina B_6; perda prematura de dentes (atraumática); e presença de raquitismo em exame de imagem. São critérios menores: baixa estatura; atraso de marcos motores; craniosinostose; nefrocalcinose; e convulsões responsivas à vitamina B_6.

TRATAMENTO DO RAQUITISMO E DA OSTEOMALACIA

O tratamento depende da etiologia estabelecida.

Raquitismos hipofosfatêmicos congênitos

O tratamento básico envolve a suplementação de fósforo e calcitriol. As doses de ambos são mostradas no Quadro 90.5.[8] Como a meia-vida é curta e a perda de fósforo renal continua, essas doses devem ser fracionadas ao longo do dia.[3] Uma alternativa ao calcitriol é o alfacalcidiol (não disponível no Brasil), cuja vantagem é a meia-vida mais longa, podendo ser feito 1 vez/dia na dose inicial de 20 a 30 ng/kg/dia.[17]

Vale ressaltar que, no raquitismo hipofosfatêmico com hipercalciúria, o tratamento se limita ao fósforo, já que o calcitriol é contraindicado, visto que pode levar à hipercalcemia e agravar a hipercalciúria, com consequentes nefrocalcinose e/ou nefrolitíase.[1,3,72] No HR autossômico dominante, a reposição de ferro deve ser associada caso seja detectada ferropenia.[1]

O *burosumabe* (Crysvita®), um anticorpo monoclonal anti-FGF-23, foi aprovado pela Food and Drug Administration (FDA) em 2018 e pela Agência Nacional de Vigilância Sanitária (Anvisa) em 2019 para o tratamento de crianças com XLHR. Devido ao seu benefício, quando comparado com a reposição de fósforo e calcitriol, que muitas vezes têm seu uso limitado pelos efeitos colaterais, o burosumabe é considerado o melhor tratamento

Quadro 90.5 Doses e vias de administração das medicações utilizadas no tratamento dos diferentes tipos de raquitismo da infância.

Medicamento	Dose	Via	Indicações
Fósforo	20 a 60 mg/kg/dia fracionados 4 vezes/dia	Oral	XLHR, ADHR, RAHR e HHR
Calcitriol	0,02 a 0,06 μg/kg/dia fracionado 2 a 3 vezes/dia	Oral	XLHR, ADHR, RAHR, VDD1R, VDD2R*
Cálcio elementar	0,5 a 3 g/dia em 2 a 3 tomadas		VDD1aR e VDD1bR
	3 a 6 g/dia em 2 a 3 tomadas		VDD2R
Calcifediol	15 a 50 μg/dia		VDD1bR
Vitamina D3	50.000 UI/dia		VDD3R
Burosumabe	0,8 mg/kg a cada 15 dias Dose máxima: 2 mg/kg	Subcutânea	XLHR
Alfa-asfotase	6 mg/kg/semana Dose máxima: 9 mg/kg	Subcutânea	Hipofosfatasia

*Nos casos de resistência do receptor de vitamina D, a dose de calcitriol deve ser aumentada de maneira progressiva, em geral, chegando a 10 mg/dia ou mais, com o objetivo de evitar convulsões hipocalcêmicas e tentar manter a mineralização, mesmo que parcial. ADHR: raquitismo hipofosfatêmico autossômico dominante; HHR: raquitismo hipofosfatêmico com hipercalciúria; RAHR: raquitismo hipofosfatêmico autossômico recessivo; VDD1aR: raquitismo dependente de vitamina D tipo 1a; VDD1bR: raquitismo dependente de vitamina D tipo 1b; VDD2R: raquitismo dependente de vitamina D tipo 2; VDDR3: raquitismo dependente de vitamina D tipo 3; XLHR: raquitismo hipofosfatêmico ligado ao X.

para o XLHR, pois atua diretamente na gênese do raquitismo, inibindo o FGF-23 e revertendo as alterações clínicas, quando iniciado precocemente. Contudo, não deve ser administrado em concomitância com fósforo e calcitriol e é contraindicado na insuficiência renal.[73,74]

O burosumabe pode ser iniciado a partir de 1 ano de idade, desde que exista evidência radiológica de doença óssea ativa e refratariedade, efeitos adversos sérios (como hiperparaitireoidismo e nefrocalcinose) ou incapacidade de aderir ao tratamento convencional.[3,17] No entanto, dependendo da gravidade da doença, o burosumabe pode ser considerado a primeira linha de tratamento.[74]

A dose inicial é de 0,8 mg/kg a cada 15 dias, podendo ser titulada, de acordo com níveis séricos de fósforo em jejum, até o máximo de 2 mg/kg ou 90 mg.[74] A terapia convencional deve ser descontinuada 1 semana antes do seu início.[3]

Como o pico sérico de concentração do burosumabe ocorre entre 7 e 11 dias após a aplicação, pode-se dosar o fósforo nesse período para se certificar de que não esteja ocorrendo hiperfosfatemia e entre 12 e 14 dias para avaliação da resposta terapêutica.[74]

A medicação costuma ser bem tolerada, e as reações cutâneas no local de aplicação são os efeitos adversos mais frequentes. Outros efeitos colaterais descritos são: cefaleia, febre, vômitos, mialgias, *rash* e dor em extremidades.[1,3]

Entre os benefícios do burosumabe, podem-se citar: aumento da TRP, melhora dos níveis séricos de fósforo e calcitriol, atenuação dos achados radiológicos e melhora do crescimento.[3,17] Tanto a eficácia quanto a tolerabilidade parecem ser sustentadas ao longo dos anos seguintes ao início do tratamento.[75]

Quanto ao tempo de uso, recomenda-se manter o burosumabe até, pelo menos, o final do crescimento.[74] Vale ressaltar que ainda há dúvidas sobre a real necessidade de manter o tratamento após os 18 anos, uma vez que dados acerca do seu benefício em adultos são limitados. No entanto, algumas novas evidências têm demonstrado que, em adultos com XLHR, o burosumabe melhora a consolidação de fraturas, diminui a rigidez articular, melhora os parâmetros histomorfométricos da osteomalacia, aumenta os níveis de fósforo e a TRP e reduz os níveis de PTH.[76-78] Os dados de vida real do estudo brasileiro com pacientes adultos confirmaram esses achados, com melhora dos sintomas associados à osteomalacia e da funcionalidade dos pacientes, com redução dos níveis de PTH (hiperparatireoidismo secundário) com uso do burosumabe por mais de 1 ano (média de 16 meses de uso). Foi visto que variantes truncadas do gene *PHEX* estavam associadas ao hiperparatireoidismo. Portanto, ele pode ser considerado como segunda linha de tratamento em adultos com osteomalacia e pseudofraturas que não respondem ou toleram o tratamento convencional.[74]

O uso do burosumabe ainda não foi liberado nos demais casos de HR congênito FGF-23-dependentes.[79-81]

O uso de hormônio do crescimento (GH) tem sido estudado em crianças com XLHR com o objetivo de melhorar sua estatura final. Em adição, o GH aumentaria a TRP e a síntese de 1,25(OH)$_2$D. No entanto, esses benefícios parecem ser transitórios, e os dados ainda são conflitantes, não havendo ainda evidências suficientes para recomendar tratamento de rotina com GH em crianças com baixa estatura e XLHR.[17,74,82]

Osteomalacia hipofosfatêmica

Pacientes adultos com osteomalacia hipofosfatêmica, de causa congênita ou adquirida, também devem fazer a terapia convencional com calcitriol na dose de 0,25 µg/dia (ajustando-se a dose de acordo com os níveis séricos de cálcio e fósforo) e fósforo na dose de 1 a 2 g/kg/dia, em 3 a 4 tomadas diárias. Na síndrome de Fanconi, a acidose metabólica deve ser manejada com reposição de bicarbonato.[1-5] Em casos em que a causa da SF é identificada, a sua resolução (como no caso da suspensão de algum medicamento implicado) pode levar à reversão do quadro.

Na OIT, o tratamento mais efetivo é a ressecção do tumor, após a qual ocorre rápida queda dos níveis séricos de FGF-23 em poucas horas; os níveis de fósforo e calcitriol aumentam gradualmente, e costumam normalizar dentro de 1 semana. Os sintomas começam a melhorar dentro de alguns dias a semanas, mas a resolução completa pode demorar vários meses.[20]

Enquanto o tumor não é encontrado ou na impossibilidade de localizá-lo, a reposição de fósforo e calcitriol deve ser realizada. No entanto, o tratamento clínico mais promissor nesses casos é o uso do burosumabe, uma vez que a droga já é aprovada para o tratamento da OIT.[20,83,84]

Como terapia alternativa para a OIT, pode-se citar o calcimimético *cinacalcete*, visto que esse fármaco aumenta a TRP e a fosfatemia, além de tornar possível a redução da dose do fosfato para uma dose mais bem tolerada.[85] Contudo, há necessidade de mais estudos para confirmar a eficácia e a tolerabilidade dessa terapia.[20] A octreotida, considerando a presença de receptores de somatostatina nos tumores produtores de FGF-23, também costuma ser citada como terapia alternativa na OIT, mas os dados se limitam a estudos de caso.[86,87]

Raquitismos dependentes de vitamina D

No tipo 1a, o tratamento é realizado com reposição de calcitriol e cálcio, nas doses mostradas no Quadro 90.5.[2] No tipo 1b, além da reposição de cálcio, é preferível optar pelo calcifediol na dose de 15 a 50 µg/dia, já que ele corresponde ao metabólito 25-OHD, pulando, assim, a etapa hepática de ativação.[1,17]

No raquitismo dependente de vitamina D tipo 2, costumam ser necessárias megadoses de calcitriol, devido à resistência à ação da vitamina D no seu receptor.[1] Durante os primeiros meses de vida, pode ser necessária a reposição intravenosa de cálcio.[1] Aparentemente, os pacientes sem alopecia apresentam uma resposta melhor ao tratamento do que aqueles com alopecia.[17] Em caso de falha terapêutica, a reposição intravenosa prolongada de cálcio é a única alternativa.[1] Após a puberdade, parece haver um aumento da absorção intestinal de cálcio, por mecanismos adaptativos que independem da vitamina D, com consequente redução das doses diárias de cálcio e calcitriol.[65]

No raquitismo dependente de vitamina D tipo 3, pode ser usado calcitriol ou vitamina D3, porém, devido à sua rápida inativação hepática, as doses devem ser altas, chegando a 50.000 UI/dia de vitamina D3.[3,17]

Deficiência adquirida de vitamina D

A reposição com doses de ataque seguidas de doses de manutenção pode reverter o quadro. Em geral, ataques de 50.000 UI/semana são suficientes, mas, em casos de má-absorção intestinal, doses mais altas (de 10.000 a 50.000 UI/dia) podem ser necessárias.[1-5]

Hipofosfatasia

Em 2015, a FDA aprovou o uso da alfa-asfotase para tratamento da hipofosfatasia, uma terapia de reposição enzimática que age substituindo a ação da fosfatase alcalina. Posterior a isso, em 2017, a medicação foi aprovada pela Anvisa. A alfa-asfotase melhora a mineralização óssea, a fraqueza muscular, a dor óssea, os achados radiológicos de raquitismo, a qualidade de vida e a sobrevida.[88-90] Benefícios também têm sido mostrados em pacientes com a forma adulta da doença.[91]

Sua posologia pode ser vista no Quadro 90.5. Os efeitos colaterais mais comuns são reações no local de aplicação, mas pode ocorrer hipocalcemia no início do tratamento. Hiperfosfatemia leve também tem sido descrita, de forma que os níveis séricos de cálcio e fósforo devem ser monitorados.[90]

Monitoramento do tratamento com reposição de fósforo e calcitriol

Em pacientes em uso de calcitriol e fósforo, deve-se monitorar os níveis séricos de cálcio, fósforo, PTH e fosfatase alcalina a cada 3 meses. Objetiva-se normalizar a FA, evitar o hiperparatireoidismo secundário e aumentar os níveis de cálcio e fósforo. No entanto, normalizar o fósforo não é uma condição necessária, uma vez que o aumento do fósforo pode estimular a paratireoide e contribuir para o hiperparatireoidismo secundário, além de aumentar o produto Ca × P. Dessa forma, o objetivo é elevar o fósforo até, no máximo, o limite inferior da normalidade para a idade. O aumento do cálcio com o uso do calcitriol também deve ser evitado.[74]

A elevação do produto Ca × P para valores $> 55\ mg^2/d\ell^2$/ pode levar à deposição extraesquelética de hidroxiapatita, com consequentes nefrolitíase, nefrocalcinose e deterioração da função renal.[2] Portanto, o monitoramento com ultrassonografia renal, creatinina e calciúria deve ser realizado. A adição de hidroclorotiazida pode ser útil para evitar a progressão da nefrocalcinose.[92]

Outra questão é a tolerabilidade da reposição das soluções de fósforo oral, em virtude de causar diarreia (com doses mais elevadas) e da necessidade de dividir a dose diária em várias tomadas.

Na presença de elevação do PTH, a dose do fósforo deve ser reduzida, evitando, assim, a evolução para um hiperparatireoidismo autônomo (terciário), com necessidade de retirada cirúrgica das paratireoides.[2] Tem sido descrita uma prevalência de 25% de hiperparatireoidismo secundário e 10% de hiperparatireoidismo terciário em pacientes com XLHR.[74]

As crianças devem ter seu crescimento monitorado, assim como a ocorrência de novas fraturas.

Resumo

A desmineralização óssea é a causa do raquitismo (quando afeta a placa de crescimento, sendo, assim, específico da infância) e da osteomalacia (quando afeta os ossos cortical e trabecular). Nos casos de raquitismo, a criança tem fraturas, deformidades ósseas e baixa estatura. A osteomalacia costuma se expressar com fraturas e fraqueza muscular, de modo que é importante o seu diagnóstico diferencial com a osteoporose. O processo de desmineralização pode ser congênito ou adquirido e pode ser causado por: deficiência da produção de fosfatase alcalina, conhecida como hipofosfatasia e caracterizada por níveis séricos normais ou diminuídos dessa enzima (ao contrário das outras etiologias que, caracteristicamente, cursam com sua elevação); deficiência grave de vitamina D (níveis séricos de 25-hidroxivitamina D $< 12\ ng/d\ell$) ou defeito da síntese ou da ação do calcitriol (situações que cursam com hipocalcemia e elevação do paratormônio); hipofosfatemia, por diminuição do seu aporte ou, mais frequentemente, por redução da taxa de reabsorção renal de fosfato. Esta última alteração pode ser causada por defeitos congênitos que impedem a degradação do FGF-23 (o raquitismo hipofosfatêmico ligado ao X [XLHR] é o mais comum), por tumores mesenquimais produtores de FGF-23 ou pela síndrome de Fanconi. Como o quadro clínico e radiológico costuma ser semelhante entre as diversas etiologias, o laboratório pode ajudar na diferenciação, e a dosagem de calcitriol é útil no diagnóstico diferencial do raquitismo. O tratamento depende da causa e pode envolver a reposição de fosfato e calcitriol, nas causas hipofosfatêmicas, ou a reposição de vitamina D, nos casos de deficiência adquirida. Defeitos congênitos da síntese ou da ação da vitamina D devem ser tratados com reposição de cálcio e calcitriol. A hipofosfatasia pode ser controlada com o uso da alfa-asfotase; para o tratamento do XLHR, encontra-se disponível, atualmente, o burosumabe, anticorpo anti-FGF-23.

REFERÊNCIAS BIBLIOGRÁFICAS

1. Gentile C, Chiarelli F. Rickets in children: an update. Biomedicines. 2021; 9(7):738.
2. Carpenter TO, Shaw NJ, Portale AA et al. Rickets. Nat Rev Dis Primers. 2017; 3:17101.
3. Abseyi SN, Şıklar Z. Approach to Rickets: Is It Calciopenic or Phosphopenic? Turk Arch Pediatr. 2023; 58(5):458-66.
4. Shore RM, Chesney RW. Rickets: part I. Pediatr Radiol. 2012; 43:140-51.
5. Uday S, Högler W. Nutritional rickets and osteomalacia in the twenty-first century: revised concepts, public health, and prevention strategies. Curr Osteoporos Rep. 2017; 15:293-302.
6. Pilz S, Zittermann A, Trummer C et al. Vitamin D testing and treatment: a narrative review of current evidence. Endocr Connect. 2019; 8:R27-43.
7. Carlberg C, Molnár F. Vitamin D receptor signaling and its therapeutic implications: genome-wide and structural view. Can J Physiol Pharmacol. 2015; 93:311-8.
8. Bitzan M, Goodyer PR. Hypophosphatemic rickets. Pediatr Clin North Am. 2019; 66:179-207.
9. Imel EA, Biggin A, Schindeler A et al. FGF23, hypophosphatemia, and emerging treatments. JBMR Plus. 2019; 3:e10190.
10. Choida V, Bubbear JS. Update on the management of hypophosphatasia. Ther Adv Musculoskelet Dis. 2019; 11:1759720X19863997.
11. Thacher TD, Fischer PR, Tebben PJ et al. Increasing incidence of nutritional rickets: A population-based study in Olmsted County, Minnesota. Mayo Clin Proc. 2013; 88:176-83.
12. Creo AL, Thacher TD, Pettifor JM et al. Nutritional rickets around the world: An update. Paediatr Int Child Health. 2016; 37:84-98.
13. Rafaelsen S, Johansson S, Ræder H et al. Hereditary hypophosphatemia in Norway: A retrospective population-based study of genotypes, phenotypes, and treatment complications. Eur J Endocrinol. 2016; 174:125-36.
14. Kim S, Kim SW, Lee BC et al. Adult-onset hypophosphatemic osteomalacia as a cause of widespread musculoskeletal pain: A retrospective case series of single center experience. World J Clin Cases. 2023; 11(32):7785-94.
15. Zhu S, Yang YH, Gao RW et al. Clinical features of hypophosphatemic osteomalacia induced by long-term lowdose adefovir dipivoxil. Drug Des Devel Ther. 2018; 12:41-45.
16. Abrahamsen B, Smith CD, Minisola S. Epidemiology of tumor- induced osteomalacia in Denmark. Calcif Tissue Int. 2021; 109(2):147-56.
17. Biasucci G, Donini V, Cannalire G. Rickets types and treatment with vitamin D and analogues. Nutrients. 2024; 16(3):416.
18. Florenzano P, Hartley IR, Jimenez M et al. Tumor-induced osteomalacia. Calcif Tissue Int. 2021; 108(1):128-42.
19. Trombetti A, Al-Daghri N, Brandi ML et al. Interdisciplinary management of FGF23-related phosphate wasting syndromes: a consensus statement on the evaluation, diagnosis and care of patients with X-linked hypophosphataemia. Nat Rev Endocrinol. 2022; 18:366-84.
20. Minisola S, Fukumoto S, Xia W et al. Tumor-induced osteomalacia: a comprehensive review. Endocrine Reviews. 2023; 44:323-53.
21. Bhambri R, Naik V, Malhotra N et al. Changes in bone mineral density following treatment of osteomalacia. J Clin Densitom. 2006; 9:120-7.
22. Bhan A, Qiu S, Rao SD. Bone histomorphometry in the evaluation of osteomalacia. Bone Rep. 2018; 8:125-34.
23. Bacchetta J, Salusky IB. Evaluation of hypophosphatemia: lessons from patients with genetic disorders. Am J Kidney Dis. 2012; 59:152-9.
24. Alizadeh Naderi AS, Reilly RF. Hereditary disorders of renal phosphate wasting. Nat Rev Nephrol. 2010; 6:657-65.
25. Park E, Kang HG. X-linked hypophosphatemic rickets: from diagnosis to management. Clin Exp Pediatr. 2024; 67(1):17-25.
26. Chen X, Cai C, Lun S et al. The contribution of a novel *PHEX* gene mutation to X-linked hypophosphatemic rickets: a case report and an analysis of the gene mutation dosage effect in a rat model. Front Endocrinol (Lausanne). 2023; 14:1251718.
27. Wu H, Ying H, Zhao W et al. Characterization of novel *PHEX* variants in X-linked hypophosphatemic rickets and genotype-PHEX activity correlation. J Clin Endocrinol Metab. 2024; dgae120.
28. Borghi M, da Silva LM, Bispo L et al. A genetic study of a Brazilian cohort of patients with X-linked hypophosphatemia reveals no correlation between genotype and phenotype. Front Pediatr. 2023; 11:1215952.
29. Haffner D, Emma F, Eastwood DM et al. Clinical practice recommendations for the diagnosis and management of X-linked hypophosphataemia. Nat. Rev. Nephrol. 2019; 15:435-55.
30. Herrou J, Fechtenbaum J, Rothenbuhler A et al. Development of spinal enthesopathies in adults with X-linked hypophosphatemia. J Clin Endocrinol Metab. 2023; 108(12):e1524-31.
31. Carpenter TO, Imel EA, Holm IA et al. A clinician's guide to X-linked hypophosphatemia. J Bone Miner Res. 2011; 26:1381-8.
32. Bouzemane A, Vignot E, Derain Dubourg L et al. Reassuring data on the cardiovascular risk in adults with X-linked hypophosphatemia receiving conventional therapy. J Clin Endocrinol Metab. 2024; 109(2):e488-94.

33. Bacchetta J, Salusky IB. Evaluation of hypophosphatemia: lessons from patients with genetic disorders. Am J Kidney Dis. 2012; 59:152-9.
34. White KE, Carn G, Lorenz-Depiereux B et al. Autosomal-dominant hypophosphatemic rickets (ADHR) mutations stabilize FGF-23. Kidney Int. 2001; 60:2079-86.
35. Tagliabracci VS, Engel JL, Wiley SE et al. Dynamic regulation of FGF23 by Fam20C phosphorylation, GalNAc-T3 glycosylation, and furin proteolysis. Proc Natl Acad Sci USA. 2014; 111:5520-5.
36. Drezner MK, Whyte MP. Heritable renal phosphate wasting disorders. In: Thakker RV, Whyte MP, Eisman JA (Eds.). Genetics of bone biology and skeletal disease. 2. ed. Amsterdam: Academic Press; 2017.
37. Imel EA, Peacock M, Gray AK et al. Iron modifies plasma FGF23 differently in autosomal dominant hypophosphatemic rickets and healthy humans. J Clin Endocrinol Metab. 2011; 96:3541-9.
38. Gannagé-Yared MH, Makrythanasis P, Chouery E et al. Exome sequencing reveals a mutation in DMP1 in a family with familial sclerosing bone dysplasia. Bone. 2014; 68:142-5.
39. Ichikawa S, Gerard-O'Riley RL, Acton D et al. A mutation in the Dmp1 gene alters phosphate responsiveness in mice. Endocrinology. 2017; 158:470-6.
40. Levy-Litan V, Hershkovitz E, Avizov L et al. Autosomal-recessive hypophosphatemic rickets is associated with an inactivation mutation in the ENPP1 gene. Am J Hum Genet. 2010; 86:273-8.
41. Ferreira CR, Carpenter TO, Braddock DT. ENPP1 in blood and bone: skeletal and soft tissue diseases induced by ENPP1 deficiency. Annu Rev Pathol. 2024; 19:507-40.
42. Rafaelsen SH, Raeder H, Fagerheim AK et al. Exome sequencing reveals FAM20 c mutations associated with fibroblast growth factor 23-related hypophosphatemia, dental anomalies, and ectopic calcification. J Bone Miner Res. 2013; 28:1378-85.
43. Rafaelsen S, Johansson S, Ræder H et al. Hereditary hypophosphatemia in Norway: a retrospective population-based study of genotypes, phenotypes, and treatment complications. Eur J Endocrinol. 2016; 174:125.
44. Bergwitz C, Roslin NM, Tieder M et al. SLC34A3 mutations in patients with hereditary hypophosphatemic rickets with hypercalciuria predict a key role for the sodium-phosphate cotransporter NaPi-IIc in maintaining phosphate homeostasis. Am J Hum Genet. 2006; 78:179-92.
45. Chen A, Ro H, Mundra VR et al. Description of 5 novel SLC34A3/NPT2c mutations causing hereditary hypophosphatemic Rickets with Hypercalciuria. Kidney Int Rep. 2019; 4:1179-86.
46. Dhir G, Li D, Hakonarson H et al. Late-onset hereditary hypophosphatemic rickets with hypercalciuria (HHRH) due to mutation of SLC34A3/NPT2c. Bone. 2017; 97:15-9.
47. Goto S, Fujii H, Kono K et al. Serum FGF23 levels may not be associated with serum phosphate and 1,25-dihydroxyvitamin D levels in patients with Fanconi syndrome-induced hypophosphatemia. Clin Kidney J. 2016; 9:677-681.
48. Hall AM, Bass P, Unwin RJ. Drug-induced renal Fanconi syndrome. QJM. 2014; 107:261-9.
49. Cancarevic I, Ilyas U, Nassar M. Hypophosphatemia in patients with multiple myeloma. Cureus. 2023; 15(6):e40487.
50. Kim DH, Sung DH, Min YK. Hypophosphatemic osteomalacia induced by low-dose adefovir therapy: focus on manifestations in the skeletal system and literature review. J Bone Miner Metab. 2013; 31:240-6.
51. Koenig KF, Kalbermatter S, Menter T et al. Recurrent bone fractures due to tenofovir-induced renal phosphate wasting. Scand J Infect Dis. 2014; 46:221-4.
52. Katsunuma R, Mitsumoto K, Mizumoto A et al. Fanconi syndrome associated with long-term treatment with zoledronate. Intern Med. 2023; 62(14):2103-5.
53. Jadhav SS, Shah R, Patil V. Tumor-induced osteomalacia: An overview. Best Pract Res Clin Endocrinol Metab. 2024; 38(2):101834.
54. Crossen SS, Zambrano E, Newman B et al. Tumor-induced osteomalacia in a 3-year-old with unresectable central giant cell lesions. J Pediatr Hematol Oncol. 2017; 39(1):e21-4.
55. Ashouri D, Kastoon T. Phosphaturic tumor-induced osteomalacia. Cureus. 2024; 16(2):e54712.
56. Jiang Y, Hou G, Cheng W. Performance of 68 Ga-DOTA-SST PET/CT, octreoscan SPECT/CT and 18F-FDG PET/CT in the detection of culprit tumors causing osteomalacia: a meta-analysis. Nucl Med Commun. 2020; 41(4):370-6.
57. Helgebostad R, Revheim ME, Johnsrud K et al. Clinical applications of somatostatin receptor (agonist) PET tracers beyond neuroendocrine tumors. Diagnostics (Basel). 2022; 12(2):528.
58. wal K, Bhadada S, Mittal BR et al. Comparison of 18F-FDG and 68Ga DOTATATE PET/CT in localization of tumor causing oncogenic osteomalacia. Clin Nucl Med. 2015; 40:e6.
59. Zhang J, Zhu Z, Zhong D et al. 68 Ga DOTATATE PET/CT is an accurate imaging modality in the detection of culprit tumors causing osteomalacia. Clin Nucl Med. 2015; 40:642-6.
60. El-Maouche D, Sadowski SM, Papadakis GZ et al. (68)Ga-DOTATATE for tumor localization in tumor-induced osteomalacia. J Clin Endocrinol Metab. 2016; 101:3575-81.
61. Ito N, Hidaka N, Kato H. Acquired forms of fibroblast growth factor 23-related hypophosphatemic osteomalacia. Endocrinol Metab (Seoul). 2024.
62. Kato H, Kimura S, Taguchi M et al. FGF23-related hypophosphatemia in a patient with small cell lung cancer: a case report and literature review. Endocr J. 2023; 70:1005-13.
63. Schaefer B, Zoller H, Wolf M. Risk factors for and effects of persistent and severe hypophosphatemia following ferric carboxymaltose. J Clin Endocrinol Metab. 2022; 107:1009-19.
64. Hidaka N, Kato H, Koga M et al. Induction of FGF23-related hypophosphatemic osteomalacia by alcohol consumption. Bone Rep. 2021;15:101-144.
65. Levine MA. Diagnosis and management of vitamin D dependent rickets. Front Pediatr. 2020; 8:315.
66. Khan AA, Brandi ML, Rush ET et al. Hypophosphatasia diagnosis: current state of the art and proposed diagnostic criteria for children and adults. 2024; 35(3):431-8.
67. Mornet E. Genetics of hypophosphatasia. Arch Pediatr. 2017; 24:5S51-6.
68. Millan JL, Whyte MP. Alkaline phosphatase and hypophosphatasia. Calcif Tissue Int. 2016; 98:398-416.
69. Orimo H. Pathophysiology of hypophosphatasia and the potential role of asfotase alfa. Ther Clin Risk Manag. 2016; 12:777-86.
70. Whyte MP. Hypophosphatasia: enzyme replacement therapy brings new opportunities and new challenges. JBMR. 2017; 43:667-75.
71. Högler W, Langman C, Gomes da Silva H et al. Diagnostic delay is common among patients with hypophosphatasia: initial findings from a longitudinal, prospective, global registry. BMC Musculoskelet Disord. 2019; 20:80.
72. Lecoq AL, Brandi ML, Linglart A et al. Management of X-linked hypophosphatemia in adults. Metabolism. 2020; 103S:154049.
73. Lamb YN. Burosumab: first global approval. Drugs. 2018; 78:707-14.
74. Trombetti A, Al-Daghi N, Brandi ML et al. Interdisciplinary management of FGF23-related phosphate wasting syndromes: a Consensus Statement on the evaluation, diagnosis and care of patients with X-linked hypophosphataemia. Nat Rev Endocrinol. 2022; 18(6):366-84.
75. Linglart A, Imel EA, Whyte MP et al. Sustained efficacy and safety of burosumab, a monoclonal antibody to FGF23. J Clin Endocrinol Metab. 2022; 107(3):813-24.
76. Insogna K L, Rauch F, Kamenický P et al. Burosumab improved histomorphometric measures of osteomalacia in adults with X-linked hypophosphatemia: A phase 3, single-arm, International trial. Journal of Bone and Mineral Research. 2019; 34(12):2183-91.
77. Portale AA, Carpenter TO, Brandi, ML et al. Continued beneficial effects of Burosumab in adults with X-linked hypophosphatemia: Results from a 24-week treatment continuation period after a 24-week double-blind placebo-controlled period. Calcified Tissue International. 2019; 105(3): 271-84.
78. Vaibish MH, Cillo ACP, Silva BCC et al. Real-world data of Brazilian adults with X-linked hypophosphatemia (XLH) treated with burosumab and comparison with other worldwide cohorts. Mol Genet Genomic Med. 2024; 12(2):e2387.
79. Imel EA, Glorieux FH, Whyte MP et al. Burosumab versus conventional therapy in children with X-linked hypophosphataemia: a randomised, active-controlled, open-label, phase 3 trial. Lancet. 2019; 393:2416-27.
80. Carpenter TO, Whyte MP, Imel EA et al. Burosumab therapy in children with X-linked hypophosphatemia. N Engl J Med. 2018; 378:1987-98.
81. Portale AA, Carpenter TO, Brandi ML et al. Continued beneficial effects of burosumab in adults with X-linked hypophosphatemia: results from a 24-week treatment continuation period after a 24-week double-blind placebo-controlled period. Calcif Tissue Int. 2019; 105:271-84.
82. Baroncelli GI, Bertelloni S, Ceccarelli C et al. Effect of growth hormone treatment on final height, phosphate metabolism, and bone mineral density in children with X-linked hypophosphatemic rickets. J Pediatr. 2001; 138:236-43.
83. Carvalho EH, Moraes J. Burosumab in tumor-induced osteomalacia: A Case Report. Poster presented in ASBMR 2022 Global Meeting, September 9-12, 2022, Austin TX, USA.
84. Jan de Buer S, Miller PD, Weber TJ et al. Burosumab for the treatment of tumor-induced osteomalacia. J Bone Mineral Research. 2021; 36(4):627-35.
85. Geller JL, Khosravi A, Kelly MH et al. Cinacalcet in the management of tumor-induced osteomalacia. J Bone Miner Res. 2007; 22:931-7.
86. Seufert J, Ebert K, Müller J et al. Octreotide therapy for tumor-induced osteomalacia. N Engl J Med. 2001; 345:1883-8.
87. Paglia F, Dionisi S, Minisola S. Octreotide for tumor-induced osteomalacia. N Engl J Med. 2002; 346:1748-9.
88. Whyte MP, Greenberg CR, Salman NJ et al. Enzyme replacement therapy in life-threatening hypophosphatasia. N Engl J Med. 2012; 366:904-13.
89. Whyte MP, Madson KL, Phillips D et al. Asfotase alfa therapy for children with hypophosphatasia. JCI Insight. 2016; 1:e85971.
90. Reis FS, Lazaretti-Castro M. Hypophosphatasia: from birth to adulthood. Arch Endocrinol Metab. 2023; 67(5):e000626.
91. Magdaleno AL, Singh S, Venkataraman S et al. Adult-onset hypophosphatasia: before and after treatment with asfotase alfa. AACE Clin Case Rep. 2019; 5(6):e344-8.
92. Seikaly MG, Baum M. Thiazide diuretics arrest the progression of nephrocalcinosis in children with X-linked hypophosphatemia. Pediatrics. 2001; 108:E6.

CAPÍTULO

91

Osteogênese Imperfeita

Telma Palomo ▪ Patricia Muszkat ▪ Marise Lazaretti-Castro

INTRODUÇÃO E EPIDEMIOLOGIA

A osteogênese imperfeita (OI), também conhecida como doença dos ossos de vidro, é a doença hereditária do tecido conjuntivo mais estudada na população pediátrica.[1] Trata-se de doença clínica e geneticamente heterogênea com fenótipo bastante variável. É caracterizada por baixa massa e fragilidade ósseas, e deformidades esqueléticas. A incidência e a prevalência da OI variam entre os estudos, porém a ocorrência de 1:10.000 nascidos vivos é a que mais tem sido descrita.[2]

ETIOLOGIA E FISIOPATOLOGIA

A OI resulta de alterações na molécula do colágeno tipo 1, proteína mais abundante da matriz óssea, que vão desde anormalidades em sua estrutura primária, transformações quantitativas da proteína, modificações pós-traducionais em sua estrutura terciária, transporte intracelular e incorporação na matriz.[2] Nos últimos anos, foram descritas algumas vias fisiopatológicas independentes do colágeno tipo 1, como defeitos na diferenciação do osteoblasto ou em fatores locais da mineralização óssea (Figura 91.1).[2]

QUADRO CLÍNICO

A OI caracteriza-se por baixa massa óssea, múltiplas fraturas por fragilidade desde a infância, deformidades esqueléticas como, por exemplo, escoliose, e prejuízo do crescimento, de moderado a grave. O acometimento ósseo é bastante variável e heterogêneo, variando desde casos leves com algumas fraturas sem deformidades ou perda da funcionalidade, a casos letais, com fraturas intrauterinas.[1]

Esclera azulada, hiperextensibilidade de pele e ligamentos, e dentinogênese imperfeita são alterações típicas (Figura 91.2). Perda auditiva a partir da segunda década de vida também pode ocorrer. No crânio, ossos wormianos (suturais) podem ser encontrados nas formas mais graves da doença.[3]

CLASSIFICAÇÃO E GENES ENVOLVIDOS

Em 1979, Sillence et al.[4] utilizaram os critérios clínico e radiológico, além da gravidade da doença para diferenciar os quatro tipos de OI, criando a classificação mundialmente conhecida, apresentada no Quadro 91.1.

Esta classificação agrupa os pacientes em 4 tipos clínicos distintos, com padrão de herança autossômica dominante. A OI tipo I inclui casos leves da doença, com fraturas que normalmente não resultam em deformidades graves, possibilitando a deambulação. A esclera azulada está presente na maioria dos casos, e perda auditiva pode ocorrer mais tardiamente, em geral após os 20 anos de idade. A OI tipo II é letal no período intrauterino ou perinatal, devido a fraturas intraútero e acometimento respiratório importante. A OI tipo III é considerada a segunda forma mais grave da doença e caracteriza-se por deformidades esqueléticas graves em decorrência das múltiplas fraturas e da fragilidade óssea, além de escoliose e baixa estatura. Os pacientes com OI tipo III possuem, geralmente, uma face característica, com formato triangular, protrusão de mandíbula (prognatismo) que leva a mordida cruzada, além de ser frequente a dentinogênese imperfeita. A OI tipo IV é uma forma de gravidade intermediária entre os tipos I e III, com deformidades ósseas leves a moderadas e acometimento estatural menos pronunciado do que no tipo III; a esclera azulada é variável nesta forma de OI.

Posteriormente, com os avanços da biologia molecular e a descoberta de novos genes causadores de distúrbios da matriz óssea, uma nova classificação foi proposta, fundamentada principalmente nas mutações encontradas. Atualmente, 18 mutações associadas à OI já foram descritas (Quadro 91.2).[1,2,5,6]

AVALIAÇÃO DIAGNÓSTICA

O diagnóstico clínico de OI baseia-se sobretudo nos sinais e sintomas descritos e é relativamente fácil em indivíduos com o fenótipo clássico e história familiar positiva ou naqueles em que várias fraturas típicas estão presentes. Entretanto, pode ser difícil

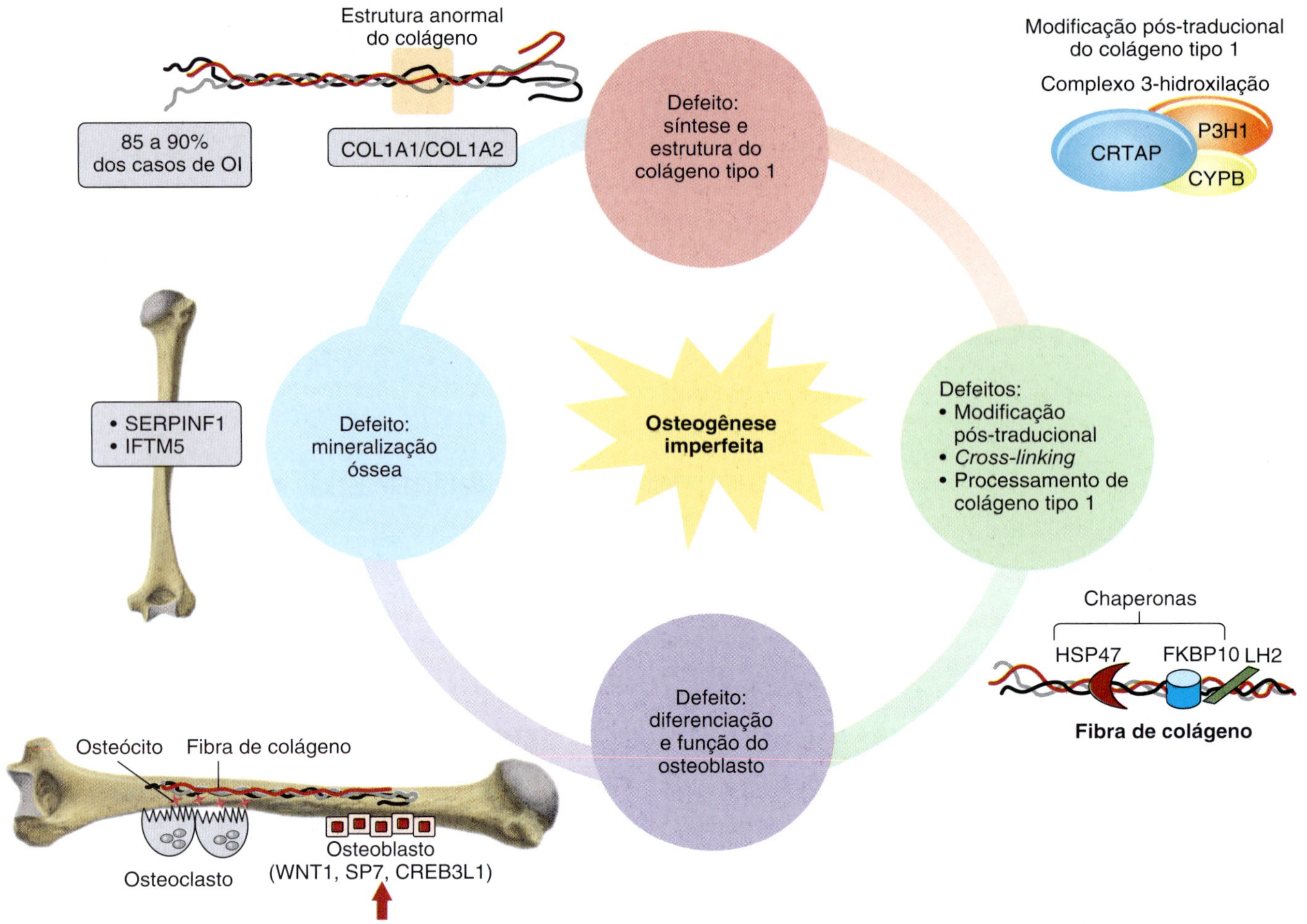

Figura 91.1 Mecanismos fisiopatológicos da osteogênese imperfeita (OI). (Adaptada de Marini et al., 2017.[2])

na ausência de história familiar e quando a fragilidade óssea não está associada às alterações extraesqueléticas evidentes.[1,5,6]

A avaliação laboratorial é normal, e os marcadores bioquímicos do metabolismo ósseo também não costumam estar alterados. A fosfatase alcalina pode estar elevada após a ocorrência de uma fratura.[1,5,6]

A radiografia da coluna toracolombar pode detectar rarefação óssea difusa e fraturas vertebrais muitas vezes assintomáticas, além de permitir a avaliação e o acompanhamento da escoliose.[8,9] A radiografia de ossos longos mostra a espessura da cortical mais adelgaçada, ao passo que, nas formas mais graves, os ossos longos são arqueados, com calcificações das epífises em forma de pipoca e protrusão acetabular. Deslocamento da cabeça do rádio com calcificação da membrana interóssea e calo hiperplásico são alterações descritas na OI por mutação no gene *IFITM5*. Invaginação basilar também pode ocorrer nas formas mais graves da doença.[6]

A densitometria óssea auxilia no diagnóstico de baixa massa óssea (Z-escore ≤ -2 desvios padrões da média para idade e sexo); além disso, existe uma correlação entre massa óssea mais baixa e gravidade da doença. Ela também é útil para seguimento após início do tratamento medicamentoso (ver Figura 91.2).[6]

O diagnóstico molecular de OI é uma possibilidade atual e deve ser indicado sempre que disponível. Sua realização é particularmente importante nos casos de fragilidade óssea sem manifestações extraesqueléticas evidentes. Quando disponível, o estudo genético possibilita um melhor entendimento do mecanismo fisiopatológico, possibilitando um aconselhamento genético adequado do paciente e de seus familiares. Resultados positivos confirmam o diagnóstico, mas resultados negativos não o afastam. O estudo genético em um caso índice deve iniciar com o sequenciamento dos genes *COL1A1* e *COL1A2*, que codificam as moléculas alfa-1 e alfa-2 do colágeno tipo 1, respectivamente, visando identificar substituições, deleções, inserções ou duplicações no gene do colágeno. Se a análise do colágeno for normal, devem-se sequenciar os outros genes relacionados com as formas recessivas da doença descritas no Quadro 91.2.[7] Atualmente, o sequenciamento em larga escala (p. ex., *next generation sequence*) está disponível em alguns serviços, sendo capaz de avaliar ao mesmo tempo diversos genes envolvidos na fisiopatologia da OI.[10]

DIAGNÓSTICO DIFERENCIAL

Várias doenças esqueléticas primárias podem ser confundidas com OI. As principais estão descritas no Quadro 91.3.[3,11]

TRATAMENTO

O acompanhamento multidisciplinar dos pacientes com OI é de fundamental importância para diminuir o risco de fraturas, corrigir deformidades, diminuir a dor e melhorar a mobilidade e a qualidade de vida dos pacientes. Esta abordagem multidisciplinar engloba desde fisioterapia e reabilitação a cuidados ortopédicos e tratamento medicamentoso. Os programas de reabilitação consistem em avaliações regulares de desenvolvimento motor,

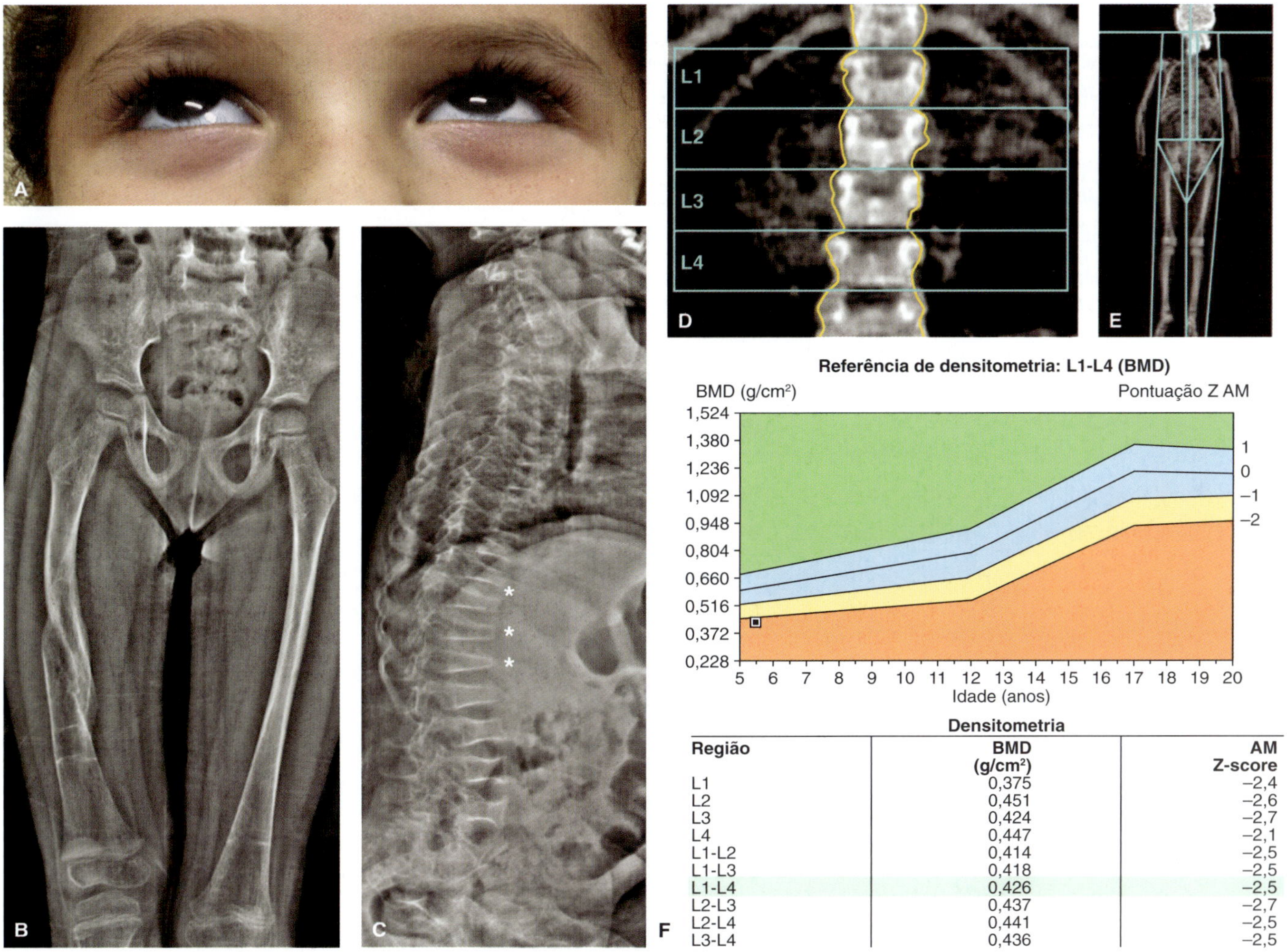

Densitometria

Região	BMD (g/cm²)	AM Z-score
L1	0,375	−2,4
L2	0,451	−2,6
L3	0,424	−2,7
L4	0,447	−2,1
L1-L2	0,414	−2,5
L1-L3	0,418	−2,5
L1-L4	0,426	−2,5
L2-L3	0,437	−2,7
L2-L4	0,441	−2,5
L3-L4	0,436	−2,5

Figura 91.2 A. Esclera azulada. **B.** Radiografia de membros inferiores em um paciente com osteogênese imperfeita (OI) tipo I mostrando fratura de fêmur direito. **C.** Radiografia de coluna de um paciente com OI tipo III mostrando múltiplas fraturas vertebrais (*asteriscos*). **D** a **F.** Densitometria óssea de coluna e corpo total de um paciente de 5 anos de idade com OI mostrando baixa massa óssea (Z-escore ≤ −2 desvios padrões da média para idade e sexo).

Quadro 91.1 Classificação fenotípica da osteogênese imperfeita segundo Sillence et al.[4]

Tipo	Expressão clínica	Características clínicas
I	Leve	Altura normal ou baixa estatura discreta; esclera azulada; baixa taxa de DI (20%)
II	Letal	Múltiplas e graves fraturas em costelas e ossos longos ao nascimento; deformidades pronunciadas; ossos achatados e hipodensos; esclera escura
III	Grave	Baixa estatura acentuada; face triangular; escoliose grave; esclera acinzentada; DI em 80%
IV	Moderada	Baixa estatura moderada, escoliose leve a moderada, esclera branca ou acinzentada, DI em 60%

DI: dentinogênese imperfeita. (Adaptado de Sillence et al., 1979.[4])

mobilidade e autocuidado, além de exercícios para fortalecer os membros superiores e inferiores.[1,12]

Múltiplas fraturas podem resultar em deformidades e comprometer a mobilidade desses pacientes.[13] A cirurgia ortopédica com colocação de hastes intramedulares é indicada para alinhamento dos membros inferiores arqueados, que, se não corrigidos, dificultarão a deambulação e aumentarão o risco de refratura.[14]

A ingestão de cálcio e vitamina D em quantidades adequadas deve fazer parte de todos protocolos de tratamento de OI.[1] Nas últimas 3 décadas, o tratamento farmacológico com bisfosfonatos tem sido utilizado em pacientes com OI durante o período de crescimento. O uso sistemático de pamidronato de sódio com infusões periódicas promoveu diminuição do número de fraturas, redução das deformidades e da dor, e melhora da mobilidade e da qualidade de vida dos pacientes com OI.[1,3,15-17] Muitos estudos de diferentes grupos do mundo têm relatado sua experiência com bisfosfonatos na OI, mostrando um aumento significativo na densidade mineral óssea (DMO) areal da coluna lombar medida pela densitometria óssea após o início do tratamento com esses medicamentos por via intravenosa (IV).[1,5,15-18] O uso dos bisfosfonatos IV mostrou também melhora significativa na remodelação de fraturas vertebrais em crianças em crescimento.[1,18] O mesmo não foi relatado com seu uso oral. Dois grandes estudos placebo-controlados com alendronato e risedronato oral não registraram melhora na remodelação das fraturas vertebrais; provavelmente porque o tempo de observação não foi longo o suficiente para demonstrá-la.[19,20] Além disso, o efeito dos bisfosfonatos na redução de fraturas de ossos longos é menos evidente.[16-18]

Recomenda-se o tratamento com bisfosfonatos em crianças nascidas com múltiplas fraturas, deformidades dos ossos longos e desmineralização óssea confirmadas pelas radiografias. Para crianças com a forma mais leve da doença, recomenda-se o

Quadro 91.2 Genes envolvidos e classificação clínica da osteogênese imperfeita (OI).*

Frequência	Gene mutado	Tipo de OI#	Herança	Defeito na proteína	Nome da proteína alterada	Mecanismo
85 a 90% dos casos de OI	*COL1A1*	I, II, III, IV	AD	COL1A1	Colágeno tipo 1 cadeia alfa-1	Defeitos na síntese e na estrutura do colágeno
	COL1A2	I, II, III, IV	AD	COL1A2	Colágeno tipo 1 cadeia alfa-2	
10 a 15% dos casos de OI	*CRTAP*	III, IV	AR	CRTAP	Proteína associada à cartilagem	Defeitos no processamento do colágeno tipo 1
	P3H1	III	AR	P3H1	Prolil-3-hidroxilase 1	
	PPIB	III	AR	CYPB	Ciclofilina B	
	FKBP10	III, IV	AR	FKBP65	Proteína de ligação FK506, 65 kDa	
	SERPINH1	III, IV	AR	HSP47	Proteína de choque térmico 47	
	PLOD2	III, IV	AR	LH2	Lisil-hidroxilase 2	
	BMP1	I, III, IV	AR	BMP1	Proteína óssea morfogenética 1	
	SPARC	IV	AR	SPARC	Osteonectina; proteína secretada, acídica e rica em cisteína	
	TMEM38B	IV	AR	TMEM38B	Proteína de transmembrana 38B	
	SEC24D	III, IV	AR	SEC24D	SEC24D	
	P4HB	III	AR	PDI	Proteína dissulfeto isomerase	
	IFITM5	V	AD	BRIL	Proteína restrita ao osso e similar às IFITM	Defeito na mineralização óssea
	SERPINF1	III, IV	AR	PEDF	Fator derivado do epitélio pigmentado	
	WNT1	IV	AR/AD	WNT1	WNT1	Defeito no desenvolvimento do osteoblasto
	SP7	III	AR	SP7	Osterix; fator de transcrição Sp7	
	CREB3L1	II	AR	OASIS	Substância especificamente induzida por velhos astrócitos	

*Classificação de acordo com a *Nosology and Classification of Genetic Skeletal Disorders* (2015).[7] Todas as informações relacionadas com as mutações são do banco de dados da OI Variant Database (https://oi.gene.le.ac.uk). AD: autossômica dominante; AR: autossômica recessiva; IFITM: proteínas transmembrana induzidas pelo interferon. (Adaptado de Trejo e Rauch, 2016;[1] Palomo et al., 2017.[5])

Quadro 91.3 Principais condições que se associam a fraturas e fazem parte do diagnóstico diferencial da osteogênese imperfeita.

Condições	Principais genes envolvidos	Características clínicas
Síndrome de Bruck	*FKBP10/PLOD2*	Contraturas articulares congênitas; baixa estatura; escoliose progressiva
Osteoporose-pseudoglioma	*LRP5*	Amaurose congênita; baixa estatura; múltiplas fraturas; deformidades esqueléticas
Hipofosfatasia	*TNSALP*	Baixos níveis de fosfatase alcalina sérica; baixa massa óssea; defeito de mineralização óssea – raquitismo ou osteomalacia; perda dentária precoce
Síndrome de Ehlers-Danlos	*COL5A1/COL5A2* *TNX*	Baixa massa óssea; frouxidão ligamentar; hipermobilidade articular; predisposição para equimoses
Síndrome de Marfan	*FBN1/COL1A2*	Aracnodactilia; peito *carinatum* ou *excavatum*; hipermobilidade articular; alta estatura
Maus-tratos	N/A	Hematoma subdural; hemorragia retiniana; equimoses; fraturas de crânio, esterno, costelas bilaterais e posteromediais em diferentes estágios de consolidação são fortemente sugestivas de maus-tratos
Osteoporose juvenil idiopática	Desconhecido	Osteoporose grave e transitória, com início antes da puberdade; sem anormalidades esqueléticas; fraturas vertebrais e metafisárias de ossos longos; diagnóstico de exclusão

FKBP10: *FK506-binding protein 10; PLOD2*: *procollagen-lysine, 2-oxoglutarate 5 dioxygenase 2; LRP5*: *low density lipoprotein receptor-related protein 7; TNSALP: alcaline phosphatase, tissue-nospecific; COL5A1: collagen, type V, alpha-1; COL5A2: collagen, type V, alpha-2; TNX: tenascin-X; FBN1: fibrillin 1; COL1A2: collagen, type I, alpha 2*; N/A: não se aplica. (Adaptado de Rauch e Glorieux, 2004;[3] Bianchi e Glorieux, 2012.[11])

tratamento medicamentoso, quando houver 2 ou mais fraturas vertebrais e/ou de ossos longos em um intervalo de 1 ano, e um Z-escore de coluna lombar ou corpo total sem cabeça ≤ –2.[21]

Diferentes protocolos de tratamento com bisfosfonatos têm sido propostos para crianças com OI nas formas moderadas a graves da doença.[18] O Quadro 91.4 mostra o esquema terapêutico do protocolo canadense (mais utilizado mundialmente).[3,18,22] Nosso grupo publicou em 2016 um protocolo modificado de tratamento com pamidronato IV, com uma infusão mais rápida e em um único dia, facilitando o seu uso em países emergentes e com poucos leitos hospitalares. De acordo com esse protocolo, o pamidronato é infundido a cada 4 meses (2 mg/kg; máximo de 60 mg) durante 2 horas (Quadro 91.5).[23]

Vale ressaltar que a primeira exposição aos bisfosfonatos IV deve ocorrer em uma dose menor para minimizar seus efeitos colaterais, especialmente as reações de fase aguda e hipocalcemia.[3,24] Além disso, as doses anuais máximas recomendadas para o pamidronato e o ácido zoledrônico são de 9 mg/kg e 0,1 mg/kg de peso, respectivamente.[18] Durante o acompanhamento, a dose anual de ambos os bisfosfonatos deve ser reduzida pela metade da dose total, quando o Z-escore da BMD for ≥ –2. As infusões de bisfosfonatos devem ser interrompidas no final da fase de crescimento.[18,25,26]

Quadro 91.4 Protocolo clássico para tratamento da osteogênese imperfeita com bisfosfonatos intravenosos (IV).

Bisfosfonatos (IV)	Dose de acordo com a idade		
	< 2 anos	2 a 3 anos	> 3 anos
Pamidronato 3 dias consecutivos (dose máxima de 60 mg/dia)	0,5 mg/kg a cada 2 meses	0,75 mg/kg a cada 3 meses	1 mg/kg a cada 4 meses
Ácido zoledrônico (infusão única)	Somente em estudos	0,05 mg/kg a cada 6 meses	0,05 mg/kg a cada 6 meses

Adaptado de Glorieux et al., 1998.[22]

Quadro 91.5 Protocolo simplificado para tratamento da osteogênese imperfeita com pamidronato intravenoso (IV).

Bisfosfonato (IV)	Dose para paciente > 3 anos
Pamidronato 1 dia (dose máxima de 60 mg)	2 mg/kg a cada 4 meses Tempo de infusão: 2 h

Adaptado de Palomo et al., 2016.[23]

A duração prolongada e frequente da terapia com bisfosfonatos, além das anormalidades dentárias subjacentes da dentinogênese imperfeita, poderiam sugerir maior risco para complicações como osteonecrose de mandíbula e fraturas atípicas, em comparação a pacientes com osteoporose. Entretanto, as fraturas atípicas de fêmur em adultos com OI devem ser interpretadas com cautela, pois esse tipo de fratura é comum nesses pacientes, mesmo antes do início do tratamento.[13] A osteonecrose de mandíbula nunca foi descrita em pacientes com OI em uso de bisfosfonatos.[27]

Em resumo, pode-se dizer que os bisfosfonatos IV são utilizados em pacientes com OI há mais de 30 anos e são considerados a terapia padrão. Todavia, os benefícios desses fármacos nesses pacientes não são uniformes, sendo necessária a busca de novas alternativas terapêuticas.

O denosumabe, anticorpo monoclonal contra o ligante do receptor nuclear fator kappa B (RANKL), é um potente antirreabsortivo. Seu uso na OI foi descrito em alguns pacientes, principalmente nos casos de mutações do gene *SERPINF1* (previamente referidos como OI tipo VI).[28,29] No entanto, alguns relatos de casos mostrando hipercalcemia grave após a suspensão da medicação têm desencorajado essa opção terapêutica em pacientes jovens.[30,31] Em adultos, apenas uma série de cinco casos retrospectivos foi publicada até o momento.[32]

O benefício do uso de bisfosfonatos em adultos é menos evidente. Dois estudos controlados e alguns estudos não randomizados mostraram um aumento da DMO pela densitometria; porém, houve uma pequena resposta na redução do número de fraturas.[33-35] Além disso, a ausência de ensaios clínicos comparativos entre bisfosfonatos intravenosos e orais não permite uma comparação adequada entre eles. Outras lacunas pouco elucidadas são: a duração do tratamento, a frequência mais apropriada da terapia com bisfosfonato intravenoso e a necessidade de uma pausa medicamentosa. Com isso, torna-se razoável lançar mão das diretrizes desenvolvidas para o tratamento da osteoporose e adaptá-las cuidadosamente para essa população.[32]

Terapias anabólicas seriam bastante atrativas para o cenário de OI. O uso da teriparatida ainda não está liberado pela Food and Drug Administration (FDA) em crianças e adolescentes, devido ao seu potencial risco de osteossarcoma. Em adultos, um estudo randomizado controlado com teriparatida mostrou um aumento da DMO nas formas mais leves da doença; entretanto, o resultado foi menos evidente nas formas mais graves.[36]

Outro estudo multicêntrico, randomizado e duplo-cego examinou os efeitos do tratamento com teriparatida *versus* neridronato em adultos com OI tipo I.[37] Atualmente, um estudo clínico prospectivo, aberto e randomizado com 350 pacientes adultos com OI está em andamento no Reino Unido, com o objetivo principal de investigar as taxas de fraturas após um curso de 2 anos de teriparatida, seguido de uma única infusão de ácido zoledrônico. Os resultados desse estudo estão previstos para 2025.[38]

O uso de um anticorpo monoclonal contra a esclerostina mostrou-se promissor em modelos animais de ratos com OI, e resultados preliminares em adultos com a forma moderada foram seguros.[39] O romosozumabe está comercialmente disponível para o tratamento de osteoporose grave pós-menopausa. Atualmente, apenas dois relatos de caso do uso de romosozumabe em adultos com OI foram publicados com aumento significativo da DMO em todos os sítios avaliados, sugerindo ser uma terapia eficaz em OI. Porém, estudos adicionais são necessários para confirmar sua eficácia e segurança.[32,40]

O setrusumabe, outro anticorpo monoclonal que inibe a atividade da esclerostina, foi avaliado em um estudo de fase 2b, randomizado, duplo-cego, de 12 meses, em adultos com OI. Noventa participantes foram tratados com uma das três doses disponíveis de setrusumabe. Na dose mais alta, os aumentos da DMO na coluna vertebral para OI tipo I e tipo III/IV foram de 8,81 e 10,38%, respectivamente. Na dose mais alta, a DMO total do quadril e do colo do fêmur aumentou em todos os tipos de OI (2,48 e 3,37%, respectivamente). Além disso, o estudo mostrou aumentos significativos na DMO na coluna vertebral e no quadril total em todos os grupos de doses. As injeções de setrusumabe foram bem toleradas, sem preocupações evidentes de segurança.[41] Outros estudos estão em andamento para avaliar a segurança e eficácia do setrusumabe em crianças (Quadro 91.6).[42,43]

Por fim, em estudos pré-clínicos, o excesso de fator transformador do crescimento beta (TGF-β) tem sido implicado como fator adicional nas anormalidades de remodelação óssea observadas nas formas mais graves de OI. Um pequeno ensaio de fase 2 com fresolimumabe, um anticorpo neutralizante de TGF-β, foi associado a diminuições na remodelação óssea. Nesse estudo, um efeito positivo na DMO da coluna lombar foi observado em participantes com OI tipo IV, mas não em pacientes com tipos III e VIII. Estudos maiores estão em andamento para avaliar a eficácia dessa modalidade terapêutica.[32]

Ademais, com o avanço do entendimento das bases moleculares da OI, espera-se que novas opções terapêuticas direcionadas para o defeito molecular de base possam ser desenvolvidas e, com isto, a terapia gênica passa a ser uma perspectiva de cura futura.[15]

Resumo

A osteogênese imperfeita é a fragilidade óssea primária mais comum em crianças. Caracteriza-se por displasia esquelética heterogênea do tecido conjuntivo, causada na maioria dos casos por mutação nos genes *COL1A1* ou *COL1A2*. Recentemente, 18 novas mutações em diferentes genes foram descritas, sendo a maioria de herança autossômica recessiva. O tratamento com bisfosfonato intravenoso é a opção terapêutica mais utilizada, e o aumento da densidade mineral óssea e o importante remodelamento da fratura vertebral em crianças em crescimento são os maiores benefícios desse tratamento. Entretanto, o uso de bisfosfonato intravenoso é menos efetivo na prevenção de fraturas de ossos longos e na evolução da escoliose. Terapias anabólicas são opções terapêuticas promissoras no tratamento da osteogênese imperfeita, e a terapia gênica já vem ganhando destaque como possibilidade de cura da doença em um futuro próximo.

Quadro 91.6 Estudos em andamento para avaliar segurança e eficácia do setrusumabe em pacientes com osteogênese imperfeita (OI).[41-43]

Estudo ASTEROID[41]
N = 90 Adultos com OI tipos I, III e IV Fase 2 b Duração 12 meses 3 doses foram avaliadas Na dose mais alta: os aumentos da DMO na coluna vertebral para OI tipos I e III/IV foram de 8,8 e 10,4%, respectivamente. A DMO total do quadril e do colo do fêmur aumentou em todos os tipos de OI (2,5 e 3,4%, respectivamente) O estudo mostrou aumentos significativos na DMO na coluna vertebral e no fêmur total em todos os grupos de doses
Estudo ORBIT[43]
Avaliar segurança e eficácia do setrusumabe em crianças e adultos jovens com OI (idade entre 5 e 26 anos) Fase 2/3 OI tipos I, III e IV com *COL1A1* ou *COL1A2* Dose mensal avaliada de 20 ou 40 mg/kg (intravenoso) Total de 24 pacientes: 14 indivíduos com 20 mg/kg e 10 indivíduos com 40 mg/kg OI tipo I: 71% (n=17) e OI tipo III/IV: 29% (n=7) Melhorou DMO e diminuiu fraturas. Melhor resposta entre 5 e 12 anos Efeitos colaterais: reação à infusão, dor óssea, infecção do trato respiratório superior e cefaleia
Estudo COSMIC[42]
Setrusumabe comparado com bisfosfonato em pacientes pediátricos Fase 3, aberto, randomizado, ativo controlado OI tipo I, III e IV com idade entre 2 e 7 anos Objetivo: avaliar o efeito do setrusumabe *vs.* bisfosfonato intravenoso na redução de fraturas. Grupos: setrusumabe ou bisfosfonato IV por 24 meses. Extensão 12 meses de Bisfosfonato IV para setrusumabe. Estudo ainda em andamento.

DMO: densidade mineral óssea; IV: via intravenosa.

REFERÊNCIAS BIBLIOGRÁFICAS

1. Trejo P, Rauch F. Osteogenesis imperfecta in children and adolescents-new developments in diagnosis and treatment. Osteoporos Int. 2016; 27:3427-37.
2. Marini JC, Forlino A, Bachinger HP et al. Osteogenesis imperfecta. Nat Rev Dis Primers. 2017; 3:17052.
3. Rauch F, Glorieux FH. Osteogenesis imperfecta. Lancet. 2004; 363:1377-85.
4. Sillence DO, Senn A, Danks DM. Genetic heterogeneity in osteogenesis imperfecta. J Med Genet. 1979; 16:101-16.
5. Palomo T, Vilaca T, Lazaretti-Castro M. Osteogenesis imperfecta: diagnosis and treatment. Curr Opin Endocrinol Diabetes Obes. 2017; 24:381-8.
6. Tournis S, Dede AD. Osteogenesis imperfecta – a clinical update. Metabolism. 2018; 80:27-37.
7. Bonafe L, Cormier-Daire V, Hall C et al. Nosology and classification of genetic skeletal disorders: 2015 revision. Am J Med Genet A. 2015; 167a:2869-92.
8. Anissipour AK, Hammerberg KW, Caudill A et al. Behavior of scoliosis during growth in children with osteogenesis imperfecta. J Bone Joint Surg Am. 2014; 96:237-43.
9. Sato A, Ouellet J, Muneta T et al. Scoliosis in osteogenesis imperfecta caused by col1a1/col1a2 mutations – genotype-phenotype correlations and effect of bisphosphonate treatment. Bone. 2016; 86:53-7.
10. Bardai G, Moffatt P, Glorieux FH et al. DNA sequence analysis in 598 individuals with a clinical diagnosis of osteogenesis imperfecta: diagnostic yield and mutation spectrum. Osteoporos Int. 2016; 27:3607-13.
11. Bianchi ML, Glorieux FH. The spectrum of pediatric osteoporosis. In: Glorieux FH, Pettifor JM, Jüppner H (Eds.). Pediatric bone: biology & disease. 2. ed. Elsevier Inc.; 2012. pp. 439-509.
12. Montpetit K, Palomo T, Glorieux FH et al. Multidisciplinary treatment of severe osteogenesis imperfecta-functional outcomes at skeletal maturity. Arch Phys Med Rehabil. 2015; 96:1834-9.
13. Trejo P, Fassier F, Glorieux FH et al. Diaphyseal femur fractures in osteogenesis imperfecta: characteristics and relationship with bisphosphonate treatment. J Bone Miner Res. 2017; 32:1034-9.
14. Azzam KA, Rush ET, Burke BR et al. Mid-term results of femoral and tibial osteotomies and Fassier-Duval nailing in children with osteogenesis imperfecta. J Pediatr Orthop. 2018; 38:331-6.
15. Forlino A, Marini JC. Osteogenesis imperfecta. Lancet. 2016; 387:1657-71.
16. Hald JD, Evangelou E, Langdahl BL et al. Bisphosphonates for the prevention of fractures in osteogenesis imperfecta: meta-analysis of placebo-controlled trials. J Bone Miner Res. 2015; 30:929-33.
17. Shi CG, Zhang Y, Yuan W. Efficacy of bisphosphonates on bone mineral density and fracture rate in patients with osteogenesis imperfecta: a systematic review and meta-analysis. Am J Ther. 2016; 23:894-904.
18. Palomo T, Fassier F, Ouellet J et al. Intravenous bisphosphonate therapy of young children with osteogenesis imperfecta: skeletal findings during follow up throughout the growing years. J Bone Miner Res. 2015; 30:2150-7.
19. Ward LM, Rauch F, Whyte MP et al. Alendronate for the treatment of pediatric osteogenesis imperfecta: a randomized placebo-controlled study. J Clin Endocrinol Metab. 2011; 96:355-64.
20. Bishop N, Adami S, Ahmed SF et al. Risedronate in children with osteogenesis imperfecta: a randomised, double-blind, placebo-controlled trial. Lancet. 2013; 382:1424-32.
21. Shapiro JR, Sponsellor PD. Osteogenesis imperfecta: questions and answers. Curr Opin Pediatr. 2009; 21:709-16.
22. Glorieux FH, Bishop NJ, Plotkin H et al. Cyclic administration of pamidronate in children with severe osteogenesis imperfecta. N Engl J Med. 1998; 339:947-52.
23. Palomo T, Andrade MC, Peters BS et al. Evaluation of a modified pamidronate protocol for the treatment of osteogenesis imperfecta. Calcif Tissue Int. 2016; 98:42-8.
24. Munns CF, Rajab MH, Hong J et al. Acute phase response and mineral status following low dose intravenous zoledronic acid in children. Bone. 2007; 41:366-70.
25. Rauch F, Cornibert S, Cheung M et al. Long-bone changes after pamidronate discontinuation in children and adolescents with osteogenesis imperfecta. Bone. 2007; 40:821-7.
26. Robinson ME, Trejo P, Palomo T et al. Osteogenesis imperfecta: skeletal outcomes after bisphosphonate discontinuation at final height. J Bone Miner Res. 2019; 34:2198-204.
27. Hennedige AA, Jayasinghe J, Khajeh J et al. Systematic review on the incidence of bisphosphonate related osteonecrosis of the jaw in children diagnosed with osteogenesis imperfecta. J Oral Maxillofac Res. 2013; 4:e1.
28. Hoyer-Kuhn H, Netzer C, Koerber F et al. Two years inverted question mark experience with denosumab for children with osteogenesis imperfecta type vi. Orphanet J Rare Dis. 2014; 9:145.
29. Hoyer-Kuhn H, Franklin J, Allo G et al. Safety and efficacy of denosumab in children with osteogenesis imperfecta – a first prospective trial. J Musculoskelet Neuronal Interact. 2016; 16:24-32.
30. Trejo P, Rauch F, Ward L. Hypercalcemia and hypercalciuria during denosumab treatment in children with osteogenesis imperfecta type VI. J Musculoskelet Neuronal Interac. 2018; 18:76-80.
31. Majdoub F, Ferjani HL, Nessib D Ben et al. Denosumab use in osteogenesis imperfecta: an update on therapeutic approaches. Vol. 28, Annals of Pediatric Endocrinology and Metabolism. Korean society of pediatric endocrinology; 2023. p. 98-106.
32. Liu W, Lee B, Nagamani SCS, Nicol L et al. Approach to the patient: pharmacological therapies for fracture risk reduction in adults with osteogenesis imperfecta. J Clin Endocrinol Metab. 2023; 108:1787-96.
33. Shapiro JR, Thompson CB, Wu Y et al. Bone mineral density and fracture rate in response to intravenous and oral bisphosphonates in adult osteogenesis imperfecta. Calcif Tissue Int. 2010; 87:120-9.
34. Lindahl K, Langdahl B, Ljunggren O et al. Treatment of osteogenesis imperfecta in adults. Euro J Endocrinol. 2014; 171:R79-90.
35. Viapiana O, Idolazzi L, Fassio A et al. Long-term effects of neridronate in adults with osteogenesis imperfecta: an observational three-year italian study. Calcif Tissue Int. 2017; 100:341-7.
36. Orwoll ES, Shapiro J, Veith S et al. Evaluation of teriparatide treatment in adults with osteogenesis imperfecta. J Clin Invest. 2014; 124:491-8.
37. Leali P. Efficacy of teriparatide vs neridronate in adults with osteogenesis imperfecta type I: a prospective randomized international clinical study. Clin Cases Min Bone Metab. 2017; 14:153.
38. Hald JD, Keerie C, Weir CJ et al. Protocol of a randomised trial of teriparatide followed by zoledronic acid to reduce fracture risk in adults with osteogenesis imperfecta. BMJ Open. 2023; 13(11).
39. Glorieux FH, Devogelaer JP, Durigova M et al. Bps804 anti-sclerostin antibody in adults with moderate osteogenesis imperfecta: Results of a randomized phase 2a trial. J Bone Miner Res. 2017; 32:1496-504.
40. Dattagupta A, Petak S. Osteoporosis improved by romosozumab therapy in a patient with type I osteogenesis imperfecta. AACE Clin Case Rep. 2023; 9(6):209-12.
41. Glorieux FH, Javaid MK, Langdahl B et al. Setrusumab for the treatment of osteogenesis imperfecta (OI): results from the phase 2b ASTEROID study. J Bone Miner Res. 2021; 36(Suppl 1). Available from: http://www.asbmr.org/meetings/annualmeeting/AbstractDetail?aid=28a4590e-bb77-4c9f-81b7-006aa6b0e07b 54. Accessed: october 5, 2022.
42. Campenter T, Bober M, Gottesman G et al. Cosmic: an open-label, randomized, active-controlled, phase 3 study of setrusumab compared with bisphosphonates in pediatric subjects with osteogenesis imperfecta, in: Progr. Annu. Meet. Am. Soc. Bone Miner. Res. Vancouver, BC. 2023. (SAT-500).
43. Lewiecki EM, Carpenter T, Maegen W et al. Evaluating setrusumab for the treatment of osteogenesis imperfecta: Phase 2 data from the phase 2/3 Orbit Study, in: Progr. Annu. Meet. Am. Soc. Bone Miner. Res. Vancouver, BC. 2023. (LB SAT 650).

CAPÍTULO 92

Osteoescleroses

Telma Palomo ■ Patricia Muszkat ■ Marise Lazaretti-Castro

INTRODUÇÃO

Osteoescleroses englobam um grupo de doenças esqueléticas genéticas raras que cursam com aumento da massa óssea, tais como osteopetrose, picnodisostose, osteopoiquilose, melorreostose e disosteoesclerose.[1] Neste capítulo abordaremos principalmente a osteopetrose e também a picnodisostose.

OSTEOPETROSE

A osteopetrose é um grupo heterogêneo de condições hereditárias caracterizadas por aumento da massa óssea, que resulta da falência de reabsorção óssea por comprometimento da função ou da diferenciação do osteoclasto, associado a fragilidade óssea e risco aumentado de fraturas.[1] Em estudo realizado por Bollerslev, foi observada prevalência de 5,5:100.000 habitantes.[2]

Também chamada de *doença dos ossos de mármore*, a osteopetrose foi inicialmente descrita por Albers-Schönberg em 1904.[3] Desde então, vários tipos de osteopetrose têm sido descritos, com base na forma de herança, idade de início, gravidade, características clínicas secundárias e número de osteoclastos acometidos.

Osteoclastos e reabsorção óssea

A reabsorção óssea ocorre por meio da acidificação da superfície óssea, que inicia a dissolução da matriz mineral, e da secreção de enzimas que digerem o componente orgânico do osso.[4] No citoplasma do osteoclasto, a anidrase carbônica II (ACII) forma ácido carbônico (H_2CO_3) a partir de dióxido de carbono (CO_2) e água (H_2O). O H_2CO_3 se dissocia em bicarbonato (HCO_3^-) e um próton (H^+).[5] Os prótons são transportados através da borda em escova para a lacuna de reabsorção por uma bomba de prótons (H^+-ATPase), fazendo com que o pH no espaço extracelular adjacente ao osso fique em torno de 4 a 5.[6] A eletroneutralidade da membrana é preservada por um canal de cloro acoplado à H^+-ATPase.[7]

A acidificação do ambiente extracelular inicia o processo de degradação do componente mineral do osso, composto principalmente por hidroxiapatita [$Ca_5(PO_4)_3(OH)$]. Na presença de prótons, a hidroxiapatita é degradada em cálcio (Ca^{2+}), fosfato inorgânico solúvel (HPO_4^{2-}) e H_2O.[8] As porções orgânicas do osso são digeridas pela catepsina K.[7] Os produtos da degradação óssea são transportados dentro de vesículas através do citoplasma do osteoclasto e são liberados na membrana basolateral.[9] Essas vesículas contêm a enzima fosfatase ácida tartarato-resistente (TRAP), que gera espécies reativas de oxigênio capazes de destruir o colágeno.[10] O excesso de bicarbonato produzido durante o processo de acidificação é removido por um trocador de cloreto-bicarbonato localizado na membrana basolateral, mantendo assim o equilíbrio ácido-básico dentro da célula (Figura 92.1).[11]

Classificação e apresentação clínica

Existem duas formas principais de osteopetrose: a osteopetrose autossômica recessiva maligna (ARO), que geralmente é fatal se não tratada,[12] e a osteopetrose autossômica dominante do adulto (ADO), uma forma associada a relativamente menos sintomas.[13]

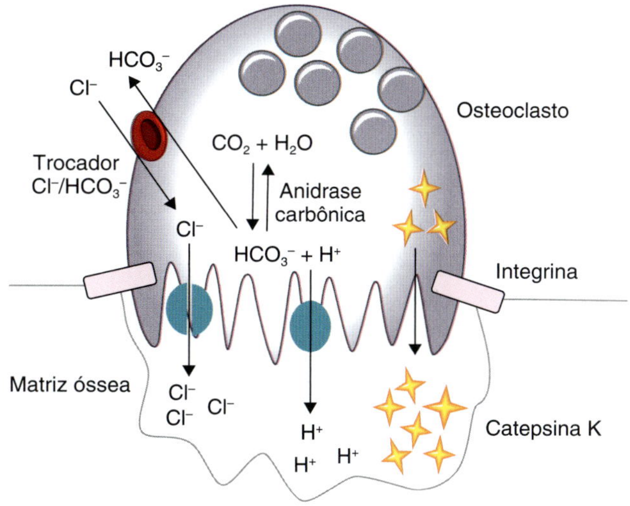

Figura 92.1 Mecanismo da reabsorção óssea.

A *osteopetrose infantil* se manifesta nos primeiros meses de vida.[12] Um sinal precoce é a obstrução nasal decorrente do desenvolvimento incompleto dos seios nasais. Os forames cranianos são obliterados e pode ocorrer paralisia dos nervos óptico, oculomotor e facial. O aumento da pressão intracraniana pode levar à cegueira. Alguns pacientes desenvolvem hidrocefalia ou apneia do sono. A erupção dentária é tardia. Os ossos são densos, porém frágeis. Os achados físicos incluem: macrocefalia, hepatoesplenomegalia, genuvalgo e baixa estatura. Infecções recorrentes e sangramento espontâneo refletem o comprometimento da medula óssea pela redução do espaço medular. Sem tratamento, os pacientes morrem geralmente na primeira década de vida por pneumonia, hemorragia, anemia grave ou sepse.[12]

A ARO também pode ser classificada com base na presença ou ausência de osteoclastos TRAP-positivos na biopsia óssea. A osteopetrose rica em osteoclastos é caracterizada pelo comprometimento da função do osteoclasto e ocorre geralmente por mutações nos genes *TCIRG1*, *CLCN7*, *OSTM1* e *CA2*. A osteopetrose pobre em osteoclastos está associada aos genes *TNFSF11*, *TNFRSF11A*, *TRAF6*, *SLC29A3* e *CSF1R*, que são necessários para a diferenciação dos precursores dos osteoclastos em células maduras e ativas.[14]

A *osteopetrose do adulto* aparece radiograficamente durante a infância, apesar de alguns portadores da doença terem apenas achados bioquímicos na vida adulta.[13,15] As complicações incluem paralisia facial, comprometimento da visão ou audição, atraso psicomotor, osteomielite de mandíbula,[15] síndrome do túnel do carpo e osteoartrite. Os ossos longos são frágeis e podem fraturar. Durante 30 anos, a ADO foi classificada como tipo 1 e tipo 2, porém descobriu-se que a ADO1 é, na verdade, uma doença causada por ativação do gene *LRP5*, que tem efeito anabólico na formação óssea.[16]

A osteopetrose pode ainda ser classificada em *osteopetrose intermediária*, forma presente desde o nascimento, com progressão lenta. Os pacientes descritos apresentavam baixa estatura, com aumento da relação de segmento superior/inferior, prognatismo, anormalidades dentárias, fraturas, além de anemia leve a moderada, com hematopoese extramedular. Na radiografia, há sinais de esclerose óssea da base craniana, aumento de densidade óssea generalizada e esclerose vertebral.[16]

A *osteopetrose com acidose tubular renal e calcificação cerebral* é um erro inato do metabolismo, em que há deficiência da anidrase carbônica II. Há ainda a forma ligada ao X, caracterizada por osteopetrose, linfedema, displasia ectodérmica anidrótica e imunodeficiência (OL-EDA-ID).[17]

Achados radiológicos

Os três elementos do desenvolvimento esquelético estão alterados na osteopetrose: crescimento, modelação e remodelação.[18] O principal achado radiológico é um aumento difuso da mineralização óssea (Figuras 92.2 e 92.3).

Na ARO, o hiperparatireoidismo secundário à hipocalcemia pode causar alterações nas placas de crescimento, semelhantes ao raquitismo. Os seios paranasais e mastoide apresentam pneumatização incompleta. As vértebras têm aspecto de "osso dentro de osso".

Na ADO, pode-se ver uma alternância de áreas escleróticas e lucentes paralelas à crista ilíaca e na diáfise de ossos longos. Na coluna vertebral, observa-se o aspecto de "camisa de rúgbi".[19] Outro achado característico é o alargamento das metáfises, levando à deformidade em "frasco de Erlenmeyer".

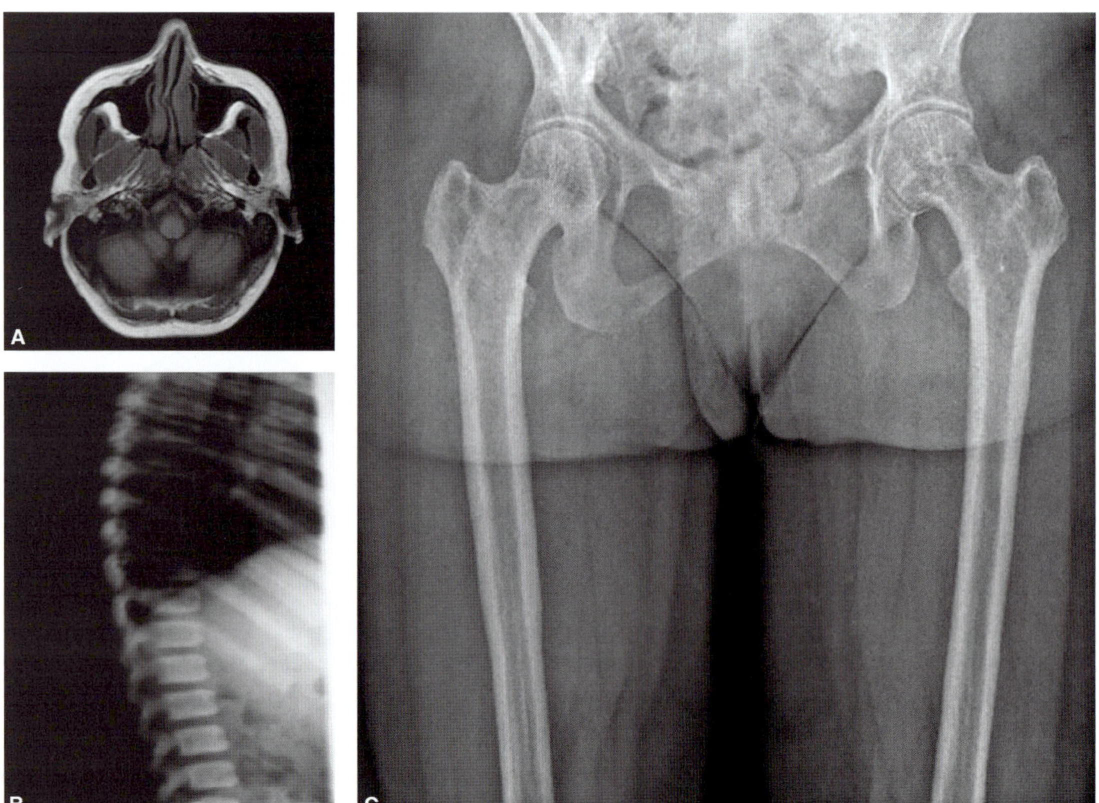

Figura 92.2 A. Ressonância magnética de crânio mostrando esclerose óssea da calota craniana. **B.** Estudo radiográfico da coluna vertebral de um paciente com osteopetrose. **C.** Radiografia de membros inferiores mostrando espessamento das diáfises femorais proximais.

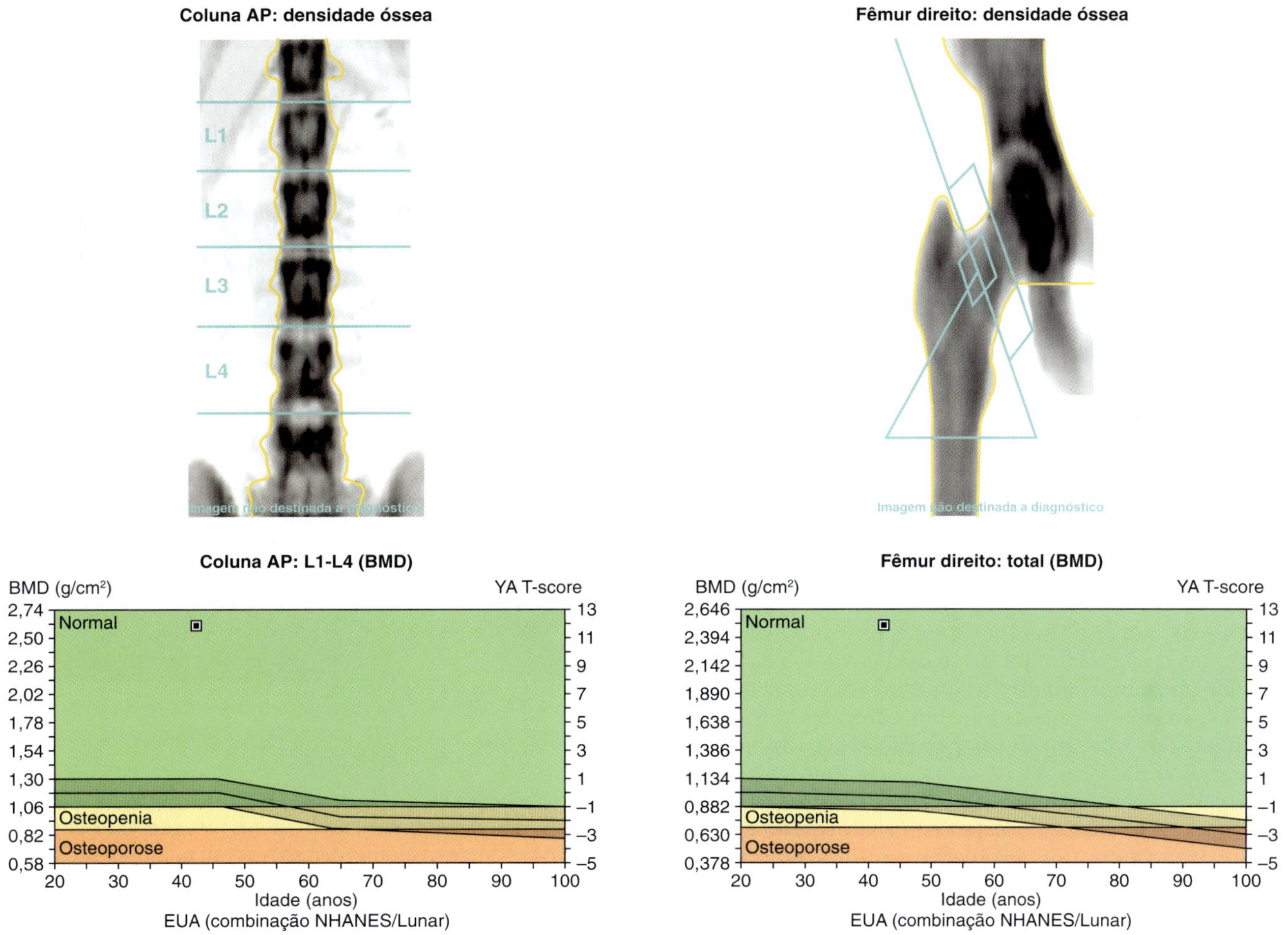

Densitometria: EUA (combinação NHANES/Lunar)

Região	BMD (g/cm²)	YA (%)	YA T-score	AM (%)	AM Z-score
L1	2,418	214	10,7	214	10,7
L2	2,720	227	12,7	227	12,7
L3	2,839	237	13,7	237	13,7
L4	2,408	201	10,1	201	10,1
L1-L2	2,571	221	11,7	221	11,7
L1-L3	2,667	228	12,5	228	12,5
L1-L4	2,587	219	11,7	219	11,7
L2-L3	2,782	232	13,2	232	13,2
L2-L4	2,635	220	12,0	220	12,0
L3-L4	2,601	217	11,7	217	11,7

Densitometria: EUA (combinação NHANES/Lunar)

Região	BMD (g/cm²)	YA (%)	YA T-score	AM (%)	AM Z-score
Colo direito	2,264	218	8,8	233	9,3
Ward direito	2,479	272	12,1	288	12,4
Troc. direito	2,322	273	12,8	283	13,1
Diáfise direita	2,636	–	–	–	–
Total direito	2,463	244	11,5	252	11,8

Figura 92.3 Densitometria óssea de paciente com osteopetrose mostrando importante aumento da massa óssea.

Achados laboratoriais

Na ARO, a falha na reabsorção óssea pode causar hipocalcemia, e os níveis circulantes de cálcio sérico dependem da ingestão alimentar.[20] Hiperparatireoidismo secundário é comum. Na ADO, há aumento da fosfatase ácida e da isoenzima cerebral da creatinoquinase (CK-BB).[21]

Genética

Atualmente, a base genética é conhecida para a maior parte das osteopetroses. A pesquisa de mutações normalmente revela defeitos nos genes *TCIRG1* ou *CLCN7*.[22,23]

A ADO ocorre por alteração no canal de cloro decorrente de uma mutação em heterozigose do *CLCN7*. Raramente, mutações bialélicas no *CLCN7* levam às formas maligna ou intermediária da osteopetrose. Entretanto, a forma maligna tipicamente envolve mutações bialélicas no *TCIRG1,* que codifica a subunidade $\alpha 3$ da bomba de prótons. Mutações no *CA2* explicam a osteopetrose com acidose tubular renal e calcificação cerebral. Perda de função de gene que codifica a proteína transmembrana associada a osteopetrose 1 (*OSTM1*) causa uma forma particularmente grave de osteopetrose.[22,23]

Tratamento

O tratamento difere nas várias formas de osteopetrose, por isso o diagnóstico preciso é crucial.

Osteopetrose do adulto. Não há tratamento específico para a ADO,[24] e o transplante de medula óssea não é recomendado pela alta morbimortalidade.[25] Uma perspectiva futura de tratamento é o silenciamento de genes com RNA interferência.[26]

Osteopetrose recessiva maligna da infância. O uso de prednisolona é uma alternativa para redução de hematopoese extramedular com redução da hepatoesplenomegalia; no entanto, esses efeitos são reversíveis com a suspensão da medicação.[27] Transplante de medula óssea e combinação de calcitriol com interferon (IFN-γ) têm sido usados como terapêutica nesse grupo de osteopetrose. Em geral, são necessárias hemotransfusões, antibioticoterapia para os quadros infecciosos e, eventualmente, descompressão do nervo óptico.[25,28]

Osteopetrose por deficiência da anidrase carbônica tipo 2 associada à acidose tubular renal (ATR). Transplante de medula óssea tem sido descrito como alternativa em pacientes com compressão de nervos cranianos.[29] Solução de bicarbonato oral tem sido usada para controle da ATR.

PICNODISOSTOSE

A picnodisostose (do grego *picnos* – denso; *dis* – defeituoso; *ostose* – osso) é uma displasia esquelética osteoesclerótica rara, com prevalência estimada de 1 a 5 por milhão de habitantes.[30] Ela foi individualizada em 1962 por Maroteaux e Lamy. Em 1965, esses autores concluíram ter sido a picnodisostose a misteriosa doença que acometeu Henri de Toulouse-Lautrec (1864-1901),[31] famoso pintor pós-impressionista e litografista francês – daí também ser conhecida como *síndrome de Toulouse-Lautrec*.[32]

Trata-se de um distúrbio autossômico recessivo e decorre de mutação no gene codificador da enzima catepsina K (*CTSK*), localizado no cromossomo 1q21, resultando em deficiente atividade dessa enzima.[33-36] Até o momento, diferentes mutações em *CTSK* foram descritas em diversas populações com a doença.[34-36]

A catepsina K (CK) é uma protease lisossômica com importante papel na reabsorção da matriz óssea, e se expressa abundantemente nos osteoclastos.[33,37] Estudos *in vitro* revelam que a CK mutante da picnodisostose não degrada o colágeno tipo I, que responde por 95% da matriz orgânica óssea. Desse modo, a contínua formação óssea e a incapacidade de reabsorção levam a uma remodelação óssea alterada, resultando em aumento generalizado da densidade e do volume do osso, osteoesclerose, fragilidade óssea e, consequentemente, maior predisposição a fraturas.[33,37]

Apresentação clínica

A picnodisostose acomete igualmente ambos os gêneros, sendo relatada consanguinidade dos pais em aproximadamente 30% dos casos.[38,39]

Essa displasia esquelética se caracteriza por baixa estatura importante, displasia craniana com fonte protrusa, queixo pequeno (micrognatia), perda do ângulo da mandíbula, displasia de clavícula, displasia parcial ou total das falanges terminais (acrosteólise) (Figura 92.4), bem como tendência a fraturas ósseas múltiplas, a despeito do aumento da densidade mineral óssea.[32,33,39-41] Fontanelas e suturas podem estar abertas em idade avançada. Também podem estar presentes alterações como *pectus excavatum*, cifoescoliose e hiperlordose lombar. As fraturas recorrentes geralmente acometem os membros inferiores. Deficiência mental afeta menos de 10% dos pacientes. A osteoesclerose aparece na infância e progride com a idade.[32,33]

Alterações dentárias incluem persistência dos dentes de leite ou retardo na erupção dos dentes permanentes, bem como dentes desalinhados e, às vezes, hipoplásicos; palato alto também pode ser encontrado.[33,38,40]

Achados laboratoriais

Normalmente não há alteração nos valores de cálcio sérico, fósforo e fosfatase alcalina.[33,39-41] Deficiência do hormônio do crescimento (DGH), diagnosticada por meio de resposta inadequada do GH aos testes de estímulo e de níveis basais reduzidos

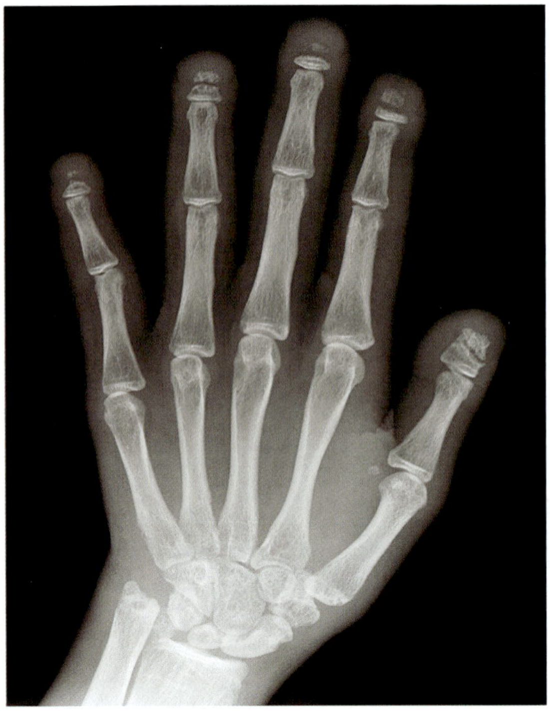

Figura 92.4 Radiografia da mão de um paciente com picnodisostose mostrando densidade óssea aumentada e presença de acrosteólise (reabsorção óssea) das falanges distais.

de fator de crescimento semelhante à insulina tipo 1 (IGF-1), tem sido descrita em alguns pacientes com picnodisostose.[33,43-46] Em um estudo em que foram avaliados oito pacientes, quatro (50%) tiveram DGH confirmada, com a ressonância magnética mostrando hipoplasia da hipófise anterior.[46]

Achados radiológicos

Os exames radiológicos mostram fontanelas abertas, suturas cranianas alargadas, seios paranasais hipoplásicos ou não pneumatizados, ossos wormianos, braquicefalia, ramos mandibulares hipoplásicos, ângulos mandibulares obtusos, osteoesclerose generalizada, displasia da porção distal das clavículas e acrosteólise distal.[31-33,40,42-46]

Tratamento

Não há tratamento estabelecido para a picnodisostose.[33,38,42,47] O tratamento baseia-se em evitar traumas, a fim de não provocar fraturas iatrogênicas. Tratamento ortodôntico e ortopédico deve ser realizado com cuidado. É importante lembrar que tais pacientes têm aumento do risco de fraturas patológicas durante as operações dentárias por causa da fragilidade óssea. No entanto, apesar da fragilidade, a cicatrização óssea é normal. Há relatos de osteomielite, que pode ser refratária por causa da qualidade óssea.[33,39,45,47]

Pacientes com picnodisostose devem receber atendimento odontológico especial e acompanhamento periódico de seu crescimento e desenvolvimento craniofacial.[33,47]

Pacientes com baixa estatura e DGH respondem favoravelmente à reposição desse hormônio.[43,46]

A picnodisostose não leva à diminuição da expectativa de vida, mas a displasia craniana, fraturas de baixo impacto, dor crônica, problemas respiratórios e apneia do sono. Além disso, complicações dentárias podem causar morbidade significante e reduzir a qualidade de vida.[30]

Resumo

Osteoescleroses englobam um grupo de doenças esqueléticas genéticas raras que cursam com aumento da massa óssea, tais como osteopetrose e picnodisostose, entre outras. A osteopetrose consiste em um grupo de doenças caracterizadas pelo aumento difuso da massa óssea associado a fragilidade óssea e risco aumentado de fraturas, decorrentes do comprometimento da função dos osteoclastos. As formas principais são a osteopetrose autossômica recessiva maligna da infância e a osteopetrose autossômica dominante do adulto. O principal achado radiológico é um aumento difuso da mineralização óssea. A pesquisa de mutações genéticas normalmente revela defeitos no *TCIRG1* ou no *CLCN7*. O único tratamento curativo é o transplante de medula óssea, mas ele não beneficia todos os tipos de osteopetrose. A picnodisostose é uma doença rara decorrente de mutação do gene que codifica a catepsina K (*CTSK*). O diagnóstico baseia-se principalmente no quadro clínico e radiológico. Ainda não há tratamento específico para essa condição.

REFERÊNCIAS BIBLIOGRÁFICAS

1. Unger S, Superti-Furga A, Rimoin DL. A diagnostic approach to skeletal dysplasias. In: Glorieux FH, Pettifor JM, Jüppner H, editors. Pediatric bone: Biology & disease. 2.ed. Elsevier Inc.; 2012. pp. 403-437.
2. Bollerslev J. Osteopetrosis. A genetic and epidemiological study. Clin Genet. 1987; 31:86-90.
3. Albers-Schönberg H. Roentgen bilder einer seltenen Kochenner krankung. Munch Med Wochenschr. 1904; 51:365.
4. Teitelbaum SL. Bone resorption by osteoclasts. Science. 2000; 289:1504-8.
5. Sly WS, Hewett-Emmett D, Whyte MP et al. Carbonic anhydrase II deficiency identified as the primary defect in the autosomal recessive syndrome of osteopetrosis with renal tubular acidosis and cerebral calcification. Proc Natl Acad Sci U S A. 1983; 80:2752-6.
6. Silver IA, Murrills RJ, Etherington DJ. Microelectrode studies on the acid microenvironment beneath adherent macrophages and osteoclasts. Exp Cell Res. 1988; 175:266-76.
7. Schlesinger PH, Blair HC, Teitelbaum SL et al. Characterization of the osteoclast ruffled border chloride channel and its role in bone resorption. J Biol Chem. 1997; 272:18636-43.
8. Blair HC. How the osteoclast degrades bone. Bioessays. 1998;20:837-46.
9. Nesbitt SA, Horton MA. Trafficking of matrix collagens through bone-resorbing osteoclasts. Science. 1997; 276:266-9.
10. Kaija H, Alatalo SL, Halleen JM et al. Phosphatase and oxygen radical-generating activities of mammalian purple acid phosphatase are functionally independent. Biochem Biophys Res Commun. 2002; 292:128-32.
11. Teti A, Blair HC, Teitelbaum SL et al. Cytoplasmic pH regulation and chloride/bicarbonate exchange in avian osteoclasts. J Clin Invest. 1989; 83:227-33.
12. Loría-Cortés R, Quesada-Calvo E, Cordero-Chaverri C. Osteopetrosis in children: a report of 26 cases. J Pediatr. 1977; 91:43-7.
13. Johnston CC Jr, Lavy N, Lord T et al. Osteopetrosis: a clinical, genetic, metabolic, and morphologic study of the dominantly inherited, benign form. Medicine. 1968; 47:149-67.
14. Pillai NR, Aggarwal A, Orchard P. Phenotype-autosomal recessive osteopetrosis. Bone. 2022; 165:116577.
15. Waguespack SG, Hui SL, DimEglio LA et al. Autosomal dominant osteopetrosis: clinical severity and natural history of 94 subjects with a chloride channel 7 gene mutation. J Clin Endocrinol Metab. 2007; 92:771-8.
16. Kahler SG, Burns JA, Aylsworth AS. A mild autosomal recessive form of osteopetrosis. Am J Med Genet. 1984; 17:451-64.
17. Dupuis-Girod S, Corradini N, Hadj-Rabia S et al. Osteopetrosis, lymphedema, anhidrotic ectodermal dysplasia, and immunodeficiency in a boy and incontinentia pigmenti in his mother. Pediatrics. 2002; 109:e97.
18. Whyte MP, McAlister WH, Novack DV et al. Bisphosphonate-induced osteopetrosis: novel bone modeling defects, metaphyseal osteopenia, and osteosclerosis fractures after drug exposure ceases. J Bone Miner Res. 2008; 23:1698-707.
19. Bollerslev J, Steiniche T, Melsen F et al. Structural and histomorphometric studies of iliac crest trabecular and cortical bone in autosomal dominant osteopetrosis: a study of two radiological types. Bone. 1986; 10:19-24.
20. Key L, Carnes D, Cole S et al. Treatment of congenital osteopetrosis with high dose calcitriol. N Engl J Med. 1984; 310:409-15.
21. Whyte MP, Kempa LG, McAlister WH et al. Elevated serum lactate dehydrogenase isoenzymes and aspartate transaminase distinguish Albers-Schönberg disease (chloride channel 7 deficiency osteopetrosis) among the sclerosing bone disorders. J Bone Miner Res. 2010; 25:2515-26.
22. Whyte MP. Sclerosing bone disorders. Primer on the metabolic bone diseases and disorders of mineral metabolism. 9. edition, 2019. Disponível em: www.wiley.com/go/asbmrprimer.
23. Palagano E, Menale C, Sobacchi C et al. Genetics of osteopetrosis. Curr Osteoporos Rep. 2018; 16:13-25.
24. Wu CC, Econs MJ, DiMeglio LA. Diagnosis and management of osteopetrosis: Consensus guidelines from the Osteopetrosis Working Group. J Clin Endocrinol Metab. 2017; 102:3111-23.
25. Polgreen LE, Imel EA, Econs MJ. Autosomal dominant osteopetrosis. Bone. 2023; 170:116723.
26. Reeves JD, Huffer WE, August CS et al. The hematopoietic effects of prednisone therapy in four infants with osteopetrosis. J Pediatr. 1979; 94:210-4.
27. Maurizi A, Capulli M, Patel R et al. RNA interference therapy for autosomal dominant osteopetrosis type 2. Towards the preclinical development. Bone. 2018; 110:343-54.
28. Penna S, Capo V, Palagano E et al. One disease, many genes: Implications for the treatment of osteopetrosis. Front Endocrinol (Lausanne). 2019; 10:85.
29. McMahon C, Will A, Hu P et al. Bone marrow transplantation corrects osteopetrosis in the carbonic anhydrase II deficiency syndrome. Blood. 2001; 97:1947-50.
30. Gelb BD, Brijmme D, Desnick RJ. Pycnodysostosis: Cathepsin K deficiency. In: Scriver CR, Beaud AL, Ssy WS et al. (Eds.). The metabolic and molecular bases of inherited disease. 8. ed. New York: McGraw-Hill Book Company; 2001. pp. 3453-68.
31. Hald JD, Beck-Nielsen S, Gregersen PA et al. Pycnodysostosis in children and adults. Bone. 2023; 168:116674.
32. Maroteaux P, Lamy M. The malady of Toulouse-Lautrec. JAMA. 1995; 191:111-32.
33. Markatos K, Mavrogenis AF, Karamanou M et al. Pycnodysostosis: the disease of Henri de Toulouse-Lautrec. Eur J Orthop Surg Traumatol. 2018; 28:1569-72.
34. Ho N, Punturieri A, Wilkin D et al. Mutations of CTSK result in pycnodysostosis via a reduction in cathepsin K protein. J Bone Miner Res. 1999; 14:1649-53.
35. Fujita Y, Nakata K, Yasui N et al. Novel mutations of the cathepsin K gene in patients with pycnodysostosis and their characterization. J Clin Endocrinol Metab. 2000; 85:425-31.
36. Haagerup A, Christensen MF, Hertz JM et al. Pycnodysostosis – common ancestor of some Danish patients. Examination and diagnosis based on molecular genetics. Ugeskr Laeger. 2002; 164:887-90.
37. Motyckova G, Fisher DE. Pycnodysostosis: role and regulation of cathepsin K in osteoclast function and human disease. Curr Mol Med. 2002; 2:407-2.
38. Farronato G, Salvadori S, Nolet F et al. Pycnodysostosis: review and case report. Minerva Stomatol. 2014; 63:229-37.
39. Quezado R, Montenegro RM Jr, Araripe FFA et al. Pycnodysostosis: report of two cases. Arq Brasil Endocrinol Metab. 2003; 47:95-101.
40. Alves N, Cantín M. Clinical and radiographic maxillofacial features of pycnodysostosis. Int J Clin Exp Med. 2014; 7:492-6.
41. Aynaou H, Skiker I, Latrech H. Short stature revealing a pycnodysostosis: a case report. J Orthop Case Rep. 2016; 6:43-45.
42. Ram PB, Ram SK, Neitzschman H. Radiology case of the month. Sclerotic bone disease in an 8-year-old dwarf. Pycnodysostosis. J La State Med Soc. 2002; 154:287-8.
43. Soliman AT, Ramadan MA, Sherif A et al. Pycnodysostosis: clinical, radiologic, and endocrine evaluation and linear growth after growth hormone therapy. Metabolism. 2001; 50:905-11.
44. Muganagowda, Banapurmath CR, Kesaree N, Hegde SR. Pycnodysostosis. Indian Pediatr. 1993; 30:798-800.
45. Darcan S, Akisu M, Taneli B et al. A case of pycnodysostosis with growth hormone deficiency. Clin Genet. 1996; 50:422-5.
46. Soliman AT, Rajab A, Al Salmi I et al. Defective growth hormone secretion in children with pycnodysostosis and improved linear growth after growth hormone treatment. Arch Dis Child. 1996; 75:242-4.
47. Turan S. Current research on pycnodysostosis. Intract Rare Dis Res. 2014; 3:91-3.

PARTE 9

Miscelânea

CAPÍTULO

93

Síndromes Poliglandulares Autoimunes

Lucio Vilar ■ Martin P. Hansen ■ George Kahaly

INTRODUÇÃO

As síndromes poliglandulares autoimunes (SPA) são definidas pela coexistência de pelo menos duas doenças endócrinas autoimunes.[1,2] O aparecimento em conjunto dessas doenças depende tanto de fatores genéticos quanto ambientais. Algo extremamente relevante é que as SPA diferem consideravelmente quanto à idade de apresentação, o que nos permite classificá-las em dois subtipos principais: a juvenil SPA tipo I (SPA I), que ocorre por meio de uma herança monogenética, e a SPA do adulto, na qual vários genes contribuem para sua etiopatogenia.[3,4] Esta última pode ser classificada nos tipos II a IV, a depender da combinação das doenças autoimunes.[5,6] Além disso, vale destacar que os pacientes com autoimunidade poliglandular estão associados a maior risco de desenvolver outros tipos de doenças autoimunes não glandulares.[7]

CLASSIFICAÇÃO

Em 1908, Claude e Gougerot descreveram a existência estranhamente elevada de doenças glandulares ocorrendo em associação. Logo em seguida, Schimidt foi o responsável por classificá-las como uma nova entidade.[8] Em 1978, com o avanço da análise genética e da definição de suscetibilidade genética, as SPA foram classificadas em diferentes subtipos. Essa classificação foi modificada várias vezes ao longo do tempo, em virtude de um conhecimento progressivamente mais profundo da sua etiopatogenia.[9-11] Atualmente, as SPA são subdivididas em quatro subtipos (I, II, III e IV).

A SPA I, ou SPA juvenil, também é conhecida como poliendocrinopatia autoimune-candidíase-distrofia ectodérmica (APECED) ou síndrome da deficiência endócrina múltipla e candidíase. Trata-se de uma doença rara, caracterizada pela manifestação de endocrinopatias autoimunes que ocorrem em uma sequência específica durante a infância. Na maioria das crianças, a candidíase mucocutânea crônica causada por *Candida albicans* surge até os 5 anos de idade, acometendo mais de 5% da superfície corporal. Durante os anos seguintes, o hipoparatireoidismo manifesta-se como o primeiro componente endócrino, clinicamente presente por meio da tetania hipocalcêmica em cerca de 75% dos casos. O quadro clínico completo da SPA I manifesta-se geralmente antes dos 15 anos de idade, com o aparecimento da insuficiência adrenal primária como a segunda endocrinopatia autoimune. Vale frisar que existem formas incompletas, com apresentação clínica parcial, tornando o diagnóstico difícil e prejudicando o tratamento precoce. Por isso, imagina-se que haja um elevado número de casos não detectados de SPA I. Por exemplo, estima-se que mais de 15% dos pacientes com adrenalite autoimune sejam portadores de SPA I.[12] Além disso, outras doenças autoimunes não endócrinas – tais como síndromes de má-absorção, hepatite necrosante ou candidíase mucocutânea associada à carcinomatose – podem também estar presentes, representando complicações adicionais da SPA I.[5,13-15]

As formas adultas das SPA mostram uma grande heterogeneidade e diferem com relação à prevalência e à base genética e, ainda, na maneira como as doenças se manifestam. Por tanta variabilidade de apresentação, são subdivididas em SPA II, III e IV. O componente endócrino maior e obrigatório da SPA II é a insuficiência adrenal de origem autoimune (doença de Addison). Estima-se que 40 a 50% de todos os casos diagnosticados com doença de Addison apresentem uma doença autoimune adicional capaz de definir clinicamente a SPA II. No entanto, 1 ano após o início da insuficiência adrenal, menos de 50% desses casos são detectados, em virtude da ampla variedade de sintomas inespecíficos e do longo intervalo entre a ocorrência dos diferentes distúrbios do sistema endócrino.[16]

Com uma prevalência em torno de 40%, a SPA III é o subtipo mais frequente das SPA e é definida pela coexistência de diabetes melito tipo 1 (DM1) e doença autoimune tireoidiana (DAT), na ausência de doença de Addison e hipoparatireoidismo[1] Assim, o DM1 pode estar associado a hipotireoidismo autoimune (geralmente causado pela tireoidite linfocítica crônica de Hashimoto) ou hipertireoidismo (causado pela doença de Graves por meio da estimulação autoimune da tireoide), diferindo em aspectos genéticos, sorológicos e na apresentação clínica.[17] Doenças autoimunes não glandulares adicionais são comuns na SPA III.[2]

A SPA IV é muito heterogênea, contendo uma grande variedade de doenças glandulares autoimunes que não são contempladas nas outras SPA. Por não ser tão bem-definida, é com frequência descrita, incorretamente, como uma combinação de doenças autoimunes monoglandulares associada a pelo menos uma doença autoimune não glandular. Na verdade, a SPA IV inclui várias combinações de hipopituitarismo autoimune, hipogonadismo hipergonadotrófico ou hipoparatireoidismo autoimunes com DM1, doença de Addison ou DAT, sendo raramente descrita na literatura.[18,19]

Existem, ainda, outras SPA, tais como a síndrome IPEX (desregulação imune, poliendocrinopatia e enteropatia ligada ao X) e a síndrome POEMS (polineuropatia, organomegalia, endocrinopatia, proteína M e alterações cutâneas), porém são extremamente raras.

Quadro 93.1 Características das síndromes poliglandulares autoimunes juvenil (SPA I) e do adulto (SPA II a IV).

Características	SPA juvenil	SPA do adulto
Idade de manifestação	Infância	Idade adulta
Incidência	< 1:100.000	1 a 2:100.000
Sexo [M:F]	3:4	1:3
Herança	Monogenética	Poligenética
Sorologia	Anticorpo anti-interferon-α/ω	Anticorpos órgão-específicos
Endocrinopatias autoimunes	Hipoparatireoidismo (80 a 85%) Doença de Addison (60 a 70%) Diabetes melito tipo1 (2 a 33%) Hipogonadismo (12%) Tireoidopatia autoimune (10%)	Tireoidopatia autoimune (70 a 75%) Diabetes melito tipo1 (40 a 60%) Doença de Addison (40 a 50%) Hipoparatireoidismo ($\leq$ 5%) Hipogonadismo ($\leq$ 3%) Hipopituitarismo ($\leq$ 2%)
Doenças não glandulares associadas	Candidíase mucocutânea (70 a 80%); hepatite autoimune; gastrite atrófica; alopecia areata; vitiligo; ceratoconjuntivite	Gastrite atrófica; anemia perniciosa; eczema atópico; alopecia areata; miastenia *gravis*; lúpus; artrite reumatoide; hepatite autoimune

EPIDEMIOLOGIA

Considerando o grande número de casos subdiagnosticados, é difícil determinar a prevalência exata da SPA I. No entanto, estima-se em torno de 1:100.000, variando de 1:43.000 (Eslovênia), 1:80.000 (Noruega) até 1:130.000 (Polônia/Irlanda). Nas populações com menor diversidade genética, observa-se maior prevalência, como, por exemplo, nos judeus iranianos (1:9.000), sardos (1:14.000) e finlandeses (1:25.000). É notavelmente menor em populações japonesas (1:10.000.000).[20-23] A relação entre os gêneros feminino/masculino na SPA I é de cerca de 0,8 a 2,4, mostrando uma ligeira predominância no feminino.[7,24] O pico de manifestação encontra-se na infância, com o quadro clínico completo manifestando-se antes da idade de 15 anos (Quadro 93.1).[1,2]

Com uma prevalência de 1:20.000, a forma adulta da SPA ocorre com maior frequência, mostrando uma incidência anual de 1 a 2:100.000. Além disso, a prevalência de formas com manifestação clínica incompleta é estimada em cerca de 150:100.000. A classificação por gênero das SPA II a IV mostra predominância clara do sexo feminino, com 75% dos casos.[11,25] Devido ao seu curso sequencial, a forma adulta de SPA é normalmente diagnosticada após os 20 anos de idade, com o pico das manifestações entre a 4ª e a 5ª década, dependendo da combinação das endocrinopatias autoimunes (ver Quadro 93.1).[1,26]

ETIOLOGIA

SPA juvenil

A SPA juvenil, também conhecida como SPA tipo I (SPA I), ocupa uma posição especial, pois é uma das raras doenças autoimunes de origem monogenética. O defeito genético ocorre no gene regulador autoimune (*AIRE*), encontrado no cromossomo 21q22.3. Até agora, mais de 60 mutações diferentes já foram relatadas, com frequência variável, dependendo da região analisada, da etnia e do fundo genético envolvido.[27] As mutações mais comuns do gene *AIRE* encontradas em pacientes com SPA I são R257X (no éxon 6) e 67-979del13bp (no éxon 8).[20,28]

A proteína codificada é um fator de transcrição encontrado principalmente nas células epiteliais tímicas medulares, em que a autotolerância central é fornecida por seleção negativa ou positiva.[29] Por meio da regulação positiva do número de antígenos próprios expressos por indivíduos saudáveis, o fator de transcrição protege contra doenças autoimunes via eliminação de células T autorreativas. Dessa forma, as mutações no gene *AIRE* induzindo proteínas disfuncionais são fortemente sensíveis para a autoimunidade. Notavelmente, os pacientes com exatamente as mesmas mutações podem diferir na sua apresentação clínica, enfatizando a influência de outros fatores de risco, tais como o ambiente e a suscetibilidade genética, como ocorre no sistema de antígenos de leucócitos humanos (HLA) I/II, modificando o curso clínico da SPA I (p. ex., HLA-DQB1*0301 correlaciona-se positivamente com a gravidade da SPA I).[30-32]

SPA do adulto

Enquanto a SPA juvenil apresenta um caráter monogenético, a SPA do adulto mostra uma gênese multifatorial, com genes que influenciam a suscetibilidade geral, mas não a eventual manifestação da doença, com uma concordância em gêmeos monozigóticos inferior a 100%. Com relação à herança poligenética, os genes do cromossomo 6 desempenham um papel predominante.[1] Ao codificar o complexo principal de histocompatibilidade para a apresentação de antígenos, os genes parecem também ter grande impacto sobre a ocorrência da autoimunidade. Além disso, um grande número de outros polimorfismos foi associado a aumento na suscetibilidade para autoimunidade poliglandular. Embora a SPA consista na ocorrência em conjunto de diversas doenças glandulares com etiopatogenias distintas, tem sido provado que os padrões genéticos e epidemiológicos diferenciam-se entre autoimunidade mono e poliglandular, o mesmo ocorrendo entre os subgrupos da SPA do adulto (tipos II a IV).[33,34] Até agora, a manifestação da autoimunidade poliglandular não foi totalmente compreendida, mas tem sido postulada a influência de fatores ambientais, tais como consumo de nicotina, infecções e até mesmo influências hormonais.[1,2]

Os fatores de risco genéticos da SPA do adulto e sua importância para a manifestação da doença e para o curso de cada componente autoimune ainda são motivo de pesquisas. Muitos polimorfismos já foram associados à suscetibilidade genética, e muitos outros ainda parecem estar envolvidos. A complexidade do assunto pode ser vista analisando-se os genes que já foram associados à suscetibilidade. Por exemplo, assim como muitos alelos HLA de classe I, os polimorfismos –2221Msp(C/T) e –23Hphl(A/T) no gene da insulina são frequentemente encontrados no DM1 na doença monoglandular, mas não no âmbito da SPA. Já os alelos HLA II, muitas vezes, mostram influência concordante tanto da doença mono quanto da poliglandular, mas apresentam-se de forma divergente entre os subtipos das SPA II e III.[33-37]

Além disso, os genes de HLA no cromossomo 6 parecem exercer um papel de destaque. Algo extremamente importante é que os distúrbios que definem a SPA II estão associados a aumento da frequência dos haplótipos HLA A1, B8, DR3, DQA1*0501, DQB1*0201.[38] A doença de Addison, em particular, mostra forte associação com DR3 e DR4, com um risco relativo de 6,0, 4,6, e 26,5 para DR3, DR4 e DR3/4, respectivamente. Tanto na doença monoglandular quanto como componente da SPA II, a doença de Addison também está correlacionada a DQ2/DQ8 com DRB1*0404.[39,40] Por outro lado, em pacientes com SPA III, os HLA DRB1*03, *04, DQA1*03 e DQB1*02 estão aumentados em comparação com os pacientes com DAT.[33] Muitos estudos populacionais indicam que os haplótipos HLA DR3-DQB1*0201 e DR4-DQB1*0302 contribuem para a SPA III, com o DR3 conferindo suscetibilidade para o DM1.

Além disso, polimorfismos nos genes do linfócito T citotóxico associado ao antígeno 4 (*CTLA-4*), da proteína tirosina fosfatase não receptora tipo 22 (PTPN22) e do *forkhead box P3* (*FOXP3*) foram identificados como fatores de risco para a autoimunidade poliglandular.[41]

APRESENTAÇÃO CLÍNICA

SPA I

Como mencionado, a SPA juvenil caracteriza-se pela ocorrência de pelo menos dois de três componentes principais: doença de Addison, hipoparatireoidismo e candidíase mucocutânea crônica. A maioria dos pacientes sofre, ainda, de algum tipo de doença autoimune não glandular. Por exemplo, cerca de 70% de todos os pacientes com APECED apresentam entre três e cinco doenças associadas à SPA I.[42] Enquanto o hipoparatireoidismo é encontrado em cerca de 75 a 90% e a doença de Addison, em cerca de 65 a 80%, a prevalência da candidíase mucocutânea crônica pode variar de 95 a 100% (em pacientes da Finlândia ou da Sardenha) a cerca de 20% (em judeus iranianos).[43] Além disso, outras doenças ectodérmicas, tais como alopecia, ceratopatias, hiperplasia gengival, defeitos do esmalte dentário e distrofias ungueais, podem, muitas vezes, ser encontradas (Figura 93.1).[44] Mais de 24% dos pacientes com SPA I foram associados à disfunção intestinal, além de gastrite atrófica ou anemia perniciosa (p. ex., esteatorreia ou prisão de ventre), com gênese desconhecida. Alguns pacientes apresentam também insuficiência tanto do pâncreas endócrino quanto do pâncreas exócrino.[13] A hepatite autoimune é muitas vezes referida como um componente raro da SPA I, sendo detectada em 10 a 20% dos pacientes da Finlândia e em 20 a 30% da Sardenha. O curso clínico pode variar de assintomática a hepatite fulminante. A hepatite autoimune foi a causa de morte em cerca de 25% dos pacientes da Finlândia com SPA I. Doenças glandulares adicionais, como DM1 ou DAT, ocorreram em cerca de 10 a 20%, enquanto o hipogonadismo foi encontrado em cerca de 15 a 30% dos pacientes do sexo masculino e 60 a 65% do sexo feminino. Hipopituitarismo é um componente bastante raro e costuma ser encontrado em menos de 5% dos casos.[1,2]

SPA II a IV

A SPA do adulto não está associada a candidíase mucocutânea crônica, ceratopatias ou outras distrofias. Também difere com relação à prevalência dos componentes glandulares, por definição. Em geral, DAT representa a endocrinopatia autoimune mais frequente, e se manifesta em cerca de 70 a 75% dos pacientes.[15] A segunda doença autoimune mais comum na SPA do adulto é o DM1, presente em aproximadamente 50 a 60% dos casos.[45] A combinação de ambas as doenças, na ausência da doença de Addison, define a SPA III. Já a doença de Addison, essencial para o diagnóstico de SPA II, ocorre em até 40 a 50% de todos os casos de SPA do adulto.[1,2] A rara SPA IV manifesta-se pelas combinações de hipopituitarismo autoimune, hipogonadismo hipergonadotrófico ou hipoparatireoidismo com DM1 ou DAT.[1,2]

Em contraste com a SPA I, o hipogonadismo é diagnosticado em 4 a 11%, e tanto o hipoparatireoidismo quanto o

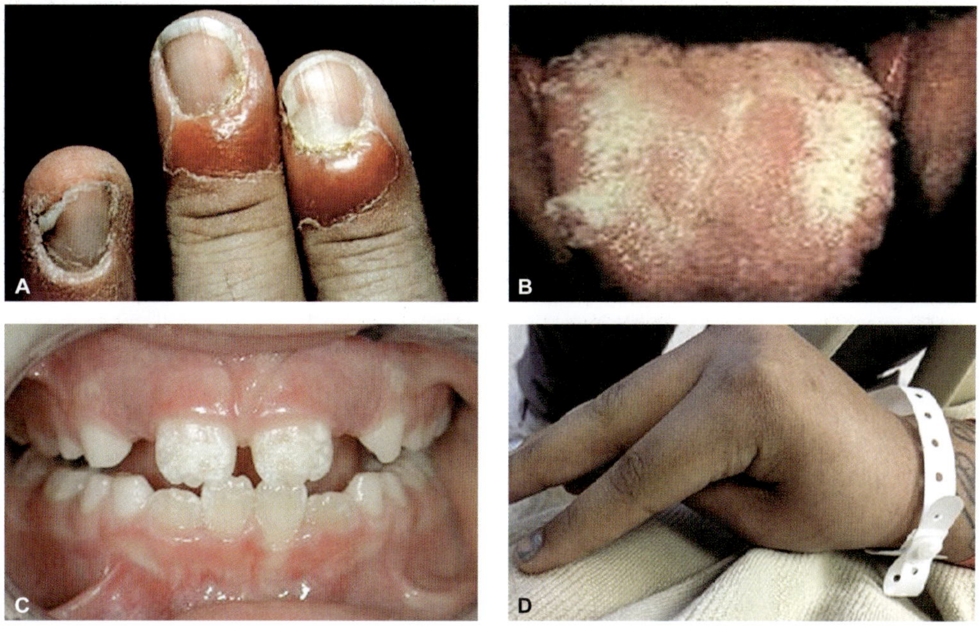

Figura 93.1 Manifestações características da síndrome poliglandular autoimune do tipo I: candidíase ungueal (**A**) e oral (**B**); hipoplasia do esmalte dentário (**C**); e hipoparatireoidismo, evidenciado pelo sinal de Trousseau (**D**).

hipopituitarismo são normalmente encontrados em apenas 1 a 5% dos pacientes com SPA do adulto.[46] É importante lembrar que a SPA do adulto também se manifesta sequencialmente, com um grande intervalo entre a ocorrência da primeira e da segunda doença autoimune glandular. Doenças autoimunes não glandulares adicionais manifestam-se no decorrer do tempo e podem ser encontradas em até 40 a 50% dos casos.[47]

Doenças não endócrinas adicionais

A prevalência de doenças autoimunes não endócrinas glandulares associadas à SPA I difere da prevalência na SPA do adulto. As doenças autoimunes com manifestação cutânea associam-se, de maneira particular, a mutações no gene *AIRE*, como, por exemplo, vitiligo (8 a 25%) e alopecia (16 a 40%); portanto, são diagnosticadas mais frequentemente na SPA I (5 a 10%) do que nas SPA II a IV (3 a 10%).[48,49]

Gastrite atrófica crônica (possivelmente associada à anemia perniciosa) é encontrada em 4 a 10% dos casos de SPA II a IV, contra 10 a 20% na SPA juvenil. A diferença é ainda mais elevada em pacientes com hepatite autoimune, diagnosticada em 5 a 20% dos pacientes jovens com SPA I e em menos de 10% dos pacientes adultos com SPA II a IV. A síndrome de Sjögren, por outro lado, parece ocorrer com a mesma frequência, tanto no tipo juvenil quanto no tipo adulto da SPA (1 a 3%). Sabe-se que a SPA pode estar acompanhada de muitas outras doenças autoimunes não endócrinas, mas, por conta da escassez de dados, é difícil obter informações precisas (Figura 93.2).[1,2]

DIAGNÓSTICO

O diagnóstico precoce da SPA I é difícil por conta da sua raridade, da variabilidade clínica e das diferenças na apresentação sequencial das doenças autoimunes. Além da detecção de ao menos dois dos três componentes maiores mencionados anteriormente, a presença de um componente maior em um irmão de um paciente com SPA I também permite o diagnóstico. SPA I também deve ser considerada em pacientes com candidíase mucocutânea crônica, insuficiência adrenal ou hipoparatireoidismo em pacientes jovens que apresentem ao menos um componente menor, como diarreia crônica/constipação intestinal grave, ceratite/hipoplasia do esmalte, febre com erupção cutânea periódica, hepatite autoimune, vitiligo ou alopecia.[13]

Para o diagnóstico das SPA II a IV, ainda em fase inicial, é crucial considerar a presença de autoimunidade poliglandular em pacientes com a síndrome ainda incompleta. Deve-se realizar triagem e exames regulares para detectar as insuficiências endócrinas antes da sua ocorrência aguda potencialmente grave (p. ex., crise addisoniana) ou das complicações crônicas (p. ex., consequências a longo prazo do DM1). Na verdade, a lembrança do aumento da prevalência de doenças autoimunes não glandulares em pacientes com SPA é fundamental para não perder a janela terapêutica e a oportunidade para um tratamento precoce (p. ex., estar atento à possibilidade de artrite reumatoide em pacientes com SPA que se queixem de problemas nas articulações).

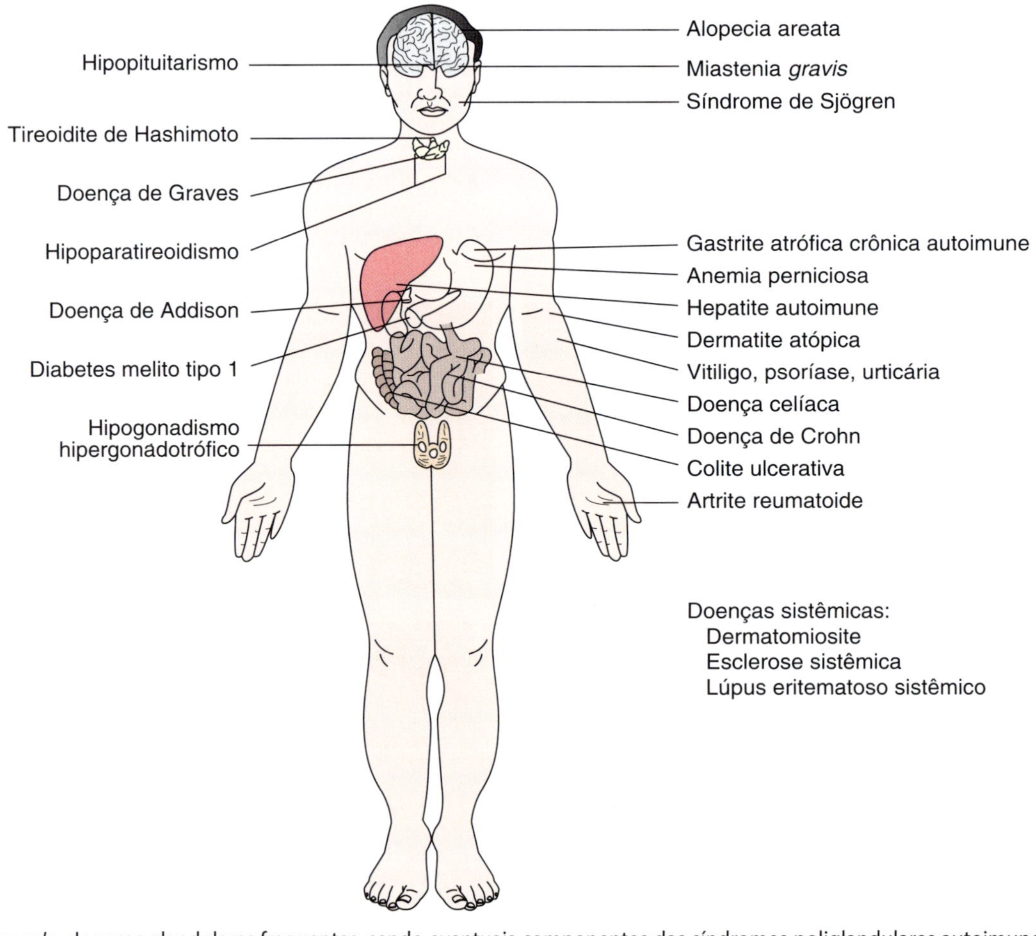

Figura 93.2 *À esquerda*, doenças glandulares frequentes, sendo eventuais componentes das síndromes poliglandulares autoimunes (SPA). *À direita*, doenças autoimunes não glandulares que frequentemente estão presentes na SPA.

RASTREIO E SEGUIMENTO DOS PACIENTES

Além dos sintomas clínicos, testes sorológicos são indispensáveis para a triagem de pacientes com autoimunidade poliglandular. No que diz respeito à SPA I, anticorpos para interferon-ω e α apresentam a mais elevada prevalência (95 a 100%) com aparecimento precoce – por isso têm sido propostos para a confirmação do diagnóstico.[13,20]

A maior parte dos autoanticorpos pode ser encontrada tanto na SPA I quanto na doença em sua apresentação isolada. Por exemplo, anticorpos para NALP5 (*NACHT leucine-rich repeat protein 5*) correlacionam-se com hipoparatireoidismo (presentes em cerca de 50% dos casos) e insuficiência ovariana. Os anticorpos para a hidroxilase do triptofano (TPH) correlacionam-se com má-absorção intestinal e hepatite autoimune. Já anticorpos aromáticos para a descarboxilase de L-aminoácidos (AADC) associam-se a hepatite autoimune e vitiligo e podem ser encontrados em pacientes com SPA juvenil. Cada um está presente em cerca de 50% dos pacientes, com NALP5 exibindo alta especificidade, mas baixa sensibilidade. Já os TPH/AADC mostram alta sensibilidade e baixa a média especificidade. Em contraste com a SPA do adulto com herança predominantemente poligênica, os pacientes com alto risco para a SPA I podem, teoricamente, ser rastreados por teste genético para o gene *AIRE*. Recentemente, anticorpos ainda mais específicos (p. ex., contra IL-22, IL-17F e IL-17A) foram identificados e, em vários casos, permitem distinguir as doenças autoimunes isoladas daquelas que ocorrem em associação com SPA I.[50,51]

Os pacientes com doenças autoimunes monoglandulares, principalmente os que têm parentes de primeiro grau com doenças autoimunes, devem ser clinicamente e sorologicamente pesquisados quanto à presença de outras doenças autoimunes não glandulares. Por conta da autoimunidade familiar, parentes de primeiro grau e membros de famílias *multiplex* (pelo menos dois membros da família apresentando doença autoimune monoglandular) devem ser avaliados.[52] Uma vez que as doenças autoimunes não glandulares são definidas por insuficiência ou perda completa da função do órgão acometido, é fundamental a realização de testes funcionais para a confirmação diagnóstica.

TRATAMENTO: CONSIDERAÇÕES GERAIS

O tratamento das doenças autoimunes glandulares pode exigir reposição de hormônios, correção de disfunções endócrinas, terapia sintomática e prevenção de potenciais complicações. Desde que mecanismos autoimunes foram associados à gênese da candidíase mucocutânea crônica, imunomoduladores têm se tornado de interesse no tratamento da SPA I. Medicamentos dermatológicos de uso tópico ou sistêmico, associados a tratamento sintomático, são combinados com imunossupressão, visando à remissão da doença autoimune.

Na SPA I, as complicações mais importantes com risco de morte ocorrem durante a infância e, por isso, requerem imunossupressão agressiva imediata. O sucesso do tratamento de disfunção gastrintestinal, alopecia e ceratoconjuntivite foi evidenciado com a ciclosporina A (5 mg/kg), enquanto a hepatite autoimune respondeu bem ao uso de glicocorticoides (p. ex., prednisona, 2 a 5 mg/kg) e da azatioprina (1,5 a 2 mg/kg) em vários pacientes.[31,53] Além disso, a disfunção gastrintestinal e a insuficiência pancreática exócrina mostraram desde melhora parcial até remissão com a utilização de tacrolimo (0,15 a 0,3 mg/kg) e micofenolato de mofetila (600 a 900 mg/dia) ou metotrexato oral (5 a 10 mg/semana), respectivamente.[54,55] Em alguns casos, o anti-CD52 (alentuzumabe) e os anticorpos monoclonais anti-CD20 (rituximabe) mostraram efeito sobre os componentes resistentes ao tratamento da SPA I.

A reposição dos hormônios na insuficiência endócrina depende da função glandular residual e é realizada de forma específica para a doença autoimune monoglandular em questão. Nos pacientes com SPA II a IV, a terapia imunomoduladora não exerce um efeito central, e sua indicação é restrita a casos especiais, como oftalmopatia de Graves ou doenças autoimunes não glandulares adicionais.

Durante a terapia imunossupressora em pacientes com SPA I, pode ser observada piora da candidíase mucocutânea crônica e aumento na necessidade do uso de substâncias antimicrobianas ou antivirais (p. ex., cotrimoxazol, itraconazol e aciclovir). Vale destacar que a aplicação sistêmica de antifúngicos pode induzir danos hepáticos graves e, portanto, deve ser evitada em pacientes com hepatite autoimune.

Com relação aos medicamentos imunossupressores, devem ser considerados efeitos colaterais graves, como a nefrite intersticial aguda associada ao uso do sirolimo, e, portanto, é necessário realizar reavaliações periódicas.

Em pacientes com doenças poliglandulares, as interações fisiológicas dos hormônios devem ser consideradas. A tiroxina, por exemplo, pode aumentar o metabolismo hepático do cortisol e induzir uma crise addisoniana em pacientes com SPA II. Além disso, insuficiência adrenal provoca redução da necessidade de insulina e elevação do hormônio tireoestimulante (TSH), devido à ausência da inibição transmitida pelos glicocorticoides à sua secreção.[1,56]

Graças à complexidade da terapia com hormônios, os pacientes precisam ser bem instruídos e informados sobre as possíveis interações, a fim de evitar complicações comuns com relação ao seu uso (p. ex., ingestão simultânea de tiroxina e vitamina D/cálcio), bem como sobre os efeitos colaterais (p. ex., úlceras gástricas durante a terapia com GC). SPA III e SPA IV são variantes da SPA II.

Resumo

As síndromes poliglandulares autoimunes (SPA) são um grupo heterogêneo de doenças raras caracterizadas pela atividade autoimune contra mais de um órgão endócrino, embora tecidos não endócrinos também possam ser afetados. A SPA juvenil é também chamada de SPA tipo I (SPA I), enquanto a SPA do adulto engloba os subtipos II, III e IV. A rara SPA I é herdada com padrão autossômico recessivo e resulta de mutações no gene *AIRE*; caracteriza-se pela tríade de hipoparatireoidismo, doença de Addison e candidíase mucocutânea crônica, além de ceratoconjuntivite, distrofia ungueal e formação defeituosa do esmalte dentário. As SPA do adulto predominam no sexo feminino e têm herança autossômica dominante, com penetrância incompleta. A SPA II tem como componente obrigatório a doença de Addison, que pode vir acompanhada de doença autoimune tireoidiana (DAT) e/ou diabetes melito tipo 1 (DM1), bem como outros distúrbios autoimunes endócrinos e não endócrinos. A SPA III se caracteriza pela associação de DAT com DM1 e/ou outras doenças autoimunes, excetuando-se a doença de Addison. A rara SPA IV inclui várias combinações de hipopituitarismo autoimune, hipogonadismo hipergonadotrófico ou hipoparatireoidismo com DM1 ou DAT, sendo raramente descrita na literatura.

REFERÊNCIAS BIBLIOGRÁFICAS

1. Kahaly GJ, Frommer L. Polyglandular autoimmune syndromes. J Endocrinol Invest. 2018; 41:91-8.
2. Kahaly GJ. Polyglandular autoimmune syndromes. Eur J Endocrinol. 2009; 161:11-20
3. Cutolo M. Autoimmune polyendocrine syndromes. Autoimmun Rev. 2014; 13:85-9.

4. Paparella R, Menghi M, Micangeli G et al. Autoimmune polyendocrine syndromes in the pediatric age. Children (Basel). 2023; 10:588.
5. Hansen MP, Kahaly GJ. Autoimmune polyglandular syndromes. Dtsch Med Wochenschr. 2013; 138:319-26.
6. Forster G, Krummenauer F, Kuhn I et al. Polyglandular autoimmune syndrome type II: epidemiology and forms of manifestation. Dtsch Med Wochenschr. 1999; 124:1476-81.
7. Hansen MP, Matheis N, Kahaly GJ. Type 1 diabetes and polyglandular autoimmune syndrome: a review. World J Diabetes. 2015; 6:67-79.
8. Claude HGH. Insuffisance pluriglandulaire endocrinienne. J Physiol Pathol Gen. 1908; 10:469-80.
9. Eisenbarth GS, Wilson PW, Ward F et al. The polyglandular failure syndrome: disease inheritance, HLA type, and immune function. Ann Intern Med. 1979; 91:528-33.
10. Muir A, She JX. Advances in the genetics and immunology of autoimmune polyglandular syndrome II/III and their clinical applications. Ann Med Interne (Paris). 1999; 150:301-12.
11. Betterle C, Zanchetta R. Update on autoimmune polyendocrine syndromes (APS). Acta Biomed. 2003; 74:9-33.
12. Arlt W, Allolio B. Adrenal insufficiency. Lancet. 2003; 361:1881-93.
13. Husebye ES, Perheentupa J, Rautemaa R et al. Clinical manifestations and management of patients with autoimmune polyendocrine syndrome type I. J Intern Med. 2009; 265:514-29.
14. Bensing S, Brandt L, Tabaroj F et al. Increased death risk and altered cancer incidence pattern in patients with isolated or combined autoimmune primary adrenocortical insufficiency. Clinical endocrinology. 2008; 69:697-704.
15. Dittmar M, Kahaly GJ. Polyglandular autoimmune syndromes: immunogenetics and long-term follow-up. J Clin Endocrinol Metab. 2003; 88:2983-92.
16. Quinkler M. Addison's disease. Med Klin Intensivmed Notfmed. 2012; 107:454-9.
17. Horie I, Kawasaki E, Ando T et al. Clinical and genetic characteristics of autoimmune polyglandular syndrome type 3 variant in the Japanese population. J Clin Endocrinol Metab. 2012; 97:E1043-50.
18. Yoshioka K, Ohsawa A, Yoshida T et al. Insulin-dependent diabetes mellitus associated with Graves' disease and idiopathic hypoparathyroidism. J Endocrinol Invest. 1993; 16:643-6.
19. Lupi I, Raffaelli V, Di Cianni G et al. Pituitary autoimmunity in patients with diabetes mellitus and other endocrine disorders. J Endocrinol Invest. 2013; 36:127-31.
20. Kisand K, Peterson P. Autoimmune polyendocrinopathy candidiasis ectodermal dystrophy. J Clin Immunol. 2015; 35:463-78.
21. Myhre AG, Halonen M, Eskelin P et al. Autoimmune polyendocrine syndrome type 1 (APS I) in Norway. Clin Endocrinol (Oxf). 2001; 54:211-7.
22. Sato K, Nakajima K, Imamura H et al. A novel missense mutation of Aire gene in a patient with autoimmune polyendocrinopathy, candidiasis and ectodermal dystrophy (APECED), accompanied with progressive muscular atrophy: case report and review of the literature in Japan. Endocr J. 2002; 49:625-33.
23. Dominguez M, Crushell E, Ilmarinen T et al. Autoimmune polyendocrinopathy-candidiasis-ectodermal dystrophy (APECED) in the Irish population. J Pediatr Endocrinol Metab. 2006; 19:1343-52.
24. Betterle C, Dal Pra C, Mantero F et al. Autoimmune adrenal insufficiency and autoimmune polyendocrine syndromes: autoantibodies, autoantigens, and their applicability in diagnosis and disease prediction. Endocr Rev. 2002; 23:327-64.
25. Betterle C, Lazzarotto F, Presotto F. Autoimmune polyglandular syndrome type 2: the tip of an iceberg? Clin Exp Immunol. 2004; 137:225-33.
26. Fatma M, Mouna E, Raouf H et al. Autoimmune polyglandular syndrome type II: epidemiological, clinical and immunological data. J Endocrinol Metab. 2014; 4:101-9.
27. Waterfield M, Anderson MS. Clues to immune tolerance: the monogenic autoimmune syndromes. Ann N Y Acad Sci. 2010; 1214:138-55.
28. Wolff AS, Erichsen MM, Meager A et al. Autoimmune polyendocrine syndrome type 1 in Norway: phenotypic variation, autoantibodies, and novel mutations in the autoimmune regulator gene. J Clin Endocrinol Metab. 2007; 92:595-603.
29. Chan AY, Anderson MS. Central tolerance to self revealed by the autoimmune regulator. Ann N Y Acad Sci. 2015; 1356:80-9.
30. Halonen M, Eskelin P, Myhre AG et al. AIRE mutations and human leukocyte antigen genotypes as determinants of the autoimmune polyendocrinopathy-candidiasis-ectodermal dystrophy phenotype. J Clin Endocrinol Metab. 2002; 87:2568-74.
31. Meloni A, Willcox N, Meager A et al. Autoimmune polyendocrine syndrome type 1: an extensive longitudinal study in Sardinian patients. J Clin Endocrinol Metab. 2012; 97:1114-24.
32. Guo CJ, Leung PSC, Zhang W et al. The immunobiology and clinical features of type 1 autoimmune polyglandular syndrome (APS-1). Autoimmun Rev. 2018; 17:78-85.
33. Barkia Beradhi S, Flesch BK, Hansen MP et al. HLA class II differentiates between thyroid and polyglandular autoimmunity. Horm Metab Res. 2016; 48:232-7.
34. Flesch BK, Matheis N, Alt T et al. HLA class II haplotypes differentiate between the adult autoimmune polyglandular syndrome types II and III. J Clin Endocrinol Metab. 2014; 99:E177-82.
35. Houcken J, Degenhart C, Bender K et al. PTPN22 and CTLA-4 polymorphisms are associated with polyglandular autoimmunity. J Clin Endocrinol Metab. 2018; 103:1977-84.
36. Eisenbarth GS, Gottlieb PA. Autoimmune polyendocrine syndromes. N Engl J Med. 2004; 350:2068-79.
37. Ramos-Lopez E, Lange B, Kahles H et al. Insulin gene polymorphisms in type 1 diabetes, Addison's disease and the polyglandular autoimmune syndrome type II. BMC Med Genet. 2008; 9:65.
38. Huang W, Connor E, Rosa TD et al. Although DR3-DQB1*0201 may be associated with multiple component diseases of the autoimmune polyglandular syndromes, the human leukocyte antigen DR4-DQB1*0302 haplotype is implicated only in beta-cell autoimmunity. J Clin Endocrinol Metab. 1996; 81:2559-63.
39. Maclaren NK, Riley WJ. Inherited susceptibility to autoimmune Addison's disease is linked to human leukocyte antigens-DR3 and/or DR4, except when associated with type I autoimmune polyglandular syndrome. J Clin Endocrinol Metab. 1986; 62:455-9.
40. Robles DT, Fain PR, Gottlieb PA et al. The genetics of autoimmune polyendocrine syndrome type II. Endocrinol Metab Clin North Am. 2002; 31:353-68.
41. Dittmar M, Kahaly GJ. Genetics of the autoimmune polyglandular syndrome type 3 variant. Thyroid. 2010; 20:737-43.
42. Brabant G, Manns MP, Vogel A et al. Autoimmun polyglanduläre Syndrome: Aspekte zu Pathogenese, Prognose und Therapie. Dtsch Arztebl. 2002; 99:1428-39.
43. Zlotogora J, Shapiro MS. Polyglandular autoimmune syndrome type I among Iranian Jews. J Med Genet. 1992; 29:824-6.
44. Ahonen P, Myllarniemi S, Sipila I et al. Clinical variation of autoimmune polyendocrinopathy-candidiasis-ectodermal dystrophy (APECED) in a series of 68 patients. N Engl J Med. 1990; 322:1829-36.
45. Van den Driessche A, Eenkhoorn V, Van Gaal L et al. Type 1 diabetes and autoimmune polyglandular syndrome: a clinical review. Neth J Med. 2009; 67:376-87.
46. Kobayashi I, Inukai T, Takahashi M et al. Anterior pituitary cell antibodies detected in Hashimoto's thyroiditis and Graves' disease. Endocrinol Jpn. 1988; 35:705-8.
47. Wallaschofski H, Meyer A, Tuschy U et al. HLA-DQA1*0301-associated susceptibility for autoimmune polyglandular syndrome type II and III. Horm Metab Res. 2003; 35:120-4.
48. Betterle C, Greggio NA, Volpato M. Clinical review 93: autoimmune polyglandular syndrome type 1. J Clin Endocrinol Metab. 1998; 83:1049-55.
49. Betterle C, Volpato M, Greggio AN et al. Type 2 polyglandular autoimmune disease (Schmidt's syndrome). J Pediatr Endocrinol Metab. 1996; 9(Suppl 1):113-23.
50. Puel A, Doffinger R, Natividad A et al. Autoantibodies against IL-17A, IL-17F, and IL-22 in patients with chronic mucocutaneous candidiasis and autoimmune polyendocrine syndrome type I. J Exp Med. 2010; 207:291-7.
51. Kisand K, Boe Wolff AS, Podkrajsek KT et al. Chronic mucocutaneous candidiasis in APECED or thymoma patients correlates with autoimmunity to Th17-associated cytokines. J Exp Med. 2010; 207:299-308.
52. Cardenas-Roldan J, Rojas-Villarraga A, Anaya JM. How do autoimmune diseases cluster in families? A systematic review and meta-analysis. BMC Med. 2013; 11:73.
53. Ward L, Paquette J, Seidman E et al. Severe autoimmune polyendocrinopathy-candidiasis-ectodermal dystrophy in an adolescent girl with a novel AIRE mutation: response to immunosuppressive therapy. J Clin Endocrinol Metab. 1999; 84:844-52.
54. O'Gorman CS, Shulman R, Lara-Corrales I et al. A child with autoimmune polyendocrinopathy candidiasis and ectodermal dysplasia treated with immunosuppression: a case report. J Med Case Rep. 2013; 7:44.
55. Abinun M, Hodges S, Cheetham T et al. ESID-0264 Immunomodulatory therapy for severe autoimmune polyendocrinopathy type-1 (APS-1). J Clin Immunol. 2014; 34(Suppl 2):139-515.
56. Michels AW, Eisenbarth GS. Autoimmune polyendocrine syndrome type 1 (APS-1) as a model for understanding autoimmune polyendocrine syndrome type 2 (APS-2). J Intern Med. 2009; 265:530-40.

CAPÍTULO 94

Neoplasias Endócrinas Múltiplas Tipo 1 e Tipo 2

Ana O. Hoff ▪ Evelin Cavalcante

INTRODUÇÃO

As neoplasias endócrinas múltiplas (MEN) tipos 1 e 2 são síndromes hereditárias raras transmitidas de modo autossômico dominante e com alta penetrância, caracterizadas pelo desenvolvimento de tumores neuroendócrinos nas glândulas paratireoide, tireoide, adrenal, pâncreas e hipófise.[1]

A neoplasia endócrina múltipla tipo 1 (MEN1) foi descrita por Wermer em 1954 e é caracterizada por tumores neuroendócrinos das paratireoides, enteropancreáticos e hipófisários.[2,3] O hiperparatireoidismo primário (HPTP) é a manifestação clínica mais prevalente (82 a 100%), seguida dos tumores enteropancreáticos (30 a 70%) e dos tumores hipofisários (30 a 40%). A síndrome MEN1 é causada, predominantemente, pelo desenvolvimento de mutações germinativas no gene *MEN1*, um gene supressor de tumor que codifica a proteína MENIN com ação no controle da proliferação celular e na apoptose.[3-5]

A neoplasia endócrina múltipla tipo 2 (MEN2), descrita por Sipple em 1961, está associada ao desenvolvimento do carcinoma medular de tireoide (CMT), do feocromocitoma (FEO) e do HPTP.[6,7] A manifestação mais frequente é o CMT, que ocorre em mais de 95% dos indivíduos, seguida pelo FEO em 50% e HPTP em 20 a 30%. Esta síndrome é classificada, de acordo com a apresentação clínica, em neoplasia endócrina múltipla tipo 2A (MEN2A) e neoplasia endócrina múltipla tipo 2B (MEN2B), e é causada por uma mutação ativadora do proto-oncogene *RET*, gene que codifica um receptor tirosinoquinase (RET).[6,8-10] A ativação constitutiva deste receptor resulta na ativação das vias intracelulares responsáveis pelo desenvolvimento tumoral.[11-13]

O objetivo deste capítulo é descrever as características clínicas, o diagnóstico e o tratamento das manifestações associadas à MEN1 e à MEN2. Para tanto, discutiremos as alterações moleculares e o impacto da avaliação genética na conduta clínica.

NEOPLASIA ENDÓCRINA MÚLTIPLA TIPO 1

A MEN1 é uma síndrome autossômica dominante decorrente de mutações no gene supressor de tumor *MEN1* que codifica a proteína MENIN. A MEN1 é caracterizada pelo desenvolvimento de tumores nas paratireoides, no pâncreas, no duodeno e na hipófise anterior. Entretanto, múltiplos outros tumores estiveram associados à MEN1, incluindo tumores do córtex adrenal, carcinoides gástricos, tímico, brônquico e do pulmão, lipomas, colagenomas (Figura 94.1), angiofibromas (ver Figura 94.1), meningiomas e FEO (Quadro 94.1).[3] Os tumores são predominantemente multicêntricos, de comportamento benigno ou maligno, funcionantes ou não funcionantes e com o desenvolvimento mais precoce do que na forma esporádica (ver Quadro 94.1).

O diagnóstico clínico de MEN1 é estabelecido quando há pelo menos duas das três neoplasias mais frequentes (hipófise, paratireoide e duodeno-pâncreas endócrino), e é considerado familiar quando há pelo menos dois familiares acometidos (Quadro 94.2).[5,14]

Manifestações clínicas

Hiperparatireoidismo primário

O HPTP é a endocrinopatia mais frequente em MEN1. Apresenta-se em idade mais precoce que o hiperpartireoidismo esporádico, geralmente entre a segunda e a quarta década de vida, e se apresenta como a primeira manifestação em 50% dos casos. O HPTP na MEN1 está associado à hiperplasia multiglandular, podendo envolver glândulas supranumerárias e ectópicas. A sintomatologia é semelhante à do HPTP esporádico; entretanto, manifesta-se em idade mais jovem com hipercalcemia mais discreta, além de perda óssea mais importante e acometimento semelhante em homens e mulheres, em contraste com a predominância feminina no hiperparatireoidismo esporádico.[5,15-17]

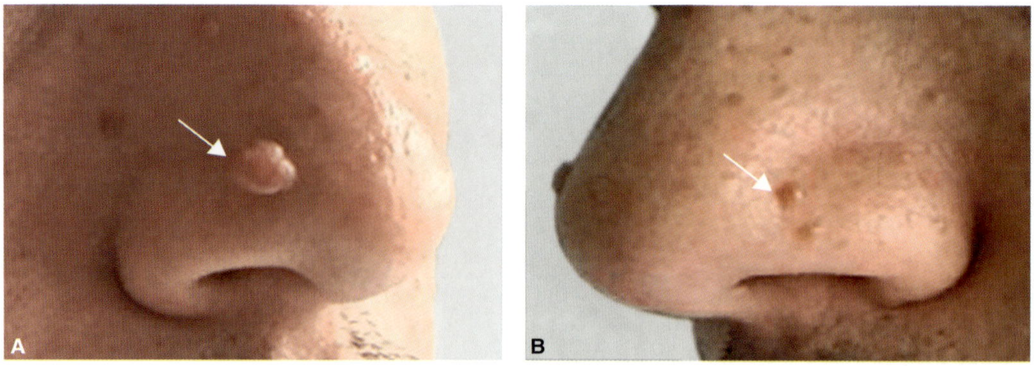

Figura 94.1 Paciente com diagnóstico de neoplasia endócrina múltipla tipo 1 (MEN1). **A.** Colagenoma. **B.** Angiofibroma.

Quadro 94.1 Penetrância estimada dos tumores associados à neoplasia endócrina múltipla tipo 1.

Tumores endócrinos	Penetrância (%)
Tumores da paratireoide	90
Tumores enteropancreáticos	30 a 70
▪ Gastrinoma	40
▪ Insulinoma	10
▪ Não funcionante	20 a 55
▪ Glucagonoma, vipoma, somatostatinoma	2
Tumores carcinoides	
▪ Tímico	2 a 3
▪ Brônquico	5
▪ Gástrico	10
Tumores hipofisários	30 a 40
Prolactinoma (20%)	20
GH	5
ACTH (2%)	5
Não funcionante	5
Outros tumores	
Adrenal (córtex)	40
Feocromocitoma	< 1
Lipoma	30
Angiofibroma	85
Colagenoma	70
Meningioma	8

ACTH: hormônio adrenocorticotrófico; GH: hormônio do crescimento.

O tratamento do HPTP é cirúrgico.[4,5] Há controvérsia em relação à melhor abordagem cirúrgica e a razão é compreensível. O alto risco de recidiva direciona para uma abordagem mais completa; entretanto, como o hipoparatireoidismo tem grande impacto na qualidade de vida do indivíduo, que muitas vezes é jovem ao diagnóstico e com longa expectativa de vida, consideram-se ressecções restritas às glândulas acometidas. No entanto, a paratireoidectomia subtotal (exérese de três a três e meia glândulas paratireoides) e a paratireoidectomia total (exérese das quatro glândulas) seguidas de autoimplante no antebraço ainda são as técnicas de maior experiência.[18-24] As hipocalcemias são mais frequentes após paratireoidectomia total e as recorrências do HPTP são mais precoces após a paratireoidectomia subtotal.

Quadro 94.2 Diagnóstico clínico de neoplasia endócrina múltipla tipo 1 (MEN1) e indicações para análise genética do gene *MEN1*.

Critério diagnóstico da MEN1
1. Presença de dois ou mais tumores principais (paratireoide, hipófise, enteropancreático) 2. Presença de pelo menos um dos tumores em familiar de primeiro grau de paciente com MEN1 3. Presença de mutação germinativa no gene *MEN1*, independentemente da presença de sintomas ou evidência bioquímica ou radiológica de doença
Indicações para análise genética da MEN1
1. Indivíduo com diagnóstico clínico de MEN1 2. Suspeita clínica de MEN1: adenoma de paratireoide antes dos 30 anos de idade, doença multiglandular (paratireoide, duodeno, pâncreas), gastrinoma, presença de dois ou mais tumores associados à MEN1 (não clássicos) 3. Familiares de primeiro grau de paciente com diagnósticos clínico e genético de MEN1

Exames de localização e o uso de paratormônio (PTH) intraoperatório são imprescindíveis, principalmente no contexto de abordagens mais restritas.[23,25-28]

O tratamento cirúrgico adequado resulta na correção da hipercalcemia, no ganho de massa óssea e na redução da hipergastrinemia em pacientes com gastrinoma, o que pode resultar na redução da dose de bloqueadores de bomba de prótons. A recidiva do HPTP pode ocorrer em mais de 50% dos pacientes entre 5 e 10 anos após a cirurgia, necessitando de intervenções no implante (nos casos submetidos à paratireoidectomia total) ou na paratireoide remanescente em região cervical (nos casos de paratireoidectomia subtotal).[5,22,23,27,29]

Tumores hipofisários

Os prolactinomas e os tumores não funcionantes são os mais prevalentes (ver Quadro 94.1). Em comparação com os tumores hipofisários esporádicos, os tumores hipofisários associados à MEN1 apresentam-se mais precocemente, têm maior incidência de macroadenomas (85% *versus* 42%) e menores taxas de normalização de hipersecreção hormonal (42% *versus* 90%), não havendo diferenças nas prevalências dos diferentes tipos tumorais.[3,5] Além disso, maiores prevalências de adenomas pluri-hormonais (39%), adenomas duplos (4%) e invasivos (37% dos macroadenomas) foram observadas nos pacientes com MEN1. Tumores agressivos são também mais frequentes nos indivíduos mais jovens com MEN1. Não há diferenças nas manifestações clínicas e nas condutas terapêuticas entre adenomas hipofisários associados à MEN1 e esporádicos.[30-32]

Tumores neuroendócrinos enteropancreáticos

Os gastrinomas representam os tumores neuroendócrinos enteropancreáticos (TNEPs) funcionantes mais frequentes na MEN1. São predominantemente duodenais, pequenos e múltiplos, diferentemente dos gastrinomas esporádicos, que são tumores solitários e predominantemente pancreáticos. Além disso, têm potencial maligno em cerca de 50% dos casos, causando metástases para os linfonodos regionais e o fígado. Entretanto, a maioria dos tumores pode permanecer indolente por toda a vida, não necessitando, portanto, de tratamento agressivo.[33-36] O diagnóstico é feito mediante a presença de hipergastrinemia (gastrina sérica em jejum acima de 10 vezes o limite superior da normalidade ou acima de 1.000 pg/mℓ) na vigência de hipercloridria (pH gástrico < 2) com ou sem sintomas clínicos (dispepsia, úlcera péptica, diarreia).[37,38] O tratamento é predominantemente clínico com bloqueadores de bomba de prótons, sendo a dose eficaz superior à que em geral é prescrita na doença esporádica. O análogo de somatostatina é também útil no controle dos sintomas e promove estabilização da doença, principalmente nos casos de doença mais avançada.[39,40] O tratamento clínico, apesar de ser extremamente eficaz para evitar a morbidade associada à hipersecreção gástrica, não tem efeito no potencial maligno dos gastrinomas. Portanto, o tratamento cirúrgico é sempre considerado, mas ainda não há consenso de quando realizar essa abordagem. As recomendações em relação ao melhor momento da intervenção cirúrgica incluem desde a ocasião do diagnóstico, quando o tumor é maior que 2 cm, ou após a falha do tratamento clínico.[5,41,42] As diretrizes da European Neuroendocrine Tumor Society (ENETS) e da North American Neuroendocrine Tumor Society (NANETS) recomendam que o tratamento cirúrgico deve ser realizado para gastrinomas maiores que 2 cm devido à evidência de que os pacientes com lesões pequenas tratados clinicamente apresentam bom prognóstico.[37,43,44]

Os insulinomas representam o segundo tumor funcionante mais frequente na MEN1, constituindo 10 a 30% dos TNEPs.[3] São, geralmente, benignos, múltiplos e se apresentam em uma idade mais jovem (antes dos 40 anos) do que os insulinomas esporádicos. Esses tumores se apresentam distribuídos pelo pâncreas, podem estar associados a tumores não funcionantes e, geralmente, são menores que 2 cm.[45] O diagnóstico é estabelecido na presença de hiperinsulinemia (aumento da insulina sérica, peptídeo C e pró-insulina) na vigência de hipoglicemia em um teste de jejum prolongado.[3] Os exames de imagem no pré-operatório para a localização dos tumores, como ultrassonografia (US) endoscópica, tomografia computadorizada (TC) ou ressonância magnética (RM), como também a ^{68}Ga-DOTATATE-PET/CT (Figura 94.2), são importantes para definir a extensão cirúrgica, que pode variar desde a enucleação do tumor até uma ressecção mais extensa do pâncreas.[46,47]

Outros tumores enteropancreáticos associados à MEN1 incluem aqueles produtores de glucagon ou peptídeo intestinal vasoativo (VIP), que representam menos de 5% dos tumores funcionantes.[48] Os tumores não funcionantes, detectados durante o rastreamento radiológico prospectivo, são atualmente os tumores enteropancreáticos mais frequentes na MEN1.[3] No momento, não há consenso sobre a melhor conduta terapêutica. Como esses tumores não causam síndromes decorrentes de hipersecreção hormonal, o objetivo do tratamento é reduzir a morbidade e a mortalidade associadas à doença localmente avançada ou metastática com preservação da função pancreática. Os estudos demonstram que o risco de metástase aumenta com o tamanho do tumor. Os pacientes com um TNEP maior que 4 cm desenvolvem metástase hepática em 25 a 40% dos casos e 50 a 70% daqueles com tumores entre 2 e 3 cm desenvolvem metástase em linfonodos regionais. Portanto, é razoável considerar a intervenção cirúrgica nos casos de tumores maiores que 2 cm ou em tumores menores que 2 cm com crescimento progressivo. A extensão da cirurgia depende dos exames de imagem e dos achados intraoperatórios, mas geralmente não é recomendável em uma primeira cirurgia

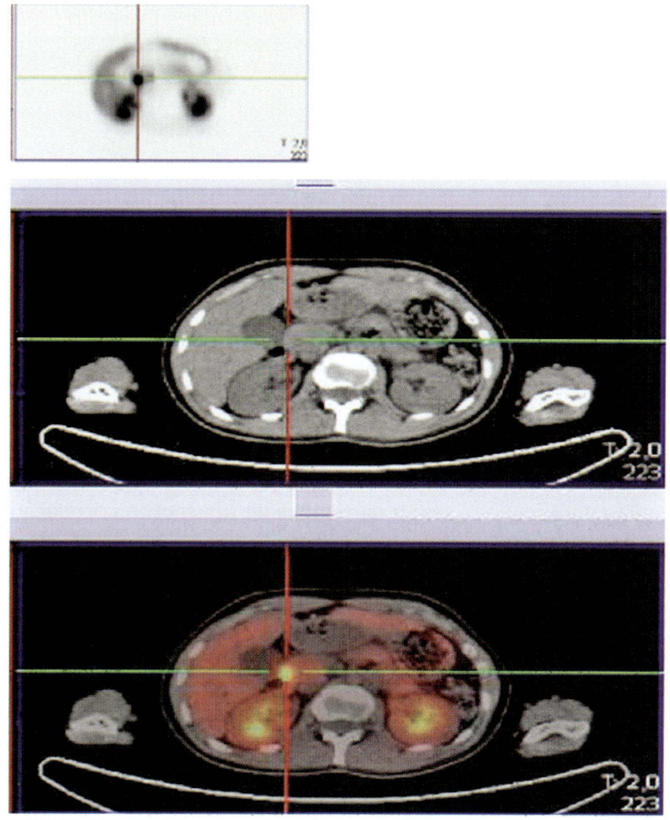

Figura 94.2 Paciente com MEN1 e diagnóstico bioquímico de insulinoma localizado na cabeça do pâncreas pelo exame de ^{68}Ga-DOTATATE-PET/CT.

realizar uma pancreatectomia total, já que esse procedimento está associado com mudanças importantes na qualidade de vida.[5,46]

Recentemente, a possibilidade de tratamentos locais incluindo ablação com etanol, radiocirurgia e ablação por radiofrequência está emergindo e se mostrando promissora.[49]

Tumores carcinoides tímicos e brônquicos

Apesar de não serem frequentes (2,6% dos casos; ver Quadro 94.1), os carcinoides tímicos são tumores com elevado potencial maligno (> 90%) e são pouco responsivos ao tratamento sistêmico. Portanto, a timectomia profilática realizada no mesmo momento da paratireoidectomia é recomendada a todos os pacientes. Mesmo após a timectomia, deve-se realizar o rastreamento radiológico periódico com tomografia do tórax, principalmente nos casos considerados de alto risco para recidiva (pacientes acima de 40 anos, do sexo masculino e com histórico de tabagismo). A cura só é obtida mediante o tratamento cirúrgico; o controle de sintomas como diarreia e *flushing* é feito com análogos de somatostatina.[50]

Diferentemente dos carcinoides tímicos, os carcinoides brônquicos são mais prevalentes (até 30% dos casos), predominam no sexo feminino, tendem a ser múltiplos e são geralmente de evolução indolente. O tratamento é cirúrgico, principalmente aqueles localizados e de progressão lenta.[51]

Alterações genéticas na neoplasia endócrina múltipla tipo 1

A MEN1 é uma síndrome com herança autossômica dominante em que 90% dos indivíduos apresentam um dos pais portadores da doença e 10% têm uma mutação germinativa *de novo*. *MEN1* é o principal gene implicado na síndrome e 70 a 90% dos indivíduos

Quadro 94.3 Recomendações para rastreamentos bioquímico e radiológico na neoplasia endócrina múltipla tipo 1 (NEM1).

Tumor	Idade de início do rastreamento	Exame laboratorial	Exame de imagem
Insulinoma	12	Glicemia, insulina	Não
Hipófise	10	Prolactina, IGF-1	RM (3/3 anos)
Paratireoide	10	Cálcio, PTH	Não
TNEP – outros	12	CgA, PPP, VIP	RM, TC ou US (anual)
Carcinoide			
Timo/brônquio	20	Nenhum	TC ou RM (1 a 2 anos)
Gastrinoma	20	Gastrina (+ pH gástrico)	Não

CgA: cromogranina A; IGF-1: fator de crescimento semelhante à insulina 1; PPP: polipeptídeo pancreático; PTH: paratormônio; RM: ressonância magnética; TC: tomografia computadorizada; US: ultrassonografia endoscópica; VIP: peptídeo intestinal vasoativo. (Adaptado de Goudet et al., 2024.[49])

apresentam uma mutação nesse gene. Diferentemente do gene *RET* da MEN2, as mutações no gene *MEN1* envolvem toda a sua região codificadora, e não há regiões de *hot spots* e correlação genótipo-fenótipo. Mais de 1.200 mutações foram descritas, e a maioria delas gera uma proteína truncada, ou seja, são mutações inativadoras.[3,46,52,53] Em até 25% dos indivíduos, pode-se não identificar uma mutação germinativa no gene *MEN1*. Isso pode ocorrer no caso de grandes deleções do gene ou resultar de mutações em regiões promotoras ou em regiões não codificadoras do gene. Portanto, a avaliação genética deve compreender não só o sequenciamento do DNA, mas também a técnica *MLPA* (*multiplex ligation-dependant probe amplification*) para excluir a presença de grandes deleções. Outra possível razão de não se identificar uma mutação no gene *MEN1* é que 5 a 10% dos casos podem apresentar-se com manifestações clínicas semelhantes à MEN1, mas apresentam alterações em outros genes como no *p27* (*CDKN1B*), cuja síndrome foi denominada como MEN4, e mutações nos genes *p15*, *p18* e *p21* (1 a 2%).[3,54,55] Outros genes associados a tumores hipofisários e HPTP são os genes *CDC73, CaSR, GNA11* e *AIP*.[46,56,57] O Quadro 94.2 descreve o critério diagnóstico para MEN1 e as indicações para análise mutacional do gene *MEN1*. A patogênese da MEN1 segue a hipótese de Knudson, ou seja, a tumorigênese ocorre após dois eventos genéticos, sendo o primeiro evento a mutação germinativa inativadora do gene *MEN1* seguida de uma segunda mutação somática que ocorre nos tecidos relacionados à síndrome, como o pâncreas, as paratireoides e a hipófise. Esta mutação somática é observada pela detecção da perda de heterozigosidade destes tumores.[53,58]

Uma vez identificada a mutação no paciente-índice, deve-se avaliar os familiares de primeiro grau. Aqueles com mutação no gene *MEN1* devem iniciar o protocolo de rastreamento prospectivo para diagnóstico e tratamento precoce das manifestações clínicas (Quadro 94.3).

NEOPLASIA ENDÓCRINA MÚLTIPLA TIPO 2

Manifestações clínicas

As manifestações clínicas que caracterizam a MEN2 incluem o CMT, o FEO e o HPTP. Ela é classificada em MEN2A e MEN2B (Quadro 94.4).[8] Tanto na MEN2A como na MEN2B, o CMT e o FEO são as manifestações mais importantes. A diferença entre os subtipos é a presença de HPTP somente em MEN2A; já os neuromas de mucosas oral e gastrointestinal, hábito marfanoide, face alongada e lábios grossos são fenótipos exclusivos da MEN2B (ver Quadro 94.4) (Figura 94.3).[1,59] A ganglioneuromatose intestinal na MEN2B causa obstipação intestinal, sintoma frequente já no primeiro ano de vida, e pode levar, no decorrer da vida, a complicações mais graves como o megacólon tóxico. É observado líquen amiloidótico cutâneo em até 10% dos casos de MEN2A (Figura 94.4).[8,60]

Carcinoma medular de tireoide

O carcinoma medular de tireoide (CMT) se origina das células C (células parafoliculares) que secretam diversos peptídeos, incluindo a calcitonina e o antígeno carcinogênico embrionário (CEA), os quais são usados como marcadores tumorais e são úteis no diagnóstico e no seguimento dos pacientes.[59,61-63]

A apresentação clínica mais comum é a de um nódulo tireoidiano com ou sem linfonodomegalia cervical. O diagnóstico é realizado a partir da punção aspirativa do nódulo ou de um linfonodo cervical com citologia demonstrando ausência de coloide, células de aspecto plasmocitoide e citoplasma eosinofílico.[64,65] Além disso, a dosagem de calcitonina sérica, o aspirado do nódulo ou do linfonodo cervical e a imunocitoquímica para calcitonina são importantes para complementar o diagnóstico.[66,67]

Aproximadamente 70% dos indivíduos com CMT apresentam a forma esporádica da doença. Nestes casos, o CMT tende a ser unilateral e a se manifestar a partir da quarta ou quinta década de vida.[60,61] Já na forma hereditária associada à MEN2, o CMT se desenvolve precocemente (desde o primeiro ano até a terceira década de vida, dependendo da mutação germinativa), é multicêntrico, bilateral e frequentemente associado à hiperplasia das células C. Na MEN2B, o CMT é altamente agressivo e pode ser detectado já nos primeiros meses de vida.[68,69] De acordo com a American Thyroid Association (ATA), na MEN2A as alterações das células C são observadas antes dos 3 a 5 anos de idade nas mutações que envolvem o códon 634 (ver adiante) e um pouco mais tardiamente nas mutações de risco moderado.[8]

Como há o potencial de se identificar uma mutação germinativa em pacientes sem histórico familiar, é recomendado realizar a análise genética em todos os indivíduos diagnosticados com CMT, independentemente da idade por ocasião do diagnóstico. Uma vez detectada a mutação germinativa, é imperativo avaliar os familiares de primeiro grau com risco de desenvolver a doença. Quando o diagnóstico desses familiares é

Quadro 94.4 Manifestações clínicas da neoplasia endócrina múltipla tipo 2 (MEN2).

Frequência das manifestações clínicas (%)	
MEN2A	Carcinoma medular da tireoide: > 90 Feocromocitoma: 40 a 60 Hiperparatireoidismo primário: 15 a 30 Líquen amiloidótico cutâneo: < 10 Doença de Hirschsprung: < 2
MEN2B	Carcinoma medular da tireoide: > 98 Feocromocitoma: 50 Neuromas de mucosa: 98 Fenótipo típico:* 90

*Fenótipo típico: hábito marfanoide, lábios grossos, face alongada, espessamento dos nervos da córnea, retração palpebral.

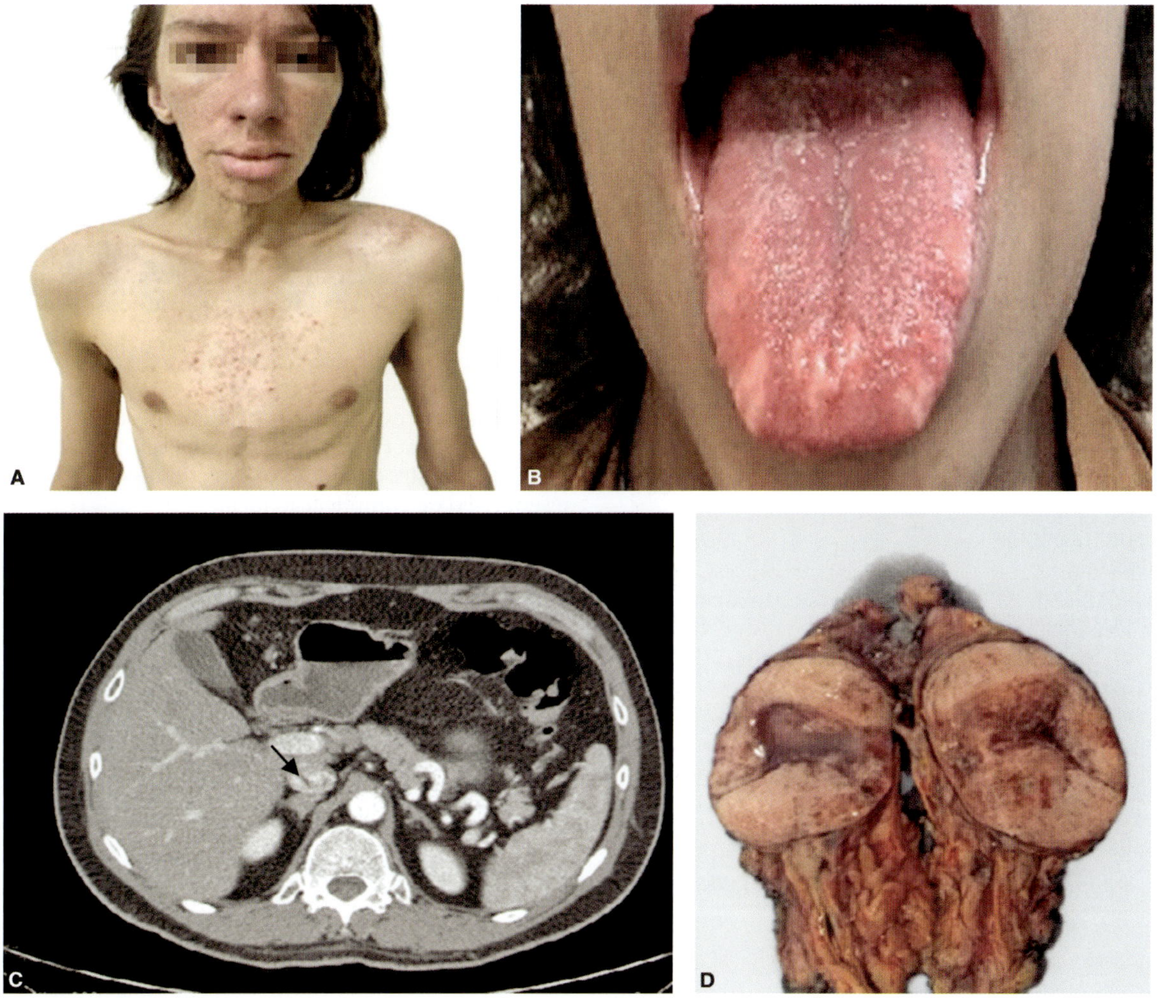

Figura 94.3 Paciente com diagnóstico de MEN2B. **A.** Hábito marfanoide, face alongada, lábios grossos, *pectus escavatum* e *rash* acneiforme consequente ao tratamento com vandetanibe. **B.** Neuromas na língua. **C** e **D.** Feocromocitoma (*seta*).

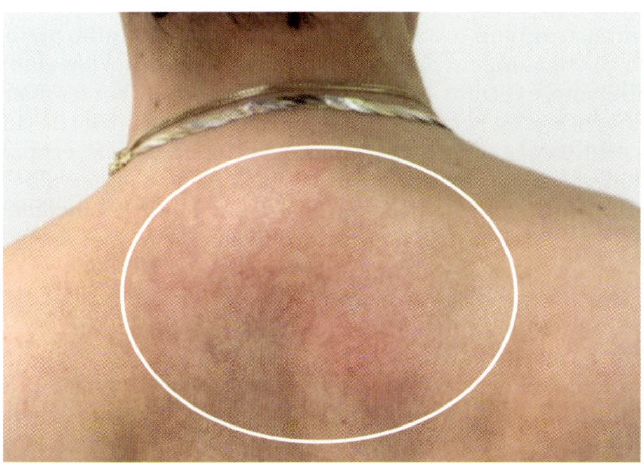

Figura 94.4 Líquen amiloidótico cutâneo em região dorsal de paciente com MEN2A.

feito por meio de análise genética, dois cenários clínicos podem ocorrer. No primeiro, podem-se identificar indivíduos que não manifestaram a doença; neste caso, é recomendado prosseguir com a tireoidectomia profilática (Quadro 94.5) e rastreamento para o FEO, como será discutido adiante. No segundo cenário, o indivíduo já apresenta sinais do CMT e o diagnóstico é feito como discutido anteriormente.[8,11,13,70]

Após o diagnóstico de CMT e antes de definir a conduta terapêutica, é importante não somente excluir a presença de FEO e HPTP, mas também avaliar a extensão da doença. O envolvimento de linfonodos cervicais é extremamente comum; aproximadamente 60 a 80% dos pacientes com um CMT palpável (> 1 cm) têm adenomegalia cervical que acomete predominantemente o compartimento central (nível VI) e a cadeia cervical (II-V) ipsilateral ao tumor e, menos frequentemente, a cadeia cervical contralateral (até 40% dos casos).[8,71,72] Além disso, aproximadamente 5% dos pacientes com CMT apresentam, por ocasião do diagnóstico, evidência de doença metastática a distância.[8,73] Por estas razões, a dosagem de calcitonina e CEA, assim como exames de imagem no pré-operatório, são importantes para definir a extensão da cirurgia, ou seja, tireoidectomia total (TT) com esvaziamento cervical central (nível VI) ou incluindo compartimento lateral quando há evidência clínica ou radiológica de envolvimento das cadeias laterais. Mesmo nos casos com suspeita de doença a distância (calcitonina sérica > 500 pg/mℓ), o planejamento cirúrgico é importante, já que a cirurgia nesses casos, apesar de não ser curativa, é importante para o controle local da doença. Nesses cenários, outros exames são recomendados: TC do tórax com contraste para avaliar eventuais nódulos pulmonares e linfonodos mediastinais, TC do abdome (com contraste – fases arterial, venosa e portal), RM para excluir a presença de metástases hepáticas, e cintilografia óssea ou ^{68}Ga-DOTATATE-PET/CT para avaliar metástases ósseas.[74-76]

Quadro 94.5 Mutações no proto-oncogene *RET* associadas à MEN2.

Nível de risco	Mutação	Éxon	Manifestação clínica
Altíssimo	M918T	16	MEN2B
Alto	A883F	15	MEN2B
	C634R, C634G, C634Y, C634S, C634F, C634W	11 11	MEN2A, LAC MEN2A, LAC
Moderado	p.E505_G506 del	7	MEN2A
	p.G533C, p.C515S, p.C515W, p.Glu529_Cys531, dupEEC, p.C531R, p.G533C, p.G548S	8	MEN2A ou CMT
	C609R, C609 G, C609Y, C609S, C609F, C611 G, C611Y, C611F, C611W, p.C611R, p.C611S, C618S, C618R, C618G, C618Y, C618S, C618F, C618W, C620S, C620R, C620 G, C620Y, C620S, C620F, C620W	10	MEN2A ou CMT
	C630R, C630Y, C630F D631Y 633/9 *base pair duplication – não* 634/12 *base pair duplication – não* p.C634_R635insHELC p.C634_T636 dupCRT K666E E768D p.D631 del p.E632_C634 delinsDVR p.T636 delinsDLCRP p.K66N, p.K66NdelinsNS p.D707E	11	MEN2A
	L790F, Q781R (NC)	13	MEN2A ou CMT
	V804L, V804M	14	MEN2A ou CMT
	p.S904F	15	NC

CMT: carcinoma medular de tireoide; LAC: líquen amiloidótico cutâneo.

A maioria dos pacientes com CMT é assintomática e a presença de eventuais sintomas está relacionada à extensão da doença. Na doença local, sintomas como rouquidão, disfagia e dor refletem a existência de compressão de estruturas adjacentes. Já sintomas como diarreia e *flushing* estão associados à doença metastática extensa. Em casos raros de CMT, a produção ectópica de hormônio adrenocorticotrófico (ACTH) pode resultar em síndrome de Cushing.[77,78]

A doença residual pós-tireoidectomia é comum. Os estudos retrospectivos indicam que 35 a 90% dos pacientes com CMT têm níveis detectáveis de calcitonina após a primeira intervenção cirúrgica.[8] Em um estudo envolvendo 224 pacientes com CMT, a calcitonina ficou indetectável em 65% dos pacientes sem envolvimento ganglionar, e em 10% daqueles com metástase para linfonodos cervicais. Nesse estudo, os níveis de calcitonina > 500 pg/mℓ e o envolvimento ganglionar foram fatores de risco associados à não normalização da calcitonina.[79] Portanto, o seguimento desses pacientes deve ser realizado com dosagem dos marcadores tumorais e com exames de imagem. Os pacientes com calcitonina indetectável, ou seja, em remissão bioquímica, devem ser seguidos anualmente, predominantemente, com dosagem de marcadores e US cervical esporadicamente. Calcitonina sérica < 150 pg/mℓ sugere doença oculta ou doença cervical, sendo necessário complementar a avaliação com US cervical a cada 6 a 12 meses. Diante de calcitonina > 150 pg/mℓ, os exames de imagem devem ser mais abrangentes e se basearem nos sítios mais frequentes de metástases, como anteriormente descrito.[8,80,81] A frequência de exames baseia-se na curva da calcitonina; se estável, a cada 6 a 12 meses; se crescente, a cada 3 a 6 meses. O tempo de duplicação (DT) da calcitonina e do CEA também é muito útil no seguimento; além de avaliar o prognóstico, auxilia na decisão de quando iniciar o tratamento. O DT da calcitonina e do CEA pode ser calculado por meio do *site* da ATA (http://www.thyroid.org/thyroid-physicians-professionals/calculators/thyroid-cancer-carcinoma). Dessa maneira, um paciente com doença estrutural e DT menor que 12 meses tem um prognóstico ruim e deve iniciar tratamento sistêmico; já um paciente com doença estrutural e DT maior que 2 anos deve manter observação clínica. Nos casos intermediários, a conduta deve ser individualizada.[8,82]

A abordagem terapêutica dos pacientes com doença residual ou recorrente é complexa e deve ser individualizada. Como a chance de cura com uma reabordagem cirúrgica é praticamente nula, deve-se sempre considerar a ocorrência de potenciais complicações resultantes do tratamento frente à sua eficácia. Portanto, a observação clínica acaba sendo a melhor conduta para os pacientes com doença estrutural estável, assintomáticos e sem risco de complicação local.[8]

Nos pacientes com metástases a distância, porém com doença assintomática e estável, a conduta apropriada é a observação. O tratamento é indicado no caso de doença sintomática e/ou com progressão radiológica. As metástases ósseas sintomáticas podem ser tratadas com cirurgia, radioterapia, bisfosfonatos e crioablação. Nos casos em que o envolvimento hepático está associado a dor, diarreia, *flushing* ou síndrome de Cushing, a embolização da artéria hepática ou a ablação do tumor por radiofrequência são opções terapêuticas.[8,83,84]

O tratamento sistêmico do CMT metastático em progressão está em contínuo avanço nas últimas duas décadas. Desde a descoberta do gene *RET* como o principal "*driver*" do desenvolvimento tumoral, os estudos com fármacos que inibem o receptor RET foram investigados. A partir de estudos prospectivos, randomizados de fase III, dois inibidores multiquinase (TKI), vandetanibe e cabozantinibe, foram aprovados para o tratamento do CMT metastático nos EUA e na Europa, e houve melhora na sobrevida livre de progressão (SLP). No Brasil, somente o vandetanibe recebeu aprovação da Agência Nacional de Vigilância Sanitária (Anvisa). Um estudo subsequente em pacientes com mutação germinativa ou somática no códon 918 do gene *RET* demonstrou que o tratamento com o cabozantinibe resulta não só em aumento da SLP, mas também na sobrevida global. Entretanto, os efeitos adversos são frequentes e devem ser manejados para que o paciente mantenha uma boa qualidade de vida. Os efeitos colaterais mais frequentes incluem diarreia, erupção cutânea, náuseas, hipertensão e prolongamento do intervalo QT (com vandetanibe), bem como diarreia, mucosite, inapetência, síndrome mão-pé, náuseas e fadiga (com cabozantinibe).[85-89]

Mais recentemente, ocorreram avanços significativos no tratamento do CMT, surgindo, então, opções terapêuticas eficazes para os pacientes com mutações germinativas e somáticas no gene *RET*. São inibidores potentes e altamente seletivos do receptor RET tirosinoquinase, têm pouca ação antiangiogênica e, portanto, com menos efeitos adversos.[90-92] Em 2020, o selpercatinibe foi aprovado preliminarmente pela Food and Drug Administration (FDA) baseado nos resultados do estudo de fase 1/2 que mostrou sua eficácia nos pacientes com CMT portadores de mutação germinativa ou somática no *RET* previamente tratados com vandetanibe e/ou cabozantinibe (N = 55) ou virgens de tratamento (N=88). No Brasil, o selpercatinibe recebeu aprovação da Anvisa em 2024 após a publicação dos resultados do estudo de fase 3 que incluiu pacientes com CMT (*RET* mutado) em progressão de doença e sem tratamento prévio. Nesse estudo, dois terços dos pacientes foram randomizados para iniciar um tratamento com selpercatinibe a 160 mg 2 vezes/dia e 1/3 com cabozantinibe ou vandetanibe (escolha a critério do investigador). Tanto a SLP quanto a taxa de resposta foram significativamente melhores nos pacientes tratados com selpercatinibe (SLP não atingida no grupo do selpercatinibe comparada a 16,8 meses no grupo controle (95% de intervalo de confiança [IC]), 12,2 a 25,1; taxa de risco para progressão de doença ou morte, 0,28; 95% IC, 0,16 a 0,48; $p < 0,001$]). A taxa de resposta global foi de 69,4% (95% IC, 62,4 a 75,8) no grupo do selpercatinibe e de 38,8% (95% IC, 29,1 a 49,2) no grupo controle. Apenas 4,7% dos pacientes interromperam o tratamento por causa de eventos adversos. Dentre esses, os mais comuns incluíram hipertensão, aumento de transaminases, boca seca e cefaleia.[92-95]

Feocromocitoma

O feocromocitoma (FEO) é a segunda manifestação clínica mais frequente na MEN2 (ver Quadro 94.4). Aproximadamente 55% dos indivíduos com MEN2A e MEN2B desenvolvem FEO. Como o CMT, o FEO tende a ser multifocal, bilateral e associado à hiperplasia das células cromafins. Aproximadamente 50% dos indivíduos com FEO unilateral desenvolvem o tumor na glândula contralateral em um intervalo de 10 anos após a primeira adrenalectomia.[8,60,96] As manifestações clínicas típicas do FEO, como cefaleia, sudorese, palpitação, hipertensão, ansiedade e perda de peso, apenas são aparentes nos indivíduos em que o diagnóstico de MEN2 é feito tardiamente. Já nos portadores de uma mutação no gene *RET* em que o rastreamento é realizado anualmente, o diagnóstico é precoce e, em geral, antes do desenvolvimento da sintomatologia típica. Na urina (coleta de 24 horas), dosam-se as catecolaminas (epinefrina, norepinefrina e dopamina), e as metanefrinas (normetanefrina e metanefrina). A dosagem das metanefrinas plasmáticas, além da maior facilidade de coleta, é o teste de maior sensibilidade (98 a 100%) para o diagnóstico do FEO hereditário.[8] Os exames de imagem usados para a localização do FEO incluem a TC, a RM do abdome e a cintilografia com ^{131}I-metaiodobenzilguanidina (MIBG).[97]

O tratamento do FEO inclui o preparo pré-operatório com alfa e betabloqueadores seguido de adrenalectomia.[97] Na vigência de uma lesão unilateral, recomenda-se a adrenalectomia unilateral, mesmo sabendo-se do risco de esses indivíduos desenvolverem mais tarde um FEO contralateral. No paciente com adrenalectomia prévia, a ressecção do FEO com preservação do córtex adrenal com o intuito de manter a função adrenal deve sempre ser considerada. Em mãos experientes, aproximadamente 80% dos indivíduos submetidos à adrenalectomia com preservação do córtex mantêm a função adrenal.[5,98-100] Uma desvantagem dessa abordagem é a possibilidade da recorrência tardia do FEO, que é observada em 20% dos casos. Em algumas instituições, a preservação do córtex já é considerada desde a primeira abordagem da adrenal, já que a manutenção da função adrenal é extremamente importante.[5]

Hiperparatireoidismo primário

O HPTP ocorre em 15 a 30% dos pacientes com MEN2. Ele é menos agressivo e cursa com menor taxa de recidiva que aquele associado à MEN1.[5,10] A maioria dos indivíduos é assintomática e se apresenta com uma hipercalcemia leve. Diferentemente da MEN1, o HPTP na MEN2 é menos frequentemente multiglandular e tem menor risco de recidiva. Portanto, a realização de exames de localização no pré-operatório e o uso do PTH intraoperatório são importantes para definir a melhor a conduta cirúrgica. A indicação da paratireoidectomia segue os mesmos critérios adotados para o HPTP esporádico e para aquele associado à MEN1.[101,102]

Alterações genéticas na MEN2 e tireoidectomia profilática

O proto-oncogene *RET*, descrito em 1985, contém 21 éxons e codifica um receptor tirosinoquinase denominado RET.[103] Na MEN2, as mutações são ativadoras e se concentram em uma área de *hotspot* que inclui os éxons 5, 8, 10, 11, 13, 14, 15 e 16.[1,59] Diferentemente da MEN1, a correlação genótipo-fenótipo é importante. As mutações mais frequentemente associadas à MEN2A envolvem os éxons 10 (códons 609, 611, 618 e 620) e 11 (códon 634), que codificam o domínio extracelular rico em cisteína importante para a dimerização do receptor (ver Quadro 94.5). As mutações que envolvem o segundo domínio intracelular tirosinoquinase são responsáveis pela MEN2B (2, 6, 7, 38). Mais de 95% dos indivíduos com MEN2B apresentam uma mutação que substitui metionina por treonina no códon 918 (met918thr) (ver Quadro 94.5).[104,105] Outra mutação associada à MEN2B é a mutação no códon 883.[106]

A análise genética no paciente com CMT é de extrema importância, pois o achado de uma mutação germinativa resulta não só no diagnóstico de MEN2, como também na avaliação de familiares de primeiro grau, o que leva à identificação de portadores assintomáticos que devem ser submetidos à TT profilática. A idade em que a TT profilática deve ser realizada para o intuito de cura está bem estabelecida para as mutações mais agressivas. Desde a identificação do proto-oncogene *RET*, os estudos demonstraram que algumas mutações estão associadas ao desenvolvimento precoce de CMT e de metástases linfonodais. Portanto, existem diretrizes que classificam as diferentes mutações de acordo com a agressividade (ver Quadro 94.5). A mutação no códon 918 associada à MEN2B é considerada de altíssimo risco e, nesses casos, a recomendação é de realizar a TT profilática no primeiro ano de vida. Diante de mutações no códon 634, consideradas de risco alto, indica-se a TT antes dos 5 anos de idade. Todas as outras mutações são consideradas de risco moderado. Nesses casos, considera-se uma TT profilática antes dos 5 anos de idade. Entretanto, a cirurgia pode ser postergada enquanto a calcitonina estiver normal mediante histórico familiar de CMT não agressivo e de início tardio ou de acordo com a preferência da família. No caso de conduta expectante, é importante manter um monitoramento anual com a realização de calcitonina sérica basal e/ou após teste de estímulo com cálcio, além de US da tireoide. É imprescindível que todos os pacientes realizem o rastreamento para FEO a partir dos 11 anos nos portadores de mutações nos códons 918 e 634 e a partir dos 16 anos nos indivíduos com mutações em outros códons.[8,107,108]

Resumo

As neoplasias endócrinas múltiplas (MEN) são definidas como síndromes neoplásicas frequentemente hereditárias envolvendo múltiplas glândulas endócrinas. Em geral, as MEN são transmitidas por um padrão de herança autossômico dominante e têm expressividade variável com a idade. As MEN são divididas em quatro grandes categorias: MEN tipo 1 (MEN-1), causada por mutações no gene *MEN1*; MEN tipo 2A (MEN-2A) e tipo 2B (MEN-2B), decorrentes de mutação no proto-oncogene *RET*; e MEN tipo 4 (MEN-4), resultante de mutações no inibidor de quinase ciclino-dependente (*CDKN1B*). Cada categoria é associada à ocorrência de tumores específicos. Assim, MEN-1 caracteriza-se pela ocorrência de tumores em paratireoides, hipófise anterior e tecido enteropancreático; MEN-2A, pela ocorrência de carcinoma medular de tireoide (CMT) em associação com feocromocitoma e tumores de paratireoides; MEN-2B, pela ocorrência de CMT e feocromocitoma, em associação com hábito marfanoide, neuromas de mucosa e ganglioneuromatose intestinal. Diferentemente da MEN-1, na MEN-2 observa-se correlação genótipo-fenótipo, com mutações específicas relacionadas ao padrão clínico. Por fim, há ainda a MEN-4, também denominada MEN-X, pela ocorrência de tumores de paratireoides e hipófise anterior, em possível associação com tumores de glândulas adrenais, rins e órgãos reprodutivos.

REFERÊNCIAS BIBLIOGRÁFICAS

1. Hoff AO, Cote GJ, Gagel RF. Multiple endocrine neoplasias. Annu Rev Physiol. 2000; 62:377-411.
2. Wermer P. Genetic aspects of adenomatosis of endocrine glands. Am J Med. 1954; 16:363-71.
3. Thakker RV, Newey PJ, Walls GV et al. Clinical practice guidelines for multiple endocrine neoplasia type 1 (MEN1). J Clin Endocrinol Metab; 97:2990-3011.
4. Piecha G, Chudek J, Więcek A. Primary hyperparathyroidism in patients with multiple endocrine neoplasia type 1. Int J Endocrinol. 2010; 2010:928383.
5. Kiernan CM, Grubbs EG. Surgical management of multiple endocrine neoplasia 1 and multiple endocrine neoplasia 2. Surg Clin North Am. 2019; 99:693-709.
6. Sipple JH. The association of pheochromocytoma with carcinoma of the thyroid gland. Am J Med. 1961; 31:163-6.
7. Sipple JH. Multiple endocrine neoplasia type 2 syndromes: historical perspectives. Henry Ford Hosp Med J. 1984; 32:219-21.
8. Wells SA, Asa SL, Dralle H et al. Revised American Thyroid Association guidelines for the management of medullary thyroid carcinoma. Thyroid. 2015; 25:567-610.
9. Siqueira DR, Ceolin L, Ferreira CV et al. Role of RET genetic variants in MEN2-associated pheochromocytoma. Eur J Endocrinol. 2014; 170:821-8.
10. Machens A, Lorenz K, Dralle H. Peak incidence of pheochromocytoma and primary hyperparathyroidism in multiple endocrine neoplasia 2: need for age-adjusted biochemical screening. J Clin Endocrinol Metab. 2013; 98:E336-45.
11. Mulligan LM, Kwok JB, Healey CS et al. Germ-line mutations of the RET proto-oncogene in multiple endocrine neoplasia type 2A. Nature. Jun 1993; 363:458-60.
12. Mulligan LM. 65 Years of the double helix: Exploiting insights on the RET receptor for personalized cancer medicine. Endocr Relat Cancer. 2018; 25:T189-T200.
13. Donis-Keller H, Dou S, Chi D et al. Mutations in the RET proto-oncogene are associated with MEN2A and FMTC. Hum Mol Genet. 1993; 2:851-6.
14. Machens A, Schaaf L, Karges W et al. Age-related penetrance of endocrine tumours in multiple endocrine neoplasia type 1 (MEN1): a multicentre study of 258 gene carriers. Clin Endocrinol (Oxf). 2007; 67:613-22.
15. Lourenço DM, Coutinho FL, Toledo RA et al. Early-onset, progressive, frequent, extensive, and severe bone mineral and renal complications in multiple endocrine neoplasia type 1-associated primary hyperparathyroidism. J Bone Miner Res. 2010; 25:2382-91.
16. Thakker RV, Bouloux P, Wooding C et al. Association of parathyroid tumors in multiple endocrine neoplasia type 1 with loss of alleles on chromosome 11. N Engl J Med. 1989; 321:218-24.
17. Eller-Vainicher C, Chiodini I, Battista C et al. Sporadic and MEN1-related primary hyperparathyroidism: differences in clinical expression and severity. J Bone Miner Res. 2009; 24:1404-10.
18. Horiuchi K, Sakurai M, Haniu K et al. Impact of "tailored" parathyroidectomy for treatment of primary hyperparathyroidism in patients with multiple endocrine neoplasia type 1. World J Surg. 2018; 42:1772-8.
19. Nilubol N, Weinstein LS, Simonds WF et al. Limited parathyroidectomy in multiple endocrine neoplasia type 1-associated primary hyperparathyroidism: A setup for failure. Ann Surg Oncol. 2016; 23:416-23.
20. Prinz RA, Gamvros OI, Sellu D, Lynn JA. Subtotal parathyroidectomy for primary chief cell hyperplasia of the multiple endocrine neoplasia type I syndrome. Ann Surg. 1981; 193:26-9.
21. Montenegro FLM, Brescia MDG, Lourenço DM et al. Could the less-than subtotal parathyroidectomy be an option for treating young patients with multiple endocrine neoplasia type 1-related hyperparathyroidism? Front Endocrinol (Lausanne). 2019; 10:123.
22. Tonelli F, Marini F, Giusti F, Brandi ML. Total and subtotal parathyroidectomy in young patients with multiple endocrine neoplasia type 1-related primary hyperparathyroidism: potential post-surgical benefits and complications. Front Endocrinol (Lausanne). 2018; 9:558.
23. Fyrsten E, Norlén O, Hessman O, Stålberg P, Hellman P. Long-term surveillance of treated hyperparathyroidism for multiple endocrine neoplasia type 1: recurrence or hypoparathyroidism? World J Surg. 2016; 40:615-21.
24. Pieterman CR, van Hulsteijn LT, den Heijer M et al. Primary hyperparathyroidism in MEN1 patients: a cohort study with long-term follow-up on preferred surgical procedure and the relation with genotype. Ann Surg. 2012; 255:1171-8.
25. Tonelli F, Marcucci T, Fratini G et al. Is total parathyroidectomy the treatment of choice for hyperparathyroidism in multiple endocrine neoplasia type 1? Ann Surg. 2007; 246:1075-82.
26. Coutinho FL, Lourenço DM, Toledo RA et al. Bone mineral density analysis in patients with primary hyperparathyroidism associated with multiple endocrine neoplasia type 1 after total parathyroidectomy. Clin Endocrinol (Oxf). 2010; 72:462-8.
27. Goudet P, Cougard P, Vergès B et al. Hyperparathyroidism in multiple endocrine neoplasia type I: surgical trends and results of a 256-patient series from Groupe D'etude des Néoplasies Endocriniennes Multiples Study Group. World J Surg. 2001; 25:886-90.
28. Schreinemakers JM, Pieterman CR, Scholten A et al. The optimal surgical treatment for primary hyperparathyroidism in MEN1 patients: a systematic review. World J Surg. 2011; 35:1993-2005.
29. Silva AM, Vodopivec D, Christakis I et al. Operative intervention for primary hyperparathyroidism offers greater bone recovery in patients with sporadic disease than in those with multiple endocrine neoplasia type 1-related hyperparathyroidism. Surgery. 2017; 161:107-15.
30. Trouillas J, Labat-Moleur F, Sturm N et al. Pituitary tumors and hyperplasia in multiple endocrine neoplasia type 1 syndrome (MEN1): a case-control study in a series of 77 patients versus 2509 non-MEN1 patients. Am J Surg Pathol. Apr 2008; 32:534-43.
31. Beckers A, Betea D, Valdes Socin H, Stevenaert A. The treatment of sporadic versus MEN1-related pituitary adenomas. J Intern Med. 2003; 253:599-605.
32. Stratakis CA, Schussheim DH, Freedman SM et al. Pituitary macroadenoma in a 5-years-old: an early expression of multiple endocrine neoplasia type 1. J Clin Endocrinol Metab. 2000; 85:4776-80.
33. Pipeleers-Marichal M, Somers G, Willems G et al. Gastrinomas in the duodenums of patients with multiple endocrine neoplasia type 1 and the Zollinger-Ellison syndrome. N Engl J Med. 1990; 322:723-7.
34. Anlauf M, Garbrecht N, Henopp T et al. Sporadic versus hereditary gastrinomas of the duodenum and pancreas: distinct clinico-pathological and epidemiological features. World J Gastroenterol. 2006; 12:5440-6.
35. Ito T, Igarashi H, Uehara H et al. Causes of death and prognostic factors in multiple endocrine neoplasia type 1: a prospective study: comparison of 106 MEN1/Zollinger-Ellison syndrome patients with 1613 literature MEN1 patients with or without pancreatic endocrine tumors. Medicine (Baltimore). 2013; 92:135-81.
36. Lowney JK, Frisella MM, Lairmore TC, Doherty GM. Pancreatic islet cell tumor metastasis in multiple endocrine neoplasia type 1: correlation with primary tumor size. Surgery.1998; 124:1043-8, discussion 1048-9.
37. O'Toole D, Grossman A, Gross D et al. ENETS Consensus Guidelines for the Standards of Care in Neuroendocrine Tumors: biochemical markers. Neuroendocrinology. 2009; 90:194-202.
38. Vinik AI, Woltering EA, Warner RR et al. NANETS consensus guidelines for the diagnosis of neuroendocrine tumor. Pancreas. 2010; 39:713-34.
39. van Leeuwaarde RS, de Laat JM, Pieterman CRC et al. The future: medical advances in MEN1 therapeutic approaches and management strategies. Endocr Relat Cancer. 2017; 24:T179-T193.
40. Yates CJ, Newey PJ, Thakker RV. Challenges and controversies in management of pancreatic neuroendocrine tumours in patients with MEN1. Lancet Diabetes Endocrinol. 2015; 3:895-905.
41. Norton JA. Surgical treatment and prognosis of gastrinoma. Best Pract Res Clin Gastroenterol. 2005; 19:799-805.
42. Kulke MH, Anthony LB, Bushnell DL et al. NANETS treatment guidelines: well-differentiated neuroendocrine tumors of the stomach and pancreas. Pancreas. 2010; 39:735-52.
43. Howe JR, Merchant NB, Conrad C et al. The North American Neuroendocrine Tumor Society consensus paper on the surgical management of pancreatic neuroendocrine tumors. Pancreas. 2020; 49:1-33.
44. Panzuto F, Ramage J, Pritchard DM et al. European Neuroendocrine Tumor Society (ENETS) 2023 guidance paper for gastroduodenal neuroendocrine tumours (NETs) G1-G3. J Neuroendocrinol. 2023; 35:e13306.
45. Sadowski SM, Cadiot G, Dansin E et al. The future: surgical advances in MEN1 therapeutic approaches and management strategies. Endocr Relat Cancer. 2017; 24:T243-T260.
46. Kamilaris CDC, Stratakis CA. Multiple endocrine neoplasia type 1 (MEN1): An update and the significance of early genetic and clinical diagnosis. Front Endocrinol (Lausanne). 2019; 10:339.
47. Nockel P, Babic B, Millo C et al. Localization of insulinoma using ^{68}Ga-DOTATATE-PET/CT scan. J Clin Endocrinol Metab. 2017; 102:195-9.
48. Lévy-Bohbot N, Merle C, Goudet P et al. Prevalence, characteristics and prognosis of MEN 1-associated glucagonomas, VIPomas, and somatostatinomas: study from the GTE (Groupe des Tumeurs Endocrines) registry. Gastroenterol Clin Biol. 2004; 28:1075-81.
49. Goudet P, Cadiot G, Barlier A et al. French guidelines from the GTE, AFCE and ENDOCAN-RENATEN (Groupe d'étude des Tumeurs Endocrines/Association Francophone de Chirurgie Endocrinienne/Reseau national de prise en charge des tumeurs endocrines) for the screening, diagnosis and management of multiple endocrine neoplasia type 1. Ann Endocrinol (Paris). 2024; 85:2-19.
50. Goudet P, Murat A, Cardot-Bauters C et al. Thymic neuroendocrine tumors in multiple endocrine neoplasia type 1: a comparative study on 21 cases among a series of 761 MEN1 from the GTE (Groupe des Tumeurs Endocrines). World J Surg. 2009; 33:1197-207.
51. Sachithanandan N, Harle RA, Burgess JR. Bronchopulmonary carcinoid in multiple endocrine neoplasia type 1. Cancer. 2005; 103:509-15.
52. Kouvaraki MA, Lee JE, Shapiro SE et al. Genotype-phenotype analysis in multiple endocrine neoplasia type 1. Arch Surg. 2002; 137:641-7.

53. Lemos MC, Thakker RV. Multiple endocrine neoplasia type 1 (MEN1): analysis of 1336 mutations reported in the first decade following identification of the gene. Hum Mutat. Jan 2008; 29:22-32.
54. Kövesdi A, Tóth M, Butz H et al. True MEN1 or phenocopy? Evidence for geno-phenotypic correlations in MEN1 syndrome. Endocrine. 2019; 65:451-9
55. Alrezk R, Hannah-Shmouni F, Stratakis CA. MEN4. Endocr Relat Cancer. 2017; 24:T195-T208.
56. Turner JJ, Christie PT, Pearce SH et al. Diagnostic challenges due to phenocopies: lessons from multiple endocrine neoplasia type 1 (MEN1). Hum Mutat. 2010; 31:E1089-101.
57. Pellegata NS, Quintanilla-Martinez L, Siggelkow H et al. Germ-line mutations in p27 Kip1 cause a multiple endocrine neoplasia syndrome in rats and humans. Proc Natl Acad Sci USA. 2006; 103:15558-63.
58. Marx SJ. Molecular genetics of multiple endocrine neoplasia types 1 and 2. Nat Rev Cancer. 2005; 5:367-75.
59. Machens A, Dralle H. Multiple endocrine neoplasia type 2 and the RET proto-oncogene: from bedside to bench to bedside. Mol Cell Endocrinol. 2006; 247:34-40.
60. Brandi ML, Gagel RF, Angeli A et al. Guidelines for diagnosis and therapy of MEN type 1 and type 2. J Clin Endocrinol Metab. 2001; 86:5658-71.
61. Hoff AO, Hoff PM. Medullary thyroid carcinoma. Hematol Oncol Clin North Am. 2007; 21:475-88.
62. Tashjian AH, Melvin EW. Medullary carcinoma of the thyroid gland. Studies of thyrocalcitonin in plasma and tumor extracts. N Engl J Med. 1968; 279:279-83.
63. Hazard JB, Hawk WA, Crile G. Medullary (solid) carcinoma of the thyroid; a clinicopathologic entity. J Clin Endocrinol Metab. 1959; 19:152-61.
64. Cibas ES, Ali SZ. The Bethesda system for reporting thyroid cytopathology. thyroid. 2009; 19:1159-65.
65. Bugalho MJ, Santos JR, Sobrinho L. Preoperative diagnosis of medullary thyroid carcinoma: fine needle aspiration cytology as compared with serum calcitonin measurement. J Surg Oncol. 2005; 91:56-60.
66. Trimboli P, Cremonini N, Ceriani L et al. Calcitonin measurement in aspiration needle washout fluids has higher sensitivity than cytology in detecting medullary thyroid cancer: a retrospective multicentre study. Clin Endocrinol (Oxf). 2014; 80:135-40.
67. Trimboli P, Treglia G, Guidobaldi L et al. Detection rate of FNA cytology in medullary thyroid carcinoma: a meta-analysis. Clin Endocrinol (Oxf). 2015; 82:280-5.
68. Castinetti F, Waguespack SG, Machens A et al. Natural history, treatment, and long-term follow up of patients with multiple endocrine neoplasia type 2B: an international, multicentre, retrospective study. Lancet Diabetes Endocrinol. 2019; 7:213-20.
69. Camacho CP, Hoff AO, Lindsey SC et al. Early diagnosis of multiple endocrine neoplasia type 2B: a challenge for physicians. Arq Bras Endocrinol Metabol. 2008; 52:1393-8.
70. Machens A, Lorenz K, Sekulla C et al. Molecular epidemiology of multiple endocrine neoplasia 2: implications for RET screening in the new millenium. Eur J Endocrinol. 2013; 168:307-14.
71. Dralle H, Machens A. Surgical management of the lateral neck compartment for metastatic thyroid cancer. Curr Opin Oncol. 2013; 25:20-6.
72. Machens A, Dralle H. Surgical treatment of medullary thyroid cancer. Recent Results Cancer Res. 2015; 204:187-205.
73. Machens A, Gimm O, Ukkat J et al. Improved prediction of calcitonin normalization in medullary thyroid carcinoma patients by quantitative lymph node analysis. Cancer. 2000; 88:1909-15.
74. Castro Neves LA, Coura Filho G, de Freitas RMC et al. Comparison of ^{68}Ga-DOTATATE-PET/CT to other imaging studies in medullary thyroid cancer: Superiority in detecting bone metastases. J Clin Endocrinol Metab. 2018; 103:3250-9.
75. Machens A, Dralle H. Biomarker-based risk stratification for previously untreated medullary thyroid cancer. J Clin Endocrinol Metab. 2010; 95:2655-63.
76. Giraudet AL, Vanel D, Leboulleux S et al. Imaging medullary thyroid carcinoma with persistent elevated calcitonin levels. J Clin Endocrinol Metab. 2007; 92:4185-90.
77. Barroso-Sousa R, Lerario AM, Evangelista J et al. Complete resolution of hypercortisolism with sorafenibe in a patient with advanced medullary thyroid carcinoma and ectopic ACTH (adrenocorticotropic hormone) syndrome. Thyroid. 2014; 24:1062-6.
78. de Castro Neves LA, Negrão MV, de Freitas RM et al. Sorafenibe for the treatment of progressive metastatic medullary thyroid cancer: efficacy and safety analysis. Thyroid. 2016; 26:414-9.
79. Machens A, Schneyer U, Holzhausen HJ, Dralle H. Prospects of remission in medullary thyroid carcinoma according to basal calcitonin level. J Clin Endocrinol Metab. 2005; 90:2029-34.
80. Stepanas AV, Samaan NA, Hill CS, Hickey RC. Medullary thyroid carcinoma: importance of serial serum calcitonin measurement. Cancer. 1979; 43:825-37.
81. Ismailov SI, Piulatova NR. Postoperative calcitonin study in medullary thyroid carcinoma. Endocr Relat Cancer. 2004; 11:357-63.
82. Barbet J, Campion L, Kraeber-Bodéré F, Chatal JF, Group GS. Prognostic impact of serum calcitonin and carcinoembryonic antigen doubling-times in patients with medullary thyroid carcinoma. J Clin Endocrinol Metab. 2005; 90:6077-84.
83. Fromigué J, De Baere T, Baudin E et al. Chemoembolization for liver metastases from medullary thyroid carcinoma. J Clin Endocrinol Metab. 2006; 91:2496-9.
84. Cupisti K, Wolf A, Raffel A et al. Long-term clinical and biochemical follow-up in medullary thyroid carcinoma: a single institution's experience over 20 years. Ann Surg. 2007; 246:815-21.
85. Elisei R, Schlumberger MJ, Müller SP et al. Cabozantinib in progressive medullary thyroid cancer. J Clin Oncol. 2013; 31:3639-46.
86. Viola D, Cappagli V, Elisei R. Cabozantinib (XL184) for the treatment of locally advanced or metastatic progressive medullary thyroid cancer. Future Oncol. 2013; 9:1083-92.
87. Wells SA, Robinson BG, Gagel RF et al. Vandetanib in patients with locally advanced or metastatic medullary thyroid cancer: a randomized, double-blind phase III trial. J Clin Oncol. 2012; 30:134-41.
88. Wells SA, Gosnell JE, Gagel R et al. Vandetanib for the treatment of patients with locally advanced or metastatic hereditary medullary thyroid cancer. J Clin Oncol. 2010; 28:767-72.
89. Schlumberger M, Elisei R, Müller S et al. Overall survival analysis of EXAM, a phase III trial of cabozantinib in patients with radiographically progressive medullary thyroid carcinoma. Ann Oncol. 2017; 28:2813-2819.
90. Wirth LJ SE, Drilon A et al., S. LOXO-292 in patients with RET-altered thyroid cancers. Ann Oncol. 2019; 851-934.
91. Subbiah V TM, Lin J, Hu M et al. Highly potent and selective RET inhibitor, BLU-667, achieves proof of concept in ARROW, a phase 1 study of advanced, RET-altered solid tumors. In: Proceedings of the American Association for Cancer Research Annual Meeting. April 2018.
92. Subbiah V, Gainor JF, Rahal R et al. Precision targeted therapy with BLU-667 f. Cancer Discov. 2018; 8:836-49.
93. Drilon VS, Oxnard GR, Bauer TM et al. A phase 1 study of LOXO-292, a potent and highly selective RET inhibitor, in patients with RET-altered cancers. J Clin Oncol. 2018. p. 102.
94. Cabanillas ME, Ryder M, Jimenez C. Targeted therapy for advanced thyroid cancer: quinase inhibitors and beyond. Endocr Rev. 2019; 40:1573-604.
95. Hadoux J, Elisei R, Brose MS et al. Phase 3 trial of selpercatinib in advanced. N Engl J Med. 2023; 389:1851-61.
96. Thosani S, Ayala-Ramirez M, Palmer L et al. The characterization of pheochromocytoma and its impact on overall survival in multiple endocrine neoplasia type 2. J Clin Endocrinol Metab. 2013; 98:E1813-9.
97. Neumann HPH, Young WF, Eng C. Pheochromocytoma and paraganglioma. Reply. N Engl J Med. 2019; 381:1883.
98. Wang W, Li P, Wang Y et al. Effectiveness and safety of laparoscopic adrenalectomy of large pheochromocytoma: a prospective, nonrandomized, controlled study. Am J Surg. 2015; 210:230-5.
99. Neumann HP, Bender BU, Reincke M et al. Adrenal-sparing surgery for phaeochromocytoma. Br J Surg. 1999; 86:94-7.
100. Brauckhoff M, Gimm O, Thanh PN et al. Critical size of residual adrenal tissue and recovery from impaired early postoperative adrenocortical function after subtotal bilateral adrenalectomy. Surgery. 2003; 134:1020-7; discussion 1027-8.
101. Twigt BA, Scholten A, Valk GD et al. Differences between sporadic and MEN related primary hyperparathyroidism; clinical expression, preoperative workup, operative strategy and follow-up. Orphanet J Rare Dis. 2013; 8:50.
102. Machens A, Dralle H. Advances in risk-oriented surgery for multiple endocrine neoplasia type 2. Endocr Relat Cancer. 2018; 25:T41-T52.
103. Takahashi M, Ritz J, Cooper GM. Activation of a novel human transforming gene, RET, by DNA rearrangement. Cell. 1985; 42:581-8.
104. Wells SA, Pacini F, Robinson BG, Santoro M. Multiple endocrine neoplasia type 2 and familial medullary thyroid carcinoma: an update. J Clin Endocrinol Metab. 2013; 98:3149-64.
105. Kouvaraki MA, Shapiro SE, Perrier ND et al. RET proto-oncogene: a review and update of genotype-phenotype correlations in hereditary medullary thyroid cancer and associated endocrine tumors. Thyroid. 2005; 15:531-44.
106. Jasim S, Ying AK, Waguespack SG et al. Multiple endocrine neoplasia type 2B with a RET proto-oncogene A883F mutation displays a more indolent form of medullary thyroid carcinoma compared with a RET M918T mutation. Thyroid. 2011; 21:189-92.
107. Machens A, Elwerr M, Lorenz K et al. Long-term outcome of prophylactic thyroidectomy in children carrying RET germline mutations. Br J Surg. 2018; 105:e150-7.
108. Machens A, Dralle H. Therapeutic effectiveness of screening for multiple endocrine neoplasia type 2A. J Clin Endocrinol Metab. 2015; 100:2539-45.

CAPÍTULO

95

Manejo do Hirsutismo

Poli Mara Spritzer ▪ Carolina Rocha Barone ▪ Fabiana Bazanella de Oliveira

INTRODUÇÃO

O hirsutismo é definido como a presença de pelos terminais na mulher, com um padrão de distribuição corporal masculino, que inclui áreas anatômicas sensíveis aos androgênios, como face, tórax, linha alba, regiões lombar e glútea, região interna das coxas e genitália externa (Figura 95.1).[1,2] O hirsutismo difere da hipertricose, pois, nesta, o crescimento de pelos ocorre em qualquer área do corpo, em um padrão não sexual e de intensidade acima da esperada para determinado grupo demográfico. A hipertricose pode ser hereditária, associada a determinadas doenças ou estimulada por fármacos. O hirsutismo também se diferencia da virilização, a qual está associada a outras manifestações de masculinização, como clitoromegalia, atrofia mamária, agravamento da voz e aumento na massa muscular.[2-5] O hirsutismo ocorre em consequência da produção glandular aumentada de androgênios, de fonte ovariana ou adrenal, assim como de resposta exagerada do folículo piloso aos androgênios circulantes ou, ainda, da associação de ambos os mecanismos.[3,6]

A prevalência de hirsutismo gira em torno de 4 a 11% entre mulheres da população geral,[3,6,7] e exerce forte impacto negativo sobre a autoestima e a qualidade de vida das mulheres afetadas.[8,9]

REGULAÇÃO HORMONAL DO CRESCIMENTO DO PELO

Os pelos corporais são classificados como velo ou terminal. Um terceiro tipo, o lanugo, é um pelo muito fino que cobre a superfície fetal e desaparece nas primeiras semanas de vida. O pelo velo é curto, fino e em geral não pigmentado; cobre a maioria da superfície do corpo adulto. O pelo terminal é grosso, pigmentado e mais longo. Em mulheres, costuma ser encontrado em áreas como sobrancelhas, cílios, couro cabeludo, pelos pubianos e axilares.[1,10] Os pelos terminais também podem estar presentes, em pequena quantidade, em áreas de distribuição masculina, como ao redor da aréola mamária e na linha alba. Influências hormonais podem alterar esse padrão de distribuição dos pelos corporais, induzindo um quadro de hirsutismo.[10,11]

Entre os hormônios, os androgênios exercem uma ação fundamental no controle do crescimento dos pelos corporais a partir da conversão do pelo velo em terminal,[1] como será explicitado a seguir. Um exemplo dessa ação ocorre na puberdade, quando os pelos velos presentes nas regiões pubiana e axilar são substituídos por pelo terminal, em decorrência do aumento dos níveis de androgênios circulantes.[10]

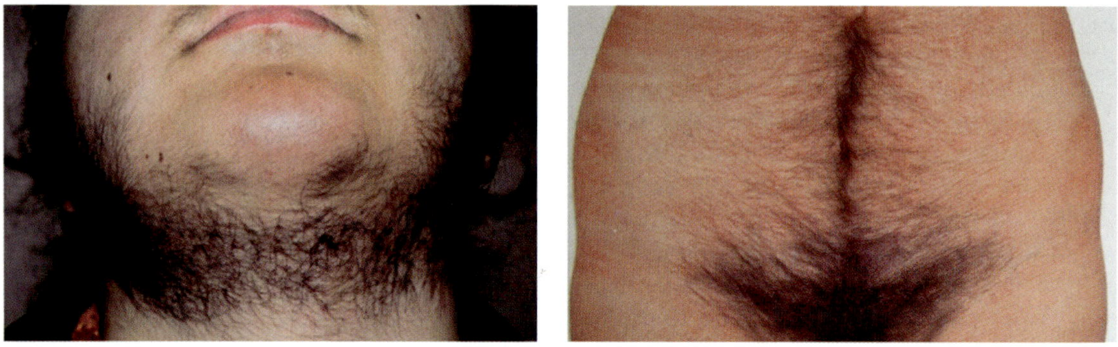

Figura 95.1 Hirsutismo em graus variados em duas pacientes com a síndrome dos ovários policísticos, causa mais comum de hirsutismo (cerca de 70% dos casos). (Cortesia do Prof. Lucio Vilar.)

A fisiologia do folículo piloso envolve um ciclo contínuo de crescimento, repouso e involução que corresponde às fases anágena, telógena e catágena, respectivamente (Figura 95.2). O folículo piloso é composto pela unidade pilossebácea e suas estruturas associadas – glândula sebácea, glândula apócrina e o músculo eretor do pelo.[11] A porção inferior do folículo piloso contém a matriz, que prolifera durante a fase anágena para formar a haste do pelo, sendo, portanto, a única parte do folículo piloso que apresenta crescimento ou regressão durante o ciclo piloso. A papila dérmica folicular é um conjunto de células mesenquimais, densamente agrupadas e cercadas pela matriz localizada no bulbo capilar.[12] A papila dérmica tem uma função reguladora sobre o tamanho do bulbo, a duração da fase de crescimento e o diâmetro e o comprimento do pelo.[13,14]

Na fase anágena ocorrem o crescimento e a pigmentação do pelo, além da diferenciação das células epiteliais. A duração dessa fase é determinante para o comprimento do pelo.[2,12] De fato, existe uma variação substancial na duração da fase anágena, de acordo com a região do corpo, sendo maior no couro cabeludo, em que pode durar por até 6 anos.[15] Nos braços e pernas, cerca de 50% de todo o pelo se encontra na fase anágena em determinado momento.[16] O pelo entra na fase catágena quando o suprimento de células da matriz diminui, levando à redução na formação da haste pilosa. Essa fase dura várias semanas e é caracterizada pela condensação da papila dérmica e regressão da parte inferior do folículo piloso como parte de um processo que envolve a apoptose da matriz e das células da bainha externa da raiz.[2,12,17] Depois desse período de regressão, o folículo piloso entra na fase de repouso (telógena), que pode durar 2 a 4 meses no couro cabeludo, 2,5 meses no tórax, 2 a 4 meses nos braços e 3 a 6 meses nas pernas.[15] O folículo se mantém nesse estágio até ser reativado por sinais intra e extrafoliculares.[2,12]

Os androgênios são o principal estímulo para a conversão do pelo velo em terminal a partir do prolongamento da fase anágena, e, dessa forma, após vários ciclos sucessivos, ocorre aumento do tamanho do folículo piloso, gerando pelos terminais mais longos e grossos nas regiões sensíveis aos androgênios. Por essa razão, condições associadas com excesso de androgênios circulantes (p. ex., síndrome dos ovários policísticos [SOP]) são geralmente associadas a hirsutismo.[2,5,18]

No entanto, a presença e a gravidade do hirsutismo também dependem da responsividade do folículo aos androgênios. Essa resposta varia em função da ligação dos androgênios ao seu receptor e da atividade de enzimas relacionadas com o metabolismo dos androgênios, expressas no folículo, em especial da 5α-redutase (5αR), enzima que, nos tecidos periféricos, converte a testosterona (T) em sua forma foliculoativa, a di-hidrotestosterona (DHT). Devido à variação dos níveis de atividade da enzima, mulheres com concentrações androgênicas similares podem ter graus distintos de padrão e crescimento de pelos.[17-21]

PATOGÊNESE

O hirsutismo resulta da interação das concentrações de androgênios circulantes, das concentrações locais de androgênios com a sensibilidade do folículo piloso a eles.[10] O hormônio adrenocorticotrófico (ACTH) estimula a produção adrenal de deidroepiandrosterona (DHEA), sulfato de deidroepiandrosterona (DHEAS), androstenediona (Δ4-A) e T, ao passo que o hormônio luteinizante (LH) induz a produção de T, Δ4-A e DHEA pelos ovários.[7] Na mulher, cerca de 50% dos androgênios circulantes provêm da conversão periférica de outros esteroides, enquanto 25% são oriundos dos ovários e os outros 25% são procedentes das adrenais. Praticamente toda DHT origina-se da conversão periférica de T e Δ4-A, pela ação da 5αR[22,23] (Quadro 95.1). Além de distúrbios na produção e/ou utilização dos androgênios, alterações secundárias no transporte e/ou metabolismo de androgênios podem também favorecer o surgimento de hirsutismo. [4,5]

Os androgênios circulam na forma livre ou ligados a proteínas. Aproximadamente 80% da T está fortemente ligada à globulina transportadora dos hormônios sexuais (SHBG).[17] Somente a T livre (cerca de 1 a 2% do total) ou a T fracamente ligada à albumina (cerca de 20%) são biologicamente disponíveis para entrar nos tecidos-alvo.[17] A produção hepática de SHBG é aumentada pelos estrogênios e hormônios tireoidianos, bem como diminuída pelos androgênios e insulina.[7,17]

Em última análise, o hirsutismo ocorre por um aumento da sensibilidade da pele aos androgênios (devido a maior atividade da 5αR) e/ou pela produção excessiva de androgênios. Na maioria dos casos, esses dois fatores, em intensidade de leve a moderada, contribuem conjuntamente para o surgimento de hirsutismo (Figura 95.3).[1,3,7]

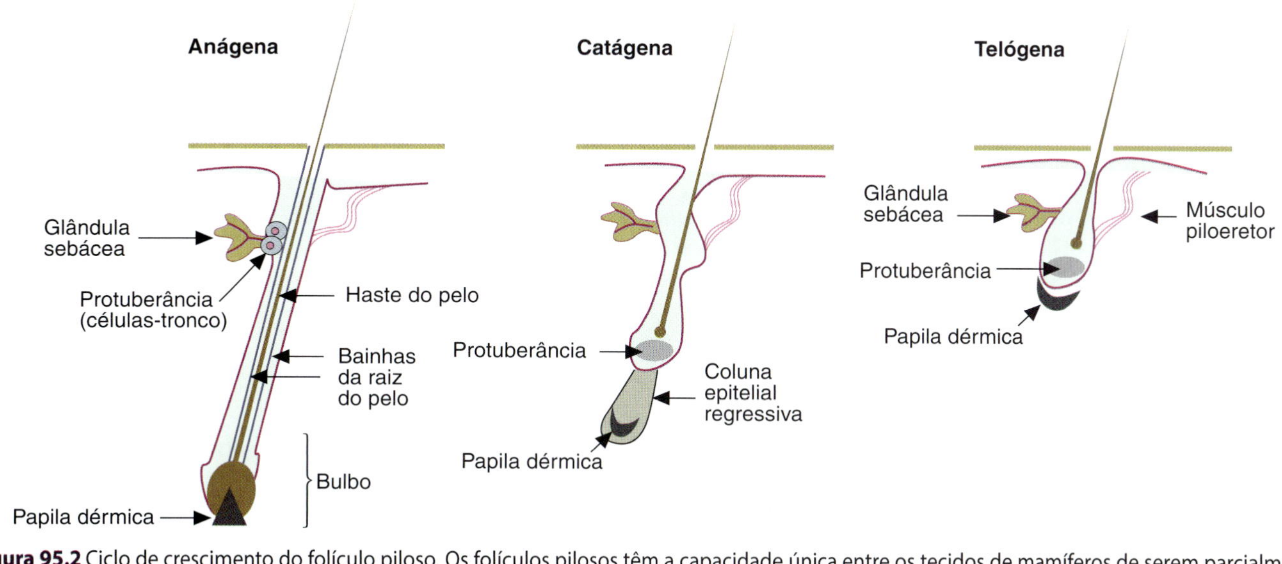

Figura 95.2 Ciclo de crescimento do folículo piloso. Os folículos pilosos têm a capacidade única entre os tecidos de mamíferos de serem parcialmente regenerados em um processo denominado ciclo de crescimento do folicular piloso. Os folículos pilosos passam por repetidas etapas de desenvolvimento e crescimento (anágena), regressão (catágena) e repouso (telógena) para permitir a substituição dos pelos. (Adaptada de Escobar-Morreale et al., 2012.[3])

Quadro 95.1 Fontes de androgênios na mulher.

Esteroide	Fontes (%) Ovários	Glândulas adrenais	Conversão periférica
Testosterona	25	25	50
Androstenediona	45	45	10
Di-hidrotestosterona	–	–	100
Deidroepiandrosterona	15	70	15
Sulfato de deidroepiandrosterona	–	90	10

Adaptado de Burger, 2002;[22] Longcope, 1986.[23]

Quadro 95.2 Etiologia do hirsutismo e da hipertricose.

Causas de hirsutismo
- Causas ovarianas: síndrome dos ovários policísticos; hipertecose ovariana; tumores ovarianos; luteoma
- Causas adrenais: forma não clássica da hiperplasia adrenal congênita; tumores adrenais produtores de androgênios; síndrome de Cushing
- Fármacos: androgênios; esteroides anabolizantes; glicocorticoides; danazol; tamoxifeno; progestógenos 19-noresteroides; metirapona; valproato; diazóxido; antipsicóticos atípicos; antidepressivos etc.
- Outras: hirsutismo e hiperandrogenismo idiopáticos; hipotireoidismo; acromegalia; hiperprolactinemia; anorexia nervosa; menopausa; síndrome de Rabson-Mendenhall

Causas de hipertricose
- Doenças congênitas: hipertricose lanuginosa; outras síndromes frequentemente associadas a retardo mental
- Distúrbios metabólicos: lipodistrofia; mucopolissacaridoses; desnutrição
- Fármacos: ciclosporina; diazóxido; citalopram; minoxidil; fenitoína; penicilamina etc.
- Outras: hipotireoidismo (*raramente, em crianças*)

ETIOLOGIA

O hirsutismo não é uma doença, mas um sinal clínico comum a várias condições mórbidas, podendo também estar associado ao uso de alguns medicamentos (Quadro 95.2). Uma vez confirmada sua existência, faz-se necessário estabelecer um diagnóstico etiológico.[3,4] A causa mais frequente é a SOP; de fato, pelo menos 70% das mulheres hirsutas têm características da síndrome (Quadro 95.3).[3,24-27] Outras importantes causas são o hiperandrogenismo idiopático, o hirsutismo idiopático, a hiperplasia adrenal congênita forma não clássica (HAC-NC) e os raros tumores secretores de androgênios.[3,5,24,27] Fatores étnicos também desempenham um papel, e o hirsutismo é particularmente mais frequente em mulheres da região do Mediterrâneo ou naquelas com ascendência mediterrânea.[3]

Síndrome dos ovários policísticos

A SOP é a causa mais frequente de hirsutismo, com prevalência de 70 a 82% entre as mulheres hirsutas.[2,25,26] É caracterizada pela presença de hiperandrogenismo clínico e/ou bioquímico, associado à anovulação e/ou à morfologia ovariana policística, detectada pela ultrassonografia (US). O diagnóstico é definido pelo consenso de Rotterdam, com a presença de pelo menos dois dos seguintes critérios: distúrbio menstrual, hiperandrogenismo clínico e/ou laboratorial e morfologia policística dos ovários, tendo sido excluídas outras causas de hirsutismo.[18] Pacientes com SOP apresentam maior prevalência de obesidade, resistência à insulina e hiperinsulinemia compensatória, que têm sido associadas a maior produção de androgênios ovarianos e redução na síntese hepática da SHBG, aumentando os níveis da T livre, a qual é biologicamente mais ativa.[2,3,18,28]

Hiperandrogenismo idiopático e hirsutismo idiopático

O *hiperandrogenismo idiopático* ocorre em 10 a 15% das mulheres hirsutas[3,24] e se caracteriza por hiperandrogenemia leve, ciclos regulares e ovulatórios e ovários de morfologia normal, além da

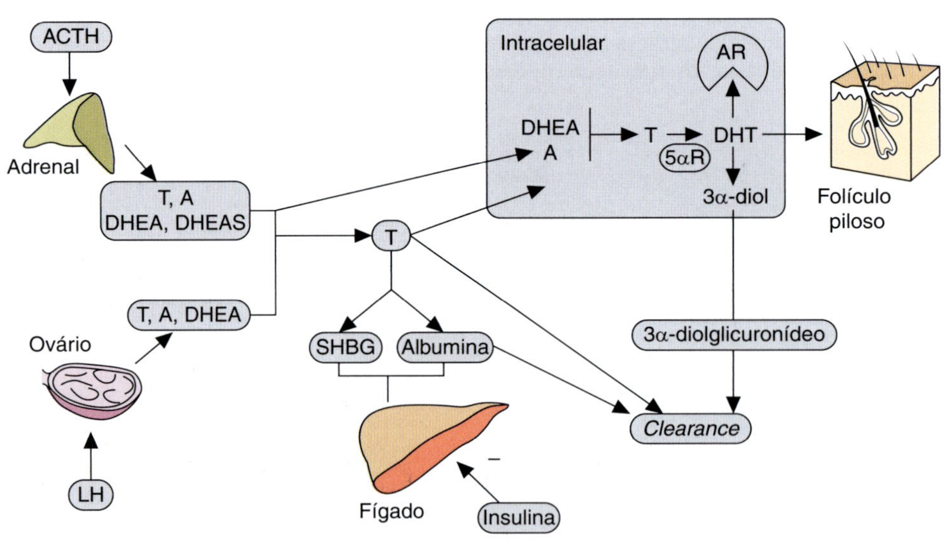

Figura 95.3 Patogênese do hirsutismo. O hormônio adrenocorticotrófico (ACTH) e o hormônio luteinizante (LH) estimulam a produção de androgênios pelas glândulas adrenais e pelos ovários, respectivamente. O hirsutismo resulta da interação dos androgênios circulantes, das concentrações locais de androgênios com a sensibilidade do folículo piloso a eles. Os androgênios convertem pelos velares em pelos terminais em áreas androgênio-dependentes, com exceção do couro cabeludo. A intensidade dessa conversão dependerá dos níveis de androgênios circulantes e da atividade da 5α-redutase. Em última análise, o hirsutismo decorre de aumento da sensibilidade da pele aos androgênios (por aumento da atividade da 5α-redutase) e/ou da produção androgênica excessiva. 5αR: 5α-redutase; A: androstenediona; AR: receptor androgênico; DHEA: deidroepiandrosterona; DHEAS: sulfato de deidroepiandrosterona; DHT: di-hidrotestosterona; SHBG: globulina de ligação dos hormônios sexuais; T: testosterona. (Adaptada de Paparodis e Dunaif, 2011.[7])

Quadro 95.3 Frequências das etiologias do excesso androgênico em cinco grandes séries.

Autores	Nº de pacientes	SOP (n)	Hiperandrogenismo idiopático (n)	Hirsutismo idiopático (n)	HAC-NC (n)	Tumores (n)	Miscelânea (n)
Azziz et al.	873	749	59	39	18	2	6
Glintborg et al.	340	134	86	115	2	1	2
Unluhizarci et al.	168	96	29	27	12	3	1
Carmina et al.	950	685	150	72	41	2	0
Escobar-Morreale et al.	270	171	61	24	6	0	8
Nº total (%)	**2.601 (100)**	**1.835 (71)**	**385 (15)**	**277 (10)**	**79 (3)**	**8 (0,3)**	**17 (0,7)**

HAC-NC: hiperplasia adrenal congênita forma não clássica; SOP: síndrome dos ovários policísticos. (Adaptado de Paparodis e Dunaif, 2011.[7])

exclusão de outras causas para hiperandrogenismo. Devido às limitações na acurácia das dosagens atuais de androgênios em mulheres, cogita-se que hiperandrogenismo e hirsutismo idiopáticos possam ser agrupados em uma mesma categoria clínica.

O *hirsutismo idiopático* é responsável por cerca de 4 a 10% dos casos de hirsutismo[3,7,24] e apresenta-se como hirsutismo isolado, ou seja, níveis de androgênios séricos normais, ciclos regulares e ovulatórios e ovários de morfologia normal. Evidências indicam que, nesses casos, o mecanismo preponderante é o aumento constitutivo da atividade da 5αR do tipo 1 na unidade pilossebácea e maior conversão da T em DHT no folículo piloso.[19,20]

Hiperplasia adrenal congênita forma não clássica

O hirsutismo ocasionado pela HAC-NC representa menos de 5% dos casos[5,24,28] e está associado a defeitos na síntese adrenal de cortisol que desvia precursores para a via de síntese de androgênio. A deficiência mais frequente é a da 21-hidroxilase (CYP21A2). A HAC-NC manifesta-se como uma pubarca precoce ou com o aparecimento do hirsutismo no período peripuberal, podendo simular tanto um quadro de hiperandrogenismo isolado quanto de SOP.[5,28-30] As formas de início tardio de outros defeitos enzimáticos adrenais masculinizantes (deficiência de 3β-hidroxiesteroide desidrogenase e 11β-hidroxilase) são raras, e sua pesquisa de rotina em mulheres hirsutas não é custo-efetiva.[30]

Tumores produtores de androgênios

Os tumores produtores de androgênios são causas bastante raras de hirsutismo (0,2 a 0,6% dos casos) e podem ter origem adrenal ou ovariana; mais de 50% são malignos.[7,24-26] São associados a início rápido de hirsutismo, virilização e/ou massa abdominal palpável, além de concentrações de androgênios frequentemente muito elevadas (geralmente, > 200 ng/dℓ [6,94 nmol/ℓ]).[5,24,27,31]

Hipertecose ovariana

Apesar de rara, a hipertecose ovariana representa a principal causa de hiperandrogenismo na pós-menopausa. As manifestações clínicas incluem hirsutismo grave, sinais de virilização de agravamento progressivo e aumento bilateral do volume ovariano. O diagnóstico definitivo é histológico e revela aglomerados de células teca-*like* luteinizadas, distribuídos pelo estroma ovárico difusamente hiperplásico.[3,7,17,32]

Hiperprolactinemia

Hiperprolactinemia pode raramente estar associada ao hirsutismo.[16] Acredita-se que a hiperprolactinemia aumente a produção adrenal de androgênios por inibição da atividade da 3β-hidroxiesteroide desidrogenase.[17] Pode igualmente levar a hirsutismo por meio de um efeito direto sobre a unidade pilossebácea, uma vez que receptores de prolactina estão presentes na bainha externa da raiz do folículo piloso.[7,16]

Hipotireoidismo

Hirsutismo é uma rara manifestação em mulheres com hipotireoidismo. Um suposto mecanismo seria a redução da SHBG, resultando em biodisponibilidade aumentada de T.[7,17] Hiperprolactinemia é encontrada em até 40% dos casos de hipotireoidismo e seria um mecanismo adicional para a ocorrência de hipotireoidismo.[7] Em crianças com hipotireoidismo, hipertricose pode ocasionalmente estar presente.[17]

Outros distúrbios hormonais

Outras condições associadas ao hirsutismo são síndrome de Cushing e acromegalia, nas quais o hirsutismo não costuma ser o sinal principal de apresentação e a clínica é dominada por outras manifestações típicas da doença de base.[3,14,17] Hiperandrogenismo surgido durante a gravidez tem como causas mais comuns o luteoma da gravidez e o *hyperreactio luteinalis*. Causas adicionais de hirsutismo são raras síndromes que cursam com intensa resistência insulínica e diabetes melito (p. ex., síndrome de Rabson-Mendenhall e síndrome de Donohue).[3,17]

Fármacos

O hirsutismo pode igualmente se originar do uso de diversos fármacos, especialmente algumas classes de anticonvulsivantes, antidepressivos, ansiolíticos, antipsicóticos, imunomoduladores, alguns progestógenos derivados da T, corticoterapia, T, esteroides anabolizantes, bem como decorrer do tratamento de endometriose (Quadro 95.4).[24]

Quadro 95.4 Medicamentos associados a hirsutismo.

Hormônios Esteroides anabolizantes, danazol, progestógenos 19-noresteroides (p. ex., norgestrel, levonorgestrel, noretindrona), testosterona
Anticonvulsivantes/hipnóticos Ácido valproico, carbamazepina, lamotrigina, clonazepam, eszopiclona, pregabalina, tiagabina, zonisamida
Antidepressivos/antipsicóticos Aripiprazol, bupropiona, fluoxetina, olanzapina, paroxetina, trazodona, venlafaxina
Imunomoduladores Corticosteroides, ciclosporina, interferona-α, micofenolato, tacrolimo
Outros Bimatoprosta, dantroleno, diazóxido, donepezila, isotretinoína, selegilina, metirapona

QUANTIFICAÇÃO

A distribuição e a gravidade do hirsutismo podem ser estimadas por métodos quantitativos por meio de avaliações fotográficas, pesagem dos fios raspados ou arrancados e avaliações microscópicas.[7,24] No entanto, esses métodos são de custo elevado e de difícil aplicação, limitando seu uso na prática clínica. Por outro lado, métodos semiquantitativos, em que o pelo terminal é visualizado e avaliado em diferentes áreas corporais, são amplamente utilizados para estimar o hirsutismo.[3,4,7] Atualmente, o método de referência para diagnóstico e quantificação do hirsutismo é a escala de Ferriman-Gallwey modificada (mFG), embora se reconheça como limitação a variabilidade entre observadores (Figura 95.4).[3,4,7] Essa escala pontua a presença de pelo terminal em nove áreas do corpo feminino, atribuindo um escore entre 0 (ausente) e 4 (crescimento excessivo) para cada uma das seguintes áreas: lábio superior, mento, tórax, abdome superior e inferior, dorso superior e inferior, braços e coxas. O escore total (soma das áreas e seus respectivos escores) varia de 0 a 36 com um ponto de corte ≥ 4 a 6 ou > 8 para detectar hirsutismo, conforme a etnia. Um escore entre 8 e 15 é considerado hirsutismo leve; entre 16 e 25 indica hirsutismo moderado; e acima de 25 indica hirsutismo grave.[3,18,24]

AVALIAÇÃO DIAGNÓSTICA

Anamnese e exame físico

Para o diagnóstico etiológico do hirsutismo, é importante obter história clínica detalhada e exame físico completo, além da estimativa da presença e da gravidade do hirsutismo pelo escore de mFG. SOP, hiperandrogenismo idiopático e hirsutismo idiopático quase sempre mostram início peripuberal e progressão lenta ao longo dos anos, assim como a HAC-NC, que pode ainda ter início mais cedo, em associação a um quadro de pubarca precoce. Hirsutismo e hiperandrogenismo idiopáticos frequentemente estão associados a uma história familiar positiva e ciclos menstruais regulares. SOP deve ser lembrada na presença de distúrbio menstrual associado ao hirsutismo surgido na adolescência, embora essa queixa possa estar ausente no fenótipo ovulatório. Da mesma forma, na HAC-NC, é possível observar tanto oligo/amenorreia quanto ciclos regulares.[3,4,24-28]

Sinais de virilização como clitoromegalia, atrofia mamária e alteração na voz sempre devem ser pesquisados e, quando presentes, indicam a necessidade de investigar a hipótese de tumores secretores de androgênios ou uso de doses suprafisiológicas de T. Os tumores secretores de androgênios costumam ser associados a início súbito dos sintomas, em geral não relacionado com a puberdade, e a uma progressão rápida da virilização.[3-5,27,31]

Sinais e sintomas sugestivos de disfunção tireoidiana, adrenal (em especial, a síndrome de Cushing), hipoestrogenismo ou hiperprolactinemia devem ser igualmente pesquisados.[5,17] Avalia-se também se os medicamentos em uso podem estar associados ao hirsutismo.[3,5,24]

Avaliação complementar

A avaliação complementar permite confirmar o diagnóstico etiológico sugerido pela avaliação clínica e, assim, individualizar o tratamento (Figura 95.5).

A determinação do perfil hormonal e a US pélvica devem ser realizadas na fase folicular precoce (até o 7º dia do ciclo) nas pacientes que apresentam ciclos regulares ou em qualquer dia naquelas com oligo/amenorreia.

O perfil hormonal inicial inclui a dosagem de T total, sendo o método preferencial a espectrometria de massas. Métodos automatizados têm menor acurácia, mas são frequentemente os únicos disponíveis em muitos centros. A concentração sérica de

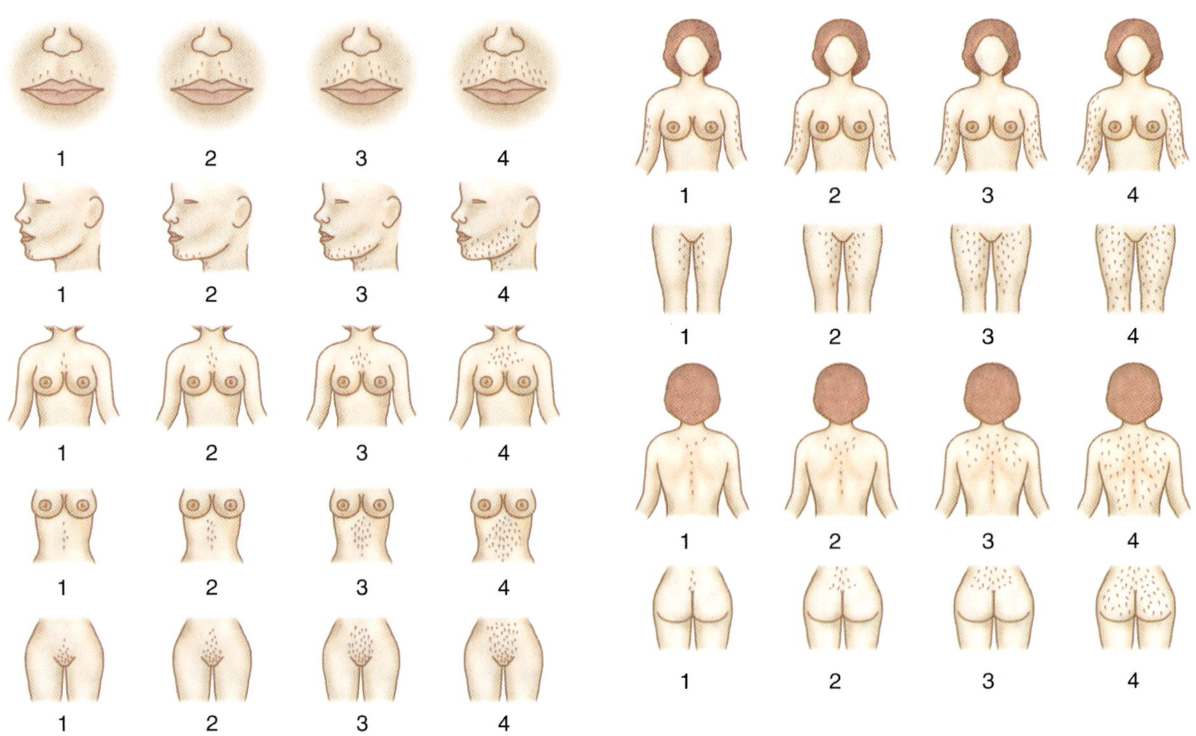

Figura 95.4 Escala semiquantitativa modificada de Ferriman e Gallwey para o hirsutismo. Em cada uma das regiões analisadas, é atribuída uma pontuação variável de 1 a 4. Escores ≥ 4 a 6 ou > 8 são consistentes com o diagnóstico de hirsutismo, conforme a etnia. Em mulheres caucasianas, considera-se hirsutismo leve uma pontuação entre 8 e 15; moderado, entre 16 e 25; e grave, quando > 25.

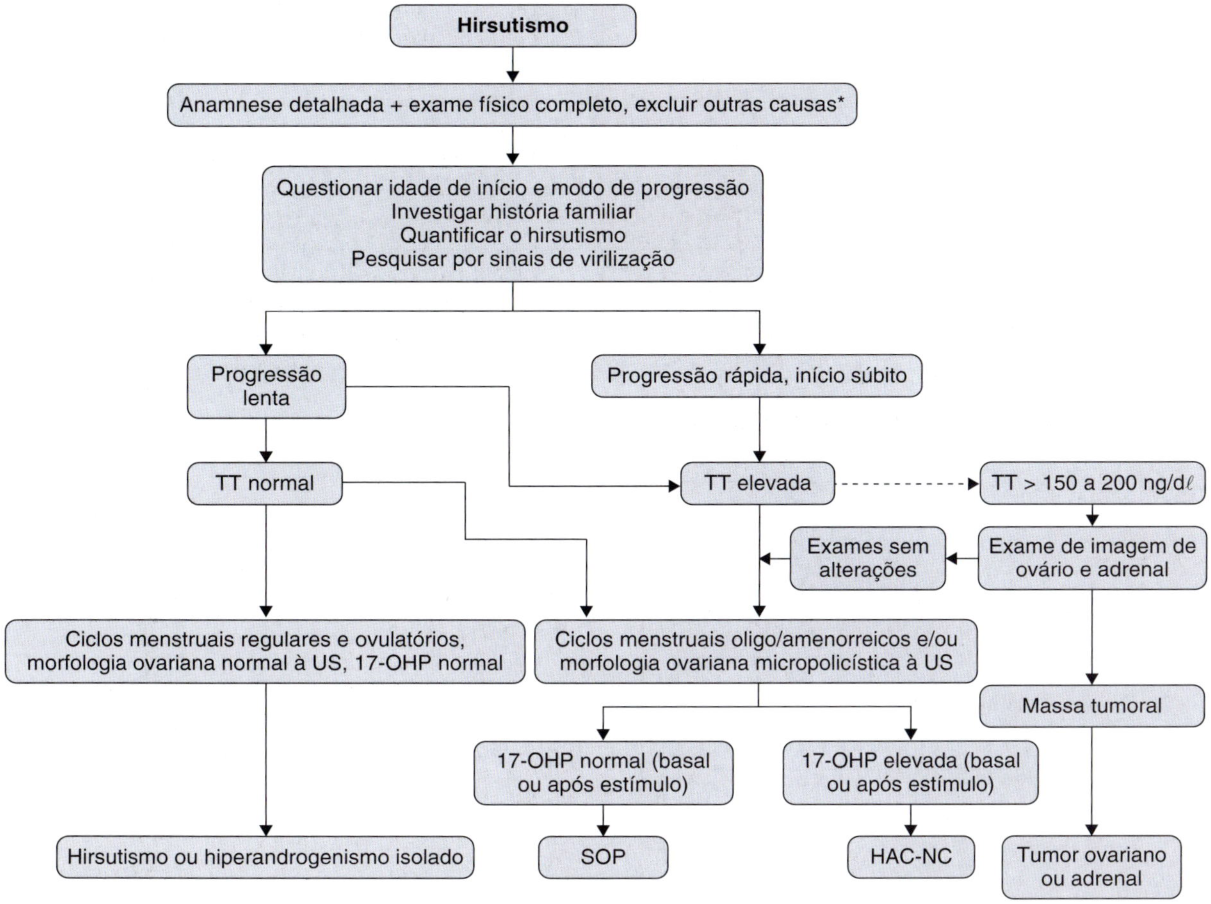

Figura 95.5 Avaliação diagnóstica do hirsutismo. *Distúrbios da tireoide; hiperprolactinemia; síndrome de Cushing; acromegalia. 17-OHP: 17-hidroxiprogesterona; HAC-NC: hiperplasia adrenal congênita forma não clássica; SOP: síndrome dos ovários policísticos; TT: testosterona total; US: ultrassonografia.

SHBG permitirá calcular o índice de T livre ou a T biodisponível (disponível em www.issam.ch/freetesto.htm), uma vez que a determinação direta de T livre é de alto custo e complexidade e não tem boa acurácia para mulheres. Níveis muito elevados (> 150 a 200 ng/dℓ) sugerem tumores adrenais ou ovarianos produtores de androgênios, mas ocasionalmente são observados em casos de SOP ou hipertecose ovariana.[3,7,24]

A determinação dos níveis de Δ4-A e DHEAS pode subsidiar o diagnóstico de hiperandrogenismo bioquímico, caso as concentrações de T total estejam dentro dos valores de referência.[18,27] A medida de DHEAS é pouco discriminativa, mas valores superiores a 700 µg/dℓ indicam uma causa adrenal.[24]

A 17-hidroxiprogesterona (17-OHP), um precursor na rota da esteroidogênese, permite o rastreio da HAC-NC por deficiência de CYP21A12 e faz parte da avaliação inicial do hirsutismo. Valores confirmados acima de 100 ng/dℓ, coletados em fase folicular no início da manhã, indicam o diagnóstico de HAC-NC, enquanto níveis < 200 ng/dℓ excluem esse diagnóstico. Quando os níveis circulantes estão entre 200 e 1.000 ng/dℓ, é necessária a realização do teste de estímulo agudo com ACTH (0,25 mg IM ou IV) para confirmação diagnóstica.[28] A genotipagem pode ser necessária, na impossibilidade de realizar o teste com ACTH ou para aconselhamento genético.[28] Convém ressaltar que elevações discretas da 17-OHP podem também ser observadas na SOP.[3-5] Nas pacientes oligo/amenorreicas ou com irregularidade menstrual ou, ainda, galactorreia, deve-se excluir gestação e outras endocrinopatias, por meio das dosagens de β-HCG, hormônio tireoestimulante (TSH) e prolactina.[4,5,24]

Em mulheres consultando por hirsutismo, mesmo que apresentem ciclicidade menstrual, pode ser recomendável a avaliação da função ovulatória. Esse dado pode ser obtido por meio da dosagem de progesterona sérica na fase lútea (entre os dias 20 e 24) do ciclo menstrual (progesterona > 3 a 5 ng/mℓ sugere ovulação) ou US transvaginal seriada ou, ainda, biopsia de endométrio.[5]

A US pélvica transvaginal ou abdominal nas pacientes sem sexarca, assim como a dosagem do hormônio antimülleriano (AMH), pode subsidiar o diagnóstico de SOP em mulheres com 8 anos ou mais desde a menarca. Importante destacar que a pesquisa de morfologia de ovários policísticos por meio da US pélvica não deve ser realizada em adolescentes, pois confunde-se com a maior prevalência de ovários multicísticos nessas pacientes.[18]

No entanto, a US pélvica mostra-se principalmente útil no rastreio de tumores ovarianos, tanto em adolescentes quanto em mulheres adultas.[2,4,5]

Finalmente, quando houver suspeita de tumores adrenais, a tomografia computadorizada (TC) ou a ressonância magnética (RM) de abdome estão recomendadas. A RM pode também auxiliar na identificação de tumores ovarianos.[3-5,24]

TRATAMENTO

O tratamento do hirsutismo inclui medidas cosméticas e farmacoterapia. A escolha do tratamento deve focar a gravidade do hirsutismo, a causa subjacente e o grau de desconforto gerado para a paciente e a sua qualidade de vida (Figura 95.6).[3,4,24,27,33,34]

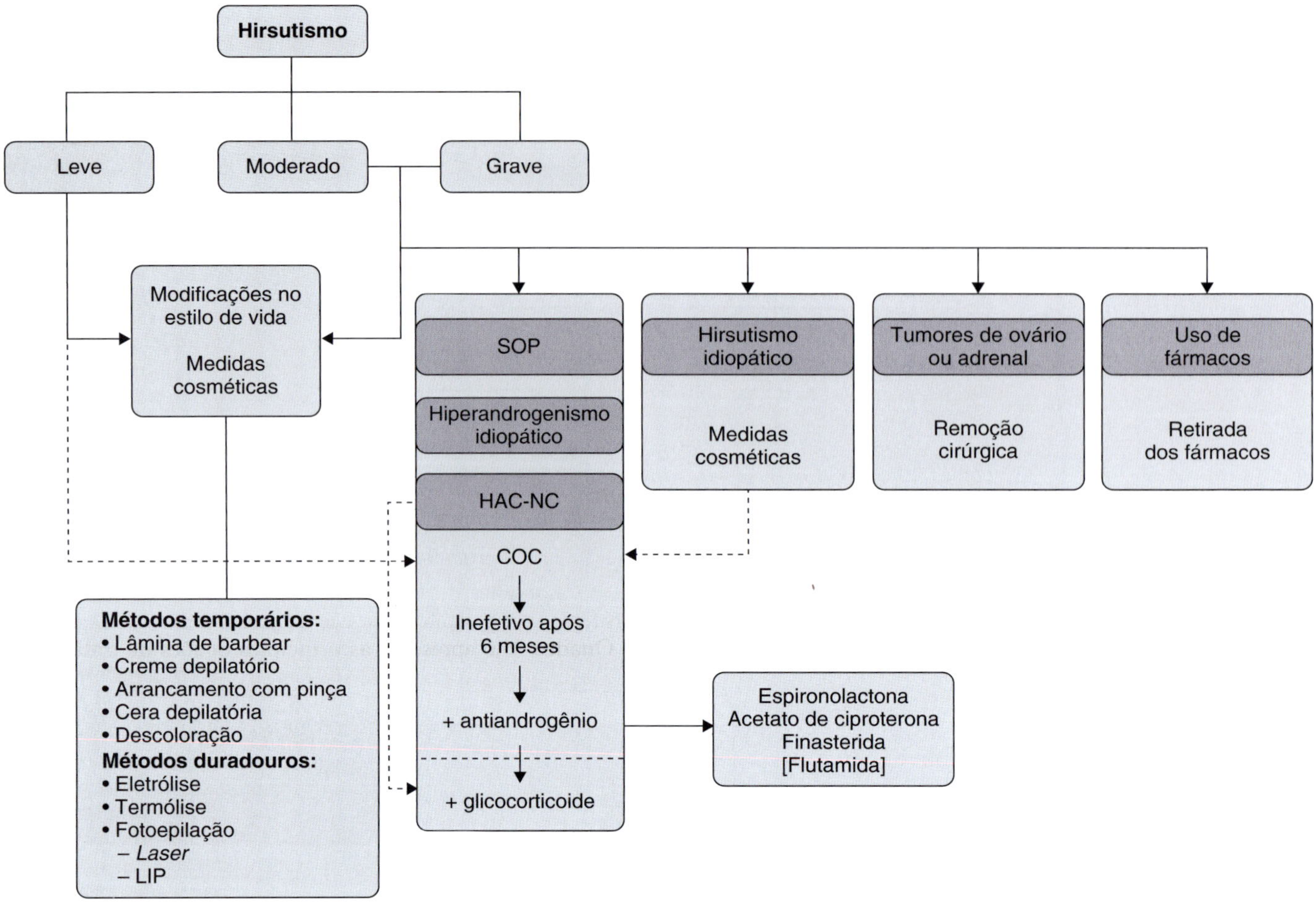

Figura 95.6 Tratamento do hirsutismo. COC: contraceptivo oral combinado; HAC-NC: hiperplasia adrenal congênita forma não clássica; LIP: luz intensa pulsada; SOP: síndrome dos ovários policísticos. (Adaptada de Spritzer et al., 2016.[2])

A avaliação da efetividade do tratamento é principalmente clínica, considerando a satisfação da paciente e a melhora objetiva, pela redução do escore mFG em comparação ao obtido antes de iniciar o tratamento.

Qualquer terapêutica instituída deverá ser continuada por pelo menos 6 meses (tempo do ciclo de um folículo piloso) antes de determinar a sua eficácia.[3,4,34] Caso não haja resposta satisfatória, pode-se aumentar a dose, trocar as medicações ou usar terapia combinada.[2,4,5,35]

O estado reprodutivo da paciente e os potenciais efeitos adversos devem ser levados em consideração para a decisão terapêutica farmacológica.[5,24]

Métodos não farmacológicos

São medidas que podem ser adotadas de forma isolada ou complementar ao tratamento farmacológico, diante de qualquer etiologia do hirsutismo.[3,34,36]

Métodos temporários

São mais empregados em áreas restritas, visto que irritação local e dor são possíveis efeitos adversos.[5,15] O benefício é mais acentuado quando resultados imediatos são desejados ou no período entre o início das medicações e o efeito observado.[35,36]

Lâmina de barbear. Método rápido e seguro, porém com pouca durabilidade. Não muda qualidade, quantidade ou textura dos pelos, que aparentam ficar mais grossos pelo fato de as extremidades ficarem mais rombas e não afiladas.[5,15,35]

Creme depilatório. Quebra e dissolve os pelos por hidrólise de pontes de dissulfeto e de peptídeos da queratina do pelo após a aplicação na pele durante 5 a 15 minutos.[2,24,35]

Arrancamento com pinça. Remove os pelos de dentro para fora do bulbo. O folículo piloso não é destruído e irá produzir um novo pelo no próximo ciclo de crescimento.[24,35,36]

Cera depilatória. É semelhante a um pinçamento, em grandes proporções. Remove os pelos de dentro para fora do bulbo, diminuindo a frequência da depilação (intervalos de até 6 semanas).[2,15,35,36]

Descoloração. Embora não seja um método de depilação, a descoloração pode mascarar a presença dos pelos não desejados, removendo o seu pigmento. O ingrediente ativo na maior parte das preparações é peróxido de hidrogênio, sendo, por muitas vezes, combinado com amônia.[2,24]

Métodos duradouros

Seus efeitos podem causar dano permanente ao folículo, promovendo uma depilação mais duradoura. Têm como principais efeitos indesejáveis em comum as alterações pigmentares pós-inflamatórias, dor ou desconforto local e custo mais elevado.[4,35]

Eletrólise. Insere-se uma agulha muito fina dentro de cada folículo para que seja destruído individualmente através de corrente de baixo fluxo entre dois eletrodos.[24,36] Costuma ser um procedimento que demanda tempo prolongado e é doloroso, mas a aplicação de anestésicos tópicos melhora a tolerância.[3,24]

Termólise. É muito semelhante à eletrólise, porém utiliza uma corrente alternada de alta frequência. O tratamento é mais rápido que a eletrólise e mais folículos podem ser tratados em uma sessão.[34-36] É mais seguro, menos propenso a cicatrizes e menos doloroso que a eletrólise, porém funciona mais lentamente.[35]

Fotoepilação com *laser* e luz intensa pulsada (LIP). A fotoepilação usa fontes de *laser* e de LIP para danificar os folículos pilosos.[35,37] A depilação com *laser* é possivelmente a maneira mais eficaz para uma redução permanente dos pelos.[2,37-38]

Laser e LIP funcionam de maneira semelhante. Seus sistemas usam mecanismos melanina-específicos, com aquecimento seletivo da melanina dos pelos, levando à lesão térmica do folículo.[3,37] Influenciam no resultado o tipo de dispositivo de luz escolhido, a duração de pulso, a fluência e o tamanho do foco. A paciente ideal é a de pele clara e pelo escuro, visto que necessita de pulsos de energia mais baixos em relação às mulheres com a pele mais escura.[2,3,38]

Apenas os pelos na fase anágena com crescimento ativo são sensíveis aos efeitos do *laser*. Geralmente são necessárias de 5 a 7 sessões com intervalo de 1 mês entre elas para redução prolongada dos pelos (mais que 2 anos).[35,38]

Os dispositivos emissores de luz podem ser divididos em três categorias de acordo com o comprimento de onda que emitem: sistemas de luz vermelha, como *laser* rubi (694 nm); sistemas de luz infravermelha, como *laser* alexandrita (755 nm), *laser* diodo (800 nm) ou *laser* neodímio:ítrio-alumínio-granada (1.064 nm – Nd:YAG); e fontes de luz intensa pulsada (590 a 1.200 nm).[37]

Uma revisão sistemática com 11 ensaios clínicos randomizados e envolvendo 444 pacientes comparou o *laser* com tratamentos de controle, demonstrando que não houve um efeito a longo prazo (mais de 6 meses) das intervenções a *laser*.[39] No entanto, evidenciou um efeito a curto prazo de redução nos pelos de cerca de 50% com *laser* de alexandrita e de diodo, por até 6 meses após o tratamento.[39] Poucas evidências foram obtidas para os efeitos de LIP, Nd-YAG ou *laser* de rubi.[24]

Laser e LIP são seguros, de execução simples, e os efeitos adversos costumam ser infrequentes e transitórios.[3,37]

Em uma revisão sistemática avaliando especificamente o hirsutismo em pacientes com SOP, o *laser* de alexandrita foi considerado mais eficaz do que a LIP.[40] A combinação do *laser* de diodo com metformina ou COC foi superior à aplicação do *laser* de diodo isoladamente, assim como a adição de metformina à luz pulsada demonstrou resultados superiores ao tratamento com luz pulsada isoladamente.[40]

Métodos farmacológicos

Os objetivos do tratamento farmacológico do hirsutismo são: (1) supressão dos androgênios secretados em excesso, nas condições associadas ao hiperandrogenismo bioquímico; e (2) bloqueio da ação de androgênios no folículo piloso (Figura 95.7).[3,5,17]

O tratamento medicamentoso é limitado a pacientes com hirsutismo não gestantes e que não estejam pretendendo engravidar. O Quadro 95.6 apresenta as principais opções de tratamento farmacológico para o hirsutismo.

Tratamento tópico

Eflornitina é um inibidor irreversível da ornitina L-descarboxilase, enzima que catalisa a conversão da ornitina em putrescina, uma poliamina que é importante para a regulação do crescimento e diferenciação celular dentro do folículo piloso.[3] Parece encurtar a fase anágena, deixando os pelos mais curtos, finos e menos

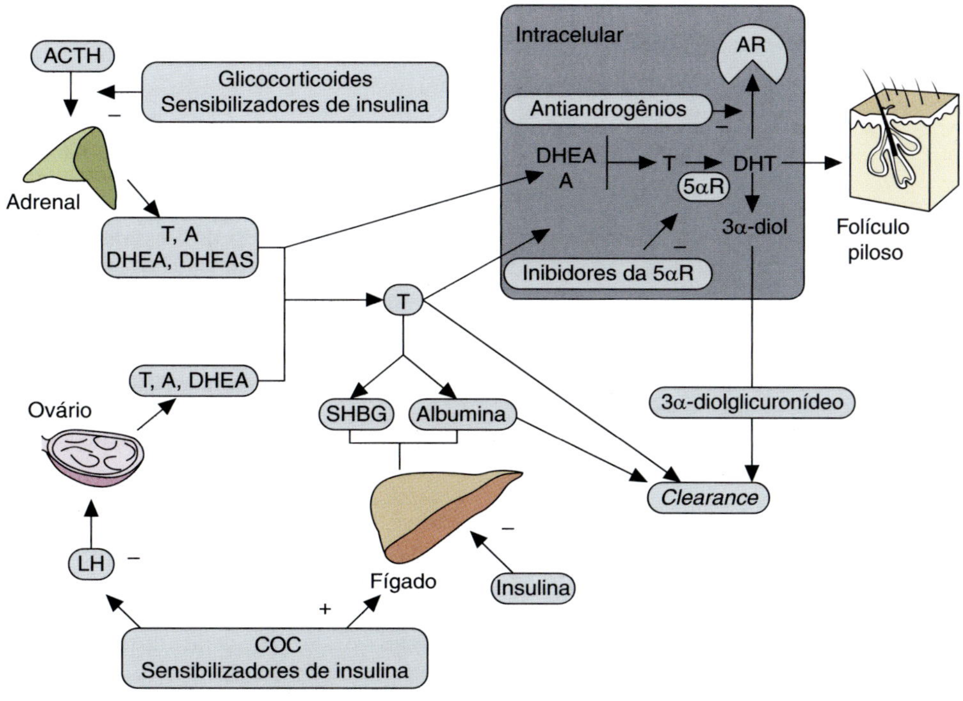

Figura 95.7 Mecanismo de ação da farmacoterapia para o hirsutismo. Terapias supressivas: os contraceptivos orais diminuem a produção ovariana de androgênios mediada pelo hormônio luteinizante (LH) e aumentam a produção hepática de globulina de ligação dos hormônios sexuais (SHBG), reduzindo a testosterona livre. Eles também diminuem a produção adrenal de androgênio; glicocorticoides diminuem a produção de androgênios pelas adrenais, dependente do hormônio adrenocorticotrófico (ACTH); sensibilizadores de insulina diminuem a produção ovariana e adrenal de androgênios; antiandrogênios inibem a ligação da di-hidrotestosterona (DHT) ao receptor androgênico; inibidores da 5α-redutase (5αR) diminuem a conversão de testosterona (T) em DHT. A: androstenediona; AR: receptor androgênico; COC: contraceptivo oral combinado; DHEA: deidroepiandrosterona; DHEAS: sulfato de deidroepiandrosterona.

Quadro 95.6 Medicamentos usados no tratamento do hirsutismo.

Classe do fármaco	Fármaco	Dose	Efeitos colaterais e recomendações
Contraceptivos orais combinados (COC)	Etinilestradiol (EE) com: ▪ Desogestrel (Gracial®, Mercilon®) ▪ Noretindrona (Norestin®, Noregyna®) ▪ Clormadinona (Belara®) ▪ Gestodeno (Adoless®, Gynera®) ▪ Drospirenona (Yasmin®, Yaz®) ▪ Levonorgestrel (Microvlar®, Ciclo 21®) ▪ Ciproterona (Diane®, Diclin®, Selene®)	Um comprimido por 21 dias, seguido por um intervalo de 7 dias sem medicação	Preferir COC com EE2 ≤ 30 μg Problemas do trato gastrintestinal; sensibilidade mamária; cefaleia etc.
Antiandrogênios	Espironolactona (Aldactone®)	50 a 200 mg/dia	Garantir método contraceptivo (risco de feminização de feto masculino) Hipercalemia (rara); sangramento uterino irregular pode ocorrer, principalmente se uso sem COC associado
	Acetato de ciproterona	10 a 12,5 mg/dia (do 5º ao 24º dia do ciclo menstrual), associado a um COC	A dose atual foi reduzida pelo risco de meningioma Fadiga; náuseas; cefaleia; diminuição da libido; mastodinia; ganho de peso, sangramento uterino e depressão
	Finasterida (Proscar®)	2,5 ou 5 mg/dia	Garantir método contraceptivo (risco de feminização de feto masculino)
	Flutamida (Eulexin®)	250 a 500 mg/dia (em 1 a 2 tomadas)	Não deve ser utilizado como tratamento de primeira linha, devido ao risco de hepatotoxicidade potencialmente fatal Garantir método contraceptivo (risco de feminização de feto masculino)
Agonistas do GnRH	Leuprorrelina (Lupron®)	3,75 mg/mês IM (por até 6 meses) 11,25 mg IM a cada 3 meses (forma *depot*)	Fogachos; redução da densidade óssea; vaginite atrófica Pode ser necessária a adição de estrogênio Raramente utilizados, em casos individualizados de hipertecose ovariana
Medicamentos tópicos que retardam o crescimento do pelo	Eflornitina creme a 13,9% (Vaniqa®)	Aplicar na face, 2 vezes/dia, com intervalos de, no mínimo, 8 h	Não disponível no Brasil Reações adversas: acne, eritema, pele seca, queimor etc.

IM: via intramuscular.

pigmentados.[24,34] O creme de eflornitina a 13,9% (Vaniqa®) está aprovado para o tratamento facial do hirsutismo em diversos países, mas não no Brasil. Ele retarda o crescimento dos pelos de forma reversível em até 70% das pacientes tratadas, melhorando e reduzindo de forma expressiva os pelos faciais.[3,41] No entanto, ao interromper seu uso, os pelos voltam a crescer.[24,35,38] Quando comparada ao placebo, o ápice dos resultados é percebido em 8 a 24 semanas.[24] Apesar do baixo grau de absorção cutânea, pode causar irritação local, e seu custo é relativamente alto.[34,41]

Tratamento sistêmico

As principais opções de tratamento do hirsutismo incluem os contraceptivos orais combinados (COC) e os antiandrogênios (ver Figura 95.7).[3,4,27,34] Nos casos leves a moderados, a monoterapia com COC pode ser suficiente.[4,5] Nos casos graves ou naqueles que não têm boa resposta após 6 meses de COC, terapia combinada mostra-se mais eficaz.[3,4]

Contraceptivos combinados

COC combinados contendo estrogênio e progestógeno são a primeira linha de tratamento do hirsutismo para mulheres que não desejam engravidar.[3,5,24,35] O estrogênio suprime a biossíntese de androgênios ovarianos por meio da inibição de secreção de gonadotrofinas pela hipófise e aumenta os níveis de SHBG, diminuindo de forma eficaz as concentrações de T livre.[3,4,24,35] O componente progestogênico garante a proteção endometrial. A longo prazo, COC podem também diminuir a ligação de DHT ao receptor androgênico.[7]

Embora as evidências para o tratamento farmacológico do hirsutismo sejam, em grande parte, baseadas em estudos de baixo poder e com baixa qualidade metodológica, o tratamento com COC induz melhora do hirsutismo em comparação com placebo.[18,34,35] Entre as diferentes formulações, é preferível qualquer combinação de baixa dose contendo 20 ou 30 μg de etinilestradiol (EE), em associação a um progestógeno.[4,34,35,42] Essa escolha deve-se ao fato de que todos esses fármacos proporcionam normalização adequada dos níveis de T e aumentam a SHBG (reduzindo a T livre), além de não trazerem riscos metabólicos.[3,34,35,42] No entanto, as formulações de COC contendo gestodeno, desogestrel, acetato de ciproterona ou drospirenona estão associadas a um risco maior para tromboembolismo venoso, quando comparado com COC contendo levonorgestrel.[42-44]

Antiandrogênios

Em mulheres com hirsutismo grave ou que não respondem satisfatoriamente após 6 meses do uso de COC isolado, é possível associar um antiandrogênio ao COC. Além disso, se houver contraindicação ao uso de COC ou não for aceito pela paciente, a terapia antiandrogênica pode ser oferecida, contribuindo com uma ação complementar.[5,34-37] Para as pacientes que não estejam usando COC, é preciso associar um método contraceptivo, devido aos riscos de anormalidades no desenvolvimento da genitália fetal masculina induzidas pelos antiandrogênios.[3,5,7,17]

Espironolactona. Antagonista do receptor de androgênios e da aldosterona, atua bloqueando o efeito dos androgênios em nível celular.[4,7,45] A dose inicial é de 50 mg/dia, a dose média é de 50 a 100 mg/dia e a dose máxima, 200 mg/dia.[34] É bem tolerada, tendo reduzida incidência de efeitos adversos, como leve efeito diurético, hipotensão postural, hipercalemia leve e sangramento intermenstrual quando usada de forma contínua e sem associação com COC.[46]

Acetato de ciproterona. Além de reduzir a ação androgênica por competir com os androgênios endógenos pela ligação a seu receptor, a ciproterona promove, devido a sua atividade progestogênica, diminuição nos níveis circulantes de T ao suprimir a secreção de LH.[47] Em decorrência do maior risco de meningiomas com o uso crônico de doses plenas de ciproterona, a dose recomendada foi reduzida para 10 mg/dia, 20 dias ao mês, associada ao COC. Geralmente é bem tolerado, mas efeitos adversos podem incluir redução de libido, aumento de peso e depressão; insuficiência adrenal foi relatada em raros casos com doses mais elevadas.[18,48] A espironolactona e o acetato de ciproterona apresentam efetividade comparável em relação à melhora do hirsutismo.[5,35]

Finasterida. Trata-se de um inibidor da 5αR tipo 2 que inibe competitivamente a conversão da T em DHT, diminuindo, assim, a concentração de androgênio disponível para se ligar ao seu receptor.[4,35] As doses recomendadas são 2,5 ou 5 mg/dia.[34] Tem limitado potencial para efeitos adversos, visto que não afeta a hipófise ou a adrenal na produção dos precursores dos androgênios; porém, é teratogênica.[34,35]

Flutamida. É um antiandrogênio puro que promove inibição dose-dependente do receptor androgênico.[4,35] No entanto, devido a sua toxicidade hepática dose-dependente, não é recomendada como primeira linha para o tratamento do hirsutismo, sendo reservada aos poucos casos de hirsutismo muito grave e resistente ao tratamento com os outros antiandrogênios. Nesse caso, a função hepática deve ser monitorada com frequência antes e durante o tratamento. A dose varia entre 62,5 e 500 mg/dia.[35,41] Alguns autores desaconselham seu uso por completo.[7]

Outros medicamentos. Os glicocorticoides podem ser usados em casos de HAC-NC, sendo que a decisão em se utilizar ou não deve ser individualizada.[3,5] A maior parte das pacientes apresenta reserva adrenal normal de cortisol ao teste com ACTH.[49] Nessas pacientes, o uso de antiandrogênios tende a ser suficiente, enquanto, nas pacientes refratárias ou naquelas com níveis de androgênios muito elevados, pode ser importante a administração de pequenas doses de glicocorticoides.[49]

Tratamento do fator causal

Se a utilização de algum medicamento for a causa do hirsutismo, o contato com o especialista que o prescreveu é recomendado com vistas à substituição, redução da dose ou suspensão do fármaco, visto que a simples retirada pode ser suficiente.

Nos casos de tumores adrenais ou ovarianos produtores de androgênios, o tratamento indicado é a remoção cirúrgica. Já nos casos de doenças endócrinas associadas, tais como distúrbios da tireoide, hiperprolactinemia, síndrome de Cushing e acromegalia, o tratamento específico deve ser realizado e medidas não farmacológicas são indicadas.

Atualmente, não há opções farmacológicas indicadas para mulheres gestantes ou planejando engravidar.[6] Tais pacientes devem fazer uso dos métodos cosméticos de remoção dos pelos.[6]

Modificações no estilo de vida

A obesidade pode aumentar a secreção ovariana de androgênios e agravar o hirsutismo.[24] Além disso, a resposta ao tratamento apresenta associação negativa com o índice de massa corporal (IMC).[46] Assim, mulheres obesas devem ser encorajadas a diminuir o peso, o que pode melhorar a efetividade do tratamento do hirsutismo.[24,33,41]

CONSIDERAÇÕES FINAIS

Na maioria dos casos, o hirsutismo resulta de um distúrbio funcional, como SOP (70 a 82% dos casos), hiperandrogenemia idiopática (6 a 15%) e hirsutismo idiopático (4 a 7%).[24] Para esses casos, o tratamento consiste em medidas cosméticas e tratamento farmacológico, cuja opção inicial de escolha são os COC.[3,44] Os antiandrogênios (espironolactona, ciproterona e finasterida) são empregados como terapia complementar diante de resposta insatisfatória aos COC ou inicialmente nos casos mais graves, ou isoladamente quando os COC estiverem contraindicados ou não aceitos.[3,24,34]

Resumo

Hirsutismo é definido como crescimento excessivo de pelo terminal em regiões androgênio-dependentes no corpo da mulher. Não é uma doença, e sim manifestação de hiperandrogenemia ou de aumento da sensibilidade da unidade pilossebácea aos androgênios circulantes. Trata-se de um problema clínico comum que afeta cerca de 10% das mulheres na pré-menopausa. Seu tratamento depende da etiologia, representada pela síndrome dos ovários policísticos (SOP) em pelo menos 70% dos casos. Outros distúrbios funcionais relativamente frequentes são o hirsutismo idiopático, o hiperandrogenismo idiopático e a forma não clássica da deficiência de CYP21A2. Nesses casos, o tratamento inclui modificações no estilo de vida, visando a um adequado controle ponderal, tratamentos cosméticos e farmacoterapia, cuja opção de escolha são os contraceptivos orais combinados (COC). Medicamentos antiandrogênicos são associados diante de resposta insatisfatória aos COC. Tumores ovarianos ou adrenais secretores de androgênios são uma causa pouco frequente de hirsutismo, o qual, nessa situação, não tem relação com o início da puberdade (como a SOP), tem rápida progressão e, em geral, associa-se a sinais de virilização e/ou marcante elevação dos níveis de testosterona (geralmente > 200 ng/dℓ).

REFERÊNCIAS BIBLIOGRÁFICAS

1. Randall VA. Androgens and hair growth. Dermatol Ther. 2008; 21:314-28.
2. Spritzer PM, Barone CR, Oliveira FB. Hirsutism in polycystic ovary syndrome: pathophysiology and management. Curr Pharmac Des. 2016; 22:5603-13.
3. Escobar-Morreale HF, Carmina E, Dewailly D et al. Epidemiology, diagnosis and management of hirsutism: a consensus statement by the Androgen Excess and Polycystic Ovary Syndrome Society. Hum Reprod Update. 2012; 18:146-70.
4. Martin KA, Anderson RR, Chang RJ et al. Evaluation and treatment of hirsutism in premenopausal women: An Endocrine Society Clinical Practice Guideline. J Clin Endocrinol Metab. 2018; 103:1233-57.
5. Spritzer PM. Etiological diagnosis of hirsutism and implications for the treatment. Rev Bras Ginecol Obstet. 2009; 31:41-7.
6. DeUgarte CM, Woods KS, Bartolucci AA et al. Degree of facial and body terminal hair growth in unselected black and white women: toward a populational definition of hirsutism. J Clin Endocrinol Metab. 2006; 91:1345-50.
7. Paparodis R, Dunaif A. Hirsute woman: challenges in evaluation and management. Endocr Pract. 2011; 17:807-18.

8. Hosseini MS, Ehsani AH, Fakour Y et al. Effect of laser-assisted hair removal (LAHR) on the quality of life and depression in hirsute females: a single-arm clinical trial. J Lasers Med Sci. 2022; 13:e46.
9. Ekbäck MP, Lindberg M, Benzein E et al. Health-related quality of life, depression and anxiety correlate with the degree of hirsutism. Dermatology. 2013; 227:278-84.
10. Deplewski D, Rosenfield RL. Role of hormones in pilosebaceous unit development. Endocr Rev. 2000; 21:363-92.
11. Schneider MR, Schmidt-Ullrich R, Paus R. The hair follicle as a dynamic miniorgan. Curr Biol. 2009; 19:R132-42.
12. Krause K, Foitzik K. Biology of the hair follicle: the basics. Semin Cutan Med Surg. 2006; 25:2-10.
13. Jahoda CA, Reynolds AJ. Dermal-epidermal interactions. Adult follicle-derived cell populations and hair growth. Dermatol Clin. 1996; 14:573-83.
14. Tobin DJ, Gunin A, Magerl M et al. Plasticity and cytokinetic dynamics of the hair follicle mesenchyme: implications for hair growth control. J Invest Dermatol. 2003; 120:895-904.
15. Olsen EA. Methods of hair removal. J Am Acad Dermatol. 1999; 40:143-55.
16. Alonso LC, Rosenfield RL. Molecular genetic and endocrine mechanisms of hair growth. Horm Res. 2003; 60:1-13.
17. Rosenfield RL. Clinical practice. Hirsutism. N Engl J Med. 2005; 353:2578-88.
18. Teede HJ, Tay CT, Laven J et al.; International PCOS Network. Recommendations from the 2023 International Evidence-based Guideline for the Assessment and Management of Polycystic Ovary Syndrome. Fertil Steril. 2023; 120:767-93.
19. Mowszowicz I, Melanitou E, Doukani A et al. Androgen binding capacity and 5 alpha-reductase activity in pubic skin fibroblasts from hirsute patients. J Clin Endocrinol Metab. 1983; 56:1209-13.
20. Lobo RA, Goebelsmann U, Horton R. Evidence for the importance of peripheral tissue events in the development of hirsutism in polycystic ovary syndrome. J Clin Endocrinol Metab. 1983; 57:393-7.
21. Oliveira IO, Lhullier C, Brum IS et al. Gene expression of type 2 17 beta hydroxysteroid dehydrogenase in scalp hairs of hirsute women. Steroids. 2003; 68:641-9.
22. Burger HG. Androgen production in women. Fertil Steril. 2002; 77 (Suppl 4):S3-5.
23. Longcope C. Adrenal and gonadal androgen secretion in normal females. Clin Endocrinol Metab. 1986; 15:213-28.
24. Bode D, Seehusen DA, Baird D. Hirsutism in women. Am Fam Physician. 2012; 85:373-80.
25. Carmina E, Rosato F, Jannì A et al. Extensive clinical experience: relative prevalence of different androgen excess disorders in 950 women referred because of clinical hyperandrogenism. J Clin Endocrinol Metab. 2006; 91:2-6.
26. Azziz R, Sanchez LA, Knochenhauer ES et al. Androgen excess in women: experience with over 1000 consecutive patients. J Clin Endocrinol Metab. 2004; 89:453-62.
27. Sharma A, Welt CK. Practical approach to hyperandrogenism in women. Med Clin North Am. 2021; 105:1099-16.
28. Speiser PW, Arlt W, Auchus RJ et al. Congenital adrenal hyperplasia due to steroid 21-hydroxylase deficiency: an endocrine society clinical practice guideline. J Clin Endocrinol Metab. 2018; 103:4043-88
29. Accetta SG, Di Domênico K, Ritter CG et al. Anthropometric and endocrine features in girls with isolated premature pubarche or non-classical congenital adrenal hyperplasia. J Pediatr Endocrinol Metab. 2004; 17: 767-73.
30. Gurpinar Tosun B, Guran T. Rare forms of congenital adrenal hyperplasia. Clin Endocrinol (Oxf). 2023. Online ahead of print.
31. Danilowicz K, Albiger N, Vanegas M et al. Androgen-secreting adrenal adenomas. Obstet Gynecol. 2002; 100:1099-102.
32. Yance VRV, Marcondes JAM, Rocha MP et al. Discriminating between virilizing ovary tumors and ovary hyperthecosis in postmenopausal women: clinical data, hormonal profiles and image studies. Eur J Endocrinol. 2017; 177:93-102.
33. Spritzer PM, Motta AB, Sir-Petermann T et al. Novel strategies in the management of polycystico vary syndrome. Minerva Endocrinol. 2015; 40: 195-212.
34. Diamanti-Kandarakis E, Spritzer PM, Sir-Petermann T et al. Insulin resistance and polycystic ovary syndrome through life. Curr Pharm Des. 2012; 18:5569-76.
35. Pasquali R, Gambineri A. Treatment of hirsutism in the polycystic ovary syndrome. Eur J Endocrinol. 2014; 170:R75-90.
36. Brodell LA, Mercurio MG. Hirsutism: diagnosis and management. Gend Med. 2010; 7:79-87.
37. Franks S. The investigation and management of hirsutism. J Fam Plann Reprod Health Care. 2012; 38:182-6.
38. Lapidoth M, Dierickx C, Lanigan S et al. Best practice options for hair removal in patients with unwanted facial hair using combination therapy with laser: guidelines drawn up by an Expert Working Group. Dermatology. 2010; 221:34-42.
39. Haedersdal M, Gøtzsche PC. Laser and photoepilation for unwanted hair growth. Cochrane Database Syst Rev. 2006; 18:CD004684.
40. Tan K, Coster T, Mousa A et al. Laser and light-based therapies for hirsutism management in women with polycystic ovarian syndrome: a systematic review. JAMA Dermatol. 2024. Online ahead of print.
41. Loriaux DL. An approach to the patient with hirsutism. J Clin Endocrinol Metab. 2012; 97:2957-68.
42. Forslund M, Melin J, Alesi S et al. Different kinds of oral contraceptive pills in polycystic ovary syndrome: a systematic review and meta-analysis. Eur J Endocrinol. 2023; 189(1):S1-S16.
43. Barrionuevo P, Nabhan M, Altayar O et al. Treatment options for hirsutism: a systematic review and network meta-analysis. J Clin Endocrinol Metab. 2018; 103:1258-64.
44. Stegeman BH, de Bastos M, Rosendaal FR et al. Different combined oral contraceptives and the risk of venous thrombosis: systematic review and network meta-analysis. BMJ. 2013; 347:f5298.
45. Spritzer PM, Lisboa KO, Mattiello S et al. Spironolactone as a single agent for long-term therapy of hirsute patients. ClinEndocrinol (Oxf). 2000; 52:587-94.
46. deOliveira TA, Marchesan LB, Spritzer PM. Potassium levels in women with polycystic ovary syndrome using spironolactone for long-term. Clin Endocrinol. 2024;100:278-83.
47. Weill A, Nguyen P, Labidi M et al. Use of high dose cyproterone acetate and risk of intracranial meningioma in women: cohort study. BMJ. 2021; 372:n37
48. Koulouri O, Conway GS. A systematic review of commonly used medical treatments for hirsutism in women. Clin Endocrinol (Oxf). 2008; 68:800-5.
49. Spritzer P, Billaud L, Thalabard JC et al. Cyproterone acetate versus hydrocortisone treatment in late-onset adrenal hyperplasia. J Clin Endocrinol Metab. 1990; 70:642-6.

CAPÍTULO 96

Lipodistrofias Herdadas e Adquiridas

Renan Magalhães Montenegro Júnior ▪ Clarisse Mourão Melo Ponte ▪ Grayce Ellen da Cruz Paiva Lima ▪ Virginia Oliveira Fernandes ▪ Ana Paula Montenegro

INTRODUÇÃO

As lipodistrofias são um grupo heterogêneo de distúrbios do tecido adiposo descritas pela primeira vez há mais de 100 anos e caracterizadas por perda seletiva e de extensão variável dos depósitos de gordura corporal e predisposição para o desenvolvimento de resistência à insulina e suas complicações, como diabetes melito (DM), hipertrigliceridemia, esteatose hepática, síndrome dos ovários policísticos (SOP), acantose *nigricans* e hipertensão arterial.[1,2] São classificadas de acordo com a extensão da perda de gordura, com a idade de surgimento das manifestações clínicas e, mais recentemente, a partir de bases moleculares, sendo subdivididas em lipodistrofias herdadas e adquiridas.[3]

As lipodistrofias herdadas são condições raras e podem se manifestar ao nascimento, o que ocorre na lipodistrofia generalizada congênita (LGC) e na síndrome progeroide neonatal, ou mais tardiamente, como na lipodistrofia parcial familiar (LPF) e na displasia mandibuloacral (DMA). As formas herdadas podem ser autossômicas dominantes ou recessivas, ou podem resultar de mutações *de novo* em heterozigose.[4]

Entre as formas adquiridas, destaca-se a lipodistrofia associada à infecção pelo vírus da imunodeficiência humana (HIV), que é caracterizada por lipoatrofia dos depósitos de gordura subcutânea e acúmulo de gordura visceral e em outros sítios, como gibosidade e lipomastia. A lipodistrofia associada ao HIV está relacionada ao tratamento antirretroviral e à infecção viral *per se*, e cursa com diversas alterações metabólicas, como resistência à insulina, diabetes e dislipidemia. As lipodistrofias adquiridas de origem autoimune são condições raras e cursam com perda progressiva de tecido adiposo corporal e com surgimento em idade variável e complicações metabólicas.[3,5]

Com relação à extensão do acometimento, a perda de gordura observada nas lipodistrofias pode ser: generalizada, envolvendo praticamente todos os depósitos de gordura corporal; parcial, afetando principalmente as extremidades; ou localizada, atingindo áreas limitadas do corpo.[4]

A gravidade das complicações está associada à extensão da perda de gordura corporal, e as formas generalizadas são aquelas de maior comprometimento metabólico.[2] Nos casos extremos de lipodistrofia, como, por exemplo, na LGC, em que a escassez de tecido adiposo já está presente desde o nascimento, observa-se que os metabolismos alterados de lipídios e carboidratos e a resistência à insulina têm repercussões mais graves. Na infância, os indivíduos afetados apresentam apetite voraz, crescimento acelerado e avanço da idade óssea; enquanto, na vida adulta, as mulheres podem apresentar SOP, oligomenorreia e infertilidade. O prognóstico também está relacionado com a extensão do acometimento e a gravidade do quadro. Os indivíduos com as formas generalizadas apresentam mortalidade mais precoce, principalmente em decorrência do agravamento das complicações metabólicas relacionadas ao diabetes, à doença cardiovascular, à insuficiência hepática ou aos processos infecciosos graves.[3,5] Os subtipos de lipodistrofias serão abordados mais detalhadamente nas seções seguintes.

CLASSIFICAÇÃO

Durante muitas décadas, a classificação das lipodistrofias foi baseada apenas em características clínicas, como a perda de tecido adiposo associada à presença de comorbidades e distúrbios metabólicos graves, o histórico familiar, a idade de início e a forma de progressão. Atualmente, com os avanços da biologia molecular, passou-se a conhecer as bases genéticas dessas enfermidades, o que tornou possível confirmar o diagnóstico e determinar os diferentes subtipos de lipodistrofias (Quadro 96.1).

LIPODISTROFIAS HERDADAS

As lipodistrofias de origem genética podem ser herdadas de forma autossômica dominante ou recessiva. As formas mais comuns são a LGC e a LPF, sendo as demais formas de lipodistrofia extremamente raras.

Quadro 96.1 Classificação das lipodistrofias.

Lipodistrofias herdadas	
Lipodistrofia generalizada congênita (LGC) - Síndrome de Berardinelli-Seip	▪ LGC tipo 1 (mutação no *AGPAT2*) ▪ LGC tipo 2 (mutação no *BSCL2*) ▪ LGC tipo 3 (mutação no *CAV1*) ▪ LGC tipo 4 (mutação no *PTRF*)
Lipodistrofia parcial familiar (LPF)	▪ LPF tipo 1 (síndrome de Kobberling) ▪ LPF tipo 2 (mutação no *LMNA*) – Síndrome de Dunningan ▪ LPF tipo 3 (mutação no *PPARG*) ▪ LPF tipo 4 (mutação no *PLIN1*) ▪ LPF tipo 5 (mutação no *AKT2*) ▪ LPF tipo 5 (mutação no *CIDEC*) ▪ LPF tipo 6A (mutação no *LIPE*) ▪ LPF tipo 6B (mutação na mitofusina – MFN2) ▪ LPF tipo 7 (mutação no *CAV1*) ▪ LPF associada a mutação no *AKT2*
Lipodistrofia associada à displasia mandibuloacral	▪ Lipodistrofia parcial (tipo A) ▪ Lipodistrofia generalizada (tipo B)
Síndrome MDP (*mandibular hypoplasia, deafness and progeroid features*)	
Síndromes lipodistróficas autoinflamatórias	
Síndrome *SHORT* (baixa estatura, hiperextensibilidade articular, depressão ocular e anomalia de Rieger em olhos e dentes)	
Síndromes progeroides	▪ Síndrome progeroide neonatal de Wiedemann-Rautenstrauch ▪ Progéria de Hutchinson-Gilford ▪ Síndrome progeroide atípica
Outros tipos	

Lipodistrofia generalizada congênita

A LGC, ou síndrome de Berardinelli-Seip, é herdada de forma autossômica recessiva e caracteriza-se pela ausência total ou quase total do tecido adiposo corporal, incluindo gordura subcutânea, das cavidades intra-abdominal e intratorácica, da medula óssea e das glândulas paratireoides.[6] Tal comprometimento do tecido adiposo resulta em deposição ectópica de lipídios (fígado, músculo, coração, pâncreas e paredes arteriais, dentre outros) com consequente surgimento de complicações, como dislipidemia (principalmente hipertrigiceridemia), DM, doença hepática esteatótica metabólica, e aterosclerose prematura.[5,6]

A primeira descrição da doença foi feita pelo médico brasileiro Waldemar Berardinelli em 1954, que relatou o caso de duas crianças com lipodistrofia generalizada, dislipidemia, esteatose hepática, aspecto acromegaloide e distúrbio do metabolismo dos carboidratos. Posteriormente, em 1959, o norueguês Seip descreveu três pacientes com as mesmas características clínicas, entre eles dois irmãos, filhos de pais consanguíneos.[7,8]

A LGC tem prevalência estimada em 1:10.000.000 nascidos vivos, com cerca de 500 casos relatados na literatura médica;[4] porém, acredita-se que, de cada quatro casos existentes, apenas um seja registrado. Afeta igualmente ambos os sexos. Em alguns países, como Brasil, Portugal e Escandinávia, há maior número de casos, possivelmente em decorrência de efeito fundador e/ou maior taxa de casamentos consanguíneos. No Brasil, estima-se que haja cerca de 100 casos já acompanhados em serviços de referência, a maioria procedente da região Nordeste, porém nem todos os casos foram publicados.[9-11]

Como citado anteriormente, os indivíduos acometidos apresentam as manifestações clínicas da doença ao nascimento ou logo nos primeiros anos de vida. A escassez de tecido adiposo subcutâneo confere aos pacientes com LGC a característica aparência musculosa (pseudo-hipertrofia muscular) com proeminência das veias subcutâneas superficiais (flebomegalia). Podem ser observados também outros achados típicos, como fácies acromegálica, aumento de extremidades, acantose *nigricans*, organomegalias (fígado e baço), hérnia umbilical e hiperfagia. As pacientes do sexo feminino podem apresentar hirsutismo, irregularidade menstrual e SOP. A cardiomiopatia e o retardo mental têm ocorrência variável.[4]

Devido à escassez acentuada de tecido adiposo metabolicamente ativo, há uma redução da biossíntese de triglicerídeos e fosfolipídios que leva ao acúmulo anormal desses em outros órgãos, como fígado e musculatura esquelética, além de níveis de leptina e adiponectina muito baixos. Durante a evolução da doença, os pacientes apresentam hipertrigliceridemia muitas vezes grave (trigliceridemia > 1.000 mg/dℓ), o que leva a episódios recorrentes de pancreatite, resistência à insulina, doença hepática esteatótica metabólica, DM de difícil controle, resultando à morbimortalidade prematura.[10] Maior predisposição a quadros infecciosos graves é comum, possivelmente associada, entre outros fatores, a hipoleptinemia, dado o papel da leptina no sistema imune.[12,13]

Em 2015, Patni e Garg propuserem critérios para o diagnóstico da LGC, que se encontram no Quadro 96.2.

Até o momento, os genes implicados no surgimento dos quatro subtipos de LGC são: *BSCL1/AGPAT2*, *BSCL2/Seipin*, *BSCL3/CAV1* (*caveolin1*) e *BSCL4/PTRF* (*polymerase I and transcript release factor*). Cada um desses genes codifica proteínas que desempenham importantes funções na homeostase lipídica, regulando a síntese de triglicerídeos, a formação de gotículas lipídicas e a diferenciação dos adipócitos (Figura 96.1).[5]

Os genes *AGPAT2* e *BSCL2* são responsáveis por 95% de todos os casos de LGC descritos até o momento.[14] Além dos quatro genes anteriormente citados, há descrições de casos de indivíduos com características fenotípicas compatíveis com LGC que apresentam mutações nos genes *PPARG* e *FOS*, o que caracteriza fenótipos *LGC-like*.[15,16]

Lipodistrofia generalizada congênita tipo 1

A LGC tipo 1 é causada por variantes patogênicas no gene *AGPAT2*, localizado no cromossomo 9q34, responsável pela codificação de uma proteína homônima (1-acilglicerol-3-fosfato aciltransferase-β), a qual atua na síntese de triglicerídeos no interior do adipócito. A biossíntese de triglicerídeos pelo tecido adiposo envolve reações catalisadas por diversas enzimas, com destaque para as enzimas acilglicerol-3-fosfato-aciltransferases (AGPAT).[5] Todas as 11 isoformas conhecidas de AGPAT são codificadas por genes distintos, e cada uma delas tem expressão tecidual e propriedades bioquímicas diferenciadas.[17,18] A AGPAT2 é altamente expressa no tecido adiposo, e a redução

Quadro 96.2 Critérios diagnósticos para a lipodistrofia generalizada congênita (LGC).

Critérios essenciais	▪ Perda generalizada ou quase total da gordura corporal e hipertrofia muscular presente ao nascimento ou logo após ▪ Padrão característico de distribuição de gordura corporal ao exame físico e à ressonância magnética de corpo inteiro compatível com os diferentes subtipos de LGC
Critério confirmatório	Diagnóstico molecular baseado na genotipagem

Adaptado de Patni e Garg, 2015.[4]

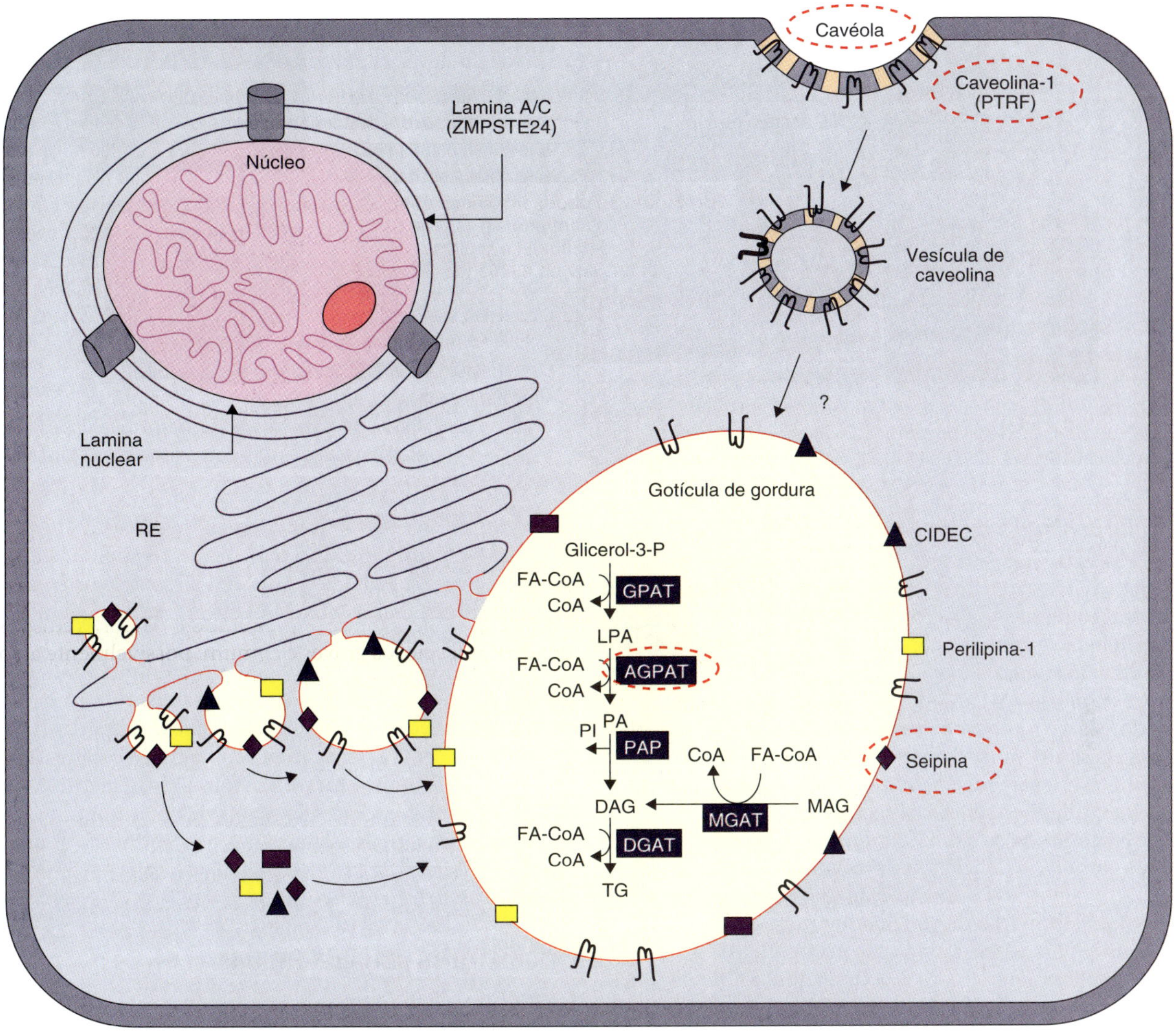

Figura 96.1 Biossíntese de triglicerídeos (TG) e formação de gotículas lipídicas no adipócito. Os *AGPAT* catalisam a acilação de ácidos graxos na posição sn-2 do glicerol e convertem o ácido lisofosfatídico em ácido fosfatídico, que em última instância será convertido em TG. Estes são armazenados dentro das células nas gotículas lipídicas. Elas são formadas a partir da fusão das vesículas que brotam do retículo endoplasmático no adipócito e que contêm muitas proteínas em sua membrana, como a CIDEC (*cell death-inducing DNA fragmentation factor 45-like effector c*), a seipina e a perilipina-1. A seipina e a CIDEC podem estar envolvidas na fusão das gotículas lipídicas para formar uma gotícula maior, enquanto a perilipina-1 é essencial para o armazenamento lipídico e a lipólise mediada por hormônio. O cavéolo forma-se a partir da endocitose da membrana celular do adipócito, que contém colesterol, glicoesfingolipídios e caveolina-1. As vesículas de caveolina formadas podem fundir-se diretamente com as gotículas lipídicas, levando os ácidos graxos para dentro das gotículas. O gene *PTRF* controla a expressão das caveolinas-1 e 3. AGPAT: acilglicerol-3-fosfato-aciltransferases; DAG: diacilglicerol; DGAT: diacilglicerol aciltransferase; FA-CoA: acil coenzima A graxa sintetase; GPAT: glicerol-3-fosfato aciltransferases; LPA: ácido lisofosfatídico; MAG: monoacilglicerol; MGAT: monoacilglicerol aciltransferase; PA: ácido fosfatídico; PAP: fosfatase ácida fosfatídica; RE: retículo endoplasmático; ZMPSTE24: metaloproteinase zíncica. (Adaptada de Garg, 2011.[5])

da sua atividade enzimática nesse tecido causa prejuízo na síntese de triglicerídeos e disfunção do adipócito devido à falta de fosfolipídios.[19] Alguns autores têm descrito ainda um possível papel da AGPAT2 na diferenciação dos adipócitos.[4]

Os pacientes com a LGC tipo 1 apresentam perda de tecido adiposo metabolicamente ativo em região subcutânea, intra-abdominal, intratorácica e na medula óssea, porém preservam a gordura com função mecânica em palmas das mãos, plantas dos pés, órbitas, regiões periarticulares, períneo, vulva, região pericalicial renal e sob o couro cabeludo. As lesões líticas, principalmente em ossos longos, são frequentes; e esses pacientes podem apresentar marcantes características acromegaloides.[4] A Figura 96.2 mostra uma paciente com diagnóstico de LGC tipo 1.

Lipodistrofia generalizada congênita tipo 2

A LGC tipo 2 é causada por variantes patogênicas do gene *BSCL2*, localizado no cromossomo 11q13, responsável pela codificação da proteína seipina, que apresenta diferentes ações sobre a homeostase lipídica. A seipina é uma proteína transmembrana localizada no retículo endoplasmático com a função de promover a fusão das gotículas de gordura no interior do adipócito, regular a adipogênese e a síntese das gotículas lipídicas, além de possivelmente ter um papel sobre a síntese de fosfolipídios e triglicerídeos e modular a diferenciação dos adipócitos.[20-22]

Os pacientes com a LGC tipo 2 apresentam perda quase total de tecido adiposo corporal com comprometimento não somente do tecido metabolicamente ativo, mas também da gordura com função mecânica. Como características peculiares, esses pacientes podem apresentar um retardo mental leve e cardiomiopatia. Apresentações ainda mais raras têm sido descritas em indivíduos com mutações no gene *BSCL2*, e elas cursam com teratozoospermia, contraturas musculares espásticas e síndrome neurodegenerativa fatal de início precoce.[4] A Figura 96.3 mostra uma paciente com diagnóstico de LGC tipo 2.

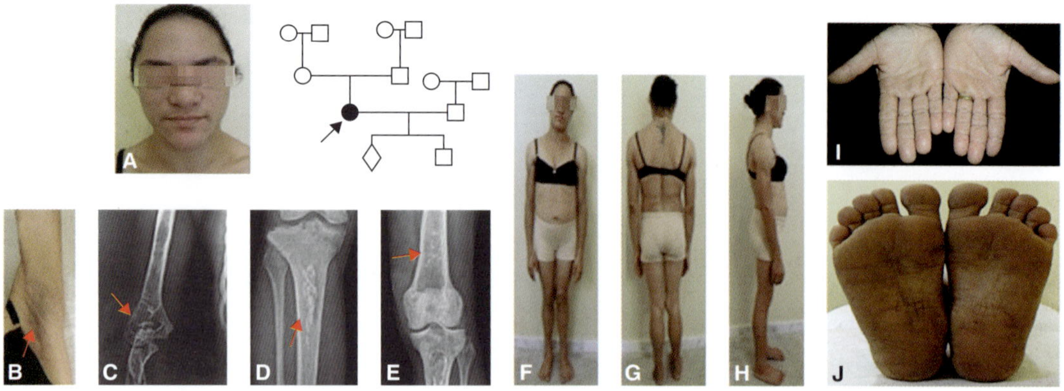

Figura 96.2 Lipodistrofia generalizada congênita tipo 1 em mulher de 25 anos. **A.** Fácies acromegaloide e heredograma. **B.** Acantose *nigricans* em região axilar. **C.** Área de alteração focal da densidade intramedular da região metadiafisária proximal da tíbia direita. **D** e **E.** Áreas de radioluminescência na cavidade medular óssea (fêmur e tíbia). **F**, **G** e **H.** Hipertrofia muscular. **I** e **J.** Preservação de gordura em palmas das mãos e plantas dos pés.

Lipodistrofia generalizada congênita tipo 3

A LGC tipo 3 é extremamente rara, decorre de variantes patogênicas do gene *CAV1*, localizado no cromossomo 7q31, responsável pela codificação da proteína caveolina-1.[23]

Essa proteína é o principal constituinte das cavéolas, que são microvesículas formadas a partir da invaginação da membrana celular e são expressas em elevada quantidade nos adipócitos, nas células endoteliais e nos fibroblastos. Nos adipócitos, as cavéolas são responsáveis pelo transporte e pelo armazenamento de ácidos graxos e colesterol a partir da membrana celular. Além disso, elas mantêm a integridade e a função das gotículas lipídicas regulando o tamanho e a composição das membranas fosfolipoproteicas das vesículas de gordura. A deficiência de caveolina-1 afeta a diferenciação dos adipócitos, o transporte de lipídios na cavéola e causa a interrupção da formação de gotículas lipídicas.[24-26]

Os pacientes com esse subtipo cursam com perda de tecido adiposo metabolicamente ativo, preservação de gordura mecânica e em medula óssea, resistência à insulina, DM em idade precoce, hipertrigliceridemia, baixa estatura, megaesôfago funcional e resistência à vitamina D.[23]

Lipodistrofia generalizada congênita tipo 4

A LGC tipo 4 é causada por variantes patogênicas do gene *PTRF*, localizado no cromossomo 17q21.2, responsável pela codificação de uma proteína homônima, a *polymerase I and transcript release factor* (ou cavina-1), que está envolvida na biogênese e na estabilização da cavéola, regulando a expressão da caveolina-1.[27] A cavina-1 também pode desempenhar algum papel na diferenciação dos adipócitos e na expansibilidade do tecido adiposo.[28,29]

Os pacientes com a LGC tipo 4 apresentam perda de tecido adiposo metabolicamente ativo com preservação da gordura com função mecânica e na medula óssea. A lipodistrofia pode não estar presente ao nascimento, surgindo progressivamente ao longo da primeira infância. Têm sido relatados miopatia congênita com aumento dos níveis de creatinoquinase, deformidades esqueléticas, osteopenia, instabilidade atlantoaxial, estenose pilórica, arritmias cardíacas graves, prolongamento do intervalo QT e morte súbita.[4]

Lipodistrofia parcial familiar

A LPF é uma lipodistrofia herdada com transmissão predominantemente autossômica dominante caracterizada por perda de tecido adiposo em membros ou em tronco e membros, e pode cursar com acúmulo progressivo de gordura nas regiões cervical, facial e intra-abdominal (Figura 96.4). Manifesta-se classicamente durante ou após a puberdade. Foi descrita inicialmente por Dunnigan et al. em 1974[30] e por Kobberling et al. em 1975.[31] Cursa com hipertrofia muscular em membros, flebomegalia,

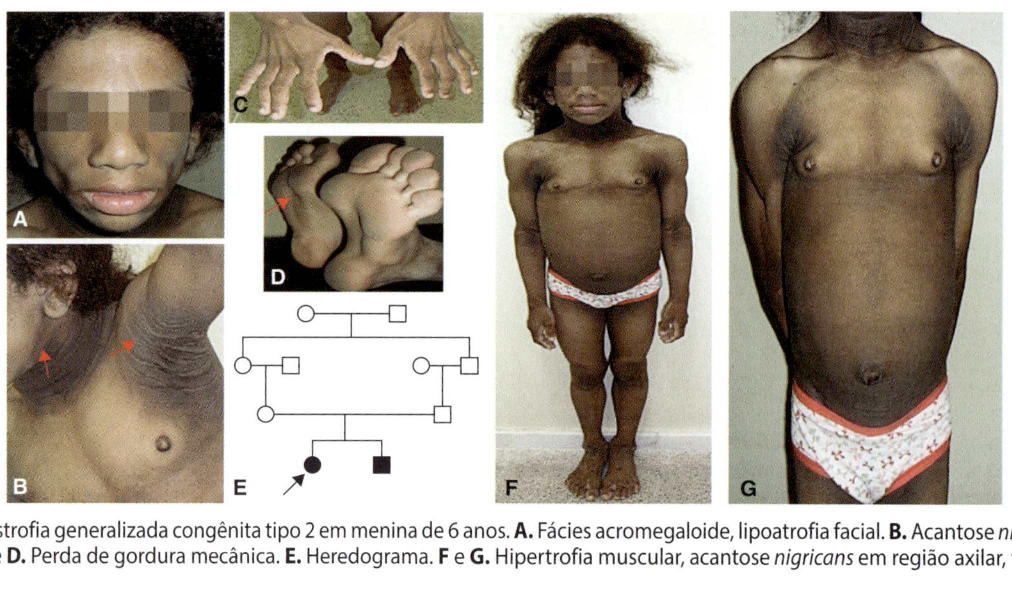

Figura 96.3 Lipodistrofia generalizada congênita tipo 2 em menina de 6 anos. **A.** Fácies acromegaloide, lipoatrofia facial. **B.** Acantose *nigricans* em regiões cervical e axilar. **C** e **D.** Perda de gordura mecânica. **E.** Heredograma. **F** e **G.** Hipertrofia muscular, acantose *nigricans* em região axilar, telarca.

hipertensão arterial, dislipidemia e resistência à insulina em graus variados com DM na vida adulta. Um quarto das mulheres apresenta SOP. Alguns pacientes podem apresentar miopatia, cardiomiopatia e distúrbios de condução elétrica, o que sugere uma "síndrome distrófica multissistêmica".[3,5,30,31]

São descritos sete subtipos principais de LPF, dos quais seis com base genética conhecida. Há, contudo, pacientes com fenótipo de LPF que não apresentam variantes patogênicas em nenhum dos genes já relatados, o que leva a crer que haja outros *loci* gênicos a serem identificados ou que tenham variantes poligênicas.[5]

Lipodistrofia parcial familiar tipo 1

A LPF tipo 1 (variante Kobberling) foi inicialmente relatada em apenas duas famílias e quatro casos esporádicos. A idade de início da lipodistrofia, a base genética e o modo de herança não estão esclarecidos, mas são considerados possivelmente de herança autossômica dominante e poligênica. Os indivíduos acometidos têm perda de tecido adiposo limitada às extremidades com quantidade normal de gordura na região da face associada ou não a acúmulo excessivo na área do tronco.[5,32]

Lipodistrofia parcial familiar tipo 2

A LPF tipo 2 (variante Dunnigan) é a forma mais comum e mais estudada de LPF. Ocorre por variantes patogênicas do gene *LMNA*, no cromossomo 1q21-22, que codifica as laminas A e C, componentes da lamina nuclear, localizada entre a membrana nuclear interna e a cromatina. Tais alterações afetam a função nuclear e resultam na morte celular prematura dos adipócitos, causando, assim, lipodistrofia. A maioria dos casos (75%) deve-se a mutações no códon 482 com a substituição de arginina por glutamina, leucina ou triptofano. Alguns poucos casos de mutações no éxon 1 apresentam cardiomiopatia e insuficiência cardíaca congestiva prematura, além de arritmias cardíacas, podendo necessitar de um transplante cardíaco. Diversas outras doenças são causadas por mutações nas laminas, que são chamadas em grupo de laminopatias, como a progéria de Hutchinson-Gilford, a DMA e a distrofia muscular de Emery-Dreifuss, entre outras.[3,5,32]

Lipodistrofia parcial familiar tipo 3

A LPF tipo 3 é causada por mutações no gene *PPARG*, localizado no cromossomo 3p25, que codifica o PPARγ (*peroxisome proliferator-activated receptor* γ), um fator de transcrição nuclear altamente expresso no tecido adiposo que é peça-chave na diferenciação dos adipócitos. O PPARγ executa suas ações por meio da formação de um heterodímero com o receptor X do ácido retinoico (RXR). Assim, as mutações no *PPARG* resultam em defeito na diferenciação dos adipócitos e, consequentemente, lipodistrofia, apresentando perda de gordura subcutânea de forma mais proeminente na parte distal das extremidades (panturrilha e antebraço) do que em coxas e braços.[32-34]

Lipodistrofia parcial familiar tipo 4

A LPF tipo 4 origina-se de mutações no gene *PLIN1*, identificado no cromossomo 15q26, que codifica a perilipina-1, a proteína de revestimento mais abundante nas gotículas lipídicas dos adipócitos. Ela é essencial para a formação e a maturação dessas gotículas, para o armazenamento de triglicerídeos e para a liberação de ácidos graxos livres a partir das gotículas. A proteína defeituosa produz coativação constitutiva da lipase de triglicerídeos do tecido adiposo e aumento da lipólise basal, e resulta em adipócitos de tamanho reduzido e fibrose do tecido adiposo com aumento da infiltração de macrófagos. A lipodistrofia é mais marcante nos membros inferiores e em depósitos gluteofemorais (nádegas).[5,33]

Lipodistrofia parcial familiar tipo 5 (mutação no AKT2)

A LPF tipo 5 ocorre em decorrência de mutação no gene *AKT2*, que fica no cromossomo 19q13.2 e codifica a proteína AKT2, também conhecida como proteinoquinase B. Esse gene é predominantemente expresso em tecidos sensíveis à insulina e está envolvido na sinalização pós-receptor de insulina. A perda de tecido adiposo pode ser decorrente da perda da diferenciação dos adipócitos ou da sinalização pós-receptor de insulina disfuncional. Poucos casos foram descritos até o momento.[5,32,33]

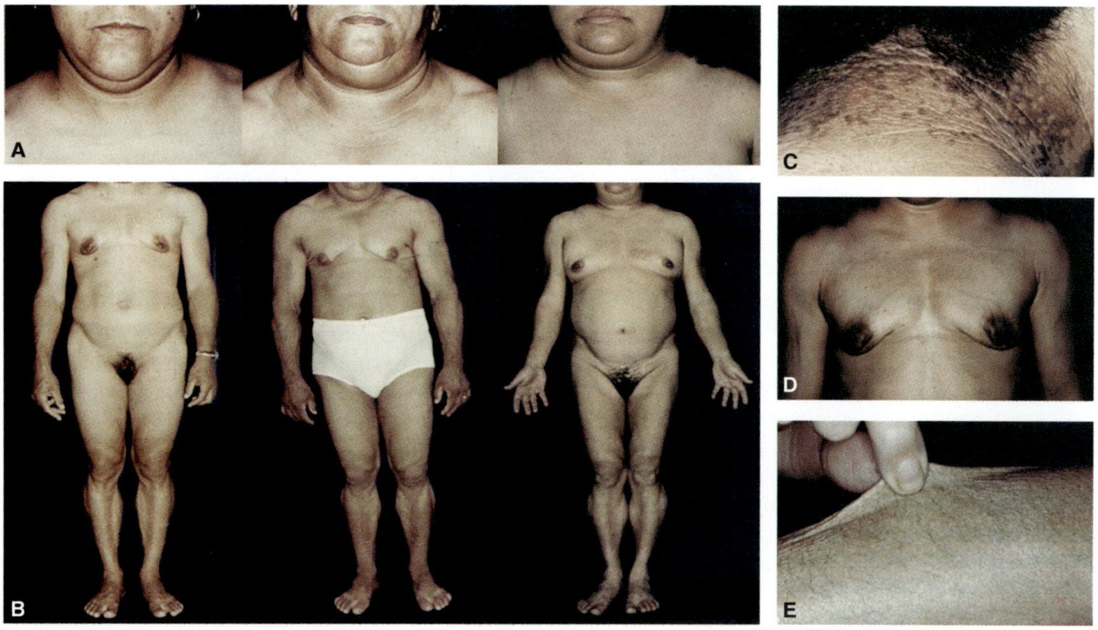

Figura 96.4 Lipodistrofia parcial familiar. Acúmulo de gordura nas regiões facial, cervical (duplo queixo) e intra-abdominal (**A** e **B**) e perda de tecido adiposo em membros e tronco (**C** e **D**), além da presença de acantose *nigricans* (**D**).

Lipodistrofia parcial familiar tipo 5 (mutação no CIDEC)

A LPF associada a mutação homozigótica no gene *CIDEC* (*cell death-inducing DNA fragmentation factor a-like effector c*), que codifica a proteína homônima, é ainda mais rara. Esse gene é altamente expresso nos adipócitos durante sua diferenciação, e a proteína é importante na fusão das pequenas gotículas lipídicas para a formação de uma gotícula maior.[5,33]

Lipodistrofia associada à displasia mandibuloacral

A DMA é uma síndrome rara e autossômica recessiva caracterizada por hipoplasia de mandíbula e clavículas, acro-osteólise de falanges distais, atraso no fechamento das suturas cranianas, baixa estatura e alterações faciais típicas. Os pacientes também apresentam "características progeroides", como fácies de passarinho, voz aguda, atrofia da pele, alopecia e displasia ungueal, além de lipodistrofia e resistência à insulina com suas complicações (DM e dislipidemia). A perda de gordura nesses pacientes pode ser parcial, acometendo as extremidades (tipo A), ou generalizada, envolvendo a face, o tronco e os membros (tipo B).[5,32,35]

A DMA tipo A é causada por variantes patogênicas do gene *LMNA* (o mesmo gene envolvido na LPF variante Dunnigan), afetando os éxons 8 a 10. Os indivíduos acometidos podem apresentar manifestações progeroides graves e mortalidade prematura.[5,35]

A DMA tipo B decorre de variantes patogênicas do gene *ZMPSTE24*, que codifica a zinco-metaloproteinase envolvida na proteólise pós-translacional da prelamina A. Sugere-se que o acúmulo de prelamina A e/ou a falta de lamina A madura nas células seja o mecanismo subjacente. Os pacientes descritos são, em sua maioria, crianças e apresentam prematuridade, defeitos esqueléticos precoces incluindo acro-osteólise, aparência progeroide e nódulos subcutâneos calcificados sobre as falanges, e não há relato de DM entre eles.[5,35]

Assim como na LPF, há pacientes com fenótipo de DMA que não apresentam mutações nos genes já descritos, o que indica a possibilidade da existência de novos *loci* envolvidos.

Outras lipodistrofias de origem genética

Síndrome MDP

A síndrome MDP (*mandibular hypoplasia, deafness and progeroid features*) caracteriza-se por displasia mandibular, perda auditiva neurossensorial e aspecto progeroide, além de lipodistrofia. No entanto, diferentemente da DMA, esse distúrbio não cursa com hipoplasia clavicular e acro-osteólise. Os homens apresentam criptorquidia e hipogonadismo, e pode ser observada ausência de desenvolvimento mamário nas mulheres. Alguns pacientes apresentaram DM. A condição deve-se a uma mutação autossômica dominante no gene *POLD1*, que codifica a enzima DNA-polimerase expressa em vários tecidos e responsável pela replicação do DNA. Outras mutações nesse mesmo gene estiveram associadas a alguns tipos de câncer.[33,36,37]

Síndromes lipodistróficas autoinflamatórias

Possuem herança autossômica recessiva e cursam com aparecimento na infância de febre recorrente, rigidez articular e contraturas graves das mãos e dos pés, além de lesões cutâneas eritematosas com posterior desenvolvimento de lipodistrofia. Neste grupo incluem-se a síndrome JMP (*joint contractures, muscular atrophy, microcytic anemia, and panniculitis-induced lipodystrophy*) e a síndrome CANDLE (*chronic atypical neutrophilic dermatosis with lipodystrophy and elevated temperature*). Ambas resultam de mutações no gene *PSMB8*, localizado no cromossomo 6p21.3.[36,38]

Síndrome SHORT

Caracteriza-se por baixa estatura, hiperextensibilidade articular, depressão ocular e anomalia de Rieger em olhos e dentes. Foi descrita em aproximadamente 30 indivíduos, com transmissão autossômica tanto dominante quanto recessiva. A anomalia de Rieger consiste em alterações oculares (hipoplasia da íris, anel de Schwalbe, sinequia iridocorneal, micro ou megalocórnea) e dentárias (hipodontia, microdontia, defeitos no esmalte e dentes atípicos). Outras características clínicas incluem retardo do crescimento intrauterino, distúrbios de crescimento, atraso na fala, microcefalia, clinodactilia bilateral e perda auditiva neurossensorial. A lipodistrofia associada à síndrome SHORT é relatada com padrões heterogêneos e pode acometer face, membros superiores e tronco ou, ainda, face, glúteos e cotovelos. O DM surge entre a terceira e a quarta década de vida. Variações patogênicas no gene *PIK3R1* foram associadas a essa síndrome.[5,36,39]

Síndrome progeroide neonatal de Wiedemann-Rautenstrauch

Herdada em caráter autossômico recessivo, tem prognóstico reservado, com mortalidade de 50% até os 6 anos de idade. Os indivíduos acometidos apresentam face triangular com crânio aparentemente aumentado (aparência progeroide), fontanela anterior alargada, veias proeminentes no couro cabeludo, cabelos escassos ou alopecia, e lipodistrofia generalizada poupando as regiões sacral e glútea. Alguns casos com características marfanoides foram identificados com mutação no gene da fibrilina-1 (*FBN1*). A base genética ainda não está completamente esclarecida.[5,36,40]

Progéria de Hutchinson-Gilford

Trata-se de uma síndrome autossômica dominante extremamente rara e relacionada a mutações no gene *LMNA*, que codifica proteínas da lamina nuclear, resultando na produção de uma proteína atípica (progerina) que induz vários defeitos celulares e culminando com o envelhecimento precoce. Diferentemente da progéria neonatal, as crianças nascem com aparência normal, mas desenvolvem características progeroides já no primeiro ano de vida, evoluindo com comorbidades cardiovasculares importantes e óbito por volta dos 20 anos. Os casos de síndrome progeroide atípica também podem estar associados a mutações no gene *LMNA*.[5,36,41]

Síndrome de Keppen-Lubinsky

É causada por mutações no gene *KCNJ6* que levam a defeito no canal de potássio das membranas celulares. O potencial de membrana é obrigatório para a diferenciação e a plasticidade celulares. A alteração do potencial de membrana prejudica a diferenciação dos adipócitos no início da embriogênese, causando lipodistrofia generalizada grave nos indivíduos acometidos. Outras características são um grave atraso no desenvolvimento neuropsicomotor e retardo mental, microcefalia, olhos grandes e salientes, ponte nasal estreita, lábio superior em fenda, palato ogival, pele fina e aderente e aspecto envelhecido.[36,42]

LIPODISTROFIAS ADQUIRIDAS

São chamadas de adquiridas as lipodistrofias que surgem no decorrer da vida (não congênitas) sem evidência de hereditariedade e que não apresentam mutações nos genes atualmente associados à condição. Elas podem ser parciais, generalizadas ou até mesmo localizadas. São causadas por medicamentos, doenças agudas, distúrbios autoimunes e outros mecanismos ainda desconhecidos, e não possuem uma base genética direta. As características clínicas e as alterações metabólicas são semelhantes às descritas nas formas herdadas (genéticas).[5,32]

Lipodistrofia generalizada adquirida

Também conhecida como síndrome de Lawrence, a lipodistrofia generalizada adquirida (LGA) apresenta-se com perda de gordura iniciada na infância de extensão variável e associada à esteatose hepática que pode evoluir para fibrose, além de DM e hipertrigliceridemia de difícil controle. A maioria tem lipodistrofia generalizada, mas em alguns casos há a preservação de certas áreas, como a intra-abdominal, a retro-orbitária e a medula óssea.[3,5,35]

Em cerca de um quarto dos indivíduos, há inicialmente paniculite na forma de nódulos subcutâneos inflamatórios que resultam em lipodistrofia localizada e pode progredir para a perda generalizada de gordura. Nesse subtipo de lipodistrofia, geralmente a perda de gordura e as complicações metabólicas são menos intensas que nos demais.[5,32]

Cerca de 25% dos casos associam-se a doenças autoimunes, como a dermatomiosite juvenil, o que sugere a possibilidade de destruição imunomediada dos adipócitos. Existem casos de pacientes que apresentam LGA e hepatite crônica com características autoimunes e baixos níveis séricos de C4, o que sugere o envolvimento da via clássica do complemento na patogênese da perda de gordura. Em alguns casos, há presença de autoanticorpos na ausência de manifestações clínicas de doenças autoimunes, como o fator antinuclear, o anticorpo (Ac) antimúsculo liso, o Ac antimitocondrial, o Ac antimembrana basal glomerular e o Ac antimembrana adipocitária. Nos casos idiopáticos, os mecanismos possivelmente envolvidos ainda são desconhecidos.[5,32]

Lipodistrofia parcial adquirida

A forma mais conhecida de lipodistrofia parcial adquirida (LPA) é a síndrome de Barraquer-Simons. Nessa condição, os indivíduos iniciam a perda de gordura corporal, na maioria das vezes, antes dos 15 anos, com progressões simétrica, gradual e cefalocaudal, poupando a gordura subcutânea abdominal e de membros inferiores e resultando em acúmulo de tecido adiposo subcutâneo na parte inferior do corpo (perda de gordura oposta à da síndrome de Dunnigan) com comprometimento da gordura na face (Figura 96.5). Predomina em mulheres, e em geral as complicações metabólicas são menos intensas (corroborando o papel metabolicamente benéfico da adiposidade periférica inferior). Alguns casos cursam com DM (cerca de 10%), glomerulonefrite membranoproliferativa e drusas (acúmulo de material extracelular amarelo ou branco nos olhos). Nos pacientes com doença renal, a perda de gordura inicia-se mais precocemente.[3,32,33]

Existem evidências indicativas de possível etiologia autoimune na destruição dos adipócitos, pois a maioria dos pacientes apresenta níveis séricos reduzidos de complemento (C3) e presença do fator nefrítico C3, um autoanticorpo que bloqueia a degradação da enzima C3 convertase. Um grupo de pesquisadores identificou

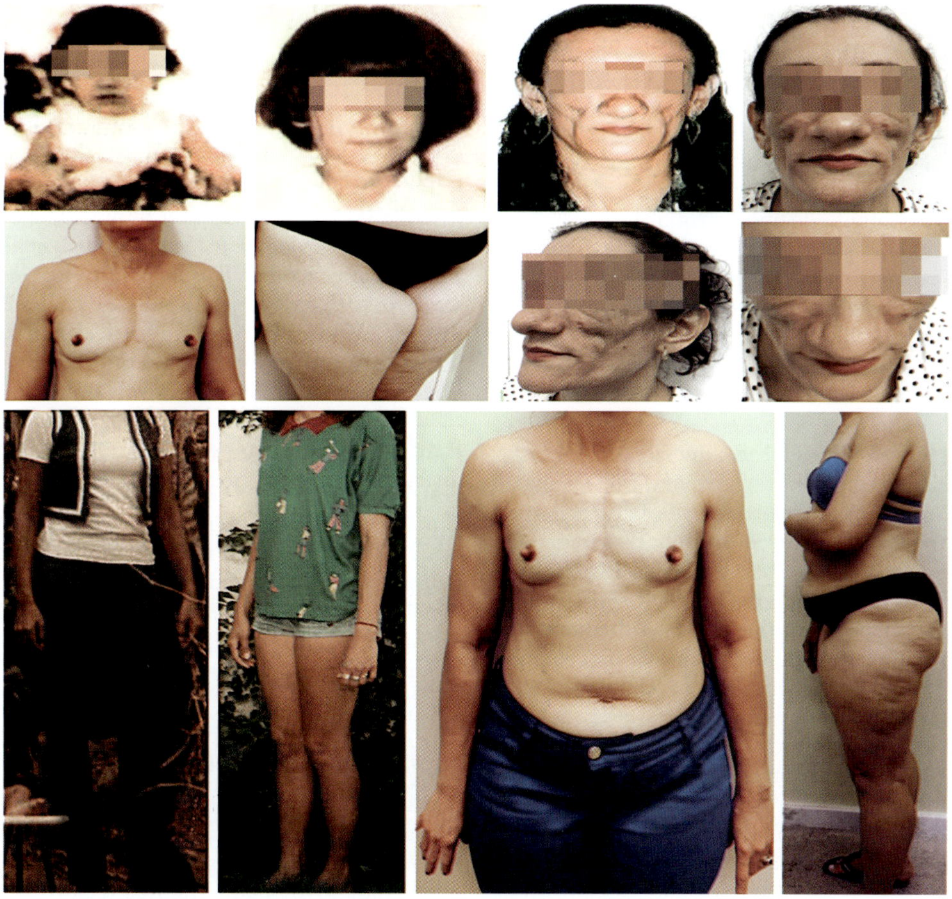

Figura 96.5 Lipodistrofia parcial adquirida (síndrome de Barraquer-Simons). Perda progressiva de gordura corporal com progressões simétrica, gradual e cefalocaudal nas regiões facial, cervical, mamária e torácica superior poupando a gordura subcutânea abdominal e de membros inferiores e resultando em acúmulo de tecido adiposo subcutâneo na parte inferior do corpo.

variantes patogênicas em heterozigose do gene *LMNB2*, que codifica a lamina B2, porém esses achados ainda não foram confirmados como fator etiológico da LPA.[32,33]

Lipodistrofia relacionada ao HIV

A lipodistrofia associada à infecção pelo HIV é a forma mais prevalente na atualidade, pois afeta até 50% dos indivíduos soropositivos com igual proporção entre homens e mulheres. A perda de gordura é gradual e envolve a face, os membros superiores e inferiore e as nádegas. Pode ocorrer acúmulo de gordura nas regiões cervical, dorsal e abdominal, resultando na presença de "queixo duplo", gibosidade e aumento da circunferência abdominal. Os estudos demonstram que a distribuição adiposa truncal pode variar de atrofia a hipertrofia, o que sugere que a lipodistrofia periférica nem sempre está associada à lipo-hipertrofia central. Os níveis séricos de leptina tendem a ser normais ou elevados, e ocorre redução de adiponectina. Os mecanismos subjacentes envolvem algumas classes de antirretrovirais e a própria infecção pelo HIV.[5,32,43]

Os inibidores de proteases (IP) de primeira geração (nelfinavir e indinavir) causam lipodistrofia ao inibir a diferenciação dos adipócitos, induzir resistência à insulina e aumentar a produção de citocinas pró-inflamatórias pelos adipócitos e macrófagos infiltrados no tecido adiposo. Alguns IP de segunda geração (ritonavir e lopinavir) também exercem efeitos deletérios no tecido adiposo via indução de estresse oxidativo e modificação da secreção de adipocinas. Em contrapartida, outros compostos (atazanavir e amprenavir), quando utilizados isoladamente, não causam efeitos deletérios sobre os adipócitos. Os IP também induzem hipertrofia da gordura visceral e distúrbios no metabolismo dos lipídios (p. ex., aumento da produção hepática de lipoproteína de densidade muito baixa [VLDL]) e dos carboidratos.[32,43]

Os inibidores da transcriptase reversa análogos de nucleosídios (ITRN), em particular as moléculas de primeira geração (estavudina e zidovudina), que são análogos da timidina, também estão associados ao surgimento de lipodistrofia, especialmente de lipoatrofia subcutânea. Esses fármacos promovem disfunção mitocondrial modificando significativamente a função dos adipócitos *in vitro* e aumentando o estresse oxidativo, resultando na diminuição da secreção de adiponectina e no aumento da produção de citocinas pró-inflamatórias, o que contribui para envelhecimento celular prematuro e apoptose de adipócitos. Pode haver um efeito danoso sinérgico na presença de um IP. Os ITRN de segunda geração (tenofovir) não causam esses efeitos.[32,43]

Com a substituição da terapia antirretroviral por fármacos menos associados à lipodistrofia, ocorre a redução do processo inflamatório no tecido adiposo, porém os impactos negativos sobre a função adipocitária persistem e não há reversão da lipodistrofia.[5,32]

A própria infecção pelo HIV também pode contribuir para a lipodistrofia. A infecção dos adipócitos e dos macrófagos (considerados reservatórios de replicação viral) presentes no tecido adiposo pelo vírus promove a liberação de proteínas virais, o que altera o fenótipo adipocitário. Além disso, quando infectados pelo HIV, os macrófagos mudam seu fenótipo de um padrão anti-inflamatório (M2) para um pró-inflamatório (M1) com a secreção de citocinas pró-inflamatórias, resultando na alteração da produção de adipocinas e na indução de resistência à insulina.[32,43]

Devido ao início cada vez mais precoce da terapia antirretroviral, que leva a uma redução efetiva da replicação viral sistêmica, e à utilização de novos fármacos com menor toxicidade metabólica, a ocorrência do fenótipo lipodistrófico nos pacientes infectados pelo HIV vem diminuindo. Além disso, os indivíduos afetados podem dispor de procedimentos estéticos para reduzir o impacto negativo da lipodistrofia sobre sua autoimagem.[43]

Lipodistrofia relacionada ao hipercortisolismo

O hipercortisolismo, ou síndrome de Cushing, independentemente de sua etiologia (endógena ou exógena), cursa com um acúmulo centrípeto da gordura corporal que leva ao predomínio de gordura na parte superior do tronco, na região cervical e na face, manifestando-se como face "em lua cheia", "giba de búfalo" e aumento da circunferência abdominal (por aumento da adiposidade visceral). Adicionalmente, o excesso de glicocorticoide leva a redução de massa óssea, perda de massa muscular, hipertensão arterial, hiperandrogenismo e alterações metabólicas como resistência à insulina, intolerância à glicose, DM e dislipidemia, além de aumento do risco cardiovascular.[32,33]

A enzima 11β-hidroxiesteroide desidrogenase tipo 1, que faz a conversão da cortisona (inativa) em cortisol (ativo), tem papel crucial na determinação das concentrações intracelulares de glicocorticoides. Essa enzima está presente no tecido adiposo, e se sugere que possa servir como um amplificador específico de tecido da ação dos glicocorticoides. Foi demonstrado que a gordura subcutânea pode secretar cortisol. Além disso, o cortisol inibe a proliferação de adipócitos e aumenta seu tamanho, tornando-os insulinorresistentes. Contudo, o mecanismo pelo qual o cortisol induz lipodistrofia ainda não está completamente esclarecido.[32]

Lipodistrofias localizadas

Apresentam-se como uma perda focal de gordura subcutânea (lipoatrofia) em uma região do corpo resultando em pequenas depressões cutâneas com a pele sobrejacente normal. Pode ainda acontecer um acúmulo focal de gordura (lipo-hipertrofia) com nodulação cutânea no local afetado com ou sem sinais flogísticos. A etiologia é diversa, e inclui paniculite, injeção subcutânea de algumas substâncias, pressão repetitiva em um mesmo local, entre outros. As lipodistrofias localizadas podem acometer grandes áreas contíguas ou sítios anatomicamente distintos em qualquer região do corpo. Suas repercussões são principalmente cosméticas, sem associação com as complicações metabólicas frequentemente observadas nas formas generalizadas e parciais.[3,5]

ASPECTOS FISIOPATOLÓGICOS

Nas lipodistrofias, a ausência ou a redução da adiposidade corporal metabolicamente saudável resultam em um acúmulo ectópico de gordura e resistência à insulina, que estão associados a desfechos mórbidos mais graves e precoces, como a doença hepática esteatótica metabólica, a hiperglicemia, a dislipidemia e a hipertensão arterial, e a um estado pró-trombótico e pró-inflamatório que eleva a mortalidade dos pacientes acometidos por essas condições.[32,36,44,45]

Resistência à insulina nas lipodistrofias

A insulina regula a homeostase de glicose a partir de sua ação em vários sítios: reduz a produção hepática de glicose (diminui a gliconeogênese e a glicogenólise), aumenta a captação periférica de glicose (principalmente nos tecidos muscular e adiposo), estimula a lipogênese nos adipócitos, reduz a lipólise, aumenta a síntese e inibe a degradação proteica, além de alterar a quantidade de ácidos graxos livres liberados pela gordura visceral. O fluxo direto de ácidos graxos na veia porta modula a sensibilidade hepática à insulina, regulando a produção de glicose.[46]

O aumento dos metabólitos intracelulares de ácidos graxos leva à ativação da cascata da quinase da serina/treonina, o que ocasiona a fosforilação do substrato para o receptor de insulina-1 (IRS-1) em serina/treonina. O IRS-1 fosforilado em serina não se liga nem ativa a fosfodiesterase-3 quinase (PI-3), resultando em um transporte diminuído de glicose e em outras manifestações da resistência à insulina. Além disso, os ácidos graxos livres podem interferir diretamente na expressão, na transcrição ou no recrutamento do transportador de glicose tipo 4 (GLUT-4) para a superfície celular, reduzir o *clearance* hepático de insulina e aumentar a produção hepática de glicose, o que potencializa os efeitos da resistência à insulina.[47]

Nas síndromes lipodistróficas, há limitação no depósito usual de triglicerídeos no tecido adiposo, resultando na deposição aberrante e excessiva de triglicerídeos no fígado (esteatose hepática) e no músculo esquelético (gordura intramiocelular), o que induz resistências hepática e periférica à insulina e hiperinsulinemia. Além disso, a deposição de ácidos graxos em locais não habituais, como nas ilhotas de Langherans, poderia torná-los resistentes aos efeitos da insulina sobre a captação da glicose.[1,45,48]

A grave resistência à insulina existente desde o nascimento nos pacientes com LGC pode ser inicialmente compensada pela hiperinsulinemia, mantendo-se um estado euglicêmico por um tempo variável, na maioria das vezes até a puberdade. Entretanto, o acúmulo gradual de amiloide nas ilhotas pancreáticas, a atrofia das células beta e o agravamento da resistência à insulina, que é observado no período puberal, podem levar à hiperglicemia franca e ao desenvolvimento de DM.[1,49]

A instalação do DM no cenário da lipodistrofia configura o DM lipoatrófico ou DM tipo 3B ou secundário a defeitos genéticos na ação da insulina, e a resistência à insulina é a principal característica dessa forma de DM.[50] Clinicamente, os diabéticos manifestam uma hiperglicemia de difícil controle, apesar de apresentaram níveis séricos de insulina muito elevados, que não raramente se encontram 5 a 10 vezes acima dos valores normais. Esta forma de DM exige o uso de medicamentos orais sensibilizadores da ação da insulina, além da administração de altas doses de insulina diariamente, embora não haja dados que definam claramente os benefícios desses fármacos nessa condição. Como seu controle é extremamente difícil, suas complicações ocorrem em maior frequência e com menor tempo de doença, sendo estas as principais causas de morbidade e mortalidade.[1,49,51]

Devido ao prejuízo na síntese e no metabolismo de lipídios e carboidratos presente nas lipodistrofias, é comum a ocorrência de dislipidemia com predomínio da redução de colesterol da lipoproteína de alta densidade (HDLc) e de uma significativa hipertrigliceridemia, que, além de piorar a morbidade cardiovascular, podem culminar em pancreatite de repetição.[5,32]

Nas formas mais graves de lipodistrofia, além da resistência à insulina, devido ao déficit de gordura corporal, em especial de tecido adiposo subcutâneo, há redução dos níveis séricos das adipocinas (leptina e adiponectina).[32,52]

Efeitos da leptina e consequências da hipoleptinemia nas lipodistrofias

A leptina é um hormônio produzido exclusivamente pelos adipócitos que é produto do gene *Ob* e constituído por 167 peptídeos. Ela foi identificada por Zhang et al.[53] em 1994. Acredita-se que seja responsável pela sinalização para o sistema nervoso central (SNC) da reserva energética existente, ou seja, da adequação ou inadequação dos depósitos de gordura. Essa sinalização induz uma resposta apropriada do SNC na ingestão alimentar e no gasto energético.[54] Sendo assim, níveis baixos de leptina indicariam baixa reserva de tecido adiposo e aumentariam a ingesta alimentar, orientando o organismo a se adaptar a essa condição.[55] A manutenção da homeostase normal dos ácidos graxos fora dos adipócitos também pode requerer a contenção da lipogênese pela leptina.[56]

Além dessa ação regulatória do apetite e da termogênese, a leptina desempenha importante papel sobre o eixo hipotalâmico-hipofisário-gonadal e também atua na regulação do metabolismo da glicose (via fosfatidilinositol-3-quinase). Adicionalmente, ela reduz o acúmulo de triglicerídeos nos hepatócitos e nas células musculares esqueléticas, o que melhora a sensibilidade à insulina e modula a atividade das células beta pancreáticas.[52,57]

Os pacientes com as formas generalizadas de lipodistrofia apresentam uma redução importante dos níveis de leptina. A hipoleptinemia sinaliza um possível "déficit de reserva energética" para o SNC e induz a exacerbação do apetite. Como não há um local adequado para o estoque de gorduras, o excesso de calorias ingerido deposita-se como gordura ectópica, perpetuando o ciclo de distúrbios metabólicos.[56]

Além disso, a deficiência de leptina por si só contribui para a desregulação do metabolismo da glicose e da atividade das células beta pancreáticas, como também para o acúmulo de triglicerídeos nos hepatócitos e nas células musculares esqueléticas. Os estudos em modelos animais lipodistróficos indicaram que a resistência à insulina estava intimamente ligada à hipoleptinemia secundária à falha da diferenciação dos adipócitos e demonstraram que a administração subcutânea de leptina foi capaz de reestabelecer a sensibilidade à insulina.[48,58]

Tem sido relatada maior predisposição a infecções graves em pacientes com LGC. Vários estudos têm mostrado que a leptina apresenta importante função sobre os sistemas imunológicos inato e adaptativo, e é responsável pela modulação da resposta inflamatória; pela proliferação e função de linfócitos T; pela produção de citocinas Th1, como IL-6, IL-12 e fator de necrose tumoral-α; além de promover a quimiotaxia de neutrófilos e estimular a fagocitose por macrófagos. Estudos recentes têm demonstrado ainda que a leptina está envolvida na modulação da resposta sistêmica à sepse e pode contribuir para o desenvolvimento de autoimunidade.[12,13,59]

Efeitos da adiponectina e consequências da hipoadiponectinemia

A adiponectina é um polipeptídeo de 247 aminoácidos codificado pelo gene *ADIPOQ*, localizado no cromossomo 3q27, em uma região com evidência de associação ao DM tipo 2 e à síndrome metabólica.[44] Sua concentração é maior na gordura subcutânea do que na visceral, possui correlação inversa com resistência à insulina e estados inflamatórios, e se destaca pelas suas notáveis capacidades antidiabetogênica e anti-inflamatória.[45]

Vários mecanismos têm sido descritos para explicar os efeitos metabólicos da adiponectina: no fígado, aumenta a sensibilidade à insulina, reduz o influxo de ácidos graxos não esterificados, aumenta a oxidação de ácidos graxos e reduz a liberação de glicose. No músculo, a adiponectina estimula a utilização de glicose e a oxidação de ácidos graxos. Na parede vascular, inibe a adesão de monócitos ao reduzir a expressão de moléculas de adesão, inibe também a transformação de macrófagos em células espumosas (fase inicial da aterogênese) e reduz a proliferação de células de músculo liso em resposta a fatores de crescimento. Além disso, aumenta a produção de óxido nítrico pela célula endotelial e estimula a angiogênese. Todos esses efeitos são mediados por aumento da fosforilação dos receptores de insulina, ativação da proteinoquinase dependente de AMP e modulação da via do fator nuclear Kb.[60,61]

Nos pacientes com lipodistrofia, observa-se marcante redução dos níveis de adiponectina.[10] O déficit de adiponectina agrava a resistência hepática à insulina, aumenta o débito hepático de glicose e reduz a utilização periférica da glicose e a oxidação dos ácidos graxos. O acúmulo intracelular de ácidos graxos livres e seus derivados (acil-CoA, diglicerídeos e ceramidas) leva à ativação da proteinoquinase C e das citocinas inflamatórias que fosforilam resíduos específicos de serina no substrato proteico do IRS-1, gerando bloqueio na sinalização da insulina e redução do transporte de glicose para dentro da célula muscular, o que resulta no quadro de resistência à insulina. Contudo, esse bloqueio na sinalização pós-receptor é seletivo, de forma que a insulina conserva sua capacidade de ativar a lipogênese por meio do fator de transcrição SREBP-1 (*sterol regulatory element-binding protein 1*), fechando o ciclo hiperinsulinemia > lipogênese > hipertrigliceridemia > resistência à insulina.[32,44,52,56]

PROPEDÊUTICA DIAGNÓSTICA

As lipodistrofias devem ser suspeitadas nos casos de indivíduos com manifestações precoces da síndrome metabólica (DM, hipertrigliceridemia, HDL-c baixo, hepatomegalia, esteatose hepática ou esteato-hepatite, acantose *nigricans*) e com diminuição de adiposidade em membros inferiores. Frente a um caso suspeito, deve-se questionar cuidadosamente sobre idade de surgimento das manifestações, forma de progressão e outras características associadas, presença de comorbidades, uso de medicamentos e histórico familiar detalhado, incluindo o histórico de consanguinidade para se compreender o modo de herança. Deve ser realizado um exame físico detalhado para evidenciar os sítios de perda de gordura e para buscar a presença de proeminência muscular e flebomegalia. Medidas de pregas cutâneas da coxa menores que 10 mm em homens e 22 mm em mulheres sugerem a presença de lipodistrofia, desde que não sejam em atletas ou desnutridos. A razão entre a prega escapular e a da panturrilha maior que 3,477 (índice Köb) é altamente sugestiva de LPF tipo 1.[32,36]

Exames complementares devem ser realizados para avaliação das complicações metabólicas e para a presença de autoimunidade. A determinação dos níveis séricos de leptina é útil, mas não define o diagnóstico nem a conduta nas formas parciais. Exames de imagem, como a ultrassonografia (US), podem auxiliar na avaliação de organomegalias, e radiografias de ossos longos podem evidenciar lesões ósseas nas LGC. A absorciometria de raios X de dupla energia (DXA) é o padrão-ouro para a avaliação da composição corporal e da distribuição de gordura. A ressonância magnética (RM) com espectroscopia é reservada a situações especiais, dado seu custo elevado e tempo de exame. Holter, ecocardiograma e teste de estresse devem ser realizados nos pacientes com suspeita de cardiomiopatia ou doença coronariana. A biopsia de pele é útil para os indivíduos com lipodistrofia localizada ou variantes associadas à paniculite. Para os casos suspeitos de lipodistrofias herdadas, testes genéticos devem ser realizados. Para tal, os painéis específicos de sequenciamento de genes ("*targeted sequencing*") direcionados para mutações específicas já identificadas são os mais utilizados na prática clínica.[32,36]

O diagnóstico diferencial envolve as síndromes de resistência à insulina por alterações no receptor de insulina (leprechaunismo, síndromes de resistência à insulina dos tipos A e B) e a desnutrição ou a caquexia pelas mais diversas causas. As primeiras podem não cursar com dislipidemia e lipodistrofia e ter níveis elevados de adiponectina, enquanto a desnutrição ou a caquexia podem ser revertidas após a resolução da doença subjacente. As lipomatoses são tumores de gordura que podem surgir em qualquer área do corpo, e em alguns casos estão associados a mutações no DNA mitocondrial (mutações no *MERRF*, em particular) e entram no diagnóstico diferencial das lipodistrofias parciais, assim como a síndrome de Cushing.[32,36]

ABORDAGEM TERAPÊUTICA

O tratamento das lipodistrofias se baseia no controle das complicações metabólicas e, quando indicados, em procedimentos estéticos para melhorar a autoimagem. A abordagem deve ser individualizada de acordo com as manifestações específicas de cada uma das diferentes formas de lipodistrofia.[32,36]

Modificações do estilo de vida

Todos os pacientes são aconselhados a manter um estilo de vida saudável, incluindo uma dieta balanceada com teor reduzido de gorduras. Na infância, o aporte nutricional deve ser suficiente para suprir a demanda energética e garantir crescimento e desenvolvimento adequados. A suplementação de gorduras poli-insaturadas, como o ômega-3 na dose de 5 a 10 g/dia, pode auxiliar na redução dos níveis séricos de triglicerídeos e na diminuição da progressão da aterosclerose. O uso de triglicerídeos de cadeia média também pode ser útil. O consumo de álcool deve ser evitado. Recomenda-se atividade física regular, que favorece os controles glicêmico e lipídico. Deve-se ter cautela com os exercícios resistidos quando há incômodo pela hipertrofia muscular preexistente. Deve ser recomendado um suporte psicológico para pacientes e familiares.[5,36]

Tratamento farmacológico

O tratamento farmacológico das lipodistrofias inclui os medicamentos geralmente utilizados para diabetes, dislipidemia e comorbidades. Contudo, agentes específicos como os análogos da leptina humana recombinante e a metreleptina estão disponíveis e devem ser considerados nos casos com indicação.

Agentes antidiabéticos

Entre os antidiabéticos orais, são utilizados a metformina, as sulfonilureias, a pioglitazona, os inibidores da dipeptidil peptidase 4 (iDPP-4), os inibidores do cotransportador glicose sódio (iSGLT-2) e os agonistas do receptor do peptídeo semelhante ao glucagon tipo 1 (GLP-1), embora estudos específicos sejam limitados, dada a raridade da doença. A metformina pode melhorar a sensibilidade à insulina, contribuir para a redução dos níveis de glicose e induzir ovulação nas pacientes com SOP. A pioglitazona aumenta a sensibilidade à insulina e a gordura subcutânea periférica, além de reduzir a gordura visceral, a inflamação, a esteatose e a fibrose hepáticas. Seu uso deve ser considerado nas lipodistrofias parciais, mas não nas formas generalizadas, nas quais os dados em modelos animais não sugerem segurança. Em relação ao uso dos iDPP4 e dos iSGLT-2, os dados existentes (relatos e pequenas séries de casos) demonstram benefício nos pacientes com lipodistrofias, devendo ser considerado individualmente.[5,32,36]

A insulinoterapia é indicada para os pacientes diabéticos que não alcançam um bom controle com dieta e medicamentos orais. É comum haver a necessidade de doses elevadas de insulina, ultrapassando 2 UI/kg/dia. Portanto, as apresentações mais concentradas de análogos de insulina, como a glargina U300 (Toujeo®), poderão trazer maior conforto ao paciente.

A insulinoterapia em sistema de infusão contínua ("bomba de insulina") tem potencial benefício de melhorar o controle glicêmico, mas há poucos dados na literatura. Deve-se ressaltar a dificuldade da aplicação de insulina devido à ausência de tecido adiposo subcutâneo em abdome e membros.[5,36]

Agentes hipolipemiantes

Os hipolipemiantes são indicados para os casos de dislipidemias que não respondam à dieta. Os fibratos são a primeira escolha para o tratamento da hipertrigliceridemia refratária às medidas gerais. Em função do elevado risco cardiovascular, nos adultos deve-se considerar a associação com estatinas, evitando-se tal combinação com a genfibrozila, que aumenta os níveis séricos das estatinas, elevando o risco de miopatia. A niacina não deve ser utilizada, pois pode aumentar a resistência à insulina. Os estrogênios orais não devem ser utilizados para o tratamento da SOP em mulheres com lipodistrofia por causa do risco de elevação dos triglicerídeos. Recentemente, a volanersosena, um inibidor do oligonucleotídeo *antisense* da apolipoproteína C-III (apoC-III) foi aprovado no Brasil para a hipertrigliceridemia na LPF.[5,36]

Leptina recombinante humana (metreleptina)

A metreleptina (Myalept®) foi recentemente aprovada no Brasil para o tratamento das complicações da deficiência de leptina em pacientes com lipodistrofia não HIV, assim como em outros países da Europa, nos EUA e no Japão.[62] Ela está autorizada para pacientes com mais de 2 anos com LGC ou LGA e para maiores de 12 anos com lipodistrofia parcial que não conseguiram controle metabólico com as terapias habituais. Com seu uso, foi demonstrada melhora significativa dos controles glicêmico (redução de hemoglobina glicada de 2,2 a 3%) e lipídico (redução de triglicerídeos em torno de 70%), como também da doença hepática (redução de enzimas hepáticas em torno de 60%), sem, contudo, apresentar ação sobre o padrão de distribuição corporal de gordura.[63] Adicionalmente, observou-se melhora da perda urinária de albumina e da hiperfiltração glomerular,[64] e também nos hormônios sexuais (tanto pelo aumento da sensibilidade à insulina como por restaurar a pulsatilidade do hormônio luteinizante).[65]

A dose de metreleptina varia de 0,06 a 0,13 mg/kg/dia em pacientes com menos de 40 kg de ambos os sexos. Nos homens com mais de 40 kg, varia de 2,5 a 10 mg/dia; e, nas mulheres com mais de 40 kg, de 5 a 10 mg/dia. A via de administração é subcutânea (SC); porém, devido ao escasso tecido subcutâneo dos pacientes com lipodistrofia, recomenda-se que a aplicação SC seja realizada formando-se um ângulo de 45° com a pele. Não deve ser utilizada em grávidas e lactantes, e deve-se evitar o uso em pacientes sob elevado risco de pancreatite (hipertrigliceridemia grave, histórico de pancreatite) até a melhora dos níveis lipídicos obtida por outras medidas.[62] Os possíveis efeitos colaterais são uma reação inflamatória no sítio de injeção e o risco de hipoglicemia nos pacientes em uso concomitante de antidiabéticos orais e/ou insulina. O desenvolvimento de anticorpos contra a metreleptina com atividade neutralizante *in vitro* foi relatado em cinco pacientes (dois com lipodistrofia generalizada e três sem lipodistrofia) que participaram de estudos clínicos. A perda de eficácia do medicamento (aumento de HbA_{1c} e triglicerídeos) e/ou o desenvolvimento de infecção grave devem alertar para essa possibilidade. Foram relatados três casos de linfoma de células T em pacientes com LGA em uso de metreleptina (dois pacientes já tinham anormalidades imuno-hematológicas prévias ao uso do medicamento). A relação causal ainda não está bem estabelecida.[66]

Outros medicamentos

As demais comorbidades, como, por exemplo, hipertensão arterial, cardiomiopatias, arritmias cardíacas, nefropatia, neuropatia, entre outras, devem ser tratadas conforme as orientações usuais.

Em pacientes com paniculite, o uso de corticosteroides pode reduzir sua progressão, porém não restaura o tecido adiposo perdido. Essas medicações também são usadas para controlar as doenças autoimunes associadas. Deve-se dar atenção para o risco de hipercortisolismo iatrogênico.[35]

Nos casos de lipodistrofia associada ao HIV, além do manejo farmacológico para as anormalidades metabólicas, deve-se considerar a troca do antirretroviral por fármacos com menor toxicidade metabólica. O uso da tesamorrelina, um análogo do fator de liberação do hormônio de crescimento, reduz o excesso de gordura visceral e é indicado para o tratamento da lipo-hipertrofia visceral associada ao HIV. Esse medicamento, contudo, não está disponível no Brasil. O uso de metreleptina não foi aprovado para esses pacientes.

Tratamentos cosméticos

Os tratamentos cosméticos são indicados em alguns casos para reduzir os danos psicológicos das alterações fenotípicas. O tratamento cosmético pode ser feito por meio de injeções subcutâneas de metacrilato ou de transplante autólogo de tecido adiposo para preenchimento facial, ou ainda por cirurgias reconstrutivas para os casos mais graves. O excesso de tecido adiposo em algumas regiões pode ser cirurgicamente excisado ou removido por lipoaspiração, porém há risco de recorrência.[36,43]

ACOMPANHAMENTO MULTIPROFISSIONAL

O acompanhamento dos pacientes com lipodistrofias deve ser multiprofissional, dada a complexidade da doença e suas repercussões. Considera-se fundamental haver seguimento com profissionais de nutrição, psicologia, enfermagem, fisioterapia, além de diversas especialidades médicas, incluindo o geneticista, para aconselhamento das famílias com lipodistrofias herdadas.

Resumo

As lipodistrofias são um grupo heterogêneo de distúrbios do tecido adiposo caracterizadas por perda seletiva e de extensão variável dos depósitos de gordura corporal que cursam com resistência à insulina grave e complicações metabólicas precoces, como diabetes melito (DM), hipertrigliceridemia, doença hepática esteatótica metabólica, SOP e elevado risco cardiovascular. Podem ser herdadas ou adquiridas, generalizadas ou parciais. As lipodistrofias herdadas são condições raras e podem se manifestar ao nascimento, como na lipodistrofia generalizada congênita (síndrome de Berardinelli-Seip), ou mais tardiamente, como na lipodistrofia parcial familiar. Entre as formas adquiridas, destaca-se a lipodistrofia associada à infecção pelo vírus da imunodeficiência humana (HIV). Provavelmente, são condições subdiagnosticadas; portanto, deve ser dada atenção aos pacientes com manifestações metabólicas precoces e/ou mais severas, fenótipo de adiposidade e histórico familiar. A identificação precoce, somada às terapias mais efetivas, permitirá melhor assistência aos indivíduos acometidos.

REFERÊNCIAS BIBLIOGRÁFICAS

1. Garg A, Misra A. Lipodystrophies: rare disorders causing metabolic syndrome. Endocrinol Metab Clin North Am. 2004; 33:305-31.
2. Garg A. Acquired and inherited lipodystrophies. N Engl J Med. 2004; 350:1220-34.
3. Hegele RA, Joy TR, Al-Attar SA et al. Thematic review series: adipocyte biology. Lipodystrophies: windows on adipose biology and metabolism. J Lipid Res. 2007; 48:1433-44.

4. Patni N, Garg A. Congenital generalized lipodystrophies – new insights into metabolic dysfunction. Nat Rev Endocrinol. 2015; 11:522-34.
5. Garg A. Clinical review#: Lipodystrophies: genetic and acquired body fat disorders. J Clin Endocrinol Metab. 2011; 96:3313-25.
6. Garg A. Lipodystrophies. Am J Med. 2000; 108:143-52.
7. Berardinelli W. An undiagnosed endocrine metabolic syndrome: report of 2 cases. J Clin Endocrinol Metab. 1954; 14:193-204.
8. Seip M. Lipodystrophy and gigantism with associated endocrine manifestations. A new diencephalic syndrome? Acta Paediatr. 1959; 48:555-74.
9. AG, Mesquita ET, Faria CA et al. Anormalidades cardiovasculares e metabólicas em pacientes com a síndrome de Berardinelli-Seip. Arq Brasil Cardiol. 2010; 94:109-18.
10. Figueiredo Filho PP, Val AC, Diamante R et al. Lipodistrofia generalizada congênita. J Pediatria. 2004; 80:333-6.
11. Faria CA, Moraes RS, Sobral-Filho DC et al. Autonomic modulation in patients with congenital generalized lipodystrophy (Berardinelli-Seip syndrome). Europace. 2009; 11:763-9.
12. Tschop J, Nogueiras R, Haas-Lockie S et al. CNS leptin action modulates immune response and survival in sepsis. J Neurosci. 2010; 30:6036-47.
13. Farooqi IS, Matarese G, Lord GM et al. Beneficial effects of leptin on obesity, T cell hyporesponsiveness, and neuroendocrine/metabolic dysfunction of human congenital leptin deficiency. J Clin Invest. 2002; 110:1093-103.
14. Magre J, Delepine M, Khallouf E et al. Identification of the gene altered in Berardinelli-Seip congenital lipodystrophy on chromosome 11q13. Nat Genet. 2001; 28:365-70.
15. Dyment DA, Gibson WT, Huang L et al. Biallelic mutations at PPARG cause a congenital, generalized lipodystrophy similar to the Berardinelli-Seip syndrome. Eur J Med Genet. 2014; 57:524-6.
16. Knebel B, Kotzka J, Lehr S et al. A mutation in the c-fos gene associated with congenital generalized lipodystrophy. Orphanet J Rare Dis. 2013; 8:119.
17. Takeuchi K, Reue K. Biochemistry, physiology, and genetics of GPAT, AGPAT, and lipin enzymes in triglyceride synthesis. Am J Physiol Endocrinol Metab. 2009; 296:E1195-209.
18. Agarwal AK, Garg A. Enzymatic activity of the human 1-acylglycerol-3-phosphate-O-acyltransferase isoform 11: upregulated in breast and cervical cancers. J Lipid Res. 2010; 51:2143-52.
19. Agarwal AK, Barnes RI, Garg A. Genetic basis of congenital generalized lipodystrophy. Int J Obes Relat Metab Disord. 2004; 28:336-9.
20. Fei W, Shui G, Gaeta B et al. Fld1 p, a functional homologue of human seipin, regulates the size of lipid droplets in yeast. Journal Cell Biol. 2008; 180:473-82.
21. Szymanski KM, Binns D, Bartz R et al. The lipodystrophy protein seipin is found at endoplasmic reticulum lipid droplet junctions and is important for droplet morphology. Proc Natl Acad Sci U S A. 2007; 104:20890-5.
22. Yang W, Thein S, Wang X et al. BSCL2/seipin regulates adipogenesis through actin cytoskeleton remodelling. Hum Mol Genet. 2014; 23:502-13.
23. Kim CA, Delepine M, Boutet E et al. Association of a homozygous nonsense caveolin-1 mutation with Berardinelli-Seip congenital lipodystrophy. J Clin Endocrinol Metab. 2008; 93:1129-34.
24. Razani B, Lisanti MP. Caveolin-deficient mice: insights into caveolar function human disease. J Clin Invest. 2001; 108:1553-61.
25. Blouin CM, Le Lay S, Eberl A et al. Lipid droplet analysis in caveolin-deficient adipocytes: alterations in surface phospholipid composition and maturation defects. J Lipid Res. 2010; 51:945-56.
26. Briand N, Prado C, Mabilleau G et al. Caveolin-1 expression and cavin stability regulate caveolae dynamics in adipocyte lipid store fluctuation. Diabetes. 2014; 63:4032-44.
27. Garg A, Agarwal AK. Caveolin-1: a new locus for human lipodystrophy. J Clin Endocrinol Metab. 2008; 93:1183-5.
28. Liu L, Pilch PF. A critical role of cavin (polymerase I and transcript release factor) in caveolae formation and organization. J Biol Chem. 2008; 283:4314-22.
29. Perez-Diaz S, Johnson LA, DeKroon RM et al. Polymerase I and transcript release factor (PTRF) regulates adipocyte differentiation and determines adipose tissue expandability. Faseb J. 2014; 28:3769-79.
30. Dunnigan MG, Cochrane MA, Kelly A et al. Familial lipoatrophic diabetes with dominant transmission. A new syndrome. Q J Med. 1974; 43:33-48.
31. Kobberling J, Willms B, Kattermann R et al. Lipodystrophy of the extremities. A dominantly inherited syndrome associated with lipatrophic diabetes. Humangenetik. 1975; 29:111-20.
32. Capeau J, Magre J, Caron-Debarle M et al. Human lipodystrophies: genetic and acquired diseases of adipose tissue. Endocr Dev. 2010; 19:1-20.
33. Guide NP. NORD physician guide to the lipodystrophy disorders 2016. Disponível em: http://nordphysicianguides.org/Lipodystrophies.
34. Ahmadian M, Suh JM, Hah N et al. PPARgamma signaling and metabolism: the good, the bad and the future. Nat Med. 2013; 19:557-66.
35. Misra A, Garg A. Clinical features and metabolic derangements in acquired generalized lipodystrophy: case reports and review of the literature. Medicine (Baltimore). 2003; 82:129-46.
36. Patni N, Garg A. Congenital generalized lipodystrophies – new insights into metabolic dysfunction. Nat Rev Endocrinol. 2015; 11:522-34.
37. Weedon MN, Ellard S, Prindle MJ et al. An in-frame deletion at the polymerase active site of POLD1 causes a multisystem disorder with lipodystrophy. Nature genetics. 2013; 45:947-50.
38. Kitamura A, Maekawa Y, Uehara H et al. A mutation in the immunoproteasome subunit PSMB8 causes autoinflammation and lipodystrophy in humans. J Clin Invest. 2011; 121:4150-60.
39. Thauvin-Robinet C, Auclair M, Duplomb L et al. PIK3R1 mutations cause syndromic insulin resistance with lipoatrophy. Am J Hum Genet. 2013; 93:141-9.
40. Jacquinet A, Verloes A, Callewaert B et al. Neonatal progeroid variant of Marfan syndrome with congenital lipodystrophy results from mutations at the 3′ end of FBN1 gene. Eur J Med Genet. 2014; 57:230-4.
41. Reunert J, Wentzell R, Walter M et al. Neonatal progeria: increased ratio of progerin to lamin A leads to progeria of the newborn. Eur J Hum Genet. 2012; 20:933-7.
42. Masotti A, Uva P, Davis-Keppen L et al. Keppen-Lubinsky syndrome is caused by mutations in the inwardly rectifying K+ channel encoded by KCNJ6. Am J Hum Genet. 2015; 96:295-300.
43. Anuurad E, Bremer A, Berglund L. HIV protease inhibitors and obesity. Curr Opin Endocrinol Diabetes Obes. 2010; 17:478-85.
44. Kershaw EE, Flier JS. Adipose tissue as an endocrine organ. J Clin Endocrinol Metab. 2004; 89:2548-56.
45. Fernandes VO, Montenegro APDR, Ponte CMM et al. Precocious endothelial dysfunction in patients with congenital generalized lipodystrophy (Berardinelli-Seip syndrome) evaluated by two different methods. Diabetol Metab Syndr. 2015; 7(Suppl 1):A111.
46. Carvalheira JBC, Zecchin HG, Saad MJA. Vias de sinalização da insulina. Arq Bras Endocrinol Metabol. 2002; 46:419-25.
47. Carvalho MHC, Colaço AL, Fortes ZB. Citocinas, disfunção endotelial e resistência à insulina. Arq Brasil Endocrinol Metabol. 2006; 50:304-12.
48. Shimomura I, Hammer RE, Ikemoto S et al. Leptin reverses insulin resistance and diabetes mellitus in mice with congenital lipodystrophy. Nature. 1999; 401:73-6.
49. Garg A, Chandalia M, Vuitch F. Severe islet amyloidosis in congenital generalized lipodystrophy. Diabetes Care. 1996; 19:28-31.
50. American Diabetes Association (ADA). Diagnosis and classification of diabetes mellitus. Diabetes Care. 2014; 37(Suppl 1):S81-90.
51. Rossetti L, Massillon D, Barzilai N et al. Short term effects of leptin on hepatic gluconeogenesis and in vivo insulin action. J Biol Chem. 1997; 272:27758-63.
52. Pardini VC, Victoria IM, Rocha SM et al. Leptin levels, beta-cell function, and insulin sensitivity in families with congenital and acquired generalized lipoatropic diabetes. J Clin Endocrinol Metab. 1998; 83:503-8.
53. Zhang Y, Proenca R, Maffei M et al. Positional cloning of the mouse obese gene and its human homologue. Nature. 1994; 372:425-32.
54. Bray GA, York DA. Clinical review 90: Leptin and clinical medicine: a new piece in the puzzle of obesity. J Clin Endocrinol Metab. 1997; 82:2771-6.
55. Ahima RS, Prabakaran D, Mantzoros C et al. Role of leptin in the neuroendocrine response to fasting. Nature. 1996; 382:250-2.
56. Rabe K, Lehrke M, Parhofer KG et al. Adipokines and insulin resistance. Mol Med. 2008; 14:741-51.
57. Storz P, Doppler H, Wernig A et al. Cross-talk mechanisms in the development of insulin resistance of skeletal muscle cells palmitate rather than tumour necrosis factor inhibits insulin-dependent protein kinase B (PKB)/Akt stimulation and glucose uptake. Eur J Biochem. 1999; 266:17-25.
58. Berg JP. Leptin is a potent anti-diabetic in mice with lipodystrophy and insulin resistance. Eur J Endocrinol. 2000; 142:114-6.
59. Moon HS, Dalamaga M, Kim SY et al. Leptin's role in lipodystrophic and nonlipodystrophic insulin-resistant and diabetic individuals. Endocr Rev. 2013; 34:377-412.
60. Chandran M, Phillips SA, Ciaraldi T et al. Adiponectin: more than just another fat cell hormone? Diabetes Care. 2003; 26:2442-50.
61. Diez JJ, Iglesias P. The role of the novel adipocyte-derived hormone adiponectin in human disease. Eur J Endocrinol. 2003; 148:293-300.
62. Metreleptin (Myalept): a leptin analog for generalized lipodystrophy. Med Lett Drugs Ther. 2015; 57:13-4.
63. Araujo-Vilar D, Sanchez-Iglesias S, Guillin-Amarelle C et al. Recombinant human leptin treatment in genetic lipodystrophic syndromes: the long-term Spanish experience. Endocrine. 2015; 49:139-47.
64. Ebihara K, Kusakabe T, Hirata M et al. Efficacy and safety of leptin-replacement therapy and possible mechanisms of leptin actions in patients with generalized lipodystrophy. J Clin Endocrinol Metab. 2007; 92:532-41.
65. Musso C, Cochran E, Javor E et al. The long-term effect of recombinant methionyl human leptin therapy on hyperandrogenism and menstrual function in female and pituitary function in male and female hypoleptinemic lipodystrophic patients. Metabolism. 2005; 54:255-63.
66. US Food and Drug Administration (FDA). FDA Briefing Document Endocrinologic and Metabolic Drugs Advisory Committee (EMDAC) 2015. Disponível em: http://www.fda.gov/downloads/AdvisoryCommittees/CommitteesMeetingMaterials/Drugs/EndocrinologicandMetabolicDrugsAdvisoryCommittee/UCM450072.pdf.

CAPÍTULO

97

Covid-19 e Doenças Endócrinas e Metabólicas

Lucio Vilar ■ Icaro Sampaio Inácio ■ Luciano Albuquerque ■ Érico Higino de Carvalho ■ Erik Trovão Diniz

INTRODUÇÃO

A pandemia da covid-19 trouxe implicações importantes no manejo de diversas condições endócrinas e metabólicas, particularmente obesidade e diabetes melito (DM). A maioria dos infectados vai ser oligossintomática, apresentando quadros gripais leves; porém, cerca de 20% desenvolvem formas graves com hospitalização, sendo 5% em ambiente de terapia intensiva.[1,2] As evidências epidemiológicas atuais demonstram que pacientes com comorbidades metabólicas estão em maior risco para tais formas graves.[3-5]

A denominação covid-19, proposta em fevereiro de 2020 pela Organização Mundial da Saúde (OMS), origina-se de *COrona VIrus Disease* (doença do coronavírus), enquanto "19" se refere a 2019, ano em que os primeiros casos foram divulgados, no final de dezembro, na China.[6]

Os coronavírus são uma grande família de vírus que podem causar doenças em animais ou humanos. Nestes últimos, vários coronavírus são conhecidos por causarem infecções respiratórias que vão desde o resfriado comum até doenças mais graves, como a síndrome respiratória do Oriente Médio (MERS; do inglês, *Middle East respiratory syndrome*) e a síndrome respiratória aguda grave (SARS; do inglês, *severe acute respiratory syndrome*).[7,8] Já o novo coronavírus (SARS-CoV-2) é uma cepa que foi notificada em humanos pela primeira vez em Wuhan, cidade da província chinesa de Hubei, em dezembro de 2019.[6]

Até o final de 2023, foram confirmados em todo o mundo cerca de 775 milhões de casos, com mais de 7 milhões de óbitos, dos quais mais de 700 mil registrados no Brasil.[8]

A covid-19 é uma doença sistêmica que pode afetar vários órgãos, resultando em manifestações não somente respiratórias, mas também cardiovasculares, cerebrovasculares, gastrintestinais e renais. Além disso, órgãos endócrinos, como pâncreas, tireoide, glândulas adrenais e testículos foram identificados como alvos potenciais do SARS-CoV-2.[9] Neste capítulo, serão abordados alguns aspectos da influência da infecção na ocorrência de distúrbios endócrinos e metabólicos, bem como seus manejos.

FISIOPATOLOGIA

O SARS-CoV-2 infecta células humanas por meio da interação direta de sua subunidade S1 com o receptor da enzima conversora de angiotensina tipo 2 (ECA2), presente na superfície celular. Embora o tecido pulmonar seja considerado a porta de entrada para a infecção, o trato digestivo, o pâncreas e o tecido adiposo têm expressão importante desses receptores, que é aumentada em obesos e diabéticos, nos quais existe hiperativação do sistema renina-angiotensina-aldosterona (SRAA).[10-12]

A ECA2 é uma carboxipeptidase transmembrana de 805 aminoácidos, cuja ação primária é a clivagem da angiotensina (Ang) II, levando à formação de Ang (1-7), com ações predominantemente vasodilatadoras. A enzima é expressa em vasos sanguíneos, pâncreas e epitélio tubular renal, onde a produção de Ang (1-7) antagoniza as ações da Ang II. Em estudos pré-clínicos foram demonstrados papéis fisiológicos e farmacológicos da ECA2 e da Ang (1-7) no controle da glicose e da função das células β, bem como na fisiologia renal, pressão arterial e aterosclerose.[13-17]

A dipeptidil peptidase do tipo 4 (DPP-4) é uma endopeptidase que participa da clivagem de uma ampla gama de hormônios peptídicos e quimiocinas, sendo de particular interesse sua atuação na clivagem do peptídeo similar ao glucagon 1 (GLP-1), sinalizador da secreção de insulina glicose-dependente.[18] Além dessa ação metabólica, a DPP-4 interage com proteínas celulares, tais como adenosina desaminase e caveolina-1, com papel de modulação na resposta imune.[18] A DPP-4 também é um receptor funcional para o coronavírus, pela interação com o domínio S1b, facilitando a entrada viral.[19] Os inibidores da

DPP-4 usados na terapia do DM tipo 2 são altamente seletivos, de modo que até o presente momento, seu uso não esteve associado a qualquer alteração imunológica ou nos quadros de infecção pelo coronavírus.[18,19]

COVID-19, DIABETES MELITO, OBESIDADE E SÍNDROME METABÓLICA

Desde o início da pandemia de covid-19, um quadro clínico de maior gravidade e pior desfecho vem sendo descrito nos pacientes com DM e síndrome metabólica (SM), incluindo maior mortalidade.[20,21] A prevalência de DM nos pacientes com covid-19 nos estudos chineses varia de 5 a 10%;[20,21] porém, os dados ocidentais iniciais mostram prevalência maior, que varia de 10%, nos EUA, a 19%, no Reino Unido.[22] Contudo, não parece existir maior chance de adquirir a covid-19 entre os diabéticos em comparação com a população geral.

Uma análise retrospectiva em 810 diabéticos comparados com não diabéticos mostra piores parâmetros clínicos (uso de oxigênio, insuficiência renal aguda, presença de SARS), radiológicos (tomografia computadorizada com maior acometimento pulmonar) e laboratoriais (marcadores inflamatórios mais elevados, linfopenia etc.), desfechos relacionados com pior prognóstico. Entretanto, o controle glicêmico adequado teve associação com melhor desfecho, tanto nos diabéticos como naqueles com hiperglicemia inicial sem diagnóstico prévio de DM.[23] Um achado semelhante foi encontrado na população americana.[24] Coletivamente, esses resultados sugerem que o controle glicêmico deficiente (glicemia > 180 mg/dℓ) está associado a um risco significativamente maior de gravidade e mortalidade em pessoas com ou sem DM, em comparação com aquelas com glicemia bem controlada (< 180 mg/dℓ).[23] A mortalidade nos diabéticos chega a ser 2 a 3 vezes maior, quando comparados à população não diabética.[22]

Embora ainda estejamos longe de compreender totalmente a ligação fisiopatológica entre a obesidade e a gravidade da covid-19, numerosos mecanismos potenciais são propostos. Primeiro, a obesidade, particularmente se for grave, causa alterações na anatomia e fisiologia respiratórias, aumentando a probabilidade de atelectasia e de incompatibilidade ventilação-perfusão, levando à hipoxemia. Em segundo lugar, o aumento do índice de massa corpórea e da circunferência da cintura está associado ao aumento da viscosidade, níveis mais elevados de marcadores pró-trombóticos e redução da atividade fibrinolítica.[25] Vale também lembrar que pacientes com obesidade podem ser mais propensos à desregulação imunológica quando infectados pelo SARS-CoV-2, tendo em vista que a obesidade é uma condição inflamatória crônica com produção elevada de citocinas, propiciando maior agressão pela covid-19.[25]

Um dos motivos para tal sinergismo entre o SARS-CoV-2 e DM/obesidade seria a maior expressão do receptor da ECA2 (ECA2R) nos pacientes com DM e obesidade,[26] que é fundamental para o vírus entrar dentro das células do hospedeiro e iniciar todo o processo de multiplicação e infecção disseminada.[26,27] A ECA2 tem ação anti-inflamatória primária, pois impede a via inflamatória intermediada pela ação da angiotensina II no seu receptor tipo 1 (AngII/T1R). O vírus leva a uma diminuição na expressão do ECA2R (*downregulation*) após ser incorporado pela célula hospedeira, propiciando maior atividade da AngII/T1R. Apesar do receio inicial de que o uso dos inibidores da ECA (iECA) e dos bloqueadores do receptor da angiotensina (BRA), fármacos que bloqueiam o SRAA, pudesse aumentar a expressão do ECA2R e exacerbar a infecção pelo SARS-CoV-2, foi verificado que essas medicações reduziriam o estímulo do AngII/T1R, que, quando ativado, levaria ao aumento da via inflamatória, com vasoconstrição, aumento da permeabilidade vascular e lesão tecidual.[26,27] Dados recentes mostram que pacientes com covid-19 em uso de iECA ou BRA tiveram menor pico viral, menores níveis de interleucina 6 (IL-6) e maiores níveis de CD3 e CD8 do que aqueles sem uso das medicações.[28] Além de pulmão, miocárdio, rim e endotélio, existe expressão do ECA2R no pâncreas, justificando descontrole glicêmico em pacientes com covid-19.[27]

Outro fator a se considerar é que DM tipo 2, SM e doença cardiovascular são mais prevalentes com o avançar da idade, sendo os idosos o principal grupo acometido pela covid-19.[22,27] De modo geral, o paciente com DM e SM e suas variadas apresentações, especialmente ligadas à obesidade visceral, tem enorme potencial de apresentar quadro inflamatório grave e pior desfecho na covid-19.[27] Recentemente, surgiram evidências de que a covid-19 está associada a maior risco de desenvolver DM, apesar de o risco atribuível ainda ser incerto devido às limitações dos desenhos dos estudos e à natureza evolutiva da pandemia, incluindo novas variantes, exposição generalizada da população ao vírus e *status* de vacinação da população. A etiologia do diabetes após a covid-19 é provavelmente multifatorial. A infecção viral pode ter efeitos diretos e indiretos na função das células β pancreáticas e na sensibilidade à insulina. Tais ações possuem relação com o quadro agudo e o seu tratamento (p. ex., glicocorticoides [GC]), além de autoimunidade, residência viral persistente em múltiplos órgãos, disfunção endotelial e estado inflamatório. Alguns autores consideram, inclusive, que o diabetes seja classificado como uma síndrome pós-covid-19, além das classificações tradicionais de diabetes (p. ex., tipo 1 ou tipo 2), de modo que a fisiopatologia, a história natural e o manejo ideal possam ser mais bem estudados.[29]

Manejo do paciente com covid-19 e diabetes melito ou síndrome metabólica

Pacientes diabéticos ainda não infectados devem manter intensificado seu controle metabólico global (glicêmico, pressórico e lipídico) como uma das estratégias de prevenção primária da covid-19. Outra forma importantíssima de prevenção inclui a vacinação contra a covid-19, atualmente recomendada no Brasil para todas as pessoas a partir de 6 meses de vida.[30]

De modo geral, os pacientes não diabéticos, mas com risco cardiovascular aumentado, incluindo com SM, devem ser monitorados cuidadosamente para o risco de desenvolvimento de hiperglicemia. O papel da telemedicina deve ser reforçado para evitar exposição dos pacientes a ambientes de risco para infecção. Além disso, tem importante efeito na manutenção do cuidado e da atenção ao paciente, com estímulo à maior adesão ao tratamento (dietético e medicamentoso) e aumento do automonitoramento.[27,31]

Os pacientes diabéticos ou com SM que apresentam covid-19 devem ser cuidadosamente monitorados e avaliados segundo sugestão do fluxograma mostrado no Quadro 97.1, que se baseia na gravidade da apresentação clínica da doença, na necessidade de internação hospitalar (incluindo unidade de terapia intensiva [UTI]) e na capacidade de ingestão de líquidos e alimentos, além do uso adequado das medicações.

A maioria dos pacientes infectados pelo SARS-CoV-2 são pouco sintomáticos, cursam com uma apresentação leve da doença e podem ser conduzidos ambulatorialmente, com ajuda da telemedicina.[27,31] Devem permanecer com sua medicação usual, caso mantenham dieta e ingestão líquida adequada,

Quadro 97.1 Manejo da covid-19 no paciente com diabetes melito e síndrome metabólica de acordo com a gravidade do quadro clínico e o local de atendimento.

Leve (80%) ▪ Ambulatorial ▪ Ingestão oral mantida ▪ Melhorar controle metabólico global ▪ Manter AD ou insulina como usual, com alvos mais estreitos ▪ Manter medicamentos para HAS (iECA ou BRA) ▪ Manter estatina ▪ Reforçar monitoramento glicêmico e pressórico ▪ Meta da glicemia: entre 70 e 140 (< 180 mg/dℓ) ▪ O uso de monitor contínuo de glicose deve ser mantido ▪ Tempo no alvo: > 70% (idosos, 50%) ▪ Hipoglicemia: < 4% (idosos, < 1%) ▪ Uso da telemedicina para acompanhamento
Moderada (15%) ▪ Ambulatorial ou hospitalar (enfermaria) ▪ Ingestão oral mantida ou prejudicada ▪ Melhorar controle metabólico global ▪ Meta da glicemia: < 180 mg/dℓ ▪ Manter AD ou insulina: ajustar de acordo com ingesta oral e quadro clínico ▪ Metformina, iSGLT2 e GLP-1RA devem ser suspensos em quadros mais graves/ingestão limitada ▪ Insulina é a opção de escolha (preferencialmente os análogos insulínicos) ▪ IDPP-4 pode ser usado em alguns casos ▪ Manter medicamentos para HAS (iECA ou BRA), se possível ▪ Manter estatina, se possível ▪ Monitoramento mais intensivo da glicemia nos casos que demandem corticosteroide (uso de O_2)
Grave (5%) ▪ Hospitalar (UTI) ▪ Dieta oral limitada: maioria em dietas enterais ou parenterais ▪ Manter mínimo de controle metabólico ▪ Controle com insulina: necessidade de doses elevadas ▪ Vigilância e controle para CAD ▪ Meta da glicemia: < 180 mg/dℓ ▪ Atenção aos casos de não diabéticos que demandem corticosteroide (uso de O_2 e AVM) e mais idosos (risco de hiperglicemia) ▪ Cuidado com manejo de volume e reposição de potássio (piora edema pulmonar) ▪ Avaliar suspensão dos medicamentos para HAS (iECA ou BRA): choque e IRA ▪ Manter estatina, se possível

AD: antidiabéticos; HAS: hipertensão arterial sistêmica; AVM: assistência ventilatória mecânica; CAD: cetoacidose diabética; iECA: inibidor da enzima conversora de angiotensina; BRA: bloqueador do receptor de angiotensina; iSGLT2: inibidor do cotransportador de sódio e glicose tipo 2; GLP1-RA: análogo do receptor do GLP-1; IDPP-4: inibidor da dipeptidil peptidase do tipo 4; IRA: insuficiência renal aguda; O_2: oxigênio. (Adaptado de Bornstein et al., 2020;[27] Ayres, 2020;[31] Zhang et al., 2020.[32])

realizando maior monitoramento dos sinais vitais e glicemia. Aqueles que precisam de internação devem ter sua avaliação clínica mais cuidadosa. A avaliação da capacidade de ingestão alimentar e hídrica é importante em conjunto com alterações laboratoriais, para definir se as medicações habituais serão ou não mantidas.[27,31] Nos casos de ingestão limitada ou sinais de agravamento, hiperglicemia de mais difícil controle, a insulinização deve ser recomendada, e o monitoramento dos sinais vitais e da glicemia, mais rígido. O uso de GC se mostrou benéfico nos pacientes com indicação de oxigenoterapia ou ventilação mecânica, mas pode contribuir para descompensação glicêmica, particularmente nos indivíduos idosos e naqueles sem diagnóstico prévio de DM/SM.[27,31] Deve-se ter uma atenção especial para sinais de deterioração clínica e laboratorial, tais como: acidose metabólica; elevação de ferritina, D-dímero, desidrogenase láctica, troponina e transaminases, além de piora da função renal e da linfopenia/plaquetopenia. Existe um risco aumentado de trombose nos pacientes com covid-19, o qual é maior ainda naqueles com DM ou SM, estados sabidamente trombogênicos pela inflamação e disfunção endotelial crônicas. O uso de anticoagulantes nesses casos deve ser bem avaliado e pode ser potencialmente útil, avaliando-se caso a caso.[27,31]

O controle hipertensivo deve ser mantido, inclusive com iECA ou BRA, visto que eles parecem ter potencial de benefício maior do que malefício.[26,27] As metas devem ser rigorosamente seguidas com cuidado nos casos graves, para evitar hipotensão. Estatinas devem ser mantidas, especialmente nos casos de prevenção secundária.[32] Seu uso nos pacientes com covid-19 resultou em menor mortalidade por todas as causas, em comparação ao observado naqueles que não usaram tais fármacos (5,4 *versus* 9,1%, $p < 0,001$; *odds ratio* [OR]: 0,58).[32] No geral, os pacientes devem manter o tratamento usual, a menos que haja alguma contraindicação. A suspensão da medicação pode ter prejuízo maior do que os potenciais riscos que o tratamento possa causar.[27]

A carência de estudos randomizados com medicações anti-hipertensivas, hipoglicemiantes e hipolipemiantes impede avaliação e recomendações mais embasadas no momento. Informações adicionais podem esclarecer, no futuro, um benefício específico para pacientes com ou sem DM/SM que sejam acometidos pela covid-19.[31]

COVID-19 E DOENÇAS ADRENAIS

A insuficiência adrenal (IA) não parece ter impacto negativo na evolução de pacientes acometidos pela covid-19. Em uma coorte italiana que incluiu 279 pacientes com IA, apenas 31% dos casos moderados de covid-19 necessitaram de aumento na dose de reposição de GC, não havendo casos de crises adrenais ou hospitalizações.[33] Embora existam poucas evidências sobre a doença de Cushing, é razoável assumir que esses pacientes podem estar em risco de contrair covid-19 grave e devem tomar todas as precauções para evitar a infecção.[9]

Apesar de o hipocortisolismo não piorar, aparentemente, o prognóstico da covid-19, esta infecção foi associada à incidência de novos casos de IA. Foram observados casos de hemorragia adrenal bilateral e infartos não hemorrágicos nesses pacientes, alguns associados à síndrome do anticorpo antifosfolípide.[34] Além disso, uma análise retrospectiva de exames de tomografia computadorizada de tórax revelou sinais de infarto adrenal agudo em quase um quarto dos pacientes com covid-19 moderada a grave, sendo 88% dos casos bilaterais.[35] em quase um quarto dos pacientes com covid-19 moderada a grave, sendo 88% dos casos bilaterais.[35]

Uma vez que as crises adrenais precipitadas por infecções são a principal causa de morte em pacientes com IA, a modificação imediata do esquema de GC deve ser realizada no início de quadros infecciosos sintomáticos.[36] A terapia de reposição de GC para IA consiste na administração de 30 mg/dia de hidrocortisona (20 mg pela manhã e 10 mg à tarde) ou 5 a 7,5 mg/dia de prednisona. Pacientes com IA secundária podem requerer doses menores de GC (20 mg/dia de hidrocortisona). A reposição mineralocorticoide (0,05 a 0,1 mg/dia de fludrocortisona) é indicada para pacientes com IA primária; aqueles com IA e sintomas de covid-19 devem dobrar imediatamente a dose.[37] O Quadro 97.2 apresenta os ajustes de doses de glicocorticoides indicados para pacientes acompanhados ambulatorialmente com sintomas leves e para aqueles com necessidade de hospitalização.

COVID-19 E DISTÚRBIOS TIREOIDIANOS

Anormalidades da função tireoidiana foram relatadas em pacientes com infecção aguda pelo SARS-CoV-2 ou mesmo várias semanas após a sua resolução. Os distúrbios da tireoide já documentados

Quadro 97.2 Recomendação de terapia com glicocorticoides para pacientes portadores de insuficiência adrenal (IA) com diagnóstico suspeito ou confirmado de covid-19.

Sintomas da covid-19	Dose do glicocorticoide
Sintomas leves Febre, cansaço, tosse seca, mialgia, congestão nasal, coriza, dor de garganta, diarreia	**Dobrar a dose do glicocorticoide assim que os sintomas começarem:** ▪ 40 mg de hidrocortisona de manhã cedo e 20 mg de hidrocortisona à tarde; considerar uma dose adicional de 20 mg à noite, se houver muita fadiga **ou** ▪ 10 mg de prednisona de manhã cedo; considerar uma dose adicional de 2,5 a 5 mg à noite, se houver fadiga intensa ▪ Para pacientes com IA primária: manter a dose usual de fludrocortisona (em média, 0,05 a 0,1 mg/dia)
Sintomas de alerta Dificuldade para respirar, dor torácica persistente, confusão mental ou cianose	▪ Hidrocortisona (100 mg) por via intravenosa em *bolus*, seguida por 50 mg a cada 6 h

Adaptado de Almeida e Mendonça, 2020.[37]

em pacientes com covid-19, considerando dados de estudos observacionais retrospectivos e relatos de casos, incluem a síndrome do eutireóideo doente (SED), tireoidite granulomatosa subaguda (TGSA), tireotoxicose e hipotireoidismo.[38] Embora os mecanismos celulares e moleculares não sejam completamente compreendidos, as evidências sugerem que a "tempestade de citocinas" é um mediador importante nesse contexto.[38]

De modo geral, o hipotireoidismo e o hipertireoidismo não estão associados a maior risco de infecção pelo SARS-CoV-2 ou maior gravidade da doença, mas há duas exceções.[39] Sabe-se que pacientes em uso de medicamentos antitireoidianos apresentam maior risco de desenvolver neutropenia ou agranulocitose. Apesar de rara, a neutropenia está associada ao aumento do risco de infecções. Portanto, pacientes com neutropenia causada pela administração de medicamentos antitireoidianos podem estar mais propensos a complicações durante a covid-19. Da mesma forma, pacientes com oftalmopatia de Graves submetidos ao tratamento com agentes imunossupressores, como os GC, também podem ser considerados mais vulneráveis à infecção viral.[39]

A TGSA é uma doença inflamatória autolimitada que geralmente desaparece em poucos meses. Os pacientes costumam apresentar dor no pescoço e aumento do volume tireoidiano, com sensibilidade à palpação. Sintomas como febre baixa, fadiga, mal-estar e mialgia são frequentes.[40] O desenvolvimento da TGSA tem sido associado a infecção viral ou reação pós-inflamatória a vários vírus diferentes.[38] Há, na literatura, relatos de tireoidite subaguda dolorosa desenvolvida 16 a 42 dias após a infecção por covid-19 e também casos durante a doença ativa, reforçando uma possível associação entre a infecção pelo SARS-CoV-2 e a TGSA.[41,42]

COVID-19 E DISTÚRBIOS OSTEOMETABÓLICOS

O principal distúrbio osteometabólico associado à covid-19 até o momento é a queda dos níveis séricos do cálcio.[9] A hipocalcemia foi observada em até 60% dos pacientes com covid-19 e tem sido relacionada a maior risco de hospitalização, admissão na UTI e morte.[43] Os mecanismos fisiopatológicos subjacentes sugeridos incluem a utilização viral do cálcio do hospedeiro para sobrevivência e ação, o cálcio (e a albumina) sendo um sinal do estado nutricional geral e o metabolismo alterado dos ácidos graxos durante a covid-19 grave que pode levar a níveis aumentados de ácidos graxos não ligados/insaturados que podem se ligar ao cálcio circulante.[44] Uma notável limitação da maioria dos dados clínicos relacionados com a hipocalcemia na covid-19 é a ausência de investigação completa de fatores contribuintes, tais como os níveis de vitamina D, que podem ser a raiz do problema.

Uma vez que alguns dados prévios têm sugerido que a vitamina D poderia prevenir infecções respiratórias agudas[45] e que estudos *in vitro* demonstraram que ela estimula a exposição de peptídeos antimicrobianos no sistema respiratório, além de interferir na replicação de diferentes vírus respiratórios,[46,47] alguns especialistas têm questionado se ela também não seria benéfica para a prevenção da covid-19. Estudo envolvendo 1.486 italianos com doença de Parkinson, por exemplo, mostrou que aqueles recebendo suplementação de vitamina D foram menos acometidos pela covid-19.[48] Também na Itália, um estudo menor, com 107 pacientes, reportou menores níveis séricos de 25-hidroxivitamina D nos indivíduos com exame de reação da cadeia de polimerase (PCR) positivo para SARS-CoV-2.[49]

Rhodes et al.[50] demonstraram haver uma relação entre a mortalidade pela doença e a latitude de diferentes países, sugerindo que menores graus de exposição aos raios ultravioleta estariam associados a maior índice de morte pela covid-19, o que poderia ser explicado pelo menor estímulo à produção cutânea de vitamina D.[50] Ressalta-se, no entanto, que os raios ultravioleta têm outros efeitos sobre a imunidade (como a supressão da ativação de células T na pele), independentemente da vitamina D.[45]

Contudo, todos esses dados são indiretos, e não há, até o momento, estudos de intervenção que provem efeito positivo da suplementação de vitamina D sobre a prevenção ou a gravidade da covid-19. Portanto, os estudos de associação citados não podem ser extrapolados para a prática clínica.[45]

De todo modo, especialmente nos grupos de risco para déficit de vitamina D (idosos, obesos, pacientes com doenças crônicas), a deficiência pode ser investigada e, nos casos em que ela for identificada, a suplementação com doses habituais (1.000 a 2.000 UI/dia) deve ser realizada. Assim, pelo menos será garantido o efeito benéfico sobre a saúde óssea e, talvez, sobre a imunidade contra o SARS-CoV-2.[45]

A osteoporose pode estar entre as doenças cujo diagnóstico e tratamento foram dificultados pela pandemia de covid-19, mas as taxas de fraturas permaneceram quase inalteradas em comparação com anos anteriores.[51] Embora os dados fossem inconsistentes em relação ao impacto das fraturas vertebrais nos resultados da covid-19, os pacientes com covid-19 internados no hospital com fratura de quadril tiveram uma taxa de mortalidade mais alta, provavelmente devido ao atraso da cirurgia.[52] No geral, as implicações a longo prazo da pandemia de covid-19 para a osteoporose e as suas sequelas são desconhecidas, mas pode ser esperado um aumento de ambas, especialmente em pessoas idosas, porque a hospitalização e confinamento domiciliar podem ter acelerado a sarcopenia e perda óssea.[9,51,52]

COVID-19 E DISTÚRBIOS GONADAIS

A covid-19 pode afetar o sistema reprodutivo, estando associada a anomalias menstruais nas mulheres e orquite ou epididimite em até 20% dos casos nos homens. As preocupações sobre o impacto da covid-19 na fertilidade masculina foram levantadas à luz de pesquisas que mostram níveis reduzidos de testosterona, oligozoospermia e imobilidade espermática em homens infectados pelo SARS-CoV-2.[9,53] Em relação à fertilidade feminina, nenhuma alteração nos níveis basais do hormônio antimülleriano foi observada em mulheres com covid-19 leve.[54]

COVID-19 E DISTÚRBIOS HIPOFISÁRIOS

Os distúrbios hipofisários são incomuns. Dessa forma, a obtenção de dados sobre a evolução da covid-19 nesses pacientes é um desafio.[9] O paciente que necessita de cirurgia hipofisária pode ser especialmente vulnerável à covid-19 devido à idade e/ou a comorbidades. Isso é particularmente verdadeiro para indivíduos com adenomas hipofisários funcionantes, como aqueles com doença de Cushing e acromegalia, nos quais o excesso hormonal pode resultar em imunossupressão, hipercoagulabilidade, DM e hipertensão.[55] Além disso, o risco para pacientes submetidos à cirurgia que desenvolvem covid-19 no período peroperatório parece ser muito alto. Em uma análise retrospectiva de 34 pacientes submetidos a cirurgias eletivas (não hipofisárias) durante o período de incubação de covid-19, 15 (44,1%) necessitaram de admissão na UTI e 7 (20,5%) morreram.[56] Tais riscos devem ser confrontados nos casos em que o atraso na intervenção possa resultar em morbidade irreversível, como perda visual em pacientes com apoplexia hipofisária.

PARTICULARIDADES

Acromegalia

A acromegalia é uma doença lentamente progressiva que resulta da produção excessiva do hormônio do crescimento (GH) e, consequentemente, do fator de crescimento semelhante à insulina 1 (IGF-1), produzido no fígado sob o estímulo do GH.[55,57] Cerca de 98% dos pacientes apresentam um adenoma hipofisário secretor de GH, também chamado de somatotropinoma.[57]

A acromegalia não controlada está associada a elevada morbimortalidade, relacionada a complicações neoplásicas, cardiovasculares, respiratórias e metabólicas.[57] Complicações como diabetes melito, hipertensão, insuficiência cardíaca, síndrome da apneia do sono e insuficiência respiratória podem tornar os pacientes acromegálicos mais propensos às formas mais graves da covid-19.[55,58,59]

Prolactinomas

O tratamento de escolha dos prolactinomas é a cabergolina, um agonista dopaminérgico. Não há maiores implicações com a covid-19, além da limitação de acesso aos serviços de saúde, devendo o seguimento desses pacientes ser feito por teleatendimento.[55,60,61]

Doença de Cushing

O hipercortisolismo está associado a elevada morbimortalidade, particularmente por hipertensão e DM, com maior incidência de eventos cardiovasculares. Além disso, o excesso de cortisol causa imunossupressão, podendo aumentar a replicação do SARS-CoV-2 e levar a quadros mais graves.[55,62]

O correto diagnóstico da doença de Cushing é extremamente trabalhoso, configurando-se como um dos maiores desafios da endocrinologia. Está detalhadamente descrito no Capítulo 40, *Diagnóstico e Diagnóstico Diferencial da Síndrome de Cushing*. Resumidamente, necessita de confirmação laboratorial do hipercortisolismo, seguida pela verificação dos níveis inapropriadamente elevados de hormônio adrenocorticotrófico (ACTH) e de exames de imagem para a confirmação da lesão hipofisária. Como a maioria dos casos está relacionada a microadenomas, testes dinâmicos e cateterismo dos seios petrosos podem ser ferramentas necessárias. Diante da utilização de tantas ferramentas, o diagnóstico frequentemente é atrasado, o que pode ser agravado em virtude da atual pandemia.[62,63]

O tratamento de escolha é a cirurgia transesfenoidal. O tratamento medicamentoso varia de acordo com a disponibilidade dos agentes. Em nosso serviço, temos utilizado a combinação do cetoconazol, agonista dopaminérgico com ação sobre o adenoma hipofisário. O pasireotide, agonista da somatostatina com maior ação sobre o subtipo de receptor SSTR5, mais expresso pelos corticotropinomas, também pode ser utilizado. O controle glicêmico e pressórico deve também ser priorizado.[62-64]

Pacientes que alcançaram cura cirúrgica também podem estar em maior risco pela imunossupressão prévia. Além disso, é importante atentar para o ajuste nas doses de reposição dos GC em casos de covid-19, a fim de evitar insuficiência adrenal.[55,64,65]

Hipopituitarismo

A condição pode ser relacionada ao efeito compressivo de um tumor não funcionante sobre o parênquima hipofisário ou pode ser consequente ao tratamento cirúrgico ou radioterápico. A atenção deve ser reforçada, haja vista a maior mortalidade desses pacientes, particularmente devido a doença cerebrovascular e cardiovascular, condições também associadas às formas graves da covid-19.[66] A imunossupressão consequente ao uso prolongado de GC, bem como o ajuste das reposições hormonais em situações de estresse infeccioso, são também fatores que merecem consideração.

A covid-19 pode estar associada ao hipopituitarismo de início recente por meio de apoplexia hipofisária (AH) ou hipofisite.[9,67] Há relato de dez pacientes com covid-19 que apresentaram AH. Embora o SARS-CoV-2 possa ter causado AH por meio de disfunção endotelial, tropismo viral para a glândula pituitária ou efeitos tromboembólicos, a maioria desses pacientes já apresentava fatores de risco para desenvolver AH: 8 tinham macroadenomas, 3 tinham hipertensão e 1 estava grávida.[67] Recentemente documentamos o desenvolvimento de diabetes insípido (n=2), pan-hipopituitarismo (n=4) e deficiência isolada de gonadotrofinas (n=1) e ACTH (n=2) em pacientes que tiveram covid-19 (Vilar L, 2024 [dados não publicados]).

Pacientes com diabetes insípido podem representar um desafio no manejo de líquidos, com hipernatremia ligada ao aumento da mortalidade naqueles internados em UTI.[68]

A Figura 97.1 ilustra resumidamente as possíveis alterações endócrinas e metabólicas associadas à covid-19.

Resumo

A pandemia da covid-19 impôs uma reorganização nas rotinas sociais, com impacto direto na prática clínica diária. Praticamente todos os órgãos e sistemas biológicos são afetados pela infecção do SARS-CoV-2, seja por serem alvos diretos do vírus, ou por sofrerem as repercussões indiretas relacionadas ao processo inflamatório sistêmico desencadeado pela infecção. Diabetes melito, obesidade e síndrome metabólica, condições sabidamente associadas a inflamação crônica, despontam como fatores de risco para formas mais graves, com maiores taxas de complicação e letalidade. Além disso, a covid-19 tem sido associada a maior risco de diabetes melito. Todo o sistema endócrino pode ser afetado, tornando-se imperativo o estudo dessas alterações, com implicações tanto na atual situação epidemiológica quanto em eventuais novos agentes que determinem resposta inflamatória sistêmica exacerbada.

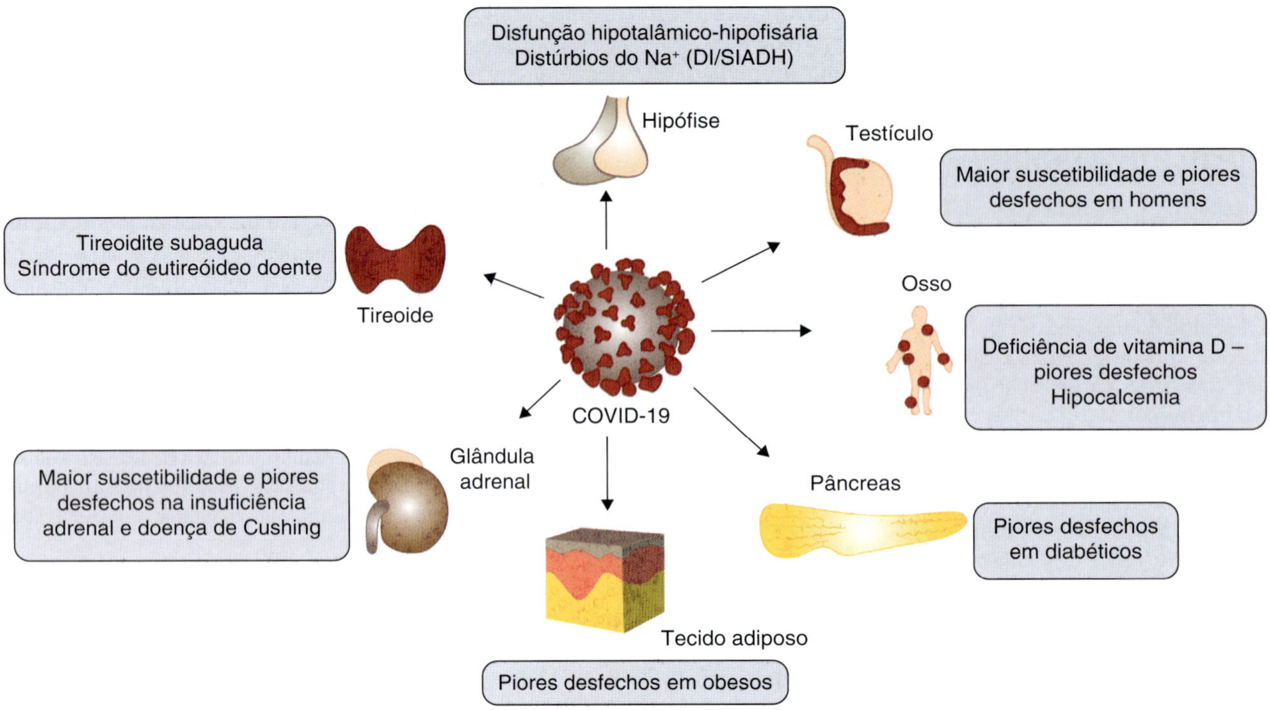

Figura 97.1 Possíveis distúrbios endócrinos e metabólicos relacionados à covid-19. DI: diabetes insípido; SIADH: secreção inapropriada do hormônio antidiurético. (Adaptada de Marazuela et al., 2020.[69])

REFERÊNCIAS BIBLIOGRÁFICAS

1. Zhu N, Zhang D, Wang W et al. A novel coronavirus from patients with pneumonia in China, 2019. N Engl J Med. 2020; 382:727-33.
2. Chen N, Zhou M, Dong X et al. Epidemiological and clinical characteristics of 99 cases of 2019 novel coronavirus pneumonia in Wuhan, China: a descriptive study. Lancet. 2020; 395:507-13.
3. Fadini GP, Morieri ML, Longato E et al. Prevalence and impact of diabetes among people infected with SARS-CoV-2. J Endocrinol Invest. 2020; 43:867-69.
4. Xie J, Tong Z, Guan X et al. Clinical characteristics of patients who died of coronavirus disease 2019 in China. JAMA Netw Open. 2020; 3:e205619.
5. Onder G, Rezza G, Brusaferro S. Case-fatality rateand characteristics of patients dying in relation to covid-19 in Italy. JAMA. 2020. (Epub ahead of print)
6. World Health Organization. Coronavirus disease (covid-19) pandemic. Disponível em: www.who.int/emergencies/diseases/novel-coronavirus-2019. Acesso em: 25/08/2020.
7. John Hopkins University of Medicine: Coronavirus Resource Center. Disponível em: https://coronavirus.jhu.edu/map.html. Acesso em: 22/08/2020.
8. Wikipedia. Pandemia de covid-19 por país; c2024 [cited 2024 May 21]. Available from: https://pt.wikipedia.org/wiki/Pandemia_de_covid-19_por_pa%C3%ADs.
9. Oguz SH, Yildiz BO. Endocrine disorders and covid-19. Annu Rev Med. 2023; 74:75-88.
10. Turner AJ, Hiscox JA, Hooper NM. ACE2: from vasopeptidase to SARS virus receptor. Trends Pharmacol. Sci. 2004; 25:291-4.
11. Bornstein SR, Dalan R, Hopkins D et al. Endocrine and metabolic link to coronavirus infection. Nat Rev Endocrinol. 2020; 16:297-8.
12. Shoemaker R, Yiannikouris F, Thatcher S et al. ACE2 deficiency reduces beta-cell mass and impairsbeta-cell proliferation in obese C57BL/6 mice. Am J Physiol Endocrinol Metab. 2015; 309:E621-31.
13. Oudit GY, Liu GC, Zhong J et al. Human recombinant ACE2 reduces the progression of diabetic nephropathy. Diabetes. 2010; 59:529-38.
14. Bindom SM, Hans CP, Xia H et al. Angiotensin I-converting enzyme type 2 (ACE2) gene therapy improves glycemic control in diabetic mice. Diabetes. 2010; 59:2540-8.
15. Thomas MC, Pickering RJ, Tsorotes D et al. Genetic Ace2 deficiency accentuates vascular inflammation and atherosclerosis in the Apo E knockout mouse Circ Res. 2010; 107:888-97.
16. Takeda M, Yamamoto K, Takemura Y et al. Loss of ACE2 exaggerates high-calorie diet-induced insulin resistance by reduction of GLUT4 in mice. Diabetes. 2013; 62:223-33.
17. Pantaleão SQ, Philot EA, Resende-Lara PT et al. Structural dynamics of DPP-4 and its Influence on the projection of bioactive ligands. Molecules. 2018; 23:490.
18. Mulvihill EE, Drucker DJ. Pharmacology, physiology, and mechanisms of action of dipeptidyl peptidase-4 inhibitors. Endocr Rev. 2014; 35:992-1019.
19. Artika IM, Dewantari AK, Wiyatno A. Molecular biology of coronaviruses: current knowledge. Heliyon. 2020; 6:e04743.
20. Hu Y, Sun J, Dai Z et al. Prevalence and severity of corona virus disease 2019 (covid-19): a systematic review and meta-analysis. J Clin Virol. 2020; 127:104371.
21. Huang C, Wang Y, Li X et al. Clinical features of patients infected with 2019 novel coronavirus in Wuhan, China. Lancet. 2020; 395:497-506.
22. Huang I, Lim MA, Pranata R. Diabetes mellitus is associated with increased mortality and severity of disease in covid-19 pneumonia – a systematic review, meta-analysis, and meta-regression. Diabetes Metab Syndr. 2020; 14:395-403.
23. Zhou F, Yu T, Du R et al. Clinical course and risk factors for mortality of adult inpatients with covid-19 in Wuhan, China: a retrospective cohort study. Lancet. 2020; 395:1054-62.
24. Bode B, Garrett V, Messler J et al. Glycemic characteristics and clinical outcomes of covid-19 patients hospitalized in the United States. J Diabetes Sci Technol. 2020; 14:813-21.
25. Aghili SMM, Ebrahimpur M, Arjmand B et al. 2021. Obesity in covid-19 era, implications for mechanisms, comorbidities, and prognosis: a review and meta-analysis. Int J Obes (Lond). 2021; 45:998-1016
26. Vaduganathan M, Vardeny O, Michel T et al. Renin-angiotensin-aldosterone system inhibitors in patients with covid-19. N Eng J Med. 2020; 382:1653-9.
27. Bornstein SR, Rubino F, Khunti K et al. Practical recommendation for the management of diabetes in patients with covid-19. Lancet Diabet Endocrinol. 2020; 8:546-50.
28. Meng J, Xiao G, Zhang J et al. Renin-angiotensin system inhibitors improve the clinical outcomes of covid-19 patients with hypertension. Emerg Microbes Infect. 2020; 9:755-60.
29. Kim SH, Arora I, Hsia DS et al. New-onset diabetes after covid-19. J Clin Endocrinol Metab. 2023; 108-e1164-74.
30. Brasil. Ministério da Saúde. Secretaria de Vigilância em Saúde e Ambiente. Departamento de Imunização e Doenças Imunopreveníveis. Estratégia de vacinação contra a covid-19 – 2024 [recurso eletrônico]/Ministério da Saúde, Secretaria de Vigilância em Saúde e Ambiente, Departamento de Imunização e Doenças Imunopreveníveis. 1. ed. Brasília: Ministério da Saúde, 2023.
31. Ayres JS. A metabolic handbook for the covid-19 pandemic. Nature Metab. 2020; 2:572-85.
32. Zhang XJ, Qin JJ, Cheng X et al. In-hospital use of statin is associated with a reduced risk of mortality among individual with covid-19. Cell Metabol. 2020 [Epub ahead of print].
33. Carosi G, Morelli V, Del Sindaco G et al. Adrenal insufficiency at the time of covid-19: a retrospective study in patients referring to a tertiary center. J Clin Endocrinol Metab. 2021; 106:e1354-61.

34. Machado IFR, Menezes IQ, Figueiredo SR et al. Primary adrenal insufficiency due to bilateral adrenal infarction in covid-19: a case report. J Clin Endocrinol Metab. 2022; 107(1):e394-400.
35. Leyendecker P, Ritter S, Riou M et al. Acute adrenal infarction as an incidental CT finding and a potential prognosis factor in severe SARS-CoV-2 infection: a retrospective cohort analysis on 219 patients. Eur Radiol. 2021; 31:895-900.
36. Arlt W, Baldeweg S, Pearce S et al. Endocrinology in the time of covid-19: management of adrenal insufficiency. Eur J Endocrinol. 2020; 183:25-32.
37. Almeida MQ, Mendonca BB. Adrenal insufficiency and glucocorticoid use during the covid-19 pandemic. Clinics (Sao Paulo). 2020; 75:e2022.
38. Rossetti CL, Cazarin J, Hecht F et al. covid-19 and thyroid function: what do we know so far? Front Endocrinol (Lausanne). 2022; 13:1041676.
39. Boelaert K, Visser WE, Taylor PN et al. Endocrinology in the time of covid-19: management of hyperthyroidism and hypothyroidism. Eur J Endocrinol. 2020; 183:G33-9.
40. Alfadda AA, Sallam RM, Elawad GE et al. Subacute thyroiditis: clinical presentation and long term outcome. Int J Endocrinol. 2014; 2014:794943.
41. Brancatella A, Ricci D, Viola N et al. Subacute thyroiditis after sars-COV-2 infection. J Clin Endocrinol Metab. 2020; 105:2367-70.
42. Ruggeri RM, Campennì A, Siracusa M et al. Subacute thyroiditis in a patient infected with SARS-COV-2: an endocrine complication linked to the covid-19 pandemic. Hormones (Athens). 2021; 20:219-21.
43. Alemzadeh E, Alemzadeh E, Ziaee M et al. The effect of low serum calcium level on the severity and mortality of covid patients: a systematic review and meta-analysis. Immun Inflamm Dis. 2021; 9:1219-28.
44. di Filippo L, Doga M, Frara S, Giustina A. hypocalcemia in covid-19: prevalence, clinical significance and therapeutic implications. Rev Endocr Metab Disord. 2022; 23:299-308.
45. Bergman P. The link between vitamin D and covid-19: distinguishing facts from fiction. J Intern Med. 2021; 289:131-3.
46. Ali N. Role of vitamin D in preventing covid-19 infection, progression and severity. J Infect Public Health. 2020; 13:1373-80.
47. Zdrenghea MT, Makrinioti H, Bagacean C et al. Vitamin D modulation of innate immune responses to respiratory viral infections. Rev Med Virol. 2017; 27:e1909.
48. Fasano A, Cereda E, Barichella M et al. covid-19 in Parkinson's disease patients living in Lombardy, Italy. Mov Disord. 2020; 35:1089-93.
49. Davolio A, Avataneo V, Manca A et al. 25-Hydroxyvitamin D concentrations are lower in patients with positive PCR for SARS-CoV-2. Nutrients. 2020; 12:1359.
50. Rhodes JS, Laird E, Griffin G et al. Perspective: vitamin D deficiency and covid-19 severity - plausibly linked by latitude, ethnicity, impacts on cytokines, ACE2, and thrombosis. J Intern Med. 2021; 289:97-115.
51. Cromer SJ, Yu EW. Challenges and opportunities for osteoporosis care during the covid-19 pandemic. J Clin Endocrinol Metab. 2021; 3:dgab570.
52. Fessler J, Jacobsen T, Lauritzen JB et al. Mortality among hip fracture patients infected with covid-19 perioperatively. Eur J Trauma Emerg Surg. 2021; 47:659-64.
53. Edenfield RC, Easley CA 4th. Implications of testicular ACE2 and the renin-angiotensin system for SARS-CoV-2 on testis function. Nat Rev Urol. 2022; 19:116-127.
54. Kolanska K, Hours A, Jonquiere L et al. Mild covid-19 infection does not alter the ovarian reserve in women treated with ART. Reprod Biomed Online. 2021; 43:1117-21.
55. Fleseriu M, Buchfelder M, Cetas JS et al. Pituitary Society guidance: pituitary disease management and patient care recommendations during the covid-19 pandemic-an international perspective. Pituitary. 2020; 23:327-37.
56. Lei Z, Cao H, Jie Y, Huang Z et al. A cross-sectional comparison of epidemiological and clinical features of patients with coronavirus disease (covid-19) in Wuhan and outside Wuhan China. Travel Med Infect Dis. 2020; 35:101664.
57. Colao A, Grasso LFS, Giustina A et al. Acromegaly. Nat Rev Dis Primers. 2019; 5:20.
58. Pal R, Banerjee M. covid-19 and the endocrine system: exploring the unexplored. J Endocrinol Invest. 2020; 43:1027-31.
59. Bhadada SK. Managing common endocrine disorders amid covid-19 pandemic. Diabetes Metab Syndr. 2020; 14:767-71.
60. Melmed S, Casanueva FF, Hoffman AR et al. Diagnosis and treatment of hyperprolactinemia: an endocrine society clinical practice guideline. J Clin Endocrinol Metab. 2011; 96:273-88.
61. Vilar L, Abucham J, Albuquerque JL et al. Controversial issues in the management of hyperprolactinemia and prolactinomas – an overview by the Neuroendocrinology Department of the Brazilian Society of Endocrinology and Metabolism. Arch Endocrinol Metab. 2018; 62:236-63.
62. Machado MC, Fragoso MC, Moreira AC et al. Recommendations of the Neuroendocrinology Department of the Brazilian Society of Endocrinology and Metabolism for the diagnosis of Cushing's disease in Brazil. Arch Endocrinol Metab. 2016; 60:267-86.
63. Vilar L, Freitas MC, Faria M et al. Pitfalls in the diagnosis of Cushing's syndrome. Arq Bras Endocrinol Metabol. 2007; 51:1207-16.
64. Machado MC, Fragoso MC, Moreira AC et al. A review of Cushing's disease treatment by the Department of Neuroendocrinology of the Brazilian Society of Endocrinology and Metabolism. Arch Endocrinol Metab. 2018; 62:87-105.
65. Arlt W, Baldeweg SE, Pearce SHS et al. Endocrinology in the time of covid-19: management of adrenal insufficiency. Eur J Endocrinol. 2020; 183:G25-32.
66. Fleseriu M, Hashim IA, Karavitaki N et al. Hormonal replacement in hypopituitarism in adults: an endocrine society clinical practice guideline. J Clin Endocrinol Metab. 2016; 101:3888-921.
67. Martinez-Perez R, Kortz MW, Carroll BW et al. Coronavirus disease 2019 and pituitary apoplexy: a single-center case series and review of the Literature. World Neurosurg. 2021; 152:e678-e687.
68. Darmon M, Timsit JF, Francais A et al. Association between hypernatraemia acquired in the ICU and mortality: a cohort study. Nephrol Dial Transplant 2010; 25:2510-15.
69. Marazuela M, Giustina A, Puig-Domingo M. Endocrine and metabolic aspects of the covid-19 pandemic. Rev Endocr Metab Disord. 2020; 21:495.

CAPÍTULO

98

Sarcopenia nas Doenças Endócrinas e Não Endócrinas

Victoria Zeghbi Cochenski Borba ■ Tatiana Munhoz da Rocha Lemos Costa ■ Renata Pinheiro

INTRODUÇÃO

A sarcopenia é a perda de massa muscular (MM) e força, sendo altamente prevalente entre idosos, mas também observada em indivíduos mais jovens com doenças crônicas. É denominada *sarcopenia primária*, quando nenhuma outra causa está presente, e *sarcopenia secundária*, quando uma causa específica é diagnosticada.[1] Em indivíduos com mais de 60 anos de idade, a prevalência gira em torno de 10%, chegando a 20% quando a bioimpedância (BIA) foi usada para o diagnóstico.[2] A perda de massa magra apendicular por década é de aproximadamente 5% em homens e um pouco menor em mulheres.[3]

O processo de envelhecimento, caracterizado por um declínio progressivo da MM e da sua função, é frequentemente acompanhado por diferentes comorbidades que podem contribuir para o desenvolvimento da sarcopenia. De fato, a sarcopenia tem sido descrita em muitas doenças crônicas, incluindo os distúrbios endócrinos, e não apenas em idosos; pode ser causa ou consequência de uma doença de base que contribui para o prognóstico.[4,5] Independentemente da idade, a perda de MM e força estão relacionadas às piores taxas de morbimortalidade em várias doenças.[5] Não existem recomendações específicas para o diagnóstico de sarcopenia em pacientes com doenças crônicas e, embora os critérios diagnósticos inicialmente se referissem à sarcopenia entre idosos, eles foram aplicados a outras populações.[5]

Este capítulo revisa os principais mecanismos e critérios de diagnóstico da sarcopenia, bem como os dados atuais sobre sarcopenia em distúrbios endócrinos e não endócrinos, juntamente com as opções de tratamento relevantes.

PATOGÊNESE

A sarcopenia é uma condição multifatorial cuja patogênese envolve uma série de processos patológicos que levam a reorganização anormal das fibras musculares, degeneração de miofibrilas e morte dos miócitos.[1,4,6] O Quadro 98.1 descreve os principais mecanismos envolvidos na patogênese da sarcopenia.

Na sarcopenia existe uma variabilidade individual na velocidade de degradação muscular não explicada totalmente pela genética.[7,8] Mudanças epigenéticas têm sido responsabilizada por diversas doenças relacionadas à idade, incluindo a sarcopenia.[9] A inflamação sistêmica crônica de baixo grau não resolvida está envolvida na fisiopatologia da sarcopenia. Inflamação da musculatura esquelética foi associada ao aumento de miostatina e outras citocinas, além de degradação proteica, diminuição da biogênese mitocondrial e aumento do estresse oxidativo.[10,11]

DIAGNÓSTICO

Em 1998, Baumgartner et al.[7] propuseram uma definição para sarcopenia baseada apenas em redução da MM. Na última década, diversas opiniões e definições de sarcopenia foram publicadas. Em 2010, o European Working Group on Sarcopenia in Older People (EWGSOP) recomendou a inclusão de uma avaliação da qualidade muscular, para fins de diagnóstico. O ponto de partida foi a medida de MM (*i. e.*, quantidade) e sua perda foi denominada pré-sarcopenia. A definição de sarcopenia seria baseada em três critérios: redução de força muscular (diagnóstico provável), baixa quantidade ou qualidade muscular e baixa *performance* física. As duas primeiras características juntas confirmam o diagnóstico. Caso as três características estivessem presentes, seria identificada como sarcopenia grave.[1] Posteriormente, outros grupos publicaram definições caracterizadas por variações pequenas nos pontos de corte ou métodos para medir MM, força ou desempenho.[12-18]

Com o objetivo de padronizar o diagnóstico, o Foundation for the National Institute of Health (FNIH) Sarcopenia Project reuniu dados de uma série de ensaios clínicos.[13] e publicou uma série de artigos sobre diferentes critérios diagnósticos para sarcopenia.[19,20] O ponto de partida para o diagnóstico de sarcopenia foi uma redução na função física, e somente após essa determinação a MM deveria ser medida.[21]

Quadro 98.1 Mecanismos envolvidos na sarcopenia.

Mecanismos relacionados com a idade
- Baixa remodelação neuromotora
- Desproporção entre síntese proteica e regeneração
- Resistência pós-prandial ao anabolismo
- Desequilíbrio entre hormônios (GH e cortisol) e citocinas (miostatina, citocinas pró-inflamatórias)
- Estresse oxidativo e disfunção mitocondrial
- Resistência à insulina
- Acúmulo de radicais livres

Mecanismos relacionados com doenças
- Aumento da demanda catabólica
- Hipoxemia e tabagismo
- Alterações da distribuição das fibras musculares
- Autoimunidade
- Deterioração da massa muscular
- Diminuição do fluxo sanguíneo muscular
- Infiltração de gordura no músculo
- Aumento de leptina
- Diminuição de adiponectina
- Autofagia

Mecanismos externos comuns
- Falta de atividade física e baixa massa muscular
- Deficiência de vitamina D
- Desnutrição
- Diminuição da ingestão de proteínas
- Imobilização

No final de 2018, dois artigos de consenso sobre sarcopenia foram publicados. Um foi uma atualização do EWGSOP de 2010 e outro sobre o manejo da sarcopenia relacionada à idade, do International Clinical Practice Guidelines for Sarcopenia (ICFSR).[22] As abordagens de diagnóstico variam, dependendo da recomendação. A Figura 98.1 mostra um método gradual para avaliar a sarcopenia adaptada do EWGSOP2.[12] O *EWGSOP 2* recomenda um rastreio para sarcopenia por meio do questionário SARC-F (Quadro 98.2). O SARC-F é um questionário de fácil aplicabilidade com perguntas sobre a vida cotidiana – uma pontuação ≥ 4 é preditiva de sarcopenia.[23] Um SARC-F positivo ou uma suspeita clínica devem estar presentes para justificar a medição da força muscular (*i. e.*, força de preensão ou teste de sentar e levantar da cadeira). Após, a quantificação muscular e uma avaliação da qualidade muscular podem ser usadas para confirmar a sarcopenia.[23]

Em 2020, o Sarcopenia Definition and Outcomes Consortium (SDOC) publicou uma definição diferente de sarcopenia. O diagnóstico ocorre na presença de redução da força muscular e de uma baixa *performance* física. Esses critérios são usados por poderem prever incapacidades, quedas, fraturas de quadril e mortalidade. A massa magra não entra como critério, principal diferença dos outros critérios. Os valores de corte para força de preensão palmar são maiores em comparação com outros grupos científicos (homens < 35,5 kg e mulheres < 30 kg). O teste de *performance* avaliado é o de velocidade da marcha, sendo considerado alterado quando inferior a 0,8 m/segundo.[24] Recentemente, a iniciativa de liderança global na sarcopenia Global Leadership Initiative in Sarcopenia (GLIS) se reuniu para padronizar mundialmente a definição e os parâmetros diagnósticos. A conclusão inicial é de que o conceito de

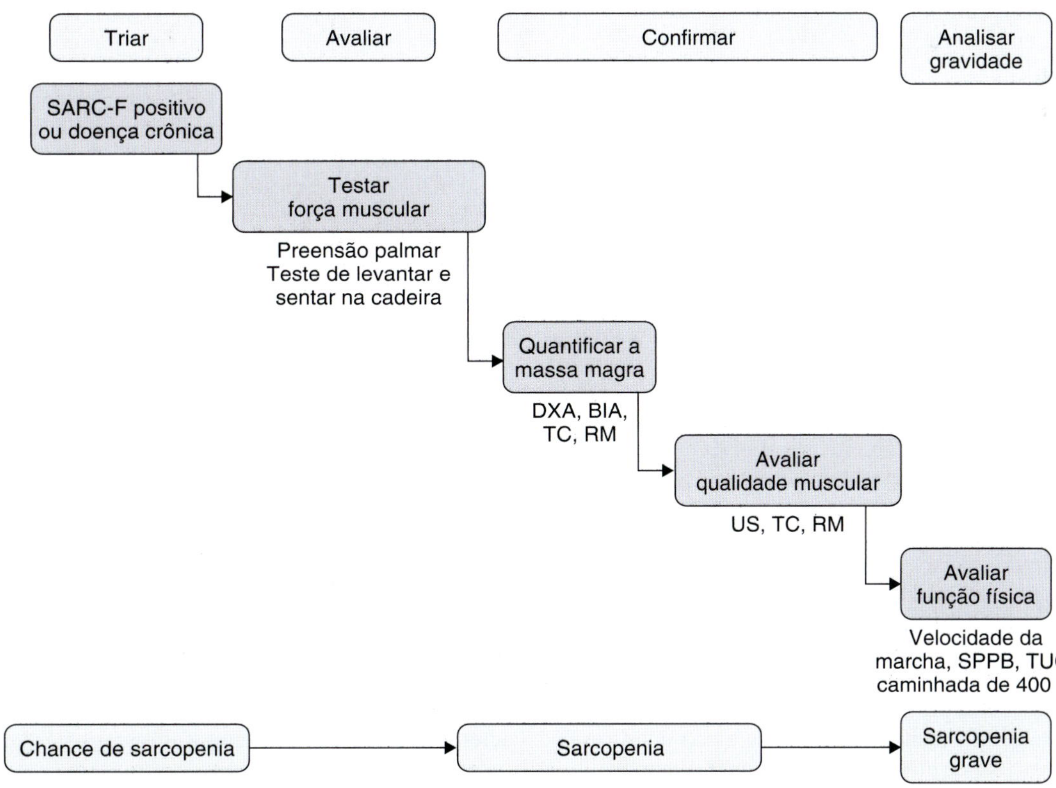

Figura 98.1 Método gradual para avaliação de sarcopenia. BIA: bioimpedância; DXA: absorciometria por raios X de dupla energia; RM: ressonância magnética; SPPB: *short physical performance battery*; TC: tomografia computadorizada; US: ultrassonografia; TUG: teste cronometrado de levantar e caminhar. (Adaptada de Cruz-Jentoft et al., 2018.)[12]

Quadro 98.2 Questionário SARC-F.

Componente	Pergunta	Pontuação
Força	Quanto de dificuldade você tem para levantar e carregar 5 kg?	Nenhuma = 0 Alguma = 1 Muita ou não consigo = 2
Assistência para caminhar	Quanto de dificuldade você tem para atravessar um cômodo?	Nenhuma = 0 Alguma = 1 Muita, não consigo ou uso auxílio = 2
Levantar da cadeira	Quanto de dificuldade você tem para levantar-se da cama ou da cadeira?	Nenhuma = 0 Alguma = 1 Muita, não consigo ou uso auxílio = 2
Subir escadas	Quanto de dificuldade você tem para subir um lance de escadas com 10 degraus?	Nenhuma = 0 Alguma = 1 Muita ou não consigo = 2
Quedas	Quantas vezes você caiu no ano passado?	Nenhuma = 0 1 a 3 = 1 4 ou mais = 2

Escore ≥ 4 = possibilidade de sarcopenia. (Adaptado de Malmstrom e Morley, 2013.[23])

sarcopenia deverá incluir a massa muscular, força e componentes específicos de força como, por exemplo, o tamanho, porém a etapa operacional ainda não foi definida.[25]

Existem diversos métodos possíveis para a avaliação da MM, a maioria dos quais fornece medições indiretas.[25] A ressonância magnética (RM) e a tomografia computadorizada (TC) são os padrões-ouro da avaliação da MM. No entanto, os altos custos e a baixa disponibilidade limitam sua padronização para uso clínico. Esses exames podem medir a quantidade e a qualidade muscular, a deposição lipídica intra e extramiocelular, além de estimar a composição do tipo de fibra.[12] A absorciometria por raios X de dupla energia (DXA) é o método de referência para estimar a composição corporal total. A DXA tem muitas vantagens, incluindo ter baixa radiação e fornecer medições de MM, gordura e osso. Além disso, é rápida, tem menor custo que a RM e a TC e permite estimar a massa esquelética apendicular (ASM).[26] Suas desvantagens são não ser portátil e não estar disponível em ambientes de atenção primária. Além disso, os resultados podem ser afetados pelo estado de hidratação e pela retenção de água. A presença de edema e obesidade superestimam a MM. Para minimizar esse efeito, a ASM absoluta ou o total de MM esquelética podem ser ajustados para altura ao quadrado, índice de massa corporal (IMC) ou peso.[27] A BIA mede indiretamente a MM, por meio da condutividade elétrica do corpo. A MM é calculada usando a equação desenvolvida por Janssen. A BIA é barata, fácil de utilizar, amplamente disponível e portátil; no entanto, as medições devem ser obtidas em condições padrões para evitar variabilidade.[12] A ultrassonografia (US) é portátil e sem radiação, pode quantificar a espessura do tecido, medir a área transversal dos músculos individualmente, identificar a perda de MM e também avaliar a qualidade muscular com alta confiabilidade teste-reteste.[12] Em comparação aos demais exames, a US mostrou boa confiabilidade e validade na previsão da massa magra.[28] A diluição da creatina deuterada (D3-creatina) atualmente está restrita à pesquisa. Antropometria, usada como ferramenta de triagem, é fácil de usar, barata e não invasiva. A circunferência muscular do braço e a circunferência da panturrilha refletem o estado nutricional e de saúde e predizem o desempenho e a sobrevida em idosos.[26] Marcadores bioquímicos mostraram limitações importantes para inclusão na avaliação da sarcopenia.[27]

Para avaliação da força muscular existem métodos limitados validados. O teste de força de preensão palmar é amplamente utilizado e os testes extensor do joelho e de levantar e sentar da cadeira têm sido sugeridos para avaliação de força dos membros inferiores.[29,30]

Qualquer teste de desempenho físico alterado pode ser usado para classificar como sarcopenia grave.[31] Os testes de desempenho mais utilizados são: velocidade da marcha (considerado positivo quando a velocidade normal de caminhada em 4 a 6 metros é ≤ 0,8 m/s); *short physical performance battery* (SPPB); teste cronometrado de levantar e caminhar (TUG); e teste de caminhada de 400 metros. O SPPB é útil em pesquisas, sendo composto por três testes que incluem velocidade da marcha, teste de equilíbrio e teste de levantar da cadeira. O achado de 8 pontos ou menos indica baixo desempenho físico. O TUG é fácil de se aplicar: o paciente se levanta de uma cadeira comum, caminha até um marcador a 3 metros de distância, vira, volta a caminhar e senta-se novamente.[12]

SARCOPENIA EM DOENÇAS NÃO ENDÓCRINAS

A presença de sarcopenia leva ao aumento da morbimortalidade em algumas doenças crônicas, como câncer, doença pulmonar obstrutiva crônica (DPOC), doença renal crônica (DRC), insuficiência cardíaca congestiva (ICC) e doenças inflamatórias.[5] A perda progressiva de peso, massa magra e gordurosa na DPOC é resultado do aumento da demanda catabólica dos músculos respiratórios, níveis elevados de citocinas pró-inflamatórias, estresse oxidativo, hipoxemia e tabagismo.[32] A diminuição da capacidade de exercício físico é o principal fator limitante nas atividades diárias de pacientes com DPOC, diretamente relacionadas ao aumento do risco de exacerbações da doença.[33] A frequência de sarcopenia em pacientes com DPOC varia de 12 a 20% e está associada a pior prognóstico[34] e maior gravidade da doença.[35]

Em pacientes com DRC, a perda de MM é mais precoce e mais acentuada. Essa perda pode ser atribuída a um equilíbrio negativo da homeostase proteica, com aumento do catabolismo, regeneração muscular prejudicada e miostatina elevada.[36] A prevalência de sarcopenia na DRC é maior em pacientes dialíticos (até 33%)[37] do que naqueles não submetidos à diálise (9,8 a 28,7%).[38] Um estudo recente demonstrou que pacientes com DRC e menor força muscular, independentemente da quantidade de MM, tiveram maior número de hospitalizações.[39]

Nos estágios avançados da ICC, a perda de MM é comumente observada,[40] sendo sarcopenia detectada em 20 a 47% dos casos.[39] A hipótese muscular sustenta que muitos fatores estão envolvidos no desenvolvimento de redução do pico de captação de oxigênio (pico de Vo_2) na ICC. Além da inatividade física, o próprio músculo é afetado por anormalidades ultraestruturais, alterações na estrutura e função mitocondrial, mudança na distribuição das fibras, citocinas pró-inflamatórias, desequilíbrio anabólico-catabólico, imobilidade e inatividade, peptídeos natriuréticos, resistência à insulina e disfunção do ventrículo direito.[41] Apesar de apresentarem massa magra preservada, força e desempenhos estão comprometidos em pacientes com insuficiência cardíaca de fração de ejeção preservada associada a disfunção sistólica biventricular.[42]

As doenças autoimunes inflamatórias e sistêmicas são fatores etiológicos associados à sarcopenia. Na doença inflamatória intestinal (DII), a prevalência de sarcopenia varia de 27 a 61%. Pacientes com doenças reumatológicas estão especialmente predispostos a desenvolverem sarcopenia (até 20%); devido a seu estado pró-inflamatório subjacente, diminuição do uso muscular, inatividade e dor, apresentam perda de MM e funcionalidade três vezes maior.[43]

No câncer, a etiologia da sarcopenia é multifatorial e compartilha muitos fatores da sarcopenia relacionados à idade.[44] A prevalência é variável, dependendo do tipo de câncer e dos métodos de diagnóstico utilizados; poucos estudos oncológicos utilizaram os critérios combinados de baixa MM e função muscular comprometida.[45] Uma metanálise recente de pacientes com neoplasias sólidas mostrou uma prevalência de sarcopenia variando de 11 a 74%.[45] Pacientes com câncer de cabeça e pescoço podem apresentar sarcopenia já nas fases iniciais da doença relacionada à disfagia.[46] Um trabalho com biomarcadores em pacientes oncológicos demonstrou associação de sarcopenia com níveis de albumina, hemoglobina e proteína C-reativa.[47]

Hospitalização por doença aguda pode estar associada a uma perda de MM ainda maior do que no câncer. Na cirurgia eletiva de prótese de quadril, por exemplo, em 5 dias de internação, existe um declínio significativo no quadríceps de 3,4 ± 1,0% e na área transversal do músculo da coxa de 4,2 ± 1,1%. As sarcopenias agudas secundárias a hospitalização ou exacerbações de doenças crônicas podem ser parcialmente recuperáveis ou podem levar a risco aumentado de desenvolvimento de sarcopenia em uma idade mais precoce.[48]

SARCOPENIA EM DOENÇAS ENDÓCRINAS

Diabetes melito

O diabetes Melito (DM) tipo 2 e a sarcopenia compartilham vários processos fisiopatológicos.[49] O dano aos músculos esqueléticos tem sido descrito como uma nova complicação do DM.[50] A sarcopenia ocorre mais precocemente, entre 50 e 60 anos de idade, em pessoas com DM tipo 2 (DM2) e está cada vez mais associada ao aumento da fragilidade, mortalidade, maiores taxas de hospitalização, incapacidade e eventos cardiovasculares, em relação aos pacientes não sarcopênicos com DM.[51] A osteossarcopenia foi maior em pacientes com DM tipo 2 comparados a controles normais, inclusive com maior taxa de fraturas e pior qualidade óssea.[52]

A associação com sarcopenia é 3 a 8 vezes maior (16%) entre os diabéticos do que nos controles.[49] É ainda maior no diabetes latente autoimune do adulto (LADA) (35%), em relação aos controles (9,8%).[53] Além do risco aumentado de sarcopenia em pacientes com DM2, idosos com sarcopenia podem ter aumento do risco de desenvolvimento de DM2.[49,54]

A capacidade oxidativa reduzida do envelhecimento muscular, a disfunção mitocondrial e a inflamação crônica de baixo grau estão associadas à resistência à insulina. Quanto maior a hemoglobina glicada ([HbA_{1c}] > 8,5%), pior a apresentação da sarcopenia. A perda de receptores de insulina que resulta da perda de MM está associada a um controle inadequado do DM. Outras causas específicas de perda muscular no DM neuropatia; baixos níveis de testosterona; obesidade; redução do mTOR; e diminuição do fluxo sanguíneo para os músculos.[53]

As medicações mais recentes para o tratamento do DM2, como os análogos do peptídeo semelhante ao glucagon 1 (GLP-1) e inibidores do contransportador de sódio-glicose tipo 2 (SGLT-2) estão em debate na literatura em relação à sarcopenia. Uma revisão recente mostrou que até 50% da perda de peso dos pacientes com DM2 que utilizaram essas classes de medicação foi atribuída a uma perda de massa magra. Porém, não existe estudo que demonstre uma redução na força muscular desses pacientes.[55]

Obesidade

A obesidade sarcopênica (OS) é geralmente definida como o aumento da massa gorda, sem crescimento paralelo adequado da MM e da força muscular. Embora mais prevalente em idosos, ela também por ocorrer em indivíduos obesos jovens com doenças crônicas, após cirurgia bariátrica e pacientes submetidos a dietas alimentares restritivas de longa duração.[56] Uma revisão sistemática recente mostrou uma acentuada heterogeneidade na definição de OS. A maioria dos estudos definiu como a coexistência de obesidade e sarcopenia.[56] Para reduzir as discrepâncias na definição e reiterar o impacto da força muscular, o consenso conjunto da European Society for Clinical Nutrition and Metabolism (ESPEN) e da European Association for the Study of Obesity (EASO) definiu OS como uma doença caracterizada pela obesidade (elevada percentagem de gordura corporal) e sarcopenia (baixa massa muscular e função) e determinou critérios a serem utilizados em qualquer caso suspeito, independentemente da idade.[57]

Existe uma associação bidirecional entre sarcopenia e obesidade na patogênese da OS. Por um lado, baixa MM pode levar a taxas metabólicas de repouso diminuídas e redução do gasto energético total, promovendo ganho de gordura. Por outro lado, obesidade pode favorecer o desenvolvimento e a progressão da sarcopenia por meio de uma rede multifatorial de alterações.[58] Na patogênese da OS ocorre uma interação dos mecanismos comuns da sarcopenia relacionada à idade associada à resposta inflamatória crônica, desencadeada pela infiltração de tecido adiposo pelas células imunológicas, o que aumenta adipocinas e citocinas, criando uma condição inflamatória, com consequentes declínio na atividade física e piora da resistência insulínica. Esse mecanismo é um dos principais fatores envolvidos na criação e manutenção de um ciclo vicioso de diminuição da força muscular em pacientes idosos e obesos. Mais importante, a OS demonstrou aumentar a mortalidade e a incapacidade por todas as causas.[59]

A diversidade de critérios utilizados no diagnóstico da OS resulta em uma prevalência variável, variando de 4,4 a 84% nos homens e de 3,6 a 94% nas mulheres.[60-62] Quando os critérios da FNIH foram aplicados à coorte da Pesquisa Nacional de Saúde e Nutrição (NHANES) nos EUA, as taxas globais de OS foram de 12,6% nos homens e 33,5% nas mulheres, taxas que aumentaram progressivamente com a idade.[63] A definição ESPEN-EASO aplicada em três estudos japoneses encontrou 4 a 14% de OS.[64] Globalmente, a estimativa é que a OS afete entre 100 e 200 milhões de pessoas nos próximos 35 anos, realçando a necessidade de estratégias eficazes de prevenção e gestão.[65]

Alterações na composição corporal após cirurgia bariátrica, como uma perda sustentada de gordura corporal, estão associadas a uma inevitável perda corporal de MM. A MM representou 27,7% da perda total de peso alcançada 1 ano após a derivação gástrica em Y de Roux. Esse desequilíbrio leva a um distúrbio indesejável na taxa metabólica de repouso, temperatura corporal e até na manutenção do peso.[65] Por outro lado, indivíduos com obesidade pós-cirurgia bariátrica mostraram maior desempenho físico comparados a controles obesos não operados, sugerindo efeito benéfico da cirurgia independente da perda de massa magra.[66]

Síndrome de Cushing

A fraqueza muscular é uma das características clínicas da síndrome de Cushing (SC), ocorrendo em 40 a 70% dos pacientes.[67] A musculatura proximal dos membros inferiores é a mais afetada. Consequentemente, os pacientes geralmente se queixam da incapacidade de levantar-se de uma posição agachada ou subir escadas, enquanto o ato de correr ou andar permanece menos afetado.[68]

Sabe-se que os glicocorticoides alteram a composição e a força das fibras musculares, com perda de fibras do tipo II, mesmo após um curto período de exposição.[68] O excesso de cortisol tem efeitos adversos significativos no músculo, por meio da enzima 11β-hidroxiesteroide desidrogenase tipo 1 (11βHSD1), que reduz a síntese de proteínas musculares e ativa a proteólise muscular, prejudicando a função mitocondrial e diminuindo a excitabilidade sarcolêmica. O cortisol, direta e indiretamente, leva a catabolismo muscular, resistência à insulina e DM.[69] Ocorre também deposição de gordura no músculo, diminuição da capacidade oxidativa dos músculos e perda de fibras. Além disso, inatividade prolongada parece sensibilizar o músculo esquelético aos efeitos catabólicos do cortisol.[69]

Mesmo um excesso leve de cortisol em mulheres com hipercortisolismo subclínico pode diminuir a MM esquelética, principalmente nos membros inferiores.[67] Existe também um efeito duradouro da SC na função muscular que pode perdurar por períodos de curto (6 a 8 meses) ou longo prazo (> 2 anos) após o tratamento bem-sucedido da SC.[69]

Osteossarcopenia

A sarcopenia e a osteoporose compartilham fatores de risco e vias biológicas e estão associadas a uma incapacidade física significativa, representando uma ameaça de perda de independência na vida adulta, com aumento significativo da taxa de mortalidade.[70] A combinação dessas duas doenças foi descrita como um "dueto perigoso" que combina a propensão a quedas da sarcopenia com a vulnerabilidade dos ossos em pacientes com osteoporose.[71]

Há evidências abundantes de que alterações na massa óssea estão intimamente associadas a alterações na MM. Foi observada correlação direta entre ossos e músculos.[72] Muitas vias compartilhadas estão envolvidas nessa interação e podem explicar o desenvolvimento e a progressão da osteossarcopenia. Além da idade, vários outros fatores desempenham um papel no desenvolvimento da osteossarcopenia, como fatores mecânicos, bioquímicos, polimorfismos genéticos e de estilo de vida, todos contribuindo para a involução da "unidade músculo-osso".[73] Hormônios envolvidos nessa alteração incluem GH, fator de crescimento semelhante à insulina-1 (IGF-1), hormônios sexuais e vitamina D, que estão sujeitos a reduções relacionadas à idade. Além de citocinas inflamatórias, mioquinas (miostatina, folistatina e irisina) e osteocinas (osteocalcina e esclerostina) promovem a comunicação entre eles.[74]

Os dados epidemiológicos da osteossarcopenia são bastante limitados. Sua prevalência tem se mostrado bastante variável: 10,4% em homens e 15,1% das mulheres chineses,[75] contra até 37% em idosos ocidentais com histórico de quedas.[76] A osteossarcopenia está associada a maior mortalidade em 1 ano após fratura de quadril (15,1%), *versus* 5,1% nos pacientes com osteoporose e 10,3% naqueles com sarcopenia.[77]

Deficiência de hormônio do crescimento

O GH estimula o anabolismo ósseo e muscular, seja por um efeito direto via receptores do GH (GHR) ou por um efeito indireto via estimulação da produção IGF-1.[78,79] O envelhecimento está associado a um declínio progressivo da secreção de GH e IGF-1, um processo fisiológico frequentemente chamado de somatopausa.[80] Os níveis de IGF-1 entre populações de meia-idade e idosas têm sido associados de forma independente à MM e ao desempenho físico em homens, mas não em mulheres.[81]

O anabolismo muscular do GH e do IGF-1 pode ser observado *in vitro*[82] e em modelos animais *in vivo*.[83,84] No entanto, os níveis fisiológicos e suprafisiológicos de GH e IGF-1 circulantes não tiveram efeitos comprovados na MM em humanos saudáveis, contrastando com a redução da massa muscular e óssea, bem como aumento da massa gorda, observados em pacientes com a síndrome de Laron (mutações no GHR), e em pacientes adultos com hipopituitarismo adquirido e deficiência de GH (DGH).[85]

Convém salientar que a redução da MM associada à DGH humana nem sempre é indicativa de disfunção, enquanto parâmetros de força muscular e maior resistência periférica à fadiga foram descritos em casos isolados graves de DGH.[86,87] Tais achados contrastantes devem ser lembrados quando se analisam as implicações da terapia com GH na sarcopenia de indivíduos com DGH e sem DGH. Uma revisão sistemática e metanálise recentes concluíram que, em idosos sem DGH, a suplementação de GH não é uma terapia apropriada para a sarcopenia, pois o GH aumenta a MM sem melhorar a força muscular ou o desempenho físico, e está associado à alta incidência de eventos adversos. O mesmo aconteceu com o uso do hormônio liberador de GH (GHRH) ou suplementação de IGF-1 em idosos.[86,87] Vale ressaltar aqui que a combinação da terapia com GH com exercícios resistidos ou suplementação de testosterona também é de pouco valor, muito limitada ou sem impacto no desempenho muscular em idosos.[83]

Outras doenças endócrinas

A sarcopenia pode estar presente em várias endocrinopatias, incluindo hipogonadismo masculino e hipertireoidismo. Os níveis de testosterona diminuem 1% ao ano a partir dos 30 anos de idade, metade em consequência do aumento da massa gorda que ocorre com o envelhecimento,[88] em associação à disfunção hipotalâmica e à diminuição da resposta das células de Leydig às gonadotrofinas. O hipogonadismo está associado ao envelhecimento e à sarcopenia secundária. Estudos têm relatado consistentemente associações entre baixos níveis de testosterona e composição corporal alterada em homens. Os possíveis mecanismos que ligam os hormônios sexuais à composição corporal incluem efeitos da adiposidade nos níveis da globulina ligadora dos hormônios sexuais (SHBG), efeitos da testosterona na regulação da diferenciação de células-tronco mesenquimais e síntese proteica muscular, ativação de vias inflamatórias ou aumento do cortisol.[79] Uma prevalência de sarcopenia de 40 a 50% foi observada em pacientes hipogonádicos com DRC ou cirrose.[89]

Os hormônios da tireoide regulam a expressão de genes no tecido muscular envolvidos principalmente no metabolismo energético. O hipertireoidismo aumenta o catabolismo proteico levando à perda de MM, acelera a termogênese e induz a gliconeogênese e a lipólise, metabolizando aminoácidos dos músculos e ácidos graxos livres do tecido adiposo que resultam em um aumento do gasto energético. Ocorre diminuição de até 20% na MM e de 40% da força no hipertireoidismo, melhorando após o tratamento.[90] O Quadro 98.3 demonstra doenças frequentes nas quais a sarcopenia deve ser investigada.

TRATAMENTO

Atualmente, o tratamento padrão para sarcopenia depende de treinamento resistido e suplementos alimentares, com evidências mínimas de quaisquer efeitos benéficos de tratamento farmacológico. O progresso no desenvolvimento de tratamentos medicamentosos eficazes tem sido lento e até o momento não existem medicamentos licenciados para sarcopenia. Caminhos inicialmente promissores não foram apoiados por resultados de estudos randomizados e ensaios clínicos bem conduzidos.[91] As estratégias de tratamento são semelhantes para a sarcopenia relacionada ou não à idade, embora a identificação de uma causa específica seja de fundamental importância para determinar um curso de tratamento adequado.[3] As principais abordagens para o tratamento da sarcopenia são citadas a seguir.

Quadro 98.3 Condições clínicas associadas à sarcopenia.

Endócrinas
- Hipogonadismo
- Hipercortisolismo
- Hipertireoidismo
- Diabetes melito
- Obesidade e pós-cirurgia bariátrica
- Deficiência de hormônio do crescimento (GH)

Não endócrinas
- Doença renal crônica
- Doença pulmonar obstrutiva crônica
- Câncer
- Infecção crônica
- Infecção pelo HIV
- Hepatite
- Doenças inflamatórias
  - Doença inflamatória intestinal
  - Lúpus eritematoso sistêmico
  - Artrite reumatoide
  - Espondilite anquilosante
  - Esclerose múltipla
- Insuficiência cardíaca congestiva
- Cirrose hepática
- Doenças neurodegenerativas
- Neuropatias periféricas
- Miopatias e distrofias musculares

Outras
- Desuso
- Nutrição inadequada
- Caquexia
- Pós-transplante de órgãos

HIV: vírus da imunodeficiência humana.

Exercício físico

Os efeitos do treinamento resistido (TR) no aumento de MM e força são conhecidos em jovens e idosos.[92] Em uma revisão sistemática, uma intervenção de exercício produziu melhora na MM em 79% dos estudos, força muscular em 82% e desempenho físico em 92,8%. No entanto, todos os pontos finais mostraram um pequeno benefício de suplementação alimentar adicional.[92,93] Em um artigo recente de revisão foi proposto um programa de TR que consiste em duas sessões de exercícios por semana envolvendo uma combinação de exercícios para as partes superior e inferior do corpo realizados com um nível relativamente alto de esforço de 1 a 3 séries de 6 a 12 repetições para o tratamento da sarcopenia.[94]

Suplementação nutricional

A relação entre ingestão de proteínas e MM é bem conhecida; a ingestão média de pacientes idosos é inferior a 0,8 g/kg/dia e, portanto, abaixo do recomendado de 1 a 1,2 g/kg/dia para idosos saudáveis e de 1,2 a 1,5 g/kg/dia para pacientes geriátricos com doenças agudas e crônicas.[95] Recomendações de maior ingestão de proteína (> 2 g/kg/dia) são apropriadas apenas para doentes muito graves ou na vigência de um estado pró-inflamatório e catabólico muito intenso.[3] Os estudos envolvendo suplementação proteica em prevenção e tratamento da sarcopenia basearam-se em protocolos heterogêneos em termos de dosagem e duração do estudo. Doses mais elevadas de proteína (40 g/dia) demonstraram efeito aditivo entre suplementação proteica e exercício na função muscular em pacientes idosos e em indivíduos frágeis.[96]

Sob condições patológicas, as proteínas da dieta não produzem adequadamente síntese proteica muscular pós-prandial (SMP). Aminoácidos essenciais são necessários (principalmente leucina, mas também glutamina e arginina), para induzir um impacto na SMP. Se ingerida após uma sessão de treinamento de resistência, a proteína aumenta a entrega de aminoácidos ao músculo, por meio do fluxo sanguíneo e da ativação da via mTOR.[97] Duas revisões sistemáticas mostraram que o β-hidroxi-β-metilbutirato (HMB)[98] e a leucina[99] levaram à melhora na MM e na preservação da força muscular em idosos com sarcopenia ou fragilidade.

Estudos transversais e observacionais encontraram associação entre baixos níveis de 25-hidroxivitamina D (25OHD) e baixa MM e perda muscular. Um grande número de estudos randomizados avaliou como a suplementação de vitamina D afetava a função muscular e encontrou melhora no equilíbrio e na função. Metanálise mostrou diminuição de 14 a 34% das quedas, mais pronunciada nos indivíduos com níveis basais mais baixos de 25OHD.[100] Por outro lado, outros estudos não mostraram resultados igualmente positivos.[101] Com base no efeito positivo da vitamina D na função muscular, as diretrizes recomendam uma ingestão média diária de vitamina D de pelo menos 1.000 UI a 4.000 UI para todos os idosos, a fim de reduzir o risco de quedas, almejando um valor de 25OHD > 30 ng/mℓ.[102] Uma metanálise mostrou que suplementação com *whey protein*, leucina e vitamina D pode aumentar a massa muscular apendicular em pacientes com sarcopenia. Além disso, combinar um programa de exercícios físicos com suplementação de *whey protein*, leucina e vitamina D pode melhorar tanto a força quanto a função muscular.[103]

A creatina é um suplemento alimentar popular usado por atletas. Um efeito benéfico da creatina, na dose de 5 g/dia, na MM e na força, foi relatado em indivíduos acima de 65 anos de idade.[102,103] De fato, os resultados de uma metanálise apoiam o papel da suplementação de creatina durante o treino resistido como um potencializador do ganho de força e desempenho funcional da MM.[103]

Outros agentes farmacológicos

A terapia de reposição de testosterona produz melhora na MM e na força em homens saudáveis e mais velhos com hipogonadismo.[104,105] Contudo, ainda existe uma falta de evidência em indivíduos com sarcopenia,[3] além dos possíveis efeitos colaterais. Mais recentemente, um modulador seletivo não esteroide de receptores de andrógenos (SARM) tem sido investigado para o tratamento de limitações funcionais. Os SARM se ligam ao receptor de andrógeno e agem como agonistas androgênicos potentes em tecidos-alvo seletivos, como músculo e osso. Um estudo envolvendo idosos com sarcopenia avaliou o efeito do SARM MK-0773 e não encontrou efeitos benéficos na função muscular. Outros SARM (p. ex., LGD-4033, BMS-564929 e enobosarm) foram testados em idosos sarcopênicos e não tiveram vantagem sobre a testosterona.[106] Porém, em pacientes com doenças inflamatórias graves, como câncer e DPOC, alguns estudos demonstram resultados promissores com o uso de SARM.[107]

Terapia antimiostatina

A miostatina, um membro da superfamília do fator transformador do crescimento beta (TGF-β), liga-se ao receptor IIb8 da ativina e inibe a síntese de proteínas musculares pela via do AKT-mTOR; é altamente expressa nas células musculares esqueléticas.[108] As estratégias para diminuir seus efeitos incluem tratamento com receptores de miostatina defeituosos, anticorpos antimiostatina e anticorpos para o receptor de miostatina, ActRIIB. Todos esses tratamentos produziram algum efeito benéfico na MM em pelo menos um critério funcional, porém ainda em fase pré-clínica. Os resultados com o anticorpo anti-ActRIIB *bimagrumab* são duvidosos. Os resultados positivos iniciais na massa magra apendicular e no desempenho físico obtidos no estudo clínico de fase 2 não foram confirmados no estudo de fase 3.[109] Além disso, novos tipos de tratamento estão em desenvolvimento, incluindo agentes anabolizantes, anticitocinas e medicamentos destinados a promover o apetite e o peso corporal, como a *anamorrelina*, um análogo da grelina, indicado quando anorexia-caquexia é responsável pela sarcopenia.[101]

Resumo

A sarcopenia é um distúrbio frequente que afeta idosos e pacientes não idosos com doenças crônicas, podendo ter impacto desfavorável no resultado da doença. Sua fisiopatologia envolve diferentes mecanismos específicos para cada doença que se sobrepõe ao processo de envelhecimento da sarcopenia. O diagnóstico deve se basear em suspeita clínica, avaliação da força muscular, quantificação e desempenho muscular. Sarcopenia é diagnosticada quando fraqueza muscular e/ou baixa função muscular se associam à perda de massa muscular. A conscientização da apresentação da sarcopenia no contexto clínico de outras doenças é fundamental para garantir que medidas preventivas possam ser implementadas.

REFERÊNCIAS BIBLIOGRÁFICAS

1. Cruz-Jentoft AJ, Baeyens JP, Bauer JM et al. Sarcopenia: European consensus on definition and diagnosis: report of the European Working Group on Sarcopenia in older people. Age Ageing. 2010; 39:412-23.
2. Shafiee G, Keshtkar A, Soltani A et al. Prevalence of sarcopenia in the world: a systematic review and meta- analysis of general population studies. J Diabetes Metab Dis. 2017; 16:21.
3. Bauer J, Morley JE, Schols AMWJ et al. Sarcopenia: a time for action. An SCWD Position paper. J Cachexia Sarcopenia Muscle. 2019; 10:956-61.
4. Tournadre A, Vial G, Capel F et al. Sarcopenia. Joint Bone Spine. 2018; 86:39-45.
5. Borba VZC, Costa TL, Moreira CA, Boguszewski CL. Mechanisms of endocrine disease: sarcopenia in endocrine and non-endocrine disorders. Eur J Endocrinol. 2019; 180:R185-99.
6. Hara LM, Freiria CN, Silva GM et al. Anorexia of aging associated with nutrients intake in brazilian elderly. J Nutr Health Aging. 2019; 23:606-13.
7. Baumgartner RN, Koehler KM, Gallagher D et al. Epidemiology of sarcopenia among the elderly in New Mexico. Am J Epidemiol. 1998; 147:755-63.
8. Livshits G, Kalinkovich A. Restoration of epigenetic impairment in the skeletal muscle and chronic inflammation resolution as a therapeutic approach in sarcopenia. Ageing Res Rev. 2024 Apr;96:102267. doi: 10.1016/j.arr.2024.102267.
9. Antuña E, Cachán-Vega C, Bermejo-Millo JC et al. Inflammaging: Implications in Sarcopenia. Int J Mol Sci. 2022; 23:15039.
10. Livshits G, Kalinkovich A. Inflammaging as a common ground for the development and maintenance of sarcopenia, obesity, cardiomyopathy and dysbiosis. Ageing Res Rev. 2019; 56:100980.
11. Kalinkovich A, Becker M, Livshits G. New horizons in the treatment of age-associated obesity, sarcopenia and osteoporosis. Drugs Aging. 2022; 39:673-83.
12. Cruz-Jentoft AJ, Bahat G, Bauer J et al. Sarcopenia: revised European consensus on definition and diagnosis. Age Ageing. 2018; 48:16-31.
13. Studenski SA, Peters KW, Alley DE et al. The FNIH sarcopenia project: rationale, study description, conference recommendations, and final estimates. J Gerontol A Biol Sci Med Sci. 2014; 69:547-58.
14. Chen LK, Liu LK, Woo J et al. Sarcopenia in Asia: consensus report of the Asian working group for sarcopenia. J Am Med Dir Assoc. 2014; 15:95-101.
15. Fielding RA, Vellas B, Evans WJ et al. Sarcopenia: an undiagnosed condition in older adults. Current consensus definition: prevalence, etiology, and consequences. International Working Group on Sarcopenia. J Am Med Dir Assoc. 2011; 12:249-56.
16. Morley JE, Abbatecola AM, Argiles JM et al. Sarcopenia with limited mobility: an international consensus. J Am Med Dir Assoc. 2011; 12:403-9.
17. Dent E, Morley JE, Cruz-Jentoft AJ al. International clinical practice guidelines for sarcopenia (ICFSR): screening, diagnosis and management. J Nutr Health Aging. 2018; 22:1148-61.
18. Alley DE, Shardell MD, Peters KW et al. Grip strength cutpoints for the identification of clinically relevant weakness. J Gerontol A Biol Sci Med Sci. 2014; 69:559-66.
19. Cawthon PM, Peters KW, Shardell MD et al. Cutpoints for low appendicular lean mass that identify older adults with clinically significant weakness. J Gerontol A Biol Sci Med Sci. 2014; 69:567-75.
20. Dam TT, Peters KW, Fragala M et al. An evidence-based comparison of operational criteria for the presence of sarcopenia. J Gerontol A Biol Sci Med Sci. 2014; 69:584-90.
21. Rossi AP, Micciolo R, Rubele S et al. Assessing the risk of sarcopenia in the elderly: the mini sarcopenia risk assessment (MSRA) questionnaire. J Nutr Health Aging. 2017; 21:743-9.
22. Dent E, Morley JE, Cruz-Jentoft AJ et al. International Clinical Practice Guidelines for Sarcopenia (ICFSR): Screening, Diagnosis and Management. J Nutr Health Aging. 2018; 22:1148-61.
23. Malmstrom TK, Morley JE. SARC-F: A simple questionnaire to rapidly diagnose sarcopenia. J Am Med Dir Assoc. 2013; 14:531-2.
24. Mayhew AJ, Sohel N, Beauchamp MK et al. Sarcopenia definition and outcomes consortium 2020 definition: Association and discriminatory accuracy of sarcopenia with disability in the Canadian longitudinal study on aging. J Gerontol A Biol Sci Med Sci. 2023; 78(9):1597-603.
25. Kirk B, Cawthon PM, Arai H, et al; Global Leadership Initiative in Sarcopenia (GLIS) group. The Conceptual Definition of Sarcopenia: Delphi Consensus from the Global Leadership Initiative in Sarcopenia (GLIS). Age Ageing. 2024; 53:afae052.
26. Setiati S. Diagnostic tools for sarcopenia: can we get less expensive and accurate methods? Acta Med Indones. 2019; 51:93-94.
27. Kawakami R, Murakami H, Sanada K et al. Calf circumference as a surrogate marker of muscle mass for diagnosing sarcopenia in Japanese men and women. Geriatr Gerontol Int. 2015; 15:969-76.
28. Tosato M, Marzetti E, Cesari M et al. Measurement of muscle mass in sarcopenia: from imaging to biochemical markers. Aging Clin Exp Res. 2017; 29:19-27.
29. Stringer HJ, Wilson D. The role of ultrasound as a diagnostic tool for sarcopenia. J Frailty Aging. 2018; 7:258-61.
30. Voulgaridou G, Tyrovolas S, Detopoulou P et al. Diagnostic criteria and measurement techniques of sarcopenia: a critical evaluation of the up-to-date evidence. Nutrients. 2024; 16:436.
31. Jones CJ, Rikli RE, Beam WC. A 30-s chair-stand test as a measure of lower body strength in community-residing older adults. Res Quart Exerc Sport. 1999; 70:113-9.
32. Makarevich AE, Lemiasheuskaya S. Dynamics of body composition in male patients during chronic obstructive pulmonary disease (COPD) development. Pneumonol Alergol Pol. 2015; 83:424-3.
33. Kim SH, Shin MJ, Shin YB et al. Sarcopenia associated with chronic obstructive pulmonary disease. J Bone Metab. 2019; 26:65-74.
34. Munhoz RLCT, Costa FM, Jonasson TH et al. Body composition and sarcopenia in patients with chronic obstructive pulmonary disease. Endocrine. 2018; 60:95-102.
35. Watanabe H, Enoki Y, Maruyama T. Sarcopenia in chronic kidney disease: factors, mechanisms, and therapeutic interventions. Biol Pharm Bull. 2019; 42:1437-45.
36. Kim JK, Kim SG, Oh JE et al. Impact of sarcopenia on long-term mortality and cardiovascular events in patients undergoing hemodialysis. Korean J Intern Med. 2019; 34:599-607.
37. Pereira RA, Cordeiro AC, Avesani CM et al. Sarcopenia in chronic kidney disease on conservative therapy: prevalence and association with mortality. Nephrol Dial Transplant. 2015; 30:1718-25.
38. Sabatino A, Cuppari L, Stenvinkel P et al. Sarcopenia in chronic kidney disease: what have we learned so far? J Nephrol. 2021;34:1347-72.
39. Carbone S, Billingsley HE, Rodriguez-Miguelez P et al. Lean mass abnormalities in heart failure: the role of sarcopenia, sarcopenic obesity, and cachexia. Curr Probl Cardiol. 2019 Mar 28 [Epub ahead of print].
40. Saitoh M, Ishida J, Doehner W et al. Sarcopenia, cachexia, and muscle performance in heart failure: Review update 2016. Int J Cardiol. 2017; 238:5-11.
41. Ryan E, McNicholas D, Creavin B et al. Sarcopenia and inflammatory bowel disease: a systematic review. Inflam Bowel Dis. 2019; 25;67-73.
42. Canteri AL, Gusmon LB, Zanini AC et al. Sarcopenia in heart failure with reduced ejection fraction. Am J Cardiovasc Dis. 2019;9:116-26.
43. Barone M, Viggiani MT, Anelli MG et al. Sarcopenia in patients with rheumatic diseases: prevalence and associated risk factors. J Clin Med. 2018; 7:504.
44. Peterson SJ, Mozer M. Differentiating sarcopenia and cachexia among patients with cancer. Nutr Clin Pract. 2017; 32:30-9.
45. Shachar SS, Williams GR, Muss HB et al. Prognostic value of sarcopenia in adults with solid tumours: a meta-analysis and systematic review. Eur J Cancer. 2016; 57:58-67.
46. Kouw IWK, Groen BBL, Smeets JSJ et al. One week of hospitalization following elective hip surgery induces substantial muscle atrophy in older patients. J Am Med Dir Assoc. 2019; 20:35-42.
47. Silva PB, Ramos GHA, Petterle RR, Borba VZC. Sarcopenia as an early complication of patients with head and neck cancer with dysphagia. Eur J Cancer Care (Engl). 2021; 30:e13343.
48. Lipshitz M, Visser J, Anderson R, et al. Emerging markers of cancer cachexia and their relationship to sarcopenia. J Cancer Res Clin Oncol. 2023;149(19):17511-27.
49. Mesinovic J, Zengin A, De Courten B et al. Sarcopenia and type 2 diabetes mellitus: a bidirectional relationship. Diabetes Metab Syndr Obes. 2019; 12:1057-72.
50. Trierweiler H, Kisielewicz G, Hoffmann Jonasson T et al. Sarcopenia: a chronic complication of type 2 diabetes mellitus. Diabetol Metab Syndr. 2018; 10:25.
51. Hamasaki H, Kawashima Y, Katsuyama H et al. Association of handgrip strength with hospitalization, cardiovascular events, and mortality in Japanese patients with type 2 diabetes. Scient Reports. 2017; 7:7041.

52. Pechmann LM, Petterle RR, Moreira CA, Borba VZC. Osteosarcopenia and trabecular bone score in patients with type 2 diabetes mellitus. Arch Endocrinol Metab. 2021; 65:801-10.
53. Son JW, Lee SS, Kim SR et al. Low muscle mass and risk of type 2 diabetes in middle-aged and older adults: findings from the KoGES. Diabetologia. 2017; 60:865-72.
54. Yoon JW, Ha YC, Kim KM et al. Hyperglycemia is associated with impaired muscle quality in older men with diabetes: the Korean longitudinal study on health and aging. Diabetes Metab J. 2016; 40:140-6.
55. Witham MD, Granic A, Pearson E et al. Repurposing drugs for diabetes mellitus as potential pharmacological treatments for sarcopenia - A narrative review. Drugs Aging. 2023; 40:703-19.
56. Donini LM, Busetto L, Bauer JM et al. Critical appraisal of definitions and diagnostic criteria for sarcopenic obesity based on a systematic review. Clin Nutr. 2020; 39:2368-88.
57. Donini LM, Busetto L, Bischoff SC et al. Definition and diagnostic criteria for sarcopenic obesity: ESPEN and EASO Consensus Statement. Obes Facts. 2022; 15:321-35.
58. Barazzoni R, Bischoff S, Boirie Y et al. Sarcopenic obesity: time to meet the challenge. Obes Facts. 2018; 11:294-305.
59. Batsis JA, Mackenzie TA, Emeny RT et al. Low lean mass with and without obesity, and mortality: results from the 1999–2004 national health and nutrition examination survey. J Gerontol A Biol Sci Med Sci. 2017; 72:1445-51.
60. Batsis JA, Barre LK, Mackenzie TA et al. Variation in the prevalence of sarcopenia and sarcopenic obesity in older adults associated with different research definitions: dual-energy X-ray absorptiometry data from the National Health and Nutrition Examination Survey 1999-2004. J Am Geriatr Soc. 2013; 61:974-80.
61. Vaurs C, Diméglio C, Charras L et al. Determinants of changes in muscle mass after bariatric surgery. Diabetes Metab. 2015; 41:416-21.
62. Minetto MA, Lanfranco F, Motta G et al. Steroid myopathy: some unresolved issues. J Endocrinol Invest. 2011; 34:370-5.
63. Minetto MA, Qaisar R, Agoni V et al. Quantitative and qualitative adaptations of muscle fibers to glucocorticoids. Muscle Nerve. 2015; 52:631-9.
64. Ferrando AA, Stuart CA, Sheffield-Moore M et al. Inactivity amplifies the catabolic response of skeletal muscle to cortisol. J Clin Endocrinol Metab. 1999; 84:3515-21.
65. Kim JH, Kwak MK, Ahn SH et al. Alteration in skeletal muscle mass in women with subclinical hypercortisolism. Endocrine. 2018; 61:134-43.
66. Berr CM, Stieg MR, Deutschbein T et al. Persistence of myopathy in Cushing's syndrome: evaluation of the German Cushing's Registry. Eur J Endocrinol. 2017; 176:737-46.
67. Hirschfeld HP, Kinsella R, Duque G. Osteosarcopenia: where bone, muscle, and fat collide. Osteoporosis Int. 2017; 28:2781-90.
68. Hassa EB, Duque G. Osteosarcopenia: a new geriatric syndrome. Austr Fam Phys. 2017; 46:849-53.
69. Paintin J, Cooper C, Dennison E. Osteosarcopenia. Brit J Hosp Med. 2018; 79:253-8.
70. Giustina A, Mazziotti G, Canalis E. Growth hormone, insulin-like growth factors, and the skeleton. Endocr Rev. 2008; 29:535-59.
71. Wei S, Nguyen TT, Zhang Y et al. Sarcopenic obesity: epidemiology, pathophysiology, cardiovascular disease, mortality, and management. Front Endocrinol (Lausanne). 2023;14:1185221.
72. Buzza AFB, Machado CA, Pontes F et al. Prevalence of sarcopenia in women at stable weight phase after Roux-en-Y gastric bypass. Arch Endocrinol Metab. 2022; 66:362-71.
73. Yakabe M, Hosoi T, Akishita M et al. Updated concept of sarcopenia based on muscle-bone relationship. J Bone Miner Metab. 2019 Oct 3 [Epub ahead of print].
74. Wang YJ, Wang Y, Zhan JK et al. Sarco-osteoporosis: prevalence and association with frailty in Chinese community-dwelling older adults. Int J Endocrinol. 2015; 2015:482940.
75. Yoo JIl, Kim H, Ha YC et al. Osteosarcopenia in patients with hip fracture is related with high mortality. J Korean Med Sci. 2018; 33:e27.
76. Pollock RD, Carter S, Velloso CP et al. An investigation into the relationship between age and physiological function in highly active older adults. J Physiol. 2015; 593:657-80.
77. Nass R, Pezzoli SS, Oliveri MC et al. Effects of an oral ghrelin mimetic on body composition and clinical outcomes in healthy older adults: a randomized trial. Ann Intern Med. 2008; 149:601-11.
78. Chen LY, Wu YH, Liu LK et al. Association among serum insulin-like growth factor-1, frailty, muscle mass, bone mineral density, and physical performance among community-dwelling middle-aged and older adults in Taiwan. Rejuv Res. 2018; 21:270-7.
79. Nieuwpoort IC van, Vlot MC, Schaap LA et al. The relationship between serum IGF-1, handgrip strength, physical performance and falls in elderly men and women. Eur J Endocrinol. 2018; 179:73-84.
80. Velloso CP. Regulation of muscle mass by growth hormone and IGF-I. Brit J Pharmacol. 2008; 154:557-68.
81. Brat O, Ziv I, Klinger B et al. Muscle force and endurance in untreated and human growth hormone or insulin-like growth factor-I-treated patients with growth hormone deficiency or Laron syndrome. Horm Res. 1997; 47:45-8.
82. Boguszewski CL. Update on GH therapy in adults. F1000 Res. 2017; 6:2017.
83. Andrade-Guimarães AL, Aguiar-Oliveira MH, Salvatori R et al. Adult individuals with congenital, untreated, severe isolated growth hormone deficiency have satisfactory muscular function. Endocrine. 2019; 63:112-9.
84. De Spiegeleer A, Beckwée D, Bautmans I et al. Pharmacological interventions to improve muscle mass, muscle strength and physical performance in older people: an umbrella review of systematic reviews and meta-analyses. Drugs Aging. 2018; 35:719-34.
85. Sattler FR. Growth hormone in the aging male. Best Pract Res Clin Endocrinol Metab. 2013; 27:541-55.
86. Götherström G, Elbornsson M, Stibrant-Sunnerhagen K et al. Muscle strength in elderly adults with GH deficiency after 10 years of GH replacement. Eur J Endocrinol. 2010; 163:207-15.
87. Kaufman JM, Vermeulen A. The decline of androgen levels in elderly men and its clinical and therapeutic implications. Endocr Rev. 2005; 26:833-76.
88. Zybek-Kocik A, Sawicka-Gutaj N, Szczepanek-Parulska E et al. The association between irisin and muscle metabolism in different thyroid disorders. Clin Endocrinol (Oxf). 2018; 88:460-7.
89. Boj-Carceller D, Sanz-París A, Sánchez-Oriz E et al. Treatment of subclinical hyperthyroidism: effect on body composition. Nutr Hospit. 2015; 32:2331-7.
90. Sayer AA, Cruz-Jentoft A. Sarcopenia definition, diagnosis and treatment: consensus is growing. Age Ageing. 2022; 51(10):afac220.
91. Beaudart C, Dawson A, Shaw SC et al. Nutrition and physical activity in the prevention and treatment of sarcopenia: systematic review. Osteoporosis Int. 2017; 28:1817-33.
92. Zaleski AL, Taylor BA, Panza GA et al. Coming of age: considerations in the prescription of exercise for older adults. Meth DeBakey Cardiovasc J. 2016; 12:98-104.
93. Hurst C, Robinson SM, Witham MD et al. Resistance exercise as a treatment for sarcopenia: prescription and delivery. Age Ageing. 2022; 51:afac003.
94. Kerstetter JE, Kenny AM, Insogna KL. Dietary protein and skeletal health: a review of recent human research. Curr Opin Lipidol. 2011; 22:16-20.
95. Murad MH, Elamin KB, Abu Elnour NO et al. Clinical review: the effect of vitamin D on falls: a systematic review and meta-analysis. J Clin Endocrinol Metab. 2011; 96:2997-3006.
96. Beaudart C, Dawson A, Shaw SC et al. Nutrition and physical activity in the prevention and treatment of sarcopenia: systematic review. Osteoporosis Int. 2017; 28:1817-33.
97. Rondanelli M, Klersy C, Terracol G et al. Whey protein, amino acids, and vitamin D supplementation with physical activity increases fat-free mass and strength, functionality, and quality of life and decreases inflammation in sarcopenic elderly. Am J Clin Nutr. 2016; 103:830-40.
98. Kreider RB, Kalman DS, Antonio J et al. International Society of Sports Nutrition position stand: safety and efficacy of creatine supplementation in exercise, sport, and medicine. J Int Soc Sports Nutr. 2017; 14:18.
99. Bear DE, Langan A, Dimidi E et al. β-Hydroxy-β-methylbutyrate and its impact on skeletal muscle mass and physical function in clinical practice: a systematic review and meta-analysis. Am J Clin Nutr. 2019; 109:1119-32.
100. Martínez-Arnau FM, Fonfría-Vivas R, Cauli O. Beneficial effects of leucine supplementation on criteria for sarcopenia: A systematic review. Nutrients. 2019 [Epub ahead of print].
101. American Geriatrics Society Workgroup on Vitamin D Supplementation for Older Adults. Recommendations abstracted from the American Geriatrics Society consensus statement on vitamin D for prevention of falls and their consequences. J Am Geriatr Soc. 2014; 62:147-52.
102. Chang MC, Choo YJ. Effects of whey protein, leucine, and vitamin D supplementation in patients with sarcopenia: a systematic review and meta-analysis. Nutrients. 2023; 15:521.
103. Devries MC, Phillips SM. Creatine supplementation during resistance training in older adults-a meta-analysis. Med Sci Sports Exerc. 2014; 46:1194-203.
104. Ferrando AA, Sheffield-Moore M, Paddon-Jones D et al. Differential anabolic effects of testosterone and amino acid feeding in older men. J Clin Endocrinol Metab. 2003; 88:358-62.
105. Fitts RH, Peters JR, Dillon EL et al. Weekly versus monthly testosterone administration on fast and slow skeletal muscle fibers in older adult males. J Clin Endocrinol Metab. 2015; 100:E223-E231.
106. Rolland Y, Dray C, Vellas B, Barreto PS. Current and investigational medications for the treatment of sarcopenia. Metabolism. 2023;149:155597.
107. Dalton JT, Barnette KG, Bohl CE et al. The selective androgen receptor modulator GTx-024 (enobosarm) improves lean body mass and physical function in healthy elderly men and postmenopausal women: results of a double-blind, placebo-controlled phase II trial. J Cachexia, Sarcopenia Muscle. 2011; 2:153-61.
108. Rooks D, Swan T, Goswami B, Filosa LA et al. Bimagrumab vs optimized standard of care for treatment of sarcopenia in communityd welling older adults: a randomized clinical trial. JAMA Netw Open 2020; 3:e2020836.
109. Blum RA, Mair S, Duus EM. Appetite and food intake results from phase I studies of anamorelin. J Cachexia Sarcopenia Muscle. 2019; 10:1027-35.

CAPÍTULO

99

Emergências Endócrinas

Fabiano M. Serfaty ■ Mario Fritsch Neves ■ Lucio Vilar

EMERGÊNCIAS TIREOIDIANAS

Crise tireotóxica

A crise tireotóxica (CT) ou tempestade tireoidiana é uma condição grave de exacerbação clínica do hipertireoidismo, com taxa de mortalidade em torno de 10%. Corresponde a 1 a 2% das admissões hospitalares por tireotoxicose e, se não adequadamente tratada, pode ser fatal. Ocorre em pacientes com hipertireoidismo prévio conhecido ou não, sem tratamento adequado, submetidos a eventos agudos precipitantes. Está tipicamente associada à doença de Graves, mas pode acontecer em pacientes com bócio nodular tóxico ou qualquer forma de tireotoxicose endógena.[1-5]

Etiopatogenia

Os *fatores precipitantes* mais frequentes são: infecção (mais comum), cirurgias tireoidianas e extratireoidianas, indução anestésica, sobrecarga aguda de iodo (terapia com radioiodo, uso de contrastes iodados), retirada abrupta da medicação antitireoidiana, gestação e parto, extrações dentárias, hipoglicemia, cetoacidose diabética, quimioterapia, palpação vigorosa da tireoide, traumatismo na região cervical, estresse emocional, tromboembolismo pulmonar, indução anestésica, acidente vascular cerebral (AVC) e insuficiência cardíaca congestiva (ICC).[2-9] Há relatos de CT em pacientes com intoxicação por ácido acetilsalicílico (aumenta a quantidade de tiroxina (T_4) e tri-iodotironina (T_3) livres circulantes, por competir com esses hormônios pela ligação à globulina ligadora de tiroxina [TBG]), tireoidite subaguda, tireotropinoma e mola hidatiforme.[5,8,10-12] Entretanto, 25 a 43% dos casos podem não apresentar doença intercorrente ou fator desencadeante identificáveis.[5,8]

Os mecanismos responsáveis pelo agravamento da tireotoxicose por esses fatores precipitantes não são totalmente compreendidos, mas parecem estar relacionados com a liberação de citocinas inflamatórias e as alterações imunológicas.[2-5] Tipicamente, os níveis séricos hormonais (elevação de T_4 e T_3, com supressão do hormônio tireoestimulante [TSH]) na CT são similares àqueles observados na tireotoxicose não complicada.[5,7] Entretanto, as frações livres dos hormônios tireoidianos (HT) são geralmente mais elevadas na CT.[7] Ademais, não existe um valor de HT acima do qual a CT invariavelmente ocorra. Mais importante do que o valor absoluto dos HT é a velocidade da sua elevação, sendo um aumento súbito dos seus níveis circulantes responsável pelo desencadeamento da CT.[4,8]

Manifestações clínicas

O *quadro clínico* da CT envolve sinais e sintomas de exacerbação da tireotoxicose, como hipermetabolismo grave e manifestações adrenérgicas, envolvendo os diversos sistemas, conforme mostrado no Quadro 99.1.[2-5,11-14]

As manifestações clássicas da CT incluem febre, marcante taquicardia, insuficiência cardíaca, tremores, náuseas e vômitos, diarreia, desidratação, inquietação, agitação extrema, delírio ou coma. A febre é típica e pode exceder 41°C, mas pode estar ausente. Os pacientes podem eventualmente apresentar verdadeira psicose ou deterioração acentuada de um comportamento previamente anormal. Sinais e sintomas de descompensação

Quadro 99.1 Manifestações da crise tireotóxica (CT).

Manifestações hipermetabólicas Sudorese profusa; tremores; febre
Manifestações cardiovasculares Taquicardia; arritmias cardíacas (sobretudo, fibrilação atrial); insuficiência cardíaca, podendo evoluir para hipotensão, edema pulmonar e colapso cardiovascular
Manifestações neuropsiquiátricas Agitação; delírio; psicose; alterações do nível de consciência, que podem evoluir progressivamente para apatia, estupor e coma
Manifestações gastrintestinais Náuseas; vômitos; dor abdominal
Formas clínicas atípicas CT sem febre; coma; estado epiléptico; infarto cerebral não embólico; confusão mental; insuficiência adrenal ou hepática aguda; abdome agudo

em vários órgãos são observados. ICC pode também ocorrer, com edema periférico, hepatomegalia congestiva e dificuldade respiratória. Taquicardia marcante e taquiarritmias, como a fibrilação atrial, são comuns. Dano hepático e icterícia podem originar-se de ICC ou má perfusão hepática. Febre e vômitos podem produzir desidratação e azotemia pré-renal. Dor abdominal pode ser uma característica significativa. O quadro clínico pode ser mascarado por infecções secundárias. A morte pode ser causada por arritmia cardíaca, ICC, hipertermia ou outros fatores não identificados.[1-5,8,14]

Raramente, a CT assume uma forma muito diferente, chamada de *tempestade apática*, com extrema fraqueza, apatia emocional, confusão e febre baixa ou ausente. Outras apresentações atípicas incluem abdome agudo, insuficiência hepática aguda ou crise adrenal.[2,5,14-16]

Diagnóstico

O *diagnóstico* da CT é clínico. A presença de quadro clínico compatível, associado a história de hipertireoidismo prévio e/ou bócio e/ou oftalmopatia, é suficiente para estabelecer o diagnóstico e iniciar o tratamento. O índice de Burch e Wartofsky (Quadro 99.2) consiste em um guia útil, facilitando o pronto reconhecimento de um quadro grave de tireotoxicose.[3] Não se deve protelar o início do tratamento aguardando resultados de dosagem sérica de HT.[3]

Os *achados laboratoriais* são elevação de T_4 total e T_3 total (podendo estar em níveis similares aos da tireotoxicose não complicada), com aumento mais significativo das frações livres desses hormônios. Os níveis de TSH estão suprimidos, exceto nos raríssimos casos de CT por adenomas secretores de TSH. Não existem valores de dosagem dos HT específicos para diagnóstico de CT.[2-5,7] Outros achados laboratoriais são: hiperglicemia; leucocitose leve com pequeno desvio à esquerda (desvio à esquerda acentuado é indicativo de infecção); e testes de função hepática alterados, estando hiperbilirrubinemia associada a um prognóstico desfavorável.[2,4,5] Os eletrólitos costumam ser normais, mas pode haver discreta hipercalcemia. As provas de função hepática geralmente estão alteradas, e a icterícia associa-se a um mau prognóstico.[2,6,8]

A captação de ^{131}I nas 24 horas encontra-se elevada, e a captação de ^{131}I em duas horas pode ser utilizada para a rápida confirmação de hiperfunção tireoidiana.[2,4]

Tratamento

O tratamento deve ser iniciado precocemente e envolve controle da tireotoxicose e dos seus fatores precipitantes, associado com terapia de suporte (Quadro 99.3).

A identificação do fator precipitante e seu correto tratamento são de extrema importância. Possíveis focos infecciosos devem ser rastreados, e antibioticoterapia apropriada deve ser instituída precocemente, sendo controverso o uso de antibioticoterapia empírica. Hidratação vigorosa, monitoramento e suporte hemodinâmico devem ser assegurados, de preferência em ambiente de terapia intensiva. As manifestações cardiovasculares (disfunção cardíaca, arritmias, fibrilação atrial) devem ser adequadamente manejadas.[1-4] Suportes respiratório e nutricional podem ser necessários. O controle da temperatura corporal deve ser precoce e gradual, sendo indicados o uso de paracetamol, bolsas de gelo e outras medidas físicas para o resfriamento corporal (evitando-se os calafrios). O ácido acetilsalicílico não é recomendado por promover a liberação do T_4 da sua proteína carreadora no plasma (TBG), o que pode agravar o hipertireoidismo.[4,5,8]

O controle da tireotoxicose pode ser obtido por meio do bloqueio da síntese e da secreção de HT, além da inibição da sua ação periférica.[1,5] Esse bloqueio é obtido rapidamente por meio do uso das tionamidas (propiltiouracil [PTU] e *metimazol* [MMI]), associadas com iodo orgânico.[1,17,18] O bloqueio da ação periférica visa à redução da conversão periférica de T_4 em T_3 e pode ser obtido com o uso de betabloqueadores, glicocorticoides (GC) e PTU.[1-5]

Quadro 99.2 Critérios diagnósticos da tempestade tireoidiana.

Manifestação	Escore
Disfunção termorreguladora	
Temperatura (em grau Celsius)	
37,2 a 37,7	5
37,8 a 38,3	10
38,4 a 38,8	15
38,9 a 39,4	20
39,5 a 39,9	25
> 40	30
Efeitos no sistema nervoso central	
Ausentes	0
Ligeiros: agitação	10
Moderados: delírio, psicose	20
Graves: crise convulsiva, coma	30
Disfunção gastrintestinal-hepática	
Ausente	0
Moderada: diarreia, náuseas/vômitos, dor abdominal	10
Grave: icterícia inexplicável	20
Disfunção cardiovascular	
Frequência cardíaca (bpm)	
100 a 109	5
110 a 119	10
120 a 129	15
130 a 139	20
> 140	25
Insuficiência cardíaca congestiva	
Ausente	0
Leve: edema periférico	5
Moderada: estertores em bases pulmonares	10
Grave: edema pulmonar	20
Fibrilação atrial	
Ausente	0
Presente	10
Fator desencadeante	
Negativo	0
Positivo	10

Escore (somatório dos pontos): 45 = altamente sugestivo de tireotoxicose; 25 a 44 = sugestivo de tireotoxicose; < 25 = baixa probabilidade de tireotoxicose. bpm: batimentos por minuto; FC: frequência cardíaca. (Adaptado de Burch e Wartofsky, 1993.[3])

Quadro 99.3 Tratamento da crise tireotóxica.

Medicamento	Dose	Efeito
Propiltiouracil	Ataque: 500 a 1.000 mg Manutenção: 200 mg VO a cada 4 h	Bloqueio da síntese hormonal Inibição da conversão de T_4 em T_3
Metimazol	Ataque: 50 a 100 mg Manutenção: 5 a 20 mg VO a cada 6 h	Bloqueio da síntese hormonal
Iodeto	Solução de Lugol ou iodeto de potássio concentrado, 5 gotas VO a cada 6 h Iodeto de sódio 0,5 a 1 g IV a cada 12 h* Iopodato ou ácido iopanoico 0,5 g VO a cada 12 h*	Bloqueia a síntese hormonal Inibe a liberação hormonal
Propranolol	40 a 80 mg VO a cada 4 ou 6 h 1 a 3 mg IV a cada 4 ou 6 h	Bloqueio dos efeitos adrenérgicos Inibição da conversão de T_4 em T_3
Glicocorticoides	Hidrocortisona: dose de ataque – 300 mg IV; dose de manutenção – 100 mg IV a cada 8 h Dexametasona: 2 mg IV a cada 6 h	Inibição da conversão de T_4 em T_3 Profilaxia da insuficiência adrenal relativa

*Não comercializado no Brasil. IV: via intravenosa; VO: via oral. (Adaptado de Ross et al., 2016;[1] Nayak e Burman, 2006;[2] Groot e Bartalela, 2015.[5])

As tionamidas devem ser administradas precocemente, sendo capazes de bloquear a organificação do iodo e a síntese hormonal em 1 hora a partir de sua administração.[17] PTU é o fármaco de escolha, por ter efeito adicional de inibição da conversão periférica de T_4 em T_3 em altas doses, o que não ocorre com o uso do MMI. Habitualmente recomenda-se dose de ataque de PTU de 500 a 1.000 mg, seguida de 200 mg a cada 4 horas.[1] O MMI pode ser utilizado na dose de 60 a 80 mg/dia.[1,5] A via de administração preferencial de PTU e MMI é oral (VO) ou enteral, mas também há opção em alguns países de apresentações para uso por via retal ou intravenosa (IV).[1,5,19] Os fármacos antitireoidianos só devem ser suspensos em casos de efeitos colaterais graves: agranulocitose, hepatotoxicidade (elevação em 2 a 3 vezes o limite superior da normalidade [LSN] após o início da medicação), reações alérgicas e anafiláticas graves.[1,5,20]

O *iodo orgânico* promove a rápida redução nos níveis séricos de HT por inibir a liberação de T_4 e T_3 (efeito Wolff-Chaikoff).[1-4,16] Esse efeito paradoxal da sobrecarga de iodetos é transitório, sendo seu uso restrito à fase aguda grave. É essencial que o tratamento com iodo não seja iniciado até que um bloqueio efetivo da síntese hormonal tenha sido estabelecido com o uso dos antitireoidianos, pois o iodo isolado funciona como substrato adicional para a síntese hormonal, podendo exacerbar a tireotoxicose.[20] Portanto, o iodo só deve ser iniciado 1 hora após início de tionamidas. O iodo pode ser administrado por VO como solução de Lugol ou iodeto de potássio concentrado (5 gotas, a cada 6 horas, VO). Na forma parenteral, o iodeto de sódio (0,5 a 1 g, a cada 12 horas, IV) deve ser administrado lentamente.[1] O uso de contraste radiológico iodado (iopodato ou ácido iopanoico) também impede a liberação hormonal, inibe a conversão periférica do T_4 em T_3 e pode inibir a fixação dos HT aos receptores nucleares. A dose usual é de 0,5 g, a cada 12 horas, VO, e, assim como o iodo, só deve ser administrado 1 hora após as DAT.[1,3] O ácido iopanoico não é mais comercializado no Brasil.

Na impossibilidade de se usar o iodo ou o ácido iopanoico, pode-se empregar o *carbonato de lítio*, que também atua reduzindo a liberação hormonal.[2,3] Ao contrário do iodo, o carbonato de lítio não é sujeito aos fenômenos de escape. A dose recomendada é de 300 mg, a cada 6 horas, VO (manter os níveis séricos de lítio em 0,1 mEq/ℓ). Seu uso clínico é limitado pela importante toxicidade neurológica e renal.[21]

Os *betabloqueadores* inibem a ação periférica das catecolaminas e também podem bloquear a conversão periférica do T_4 em T_3, reduzindo a ação periférica dos HT.[1-5] Esses fármacos proporcionam controle dos sintomas cardiovasculares, melhora da agitação, do comportamento psicótico e dos tremores. O propranolol é o mais utilizado, na dose de 40 a 80 mg, VO, a cada 4 a 6 horas. O hipertireoidismo reduz as concentrações plasmáticas do propranolol, podendo ser necessárias doses elevadas. Labetalol e esmolol (IV) também podem ser utilizados.[1] Caso haja contraindicações para uso do betabloqueador (p. ex., insuficiência cardíaca de baixo débito; asma grave), um bloqueador do canal de cálcio, como diltiazem, pode ser utilizado para redução da frequência cardíaca.[20-22]

A tireotoxicose pode estar associada à redução da reserva adrenocortical e à insuficiência adrenal relativa.[22] Os *glicocorticoides* devem ser administrados como profilaxia neste caso e pelos seus efeitos inibitórios na conversão periférica de T_4 em T_3.[1,5,22] As opções são dexametasona (2 mg, IV, a cada 6 horas) ou hidrocortisona (dose de ataque, 300 mg, IV; dose de manutenção, 100 mg, a cada 8 horas).[1]

Coma mixedematoso

O coma mixedematoso (CM) é definido por sinais e sintomas de hipotireoidismo grave, associados ao rebaixamento do nível de consciência e hipotermia.[21-23] Representa a manifestação clínica mais grave e temida do hipotireoidismo, com taxa de mortalidade que pode atingir 40 a 50% sem tratamento adequado.[22-25]

Etiopatogenia

O CM pode ocorrer em indivíduos com hipotireoidismo prévio conhecido ou não, inadequadamente tratado ou precipitado por eventos agudos.[25-27] Ocorre geralmente em mulheres idosas, nos meses de inverno, com hipotireoidismo primário de longa data ou, mais raramente, hipotireoidismo central. Os principais *fatores precipitantes* são: infecções (mais comum), sepse, uso de medicamentos (sedativos, tranquilizantes, analgésicos, anestésicos, amiodarona, carbonato de lítio e diuréticos, entre outros), AVC, insuficiência cardíaca e insuficiência respiratória, infarto agudo do miocárdio, exposição ao frio, hipotermia etc.[23-25,28-30]

Manifestações clínicas

O CM representa um estado de hipometabolismo, cuja *tríade clássica* consiste em: alteração do estado mental (não necessariamente coma), termorregulação deficiente com hipotermia e presença de fator precipitante. Outras manifestações muito características são bradicardia, hipotensão, hipoventilação, hiponatremia e hipoglicemia. O quadro clínico de hipotireoidismo de longa duração não tratado pode ser observado, como pele infiltrada (carotenêmica e fria), macroglossia, fácies edemaciada, pseudomadarose, rarefação de pelos corporais e voz rouca. Convém salientar que muitos pacientes que desenvolvem CM desconhecem ter hipotireoidismo e, nesses casos, dados na história e no exame clínico devem ser valorizados para suspeita clínica (cicatriz cervical compatível com tireoidectomia, história de radioiodoterapia ou exposição à radiação).[7,25,26]

Manifestações neurológicas invariavelmente ocorrem em graus diversos, desde rebaixamento do nível de consciência, confusão mental, letargia ou coma. Ocorre alentecimento ou abolição dos reflexos tendinosos profundos. *Manifestações psiquiátricas* observadas são bradipsiquismo, déficit de atenção e memória, labilidade emocional e depressão, simulando um quadro de depressão senil.[23-25] Em contraste, o paciente pode ocasionalmente se apresentar com quadro de agitação, com ansiedade grave e alucinações, caracterizando a chamada *loucura mixedematosa*.[31] Convulsões focais e generalizadas ocorrem em até 25% dos casos, podendo estar relacionadas a hiponatremia, hipoglicemia ou hipoxemia.[24] Os achados eletroencefalográficos são inespecíficos, com ondas alentecidas de baixa amplitude, raramente trifásicas. Caso seja obtida amostra de liquor, um aumento modesto nas proteínas liquóricas (< 100 mg/dℓ) pode ser observado.[32]

Hipotermia absoluta (35°C) ou relativa (ausência de febre na infecção) é observada em quase todos os pacientes e ocorre por termorregulação deficiente.[23-25] A intensidade da hipotermia está relacionada com a mortalidade.[27,28] A infecção pode ser mascarada pela possível ausência de febre nessas situações. Por outro lado, a ausência de hipotermia no CM pode ser indicativa de infecção subjacente.[24]

Manifestações cardiovasculares incluem bradicardia, redução da contratilidade miocárdica, baixo débito cardíaco e hipotensão. Cardiomegalia pode ser decorrente de derrame pericárdico ou, menos frequentemente, de insuficiência cardíaca. Hipotensão pode decorrer de redução do volume intravascular, colapso vascular ou insuficiência adrenal associada. O eletrocardiograma (ECG) pode evidenciar bradicardia, baixa voltagem, prolongamento intervalo QT e, excepcionalmente, taquiarritmias decorrentes do prolongamento do intervalo QT.[24-26]

Manifestações respiratórias como depressão respiratória e hipoventilação são frequentes. Os mecanismos envolvidos são: redução da resposta respiratória ao estímulo hipóxico (principal), derrames intracavitários (derrame pleural e ascite), fraqueza da musculatura respiratória, edema de língua e vias respiratórias, entre outros fatores.[24-26]

Hiponatremia é observada em cerca da metade dos casos, podendo ser grave.[33] Pode ocorrer devido a alterações na excreção de água livre por excesso inapropriado de vasopressina ou disfunção renal.[7,33]

Hipoglicemia pode ser decorrente da redução de HT e/ou de insuficiência adrenal associada. Outros achados laboratoriais incluem elevação de transaminases, creatinoquinase e desidrogenase láctica.[23-26]

Diagnóstico

Avaliação laboratorial com dosagem dos HT e de cortisol deve ser solicitada diante da suspeita clínica de CM, porém não se deve protelar o início do tratamento aguardando os resultados dos exames laboratoriais. Caracteristicamente, os níveis de T_4 total e livre encontram-se reduzidos, e os de T_3 podem estar normais ou baixos. No hipotireoidismo primário, o TSH apresenta-se francamente elevado, e no hipotireoidismo central pode estar normal, baixo ou discretamente elevado (< 10 mU/ℓ).[24-26]

Tratamento

Terapêutica adequada deve ser instituída precocemente a fim de reduzir a morbimortalidade do CM. Não se deve aguardar os resultados de exames laboratoriais para início do tratamento.[21-26]

Identificar e tratar os fatores precipitantes é essencial. Medidas de suporte hemodinâmico e ventilatório devem ser instituídas, de preferência em centro de terapia intensiva. Focos infecciosos devem ser rastreados, e antibioticoterapia, introduzida, quando necessário. Reposição volêmica e correção dos distúrbios hidreletrolíticos devem ser realizadas. O uso de substâncias vasoativas pode ser necessário. A hiponatremia deve ser adequadamente corrigida com restrição hídrica ou reposição salina, dependendo do quadro clínico. Deve-se evitar o uso de soluções hipotônicas para evitar o agravamento da hiponatremia. O reaquecimento corporal deve ser passivo e gradual, por meio de cobertores ou aumento da temperatura ambiente, a fim de se evitar colapso circulatório.[7,23-25]

A terapêutica específica consiste na *reposição de HT* (Quadro 99.4). A melhor forma de reposição ainda é controversa. A mais utilizada é a *reposição de levotiroxina* (L-T_4) IV (preferencialmente), em virtude da redução na absorção gastrintestinal por edema de mucosa. Deve-se alterar a via de administração (VO) assim que clinicamente possível. São sugeridas doses de ataque de L-T_4 de 200 a 500 μg IV, com doses de manutenção após 24 horas de 50 a 100 μg/dia IV.[23-25,34] Existem evidências de que a administração VO ou por meio de sonda nasoenteral (SNE), de L-T_4 em altas doses (300 a 600 μg/dia) associa-se a boa resposta clínica, mesmo nos pacientes com íleo mixedematoso.[7,23-25] Alguns autores defendem a *terapia com* T_3, pelo fato de o T_3 ser o metabólito ativo, ter ação mais rápida e de haver uma conversão periférica reduzida de T_4 em T_3 no paciente crítico. O *esquema combinado de L-*T_4 *e* T_3 proposto compreende doses iniciais de L-T_4 200 a 300 μg IV e de T_3 10 a 25 μg IV; após 24 horas, L-T_4 100 μg IV e T_3 10 a 25 μg IV; dose de manutenção a partir do 3º dia de L-T_4 50 μg/dia IV.[23,25,34] Outro esquema sugerido envolve uma dose de ataque de L-T_4 (200 a 250 μg IV), seguida de 100 μg IV após 24 horas e, depois, 50 μg/dia IV; T_3 é utilizado na dose inicial de 10 μg IV, seguida de doses adicionais de 10 μg a cada 8 a 12 horas, conforme quadro clínico.[24] *Reposição isolada de* T_3 pode ser feita na dose de 25 μg IV a cada 12 horas.[7,25]

No Brasil, as formulações parenterais de L-T_4 e T_3 não estão facilmente disponíveis. Desta forma, é aceitável que a reposição seja realizada com *L-*T_4 *VO ou por SNE* com doses de ataque elevadas (300 a 500 μg/dia ou o dobro da dose de manutenção) durante a fase crítica (4 a 7 dias), seguidas de dose de manutenção habitual para tratamento do hipertireoidismo (adulto, 1 a 2 μg/kg/dia; média de 1,6 μg/kg/dia).[23-25,34]

A reposição de GC é sempre indicada no CM. Tal conduta se justifica porque: (1) pode ocorrer redução da função do eixo

Quadro 99.4 Tratamento do coma mixedematoso (medidas gerais).

Tratamento do fator precipitante
- Suporte hemodinâmico e respiratório
- Antibioticoterapia apropriada, se houver infecção
- Aquecimento corporal
- Correção dos distúrbios hidreletrolíticos
- Controle de hipoglicemia e hiponatremia

Reposição dos hormônios tireoidianos
- *L-T_4 VO ou por SNE*: L-T_4 = 300 a 500 μg/dia ou 2 × dose de manutenção VO (fase crítica: 4 a 7 dias)
- *L-T_4 IV*: dose inicial de L-T_4 = 200 a 500 μg IV; dose de manutenção após 24 h = 50 a 100 μg/dia IV
- *L-T_4 + T_3*:
  - Esquema 1: dose inicial, L-T_4 = 200 a 300 μg IV + T_3 = 10 a 25 μg IV; após 24 h, L-T_4 = 100 μg e T_3 = 10 a 25 μg IV; manutenção, L-T_4 = 50 μg/dia IV
  - Esquema 2: dose inicial, L-T_4 = 200 a 250 μg IV + T_3 = 10 a 25 μg IV a cada 8 a 12 h; após 24 h, L-T_4 = 100 μg IV; manutenção, L-T_4 = 50 μg IV
- *T_3 isolado*: T_3 = 25 μg IV a cada 12 h

Obs.: em *todos os esquemas*, deve haver substituição, assim que clinicamente possível, por *L-T_4 VO, na dose usual de manutenção* (adulto, 1 a 2 μg/kg/dia; média de 1,6 μg/kg/dia)

Glicocorticoides
- *Hidrocortisona*: 50 a 100 mg IV a cada 6 a 8 h
- *Dexametasona*: 2 mg IV a cada 6 h (por ± 7 dias, seguido de retirada gradual)

IV: via intravenosa; SNE: sonda nasoenteral; VO: via oral. (Adaptado de Kwaku e Burman, 2007;[23] Wartofsky, 2006;[24] Jordan, 1995.[26])

hipotalâmico–hipofisário–adrenal com diminuição da produção de cortisol; e (2) o rápido restabelecimento do eutireoidismo com a reposição de L-T_4 pode precipitar uma crise adrenal. Além disso, é comum a associação de insuficiência adrenal autoimune com hipotireoidismo primário e de hipopituitarismo em indivíduos com hipotireoidismo central. Dessa forma, deve ser administrada hidrocortisona (50 a 100 mg IV a cada 6 a 8 horas) ou dexametasona (2 mg IV a cada 6 horas) com retirada gradual após aproximadamente 7 dias.[7,23-25]

EMERGÊNCIAS RELACIONADAS COM OS DISTÚRBIOS DO METABOLISMO DO CÁLCIO

Hipocalcemia

Do ponto de vista etiológico, a hipocalcemia pode ser dividida em dois grandes grupos:

- *Paratormônio (PTH) baixo ou inapropriadamente normal*: hipoparatireoidismo hereditário ou adquirido; hipomagnesemia grave; síndrome da fome óssea (após cura cirúrgica de hiperparatireoidismo primário ou secundário com doença óssea extensa); pancreatite aguda etc.
- *PTH elevado*: deficiência de vitamina D; causas secundárias de hipocalcemia (p. ex., deficiência de vitamina D; doença renal crônica; fármacos etc.); e pseudo-hipoparatireoidismo.[35,36]

Diagnóstico

A redução dos níveis séricos de cálcio iônico aumenta a permeabilidade de membrana ao sódio e aumenta a excitabilidade de todos os tecidos excitáveis. A alteração será responsável pelos principais sintomas e sinais de hipocalcemia, os quais, em grande parte, decorrem do aumento da excitabilidade neuromuscular.[35] As manifestações mais frequentes são: parestesia periférica e perioral, cãibras e, nos casos mais graves, laringospasmo, broncospasmo, tetania (contrações e espasmos musculares, às vezes dolorosos) e convulsões. A evidência clínica de manifestação cardíaca pode ficar restrita a alterações no ECG, como, por exemplo, aumento do intervalo QT. Contudo, alguns pacientes podem apresentar taquicardia e, raramente, fibrilação atrial ou ventricular, bem como insuficiência cardíaca. No exame físico, sinais de Chvostek e Trousseau revelam clinicamente o aumento da neuroexcitabilidade muscular (ver Capítulo 85, *Hipoparatireoidismo: Avaliação Diagnóstica e Tratamento*).[35,36]

Exames laboratoriais

Laboratorialmente, o hipoparatireoidismo caracteriza-se pelo achado em, pelo menos duas ocasiões, de valores de PTH baixos ou inapropriadamente normais (< 20 pg/mℓ) na hipocalcemia. Os níveis de fosfato tenderão a ser altos, mas podem ser normais. A combinação de hipocalcemia e hipofosfatemia é observada em casos de deficiência de vitamina D ou na síndrome da fome óssea. Em pacientes com hipoalbuminemia, deve-se dosar o cálcio ionizado ou o cálcio total corrigido pela albumina, usando-se a seguinte fórmula: cálcio sérico corrigido = cálcio sérico encontrado + [0,8] × (4 – albumina sérica encontrada)].[36] A determinação da concentração sérica de magnésio é importante em pacientes com hipocalcemia, particularmente nos desnutridos, etilistas, diabéticos e naqueles que não respondam ao tratamento usual. Em tais situações, a hipocalcemia pode ser consequência de depleção crônica de magnésio e a sua correção definitiva dependerá da reposição de magnésio.[35,36]

Tratamento

O tratamento da hipocalcemia aguda com a administração de cálcio IV é indicado para pacientes com níveis de cálcio < 7,5 mg/dℓ e sinais como tetania grave, convulsões, laringospasmo ou broncospasmo, bradicardia, prolongamento do intervalo QT e insuficiência cardíaca (Quadro 99.5).[2] O gliconato de cálcio a 10% (que possui 90 mg de cálcio elementar por ampola de 10 mℓ) é preferível pelo menor risco de necrose tecidual, caso haja extravasamento durante a infusão IV.[2,12,13] O gliconato de cálcio deve ser infundido em 10 a 20 minutos. Infusões muito rápidas aumentam o risco de risco de arritmia cardíaca (inclusive, assistolia), principalmente se o paciente estiver em uso de digitálicos; portanto, idealmente a reposição de cálcio deve ser feita sob monitoramento cardíaco.[2,3,12,14] Após a intervenção inicial, a manutenção deve ser realizada com infusão lenta da solução de cálcio (0,5 a 1,5 mg/kg/hora), por 8 a 10 horas ou até que o paciente possa receber a reposição necessária com cálcio e análogos de vitamina D por via oral.[2,3,12,13]

Hipercalcemia

A principal causa de hipercalcemia é o hiperparatireoidismo primário, seguido pela hipercalcemia humoral maligna ou associada à malignidade. Esta última, em cerca de 80% dos casos, relaciona-se com produção aumentada do peptídeo relacionado com o PTH (PTH-rP). Etiologias adicionais incluem distúrbios relacionados com o excesso de vitamina D (intoxicação pela vitamina D e doenças granulomatosas [p. ex., sarcoidose, tuberculose etc.]), insuficiência adrenal, imobilização prolongada etc. (ver Capítulo 82, *Hiperparatireoidismo Primário: Diagnóstico e Tratamento*).[37,38]

Diagnóstico

O quadro clínico do paciente hipercalcêmico depende da etiologia e da intensidade da hipercalcemia. Em geral, a necessidade de tratamento urgente ocorre quando o nível de cálcio excede 14 mg/dℓ. As repercussões gastrintestinais mais frequentes são dispepsia, constipação intestinal, anorexia, náuseas e vômitos, sendo rara a ocorrência de pancreatite. Os sintomas urinários são poliúria, polidipsia, e pode ocorrer nefrocalcinose, particularmente no hiperparatireoidismo primário. As manifestações neurológicas podem variar de dificuldade para concentração e sonolência até confusão mental e coma. As manifestações cardiovasculares mais frequentes são hipertensão arterial sistêmica (HAS) e alterações de ritmo cardíaco, não sendo raros bradicardia e bloqueio do nó atrioventricular de primeiro grau. A repercussão eletrocardiográfica mais frequente é o encurtamento do intervalo QT.[37-40]

Exames e achados laboratoriais

A avaliação laboratorial do paciente com hipercalcemia grave urgente deve incluir: cálcio iônico, fósforo, creatinina, sódio, potássio, hemograma, gasometria, amilase e ECG. Uma amostra de PTH deve ser coletada antes do início do tratamento e será de grande valia para o diagnóstico diferencial do paciente.

Quadro 99.5 Tratamento da hipocalcemia.

Crise hipocalcêmica (tetania, convulsões, laringospasmo) 10 a 20 mℓ de gliconato de cálcio a 10% IV em 10 a 20 min + infusão lenta de gliconato de cálcio (0,5 a 1,5 mg/kg/hora), por 8 a 10 horas ou até que o paciente possa receber a reposição necessária com cálcio e análogos de vitamina D VO
Hipocalcemia crônica Carbonato de cálcio (1,5 a 3 g/dia de cálcio elementar, em doses divididas) + calcitriol (0,25 a 1 mg/dia VO) *ou* ergocalciferol (50.000 a 100.000 UI VO)

IV: via intravenosa; VO: via oral.

O achado típico do hiperparatireoidismo primário é a elevação do PTH, associada a hipercalcemia e níveis de fosfato baixos ou normais. Níveis de cálcio persistentemente > 14 mg/dℓ são mais frequentes no carcinoma do que no adenoma paratireóideo. Na hipercalcemia associada à malignidade, tipicamente o PTH está suprimido e o PTH-rP, aumentado, na maioria dos casos (Quadro 99.6).[37-41]

Tratamento

A paratireoidectomia é o tratamento de escolha do hiperparatireoidismo primário, sendo mandatória diante de elevação da calcemia > 1 mg/dℓ do LSN, taxa de filtração glomerular (TFG) < 60 mℓ/minuto, nefrolitíase e/ou nefrocalcinose, hipercalciúria, osteoporose ou idade < 50 anos. Trata-se, contudo, de cirurgia eletiva. O manejo da hipercalcemia relacionada com a malignidade deve ser direcionado ao tumor envolvido (cirurgia, quimioterapia etc.). Neste ínterim, pacientes com hipercalcemias leves (cálcio sérico [Ca^{++}] até 12 mg/dℓ) geralmente são assintomáticos e não necessitam de nenhum tratamento clínico para redução da calcemia. Níveis de Ca^{++} entre 12 e 14 mg/dℓ (3 e 3,5 mmol/ℓ) apenas devem ser tratados se houver sintomas. Nessas duas situações, enquadram-se quase todos os pacientes com hiperparatireoidismo primário. Em contrapartida, valores > 14 mg/dℓ (3,5 mmol/ℓ), que geralmente causam sintomas, devem ser considerados potencialmente danosos para os pacientes e sempre requerem intervenção farmacológica. Nesta situação, denominada *crise hipercalcêmica*, podem surgir sonolência, confusão mental, alucinações, estupor ou coma. Concentrações de Ca^{++} > 15 a 16 mg/dℓ (3,75 a 4 mmol/ℓ) implicam risco aumentado de coma, fibrilação ventricular e parada cardíaca. Crise hipercalcêmica é mais usual na hipercalcemia secundária a neoplasias malignas, carcinoma paratireóideo ou adenoma paratireóideo associado a condições que predisponham à hipercalcemia (p. ex., imobilização prolongada; uso de carbonato de lítio, tiazídicos ou doses elevadas de vitamina D etc.).[37-40]

Hipercalcemia é encontrada em 20 a 30% dos pacientes com neoplasias malignas, sobretudo carcinomas de mama e pulmão. Em cerca de 80% dos casos, o principal mecanismo é a produção do PTH-rP que atua aumentando a reabsorção óssea e a reabsorção tubular de cálcio.[39,41]

As medidas úteis no manejo da hipercalcemia grave, listadas no Quadro 99.7, serão comentadas a seguir.

Aumento da excreção urinária de cálcio

Em pacientes com hipercalcemia, a excreção urinária de cálcio pode ser aumentada por meio da inibição da reabsorção de sódio nos túbulos distais e na alça de Henle, reduzindo-se, assim, a reabsorção passiva de cálcio.[37]

Hidratação com solução fisiológica a 0,9%

A hidratação com SF 0,9% é necessária em todo paciente com hipercalcemia aguda grave para corrigir o déficit de líquido extracelular consequente a vômitos e poliúria. Geralmente, administram-se 2 a 4 ℓ nas primeiras 24 a 48 horas. A hidratação deve ser mantida até a plena normalização da calcemia, que começa a reduzir no período de 2 a 4 horas, alcançando a normalidade em 12 a 24 horas se a diurese for contínua.[37-39] Inicialmente, costuma-se administrar 1 a 2 litros de SF a 0,9% em infusão rápida, seguidos de infusão mais lenta (150 a 300 mℓ/hora), objetivando um débito urinário de 100 a 150 mℓ/hora. Além de restaurar a volemia, a reposição de líquidos aumenta a excreção urinária de cálcio por elevar a filtração glomerular de cálcio e diminuir sua reabsorção tubular. Deve-se, contudo, ter cuidado para evitar sobrecarga de volume, especialmente em pacientes de maior risco, como idosos ou aqueles com insuficiência cardíaca ou renal.[37-39]

Diuréticos de alça

Os diuréticos de alça foram historicamente recomendados no tratamento da hipercalcemia, uma vez que aumentam a excreção urinária de cálcio. No entanto, essa prática caiu em desuso porque não se mostrou benéfica e pode levar a distúrbios eletrolíticos, depleção de volume e piora da hipercalcemia.[37,38] Diuréticos de alça só teriam indicação de uso nos pacientes com sinais de hipervolemia, bem como naqueles com insuficiência cardíaca ou renal.[37] Diuréticos tiazídicos não devem ser usados, pois aumentam a reabsorção tubular de cálcio e podem agravar a hipercalcemia.[37-39]

Hemodiálise

Nos pacientes com insuficiência renal ou cardíaca que dificultem uma adequada reposição de líquidos IV, pode-se lançar mão de hemodiálise com baixo de teor de cálcio no dialisato.[39]

Inibição da reabsorção óssea

O aumento da reabsorção óssea constitui um dos mais importantes mecanismos fisiopatológicos da hipercalcemia. Ele pode ser inibido principalmente pelo uso de medicamentos antirreabsortivos, como os bisfosfonatos, a calcitonina e o denosumabe (ver Quadro 99.7).[37-40]

Bisfosfonatos. Historicamente, representam os fármacos mais usados no tratamento da hipercalcemia grave, com resultados favoráveis na maioria dos casos. São potentes inibidores da reabsorção óssea e podem minimizar a dor óssea. Pamidronato (PAM) e zoledronato (ZLN) ou ácido zoledrônico são as principais opções.

Quadro 99.6 Principais causas de hipercalcemia grave e seu diagnóstico laboratorial.

		Diagnóstico laboratorial			
Doenças	**Mecanismo**	**Cálcio sérico**	**PTH**	**Fósforo**	**PTH-rP**
Neoplasias					
▪ Hipercalcemia lítica *local* ▪ Hipercalcemia *maligna*	Metástases invadindo ossos (visíveis à radiografia) Secreção de PTH-rP pelas células tumorais (com rarefação óssea difusa)	↑ ↑	↓ ↓	↑ ou N ↑ ou N	N ↑
Hiperparatireoidismo primário	↑ Absorção intestinal de Ca^{2+} mediada pela $1,25(OH)_2D$ ↑ Reabsorção óssea	↑	↑	↓ ou N	N
Hiperparatireoidismo terciário	Consequente a hiperparatireoidismo secundário de longa data	↑	↑↑	↓ ou N	N
Hipervitaminose D	↑ Absorção intestinal de cálcio mediada pela $1,25(OH)_2D$ ↓ Excreção renal de cálcio	↑↑	↓	N	N

$1,25(OH)_2D$: calcitriol (forma ativa da vitamina D); ↑: aumentado; ↑↑: muito aumentado; ↓: diminuído; N: normal; PTH: paratormônio; PTH-rP: peptídeo relacionado com o paratormônio. (Adaptado de El-Hajj Fuleihan et al., 2023;[37] Klemencic e Perkins; 2019;[39] Tonon et al., 2022.[40])

Quadro 99.7 Opções terapêuticas para a hipercalcemia grave.

Opção	Mecanismo(s) de ação	Dose	Início da ação	Duração mediana da ação/eficácia	Reações adversas principais/ inconvenientes/comentários
Solução fisiológica a 0,9%	Repleção de volume; aumenta a filtração glomerular e a excreção renal de Ca^{++}	*Bolus* de 1 a 2 ℓ; depois, 200 a 500 mℓ/h (meta do débito urinário: 100 a 150 mℓ/h)	Imediato	Funciona durante a infusão. Reduz SCa em 1 a 1,5 mg/dℓ nas primeiras 24 h	Sobrecarga de volume
Furosemida*	Aumenta a excreção urinária de cálcio, por inibir a reabsorção renal de cálcio na alça de Henle e nos túbulos proximais e distais	160 mg/dia ou 100 mg/h IV; ou 40 a 60 mg/dia VO. Somente administrar após a repleção do volume	Dentro de 3 a 60 min	Ação por 2 h, se administrada em *bolus*, ou durante a infusão IV. Reduz SCa em 0,5 a 1 mg/dℓ após a resolução da depleção de volume	Depleção de volume e piora da hipercalcemia. Pode ser útil em pacientes com risco de sobrecarga de volume ou ICC
Calcitonina	Inibe a atividade dos OC; aumenta a excreção renal de Ca^{++}; inibe a absorção GI de Ca^{++}	4 a 8 UI/kg IM ou SC a cada 6 a 12 h por 2 a 3 dias	Cerca de 2 a 6 h	6 a 8 h. Rapidamente, reduz SCa em 1 a 2 mg/dℓ	Náuseas; reação no local de aplicação; rubor facial; hipocalcemia. Taquifilaxia pode ocorrer após 48 a 72 h
Pamidronato	Inibe a atividade dos OC	60 a 90 mg IV, em 2 a 6 h (dose única)†	48 a 72 h	7 a 14 dias. Normalização do SCa em 60 a 70% dos pacientes	Febre; mialgias; hipocalcemia; hipofosfatemia; ONM (*raramente*). Pode causar dano renal se TFG < 30 a 35 mℓ/min
Ácido zoledrônico (zoledronato)	Inibe a atividade dos OC	4 mg IV em 15 a 30 min (dose única)†	48 a 72 h	7 a 14 dias. Normalização do SCa em 80 a 90% dos pacientes	O mesmo citado para o pamidronato
Denosumabe	Inibe a ligação do RANKL ao RANK	120 mg SC inicialmente. Repetir após 1, 2 e 4 semanas. A seguir, mensalmente	3 a 10 dias	104 dias (duração da resposta). Tempo para resposta completa: 23 dias. Normaliza SCa em pelo menos 70% dos pacientes	Fadiga; hipocalcemia; hipofosfatemia; náuseas; dermatite; ONM (*raramente*); fraturas de rebote após descontinuação
Cinacalcete	Agonista do receptor sensor de cálcio, reduz PTH; pode diminuir reabsorção renal de cálcio	Dose inicial: 30 mg/dia. Ajustar a dose a cada 2 a 4 semanas (para 60 mg BID, 90 mg/BID e 90 mg TID a QID), se necessário, até a normalização do SCa	2 a 3 dias	Durante a terapia. Reduz SCa em 1 mg/dℓ em cerca de 60% dos pacientes	Náuseas, vômitos e cefaleia. Eficácia relatada em casos de hipercalcemia refratária associada a cânceres pulmonar, mamário e renal, bem como tumor neuroendócrino

*Uso restrito a pacientes com insuficiência cardíaca ou insuficiência renal (na prevenção de sobrecarga de volume). †Esperar pelo menos 7 dias antes de nova administração do fármaco, se a hipercalcemia grave persistir (cálcio sérico corrigido > 14 mg/dℓ). BID: 2 vezes ao dia; GI: gastrintestinal; ICC: insuficiência cardíaca congestiva; IM: via intramuscular; IV: via intravenosa; OC: osteoclastos; ONM: osteonecrose de mandíbula; QID: 4 vezes ao dia; RANK: receptor ativador do fator nuclear kappa B; RANKL: ligante do receptor ativador do fator nuclear kappa B; SC: via subcutânea; SCa: cálcio sérico; TFG: taxa de filtração glomerular; TID: 3 vezes ao dia. (Adaptado de El-Hajj Fuleihan et al., 2023; Klemencic e Perkins, 2015.[39])

O início da ação é lento, levando de 2 a 3 dias para mostrar efeito. O nadir do cálcio é atingido em 4 a 7 dias. A resposta à terapia pode durar de 2 a 6 semanas. Em geral, a escolha recai sobre o ZLN, por ser mais potente e propiciar um controle da calcemia mais frequente e mais duradouro. Além disso, sua infusão IV é mais conveniente (15 a 30 minutos, contra 2 a 6 horas). Ambos os fármacos, *a priori*, não devem ser administrados em pacientes com a taxa de filtração glomerular estimada < 30 a 35 mℓ/minuto, devido ao risco de dano renal.[37-39]

A posologia recomendada do PAM é 1 a 1,5 mg/kg (em geral, 30 a 90 mg), dependendo dos níveis de cálcio. Em geral, ele é administrado em infusão IV única, diluída em SF 0,9%, durante 2 a 6 horas. Com esse esquema, a normalização da calcemia é esperada em 60 a 70% dos casos. A normocalcemia costuma permanecer por aproximadamente 15 dias.[3] ZLN representa o bisfosfonato mais potente no tratamento da hipercalcemia, especialmente quando ela está associada a malignidade, sendo frequentemente considerada opção de escolha. Em um estudo com 275 portadores de hipercalcemia humoral da malignidade, infusões únicas de ZLN (4 ou 8 mg, durante 5 minutos) mostraram-se superiores ao PAM (90 mg, em 2 horas). Normalização da calcemia ocorreu no quarto dia em cerca de 50% dos pacientes tratados com ZLN e um terço daqueles que receberam PAM. A duração média do controle foi mais longa com ZLN (32 e 43 dias) do que com PAM (18 dias).[41] A dose atualmente mais recomendada é uma infusão única com 4 mg de ZLN, proporcionando normalização da calcemia em 80 a 90% dos pacientes.[37]

Diante de hipercalcemia persistente, deve-se esperar pelo menos 7 dias antes de se fazer uma nova infusão IV de PAM ou ZLN.[38,39]

Calcitonina. Atua inibindo diretamente a atividade osteoclástica e aumentando a excreção urinária de cálcio. Sua principal vantagem é um início de ação bastante rápido que se manifesta em 2 a 6 horas, mas o efeito hipocalcemiante é tipicamente modesto e transitório. A calcemia raramente é normalizada. Em geral, a redução dos níveis de cálcio não excede 2 mg/dℓ e só ocorre em 60 a 70% dos pacientes, a maioria desenvolvendo taquifilaxia em 2 a 3 dias, com retorno da hipercalcemia. A dose usual é de 4 a 8 UI/kg por via intramuscular, subcutânea ou intramuscular a cada 6 a 12 horas por 48 a 72 horas.[37,39] Ela pode ser adicionada ao PAM ou ZLN quando se tenciona uma redução mais rápida da calcemia.[37,39]

Denosumabe. Trata-se de um anticorpo monoclonal humano que se liga ao RANKL e impede sua ligação ao RANK nos osteoclastos, resultando em redução da reabsorção óssea induzida pelos osteoclastos. Em alguns estudos, mostrou-se útil inclusive nos pacientes hipercalcêmicos refratários ao uso de bisfosfonatos. Apresenta a vantagem adicional de poder ser usado em pacientes com insuficiência renal.[37-39] Em um estudo com 33 pacientes com hipercalcemia da malignidade, o uso de denosumabe (120 mg a cada 4 semanas SC) propiciou níveis de cálcio sérico ≤ 11,5 mg/dℓ em 70% dos casos e ≤ 10,8 mg/dℓ em 64%. A duração do efeito hipocalcêmico foi de até 104 dias após o término do tratamento.[42] Com base nesse estudo, tem-se recomendado administrar o denosumabe na dose de 120 mg a cada 4 semanas, com doses de reforço no 8º e no 15º dia.[39,42] O denosumabe pode causar hipocalcemia; portanto, os níveis de cálcio devem ser verificados rotineiramente enquanto os pacientes estiverem recebendo essa terapia, especialmente naqueles com deficiência de vitamina D, insuficiência renal ou hipoparatireoidismo.[37-39]

Segundo as diretrizes da Endocrine Society de 2023, em casos de hipercalcemia grave associada à malignidade, os pacientes devem ser inicialmente tratados com calcitonina (por 2 a 3 dias) e denosumabe ou um bisfosfonato intravenoso (BFI). Também o denosumabe é considerado prioritário em relação aos BFI, devido a sua maior potência em suprimir a remodelação óssea, bem como possivelmente se associar a menores frequências de hipercalcemia de repetição, fraturas patológicas, cirurgia ou radiação óssea, ou compressão do cordão medular.[37] Nesse mesmo contexto, denosumabe deve também ser considerado em casos de hipercalcemia refratária ou recorrente durante o uso de um BFI.[37]

Diminuição da absorção intestinal de cálcio

Glicocorticoides (GC). São indicados em situações nas quais a hipercalcemia resulte de hiperabsorção intestinal de cálcio, como as doenças granulomatosas e a intoxicação por vitamina D. Também se mostram muito eficazes em reduzir os níveis de cálcio em pacientes com hipercalcemia resultante da produção de calcitriol, particularmente os linfomas. Tais tumores têm uma expressão aumentada da enzima 1α-hidroxilase que converte a 25(OH) vitamina D em calcitriol.[38-40]

Os GC habitualmente diminuem a calcemia no período de 2 a 5 dias. Segundo as diretrizes da Endocrine Society de 2023, em casos de hipercalcemia refratária aos GC, pode-se adicionar denosumabe ou um BFI.[37]

Fosfato oral. Outro modo de diminuir a absorção intestinal de cálcio é pela administração oral de fosfato (1 a 3 g/dia), o qual forma complexos insolúveis no intestino, limitando a absorção intestinal do íon e diminuindo levemente seus níveis séricos.[37,39]

Diminuição da secreção do PTH

Agentes calcimiméticos. Atuam aumentando a sensibilidade do receptor sensor de cálcio (CaSR) aos níveis circulantes de cálcio, reduzindo, assim, a secreção de PTH e a calcemia. A maioria dos trabalhos publicados avaliou o cinacalcete, que tem se mostrado bastante eficaz no manejo do hiperparatireoidismo secundário ou primário (em casos de hipercalcemia persistente após a cirurgia ou contraindicação para a mesma).[43,44] Um estudo demonstrou a eficácia do cinacalcete, juntamente com a quimioterapia, na redução da calcemia e dos níveis do PTH-rP em um paciente com hipercalcemia grave secundária a um carcinoma pulmonar e refratária ao ZLN.[45] Resultados similares já foram também relatados em casos de câncer mamário, renal e tumor neuroendócrino.[37]

INSUFICIÊNCIA ADRENAL AGUDA

A insuficiência adrenal aguda ou crise adrenal é mais comum em pacientes com insuficiência adrenal primária, mas também pode ocorrer em indivíduos com insuficiência adrenal secundária ou terciária. É uma emergência com potencial risco à vida que requer tratamento imediato e pode manifestar-se por choque, vômitos, anorexia, náuseas, dor abdominal, febre e/ou hipoglicemia.[46,47]

A crise adrenal tem como causa mais comum a situação em que pacientes com insuficiência adrenal não fazem o ajuste adequado da dose do GC em situações de estresse, sobretudo infecções, ou por eventual suspensão do tratamento. Ela pode também ser a apresentação inicial da insuficiência adrenal, precipitada por fatores extrínsecos que exigem maior produção de cortisol, como infecção, cirurgia, terapia com L-T_4 etc. (ver Capítulo 38, *Insuficiência Adrenal: Diagnóstico e Tratamento*). Crise adrenal também pode ocorrer em pacientes que fazem a retirada abrupta de glicocorticoides exógenos ou em outras situações que provoquem deficiência de cortisol aguda, como apoplexia hipofisária, após a cura cirúrgica da síndrome de Cushing, ou medicamentos que inibam a esteroidogênese adrenal (p. ex., cetoconazol, metirapona, mitotano etc.) ou bloqueiem a ação periférica do cortisol (p. ex., mifepristona).[46-49]

Diagnóstico

Deve-se suspeitar de insuficiência adrenal aguda em todo paciente que apresente náuseas e vômitos, hipotensão, choque, hipoglicemia ou febre sem causa aparente. As características bioquímicas mais relevantes da crise adrenal incluem hipercalemia (apenas na insuficiência adrenal primária), hiponatremia e hipoglicemia. Elevação da ureia e creatinina é também frequente, caso haja desidratação.[47,48]

Tipicamente, os níveis do cortisol séricos são baixos, mas podem estar no limite inferior da normalidade, enquanto os do hormônio adrenocorticotrófico (ACTH) são elevados na insuficiência adrenal primária e baixos ou normais-baixos na insuficiência adrenal secundária.[47]

Tratamento

Diante da possibilidade de uma crise adrenal, não se deve protelar o tratamento aguardando o resultado dos testes diagnósticos. O objetivo inicial é tratar a hipotensão, a hipoglicemia e os distúrbios hidreletrolíticos. Deve-se, pois, realizar a coleta de amostra sanguínea para as dosagens bioquímicas (glicemia, eletrólitos e creatinina) e hormonais (cortisol e ACTH), e iniciar de imediato a reposição do glicocorticoide. A reposição de mineralocorticoides não é necessária na crise adrenal.[46-48]

Diferentes protocolos têm sido propostos para a reposição de glicocorticoide; porém, um dos mais usuais inclui a administração imediata de 100 mg de hidrocortisona por via intravenosa (IV) ou intramuscular (IM), dependendo da disponibilidade ou não de acesso venoso. Esse *bolus* deve ser seguido por 200 mg de hidrocortisona ao longo de 24 horas, por meio de infusão IV contínua ou, alternativamente, em doses de 50 mg IV ou IM a cada 6 horas.[46-48]

Paralelamente, deve-se fazer a hidratação do paciente, iniciando-se com a infusão rápida de 1 litro de solução glicofisiológica (glicose a 5% em solução de cloreto de sódio a 0,9%) durante uma hora.[47] A seguir, o paciente deve receber a infusão IV de SF 0,9% ao longo de 24 horas, guiada pelas necessidades individuais do paciente. Em geral, 4 a 6 litros são necessários nas 24 horas. A solução salina hipotônica (SF 0,45%) não deve ser utilizada, porque pode piorar a hiponatremia. Deve-se atentar para evitar sobrecarga hídrica em pacientes de alto risco, como idosos e aqueles com insuficiência cardíaca ou renal.[46-49]

Após o tratamento inicial, a causa precipitante da crise adrenal (como uma infecção bacteriana ou uma gastrenterite viral) deve ser investigada e devidamente tratada. Superada a fase aguda, deve-se iniciar a dose de manutenção do glicocorticoide (p. ex., prednisona, 5 mg pela manhã e 2,5 mg à tarde). A reposição mineralocorticoide com fludrocortisona é indicada apenas nos casos de insuficiência adrenal primária.[47]

APOPLEXIA HIPOFISÁRIA

A apoplexia hipofisária é uma síndrome clínica aguda causada por hemorragia ou infarto da hipófise, que geralmente ocorre dentro de um adenoma hipofisário.[50-52] Alguns fatores de risco têm sido aventados, como diabetes melito, hipertensão arterial sistêmica (HAS), traumatismo, gravidez, uso de anticoagulantes, cirurgia cardíaca, testes dinâmicos da função hipofisária etc.[51,52] Menos frequentemente, cistos intrasselares, particularmente cistos da bolsa de Rathke, podem romper, causando inflamação da hipófise e sintomas de apoplexia.[51]

A apoplexia hipofisária afeta 0,2 a 0,6% da população geral, bem como 2 a 12% dos indivíduos com adenoma hipofisário.[51,53] Os sintomas podem evoluir ao longo de várias horas ou dias e tipicamente se manifestam por cefaleia intensa, perda de campo visual, náuseas, vômitos, sinais neurológicos focais e alteração no nível de consciência (Quadro 99.8).[50-53] A apresentação clínica aguda ou progressivamente lenta (subaguda) vai depender da extensão do sangramento, do edema e da evolução necrótica.[51] Um alto grau de suspeita é necessário para se fazer o diagnóstico clínico. O diagnóstico diferencial inclui hemorragia subaracnóidea e meningite bacteriana, sendo necessários exames de imagem para confirmação diagnóstica, como tomografia computadorizada ou, de preferência, ressonância magnética (Figura 99.1).[50,53,54]

Ainda é controverso se o tratamento da fase aguda da apoplexia hipofisária deve ser cirúrgico ou clínico (expectante), pois ambos são eficazes.[50,51,54] Uma conduta conservadora é mais frequente na Europa, e estratégias de intervenção cirúrgica precoce são mais usuais nos EUA.[51] Uma vez confirmado o diagnóstico, a intervenção inicial na fase aguda deve ser a estabilização hemodinâmica (se necessário), a correção de eventuais distúrbios eletrolíticos e a administração de um glicocorticoide (p. ex., hidrocortisona 50 mg IV a cada 8 horas).[50,51,53]

Escores foram propostos para auxiliarem na abordagem da apoplexia hipofisária.[55,56] Em um serviço no Reino Unido, foram atribuídos pontos para parâmetros como acuidade visual, defeitos visuais, paralisia de nervos cranianos e Escala de Coma de Glasgow. Esse escore varia de 0 a 10 e um valor ≥ 4 favorece a escolha pela cirurgia[55] A decisão de tratar a apoplexia hipofisária de forma conservadora ou cirúrgica deve ser tomada por uma equipe multiprofissional (endocrinologista, neurocirurgião e neurorradiologista).[50] O comprometimento visual e a deterioração neurológica que não melhoram com o manejo clínico são indicações de intervenção cirúrgica, com maior taxa de melhora visual se realizada nos primeiros 7 dias dos sintomas.[50,53] Após a cirurgia, ocorrem melhoras importantes da acuidade ou do campo visual (74% e 94%, respectivamente), bem como da diplopia. Contudo, completa normalização da visão é alcançada em poucos pacientes.[50,53] Reversão da diplopia tem sido relatada em 68 a 100% dos pacientes após a cirurgia. Em contrapartida, as deficiências hipofisárias, uma vez estabelecidas, não são recuperadas na maioria dos casos, independentemente da forma de tratamento.[50,51,55,56]

Quadro 99.8 Incidência dos sintomas no diagnóstico da apoplexia hipofisária.

Sintoma	Incidência (%)
Cefaleia	73
Perda da acuidade visual	68
Hipopituitarismo	64
Perda de campo visual	49
Náuseas	49
Oculoparesia (diplopia)	48
Alteração do nível de consciência; coma	17

Adaptado de Briet et al., 2015.[53]

CRISE HIPERTENSIVA ASSOCIADA AO FEOCROMOCITOMA

De acordo com a classificação da Organização Mundial da Saúde (OMS), paragangliomas (PGL) são tumores neuroendócrinos secretores de catecolaminas que podem surgir nos gânglios simpáticos ou na medula adrenal (caracterizando os feocromocitomas [FEO]).[57] A manifestação clínica mais frequente da síndrome PGL/FEO é a HAS, presente em 90% dos casos. Ela pode ser constante (em 60% dos casos) ou paroxística, quando vem associada com paroxismos ("crises" ou

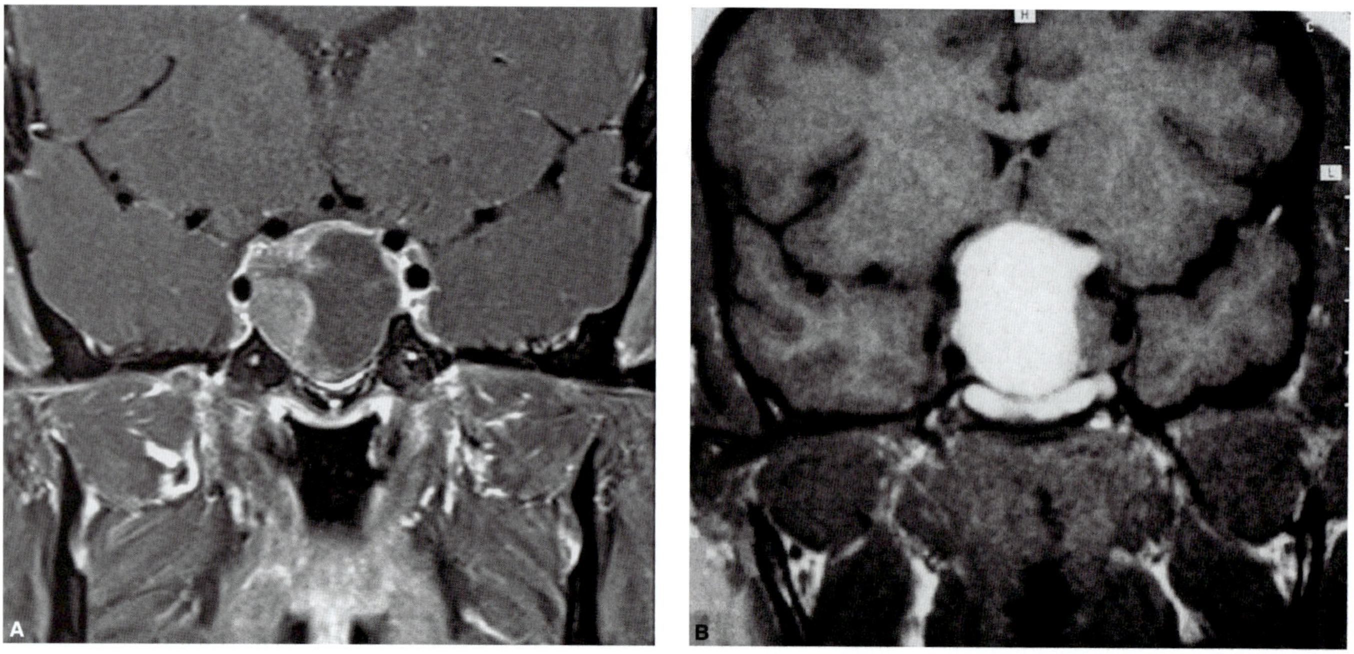

Figura 99.1 Apoplexia em adenomas hipofisários com aspectos característicos à ressonância magnética em T1. **A.** Hemorragia aguda. **B.** Hemorragia crônica (com hipersinal).

"ataques"), que são o achado mais característico dessa síndrome. Presentes em 50 a 60% dos casos, os paroxismos são consequentes à liberação de catecolaminas pelo tumor e à subsequente estimulação dos receptores adrenérgicos. Manifestam-se por cefaleia, taquicardia, palidez e sudorese, associada à elevação da pressão arterial.[58-60] Eles podem surgir espontaneamente ou ser precipitados por atividades que comprimam o tumor ou determinem aumento da secreção de catecolaminas pelo mesmo (p. ex., exercícios físicos, palpação abdominal, micção [em caso de tumores intravesicais], fármacos, como os anestésicos, indução do parto etc.).[58-60]

Se PGL/FEO for a suspeita da causa subjacente da crise hipertensiva, o tratamento de escolha deve consistir na administração IV de alfabloqueadores, como a fentolamina (1 a 5 mg repetidos a cada 15 minutos, conforme necessário) ou a fenoxibenzamina (1 mg/kg administrada durante pelo menos 2 horas, com risco de sensibilidade de contato).[60,61] A fentolamina é um alfa bloqueador de curta ação não seletivo disponível na forma liofilizada em frascos de 5 mg. Uma dose-teste inicial de 1 mg é administrada e, se necessário, devem-se repetir 5 mg em *bolus* ou em infusão contínua. A resposta à fentolamina é máxima em 2 a 3 minutos após a injeção em *bolus* e dura 10 a 15 minutos. O betabloqueador também pode ser usado, mas deve ser administrado sempre após um alfabloqueador para impedir a vasoconstrição alfa mediada, que pode agravar a hipertensão. Nitroprussiato ou nitroprusseto de sódio também podem ser utilizados (iniciar uma infusão de 0,3 mg/kg/minuto, com aumento da dose a cada 5 minutos, de acordo com a titulação de resposta da pressão arterial), mas implica o risco de hipotensão grave. Por isso, seu uso requer monitoramento cuidadoso. A toxicidade do cianeto é uma complicação extremamente rara e pode ser reduzida pela infusão de hidroxicobalamina (25 mg/hora).[58-62] O tratamento definitivo do FEO é a cirurgia, o que leva ao controle da pressão arterial em cerca de 75% dos casos.[58,59]

Resumo

As emergências endocrinológicas são condições potencialmente fatais, caso não sejam tratadas de modo adequado e imediato. A crise tireotóxica representa a exacerbação da tireotoxicose desencadeada por fatores precipitantes. Cursa com hipermetabolismo, hipertermia e manifestações adrenérgicas graves. O tratamento específico da crise tireotóxica consiste no uso de tionamidas em doses elevadas (de preferência, propiltiouracil), iodeto, betabloqueadores e glicocorticoides. O tratamento do coma mixedematoso envolve reposição de levotiroxina em altas doses por via oral, sonda nasoenteral ou, quando disponível, via intravenosa. Nos casos de hipocalcemia grave, gliconato de cálcio deve ser administrado em infusão intravenosa (IV) lenta. O adequado tratamento da hipercalcemia grave compreende a combinação de hidratação vigorosa e medicamentos que atuem na eliminação do excesso de cálcio e na diminuição da reabsorção de cálcio no osso. O bisfosfonato zoledronato é a opção de escolha (5 a 10 μg infundidos IV em 15 minutos). A crise adrenal é uma emergência com risco à vida que requer tratamento imediato, com a administração IV de hidrocortisona (200 mg nas 24 horas) e correção dos distúrbios hidreletrolíticos. A apoplexia hipofisária resulta de infarto ou hemorragia e quase sempre ocorre dentro de adenoma hipofisário. Pode ser tratada clinicamente, mas cirurgia é indicada se houver importante déficit visual ou alteração do nível de consciência. Na crise hipertensiva associada ao paraganglioma/feocromocitoma, o tratamento de escolha consiste na administração intravenosa de alfabloqueadores (p. ex., fentolamina ou a fenoxibenzamina) ou nitroprussiato de sódio. O tratamento definitivo do feocromocitoma é a cirurgia, o que leva ao controle da pressão arterial em cerca de 75% dos casos.

REFERÊNCIAS BIBLIOGRÁFICAS

1. Ross DS, Burch HB, Cooper DS et al. 2016 American Thyroid Associaton Guidelines for diagnosis and management of hyperthyroidism and other causes of thyrotoxicosis. Thyroid. 2016; 26:1343-421.
2. Nayak B, Burman K. Thyrotoxicosis and thyroid storm. Endocrinol Metab Clin North Am. 2006; 35:663-86.
3. Burch HB, Wartofsky L. Life-threatening hyperthyroidism. Thyroid storm. Endocrinol Metab Clin North Am. 1993; 22:263-77.
4. Wiersinga WM, Poppe KG, Effraimidis G. Hyperthyroidism: aetiology, pathogenesis, diagnosis, management, complications, and prognosis. Lancet Diabetes Endocrinol. 2023; 11:282-98.
5. Groot LJ, Bartalena L. Thyroid storm. In: Groot LJ, Beck-Peccoz P, Chrousos G et al. (Eds.). Endotext [Internet]. South Dartmouth (MA): MDText.com, Inc.; 2000-2015.
6. De Leo S, Lee SY, Braverman LE. Hyperthyroidism. Lancet. 2016; 88:906-18.
7. Klubo-Gwiezdzinska J, Wartofsky L. Thyroid emergencies. Med Clin North Am. 2012; 96:385-403.
8. Papi G, Corsello SM, Pontecorvi A. Clinical concepts on thyroid emergencies. Front Endocrinol (Lausanne). 2014; 5:102.
9. Hirvonen EA, Niskanen LK, Niskanen MM. Thyroid storm prior to induction of anaesthesia. Anaesthesia. 2004; 59:1020-2.
10. Sebe A, Satar S, Sari A. Thyroid storm induced by aspirin intoxication and the effect of hemodialysis: a case report. Ad Ther. 2004; 21:173-7.
11. Chiniwala NU, Woolf PD, Bruno CP et al. Thyroid storm caused by a partial hydatidiform mole. Thyroid. 2008; 18:479-81.
12. Fujio S, Ashari, Habu M et al. Thyroid storm induced by TSH-secreting pituitary adenoma: a case report. Endocr J. 2014; 61:1131-6.
13. Klein I, Danzi S. Thyroid disease and the heart. Circulation. 2007; 116:1725-35.
14. Keulenaer BL, Lahaye FJ, Schepens DR et al. Thyroid storm presenting with no fever and an absolute adrenal insufficiency. Intensive Care Med. 2002; 28:1192.
15. Bhattachayaryya A, Wiles PG. Thyrotoxic crisis presenting as acute abdomen. J R Soc Med. 1997; 90:681-2.
16. Chaudhary AM, Roberts I. Thyroid storm presenting with liver failure. J Clin Gastroenterol. 1999; 29:318-21.
17. Cooper DS. Antythyroid drugs. N Engl J Med. 2005; 352:905-17.
18. Roti E, Robuschi G, Baverman LE. Comparison of methimazole, methimazole and sodium ipodate, and methimazole and saturated solution of potassium iodine in the early treatment of hyperthyroid Graves' disease. Clin Endocrinol (Oxf). 1988; 28:305-14.
19. Jongjaroenprasert W, Akarawut W, Chantasart D et al. Rectal administration of propylthiouracil in hyperthyroid patients: comparison of suspension enema and suppository form. Thyroid. 2002; 12:627-31.
20. Chiha M, Samarasinghe S, Kabaker AS. Thyroid storm: an updated review. J Intensive Care Med. 2015; 30:131-40.
21. Akamizu T. Thyroid storm: A japanese perspective. Thyroid. 2018; 28:32-40.
22. Klubo-Gwiezdzinska J, Wartofsky L. Thyroid emergencies. Med Clin North Am. 2012; 96:385-403.
23. Kwaku MP, Burman KD. Myxedema coma. J Intensive Care Med. 2007; 22:224-31.
24. Wartofsky L. Myxedema coma. Endocrinol Metab Clin North Am. 2006; 35:687-98.
25. Pangtey GS, Baruah U, Baruah MP et al. Thyroid emergencies: new insight into old problems. J Assoc Physicians India. 2017; 65:68-76.
26. Jordan RM. Myxedema coma. Pathophysiology, therapy and factors affecting with prognosis. Med Clin North Am. 1995; 79:185-94.
27. Dutta P, Bhansali A, Masoodi SR et al. Predictors of outcome in myxoedema coma: a study from a tertiary care centre. Crit Care. 2008; 12:R1.
28. Yammamoto T, Fukuyama J, Fujoysh A. Factors associated with mortality in myxedema coma: report of eight cases and literature survey. Thyroid. 1999; 9:1167-74.
29. Waldman SA, Park D. Myxedema coma associated with lithium therapy. Am J Med. 1989; 87:355-6.
30. Hawatmeh A, Thawabi M, Abuarqoub A et al. Amiodarone induced myxedema coma: two case reports and literature review. Heart Lung. 2018; 47:429-31.
31. Westphal SA. Unusual presentations of hypothyroidism. Am J Med Sci. 1997; 314:333-7.
32. Haupt M, Kurz A. Reversibility of dementia in hypothyroidism. J Neurol. 1993; 240:333-5.
33. Iwasaki Y, Oiso Y, Yamauchi K et al. Osmoregulation of plasma vasopressin in myxedema. J Clin Endocrinol Metab. 1990; 70:534-9.
34. Arlot S, Debussche X, Lalau J D et al. Myxeoedema coma: response of thyroid hormones with oral and intravenous high dose L-thyroxine treatment. Intensive Care Med. 1991; 17:16-8.
35. Bove-Fenderson E, Mannstadt M. Hypocalcemic disorders. Best Pract Res Clin Endocrinol Metab. 2018; 32:639-56.
36. Bilezikian JP, Brandi ML, Cusano NE et al. Management of hypoparathyroidism: present and future. J Clin Endocrinol Metab. 2016; 101:2313-24.
37. El-Hajj Fuleihan G, Clines GA, Hu MI et al. Treatment of hypercalcemia of malignancy in adults: An Endocrine Society clinical practice guideline. J Clin Endocrinol Metab. 2023; 108:507-28.

38. Dickens LT, Derman B, Alexander JT. Endocrine Society hypercalcemia of malignancy guidelines. JAMA Oncol. 2023; 9(3):430-1.
39. Klemencic S, Perkins J. Diagnosis and management of oncologic emergencies. West J Emerg Med. 2019;20:316-22.
40. Tonon CR, Silva TAAL, Pereira FWL et al. A review of current clinical concepts in the pathophysiology, etiology, diagnosis, and management of hypercalcemia. Med Sci Monit. 2022; 28:e935821.
41. Guise TA, Wysolmerski JJ. Cancer-associated hypercalcemia. N Engl J Med. 2022; 386:1443-51.
42. Hu MI, Glezerman IG, Leboulleux S et al. Denosumab for treatment of hypercalcemia of malignancy. J Clin Endocrinol Metab. 2014; 99:3144-52.
43. Marcocci C, Cetani F. Update on the use of cinacalcet in the management of primary hyperparathyroidism. J Endocrinol Invest. 2012; 35:90-5.
44. El-Shafey EM, Alsahow AE, Alsaran K et al. Cinacalcet hydrochloride therapy for secondary hyperparathyroidism in hemodialysis patients. Ther Apher Dial. 2011; 15:547-55.
45. Bech A, Smolders K, Telting D et al. Cinacalcet for hypercalcemia caused by pulmonary squamous cell carcinoma producing parathyroid hormone-related peptide. Case Rep Oncol. 2012; 5:1-8.
46. Martel-Duguech L, Poirier J, Bourdeau I, Lacroix A. Diagnosis and management of secondary adrenal crisis. Rev Endocr Metab Disord. 2024 Feb 27 [Epub ahead of print].
47. Nowotny H, Ahmed SF, Bensing S et al. Therapy options for adrenal insufficiency and recommendations for the management of adrenal crisis. Endocrine. 2021; 71:586-94.
48. Husebye ES, Pearce SH, Krone NP, Kämpe O. Adrenal insufficiency. Lancet. 2021; 397:613-29
49. Bajwa SJ, Jindal R. Endocrine emergencies in critically ill patients: challenges in diagnosis and management. Indian J Endocrinol Metab. 2012; 16:722-7.
50. Glezer A, Bronstein MD. Pituitary apoplexy: pathophysiology, diagnosis and management. Arch Endocrinol Metab. 2015; 59:259-64.
51. Barkhoudarian G, Kelly DF. Pituitary apoplexy. Neurosurg Clin N Am. 2019; 30:457-63.
52. Yamada D, Fujikawa T. Pituitary apoplexy. CMAJ. 2018; 190:E1419.
53. Briet C, Salevave S, Bonneville J et al. Pituitary apoplexy. Endocr Rev. 2015; 36:622-45.
54. Briet C, Salenave S, Chanson P. Pituitary apoplexy. Endocrinol Metab Clin North Am. 2015; 44:199-209.
55. Rajasekaran S, Vanderpump M, Baldeweg S et al. UK Guidelines for the management of pituitary apoplexy. Clin Endocrinol (Oxf). 2011; 74:9-20.
56. Jho DH, Biller BM, Agarwalla PK et al. Pituitary apoplexy: large surgical series with grading system. World Neurosurg. 2014; 82:781-90.
57. Crona J, Taïeb D, Pacak K. New perspectives on pheochromocytoma and paraganglioma: toward a molecular classification. Endocr Rev. 2017; 38:489-51.
58. Farrugia FA, Charalampopoulos A. Pheochromocytoma. Endocr Regul. 2019; 53:191-212.
59. Neumann HPH, Young Jr. WF, Eng C. Pheochromocytoma and paraganglioma. N Engl J Med. 2019; 381:552-65.
60. Zuber SM, Kantorovich V, Pacak K. Hypertension in pheochromocytoma: characteristics and treatment. Endocrinol Metab Clin North Am. 201; 40:295-311.
61. Martucci VL, Karel Pacak K. Pheochromocytoma and paraganglioma: diagnosis, genetics, management, and treatment. Curr Probl Cancer. 2014; 38:7-41.
62. Courcelles L, Stoenoiu M, Haufroid V et al. Laboratory testing for endocrine hypertension: current and future perspectives. Clin Chem. 2024; 70:709-26.

APÊNDICE

Valores Laboratoriais de Referência

Exame	Valores de referência	Comentários
ACTH (plasma, CLA)	Até 46 pg/mℓ entre 7 e 10 h 7 a 63 pg/mℓ entre 7 e 10 h (ECLA)	Exame fundamental para o diagnóstico de síndrome de Cushing (SC) e insuficiência adrenal. Colete após jejum mínimo de 8 h. Utilize seringas e tubos plásticos e mantenha os tubos em gelo, com imediata centrifugação após a coleta
Aldosterona (soro, CLA)	Em repouso: 1,8 a 3,2 ng/dℓ Em posição ortostática: 2,5 a 39,2 ng/dℓ	Excesso de aldosterona e supressão da atividade plasmática da renina são característicos do hiperaldosteronismo primário (HAP)
Aldosterona (urina, CLA)	1,2 a 28,1 μg/24 h	Exame em amostra de 24 h. Valores > 14 μg/24 h, após 3 dias de dieta sem restrição de sódio, confirmam o diagnóstico em indivíduos com suspeita de HAP
Androstenediona (soro, LC-MS/MS)	Sexo feminino: 25 a 220 ng/dℓ Sexo masculino: 30 a 180 ng/dℓ Crianças pré-púberes: até 50 ng/dℓ	Principal indicação: monitoramento da dose do glicocorticoide em pacientes com deficiência da 21-hidroxilase. Pode ocasionalmente confirmar hiperandrogenismo em mulheres com testosterona na faixa normal
Anticorpo anti-ilhota (soro, RIA)	≤ 10 UI/mℓ	Positivo em pacientes com diabetes melito tipo 1 (DM1) e LADA, mas ausente naqueles naqueles com DM2 ou MODY
Anticorpo antiovário (soro, IF)	Negativo	Utilizado no diagnóstico da falência ovariana prematura. Um resultado positivo indica origem autoimune para o problema
Anticorpo antitireoglobulina (anti-TG) (soro, ELISA)	< 1,3 UI/mℓ	Elevação nas doenças autoimunes tireoidianas (DAT), sobretudo na TH. Anti-TG interfere na dosagem da tireoglobulina
Anticorpo antitireoperoxidase (anti-TPO) (soro, CLA)	< 9 UI/mℓ	Elevação nas DAT, sobretudo na TH
Anti-GAD (soro, ELISA)	Até 10 UI/mℓ	Positivo em pacientes com DM1 e LADA, mas ausente naqueles com DM2 ou MODY
Anti-21-hidroxilase (soro, ELISA)	Negativo	Positivo em pacientes com a doença de Addison autoimune
Cálcio (soro)	RN prematuros: 6,2 a 11,0 mg/dℓ 0 a 10 dias: 7,6 a 10,4 mg/dℓ 10 dias a 24 meses: 9,0 a 11,0 mg/dℓ 24 meses a 12 anos: 8,8 a 10,8 mg/dℓ 12 anos a 18 anos: 8,4 a 10,2 mg/dℓ > 18 anos: 8,6 a 10,3 mg/dℓ	Níveis elevados em casos de hiperparatireoidismo primário, neoplasias (tumores de mama, pulmões e rins, mieloma múltiplo etc.), sarcoidose, linfomas, tuberculose, doença de Addison etc. Valores diminuídos em casos de hipoparatireoidismo, pseudo-hipoparatireoidismo, deficiência da vitamina D, insuficiência renal crônica, pancreatite aguda, hipoalbuminemia etc.
Cálcio ionizado (soro, eletrodo íon-seletivo)	1,11 a 1,40 mmol/ℓ	Níveis elevados em casos de hipercalcemia; níveis baixos em casos de hipocalcemia. Diferentemente do cálcio total, não sofre influência dos níveis séricos de albumina
Calcitonina (CT) (soro, CLA)	Basal: até 12 pg/mℓ (homens) e até 5 pg/mℓ (mulheres) Pico pós-estímulo com cálcio ou pentagastrina: até 30 a 40 pg/mℓ	Valores basais de CT > 100 pg/mℓ são altamente sugestivos de carcinoma medular de tireoide (CMT); níveis < 10 pg/mℓ praticamente excluem esse diagnóstico, ao passo que valores entre 25 e 100 pg/mℓ implicam risco de 25%. No caso de valores entre 10 e 100 pg/mℓ, deve-se dosar a CT após estímulo com pentagastrina ou com cálcio. Valores de 30 a 100 pg/mℓ após estímulo sugerem hiperplasia de células C (HCC), enquanto níveis > 100 pg/mℓ indicam a presença de CMT, embora também ocorram na HCC Elevação discreta de CT também ocorre em outras situações (p. ex., insuficiência renal, cirrose, doença pulmonar obstrutiva crônica, sepse, doença de Graves, TH, uso de inibidores da bomba de prótons, carcinoma diferenciado de tireoide etc.)

Exame	Valores de referência	Comentários
Catecolaminas livres (plasma, HPLC)	Epinefrina (E): ▪ Deitado: < 50 pg/mℓ ▪ Em pé: < 95 pg/mℓ Norepinefrina (NE): ▪ Deitado: 112 a 658 pg/mℓ ▪ Em pé: 217 a 1.109 pg/mℓ Dopamina: ▪ Deitado: < 10 pg/mℓ ▪ Em pé: < 20 pg/mℓ E + NE: ▪ Deitado: 123 a 671 pg/mℓ ▪ Em pé: 242 a 1.125 pg/mℓ	Valores > 2.000 pg/mℓ (E + NE) são quase patognomônicos do feocromocitoma
Catecolaminas livres urinárias (amostra de 24 h; HPLC)	NE: 15 a 80 μg/24 h E: até 20 μg/24 h Dopamina: 65 a 400 μg/24 h	Exame dosado em amostra de 24 h. Útil no diagnóstico e no seguimento de feocromocitoma/paraganglioma, neuroblastoma, ganglioneuroma e ganglioneuroblastoma
Catecolaminas livres urinárias (amostra isolada; HPLC)	NE: < 110 μg/g de creatinina E: < 44 μg/g de creatinina Dopamina: < 350 μg/g de creatinina	Exame dosado em amostra isolada. Útil no diagnóstico e no seguimento de feocromocitoma/paraganglioma, neuroblastoma e ganglioneuroma, ganglioneuroblastoma
Colesterol total	Desejável: < 190 mg/dℓ	Desnecessário o jejum para a dosagem
Copeptina (soro, IFA)	≤ 14 pmol/ℓ	Útil na investigação do diabetes insípido (DI) Valores basais: < 2,6 pmol/ℓ – sugere de DI central ≥ 21,4 pmol/ℓ – confirma DI nefrogênico
Cortisol (soro)	Entre 7 h e 9 h: ▪ 6,0 a 18,4 μg/dℓ (CLA) ▪ 7,0 a 25,0 μg/dℓ (LC-MS/MS) Entre 16 h e 17 h: ▪ 2,7 a 10,5 μg/dℓ (CLA) ▪ 2,0 a 14,0 μg/dℓ (LC-MS/MS)	Elevado ou normal na SC endógena, normal ou baixo na insuficiência adrenal; quase sempre baixo na SC exógena
Cortisol livre urinário	10 a 90 μg/24 h (CLA) Homem: 4,2 a 60,0 μg/24 h (LC-MS/MS) Mulher: 3,0 a 43,3 μg/24 h (LC-MS/MS)	Elevado em casos de SC, depressão, gravidez, síndrome dos ovários policísticos (SOP) etc. Pseudoelevação com fenofibrato, carbamazepina etc. (com HPLC). Valores > 4 vezes o limite superior da normalidade apenas são vistos na SC
Cortisol salivar (saliva, RIA, CLA)	Adultos (condições basais): ▪ Entre 7 h e 9 h: 100 a 670 ng/dℓ ▪ Entre 16 h e 17 h: 50 a 140 ng/dℓ ▪ Entre 23 h e 24 h: até 100 ng/dℓ	A dosagem do cortisol salivar no final da noite (entre 23 h e 24 h) é muito útil no rastreamento da SC endógena (em crianças e adultos). Valores > 350 ng/dℓ são altamente sugestivos da doença; em contraste, níveis < 150 ng/dℓ tornam improvável esse diagnóstico
DHEA, sulfato (soro, CLA)	Homens ≤ 50 anos: 80,0 a 560,0 μg/dℓ Homens > 50 anos: 28,0 a 310,0 μg/dℓ Mulheres: 35,0 a 430,0 μg/dℓ Pós-menopausa: 15,0 a 190,0 μg/dℓ	Coletar após jejum mínimo de 3 h. Valores elevados ocorrem na hiperplasia adrenal congênita e em tumores adrenais. Em casos de hirsutismo ou virilização, níveis > 700 μg/dℓ são sugestivos de carcinomas adrenais
Di-hidrotestosterona (soro, RIA)	Mulheres na menacme: 2 a 25 ng/dℓ Homens adultos: 5 a 65 ng/dℓ Crianças impúberes: até 6 ng/dℓ	Exame fundamental para o diagnóstico dos raros casos de deficiência da 5α-redutase
Estradiol (soro, CLA)	Homens: 11,6 a 41,2 pg/mℓ Mulheres (com menstruação regular): ▪ Fase folicular: 18,9 a 246,7 pg/mℓ ▪ Meio do ciclo: 35,5 a 570,8 pg/mℓ ▪ Fase lútea: 22,4 a 256 pg/mℓ ▪ Menopausa: 7 a 44,5 pg/mℓ Crianças pré-púberes: < 25 pg/mℓ	Coletar após jejum mínimo de 3 h Pode ser solicitado na investigação de falência ovariana prematura
Fator de crescimento de fibroblastos 23 (FGF-23) (soro, ELISA)	Adultos: < 180 RU/mℓ Crianças: < 230 RU/mℓ	Valores altos na investigação de osteomalacia oncogênica
Fosfatase alcalina (soro)	40 a 150 U/ℓ	Valores elevados vistos em hepatopatias, colestase e doenças osteometabólicas (p. ex., doença de Paget, hiperparatireoidismo, raquitismo, osteomalacia etc.)
FSH (soro, ECLA)	Sexo feminino: ▪ Fase folicular: até 12 UI/ℓ ▪ Fase lútea: até 12 UI/ℓ ▪ Pico ovulatório: 12 a 25 UI/ℓ ▪ Menopausa: > 30 UI/ℓ Sexo masculino (adultos): até 10 UI/ℓ Crianças pré-púberes: até 4 UI/ℓ	Elevação do FSH ocorre também em pacientes com falência ovariana ou testicular Valores de FSH acima de 15 UI/ℓ no 3º dia da fase folicular em mulheres com ciclos menstruais regulares indicam baixa reserva ovariana

Exame	Valores de referência	Comentários
Gastrina (soro, CLA)	< 100 pg/mℓ	Hipergastrinemia pode ser observada se houver hipo ou acloridria: gastrite atrófica, carcinoma gástrico, úlcera gástrica e após vagotomia. Nessas situações, porém, os níveis de gastrina não são tão altos quanto na síndrome de Zollinger-Ellison (em geral > 1.000 pg/mℓ)
GH (soro)	Sexo masculino: ▪ 0,02 a 0,97 μg/ℓ (CLA) ▪ Até 3,0 ng/mℓ (CLA) Sexo feminino: ▪ 0,02 a 3,61 μg/ℓ (CLA) ▪ Até 8,0 ng/mℓ (CLA)	Níveis elevados encontrados na acromegalia e em situações com deficiência de IGF-1. Picos de GH pós-ITT < 7 μg/ℓ (em crianças) e < 3 μg/ℓ (em adultos) são indicativos de deficiência grave de GH
Glicemia de jejum (GJ)	60 a 99 mg/dℓ	Coletar após jejum mínimo de 8 h. Valores entre 100 e 125 mg/dℓ caracterizam a GJ alterada. Duas GJ ≥ 126 mg/dℓ são diagnósticas de diabetes melito (DM)
Globulina ligadora de hormônios sexuais (SHBG) (soro, CLA)	Homens: 10 a 57 nmol/ℓ Mulheres não grávidas: 18 a 144 nmol/ℓ	Realiza o transporte plasmático de estradiol, testosterona e outros androgênios. Pode ser usada na avaliação de estados de hiperandrogenismo, já que a elevação da SHBG pode acarretar aumento da testosterona total. Níveis reduzidos por obesidade, hipotireoidismo, hiperinsulinemia e hiperandrogenemia; níveis elevados por envelhecimento, hipertireoidismo e estrogenoterapia
Globulina ligadora de tiroxina (TBG) (soro, CLA)	14 a 31 mg/ℓ	A TBG é a principal proteína sérica carreadora de tiroxina (T_4) e tri-iodotironina (T_3). O aumento da TBG circulante promove a elevação de T_4 e T_3 totais, ocorrendo o inverso diante de redução da TBG. Elevação da TBG deve-se a estrogenoterapia, gravidez e causas hereditárias. Redução da TBG decorre de síndrome nefrótica, uso de andrógenos e glicocorticoides, e deficiência congênita de TBG
Glucagon (plasma, RIA)	≤ 134 pg/mℓ	A dosagem de glucagon no plasma tem sua principal indicação no diagnóstico e no acompanhamento de pacientes com um glucagonoma (tumor secretor de glucagon)
Gonadotrofina coriônica (hCG) (soro, ECLA)	Grávidas: ▪ 1º trimestre: até 150.000 UI/ℓ ▪ 2º trimestre: 3.500 a 20.000 UI/ℓ ▪ 3º trimestre: 5.000 a 50.000 UI/ℓ Não grávidas e homens: indetectável Pós-parto: indetectável a partir do 1º mês de puerpério	Melhor exame para confirmação de gravidez. Também útil no diagnóstico e no seguimento de tumores trofoblásticos, testiculares e outros tumores produtores de hCG, bem como na investigação etiológica da ginecomastia
HDL-colesterol	Baixo: ▪ < 40 mg/dℓ (homens) ▪ < 50 mg/dℓ (mulheres) Alto: > 60 mg/dℓ	Níveis muito baixos podem ser vistos na doença de Tangier e na deficiência de lecitina aciltransferase
Hemoglobina glicada (HbA_{1c} ou A1C) (soro, HPLC)	Normal: < 5,7% Risco aumentado para DM: 5,7 a 6,4% DM: ≥ 6,5%	Melhor exame para avaliar controle glicêmico nos últimos 2 a 3 meses. É preciso, contudo, atentar às condições que determinam valores falsamente altos (p. ex., uremia, hipertrigliceridemia, deficiência de ferro etc.) ou baixos (p. ex., anemia hemolítica, hemoglobinopatias, gravidez etc.)
17α-hidroxiprogesterona (soro, LC-MS/MS)	Sexo feminino: ▪ Basal: • Fase folicular: até 110 ng/dℓ • Fase lútea: 86 a 400 ng/dℓ ▪ Pico após ACTH: até 400 ng/dℓ Sexo masculino: ▪ Basal: até 170 ng/dℓ ▪ Pico após ACTH: até 400 ng/dℓ Crianças pré-púberes: ▪ Basal: até 86 ng/dℓ ▪ Pico após ACTH: até 400 ng/dℓ	Melhor exame para confirmar diagnóstico de deficiência da 21-hidroxilase (CYP21A2), com valores basais > 10.000 ng/dℓ sendo comuns na forma homozigota clássica. Na forma não clássica, observam-se níveis basais entre 200 e 1.000 ng/dℓ, o que se superpõe ao eventualmente encontrado na SOP Em indivíduos saudáveis, a resposta ao estímulo com ACTH não ultrapassa níveis de 400 ng/dℓ, ao passo que, na forma não clássica da deficiência de CYP21A2, alcança valores entre 1.000 e 10.000 ng/dℓ. Heterozigotos ou carreadores obrigatórios para a deficiência (pais de crianças afetadas) apresentam, em geral, valores de até 1.700 ng/dℓ
Insulina (soro, ECLA)	Indivíduos com glicemia normal (60 a 99 mg/dℓ) e índice de massa corporal (IMC) até 25 kg/m²: 2 a 13 mU/ℓ Indivíduos com glicemia normal e IMC entre 25 e 30 kg/m²: 2 a 19 mU/ℓ Indivíduos com glicemia normal e IMC > 30 kg/m²: 2 a 23 mU/ℓ	Níveis > 3 mU/ℓ, na presença de glicemia < 55 mg/dℓ, são indicativos de hipoglicemia por hiperinsulinismo (p. ex., nos insulinomas)

Exame	Valores de referência	Comentários
LDL-colesterol	Ótimo: < 100 mg/dℓ Quase ótimo: 100 a 129 mg/dℓ Limítrofe alto: 130 a 159 mg/dℓ Alto: 160 a 189 mg/dℓ Muito alto: ≥ 190 mg/dℓ	–
LH (soro, ECLA)	Sexo feminino: ▪ Fase folicular: até 12 UI/ℓ ▪ Fase lútea: até 15 UI/ℓ ▪ Pico ovulatório: 15 a 50 UI/ℓ ▪ Menopausa: > 15 UI/ℓ Sexo masculino: até 9 UI/ℓ (adultos) Crianças pré-púberes: até 1,5 UI/ℓ	Em crianças de ambos os sexos, com precocidade sexual, valores basais > 0,6 UI/ℓ (IFMA) ou ≥ 0,3 UI/ℓ (ICMA ou ECLA) são indicativos de ativação do eixo gonadotrófico, sugerindo puberdade precoce central Devido à reação cruzada com a hCG, valores de LH falsamente altos são vistos na gravidez e na doença trofoblástica
Metanefrinas (plasma, LC-MS/MS)	Metanefrina: < 0,5 nmol/ℓ Normetanefrina: < 0,9 nmol/ℓ	Valores de normetanefrina < 0,9 nmol/ℓ e de metanefrina < 0,5 nmol/ℓ excluem a hipótese de feocromocitoma, enquanto resultados de normetanefrina > 2,2 nmol/ℓ e de metanefrina > 1,1 nmol/ℓ fortemente sugerem esse diagnóstico
Metanefrinas (urina, amostra de 24 h; HPLC)	Homens adultos: ▪ Metanefrina: 26 a 230 μg/24 h ▪ Normetanefrina: 44 a 450 μg/24 h ▪ Metanefrinas totais: 90 a 690 μg/24 h Mulheres adultas: ▪ Metanefrina: 19 a 140 μg/24 h ▪ Normetanefrina: 52 a 310 μg/24 h ▪ Metanefrinas totais: 95 a 475 μg/24 h	As metanefrinas e as normetanefrinas são, respectivamente, metabólitos da epinefrina e da norepinefrina, dois hormônios secretados por tumores da medula adrenal. Este exame tem utilidade na triagem dos tumores adrenais medulares, tais como o feocromocitoma/paraganglioma, mas também pode auxiliar o diagnóstico de neuroblastomas e ganglioneuromas. Uso de inibidores da monoaminoxidase e retirada abrupta de substâncias como álcool, benzodiazepínicos e clonidina também podem resultar em aumento das metanefrinas
Peptídeo C (soro, ECLA)	Basal: 1,1 a 4,4 ng/mℓ Pós-estímulo com glucagon: > 1,8 ng/mℓ	A clivagem da proinsulina origina o peptídeo C e a insulina. Portanto, o peptídeo C serve como marcador de reserva funcional de células (sendo útil na distinção entre DM1 e DM2) e é também empregado na avaliação diagnóstica da hipoglicemia em não diabéticos. Os níveis do peptídeo C encontram-se elevados em casos de insulinoma, nesidioblastose ou uso de sulfonilureia; em contraste, estão suprimidos quando a hipoglicemia resulta do uso de insulina Nos indivíduos normais, a resposta do peptídeo C ao glucagon varia de 1,5 a 9 ng/mℓ. Um valor < 0,6 ng/mℓ é observado em pessoas com DM1
Progesterona (soro, ECLA)	Sexo masculino: 20 a 90 ng/dℓ Sexo feminino: ▪ Fase folicular: até 105 ng/dℓ ▪ Fase lútea: 400 a 2.000 ng/dℓ ▪ Menopausa: até 90 ng/dℓ Crianças pré-púberes: até 40 ng/dℓ	Tem como principal aplicação clínica o diagnóstico de ciclos anovulatórios. Níveis elevados na segunda metade do ciclo indicam que houve ovulação Também pode ser utilizado para o diagnóstico de deficiência de 17α-hidroxilase
Proinsulina (soro, IMA)	Até 18,8 pmol/ℓ	A clivagem da proinsulina, secretada pelas células beta pancreáticas, libera peptídeo C e insulina. A dosagem da proinsulina pode ser mais útil que a de insulina também no diagnóstico dos insulinomas, nos quais a secreção de proinsulina é desproporcionalmente maior
Prolactina (soro)	Mulheres: ▪ 2,8 a 29,2 ng/mℓ (CLA) ▪ Até 29 μg/ℓ (CLA) Homens: ▪ 2,1 a 17,7 ng/mℓ (CLA) ▪ Até 18 μg/ℓ (CLA)	Coletar após jejum mínimo de 3 h. Valores > 500 μg/ℓ são quase patognomônicos dos macroprolactinomas. A maioria dos casos de pseudoprolactinomas e hiperprolactinemia não tumoral cursa com prolactina < 100 μg/ℓ
PSA (soro, CLA)	Até 4 ng/mℓ	Exame de grande utilidade no diagnóstico e no seguimento do câncer de próstata. Valores de até 10 ng/mℓ podem corresponder a hipertrofia benigna da próstata
PTH (soro)	15 a 68,3 pg/mℓ (CLA) 20 a 58 pg/mℓ (ECLA)	Elevado em casos de hiperparatireoidismo, hipercalcemia hipocalciúrica familiar, terapia com lítio etc.
PTH-rP (soro, IMA)	11 a 20 pg/mℓ	Níveis elevados são vistos em ± 70% dos casos de hipercalcemia associada a tumores malignos
RAIU/24 h	15 a 30%	RAIU/24 h elevada é observada em casos de doença de Graves, bócio nodular tóxico, tireotropinomas etc. Valores < 5% são observados na fase aguda das tireoidites subagudas e na tireotoxicose factícia
Renina (atividade plasmática) (plasma, LC-MS/MS)	0,3 a 5,8 ng/mℓ/h	A atividade plasmática da renina (APR) está aumentada na hipertensão renovascular e nas fases de malignização da hipertensão e diminuída nos casos de HAP. Uma relação aldosterona/APR > 25 a 30 indica HAP; um valor > 50 é muito sugestivo

Exame	Valores de referência	Comentários
Somatomedina C ou IGF-1 (soro, CLA)	De 21 a 25 anos: 116 a 341 ng/mℓ De 26 a 30 anos: 117 a 321 ng/mℓ De 31 a 35 anos: 113 a 297 ng/mℓ De 36 a 40 anos: 106 a 277 ng/mℓ De 41 a 45 anos: 98 a 261 ng/mℓ De 46 a 50 anos: 91 a 246 ng/mℓ De 51 a 55 anos: 84 a 233 ng/mℓ De 56 a 60 anos: 78 a 220 ng/mℓ De 61 a 65 anos: 72 a 207 ng/mℓ De 66 a 70 anos: 67 a 195 ng/mℓ De 71 a 75 anos: 62 a 184 ng/mℓ De 76 a 80 anos: 57 a 172 ng/mℓ De 81 a 85 anos: 53 a 162 ng/mℓ	Produzido, sobretudo, no fígado, o IGF-1 está aumentado na acromegalia, na gravidez, na adolescência e no hipertireoidismo. Valores baixos ocorrem em casos de deficiência de GH, desnutrição, DM1 descompensado, síndrome de Laron, hipotireoidismo, cirrose, durante a estrogenoterapia etc.
Telopeptídeo C-terminal (CTx) (soro, ECLA)	Homens: < 0,850 ng/mℓ Mulheres: < 0,650 ng/mℓ	Níveis elevados de CTx são observados em pessoas com reabsorção óssea aumentada (osteoporose, hiperparatireoidismo, doença de Paget). Tendem a diminuir durante a terapia antirreabsortiva óssea (TRO). Dosagem recomendada para o monitoramento da eficácia da TRO
Testosterona (soro, ECLA)	Sexo masculino: 240 a 816 ng/dℓ Sexo feminino: até 63 ng/dℓ Crianças pré-púberes maiores de 1 ano: até 40 ng/dℓ	Níveis falsamente baixos podem ser vistos em homens obesos, por redução da SHBG
Testosterona livre (soro, calculada)	Sexo masculino: ▪ 17 a 40 anos: 3,4 a 24,6 ng/dℓ ▪ 41 a 60 anos: 2,67 a 18,3 ng/dℓ ▪ > 60 anos: 1,86 a 19 ng/dℓ Sexo feminino: ▪ Fase folicular: 0,18 a 1,68 ng/dℓ ▪ Fase lútea: 0,17 a 1,87 ng/dℓ ▪ Pós-menopausa: 0,19 a 2,06 ng/dℓ	Avalia melhor os níveis androgênicos, uma vez que não sofre interferência da SHBG. Calculada a partir das dosagens séricas de testosterona total, SHBG e albumina. A medição direta deve ser realizada pelo método diálise de equilíbrio
Tireoglobulina (no soro, ECLA)	Normais: 1,1 a 130 ng/mℓ Após tireoidectomia total ou em uso de levotiroxina: < 1 ng/mℓ	Dosagem sofre interferência de anticorpos endógenos antitireoglobulina. O uso de biotina e suplementos alimentares que contenham biotina deve ser suspenso 3 dias antes da coleta (pode falsamente elevar a tireoglobulina)
Tiroxina (T_4) (soro, CLA)	Até 5 anos: 7,3 a 16,6 μg/dℓ 5 a 10 anos: 6,4 a 13,3 μg/dℓ > 10 anos: 4,5 a 12,0 μg/dℓ Adultos: 4,5 a 13,0 μg/dℓ	Coletar após jejum mínimo de 3 h. Falso aumento ou falsa diminuição quando os níveis de TBG se elevam ou diminuem, respectivamente
Tiroxina livre (FT_4) (soro, CLA)	0,7 a 1,8 ng/dℓ	Coletar após jejum mínimo de 3 h. Não sofre interferência dos níveis da TBG
TRAb (soro, ECLA)	Positivo: > 1,5 U/ℓ Normal: < 1,0 U/ℓ Indeterminado: entre 1,0 e 1,5 U/ℓ	Presente em caso de DAT, sobretudo na doença de Graves. Possibilidade de resultados falso-positivos com TSH > 100 mUI/mℓ e ingestão de doses altas de biotina
Triglicerídeos	Normais: < 150 mg/dℓ Limítrofes altos: 150 a 199 mg/dℓ Altos: 200 a 499 mg/dℓ Muito altos: ≥ 500 mg/dℓ	Níveis muito altos, sobretudo > 800 a 1.000 mg/dℓ, implicam risco aumentado para pancreatite aguda Se a coleta for realizada no período pós-prandial, o ponto de corte para normalidade sobe para 175 mg/dℓ
Tri-iodotironina (T_3) (soro, CLA)	Até 5 anos: 95 a 249 ng/dℓ De 5 a 10 anos: 84 a 221 ng/dℓ De 11 a 20 anos: 60 a 194 ng/dℓ > 20 anos: 60 a 190 ng/dℓ	Coletar após jejum mínimo de 3 h
Tri-iodotironina livre (FT_3) (soro, CLA)	0,24 a 0,37 ng/dℓ	Os níveis de FT_3 e FT_4 não são influenciados pelos valores da TBG. Na ausência de hipertireoidismo e de ingestão de T_3, elevação de T_3 e FT_3 indica presença de anticorpos séricos anti-T_3
TSH (soro, CLA)	0 a 6 dias: 0,70 a 15,2 μUI/ℓ 7 dias a 3 meses: 0,72 a 11,0 μUI/ℓ 4 a 23 meses: 0,73 a 8,3 μUI/ℓ 2 a 6 anos: 0,70 a 6,0 μUI/ℓ 7 a 11 anos: 0,60 a 4,8 μUI/ℓ 12 a 20 anos: 0,51 a 4,3 μUI/ℓ Acima de 20 anos: 0,45 a 4,5 μUI/ℓ 60 a 69 anos: 0,44 a 6,8 μUI/ℓ 70 a 80 anos: 0,44 a 7,9 μUI/ℓ Acima de 80 anos: 0,48 a μUI/ℓ	Coletar após jejum de 8 h. Elevação em casos de hipotireoidismo primário, fase de recuperação da síndrome do eutireóideo doente, tireotropinoma (TSHoma), resistência aos hormônios tireoidianos (RHT) etc. Exceto nos casos de TSHoma e RHT, o TSH está sempre suprimido quando há hipertireoidismo

Exame	Valores de referência	Comentários
25-hidroxivitamina D (soro, LC-MS/MS)	População saudável (até 60 anos): acima de 20 ng/mℓ Grupos de risco: 30 a 60 ng/mℓ Risco de toxicidade e hipercalcemia: >100 ng/mℓ	A deficiência de vitamina D (25OH vitamina < 20 ng/mℓ) tem várias causas e pode resultar de redução da síntese na pele (p. ex., baixa exposição solar, uso de filtro solar, idade avançada etc.), biodisponibilidade diminuída (p. ex., má-absorção, obesidade, amamentação), síntese reduzida (doença hepática, doença renal), doenças hereditárias (p. ex., raquitismo) e doenças adquiridas (p. ex., osteomalacia oncogênica, hiperparatireoidismo primário, hipertireoidismo etc.)
1,25-di-hidroxivitamina D (soro, CLA)	De 19,9 a 79,3 pg/mℓ	Não reflete as reservas corporais de vitamina D, por ter meia-vida menor do que a 25-hidroxivitamina D Solicitada nos casos de raquitismo (para diagnóstico diferencial da etiologia) e nas suspeitas de hipercalcemia secundária a doenças granulomatosas

ACTH: hormônio adrenocorticotrófico; Anti-GAD: anticorpo antidescarboxilase do ácido glutâmico; CLA: quimioluminescência; DAT: doenças autoimunes tireoidianas; DHEA: deidroepiandrosterona; ECLA: ensaio eletroquimioluminométrico; ELISA: ensaio imunoenzimático; FSH: hormônio foliculestimulante; GH: hormônio do crescimento; HAP: hiperaldosteronismo primário; HDL: lipoproteína de alta densidade; HPLC: cromatografia líquida de alta eficiência; ICMA: ensaio imunoquimioluminométrico; IF: fluorescência indireta; IFA: ensaio de imunofluorescência; IFMA: ensaio imunofluorométrico; IGF-1: fator de crescimento semelhante a insulina-1; IMA: imunoensaio; ITT: teste de tolerância à insulina; LADA: diabetes autoimune latente do adulto; LC-MS/MS: cromatografia líquida acoplada à espectrometria de massas em *tandem*; LDL: lipoproteína de baixa densidade; LH: hormônio luteinizante; MODY: *maturity onset diabetes of the young*; PSA: antígeno prostático específico; PTH: paratormônio; PTH-rP: proteína relacionada com o PTH; RAIU/24 h: captação tireoidiana de iodo radioativo nas 24 h; RIA: radioimunoensaio; SC: síndrome de Cushing; TH: tireoidite de Hashimoto; TSH: hormônio tireoestimulante; TRAb: anticorpo antirreceptor do TSH.

Índice Alfabético

D

M

N

O

P

Q

R

S

T

U

V

W

X

Z

10 1 2 3 4 5 6 7 8 9
2025